中华医学会骨科学分会关节外科学组
中国医师协会骨科医师分会关节外科专委会
推荐读物

髋关节外科学

Surgery of the Hip

（第2版）

中华医学会骨科学分会关节外科学组
中国医师协会骨科医师分会关节外科专委会
推荐读物

髋关节外科学

Surgery of the Hip

（第 2 版）

原　　著　Daniel J. Berry
　　　　　Jay R. Lieberman

主　　译　刘建国

副 主 译　齐　欣　冯　卫　李冬松　杨　晨

主　　审　忻振凯

北京大学医学出版社

KUANGUANJIE WAIKEXUE（DI 2 BAN）

图书在版编目（CIP）数据

髋关节外科学：第 2 版 /（美）丹尼尔・J. 贝里（Daniel J. Berry），（美）杰・R. 利伯曼（Jay R. Lieberman）原著；刘建国主译．—北京：北京大学医学出版社，2026.1

书名原文：Surgery of the Hip，Second Edition

ISBN 978-7-5659-2941-0

Ⅰ．①髋… Ⅱ．①丹… ②杰… ③刘… Ⅲ．①髋关节－外科手术 Ⅳ．① R687.4

中国国家版本馆 CIP 数据核字 (2023) 第 246357 号

北京市版权局著作权合同登记号：图字：01-2023-5930

ELSEVIER
Elsevier（Singapore）Pte Ltd.
3 Killiney Road，#08-01 Winsland House I，Singapore 239519
Tel：(65) 6349-0200；Fax：(65) 6733-1817

髋关节外科学（第 2 版）

主　　译： 刘建国
出版发行： 北京大学医学出版社
地　　址：（100191）北京市海淀区学院路 38 号　北京大学医学部院内
电　　话： 发行部 010-82802230；图书邮购 010-82802495
网　　址： http：//www.pumpress.com.cn
E-mail： booksale@bjmu.edu.cn
印　　刷： 北京金康利印刷有限公司
经　　销： 新华书店
责任编辑： 陶佳琦　　**责任校对：** 靳新强　　**责任印制：** 李　啸
开　　本： 889 mm × 1194 mm　1/16　　**印张：** 72.75　　**字数：** 2296 千字
版　　次： 2026 年 1 月第 1 版　2026 年 1 月第 1 次印刷
书　　号： ISBN 978-7-5659-2941-0
定　　价： 698.00 元

译校者名单

主　　译　刘建国

副 主 译　齐　欣　冯　卫　李冬松　杨　晨

主　　审　忻振凯

秘　　书　林沛言

译 校 者　（按姓名汉语拼音排序）

陈金田　吉林大学白求恩第一医院
冯　娜　吉林大学白求恩第一医院
冯　卫　吉林大学白求恩第一医院
高　航　吉林大学白求恩第一医院
高宇航　吉林大学白求恩第一医院
宫宇宝　吉林大学白求恩第一医院
谷贵山　吉林大学白求恩第一医院
韩　宇　吉林大学白求恩第一医院
李长胜　吉林大学白求恩第一医院
李　超　吉林大学白求恩第一医院
李冬松　吉林大学白求恩第一医院
李也冉　吉林大学白求恩第一医院
林沛言　吉林大学白求恩第一医院
刘长剑　大连医科大学附属第一医院
刘环秋　吉林大学白求恩第一医院
刘建国　吉林大学白求恩第一医院
齐　欣　吉林大学白求恩第一医院
孙李辉　吉林大学白求恩第一医院
孙思翘　吉林大学白求恩第一医院
王　杨　吉林大学白求恩第一医院
吴喜迪　吉林大学白求恩第一医院
许　岩　吉林大学白求恩第一医院
杨　晨　吉林大学白求恩第一医院
臧俊亭　吉林大学白求恩第一医院
张大光　吉林大学白求恩第一医院
张德宝　吉林大学白求恩第一医院
赵承武　吉林大学白求恩第一医院
赵星宇　吉林大学白求恩第一医院
赵　耀　吉林大学白求恩第一医院

策　　划　黄大海

主译简介

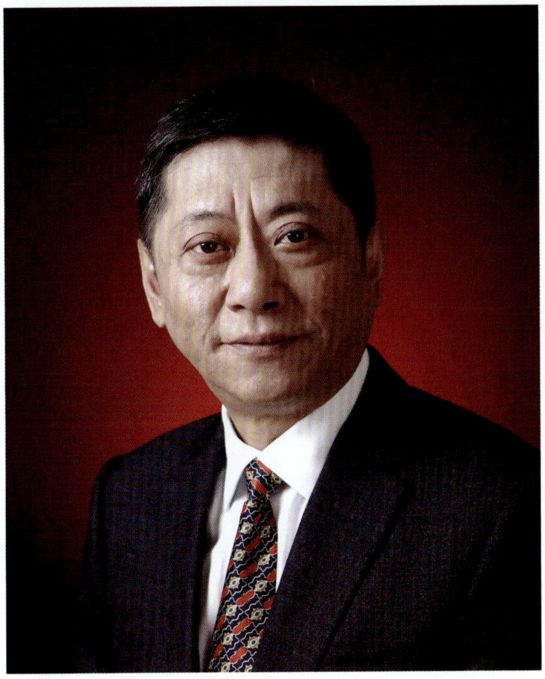

刘建国，医学博士，教授、主任医师，博士生导师，吉林大学白求恩第一医院骨科中心名誉主任。曾任吉林大学白求恩第一医院骨科教研室主任、骨关节外科主任，吉林省创伤骨科研究所副所长，吉林省创伤骨科重点实验室主任。1985 年毕业于白求恩医科大学（现吉林大学白求恩医学部）医疗系，1988 年获白求恩医科大学第一医院（现吉林大学白求恩第一医院）骨外科学硕士学位并留院骨科工作至今，师从全国著名骨科专家徐莘香教授，1996 年获北京医科大学人民医院（现北京大学人民医院）骨外科学博士学位，师从骨科前辈、全国著名骨科专家冯传汉教授。

1997 年破格晋升为副教授、副主任医师，2001 年再次破格晋升为教授、主任医师。2003 年被评聘为吉林大学博士研究生导师。吉林省杰出青年科技人才，吉林省首批拔尖创新人才，吉林省卫生厅（现吉林省卫生健康委员会）有突出贡献专业技术人才，长春市优秀科技工作者，获长春市首届“长春青年科技创新优秀奖”。

国家自然科学基金委员会同行评议专家，卫生部（现国家卫生健康委员会）新闻宣传中心专家咨询委员会专家。国家医疗器械审评专家，长春市科技评估中心专家。曾任吉林省医师协会骨科医师分会副主任委员、吉林省医学会骨科分会创伤学组副组长、中国医师协会骨科医师分会委员、中国医师协会骨科医师分会关节外科工作委员会委员、中华医学会骨科学分会关节外科学组委员、中华医学会骨科学分会髋关节外科工作委员会委员、吉林省医学会骨科学分会常委。现任吉林省健康管理学会骨关节分会主任委员、中国老年医学学会骨与关节分会常务委员等。

累计完成数千例人工髋、膝关节置换术，取得了优良的临床效果，达到国际先进水平。在国内率先开展了骨折愈合与应力遮挡效应、骨科生物力学、骨科生物降解材料及骨和软骨组织工程等方面的系列研究，尤其是骨科生物降解材料及骨和软骨组织工程等方面的系列研究工作达到国际先进或国内领先水平。主持了“九五”国家重点科技攻关计划项目、国家自然科学基金项目、教育部“高等学校骨干教师资助计划”项目、吉林省重大科技攻关计划项目及吉林省科学技术厅等 20 多项课题，共获科研经费 500 余万元。发表本学科学术论文 200 余篇，其中发表在核心期刊上的论文 100 余篇。先后获卫生部科学技术进步奖二等奖 1 项，吉林省科学技术进步奖二等奖 3 项、三等奖 4 项，长春市科学技术进步奖一等奖 1 项，吉林大学医疗成果奖 3 项。

中文版序言

作为一名长期从事髋关节外科领域研究与实践的医生，我为给《髋关节外科学》（第 2 版）这部重要著作的中文版撰写序言感到无比荣幸。此书的原版已经在髋关节外科领域内产生了很大的影响，我相信它的中文版将会为讲中文的医生、研究人员和学生带来同样的价值。

自原著首版问世以来，髋关节外科领域经历了许多变化。技术的进步（如微创手术和机器人辅助手术）已经极大地提升了手术的精确度和安全性，而新型生物材料和改进的假体设计则显著提升了植入物的寿命和功能。《髋关节外科学》（第 2 版）不仅全面反映了这些进展，更在保持学术严谨性的同时，为读者提供了更加直观、实用的手术指导和临床决策支持。

作为一位骨科医生，我深知维持医疗专业知识的持续更新对于每一位临床医生和研究人员的重要性。本书中文版的出版对母语为中文的医疗专业人员而言，是一个重要的里程碑。它架起了一座文化和知识沟通的桥梁，让读者能够更便捷地接触到全球髋关节外科学的最新动态。

在此，我对原著作者团队的杰出工作表示敬意，原著主编是美国骨科学的泰斗级专家 Daniel J. Berry 教授，连续担任两届美国骨科医师学会（AAOS）主席，是美国梅奥医院的骨科主任。他组织了 100 多位来自北美洲、欧洲及大洋洲的专家学者参与编写，他们来自哈佛医学院、斯坦福大学医学院、加州大学洛杉矶分校、西奈山伊坎医学院等顶级院校及附属医院，可以说为《髋关节外科学》（第 2 版）奠定了基础。同时我对译者团队的辛勤付出表示感谢，吉林大学白求恩第一医院的刘建国教授组织的翻译团队为本书的翻译工作付出了长期、艰巨的努力，并凭借其专业能力和辛勤劳动，确保了原著的专业性和权威性得以在中文版中充分体现。

我诚心向所有对髋关节外科学感兴趣的医疗专业人员推荐这本书，无论您是经验丰富的外科医生，还是骨科医学生、住院医生，这本书都将成为您不可多得的知识宝库，助您在临床实践中取得更好的诊疗效果，为患者带来更多的希望和康复的可能。愿本书能够在推动我国髋关节外科学发展的征途上，发挥它应有的作用。

王坤正

中华医学会骨科学分会候任主任委员

西安交通大学医学部关节外科中心主任

中文版前言

您手中即将翻阅的是一部深具影响力的医学专著——《髋关节外科学》（第 2 版）（*Surgery of the Hip, Second Edition*）的中文版本。本书由髋关节外科学领域的权威专家精心编写，自第 1 版出版以来，本书就已经成为骨科医生、外科手术医生及相关医疗专业人员不可或缺的参考资料。其内容涵盖了髋关节疾病的诊断、治疗及术后管理，旨在为患者提供最优质的医疗服务。

在这个迅速发展的时代，医学领域的知识更新换代非常快，尤其是在外科技术和手术器械方面。本书第 2 版不仅仅是对第 1 版的更新，更是对最新科研成果的一次全面集成，涉及了从基础解剖到高级手术技巧的各个方面。翻译这样一本专业书籍，对于译者来说既是一项挑战，也是一份荣耀。

对本书的翻译，我们深感责任重大。我们的目标不仅仅是做到语言文字层面的流畅转换，更是希望能够准确无误地传达原著作者的专业知识和临床经验。为此，我们投入了大量的时间和精力，与多位本领域的专家和临床医生进行了深入交流，确保每一个术语的准确性、每一段论述的严谨性。在此过程中，我们也深受启发，对髋关节外科学的复杂性和精妙性有了更为深刻的认识。

在此，我要感谢所有参与本书翻译工作的同事们。他们的专业水平和无私奉献保证了翻译工作的高质量完成。同时，也感谢原著作者们的辛勤劳动，以及北京大学医学出版社的编辑在整个翻译过程中的支持与帮助。

最后，希望本书能够对您的医疗实践有所助益。无论您是一位经验丰富的骨科医生，还是一位正在努力学习的医学生，都能从这部作品中获得宝贵的知识和启示，不断提高自己的专业技能，为患者提供更优质的诊治服务。

刘建国

吉林省健康管理学会骨关节分会主任委员

吉林大学白求恩第一医院骨科中心名誉主任

原著序言

髋关节置换术在欧洲成功发展了10多年后，传入美国已有50多年的历史。自那以后的每10年，非关节置换术和关节置换术领域的髋关节疾病治疗都取得了进展。当编者们撰写《髋关节外科学》（第1版）并把它作为经典的《Insall & Scott膝关节手术学》（*Insall and Scott Surgery of the Knee*）的姊妹篇时，他们是否曾设想过，仅仅6年后就需要第2版来更新这样一个已经成熟的学科的知识？即使他们确实洞察到了这种需求，他们也像我们今天所有研究、评估和治疗髋关节疾病的专业人员一样，永远无法预测第1版问世以后，该学科随之发生的深刻变化。

尽管该领域在过去的60年里已经发展成熟，但持续改进的进程并不是线性的，并且与过去几十年一样，包含了太多“前进两步、后退一步”的例子。自上一版以来，我们对髋关节疾病及其治疗的理解几乎在各个方面都发生了一些变化。在评估领域，术前和术中的成像方式都得到了改善。更好地了解血清学标志物有助于诊断，不仅可以识别感染，还可以识别诸如模块化组件锥体腐蚀等实体。对关节置换术结构中使用的材料的更好理解和改进使我们有信心为越来越年轻的患者提供替代品，并有可能获得更持久的结果。尽管数十年来出现了多种髋关节手术方法，但从外科医生和患者的角度来看，有些方法已经重新获得了他们的青睐，包括前入路和微型后入路手术。有数据支持通过这些进展可实现安全且可预测的手术。在植入物设计领域，对于多数病例，即使在年轻患者中，许多设计类型和固定模式现在也有了经过验证的跟踪记录。较小的切口使用已经使大量较短的股骨组件产生，并取得了早期令人鼓舞的结果，但还需要更长时间的随访。关节置换注册帮助我们对新植入物进行纵向评估。在翻修手术领域，10年前开发的新技术（包括更好的骨长入表面、髋臼假体增强和带凹槽的锥形股骨柄）已进行了长期随访，以证明其相对于以前使用的设计和技术的改进情况。保髋手术在儿童髋部疾病、青少年早期和年轻成人的儿童期遗留疾病、髋部撞击和髋部创伤的治疗方面取得了突破性的进展。

《髋关节外科学》（第2版）的主编Berry博士和Lieberman博士在涵盖髋关节手术、骨科和一般医学学科（尤其是包括价值和质量在内的经济方面）的动态环境背景下，在编写髋关节外科学“从摇篮到坟墓”的最新知识方面完成了出色的工作。两人根据第1版的编写经验，以及他们在该学科各个方面的个人综合研究和临床经验，完成了这本与当今髋关节外科学从业者相关的专著。他们聚集了来自世界各地的主编和作者，一同为本书的各部分内容做出了巨大贡献，提供了详细、实用的见解。这项工作需要多地域和跨专业的作者为读者提供各种选择和方法。这些作者不仅提供了技术选择，还提供了针对这些手术的最新数据结果。这使得髋关节外科学的各个方面都在本书中得到了体现，包括基础科学、儿童疾病、创伤，以及关节保护、初次关节置换术和关节置换术翻修的各个方面。各部分的主编在组织和整合各个内容领域方面做得非常出色。

本书应满足多项目标。对于医学生、住院医生和研究员来说，它应该提供一个对该领域的综合评估。对于普通骨科医生以及成人重建外科医生来说，它应该为那些寻求实用建议和专业知识以拓宽他们的知识范围和临床表现的人提供宝贵的资源。对于该领域的临床和基础研究人员来说，它应该提供了参考和起点，帮助他们提出他们希望回答的重要问题，从而将我们对髋关节外科的理解提升到一个新的水平。

John J. Callaghan，MD

原著前言

我们很高兴向您介绍《髋关节外科学》（第2版）。髋关节外科是一门不断发展的学科，因此，一本包含从婴儿期到成年期的病情评估和治疗的综合专著是有价值且必要的。本书分为12个部分，包括对初次全关节置换术和全关节置换术翻修、儿童和青少年髋关节疾病、髋关节和髋臼创伤、肿瘤性髋关节疾病、髋关节镜检查、髋关节手术相关并发症的处理以及全髋关节置换术基础科学的广泛回顾（包括生物力学和生物材料）。自2013年本书第1版出版以来，髋关节外科取得了许多发展和进步，因此，我们不仅对本书进行了全面的修订，还增加了新的章节，为读者提供最新的信息。这些章节包括无特殊手术台的直接前路初次全髋关节置换术、青少年凸轮型股骨髋臼撞击症：病因学和治疗、双动全髋假体、髋臼翻修：金属髋臼杯加强块或加强环结构、脊柱对全髋关节置换术中假体定位和髋关节稳定性的影响、金属对金属或锥度腐蚀失效的翻修、关节界面选择以及急性股骨颈骨折的全髋关节置换术。许多与保髋和运动医学相关的髋关节问题的新信息也被纳入其中。这些章节提供了有关这些主题的最新信息，对于本书的读者来说应该具有很大的价值。

我们可以想象，许多读者会使用本书来帮助针对特定病例做出治疗决策。与初次髋关节置换术、复杂全髋关节置换术、全髋关节置换术翻修、全髋关节置换术后并发症以及髋关节疾病的非关节置换治疗相关的章节非常全面，并提供了有关最新技术的信息，可改善患者的预后。

如果没有众多学术界的成员，本书是不可能完成的，他们使髋关节外科成为骨外科最重要的学科之一。我们希望本书对寻求最新信息以为患者提供最佳治疗的资深从业者具有价值。然而，本书也是为那些需要全面了解髋关节外科学各个方面的读者或仅需要了解与骨外科的这一亚专科的特定领域相关知识的培训人员而写的。我们谨代表所有章节编者，真诚地希望您和您的患者能够从阅读和使用本书中受益。

Daniel J. Berry

Jay R. Lieberman

感谢我的父亲 John Berry 和已故的母亲 Elizabeth Berry，他们为我提供了难得的机会，并鼓励我将有价值的目标和努力工作、专业承诺相结合。感谢我的妻子 Camilla Berry 和我的孩子 Charlotte Berry、John Berry，他们为我提供了维持学术生活和实践的重要乐趣，也为维持观点所需的偶尔的现实检验提供了重要的乐趣。

Daniel J. Berry

感谢我的妻子 Laura，孩子 Danielle、Sam 和 Jordan，是你们的爱和坚定不移的支持让我能够从事致力于患者治疗、研究和教育的学术事业。

Jay R. Lieberman

致　谢

一本如此大型的专著需要许多人的集体努力。首先，我们要感谢各部分的主编和作者在创作这本综合性教科书时花费了他们的时间，并分享了专业知识和见解。我们非常幸运地拥有出色的合作伙伴——Karen Fasbender、Norma Mundt和Terri Wong——他们都花费了大量时间编辑和整理本书的内容，并与出版商和作者进行通信。

我们感谢Kristine Jones和Jennifer Ehlers的不懈努力，他们提供了最高质量的编校工作，并使如此大型的项目顺利完成。我们赞赏Dolores Meloni的远见卓识，她认识到了本教科书第2卷的价值，并为其获取了资源。

我们感谢爱荷华大学Lawrence和Marilyn Dorr名誉主席兼骨科和生物医学工程名誉教授John J. Callaghan博士，他审阅了本书并撰写了序言部分。

最后，非常感谢我们的家人，他们为我们提供了巨大的支持，并给予我们充足的时间参与到这些项目中。

原著各部分主编

Paul E. Beaulé, MD
Professor of Surgery, Department of Orthopaedic Surgery, University of Ottawa, Ottawa, Ontario, Canada

John C. Clohisy, MD
Daniel C. and Betty B. Viehmann Distinguished Professor, Chief, Adult Reconstruction and Hip Preservation, Vice Chair, Department of Orthopaedic Surgery, Washington University School of Medicine, St. Louis, Missouri

Craig J. Della Valle, MD
Professor of Orthopaedic Surgery, Chief, Section of Adult Reconstruction, Department of Orthopaedic Surgery, Rush University Medical Center, Chicago, Illinois

Kevin L. Garvin, MD
Professor and Chair, Department of Orthopaedic Surgery and Rehabilitation, University of Nebraska Medical Center, Omaha, Nebraska

George J. Haidukewych, MD
Professor of Orthopedic Surgery, University of Central Florida; Director of Orthopedic Trauma, Chief of Complex Adult Reconstruction, Orlando Health; Academic Chairman, Orlando Health Orthopedic Institute, Orlando, Florida

Young-Jo Kim, MD, PhD, MHCM
Director, Child and Young Adult Hip Preservation Program, Boston Children's Hospital, Boston, Massachusetts

Tad M. Mabry, MD
Associate Professor of Orthopedic Surgery, Department of Orthopedic Surgery, Mayo Clinic, Rochester, Minnesota

Steven J. MacDonald, MD, FRCS(C)
J. C. Kennedy Professor and Chairman, Orthopaedic Surgery, Western University, London, Ontario, Canada

Bassam A. Masri, MD, FRCSC
Professor and Head, Department of Orthopaedics, University of British Columbia, Vancouver, British Columbia, Canada

R. Michael Meneghini, MD
Associate Professor, Department of Orthopaedic Surgery, Indiana University School of Medicine, Indianapolis, Indiana

Peter S. Rose, MD
Professor of Orthopedic Surgery, Division Chair, Orthopedic Oncology, Mayo Clinic, Rochester, Minnesota

Timothy M. Wright, PhD
F.M. Kirby Chair and Director of Orthopaedic Biomechanics, Hospital for Special Surgery, New York, New York

原著者名单

Yuvraj Agrawal, MB BS, FRCS (Tr&Orth)
Clinical and Research Fellow, Division of Adult Hip and Knee Reconstruction, Department of Orthopaedics, University of British Columbia, Vancouver, British Columbia, Canada

Tarik Aït-Si-Selmi, MD
Artro Institute, Centre Orthopédique Santy, Lyon, France

Derek F. Amanatullah, MD, PhD
Stanford Hospitals and Clinics, Department of Orthopaedic Surgery, Redwood City, California

Marc R. Angerame, MD
Illinois Bone and Joint Institute, Barrington, Illinois

C. Lowry Barnes, MD
Chairman, Department of Orthopaedic Surgery, University of Arkansas for Medical Sciences, Little Rock, Arkansas

Jeffrey J. Barry, MD
Assistant Professor of Clinical Orthopaedic Surgery, Department of Orthopaedic Surgery, University of California, San Francisco, San Francisco, California

Paul E. Beaulé, MD
Professor of Surgery, Department of Orthopaedic Surgery, University of Ottawa, Ottawa, Ontario, Canada

Martin Beck, MD
Professor, Clinic for Orthopaedic and Trauma Surgery, Titular Professor Medical Faculty, University of Bern, Switzerland; Luzerner Kantonsspital, Luzern, Switzerland

Edward H. Becker, MD
Certified Sports Medicine Surgeon and General Orthopaedic Specialist, Orthopaedic Medical Group of Tampa Bay, Tampa Bay, Florida

Hany Bedair, MD
Assistant Professor, Orthopaedic Surgery, Massachusetts General Hospital/Harvard Medical School, Boston, Massachusetts

Keith R. Berend, MD
Partner, Joint Implant Surgeons, Inc., New Albany, Ohio

Michael E. Berend, MD
Center for Hip and Knee Surgery, Joint Replacement Surgeons of Indiana, St. Francis Hospital–Mooresville, Mooresville, Indiana; Orthopaedic Biomedical Engineering Laboratory, Rose Hulman Institute of Technology, Terre Haute, Indiana

Georg Bergmann, PhD
Vice Director and Principal Investigator, Julius Wolff Institute, Charité–University Medicine Berlin, Berlin, Germany

Nicholas M. Bernthal, MD
Chief, Division of Orthopaedic Oncology, Department of Orthopaedic Surgery, David Geffen School of Medicine at University of California, Los Angeles, Los Angeles, California

Daniel J. Berry, MD
L.Z. Gund Professor, Department of Orthopedic Surgery, Mayo Clinic, Rochester, Minnesota

Joshua Bingham, MD
Department of Orthopaedic Surgery, Mayo Clinic Arizona, Phoenix, Arizona

Gideon W. Blumstein, MD
Resident Physician, Department of Orthopaedic Surgery, David Geffen School of Medicine at University of California, Los Angeles, Los Angeles, California

Michael P. Bolognesi, MD
Professor of Orthopaedic Surgery, Duke University, Durham, North Carolina

Mathias P. Bostrom, MD
Chief of Hip Service and Attending Orthopedic Surgeon, Hospital for Special Surgery, New York, New York

Hugo Bothorel, MEng
ReSurg SA, Nyon, Switzerland

Hayden N. Box, MD
Orthopedic Surgeon, Essex Orthopaedics, Salem, New Hampshire

Kevin Bozic, MD, MBA
Chair, Department of Surgery and Perioperative Care, Professor, Department of Surgery and Perioperative Care, Dell Medical School, The University of Texas at Austin, Austin, Texas

Nicholas M. Brown, MD
Assistant Professor, Orthopaedic Surgery and Rehabilitation, Loyola Medicine, Chicago, Illinois

James A. Browne, MD
Associate Professor, Department of Orthopaedic Surgery, Head, Division of Adult Reconstruction, University of Virginia School of Medicine, Charlottesville, Virginia

Dennis W. Burke, MD
Attending Orthopaedic Surgeon, Milton Hospital, Instructor in Orthopedics, Harvard Medical School, Boston, Massachusetts

Zachary D. C. Burke, MD
Resident Physician, Department of Orthopaedic Surgery, David Geffen School of Medicine at University of California, Los Angeles, Los Angeles, California

R. Stephen J. Burnett, MD, FRCS(C)
Adult Reconstructive Surgery, Academic Program Director, Division of Orthopaedic Surgery, University of British Columbia; Division of Orthopaedic Surgery–Victoria Site, Vancouver Island Health–South Island, Royal Jubilee Hospital, ReBalanceMD, Victoria, British Columbia, Canada

J. W. Thomas Byrd, MD
Founder, Nashville Sports Medicine Foundation; Clinical Professor, Department of Orthopaedic Surgery and Rehabilitation, Vanderbilt University School of Medicine, Nashville, Tennessee

Patricia A. Campbell, PhD
Director, Implant Retrieval Lab, J. Vernon Luck Sr. MD Orthopaedic Research Center, Orthopaedic Institute for Children; Professor, Department of Orthopaedic Surgery, University of California, Los Angeles, Los Angeles, California

Aaron Carter, MD, MS
The Rothman Institute, Philadelphia, Pennsylvania

Jean-Christophe Chatelet, MD
Artro Institute, Centre de Chirurgie Orthopédique du Beaujolais, Arnas, France

John Charity, MD, ChM
Associate Specialist Hip Surgeon, Princess Elizabeth Orthopaedic Centre, Royal Devon and Exeter NHS Foundation Trust, Exeter, United Kingdom

Kevin K. Chen, MD
Department of Orthopaedics, Icahn School of Medicine at Mount Sinai, New York, New York

John C. Clohisy, MD
Daniel C. and Betty B. Viehmann Distinguished Professor, Chief, Adult Reconstruction and Hip Preservation, Vice Chair, Department of Orthopaedic Surgery, Washington University School of Medicine, St. Louis, Missouri

Anna R. Cohen-Rosenblum, MD
Assistant Professor of Clinical Orthopaedics, Department of Orthopaedic Surgery, Louisiana State University, University Medical Center, New Orleans, Louisiana

Clifford W. Colwell, Jr., MD
Orthopaedic Surgeon, Division of Orthopaedic Surgery, Scripps Clinic, La Jolla, California

Ryan Cordry, DO
Orthopedic Surgeon, OrthoSports Associates, Birmingham, Alabama; Adult Reconstruction Fellow, Department of Orthopedic Surgery, University of California, San Diego, San Diego, California

Cory G. Couch, MD
Department of Orthopedic Surgery, Mayo Clinic, Rochester, Minnesota

P. Maxwell Courtney, MD
Assistant Professor of Orthopaedic Surgery, Thomas Jefferson University Hospital, Rothman Institute, Thomas Jefferson University, Philadelphia, Pennsylvania

David A. Crawford, MD
Associate, Orthopedic Surgeon, Joint Implant Surgeons, Inc., New Albany, Ohio

Michael B. Cross, MD
Assistant Attending Orthopaedic Surgeon, Adult Reconstruction and Joint Replacement, Hospital for Special Surgery, New York, New York

Brian Daines, MD
Orthopedic Surgeon, Canyon Vista Medical Center, Sierra Vista, Arizona

Philipp Damm, PhD
Principal Investigator, Julius Wolff Institute and Berlin-Brandenburg Center for Regenerative Therapies, Charité–University Medicine Berlin, Berlin, Germany

Craig J. Della Valle, MD
Professor of Orthopaedic Surgery, Chief, Section of Adult Reconstruction, Department of Orthopaedic Surgery, Rush University Medical Center, Chicago, Illinois

Ivan De Martino, MD
Complex Joint Reconstruction Center Fellow, Hospital for Special Surgery, New York, New York

Douglas A. Dennis, MD
Orthopedic Surgeon, Colorado Joint Replacement, Adjunct Associate Professor of Bioengineering, Mechanical and Materials Engineering, University of Denver, Denver, Colorado

Paul E. Di Cesare, MD
Di Cesare MD Consulting, Carlsbad, California

Matthew J. Donaldson, MD
Department of Orthopaedic Surgery, University College London Hospital, The Princess Grace Hospital, London, United Kingdom

Lawrence D. Dorr, MD
Professor, Department of Orthopaedic Surgery, Keck School of Medicine of the University of Southern California, Los Angeles, California

Georg N. Duda, PhD
Julius Wolff Institute and Berlin-Brandenburg Center for Regenerative Therapies, Charité–University Medicine Berlin, Berlin, Germany

Michael J. Dunbar, MD, PhD, FRCSC, FCAHS
Professor of Surgery, Professor of Biomedical Engineering, and Professor of Community Health and Epidemiology; Adult Reconstructive Surgeon, QEII Health Sciences Centre; Director of Orthopaedic Research, Dalhousie University, Halifax, Nova Scotia, Canada

Clive Duncan, MD, MSc
Professor and Emeritus Chair, Department of Orthopaedics, University of British Columbia; Senior Consultant and Emeritus Head, Department of Orthopaedics, Vancouver Acute Health Services, Vancouver, British Columbia, Canada

Paul J. Duwelius, MD
Adjunct Associate Professor of Orthopedics, Oregon Health and Science University; Orthopedic Surgeon and Fracture Specialist, Clinical Attending Physician, Providence St. Vincent's Medical Center, Portland, Oregon

Adam I. Edelstein, MD
Assistant Professor, Department of Orthopaedic Surgery, Medical School of Wisconsin, Milwaukee, Wisconsin

Paul K. Edwards, MD
Assistant Professor, Department of Orthopaedic Surgery, University of Arkansas for Medical Sciences, Little Rock, Arkansas

C. Anderson Engh, Jr., MR
Medical Director, Anderson Orthopaedic Research Institute, Alexandria, Virginia; Orthopaedic Surgeon, Anderson Orthopaedic Clinic, Arlington, Virginia

Stephen M. Engstrom, MD
Department of Orthopaedics and Rehabilitation, Vanderbilt University Medical Center, Nashville, Tennessee

Christina Esposito, PhD
Assistant Scientist, Department of Biomechanics, Hospital for Special Surgery, Assistant Professor of Applied Biomechanics in Orthopaedic Surgery, Weill Cornell Medical College, New York, New York

Kenneth Estrera, MD
Orthopaedic Surgeon, Medical Director of Hip and Knee Replacement, Medical City Frisco and Plano, Texas Metroplex Institute for Sports Medicine and Orthopaedic Surgeon, Frisco, Texas

Keith Fehring, MD
Orthopaedic Surgeon, OrthoCarolina Hip and Knee Center, Charlotte, North Carolina

Thomas Fehring, MD
OrthoCarolina Hip and Knee Center, Charlotte, North Carolina

Stephen Ferguson, PhD
M. E. Müller Institute for Surgical Technology and Biomechanics, University of Bern, Bern, Switzerland

Michel-Henri Fessy, MD, PhD
Artro Institute, Department of Orthopaedic Surgery and Sports Medicine, Centre Hospitalier Lyon-Sud, Pierre-Bénite, France

Marcus C. Ford, MD
Campbell Clinic Orthopaedics, Germantown, Tennessee

Nicholas B. Frisch, MD, MBA
Orthopaedic Surgeon, Ascension Providence Rochester Hospital, Rochester, Michigan

Rajiv Gandhi, MD, MSc, FRCSC
Division of Orthopaedic Surgery, University Health Network, Associate Professor, Department of Surgery, University of Toronto, Toronto, Ontario, Canada

Donald S. Garbuz, MD, MHSc, FRCSC
Professor of Orthopaedics, University of British Columbia, Vancouver, British Columbia, Canada

Kevin L. Garvin, MD
Professor and Chair, Department of Orthopaedic Surgery and Rehabilitation, University of Nebraska Medical Center, Omaha, Nebraska

Jeffrey A. Geller, MD
Professor of Orthopaedic Surgery, Department of Orthopaedic Surgery, Columbia University Medical Center, New York, New York

Emmanuel Gibon, MD, PhD
Orthopaedic Surgeon, Clinical Orthopaedics Research Center, Department of Orthopaedic and Reconstructive Surgery, Cochin-Port Royal University Hospital Center, Paris, France

Graham A. Gie, MB, ChB, FRCS, FRCSEd (Orth)
Consultant Orthopaedic Surgeon, Princess Elizabeth Orthopaedic Centre, Royal Devon and Exeter NHS Foundation Trust, Exeter, United Kingdom

Rachel Y. Goldstein, MD
Assistant Professor, Department of Orthopaedic Surgery, Children's Hospital Los Angeles, Los Angeles, California

Stuart B. Goodman, MD, PhD, FRCSC, FACS, FBSE, FICORS
Robert L. and Mary Ellenburg Professor of Surgery, Orthopaedic Surgery and (by courtesy) Bioengineering, Stanford University, Stanford, California

Lawrence H. Goodnough, MD, PhD
Stanford Hospitals and Clinics, Department of Orthopaedic Surgery, Redwood City, California

George Grammatopoulos, MBBS, BSc, DPhil, FRCS (Tr&Orth)
Staff Orthopaedic Surgeon, The Ottawa Hospital, Associate Professor, University of Ottawa, Ottawa, Ontario, Canada

Allan E. Gross, MD, FRCS(C), O. Ont
Professor of Orthopaedic Surgery, Mount Sinai Hospital, University of Toronto, Toronto, Ontario, Canada

Fares S. Haddad, BSc MCh (Orth)
Professor of Orthopaedics, University College Hospitals; Consultant Orthopaedic Surgeon, Department of Orthopaedics, HCA Hospitals, London, United Kingdom

George J. Haidukewych, MD
Professor of Orthopedic Surgery, University of Central Florida; Director of Orthopedic Trauma, Chief of Complex Adult Reconstruction, Orlando Health; Academic Chairman, Orlando Health Orthopedic Institute, Orlando, Florida

Moussa Hamadouche, MD, PhD
Professor of Orthopaedic Surgery, University of René Descartes–Paris 5, Department of Orthopaedic and Reconstructive Surgery, Hôpital Cochin (Hôpitaux Universitaires Paris Centre), Paris, France

Chadwick Hampton, MD
Hip and Knee Replacement Surgeon, Palm Beach Gardens Medical Center, Palm Beach Gardens, Florida

Shuyang Han, PhD
Research Associate, Institute of Orthopedic Research and Education, Texas Medical Center, Houston, Texas

Markus S. Hanke, MD
Department of Orthopaedic and Trauma Surgery, University Hospital of Bern, University of Bern, Bern, Switzerland

Mary E. Hardwick, MSN
Medical Writer, Shiley Center for Orthopaedic Research and Education, Scripps Clinic, La Jolla, California

Curtis Hartman, MD
Associate Professor, Department of Orthopaedic Surgery, University of Nebraska Medical Center, Omaha, Nebraska

Nathanael Heckmann, MD
Department of Orthopaedic Surgery, Keck School of Medicine of the University of Southern California, Los Angeles, California

Markus O. W. Heller, PhD
Professor of Biomechanics, Department of Mechanical Engineering, University of Southampton, Southampton, United Kingdom

Terese T. Horlocker, MD
Professor of Anesthesiology and Orthopaedics, Department of Anesthesiology, Mayo Clinic, Rochester, Minnesota

Francis J. Hornicek, MD, PhD
Professor and Chair, Department of Orthopaedic Surgery, University of California, Los Angeles, Los Angeles, California

Jonathan R. Howell, MBBS, MSc, FRCS (Tr&ORTH)
Princess Elizabeth Orthopaedic Centre, Royal Devon and Exeter NHS Foundation Trust, Exeter, United Kingdom

William J. Hozack, MD
Walter Annenberg Professor of Joint Replacement Surgery, Orthopaedic Surgery, The Rothman Institute at Thomas Jefferson University, Philadelphia, Pennsylvania

Matthew J. W. Hubble, FRCSI, FRCS (Tr & Orth)
Consultant Orthopaedic Surgeon, Exeter Hip Unit, Princess Elizabeth Orthopaedic Centre, Exeter, United Kingdom

James I. Huddleston III, MD
Associate Professor of Orthopaedic Surgery, Department of Orthopaedic Surgery, Stanford University Medical Center, Stanford, California

Devyani Hunt, MD
Associate Professor, Division of Physical Medicine and Rehabilitation, Departments of Orthopaedic Surgery and Neurology, Washington University School of Medicine, St. Louis, Missouri

Michael H. Huo, MD
Professor, Department of Orthopedic Surgery, University of Texas Southwestern Medical Center, Dallas, Texas

Richard Iorio, MD
Chief, Adult Reconstruction and Total Joint Arthroplasty, Vice Chairman of Clinical Effectiveness, Richard D. Scott, MD, Distinguished Chair, Department of Orthopaedic Surgery, Brigham and Women's Hospital, Boston, Massachusetts

Joshua J. Jacobs, MD
Professor and Chairman, Department of Orthopaedic Surgery, Rush University Medical Center; Vice Provost for Research, Rush University, Vice Dean for Research, Rush Medical College, Chicago, Illinois

Jonathan R. T. Jeffers, PhD
Medical Engineering, Department of Mechanical Engineering, Imperial College London, London, United Kingdom

Jason M. Jennings, MD, DPT
Orthopedic Surgeon, Colorado Joint Replacement; Adjunct Associate Professor of Bioengineering, Mechanical and Materials Engineering, University of Denver, Denver, Colorado

William A. Jiranek, MD
Professor and Vice Chair, Department of Orthopaedic Surgery, Duke University School of Medicine, Durham, North Carolina

Allen Kadado, MD
Orthopedic Surgery Resident, Henry Ford Hospital, Detroit, Michigan

Deanne T. Kashiwagi, MD
Consultant, Division of Hospital Internal Medicine, Associate Professor of Medicine, Mayo Clinic, Rochester, Minnesota

Al-Amin M. Kassam, MBBS
Consultant Orthopaedic Surgeon, Exeter Hip Unit, Exeter, United Kingdom

E. Michael Keating, MD
Center for Hip and Knee Surgery, Mooresville, Indiana

James Keeney, MD
Associate Professor, Department of Orthopaedic Surgery, University of Missouri, Columbia, Missouri

A. Scott Keller, MD, MS
Consultant, Division of Hospital Internal Medicine, Assistant Professor of Medicine, Mayo Clinic, Rochester, Minnesota

Saurabh Khakharia, MD, DNB, FICS
Co-Chief, Adult Reconstruction Division, Department of Orthopaedics, Wellstar-Atlanta Medical Center, Atlanta, Georgia

Anton Khlopas, MD
Orthopaedic Clinical Research Fellow, Department of Orthopaedic Surgery, Cleveland Clinic, Cleveland, Ohio

Beau J. Kildow, MD
Resident, Department of Orthopaedic Surgery, Duke University School of Medicine, Durham, North Carolina

Harry K. W. Kim, MD
Director, Research and the Center for Excellence in Hip Disorders, Texas Scottish Rite Hospital for Children; Professor, Department of Orthopedic Surgery, University of Texas Southwestern Medical Center, Dallas, Texas

Gregg R. Klein, MD
Vice-Chairman, Department of Orthopaedic Surgery, Hackensack University Medical Center, Hackensack, New Jersey

Beau S. Konigsberg, MD
Associate Professor, Department of Orthopaedic Surgery, University of Nebraska Medical Center, Omaha, Nebraska

Sandra L. Kopp, MD
Professor of Anesthesiology, Mayo Clinic, Rochester, Minnesota

Kenneth J. Koval, MD
Memorial Hospital at Gulfport, Gulfport, Mississippi

Philip J. Kregor, MD
Director, Hip and Fracture Institute–Nashville, Nashville, Tennessee

Andrew Kurmis, MD, PhD, FRACS
Discipline of Medical Specialties, University of Adelaide, Adelaide, Australia; Department of Orthopaedic Surgery, Lyell McEwin Hospital, Elizabeth Vale, Australia

Paul R. Kuzyk, BSc(Eng), MSc, MD, FRCS(C)
Assistant Professor of Orthopaedic Surgery, Mount Sinai Hospital, University of Toronto, Toronto, Ontario, Canada

Richard F. Kyle, MD
Professor of Orthopedic Surgery, University of Minnesota; Chair, Department of Orthopaedic Surgery, Hennepin County Medical Center, Minneapolis, Minnesota

Paul F. Lachiewicz, MD
Consulting Professor, Department of Orthopaedic Surgery, Duke University School of Medicine, Attending Surgeon, Department of Surgery, Durham VA Medical Center, Durham, North Carolina

Tyler J. Larson, MD
Department of Orthopaedic Surgery, University of Nebraska Medical Center, Omaha, Nebraska

Michel P. Laurent, PhD, MS
Scientist, Department of Orthopedic Surgery, Rush University Medical Center, Chicago, Illinois

Christiane S. Leibold, MD
Department of Orthopaedic and Trauma Surgery, University Hospital of Bern, University of Bern, Bern, Switzerland

Jennifer L. Leighton, MD, FRCS(C)
Assistant Professor of Orthopaedic Surgery, Dalhousie University, Halifax, Nova Scotia, Canada

Till D. Lerch, MD
Department of Orthopaedic and Trauma Surgery, University Hospital of Bern, University of Bern, Bern, Switzerland

Michael Leunig, MD
Head of Orthopaedics, Department Orthopaedics Surgery, Schulthess Clinic, Zürich, Switzerland

David G. Lewallen, MD
Professor of Orthopedic Surgery, Department of Orthopedic Surgery, Mayo Clinic, Rochester, Minnesota

Frank A. Liporace, MD
Chairman and Vice President, Division of Orthopaedic Trauma and Complex Adult, Reconstruction, Department of Orthopaedic Surgery, Jersey City Medical Center—RWJBarnabas Health, Jersey City, New Jersey

Adolph V. Lombardi, Jr., MD, FACS
President, Joint Implant Surgeons, Inc., New Albany, Ohio; Clinical Assistant Professor, Department of Orthopaedics, The Ohio State University, Columbus, Ohio

Ting Ma, MD
Department of Orthopaedic Surgery, Stanford University, Stanford, California

Tad M. Mabry, MD
Associate Professor of Orthopedic Surgery, Department of Orthopedic Surgery, Mayo Clinic, Rochester, Minnesota

Nizar Mahomed, MD, ScD, FRCSC
Department of Surgery, University Health Network; Professor, Department of Surgery, University of Toronto, Toronto, Ontario, Canada

Henrik Malchau, MD, PhD
The Alan Gerry Emeritus Professor at Harvard Medical School, Co-Director Emeritus The Harris Orthopaedic Laboratory, Massachusetts General Hospital, Boston, Massachusetts

William J. Maloney, MD
Boswell Professor and Chairman, Department of Orthopaedic Surgery, Stanford University Medical Center, Stanford, California

Kenneth Mann, PhD
Professor of Orthopaedic Surgery, SUNY Upstate Medical University, Syracuse, New York

Jorge Manrique, MD
Adult Joint Reconstruction Fellow, The Rothman Institute at Thomas Jefferson University, Philadelphia, Pennsylvania; Orthopedic Oncology Fellow, Department of Orthopaedics and Sports Medicine, University of Washington, Seattle, Washington

Carlos B. Mantilla, MD, PhD
Professor and Chair, Department of Anesthesiology and Perioperative Medicine, Mayo Clinic, Rochester, Minnesota

David R. Marker, MD
Radiologist, Houston Methodist Hospital, Houston, Texas

Hal David Martin, DO
Hip Preservation Center, Baylor University Medical Center at Dallas, Dallas, Texas

Thomas G. Mason, MD
Associate Professor of Internal Medicine and Pediatrics, Mayo Clinic College of Medicine, Rochester, Minnesota

Bassam A. Masri, MD, FRCSC
Professor and Head, Department of Orthopaedics, University of British Columbia, Vancouver, British Columbia, Canada

Robert E. Mayle, Jr., MD
Orthopaedic Surgeon, Orthopaedic Surgery, California Pacific Orthopaedics, San Francisco, California

Douglas McDonald, MD, MS
Professor of Orthopaedic Surgery, Chief, Orthopaedic Oncology, Washington University Orthopedics, St. Louis, Missouri

Brian J. McGrory, MD, MS
Clinical Professor, Department of Orthopaedic Surgery, Tufts University School of Medicine, Boston, Massachusetts; Co-Director, Maine Joint Replacement Institute; Attending Surgeon, Division of Joint Replacements Maine Medical Center, Portland, Maine

R. Michael Meneghini, MD
Associate Professor, Department of Orthopaedic Surgery, Indiana University School of Medicine, Indianapolis, Indiana

Michael A. Mont, MD
Orthopaedic Surgeon, Lenox Hill Hospital, New York, New York

Michael J. Morris, MD
Partner, Joint Implant Surgeons, Inc., New Albany, Ohio

Richard P. Nadeau, MD, MSc, FRCSC
Orthopaedic Surgeon, Adult Hip and Knee Reconstruction, and Orthopaedic Trauma, Department of Surgery, Division of Orthopaedic Surgery, Lions Gate Hospital, North Vancouver, British Columbia, Canada; Clinical Instructor, Department of Orthopaedics, University of British Columbia, Vancouver, British Columbia, Canada

Nader A. Nassif, MD
Orthopedic Surgeon, Newport Orthopedic Institute, Newport Beach, California

Charles Nelson, MD
Chief of Adult Reconstruction and Professor, Department of Orthopaedic Surgery, University of Pennsylvania Perelman School of Medicine, Philadelphia, Pennsylvania

Bryan J. Nestor, MD
Washington Orthopaedic Center, Centralia, Washington

Philip C. Noble, BE, MES, PhD
John S. Dunn Professor of Orthopedic Research, Center for Orthopedic Surgery, The Methodist Hospital; Professor, Joseph Barnhart Department of Orthopedic Surgery, Baylor College of Medicine; Director of Research, Institute of Orthopedic Research and Education, Houston, Texas

Keith M. Nord, MD
Resident, Department of Orthopaedic Surgery, University of Arkansas for Medical Sciences, Little Rock, Arkansas

Eduardo N. Novais, MD
Assistant Professor, Department of Orthopedic Surgery, Harvard Medical School; Attending Surgeon, Orthopedic Surgery, Boston Children's Hospital, Boston, Massachusetts

David A. Novikov, MD
Department of Orthopedic Surgery, NYU Langone Orthopedic Hospital, New York, New York

Daniel A. Oakes, MD
Associate Professor, Department of Orthopaedics, University of Southern California, Los Angeles, California

Douglas E. Padgett, MD
Chief, Adult Reconstruction and Joint Replacement, Hospital for Special Surgery, New York, New York

Mark W. Pagnano, MD
Chairman and Professor of Orthopedic Surgery, Department of Orthopedic Surgery, Mayo Clinic, Rochester, Minnesota

Wayne G. Paprosky, MD
Professor of Orthopaedic Surgery, Rush University Medical Center, Chicago, Illinois

Joshua A. Parry, MD
Assistant Professor, Department of Orthopaedic Surgery, University of Colorado School of Medicine, Denver, Colorado

Jay Patel, MD
Orthopaedic Surgeon, Department of Orthopaedic Surgery, Hoag Orthopaedic Institute, Orthopaedic Specialty Institute, Irvine, California

Ronak M. Patel, MD
Department of Orthopaedic Surgery, Northwestern University Feinberg School of Medicine, Chicago, Illinois

Jeffrey B. Peck, MD
Pediatric Orthopaedic Fellow, Department of Orthopaedic Surgery, Texas Scottish Rite Hospital for Children, Dallas, Texas

Vincent D. Pellegrini, Jr., MD
John A Siegling Professor and Chair, Department of Orthopaedics and Physical Medicine, Medical University of South Carolina; Director, Musculoskeletal Integrated Center of Clinical Excellence, Medical University of South Carolina, Charleston, South Carolina

Carsten Perka, MD
Medical Director, Center of Musculoskeletal Surgery, Charité–University Medicine Berlin, Berlin, Germany

Trevor R. Pickering, MD, MA
Orthopaedic Surgeon, Mississippi Sports Medicine and Orthopaedic Center, Jackson, Mississippi

Jurek R. T. Pietrzak, MD
Department of Orthopaedic Surgery, University College London Hospital, The Princess Grace Hospital, London, United Kingdom

Heidi Prather, DO
Professor, Division of Physical Medicine and Rehabilitation, Departments of Orthopaedic Surgery and Neurology, Washington University School of Medicine, St. Louis, Missouri

Kawan S. Rakhra, MD, FRACPC
Chief, Musculoskeletal Imaging, Department of Radiology, The Ottawa Hospital; Associate Professor, Departments of Radiology and Orthopaedic Surgery, University of Ottawa, Ottawa, Ontario, Canada

Russell A. Reeves, MD
Research Resident, Department of Orthopaedics and Physical Medicine, Medical University of South Carolina, Charleston, South Carolina

Michael D. Ries, MD
Arthroplasty Fellowship Director, Reno Orthopaedic Clinic, Reno, Nevada; Professor Emeritus, Department of Orthopaedic Surgery, University of California, San Francisco, San Francisco, California

Clare M. Rimnac, PhD
Wilbert J. Austin Professor of Engineering, Distinguished University Professor, Mechanical and Aerospace Engineering, Case Western Reserve University, Cleveland, Ohio

Andrew W. Ritting, MD
Orthopedic Surgeon, Interlakes Orthopaedics Surgery, Clifton Springs, New York

Peter S. Rose, MD
Professor of Orthopedic Surgery, Division Chair, Orthopedic Oncology, Mayo Clinic, Rochester, Minnesota

Richard W. Rutherford, MD
Orthopedic Surgeon, EmergeOrtho, Durham, North Carolina

Oleg A. Safir, MD, MEd, FRCS(C)
Associate Professor of Orthopaedic Surgery, Mount Sinai Hospital, University of Toronto, Toronto, Ontario, Canada

Enrique Sandoval, MD, PhD
Adult Reconstruction Fellow, Department of Orthopaedics, The Ottawa Hospital, Ottawa, Ontario, Canada

Richard Santore, MD
Clinical Professor, Department of Orthopaedic Surgery, University of California, San Diego; Senior Orthopaedic Surgeon, Department of Orthopaedic Surgery, Sharp Memorial Hospital, San Diego, California

Florian Schmaranzer, MD
Department of Orthopaedic and Trauma Surgery, University Hospital of Bern, University of Bern, Bern, Switzerland

Andrew H. Schmidt, MD
Chief, Orthopaedic Surgery, Hennepin County Medical Center; Professor of Orthopedic Surgery, University of Minnesota, Minneapolis, Minnesota

Perry L. Schoenecker, MD
Professor, Department of Orthopaedic Surgery, Washington University School of Medicine; Chief Emeritus, Shriners Hospital for Children, Staff Orthopaedic Surgeon, St. Louis Children's Hospital, St. Louis, Missouri

Joseph H. Schwab, MD, MS
Associate Professor, Department of Orthopaedic Surgery, Massachusetts General Hospital, Boston, Massachusetts

Ran Schwarzkopf, MD
Associate Professor, Department of Orthopaedic Surgery, NYU Langone Medical Center, Hospital for Joint Diseases, New York, New York

S. Andrew Sems, MD
Chair, Division of Orthopaedic Trauma Surgery, Department of Orthopaedic Surgery, Mayo Clinic, Rochester, Minnesota

Thorsten M. Seyler, MD, PhD
Assistant Professor in Orthopaedic Surgery, Duke University School of Medicine, Durham, North Carolina

Peter F. Sharkey, MD
Professor, The Rothman Institute, Philadelphia, Pennsylvania

Adnan M. Sheikh, MD
Associate Professor, Department of Radiology, University of Ottawa, Ottawa, Ontario, Canada

Neil P. Sheth, MD
Chief of Orthopaedic Surgery at Pennsylvania Hospital, Assistant Professor of Orthopaedic Surgery, Department of Orthopaedic Surgery, University of Pennsylvania, Philadelphia, Pennsylvania

Klaus A. Siebenrock, MD
Department of Orthopaedic and Trauma Surgery, University Hospital of Bern, University of Bern, Bern, Switzerland

Rafael J. Sierra, MD
Associate Professor and Consultant, Department of Orthopedic Surgery, Mayo Clinic, Rochester, Minnesota

Ernest L. Sink, MD
Associate Professor of Orthopedic Surgery, Weill-Cornell Medical School, Hospital for Special Surgery, New York, New York

Michael C. Sobieraj, MD, PhD
Orthopaedic Adult Reconstruction Surgeon, Musculoskeletal Institute, Geisinger Wyoming Valley Medical Center, Wilkes-Barre, Pennsylvania

Richard D. Southgate, MD
Clinical Fellow, Department of Orthopedic Surgery, University of California, San Francisco, San Francisco, California

Mark J. Spangehl, MD
Associate Professor of Orthopaedics, Department of Orthopaedic Surgery, Mayo Clinic Arizona, Phoenix, Arizona

Scott M. Sporer, MD, MS
Professor, Department of Orthopedic Surgery, Rush University Medical Center, Chicago, Illinois

Bryan D. Springer, MD
OrthoCarolina Hip and Knee Center, Fellowship Director, Associate Professor, Department of Orthopaedic Surgery, Atrium Musculoskeletal Institute, Charlotte, North Carolina

Drew N. Stal, MD
Northwell Health, New Hyde Park, New York

Anthony A. Stans, MD
Assistant Professor of Orthopedic Surgery, Mayo Clinic College of Medicine, Rochester, Minnesota

Michael D. Stefl, MD
Department of Orthopaedic Surgery, Indiana University Hip and Knee Center, Indiana University School of Medicine, Indianapolis, Indiana

Simon D. Steppacher, MD
Department of Orthopaedic and Trauma Surgery, University Hospital of Bern, University of Bern, Bern, Switzerland

S. David Stulberg, MD
Clinical Professor, Department of Orthopaedic Surgery, Northwestern University Feinberg School of Medicine, Chicago, Illinois

Daniel J. Sucato, MD, MS
Chief of Staff, Department of Orthopaedics, Texas Scottish Rite Hospital for Children; Professor, Department of Orthopaedic Surgery, University of Texas Southwestern Medical Center, Dallas, Texas

Megan A. Swanson, MD
Orthopaedic Surgeon, Martha Jefferson Orthopaedics, Charlottesville, Virginia

Karren Takamura, MD
Resident Physician, Department of Orthopaedic Surgery, University of California, Los Angeles, Los Angeles, California

Moritz Tannast, MD
Department of Orthopaedic and Trauma Surgery, University Hospital of Bern, University of Bern, Bern, Switzerland

Dylan Tanzer, MD
University at Buffalo, Buffalo, New York

Michael Tanzer, MD, FRCSC
Jo Miller Chair, Division of Orthopaedic Surgery, Professor and Vice Chair Surgery (Clinical), McGill University, Montreal, Quebec, Canada

Michael J. Taunton, MD
Associate Professor, Department of Orthopedic Surgery, Mayo Clinic, Rochester, Minnesota

A. John Timperley, MB, ChB, DPhil, FRCS
Consultant Orthopaedic Surgeon, Princess Elizabeth Orthopaedic Hospital, Royal Devon and Exeter NHS Foundation Trust, Professor, College of Engineering, Mathematics, and Physical Sciences, University of Exeter, Exeter, United Kingdom

Nicholas Trasolini, MD
Department of Orthopaedic Surgery, Keck School of Medicine of the University of Southern California, Los Angeles, California

Robert T. Trousdale, MD
Consultant, Department of Orthopedic Surgery, Professor of Orthopedics, Mayo Clinic College of Medicine, Mayo Clinic, Rochester, Minnesota

Thomas P. Vail, MD
James L. Young Professor and Chairman, Department of Orthopaedic Surgery, University of California, San Francisco, San Francisco, California

George L. Vestermark, MD
Adult Reconstructive Fellow, OrthoCarolina, Charlotte, North Carolina

Jean-Pierre Vidalain, MD
Artro Institute, La Boiserie, Annecy-le-Vieux, France

William L. Walter, MBBS, PhD, FRACS
Professor of Orthopaedic and Traumatic Surgery, University of Sydney, Royal North Shore Hospital, Sydney, Australia

Amy S. Wasterlain, MD
Fellow, Adult Reconstruction, The Rothman Institute, Philadelphia, Pennsylvania

Evan Watts, MBcHB, MSc, FRCS(C)
Markham Stouffville Hospital, Markham, Ontario, Canada

Alexander E. Weber, MD
Assistant Professor, Department of Orthopaedic Surgery, University of Southern California, Los Angeles, California

Elizabeth Weber, MD
Pediatric Orthopedic Surgeon, Department of Orthopedics, Gillette Children's Specialty Healthcare, St. Paul, Minnesota

Sarah L. Whitehouse, PhD
Senior Research Fellow/Biostatistician, Orthopaedic Research Unit, Institute of Health and Biomedical Innovation, Queensland University of Technology, The Prince Charles Hospital, Brisbane, Australia

Geoffrey P. Wilkin, MD, FRCSC
Assistant Professor, Division of Orthopaedic Surgery, University of Ottawa; Associate Staff, The Ottawa Hospital, Ottawa, Ontario, Canada

Matthew J. Wilson, MBBS, FRCS (Tr & Orth)
Consultant Orthopaedic Surgeon, Princess Elizabeth Orthopaedic Centre, Royal Devon and Exeter NHS Foundation Trust, Exeter, United Kingdom

Markus A. Wimmer, PhD, ME
Grainger Director and Professor of Orthopedic Surgery, Rush University Medical Center, Chicago, Illinois

Benjamin M. Wooster, MD
Resident Physician, Department of Orthopaedic Surgery, Duke University Medical Center, Durham, North Carolina

Timothy M. Wright, PhD
F.M. Kirby Chair and Director of Orthopaedic Biomechanics, Hospital for Special Surgery, New York, New York

Michael Wyatt, MD, FRACS
Consultant Trauma and Orthopaedic Surgeon, Associate Professor, Massey University, Palmerston North Hospital, Manawatu, New Zealand

Cody C. Wyles, MD
Orthopedic Surgeon, Department of Orthopedic Surgery, Mayo Clinic, Rochester, Minnesota

John M. Yingling, DO
Division of Orthopaedic Trauma and Complex Adult Reconstruction, Department of Orthopaedic Surgery, Jersey City Medical Center–RWJBarnabas Health, Jersey City, New Jersey

Richard S. Yoon, MD
Director, Orthopaedic Research, Division of Orthopaedic Trauma and Complex Adult Reconstruction, Department of Orthopaedic Surgery, Jersey City Medical Center—RWJBarnabas Health, Jersey City, New Jersey

Ira Zaltz, MD
Associate Professor, Department of Orthopaedic Surgery, William Beaumont Hospital, Royal Oak, Michigan

Adam Zierenberg, MD
Providence Physical Medicine and Rehabilitation, Providence St. Mary Medical Center, Walla Walla, Washington

Stephan Zmugg, MD
Orthopedic Surgeon, Oakland Medical Center, Oakland, California

Michael G. Zywiel, MD, MSc, FRCSC
Division of Orthopaedic Surgery, University Health Network, Assistant Professor, Department of Surgery, University of Toronto, Toronto, Ontario, Canada

目　录

第一部分　基础科学

第 1 章　正常髋关节的生物力学 …… 2

第 2 章　人工髋关节的生物力学 …… 16

第 3 章　人工髋关节的摩擦学 …… 31

第 4 章　髋关节手术材料：聚甲基丙烯酸甲酯 …… 46

第 5 章　髋关节手术材料：超高分子量聚乙烯 …… 57

第 6 章　髋关节手术材料：陶瓷 …… 67

第 7 章　髋臼假体的固定 …… 75

第 8 章　颗粒碎屑的生物反应 …… 82

第 9 章　金属碎屑和金属离子的生物反应 …… 92

第 10 章　髋关节手术的骨移植 …… 104

第二部分　解剖学和手术方法

第 11 章　正常髋关节胚胎学和发育 …… 118

第 12 章　髋关节解剖 …… 128

第 13 章　髋臼的显露 …… 135

第 14 章　无特殊手术台的直接前入路初次全髋关节置换术 …… 146

第 15 章　采用特殊手术台的直接前入路初次全髋关节置换术 …… 158

第 16 章　前外侧入路在初次全髋关节置换术中的应用 …… 166

第 17 章　髋关节后入路 …… 171

第 18 章　转子截骨术 …… 178

第 19 章　全髋关节置换术翻修的可延长入路 …… 191

第 20 章　微创髋关节置换术 …… 206

第三部分　髋关节手术的围术期管理

第 21 章　血液管理 …… 214

第 22 章　髋关节手术麻醉的选择和风险 …… 219

第 23 章　全髋关节置换术后的死亡率 …… 227

第 24 章　髋关节手术患者的围术期医疗管理 …… 230

第 25 章　围术期疼痛管理 …… 253

第 26 章　髋关节手术静脉血栓栓塞的预防 …… 262

第 27 章　髋关节手术的术后康复 …… 271

第四部分 髋关节评估、诊断和病理

第 28 章 髋关节病史和体格检查 …… 286

第 29 章 髋关节影像学 …… 302

第 30 章 骨关节炎 …… 317

第 31 章 股骨髋臼撞击症 …… 328

第 32 章 成人髋关节发育不良 …… 339

第 33 章 骨坏死与骨髓水肿综合征 …… 347

第 34 章 髋关节滑膜疾病 …… 358

第 35 章 髋臼缘损伤 …… 365

第 36 章 髋关节感染 …… 372

第 37 章 软组织病理学：关节囊、肌腱和肌肉疾病 …… 377

第五部分 儿童髋关节疾病

第 38 章 儿童和青少年髋关节发育不良 …… 394

第 39 章 Legg-Calvé-Perthes 病 …… 402

第 40 章 股骨头骨骺滑脱 …… 422

第 41 章 儿童和青少年炎症性关节炎 …… 435

第 42 章 青少年凸轮型股骨髋臼撞击症：病因学和治疗 …… 445

第六部分 髋关节创伤性疾病

第 43 章 股骨颈骨折 …… 456

第 44 章 股骨转子间骨折 …… 466

第 45 章 股骨转子下骨折 …… 477

第 46 章 髋臼骨折 …… 482

第 47 章 髋关节脱位和股骨头骨折 …… 492

第七部分 髋周肿瘤

第 48 章 髋周骨性病变的评估 …… 506

第 49 章 良性骨肿瘤 …… 521

第 50 章 原发性恶性骨肿瘤 …… 529

第 51 章 髋周转移癌 …… 542

第八部分 治疗髋关节疾病的非关节置换术

第 52 章 髋关节镜治疗非结构性髋部疾病 …… 552

第 53 章 髋关节镜治疗结构性髋部疾病 …… 569

第 54 章 开放外科脱位治疗髋关节结构问题 …… 581

第 55 章 骨盆截骨术治疗髋关节发育不良 …… 592

第 56 章 股骨截骨术 …… 598

第 57 章 股骨头坏死的保头手术治疗 …… 604

第 58 章 髋关节融合术和关节切除成形术 …… 624

第九部分 初次髋关节置换术

第 59 章 全髋关节置换术后的长期随访结果 …… 636

第 60 章 全髋关节置换术的评估系统与疗效 …… 643

第 61 章 初次全髋关节置换术的术前计划与模板测量 …… 653

第 62 章 髋关节表面置换术：演变、设计、适应证和结果 …… 661

第 63 章 骨水泥型髋臼假体 …… 669

第 64 章 非骨水泥型髋臼假体 …… 676

第 65 章 骨水泥型股骨假体 …… 691

第 66 章 非骨水泥型广泛多孔涂层股骨假体 …… 701

第 67 章 刀锋形双边非骨水泥型锥形股骨假体 …… 709

第 68 章 单锥形 / 双锥形 / 圆锥形的非骨水泥型股骨假体 …… 717

第 69 章 非骨水泥型短干骺端股骨假体 …… 723

第 70 章 高交联聚乙烯关节界面 …… 735

第 71 章 陶瓷对陶瓷界面 …… 739

第 72 章 计算机导航技术在髋关节置换术和机器人中的应用 …… 747

第 73 章 股骨头直径和材料 …… 755

第 74 章 双动全髋假体 …… 764

第 75 章 脊柱对全髋关节置换术中假体定位和髋关节稳定性的影响 …… 772

第十部分 特殊情况下的初次全髋关节置换术

第 76 章 髋关节发育不良 …… 778

第 77 章 陈旧性髋臼骨折 …… 789

第 78 章 陈旧性股骨近端骨折 …… 796

第 79 章 股骨近端畸形 …… 805

第 80 章 代谢性骨病 …… 810

第 81 章 股骨头坏死 …… 815

第 82 章 神经肌肉性髋关节疾病 …… 821

第 83 章 既往髋关节融合术 …… 834

第 84 章 髋臼内陷 …… 844

第 85 章 镰状细胞病 …… 853

第 86 章 高体重指数 …… 859

第 87 章 急性股骨颈骨折 …… 869

第十一部分 全髋关节置换翻修术

第 88 章 失效的全髋关节置换术的评估 …… 878

第 89 章 髋关节置换术翻修前计划与标准模板 …… 886

第 90 章 全髋关节置换术翻修中的假体取出 …… 899

第 91 章 假体固定良好的全髋关节置换术的周围骨溶解 …… 909

第 92 章 髋臼重建：骨缺损的分型和治疗选择 …… 914

第 93 章 髋臼翻修：非骨水泥型半球形假体 …… 927

第 94 章 髋臼翻修：打压植骨技术 …… 936

第 95 章 髋臼翻修：定制假体 …… 947

第 96 章 髋臼翻修：金属髋臼杯加强块或加强环结构 …… 956

第 97 章 股骨翻修：骨缺损分型和治疗选择 …… 965

第 98 章 全髋关节置换术中骨水泥型股骨翻修：21 世纪的观点 …… 974

第 99 章 股骨翻修：打压植骨 …… 978

第 100 章 股骨翻修：非骨水泥型广泛多孔涂层假体 …… 987

第 101 章 股骨翻修：生物活性涂层非骨水泥型假体 …… 996

第 102 章 股骨翻修：非骨水泥型锥形沟槽组配式假体 …… 1006

第 103 章 股骨翻修：同种异体移植物假体复合结构和股骨近端置换术 …… 1014

第 104 章 金属对金属或锥度腐蚀失效的翻修 …… 1030

第十二部分 髋关节置换术的并发症

第 105 章 感染 …… 1044

第 106 章 髋关节不稳定 …… 1053

第 107 章 假体周围骨折：预防、诊断和治疗 …… 1064

第 108 章 外展肌和大转子并发症 …… 1083

第 109 章 下肢不等长的预防和治疗 …… 1091

第 110 章 神经血管损伤：预防、诊断、治疗 …… 1099

第 111 章 全髋关节置换术后切口并发症的预防和治疗 …… 1110

第 112 章 异位骨化 …… 1116

第一部分

基础科学

第1章

正常髋关节的生物力学

DREW N.STAL, STEPHEN FERGUSON, SHUYANG HAN, JONATHAN R.T. JEFFERS, PHILIP C.NOBLE

（高宇航 译　齐欣 审校）

关键点

- 髋关节的生理活动范围（range of motion，ROM）受到诸多形态学和软组织因素的影响，这些因素尚未完全清楚。已经明确的是，年龄和关节退行性变等全身因素会影响运动，但种族、性别和文化因素也同样重要，因为随着时间推移，关节会发生重塑以适应日常生活活动（activity of daily living，ADL）的需求。
- 髋臼唇对髋关节的功能和润滑至关重要。因为髋臼唇在和股骨头接触时，起到了机械密封的作用，所以在髋关节负重时，髋臼唇限制了关节液从关节中外溢。虽然目前髋臼唇再固定术的临床效果优于单纯髋臼唇切除术，但是术后是否可以恢复正常的生理机制尚不清楚。
- 股骨近端和髋臼缘的骨性畸形对髋关节的ROM有很大影响，并且与撞击后继发的关节病有关。许多形态异常可以引起外展功能丧失和屈曲位内旋活动度明显下降。这些异常包括股骨头骨骺滑脱（slipped capital femoral epiphysis，SCFE）、股骨颈和髋臼前倾角减小、髋臼覆盖增加和股骨头非球性变化。在活跃的个体中，这些异常会引起髋臼唇和软骨联结处的病理改变以及关节退变；然而形态异常与髋关节骨关节炎之间是否有关系仍有争议。
- 工具化假体和三维计算机模型在测量髋关节反应应力，尤其是在步态和爬楼梯分析中发挥着重要作用。在日常活动中，关节应力峰值平均为自身体重的2.1～5.5倍，但在意外跌倒时，其值可超过自身体重的8倍。
- 在正常髋关节中，接触压力几乎均匀地分布在关节表面；而在发育异常的髋关节中，压力则集中在髋臼前外侧缘。无症状的发育不良髋关节承受的接触压力峰值范围约为3～10 MPa。

引言

髋关节在人体骨关节系统中发挥着重要作用，既体现在关节运动上，也体现在作为负重关节将躯干重量传导至骨盆的各个区域上[1,2]。髋关节病理及结构异常的诊治水平的提高，是建立在对髋关节生物力学基本原理的理解之上的，包括髋关节解剖、正常关节ROM，以及髋关节肌肉组织在步态中的功能。

这一领域的研究进展体现在很多方面，包括开发更多能有效评估关节功能和了解病理状态的方法、髋关节重建的替代手术入路，以及发展测量体内关节应力和力矩的手段。此外，生物力学原理的应用有助于阐述畸形状况如何影响髋关节的活动。这些畸形包括获得性畸形（如创伤后畸形、Legg-Calvé-Perthes Perthes病、SCFE）、发育异常［如先天性髋关节脱位（congenital dysplasia of the hip，CDH）、发育性髋关节发育不良（developmental dysplasia of the hip，DDH）］，还有不明原因的畸形（例如股骨头颈交界的凸轮型畸形及髋臼缘钳夹型畸形）。针对关节囊、髋臼唇和股骨髋臼撞击症（femoroacetabular impingement，FAI）的生物力学研究正在进行中，这为揭示“特发性”髋关节疾患的潜在机制带来了希望。

正常和病变髋关节的运动学

髋关节生物力学包括正常髋关节运动学和动力学两个方面。髋关节运动学是研究作用力下髋关节做出的角向运动或平移运动。髋关节动力学是研究在站立、行走或功能活动状态下，关节的应力及力矩。为了维持骨骼直立，身体的重力（将身体拉向地面）和肌肉收缩力之间会达到平衡。这种平衡依赖于力在介导结构（如肌腱、韧带、关节囊和关节组织）中的传导。

在髋关节生物力学的研究中使用了一系列测量及计算机建模技术。通常，关节运动学使用运动捕捉技术和（或）可穿戴传感器来记录骨骼节点的加速度、方向和（或）位置。一种方法是使用内置传感器的人工髋关节假体，直接在一组患者中测量关节的受力；另一种更可行的方法将步态分析和力学测试平台的数据进行整合，得出数据的分析模型，预测肌肉收缩力和作用于关节的肌肉活动轨迹。

髋关节属于杵臼关节，是连接身体和下肢之间的多轴向关节。近 2/3 的股骨头球体深嵌于相同直径的半球形髋臼中。由于股骨头对应的髋臼窝是贝壳状而不是半球形，因此股骨和髋臼之间的软骨表面并不完全吻合 [3]。这使得髋关节可以进行多种轴向运动，如屈曲 - 伸展、外展 - 内收和内旋 - 外旋。尽管关节囊结实且韧带稳定，但仍允许股骨头相对于骨盆有较大的活动度。髋关节在矢状面的活动度最大，它以左右方向的横线为轴，完成屈曲和伸展运动 [4]。当膝关节屈曲时，髋关节可以自主屈曲到 120° 左右（被动屈曲可到 140°）[5]。更大范围的活动则受到关节囊限制。在膝关节完全伸直时，由于腘绳肌张力限制，髋关节只能屈曲到 90°[2,4,6]。通常髋关节活动范围的最大值为：前屈 120°，后伸 20°，外展 45°，内收 30°，以及内旋和外旋各 40°[5,7]。

日常生活活动、运动以及娱乐活动中的髋关节运动

髋关节的非限制性多轴向运动可以适应相当大范围的活动，从活动度要求较低的日常活动（如行走和坐着）到一些更高要求的活动（如跪下或蹲坐），甚至有更特殊要求的运动（如武术、冰球、芭蕾舞）。髋关节运动基本上包含了矢状面、冠状面和水平面三个轴面上的活动，也就是屈曲 - 伸展、内收 - 外展以及内旋 - 外旋。每种运动对关节活动的特殊需求可能各不相同。对不同活动中髋关节运动学的了解不仅可以使我们了解关节疾病的病因和进展，而且可以为患病髋关节的治疗提供一个基点和目标。

得益于动作分析技术的发展，我们可以精确测量各种动作的关节运动学。常用的动作分析方法包括高速动作捕捉系统 [8,9]、电磁追踪系统 [10,11]、惯性系统 [12]、基于模型的图像匹配技术 [13,14]、基于磁共振（magnetic resonance imaging，MRI）的评估 [15]。很多研究者报道了对 ADL 中髋关节运动学的测量数据，通常是使用高速动作捕捉系统。在步行、慢跑以及从椅子上坐位站起时，髋关节屈曲角度平均值分别为 34.7°、36.7° 及 81.3° [8,14]，同时在冠状面和水平面，髋关节的伴随活动很小（< 15°）。例如在步行过程中，髋关节屈曲最大时，在冠状面有平均不到 1° 的内收，髋关节屈曲最小时和轴面有略大于 2° 的内旋 [14]。

髋关节的 ROM 受到很多因素影响，包括年龄、性别和种族，因此正常参考值只能界定给定人群。在一项综合回顾研究中（首次国家卫生和营养调查）[16]，将 1683 例受试者根据年龄（25～39 岁、40～ 59 岁和 60～74 岁）、性别和种族（白种人和非洲裔美国人）进行分组，分别对其进行髋关节 ROM 的测量。髋关节的屈曲、伸展、外展和内旋、外旋均随着年龄的增长而下降，但无显著性差异。其他的测量结果见表 1.1。

在许多中东和亚洲国家中，人们因宗教活动或个人卫生习惯的需求，需要完成极度屈髋的日常活动。例如，一些虔诚的穆斯林每天下跪 20～30 次，髋关节常处于高屈曲状态；许多印度人经常蹲着洗澡；中国人（特别是居住在农村的人群）需要使用蹲便 [9,17,18]。在一项中国人群的研究中测量到，下蹲时髋关节最大屈曲可到 121°[8]，相较而言，西方人群下蹲时髋关节只屈曲到 90°[19]。对在中国香港的白种人群和中国人群的对比研究也得到了相似的结果 [20]。而且，相对于普通 ADL 的数据，在这些高屈曲活动中可以观察到更大程度的继发性运动。例如在 Mulholland 和 Wyss 的研究中发现 [18]，髋关节外旋在全蹲时达到 36° 而在盘腿坐时达到 60°；髋关节外展在全蹲时为 10°～30° 而在盘腿坐时为 40°～45° [18]。不同于西方文化，这种增加可能和重复性习惯活动（包括蹲和跪）有关系。

运动和娱乐活动需要髋关节更大程度的内收 / 外展和内旋 / 外旋。例如，在标准的芭蕾舞动作中 [15,21,22]，劈叉时髋关节屈曲平均可以达到 133°，而外展、内旋、外旋分别可以达到 73°（左髋，横叉时）、38°（右髋，右腿在前的竖叉时）和 28°（右髋，左腿在前的竖叉时）[22]。冰球守门员也可以做出超过生理范围的髋关节活动，特别是在水平面上做蝴蝶扑救时，内旋可达到 42° 而恢复时外旋最大可到 28° [12,23]。常见的性交体位也伴随着髋关节处于其 ROM 的极限位置 [24]。具体来讲，当男性采用左侧卧位时髋关节外旋可以达到 47°。表 1.2 中总结了 25 种不同类型的活动在三个轴面上髋关节活动的最大角度。

髋关节的症状，例如疼痛、因害怕或者恐惧出现腿软、不稳、弹出以及脱位，常见于参加需要髋关节处于极限位置的体育活动的个体中 [25,26]。以下运动（高尔夫、武术、花样滑冰、橄榄球、芭蕾和曲棍球）

表 1.1 不同性别和种族的人群在 25～39 岁及 60～74 岁的平均关节 ROM（单位为°）差异的比较

活动	混合组	白人男性	白人女性	黑人男性	黑人女性
髋关节屈曲					
年龄 25～39 岁	122	123	123	115	116
年龄 60～74 岁	118	118	119	118	106
髋关节伸展					
年龄 25～39 岁	22	22	22	19	17
年龄 60～74 岁	17	17	16	16	12
髋关节外展					
年龄 25～39 岁	44	46	44	41	38
年龄 60～74 岁	39	39	40	38	37
髋关节内旋					
年龄 25～39 岁	33	34	33	32	27
年龄 60～74 岁	30	31	29	27	25
髋关节外旋					
年龄 25～39 岁	34	33	36	32	32
年龄 60～74 岁	29	27	32	27	28

数据来源于 Roach K. Normal hip and knee active range of motion：the relationship to age. Phys Ther. 1991；71：656-664.

可使髋关节处于 ROM 的极限位置时受力，这些运动均在髋周围软组织上，特别是髋臼唇和关节囊上，施加极大的压力[27,28]。因此，重复参加这类运动会导致软组织微损伤和髋臼唇挤压[22,25]。此外，还可以导致髋臼唇和关节囊组织的超负荷和刺激[26,29,30]，这会增加骺板异常、骨骼成熟过程中的髋关节畸形以及日后关节退行性变的风险[31,31a]。

控制髋关节运动的结构

了解髋关节被动稳定结构的基本解剖是理解关节运动学的基础，这些结构包括关节囊、韧带、髋臼唇和圆韧带。

髋关节囊和韧带

髋关节囊完全包围髋关节，包括 4 条独立的韧带：髂股内侧韧带、髂股外侧韧带、坐股韧带和耻股韧带。髂股内侧韧带起于髋臼和髂前下棘交界处略前方，止于小转子前方。髂股外侧韧带起于髂股内侧韧带略后方，止于股骨颈前上基底。髂股内、外侧韧带一起被称为 Bigelow Y 形韧带或 Bertini 韧带。它们是最坚强的关节囊韧带[32]。坐股韧带起于坐骨与髋臼环交接处，止于股骨转子间线上端、股骨颈基底部的髂股外侧韧带后方。耻股韧带起源于耻骨支邻近髋臼环处，止点与髂股内侧韧带相同。它是最弱的关节囊韧带[32]。

韧带的作用是防止髋关节过度活动。它们提供了一个松弛区域，在此区域里，股骨头可以自由旋转，但韧带会单独或协同地拉紧以限制过度活动。在屈曲中段，关节松弛更适于内旋 / 外旋和外展 / 内收活动。在屈曲 60° 和旋转中立位上，股骨可以完成大约 55° 的外展 / 内收，而不受到关节囊的限制。同样，在屈曲 60°、同时外展 / 内收中立位上，内旋 / 外旋范围约为 50°。因此，在正常活动中的屈曲中段，髋关节可以在肌肉支配下自由活动而不受韧带限制（图 1.1）。然而，当完全屈曲 / 伸直或完全外展 / 内收时，松弛区域最小。当杵臼形态能为髋关节活动提供必要的稳定性时，关节囊韧带不限制这些活动，但当即将发生撞击、边缘负重或半脱位时，关节囊韧带就会限制此时股骨可旋转的范围[33]。

构成髋关节囊的不同韧带在不同的髋关节位置被拉紧。防止过度外展和内收的主要限制分别来自耻股韧带和髂股外侧韧带[34,35]。防止过度外旋的主要限制来自髂股外侧韧带，而内旋则受到坐股韧带的限制，完全伸直的情况是个特例，这时髂股内侧韧带会同时

表 1.2　在不同类型的活动中髋关节在三个轴面上达到的最大角度

活动	屈曲	伸展	外展	内收	内旋	外旋
芭蕾舞	133	–42.8	73.1	0	37.9	–42
单腿跳	NA	NA	5	–5	6	– 5.5
橄榄球	64.45	–14.72	37.65	N/A	16.92	–13.11
高尔夫挥杆	NA	NA	N/A	N/A	34.8	–29.7
曲棍球	61.7	–20	35.1	–10.7	42.3	–28.4
跪	110.5	0	26.7	–4	12.1	–25.1
系鞋带	121	92	14	–7	10	–5
着陆	95	–9.25	30.1	–21	21.6	–14
躺下	130	85	25	–5	11	–21
弓箭步	74.2	–9.2	N/A	–13.3	N/A	–19.3
捡东西	110	74	21	3	32	–3
跑步	89.9	–37.67	15	–16	11.17	–18
性交	108	–10	35	–17	17	–47
折返跑	54.7	NA	27.8	N/A	24.1	N/A
横跨躲闪	54.1	NA	33.1	–24	22	–6.5
跷二郎腿	101.7	–1.9	34.1	–2.4	11.9	–37.1
足球	N/A	–9.3	30	–14.8	22	6
蹲起	121.3	–11.2	29.5	–22.4	18.7	–31.6
上楼梯	67.07	3.55	4.9	–10.59	5.59	–9.27
下楼梯	39.96	1.6	5.4	–9.4	6.05	–20.2
从站到坐	115	80	19	–2	9	–14
向下走	NA	NA	N/A	–18.8	5.4	N/A
向上走	51.1	–9.9	N/A	–17.4	N/A	–20.7
跆拳道	51	–10.8	45.1	N/A	34.7	–18.3
行走	57.5	–19.6	9.18	–21.6	14.9	–12.4

限制内旋和外旋。它通过拉紧成一条直线的方式来限制外旋，又通过从下方包绕股骨颈的方式来限制内旋[30]。髂股内侧韧带主要限制过伸[34,35]，当它拉紧时，其纤维或多或少地在起点和止点之间拉成一条直线。坐股韧带紧紧地包裹在股骨头上，从而防止过屈。这种结构可以防止股骨头在深度屈曲的位置上半脱位：例如，从椅子上站起时[30]。这可能是髋关节对后缘负载的天然保护，这种负载在全髋关节置换术中很常见[36]。在全髋关节置换术后，股骨头的直径变小，原有的坐股韧带解剖结构不能缠绕拉紧。这时就失去了对边缘负载的保护[30]。

髋臼唇

髋臼唇是一种附着在髋臼骨性边缘的纤维软骨唇，它使髋臼窝变深，大大扩展了股骨头的覆盖范围。髋臼唇的特征是有三层结构，内层为在覆盖于关节表面的一层由Ⅱ型胶原纤维组成的细网状结构，中间层为薄层状胶原结构，最外层为纤维呈圆周状排列的密集结缔组织。在一项大型组织形态学研究中，Won 等[37]发现了前唇（其他研究报告中提及的髋臼唇撕裂的主要区域）的重要特征，包括一个顶端高度达 7 mm 的高三角形，以及在髋臼唇和髋臼缘的交界处垂直于关节面的髋臼唇下裂。

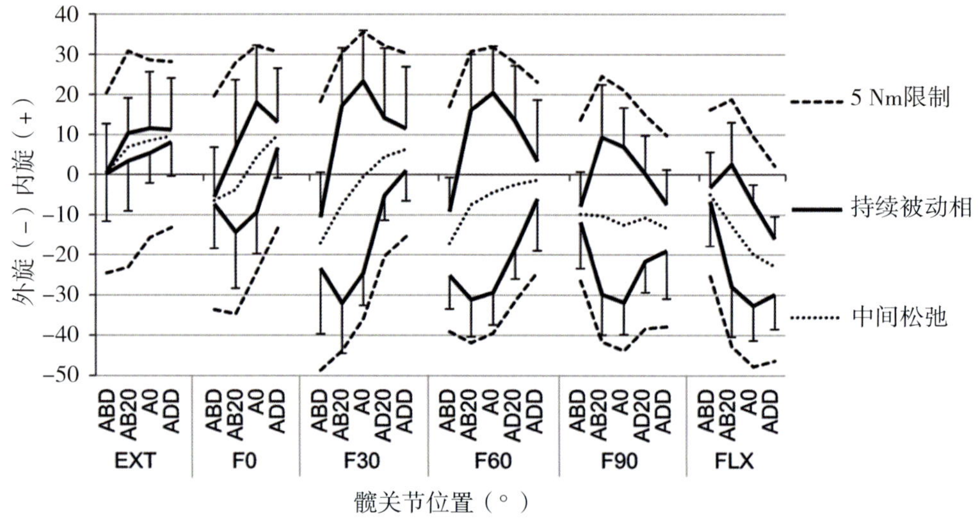

• **图 1.1** 不同屈曲 / 伸展和外展 / 内收位置下可作出的内旋 / 外旋。实线代表韧带变紧。虚线代表应用 5 Nm 扭矩下的旋转角度。点线代表中间松弛的角旋转。AB20、A0、AD20，分别为外展 20°、外展中立位和内收 20°；ABD，完全外展；ADD，完全内收；EXT，完全伸展；F0、F30、F60、F90，分别为屈曲 0°、30°、60° 和 90°；FLX，完全屈曲（改编自 van Arkel et al. The envelope of passive motion allowed by the capsular ligaments of the hip. J Biomech. 2015；48：3803-3809.）

髋臼唇是一种无血管组织，仅在外层 1/3 有来自相邻关节囊的有限血液供应 [38,39]。其力学特性是具有高度的各向异性，在圆周方向上刚性占优 [40]，同时其力学性能极大程度上依赖于性别、解剖位置和髋关节退行状态 [41,42]。30 多年前，Altenberg 首次将髋臼唇撕裂列为髋部疼痛的潜在原因 [43]。髋臼唇撕裂可由外伤、关节囊欠松弛、发育不良或撞击症引起。

有人曾提出髋臼唇病变与关节退行性变相关，但直到最近才对髋臼唇的生物力学功能有了很好的理解。在正常的髋关节中，尽管髋臼唇突出于髋臼边缘，但它并不直接参与对关节负重，然而，具有柔性和弹性的髋臼唇在关节外围起到了机械密封的作用，通过封闭关节液进出关节的通道来加强润滑作用 [45-47]。手术中牵引、脱位髋关节时，很容易感受到这种密封作用的吸力；它增加了关节的稳定性并使压力负荷均匀分布，从而降低了周围关节软骨的应力 [48-50]（图 1.2 和图 1.3）。一系列计算机模拟和体外实验证明 [47,49,51]，髋臼唇可以使一层关节液维持在股骨头和髋臼之间，从而防止短期负荷发生时关节面的直接接触。这种密封作用使负荷主要通过软骨层的间质液以均匀加压的方式在关节中传递，而不是产生直接的固体 - 固体接触应力。在没有密封作用的情况下，固体软骨基质会有大幅度的形变。然而，体外实验表明，两种封闭机制都高度依赖于股骨头和柔性髋臼唇的吻合程度 [49]。

即使液膜耗尽，髋臼唇依旧可强化对润滑边界层

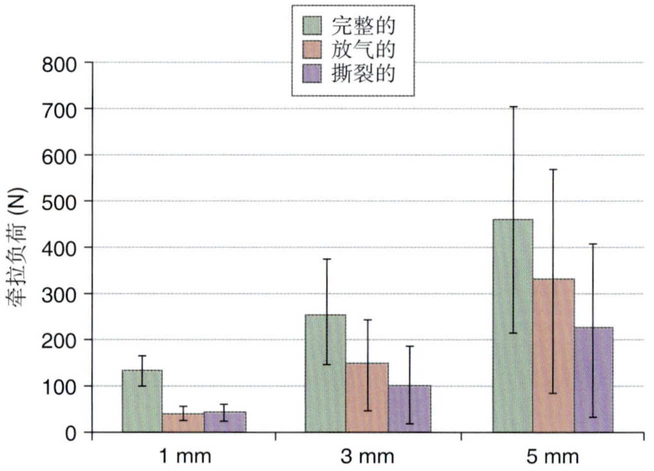

• **图 1.2** 从完整的、通过放气释放局部真空的、切开以模拟全层撕裂的髋臼唇中牵拉出股骨 1 mm、3 mm 和 5 mm 的平均负荷（改编自 Crawford MJ，et al：The 2007 Frank Stinchfeld Award：the biomechanics of the hip labrum and the stability of the hip. Clin Orthop Relat Res. 2007；465：16-22.）

的保持作用 [52]。在长期负荷作用下，髋臼唇限制了受压关节软骨所释放的细胞间液的流失。与挤海绵的情况类似，软骨实变在髋臼唇切除后可加快 40%。这会极大地影响软骨的内部应力，造成压力中心向边缘移动，软骨下剪切应变增加，导致软骨的分层 [47]。

外伤或病变会影响髋臼唇的密封功能，造成髋关节不稳定（图 1.4），这种不稳难以觉察却危害性较大。这可能引起关节旋转中心发生偏移，从而增加髋臼边缘的负荷，潜在地加速早期骨关节炎发

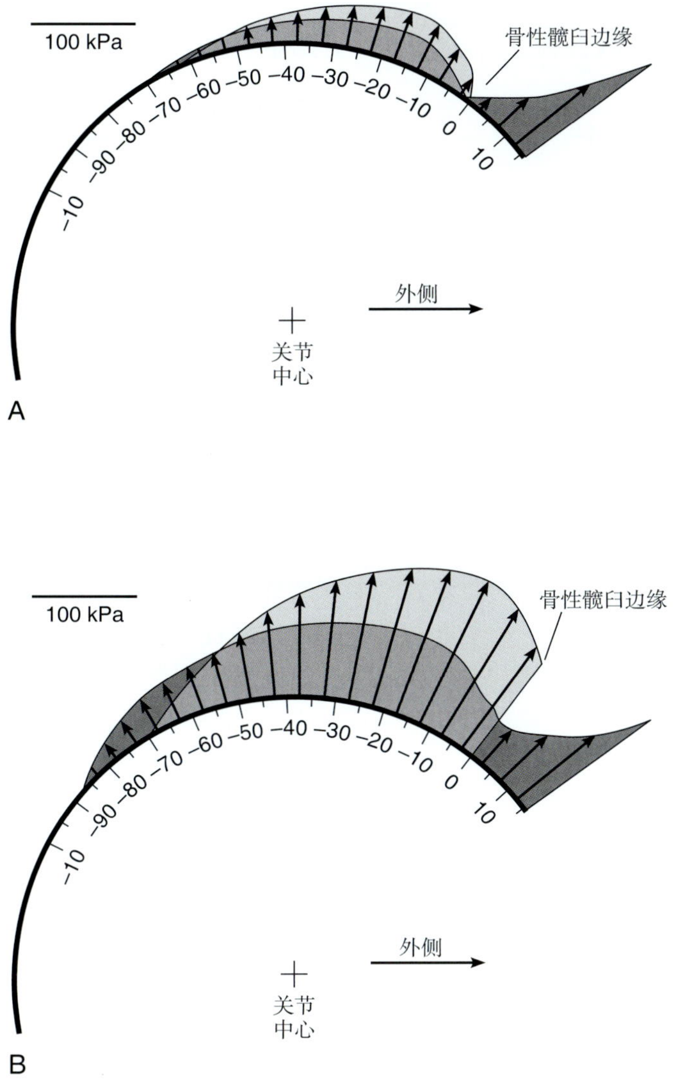

• **图 1.3**　在有髋臼唇（深灰色）和没有髋臼唇（浅灰色）下施加负重（A）1000 s 和（B）10 000 s 后软骨接触压力的预测分布情况（改编自 Ferguson SJ，et al. The influence of the acetabular labrum on hip joint cartilage consolidation：a poroelastic fnite element model. J Biomech. 2000；33：953-960.）

生[45,46,53,54]。尽管以往髋臼唇被描述成一个与软骨直接相连的连续结构，但研究表明，与后唇相比，前唇与软骨的接触最小[45,55]。此处薄弱的力学性能可引发髋臼唇撕裂，导致髋关节不稳和“分水岭”损伤。最终可导致关节退行性变[45,46,53,54]。

重建受损的髋臼唇可以部分恢复其原有功能。这种方法避免了手术清创，清创会影响髋臼唇的生物力学功能进而诱发退变。虽然重建髋臼唇的长期结果尚不清楚，但短期随访结果提示是有效的[56]，既改善了临床疗效又减少了关节退变的症状[57]。也有人建议用圆韧带进行髋臼唇的彻底修复来恢复正常关节功能[58]。

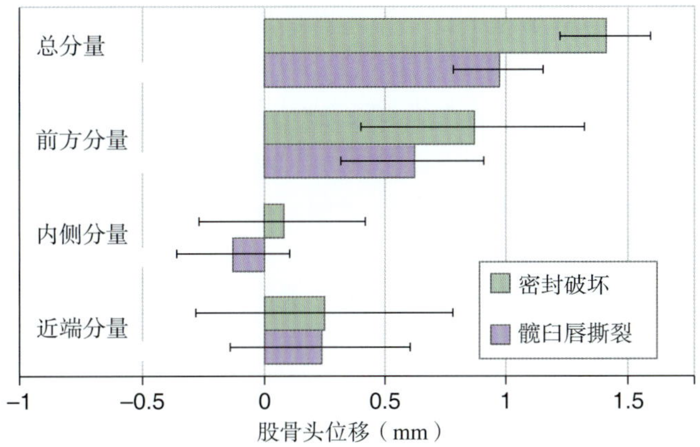

• **图 1.4**　在髋关节外旋 20° 下负载外展力矩，测试在髋臼唇完整、然后放气、最后撕裂的状态下股骨头从髋臼中的位移变化（改编自 Crawford MJ，Dy CJ，Alexander JW，et al. The biomechanics of the hip labrum and the stability of the hip. Clin Orthop Relat Res. 2007；465：16-22.）

轮匝带

轮匝带（zona orbicularis，ZO）是一束位于股骨头颈交界处环绕股骨颈的韧带。它是由关节囊韧带的纤维组成，紧紧地包裹在股骨颈上形成的，就像照相机镜头的叶片孔一样。髋关节中立或伸展时，ZO 明显可见；当髋关节屈曲时，构成 ZO 的纤维走向改变，ZO 孔隙结构打开，纤维从股骨颈上松开。在中立和后伸位时，ZO 就像一个锁环防止股骨头从髋臼窝中脱出[59]。当 ZO 缠绕股骨颈时，它也可能向外周腔室加压使关节液通过髋臼窝流向中央腔室[60]。因此，它可能起到了营养软骨的重要作用。

圆韧带

圆韧带是连接髋臼和股骨头的关节内韧带。韧带的两束与髋臼切迹的坐骨侧和耻骨侧相连，与髋臼横韧带一致，插入中央凹[61,62]。到目前为止，还没有研究阐述圆韧带的功能及其在髋关节稳定中的作用。在髋关节内收、屈曲和外旋时，这个结构是紧绷的，关节在这些位置是最不稳定的，这显示了它潜在的稳定作用[63]。一项采用未成熟猪圆韧带的生物力学研究表明，韧带有着阶梯式的应力 - 应变曲线[62]。韧带失效始于从髋臼侧破裂，再从股骨头上撕裂，表现为中部或内部的韧带撕裂[61,62]。其在髋关节稳定性中的本质作用，尚需要进一步的研究。

正常步态中髋关节的运动

在步行时，髋关节对下肢的前进起着至关重要的作用。通常情况下，一个步态周期开始于下肢的足跟与地面接触，结束于同一下肢的脚趾离开地面[2,4,64]。步态周期分为两个阶段：站立期（占步态周期的60%）和摆动期（占步态周期的40%）[2,4]。站立期再细分为首次触地、承重反应期、摆动中期、站立末期和摆动前期。在站立期，身体向前推进并以接触地面的下肢作为支撑。支撑身体的下肢在足跟触地时位于身体的前方（即髋关节屈曲），而在脚趾离地时处于身体的后方（即髋关节后伸），身体重心以周转模式运动。摆动期被细分为摆动初期、摆动中期和摆动末期，当支撑下肢脱离地面向前推进并为下一循环的负重做准备时，摆动就会发生。在此阶段，由于足不受地面接触的限制，因此为开链式的负重模式。

在矢状面的一个标准步幅中，髋关节要完成2个弧线运动：①在站立期由屈曲到伸展；②在摆动期由伸展到屈曲。在每个步态周期中，髋关节在矢状面上的平均运动弧度为40°，范围从30°屈曲到10°过伸[2,65]。在下肢首次触地时，大腿已经处于20°的屈曲并且相对稳定[2]。在应力响应的站立后期，髋内收达到最大的5°[4]。当下肢接近中线位置时，髋关节逐渐伸展（在步态周期的10%～30%）。以同样的速率继续行走，大腿在步态周期进行至38%时达到初始位置[2]。然后，股骨进入摆动前期（在步态周期的50%～60%），并调整到髋关节最大后伸10°的姿势[2,4]。在应力响应的最后阶段，当髋关节内旋时，其外展幅度最大，达5°～7°[4]。

在站立期结束时（步态周期的60%），髋部准备屈曲并达到中立位，但此时大腿仍位于数度的后伸位[2]。在髋外展且准备开始新的步态周期之前，也就是在摆动末期，即大约步态周期的85%时，髋关节达到最大30°～35°的屈曲[2,4,66]。在冠状面上，随着骨盆的非承重部分在步态周期中的移动，髋关节会发生轻度的内收和外展。在站立时，最初内收10°；随着负重的增加，内收至5°，直到站立期结束。在摆动期开始时，髋关节外展最小，约为5°[2]。在水平面上，髋关节在整个步态周期中都表现出内旋和外旋，在应力响应结束时内旋最大，而在摆动期开始时外旋最大（即摆动前期结束时）。髋关节在水平位上净内旋、外旋为8°，大腿总旋转约15°[2]。

肌肉在髋关节运动中的作用

伸展

髋关节伸肌，主要是腘绳肌、大收肌和臀大肌，在摆动中期末开始发生作用。在摆动中期结束时，半膜肌、半腱肌和股二头肌长头同时开始收缩，并在摆动末期初始时达到峰值。摆动期结束时的这些肌肉处于完全松弛状态，紧接着进入半松弛状态。大收肌在摆动末期结束时开始收缩，并在首次触地时增大收缩力；大收肌在应力响应过程中一直起作用，然后收缩逐渐减小。臀大肌的下半部分在摆动末期结束时收缩，并在足跟着地时增加收缩力，直到应力响应结束。臀大肌的收缩起到刹车的作用，在摆动末期时减缓了下肢的动量，为站立阶段做准备。因为体重的作用延展到髋关节，所以臀大肌在辅助爬上斜坡或楼梯以及奔跑和跳跃方面起着至关重要的作用[67]。

外展

髋关节外展在站立期的前半程中作用最为显著，涉及到臀中肌、阔筋膜张肌和臀大肌上半部分的活动。通过向内的作用力，这些肌肉补偿了由身体重力引起的对侧骨盆下降。臀中肌和臀大肌上半部分在摆动末期结束时开始收缩（在步态周期的95%）；这在首次触地后达到峰值，然后持续整个站立中期。在应力响应中，阔筋膜张肌的后部的作用最大，而前部仅在站立结束时起到作用。

屈曲和内收

在正常步态中，屈肌对髋关节功能至关重要，当髋关节上抬脱离地面并保持运动时，屈肌从站立末期到摆动中期的开始一直起作用。参与这一功能的特定肌肉包括长内收肌、股直肌、股薄肌、耻骨肌、阔筋膜张肌、髂腰肌、缝匠肌和髂肌。最主要的屈肌是髂腰肌，起于横突的腹侧面和腰椎的两侧，并与髂骨相连，直接止于小转子的下方[67]。完成内收动作需要一些肌肉，这主要包括前方的耻骨肌、大收肌、长肌、短肌和股薄肌；以及后方的臀大肌、股方肌、闭孔外肌和腘绳肌。

骨盆运动

为了便于理解脊柱、骨盆和下肢之间复杂的相互作用，可以将骨盆视为一个位于中枢且固定的主体，当姿势变化、外力和肌肉负荷发生时，在腰椎和髋关节之间起到协调运动的作用。相对于髋部的骨盆运动包括骨盆前后倾斜、侧向倾斜和骨盆旋转。骨盆前倾通过髋屈肌和躯干伸肌完成，这是髂腰肌收缩的结果，它将骨盆向前和向下拉；腰椎的伸肌将骨盆向上拉[67]。这引起耻骨联合下移，腰椎前凸增大。腰椎前凸减小时则相反，导致骨盆后倾；这使得骨盆的后侧面更接近股骨的后侧面，当髋关节伸肌与躯干屈肌（直肌和斜肌）一起工作时，导致髋关节的伸展[67]。脊柱的侧屈和旋转引起骨盆侧倾，导致髋关节内收或外展。

关节活动的阻碍因素

功能性适应

当人们在追求更高要求的活动时，常要面对关节功能的限制。当髋关节功能因病变（如软组织损伤或关节退行性变）而受到影响时，人们就会改变髋关节负重的模式来代偿关节疼痛、肌肉无力或关节不稳。例如特伦德伦堡（Trendelenburg）步态模式发生在因肌力减弱或外展力矩缩短引起的外展肌功能减弱之后[68]。在行走时，躯干向受损髋关节靠近，以代偿外展肌的不足。

为了改善日常活动功能，存在正常步态、关节功能和 ROM 受限的患者常会接受全髋关节置换术（total hip replacement，THR）或髋关节表面置换术[69]。在手术前，由于 THR 患者髋关节触地阶段屈曲减少，站立末期后伸时出现反向运动，这些均导致患者移动速度变慢、频率变低、步幅减小[68,70-72]。这种反向运动是由屈曲挛缩引起的，反映了腰椎前凸的增加和整体髋关节后伸的缺失，患者通过这种步态来减少髋关节受力以避免疼痛[68]。站立后髋关节不能后伸，也会导致步幅减小。关节几何形态的变化可以改变肌力以及肌肉产生力矩的能力[1]。头颈之间的角度、颈长和关节中心的位置影响外展肌的功能，内翻的髋关节（头颈交角减小）会提供更大的外展肌力、减少接触应力、增加股骨头和髋臼的吻合度[1,73]。股骨颈长度的增加和更远端的股骨大转子位置在临床上可以增加外展 / 内收的肌力[74]。

骨关节炎

骨关节炎（osteoarthritis，OA）是慢性髋关节症状的主要原因，主要表现为疼痛和僵硬，很多研究都表明疼痛对机体功能有影响[7,75,76]。疾病的进展引起髋关节特性的改变，包括关节囊增厚和关节积液。这些改变反过来导致屈曲时关节囊内的压力增加[77]、关节囊收紧以及显著的关节疼痛[75,77,78]。关节囊的进一步退变使周围关节软骨的压力增加，使疼痛持续不缓解。研究表明，髋关节伸肌力量的逐渐丧失会导致病理生理并发症，如肌肉萎缩、肌肉中结缔组织和脂肪堆积，以及髋关节扭矩角关系的潜在变化[75,79]。

股骨髋臼撞击症

髋关节自然 ROM 受限于两种运动学因素，一是关节的周围软组织的弹性（即关节囊、韧带和周围肌肉组织），二是骨性结构的物理接触带来的硬性限制。股骨髋臼撞击症（femoroacetabular impingement，FAI）可引起疼痛，并导致 OA[80,81]，由于股骨颈被髋臼卡住，其在步行过程中对髋关节生物力学有着显著的影响[82,83]。这导致在下蹲和步行时的运动学发生改变，包括冠状面和矢状面关节活动减少[83]。

撞击会限制髋关节假体活动，这是一个很好理解的问题，为了解自然关节中 FAI 的过程和后果，人们投入了大量精力。一项对患有 SCFE 的青少年的早期观察研究发现，干骺端相对于骨骺的过度生长与髋臼唇和髋臼内上侧软骨的机械损伤有关，这是增大的股骨头在塞进髋臼窝的过程中造成的[84]。这些观察提示我们，未来的研究可能会发现撞击对成人髋关节退变的影响。在成人非发育不良的髋关节中，撞击发生于股骨颈碰撞邻髋臼唇时，或非球形股骨头压入髋臼唇及毗邻软骨时，定量 MRI（magnetic resonance imaging，MRI）（图 1.5）[82] 可以用于描述 FAI。基于正常骨骼解剖学的变异，存在两种致病机制，被称为凸轮型撞击和钳夹型撞击，分别指头颈交界处的凸起部分卡在正常的髋臼，以及正常股骨颈紧抵在深髋臼缘上（图 1.6 和图 1.7）。

典型的凸轮型 FAI 的特征是在关节活动的极限，特别是在屈曲内旋时，异常增大的股骨头被卡在髋臼内[80,81,85]。股骨头关节面延伸处凸起并形成异常支点，也被称为手枪柄样畸形，在标准 X 线正位片上并非经常可见，在最初的评估中常常无法诊断[81]。凸轮型 FAI 形成剪切力，可导致软骨磨损和（或）髋臼前上缘从髋臼唇和软骨下骨上撕裂。随着时间的推移，髋臼软骨的破坏范围的进一步扩大迫使股骨头移位到缺损区域，这时 MRI 和 X 线表现为关节间隙变窄[80,81]。这导致了股骨头负重面软骨过度使用和非负重面软骨

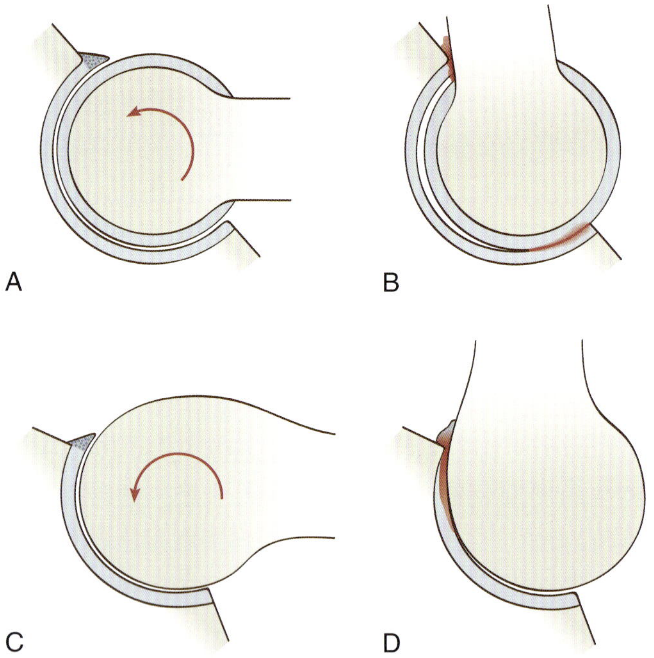

• **图 1.5** 股骨髋臼撞击症继发关节损伤的机制示意图。在“钳夹型撞击”（A 和 B）中，由于过度覆盖限制了髋部的活动，股骨颈和髋臼唇受到了直接撞击。在凸轮型撞击（C 和 D）中，头颈交界处增大的区域在屈曲和内旋时卡入髋臼口，导致软骨和髋臼唇损伤（改编自 Ganz R，et al. The etiology of osteoarthritis of the hip：an integrated mechanical concept. Clin Orthop Relat Res. 2008；466：264-272.）

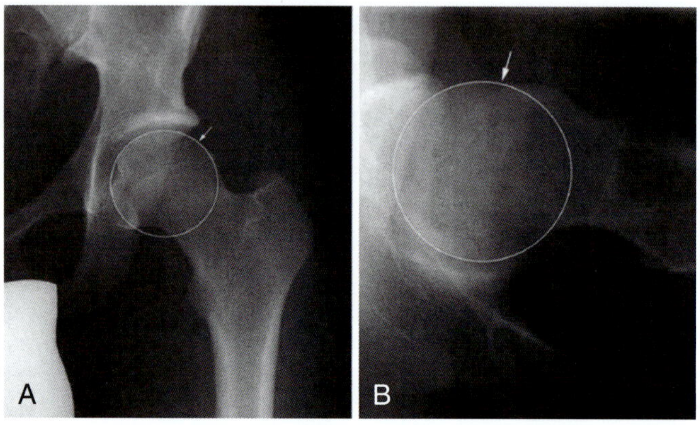

• **图 1.6** 凸轮型撞击的髋关节表现为手枪柄样畸形。（A）前后位，显示由于圆形外侧突出的区域（箭头）导致头部的非球面性。（B）穿桌侧位，显示从圆（箭头）延伸的头部非球面性（引自 Beck M，Kalhor M，Leunig M，Ganz R. Hip morphology influences the pattern of damage to the acetabular cartilage：femoroacetabular impingement as a cause of early osteoarthritis of the hip. J Bone Joint Surg Br. 2005；87：1012-1018.）

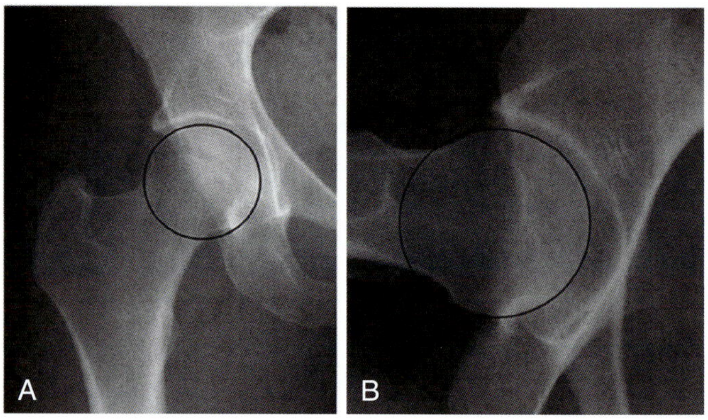

• **图 1.7** 钳夹型撞击的髋关节 X 线片显示髋臼过深合并髋臼唇骨化：前后位（A）和侧位（B）。在两个平面头部均为球形（引自 Beck M，Kalhor M，Leunig M，Ganz R. Hip morphology influences the pattern of damage to the acetabular cartilage：femoroacetabular impingement as a cause of early osteoarthritis of the hip. J Bone Joint Surg Br. 2005；87：1012-1018.）

表面损伤[81]。在股骨头或头颈交界处也有软骨下囊肿形成，这是由于凸轮型畸形对股骨的持续卡压造成的。

人们开展了大量的基于计算机断层扫描（computed tomography，CT）的三维模型研究，用以了解头颈交界处的异常引起的关节运动受限[86,87]。在 Kubiak-Langer 等的一项研究中[86]，髋关节凸轮型畸形、钳夹型畸形以及混合型畸形都伴有屈曲、内旋和外展的明显减小。此外，存在 FAI 的髋关节屈曲内收时，内旋急剧减小。计算机模拟证明，手术矫正畸形可以使髋关节 ROM 恢复正常（表 1.3）。在另一项更大规模的研究中，150 例髋关节正常患者 CT 重建后，获得了 ROM 的预测值，再与连续 31 例 FAI 患者的数据相比较[87]。当比较不同撞击类型的亚组（凸轮型、钳夹型和混合型）时，凸轮型和钳夹型相比于混合型病变，外展显著减小，而凸轮型髋关节允许在伸展时有更大的 ROM。

虽然基于影像学的方法可以用于研究，提供对关节运动详细和准确的预测，但用于临床则并非必要。常用的替代方法是标准化前撞击试验，即屈髋和内旋，以提供对运动受限和关节状态有价值的信息，大多数髋关节撞击在类似的活动角度（即 97° 屈曲和 9° 内旋）时可引发疼痛[88]。最近，Reichenbach 等提出了髋关节屈曲内旋的标准化测试[89]。Lamontagne 等推荐将深蹲作为一项潜在的诊断动作，并证明了 FAI 患者下蹲时骨盆矢状位 ROM 和髋关节运动的特征性差异[90]。Kennedy 等也报告了步行时运动学参数的差异，尽管他们发现这可能是病变后的代偿，而不是步

表 1.3　基于患者特定的 CT 重建的计算机模拟预测的髋关节活动（单位为 °）

参数	正常髋关节	FAI 髋关节（术前）	FAI 髋关节（术后）
屈曲	122.0±16.3[b]	105.2±12.2[b]	125.4±9.7[b]
伸展	56.5±20.1	61.1±31.8	71.1±26.4
外展	63.3±10.9[b]	51.7±12.2[b]	63.6±7.5
内收	32.7±12.3	34.6±12.3	35.8±15.3
内旋（屈曲 90°）	35.2±6.9[b]	11.1±6.9[b]	35.8±15.3
外旋（屈曲 90°）	102.5±14.2	83.0±33.7	93.9±32.7

[a] 正常个体对比 FAI 患者术前和术后的数据。所有数据被表示为平均值 ± 标准差。单位为 °。

[b] $P < 0.05$。

FAI，股骨髋臼撞击症。

数据引自 Kubiak-Langer M，et al. Range of motion in anterior femoroacetabular impingement. Clin Orthop Relat Res. 2007；458：117-124.

行中撞击的直接后果 [83]。

随着对一系列临床、解剖和生物力学的系统选题的研究，FAI、髋臼唇损伤和髋臼缘软骨退变三者之间病理力学相互关联的假设得到了有力支持。大多数髋臼唇损伤与软骨磨损有关 [53,54]，主要在髋臼上缘 [91]。术中观察显示，软骨损伤区域的位置和撞击部位之间有明确的对应关系 [92]。在大多数因 FAI 导致髋部活动受限的患者中，经常存在股骨头、头颈交界或髋臼的骨性畸形或空间方向错误。然而，超生理范围的运动或强力冲击也可在没有 FAI 的情况下导致关节唇损伤。例如，即使不存在 FAI，伸展或中度屈曲时外旋和外展也可以在前唇产生大量的拉伸应变（图 1.8）[93]。这说明前唇的损伤可能源于髋关节反复扭曲或旋转，而并非直接撞击 [93]。

在对 FAI 生物力学后果的计算研究中，我们研究了在日常活动中髋关节形态变异与相应软组织内应力之间的关系 [94]。根据股骨头（α 角）和髋臼［中心边缘角，（CE）角］形态参数的变异，建立了正常和病理关节的三维计算模型。对于所有的关节模型，均加载各类运动的动态负荷和活动参数。对于存在 FAI 的关节，从站立到坐位的动作很重要，在这一屈曲和内旋的过程中，负载很高，导致了组织 - 骨界面过度扭曲和剪切（图 1.9）。然而，模拟行走时的应力与正常关节相似，这说明撞击是一种动态的、与动作相关的问题，而不是一种静态过载的问题 [94]。这些模拟结果与临床观察有很好的关联性，临床常发现高 α 角与髋臼缘软骨缺损、髋臼软骨全厚度分层，以及软骨接合处髋臼唇的分离有关 [95]。

早期诊断、行为调整和（或）保髋手术可降低由 FAI 引起的骨关节炎的发生率 [96]。手术是主要的治疗

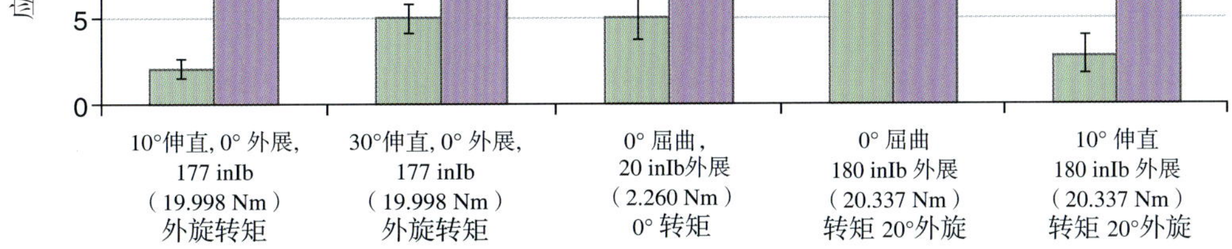

• **图 1.8**　在伸展和轻度屈曲下外展髋关节的一系列负载操作中（B、C、D、E 和 F）在前唇上观察到的最大和平均轴向（内 - 外）应变的柱状图（改编自 Dy CJ，Thompson MT，Crawford MJ，et al. Tensile strain in the anterior part of the acetabular labrum during provocative maneuvering of the normal hip. J Bone Joint Surg Am. 2008；90：1464-1472.）

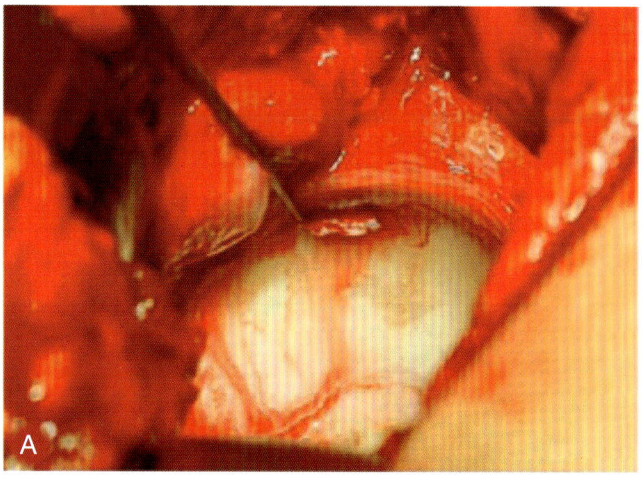

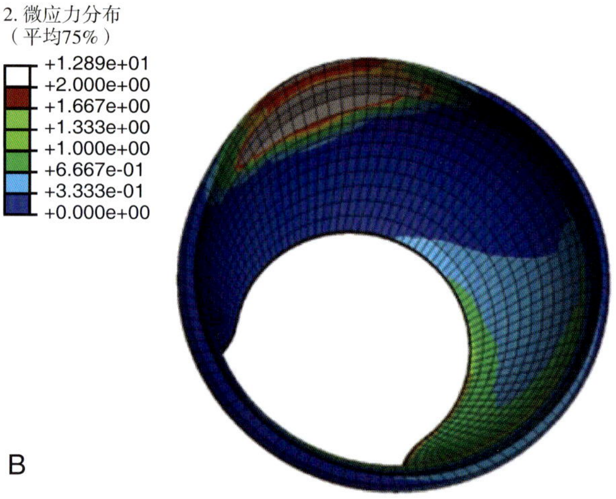

• **图 1.9** （A）典型凸轮型撞击术中观察到的在髋臼前上缘的损伤模式。（B）在一个典型的凸轮型（α= 80°）关节从站立到坐位的运动中深度屈曲的 von Mises 应力分布（前 = 左）（改编自 Chegini S，Beck M，Ferguson SJ. The effects of impingement and dysplasia on stress distributions in the hip joint during sitting and walking：a fnite element analysis. J Orthop Res. 2009；27：195-201.）

方案，通过切开或关节镜下切除凸起骨，同时切除或修复髋臼唇，可以改善股骨头与颈的间距。头颈交界处髋臼缘都需要做骨组织清理，这种手术能很好地缓解症状；然而，是否具有限制退变的长期疗效，仍然是一个悬而未决的问题 [97,98]。建议修正后的 α 角应小于 50°，以恢复 20°～25° 的内旋（屈曲 90°）[99]，这与生物力学预测是一致的 [94]。然而，有强有力的证据表明，头颈交界处可允许手术切除高达 30% 的骨质而不显著降低股骨近端的断裂抗力 [100]。

作用于髋关节的力

原生髋关节的耐用性取决于在功能活动中股骨头和髋臼作用力的方向和大小。最有价值的数据来自于内置了传感器的髋关节假体，这些传感器可以把信号发送到外部记录装置（表 1.4）。髋关节的作用力在步行中的变化范围为 2.1～4.3 倍体重（body weight，BW）[101-103]，在爬楼梯时为 2.3～5.5 BW [101,102]，在意外摔倒时达到 8 BW 以上（图 1.10 和图 1.11）[101,104]。从 http：//www.orthoload.com 这个大型的公开网站上，可以获得通过工具化假体采集到的体内关节负重数据。

在整个站立期，作用在股骨头的力的方向向外、向下，同时在足跟着地时向后，足趾离地时向前。行走时，内外、前后、上下关节反作用力的变化范围分

表 1.4 不同研究者使用工具化髋关节假体报道的体重（BW）倍数的反作用力峰值

活动	典型峰值力（BW）	病例总数	术后时间（个月）	参考文献
慢速行走	1.6～4.1	9	1～30	16,135,136
正常行走	2.1～3.3	6	1～31	135
快速行走	1.8～4.3	7	2～30	16,90,135,136
慢跑 / 快跑	4.3～5.0	2	6～30	16,136
上楼梯	1.5～5.5	8	6～33	90,135,136
下楼梯	1.6～5.1	7	6～30	90,135,136
站起	1.8～2.2	4	11～31	135
坐下	1.5～2.0	4	11～31	135
站立 / 双 - 单腿交替站立	2.2～3.7	3	11～14	135
屈膝	1.2～1.8	3	11～14	135
意外跌倒	7.2～8.7	2	4～18	16,137

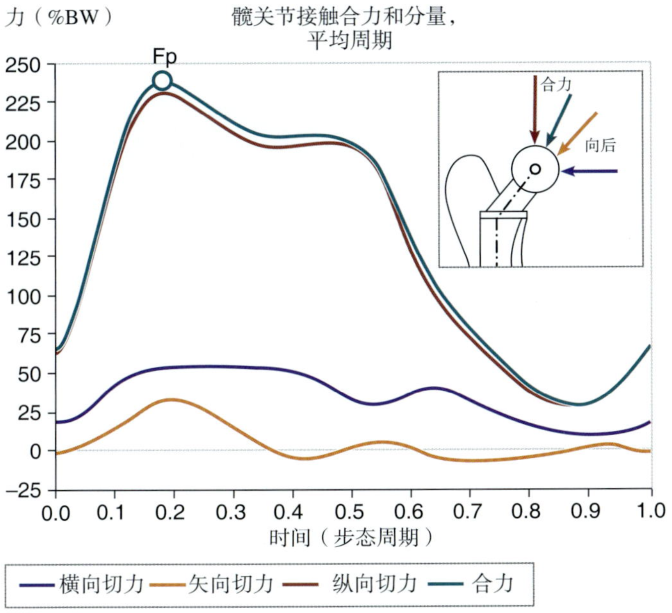

• **图 1.10** 在正常行走中产生的典型的髋关节接触应力（F）。力的分量如图所示

别为 0.4～1.7 BW、0.2～1.0 BW 和 1.4～4.1 BW。这种变化取决于年龄、性别、身高和个体的步行速度以及植入工具化假体的恢复周期。

在常见的功能活动中，瞬时关节压力经常超过静态压力。例如，在步行时，股骨头前上方和髋臼顶上方的压力峰值平均为 5.6 MPa，而从椅子上站起时为 9～15 MPa。在股骨头顶端和髋臼上后侧可以观察到峰值力，这些是发生退行性变化的常见部位[105]。功能活动也会在股骨近端产生相当大的扭转和剪切力[101-103,106,107]。在爬楼梯时，髋关节作用力中前后方向的分力达到额状面的 20%～25%[102]。爬楼梯时，峰值扭矩和第一峰值接触应力比正常情况降低 18% 和 14%[108]。相反，在下楼和行走时记录到的轴向力矩近似[101,102,108]。

使用工具化假体进行研究的受试者数量有限；因

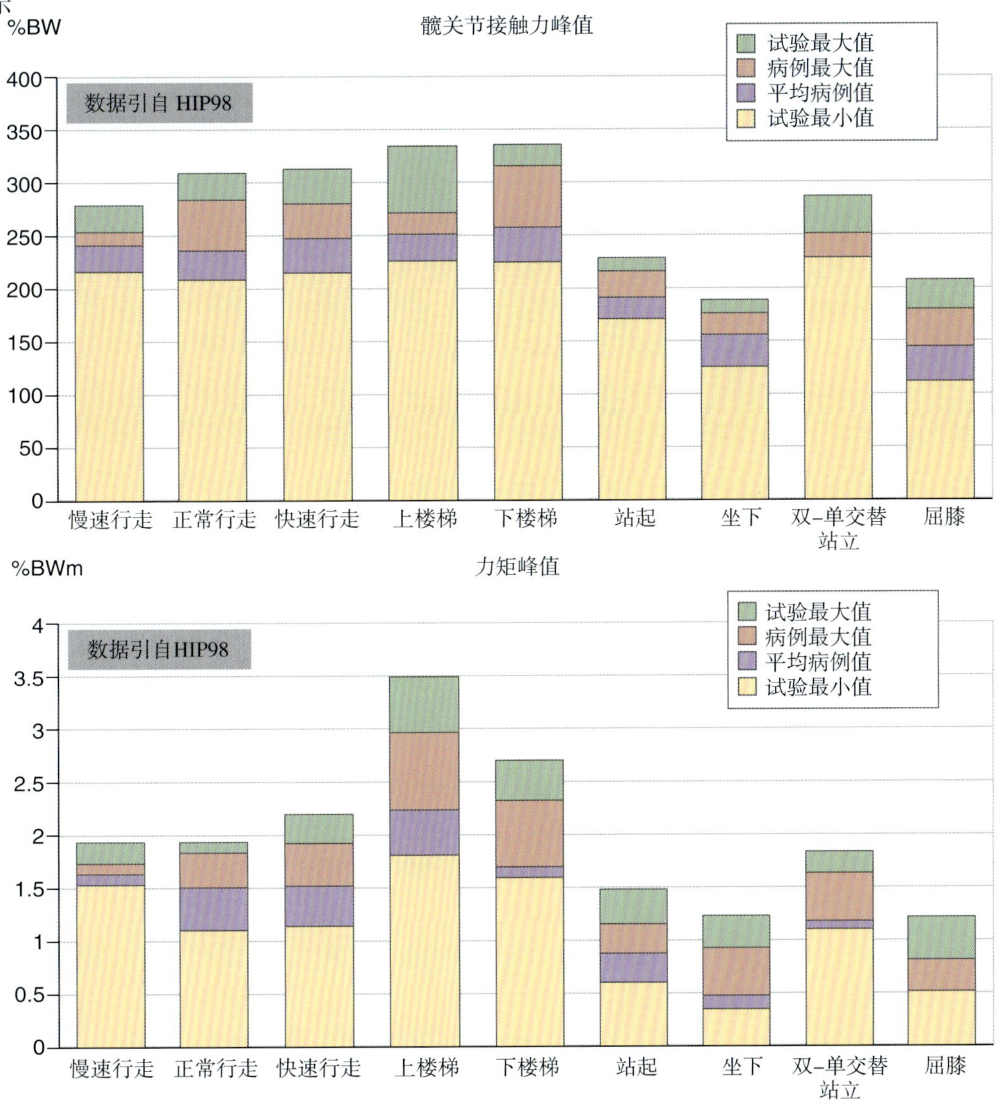

• **图 1.11** （顶部）髋关节接触应力［单位为体重百分比（%BW）］和（底部）髋关节扭转力矩（单位为 %BWm）的平均值、最小值和最大值。显示了 9 种活动的数值（改编自 Bergmann G，Deuretzbacher G，Heller M，et al. Hip contact forces and gait patterns from routine activities. J Biomech. 2001；34：859-871.）

此，从这些研究中得出的结论缺乏普遍性，应用于完整髋关节的适用性也较低。由于这些限制，常采用生物力学模型，整合步态研究中收集到的运动学和动力学数据，来估计较大人群的髋关节受力情况。这种方法可以加深我们对整个步态周期和极限动作时关节受力的理解。然而，只能测量作用于髋关节的合力，而不能量化跨越关节的单个肌肉的贡献。

髋关节肌肉的作用

跨关节肌肉所产生的力、关节囊韧带为对抗股骨和骨盆的相对位置变化使其延长产生的阻力，以及关节反作用力的总和构成了关节作用合力。因此，即使韧带的力保持在最小，单个肌肉的收缩力也不能直接从合力中计算出来。相反，估计肌肉力量时，需要采用定量肌电图，并使用每条肌肉最强主动收缩信号进行标准化。

另一种常用的方法是基于优化准则在活动肌肉之间分配总肌力，如每块肌肉的单位横截面积的最小力或收缩所需的能量[109-113]。用这些方法分配肌肉收缩产生的总肌力或力矩时，无法考虑到拮抗肌共收缩的潜在效应，而这种效应在关节的极限动作下可能会变得十分显著。关节囊韧性的影响也常被忽略，这可能导致对动作的错误评估，特别是那些稳定性依赖于关节囊的动作。包括分析估算和体内负荷测量的研究表明，两者有希望进行比较。Heller 等[114]的研究显示，行走时的平均峰值力差异为 12%，爬楼梯时为 14%。Stansfeld 等[115]在如行走和从椅子上站起的活动中发现了大约 16% 的负荷差异。

影响髋关节反作用力的因素

承重过程中关节面之间产生的总反作用力主要受作用于关节的有效力臂的影响，主要是跨关节肌肉产生的收缩力和受其支撑的身体重力。因此，关节解剖的改变，无论源于手术还是疾病，都可以显著影响髋关节负重、关节组织产生的应力和关节的健康状况。头颈角减小（如髋内翻）时，外展肌产生扭矩的能力增强，从而减少了平衡关节所需的由肌力产生的力矩。这意味着，对于给定的颈部长度，随着股骨颈变得更加水平和股骨头内侧偏心距的增加，关节接触应力减小[73]。水平倾斜的股骨颈也增强了髋臼对股骨头的覆盖，从而提高关节的稳定性。外展肌的机械优势也可以通过大转子的外侧移位或加深髋臼而增加。这些预测已被临床研究证实，即颈部长度的增加和更大的股骨偏心距可以增加髋关节外展肌和内收肌产生力矩的能力[74,116]。

股骨颈的长度和倾斜角也会影响股骨近端产生的弯矩。长且水平倾斜的股骨颈通过增加关节反作用力的力臂而产生更大的弯矩。相反，当股骨颈较短或垂直倾斜度较大时，弯矩减小，此时需要较大的外展肌力来平衡身体重量，同时导致关节反作用力增加。

人们开发了数学模型，用于计算髋关节中心解剖位置的变化对平衡髋关节时施加在肌肉组织上的扭矩，以及每块肌肉的肌力产能的影响[73,117-120]。计算结果表明，关节中心向前、内、下平移时，关节反作用力最小。在这个位置上，关节中心更靠近足和地面的反作用力作用线，从而减少了必须由肌力来平衡的外部力矩[73,117,118]。相反，髋关节中心上移时，由于改变了每块肌肉的静止长度，降低了外展肌、内收肌、屈肌和伸肌的力矩产能[118,119]。实验证明，单纯关节中心的上移不会大幅增加单腿站立和爬楼梯时髋关节的作用力[121]。这些理论和实验模拟共同的假设基础是，被试对象不会根据关节作用力和肌肉需求的变化而改变其运动学模式，拮抗性肌肉收缩也未被考虑。

髋关节病的病理力学

髋关节病的典型表现是股骨头前外侧面及相应的髋臼支撑面变扁平。由于股骨与髋臼正常接触面被破坏，关节表面的同心或偏心过载增加；随着时间的推移，这会导致局部软骨组织退变[80,91]。由于髋关节关节面存在固有一致性，髋臼的股骨头相对较小的位移就会导致软骨表面之间的接触大大减少，并使软骨内和软骨下骨的应力显著增高。在髋关节发育不良的情况下，头部平移源于髋顶向上倾斜，导致在负重过程中软骨承受反复的剪切应力，最终导致 OA。然而，FAI 似乎也与 ROM、关节结构和关节内压力均正常的非发育不良患者的关节炎相关[81]。

髋关节强化结构异常，包括软组织、肌腱和关节周围骨的异常，是关节稳定性和生物力学丧失引发退变的前兆[53]。一种工作假说认为[80]，许多先前被归类为特发性 OA 的病例，实际上是由“轻微发育畸形”引起的继发性 OA，而使用传统的诊断和放射线手段都没有认识到这一点[80]。相关研究开始证实这一假说，最值得注意的是，这些畸形在 FAI 引发的关节炎的后期发展过程中发挥了重要作用。另有研究显示了髋臼唇病变、髋臼后倾和关节炎之间的相关性[53,54,122,123]。

畸形对力和关节压力的影响

活动关节依靠广泛的接触区域来均匀地将力分布在关节表面，从而最大限度地减少软骨内部的压力。关节的周围结构（如髋臼唇）可使关节加深，使接触均匀分布于关节的周边。从承重的角度来看，这种适度的形合度差异是有益的[124]。然而，关节形态的偏差会引起内部压力和应力的大小及分布的显著变化，并与 OA 的发展有关。一个合乎逻辑的关注焦点是发育不良髋臼的生物力学，因为直觉告诉我们较浅且更垂直的髋臼不利于负荷的均匀、广泛分布。在 Genda 等的早期工作中[125]，利用三维刚体弹簧模型计算并比较了大量正常和发育不良髋关节的接触压力。这些模型以略微过度简化了软骨的真实机械反应为代价，准确且可靠地预测了局部接触压力。在正常的髋关节中，接触压力几乎均匀分布于关节表面，而在发育不良的髋关节中，压力集中于髋臼前外侧边缘。接触压力和前、外侧覆盖之间都有很强的负相关。根据优化后的患者特异性 CT 数据模型，预测得出正常髋臼和发育不良髋臼边缘的峰值压力分别为 2.5 MPa 和 5.3 MPa[126]。同样，计算机辅助制定的髋关节手术计划也发展出对功能的预测。Hipp 等发现，对于髋关节发育不良的患者[127]，接触压力可高达 25%，并强调了髋臼三维定向对关节压力的复杂影响（例如，以减少行走压力为目的的重新定向可能会增加爬楼梯时的压力）。

最近，随着三维有限元模型的开发，我们可以更准确地预测表面接触压力和软骨内部应力。使用个体化患者模型，Russell 等[128]完成了一项涵盖整个步态周期的累积压力研究。发育不良和无症状髋关节的峰值接触压力范围约为 3～10 MPa（图 1.12）。他们的研究的一个独特性是模拟终生负重后预测压力的积累。在发育不良的髋关节中，累积压力有着显著的差异，提示慢性超负荷和 OA 退变假说的病理力学关系。这项研究还强调，除了大体形态的差异之外，小的骨性不规则也能引起局部压力升高[128]。

导致发育不良的髋关节应力升高至 100% 以上的潜在因素包括股骨头外侧覆盖度的降低、两个髋关节中心水平分离较大、骨盆增宽以及大转子内移[94]。Daniel 等[129]研究了走平路和下楼梯时外侧覆盖和前倾对髋关节压力的影响。与走平路相比，下楼梯时接

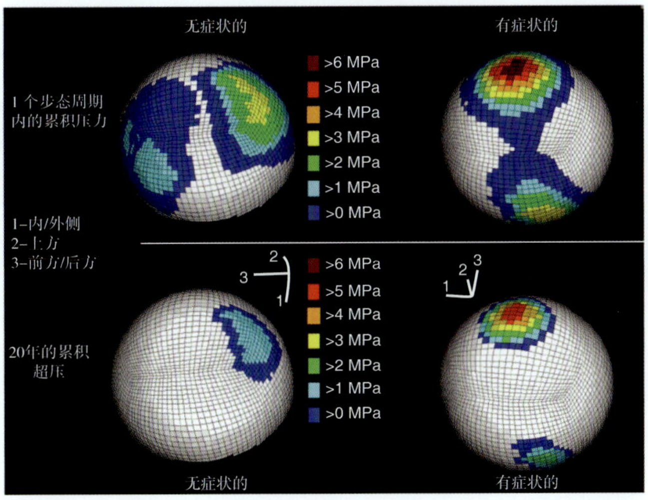

• **图 1.12**　有症状和无症状受试者髋关节内累积接触压力的预测空间分布。数值在一个步态周期内计算（上图），并以 20 年的累积“超压”（损伤阈值 = 2 MPa）表示（下图）（改编自 Russell ME，Shivanna KH，Grosland NM，Pedersen DR. Cartilage contact pressure elevations in dysplastic hips：a chronic overload model. J Orthop Surg Res. 2006；1：6.）

触应力显著增加，对于正常和发育不良的髋关节，接触应力分别增加了 70% 和 115%。这强调了需要评估各种日常负荷情况以充分了解髋关节的内部负荷。

软组织损伤退变是髋臼发育不良及相关局部负荷过重带来的不可避免的结果。与髋臼唇受到反复碰撞和挤压而受损的 FAI 不同，发育不良的髋关节的髋臼唇必须承受很高的剪切和拉伸应力。髋臼唇通常是关节的“最后防线”，并对关节的外侧半脱位提供一些残余抵抗。因此，在发育不良的髋关节中常见髋臼唇肥大[130]，但目前尚无臼唇肥大与髋臼覆盖直接相关的报道。在髋臼发育不良中，髋臼唇损伤最常见于髋臼前上缘[131]。这很符合计算机对这种关节局部边缘过载的预测[94]。临床观察表明，髋臼边缘过载直接导致软骨退变和关节唇破裂[132,133]。在 80% 的发育不良患者中可以观察到前方软骨变薄，其生物力学结果是股骨头向前和向上移动[134]。关节周围软组织毕竟不足以替代外侧覆盖良好、曲度正常的髋臼所能提供的稳定性，重新定向髋臼仍然是对髋关节发育不良的一种符合生物力学的治疗方法。

（参考文献参见书末二维码）

第 2 章

人工髋关节的生物力学

GEORG N. DUDA, PHILIPP DAMM, MARKUS O. W. HELLER, CARSTEN PERKA, GEORG BERGMANN
（高宇航 译　齐欣 审校）

关 键 点

- 肌力在髋关节负荷中具有不可或缺的作用。如果在生物力学分析中忽略了主要肌肉的力学作用，则关节接触应力往往会被低估，股骨的拉伸和压缩应变经常被高估，而扭转作用却更容易被忽略。
- 恢复髋关节中心到它的解剖位置，特别是内外侧的位置，对于使髋关节具有最小的接触应力和避免不利影响至关重要。
- 合适的股骨柄定向对假体长期的使用是非常重要的。在骨水泥柄中，股骨前倾角和假体的偏心距相比，前者更能影响骨水泥界面的应力，因此前倾被认为是影响初次全髋关节置换术长期临床疗效的重要参数。如果股骨假体的定向和设计发生改变，那么就能够引起骨水泥应力的大幅增加，尤其在股骨距等关键区域，这种表现更明显。
- 股骨柄偏心距和前倾角一起增加可使骨水泥出现严重的应力集中，尤其是爬楼梯活动时更加明显。因此，应小心避免股骨前倾角过大，特别是在使用高偏心距的骨水泥柄时，更应注意避免股骨前倾角过大。
- 使用短柄假体可能有利于微创手术操作，尽管它的原理是近端锚定，应力遮挡仍然可能存在。
- 生物型短柄假体的位置不正仅使股骨近端内部应力发生微小的变化，前提是股骨柄的前倾角或有效偏心距改变不多。更大的皮质骨应变的改变来自假体的植入过程。
- 从生物力学的角度来看，在发育不良继发的髋关节骨关节炎的病例中，如果伴有股骨颈病理性前倾角增大，使用短柄假体是有危险的，原因是短柄假体重建解剖前倾角的能力有限，可能引起髋关节接触应力增高以及股骨负荷过大。

引言

人工髋关节的使用寿命受到很多因素的影响，包括假体的设计[1,2]、周围骨的密度[3]、患者的活动程度[4]，以及假体定向等手术方面的因素[5]。此外，如果全髋关节置换术改变了关节的正常几何关系，则会影响术后关节功能[6]、初始稳定性[7]及骨重建[8]。为了改善关节置换术的长期生存率，尽量缩短康复时间，对关节的生物力学有基本的理解是必要的。在翻修手术中更是如此，因为关节假体的几何形状与术前不同，因此可能导致力学边界条件发生明显的改变。在全髋关节置换术中，外科医生通过调整肌肉骨骼结构的几何关系，来优化关节功能和负荷条件。然而，如果对体内肌肉骨骼的负荷没有详细的认知，很难对这些术中的调整所带来的短期或长期的效果进行预测。

本章的目的是提供人工髋关节生物力学的基本知识以及如何评估关节几何形状改变后可能出现的后果。尽管本章所介绍的复杂的生物力学分析可能在日常临床工作中难以实施，但了解了肌肉骨骼力学的基本特点，就能够帮助医生在治疗时运用生物力学的原理。本章还旨在提高临床医生对全髋关节置换术前计划重要性的认识。尽管重建关节时会考虑几何形状，但是生物力学的计划工具还没有得到常规的临床应用。

要想充分理解关节几何关系改变后的生物力学结果，先要理解关节的内部负荷状态。负荷通过关节进入长骨的传导过程，对临床疗效评价和生物力学分析非常重要[9]。然而，关于股骨负荷条件的描述通常被过度简化，显示出的只有在股骨头上的髋关节接触应力。这容易留下一种印象，即力在骨中传导并在骨的远端“离开”。这个概念极大地影响了疲劳测试[10]、假体初始稳定性评估[11]以及骨重塑分析[12]中的实验设计。正如下面将详述的内容，肌肉骨骼负荷的体内测量和数值分析显示，肌肉的连续性动作改变了沿整个长骨的负荷传递。因此，要理解股骨负荷的状态，就要修正原有错误观念，考虑关节接触应力和肌肉运动的密切关系。

髋关节的基础科学

髋关节肌肉骨骼的负荷条件

背景

为了获取人工髋关节所承受负荷的详细信息，了解人体外部负荷及其所对应的内部负荷至关重要。因为这些外部和内部的负荷定义了关节中的力学边界条件，这些知识为观察和理解骨愈合和骨重建过程中所发生的生物学反应提供了基础 [13,14]。

19 世纪 70 年代，Julius Wolff 第一次描述了解剖结构中关于负荷、应力和应变之间存在的相互关系，而后将其发展为所谓的 Wolff 定律 [15]。根据 Wolff 的研究，Koch 出版了第一部分析测定长骨负荷条件的著作 [16]。此后，Pauwels 首次描述了肌肉在长骨负载情况下具有显著的作用 [17]。利用外展肌和髂胫束，Pauwels 阐明了肌肉力量可以降低骨的内部负荷。在许多例子中，Pauwels 也阐明了如何通过检测长骨横截面中拉伸和压缩应变的面积，解释肌肉和肌腱如何抵消因体重的作用在髋部所产生的弯矩 [18]。

尽管肌肉在骨的力学负荷中有巨大贡献，但对机体内产生的实际力量却难以估量。直接测量体内所有肌肉力量的协同作用是不可能的，因为伦理学禁止对人体使用有创的检测方法。因此使用计算机分析是评估肌肉力量复杂分布的唯一方法。

为了解力在髋周肌肉中的分布状态及在特定肌肉中力的负荷，人们优化了各种算法模型 [19,20-30]。然后将模拟算得的肌肉激活方式与肌电图测得的肌肉活动方式进行对比，来验证这些模型的有效性。然而，这种方法不允许对肌肉骨骼负荷状态进行定量验证。工具化假体可以在体内测量患者个体在不同运动状态下的髋关节接触应力 [31-37]。验证预测的肌肉骨骼负荷状态的另一种方法是将计算的髋关节接触应力与体内测量值相比较。Brand 等 [34] 和 Heller 等 [38] 比较了同一个患者的工具化假体测得的接触应力和计算机模型预测值。Brand 测量了术后 58 天的髋关节接触应力，并在术后 90 天进行了步态分析，没有对髋关节应力的测量值和计算值进行循环对比。Heller 则对测量值和计算值进行对比，让我们对人工髋关节生物力学有了基本了解。

内部负荷条件测定

要分析性描述体内肌肉骨骼的负荷条件，必须对肢体运动和外部负荷有所了解。步态分析可以提供这些信息，运用较大的患者队列可以测量下肢运动和地面对足的反作用力 [39]。基于对个体运动和外部负荷的测量结果，可以采用逆向动力学方法计算关节反作用力 [40]。在这里，这些关节负荷等于肌肉运动在关节产生的力和力矩的总和。使用优化算法，可以找到合理的平衡这些力和力矩的肌肉运动模式的公式 [19,41]。然而，这些数学分析必须通过体内的数据验证才能证实其结果的合理性 [34]。获得这些体内数据的方法之一就是使用遥感植入物，例如 Bergmann 等开发的遥感假体 [42]。

Heller 等就在他们的研究中采用了这种遥感髋关节假体来测量髋关节的接触应力，并验证了通过肌肉骨骼模型计算的结果 [38]。关于下肢肌肉骨骼模型 [33]、肌肉和关节的接触应力计算 [43] 及步态数据搜集 [42] 的详细内容可见相关文献，在这里仅简单介绍。研究对象是 4 个植入遥感假体的接受全髋关节置换术的患者，于术后（11～31 个月）进行研究。对于所有 4 名患者，根据 CT 和 X 线检查表现（骨盆宽度和深度，股骨、胫骨和足的长度）确定了个体解剖参数。另外，记录股骨颈长、颈干角和前倾角。同步记录步行及爬楼梯时的步态分析数据（如地面反作用力、肢体节段位置、速度和加速度）和体内髋关节接触应力 [42]。一个包含骨表面和肌肉的人体下肢的计算机模型已被发明创建（图 2.1）。在合适的部位，肌肉覆盖在骨的周围。然后，将模型按照比例进行缩小以匹配 4 位患者的个体解剖学参数。肌肉和关节的接触应力通过步行和爬楼梯时的步态分析进行计算，使用最优化算法降低肌肉力量的总和。为了验证这种方法，将个体步态周期中计算的髋关节接触应力与相应的个体体内直接测量的数据进行对比，显示出了良好的一致性。使用这些已经验证过的肌肉骨骼模型，可以更加详细地探讨人工髋关节的生物力学。许多描述解剖学重建的人工髋关节参数可以使用计算机模型来模拟，包括假体的位置和方向的变化。此外，虽然体内测量提供了有限的数据，描述了作用在单一部位的内力，而通过肌肉骨骼模型可以预测整个肢体的肌肉和关节力量，为更好地分析和理解整个骨的负荷条件提供一种方法。

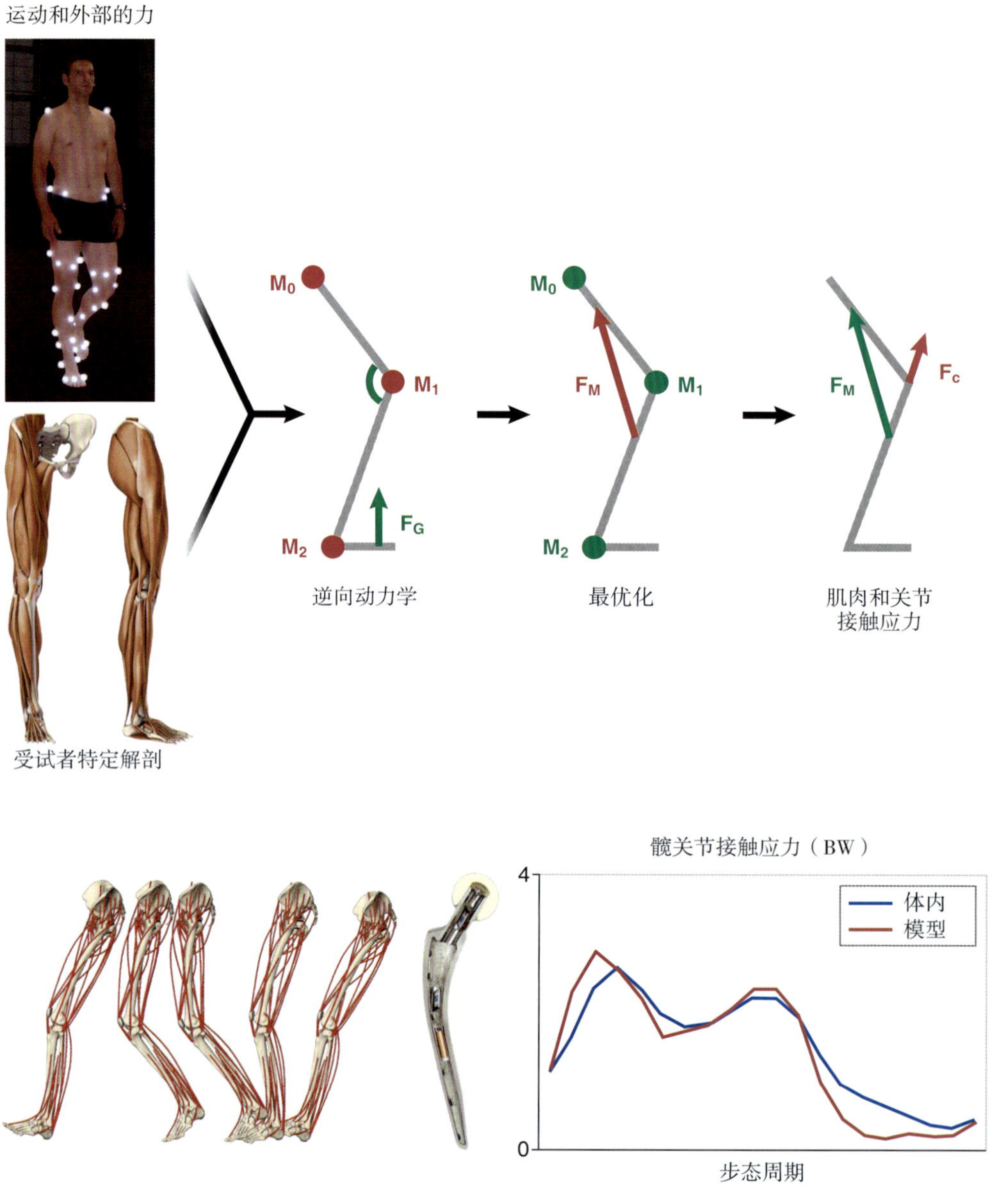

• **图 2.1** 特定患者体内负荷条件测量示意图。记录了一个受试者步态分析的数据（例如，地面反作用力和运动），同时测量肢体节段的位置、速度和加速度（左上图）。根据医学影像数据、特定患者肌肉骨骼模型对患者的解剖结构（骨盆宽度和深度；股骨、胫骨和足的长度；股骨颈长度；颈干角和前倾角）进行解剖学测量（左下图）。结合逆向动力学方法，根据这些数据产生了关节的力矩轨迹。使用最优化算法计算肌肉和关节接触应力，降低肌肉力量的总和以平衡这些力矩（右上图）。为了验证肌肉骨骼模型的预测能力，采集 4 个特定患者的步态周期，计算髋关节接触应力，并与髋部植入遥感假体直接获取的体内数据进行对比（右下图）

股骨近端生物力学

应用于 4 例遥测全髋关节置换术后患者的肌肉骨骼模型显示[44]，股骨内部负荷的主要特点是：轴向压缩力（F_z）、内外侧（F_x）和垂直（F_y）方向的剪切力较小（图 2.2）。在行走过程中，股骨头的压缩力和剪切力最大，到远端逐渐降低。这与外展肌在步态周期中有比较大的活动有关[45-47]。股骨弯矩主要是冠状面弯矩（M_y）以及所有运动中最小的轴向弯矩（M_z）（图 2.2）。

尽管根据患者个体的特定步态特征[48]和术后康复，这些模式随时间的推移而有所不同，但 4 个患者在行走（图 2.3）和爬楼梯（图 2.4）时的最大负荷具有可比性。然而，研究发现在爬楼梯时作用在股骨上的最大压缩力（F_z）差异最显著，这是由于收缩引起力的峰值出现在骨干部位[49-50]。除了观察股骨中力量和运动的一般模式，患者个体的负荷也具有明显的特点。这些值得注意的变化不仅发生在股骨头，还发生

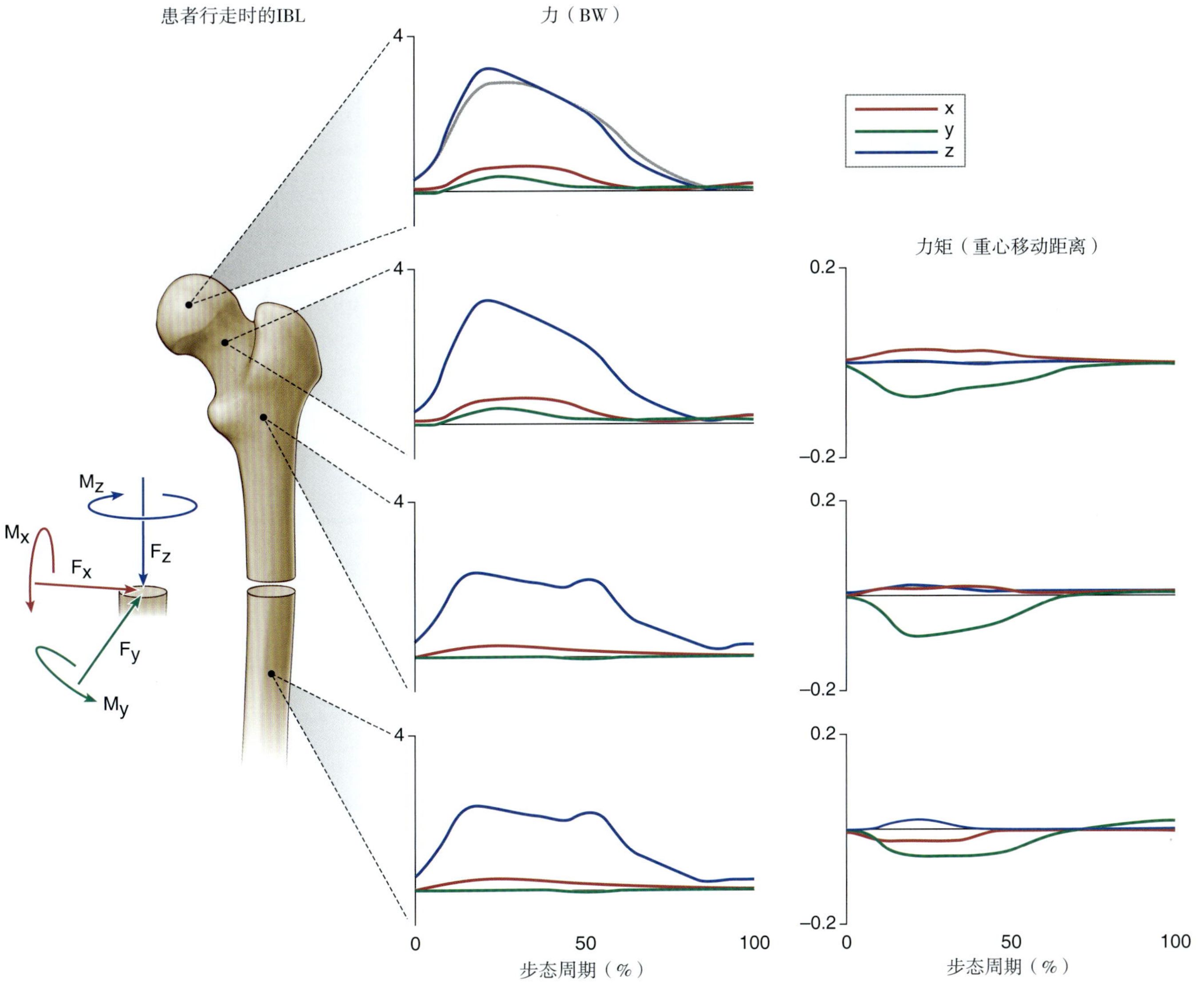

• **图 2.2**　一个特定受试者在步态周期中展示了股骨在 4 个水平面上承受的内部负荷。力以体重的倍数（BW）为单位，力矩以重心移动距离（BWm）为单位，时间以步态周期（从足跟着地开始）百分比为单位。左图：F_x 是从内侧到外侧的剪切力；F_y 是从前方到后侧的剪切力；F_z 是由近端向远端的轴向压缩力；M_x 是矢状面向后的弯矩，M_y 是冠状面向内的弯矩，M_z 是水平面的扭矩。股骨头中心的坐标定义为零。右图：在体内测量的髋关节接触应力是 F_z。所有的标志均与近侧端相反（改编自 Heller MO，Bergmann G，Deuretzbacher G，et al. Influence of femoral anteversion on proximal femoral loading：measurement and simulation in four patients. Clin Biomech［Bristol，Avon］. 2001；8：644-649.）

在整个股骨。在分析力学负荷时要强调肌肉分布的重要性，测量的弯矩幅度明显小于先前那些忽略了肌肉力量的预测性分析数据 [16,18,51]。

总体来说，在所有 4 个患者中，分析显示，髋关节的接触应力在爬楼梯时比行走时高，与其对应的是会产生更大的内力和力矩 [42]。然而，需要注意的是，快速行走时髋关节的接触应力大于爬楼梯时的力 [31]。压缩力 / 剪切力与弯矩 / 扭矩的比率始终保持一致。有文献报道，在特殊情况下（如意外跌倒）可导致髋关节接触应力过度增大 [32]。对肌肉骨骼相互作用的研究表明，在这些情况下，仅肌肉运动就可导致关节产生极大的接触应力。同样，当人意外跌倒时，肌肉运动所跨越的所有其他骨骼区域也可能会产生极大的负荷 [52]。如果肌肉被激活以充分发挥其潜力，不仅可以导致关节承载最大接触应力以及骨承载极度的压缩应力，还可以导致过度的弯曲和剪切力。在接受全髋关节置换术的患者中，如果髋关节接触应力高、骨的负荷过大，可能影响假体 - 骨界面和假体寿命，这一点将在后文中详细阐述。

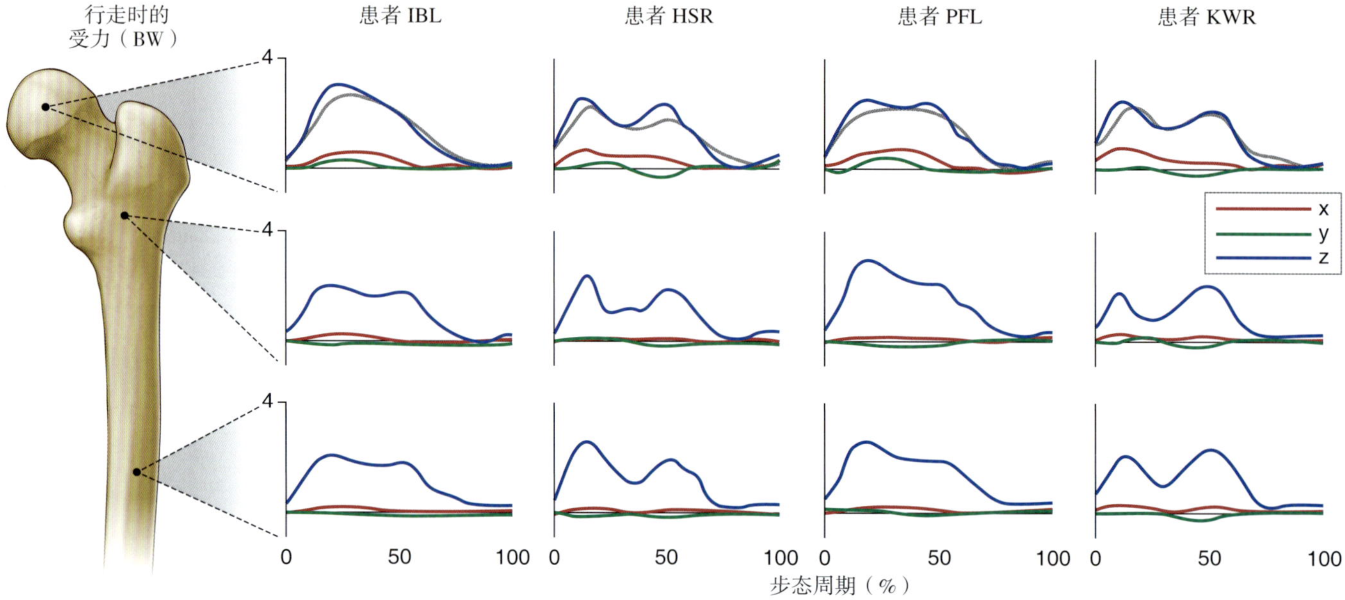

• **图 2.3** 股骨 3 个水平面的内部受力，以 BW 为单位。结果显示 4 个患者的行走过程（详见图 2.2）（改编自 Heller MO，Bergmann G，Deuretzbacher G，et al. Influence of femoral anteversion on proximal femoral loading：measurement and simulation in four patients. Clin Biomech［Bristol，Avon］. 2001；8：644-649.）

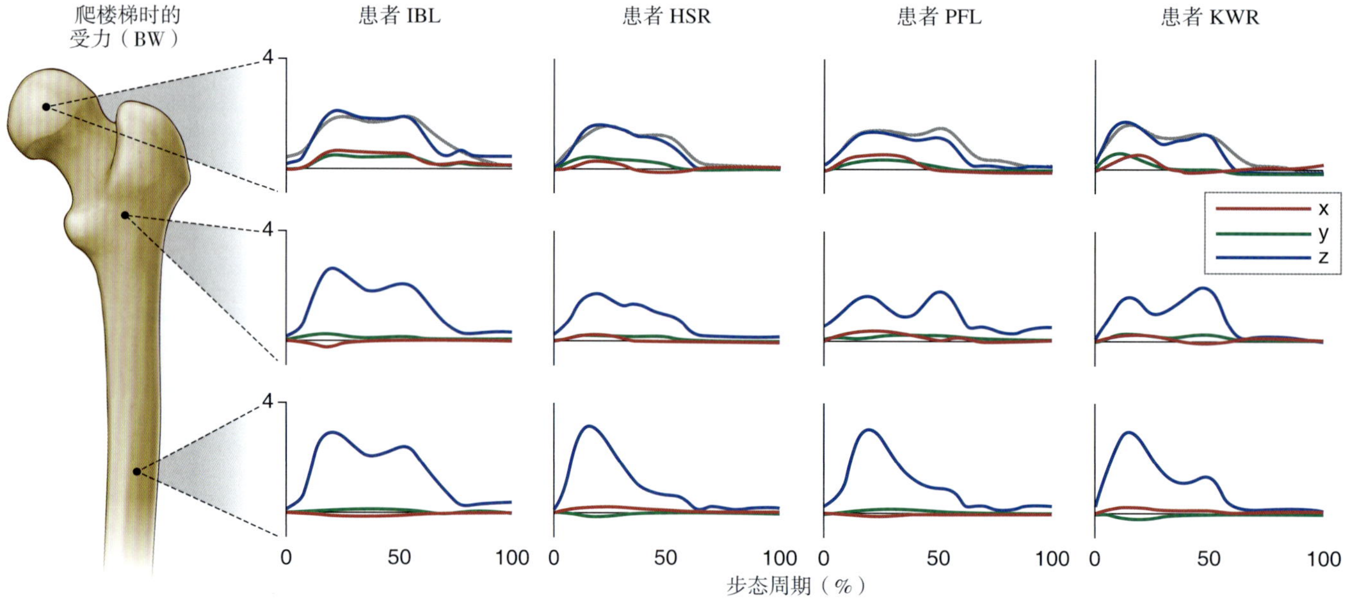

• **图 2.4** 股骨 3 个水平面的内部受力，以 BW 为单位。结果显示 4 个患者的爬楼梯过程（详见图 2.2）（改编自 Heller MO，Bergmann G，Deuretzbacher G，et al. Influence of femoral anteversion on proximal femoral loading：measurement and simulation in four patients. Clin Biomech［Bristol，Avon］. 2001；8：644-649.）

关节重建对人工关节生物力学的影响

关节旋转中心的重建

研究已经表明，臼杯植入的位置偏高可导致关节处于不利的负荷状态[53]，并且与较差的长期临床结果密切相关[54-55]。基于这些临床观察，人们实施了一系列研究，用于评估臼杯植入位置对髋关节接触应力以及聚乙烯内衬的长期磨损的影响[56]。

在肌肉骨骼模型中，模拟髋臼杯向内侧、外侧、前方、后方、头侧以及尾侧分别移动 10 mm。利用这些改变髋关节中心位置的模型，研究分析行走和爬楼梯活动时整个步态周期中髋关节平均接触应力及其峰值，并与臼杯处于不同解剖重建位置的力进行对比。研究分析显示，内外侧偏离髋关节中心的解剖位置对髋关节的负荷条件影响最大（图 2.5）。平均关节接触应力反映了完整步态周期中关节载荷的净变化，当髋关节中心内移时，平均接触应力降低，而向外移 10 mm 时，平均接触应力升高（步行为 8%；爬楼梯为 7%）。当髋关节中心偏向头侧时，接触应力轻度减少，而向尾侧移动增加 10 mm 时，髋关节比正常行走及爬楼梯时的接触应力分别提高了 1% 和 2%。髋关节中心在前后方向上的偏移同样引起平均接触应力的改变，但变化幅度很小（< 3%）。在步态周期中，应力峰值的改变大于完整周期中的平均接触应力，最大的峰值应力出现在髋关节中心向外偏移时（+14%）。

研究回顾性分析了 109 例初次进行髋关节置换术的病例，平均随访 9.3 年，其中髋关节旋转中心解剖重建的病例占 61%（*n*=66）（Ⅰ组），头侧偏移 29 例（27%）（Ⅱ组），内侧偏移 10 例（Ⅲ组），尾侧偏移 4 例（Ⅳ组）[57]。虽然 Harris 评分在任意组间的比较无统计学差异，且Ⅰ组和Ⅱ组的线型聚乙烯内衬磨损率无差异，但髋关节中心向内偏移的Ⅲ组（具有较低的髋关节接触应力）的关节内衬磨损（0.077 mm^3/y）显著低于解剖重建的Ⅰ组（*P*=0.018）。这项分析揭示了人工髋关节中心的位置、人工关节接触应力以及聚乙烯内衬磨损程度之间存在的相互关系。

股骨前倾角

前倾角被认为是关节退变的可能发病因素[58-59]。研究表明前倾角在从假体到骨的力学传导过程中起重要作用，因此可能会影响全髋关节置换术的临床疗效[32]。在手术过程中对前倾角进行不当的调整可能导致髋关节接触应力升高，尤其在行走和爬楼梯等重复性日常活动中最为明显[60]，这可能导致假体松动[31]。

利用这些经过验证的股骨近端肌肉骨骼负荷条件模型的研究，Heller 等测试了股骨前倾角影响正常生活中肌肉骨骼载荷状态这一假说[44]。选取的 4 个患者，其假体植入后的前倾角分别为 –2°、+4°、+14° 和 +23°，在模型中从后倾 5° 到前倾 30° 来模拟不同前倾角，计算关节载荷状态，并与假体实际植入的载荷状态进行对比。在所有 4 个患者中，当前倾角增大到 30° 时导致髋关节接触应力增加（图 2.6）并且力矩作用在冠状面（My；图 2.7）。当前倾角降低到 –5° 时，髋关节接触应力出现微小的改变或没有改变。前倾角增大对那些初始前倾角较小的患者的影响是最明显的（图 2.6），他们在行走（最大值为 +24%）和爬楼梯（最大值为 +23%）时髋关节接触应力明显增大。

这个分析的总体结论是，在髋关节置换过程中，如果前倾角增大小于 15°，股骨近端负荷可能没有大幅度变化。然而，如果前倾角增大超过 20°，可能导致股骨负荷大幅度增加。此外，股骨近端弯矩增大可能影响骨重建以及植入物的长期效果[32,61]。

人工髋关节的应变和应力

肌肉力量对股骨应变分布的影响

肌肉骨骼负荷会使人体股骨内产生应力和应变，从而影响骨重塑与骨重建的过程。由于骨会适应其

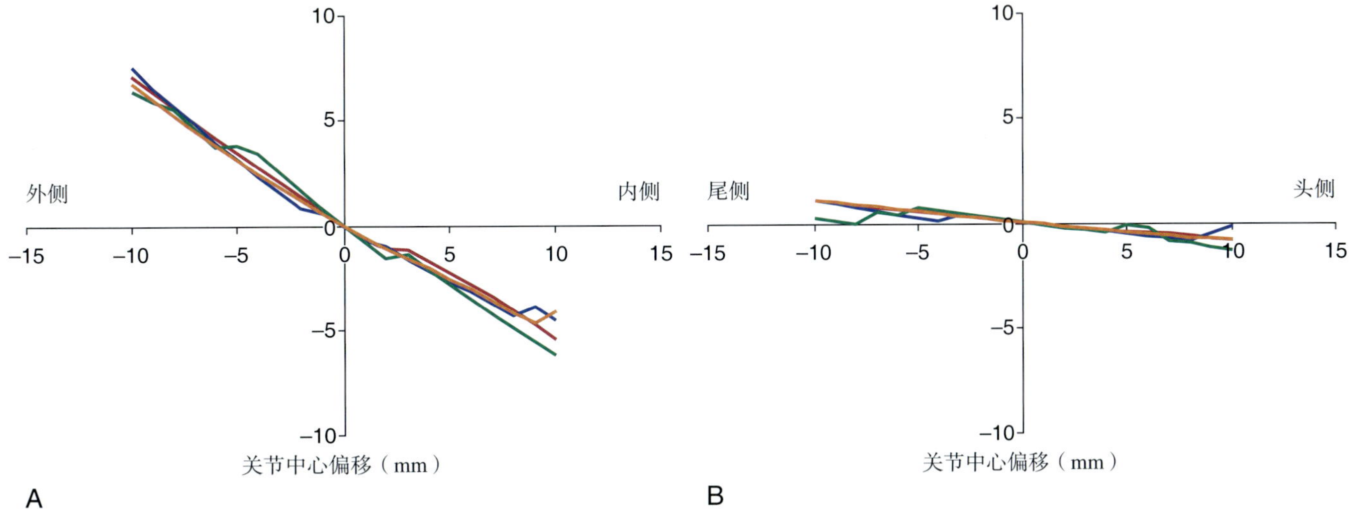

• **图 2.5**　髋关节旋转中心向头尾侧（A）、内外侧（B）偏移对髋关节接触应力的影响。图示反映了髋关节中心偏移时步态周期中髋关节平均接触应力的变化与关节解剖重建时应力值的相关性（改编自 Heller MO，Schroder JH，Matziolis G，et al.［Musculoskeletal load analysis：a biomechanical explanation for clinical results—and more?］. Orthopade. 2007；3：188，190-194.）

所在的力学环境，植入物的设计和对骨重塑过程的模拟，都应能在局部识别那些引起骨适应改变的高或低的应变值，从而影响最终的临床结果。事实上，在使用人工关节置换或骨折复位装置的患者中，局部应变和应力可能会超过生物极限 [62,63]，导致骨吸收或重塑，并可能导致植入物松动 [64,65]。

有限元分析为关节置换前后评估股骨应变和应力大小提供了一种简便方法。这些分析的一个重要前提是正确定义边界条件，特别是施加于骨的负荷。在多数已发表的关于人体股骨有限元分析的研究报告中，生理负荷常常被简化为近似于外展肌和髂胫束的力量 [66-70]。Pauwels 描述了髂胫束和外展肌对股骨载荷状态的特殊重要性 [17]，这后来被通过连续介质力学的方法而证实 [71]。然而，肌肉活动对负荷条件也具有重要的贡献 [51,72]，因此，可能要考虑的不仅仅是外展肌和髂胫束，还有更多肌肉的贡献 [73]。Duda 等用包含大腿所有肌肉的模型确定了步态中股骨内应变的分布情况 [74]。他们将皮质应变分布结果与简单负荷模型得出的数据进行了比较。这使得他们相信，只有考虑了所有肌肉，才能准确模拟生理意义上的股骨近

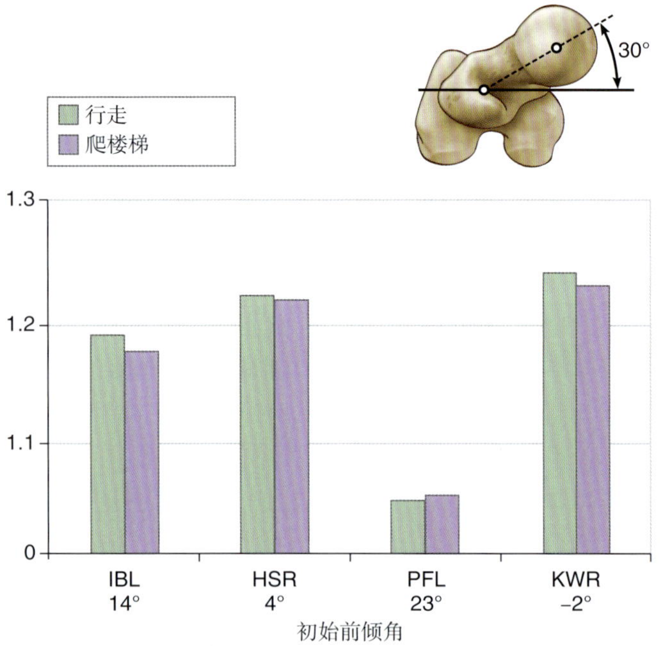

• **图 2.6** 前倾角增加到 30° 时的最大髋关节接触应力与初始前倾角时的接触应力比值。数据来自 4 个患者在两种活动状态下的分析结果（改编自 Heller MO，Bergmann G，Deuretzbacher G，et al. Influence of femoral anteversion on proximal femoral loading：measurement and simulation in four patients. Clin Biomech［Bristol，Avon］. 2001；8：644-649.）

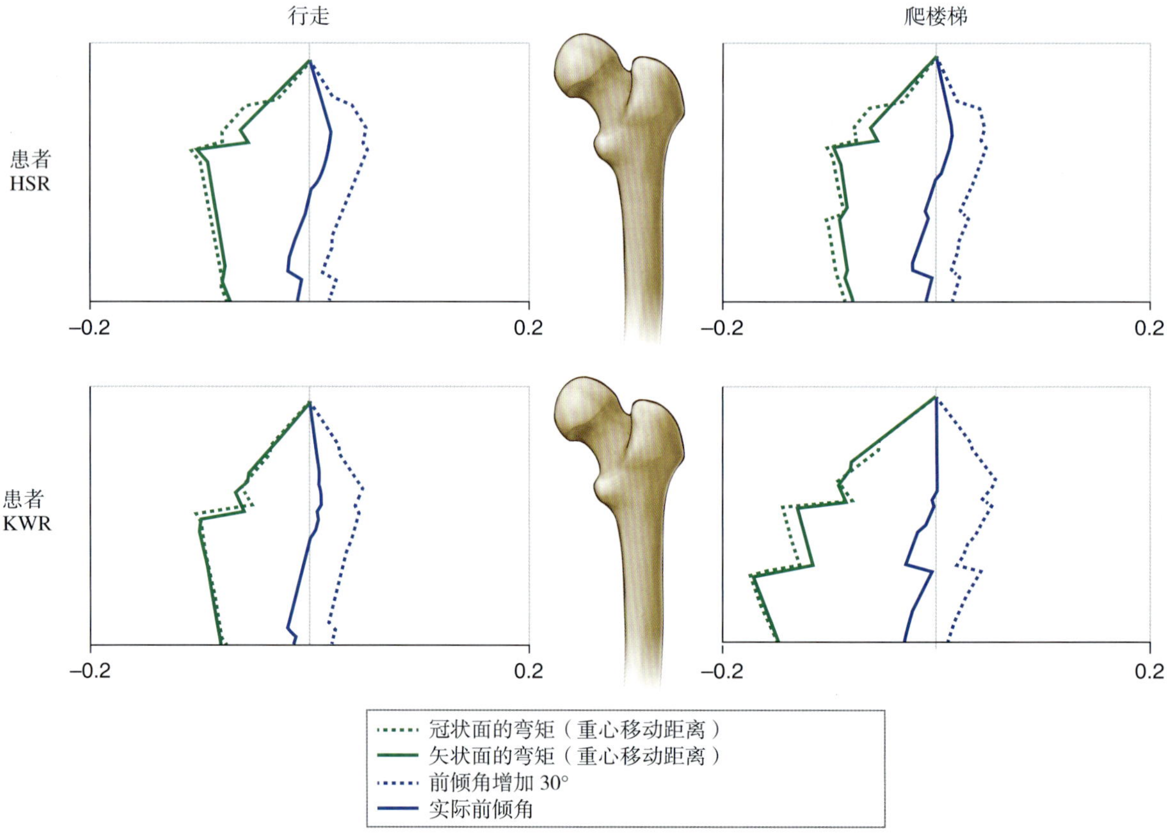

• **图 2.7** 2 个患者在行走和爬楼梯时具有最大接触应力时的股骨近端内部负荷。弯矩以 BWm 为单位。绿色实线代表矢状面的弯矩（M_x），绿色虚线代表冠状面的弯矩（M_y）。蓝色实线代表实际前倾角；蓝色虚线代表前倾角增加 30°（Modifed from Heller MO，Bergmann G，Deuretzbacher G，et al. Influence of femoral anteversion on proximal femoral loading：measurement and simulation in four patients. Clin Biomech［Bristol，Avon］. 2001；8：644-649.）

端的负荷条件。

尽管有限元分析仅限于步态周期中所选择的 4 个阶段，而肌肉和关节接触应力仅粗略反映近似的体内状况，但是这个分析揭示了大腿部的负荷对应变分布有很大影响。承载大腿所有肌肉的骨呈现均匀的应变分布（图 2.8）。应变的排列方向显示为沿股骨干的弯曲和扭转叠加的压缩应变。在简化负荷情况下，尤其是那些只涉及外展肌、髂胫束及髋关节接触面的模型，可导致股骨远端出现较大的弯矩。出现这种情况的原因是肌肉收缩抵消了骨内的剪切力和弯矩。如果肌肉被忽视，剪切力和弯矩对皮质应变的影响将被高估。

如果肌肉群定义准确，可以获得与体内测量报告类似的应变幅度和方向。如果主要的肌肉被忽视，拉伸和压缩应变会被高估，扭转作用会被低估。这可能严重影响数学模型对骨重建和骨重塑过程的预测以及对应力遮挡作用的解释。

改变前倾角和偏心距对人工关节应力和应变的影响

人工髋关节无菌性松动被认为是假体设计 [1,75] 和植入方向 [5] 不当所引起的。假体前倾角 [53] 和偏心距 [76-78] 改变引起股骨近端负荷发生变化，进而导致骨和骨水泥处于临界状态。虽然在这种临界状态下的骨负荷能诱导骨重建 [8]，但也可能导致退变 [79]，因为骨水泥固定早期失败与施加的负荷、骨水泥界面及完整性相关 [80-81]。

尽管前倾角增大可以导致弯矩和髋关节接触应力增加 [44]，但偏心距增大可以提高关节的稳定性 [78]，通过延长外展肌力臂降低髋关节接触应力 [76-78]。然而，偏心距改变导致了矛盾的结果。一方面，肌肉力量下降被看做对人工髋关节初始和长期稳定有利。另一方面，尽管人工关节具有较低的接触应力，但偏心距增大可能导致弯曲和扭转负荷增加 [76,82]。此外，假体偏心距似乎影响人工髋关节的磨损：在接受双侧全髋关节置换术的患者中，与术后偏心距保持原状的一侧髋相比，偏心距减小的一侧聚乙烯内衬磨损程度明显提高 [78]。对于这种现象的解释是，如果手术前后具有类似的偏心距，手术后往往更容易恢复手术前的髋关节生物力学状态。

解剖重建的关节

Kleemann 等使用有限元模型进一步分析初次骨

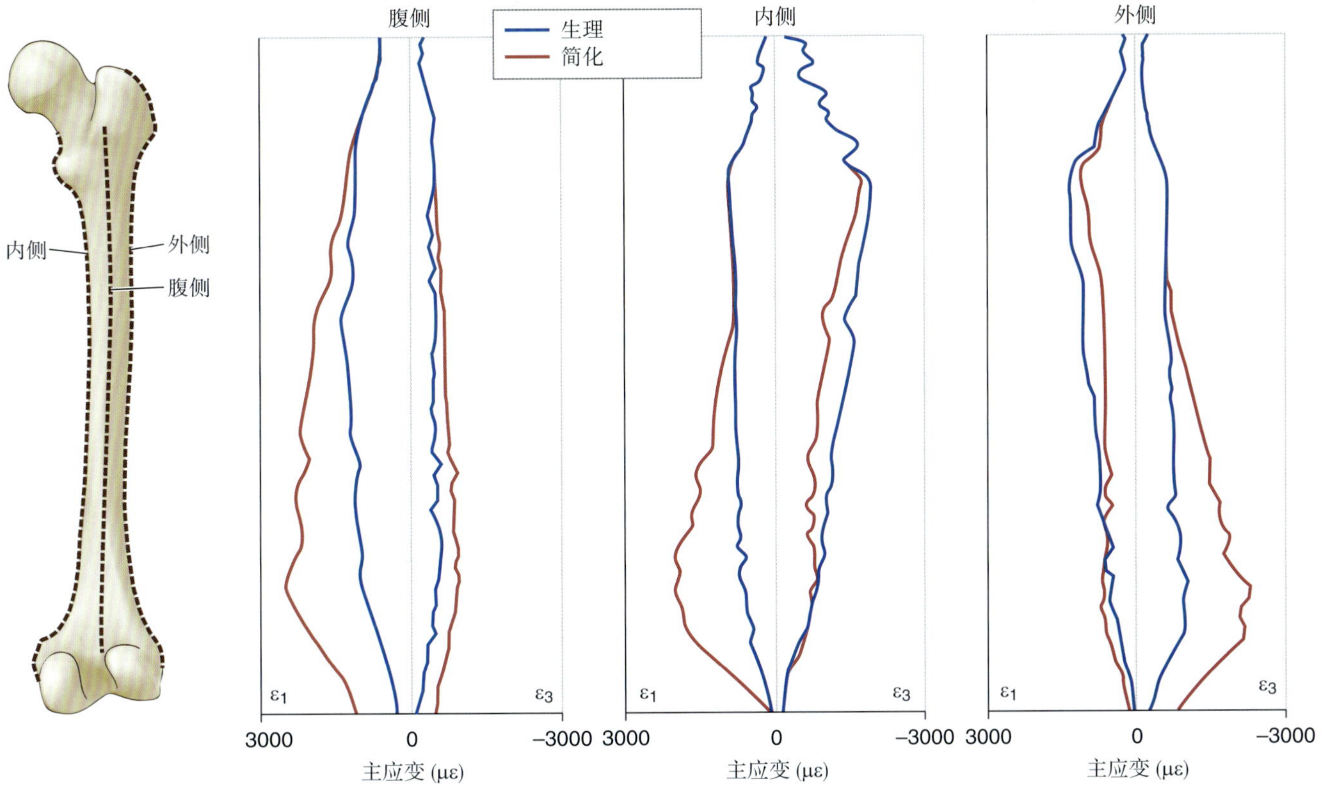

• **图 2.8**　在步态周期的 45%，沿着所有附着大腿肌肉的人体股骨的腹侧、内侧和外侧的主应变 ε_1（最大）和 ε_3（最小）（蓝线）。采用仅包含髋关节接触面、外展肌和髂胫束简化模型的应变作为对比（红线）（改编自 Duda GN，Heller M，Albinger J，et al. Influence of muscle forces on femoral strain distribution. J Biomech. 1998；9：841-846.）

水泥型人工髋关节置换术中前倾角和偏心距对负荷、骨应变和骨水泥应力的影响。植入带有 4° 前倾角和标准假体偏心距的人工关节后，股骨近端主要的表面骨应变低于整个股骨应变（图 2.9，右）。在行走和爬楼梯时，股骨上部内后方区域最大表面骨应变是 3800 微应变。最小应变发生在股骨前方区域。在对骨水泥套的应力大小分析后发现，拉伸应力的峰值超过了假定的 8 MPa 骨水泥疲劳强度 [5]。特别是检测的应力范围是 3～10 MPa 时，这可能是循环载荷下骨水泥早期断裂和积累性破坏的主要原因 [84]。全髋关节置换术后，有限元分析显示超过 80% 的骨水泥模型的应力在 0～3 MPa 范围内（图 2.10），仅有一小部分（约 2%）在 10 MPa 以上。

增加股骨偏心距和前倾角的关节重建

在模拟股骨偏心距和前倾角的影响时，基于临床测量的手术前后股骨前倾角的变化值，Kleemann 等设定了植入假体的前倾角（4°～24°）[83]。此外，通过臼杯内移 4.8 mm 使偏心距增大，以研究标准假体正常颈和长颈之间的差异（图 2.11）。从 4°～24° 单纯增大股骨前倾角可引起肌肉和关节接触应力增加，导致骨应变增加 16%[83]。股骨近端的最大应变从后内侧转移至内侧。与此同时，在行走和爬楼梯时，骨水泥平均应力分别增加了约 52% 和 35%（图 2.10）。尽管增大偏心距可以使肌肉和关节接触应力降低，但会导致骨表面微应变增加（可高达 +5%）。骨水泥应力的幅度（可高达 +9%）和分布仅有微小变化（图 2.10）。

在行走时，前倾角和偏心距同时增大造成的影响与前倾角单独增大的影响是类似的：受力在 3～ 10 MPa 的骨水泥单元数是参考病例和单独增大偏心距病例的 2 倍（图 2.10）。然而，在爬楼梯时，负荷增大引起骨水泥应力大幅度增加（平均骨水泥应力增加了 67%），骨应变仅有小幅度增加（增加了 19%）。若偏心距和前倾角同时增大，受力范围在 3～10 MPa 的骨水泥单元数从参考假体的 19% 增大到 51%。

3 个主要高应力区域确定为：①假体柄顶端周围；②股骨距；③假体柄远端内侧（图 2.10，左）。所记录的这些区域的平均应力比计算机模拟的骨水泥所有单元承受的平均应力高 50%。当分析前倾角和偏心距同时增大的影响时，发现在这些高应力区域，接近 80% 的骨水泥单元所承受的应力在 3～10 MPa。这

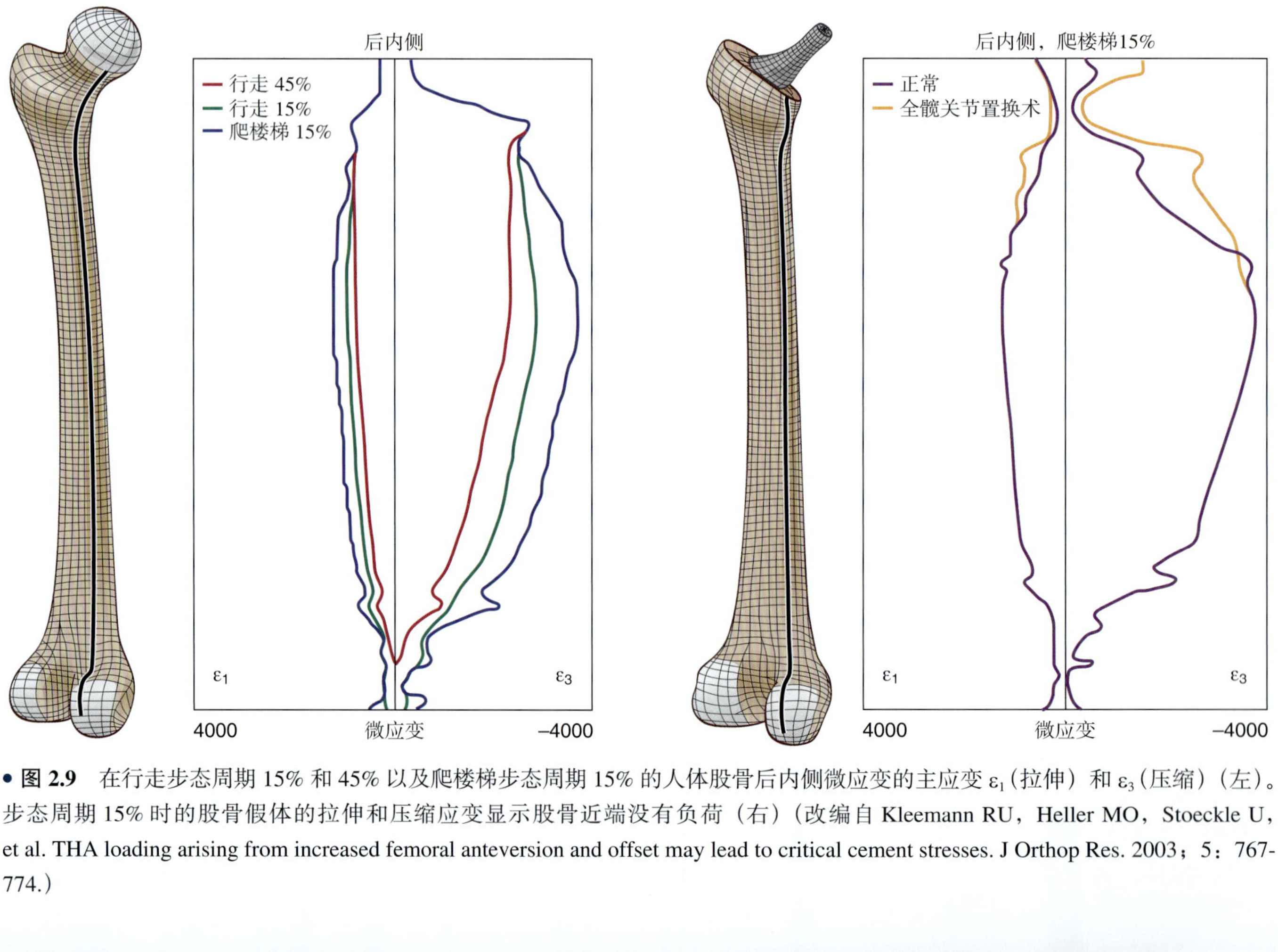

• **图 2.9** 在行走步态周期 15% 和 45% 以及爬楼梯步态周期 15% 的人体股骨后内侧微应变的主应变 ε_1（拉伸）和 ε_3（压缩）（左）。步态周期 15% 时的股骨假体的拉伸和压缩应变显示股骨近端没有负荷（右）（改编自 Kleemann RU，Heller MO，Stoeckle U，et al. THA loading arising from increased femoral anteversion and offset may lead to critical cement stresses. J Orthop Res. 2003；5：767-774.）

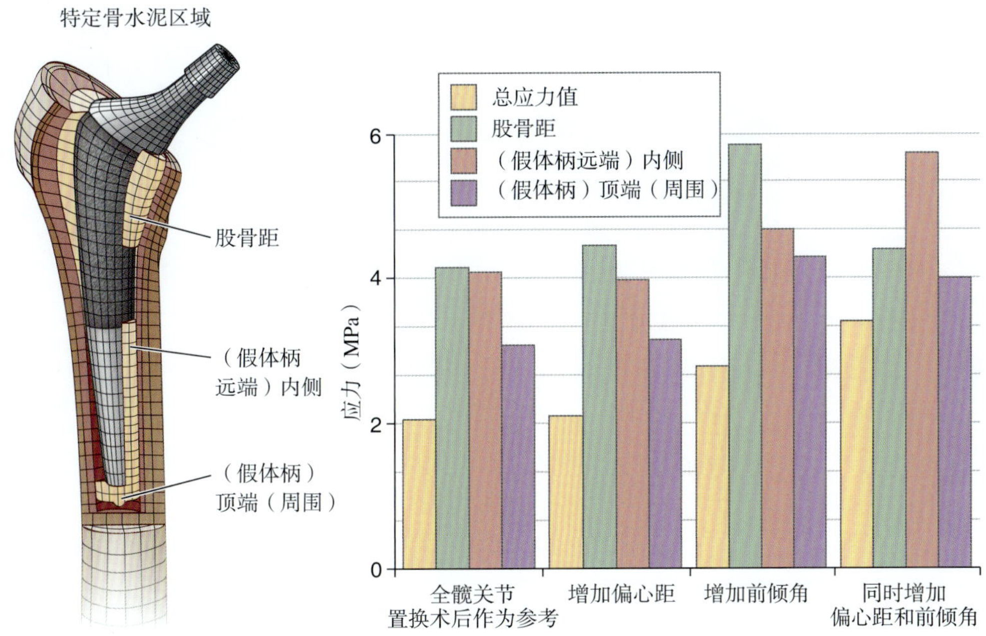

• **图 2.10**　3～10 MPa 的应力范围被认为在骨水泥积累性损伤中至关重要。图中显示在不同负荷后骨水泥套中特定区域的应力值（改编自 Kleemann RU，Heller MO，Stoeckle U，et al. THA loading arising from increased femoral anteversion and offset may lead to critical cement stresses. J Orthop Res. 2003；5：767-774.）

些结果提示了股骨柄前倾角增大特别是同时有偏心距增大，会使骨水泥承受应力，这种应力与循环负荷中的积累性损伤 [85] 和骨水泥固定失败密切相关 [86]。

在临床上，股骨柄的定向似乎影响假体在体内的长期性能。在这里，对于决定骨水泥所承受的负荷来说，前倾角比偏心距的作用更大。因此，在评估全髋关节置换术长期临床疗效时，股骨前倾角是一个比较重要的影响参数。但是，如果前倾角和偏心距同时发挥作用，尤其是在爬楼梯活动时，能产生更大的骨水泥应力。在临床工作中，应该考虑这些不利影响。当使用较大的偏心距假体时，外科医生应该仔细操作，避免使前倾角过大。

从生物力学角度看短柄假体在全髋关节置换术中的应用

研究表明，使用短柄假体可以保留股骨近端骨量。更多的骨量对可能发生的翻修手术来说是非常必要的 [87]。此外，短柄还可以降低股骨近端的应力遮挡 [88]，这种现象与常规股骨柄周围骨吸收有关 [89]，可以导致假体松动 [90]。短柄假体也便于微创手术方法的使用。Morrey 等报道了使用短柄假体置换具有失血量少、手术时间短及更大程度保留骨量的作用 [87]。这种方法还具有患者术后功能恢复快、假体长期生存率高的优点 [91]。然而，微创手术方法可能难以将假体放置到最佳位置 [92,93]，从而导致较差的临床效果 [94]。

针对使用传统的股骨假体组件位置变化所产生的影响，Umeda 等 [95]、Heller 等 [44]、Kleemann 等 [83] 分别进行了相关研究检测。体外植入实验证明，与完整股骨相比，植入假体后应变降低，前倾角增大可导致假体远端前后方的应变增加 [95]，在这些病例中，髋关节接触应力和股骨内部负荷均增大 [44]，而在使用常规水泥柄的病例中，增大有效的前倾角或偏心距可导致股骨近端应变增加 [83]。因此，使用常规假体柄置换可影响股骨近端载荷，可能会进一步影响长期骨重建过程 [89,96] 和假体存活率 [90]。

为了研究短柄假体的位置和方向对股骨承受负荷的影响，Speirs 等使用有限元方法进行了相关研究 [97]。在第一个模型中，假体放置完全符合髋关节和股骨解剖形态。在第二个模型中，假体向内侧移动 6 mm，向后移动 2 mm，向上移动 4 mm，保留更多皮质骨，增大偏心距（图 2.12，左）。这两个股骨柄的位置需要与股骨颈轴线近似对齐以恢复完整的股骨前倾角。通过将第一个模型中的假体沿股骨干轴线旋转 7°，获得具有 11° 前倾角的第三个模型（图 2.12，中间）。这 3 个模型分别为基准模型、偏内侧模型和前倾模型。

Speirs 发现，即使使用短柄假体时也会发生应力遮挡，而且对改变假体偏心距或前倾角也不敏感。结果提示，近端皮质应变上升与假体植入位置有关，假

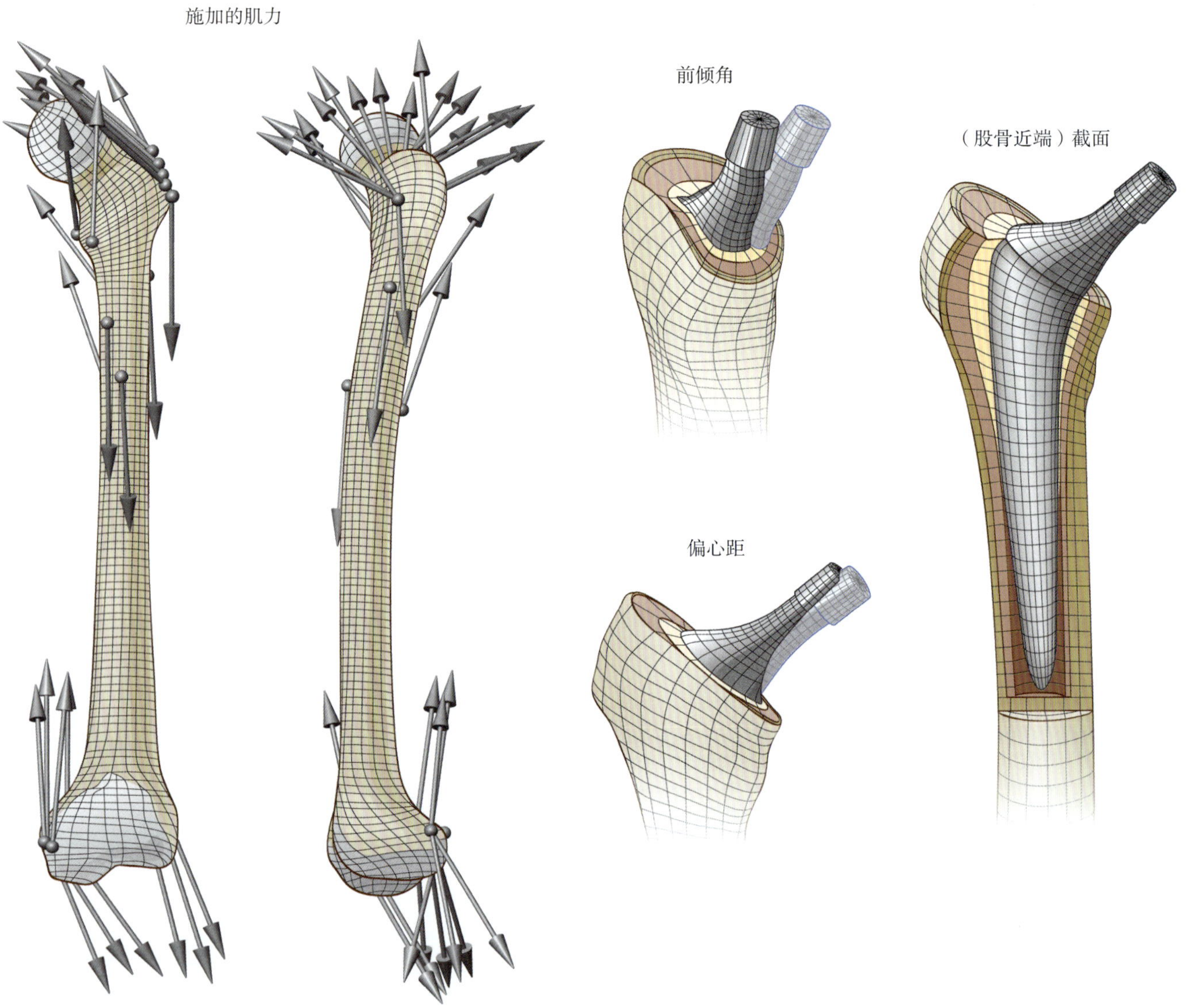

• **图 2.11** 有限元网格，包括所有的肌力和用于全髋关节置换术的骨水泥型抛光锥形柄重建假体（MS-30，Sulzer Orthopedics Ltd.，Baar，Switzerland）。箭头表示施加肌力的方向。详细介绍了前倾角（4° 和 24°）、增加的偏心距（内外侧 +4.8 mm）以及股骨近端的截面图视角（改编自 Kleemann RU，Heller MO，Stoeckle U，et al. THA loading arising from increased femoral anteversion and offset may lead to critical cement stresses. J Orthop Res. 2003；5：767-774.）

体柄内侧应变最大，可达 500 微应变（22%）。应变能量密度差异上升到 6.2 kJ/m^3（33%，Gruen Ⅴ区），与假体位置和方向有关。尽管股骨近端区域（Ⅰ和Ⅶ）的最大相对差异高达 45%，但传统的 [98] 和常规的 [87] 假体在影像学图片上通常可以在该区域看到骨吸收。偏内侧模型中增加的应变可能是由于重建髋关节中心的股骨干纵轴偏心距较基准假体植入模型增大所致，因为髋关节力的大小大致相同（1% 的差异）。相对于基准模型，前倾模型应变增大，通常可以用髋关节接触应力增加来解释（增加 6%）。

然而，与完整股骨总体变化相比，假体植入模型之间的应变差异相对较小。例如，在股骨颈截骨水平，植入假体与完整股骨之间的应变差异高达完整值的 95%。这种差异通常向远侧逐渐减小，而接近骨表面的远端时，应变大小恢复至正常水平。完整股骨的最大改变出现在近端的皮质，内侧（95%）比外侧（36%）减小得更多，在行走和爬楼梯时，相对应的载荷也有相似的变化。股骨柄引起的皮质应变模式改变与尸体股骨上测量的数据相似。虽然 Umeda 等在他们的研究中使用了传统股骨柄和较低的负荷 [95]，在股骨颈截骨水平内侧皮质的最小主应变比完整股骨降低了 79%，但在骨整合的模型中却降低了 95%，而假体远端的应变没有发生改变。体外研究显示对维持假体初始稳定性是有效的，股骨近端应变的综合情况可

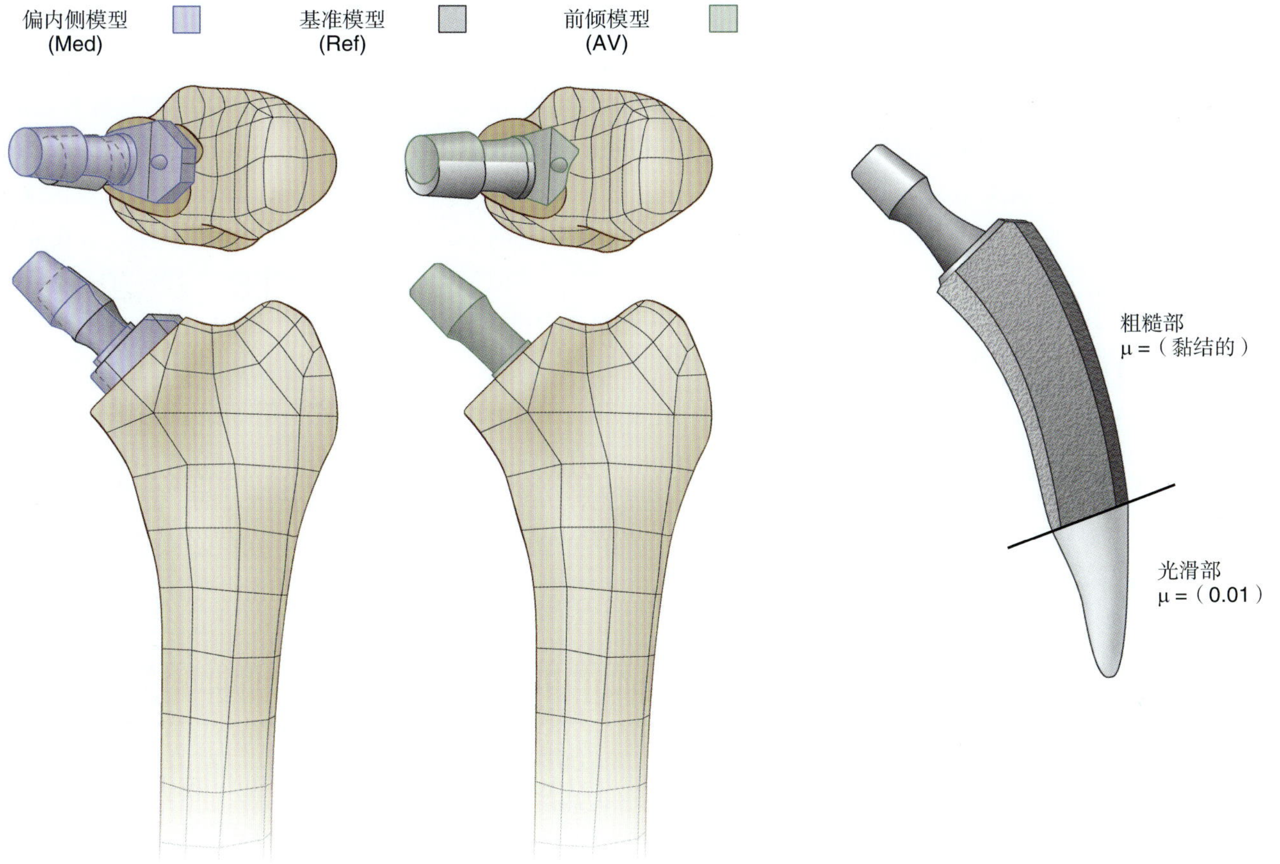

• **图 2.12**　左图，上面和前面观显示了基准模型（“Ref”，实线）和偏内侧模型（“Med”，虚线）的股骨柄位置。中间图，上面和前面观显示了基准模型（“Ref”，实线）和前倾模型（“AV”，虚线）的股骨柄位置。构成有限元模型的这些组件均有其单独的构造，它们均使用了股骨远端部分（约 3/4）相同的网格。右图，有限元模型中使用的假体表面和边界条件，在股骨柄近端超过 3/4 模拟了完全骨整合的表面（改编自 Speirs AD，Heller MO，Taylor WR，et al. Influence of changes in stem positioning on femoral loading after THR using a short-stemmed hip implant. Clin Biomech［Bristol，Avon］. 2007；4：431-439.）

能会再次缩减。手术会引起股骨柄偏心距或前倾角改变，例如，微创外科手术中术区显露有限，因而人们期望手术对股骨近端总体负荷和重塑的影响不大，最好处于 Speirs 的研究的结果范围之内[97]。

短柄假体常用于髋关节发育不良继发骨关节炎的患者，这类患者的股骨近端常伴有病理性前倾角[87,99,100]。由于许多发育不良患者股骨髓腔的尺寸较小[101]，植入短柄假体势必会受到皮质畸形解剖结构的限制。前倾角的解剖重建可能也会受到限制。

Tots 等研究发现，短柄假体的前倾角发生微小改变会使髋关节接触应力提高 22.5%[102]。当进一步分析髋关节接触应力的改变时，发现人工髋臼杯前后方向的力受到的影响最大。这在髋关节发育不良继发骨关节炎的患者中是至关重要的，尤其是对于髋臼的腹侧面广泛缺失的患者[57,103]。当同时考虑股骨和髋臼的影响效应时，不建议在髋关节发育不良继发骨关节炎患者中使用短柄假体。

未知的危险因素：关节摩擦和影响参数

除解剖型和几何型假体设计特点外，全髋关节置换术假体活动界面之间的摩擦被认为是髋臼假体松动的一个关键危险因素，也是髋臼假体失败的最相关原因。目前还没有髋关节内摩擦作用的数据。为了同时测量髋关节的体内接触应力和摩擦力矩，研究人员研制了一种带有感应电源的全髋关节置换术假体[104]。每个植入物被单独校准[105]，确定接触应力的测量精度为 2%，力矩的测量精度为 1.5%。选取 10 例活动量大的患者参加临床试验；对研究范围、风险和程序进行说明，并获得所有患者的书面同意以参加临床试验。

三维关节接触应力和摩擦力矩在植入物坐标系下测量，该坐标系位于植入物的中心。这些负荷转换为以股骨头中心为原点的以股骨为基础的坐标系[106]。作用在关节中心上的合力是以患者体重（BW）的百分比给出的。与接触应力类似，摩擦力矩以“% BW”为单位给出。

全髋关节置换术中的摩擦主要取决于滑液的润滑特性、活动界面的材料及其表面的粗糙程度，以及患者日常活动中关节运动时关节表面间的速度。为了描述体内摩擦的特点，使用了库仑摩擦模型中的摩擦系数 μ（图 2.13）。在行走过程中，髋关节围绕运动的所有 3 个轴旋转。将库仑模型转化为三维模型。输入 Fres 和 Mres，可以计算在整个行走步态周期中的摩擦系数 μ。

水平行走时的关节摩擦

即使在全髋关节置换术后不久，每一位患者都应该能够进行水平行走。在术后 3 个月水平行走时进行体内测量。患者被要求以自行选择的速度多次在平地上步行 10 m 的距离。图 2.14A 显示了普通受试者在一个步行周期内的 Fres 及其分量的时间模式。在对侧脚尖离地时（CTO）有 248% BW（Fres1），在对侧脚跟着地时（CHS）有 233% BW（Fres2），有 2 个峰值。然而，这些峰值力在个体之间有很大的差异。Fres1 为 210%～301% BW，Fres2 为 218%～287% BW。同一受试者重复试验的峰值力标准差分别为 7%～14% BW（Fres1）和 5%～14% BW（Fres2）。

图 2.14B 给出了 Mres 及其分量的时间历程。Mres 从脚跟着地（HS）增加到 CHS，达到 Mres1|Mres2 = 0.16|0.21% BWm。最大 Mmax = 0.22% BWm 的作用时间略晚于最大 Fres2。Mres 上升到第二个较小的峰值 0.19% BWm，这在 CHS 后，但在同侧的脚尖离地（TO）之前，在步态周期的 15%。在 CHS 和 TO 之间的中间最小值，关节旋转由伸展变为屈曲。摩擦系数最低的平均值 μ = 0.02（图 2.14C），然后在步态周期中近线性持续增加。在时间 Fres1|Fres2 的是 μ1|μ2 = 0.04|0.06。在关节由伸展转为屈曲的瞬间，在 TO 之前不久，μmax 急剧上升，达到最大 μmax = 0.14。

个人数值 μ 瞬间的 Fres1 | Fres2 变异数为 2。在 TO 发生前不久最大 μmax 的变化更多，值在 0.09～0.23。可以确定，行走过程中摩擦力相对于体内关节摩擦力的系数不是恒定的。从 HS 到 CHS，全髋关节置换术后人工髋关节的体内作用摩擦力几乎线性增加，并在同侧 HS 瞬间急剧增加。这说明关节润滑状态在体内各负荷阶段发生了明显的变化。到目前为止，关节摩擦一直被认为是恒定的。这些数据表明关节摩擦取决于患者的活动。

体内测量的摩擦在术后的改变

在术后 3～12 个月（图 2.15），摩擦系数 μ 下降了 48%（CTO）、36%（CHS）、13%（最大值）。μ 的强劲增长在站立阶段揭示出润滑状态是变化的；当滑动条件从润滑变为干燥时 μ 增加[107]。因此，滑液可能在高负荷时被挤出，而在低负荷时又被运回到关节间隙。μ 突然增加的站立的最后阶段，关节运动从屈曲变为伸展时，可能引起的干摩擦也导致滑液黏度的数值变化。Mres 和术后第一年 μ 减少可能意味着滑液的润滑性能改变或活动界面的“磨合”效应。

植入物力线对髋臼负重的影响

在术后 12 个月，对 6 名受试者进行水平行走时的运动分析，同时进行体内负荷测量。在单个 CT 扫描和 3D 标志物运动中，计算个体的骨骼运动[108]。将体内关节负荷相对于头部坐标系转化为人工杯坐标系，确定杯面接触点的运动过程。

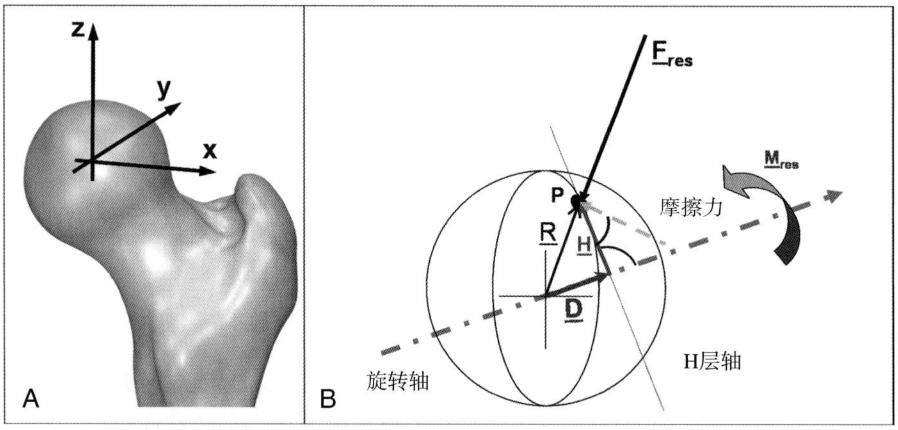

• **图 2.13** 右股骨（A）后视图坐标系及计算向量的摩擦系数 μ（B）

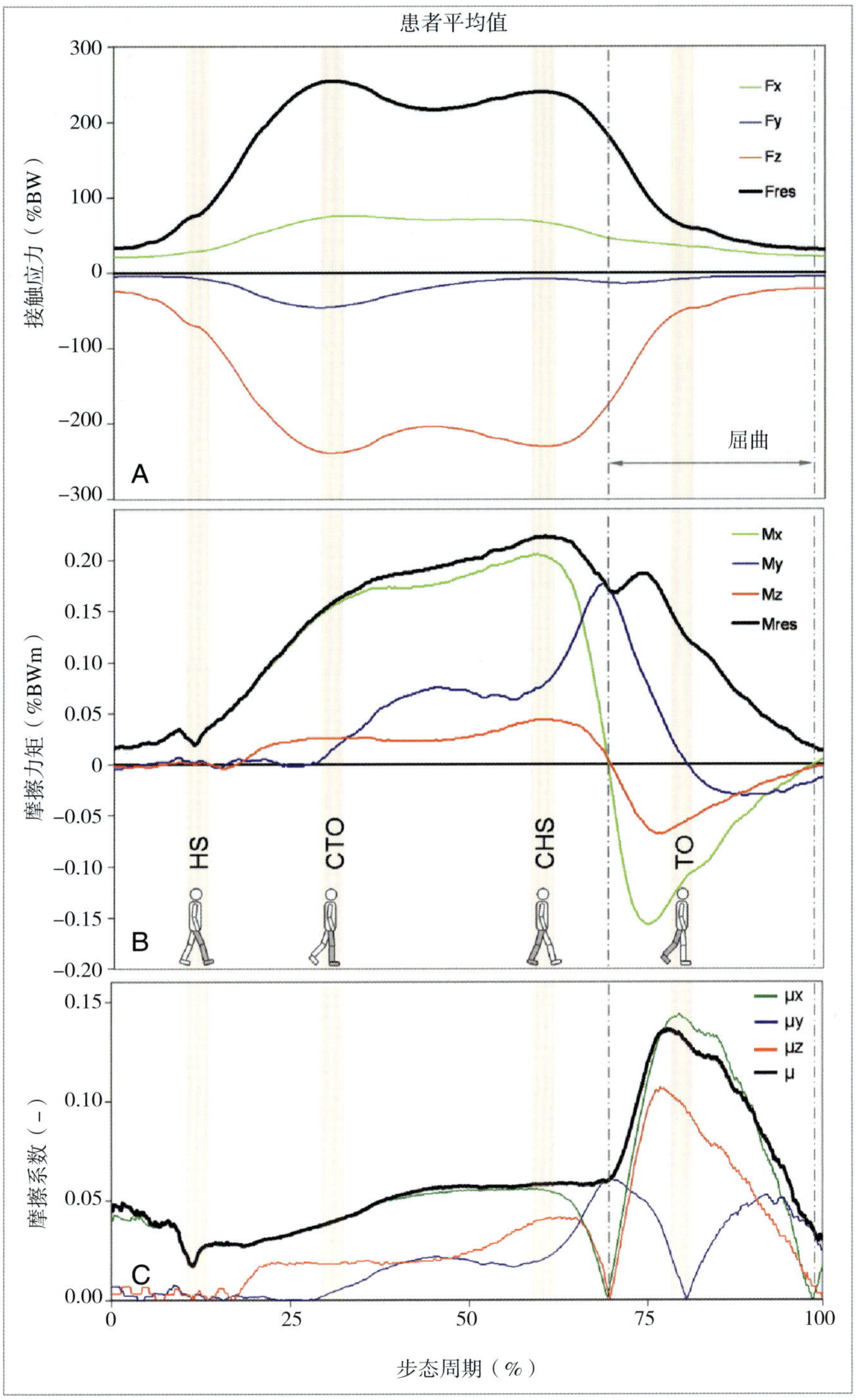

• **图 2.14** 接触应力、摩擦力矩和摩擦系数的时间历程。（A）接触应力 Fres 及其分量。（B）摩擦力矩 Mres 及其分量。（C）从三维计算摩擦系数（μ）；μx（矢状面），μy（冠状面），μz（水平面）简化二维计算。所提供的数据是一个普通受试者在水平行走时大约 1 m/s 的数据。垂直线：屈曲阶段的边界。图从脚跟着地前开始

图 2.16A 显示了 1 例患者（H2R）髋臼假体的转化负荷。Fxcup = –235% BW、Fzcup = 125% BW 和 Fycup = 69% BW。然而，Fxcup 在 –187%～ –289% BW、Fycup 在 56%～162% BW、Fzcup 在 103%～172% BW 存在较大的个体差异。Mzcup = 0.19% BWm 的摩擦矩最高，其次是在 Mycup = –0.18% BWm 和 Mxcup = 0.1% BWm。个体间的摩擦力矩变化范围很宽：Mxcup = –0.13%～0.11% BWm；Mycup = –0.19%～0.19% BWm；Mzcup = –0.37%～0.2% BWm。

图 2.16B 为 H2R 中接触点的个体平均轨迹。图 2.16C 为所有患者的平均病程。在此轨迹中，所有患者在行走中主要是在髋臼杯的前面负重。然而，单个

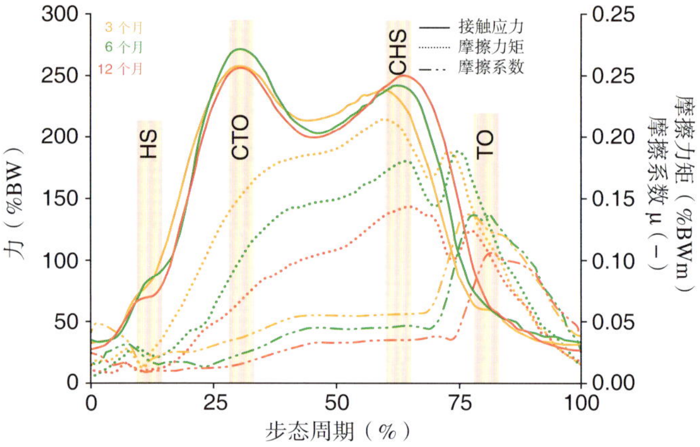

• **图 2.15** 水平行走时体内关节的力、关节摩擦力矩及摩擦系数随术后时间的变化

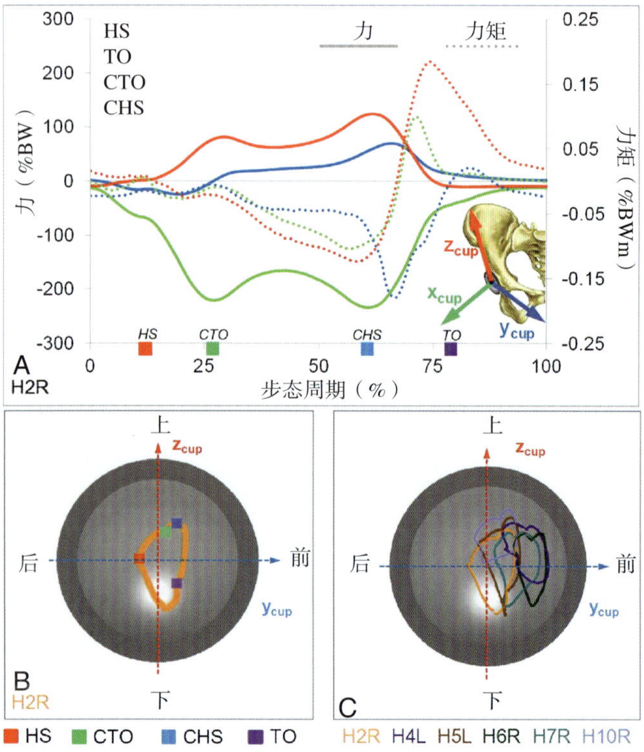

• **图 2.16** （A）受试者在水平行走时髋臼假体（H2R）的体内负荷。（B）水平行走时某一受试者活动界面接触点（H2R）的轨迹；（C）所有受试者活动界面接触点的轨迹

负荷区域和接触点的轨迹取决于：①运动类型；②运动范围；③尤其是植入假体的力线（图 2.17）。

小结

髋关节置换翻修的常见原因仍然是磨损和磨损颗粒的病理反应[110-111]。髋关节假体的高摩擦力矩增加了关节的磨损，特别是在术后早期，此时无骨水泥型假体的固定，稳定性较低。因此，高摩擦力矩也可能

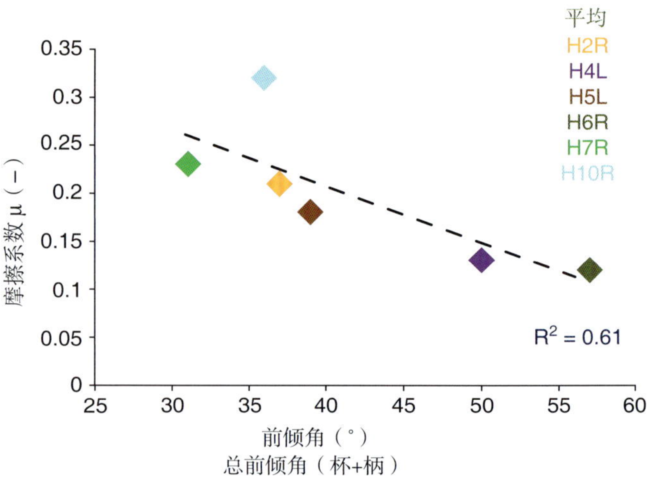

• **图 2.17** 关节摩擦系数（μ）取决于髋臼和股骨的联合前倾角

危及髋臼假体的固定。相反，长期髋臼固定取决于髋臼假体 - 骨界面的质量、固定技术、多孔涂层的类型和骨质量。模拟器研究表明，髋臼磨锉不足会降低初次固定的稳定性[112-113]。

另一个危险因素是关节摩擦在术后的前几个月发生变化[114]。由此产生的摩擦力矩在术后 3 个月平均比术后 12 个月高 47%。早期高摩擦系数的可能因素是最初磨合期的接触界面粗糙和关节液在早期的紊乱或不足。对于高体重、低润滑性能或髋臼磨锉不足的患者，如此高的关节摩擦力对于髋臼固定是危险的。

分析体内测量的关节摩擦系数显示了假体力线（髋臼及股骨的联合前倾角）和髋关节的摩擦系数高峰值（μ_{max}）之间的相关性（图 2.17）。一种可能的解释是，在前倾角增加的人工髋关节中，关节液被更快地输送回活动界面之间的负载区域。在此之后，关节表面的润滑效果比前倾角降低的人工髋关节更好。然而，增大前倾角也会增加边缘负荷和关节脱位的风险。这可能是影响髋臼假体存活的一个危险因素，特别是在年轻和活动量大的患者中。

关节摩擦还会影响头颈锥度区域的机械应力，如果存在颈杆连接，也会受到影响。关节摩擦的增加将导致这类界面应力的增加。因此，关节摩擦是次优锥度连接机械失稳的潜在危险因素。如果机械连接变得松散，部件之间的微运动增加，可以引发机械辅助的缝隙腐蚀级联反应[115,116]，引发周围组织的生物反应[116,117]，这可能导致假体植入失败。

（参考文献参见书末二维码）

第 3 章

人工髋关节的摩擦学

MARKUS A. WIMMER, MICHEL P. LAURENT

（高宇航 译　齐欣 审校）

关键点

- 活动界面的磨损是影响全髋关节置换术以及表面置换术服务寿命的主要因素。
- 髋关节轴承由一套摩擦体系构成，因此，磨损是受多因素影响的系统特性，其中包括轴承大小、解剖位置、轴承材料、负载条件、关节活动以及润滑介质。
- 具有不同摩擦特性的多种轴承组合可供选择。钴铬钼、陶瓷头对超高分子量、高交联聚乙烯（cross-linked ultra-high-molecular weight polyethylene，XLPE）髋臼内衬是现今最常用的轴承界面。
- 在应用于临床之前，对假体材料和几何形状进行磨损试验评估是有必要的。其在某种程度上已经被美国材料试验协会（American Society for Testing and Materials，ASTM）和国际标准化组织（International Organization for Standardization，ISO）作为标准。
- 尽管使用 XLPE 内衬显著减少了磨损，但由于全髋关节置换术（total hip arthroplasty，THA）常在年轻患者中进行，试图减少磨损及其对宿主的影响依然十分重要。

引言

摩擦学是研究相对运动过程中接触面相互作用的一门科学技术。它包括对摩擦、磨损和润滑原理的研究和应用。摩擦是日常生活中的一种自然现象，能导致接触物体的磨损。虽然 Leonardo da Vinci（1452—1519 年）和 Guillaume Amontons（1663—1705 年）已经认识并阐述了摩擦的基本原理，但对摩擦和磨损引起众多影响的潜在机制却知之甚少。接触物体之间的润滑有助于减少和控制摩擦与磨损引起的不良后果。在本章中，我们将介绍目前对于假体磨损中摩擦学的认识，并着重于髋关节假体。然而，这些原理也适用于其他关节置换术。

在人工髋关节中，磨损及其造成的其他影响是植入物失败的一个重要原因。每年有数以亿计的磨损颗粒产生并迁移到假体周围组织，引发局部慢性炎症和假体周围的骨吸收[1,2]。这种骨溶解机制可能导致随后假体的松动和失败，具体内容将在后面章节中讨论。

由于关节假体产生的碎屑会引起生物学并发症，因此明确认识和采取有针对性的措施对于减少磨损是很重要的。对于磨损的多种因素特性的了解和实验室对体内状况的精确建模，使我们克服了以往简单的试错法，这将有助于减少患者的风险。因此，有必要分析那些在实际“工作条件”下的假体表面的磨损状态，以了解系统性的影响因素，并在实验室中获得满意的可重复性。

本章介绍了髋关节假体的关节面涉及到摩擦学的主要内容。首先，给出摩擦体系相关术语的定义，尤其是对各种磨损机制、磨损方式和润滑机制的定义。然后，呈现了髋关节是具有特殊的磨损模式、磨损机制、产物（材料损失、产热和声音）以及润滑机制的摩擦体系。讨论了髋关节特有的几何和材料磨损特性。之后是磨损测试程序部分，包括材料的筛选试验和髋关节假体在模拟器上的耐久性试验。在本章结尾列出了当前问题以及未来的发展方向，其中包括 XLPE 的磨损表现在长期使用时的不确定性、金属对金属轴承磨损的改善、新型材料和活动界面喷涂的发展、髋关节假体磨损试验的进步，以及用来补充真实磨损试验的虚拟磨损试验的发展。

基础科学

术语定义

一个摩擦系统主要由 4 个部分组成：主体、对立体、界面介质和环境（图 3.1），系统输入变量包括物体间相对运动、接触载荷和载荷曲线、环境温度。拥有不同力学性能的任何摩擦系统，在负载运动时总是伴随着一些能量损失，主要是以热能（约占引入能量的 90%)、声能和磨损的形式为主。磨损造成的材料损失由许多原因构成，包括关节整体的一般性质和表面特性（例如粗糙度、硬度、表面能），以及系统条件，如润滑、物体的相对运动和载荷传输。

相互作用物体之间的接触条件对于我们了解磨损机制是非常重要的。在微观水平上，所有物体的表面都有固有的粗糙度，即使是那些表面看起来完全平滑的物体（图 3.1）。因此，关节面之间的接触面是粗糙的，有许多微小的接触点，从而使实际接触面积小于表面看起来的接触区域（图 3.2）。这种实际接触面积和可见接触面之间的差异是摩擦学中的一个关键概念。由于处于严苛的化学环境中，运动会使这些小接触点发生弹性和（或）可塑性形变。颗粒就通过物理或化学的磨损机制随之产生。

目前，已知 4 种主要的磨损机制分别为：①磨损；②表面劳损，这是指微观裂纹的产生和蔓延；③黏附；④摩擦化学反应，其中主要涉及化学过程。这 4 种机制的详尽解释见框 3.1。由于关节材料具有化学反应活性，因而材料之间可以出现化学结合（黏附），或与周围介质产生反应（摩擦化学反应）。在实验室模拟髋关节假体磨损的试验中，最重要的是重复其体内磨损机制，而不只是观察磨损率（每个周期或单位时间的磨损量）。模拟试验有效性的关键指标包括磨损表面的外观和形态，它们必须和患者体内的假体拥

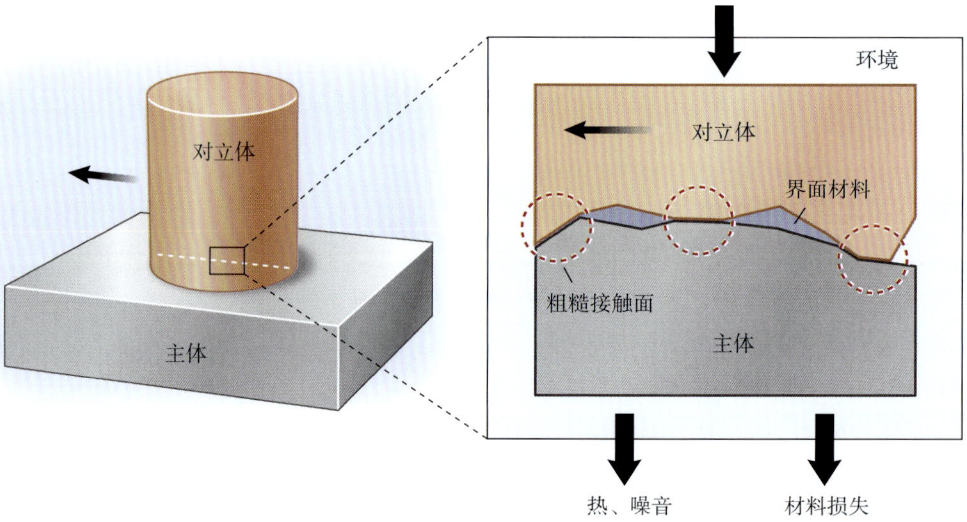

• **图 3.1** 一般在描述摩擦系统时主要包括 4 个元素：2 个接触的物体、界面材料和所处的环境。所有这些元素具有可以相互影响并改变相互作用的机制

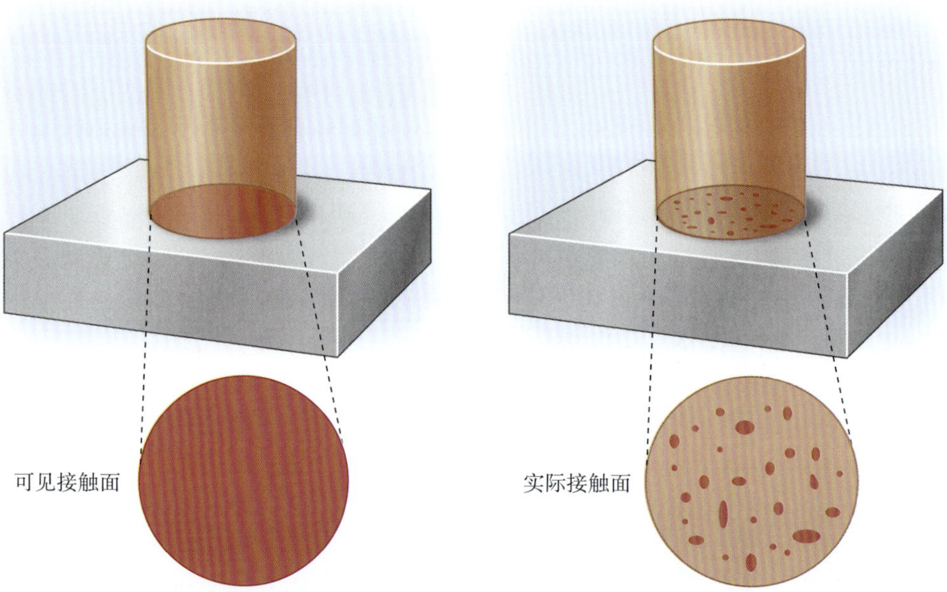

• **图 3.2** 粗糙物体在接触时的可见接触面和实际接触面

有相似的形状、粒度分布以及磨损颗粒导致的化学反应，试验必须能重复这种假体周围体液和组织中的化学过程。

框 3.1　4 种主要的磨损机制

磨损

- 机械切割或磨损过程因素
- 外界颗粒由对立体的粗糙面引起［来自于摩擦体系以外的污染物（例如，骨水泥）或来自于体系内（例如，断裂的碳化物，磨损颗粒）］
- 磨损的 4 种不同细分机制取决于相互接触物体的属性，这些属性包括一些微摩擦、微切割、微裂缝、微劳损，这些反映出接触面的循环弹性和（或）自然可塑性

表面劳损

- 在同一磨损轨迹上重复滑动或滚动
- 因为生物力学或材料属性的相关原因，微裂缝沿与轴承面平行或垂直的方向产生并扩展
- 表面磨损：出现浅凸面和分层

黏附

- 来自两个表面的材料相互附着（类似于摩擦焊接）
- 在生物力学作用下，这些微碎片被撕断成颗粒，从主体转移到对立体（反之亦然）
- 磨损外观：黏附的材料剥脱或形成斑点。在严重的病例中，产生的碎片和颗粒起到了研磨作用，留下严重的划痕和沟槽。后者可能导致关节病突然发作。

摩擦化学反应

- 力学作用下的界面被激活，与界面介质和（或）周围环境发生反应
- 造成表面上的反应物生成和清除交替进行，这可改变材料的表面特征
- 表面磨损：显微镜下可见斑片状分层

磨损模式是由在摩擦系统中产生磨损的主体、对立体、润滑介质和环境组成的特殊动态构型。常见的磨损模式已在图 3.3 中给出定义与图例，包括滑动磨损、滚动磨损和三体磨损。例如，髋关节中股骨头与髋臼杯之间的磨损就是滑动磨损。在骨水泥颗粒的存在下，磨损模式就变为三体磨损。这两种磨损模式的深层机制不同，从而产生不同程度的磨损。磨损模式并不是稳定不变的，不同模式之间会发生相互转化。例如，金属对金属滑动磨损产生的碳化物会使磨损模式变为三体磨损，因为由摩擦表面释放的颗粒会积极地参与摩擦过程。每一种磨损机制都会有不同的特征表现，也被称为“磨损模式”或“磨损破坏”，可以观察到磨损使结构表面发生的明显改变（纹理和形状）（图 3.4）。

摩擦是能量引入、转化和消耗的过程。当两个物体表面的微凸体接触（或互锁）时会发生弹性或塑性形变（图 3.1）。另一个原因是物体表面的原子和分子之间的黏附作用。

润滑可以降低摩擦和磨损。形变和黏附产生的摩擦可以通过润滑显著减少。流体膜形成的程度在人工关节的磨损过程中起着重要作用，此程度也可利用偏微分方程，例如衍生自用来计算层流的一般 Navier-Stokes 方程的 Reynolds 方程来描述磨损程度[3]。Stribeck 将这个基础量定为拉姆达比率（λ），用来表示起润滑作用的流体膜的厚度，这与接触材料的表面粗糙度有关[4]。λ 越高，流体膜越厚，说明表面微凸体的高度越高。λ 随着润滑膜黏度和滑动速度的增高而增高，随着接触面应力和粗糙度的增高而降低。λ 的大小同样取决于局部间隙的几何结构，因为在滑动过程中流体膜的形成需要配对的接触面间形成汇聚性间隙（即微小的楔形结构）。在滑动时，流体被夹带进楔形较宽的一端，并部分存留其中，形成一个密闭加压的膜来承受应力。在髋关节受力时，股骨头和髋臼杯半径的微小差异，会自然形成这样一个汇聚性的间隙。λ 用来判断 3 种不同的润滑状态，如图 3.5 所示。包括：① $\lambda < 1$，边界润滑，关节面之间的微凸体互相结合，润滑膜通过化学和物理作用降低接触面相对运动产生的阻力；② $1 < \lambda < 3$，混合润滑，部分表面被润滑膜分隔开，但微凸体仍单独与对应物体表面接触；③ $\lambda > 3$，流体润滑，微凸体之间被全液膜层所覆盖，关节面被完全分开。尽管摩擦系数在此区域相对较低，但它会随着液膜厚度的增加而增加，因为液膜承受应力（F_N）的能力比相应黏滞阻力（F_T）降低的速度更快，摩擦系数等于 F_N / F_T，因此会增大。对于混合润滑，表面抛光就显得很重要：润滑膜中单个微凸体突出润滑膜的高度越高，它与另一个表面接触的时间就越长。

髋关节摩擦系统

由于摩擦学的复杂性，髋关节磨损不能简单归因为材料属性，而是由整个系统的特性决定的。系统（图 3.1）由相互接触的髋臼内衬和股骨头以及两部分之间相互作用的流体和周围软组织构成，采用现代定义的环境条件，例如周围温度和气体浓度。认识摩擦

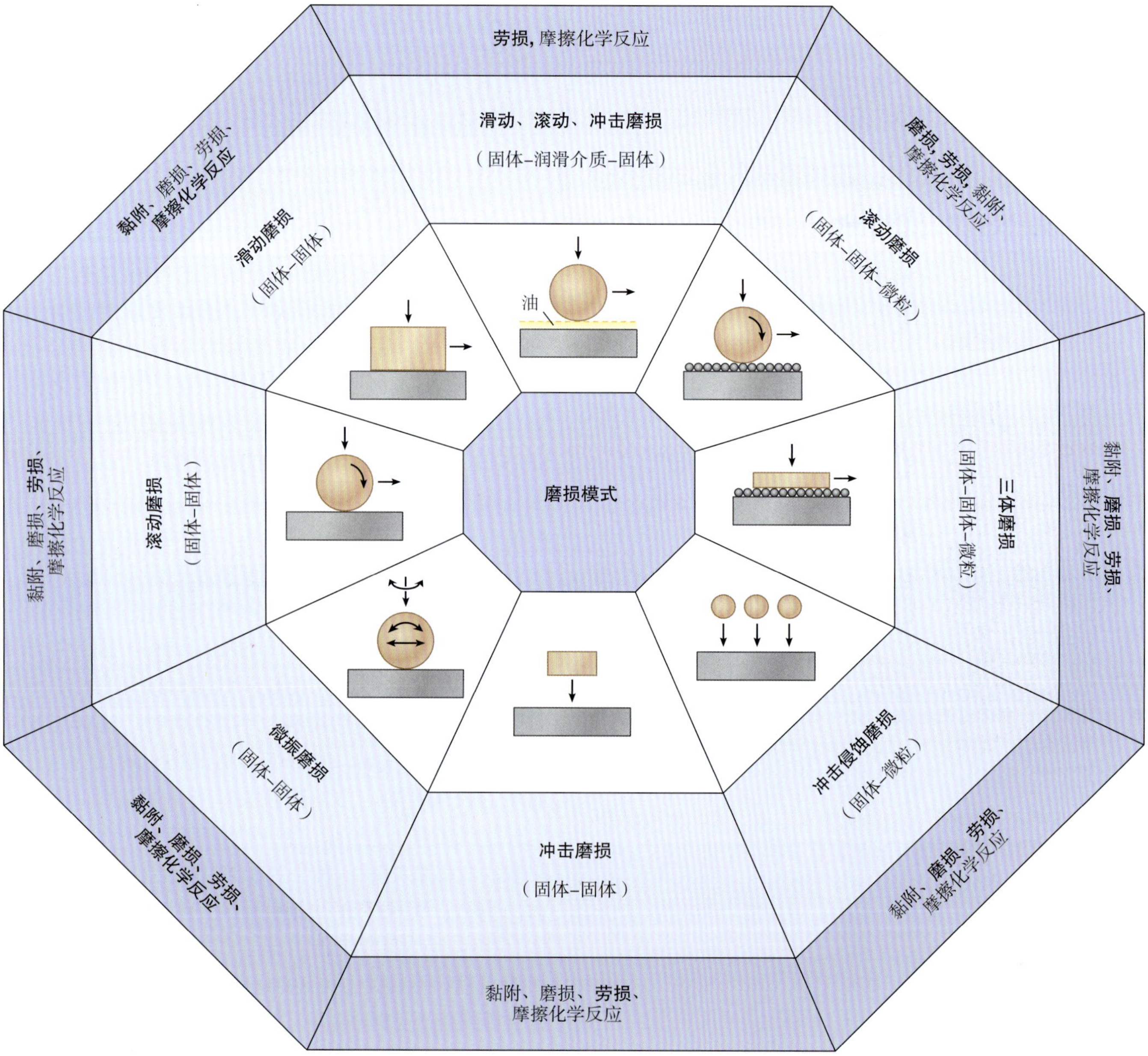

• **图 3.3** 摩擦系统不同的磨损模式和磨损机制的示意图。图中列出了摩擦的运行条件和相关图示，以及磨损模式对应的描述。外框中列出每个模式可能的磨损机制，常见的磨损机制以粗体显示

系统的特性，才能对日常生活中的应力和运动有更准确的理解并对磨损过程进行建模。

磨损模式和机制

人的髋关节磨损模式被认为是多方向的滑动磨损。多方向磨损是因为在步态周期中形成了许多相互交错的准椭圆形磨损痕迹[5]。交错的磨损痕迹会加速微粒的生成[6]。此外，McKellop[7]定义了基于体内功能的 4 种髋关节磨损模式：①常规（滑动）磨损；②冲击（碰撞）磨损；③三体磨损；④背侧（微动）磨损（框 3.3，第 5 项）。在常规滑动磨损中，所有已知的主要磨损机制——黏附、磨损、表面劳损和摩擦化学反应——会同时出现（图 3.3）。因此，提高人工关节的摩擦属性，确定占主导作用的磨损机制很重要。这可以通过检索分析和鉴定磨损外观的特性来实现。根据观察到的磨损类型，发现 4 种主要的磨损机制都起到了一定作用（图 3.4）。

系统输出变量

在骨科应用中，材料损失是最相关的系统输出变量（图 3.1）。磨损颗粒特性对磨损引起的骨溶解有一定影响。已经表明，该组织反应取决于磨损颗粒的大小、形状和成分[8,9]。颗粒图像的对比分析（图 3.6）显示，不同类型的聚乙烯，其粒度分布不同[10]。例

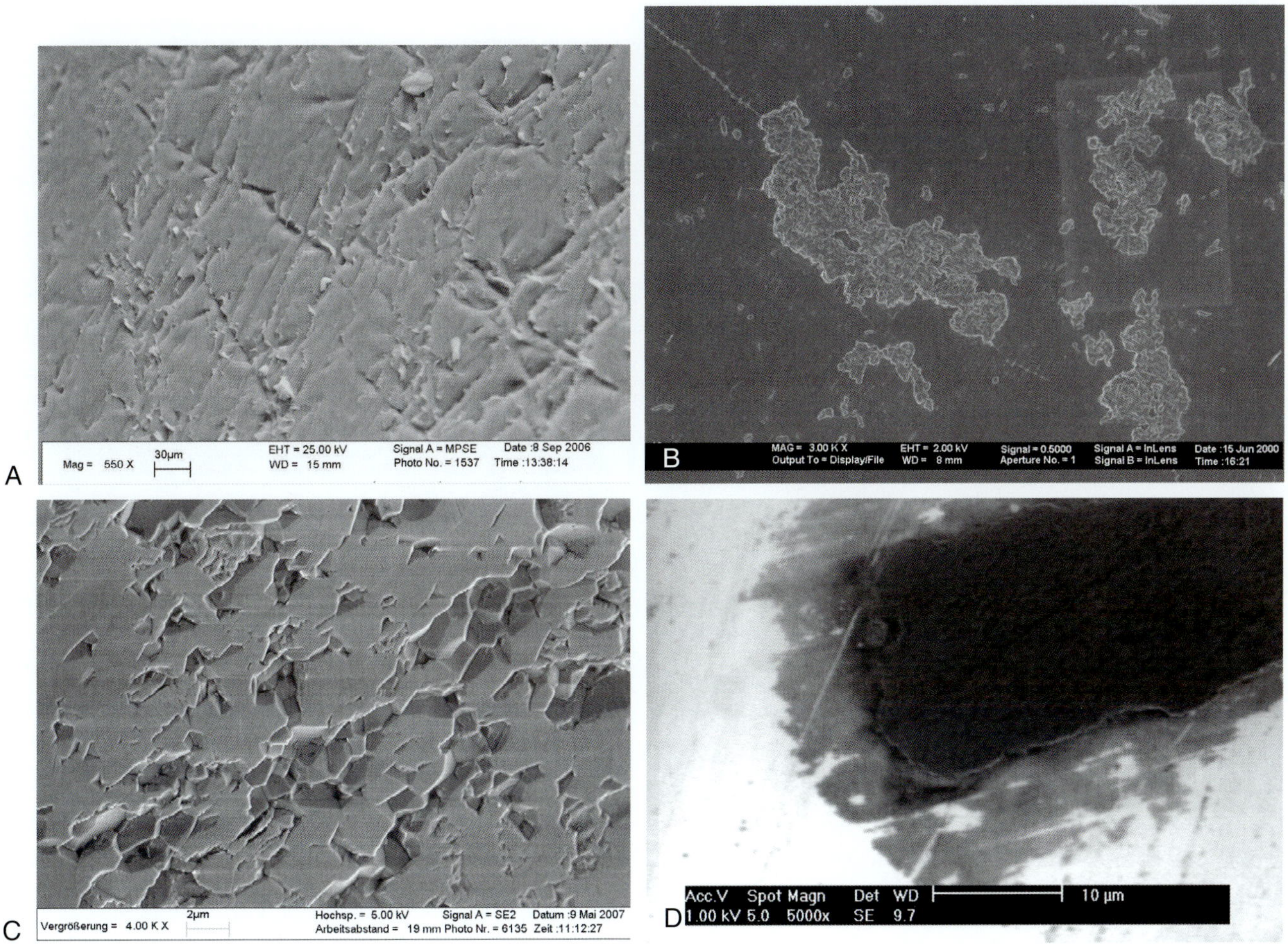

• **图 3.4**　4 种主要磨损机制的典型外观。(A) 磨损：聚乙烯臼杯的划痕和沟槽。(B) 黏附：转移的聚乙烯碎片。(C) 表面劳损：陶瓷臼杯在高磨损区域的颗粒间破裂。(D) 摩擦化学反应：金属对金属关节头上的有机金属沉积

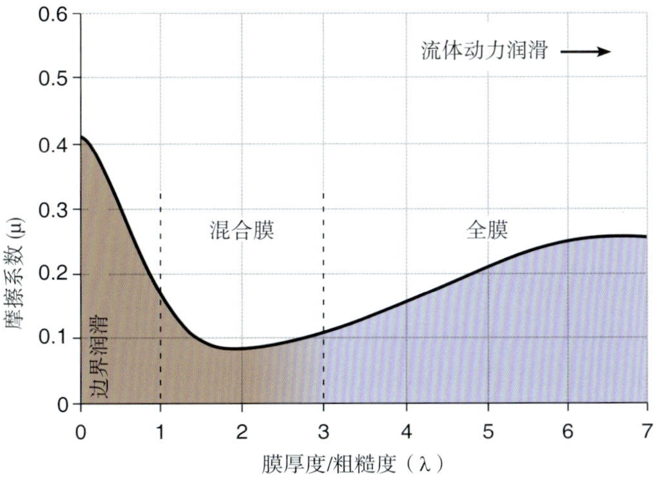

• **图 3.5**　滑动接触时的摩擦系数与特殊润滑膜厚度的函数关系

如，有时候可能磨损碎屑很少，但释放的颗粒很多。根据目前磨损率和颗粒大小的转换关系，预测每 1 mg 碎屑可产生（0.2～2.0）$\times 10^{12}$ 个颗粒，相当于每走一步产生上亿个磨损颗粒 [11]。

尽管与磨损相关，但多数系统的能量消耗都转化为热能。这一微观的过程直接导致我们在临床上观察到髋关节假体的产热 [12]。如果组件间的接触面积很小，如在金属对金属关节中，局部温度可在几毫秒内达到 60～80 ℃ [13]，这些温度变化可以引起化学反应，并使反应产物和薄膜附着于髋臼和股骨头假体表面 [14]。这现象解释了为什么在金属对金属假体 - 骨界面能够测量到更大的启动扭矩 [15]。对于大直径假体，这种启动扭矩可以达到有临床意义的相关数值，在不利的情况下可能会导致人工关节松动 [16]。从磨损的角度来看，摩擦化学反应是有利的。原始表面转换为由纳米级金属晶体、氧化的假体磨屑和关节液中的有机物构成的混合材料，其作用类似于赛车引擎所使用的高性能润滑油中的抗磨剂 [17]。这种抗磨剂在假体表面形成保护膜来保护下面的材料，使材料更耐用，磨损率更低 [18]。

可闻及的声音也是髋关节置换术中被监测的输出变量。陶瓷对陶瓷界面发出“尖锐异响”的病例 [19-21] 被认为与关节表面粗糙引起的黏着滑动现象相关 [22]。但是髋关节异响的确切原因仍然不清楚，可能是一

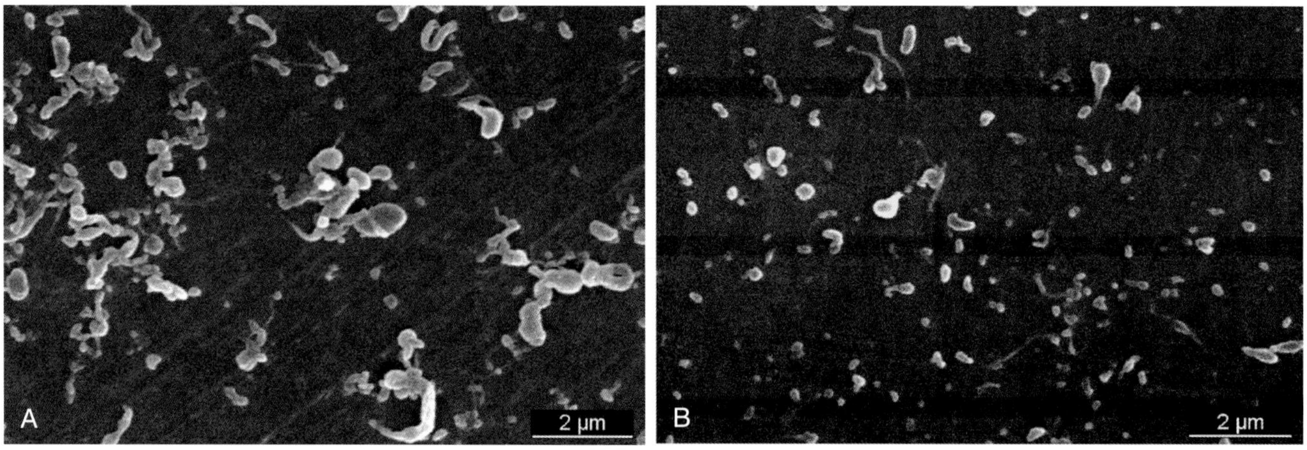

• 图 3.6 典型的聚乙烯磨损颗粒来自于（A）传统的和（B）交联的超高分子量聚乙烯（UHMWPE）

个多因素的现象，涉及股骨颈 - 髋臼杯碰撞、微分离和半脱位。

润滑体系

理想情况下，关节两部分被润滑膜完全分开（图 3.5）。这种状态的形成，需要一个大的接触面积，以及高的相对速度，并且有足够光滑的表面。从理论上讲，较大的股骨头（产生高的相对速度），较小的头臼间隙（产生大的润滑表面），还有光滑的假体表面的结合会促进流体润滑作用，从而减少植入物的磨损并耐用。然而，理论计算[23]显示这些效应仅限于目前假体尚不能实现的几何形状中。尽管如此，临床研究报告指出，理论上低摩擦组和对照组之间的全血和尿中钴和铬的含量存在显著性差异[24]。患者日常活动情况、低步速和许多启动 / 停止运动会掩盖稳态期两组磨损的差异[15]。

对于大的关节头的置换，相对较薄的金属髋臼杯在植入时或骨盆生理载荷情况下会发生微小却明显的形变（类似于赤道收缩效应）。这些形变是理论计算的结果[25,26]，并没有在磨损试验中被模拟出来。这些测量结果可以对一项研究[27]做出解释：在一个植入了大直径假体的马拉松运动员身上发现，竞赛状态时尿液中的铬浓度明显增高，这种现象只有关节部件在混合润滑状态下才能发生。与步行时相比，跑步时产生的更高的骨盆形变度和载荷可能是导致这种结果的原因。因此，可以推测，在生理载荷下，所有正在使用的假体在边界条件下或混合润滑时会相互作用并产生磨损颗粒。

对此，产生的一个问题是，为什么自然髋关节暴露于类似的生物力学的边界条件下却不会发生磨损？过去，这种差异主要归因于流体弹性动力（elastohydrodynamic，EHD）。人们认为，和植入物材料不同，软骨在润滑膜的压力中变得光滑，减小了微凸体的有效高度。在这些条件下，人们认为较薄的润滑膜将足以使关节表面分离。然而，最近由 Calligaris[28] 的研究表明，软骨的组织液压力足以减少摩擦和磨损，尤其是在 EHD 不发挥作用的启动过程。在这个过程中，糖胺聚糖的作用尤为重要。这种分子可以防止软骨基质液体的快速流失，让水分子承受 90% 的关节接触应力。此外，滑膜和软骨表层细胞内的特殊蛋白，如润滑素，即使在混合摩擦的区域也能减少软骨磨损。尽管我们对关节软骨功能的理解已经取得了重要进展，但要找到能与之媲美的人工材料还将充满挑战。

髋关节磨损

由于摩擦学的多因素性质，对于在磨损模拟器试验中得出的相关结论需要谨慎解释。尽管如此，摩擦学试验对于新型材料发展和假体创新的重要性是毋庸置疑的。例如，John Charnley 先生曾经认为这种试验是在浪费时间，Harry Craven[29] 说服了他，并采用了超高分子量聚乙烯（ultra-high-molecular-weight polyethylene，UHMWPE）材料来代替聚四氟乙烯[30]。Craven 就曾使用了自建的销盘试验设备来促成了这项在关节置换中具有里程碑意义的成果。

约 6 年后（1966 年），Duff-Barclay 开始使用第一台髋关节模拟器。随后经过了几个发展阶段，包括 Stanmore 模拟器（MK Ⅰ和 MK Ⅱ）、Munich 模拟器（Ungethüm 1 和 2[31]）和 Leeds 模拟器[32]，目前已研制出新的符合 ISO 标准的髋关节模拟器（ISO

12424-1 和 14242-3；表 3.3）。虽然这些测试仅模拟了一个标准的步态周期（1～150 万个运动周期反映其在体内 1 年的使用情况 [33]），但他们还是对髋关节磨损过程有了深刻的理解。

一般情况下，由于滑动距离和摩擦面的增加，球头直径每增加 1 mm，聚乙烯的磨损会增加 3%～10%[34,35]。因此，使用球头直径为 32 mm 聚乙烯的磨损风险被认为是球直径为 22 mm 常规聚乙烯的 3 倍 [36]。在过去 10 年中，由一个认证的测试实验室（Endolab GmbH，Rosenheim，德国）将球头直径为 28 mm 的陶瓷 - 聚乙烯组合分成 12 组，每组 3 对，测试发现每百万周期的磨损中位数为 19.4 mg（图 3.7）。标准差为每百万周期磨损 6.8 mg，其范围是每百万周期 7.8～29.8 mg。最差的 28 mm 直径组合也比最好的 55 mm 直径组合具有更低的磨损率。

高交联聚乙烯的磨损率是常规聚乙烯的 10%～50%[37,38]。这些低磨损率已经被许多临床研究证实 [39-41]。同样，Endolab 的研究也显示每百万载荷周期的磨损范围为几毫克（图 3.7）。在模拟研究中，所有类型的聚乙烯都会吸收大量的周围液体，导致低估了磨损造成的质量减轻。过去，低估导致了许多令人振奋但无根据的推论，比如高 XLPE 可以抵抗磨损 [37]。

自第一代 XLPE 发展之后，第二代 XLPE 现已包括各种添加剂，如维生素 E，而且改变了制造参数。这些添加剂的主要作用是去除辐射产生的自由基，避免热处理时引起的聚合物强度降低。清除自由基有利于降低聚乙烯组件的氧化速率和体内脆化的灾难性风险。每种含添加剂的聚乙烯组件可被分成具有一系列材料参数的亚组 [42]。由于这些变化，XLPE 出现差异巨大的磨损率，因此很难概括这些材料的磨损率。此外，这些材料在体内长期稳定性方面的问题也不能有效解决。因为 XLPE 结构断裂，韧性下降，所以防止其在体内氧化这一点尤为重要。

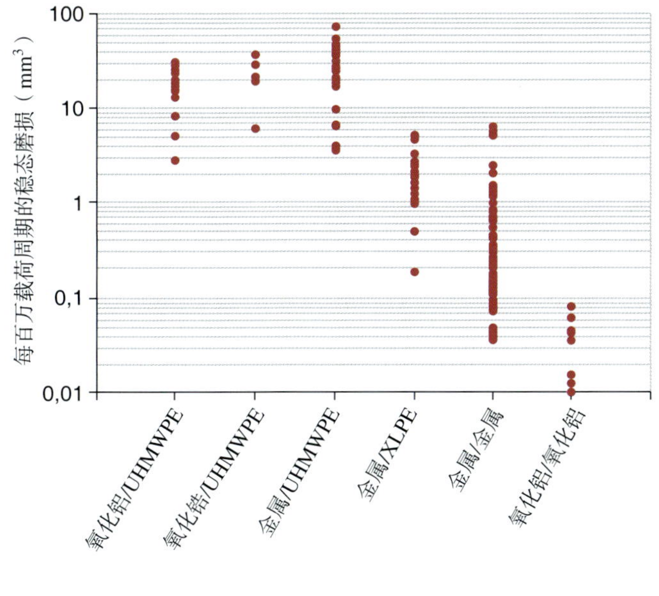

• **图 3.7**　髋关节最常用轴承材料组合的稳态磨损率。根据 ISO 14242-1，每个点代表了髋模拟器上相同设计和制造商的 3 个轴承的平均值（数据来自 Endolab 实验室。）

正如前面所讨论的，陶瓷对陶瓷摩擦发出的“高调异响”可能与特定形状假体的半脱位有关。最初在改良后的关节发现了半脱位 [43]，随后的髋关节模拟试验显示其与微分离有关 [44]。这有助于重建模拟试验中的“条纹磨损”区域，类似于陶瓷对陶瓷的翻修，即由于表面粗糙化形成的暗淡的长条区域。这种微分离条件下产生的相当高的磨损率（通常较图 3.7 的值高出一个数量级）就不足为奇了。但在实验室中这种“高调异响”声并未持续出现。异响的原因目前仍在研究中 [22,45]。

金属对金属界面在 21 世纪初流行了一段时间，但由于许多患者对金属磨损碎屑产生负面的生物反应，这种界面在 THA 中已不再受欢迎。虽然这种材料的组合因较低的容积磨损率而具有吸引力（图 3.7），但它最初流行主要是因为在髋关节表面置换术领域中提供了新的可能。金属对金属关节适当的摩擦学性能依赖于摩擦化学反应膜的形成 [17]，这种膜的产生取决于表面的化学结构、接触应力和润滑成分（即附着在表面的有机分子）。因此，合金微观结构、关节大小、容差和加工质量都会导致金属对金属假体磨损率产生较大差异（图 3.7）。在体内，手术引起的变化（包括植入物位置和患者的生物力学）是另外的影响因素，正如在骨关节炎和（或）绝经后看到的关节液成分的变化一样。多因素的复杂性解释了金属对金属关节磨损表现的差异，近期的报告也说明了其临床磨损率和并发症发生率都高于预期 [46-48]。因此，为了使这种关节更适合于临床，应控制摩擦学反应膜的形成并使其稳定。因为这些膜的产生是腐蚀和磨损综合作用的结果，最好是在新建立的摩擦腐蚀学的范围内进行研究 [49,50]。

测试步骤

涉及全髋关节假体界面的新的材料和设计在用于临床之前必须经过磨损测试。为了提高效率，材料的磨损测试是分层次的，从各种复杂程度的筛选试验到髋关节模拟磨损测试不等。在讨论测试程序时，很容易在细节中丢失整体观。框 3.2 提供了一个整体思考方法。

筛选磨损试验

筛选试验有着相对低的成本和简单、快速、易操作等特点，其主要为磨损和摩擦筛选材料。在这里，我们将集中讨论三个与骨科特别相关的筛选磨损试验应用：

1．销 - 平面（pin-on-flat，POF）：最普遍

2．销 - 盘（pin-on-disk，POD）：最简单；适用于测量基本摩擦学性能

3．双轴销 - 球：复杂程度中等，介于销 - 平面与髋关节模拟器之间

销－平面磨损测试

销 - 平面磨损测试，也称为销 - 板测试，被广泛用于筛选在金属上滑动的聚合物材料，但它也可以用于金属对金属的组合上。测试配置中圆柱形销的末端滑动接触一平滑配对端面。所述销的端部可以是平面、圆形或半球形的（图 3.8）。典型的结构是一个平面末端的圆柱形销在一个水平的金属面上滑动，金属通常是钴铬钼合金。由于它的重要性，这个测试被 ASTM（标准 F-732，“用于关节假体的高分子材料磨损测试”）[51] 进行了标准化，并包含三种测试形式：①用于直线往复运动的磨损应用，如铰链膝关节；②“髋类型运动”；③用于直线运动脱层磨损测试，主要适用于形态不一致的金属 - 聚合物接触面，如膝关节（图 3.9）。第二种形式模拟了髋关节活动界面多方向的运动（表 3.1），这对 UHMWPE 在髋关节中的应用评价是至关重要的[6]，因为这种材料易受剪切软化的影响[52]。这种聚合物因交叉剪切导致的磨损率的升高在之前有关高分子聚乙烯的报道中提到过[53]。

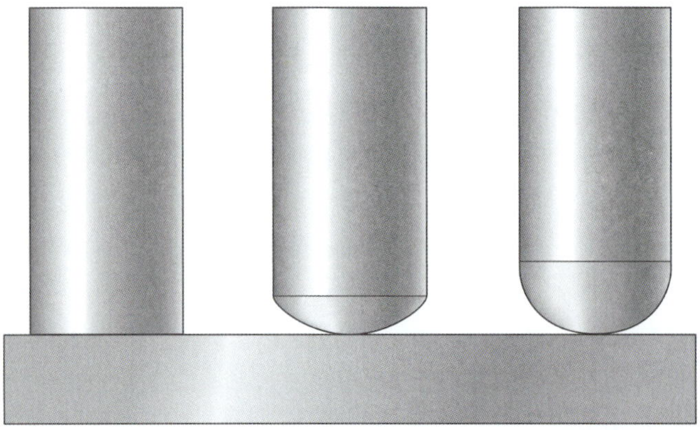

• **图 3.8** 销 - 平面测试中销的典型几何形状。端部为平面（A）、圆形（B）或半球形（C）的圆柱体销。平面端有时在向周边稍斜以减少边缘效应

框 3.2 磨损测试的要点

1．假体磨损测试是假体新设计和材料开发中一个非常重要的步骤。通常需要提交包括关节的设计或材料表面的资料，报请监管机构［如美国食品和药物管理局（FDA）］获得临床使用批准。
2．磨损测试很复杂，因为它需要一个摩擦系统，即活动界面在给定的润滑介质以及一定的应力和动作下连续运动。
3．不同材料的组合测试可用来评估髋部活动界面的磨损情况，通过使用筛选方法可简化样本的几何图形和承载负荷以及运动方式。最常见的筛选试验是平面打压试验，这是基于 ASTM 设立的 F-732 标准。
4．髋关节磨损测试通常可以在髋部模拟器上进行。但是这种机器很昂贵，因为他们通常是耗时、费力并且需要大量资金投入的。一个 12 型的模拟器通常要花费几十万美元。
5．市场上两大类型的髋关节模拟器为：双轴摇摆运动模拟器和三维旋转模拟器，它们通常可以在测量时模拟屈曲、伸直、内收、外展和内旋、外旋。
6．髋关节磨损测试被认为是有代表性的，因为它的结果（包括股骨头穿透和重量减轻）与临床观察到的情况相同。此外，粒度分布和形状以及磨损表面的形态学也应该与临床观察一致。
7．髋关节磨损测试的标准已经由 ASTM、ISO 制定（表 3.3）。
8．尽管髋关节磨损测试方法在过去 20 年里已经进步了很多，但仍有改进的空间。例如，使用更好的润滑介质；模拟步行以外的活动，如上下楼梯；改进方法，如在严苛的条件下，利用第三体进行磨损测试。
9．近期髋关节磨损测试的重大进展是引入了微分离或侧化现象：在每个行走步态周期的摆动阶段，股骨头与髋臼存在头臼分离，再组合时臼杯边缘也会存在轻微碰撞，采用微分离来复制临床陶瓷对陶瓷关节的磨损率很重要。
10．髋关节磨损测试通常会产生相对结果，设计或材料的等级划分或比较（需要有参照的负重组合）。由于混杂因素的影响，内部控制在任何测试中都是必不可少的，这些因素在不同的测试和不同的实验室中都可能发生变化。
11．现代髋关节模拟器计算出来的磨损率和从临床观察中得到的磨损率之间有合理的相关性。在临床上，可以用观察微分离的方法对陶瓷与陶瓷活动界面的磨损率进行评估。

销－盘结构

在最简单的销 - 盘结构中，销受一个恒定的垂直力作用，在旋转盘的光滑表面上滑动，形成一个

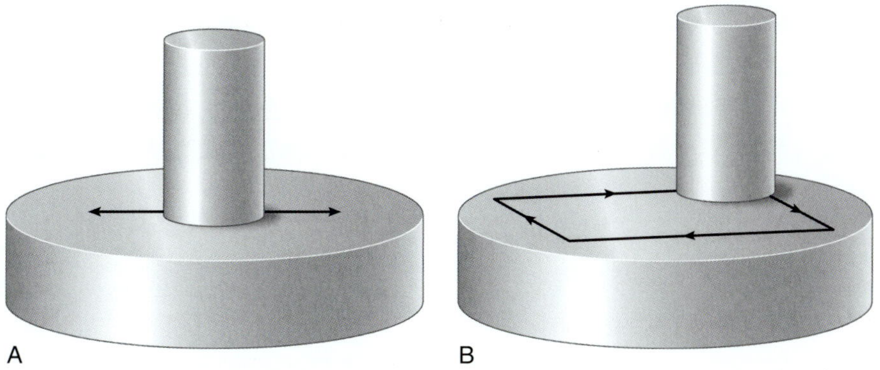

• **图 3.9**　销 - 平面测试路径。A. 直线往复运动，无交叉运动；B. 长方形，做交叉运动

表 3.1　基于 ASTM 标准 F-732 的销 - 平面测试条件

实验条件	实验要求
运动	多方向（如矩形）
销的几何结构	平面环形锥体
销的大小	长 13 mm× 直径 9 mm
接触面积（mm^2）	63.6
对立面几何结构	平面
实验载荷（N）	130～640
名义应力（MPa）	2～10
载荷曲线	恒定或可变
载荷曲线最大位移	±3%
断裂（mm）	N/A
频率（Hz）	0.5～2
平均滑动速度（mm/s）	12.5～75
横切面角度	60°～90°
实验最短时间（周期）	2 000 000
继初次测量的测量最小数值次数	4
润滑介质	牛血清，用去离子水稀释至体积≥ 25%
最大润滑置换间期	2 周
参考组合	规定为 F-648 的 UHMWPE 在钴铬钼合金对立面（ASTM 规格为 F-75、F-799 或 F-1537）上滑动，假体已进行充分的表面抛光

圆形的单向路径（图 3.10）。这种结构的主要优点是，它提供了摩擦和磨损测量的简单条件。本试验遵循 ASTM 标准 G-99[54]。摩擦的测量是通过测量侧向力完成的，该侧向力能维持销在圆盘上的位置。销末端的几何形状一般是球形的，有时也平面或圆形的。具有球形尖端的销，只要盘足够小，其磨痕总是近似圆形。所述销的磨损（Wear）可以直接从磨痕的平均直径确定：

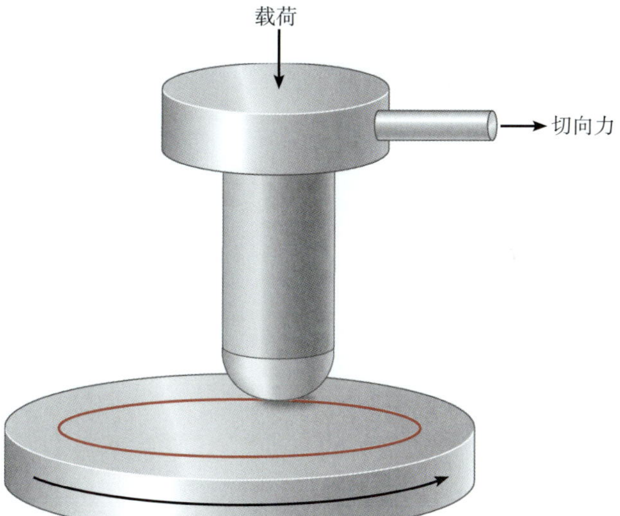

• **图 3.10**　销 - 盘结构。圆形的单向路径显示为红色

$$Wear = \pi d^4/32D$$

其中 d 和 D 分别是磨痕和销末端的直径。盘的磨损可以通过质量减轻或通过轮廓来确定。POD 的方法适用于任何类型的材料组合（例如，聚合物 - 金属，金属 - 金属），用于获得摩擦和磨损的信息。根据所需收集的信息，可以选择聚合物 - 金属或聚合物 - 陶瓷等组合，这些材料的任意一种都可以用于制作销。一个较好的应用是发现不同种类或成分的润滑介质用于材料组合时材料间的摩擦作用，也可以用来比较材料（如各种聚乙烯）和润滑介质（如滑液与牛血清基润滑介质）。但是，由于缺乏交叉剪切运动，这种方法不适合用于评估如 UHMWPE 这种会受到交叉剪切磨损的材料。

双轴销－球磨损测试

双轴销 - 球磨损测试是用来筛选和分析在全髋置换术中所使用的活动界面的明确方法[55]。此结构包括了沿相互垂直轴旋转的柱形销和球，销的凹面末端与球表面形合且达到赤道接触（图 3.11）。输入适当的旋转波形，可以使双轴运动形成预估的磨损轨迹，从接近线性的轨迹（图 3.12 左）到有相交叉的环状轨迹，近似于观察到的体内髋关节磨损曲线（图 3.12 中和右）。这种灵活性的试验可以用于研究运动轨迹对不同材料磨损的影响。沿着销轴线施加载荷并保持载荷恒定，或者随着运动轨迹的各个部分做周期性的改变。材料的任意组合，也可以进行测试，如软对硬（例如，UHMWPE 的销对钴铬钼的球）和硬对硬（例如，金属对金属，陶瓷对陶瓷）。销球组件被浸渍在充满润滑介质（如稀释的小牛血清）的仓室内。销和球之间的摩擦是由旋转球的扭矩来确定的。线性磨损和形变可利用与销排列在一起的线性可变差动变压器

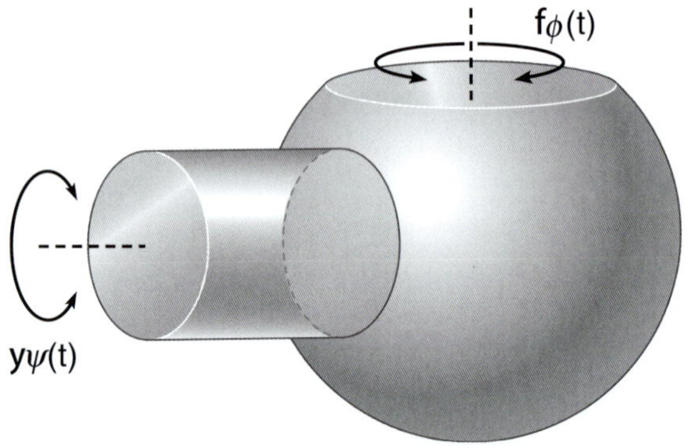

• **图 3.11** 双轴销 - 球结构。销旋转 ψ（t）和球旋转 φ（t）的独立控制以产生销和球之间的任意运动轨迹（重绘并引自 Wimmer MA，Nassutt R，Lampe F，et al. A new screening method designed for wear analysis of bearing surfaces used in total hip arthroplasty. In：Jacobs J，Cendrowska T，Speiser P［eds］. Alternative Bearing Surfaces in Total Joint Replacement，STP 1346. West Conshohocken，PA：American Society for Testing and Materials；1998：30-43.）

位移传感器来测量。对于 UHMWPE，可以在测试前一定的时间内对磨损组合施加载荷和浸泡，以减少蠕变和膨胀的效果。磨损也可通过分析重量来确定。目前，该双轴销 - 球测试没有明确标准。

髋关节磨损模拟器

筛选试验是有用的，最终磨损测试还应使用真正的假体，并且尽量模拟相关的体内生理环境。这就是髋关节磨损模拟器的作用。这样的模拟器具备框 3.3 中列出的属性。在过去几十年，髋关节模拟器的设计和使用发生了很大演变，尤其是在 20 世纪 90 年代中期，那时人们发现，模拟器只模拟屈 - 伸运动，如此获得的磨损率远低于临床金属臼杯和聚乙烯关节的磨损率。早期髋关节模拟器种类的总结可见于大量综述中 [56-58]。

当材料经历多方向运动，如生理活动时，聚乙烯材料的磨损率明显上升，这个发现是一项重大突破 [6,59]。在高分子量线性半晶体聚合物中，多方向运动造成的聚乙烯磨损来自于形变引起的定向软化而导致的结构上的各相异性。基于股骨头 - 髋臼杯的运动学可将现代髋关节模拟器分为三大类：

1．双轴摆动（biaxial rocking motion，BRM）模拟器。

2．提供两个独立旋转的双轴模拟器：屈 - 伸加内收 - 外展或内旋 - 外旋。

3．提供所有 3 个独立旋转的三轴模拟器。

BRM 模拟器是最流行的模拟器，因为其在机械上简单紧凑，但仍可以测出与临床相关的磨损率 [37,60]。这个聪明而简洁的设计使得楔形体在本身不能转动的

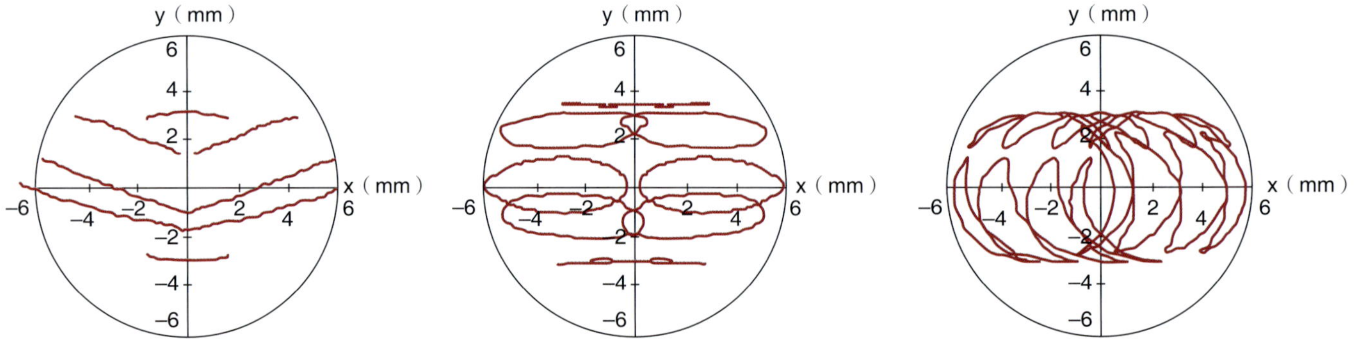

• • **图 3.12** 在销 - 球结构中，绘制在直径 12 mm 的销表面上的轨迹。左：无相位频率差异的双轴震动中接近线性的路径。中和右：椭圆轨迹（重绘并引自 Wimmer MA，Nassutt R，Lampe F，et al. A new screening method designed for wear analysis of bearing surfaces used in total hip arthroplasty. In：Jacobs J，Cendrowska T，Speiser P［eds］. Alternative Bearing Surfaces in Total Joint Replacement，STP 1346. West Conshohocken，PA：American Society for Testing and Materials；1998：30-43.）

框 3.3　理想的髋关节磨损模拟器

1. 再现观察到的体内磨损机制，展现如下：
   - 材料磨损率的量级和适当的材料等级。
   - 磨损表面的微观表现。
   - 碎屑形态和大小分布。
2. 能够复制所有关键的生理运动，即屈 / 伸（F/E）、内收 / 外展（A/A）和内旋 / 外旋（I/E），再现从取出的假体上观察到的磨损痕迹的相关特征。
3. 接受各种运动和载荷曲线，并应用于模拟所需的运动（如步行、跑步、上楼梯、下楼梯）。载荷和运动紧随输入变量施加到关节上。
4. 允许关节的解剖学位置（例如，髋臼杯套在股骨头上）。
5. 能够模拟髋关节磨损的 4 个模式 [7]：
   - 模式 1，来源于活动界面接触的往复滑动导致的普通磨损。
   - 模式 2，微分离和半脱位通常使活动界面与非活动界面之间摩擦导致磨损（如股骨头撞击髋臼杯的边缘）。
   - 模式 3，和模式 1 一样，但是磨损颗粒存在于两个磨损界面之间，导致三体磨损。
   - 模式 4，髋臼杯和外壳之间的微动引起的背侧磨损。
6. 使用对润滑介质惰性的材料制作测试仓，并密封以防止润滑剂蒸发和污染物进入。
7. 除偶尔检查和定期清洁样本和测量磨损以外，该机器能够在无人看守的情况下连续每天运行 24 小时、1 周 7 天不停。
8. 这台机器坚固耐用，在大多数髋关节磨损测试中，足以承受数百万次的试验，仍然保持完好。

髋臼杯下面转动，髋臼杯与股骨头形成关节，使髋臼杯产生摆动运动（图 3.13）。摆动运动与屈 - 伸和内收 - 外展正弦运动相差 90°，幅度与下面的楔形物的角度相等，通常为 22.5°。因此，它模拟了人正常行走中的屈 - 伸，但内收 - 外展角度大。虽然运动轨迹是固定的，但载荷波形却可以随意改变。

与 BRM 模拟器不同，两轴和三轴模拟器可以输入任意波形。对于三轴模拟器，3 个旋转方向都可以任意改变，这样可以允许达到最大的灵活性来模拟不同类型的步态。但缺点是相比于 BRM 模拟器，它们更昂贵且更复杂，因此可能不太耐用。这种复杂性在 AMTI 髋关节模拟器（Advanced Mechanical Technology，Inc.，Watertown，MA）髋臼杯旋转原理中有所体现，见图 3.14。

所有的仪器都可以产生多向股骨头 - 髋臼杯运动，并可以在滑动接触面交叉剪切（表 3.2）。然而，在一个包括了 8 种髋关节模拟器的详细研究中，Calonius 和 Saikko[61] 指出了关节表面上的滑动轨迹在各个模拟器中相差甚远，所谓的滑动轨迹即股骨头或者髋臼杯表面上的一点在接触面上划出的轨迹。作为说明，他们所计算的行走步态滑动轨迹 [62] 如图 3.15 所示，商用模拟器以及 ISO 14242-1 标准 [61] 的滑动轨迹（表 3.3）可见图 3.16。此外，通过模拟器会产生的滑动轨迹没有一个能与计算所得的步态匹配。尽管它们的运动不同，仍有研究表明，AMTI 和 BRM 模

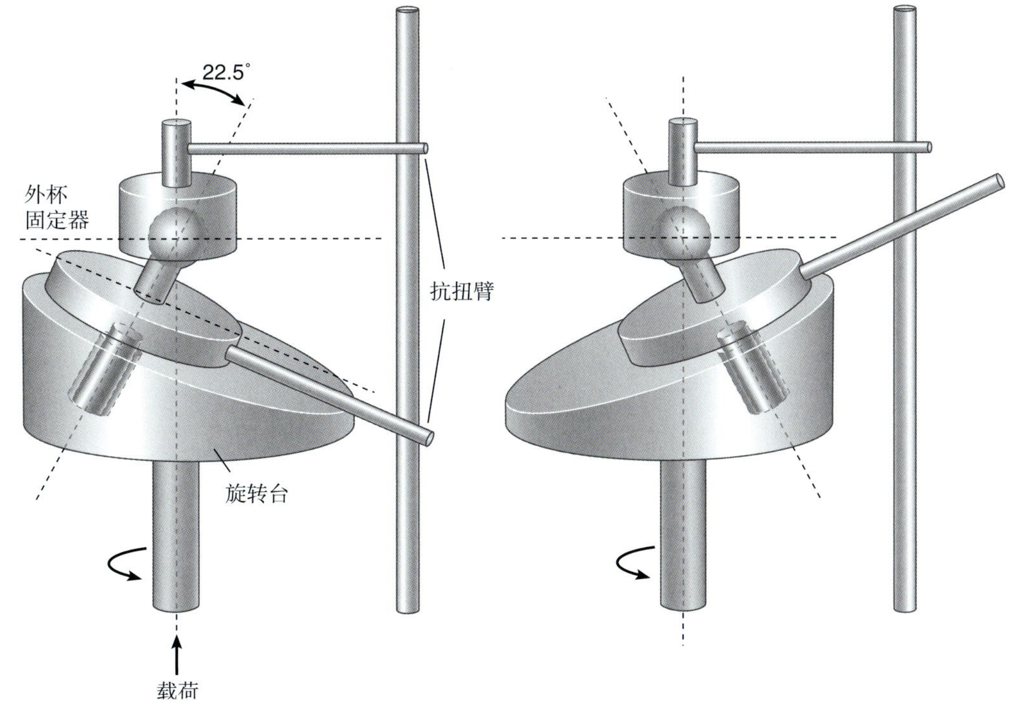

• **图 3.13**　双轴摆动运动髋关节模拟器的设计原理示意图

拟器会产生类似聚乙烯的磨损率[63]。因此，该运动的多方向性可能比特定的形状和滑动轨道的尺寸有更重要的意义。尽管目前的髋关节模拟器能够比较准确地预测临床磨损性能[64-66]，但我们应当注意一些髋关节模拟器测试的局限性。例如，这种测试没有充分考虑到劳损的可能性，这在第一代交联聚乙烯中可能很明显[67,68]。这些方面必须使用互补材料和个性化设计加以解决。例如，当测试新型超高分子量聚乙烯制成的髋臼杯中的头 - 颈部冲击的影响时，最好专门为此设计一个试验程序。

载荷曲线

现代髋关节模拟器普遍接受由用户定义的载荷曲线，但模拟器功能可能成为一个限制因素。标准化载荷曲线在 ISO 14242-1 中明确规定为 3000 N 双峰和 300 N 的最小载荷（图 3.17）。所谓的保罗曲线[69]和基于贝格曼曲线的体内仪表化髋关节假体研究材料也很常用[70]。

润滑介质

润滑介质是髋关节假体摩擦系统的关键组成部分之一，润滑介质值得特别关注，但在过去似乎常常被人们忽视。润滑介质的特性对髋关节假体的 UHMWPE 的磨损起到重要作用[71-73]。有研究发现总蛋白浓度、白蛋白 - 球蛋白比例、润滑介质更新率还有蛋白质沉淀率都会影响聚乙烯的磨损率[72]。由于测试通常需要许多润滑介质，选择关节液作为润滑介质用于模拟器中过于昂贵，通常需要数升。水并不适合作为润滑介质，它缺乏提供边界润滑能力的蛋白因而会出现摩擦反应。水的黏度要明显低于关节液。折中

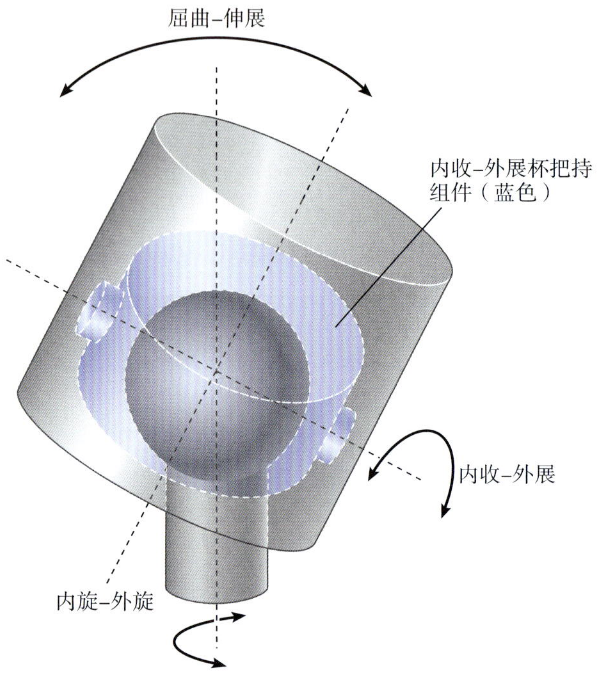

• **图 3.14** AMTI（Watertown，MA）髋关节模拟器三轴旋转髋臼杯的原理示意图

表 3.2 目前的髋关节模拟器列表

模拟器设计	来源和可用性	运动	动力	最大载荷	载荷方向	载荷作用部位	头 - 杯位置	频率	试验台
Shore Western	美国，商用	双轴摆动运动，±23°	液压	4500	垂直	杯或头	解剖型或倒置	1.5	12
MTS-Bionix	英国，商用	双轴摆动运动，±23°	液压	5000	垂直	杯	解剖型	1	12
ProSim	英国，商用	FE：±60°；AA：±20°；IE：±30°	电动机械	5000	垂直	头	解剖型	2	6
Leeds Mark II	美国，商用	FE：+30 到 −15°；IE：+8 到 −20°	气压	2000	垂直	杯	解剖型	NS	5
HUT-4	芬兰，商用	FE：±23°；AA：±6°	气压	2000	垂直	杯	解剖型	1	12
AMTI	美国，商用	FE：±50°；AA：±20°；IE：±20°	液压	4500	垂直	头	解剖型	2	12
Endolab	德国，半商用	FE：+30 到 −20°；AA：+10 到 −20°；IE：17°	液压	5000	垂直	杯	解剖型	1	6

NS，未注明。

数据来自制造商文献（自 2017 年 9 月起）和 Affatato S，Spinelli M，Zavalloni M，et al. Tribology and total hip joint replacement：current concepts in mechanical simulation. Med Eng Phys. 2008；30：1305-1317.

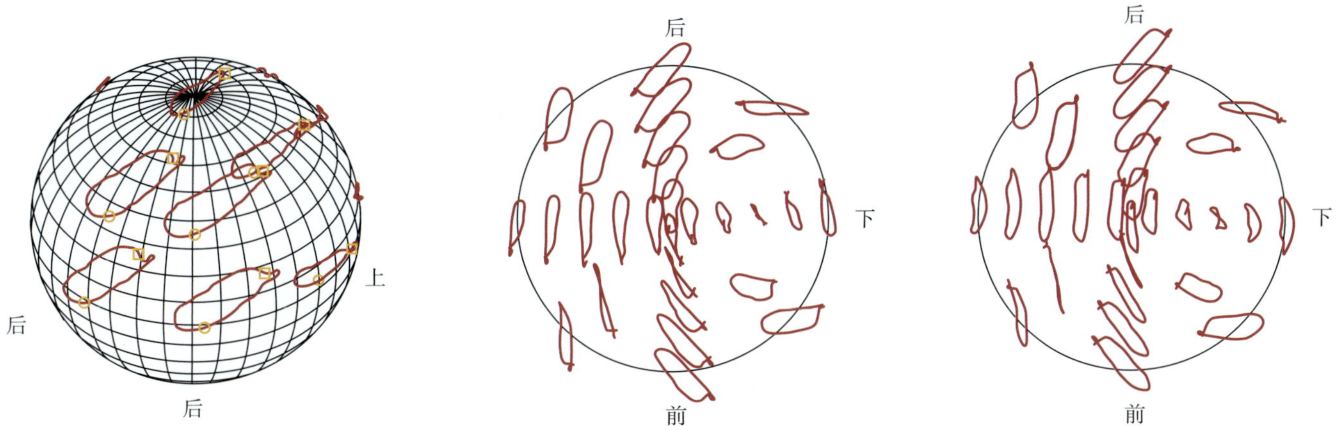

• **图 3.15** 在行走步态波形中，髋臼杯上选取点的滑动轨迹，源自 Johnston 和 Smidt（1969）。大圆圈代表赤道（重绘并引自 Saikko V，Ahlroos T，Calonius O，Keränen J. Wear simulation of total hip prostheses with polyethylene against CoCr，alumina and diamond-like carbon. Biomaterials. 2001；22：1507-1514.）

表 3.3 适用于髋关节假体磨损试验的 ISO 和 ASTM 标准

设计标准	标准题目
ISO 14242-1，2014	手术植入物；全髋关节假体的磨损；第 1 部分：磨损试验机的载荷和位移参数及相应的试验环境条件
ISO 14242-2，2016	手术植入物；全髋关节假体的磨损；第 2 部分：测量方法
ISO 14242-3，2009（2014 年重新批准）	手术植入物；全髋关节假体的磨损；第 3 部分：轨道轴承型磨损试验机的载荷和位移参数及相应的试验环境条件
ISO 14242-4，2018	手术植入物；全髋关节假体的磨损；第 4 部分：测试髋关节假体在组件定位的变化，导致直接边缘载荷：杯倾角的变化和内侧中心偏移
ISO 7206-1，2008（2016 年重新批准）	手术植入物；部分和全髋关节假体；第 1 部分：尺寸的分类和名称
ASTM F-1714-96（2013 年重新审核）	模拟装置中假体髋关节设计的重量磨损评估的标准指南
ASTM F-2025-06（2012 年重新审核）	磨损评定用聚合元件重量测量的标准实施规程
ASTM F3047M-15，2015	硬对硬关节高要求髋关节模拟器磨损试验的标准指南

的办法是使用某种形式的牛血清，一般是小牛血清。ISO 14242-1 标准指定要以去离子水把小牛血清稀释至 25% 并使蛋白含量不低于 17 g/L。

目前正在进行的研究致力于提高我们对润滑介质组分作用的理解。最近的一项研究报告了裂解白蛋白明显降低 UHMWPE 的磨损率，并且，该磨损面的形态很大程度上取决于这些白蛋白的浓度[74]。这些结果表明，我们需要基本成分明确的含有提纯蛋白的标准化润滑介质来进一步增加髋关节材料磨损测试结果的可重复性。

目前的争议和未来的展望

新一代聚乙烯极大提高了耐磨损性，较强韧度的陶瓷也在不断发展，加上更先进的钴铬钼合金和更好的加工技术的问世，人工关节磨损问题似乎已不那么紧迫。然而，随着发病年龄越来越小，更多患者越来越频繁使用人工假体，预期婴儿潮一代带来的大幅增长的手术率，还有延长人工关节使用寿命的需求，这些都把对人工关节的磨损效用研究推向了骨科研究的最前沿，以下是主要的争议和所预期的未来发展方向：

- UHMWPE 的长期机械和磨损表现尚不清楚。因此需要：①开发测试方法，用以评估与机械和磨

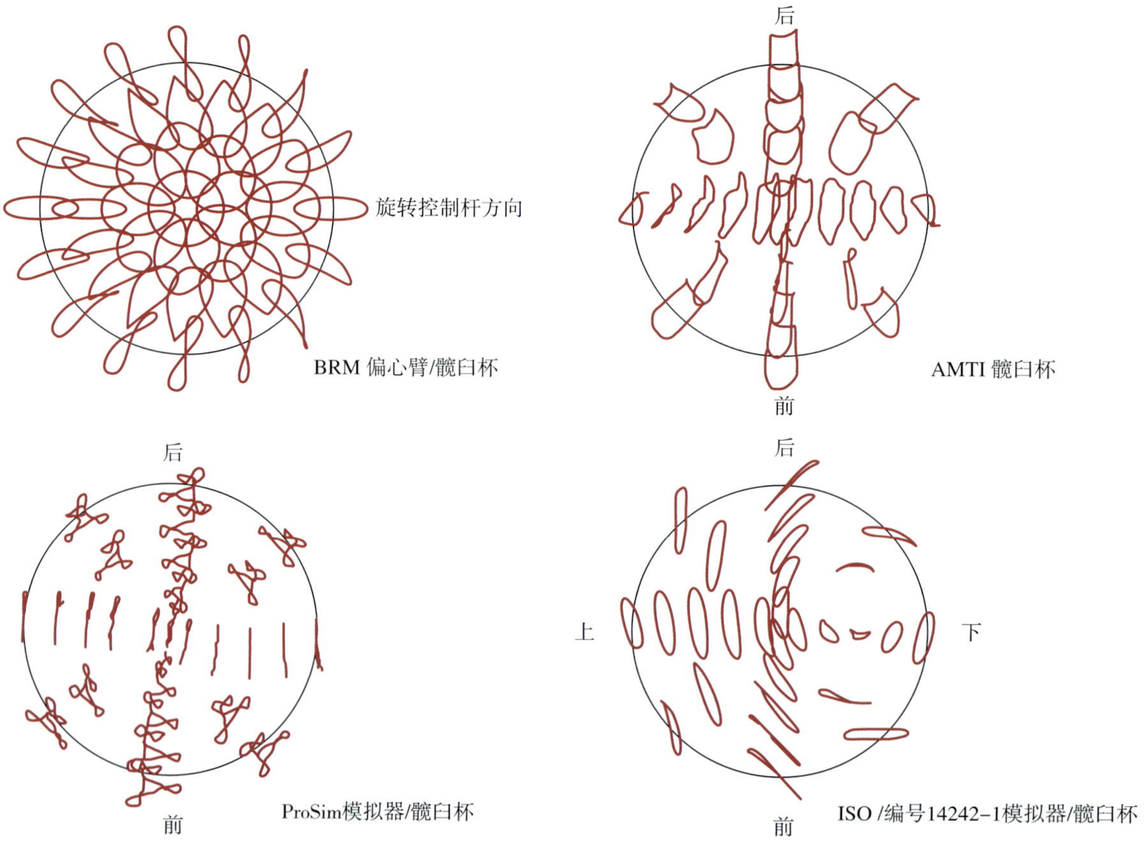

• **图 3.16** 双轴摆动运动（BRM）、AMTI 和 ProSim 模拟器中计算出的髋臼杯的滑动轨迹；AMTI 和 Prosim 模拟器基于 ISO 标准 14242-1（重绘并引自 Calonius O，Saikko V：Slide track analysis of eight contemporary hip simulator designs. J Biomech. 2002；35：1439-1450.）

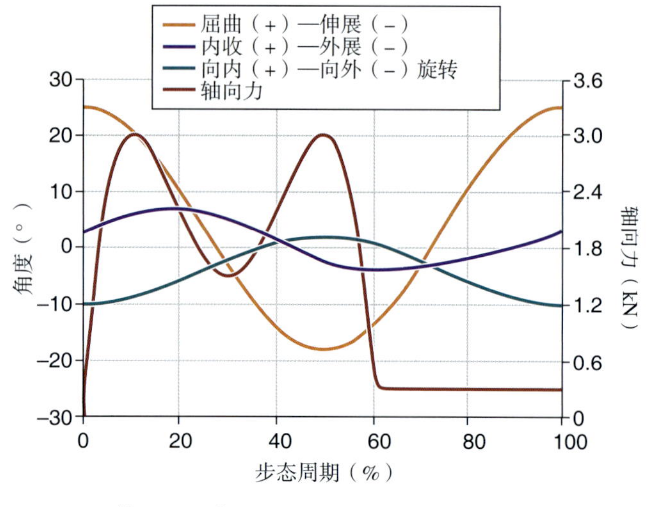

• **图 3.17** 依照 ISO 标准 14242-1，髋关节磨损测试的轴向力和运动曲线

损性能相关的 UHMWPE 的长期稳定性；②要继续临床监测交联 UHMWPE 的体内表现。

- 我们必须要理解陶瓷对陶瓷界面异响的起源并设法减少，以推进陶瓷假体的使用。
- 针对当前金属 - 金属界面的问题亟待解决的是：①为什么一些现代金属对金属界面的表现不如预期？②怎么才能变得更耐磨？
- 活动界面仍需要新材料和涂层。
- 需要可以直接和关节软骨连接且不会引起组织破坏的材料，以简化关节修复。
- 亟需开发有效、耐用的生物或半生物的软骨修复方法。这方面的发展将大大减少使用金属和塑料进行关节修复。对于用这样的生物学创建的组织，仍需进行摩擦和力学性能的评估。
- 人工髋关节磨损试验的改进应该包括：①常规进行更符合实际的包括多种运动的磨损试验，并且能即时更新在不同条件下的磨损率；②进行模拟不利条件下的试验，特别是三体磨损（例如，形成松散的骨或骨水泥颗粒时）、对线不良、撞击症等。
- 实时腐蚀监测，特别是金属对金属和金属对陶瓷组合[75]。增加对润滑介质和其降解对磨损试验结果影响的认识，有助于改良磨损试验中润滑介质的配方。
- 需要建立可靠的数值分析方法来模拟磨损和润滑，随后建立“虚拟”关节磨损模拟器来补充实物模拟。

- 对于使用的人工假体表现的更深入理解有利于进行更多的相关实验室测试。我们可以通过扩大关节置换登记和回顾分析系统来获得相关信息。

致谢

作者感谢德国罗森海姆 Endolab GmbH 公司的 Christian Kaddick 提供的测试数据和讨论。

（参考文献参见书末二维码）

第 4 章

髋关节手术材料：聚甲基丙烯酸甲酯

KENNETH MANN
（高宇航 译　齐欣 审校）

关键点

- 骨水泥［聚甲基丙烯酸甲酯（polymethylmethacrylate，PMMA）］不是以胶水形式将植入物固定于骨，而是以泥浆的形式充填空隙来获得机械交锁固定。
- 在手术过程中，PMMA 有根据需要塑造、成形和渗透的能力，这是这种材料的一个吸引人的方面。PMMA- 骨水泥植入物系统可实现长期固定和存活。
- 水泥固化过程中不可避免地会发生收缩，这将会在植入物界面处形成缝隙，并在水泥内部形成多个孔隙。通过控制植入物系统组件之间的温差，可以调节缝隙 / 孔隙的位置和分布。
- 水泥 - 骨界面的机械强度是由水泥和骨之间的机械交锁的量决定的。
- 关节植入后，骨水泥 - 骨界面的形态可能随着时间的推移而改变，与骨水泥交锁的骨小梁逐渐吸收而减少，这导致水泥 - 骨界面逐渐薄弱。

引言

PMMA 是一种通用材料，用于全髋关节置换术（total hip arthroplasty，THA）、辅助固定植入物植、修复空洞缺陷，并作为局部传递抗生素的载体。骨科使用的 PMMA 的基本化学结构与商业丙烯酸相同，常见的商品名称有 Plexiglass、Lucite 和 Perspex 等。骨科用 PMMA 的特别之处在于，材料的最终加工和使用是在手术室进行的。因此，在 PMMA 形成最终固体形态之前，外科医生需要花费精力来处理、加工以适应最后的应用。一般来说，PMMA 不会像胶水一样对骨组织或植入物进行化学黏结，而是以泥浆的形式充填空隙来获得机械交锁固定。

化学和处理特性

骨水泥以袋装形式提供，其粉末组分包括甲基丙烯酸酯聚合物和（或）共聚物，液体组分是甲基丙烯酸甲酯（MMA）单体（表 4.1）。粉末组分包含了聚合物小球（直径为 1～100 μm），也包含过氧化二苯甲酰（dibenzoyl peroxide，BPO）和放射性不透明物，如二氧化锆或硫酸钡。着色剂（如叶绿素）和抗

表 4.1　骨水泥粉末和液体成分的组成

粉末	液体
聚合物	**单体**
• 聚甲基丙烯酸甲酯（PMMA）和（或）	• 甲基丙烯酸甲酯单体（MMA）和（或）
• 聚甲基丙烯酸酯（PMA）和（或）	• 甲基丙烯酸丁酯（BUMA）
• 聚甲基丙烯酸丁酯（PBUMA）	
共聚物 [a]	**激活剂**
• 丙烯酸甲酯（MA）和（或）	• N,N- 二甲基 - 对甲苯胺（DMPT）或
• 丙烯酸乙酯（EA）和（或）	• 2-［4-（二甲基氨基）］苯基乙醇（DMAPE）
• 苯乙酸	
引发剂	**稳定剂（自由基捕手）** [a]
• 过氧化二苯甲酰（BPO）	• 抗坏血酸（维生素 C）或
	• 对苯二酚（苯 -1, 4-二醇）
染料 [a]	**染料** [a]
• 叶绿素或	• 叶绿素
• FD&C 蓝色 No.2	
放射性不透性物质 [a]	
• 硫酸钡或	
• 二氧化锆	
抗生素 [a]	
• 庆大霉素或	
• 妥布霉素或	
• 克林霉素或红霉素 / 多黏菌素 E	
增塑剂 [a]	
• 邻苯二甲酸二环己酯	
其他 [a]	
羟基磷灰石（HA）	

[a] 可选

生素也可以添加到粉末中。液体组分在安瓿中与单体以及活化剂、稳定剂、着色剂一起提供。在没有引发剂［通常是 N，N- 二甲基 - 对甲苯胺（DMPT）］和激活剂的情况下，混合单体和聚合物粉末会导致水泥缓慢增稠，不适合外科手术使用。在室温下，BPO 和 DMPT 引发剂引发自由基的形成，这些自由基破坏 MMA 中的 C ══ C 双键，引发聚合。大量的高分子链迅速形成，分子量在 105～106 g/mol（图 4.1）。水泥黏度的快速增加限制了链的流动性，最终减缓了聚合过程。结果，单体没有完全转化为聚合物，留下 2%～6% 的单体残留 [1]。在接下来的几周内可以发生连续聚合，任何残留的单体都被洗脱到血液中，并被代谢或呼出。

聚合阶段

骨水泥的聚合过程被描述为经历四个阶段：搅拌、等待、工作和硬化 [1]。然而，这个过程是一个连续的过程，从粉末 / 液体成分的混合开始，直到最终硬化为固体。这四个阶段的描述是主观的，其作用在于比较不同水泥之间的温度、湿度等重要参数。在混合搅拌阶段，聚合物珠被单体液体润湿，水泥保持相对液体的状态。在等待阶段，聚合物珠膨胀并持续聚合，伴随水泥形成黏性结构。此时，水泥在接触手术手套时就会黏在手套上。工作阶段是指骨水泥可以用于骨组织上的时间。由于聚合物链的传播，水泥具有面团状的结构，容易操作，而且会产生一些明显的热量。在面团阶段结束时，水泥的延展性变差，分离后不容易重新组合成块状。在凝结或硬化阶段，链生长完成，水泥达到最高温度。

制造商提供的水泥工作曲线显示了随环境温度变化的 4 个阶段（图 4.2）。环境温度 [2] 和湿度越高，水泥聚合速度越快。此外，骨水泥在手术室的贮存温度和平衡时间也会影响其聚合速率 [3]。例如，使用 ASTM F451-08 确定的 SmartSet HV（DePuy CMW，Blackpool，UK）的硬化时间为 8 min，水泥在 20℃下储存和混合需要 54 s。将储存在 28℃的水泥移至 20℃的手术室，搅拌前等待 15 min，硬化时间缩短至 6 min 21 s。在 28℃储存 1 h 后，硬化时间增加到 8 min 40 s。

水泥黏度及工作曲线

除了环境和存储温度的影响外，商用水泥的性能也有很大差异，因为每种水泥品牌的成分和聚合化学成分都不同。因此，应该在手术前总结不同条件下各种水泥的使用经验。在文献中，一般根据水泥的操作特性将其分成 3 类：低黏度、中黏度和高黏度。低黏度水泥很容易混合，在长时间的等待阶段保持低黏度状态，期间可以容易地转移到其他设备。在工作阶段，黏度可以迅速增加。相比之下，高黏度水泥的等待期短，而且很快就会形成面团状（不会黏到手术手套上）。因此，高黏度的水泥不容易流动，使用注射器更加困难。在这种情况下，对水泥组分进行预冷，有利于延长等待阶段，使水泥保持在较低黏度状态进行真空搅拌。高黏度骨水泥在应用阶段易于手工

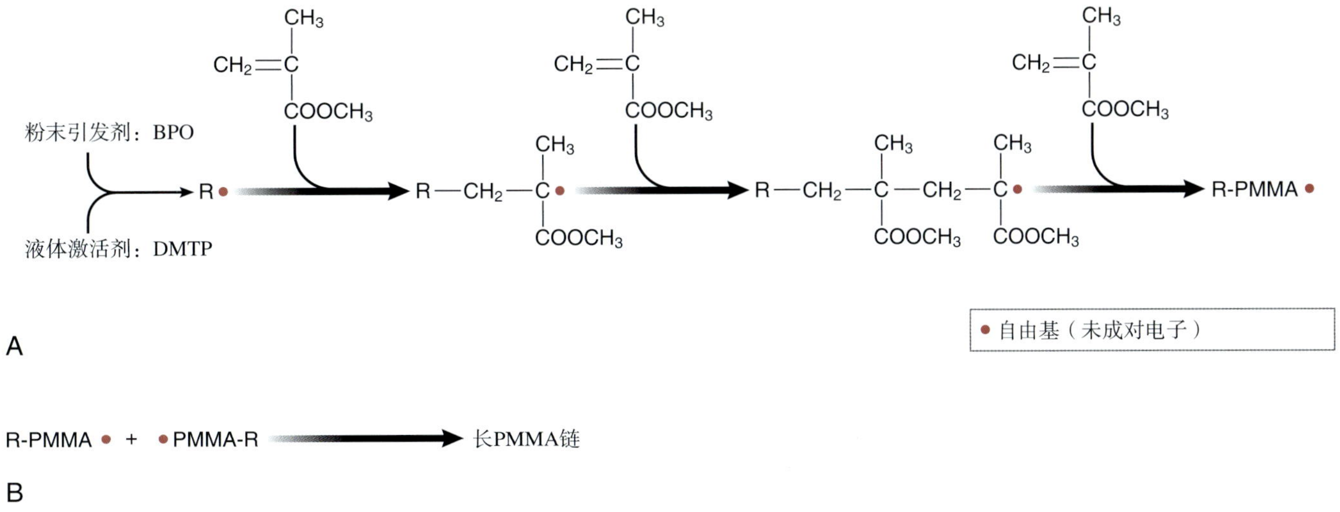

• **图 4.1**　（A）当粉末引发剂（BPO）与液体激活剂（大部分为 DMPT）混合时，含有“未成对电子”的苯甲酸酯基团（R•）产生。这些基团开始聚合反应，通过破坏甲基丙烯酸甲酯（MMA）的 C ══ C 键，MMA 分子内生成新的自由基。MMA 分子的“未成对电子”高反应性结合新的 MMA 分子来产生巨大（10^5～10^6 g/mol 或更多）聚甲基丙烯酸甲酯（PMMA）链。（B）当两个 PMMA 链接合成为一个自由基时，所有自由基的总体数量将减少，自由基被耗尽时聚合反应就结束了

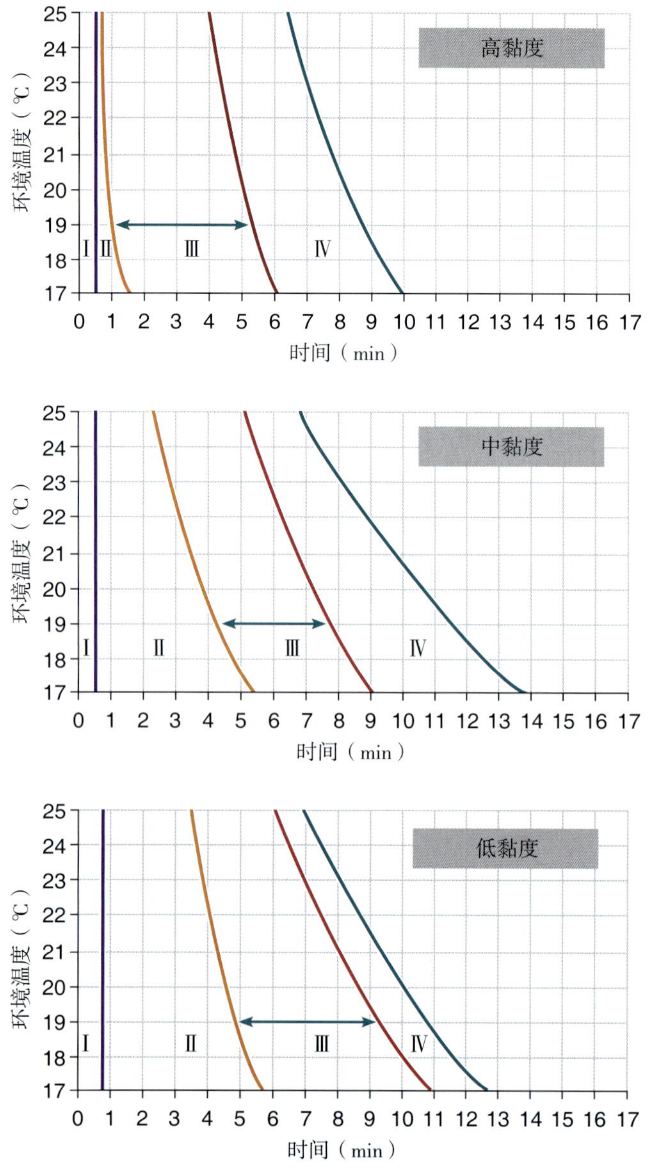

• **图 4.2** 高黏度［Palacos R，Heraeus Medical GmbH，Wehrheim，Germany（上）］、中等黏度［Surgical Simplex P，Stryker，Mahwah，NJ（中）］和低黏度水泥［CMW 3，DePuy CMW，Blackpool，UK（下）］的温度 - 工作曲线。Ⅰ，搅拌阶段；Ⅱ，等待阶段；Ⅲ工作阶段；Ⅳ，硬化阶段。绿色箭头表示在环境温度为 19℃时，应用阶段的持续时间（数据引自 Heraeus Medical GmbH and Kühn KD. Bone Cements：Up-to-Date Comparison of Physical and Chemical Properties of Commercial Materials. Berlin：Springer-Verlag；2000：75，128.）

操作，可压入骨表面，不黏手。中黏度水泥可以很容易地真空混合，像低黏度水泥，但在工作阶段达到更高的黏度，很像高黏度水泥。虽然工作曲线可以为一种水泥的 4 个处理阶段提供一些指导，但对于每个阶段的实际水泥黏度特征存在歧见。此外，低黏度、中黏度和高黏度的名称有时会误导人们对水泥的时间黏度特性的认识（图 4.3）。例如，CMW3（DePuy，New Brunswick，NJ）和 Osteopal（Heraeus Medical，Hanau，Germany）都被描述为低黏度水泥，且在初始混合后都具有非常低的黏度。然而，CMW3 的黏度上升速度比 Osteopal 快得多。事实上，CMW3 在工作阶段的黏度（根据工作曲线）高于中等黏度（Simplex，Stryker，Mahwah，NJ）和高黏度（Palacos，Zimmer，Warsaw，In）水泥。工作阶段结束时的黏度也是 CMW3 最高。水泥在使用时和加压时的黏度会影响到渗入骨的程度以及金属植入时的润湿性和空气滞留。

聚甲基丙烯酸甲酯水泥中的放射性不透明物质

不含放射性不透明物质的 PMMA 在临床 X 线片上很难识别；因此，在粉末混合物中加入硫酸钡（$BaSO_4$，9～13 w/w%）和二氧化锆（ZrO_2，9～ 15 w/w%）的陶瓷状小颗粒，以提高射线显像效果。这些颗粒分布在 PMMA 粉末组分中[1]，尽管 $BaSO_4$ 有聚集成块的趋势，最终还是可以相对均匀地分布在硬化水泥中。ZrO_2 比 $BaSO_4$ 放射密度高，通常可获得更大的放射性不透明度。目前用于 THA 的标准骨水泥中的 ZrO_2，其重量占比是 15%，以获得最好的影像学效果。用于椎体成形术的骨水泥含有更高比例的放射性不透明物质。

根据细胞培养[4]和动物模型研究，有证据表明放射性不透明物质可以导致破骨细胞骨吸收增加。在评估 PMMA、$BaSO_4$ 和 ZrO_2 颗粒对骨 - 植入物界面影响的大鼠模型中，与没有颗粒的对照组相比，所有的 3 种颗粒形式均增加了骨吸收[5]。然而，只有 $BaSO_4$ 病例与对照组有显著差异。THA 股骨回收假体失效分析显示，ZrO_2 颗粒可损伤金属植入物表面，可从 PMMA 中撕裂，并可与 PMMA 碎屑一起在水泥 - 骨界面堆积[6]。此外，这些颗粒具有纳米级尺寸，能够促进骨溶解。到目前为止，还没有进行临床对比试验来比较标准不透影剂和可替代的水溶性非离子造影剂[7]；因此，尚不清楚添加放射性不透明物质是否会增加假体松动的临床风险。

抗生素添加剂

许多制造商提供掺有抗生素粉末成分的 PMMA 水泥。庆大霉素（0.5～1 g）和妥布霉素（1 g）是最常见的，但一些国家也批准使用万古霉素（1～4 g）和红霉素（0.73 g）加多黏菌素（0.24 g）。固化的骨水泥表面在骨组织旁因洗脱而产生扩散。洗脱研究表

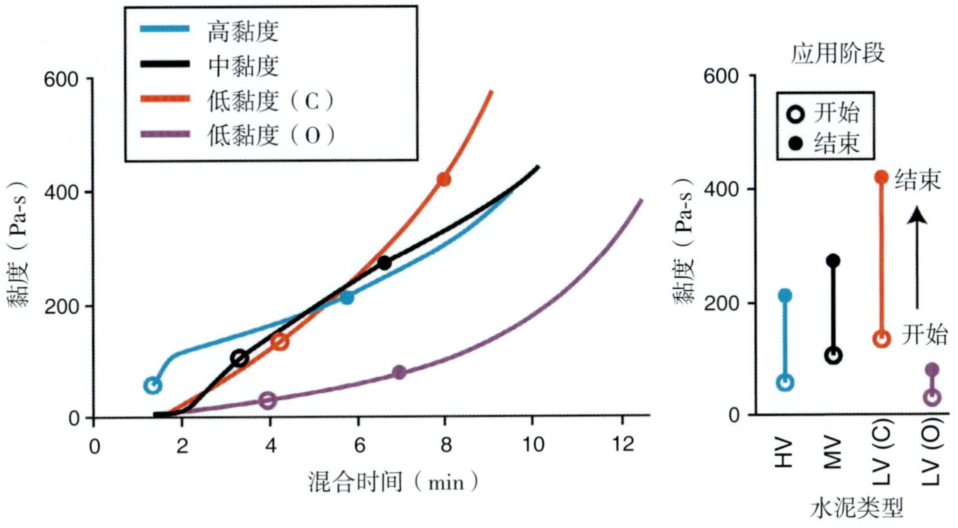

• **图 4.3**　在 21℃，外加剪切速率为 100 s^{-1} 的条件下（左图），水泥黏度对开始搅拌时间的函数。不同水泥在应用阶段的黏度范围（右）。显示了高黏度（HV，Palacos）、中黏度（MV，Simplex）、低黏度［LV（C），CMW3］和低黏度（LV（O），Osteopal）水泥类型

明，抗菌药物的浓度在应用后即刻最高，并在最初几天大幅下降[8]。真空混合、大气条件下混合以及水泥的类型都会影响累积抗菌活性。真空混合是否改善抗生素洗脱取决于产品，但似乎高黏度水泥在真空混合时改善了洗脱特性[8]，因为这会使高黏度水泥的局部孔隙度增加[9]。

聚甲基丙烯酸甲酯骨水泥的性能

骨水泥的力学性能

在 THA 中，假体通过骨水泥将载荷分布到周围骨组织，或为骨缺损或受损骨提供增强的结构支持。载荷在水泥中的传递可以引起拉伸、压缩或剪切应力；在任何特定的应用环境中，局部应力场往往是复杂的，取决于几何形状、材料和时变载荷。理想情况下，施加在水泥上的应力将小于水泥的静态（单负荷循环）或劳损（由于日常生活活动而承载数百万次循环）强度特征，这样水泥的机械破坏将永远不会发生。ISO 规定了水泥力学性能的 3 种主要力学试验类型（ISO 5833）：抗压强度、抗弯强度和抗弯模量试验。小圆柱形水泥试样在 23℃空气中养护 24 h 后进行抗压强度测试。抗弯强度和模量采用梁型试样四点弯曲试验确定。在弯曲试验中，不均匀的载荷加载于试样，但应力场可以从已知的强度和模量（材料刚度）中计算出来。抗压强度必须大于 70 MPa，抗弯强度必须大于 50 MPa，抗弯模量必须大于 1800 MPa。总的来说，骨水泥的抗压强度强于抗拉强度（表 4.2），但强度低于皮质骨，远低于植入的金属，如钛合金。此外，PMMA 的弯曲模量远低于皮质骨和钛合金。然而，仅仅因为 PMMA 水泥较弱、硬度较低，并不一定意味着 PMMA 水泥是“最薄弱环节”。相反，必须考虑整个结构的力学，以确定相对的失败风险。此外，失效也可能发生在材料界面（水泥 - 植入物和水泥 - 骨）。

骨水泥劳损特性的测试一般用两种方法。一是加载循环疲劳应力，生成 S-N 曲线，用以描述应力导致水泥试件破坏时的循环次数。裂纹扩展也可以通过测定断裂韧性和劳损裂纹扩展措施来研究骨水泥试样的抗裂纹扩展能力（表 4.2）。

抗生素的加入会降低水泥的一些力学性能，抗压强度略有下降，但抗弯强度下降的百分比较大[10]。然而，这些水泥仍然可以达到 ISO 所要求的抗压强度、抗弯强度和模量标准[1]。

聚合 PMMA 具有黏弹性，这意味着固体材料同时具有弹性和黏性两种特性。聚合物侧链间的弱非共价键在持续载荷下可能断裂；这表现为黏弹性行为。在施加初始载荷并在很长一段时间内保持恒定的情况下（所谓的蠕变试验），载荷引会引起最初瞬时弹性响应，随后是材料随时间持续变形的蠕变响应。卸载后，由于黏性流动，水泥中仍存在一些永久变形。在长期应用恒定应变的情况（所谓的应力松弛测试），PMMA 中达到给定应变水平所需的力被削弱。例如，在恒定弯曲应变下，Palacos 水泥在 36 h 后，初始弯曲应力由 20 MPa 减小到 10 MPa[12]。对于孔隙度较大

表 4.2 PMMA 水泥的力学性能，包括皮质骨和钛合金的力学性能比较[a]

	PMMA 水泥	皮质骨	钛合金（Ti6Al4V）
抗拉强度（MPa）	52～58 [77]	80～151 [78]	950 [79]
抗压强度（MPa）	83～93 [77]	131～159 [78]	970 [79]
弯曲强度（MPa）	65～74 [77]	157～181 [78]	1860 [79]
弯曲模量（MPa）	2400～3200 [77]	15 800 [78]	114 000 [79]
断裂韧性 K_{Ic}（$MPa\text{-}m^{1/2}$）	1.21～2.32 [80]	1.6～2.5 [81]	75 [79]
劳损裂纹扩展，参数（α）[b]	（1.3～12.9）$\times 10^{-7}$ [80]	（0.41～26）$\times 10^{-7}$ [82]	5.2×10^{-12} [83]
劳损裂纹扩展，参数（β）[b]	5～8.8[80]	4.4～9.9 [82]	2.5 [83]

[a] 所示的范围代表了广泛的商业 PMMA 水泥品牌。

[b] 劳损裂纹扩展参数为实验的 Paris 方程：$da/dN = \alpha\, \Delta K^{\beta}$，其中 a = 裂纹长度，N = 循环次数，ΔK = 应用应力强度因子的范围。

的胶结物，其蠕变响应似乎也较大 [13]。水泥的蠕变和应力松弛特性取决于水泥配方。Palacos R 水泥在 6 周后应力松弛至 0 时，其应力松弛速率高于 CMW1 和 Simplex 水泥在 1 年后的 0.1 MPa [12]。

在临床实践中，水泥的黏弹性行为有两个好处。首先，水泥养护的初始残余应力会减小，从而降低了水泥中应力的总体大小。其次，锥形植入物的设计目的是下沉并楔入水泥套，这可能得益于水泥的蠕变特性，以减少水泥层中的高箍应力。这将使柄楔入水泥套，在柄 - 水泥界面产生更均匀的压应力 [14]。然而，理想的水泥蠕变特性是未知的，可能取决于应用和植入物的选择。

热坏死的问题

PMMA 水泥在聚合过程中发生放热反应产生热量。这些热量被周围的组织和植入物吸收。长期以来，人们一直担心热创伤会降低周围骨骼的活力。骨水泥 - 骨界面的活骨组织丢失会对植入物长期固定产生不利影响。将组织暴露在 50℃ 1 min 或 47℃ 5 min 会导致骨坏死 [15]。在细胞水平上，温度在 47℃～60℃会导致骨细胞损伤。促破骨基因［核因子 kappa-B 配体受体激活因子（RANKL）和巨噬细胞集落刺激因子（M-CSF）］和前列腺素中介因子［环氧合酶 -2（COX2）］也上调，从而调节破骨细胞和成骨细胞的分化 [16]。

骨表面的瞬时温度取决于骨水泥的类型、骨水泥的厚度、种植体的大小和材料以及循环散热的能力。在骨水泥型 THA 中，由于环境变量较多，骨组织热坏死风险的程度尚不确定。金属柄作为一个散热器可以吸收从 PMMA 释放的热量。更厚的骨水泥覆盖层会产生更多的热量；据计算，当套膜厚度大于 5 mm[17] 或 7 mm[18] 时，髓质热坏死的风险增加。髋臼假体骨水泥固定可能存在较高的热坏死风险 [19]，因为骨水泥的厚度可能比股骨侧大，而且聚乙烯或镶有金属的聚乙烯假体的散热能力更有限。然而，这些预测值来源于特定聚合过程参数的计算模型。因此，临床上水泥 - 骨界面达到的具体温度存在很大程度的不确定性。水泥 - 骨温度和临床因素之间相互作用的复杂性（如水泥类型、混合方法、水泥厚度和组分温度）最近已经在一种全面的实验设计方法中得到了研究 [20]。

在水泥层中间，水泥温度达到最大值。与整体水泥中 4%～5% 的非转化单体的比例相比，该区域的非转化单体浓度也更高（15%）[21]。骨小梁交锁进入骨水泥层深处，这个区域可能最容易发生热坏死。然而，最近的检索研究表明，骨小梁吸收的模式开始于骨水泥的边界，然后向骨水泥层的更深层发展 [22]。这表明，在许多情况下，小梁交锁丧失（见“体内使用过程中的固定失效”章节）可能是热坏死以外的因素造成的。

骨水泥型髋关节表面置换术的热坏死受到了广泛的关注，因为要在股骨头内放置大量的骨水泥 [23]，可能导致较厚的骨水泥层和骨界面温度过高。临床研究也发现，使用大量骨水泥的髋关节表面置换术在骨水泥 - 骨界面有更多的纤维组织 [24,25]。髋关节表面置换术的实验模型显示，穿入深度不超过 4.2 mm 时的阈值为 45℃ [23]。用 6 种不同的骨水泥和一层厚袖套进行髋关节表面置换术的计算模型表明，骨水泥体积越大，热坏死就越可能发生，但根据骨水泥类型的不同，预测的危险骨体积变化也很大（37～1663 mm^3）[26]。

孔隙度的降低和聚合收缩的作用

手工搅拌水泥会导致固化后的水泥块中出现一些水泥孔隙，通常由直径小于 1 mm 的球状小孔隙组成。这种孔隙度来源于粉末中原有的空气、在制备过程中进入水泥的空气，以及在聚合过程中水泥产热时孔隙中空气的膨胀。这种孔隙度对固化水泥的机械强度和劳损性可能是有害的，因为孔隙可以使应力升高 [27]。例如，在张力作用下的一定体积的水泥，若中心有一个孔，那么应力集中系数为 2，因此孔边缘的应力是施加张力的 2 倍。降低水泥孔隙度的方法包括真空搅拌和预聚合水泥离心。这两种方法都可以有效地减少孔隙度，在实验室环境中，通过将水泥浇注到预先成型的模具中来制作试件。此外，降低孔隙度也提高了水泥的机械强度和抗劳损性能 [28,29]。尽管有这些发现，但在模拟骨水泥型 THA 环境的条件下进行评估时，并没有发现孔隙度的降低可以增加植入物界面强度，甚至降低水泥套的孔隙度。此外，临床结果并没有显示在髋关节骨水泥的应用中减少孔隙度的明显好处 [30]。在实验室观察到的降低孔隙度的有效性和其他实验室 / 临床结果之间的明显矛盾可以部分解释粉末 - 单体水泥的聚合收缩特性 [31]。单体在聚合过程中转化为聚合物，导致密度增加，因为单体的密度低于聚合物的密度。这种密度变化是水泥收缩的原因。纯单体转化为聚合物的体积收缩率为 21%。由于水泥是单体、PMMA 粉末等组分的混合物，理论上的收缩率较低（如 Simplex P 和 Endurance 分别为 7.4% 和 7.8%）。在实践中，由于没有发生 MMA 向 PMMA 的完全转化，测量的收缩率略低（真空混合的 Simplex P 水泥和 Endurance 水泥分别为 6.7% 和 6.5%）。具有较低单体 / 粉末比的水泥（如 Cemex，Tecres Medical，Corona，Italy）整体收缩率也较低。

可以想象一下，将真空混合水泥放置在一个 1 cm^3 大小的刚性立方体中的情况。固化后，必须在水泥的体积中或在刚性容器的壁上形成空隙，从而造成 6.6% 的体积减小。通常孔洞是由界面或材料块内部的形核点或缺陷形成的。对于位于水泥立方体中心的一个微小成核孔的情况，6.6% 的体积减小会在聚合过程中形成一个直径为 5.0 mm 的球形孔（图 4.4），或者，126 个在相同体积中随机分布的微小孔隙，每个都长到直径为 1 mm。如果水泥在一个柔韧的或开放的容器中固化，没有四壁的约束，没有任何孔隙形成，立方体的整体尺寸将从每边 10 mm 减少到 9.75 mm。这种收缩效应已被实验证明 [31]。壁边界条件对孔隙产生（或不存在）的影响也得到了证实。

骨水泥作为植入系统的一部分

植入系统的孔隙度减少

评估聚合收缩对 PMMA 孔隙形成的影响，重要的是要考虑物理边界条件和样品制作的方法，以便于评估各种减少孔隙方案的效果和效率。理想情况下，实验的物理边界和热边界条件将模拟临床情况。在骨水泥型 THA 中，可以认为股骨皮质近似为一个刚性圆柱体，将骨水泥放置其中，然后再引入刚性柄。在骨水泥固化过程中，骨皮质和柄位置不会移动，可以看成一个刚性壁系统。因此常常使用与关节置换术结构相似长度的刚性外管模拟骨干，并引入骨水泥和股骨柄 [32]。在模拟 THA 手术过程的一个研究中，使用了尸体股骨，在 37℃温热骨和静脉背压下，手工混合（体积减小 6%）和真空混合（体积减小 5.7%）的水泥的孔隙度没有差异 [33]。然而，对于手工混合的情况，孔隙的大小要小得多，但产生的孔隙数量更多。

水泥孔隙的存在，是否影响应力分析的结果，也尚不清楚。拉伸试验试件的劳损寿命模拟试验清楚地表明，孔隙度的降低有助于提高 PMMA 的劳损寿命 [34]。但是，对柄 - 水泥 - 骨结构截面的模拟试验中，并没有发现水泥孔隙度与劳损载荷下结构破坏之间有任何相关性。在这种情况下，孔隙并不是裂纹的引发剂。相反，裂纹最初会发生在柄表面的奇点（锐角）处。总的来说，聚合收缩在许多水泥植入物结构中是形成孔隙的原因，使用真空搅拌可以通过减少水泥中成核位点的数量来改变孔隙度的分布。当加载负荷时，主要通过裂纹扩展造成对水泥的整体损伤，这一机制可能与水泥环的孔隙度无明显关联。这两个发现都与临床文献一致，与手工混合相比，真空混合水泥并不能降低翻修率 [30,35]。

聚合面和预热组分

水泥中的聚合过程首先发生在水泥中温度较高的区域。在一个标准的髋关节置换术过程中，骨组织温度等于或接近体温，骨水泥和植入物处于室温，聚合过程首先在骨水泥 - 骨界面开始。聚合面随后向较凉的植入物表面推进。除了固化过程中在水泥中产生残余应力外 [36]，气孔将通过前面描述的聚合收缩在较冷

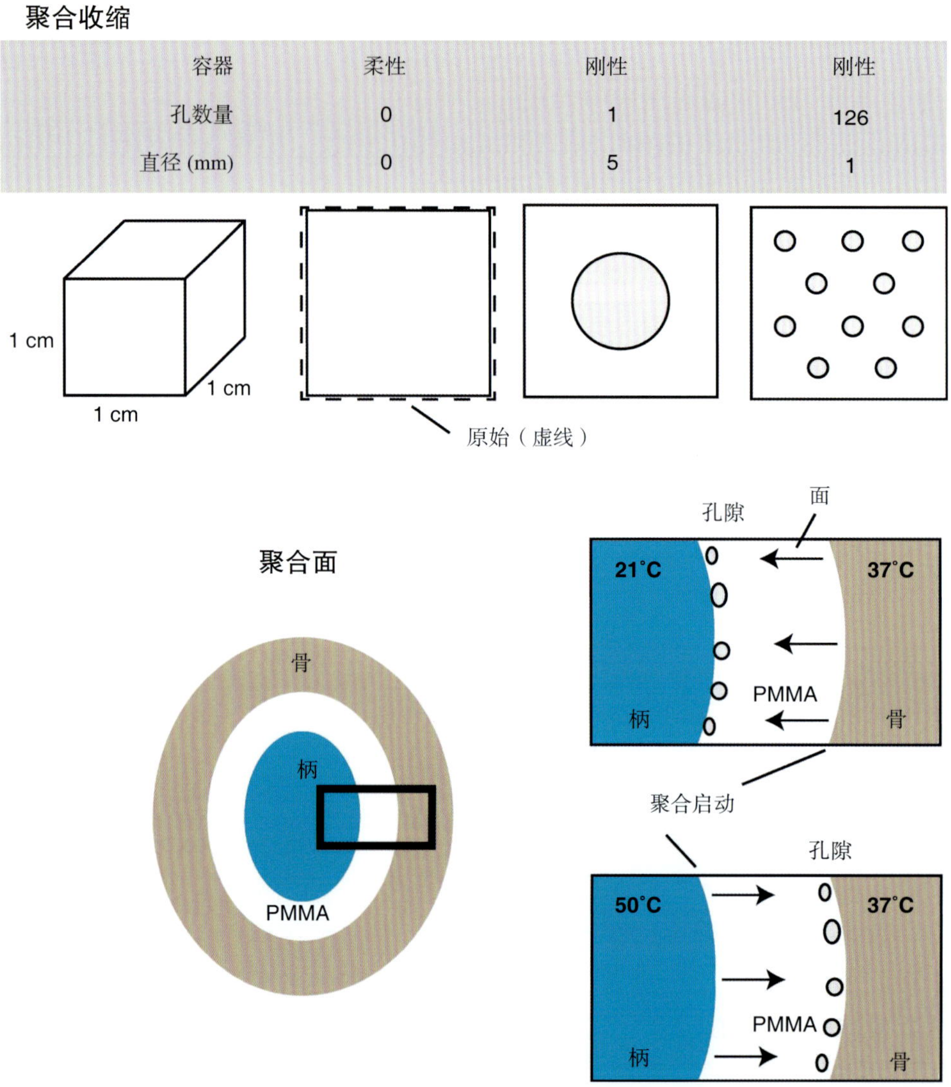

容器	柔性	刚性	刚性
孔数量	0	1	126
直径 (mm)	0	5	1

• **图 4.4** PMMA 水泥的聚合收缩率为 6.6%，导致整体尺寸的小幅减少（0.25 mm），以在柔性容器中 1 cm 的立方体水泥收缩为例。在刚性容器中，由于 6.6% 的体积收缩率，收缩可能导致单个 5 mm 孔径的孔隙，或 126 个直径 1 mm 的孔隙（顶部）。聚合面取决于植入物和骨（底部）的相对温度。聚合作用开始于较热的界面，并促使孔隙度向较冷的界面移动

的界面优先产生。在胶结 THA 中对柄进行预热被认为是改变聚合过程的一种手段，其目的是减少柄 - 水泥界面孔隙的产生 [37]（图 4.4）。然而，升高柄温度也会导致骨表面温度升高，增加热坏死的风险 [38]。作为股骨柄预热的一种替代方法，冷水灌洗预冷骨髓腔也可减少柄 - 骨水泥界面处的孔隙度 [39]，同时也降低了骨水泥 - 骨界面处的温度。在使用水泥前冷却骨组织，也可以降低髋臼侧的温度 [40]。然而，没有临床资料可以系统地评估通过预热或冷却成分来修饰聚合面的效果。

植入物 - 水泥界面

在骨水泥型髋关节置换术中，载荷通过骨水泥套从植入物转移到骨。根据植入物 - 水泥界面的性质，载荷可以在压缩、拉伸和剪切状态下通过界面传递。由于 PMMA 与相邻的金属或聚乙烯组件表面之间不存在化学键，因此界面上的任何拉伸或剪切强度只能通过机械交锁来实现。许多机械试验可以量化这些不同载荷状态下的界面强度。最常见的测试是推出测试，以测量界面的抗剪强度；还有双材料拉力测试，以及断裂韧性、磨损磨损和劳损测试。这些测试可以用来研究植入物表面修饰、水泥技术和环境（体内）降解的影响。

植入物表面修饰

制造商通过修饰金属植入物的表面，来达到植入系统的特定设计目标。得到的表面粗糙度可以用轮廓仪量化，Ra 和 RMS 分别表示平均粗糙度和均方根

粗糙度。表面修饰可以从金属表面抛光的镜面抛光（Ra～0.05 μm）、玻璃珠喷砂产生的缎面抛光（Ra～1.0 μm）、通过使用粗砂产生的哑光抛光（Ra～ 2.5 μm），到添加等离子喷涂表面（Ra～10 μm）。总体而言，界面的表观强度和韧性随表面粗糙度的增加而增加。

对于抛光柄的表面，与水泥之间没有机械交锁或化学黏结，界面可以通过摩擦传递压力和剪切力，但不能传导拉力。无领、锥度锁定的柄体设计（如 the Exeter stem，Stryker，Kalamazoo，MI）可以通过抛光的表面将压力和剪切力从柄传递到水泥。柄利用锥度，逐渐下沉并楔入水泥套中，同时形成了内植物 - 水泥界面的压力。这种抛光直柄的锥度设计上允许一定的下沉进而锁定，这被称为受力封闭设计。使用这种设计理念的临床结果很好，但如果柄表面使用哑光抛光，则会导致更高的翻修率。由于表面粗糙度较高，磨砂抛光可能会产生更多的碎屑 [41]。使用哑光抛光也会干扰锥度锁定机制，导致更大的周期性界面微动 [42]。假体柄表面的粗糙度增大的同时，若伴有更大的界面微动，就可能会增加水泥和金属碎屑的产生 [43]。

人们已经开发了许多测试金属 - 水泥界面力学性能的方法。最常见的是推出试验，在该测试中，在柱状金属圆筒内浇筑和固化 PMMA 水泥，然后测定从圆筒内推出骨水泥柱需要克服的剪切结合应力。因为强度结果取决于试样几何形状、PMMA 固化条件、水化作用、固化时间、支持边界条件和载荷模式，所以在比较不同界面材料、涂层或表面形状时，这些实验因素应保持恒定。通常，表观抗剪力强度等于施加载荷的峰值除以金属筒和水泥之间的接触面积。表面粗糙度越大，表观抗剪力强度越高 [43]。在推出试验中，水泥聚合收缩 [31] 通常会在金属 - 水泥界面上产生明显的压应力 [44]。当加载前切力时，产生的摩擦力也取决于表面粗糙度，与粗糙界面相比，光滑表面具有较低的摩擦系数。因此，表观强度值等于机械力和克服摩擦的力之和。

与推出试验不同，断裂力学试验描述了界面破坏时的解离过程的信息。为量化引发并促进植入物 - 水泥界面失效的能量大小，我们常采用双材料断裂力学法 [45,46]，这种方法可用于研究不同种类的抛光面（表 4.3）。随着表面粗糙度的增加，引发界面解离的抗力也增加。同时，也表现出界面的抗力曲线（上升的 r 曲线）的特性，随着解离范围的扩大，解离的抗力也就越大（直至稳态断裂抗力），这主要源于水泥与金属之间的表面相互作用，例如表面间的交锁，主要来自于已拔出及已解离区域尖端后方的粗糙颗粒。PMMA（～2000 J/m^2）[47] 的断裂抗力比任何金属 - 水泥组合体的强度都要大，在界面加载机械负荷的条件下，表面粗糙度最低部分可能首先发生解离，这种界面解离很可能发生在水泥断裂之前。然而，对于既定表面的柄，解离的发生取决于作用在界面上局部应力的大小。

表 4.3　特征金属表面粗糙度和水泥 / 金属起始和稳态断裂抗力

金属表面处理	均方根粗糙度（μm）	起始断裂抗力（G_o，J/m^2）	稳态断裂抗力（G_{ss}，J/m^2）
精细抛光 [45]	1.1	0.34	0.4
玻璃珠轰击 [45]	2	0.9	4.6
PMMA 预涂层 [46]	2.0	—	15
砂砾轰击 [45]	4.2	4	45
砂砾轰击 [45]	5.7	—	157
纤维金属 [45]	33.6	19	442

[a] 断裂抗力随金属表面粗糙度的增加而增加，起始断裂抗力低于稳态断裂抗力。

柄 - 水泥界面的缝隙和孔隙

理想情况下，在水泥固化完成时，植入物 - 水泥界面将没有孔隙。如前所述，聚合过程会导致水泥体积的损失，从而导致在植入物 - 水泥界面形成孔隙。使用开放式模具创建植入物 - 水泥试样时，水泥收缩没有约束，植入物 - 水泥界面的间隙或孔隙形成较少。相比之下，如果用水泥在封闭 / 受限的空间内固定同一种表面的柄，缝隙可分布在 25% 的磨砂表面 [48]。髓腔周围的骨皮质及其中的股骨柄构成了一个近似于封闭 / 刚性的空间。骨水泥固定时，喷砂柄界面的 31% 存在缝隙，而光滑柄界面的 8% 存在缝隙（图 4.5）[49]。在临床检索中，发现了骨水泥多孔特性，这是由于骨水泥插入时空气滞留所致 [50,51]。可以理解为，大量界面孔隙的存在使断裂抗力降低了 50%～70%。在聚合的早期就尽快使用水泥也不能减少这种负面影响。

水泥类型的选择也会影响金属 - 水泥界面缝隙的形成。例如，在固定光面股骨柄时，CMW3 与 Simplex 水泥（33%）相比，柄 - 骨水泥界面有更高的缝隙比例（52%）[52]。此外，与 Simplex 水泥相比，

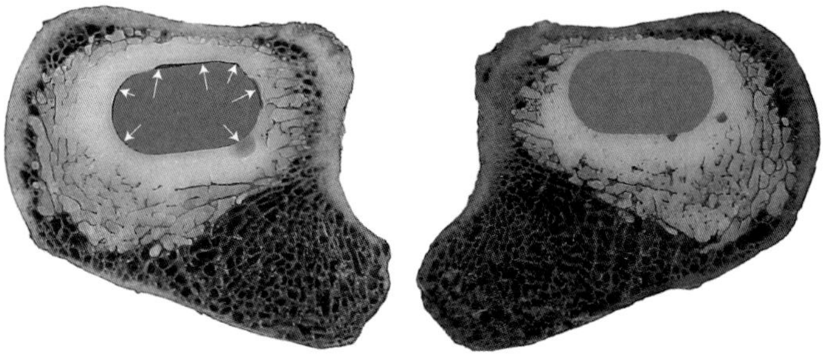

• **图 4.5** 用热边界条件（温骨）和血流动力学条件（静脉后出血）将 CoCr 股骨假体黏合到尸体骨上，用于模拟手术环境，在磨砂后的柄表面（Ra = 5.3 μm，左）和光滑的柄表面（Ra = 0.75 μm，右）形成了柄 - 骨水泥缝隙

CMW3 构建内水泥套膜中具有更大、更广泛的孔隙。当加载循环爬楼梯载荷时，CMW3 固定的股骨柄也有更多的位移。这表明，存在于柄 - 水泥界面的缝隙可以影响柄位移和松动。CMW3 为低黏度水泥，但在工作阶段黏度迅速增加（图 4.3）。这可能会影响柄放置过程中所携带的空气量。临床报道，CMW3 水泥 10 年的翻修率为 18%，而中黏度和高黏度水泥的翻修率为 5%～7%[53]。本实验中观察到的柄 - 骨水泥间隙形态可以解释这两种骨水泥在临床松动方面的差异。

水泥 - 骨界面的形态学和力学特性

PMMA 骨水泥与骨的固定依赖于骨水泥与骨之间的交锁或者整合。在骨水泥型关节置换术中，首先要仔细准备骨小梁表面，以去除多余的骨髓和血液，然后加压注入聚合前期的水泥，使其流入骨小梁间隙。何种骨水泥黏度更适合骨水泥和骨组织间的整合，文献报道不一。低黏度水泥可以在小梁结构周围更自由地流动，使水泥移位所需的压力也更小[54]。然而，由于静脉背压，高黏度的骨水泥更不容易在骨水泥 - 骨界面形成缝隙[55,56]。骨水泥和骨皮质表面的孔隙之间可实现一定程度的交锁[57]。除了骨水泥的固有黏度外，植入物固化时所获得的压力也会影响骨水泥 - 骨交联的程度。如果在骨水泥固化周期的后期放置植入物，会产生更大的压力，同时让骨水泥更充分进入骨小梁内[58]。水泥在使用时的黏度和产生压力使水泥深入骨小梁的能力，这两者之间的相互作用非常重要性。

实验和计算数据表明，随着水泥 - 骨界面整合的增强，界面的抗剪强度也增强[59]。在翻修时，可用于交锁的骨小梁较少，其结果是骨水泥 - 骨界面薄弱[60]。2～3 mm 的交锁是较为公认的理想（或最小）厚度，这是因为 2 mm 的厚度交锁至少固定住 1 个横向小梁[61]。在使用水泥时，建议保留 3～4 mm 的松质骨，以保证足够的交锁，同时不会在骨水泥和股骨内侧皮质壁之间留下一层松质骨[62]。

体内使用过程中的固定失效

初始骨水泥 - 骨的充分交锁固定取决充足的骨量和骨水泥技术。然而，在体内的使用过程中，骨水泥界面附近的骨发生重塑，这将改变固定的强度和应力的传导。Sir John Charnley 在一系列死亡后回收的样本中，研究了骨的形态学变化，并发现骨水泥并不能与骨组织牢固结合[63]。在骨水泥型髋关节置换术中，最初与骨水泥交锁的骨小梁发生骨吸收（图 4.6），在稳定的股骨柄中，也经常可以发现与骨水泥相对排列的骨小梁。基于显微 CT 重建的骨 - 水泥界面显示了吸收过程的细节（图 4.7）。小梁吸收的机制尚不清楚，但可能与应力遮挡[64]、液液体流动诱发骨溶解[65]、单体毒性[66]、产热或手术坏死有关[67]。在骨水泥型膝关节置换术中也发现了类似的骨吸收模式，骨吸收的程度随着水泥在体内使用时间的增加而增加[68]。

在体内使用时对水泥和水泥界面的破坏

基于翻修手术中回收的水泥碎片[69]和回收的骨水泥构件[70]存在劳损裂纹，重复性载荷导致的骨水泥损伤累积已被认为是骨水泥型置换术中的失效机制。这种损伤过程已经通过计算建模[71]，并被用来解释某些骨水泥型植入物的高迁移率和翻修率[72]。在一项尸检研究中，水泥损伤积累也随着使用时间和患者体重指数（body mass index，BMI）的增加而增加[73]。以弥漫性微裂纹开始的进行性损伤可能会合并，最终导致更大的裂纹从植入物延伸到骨。这可能导致较弱的结构，并作为碎片产生的途径，从植入物 - 骨水泥界面进展到骨水泥 - 骨界面。

由于植入物表面与骨水泥的结合不是很完美，因此当植入物 - 骨水泥界面承重时，会发生局部微运动。在一系列的 11 例死后回收的髋关节置换手术中，由于与爬楼梯条件一致的扭转载荷，其微动量为 0.006～832 μm 不等[74]。微动的大小与植入物与骨水泥的位置成反比（图 4.8）；与骨水泥接触较多的植入物微动率较低。这一结果表明，维持高度的贴体对于防止过度的种植体 - 骨水泥微动非常重要。高强度微动的一个问题是，金属表面和水泥之间可能发生微动磨损，产生水泥和金属碎屑[74]，并从水泥中的放射性不透明物质中释放出陶瓷纳米颗粒[6]。

骨水泥 - 骨界面的骨重塑改变了骨小梁和骨水泥

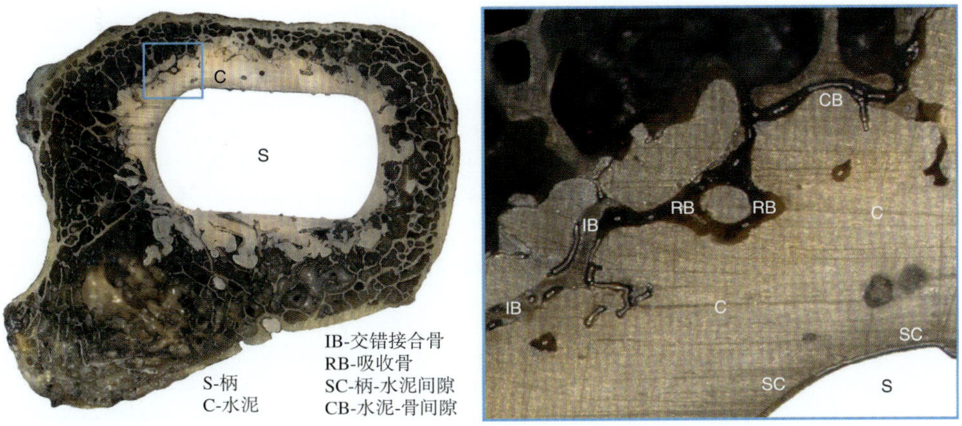

• **图 4.6** 一个 67 岁女性使用 14 年的髋部骨水泥。该组件用 13 μm 的领距微动固定良好。骨水泥套连锁区和骨水泥 - 骨贴壁区骨小梁吸收明显。一些缝隙出现在柄 - 水泥界面，其他区域仍保持黏结。植入物是 Harris 预涂层；预涂层是完整的，需要相当大的力才能将柄部分从水泥套管中移除。该部分是 10 mm 以下的领

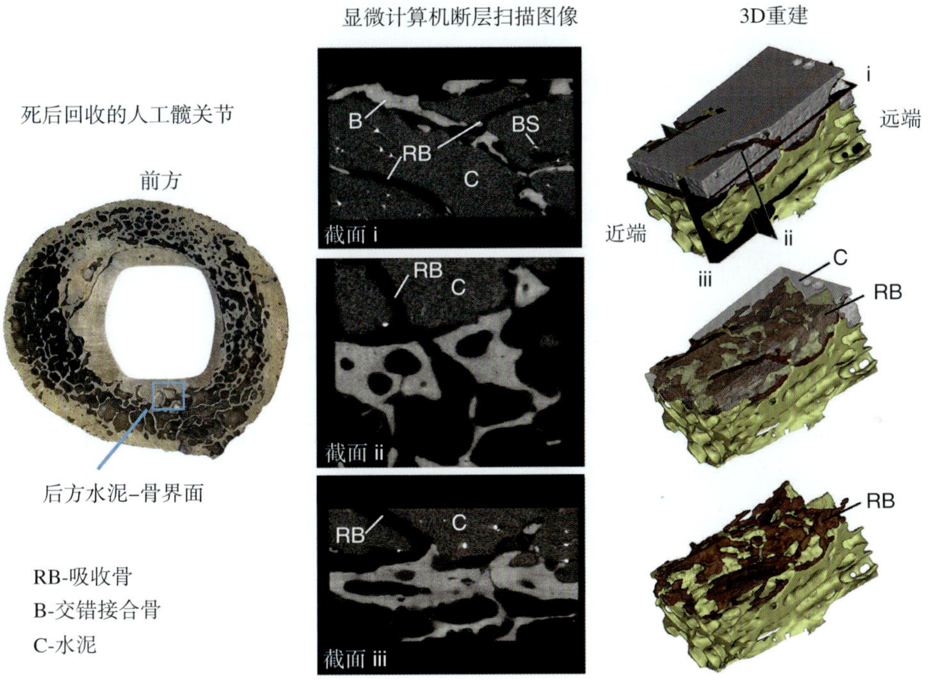

• **图 4.7** 取出的骨水泥型髋关节置换假体的横切面（与图 4.6 中的临床病例相同）位于颈圈（左图）下方 60 mm 处。水泥 - 骨界面的显微计算机断层扫描（12 μm 分辨率，中间图）显示了水泥 - 骨界面的 3 个平面。三维重建显示骨水泥层（C）内骨再吸收区（RB）和指间骨的剩余区域（B）

之间的微动量。对于同一系列的 11 例死后回收的人工髋关节，小梁 - 骨水泥界面的微动量范围为 2.2～730 μm 不等[74]。骨水泥 - 骨界面在负载时，骨水泥与骨之间的高接触分数的微动较少。小于 50～ 200 μm 的微动量被认为是植入物和骨之间长期固定的必要条件[76]。这对于维持骨水泥和骨之间足够的贴合和连锁以及植入物的长期功能是很重要的。

小结

骨科骨水泥在关节置换术中已经使用了 50 多年，特别是作为 THA 的固定组件。根据特定应用的需要，可塑造、形成和应用 PMMA 的能力是该材料的一个吸引人的方面，适当应用可以导致良好的长期存活和功能。虽然商业水泥有基本的相似之处，但也存在着广泛的处理差异。关节置换外科医生应该认识到这些品牌之间的差异和环境变量（如温度）在使用 PMMA 水泥中的作用。PMMA 水泥会产生热量，如果骨水泥体积较大，可能导致骨热坏死。水泥的收缩是不可避免的；这将促使水泥中缝隙和孔隙的形成。机械损伤应被视为一个需要长期关注的问题，特别是

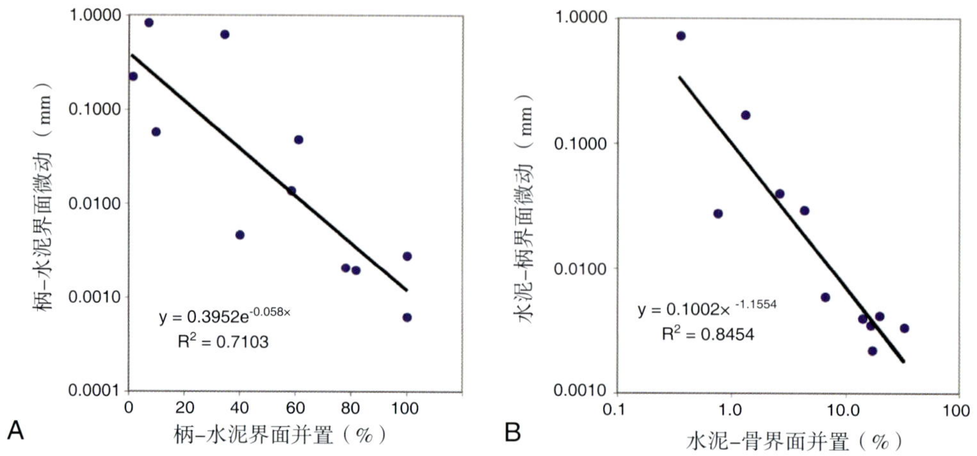

• **图 4.8** 对一系列死后回收的骨水泥型置换术进行扭转载荷，并测量骨水泥界面的微动量。植入物 - 水泥的相对比例与植入物 - 水泥界面微动量呈负相关关系（A）。水泥 - 骨的相对比例与水泥 - 骨界面微动量呈负相关关系（B）引自 Mann KA，Miller MA，Verdonschot N，Izant TH，Race A. Functional interface micromechanics of 11 en-bloc retrieved cemented femoral hip replacements. Acta Orthopaedica. 2010；81（3）：308-317.

对裂缝的发展和通过水泥层传播。骨水泥 - 骨界面的形态学改变很可能发生在体内使用过程中，而手术时实现的初始联锁会随着时间的推移而减少。进一步改善水泥的措施包括尽量减少固化过程中的收缩和热量产生，增加水泥的韧性以减少损伤，以及在长期使用中保持初始水泥 - 骨联锁的方法。

致谢

作者要感谢 Tierry Scheerlinck 在本章前一版本中所做的工作。

（参考文献参见书末二维码）

第 5 章

髋关节手术材料：超高分子量聚乙烯

CLARE M. RIMNAC, MICHAEL C. SOBIERAJ
（高宇航 译　齐欣 审校）

关键点

- 超高分子量聚乙烯（UHMWPE）仍然是人工关节置换中硬 - 软关节界面组合中的最佳选择。
- 历史上的各种 UHMWPE 磨损率较高，而且由于氧化诱发变脆，导致骨溶解和组件分层。
- 提高耐磨性和氧化稳定性的主要方法是通过精细的化学修饰，主要是通过交联和自由基处理，同时减少骨溶解。
- 交联提高了耐磨性，但牺牲了断裂抗力；因此必须通过植入物设计来减少应力集中（例如髋臼假体的边缘和底边），来弥补断裂抗力的不足。
- 未来几代 UHMWPE 的配方中可能会加入添加剂来对抗或抑制感染。

引言

多年来，全髋关节置换术（THA）中使用了多种活动界面组合，包括金属对金属[1,2]和陶瓷对陶瓷[1,2]，但在美国最常用且人们兴趣持久的组合仍是金属或陶瓷对 UHMWPE[1,2]。

自 20 世纪 60 年代以来，UHMWPE 因其耐磨损、韧性、耐久性和生物惰性而成为首选的塑料轴承组合（该材料的商业应用也包括砧板和自卸卡车内衬）[3]。本章简要介绍 UHMWPE 的材料结构和性能，包括早期的“历史”制作方法、令人关切的体内的性能问题，以及为应对这些问题随之而来的制作方法的演变，包括目前最先进的交联方法。我们还将介绍为改善材料稳定性、耐磨性和断裂抗力而采取的一些折中做法，并讨论骨科器械材料发展的潜在方向。关于 UHMWPE 的更全面的论文，推荐读者参考由 Steve Kurtz 编辑的非常精彩的手册[4]。

UHMWPE 在 Charnley 低摩擦全髋关节置换术中的最初应用

John Charnley 爵士于 1958 年开始使用聚四氟乙烯（polytetrafluoroethylene，PTFE）进行 THA。第一个设计包括一个 PTFE 头和一个薄 PTFE 髋臼内衬。最终，Charnley 髋关节置换演进为低摩擦关节置换术（low-friction arthroplasty，LFA），包括水泥固定的金属杆和小头，还有水泥固定的 PTFE 髋臼内衬。LFA 应用的最初 1～2 年非常成功；然而，由于严重的磨损和更严重的对 PTFE 磨损颗粒的炎症反应，99% 的植入髋关节必须在 2～3 年内进行翻修。1962 年 5 月，一位推销员向 Charnley 的首席技师 Harry Craven 介绍了 UHMWPE（当时用于机械中的小齿轮和衬套）这种聚合物。在经过了一些额外的评估之后，UHMWPE 被用于 Charnley 的 LFA[5,6]。

UHMWPE 的基本结构和力学性能

一般来说，UHMWPE 属于聚乙烯聚合物家族，包括高密度聚乙烯（HDPE）和低密度聚乙烯（LDPE）。聚乙烯是一种以乙烯分子（C_2H_4）为基础的线性均聚物（无链支化、1 个重复单元或“mer”），其中 C ═ C 的双共价键可以被打破，进行加成聚合。因此，重复单元为—（C_2H_4）—n（n 表示聚合物链中的重复单元数）。可以采用齐格勒工艺将乙烯气体转化为聚乙烯粉末树脂[7]，该工艺要求将乙烯气体与氢气混合，并使用四氯化钛作为催化剂。然后，粉末可以通过模压固化成最终或接近最终的组件，也可以压缩成板状或冲压成棒状，然后再加工成髋臼内衬等组件。

ASTM D 4020[8]规定，无论 UHMWPE 预期用途如何，其分子量（MW）必须大于 3 100 000 g/mol（在聚合物链中聚合度约为 110 000 个重复单位）。用于矫形外科植入物的 UHMWPE 配方通常分子量在（2～6）× 10^6 g/mol，聚合度在 71 000～214 000，这可使其成为商业使用中分子量最高的高性能塑料[7,9]。相比之下，HDPE 的典型分子量为（0.3～0.4）× 10^6 g/mol[10]，PMMA 骨水泥的分子量约为 50 000 g/mol。目前用于骨科植入的特殊 UHMWPE 树脂是 GUR 1020（MW

为 3.5×10^6 g/mol）和 GUR 1050［MW 为（5.5～6）×10^6 g/mol］，均由 Celanese（Bishop，TX and Oberhausen，Germany）制造。这两种树脂都不含硬脂酸钙，UHMWPE 中常有硬脂酸钙，后者用于清除残存的催化剂，因催化剂可以腐蚀用 UHMWPE 制造的机械，硬脂酸钙也可作为润滑加工剂。硬脂酸钙可以引起骨科 UHMWPE 融合缺陷；这些缺陷被认为对断裂抗力和抗氧化性有负面影响，尽管这一观点还有争议。[11-16] 然而，Celanese 改进了生产方法，在加工过程中不再使用硬脂酸钙。如今，骨科应用级的 UHMWPE 树脂均不含硬脂酸钙。

UHMWPE 也是一种半晶体聚合物，由结晶相和非晶相组成。结晶相包含高度定向的折叠链组成的片层，形成正交晶状结构 [17]。片层厚 10～50 nm，长 10～50 μm[18,19]。与 HDPE 不同，Celanese 的 UHMWPE 树脂中的片层不会形成球晶 [7,20]；相反，片层在无定形相中是随机取向的（图 5.1）。片层可以相互连接，也可以与无定形区通过连接分子和复杂的界面（过渡）区域连接 [21,22]。UHMWPE 的结晶度取决于配方、氧化状态和交联程度，为 40%～75%[19,23]。

在体温（37°C）下，UHMWPE 的环境温度远高于约 −150°C 的玻璃态转变温度［聚合物从弹性（有时被称为"玻璃化"）转变为更具延展性（或"橡胶化"）的温度］。因此，当 UHMWPE 用于关节置换组件的制作时，其表现为黏弹性和黏塑性，这意味着其力学行为既表现为应变速率依赖性，也表现为温度依赖性 [24,25]。塑性行为的初始（如屈服点）加之在屈服点之后发生的塑性形变，可以引起结晶相区的碎裂和破裂 [26-30]，以及非晶相区键重排。因此非晶相区也有助于提高 UHMWPE 的力学性能。Kurtz 等发现 UHMWPE 几种力学性能的温度依赖性可以用热激活（Arrhenius）关系来建模。结晶度与热软化活化能呈负相关。因此，他们得出结论，随着温度的升高（如从 20℃到 60℃），力学性能的下降主要归因于聚合物中的非晶相。

UHMWPE 材料的机械和物理性能取决于所使用的树脂和固化过程；因此，UHMWPE 的存在特性有所差异。例如，UHMWPE 的制造密度可以在 0.930～0.945 g/mL 变化。在没有经过刻意修饰（如非晶相交联）的情况下，骨科级 UHMWPE 的拉伸屈服强度约为 19～23 MPa，弹性模量为 0.8～1.5 GPa，延伸性（断裂伸长率）为 200%～350%[3,32]。当交联时，材料的延伸性通常会降低，其极限强度也会降低，但弹性模量和屈服强度变化不大 [19,32,33]（图 5.2）。最后，正如后面将详细描述的，非晶相的交联密度是耐磨性的主要决定因素。这与当代高度交联的 UHMWPE 制备尤其相关。总的来说，UHMEWPE 的这些特性，加之其与金属的低摩擦系数、高冲击强度、韧性、易于制造和生物相容性，使之成为历史和当代全关节置换术设计中界面材料的最佳选择。

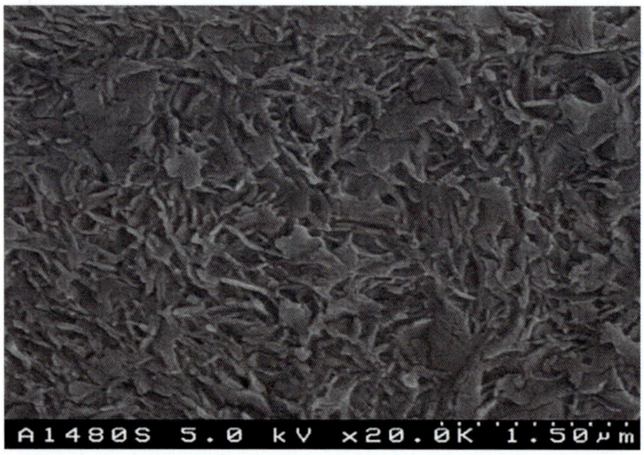

• **图 5.1** 蚀刻原始 UHMWPE（GUR 1050，Ticona，Bayport，TX，ram-extruded rod）扫描电镜显微图片下显示的结晶薄片（Sobieraj MC，Kurtz SM，Rimnac CM. Large deformation compression induced crystallinity degradation of conventional and highly crosslinked UHMWPEs. Biomaterials. 2005 Nov；26［33］：6430-6439.）

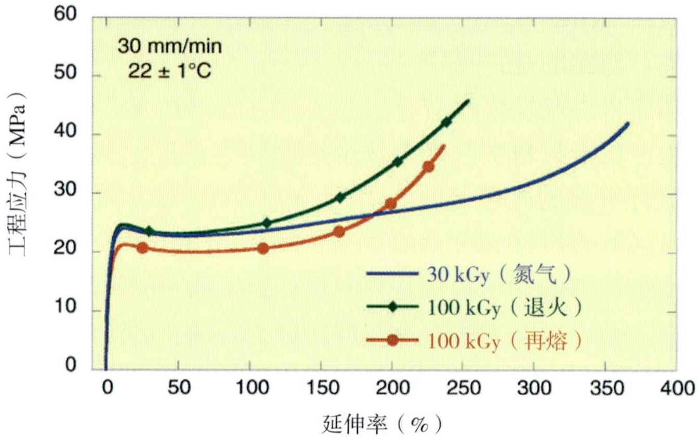

• **图 5.2** 常规 UHMWPE（30 kGy γ 辐射在氮气中灭菌）与 100 kGy γ 辐射交联退火（110℃ ×2 h）和 100 kGy γ 辐射交联再熔（150℃ ×2 h）UHMWPE 的工程应力应变行为比较（Kurtz S. The clinical performance of highly cross-linked UHMWPE in hip replacements. In：Kurtz S，ed. UHMWPE Biomaterials Handbook：Ultra High Molecular Weight Polyethylene in Total Joint Replacement and Medical Devices. 3rd ed. Boston：William Andrew；2015.）

全髋关节置换术中 UHMWPE 制备方法的演变

“历史的”和“传统的”UHMWPE

骨溶解导致的无菌性松动会限制 THA 后人工髋关节的使用寿命。20 世纪 70 年代末和 80 年代初，Revell 等 [34] 和 Mirra 等 [35] 最先将部件在体内严重磨损产生的 UHMWPE 碎屑（图 5.3）与骨溶解和无菌性松动联系起来。处理骨溶解导致的显著骨量丢失是（并且仍然可能是）关节翻修外科医生面临的最大的技术挑战之一 [36,37]。因此，在 20 世纪 80 年代末和 90 年代，通过减少 UHMWPE 的磨损来控制磨损碎屑引起的无菌性松动成为骨科临床和研究领域的焦点。

UHMWPE 氧化和辐射杀菌

人们发现 UHMWPE 磨损引发无菌性松动的同时，也发现了导致 UHMWPE 破坏的第二个因素：由 γ 辐射灭菌引发的氧化降解 [38,39]。当时，UHMWPE 组件采用透气包装，并采用大约 25～40 kGy 的剂量 γ 辐射进行灭菌 [39]。γ 辐射是一种经济有效的关节组件的灭菌方法。然而，当 UHMWPE 暴露在 γ 辐照下时，由于共价链断裂（即 C-H 键或 C-C 键的键断裂）而形成自由基 [40-42]。这些自由基具有很强的反应性，当自由基的形成点位置接近时，它们形成交联反应（它们也可以导致链重组）。所有电离辐射，包括标准消毒剂量，都会导致自由基的形成；因此，经过辐射灭菌的 UHMWPE 构件都存在一定程度的交联。

遗憾的是，在辐照过程中形成的自由基并不都与其他自由基发生反应；因此，辐照后残余的自由基仍然存在于材料中。这些残余自由基的确切位置仍是一个有争议的问题，几个假设的位置包括晶体的核心、片层的折叠区、非晶相区和结晶相区之间的界面区，以及非晶相区本身 [43]。

当氧存在时，自由基能迅速与氧作用，引发一个自催化级联反应，导致过氧化氢形成、分解和自由基再生。在此过程中，聚乙烯链发生羰基官能团加成。在持续供氧的情况下，即使不再接受辐照，这种氧化降解也可以在假体存储期间和体内使用期间 [40-43] 继续进行（图 5.4）。总的来说，虽然 γ 灭菌、透气包装已经在临床上应用了几十年，但这种辐射后氧化降解的老化过程时时发生 [38,39]，并导致了假体组件的脆化。

氧化是通过傅里叶变换红外光谱（FTIR）来评估的，它提供了关于材料化学结构的信息（其根据是分子中化学键以特定频率振动的原理）；傅里叶变换红外光谱可以追踪分子结构的时空变化，例如可以用这种设备分析 UHMWPE 聚合物主链中的含氧功能结构。当对回收 UHMWPE 组件的氧化进行分析时，通常先从该组件中提取薄片，在沸腾的庚烷中浸泡，以去除吸附的脂质，因为脂质可能会干扰 FTIR[44]。然后，再评估假体的活动界面或背侧界面不同深度处氧化降解的程度。根据在 1715 cm^{-1} [45] 处的羰基峰值可以计算出氧化指数，由于这一指数与酮、酯和醚的存在有关，一般会参照亚甲基在 1396 cm^{-1} 处的拉伸，对羰基峰进行标准化。从 FTIR 分析中还可以提取其他信息，包括跨乙烯指数（辐射诱导降解的另一种测量方法）[46] 和结晶度的百分比。

在骨科假体的制作过程中，为解决含氧状态下辐射灭菌引起的氧化降解，可采用的方法之一是在真空或惰性气体（如氩气或氮气）环境中包装 UHMWPE 组件（有时称为“传统的”UHMWPE）。这样的包装可以延缓存储老化；然而，当假体在体内接触氧时，自由基仍会产生并与氧发生反应。对用这种方式包装过的假体的回收分析表明，体内确实发生了氧化，即使在惰性（少氧）环境中辐射灭菌的假体组件也会发

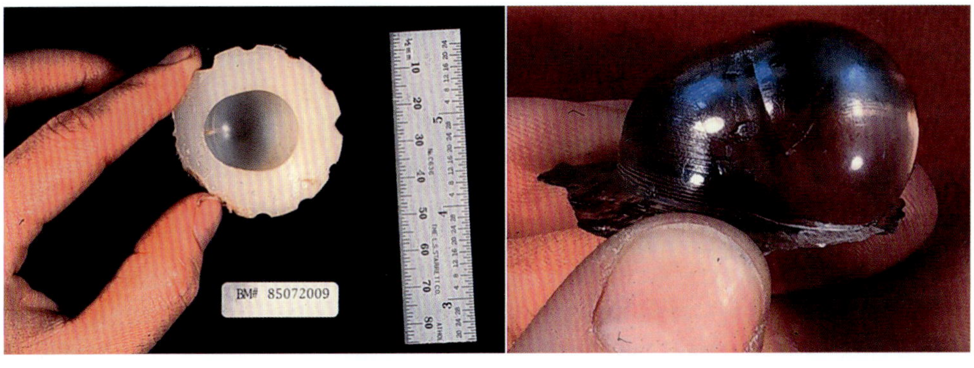

• **图 5.3**　由 UHMWPE 制成的高度磨损 Charnley 髋臼假体（左）。活动界面的丙烯酸铸件显示磨损路径和未磨损区域的原始加工痕迹的存在（右）

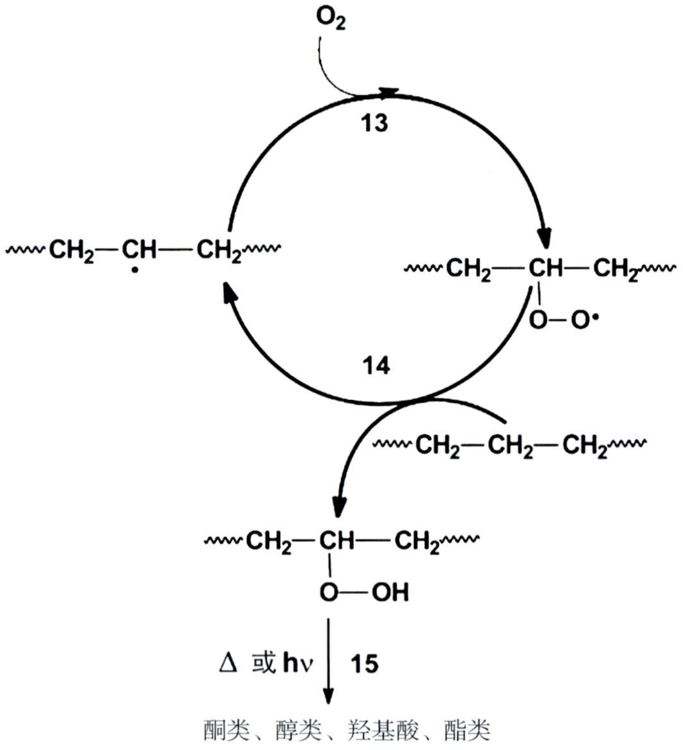

• **图 5.4** Bolland 碳氢化合物氧化循环。首先，宏基形成（例如，在 UHMWPE 交联或灭菌的辐照过程中）。当氧（O_2）存在时，大自由基容易转化为过氧自由基（ROO•），然后通过碳氢链的氢萃取进一步演变为氢过氧化物（ROOH）。这就产生了一种新的自由基，它可以重新进入循环，导致这一过程的重复（Costa L，Bracco P. Mechanisms of cross-linking，oxidative degradation，and stabilization of UHMWPE. In：Kurtz S，ed. UHMWPE Biomaterials Handbook：Ultra High Molecular Weight Polyethylene in Total Joint Replacement and Medical Devices. 3rd ed. Boston：William Andrew；2015.）

生氧化，尽管速度比存储老化时要慢[47,48]。此外，氧化主要发生在体液（含氧化性物质）与 UHMWPE 的最大接触区域（例如，髋臼衬垫的边缘；图 5.5）[47]。

物理上，UHMWPE 的氧化降解导致分子量下降（由于链断裂）、密度增加（由于可移动链增加）和结晶度增加（增加的可移动链有结晶倾向）。氧化降解还严重损害了材料的力学性能，最显著的是延展性、断裂抗力、劳损抗力和耐磨性的损失。总的来说，“传统的”UHMWPE 的持续氧化降解对髋臼内衬和全膝关节置换术（total knee arthroplasty，TKA）胫骨植入物的临床表现都有负面影响[54-60]。

越来越多的证据表明，氧化降解可以引起 UHMWPE 力学性能退化，20 世纪 90 年代中期时，假体制备采取了多种有针对性的解决方案，除上述的屏蔽氧包装外，还包括了非高电离辐射灭菌方法（如气体等离子体、环氧乙烷和过氧乙酸）。然而，如前所述，一旦植入体内，氧化降解依然发生[47,48,61]，传统 UHMWPE 髋臼组件仍然易受高磨损和随后的骨溶解影响[62]。因此，对 UHMWPE 进行进一步改进成为临床需求。

UHMWPE 交联与磨损减少

第一代高交联 UHMWPE

在 20 世纪 70 年代，Oonishi 等研究表明，用 1000 KGy 的 γ 辐射交联 UHMWPE 可以极大地减少磨损，其代价是材料呈玻璃状，极其易碎[63-65]。这促使研究人员和生产厂家重新发现和研究了这个有趣现

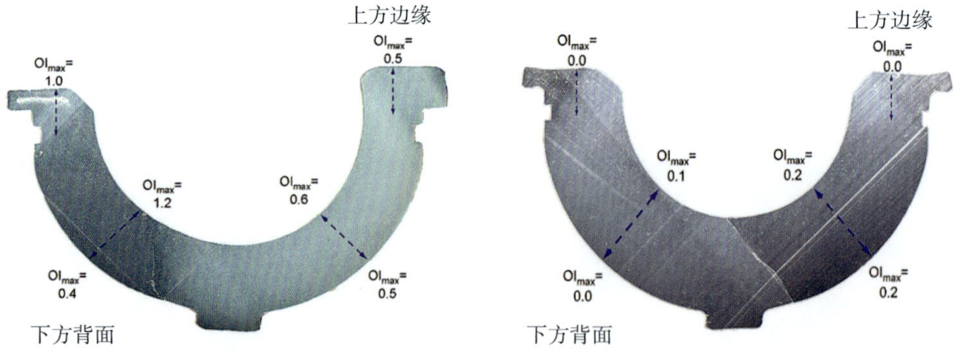

• **图 5.5** 暗视野显微照片和氧化指数说明了 γ- 惰性灭菌与气体等离子灭菌模块式髋臼植入物体内氧化的差异。采用傅里叶变换红外光谱对零件的厚度进行扫描。左：γ 惰性消毒髋臼植入物，由 1997 年植入的压模 GUR 1050 制成，由于股骨松动和 UHMWPE 磨损，在体内使用 9.3 年后进行了翻修。可见下边缘有中度氧化和表面下白色条带。右图：2000 年植入的气体灭菌的髋臼植入物由受压模压的 GUR 1050（Longevity，Zimmer，Inc.，Warsaw，IN）制成，由于反复脱位，在体内存活 6.7 年后进行翻修。注意本节中均匀的低氧化（Kurtz S，Oral E. In vivo oxidation of UHMWPE. In：Kurtz S，ed. UHMWPE Biomaterials Handbook：Ultra High Molecular Weight Polyethylene in Total Joint Replacement and Medical Devices. 3rd ed. Boston：William Andrew；2015.）

象，从 20 世纪 90 年代末和 21 世纪初开始，较低剂量（50～105 kGy）的 γ 或电子束辐射得到应用[66]。诞生了所谓的第一代高交联 UHMWPE 材料。

通过销 - 盘测试，Muratoglu 等[67]证明了交联间分子量（M_c）决定了 UHMWPE 的耐磨性。他们发现，无论通过辐射手段还是通过化学手段（即过氧化物）完成交联，结果都相同。此外，他们还证明了 M_c 与磨损之间的线性关系，即 M_c 越低，磨损越低（图 5.6）。最后，尽管交联密度随辐照剂量或过氧化物剂量的增加而增加，但均表现出饱和点；在辐射交联的情况下，饱和点大约为 150 kGy（图 5.7）[67]。相对较短的交联聚合物片段会抑制聚合物的定向和再定向，这种定向和再定向有利于提高材料的耐磨性。

需要强调的是，当 UHMWPE 经过高电离辐射交联时，并不是所有产生的自由基均参与交联或重组。因此，如果不加处理，自由基就会继续产生并参与氧化反应，导致氧化降解[68-70]。为了限制辐照交联过程中自由基的潜在氧化降解，还引入了热后处理方法（退火和再熔）来减少或消除自由基[19,68,69]。辐射后退火时，材料被加热至接近 UHMWPE 的熔点温度（约 135℃）[3,71]。这会增加无定形区链的流动性，但不会引起结晶区的溶解。在退火过程中，大部分自由基会被消耗掉。即使自由基可能仍然存在于材料中[55,70]，它们的数量也大大减少了。退火提高了 UHMWPE[31,72] 的整体结晶度，对其他种类聚乙烯也有相同的作用[73,74]。

辐射后再熔时，需将材料加热到熔点温度以上。

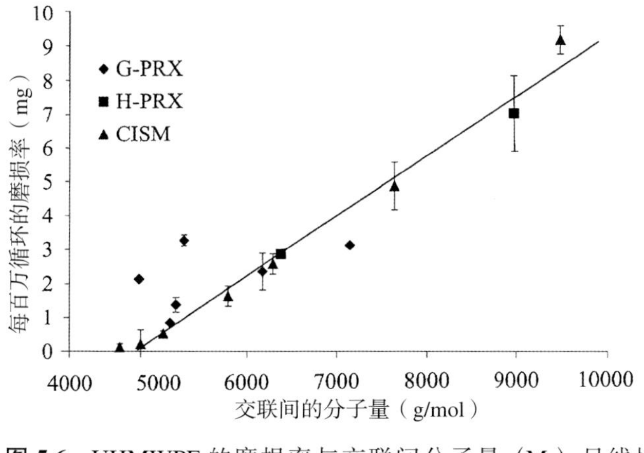

• **图 5.6**　UHMWPE 的磨损率与交联间分子量（M_c）呈线性相关。随着交联密度的增加，M_c 降低，磨损率提高。图中是 3 种实验室 UHMWPE 配方的销 - 盘测试数据（Muratoglu OK，Bragdon CR，O' Connor DO，et al. Unifed wear model for highly crosslinked ultra-high molecular weight polyethylenes（UHMWPE）. Biomaterials. 1999；20：1463-1470.）

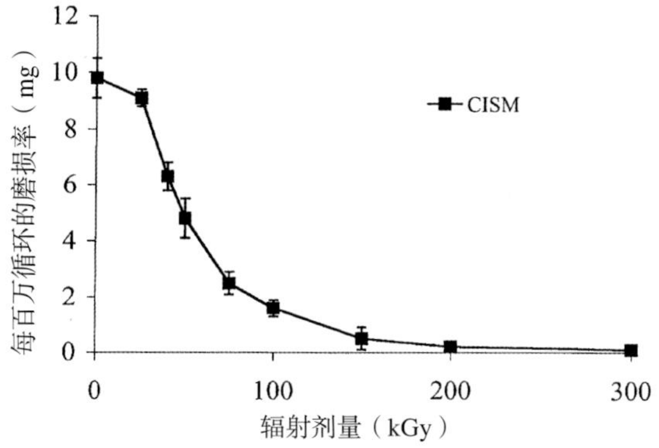

• **图 5.7**　UHMWPE 的磨损率随着辐射剂量的增加而提高，最高可达 150 kGy 左右。图中是在实验室冷辐照后熔化退火 UHMWPE 上的销 - 盘测试数据（Muratoglu OK，Bragdon CR，O' Connor DO，et al. Unifed wear model for highly crosslinked ultra-high molecular weight polyethylenes（UHMWPE）. Biomaterials. 1999；20：1463-1470.）

再熔增加了无定形区分子链的活动度，还使所有结晶区熔解；因此，清除了所有自由基。然而，当冷却到室温时，整体结晶度会下降，因为结晶区必须在新形成的交联点周围重新生成。结晶度的这种改变对力学性能有负面影响，最显著的是延伸性下降和抗劳损裂纹扩展能力的下降[31,72]。

最后，虽然存在各种差异，但大多数生产厂家均会使用无氧处理、组件的惰性或屏障包装和无辐射终端灭菌，如第一代高交联 UHMWPE 材料，就常使用环氧乙烷气体或气体等离子体进行灭菌（表 5.1）。

体外实验室模拟磨损研究表明，这些材料的磨损显著减少[32,55,68,69,75,76]。然而，这种耐磨性提高的同时，也牺牲了其他性能。同样，与再熔制备相比，退火制备的材料力学性能变化较小。然而，再熔制备的产品在体内氧化较少[77-79]。因此，我们不得不作出取舍，来平衡优化磨损和抗氧化降解以及保持力学性能（特别是断裂和劳损）之间的关系[80]。

第一代高交联 UHMWPE 材料的单调拉伸极限应力和应变均降低[31,32,69,76,81-86]，但电子束辐照的效果略低于 γ 辐照[32]。在给定剂量的 γ 辐射下交联时，低分子量 UHMWPE（例如，GUR 1020 基树脂）比高分子量的 UHMWPE（例如，GUR 1050 基树脂）保持了更好的延伸性（断裂延伸失效）。再熔降低了单调拉伸屈服应力[85,86]，这可能是由结晶度的降低所致。

当有组件上有缺口存在时（例如，由于锁定机制或其他设计的要求，髋臼杯内衬上常有突出片状或伞盖样结构），会引发应力集中，交联则会降低材料在周期（重复负载）和静态（单负载应用）负荷时的断裂

表 5.1　美国用于全髋关节置换术（THA）的交联 UHMWPE

名称和制造商	可用于 THA 的年份	首发材料	交联过程	稳定自由基的方法	灭菌方法
AltrX DePuy Synthes Joint Reconstruction（Warsaw，IN）	2007	GUR 1020 斜挤压棒	75 kGy γ	（1）再熔 155℃（24 h） （2）退火 1200℃（24 h） （都在减少氧气的环境中）	等离子气体
ArCom XL Biomet，Inc.（Warsaw，IN）	2005	GUR 1020 等静压成型棒	50 kGy γ	（1）预热 130℃ （2）固态挤压（机械退火）130℃ （3）热退火 / 应力消失 130℃（未知的时间）	等离子气体
Crossfre Stryker Orthopedics，Inc.（Mahwah，NJ）	1998	GUR 1050 挤压棒	75 kGy γ	退火 130℃（未知持续时间）	氮气中 30 kGy γ 射线
Durasul Zimmer，Inc.（Warsaw，IN）	1998	GUR 1050 挤压成型薄片	95 kGy 电子照射	再熔 150℃（2 h）	乙烯氧化物
E1 Polyethylene Biomet，Inc.（Warsaw，IN）	2007	GUR 1020 和 1050 等静压成型棒	100 kGy γ	（1）维生素 E 扩散 （2）退火 130℃（未知的时间）	氩气中 30 kGy γ 射线
Longevity Zimmer，Inc.（Warsaw，IN）	1999	GUR 1050 挤压成型薄片	100 kGy γ	再熔＞ 135℃（未知持续时间）	等离子气体或乙烯氧化物
Marathon DePuy Synthes Joint Reconstruction（Warsaw，IN）	1998	GUR 1050 挤压棒	50 kGy γ	（1）再熔 155℃（24 h） （2）退火 120℃（24 h） （都在减少氧气的环境中）	等离子气体
Vivacit-E Zimmer，Inc.（Warsaw，IN）	2012	GUR 1020+ 维生素 E 混合挤压成型薄片	（剂量未知）电子照射	混合维生素 E 首发材料	乙烯氧化物
X3 Stryker Orthopedics，Inc.（Mahwah，NJ）	2005	GUR 1020 挤压成型薄片	30 kGy γ × 3 剂量（总共 90 kGy）	退火 130℃ ×3（每个 γ 辐照步骤后；未知的时间）	等离子气体
XLPE Smith & Nephew，Inc.（Memphis，TN）	2001	GUR 1050 挤压棒	100 kGy γ	再熔 147℃（≥ 5 h）	乙烯氧化物

改编自 Kurtz S. Compendium of HXLPEs. In：Kurtz S，editor. UHMWPE Biomaterials Handbook：Ultra High Molecular Weight Polyethylene in Total Joint Replacement and Medical Devices. 3rd ed. Boston：William Andrew；2015.

抗力。与未交联或轻度交联（由于辐射灭菌）的材料相比，高交联对 UHMWPE 的抗劳损裂纹扩展能力有负面影响[72,87,88]，剂量增加导致抗劳损裂纹扩展能力下降（图 5.8）。再熔比退火更能降低该能力[72,88,89]；这大概也与结晶度的下降有关。然而，由于退火后的材料可能会发生氧化降解，其长期的抗劳损裂纹扩展抗能力也会因氧化进一步降低。同样，由于残余自由基在体内与氧发生反应，常规 UHMWPE 的抗劳损裂纹扩展能力将随着氧化老化而降低。

有趣的是，Medel 等[72]基于应变劳损指标发现，在光滑样本应力与循环失效试验（所谓的 S-N 测试）中，交联且非热处理的 UHMWPE 比原始（未处理的）材料表现更好。提高辐照剂量可以延长样本存活时间（电子束辐照，最高剂量 150 kGy 的辐射；图 5.9 和图 5.10）。他们进一步表明，退火和再熔都降低了这种良好效应，高剂量辐照材料退火后的表现与原始材料相似，再熔材料的存活时间均明显低于原始材料[72]。Baker 等也对光滑样本进行了 S-N 测试，同样基于应

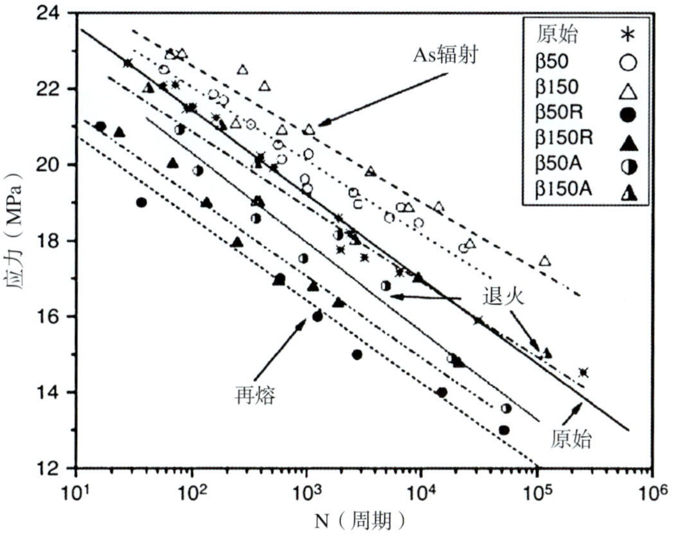

• **图 5.9**　非辐照（原始）、辐照（β50 和 β150）、辐照和再熔（β50R 和 β150R）以及辐照和退火（β50A 和 β150A）UHMWPE 的循环应力与循环次数（S-N）劳损结果（Medel F，Pena P，Cegonino J，Gomez-Barrena E，Puertolas J. Comparative fatigue behavior and toughness of remelted and annealed highly crosslinked polyethylenes. J Biomed Mater Res B Appl Biomater. 2007；83（2）：380-390.）

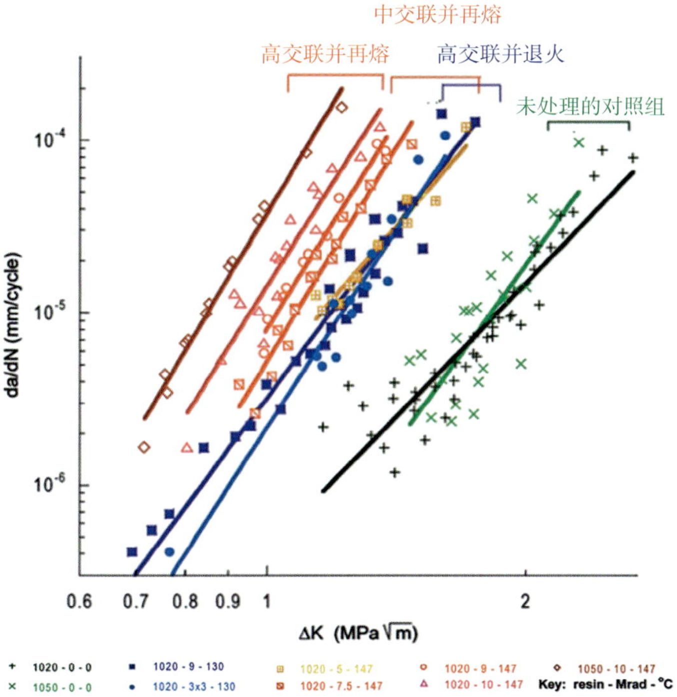

• **图 5.8**　UHMWPE 交联降低了劳损裂纹扩展能力（劳损裂纹扩展速率，da/dN vs. 循环应力强度因子，ΔK）。对于一个给定的 ΔK，裂纹在高交联和退火的 UHMWPE 中比在未处理的材料中传播得更快，在高交联和再熔的 UHWMPE 中比在高交联和退火的材料中传播得更快（Atwood SA，Van Citters DW，Patten EW，Furmanski J，Ries MD，Pruitt LA. Tradeoffs amongst fatigue，wear，and oxidation resistance of cross-linked ultra-high molecular weight polyethylene. J Mech Behav Biomed Mater. 2011 Oct；4（7）：1033-1045.）

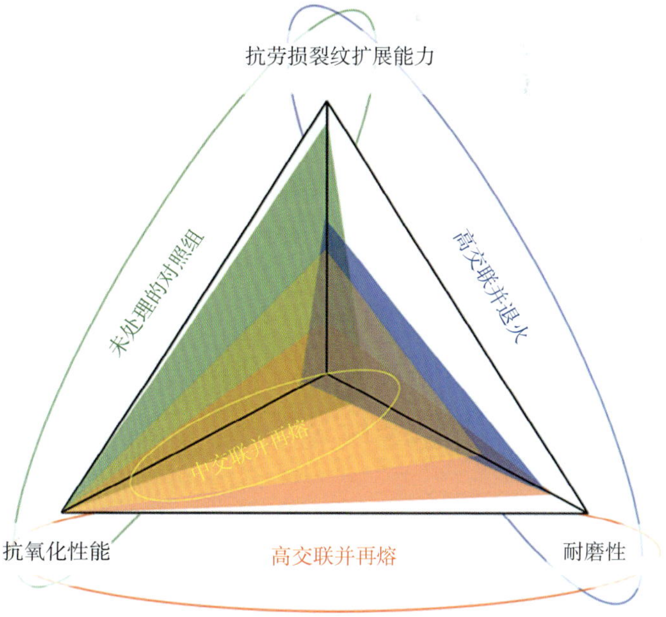

• **图 5.10**　非交联和高交联 UHMWPE 配方在抗劳损裂纹扩展能力、耐磨性和抗氧化性方面的权衡。以目前的 UHMWPE 配方和工艺，同时实现所有 3 个标准的最佳性能是不可能的（Atwood SA，Van Citters DW，Patten EW，Furmanski J，Ries MD，Pruitt LA. Tradeoffs amongst fatigue，wear，and oxidation resistance of cross-linked ultra-high molecular weight polyethylene. J Mech Behav Biomed Mater. 2011 Oct；4（7）：1033-1045.）

变劳损指标发现，与 Medel 等的研究相反，在交联水平最高的情况下（γ 辐照，200 kGy），再熔材料的寿命与未处理的原始材料一样长[87]。Sobieraj 和同事[86]利用断裂作为失效指标，对有压迹样本进行了 S-N 测试，也发现交联提高了 S-N 中的劳损寿命。在这些试验中，交联 UHMWPE 材料劳损寿命提高的原因尚不完全清楚；然而，Baker 等[87]假设这可能与无定形区的强化有关，水泥孔隙的形成受到抑制，从而增加了引发裂纹所需的循环次数。

交联还降低了采用各种方法测得的断裂韧性（例如，应力集中时静态断裂抗力），包括应力强度因子 K_c[90]，J 积分[72,82]，J 起始断裂韧性[91]，Izod 冲击韧性[32,72]和 Charpy 冲击韧性[76]。同样，与抗劳损裂纹扩展能力一样，增加辐射剂量会导致断裂韧性的降低。此外，与 γ 辐射相比，电子束辐射更好地保留了缺口冲击韧性，由低分子量的 GUR 1020 树脂制成的交联 UHMWPE 比由高分子量的 GUR 1050 树脂制成的交联 UHMWPE 更好地保留了冲击韧性[32]。最后，与抗循环断裂研究结果一致的是，再熔比退火对 J 积分断裂韧性和 Izod 冲击韧性都有更不利的影响[72]。

第一代交联 UHMWPE 的临床结果

在第一代高交联 UHMWPE 早期临床应用报道中，可以发现高交联 UHMWPE 髋臼内衬植入后短期内边缘折断[92-95]，还发现了回收的高交联内衬出现了开裂和损伤[96,97]。然而，这可能与早期高交联部件的设计有关（存在薄边内衬、内衬边缘无支撑、较深的锁定沟槽等易导致应力集中的区域），这些易诱发裂缝的设计在更现代的产品中已经被废弃。即使存在这种缺点，第一代交联 UHMWPE 材料的临床性能仍然非常良好，令 THA 的磨损率和骨溶解显著降低[98]。

因此，高交联 UHMWPE 已成为美国 THA 中使用的实际标准。Kurtz 等[98]系统回顾了交联 UHMWPE 临床成绩。他们发现，高交联 UHMWPE 的合并加权平均线性小头穿透率为 0.042 mm/yr（28 项研究，1503 个髋关节），而常规 UHMWPE 的加权平均线性小头穿透率为 0.137 mm/yr（18 项研究，695 个髋关节）。如果将高交联的数据按股骨小头假体的大小分组，较小的小头（22～28 mm）的平均穿透率为 0.048 mm/yr，而较大的小头（32～40 mm）的平均穿透率为 0.027 mm/yr。这些研究包括来自多个生产厂家的多种第一代高交联材料。Kurtz 等[98]还分析了常规和高交联 UHMWPE 患者的骨溶解发生率，汇总了最少5 年以上的随访研究。当使用高交联 UHMWPE 内衬时，骨溶解的发生率比传统内衬低 87%。最后，Engh 和他的同事发表了一项 10 年随访的随机对照研究，该数据显示，当仅考虑与磨损相关的翻修原因时，使用高交联 UHMWPE 相比传统材料的生存率更高。其他几位作者均表示 10 年小头穿透率下降，但他们的研究不足以证明存活率的提高[100-102]。

高交联 UHMWPE 在 TKA 中的普及没有在 THA 中那么迅速[103]。部分原因在于既往发现的 TKA 中 UHMWPE 失效机制不同，主要是分层和断裂。胫骨垫片的非形合界面导致 UHMWPE 上的应力增加，且应力分布更为复杂（相比之下，THA 中活动界面形合度高）。此外，后交叉韧带替代型 TKA 假体的中心凸轮切口是明显的应力集中区域。总之，尽管生产厂家已经引入了各种高交联 UHMWPE 的制备方法，但在 TKA 中，更受关注的是高交联 UHMWPE 的静态和循环断裂性能[66]。TKA 中使用高交联 UHMWPE 临床资料很少。几项研究显示，交联材料和常规材料在临床功能[104-106]、放射学随访[105,106]、总体生存率[104,107,108]等各方面没有差异。根据澳大利亚登记系统的数据，在 TKA 中，与传统的 UHMWPE 相比，10 年随访时，高交联 UHMWPE 的存活率有所增加，但这取决于生产厂家 / 设计，并不是所有产品都有类似的结果。最后，仅在过去的十年中，报道才更多地关注由磨损引起骨溶解，进而导致 TKA 失败这一模式[109,110]。早期文献仅为偶发的个案报道[110]。鉴于骨溶解性松动在当代 TKA 中似乎是一种新现象，对于高交联 UHMWPE 的生存优势，尚需要进一步监测和分析。

第二代高交联 UHMWPE

最近，有研究表明，在材料本身不存在残余的自由基的条件下，脂质吸收仍可以触发 UHMWPE 的氧化和自由基生成。Oral 等发现角鲨烯是胆固醇合成的前体，是一种具有不饱和键的滑膜液体脂，在体外加速老化试验环境中，可以加速辐照和再熔 UHMWPE 的氧化[111]。Sakoda 和 Niimi 表明，这种脂质诱导的降解会显著影响力学性能[112]。还有证据表明，循环应激可促进 UHMWPE 的氧化，并可降低再熔交联 UHMWPE[113]的氧化稳定性（与退火材料相比，再熔交联 UHMWPE[113]在体内的氧化性更低[78,79]）。考虑到氧化的有害影响和再熔对力学性能的负面影响，人们对如何不依赖再熔进行自由基控制，制备抗氧化的高交联 UHMWPE 材料产生了浓厚的兴趣。

其中一种方法仍然涉及热处理。采用序列辐照和退火的方法可以更有效地减少自由基，而不需要材料再熔，结晶度也不会发生不利变化 [114,115]（表 5.1）。X3（Stryker Orthopedics，Mahwah，NJ）是目前唯一市场提供的序列辐照和退火的 UHMWPE。对于 X3，交联 / 热处理循环重复 3 次（30 kGy），总辐射剂量为 90 kGy，然后是气体等离子体灭菌。厂家声称获得了一种高度交联氧化稳定的 UHMWPE[114,115]。临床结果表明，与同一厂家的第一代（交火）交联材料相比，X3 的磨损较低 [116-118] 且氧化稳定性更好 [118]。

利用机械变形来提高力学性能，是另一种第二代高交联 UHMWPE 在加工方法 [66,119]。该材料为 ArCom XL（Biomet，Warsaw，IN），由 4 个步骤制备：①等冷压制模的棒材使用给定剂量的 γ 射线辐照；②将交联后的棒材预热到低于熔点的温度，以利于变形处理；③加热棒材经过压缩比为 1.5 的圆形模具冲压成型；④为了消除残余应力，在熔点以下再次退火棒材。由于变形处理，这种材料是各向异性的。然而，通过消除应力的退火过程，各向异性程度有所减轻。棒材经过这些处理后再加工成髋臼组件，随后在没有电离辐射的情况下灭菌。厂商报告称，在加速老化氧化研究中，ArCom XL 材料比传统 UHMWPE [66] 具有更好的耐磨性和优异的氧化稳定性。一项已注册的临床试验正在评估 ArCom XL 在 THA 中的临床性能，尽管至今没有结果报告。

维生素 E 是 FDA 批准的食品添加剂和自由基清除剂，自 20 世纪 80 年代开始被用于食品包装 [121]。维生素 E 是通过两种方法添加到 UHMWPE 中的 [121-124]。一种方法是维生素 E 混合法，在固化前将维生素 E 加入并混合到树脂中，然后再辐射交联。总体的交联程度会受到维生素 E 抑制，但交联后不需要热处理，因为整个过程中维生素 E 始终存在使其氧化稳定 [121,122]。另一种方法是维生素 E 掺入法，首先树脂要经过固化、交联和热处理（退火），然后将维生素 E 掺入到部件表面，再进行均匀化（使维生素 E 更均匀地分布在材料中）。这种方法的缺点是维生素 E 分布不均，以及可能的表面膨胀 [123]。在加速老化和存储老化研究中，混合和掺入维生素 E 的 UHMWPE 显示出了更好的抗氧化性 [125,126]。

关于维生素 E 交联 UHMWPE 力学性能的研究也已进行，Kurtz 和同事 [126] 采用了不同辐照剂量和不同浓度的维生素 E 组合，通过加速老化试验发现，掺入法制备的含维生素 E 的 UHMWPE 相比于传统 UHMWPE，具有极限强度的提高。Oral 等 [127] 显示在极限抗拉和屈服强度方面，掺入法制备的含维生素 E 的 UHMWPE（γ 辐照剂量 85 kGy）和传统 γ 惰性消毒 UHMWPE 类似；他们得出的结论是，与第一代再熔制备的同等历史性对照材料（100 kGy 辐照剂量）相比，掺入法制备的含维生素 E 的 UHMWPE 相关性能得到了改善。他们的工作还表明，加速老化试验中的体外氧化对该种材料的相关力学性能影响极小；因此，他们得出结论，掺杂法制备的含维生素 E 材料是氧化稳定的 [127]。尽管材料的抗劳损裂纹能力比常规 γ 惰性灭菌 UHMWPE 差，但与再熔制备的历史性对照材料相比，掺杂法制备的材料的抗劳损裂纹能力有所提高。最后，利用髋关节模拟器进行的体外实验结果显示，与传统材料相比，磨损率有显著改善，然而，尚没有与任何第一代同等交联材料进行过比较。

Oral 和他的同事们表明，在加速老化试验中，混合法制备的含维生素 E 的 UHMWPE（0.1 wt% 和 0.3 wt%）再经过 100 kGy 的 γ 辐照交联，有抗氧化的特性 [128]。然而，研究也发现，维生素 E 共混后的交联密度低于相同辐照剂量交联的原始材料（没有辐照后热处理）。混合材料与交联非热处理材料相比，断裂伸长率更高。该共混物与未热处理的交联 UHMWPE 具有相近的极限拉伸和屈服强度；在加速老化后，这些性能仍然可以与未老化的交联非热处理 UHMWPE 相类似。与重再熔的第一代（100 kGy 辐照剂量）材料对比，本研究中报道的 2 种维生素 E 混合物再加速老化后磨损率增大 [128]。但磨损率是在混合维生素 E 的 UHMWPE 加速老化 5 周后测得的，而作为对照的再熔第一代材料的磨损率仅是再加速老化 3 周后测得的。在抗断裂性能方面，Doshi 等 [129] 研究表明，与辐照交联原始 UHMWPE（同样，没有辐照后热处理）相比，复合维生素 E 聚乙烯在多次辐照剂量（65～200 kGy）和多种维生素 E wt% 条件下，均可以观察到抗劳损裂纹扩展能力和 Izod 冲击韧性的提高。

有证据表明，相比于原始 UHMWPE，含有维生素 E 的 UHMWPE 颗粒引起的炎症 / 免疫反应更轻 [130]。此外，Bichara 等 [131] 显示相比高交联（100 kGy 和 150°C 熔化稳定）的原始 UHMWPE 颗粒，维生素 E UHMWPE 颗粒减少了骨吸收和纤维化炎性组织。遗憾的是，关于这些维生素 E 稳定材料的临床性能的研究很少，但早期结果似乎预示前景很好，至少与第一代高交联 UHMWPE 相类似 [132-135]。

值得注意的是，其他抗氧化剂可用于减轻UHMWPE中的氧化。一家制造商（DePuy Synthes，Warsaw，IN）使用受阻酚抗氧化剂抗氧化（AOX）。然而，到目前为止，这种材料只用于TKA[61]。

未来的展望

UHMWPE的进一步改进正在积极探索中。日本已经批准了一种磷脂嫁接的高交联UHMWPE（Aquala by KYOCERA Medical Corporation，Osaka，Japan）用于全髋关节置换术，目的是改善润滑和随后的临床性能[136,137]。人们也在开发透明质酸UHMWPE微复合生物材料，用于改善流体润滑[138-140]。使用高压结晶技术来增加高交联和含维生素E的UHMWPE材料的结晶度也重新引发了人们的兴趣，因为这种方法或可改善其断裂抗力[17,141-145]。最后，表面改性的研究也在进行中，其目的是提供UHMWPE全部关节组件的抗菌性能[146-149]。

小结

鉴于THA在历史上的成功、不断变化的患者群体（更年轻、更重、更活跃）以及不断变化的卫生经济学环境，制备更高性能的UHMWPE的需求正在增加。关于形态、机械氧化、脂类和其他化学吸收、力学和磨损性能、交联和氧化稳定性之间的相互作用还有很多需要了解的地方。掺入用于控制感染的添加剂也会增加材料性能的复杂性。引用在失败分析领域曾发表过甚多文章的一位作者Henry Petroski的话，“当我们参考过去的成功经验来设计未来的产品时，一般都会失败；当分析了失败经验，并预测到可能发生的新的失败方式时，反而更可能出现成功的设计，这是多么自相矛盾啊”[150]，这也正是THA的现代设计和材料选择面临的挑战，未来的成功在很大程度上还是依赖于对UHMWPE的开发。

（参考文献参见书末二维码）

第 6 章

髋关节手术材料：陶瓷

CHRISTINA ESPOSITO, WILLIAM L. WALTER
（高宇航 译　齐欣 审校）

关键点

- 目前用于全髋关节置换术（THA）的陶瓷材料包括氧化铝、氧化锆增韧氧化铝和氧化锆。
- 生产成功的陶瓷植入物，需要高密度、高纯度和晶粒小的陶瓷原料。
- 与前几代纯氧化铝陶瓷相比，氧化锆增韧氧化铝具有更小的晶粒尺寸、更高的断裂韧性和更好的耐磨性。
- 陶瓷的耐磨性可以归因于陶瓷及其光滑的表面和高硬度。
- 由于陶瓷轴承面产生的陶瓷颗粒的生物活性较低，陶瓷关节置换术后严重的周围软组织反应很少。
- 采用陶瓷头，通常不仅是为了提高其活动界面的耐磨性，也为了提高组配式 THA 的头颈锥度处的耐腐蚀性。
- 植入物断裂和尖锐异响是陶瓷轴承面的主要临床问题。
- 陶瓷头的断裂强度取决于材料、设计，其与金属柄颈部的匹配条件及其直径。
- 尖锐异响可能是由患者因素、手术原因和植入物因素等多因素引发的现象。
- 陶瓷 THA 脱位发生时，摩擦下来的金属屑会蹭在陶瓷的表面，陶瓷的表层也可能被金属蹭掉。

关节置换术中使用的陶瓷材料

陶瓷属于无机材料，具有金属和非金属元素（如铝和氧或钛和碳）之间的离子和（或）共价键。陶瓷通常在高温高压下加工，在非医疗应用中，也经常在高温下使用。在骨科中，陶瓷最常被用于 THA 的活动界面；其中典型的陶瓷有纯氧化铝、氧化锆增韧氧化铝、纯氧化锆和氧化锆（图 6.1）。这些陶瓷属于一类被称为氧化物陶瓷的材料，它可能包括 2 种或 2 种以上的原子。氧原子通常紧密地围绕在金属原子周围（例如，铝或锆），从而保护活性更强的金属不受外部环境的影响。

氧化铝

氧化铝陶瓷，或氧化铝（Al_2O_3），是在过去 50 年关节置换历史中，全球最主要使用的氧化物陶瓷。氧化铝是一种极其坚硬的单相多晶材料，具有化学和热力学稳定性，这使得它几乎是生物惰性的，且具有抗腐蚀能力。由于它的硬度，经过抛光，可以得到高度光滑、光洁的表面，提供的耐磨性超过其他可用于关节置换的轴承材料[1]。

为了获得最佳的性能，氧化铝必须以高密度、高纯度和小晶粒的方式进行适当的加工。制造工艺对陶瓷植入的成功非常重要，陶瓷材料中的杂质或者晶粒的形状及大小的异常，都会增加断裂的风险，在杂质

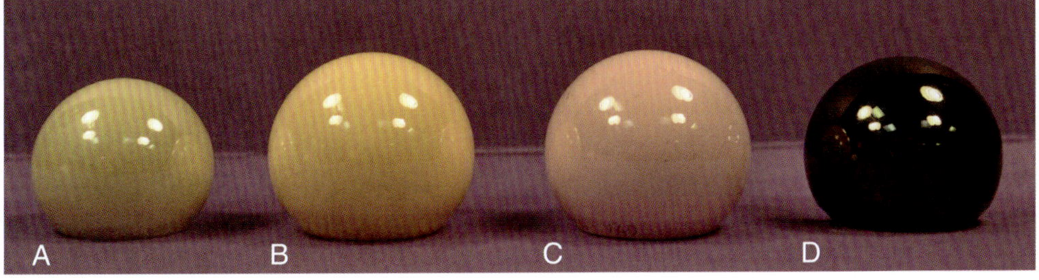

• **图 6.1**　用于全髋关节置换术的陶瓷股骨头由（A）氧化锆、（B）氧化铝、（C）氧化锆增韧氧化铝和（D）氧化锆（译者注：黑晶）制成

和晶粒边缘产生的裂纹会缓慢扩展（图 6.2）。通过单晶粒尺度上的微断裂，磨损会涉及整个活动界面；表面的晶粒拉出就是一种情况。在微断裂机制下，磨损率随着晶粒大小的增加而增加，因为单个晶粒在拉出时，与较微小的晶粒相比，较大的晶粒会在氧化铝表面造成更大的缺陷（图 6.3）。因此，具有较小晶粒的陶瓷更有优势。

经过一系列的显著进步，目前已能制造出致密、粒度细微且均匀的氧化铝骨科材料。现代的氧化铝关节置换假体也是热等静压成型的（HIPed 氧化铝），它比非 HIPed 氧化铝具有更好的耐磨性 [2]。20 世纪 70 年代时，高纯度氧化铝陶瓷的晶粒尺寸约为 40 μm，目前已低于 3 μm。

自 20 世纪 80 年代以来，德国的 CeramTec AG

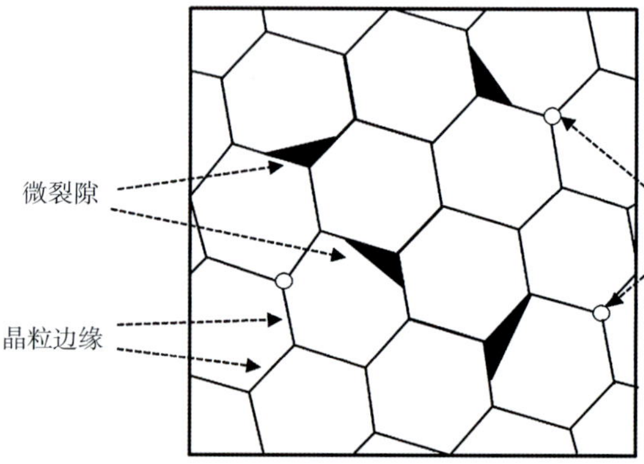

• **图 6.2** 陶瓷材料中可能导致材料断裂的缺陷或缺陷的位置

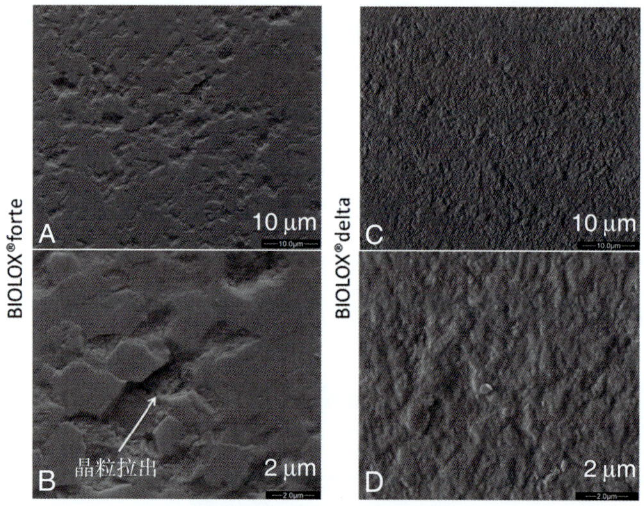

• **图 6.3** 取出的 THA 陶瓷股骨头的扫描电子显微图显示出清晰的、多面典型的晶粒拉出。(A) 和 (B) 显示一个生物氧化锆陶瓷头 BIOLOX*forte* 的磨损表面，而 (C) 和 (D) 显示一个生物氧化锆增韧氧化铝 BIOLOX*delta* 头的磨损表面。BIOLOX*forte* 材料的晶粒尺寸较大，当晶粒拔出发生时，其表面会产生较大的缺陷

（Plochingen，Germany）已将三代纯氧化铝股骨头商业化，其通用商品名称为 BIOLOX：BIOLOX 氧化铝（1980—1987 年）；改良的 BIOLOX 氧化铝（1988—1994 年）和 BIOLOX*forte*（目前使用）。每一代氧化铝材料的机械强度和性能都得到了改善。与第一代氧化铝相比，BIOLOX*forte* 的抗弯强度提高了（分别为 650 MPa 和 400 MPa），密度提高了（分别为 3.98 g/m^3 和 3.94 g/m^3；表 6.1）[3]。为确保安全性，100% 的陶瓷股骨头销售前都经过了验证测试，用于确定组件是否可以承受超过生理水平的最大负载，氧化铝组件的可靠性已经得到了很大程度上的提高 [4]。

二氧化锆

大家熟知的、用于全髋关节置换界面的另一种结构性陶瓷是氧化锆，或二氧化锆（ZrO_2）。与纯氧化铝不同，氧化锆具有多态性，因为它存在 3 个变形或相位；立方体相、单晶相和四方相。氧化锆植入物合金中含有氧化钇或氧化镁；制造用于 THA 的股骨头时，常用钇稳定的氧化锆多晶相陶瓷，以四方相为主。四方相氧化锆容易发生向单晶相的相变，相变带来较小的体积增大，形成局部压应力场，抑制裂纹的进一步扩展。这种相变增韧效应使氧化锆陶瓷的强度显著提高。然而，氧化锆股骨头表面的四方相向单晶相转变时，会导致粗糙度增加，引发对应的 THA UHMWPE 髋臼组件灾难性的磨损 [5,6]。

热能和机械都可以加速向更稳定的室温单晶相的相变。氧化锆对低温老化很敏感，这种情况常发生在长时间暴露于中等温度（30℃～300℃）水蒸气之后，因此一些医院使用的蒸汽灭菌可能导致氧化锆股骨头单晶相含量增加，带来较差的临床效果 [6,7]。回收分析发现了氧化锆股骨头发生了相变，这可能与患者日常活动时活动界面产生的热量和机械能有关 [8]。早在

表 6.1 陶瓷材料性能

性能	单位	BIOLOX*forte*	BIOLOX*delta*
晶粒尺寸	μm	3	0.6
弯曲强度（4 点弯曲）	MPa	650	1360
Young's 系数	GPa	407	358
Vickers 硬度 HV1	GPa	18.9	17.7
断裂韧性（压痕断裂法）	MPa-m$^{1/2}$	3.5	5.9

1969 年，生物医学植入物就考虑过采用氧化锆，但是由于这种材料在体内的不稳定，厂家在 21 世纪初将氧化锆股骨头从骨科市场下线。某些厂牌的氧化锆头失败率更高 [9]，这导致了植入物的召回，促使氧化锆股骨头最终被放弃。

氧化铝 - 氧化锆复合材料

2000 年，一种氧化铝 - 氧化锆复合陶瓷被引入，作为 THA 的轴承材料，其商业名称为 BIOLOX*delta*（CeramTec AG，Plochingen，Germany）；在该复合材料中，细小的氧化锆晶粒散布在较大的氧化铝晶粒之间。目的是将氧化锆的强度和韧性与氧化铝的耐磨性和化学及热稳定性相结合。在氧化铝基体中，氧化钇稳定的正方相氧化锆以多晶态分布其中，在裂纹起始处，正方相向单晶相转变，进而阻止裂纹的扩展。这种体积膨胀会在材料中产生压应力，并阻碍裂纹的扩展。BIOLOX 的第四代股骨头由 75% 的氧化铝，24% 的氧化锆和 1% 的其他微量元素组成。BIOLOX*delta* 的粉红色来自氧化铬（Cr_2O_3），氧化铬进一步提高了复合材料的硬度（图 6.1）。

BIOLOX*delta* 比前几代纯氧化铝 BIOLOX 陶瓷具有更高的断裂韧性和更好的耐磨性（表 6.1）。早期回收研究表明，BIOLOX*delta* 在体内的表现与预期一致，随着时间的推移，活动界面会发生少量的、可能无关紧要的氧化锆相变 [11]。单晶相百分比的增加与 BIOLOX*delta* 股骨头表面粗糙度的增加之间没有相关性 [11,12]。

氧化锆（黑晶）

氧化锆（OxZr）是一种新型的骨科材料，在全髋关节置换术中作为股骨头的活动界面，在全膝关节术中作为股骨假体的活动界面。OxZr 是一种金属头和氧化陶瓷表面的组合。经过热、压力和氧气环境等专有工艺处理，以锆合金为基底的股骨头表面发生了转化。从这种意义上看，氧化锆本身并不是一种“涂层”，而是复合材料的组成部分，从股骨头的表面到股骨头的内部，氧化锆的含量迅速下降。图 6.4 显示了中间切开的 OxZr 的股骨头，显示内部金属合金在黑色活动界面下。氧化层从陶瓷表面向下延伸大约 4 μm。

仅在表面形成氧化锆有两个潜在优势：陶瓷活动界面可以改善耐磨性，也可以对抗其下金属基质材料引发的脆性断裂。髋关节模拟器研究表明，将钴铬（Co-Cr）和 OxZr 两种股骨头都进行表面粗糙处理，然后分别与聚乙烯内衬组合成关节，OxZr 产生的 UHMWPE 颗粒更少 [15]。然而，植入物回收研究显示，在髋关节脱位和复位过程中，股骨头与髋臼缘的无意碰撞会破坏陶瓷表面，并增加 OxZr 股骨头的表面粗糙度。这将在本章的“脱位”一节中进一步讨论。

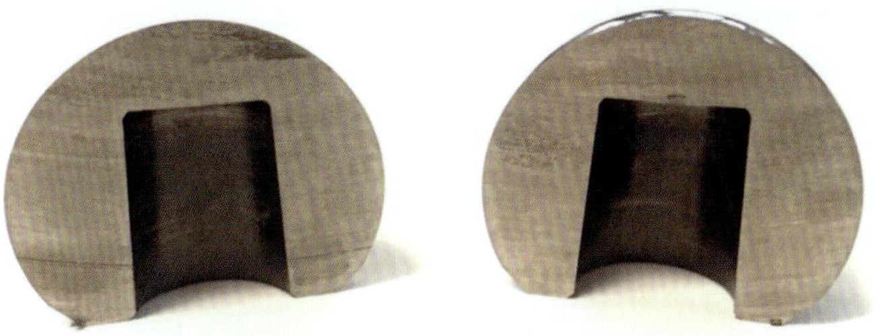

• **图 6.4**　氧化锆股骨头的照片，分割成两半。头部表面为黑色（OxZr），底层金属合金为银色（二氧化锆合金基体）

陶瓷全髋关节置换术的演进

1970 年，法国外科医生 Pierre Boutin 首次使用了陶瓷对陶瓷（ceramic-on-ceramic，COC）THA，该假体是一家玻璃和陶瓷制造商 Ceraver（Paris，France）生产的。假体包括非骨水泥固定的氧化铝陶瓷髋臼假体、氧化铝陶瓷股骨头和骨水泥型金属柄（图 6.5）。这些第一代氧化铝 COC 断裂率之高可谓难以接受，在 1990 年之前生产的陶瓷，其断裂率高达 13.4%[3,15]。1972 年，Mittelmeier 推出了 Mittlemeier Autophor COC THA，除在欧洲使用外，还在美国、

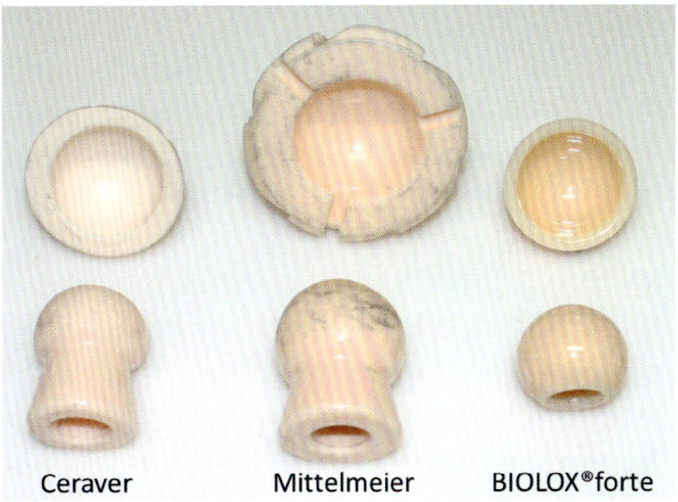

• **图 6.5**　左：Ceraver Osteal（Paris，France）用于全髋关节置换术的氧化铝 - 氧化铝活动界面：1970—1980 年。中：用于全髋关节置换术的 Mittlemeier Autophor 氧化铝 - 氧化铝活动界面：1970—1980 年。右：BIOLOX*forte* 氧化铝 - 氧化铝活动界面用于全髋关节置换术：20 世纪 90 年代至今

日本和澳大利亚使用。Mittelmeier设计包括一个大型的氧化铝髋臼组件，背面有螺钉，采用非骨水泥方式固定在骨盆。关于Mittelmeier髋关节的表现，文献报道好坏不一[16,17]。效果差的主要原因是一个或两个组件的无菌性松动率较高（可能与设计和固定方式相关），另外组件的断裂率较高（可能与陶瓷缺陷相关）。

随着时间的推移，COC THA中的髋臼组件已经从单体式演变为组配式。为了解决无菌性松动的问题，COC THA的新设计采用了组配式髋臼，利用金属髋臼杯表面的多孔骨长入或骨长上特性，可以实现非骨水泥生物固定。一些COC THA是简单的陶瓷单体式设计，而其他则是钛杯加陶瓷压配内衬。

在手术过程中，将髋臼内衬组装到外杯的技巧必不可少。可能引起内衬歪斜或解体的因素较多，包括术中臼杯变形、打入内衬时力量不够，还有设计原因造成不易检查内衬的落位。目前至少有一种预先组装的整体陶瓷髋臼组件可以使用。陶瓷THA的股骨假体一直都是组配式的，包括金属股骨柄以及其上的陶瓷头，而全陶瓷的股骨假体脆性过高。

为什么用陶瓷作为轴承材料？

陶瓷关节置换的先驱者Pierre Boutin发现氧化铝的吸引力来自以下几个原因：高硬度让陶瓷关节在一生中不被破坏，它有完美的化学惰性，它有低摩擦系数和机体耐受性[18]。陶瓷在关节置换中拥有诸多有益的特性，包括高硬度、高弹性模量、高抗压强度和耐腐蚀性。氧化铝比钴铬合金硬10倍，氧化锆比钴铬合金硬7倍。这种高硬度的特性使陶瓷关节可以耐受三体磨损。氧化铝陶瓷也具有在所有植入材料中最高的刚性。其弹性模量（～400 GPa）是最近用于骨科植入物的金属合金（210 Ga的钴铬合金）的2倍。陶瓷活动界面对THA的好处主要是尺寸稳定，化学惰性，并具有极高的耐磨性。

作为一种氧化物，顾名思义，氧化铝是耐腐蚀的，并且在长期暴露于体液中不会退化。由于聚乙烯颗粒在临床上与假体周围骨溶解和无菌性松动相关，因此对颗粒磨损碎屑生物反应的研究大多是使用聚乙烯碎屑进行的。第二代陶瓷活动界面磨损的体内研究发现，氧化铝颗粒的尺寸出现了双峰性，既有微米级颗粒［平均（0.4±0.3）μm±SD］也有纳米级颗粒［(24±19) nm］[19]。目前的第三代和第四代陶瓷关节产生的磨损碎屑可能更小（纳米大小）。因为从组织中分离或从陶瓷活动界面中获得这些碎屑是很困难的，所以目前发表的报道陶瓷碎屑的体外效应文章屈指可数[20,21]。在这几项研究中，陶瓷磨损颗粒比同等尺寸的聚乙烯磨损颗粒引起的生物反应更少。COC关节会产生陶瓷颗粒，而陶瓷-聚乙烯（COP）活动界面更有可能产生聚乙烯颗粒。然而，在短期至中期随访期间，尚无证据表明陶瓷对陶瓷比陶瓷对XLPE的组合有任何临床或影像学优势，而且骨溶解的发生率也没有差异[22]。

由于陶瓷颗粒的生物活性低于聚乙烯或金属颗粒，因此在COC THA中严重的局部软组织反应是罕见的[23]。金属对金属假体的局部组织不良反应可以导致一系列形态学改变，伴有强烈的以淋巴细胞为主的反应，在某些情况下，这可能与金属过敏有关（无菌性淋巴细胞性血管炎相关病变）。在一些个体中，这种反应导致严重的软组织坏死[24,25]。相反，从组织学的角度看，与其他类型的THA的相比，COC THA假体周围组织的滑膜较薄且较光滑，伴有较少的坏死，以及较少的巨噬细胞和更少的巨型细胞[19,26]。可以推断，氧化铝假体相比金属假体相对成功的原因之一是保持了假体周围组织的活性。

陶瓷植入物的临床性能

在软对硬的全关节（即COP髋关节置换或OxZr对聚乙烯膝关节置换）中，与金属活动界面相比，陶瓷活动界面的抛光面提供了更低的摩擦系数，更好的关节润滑，以及更低的表面对划伤的敏感性。一些临床研究显示，与金属股骨头相比，使用陶瓷股骨头的聚乙烯磨损减少[27]，而其他研究显示磨损率没有差异[28]。一项荟萃分析研究比较了COC活动界面和金属对聚乙烯（MOP）活动界面，发现COC显著降低了翻修、骨质溶解、透亮带产生、无菌性松动以及脱位的风险，但与MOP相比，出现尖锐异响和术中植入物断裂的风险增加[29]。两组之间的术后髋关节功能、深部感染和异位骨化没有明显的差异。

临床研究表明，Co-Cr股骨头患者在THA后，头颈部锥度的腐蚀是引起局部组织不良反应的原因之一[30,31]。回收研究表明，与Co-Cr股骨头相比，陶瓷股骨头减少了头颈锥度处的微动和腐蚀损伤[32,33]。因此，外科医生开始使用陶瓷头来对XLPE，这不仅仅是为了提高活动界面的耐磨性，也为了提高THA中组配式假体头颈锥度的抗腐蚀能力。

当前使用情况

2016 年美国关节置换登记系统的年度报告显示，美国陶瓷头的使用每年都在持续增长，且持续显著的增长使 2015 年陶瓷头与 Co-Cr 头的比例为 1 ∶ 1（图 6.6）。相比之下，2001 年陶瓷股骨头只占初次 THA 的 4%。如今在美国陶瓷股骨头对高交联 UHMWPE 内衬是最常用的组合。COC 从 2004 年最高占 11% 跌到目前的只占 1%[34]。COP 有与 COC 同样良好的表现，具有较低的翻修和骨溶解发生率，由于没有任何证据表明 COC 比陶瓷对 XLPE 活动界面有更好的临床优势，同时却有着更高的尖锐异响和边缘负载或假体撞击的风险，外科医生不太可能使用 COC 活动界面组合[22]。

在初次 THA 的活动界面选择上，澳大利亚和英国与美国的趋势相似。从 1999 年澳大利亚国家实施关节登记系统开始到 2016 年的最新报告，三种最常用的活动界面分别是金属 - 高交联 UHMWPE（41%）、COC（25%）和陶瓷 - 高交联 UHMWPE（14%）。和美国一样，大部分陶瓷头现在都与 XLPE 内衬配套使用，而不是陶瓷内衬。氧化锆增韧氧化铝陶瓷头（BIOLOX*delta*）于 2003 年被澳大利亚引进；4 年之内，它们就变得比纯氧化铝陶瓷头更受欢迎。在 2015 年植入的所有陶瓷头中，98% 是由氧化锆增韧氧化铝制成的。2016 年英格兰、威尔士、北爱尔兰和马恩岛国家关节登记系统显示，51% 的生物型 THA 使用陶瓷头（COP 和 COC 活动界面），37% 使用金属头（图 6.7）。与美国、澳大利亚和英国相比，COC 仍然是韩国最常用的活动界面，占所有主要 THA 的 77%[35]。由于主要诊断和患者年龄的差异，大多数韩国外科医生对 COC 关节更为偏好，大多数接受初次 THA 的是股骨头坏死的年轻男性患者。在韩国，因为所有活动界面组合的花费几乎相同，因希望延长关节的使用寿命，硬对硬活动界面可能是大多数韩国外科医生的首选。

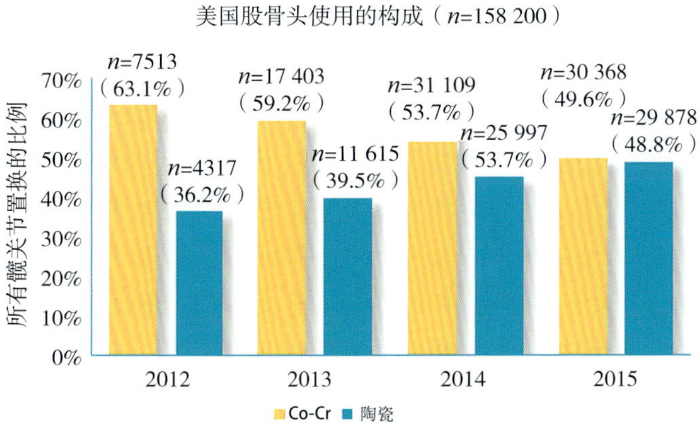

• **图 6.6**　柱状图显示 2012—2015 年美国使用的股骨头的构成（转载自 the American Joint Replacement Registry Annual Report，3rd annual report，2016. www. ajrr.net.）

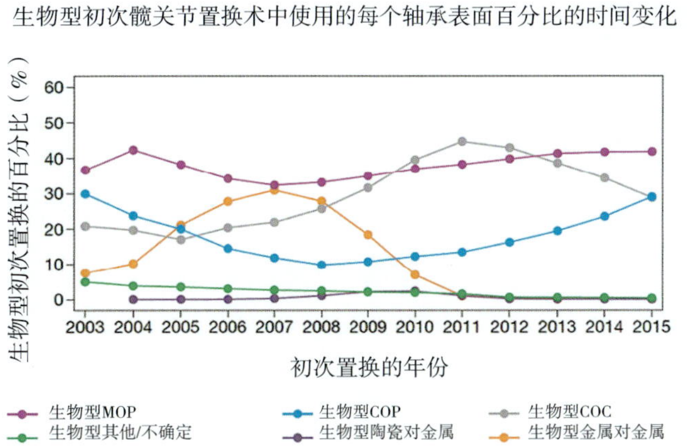

• **图 6.7**　散点图显示了 2003—2015 年在生物型初次全髋关节置换术中使用的每个活动界面百分比的时间变化（转载自 The National Joint Registry for England，Wales，Northern Ireland，and the Isle of Man Annual Report，13th annual report，2016. www.njrcentre.org.uk.）

陶瓷相关的并发症

虽然陶瓷是年轻活跃患者首选的活动界面，但它们并非没有并发症，包括尖锐异响、断裂和脱位后粗糙度增加。造成这些并发症的原因有髋臼假体位置不正、股骨头翻修以及不遵守严格的手术技术。在过去的失败案例中，植入物断裂和尖锐异响是与陶瓷活动界面相关的主要临床问题。

陶瓷断裂

陶瓷是脆性材料，这意味着它们保持弹性，且在断裂前不表现出明显的塑性变形。陶瓷组件的断裂抗力取决于陶瓷的力学性能，并主要取决于材料的晶粒尺寸和纯度。晶粒尺寸越小，纯度越高，断裂风险越低。每一代氧化铝陶瓷都代表着制造工艺的改进，晶粒尺寸更小，断裂率更低（表 6.2）。陶瓷股骨头断裂的原因是多样的，包括陶瓷头与股骨柄锥度不匹配，高压灭菌和骤冷，陶瓷头安装在曾损坏的金属颈锥度上，翻修手术中仍使用原来的陶瓷头，创伤，以及没有任何直接创伤病史的自发性断裂[36,37]。

陶瓷股骨头的断裂强度取决于材料、设计、与金属植入物的匹配条件、直径（直径越大，厚度越大）和颈长（颈长越短，陶瓷越薄）。陶瓷头的断裂韧性

表 6.2 BIOLOX 股骨头的断裂率

BIOLOX	晶粒尺寸（μm）	断裂率
第一代（20 世纪 70 年代）	7.2	0.026%（26：100 000）
第二代（20 世纪 80 年代）	4.5	0.014%（14：100 000）
第三代（20 世纪 90 年代）	1.8	0.004%（4：100 000）

改编自 Willmann G. Ceramic femoral head retrieval data. Clin Orthop. 2000；(379)：22-28.

随着制造技术的改进而提高。断裂韧性值用于表征脆性材料对裂纹扩展的抗力。目前用于陶瓷髋臼组件的陶瓷材料需要符合 ISO 6474/ASTM F603 的高纯度氧化铝标准，这些标准要求近似理论密度、细晶粒尺寸和高强度。抗压爆破试验（ASTM F2345）是测定陶瓷头强度的标准试验，它给组件加载直到头部断裂；爆裂测试最初是强度测试的唯一方法，只有 2%～3% 的陶瓷植入体的小产品样品进行了测试。随后，为测试陶瓷植入物在高于生理水平但低于爆破强度应力下的表现，又引入了验证试验。验证试验显著提高了陶瓷部件的可靠性；现在，100% 的陶瓷植入物在出厂前都要接受该试验[4]。

陶瓷头断裂通常是外伤性的，发病快，在 X 线上很容易识别（图 6.8）。相反，X 线或其他更先进的影像检查也不容易发现陶瓷内衬的断裂，特别是当内衬边缘保持完整，陶瓷碎片仍困在髋臼杯内时[38]。插入过程中内衬可能发生断裂，通常是内衬边缘的一个小薄片，这是由于落位时定向错误造成的。后期发生

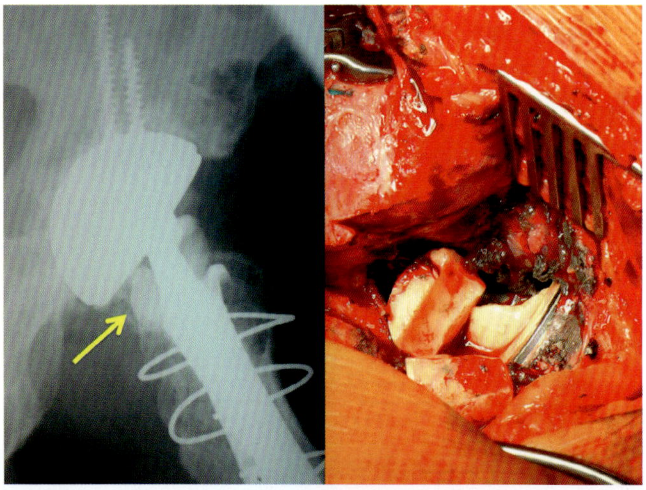

• 图 6.8 左：正位 X 线片显示氧化铝股骨头骨折碎片（黄色箭头）。右：同一氧化铝股骨头骨折翻修手术中拍摄的术中照片

的内衬断裂常与假体股骨颈和内衬边缘之间的反复撞击有关。翻修手术时，应该彻底清创断裂的陶瓷假体，以去除陶瓷颗粒，防止这些坚硬颗粒进入翻修后的新的关节间隙中。由于清除所有的碎片是不可能的，建议使用含有陶瓷头的界面进行翻修，以最大限度地防止残留在关节间隙的陶瓷颗粒所引发的进一步磨损。有报道称，陶瓷组件断裂翻修时，使用聚乙烯上钴铬合金活动界面组合，由于严重的金属磨损而产生的钴毒性是一种潜在的破坏性并发症[39]。关节间隙内坚硬的陶瓷碎屑可以产生三体磨损，较软的金属和聚乙烯活动界面可能会加速磨损，在陶瓷断裂的翻修手术中，常使用带有钛袖套的陶瓷头，便于调整颈长，同时防止可能存在的锥度磨损[40]。

尖锐异响

尖锐异响是一种 THA 后髋关节运动有时会出现的高音调、可听到的声音。大多数发生在 COC 活动界面；在极少数情况下，这种尖锐异响足以令患者不能忍受，仅因噪音而接受翻修手术。在 COC THA 中，这种异响的发生率为 1%～21%，取决于声音的定义方式，但因为异响导致翻修的发生率要低得多。

尖锐异响是一种多因素现象，包括患者因素（如年龄、身高和体重）、手术因素（如髋臼假体放置）和假体因素（如轴承材料）。其他影响因素包括陶瓷头的金属条纹磨损、活动界面之间存在第三体碎屑颗粒、边缘载荷、微分离、头部断裂或内衬裂片、金属转移和润滑故障。

尖锐异响是由驱动力和动力响应构成的受迫振动引起的[41]。驱动力是摩擦力，它是由于液膜润滑机制丧失而产生的。图 6.9 给出了不同轴承组合在理想条件（边界或液膜润滑）和苛刻条件（失去润滑）下的 Stribeck 曲线。陶瓷的离子结构形成了亲水结构和液膜润滑，带来了比其他骨科聚合物和金属更高的润湿性。在理想条件下，COC 活动界面在低摩擦系数的边界润滑条件下运行[42]。然而，当液膜润滑受损时，摩擦系数可以变得比其他活动界面更高。这种在苛刻条件下的摩擦就是形成尖锐异响的驱动力。在 COC THA 中，当生物力学载荷轴移动到髋臼边缘，股骨头负载于髋臼杯边缘时，可能会丧失润滑，从而造成股骨头和髋臼杯边缘的磨损（图 6.10）。这种边缘负荷磨损机制可发生在正常行走时（前上边缘负荷）或髋关节屈曲到 90°（后边缘负荷）时[43,44]。

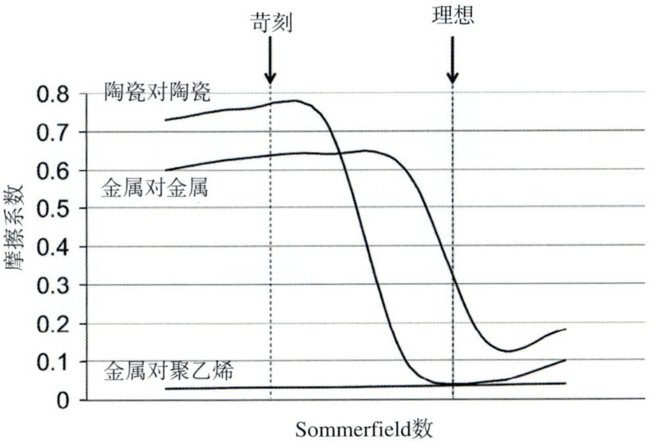

• **图 6.9**　这张图说明了不同轴承材料组合的 Stribeck 曲线。在理想的体内条件下，陶瓷对陶瓷活动界面采用液膜润滑，而金属对聚乙烯关节采用边界润滑。在陶瓷关节中，液膜润滑的损失可以导致摩擦系数高于他活动界面组合（转载自 Walter WL，Waters TS，Gillies M，et al. Squeaking hips. J Bone Joint Surg Am. 2008；90 Suppl 4：102-111.）

半脱位 / 脱位

在 THA 脱位和再复位的过程中，陶瓷活动界面和金属髋臼杯可以发生高能接触。陶瓷股骨头的损伤类型取决于制造股骨头的陶瓷材料。如果股骨头是实心陶瓷，脱位可导致小头表面出现可见金属条纹，这是金属从髋臼杯边缘转移到陶瓷活动界面的结果。蹭在陶瓷股骨头上的金属不会导致表面粗糙度的大幅增加，金属转移只是在股骨头表面形成了薄薄的金属印记，厚度通常小于 1 μm [11]。

然而，如果在带有 OxZr 头的 THA 中发生脱位事件，陶瓷表层可能会被抹除，暴露出底层金属合金（图 6.11）。OxZr 的抹除进而导致股骨头的表面粗糙度显著增加 [14]（图 6.12）。表面粗糙度的增加会加快聚乙烯内衬的磨损 [45]。在 OxZr 股骨头的患者中，如果存在这种不稳，应密切随访，以防止更严重的磨损。

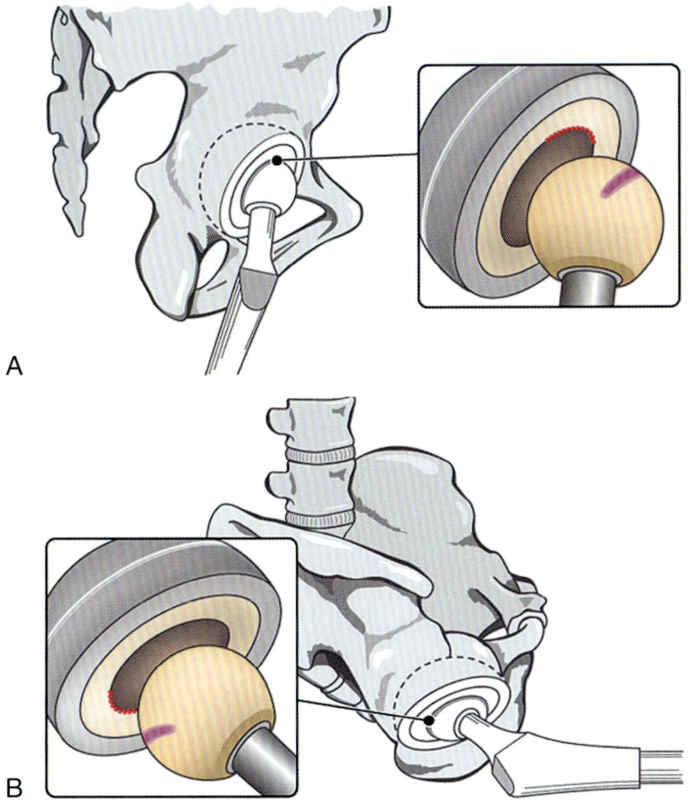

• **图 6.10**　（A）陶瓷对陶瓷全髋关节置换术后站立位骨盆矢状图。放大后的图像显示陶瓷股骨头上有一个紫色的前上边缘负重条纹，这可能是由于头部的上侧面和内衬的前上边缘接触并形成磨损区域造成的。（B）采用陶瓷对陶瓷全髋关节置换术的坐位骨盆矢状图。放大后的图像显示陶瓷股骨头上的紫色后缘负重条纹，当髋臼后缘与陶瓷股骨头表面形成一条接触线时，就会发生这种情况

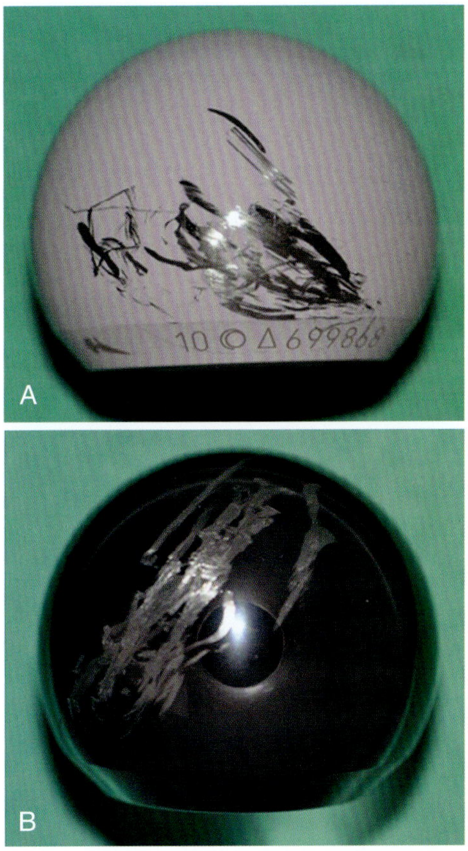

• **图 6.11**　（A）回收的 BIOLOX*delta* 股骨头和（B）回收的氧化锆股骨头的表面损伤。BIOLOX*delta* 股骨头表面的金属条纹是金属转移到股骨头表面的结果，而氧化锆头部表面的条纹是氧化锆层严重抹除的结果，暴露了下面的锆合金

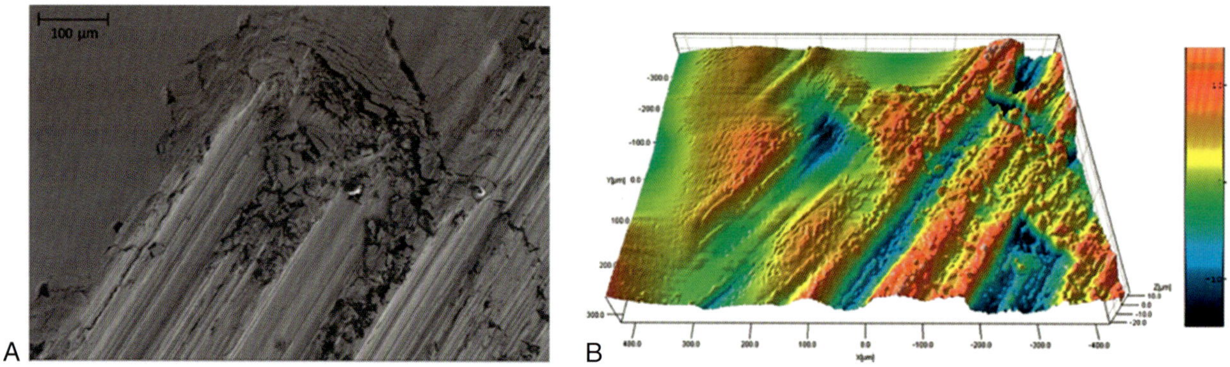

• **图 6.12** （A）对在体内放置 8 个月的 OxZr 股骨头进行再脱位翻修前的扫描电镜（放大倍数，×400）。表面有明显的裂纹和细小的颗粒状聚集物。（B）表面粗糙度相同的图显示划痕最大的凹处深 20 μm。红色突出了划痕周围的凸处，蓝色突出了材料被抹除的凹处

（参考文献参见书末二维码）

第 7 章

髋臼假体的固定

IVAN DE MARTINO, MATHIAS P. BOSTROM, TIMOTHY M. WRIGHT
（高宇航 译 齐欣 审校）

关键点

- 全髋关节置换术（THA）中髋臼假体的固定分为三个阶段：在手术室内实现的短暂、初级固定阶段；中间阶段，仅发生在生物型假体中，新骨在假体周围愈合；以及第三阶段的二次固定，其中假体与骨（生物型）或骨水泥与骨（骨水泥型）之间界面的重建对保持假体的良好固定是必要的。
- 以往，THA 的髋臼假体都是使用骨水泥作为机械灌浆固定在骨盆周围的骨上。
- 尽管有早期失败，但水泥技术和假体设计的改进改善了其长期结果，在北美以外的地区，骨水泥型髋臼固定在关节外科医生中仍然很流行。
- 生物型固定是北美髋臼假体植入的主要方法，从使用螺纹和羟基磷灰石涂层假体效果不理想，发展到使用多孔涂层进行生物固定以允许骨进入。
- 近年引入了多孔金属材料，其中的一些材料采用增材制造，为髋臼构件的多孔区设计和增加摩擦系数提供了新的手段，而摩擦系数对初始固定阶段至关重要。

引言

全髋关节置换术（THA）最近被称为“世纪手术”[1]。它的成功和世界范围内的接受是建立在 John Charnley 爵士于 20 世纪 60 年代引入的低摩擦骨水泥型关节置换术的成功和耐久性的基础上的[2]。Charnley 和其他 THA 先驱者在置换髋关节时首先使用 PMMA，骨水泥将髋臼假体固定到骨盆，骨水泥型髋臼杯的优异性能也在文献中持续报道[3-7]。然而，多年来，生物型髋臼固定在美国已经得到普及，并成为主要的固定选择。然而，从国家登记的年度报告中可以看出，髋臼固定方法的选择在不同的国家之间仍然存在差异。不同的假体设计、材料和固定方法，包括骨水泥型和生物型，仍在继续使用，均通过高质量的髋臼假体与周围骨的固定达到了长期存活。

固定的阶段

充分的固定是髋臼假体与固有髋臼骨稳定的机械连接，这样在假体和骨之间的界面不会发生相对运动[8]。无论采用哪种固定的类型（骨水泥型或生物型），固定过程都可以分为三个阶段，类似于股骨柄的固定[8]。在手术室中，当髋臼假体牢固地通过灌浆与骨结合（以骨水泥型假体为例）或机械压配或机械固定（以生物型假体为例）时，可实现初始固定。然而，这种初始固定阶段是短暂的，放射立体照相分析（radiostereometric analysis，RSA）表明，骨水泥型和生物型髋臼假体在植入后都会移位[9,10]。使用骨水泥型假体时，假体与骨的固定最强，并且随着时间的推移而下降。第二阶段，中间固定，仅发生在生物型假体上，从术后假体轻微移位开始，并随着假体周围新骨愈合而继续，导致坚固的固定。中间阶段结束时，假体周围的骨愈合和重塑，不再发生进一步的移动或相对运动。在第三阶段也是最后阶段，二次固定，即假体与骨（生物型）或骨水泥与骨（骨水泥型）之间界面的重建对保持假体的良好固定是必要的。

骨水泥型固定

“骨水泥”在关节置换中的应用最早是由德国外科医生 Temistocles Gluck 在 1891 年提出的[11]。他开发了膝关节、髋关节、肩关节、肘关节、踝关节和手腕关节置换的模型。为了将它们固定在骨头上，他用铜汞合金、石膏和腻子（用浮石或石膏制成的树脂）等材料制成骨水泥。PMMA 骨水泥是由 Charnley 推广应用的，他的低摩擦系统的不锈钢柄和聚乙烯髋臼的组件都是采用 PMMA 固定的[12]。Charnley 强调 PMMA 不充当骨头的黏合剂，而是作为灌浆，由紧密充填假体和骨头表面之间的空隙来实现固定。

成功的长期骨水泥型髋臼固定依赖于骨水泥界面初始稳定且确切的固定，以减少微动。为了避免液体进入骨水泥 - 骨界面，在骨水泥 - 骨界面上形成广泛的微交锁是至关重要的。当关节负重时[13]，这些流体会产生破坏性的静水压力，并为磨损碎屑从活动界面沿界面迁移到骨骼提供路径[14-16]。

骨 - 骨水泥界面的最佳机械交锁需要良好的骨水泥交错结合，通过对假体、骨水泥和骨施加足够的压力来获得。骨水泥穿透 3～5 mm 的松质骨，形成强大的机械交锁[17-19]。需要高骨水泥压力和充分的松质骨准备才能达到这样的穿透量。髋臼骨床的准备尤其重要（图 7.1）。软骨下骨板应在可能的情况下移除，这与 20 世纪 80 年代早期推广的所谓“第二代”水泥技术理论相反[20-22]。RSA 研究显示，移除软骨下骨板与保留软骨下骨板相比具有相似或更好的髋臼杯稳定性[23]。

水泥的黏度对其渗透性也有显著的影响。黏度越低，渗透效果越好[17,24,25]。然而，在低黏度时，骨水泥比较难处理，加压时骨水泥会在髋臼边缘周围渗漏，更容易逸入静脉系统，而不是深入骨骼[26]。在髋臼杯植入前和水泥固定早期加压可以获得更好的水泥穿透效果[23]。

今天，我们知道为了达到最佳的交锁固定，外科医生应该将盂唇组织连同周围的骨赘一起移除。髋臼应连同任何囊肿一起去掉皮质，以显露骨小梁[27]。在髋臼横韧带下应使用植骨填充囊肿和内侧壁以加强固定，防止骨水泥挤压[27]。还应该钻多个孔，以增加宏观上的骨水泥交锁。然后用脉冲清洗，并用浸过盐水或过氧化氢的棉签填充，以创造一个干燥的表面进行骨水泥固定，加压骨水泥直到最佳状态来进行假体植入。

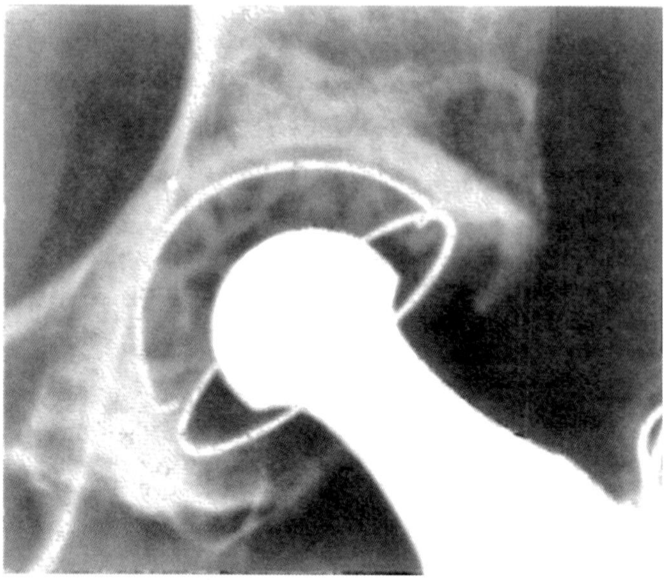

• **图 7.1** 全髋关节置换术 5 年后的 X 线片，采用现代水泥技术插入的髋臼假体周围骨 - 水泥界面的外观（引自 Cornell CN，Ranawat CS. The impact of modern cement techniques on acetabular fxation in cemented total hip replacement. J Arthroplasty. 1986；1［3］：197-202.）

Ritter 等强调髋臼组件上水泥袖套良好且没有后续的射线透亮带十分重要[28]。他们指出，在植入一个聚乙烯 Charnley 髋臼杯后，如在 DeLee 和 Charnley 1 区存在术后射线透亮带，则高度预测了假体松动的可能（图 7.2），这强调了利用良好的手术技术来创建一个强大的、广泛的交锁固定的重要性。Bos 等分析了死后回收的骨水泥型髋臼假体的骨水泥 - 骨界面[29]。在 25 个明显固定良好的假体中，他们发现骨和骨水泥被软组织膜隔开，仅有一些骨和骨水泥之间有一些

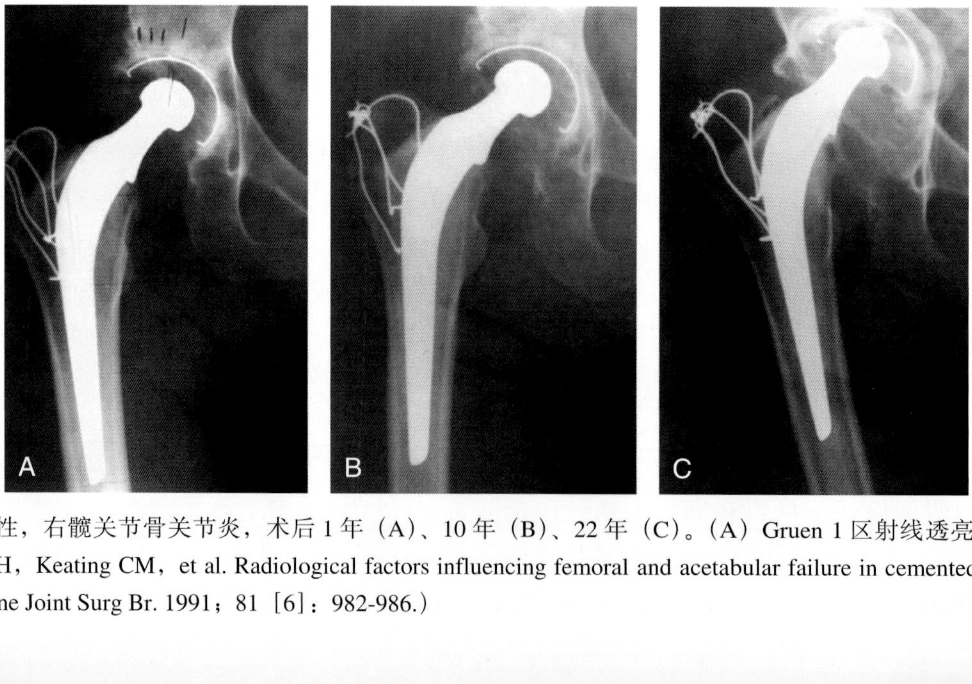

• **图 7.2** 58 岁男性，右髋关节骨关节炎，术后 1 年（A）、10 年（B）、22 年（C）。（A）Gruen 1 区射线透亮带为 1 mm（引自 Ritter MA，Zhou H，Keating CM，et al. Radiological factors influencing femoral and acetabular failure in cemented Charnley total hip arthroplasties. J Bone Joint Surg Br. 1991；81［6］：982-986.）

局部直接接触的例外。髋臼假体周围的膜较厚，在体内存活时间较长，包含大量致密膨胀的组织细胞，包括骨水泥和聚乙烯的磨损颗粒。更多关于 PMMA 的一般细节和尸体骨水泥界面标本的发现包括在第 4 章里。

有几项研究报道了髋臼假体骨水泥的中长期存活率。Williams 等报道，在 8～12 年的随访中，使用骨水泥金属被衬杯的患者没有无菌性松动的生存率为 97%[30]。尽管 10 年生存率令人满意，但在第二个十年中，水泥固定显得不那么安全。Mulroy 和 Harris 报告了 15 年的结果，在较年轻的髋臼松动患者中，比较了使用骨水泥型假体和传统聚乙烯内衬的患者髋臼松动发生率，根据假体的设计不同，发生率为 50%～79%。[31] 然而，在同一篇报道中，现代水泥技术提高了金属股骨柄的存活率。

骨水泥型髋臼假体也用于复杂的髋臼翻修手术。常规的聚乙烯内衬、限制性内衬甚至双动假体都可以与固定良好的生物型金属髋臼杯相黏合。生物力学研究 [32,33] 表明，传统衬杯构造的内衬和外杯之间的固定强度与现代锁定机制相当。然而，只有当内衬和外杯的表面都具有最大限度的水泥交错，并且最终的水泥覆盖层厚度至少为 2 mm 时，固化强度才能达到最佳。在大量髋臼骨缺损的情况下，髋臼内衬在通过打压植骨、使用骨笼、多孔大杯（带或不带髋臼加强块）和定制的三翼髋臼假体的重建过程中可以使用骨水泥来固定。

生物型固定

生物型髋臼固定术于 20 世纪 70 年代早期被引入，作为骨水泥型固定的替代品，以消除所谓的“骨水泥病”，这是最早用于描述假体周围组织对颗粒碎屑的反应 [34]。该领域的许多调查者认为 PMMA 是长期固定的主要障碍；为了实现无水泥固定，人们做了几次尝试，希望能限制无菌性松动 [35]。1979 年，Morscher 描述了对生物型固定的要求 [36]，强调了在准备和植入假体时，保护骨的生理生物力学和接近正常生物学的重要性，避免对周围骨和软组织的过度损伤。生物型固定的主要目标是在生理负荷时避免假体和骨之间的微动，以实现稳定的长期固定。这对在术中获得臼杯的初始稳定非常重要。

螺纹髋臼假体

实现这一目标的一种解决方案是使用螺纹髋臼假体（图 7.3）。这些假体依赖于骨和假体螺纹之间的机械交锁。用不同的材料（聚乙烯、陶瓷、光滑的钴铬合金和光滑的钛合金）制成的螺纹杯都有令人满意的初步效果。Engh 等 [37] 报道使用螺纹、光滑的钛合金假体（the Mecring from Mecron，Berlin，Germany，and the Anderson from Joint Medical Products，Stamford，CT），平均随访 4 年的翻修率为 4%。然而，作者强调，21% 的假体确实是松动的，这使得最终的结果难以接受。Capello 等 [38] 报道了 Mecring 假体的类似结果，在平均随访 3.5 年的情况下，翻修率为 29%。

对这些光滑螺纹假体的早期翻修率高得令人难以接受，这一结果的假设是因为它们的表面是光滑的，并不是为骨接合设计的 [38-43]。因此需要引入粗糙金属表面的螺纹组件，以改善长期的生物型固定。粗糙表面（金刚喷砂、等离子喷涂等）提高了螺纹杯的性能。在配对分析中，一个光滑钛螺纹假体（S-ROM Anderson cup，Joint Medical Products）与一个粗糙版本的同种假体进行了比较 [43]。在平均随访时间为 2.5 年的情况下，粗糙螺纹版优于光滑版，翻修率和影像学松动率均为 0，而光滑版的翻修率和影像学松动率分别为 10.7% 和 29%。其他作者对粗糙的螺纹杯也报告了类似令人鼓舞的结果。尽管有这些早期有希望的结果和一些中心（主要在欧洲）的类似结果，粗糙螺纹假体却从未在北美地区流行。

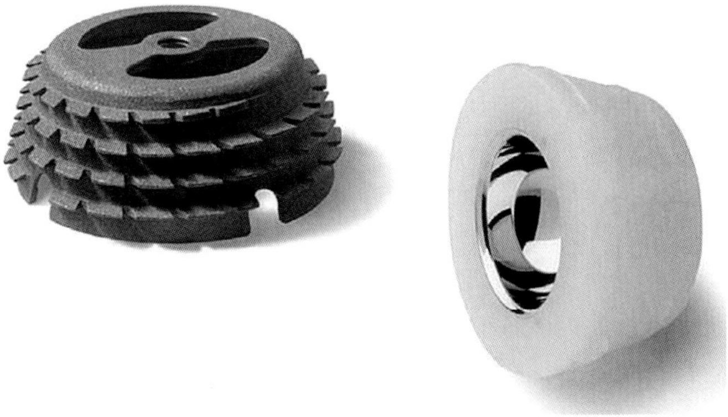

• **图 7.3**　螺纹髋臼假体，如 Zimmer Orthopaedics（Warsaw，IN）的 Alloclassic Zweymüller CSF 假体与 Metasul 镶嵌，依赖于骨和假体螺纹之间的机械交锁（From Smolders JM，Pakvis DF，Hendrickx BW，et al. Periacetabular bone mineral density changes after resurfacing hip arthroplasty versus conventional total hip arthroplasty. A randomized controlled DEXA study. J Arthroplasty. 2013；28［7］：1177-1184.）

羟基磷灰石涂层髋臼假体

另一种不使用PMMA骨水泥实现固定的方法是使用羟基磷灰石（hydroxyapatite，HA）涂层髋臼假体（图7.4）。羟基磷灰石钙是一种天然存在于骨骼和牙釉质中的物质。在全髋关节置换术中，HA被用作骨传导材料，以促进股骨柄骨长入或骨长上，早期和中期结果令人鼓舞[44-46]。然而，HA涂层最初用于光滑压配式髋臼假体（双几何和双半径髋臼组件；Osteonics，Allendale，NJ）的结果很差，中期随访的翻修率为11%～14%[42,45]，这是由于初始固定不充分[47]。在犬的股骨假体模型中，将HA应用于多孔涂层假体后，骨长入量和界面附着强度均优于未使用HA涂层的同种假体[48]。类似地，当植入人体时，多孔HA涂层髋臼杯（Harris-Galante 1号和Harris-Galante 2号，Zimmer，Warsaw，IN）在2年随访中，与非HA涂层版本的同种假体相比，RSA测量显示早期迁移较少，两极的骨-假体间隙更少[49]。然而，两组之间没有临床差异。当HA涂层的髋臼杯用于THA翻修时，中期临床结果令人满意，影像学上没有失败的迹象[50,51]。对于HA涂层的髋臼杯以及这种涂层增加的成本是否合理仍然值得关注。

生物固定

生物固定的概念已经存在了一个多世纪，但是生物固定的现代应用可以归功于Brånemark及其同事在20世纪50年代的工作。他们透过钛制空腔来观察动物模型中的微循环，Brånemark注意到随着时间的推移，钛制空腔不能轻易从周围的骨骼中移除。他创造了“骨整合”这个术语来描述这种现象，即在没有软组织介入的情况下，骨与植入物直接接触。他和他的同事们继续将这一发现首次应用于非骨水泥型牙科植入物[52]。他们后来证明了同样的概念可以应用于关节重建[53]。

在20世纪60年代末70年代初，随着几种不同的多孔材料被引入髋臼假体促进骨长入，孔径大小和材料强度对促进骨长入的重要性变得明显[54]。Galante等对多孔钛纤维金属网的研究，Pilliar等对多孔烧结钴铬合金的研究，为目前应用于骨科的生物型髋臼固定提供了基础[55,56]。在同一时期，其他材料也被研究以促进骨长入。Ducheyne等研究了不锈钢多孔涂层，发现了骨结合的证据。然而，后来的研究表明，体内裂缝腐蚀过度；因此，不锈钢多孔涂层并没有得到普及。同样，多孔聚合物，如多孔聚砜、多孔聚乙烯、石墨纤维增强聚四氟乙烯复合材料和多孔陶瓷（氧化铝和铝酸钙）显示出很高的失败率，限制了它们的临床应用[59-62]。

在20世纪70年代和80年代，大量的动物体内研究确定了通过骨长入或骨长上成功实现生物型固定的基本要求。这些要求包括足够的假体初始稳定性，假体与宿主骨之间的亲密接触，假体表面最佳的多孔尺寸或粗糙度，以及假体材料的生物相容性。

初始稳定性

可以通过几种不同的方式实现初始固定以确保机械稳定性。早期磨锉髋臼后植入相同尺寸非骨水泥型臼杯（线对线），用螺钉、尖钉或钉子固定于髋臼骨，以提供一个刚性固定。另一种固定方法是将半球形髋臼假体压配入稍小的髋臼窝内，有或没有附加螺钉固定[63]。假体和骨之间有紧密的初始配合，骨会生长到假体的多孔涂层中，从而提供稳定、永久的固定。骨-假体界面的微动可以抑制、延迟或阻止骨生长进

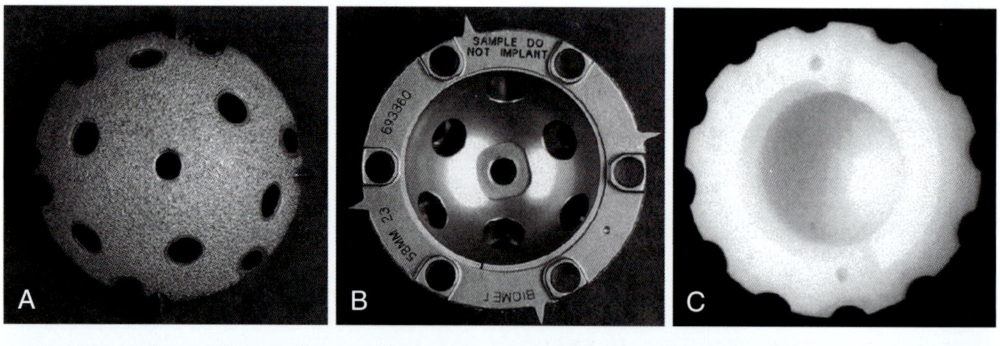

• **图7.4** Mallory/Head设计的髋臼假体具有带有羟基磷灰石涂层的金属外杯（A）。杯的内部（B）显示螺钉孔，以及聚乙烯内衬（C）压入（A）显示的金属外杯（引自Dorairajan A，Reddy RM，Krikler S：Outcome of acetabular revision using an uncemented hydroxyapatite-coated component：two- to fve-year results and review. J Arthroplasty. 2005；20［2］：209-218）

入孔，导致纤维组织膜的形成和不可靠的机械固定。假体-骨微动与骨长入的关系首次在动物实验中得到证实[64]。研究人员将多孔涂层钛装置（孔隙率 35%，平均孔径为 100 μm）植入狗的下颌前磨牙愈合部位。当骨-假体界面的微动量小于 50 μm 时，骨长入通过骨膜成骨，不存在中间纤维软骨阶段。当微动量在 50～150 μm 时，纤维组织长入并形成假韧带附体，而当微动量大于 150 μm 时，则导致纤维组织包裹[65,66]。其他使用钛纤维网涂层假体的研究也显示了类似的结果[67,68]。这些研究强调了充分的初始稳定性对于成功的生物固定的重要性。

孔径和形状

骨长入也受到假体表面孔径和形状的影响。像微动研究一样，在犬模型中研究了孔径对固定强度的影响。Bobyn 和他的同事们[69]将不同孔径的多孔涂层钴铬合金植入犬股骨，发现在 50～400 μm 的孔隙率与最强和最快的固定有关。小于 50 μm 的孔径抑制骨长入，而 50～400 μm 的孔径在最短时间内提供最大的固定强度。孔径在 400～800 μm 时，固定强度下降。其他研究使用了类似的孔径（150 μm 和 400 μm），在这个范围内固定强度和孔径之间没有差异[70,71]。因此，最佳的孔径在 100～400 μm，大多数当代多孔涂层髋臼假体的孔径都在这个范围内。

其他参数对多孔涂层髋臼假体的生物型固定起重要作用，包括涂层的孔隙率和相互连接的孔径大小。第一代多孔金属（钴铬合金烧结珠、钛金属纤维网、钛等离子喷涂、松质骨结构化钛）孔隙率较低，在 30%～50%。尸体回收研究表明，平均骨长入仅为 15%～30%，限制了通过骨长入形成的最大界面强度。为了克服这一限制，已经开发了几种高孔隙度髋臼假体，其整体孔隙率为 60%～80%。对孔隙形态也进行了分析；然而，观察到的结果相互矛盾[72,73]。

传统多孔金属

第一代多孔金属由钴铬合金烧结珠、钛金属纤维网（图 7.5）、钛等离子喷涂和松质骨结构化钛组成。这些材料具有很高的弹性模量，较低的表面摩擦系数，孔隙率在 30%～50%。

Smith 等报道了使用钴铬合金烧结珠杯（ARC 杯，Howmedica，Rutherford，NJ）进行 8.5 年随访，翻修率为 4%，无菌性松动为 4%[74]。然而，假体的设计可能是髋臼假体成功的原因，而不是由于多孔涂

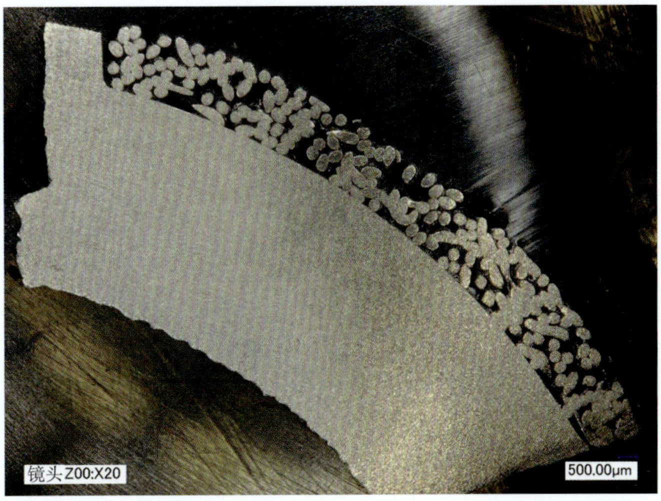

• **图 7.5** Harris-Galante Ⅱ 型髋臼假体（Zimmer，Warsaw，IN）的内嵌抛光横截面显示多孔钛纤维网涂层用于骨长入

层。使用相同涂层的杯（PCA，Howmedica），Owen 等在 2～9 年随访中发现髋臼翻修率为 11%。在 14 个表面经钴铬合金烧结珠处理的髋臼假体中，Cook 等报道只有 6 个假体有骨长入，长入量不超过 10%，且主要位于固定钉、尖钉或螺钉附近[76]。

或许对骨长入多孔髋臼假体的最佳评估是在患者的尸体标本上进行的，他们在去世前髋臼假体功能良好。例如，Bloebaum 和他的同事检查了 7 个这样的髋臼杯，发现平均 84%（72%～93%）的多孔涂层直接附着在假体周围的骨骼上，尽管只有 12%（4%～21%）的多孔涂层本身有骨长入[77]。在一项类似的研究中，Urban 等检查了 17 个最初的 Harris-Galante Ⅰ型生物型髋臼假体，这些假体是在死亡时假体功能良好的患者平均使用 11 年后（4～25 年）获得的[78]。所有假体均有骨长入固定（平均 33%；范围为 4%～65%）。颗粒诱导的肉芽肿存在于多孔涂层和界面，并在长期标本中通过螺钉孔进入髋臼骨。聚乙烯活动界面的体积磨损与多孔涂层中的肉芽肿程度有关。

尽管在这些回收研究中观察到的骨长入差异很大，但是钛纤维涂层髋臼假体的临床结果很好。Hamilton 等报道在初次 THA 中使用 Harris-Galante 杯在 15 年随访的存活率为 89%[79]。同样，Della Valle 等发现使用相同杯的 138 例翻修 THA 在平均 15 年的随访中总体存活率为 81%、无菌性松动存活率为 96%[80]。

高度多孔髋臼假体

引入高度多孔金属髋臼杯用于 THA 的目的是为

骨长入提供实质和潜在的结构性孔隙，并创建具有高摩擦系数的假体表面，以提供刚性、稳定的初始固定。第一种类的材料，所谓的“骨小梁金属”，使用钽来创建一个具有均匀结构连续性、低刚度、高孔隙率和高摩擦系数的骨小梁网络（图 7.6）[81]。从那时起，植入物制造商采用了其他材料，如钛合金和新的制造技术，如叠加制造（图 7.7）。

使用这些材料进行初次 THA 的临床效果是显著的。例如，Banerjee 和他的同事[82]对 16 项Ⅳ级研究的无菌存活率、骨溶解、Harris 髋关节评分、髋臼周围间隙和假体周围骨折发生率进行了评估。无菌松动

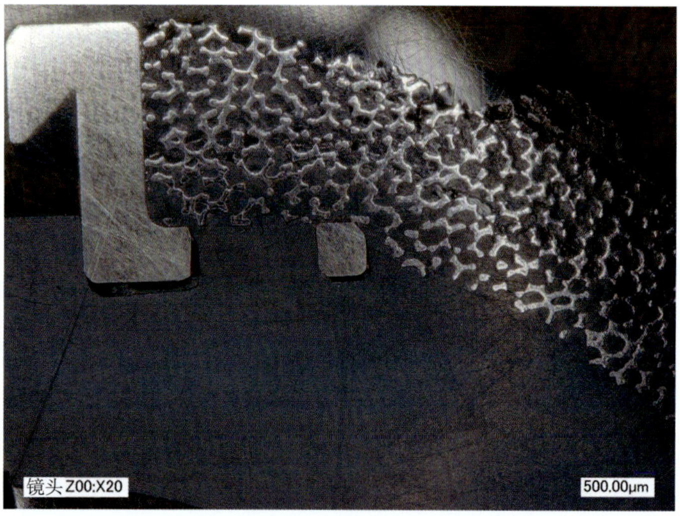

• **图 7.6** 通过回收的骨小梁金属设计髋臼假体（Zimmer，Warsaw，IN）的嵌入和抛光横截面显示多孔的钽小梁状涂层用于骨长入

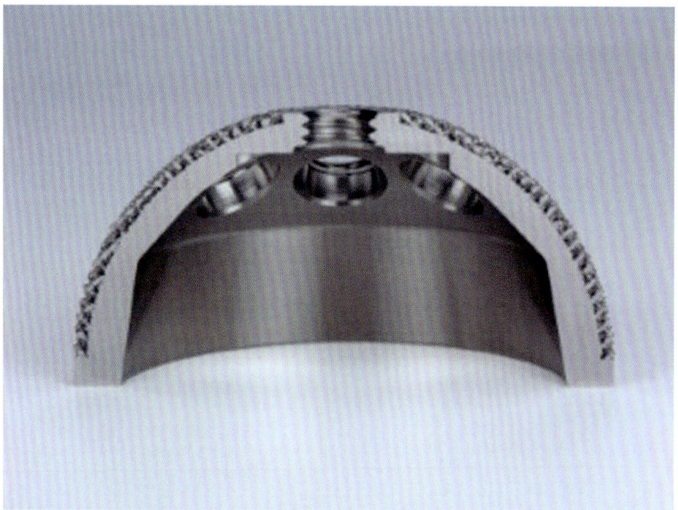

• **图 7.7** 采用叠加制造（3D 打印；Lima Corporate，Udine，Italy）的髋臼假体金属外杯的截面图，高度多孔区域和大部分外杯是连续的

的存活率为 100%。功能结果也很好，术后 Harris 髋关节评分显著改善。在长达 12 年的随访中，髋臼移位小于 2%，并且没有发现进展性髋臼周围骨溶解的证据。

相反，在一项由 Laaksonen 等对有 10 113 例使用小梁金属髋臼假体的初次 THA 和 85 596 例使用其他类型的生物型假体的登记研究中[83]，小梁金属假体 8 年的总体存活率为 94.4%，显著低于其他生物型假体的 96.2%。在 Cox 回归模型中调整相关的协变量，小梁金属假体的翻修风险持续高于其他生物型假体［风险比（HR）=1.5；95% 置信区间（CI）为 1.4～1.7，$P \leqslant 0.001$］。登记研究不能完全调整选择标准，这可能影响了这些结果。

高度多孔髋臼假体在 THA 翻修中也取得了早期成功。例如，Evola 和他的同事们在 58 例髋臼假体翻修中使用金属钽小梁假体来修复初次髋臼假体的失败[84]。在平均随访 88 个月中（范围为 3 个月～10 年），无论缺陷的严重程度如何，累积生存率为 95%（所有原因）。在 4 个假体（6.9%）和 5 个术后髋臼间隙（8.6%）中发现了射线透亮带。

在复杂的 THA 翻修中，使用带有金属加强块的高度多孔金属翻修杯来充填节段性或不规则缺损也同样显示出良好的临床效果。Jenkins 等报道了 2000—2007 年在梅奥诊所的 84 例（85 个髋关节）使用多孔钽块进行 THA 翻修的最低 5 年的影像学和临床随访[85]。在翻修时，86% 的髋有 Paprosky 3A 或 3B 型的髋臼缺陷，19% 有盆腔不连续。58 个重建中只有 2 个因髋臼假体无菌性松动而失败，但另外 6 个髋在 DeLee 和 Charnley 3 区显示骨小梁金属杯与骨之间有射线透亮带；大部分髋都有骨盆不连续。如果将失败定义为无菌性松动需要再次行翻修手术，则髋关节功能满意的生存率为 97%。骨盆不连续应立即考虑添加辅助固定或使用其他技术。

注册数据也显示了高度多孔髋臼假体在减少 THA 翻修后植入失败方面的临床成功。使用来自英格兰和威尔士的国家关节登记系统的数据，Matharu 和他的同事比较了来自同一制造商的小梁金属和非小梁金属涂层假体的再翻修率[86]。使用倾向评分对两组翻修 THA 之间的多种潜在的患者和手术混杂因素进行了匹配。在 3862 例匹配的髋关节置换后翻修（金属小梁组 1931 例，无金属小梁组 1931 例）中，总体上髋臼再翻修（2.7%）、无菌性髋臼松动再翻修（0.96%）和感染再翻修（1.4%）的发生率很低。因

此，在 THA 翻修中，金属小梁假体无菌性和感染性再翻修的风险都很低。

小结

尽管生物型髋臼假体在初次 THA 和 THA 翻修中都很流行，尤其是在北美，但整体比较骨水泥型和生物型髋臼固定，并没有显示出任何一种固定类型的明显优势，特别是在短期到中期的随访中。Toossi 和他的同事进行了一项系统回顾和 meta 分析，在至少 10 年的随访中比较了骨水泥型和生物型髋臼假体的存活率和翻修率 [87]。他们发现 45 篇文章报道了生物型髋臼假体，29 篇报道了骨水泥型髋臼假体，7 篇比较了两种固定。对 7 项比较研究的数据进行 meta 分析，对所有 81 篇文章的汇总数据进行研究水平 logistic 回归分析，以确定共识。meta 分析并未显示髋臼假体固定类型对存活率或翻修率有任何影响。回归分析显示，骨水泥型髋臼假体的存活率估计比值比为 1.60（95% CI 为 1.32～2.40；$P = 0.002$），校正因素包括年龄、性别和随访时间等。他们的结论是，以提高生存率为基础的对生物型髋臼假体的偏好并没有得到已发表的证据的支持。

关于髋臼假体固定的最佳形式的争论可能永远不会清楚地确定。除了假体与髋臼周围骨的界面类型外，许多其他因素也会影响假体的固定。例如，用于轴承的组件和外壳材料以及这些组件的形状和厚度会影响整个假体的刚度，从而影响载荷从假体转移到骨的方式。同样，活动界面本身的摩擦系数也会不同，这会影响施加到组件和固定界面上的扭矩。此外，当然，假体的手术放置和方向同样会影响髋臼假体的生物力学。大型注册研究倾向于结合所有这些重要因素，使得关于骨水泥型与生物型假体的优越性的孤立结论没有意义。相反地，孤立的，甚至是大型的单中心研究通常会控制这些因素中的一部分，从而得出仅针对如假体设计或手术入路一组因素的结论。

未来的展望

考虑到髋臼固定的持续争议，需要继续进行临床研究来考察固定类型如何影响长期预后和存活率。这不仅在骨水泥型和生物型固定的比较中有意义，也在确定更新型的高交联和含抗氧化剂的 UHMWPE（第 5 章）在进入第二和第三个十年时的作用中有意义。

新型高度多孔金属髋臼杯生物固定的比较也值得研究。这些高度多孔金属对临床结果和使用寿命的影响有区别吗？这些材料提供的高摩擦系数的优势以获得良好的初始固定，和在无法实现长期长入的区域中粗糙表面磨损骨骼的可能性之间是否存在权衡？

未来研究方向的最后一个例子是探讨髋臼假体刚度如何影响固定。使用叠加制造工艺制造的高度多孔材料，不仅可以使多孔用于表面的生物固定，而且可以通过大块假体内选择性的多孔来改变整个假体的刚度。这在翻修时尤其重要，因为骨量的丢失和较高水平的关节限制性被认为是实现充分固定的挑战。

（参考文献参见书末二维码）

第 8 章

颗粒碎屑的生物反应

STUART B. GOODMAN, TING MA, EMMANUEL GIBON

（高宇航 译　齐欣 审校）

关 键 点

- 假体周围骨溶解是由关节置换产生的磨损颗粒引起的一种不良生物反应。其他影响因素包括关节内压力的增加和颗粒被细菌或细胞副产物污染。
- 过多磨损颗粒的产生会刺激一种非特异性的慢性炎症反应，导致骨降解增加和骨形成减少。
- 许多细胞类型之间的相互作用对骨溶解反应的发生非常重要。巨噬细胞是关键细胞。最近的研究表明，巨噬细胞表型受局部微环境的影响。
- 细胞因子、趋化因子、前列腺素、一氧化氮和超氧化物代谢物、核因子 κB 受体活化因子（NFκB; RANK）等因子是骨溶解的主要生物介质。
- 颗粒特性——材料类型、数量（颗粒载荷）、形状、表面积、表面能等因素——决定了细胞对颗粒的反应。患者的个体特征也可以调节磨损颗粒的不良反应的程度。
- 交联聚乙烯（XLPE）植入物可以缓解颗粒诱导的骨溶解。开发具有生物活性的植入物和其他生物干预手段的新技术可能是缓解假体周围颗粒相关骨溶解的潜在途径。

引言

概述

磨损——即活动界面材料的损失——会在使用全关节置换假体时不可避免地导致颗粒碎屑的产生。根据 McKellop 的说法，在金属对传统聚乙烯的全髋关节置换术中，每走一步都会产生数十万到数百万个颗粒 [1]。机体通常通过巨噬细胞和其他细胞吞噬颗粒来实现这些碎屑的局部化和区域化分布，从而激活细胞产生促炎介质。尽管在关节和周围组织中会不断产生少量的颗粒碎屑，但通常存在一种稳态，使磨损碎屑的微小局部生物反应具有最小的影响 [2]。然而，当宿主对磨损碎屑及其相关副产物的反应过度且持续时（失代偿状态），慢性炎症可通过生物过程导致假体周围骨丢失，增加骨退化，抑制骨形成。这种病理过程被称为颗粒相关的假体周围骨溶解，或者在关节置换外科医生和研究人员中简称为骨溶解。虽然我们通常认为骨溶解是一种放射学现象（随访关节置换术时 X 线片显示骨丢失），但骨溶解是一个复杂的病理生理过程，具有潜在主要的不良临床影响。本章将回顾关于聚合物、金属和陶瓷植入物磨损碎屑的生物反应的基础科学。

基础科学

骨 - 假体界面：组织学、细胞和分子生物学

无论髋关节假体是骨水泥型还是生物型，或含有生物活性表面涂层，在骨内的长期假体稳定性是实现最理想的无痛功能的先决条件。在假体植入造成的手术创伤中，炎症反应是由促炎介质局部释放而启动的。这会引发一系列的连锁反应，导致死骨和骨髓内容物的吸收，以及假体周围新骨的增生 [3]。在随后的几周到几个月，假体被骨小梁网络包围，根据局部生物影响和机械负荷进行重塑。因此，骨 - 假体界面是一个动态结构，在假体植入后很长一段时间内成熟和重塑。无论固定方法是骨水泥型固定还是生物型固定，长期的假体稳定都是可能的 [4-6]。然而，如果骨水泥覆盖层出现断裂和降解，或者关节或非关节界面产生过多的磨损碎屑，异物会引起侵入性的慢性炎症反应，这可能导致假体周围骨溶解 [7-13]（图 8.1）。

对手术取出的假体周围组织的检查可以识别一些关键的组织学特征及骨破坏和重塑的生物介质。如果假体很好地固定在骨上，则在界面处很少有软组织介入。无论假体是骨水泥型还是生物型，都是如此 [6]。松动假体周围的组织细胞性纤维组织（伴或不伴有影像学的骨溶解）通常包含植入手术部位的各种材料的碎屑 [9,14,15]（图 8.2）。这些颗粒的大小各不相同，从亚微米（超过光学显微镜的视力能力）到更大的颗粒

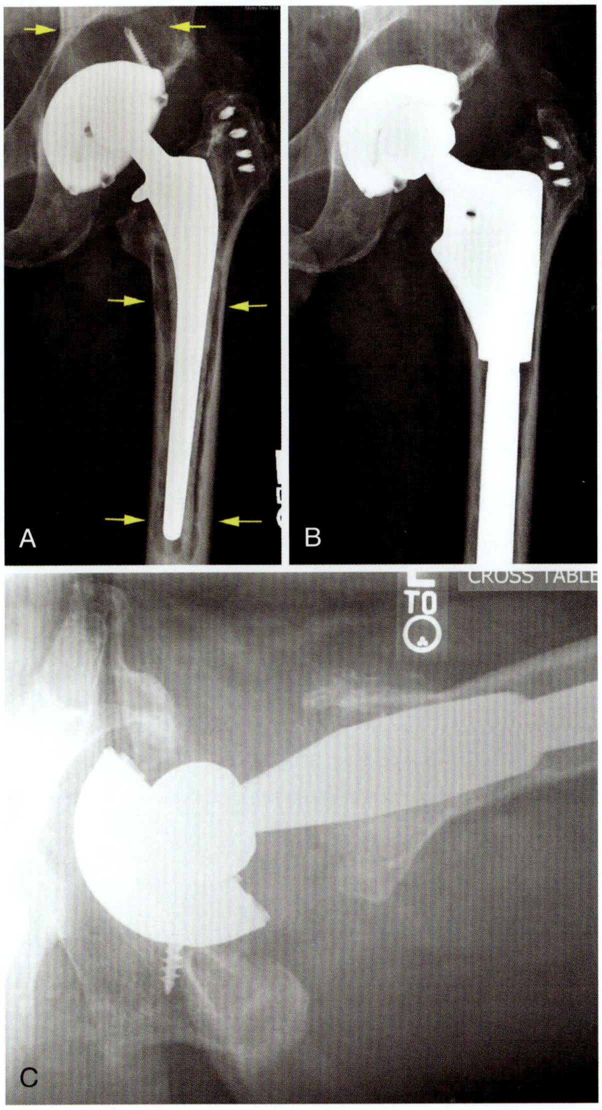

• **图 8.1** 全髋关节置换术的聚乙烯磨损、髋臼骨溶解、骨水泥型股骨假体周围的松动和骨溶解。(A)术前 X 线片。上面的箭头指向髋臼骨溶解。注意偏心位置的股骨头表明塑料的磨损。骨水泥型股骨假体松动，假体在骨内下沉。水泥覆盖层已经破碎。骨水泥碎屑导致周围骨形成扇形（下面的箭头）。髋关节置换翻修术后的正位（B）和侧位（C）X 线片。将髋臼内的溶骨区植骨，更换髋臼塑料内衬和股骨假体

碎屑，通常长达数百微米。正如我们稍后将看到的，可吞噬范围内的颗粒，最大可达 10 μm，特别是约 1 μm 或更小的颗粒，似乎对细胞具有最大的刺激作用。

金属对聚乙烯（MOP）轴承面产生的聚乙烯（PE）颗粒与局部细胞相互作用，引发一系列生物事件，最终危及假体的寿命。巨噬细胞是这种非特异性先天免疫反应的关键细胞 [16]。巨噬细胞可通过 PE 颗粒吞噬或通过膜受体［toll 样受体（TLR）、CD11b、CD14 等］与细胞接触来激活 [18]。TLR2 和 TLR4 已被证明在骨溶解的发展中起关键作用。[19] 炎症级联反应被

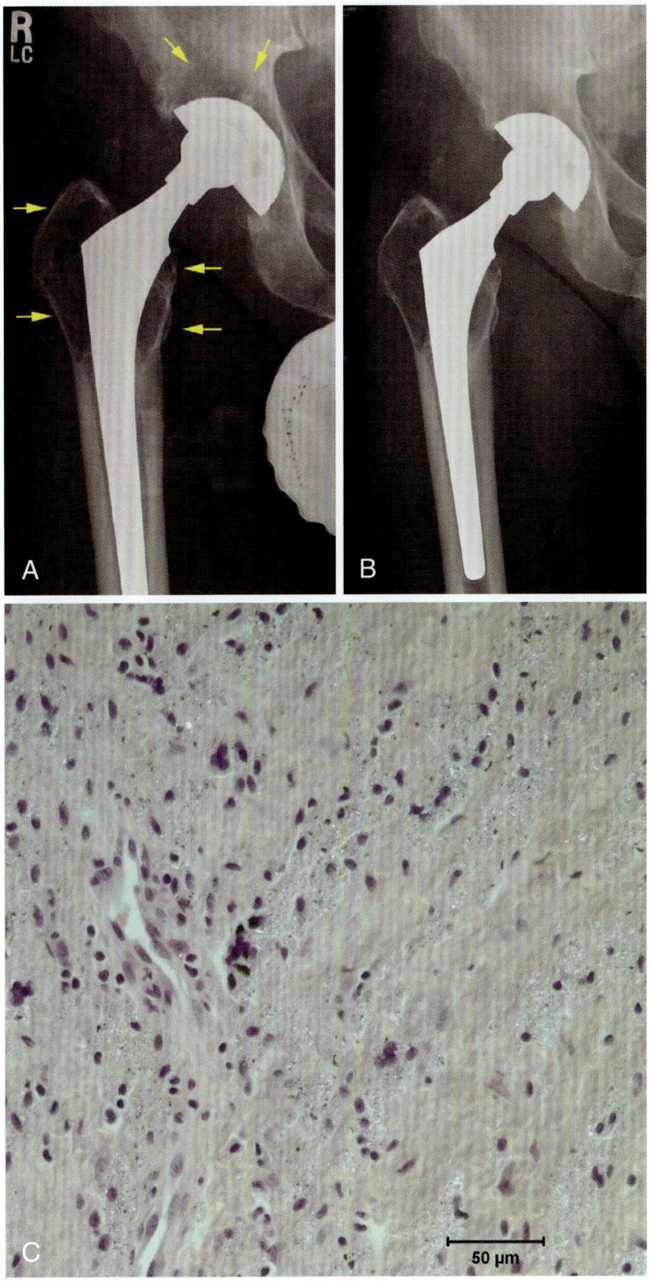

• **图 8.2** 全髋关节置换术的聚乙烯磨损和骨溶解。(A)这种金属 - 聚乙烯生物型全髋关节置换术显示聚乙烯内衬内的头部偏心性，表明塑料的严重磨损。金属植入物周围和股骨近端可见广泛的骨溶解（箭头)。(B)聚乙烯内衬和股骨头更换术后的 X 线片。清除溶骨性病变，然后植骨填充。髋臼杯和股骨假体固定良好，位置满意。(C)从肉芽肿滑膜囊组织中提取的组织切片的显微照片显示纤维血管间质中有巨噬细胞。可见大量的白色颗粒状聚乙烯和黑色金属颗粒（苏木精和伊红染色，偏振光，×40 放大）

触发，导致促炎细胞因子［白细胞介素 -1（IL-1）、IL-6、TNF-α 等］、生长因子［如巨噬细胞集落刺激因子（M-CSF）］、趋化因子［包括巨噬细胞炎症蛋白 -1α（MIP-1α）和单核细胞趋化蛋白 -1（MCP-1）］

的释放。局部微环境促使巨噬细胞进入M1促炎状态。巨噬细胞可以大致描述为不受约束的M0、促炎的M1、抗炎的M2[20,21]。M1产生促炎介质，包括TNF-α、IL-1、IL-6和表达诱导一氧化氮合酶（iNOS），而M2还产生抗炎的IL-4、IL-10和IL-13及表达哺乳动物几丁质酶Ym1、精氨酸酶1、CD163、壳三糖酶[21,22]。从失败的髋关节和膝关节置换术中回收获得的组织显示其M1/M2的比例较非手术骨关节炎的滑膜组织高[23]。随着年龄的增长，巨噬细胞极化减弱[24]，这可能减弱M2巨噬细胞的组织再生潜能。衰老与促炎因子水平升高有关[25]，这种现象通常被称为"炎症衰老"[26]。最近的一项研究表明[27]，与年轻的间充质干细胞（mesenchymal stem cell，MSC）相比，衰老的MSC中NF-κB活性在基础水平上显著增加。衰老的MSC也减少了成骨分化。PE颗粒的暴露增加了MSC中的NF-κB，这强调了NF-κB激活在假体周围骨溶解过程中的重要作用。

Willert和Semlitsch首先描述了假体稳定性的生物学，并认识到持续产生磨损颗粒涉及造血和间充质细胞谱系中的许多细胞类型[2]。正常情况下，假体-组织处于稳态状态，产生的颗粒负荷由正常清除机制处理，不会产生不良后果。然而，如果这些机制因碎屑的过度产生或其他原因而不堪重负（失代偿状态），则会发生细胞活化和骨吸收导致的骨溶解。有趣的是要注意，早在别人假设颗粒更广泛地分布到"有效的关节空间"之前，Willert就描述了与骨溶解相关的假体松动的病理生理学，或在肢体负重时增加液压加载而导致假体周围液体流动，从而造成炎症细胞和因子更广泛的分布[13,28-30]。Charnley首先认为人工髋关节周围的骨溶解区是低级别感染的结果[5]。

功能仍然良好的骨水泥型MOP髋关节假体可能已经表现出了与过度磨损颗粒产生一致的组织学结果[9]。在尸检标本中，假体周围组织中巨噬细胞和异物巨细胞的密度与假体植入后的时间、膜厚度和聚乙烯颗粒密度有关。关节内的磨损颗粒进入假体界面边缘，然后通过纤维界面和松质骨向心迁移[13,31]。对从骨水泥型假体上获得的组织检查显示，与放射学骨溶解相关的最关键因素是膜组织界面中PE颗粒的浓度[32]。在生物型假体中，假体界面处的纤维组织起到了将颗粒从关节结合处移入假体周围最接近的组织的导管作用[33]。

Goldring和他的同事是第一批将细胞生物学技术应用于从翻修假体中取出的组织的研究人员[14,15]。采用组织学、细胞和器官培养方法，他们发现松散的骨水泥型假体周围的组织包含了骨水泥附近的假滑膜层。膜内PMMA骨水泥颗粒被单核和多核巨噬细胞以及纤维血管间质内的异物巨细胞包围和吞噬。淋巴细胞较少见。膜的培养和分析表明，它有能力产生大量的前列腺素E_2（PGE_2）和胶原酶，并增强骨吸收活性。自这些有影响的研究开展以来，许多研究人员表明，失败假体的骨溶解膜可表达多种降解酶、细胞因子、趋化因子、一氧化氮（NO）和超氧化物代谢物，以及其他促炎和抗炎分子[18,34-42]（图8.3）。

在某些病例中，发生侵袭性肉芽肿反应，伴随局限性、逐渐扩大的骨溶解区，其中包含活化的巨噬细胞、成纤维细胞和其他细胞。据推测，这些病例可能源于一些非关联的过程，这些过程通常通过单核-巨噬细胞的非特异性异物反应以及成纤维细胞介导的细胞外组织基质的形成和重塑来清除磨损颗粒[43-45]。然而，假体周围组织是具有异质性的；不同区域的活检可能导致不同的组织学和细胞因子情况。值得注意的是，松动的髋关节和膝关节假体周围的骨界面显示出骨破坏和骨形成活动的组织学证据，这意味着即使在骨溶解过程中，积极的修复过程仍在进行中。因此，骨溶解周围骨表面的碱性磷酸酶活性升高，这是骨形成的标志。NFκB是一种转录因子，可调节许多促炎和抗炎通路。TNF-α和IL-1β是两种促炎细胞因子，在颗粒相关的假体周围骨溶解中发挥重要作用；它们受NFκB的调控。RANK（NFκB受体激活因子）是一种位于破骨细胞表面的膜结合受体，可激活转录因子NFκB。核因子受体激活因子κ-B配体（receptor activator of nuclear factor kappa-B ligand，RANKL）是TNF超家族成员，是炎症过程中从成骨细胞、基质细胞和其他活化细胞中释放的受体配体。RANKL与RANK相互作用，RANK与M-CSF共同作用，是组织单核细胞/巨噬细胞分化成熟为骨吸收性破骨细胞的关键。可溶性诱骗蛋白受体拮抗剂骨保护素（osteoprotegerin，OPG）抑制RANKL。研究表明，RANKL和M-CSF表达增加，关节液和假体周围组织中OPG降低的翻修假体表现出了影像学上的骨溶解[48-55]。

对MOP假体的宿主反应通常被认为是一种非特异性的异物反应和慢性炎症反应。虽然已经尝试证明T和B淋巴细胞的重要作用，但似乎淋巴细胞发挥的是免疫调节作用，而不是主要作用。然而，有报道称，在MOP关节置换中有抗原呈递到淋巴细胞的证

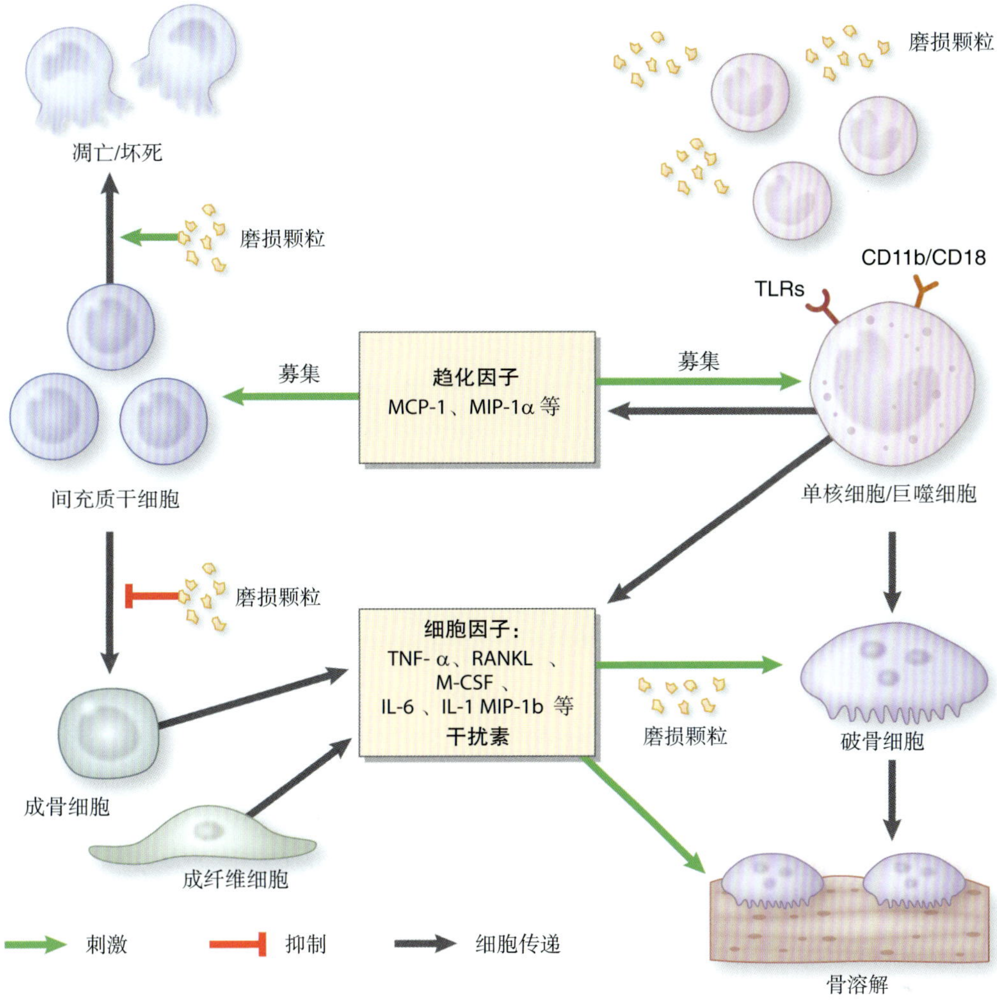

• **图 8.3** 与磨损颗粒相关的生物反应示意图

据[56,57]。这些生物途径应与金属对金属（MOM）假体中所见的 T 细胞介导的、抗原相关的Ⅳ型过敏反应区别开来[58-63]。

陶瓷颗粒具有双峰尺寸分布，要么为纳米级（5～90 nm），要么为微米级（大至 3.2 μm）[64]。现代陶瓷假体是由氧化铝（AL_2O_3）和氧化锆（ZrO_2）制成的[65]。Gutwein 和 Webster[66] 表明，纳米相颗粒（23 nm）与较大颗粒相比对成骨细胞存活率无害。与 PE 颗粒相比，Catelas 等[67] 用不同大小、组成和浓度的陶瓷颗粒刺激 J774 巨噬细胞。他们的分析表明，巨噬细胞的死亡随浓度和尺寸大于 2 μm 而增加。PE 颗粒的 TNF-α 释放量明显高于陶瓷颗粒。其他研究也报道了陶瓷颗粒存在时有限的炎症反应和毒性[68-71]。

体内动物模型和体外研究

体内研究

许多体内动物模型和体外研究试图模拟与颗粒诱导骨溶解相关的生物过程，并确定颗粒疾病的关键变量和机制。动物模型包涵各种尺寸的物种，有或没有负重植入物，颗粒具有不同的材料属性和特性，回收时间从几个小时到几个月不等。在最近的综述文章中已经总结了许多体内模型[34,42,72-75]（表 8.1）。通常很难在体内动物模型的基础上明确陈述粒子诱导骨质溶解，因为每个模型中使用的变量不同，以及动物研究时间相比在人类中所需发展到临床和影像学的骨溶解的周期（年）相对较短（几周和几个月）。然而，在动物模型上进行的实验提供了一些有用的概念，可以推广到人类假体的周围反应中。

异物和慢性炎症反应的生物通路复杂、冗余，难以完全抑制。如前所述，许多细胞成分和炎症因子参与这种反应。此外，各种特征——颗粒碎屑的材料、数量、大小、形状、表面积、拓扑学和表面化学成分——已被证明影响细胞和炎症状况[18,76-81]。一般来说，与相同体积的颗粒状材料相比，块状材料产生更

表 8.1 目前用于研究磨损碎屑引起的炎症的动物模型

物种	模型种类	关键参考文献
小鼠	颅骨	168，228，229
小鼠	改良颅骨（周围修剪）	230
小鼠	空气袋	146，148，231
小鼠	带颗粒的髓内植入物 - 股骨	135～137，232
小鼠	髓内插入（无植入物）- 股骨	233
小鼠	带颗粒的髓内植入物 - 胫骨	146，234
大鼠	带颗粒的髓内植入物 - 胫骨	183
大鼠	关节内或髓内 - 股骨	132，134，200，235
兔	髓内 - 股骨	236～238
兔	骨采集腔 - 胫骨	81，239，240
狗	活塞植入物 - 股骨髁	122
狗	髓内 - 髋关节置换	209，241，242
羊	关节内插入 - 髋关节置换	243

良性的界面。可吞噬的小颗粒，特别是那些大约 1 μm 或更小的颗粒，似乎是最具活性的。然而，小于 0.3 μm 的非常小的颗粒似乎不能激活细胞，因为它们进行的是胞饮而不是吞噬。较小的颗粒可能聚集在一起，因此变得比单个颗粒大得多。对于像 PE 这样的聚合物来说尤其如此。形状不规则的粒子比圆形粒子更有活性。一般而言，除有时在金属中看到的Ⅳ型细胞介导免疫反应外，与相同剂量的金属（如钛合金、钴铬合金、钽）相比，氧化铝陶瓷等颗粒材料引起的异物和慢性炎症反应较少 [82]。

微粒聚合物，如 PE 和 PMMA，会引起最强烈的反应。在一项研究中，PE 颗粒引起炎症反应，而同样浓度的钴铬合金颗粒引起细胞坏死 [81]。然而，这些实验是有争议的，因为在获得和将细胞暴露于类似剂量、形状、表面积、表面化学成分等的颗粒方面存在困难。例如，在体外高交联 PE（HXLPE）颗粒被发现具有比类似的常规 PE 颗粒更强的生物活性（例如，它们产生更多的炎性细胞因子）[77,79]，然而，HXLPE 的体内磨损远远小于常规 PE，因此对机体的颗粒载荷要小得多。很明显，有必要建立标准化的体外和体内模型，使用具有已知特征的标准化颗粒，以更清楚地描述颗粒的生物效应。根据第二代 HXLPE 的发展，Jarret 等 [83] 研究了添加维生素 E 的 PE（VE-HXLPE）的生物反应。作者将 VE-HXLPE 插头（1 cm × 3.75 cm）植入兔皮下，并对狗进行全髋关节置换术。他们的结果显示，在 12 周时没有与插头有关的异物反应。12 周时采集的狗组织显示富含成纤维细胞、小直径血管和渗出红细胞的假囊。骨 - 植入物复合切片未显示巨噬细胞浸润或骨吸收活跃的证据。同样，Huang 等 [84] 使用颅骨模型分析 VE-HXLPE 颗粒与 HXLPE 和常规超高分子量聚乙烯（CPE）的影响。HXLPE 诱导的骨溶解反应最强烈，而 VE-HXLPE 和 CPE 在炎症和骨溶解方面无显著差异。

体外研究

在过去 20 年的体外研究中，已经明确表明磨损颗粒可以激活细胞，导致产生促炎细胞因子、趋化因子、前列腺素、NO 和超氧化物代谢物、降解酶等分子。的确，促炎和抗炎因子的产生取决于局部存在足够数量的磨损颗粒。换句话说，碎屑的数量和细胞活化程度之间存在着剂量 - 反应关系。反应的类型和大小也取决于颗粒的物质、大小和形状，以及拓扑学、表面积、表面化学和能量、与其他配体的污染和其他因素 [34,42,78,79,85-88]。的确，颗粒不一定要被吞噬才能激活细胞；颗粒蛋白复合物能够通过与细胞表面整合素相互作用而激活细胞 [89]。

过去的实验在体外研究粒子诱导细胞的激活，重点是放在传统的促炎细胞因子上，如 TNF-α、IL-1β 和 IL-6[90-92]。然而，暴露在颗粒下的细胞释放的促炎和抗炎介质几乎是无穷无尽的。此外，尽管巨噬细胞通常被用于体外细胞刺激的研究，但其他类型细胞的介质释放已经被记录到，包括成纤维细胞 [42,75,93-99]、成骨细胞 [97,100-106] 和其他细胞。有些颗粒对巨噬细胞的毒性似乎比成纤维细胞大 [107]。Maitra 等 [108] 从翻修 MOP 关节置换术中分离出了组织。巨噬细胞（CD68）、树突状细胞（CD11c）和丰富的多核巨细胞出现在骨 - 假体界面。他们进一步用 UHMWPE 刺激巨噬细胞和树突状细胞。PE 颗粒结合并激活 TLR-1/2，导致溶酶体损伤，并诱导 NALP3 炎症小体，随后导致 pro-IL-1β 和 pro-IL-18 的释放。

成骨细胞来源于间充质干细胞，在细胞进一步分化后成为骨祖细胞。最近的研究表明，骨髓间充质干细胞和骨祖细胞受到颗粒状骨科材料的不利影响 [18,109]。这些副作用已被证明是针对钛、钴铬、PMMA 和 PE 颗粒的 [110-115]。一般来说，足够剂量的颗粒会抑制 MSC 的增殖、分化和成熟。这反映在总 DNA 减少；成骨细胞标志物（如骨钙素）和成骨特异转录因子的表达降低；von Kossa 染色显示钙化基质减少。

由于第一代 HXLPE 颗粒难以获得，对其生物学反应的研究很少。然而，Illgen 等 [116] 比较了 CPE、10 MRad 和 40 MRad PE 颗粒在小鼠颅骨模型中的炎症潜能。在同等剂量下，HXLPE 颗粒比 CPE 导致更多的骨溶解。有趣的是，最大交联度（40 mrad）并没有进一步增加骨丢失。同一团队显示 [77]，与 CPE 相比，巨噬细胞中 TNF-α 的表达在 HXLPE 反应中也增加了 50%。最近，Baxter 等 [117] 研究了 HXLPE 耐磨性的显著改善是否超过了它的炎症潜能。在一项回收研究中，作者分析了使用 CPE 和 HXLPE 衬垫翻修手术获得的组织样本。与 CPE 相比，HXLPE 组产生的颗粒明显较少且更小，且功能生物活性明显降低。

压力

虽然回顾压力对细胞的影响超出了本章的范围，但在假体固定的情况下，压力也会导致局部骨重塑的改变，包括新骨形成和骨溶解 [118]。这一事实已经得到证实：在临床病例中，假体在负重过程中下沉通常与压力引起的髓腔增宽、皮质变薄、假体远端存在骨性底座有关。在每一步中，髋关节和膝关节假体的负重方式取决于载荷的大小和方向、解剖形状、机械特性以及骨和假体的材料属性。

正常情况下，有一层薄薄的关节液浸润自身或置换的关节；在下肢负重过程中，这种流体被泵入关节的连续可达区域，也称为有效关节空间，很像一个液压活塞。关节内积液增加（滑膜炎）会导致负重时关节内压力增加；这种压力将被传递到关节空间和相邻区域。磨损颗粒数量的增加可能会破坏局部稳态机制，导致携带磨损颗粒的流体、细胞膨胀物、促炎因子和其他分子进入有效关节空间 [2,13]。这可能导致骨溶解远离颗粒产生的来源，正如在 PE 磨损伴股干周围广泛骨溶解的病例中所见。

在体内的动物研究已经证实，单独的压力可以导致骨骼重塑，大部分是以一种不利的方式 [28-30,119,120]。颗粒和周期性负重、压力和机械应变已被证明是协同的 [121-123]。尽管这些动物模型与人类的临床观察有所不同，但它们确实说明了一点，即在没有磨损颗粒的情况下，压力可以诱发不利的骨重塑。

颗粒、内毒素和细菌副产物

当颗粒产生时，它们立即被特定的血清蛋白包裹 [124,125]。细菌及其副产物也可能附着在颗粒上。许多早期的体外和体内研究可能是在不知不觉中在被细菌副产物污染的颗粒中进行的。这是一个严重的问题，因为黏附在骨科颗粒上的内毒素和其他细菌抗原是细胞活化和促炎细胞因子释放的强大刺激 [126-130]。研究还表明，回收的磨损颗粒经过处理以清除内毒素颗粒，削弱了对巨噬细胞的刺激作用。当内毒素涂层颗粒被引入同一细胞时，细胞被激活，促炎细胞因子释放增强证明了这一点。有人可能会批评这些研究，理由是强酸和强碱这些被用来清除粒子表面的内毒素的物质肯定会改变粒子表面的化学和能量。因此，颗粒 - 蛋白质表面与细胞的相互作用将发生改变，可能导致细胞活化减弱。不过，由于最近有报道称在修复后的假体中检测到脂多糖，假体被细菌副产物污染的问题引起了越来越多的关注 [131]。远程细菌污染是否导致假体松动（尽管修复时没有明显的细菌感染）或松动发生在假体细菌定植之前，目前尚不清楚。

颗粒疾病的最新进展：新模型和新概念

临床上，持续产生的过度磨损碎屑可能是无症状的，或可能导致慢性滑膜炎疼痛、肿胀和关节功能受损；假体周围骨溶解伴病理性骨折；其他局部症状。虽然新的可更换的活动界面将减少颗粒输送到局部组织的负荷，但目前还没有成功的非手术药物方法来治疗磨损颗粒的副作用。这一事实引发了对颗粒疾病发病机制的新研究，人们希望早期非手术干预可以减轻临床症状和体征，并可能推迟翻修手术。一些新的体外和体内模型进一步描述了磨损颗粒疾病的生物学途径。此外，用新的临床前药物治疗骨溶解已被提出，并在进行实验室测试。

颗粒连续输送的体内模型

在人体中，磨损颗粒是随着关节的使用而不断产生的。因此，尽管身体试图清除这些颗粒，但局部组织还是长时间暴露在磨损碎屑中。大多数动物模型都采用了一次颗粒应用或多次定期向解剖部位注射颗粒，这与人类的临床观察不同。Kim 和他的同事使用扩散泵将 PE 颗粒输送到大鼠的膝关节，该膝关节包含股骨髓内克氏针（K- 针），模拟连续的颗粒暴露 [132-134]。该新模型显示，连续高密度的 PE 颗粒灌注与衬有破骨细胞的炎症性假体周围膜的形成、TNF-α mRNA 表达增加以及棒周围的影像学骨溶解有关。

本课题组通过小鼠股骨髓腔内植入物浸润模型和小鼠体内浸润试验优化和验证了这一模型 [135-138]。在第一个实验中，我们在小鼠血清中悬浮了两种颗粒：染成蓝色的聚苯乙烯颗粒和从临床病例中提取的UHMWPE颗粒。然后将这种悬浮液装载到Alzet微型渗透泵（Durect Corporation，Cupertino，CA）中，通过乙烯管连接到空心钛棒上[136]。在2周和4周的时间段内，对输送到收集容器的颗粒数量进行评估。与只注入小鼠血清的对照组相比，以临床相关剂量水平输注UHMWPE颗粒产生了更多的骨丢失。最后，我们使用皮下渗透泵将临床衍生的UHMWPE颗粒灌注到小鼠股骨髓腔内4周[137]（图8.4）。注入UHMWPE 4周与骨体积减小和碱性磷酸酶表达改变有关。使用小鼠股骨植入物模型持续灌注颗粒，模拟人体磨损颗粒产生和输送的临床场景。最近，使用涂层空心钛棒通过层叠（layer-by-layer，LBL）技术使这种模型得到了改进，空心钛棒能够连续地传递特定的蛋白质[139]。

在磨损颗粒存在下的细胞迁移（示踪技术）

巨噬细胞、异物巨细胞和破骨细胞来源于血液循环中的单核细胞。目前缺乏证据表明，局部磨损碎屑导致巨噬细胞全身迁移到颗粒产生的位置。为了验证聚合物颗粒诱导巨噬细胞全身迁移的假说，裸鼠股骨远端注射单纯性骨水泥（BC）悬浮液或UHMWPE颗粒或生理盐水对照[140]。1周后，稳定表达生物荧光报告基因*fluc*和荧光报告基因*gfp*的报告小鼠RAW 264.7巨噬细胞通过尾静脉注射。立即并定期进行生物发光成像。与未手术的对侧股骨相比，注射BC或UHMWPE颗粒悬浮液的股骨在第6～8天的生物发光信号显著增加，而生理盐水对照组没有显示出这种效果。因此，植入小鼠股骨的BC和UHMWPE颗粒在早期刺激了巨噬细胞的系统性募集。随后的一项研究表明，趋化因子MCP-1在PE颗粒存在下，在巨噬细胞的全身转运中起主要作用[141]。在本研究中，注射MCP-1受体拮抗剂可显著减少巨噬细胞的募集和骨溶解。骨祖细胞MC3T3-E1和MSC也被证明有系统地迁移到PE颗粒灌注的位置[142,143]。

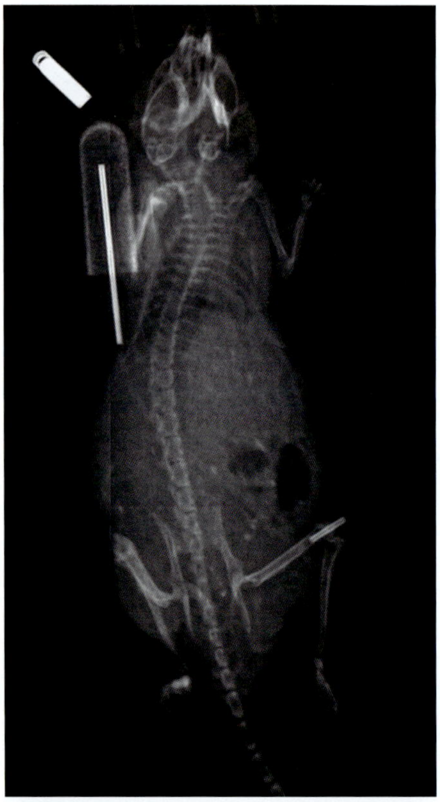

• **图8.4** 小鼠的X线片显示右股骨远端有一个中空的髓内棒，其上连接有放射透明管和一个渗透泵，该泵含有聚乙烯颗粒溶液（左上）。粒子从泵被驱动到导管通过空心杆进入远端股骨

Yang和他的同事开发了一个巧妙的小鼠-人（SCID-Hu）嵌合体模型来研究人类假体周围组织在骨溶解中的作用[144]。将在无菌松动关节翻修术中摘取的人体假体周围组织移植到重度联合免疫缺陷（SCID）小鼠的股四头肌和椎旁肌。移植组织在植入后30天恢复，表达高水平的IL-1、TNF和IL-6。植入小鼠之前，用编码人IL-1受体拮抗剂（hIL-1Ra）的反转录病毒孵育假体周围组织，可降低炎症细胞总数和IL-1和TNF的表达。这一新的模型为基因治疗在无菌松动中的潜在临床应用奠定了基础。为了加深我们对与骨溶解相关的生物学途径的了解，本小组的其他研究利用各种动物模型探索了基因治疗的有效性[145-148]。该小组使用鼠-人嵌合体模型，以确认人体循环血液单核细胞将迁移到植入的人体周围组织和骨[149]。从接受无菌松动翻修手术的患者中采集了假体周围组织和骨标本。将组织标本植入免疫缺陷SCID小鼠的肌肉中，定期腹腔注射ASGM1，以消耗小鼠的宿主巨噬细胞。然后，患者的外周血单核细胞被标记为PKH2荧光染料，并被注射到同一小鼠的腹膜。14天后，小鼠被处死，植入的组织和骨被采集。注射的荧光外周血单核细胞迁移到异种移植物中，这与假体周围组织中IL-1、IL-6、TNF-α和RANK的表达增加有关。本实验证实了系统输送的单核细胞系统迁移到颗粒引起的炎症区域。

颗粒疾病的潜在非手术治疗

尽管引入新的活动界面改善了磨损特性，但磨损碎屑是在关节使用中不断产生的。另外两个因素导致了对关节置换需求的增加：①随着年龄的增长，患者的寿命更长，身体活动越来越多；②接受关节置换术的患者变得更年轻、更强健、更活跃。翻修关节置换术比初次置换术更复杂，并发症更多，且预后不如初次置换术好。因此，如果假体和活动界面仍有功能，即使面对持续产生磨损颗粒、慢性炎症和骨溶解，也有机会延长人工关节的使用寿命。在下面的章节中讨论的策略显示了颗粒疾病治疗的希望。

炎症因子调节

磨损碎屑激活巨噬细胞、成纤维细胞和其他细胞产生一系列促炎因子。体外和体内研究已经证明了干预炎症级联反应的特异性药物的疗效。然而，迄今为止，还没有药物治疗被批准用于颗粒相关的慢性炎症和骨溶解 [150]。这可能是由于下列一个或多个原因：与治疗的安全性和潜在毒性有关的问题；治疗方法不是针对颗粒疾病的，可能会干扰对一般免疫监测和体内平衡至关重要的生物过程；与可能必须无限期持续使用的药物制剂的时间和剂量有关的问题；考虑到炎症级联反应是冗长的，有许多相互作用和分支的通路。由于这些原因，与全身治疗相比，局部治疗可能更受青睐。

抑制二十烷类化合物

二十烷类化合物是由不饱和 C20 脂肪酸组成的促炎症分子。脂氧合酶亚群包括白三烯和脂素；前列腺素亚群包括前列腺素、前列腺环素和血栓素。使用小鼠骨髓细胞暴露于 UHMWPE、PMMA 和 HA 颗粒的体外研究已被报道。通过药物 ICI 230487 抑制白三烯的产生，导致骨吸收和非特异性酯酶染色比不使用药物的培养降低 [151]。ICI 230487 也减少了颗粒对成骨细胞的不良影响。

PGE_2 是一种重要的二十烷类化合物，其合成受环氧合酶（COX）控制。COX-1 是调节正常体内平衡功能的同工酶，存在于所有组织中。COX-2 是一种控制更严格但可迅速诱导的同工酶，在炎症、感染、组织损伤和其他不利情况下上调。非甾体抗炎药（NSAIDs）和 COX-2 抑制剂已经在体外、体内和组织恢复研究中使用，以减少与颗粒碎屑相关的炎症和骨丢失 [96,152-156]。然而，药物制剂的功效是时间依赖性的，并随药物、剂量和所用的实验模型不同而变化。巨噬细胞和间充质干细胞通过旁分泌因子进行持续的相互作用，共同调节其生物活性。Lu 等 [157] 发现，在 M1-MSC 共培养中加入 COX-2 抑制剂塞来昔布后，骨矿化显著降低，从而强调了 COX-2-PGE_2 通路的重要性。米索前列醇是一种 PGE_1 类似物，可抑制细胞脱颗粒和二十烷类化合物、细胞因子和其他促炎症介质的释放。米索前列醇的加入被证明以剂量依赖的方式减少中性粒细胞暴露于水泥颗粒的体外细胞因子的释放 [158]。因此，明智地使用二十烷类抑制剂可能会减少与过度产生磨损碎屑有关的慢性炎症反应。

调节细胞因子

细胞因子在颗粒诱导的炎症和骨溶解中的关键作用在组织修复、体外和体内模型中都得到了很好的证实 [18,159,160]。这项工作的逻辑延伸是对促炎细胞因子的抑制，如 TNF-α、IL-1 等。许多细胞因子对附近细胞有自分泌和旁分泌作用，从而调节其他炎症因子的释放。

对颗粒的影响起到抑制作用的方法是：①体内全身性应用可溶性 TNF-α 抑制剂；②可溶性 TNF-α 抑制剂的基因传递（sTNFR：FC，一种融合蛋白，含有人类 I 型 TNF 受体的细胞外结构域，融合老鼠免疫球蛋白的 FC 结构域）；③针对 TNF 的小干扰 RNA（siRNAs）[91,161-163]。然而，在人体试验中，抗 TNF 疗法尚未被证明可以改变人体试验射线骨质溶解的程度 [164]。抑制 IL-1 的促炎作用和增强 IL-4 和 IL-10 的抗炎作用也显示出了希望 [145,165-168]。IL-4 和 IL-10 下调人白细胞抗原（human leukocyte antigen，HLA）Ⅱ类在单核细胞上的表达，减少巨噬细胞分泌促炎细胞因子 IL-1、IL-6、IL-8、TNF-α 和粒细胞巨噬细胞集落刺激因子（GM-CSF）；增加抗炎细胞因子 IL-1ra 的产生；抑制巨噬细胞活化后 PGE_2、活性氧（H_2O_2）和 NO 中间产物的产生。使用 Keeney 等 [139] 报道的技术，同一组在体内应用生物活性涂层假体。Nabeshima 等 [169] 使用小鼠连续颗粒灌注模型表明，涂层植入物局部注入非功能性 MCP-1（CCL2）类似物 7ND，减少了全身巨噬细胞的募集、破骨细胞数量和 PE 颗粒相关的骨丢失。Sato 等 [170] 研究表明，在小鼠股骨髓内模型中持续灌注 PE 颗粒和 IL-4，骨小梁体积、几何形状和结构特性均增加。同样，Jiang 等 [171] 研究了 IL-10 对小鼠骨溶解气囊模型的治疗作用。在 UHMWPE 颗粒存在的情况下，IL-10 显著极化为 $CD163^+$ 细胞（M2 巨噬细胞）。IL-10 显著降低 TRAP+ 细胞表达，降低 STAT1 和 NFκB 基因表达。

核因子 κB（NFκB）和 NF-IL-6 是调节炎性细胞

因子通路的两个关键转录因子 [89]。NFκB 受体活化因子（RANK）是破骨细胞表面的一种膜结合受体，可激活转录因子 NFκB。RANKL 是一种由成骨细胞、基质细胞和其他活化细胞在炎症过程中释放的受体配体。RANKL 与 RANK 相互作用，RANK 与 M-CSF 共同作用是单核 / 巨噬细胞分化成熟为破骨细胞所必需的。干扰特异性酪氨酸和丝氨酸 / 苏氨酸激酶的功能，降低转录因子 NFκB 和 NF-IL-6 的活性，从而减少促炎细胞因子的释放 [89,172]。Ma 等 [173] 检测了反转录病毒介导的靶向 RANK 的短发夹 RNA（short hairpin RNA，shRNA）的作用。然后用各种 shRNA 刺激骨髓巨噬细胞。结果显示，3 种 shRNA 中有 1 种能显著降低 RANK 表达，抑制破骨细胞分化。此外，阻断 JNK（MAP 激酶）和 NFAT（由 RANKL 调节的破骨细胞分化因子）通路已被证明可以减轻颗粒诱导的骨溶解 [174]。其他研究表明，干扰 RANK/OPG 轴可减少细胞因子释放和骨溶解 [18,150,175,176]。Sato 等 [177] 采用 PE 颗粒相关骨溶解的小鼠颅骨模型，发现局部注射 NFκB 诱饵寡核苷酸（oligodeoxynucleotide，ODN）可减轻 TNF-α 和 RANKL 的表达，并诱导 2 种抗炎细胞因子（IL1-ra 和 OPG）的表达。Lin 等 [178] 用 PE 颗粒攻击 MSC，发现加入 NFκB 干扰 ODN 可增加 TGF-β（抑制免疫应答），增强成骨能力，同时增加 OPG，降低 RANKL/OPG 比值（抑制破骨能力）。RANKL/RANK 配体 - 受体轴也可以被人单克隆抗体地舒单抗调节。在一项临床试验中，Ledin[179] 测试了地舒单抗在全膝关节置换术患者中的治疗效果，12 个月后，作者发现，地舒单抗组的移植物迁移明显少于对照组。

红霉素是一种大环内酯类抗生素，可抑制转录因子 NFκB。在含有同系钙和 PE 颗粒的小鼠气袋模型中，以 2 mg/（kg · d）的剂量于腹腔注射红霉素可产生一些积极的变化，包括炎症膜的厚度和细胞减少；TNF-α、IL-1β、RANK、RANKL 基因表达；破骨细胞样细胞数量和组织蛋白酶 K 的 mRNA 水平的减少 [180]。最近的研究证实了红霉素缓解磨损颗粒诱导的骨溶解的潜力 [181-185]。

己酮可可碱，一种烷基黄嘌呤衍生物，可抑制磷酸二酯酶，从而干扰细胞因子 - 巨噬细胞的相互作用，如黏附、形状改变、氧化爆发、脱颗粒和趋化运动 [186]。在这样做的过程中，己酮可可碱减少了促炎细胞因子（如 IL-1、IL-6 和 TNF）的产生。己酮可可碱与另一种抗炎介质——腺苷协同作用。利用暴露于钛颗粒的巨噬细胞进行的体外研究表明，己酮可可碱或环磷酸腺苷（cAMP）、二丁酰 cAMP 和 Sp cAMP（cAMP 的硫代磷酸类似物）的活性类似物（激动剂）可以抑制促炎细胞因子的产生 [156,187,188]。环丙沙星，一种氟喹诺酮类药物，也被证明能抑制前列腺素和炎症细胞因子的产生 [172]。

调节生长因子表达

生长因子也可以调节炎症级联反应。虽然不同的生长因子的影响取决于时间和剂量，但它们不一定遵循简单的剂量 - 反应曲线（即它们是多效性的）。特异性生长因子可增强骨祖细胞的增殖和分化，因此可能有助于减少磨损碎屑对骨形成的不利影响 [189]。在这方面，在 PE 颗粒存在的情况下，添加 1.5 μg 剂量的重组转化生长因子 β（rTGF-β）或连续注入 50 ng/d 纤维母细胞生长因子 2（FGF-2），被证明能增加新骨形成。尽管暴露在颗粒中，但以 110 ng/d 的剂量输注骨形态发生蛋白 -7 对骨长入也有类似的积极作用 [190]。

血管内皮生长因子（VEGF）在假体周围组织、细胞培养和颗粒暴露动物模型的局部组织中高度表达 [191-194]。在小鼠颅骨模型中，VEGF 的阻断已被证明可减轻对颗粒和骨溶解的炎症反应 [191]。

Guo 等 [195] 研究了 NELL-1 的治疗作用，这是一种参与骨软骨谱系的生长因子。作者推测 NELL-1 可以减轻甚至逆转 PE 颗粒诱导的骨溶解。使用骨溶解的颅骨模型，他们表明，在 PE 颗粒存在的情况下，NELL-1 治疗显著缓解骨溶解，甚至增加骨再生。NELL-1 组的骨体积明显增加，骨桥蛋白（osteopontin，OPN）和 Runx-2 的表达也明显增加。

二膦酸盐

骨吸收受到来自单核巨噬细胞谱系的多核破骨细胞和单核破骨细胞样细胞的影响。这些细胞是骨重塑单元或切割锥中不可或缺的参与者，其中包括破骨细胞和相关细胞、成骨细胞及其前体、内皮细胞和血管结构。同时，该单元从暴露的表面去除老骨，并沉积随后钙化的类骨质。

二膦酸盐主要用于治疗骨质疏松症和骨质吸收过度的情况。这些药物会融入到骨基质中，使其抵抗破骨细胞的吸收 [196]。实现这一目标的机制存在争议；然而，已有研究表明，二膦酸盐抑制破骨细胞前体向成熟破骨细胞分化，诱导巨噬细胞凋亡，并在正常的促炎刺激下减少细胞因子的产生，尽管后者的研究一直存在争议[176,196,197]。在正常剂量下，二膦酸盐对成骨细胞的影响很小[198]。

体外和体内研究表明，二膦酸盐可以减少颗粒诱导的骨吸收[42,75,134,150,176,199-210]。然而，在至少一个动物模型中，尽管骨溶解被抑制，但二膦酸盐对炎性充血物的特性或在植入物中添加颗粒时释放的促炎细胞因子数量没有影响[209]。在压力诱发的动物骨溶解中，二膦酸盐也被证明可以增强骨量[211]。

考虑到骨质疏松症在这个年龄组的高发病率，用二膦酸盐进行全身治疗似乎是合乎逻辑的。一些证据表明，二膦酸盐疗法可以保存关节置换周围的骨量[212]。然而，一些二膦酸盐的半衰期长达 10 年，在患者依从性和不良反应方面存在问题。此外，一旦停药，治疗的效果是否持续尚不清楚。一项未报道的多中心人类研究被终止，因为二膦酸盐治疗缺乏对髋关节周围放射学骨溶解的影响。这引起了人们对二膦酸盐局部应用的兴趣，二膦酸盐已被证明可以增强假体的初始骨整合，并减少随后的假体移位，同时可能阻塞颗粒进入骨 - 假体界面[213-215]。局部二膦酸盐治疗的积极作用已在压力诱发的骨溶解模型中得到证实。然而，对于未获得初始固定的不稳定假体，局部二膦酸盐治疗不会增强其融合[217]，尽管这种效果可以通过非常高的全身剂量来实现[218]。

Lu 等[219]给小鼠口服雷奈酸锶，以测试这种二磷酸盐在颅骨骨溶解模型中的疗效。UHMWPE 被放置在颅骨上，作者进行了显微计算机断层扫描（CT）和组织学分析。他们的结果显示，在接受雷奈酸锶组中，骨体积百分比和骨小梁厚度显著增加，破骨细胞减少。Liu 等[220]在钛颗粒中发现了相似的结果。此外，在一项有趣的随机安慰剂对照双盲临床试验中，Schilcher 等[221]发现局部二膦酸盐（伊班膦酸盐）可以降低无菌松动的风险。

调节其他细胞功能的药物

通过干扰关键的细胞功能，一些药物可能使细胞在接触颗粒时产生炎症反应的能力减弱。这些药物已经被证明可以减少促炎因子的释放。这些药物或方法包括阻止吞噬体内 pH 值下降、抑制吞噬（细胞松解素 B）、抑制巨噬细胞受体（使用针对巨噬细胞 CD11b/CD18 受体的整合素特异性抗体）和抑制 RNA（放线菌素 D）或蛋白质（环己酰亚胺）合成的药物或方法[89,172,189,222]。

他汀类药物是抑制 3- 羟基 -3- 甲基戊二酰辅酶 A（CoA）还原酶（HMG-CoA 还原酶）的药物，是甲戊酸途径中的限速酶步骤，在甾醇、类异戊二烯及其他脂类（如胆固醇）的合成中起重要作用。他汀类药物已被证明有抗炎作用。体外和体内研究表明，使用小鼠颅骨模型，他汀类药物可以减少 TNF-α 和 MCP-1 的产生和颗粒诱导的骨溶解[223,224]。针对特定炎症通路的新药目前正在研究中。例如，调节免疫受体酪氨酸激活基序（ITAM）/TLR 信号网络[225]或 mTOR/Akt 信号复合物[226,227]是缓解磨损颗粒相关炎症的途径。

小结

所有人工关节置换的活动界面和假体界面的颗粒都是在日常使用中产生的。这些颗粒在关节液中循环，并通常被分布在关节的细胞所吞噬。粒子的吞噬和随后巨噬细胞的激活和极化涉及许多类型的细胞的相互作用和激活，这些细胞通过旁分泌和自分泌途径进行通信。细胞释放的细胞因子、趋化因子和其他促炎因子诱导炎症和异物反应，这取决于颗粒、患者和局部生物学及生物力学环境的特征。磨损颗粒及其副产物也会引起全身反应，导致细胞迁移到产生颗粒的区域。在大多数病例中，患者在假体周围骨溶解充分进展之前是无症状的。减少磨损及整体颗粒负荷的新型轴承面正在被开发以减少磨损碎屑的不利影响。如果关节假体仍能正常工作，靶向炎症通路的药物调节可提供非手术治疗的选择。

（参考文献参见书末二维码）

第 9 章

金属碎屑和金属离子的生物反应

KARREN TAKAMURA, PATRICIA A. CAMPBELL, NICHOLAS B. FRISCH, JOSHUA J. JACOBS
(高宇航 译　齐欣 审校)

关 键 点

- 组织反应包括产品金属的磨损、组件连接的摩擦腐蚀，或两者兼备；不同来源的碎屑的特征可能不同。
- 大量金属碎屑对全身的长期影响很少涉及心肌病和感觉神经病变；尸体解剖研究表明，典型数量的金属磨损或腐蚀产物相关的碎屑通常可以被系统良好地耐受。
- 过度磨损和腐蚀产品会导致各种疼痛的软组织问题，反映出可能导致翻修手术的不良反应。
- 对钴和铬产品的过敏反应会影响一小部分患者：到目前为止，还没有确定的筛选方法。
- 导致轴承面过度磨损或摩擦腐蚀是多因素的：患者的多样性可能是决定这些反应的临床结果的一个因素。

引言

所有植入的关节置换假体都使用金属组件，所有组件都可能产生磨损或腐蚀产物。金属对金属（MOM）活动界面的金属产品已经得到了广泛的研究，并提供了丰富的信息，用于检测人体对金属碎屑、腐蚀产物和金属离子的反应。这种摩擦界面在 20 世纪 80 年代末重新引入，目的是减少聚乙烯（PE）引起的骨溶解和无菌性松动，从而提高植入物的寿命，特别是在年轻和活跃的患者中尤为重要。与金属对聚乙烯（MOP）轴承面相比，MOM 产生的体积磨损显著减少，而且它们肯定有助于减少膨胀性骨溶解的翻修。然而，这些颗粒主要是纳米大小的，可以腐蚀成金属离子。现代的 MOM 植入物使用模块化锥形连接，这也可以产生腐蚀产物和离子物种。这些磨损和腐蚀产物有可能在一些患者中引起局部侵袭性生物反应，这是本章的重点。

历史背景

已故的 Hans Willert 教授提出了无菌松动的生物学机制，即持续释放大量任何类型的生物材料颗粒，最终会抑制关节清除机制，颗粒的积累会导致异物反应 [1]。根据他提出的机制，这些颗粒被巨噬细胞吞噬，巨噬细胞产生炎症因子，导致骨吸收和假体松动。骨水泥最初被认为是碎屑的主要来源 [2]，但是无骨水泥装置的引入并没有解决无菌性松动或骨溶解的问题 [3]。

对于发生在股骨颈侧和髋臼侧的髋关节置换假体的回收分析有助于理解骨溶解的罪魁祸首是 PE，而不是骨水泥或钛 [4]，尽管这些材料也会导致骨溶解。与翻修时通常从骨和任何溶骨膜上移除的假体不同，髋关节表面置换术保留了骨膜界面，有利于组织学评估。通过特殊的脂质染色显示在光镜下不可见的 PE 颗粒在细胞内聚集，即使在钛金属存在的情况下，PE 颗粒也可以广泛分布 [4,5]。

磨损颗粒的基础科学

聚乙烯磨损和骨溶解

从材料碎屑的研究中了解到，PE 易于氧化降解，高磨损，这个背景有利于讨论金属磨损颗粒的反应性，关于哪些是磨损颗粒产生细胞反应的主要因素目前仍在争议。但是，学者们普遍认为：从亚微米到微米大小、非降解、可聚合并大量产生 PE 颗粒相互结合时会导致局部炎症反应，结果是发生骨吸收和假体松动。更细微的颗粒特征，如长径比、表面粗糙度和被吸收蛋白质的组成，也可以决定生物活性 [6]。尽管与 PE 颗粒相比，涉及金属颗粒反应的生物机制似乎更复杂，部分原因是它们形成金属离子和腐蚀产物，但我们已经开始理解这些复杂的生物反应，如下节所述。

骨溶解的细胞机制

一些优秀的综述记录了参与巨噬细胞吞噬、细胞因子产生和破骨细胞激活过程的分子细节[7,8]。假体周围组织对 PE 颗粒的反应特征可归纳如下：

1．该反应包括一种非特异性的先天异物反应，使人联想到肉芽肿反应（即不可降解物质被巨噬细胞、巨细胞和纤维组织隔离），不需要 T 淋巴细胞的积极参与，通常不会导致组织坏死，除非有大量颗粒碎屑存在。

2．生物反应强烈与否取决于磨损颗粒的浓度、大小、材料和形式[9]。虽然，学者们已经注意到骨溶解存在个体差异，但是，一些结论，例如，与骨溶解风险相关的磨损阈值为 0.3 mm/yr，且可呈现连续剂量反应等，已被接受[11]。

似乎细胞对 PE 和金属碎屑的反应既有相似之处，也有不同之处；纳米 PE 颗粒的表现与纳米金属颗粒相似。相反，金属颗粒可以形成更大的、微米级的团聚体。PE 和金属合金中这些颗粒的大小、浓度和形状都影响细胞反应的类型。然而，理解人体对金属颗粒反应的差异和复杂性来自于离子的产生（离子反过来与蛋白质形成复合物）和腐蚀产物。例如，钴（Co）离子对白细胞内皮细胞迁移的影响要比铬（Cr）离子大得多[17]。

最近的研究调查了颗粒金属磨损碎屑的体外反应。Posada 等[18]测试了模拟制造的 MOM 表面置换假体产生 Co-Cr 金属磨损颗粒在人类单核细胞样细胞上的效果。他们发现，休眠的 U937 细胞 TNF-α 分泌增加，这可能有助于骨溶解，而干扰素 -γ（IFN-γ）分泌增加，可能代表细胞保护组织免受损伤。

总的来说，与传统的 PE 相比，MOM 假体的骨溶解发生率和程度通常较小[19-21]。这一研究结果表明，导致骨溶解的生物反应更多地受到颗粒大小和其他特征的影响，而不仅仅是碎片的总量。

PE 并不是导致骨溶解的唯一物质。含有放射不透明添加剂的 PMMA 骨水泥导致小鼠单核细胞骨吸收；单核细胞和巨噬细胞对骨水泥颗粒有反应，能够分化为破骨细胞[22]。水泥碎屑可能产生于磨损或劳损断裂、三体磨损或水泥单体和聚合物的不完全混合。这些碎屑会引起炎症和异物反应[8]。如后面所讨论的，在模块连接处产生的固体腐蚀产物也可能导致局部颗粒负荷，并刺激不良的细胞反应，导致坏死或超敏样反应。

钴铬磨损产物是如何形成的

在髋关节模拟器中对理想负重条件下产生的颗粒进行了检测，发现钴铬合金颗粒是球形和针形的[23]。电子显微镜研究表明，球状磨损颗粒是由纳米晶体撕裂产生的，而针状颗粒是由假体最外层断裂的 ε- 马氏体结构产生的[24]。磨损颗粒包括合金材料和连接表面的氧化物，特别是从关节液中沉积的外钝化层的富铬氧化物和有机金属磷酸盐[25]。Wimmer 和他的同事们描述了一个不到 200 nm 厚的摩擦层，它由金属和有机材料的纳米晶体混合物组成。颗粒隔离和扫描电子检查技术表明，金属磨损颗粒主要是纳米尺寸的，最近的研究表明，它们的尺寸受其产生的特定磨损机制的影响。Kovochich 等[27]发现在正常条件下产生的颗粒与在边缘负载条件下产生的颗粒有显著差异。后者产生的粒子更大，数量也更多。正常磨损产生的颗粒主要是 Cr，而边缘负载产生的颗粒主要是 Co-Cr 合金，这表明在边缘负载下，由氧化铬组成的钝化层受到了扰动。在正常条件下产生的颗粒也比在边缘负载时产生的细长颗粒更圆或呈椭圆形。这些因素会影响金属磨损的生物反应；正常磨损过程中产生的颗粒（小的、圆形的，主要是 Cr）被认为很容易从局部关节清除，而边缘负载作用下产生的颗粒（较大的、不规则的，主要是 Co）可能导致更大的炎症反应[28]。在功能良好且磨损率低的髋关节中，大部分磨损颗粒由氧化铬纳米颗粒组成，其 Co 含量极低，甚至不含 Co[29]。相反，在位置不当的髋部，会产生更大的颗粒和更高的 Co 浓度。这些结果与几项研究的观察结果一致，这些研究表明，在体外[30]和体内[31,32]的边缘负载条件下，MOM 磨损率增加[31,32]。

虽然进入关节的大部分颗粒来自轴承面，但非关节面也可导致颗粒负载。例如，组配式全关节置换的组件部位间锥度连接可能是金属磨损和腐蚀的一个重要来源[33]。

锥度和腐蚀

金属对金属的组配连接

绝大多数局部组织不良反应（adverse local tissue reaction，ALTR），如假性肿瘤或广泛坏死，都与 MOM 活动界面有关。然而，带有 MOP 活动界面的髋关节也会发生类似的过程，这可能是由组配式头颈交界处的摩擦腐蚀反应引起的（图 9.1）。尽管组配式关节为 THA 提供了更多的通用性，但组配式关节的腐蚀是一个日益受到关注的领域[34]。金属 / 金属连接处摩擦腐蚀的原因是多方面的。Goldberg 和 Gilbert 将摩擦腐蚀过程描述为一种机械机制，即金属的保护性氧化层涂层被破坏，这一过程称为机械辅助缝隙腐蚀（mechanically assisted crevice corrosion，MACC）[35]。MACC 可由术中机械损伤引起，如头部嵌塞在柄的轴颈上，或术后循环负荷和锥度连接处的微动。MACC 以前已经在组配式假体中被记录[36,37]。

轴颈几何形状（直径、角度和长度）和锥度公差是在锥度表面之间可能存在一个小的间隙。在锥度处，这样的间隙或裂隙可能大到足以让流体进入并保持停滞，同时也会导致微小的、相互的微动，从而促进腐蚀和微动[38]。缺氧裂隙内的溶解和再钝化循环最终会导致氧化层不稳定，释放大量金属碎屑到周围的假体周围组织中，这可能造成有害的局部或潜在的全身影响。摩擦腐蚀在组配式接口生成颗粒碎屑不仅增加了金属离子总负担，而且也提出了一个协同效应，即组配接口导致在活动界面有三体磨损，以及负极化效应减弱了对进一步磨损的抵抗[39]。

影响摩擦腐蚀的假体相关因素包括锥度几何、锥度公差、表面光洁度、轴颈弯曲刚度、材料成分、合金组织、金属 / 金属界面数量和部件尺寸[34,40-42]。尽管 MACC 可能在这一过程中发挥了关键作用，但假体的摩擦腐蚀进程和最终失败是复杂的。此外，对于钛合金制成的部件，当穿透凹坑发展成裂纹并向下延伸至轴颈并可能导致部件断裂时，就会发生氢和拉应力发展引发的氧化应力腐蚀开裂[43]。氧化驱动裂纹扩展和腐蚀侵蚀优先针对 β 相，而 α 晶体通过表面氧化反应转变为氧化物。这一过程中产生的腐蚀本质上是化学性的，因此与施加在轴颈上的外部载荷无关，这表明尽管 MACC 可能会启动腐蚀过程，但腐蚀过程的进展与机械过程无关。通过各种磨损和腐蚀过程可以产生固体腐蚀产物和金属离子，这可以促进局部组织反应。

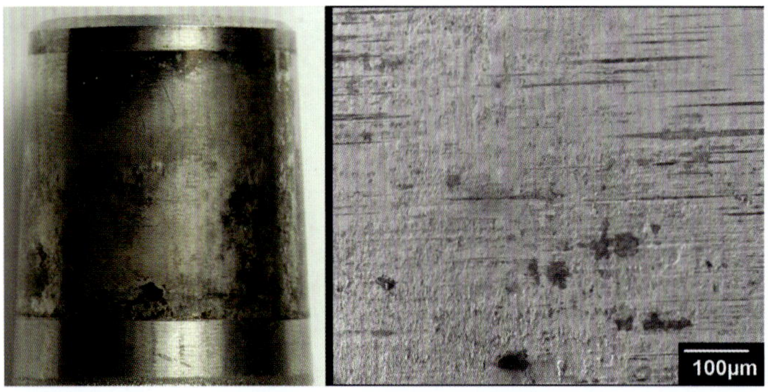

• **图 9.1** 这种组配式 Co-Cr 合金股骨柄锥度显示了微动和微动腐蚀的证据。注意锥度上的鳞状材料和 28 mm 的 Co-Cr 头部（左）。头部和股骨锥体的 Goldberg 视觉量表均为 4 分（严重），显微图上锥度原始纹理发生改变（右）

使用金属对聚乙烯活动界面的髋关节临床研究结果似乎与功能不良的 MOM 髋关节的研究结果相似。包括金属水平升高、横断面成像显示大量液体聚集、广泛的组织坏死、头颈部交界处的黑色沉积物、不同程度的股骨或髋臼骨溶解，以及血管周围淋巴细胞浸润的组织学证据。例如，Cooper 等报道了 10 例患者出现髋关节周围疼痛或肿胀、Co 水平升高［高达每十亿 42 片（ppb）］和软组织肿块[44]。翻修时发现头颈锥度处有腐蚀现象。假体周围组织的组织学评估显示广泛的坏死，血管周围有密集的淋巴细胞浸润在被膜的存活区域。这些结果与失败的 MOM 活动界面的髋关节相似，这表明尽管金属碎屑的来源可能不同，但临床和病理结果通常是相似的（图 9.2）。值得注意的是，Co 水平为 1 ppb 被认为是一个临床显著水平，表明在本来功能良好的 MOP 全髋关节中存在锥度腐蚀[45]。

实际腐蚀产物的组织学特征有一系列的形状、大小、颜色和纹理（图 9.2A 和图 9.2C）。Munir 等研究了两组 THA 患者 26 例锥度腐蚀的组织腐蚀产物，这些患者接受了金属相关症状的翻修[46]。一组植入钛合金 ABG 模块杆（Stryker，Mahwah，NJ），陶瓷对陶瓷活动界面；第二组植入带有关节表面置换 MOM 轴承的钛合金 S-ROM 杆（DePuy，Warsaw，IN）。在翻修时收集假体周围的组织样本，并进行组织学和光谱学分析。两组都出现了组织坏死，也出现了巨噬细胞反应，但当出现更多的腐蚀产物时，MOM 组的巨噬细胞反应明显更高。射线衍射显示陶瓷 - 钛合金锥度的碎片主要是铁钛氧化物、钴氧化物和铬氧化物（CrO 和 Cr_2O_3）。在具有 Co-Cr-Ti 合金接头的 MOM 接头中，发现了 Cr_2O_3 和氮化铝的证据，表明锥度腐蚀是其根源，因为铝（Al）仅存在于柄合金中。总的来说，两组在腐蚀产物的类型和形态以及所观察到的炎症反应方面的组织学表现相似。随着人们对腐蚀产物的潜在不良影响以及组配连接中相关金属水平升高的认识不断增加，人们开始关注会加剧摩擦腐蚀过程的临床、材料和假体设计因素的研究[39]。

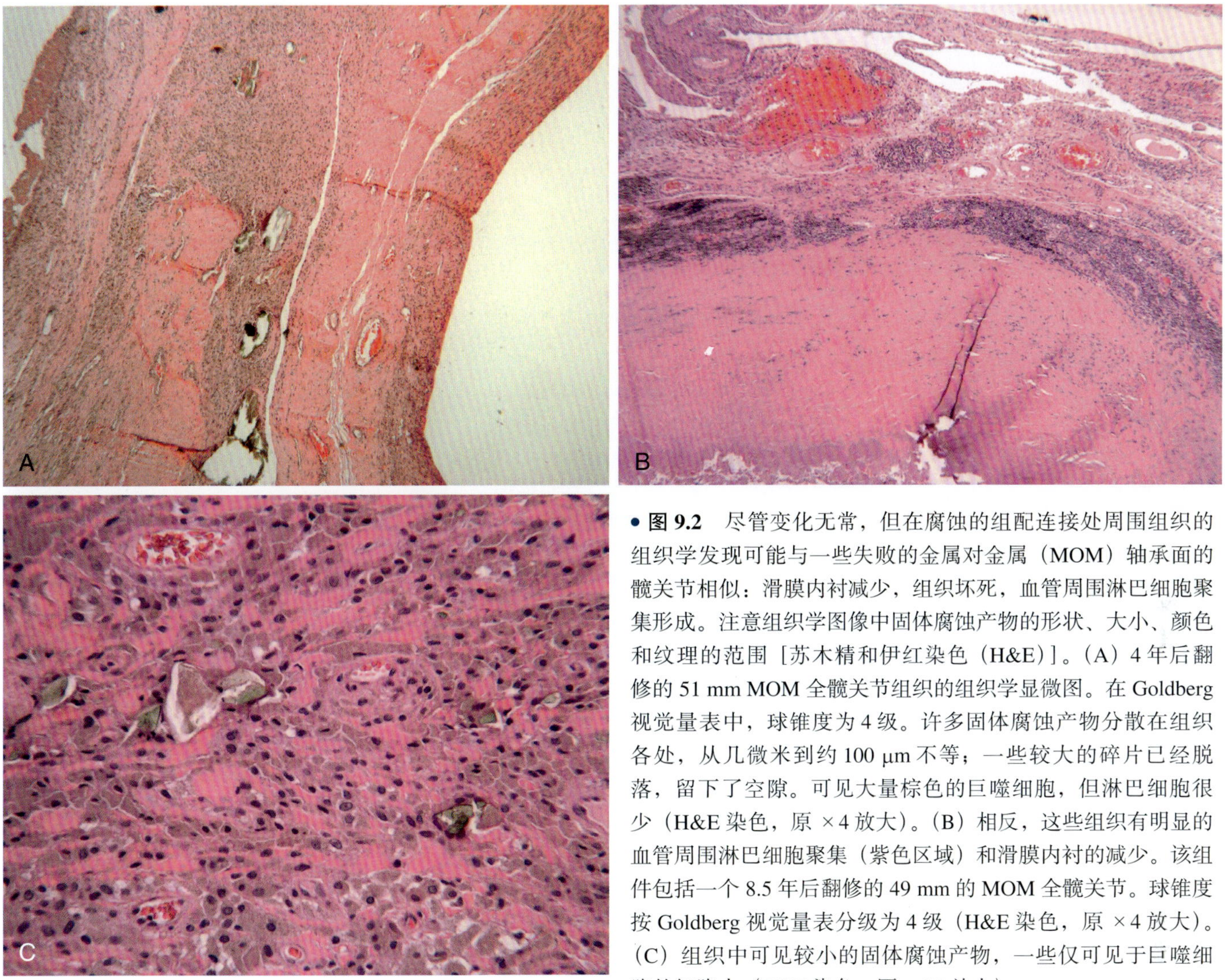

• 图 9.2　尽管变化无常，但在腐蚀的组配连接处周围组织的组织学发现可能与一些失败的金属对金属（MOM）轴承面的髋关节相似：滑膜内衬减少，组织坏死，血管周围淋巴细胞聚集形成。注意组织学图像中固体腐蚀产物的形状、大小、颜色和纹理的范围［苏木精和伊红染色（H&E）］。（A）4 年后翻修的 51 mm MOM 全髋关节组织的组织学显微图。在 Goldberg 视觉量表中，球锥度为 4 级。许多固体腐蚀产物分散在组织各处，从几微米到约 100 μm 不等；一些较大的碎片已经脱落，留下了空隙。可见大量棕色的巨噬细胞，但淋巴细胞很少（H&E 染色，原 ×4 放大）。（B）相反，这些组织有明显的血管周围淋巴细胞聚集（紫色区域）和滑膜内衬的减少。该组件包括一个 8.5 年后翻修的 49 mm 的 MOM 全髋关节。球锥度按 Goldberg 视觉量表分级为 4 级（H&E 染色，原 ×4 放大）。（C）组织中可见较小的固体腐蚀产物，一些仅可见于巨噬细胞的细胞内（H&E 染色，原 ×20 放大）

金属颗粒和腐蚀产物进入接头的命运

磨损和腐蚀颗粒被释放到关节液中，会与关节囊和界面膜的滑膜内衬细胞接触。然后，根据颗粒大小，这些碎片可以通过吞噬或胞饮的方式被吸收。虽然一些带有颗粒的细胞可以通过血管和淋巴系统分布到关节外[47,48]，但仍有许多残留在局部组织中。这导致颗粒在滑膜吞噬细胞和关节内衬组织中的组织细胞内积累（图 9.3）。颗粒还可以游离地储存在关节液、组织液中，以及可在组织囊或肿块内积聚的液体中。此外，颗粒可以结合在纤维蛋白内衬的关节囊或骨囊肿内。

当被吞噬细胞吞噬时，金属颗粒暴露在溶酶体和吞噬体的侵袭性细胞内环境中，pH 值可低至 4.0，可加速腐蚀过程[49]。体外研究表明，氧化钴纳米颗粒容易通过网格蛋白途径进入肺吞噬细胞[50]。在低 pH 值的溶酶体中，粒子可以通过所谓的“特洛伊木马”机制长期持续释放有毒的金属离子。对这些细胞内药物中断腐蚀机制的研究支持这一概念，即腐蚀产物，而不是颗粒本身，促成了细胞内和局部坏死[51]。

Caicedo 等[28]试图研究 Co-Cr 颗粒大小和表面不规则对人类原代单核细胞的影响。他们发现，较大的不规则颗粒通过 Nalp3 炎症小体途径产生白细胞介素 -1β（IL-1β）引起更大的炎症反应，可能继发于更大程度的溶酶体损伤。Brown 等[52]将纳米和微米大小的钴铬颗粒注入小鼠膝盖。他们发现更大的粒子在关节内更持久，引起更多的染色体畸变（尽管不是持久的，也没有在 40 周观察），并且小鼠对铬（Ⅲ）、铬（Ⅵ）和镍（Ⅱ）变得免疫敏感。此外，钴被迅速清除，与患者研究中得到的金属离子数据一致[53]。虽然这些实验在体内和体外的研究中帮助我们了解到了假体磨损产物的生物活性，但许多因素无法通过实验

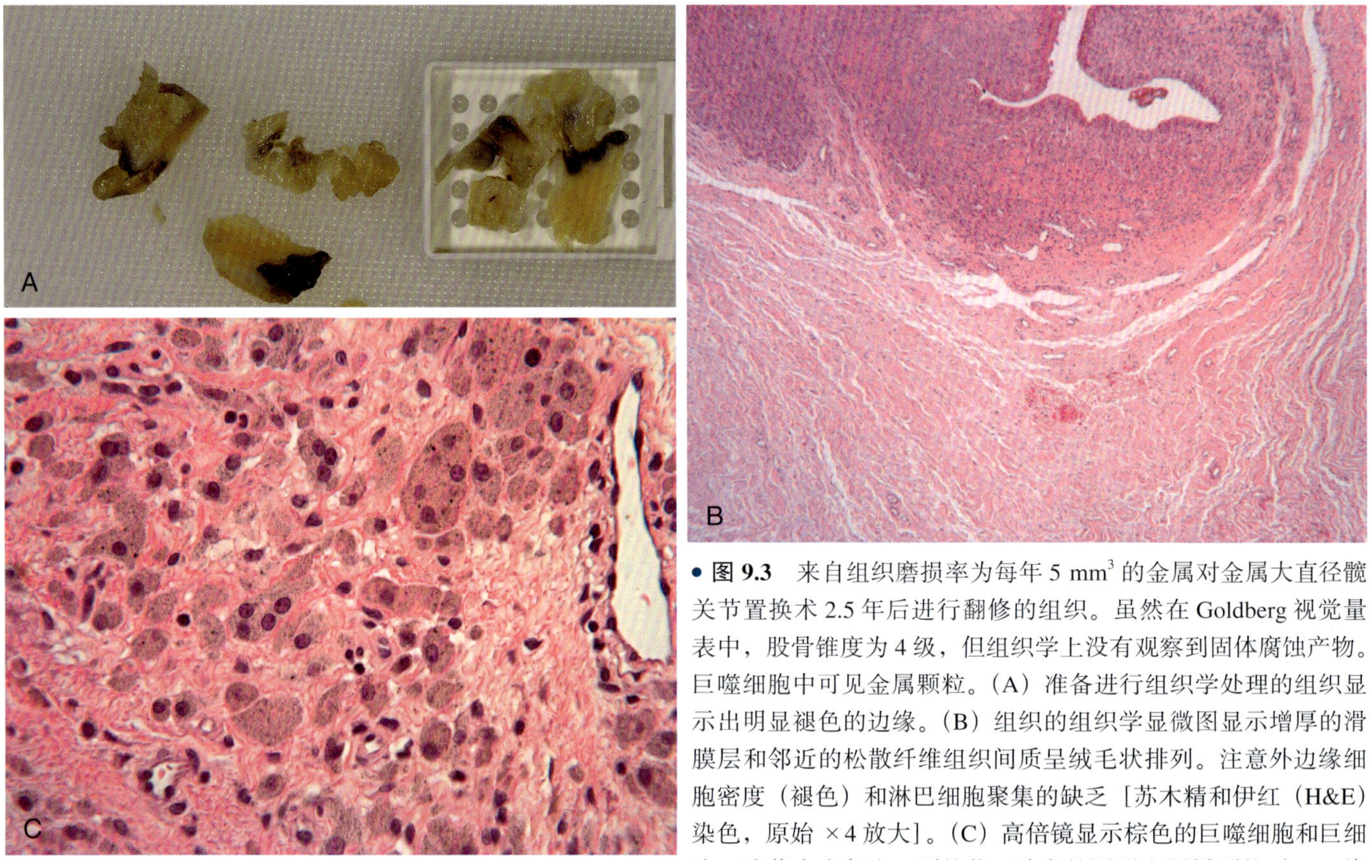

• **图 9.3** 来自组织磨损率为每年 5 mm^3 的金属对金属大直径髋关节置换术 2.5 年后进行翻修的组织。虽然在 Goldberg 视觉量表中，股骨锥度为 4 级，但组织学上没有观察到固体腐蚀产物。巨噬细胞中可见金属颗粒。（A）准备进行组织学处理的组织显示出明显褪色的边缘。（B）组织的组织学显微图显示增厚的滑膜层和邻近的松散纤维组织间质呈绒毛状排列。注意外边缘细胞密度（褪色）和淋巴细胞聚集的缺乏［苏木精和伊红（H&E）染色，原始 ×4 放大］。（C）高倍镜显示棕色的巨噬细胞和巨细胞，胞浆中有灰尘、颗粒状、致密的圆形金属样颗粒（H&E 染色，原始 ×40 放大）。注意尽管有显见密度的碎片，但未见坏死

复制，包括颗粒产生的确切条件和不同细胞参与的复杂的相互作用的临床情况。

Co-Cr 关节周围活组织中灰尘或黑色颗粒状细胞的组织学外观表明，细胞内颗粒不一定会引起广泛的细胞坏死，但可以观察到一些死亡细胞（图 9.3C）。实验研究表明，Co-Cr 颗粒被巨噬细胞吞噬后细胞毒性降低；细胞内解毒过程可以解释组织学上观察到的不同程度的细胞坏死 [54]。当细胞最终死亡（无论是作为其自然生命周期的一部分，还是毒性或机械损伤的结果）时，颗粒被溢回关节组织，它们可能进入关节液，或被重新吞噬以继续循环。对 30 例 43～91 岁的患者平均 5.8 年（3.6～14.3 年）后进行了回收解剖，髋关节翻修组和初次髋关节置换组患者各 15 例，研究了在 MOP 活动界面的全髋关节置换术后的金属颗粒迁移 [55]。光镜和电子显微镜以及通过 X 线显微分析鉴定的颗粒种类表明，在 11 例髋关节翻修和 2 例初次髋关节置换患者中，肝和（或）脾的巨噬细胞内存在亚微米金属颗粒。这些颗粒大部分来自次级的非活动界面，而不是活动界面，它们通常是巨噬细胞内的小聚集物，没有明显的病理意义。虽然已经报道过生物材料颗粒通过血管或淋巴系统的迁移，但除非有大量的碎片存在，通常不会看到远处的器官发病 [47]。

从这些观察中，很明显，必须考虑 Co-Cr 颗粒和腐蚀产物的局部和系统效应。下面的讨论将回顾在 MOM 髋关节置换患者中已知的 Co 和 Cr 磨损和腐蚀产物。

第一代金属对金属全髋的分析

长期生存的第一代 MOM 轴承面的影像学和回顾分析显示，该活动界面年磨损低，骨溶解最小。与 MOP 髋关节置换周围的组织细胞性炎症组织相比，功能良好的 MOM 负重面的局部组织反应炎症明显较少，大部分纤维组织包含少量巨噬细胞 [56]。这一点在对一个植入了 McKee-Farrar 髋关节长达 30 年的髋关节解剖分析中表现得尤为明显，该髋关节对组织进行了彻底的组织病理学检查 [48]。对来自假体周围包膜、界面膜、腹股沟淋巴结、肾、脾和肝的样本进行磨损颗粒的数量和类型以及任何相关的组织病理学检查。尽管使用了 30 年且骨水泥型股骨柄已经松动，但松动的假体周围的组织只显示少量金属染色（图 9.4A）。组织学上，假体周围组织有轻微的组织细胞反应、少量明显的金属碎屑和少量的淋巴细胞（图

9.4B）。在网状内皮组织中，尽管存在环境来源的颗粒，但在光镜下可见的基于 Co 和（或）基于 Cr 的颗粒很少。通过能量色散 X 线分析，除肝脏吞噬细胞内的 1 个颗粒外，其他器官组织中的颗粒均为钴铬合金。淋巴细胞和浆细胞少见，无多形核白细胞。在任何器官样本中均未发现异常，尽管肝的 Co（平均为 119 ng/g；对照组平均为 27 ng/g）和 Cr（平均为 105 ng/g；对照，无法检测到）水平很高。

如果抽样组织代表整个器官的颗粒负担，没有探测到颗粒提示了：①远离关节的迁移是有限的；②使用的方法因粒子太小而无法发现迁移；③它们已经溶解。最初人们认为，这个案例中看到的良性效应仅仅是碎片体积大幅减少的结果。但由于 Co-Cr 颗粒明显小于 PE 颗粒，这些颗粒最有可能进入细胞而不诱导 PE 颗粒吞噬相关的炎性细胞因子通路。这只是对 Co-Cr 磨损碎片的生物反应比 PE 更复杂的方式之一。

Munemoto 等 [57] 最近发表的一项研究检查了 20 例 McKee-Farrar 假体在体内 3～41 年后无菌失败的假体周围组织。他们发现不同但通常广泛的组织坏死（定义为单个组织学切片＞ 25%）与巨噬细胞对钴铬磨损颗粒的严重反应有关。大多数病例也有 T 淋巴细胞为主的反应，但 26 例中只有 8 例被定为中度或重度，3 例没有发生明显的淋巴细胞反应。考虑到广泛坏死和炎症变化的存在，作者得出结论，钴铬合金磨损颗粒导致过敏和细胞毒性，这可能（至少是部分）导致假体失效。本系列病例未见假性肿瘤。如本章其他章节所述，在非 MOM 髋关节中，与组配锥度腐蚀相关的假性肿瘤和相关软组织反应已被报道 [58]。

钴和铬离子在现代金属对金属假体患者中的应用

MOM 活动界面在体内产生的数十亿纳米大小的金属颗粒具有极高的表面积，促进了腐蚀过程，可以在血液、尿液和其他体液中检测到 Co 和 Cr 离子。根据周围颗粒流体的化学性质，可以产生不同的腐蚀产物，包括可溶性和不可溶性的盐和金属蛋白复合物、自由基和活性氧 [16,59]。它们的大小、稳定性和溶解度会有所不同；因此，它们的生物利用度将有所不同。这些循环腐蚀产物可以用原子吸收光谱法或电感耦合等离子体质谱法检测。许多关于全髋关节置换术患者金属离子测量的研究已经发表。

Engh 等 [60] 进行了一项前瞻性、随机、盲法研究，采用 MOP 对照组和两个 MOM 组（股骨头大小分别为 28 mm 和 36 mm）来测定红细胞、血清和尿液中的 Co 和 Cr 离子水平。MOM 组金属离子水平高于 MOP 组；然而，总体而言，各组金属离子水平均较低（Cr、Co 和 Ti 在所有时间点的中位水平均＜ 2 ppb）。

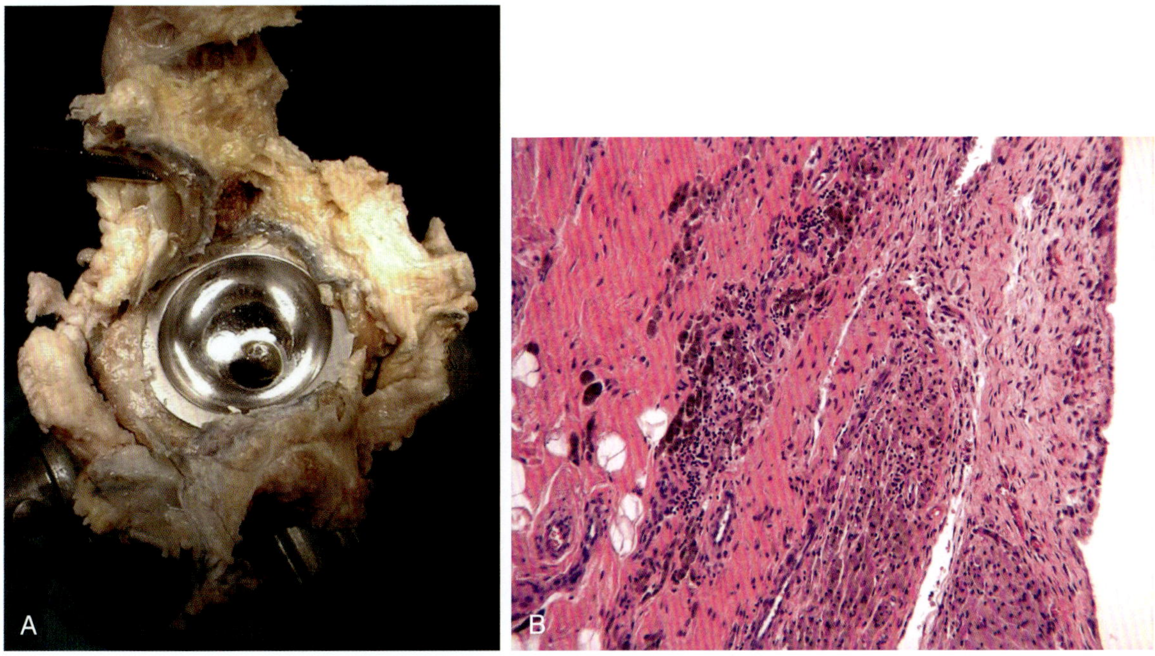

• 图 9.4 （A）术后 30 年，从尸体上取出的 McKee-Farrar 髋关节的髋臼假体。内囊内可见少量金属染色。每年的总磨损达几微米。（B）图 A 的假体周围组织的光显微照片显示滑膜内衬有轻度的组织细胞浸润。吞噬细胞内含有暗色的血红素色素和偶见的金属颗粒。仅见极小的淋巴细胞反应（苏木精和伊红染色，原始 ×20 放大）

其他研究已经证实，功能良好的髋关节的金属离子含量较低[61,62]。Heisel 等[63]发现，在前 6 个月，他们称之为“磨合”期，Co 和 Cr 水平稳步上升。在 6～12 个月期间，Co 和 Cr 均下降，但下降不显著。钼（Mo）在术前和术后测量之间没有显著变化。然而，Galea 等[64]发现在 1 种设计的 MOM 髋关节表面置换术和全髋关节置换术中，Co 和 Cr 水平在早期（＜术后 7 年）和中期随访（＞术后 7 年）之间明显增高。表面置换组的妇女有更高的金属离子增加风险。与之前的研究证实离子增加与较大的髋臼杯前倾角的关系相矛盾的是[65]，他们的研究中髋臼杯的位置与金属离子水平无关。综上所述，这些观察结果似乎证实了在 MOM 假体中存在足够的设计差异来影响金属水平和临床结果的观点[66]。

Hartmann 等[67]系统回顾了截止到 2012 年 1 月发表的研究，发现 MOM 小头假体（28 mm）中血清 Co 水平的中位数是 0.26～1.55 ppb，在大头假体（≥ 36 mm）中是 0.7～4.5 ppb，在髋表面置换中是 0.83～2.82 ppb，这些的随访时间均大于 24 个月。其他研究表明，使用 MOP 或金属对陶瓷装置的患者的金属离子比使用 MOM 装置的患者低得多。Matusiewicz 等[66]的一篇评论文章列举了各种各样的植入式设备（包括按假体类型的 THA 和 MOM 髋关节假体）中金属离子的水平。由于实验室技术、测量介质、假体的金属材料、患者人口统计学数据、随访期和研究类型的差异很大，数据很难在金属假体之间进行比较。但是，应该鼓励将连续的水平而不是单一的金属离子水平作为有风险患者常规随访的一部分，并作为全面临床评估的辅助手段。

2010 年，英国药品和保健产品监管局就监测 MOM 髋关节置换患者体内的金属离子提出了建议[68]。将 Co 和 Cr 的阈值设定为 7 ppb，认为患者有可能发生金属磨损不良反应，因此需要进一步的临床监测。自警报发出后，一些研究试图进一步定义这些阈值水平。Hart 等[69]发现，预测大直径 MOM 全髋关节置换术中无法解释的失败的最佳截止水平是 Co 和 Cr 为 4.97 ppb，特异性为 86%，敏感性为 63%。Van der Straeten 等[70]发现，在检测功能不佳的 MOM 髋关节置换时，Cr 的可接受水平为 4.6 ppb，单侧置换时 Co 为 4.0 ppb，双侧置换时 Cr 为 7.4 ppb，Co 为 5.0 ppb。Matharu 等[71]建议使用假体特异性水平来预测金属碎屑不良反应（adverse reaction to metal debris，ARMD）的风险，但这可能是一个过于雄心勃勃的目标，即使在承认假体之间存在设计差异之后[72]。不出所料的是，对于使用何种水平的检查方法进行进一步的检测，如使用金属伪影减少序列 - 磁共振成像（MARS MRI）来评估假性肿瘤或其他形式的金属可疑不良反应，尚未达成共识。目前美国骨科医师学会（American Academy of Orthopaedic Surgeons，AAOS）对使用 MOM 髋关节假体的患者的监测指南将患者分为低、中、高风险组。AAOS 建议进行仔细和彻底的病史和物理、实验室和微生物检查，以避免感染、影像学检查和血液或血清金属水平分析[73]。尽管金属含量可以补充临床情况，但鉴于目前金属含量检测在识别假性肿瘤或其他形式的不良反应方面存在的局限性，不应单独使用。

Co 和 Cr 并不是 THA 后释放到体内的唯一金属离子。其他金属是植入合金的组成部分，如 Ti、Mo、Al、镍（Ni）和钒（V），在 THA 后的血液和血清中已经检测到。虽然对这些元素的研究不如对 Co 和 Cr 的研究丰富，但有几项研究表明，这些金属的含量有所提高。Zeiner 等[74]检测了人工髋关节置换术前后患者不同器官中 Al、Co、Cr、Mo、Ni、Ti 和铌（Nb）的水平。他们发现，脑和肺是元素积累的主要靶点，Mo 和 Nb 是元素积累倾向最高的元素。Prentice 等[75]对 35 名功能良好的 MOM 假体患者进行了深入的横断面健康筛查，以确定那些可能易受慢性金属暴露的器官系统。他们报告了对健康的混合影响，包括对全身骨量的潜在积极影响，对左心室功能的潜在有害影响。Co 暴露与心肌病之间的联系，此前已在经常被引用的加拿大联合污染啤酒案例中得到证实[16,76]。最近的一份来自澳大利亚骨科协会国家关节置换登记系统的数据报告将较高的心力衰竭的住院患者与一种大直径 MOM 全髋关节关联，尽管作者警告说，二者的因果关系不能确定[77]。

移除失败的 MOM 假体后金属含量下降。翻修后金属水平研究通常显示 Co 水平比 Cr 水平下降更快，但 Cr 水平最终下降，这表明清除累积富 Cr 碎屑的关节组织的过程的进行速度较慢[53,78]。同样，移除被腐蚀的组配式锥度部件可以降低金属水平，其中 Co 的降低速度比 Cr 更快[79]。尚不清楚前次手术和翻修手术之间的时间是否会影响 Co 或 Cr 的下降速度。然而，如果翻修前水平非常高，可能需要 6 个月或更长时间才能将 Cr 水平降低到“危险”水平以下[53,78]。

金属磨损产物和癌症

关于血液中金属水平持续升高的报道提出了系统性影响风险的问题，包括基因毒性、致畸性和致癌性。担心钴铬耐磨产物可能导致癌症是基于这些金属的职业致癌风险，尤其是六价铬形式，可观察到接触 Co 和 Cr 离子可导致人类细胞 DNA 畸变 [80,81]。研究使用微焦点 X 射线光谱和同步加速器束检查 MOM 假体周围组织金属磨损和腐蚀产物的化学成分 [82] 以三价铬为主，没有发现六价铬的证据。

无论 MOP 还是 MOM 活动界面，染色体的改变已在关节置换患者中得到证实 [80,83]。在 95 例 Metasul（Zimmer，Warsaw，IN）全髋 MOM 置换患者中，6、12、24 个月手术后外周血淋巴细胞的染色体易位（染色体片段在基因组中不同的位置重新定位）和非整倍性（染色体得失）显著增加 [81]。染色体易位指数与 Co 或 Cr 浓度之间没有显著相关性，但它们确实与 Mo 水平相关，尽管 Mo 水平较低。在 Ti 中也出现了类似的畸变。

令人欣慰的是，目前的流行病学研究还没有发现 MOM 髋关节置换与癌症之间的联系 [84]。Smith 等 [85] 使用英格兰和威尔士国家关节登记系统的数据说明，与普通人群相比，MOM 髋关节的癌症发病率较低。同样，与非 MOM 关节相比，MOM 髋关节置换患者在芬兰人群中平均随访 3.6 年，相比平均随访 5.1 年的非 MOM 队列，癌症发病率并不高 [86]。

一项基于瑞典国家癌症登记队列（超过 39 000 名患者）的大型研究发现，从公共健康的角度来看，1965—1983 年期间至少植入 1 个全髋关节的患者发生癌症的风险可以忽略不计 [87]。类似地，Paavolainen 等利用来自芬兰注册的 31 000 多名全髋关节患者的数据得出结论，全髋关节置换术与癌症发病率的增加无关 [88]。然而，在这两项研究所涉时期内，组配式假体的使用相当有限；因此，关于锥度腐蚀引起的金属碎屑的长期影响和癌症的问题还有待研究。

金属超敏反应（变态反应）

对于 MOM 活动界面的另一个担忧是，一些患者可能会对 Ni（通常可达 2%）产生过敏反应，或者更有可能对 Co（通常为 60%）产生过敏反应，这可能会在某些人身上引发对 Ni 的类似反应。个别报道描述了少数第一代 MOM 全髋关节患者的明显金属敏感反应，表现为假体周围痛性积液、局部坏死，或罕见的皮肤荨麻疹。然而，这些反应通常归因于过度磨损（金属腐蚀），这是这些早期装置中常见的发现 [89]。对改良的第二代 MOM 全髋关节置换术和髋关节表面置换术后组织的组织学评估表明，一般情况下，假体周围炎症反应较小，巨噬细胞大量减少，磨损碎屑极小，这归因于制造技术的改进 [90]。

在 1995 年举行的一次评估美国重新引入 MOM 假体的研讨会上，估计只有不到 1% 的患者会受到金属过敏的影响。然而，当时的共识是减少骨溶解和长期耐受性所带来的更广泛的好处将远远超过这种潜在的副作用 [91]。来自大型临床系列的最新的综述和报告普遍同意金属过敏的翻修率约为 1% 的早期判断 [92,93]。应用皮肤斑试验可以识别有金属过敏风险的患者，因为皮肤科医生认为皮肤斑贴试验是检测Ⅳ型过敏反应的金标准 [94]。然而，皮肤斑贴试验在骨科植入物中的应用尚不明确，目前尚无术前金属敏感性测试的指南。

Caicedo 等 [95] 通过淋巴细胞转化试验发现，在女性全髋关节和全膝关节置换术后经历不明原因疼痛的患者中，金属过敏的发生率和严重程度更高。Münch 等 [96] 丹麦膝关节置换术登记系统与哥本哈根地区接触过敏斑贴试验数据库的交叉参照数据确定了 327 名全膝关节置换术前进行斑贴试验的患者；他们发现翻修手术与较高的接触性金属过敏患病率无关。然而，在接受过 2 次及以上翻修手术的患者中，Co 和 Cr 过敏的发生率“明显”更高。骨溶解已被记录在 MOM 关节的病例中，可能继发于金属过敏。Park 等 [97] 观察了一组二代 MOM 髋关节置换术（S-ROM 模块化髋关节系统，DePuy/Johnson & Johnson，Warsaw，IN）患者中快速进展的骨溶解。此外，根据皮肤斑贴试验，骨溶解患者对 Co 的敏感性明显更高。作者推测，组织学发现提示对金属离子的免疫反应，并推测抗原特异性 T 细胞激活可能是参与第二代 MOM 髋关节置换术后骨溶解的途径。

无菌性淋巴细胞性血管炎相关病变

随着二代 MOM 髋关节置换患者数量的增加，对金属过敏或超敏反应的担忧再次出现。据报道，固定良好的 Metasul（Sulzer/Zimmer Winterthur, Switzerland）假体因疼痛，在一些病例中有骨溶解，进行了翻修，但患者接受第二次 MOM 髋关节手术时疼痛并没有缓解 [98]。疑似金属过敏病例的组织表现出与金属过敏相一致的组织学特征［显著的、血管周围和（或）弥漫性淋巴细胞和浆细胞膨胀；纤维蛋白沉积；广泛坏死]。这些特征在MOP髋关节的组织中未见，广泛报道称这些组织以巨噬细胞为主，淋巴细胞很少存在[8,99]。主要是T淋巴细胞，以及在没有松动、感染或严重磨损的情况下伴有疼痛的临床表现，被解释为对金属的Ⅳ型迟发型超敏反应[98,100]。这种反应的其他特征包括不同的组织层，其中血管周围的淋巴细胞位于高密度纤维蛋白或坏死的潮痕后，取代了滑膜表面[101]。由于与经典的迟发型超敏反应组织学有重要的不同，特别是B淋巴细胞的存在，这种现象被称为无菌性淋巴细胞性血管炎相关病变（ALVAL）[98]。

术语ALVAL现在与两个半定量的评分系统相联系，它们描述了组织学特征的分级系统[102,103]。与得分较低的组织相比[102,103]，在10分制评分中得分为9分或10分的组织更有可能与与金属过敏临床症状一致的患者相关。当ALVAL评分应用于假性肿瘤时，假体磨损与坏死程度（其中＞25%评为高度）和淋巴细胞浸润呈中度相关，但45例中有9例出现较低的磨损却伴有广泛的淋巴细胞浸润[103]。其他寻找ALVAL评分和假体磨损之间相关性的研究同样报告了异常值的存在，可能是因为这些患者代表了对低水平的金属磨损或腐蚀产物做出反应的小群体[104]。

“ALVAL”一词在更一般的意义上也用来指MOM髋关节周围的软组织疼痛反应，即使在没有淋巴细胞浸润的组织学证据的情况下，也常被包括在ALTR或ARMD的类型中。根据最初发表的描述，图9.5显示了ALVAL组织学特征[105]。

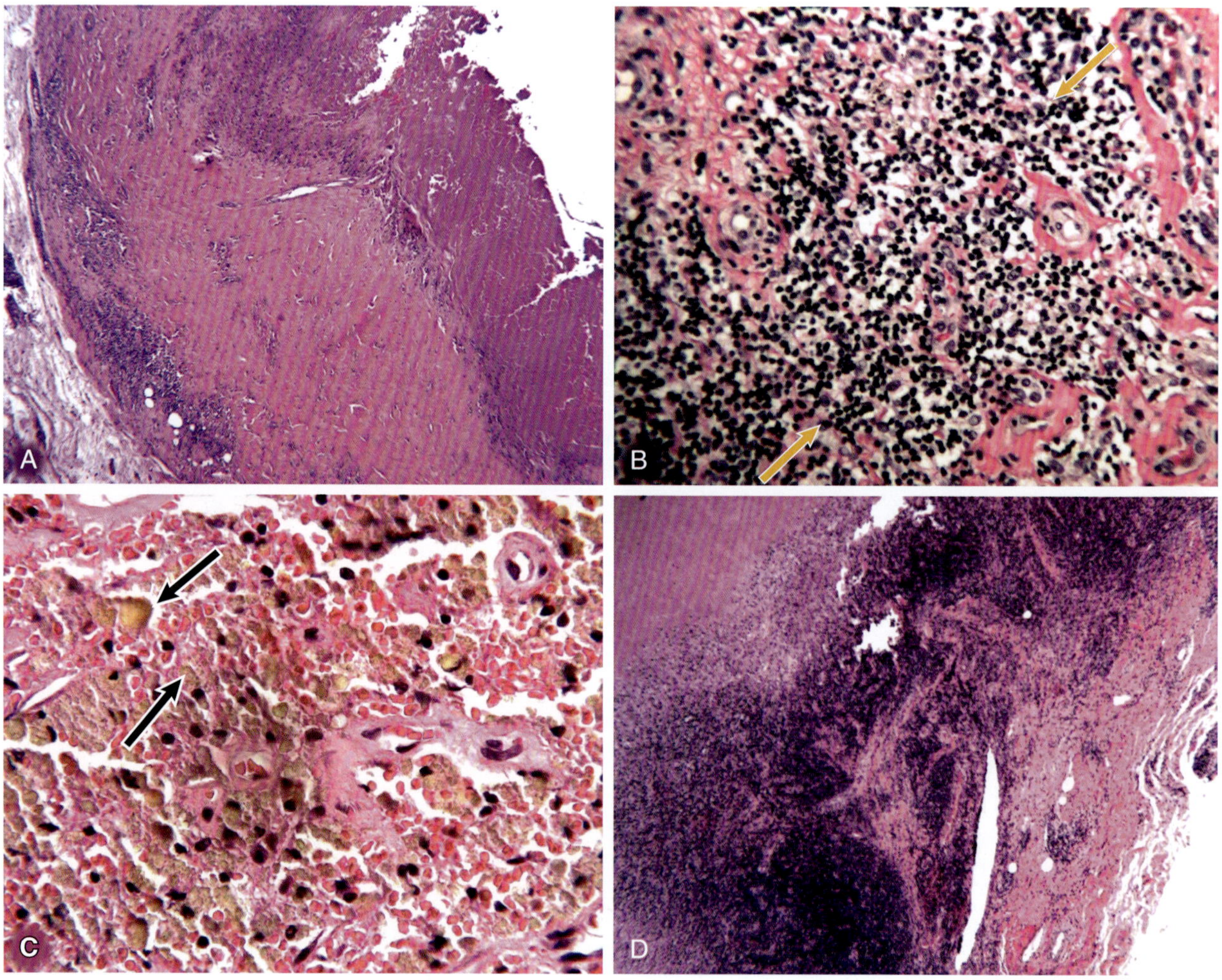

• **图9.5** 无菌性淋巴细胞性血管炎相关病变（ALVAL）的病理组织学示例，如Willert等[98]所描述的，（A）黏附性纤维蛋白和淋巴细胞浸润是常见的特征［苏梅精和伊红（H&E）染色，原始 ×4 放大］。（B）以淋巴细胞为主的密集聚集物中也含有浆细胞（箭头；H&E染色，原 ×20 放大）。（C）巨噬细胞中的液滴状内含物（箭头）在ALVAL中已被描述，尽管它们不是常见的特征（H&E染色，原始 ×40 放大）。（D）与图9.6（A）相反，该组织包含密集的淋巴细胞浸润，这是金属过敏翻修后的典型特征（H&E染色，原始 ×4 放大）

全髋关节置换术金属磨损后的不良反应

一些术语已经被介绍来描述 MOM 髋关节置换后的不良反应，例如，假性肿瘤、ARMD 和 ALTR，广泛的临床、组织学、放射学和术中的发现被报道与这些术语相符。这些反应包括骨溶解、液体积聚（可为囊性或实性）、广泛的软组织坏死和金属过敏。术语“假性肿瘤”是指与置换关节相通的非恶性实性或囊性肿块。假性肿瘤可以通过放射学检查和术中确诊，并已被广泛报道。这种特殊形式的不良反应将在下一节中更详细地讨论。

假性肿瘤

来自英国一家大型教学医院的报告描述了 MOM 全髋关节置换术的女性患者在髋关节形成疼痛性假性肿瘤 [106]。这个术语也可以指实性或囊性病变的放射学表现。一项系列报道在超声上发现的平均病变大小是 38.2 cm^3（7.35～130.81 cm^3）[107]，另一项研究报道使用 MARS MRI 报道病变大小平均为 25.1 cm^3（0.9～594.0 cm^3）[108]。这些病变最初由于组织存在广泛淋巴细胞浸润并且只在女性患者中出现，因此被归因为金属过敏 [109]。一份来自大型髋关节表面置换术系列的报告表明，髋臼假体结构陡峭患者的血清 Co 和 Cr 离子升高的发生率很高，这些假体存在边缘负荷导致严重磨损的风险 [65]。翻修时，这些关节的特征是金属性关节炎，形成肿大、充满液体的滑囊（与假性肿瘤相一致），组织学上包括大量充满碎屑的巨噬细胞和通常广泛的淋巴细胞浸润 [65,110]。失效和相关的滑囊扩大被归因于高磨损的影响。

一些回收研究报告了假性肿瘤的存在与更高的轴承面磨损 [103,111]、金属离子增加 [111,112]、小直径股骨头表面置换假体和假体位置不良有关。然而，在位置良好、低磨损的 MOM 髋关节和无症状的患者中也发现了假性肿瘤 [113]。这些发现表明，患者的易感性是形成这些损伤的一个重要因素，如前所述，有些可能是金属过敏反应的结果。最近的一项系统性综述 [104] 发现，金属离子水平通常是在包括假性肿瘤在内的存在 ALTR 患者中升高的，但这伴随着高多样性的轴承面内衬磨损，再次表明患者的反应的多样性是形成不良反应（例如假性肿瘤）的一个关键因素。

为什么 Co-Cr 磨损产物在一些患者中几乎没有引起临床相关反应，而在其他患者中出现假性肿瘤、坏死和积液，尚不清楚，但决定磨损颗粒和腐蚀产物的生物反应的因素正在确定 [23,114,115]。这些产物的不良反应报告已经增加，大多数 MOM 髋关节置换失败通常继发于机械故障，如松动 [116]。适应性免疫反应在无菌性松动中的作用是目前正在研究的课题。对金属磨损和腐蚀产物的不良反应的遗传易感性是一个日益发展的研究领域，有望揭示在患者临床结局中作用的新见解 [117]。

假性肿瘤的发生率尚不清楚，但被认为较低。在对文献的系统回顾中，Wiley 等报道了近 14 000 例 MOM 患者的发病率为 0.6%[93]。Reito 等认为，临床研究的性质强烈影响 ARMD 的研究结果；当队列用金属离子和横断面成像筛查时，据报道发病率高达 9.5%，而仅用 X 线片筛查时，发现的比率要低得多 [118]。这些病变的自然史已被检查。Goldstein 等 [119] 使用金属离子水平和 MARS MRI 检查了 82 例组配式 MOM 全髋关节患者。其中 26 例有囊性病变；其中 19 名患者在 1 年后进行了重复扫描，15 名患者的病灶大小有所减小。此外，无症状患者的金属离子水平低于 7 ppb，但需要进行翻修的 3 例患者的金属离子水平大于 7 ppb。Pilania 和 Jankharia[120] 报道，在无症状全髋关节置换患者中发现的大多数假性肿瘤在平均 14 个月的随访中出现了消退或保持稳定。相反，Almousa 等在平均 25.8 个月的随访中发现无症状患者的假性肿瘤往往体积增大，小肿块偶尔缓解 [121]。

局部组织坏死

广泛的坏死累及骨和外展肌的开裂已在少量的 MOM 关节被报道，这是这种类型的活动界面最令人关注的并发症之一 [122]。目前还不清楚这些效应是否是由 Co 和（或）Cr 颗粒或离子形式引起的。巨噬细胞暴露于 Co 和 Cr 离子盐后，暴露于高剂量的 Co 离子（1000 μM）相比于对照组或细胞暴露于相同的剂量 Cr 离子，有更高程度的细胞毒性 [123]。较低剂量的 Co 离子对细胞活力没有影响。当暴露于 30 nm 大小的 Co 颗粒时，巨噬细胞存活率在较高剂量（1×10^{12} 或更多）下受到类似的影响，尽管这些高浓度的 Co 不太可能在功能良好的 MOM 轴承面中实现。虽然金属过敏很少导致广泛的局部组织坏死（图 9.6），但过度磨损被认为是更常见的原因，局部的金属颗粒和离子水平可以达到或超过细胞和组织毒性的阈值。在先前描述的体外研究的后续研究中，Xia 等 [124] 使用电子显微镜和 X 线片能量色散分析检查了一例患有假性肿瘤和金属病的 MOM 髋关节患者的组织。他们报

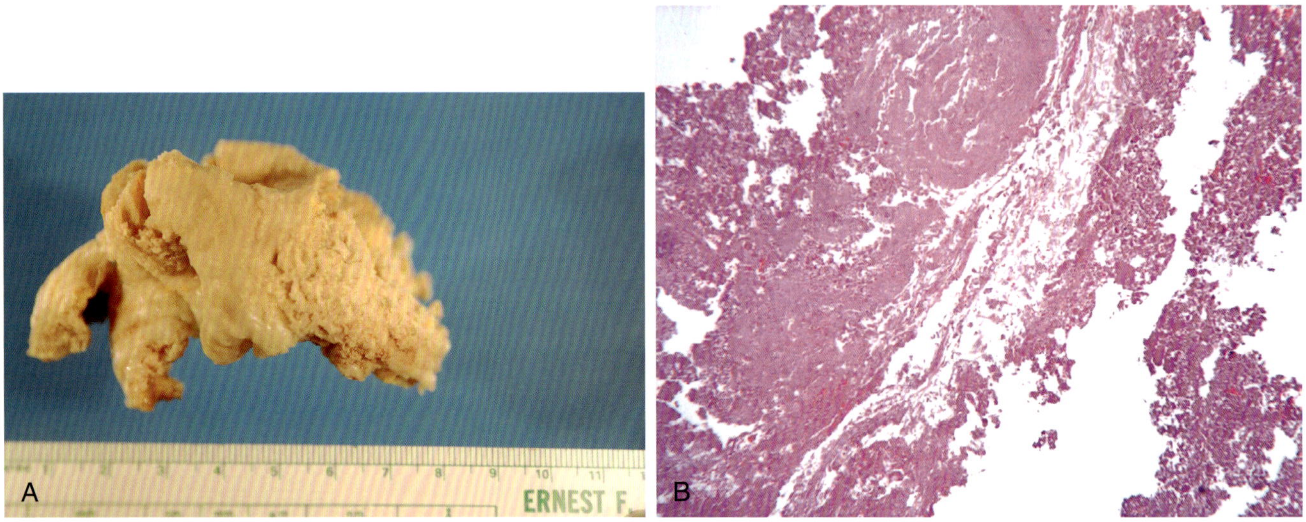

• **图 9.6** （A）来自金属对金属髋关节表面置换术 11 个月后因疼痛和疑似金属过敏进行了翻修的大体组织。这是切除的较大的假体周围组织的一部分。可见干酪样（白干酪样）外观和颜色缺乏，提示坏死。（B）组织的组织学显微图主要由纤维蛋白和坏死纤维组织组成（苏木精和伊红染色，×40 放大）

告了组织被含有颗粒的巨噬细胞和坏死灶浸润。针状和圆形纳米大小的 Cr 颗粒被包裹在活的巨噬细胞内的吞噬体中，在坏死区域的死细胞中也可以观察到。没有观察到 Co 颗粒，这与几十年前使用该技术检查假体周围组织的其他报道是一致的 [13]。作者认为，引起细胞毒性的是细胞内颗粒腐蚀的可溶性产物，而不是颗粒本身，可能是 Co 而不是 Cr 引发细胞降解。

相比于活动界面产生的碎屑，带有锥度腐蚀的组配全髋中的广泛局部坏死更应归因于具有更大的免疫原性的锥度碎屑 [125]。最近的一项研究从组织学特征的角度描绘了大直径和小直径股骨头的 MOM 髋关节表面置换术和组配 MOM 髋关节的金属和腐蚀碎屑的特点 [115]。作者报告说，磨损颗粒形态和组成的复杂性在这些组之间有所不同，并且在纳米水平上，这种复杂性对局部组织反应的影响可能比总颗粒负荷更重要。由 MACC 产生的不规则大小的 Co、Cr、Ti 和 V 纳米颗粒和微米颗粒与活动界面磨损产生的较小的和大小更有规律的 Co 和 Cr 纳米颗粒被认为是增加巨噬细胞内氧化应激和局部组织坏死和炎症的一个重要因素。

系统性钴中毒

术语“钴中毒”已被用来描述由于钴（Co）水平过高而导致的神经、心脏、精神和内分泌功能障碍的系统性影响。这些影响首先被 Tower 描述为 MOM 全髋关节置换术过度磨损的结果 [126]。早在 20 世纪 60 年代，Co 被用作稳定啤酒泡沫的添加剂时，就有钴诱发心肌病影响大量啤酒饮用者的报道 [76,127]。关节置换设备的过度磨损引起 Co 中毒是极其罕见的事件；到目前为止，骨科文献中只有 25 例。Gessner 等在一项系统综述中 [128] 报告了之前有陶瓷股骨头骨折并随后放置 Co-Cr 股骨头的患者与初次 MOM 关节置换术的患者相比，有更高的血清 Co 水平和更严重的症状。除一份报告外，所有报告中的 Co 含量都异常高，这是罕见的灾难性磨损事件的结果。例如，Steens 和他的同事报告说 [129]，他们发现 Co- Cr 合金球在陶瓷内衬破裂后磨损股骨假体的头颈锥度。该患者翻修时血清 Co 为 398 μg/L。一个涉及陶瓷假体骨折后 Co-Cr 翻修假体股骨头严重破坏的类似病例报告了一个患有神经和心脏问题的患者血清水平大于 600 μg/L[130]。

另一篇报道引起了广泛关注，因为 2 例患者中有 1 例在髋关节置换翻修时血清 Co 水平为 20 μg/L[126]。虽然 20 μg/L 在许多 MOM 全髋关节患者系列中代表一个异常水平，但它远低于其他 Co 中毒报告中描述的极端水平。患者报告有认知能力下降、眩晕、听力丧失、腹股沟疼痛、皮疹和呼吸困难。该报告的作者自己也出现了相关症状，全髋关节失败导致的血清 Co 水平为 83 μg/L，他建议，对于与血清 Co 水平升高相关的神经或心脏损伤患者，应考虑进行翻修。一个与 Co-Cr 毒性相关的心肌病病例报道了一位女性患者，她在双侧 ASR 全髋关节置换后发展为心力衰竭，最终需要心脏移植 [131]。她的血清 Co 水平为 287.6 μg/L，MRI 显示髋关节周围有积液。虽然不能确诊是由 Co 引起的心肌病，但鉴于翻修后症状的改善，缺乏可以解释的原因，如缺乏通常在特发性扩张型心肌病中出现的心室扩张和在心脏组织中发现线粒体异常。在所有这些报道中，去除 Co 来源后，全身症状逐渐改善，血清金属离子水平下降。因此，建议及时翻修[132]。

未来的展望

MOM 活动界面基本上已经被废弃（除了表面置换），这可以大大减少本章讨论的许多问题。与金属关节置换假体局部和全身影响相关的未来关注可能包括金属腐蚀产物和锥度腐蚀产生的离子。在描述不明原因疼痛或假性肿瘤的病例报告中，出现了像轴颈病 / 锥度病这样的术语。腐蚀导致临床问题的原因尚不清楚，但可能是多因素的。研究已经确定了几个导致锥度腐蚀的变量，如假体装配不当、柄的灵活性和使用大股骨头。目前还在进行研究，以确定诊断锥度腐蚀问题的方法。一项研究发现，在 MOP 全髋关节置换术中，血液 Co 水平为 1 ppb 与锥度腐蚀有关。金属水平检测可能仍然是诊断金属不良反应患者的重要工具，即使在没有 MOM 轴承面的情况下。还需要进一步的研究来确定金属碎屑和离子的不良反应的病理生理学，并确定哪些患者的风险最大。植入物回收分析将继续在这一过程中发挥重要作用。

小结

Co-Cr 磨损颗粒和组配式锥度腐蚀产物的生物反应是目前研究的重点。最近的研究结果总结如下：

1．这些反应可以是对金属磨损产物、组配式关节的摩擦腐蚀，或两者都有；这两种来源的碎屑的特征可能不同。

2．大量金属碎屑对全身的长期影响很少涉及心肌病和感觉神经病变；尸体解剖研究表明，系统通常可以良好耐受典型数量的金属磨损或腐蚀产物相关的碎屑数量。

3．过度的磨损和腐蚀会导致各种疼痛的、软组织问题，反映出可能导致翻修手术的不良反应。

4．对 Co 和 Cr 产物的过敏反应可以影响一小部分患者：到目前为止，还没有确定的筛选方法。

5．多种因素可以导致活动界面过度磨损或产生摩擦腐蚀产物；患者的多样性可能是决定这些反应的临床结果的一个促成因素。

（参考文献参见书末二维码）

第 10 章

髋关节手术的骨移植

JENNIFER L. LEIGHTON, EVAN WATTS, PAUL R. KUZYK, OLEG A. SAFIR, ALLAN E. GROSS
（高宇航 译　齐欣 审校）

关 键 点

- 自体骨移植具有成骨性、骨诱导和骨传导功能，具有完全的组织相容性，无感染性疾病传播风险。它被认为是骨移植的金标准，是骨骼肌肉重建中最受欢迎的移植材料。
- 同种异体骨移植的优点包括材料的可获得性和避免与自体移植相关的供区并发症。异体骨移植的缺点包括缺乏成骨细胞、骨诱导因子减少、宿主免疫反应和感染风险。
- 打压植骨对于小到中等大小的包容性腔隙缺损的治疗通常很好，但对于大的非包容性节段缺损的患者假体固定稳定性较差。
- 对于这种巨大的非包容性节段性骨缺损，同种异体骨的结构性移植可以为初期假体固定的稳定性提供足够的支持，尽管对存在长期骨吸收有担忧，但长期结果尚可。
- 移植骨融合的成功取决于几个因素，主要是移植骨的血运重建、新骨形成（移植骨周围和内部）以及移植骨 - 宿主界面的愈合。而这反过来又取决于移植骨的生物活性、宿主床的血管密度和移植骨 - 宿主界面的机械稳定性。

引言

历史回顾

现代植骨技术起源于古代，亚美尼亚埃里温医疗中心的人类学家 A. Jagharian 检查了 Ishtkun 古代中心的一个史前 Khuric 头骨，发现有 7 mm 的缺陷被一块动物骨头充填，移植骨周围有骨骼再生 [1]。时间快进到 1668 年：一位名叫 Job Van Meekeren 的荷兰外科医生首次记录了一项成功的骨移植技术，他将一块狗的同种异体移植骨碎片植入了一名受伤士兵的头骨中 [2]。1879 年，来自苏格兰的 William MacEwen 爵士用另一名佝偻病患儿的新鲜同种异体胫骨置换了一名 4 岁男孩感染的近 2/3 的肱骨 [3]。1915 年 F. H. Albee 在美国发表了他关于自体骨移植的研究成果。他的研究推动了自体骨移植作为同种异体骨移植的更好选择的应用 [4]。然而，寻找合适数量的自体移植骨的困难很快出现。古巴的 Inclan 博士在 1942 年开始在狗和人的模型上结合自体骨和异体骨 [5]。在他的系列研究中，他在相似血型的活物种之间使用了同源骨移植。那时，不同组织来源的免疫相关问题已为人所知，出于宗教和情感原因，从尸体上获取骨移植物被禁止。现代骨库是在 20 世纪 60 年代和 70 年代随着同种异体骨处理和储存的改进而出现的。一些出版物也帮助定义了同种异体骨的安全使用，这扩大了全球骨库的数量 [6-8]。

近几十年来，人们对多孔金属加强块和骨替代物在髋关节重建手术中的应用越来越感兴趣。然而，自体和异体骨移植仍然是金标准，特别是在年轻患者中。最常见的临床应用包括肿瘤手术中的骨修复、复杂初次髋关节置换术和髋关节翻修术。

在本章中，我们将重点讨论自体骨和异体骨移植的应用，包括各种移植技术、临床应用和结果、使用这些材料的科学依据、目前的争议和未来的展望。

基础科学

生物属性

在以下情况下可以考虑髋关节周围植骨。例如，促进骨折或截骨融合，替换继发于创伤、肿瘤、假性肿瘤或磨损相关骨溶解的髋臼或股骨骨缺损。成功的骨移植技术依赖于骨的三种特性：成骨性、骨诱导和骨传导。

成骨性移植材料可以提供来自骨髓的前成骨细胞和直接生成新骨的成骨细胞。骨髓穿刺液和自体骨移植是具有成骨性的。骨诱导移植材料含有非胶原骨基质蛋白，包括生长因子，可诱导间充质干细胞（MSC）向成软骨细胞和成骨细胞分化。骨形态发生蛋白（BMP）具有显著的骨诱导特性。骨传导移植材料是一种三维有序的骨矿物质和胶原蛋白支架，有助于毛细血管、血管周围组织和 MSC 的结构长入。它的特性使新骨以有组织的方式形成。脱钙异体骨被认为具有骨传导作用，但其骨传导效果不如自体骨。

骨移植的选择

自体骨移植：普通生物学

自体骨移植是指将采集的骨组织移植到同一人的另一个部位。自体骨移植具有成骨性、骨诱导、骨传导等优点；具有完全组织相容性、没有潜在的免疫相关问题；而且不存在传染病传播的风险。因此，自体骨移植被认为是骨移植的金标准，是骨骼重建中最受欢迎的移植材料。然而，自体移植的潜在缺点已经被发现。这些缺点包括移植物数量的限制、供体部位的发病率、手术时间的增加和失血量的增加。潜在重要的供体部位并发症包括感染、疼痛、出血、肌肉无力和神经损伤[10]。供体部位发病相对常见；移植手术的并发症发生率为 10%～25%[11,12]。

自体松质骨移植的生物学

自体松质骨具有高成骨性，可促进血管快速重建和与宿主骨结合，其成骨细胞排列的表面积较大。然而，其初始机械强度较差，往往需要使用早期机械保护，使移植物诱导新骨形成，为受体床提供早期锚固。

在移植骨融合的初期，植骨后引发的炎症[13]和血肿导致血凝块形成。血管芽开始浸润到受体床，在接下来的几天，新血管形成迅速发生。第 1 周，移植物被浸泡在由淋巴细胞、浆细胞、破骨细胞、单核细胞和多核细胞组成的“汤”中。一些早期纤维组织形成。第 2 周，纤维性肉芽组织占优势，破骨细胞活性增加。巨噬细胞到达并清除移植物的哈弗斯管内的坏死碎片。巨噬细胞释放的介质，结合低氧压力和低 pH 值，对未分化 MSC 产生趋化作用，这些细胞从宿主迁移到移植物，随后重新增殖骨髓。这些原始细胞在细胞因子、生长因子和前列腺素等成骨诱导因子的影响下分化为成骨细胞。到第 4 周，成骨细胞骨形成和破骨细胞吸收以协调的方式发生。

在植骨融合的第二阶段，成骨细胞覆盖死骨小梁的边缘，并在死骨核心周围形成类骨质[14]。随后是破骨细胞吸收，造血骨髓细胞在移植物的新骨髓内形成，以及移植物 - 宿主连接处的重塑。

在放射学上，最初的放射密度增加是由于成骨细胞活动所致。随着坏死骨经历破骨吸收，密度逐渐减低。X 线片上移植物与宿主骨之间的边缘模糊是两者开始整合的证据。这是由于移植物 - 宿主连接处的骨重塑可能需要几个月才能完成[15]。

在生物力学上，自体松质骨移植由于在坏死床上形成新骨而增加了初始机械强度。随后，坏死床的吸收导致强度下降。随着移植物 - 宿主连接处的重塑，移植物和宿主骨之间的界面强度最终得到改善。

自体皮质骨移植的生物学

与松质骨相比，不带血管蒂的皮质骨移植物在整合过程中，血管重建较慢，骨诱导程度较低（图 10.14）[16]。然而，血肿形成和炎症的早期阶段，与松质骨植骨相似。皮质移植物结构致密，且血管内皮细胞少，不利于血管重建和新生血管形成。与自体松质骨不同，骨融合是由破骨细胞而不是成骨细胞发起的。

大约在移植后 2 周，广泛的骨吸收开始并增加，持续到大约 6 个月，然后在接下来的 6 个月期间逐渐下降到正常水平。最初的血运重建和再吸收沿着周围的哈弗斯管和间质片层进行。皮质内层物质的吸收速度要更慢。当中央骨管达到一个临界大小时，成骨细胞的成骨速度超过了破骨细胞的骨吸收速度，同时软骨化骨进一步增强。最终，当整个移植物被吸收并被新的活骨取代时，就会发生爬行替代。爬行替代在移植物 - 宿主连接处最明显，并沿移植物的纵轴向中间平行发展[17]。

在 6 个月～1 年期间，X 线片上可见移植骨周边不规则的边缘放射透度增加。随着骨形成的持续，放射密度的逐渐增加，最初发生在移植物 - 宿主交接处，并逐渐进展到移植物中间。自体皮质骨移植物作为坏死骨和新骨的复合物将存在很长一段时间。

在生物力学方面，由破骨细胞活动发起的重塑过程导致初始骨丢失和机械强度下降高达 75%。在动物模型中，强度在 6 周后基本恢复。在带血管蒂的自体皮质移植物中，移植物在移植物 - 宿主连接处愈合得更快，因为重塑过程与正常骨相似，几乎没有残余的弱势现象[19]。

同种异体骨：普通生物学

由于自体骨移植的局限性，如来源有限和供体部位的并发症，同种异体骨移植被作为一种替代选择。同种异体骨移植是将同一物种的骨组织从一个个体转移到另一个个体的过程。最常见的是从初次髋关节置换术患者或死后器官捐赠者处获取的骨。移植骨可以是新鲜的或保存的标本。保存的标本是冷冻的或冻干的。新鲜标本可诱发较高水平的免疫反应 [20]，当肿瘤重建或关节表面置换需要有活力的软骨面时，可以使用新鲜移植骨 [21]。同种异体骨移植的优点包括可获得性和避免供骨部位并发症。缺点包括缺乏成骨细胞、骨诱导因子减少、宿主免疫反应和感染风险 [22-24]。颗粒和结构性的同种异体松质骨通常用于髋关节翻修以填充髋臼和股骨的骨缺损。结构性植骨主要用于支撑机械载荷和在需要结构支撑的地方抵抗破坏。

同种异体移植物融合

异体松质骨融合

与自体松质骨相比，异体松质骨在促进骨愈合方面效果较差。新鲜同种异体骨，可以在植入后的 2 周内诱发以淋巴细胞增多和巨噬细胞活性增强的严重宿主免疫反应。这影响了骨诱导生长因子促进移植物 - 宿主界面结合的效率。当邻近的炎症细胞出现时，新生血管的形成会延迟，从而导致血管闭塞和移植物坏死。大约 2 个月时，坏死的同种异体移植物被纤维组织包围。这促使临床使用新鲜冷冻或冻干同种异体骨来降低免疫原性和改善骨整合 [26]。

条形的同种异体松质骨比皮质骨整合得更迅速和完整，因为血管重建更容易 [27]。松质骨可以作为新生宿主骨的支架。然而，它们通常不会被完全破骨吸收，残余的坏死移植骨通常被包绕在宿主骨内 [14]。

异体皮质骨融合

在血运重建时，移植骨的细胞抗原会引起宿主炎症反应，导致长入血管闭塞、移植物坏死和肉芽组织的侵袭。异体皮质骨的整合通常是通过多点的软骨化骨实现的。在较大的同种异体皮质骨移植中，密度较高、结构稳定性差以及免疫反应都是导致大段异体骨皮质骨难以血管重建的原因。

影响移植融合的因素

移植骨成功整合决于几个因素，主要是血运重建、新骨形成（移植骨的周围和内部）以及移植骨 - 宿主界面的愈合。而这又取决于移植骨的生物活性、宿主床的血管密度和移植骨 - 宿主界面的机械稳定性（表 10.1）。

移植骨的血运重建

血运重建的速率、方式和数量的主要决定因素是血管蒂的可用性。犬类研究表明，带血管蒂的自体骨移植在骨重塑模式、骨细胞死亡和外周吸收或向心血管长入方面表现出的破坏最小 [19]。无血管化的骨移植物完全依赖宿主床的条件来实现血运重建，而通过向心血管长入来实现血运重建的速度要慢得多。

与皮质移植骨血运重建受损相关的因素包括冷冻 [28,29]、组织相容性差异 [28-30]，以及干扰移植骨和周围组织生物学特性的治疗，如放疗 [31]。

新骨形成

移植骨内及周围新骨形成的速度和数量主要取决于是否存在有活性的成骨细胞。新骨形成的方式取决于血管蒂的可用性。带血管蒂的新鲜自体骨移植，无论是皮质的还是松质的，都显示骨迅速形成。在无血管化骨移植中，形成新骨所需的活细胞必须来自宿主组织；因此，新骨的形成被延迟。在自体松质骨移植中，新骨形成于骨小梁表面，但在自体皮质骨移植中，新骨形成于骨膜上 [19,30,31]。

表 10.1 局部和系统性影响移植融合的因素

因素	正向	负向
局部性	移植部位血管供应良好	辐射
	大的表面积	肿瘤
	机械稳定性	机械不稳定
	机械负荷	局部骨病
	生长因子	去神经化
	电刺激	感染
系统性	生长激素	糖皮质激素
	甲状腺激素	非甾体抗炎药 [a]
	生长调节素	化疗
	维生素 A 和 D	吸烟
	胰岛素	脓毒症
	甲状旁腺激素	糖尿病
		营养不良
		代谢性骨病

[a] 新的选择性环氧合酶 -2（COX-2）抑制剂的作用尚不清楚。

引自 Khan SN，Cammisa FP Jr，Sandhu HS，et al. The biology of bone grafting. J Am Acad Orthop Surg. 2005；13：77-86.

宿主 - 移植骨的愈合

宿主 - 移植骨的愈合主要的决定因素包括结构的稳定性和宿主骨与移植骨之间的接触情况 [32,33]。在动物实验中，无论移植骨是自体的、异体的、新鲜的还是冷冻的，当宿主 - 移植骨界面紧密接触并稳定固定时，就会发生愈合。当宿主床和移植骨之间没有紧密接触时，尽管移植物固定稳定，也会严重限制愈合。放疗或化疗（如顺铂）对移植骨及其周围组织生物活性的局部和全身干扰也会严重影响移植骨的愈合 [32]。免疫组织相容性不匹配、在准备或储存期间对移植骨进行深度冷冻，会引起移植骨的愈合困难。冷冻可以消除免疫组化相容性不匹配的影响，但同时因杀死活细胞而降低了移植骨的生物活性 [34]。

临床上，冷冻或处理过的不匹配异体移植物是最常见的移植物，尽管它的融合过程不太容易预测。然而，冷冻和免疫组化相容性不匹配对移植物愈合损伤的影响尚未显示出足够的临床意义，不足以证明在同种异体骨移植时需要做常规的组织抗原匹配——从可行性的角度来看，这种做法也具有挑战性。

移植骨愈合的障碍

几个因素可能阻碍骨移植的融合。吸烟会抑制细胞增殖，引起血管收缩。全身使用类固醇可抑制干细胞向成骨细胞的分化。非甾体抗炎药抑制前列腺素的形成，导致局部血流减少和移植骨吸收延迟。二者在急性愈合期应该禁用，因为它们减少炎症反应并抑制骨内膜表面的成骨细胞。营养不良，特别是钙和磷缺乏，会延缓新骨的矿化 [35]。

打压植骨

打压植骨是一种髋关节置换术中修复宿主骨的生物技术。同种异体颗粒骨植入腔隙性骨缺损中，用金属丝网包裹节段骨缺损，然后将放入的同种异体颗粒骨进行紧密打压，再使用骨水泥固定髋臼或股骨假体。构建的成功取决于移植骨的愈合，而愈合又取决于宿主骨床的质量。

骨移植的选择是有争议的。Cochrane 数据库的系统回顾显示，没有足够的证据表明处理（冻干或辐照）和未处理（新鲜冷冻）的骨在打压移植骨中存在差异 [36]。然而，建议移植骨采用宽 7～10 mm 的松质立方体形式。

骨移植适应证

自体骨移植适应证

应用自体骨移植的临床指征包括髋关节发育不良和髋臼内陷的初次全髋关节置换术。在这些情况下，自体骨移植物被用于治疗骨缺损、实现初期假体的稳定和（或）恢复关节的旋转中心 [37-39]。股骨头坏死也可采用带血管蒂和不带血管蒂的自体骨移植治疗。自体颗粒骨移植通常用于治疗较小包容性缺损；结构型自体骨移植用于非包容性的较大缺陷。切除的宿主股骨头是最常用的颗粒和结构性自体移植骨的形式。它可以马上使用，大小足够，便宜，生物力学兼容，容易充填轮廓缺陷，不需要处理。在发育不良的髋关节使用自体股骨头进行全髋关节置换术，在大多数病例中都显示了移植骨融合，一般在短期到中期有良好的临床结果 [37,40-50]。更长期的结果则是好坏参半。Harris 和同事报告了平均 7.1 年的 10% 翻修率（*n* = 47）[37]，平均 11.8 年的 20% 翻修率（*n*=46）[42]，平均 16.5 年的 29% 翻修率（*n*=55）[43]。作者对该队列中低柄偏心距和未覆盖后杯表达了关注。Gross 和 Catre[44] 报告在平均随访 8.4 年的翻修率为 13%（*n*=15）。随后，Nousiainen 和他的同事 [50] 在平均 14（8～18）年的随访中报告了 32% 的翻修率（*n*=31）。Inao 和同事 [45] 报告了平均 8.4 年 0 的翻修率（*n*=20）；然而，Iida 和他的同事 [48] 报告了 4% 的翻修率（*n*=133），平均为 12.3（8～24）年；而 Akiyama 和同事 [49] 报告了 4% 的翻修率（*n*=147），平均为 11.8（6.3～15.4）年。在 Iida 的队列中，患者的平均体重为 51（29～78）kg，Akiyama 的患者平均体重为（51.6 ± 7.9）kg。关于自体移植物的吸收，不同系列的结果相似地混合在一起 [40,42,44,50]。然而，大多数作者一致认为自体移植物融合良好，恢复了骨盆骨量，使翻修手术更容易。

同种异体骨移植适应证

同种异体骨移植，颗粒的或结构性的，主要用于解决翻修髋关节置换术和肿瘤切除术后的显著骨丢失。同种异体骨的优点包括避免供骨部位的并发症，与现代骨库中的自体骨相比，同种异体骨供应充足，在髋关节置换术中具有良好的长期效果。同种异体骨移植的疾病传播风险较小，现代的筛选和处理技术在很大程度上又消除了这种风险。同种异体骨也主要具有骨传导性，如果基质内还保留了一些活性分子，也会表现出较弱的骨诱导性。

骨移植技术及其结果

结果

髋臼侧打压植骨

打压植骨修复髋臼腔隙性缺损效果良好，20 年生存率接近 85%～90%[51,52]。最近的数据显示，25 年的存活率为 77%[53]。Buma 和他的同事[54]在手术后 1～72 个月对 8 名患者进行了核心活检，以确定移植物纳入的阶段。术后 4 个月，组织学分析显示移植物血运重建。破骨细胞已经清除了部分移植骨，在移植骨残余和侵入移植骨的间质中已经形成了编织骨（图 10.1）。术后 8～28 个月，移植骨和新骨的混合物随着时间的推移出现了向正常骨小梁结构的重塑，存活的骨髓中几乎没有原始移植骨的残留物（图 10.2）。尽管一些标本显示存在移植骨 - 骨水泥界面和重要骨与骨水泥层的局部贴壁，但主要是软组织界面（图 10.2B 和图 10.2D）。

对于非包容性节段性缺损，打压植骨的问题包括早期机械失效、补片破裂、严重的杯状骨移位和较差的生存率[55,56]。报道表明，该技术对于小到中等大小的包容性腔隙性缺损的患者非常有效，但对于大的非包容性节段缺损的患者效果较差。Iwase 和同事[57]对 66 例髋臼翻修关节置换手术进行了详细的检查，这些手术采用了颗粒植骨和骨水泥杯，并评估了缺损的大小和复杂性是否影响预后。他们使用了 20 mm 的切块，并定义了需要 2 个或更多的网孔插入物来提供骨

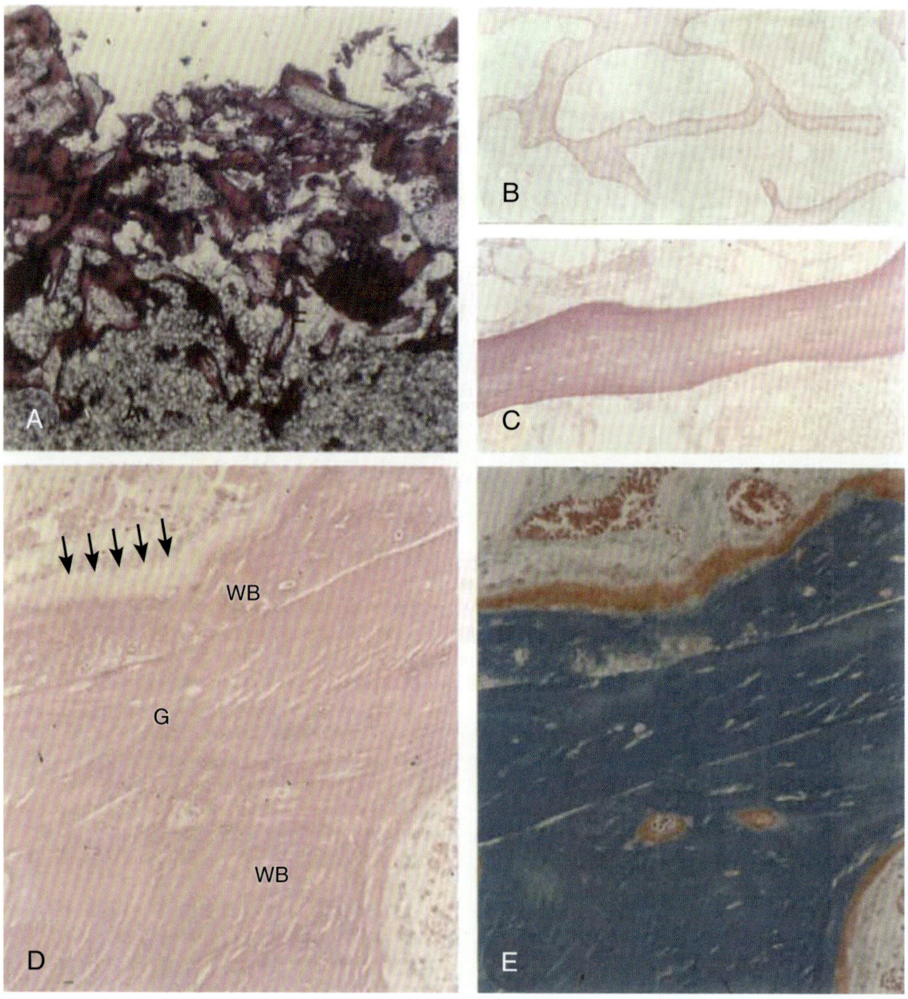

• **图 10.1** （A～C）髋臼重建后 1 个月。(A) 品红染色厚段移植骨 - 骨水泥界面。注意骨水泥渗入移植骨。(B，C) 苏木精 - 伊红染色（H&E）切片未见移植骨混入。注意（C）中的脱细胞骨髓组织（A 和 B，×20 放大；C，×90 放大)。(D，E) 术后 2.4 个月病例。活性成骨细胞（箭头）在移植骨残余物（G）上形成新的编织骨（WB）。[(D)，H&E 部分；(E) 相邻部分用 Goldner 染色]。红色染色的类骨质表明骨形成活跃（×225 放大）(引自 Buma P，Lamerigts N，Schreurs BW，et al. Impacted graft incorporation after cemented acetabular revision：histological evaluation in 8 patients. Acta Orthop Scand. 1996；67：536-540.)

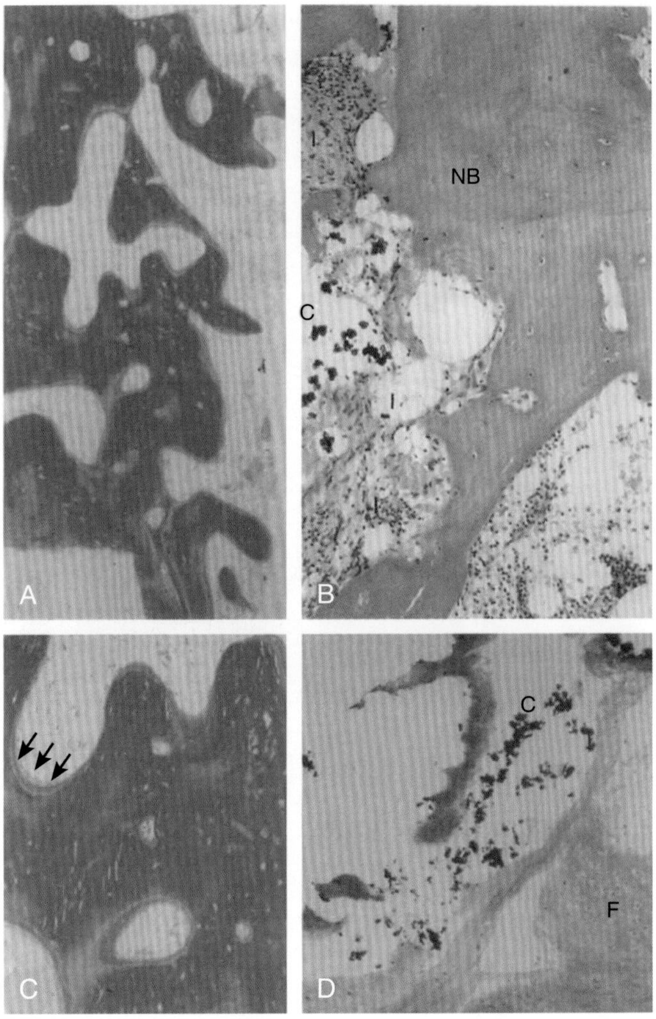

• **图 10.2** （A～C）髋臼重建后 8 个月。移植骨被并入一个新的小梁结构。如果用偏振光检查，其结构以编织骨为主，红色类骨质染色（Goldner 染色，×30 放大）提示有许多活跃的骨重塑部位。(C）图 10.2A 部分放大，注意活跃的成骨细胞（箭头；×55 放大）。(B，D）术后 28 个月。在移植骨 - 骨水泥（C）界面，局部存在新骨（NB），没有移植骨残余，局部存在软组织界面（I）和（或）纤维软骨（F）[苏木精和伊红染色（H&E）和 Goldner 染色，×140 放大]（引自 Buma P，Lamerigts N，Schreurs BW，et al. Impacted graft incorporation after cemented acetabular revision：histological evaluation in 8 patients. Acta Orthop Scand. 1996；67：536-540.）

移植容器。他们发现，小于或等于 20 mm 的病变与较大的病变相比，存活率显著提高（95% vs. 74%，P = 0.034）。他们还发现简单缺陷的存活时间明显长于复杂缺陷（96% vs. 73%，P=0.044）。他们建议对小于或等于 20 mm 的缺损使用颗粒移植骨，其中可以使用 1 个或不使用网片插入物作为容器。

股骨侧打压植骨

已发表的报道显示，应用打压移植骨治疗明显腔隙性股骨骨丢失的患者具有良好的临床效果[58]，其影像学和组织学有证据显示血运可以重建[59]。在一项回收研究中，对于影像学显示移植骨整合和固定均良好的股骨柄（图 10.3），Ling 和同事[60]在随访 3.5 年后发现移植骨组织成 3 个区（图 10.4）：新再生的皮质表面、界面区和深区。在再生的皮质表面，骨完全矿化和血运重建。脂肪骨髓外观正常，无纤维化。骨通常是活的，90% 以上可见骨细胞空泡（图 10.5），但偶尔可见死骨岛。界面区不规则，骨水泥与类骨质直接接触。可见异物巨细胞，部分区域可见薄的软组织衬里（图 10.6）。活矿化骨与骨水泥之间没有直接接触。深区包括死骨的骨小梁，在植入骨水泥时被埋在骨水泥中。这些骨小梁有空腔隙，但通过软组织桥、类骨质桥和骨桥与周围存活的骨相连（图 10.6）。

由于假体移位和假体周围骨折的风险，对于股骨近端大量和完全环周骨丢失的病例，打压植骨技术仍然存在问题[61,62]。有些人认为这是打压植骨的禁忌证。在这种情况下，很少有研究显示出合理的结果。Buttaro 和同事[63]报道了 15 例严重股骨近端骨缺损的应用，平均长度为 12 cm，随访时间平均为 43.2 个月（范围为 20～72 个月）。Merle d 'Aubigné 和 Postel 评分从平均 4.8 分提高到 14.4 分，假体 1 年存活率为 100%，72 个月存活率为 87%。然而，严重并发症的发生率很高，包括骨折 2 例（13%），脱位 3 例（20%），深部感染 3 例（20%）。

随后，Buttaro 和同事[64]报道了在 25 例股骨近端严重骨丢失的翻修手术中使用同种异体股骨支架和打压式同种异体松质骨移植。中期结果显示，平均 54.5 个月的生存率为 96%［95% 可信区间（CI）为 72～98］。1 名患者在 6 个月后需要修复假体周围缺损远端骨折。没有其他患者需要翻修手术，也没有显示任何吸收的证据。柄平均下沉 1.6 mm。作者认为，与之前单纯打压植骨相比，该联合方法具有更好的效果和存活率。

结构性同种异体骨移植

结构性同种异体骨移植可以在翻修手术中提供足够的支持，以维持假体固定的稳定性。缺点包括缺乏普遍可用性、技术上的困难以及对长期移植骨吸收和塌陷的担忧。

髋臼侧结构性同种异体骨移植

小型柱状或大块同种异体移植骨是一种结构性骨

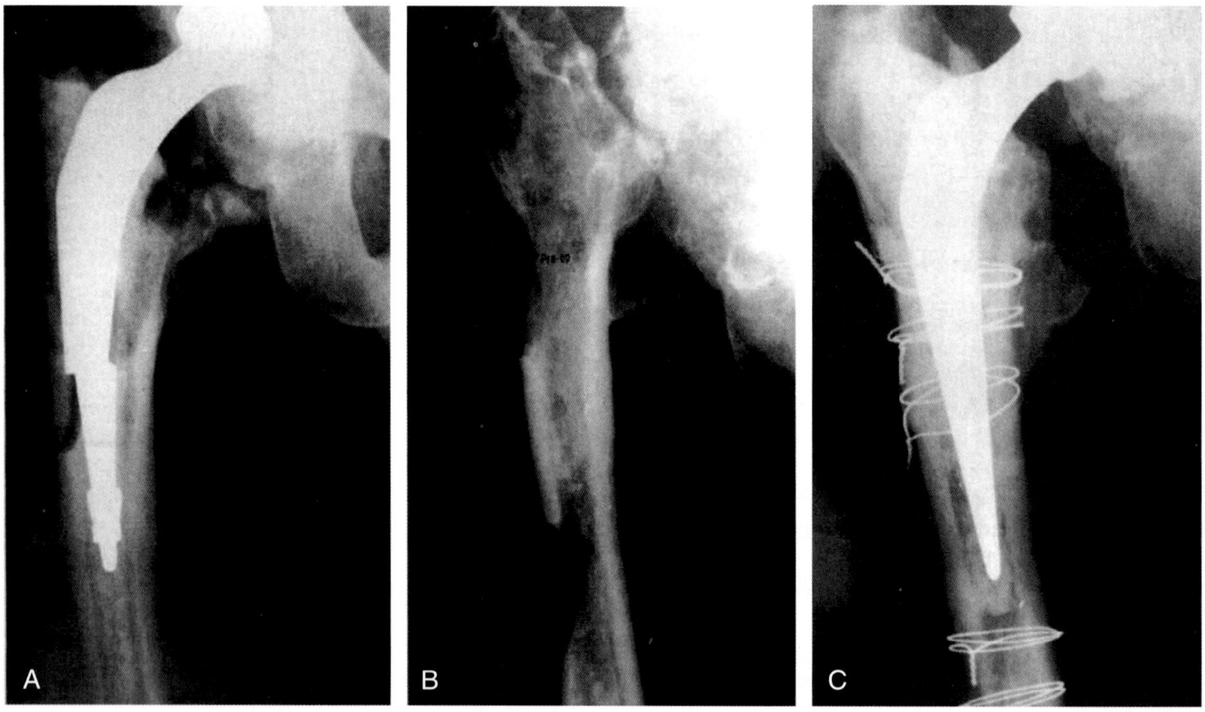

• **图 10.3** （A）股骨干骨折伴邻近皮质缺损。（B）取出假体和骨水泥 1 年后的股骨。两种皮质缺损存在：远端是手术切除远端骨水泥造成的。（C）打压松质植骨关节翻修术后 2 年。环扎钢丝固定钢丝网，标记皮质缺陷的程度；移植骨整合固定良好（引自 Ling RS，Timperley AJ，Linder L. Histology of cancellous impaction grafting in the femur：a case report. J Bone Joint Surg Br. 1993；75：693-696.）

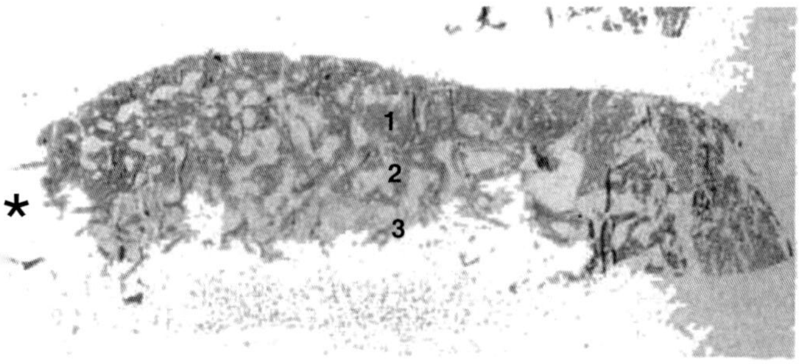

• **图 10.4** 皮质上窗的低倍切片。骨水泥已经溶解，染色显示骨矿化。在某一点（*），骨水泥已经在皮质和移植骨之间突出。三个感兴趣的区域显示：(1) 皮质骨，(2) 活组织与骨水泥的界面，(3) 骨小梁埋在骨水泥中（Goldner 染色，×4 放大）（引自 Ling RS，Timperley AJ，Linder L. Histology of cancellous impaction grafting in the femur：a case report. J Bone Joint Surg Br. 1993；75：693-696.）

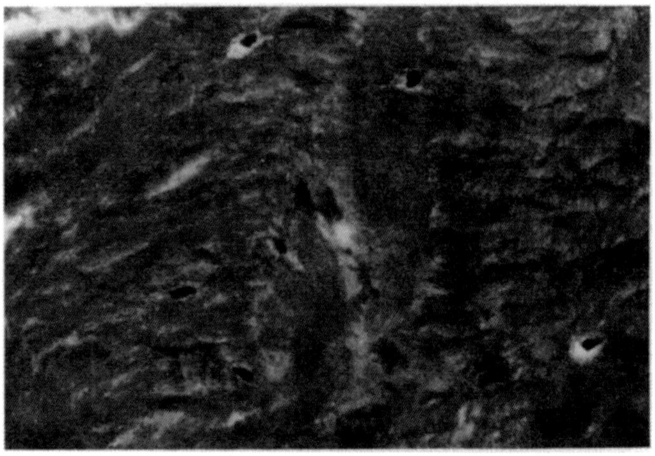

• **图 10.5** 再生骨高倍图显示矿化间质中有大量骨细胞陷窝，具有正常皮质骨的所有组织学特征（Goldner 染色，×600 放大）（引自 Ling RS，Timperley AJ，Linder L. Histology of cancellous impaction grafting in the femur：a case report. J Bone Joint Surg Br. 1993；75：693-696.）

移植，对新的髋臼假体提供小于或等于 50% 的支持。术中对大块移植骨进行定型，使其紧贴缺损，并用带有垫圈的加压螺钉固定（图 10.7）。以无菌性松动为终点，对髋臼面积小于 50% 的非包容性缺损的中期治疗结果为 10 年髋臼杯生存率约为 80%[65,66]。同一组 25 年的 Kaplan-Meier 生存率为 72%[67]。在使用大块股骨头和同种异体股骨髋臼和远端移植时也有类似的结果[65,66]。

尽管存在对移植骨的远期吸收、塌陷和失败的担忧，中期到长期研究表明，在再次翻修手术中，大部分大块同种异体移植骨保持完整，宿主 - 移植骨边界模糊，可以在翻修时仅更换臼杯[65,66]。

大块柱状同种异体移植骨是一种结构性移植骨，可为新的髋臼假体提供超过 50% 的支持（图 10.8）。

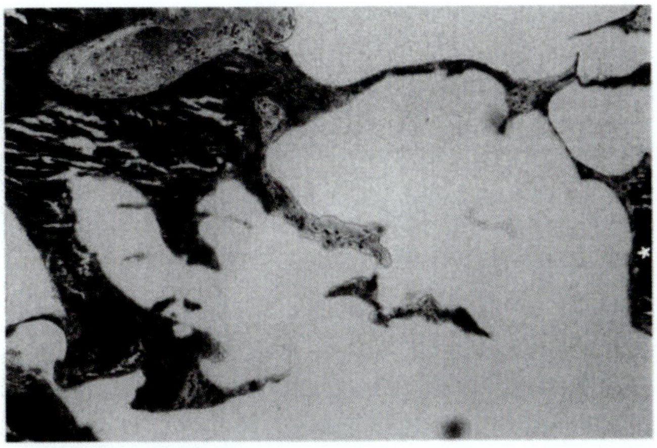

• **图 10.6** 活组织和骨水泥之间的界面被溶解掉了。活体骨被类骨质覆盖，类骨质直接与（缺失的）骨水泥表面接触。一些死去的骨小梁可能是移植骨的残余。软组织和类骨质连接这些骨小梁和活体骨。多核巨细胞接触水泥表面（Goldner 染色，×120 放大）（引自 Ling RS，Timperley AJ，Linder L. Histology of cancellous impaction grafting in the femur：a case report. J Bone Joint Surg Br. 1993；75：693-696.）

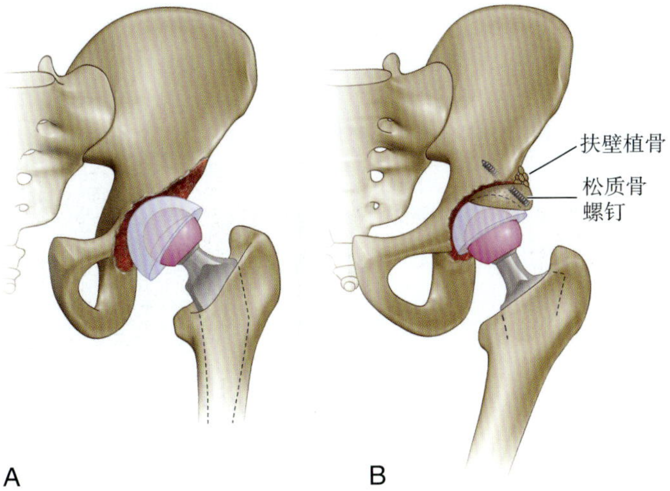

• **图 10.7** （A）非包容性缺损，涉及髋臼面积小于 50%。（B）用 2 颗松质骨螺钉固定小于 50% 髋臼杯的小柱（大块）移植骨。扶壁植骨是自体松质骨（改编自 Gross AE，Duncan CP，Garbuz D，Mohamed MZ. Revision arthroplasty of the acetabulum in association with loss of bone stock. J Bone Joint Surg Am. 1998；80：440-451.）

这些同种异体移植骨用于翻修病例中非包容性节段缺损，包括超过 50% 的髋臼，通常是双柱，合并或不合并骨盆不连续。使用大块柱状同种异体移植骨，但没有防内陷髂 - 坐加强环的保护，效果不佳，短期至中期生存率为 45%～60%[68-70]。采用骨水泥杯以及固定于髂骨和坐骨上的重建加强环治疗相同的缺损，中期结果令人鼓舞，生存率为 77%～87%[71,72]。加强环通过跨越髂骨和坐骨以提供骨盆稳定，并在骨愈合前

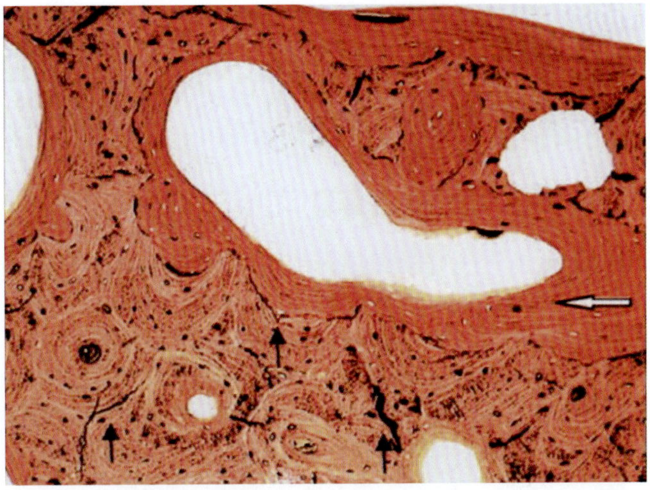

• **图 10.8** 同种异体移植骨连接的低倍放大显微照片。新形成的骨（白色箭头）出现在异体骨表面并桥接宿主。微骨折（黑色箭头）平行或垂直于新形成的骨（van Gieson picrofuchsin 染色，×40 放大）（引自 Hamadouche M，Blanchat C，Meunier A，et al. Histological fndings in a proximal femoral structural allograft ten years following revision total hip arthroplasty：a case report. J Bone Joint Surg Am. 2002；84：269-273.）

保护结构性移植骨。

Hooten 和同事[73] 在 25 个月和 48 个月对 2 例髋臼进行了同种异体股骨头结构移植和非骨水泥杯的翻修。两种移植骨翻修时功能良好，影像学表现稳定，没有移植骨塌陷、杯状松动或移植骨 - 宿主界面愈合失败的证据。组织学检查显示宿主 - 移植骨界面血管增多，但与 X 线表现相比，移植骨与宿主骨愈合的证据有限（图 10.9 和图 10.10）。在已经愈合的区域，血运重建延伸至移植骨 - 宿主界面外 2 mm。移植骨体内的血运重建和重塑受到限制；术后 48 个月，小梁基质呈脱细胞性，但其结构完整得到维持。在同种异体移植骨与移植骨相邻的区域，纤维组织平行于移植骨表面。骨长入仅限于与存活的宿主骨接触的多孔涂层区域，但在骨长入涂层和移植骨之间不发生（图 10.11）。

Abolghasemian 等[74] 回顾了 50 例髋的二次翻修，初次翻修时曾使用了结构性置换，其中部分也应用了颗粒移植骨。将二次翻修时骨缺损的程度与初次翻修相比，他们发现，31 例髋的骨量得到改善，10 例髋没有改变，9 例髋的骨量更差，总体改善显著（$P < 0.001$）。他们能够在 17 例髋内进行简单髋臼杯的重新翻修——没有加强块、移植骨、钛网或加强环（34%）。Kaplan-Meier 5 年和 10 年的存活率分别为 75%（95% CI：60～86） 和 56%（95% CI：40～70）。他们的结论是，使用结构性同种异体骨，在加

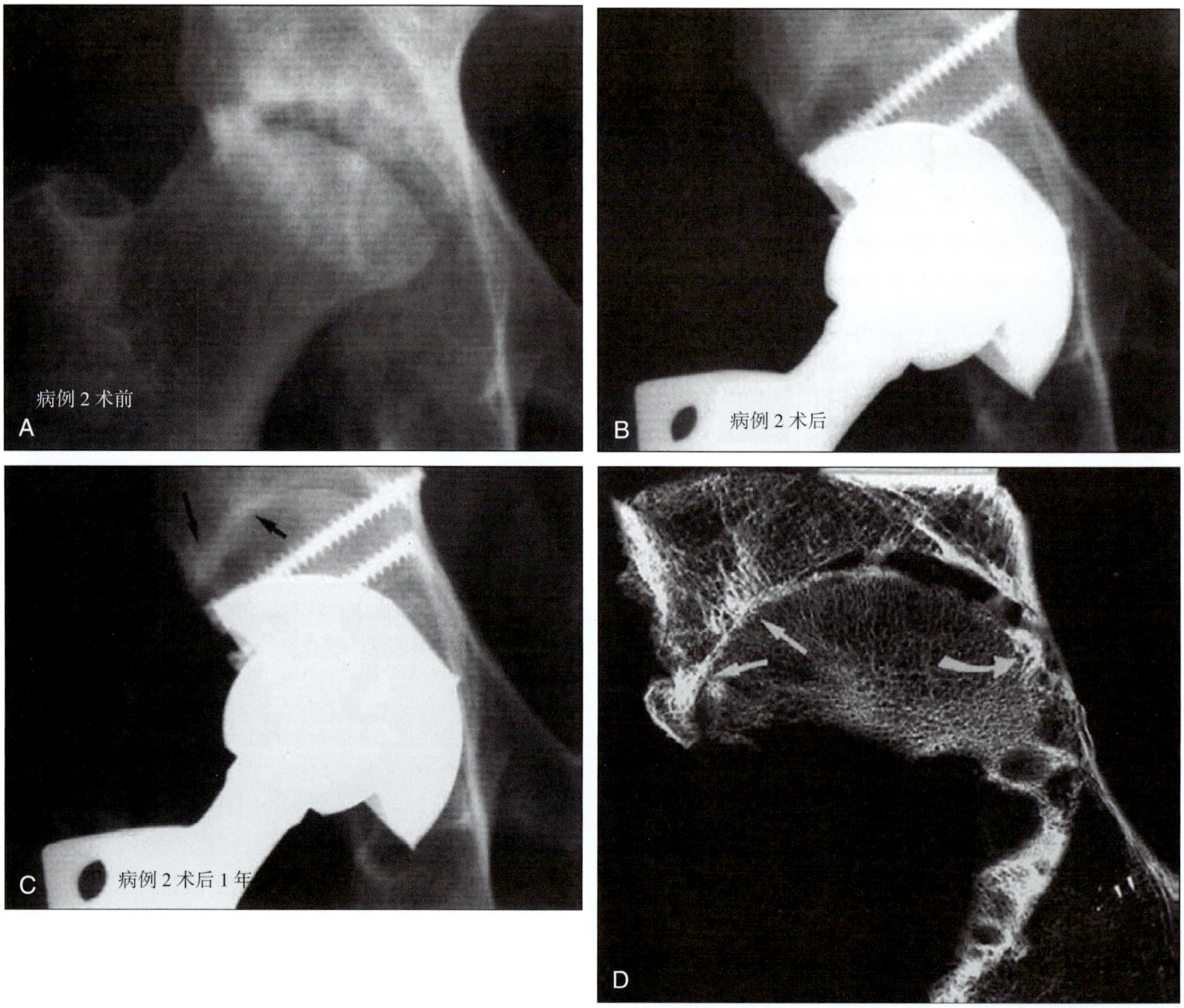

• **图 10.9** （A）术前 X 线片显示髋臼上外侧缺损伴股骨头缺损。（B）同种异体股骨头移植和生物型全髋关节置换术后的 X 线片。（C）术后 1 年外侧小梁架桥（黑色箭头），内侧界面模糊，与部分合并一致。（D）标本 X 线片显示同种异体股骨头移植骨周围的硬化边界持续存在，移植骨在 2 个区域部分愈合（白色箭头）（引自 Hooten JP Jr，Engh CA，Heekin RD，Vinh TN. Structural bulk allografts in acetabular reconstruction：analysis of two grafts retrieved at post-mortem. J Bone Joint Surg Br. 1996；78：270-275.）

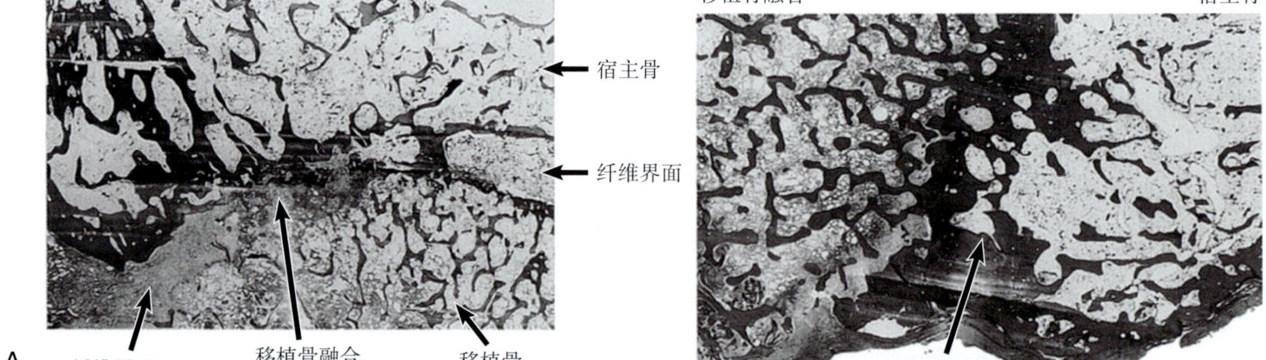

• **图 10.10** （A）上外侧移植骨 - 宿主连接区域的外观。（B）上内侧移植骨 - 宿主连接的外观（苏木精和伊红染色，×1.5 放大）（引自 Hooten JP Jr，Engh CA，Heekin RD，Vinh TN. Structural bulk allografts in acetabular reconstruction：analysis of two grafts retrieved at post-mortem. J Bone Joint Surg Br. 1996；78：270-275.）

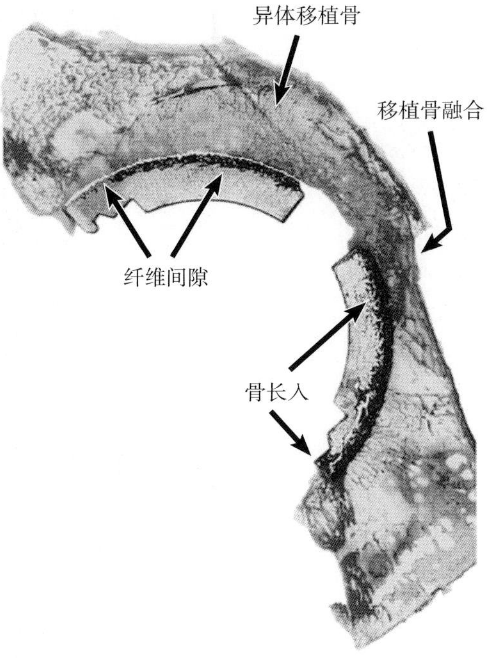

• **图 10.11**　移植骨 - 宿主连接（25 μm 甲基丙烯酸甲酯切片，苏木精伊红染色）（引自 Hooten JP Jr，Engh CA，Heekin RD，Vinh TN. Structural bulk allografts in acetabular reconstruction：analysis of two grafts retrieved at post-mortem. J Bone Joint Surg Br. 1996；78：270-275.）

强环或钛网的保护下，是恢复宿主骨量和促进再翻修的有效手段。

Wegrzyn 和同事 [75] 描述了一种替代技术，即使用 Kerboull 交叉钢板来保护结构性同种异体移植骨，并结合骨水泥型双动杯。平均 7.5 年（至少 5 年），他们报告没有出现不稳定性，只有 2% 的失败率。在这些患者中，98% 的人证实同种异体骨融合，没有发生 kerboll 钢板或骨杯的失败。他们的结论是，尽管需要长期的随访，但这种方法至今效果尚可。

针对内侧壁缺损，Peng 等 [76] 采用同种异体股骨头移植，描述了一种"女巫帽"形状的结构性移植骨。该移植骨的目的是填补缺损并接合宿主骨，然后使用螺钉增强的无水泥多孔涂层髋臼假体。他们评估了 104 个翻修髋关节，进行了至少 12.5 年的随访。9 例患者因髋臼假体无菌性松动需要翻修。另有 16 例患者表现出射线透明带，杯部移位小于 2 mm，不需要翻修手术。Kaplan-Meier 生存率为 89.4%。他们认为这种结构为恢复内侧壁骨量提供了一个很好的选择。

股骨侧结构性同种异体骨移植

非包容性的全环近端股骨节段缺损可以通过使用股骨近端结构同种异体移植物结合长柄假体来解决。将柄与股骨近端同种异体移植物及骨水泥黏合，形成同种异体移植物假体复合材料。固定远端股骨假体由加长柄来实现，加长柄植入远端骨髓腔，并通过在移植 - 宿主结合处的阶梯状或斜行截骨来增强稳定性，在移植 - 宿主连接处附加皮质（腓骨或尺骨），并采用多个钢丝捆扎。

这种治疗方法显示了良好的长期生存率和功能预后 [77-80]。Safir 及其同事 [81] 研究报告了以柄翻修为终点的平均随访 16 年（15～22 年）的生存率为 82%（*n*=93）。感染 2 例（4%），无菌性松动 6 例（11%），骨不连 3 例（6%），脱位 4 例（7%）。考虑到临床情况的复杂性，并发症发生率被认为是可以接受的。

采用远端固定生物型假体结合近端整块同种异体骨的置换方式有很多优点，比如较低的脱位率 [82,83]、更好的外展肌功能、较低的 Trendelenburg 步态 [84]、较低的假体远端松动率以及更好的生存率 [84,85]。

在一份个案报告中，Hamadouche 和其同事 [86] 在松动翻修手术中，对 10 年前植入的股骨近端同种异体移骨进行了活检，组织学表现为内层、中层、浅层。移植骨的内层是移植骨与骨水泥之间的接触区，由死骨小梁和细胞碎片组成，没有重塑的证据（图 10.12）。表皮层或界面层是移植骨与宿主骨接触的区域，由重塑骨区、破骨细胞区、成骨细胞区、脂肪骨髓区组成（图 10.8）。移植骨爬行替代的证据是新骨和类骨形成。血运重建通过编织骨形成至 5 mm 深度。中间层位于移植骨物质的内层和浅层之间，是一个细胞稀疏、有吸收、无重塑的区域。异体移植骨未重建区可见大量微骨折，但在重塑区未见。这些微骨折平行或垂直于骨板，绕过骨水泥线水平新形成的骨。

同种异体移植骨与宿主股骨之间未见纤维膜。在放射学上，移植骨已经愈合（图 10.13）。大体标本看，同种异体移植骨是有血供的活性组织，周围包围着宿主骨。它与宿主骨结合，但与受体骨仍有区别。显微放射学分析证实了这一点，显示同种异体骨矿化更密集，孔径比宿主骨小（图 10.14）。

Sternheim 和同事 [87] 回顾了 21 例同种异体股骨 - 假体的失败病例，其中 18 例失败的原因是无菌性松动，3 例失败的原因是感染。他们指出，无菌性松动既可能发生在假体 - 水泥界面，也可能发生在水泥 - 移植骨界面。他们对这些患者进行了新的同种异体移植骨 - 假体复合体治疗，发现虽然所有患者都表现出 Trendelenburg 步态，但所有 21 例患者都报告疼痛明

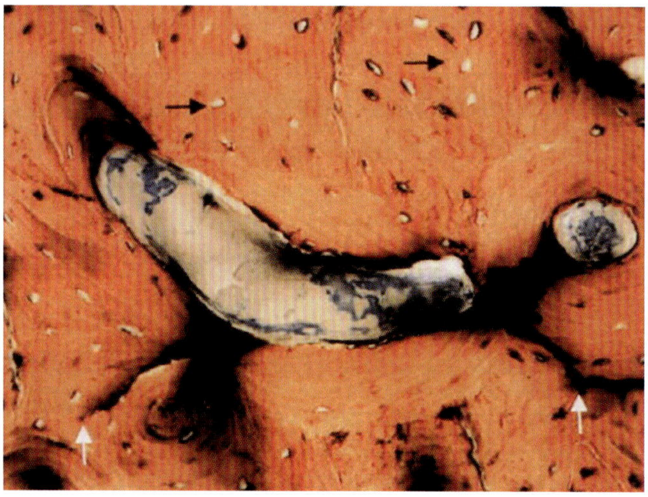

• **图 10.12** 同种异体移植骨未重塑区域的显微照片，显示空腔隙（黑色箭头）和微骨折（白色箭头）。图片中央可见细胞碎片（Stevenel blue 和 van Gieson picrofuchsin 染色，×100 放大）（引自 Hamadouche M，Blanchat C，Meunier A，et al. Histological fndings in a proximal femoral structural allograft ten years following revision total hip arthroplasty：a case report. J Bone Joint Surg Am. 2002；84：269-273.）

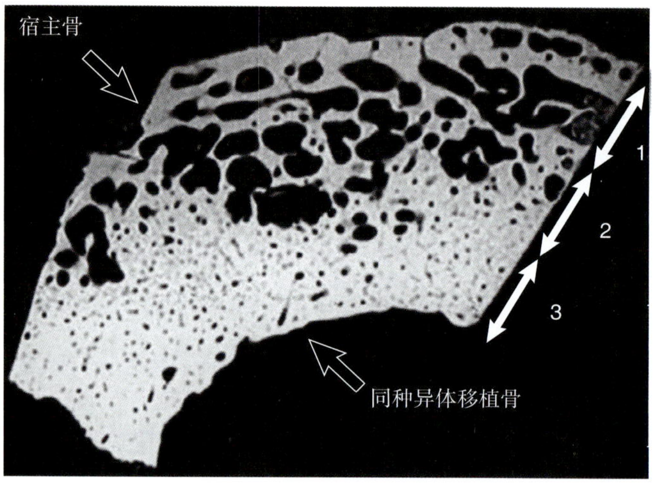

• **图 10.14** 移植骨 - 宿主连接处横切面的显微放射照片。宿主骨（1）和同种异体移植骨（3）之间的孔径和密度有明显差异。没有分界，表明移植骨已与宿主愈合。然而，骨重塑仅在移植骨内几毫米处发生（引自 Hamadouche M，Blanchat C，Meunier A，et al：Histological fndings in a proximal femoral structural allograft ten years following revision total hip arthroplasty：a case report. J Bone Joint Surg Am. 2002；84：269-273.）

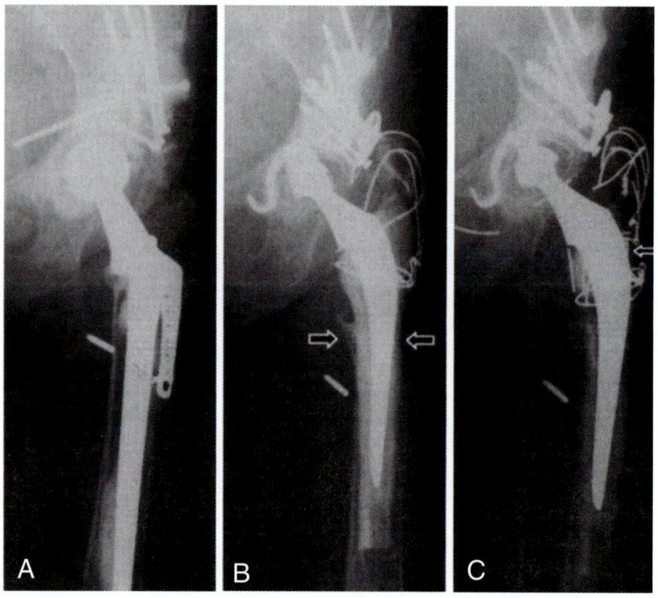

• **图 10.13** 图 10.12 中患者的前后位 X 线片。（A）术前 X 线片显示股骨侧主要结构性骨丢失伴股骨近端缺损。（B）关节置换术后 1 年，移植骨已愈合至宿主骨（箭头）。（C）10 年后，可以看到同种异体移植骨近端部分的吸收（箭头）。未见股骨干移位（引自 Hamadouche M，Blanchat C，Meunier A，et al. Histological fndings in a proximal femoral structural allograft ten years following revision total hip arthroplasty：a case report. J Bone Joint Surg Am. 2002；84：269-273.）

显缓解。他们的结论是，对严重股骨近端骨丢失的同种异体骨 - 假体复合体的再次翻修提供了可预测的结果，特别是缓解疼痛的效果。

骨库和供体筛选

现代组织库的发展为骨科重建提供了高质量的同种异体组织。美国组织库协会（American Association of Tissue Banks，AATB）认可了美国 50 多个组织库。近年来同种异体移植技术的成功，与严格保证移植组织的安全性和加工技术的改进直接相关。FDA 和 AATB 的共同努力有助于确保组织供体得到充分的筛选，同种异体移植材料得到适当的处理、标记和分发。对尸体捐献者的筛选始于一份由其生活伴侣或近亲填写的详细的医疗、社会和性生活史问卷。有下列情况之一者自动取消捐献者资格：特定传染性疾病、无保护的性接触、药物使用、神经系统疾病、自身免疫性疾病、胶原蛋白疾病或代谢性疾病的阳性暴露史。

感染风险和消毒方法

使用同种异体移植骨传播病毒性疾病的风险很小。主要关注的问题包括丙型肝炎、乙型肝炎和人类免疫缺陷病毒（human immunodeficiency virus，HIV）[89]。20 世纪 80 年代报告了 2 例由于同种异体骨移植传播的艾滋病[22]，但自那时以来因为 AATB

实施了严格的供者筛查计划，并强制对所有供者进行血液检测，再没有一例报告。FDA 要求所有组织移植的血液测试包括 HIV-1 和 HIV-2 抗体、乙型肝炎表面抗原、乙型肝炎核心抗体、丙型肝炎抗体、梅毒、人 T 淋巴病毒 I 抗体和 HIV p24 抗原 [23,90]。

用于同种异体移植的骨要经过严格的处理，去除所有的抗原成分，以减少宿主的免疫反应，并确保无菌性，同时保留理想的生物和生物力学特性。加工方法包括低剂量（< 20 kGy）照射、物理清创、超声波或脉冲水清洗、乙醇处理、抗生素浸泡（4°C，> 1 h）[14]。

2002 年报道了一例与股骨髁同种异体移植相关的致死性的梭菌感染 [24]。美国国疾病控制与预防中心（Centers for Disease Control and Prevention，CDC）的一项调查确定，可能的污染源是获取组织前来自前肠道菌群的血行播种。发现 26 例同种异体移植骨相关感染（13 例为梭菌感染）；14 例感染与一个组织处理单元相关。供者死亡和组织提取之间的时间间隔太长、冷藏时间延迟，以及死亡机制（即创伤），都可能是导致肠道污染的因素。值得注意的是，在组织处理器的抗生素 / 抗真菌溶液处理前和处理后获得的培养物均为阴性。这表明，抑菌效果不理想，灭菌必须包括可以杀死细菌孢子的 γ 辐照等方法。当无法用杀孢子的方法杀死组织时，应先培养组织，再用抗菌溶液浸泡，如果分离出肠道菌群，则应丢弃来自该特定供体的所有组织 [24]。

免疫反应和移植骨处理

免疫系统的细胞和细胞因子与骨重塑修复系统的细胞之间的关系尚不清楚。同种异体骨中的多种抗原可引起宿主的免疫反应。这主要是一种细胞介导的对主要组织相容性复合体 I 和 Ⅱ 类抗原的反应。Horowitz 和 friedlander 报告称 [91]，同种异体骨细胞激活宿主 T 细胞的抑制表型，并诱导其增殖。

Ward 和同事 [92] 在一项前瞻性多中心研究中发现，大块新鲜冷冻结构性同种异体移植骨用于髋关节翻修术中，供体和受体 HLA 不匹配，受体抗体对供体 HLA 抗原产生应答不影响移植骨 - 宿主交界处的愈合率。供者特异性 HLA 致敏作用发生在 57% 的患者中，但对移植骨的结合或愈合没有明显的影响。宿主 - 同种异体移植骨连接类型对移植骨融合有显著影响。皮质对皮质的移植骨 - 宿主连接愈合（平均 542 天）比皮质对松质移植骨 - 宿主连接（平均 243 天）慢，大多数已愈合的移植骨在最低 3 年随访期间内仍然存活，并且没有发现 HLA 状态和其他并发症的患病率、翻修或关节病变加重存在相关性。需要长期随访来确定 HLA 增敏作用与长期移植骨存活之间是否存在关联。

目前还没有进一步减少或调节 HLA 致敏或反应的措施来改善结构性同种异体骨移植重建的愈合。然而，降低 HLA 致敏率也能带来其他好处。致敏患者的一个问题是，如果他们需要活体组织器官移植（如肾脏或心脏移植），则很难找到合适的匹配器官 [93]。目前，同种异体骨移植手术没有 HLA 匹配，因为目前肌肉骨骼移植基金会和 AATB 都认为捐赠者和受者之间的骨组织匹配是不必要的。虽然对同种异体骨移植的免疫反应已在患者和动物模型中得到证实 [32,33,91,93-95]，但通过深度冷冻，更大程度上通过冷冻干燥（冻干）可以减少免疫反应 [96,97]。

新鲜同种异体移植骨愈合并不令人满意；因此，处理后的同种异体移植骨更适于临床应用。处理过程包括通过移除骨膜套和其他免疫原性软组织（如供体骨髓）来移除抗原细胞和蛋白质 [98]。保存技术包括在 –70°C 深度冷冻和冷冻干燥。深度冷冻的移植骨保留了其力学性能，解冻后可以移植。冷冻干燥在很大程度上降低了移植骨的免疫原性，但会破坏移植骨的生物力学性能 [99]。同种异体移植骨在植入前的再水化（重建）改善了其生物力学性能 [100]，但同种异体移植骨仍然很脆弱，易发生扭转和弯曲的机械破坏。

小结、目前的争议和未来的展望

骨移植材料在髋关节手术中的应用仍然面临重大挑战。最常用的材料有自体移植骨、同种异体移植骨和合成材料。然而，金标准仍然是自体骨移植，因为它提供了生成和维持骨所需的三种元素：骨传导的支架、骨诱导的生长因子和骨形成的祖细胞。然而，自体移植骨供应有限，取骨时会导致显著的供体部位发病率。

处理过的同种异体移植骨和人工移植骨替代品更容易获得，而且不会对患者造成额外的伤害。然而，它们缺乏活细胞，因此只能作为骨长入的骨传导支架 [15,101]。因此，骨骼替代品和生长因子的发展最近出现了爆炸式增长，它们已进入医疗市场和手术室 [102,103]。评估双相多孔陶瓷骨替代物单独使用 [104] 或以羟基磷灰石为基础的骨替代物联合同种异体骨移植 [105] 的研究均显示了有希望的中期结果。随着长期成果的取得，这些可能被证明是一种有价值的替代方法，特别是在没有骨库资源的地区。

对同种异体移植愈合的生物学了解甚少。大多数研究缺乏组织学支持，仅基于放射学数据，这可能不能反映真正的愈合。对取出的同种异体移植骨的分析表明，其愈合缓慢、不规则和不完全。皮质 - 皮质愈合可从内部的松质 - 松质界面观察到，但在移植后 5 年仅局限于表面和移植端的 20%[106,107]。在 35% 的病例中，这导致短期至中期的植骨骨折和植骨失败[72,108,109]。此外，由于未重塑的微骨折的累积，大量同种异体骨移植的 10 年生存率估计在 40%～60%，这降低了其扭转性能，会导致灾难性的失败[110-112]。我们使用大块同种异体结构骨进行移植，主要是为了提供机械强度和解决重建困难的问题，这种方法可以改善骨量并使再翻修手术更容易[74]。这一技术的成功，取决于移植骨愈合速度和内固定物失效速度的竞争。

颗粒移植骨相对于结构移植骨的生物学优势是有充分证据的。它们包括更好的血运重建、整合和重塑，这是假体和宿主骨之间表面积增加的结果[52,112]。由于颗粒移植骨缺乏许多应用所需的机械支撑，一些佐剂已被提出以增强生物反应和结构性同种移植骨的结合。一种策略是向宿主床中添加因子，以刺激大量同种异体移植物周围的血管生成和骨形成；这些因子包括骨形态形成蛋白、MSC、白蛋白和基因治疗的使用。

重组人骨形态发生蛋白（rhBMP）提供了加速结构性移植骨愈合的潜力，因为它们已成功地与异体松质移植骨结合用于脊柱融合和骨折治疗[113-116]。在一些动物模型中，添加 rhBMP 可改善融合[117-119]。最近的研究表明，在同种异体移植骨 - 宿主连接处植入 rhBMP-2/ 明胶装置后，同种异体皮质支架骨移植到兔股骨的愈合明显加快。在这项研究中，用 rhBMP 治疗的移植骨在新骨形成和移植骨愈合的质量、数量和时间上都有很大的改善。事实上，与对照组（术后 8 周）相比，术后 4 周的支柱愈合效果更好。虽然 BMP 在髋关节手术中的应用仅限于个案研究，但临床结果支持动物研究的结论。Cook 和同事[120]报道在同种异体骨移植失败的病例中，重新采用同种异体股骨头、同种异体股骨近端骨块和颗粒骨用于修复股骨近端骨缺损，并在移骨端应用 BMP。在每个病例中，作者都得出结论——在缺乏 BMP 的情况下，新骨形成更早，移植骨融合比预期的更快。然而，临床试验仍然缺乏。

实验证明，MSC 通过激活成骨和血管生成参与骨移植的愈合[121-123]。在骨膜中发现的多能 MSC 可分化为骨和软骨，但其分子机制尚不清楚。

基因工程的人 MSC 已被用作 BMP 的载体，并在体外证明了其促进增殖和成骨分化的有效性。它们也证明了异位移植和形成骨和软骨的能力以及当移植到老鼠体内时这些部位会产生骨缺损[124,125]。

蛋白涂层冻干同种异体移植骨正处于人类试验的早期阶段，动物模型证明了其可以改善干细胞附着和移植骨与宿主的愈合和融合[126]。白蛋白是干细胞培养基的组成部分，并提供了干细胞附着的生物受体。这可以弥补同种异体移植骨准备过程中骨诱导蛋白的丢失。在 10 例髋关节和膝关节翻修置换术中，Klara 和同事[126]注意到在使用白蛋白涂层移植骨时不存在操作和植入的困难，并且 1 年后的单光子发射计算机断层成像（SPECT）-CT 显示结构性移植骨发生了主动重塑。这一领域仍需要长期评估。

研究还观察了使用冻干重组腺相关病毒（rAAV）携带血管生成、成骨和重塑信号，通过介导体内基因转移来刺激移植骨融合。将冷冻病毒添加到同种异体移植骨的皮层表面可导致小鼠明显的血运重建和新骨形成[127,128]。

在同种异体骨中加入二膦酸盐是另一个有待拓展的研究领域。传统上，二膦酸盐被用于治疗引起破骨细胞活性增加的骨疾病。与成骨细胞依赖足够的血管来构建骨不同，破骨细胞可以在相对无血管的环境中发挥作用，并能够在骨移植愈合的早期阶段在移植骨 - 宿主界面吸收骨[129]。在此期间使用二膦酸盐抑制破骨细胞活性可能有助于减少早期移植骨吸收。可惜的是，循环系统内的二膦酸盐输送依赖于足够的血管分布来在靶部位发挥作用。目前的研究是通过二膦酸盐处理过的移植骨体内植入来达到局部递送二膦酸盐的目的。多种动物模型表明，这种方法可以保护移植物不被吸收[130]。然而，二膦酸盐的适当剂量和选择仍有待确定，而且尚未进行人体试验。

虽然这里讨论的治疗方法还没有扩展到临床，但良好的证据表明，随着我们对骨诱导和成骨机制的理解的扩大，这些新兴的辅助治疗可能增强同种异体移植骨的骨融合、骨形成和骨重塑。

致谢

作者要感谢 Paul Tee Hui Lee 和 Sandor Gyomorey 对本章上一版本所做的工作。

（参考文献参见书末二维码）

第二部分

解剖学和手术方法

第 11 章

正常髋关节胚胎学和发育

ELIZABETH WEBER, ANDREW W. RITTING

（冯卫 译　刘建国 审校）

关 键 点

- 下肢的发育始于胎儿期，在子宫内完整进行。
- 髋关节的胚胎原基是一块无定型的软骨，直到妊娠第 7 周通过自溶作用在中间区形成了“关节间隙”，两侧的髋关节才分开。
- 当发育中的股骨头和髋臼之间的紧密联系被破坏时，就会发生髋关节发育不良；如果不给予治疗，就会导致髋关节匹配度下降和早期骨关节炎。
- Legg-Calvé-Perthes 病是由未成熟的股骨骨骺血供障碍引起的。依据患儿发病年龄和外侧骨骺受累程度，严重的残留畸形可能导致早期骨关节炎。当剪切力过大时会导致股骨头骨骺滑脱，相关畸形可能造成步态和关节力学的明显改变，并导致早期骨关节炎。

引言

正常的髋关节发育是精心安排的一系列产前活动的结果，包括形成髋臼、股骨头、关节内结构和髋关节的血液供应。出生后，髋关节仍未发育成熟，股骨头和髋臼的密切关系对于产后髋关节的适当发育至关重要。本章将阐述正常髋关节胚胎学和一些产后病理学，这些将影响到成年成人髋关节的最终形态和关节运动。

宫内发育分为 3 个阶段：囊胚期、胚胎期和胎儿期。囊胚期是指受精到孕后第 2 周。囊胚期后的 2～8 周是主要的组织分化时期，在这个胚胎期，骨骼肌肉系统按照以下方式分化：双侧上下肢芽出现，伴随着骨性四肢的软骨原基的出现；关节、纵向生长板和骨骼营养血管形成；最终复杂的关节运动系统完全分化形成。在这一时期，血管损伤、局部病理改变和致畸因素都有可能干扰双下肢的健康发育。从妊娠第 8 周到出生前的胎儿期包括血供的完善、长骨骨干的骨化和关节内结构的形成。妊娠第 35 周，髋关节完全成熟，但是调控人类髋关节发育的复杂的基因编码和信号通路大部分仍不清楚。

产前胚胎期发育阶段

发育的第 3 周末，3 个原胚层即外胚层、内胚层和中胚层开始形成，并在胚胎发育中分化成为各种组织。脊索和神经管形成后，中胚层组织形成近轴中胚层，随后分化为 38 对体节。这些都是未来中轴骨和相关肌肉的原基 [1]，中胚层也能分化成四肢骨的大部分结构，软骨、结缔组织、横纹肌、骨骼和血管都起源于中胚层。第 26 天出现的上肢肢芽，表现为胚胎外侧壁成对出现的膨出物。第 28 天，在腰椎和第一骶骨水平出现了更末端的尾椎，下肢胚芽也开始膨出 [2]。此时，未来股骨发育的细胞模板已经出现。成软骨细胞聚集浓缩，并通过软骨化形成股骨原基 [3]。与此同时，髋臼也正经历相似的过程发育 [3]。

肢体的发育和完善在胚胎期持续进行，上肢发育要早于下肢发育。在第 37～40 天，足板形成，到第 46 天，影像学可见足板，四肢继续向腹侧延伸。第 55 天，足蹼消失，足趾分开 [1]。在下肢肢芽内，细胞分裂并分化成为特定组织。成软骨细胞聚集骨化开始发育成髋关节。在第 6 周内，最早被识别的结构是股骨骨干的软骨模型。前软骨出现在未来股骨头的位置，此时还不能与髋臼区分开来。被称为胚芽细胞的未分化间充质干细胞（MSC）出现在股骨转子突出的部位 [4]，胚芽细胞将形成突起，前软骨将形成长骨关节面覆盖物结构，软骨将形成骨结构的原基 [2]。

在第 7 周，能区分髋关节两端的中间带形成。近端呈浅凹状的髋臼在发育过程中必须从 65° 加深到 180° [2]，远端的股骨头和表面的关节软骨开始形成，中间部分通过细胞程序化死亡产生的自溶作用将两端结构分开并形成真正的关节间隙 [5]，这是第一次理论意义上的髋关节“脱位”。除了下方因为髋臼横韧带薄弱以外，髋关节在其他方向上都有韧带组织的保护以防止脱位 [2]。此时，中间带的中间层可见滑膜组织和圆韧带，髋臼周围的胚芽细胞开始浓聚形成髋臼唇 [4]。

在胚胎发育末期，次级骨化中心出现在骨盆的髂骨区，股骨没有出现次级骨化中心，但股骨颈已经延伸。

产前胎儿期发育阶段

妊娠 8 周到出生是胎儿期。重要器官和四肢骨骼完全形成，这一阶段主要是骨化、血管化和成熟化过程。股骨从中心向两端骨化，冠状面上髋臼唇形成三角形结构，下肢肢芽开始向内旋转，这样膝关节由外侧转向前方[3]。在第 11 周，股骨的特征是有直径 2 mm 的股骨头和 5°～10° 的前倾角，妊娠 36 周时前倾角会增加到 45°[6]，下肢以膝关节屈曲和髋关节屈曲内收为特征。妊娠第 16 周，髋关节肌肉和关节囊形成，关节囊的远端与股骨软骨膜相连接[2]。髋臼唇、圆韧带和髋臼横韧带形成，成熟的透明软骨覆盖在股骨头和髋臼表面。股骨干完全骨化，坐骨骨化中心形成[4]。肌肉形成并附着，可以主动活动髋关节，左腿跨在右腿上方[3]。随着血供的完善，干骺端和骨骺部分的血供分别供应，支持带血管进入股骨头和股骨颈[2]。妊娠第 20 周，股骨头直径达 7 mm，股骨前倾角为 25°～30°。妊娠第 32 周，股骨干骨化达到大转子水平，坐骨和髂骨骨化完成[4]（表 11.1；图 11.1～ 图 11.7）。

股骨前倾角

股骨前倾角从妊娠第 11 周的 5° 增加到第 36 周的 45°，出生后由于髋关节肌肉的牵拉作用，股骨前倾角开始变小[5]。出生后正常股骨前倾角在 1 岁时约为 30°，在骨骼发育成熟后约为 15°[7]。

表 11.1　产前下肢的发育

受孕后时间	胚胎的发育	髋关节发育
28 天	下肢肢芽出现	
37 天	足板形成	
46 天	指（趾）线可见	
55 天	足蹼消失	
第 6 周	股骨干软骨模型形成	股骨转子出现（胚芽细胞）无关节形状的髋关节（软骨）
第 7 周		中间带出现，髋臼和股骨头分开
第 8 周		髂骨次级骨化中心形成

颈干角

颈干角在早期发育阶段外翻明显，之后颈干角由妊娠第 15 周的 145° 减少到第 36 周的 130°[6]。出生后由于肌肉的牵拉作用，颈干角进一步减少到产后 18 个月时的 127°[8]。

脑瘫患者出生后的股骨前倾角和颈干角保持不变，说明异常的肌肉力量抑制了产后髋关节的正常发育[9]。

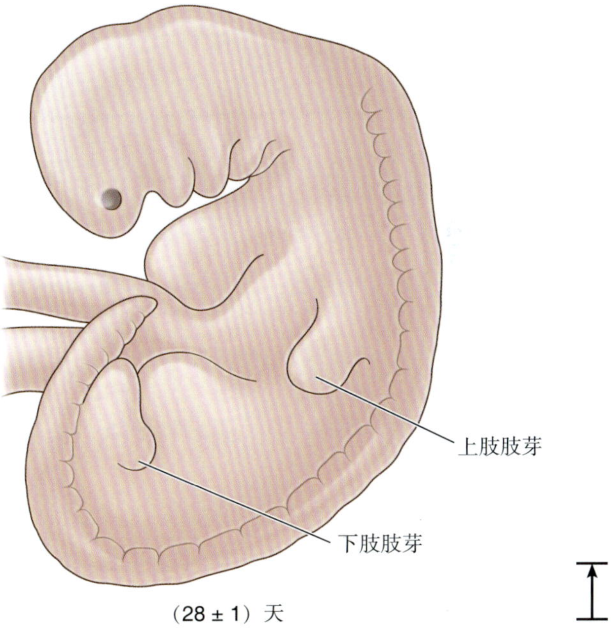

• **图 11.1**　28 天的胚胎：下肢肢芽首次出现（长 4 mm）

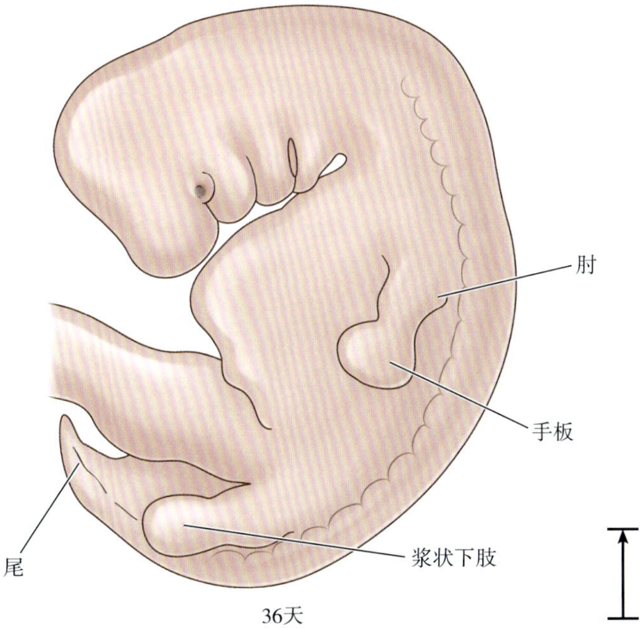

• **图 11.2**　36 天的胚胎：桨状肢体出现（长 9 mm）

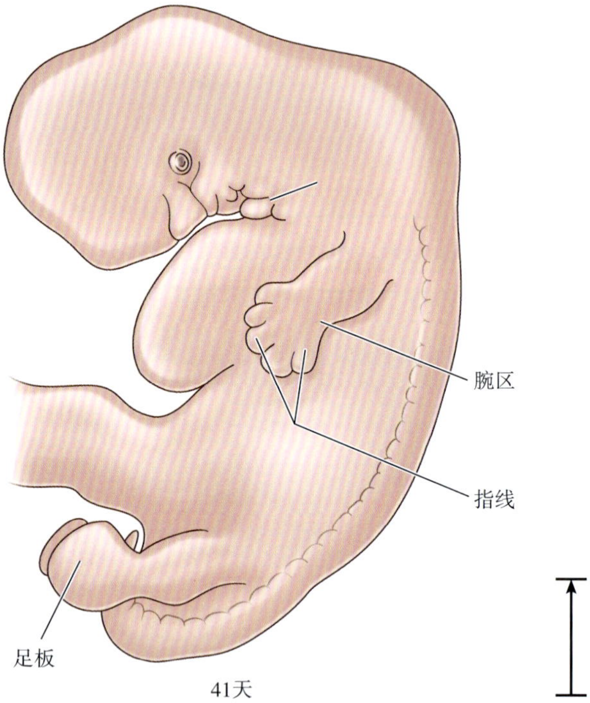

• **图 11.3** 41 天的胚胎：足板出现（长 10 mm）

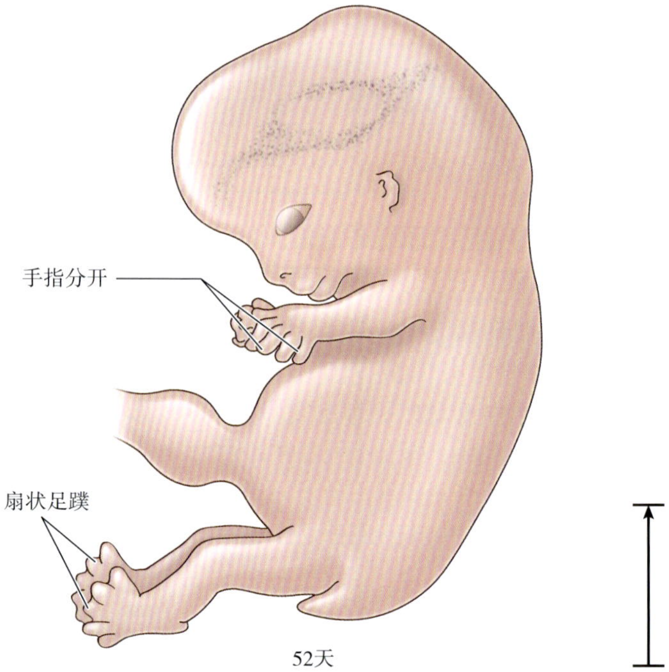

• **图 11.5** 52 天的胚胎：可见扇形足部和足蹼（长 19 mm）

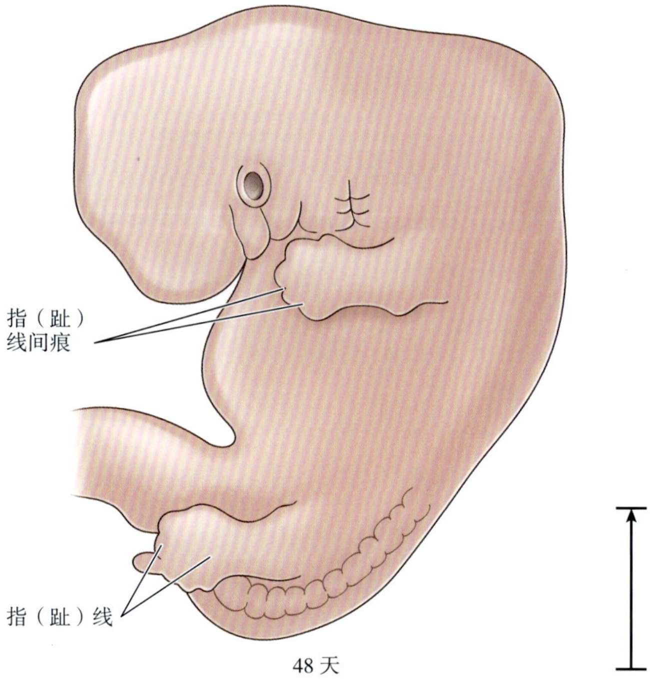

• **图 11.4** 48 天的胚胎：可辨别指（趾）线（长 15 mm）

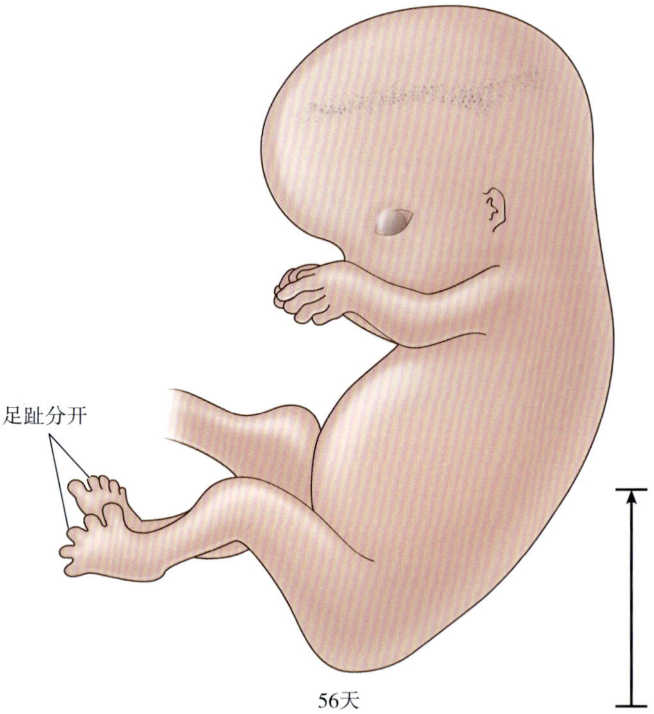

• **图 11.6** 56 天的胚胎：足趾分开（长 27 mm）

产后发育

髋臼

出生时，髋臼发育未成熟，由围绕股骨头的软骨环组成。在深部，软骨环与 Y 型软骨融合。最终，随着不断生长发育，Y 型软骨翼状体最终结合形成非关节面的髋臼内侧壁。Y 型软骨在关节间发育，同时股骨头周围的软骨环逐渐增大，发展成为承重的髋臼，并与股骨头的发育保持同步。Y 型软骨由三个主要的骨化中心发育而来，髋臼骨由耻骨发育而成，它

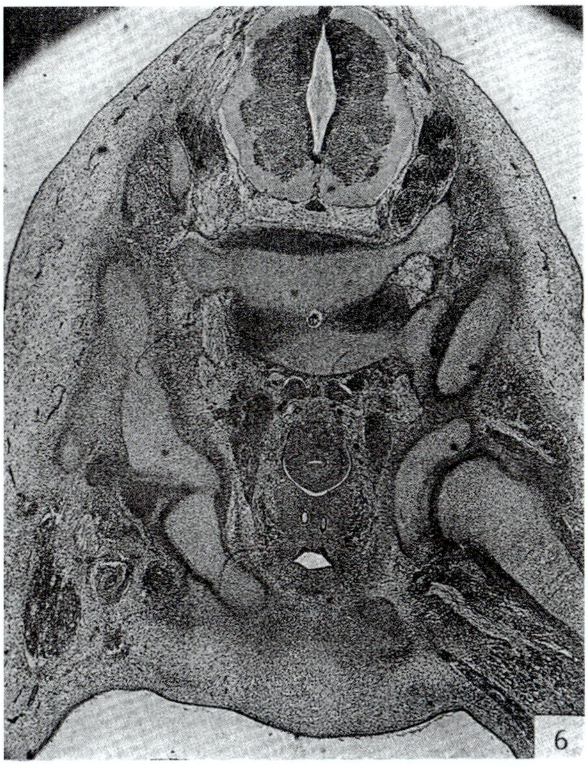

• **图 11.7** 胚胎发育末期的人类髋关节，股骨头与髋臼完全分开，这是第一次髋关节可能脱位（引自 Strayer LM. The embryology of the human hip joint. Yale J Biol Med 1943；16：13-26.）

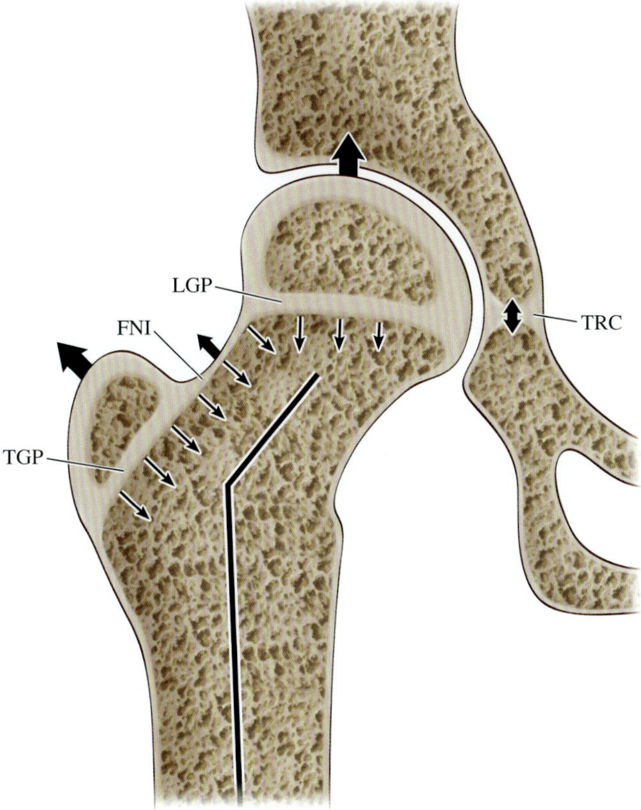

• **图 11.8** 髋关节生长骨板。股骨侧，大转子生长骨板（TGP）牵张生长，股骨颈纵向生长骨板（LGP）并列生长，股骨颈峡部（FNI）连接两端并使股骨颈增宽。在髋臼侧，Y 型软骨（TRC）通过间质生长使髋臼生长

是最大的骨化中心，最终形成成熟髋臼的前壁。髋臼的顶部由髂骨发育而成，后壁由坐骨组成。成人髋臼的形态和深度主要依赖与成熟股骨头之间的动态相互作用。随着 8 岁或 9 岁时骨化中心的出现，主要的髋臼形态和深度已经确定。这个年龄段是分水岭，之后髋臼将很少重塑，因此，它决定了很多儿童髋关节疾病的预后。髋臼的骨化中心在 17～18 岁之间融合 [10]。

股骨

出生时，股骨的骨化已经向近端发展到大转子和股骨颈水平。三个不同的生长板决定了股骨近端的发育：股骨颈纵向生长板（longitudinal growth plate，LGP）、大转子生长板（trochanteric growth plate，TGP）、股骨颈外侧的连接生长板，即股骨颈峡部（femoral neck isthmus，FNI）（图 11.8）。LGP 和 TGP 具有不同的生长向量，使股骨近端沿股骨干轴纵向生长。任何一块生长板发育异常都会导致髋关节畸形。来自髋臼的接触压力作用于 LGP，该压力促使髋臼内的球形同步发育。成熟的股骨头和髋臼形态是相互联系的，主要依赖于圆形股骨头在圆形髋臼内的动态的持续的相互联系。这种关系的破坏会导致成人髋关节的不完美和失败。例如，如果髋关节发育不良没有被发现和治疗，髋臼内来自股骨头压力不一致，会导致髋臼变浅和变陡。

血液供应

股骨

最早的股骨血供证据出现在妊娠第 8 周，在骨干中 1/3 处的股骨软骨模型中有毛细血管的长入，即最初的骨化中心区域。这种毛细血管最终变成了成熟骨的营养动脉。第 14 周时，围绕股骨颈生长的血管形成原始的支持带血管，这些血管侵入软骨雏形。从妊娠第 14 周到骨骼成熟，股骨这种原始的血管模型没有明显的改变 [11]。出生后股骨近端的血供有 3 种不同的来源：囊外血管环、颈升血管和囊内血管。

囊外血管环直接来自股动脉，沿股骨颈绕行形成旋股内动脉和旋股外动脉。这些血管在梨状窝外侧

汇合，为股骨近端和大转子提供了大部分的血液供应 [11]。梨状窝处的血管吻合特别脆弱，在股骨钻孔或股骨颈骨折时容易受到损伤。在发育过程中，旋股内动脉对股骨近端的血供逐渐增大，而旋股外动脉的血供明显减少。10 岁时，股骨前内侧的血管数量减少 50%，这对于股骨颈截骨术中的血管保留具有重要意义。

颈升支血管来自囊外血管环穿过关节囊进入髋关节，并沿股骨颈滑膜下走形，这些分支进入骨并向远端延伸至干骺端，与骨干血管升支吻合，或移向外侧或移向内侧，分别给大转子或股骨颈供血。

囊内滑膜血管环上升至软骨膜环表面并供应骨骺，骺板是初级骨化中心和次级骨化中心血液供应的屏障，直到骨骼成熟时两处的血供相融合在一起 [12]。骨骺血管构成了有序的血供模式，每个穿通支血管供应各自的区域。在这套供血系统成熟之前，任何供血区域发生阻塞都可能会引起股骨头坏死。

髋臼

髋臼侧血液供应在出生前就已经完全形成了，髋臼侧发生特发性或医源性缺血性坏死的概率很低，髋臼的血供来源于骨盆内的髂内动脉，有 3 个不同的分支动脉呈树枝状环形供应髋臼。髂内动脉的后段在分出髂腰动脉和骶骨外动脉后止于臀上动脉，它主要提供髋臼上方和髋臼承重区的血液供应 [13]。大部分髋臼下方由闭孔动脉的后支供血，髋臼后方有一小部分由臀下动脉供血。如果将右侧髋臼看作是一个钟面，则臀上动脉和臀下动脉在 10 点钟位置经坐骨大切迹出骨盆，然后彼此分开，分别提供髋臼前上方（10～16 点）和后方（8～10 点）区域的血供。闭孔动脉在 6 点钟位置经闭孔出骨盆，提供髋臼下方（4～8 点）的血供 [14]。

发育性髋关节发育不良

发育性髋关节发育不良（developmental dysplasia of the hip，DDH）是一种进展性疾病，主要影响婴幼儿并干扰产后髋关节的早期发育。其病程多变，从未经治疗或治疗后的完全缓解到髋关节脱位，其真实发病率并不清楚 [15]。球形的股骨头和髋臼之间的紧密动态关系对于产后髋关节的正常发育至关重要。DDH 的主要问题是髋臼内的股骨头形状不规则，导致股骨头和髋臼发育异常 [16]。高达 95% 的半脱位或明显脱位可以成功地通过外展支具保守治疗，如 Pavlik 支具 [17]。但是，关节内病变如肥大的髋臼缘软骨或异位骨化中心等可以同时发生 [18-20]。如果髋关节长时间脱位，作用于髂骨和真正髋臼上方的压力可以导致假臼形成，这将显著增加未来骨关节炎的发生风险 [21]。如果脱位持续存在就需要手术治疗，包括闭合复位石膏固定、切开复位伴或不伴股骨短缩截骨、各种髋臼成形术，以及最终的全髋关节置换术（THA）。DDH 的“成功”治疗也存在着远期股骨头缺血性坏死的风险，这主要取决于患者的年龄和病变严重程度，可以出现放射学特征性的改变，这对于成人关节外科医生是一个挑战，并可能出现与 Legg-Calvé-Perthe 病相似的改变 [22]。

婴幼儿 DDH 最初的影像学表现包括骨化核的延迟出现、髋臼指数增加、泪点或“眉弓”形成不良、Shenton 线不连续、出现髋臼切迹和假髋臼 [23]（图 11.9）。DDH 半脱位最早期的影像学表现为髋臼承重区最大接触点处的硬化增加，该区域增加的应力激活了成骨细胞的活性，导致硬化的产生 [24]。发育不良与 X 线片上退行性关节病之间有明确的关联，尤其是在女性患者中 [10,15]。其他一些独特的 DDH 影像学表现随着时间的推移而演变，髋关节发育不良的儿童在骨骼发育成熟时开始进入一段广泛的头臼匹配阶段。中重度骨关节炎在 Severin Ⅰ型中未见发生，在 Severin Ⅱ型中占 22%，Severin Ⅲ型中占 35%，在发育成熟时合并半脱位或脱位的患者中占 76%[25]（表 11.2）。这些股骨近端外翻畸形的髋关节被认为是与选择性外侧生长停滞有关，直到青春期生长迅速时才在影像学上表现出来 [25]。然而，更多的研究显示，持续的

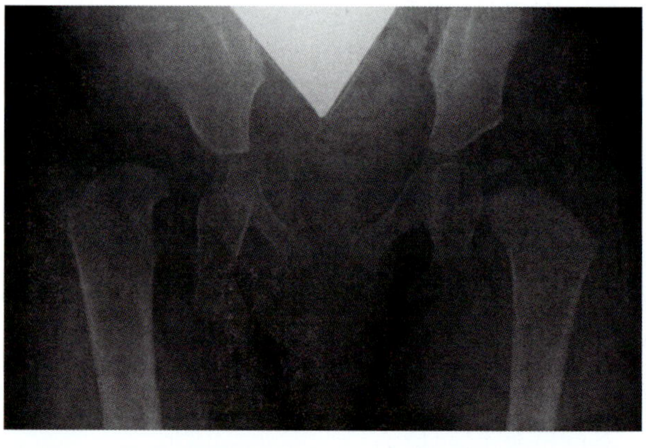

• 图 11.9 一例右侧髋关节发育不良患者的前后位 X 线片。左侧髋臼“眉弓”清晰且边缘硬化，骨化核（股骨骨骺次级骨化中心）和发育中的泪点清晰可见，Shenton 线（股骨颈内侧缘和耻骨上支下缘的连线）完整。右侧髋关节发育不良，缺乏上述特征

表 11.2 髋关节发育不良的 Severin 分级

分级	影像学表现	中心边缘角
Ⅰ	正常	
ⅠA		> 19°（6～13 岁） > 25°（> 14 岁）
ⅠB		15°～19°（6～13 岁）， 20°～25°（> 14 岁）
Ⅱ	中等程度股骨头，股骨颈和髋臼畸形	
ⅡA		> 19°（6～13 岁）， > 25°（> 14 岁）
ⅡB		> 15°～19°（6～13 岁）， 20°～25°（> 14 岁）
Ⅲ	髋关节发育不良不伴有半脱位	< 15°（6～13 岁）， < 20°（> 14 岁）
ⅣA	中等程度半脱位	> 0°
ⅣB	严重半脱位	< 0°
Ⅴ	髋臼股骨头形成假关节	
Ⅵ	复位后再脱位	

股骨前倾会造成影像学上的股骨外翻增加（> 135°），但 DDH 中真实的股骨外翻发生率并不比正常人群高。

临床症状比影像学表现延后。成人退行性关节病的危险因素包括复位时年龄的增加，复位时股骨头脱位高度的增加。1 岁前复位的患者中，有 21% 的概率会在成人后出现骨关节炎，但在 3 岁后复位的患者中，有 36% 的概率在成年后出现骨关节炎。低脱位的患者只有 18% 的概率发展成为中重度成人关节炎，但是高脱位的患者有 48% 的概率 [25]。影像学上半脱位的患者最容易出现早期临床症状，严重的半脱位患者会在 10～20 岁出现临床症状，中度半脱位患者会在 20～30 岁或 30～40 岁出现症状 [15]。完全脱位的患者预后要好于半脱位患者，这主要取决于是否为双侧脱位和假性髋臼的存在。双侧髋关节后上方脱位会导致下腰椎代偿性的过度前凸，长期病变会引起早期腰椎退行性病变。股骨头与髂骨相连处形成假关节，如果假性髋臼发育良好，临床结果良好的概率仅为 24%，而如果假性髋臼仅中等程度发育，临床结果良好的概率可达 52%[21]。在单侧完全脱位的病例中，肢体不等长、膝关节疼痛、畸形和僵硬是主要的临床症状，与假性髋臼的发育问题是一致的 [10]。患有无症状关节炎和 DDH 的青少年中，症状主要是由软骨损伤和髋臼唇撕裂造成的，几乎 78% 的患者在关节镜下可见髋臼前上方同时存在上述两种病变 [26]。

对于保守治疗失败或诊断延误的 DDH 患者，4 岁前通常采用股骨截骨，或 4 岁后行髋臼截骨。若复位失败或这些方法不能重塑髋关节的正常发育和关节运动时，这些青少年或成年患者可能最终需要接受 THA 治疗进展性的骨关节炎。在保守治疗失败的 DDH 患儿中，令人担忧的影像学表现是常见的，但是影像学表现与骨关节炎之间的相关性目前尚不清楚。随着年龄的增长，影像学表现与髋关节功能密切相关 [25]。

当 DDH 患者需要进行关节置换术时，各种解剖畸形给外科医生带来了许多挑战。Crowe Ⅰ～Ⅳ型髋关节中股骨髓腔变小，股骨髓腔内外径和前后径分别减少至 9.3～9.7 mm 和 12.6～13.6 mm，而正常髋关节分别为 11.2 mm 和 14.2 mm（表 11.3）。与正常股骨相比，DDH 患者的股骨近端内侧曲度平直，股骨颈更短 [28,29]。半脱位程度越大，股骨髓腔和前倾角的畸形越严重 [30]。Crowe 分型级别越高，股骨偏心距就越小，这需要调整股骨假体近端的髓外部分，以恢复髋关节适当的外展肌杠杆力臂 [27]。正常髋关节股骨前倾角是 22.9°，DDH 患者中患侧股骨前倾角为 36.4°～43.6° [27]，“健侧”股骨前倾角也相应增加 [31]。股骨颈逐渐短缩，与病变严重程度成正比。X 线片可以看到明显的转子下畸形或既往手术存留的内植物，这需要更加严格的术前计划 [22]。最后，股骨头承重区出现缺血性坏死的可能性增加 [32]，需要早期的关节置换。随着这些解剖结构的变化，作者认为术中有必要使用小号直柄的股骨假体，通常也需要定制型假体或联合股骨截骨 [33,34]。据报道，在多达 27% 的患者中，在股骨假体植入过程中会发生术中骨折 [34]。

DDH 髋臼侧的改变包括髋臼变浅和髋臼外上方的早期退变 [36]，导致髋臼指数增加 [37] 和中心边缘角的

表 11.3 髋关节发育不良 Crowe 分型

分型	描述	脱位程度
Ⅰ型	股骨和髋臼轻微畸形	< 50%
Ⅱ型	髋臼畸形	50%～75%
Ⅲ型	髋臼顶部发育不良伴股骨向上半脱位	75%～100%
Ⅳ型	髋臼发育不完全，股骨头高位脱位	100%

异常[38]。髋臼内侧骨量的明显减少与髋臼深度相互关联，半脱位程度与髋臼内侧骨量的增加呈负相关[39]。因此，在关节置换中髋臼侧通常需要大量的骨移植，骨移植既可用于初次关节置换手术，也有利于以后的髋关节翻修[40]。目的是获得对髋臼杯的完全覆盖，并使髋臼杯位于原来Y型软骨的位置[34]。外科医生应该意识到发育不良的髋臼已经在三维结构上发生了改变。冠状面上，髋臼窝位于外上方呈过度垂直状态；矢状面上，前后位置的变化；水平面上，前倾角也发生了改变（图11.10）[22]。

DDH患者中也存在软组织和力线的异常，包括同侧膝关节力线异常和肢体不等长[40]。髋关节脱位或半脱位侧的肢体较对侧短缩，伴有内收肌、腘绳肌和股四头肌短缩。另外，外展肌处于相对水平位置，在手术中易受到损伤[41]。因此，为了平衡骨盆倾斜，有必要进行肢体延长。肢体延长的安全范围是4～6 cm[42]，延长过多可能导致坐骨神经损伤。术前诊断为DDH的患者，关节置换术后发生运动神经麻痹的比率明显增加[43,44]。难度较大的手术操作包括：①有过髋关节手术经历的患者；②髋关节严重畸形患者；③髋臼顶缺损的患者；④髋关节屈曲畸形患者，这些患者术后更容易发生神经麻痹[45]。软组织手术包括挛缩肌肉的肌腱切断和萎缩外展肌的理疗，这些是关节置换手术成功所必需的[40]。外展肌无力常见于儿童期接受过手术的DDH患者，这是股骨近端畸形导致的杠杆力臂不足和多次手术损伤共同作用的结果。这种缺陷可表现为从髋关节的轻度跛行伴疲劳，到髋关节的严重疼痛和运动障碍，这些症状被称为臀中肌综合征[22]。

DDH患者THA失败的原因多见于股骨柄或髋臼假体的松动，而不是颗粒磨损或感染，颗粒磨损和感染是导致原发性骨关节炎患者THA失败的常见原因[40,44]。当髋臼杯放置在真性髋臼以外的区域，尤其是在真性髋臼下方和内侧时，髋臼假体松动的问题日益突出[46-48]。DDH患者人工关节置换的术后效果要低于原发性骨关节炎的患者，尤其是在Crowe高级别分型中[49]，同时DDH患者中术后假体脱位率也更高。

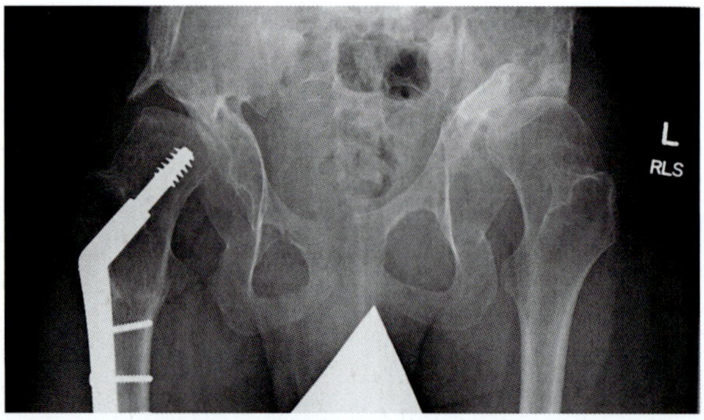

• **图11.10** 17岁男孩双侧髋关节发育不良，4岁时右髋曾行骨盆截骨手术复位。注意严重发育不良的髋臼和畸形的股骨头

Legg-Calvé-Perthes病

Legg-Calvé-Perthes病（股骨头骨骺骨软骨病，又称为Perthes病）的病因目前尚不清楚，很多研究或支持或反对有关髋关节囊内压力增高、血液黏稠度增加、软骨形成缺陷或内分泌失调在其发展中的作用[50-52]。这些理论一致认为血管损伤造成未成熟的股骨近端血供不足，股骨颈外侧升支动脉分为干骺端和骺端分支，主要供血于骨骺，该血管主干在经过未成熟股骨转子切迹处，容易受到挤压损伤。2岁后，沿股骨颈前方和内侧的血供逐渐减少。男性囊内动脉血供不全多于女性[11]。这些对于血管发育的观察说明我们对于Perthes病还知之甚少，它是一种血管阻塞性疾病，最常见于4～8岁男孩。无论病因是什么，本病的自然病史包括进行性的缺血、再吸收、骨塌陷和骨修复的过程[53]。如果早期发现并正确治疗，患者关节功能在60岁前几乎都能维持在正常水平，但是如果不进行治疗，50%的患者会发展成为髋关节骨关节炎，最终在55岁时需要THA治疗[54]。

该病的发展包括初期的骨坏死，通常发生在骨骺前方到软骨下骨，然后是骨吸收阶段（图11.11）[53]，最后阶段是成骨细胞重建和血运重建，这一过程对于愈合是必要的，但是57%～86%的患者会出现髋关节膨大，髋关节直径增加10%[54,56-58]。没有重塑的外侧骨骺塌陷会导致股骨头变扁，最终需要关节置换术治疗。一些理论已经被提出来解释髋关节膨大的原因，包括疾病早期骨骺高度的降低、局部血供的增加、骨骺可塑性增宽，以及为恢复股骨头正常球状结构，股骨颈出现的适应性增宽[57]。髋臼形态学改变与迅速增大的股骨头并不同步，这种现象的主要后果是髋臼唇局部压力增加，继发髋臼唇撕裂和功能丧失[57]。手术指征包括高级别的股骨头高危症状，股骨头大小比例和发病年龄[54]。股骨头高危征是指股骨头受累程度的Catterall分期，Ⅰ期为股骨头前方受累无干骺端反应，Ⅱ期为股骨头前外侧受累50%伴干骺端缺损，Ⅲ期股骨头外侧受累75%，Ⅳ期股骨头完全受累[59]。

更现代的分类系统是基于骨盆前后位X线片中

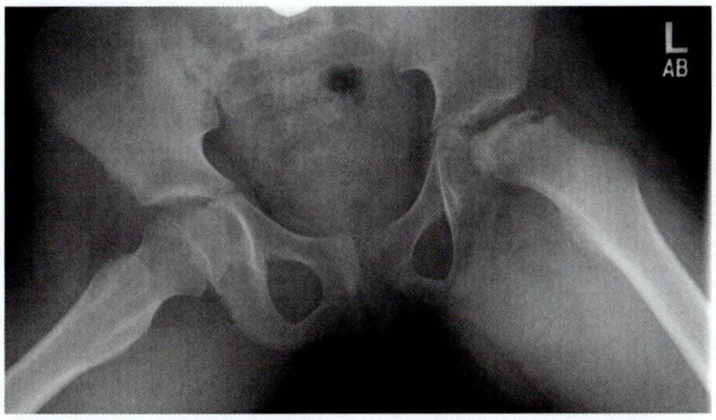

• **图 11.11**　9 岁男孩外侧柱破坏的 Perthes 病正位 X 线片，髋臼基本正常，股骨头外侧骨骺明显塌陷，干骺端囊性变，股骨颈增宽

股骨头外侧柱的完整性进行分类，外侧柱的完整性和发病年龄有助于指导治疗和判断预后。在这个分类系统中，A 型外侧柱完整伴股骨头中心碎裂，B 型 50% 以上的外侧柱完整伴股骨头外侧突出，C 型不到 50% 的外侧柱完整伴高度低于股骨头中央部分 [60]（表 11.4）。非手术治疗适合于 8 岁以下且外侧柱良好的患儿，因为这些儿童无论治疗如何都表现良好。年龄超过 8 岁的 C 型患儿预后较差，手术也不能改善其预后。手术方法包括软组织处理、股骨内翻截骨、髋臼截骨或髋关节牵引，适用于 8 岁左右 B 类或 B/C 间患儿 [60]。有些学者认为 6 岁或以上患儿可以行股骨内翻截骨和髋臼包容性手术 [60]，对于 Perthes 病引起的进展性关节炎，年轻患者可能需要 THA，Perthes 病后遗症约占所有接受 THA 患者的 1.3%。

Perthes 病股骨头的显著变化给关节外科医生带来了挑战。该病的髋关节膨大、扁平髋和股骨头颈交界处的内外翻畸形已经被反复描述，这种情况可能需要 THA 联合截骨手术治疗。关节置换术中当切除股骨头后，大部分畸形就消失了，因此 Perthes 病关节置换的技术要求低于 DDH 或 SCFE。但是，股骨颈外侧面变平，形成手枪柄样畸形 [64]，会导致股骨颈截骨、测量和假体选择方面的困难，类似于 SCFE 关节置换术中的处理。

表 11.4	**Perthes 病外侧柱分类**
分级	**特点**
A	外侧柱保留
B	＞ 50% 外侧柱保留
B/C	⩾ 50% 外侧柱保留，但外侧柱骨化不良或变窄
D	＜ 50% 外侧柱保留

在髋臼最终发育完全之前，如果存在股骨头的严重畸形，随后的髋臼形状可能变形，这给成人髋关节外科医生提出了挑战。在 Stulberg 分型中，髋臼发育不良与股骨头的匹配程度相关。Ⅰ型和Ⅱ型髋臼和股骨头呈球形匹配良好，Ⅲ型和Ⅳ型呈非球形匹配，Ⅴ型呈非球形不匹配 [58]（表 11.5）。42% 的 Perthes 病患者有髋臼后倾 [65]，股骨头畸形与髋臼后倾可能有因果关系 [66,67]。Thillemann 等的研究认为，Perthes 病合并髋臼发育不良导致的髋关节脱位，是术后 0～6 个月翻修的明显主要危险因素。

最后，对于以前接受过截骨手术的患者，关节置换手术的困难还包括原有金属内植物的存留和外展肌功能的异常 [22]。尽管手术技术要求较高，但有截骨史的患者在全髋关节置换术后并没有更高的并发症发生率 [69]。因此，尽管 Perthes 病是以股骨头受累，但髋臼侧的改变也会给关节外科医生带来挑战。

股骨头骨骺滑脱

股骨头骨骺滑脱（slipped capital femoral epiphysis，SCFE）是一种主要影响肥胖青少年的髋关节疾病，发病率有地域性差别，在日本的发病率为 0.2/1000，但在美国东北部发病率高达 10/1000[70,71]。SCFE 在波利尼西亚人、黑人和西班牙人中比较常见，在亚洲和印度 - 地中海地区少见 [72-74]。SCFE 好发于 9～16 岁儿童 [73]，危险因素包括肥胖、内分泌病、肾性骨营养不良和放射治疗史。

在某些情况下，青少年骨骺会受到剪切力或扭转暴力，造成干骺端移位，最常见于干骺端相对于骨骺发生的前侧和外侧移位，正常情况下干骺端是由圆韧带固定于髋臼内部 [75]。本病是由机械力学和化学因素共同作用使骨骺变得脆弱。影响骨骺的主要生物力学因素包括肥胖、股骨后倾和骨骺的相对垂直度 [76-79]，

表 11.5	**Stulberg 分型**
分型	**特点**
Ⅰ	正常髋关节；球形股骨头位于球状髋臼内
Ⅱ	球形股骨头 a．股骨头增大 b．股骨颈短缩 c．髋臼变浅
Ⅲ	非球状股骨头；卵圆形股骨头
Ⅳ	股骨头变扁 + 上述特征（a，b，或 c）
Ⅴ	股骨头变扁

这些因素增加了负重时骨骺所承受的剪切力。特发性 SCFE 相关的化学因素主要是青春期的各种激素反应，睾酮和生长激素可以减弱骺板的适应力，青春期的快速生长导致骺板增宽，但软骨膜环的保护作用却正在下降[75]。

传统的分类系统将滑脱分为急性滑脱、慢性滑脱或慢性滑脱急性发作，这是基于膝关节、大腿或腹股沟区疼痛是否超过 3 周、髋关节内旋受限、髋关节呈屈曲外旋位，以及影像学检查的变化[75]。这种分类系统对病情的预测价值不大，已经被新的分类系统所取代，新的分类系统根据患儿行走是否需要拐杖，将骨骺滑脱分为稳定型或不稳定型[80]。不稳定型 SCFE 不太常见，但有高达 50% 的继发股骨头坏死的风险（图 11.12）[80]。这是由于在最初的干骺端移位时发生了急性血管损伤[81]。这种类型的滑脱类似于股骨近端的 Salter-Harris 骨折，症状表现为腹股沟区的疼痛，拒绝任何的被动活动[75]。

早期滑脱的影像学表现为骺板增宽（图 11.13），髋关节侧位 X 线片要早于前后位片发现轻微滑脱。经过股骨颈前方或上方的 Klein 线会经过股骨头，但在早期滑脱患者中，骨骺可能平齐或低于这条线。随着时间的推移，干骺端前方、上方发生重塑并伴有后方、下方的新骨形成，导致股骨颈内翻和变长（图 11.14）。骨骺滑脱的大小通过测量骨骺在干骺端的移位程度来计算。轻度滑脱，骨骺移位小于干骺端宽度的 1/3；中度滑脱，骨骺移位占干骺端宽度的 1/3～1/2；重度滑脱，骨骺移位超过干骺端宽度的 1/2[82]。这种方法清楚定义了用于测量的干骺端的宽度，但并不适用于已经发生骨重塑过的慢性滑脱的病例。另外，Southwick 骺干角也可以定量评估骨骺滑脱的严重程度。在侧位 X 线片上，测量股骨头骨骺前后连线的垂线与股骨干轴线的角度。这个测量角度与正常侧相比，如果双侧都涉及，则受累角度为 12°（图 11.15）[83]。轻度滑脱是指角度差值小于 30°，30°～50° 为中度滑脱，超过 50° 为严重滑脱[84]。

通常情况下，早期滑脱的症状为髋关节伸展、内

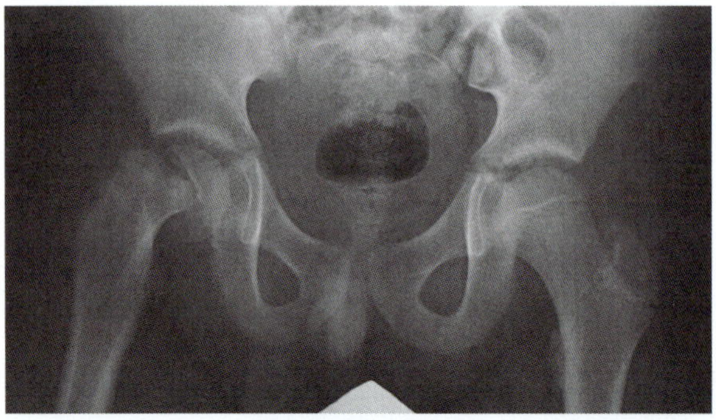

• **图 11.12** 急性不稳定 SCFE 正位 X 线片。这种罕见的表现更像是股骨颈骨折，而不是慢性 SCFE，这种类型的骨骺滑脱血管损伤和股骨头坏死风险非常高

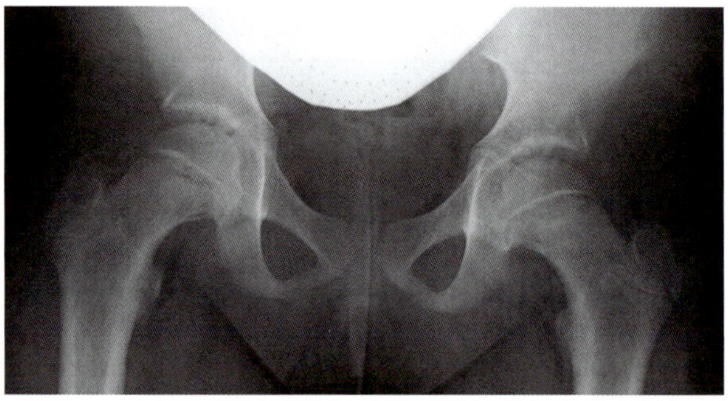

• **图 11.13** 轻微双侧骨骺滑脱正位 X 线片，双侧骺板增宽

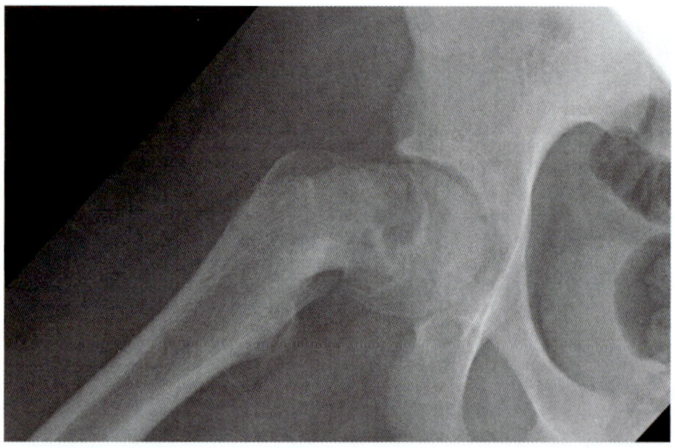

• **图 11.14** 慢性 SCFE，经典的手枪柄样畸形源于骨重塑的结果

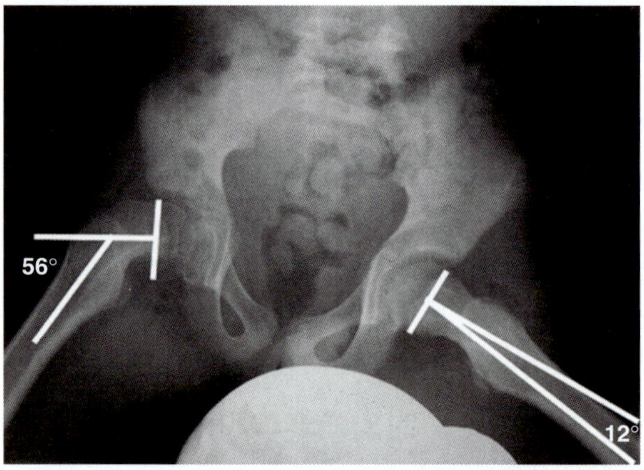

• **图 11.15** Southwick 股骨干骺角。在侧位 X 线片上连接骺板前后缘画一条参考线，测量此线的垂线与骨干轴线的夹角，并减去正常侧测量的角度。如果双侧滑脱，以 12° 作为滑脱测量的依据（引自 Aronsson DD，Loder RT，Breur GJ，Weinstein SL. Slipped capital femoral epiphysis：current concepts. J Am Acad Orthop Surg 2006；14：666-679.）

旋和外旋畸形。随着时间的推移，SCFE 典型的影像学表现为髋臼扁平、股骨颈枪柄样畸形和干骺端区域囊性变 [85]。很多诊断为原发性骨关节炎的患者影像学上可能有股骨头的倾斜，这提示 SCFE 是引起骨关节炎的真正原因 [64]，尽管也有其他学者认为这是原发性骨关节炎中的正常变化 [86]。

未经治疗的 SCFE 患者，退行性骨关节病的进展高度依赖于 SCFE 的分级 [87,88]。在接受治疗的 SCFE 患者中，出现关节不稳与骨关节炎的进展程度密切相关 [89]。自然病史的研究表明，轻度滑脱的患者预后普遍良好 [90]。原位螺钉固定骺干角小于 40° 的骨骺滑脱患者，可以获得良好的髋关节功能结果 [91]。中度或重度滑脱患者的治疗具有很大的挑战性，股骨近端解剖的明显改变导致髋关节生物力学的变化，从而导致髋臼撞击症。这种现象会导致两种截然不同的模式：撞击和包容。最初，股骨颈前方突起与髋臼前侧撞击（图 11.16）；这是通过髋关节的强制外旋来代偿的。随着时间的推移，骨重建发生，骨骺端的突起越来越适应髋臼，屈曲活动度也变大（包容）。在没有关节软骨的保护下，干骺端骨与髋臼接触的后果是髋臼唇撕裂和进展性关节炎 [92]。一些股骨近端的手术，从关节镜或切开股骨颈型术，到转子下、股骨颈基底和楔形截骨，这些术式的设计都是为了在发生明显骨关节炎之前纠正髋关节的力学环境 [81,93]。根据滑脱的严重程度和髋关节力学的变化，SCFE 患者可能在年轻时需要 THA。骨关节炎的风险似乎与 SCFE 残留畸形程度有关 [90]。

外科医生考虑给 SCFE 患者行 THA 时应注意，股骨侧可以出现股骨头颈偏心距的缺失、髋臼和股骨颈的撞击症、股骨颈上方毗邻的关节周围软骨缺失 [94]，以及由于骨赘变化和骨重塑所导致的在头颈交界处形成的骨赘 [64]。为恢复关节的正常活动范围，有必要增加股骨外旋，也有利于股骨头颈偏心距增加和干骺端突起的形成。SCFE 患者中股骨前倾角平均为 7°，股骨颈干角平均为 134.2°[96]。另外，在急性不稳定滑脱时或治疗初期阶段，血管损伤可以继发骨坏死。医源性股骨头缺血性坏死的原因包括对骨骺的复位或过度复位，以及初始固定时在股骨头外上象限区域的螺钉定位错误（图 11.17）。此外，在接受过截骨手术恢复髋关节力学环境的患者中，可能会出现复杂的多平面畸形，这将增加关节置换时股骨假体植入髓腔的难度 [22]（图 11.18）。

髋臼典型的变化是继发于畸形股骨撞击症而引起的关节炎性磨损，股骨颈上端撞击髋臼边缘，导致磨损增加和关节炎改变，以适应外旋功能的增加 [92]。计算机断层扫描显示 SCFE 和非 SCFE 髋臼之间没有差异，髋臼改变与骨骺滑脱程度之间也没有相关性。

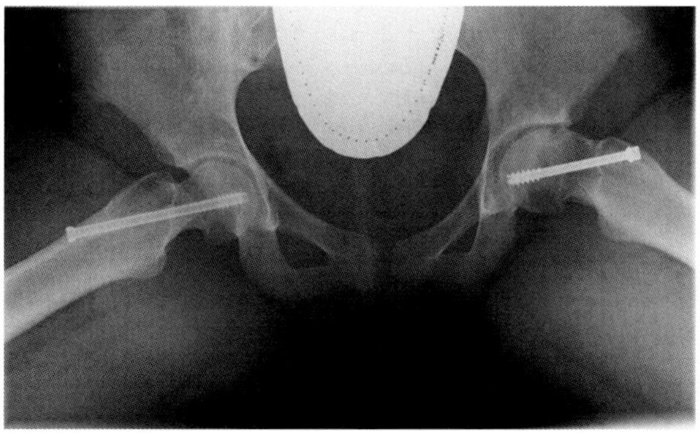

• **图 11.16**　左髋前方可见股骨髋臼撞击症，股骨颈形态发生改变，导致屈髋时髋臼前方发生嵌顿

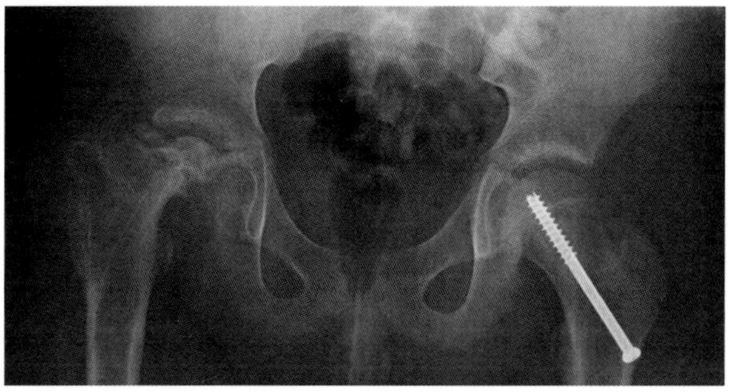

• **图 11.17**　骨骺滑脱术后股骨头缺血性坏死

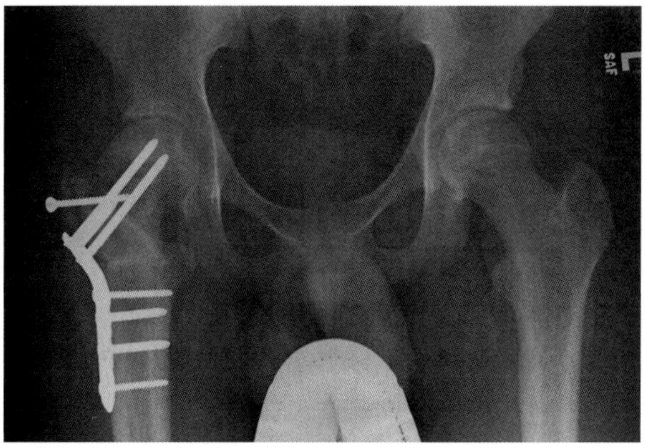

• **图 11.18**　Imhäuser 三平面截骨用于改善髋关节的力学性能，此为屈曲、外翻和内旋位截骨

（参考文献参见书末二维码）

第 12 章

髋关节解剖

MARC R.ANGERAME, DOUGLAS A.DENNIS
（冯卫 译　刘建国 审校）

关键点

- 髋臼唇加深髋臼，是一个纤维软骨边缘，髋臼横韧带在其下方横跨髋臼切迹。髋臼横韧带可以作为全髋关节置换术中髋臼假体定位的标志。
- 臀中肌为一块扇形肌肉，起自双侧髂骨外侧面和扩筋膜张肌的深面，止于大转子外缘，臀中肌是一个强大的外展肌，在髋关节手术暴露时应给予重视。
- 了解股三角的解剖结构对于避免髋关节手术中的神经血管损伤至关重要。股三角的上方为腹股沟韧带，外侧为缝匠肌，内侧为长收肌，底部由髂腰肌、耻骨肌和短收肌组成。在股三角内，股动脉居中，外侧为股神经，内侧为股静脉。
- 旋股内动脉为股骨头的主要供血动脉，旋股内动脉穿过耻骨肌和髂腰肌间隙，走行于闭孔外肌和短收肌之间，然后穿过短收肌和大收肌间隙，最后到达股方肌远端。
- 坐骨神经是人体最大的神经，是骶丛（L4、L5、S1、S2、S3）的一个分支。坐骨神经在坐骨大孔下方出骨盆至梨状肌深面，远端走行于上孖肌、闭孔内肌、下孖肌和股方肌浅面。

引言

髋关节通常被称为“简单的球窝关节”，但髋关节是一个结构复杂的关节，其形式和功能都值得深入理解。了解髋关节解剖对于手术入路和在髋关节重建过程中避免潜在的并发症至关重要，本章将介绍髋关节体表解剖、骨性结构解剖、肌肉系统、血管和神经系统解剖。

体表解剖

体表标志用于临床体格检查时疼痛区域的确定，对于手术切口的定位有重要意义。

前侧：髂前上棘是髂嵴的前方突起，易被触及（图 12.1）。髂前上棘是缝匠肌和阔筋膜张肌的起点，耻骨结节在骨盆前正中线上相连接形成耻骨联合，耻骨联合为耻骨上支的内侧端。髂前上棘和耻骨联合定义了骨盆的冠状面。腹股沟韧带连接髂前上棘和耻骨结节，腹股沟韧带由腹外斜肌腱膜形成，并作为股三角的上边界，腹股沟韧带中点下方可触及股动脉。

外侧：髂嵴起自髂前上棘，弓形向后，止于髂后上棘。大转子有一个很容易触及的外侧突起，是臀中肌、臀小肌、梨状肌、闭孔内肌和孖肌的止点附着力处，大转子远端转子嵴是股外侧肌的起点。

后侧：髂后上棘易被触及，因其特征性的皮肤凹陷而容易定位。髂后上棘是臀大肌和骶髂后韧带的部分起始点（图 12.2），在臀大肌下缘可以触及坐骨结节。

骨与韧带解剖

髋骨由髂骨、坐骨和耻骨组成，三者在髋臼内

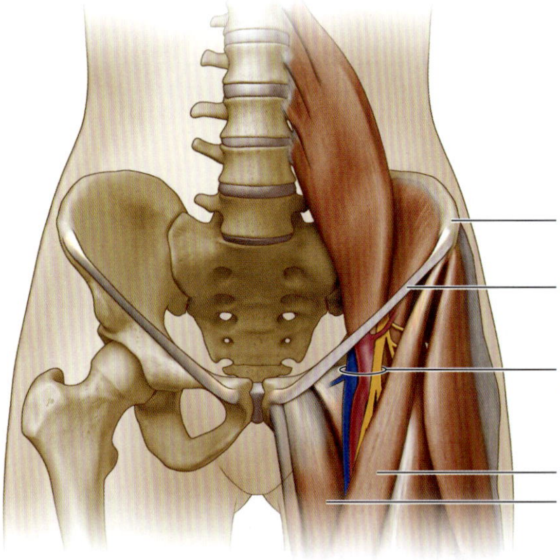

• **图 12.1**　髂前上棘为髂嵴的前突，股三角的顶部为腹股沟韧带，外侧为缝匠肌、内侧为长收肌，底部由髂腰肌、耻骨肌和短收肌组成。在股三角内，股动脉居中，外侧为股神经，内侧为股静脉

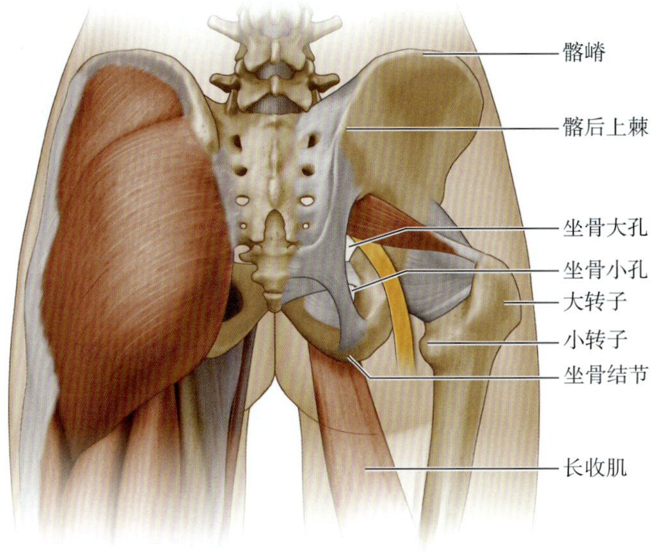

• **图 12.2**　髂后上棘是臀大肌和骶髂后韧带的部分起始点

由三角软骨融合发育形成。坐骨大切迹是髂骨的一个重要的标志，位于髋臼后上方，呈倒 U 形，由髂骨后侧和骶骨外侧缘组成。骶结节韧带和骶棘韧带穿过切迹的下缘，形成坐骨大孔（图 12.3）。坐骨大孔是一个极其重要的解剖结构，有重要的动脉、静脉和神经结构从骨盆进入会阴部和大腿，包括梨状肌、臀下神经、臀上神经、股后皮神经和股方肌神经，以及臀上、臀下动静脉。坐骨小孔由骶结节、骶棘韧带和坐骨结节组成，闭孔内肌、阴部内动静脉、阴部神经和闭孔内肌神经穿过坐骨小孔。坐骨呈 L 形，构成骨盆的下半部分，坐骨支是坐骨的纵向增厚部分，在体重经中轴骨、穿过髋关节到达下肢远端骨中发挥了重要作用。耻骨是由耻骨体和耻骨上下支组成，耻骨支和坐骨支形成一个窗口称为“闭孔”，内有闭孔神经、闭孔动静脉穿过。耻骨体于耻骨联合前中线处相互连接。

髋臼是由透明软骨构成的月状关节区和髋臼窝的非关节区组成的（图 12.4），在髋臼窝的下方，闭孔血管的髋臼后分支通过圆韧带分布至股骨头小凹部。髋臼唇加深髋臼，髋臼唇是一个纤维软骨环，在髋臼下方形成髋臼横韧带并横跨髋臼切迹。理论上，髋臼唇不仅通过加深髋臼深度稳定髋关节，而且还通过对股骨头的吸引作用为髋关节提供额外的稳定性。

髋臼与股骨头以球窝匹配形式相连接，具有较大的活动范围，关节囊从四周包绕髋关节，其内侧与髋臼唇相连。倒 Y 形的髂股韧带和耻股韧带覆盖髋关节前方（图 12.5），髂股韧带和坐股韧带在后方连接

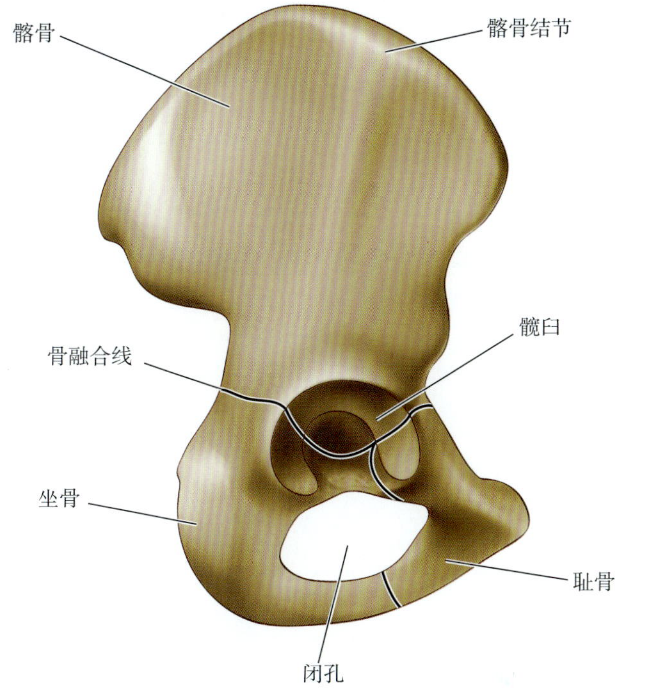

• **图 12.3**　髋骨由髂骨、坐骨和耻骨组成

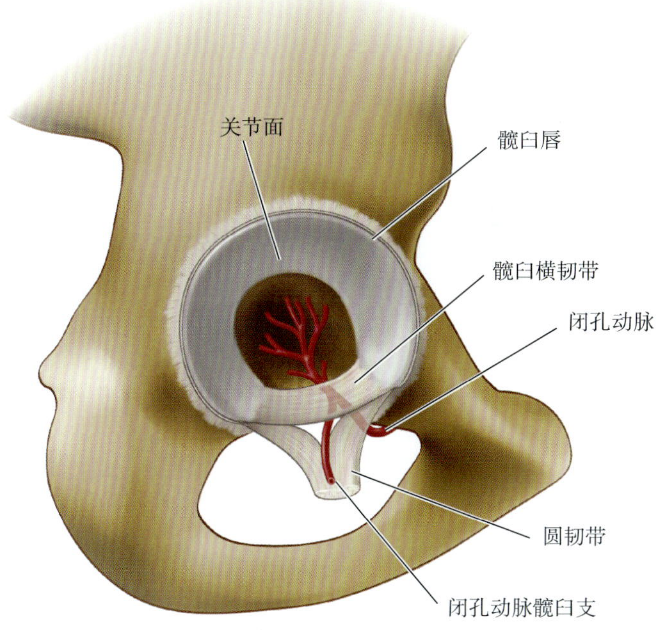

• **图 12.4**　髋臼是由透明软骨构成的月状关节区和髋臼窝的非关节区组成的。在髋臼窝下方，闭孔血管的髋臼后分支伴随圆韧带

骨盆和股骨（图 12.6）。

股骨头锥形向下延伸形成股骨颈，并将髋关节和股骨干相连接（图 12.7）。颈干角平均为 127°，前倾角平均为 14°。大、小转子为股骨近端的突起部位，作为多种肌腱的附着部位，由转子间线连接。股骨干

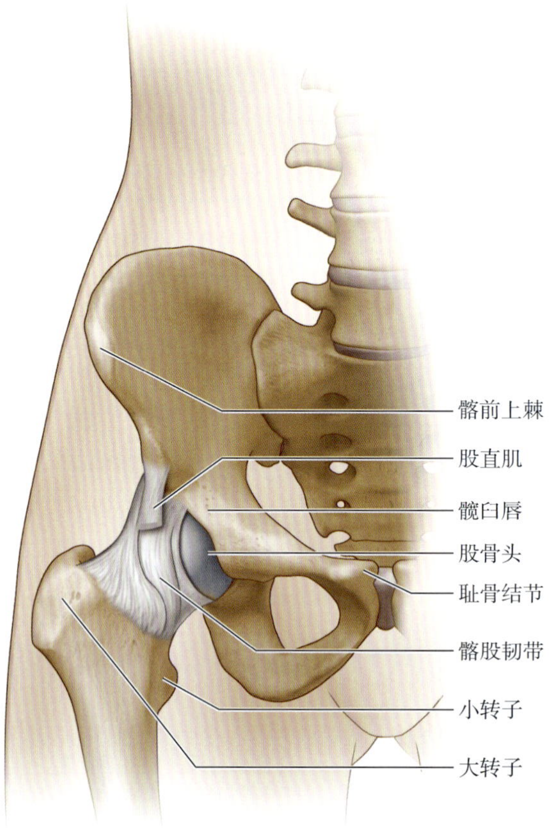

• 图 12.5 倒 Y 形的髂股韧带和耻股韧带覆盖髋关节前方

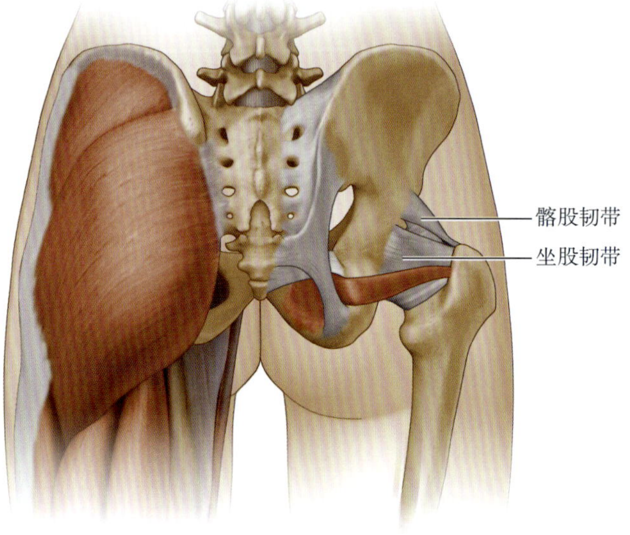

• 图 12.6 髂股韧带和坐股韧带在后方连接骨盆和股骨

向膝关节远处延伸时，有轻微前弓。在股骨干后方有骨嵴形成的股骨粗线，是股骨内、外侧肌间隔和内收肌的附着点。

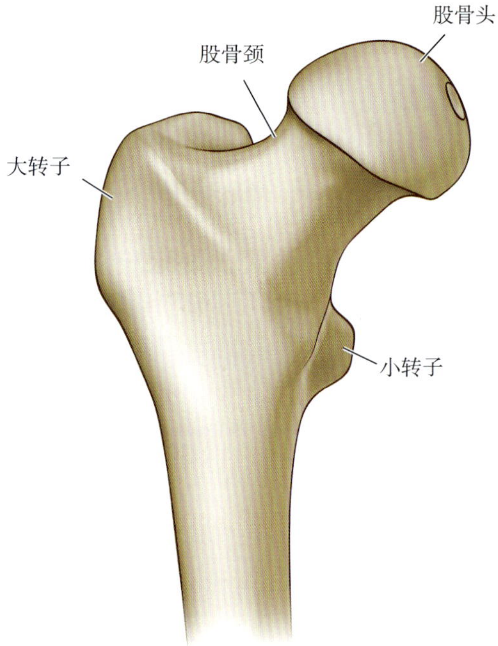

• 图 12.7 股骨头锥形向下延伸至股骨颈，并将髋关节和股骨干相连接，大、小转子为股骨近端突起，为股骨近端大部分肌腱附着点

肌肉组织

髋部肌肉为股骨提供相对于骨盆的外展、内收、屈曲、伸展和内、外旋功能。

臀部肌肉

臀部后方，臀大肌是人体最大的肌肉，起于臀后线、髂嵴、骶骨和尾骨后表面和骶结节韧带（图 12.8 和图 12.9）。臀大肌的大部分肌纤维汇入髂胫束，少部分止于股骨的臀肌粗隆。臀大肌由臀下神经支配，具有外展和外旋髋关节的功能。

臀中肌呈扇形分布，起自髂骨的外表面和阔筋膜张肌的深面，止于股骨大转子外侧缘。臀中肌是髋关节强有力的外展肌，其前方肌纤维也可内旋髋关节，由臀上神经支配。

臀小肌位于臀中肌深层，起自髂骨，止于关节囊和大转子前部。臀小肌受臀上神经的支配。

阔筋膜张肌位于外展肌的外侧，起自髂嵴前方，止于髂胫束，为髂胫束提供牵引力，并受臀上神经支配。

梨状肌起于骨盆，经坐骨大孔出骨盆，止于大转子的梨状窝，用于外旋髋关节。梨状肌的解剖位置很重要，因为坐骨神经经其下方穿出。梨状肌出坐骨大切迹时将臀上、臀下神经血管束分开，支配梨状肌的

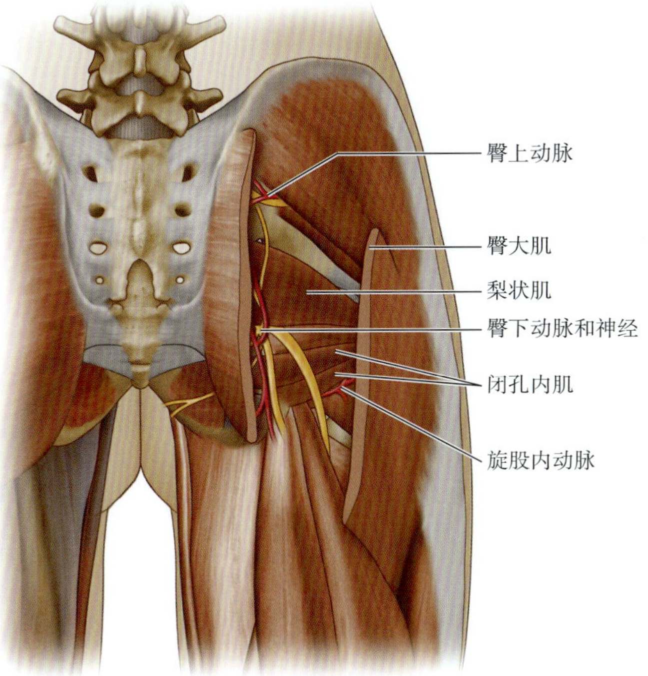

• **图 12.8**　臀大肌起于臀后线、髂嵴、骶骨和尾骨后表面和骶结节韧带

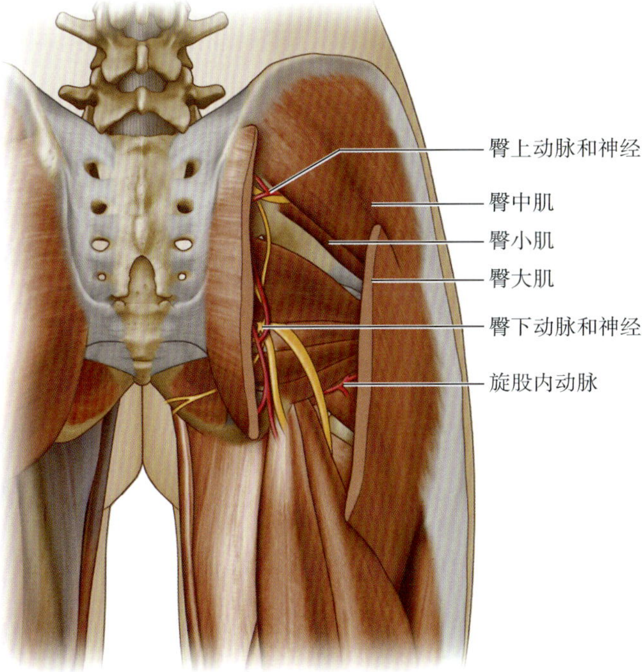

• **图 12.9**　臀中肌起自髂骨的外表面和阔筋膜张肌的深面，臀小肌起自髂骨，止于关节囊和大转子前部。坐骨神经经坐骨大孔下方出骨盆，至梨状肌深面，远端移行至上孖肌、闭孔内肌、下孖肌和股方肌的浅面

神经来自于第 1、2 骶神经腹支。

闭孔内肌也起源于骨盆内闭孔膜上，经坐骨小切迹出骨盆，远端并入梨状肌止于大转子，上、下孖肌协同闭孔内肌共同完成髋关节外旋。闭孔内神经起源于第五腰椎腹侧支和第一、二骶神经，闭孔神经也支配上孖肌。下孖肌由股方肌神经支配，股方肌神经来源于第四、第五腰椎腹侧支和第一骶神经根腹侧支。

股方肌为四边形肌肉，起源于坐骨外侧缘，止于股骨转子嵴。旋股内动脉位于股方肌前方，如果股方肌完全从股骨后方剥离，则有出血风险。股方肌也是外旋髋关节的肌肉，由股方肌神经支配。

前侧间室

缝匠肌是一块呈条带状的肌肉，起源于髂前上棘，斜行穿过大腿前方，止于胫骨近端内侧，并组成鹅足腱的一部分（图 12.10）。缝匠肌由股神经支配，并有数量不等的节段性动脉提供血运，该肌肉具有屈曲、外展和外旋髋关节的功能。

髂腰肌是两块肌肉的融合体，即髂肌和腰大肌。髂肌是一块宽基底的肌肉，起源于髂骨内侧面，呈锥形汇入腰大肌。腰大肌呈梭形，起源于 T12～L5 的横

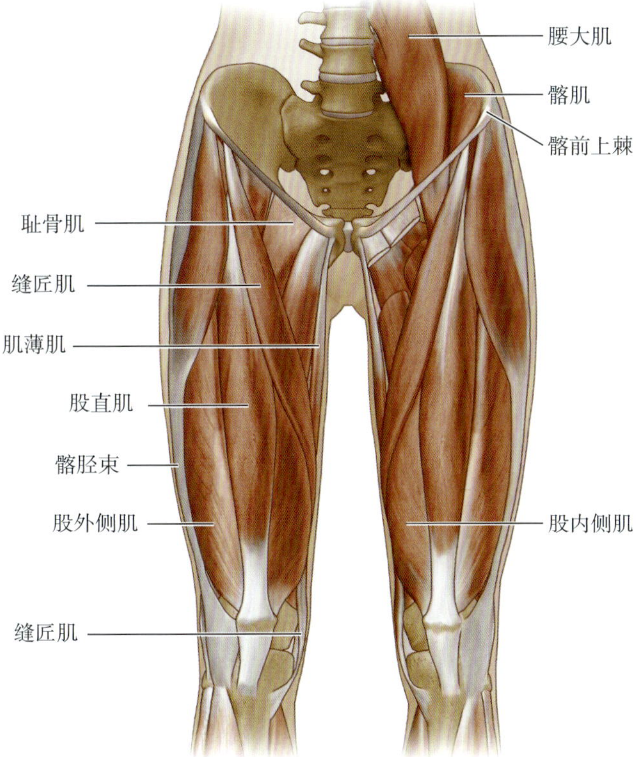

• **图 12.10**　缝匠肌起自髂前上棘，斜行穿过大腿前方，止于胫骨近端内侧。髂肌起于髂骨内侧面汇入腰大肌。腰大肌起自 T12～L5 的横突、椎体和椎间盘。耻骨肌起自耻骨上支，止于股骨近端粗线。股四头肌由股直肌、股外侧肌、股内侧肌和股中间肌组成，股直肌有两个头，一个起自髂前下棘，另一个反折头起自髋臼前缘

突、椎体和椎间盘，髂腰肌联合腱附着于股骨近端的小转子，是髋关节强有力的屈曲和外旋肌。髂腰肌是由腰神经丛的第 1～3 前支支配的。

耻骨肌由股神经和闭孔神经副神经支配，广泛起自耻骨上支，远端附着于股骨近端粗线，收缩耻骨肌可屈曲和内收髋关节。

股四头肌由四块肌肉组成，包括股直肌、股外侧肌、股内侧肌和股中间肌，这四块肌肉均由股神经支配，并通过股四头肌腱止于髌骨。股直肌有两个头，一个起自髂前下棘，另一个反折头起自髋臼前缘。股外侧肌起自大转子基底、股骨粗线和髂胫束，股内侧肌起自髁上线和股骨粗线。股骨干的前外侧为股内侧肌的起点。股四头肌具有强大的伸膝功能，由于股直肌起自髋关节上方，因此也有屈髋功能。

内侧间室

股薄肌是带状肌肉，起自耻骨下支和坐骨，沿大腿内侧走行，止于胫骨近端内侧，为鹅足腱的一部分（图 12.11）。股薄肌由闭孔神经支配，可内收髋关节和屈曲膝关节。

长收肌为三角形肌肉，也受闭孔神经支配，起自耻骨体前方，呈扇形发出止于股骨粗线。长收肌主要内收髋关节，同时具有部分外旋髋关节的功能。短收肌起自耻骨下支，止于股骨粗线，与长收肌相似，短收肌也由闭孔神经支配，内收和外旋髋关节。

大收肌也受闭孔神经支配，大收肌有两个头，一个起自耻骨下支，另一个起自坐骨结节，止于粗线和内收肌结节。内收肌裂孔是股骨血管进入关节囊后方腘窝的通道，大收肌可内收、外旋髋关节，腘绳肌腱伸直髋关节。闭孔外肌起自闭孔外膜，止于大转子内侧，可外旋髋关节。

后侧间室

股二头肌有两个头，长头起自坐骨结节，短头起自股骨粗线和外侧肌间隔（图 12.12）。与其他腘绳肌腱一样，长头由坐骨神经的胫支支配，短头由坐骨神经的腓骨支支配。股二头肌止于腓骨头，用于伸髋、屈膝和外旋。

半腱肌起于坐骨结节，止于胫骨近端内侧构成鹅足的一部分，功能为伸髋、屈膝及内旋下肢。半膜肌也起于坐骨结节，止于胫骨后内侧，与半腱肌相似，半膜肌伸髋、屈曲膝关节和内旋下肢。

大收肌起自坐骨结节，止于内收肌结节，功能为

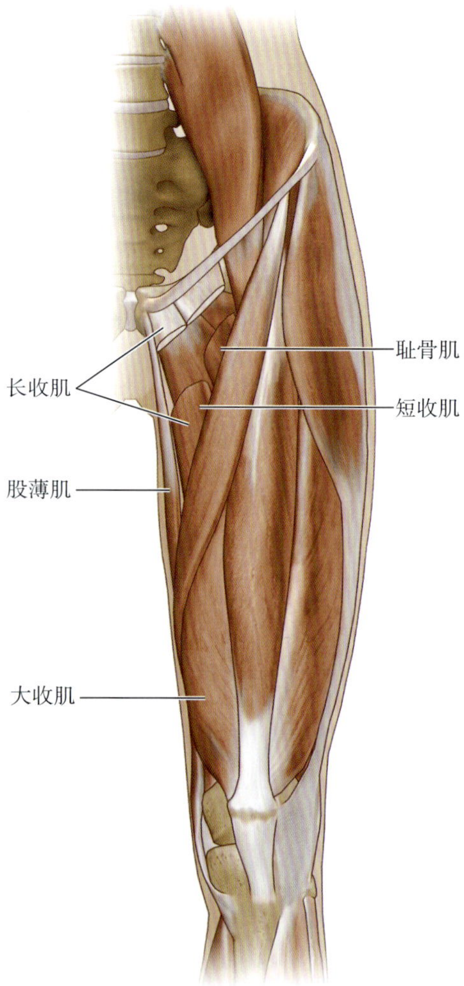

• **图 12.11** 股薄肌起自耻骨下支和坐骨，沿大腿内侧走行，止于胫骨近端内侧。长收肌起自耻骨体前方，呈扇形发出止于股骨粗线。短收肌起自耻骨下支，止于股骨粗线。大收肌有两个头，一个起自耻骨下支，另一个起自坐骨结节，止于粗线和内收肌结节。闭孔外肌起自闭孔外膜，止于大转子内侧

伸髋关节。

血管解剖学

髂总动脉在第 1 骶椎前方分为髂内动脉和髂外动脉（图 12.13）。髂内动脉在后方分出臀上动脉，并通过坐骨大切迹和梨状肌上缘出骨盆，供应臀大肌、臀中肌、臀小肌以及阔筋膜张肌的血液。臀下动脉起自髂内动脉的前部，经梨状肌下方穿出，供应臀大肌和短外旋肌。

闭孔动脉是髂内动脉的前分支，沿骨盆内侧壁走行，在髋臼内侧水平穿出闭孔，分为前支和后支，滋养闭孔内侧肌肉，并发住髋臼支，深入髋臼横韧带并通过圆韧带为股骨头提供血运（图 12.4）。

髂外动脉穿过腹股沟韧带后作为股动脉进入股三

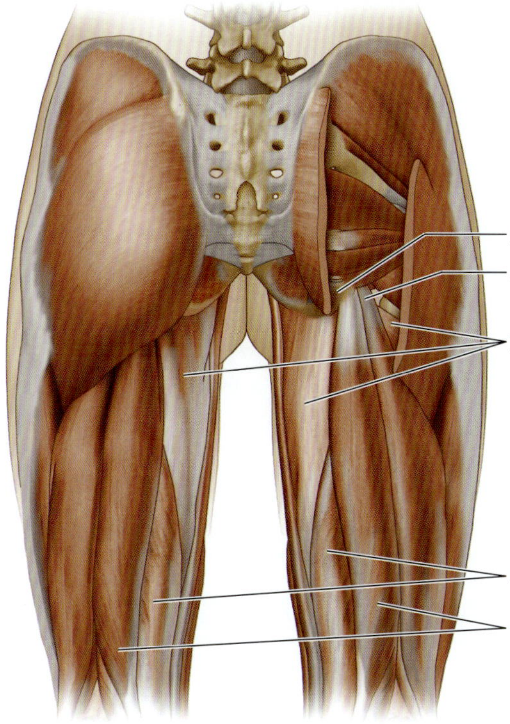

• **图 12.12**　股二头肌有两个头，长头起自坐骨结节，短头起自股骨粗线和外侧肌间隔，止于腓骨小头。半腱肌起于坐骨结节，止于胫骨近端内侧。半膜肌也起于坐骨结节，止于胫骨后内侧。大收肌起自坐骨结节，止于内收肌结节

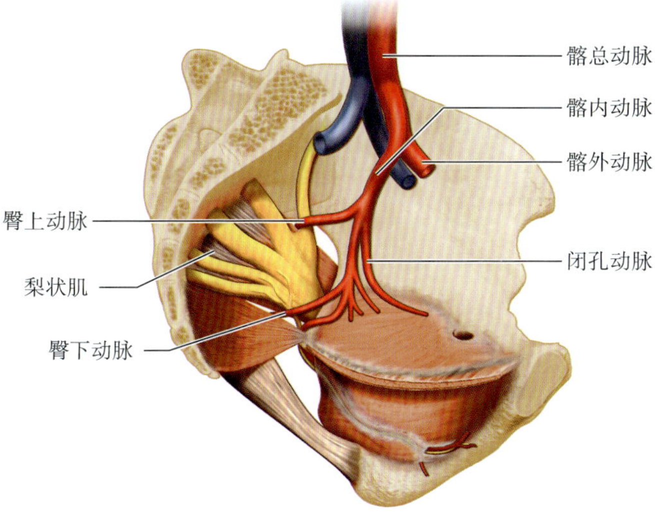

• **图 12.13**　髂总动脉在第 1 骶椎前方分为髂内动脉和髂外动脉，髂内动脉在后方分出臀上动脉，并通过坐骨大切迹和梨状肌上缘出骨盆。臀下动脉起自髂内动脉的前部，经梨状肌下方穿出。闭孔动脉沿骨盆内侧壁走行，在髋臼内侧水平穿出闭孔

角，股三角的上界为腹股沟韧带，外侧界为缝匠肌，内侧界为长收肌，底部为髂腰肌、耻骨肌和短收肌（图 12.1）。在股三角内股动脉居中，内侧为股静脉，外侧为股神经。在股三角内股深动脉自股动脉发出，并分支为旋股内动脉和旋股外动脉，以及供应临近的肌肉的四条穿动脉。

旋股内动脉走行于耻骨肌和髂腰肌之间，然后在闭孔外肌和短收肌间，以及短收肌和大收肌间走行，远端分布于股方肌（图 12.14）。旋股内动脉提供股骨头的主要血供，其横支与旋股外动脉、臀下动脉降支及第一穿动脉升支相吻合。

旋股外动脉分为升支、降支和横支。如前所述，横支有助于血管吻合，升支走行于阔筋膜张肌深面，沿股直肌至大转子区域，在髋关节手术前入路中此处有出血的风险。

神经解剖学

下肢完全由腰丛（T12～L4）和骶丛（L4、L5、S1、S2 和 S3）支配，腰丛由肋下神经（T12）前支和前 4 对腰神经（L1～L4）组成。神经根发于椎间孔外侧，神经分支进入腰大肌，支配下肢的运动和感觉。与骨科医生相关的腰丛分支包括股外侧皮神经（L2 和 L3）、股神经（L2～L4）和闭孔神经（L2～L4）（图 12.15）。

股外侧皮神经（L2 和 L3）在腰大肌中部穿出，经髂肌前方，斜跨髂前上棘，在骨盆区域位于髂前上棘内侧，经外侧肌间隙进入腹股沟韧带下方。股外侧皮神经在髂前上棘以远处跨越缝匠肌，沿缝匠肌外侧缘皮下脂肪深层走行，远端于腹股沟韧带下方约 10 cm

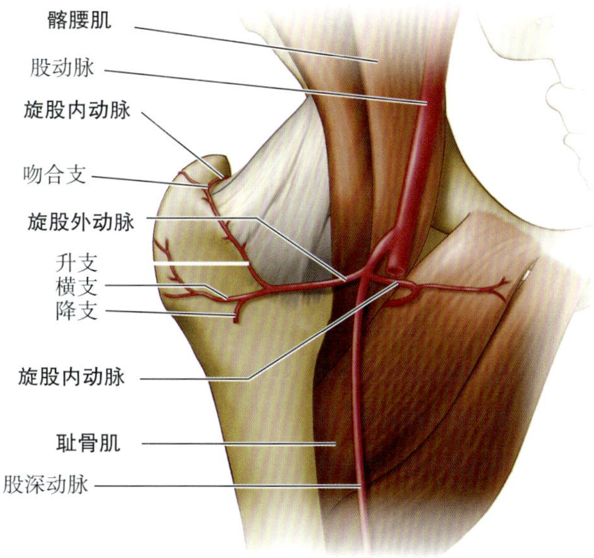

• **图 12.14**　旋股内动脉走行于耻骨肌和髂腰肌之间，然后在闭孔外肌和短收肌间，以及短收肌和大收肌间走行，远端分布于股方肌。旋股外动脉分为升支、横支及降支

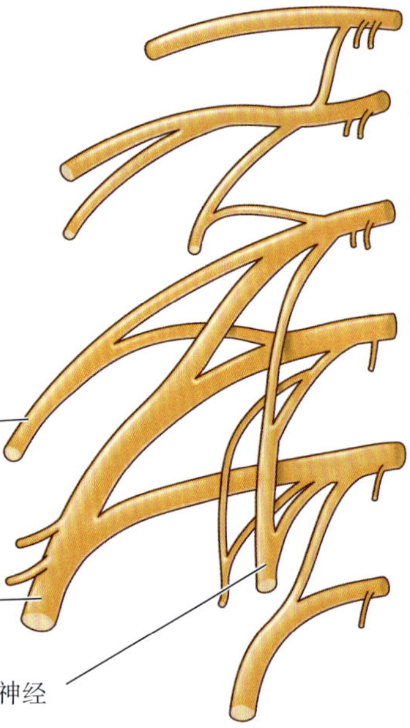

• **图 12.15** 股外侧皮神经源于 L2 和 L3，股神经和闭孔神经都来源于 L2、L3 和 L4

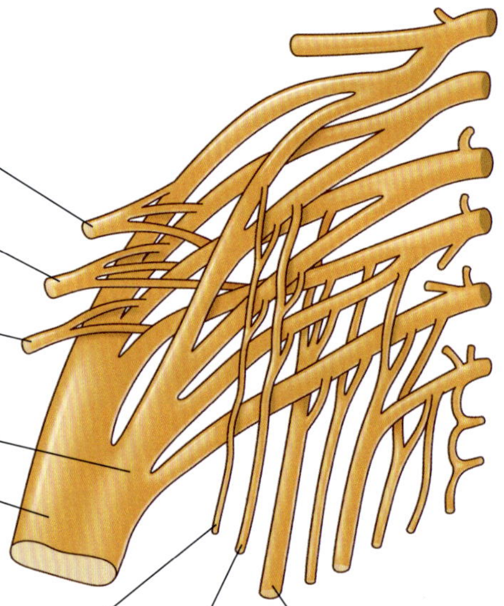

• **图 12.16** 骶丛位于骶骨前外侧，源于 L4～S3 的前支。骶丛前分支发出臀上神经、臀下神经，支配梨状肌神经，参与形成坐骨神经中的腓总神经部分，骶丛后支发出股后皮神经，支配闭孔内肌、上下孖肌和股方肌，以及形成坐骨神经的胫神经部分

处浅行穿出。股外侧皮神经以两种典型的分支形式存在，区别在于支配大腿的前方和后方皮肤感觉。

股神经是腰丛最大的分支，源于 L2、L3 和 L4。股神经走行于腰大肌和髂肌之间，在大腿前方深部至腹股沟韧带。在股三角内，股神经位于股血管的外侧，支配大腿前间室的所有肌肉。

闭孔神经也起源于 L2、L3 和 L4，沿腰大肌的内侧边缘走行，横穿骨盆前缘至骶髂关节，经闭孔出骨盆至大腿。闭孔神经分为前、后两支，前支支配股薄肌、长收肌、短收肌及耻骨肌，并发出一个关节支至髋关节。闭孔神经后支支配闭孔外肌和长收肌的后部。

骶丛位于骶骨前外侧，源于 L4～S3 的前支。骶丛前分支发出臀上神经、臀下神经，支配梨状肌神经，参与形成坐骨神经中的腓总神经。后支发出股后皮神经，支配闭孔内肌、上下孖肌和股方肌，以及形成坐骨神经的胫神经部分（图 12.16）。

股后皮神经来源于骶丛 S1、S2 和 S3，经坐骨大孔从梨状肌下方穿出，分布于臀部和大腿后方的皮肤。

坐骨神经是人体最大的神经，是骶丛（L4、L5 和 S1、S2，S3）的分支。坐骨神经经坐骨大孔下方出骨盆，至梨状肌深面，远端移行至上孖肌、闭孔内肌、下孖肌和股方肌的浅面（图 12.9）。坐骨神经分为腓总神经和胫神经两支。股二头肌的长短头由腓总神经支配。半腱肌、半膜肌和大收肌均由胫神经支配。

臀上神经源于 L4、L5 和 S1，经坐骨大孔上方出骨盆至梨状肌浅面，走行于臀中肌的深层，支配臀中肌、臀小肌和阔筋膜张肌。

臀下神经源于 L5、S1 和 S2，经坐骨大孔下方出骨盆，至梨状肌下缘，支配臀大肌。

致谢

对本章第一版作者 Raymond H. Kim 医生所做的贡献表示敬意！

（参考文献参见书末二维码）

第 13 章

髋臼的显露

S.ANDREW SEMS
（冯卫 译　刘建国 审校）

关键点

- 髂腹股沟入路可以显露髋臼整个前柱，也可以触及部分后柱。
- Stoppa 入路用于暴露骨盆前环，联合髂腹股沟入路的外侧窗可显露髋臼区。
- Kocher-Langenbeck 入路通过骨折间隙或关节囊切开，可直接观察髋臼后表面。
- 髂腹股沟延长入路用于治疗髋臼特定的 T 字或横行骨折，或伴有髋顶压缩或髋臼后壁骨折，也可用于骨折畸形愈合或陈旧骨折的治疗。

髂腹股沟入路

髂腹股沟入路可以直视整个髋臼前柱，也可以触及部分髋臼后柱[1-3]。显露过程中必须仔细识别、小心保护多条神经血管结构。通过改良此入路，也可以显露髋臼四边体的结构[4-9]。此入路涉及部分腹壁切开，需要仔细关闭以防止疝的形成。

适应证

1．髋臼前柱骨折。
2．髋臼双柱骨折。
3．与其他入路联合或单独应用：
   - 髋臼横行骨折。
   - 髋臼前柱骨折伴后柱不完全横行骨折。
   - 髋臼的 T 字骨折。
   - 髋臼前壁骨折。

体位

髂腹股沟入路需要患者仰卧位（图 13.1），手臂外展位放置，有利于外侧窗的显露以及获得术中斜位 X 线片。需要一个带会阴柱和下肢牵引的骨折透视牵引床，术区准备好之前，应放置导尿管，为膀胱减压。

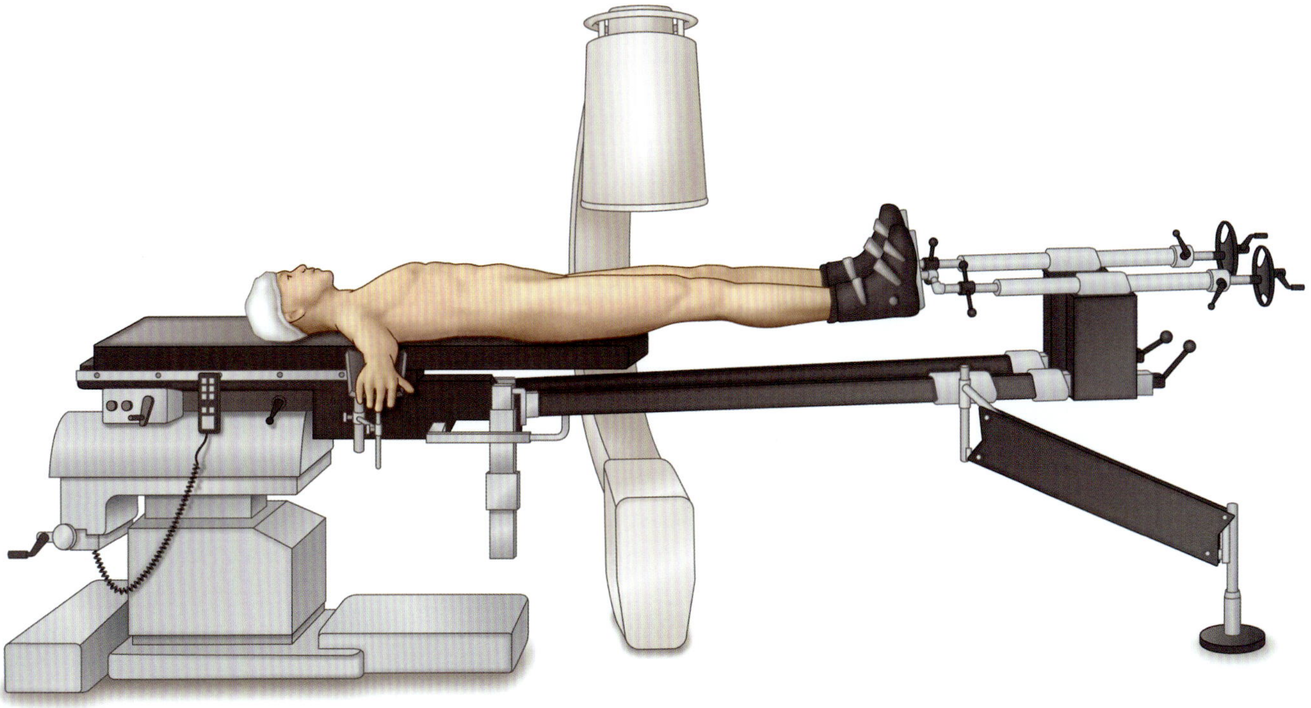

• 图 13.1　患者仰卧于可透视的骨折牵引手术台上，手臂外展，术中透视机置于对侧

解剖标志

由髂前上棘后方可触及髂嵴，另外耻骨联合在腹中线水平也可触及。手术区域准备从髂嵴外上部近端至阴道口或阴茎根部。将脐部与术区小心隔开，应注意陈旧腹股沟疝或手术留下的瘢痕，以及妇科/泌尿外科手术的 Pfannenstiel 切口（耻骨联合上横行半月状切口）留下的瘢痕。若腹部有剖宫产瘢痕，可沿原手术切口。

手术技术

1．依据患者的体型大小，髂嵴的皮肤切口从髂前上棘向后延伸 10～15 cm（图 13.2）。切开皮下组织并仔细止血，辨别髋外展肌群的筋膜和腹肌的筋膜，这些筋膜在髂嵴近端外侧聚集成腱膜，沿髂嵴将腱膜连同纤维切开（图 13.3）。

2．沿髂嵴外上侧区域骨膜下剥离，将腹肌腱膜牵至髂骨的内侧。

3．大号骨膜剥离器将髂肌从髂骨内板的止点处分离，碰到营养血管可能导致该区域的明显出血。应注意识别这些血管，尽可能电凝止血。某些情况下，无法电凝止血时，可用骨蜡控制出血。

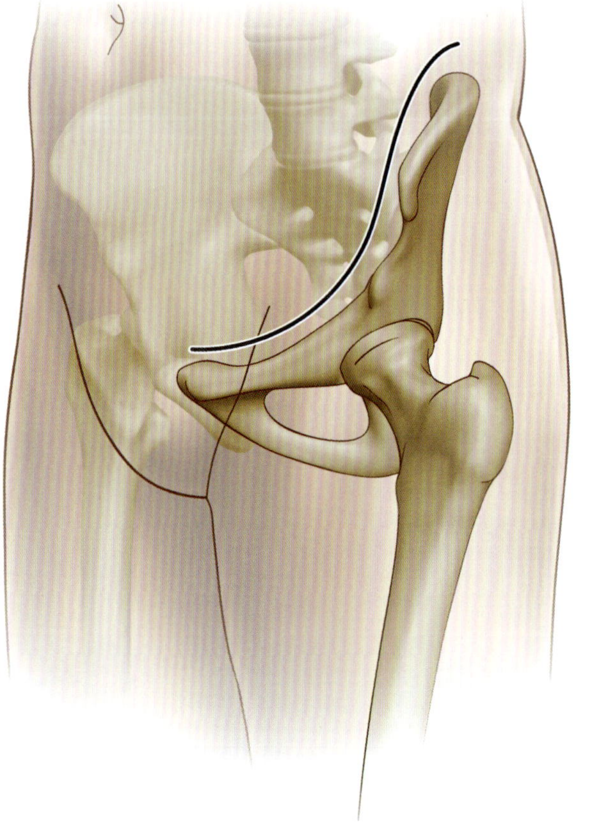

• **图 13.2** 沿髂嵴近侧面切开皮肤，延伸至耻骨联合上方 2 cm，继续延长 3～5 cm 超过腹部中线

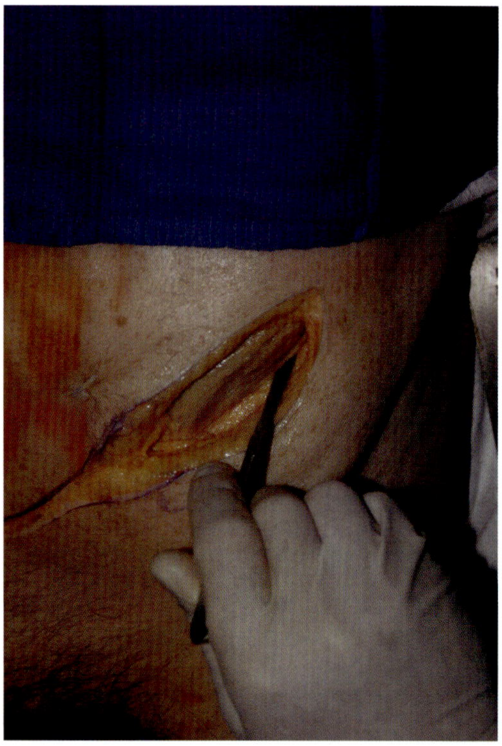

• **图 13.3** 辨别腹肌腱膜和髋外展肌腱膜，并沿髂嵴边缘分离

4．髂窝显露后，放置海绵充填切口，向远端进一步分离。

5．皮肤切口从髂前上棘延伸至耻骨联合近端约 2 cm 处，切口需延伸超过腹部中线 3～5 cm，完整暴露腹直肌。

6．切口达到腹部筋膜的水平后，可见腹外斜肌筋膜向腹股沟外环延伸。腹股沟韧带从髂前上棘延伸到耻骨结节，精索或子宫圆韧带应从腹股沟浅环穿出，Penrose 橡胶管或引流条保护上述结构，以利于手术操作（图 13.4）。腹外斜肌腱沿纤维走行切开，切口延伸至腹股沟韧带近端 3～5 mm，保留两侧肌腱以供随后的修复（图 13.5）。腹外斜肌可以分离至腹股沟浅环的远端，保留这个浅环以减少术后腹股沟疝的可能。

7．识别腹横肌和腹内斜肌的联合腱。分离肌肉之前仔细辨认大腿的股外侧皮神经，股外侧皮神经经髂腰肌表面，并在髂前上棘附近穿出。并非所有患者股外侧皮神经都可完整保留，术前应向患者交代可能出现的股外侧皮神经分布区的感觉障碍。显露股外侧皮神经后，腹横肌和腹内斜肌联合腱可沿肌纤维走行方向切开（图 13.6），切口应在腹股沟韧带止点近端 2～4 mm 处。这样随后的筋膜修复将在两个独

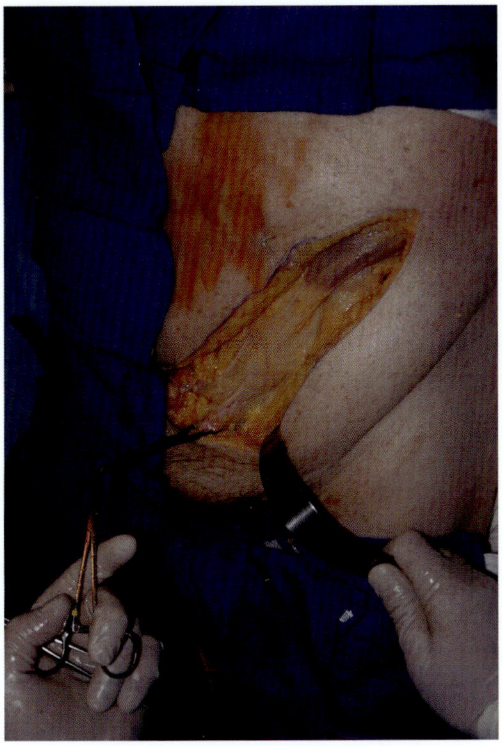

• **图 13.4**　向远端切开皮肤，显露精索并用引流条或 Penrose 橡胶管保护，辨别腹外斜肌和腹股沟韧带

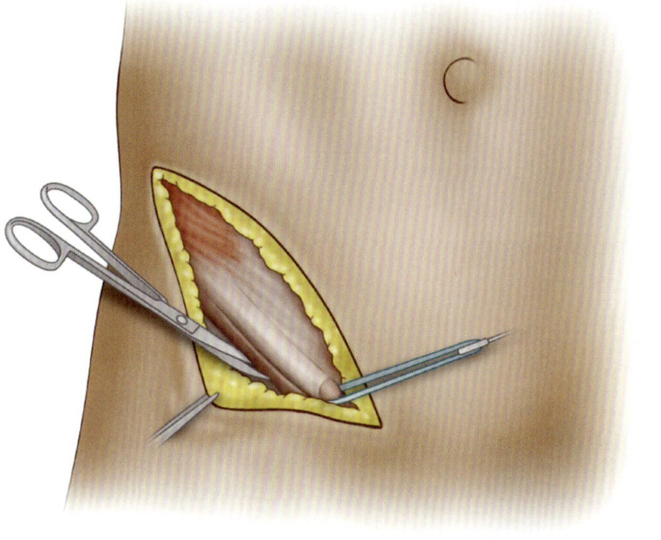

• **图 13.5**　腹外斜肌在腹股沟韧带止点近端切开 4～5 mm，远端至腹股沟外环

立的层面完成，减少了术后疝气发生的机会。后期分层缝补筋膜，以减少术后发生疝气的概率。

8．保护伴有股神经的髂腰肌（图 13.7），确保将股神经和腰大肌作为一个整体。使用大弯钳从腰大肌后方穿过，引导 Penrose 橡胶管或引流条放置，保护包括腰大肌和股神经在内的整个神经肌肉单元。

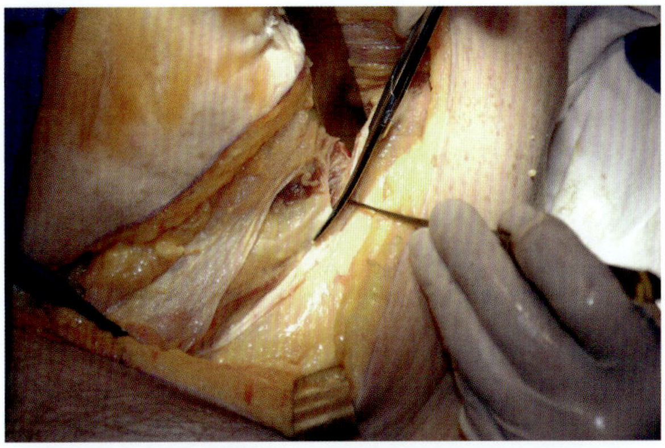

• **图 13.6**　腹横肌和腹内斜肌联合腱在距腹股沟韧带止点 2～3 mm 处切开，两端留下足够腱性结构用于后续修复

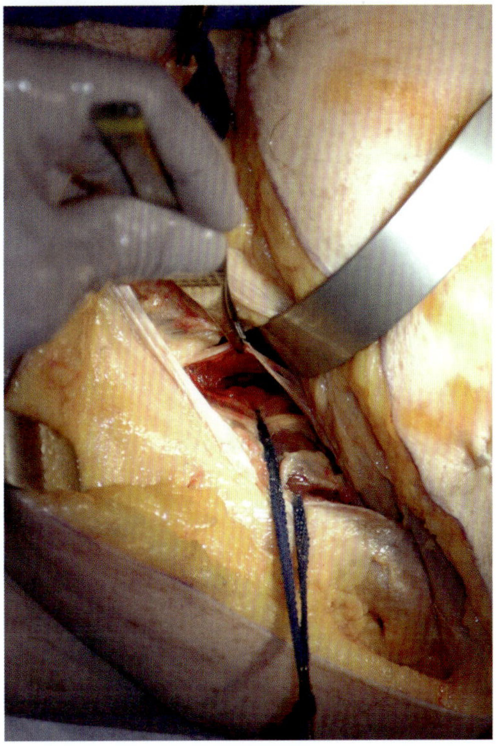

• **图 13.7**　引流条或 Penrose 橡胶管从后方穿过股神经和腰大肌，对上述结构给予牵开保护。髂耻筋膜位于腰大肌和股神经内侧，髂耻筋膜正在被镊子夹持

9．沿髂耻筋膜仔细分离并移动髂外血管，通过触诊动脉搏动来识别这些血管，仔细分离将血管牵向内侧。为持续保护髂外血管，髂耻筋膜可分离至骨盆边缘（图 13.8）。

10．腹直肌筋膜止于耻骨结节（图 13.9），可横行切开腹直肌筋膜，进入 Retzius（耻骨后间隙）区域。横行切断腹直肌，以便筋膜切口与髂外斜肌、腹横肌和腹内斜肌联合腱的切口保持连续性。

11．松解髂内筋膜和腹直肌后，保护髂外血管，大弯钳穿过血管后方引导 Penrose 引流管或引流条维

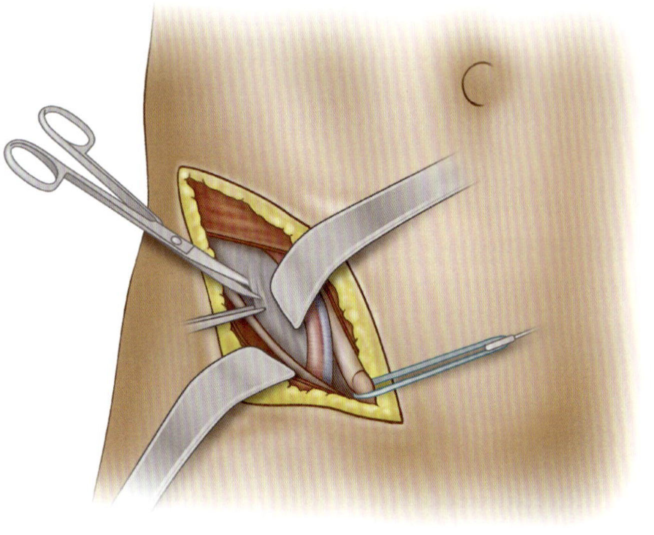

• **图 13.8**　沿髂耻筋膜内侧分离并显露髂外血管，当髂耻筋膜分离至骨盆边缘时，使用 Deaver 拉钩牵开血管

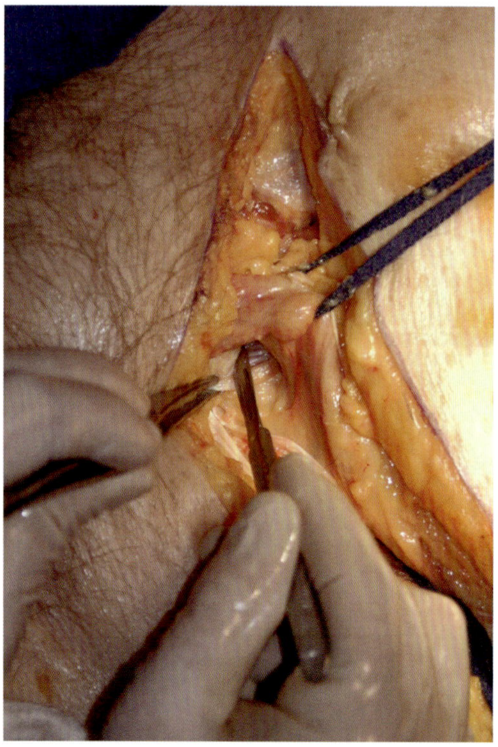

• **图 13.9**　精索下方分离并横断腹直肌腱

持对血管的牵拉保护（图 13.10）。至此，髂腹股沟入路的三个窗口均已被显露，可进行所需要的手术操作。

12．内固定完成后，逐层关闭切口，0 号不可吸收缝线缝合腹直肌筋膜。

13．多条不可吸收的缝线缝合腹横肌和腹内斜肌联合腱，缝线间距小于 1 cm。此外，可吸收缝线用于进一步修补加强腹股沟区。

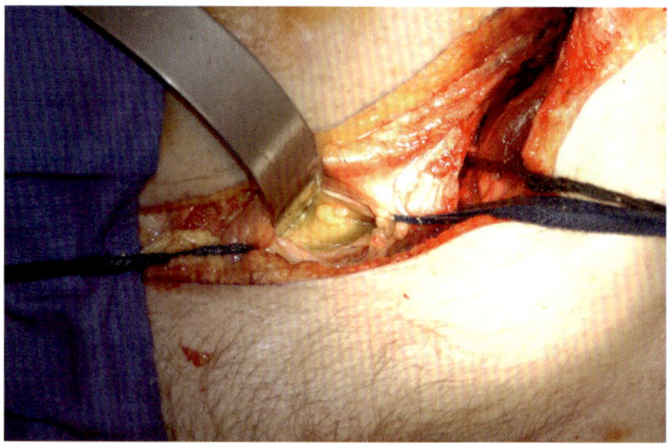

• **图 13.10**　悬吊保护髂外血管和精索，显露内侧窗和膀胱，进入 Retzius 区域

14．0 号不可吸收缝线缝合修复腹外斜肌。引流管放置在切口深处，包括髂窝的一个引流管。腹部肌腱膜与髂嵴上的外展肌腱膜重新缝合，可吸收线逐层缝合皮下组织，缝线或皮钉缝合皮肤。

提示

1．可调式牵开器可用于在外侧窗将髂腰肌牵向内侧，然后移到中间窗将髂外血管拉向内侧。由于这些牵开器的边缘可能锐利，当在中间窗时必须保持稳定的扭矩，防止其旋转，避免牵开器的边缘损伤或压迫血管。

2．尖头杠杆式牵开器如 Homan 拉钩可用于外侧窗，在骶髂关节处牵开髂肌，牵开器的尖端需轻柔插入骶髂关节，显露整个髂骨翼。

Stoppa 入路

适应证

Stoppa 入路用于前骨盆环的显露，联合髂腹股沟入路的外侧窗口可显露髋臼区域。该显露采用腹膜外入路，需要牵开膀胱、直肠和髂外血管[10-12]。Stoppa 入路可以显露髋臼四边体表面、髋臼前柱下缘、耻骨上支和耻骨联合[13,14]。

体位

患者仰卧位，上肢外展位手臂不会影响透视，使术中斜位透视更加容易，上肢也可以放置于身体侧方。术前需要留置尿管为膀胱减压。

解剖标志

手术入路采用 Pfannenstiel（下腹横切口）切口，

该切口位于耻骨上方 2 cm，耻骨上支附近。切口的标志是髂前上棘、耻骨上支和耻骨联合。消毒区域应包括腹部，如果膀胱或肠道受伤，可能需要腹部切开手术。消毒区远端至患者阴道口或阴茎顶端，两侧超过髂嵴。

手术技术

1. 切口以耻骨联合为中心，根据患者体型的大小分别向两侧延伸 5～8 cm（图 13.11）。切口与腹横纹方向一致，并延伸至髂前上棘。依次切开皮肤、皮下组织，切开皮下脂肪时止血。

2. 辨别腹直肌上方的腹中线筋膜，可通过观察筋膜纤维的走行来识别，多在腹中线交叉。

3. 在耻骨联合近端劈开腹直肌，切开范围以能容纳直角钳为宜。直角钳置于耻骨联合近端，向前牵开腹直肌以避开膀胱。筋膜沿肌纤维走行方向近端劈开约 8 cm（图 13.12）。

4. 膀胱用手指或牵开器向后方牵开，将腹直肌从耻骨结节附着点处提起以获得理想的显露。将腹直肌向前牵开，显露耻骨上支。维持腹直肌远端的附着点以防止腹直肌向近端回缩。

5. 沿耻骨上支解剖至髂外血管和闭孔血管吻合处（“死亡冠”）（图 13.13），吻合血管穿越耻骨上支的上缘。该区域可能有多条小血管或一些大血管，需要仔细结扎并切断，沿耻骨上支显露至髋臼四边体表面 [15]。闭孔神经沿闭孔前外侧缘走行（图 13.14），向下牵开闭孔神经以便充分显露四边体表面。可见覆盖在耻骨上支和骨盆边缘的厚骨膜。如果骨折延伸至耻骨上支，可能需要将其切开并抬高以进一步暴露骨折节段。

6. 大号 Deaver 或可塑性牵开器置于髂外血管后方并将其向上方牵开，显露骨盆边缘。

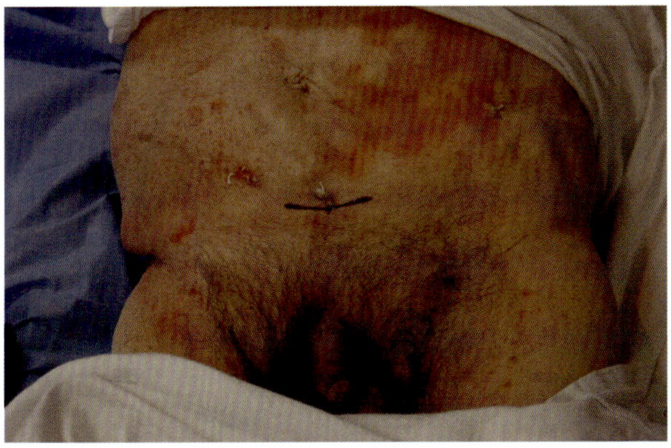

• **图 13.11**　Pfannenstiel 切口位于耻骨联合顶部上方 1～2 cm

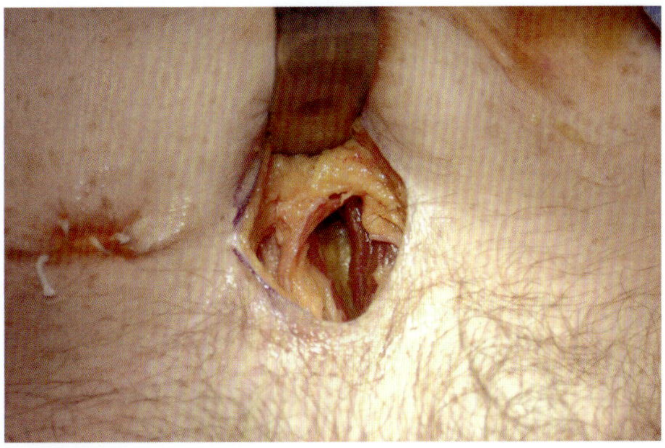

• **图 13.12**　纵向劈开腹直肌筋膜，显露膀胱前区和 Retzius 区域

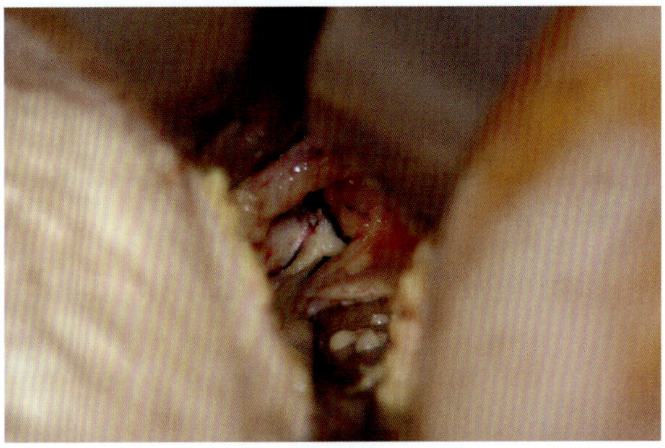

• **图 13.13**　沿腹直肌后的耻骨上支分离可以发现“死亡冠”，即髂外血管和闭孔血管之间的吻合

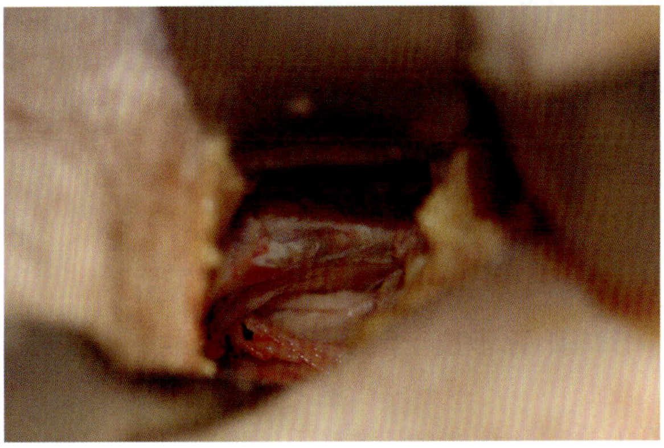

• **图 13.14**　吻合血管结扎后，沿着耻骨上支和骨盆边缘继续分离，显露髋臼四边体表面和闭孔神经

7. 经 Stoppa 手术入路完成后，腹直肌筋膜用 0 号线缝合。在修复该筋膜的过程中要特别注意保护膀胱，因为膀胱可能会突入腹直肌腱膜内。可吸收线缝合皮下组织，皮钉或尼龙线用于关闭皮肤切口。

提示

1. 在手术切口深达几厘米处才能看到髋臼四边

体表面，因此有必要佩戴头灯以获得充分的视野。

2．可伸展牵开器将膀胱从耻骨上支处牵开，并将髂肌和髂外血管向上拉开远离骨盆边缘。

3．Stoppa 入路可与髂腹股沟入路的外侧窗（改良髂腹股沟入路）联合，以获得髋臼前柱和骶髂关节更广泛的显露。

改良髂腹股沟入路

适应证

改良髂腹股沟入路在大多数情况下可以替代标准的髂腹股沟入路，但除外髋臼骨折，因其术中需要通过中间窗直接观察髋臼前壁。此外，当需要通过中间窗进行螺钉固定时，如后柱下拉螺钉，标准的髂腹股沟入路要优于改良入路。改良的髂腹股沟入路由 Stoppa 入路和标准髂腹股沟入路的外侧窗组成。必须确认髂耻筋膜，并将其从耻骨边缘分离以连接这两个入路，以允许沿骨盆边缘可以放置一块钢板。

体位

改良髂腹股沟入路的体位与标准髂腹股沟入路相同，患者仰卧位（图 13.1）。患者的手臂可放在身体两侧，但将其置于外展位置有助于外侧窗的显露，提高术中获取术区斜位片的能力。此体位需要带有会阴柱的透视牵引手术台，以帮助骨折复位。会阴柱的放置要低于耻骨。外科医生需要从耻骨上支以倾斜的角度观察切口，会阴柱过高可能影响视线或影响手术器械的放置，术前应留置导尿管。

解剖标志

该入路源于位于耻骨联合近端的 Pfannenstiel 切口，皮肤切口可根据术者的习惯进行调整，为了看清耻骨上支和耻骨外缘，要求手术医生从中下方向上外侧显露组织。髂腹股沟入路的外侧窗解剖标志是髂嵴，切口应靠近髂嵴，沿髂嵴轮廓走行。

手术技术

1．首先进行 Pfannenstiel 切口和 Stoppa 入路，剖腹手术用的海绵临时充填 Retzius 区域，然后进行外侧窗的操作。

2．外侧窗手术入路沿髂嵴轮廓走行，依据患者的体型，手术切口从髂前上棘向后 10～15 cm（图 13.2）。分离皮下组织，注意止血。辨别髋关节外展肌筋膜和腹肌筋膜，这些筋膜在髂嵴近端外侧汇聚成腱膜，沿髂嵴和纤维走行方向切开腱膜（图 13.3）。

3．沿髂嵴外上侧面进行骨膜下剥离，并将腹部腱膜牵向髂骨内侧面。

4．大号骨膜剥离器将髂肌从髂骨内侧剥离，误伤该区域的营养血管可能导致大量出血，应注意识别这些血管并尽可能电凝止血。在某些情况下电凝可能无效，骨蜡有助于控制止血。

5．髂窝显露后，在 Stoppa 入路和外侧窗入路之间建立连接。这种连接需要将髂腹肌筋膜从骨盆边缘提起，连接得到确认后就可以进行内固定物的植入操作。

骨盆后入路（Kocher-Langenbeck 入路）

适应证

1．髋臼骨折的切开复位内固定[16-19]：

a．后壁骨折。

b．后柱骨折。

c．后壁横行骨折。

d．后柱 - 后壁骨折。

e．髋臼横行骨折。

f．髋臼的 T 字骨折。

2．髋关节切开清创灌洗术。

体位

患者侧卧位或俯卧位，术中维持屈膝 90° 体位可以最大限度地减少坐骨神经的张力，允许坐骨神经和后方皮瓣的回缩。俯卧位使用特殊骨折手术的牵引床，通过牵引装置保持膝关节屈曲，同时也可以对股骨施加牵引力（图 13.15）。通过股骨远端牵引针可以精确控制髋关节牵开范围，术中持续应用连续加压装置。

解剖标志

辨别髂后上棘、大转子和股骨外侧面，臀下皱褶近似于臀大肌肌腱在股骨附着点水平。

手术技术

1．切口从髂后上棘至股骨大转子中心，并沿股骨外侧向远端延伸（图 13.16）。切口可以在转角处呈轻微弧形，但对肥胖患者来说，保持锐利的转角可能更好。体型较大的患者，皮下脂肪组织切除后才能辨

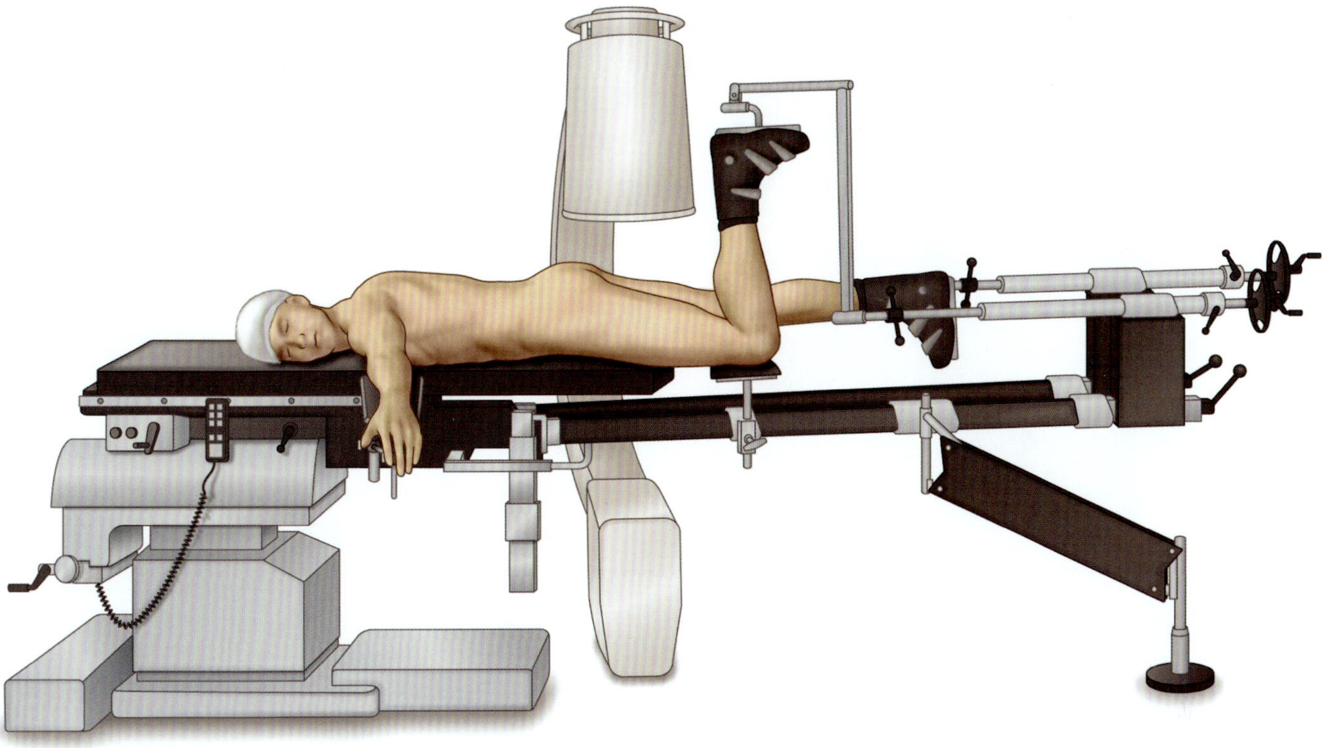

• **图 13.15**　患者俯卧于可透视的手术台上，术侧股骨远端牵引，这个特殊的手术台可以在膝关节屈曲 90 度位持续牵引髋关节，并可使用连续加压装置预防深静脉血栓

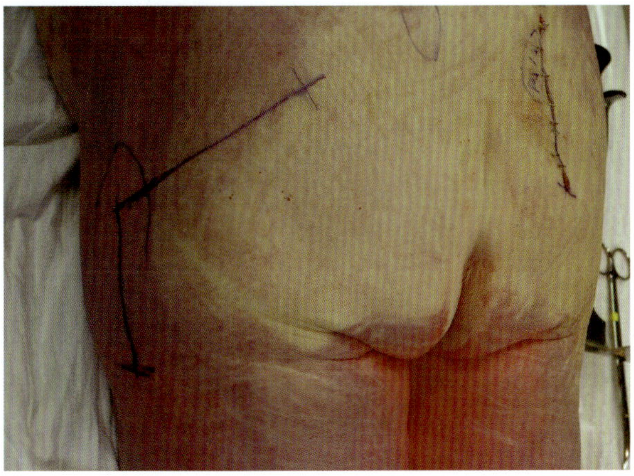

• **图 13.16**　切口沿髂后上棘至大转子中心，在大转子中心，切口沿着股骨干向远端延伸至臀下褶皱水平

认清楚。维持切口呈一定的角度，只要触诊确定了正确的平面，皮肤切口的后方部分（从髂后上棘至大转子中心点）就可以向前延伸至股骨预期的水平。向远端作纵向切口（与股骨干方向一致），获得所需要的切口长度。

2．辨认臀大肌筋膜、臀肌纤维、髂胫束和大腿外侧筋膜。顺着皮肤切口方向在大转子中心开始切开筋膜 3～4 cm，以足够容纳一个手指滑动至筋膜远端下方，以确定臀大肌肌腱在股骨的附着点。

3．沿肌纤维走行切开髂胫束和大腿外侧筋膜，远端至臀大肌股骨附着点的前方。筋膜切口通常向远端延伸至臀下褶皱水平，即臀大肌肌腱止点处。为了充分显露切口，必要时切开臀大肌肌腱的止点。如臀大肌肌腱横断后并向后回缩，闭合切口时应给予修复。

4．沿臀大肌纤维走行切开臀大肌筋膜后，手指钝性分离臀大肌（图 13.17）。可从大转子到髂后上棘 2/3 处劈开臀大肌，再向后分离会损伤臀上神经血管。分离臀大肌和髂胫束形成的后方皮瓣，可以用 5 号 Ethibond 可吸收线缝合到后方皮肤上。

5．从梨状肌开始，识别短外旋肌群。标记梨状肌及其肌腱，在距股骨附着点约 1 cm 处切断并牵向后方（图 13.18）。识别并标记孖肌和闭孔内肌的联合腱。这些肌肉的腱性部分趋于形成临近关节囊的前方结构。标记缝线固定肌肉深层以控制腱性部分，避免过深穿过关节囊。为保护股骨头的血液供应，避免在距股骨附着点 1 cm 以内切断这些肌肉。分离不超过下孖肌的下方，避免进入股方肌，因其有损伤旋股内动脉升支从而影响股骨头血供的风险。

6．横断并牵开短外旋肌群，继续沿髋臼后表面骨膜下进行剥离。牵拉梨状肌至坐骨大切迹，闭孔内

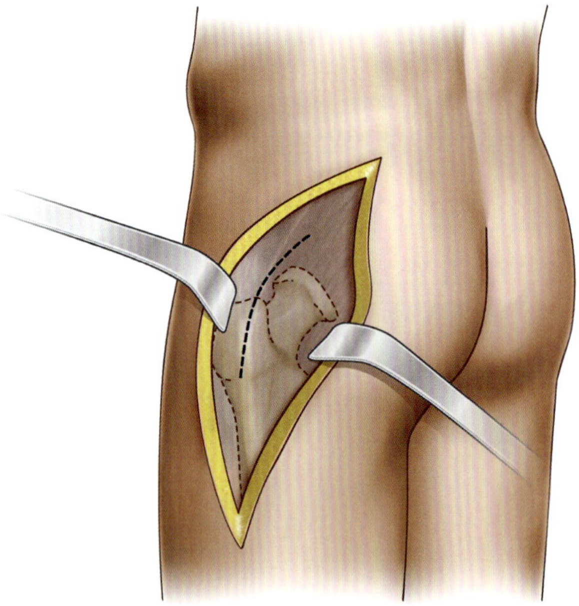

• 图 13.17 分离臀大肌、髂胫束和股外侧筋膜

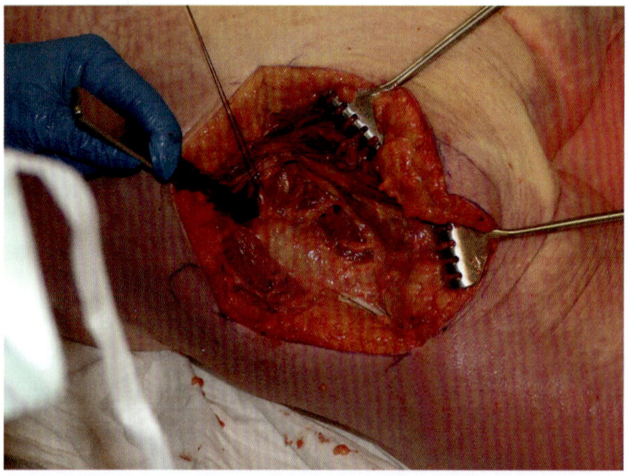

• 图 13.18 识别止于股骨的短外旋肌群，标记短外旋肌群并在距股骨距离超过 1 cm 处切断，以保护滋养股骨头的旋股内侧血管

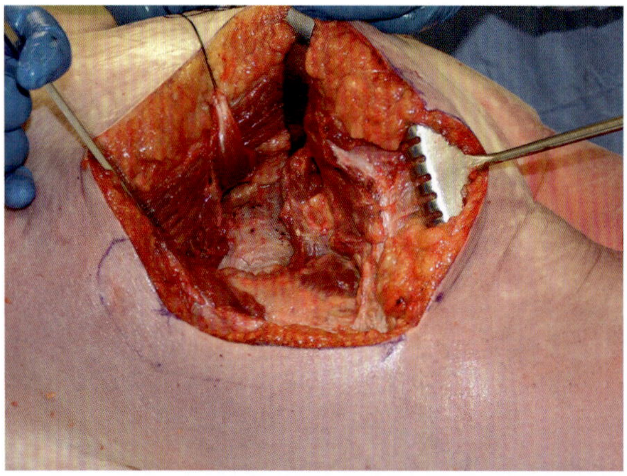

• 图 13.19 短外旋肌群自关节囊提起，继续分离至大、小坐骨切迹，牵开器自闭孔内肌前方插入坐骨小切迹，显露整个髋臼表面

肌和孖肌向上牵拉至坐骨小切迹（图 13.19）。闭孔内肌在坐骨神经前方通过，向后牵拉经闭孔内肌的标记线会形成保护坐骨神经的吊索。至此，牵开器可以安全地放置在坐骨小切迹，始终保持闭孔内肌标记线的张力以保护坐骨神经。在臀小肌和其余外展肌下方分离，显露髋臼后壁和髂骨的后上方区域。牵开器放置于髋外展肌下方，显露髋臼上方，方便在此区域安放内植物。

7．术后短外旋肌群重新缝合于大转子处。在俯卧于骨折牵引床时，外旋下肢以减少短外旋肌群至大转子的距离，进行无张力修复。经股骨转子区钻孔用不可吸收缝线修复短外旋肌群，或缝合于外展肌的腱性部分。臀大肌后上方皮瓣通过筋膜间断缝合，皮下组织逐层缝合，仔细操作避免在脂肪层遗留大的无效腔，用缝线或皮钉缝合皮肤。

提示

1．如果手术在俯卧位进行，显露期间大腿内旋会使短外旋肌处于伸展位置，从而更容易识别和暴露这些肌肉的腱膜。

2．肌肉发达或肥胖的患者可能需要切开一部分股骨的臀大肌腱止点，在这些患者中，向后牵开肌肉。

3．将患者置于俯卧位，使用股骨远端牵引器和会阴柱牵引有助于髋关节的暴露。可以使用手术台的牵引装置进行牵引，分散髋关节的应力，以清除关节内碎片，并评估股骨头的关节软骨损伤。

髂股延长入路

适应证

对于大多数髋臼骨折的治疗，很少使用髂股延长入路。大多数复杂的骨折可以通过 Kocher-Langenbeck 和髂腹股沟联合入路治疗，而不必使用髂股延长入路 [21]。然而，某些 T 字或髋臼横行骨折伴有臼顶压缩或后壁骨折仍然需要通过髂股延长入路治疗 [22-24]。该入路可用于治疗骨折畸形愈合或数周及数月内的陈旧骨折。

体位

患者侧卧位，下肢可自由移动，术区消毒。消毒区域应至骶后正中线，并应包括髂嵴周围的整个区域和腹股沟区域。

解剖标志

辨别从髂前上棘到髂后上棘的整个髂嵴以及髌骨外侧缘。

手术技术

1．切口起自髂后上棘延伸至髂前上棘，并沿指向髌骨外侧缘方向延伸切口（图 13.20）。

2．沿髂嵴辨别腹肌和臀肌之间的腱膜。臀肌自髂骨起点处松解，在骨膜下剥离臀肌至坐骨大切迹（图 13.21）。

3．沿髂嵴向前连续剥离骨膜，剥离髂骨上的阔筋膜张肌。

4．在缝匠肌外侧缘纵向切开大腿前方筋膜（图 13.22），钝性分离缝匠肌和阔筋膜张肌之间的间隙，该区域的血管主要是旋股外动脉的升支，安全结扎这些血管后可继续分离显露（图 13.23）。

5．阔筋膜张肌牵向外侧，缝匠肌牵向内侧，继续分离臀中肌和股直肌，从髋臼上缘松解股直肌腱的反折头起始处。

6．从髂骨和髋关节囊上分离臀小肌，并将肌

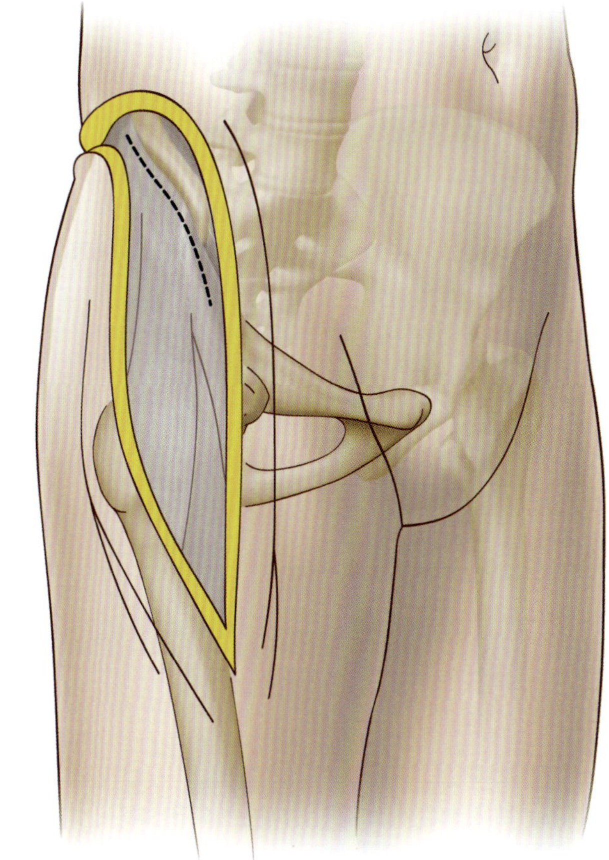

• **图 13.21**　识别腹肌与髋关节外展肌的腱膜连接处，并沿髂嵴分离，沿髂嵴从骨膜下剥离外展肌

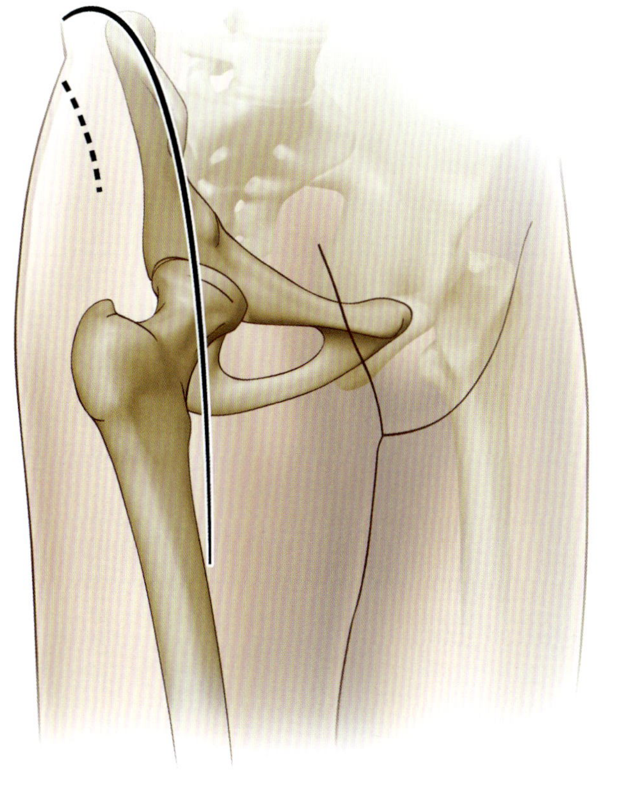

• **图 13.20**　患者侧卧位，术区准备包括髂嵴、整个大腿和膝关节。切口从髂后上棘平行于髂嵴至髂前上棘，切口远端从髂前上棘指向髌骨外侧缘

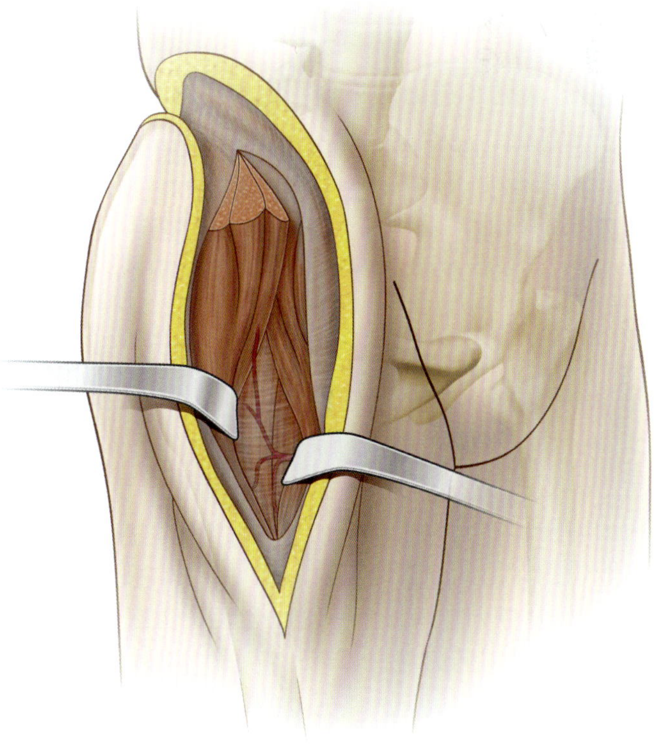

• **图 13.22**　辨认缝匠肌和阔筋膜张肌之间的间隙，切开大腿深筋膜，牵开缝匠肌和阔筋膜张肌显露旋股外动脉升支

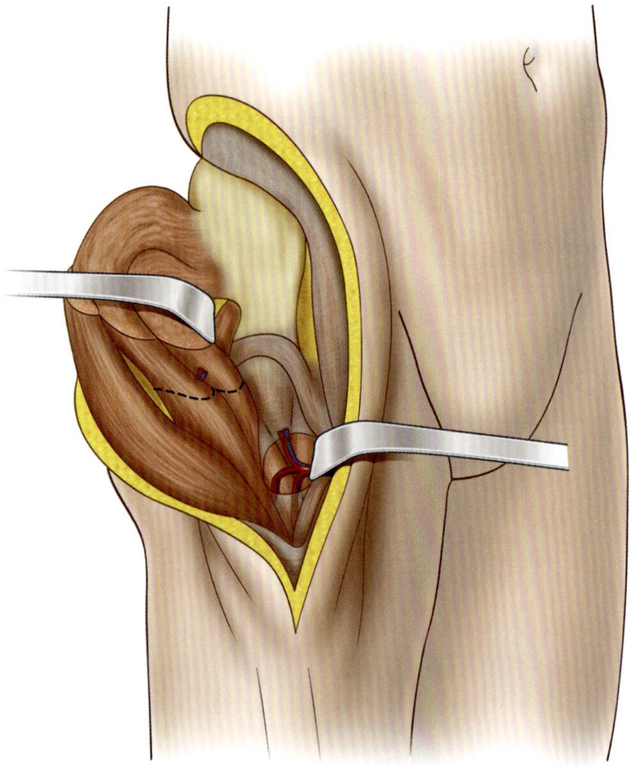

• **图 13.23** 结扎旋股外动脉升支，进一步暴露髋关节囊。辨别臀中肌和臀小肌的肌腱在股骨上的附着点并横断

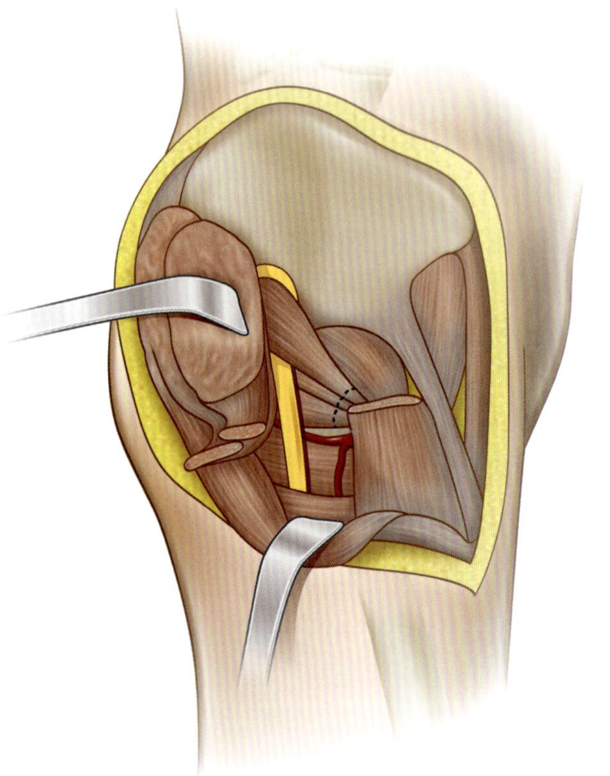

• **图 13.24** 横断臀中肌和臀小肌的肌腱，股骨侧保留部分腱性结构以供随后的修复。识别短外旋肌群和坐骨神经

腱在靠近大转子处切断。注意在大转子上保留腱性结构以供后续修复，臀中肌腱在靠近大转子止点处切断，并保留部分腱性结构，以供后续的修复（图13.24）。

7．大转子后方的分离，依次松解短外旋肌群在大转子区的止点：梨状肌、上孖肌、闭孔内肌和下孖肌。股骨侧至少保留 1 cm 的腱性部分，以保护营养股骨头的旋股内动脉的分支。在外旋肌群下方分离，从后方关节囊和髋臼后表面牵开至坐骨大、小切迹（图 13.25）。

8．坐骨神经位于闭孔内肌的后方，因此向后方牵拉闭孔内肌可以在坐骨神经前方形成保护束。由于坐骨神经受到闭孔内肌的保护，髋关节牵开器可小心置于坐骨大或小切迹。为进一步向后方牵开皮瓣，臀大肌腱需要在其位于股骨止点附近横断，离断时需要在股骨侧保留部分腱性部分，以便后续修复重建。

9．从髂前上棘松解缝匠肌和腹股沟韧带的止点，可进一步显露髋臼前柱。牵开腹肌在髂嵴的止点以进入髂窝，与髂腹股沟入路的外侧窗显露方式相同。骨膜下剥离髂腰肌并向上牵开至骨盆边缘。如完全松解髂前上棘上的所有结构，髂嵴截骨是一种可选择的方法。若选择该方法，腹股沟韧带、缝匠肌和腹肌位于

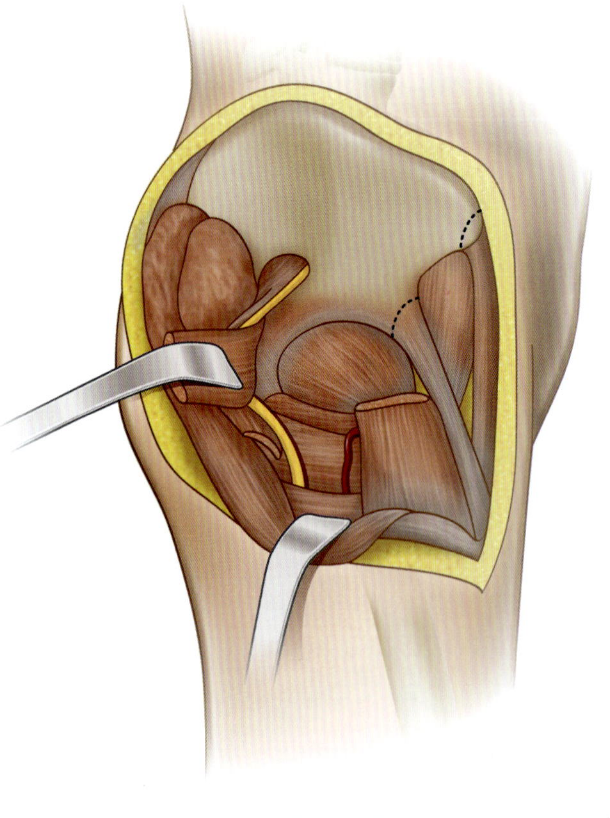

• **图 13.25** 标记并松解短外旋肌群，将其从髋臼后表面牵向坐骨大切迹和小切迹。Hohmann 拉钩置于坐骨切迹，暴露髋臼后柱。在股骨臀大肌止点附近离断，进一步显露切口

髂嵴的起止点得以保留，平行于髂嵴方向截骨，形成一个 2～3 cm 大小可移动的髂嵴骨块以显露盆腔。截骨前预先钻孔，有助于截骨块的复位固定。

10．术毕，肌腱必须缝合至其原有附着点。首先缝合闭孔内肌和上、下孖肌联合腱，梨状肌缝合至其在股骨侧的残端，修复臀中肌和臀小肌的肌腱并缝合至大转子前方，随后，股直肌反折头重新缝合至髋臼上缘肌腱断端。髋关节外展，将腹部腱膜和腰背筋膜与外展肌缝合，以修复外展肌群。间断缝合缝匠肌筋膜完成深部闭合，最后缝合皮下组织和皮肤，完成整个手术。术后限制髋关节活动，保护股骨侧和髋臼侧外展肌的修复。术后早期，髋关节外展枕有助于术后恢复，在最初的几周后可能过渡到髋关节外展支具。术后至少 6 周不建议髋关节主动外展。

提示

1．该手术入路需要松解多个肌腱，术中应仔细松解肌腱并用标记线标记肌腱的两端，以便缝合时修复至正确的位置。

2．沿髂骨从后向前松解臀中肌，直到髂前上棘。显露髂前上棘使缝匠肌和阔筋膜张肌之间的间隙更容易辨认，必要时沿缝匠肌向远端分离，以区分缝匠肌和阔筋膜张肌之间的间隙。

（参考文献参见书末二维码）

第 14 章

无特殊手术台的直接前入路初次全髋关节置换术

JORGE MANRIQUE, WILLIAM J.HOZACK
（冯卫 译　刘建国 审校）

关 键 点

- 直接前入路（direct anterior approach，DAA）是一种安全的髋关节手术入路，其优点是利用了神经间隙和肌间隙，避免了外展肌的撕裂。患者可以于术后早期活动和快速康复。采用特殊技术后，该入路切口还可以向近端和远端延长。
- 使用传统的手术台，仰卧位可以使术前准备更快、更简便。
- 不使用特殊手术台的 DAA，允许术中评估髋关节稳定性和准确测量肢体的长度。
- 仰卧位可以更加容易和准确地定位髋臼位置。
- 采用 DAA 入路时必须小心谨慎逐层切开，以确保充分显露术野。
- 髋臼和股骨侧的显露对关节假体的放置至关重要。
- 无需使用特殊的手术台，术中是否透视根据外科医生的偏好来决定。

引言

在过去的十年里，采用 DAA 的全髋关节置换手术（THA）越来越流行。与其他髋关节手术入路一样，DAA 入路是一种安全的髋关节手术入路，而且具有额外的优势，即经神经和肌肉间隙的手术入路，没有外展肌的损伤。经 DAA 髋关节置换手术，术后早期不需要预防髋关节脱位，患者可以早期下床活动和快速康复。尽管可以使用昂贵的特殊手术台，但这并不是安全有效的 DAA 手术所必需的条件。我们在这里所展示的是患者仰卧位、非特殊手术台的 DAA 手术。同使用特殊手术台的侧卧位 DAA 相比，传统手术台的仰卧位 DAA 优势在于手术更加简便，缩短手术时间。此外，与其他手术技术相比，DAA 手术还可以简便、精准地评估术中髋关节的稳定性和肢体长度。

无论是使用传统还是特殊的手术台，每个外科医生都有各自不同的方法。这里仅展示了我们不使用特殊手术台的 DAA 手术技术。

适应证和禁忌证

根据其经典的手术适应证，大部分适合初次 THA 的患者都适用于 DAA 手术。DAA 手术切口根据术中需要可以向远侧和近侧延伸，并可用于 THA[1]。同其他 THA 一样，从技术角度来看最适合 DAA 手术的是那些身材偏瘦、肢体柔韧度好、肌肉欠发达、骨质好且股骨头偏心距大的患者。和其他外科手术一样，必须通过一定的学习曲线才能精通 DAA 手术。幸运的是，这个学习过程是有限的，而且已经被很好定义过了。

de Steiger 等[2]比较了采用 DAA 手术医生的 THA 累积翻修率与手术量之间的关系，研究发现同每年能完成 100 例以上 DAA THA 的外科医生的累积翻修率相比，在一名外科医生的 DAA 年手术量未超过 50 例之前，其累积翻修率一直在增加。由此得出结论，就翻修率比较而言，当一个外科医生达到每年 50 例 DAA 手术后，其学习曲线已经完成。随着住院医师和专科医师培训期间对 DAA 接触的增加，大多数经过初步培训后开始执业的外科医生将会熟练掌握 DAA。特殊手术器械的缺乏应被视为使用这种手术入路的相对禁忌证，专用的手术器械则有助于术野的显露和减少手术的创伤（图 14.1）[3-6]。

特殊患者的特征

体重指数（BMI）大的患者应个体化评估，同其他方法相比，通过 DAA 进行 THA 可能更容易。髋关节前侧的脂肪组织明显少于髋关节外侧或后侧的脂肪组织，研究发现如果忽略患者的 BMI、性别或年龄，所有患者髋关节外侧的脂肪厚度都大于前侧的脂肪厚度，这种差别在女性患者中尤其明显[7]。一项前瞻性的研究比较了两组患者：一组 BMI < 25 kg/m^2，另一组 BMI ≥ 25 kg/m^2，两组均进行了 7 cm 长手术切口的 DAA THA[8]。结果显示出血量和手术时间与 BMI

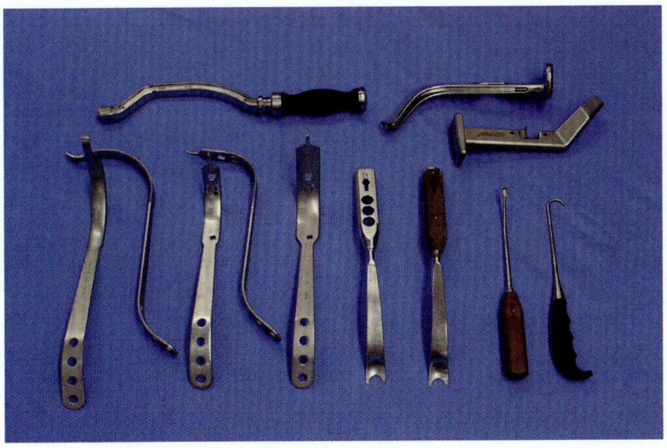

• **图 14.1**　DAA 手术中使用的手术器械：牵开器、角刮匙、骨钩、双向偏心锉和弧形髋臼杯定位器

相关，BMI ≥ 25 kg/m^2 组的患者常需要延长手术切口，会出现皮肤挫伤。这些 BMI 高的患者可能更受益于改良的皮肤切口，对于肥胖患者需要特别关注的是切口近端的腹部软组织可能下垂并覆盖手术区域，影响切口愈合。水平切口或“比基尼”切口可能会降低浅表皮肤并发症的风险，原因在于该手术切口既不位于、也不穿过髋关节前方皮肤的屈曲皱褶。Leunig 证实，通过“比基尼”切口进行 DAA THA 患者的手术瘢痕较小，手术过程安全[9]。

肌肉发达、僵硬的患者对采用 DAA 进行 THA 提出了最大的技术挑战，但对于其他手术入路也是如此，这些患者需要更长的手术切口。

手术技术

患者仰卧位于常规手术台上，骨盆下方放置一个约 1 英寸（2.5 cm）高的矩形软垫，髋部放置于手术台可屈曲的轴的位置（图 14.2）。软垫有助于外科医生抬高骨盆，使髋部外侧皮肤和脂肪更容易悬垂，从而远离手术切口；髋关节轻度过伸，可以更容易显露股骨侧。仰卧位骨盆放置于中立位，有助于髋臼杯的安放，同时允许术中更加准确地评估髋关节的稳定性和下肢长度。如果骨盆位置存在任何问题，外科医生可以直接轻松地触及髂前上棘和耻骨支，以重建骨盆前平面[10]。骨盆前平面采用两侧髂前上棘和耻骨联合来参考髋臼杯的外展和前倾[11]。一项近期的研究表明，与其他徒手技术相比，DAA 可以改善髋臼杯的位置。作者认为控制骨盆位置可以优化髋臼的定位，且不需要特殊器械[10]。沿手术台在对称放置一个臂板，在股骨侧手术时允许对侧大腿外展和手术侧大腿的内收。下肢消毒铺单，准备区域包括术侧下腹

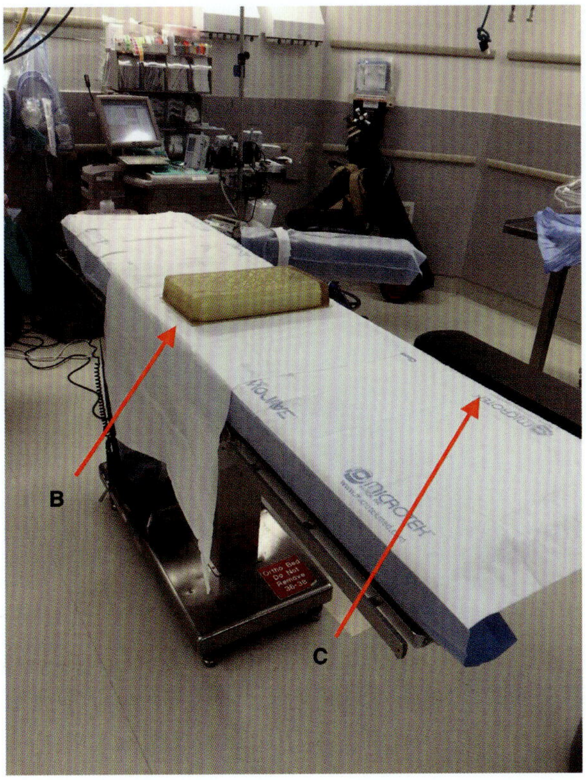

• **图 14.2**　一张传统手术台的照片。软垫（B）的放置可以使髋部外侧皮肤和脂肪远离切口，还有助于铺单和髋部轻度伸展。对侧臂板（C）允许对侧下肢外展和同侧大腿内收

部象限，以允许外科医生触摸髂前上棘，作为手术切口和骨盆方向的参考点（如前所述）。屈髋屈膝 90°，记号笔标记髋关节屈曲皮褶，这确定了手术切口的最近端。然后，在皮褶远端每间隔 2～3 cm 的距离，画出 2～3 条垂直于手术切口的平行线，以帮助手术切口的美容缝合。用记号笔标记髂前上棘，画出一个“U”字形并确定标记点的远端、外侧和内侧。髂前上棘和皮褶的位置应在铺单后应重新确认。

通过始于屈曲皮褶的长 5～6 cm 的小切口显露髋关节，切口起点位于从髂前上棘至股骨外侧髁连线与髋关节屈曲皮褶线的相交点，通常位于髂前上棘远端外侧（图 14.3）。我们尽可能使手术切口位于皮肤屈曲皮褶以远，以最大限度减少切口愈合的问题。切口位于阔筋膜张肌中心部位，远端朝向股骨外侧，与阔筋膜张肌肌纤维走行一致。

浅层解剖，然后向下至筋膜覆盖的阔筋膜张肌。皮肤切开后，电凝止血，拉紧两侧皮肤，用电刀轻轻划过皮下脂肪，同时止血。在表面解剖过程中，两个皮肤牵开器分别放置在切口的内侧和近端顶点，在解剖过程中，切忌向内侧或远端移动。不确定位置时，可以从侧面和近端寻找解剖标志。在髋关节外旋畸形

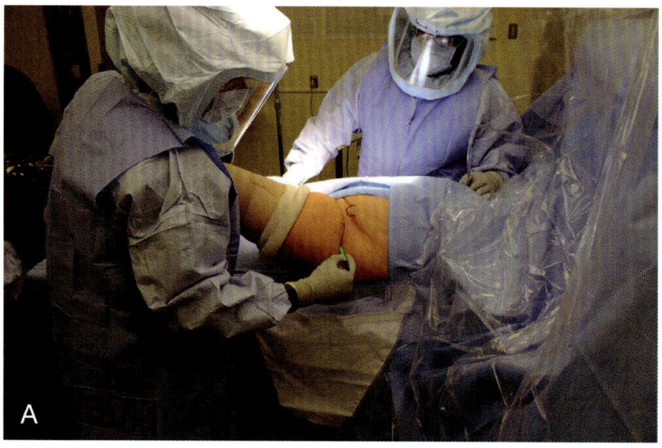

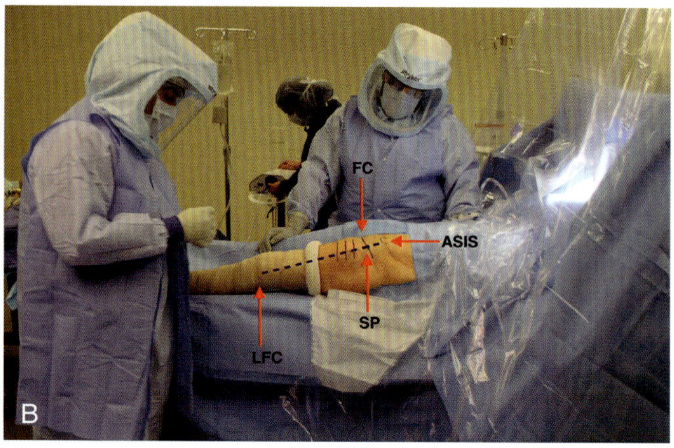

• **图 14.3** （A）识别并标记髋部屈曲皮褶（FC），屈髋避免外旋，用记号笔标记。（B）切口的起点（SP）是一条从髂前上棘（ASIS）延伸至股骨外侧髁（LFC）的线（未作标记；以虚线表示）与已识别的屈曲皮褶线的交点处。切口与阔筋膜张肌平行，中心位于阔筋膜张肌，屈髋皮褶的平行线也应被标记

的患者中，阔筋膜张肌和肌间隙可能比预期更偏外。靠近筋膜层后，横向钝性地分开皮下组织，以显露阔筋膜张肌。重新放置皮肤牵开器，使其位于筋膜上方。直接用拇指识别并确认髂前上棘，并确定肌肉确实为阔筋膜张肌。继续沿髂前上棘表面解剖。随后切开近端筋膜，可以触摸到阔筋膜张肌的肌腹。此外，阔筋膜张肌通常需要暴露至肌腹，缝匠肌被白色筋膜层覆盖。为了确保在筋膜层上做筋膜切口，必须将肌肉直接暴露。识别肌肉的其他方法如下：①感受髂前上棘，因为阔筋膜张肌起源于髂前上棘并向它的外侧面延伸；②寻找肌肉穿支血管，血管在阔筋膜张肌外侧进入肌间隙；③确定肌纤维的方向，肌纤维应朝向股骨外侧髁（图 14.4）。

如果使用水平切口或“比基尼”切口，髂前上棘和屈曲皮褶应作为主要参考点。与前面描述的皮肤切口的区别在于它的走行；接下来更深层的解剖对于两者是一样的。该切口平行于屈曲皮褶，在其上方，或远侧 1 cm 处。“比基尼”切口的中心在髂前上棘下面，切口长度的 50% 在中间，50% 在髂前上棘的侧面（图 14.5）。

为了尽量减少对缝匠肌上股外侧皮神经的损伤，沿其纤维走行纵向切开阔筋膜张肌前筋膜，距离阔筋膜张肌 / 缝匠肌间隔约 1 cm，可见较厚较白的筋膜。然后将内侧筋膜瓣和阔筋膜张肌的底层纤维与肌肉纤维平行分离。向外侧牵拉阔筋膜张肌，暴露筋膜下脂肪组织（图 14.6）。用食指找到位于股骨颈近端、高于髋关节囊但深至切口近端的臀肌；第一个窄头较钝的 Hohmann 拉钩（上方前开器）插入该间隙，用于牵开臀小肌和阔筋膜张肌上方的肌肉。此时将间隙近端解剖至髂前上棘水平有助于减少患者以及翻修手术中对阔筋膜张肌的损伤。第二个尖锐的 Hohmann 拉钩通过外侧肌间隙横向插入股骨近端靠近股骨嵴处，用于横向牵开远端阔筋膜张肌肌纤维。缝匠肌用 Hibbs 牵开器向内侧牵开，露出深而薄的股四头肌筋膜。确定正确的间隙位置后，延长切口，充分暴露，放置牵开器时避免皮肤过度紧张。然后电凝松解筋膜，改善手术区视野。应小心避免电烧穿透关节囊周围脂肪，因为该区域包含旋股外侧血管的升支（图 14.7）。从周围的脂肪中分离血管，并在手术前仔细止血。止血后，可用咬骨钳去除剩余的囊周脂肪组织，露出髋关节前方关节囊。

显露下方关节囊：用食指或 Cobb 骨膜剥离器找到关节囊下方间隙，这个间隙通过向内侧解剖显露，而不是向下方解剖，因为向下解剖可能损伤肌肉，并发生出血。

然后将第三个窄钝的 Hohmann 拉钩（下方牵开器）放置在股骨颈下方，用于向下牵开股直肌纤维。咬骨钳去除关节囊周围残留的脂肪组织，必须清楚地看到关节囊前方才能继续进行操作。用 Cobb 骨膜剥离器沿前柱在髋关节囊前方找到一个间隙，深入髂腰肌。

Cobb 骨膜剥离器在骨盆前柱上轻轻插入，朝向对侧肾脏的位置。逐渐抬高 Cobb 骨膜剥离器，并向内侧移动可以直视到下方关节囊。将锐利的 Hohmann 拉钩以相同的方向小心地置于髋关节前方，避免损伤股神经血管束。为保护前方结构，拉钩必须放置于 Cobb 骨膜剥离器的下方。可以在拉钩上增加一个光源，以改善髋臼的可视性，或者术中使用头灯。Cobb

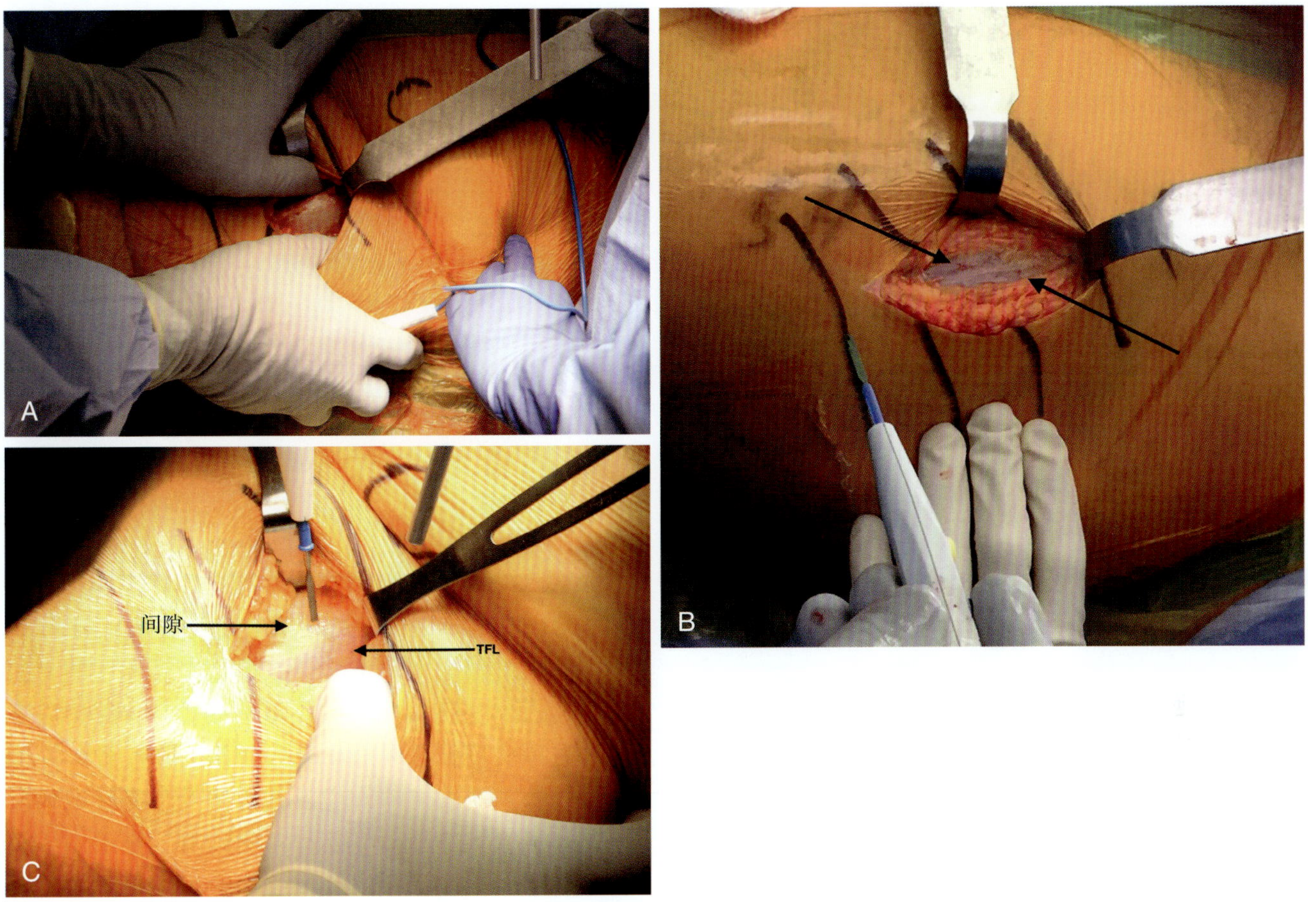

• **图 14.4**　(A) 阔筋膜张肌 (TFL) 是外科医生通过将拇指放在肌肉的内侧和外侧缘来辨认的。(B) 可见穿支血管，这对识别该肌肉很有用。(C) 缝匠肌与阔筋膜张肌之间的间隙可在阔筋膜张肌内侧确定，其筋膜较白且较厚

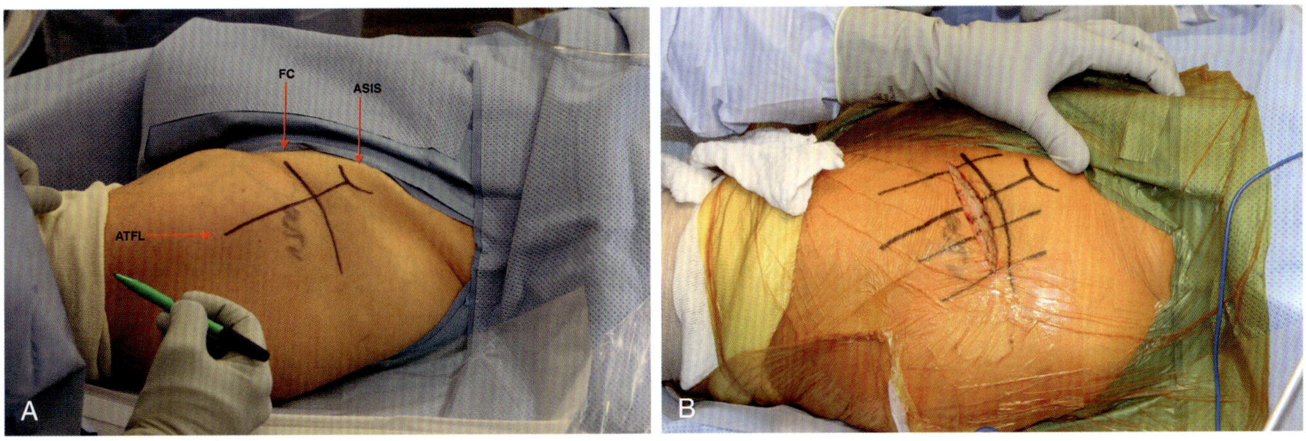

• **图 14.5**　“比基尼”切口。(A) 确定屈曲皮褶 (FC) 和髂前上棘 (ASIS)。阔筋膜张肌 (TFL) 轴线 (ATFL) 也被标记，该线大约是切口的中点。(B) 斜 / 横切口平行于位于其上或其远端 1 cm 的屈曲皮褶。ASIS 标记了这个切口的大致中点。这也被称为“比基尼”切口

骨膜剥离器将髂囊肌纤维自关节囊上分离，显露内侧关节囊。电刀切开关节囊上方股直肌腱返折部分，随着四个髋臼拉钩放置完毕后，完全显露髋关节囊。电刀切开前方关节囊，显露出股骨颈和股骨头（图 14.8）。沿股骨转子间嵴辨别关节囊的止点和股四头肌近端起点，然后沿股骨转子间嵴从近端到远端切开关节囊，自髋臼前缘，沿股骨头颈的前侧面纵向切开关节囊，将前方关节囊分成两部分。使用 Kocher 钳抓住关节囊的下囊支，从近端到远端将其切成三角形。同样地抓住上囊支，做一个矩形的关节囊切除术。关

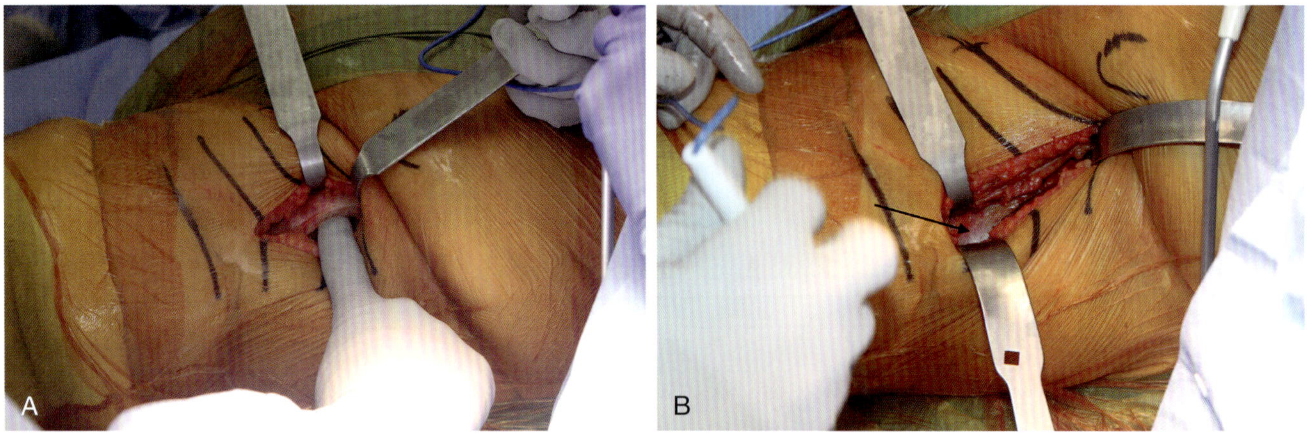

• **图 14.6** （A）阔筋膜张肌（TFL）筋膜在 TFL/ 缝匠肌间隙外侧纵向切开 1 cm，用食指进行钝性分离。（B）肌纤维向外侧收缩，露出覆盖股直肌和股内侧肌的较深筋膜（黑色箭头）

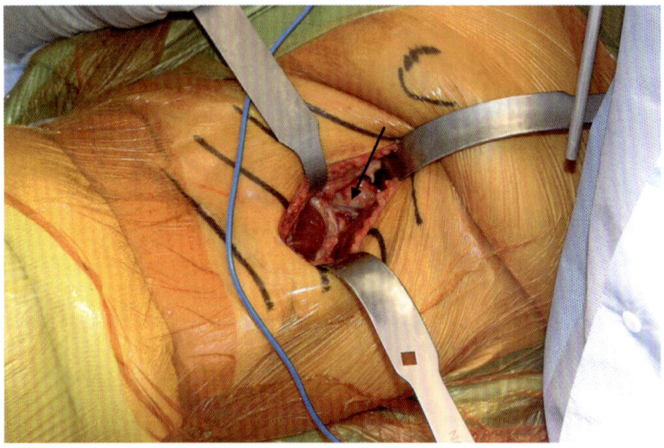

• **图 14.7** 深筋膜松解后，识别并从周围脂肪组织中分离出旋股外动静脉分支（黑色箭头所指部分），电凝止血

节囊切除的远端范围至关节囊的止点，应该避免切入股肌，因为这样即使使用电凝，也会导致出血。

关节内移动上、下髋臼拉钩，牵开残留的上、下关节囊。这些髋臼拉钩在股骨颈截骨时会保护后方结构，在取头器钻孔时会稳定股骨头。在股骨颈内侧髋臼拉钩重新放置之前，应评估内侧关节囊区域的出血血管。尽管关节囊也可以行 T 字切开，在手术结束时可以修复，但我们发现关节囊切除可以更加容易、更加清晰地显露髋臼和股骨，并且不增加脱位的风险。

使用电烧显露位于大转子内侧的股骨鞍区（大转子内侧区域），这一步骤是确定股骨颈截骨起点的关键（图 14.9）。采用股骨颈原位二步截骨法，无需

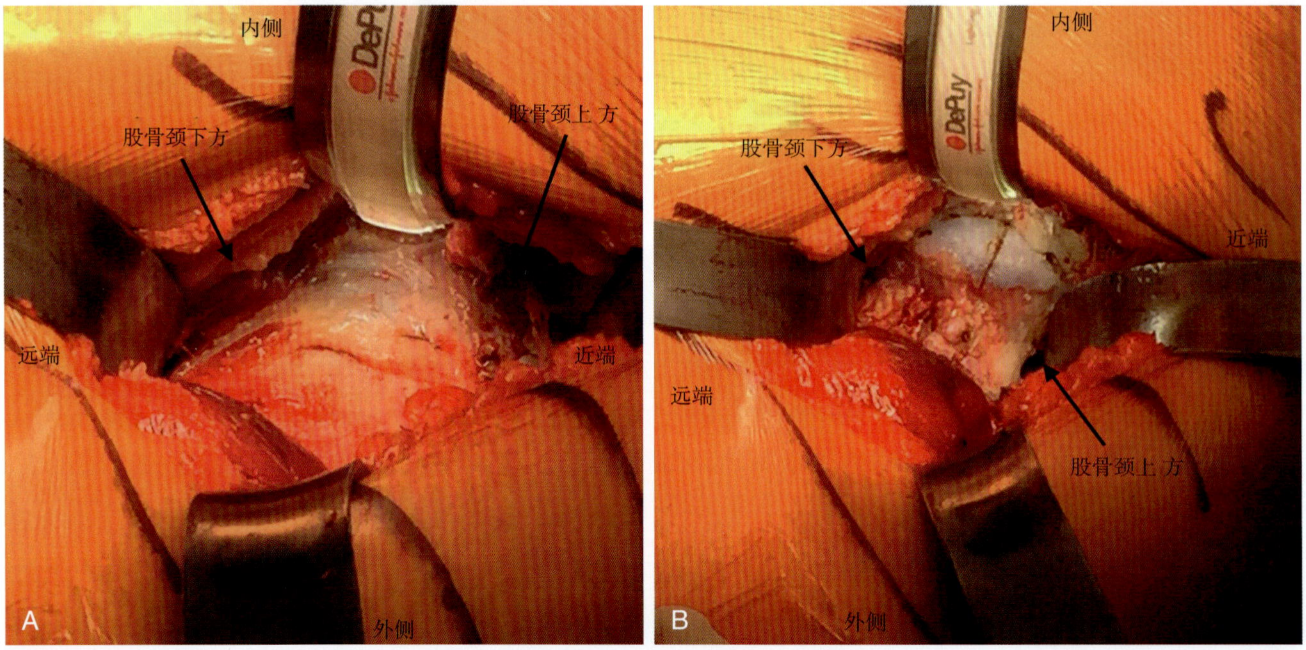

• **图 14.8** （A）放置上、外、下和前方髋臼拉钩，显露髋关节前方关节囊。（B）电刀切开前方关节囊，显露股骨颈和股骨头的前面

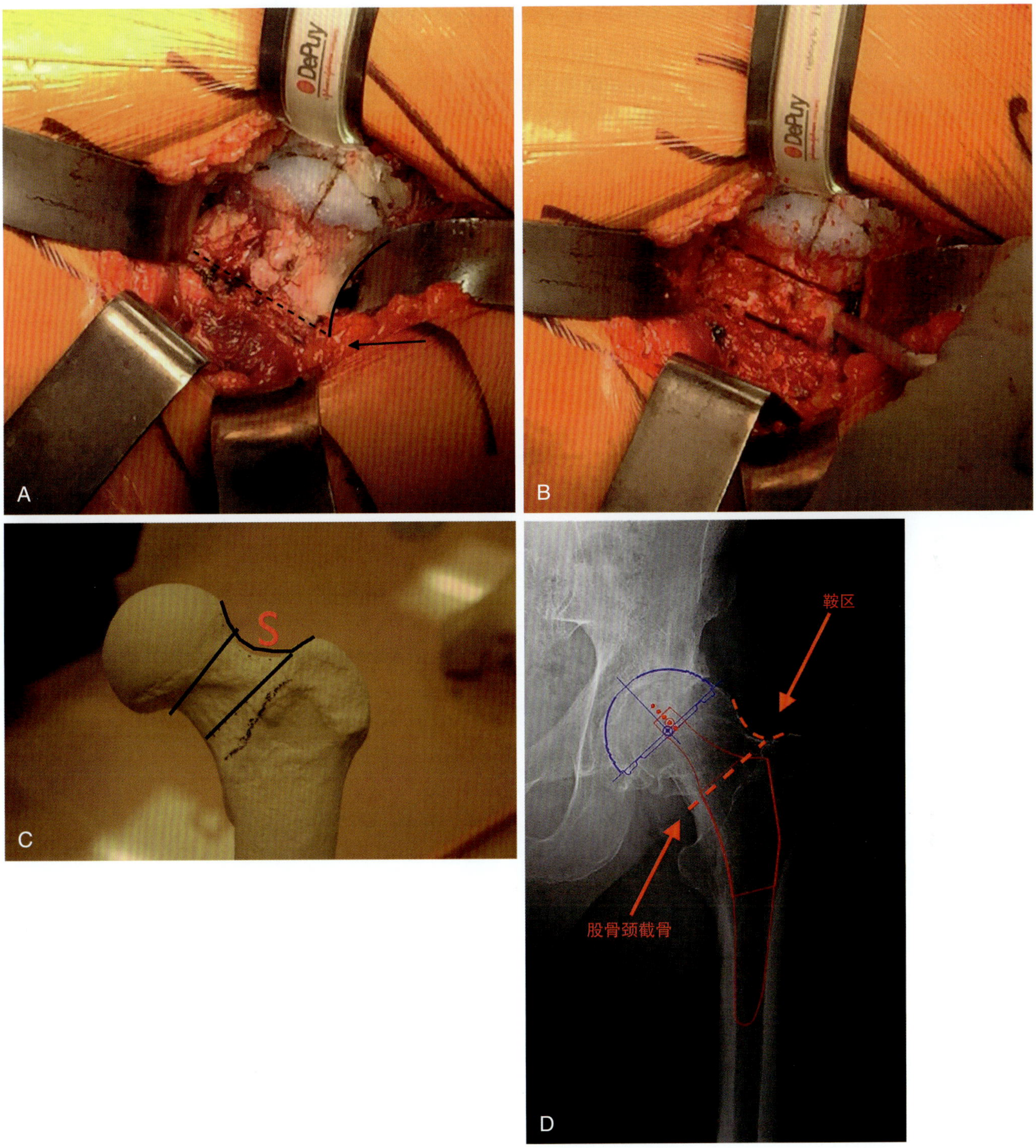

• **图 14.9** （A）使用电烧（指向其位置的箭头）显露股骨鞍区（大转子内侧区域）。它在外侧颈（实心曲线）与股内侧肌起点的近端（虚线）的交界处。（B）使用摆锯进行二次截骨手术。第一次股骨头下截骨术已完成，第二次截骨是沿着股内侧肌起点，从股骨鞍区到股骨颈小转子近端 1 cm 处，然后切除截骨的股骨颈部节段。（C）在股骨近端模型显示股骨颈截骨位置，鞍区（S）如前所述位于侧面。（D）髋部正位 X 线片上显示股骨颈鞍区和截骨位置

股骨头脱位。第一次截骨标记线平行于股骨头 - 颈连接线，刚好位于该连接线以远。第二次截骨标记在远端，并与第一次截骨标记线平行，沿着关节囊止点从股骨鞍区至股骨颈下方（该区域靠近小转子约 1 cm，此时无法触摸小转子，因此小转子不能用作标志）。使用中等宽度（18 mm）的摆锯从近端开始进行截骨，窄锯片可以将对该区域肌肉结构的潜在损害降至最低。第二次截骨应与第一次平行，便于随后取出两次截骨之间的截骨块，但同时须确定最终截骨方向的正确。应首先进行股骨头下截骨，以允许随后的股骨

外旋（根据需要），从而更好地观察颈部截骨，这在存在髋臼内陷的患者中尤其重要。应注意摆锯相对于股骨的位置，确保远端正确截骨。要确定颈部截骨方向，就必须：①平行于头颈部连接处；②相对于解剖股骨轴成 45°；③先确定鞍区位置再确定截骨起点位置。应注意避免股骨颈部截骨不足或过度截骨，颈部截骨过多可能会影响股骨柄的固定，截骨不足会增加髋臼和股骨显露的难度。在远端和近端截骨部位放置一个宽半英寸（1 cm）的直骨刀，通过旋转的动作帮助移除截骨块。将股骨头取出器连接在动力装置上，经股骨头前皮质钻入股骨头内，旋转并轻微牵引来拔出股骨头。取出股骨头，关节面朝向阔筋膜张肌，防止股骨颈切面损伤肌肉。需要移除突出于髋臼前的骨赘，以便于股骨头移除。

股骨头切除后，前方的髋臼拉钩重新沿髋臼前柱直接放置在骨面上。沿髋臼后壁放置一个尖头的外侧髋臼拉钩，位于 6 点钟位置，与前方髋臼拉钩相对成 180°。此时，内侧关节囊区重新止血。接下来用电刀水平切开内侧关节囊，从关节囊表面 / 前方纤维开始至泪点缘，注意只切开关节囊，不要切开肌肉以防止不必要的出血。内侧关节囊切开后，将钝的 Hohmann 拉钩放置在泪点的内侧，左髋在 3 点钟位置，右髋在 9 点钟位置。髋臼边缘适当显露后，切除髋臼唇、圆韧带和髋臼横韧带。

有时骨赘会阻塞髋臼窝底，使用骨凿去除这些骨赘，因为充分显露该解剖标志对于判定髋臼杯是否内移至关重要。任何下方、中央和前方的骨赘都应在髋臼磨锉之前去除掉，作者认为正确识别真正的骨性髋臼边缘对于正确的髋臼磨锉和髋臼杯放置都很重要。

此外，髋臼侧骨赘的去除有助于髋关节的活动，防止髋臼撞击症和髋关节脱位（图 14.10）。以 1 mm 或 2 mm 的增量逐级磨锉扩大髋臼，直到所需的尺寸。虽然髋臼锉通常与连杆一起插入和拔出，但也可以在连接连杆前手动放入髋臼锉（也可以在磨矬后，先解锁并移除连杆，再用 Kocher 钳取下髋臼锉），在髋臼显露困难的情况下，这样做可以最大限度地减少对软组织的损伤。最后一个髋臼锉留在原位验证覆盖范围和髋臼杯位置，我们用泪点表示髋臼高度，用髋臼窝底部代表髋臼杯深度。我们的目标是髋臼假体前倾 15°～20°、外展 45° 植入，最终我们根据实际髋臼位置来定位髋臼杯角度，髋臼假体用双偏心植入器植入。尽管可以使用直柄的髋臼植入器，但由于髋关节后方组织张力对直柄的影响，会导致髋臼假体过度前倾和外展的风险增加（当不使用双偏心植入器时）（图 14.11）。股骨侧显露之前，应评估内侧出血点，并清除残余的骨赘。

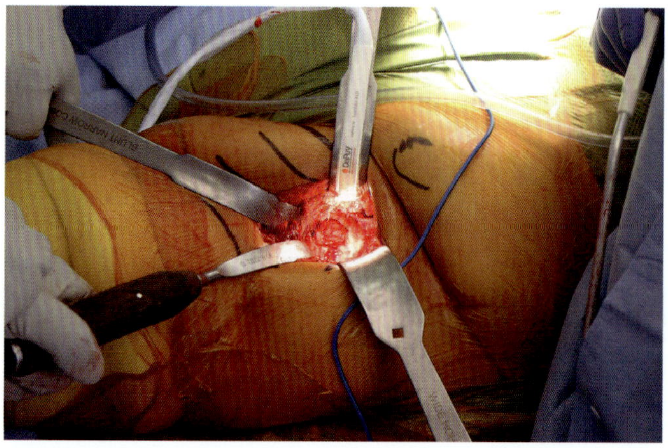

• **图 14.10** 髋臼显露是保证假体位置的关键。沿髋臼后壁放置锐利的髋关节外侧拉钩，在下方关节囊和髋臼横韧带之间放置一个钝性髋臼拉钩

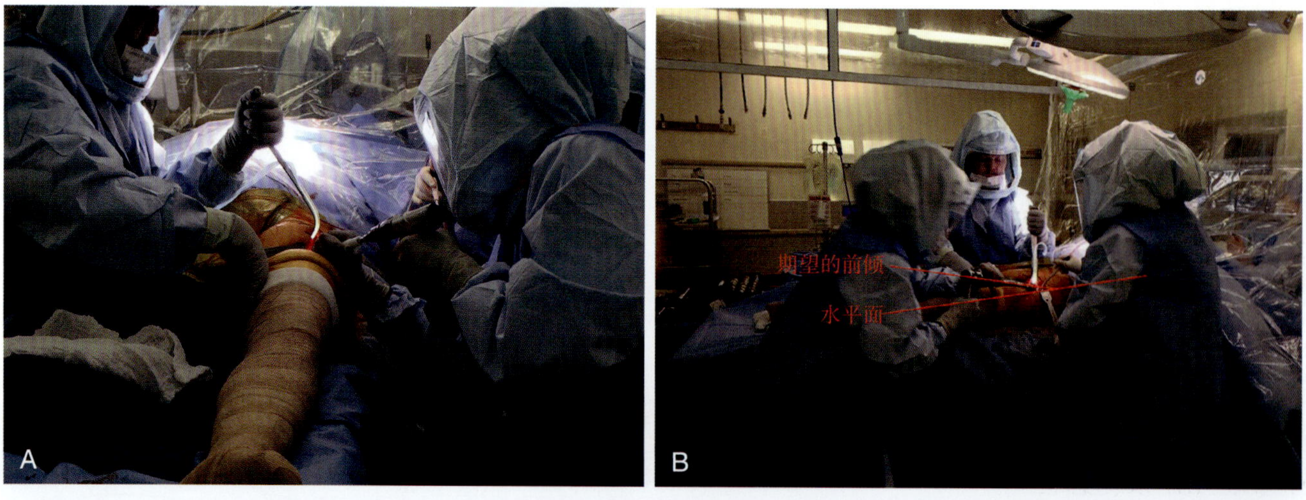

• **图 14.11** （A）用直柄髋臼锉来磨锉髋臼。（B）使用带双偏心距的髋臼杯植入器，可以准确的定位而不会干扰周围组织

髋臼假体植入后，除了用于前方照明的髋臼拉钩（用于在抬高过程中更容易地观察股骨解剖结构）外，移除所有髋臼拉钩。股骨外旋 90°，以使颈部截骨进入视野。大腿外展中立位和屈膝 60°～90° 有助于显露手术视野，过度外展大腿会将股骨近端推向髋臼内后方，增加股骨显露的难度（图 14.12）。

助手通过向下压膝关节，同时握住踝关节来维持这个体位。在这个体位，股骨颈部切口（如果能正常完成，最常见的是颈部截骨稍微前倾）应该面向术者，大转子向后朝向地板。一个尖窄的 Hohmann 拉钩放置在股骨外侧缘周围靠近股骨外侧肌嵴的位置，带双叉的髋臼拉钩放置于大转子的外上缘。确认阔筋膜张肌 / 外展肌和外展肌 / 关节囊之间的间隙，通常外上方会有一个小三角形的关节囊残留。切除这部分覆盖在颈部截骨处和股骨颈残留部分的关节囊，将

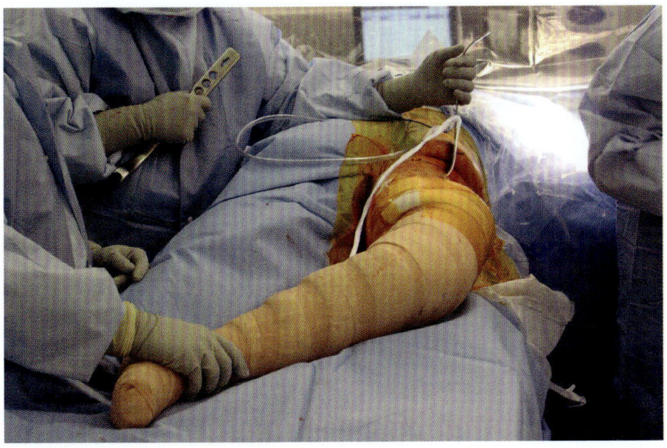

• **图 14.12** 股骨外旋 90°，使颈部截骨进入全视野，大腿外展中立位和膝关节屈曲 60°～90° 有利于显露

有助于双叉髋臼拉钩直接放置在大转子的后部（图 14.13A）。髋臼拉钩放置就位后，沿大转子内侧和外侧边缘切开大转子上方残留的关节囊（小的 T 字关节囊切开术）。Matsuura 等在一项尸体研究中证明大转子上方残留关节囊的松解是抬高股骨近端最有效的松解方式[12]。

将骨钩沿内侧股骨距置于股骨髓腔，术者轻柔地提起骨钩，助手向下推双叉髋臼拉钩，以维持股骨的显露（图 14.13B）。由于股骨向前方抬高，术者应重视大转子位于股骨颈后上方水平处的关节囊剥离效应。这时可以进行股骨侧的操作准备，此时的股骨距和（或）大转子骨折风险最低。外科医生必须确保大转子不会卡在髋臼边缘，去除用于前方照明用的髋臼拉钩的同时，将第二个双叉髋臼拉钩沿股骨后内侧放置于小转子水平。在放置该拉钩之前，应在此水平进行小范围的分离解剖，以避免双叉拉钩在股骨准备期间的移位。最后，通过伸膝、内收大腿和维持大腿的极度外旋位来进行股骨侧的手术准备。

用小刮匙探查股骨髓腔。首先，放置第一个髓腔锉，并评估假体柄的位置。为了避免股骨假体内翻，使用髓腔开口用的方形骨刀去除外侧残留的股骨颈部分，随后依次扩髓直到获得理想的髓腔匹配。双偏心距的髓腔锉可以使扩髓更加容易，避免了内侧软组织损伤或髋关节的过伸[13]（图 14.14A）。如果进入股骨髓腔困难，就容易损伤阔筋膜张肌，应该按下手术台上的控制按钮以允许髋关节伸展。对于肌肉组织丰富或股骨近端和髂前上棘之间的偏心距小的患者，必须要伸展髋关节。这将改善股骨方向，有助于扩髓。一

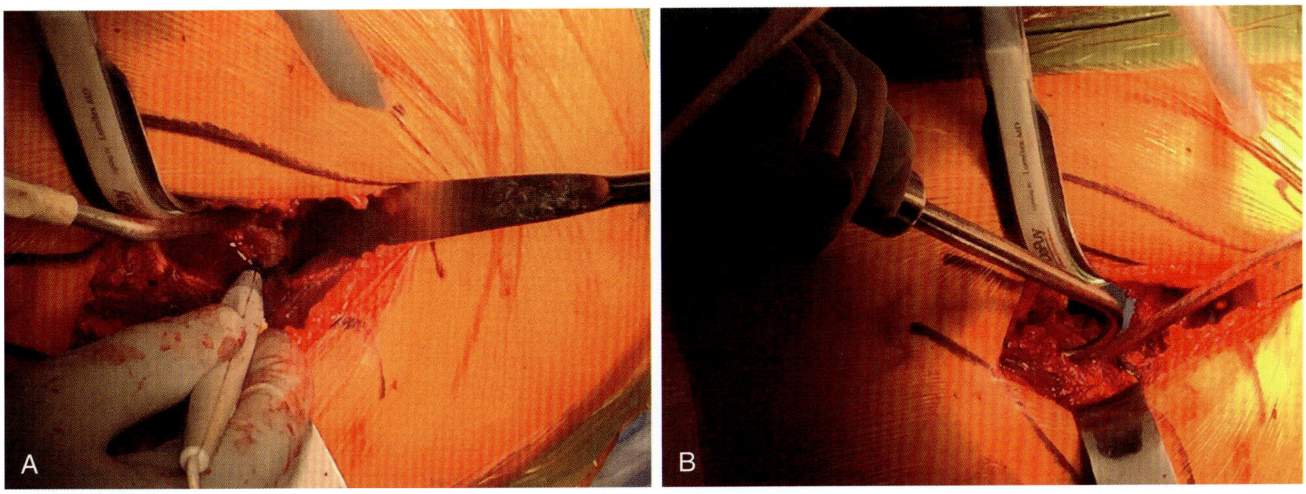

• **图 14.13** （A）双叉髋臼拉钩直接放置在大转子后方，电烧切开后外侧关节囊止点。（B）双叉髋臼拉钩放置于大转子后方，用骨钩将股骨向前提起，大腿保持内收、伸展、外旋位置，股骨截骨面朝向前方

旦达到理想的髓腔锉尺寸，在髓腔锉上安装股骨颈和股骨头试模（图 14.14B）。去除所有拉钩，通过牵引和内旋复位髋关节。

术中评估关节的稳定性和下肢长度，这降低了髋关节术后不稳定的发生率，同时在普通手术台也可以容易做到[14]。髋关节复位后，在进行稳定性评估时，术者将左手或右手食指放在股骨头上，评估脱位情况。另一只手抓住踝关节，首先伸展、外展、外旋、内收髋关节，同时将食指放在股骨头上以确保没有撞击或半脱位。随后极度屈髋、屈膝，并评估髋关节向后半脱位或脱位的情况。最后，内旋位以评估髋关节的稳定性。

评估完髋关节稳定性后，检查下肢长度。术者应该移步到床尾，双下肢内收中立位，并触诊内踝。髋膝关节完全伸展，下肢必须完全中立位，无内收 / 外展，无骨盆倾斜（图 14.15）。

评估髋关节稳定性和肢体长度后，去除股骨头和股骨颈试模。放置髋臼拉钩，显露股骨近端，将双偏心距把持器重新连接到髓腔锉上，用锤子敲出髓腔锉。骨水泥型和非骨水泥型股骨假体均可植入。对于非骨水泥型锥形股骨假体柄，作者建议先徒手将股骨假体柄植入准备好的髓腔中，直到遇到阻力。

股骨柄打入器通过外侧直接作用力将股骨假体柄植入，避免了股骨距骨折的可能，直到股骨假体柄完全植入已经锉好的髓腔。用干净的海绵擦干股骨假体的锥度部分，最后安装人工股骨头（图 14.16）。然后通过牵引和内旋使髋关节复位，彻底冲洗髋关节腔。在手术切口闭合之前，要进行细致的止血，尤其是手术开始时电凝的血管。切口闭合使用带倒刺的缝线，缝合位于阔筋膜张肌表面的筋膜（图 14.17）。在缝合阶段，应避免缝合进针距离过大，以最大限度地减少对股外侧皮神经的损伤。用 1 号可吸收线缝合皮下组织前再次冲洗手术切口，缝合过深也会损伤股外侧皮神经，因此需要小心谨慎缝合。然后用 2-0 单丝可吸收缝合线缝合皮下。3-0 单丝可吸收缝合线连续缝合皮肤，然后用局部皮肤黏合剂黏合。使用无菌含银不透水敷料覆盖手术切口 7 天。

向远、近侧延伸的手术入路

需要记住的是，如果手术切口向近端延长，可以增加髋臼的显露，同时也会增加股骨的显露。相反，如果手术切口向远端延长，可以增加股骨远端的显露，同时也有便于髋臼侧的操作。为获得切口远端的显露，需要继续纵向切开皮肤，切口远端指向股骨外侧髁，但是一旦切口到达大腿外侧的中段，就直接向远端切开。解剖分离的目的是继续向后显露阔筋膜张肌，并最终通过股外侧肌远端进行解剖。然后，可以根据需要向远端分离股外侧肌，与直接外侧入路相同。

为了获得近端显露，皮肤切口指向髂前上棘，小心保护股外侧皮神经，牵开近端阔筋膜张肌后显露臀中肌。如果需要额外的切口显露，可以按照 Smith Petersen 手术切口进行[15]。

术后护理

我们的理疗团队在手术当天就动员患者下床活动。优化疼痛管理和术后血流动力学管理（如高血压、术后贫血等）有助于术后早期活动，通过 DAA

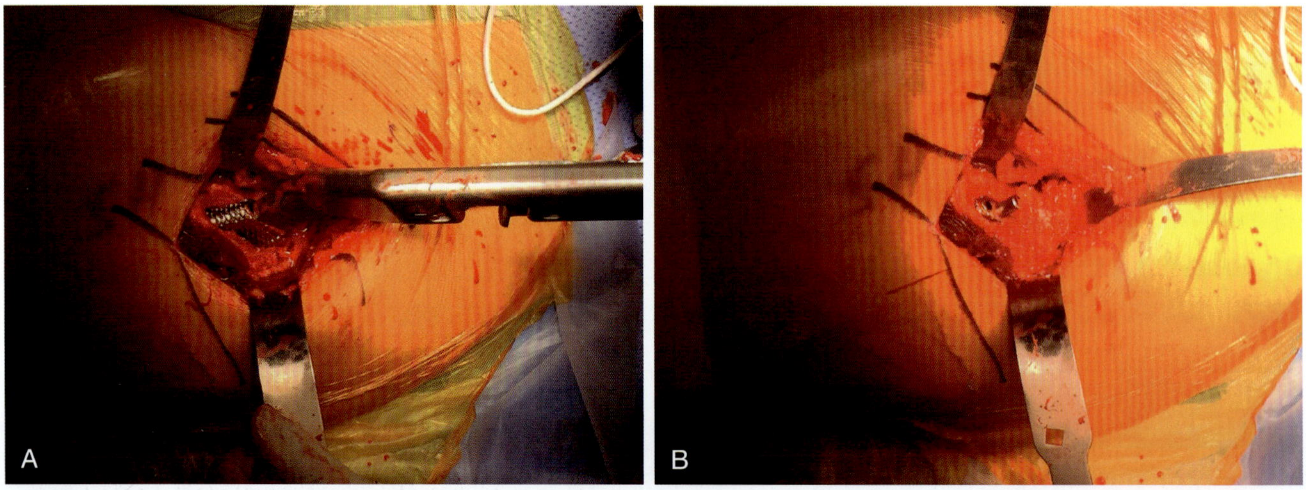

• **图 14.14** （A）偏心锉用于准备股骨髓腔。（B）最后的髓腔锉留置于股骨髓腔内，安装股骨头试模，髋关节复位

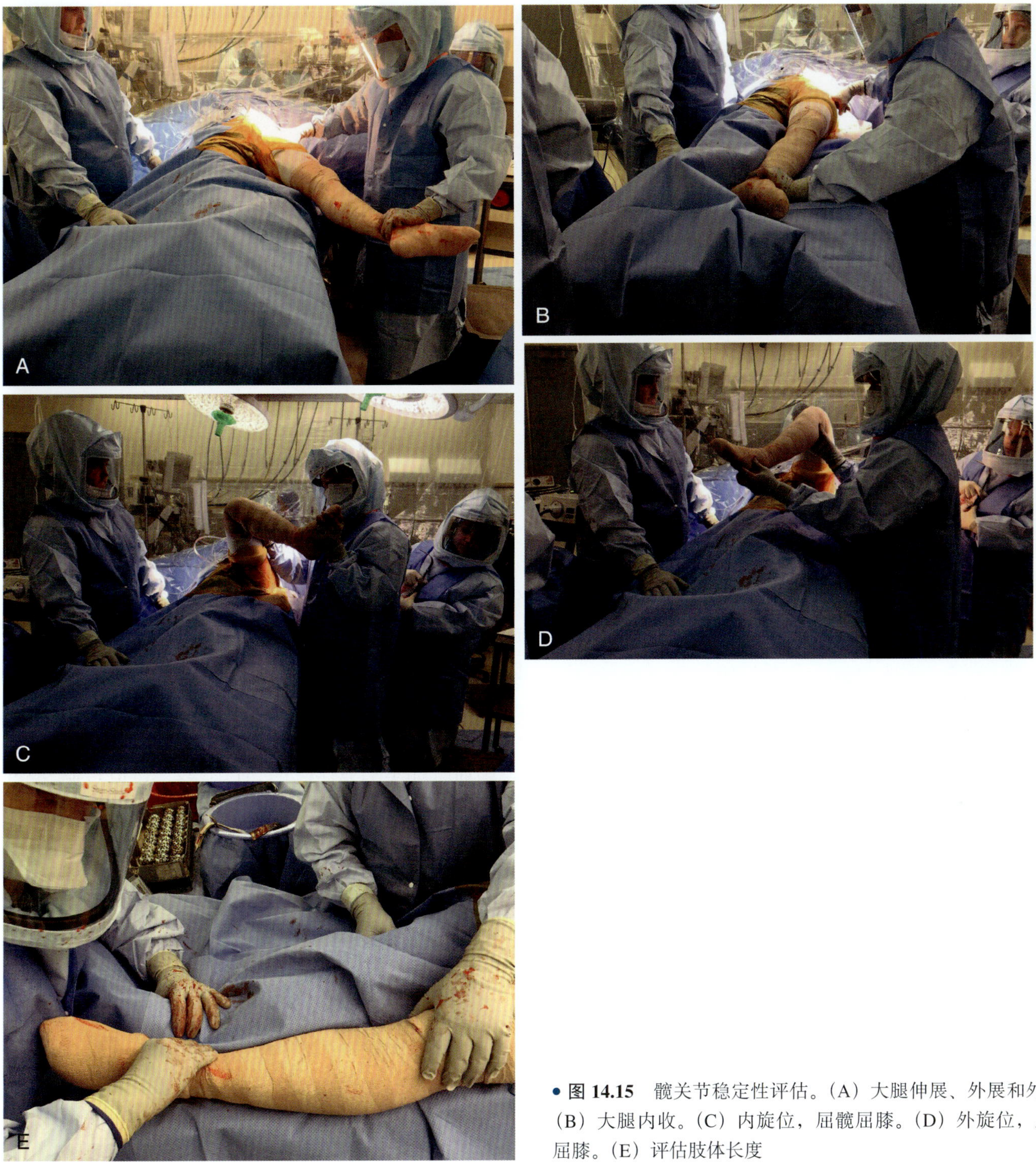

• 图 14.15　髋关节稳定性评估。(A) 大腿伸展、外展和外旋。(B) 大腿内收。(C) 内旋位，屈髋屈膝。(D) 外旋位，屈髋屈膝。(E) 评估肢体长度

进行 THA 的患者术后康复更快、下床活动更早，部分原因可能是该入路对软组织的保护，因为主要肌群，特别是外展肌群，在整个手术过程中没有受到损伤 [16-18]。我们不再建议患者术后采取预防髋关节脱位的措施，Peak 及其同事进行的一项前瞻性随机研究报告了术后功能限制在我们的直接外侧入路 THA 患者群体中的作用 [19]。当观察术后 6 个月的髋关节脱位率时，他们研究发现仅有一名患者髋关节脱位，是限制组的一名患者带着外展枕头在从手术台转到床上时发生的脱位。此外，同受限组相比，非限制性组患者更早恢复侧卧位睡眠，驾驶汽车的次数更多，恢复工作的时间更早，对康复的满意度也更高。去除功能限制可为每位患者节省大约 655 美元的成本。正如我们机构最近的一项研究所描述的那样，符合标准的患者在手术当天出院 [20]。这些患者在再次手术、再次住院、急诊科就诊或急性事件就诊的次数上并没有差异。在

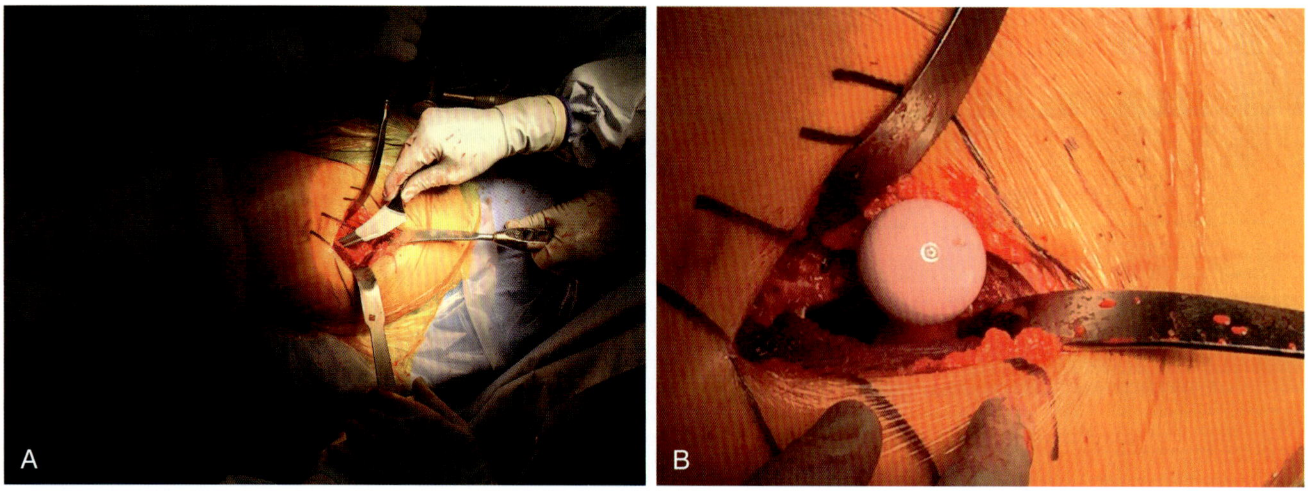

• **图 14.16** （A）徒手植入股骨假体柄，股骨柄打入器锤击股骨假体柄，直到假体柄完全位于磨锉好的股骨髓腔内。（B）安装人工股骨头

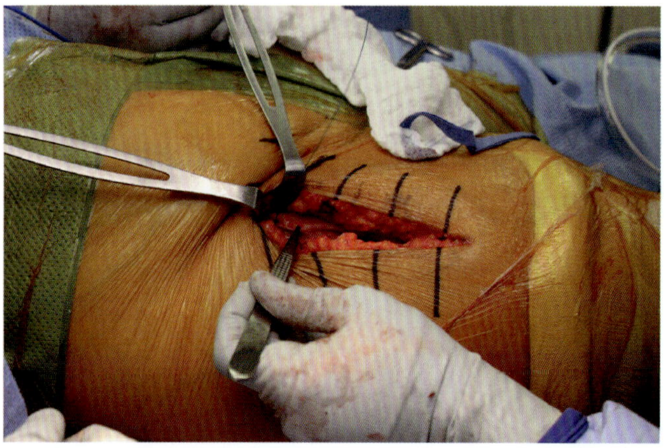

• **图 14.17** 缝合覆盖阔筋膜张肌的筋膜，避开股外侧皮神经，包括切口两侧少量的组织

为期 4 周的随访中，与外科医生办公室的电话和电子邮件联系的数量也没有差异。如果患者当天没有出院，他们通常会在第二天或术后第二天出院回家。

结果

本章主要侧重于没有使用特殊手术台的 DAA 在 THA 中的应用，以下的临床系列结果也是采用该技术。已经有多位作者报道了经 DAA 行 THA 的临床结果 [4,21-23]，其他人也进行了对比研究 [5,18,24]。Siguier 及其同事描述了 1037 例通过小切口 DAA 进行的 THA，皮肤切口在 5～10 cm[22]。Kennon 及其同事报道了一系列连续的超过 2132 例在没有使用牵引床的情况下进行的经前入路 THA[4]，包括骨水泥型和非骨水泥型 THA，包括复杂的手术（如先天性髋关节发育不良、陈旧性骨折和既往截骨手术）的患者。虽然他们非常详细地描述了手术过程和相关并发症，但没有报告临床的测量结果。

Restrepo 及其同事将 122 名 THA 患者随机分为不使用牵引床的 DAA 组和直接外侧手术入路组 [16]，两组患者的术后处理和疼痛控制方案相同。研究发现两组患者在止痛药物的需求、失血量、血红蛋白下降、输血量、手术时间或住院时间等方面没有统计学差异。但是 DAA 组术后早期（最长 1 年）的临床评分［如简明健康调查量表 -36（SF-36）、西安大略和麦克马斯特（WOMAC）骨关节炎指数和线性模拟量表评估等］确实有统计学意义上的显著改善，这种优势在术后随访 2 年时消失。

DAA 组早期功能的改善得到了 Nakata 及其同事的证实，这是通过与一组髋部后方微创入路的 THA 相比得出的结论 [18]。DAA 组患者在术后较短的时间内即可完成单腿站立 5 s，小部分患者在术后 3 周内 Trendelenburg 征可持续阳性（29% vs. 67%），根据术后行走能力和 Postel- d' Aubigné 评分，DAA 组患者展现出了更好的功能恢复。然而，DAA 组这种早期临床功能的改善，在术后 2 个月和 6 个月时将不再具有统计学意义上的优势。

术中透视有助于髋臼杯的植入，尽管一些研究表明，徒手技术放置髋臼假体是精确的，目前术中透视仍与标准的手术床同时应用 [10,25]。Soderquist 等 [10] 也证实 DAA 术中徒手技术有很大概率能将髋臼杯放置在安全区，有趣的是，应用这项技术 Lewinnek 安全区定位成功率为 85%，Callaghan 安全区的定位成功率为 61%，仅观察到 0.31% 的脱位率。

此外，我们认为不使用专用手术床可以缩短手术时间，并便于术中进行髋关节稳定性和下肢长度的测试。一些术中踝关节骨折的报道也影响了牵引床的使用[17]。

并发症

除了可预料的 THA 后全身并发症外，很少有关 DAA 特有并发症的报道。虽然 DAA 仍然存在脱位的风险，但与其他方法相比，脱位风险较低，脱位风险仅为 0.61%～1.50%[3,4,26,27]。

出血是 DAA 手术入路的一个并发症[28]，技术要点包括在最初的手术切口显露和关闭缝合筋膜前，仔细分离解剖、识别并对旋股外动脉升支彻底止血。常规检查出血的血管是避免这一并发症的关键。

股外侧皮神经仍然是需要考虑的首要问题，对这一神经的应用解剖学已经有了广泛的研究，并确定了神经主干、臀部分支和股骨分支的不同危险区域[29,30]。将切口置于缝匠肌 / 阔筋膜张肌间隔更外侧的位置可避免上述问题。此外，关闭手术切口过程中，注意不要在筋膜层和皮下层缝合股外侧皮神经。Restrepo 报告了采用直接前侧手术入路的 52 例患者中股外侧皮神经损伤的发生概率[16]，发现 82.7% 的患者没有症状，而 9.6% 的患者有切口周围感觉异常，7.7% 的患者有暂时性的大腿前方感觉异常。随访 2 年后，所有症状均已消失。此外，Goulding 等研究报道，在患有或没有股外侧皮神经麻痹的患者中，在简明健康调查量表 -12（SF-12）、WOMAC 或加利福尼亚大学洛杉矶分校（UCLA）评分系统的评分结果中并没有表现出髋关节功能的限制[31]。Goulding 和 Lovell 等的研究表明，股外侧皮神经麻痹和感觉异常性股痛不一样，只有不到 1% 的神经麻痹患者会导致感觉异常性股痛。我们认为所有患者术后切口周围都会发生麻木，例如全膝关节置换（TKA）术后，有超过 50% 的患者会发生膝前切口外侧持续性的皮肤神经麻痹。如同 DAA 一样，患者的功能评分不受这一发现的影响[32]，外科医生继续使用这种方法进行全膝关节置换，无论感觉如何改变，都取得了极好的临床结果。正如我们在 TKA 中所做的那样，所有采用 DAA 进行 THA 的患者都会被告知术后可能存在切口外侧和远侧的感觉异常。如果发生感觉异常，它将在术后 1 年内缓慢缓解或变得不明显。

最近的研究发现，在使用和不使用传统手术台的情况下，DAA 术中股骨骨折的发生率没有明显差异[33]。这些似乎与学习曲线有关，因为一些研究表明，术中股骨骨折只有在最刚开始进行 DAA 的情况下才会发生[2]。某些术野显露不佳的情况下可能会发生大转子、股骨距骨折和股骨穿孔，术中骨折大多发生在股骨距水平，穿孔则发生于后外侧[33]。术野显露不理想，导致扩髓不充分，常导致股骨髓腔锉和假体柄内翻，增加了股骨距骨折和局部穿孔的风险。有趣的是，一项比较使用不同微创入路的研究显示，与 DAA 相比，微创后入路骨折的发生数量是 DAA 组的 2 倍[18]。正确理解手术过程中的每一个步骤，是使用常规手术台进行 DAA 初次全髋置换成功的关键，而且并发症的风险很低。

小结

常规手术台上通过 DAA 行 THA 是一种安全方法，DAA 提供了一个更快的手术入路，优势在于该入路从肌间进入，对肌肉附着点没有造成损害，术后患者可以早期康复。此入路可以在患者仰卧于常规手术台上实施，允许术中评估髋关节的稳定性和测量下肢的长度。此外，与更传统的 THA 相比，DAA 可能提供更低的脱位风险。通过选择合适的手术切口，股外侧皮神经损伤的风险显著降低。

（参考文献参见书末二维码）

第 15 章

采用特殊手术台的直接前入路初次全髋关节置换术

MICHAEL J. TAUNTON
（冯卫 译 刘建国 审校）

关 键 点

- 直接前入路（DAA）是髋关节唯一经肌肉神经界面入路。
- 特殊的骨科手术台可以方便显露股骨进行假体植入。
- DAA 患者可获得早期功能恢复。
- 必须小心避免与此方法相关的常见并发症。

前入路最早由 Smith-Petersen 于 1917 年提出，由 Heuter 改进用于下肢的手术切口，将缝匠肌和股直肌牵向内侧，阔筋膜张肌牵向外侧，用于显露髋关节囊。在内侧切开缝匠肌和股直肌之间，外侧牵开阔筋膜张肌到髋关节囊。Judet[2] 采用前入路联合牵引手术台用于髋关节手术，包括早期的髋关节置换手术。这种方法最近在美国被进一步采用，因为这种髋关节入路使用肌间、神经间平面，不会破坏外旋肌或外展肌 [3]。现代专业骨科手术台的使用，为外科医生通过 DAA 进行全髋关节置换术（THA）提供了一种安全可靠、可重复使用的方法，促进了 DAA 在美国的更广泛应用。

适应证与禁忌证

虽然有多种手术入路可用于常规 THA，但前入路 THA 并没有严格的手术适应证。采用前入路手术的相对适应证是术后髋关节后脱位风险较高的患者［包括患有神经和神经肌肉疾病的患者（如轻度瘫痪或多发性硬化症）和患者的自身因素（如认知功能障碍、药物滥用或帕金森综合征等）］。既往有髋关节前入路手术史，特别是髋关节前方有内固定物存留，如髋关节融合的患者，可以选择该入路。此外，对于患有胶原血管疾病的患者，如 Ehlers- Danlos 综合征，可能相对更适合前入路手术。

患者的个人卫生问题、巨大的腹壁血管翳，或明显的皮肤刺激征和（或）屈髋位皮褶处真菌感染等都是手术部位感染的危险因素。在一项作者自己的研究中发现 [4]，与正常 BMI 的患者相比，BMI > 40 kg/m^2 的患者术后切口并发症的危险比为 19.25（95% CI，5.7～60.0；P= 0.001）。DAA 手术的其他禁忌证根据术者的经验不同有所区别，是相对禁忌证。初次关节置换使用直柄假体可能遇到问题，可能是 DAA 的相对禁忌证。需要广泛显露股骨，尤其是需要转子延长截骨的髋关节翻修手术是 DAA 的相对禁忌证。

术前计划

所有准备行 THA 的患者，都需要拍摄带有放大标记的站立位骨盆前后位、股骨前近端和髋关节穿桌侧位 X 线片。通过仔细的模板测量，可以获得最佳的肢体长度和股骨偏心距，有助于外展肌力量和软组织张力的恢复。

手术体位

患者仰卧于手术台上，我们选择了一个特殊的手术台，可以让患者的双下肢分别进行屈曲、伸展、外展，并且可以内收手术侧下肢。有多种不同的骨科专用特殊手术台，但外科医生的经验、手术床的价格和是否能够获得会影响这种选择。会阴部放置立柱，将患者向床尾部平移，以便在实施牵引过程中患者不会发生移动。患者手臂放在身体的侧方外展，以方便麻醉医生的操作。如果患者肩关节活动受限，可将手臂固定于胸前。如果这种肩关节活动受限发生在同侧肢体，在股骨扩髓过程中可能会造成困难，尤其对于肥胖患者。外科医生在术前计划和术中股骨扩髓时应考虑到这一点。

梅奥手术托盘架从患者非手术侧的肩关节水平放

入，放置在患者面部上方，以利于在整个手术过程中麻醉医生对患者气道的管理，并保护患者的面部。升高手术床，将患者置于外科医生的上腹部水平，为外科医生提供一个舒适的工作高度和良好的手术视野。凝胶垫置于上肢与臂板之间，仰卧位手臂固定，将肥胖患者突出的腹壁组织或皮褶推向非手术侧，用胶带固定于手术床的对侧。

铺单

患者进入手术室后，用电推刀进行术区备皮，范围应包括距髂前上棘上方、内侧和外侧一个手掌宽度的范围，并向远端朝向膝关节方向延长 6～8 英寸（15.24～20.32 cm）。酒精消毒去除皮肤表面的任何润肤剂或皮肤碎屑。将非无菌的黏性 U 型单从膝关节上方 6～8 英寸处开始，并向距髂前上棘近端、内侧、外侧大约一掌宽的位置铺单。第二个非无菌塑料覆盖近端，在髂嵴上方 4～5 cm 处连接两侧肢体。术区用氯己定（洗必泰）或碘酒 / 酒精消毒。

用一对黏性无菌 U 型单再次在术区铺单，大单纵向覆盖手术床两侧，两个大单固定于患者头部上方横杆上，并向外侧延伸，确保术中患者的臂板和其他设备能被完全覆盖。标记切口位置，用含碘黏性贴膜覆盖术区皮肤。

我们使用的专用手术台，在股骨近端下方水平有一个液压装置，可以帮助股骨显露。在未消毒的股骨液压升降装置的单子上开一个小口，无菌的股钩支架置安装于升降装置上，支架底部周围的区域用一条含碘无菌黏性贴膜隔离。

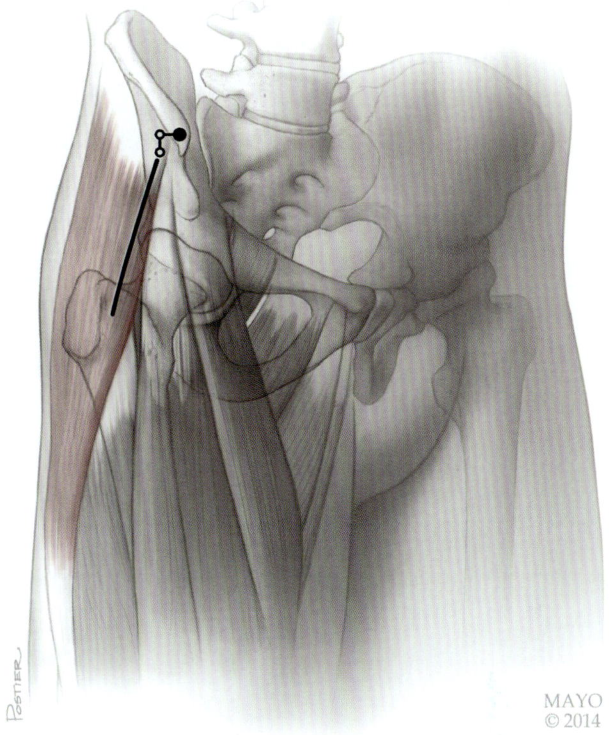

• **图 15.1**　DDA 手术切口的位置（©2014 Mayo Clinic）

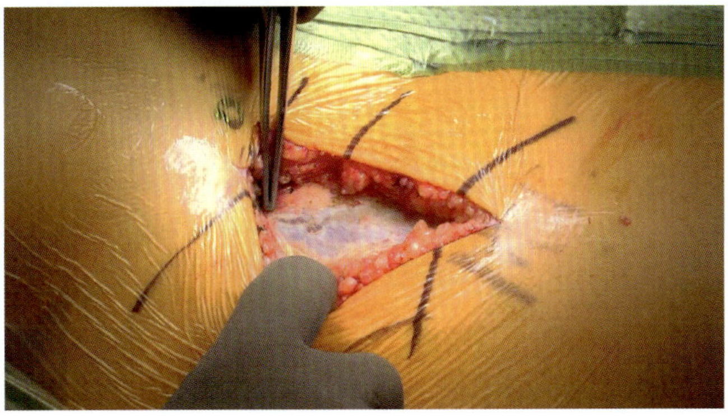

• **图 15.2**　阔筋膜张肌位于阔筋膜下方，呈紫色

手术技术

切口起自髂前上棘向外侧约 2 cm、再向远 1 cm 处（图 15.1），切口向远端延长 10 cm，并与髂前上棘至髌骨外缘的连线呈 15°。皮肤切口刚好位于阔筋膜张肌前缘上方，在肥胖患者中，切口通常在大腿侧外移 2 cm，并向上方延长，但不要超过髋部屈曲皮褶。这样可以使切口位于血管鞘外侧，防止切口裂开。切口位于髂前上棘外侧 2 cm 处，可以减少股外侧皮神经的损伤。

切开皮下组织至阔筋膜张肌表面筋膜，通常可以看到 2～3 条小的血管穿支穿过筋膜，应电凝止血。股外侧皮神经近端呈分枝状，位于阔筋膜张肌筋膜表面。如果是位于阔筋膜张肌的肌腹上方，外科医生应该能够识别阔筋膜张肌的紫色外观（图 15.2）。识别阔筋膜张肌表面筋膜后，应小心避免分离筋膜浅层结构，避免形成无效腔。用尖刀纵向切开阔筋膜张肌筋膜，显露阔筋膜张肌肌纤维的走行方向。Allis 钳夹住筋膜内侧缘，Cobb 骨膜剥离器将肌肉从筋膜上分离，允许手指向下分离至股骨颈上方。缝匠肌位于内侧浅层，通过切开股骨头 - 颈连接表面的内侧深筋膜可以看到股直肌。一个常见的错误是在缝匠肌内侧做筋膜切口，然后向内侧分离缝匠肌和股直肌，这是极其危险的，可能伤及股骨神经血管束。

AVA 拉钩放置于股骨颈上方的阔筋膜张肌内侧，这个界面通过拉钩和股骨上方关节囊之间没有肌肉组织，可以很容易识别，在远端用腹壁拉钩将阔筋膜张肌牵开，尖的 Hohmann 拉钩可以刺穿股骨颈下方薄层筋膜，并将股直肌向内侧牵开。分离股直肌和阔筋膜张肌之间的薄层筋膜，在此深面为旋股外动脉的升支，由内向外横行穿过阔筋膜张肌（图 15.3）。可以看到两组（偶尔是三组）血管，应加以识别和电凝止血。在旋股外侧血管深层是位于股骨颈前方的囊周脂肪组织，多呈球状分布，可以用来区分这层组织界面。当遇到这种囊外脂肪时，就在股骨颈的下方放置一个 AVA 拉钩，将股直肌从髋关节前方关节囊提起，切除囊周脂肪组织。

去除拉钩，皮肤牵开器放置在临近股直肌的阔筋膜张肌深处，这种切口牵开器可以在后续的手术过程中减少组织创伤，尤其是对阔筋膜张肌的损伤。同前方操作一样，髋关节囊的上方和下方分别放置一个 AVA 拉钩。切开关节囊，切口从关节囊位于髋臼前上方的边缘开始，跨过股骨颈前上方，然后呈 130° 沿位于股骨颈 - 大转子连接处前外侧面的转子间嵴切开。关节囊切开沿前方的转子间嵴延长至股外侧肌近端（图 15.4），标记线标记关节囊前方顶点，去除股骨颈下方的 AVA 拉钩，股骨颈上方的 AVA 拉钩放置在髋关节囊内（图 15.5）。

股骨颈大转子间沟位于股骨颈与大转子返折处的外侧，可以作为股骨颈截骨的恒定参考点。电刀标记股骨颈合适的截骨位置，术中透视检测股骨颈预截骨位置，并获得骨盆前后位 X 线片，将作为与假体试模的比较。在接下来的过程中，保持 C 型臂在相同高度非常重要，并注意手术台的高度保持不变，否则图像放大率将不正确。股骨颈截骨通常用摆锯进行，采用两步截骨法，首先在股骨颈预截骨近端约 1 cm 处截骨，然后在预截骨处截骨。截骨过程中牵引下肢，

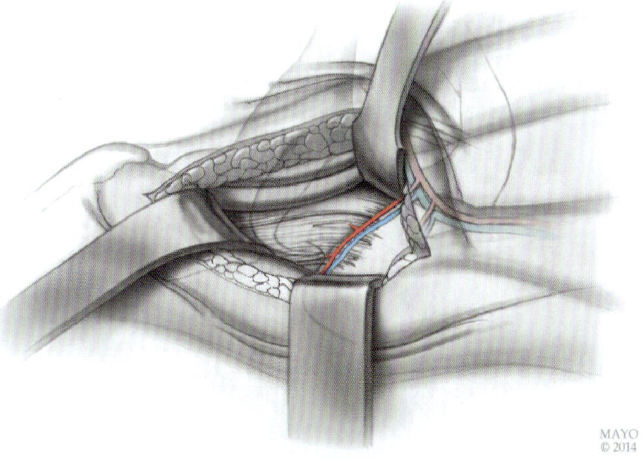

• **图 15.3** 关节囊前方旋股外侧血管升支示意图（©2014 Mayo Clinic）

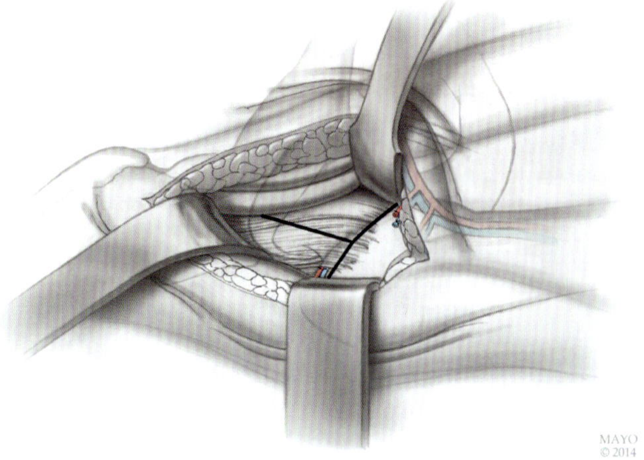

• **图 15.4** DDA 关节囊切开（©2014 Mayo Clinic）

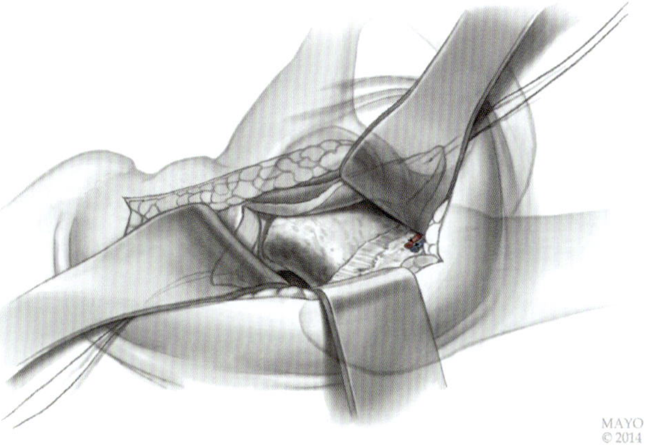

• **图 15.5** 关节囊内放置拉钩（©2014 Mayo Clinic）

可以使截骨后的股骨头留在髋臼内。取出环状截骨块后可以轻松去除残留的股骨头（图 15.6）。

去除大腿牵引，下肢外旋 40°。一把 Myerding 拉钩将阔筋膜张肌向外侧牵开，另一把 Myerding 拉钩将下方关节囊从股骨颈的内侧牵开。电刀彻底切除股骨颈前方关节囊，临时旋转下肢，以便触诊小转子。检查股骨颈截骨水平，如果股骨颈保留过长，可以在适当的水平度再次截骨，这样做也有助于去除股骨头。

股骨头取出器拧入股骨颈的近端，并取出股骨头（图 15.7）。旋转股骨头有助于圆韧带断裂，方便股骨头的取出。偶尔也需要从髋臼前去除过多的骨赘，以方便股骨头的取出。

髋臼的准备

髋臼准备时，将股骨外旋 40°，外旋可以使股骨向后方下落。将一把弯曲的 Hohmann 拉钩放置在髋臼前柱、腰大肌肌腱的尾端。拉钩的位置应放在关

节囊内、髋臼唇外的骨面上，如果拉钩放置过于偏向腰大肌远端或过深，有损伤股神经血管束的危险。Meyerding 拉钩将阔筋膜张肌从髋臼后上缘牵开，松解髋臼后上缘的关节囊，以便将第二把弧形 Hohmann 拉钩放置在髋臼关节囊内的后方，并朝向坐骨切迹，这个拉钩可以作为免提拉钩固定在股骨提升装置上。直视下很容易将髋臼后缘髋臼唇锐性切除，同时切除髋臼前方盂唇和髋臼圆韧带。此时，用弧形骨刀切除髋臼前方突出的所有骨赘（图 15.8）。

通常使用带有偏心距的髋臼锉。首先使用比预定的最终髋臼锉直径小 6 mm 的髋臼锉。透视下朝向内侧磨锉髋臼，完成此步骤后，以标准的方式磨锉髋臼至骨面有广泛的点状出血，并允许适当的前后位固定。这项技术有助于确保磨锉不向近端偏移（图 15.9），髋臼假体以标准方式植入，反向旋转髋臼杯，有助于防止后方软组织夹持在髋臼和髋臼杯假体之间。

股骨的准备

髋臼假体植入后，开始直接显露股骨。放松牵引，大腿保持中立位。股骨提拉钩放置在股外侧肌起

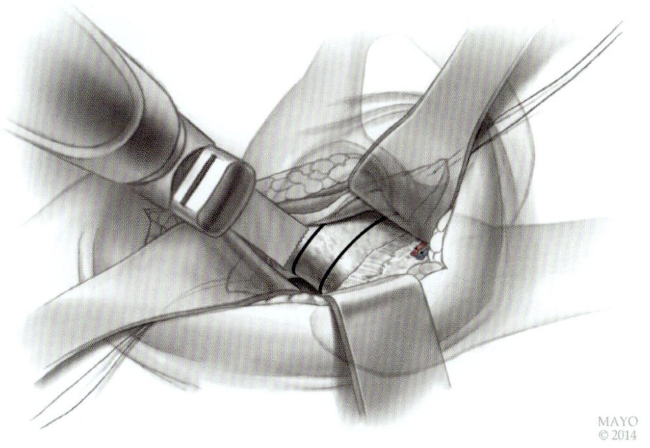

• **图 15.6**　股骨颈截骨水平和环状截骨块的位置示意图（©2014 Mayo Clinic）

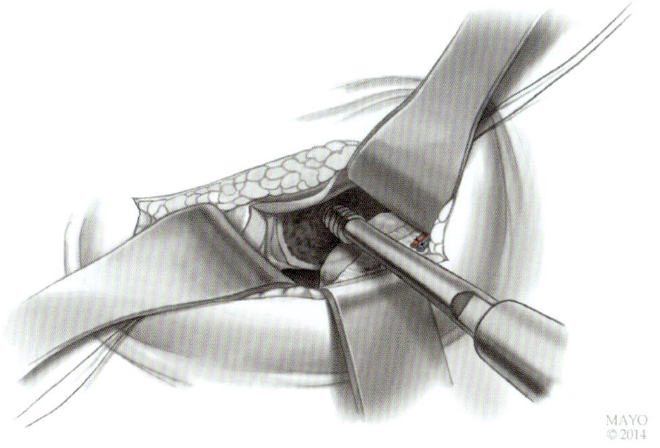

• **图 15.7**　股骨头取出器取出股骨头（©2014 Mayo Clinic）

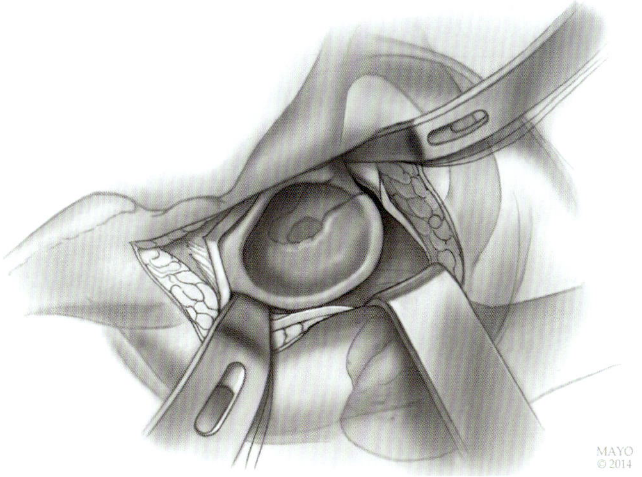

• **图 15.8**　髋臼的正确显露（©2014 Mayo Clinic）

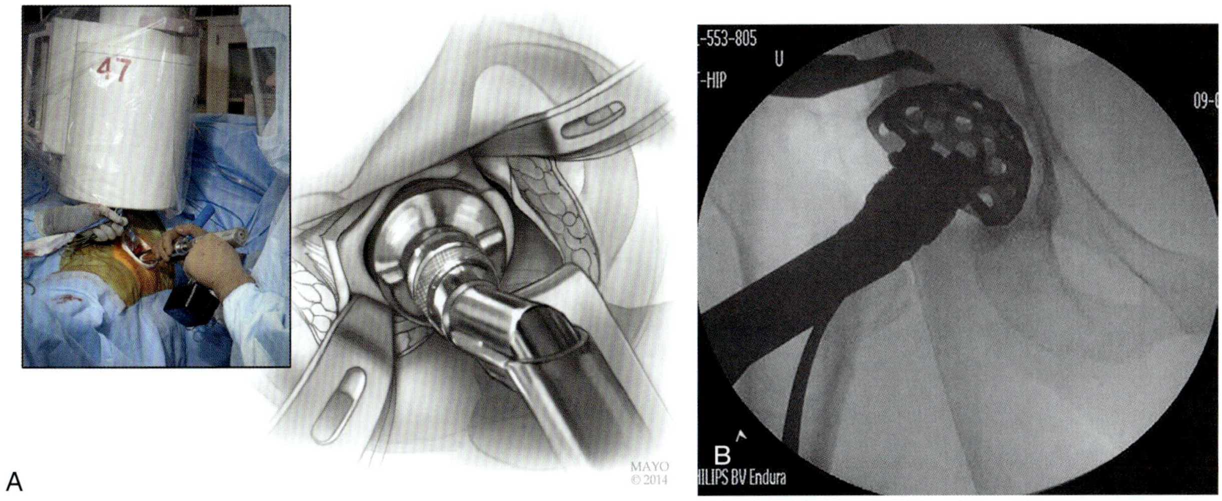

• **图 15.9**　（A）透视机和带偏心距的髋臼锉位置；（B）透视下在适当位置的髋臼磨锉（©2014 Mayo Clinic）

点外侧和阔筋膜张肌内侧的间隙，在左侧股骨，提拉钩以逆时针方向旋转放置；在右侧股骨，提拉钩以顺时针方向旋转放置。通常在后方有一束组织需要被穿透，以使骨钩完全穿过股骨干后方。下肢外旋 120°，Mueller 拉钩放置于股骨距后内侧，小心伸展和内收下肢。Meyerding 拉钩牵开阔筋膜张肌，显露股骨颈上方外侧关节囊和臀小肌间的间隙，关节囊在股骨颈外侧与大转子之间存在反折。一旦股骨颈近端后侧的关节囊得到松解，整个上方关节囊的就完成了松解。去除 Meyerding 拉钩，大转子顶端小心放置一枚 Mueller 拉钩，将臀小肌牵向大转子外侧（图 15.10）。

提拉股骨感受股骨近端的张力，避免对股骨近端和大转子施加过大的压力。为提高股骨近端外侧的显露，可以松解联合腱和梨状肌肌腱，但并不是所有患者都需要这样做。电凝松解的范围包括股骨颈后缘靠近截骨线水平，向近端延伸至大转子，跨过联合腱和梨状肌肌腱。通常当这些肌腱被松解后，股骨就会进一步抬高。需要注意紧贴骨面松解后关节囊和联合腱，防止后关节囊内的血管出血。

此时，股骨近端清晰可见，可以准备使用弧形或带偏心距的髓腔锉扩髓。直径 3.5 mm 钻头进行股骨髓腔开口，根据需要去除股骨颈外侧残端骨质和梨状肌切迹骨质。用髓腔锉临时开髓，这是一个重要的步骤，可以避免髓腔锉由于方向错误造成的股骨穿孔。采用弧形持柄器和小号髓腔锉开始扩髓（图 15.11）。逐级扩大髓腔至髓腔锉可以稳定固定，并获得合适的假体型号。通过比较股骨解剖颈相对于股骨髁轴线的方向来判断股骨前倾角，通常股骨前倾角为 15°～20°。通常髓腔锉的后缘应平行于股骨颈后方皮质。

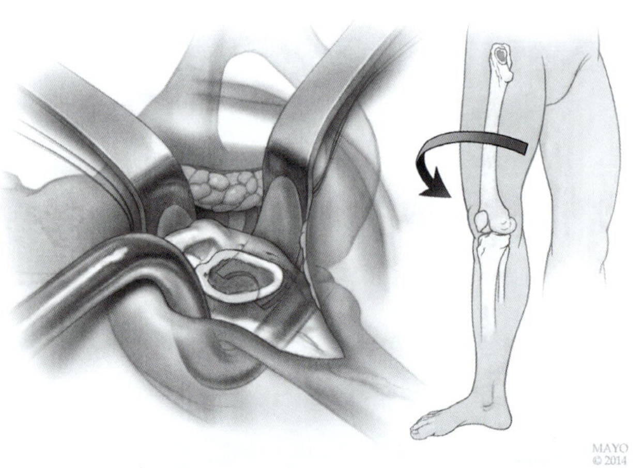

• **图 15.10**　股骨显露的正确方式，股骨外旋和伸展位（©2014 Mayo Clinic）

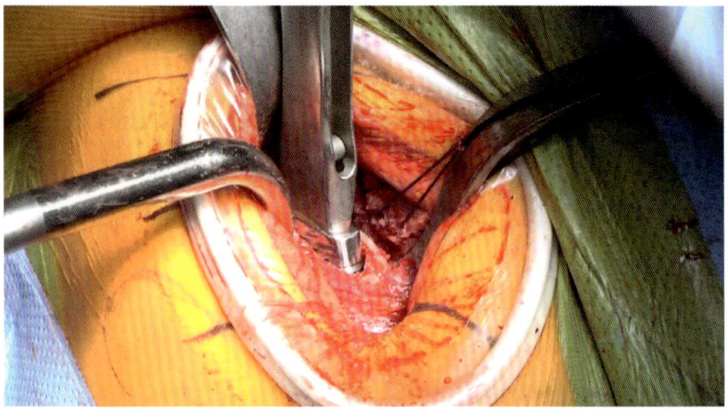

• **图 15.11**　正确的股骨扩髓位置

在透视下行股骨距处扩髓，比较术前计划和术中股骨髓腔位置，安装股骨试模假体颈领和股骨头试模。

去除股骨提拉钩，牵引大腿，下肢置于 80° 外旋位，精确牵引下肢 1 cm，然后内旋至中立位，髋关节复位，去除所有牵引。如果此步骤出现困难，则可能是股骨假体位置过高，需要重新扩髓，将假体放置在合适的位置，而不是强行复位。

透视下辅助确认股骨假体的位置、偏心距和肢体长度，如果需要，下肢也可以通过运动弧线来确定假体的稳定性。作者通常在髋关节伸直位外旋 90° 时检测髋关节的稳定性。如果肢体长度恢复，股骨假体和髋臼假体位置满意，下肢外旋 90° 时髋关节就会获得稳定。如果需要特别关注髋关节后方的稳定性，就需要将牵引靴从牵引床上去除，检测髋关节屈曲和内旋状态下的稳定性，务必小心确保这种做法无菌。

通常情况下，关节置换术后局部神经阻滞的药物包括布比卡因、肾上腺素和酮咯酸，神经阻滞的范围包括髋臼环周围、股骨近端、阔筋膜张肌和切口深部组织。

髋关节脱位和复位参照前面描述的方式进行，植入最终的关节假体（图 15.12），充分冲洗切口，可吸收线缝合修复关节囊。带倒刺的可吸收线连续缝合阔筋膜张肌薄层筋膜（图 15.13），皮下缝合很重要，可以预防血肿形成。2-0 可吸收倒刺线连续缝合皮下组织，用胶带或氰基丙烯酸酯黏合剂闭合手术切口。

特殊情况的处理

外科医生在决定对病态肥胖患者进行手术时应谨慎，因为许多研究表明，BMI 超过 40 kg/m^2 会增加并发症的发生率。特别是对于 DAA，当女性糖尿病患者的 BMI 大于 40 kg/m^2 时，手术切口并发症就会显著增加 [4]。在对肥胖患者进行 DAA 手术时，为了避

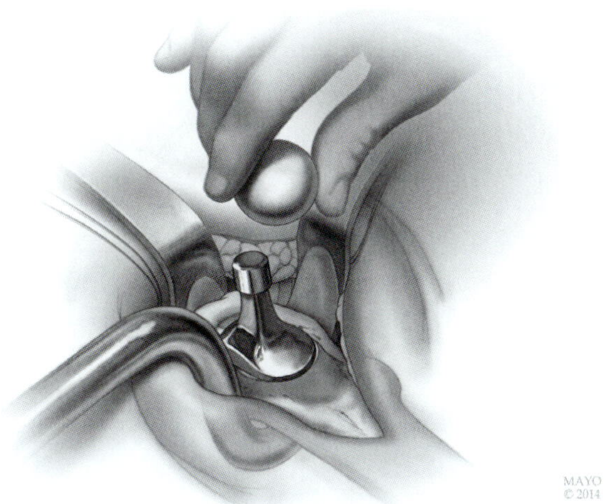

• **图 15.12**　真实的股骨假体植入，将股骨头植入干净的股骨假体颈部（©2014 Mayo Clinic）

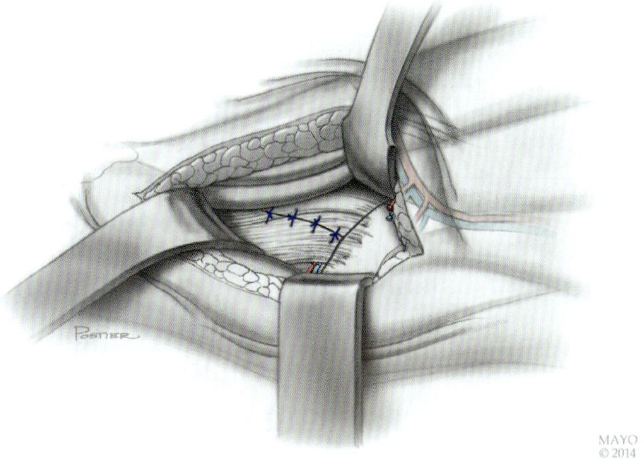

• **图 15.13**　可吸收 Vicryl 缝合线间断缝合关节囊（©2014 Mayo Clinic）

免切口并发症，作者通常将切口向外平移约 3～4 cm，并将切口扩大 1 cm。考虑到皮下组织的厚度增加，朝向腹部的阔筋膜张肌将引导外科医生到达筋膜间隙。也可以考虑用不可吸收线垂直褥式缝合关闭切口，以及采用真空负压装置等关闭切口。

如果扩髓时股骨显露困难或需要直柄假体植入时，则股骨近端需要进一步显露。近端切口可以延伸至髂缘，然后再向外侧延伸 2～3 cm。为进一步显露，阔筋膜张肌可以从髂前上棘上松解，手术结束时用可吸收线修复缝合。

股骨距骨折并不常见，但如果发生，外科医生应该做好治疗准备。在股骨近端附近靠近小转子水平处，将一个标准的钢丝过线器自股外侧肌起点处穿入，最简单的方法是从前方开始，继续向外，然后随着大腿外旋，继续向后方旋转过线器，然后在小转子上方可以看到过线器的尖端，双股钢丝可以穿过过线器并以标准的方式拧紧。更多的远端骨折需要向远端显露。可以在远端预定放置钢缆水平处做一个单独的切口，劈开筋膜，将股外侧肌从后面的股骨粗线上被提起。可以将 Bennett 牵开器放置在股骨前部，并以标准的方式穿过线缆。透视下有助于控制骨折和线缆的位置。

术后护理

基于非麻醉方式来控制术后疼痛。关节周围神经阻滞联合对乙酰氨基酚和曲马多，可以有效控制大多数患者的疼痛。住院患者可以口服限制类麻醉药品止痛，住院期间需要口服麻醉药物的患者，在出院回家时需要开 20 mg 或 5 mg 的羟考酮处方。阿司匹林通常用于静脉血栓预防，但血栓的预防需要根据患者的病史、血栓危险因素并结合医学同行的建议而调整。

患者可以在耐受的情况下术后立即负重，通常在接受物理治疗后的当天晚上在外科病房内走动。通常患者术后需要使用助行器辅助行走，直到他们能够无痛地稳定行走。然后，患者可以过渡到使用拐杖，直到他们能够正常行走无跛行。患者通常不需要门诊物理治疗，但要按照以前在医院物理治疗师的指导继续进行锻炼。在术后 4～6 周，患者可以自信地使用室内健身自行车、跑步机或椭圆机等进行锻炼。术后 8 周后，假体表面骨结合发生，患者可以从事可以耐受的所有活动。

结果

许多作者报告了 DAA 在过去的十年中的临床结果。在美国，Matta 等 [3] 首先报道了使用专门手术台的这项现代技术在 494 例 DAA 患者中的结果。在此之前，来自法国的 Siguier 等 [5] 使用 Judet 骨科手术台报道了 1037 例 THA。这两篇早期的论文都表明通过肌间入路是可靠的、安全的，而且效果良好。值得注意的是，Siguier 等报告的脱位率为 0.96%（1037 例中有 10 例）。

早期良好的术后结果吸引了很多的外科医生采用 DAA。2009 年，Nakata 等报告了一系列 DAA 与微创后入路（mini-posterior approach，MPA）的回顾性病例，所有患者均采用标准化的术后疼痛和治疗方案。与 MPA 组相比，DAA 组的早期功能结果有利于单腿站立时间的增加、Trendelenburg 征的减少，以及步态辅助时间的减少 [6]。Meneghini 和 Pagnano

通过评估 12 具尸体标本的研究发现，与后外侧入路（posterolateral approach，PA）相比，DAA 入路对臀小肌和小肌腱的损伤较小[7]。Mayr 等[8]在一项前瞻性随机研究中，将微创 DAA 与前外侧入路进行了比较，发现 DAA 患者与传统的前外侧入路患者相比，在更多的步态参数方面有了改善。Barrett 等[9]采用标准化疼痛和快速康复方案对 43 例 DAA 和 44 例后外侧入路 THA 患者进行了随机前瞻性研究，他们发现 DAA 组在术后 3 个月疼痛评分较低，爬楼梯次数较多。

也有一些文章报道没有采用特殊手术台的 DAA 手术[4,5]，但这不是本章关注的重点。然而，Bingham 等[10]最近回顾了采用特殊手术台和术中透视法对一组 125 例患者进行的 THA，另外一组 140 例患者采用标准手术台且没有术中透视，研究发现两组患者在髋臼外展、前倾、或下肢长度等方面没有统计学差异，在术后并发症和临床结果方面也没有差异。

综合以上这些研究表明，与传统方法相比，DAA THA 后患者早期的功能和肌肉恢复可能更好。其他的研究已经进一步分析了 DAA THA 的结果，在这些结果中讨论患者的功能恢复是非常重要的事情。

早期功能结果

Christensen 等[11]在一项随机对照试验中发现，DAA 组患者停用术后辅助行走装置的时间比 MPA 组早（33 天 vs. 43 天），而另一项随机对照试验也发现了类似但更小的差异（22 天 vs. 28 天）[12]。2018 年，Taunton 等[13]报道 DAA 组患者术后停用辅助器具行走的时间比 MPA 组早 7 天（17 天 vs. 24 天）。这些研究中的差异可能是来自多种因素的影响，包括患者的手术入路、人口统计学、治疗建议和地区差异等。

患者报告的结果

Barrett 等[9]研究发现 DAA 组患者 Harris 髋关节评分（HHS）要高于 MPA 组的患者（90 分 vs. 81 分），然而这种差异并无临床意义。另一项随机对照试验也显示术后 6 周两组患者的 HHS 评分无差异，DAA 组为 97 分，MPA 组　为 93 分。2018 年，Taunton 等[13]报告称，两种方法在任何时间点的髋关节失能、骨关节炎预后评分（HOOS）、SF-12 或 HHS 中均没有明显差异。其他研究[14,15]也显示不同手术入路的 THA 患者在术后任何时间点的临床结果没有明显差异。

假体的位置

Hamilton 等[16]对 100 例 DDA 髋关节置换和 100 例 PA 髋关节置换患者的 X 线片进行回顾性分析，研究发现 DDA 组 92% 的髋关节假体位于 Lewinnek 安全区以内，髋臼前倾角为 5°～25°，而与此同时采用髋关节 PA 组中仅有 64% 的髋关节假体位于安全区以内。DAA 组中 90% 的髋关节外展角在 30°～50°，而髋关节 PA 组中 79% 的髋关节外展角在 30°～50°。我们的一项随机对照试验结果显示 DAA 组和髋关节 PA 组之间的髋臼假体外展角几乎没有差别，两组髋臼假体位于“安全区”的比例分别为 97% 和 87%，髋臼假体外展角没有大于或等于 55° 的病例。使用我们的软件技术，我们发现位于“安全区”内的髋臼假体的比例在两组间没有差异，均为 60%。此外，两组之间的下肢长度或股骨偏心距也没有差异。这些研究结果再次表明，只要有足够的外科手术经验，两种手术入路都能获得满意的影像学结果。

目前的争议和未来的展望

未来有关术后并发症的更多数据可能会从州、地方和国家关节登记系统中出现，大数据在反映临床广泛实践中将更具优势，而来自医疗学术中心的亚专业外科医生的术后并发症数据将不再具有代表性。

并发症

THA 后并发症，特别是采用 DAA 的 THA 后并发症，已经成为学术辩论的前沿焦点。最近 AAHKS 的调查发现，DAA 是常规 THA 中仅次于后外侧手术入路，位于第二位的最常用于髋关节置换的手术入路[17]。早在 2000 年左右，就已经有多项研究报告了这种所谓微创 THA 手术过程中所出现的一些特殊并发症。

对于 DAA，手术切口的愈合是一个令人担忧的问题，特别是在肥胖患者中，因为切口可能正好位于或穿过髋关节屈曲皮褶的部位。Christensen 等[18]研究发现，DAA 术后 1.4% 的患者出现手术切口并发症，而髋关节后外侧手术入路组仅为 0.2%。相反，Watts 等[4]研究发现，两组的手术切口并发症总体上没有差异，但是在女性和肥胖患者（尤其是 BMI ≥ 40 kg/m^2）中，在 DAA THA 后切口的并发症风险增加，其中大部分切口并发症需要再手术处理。最近，Meneghini 等[20]提出了对于 DAA 对股骨柄假体早期松动影响的担忧，虽然这项研究不是主流，但这些担忧仍然存在。

小结

多项高质量的回顾性和前瞻性研究表明，DAA 用于 THA 是安全的，DAA 提供了其他手术入路没有的经肌间手术入路。在高质量的前瞻性随机试验中，接受 DAA 治疗的患者早期恢复与接受髋关节 PA 的患者相比，达到了里程碑式的早期功能恢复，但是术后 8 周两组无明显差异。另外，DAA 组与 PA 组的并发症发生率基本相同或更低。然而，值得注意的是，接受 DAA 的患者多为低风险患者。我们将继续研究 DAA 在骨科临床实践中的应用结果。使用专用骨科手术台的 DAA 相对路容易，并可术中透视以再次明确假体的位置、下肢的长度和股骨偏心距。此外，DAA 手术还可以降低假体脱位率，改善早期功能结果。

（参考文献参见书末二维码）

第 16 章

前外侧入路在初次全髋关节置换术中的应用

DAVID G. LEWALLEN, MICHAEL E. BEREND

（冯卫 译　刘建国 审校）

关键点

- 髋关节前外侧入路保留了后方关节囊和外旋肌，增强了髋关节的稳定性。
- 与后入路相比，前外侧入路髋关节脱位减少。
- 术后脱位风险较高的患者，如强直状态、活动范围大、小髋臼、外展肌功能缺陷和依从性差的患者（如酗酒等），适合选择前外侧入路。
- 前外侧入路全髋关节置换术（THA）后，前方外展肌的修复是恢复步态的关键。
- 前外侧入路有助于修复髋关节炎患者的部分臀中/小肌腱撕脱。

引言

THA 的前外侧入路是由 Hardinge 于 1970 年描述并推广的[1]，它为初次 THA 和 THA 翻修提供了可延长的入路。传统上来说，它涉及外展肌组织和髋关节囊的前方切口。在过去的三十年里，对外展肌劈开的方式和范围进行了改良[2,3]。显露髋臼需要插入牵开器以使股骨后移。总体而言，前外侧入路用于初次和 THA 翻修中，传统上的优点在于手术切口的可延长性和术后脱位率的减少[3,6,7]，其缺点主要包括可能出现的术后跛行和外展肌无力。

患者选择

大多数需要行 THA 的患者都可以选择前外侧手术入路。术后脱位风险较高的患者都可以从前外侧入路中受益，如股骨颈骨折[8]、神经肌肉疾病[9]、高 ROM 患者[10]、外展肌撕裂[11]以及下肢旋转畸形的患者。

体位

使用带软垫的插板将患者置于侧卧位。在皮肤消毒和铺单之前，必须确保骨盆垂直于手术台。并且应特别注意骨盆稳定性，因为暴露髋臼时股骨后伸往往造成骨盆后倾。插入腋枕以保护臂丛神经。在准备股骨时，腿放在手术台前面，为必须保证腿部无菌，可以用腿套或巾单来包裹，在股骨准备过程中将腿部的远端包裹。

手术解剖

THA 前外侧入路的切口位于大转子上。使用小切口，2/3 位于大转子近端，1/3 位于大转子远端。斜切（近端后侧至远端前侧）可使切口更小，借助皮肤的活动性，在准备髋臼过程中可以将皮肤切口拉向远端。同样，在准备股骨和植入假体时，可以将皮肤切口拉向近端。

改良 Hardinge 前外侧入路

以大转子为中心，将筋膜张肌和臀大肌的肌纤维分开，暴露出臀中肌。臀中肌的肌腱必须在术后缝合。臀中肌在大转子的止点呈扇形，从转子后方伸出垂直腱性结构。臀中肌的后半部分起着髋关节外展的作用。臀中肌纤维附着点逐渐前移。臀中肌的最前部比近端更靠前，参与髋关节屈曲。大多数患者臀中肌前后两部分之间有明显间隙，臀中肌的前方部分，在髋关节屈曲位时从大转子处抬高，有助于前外侧入路，而不影响臀中肌的垂直外展肌部分（图 16.1）。股外侧肌近端止于大转子下方的股骨嵴，股外侧肌在其前 1/3 约 2 cm 处肌纤维平行分开，向上延伸至大转子前方，以 70°～90° 的角度倾斜，分布于臀中肌的纤维上。进一步显露臀小肌和髋关节囊（图 16.2）。在股骨颈的前上段，臀小肌和关节囊处于同一层，这有利于后续肌腱的固定与修复。这时可以在髋关节内放置牵开器，随着腿的外旋，将髋关节前方关节囊和髂股韧带或 Y 韧带的股骨附着点从股骨上分离，继续向下剥离至小转子和髂腰肌止点。头端剥离至髋臼缘水平。应注意不要将外展肌间隙延伸到大转子尖上 4 cm 以上，避免损伤臀上神经[11]。

下面将描述如何修复外展肌的撕裂问题[12]。通

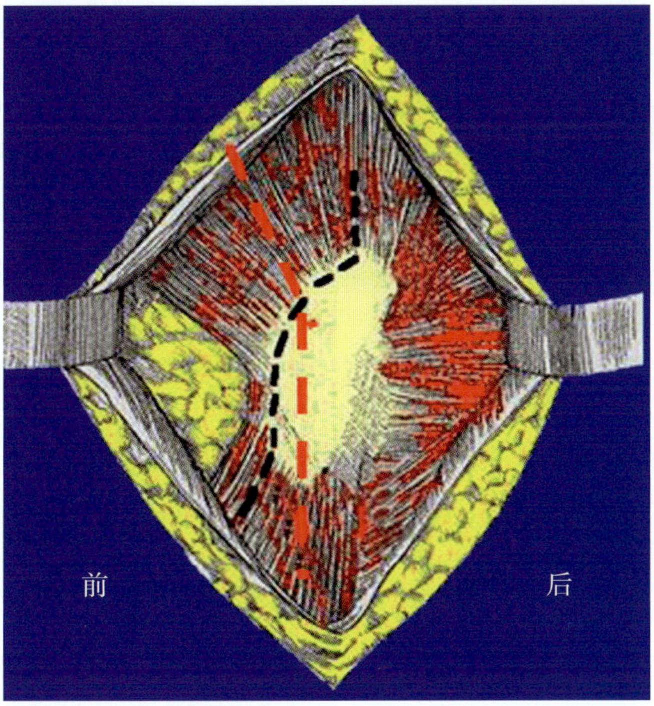

• **图 16.1**　图示为传统的 Hardinge 入路（黑色虚线），红色虚线为当前广泛使用的前外侧入路。红色虚线显示的是臀中肌的前斜肌纤维与股外侧肌的前部相连，并保留了臀中肌的垂直外展部分

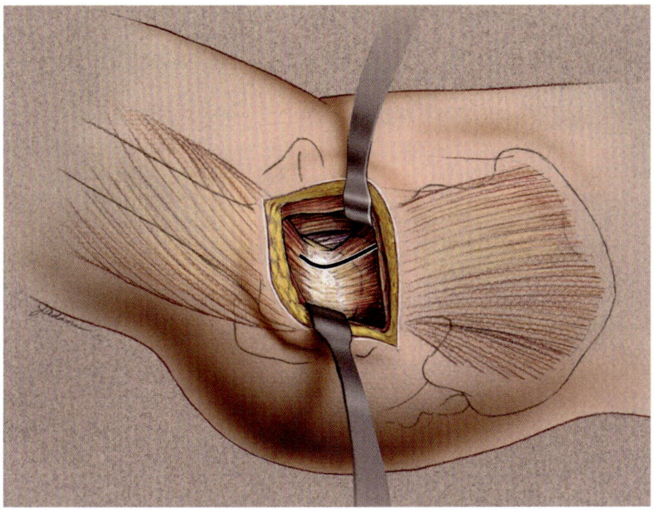

• **图 16.2**　髋关节前外侧入路的外展肌深部解剖图示

常臀中肌纤维的最表层是完整的，切开后，臀中肌会有明显的撕裂。在这些病例中，转子前部有一个带有硬化皮质的大骨赘。这与肩袖撕裂和肱骨头的变化相似。在手术结束时应去除骨赘以显露松质骨，有助于修复后的外展肌撕裂的愈合。

外旋下肢，使髋关节脱位（图 16.3）。如果软组织挛缩或骨赘阻碍脱位，可以使用骨钩或将髋关节滑

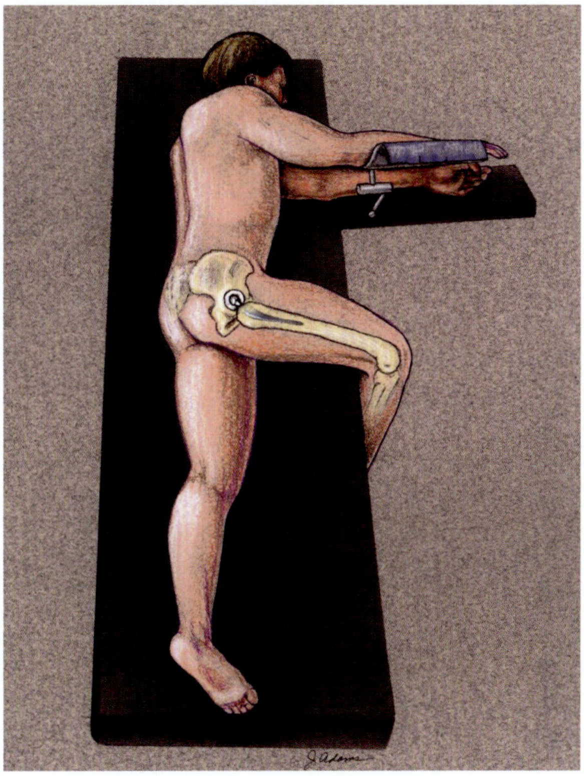

• **图 16.3**　髋关节前外侧入路时腿部体位的图示（由 JIS，Inc. Joanne Adams 供图）

移截骨辅助脱位。在髋臼内陷或显著畸形时，可以在原位切开股骨颈。并在股骨颈周围放置牵开器，取下一个环状截骨块。这样也可以更好地显露股骨头，并使用螺纹锥取出股骨头。另外，脱位后，在股骨颈周围放置牵开器，同时根据术前模板参照小转子完成股骨颈截骨。然后取出股骨头。

外旋下肢，髋关节后方关节囊处于张力状态，切开关节囊，股骨的后移，增加髋臼的暴露。髋臼前方拉钩和髋臼后方拉钩放置在髋臼囊和髋臼边缘之间。前方拉钩放置在髂腰肌和前关节囊下，后方髋臼拉钩分别在 4 点钟和 8 点钟的位置放置在坐骨内。将 Hohmann 拉钩放置于关节囊和臀肌的下方。然后进行髋臼打磨和假体安装，髋臼植入和定位均以术前模板为基础。

一般来说，与切开后关节囊的后方手术入路相比，前外侧入路的髋臼前倾角推荐减少 5°～10°。髋臼植入后，突出于髋臼杯的残余骨赘被移除。应注意前上方骨赘和后下方骨赘，这些骨赘可能通过关节外撞击限制 ROM。

髋臼植入后，开始处理股骨。移除髋臼牵引器，股骨近端随着髋关节的屈曲和肢体的外旋而显露出来。胫骨的位置可作为确定股骨前倾角的参考，可以

在没有股骨、髋臼或联合旋转畸形的情况下，再现股骨颈的自然前倾角方向。将 Bennett 拉钩置于大转子下方，使后方软组织回缩并将股骨抬高。Hohmann 拉钩置于梨状窝，插入股骨近端的外展肌，使髋关节囊残余部分拉开，股骨处理前要准备好铰刀，以便植入不同设计的股骨柄。在大多数情况下，股骨颈前倾与股骨植入物相同。在严重发育不良的病例中，必须仔细评估股骨前倾角度，因为股骨前倾角可以显著增大，髋臼和股骨联合前倾角过大可能导致前倾不稳。

根据术前模板，THA 中必须矫正肢体长度，股骨假体的位置可以通过测量小转子或大转子尖端来确定。通常，大转子尖端垂直于股骨纵轴的线穿过股骨头的中心，这有助于对股骨的定位和髋关节旋转中心的恢复。

接下来将要进行髋关节复位试验。助手应同时提供纵向牵引和内旋的力，以便进行复位。复位所需的力要通过借助实现关节稳定所需的力，并需做适当修改。“shuck test”可以用来评估髋关节软组织张力，但这仅仅是定性试验而不是定量试验，仅可以为术者提供反馈，结果可能会根据患者肌肉松弛程度、股骨头大小、偏心距和假体位置而有所不同。在前外侧入路中，包括关节囊、外旋肌和臀袖在内的后侧软组织都是完整的。软组织张力有助于评估偏心距和腿部长度，ROM 应包括髋关节屈曲和内旋，检查股骨头向前上撞击和半脱位，然后检查伸展和外旋。撞击前的 ROM 根据假体股骨头大小、股骨偏心距、髋臼杯大小和软组织松弛程度的不同而不同。长度和偏心距的改变可以纠正所观察到的软组织松弛和撞击模式，在试模期间，评估腿的长度，并在大腿平行的情况下进行 Gallizzi 检查，以比较手术腿的髌骨和非手术腿的髌骨位置。

在股骨假体和股骨头植入后，修复外展肌。目前有许多修复技术，我们在股骨近端钻 2 个小孔用于缝合关节囊，另一个在臀中肌腱。关节囊与臀小肌在同一层，用不可吸收的聚酯缝线缝合。缝合线穿过近端的钻孔，使软组织能够缝合到骨上。另一条不可吸收缝合线以水平褥式缝合，修复股外侧肌和臀中肌。第二部分的缝合从股外侧肌的前缘向后。缝线穿过臀中肌腱，然后穿过近端骨髓腔，穿过大转子。褥式缝合线穿过中间附着处的肌腱部分，最后与远端缝合线绑在一起。然后用可吸收缝线从中间沿股肌间隙的近端到远端缝合。筋膜和剩余软组织以标准方式闭合。

与后路入路相比，前外侧入路术后髋部预防措施可能没那么必要。Peak 等[13]研究显示，早期恢复活动，患者满意度较高，且限制较少。

限制性前外侧入路

许多外科医生在简单初次关节置换术时会使用一种切口更小的方法，即仅将臀中肌的前部从转子处抬高，以避免对股外侧肌的损伤。在肌肉前部的附着点附近做一个弧形切口，肌肉的前斜肌纤维可以直接从骨头上剥离，或者留下一短袖肌腱组织供修复（图 16.4）。在髋关节暴露和关节置换术后，关闭关节囊层和臀小肌，然后用多条间断的不可吸收缝合线将臀中肌缝合至原来的附着位置，通常穿过骨，然后在顶部上方进行连续缝合，以加强修复。

前外侧入路的延长

对于复杂的初次手术和翻修手术，可以使用髋关节前外侧手术入路延长切口，使用转子垫片抬高大转子的前外侧部分（为了稍后更安全地复位），并在股外侧肌远端进行延长分离。为了保护臀上神经和臀中肌近端，将暴露部位向远端伸展，可降低软组织的整体张力，并避免在观察和处理髋臼重建时所需的缩回过程中不慎造成近端肌肉断裂。结合抬高髂骨髋臼上部分的软组织，这种延长入路为包括非常复杂的髋

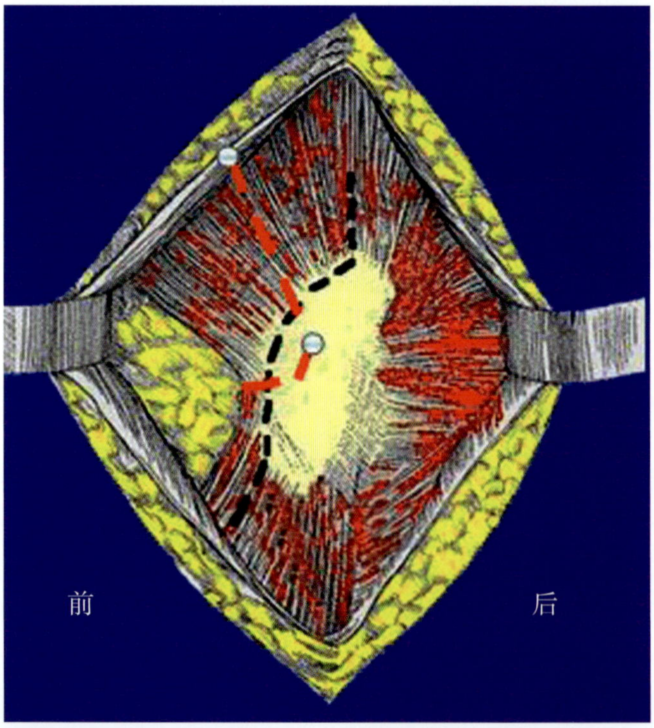

• **图 16.4** 前外侧入路创伤较小，保留了股外侧肌，减少出血和软组织损伤，同时提供良好的手术视野

臼重建在内的手术提供了良好的视野和安全的暴露（图 16.5）。

联合股骨延长或前方截骨术的前外侧入路

延长的转子间截骨联合后方入路可以抬高整个转子并进入股骨髓腔。使用前外侧入路和股骨前方截骨术可以获得相同的股骨显露，与在前外侧入路中使用的软组织劈开一致，将股骨转子和股骨分开。这种截骨术最初是由 Wagner 提出的，是前外侧入路有价值的拓展[14]。这种以前入路为基础的截骨术适用于有股骨畸形、股骨翻修或假体取出困难的复杂一期手术，以及假体周围骨折的治疗，在这些手术中，部分骨折线与完整的外侧骨桥截骨相结合，以利于髓内显露和使用长型非骨水泥型（通常为锥形）股骨假体进行股骨重建（图 16.6）。

注意事项

1．在外展肌分离过程中，臀上神经容易损伤，必须小心保护[11]。

2．外展肌和股骨近端关节囊的功能修复是完成该手术的关键，因为涉及软组织到软组织或软组织到骨的修复。

3．术前需考虑患者因素的影响，如诊断、术前 ROM、手术入路[10]、手术入路[4]、股骨头大小对脱位的限制。高危患者可能受益于前外侧手术入路[7,9]。

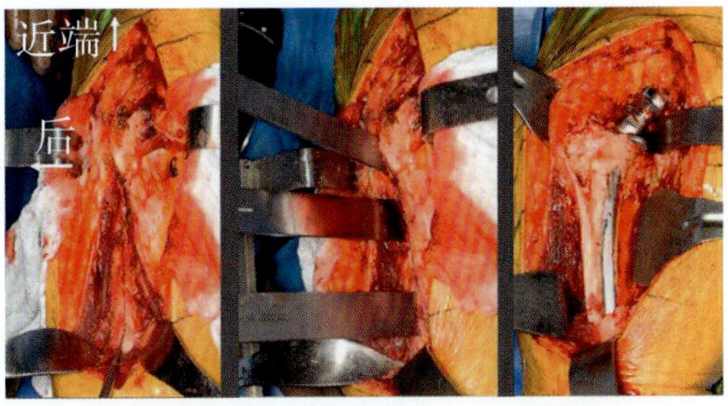

• **图 16.6**　前外侧延长入路中股骨前方延长截骨用于治疗股骨假体周围骨折，摆锯纵向劈开大转子，并沿股骨外侧或原有骨折线方向截骨，将臀中肌前侧部和股外侧肌连同截骨块翻向外侧，显露股骨髓腔

局限性

前外侧入路的缺点包括：手术可能影响外展肌功能的恢复，在骨盆缺损、骨盆不连续和异位骨化的病例中髋臼的暴露更具有挑战性，该入路可能增加术中股骨骨折的风险[15,16]，并且前外侧入路有外展肌无力和持续性跛行的报道。

优势小结

髋关节前外侧入路可以很好地显露髋臼和股骨近端，保留后关节囊和短外旋肌，这降低了 THA 后不稳定的发生率，许多作者在初次和翻修 THA 中都描述过这种情况。我们根据手术入路、股骨头假体大小和患者术前 ROM 对脱位资料进行了分层分析[10]，我

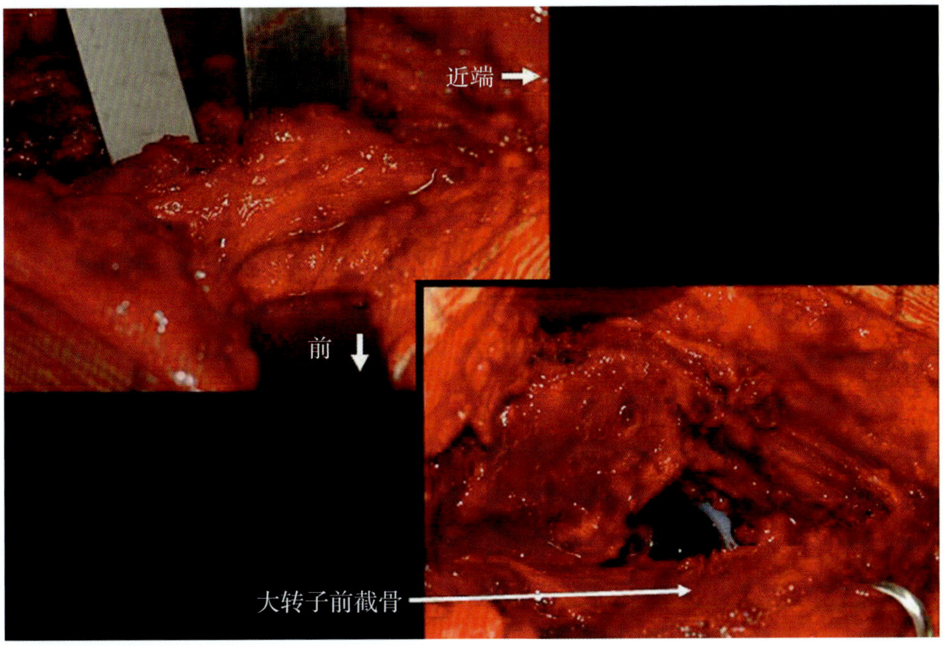

• **图 16.5**　图为术中大转子前外侧延长入路与转子斜行截骨术，臀中肌和股外侧肌的前部与转子断端保持连续性，以便术后用不可吸收的缝线或细钢丝进行修复

们中心的一组 THA 患者的总体脱位率为 2.8%，而前外侧入路的术后脱位显著减少（0.37% vs. 后入路的 3.6%；图 16.7）。

髋关节伴有明显屈曲挛缩的患者可能会从这种手术暴露中受益，因为通过这种入路，前关节囊可以很容易地从股骨侧和髋臼侧暴露。在减少髋关节假体脱位方面，患有神经肌肉疾病（如帕金森病、脑血管意外后或痴呆）的患者也同样受益于这种入路。最后，在脑血管事件或帕金森病后出现下肢痉挛的患者，也可以从保留后囊结构的前外侧入路中获得显著受益，并降低术后关节不稳定的风险。

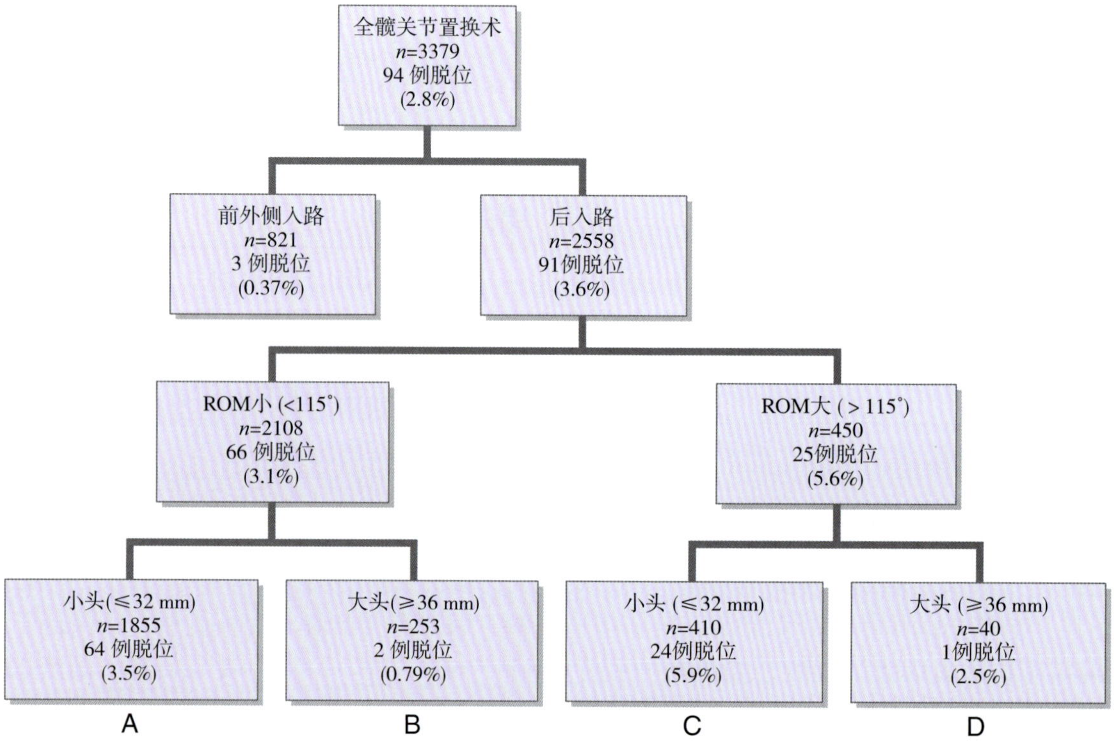

• **图 16.7** 术前 ROM、手术入路和股骨头假体大小对初次 THA 后脱位的影响，THA 后总脱位率为 2.8%，前外侧入路患者术后脱位率显著减少（0.37% vs. 后入路的 3.6%）（重绘并引自 Krenzel BA, Berend ME, Malinzak RA, et al: High preoperative range of motion is a significant risk factor for dislocation in primary total hip arthroplasty. J Arthroplasty. 2010;25[6 Suppl]:31-35.）

（参考文献参见书末二维码）

第 17 章

髋关节后入路

JEFFREY J. BARRY, BRYAN D. SPRINGER
（冯卫 译　刘建国 审校）

关键点

- 髋关节后入路用于全髋关节置换术（THA）可以极好地显露股骨和髋臼。
- 髋关节后入路因其具有可延长性，使其成为髋关节初次置换和翻修的重要入路。
- 与标准的髋关节后入路相比，微创手术尚未显示出任何临床优势。
- 髋关节后入路保留了髋关节外展肌功能。
- 后方关节囊的修复可降低髋关节脱位率，该脱位率与其他入路相近。

手术入路是 THA 的基础，对解剖学和手术入路的全面了解是手术成功的关键。很明显，同一种手术入路不能适合所有患者，需要根据不同的情况选择不同的手术入路，如切口延长术或截骨术。尽管大多数外科医生根据自己的经验和培训选择手术入路，但是熟悉多种手术入路是很重要的。

在过去的十年里，已有很多关于理想手术入路的争论，一些需要特殊手术工具及改良假体的手术入路也已经发展成熟。微创手术因肌肉损伤少、恢复快和临床疗效的提高而广受欢迎 [1-4]。然而，到目前为止，几乎没有证据支持微创手术的这些说法，人们对相关并发症的担忧仍然存在 [5-9]。目前 DAA 因其可能具备与微创手术同样的优点而受到广泛关注。然而，到目前为止，没有数据显示哪种手术入路比其他手术入路更具有优势。

本章重点介绍 THA 的后入路。目的是回顾其历史背景、相关解剖和手术技术。此外，还对后入路切口的延长显露和目前的争议进行了综述。

髋关节后入路手术的历史背景

髋关节后入路最初用来治疗髋关节感染和战伤。1867 年，Bernhard von Langenbeck 首次将这种入路描述为“髋关节纵向切口” [10,11]。髋关节屈曲位时，他将这种切口描述为“从坐骨切迹上方到大转子中点，在臀肌的两纤维束间跨越髋关节”。Langenbeck 应用这种手术方法切除股骨头（他称之为“髋关节切除术”），并在切断圆韧带后使用钩子或“螺丝锥”装置取出股骨头。

Kocher 对 Langenbeck 的手术入路进行了改良，将手术切口向肢体远端方向延长。他说：“手术切口呈尖角型或弧形，从大转子顶端向外上延伸，并沿臀大肌走行方向向上、向后做弧形切口” [12]。分离臀大肌肌腱，将臀中肌和臀小肌向前翻转，内旋髋关节，切断梨状肌和其他短外旋肌群。对于这种手术入路，Kocher 认为这是对 Langenbeck 斜切口手术入路的进一步发展。

Melham 及其同事在 2000 年的一篇题为“Kocher-Langenbeck 手术入路的发展史”的文章中指出：Kocher-Langenbeck 手术入路至今仍被创伤骨科和髋关节重建外科医生广泛使用。许多人认为这是治疗髋臼后壁骨折、股骨颈骨折后的半髋关节置换术和 THA 的主要入路。它诞生于 19 世纪欧洲战场，并在伯尔尼的手术室中得到完善，确实令人印象深刻。如果在今天，Kocher 手术入路一定会被其广泛使用的特殊部分所挑战 [13]。

Alexander Gibson 和 A.T.Moore 医生致力于推广和普及这种通常被称为“南方入路”的髋关节后入路，目前这种入路经常被用于 THA[14,15]。尽管他们对后入路的描述自 1950 年以来经历了几次修改，但显露的原理基本保持不变。目前已有很多改进，包括皮肤切口的位置和大小、优先分离短外旋肌以及后方关节囊的修复。后入路对多样化的手术过程非常重要，这些手术包括半髋关节置换术、THA、髋关节表面置换术、髋臼骨折切开复位内固定、髋关节切开术和髋关节感染引流。

髋关节后入路的外科解剖

肌肉解剖

覆盖髋关节后方的肌肉分为深层和浅层。Henry将外层描述为髋关节的“三角肌”，类似于肩部的三角肌[16]。这一层由臀大肌、阔筋膜和阔筋膜张肌组成，它们共同构成髋部肌肉系统的外鞘（图 17.1）。

后入路手术中遇到的髋关节深层由短外旋肌组成。从近端到远端，包括梨状肌、上孖肌、闭孔内肌、下孖肌、闭孔外肌和股方肌（图 17.2）。臀中肌和臀小肌的肌腱附着点止于大转子尖端，在后侧入路时不应受到干扰。表 17.1 列出了后入路相关肌肉的起止点，以及它们的神经支配。

神经血管解剖

所有与髋关节后入路相关的神经和血管结构从骨盆通过坐骨切迹进入髋关节。梨状肌肌腱是髋关节神经血管解剖路径的重要标志，共有 10 个结构穿过梨状肌肌腱上方或下方并通过坐骨切迹进入髋关节，框 17.1 列出了相对于梨状肌腱的髋部神经血管结构。

臀上神经和臀上动脉在梨状肌上方进入骨盆，营养支配臀中肌和臀小肌。臀上动脉和神经将臀中肌和臀小肌束缚于髂骨，虽然在 THA 后入路中并不常见，但妨碍了这些肌肉的完全活动，并限制了髂骨的显露。

臀上神经受损可导致这些肌肉失神经，导致外展肌功能障碍。臀上动脉的损伤可能会导致盆腔大量出血，而且很难控制，因为臀上动脉损伤后回缩到骨盆内，很难识别和结扎。在这种情况下，可能需要通过腹膜外途径进入骨盆来控制髂内动脉，髂内动脉是臀上动脉的供血分支。

臀下神经和动脉在梨状肌肌腱下面到达臀部，为臀大肌提供神经支配和血供。因臀下神经和动脉位于内侧，且走行于肌肉中，在常规的髋关节后入路中很难遇到。

坐骨神经通常在梨状肌下方进入髋部（尽管确实

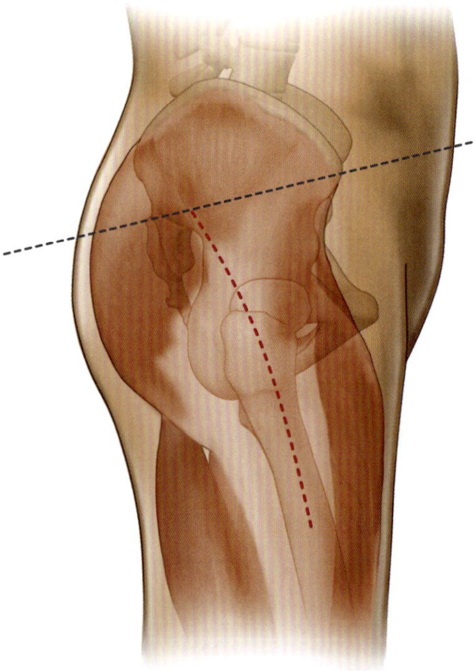

• **图 17.1** 图示髋关节肌肉外鞘，包括臀大肌、阔筋膜和阔筋膜张肌

表 17.1 髋关节后部结构的解剖、功能和神经支配

肌肉	起点	止点	功能	神经支配
臀大肌	髂骨后柱 骶骨尾骨 骶骨	髂胫束 臀肌粗隆 大转子上缘	髋关节后伸和外旋	臀下神经
梨状肌			髋关节外展和外旋	第 1、2 骶神经
上孖肌	闭孔内侧面	大转子内侧面	髋关节外旋	骶丛
闭孔内肌				
下孖肌				
闭孔外肌	坐骨结节上缘	股骨粗线	髋关节外旋	骶丛
股方肌				
臀中肌	髂骨外表面	大转子前缘	髋关节外展和内旋	臀上神经
臀小肌				

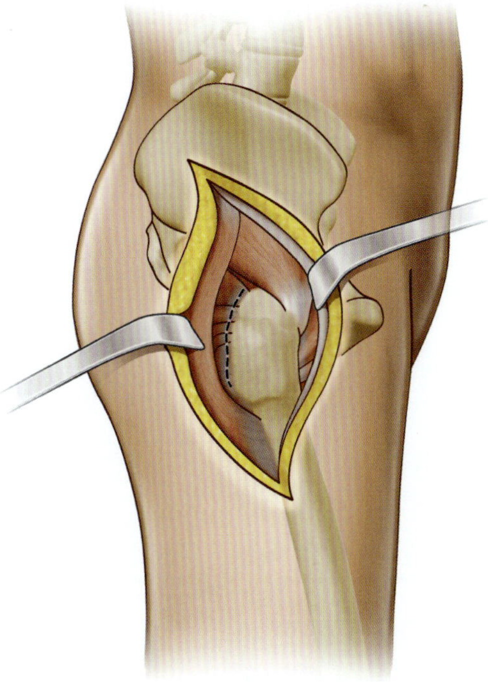

• 图 17.2　髋关节深层肌肉，包括短外旋肌：梨状肌、上孖肌、闭孔内肌、下孖肌、闭孔外肌和股方肌

框 17.1　梨状肌肌腱相关髋关节的神经血管结构

梨状肌上方

- 臀上神经
- 臀上动脉

梨状肌下方

- 臀下神经
- 臀下动脉
- 阴部神经
- 阴部下动脉
- 闭孔内神经
- 坐骨神经
- 股后皮神经
- 股方肌神经

存在解剖学变异），并在髋部浅层（臀大肌）和深层（短外旋肌）之间穿行。在髋关节后入路中，坐骨神经通常受到短外旋肌群肌瓣的保护，但在错误放置后方牵开器、手术过程中髋关节假体的复位和脱位、或下肢过度延长时可能会损伤坐骨神经。

手术技术

患者体位

患者侧卧位（图 17.3）。所有的骨性突都用软垫

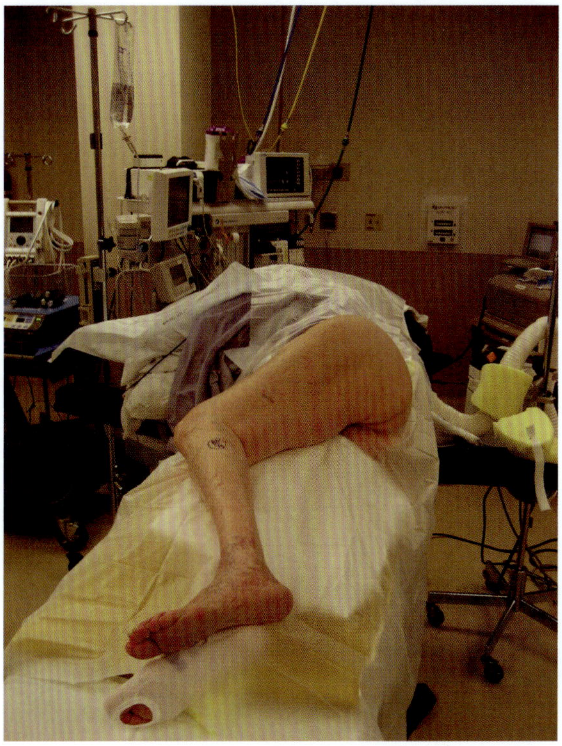

• 图 17.3　THA 的患者体位

保护，腋下放置腋窝枕，防止手术中对臂丛神经施加不必要的压力。小腿夹垫，以确保膝关节腓总神经承受最小的压力。手术时使用多个固定器来稳定骨盆，确保骨盆的稳定固定和手术肢体的自由活动，便于术中充分测试假体的稳定性。避免肢体前部撞击体位固定架，因为这会对髋部造成杠杆力，导致对稳定性的评估不准确。骨盆的活动会影响手术中髋臼假体的显露和定位，通常骨盆应该垂直于地面固定，或者稍微向后倾斜。

切口

精确的后外侧入路切口可以充分显露髋关节。皮肤切口应最大化显露，并保证股骨和髋臼的显露不受影响。如果可以，应使用先前的切口，但前提是使用先前的切口不影响充分显露。与膝关节皮下的脆弱血管解剖不同，髋关节后方切口可以与原有切口交叉或平行，且很少有临床后果。越来越多的证据支持髋关节后侧切口比 DAA 前部脆弱的皮肤更结实。由于穿过腹股沟的皮肤，前入路切口更容易破裂并导致浅表伤口裂开 [17]。切口的大小不应受到任何影响臀部显露的限制。截至目前，还没有前瞻性的随机数据显示手术切口的长度对患者的康复和预后有任何影响。

髋关节屈曲约 45°，在大转子后 1/3 直行切开皮肤，远侧切口与股骨纵轴外侧方向一致，近侧皮肤

切口与臀大肌的下层纤维一致，并稍向后侧轻微弯曲（图 17.4）。然后切开皮下组织，显露大腿深筋膜（图 17.5）。沿切口方向切开深筋膜，向近端延伸以劈开臀大肌的纤维。放置一个深部拉钩牵开阔筋膜，暴露髋关节的深层以及覆盖在短外旋转肌上的滑囊（图 17.6）。髋关节后入路没有神经肌肉界面，因为显露是沿着臀下神经支配的臀大肌纤维方向劈开的。

显露臀中肌后缘和梨状肌肌腱之间的间隙，在此间隙放置牵开器，向上牵开臀中肌（图 17.7）。从大转子和股骨颈后侧切除短外旋肌，并用缝合线作标记，以便稍后修复。在短外旋肌下方，后方关节囊从髋臼后壁延伸至股骨颈。应从股骨颈后方切开关节囊并保留，以备术后修复。由短外旋肌和后髋关节囊组成的组织瓣向后反折以保护坐骨神经（图 17.8）。在切断短外旋肌时要格外小心，并向远端松解延伸，穿过旋股内侧血管所在的股方肌。然后可以看到股骨头、颈和髋臼后壁（图 17.9）。

在髋关节僵硬或需要延长切口时，可能需要松解臀大肌肌腱，以允许股骨前移，以显露髋臼（图 17.10）。松解臀大肌肌腱时要小心，因为坐骨神经正穿过肌腱的下方，在股骨侧留下一小束肌腱，以便在手术结束时对臀肌进行缝合。

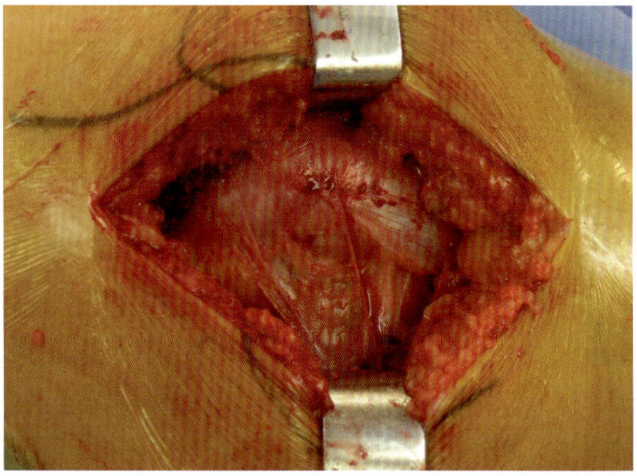

• **图 17.6** 位于短外旋肌群表面的大转子滑囊

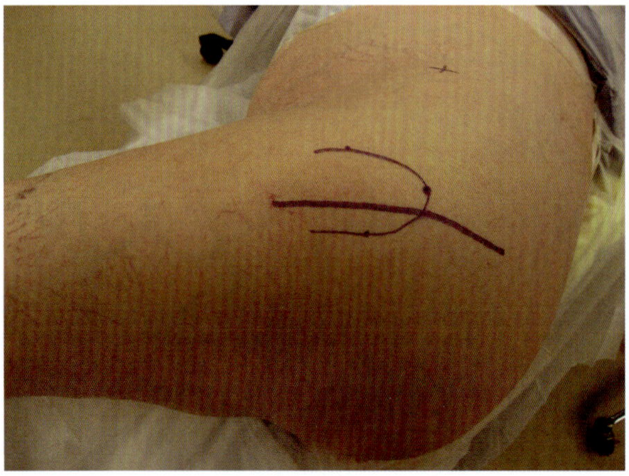

• **图 17.4** 切口中心位于大转子后 1/3，沿臀大肌肌纤维走行向后方做弧形切口，沿股骨纵轴向远端做切口

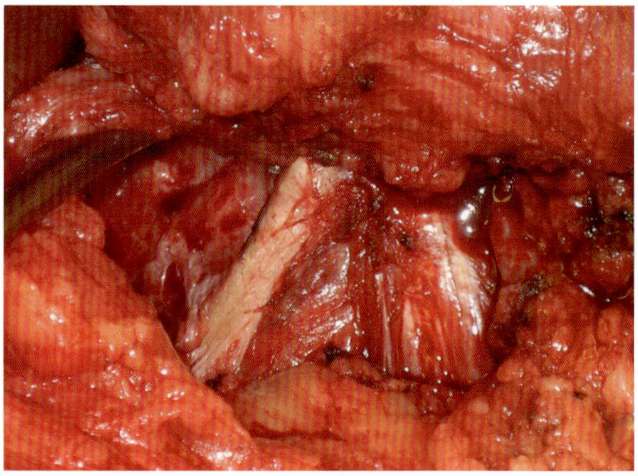

• **图 17.7** 臀小肌和梨状肌腱与短外旋肌之间的间隙，臀中肌已向后牵开

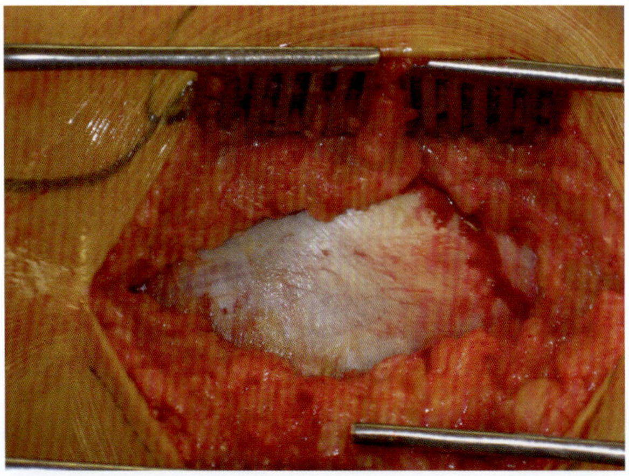

• **图 17.5** 切开皮下组织显露臀大肌筋膜

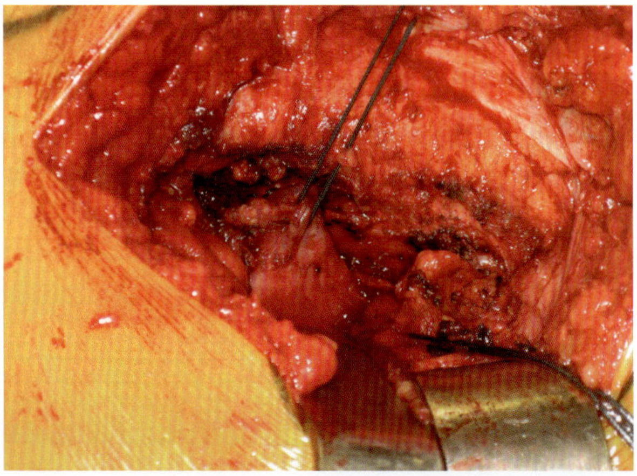

• **图 17.8** 标记后方关节囊并切开

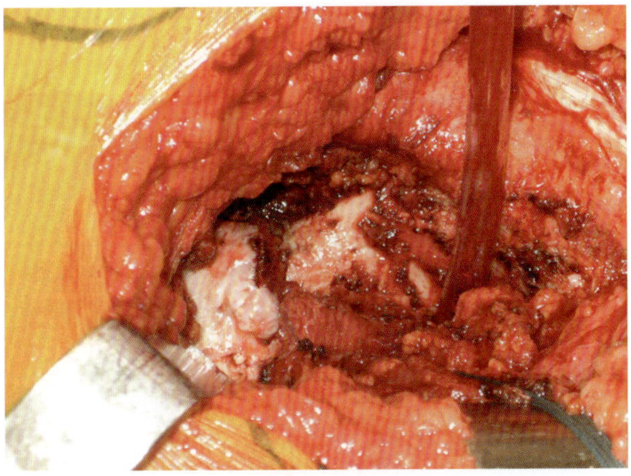

• **图 17.9**　牵拉后囊显露股骨头和股骨颈

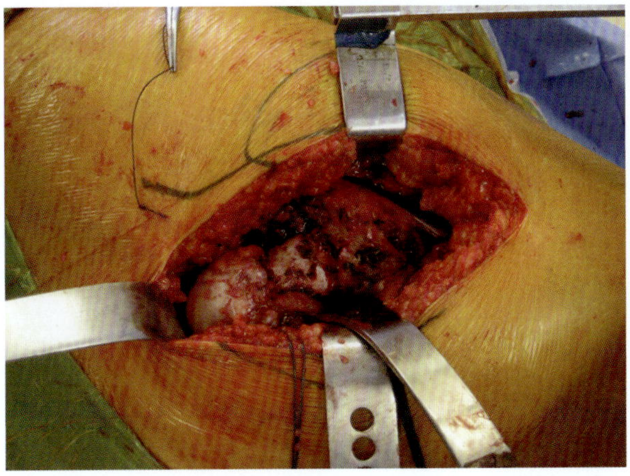

• **图 17.11**　髋关节后脱位

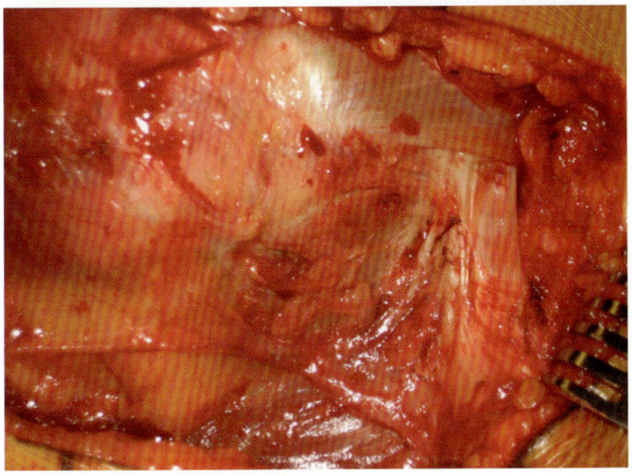

• **图 17.10**　臀大肌肌腱

髋关节进行屈曲和内旋，使股骨头从髋臼中向后侧脱位（图 17.11）。对于既往手术引起的髋关节强直、异位骨化等患者，可能需要在脱位前对股骨颈进行原位截骨术。允许股骨头脱位，而没有过度的压力，过度的压力可能导致股骨干骨折。然后显露股骨颈并按照术前模板截骨。

髋臼显露

后入路可以很好地显露髋臼，但需要将股骨牵到髋臼前方。将髋臼牵开器放置在髂前下棘的前方从而达到上述效果（图 17.12）。小心放置该髋臼牵开器，确保髋臼牵开器直接接触骨盆前侧，盲目放置有损伤股动脉和股神经的风险。髋关节轻微屈曲和外旋有助于股骨前移和髋臼周围的显露。在髋关节后侧及底部，另一个髋臼拉钩至于坐骨后柱水平，并向后方牵开增加髋臼的显露。在上方，髋臼拉钩置于髂骨内，向上牵开臀中肌，改善髋臼上部的手术视野。然后可以用半球形髋臼锉打磨髋臼，使整个髋臼能很好地显示（图 17.13）。解剖标志如髋臼横韧带和耻骨与坐骨的关系很容易看到并触诊，这些都有助于髋臼假体的正确和可重复的定位。

股骨显露

采用后入路进行 THA 时，通过轻微地提拉和辅助设备可以很容易充分显露股骨，便于股骨假体的植

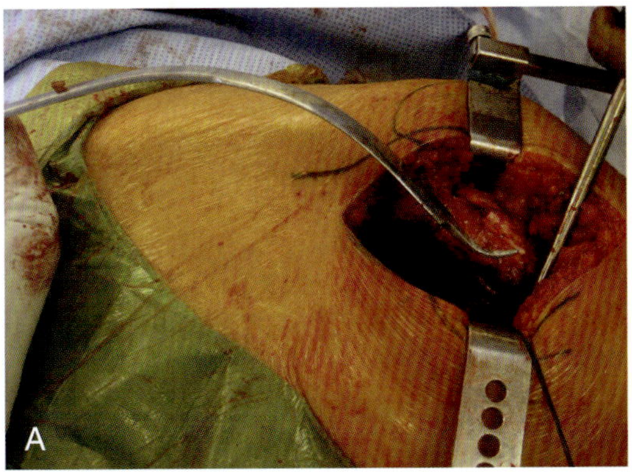

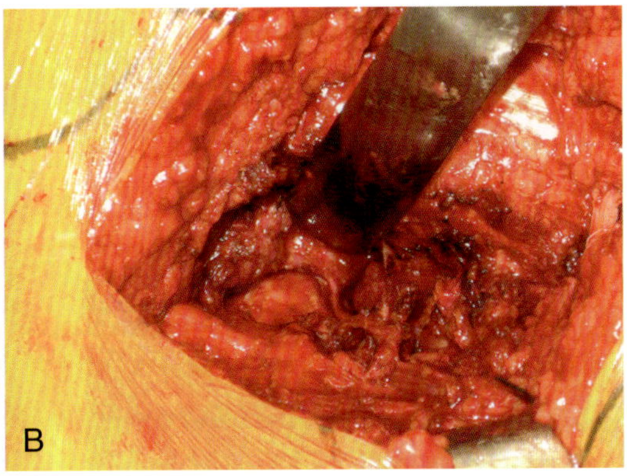

• **图 17.12**　在髂前下棘水平放置一个前牵开器，使股骨前移，露出髋臼前部

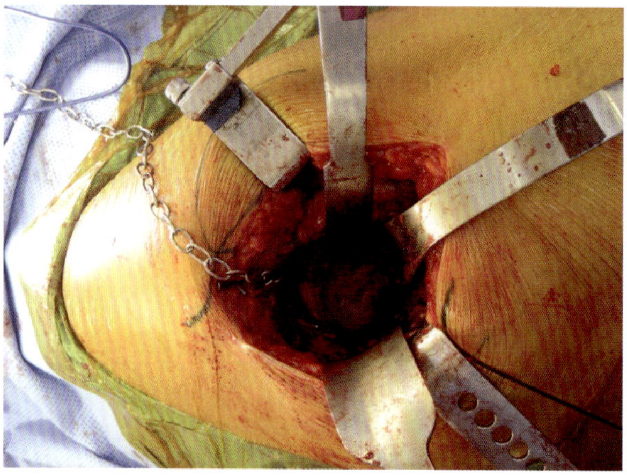

• 图 17.13 髋臼周围的显露

入。助手扶持下肢，使髋关节屈曲和内旋，保持小腿和地面垂直（图 17.14）。使得术者可以顺利植入假体并可提供精确的前倾角检查。牵引器置于小转子处，向内牵开软组织，向前抬高股骨以获得更大的手术视野，便于更好地观察（图 17.15）。获得股骨后侧定位点，偏外侧扩髓，避免内翻。直视下扩大髓腔，放置股骨柄（图 17.16）。关节置换术完成后，必须修复后侧关节囊和短外旋肌。图 17.17 显示了髋关节囊和短外旋肌的解剖缝合。

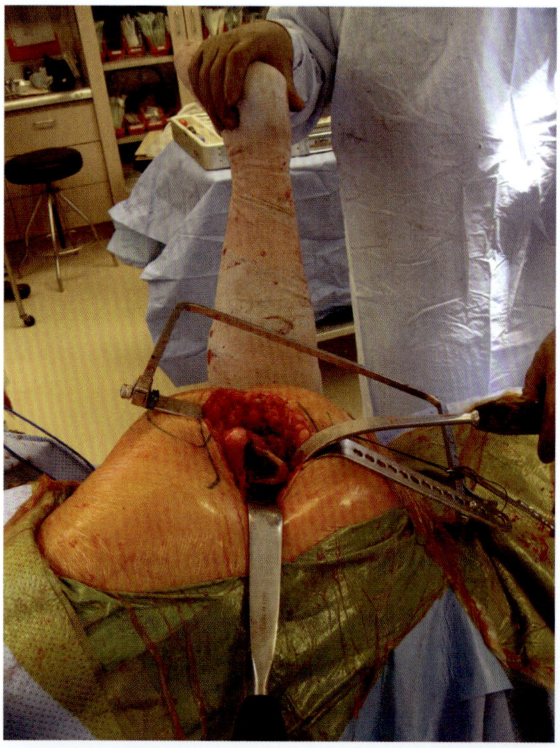

• 图 17.14 腿的体位摆放，以便于股骨髓腔的准备

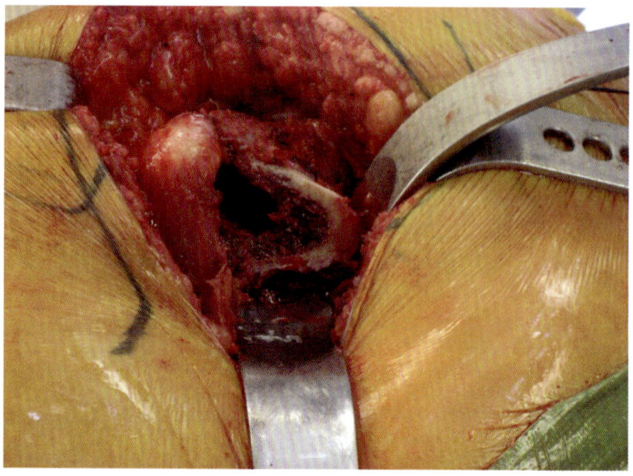

• 图 17.15 暴露股骨上部、准备股骨髓腔

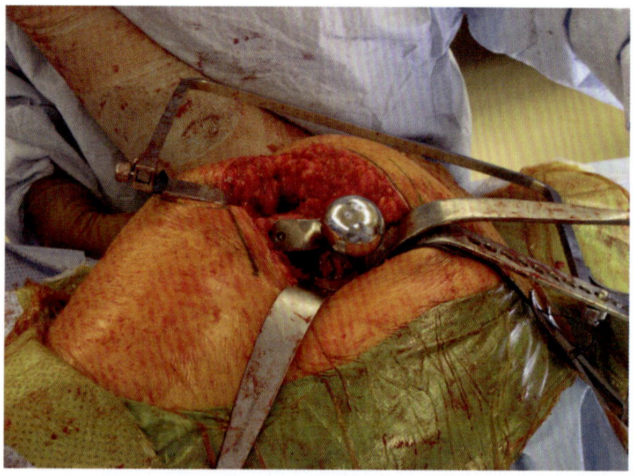

• 图 17.16 股骨假体最终安放到位

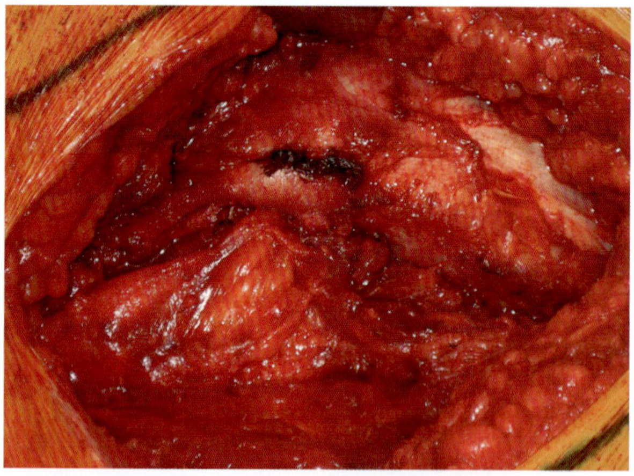

• 图 17.17 缝合髋关节囊和短外旋肌

延长显露

在初次 THA 或翻修手术时，髋关节后入路都能很容易地延长手术切口，这是后入路的诸多优势之一。标准的后入路可以很容易地延长并用于标准转子截骨术、转子滑移截骨术和以转子后部为基础的扩大

的转子截骨术。该入路还可显露股骨远端全长，也可向近端延伸，显露髋臼后壁和髂骨。髋关节的延长显露将在第 18、19 章中讨论。

目前的争议和未来的展望

对于每个患者的最佳手术入路还没有达成共识。然而，髋关节后入路提供了一个通用的选择，可以用来处理在初次和翻修 THA 中遇到的大多数问题。它可以很容易地转换为可延伸的手术切口，使其成为关节置换手术的重要组成部分。

与其他前入路手术相比，髋关节后入路的主要问题是术后脱位发生率更高。后入路 THA 后脱位率为 0.2%～9.5%[18-31]。除手术入路外，还有很多因素会影响脱位率，这些因素包括患者的因素、假体设计和股骨头大小[32-36]，这些因素使得很难确定手术入路对髋关节脱位的影响。

保留和修复后关节囊和短外旋肌群是减少 THA 后脱位的重要措施。最初的后侧入路并不包括修复和保留后侧结构。Charnley 和 Cupic 主张采用大转子滑移截骨以维持软组织张力[37]。Hedley[38] 和 Pellicci[39] 等都主张后关节囊的修复，并将脱位率降至 1% 以下。多项研究现在证实，通过关节囊修复可以降低脱位率，脱位率可与前外侧手术入路相媲美[40-47]。

THA 后外展肌功能障碍可导致疼痛、康复周期延长、术后跛行和患者满意度降低。髋关节后方入路的主要优点是保留了外展肌功能。此入路位于外展肌群的后方，因此可以保护外展肌群。与前外侧入路相比，后入路在术后初期有更好的力量和更少的跛行发生率[48-51]。

后入路的另一个关键优势是可以相对容易地获得完美的股骨侧手术视野。直接扩大股骨髓腔，且不需要特殊的手术器械、手术台或额外的助手，也不会对股骨造成不必要的张力或压力，可以使股骨柄植入更容易。DAA 术后早期股骨翻修的比例相对较高，除了其较长的学习曲线外，可能是因为与之相比，股骨暴露更复杂[52]。然而，截至目前，还没有发现后入路和前入路之间在远期疗效中的差异，这使得训练有素的关节外科医生能够选择这两种可行的手术方式[53]。

外科技术、手术器械、假体、麻醉技术和康复方案的进步将继续改善 THA 后疗效。更好地了解髋关节解剖和生物力学会减少肌肉损伤和脱位的发生。由于后入路具有多功能性、可延长性和保留了外展肌功能，髋关节后入路仍然是 THA 的主要手术入路。

（参考文献参见书末二维码）

第 18 章

转子截骨术

BRIAN J. McGRORY
（冯卫 译 刘建国 审校）

关键点

转子截骨术目前应用于髋关节显露困难和软组织张力紧张的情况。

- 在多种情况下均可使用转子截骨术，既能达到手术目的，又能最大限度提高愈合率，对外科医生和患者来说，它是最容易的手术方法。
- 锁定钢板技术虽然能提高骨愈合率，但术后疼痛仍然是一个问题。
- 需要获得稳定且可靠的固定。
- 完全愈合前应避免完全负重和主动外展。
- 截骨愈合后可保留或拆除多股钢缆。

Leopold Ollier[1] 首次将转子截骨术（trochanteric osteotomy，TO）作为髋关节外侧入路的一部分，用于关节切除和髋关节融合等。Charnley[2,3] 将 TO 推广应用于全髋关节置换术（THA）的术中显露。因为第一代髋关节内植入物是单块的，且尺寸有限，因此，转子前移是标准手术操作的一部分。

TO 曾常规用于初次和翻修 THA，但现在已经很少使用。转子滑移截骨术和转子延长截骨术现在应用得更加频繁（为了特定的目的），这两种术式将在其他章节中单独讨论。TO 独特的优势包括显露和维持软组织张力。决定行 TO 前必须权衡手术的好处与其相关手术时间延长、术后限制性以及并发症的风险。

作为一名关节外科医生应该具有开展 TO 和转子重建的能力。文献中描述了许多特定的截骨技术和内固定方法，但没有一种方法显示出绝对优势。本章将回顾 TO 的适应证、禁忌证以及术前计划，并侧重截骨术和内固定技术方面，术后护理以及 TO 并发症的诊断和治疗也将进行讨论。

适应证 / 禁忌证

当前 THA 强调在追求手术远期成功最大化的同时，采用精简的手术和康复方法。当今的显露技术和组配式假体使得常规的转子截骨术过时了。1984 年，Hamblin[4] 估计有 10%～20% 的髋关节需要行 TO 来恢复正常的解剖结构，但按如今的标准，这种预估似乎偏高了。TO 的手术率反映了地域趋势和外科医生的偏好。在过去 20 年里的外科手术实践中，初次髋关节置换中 TO 的手术率仅为 0.14%（5/3644）。同期 THA 中 TO 的发生率较高（0.68%，2/292），而翻修 THA 的发生率更高（1.48%，12/812，不包括转子延长截骨术）。目前 TO 的适应证仅限于手术暴露困难和软组织张力大的病例。然而，在骨不连、畸形愈合和假体周围骨折病例中也可能需要行转子固定。

截骨术在不常见的需要充分显露的 THA 中有重要的作用，例如复杂的髋臼重建、严重的发育性髋关节发育不良、骨盆不连续和肿瘤切除等手术。由于异位骨化导致的先前的融合或显著的僵硬导致的强直也可能需要行 TO 手术治疗。严重的髋臼前倾有时与髋关节无法脱位有关，截骨术在这些情况下是一种有效方法。发育性髋关节发育不良、佩吉特病和创伤后或术后异常的病例中发现的显著的股骨畸形也需要行 TO 治疗。

许多这种畸形都需要适当的软组织平衡以及显露。在髋内翻畸形明显或需要纠正某些原因导致的外展肌群松弛的情况下，截骨术以及转子前移可能非常有用。虽然现在的股骨假体能够调整软组织平衡，但在腿长度不等的情况下或在非组配式股骨组件的翻修手术中，转子前移有时是必要的（图 18.1A、B）。它也适用于股骨缩短的截骨术，或由于髋关节中心高而导致髋关节不稳定的情况。

目前，大多数 THA 患者不需要截骨术，因为不截骨也可以获得充分的显露和软组织松解，且不会增加截骨手术的相关风险、手术时间和术后限制。即使有截骨的必要，在某些情况下也是禁忌的，例如病理性骨（如股骨近端的纤维结构不良），应强烈考虑其他显露方法，如肌筋膜瓣技术[5]。在伴有严重转子骨溶解的翻修手术中，应考虑将转子截骨延长至更厚、

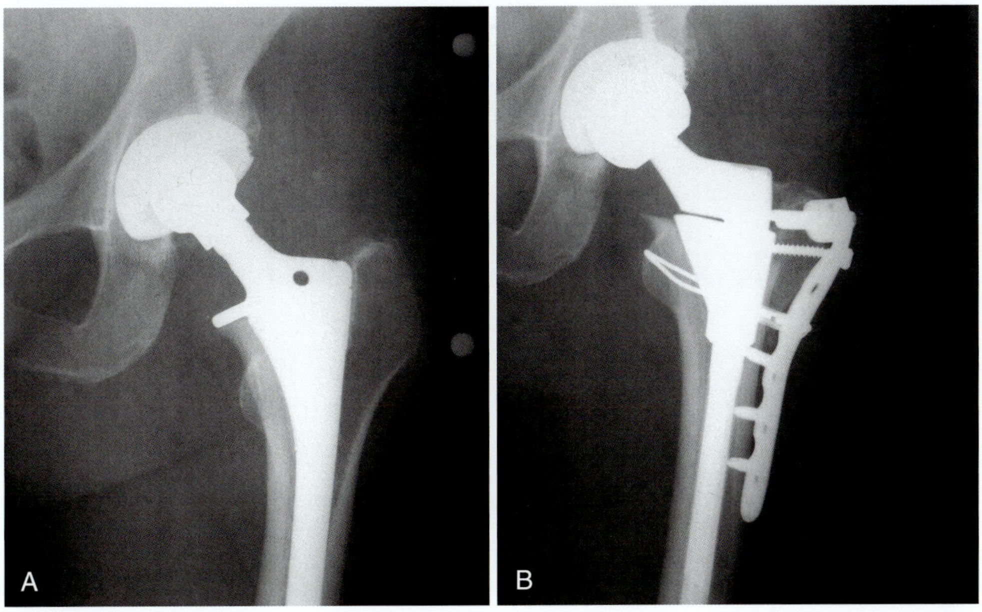

• **图 18.1** 下肢长度不满意的全髋关节置换术后正位 X 线片。(A) 术前的 X 线片。(B) 行 TO 并前移的翻修术后 X 线片，内固定使用的是钢缆加锁定钢板

更易存活的股骨远端。在这种情况下，另一种选择是植入同种异体骨和锁定钢板固定 [6]。对于外展肌群瘢痕的强直患者，外科医生应准备松解外展肌群（所谓的外展肌滑移技术 [7]）。使用大号的股骨近端假体或大转子骨床处的骨水泥可能导致骨不连，因此是 TO 的相对禁忌证。如果不能通过其他方式显露，则必须接受转子不愈合的潜在风险，或考虑转子切除术 [8] 或转子成形术 [9]。

术前计划

术前计划是外科医生取得良好手术结果的一个重要因素。在髋关节置换术中同样需要术前计划。TO 以及随后的固定，在某些情况下必须作为术前计划的一部分。

如果计划行截骨术，应选择最佳的截骨术式和内固定方法，从而实现最大限度的愈合，并减少术后制动，保证手术疗效。术前计划应包括与患者共同讨论并知情同意。用术前 X 线片预估截骨的精确位置以及是否需要转子滑移，并备好特殊的工具或假体。

截骨术

TO 通常可分为标准转子截骨术、转子滑移截骨术和转子重复截骨术。标准转子截骨术和转子滑移截骨术已经衍生出很多变化，这些将被重点讨论。

标准转子截骨术

标准转子截骨术最初由 Charnley 推广应用于髋关节置换术 [2,10]，后来被包括 Harris 在内的许多外科医生改良优化 [11,12]。显露髋关节后，在臀小肌肌腱和髋关节囊上部之间的间隙从前向后插入 Cushing 剥离子。接下来，在转子处提起股外侧肌的起始部，在股中间肌外侧起点和臀中肌与臀小肌终点间隙横断截骨。从转子下方 1 cm 处，使用摆锯或截骨刀朝向 Cushing 剥离子进行截骨（图 18.2）。截断转子，向近端牵开，这时增强了近端转子的活动。标准转子截骨术的截骨愈合率各不相同，但在一项包括 804 例（725 例初次和 79 例翻修）标准转子截骨术的研究中，8 例（1%）截骨术后转子未愈合，17 例（2.3%）初次和 6 例（7.6%）翻修病例出现转子延迟愈合（定义为术后 6 个月以上）。

改良的标准转子截骨术

转子 Chevron 截骨术

双平面、双面型的转子截骨术或 Chevron 截骨术（Chevron osteotomy，CO）最初是由 Debeyre 和 Duliveux 描述的 [13]，后来由 Weber 和 Stuhmer 推广及应用 [14]。据称，该技术可实现即时的旋转稳定性，同时可将转子截骨进行近解剖位置重建，但不适用于转子前移的情况。Weber[15] 比较了两组 69 例采用标

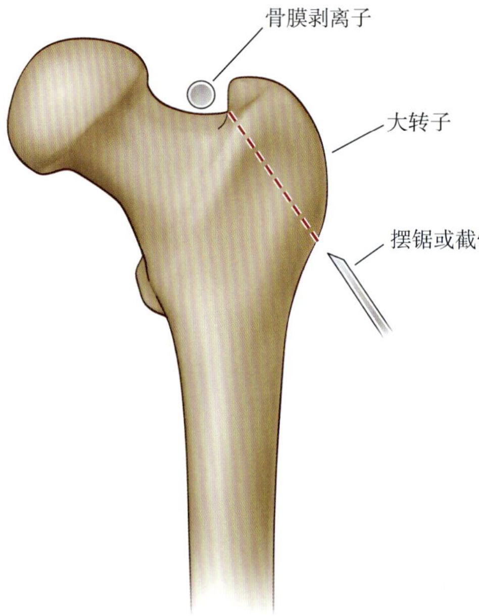

• **图 18.2** 标准的转子截骨术（改编自 McGroryBJ，Bal BS，Harris WH. Trochanteric osteotomy for total hip arthroplasty: six variations and indications for their use. J Am Acad Orthop Surg.1996；4：258.）

准转子截骨术和 CO 的患者，发现标准转子截骨术组和 CO 组的术后骨不连发生率分别为 11% 和 1.5%。Berry 和 Muller[16] 报道了采用 CO 的初次置换术（53 髋）和翻修术（74 髋）的转子骨愈合率分别为 98% 和 97%。Wroblewski 和 Shelley[17] 在 222 例初次和翻修术中也证实了同样的结果。

CO 目前已经衍生了几种不同的术式，与标准转子截骨术相似，CO 截骨开始于股外侧肌起始部远端 1 cm 处。截骨时前后距离大小相等，顶端的厚度足以避免骨折，截骨面与顶点成约 30°；大转子侧截骨面呈凹形，股骨表面呈凸形（“V 形”在矢状面内）。截骨可以用窄的电动摆锯、直的或人字形 [18] 的截骨刀或线锯来完成。Wroblewski 和 Shelley[17] 提出了线锯方法，首先，将一个直径 4 mm 的光滑斯氏针穿过转子中心，将其与股骨干成 45°，然后线锯穿过股骨颈的转子与股骨颈上部的连接处。线锯位于斯氏针的近端，并指向远端，前后截骨，形成 CO（图 18.3）。

转子斜行截骨术

McGrory、Bal 和 Harris 描述了一种转子部分截骨术 [12]，该截骨术的主要目的是增加显露，通过直接外侧入路进行 THA 可以达到一定程度的显露，同时最大限度地降低了假体后脱位的风险。转子斜行截骨术的前部从可触及的骨脊开始，骨脊是外展肌植入前外侧的限制结构。该截骨术的前部类似于标准 TO。截骨仍位于转子间嵴和短外旋肌止点的浅表（保留在股骨上）。因此，该骨片前部比后部宽，但包含了所有臀中肌和臀小肌的止点部分。股骨转子近端反折处行关节囊前方切开术。髋关节前脱位。在连续 26 例

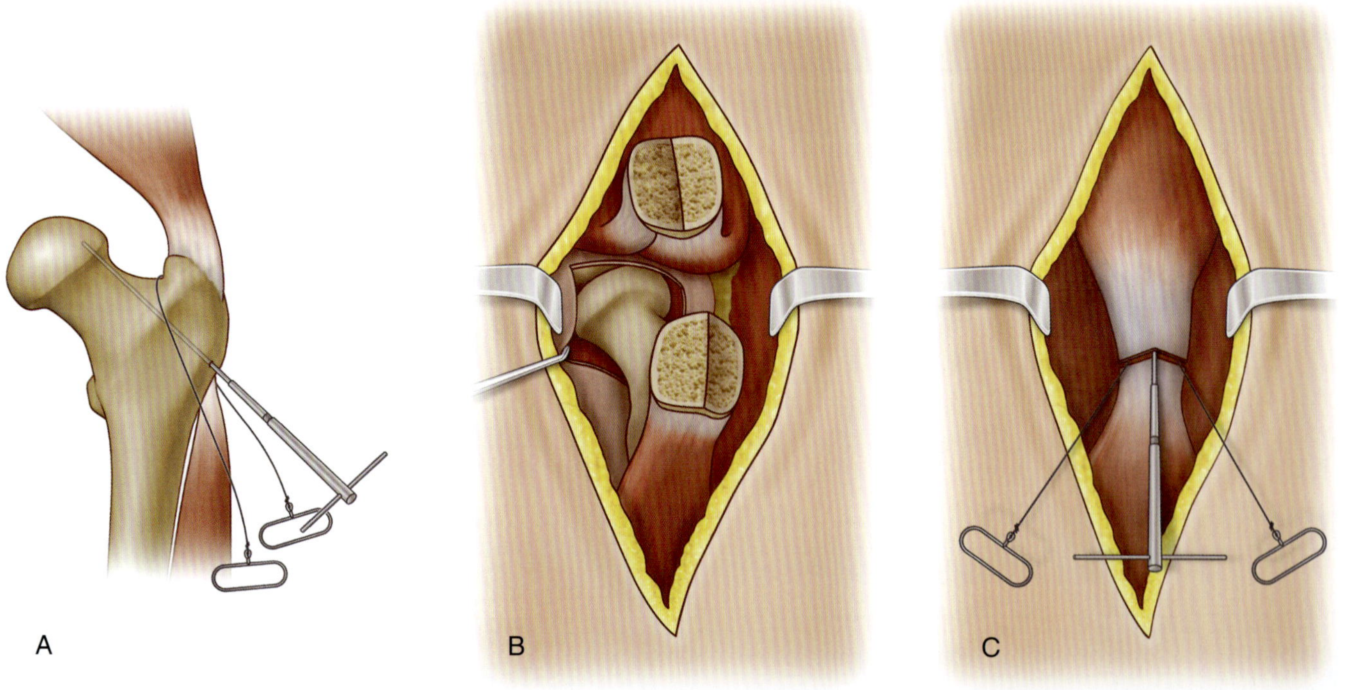

• **图 18.3** Chevron 截骨术（A～C）。Wroblewski 和 Shelley[17] 描述的线锯截骨方法技术（改编自 Wroblewski BM，Shelley P. Reattachment of the greater trochanter after total hip replacement. J Bone Joint Surg Br. 1985；67：736.）

患者中，作者报道采用此种方法的骨不连发生率为 4%（1/26），无术后不稳定[12]。

转子后部截骨术

已经有多位作者报道了 Iyer[19] 提出改良的转子后部截骨术。截骨块包括短外旋肌和后关节囊附着点。与转子斜行截骨术相似，这种术式改良的目的是增强术后稳定性。Sanchez-Sotelo 及其同事报道[20]，94%（64/66）的初次髋关节置换术患者术后实现影像学上的骨愈合，2 例术后不稳定。Stuchin 和 Millman[21] 报道了 35 例（47 髋）采用该技术的翻修术患者，使用结实的不可吸收缝线固定，术后未发生假体脱位等并发症，截骨端无移位或骨不连。

转子滑移截骨术

转子前滑移或滑移截骨术是一种广泛使用的替代标准 TO 的技术[22-25]。McFarland 和 Osbourne[26] 首先提出了在髋关节后侧显露时保持臀中肌和股外侧肌肌腱部分完整的概念。而 Mercati 及其同事[27] 和 English[23] 是将这一概念与转子截骨术结合起来提出的。目的是将分离的转子上的张力转化为压缩力，以抵消冠状面上外展肌群的拉力。滑移 TO 不仅可以防止转子截骨移位，而且可促进骨愈合。其他优点包括保留了部分外展肌功能，并能增加转子截骨块的血供[28]。Glassma 及其同事[22] 在 1987 年详细描述了该技术，并将此技术在翻修术中推广和应用。

该术式的手术皮肤切口与后侧入路不同。此入路与大转子的前缘平行，后面与臀大肌的肌纤维平行。前后分离臀中肌，切开覆盖在股外侧肌的筋膜，在股脊远端 10～15 cm 处，肌间隔前 1 cm 处，然后将股外侧肌从股骨干骨膜下提起并牵开。

截骨时摆锯在矢状面上，开始于大转子臀中肌肌腱止点的内侧，止于股嵴的远端，因此可保持股外侧肌的起止点与大转子截骨块的连续性。此转子截骨块比标准 TO 稍薄（图 18.4）。

转子截骨后，向近端回缩，自持式牵开器牵拉固定。然后将外旋肌和臀小肌在其止点处附近分开，并在股骨转子截骨复位后保留以便再固定。脱位通常在髋关节内收和外旋时完成，并将腿置于前面无菌袋中。另外，髋关节也可以向后脱位，但在这种情况下，需要进行后方切口。

Glassman 及其同事[22] 报道了 90 例采用转子滑移截骨术的 THA 患者，其中 88 例为翻修病例。9 例（10%）患者术后骨不连，9 例中有 7 例患者截骨块向近端移位，无关节不稳定，但有 23 髋（28%）有外展肌群乏力[22]。

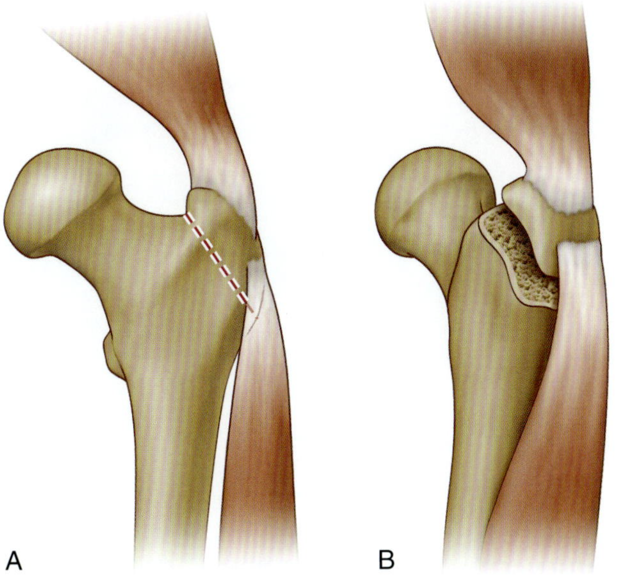

• **图 18.4**　转子滑移截骨术（A 和 B）（重绘自 Harris WH. Traumatic arthritis of the hip after dislocation and acetabular fractures：treatment by mold arthroplasty. J Bone Joint Surg Am. 1969；51：737.）

改良的转子滑移截骨术

保留后附着体转子截骨术

Goodman 及其同事[29] 对转子滑移截骨术进行了改良，他们保留了股骨转子近端的后半部分及臀中肌和外旋肌群的完整性，并将截骨块向前平移。这种改良增加了髋关节后脱位的抵抗力。在他们的报告中，采用传统转子截骨术的髋臼翻修术后脱位率为 14.8%（4/27），需要在手术 1 年内闭合复位。在保留后附着体转子截骨术后脱位率仅为 3.3%（1/30），且差异具有统计学意义。该技术用于 83 例复杂髋关节置换术的患者，术后随访 126 个月，其中 77 例（84.4%）患者为骨性愈合，9 例（10.8%）患者为骨纤维愈合，4 例（4.8%）患者骨不连，6 例（7.2%）患者出现外展肌群乏力，4 例（4.8%）患者术后脱位[30]。

三平面转子滑移截骨术

Ackerman 和 Trousdale[31] 报道了一种改良的转子滑移截骨术，他们称之为“三平面转子截骨术”。这种改良不仅保留了转子后方结构，而且通过三平面或人字形的几何轮廓进一步增加了稳定性。然而，在这种情况下，“人字形”是在冠状面（图 18.5）。

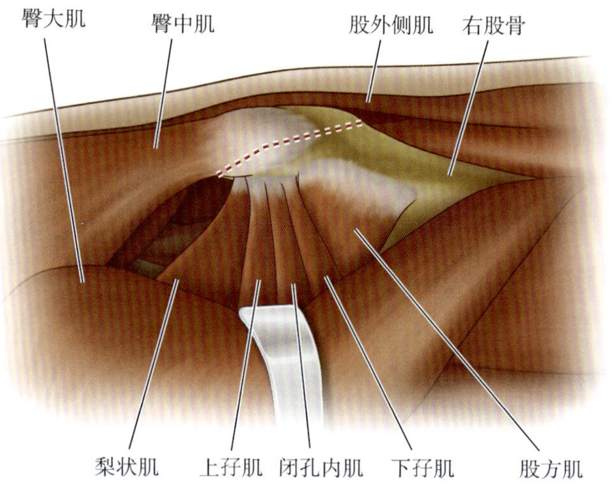

• **图 18.5** Ackerman 和 Trousdale 描述的 Chevron 改良转子滑移截骨术[31]（重绘自 Ackerman DB，Trousdale RT. Triplanar trochanteric osteotomy：a modified anterior trochanteric slide osteotomy. J Arthroplasty. 2008；23：459.）

显露转子后，分离臀中肌和臀小肌之间的间隙，臀中肌向前牵开。臀小肌、短外旋肌群和梨状肌在撑开器的后方。然后沿着大转子后缘确定一个点，距离大转子尖端和股嵴大约相等。估计厚度，用电刀标出 2 cm 的目标（勾出锯齿形截骨术的顶端）。小心地使股外侧肌在远端保持连续性，截骨术进行到 90%～95% 时，撬动骨块向前方移动（保留前侧垂直的嵴）。这个嵴在截骨块复位后能防止其向前移动，从而达到解剖复位。

阶梯形转子截骨术

Schoeniger 及其同事[32]提出了另一种对转子滑移截骨术的改良术式，该术式同样保留了后方软组织附着，但具有独特的骨轮廓，再次增加了重建时的稳定性。阶梯形转子截骨术与传统的转子滑移截骨术的上方切口相似，但增加了对角阶梯。此截骨面向前下倾侧斜 20°～30°，高度约为 5 mm。体外试验表明，该术式比转子滑移截骨术更加稳定。

转子前部截骨术

Dall[33]采用了一种基于 Hardinge 经臀肌入路的转子滑移截骨术[34]。臀小肌在距大转子尖近端 2 cm 处被切开，股外侧肌沿其肌纤维向远端切开。然后，线锯通过表面到前被膜，但深入到臀中肌和臀小肌的前半部分。然后进行部分（前）截骨术，髋关节内收，轻微弯曲，并向内旋转。线锯的方向尽可能朝向远端后方，以避免使截骨骨块太小。三角形截骨块包含了臀中肌、臀小肌和股外侧肌的前半部分。此入路可使髋关节前脱位。

劈开转子截骨术

McLauchlan[35]描述了 Stracathro 医院的技术，该技术将转子分成前后两部分。首先将臀中肌和股外侧肌分开，形成两层转子。短外旋肌群仍然附着在转子后半部分上。髋关节假体植入后，转子截骨骨片复位，然后用缝合线固定软组织。但这种截骨术不适合翻修手术。

转子重复（翻修）截骨术

水平 / 垂直转子截骨术

Harris 详细地描述了转子翻修截骨术（即转子短斜行截骨术或水平和垂直截骨术）[12]。如果要进行标准截骨术，则当股骨近端解剖没有松质骨可用于再固定时，则可使用水平截骨术。在保护臀小肌和臀大肌的同时，尽可能在转子的近端做短斜行或水平截骨。翻修截骨后，截骨骨片向前移至股骨完整的外侧皮质以重新固定（图 18.6A、B）。在一项采用转子水平截骨术的研究中，术后 28 例患者中有 25 例（89%）随访时均有骨性愈合。

转子垂直截骨术（图 18.6C）适用于在之前的手术中转子已经向前移动的翻修手术。例如包括之前采用转子水平截骨术并且转子前移的患者，采用 Charnley[10]技术进行髋关节翻修并且转子前移的患者，以及之前行外展肌滑移的手术。建议充分暴露，并充分松解大转子远端的股中间肌和股外侧肌。垂直截骨在股骨外侧皮质 3～5 mm 处进行，以便留下足够的外侧骨质用于再固定。在前面讨论的研究中，10 例患者采用转子水平截骨术固定后均达骨性愈合，且转子水平、垂直截骨术及标准转子截骨术后的骨愈合率没有差异[36]。

随着转子水平和垂直截骨术中转子向外侧股骨推移，截骨块和骨皮质之间的摩擦接触减少。在上述报道中，常用金属网均匀地分布固定在转子截骨骨块上，推荐钢丝固定。

重复转子滑移截骨术

Lakstein 及其同事[37]报道了改良的转子滑移截骨术（使后部结构附着在股骨近端）的结果，转子截骨术后均愈合。在至少 13 个月的随访中，33 例（87%）患者为骨性愈合，4 例（11%）患者为骨纤维愈合，1 例（3%）患者为骨不连。2 例患者出现新的外展肌群乏力、持续的大转子疼痛和脱位。作者认为这种技术

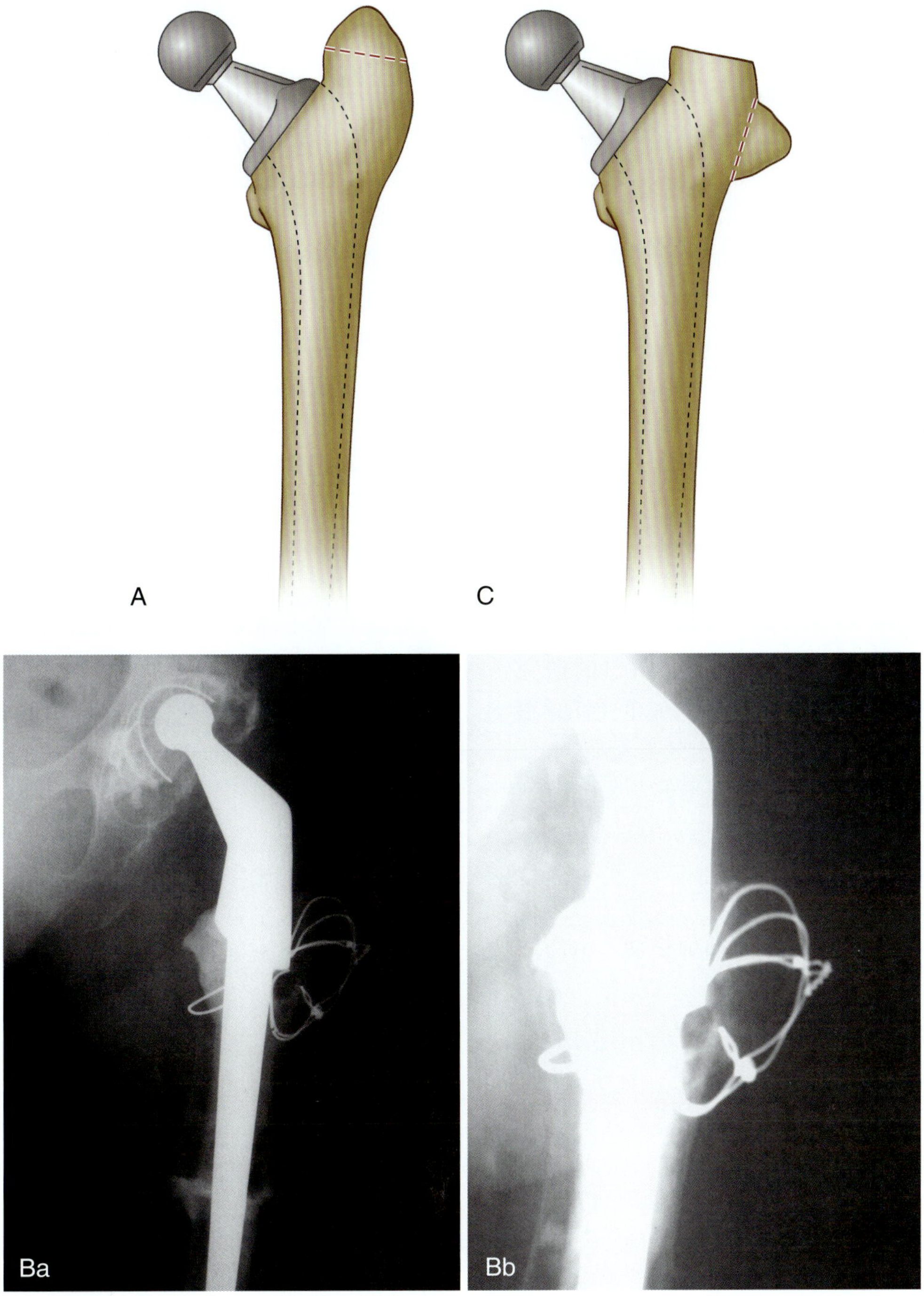

• **图 18.6**　(A) 转子水平截骨术；(Ba 和 Bb) 正位片显示截骨术后骨愈合；(C) 股骨上的垂直截骨术中，大转子前移到股骨外侧皮质（图 A 和图 C 改编自 Harris WH. Traumatic arthritis of the hip after dislocation and acetabular fractures：treatment by mold arthroplasty. J Bone Joint Surg Am. 1969；51：737.）

是可靠的，其临床结果和并发症发生率与转子滑移截骨术相似。

固定技术

截骨后大转子的固定技术是多样的，并且随着时间的推移不断变化。截骨术式对显露程度和软组织的张力有很大的影响。然而，内固定方式对手术并发症的影响更大，如骨不连、滑囊炎和内固定物等相关问题。虽然可以获得到十年前发表的各种各样的截骨固定方式，但今天的外科医生使用的固定方式更加简单。

为了实现稳定的固定和最终的骨愈合，所采用的固定方式必须抵消与转子周围肌肉组织牵拉相关的不稳定力[38,39]。在关节置换术和非关节置换术中，截骨固定方式还面临其他挑战，以及翻修手术和相关的股骨近端骨丢失的进一步问题。例如，螺钉通常不单独用于 THA 中转子固定，因为与表面置换或非关节置换术相比，大转子区骨量更少 [31,32]。

钢丝

钢丝长期以来被用于转子的固定，特别是截骨术的固定 [2,10,12,33,40,41]。然而，单股钢丝会扭结，导致钢丝断裂而固定失效，最终大转子截骨不愈合。除了考虑钢丝本身的生物力学及完整性外，各种钢丝的抗拉伸能力也各不相同。Markoff 及其同事 [42] 报告了当时流行固定方式的实验评估，发现 Charnley[2] 和 Harris 和 Crothers[41] 的固定方式在标准转子截骨术后模拟髋关节近端牵拉后产生的位移最小。

钢丝结构的极限强度取决于钢丝直径和捆绑方式。Bostrom 及其同事 [43] 研究了不同直径和捆绑类型的钢丝的负载能力，发现方结、结扭法优于均匀对称扭法。他们还发现，与 Shaw 和 Daubert[44] 的研究一样，较低规格的钢丝固定结果更好。如果使用单股钢丝，16 号钢丝用方结或结扭法固定效果最好。此外，使用专用工具很方便并且打结效果更好 [12]。

Jarit 及其同事 [38] 收集了截止到 1993 年的 25 年的调查数据，结果显示，在使用各种类型钢丝的 2910 例 THA 患者中，钢丝断裂率为 22%。在初次手术中，骨不连发生率较低（0～7.9%）[38]，钢丝断裂更常见于转子骨不连 [41,45]，并且与翻修手术、单平面截骨和简单钢丝结构有关 [46]。与转子骨不连或钢丝断裂有关的其他因素包括手术经验 [45,46]、骨质疏松 [47]、截骨骨片小 [47]、与骨水泥 [47,48] 或皮质骨接触 [47]，以及未能收紧钢丝环 [47]。

目前，TO 在翻修术中的应用比初次 THA 中要频繁得多。在这些病例中，手术技术可能更为重要，Schutzer 和 Harris[46] 发现手术技术错误（例如钢丝或补片放置不当）是导致 188 例患者术后骨不连的原因。类似地，Hodgkinson 及其同事 [49] 在翻修 THA 和截骨术的研究中使用改良的钢丝固定技术能改善骨愈合。

由于钢缆、钢缆夹系统和钢板结构的存在，钢丝在美国的应用程度有所下降；但在某些情况下，钢丝固定仍是首选的。最近的病例报告 [50] 和长期随访研究 [51] 都明确表明了钢缆存在磨损和产生金属碎屑相关的并发症。如果外科医生选择单股钢丝固定来避免这些问题，文献支持使用结形结构和较低强度合金钢丝将转子在两个平面上固定 [38]。本章作者更喜欢 Harris 的四线技术（图 18.7）。

螺栓和第一代钢板

新的内固定方法是在历史技术的背景下不断发展起来的。Sabbagh 及其同事 [52] 提出了一种附着在股骨上的钢缆钢板系统，使用了两个垂直的钢缆通道。Volz 和 Turner[53] 在 1975 年报告了 229 例患者采用转子截骨螺栓固定的研究结果，骨不愈合率为 1.3%。Gottschalk 及其同事 [54] 设计了一个相似的机械系统，但其结果很差。类似的固定器械今天仍然在用。Scher 和 Jakim[56] 设计了一种基于张力带原理的短钢板用于关节置换术的翻修，Courpied 和 Postel[57] 使用了类似的钢丝固定器械。

钢缆固定

转子截骨术后采用多股钢缆固定最早由 Dall 和 Miles 在 1977 年应用于临床 [58]，现在有几种不同的组成和配置。这些变化是为了更好地抵抗变形力，并允许在截骨端更好地压缩。早期的生物力学比较研究倾向于使用钢缆而不是钢丝来增强结构强度和压缩，但目前的研究对钢缆相对于早期翻修和产生金属碎屑的长期影响提出了质疑 [50,51,59-61]。张力带技术是钢缆固定的进一步发展，但并非没有并发症 [61a]。关于钢缆固定的结果数据不一，但 Kelley 和 Johnston [61] 报告的结果值得关注。在对一系列 322 例 THA 患者的研究中，他们注意到钢缆的破损率为 43%，而钢丝的破损率为 12%。此外，Hop 及其同事 [60] 发现，钢缆固定的骨不愈合率为 19.7%，而钢丝固定的骨不愈合率为 14%。两项研究都表明，钢缆碎屑在活动界面会加速磨损。由于这些原因，以及更先进的固定技术，通常钢缆不单独用于近端股骨转子内固定。此外，一种新型的等弹性钢缆也可以避免一些金属钢缆固定的问题（SuperCable，KinamedInc.，Camarillo，CA）[62]。

钢缆爪钩系统固定

除了多股钢缆固定之外，Dall 和 Miles[58] 还将“H 形”钢缆爪钩系统应用于临床，据称该系统可以更好地固定钢缆，并能更好地抵抗不稳定力（图 18.8A）。随着时间的推移，创新者研究表明，与原来的 1.6 mm 钢缆相比，2.0 mm 钢缆的破损更少。此外，在体外实验中，与单独的钢缆或钢丝相比，钢缆爪钩系统承受载荷更大 [63]。最终，与钢丝相比，钢缆爪钩系统并没有提供更好的结果，但其应用更加

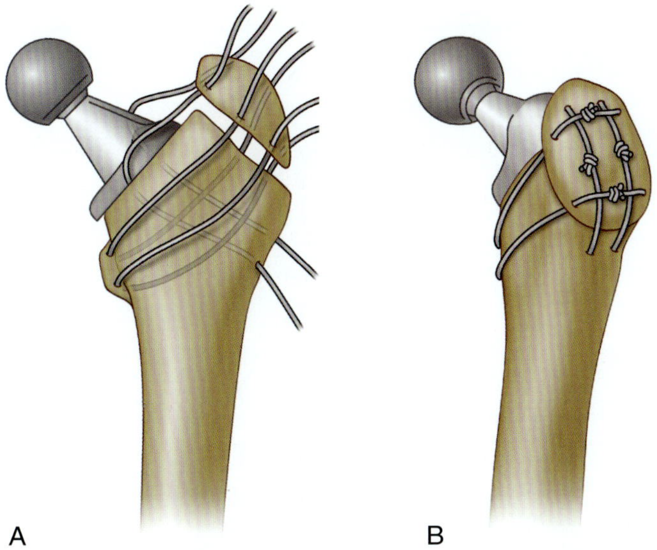

• **图 18.7** （A 和 B）转子截骨术的四线固定技术（重绘并引自 McGrory BJ，Bal BS，Harris WH. Trochanteric osteotomy for total hip arthroplasty：six variations and indications for their use. J Am AcadOrthop Surg. 1996；4：258.）

方便。Dall 和 Miles[58] 报告了采用 2.0 mm 水平钢缆结构固定的骨不连发生率为 1.5%，骨性纤维愈合率为 3.1%。相比之下，Ritter 及其同事 [64] 报告了 40 例髋关节置换术患者的骨不愈合率为 38%，Koyama 及其同事 [65] 在他们对翻修手术中使用的钢缆爪钩系统的研究中报告骨不愈合率为 30.6%。Silverton 及其同事 [66] 也报告了较高的骨不愈合率（25%），他们发现 4 根钢缆与 2 根钢缆相比并没有更好的结果，并且钢缆磨损和断裂的发生率为 47%，截骨骨块移位率为 17%。

McCarthy 及其同事 [48] 报道了 223 例接受髋关节置换术（随访 1～8 年）的患者。67%（149/223）的患者采用 2 根多股钢缆经小转子钻孔内侧穿过固定，13%（30/223）既往有转子骨不连。结果 10% 出现钢缆断裂，18% 出现钢缆松动，9%（19 例）发生骨不连，只有 4% 发生骨愈合。基于多重分析，作者推荐使用转子滑移截骨术。在可能的情况下，使用 Vitallium 钢缆并将钢缆通过小转子内侧固定，同时实现骨愈合。在一项研究中，Takahira 等展示了一种新型针套系统（AIMedic，Tokyo，Japan），与 Dall-Miles 系统相比，其疼痛更轻，不愈合率更低 [61a]。

与钢缆系统相比，单股钢丝系统产生的金属碎屑明显更少，并减少了移位。尽管 Hop 及其同事 [60] 发现钢缆与钢丝相比，翻修率没有增加，但现在的证据表明，钢缆术后翻修更为普遍。作者建议，无论是否发生骨愈合，1 年后再拆除钢缆爪钩系统（图 18.8B）。

爪型钢板

继钢缆爪钩系统之后，新一代转子固定装置是爪型钢板系统。其中的一种（Zimmer Inc.，Warsaw，IN）采用更密集的多股钢缆系统，近端有一个更适合大转子的轮廓。可以使用不同长度的钢板，并能环扎股骨，理论上可以更好地分配应力。为了加强近端固定，可以增加近端螺钉（图 18.9）。这个特殊的系统可以预紧钢缆，根据作者的经验，这可减少钢缆松动的发生率。Barrack 和 Butler 的研究表明 [68]，与钢缆爪钩系统相比，该系统的断裂率更低，不愈合率也更低。在这项研究中也注意到一种情况，即采用该系统，术后患者发生跛行更少且髋关节外展能力更强。Fernandez 等 [69] 进一步描述了钩板装置的使用，即使在大转子已确立不愈合中，也可实现较高的骨愈合率。

Patel 等 [70] 评估了所谓的“第三代”Accord 钢缆钢板系统（Smith and Nephew，Memphis，TN），在两家不同机构的至少 3 年的随访中，仅发现 2 例患者骨不愈合，无钢缆断裂、微动或磨损。Stewart 等 [71] 评价了相同的钢缆钢板系统，但结果较差，尽管其适应证与先前的研究有所不同，在 35 例患者中，31.4% 的患者骨不愈合，5.7% 的患者骨性纤维愈合，28.6% 的患者出现钢丝断裂 [71]。相比之下，Kim 等 [72] 评价了 cable-ready（Zimmer，Warsaw，In）和 Dall-Miles 钢缆系统（Stryker，Mahwah，NJ），在 47 例转子截骨术后，其中 12.7% 的患者骨不愈合，17% 的患者转子移位大于 1 cm，27.6% 的患者钢缆断裂 [71,72]。

在后两项研究中，14.3% 和 10.6% 的内固定材料需要去除。Zarin、Zurakowski 和 Burke[73] 报道了另一种爪型钢板（Biomet Inc.，Warsaw，IN）用于 7 例转子截骨术的固定，该系统的主要优点在于使用单股钢丝进行远端固定，因此理论上术后金属碎屑形成的风险明显降低。

爪型钢板的缺点包括：爪型钢板比钢缆爪钩外形更大，潜在的软组织刺激和滑囊炎可能更常见。因此，爪型钢板可能更适合骨折和股骨转子骨不连，而不是截骨术 [38,74]。在翻修中常见骨质疏松或骨溶解，可能需要较长的截骨以避开薄而缺血的骨，这时爪型钢板可能是一个很好的选择。

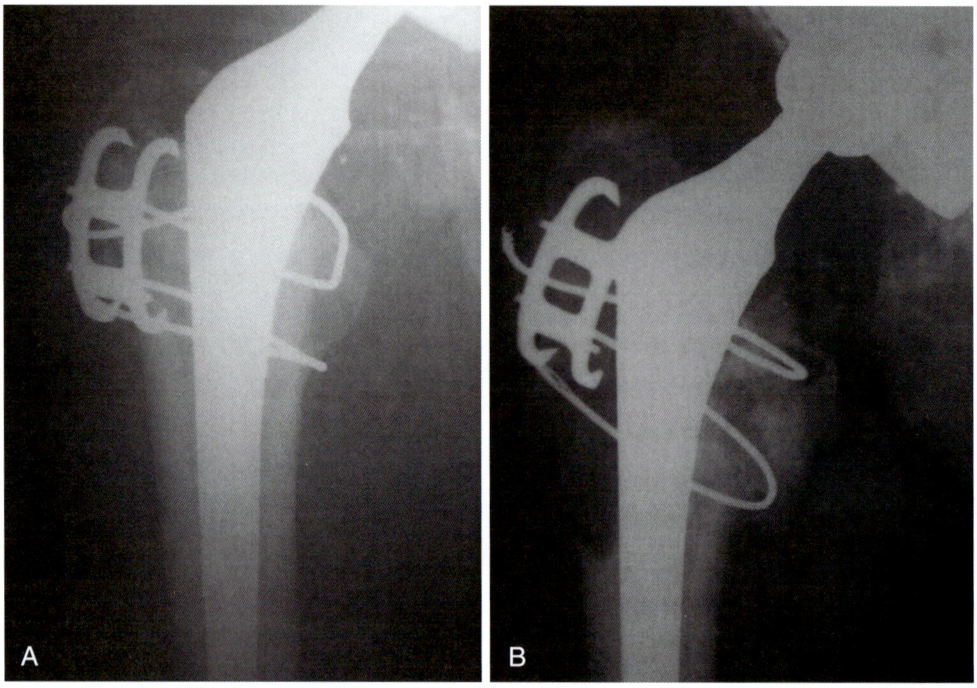

• **图 18.8** （A）显示翻修手术后使用钢缆爪钩系统的前后位 X 线片。（B）转子不愈合和多钢丝钢缆失效。注意与碎屑和聚乙烯磨损相关的显著的股骨外侧骨溶解

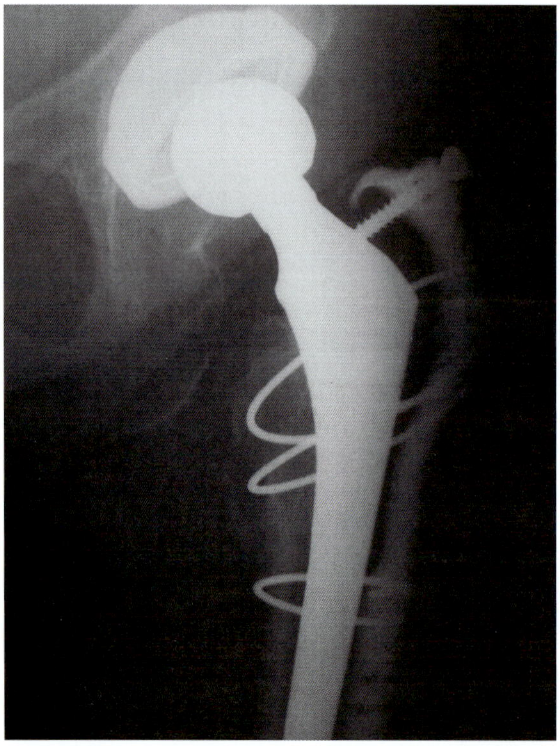

• **图 18.9** 用爪型钢板系统固定转子截骨术，注意增加了近端皮质螺钉固定

锁定钢板

作者认为，锁定钢板是最有应用前景的固定方式。McGrory 和 Lucas[6] 最初报道了采用胫骨锁定钢板固定的转子截骨术，目前已经有专门 [75,76] 和正在研发中的预制轮廓钢板。与爪型钢板结构相似，锁定钢板可能最适合用于困难的截骨病例。其潜在的优势包括牢固的固定，减少了环扎钢丝或钢缆的需求。这项技术还包括在下肢外翻的情况下临时固定转子，以及应用解剖锁定型钢板固定转子。近端可以使用较长的锁定螺钉，远端使用单皮质锁定螺钉或双皮质非锁定螺钉。如果需要额外固定，可在股骨骨干上使用钢缆或钢丝增强固定（图 18.1A、B）。生物力学研究支持锁定钢板近端采用 Y 形 [39] 或椭圆形 [75] 的设计以减少大转子移位。Tetreault 和 McGrory[75] 报道了两种用于固定转子的胫骨锁定钢板以及特别设计的非接触桥接（non-contact bridging，NCB）带转子附着的锁定钢板（Zimmer，Warsaw，IN）（图 18.10B 和 C）。在 32 例采用转子截骨术（不包括仅需要钢丝固定的转子延长截骨术）的患者中，90.6% 的患者骨性愈合，15% 的患者内固定失效，9.4% 的患者因疼痛而切除转子。所有使用 NCB 锁定钢板的 10 个髋均实现了骨性愈合。

变异 / 异常情况

尽管已经描述了各种各样的转子截骨技术和其应用的结果，然而在某些情况下，转子截骨术是困难的或不可能的，外科医生必须为这些情况做好准备。

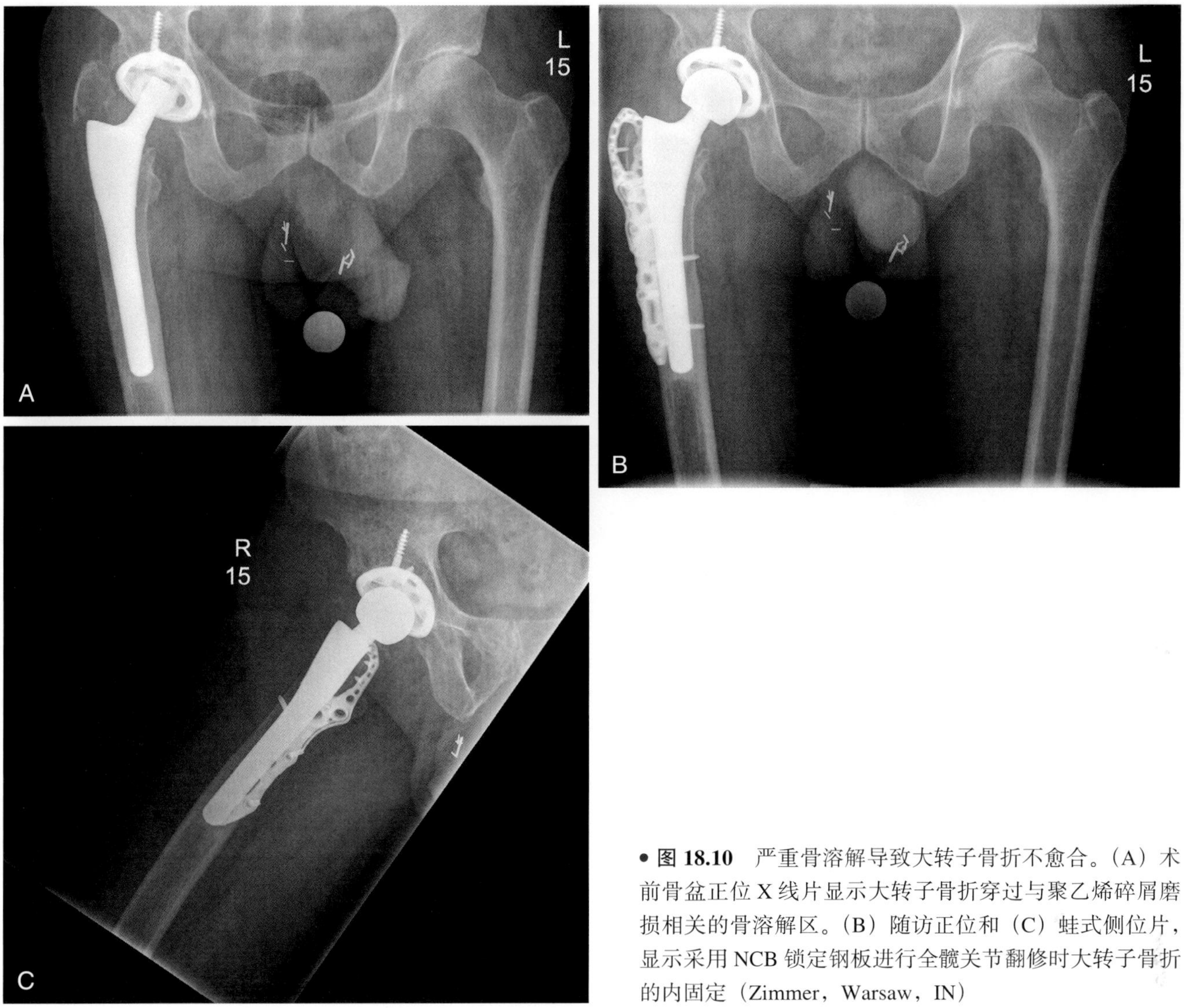

• **图 18.10** 严重骨溶解导致大转子骨折不愈合。（A）术前骨盆正位 X 线片显示大转子骨折穿过与聚乙烯碎屑磨损相关的骨溶解区。（B）随访正位和（C）蛙式侧位片，显示采用 NCB 锁定钢板进行全髋关节翻修时大转子骨折的内固定（Zimmer，Warsaw，IN）

骨成形术和转子切除术

Attarian 和 Bolognesi[9] 报道了一种通过改良的直接外侧入路进行的骨成形术（重建和部分切除大转子尖端）。基于两例成功的病例报告，作者认为该技术在大转子近端移位的情况下是有用的，以避免撞击症和潜在的截骨和再固定的并发症。外科医生必须从一开始就计划这个入路，标记大转子的轮廓，进行软组织剥离，然而，维持近端 - 远端软组织的连续性是必要的。然后将软组织套筒重新连接到改良的股骨近端外侧（图 18.11A、C）。

Capello 和 Feinberg[8] 研究表明，大转子骨块的移位可能发生持久的骨折不愈合，这项技术在截骨不能修复的情况下也能使用。大转子完全或接近完全切除后，将臀中肌腱固定至股外侧肌。在肌腱明显回缩的情况下，会留下一小块骨。根据作者的说法，这种设计对于减少跛行是必要的。此外，作者建议使用限制性髋臼假体、外展支具（除洗澡时外任何时候都佩戴），并在术后 8 周保护轴承面。

Liu 等 [79] 提出了一种在高度脱位型发育性髋关节发育不良的 THA 中采用的部分 TO 技术。作者主张剥离大转子上 2/3 的臀中肌附着，并部分切除内侧大转子，以增加外展肌的长度（图 18.12 A、B）。在 21 例使用该技术的患者中作者注意到，在没有神经损伤的情况下，Harris 髋关节评分、腿长和跛行有显著改善。

肌筋膜瓣技术

1991 年，McMinn 及其同事们 [5] 描述了一种肌筋膜瓣技术（Hardinge[34] 技术的一种改良），该技术可能在不建议转子截骨或固定的情况下有用。用这种方法，臀小肌、臀中肌和股外侧肌近端 V 形皮瓣向

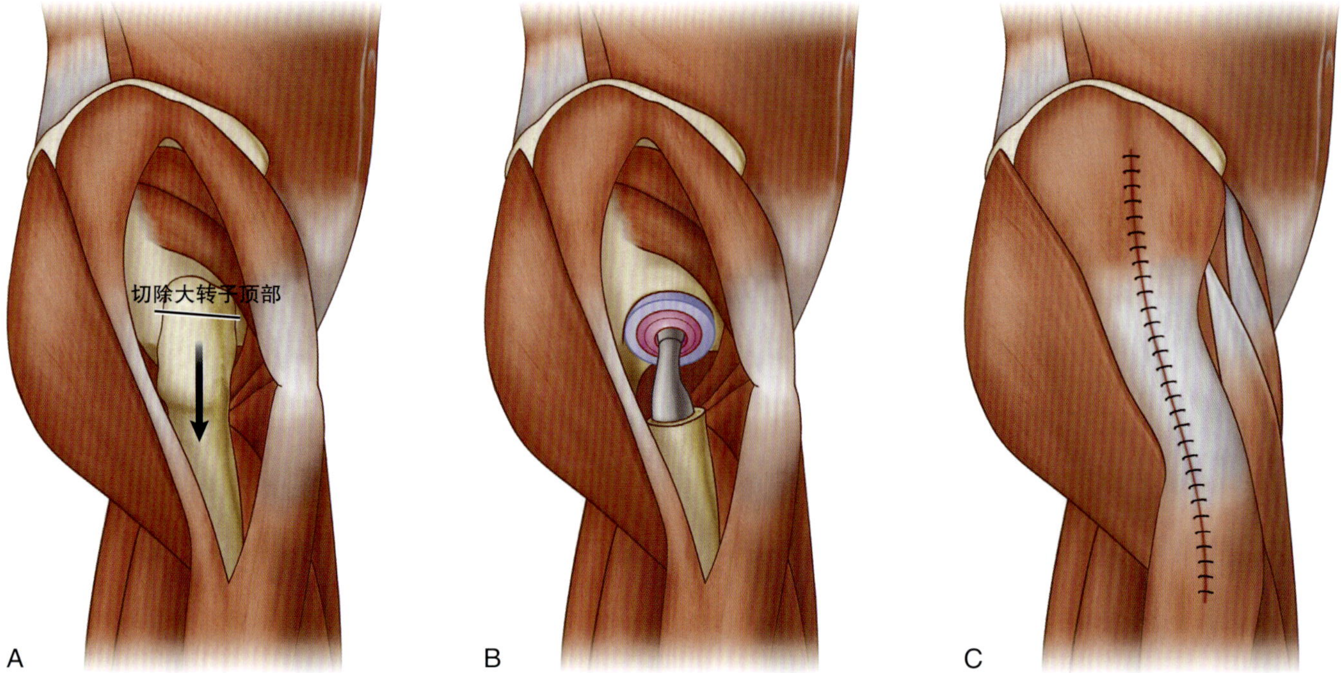

• **图 18.11** （A-C）Atarian 和 Bolognesi[9] 转子成形术在翻修手术中应用（引自 Attarian，D，Bolognesi M. Greater trochanteric osteoplasty in revision hip arthroplasty: two case reports. Am J Orthop. 2011；40：E1.）

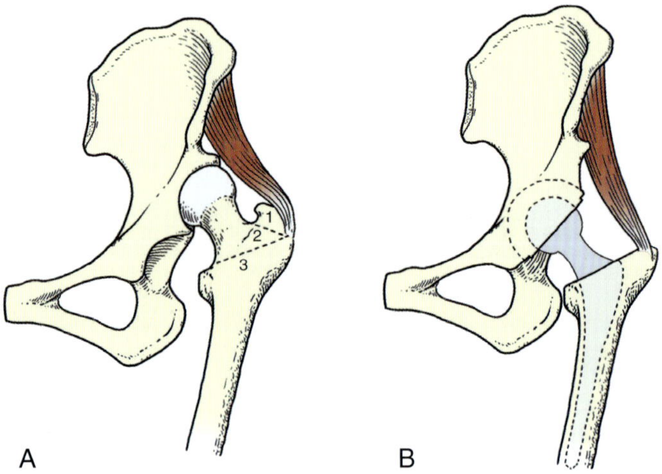

• **图 18.12** Liu 等 [79] 在 THA 中对髋关节发育不良伴股骨头高脱位的患者髋关节复位时采用的转子截骨技术。(A）术前。(B）术后（引自 Liu RY，Bai CY，Song QC，Dang XQ，Wu YJ，Wang KZ. Partial greater trochanter osteotomy for hip reduction in total hip arthroplasty for high dislocated hip: a preliminary report. BMC MusculoskeletDisord. 2014；15：293.）

近端反折。该技术在 25 例困难翻修 THA 中应用，其暴露和术后结果与 TO 相似，但没有大转子骨不连和移位的风险。除 1 例患者外，其余均完成了软组织重新附着，如果需要延长截骨，可以实现 V-Y 推进。然而，术后病程延长：作者建议保持腿外展卧床休息 3 周。6 个月后进行功能评估，未发现患者外展肌力量或功能下降。

Whiteside 及其同事 [88] 报道了肌筋膜瓣技术在无骨量修复转子截骨中的应用。这是在最常见的情况下，股骨近端骨丢失和所谓的转子逃逸，但也可能发生在截骨手术后。该技术包括在臀大肌做三角型肌肉瓣，并将其缝合到大转子和股骨外侧皮质之间的间隙，然后被固定在髋关节前囊的内表面。髋关节外展 10°～ 15° 时，臀大肌在肌肉瓣和大转子上闭合（图 18.13）。通过将使用这种技术的 5 例患者与一组转子左侧未修复的患者（5 髋）以及一组转子切除的患者（4 髋）进行比较，作者发现皮瓣组比其他两组疼痛更少，跛行和 Trendelenburg 征的风险更低，对辅助工具的需求更少。

外展肌滑移术

Chin 和 Brick[7] 提出了一种可能在特别困难的病例中有用的转子截骨重建技术，其中外展肌瘢痕或畸形是严重的。“外展肌滑移”技术在骨不连手术中用于移位转子的再固定，但在非常困难的截骨重建中也可考虑使用。外展肌的前移是基于臀上神经血管蒂，并通过髂嵴上的一个单独的横向曲线切口来实现。臀小肌、臀中肌和臀大肌的整个起始部位的骨膜下松解被认为可以安全推进大转子。然而，一些作者担心如

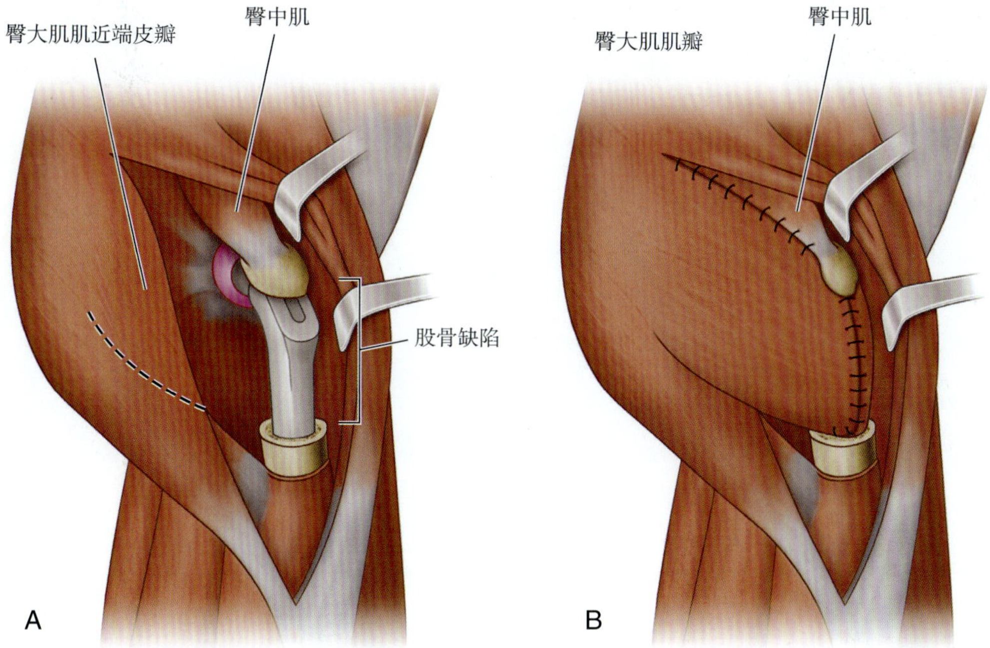

• 图 18.13 （A 和 B）Whiteside 等在股骨转子截骨不能修复时的肌筋膜瓣重建技术（重绘并引自 Whiteside LA，Nayfeh T，Katerberg BJ. Gluteus maximus flap transfer for greater trochanter reconstruction in revision THA. Clin Orthop Relat Res. 2006；453：203.）

果同时进行截骨术会影响大转子的血供 [31.81]。

术后护理

John Charnley 爵士 [2,3,10] 预测，在术后 3 周内，经大转子手术入路的广泛应用可使骨折愈合率高，且不存在妨碍康复的限制。由于前后剪切力高达体重的 4 倍 [3]，一些术后限制是合理的。大多数患者在手术后能够站立，并可以借助助行器或拐杖行走。然而，在大转子愈合之前，它们必须仅限于部分负重，外科医生应根据 X 线片的进行指导。在 X 线片证实骨愈合之前，患者不应开始对抗重力的外展运动。在重建薄弱或不稳定风险较高的特殊情况下，可以使用外展矫形器帮助恢复和愈合。

作者建议无论是否实现骨愈合，应尽可能避免使用多股钢丝钢缆或在 1 年后将其移除，这将减少金属碎屑的产生，并可能防止由于三体摩擦导致的活动界面磨损和骨溶解（图 18.8B）。

并发症

TO 的并发症可分为两大类：即与截骨愈合和固定方式相关的并发症。大转子不愈合或纤维愈合不一定是具有临床意义的并发症 [2,82]。然而，如果大转子没有骨性愈合（图 18.14），与其相关的疼痛、固定物断裂或外展肌功能障碍可能表现为步态受损、单足站立倾斜、半脱位或髋关节置换术后脱位。即使大转子骨性愈合，患者仍可能存在一定的问题。大转子疼痛和滑囊炎可能与突出的大转子或刺激固定物有关。固定物的磨损和破损不仅会导致疼痛，还会导致假体磨损和早期翻修 [50,51,59,60]。

TO 的髋关节置换术后疼痛应系统治疗。如果已经超过了骨愈合的时间，并且已经排除了其他引起疼痛的原因 [33]，那么应该将注意力转移到大转子上。如果触诊转子时出现疼痛或者有异响，并且如果患者对诊断性麻醉剂注射有暂时反应，则有必要再次手术，但同时应和患者交代不能保证疼痛永久缓解 [83]。如果没有其他问题，如步态异常，去除内固定和关节囊清创是有意义的。Bernard 和 Brooks[83] 发现大转子去除内固定后，对大转子骨愈合或不愈合的疼痛缓解没有差异。如果除了疼痛之外，还出现不稳定或步态异常，并且有骨纤维性愈合或不愈合，那么再次固定是最合适的干预措施。应采用刚性固定和适当软组织张紧的薄型装置。此外，还可以考虑自体骨移植，但是尚未有证据明确证明其是否有用 [84]。

一例在 TO 术后出现孤立的步态异常的患者，引起了一个更具挑战性的问题。如果出现大转子骨不连或骨性纤维愈合，并且 Trendelenburg 征阳性，手术 [82] 和非手术治疗均可考虑。如果大转子移位大于 1 cm，则外展力量可能受到损害，则首选手术治

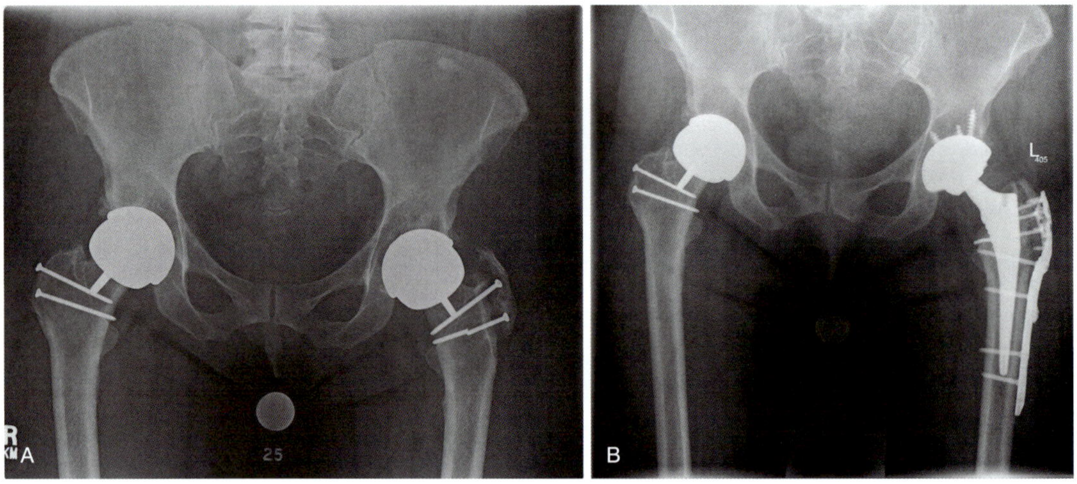

• **图 18.14** 图 A，髋关节表面置换术中转子滑移截骨术，右髋截骨愈合良好，左髋截骨骨不愈合。患者左侧髋关节外侧疼痛，左侧 Trendelenburg 征阳性伴跛行，左侧髋关节表面置换术失败导致血清金属离子水平升高。图 B，左侧全关髋关节翻修术后骨盆正位 X 线片，采用陶瓷 - 聚乙烯全髋置换假体，并用锁定钢板（非接触桥接钢板，Zimmer，Warsaw，IN）加植骨固定大转子骨不愈合部位

疗 [47,85]。然而，如果大转子没有移位，在手术前应考虑加强外展和以步态训练为重点的物理治疗。如果出现内固定失效，或者如果转子处有明显疼痛，并且患者对强化的功能锻炼没有效果，则应考虑移除内固定以及适当的软组织清创术。

髋关节置换不稳定性是多因素的，但在某些情况下可能涉及骨不连和大转子移位。据报道，5% 的 TO 病例中会发生大转子不愈合，其中大约 15% 是不稳定的 [33]。如果不稳定与大转子不愈合同时发生，外科医生应考虑再次手术。手术应优化生物力学参数（即股骨偏心距、下肢长度、髋臼杯和股骨柄的位置、股骨头大小）。接下来，应该通过拉紧大转子来实现转子的内固定。Kaplan 及其同事 [86] 研究表明，如果要在这些情况下实现骨愈合，绝大多数情况下要消除不稳定性。术后除了保护性负重外，还可以佩戴外展矫形器，以尽量减少康复期脱位的风险。

目前的争议

- 转子截骨术在当前髋关节置换术中很少应用，可能与手术类型和外科医生的喜好有关。
- 虽然显露困难和软组织张力大的适应证已被广泛接受，但是这些适应证的确切应用还存在争议性。
- 一些外科医生更倾向于采用这种方法，同时截骨愈合所需的最佳内固定方式尚未得到普遍认可。
- 当有多种选择时，外科医生的喜好决定了手术方式的选择。
- 根据最新文献研究，作者建议避免使用或去除多股钢缆，但此建议可能会引起争议。
- 锁定钢板技术可以减少大转子移位并提高愈合率，但内固定诱发的疼痛仍然是一个问题。

（参考文献参见书末二维码）

第 19 章

全髋关节置换术翻修的可延长入路

R.STEPHEN J.BURNETT
（冯卫 译 刘建国 审校）

关键点

- 永远做好股骨侧采用可以延长切口的计划，并将其作为术前常规模板测量计划。
- 仅翻修髋臼侧，保留固定良好的股骨侧假体，需要延长切口。
- 股骨侧翻修需要移除固定良好的假体及髓腔内骨水泥，以及股骨远端内翻畸形是股骨转子延长截骨术的首要指征。
- 转子延长截骨可以采用前侧方或后侧方可延长入路。

引言

全髋关节置换术（THA）翻修的手术切口需要认真的术前计划以及对于细节的充分重视。THA 的常用切口包括后外侧入路、前外侧入路或直接外侧入路。这些入路是 THA 翻修的基石，并且在仅有髋臼侧假体需要翻修时，或没有广泛骨缺损的并不复杂的股骨侧翻修中非常实用和必要。选择哪种手术入路取决于以下因素：术者的经验与偏好、患者的体态（如肥胖）、患者身体的解剖因素、髋关节之前手术切口的位置和种类以及选择的假体。最重要的考量是术者的经验与偏好。显露髋关节的两种最常用的标准入路是前外侧入路与后外侧入路。

髋关节前外侧入路是一种分离外展肌的入路，需要切除和重建前侧 30%～40% 的臀中肌与臀小肌。此入路也可以用于 THA 翻修。其缺点包括：①由于外展肌的分离导致跛行增加（也可能由于术中臀上神经前支的牵拉伤导致）；②外展肌、关节囊前侧与大转子异位骨化的增加；③股骨转子并发症的发生率更高（例如术中骨折、术后骨折或大转子“移位”、转子部疼痛通常继发于外展肌群重建后的不愈合）；④股骨髓腔内植入物存在从前向后偏移的倾向（例如，非解剖型股骨假体的植入）。许多术者选择此入路都是基于其有降低脱位率的潜力，以及愿意接受上述讨论的缺点。随着微创手术的普及，后外侧入路再次受到重视。后外侧入路的缺点包括：①稍高的脱位风险，尽管凭经验可以将其控制在最小；②需要仔细注意假体的植入方向，使其在适当的前倾角置入。在加拿大，2008—2009 年，在初次 THA 和 THA 翻修的切口选择中，直接外侧入路（60%）和后外侧入路（36%）共计占 95% 以上[1]。

我们或许需要更多可延长的手术入路来显露髋关节，以解决骨缺损、髋臼或股骨假体周围骨折的暴露问题，以及取出稳定固定的假体（例如取出固定良好的股骨假体）和曾行多次手术的髋关节假体。理想的可延长的手术入路应该满足几个目标：充分暴露全部假体；允许保存健康的骨骼和软组织，以便于显露和关闭切口。理想情况下，这种入路应该涵盖前次手术已愈合的切口和软组织平面。最后，可延长的入路应该保留骨与软组织的血供，并使其保障组织重建。本章的目标是讨论 THA 翻修的髋关节（股骨和髋臼）手术入路，同时讨论术者应熟悉的最常见的入路，以及其使用的适应证。本章的重点是对于股骨转子延长截骨术（extended trochantericfemoral osteotomy，ETO）的细节描述，包括一些手术技巧的建议。

全髋关节置换术翻修可延长入路的适应证和禁忌证

THA 翻修最常见的适应证包括聚乙烯内衬的磨损伴有或不伴有假体周围骨溶解、一个或多个假体组件的无菌性松动、反复的假体不稳定以及感染（慢性或急性）。并不是所有的适应证均需要使用髋关节延长入路。如果一个或多个假体组件松动，以及股骨假体远端无骨水泥，则不需要髋关节可延长入路。如果股骨近端发生内翻畸形，则术前计划需要仔细的确定重建方案，以及是否需要使用股骨侧的可延长入路。如果要求保留固定良好的股骨假体，进行单独的髋臼翻修，则需要能够延长更多的入路以显露髋臼，同时能将股骨部分移出术野，使其不妨碍髋臼的充分暴露。取出固定良好的水泥型或生物型股骨侧假体，需要行 ETO，这需要在术前计划好。髋臼侧可延长更多的可手术入路，如果术者计划使用重建环或多孔金属垫块，或需要稳定不连续的骨盆，则可能需要显露髂骨或坐骨的外板。标准转子截骨和转子滑移截骨均为髋臼侧的显露提供了有效的入路，它们的局限性在于截骨的固定和不愈合风险。

髋关节可延长入路的禁忌证包括：当采用之前讨论的标准手术入路可安全地显露髋关节时；当可延长入路有显著的神经血管损伤风险时；术者对于可延长入路技术和方案不熟悉时。

术前计划

陈旧切口及既往手术入路

术者应该关注跨过髋关节的陈旧切口的长度、位置、瘢痕，以及深层软组织的活动度（图 19.1）。术前病史应该询问一个或多个陈旧切口愈合及破溃的情况、切口感染的问题，以及所需的常规切口护理外的任何干预。另外，任何术后出现过短暂神经症状的病史，均应使术者意识到存在一过性或永久性神经损伤，并影响对翻修手术入路的选择。如果同时存在几处陈旧切口，患者经常会难以准确描述哪个切口对应着哪一次手术操作。除植入物记录外，获得既往的手术记录单也是十分必要的，据其可以确定之前手术的入路以及术中是否存在任何问题。应该关注儿童时期行骨盆截骨术而遗留的切口，特别是髂腹股沟入路和髂股入路，这些入路通常不会在 THA 中使用。这些先前切口的意义在于髋关节前方可能存在明显的瘢痕，包括髋臼和股骨部分，并且这些区域的神经血管结构可能因此而粘连。同样，如果采用了先前的 Southern 入路（较长的近端后方入路），术者应警惕坐骨神经可能在后方软组织内有类似的瘢痕或粘连。

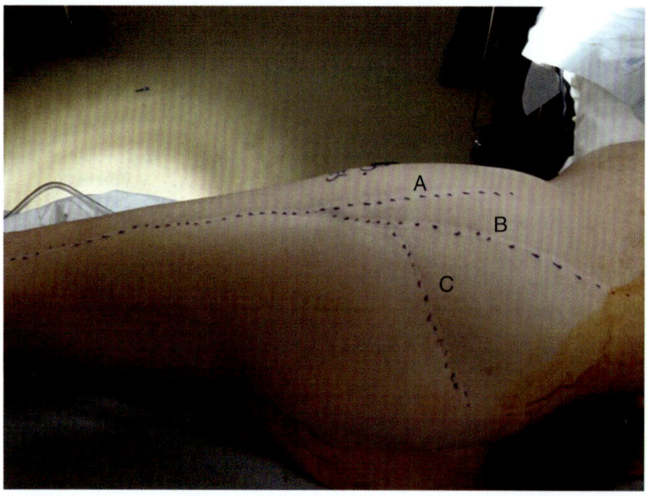

• 图 19.1 （A）直接外侧切口。此切口位于大转子纵向上方，为外展肌间隙入路。（B）后外侧切口。该入路远端与前外侧相似，从大转子尖端略向后弯曲，进入髋关节后外展肌组织。（C）Southern 后侧入路切口。该入路向后延伸得更远，并且限制髋臼上外侧的显露

术者在术前应注意陈旧切口的类型对其假体定位的关联，例如，如果先前的入路是直接外侧（或前外侧）入路，髋臼和股骨假体很可能已经按解剖位置植入（即与其髋臼和股骨前倾角一致）。相反地，如果先前的入路是后外侧入路，则假体很有可能使股骨及髋臼前倾角偏大。这些对翻修手术入路的选择均有影响。如果前一切口采用了经臀部入路，那么应仔细进行体格检查，以评估侧卧位外展肌的肌力，因为先前手术入路分离外展肌导致的肌力减弱或疼痛症状可能与外展肌脱位、外展肌重建未愈合（图 19.2）或臀上神经功能失调有关。如果仅对股骨侧进行翻修，且先前是直接外侧入路，那么如果术者选择采用后外侧入路进行翻修，会限制髋臼侧假体的前倾角，有可能影响术后的稳定性。

在可能的情况下，应根据所要进行的手术考量先前的切口，以避免在贴近髋关节近端处需要绕过多个陈旧切口的问题。在初次 THA 中采用髋部直接外侧入路，并在近端稍后方延长切口的外科医生并不少见，因为他们想要在处理股骨时减小由于腿套包腿带来的皮肤张力。因此，术者应寻求术前的手术记录单来明确显露深度，因为这可能与后外侧入路相混淆（图 19.3）。最常用的是联合使用旧切口，将其沿大腿向远端延长，即便其相对于中轴线稍偏前或偏后。如果术者向近端延长并改变旧切口的方向，则应尽量将转角角度控制在最小，这样将有助于将皮肤切缘坏死控制在最小。如果髋关节近期做过手术，则术者应该坚定地使用现有的切口，根据需要对其适当地向近端或远端延长。在临近现有切口旁使用平行于其的切口为禁忌，因为两者之间的皮肤桥坏死的风险极高。如果一个新的平行切口用于距离较近（且皮肤桥较窄）的远端切口，仍存在皮肤桥的切口愈合问题（图 19.4）。如果对陈旧的切口和伤口问题有疑问，术前应征求整形医生的建议，特别是多次手术后有软组织瘢痕的髋关节。在可能的前提下，如果医生熟悉之前的手术入路，最好沿着之前的手术入路进行深部分离显露。对于直接外侧、后外侧和经转子入路的深部显露，只要切口足够长且位于中线，均可采用外侧基础

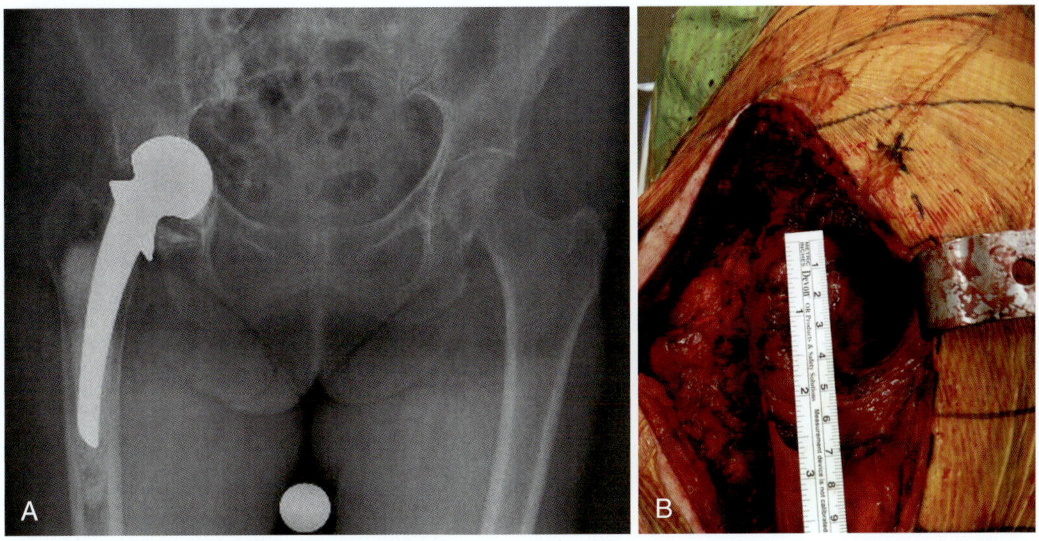

• **图 19.2**　在进行半髋关节置换术（A）治疗髋关节骨折时，之前使用的髋关节暴露是直接外侧外展肌间隙入路。翻修时（B），由于先前修复失败，前 60% 的髋关节外展肌缺失，出现“秃鹰”征，即大转子裸露，并伴有外展肌和髋关节囊的巨大缺损

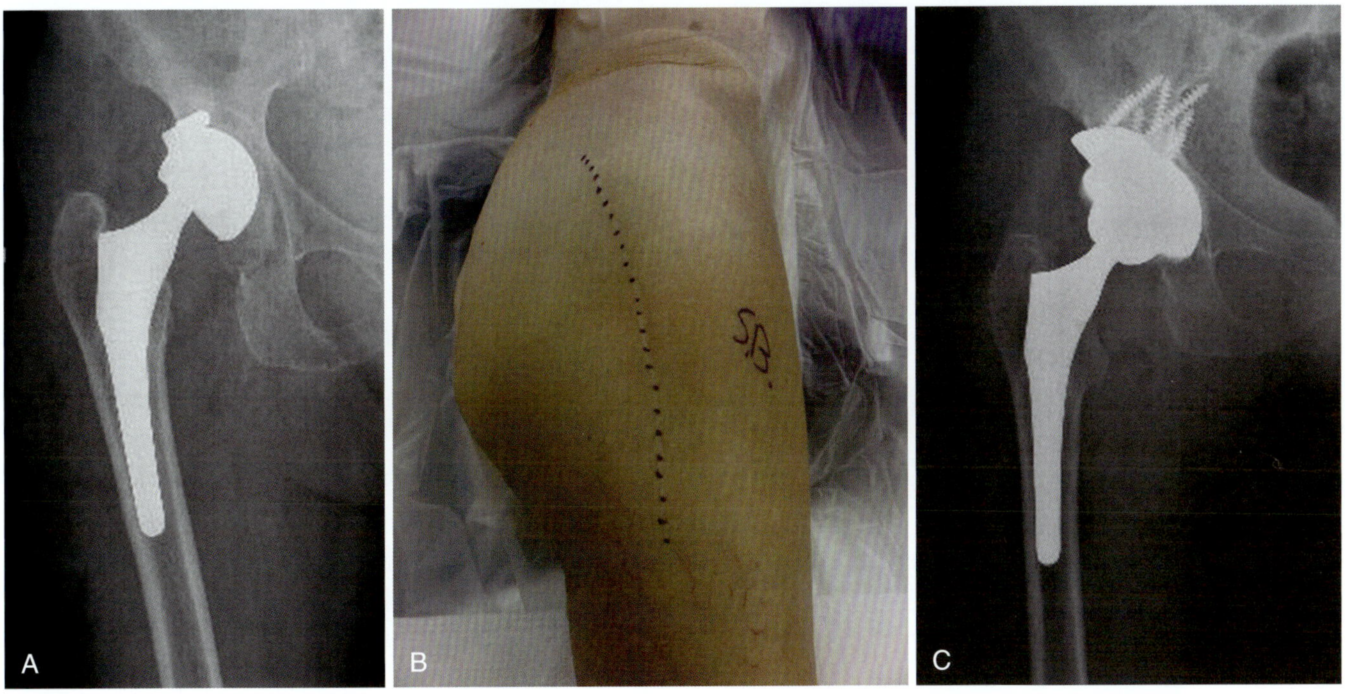

• **图 19.3**　（A）无菌性松动导致的右侧 THA 翻修前影像，且伴有 Paprosky IIIA 型髋臼缺损。（B）先前的髋关节切口类似于后外侧入路。手术记录单显示为直接外侧外展肌间隙深部入路。髋臼翻修，术中使用了同样的可伸展的后外侧入路切口。（C）术后 X 线片：髋臼侧使用了多孔金属垫块进行结构重建

的皮肤切口。试图使用后方基础的皮肤切口行直接外侧（前外侧）入路是困难的，因为从前方显露外展肌很困难。

选择使用哪种入路将取决于术者的经验和熟悉程度。虽然术者通常采用一种入路进行初次和不复杂的 THA 翻修，但行 THA 翻修的术者必须熟悉多种入路，以便选择最合适的手术入路。

可延长入路的影像学与模板测量

THA 前获得的典型 X 线片包括骨盆正位、髋关节正位、股骨侧位片。其他的投照角度可能也有帮助，如 Judet 位评估可能存在的骨盆不连续，以及穿桌侧位评估髋臼侧假体。数字模板已逐渐成为一种有用的工具，它使用影像学标记来测量精确的假体尺寸

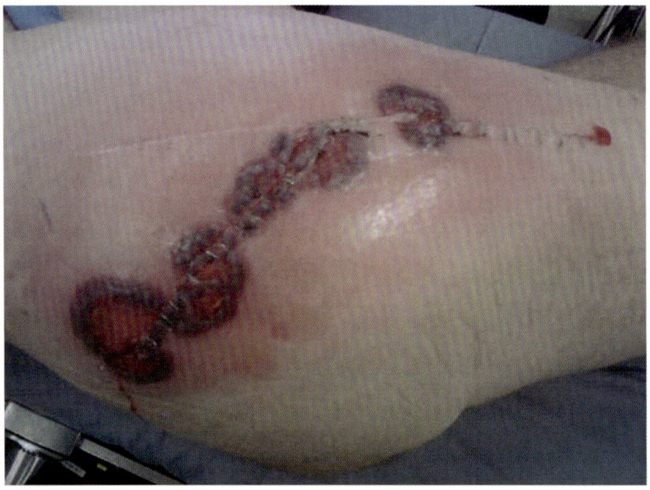

• **图 19.4** 前次手术使用的髋关节直接外侧入路。翻修时，术者选择了形成狭窄皮肤桥的后外侧切口，导致切口之间的皮肤桥出现明显的愈合问题

和术前计划（图 19.5）。在涉及股骨、髋臼或两者皆有的骨溶解的翻修手术中，CT 扫描可以提供骨溶解的位置及程度的有价值信息，因为常规 X 线片可能低估了骨盆和髋臼的骨溶解程度。

对于可延长入路，术前计划和测量是至关重要的，特别是考虑在股骨侧行 ETO 时。对骨缺损的影像学评估和规划，必须充分考虑现有的股骨假体或远端水泥外套的长度，以及为股骨重建所选择的假体类型。在髋臼侧，如果怀疑骨盆不连续性或髋臼假体周围骨折，必须在术前充分考虑。髋臼后柱、髂骨和坐骨的广泛延长入路是一种特殊的入路，其坐骨神经和臀上神经血管结构存在风险。如果术者对这种入路不熟悉，我们建议请一位具有复杂骨盆和髋臼创伤手术经验的医生参与显露和重建。

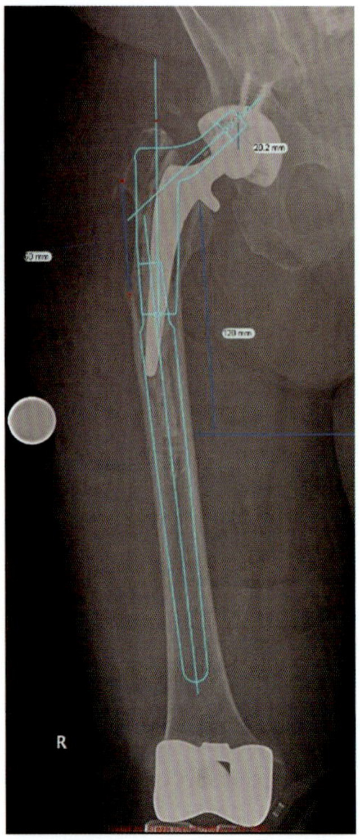

• **图 19.5** 股骨侧假体翻修的数字模板。X 线片必须包括股骨全长，且必须有足够的长度可以使用股骨翻修假体数字模板，以便选择合适的翻修假体以及髋臼假体。一个已知直径（2.54 cm）的金属标记球或股骨头假体用作比例尺

影像学上髋关节周围骨存在异位骨化且较为严重的（图 19.6），应提醒术者注意存在难以显露的可能性，并注意异位骨化可能复发。如果异位骨化广泛并引起髋关节撞击症，这可能会影响手术入路和切除该异位骨化的决策，尽管很少有必要这么做。术前影像上有异位骨存在时，术者应考虑使用预防异位骨化的方法，术前或术后对术野进行单剂量放疗，或术后口服预防剂量的吲哚美辛 6 周。

可延长入路技术介绍：股骨侧

股骨转子延长截骨术

股骨转子截骨术（ETO）在 THA 翻修中显露股骨髓腔最常用，也是非常实用的一种可延长入路。最初由 Wagner 提出 [2]，这项技术及其效果后被 Paprosky 和同事们 [3-9] 报道并推广，该方法可以用于以下几种情况：暴露股骨以去除稳定固定的股骨假体（和水泥外套）、直接进入股骨髓腔进行翻修、严重异位骨化或骨性突起引起的脱位困难、髋臼侧翻修的良好通路，以及矫正股骨近端内翻重建导致的畸形。截骨可以通过后外侧和前外侧入路实施。该入路的原理是通过在附有股外侧肌结构的股骨干截骨，保留了外展肌在大转子上止点的连续性。当通过后外侧入路进行截骨时，包含股骨干外侧 1/3～1/2 的皮质及股外侧肌，从后侧肌间隔上分离。绝大多数的股外侧肌仍附着在皮质骨块上，保留了其血供。当通过直接外侧入路截骨时，股外侧肌被从正中分开，截骨部分向后侧形成合页。两种入路和肌肉间隙的区别已在图 19.7 中画出。另外，ETO 在标准的转子截骨不适用时也十分实用，例如大转子存在骨溶解。重视手术技巧，保留截骨段血供，提供坚强固定，则截骨效果良好 [10]。

ETO 的术前计划需要仔细测量。评估双下肢是否不等长、是否需取出假体、骨缺损或骨溶解均需明确。测定截骨长度以保证原有假体可以取出，同时远端保留的骨量足以植入新的翻修假体。总体来讲，最

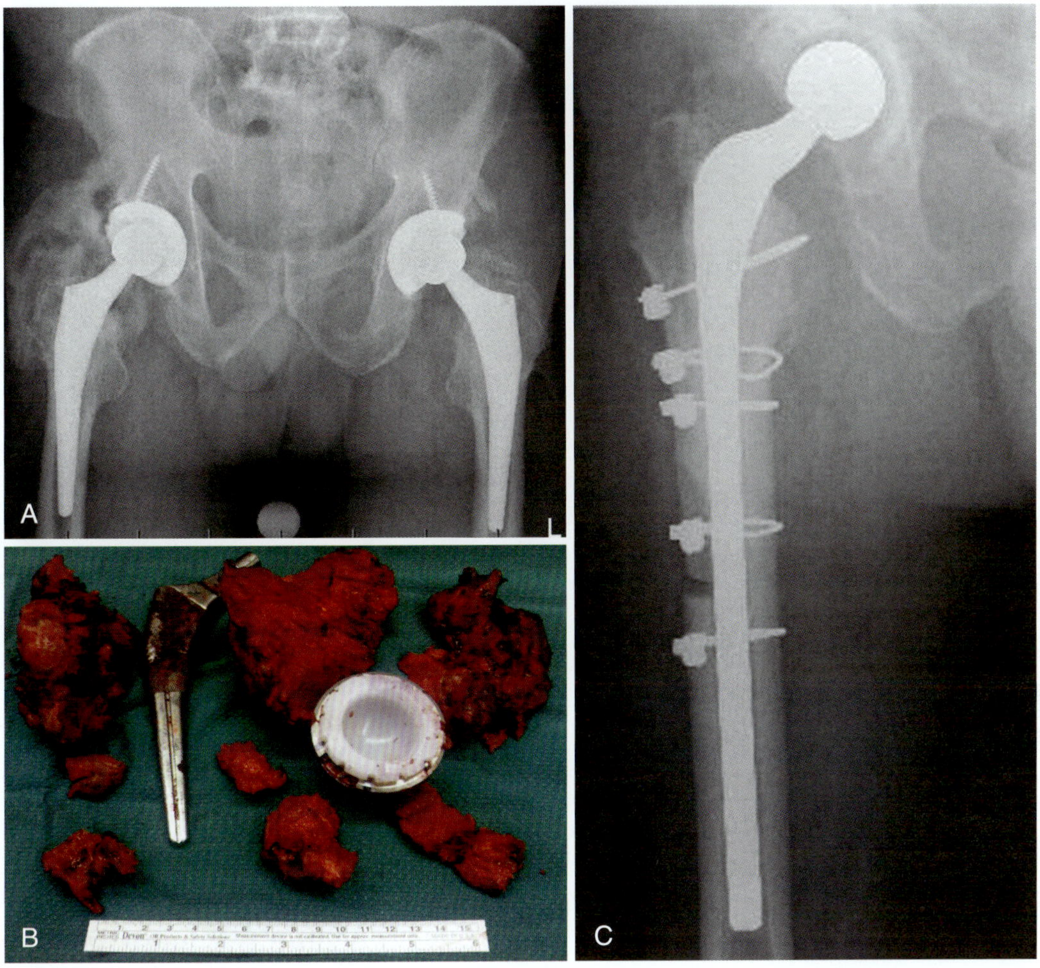

• **图 19.6**　(A) 术前 X 线片显示右髋关节严重异位骨化。该患者 THA 后感染并伴有流脓的窦道形成。(B) 股骨转子延长截骨术有助于广泛异位骨的切除、髋关节的显露和生物型股骨侧假体的取出。(C) 含抗生素骨水泥型假体翻修术后 X 线片 (Prostalac，DePuy，Warsaw，IN)。术后应用吲哚美辛预防异位骨化 6 周

小的截骨量为 10 cm (也可以进行更短的截骨)，测量从大转子顶端起始，或小转子上 7～8 cm。如需取出带有水泥外套及髓腔塞的骨水泥型假体时，术者一定要考虑到，若截骨线在水泥套和髓腔塞之上时，很难将二者取出。尽管有诸如超声骨刀等实用的特殊器械[11]，但从上方将骨水泥取出仍具挑战性且耗费时间。在可能的情况下，截骨应足够长，以移除假体和骨水泥套，同时要注意的原则是除截骨外，多孔涂层圆柱形翻修柄可能需要 4～6 cm 的与骨内膜的擦配接触。为了去除嵌入的完全多孔涂层的圆柱形初次 THA 直柄，截骨应延伸至假体干骺端以下远端，至柄圆柱形部分的水平。然后用金属切割轮锯切割股骨假体柄，用环钻去除远端柄[3] (图 19.8)。如果柄是弯曲的多孔全涂层翻修柄，截骨不会跨越整个柄的长度，术者必须在柄的中下 1/3 连接处实施 ETO，使用金属圆锯切断柄，然后用环钻将远端剩余部分取出。

取出近端骨长入生物型钛柄一定要小心，无论其远端是粗糙还是光滑的表面。不要指望只通过截骨至股骨柄近端骨张入涂层水平即可取出假体。这些股骨假体常被用于微创手术。在我们的经验中，进行较长的截骨——包括向柄的远端截骨——可能是有用的，应该考虑作为常规。即使在这些钛柄光滑的表面也可能发生明显的骨生长，使其难以取出。同样，从“上面”取出生物型股骨假体时，使用薄而柔软的骨刀在骨长入界面操作可能费时且会导致股骨转子间骨折以及术者疲劳，最终可能需要行 ETO。在这些情况下，在试图从上面取出股骨柄的时候，我们经常将 ETO 作为辅助。

通过后外侧入路行股骨转子截骨术

显露

患者取侧卧位，采用后外侧皮肤切口。切口向后方延伸 (即 Southern 入路) 并不有利，而应向后外侧

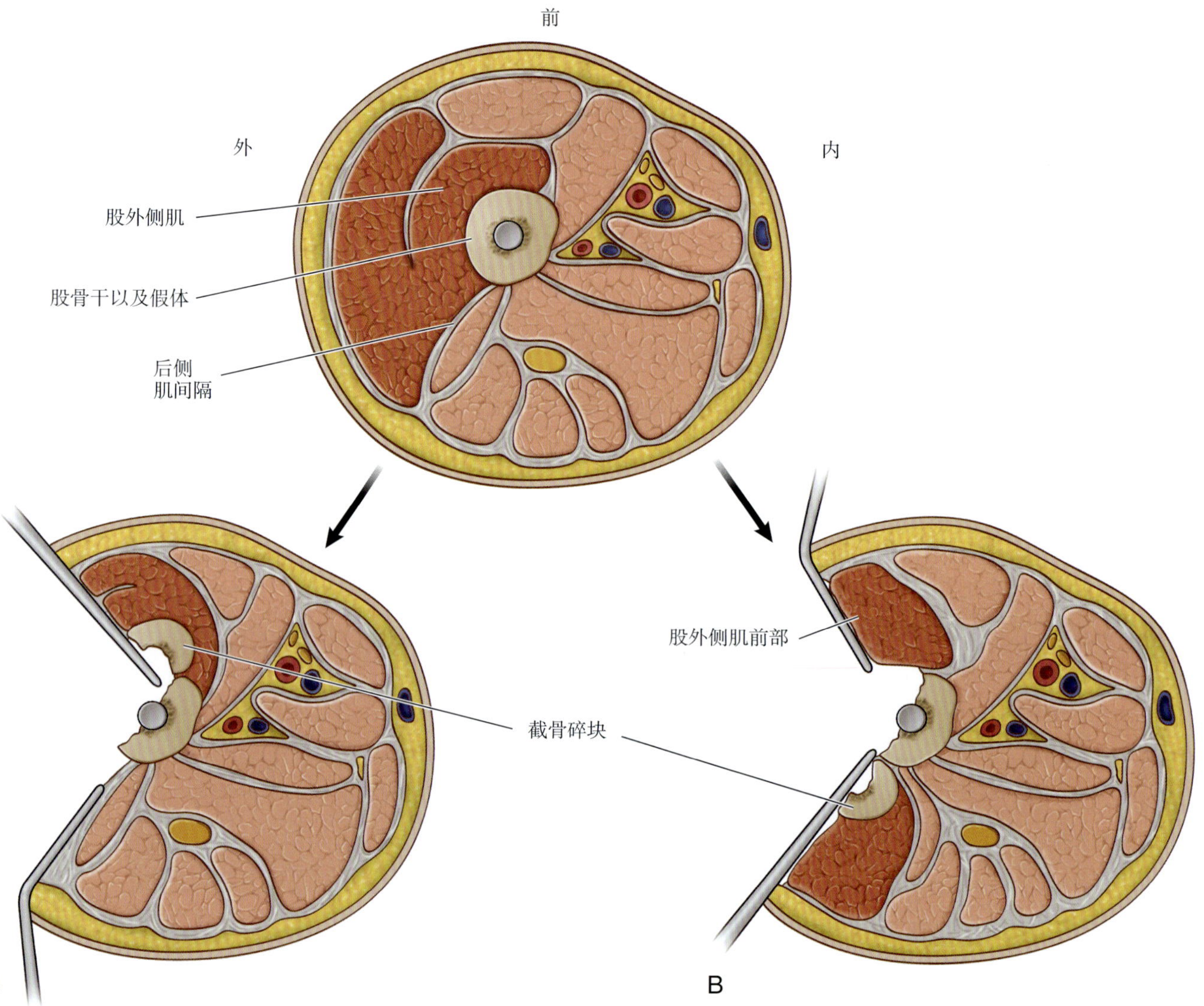

• **图 19.7** 股骨近端大转子水平以下横截面，显示后外侧入路的 ETO 与改良的直接外侧入路截骨术在解剖学上的差异。(A) 当采用后外侧入路时，股外侧肌从后肌侧间隔分离并牵向前方。首先处理截骨的后侧部分，其次是前部和切断远端，此后截骨块被拉向前方。绝大多数的股外侧肌仍附着在皮质骨块上，保留了其血供。(B) 当使用直接外侧入路时，股外侧肌从中间分离。股外侧肌的前部连着外展肌的前 1/3 向前牵开。首先处理截骨的前部，其次是后部和切断远端，此后截骨块被拉向后方。股外侧肌的后部仍附着在皮质骨块上，保留了其血供

延伸。切口远端的理想位置为中轴线或略偏后。确定深部阔筋膜并仔细显露，明确之前手术切口以外的正常筋膜很有帮助。在这一阶段，需要仔细注意分离时不要将皮下层和筋膜层混为一谈，因为这会导致关闭切口时难以确定筋膜层。之后助手可将腿置于支架上外展，以缓解筋膜的张力。沿皮肤切口方向将阔筋膜远端切开。近端沿皮肤切口方向分离阔筋膜和臀大肌纤维。最好不要快速分离臀大肌，因为容易导致血管在肌腱远端 1/3 处向后回缩，在术中无法控制这些血管会导致大量的失血。

进一步从股外侧肌、大转子滑囊和臀中肌上分离筋膜。通常臀中肌和阔筋膜张肌相连，分离可能引起出血。然后将腿从外展位放下，进行内旋，使梨状肌和短外旋肌紧张。重要的是要记住保持髋关节后伸，这样可以缓解坐骨神经的张力。找到臀中肌后缘并向前牵拉，则可确定梨状肌肌腱。在术野后方可触及坐骨神经以判断其张力，但不要进行分离，以避免损伤神经血供。将臀小肌从关节囊后上方分离并牵开，以显露完整的关节囊。在 THA 翻修病例中，术中切开关节囊之前，从大转子后方行关节囊穿刺抽取关节液，进行有核细胞计数、细菌鉴别和培养。平行于梨状肌上缘行后侧关节囊梯形切开术，延伸至大转子后

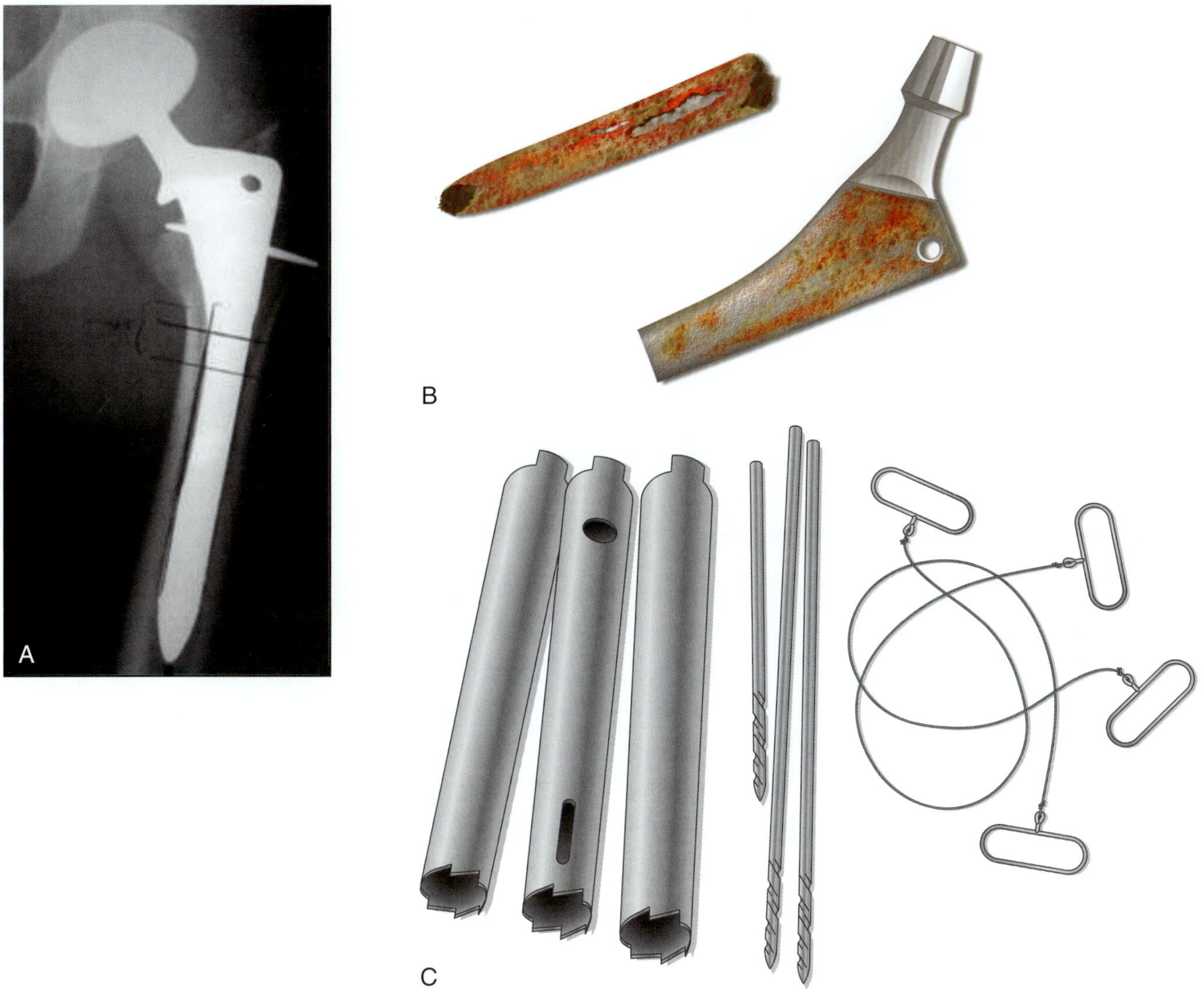

• **图 19.8** （A）取出生物型钴铬圆柱状多孔全涂层柄需要术前计划和模板测量。在假体的干骺端下面用金属切割钻（钻石轮圆盘或钻）切割股骨假体柄。（B）取出的股骨假体。（C）近端干骺端假体在线锯的帮助下被取出（多备几个线锯是必要的，因为它们在手术过程中会过热和断裂），然后使用圆柱形空心环钻将柄的远端圆柱形部分取出。推荐多备几个相同直径的环钻，因为使用过程中，由于疲劳和热损伤，环钻经常在顶部开裂

缘，并将关节囊、梨状肌、短外旋肌群和股方肌作为整体松解，松解至小转子，并尽可能不破坏髂腰肌在小转子的附着。

如果需要，可以将肌腱从小转子上分离，沿着股外侧的后缘继续剥离。在臀大肌肌腱止点处，沿股外侧肌后缘继续剥离，留下一层筋膜用于闭合。在这个阶段，臀大肌肌腱和股外侧肌可以一起从股骨后侧分离，以松解臀大肌，减轻坐骨神经张力。髋关节在此阶段或截骨后可以脱位，我们倾向于在这一阶段使髋关节脱位，如果股骨假体松动则将其取出。在张力作用下，股外侧肌从其后缘向前方回缩，肌间隔正是股外侧肌止点，然后沿着其后缘切开股外侧肌筋膜，并留下筋膜后部供后期重建用。然后，仔细地从后侧将肌纤维纵向分离，直至截骨所需要的长度。在这个阶段，止血或处理任何穿支血管是非常重要的，应认真明确并结扎，由于这些血管可能比较大，我们经常使用血管夹。之后显露股骨后外侧皮质，尽可能保持股外侧肌外侧的附着。在截骨线的远端，必须将股外侧肌从股骨外侧剥离并翻转，以为远端截骨做准备。

截骨

适度暴露软组织后，在拟截骨部位的远端放置环扎钢丝是很重要的，以防止在骨髓腔准备、牵拉以及假体植入时意外出现的应力增加或沿截骨线劈裂（图 19.9）。然后用记号笔或电刀灼烧在股骨上做截骨标记，此标记应包含股骨髓腔外侧 1/3～1/2，且应位于

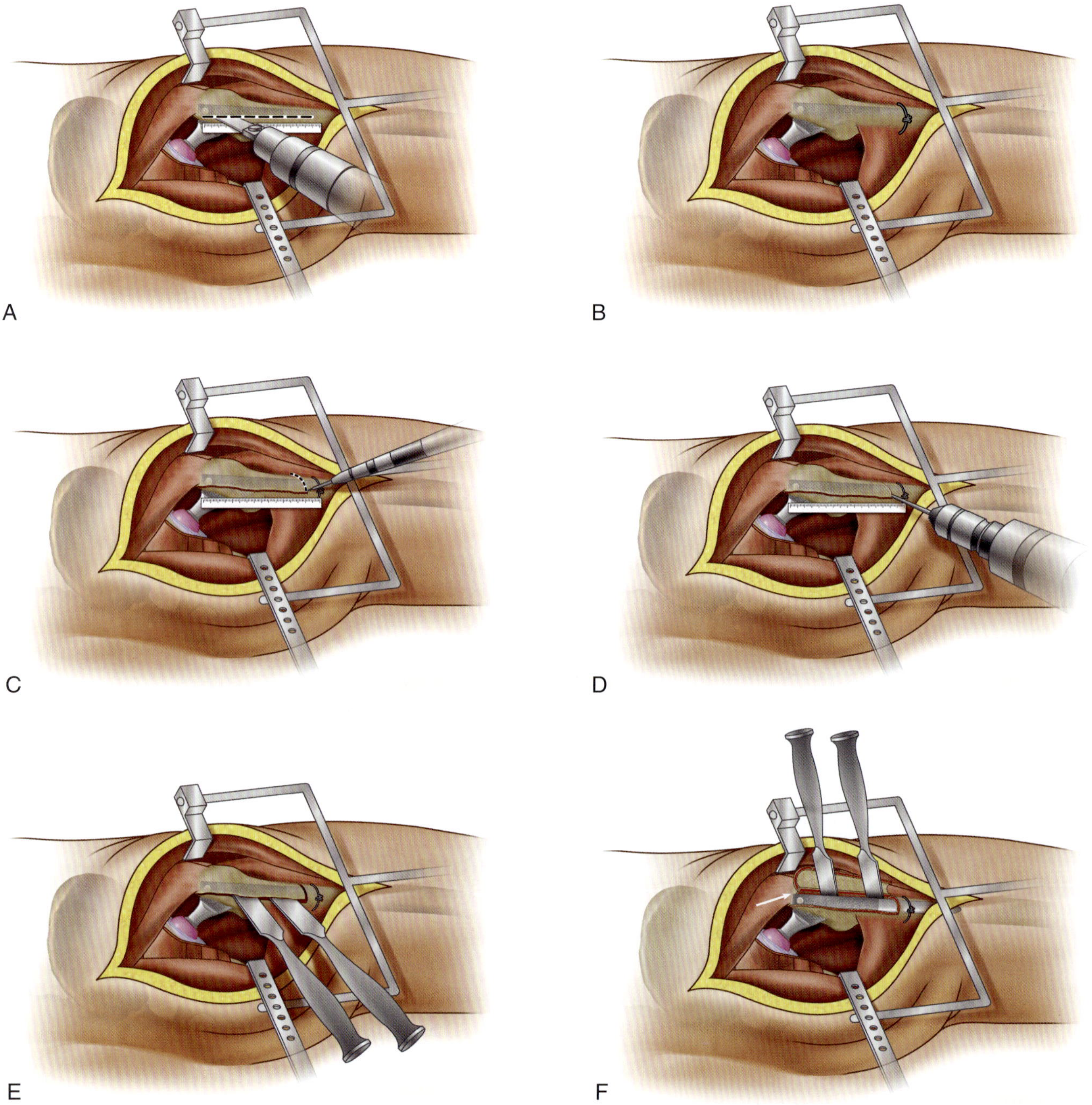

• **图 19.9** 后外侧入路 ETO。(A) 标记截骨长度和方向，然后用薄锯片摆锯从后向前行纵行截骨术。值得注意的是，截骨在近端股嵴水平应稍向内成角。(B) 在行远端截骨术之前，将一根钢丝（或在全髋关节置换术感染的情况下的双股环扎钢丝）固定于截骨线远端，并拧紧以防止截骨应力增加导致股骨远端劈裂。(C) 远端用细的小头磨钻从后向前钻孔，形成平滑的圆形截骨线。(D) 通过钻前侧皮质钻孔完成截骨术。可以使用 2 mm 钻头沿截骨线钻透前侧皮质。(E) 用 2 个或 3 个宽而直的截骨刀从后向前轻轻撬开截骨段。(F) 必须纵行松解近端前侧关节囊（白色箭头）和软组织，便于将近端的转子截骨段向前拉开

股骨嵴前方。大转子处截骨稍成角度以配合大转子的骨块，然后用薄锯片从后向前倾斜方向纵向截骨。从截骨中部开始行锯，向近端延伸。在此阶段，使用小头磨钻将截骨远端从后到前钻孔，做成一个平滑的圆形弧形，外旋腿有助于完成前方的操作。然后使用锯从中段开始截骨，并向远端延伸以连接已经钻好孔的远端部分。可纵行将前皮质骨完全锯开以完成截骨，另一种方法是在截骨部位将后侧和前侧皮质骨打多个 2.0 mm 的小钻孔。如果股骨假体固定牢固，可以将锯向柄远端延伸，然后将锯向柄外侧偏转切割股骨。

另一种选择是，如果股骨柄充满髓腔，我们能接受略小于 1/3 髓腔的截骨段，然而这有截骨段碎裂的风险。用 1/4 英寸（约 0.64 cm）直截骨刀从后向前将已钻好的孔相连以完成截骨。用两个或多个宽截

骨刀插入截骨线，将截骨段从后向前抬起。在这个阶段，如果截骨不完全或仍有连接，术者必须停止撬拨骨段并沿着截骨线的前方用锯或钻头完成截骨。试图撬开没有完整截断的股骨，通常会导致最薄弱部位的骨折，即骨段的股嵴部分。值得注意的是，要使截骨近端（大转子）部分向前移动，必须松开部分前外侧关节囊，可以使用两个钝头的 Bennett 牵开器放在骨段下面，将其向前牵开。

截骨的固定

重建完成后，将截骨段向股骨复位。外展和内旋腿以便于操作，然后将截骨段还纳于骨床。用带齿的复位钳临时固定骨折段有助于确定固定的适当位置。如果外展肌有张力高的表现，则截骨段可能移位。如果近端部分发生内翻重建，则截骨段可能达不到解剖复位。在截骨段的大转子处钻孔，可以使其更好地解剖复位。如果后侧出现缝隙且骨块没能解剖复位，在纵向上是可以接受的，在这种情况下，可以将松质骨（从骨髓腔准备中获得）填充到间隙中。另外，如果截骨段或股骨近端骨质较差，可采用皮质外异体骨覆盖结构性植骨。我们通常在截骨固定时将植骨块置于后外侧，并用钢缆固定，植骨块还有助于保护股骨近端宿主骨免受钢缆切割。钢缆由后向前绕过，置于股骨嵴处骨膜下，直接贴附于骨皮质，位于股外侧肌深部。

不推荐在从前向后拧扎钢缆，因为扣结会导致坐骨神经、深部血管和穿支血管有危险。在截骨段的干骺端部分拧紧钢缆（通常为 2～3 根钢缆）[12]，一根钢缆应置于小转子远端。如果截骨很短，远端骨皮质不足 4～6 cm，我们通常使用转子间钢缆捆扎钢板固定。垂直转子间和水平干骺端钢缆固定相结合已被报道有良好的固定效果 [13]。

术后护理

经 ETO 截骨和生物型股骨柄翻修后，患者在 30% 的负重情况下注意自我保护，6～8 周。同样，在此期间，虽然允许被动的髋外展，但不允许髋关节主动外展。控制髋关节屈曲 70°～90°。使用后外侧入路进行的翻修术建议控制髋关节外展并维持内旋位。

经直接外侧入路的股骨转子延长截骨术

显露

MacDonald 和同事 [17] 最近描述了采用直接外侧入路进行全髋关节翻修并行截骨的技术和效果 [14-16]。患者侧卧位，以大转子为中心做直接外侧皮肤切口，切开筋膜，分离阔筋膜张肌和臀大肌之间的间隙。确认臀中肌、外展肌，并触及其前后边界。然后进行改良的 Hardinge 入路，将臀中肌、臀小肌和关节囊作为一个层面分离，同时远端保持股外侧肌的连续性。远端继续由前向后将股外侧肌纵行分离，分离至深部 2 cm 骨间膜及臀大肌止点处。将保持纵向连续性的前半股外侧肌以及分离的外展肌作为一个软组织层面一起拉向前方（图 19.10A）。

截骨

截骨可以根据需要在脱位前或脱位后进行钢丝环扎。应放置在拟截骨部位的远端，以防止股骨侧准备过程中出现应力升高。股骨后伸、外旋，标记截骨长度。摆锯的用法相同，由前至后。在远端，用小头磨钻定位截骨线。摆锯在后方完成截骨时，注意不要将锯片伸入后方软组织和坐骨神经处。可以使用电钻完成前侧穿孔。宽截骨刀撬起骨块并向后打开（图 19.10B）。截骨段与近端的外展肌后 2/3 以及远端的股外侧肌后侧部分保持肌肉附着和血供（图 19.10C）。

固定

截骨固定与后外侧 ETO 相似。然而，环扎钢丝的绕过方式是不同的。经直接外侧入路行 ETO 时，环扎钢丝由前向后穿过，需要注意保护坐骨神经。固定原则、植骨和使用同种异体植入物以及其他方面均与后外侧 ETO 相似。

术后护理

负重和屈曲限制与后外侧入路相同。当通过直接外侧入路进行翻修时，建议限制内收和外旋。

经前外侧入路转子截骨不愈合或移位，以及愈合时间略大于经后外侧入路，这可能因为是直接外侧入路与后侧入路相比，保持同样的软组织条件存在困难。股外侧肌剥离的越多，大转子的血供受影响就越显著（图 19.11）[18]。在翻修手术中，通过直接外侧

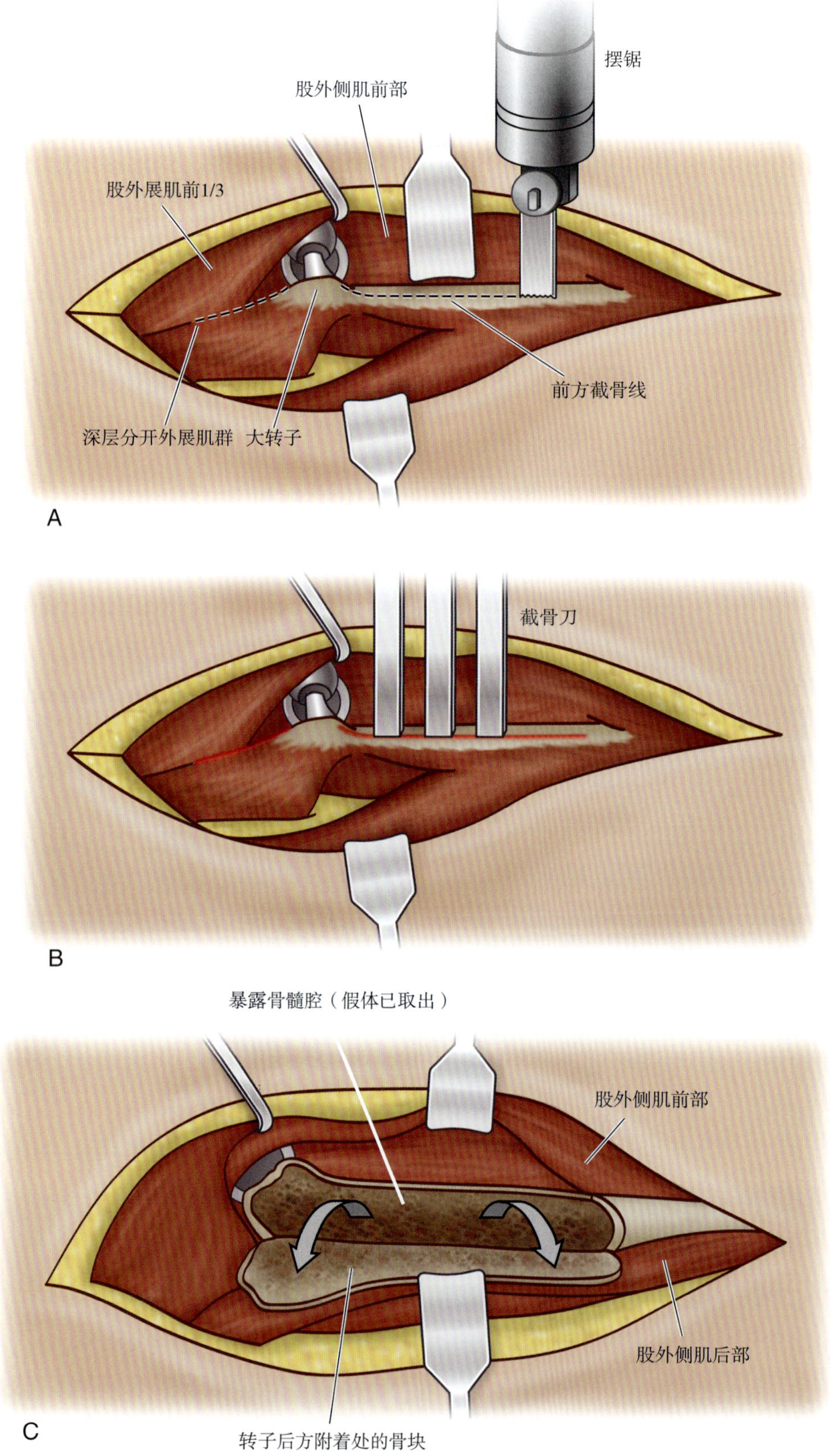

• **图 19.10** 经直接外侧入路的 ETO。(A) 通过股外侧肌的中段深度剥离，沿着截骨线前缘显露股骨。股外侧肌的前部被拉起并与外展肌的前 1/3 一同向前牵开。通过向外旋转股骨使髋关节前方脱位，然后用摆锯或小头磨钻远端截骨，用摆锯或电钻完成前方截骨。(B) 截骨刀用于从前向后撬开截骨部分。(C) 近端截骨段向后以合页方式打开以显露骨髓腔，其与近端 2/3 的外展肌和远端股外侧肌的后半部保持肌肉附着和血供

入路行 ETO 的脱位率 [17] 比后外侧入路要低 [6]。

转子滑移截骨术

转子滑移截骨术是标准转子截骨术的改进。三种切除转子的方法——标准转子截骨、转子滑移截骨和转子延长截骨——在截骨的范围和附着在转子骨块上的肌肉有所不同（图 19.12）。值得注意的是，转子滑移截骨和 ETO 包含了股外侧肌的起点，但标准的转子截骨术没有。这种截骨术的优点是可以很好地暴露髋臼进行翻修，同时保留了臀中肌、转子截骨段、股外侧肌复合体的连续性，不愈合率低于标准转子截骨。Ganz 等提出了一种改进的转子滑移截骨术 [19] 用于治疗股骨髋臼撞击症，也可用于治疗髋臼外伤和 THA 翻修。这种截骨术最近被报道用于短截骨术和长截骨术，均有满意的效果 [20-22]，其保留了后侧髋关节囊和短外旋肌群以增强稳定性。这种截骨术已被用于 THA 翻修、股骨髋臼撞击症和髋臼外伤。这种入路的禁忌包括先前存在的转子部骨不连、放射性髋关节病和外展肌转子部撕脱。采用从后向前的计划截骨平面，这个平面在臀中肌和臀小肌的后缘以及梨状肌和短外旋肌群的前缘之间。截骨远端恰好延伸至股外侧肌起点的远端。将截断的股骨大转子向前牵拉，切开关节囊，使髋关节从前方脱位，然后将股骨向后牵拉以显露髋臼，截骨复位后用 2～3 根双环环扎钢丝环绕。术后护理与直接外侧入路 ETO 相同。

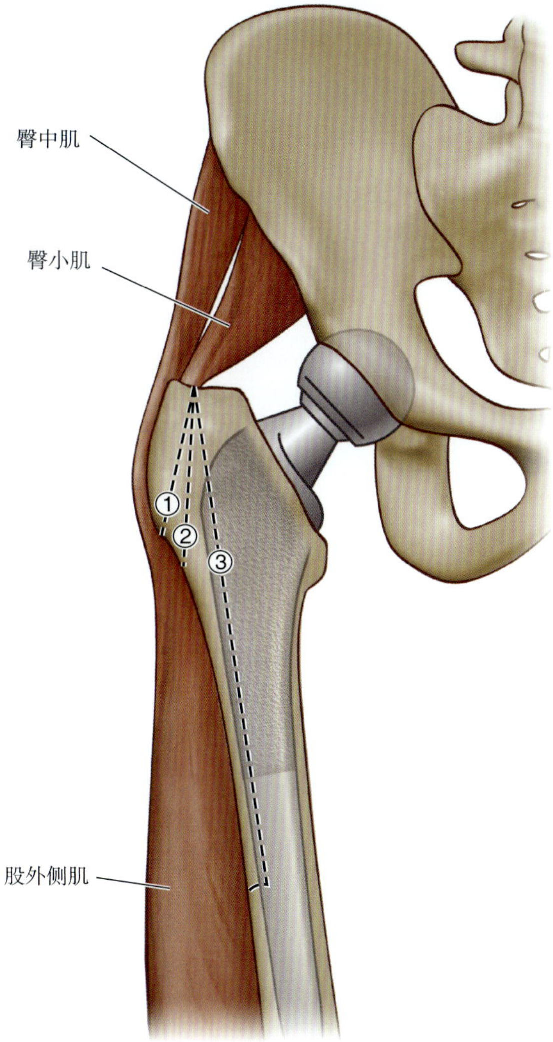

• **图 19.11** 标准股骨转子截骨术（1）、股骨转子滑移截骨术（2）和股骨转子延长截骨术（3）的皮质骨块相对范围。股骨转子滑移截骨术和股骨转子延长截骨术保持股外侧肌的起点；而标准的转子截骨术没有远端软组织附着

股骨皮质开窗

在股骨远端骨水泥广泛存留的情况下，从近端上方操作将不能充分暴露以取出远端骨水泥。通常情况下，骨水泥可能会延伸到股骨远端，使得从上方取出的技术具有穿孔和骨折的风险。取而代之的是控制性股骨前侧开窗 [23-25]，该技术包括在股外侧肌骨膜下剥离后，在股骨前侧打一个或多个 9 mm 的孔。建议相邻孔间距为两个全直径（18 mm），以减少应力增加和骨折。Masterson 及其同事所描述的“股骨皮质开窗截骨术” [25] 是另一种股骨干外侧的椭圆形截骨技术（小头磨钻或摆锯），截断股骨周长的 1/3，同时保持股外侧肌与截骨块的附着（图 19.13）。移除骨水泥或髓腔塞后，用环扎钢缆或钢丝将椭圆形骨块重新固定（图 19.13）。由于 ETO 的可延长性，这种技术很少使用，尽管它可能用于股骨远端峡部极长的骨水泥套的取出。

可延长入路技术介绍：髋臼

单纯髋臼假体翻修

单纯更换聚乙烯内衬 [26]、聚乙烯内衬磨损伴髋臼假体松动以及髋臼骨溶解是最常需要进行 THA 翻修的情况。该手术的原则包括允许髋臼延长的入路，同时能保留和处理固定稳定的股骨假体 [27]。通常通过直接外侧或后外侧入路来显露髋关节。选择何种入路取决于几个因素，包括以前的入路、髋臼缺损、骨溶解或骨盆不连续。如果只是简单地更换聚乙烯内衬（刮除或不刮除存在的溶骨缺损），那么术者可以使用先前的手术入路。如果髋臼假体需要翻修，那么术者的入路将由骨缺损的位置决定。术前 CT 扫描有助于确定缺损部位。如果存在后柱缺损，后外侧入路可提

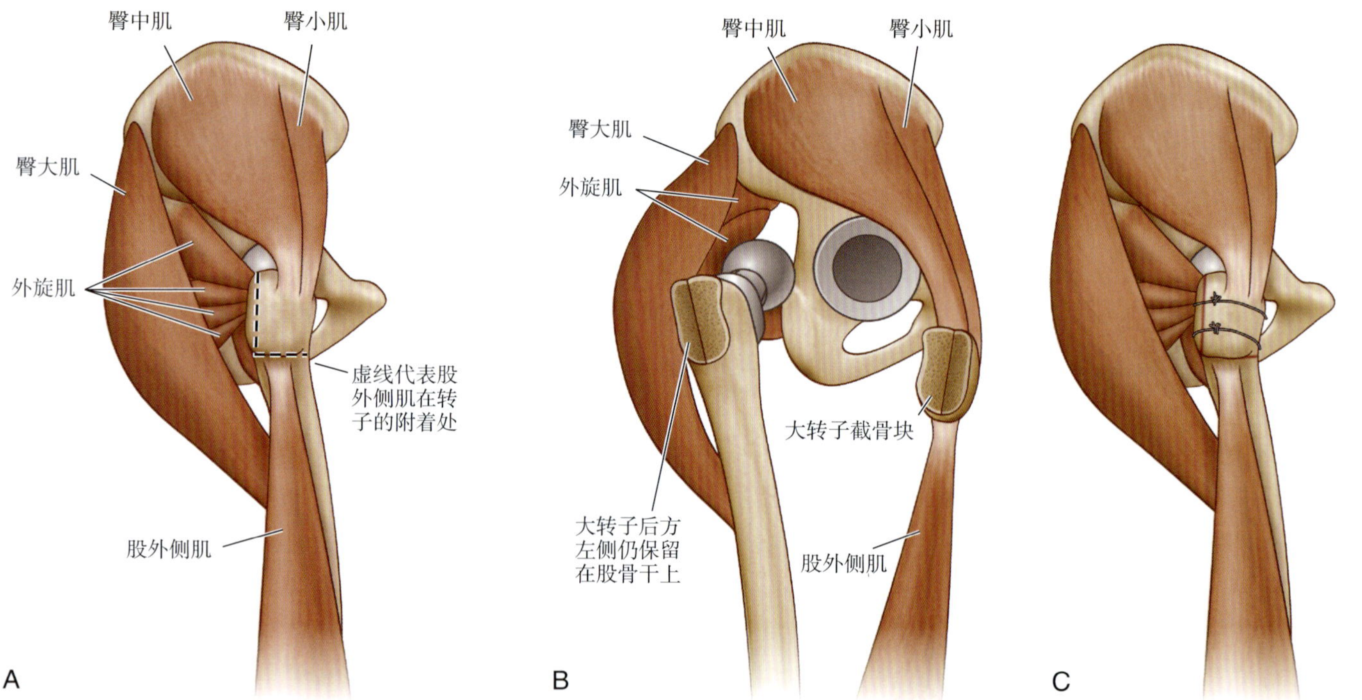

• **图 19.12** 右髋关节转子滑移截骨术。(A）截骨平面，紧靠短外旋肌群止点前方，沿股外侧肌起点远端截断。(B）截骨术后髋前脱位。注意截骨段与股肌和外展肌附着点一起向前牵拉。(C）两根水平环扎钢丝通过钻孔固定截骨段

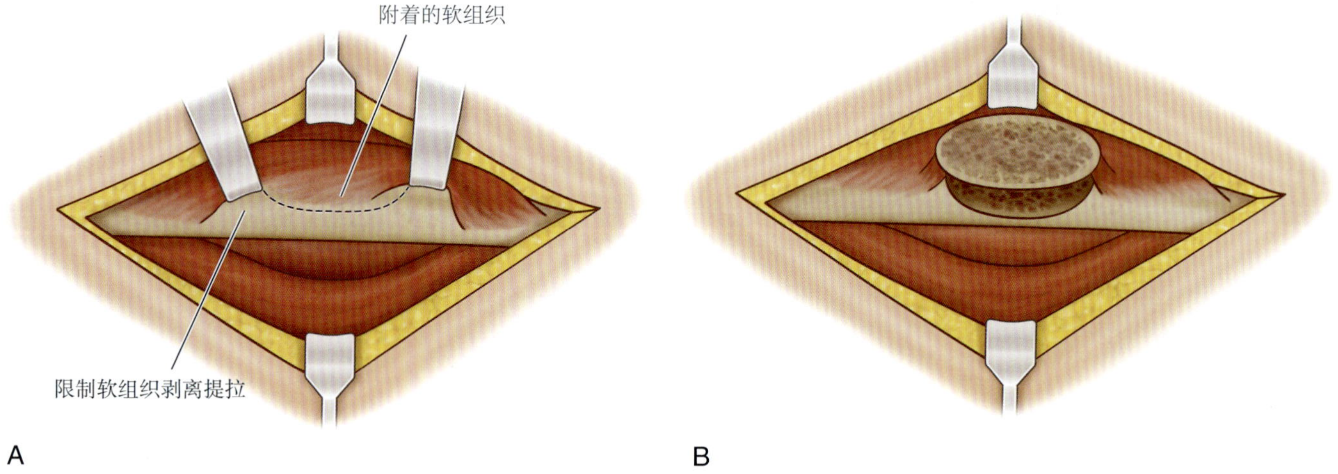

• **图 19.13** 股骨皮质开窗截骨术。(A）外侧股骨皮质在适当的水平显露，避免剥离软组织附着。椭形截骨术是用小钻头进行的。(B）皮质窗状骨块与附着的软组织向前提起，以提供向髓腔和取出骨水泥的通道

供更多的可延长途径显露缺损。

如果从后外侧进入髋关节，则进行显露并使髋关节脱位。此时应注意原有的股骨假体的前倾角。取下股骨头假体，检查锥度。如果该假体为单体假体或有陶瓷头，则应保护假体并从前方取出。或者，如果是组配式的陶瓷头，假体厂家可以提供新的颈领进行替换，可以安放新的陶瓷头。如果股骨头假体是固定的整体 22、26 或 28 头，术者应该计划准备 40 mm 和 44 mm 双极头，可以安装在单体式股骨头上，只要髋臼可以匹配相应直径的聚乙烯衬垫即可。一种有效的技术是使用塑料胸管套管覆盖裸露的股骨假体颈领，在复位过程中保护假体免受金属牵开器的损伤。腿内旋，将髋关节拉钩放置在髋臼前上方，保持关节囊前上方张力，显露髋臼前上。调整这个髋关节拉钩或使用另一个直角牵开器向上牵开外展肌，将形成一个前上方通路用以植入股骨假体的颈领。如果股骨仍然难以从前方牵开，松解股骨上的臀大肌肌腱将有帮助。

如果通过直接外侧入路，则从前方脱位髋关节。

为了暴露髋臼，必须将假体的股骨颈从后上壁上方向后侧牵拉（图 19.14 和图 19.15）。为了方便，在后壁放置一个牵开器来牵开股骨颈。松解关节囊后上部可帮助显露股骨颈。经转子滑移截骨允许股骨向后方牵拉，类似于直接外侧入路。经转子截骨术允许髋臼延长入路，并从前方或后方牵拉股骨假体。

髋臼重建支架 Cage 和髋臼后柱骨折的显露

在极少数情况下，髋臼的入路可以更灵活地进行复杂的重建。这包括使用大块异体骨植骨、多孔金属垫块（包括柱状垫块）和髋臼重建支架 Cage，这个过程可以通过多个手术入路来完成。可以考虑采用标准的股骨转子截骨术，将大转子和外展肌向近端翻

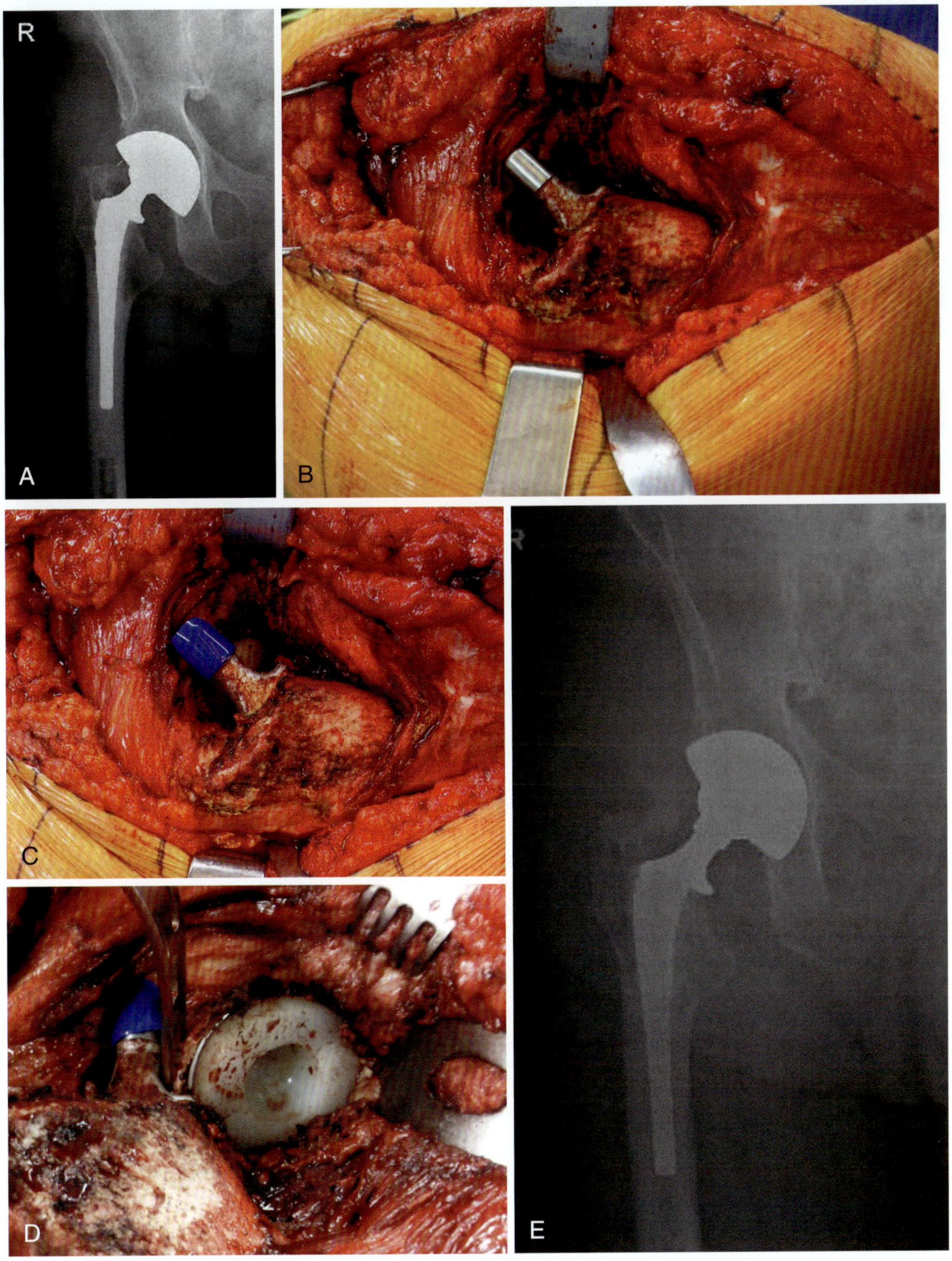

• **图 19.14**　单纯的髋臼聚乙烯翻修暴露和保留固定稳定的股骨假体。（A）术前 X 线显示髋臼聚乙烯衬垫磨损。（B）经直接外侧入路显露右髋，组配式股骨头已经被移除，骨水泥型假体固定良好。（C）塑料胸导管套被放置在股骨假体颈领上，以在牵拉时保护颈部。（D）髋关节轻度屈曲并外旋，颈领被牵拉至后上方以显露髋臼。（E）聚乙烯衬垫和股骨头置换 / 更换大号股骨头后的术后 X 线片

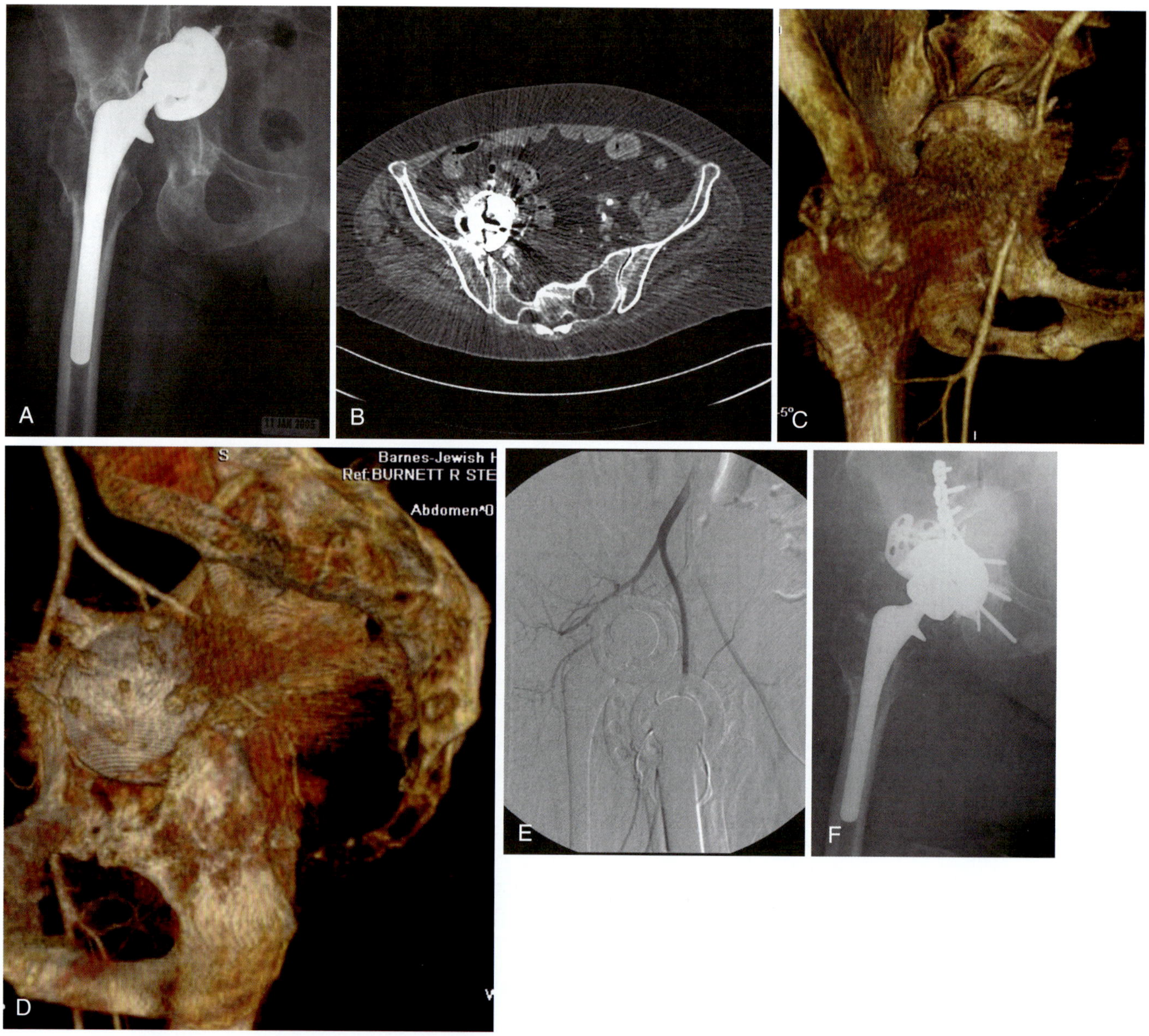

• **图 19.15** 显露骨盆内假体、骨盆不连续和复杂的髋臼重建。(A)右侧全髋关节置换术后骨盆内髋臼假体移位及周围骨盆不连续。(B)术前轴位计算机断层扫描。(C 和 D)三维解剖重建视图。髋臼假体和螺钉位于髂内血管上，紧邻肠道。(E)术前血管造影证实螺钉和髋臼杯靠近髂内血管，未见血管扭曲或压迫。(F)术后 X 线片，在血管外科医生显露并保护血管后，假体被移除。通过后外侧可延长入路显露髋部，从髋臼侧取出髋臼假体和螺钉，没有损伤血管或内脏结构。用钢板固定后柱的不连续骨盆，髋臼用多孔金属杯和 Cage 重建（cup-cage 重建）

折，包括从髂骨翼剥离外展肌，并需要松解前后关节囊来翻折股骨转子和外展肌近端。直接外侧入路[28]不能为这些重建提供安全的入路，因为外展肌必须在髂骨翼近端进一步分离，这可能会导致切断臀中肌和臀小肌的支配神经，特别是它们的前部。为避免损伤臀上神经下支，直接外侧入路不应延伸到外展肌内大转子尖近端超过 3 cm。当外展肌在此近端分离时，臀上神经分支的损伤将导致去神经支配和外展肌功能障碍。对于广泛的髋臼缺损，我们首选的显露方法是后外侧入路，这允许显露后柱以解决骨盆不连续和从髂骨到坐骨的钢板固定。它还能够显露坐骨和坐骨的重建固定[29]。后外侧入路允许髋臼上外侧显露和后柱的髂骨显露，允许环翼、立柱和髋臼多孔金属垫块重建。臀中肌和臀小肌可以安全地向上分离到骨膜下，而它们的臀上神经和血液供应可以作为坐骨切迹保护。使用带齿的 Taylor 牵开器有助于安全地牵开髂骨内固定附近的肌肉。过度向前牵拉会导致臀上神经和血管的牵拉伤，因此，在使用此入路时需要谨慎。如果发生臀上动脉出血（可能大量出血），术者必须准备请血管外科医生会诊，这需要经腹膜后入路显露髂内动脉，以便结扎或栓塞臀上动脉及其分支。

骨盆内残留假体和骨水泥

取出已经向骨盆内侧移位的髋臼假体或髋臼骨水泥重建都是具有挑战性的，因为可能导致骨盆内脏器和神经血管损伤[30-32]。髂血管、膀胱、乙状结肠、盲肠和直肠与真性髋臼内壁紧密相邻。最常见的取出假体的原因是假体周围感染、髋臼假体松动或髋臼假体周围骨折并发假体盆腔内移位。当髋臼假体松动，并显示自髂坐线（Köhler 线）由外向内移位，内侧壁完整及骨重构（完整骨性突出）形成，则可以直接取出假体。然而，如果假体或骨水泥在盆腔内，纤维性和溶骨性肉芽肿附着在假体材料上，并与内脏和血管结构粘连，则术前必须对结肠、泌尿生殖系统和血管结构进行对比成像，以评估它们与假体的距离。CT 血管造影提供血管信息，并允许三维重建来评估这些结构与假体的接近程度。如果需要把假体安全地从盆腔内取出以及与盆腔内脏结构剥离，可以考虑使用一种另外的髂腹股沟入路[34]或腹膜后入路。建议提前咨询血管外科医生或普通外科医生，以制定安全的盆腔内假体取出计划[35]。

（参考文献参见书末二维码）

第 20 章

微创髋关节置换术

R. MICHAEL MENEGHINI, MICHAEL D. STEFL, MARK W. PAGNANO

（冯卫 译 刘建国 审校）

关键点

- 全髋关节置换术（THA）的微创手术方式的风险和益处仍然存在争议。
- “微创”THA没有统一的定义，但该术语已被用于皮肤切口较短的入路，以及经肌间隙而不是横断肌肉的入路，如直接前入路。
- 大多数前瞻性随机试验显示，微创THA的长期益处微乎其微。
- 一些研究表明，微创THA可以更快地进行早期功能恢复。
- 一些研究发现微创THA的并发症发生率增加，尤其是在手术学习曲线的早期。

背景

髋关节置换术的微创手术（minimally invasive surgical，MIS）仍然存在争议，并引起了患者和外科医生的关注。有学者研究表明，THA MIS术后患者康复快和功能恢复周期短[1-12]。然而，已有研究报道微创技术的并发症发生率增加[13-17]，尤其是直接前入路（DAA）[18-24]。此外，MIS以及最近的DAA均具有显著的学习曲线[13,25-30]。最近也有报道称，与标准手术方法相比，通过MIS行THA可能具有更高的早期失败率[16,21,22]。

在THA手术中，“微创”的确切含义和定义仍然不明确。据报道，无论是微创后入路（mini-posterior approach，MPA）[31]还是微创直接外侧入路[32]，皮肤切口的大小本身似乎不影响THA后的早期功能结果。最近，“微创”一词被强调，以支持推广通过神经间平面进行THA以避免肌肉损伤的方法，例如DAA，它避免了直接横切或切断肌肉。“微创”概念最初是由MIS双切口方法的支持者提出的。然而，无论是直接前入路手术还是双切口手术都会造成肌肉损伤[33,34]。本章将围绕THA的各种MIS方法的现有研究和证据进行讨论。各种手术方法或外科技术的细节都不在本章讨论的范围。我们的目的是提供关于MIS的临床结果、患者康复和康复结果以及潜在并发症的现有证据。比较临床研究、尸体研究和步态分析，以比较和对比MIS技术在THA中的优点和潜在缺点。

微创手术入路

后入路

后入路或后外侧入路是THA最常用的手术入路之一。它的优势是外展肌功能的保留和步态的快速恢复，术后跛行的发生率最低。一项随机、前瞻性研究表明，MIS技术可将术中对软组织和肌肉损伤最小化，MPA可改善THA后早期疼痛和早期功能[35]。同时该研究表明，MIS后患者的住院时间较短，术后疼痛较少，对辅助装置的依赖程度较低；但出院后，MIS患者和标准手术患者在疼痛或功能方面没有明显的临床差异。在最近的一项前瞻性队列研究中[36]，比较了MIS和标准后入路THA在术后恢复和肌肉损伤方面的差异。术前和术后记录了肌源性酶、疼痛和功能评分。MIS组的失血量明显较少，休息时疼痛较少，恢复较快，而其他的检验及临床结果类似，无明显差异[36]。Chimento等[37]报道了60例采用MIS或标准手术入路THA的患者。作者研究表明，与接受标准后路手术的患者相比，MPA组患者失血量和术后6周跛行发生率更少。然而，两组的手术时间、输血需求、麻醉药物使用、住院时间、康复进度、拐杖的使用和并发症相似，两组在术后1年和2年的随访时没有明显差异[37]。

与之前的研究相反，目前发表的文章并没有证明与传统的后入路相比，MPA有任何实质性的优势。在一项严谨的科学研究中，Ogonda等[31]报道了219例经MIS（小于10 cm）或传统的后入路的THA患者。所有患者和医护人员在住院期间均不知晓切口的大小，采用相同的围术期疼痛和物理治疗方案，以最大限度地减少混淆变量，研究表明，两组患者在术后红细胞压积、输血需求、疼痛评分或止痛药物使用方面没有显著差异。此外，作者在术后 6 周时发现患者的早期行走能力或住院时间、假体放置、骨水泥套质量或功能结果评分没有差异。作者认为，与标准切口相比，MPA 在术后早期没有明显的优势 [31]。

进一步的研究证实了之前的结论，MIS 后入路比传统手术入路的优势小。在 42 例切口长度较短的 MIS 后路与 42 例采用传统后路 THA 患者的前瞻性对比队列研究中，作者报告了患者术前 Harris 髋关节评分（HHS）、估计失血量和住院时间的差异（$P > 0.05$）[38]。作者确实报告了本研究中采用 MIS 的 THA 患者对手术切口的美观表现出相当大的热情，术后 HHS 略高于传统后路组（P=0.042）。作者总结，除了美容效果外，THA MPA 并没有显著的优势 [38]。在一项类似结论的研究中，Woolson 等 [39] 报道了 135 例接受了 MIS（切口长度小于 10 cm）和传统后路的 THA 患者，研究表明，两组在平均手术时间、术中出血量、住院输血率、住院时间和患者出院后的处置方面没有显著差异。此外，MIS 组发生伤口并发症的风险明显更高（P=0.02），髋臼假体位置不当的比例更高（P=0.04），非骨水泥型股骨假体压配及填充不良发生率更高（P=0.0036）。[39] 作者得出的结论是，没有证据支持在后路进行 THA 时使用小切口。前面概述的研究总结在表 20.1 中。

前外侧入路（或直接外侧入路）

前外侧入路（或直接外侧入路或改良的 Hardinger 入路）是一种长期广泛推广的 THA 手术入路。虽然这种入路的缺点是不可避免的肌肉损伤和偶尔的持续性跛行，继而导致臀中肌和臀小肌的分裂，但这种入路的好处是，由于保留了后关节囊和短外旋肌，该入路固有的稳定性是有据可查的。在对照研究中，还没有任何确凿的证据支持 MIS 前外侧入路在恢复方面有优势（表 20.2）。在最近的一项双盲随机对照试验

表 20.1 后入路的临床研究

作者和年份	入路	研究设计	患者数量	结论	并发症
Wright et al, 2004 [38]	传统后入路 vs. 微创后入路	前瞻性对照研究	84	住院时间和估计失血量没有差异。微创后入路患者对其微创的美容伤口甚是满意，术后 HHS 略高	标准切口组 1 例脱位
Woolson et al, 2004 [39]	传统后入路 vs. 微创后入路	前瞻性对照研究	135	两组在手术时间、术中出血量、住院输血率、住院时间、出院处置等方面均无显著差异	结果发现，小切口组发生伤口并发症的风险明显更高，髋臼假体错位的比例更高，未植入水泥的股骨假体不配合和填充不良的比例更高
Ogonda et al, 2005[31]	传统后入路 vs. 微创后入路	前瞻性随机对照研究	219	与标准后入路切口相比，微创后入路切口安全、可重复性好，但早期获益不显著	未列出
Chimento et al，2005 [37]	传统后入路 vs. 微创后入路	前瞻性随机对照研究	60	与标准切口相比，接受微创 THA 的患者在 6 周的随访中显示失血量减少，跛行更少。手术时间、输血量、麻醉使用量、住院时间、康复时间表的达成情况、手杖使用在两组间均相似	两组间相似
Dorr et al, 2007 [35]	传统后入路 vs. 微创后入路	前瞻性随机对照研究	60	与传统后入路切口 THA 手术相比，微创后入路 THA 后早期疼痛控制更好，出院时间更早，辅助设备使用更少。在 6 周和 3 个月时的后续评估显示两组的临床结果相当	在微创切口组中，一例因感染再次手术，另一例因假体周围骨折再次手术。在标准切口组，两例因假体周围骨折再次手术
Fink et al, 2010[36]	传统后入路 vs. 微创后入路	前瞻性对照研究	50	微创手术患者的失血量明显减少，静息疼痛明显减轻，恢复速度较快，但临床化学值与其他临床参数类似	各组 1 例脱位，无其他并发症

HHS，Harris 髋关节评分

中，对比了采用MIS或传统的前外侧或后外侧入路的120例接受初次非骨水泥型THA的患者[40]。MIS组（平均切口长度为7.8 cm）患者在6周和1年的HHS较传统入路组改善最小，主要原因是MIS后入路效果良好。在MIS组手术时间较长，根据手术时间和并发症发生率观察学习曲线。作者还注意到MIS前外侧入路组的围术期并发症发生率过高，并得出结论，MIS入路在术后第一年并没有带来实质性的好处[40]。为了进一步支持，一项对60例THA的研究评估了采用单切口MIS（小于10 cm）直接外侧入路实施THA与标准长度皮肤切口相比具有临床优势[32]。手术时间、住院阿片类药物消耗、出血量、并发症、住院时间和6周时的功能评分方面没有显著差异。作者的结论是，在短期内，MIS直接外侧入路似乎不能为患者提供任何临床好处，而且可能有技术挑战，有可能对长期结果产生不利影响[32]。

直接前入路（DAA）

DAA被认为是一种通过肌肉间和神经间的THA入路，能够减少肌肉损伤，达到早期恢复，是减少疼痛的入路。与前外侧入路相似，DAA通过避开包括髋关节囊在内的后侧结构来维持髋关节稳定性。但在手术的技术方面，需要梨状肌和后关节囊的松解来显露和活动股骨[34]。与该入路相关的其他技术问题包括：①是否需要一个特定的（通常是昂贵的）手术台来实施该入路？②该入路的股外侧皮神经麻痹发生率的增加；③如何最小化并发症相关的学习曲线[25,26]？无论如何，外科医生对DAA抱有兴趣，并逐渐被患者所接受，因为DAA被认为是可以早期康复和恢复功能真正的MIS。

许多研究表明，与后入路相比，采用DAA的THA后早期恢复时间更快（表20.3）[9-12]。在一项前瞻性随机试验中，Barrett等[9]报道了43例DAA THA与44例后入路THA患者术后早期恢复时间。作者报告，DAA组的早期功能恢复有所改善，在术后6周时在没有辅助设备的情况下爬楼梯和行走的患者数量更多，在术后3个月时髋关节残疾和HOOS更高。但3个月后，两组之间的功能结果测量报告没有差异[9]。Rodriguez等[10]报道了一项关于DAA和后入路THA（每组60例患者）的前瞻性非随机对照研究，研究结果表明，术后2周时起立行走试验和功能独立性测量评分的改善，但在术后6周时两组之间没有差异。在一项关于27例DAA和27例MIS后入路THA的前瞻性随机对照研究中，Taunton等[11]报道，DAA组在没有辅助的情况下行走时间提前了6天；然而，在任何时间间隔，两组之间在SF-36、WOMAC骨关节炎指数或HHS方面没有观察到其他差异。迄今为止，最严谨和设计最好的科学研究是由Taunton和共同作者[41]在梅奥诊所进行的，研究表明，在平均5天的时间内，停止步行辅助设备后的功能略有改善，DAA比后入路更有利。作者将116例接受初次单侧THA的患者随机分为DAA组和MPA组。随机化后，由1名经验丰富的外科医生实施所有DAA，另外3名经验丰富的外科医生实施MPA。结果显示，在早期功能恢复方面［停止使用助行器的时间（10天 vs. 15天，P=0.01）和停止所有步态辅助设备的时间（17天 vs. 24天，P=0.04）］略有不同，DDA更优。但并没有其他的功能改善的明显差异，尽管在术后2周，DAA组的平均每天步数为3897步，而MPA组为2235步（$P < 0.01$）。此外，1年后的活动监测没有差异，患者报告的结果评分在两组之间也没有差异[41]。

表20.2 前外侧入路的临床研究

作者和年份	入路	研究设计	患者数量	结论	并发症
de Beer et al, 2004[32]	微创外侧入路 vs. 标准外侧入路	队列对照研究	60	在6周时，手术时间、住院阿片类药物消耗、出血量、并发症、住院时间或功能评分均无显著差异	微创组1例摔伤伴假体周围骨折，1例术后心脏缺血。标准组1例DVT，1例血肿
Goosen et al, 2011[40]	标准前外侧和后外侧入路 vs. 微创前外侧和后外侧入路	前瞻性随机对照研究	120	MIS组患者在6周和1年的平均HHS与标准组相比均有统计学意义的增加。这种差异很小，主要是由于MIS后外侧组的良好结果。MIS组，手术时间较长。根据手术时间和并发症发生率观察学习曲线	MIS前外侧组股骨近端骨折4例，MIS后外侧组坐骨神经麻痹1例，大量静脉出血1例。标准前外侧组有2个股骨近端骨折

DVT，深静脉血栓形成；HHS，Harris 髋关节评分。

表 20.3　DAA 的临床研究

作者和年份	入路	研究设计	患者数量	结论	并发症
Barrett et al，2013[9]	DDA vs. 后入路	前瞻性随机对照研究	87	DAA 组有更好的早期功能恢复，使用步态辅助的更少，3 个月时 HOOS 更高。3 个月后无临床差异	DAA 组共 10 例并发症（滑膜炎 1 例，血肿 1 例，腹股沟持续疼痛 2 例，髋关节持续疼痛 1 例，髂胫束断裂 1 例，创面裂开 1 例，异位骨化 1 例，其他髋关节 / 膝关节疼痛 3 例）。后外侧组有 7 例并发症（股骨矩骨折 1 例，滑车滑囊炎 1 例，反复脱位 1 例，其他髋关节 / 膝关节疼痛 4 例）
Rodriguez et al，2014[10]	DDA vs. 后入路	前瞻性对照研究	120	DAA 组 2 周时起立行走实验和功能独立性测量评分得到改善，6 周及以后无差异。两组间的一般健康结果、手术时间和并发症相似。在假体对齐方面没有观察到显著临床差异	DAA 组的并发症包括 1 例未移位的大转子骨折、4 例腹股沟疼痛和 1 例异位骨化。在后入路组中，1 例患者发生后脱位，2 例患者报告腹股沟疼痛，1 例患者出现 2 级异位骨化
Taunton et al，2014[11]	DDA vs. 微创后入路	前瞻性随机对照研究	54	DAA 组在无辅助下行走时间平均减少 6 天。在两个队列之间几乎没有发现额外的临床或放射学好处	后入路组术中股骨距骨裂 1 例，DAA 组术中股骨距骨裂 2 例。MPA 组有 1 例创面并发症需要冲洗清创
Zawadsk et al，2014[12]	DDA vs. 微创后入路	前瞻性对照研究	150	前入路组住院时间明显缩短，出院回家进行康复治疗的可能性更大。前入路组在 6 周时辅助装置和麻醉剂的使用明显减少，疼痛明显减轻	前入路组并发症 7 例（4 例假体下沉 / 大腿疼痛，2 例感染，1 例跌倒后骨折），后入路并发症 4 例（3 例感染，1 例脱位）
Taunton et al，2018[41]	DDA vs. 微创后入路	前瞻性随机对照研究	116	DAA 和 MPA 均有良好的早期恢复，并发症风险低。通过功能时间表测量和活动监测数据量化，接受 DAA 的患者恢复稍快，但在 2 个月时没有明显的实质性差异	在 DAA 组，1 例脱位，2 例创面裂开，1 例在 3 个月时坠落导致耻骨支骨折，在保护性负重下愈合。在 MPA 组中，有 1 例脱位，1 例创面裂开，2 例术中股骨矩骨折用钢丝固定治疗，1 例深静脉血栓
Maratt et al，2015[47]	DDA vs. 后入路	回顾性研究	2147 对	DAA THA 患者脱位率为 0.84%，后入路 THA 患者脱位率为 0.79%，差异无统计学意义。后入路住院时间稍长、骨折风险稍大、失血量增加和血肿的趋势与先前的研究一致	在骨折率、失血量、输血、血肿、住院时间或再入院方面没有统计学意义的差异。后入路组的住院时间更长，而 DAA 组骨折、出血和血肿增加的风险更大

在支持或反对 DAA 的争论中，基于通过真正的肌间平面最小化肌肉损伤的前提，对术后肌酶的释放进行了研究。在最近的一项前瞻性对比研究中，对 57 例经 DAA 或 MIS 后入路的 THA 患者测定了术前和术后血清肌酸激酶（CK）水平和炎症标志物[42]。术后 MIS 后入路组 CK 水平的升高明显高于 DAA 组。作者由此得出结论，血清 CK 水平表明，DAA 比后入路手术造成的肌肉损伤明显更少。然而，根据炎症标志物水平的测量，前入路和后入路的总体生理负荷似乎是相似的[42]。在随后的一项研究中，梅奥诊所的作者报告了连续 100 例接受 DAA 或 MPA 的 THA 患者的血清标志物[43]。结果表明，无论是住院期间还是出院后，血清标志物与早期功能结果无关。血清标志物均不能预测停用助步器或麻醉剂、恢复驾驶、爬楼梯或独立日常生活活动的时间（所有 $P > 0.08$）；然而，DAA THA 后肌红蛋白、CK、C 反应蛋白和白细胞介素 -6 水平较低。作者的结论是，DAA 和 MPA 之间的血清标志物的差异没有临床意义，在明确的线

性或阈值建立之前，血清标志物作为骨科手术后生理负荷的衡量指标是值得怀疑的。

在临床实践中，DAA 经常被研究和接受是与该方法相关的内在学习曲线。Zawadsky 等[12]对三组患者进行了回顾性队列研究，其中一组 50 例患者接受后入路 THA，一组 50 例 DAA 的术者正处于学习曲线中，另外 50 例接受 DAA 的术者已经完成了学习曲线。结果接受 DAA 的患者术后 2 周和 6 周疼痛较少，使用助行器和麻醉剂较少。作者还报告了学习曲线组 10% 的骨折和松动风险[12]。其他作者也报道了 DAA 的技术挑战和学习曲线中并发症的增加，包括在大约 60～100 例的学习曲线期间更多的失血量和手术时间[26-30]。

一些报告表明，新的微创或保留肌肉的 THA 手术入路可能是早期失败的危险因素[16,44]，DAA 也不例外[21,22]。Meneghini[21]报道，DAA 是 THA 早期翻修的一个危险因素，特别是股骨假体因松动而失效的危险因素。作者在 3 个学术中心对 478 例初次 THA 后 5 年内连续行早期 THA 翻修的患者进行了回顾性研究。数据显示，44.1% 的早期失败最初是通过 DAA，而 32.0% 是通过直接外侧入路，23.6% 是通过后入路（$P < 0.001$）。具体地说，DAA 的早期股骨假体失败（49.6%）比直接外侧入路（36.6%，P=0.044）和后入路（13.8%，P=0.001）更常见，在多元回归统计分析后，DAA 仍然是早期股骨失败的重要预测因子（P=0.001）。不幸的是，现代非骨水泥型股骨假体失效应该是相对罕见的事件，但其发生率是除感染以外其他失效原因的 3 倍以上，而且与其他方法相比，DAA 的发生率更高，特别是由于无菌性松动和假体周围骨折[21]。这一发现与其他学者注意到与 DAA 相关的股骨假体骨折和失败是一致的[12,22,45,46]。同样，Meneghini 等[21]证明，与后入路相比，DAA 导致不稳定的可能性显著降低；然而，与直接外侧入路相比，DAA 导致不稳定的可能性更大，在 478 例翻修 THA 的队列中，38% 的不稳定翻修最初是通过 DAA 进行的。最近，来自密歇根州关节置换术登记处的数据证实了这些发现，在对 12 000 多例接受 THA 的患者分析中，其中 2147 例是接受 DAA 的，并且发现 DAA 和后入路的假体脱位率没有差异[47]。

DAA 的解剖位置在前方，因此伴随有一些独特的并发症，这些并发症在 MIS 后路的 THA 中比较罕见。由于切口位置靠近腹股沟皮褶，DAA 切口并发症有较多文献报道[23,48,49]，比后入路有更高的再手术率[49]。Patton 等[50]报告了 DAA 术后大腿前部麻木和其他神经感觉异常的发生率为 37%，并随着时间的推移而下降。然而，11% 接受 DAA 的患者在 THA 后 6～8 年仍有包括疼痛在内的神经病理性症状的报道[50]。前入路 THA 最罕见的、毁灭性的并发症是股神经损伤或神经麻痹。在来自单一机构数据库的 17 350 例 THA 的系列研究中，Fleischman 等[18]报告了 THA 后股神经麻痹的总体发生率为 0.2%。作者研究表明，THA 后发生股神经麻痹的发生率在 DAA 组中是 0.4%；在前入路 THA 中的发生率高达 14.8 倍。此外，在 33 个月的随访中，只有 75% 的患者完全恢复了运动能力[18]。与所有手术方法一样，应通过提高认知和理解来预防 DAA 特有的并发症。

双切口入路

作为一种通过消除肌肉和肌腱横断来最大限度地减少软组织损伤的新技术，双切口入路受到学者的推广[1,8]。尽管这种入路在今天很少使用，在它最受欢迎的时候，它被外科医生和业界大力推广，类似于 DAA 的现状。然而，这种方法固有的技术挑战使其流行的时间很短暂。尽管双切口手术入路的流行时间很短，但它提出了“微创”一词，也开启了门诊手术和当日出院的时代，这也催生了快速康复和多种模式的疼痛治疗方案。

在流行的时代，有许多关于双切口入路的研究（表 20.4）。

在一项对连续 100 例双切口手术入路的患者的回顾性调查中，Berger 等[8]报道 97% 的手术是在门诊进行的，这些患者功能恢复较快。然而，这一队列是一组非连续的经过高度筛选的患者，与大多数接受 THA 的患者相比，他们相对更年轻、更瘦、更活跃。此外，该调查未能将结果与对照组的传统 THA 患者进行比较，以评估快速康复方案、围术期疼痛方案和患者选择因素对早期功能预后的影响。相反，Pagnano 等[15]报告说，接受双切口 THA 的患者的并发症发生率增加，早期功能恢复仅有轻微改善。作者报道了采用 MIS 双切口入路进行的连续 80 例髋关节置换术，并发症发生率为 14%，包括 3 例术后股骨骨折需要翻修，4 例术中股骨距骨折需要钢丝环扎固定[15]。

在 Della Valle 等的一项研究中[51]，研究人员对后路小切口和双切口入路进行了前瞻性随机研究。两组患者的术前指导、麻醉方案、植入物的使用和康复训练都是相同的。在术后至少 1 年，作者发现两种手术

表 20.4　关于双切口入路的研究

作者和年份	入路	研究设计	患者数量	结论	并发症
Berger et al，2004[8]	微创双切口	前瞻性对照研究	100	快速康复方案是安全的，实现了微创 THA 快速恢复的潜在好处	没有再入院，没有脱位，也没有再手术
Pagnano et al，2005[15]	微创双切口	前瞻性对照研究	80	与标准后入路相比，双切口治疗的患者手术时间更长，并发症明显增多。这组未选定患者的早期功能结果与以前选定的年轻患者的结果相比是适度的	并发症发生率为 14%，包括 3 例术后股骨骨折需要翻修和 4 例术中股骨距骨折
Pagnano et al，2008[55]	微创双切口 vs. 微创后切口	前瞻性随机对照研究	72	术后小切口患者恢复较快，预后评分相似	双切口组 36 例患者中有 1 例术中股骨距骨折，采用单环钢丝治疗。术后 2 周，小后切口组 36 例患者中 1 例发生后侧脱位，采用闭合复位法治疗成功
Della Valle et al，2010[51]	微创双切口 vs 微创后切口	前瞻性随机对照研究	72	在术后 1 年，两种方法的围术期结果没有差异。两组在假体位置和并发症发生率方面没有差异。除手术方法外的其他变量，包括围术期方案、患者期望和患者的一般健康状况，可能对术后早期疼痛、功能恢复和住院时间等结果有更大的影响	1 例微创后入路患者出现复发性不稳，需行翻修手术；1 例双切口患者术中假体周围股骨骨折

方法的围术期结果以及假体位置和并发症发生率均无差异。他们进一步指出，手术方法之外的其他变量，包括围术期方案、患者期望和患者的总体健康状况，可能对术后早期疼痛、功能恢复和住院时间等结果有更大的影响[53]。此外，即使在报告使用 MIS 的住院时间较短的对照研究中[35,52]，在与患者出院相关的众多因素中，这些差异在时间上并没有特别相关。

如前所述，尸体研究已经证明，微创技术对肌肉损伤可能更大[33,34]。Mardones 等[33]报道了在尸体标本中使用公认的肌肉分级系统，与 MPA 相比，MIS 双切口入路对臀小肌和臀中肌的损伤明显更大。然而，这种肌肉损伤的功能含义及其对早期功能恢复、术后疼痛水平和步态生物力学的影响目前尚不清楚。在一项研究中，26 例患者通过一侧双切口入路和对侧 MPA 进行了分期双侧髋关节置换术，作者报告了在达到早期功能恢复的时间上没有显著差异[53]。此外，26 例患者中有 16 例选择 MPA 而非双切口入路[53]。

有报道称，使用双切口入路会增加假体周围骨折和假体脱位等并发症的发生率[13-15]。由于未能证明更快恢复和恢复功能的可靠科学证据[53,55]，学者们早期对 MIS 双切口入路的热情实际上已经消失，并质疑长期结果是否等同于 MIS 单切口或传统入路的结果。

步态研究

步态分析已被证明是评估 THA 前后患者恢复和肌肉功能的一种客观方法[56,62]，研究表明 THA 多个测量的步态参数有所改善[35,57,60,62]。尽管人们对 MIS 非常感兴趣，但很少有研究使用步态分析来评估和比较使用 MIS 的 THA 患者术后髋部肌肉功能和恢复情况[2,35,63,64]。

一项前瞻性的随机研究评估了通过 MPA 或标准后入路进行 THA 的术后早期疼痛和功能恢复情况。对 13 例后入路小切口组患者和 12 例标准切口组患者在术前和术后 6 周进行功能性步态分析，采用办公室步态分析方法测定步态运动学参数，如速度、节奏和单腿支撑。与术前相比，所有患者的步态参数都有改善；然而，在术后 6 周的随访中，两组之间的任何步态参数都没有差异[35]。Bennett 等对 17 例患者（9 例 MPA 和 8 例标准切口后入路）进行了前瞻性盲法步态分析研究，发现术后 6 周两组患者在关节运动学（如速度、步长、步幅或站立期持续时间）方面没有差异。在随后发表的一篇报告中，这些研究结果被同一作者在一个更大的研究队列中所证实[65]。尽管有这些发表的报告，但两项研究都没有报告步态分析中的运动学或力数据，步态分析已被证明是量化THA后止痛步态的有效手段[59]。

在一项比较MIS双切口和MPA的随机前瞻性对照研究中，Pagnano等[64]测试了力量测试和步态分析参数，如速度、节奏、步长、步幅和单腿站立姿势，以及从测力板数据得出的髋关节力矩。作者记录了术前和术后8周的患者数据，发现与MIS双切口入路相比，MPA显示出更大的髋关节伸展力、单腿站立时间及髋屈肌力矩的更大改善[64]。两组之间在所有其他测量的力量和步态参数上没有统计学差异，作者得出结论，两组之间在所有其他测量的力量和步态参数方面没有统计学差异，作者得出没有证据支持双切口MIS在THA中的早期功能预后方面优于其他MIS入路的这一结论[64]。

Meneghini等[64]报道了24例THA患者，手术将随机采用包括双切口、小后入路和小前外侧入路的三种MIS入路中的一种入路。尽管三种入路均显示出术后6周步态参数的总体改善，但前外侧入路的患者在中立位时的垂直地面反作用力降低，而双切口和后入路没有出现这种情况。作者没有证明双切口入路在动态步态参数上比后入路有任何显著的优势，尽管采用了MIS入路，但前外侧入路在康复早期显示出与外展肌损伤一致的步态模式[54]。为了进一步阐明MIS前外侧入路对外展肌损伤的影响，Madsen等[58]对采用标准前外侧或后入路THA患者进行了步态对比分析。作者报道，在手术后6个月时，前外侧入路患者的躯干倾斜度和负荷不对称程度高于采用后入路的患者，支持THA后6个月臀小肌和臀中肌分离入路的持续性外展肌功能障碍的观点[58]。这支持了预期的观点，即与其他两种MIS入路相比，小前外侧入路在术后早期继续显示出更大的髋外展肌损伤，两种入路在各自的技术中无意损伤外展肌。最后，报告了一项对比步态分析研究，比较了MIS Watson-Jones入路和传统的直接外侧Hardinge入路在术后12周的差异[66]。两组在速度、节奏、步长和步幅等时空变量方面均无显著差异。作者得出结论，在术后早期至12周，采用微创Watson-Jones入路行THA的患者与采用标准前外侧入路的患者相比，没有明显的好处[66]。

最近，对DAA术后的患者进行了步态分析显示了早期功能恢复的支持性证据。在一项前瞻性随机对照研究中，Thaler和他的同事[67]研究了33例行DAA或直接外侧入路进行THA的患者[68]。虽然早期的差异在6周和12周的随访中更加明显，但作者报告说，在两年的随访中，步速和步幅的持续差异显示出DAA更优[67]。然而，在最近对7项随机对照试验和5项比较性步态分析研究进行的meta分析中，比较了DAA和直接外侧入路，Yoo等[69]研究表明，DAA组术后3个月内的步态速度和峰值髋屈曲明显更高。作者得出结论，尽管两种入路的THA之间有一些显著的差异，但确定术后步态值的差异是否具有临床意义仍然是一个挑战[69]。但值得注意的是，这些步态研究将DAA与直接外侧入路进行了比较，后者与既往持续性步态异常有关。Rathod等[70]比较了22例通过DAA和后入路行THA的患者术前、术后6个月和术后1年的步态参数。术后所有患者的屈伸ROM（P=0.001）、屈曲峰值（P=0.005）和伸展（P=0.002）力矩均有改善，两组间均无明显差异[70]。这项研究可能会强调，由于两种入路都保留了外展肌，与故意分割外展肌的直接外侧入路相比，后入路和DAA在步态分析指标上缺乏有临床意义的差异。

小结

至关重要的是，MIS方法仍在接受严格的科学研究审查，以确定是否真正实现了更快速的恢复，因此可以在患者和外科医生之间作出明智的决定，即是否并发症的潜在风险可以与任何这样的好处进行权衡。虽然越来越多的证据表明，在手术入路中尽量减少肌肉损伤可以减少疼痛并快速康复，但目前没有证据支持某种MIS入路在术后2～6周的功能恢复和疼痛方面优于另一种入路，更不用说在长期结果或生存方面了。最后，过去十年中更多更有力的科学证据表明，在学习外科技术时，这些不同的THA的MIS方法与显著的学习曲线相关联。此外，最近的证据已经更清楚地阐明，在各种不同的MIS方法中，特定的并发症的发生率更高。重要的是，外科医生要了解THA入路的具体技术，以及学习曲线的细微差别和每个MIS入路所独有的特定并发症。这对于最大限度地减少并发症、保证患者安全、实现患者期望和要求、获得可靠和一致的短期和长期结果是至关重要的。

（参考文献参见书末二维码）

第三部分

髋关节手术的围术期管理

第 21 章

血液管理

E. MICHAEL KEATING, TREVOR R. PICKERING
（宫宇宝 译　杨晨 审校）

关键点

- 在初次和翻修髋关节置换术后，输血仍然比较常见，并且存在很高的风险。
- 全面的血液管理策略可减少输血需求；因此，血液管理应当作为骨科实践的组成部分。
- 术前措施包括评估和治疗慢性贫血。
- 术中技术包括常规使用抗纤溶药物，如氨甲环酸，可以局部或全身给药。
- 术后，最重要的干预仍然是遵守现有的经过严格研究的输血阈值。对于接受骨科手术的患者，血红蛋白水平低于 8 g/dl 时，才会考虑进行红细胞输注。

引言

初次和翻修髋关节置换术通常有大量失血和异体输血引起的风险。尽管这种风险在过去 15 年中发生了显著的变化[1]，但由于髋关节置换术的特点，始终存在一定的最小失血量。此外，全髋关节置换术（THA）通常在血管脆弱且对急性失血耐受性较差的老年患者中进行。据报道，单次 THA 的失血量为 500～2000 ml，平均的血红蛋白下降量为（4.0±1.5）g/dl[1-5]。这种程度的失血量需要进行仔细的规划以降低输血的风险[6]。

基础科学

在一项多中心研究中，Bierbaum 等研究了 9482 例接受关节置换术的患者的血液使用情况[7]。他们发现，翻修关节置换术的患者失血量更大。共有 5741 例患者（61%）术前预存自体血液，其中 45%（4464 单位）未使用并被丢弃。在这项研究中，进行初次髋膝关节置换术的患者浪费的血液数量最多。还发现有 503 例患者（9%）接受了预存自体血之外仍需要进行异体输血[7]。术前血红蛋白小于或等于 13 g/dl 并且行 THA 翻修的患者的同种异体输血风险最高[7]。一项欧洲骨科手术输血的综述（OSTHEO）对 3945 名患者的研究得出了相似的结果。在这项研究中，75% 的患者接受了输血，35% 的患者仅接受了自体血液，26% 的患者仅接受了异体输血[8]。并且，异体输血与伤口感染率的增加相关（从 1% 增加到 4.2%）[8]。这两项研究的结果都表明，需要异体输血的患者住院时间更长，并且，术前血红蛋白水平低于 13 g/dl 会使异体输血的风险增加约 4 倍[7-8]。

在最近的一项研究中，Yoshihara 和 Yoneoka 叙述了 2000—2009 年下肢关节置换手术后输血在全国范围的趋势[9]。但在这个时间范围内仍保持相对稳定，异体输血的比例略有提高，但自体输血的比例降低了。在该研究期间，初次髋关节置换的总输血率（包括同种异体和自体输血）约为 20%～25%。

认识到同种异体红细胞输血的风险至关重要。尽管公众经常将注意力集中在诸如人类免疫缺陷病毒（HIV）和丙型肝炎病毒（HCV）等病毒传播的风险上，但更常见的是与输血相关的循环超负荷和急性肺损伤的风险（表 21.1 和表 21.2）[10]。此外，接受异

表 21.1　输注每单位红细胞的近似风险

不良事件	输注每单位红细胞的风险
发热反应	1 ： 60
输血相关循环超负荷（TACO）	1 ： 100
过敏反应	1 ： 250
输血相关急性肺损伤（TRALI）	1 ： 12 000
丙型肝炎感染	1 ： 1 149 000
乙型肝炎感染	1 ： 1 208 000 到 1 ： 843 000
HIV 感染	1 ： 1 467 000
致命性溶血	1 ： 1 972 000

改编自 Carson JL，Guyatt G，Heddle NM，et al. Clinical practice guidelines from the AABB. Red blood cell transfusion thresholds and storage. JAMA. 2016；316（19）：2025-2035.

表 21.2　降低术后输血风险的干预措施小结

效果好	效果中等	效果差
• 使用促红细胞生成素 -α（EPO-α）识别和治疗术前贫血的方案 • 术中使用氨甲环酸 • 遵守基于证据的限制性输血方案	联合使用以下方案： • 术前自体献血 • 血液稀释 • 麻醉选择 • 手术技巧 • 术中血液回收，细胞清洗 • 术后引流回输	单独使用以下方案： • 术前铁剂治疗 • 术前自体献血 • 血液稀释 • 麻醉选择 • 手术技巧 • 术中血液回收，细胞清洗 • 术后引流回输

体输血的患者，由于免疫调节容易产生继发的假体周围关节感染，需要更长的住院时间，并导致整体护理费用显著增加 [11,12]。髋关节置换术后的红细胞输注频繁，并且存在许多风险，减少输血需求的全面血液管理策略应被纳入当前骨科临床应用的组成部分中。

术前评估

由于接受髋关节置换术的患者有显著的失血，应当有血液管理方案 [1]。方案应包括术前评估方案、手术技术和术中干预措施。如果不对心脏和肺部进行彻底的评估，大多数外科医生不会考虑将患者带到手术室进行大手术。同样，手术患者应当在手术前至少 30 天进行血红蛋白水平的检测，作为术前贫血检查、评估和治疗的临床路径的一部分。这样可以在手术前评估和处理贫血。应当记住，贫血可能是严重疾病的症状（例如，感染、肝或肾疾病、癌症），可能会因此需要停止某些择期手术。血红蛋白水平低于正常范围的患者应接受进一步检查。尽管可以采用多种检测流程方法，外科医生应当轻松识别出血液检查中几种主要贫血的基本模式，以便可以根据需要进行转诊和进一步评估。如果平均红细胞体积（MCV）大于 100，则应进一步检测血清 B_{12} 和叶酸水平。如果发现 MCV 低于 80，则应测定铁蛋白和转铁蛋白饱和度水平，以识别铁缺乏或其他引起小细胞性贫血的原因。如果有缺铁性贫血，建议进行胃肠道检查评估。如果患者的血红蛋白水平低且 MCV 正常，则应检测网织红细胞计数和血清肌酐。如果任何一项不正常，则应进行会诊（图 21.1）。慢性疾病的贫血是一种排除性诊断 [1]。

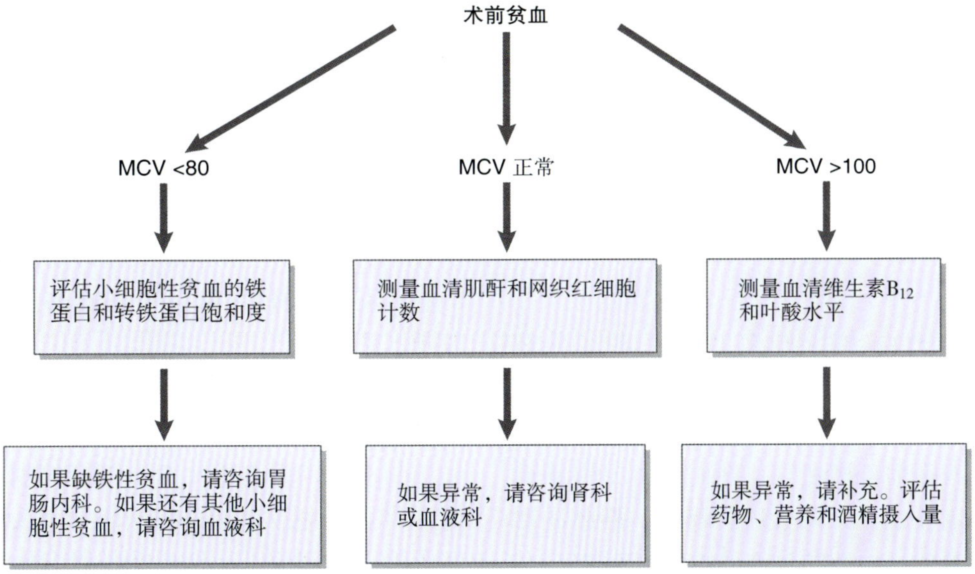

• **图 21.1**　可通过常规术前实验室测试评估常见贫血原因的简化流程。没有明确原因的异常情况需要进一步做检查，提示可能存在重大疾病或慢性疾病

术前自体献血

从历史上看，术前自体献血是骨科择期手术前广泛采用的一种血液保存策略[13]。但是，有证据表明，这种做法正在减少[1-9]。自体献血的普及可以部分归因于明显的安全性和接受度，特别是公众对血液供应安全性的认识[13]。自体血液不能消除所有输血的风险。输血引起不良反应风险的用量是 20 000～30 000 单位[14]。自体血液可能会输给错误的接受者。美国病理学家学院报告说，1% 的受调查机构在一年内至少有一次向错误的患者输注了同种异体血液，而其中一半的机构将自体血液输给了错误的患者。自体血液接受者还可能发生其他不良事件，包括发热性输血反应和容量超负荷[15-17]。

术前自体献血的另一个问题是术前贫血[18,19]。当患者在手术前的 42 天内献血 2 个单位，每捐赠一个单位，患者术前血红蛋白和红细胞比容就降低约 1.2～1.5 g/dl[20]。这种术前贫血能够增加围术期输血的需要[18-20]。Hatzidakis 及其同事分析了自体献血患者进行异体输血的危险因素[20]。他们回顾了 489 例患者，其中 207 例接受了 THA。他们发现，术前自体献血减少了异体输血的需求。术前血红蛋白水平高于 15 g/dl 的患者和年龄在 65 岁以下的血红蛋白水平在 13～15 g/dl 的患者需要异体输血的风险较低，不能从术前自体献血中受益[20]。Billote 及其同事[21]对术前自体献血进行了一项前瞻性随机对照研究。这些研究人员发现，自体献血对接受 THA 的非贫血患者（术前血红蛋白＞ 12 g/dl）无益。

术前自体献血的成本效益在很大程度上受到了质疑，这是由于未充分使用预存血液的结果。丢弃了 50%～70% 的血液；因此，术前贫血的治疗可能比自体献血更具成本效益[7]。在目前临床上，术前自体献血现在通常仅在特殊情况使用。

术前造血

使用铁剂和 EPO-α 可以刺激 THA 患者术前造血。铁剂疗法已经使用了很多年。然而，口服铁在肠道中的吸收较差，造血作用起效缓慢，效果不如 EPO-α[13]。口服铁制剂价格便宜；然而，由于胃肠道副作用，许多患者不能长期耐受这些药物。静脉注射铁制剂虽然非常有效，但与明显的过敏反应有关。

在患有慢性疾病的贫血患者中，术前给予 EPO-α 已被证明是在 THA 之前改善起始血红蛋白水平的一种非常有效的方法。该制剂最初被用作改善自体献血的辅助方法[22]。已被证明可安全有效地治疗骨科术前慢性病引起的贫血（术前血红蛋白水平在 10～13 g/dl）[3,22-25]。在一项针对 490 名接受 THA 的患者的前瞻性随机对照研究中，将术前自体献血（preoperative autologous donation，PAD）与 EPO-α 治疗进行了比较，研究发现需要异体输血的患者比例较小，为 12.9%，而仅有 PAD 组的患者为 19.2%[26]。这种差异没有统计学意义（P=0.078）；但是，它具有重要意义。在研究 PAD、EPO 及其组合时，Bezwada 及其同事发现，与单独使用 PAD 或 EPO 相比，PAD 和 EPO 组合在降低同种异体输血风险方面更有效[27]。尽管有效，但是由于其给药方案，EPO-α 被认为是不方便的。医疗保险财政中介机构已批准在接受择期手术的患者中使用 EPO-α，但有以下限制[28]：①手术预期必须引起大于 2 个单位的失血；②术前血红蛋白必须在 10～ 13 g/dl；③患者必须不愿或不能捐献自体血；④术前评估必须表明存在慢性疾病性贫血[28]。这些严格的报销要求使骨科医生更加难以有效地用 EPO-α 治疗术前贫血。研究表明，使用旨在预测哪些患者可能需要异体输血的血液保存方案，结合使用较低的输注阈值，已能够在不使用自体献血方案的情况下，将髋关节置换术的患者异体输血风险降至 2.8%[6]。

血液稀释

急性等容血液稀释（acute normovolemic hemodilution，ANH）已被视为术前自体献血的替代方法。ANH 在手术开始之前立即从患者体内抽取全血，并用诸如晶体或胶体之类的液体替代血液以维持血容量正常。由于该技术耗时且劳动强度大，因此在许多时间短的骨科手术中通常是不实用的[29]。与 PAD 相比，ANH 不需要进行测试以筛查与输血有关的病毒性疾病，并且几乎没有细菌污染或使用错误的风险。最近一项对 ANH 与其他血液保存方法进行比较的荟萃分析得出的结论是，ANH 只能获得适度的益处。因此，不应鼓励广泛使用[30]。

术中血液管理策略

与全身麻醉相比，局部麻醉的使用可减少失血量[31-33]。低血压硬膜外麻醉已导致手术次数减少并缩短了手术时间[33-37]。切口的位置和患者的位置与失血有关，侧卧位可通过重力减轻 THA 的静脉充血和术中失血[38]。Nelson 和 Bowen 对此进行了评估，他们比较了侧卧位或仰卧位患者的失血量，发现侧卧位患者的术中出血较少[36]。他们还发现由于手术时间较短，失血量减少了 15%。

氨甲环酸

过去十年来，氨甲环酸（TXA）的广泛使用彻底改变了关节置换术后的围术期血液管理。尽管很普遍，但重要的是要注意在全关节置换术中使用 TXA 仍被视为超说明书使用。TXA 是一种合成药物，可通过抑制纤维蛋白溶解显著减少术中失血。作用机制涉及纤溶酶原上赖氨酸结合位点的可逆饱和，从而抑制其对活性蛋白酶纤溶酶的活化[12]。最终结果是减少了术区中现有血栓的溶解，增强了止血效果[11]。

大量研究表明，TXA 在择期和急诊髋关节置换术后均能降低失血和输血率，而围术期静脉血栓的风险没有明显增加，即使在有明显合并症的患者中[11,12,39-41]。

虽然已经研究了许多不同的剂量和给药途径（例如，静脉、口服、局部），但没有任何方法有明显优势。在许多研究中，标准静脉用药剂量为 10～20 mg/kg[12]。为了制定临床使用指南，在一篇对 TXA 在髋关节置换术中的使用的荟萃分析中，Fillingham 等将静脉使用 TXA 的低剂量定义为＜ 20 mg/kg 或＜ 1 g，高剂量定义为剂量＞ 20 mg/kg 或＞ 1 g。局部 TXA 高剂量为＞ 1.5 g。口服 TXA 的高剂量为＞ 25 mg/kg。当比较所有给药方法、方法的组合（例如静脉内和局部）以及高剂量与低剂量时，输血率没有显著差异[50,51]。所有 TXA 应用方案均有效。在作者所在的机构，在术前静脉预防性应用抗生素时，也就是在皮肤切开之前静脉使用 1 g 的 TXA，这种标准剂量方法的主要好处有时间效率和成本效率，这种标准剂量对绝大多数患者都是合适的。

目前，似乎没有任何强有力的证据表明，另外一种药物在关节置换术后预防术后静脉血栓栓塞能够比 TXA 更有效。此外，似乎已证明使用 TXA 的唯一禁忌证是过敏 / 超敏性（罕见），并建议在已知的癫痫发作患者中谨慎使用[12]。

术中血液回收

术中血液回收是骨科手术期间的血液采集回收，将其中的红细胞重新输回患者。这可以收集约 60% 的手术中丢失的红细胞[44]。Colwell 最近的一项研究发现回收的红细胞，其存活率高达 88%[45]。因此，通过回收获得的红细胞具有与新鲜自体血中发现的红细胞相当的活性。Zerin 及其同事报导，在接受髋臼和股骨组件翻修或仅股骨组件翻修的患者中，术中收集和重新输注红细胞可显著减少围术期净失血量[46,47]。Grosvenor 及其同事分析了术后回输的效果，发现该方法对 THA 后患者有效，无论他们的术前献血状况如何[48]。未进行血液回收的患者进行异体输血的可能性比血液回收输注的患者高约 10 倍[48]。

输血阈值

1988 年，美国国立卫生研究院（NIH）举行了围术期红细胞输注的共识会议[49]。NIH 提出的建议是放弃自 1942 年以来倡导的旧的 10/30 规则，而应使用患者个体化的临床需求和症状相关的指南。在大多数患者中，推荐的输血阈值为 7 g/dl 的血红蛋白浓度。尽管整个医学界对采用这一更严格的标准一直拖延，但这项标准的使用导致红细胞输血量显著减少，而没有增加并发症[6]。

Pierson 采用这种更严格的输血阈值，专注于贫血的术前治疗[6]。术前预测的最低术后血红蛋白值是通过从术前值中减去预期的血红蛋白损失（THA 为 4.0 g/dl，TKA 为 3.8 g/dl），然后再减去额外的标准偏差得到的。如果预测的最低术后血红蛋白低于 7.0 g/dl，则在手术前给予 EPO-α；如果该值大于 7.0 g/dl，则不开始治疗。所有患者术后均接受积极的补液，未使用术前献血，术中未自体血回收，未使用止血剂以及术后引流管。使用该方法治疗术前贫血，术后异体输血的比例在 TKA 中从 16.4% 降至 1.4%，在 THA 中降至 2.8%，因此，这是一种治疗骨科择期髋关节和膝关节置换手术患者的经济有效的血液管理方法[6]。

2016 年，美国血库协会（American Association of Blood Banks，AABB）发布了有关术后红细胞输注的最新临床实践指南[10]。对于骨科手术后的患者，强烈建议将红细胞输注阈值设为 8 g/dl。当然，如果有活动性出血和（或）急性冠状动脉综合征的患者不适用此范围。必须记住，“症状性贫血”的大多数症状（如头晕眼花、心动过速和低血压）在大多数情况下反映血容量不足，并且对输注晶体治疗反应迅速。

目前的争议和未来的展望

考虑全面的血液管理方案是髋关节置换术必不可少的一部分。在讨论红细胞输注的风险和益处时，必须考虑与输血相关的许多负面作用。在术前阶段，对慢性贫血的识别和治疗是提高血红蛋白起始浓度并使术后输血风险最小化的行之有效的方法。不幸的是，这种方法的多重系统性障碍限制了其有效性。术中常规采用TXA是减少出血和术后输血的非常有效的方法。下一步需要确定的是哪种TXA使用方法的成本效益最高，是静脉内、局部还是口服。在术后阶段，严格遵守基于证据的输血阈值既安全又有效。

（参考文献参见书末二维码）

第 22 章

髋关节手术麻醉的选择和风险

CARLOS B. MANTILLA
（刘环秋　宫宇宝 译　杨晨 审校）

关键点

- 髋关节手术的麻醉对麻醉医生提出了特殊的挑战。髋关节手术的麻醉选择包括全身麻醉和局部麻醉，但麻醉方法的选择将根据患者和手术的具体特点而有所不同。
- 接受髋关节手术的患者通常患有关节炎和其他肌肉骨骼疾病，需要高度重视气道管理和患者体位摆放。
- 区域麻醉［例如椎管内麻醉（蛛网膜下腔或硬膜外）和周围神经阻滞技术］可能为髋部手术提供特殊优势，包括降低术中风险和术后镇痛效果更好。
- 髋部手术发病率和死亡率增加的危险因素包括老龄以及心、肺和肾的多种合并症。

引言

髋关节手术对麻醉医生提出了特殊的挑战。患有多种合并症的患者人数众多，需要详细的术前准备。门诊或住院程序以及不同级别的手术都为麻醉提出了特殊的要求。此外，各种手术技术、治疗方法和体位需求，以及各种术后镇痛和康复策略，都是围术期重要的注意事项，最好从制定麻醉计划开始就考虑进去。

为骨科手术（包括髋关节手术）提供麻醉的医生必须关注手术技术的不断发展，同时掌握以下技能：高级气道管理、区域麻醉、术中血液回收以及对血流动力学和神经功能有创生理监测。围术期的血栓预防策略需要详细了解抗凝与麻醉药和麻醉技术的相互作用。需要注意的是，在过去的几十年中，每年进行的髋关节手术数量持续上升[1,2]。随着人口的老龄化，以及髋关节手术患者围术期治疗水平的提高，更高龄的患者可以接受手术治疗，手术数量有望进一步增加[3]。

本章回顾了髋关节手术麻醉方案的选择及风险。重点回顾总结了可能影响围术期护理和长期结果的患者和手术特点。讨论了目前已经获得的与麻醉方案选择及风险相关的证据，并强调了目前还存在不确定性的领域。本书的其他章节介绍了其他的相关主题：围术期输血、镇痛和药物治疗、髋部手术后的发病率和死亡率。

髋关节手术麻醉技术选择

髋关节手术适合使用局部麻醉技术。区域麻醉与全身麻醉的相对风险和益处一直是激烈争论的话题。全身麻醉是安全且普遍有效的，而区域麻醉在特定的手术人群中具有优势，并且专业麻醉医生的操作失败率较低（表 22.1）[4]。当区域麻醉技术与术后多模式镇痛方案结合使用时，区域麻醉还有额外的好处，可以最大限度地减少患者的不适感，并且允许患者以低成本方式早期康复和出院[5,6]。

髋关节手术进行术前评估必须考虑到这一人群存在许多特定和重要因素[7,8]。患者潜在的病理状况以及需要做手术的迫切性，都会影响患者的术前评估。例如，对于年轻、健康的外伤性髋部骨折患者的急诊手术准备工作与患有多种合并症的老年患者的择期关节置换术的准备工作明显不同。在制定麻醉计划时，明确可能使患者面临围术期并发症较高风险的特殊情况，对于制定麻醉计划十分重要。

关节炎的存在（例如类风湿关节炎、骨关节炎、强直性脊柱炎）表明气道管理和体位摆放可能有潜在的困难。特别是，颈椎和颞下颌关节受累可能分别限制颈椎的 ROM 和张口程度，这需要除直接喉镜之外的辅助气道管理策略（例如，使用纤维支气管镜、可视喉镜）。喉受累可以使患者在插管或放置喉 - 气道装置（例如喉罩）时容易发生声带脱位。肩部或对侧髋关节活动度受限可能会限制患者耐受侧卧位或特定手术方法所需的其他体位（例如截石位）的能力。使用全身麻醉并不能规避对这些体位要求，因为如果患者清醒时无法忍受某种体位，则可能同时发生神经和血管损伤。

表 22.1 髋关节手术患者麻醉方式的选择和围术期注意事项

术中		术后	
麻醉方式	注意事项	镇痛方式	注意事项
全身麻醉	气道管理（关节炎） 很难评价运动耐量 患者体位 既存合并症	持续椎管内镇痛 硬膜外置管	抗凝 感染（全身或局部） 既存椎管狭窄 康复策略
椎管内麻醉 蛛网膜下腔阻滞 硬膜外麻醉	抗凝 失败率（低；硬膜外＞蛛网膜下腔） 感染（全身或局部） 患者体位 既存椎管狭窄或者神经损伤	周围神经阻滞 腰丛阻滞 髂筋膜间室阻滞	抗凝 感染（全身或局部） 既存神经损伤 康复策略

在受关节痛限制并且不经常锻炼的患者中，可能难以评估心血管疾病（例如冠状动脉疾病）对心脏功能的影响。根据患者具体的心血管危险因素，有些患者可能需要进行特殊的心脏检查，包括影像学检查（例如多巴酚丁胺负荷超声心动图）或用 β 受体阻滞剂控制术中心率[9,10]。危险因素包括：①心肌梗死病史（手术前超过 1 个月）或心电图病理性 Q 波；②既往存在的代偿性充血性心力衰竭的病史；③需要胰岛素治疗的糖尿病；④肾功能不全（血清肌酐＞ 2 mg/dl）；⑤脑血管疾病史（定义为短暂性脑缺血发作或卒中）[9,10]。尽管高龄不再被列为心血管疾病的临床危险因素，但年龄超过 70 岁的患者通常合并其他疾病，可能使围术期并发症的发生风险更高[11-13]并可能影响髋关节置换术后长期预后[14,15]。

在最近的一系列研究中，根据患者的合并症和参与日常生活活动的能力，综合评估患者的虚弱指数可以预测出择期和紧急髋部手术后的发病率和死亡率[16-20]。进行髋关节手术的患者几乎都有身体虚弱的情况，不仅仅包括由于髋部骨折而需要急诊手术的患者。在行髋关节置换术的患者中，虚弱指数与不良事件发生率显着相关，例如，感染、脱位、伤口并发症（包括血肿和再次手术）以及术后 90 天和术后第 1 年内的死亡[16]。因此，术前虚弱的评估可能会影响以下方面的及时决策：手术适应证、手术时机和围术期快速康复路径的实施以及质量分级的风险调整。

全身麻醉

全身麻醉为髋部手术提供了安全有效的麻醉方法。成年患者通常使用静脉麻醉诱导，联合使用吸入性麻醉药、静脉阿片类镇痛药和选择性神经肌肉阻滞剂维持麻醉。全身麻醉会产生深度肌松，有时对于最终髋关节复位而言是必要的。全身麻醉是普遍有效的，因此，可以在区域阻滞失败后采取全身麻醉。全身麻醉的诱导可以在很短的时间内完成，然而对于可疑气道困难的患者（例如颈椎病或颞下颌关节关节炎），则可能需要较长的时间。尽管区域麻醉可以避免在此类患者身上进行气道相关操作，且区域阻滞失败率很低，但这类患者的也需要气道保障。从这个意义上讲，尽管使用局部技术，但患者的体位和控制气道的难易程度可能会决定预防性气道管理和全身麻醉的使用。例如，疑似困难气道的肥胖患者最好采用清醒下纤维支气管镜插管全身麻醉，而不是冒着区域麻醉失败和在术中侧卧位出现紧急气道处理的风险。必须根据患者和手术的具体情况分别权衡这些考虑因素。

新型的全身麻醉药为短期手术提供了显著的优势，因为它们可以被精确调控。因此，现在全身麻醉广泛用于门诊外科手术。此外，使用声门上通气装置可以避免使用喉镜以及气管内导管，从而在多种环境下轻松实现安全的全身麻醉[21]。对围术期恶心、呕吐和疼痛的积极处理可以促进患者出院并最大限度地减少意外住院次数[22,23]。

区域麻醉

区域麻醉可以在椎管内或周围神经水平进行。与全身麻醉技术相比，区域麻醉技术具有多个优势，包括术中出血减少、呼吸或循环影响小、术后镇痛需求以及恶心或呕吐的发生率降低[5,24-7]。在没有绝对禁忌证（例如，患者拒绝接受治疗、穿刺部位或其路径处感染、正在进行全身性抗凝治疗）的情况下，应考虑使用区域麻醉。

一项对 141 项临床试验进行的大型系统性回顾包括了 9559 例患者（其中 43 个试验和 3617 例患者接受了下肢骨科手术），比较了随机接受椎管内麻醉与全身麻醉的患者的预后 [24]，总体而言，接受椎管内麻醉的患者发生深静脉血栓、肺栓塞和死亡的不良事件更少；椎管内麻醉组的患者失血量少，输注两个或更多单位的红细胞的病例数更少。这些效果在骨科手术亚组中相似。与这些结果相一致的是，一项针对 678 名择期全髋关节置换术（THA）患者进行的 10 项研究的荟萃分析报告显示，随机分配至椎管内麻醉组的患者发生深静脉血栓和肺栓塞的风险有所降低（OR ≈ 0.26；95% CI：0.12～0.56）[25]。接受神经阻滞的患者术中出血量也显著降低（平均每例减少 275 ml）。此外，最近在一项对全膝关节和髋关节置换手术的荟萃分析 [28] 和一项对 THA 患者的系统性回顾中报道了基本相似的结果，该研究仅包括 1990 年以后的研究 [29]。区域麻醉（包括椎管内麻醉和周围神经阻滞）可减少术后疼痛评分，全身阿片类药物需求以及恶心和呕吐 [29]。

区域麻醉技术可与全身麻醉联合使用。重要的是要注意，应该避免在麻醉之后进行区域麻醉，因为可能会发生穿刺针或者导管刺到神经而未被发现。因此，任何区域麻醉技术都应在诱导全身麻醉之前进行。这方面与儿科实践特别相关，在儿科实践中，未麻醉患儿可能无法进行区域麻醉。最近的一份报告包括在 1809 名接受全身麻醉的儿童（1169 例患儿在 6 月龄～12 岁）中进行 2236 例神经阻滞，其中仅描述了 2 例可能与周围神经阻滞有关的并发症 [30]。神经阻滞的安全性决定了在全身麻醉之后的患儿中更适合采用哪种阻滞方式。在这些患者中，中枢神经阻滞的神经系统并发症的风险很小 [31,32]。但是，未来的研究应探讨麻醉后实施区域麻醉的风险是否和患者年龄和所选的区域麻醉方式有关，以及神经刺激或超声引导是否会影响这种风险。

椎管内麻醉

支配髋部和大腿的神经由腰丛和骶丛神经发出 [33-35]。因此，在该水平以上，椎管内麻醉可以为髋关节周围的手术提供足够的麻醉效果。脊髓麻醉（蛛网膜下腔）可以在大多数患者中安全地进行，成功率很高。但是，在某些患者中，交感神经阻滞可能导致血压下降和静脉回流减少，甚至死亡 [36]。在报导过即便使用小管径的导管（24 号）也可能出现神经系统并发症（包括马尾综合征）后，出于安全考虑，已经停止使用在蛛网膜下腔放置导管逐步滴定局麻药的方法 [37]。虽然可以放置大口径导管（例如 18 号或 19 号），但将其用于连续的蛛网膜下腔麻醉会增加硬膜后穿刺性头痛的发生率。留置硬膜外导管可允许连续给药以达到所需的麻醉水平。大多数麻醉医生都是蛛网膜下腔麻醉或硬膜外麻醉的专家，这些技术已广泛用于下肢的骨科手术中。

实施椎管内麻醉时，我们必须要评估几个重要问题，比如进针部位引起的出血或者感染 [38]。因此术前实施椎管内麻醉时我们必须排除全身抗凝治疗、全身感染或者穿刺部位有感染的患者。交感神经引起的血压下降在椎管内麻醉复合使用全身麻醉时会更加明显 [39]。此外，非手术侧下肢的麻醉以及尿潴留也会使患者停留在麻醉恢复室的时间延长。基于这点，如果我们同时使用外周神经阻滞（比如腰大肌阻滞或者髂筋膜阻滞）和椎管内麻醉，就可以在很大程度上减少局麻药的用量，并且也能达到足够的阻滞平面 [26]。此外，如果在蛛网膜下腔联合应用阿片类药物，也可以减少局麻药的用量 [40,41]。然而，虽然我们可以使用通过减少局麻药的用量的方法来减少椎管内麻醉的不良反应，但是这些不良反应却很难完全避免。局麻药的类型（比如布比卡因、罗哌卡因）和剂量要根据患者、医生和手术特点进行个性化的调整。虽然增大局麻药的用量会导致患者在麻醉恢复室停留的时间延长，但是为了确保足够的手术麻醉效果（例如肥胖合并可疑困难气道的患者），我们也会适当增加局麻药的用量。由于曾经有过利多卡因用于蛛网膜下腔阻滞后出现短暂甚至严重的神经系统症状的报道，我们还需要进一步的研究来验证短效局麻药在蛛网膜下腔阻滞中应用的安全性和有效性 [37,42]。

联合使用蛛网膜下腔阻滞和硬膜外阻滞，既能保留蛛网膜下腔阻滞效果确切的优势，又能通过硬膜外导管随时追加局麻药，我们将这种麻醉方式称为腰硬联合麻醉。通过这种方式，我们可以延长麻醉时间，如果需要，还可以通过硬膜外导管进行术后镇痛。

最近的一项系统性回顾，详细地分析比较了在全身麻醉和椎管内麻醉下行 THA 或者 TKA 的有效性 [4]。这个荟萃分析包含了 29 项研究，共 10 488 名患者，结果显示，与全身麻醉相比，椎管内麻醉能明显缩短住院时间（加权均数差为 0.4 天）。但是在围术期死亡率、外科相关不良事件或并发症发生率以及应用抗凝之后血栓发生率方面，两者没有明显的统计学差异。在2003—2014年进行的一项大规模的、采用倾向性配对的有关下肢关节置换的研究中包括了4947名接受THA的患者，使用椎管内麻醉可以降低30天死亡率（风险比RR：0.42，95% CI：0.21～0.83；*P*=0.005）。在一系列以人群为基础的研究中发现，无论是单独使用椎管内麻醉还是椎管内麻醉复合全身麻醉行THA或者TKA [44,45]，都可以降低30天死亡率、住院时间、住院费用以及住院期间的并发症。总之，现有的证据显示，在行THA时，与全身麻醉相比，椎管内麻醉至少具有同等效果，而且不会增加发病率，如果权衡收益比，则椎管内麻醉甚至更优。

外周神经阻滞

腰丛位于腰大肌深面，由L_2～L_4节段腰神经腹侧支组成 [33,46]。腰丛的分支包括股外侧皮神经（由L_2和L_3组成）、闭孔神经（L_2～L_4）及股神经（L_2～L_4）。腰丛也参与生殖股神经（L_1～L_2，有时有T_{12}）和坐骨神经（L_4、L_5以及S_1～S_3）的组成。

腰丛包括近乎全部髋关节感觉神经，在一个髋关节神经支配的解剖学研究中发现，关节囊的前内侧由闭孔神经和股神经的关节支支配 [27]，后内侧部分由股方肌的肌支支配，后侧由坐骨神经的关节支支配，后外侧则由臀上神经（L_5～S_1）支配。因此，髋部手术时需要同时阻滞腰丛和骶丛 [38]。因此，髋关节手术的患者既可以在后路腰大肌间隙行腰丛阻滞（图22.1）也可以在前入路行髂筋膜或者股神经阻滞（图22.2）。这些方法可以改善患者的术后镇痛效果并减少围术期阿片类药物的用量 [47-50]，但是部分研究显示神经阻滞对患者功能恢复的效果是有限的 [51-54]。一些前入路的方法不能阻滞闭孔神经和股外侧皮神经 [55]，从这个意义上来说，尽管后入路腰丛阻滞可能导致局麻药扩散进入硬膜外（10%），但是对这三根神经的阻滞效果更加确切 [48]。在一项涉及80例患者的小规模的前瞻性研究中发现，任何一种入路的腰丛阻滞都不会导致骶丛神经的阻滞 [55]。但是我们还需要大样本、多中心的随机对照试验来进一步验证。

我们需要根据手术入路、预计手术时间和特殊的技术需求选择不同的外周神经的阻滞技术，而未来的

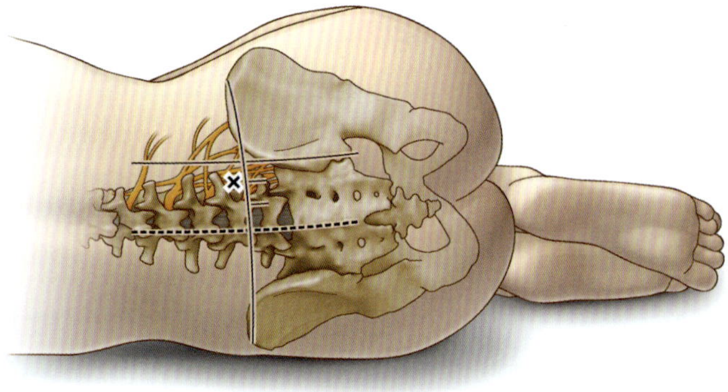

• **图22.1** 在腰大肌间隙行腰丛阻滞的解剖学定位（Redrawn from JR，Lennon RL；Mayo Clinic atlas of regional anesthesia and ultrasound-guided nerve blockade，Rochester，Minn，2010，Mayo Clinic Scientific Press，p 373）

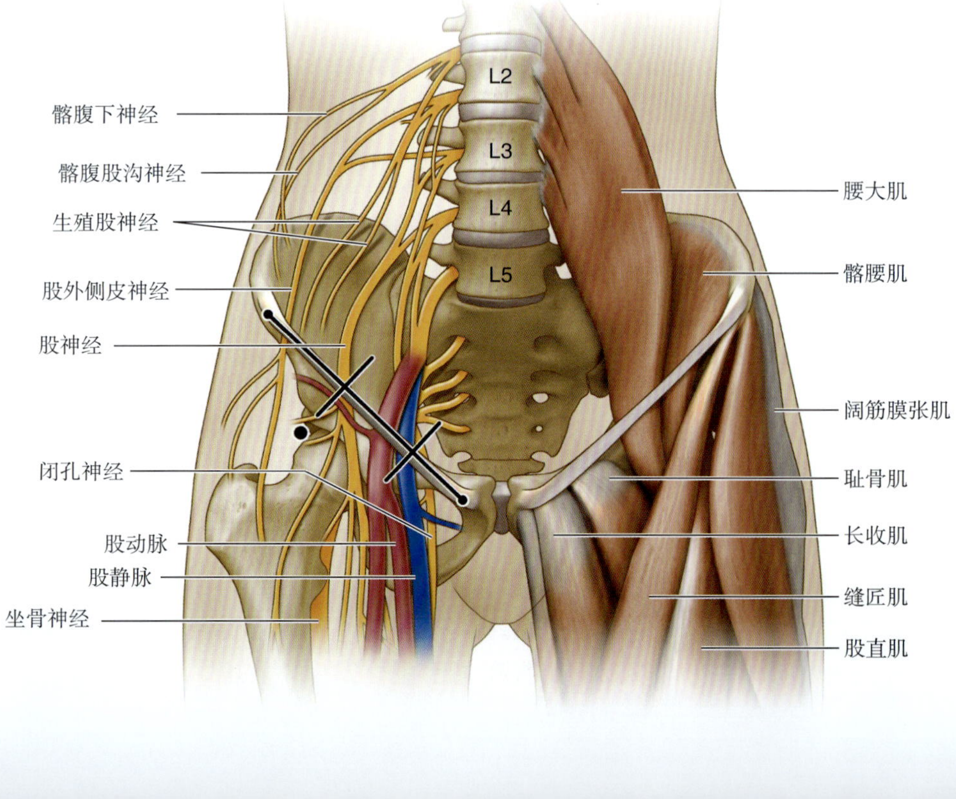

• **图22.2** 髂筋膜间隙阻滞的解剖学标志（Redrawn from JR，Lennon RL；Mayo Clinic atlas of regional anesthesia and ultrasound-guided nerve blockade，Rochester，Minn，2010，Mayo Clinic Scientific Press，p 339）

研究应该着眼于解决这些问题。

腰大肌间隙阻滞有多个不同的入路（图 22.1）。通常情况下，我们会在患者侧卧位下 [33,46] 通过神经刺激仪和间断能传导电流的穿刺针定位完成阻滞。嵴间线（两侧髂嵴连线）和同侧通过髂后上棘并平行于腰椎的平行线的交点通常作为定位点，在这点垂直进针可触及 L_5 横突。术前仔细观察髋关节（包括此解剖区域）的常规 X 线片可以帮助我们更精确地通过体表标志确定进针位置。使用外周神经刺激仪（根据患者能否耐受，初始电流强度在 1.2～2.0 mA）可以引出肌肉的收缩反应，如果在正确的位置（大腿前部）引出了肌肉的抽搐反应，电流强度就可以逐渐减少到 0.5 mA。如果大腿前方和后方都有肌肉的抽搐反应，则提示穿刺针的位置在腰骶丛的神经根附近，需要重新调整穿刺针的位置。在腰大肌的腹侧还可以留置一根导管进行持续镇痛。

大多数患者在仰卧位时可以轻易地实现髂筋膜间隙的阻滞，避免了重新摆放体位的困扰（图 22.2）。进针点在髂前上棘和耻骨结节连线的中外 1/3 的外下方 1 cm 的位置 [49,56,57]。在通过阔筋膜和髂筋膜时会有阻力消失感，然后注入 20～40 ml 局麻药，也可以留置导管进行持续镇痛。超声引导可视化技术能显著提高阻滞的成功率 [58]。在一项 44 例髋关节置换术的随机、双盲、安慰剂对照研究中 [49]，髂筋膜阻滞可以减少术后 24 h 内的吗啡用量。髋部骨折的患者术前进行髂筋膜间隙阻滞还可以提高患者的舒适度并且有利于体位的摆放。在一项由急诊接收的 48 例疑似髋关节骨折患者的随机、安慰剂对照试验中，髂筋膜间隙阻滞单次注射 40 ml 1% 甲哌卡因，无论是静息痛还是运动痛的镇痛效果均优于肌内注射 0.1 mg/kg 吗啡 [57]。虽然有一些研究 [51,59] 仍然提倡用股神经的血管旁入路进行 3 合 1 阻滞，但是这种方法常常不能阻滞闭孔神经和股外侧皮神经。然而，这种方法不能提供足够的镇痛原因可能与留置导管的位置不佳有关（如果使用留置导管的话）。在一项前瞻性研究中，100 例接受血管旁入路神经阻滞的患者留置导管的位置是不可预测的，使用 X 线透视和造影剂注射检查后发现只有 23 个导管放置在靠近腰丛的位置上 [60]。因此，使用“刺激导管”（一种可以通过连续刺激从而调整穿刺针位置的特殊导管）可以提高阻滞的效果 [61]。而我们仍需要更多的研究来评估髋关节手术患者围术期使用“刺激导管”的临床疗效。

髋关节手术的麻醉技术：风险

心血管并发症

总体而言，髋关节手术风险属“中度风险”，其心血管事件发生率或死亡率在 0.3%～2.4%[11,62,63]。很显然，心血管事件和死亡风险与手术相关。据报道，急诊骨折手术比择期髋关节置换术具有更高的心血管事件发生率和死亡率。在 10 年时间里，5233 例行 THA 的患者中，有 108 例（2.1%）患者发生 1 次或多次与该手术相关的心肺不良事件 [11]，24 例（0.5%）患者出现心肌梗死，29 例（0.6%）患者在手术后 30 天内死亡。心肌梗死和死亡的发生率在老龄患者中更高，特别是 70 岁及以上的患者，并且男性患者心肌梗死发生率更高。在 28 年时间里，7774 例接受急性髋部骨折手术的患者中 [63]，有 186 例（2.4%）患者在手术后 30 天内死亡。与择期髋关节置换术的群体研究相似，年龄大于 70 岁的患者死亡风险增加。但女性患者的死亡风险显著高于男性患者（女性 3.1%，男性 1.8%，$P < 0.03$）。

区域麻醉可以缓解老年患者髋关节手术中的血流动力学紊乱。将 40 例缺血性心脏病高风险患者随机分为蛛网膜下腔麻醉组或全身麻醉组，择期行髋关节置换术或周围血管手术 [64]，结果显示，与全身麻醉相比，蛛网膜下腔麻醉在交感迷走神经平衡的心率变异性指数方面具有更高的稳定性。

术前贫血与心血管疾病发病率和死亡率的增加有关。贫血在接受包括髋关节手术在内的骨科大手术的患者中较为常见。然而，贫血（和输血）与围术期相关心血管事件的发病率和死亡率的相关性仍然存在争议。一项对近 20 年共 391 例髋、膝关节置换术后 30 天内发生死亡和心肌梗死的患者的研究发现 [65]，与围术期其他危险因素相比，贫血（女性血红蛋白低于 12 g/dl，男性血红蛋白低于 13 g/dl）并不是心血管事件和死亡的有效的独立危险因素（OR：0.81；95% CI：0.54～1.20；P=0.286）。当术前血红蛋白作为连续变量处理时结果无差异（OR：0.98；95%CI：0.81～1.19，低于 13 g/dl 时以 1 g/dl 的幅度下降；P=0.868）。事实上，心脑血管病、肺疾病或近期有恶性肿瘤病史是最重要的危险因素。

对髋部骨折患者早期合理给予镇痛可减少心脏并发症的发生。区域麻醉可能对该类患者特别有效，因为其镇痛效果明显优于在肠外使用阿片类药物 [57]。例如，在一项包含 68 例高风险心脏并发症的髋部骨折患者的前瞻性随机对照研究中 [66]，通过硬膜外导管持续镇痛组较肠外使用阿片类药物阵痛组心脏不良事件明显减少（分别为 7/34 和 0/34，P=0.01）；死亡 4 例（3 例心肌梗死和 1 例充血性心力衰竭），1 例新发充血性心力衰竭和 2 例新发心房颤动。两组之间的术中或术后心脏不良事件发生率无明显差别（硬膜外组为 2/34，对照组为 4/30）。类似的研究观察了 77 例髋部骨折患者的动态心电图 [67]，术前接受硬膜外镇痛的患者与肠外使用阿片类镇痛药的患者相比，术中及术后心肌缺血性发作更少，此研究未见心肌梗死报道。这些研究的临床意义尚不清楚，因为从患者进入急诊室到进行手术的这段时间的差异可能会影响围术期不良事件的发生率 [68]，特别是对于那些合并有其他疾病的患者 [69]。区域麻醉技术的使用必须在预防血栓的抗凝治疗的基础上进行，因为抗凝治疗与并发症息息相关。

血栓栓塞性并发症

髋关节手术患者是血栓栓塞的高风险人群 [70]。栓子来源有多种可能，包括脂肪、骨髓、骨水泥、空气和血栓。对于骨科手术患者，不论是择期手术还是创伤后急诊手术，静脉血栓栓塞都是主要的死亡原因。观察 10 年内 5233 例首次行 THA 的患者 [11]，术后 30 天内死亡率为 0.6%，与临床相关的肺栓塞和深静脉血栓形成发生率分别为 0.6% 和 1.3%。在早期的研究中，在下肢骨科手术中致命的肺栓塞发生率曾经高达 8%[70]，首次择期行髋或膝关节置换术后 30 天内出现与临床相关的深静脉血栓或肺栓塞的独立危险因素包括肥胖（BMI 每增加 5 kg/m^2，OR=1.5）以及美国麻醉医师协会分级 [71] 中包含的全身性疾病（≥Ⅲ级）[72]。

认知功能障碍

使用区域阻滞麻醉的患者使用的麻醉药物更少，因此对于中枢神经系统的功能影响也更小，因此，我们有理由相信这些患者发生术后认知功能障碍的概率也更小。但是，也有一些研究对该观点持否定态度 [73,74]。事实上，术前我们为了使患者更加舒适而常规使用的镇静药物，也可能造成患者出现认知障碍，特别是老年人 [75]。一项关于不同种类的麻醉药对全关节置换患者术后认知功能障碍发生率影响的研究结果显示 [76]：与使用阿片类药物不同，使用吸入麻醉药（OR ≈ 4.0；95%CI，1.3～13.2）和苯二氮䓬类药物（OR ≈ 9.7；95%CI，4.3～21.8）都可以增加术后认知功能障碍。目前，有关髋关节手术患者镇静和麻醉深度的使用和变化的数据有限。

术后认知功能障碍是术后并发症和死亡的重要因素。一个涉及 12 个不同研究的综述结果显示，髋部骨折手术后谵妄平均发病率为 35%[77]。手术材料（例如甲基丙烯酸甲酯）、骨髓、骨髓脂肪等造成的栓塞通常被认为是术后认知功能下降的可能机制 [78]，手术栓塞现象与麻醉可能无关 [79,80]。然而，认知紊乱与微栓子是否相关仍存在争议 [81]。值得注意的是，行髋关节手术的患者术后 3 个月内认知功能障碍的发生率（16%）和行冠状动脉旁路移植术的患者相似。未来的研究应该着眼于特定的围术期干预是否能够成功降低老年髋关节手术患者术后谵妄的发生率 [75]。

神经损伤

包括运动麻痹在内的神经损伤是公认的髋关节手术并发症。坐骨神经的分支——腓总神经最常受到损伤，股神经、臀上神经和闭孔神经也可能损伤 [83,84]。在 30 年里随访 27 004 例首次接受全髋关节置换术的患者中，有 47 例（0.17%）患者术后出现了部分或完全的运动神经功能障碍 [85]。运动麻痹的危险因素包括术前诊断为先天性髋关节发育不良或创伤后关节炎、后入路手术切口、肢体延长或使用非骨水泥型股骨假体 [84,85]。然而，目前与之相关的潜在病理生理机制仍不清楚。

区域麻醉引起的重要神经并发症很少见 [36,86]，既往有腰骶椎管病变的患者（例如椎管狭窄）在椎管内麻醉后出现神经系统并发症的风险似乎更大。Hebl 等最近报道，有椎管狭窄或腰神经根病变史的患者行椎管内麻醉出现新发的或进行性神经功能障碍的风险更大 [87]。这项研究收集了 15 年内 937 例有椎管狭窄、腰神经根病变史的患者，结果显示椎管内麻醉后神经系统并发症（新发的或持续加重的并发症）的发生率为 1.1%（95%CI 为 0.5%～2%）。该发生率远高于基于前瞻性流行病学调查报告的预期神经系统并发症发生率（1 ∶ 1000～1 ∶ 10 000）[36,86,88]。有神经根病变症状和复杂的背部疼痛病史者，提示有椎管病变的可能，是发生神经系统并发症的高危因素，所以术前评估应特别关注这些内容。

同样，有周围神经病变的患者在骨科大手术后发生神经系统并发症的风险较高。在一项回顾性研究中，567 例术前诊断有周围神经病变（感觉运动障碍或糖尿病神经病变）的患者行椎管内麻醉，神经系统并发症发生率为 0.4%（95%CI 为 0.1%～1.3%）[89]。研究人员得出的发生率比预期的要高，这表明原有远端神经病理改变可能使患者更易遭受远端神经的再发损伤。虽然原有病变的神经可能在理论上更容易发生损伤，但这种假设可能不成立。在一项接受尺神经转位手术的 360 例患者的研究中，腋窝阻滞患者与单纯接受全身麻醉患者的新发或加重的神经系统并发症发生率大致相当（均为 6%）[90]。此外，最近 20 年涉及 12 329 例患者的研究中，接受 TKA 的患者并发神经损伤的总发生率为 0.79%（95%CI 为 0.64%～0.96%）[91]。神经损伤与局部麻醉、周围神经阻滞或椎管内麻醉无关。然而，对于那些罕见的围术期神经损伤的患者，如果行周围神经阻滞而不是椎管内阻滞，其完全恢复较为困难。未来的研究应清楚阐明骨科大手术（包括髋关节手术）中周围神经麻醉与椎管内麻醉、神经系统并发症的关系。

注意事项

如前所述，应依据患者和手术的特点，选择使用全身麻醉或区域麻醉。在制订最佳方案之前应考虑周详，把麻醉计划整合到髋关节手术围术期治疗中至关重要。

体位

髋关节手术体位通常是侧卧位。该体位在行椎管内和（或）腰大肌间室阻滞等局部麻醉时无须移动患者，是一个比较方便的体位。可以根据情况通过静脉注射阿片类镇痛药或氯胺酮减轻患者不适 [92]。在从仰卧位转换到侧卧位时，注意保护颈部和上肢，例如用一个小布卷或充气枕放在上胸部腋下以避免压迫肢体神经血管束 [93]。对于一个广泛累及脊柱或肩关节的关节炎患者，在轻度镇静的情况下找到一个令其舒适的体位几乎是不可能的，在这种情况下可以选用全身麻醉。同样，在决定是否对一个怀疑或已知有困难气道的患者进行全身麻醉与椎管内麻醉时，临床医生应仔细评估特定体位下紧急气道管理的可行性。

牵引床可以帮助维持受伤肢体的牵引以便于行 X 线片检查 [94]。牵引床的使用需要足够的医护人员来帮助患者安全地转移并摆正体位。此外，在转移过程中，必须仔细监测血流动力学并保持稳定。若患者难以适应这些装置，应给予全身麻醉。

疼痛

如果在区域麻醉过程中放置导管，则麻醉效果可以延续到术后。临床研究已经证实区域麻醉在术后镇痛中的效果 [5,26,29,95-97]。例如使用连续腰大肌阻滞或硬膜外阻滞过程中使用导管，可以减少术后阿片类药物的使用，并减少阿片药物相关的副作用。最近一项对 9649 例行 THA 患者的回顾性研究报道，连续使用腰大肌阻滞的并发症发生率更低（0.53%；95%CI，0.40%～0.68%）[27]，然而，一些研究显示其效果仅限于术后 24 h [52,53]，因此对神经丛阻滞的相对有效性提出了质疑。该问题在本书其他章节（见第 27 章）会有更详细的讨论。

在制定麻醉计划时，术后疼痛管理是我们必须要考虑的一个非常重要的问题。预期的疼痛需求也会影响麻醉方法的选择 [96]。例如，髋部骨折的手术方式会影响术后疼痛。在一项前瞻性研究中，117 例髋部骨折患者行连续硬膜外镇痛和标准的康复治疗 [99]，接受动力髋螺钉或髓内髋螺钉手术患者的疼痛评分明显高于接受关节置换术的患者。

输血

多项研究表明，局部麻醉能减少骨科大手术后（包括髋关节手术）的失血量和输血量 [24,25,28,29,48,100]。虽然还不清楚这种影响是否与手术时间减少 [25]、改善血流动力学稳定性 [39] 或减少手术肢体静脉瘀滞 [48,101] 有关，但目前对待临床输血的态度较为保守，因为越来越多的证据表明，输血可能对患者的预后产生负面影响 [102-106]。事实上，在骨科患者输血前，医生更倾向于容忍较低的血红蛋白水平。例如，在梅奥诊所，输血阈值从 1981—1982 年的 11.8 g/dl 下降到 1993—1994 年的 10.5 g/dl [107]。这也与包括骨科患者在内的老年患者普遍贫血有关 [108,109]。择期骨科手术的患者，尤其是髋部骨折患者，术前贫血发生率较高（＞ 21%）[65,110-112]。输血方案的变化并没有引起围术期不良事件（例如脑卒中、心肌梗死、死亡）的变化 [11,113-115]。该问题在本书的其他章节（第 23 章）有更详细的讨论。

围术期抗凝

局部麻醉患者抗凝剂的选择和使用时间需要慎重考虑。髋关节手术患者是血栓栓塞并发症的高风险人群，建议在围术期给予常规抗凝治疗。局部麻醉患者术中出血并发症的其他危险因素包括：高龄、粗暴进针、潜在的解剖异常（例如，脊髓病理改变）或凝血异常。这些问题都被非常详细地记录在由美国区域麻醉与疼痛医学学会出版的循证指南里[116]，临床医生应及时查看最新的循证指南。

经全身抗凝治疗的患者，区域麻醉的时机选择非常重要。区域麻醉的安全时间间隔取决于抗凝药物和区域麻醉技术。预防血栓形成的治疗方案（包括全身抗凝治疗的术前管理）应该由包括骨科和麻醉团队在内的所有相关医生进行协商讨论。持续外周神经和椎管内麻醉留置的导管应该在特定的时间去除，使出血风险降到最低。在椎管内（如硬膜外）和腰椎放置导管时，由于出血部位不能进行压迫，在症状表现得明显之前可能已经大量出血，故出血导致的神经系统并发症是灾难性的。不幸的是，许多预防血栓的药物并没有经过实验室测试，或者它们的抗凝效应是由不可靠的实验来评价的。因此，全身抗凝的安全水平以及导管的拔出时机仍然存在争议。一些研究者认为，按照现在的指南要求，很多患者过早地拔出了导管，继而常常导致镇痛不足[117]。然而，当患者出血风险的相关信息不明确的情况下，建议慎用抗凝药物。包括药物管理和护理在内的严格的预案（如避免在不当的时间拔除导管）有助于预防不良并发症的发生。

目前的争议和未来的展望

髋关节手术麻醉对于麻醉医生有一定挑战，当引进新的手术方法和先进的技术时，麻醉医生需要不断更新自己的知识。髋关节手术可选择全身麻醉和区域麻醉，应根据患者和手术过程特点来选择不同的麻醉方法。髋关节手术患者通常患有关节炎和其他肌肉骨骼病变，在气道管理和患者体位摆放时应特别关注。区域麻醉技术，如椎管内（脊髓或硬膜外）和外周神经阻滞技术对于髋关节手术有一些优势，包括减少术中出血和心血管疾病的风险、良好的术后镇痛效果、副作用较少。然而，这些优势必须在围术期综合治疗（如预防血栓形成的抗凝治疗）的背景下重新评估。例如，近期上市的直接凝血因子 Xa 抑制剂和口服的直接凝血酶抑制剂达比加群，在椎管内麻醉和腰大肌间隙阻滞时需要仔细评估和慎重使用[118,119]。行髋关节手术的患者多数年龄较大，虚弱且经常合并其他疾病，这些因素大大增加了术后并发症的发生率和患者围术期死亡率。应该设计一些实验研究来鉴别风险高的患者，并评价降低患者副作用及风险从而改善预后的方法。

（参考文献参见书末二维码）

第 23 章

全髋关节置换术后的死亡率

ANNA R. COHEN-ROSENBLUM, JAMES A. BROWNE
（宫宇宝 译　杨晨 审校）

关 键 点

- 术后早期（30～90 天）报道的死亡率在 0.2%～1%。
- 大多数死亡与心肺并发症有关。
- 高龄和合并症与死亡风险增加有关。
- 与普通人群相比，接受髋关节置换术的患者在手术后 1～10 年的死亡风险似乎低于预期。

引言

全髋关节置换术（THA）后死亡是罕见但最危险的并发症[1]。这些死亡病例通常与术后早期的心肺并发症相关[1-5]，但也可能由于骨水泥诱发的栓塞而在术中发生[6-8]。通过使用基于团队的方法进行术前风险评估[9]并在大医院中进行此程序[10]，可以降低围术期死亡率的发生率。围术期结束后，THA 患者的长期死亡率要低于一般人群中的对照组[11,12]。

围术期死亡率

已在许多人群中研究了 THA 围术期死亡率，大多数情况下以 30 天和（或）90 天为间隔[1-4,11,13-24]。尽管对年龄较大且医疗较复杂的患者使用该程序的可能性增加[25]，但围术期死亡率的发生率似乎随着时间的推移而下降[26]。Cram 等于 2011 年对接受 THA 的医疗保险患者进行的研究发现，30 天死亡率从 1991—1992 年的 0.7% 降至 2007—2008 年的 0.4%。

表 23.1 总结了过去 40 年中对 THA 围术期死亡率进行的 18 项研究，死亡率范围为 0～1%。报道的 0 死亡率来自 Parry 等的 2008 年研究，检查了使用阿司匹林预防深静脉血栓的 THA 患者[18]。值得注意的是，该研究未包含相关细节，例如所纳入患者的年龄或合并症情况[18]。该组中患者人数最多的研究是由 Hunt 等进行的，他们在 8 年的时间内检查了英格兰和威尔士国家关节登记系统超过 400 000 例的初次 THA，发现 90 天的死亡率为 0.40%[24]。

Berstock 等在 2014 年对 THA 围术期死亡率数据进行了系统回顾，发现术后 30 天的死亡率为 0.3%，90 天的死亡率为 0.65%[27]。作者指出，不同研究之间报道的死亡率差异可能与选择偏倚以及年龄、保险状况、合并症有关，初次手术与翻修手术之间也存在差异[27]。

正如人们预计的那样，高龄与围术期死亡率增加有关。最近一项使用美国外科医生学院国家手术质量改善计划数据库（American College of Surgeons National Surgical Quality Improvement Program database）的研究发现，与 80 岁以下的患者相比，80～89 岁患者的 30 天死亡率更高（0.9% vs. 0.1%，$P < 0.001$）[28]。当排除其他合并症时，80 岁以上仍是死亡的独立危险因素（OR = 2.02，95%CI 为 1.25～3.26，$P = 0.004$）。另一项检查 THA 后死亡率的研究发现，年龄≥ 90 岁是术后出院前、住院期间死亡的独立危险因素[29]。

为了确定手术的安全性，同时双侧 THA 的围术期死亡率与单侧 THA 相比也进行了研究。Tarity 等在 2006 年进行的一项研究比较了 5725 例行单侧 THA 和 533 例同时行双侧 THA 的患者的 90 天死亡率，发现单侧组的发生率为 0.16%，双侧组为 0[30]。Garland 等在 2015 年进行了更大范围的瑞典注册研究，将同期双侧 THA 与分期双侧 THA 进行了比较，发现患者 90 天死亡率无统计学差异[31]。

围术期死亡率的原因

心肺并发症是 THA 患者围术期死亡的最常见原因[1,16]。Aynardi 等发现，择期 THA 后 90 天内共有 41 例死亡，其中 50% 以上与心肺并发症有关，如急性冠状动脉综合征、心肺骤停、脑血管意外、肺栓塞和室速性心律失常[1]。其余死亡原因是呼吸道原因（例如肺炎或气胸）、败血症或恶性肿瘤[1]。同样，Blom 等发现在 90 天内的 17 例死亡病例中，有 13 例与心肺原因有关，包括缺血性心脏病、脑血管意外和

表 23.1 过去 40 年对 THA 围术期死亡率进行研究的 18 项研究摘要

作者、年份、参考文献号	THA 患者例数	研究时间（年）	30 天死亡率（%）	90 天死亡率（%）
Boniello et al.（2017）[28]	66 839	2011—2014	0.2[a]	
Hunt et al.（2013）[24]	409 096	2003—2011		0.40[a]
Singh 和 Lewallen（2012）[23]	12 727	1994—2008	0.20[a]	0.50[a]
O' Malley et al.（2012）[22]	4281	2005—2008	0.30[a]	
Huddleston et al.（2012）[21]	1809	2002—2007	1.0	
Pedersen et al.（2011）[11]	44 558	1995—2006		0.67[a]
Singh et al.（2011）[20]	1195	1994—2008	0.30[a]	0.70[a]
Sierra et al.（2009）[19]	9082	1988—2005	0.23[a]	
Aynardi et al.（2009）[1]	7478	2000—2006	0.24	0.55
Parry et al.（2008）[18]	1549	2003—2006	0[a]	0[a]
Ramiah et al.（2007）[17]	5831	1993—2004	0.40[a]	0.90[a]
Blom et al.（2006）[16]	1727	1993—1996	0.4[a]	1.00[a]
Lie et al.（2002）[4]	67 548	1987—1999	0.41	0.93
Parvizi et al.（2001）[15]	30 714	1969—1997	0.29	
Dearborn and Harris（1998）[3]	2736	1969—1996		0.30
Whittle et al.（1993）[14]	5078	1983—1985	0.95	
Seagroatt et al.（1991）[13]	11 607	1976—1985		0.80
Coventry et al.（1974）[2]	2012	1969—1973	0.40[a]	

[a] 仅包括初次 THA。

肺栓塞[16]。

幸运的是，择期 THA 的术中死亡率越来越低，这很可能是麻醉药和骨水泥技术改善的结果[6,32]。1999 年 Parvizi 等研究了 23 例 THA 中死亡的病例（包括择期 THA 和髋关节骨折行 THA 或半髋置换术），认为可能的死亡原因是与骨水泥有关的肺部骨髓微栓塞[6]。仔细注意以下几个技术细节就可以成功减少与骨水泥相关的术中突然死亡的风险：仔细的麻醉监测和血容量支持、在股骨器械每次放入髓腔之前进行积极的脉冲冲洗和髓内抽吸[19]。

围术期死亡率的预防

在临床实践中，应评估患者并充分优化可改变的危险因素，以降低围术期死亡的风险[27]。由于围术期的死亡大多数是由心肺原因引起的，因此有心肺合并症史的患者可以在术前由内科医生或心脏病专家仔细评估[9]。Salerno 等的研究发现，使用美国心脏病学会 / 美国心脏协会（ACC/AHA）发布的术前心脏风险评估指南可以准确预测骨科手术的心脏风险[9]。

Bozic 等发现，THA 后 90 天死亡率与充血性心力衰竭、转移性癌症、精神病、肾脏疾病、痴呆、半身不遂或截瘫、脑血管疾病和慢性肺部疾病之间具有统计学意义的关联[33]。对这些合并症进行仔细筛查可以帮助外科医生，确保在手术前对患者进行最佳治疗。

最后，研究表明，大医院比小医院在全关节置换术后总体上具有更好的结果，死亡率更低[34,35]。

全髋关节置换术对长期死亡率的影响

尽管 THA 后的死亡率在手术后的前 30 天内增加，但是来自世界各地的 36 项研究表明，随着时间的推移，与普通人群相比，死亡率降低了[11,12,17,37-39]。这些发现可能部分而非全部是由于更健康的患者进行择期手术而导致的选择性偏倚[38]。THA 本身也可能有好处，例如由于手术而增加活动和功能水平，可能会影响长期生存。

美国最近使用大型医疗保健系统数据库进行的一项调查表明，与普通人群相比，接受 THA 的患者在

1 年时的死亡风险比预期低 40%[40]。英国的另一项研究发现，与同期的国家统计数据相比，65 岁以上患者术后 10 年死亡率降低 [17]。丹麦的登记数据也报道了类似的发现，其中 60 岁以上的患者术后 12 年的死亡率降低了 [11]。

梅奥诊所的一组研究人员报道了 THA 后的长期死亡率，并报告了类似的发现。Maradit-Keremers 等发现，明尼苏达州 1645 名接受 THA 的患者的生存率在术后 12 年时，比一般人群的预期生存数据有所提高 [37]。有趣的是，后来对同一人群的研究发现，尽管与一般人群相比，长期死亡率较低，但精神和肌肉骨骼疾病引起的长期死亡率增加 [41]。精神疾病（尤其是痴呆）导致长期死亡风险增加的原因仍然未知。

目前的争议和未来的展望

THA 围术期死亡率相对较少。由于改进了骨水泥技术和减少骨水泥的使用以及麻醉护理的改善，在骨水泥凝固过程中因微栓子释放而导致的术中死亡率降低了 [19]。术后 30 天和 90 天的平均死亡率低于 0.7%[1-4,11,13-24,27]，通常与心肺原因有关 [1,16]。在术后初期死亡率增加之后，择期 THA 似乎对长期死亡率具有积极作用 [11,17,27,37,41]。随着人口的老龄化，接受 THA 的患者往往合并症更多。医疗优化对于成功治疗这些患者至关重要。医院和外科医生必须采用多学科方法来控制发病率和死亡率。与其他专业的专家进行团队合作，向患者说明择期 THA 可改善和不可改善的风险因素，将为患者在接受该手术之前提供手术风险相关知识的充分教育，并有望降低患者的围术期死亡率。

（参考文献参见书末二维码）

第 24 章

髋关节手术患者的围术期医疗管理

A. SCOTT KELLER, DEANNE T. KASHIWAGI
（宫宇宝 译 杨晨 审校）

关 键 点

- 外科手术应激产生的病理生理反应导致器官功能广泛变化，并可能导致术后并发症。围术期护理应旨在最大程度地减少应激反应。
- 术前评估应包括仔细回顾每位患者的既往病史，因为大多数不良后果是由于潜在的疾病加重而不是手术或麻醉并发症引起的。
- 在进行手术之前，应对患者进行身体状态调整，并对任何急性疾病或慢性疾病的加重进行适当治疗。
- 术前评估最重要的方面是心脏评估，其中包括功能状态。具有良好功能能力（至少 4 个新陈代谢当量）且无心肺症状的患者，或心脏低危的患者，无论其功能状态如何，通常都可以直接进行髋关节手术。
- 急性心脏事件（包括缺血、心力衰竭和心律不齐）是最令人担忧的术后并发症。
- 缺血性心脏病是髋关节手术 90 天内最常见的死亡原因，而肺炎是最常见的住院术后并发症。

引言

随着人口老龄化，髋关节手术变得越来越普遍，2014 年，在美国进行了约 323 000 例全髋关节置换术（THA）和半髋置换术[1]。幸运的是，择期髋关节置换术后的医院内死亡率较低（0.09%～0.31%）[2-4]，并且一直在下降[4]。术后 30 天的死亡率为 0.30%[5]，而 90 天的死亡率为 0.26%～0.68%[2,6]。与一般人群相同，关节置换术 90 天内死亡的主要原因是缺血性心脏病[7]。

同样，2014 年有近 305 000 例髋部和股骨的骨折或脱位[1]。髋部骨折后的院内死亡率高于择期人工关节置换术，研究显示死亡率在 1.82%[3]～10%[8] 及以上。与髋关节置换术相比，死亡率较高可能是由于多种因素，包括年龄较大、合并症、择期置换术对健康患者的选择偏倚以及创伤造成的生理应激[3]。

尽管外科手术技术一直在不断完善和改进，并且现代麻醉是极其安全的（在美国据估计死亡率为 1/100 000），但仍有患者会发生医疗并发症[9]。大多数医疗并发症是由于严重的手术应激而在手术后发生的，这可能导致潜在的慢性疾病急性加重，尤其是在器官储备能力下降和合并疾病的老年患者中。美国外科医生学会和美国老年医学学会的最新指南突出了这些年老体弱患者的特殊风险和需求，并为围术期管理提供了建议[10]。对 8593 例手术（所有类型）的回顾表明，患者危险因素独占小于 4 级手术的手术死亡率的 95%[11]。研究作者发现，患者带到手术室的危险因素占手术死亡原因的大部分[11]。

本章解释了手术应激反应，回顾了术前评估的内容，讨论了帮助医疗上优化患者的技术，并提供了一种基于症状的方法来诊断和治疗术后并发症。

基础医学

手术应激反应

人体通过显著的生理过程对损伤应激做出反应，该过程激活交感神经和内分泌系统，并促进炎症反应增加，免疫功能降低（尽管最初产生的修复白细胞增加）[12-15]。这些作用的程度和持续时间与损伤的程度[14,16,17]成正比，其目标是维持血容量以实现心血管稳态并增加分解代谢以提供能量[12]。虽然应激反应在意外伤害时是适当的，可以延长生存期，但在手术这种“可控制性伤害”后，产生应激可能适得其反[18]。

麻醉和阿片类药物可减轻许多手术初始的应激反应，但许多应激反应可能在术后出现。结果是，大多数术后并发症归因于先前存在合并症的情况下[14,21,22]，术后对相应器官功能[14,19,20]的需求增加，而不是由于麻醉剂[23]或手术导致的。整体应激反应可能持续长达 7 天[15]；了解各个器官或系统变化的持续时间有助于区分预期的生理变化和病理并发症。例如，Andres 等对全膝关节置换术（TKA）患者的研究发现，术后 72 h 内 20 例患者中有 10 例发烧≥ 38.5℃。发烧“至少部分是由于手术部位发炎以及随后局部和全身释放内源性致热原白细胞介素 [6] 的结果，除非有体格检查发现具体来源，否则旨在确定 TKA 后 72 h 内发烧原因的实验检测都不能确诊 [24]。”Dorman 等 [25] 发现，IL-6 在 24 h 达到峰值，但在 72 h 仍略微升高。因此，尽管预计在最初的 72 h 内会出现 38.5℃的术后发烧，但发烧期延长和伴有感染性发现的发热患者应进一步检查。认识到手术应激反应最可能发生的时间，也有助于诊断并发症。例如，儿茶酚胺在术后 24～48 h 内增加，并与心肌梗死（MI）的发生率增加相关 [26]。

多模式方法可帮助减少与应激反应有关的并发症：微创手术、局部神经阻滞、术中身体保温、早期肠内营养和下床活动，以及尽量减少使用手术引流管和鼻胃管 [14]。充分的术后镇痛也可能有助于减轻应激反应的影响 [14]。

术前评估

术前评估是外科手术程序的重要方面。应该评估患者当前的医疗状况，并进行风险识别以及提出降低风险的建议。评估还提供了一个机会，以确保治疗急性病 / 重病并优化慢性病。术前评估不是简单地宣布患者“可以手术”，而是一项多学科的努力，其中包括外科医生、麻醉师以及医学顾问的意见。对于疾病严重程度高或疾病严重程度低但需要接受高侵入性外科手术的患者，在手术前进行评估 [27]。

病史和体格检查是术前评估的重要基础。评估内容应侧重于相关的既往病史，当前对系统 / 症状的检查，体格检查（包括气道评估）以及当前使用的药物和药物过敏史。病史和体格检查方面最重要的是心脏评估，包括心脏的功能状态。没有急性疾病或疾病急性恶化的患者，具有良好的功能状态；没有心肺症状，通常可以直接进行髋部手术 [28]。根据心脏的风险，功能差的患者需要进一步评估，如果为了进一步治疗，可能需要进行术前心脏负荷试验。心脏风险低的患者即使存在心脏功能低下或未知的情况，通常也可以直接进行髋部手术，而无需进一步行心脏检查 [28]。

术前评估还应包括手术前其他检查的建议，尽管术前检查不应常规进行，而应以指导或优化围术期管理为目的 [27]。必须权衡任何检查或药物治疗的益处与延误手术治疗的风险，尤其是对于需要紧急手术或对时间敏感的髋部骨折患者。通常，应在对患者进行医学优化后进行手术修复 [29]。中度证据支持入院后 48 h 内进行髋部骨折手术具有更好的预后 [30]。最近的一项回顾性研究 [31] 发现，手术等待时间的增加与更高的 30 d 死亡率和更多的其他医疗并发症风险相关。该研究的作者认为，“24 h 的等待时间可能是定义较高风险的阈值”，随后的社论认为，这种时机很重要 [32]。

目前尚不清楚哪种麻醉方式［全身麻醉或区域阻滞麻醉（脊髓或硬膜外麻醉）］可导致更好的结果，尽管最近的一项回顾性研究 [33] 显示，THA 的脊髓麻醉与全身麻醉相比，手术部位感染率，住院时间以及术后心血管和肺部并发症的发生率均有减少。该主题仍存在争议，所以关于具体麻醉类型的决定应由麻醉医师给出。

值得注意的是，应评估所有髋部骨折患者是否有骨质疏松症并进行治疗。作者建议检查这些患者的 25- 羟基维生素 D 水平。应开始使用二膦酸盐以帮助降低其后发生骨折的风险 [34]。

病史

既往史和系统回顾

查看患者已知的医疗问题，并评估每个问题的最佳方案 / 稳定性，包括新发和慢性疾病的症状。根据梅奥诊所的教学资源改编的助记符（“ABC”，框 24.1）[35] 可以提醒您要问每个患者的最重要问题。

需要紧急手术的患者应根据他们的临床情况允许直接进入手术室，并进行快速评估，例如确定可能影响围术期管理的临床危险因素 [28]。应根据临床评估，采用适当的监测和在管理策略情况下进行手术 [28]。另外，对择期髋部手术的患者如果有急性冠状动脉综合征（ST 段或非 ST 段 MI 或不稳定型心绞痛）的患者应在手术前进行紧急的心脏评估和治疗 [28]。其他活动期的心脏疾病，例如失代偿性心力衰竭、显著心律不齐（包括高度房室传导阻滞、症状性室性心律不齐、室上性心律失常伴室性心动过速或有症状的心动过缓）或严重的瓣膜疾病也应在手术前进行适当的评估和治疗。同样，任何提示急性感染或疾病恶化的症状（例如哮喘）也需要在手术前进行进一步评估和治疗。

应特别注意患者的气道和任何先前的麻醉并发症或不良反应。对于有青霉素过敏史的患者，如果要考虑使用 β- 内酰胺药物治疗，请考虑转诊进行正式

框 24.1 术前病史一览

A	活动水平［以代谢当量（metabolicequivalents，METS）表示的机能状态］ 气道问题 饮酒 / 酗酒 过敏（药物、乳胶） 麻醉并发症（恶性高热、术后恶心 / 呕吐及其他反应）
B	出血性疾病（遗传性或获得性血栓形成倾向、慢性抗血小板或抗凝治疗）
C	心脏病史（冠心病、心瓣膜病、心力衰竭、起搏器） 颈椎不稳症 血块［深静脉血栓形成（deep vein thrombosis，DVT）或肺栓塞（pulmonary embolism，PE）］ 同意输血（如果按照指示使用皮质类固醇会导致肾上腺抑制）
D	缺陷（先前存在的神经系统疾病，例如局灶性四肢乏力或癫痫发作） 痴呆 糖尿病 药物滥用
E	栓塞史（卒中或短暂性脑缺血发作）
F	麻醉并发症家族史（恶性高热） 胎儿（妊娠）
G	胃食道反流疾病 青光眼
H	身高体重 肝炎或 HIV 缺氧（肺病、肺动脉高压、阻塞性睡眠呼吸暂停）

的过敏咨询和青霉素皮肤测试。务必查看患者的酗酒和吸毒史，并在术后注意戒断综合征。建议吸烟的患者在手术前尽早停止吸烟，以减少术后并发症的风险[36,37]。肥胖患者围术期并发症（包括感染和脱位）的发生率增加，失血增加，严重肥胖［体重指数（BMI）≥ 40 kg/m^2］的患者手术时间更长，但各研究的功能结果不相同[38]。BMI 较高的患者更容易在年轻时进行关节置换术[38,39]，这在并发症风险较高的情况下与年龄较大的患者进行翻修有关。对于计划同时进行关节置换术和减肥手术的患者，首先进行减肥手术似乎可以改善预后[40]。

体格检查

应对所有患者进行重点全身和术前体格检查。至少，检查应包括生命体征的记录以及对气道、心脏和肺的评估[27]。这里讨论可能需要进一步评估的重要发现。

生命体征：测量并记录当前的生命体征，包括体温、血压、心率和节律、呼吸频率和模式、氧饱和度以及身高和体重。

气道：口小、小颌畸形、颈部 ROM 受限或后口咽部视野不良（图 24.1 所示：Mallampati 分级Ⅲ级或Ⅳ级）的患者可能更难插管并建立气道；因此，应该提醒麻醉医生潜在的“困难气道”。此外，无牙或胡须丰满的患者可能难以用面罩吸氧；因此，还应注意这些条件。

心脏：询问患者在休息时是否有胸痛 / 胸闷，在休息或活动时是否有呼吸困难、心悸、端坐呼吸或晕厥。缺血性心脏病在非心脏手术后 30 天内的死亡

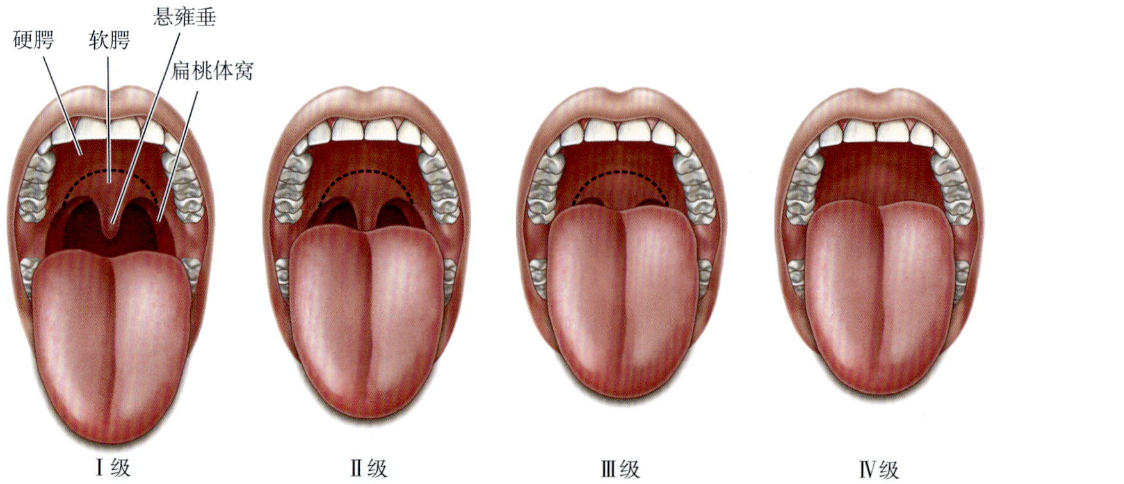

• **图 24.1** Mallampati 分级。Ⅰ级：扁桃体、悬雍垂和软腭完全可见。Ⅱ级：软、硬腭，扁桃体上部和悬雍垂可见。Ⅲ级：软、硬腭以及悬雍垂底部可见。Ⅳ级：仅硬腭可见

率为 2.9%，而心力衰竭在缺血性心脏病和非缺血性心脏病中的死亡率分别为 9.2% 和 9.3%[41]。但是，如图 24.2 所示，一项对美国超过 1000 万例非心脏手术的回顾性分析发现，与血管外科手术（每 10 万例手术中发生 1707 例）、胸外科手术（每 10 万例手术中发生 6514 例）、神经外科手术（每 10 万例手术中发生 4626 例）和普通外科手术（每 10 万例手术中发生 3862 例）[42] 相比，骨科手术发生重大不良心血管和脑血管事件更少（每 10 万例手术中发生 1595 例）。

评估心律和节律，尤其要注意心动过缓或心动过速以及任何可能表明心房颤动或传导阻滞的异常情况。Van Diepen 及其同事的一项研究发现，非心脏手术后心房颤动的 30 天死亡率（6.4%）高于缺血性心脏病（2.9%）[41]，尽管这些患者以前曾因心房颤动住院，但是他们依然是高危人群。

听诊任何明显的心脏杂音。怀疑中度或更高程度的瓣膜狭窄或关闭不全的患者，应进行超声心动图检查以量化瓣膜疾病的严重程度，计算收缩功能并评估右心压力 [28]。主动脉瓣狭窄通常会引起严重的收缩期杂音（发生在第一和第二心音之间），非心脏手术后的 30 天死亡率范围从无症状的 1.2% 到有症状的 2.8%[43]。这种杂音特征性地辐射到单侧或双侧颈动脉。需要注意的是，体格检查通常低估了严重肥胖（BMI ≥ 40 g/m^2）患者的心脏功能障碍 [44]。

呼吸系统：询问患者是否有呼吸困难、咳痰或喘息。这些症状是基本症状、较基本症状更严重还是新症状。听诊有吸气湿啰音，可能表明肺水肿或感染，听诊有喘鸣音，提示哮喘、慢性阻塞性肺疾病（chronic obstructive pulmonary disease，COPD）和肺水肿。患有 COPD 的患者通常吸气音降低，呼气期延长。

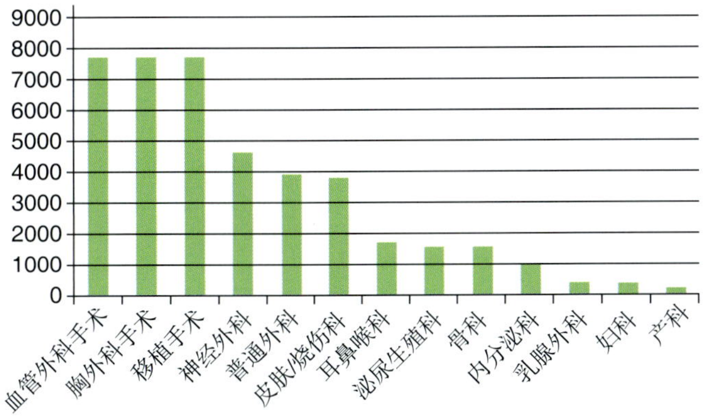

• **图 24.2**　每 10 万例非心脏手术中的主要心、脑血管不良事件发生数量

胃肠道：询问患者是否有恶心、呕吐、腹痛、便秘或腹泻。腹部应该柔软，无压痛，不膨胀，肠鸣音正常。由于肝硬化患者髋关节手术后发生内科和外科并发症以及死亡的风险增加，因此应特别注意肝脏疾病的表现，例如肝腹水 [45]。

血管：寻找颈静脉压力升高和下肢水肿的证据，这可能提示右心衰竭导致的血容量增加。周围脉搏减弱可能归因于周围血管疾病，这可能会损害伤口愈合。

神经病学 / 精神病学：任何目前存在的神经功能异常都应与癫痫、痴呆或谵妄等情况一起记录下来。

皮肤：任何皮肤溃疡均应记录下来，并可能需要在手术前进行治疗，尤其是在有感染迹象的情况下。

功能状态

高功能和无症状的患者围术期心脏并发症的风险较低 [28]。功能状态以代谢当量（MET）来量化，如表 24.1 所示。

可以达到至少 4 个 MET 而无心肺症状的患者具

表 24.1　杜克活动状态指数

活动		权重
您能否……		
1.	生活自理，即吃饭、穿衣、洗澡或上厕所？	2.75
2.	在室内行走（例如在房子周围）？	1.75
3.	在平地上走一两个街区？	2.75
4.	爬一段楼梯或爬山？	5.50
5.	跑一小段距离？	8.00
6.	在家里做些轻松的家务（例如打扫房间或洗碗）？	2.70
7.	在家里做些适度的家务（例如吸尘、扫地或搬运杂货）？	3.50
8.	在家里做些繁重的家务（例如擦洗地板或抬起 / 移动沉重的家具）？	8.00
9.	做些园艺劳动（例如耙树叶、除草或推电动割草机）？	4.50
10.	发生性关系？	5.25
11.	参加适度的娱乐活动（例如高尔夫球、保龄球、舞蹈、双打网球，投掷垒球或踢足球）？	6.00
12.	参加激烈的运动（例如游泳、单打网球、足球、篮球或滑雪）？	7.50

引自 Hlatky MA, Boineau RE, Higginbotham MB, et al. A brief self-administered questionnaire to determine functional capacity (the Duke Activity Status Index). Am J Cardiol. 1989;64:651-654.

有足够的功能状态，并且通常假定没有急性症状，可以直接进行髋部手术而无需术前心脏检查。但是，通常很难估计可能因关节痛而活动受限的骨科患者的功能状态。在这种情况下，请询问“杜克活动状态指数”中列出的其他活动（请参阅表 24.1），以估算患者的 MET。使用在线计算器（https：//www.mdcalc.com/duke-activity-statusindex-dasi）来计算患者的 MET 最为简单。

无法达到 4 MET 或功能状态未知的患者，应进一步评估以确定其围术期主要不良心脏事件（major adverse cardiac event，MACE）的风险。被认为处于低风险的患者（估计其 MACE 风险低于 1% 的患者），无论其功能状态如何，无须考虑术前压力测试，假如没有急性症状存在的话。修订的心脏风险指数（revised cardiac risk index，RCRI）是计算 MACE 风险的最简单工具之一，该指数为下列情况各分配 1 分：①胰岛素治疗的糖尿病；②肌酐大于 2 的慢性肾脏疾病；③缺血性心脏病；④脑血管疾病；⑤心力衰竭；⑥高危手术（腹股沟以上血管、腹腔内或胸腔内）[46]。根据原始 RCRI（分别为 0.4% 和 0.9%），得分 0 或 1 被认为是低风险。但是，2017 年加拿大指南对 RCRI 评分为 0 和 1 的风险估计较高分别为 3.9% 和 6.0%[46a]。这与连续 9519 例患者对 RCRI 的前瞻性队列重新评估形成对比，后者对 RCRI 评分分别为 0 和 1 的计算值分别为 0.5% 和 2.6%[46b]。

此外，一项对 24 项研究（792,740 例患者）的大型系统回顾表明，在各种手术之后，RCRI 能够比较好地区分心脏事件的高低风险患者，然而对于血管手术不能很好地预测心脏事件，也不能预测任何类型手术的死亡率；需要注意的是，作者没有评估校准或风险分层能力。还可以使用两个在线计算器来估计 MACE 的风险，一个是美国外科医生学院国家外科手术质量改进计划（NSQIP）外科手术风险计算器（http：// riskcalculator.facs.org/RiskCalculator/），在美国心脏病学会 / 美国心脏协会（ACC/AHA）指南中有详细讨论[28]；另一个是 Gupta 围术期心脏风险计算器（http：//www.qxmd.com/calculate/calculator_245/gupta-perioperative-risk），该方法易于使用。

不建议患者在非心脏手术前进行常规冠状动脉血运重建以减少围术期心脏事件[28]。根据 ACC / AHA，对于需要非心脏手术的患者，经皮冠状动脉介入治疗（PCI）不应作为先决条件，除非明确指出有高危冠状动脉解剖（例如左主干病变）、不稳定型心绞痛、心肌梗死、可接受 PCI 的因活动性缺血而危及生命的心律不齐。如果需要 PCI，则必须考虑在接受双重抗血小板治疗（dual antiplatelet therapy，DAPT）的患者中进行非心脏手术的紧迫性以及与手术相关的出血和局部缺血事件的风险，包括支架血栓形成[28]。

图 24.3 显示了根据总结这些建议得到的简易心功能评估流程图。该图的算法基于 ACC / AHA 2014 年的指南《非心脏手术患者围术期心血管评估和管理指南》中的详细方案[28]。具有严重心肺疾病（包括心力衰竭、肺动脉高压和瓣膜疾病）的患者可能需要根据症状和发现进行进一步评估。

目前的药物

获取所有药物、剂量和时间表的准确列表，包括非处方药和草药。表 24.2 提供了关于应该服用哪些药物以及应该在手术早晨服用哪些药物的建议[48]。其中一些建议是基于作者所在单位的专家意见；医生应了解当地的偏好和建议。

通常大多数处方药都应该在围术期继续使用，尤其是那些已知存在戒断综合征的药物（如受体阻滞剂、可乐定或苯二氮䓬类药物），并且应该在手术当天早上喝点水服用。然而，某些药物应该在手术当天早上停用，草药也应该停用，因为可能会与麻醉剂发生相互作用，并且会增加出血风险。除其他外，增加出血倾向的草药有：大蒜（停用 7 d）、生姜（停用 2 周）、银杏（至少停用 36 h）和人参（停用 7 d）[49]。阿司匹林和 $P2Y_{12}$ 抑制剂（例如氯吡格雷、替格瑞洛、普拉格雷）各自可以增加手术出血的风险，但它们对于近期使用冠状动脉支架（尤其是药物洗脱支架）的患者而言是必不可少的治疗方法，并且可能会用于其他适应证，包括卒中（尽管不应将

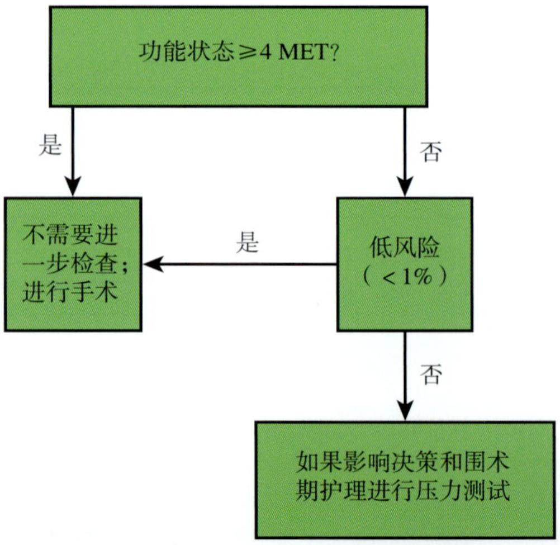

• **图 24.3** 术前心脏评估流程图

表 24.2 骨科手术当天早晨给药的建议

药物类别	服用	停药
心脏	β 受体阻滞剂 $α_2$- 激动剂（例如可乐定） 钙通道阻滞剂 地高辛 单硝酸异山梨酯和二硝酸异山梨酯 他汀类	利尿剂 ACE 抑制剂[a] ARB[a] 贝特类药物（术前 1 天停止） 烟酸（术前 1 天停止）
肺	雾化器 /MDI 白三烯抑制剂 吸入和全身用皮质类固醇	
胃肠道	质子泵抑制剂 H_2 受体阻断剂 大便软化剂	
泌尿生殖器	$α_1$- 拮抗剂（如坦索罗辛）	托特罗定 奥昔布宁
内分泌	左甲状腺素 皮质类固醇[b]	磺酰脲类 二甲双胍[c] 胰岛素[d] 噻唑烷二酮类 激素替代疗法（术前停用 4 周） 非胰岛素注射剂
精神	SSRI（除非出血风险高） 苯二氮䓬类 抗精神病药[g] 锂	MAOI（术前停用 2 周[e]） 三环类抗抑郁药（术前 7～14 天逐渐减少）[f]
神经	抗癫痫药 卡比多巴 / 左旋多巴[e]	
类风湿	甲氨蝶呤 来氟米特（术前停用 2 周） 羟氯喹 硫唑嘌呤 柳氮磺胺吡啶	
疼痛	NSAIDs 阿片类药物 NSAIDs 羟苯基乙酰胺	（术前停用 3 天） （术前停用 3 天）

[a] 我们通常在手术当天早上停用 ACE 和 ARB，但应基于血压和治疗适应证（可能需继续治疗心力衰竭或控制不良的高血压）做出决定。理想情况下，应在 48 h 内恢复服用 ACE 和 ARB。

[b] 长期服用类固醇的患者可能会受益于围术期应激剂量类固醇。

[c] 假设肾功能良好且无心力衰竭恶化，应在术前 1 天开始停用二甲双胍，并在术后第 2～3 天恢复服用。

[d] 应根据一天中的时间和手术持续时间在手术当天早上调整胰岛素剂量。服用 NPH（中性鱼精蛋白锌胰岛素）的患者接受的剂量通常是早晨常用量的一半。可继续使用每日一次基础胰岛素（甘精胰岛素、地特胰岛素、德谷胰岛素），但我们建议将剂量减少 25%。

[e] 与麻醉师讨论；可安全地继续使用。

[f] 如果有严重抑郁且心律失常风险较低，则通常可继续服用三环类药物。

[g] 如果有加重精神病的风险，请谨慎使用；如果 ECG 显示 QTc 延长，则应停用。

ACE，血管紧张素转化酶；ARB，血管紧张素受体阻断剂；MAOI，单胺氧化酶抑制剂；MDI，定量吸入器；NSAIDs，非甾体抗炎药；SSRI，选择性血清素再吸收抑制剂。

普拉格雷用于先前有卒中或短暂性脑缺血发作的患者)。在由于手术出血的高风险而必须停用阿司匹林和 $P2Y_{12}$ 抑制剂的情况下，停用阿司匹林的最佳时间似乎是在手术前 7 天 [50]。手术前应将氯吡格雷和替格瑞洛停用 5 天 [51,52]、普拉格雷停用 7 天 [53]。但是，由于停用抗血栓药物后支架内血栓形成的死亡率很高，因此，在停止使用这些药物之前，手术团队应咨询心脏病专家，以了解近期置入冠状动脉支架的患者（根据指征在 3～12 个月内使用药物洗脱支架）[54]。如果必须停止 $P2Y_{12}$ 抑制剂，则应尽可能继续服用阿司匹林。

术前检查

没有足够的证据表明术前检查会影响手术效果 [55]。因此，评估应仅限于可能改变手术风险的那些检查，尤其是有可以治疗的基础疾病，或者提供基线以用于围术期监测临床状况或治疗。由于存在假阳性结果或轻微异常的风险，不会影响手术结果，因此应有选择地而不是常规地进行术前检查。应将检查的适应证记录在案，并应解决任何异常的检查结果。在过去 4 个月内获得的实验室检查结果应该安全地提供足够的信息，除非临床状态发生临时变化 [56]，或可能影响实验室检查值（例如电解质）的药物或检查结果可能影响麻醉剂的选择（例如，在抗凝情况下进行区域麻醉）[27]。

实验室检查

具有贫血、感染史或症状、出血倾向病史的患者，或者在手术过程可能会有血液丢失需要输血的患者，应检查全血细胞计数、血红蛋白、白细胞计数和血小板计数。同样，如果担心患者可能会有大量失血，则应获得手术类型和血液交叉配型。基线血小板计数对围术期使用肝素的患者有帮助。我们建议评估所有接受髋部手术的患者的肾功能（血清肌酐）。有慢性肾脏疾病或心力衰竭的患者以及服用地高辛或影响电解质的药物的患者应检查电解质，例如利尿剂、血管紧张素转化酶（ACE）抑制剂、血管紧张素受体阻断剂（ARB）或非甾体抗炎药（NSAIDs）。使用华法林治疗的患者以及有出血、肝病或营养不良病史的患者可以检测国际标准化比率（international normalized ratio，INR）。糖尿病患者和糖尿病高危人群应检查空腹血糖。育龄女性患者应进行妊娠试验。美国麻醉医师协会（American Society of Anesthesiologists，ASA）建议对将要植入假体的患者或有尿路感染症状的患者进行尿液分析 [27]。然而，由于数据之间存在矛盾，尚不清楚手术前对尿路感染或无症状菌尿的治疗是否会降低手术感染的风险 [57-61]。特别是 Koulouvaris 等的研究提示对术前或术后尿路感染的治疗与人工关节感染之间没有明确的证据 [62]。文献综述只支持评估和治疗有尿路感染症状的患者，而不建议在关节置换术前对无症状患者进行常规尿液检查，因为他们不会治疗无症状菌尿 [63]。

心电图

对于已知冠心病、严重心律失常、外周动脉疾病、脑血管疾病或其他严重结构性心脏病的患者，要进行中度风险手术（例如髋关节手术），应检查术前心电图（ECG）[28]。对于严重肥胖（$BMI \geqslant 40\ kg/m^2$）的患者，也应检查 ECG[44]。对于稳定的患者，如果在择期手术前有 1～3 个月内的 ECG，则无须行新的 ECG 检查 [28]。

胸部 X 线片和肺活量测定

不应常规进行这些检查来预测术后肺部并发症的风险。但是，对于先前诊断为心肺疾病 [64] 或严重肥胖 [44] 的患者，可能适合胸部 X 线片检查；对于急性或不稳定肺部症状的患者，应进行胸部 X 线检查 [65]。如果尚不清楚 COPD 或哮喘患者是否处于最佳基线水平或原因不明的呼吸困难或存在运动不耐症，则可以进行肺功能检查 [64]。

颈椎 X 线片

长期存在类风湿关节炎的患者，寰枢椎半脱位的患病率很高，可能无症状 [66]。患有颈痛或神经系统症状或无症状但有半脱位的高风险的类风湿关节炎患者，在插管前应进行术前屈曲和伸展 X 线片检查 [67]，即使是异常的发现可能也不会影响气道管理的选择 [68]。强直性脊柱炎患者有寰枢椎关节骨化和强直的风险 [69]。因此，他们也可以从术前颈椎 X 线片中受益。唐氏综合征患者可能因韧带松弛和（或）骨骼异常而导致颈椎不稳定。对于唐氏综合征患者，如果怀疑有颈椎受压的体征或症状，在进行择期手术之前应考虑进行影像学评估和手术咨询，但尚不清楚无症状患者是否也应进行评估 [70]。

风险降低和医疗优化

确定术后并发症的危险因素有助于指导术前评估和风险降低策略。同样，在术前评估每名患者的病史和症状来帮助确定有无新发的急性疾病或慢性病加重也很重要。接受手术的患者在合并症、功能状态和营养状态方面应处于最佳状态。这并不意味着必须“治愈”每种慢性病症，但如果有急性病情或加重，则可能需推迟择期手术。另外，对于髋关节骨折等紧急手术，重要的问题在于是否应推迟手术（以及推迟多长时间），以允许优化医疗方案。

多项研究已确定髋关节手术患者术后并发症或死亡率的危险因素。Memtsoudis 等[71]发现，髋关节和膝关节置换术后并发症唯一最重要的危险因素是高龄，同时还有合并症。Maxwell 及其同事[72]指出了髋关节骨折患者 30 天死亡率的一些独立预测因子：年龄大于 65 岁、男性、至少有两种合并症、简短精神测试分数低、入院时血红蛋白浓度低于 10 g/dl、住院中以及存在恶性疾病。Choi 及其同事发现，低血红蛋白、低血清蛋白或血清白蛋白水平、高血清肌酐水平和 ASA 分级（表 24.3）均与 6 个月全因死亡率增加有关联[73]。此外，他们还综述了老年病评估领域的研究，指出简短精神状态检查（韩国版）分数低、对工具性日常生活活动的依赖性、Charlson 合并症指数较高、跌倒风险、营养不良和中臂围较瘦均与 6 个月全因死亡率增加有关联[73]。

心脏

术后心脏并发症包括心肌缺血 /MI、心力衰竭、血流动力学不稳定和心律失常。关键点是将急性或不稳定病症与慢性和稳定病症区分开来，并估计患者发生主要不良心血管事件（major adverse cardiac event，MACE）的风险。

危险因素

在美国，每年约有 30% 接受过手术的成年人患有冠状动脉疾病（coronary artery disease，CAD）[74]。两个最重要的危险因素是男性和高龄；其他危险因素包括高血压、高胆固醇血症、糖尿病、吸烟、肥胖、久坐的生活方式、早发 CAD 家族史（男性小于 55 岁，女性小于 65 岁）以及心理因素（如 A 型人格和心理压力）[74]。

建议

- 在围术期继续服用目前的心脏病药，但是通常在手术当天早上停用利尿药。ACE 抑制剂和 ARB 类药物可能会增加发生诱导后低血压风险，导致急性肾损伤[75]。因此，我们在手术当天早上也会停用此类药物，特别是在患者有低血压、慢性肾病或者预计会有大量围术期体液改变的情况下。或者，通常服用 ACE 抑制剂或 ARB 的患者如果血压显著升高，则可能需在术前服用此类药物。术后 48 h 内恢复 ARB 使用与死亡率降低有关

表 24.3　美国麻醉医师协会（ASA）体格状态（physical status，PS）分级系统

ASA PS 分级	定义	示例包括（但不限于）
ASA Ⅰ	正常健康患者	健康、不吸烟、不喝酒或很少喝酒
ASA Ⅱ	患有轻度全身性疾病的患者	仅患有轻度疾病，无实质性功能受限。示例包括（但不限于）：吸烟者、社交饮酒者、妊娠、肥胖（30 ＜ BMI ＜ 40）、控制良好的 DM/HTN、轻度肺病
ASA Ⅲ	患有重度全身性疾病的患者	实质性功能受限；患有一种或多种中度至重度疾病。示例包括（但不限于）：控制不良的 DM 或 HTN、COPD、病态肥胖（BMI ＞ 40）、活动性肝炎、酒精依赖或滥用、植入起搏器、射血分数适度降低、需定期接受透析的 ESRD、早产儿 PCA ＜ 60 周、有 MI、CVA、TIA、CAD 或支架病史（＞ 3 个月）
ASA Ⅳ	患有持续威胁生命的严重全身性疾病的患者	示例包括（但不限于）：近期（＜ 3 个月）MI、CVA、TIA 或 CAD/ 支架病史、持续心肌缺血或重度瓣膜功能障碍、射血分数严重降低、败血症、DIC、ARDS 或无须定期接受透析的 ESRD
ASA Ⅴ	不接受手术便无法存活的垂死患者	示例包括（但不限于）：腹 / 胸主动脉瘤破裂、严重创伤、具有块状效应的颅内出血、面临严重心脏病变的缺血性肠病、多器官 / 系统功能障碍
ASA Ⅵ	宣布为脑死亡且其器官已取出用于捐献的患者	

注：增加“E”（例如，“ASA Ⅲ E”）将表示紧急手术（紧急情况定义为当患者治疗延迟将导致对生命或身体部位的威胁大大增加时存在的情况）。

ARDS，急性呼吸窘迫综合征；CVA，脑血管意外；DIC，弥散性血管内凝血；DM，糖尿病；ESRD，终末期肾病；HTN，高血压；MI，心肌梗死；PCA，孕龄；TIA，短暂性脑缺血发作。

联[76]；一旦血流动力学、容量状态、电解质和肾功能允许，我们便试图恢复服用 ARB 和 ACE 抑制剂。

- 努力尽量减少手术应激反应的影响和可能会导致冠状动脉缺血的病症，包括高血压、心动过速、疼痛、焦虑、低氧血症、贫血、容量不足或心脏负荷过度、发热、尿潴留或便秘。
- 对可能会导致心脏负荷增加的戒断综合征保持警惕。
- 心脏并发症高危患者可能会受益于在监测环境下作进一步术前评估和（或）术后护理。
- 已服用 β 受体阻滞剂的患者应在围术期继续服用该药物[28]。
- 失代偿性心力衰竭患者在接受骨科手术前应服用利尿药并保持其基线容量状态。
- 严重主动脉瓣狭窄患者可能会受益于在骨科手术前的主动脉瓣置换术。根据 ACC/AHA，"择期非心脏手术前的心脏瓣膜介入手术能有效降低围术期风险[28]。"
- 慢性心律失常患者的血液动力学应稳定，且心率可控（通常＜ 100 次 / 分钟）。心房颤动患者通常接受抗凝疗法，但根据预期手术出血风险，可能需停止。根据心源性卒中的风险，此类患者可能会受益于使用肝素或低分子量肝素进行的"桥接治疗"。室性心律失常患者可能需要接受术前心脏评估。
- 任何不稳定的患者均应在术前住院接受评估和治疗。

肺

术后肺部并发症包括肺不张、低氧血症型或高碳酸血症型呼吸衰竭、肺炎、COPD 加重、误吸和机械通气时间延长。

危险因素

与患者相关的危险因素包括年龄≥ 65 岁、COPD、吸烟、阻塞性睡眠呼吸暂停（obstructive sleep apnea，OSA）、肺动脉高压、心力衰竭、ASA 等级大于Ⅱ级、血清白蛋白水平低（＜ 3 g/dl），但不包括肥胖[77]。尽管大多数骨科手术的术后肺部并发症风险低于主动脉、胸腔或上腹部手术，但独立危险因素是手术时间延长 3～4 h（并非骨科手术特有）[77]。麻醉诱导和插管时，0.01%～0.06% 的麻醉患者误吸危险因素包括：高龄、胃食管反流病（gastroesophageal reflux disease，GERD）/ 食管裂孔疝、肥胖、妊娠和糖尿病等，可能会导致易于发生胃排空延迟的病症[78]。值得注意的是，与麻醉诱导或插管相关的误吸可能会导致肺部并发症，但如果在误吸事件发生后 2 h 内未出现任何体征或症状，则不太可能会出现并发症[79]。

OSA 可能会导致低氧血症、高碳酸血症和心血管功能障碍。此外，OSA 患者也可能在气道管理方面有困难，包括插管。麻醉与睡眠医学会建议考虑对 OSA 发生概率高的患者的术前心肺优化进行额外评估，以及在发现不受控的全身性病症或通气 / 换气问题时进行额外评估[80]。STOP-Bang 评分等筛查工具可用于帮助确定有 OSA 风险的患者[81,82]。然而，文献中的证据不充分，无法建议在术前采用多导睡眠图等睡眠测试[80]。

建议

- 应建议吸烟患者在术前尽早戒烟[36,37]。
- 有急性呼吸系统症状（例如，胸闷或喘息）的患者应接受积极的支气管扩张剂治疗，并可选择术前全身性皮质类固醇治疗。短期全身性类固醇治疗不太可能会延迟伤口愈合或增加围术期感染风险[83]。
- 有肺部感染迹象的患者可能需接受抗生素治疗。
- I COUGH（诱发性肺活量测定法、咳嗽 / 深呼吸、口腔护理、理解 / 教育、每天至少下床 3 次并保持床头抬高）计划[84]降低了普通和血管手术患者的术后肺炎和计划外插管发生率，对骨科患者也可能有所帮助。
- 如有可能，避免放置鼻饲管，但是可选择性地使用鼻饲管来缓解术后恶心或呕吐、口服给药不耐受或症状性腹胀。
- GERD/ 食管裂孔疝患者应在手术前服用阻酸药物，以降低误吸风险。
- 所有患者在手术前均应进行 OSA 筛查。对于 OSA 未经治疗或部分治疗或疑似患有 OSA 以及患有严重或不受控全身性疾病或病症（例如低通气综合征、重度肺动脉高压或静息低氧血症）但无其他心肺疾病的患者，应推迟择期手术进行评估和治疗[85]。
- OSA 患者应谨慎服用阿片类药物，且应避免或极其谨慎地持续使用阿片类药物输液（用于患者自控镇痛）。应考虑非阿片类药物镇痛方式（例如，区域神经阻滞、NSAIDs 和冰块）[86]。
- 只要患者仍处于围术期风险状态，应使用脉搏血氧仪持续监测并观察 OSA 患者[86]。如有可能，在患者恢复过程中，应采取非仰卧姿势[86]。

- 应给予 OSA 患者补充氧气，直到他们能够通过自主呼吸空气来保持基线氧饱和度，特别注意补充氧气可能会增加呼吸暂停发作的持续时间，且可能阻碍通过脉搏血氧仪对短暂性呼吸暂停、肺泡换气不足和肺不张的检测[86]。
- 先前诊断患有 OSA 并使用正压通气装置的患者应该将他们的器械带到医院，或者应该知道他们的器械设置，以便医院工作人员可以设置一个类似的器械。
- OSA 患者应考虑使用局部镇痛技术，以减少或消除对全身阿片类药物的需求[86]。
- 应密切监测高碳酸血症患者的症状，如嗜睡或精神混乱，这可能表明二氧化碳潴留恶化，在避免低氧血症的同时，可能需要尽量减少氧气补充。

胃肠道

髋部手术后的胃肠道并发症包括术后恶心呕吐（postoperative nausea and vomiting，PONV）、术后肠梗阻（postoperative ileus，POI）和急性结肠假性梗阻（Ogilvie 综合征）。

危险因素

PONV 的危险因素包括女性、PONV 或晕动病既往病史、不吸烟、年龄较小、全身麻醉与区域麻醉、挥发性麻醉剂和一氧化二氮、术后阿片类药物和手术持续时间，最可能的原因是挥发性麻醉剂、一氧化二氮和术后阿片类药物使用[87]。POI 的危险因素包括手术应激反应（交感神经过度活跃、全身内分泌反应以及内源性阿片类物质和炎性细胞因子的产生）、手术失血增加（可能导致炎症反应加剧）以及与围术期护理相关的因素，如全身麻醉和阿片类药物的使用[88]。先前存在的胃肠道疾病，如克罗恩病以及围术期体力活动减少也可导致 POI，这会导致腹部症状和住院时间延长[89]。在一项对接受髋或膝关节置换术的患者进行的研究中，急性结肠假性梗阻的危险因素包括高龄、男性、既往腹部手术和影响肠蠕动的药物（包括阿片类药物、吩噻嗪、三环类抗抑郁药、钙通道阻滞剂、H_2 受体阻滞剂和抗胆碱能药）[90]。Petrisor 及其同事的一项研究发现，术后活动缓慢和髋关节置换术也是重要的危险因素[91]。其他危险因素可能包括甲状腺功能减退、糖尿病、电解质异常、尿毒症和先前存在的胃肠疾病[90]。

肝病患者值得特别关注，因为他们围术期并发症和死亡率的风险增加。急性肝炎（通常是病毒诱导或药物诱导）可能会出现恶心、呕吐、厌食、黄疸和尿色深等症状。择期手术应推迟到患者的症状和生化改善后进行。应该建议这些患者避免饮酒和服用肝毒性药物，并且应该由肝病专科医生对他们进行评价。慢性肝病通常在手术前已知，但可能出现未确诊的疲劳、不适、腹痛、黄疸、腹水、脑病和肝功能异常。这些患者有早期并发症[92]和假体寿命有限的高风险[93]。

失代偿性肝硬化患者应推迟手术，其可能表现为脑病和（或）腹水。Tiberi 及其同事[45]发现，接受髋或膝关节置换术的患者的终末期肝病模型（model for end-stage liver disease，MELD）[94]评分为 10 分或更高，与医疗并发症的可能性增加有关（OR=3.16；95%CI，1.35～7.39），手术并发症（OR=4.75；95% CI，1.45～15.56），死亡（OR=4.10；95% CI，1.42～11.86），相比之下，肝硬化患者的 MELD 评分低于 10 分。他们认为这些患者应该考虑进行髋或膝关节置换术的替代方案。请注意，MELD 评分在 2016 年进行了修订，纳入了血清钠（MELD-Na），因此评分差异超过 12 分。

建议

- 与麻醉团队一起审查对 PONV 中度风险患者进行预防性治疗的情况。在 Apfel 等的一项研究中，昂丹司琼 4 mg、氟哌利多 1.25 mg 和地塞米松 4 mg 显示同样有效，每种药剂单独降低 PONV 风险约 25%[95]。在一项对 THA 患者的小型研究中显示，术前单剂量地塞米松 40 mg 静脉注射可降低 PONV，而不会导致不良预后，包括伤口并发症、深部感染或对侧髋部骨坏死[96]。然而，在一项大型前瞻性观察研究中，即使采用多种药物治疗，超过 30% 的高风险患者仍有术后呕吐症状[97]。
- 尽可能减少术后阿片类药物的使用，以降低 PONV 的基线风险[87]。
- 如果患者在预防性治疗后出现 PONV，应使用不同于预防性治疗药物药理学等级的止吐药进行治疗。如果未进行预防性治疗，建议的治疗是低剂量的 5-HT_3 拮抗剂，如昂丹司琼 1 mg[87]。异丙醇芳香治疗对预防 PONV 无效，但对治疗 PONV 可能有帮助[87]。
- 尽管有报告称“术前几乎无法降低 POI 的风险[89]”，但医疗团队应尽可能降低手术应激反应和对阿片类药物的耐受性。

- 对有PONV风险的患者进行PC6穴位刺激可以提供与止吐药相当的缓解[98]。PC6穴位位于掌长肌和桡侧腕屈肌之间，距手腕皮褶4 cm。
- 外周作用的μ-阿片受体拮抗剂，如甲基纳曲酮和爱维莫潘，可能对治疗POI和阿片类药物诱导的肠道功能障碍有效，但由于研究不一致且证据质量相对较低，无法得出明确的结论[99]。
- 鉴于麻醉和阿片类止痛药会加重便秘，慢性便秘患者应接受适当的肠道治疗方案，最好在手术前排便。
- 增加急性结肠假性梗阻风险的药物应仔细斟酌，并尽可能减少或停止使用。
- 应优化与急性结肠假性梗阻相关的医学状况。
- 肝病晚期患者可能需要肝病专科医生进行围术期评价。
- 需要进行紧急手术的肝病晚期患者，如果INR增加，应给予维生素K，以防这种增加由"营养不良导致维生素K缺乏"引起。根据血小板计数，他们可能需要输注血小板。那些有大量饮酒史的人可能有酒精戒断症的风险，应在围术期密切监视。

泌尿生殖器

髋部手术后的泌尿系统并发症包括尿潴留和感染。尿潴留本身可以导致尿路感染[100]；用于治疗尿潴留的膀胱导尿也可导致感染，尤其是在长期导尿的情况下。每天使用留置导尿管会导致大约3%～7%的菌尿风险[101]，菌尿通常无症状。然而，即使是导尿管相关性尿路感染（catheter-associated urinary tract infection，CA-UTI）也很少出现症状[102]。根据美国传染病学会的现行指南[103]，CA-UTI定义为留置尿管、留置耻骨上尿管或行间歇导管插入术的患者，这些患者的体征或症状与UTI一致，无其他已确定的传染源，并且在单个导尿管尿液样本或来自尿道、耻骨上或阴茎套导尿管已在先前48 h内移除的患者的中段排泄尿液样本中，菌群含量≥1000 cfu/ml（cfu菌落形成单位）并且大于或等于1个菌种。"与CA-UTI一致的体征和症状包括新发病或恶化的发热、寒战、精神状态改变、不适或无其他确定原因的嗜睡；腰部疼痛；肋脊角压痛；急性血尿；骨盆不适；那些导尿管已移除、排尿困难、尿急或尿频或耻骨上疼痛或压痛的患者[103]。"

危险因素

UTI的危险因素包括女性和术前身体状况较差[104]。术后尿潴留的危险因素包括年龄大于50岁、男性、先前存在梗阻性泌尿系统症状［良性前列腺增生（benign prostatic hyperplasia，BPH）］、有既往盆腔手术史、神经疾病（大脑或脊髓病变、糖尿病或酒精神经病变）、长时间手术、脊髓或硬膜外麻醉、术后镇静药物（如咪达唑仑）和持续硬膜外镇痛[105]。

建议

- 美国传染病学会指南指出，存在无症状菌尿的脓尿［≥100 000 cfu/ml（诊断要求女性连续2次排尿样本，男性1次）或导尿标本的单个菌种≥100 cfu/ml］并非抗菌治疗的适应证，孕妇除外[106]。然而，对于导尿管移除后持续48 h的导尿管获得性无症状菌尿女性，可考虑采用抗菌治疗[106]。本指南不讨论假体植入。
- 同样，美国传染病学会指南指出，留置导尿管患者的脓尿不能诊断为导尿管相关性菌尿或CA-UTI，并且伴随导尿管相关性无症状菌尿的脓尿不应解释为抗菌治疗的适应证[103]。本指南不讨论假体植入。
- 如果需要，导尿管只能短期使用（≤24 h）。临时导尿优于留置膀胱导尿管。
- 在脊髓麻醉下接受THA的患者可能不需要常规放置留置膀胱导尿管[107]。
- 具有留置膀胱导尿管的CA-UTI患者，如果症状迅速消退，应接受抗生素治疗7天，如果出现延迟反应，应接受抗生素治疗10～14天，无论他们是否仍留置导尿管[103]。5天左氧氟沙星治疗方案可考虑用于病情不严重的UTI患者，3天抗菌方案可考虑用于年龄≤65岁的女性，这些女性患者在移除留置尿管后出现UTI但无上尿路症状[103]。
- 一项荟萃分析表明了在移除导尿管时进行抗生素预防性治疗以预防后续UTI的总体益处，治疗的人数为17人，能预防一次有症状的UTI[108]。然而，还不知道预防性治疗如何影响抗生素耐药性[108]。
- 骨科手术患者关心的是UTI菌尿或无症状菌尿是否会引起假体关节感染。如前所述，最近的证据倾向于仅评价有症状患者并治疗UTI，而不是在关节置换术前对无症状患者进行常规尿液研究，因为他们不会治疗无症状的菌尿[63]。

肾脏

术后可能出现急性肾损伤（acute kidney injury，AKI），增加死亡率和住院时间[109,110]。AKI定义为

48 h 内血清肌酐增加≥ 0.3 mg/dl；血清肌酐增加至≥基线的 1.5 倍，已知或推测在先前 7 d 内发生；6 h 内尿量< 0.5 ml/(kg · h) [111]。

请注意，术后前 12～24 h 尿量减少很常见，并不一定意味着肾损伤，但通常反映了手术应激反应引起的抗利尿激素增加。

危险因素

通常，暴露于导致 AKI 的因素或存在增强 AKI 易感性的因素会增加出现 AKI 的风险 [111]。暴露因素包括败血症、危重病、循环性休克、烧伤、创伤、重大非心脏手术、肾毒性药物和放射性造影剂 [111]（尽管最近的回顾性研究表明，用于 CT 成像的静脉注射造影剂不会增加 AKI 的风险）[112-114]。易感因素包括脱水或体液不足、高龄、女性、黑人、慢性肾病、糖尿病、癌症、贫血和其他慢性病，如心脏病、肺病和肝病 [111]。梅奥诊所对以白人为主的人群进行的 10 000 多例髋部手术的研究发现，慢性肾病、心力衰竭、糖尿病、高血压、男性和高龄是 AKI 的独立危险因素 [115]；基于这项研究的在线计算器可在以下网站获取：https：//qxmd.com/calculate/calculator_455/mayo-aki-risk-after-primary-total-hip-arthroplasty。这些研究人员发现，肾前病因（包括低血压）和急性肾小管坏死是术后 AKI 的最常见原因。帮助预防 AKI 的措施包括优化血流动力学和纠正体液不足 [116,117]。

建议

- 努力维持血容量，避免低血压 / 肾灌注压降低。
- 手术当天早上停用利尿剂。
- 通常，要求手术当天早上停用 ACE 抑制剂和 ARB。
- 术后可能需要提供静脉注射补液，直到患者饮水有所改善（通常至少 500 cc）。

精神疾病

髋部骨折后谵妄是最常见的精神并发症，与住院时间延长、费用较高、预后不良和养老院安置需求相关 [118]。谵妄通常发生在易感因素与诱发因素一致时 [119]。骨科手术后的其他精神并发症包括意外的慢性术后疼痛和酒精戒断症。

危险因素

潜在的认知障碍是髋部骨折术后谵妄最主要的术前危险因素 [120]，并且在谵妄发作之前可能不明显。类似地，在一项对髋部手术患者的研究中，Slor 等发现，先前存在的认知功能下降是谵妄持续时间的主要预测因素 [121]。其他危险因素包括高龄、教育水平较低、感觉损伤、功能状态下降、合并症、营养不良、抑郁 [122]、全身麻醉 [123] 和谵妄病史 [124]。诱发因素包括血流动力学不稳定性、低氧血症、电解质紊乱、输血需求、睡眠不足、导尿、缺少运动、疼痛控制不佳和多种药物，尤其是阿片类药物和（或）苯二氮䓬类药物以及抗胆碱能药物（如苯海拉明）[122,124]。

术前焦虑抑郁的患者在 THA 后可能更容易出现持续性的长期不适 [125]。即使是无显著的酒精相关器官功能障碍，酒精滥用也是一个重要的危险因素，因为它会导致免疫抑制、亚临床心脏功能障碍和更高的对手术的激素反应 [126]。

建议

- 谵妄高风险患者（包括潜在认知障碍 / 痴呆患者和老年髋部骨折患者）应进行术前基线精神状态评估，如 Folstein 简易精神状态检查表或画钟测试 [127]。
- 采用意识模糊评估法 [128] 诊断谵妄（请参见下文“术后医疗并发症”一节），结果显示许多患者可能表现出活动减退，而非活动增加 / 激动状态，这两种状态均可能产生幻觉和妄想。
- 在高危老年人接受手术的整个住院治疗期间，医院应执行跨学科团队提出的多方法非药物干预计划，这有助于预防谵妄 [129,130]。非药物措施包括认知再定向、睡眠增强（非药物睡眠方案和睡眠卫生）、早期活动和（或）身体康复、适应视力和听力损伤、营养和液体补充、疼痛治疗、合理用药、充分氧合和预防便秘。
- 如有可能，应避免对入院治疗的老年谵妄患者进行身体约束来治疗行为症状。
- 老年医学科会诊可降低谵妄的发病率，高危谵妄患者应予以考虑 [131]。
- 医生应努力平衡疼痛控制和阿片类药物的使用。应考虑可耐受的非阿片类药物镇痛方式，包括冰敷、对乙酰氨基酚和区域神经阻滞。
- 褪黑激素和褪黑激素激动剂雷美替安是否有助于预防谵妄，相关研究证据指向不同结论，三项合并研究的荟萃分析也未显示益处 [130]。然而，我们质疑是否应在这一分析中假设褪黑激素和雷美替安等效。纳入荟萃分析的雷美替安研究是一项患者因严重医学状况入院治疗的小型研究，结果显示，谵妄显著降低：32% 对照组患者出现谵妄，而仅 3% 治疗组患者出现谵妄 [132]。这些接受治疗的患者每晚接受 8 mg 雷美替安治疗，持续 7

晚，包括出院后。对一组接受脊髓麻醉的髋关节置换术患者进行的独立褪黑激素研究中（未纳入上述荟萃分析），32.65% 的对照组患者出现谵妄，而仅 9.43% 的褪黑激素组患者出现谵妄[133]。2 项抗精神病药物的荟萃分析显示，抗精神病药物对预防谵妄无明显益处[130,134]。然而，一项亚组分析显示，与安慰剂相比，接受非典型抗精神病药物（奥氮平）治疗的患者，其谵妄发病率较低（RR=0.36；95% CI，0.24～0.52）[130]。另一项系统性综述和荟萃分析指出，奥氮平和利培酮等第二代抗精神病药物在降低谵妄发病率方面，似乎比安慰剂更有效[135]。在这些出现谵妄的患者中，接受预防性抗精神病药物治疗的患者，其谵妄的严重程度并未降低[135]。

- 患有术前焦虑和抑郁的患者可能需要在手术前进行适当治疗，这有助于降低手术后可能出现的持续疼痛。
- 对于有酗酒史的患者，应监测其酒精戒断情况，还应在围术期检查其电解质（包括钾和镁），并在必要时调整。他们还应每日接受 100 mg 硫胺素的治疗，持续 5 天（1 次静脉注射或肌内注射，4 次口服），同时每天服用多种维生素片。
- 需要注意的是，FDA 未批准褪黑激素、雷美替安、奥氮平、利培酮等用于预防谵妄。

术后医疗并发症

最常见的术后医疗并发症与手术应激反应有关，这可能导致潜在身体状况恶化，但患者可能出现与手术本身直接相关的不良问题。本节概述了髋关节术后患者可能出现的 8 种常见症状，以及诊断和治疗建议。图 24.4 显示了 Parvizi 和同事的研究，髋关节术后可能出现的严重医疗并发症的典型发病率和时间[136]。这项研究表明，对于 58% 出现严重医疗并发症的患者，我们无法根据其病史来预测并发症。

高血压

术后高血压很常见，可能会导致心血管并发症（缺血、MI、心律失常、心力衰竭伴肺水肿）、神经系统并发症（脑缺血或出血性卒中、脑病）和手术部位出血。高血压既往史是术后高血压最重要的危险因素。

定义

高血压是指血压高于 130/80 mmHg。高血压

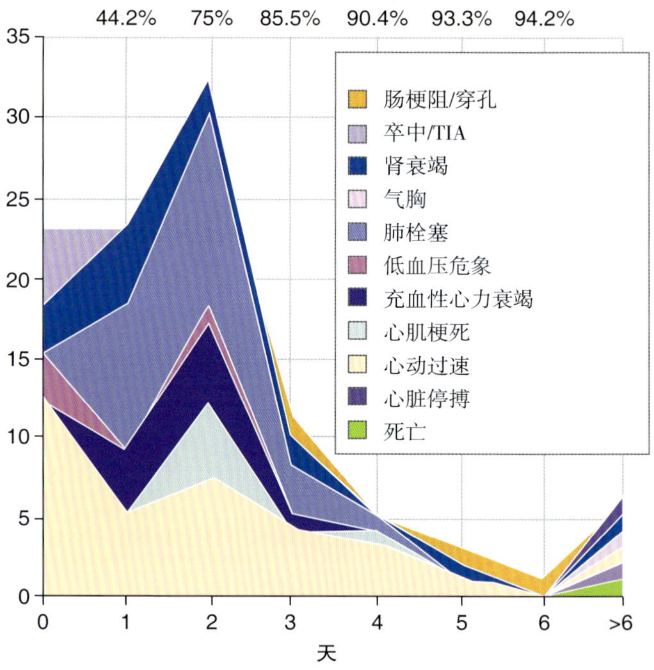

• **图 24.4** 髋关节术后严重并发症的发病率和时间。TIA，短暂性脑缺血发作

急症是指出现靶器官损伤症状的严重高血压（>180/120 mmHg）[137]。

相比之下，严重的无症状高血压（“高血压亚急症”）是指未发现靶器官损伤的严重高血压，但一些患者可能出现轻度头痛[138]。

鉴别诊断 / 原因

- 膀胱膨胀
- 未经治疗的慢性高血压
- 便秘
- 药物戒断（可乐定、阿片类药物、酒精、苯二氮䓬类药物）
- 高碳酸血症
- 缺氧
- 血管内容量过载
- 常规药物剂量漏服
- 疼痛或焦虑
- 可卡因等兴奋剂
- 手术和麻醉对交感神经系统的刺激

评估

综合评估

检查生命体征，特别是血压和心率。应在心脏齐平位置测量双臂血压，将血压袖带贴在裸露皮肤上（而非贴在衣服上）[139]。在理想情况下，患者膀胱应

处于排空状态，患者紧贴椅背坐正，不说话，双腿不交叉，双脚着地[139]。评估一般临床状态，保证暂时无需其他协助或更高水平的护理。

症状

高血压患者可能出现暗示着潜在病因的症状，包括手术部位疼痛或膀胱膨胀。高血压急症患者出现靶器官损伤症状，包括高血压脑病、脑出血、急性 MI、急性左心衰竭伴有肺水肿、不稳定型心绞痛、主动脉夹层动脉瘤、急性肾损伤以及怀孕患者出现子痫[137]。一些患有严重无症状高血压（“高血压亚急症”）的患者可能会出现轻度头痛[138]。

检查

嗜睡或意识模糊与脑病等神经系统并发症有关。心脏检查应评估第三心音或第四心音（S3 或 S4）、肺部爆裂音或不均匀的外周脉搏。高血压可能导致手术部位出血，伴有引流量增加。尿量减少可能意味着出现尿潴留或 AKI。

实验室评估 / 检测

根据临床情况，考虑检查血常规、电解质及肌酐、肌钙蛋白、尿检、ECG 和胸片。还可能需要进行头部 CT 或 MRI、胸部 CT 或 MRI，或者经食道超声心动图检查。

管理

首先，确定患者是否患有高血压急症，是否需要在重症监护病房接受治疗。然后，确定并治疗前面列出的高血压潜在可逆病因。我们对于非心脏手术患者的治疗阈值未达成共识，治疗阈值通常是指基于血压升高、手术性质、患者合并症和治疗风险的临床决策[140]。

除非患者的主动脉夹层令人担忧，需要立即降低血压，否则，无须因担心器官灌注不足和缺血而过快降低血压。对于高血压急症，治疗的初始目标通常是在最初 1 h 内，将平均动脉压（mean arterial pressure，MAP，请参见下文讨论）降低不超过 10%～20%，然后在接下来的 23 h 内，逐渐降低平均动脉压，以便将血压（与基线相比）降低 25% 左右[141]。这些建议不适用于患有急性缺血性脑卒中、主动脉夹层或自发性出血性卒中的高血压患者[141]。患有严重无症状高血压的患者应口服药物（数小时到数日），逐渐将血压降低至 160/100 mmHg 以下[138]。然而，在最初 2～4 h 内，MAP 不应降低超过 25%～30%[138]。

$$\text{MAP} = (\text{收缩压} + 2\times \text{舒张压})/3$$

许多药物可用于治疗高血压患者。除了需要静脉注射药物的高血压急症外，口服降压药效果更好，还应根据高血压的疑似潜在病因和已知合并症，选择口服降压药。例如，出现血容量过载症状的患者可能受益于利尿剂，而有冠心病病史的患者可接受 β 受体阻滞剂的治疗，前提是这些患者无心动过缓（心率 < 60 次 / 分钟）。此外，如果患者正在接受降压药的治疗，则先考虑增加剂量，再考虑增加新药物。其他可用于显著降低血压的药物包括拉贝洛尔、可乐定和卡托普利，但 ACE 抑制剂应谨慎用于肾病患者。肼屈嗪可引起反射性心动过速，导致心输出量增加、心肌收缩力增强、交感神经活动增加，因此，该药物不得用于出现心肌缺血、主动脉夹层或颅内压升高的患者[142,143]。此外，肼屈嗪可能导致血压不可预测，以及经常突然降低，而且这种药物难以滴定；因此，最好避免在围术期使用[140]。

低血压

髋关节术后低血压最常见的其中一个原因是血容量减少，可通过静脉输液和选择性停用降压药进行治疗。大量失血的患者可能需要输血。

定义

低血压是指收缩压（systolic blood pressure，SBP）低于 90 mmHg 或收缩压比基线低 40 mmHg[144]。

鉴别诊断 / 原因

- 肾上腺功能不全
- 出血
- 心率失常
- 冠状动脉缺血
- 血容量减少
- 药物影响
- 气胸
- 肺栓塞
- 败血症

评估

综合评估

检查生命体征，确定血压和心率。评估一般临床状态，保证暂时无需其他协助或更高水平的护理。

症状

低血压可能引起精神状态改变、头晕和晕厥。心脏引起低血压的症状包括胸痛和心悸，而呼吸困难和胸膜性胸痛可能由肺部引起。发烧和寒战表明出现潜在感染。

检查

嗜睡或意识模糊可能由低血压引起。病灶性检查结果（例如，心动过速或心动过缓、呼吸音减弱或不均匀、出现肺部爆裂音、手术部位出血、引流量增加或尿量减少）可能有助于解释低血压病因。

实验室评估 / 检测

血常规可用于评估出血（也考虑进行凝血检查）或感染；电解质组可用于评估肾功能和肾上腺功能；心脏生物标志物和ECG可用于确定冠状动脉缺血和心率失常；胸片可用于查找浸润、肺水肿或气胸。如果担心出现肺栓塞，则进行胸部CT血管造影或肺通气/血流灌注（ventilation/perfusion ratio，V/Q）扫描，但要注意到已知肾病患者可能患上造影剂肾病（最近的回顾性研究表明，在静脉注射CT成像用造影剂与随后引起AKI之间没有联系[112-114]，但我们建议向高危患者给予静脉补液，这有助于降低肾损伤的风险）。对于这些患者，应考虑使用等渗造影剂（例如，碘克沙醇）[114]。有综述指出："临床必须使用造影剂时（例如，用于快速诊断肺栓塞），肾功能异常并不妨碍使用低渗造影剂或等渗造影剂进行的造影剂增强CT[145]"。

如果怀疑肾上腺功能不全，则随机检查血浆游离皮质醇水平或进行250 μg促皮质素刺激试验[146]；这些患者可能受益于皮质类固醇。如果担心出现败血症，则需同时获取血液培养结果和血清乳酸水平。

管理

静脉注射晶体液是基本疗法。液体复苏的速度取决于症状的严重程度、假定的病因和对心力衰竭的考虑。大部分无症状的患者可能仅需在1 h内缓慢输注250 ml的液体，并停用降压药。相比之下，患有严重败血症的患者通常应在诊断最初3 h内，静脉注射至少30 ml/kg晶体溶液[147]，同时接受广谱抗生素治疗，这些患者还可能需要在重症监护病房进行管理。低血压和精神状态改变的患者应采用Trendelenburg卧位（头低脚高位）。大量失血的患者可能需要输血；本指南建议，对血红蛋白≤8 g/dl的骨外科患者进行输血[148]。必要时应补充氧气，目标外周氧饱和度为90%～94%，且不高于96%[149]。

应选择性使用降压药，但服用β受体阻滞剂或可乐定的患者可能会出现反弹效应（心动过速或高血压）。优先停用利尿剂，再停用ACE抑制剂及ARB、α受体阻滞剂、钙通道阻滞剂等药物。如果患者患有严重低血压或症状性低血压，最初应停用所有降压药，待患者康复后，一次恢复使用一种降压药。患者在进行门诊随访前，可能需要停用这些药物。应针对低血压的潜在病因进行深入治疗。

缺氧

术后缺氧是麻醉的常见影响，但也可能表示出现急性心肺问题或慢性疾病恶化。需经常询问患者在家是否使用氧气，并在病历中查找术前基线血氧饱和度数值，进行比较。

定义

缺氧是一个通用术语，指组织供氧受损，涉及组织水平的心输出量和摄氧量。相比之下，低氧血症是指血液含氧量低。

鉴别诊断 / 原因

- 急性肺损伤 / 急性呼吸窘迫综合征
- 麻醉效果（功能性残气量降低、呼吸动力受到抑制、神经肌肉阻滞）
- 误吸
- 肺不张
- 哮喘
- COPD
- 心力衰竭伴有肺水肿
- 冠状动脉缺血 /MI
- 脂肪栓塞综合征
- 负压性肺水肿（由拔管时声门关闭而用力吸气引起）
- OSA
- 可能限制充足呼吸的疼痛
- 肺炎
- 肺栓塞
- 败血症
- 输血相关性急性肺损伤

评估

综合评估

检查生命体征，包括呼吸频率和血氧饱和度。评估一般临床状态，保证暂时无需其他协助或更高水平的护理。

症状

呼吸困难和（或）呼吸急促是常见症状，但患者也可能没有症状。其他症状可能包括胸痛、胸膜性胸痛、端坐呼吸、夜间阵发性呼吸困难、喘息、咳痰、发热、发冷、咯血、精神状态改变或嗜睡。

检查

需要特别关注的症状包括咯血、嗜睡或意识混乱、肺部爆裂音、呼吸音减弱、喘息或胸膜摩擦音。脂肪栓塞综合征的特点包括头部、结膜下、胸部和腋窝的点状皮疹。

实验室评估／检测

血常规、电解质和肌酐、脑利尿钠肽（BNP）（如果与心力衰竭有关）、肌钙蛋白和 ECG（如果与冠状动脉缺血有关）以及胸片。检查疑似 CO_2 潴留患者的动脉血气，但由于脉搏血氧仪的准确性和方便性，通常不需要进行该试验。考虑发热和（或）寒战患者的血液培养以及感染症状，如肺炎。如果担心发生肺栓塞，请进行胸部 CTA 或 V/Q 检查，但要注意已知肾病患者可能存在的造影剂肾病（我们建议给高危患者静脉补液，有助于降低发生肾脏损伤的风险）。

管理

必要时补充氧气，目标外周血氧饱和度为 90%～94%，且不高于 96%[149]。如果已知 CO_2 潴留的患者有高碳酸血症恶化的风险，则他们的目标外周血氧饱和度应为 88%～92%[149]；如果这些患者血氧不足，仍应给他们供氧。呼吸窘迫的患者，尽管已补充氧气，但仍不能保持充足的血氧饱和度；急性高碳酸血症的患者应在重症监护病房进行治疗，可能采用无创正压通气或插管和机械通气。

急性哮喘或 COPD 加重的患者应接受雾化器治疗，可能还会使用皮质类固醇。发现有感染症状的患者应开始接受抗生素治疗；可以获得痰样本用于培养，有助于确定病原体。应根据社区获得性感染与医院获得性感染的风险，以及根据当地细菌耐药模式开始经验性治疗。

有心力衰竭迹象的患者应接受利尿剂治疗。根据一般经验，静脉注射呋塞米的剂量与门诊口服剂量相同或更高（例如，口服 40 mg 呋塞米的患者可静脉注射 40 mg 呋塞米）。监测尿量、体液平衡、电解质（主要是钾和镁）以及肾功能。随着症状改善，长期使用呋塞米的患者应恢复其常规口服剂量。

有胸痛的患者如果担心冠状动脉缺血应优先进行 ECG，并可能需要心脏病学咨询或转移到心脏病监护病房。立即给这些患者服用 4 片 81 mg 的阿司匹林咀嚼片或 1 片 325 mg 的阿司匹林咀嚼片；如果担心出血，应告知手术团队是否需要使用阿司匹林治疗。这些患者可能还需要舌下含服硝酸甘油（如果收缩压＜ 90 mmHg 或已知主动脉瓣狭窄，则应避免）和吗啡（如果他们持续疼痛）、β 受体阻滞剂和肝素或低分子量肝素抗凝。

呼吸困难、血氧不足、呼吸急促和心动过速的患者应被认为患有肺栓塞。但这些症状并非肺栓塞所特有，一些肺栓塞患者可能大部分无症状。考虑根据经验对血流动力学不稳定或出现急性病的患者开始使用肝素或低分子量肝素抗凝治疗，同时采取措施尽量减少手术部位出血。如果胸部 CTA 或 V/Q 显示肺栓塞阳性，则开始抗凝治疗。如果该患者将接受华法林抗凝治疗，可以与肝素 / 低分子量肝素一起使用开始治疗。

请注意，华法林通常需要 3～4 d 才能发挥治疗作用，即使 INR 迅速上升到 2.0 以上，因为维生素 K 依赖性凝血因子的半衰期不同。因此，肝素 / 低分子量肝素应与华法林同时给药至少 5 d，直到 24 h 内 INR 至少达到 2.0。下肢 DVT 患者有患血栓后综合征的风险，但弹性压缩袜预防血栓后综合征的有效性尚不确定[150]。

OSA 患者应继续使用正压通气装置。存在高疑似 OSA 风险的患者应继续使用脉搏血氧仪[86]。如有可能，在患者恢复过程中，应采取非仰卧姿势[86]。应为这些患者补充氧气，直到他们能够通过自主呼吸空气来保持基线血氧饱和度[86]。他们可能需要用自动调压 CPAP 装置开始经验性正压治疗。

应鼓励所有缺氧或血氧不足患者使用肺扩张技术，如诱发性肺量计法。咳痰患者可受益于翼阀装置［如 Acapella（Smiths Medical，Minneapolis，MN）或 Aeroika（Monaghan Medical Corp.，Plattsburgh，NY）］，有助于分解并排出肺分泌物。

尿量减少

尿潴留和 AKI 是髋部手术后尿量减少的原因。据报告称，下肢关节置换术后尿潴留的发生率为 0~75%[151]。尿潴留的危险因素包括年龄大于 50 岁、男性、先前存在的梗阻性泌尿症状（如 BPH）、既往盆腔手术史、神经系统疾病史、围术期使用 β 受体阻滞剂、手术时间长、椎管内麻醉、术后使用镇静药物和持续硬膜外镇痛 [105]。

髋部手术后发生术后 AKI 和衰竭很常见，会增加死亡率和住院时间 [152-154]。髋关节置换术后发生的大部分 AKI 病例由肾前病因和急性肾小管坏死引起 [115]。同样，大多数术后 AKI 由肾灌注不足引起，与低血压、低血容量、循环血容量减少和心输出量减少引起的血液动力学不稳定有关 [155]。关节置换术后发生 AKI 的独立危险因素包括手术时间、术前估计的肾小球滤过率（eGFR）、ASA 分级和 BMI[156]。一项包括 180 名骨科手术患者的病例对照研究发现，肥胖也是 65 岁以上患者的独立危险因素 [157]。髋关节置换术患者血红蛋白低于 10 g/dl 与发生 AKI 的概率增加到原来的 2 倍有关 [154]。一项使用定时塞来昔布和按需酮咯酸的多模式镇痛方案研究发现，在没有术前肾损伤迹象的患者中，AKI 的发生率为 4.8%，比文献报告的数值高 2.7 倍 [158]。

定义

尿潴留是指尽管膀胱胀满，但仍无法排尿，通常与麻醉和药物作用有关。AKI 定义为 48 h 内血清肌酐增加≥ 0.3 mg/dl；血清肌酸酐增加至大于或等于基线的 1.5 倍，已知或推测在先前 7 d 内发生；或 6 h 内尿量＜ 0.5 mL/（kg・h）[111]。

鉴别诊断 / 原因

- 尿潴留
  - 膀胱功能障碍（麻醉或药物作用）
  - 尿道或输尿管梗阻（BPH、结石、外源性压迫）
- 急性肾损伤
  - 肾前因素（低血容量、低血压）
  - 肾性因素（低血压导致急性肾小管坏死，肾毒素如 NSAIDs、抗生素或静脉注射造影剂）
  - 肾后因素（尿路梗阻）

评估

综合评估

检查生命体征。评估一般临床状态，保证暂时无需其他协助或更高水平的护理。确认尿量和膀胱导管通畅。

症状

全身疲劳、头晕、下腹痛或不适、恶心、呕吐或厌食可能是尿潴留和 AKI 或肾衰竭的表现。容量衰竭可能出现在直立位。

检查

尿潴留患者可能无症状或出现腹胀和可触及膀胱。AKI 或肾衰竭患者可能会出现意识混乱、心脏摩擦音、腰痛或水肿。

实验室评估 / 检测

膀胱超声有助于诊断尿潴留，如果患者的尿量减少，应将其作为评估的第一步。用显微镜检查电解质、血尿素氮、肌酐和尿液分析，以进一步评估肾功能。考虑对尿潴留或尿路梗阻患者进行肾脏超声检查，以确定是否存在肾积水，并作为评估 AKI 的一个步骤。如果与 UTI 有关，则获取尿液进行革兰氏染色，如果革兰氏染色呈阳性，则进行培养和灵敏度试验。

管理

手术应激刺激抗利尿激素分泌增加，导致水和钠排泄受损 [159]。手术后尿量减少可能是身体试图保存体液的信号，也可能表明泌尿生殖道多个部位存在潜在紊乱。少尿（尿量＜ 500 ml/24 h）和无尿（尿量＜ 50 ml/24 h）需要立即关注。膀胱超声有助于区分尿量是否减少，提示出现 AKI 或肾衰竭，或者通过超声检查显示大量尿液，表明尿路梗阻或尿潴留。

如果尿潴留是尿量减少的原因，应进行间歇性导尿，以释放大量尿和（或）缓解不适。以前的建议是在膀胱超声显示尿量超过 500 ml 时进行导尿 [160]，但是最近对快速 THA 和 TKA 患者进行的随机对照试验表明，使用 800 cc 的阈值不会增加泌尿系统并发症 [161]。去除或尽量减少致病药物，如抗胆碱药和阿片类药物；患者早期活动；术后恢复 BPH 药物治疗等有助于防止尿潴留。对于有 BPH 病史但尚未接受治疗的男性患者，考虑开始使用 α_1- 肾上腺素能受体阻滞剂（坦索罗辛或阿呋唑嗪），注意这些药物可能会导致姿势性晕厥。

防止 AKI 的最佳措施可能是保持最佳的血容量

和充足的心输出量[154]。我们同意避免低血压和严重贫血很重要；通常在手术当天早上服用利尿剂、ACE 抑制剂和 ARB 药物来降低低血压风险。值得注意的是，最新的随机对照试验 Cochrane 综述[162]没有发现有证据表明围术期用于保护患者肾脏的任何措施都有益，不过多数研究在很早之前开展。最后，据报告称，先前存在肾功能障碍的患者在放置妥布霉素浸渍胶合剂后出现 AKI[163]。

如果出现 AKI，应确定潜在原因并进行治疗。纠正容量状态以保持充足，小心避免过度补液。评估代谢和电解质紊乱，并根据需要进行纠正。根据肾功能给药，并去除或尽量减少肾毒性药物。

急性精神状态改变 / 脑病

12%～51% 的骨科患者会出现急性精神状态改变 / 脑病（谵妄）[164]。但是，之所以会被忽略，很大程度上是因为其可能表现为活跃度增加、活跃度减退或混合形式。一项对接受姑息护理咨询服务评估的住院患者的研究发现，超过 60% 的谵妄病例没有被初诊团队发现[165]。

在 de Jonghe 及其同事进行的一项前瞻性研究中，患者最常在术后第 2 天出现谵妄[166]。常见原因包括药物作用和代谢紊乱，并且谵妄可能会暴露以前未诊断出的痴呆。缺血性卒中是谵妄的罕见原因，但女性比男性更容易在缺血性卒中后出现精神状态改变[167]。因为谵妄可能由严重的潜在医学状况引起，并且是住院和导致功能衰退和痴呆发作的危险因素[168,169]，需要及时识别和评估。虽然文献在很大程度上支持谵妄和死亡率之间的联系，但一项对 459 名髋部骨折患者的研究并没有发现这一联系[170]。

定义

使用意识混乱评估法（confusion assessment method，CAM）[128]将谵妄诊断为急性精神状态改变，具有波动病程和注意力不集中，有思维紊乱或意识水平改变的迹象。

鉴别诊断 / 原因

谵妄记忆法可以有效帮助鉴别诊断和确定谵妄原因（图 24.5）。

D	Drug effects or withdrawal，Dehydration，Deprivation（sleep） 药物作用或戒断、脱水、缺乏（睡眠）
E	Electrolytes，Emotion（psychiatric），Embolism（thrombotic or fat） 电解质、情绪（精神病性）、栓塞（血栓性或脂肪性）
L	Low oxygen，Low hemoglobin 低氧、低血红蛋白
I	Infection（urinary tract，pneumonia，meningitis/encephalitis），Immobility 感染（尿路、肺炎、脑膜炎 / 脑炎）、缺少运动
R	Retained carbon dioxide，Reduced sensory input 二氧化碳潴留、感觉输入减少
I	Ischemia，Infarct（coronary or cerebrovascular），Ictal 局部缺血、梗死（冠状动脉或脑血管）、突发
U	Uremia，Urine retention/constipation，Uncontrolled pain 尿毒症、尿潴留 / 便秘、难以控制的疼痛
M	Metabolic（glucose，thyroid，B_{12}，ammonia） 代谢因素（葡萄糖、甲状腺、维生素 B_{12}、氨）

• **图 24.5** 谵妄记忆法有助于鉴别诊断和确定谵妄的原因

评估

综合评估

检查生命体征。评估一般临床状态，保证暂时无需其他协助或更高水平的护理。

症状

患者出现急性精神状态改变，并可能具有活动减退、活动增加或混合特征。根据患者的行为和沟通能力，其他症状可能存在，也可能不存在或无法确定。

检查

术后患者的嗜睡或意识混乱需要及时关注。局灶性神经功能缺损应引起对颅内疾病的关注。评估心律失常、肺部爆裂音、腹痛、手术部位疼痛或尿量减少有助于集中评估谵妄患者。

实验室评估 / 检测

血常规、电解质、葡萄糖和尿液分析。根据临床情况，考虑肌钙蛋白、ECG 和胸片。药物水平和药物筛选也可以有指示作用。如果患者有明显神经功能障碍，请进行头部 CT 检查。

管理

首先，根据症状和身体检查结果，并在检查药物和实验室值后，确定任何可能的诱因并进行治疗。努力优化急性发作情况和合并症，确保充足的镇痛，去除导尿管（如果存在），治疗便秘，鼓励早期下床活动，并提供一个安静且有看护的环境。检查用药策略，确定是否可以停用任何潜在违规药物。评估可能的药物戒断综合征。频繁轻柔更换姿势很重要；在这方面，需要家人或保姆的现场帮助。让患者戴上眼镜和助听器，保持适当的感觉刺激。白天打开窗帘，晚上关灯，有助于睡眠 - 觉醒周期正常化。

对于“严重焦虑或痛苦，并威胁对自己和（或）他人造成实质性伤害的患者”，如果支持性护理无效，考虑使用抗精神病药物；在尽可能短的时间内使用最低的有效剂量[171]。如有可能，应避免身体约束。氟哌啶醇、奥氮平、利培酮、喹硫平和阿立哌唑都是可供选择的治疗药物，但目前没有直接比较此类药物疗效的随机对照试验[172]。每种药物都有独特的精神药理学特性和潜在的副作用，所以，应基于患者的临床状况和病史来决定使用哪种药物。应考虑心律失常、姿势性晕厥和跌倒等风险；抗胆碱作用；锥体外系症状的既往病史；帕金森病和癌症等合并症；所需给药途径[172]。请注意，FDA 尚未批准任何抗精神病药物用于治疗谵妄，原因在于此类药物可导致 QT 间期延长，尽管其风险低于静脉注射氟哌啶醇[172]。氟哌啶醇是治疗与谵妄相关的严重焦躁不安或幻觉的标准药物，施用剂量通常为 0.5～1.0 mg（最大剂量为 24 h 内 5 mg）[173]。氟哌啶醇的口服效果较好，但如果患者不愿意或不能服药，也可采用肌内注射方式。应始终权衡施用抗精神病药物（包括氟哌啶醇）的益处和风险，特别是对于 QTc 间期延长的患者（男性＞470 ms，女性＞480 ms[173a]）。接受静脉注射氟哌啶醇的患者应进行 ECG 监测；建议对接受口服和肌内注射该药的患者进行定期 ECG 监测。接受可导致 QT 间期延长药物的患者也应进行常规电解质检查，特别是，应监测钾和镁，并根据需要进行调整。

苯二氮䓬类药物可能会矛盾性加重谵妄，除非谵妄是由酒精或苯二氮䓬类药物戒断引发，否则一般不应使用此类药物。然而，如果抗精神病药物存在禁忌，可使用短效苯二氮䓬类药物，如劳拉西泮 0.5 mg，来治疗严重焦躁不安。

胸痛

术后胸痛有很多的疾病原因需要进行鉴别诊断，其中的心肺原因需要特别关注。应考虑有关心肌缺血或肺部事件的危险因素，但也应询问胸痛患者的既往病史。消化性溃疡、胆石症或 GERD 患者可能会将上腹痛描述为胸痛。

最近，在美国外科医师学会国家外科手术质量改进计划的数据审查中，髋关节置换术后的 MI 发生率显示为 0.24%[174]。与之相比，髋部骨折手术后患者发生临床确诊 MI 的概率为 10.4%[175]。研究发现，髋关节或膝关节置换术后发生静脉血栓栓塞的年度发生率（尽管接受了预防治疗）介于 0.9%～1.6%[176]。根据对美国各地住院患者样本数据的分析，1998—2008 年，肺栓塞的发生率有所上升[177]。这一增长发生在 Deyo 合并症指数同期增长 30% 的背景下[177]。在一项纳入 5300 例患者的研究中，症状性静脉血栓栓塞（与髋部骨折手术相关）的发生率略高，达到 2.2%[178]。

定义

心绞痛是心肌缺血引起的胸痛。肺胸膜炎症可引起胸膜炎性胸痛。消化不良可表现为上腹部疼痛或不适。

鉴别诊断 / 原因

心脏

- 急性冠状动脉综合征
- 主动脉夹层
- 心包炎 / 心肌炎

肺

- 胸膜性胸痛
- 肺炎
- 气胸
- 肺栓塞

肌肉骨骼

- 胸壁

胃肠道

- 胆石症 / 胆囊炎
- GERD
- 消化性溃疡疾病

评估

综合评估

检查生命体征。评估一般临床状态，保证暂时无需其他协助或更高水平的护理。如果认为胸痛的根本原因在于心脏，则应进行心电监测。

症状

呼吸短促、出汗、心悸、头晕、晕厥或肩胛区疼痛表明胸痛与心脏有关。类似既往心绞痛 /MI 的疼痛、胸部受压感、辐射至手臂或肩膀的疼痛或劳力性疼痛更有可能是由急性冠状动脉综合征引起的[179]。与此相反，锐痛 / 刺痛、体位性、触诊可复现、胸膜性或局限于胸部小范围的疼痛不大可能由急性冠状动脉综合征引起[179]。上腹痛或口服药物引起的疼痛症状恶化可能是与胃肠道有关的胸痛。恶心和呕吐可伴随与心脏和胃肠道有关的疼痛。深呼吸时症状加重的疼痛可能与胸膜性胸痛或肌肉骨骼胸壁疼痛有关。发热和寒战是感染性或炎性胸痛的信号。

检查

有必要进行彻底的心脏检查，但是原来患有的心肌缺血可能导致听诊无法发现异常。值得注意的是，新发现的二尖瓣反流杂音表明，急性冠状动脉缺血可导致乳头肌移位[180]。需要关注的肺部检查发现包括爆裂音、不均匀或无呼吸音或胸膜摩擦音。由触诊引起的胸壁压痛可进一步引起肌肉骨骼疼痛。腹部检查应注意上腹部，因为此处引起的疼痛可能被患者描述为胸痛。

实验室评估 / 检测

如果担心冠状动脉缺血，则应检查 ECG 和肌钙蛋白。应拍摄胸片，以评价肺炎或气胸的肺野。如果担心肺栓塞或主动脉夹层，请进行胸部 CT 血管造影，但要注意已知肾病患者可能存在的造影剂肾病（我们建议给高危患者静脉补液，有助于降低发生肾脏损伤的风险）。

管理

如果疑似或确诊为冠状动脉缺血，应即刻给予 4 片 81 mg 的阿司匹林咀嚼片或 1 片 325 mg 的阿司匹林咀嚼片，并要求进行心脏病学评价。还应要求舌下含化硝酸甘油，除非患者患有低血压（收缩压＜90 mmHg）或有主动脉狭窄史。可能需要吗啡缓解疼痛。也可能需要使用肝素 / 低分子量肝素来进行 β 阻滞和抗凝。由于担心手术部位出血，在开始阿司匹林和术后抗凝治疗前，务必与骨科团队进行讨论。

对于引起胸痛的炎性原因，如心包炎、胸膜炎性胸痛或肌肉骨骼胸壁疼痛，如果出血风险增加的可能性可以接受，并且不担心骨愈合，则可以使用 NSAIDs。可以通过抗酸剂、H_2 受体阻滞剂或质子泵抑制剂来缓解消化不良。

请注意，实际上，标准的术后疼痛控制方案可能会掩盖胸痛；因此，需要提高发现不良事件的察觉水平。此外，糖尿病患者可能感觉不到胸痛。

恶心、呕吐和腹痛

PONV 是手术后的常见症状。通常而言，PONV 是麻醉或阿片类药物引起的副作用，特别是在术后不久发生的 PONV。然而，不应忽视其他原因，特别是在恶心或呕吐伴有腹痛、腹胀或其他局灶性症状的情况下。

定义

恶心是一种主观感受，在没有实际排出性肌肉运动的情况下出现呕吐的冲动。呕吐是指胃内容物经口腔强制排出。POI 的定义是手术后 4 天内不能排气或排便，也不能忍受经口饮食[181]。结肠假性梗阻（Ogilvie 综合征）是一种功能性结肠梗阻，可导致大肠发生进行性扩张[90]，但无潜在机械性原因[182]。

鉴别诊断 / 原因

- 麻醉副作用
- 肠梗阻
- 肠穿孔
- 胆石症 / 胆囊炎
- 便秘
- 胃肠道出血
- GERD
- 感染（艰难梭菌结肠炎、尿路感染、肺炎）
- 药物副作用（麻醉药、NSAIDs）
- 代谢紊乱（低血糖、低钾血症、低镁血症）
- 心肌缺血
- 胰腺炎
- 消化性溃疡疾病
- 术后肠梗阻
- 假性梗阻（Ogilvie 综合征）

评估

综合评估

检查生命体征。评估一般临床状态，保证暂时无需其他协助或更高水平的护理。

症状

畏寒、出汗和寒战可能是全身性感染的信号。呕吐的特征（呕血、胆汁）和腹痛的部位有助于鉴别诊断。腹泻情况很多，可能随便秘发生，或者是艰难梭菌结肠炎等感染的指征。需要询问患者是否有局灶性感染症状，如咳嗽或排尿困难。呕血、黑便或便血，患者急性病态面容，或腹部检查时出现腹膜症状，应及时进行积极且快速的评价和治疗，并可能需要外科会诊。

检查

腹部检查应侧重于肠鸣音的存在和性质（活动减退、高亢或“金属音”）、腹胀、肿块和压痛。评估腹膜体征，如肌紧张、抵抗或反跳痛。

实验室评估／检测

如果患者有糖尿病，检查电解质，包括钾和镁，以及血糖。如果鉴别诊断胰腺炎、肝病或胆囊疾病，应获取脂肪酶、肝转氨酶、碱性磷酸酶和总胆红素。全血细胞计数、尿液分析、尿培养和药敏、胸片和艰难梭菌粪便样本，可以帮助评价感染情况。如果检查时出现腹胀或腹膜刺激征，应进行腹部平片检查。CT 成像有助于区分肠梗阻、机械性梗阻和假性梗阻。

管理

对于出现 PONV 和腹痛的患者，应使用止吐药和合理剂量的止痛药、充分补液，并调整电解质。让患者禁食，直至症状原因得到描述，如需长时间禁食，应考虑其他营养形式。H_2 受体阻滞剂可施用于 GERD 患者，但质子泵抑制剂应用于消化性溃疡或消化道出血患者。PC6 穴位按摩可能对 PONV 有所帮助 [98]。每天嚼 3 次口香糖已被证明能够减少腹部手术后的肠梗阻 [183]；因此，可帮助骨科手术患者。同样，直接腹部按摩 [184] 也可帮助减少肠梗阻的持续时间。

对于认为药物是症状原因的患者，无论是作为直接副作用还是由于其胃肠道蠕动缓慢，均应消除或尽量减少使用不耐受药物（阿片类药物、钙通道阻滞剂、抗胆碱能药物）。提供适当的大便软化剂或轻泻药方案，特别是在患者正服用阿片类药物的情况下，可预防和治疗便秘。其他止痛药，如 NSAIDs，可用作阿片类药物的替代或辅助药物，以帮助最大限度减少阿片类药物的使用。通便疗法和胃肠蠕动剂尚未被证明能够预防、减少或有效治疗 POI[99]。外周作用的 μ- 阿片受体拮抗剂，如甲基纳曲酮和爱维莫潘，可能对治疗 POI 和阿片类药物诱导的肠道功能障碍有效，但由于研究不一致且证据质量相对较低，无法得出明确的结论 [99]。

POI 患者电解质耗竭，特别是低钾血症和低镁血症，可能是胃肠蠕动障碍的原因和结果。可以选择性（而不是常规性）放置鼻饲管，以减少 POI 症状的发生 [185]。

考虑到结肠穿孔的风险，Ogilvie 综合征的治疗目标是及时为结肠减压。在一项针对接受全关节置换术患者的研究中，1.6% 接受 THA 的患者出现术后 Ogilvie 综合征 [90]。新斯的明（一种抗胆碱酯酶抑制剂）或减压结肠镜检查 [90] 也能够减压。在此情况下，禁用通便药物，因为此类药物可以通过促进细菌发酵来增加气体的产生 [182]。

术后发热

接受骨科手术后，患者往往会出现超过 38℃的自限性发热。原因通常在于外科炎症引起的细胞因子介导过程，并倾向于在术后第 1 或 2 天达到峰值 [22,186]。然而，术后第 3 天发热或大于 40℃的发热或具有需要特别关注症状的患者需要进行进一步评价。请注意，目前没有明确证据表明肺不张会导致发热 [187]。

定义

口腔温度大于 38℃通常被视为发热。

鉴别诊断／原因 [188]

- 非感染性
  - 非结石性胆囊炎
  - 肾上腺危象
  - 酒精或药物戒断
  - 吸入性化学性肺炎
  - 肠梗死
  - 细胞因子介导的外科炎症
  - DVT 或肺栓塞
  - 脂肪栓塞
  - 痛风或假痛风
  - 恶性肿瘤
  - 药物疗效

- ○ MI
- ○ 胰腺炎
- ○ 脑卒中
- ○ 手术血肿
- ○ 甲状腺功能亢进或甲状腺危象
- ○ 输血反应
- 感染性
- 蜂窝组织炎
- 艰难梭菌（最近或当前使用抗生素的患者中有疑似）
- 静脉导管相关感染
- 肺部感染
- 败血症
- 鼻窦炎
- 手术部位感染
- 中毒性休克综合征
- UTI

评估

综合评估

检查生命体征，尤其是体温变化趋势和最大值。评估一般临床状态，保证暂时无需其他协助或更高水平的护理。

症状

发热往往伴有畏寒、寒战和谵妄。有助于确定髋部手术后发热原因的症状包括神经功能缺损、鼻腔/鼻窦阻塞或引流、咳痰、呼吸困难、胸痛、腹痛、恶心或呕吐、腹泻、排尿困难或尿频增加、关节痛或肿胀、小腿或大腿疼痛或肿胀，以及手术部位疼痛或需要引流。

检查

评估是否存在嗜睡或意识障碍。局灶性神经功能缺损与卒中或中枢神经系统感染有关。鼻窦压痛；肺部爆裂音；腹部或耻骨上压痛；关节红斑、肿胀或压痛是有助于确定发热原因的发现。DVT 可能引起小腿或大腿肿胀和（或）压痛。皮肤或手术部位出现红斑和（或）需要引流表明存在蜂窝织炎或手术部位感染。

实验室评估 / 检测

如果发热很可能是由于外科炎性反应引起的，则不需要进行实验室评价 / 检测。否则，应考虑血常规、电解质和肌酐、尿液革兰氏染色和培养以及胸片。仅当高度怀疑有菌血症时，才应进行血液培养。如果担心 DVT 或肺栓塞，请进行下肢超声或胸部 CTA 检查，但应注意已知肾脏疾病患者可能存在的造影剂肾病（我们建议通过静脉输液对高危患者补液，以帮助降低肾损伤风险）。如果检查发现表明存在腹腔内病变，应考虑进行腹部 X 线或 CT 检查。基于疑似疾病的指征，可以进行其他试验，包括肌钙蛋白、甲状腺功能、肝和胰酶、皮质醇水平和粪便艰难梭菌毒素。最后，对于严重败血症或肠梗阻的患者，应测量血清乳酸水平。

管理

对于术后即刻出现中度发热并且没有令人担忧的症状的患者，持续观察是安全的。然而，如果发热持续或发生在术后 3 天之后，患者应进行如前所述的重点检查。有明显感染症状的患者，应进行经验性抗生素治疗；广谱抗生素应即刻用于可能有败血症的患者。请注意，尽管采取了适当的预防措施，也仍可能发生 DVT 或肺栓塞。

目前的争议和未来的展望

围术期 β 受体阻滞剂治疗一直是许多临床试验和争论的议题。从直观角度看，β 受体阻滞剂应具有心脏保护作用，因为此类药物有助于减轻手术应激的交感神经反应。对 17 项研究进行的系统性综述（包括 16 项随机对照试验）表明，通常在非心脏手术（减少非致命性 MI）前 1 天或更短时间内给予 β 受体阻滞剂（RR=0.69；95%CI，0.58～0.82），但此类药物增加了非致命性卒中（RR=1.76；95%CI，1.07～2.91）、低血压（RR=1.47；95%CI，1.34～1.60）、心动过缓（RR=2.61；95%CI，2.18～3.12）的发生率[189]。

关于围术期使用非美托洛尔药物或在术前 2～45 天开始治疗性 β 受体阻滞剂方案的疗效和安全性，目前没有足够的数据[189]。

哪些患者应该在围术期施用 β 受体阻滞剂，应在何时施用？2014 ACC/AHA 指南《非心脏手术患者的围术期心血管评估和管理指南》为围术期 β 受体阻滞剂提供了分类建议，如下所示[28]。

Ⅰ级适应证（应当执行）

1．“长期服用 β 受体阻滞剂的手术患者应继续服用 β 受体阻滞剂（证据水平：B）。”

Ⅱa 级适应证（合理执行）

1．“对于术后 β 受体阻滞剂的管理，以临床情况为依据是合理的，与药物何时开始施用无关（证据水平：B）。”

Ⅱb 级适应证（可考虑执行）

1．“对于术前风险分层测试中发现的中危或高危心肌缺血患者，开始围术期 β 受体阻滞剂治疗可能是合理的（证据水平：C）。”

2．“对于有 3 种或 3 种以上 RCRI 危险因素（如糖尿病、心力衰竭、CAD、肾功能不全、脑血管意外）的患者，在手术前开始使用 β 受体阻滞剂可能是合理的（证据水平：B）。”

3．“对于因接受 β 受体阻滞剂治疗而有令人信服的长期适应证，但没有其他 RCRI 危险因素的患者，在围术期开始使用 β 受体阻滞剂作为降低围术期风险方法的益处尚不确定（证据水平：B）。”

4．“对于开始接受 β 受体阻滞剂治疗的患者，提前足够长的时间开始围术期 β 受体阻滞剂治疗，以评估安全性和耐受性可能是合理的，最好在手术前 1 天以上（证据水平：B）。”

Ⅲ级适应证（无用 / 无效且可能有害）

“β 受体阻滞剂治疗不应在手术当天开始（证据水平：B）。”

（参考文献参见书末二维码）

第 25 章

围术期疼痛管理

TERESE T. HORLOCKER, SANDRA L. KOPP

（刘环秋　宫宇宝 译　冯卫 审校）

关 键 点

- 包括局部神经阻滞和非阿片药在内的多模式镇痛，可以减少围术期阿片药物的需求及不良反应。
- 髋部大手术的患者术后行腰丛的阻滞优于椎管内麻醉。
- 腰大肌间隙阻滞可以为单侧腰丛提供良好的麻醉/镇痛。
- 股神经和髂筋膜阻滞都可以阻滞股神经，但是对股外侧皮神经和闭孔神经的阻滞效果是不确切的。
- 关节腔周围局部浸润麻醉可能是替代周围神经阻滞的合理方法。
- 深静脉血栓的药物预防会影响外周和硬膜外留置导管。

髋部大手术会有严重的术后疼痛。如果术后镇痛不足不但会阻碍物理治疗和康复训练，还会延长住院日。全髋关节置换术（THA）传统的术后镇痛方式主要是静脉或者硬膜外的自控镇痛。然而每一项技术或者方法都有它的优缺点。比如说阿片类药物不能保证镇痛效果持续有效，还会引起镇静、便秘、恶心呕吐以及瘙痒。而硬膜外输注含有或者不含有阿片类药物的局麻药虽然能获得更好的镇痛效果，但常常合并低血压、尿潴留、运动不能以及继发于抗凝治疗的脊髓血肿[1]。用于阻滞腰丛的单次或者连续周围神经阻滞技术（比如髂筋膜、股神经和腰大肌间隙阻滞），可以同时合并使用或不使用坐骨神经阻滞，已经成功应用于 THA 的患者[1-4]。最近，关节周围阻滞也逐渐成为髋关节手术术后镇痛一个较为理想的选择。了解传统和新型镇痛方法的适应证、风险、获益、副作用对于最大限度提高康复训练和改善患者满意度至关重要。本章我们将讨论髋关节手术患者的镇痛技术，重点讨论针对首次髋关节置换以及髋关节翻修患者的镇痛技术。

多模式镇痛

多模式镇痛是一个需要多学科共同参与的疼痛管理技术，其主要目的是最大限度地提高镇痛效果并减少副作用。因为镇痛当中大部分的副作用都是阿片类药物相关的，或者是剂量相关的，因此减少围术期阿片类药物的用量是多模式镇痛的主要原则。抗炎药物和对乙酰氨基酚可以作为全身阿片类用药的一个非常好的补充。使用非阿片类药物不但可以提高镇痛效果还能减少阿片类药物相关的副作用。外周神经阻滞、椎管内麻醉技术以及联合使用阿片类和非阿片类药物镇痛是疼痛管理上的一个突破性进展，在取得了更好的镇痛效果的同时，减少了应激反应，减少了围术期阿片类药物的用量。

全身性镇痛药

阿片类镇痛药

通过全身使用阿片类药物取得良好的镇痛效果的同时，势必会伴随很多副作用，包括镇静、恶心和瘙痒。尽管阿片类药物有这些非常明确的副作用，但它仍然是术后镇痛当中不可缺少的一部分，可以通过静脉、肌内和口服三种方式给予。一些机构的镇痛方案是在术后 24～48 小时应用静脉患者自控镇痛（patient-controlled analgesia，PCA），之后改用口服镇痛药。自控镇痛泵可以根据患者设定不同的参数，包括单次按压剂量、锁定时间和背景输注（表 25.1）。最佳的单次按压剂量是由阿片类药物的效能决定的，剂量不足常常导致镇痛不足，而剂量过大又会引起包括呼吸抑制在内的潜在的副作用。同样，锁定时间是由镇痛药物的起效时间决定的，锁定时间过短会使患者在达到最大的镇痛效果之前通过自行按压的方式注入额外的镇痛药（这种情况常常导致阿片药物的蓄积或者过量）。锁定时间过长又常常导致镇痛不足。虽然最佳的单次按压剂量和锁定时间还没有确定，但是大体的

表 25.1 患者自控镇痛阿片类药物的输注

药物	单次按压剂量	锁定时间	4小时最大剂量	输注速度[a]
芬太尼 10 μg/ml	10～20 μg	5～10 min	300 μg	20～100 mcg/h
氢吗啡酮（盐酸二氢吗啡酮）0.2 mg/ml	0.1～0.2 mg	5～10 min	3 mg	0.1～0.2 mg/h
硫酸吗啡，1 mg/ml	0.5～2.5 mg	5～10 min	30 mg	1～10 mg/h

[a] 背景输注速度对于阿片类药物敏感的患者不推荐使用（Lennon RL，Horlocker T. Mayo Clinic Analgesic Pathway：Peripheral Nerve Blockade For Major Orthopedic Surgery。Rochester，MN：Mayo Clinic Scientific Press；2006，Table 1，p. 109，with permission）

范围是明确的。在这个范围内设定值的变化对镇痛效果和副作用的影响不大。尽管大多数患者的自控装置都允许额外背景输注，但是对于阿片类药物敏感的患者并不推荐使用。然而，背景输注的使用对于那些对阿片类药物耐受性较好的患者而言是有意义的。由于患者对疼痛的耐受性不同，因此为了使镇痛效果最大化并且副作用最小化，PCA 方案也需要随时调整。

在行关节大手术的患者中大量使用阿片类药物可以引起很多严重并发症。Wheeler 和他的同事[5]在一项回顾性分析中报道了在接受阿片类药物 PCA 的患者中，胃肠道并发症（包括恶心、呕吐和肠梗阻）占 37%，认知功能影响（嗜睡和头晕）占 34%，瘙痒占 15%，尿潴留占 16%，呼吸抑制占 2%。由于包括外周神经阻滞、关节周围阻滞在内的术后镇痛方法的有效性和可行性不断得到认可，阿片类药物 PCA 方案的应用已经越来越少了。

口服阿片类药物（表 25.2）有速释剂型和控释剂型。虽然口服阿片类药物的速释剂型对缓解中重度疼痛非常有效，但是它的给药频率非常高，需要每 4 个小时用药一次。尤其是当这些药物处方上写着“必要时服用”（prn）时，就有可能使给药方案延后导致疼痛加剧。此外，各种原因导致的给药中断，特别是夜间，可能增加患者的痛苦。总之，口服阿片类药物主要的不良反应是胃肠道反应，与静脉给药相比，副作用更少，是缓解疼痛的一个不错的选择[5]。

羟考酮的缓释剂型（盐酸羟考酮）可以提供治疗剂量的阿片类药物浓度并且可以维持长时间的镇痛效果。这种长效的阿片类药物的剂型对慢性疼痛和实施大手术的患者是有益的。但是由于术后疼痛在最初的 24～36 小时内可显著缓解，因此不推荐常规使用阿片类药物缓释剂。最近美国大量的阿片类药物的使用促使临床医生寻找其他的可以替代的镇痛方法以及多模式镇痛，以减少阿片类药物的使用。

曲马多（盐酸曲马多片剂）是一种作用于中枢的镇痛药，结构上与吗啡和可待因相似（但不是真正的阿片类药物）。其镇痛作用是通过结合阿片受体并阻断去甲肾上腺素和血清素的重吸收而发挥作用。使用某些抗抑郁药物（如选择性血清素再摄取抑制剂）的患者应谨慎使用曲马多，因为抗抑郁药物影响这两种神经递质的水平。由于其呼吸抑制、便秘、潜在成瘾性等不良反应发生率较低，曲马多已经被广泛地应用。因此，曲马多作为阿片类药物的替代品，用于术后疼痛的多模式镇痛，特别是对阿片类镇痛药不耐受的患者。

非阿片类镇痛药（对乙酰氨基酚和非甾体抗炎药）

增加非阿片类药物可以减少阿片类药物使用，改善镇痛效果，并减少阿片类药物相关的副作用。通过选择具有互补靶点作用的镇痛药可以最大限度地发挥多模式镇痛的效果。例如，对乙酰氨基酚的作用主要在中枢，而其他非甾体抗炎药（NSAIDs）主要在外周发挥其作用。

对乙酰氨基酚的镇痛作用机制尚未完全明确，可能通过抑制前列腺素的合成在中枢神经系统中发挥作用。对乙酰氨基酚副作用少，是术后多模式镇痛的一个重要辅助药物，但是每日总剂量必须限制在 4000 mg 以内。临床上已经有可以静脉使用的剂型，虽然价格较贵，但是对于不能口服的患者也是一个比较好的选择。值得注意的是，许多口服镇痛剂是阿片类药物和对乙酰氨基酚的混合制剂。在这些制剂中，阿片类药物的总剂量会限制对乙酰氨基酚的消化吸收。

NSAIDs 的作用机制是通过 COX 途径，并最终阻断两种不同的前列腺素通路。COX-1 途径参与前列腺素 E_2 介导的胃黏膜保护且调节参与凝血的血栓素的功能。可诱导的 COX-2 途径主要参与前列腺素的产生（包括疼痛和发热的调控），但对血小板功能或凝血系统没有影响。总之，NSAIDs 阻断 COX-1 和 COX-2 两个途径，并且通常认为是在外周发挥作用。但是，也可能通过抑制脊髓 COX 而起到中枢性镇痛作用。

表 25.2　口服镇痛药

药物	镇痛剂量	给药间隔	日最大剂量	注解
对乙酰氨基酚	500～1000 mg PO	q4h～q6h	4000 mg	效果同阿司匹林，对于某些患者，1000 mg 比 650 mg 效果好
非甾体抗炎药				
塞来昔布	初始剂量为 400 mg，然后 200 mg PO	q12h		在北美洲，塞来昔布是唯一可用的 COX-2 抑制剂。考虑到心血管风险，一般不使用伐地考昔和罗非昔布
阿司匹林	325 ～1000 mg PO	q4h～q6h	4000 mg	抗血小板作用最佳
布洛芬（艾德维尔，美林等）	200 ～ 400 mg PO	q4h～q6h	3200 mg	200 mg 布洛芬等同于 650 mg 阿司匹林或对乙酰氨基酚
萘普生（萘普生钠，萘普生等）	500 mg PO	q12h	1000 mg	250 mg 萘普生等同于 650 mg 阿司匹林，但作用时间更长
酮咯酸（酮咯酸注射剂）	15 ～30 mg IM/IV	q4h～q6h	60 mg（＞ 65 岁） 120 mg（＜ 65 岁）	相当于 10 mg 吗啡； 体重低于 50 kg 或肾损伤患者应减小剂量，持续使用时间不长于 5 天
阿片类药物				
羟考酮缓释剂（奥施康定）	10～20 mg PO	q12h		限于 4 个剂量，避免药物蓄积及阿片类相关的副作用
吗啡缓释剂（美施康定）	15～30 mg PO	q8h～q12h		限于 4 个剂量，避免药物蓄积及阿片类相关的副作用
羟考酮（盐酸羟考酮制剂）	5～10 mg PO	q4h～q6h		羟考酮 / 对乙酰氨基酚联合制剂[a] 和羟考酮 / 阿司匹林联合制剂也适用
氢吗啡酮（氢吗啡酮）	2～4 mg PO	q4h～q6h		6～8 h 内有效，类似于氢吗啡酮栓剂（3 mg）
氢考酮（维柯丁等）	5～10 mg	q4h～q6h		所有制型都包含对乙酰氨基酚[a]
可待因	30 ～60 mg PO	q4h		可待因 / 对乙酰氨基酚联合制剂（泰诺 2#、泰诺 3#、泰诺 4#）和可待因 / 阿司匹林联合制剂也适用。警告：由于潜在的强代谢剂导致的呼吸抑制，不建议应用于 18 岁以下人群。
右丙氧芬（达尔丰）	50 ～100 mg PO	q4h～q6h	600 mg	丙氧芬 / 对乙酰氨基酚联合制剂[a]（丙氧酚、泰诺林 4 号）和右丙氧芬 / 阿司匹林联合制剂也适用
曲马多（盐酸曲马多片剂	50～100 mg PO	q6h	400 mg；合并有肝肾功能疾病患者酌情减量	曲马多 / 对乙酰氨基酚联合制剂也适用

IM，肌内注射；IV，静脉注射；PO，口服给药。

[a] 联合制剂的剂量受限于全部对乙酰氨基酚和阿司匹林摄入[31]。

From Lennon RL, Horlocker T. Mayo Clinic Analgesic Pathway: Peripheral Nerve Blockade For Major Orthopedic Surgery. Rochester, MN: Mayo Clinic Scientific Press; 2006, Table 2, pp. 110-111, with permission.

选择性 COX-2 抑制剂的引入是疼痛和炎症治疗上的一个重大突破。然而，3 种 COX-2 抑制剂中的 2 种［罗非昔布（万络），伐地考昔］尽管其疗效值得肯定，但因为心血管事件（如治疗 18 个月后心脏病发作和脑卒中）的风险有所增加，已从通用药物中删除。塞来昔布（西乐葆）是目前国内（美国）唯一在上市的 COX-2 抑制剂，但 FDA 已要求其安全说明中应含有所有选择性和非选择性 NSAIDs（除阿司匹林外）的心血管和胃肠道风险（https：//www.fda.gov/drugs/drug-safety-and-availability/fda-drug-safety-communication-fda-strengthens-warning-non-aspirin-nonsteroidal-anti-inflammatory）。

众多的 NSAIDs 药物已经用于围术期疼痛治疗，包括口服制剂和静脉制剂。静脉内使用 10～30 mg 酮咯酸效果类似于静脉内使用 10～12 mg 吗啡。对于手术患者，酮咯酸的使用可以减少阿片类药物总用量的 36%。因为潜在的严重副作用，对于中度至重度急性疼痛的成年人中，酮咯酸的使用时间不超过 5 天 [6]。

与 COX-1 的非特异性抑制作用相关的主要副作用（肾衰竭、血小板功能障碍、胃溃疡或出血）限制了 NSAIDs 对术后疼痛控制的使用 [6]。COX-2 抑制剂的优点包括对血小板的抑制以及胃肠道反应发生率均降低。所有的 NSAIDs 都有引起严重肾功能损害的可能性。虽然 COX 的抑制可能对健康的肾脏只有轻微的影响，但在老年患者和那些低容量状态（失血、脱水、肝硬化或心力衰竭）则可导致严重的副作用。因此，对于有潜在肾功能障碍，特别是失血引起的血容量不足的患者，NSAIDs 应谨慎使用 [6]。与 COX-2 抑制剂相似，NSAIDs 干扰阿司匹林 COX-1 抑制酶对血小板活性的作用，这可能抵消它的心脏保护作用 [7]。

NSAIDs 药物对骨形成和愈合的影响比较受骨科患者关注。虽然各种数据是相互矛盾的，但动物研究的证据表明，COX-2 抑制剂可能抑制骨愈合 [8]。因此，COX-2 抑制剂的使用必须权衡利弊。在有明确的人体试验结果之前，我们应谨慎使用 COX-2 抑制剂，尤其是当骨愈合至关重要时。

椎管内麻醉

各种单次和连续椎管内输注技术可为较大的髋关节手术提供术后镇痛。将单剂量的椎管内阿片类药物作为镇痛剂，对时间相对较短的中度疼痛是有效的，例如在初次髋关节置换术中使用 [9]。然而，关节翻修术后较长时间的中重度疼痛，必须补充口服或静脉注射镇痛剂或连续椎管内用药。

单次蛛网膜下腔和硬膜外阿片类药物

与全身阿片类药物相比，椎管内阿片类药物镇痛效果更好。椎管内阿片类药物的起效和持续时间是由药物的亲脂性决定的。例如，亲脂性阿片类药物——芬太尼，能快速起效镇痛，脑脊液内扩散有限（呼吸抑制少），并快速清除 / 分解。相反，亲水性阿片类药物，如吗啡和氢吗啡酮，具有更长的作用时间，但是副作用较多，如皮肤瘙痒、恶心和呕吐，并且引起迟发性呼吸抑制（表 25.3）。值得注意的是，阿片类药物在椎管内给药与其他的给药方式相比，中枢性副作用更为常见（且持续更长时间）。例如，在一个大样本研究中，鞘内注射吗啡引起的瘙痒、恶心呕吐和呼吸抑制的发生率分别为 37%、25% 和 3%[10]。因此，当患者对全身使用阿片类药物敏感时，不应椎管内给药。

硬膜外镇痛

硬膜外镇痛可以使用阿片类药物、局部麻醉药或二者联合输注（表 25.3）。局部麻醉剂与阿片类药物联合使用可以产生协同镇痛作用，并且每种药物所需的药量更少。例如，如果没有阿片类药物作为佐剂，用以镇痛的局部麻醉药溶液的浓度足以导致感觉和运动双重阻滞，患者可能无法行走或排泄 [11]。同样，单一的阿片类药物硬膜外输注也无法提供足够的镇痛作用 [12]。其结果是，大部分硬膜外镇痛方案包含低浓

表 25.3 椎管内阿片类药物给药方案 [a]

药物	单次注射			硬膜外持续输注 [b]	
	鞘内	硬膜外	镇痛持续时间	阿片类药物浓度 [c]	硬膜外输注速度
芬太尼	5～25 mcg	25～100 mcg	2～4 h	5～10 mcg/ml	40～80 mcg/h
氢吗啡酮	0.04～0.15 mg	0.5～2 mg	12～18 h	5～10 mcg/ml	0.04～0.08 mg/h
吗啡（Duramorph）	0.1～0.3 mg	1～4 mg	18～24 h	100 mcg/ml	400～800 mcg/h
硬膜外吗啡缓释剂（DepoDur）		5～25 mg	48 h		

[a] 注意不同药物的单次剂量单位不同（mcg，mg）。
[b] 骨科手术硬膜外镇痛通常是由局部麻醉药（0.2% 罗哌卡因或 0.0625%～0.125% 布比卡因）和阿片类佐剂组成的。不能使用含防腐剂的液体。
[c] 阿片类输注速度选择在 6～10 ml/h，速度过低不利于镇痛，而速度过高可能导致运动神经被阻滞、失去行动能力。

度的局部麻醉药和阿片类药物。这种联合用药模式可以产生更好的镇痛效果、更小的感觉和运动阻滞程度（允许走动），并且阿片类药物相关的副作用（恶心/呕吐和瘙痒）发生率也更低。虽然硬膜外镇痛提供了极好的镇痛效果，但对于抗凝治疗的患者，留置硬膜外导管可能出现硬膜外血肿的风险，因此我们还需要在骨科大手术中寻找其他替代镇痛的方法。

周围神经阻滞技术

下肢周围神经阻滞技术可以进行单侧肢体阻滞，并且这种方法在过去的几十年间已经越来越普及了。穿刺针、留置导管、神经刺激器以及超声技术的不断进步，使得神经定位越来越容易，阻滞成功率越来越高。这些阻滞是安全的并且有其特定的优势，如说术后镇痛效果好，并且由于不会完全阻滞交感神经节，因此对于特定的人群，神经阻滞技术是一个理想的选择。尽管单次阻滞的持续时间不足以对镇痛效果和整体预后产生特别大的影响，但是在临床上仍然广泛使用[13,14]。

快速康复着重于延长术后镇痛（留置导管），以协助患者康复和早期出院[2,3,115,16]。一些研究表明，单侧周围阻滞提供与连续硬膜外镇痛相似的镇痛效果，但副作用更少[4]。

梅奥诊所和其他医疗中心推荐的对于术前、术中和术后采用的多模式镇痛方案见表 25.4。值得注意的是，由于实施一个新的临床路径的过程中会有很多不确定因素，所以在已给出的这些临床路径中很难确定起主要作用的关键性因素。打算实施快速康复路径的机构应该考虑多模式镇痛的重要理念：限制阿片类药物的应用，通过使用非阿片类药物、区域阻滞、局部浸润麻醉、非药物方法（如冰敷）来减少阿片类药物相关的副作用，将多模式镇痛的理念付诸于临床实践当中。例如，患者周围神经阻滞留置导管，局麻药的输注速度及浓度应该根据患者的体重和实际需要进行调整。

单次注射和连续外周神经阻滞潜在的副作用包括神经损伤（罕见，发生率比椎管内阻滞低）[17]、出血[18]和感染[19]。另外，下肢阻滞可使患者下肢肌力减弱引起行走困难，并可能导致跌倒[20]。膝关节辅助装置可以用来降低股神经阻滞引起的股四头肌肌力减弱导致的跌倒风险。

腰丛阻滞

腰丛可以通过三种不同的途径被阻断。全腰丛（股神经、股外侧皮神经、闭孔神经）阻滞是通过腰大肌间隙阻滞（后路腰丛）来实现的[21-23]。根据手术部位来选择哪种区域镇痛技术（表 25.5），例如，腰大肌间隙腰丛阻滞方法（图 25.1），是一个近端腰丛的阻滞方法，可以提供腰丛的完全阻滞，并且穿刺针

表 25.4 梅奥诊所全关节区域麻醉的临床路径

地点	用药
术前等候区	• 塞来昔布 400 mg PO • 泰诺 1000 mg PO • 部分患者可以使用 5～10 mg 羟考酮
麻醉操作室	• THA：腰丛连续神经阻滞置管 • 无禁忌证者可以使用腰大肌间隙阻滞或者髂筋膜阻滞
麻醉苏醒室	• 腰丛连续周围神经阻滞置管 • 以 10 ml/h 开始持续输注 0.1% 布比卡因 • VAS ≥ 4 分时，羟考酮 5 mg PO q4h pm（VAS ≥ 6 分时，10 mg PO q4h prn）
患者监护病房	• 酮咯酸 15 mg IV q6h prn × 4 • 对乙酰氨基酚 1000 mg PO tid（8 AM，中午，4PM） • VAS ≥ 4 分时，羟考酮 5 mg PO pm；VAS ≥ 6 分时，羟考酮 10 mg PO pm • 腰丛连续周围神经导管麻醉：使用 48 小时然后拔出导管

bid，一天 2 次；IV，静脉注射；PO，口服；pm，如有必要；tid，一天 3 次；VAS，言语模拟疼痛评分。

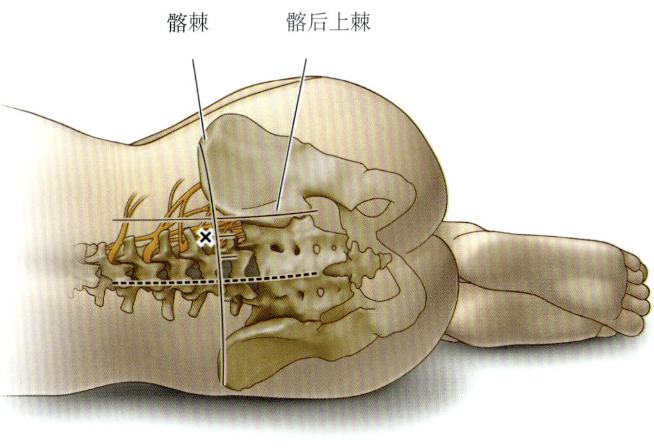

• **图 25.1** 腰丛阻滞：腰大肌间隙阻滞。做一条水平线与髂后上棘平行，在 L4～L5 水平拉垂直线。从中线到髂后上棘水平线距离分成三部分，中外 1/3 交界点，向头部方向 1 cm 是进针点（Redrawn from Lennon RL, Horlocker T. Mayo Clinic Analgesic Pathway: Peripheral Nerve Blockade For Major Orthopedic Surgery. Rochester, MN: Mayo Clinic Scientific Press; 2006, with permission.）

表 25.5 大髋关节手术外周区域镇痛技术

外周技术	神经定位技术	阻滞区域	阻滞持续时间[a]	围术期结果[b]
腰丛神经股神经	神经刺激仪，感觉异感	股神经，部分股外侧皮神经，闭孔神经	12～18 h	与 PCA 相比，镇痛效果和关节活动度得以改善，住院时间减少，与硬膜外镇痛相比，技术问题更少，尿潴留和低血压也更少
髂筋膜	阻力消失，超声引导	股神经，部分股外侧皮神经，闭孔和坐骨神经（S1）		与 PCA 相比，镇痛效果有所改善
腰大肌间隙	神经刺激仪，超声引导	全部腰丛；偶尔扩散至骶丛或脊髓		与 PCA 相比，减少吗啡用量及静息时疼痛评分；减少失血
坐骨神经	神经刺激仪，感觉异常	大腿和小腿后侧（除隐神经支配区域外）	18～30 h	髋关节（与膝关节相比）手术所需的近端入路

PCA，患者自控镇痛。

[a] 用长效局麻药（布比卡因或罗哌卡因）、中效局麻药（利多卡因或甲哌卡因）进行阻滞的药效持续时间将在 4～6 小时后消失。

[b] 进行连续腰丛置管，以 6～12 ml/h 的速度输注 0.1%～0.2% 布比卡因或罗哌卡因 48～72 h 的患者结果最为显著。

和导管（允许术前放置）部位远离手术切口，因此是髋关节手术优先选择的方法。但是存在腰大肌阻滞的禁忌证，比如感染或凝血障碍，这时候远端的髂筋膜（图 25.2）阻滞就是一个更好的选择。

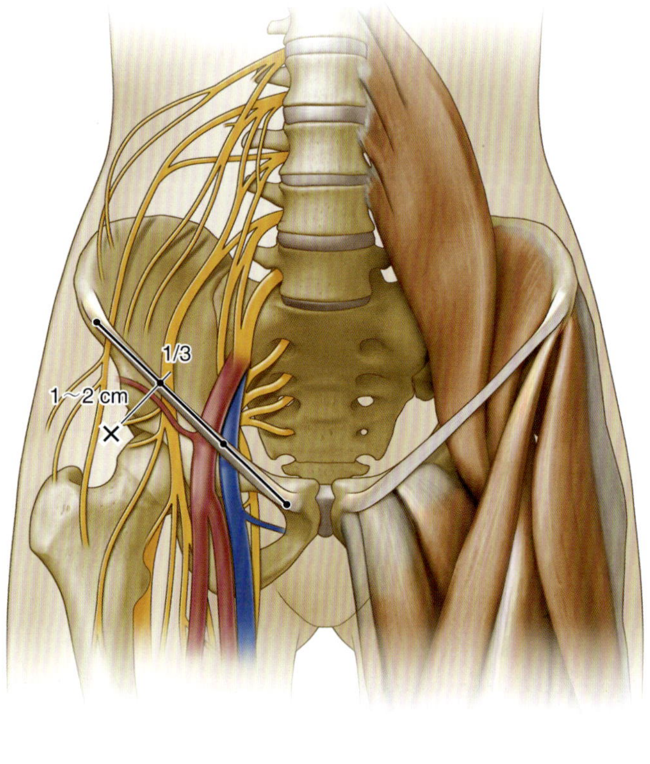

• **图 25.2** 腰丛阻滞：髂筋膜入路。将腹股沟韧带三等分，进针点位于腹股沟韧带中外 1/3 交界处（Redrawn from Lennon RL, Horlocker T. Mayo Clinic Analgesic Pathway: Peripheral Nerve Blockade For Major Orthopedic Surgery. Rochester, MN: Mayo Clinic Scientific Press; 2006, with permission.）

腰大肌间隙阻滞

腰大肌阻滞是由 Chayen 于 1976 年首次描述的[24]。它可以作为单次注射技术，也可以留置导管连续阻滞以延长镇痛时间，被用于腿部手术的麻醉。联合骶旁神经阻滞，用于髋关节骨折[25]后为 THA 提供良好的镇痛，并可用于慢性髋关节疼痛的治疗[26]。

连续腰大肌阻滞技术已被用于各种手术的术后镇痛，包括全髋关节置换术、髋臼骨折切开复位内固定术、股骨骨折切开复位内固定术等[3,16,27,28]。腰大肌间隙阻滞是临床医生在寻求椎管内麻醉的替代技术，是在用于髋关节和股骨手术术后镇痛的过程中应运而生的。

关于腰大肌间隙阻滞的穿刺路径有很多，但是所有的穿刺路径都依赖于穿刺针触及横突来判断穿刺针的深度（图 25.1）。

腰大肌间隙阻滞的并发症

腰大肌间隙阻滞进针位置过深会增加肾血肿和腹膜后血肿的风险[29,30]，在进行深部进针的时候为了确保针的位置正确，并避免插入过深，建议以横突作为参考。周围神经损伤是神经阻滞技术另一个潜在的并发症[31]。椎旁入路腰丛阻滞的另一个副作用是继发于局麻药扩散所引起的交感神经阻滞，然而单侧的交感神经阻滞引起的后果是非常轻微的。

局麻药的硬膜外扩散是腰大肌间隙阻滞的另一个常见的并发症，成人患者的发生率约为 9%～16%[33,34]。这种副作用通常是因为局部麻醉药的使用量过大

(20 ml 以上)，逆行扩散到硬膜外腔所致。在大多数情况下，在对侧神经阻滞解除后，残留的腰丛神经阻滞是明显的。然而，也有行腰丛神经阻滞后发生全脊髓麻醉的报道，因此在腰丛阻滞的过程中应时刻保持警惕[34]。

髂筋膜间隙阻滞

髂筋膜阻滞的适应证与股神经阻滞相同[23,35]。支持者认为它的有效性依赖于穿刺时的双突破感，双突破感是指穿刺针穿过阔筋膜、然后穿过髂筋膜时的感觉。穿透两层筋膜是髂筋膜阻滞成功的关键。为了更容易感受到这种突破感，推荐使用短斜面或笔尖样的针头，较切割式针头能获得更多的触觉反馈。这种技术不需要神经刺激器，然而，确定运动反应可能也是有必要的。髂筋膜阻滞的进针点在腹股沟韧带外 1/3 交点向尾侧 1 cm 处。这个进针点刚好远离股动脉，因此它可以用于有股动脉穿刺禁忌的患者身上（图 25.2）。

髂筋膜间隙阻滞可以在超声引导下进行。使用高频线阵探头长轴平面放置，超声图像提示在髂腰肌表面有浅层的阔筋膜和深层的髂筋膜。可以使用平面内技术也可以使用平面外技术。如果局麻药在髂腰肌内扩散，提示穿刺针位置过深，应该适当回撤穿刺针但仍然保证穿刺针在髂筋膜的深面。虽然平面内和平面外都可以留置导管，但是平面外技术使导管更容易向头端放置（放置在腹股沟韧带的近端），从而使局麻药更容易向腰丛扩散。

髂筋膜阻滞的并发症

髂筋膜阻滞可能并发血肿和局麻药注入血管的风险，因为血管和神经在结构上相邻。然而，在解剖学上，股神经和股动脉都位于独立的相距约 1 cm 的筋膜间隙内（图 25.3）。在大多数具有正常解剖结构的患者中，可以很容易地触摸到股动脉，在股动脉搏动点旁边可以准确并安全地进针。股部血管移植物的存在是股神经阻滞的一个相对禁忌证，然而髂筋膜阻滞因为进针位点在动脉的侧面，因此可以用于这些患者。髂筋膜间隙阻滞出现神经损伤是非常罕见的。但是曾经有过留置导管引起局部炎症和近端脓肿的报道。

关节腔周围浸润麻醉

最近，包括关节周围注射长效局麻药以及佐剂，或在手术时向切口注射超长效局麻药脂微球的多模

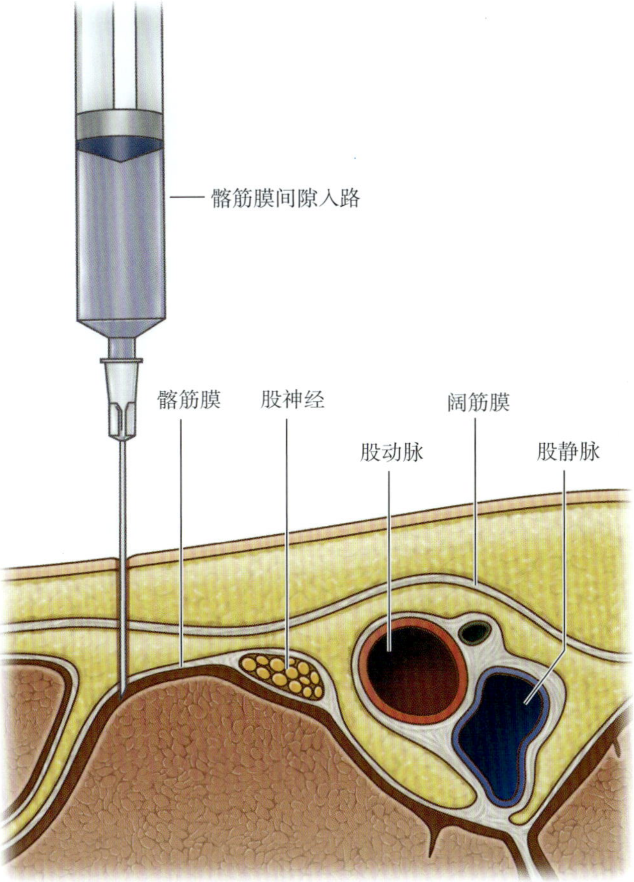

• **图 25.3**　神经血管束和髂筋膜间隙阻滞。其穿刺点位于股神经阻滞的外侧。注意股神经也在髂筋膜下（Redrawn from Lennon RL, Horlocker T. Mayo Clinic Analgesic Pathway: Peripheral Nerve Blockade For Major Orthopedic Surgery. Rochester, MN: Mayo Clinic Scientific Press; 2006, with permission.）

式镇痛途径，已被提倡作为持续腰丛神经阻滞的替代品[36-38]。表 25.6 列出了不同体重患者使用药物的剂量。在手术即将结束、开始缝合之前，将 60 ml 左右的局麻药混合制剂注入股骨颈骨膜、髋关节囊（前、下和后方）以及股骨转子滑囊内。为了使局麻药混合物更均匀地分布，外科医生应该在这些解剖区域的多个位置进行注射，而不是在一个区域进行单次、大容量注射，同时应注意避免浸润坐骨神经周围的软组织。剩余的 60 ml 经多个注射部位小心均匀地浸润到髂胫束和浅表的皮下脂肪组织中。目前还没有明确的证据显示使用布比卡因脂微球进行髋关节腔周围浸润麻醉具有明显的优势。值得注意的是，使用局部麻醉药进行关节腔周围局部浸润麻醉时的剂量只是行外周神经阻滞的额外附加的剂量，因此使用时必须注意避免使用过大剂量引起毒性反应。

脂微球剂型的局麻药现已问世，并且已经应用于关节囊周围局部浸润麻醉。但是目前并没有证据显示

表 25.6 罗哌卡因组

罗哌卡因组	50～74.9 kg	75～99.9 kg	100～125 kg	总容量
罗哌卡因	200 mg	300 mg	400 mg	120 ml[a]
肾上腺素	100 mcg	200 mcg	300 mcg	120 ml[a]
酮咯酸	30 mg	30 mg	30 mg	120 ml[a]

[a] 使用盐水稀释。

脂微球局麻药制剂优于非脂微球局麻药制剂，并且这种剂型还会导致成本明显提高 [38,39]。

接受抗凝治疗的骨科患者的区域麻醉与镇痛

下肢静脉血栓是下肢手术或外伤后发病率和死亡率增加的一个主要原因。抗血栓治疗的指南，包括药物的选择、抗凝程度和治疗时间，近些年都在不断发展 [40]。

一些研究已经发现硬膜外和蛛网膜下腔麻醉的髋关节手术患者的 DVT 和肺栓塞发病率较低 [41-43]。产生这种结果的可能机制包括：①由于硬膜外和蛛网膜下腔阻滞造成下肢血流处于高动力状态，从而减少静脉瘀滞、防止血栓形成；②添加到局部麻醉药中的肾上腺素产生有益的循环效应；③椎管内麻醉下手术引起的凝血和纤溶反应，导致血液处于低凝状态以及纤溶功能加强；④无正压通气状态及其对循环系统的伴随影响；⑤直接局部麻醉作用，如降低血小板聚集率。值得注意的是，大多数评估硬膜外麻醉和腰椎麻醉在预防 DVT 和肺血栓栓塞症中价值的研究中，所涉及的患者都没有接受目前推荐的药物预防。

尽管有各种优点，但由于硬膜外血肿可能导致神经系统症状的潜在风险，围术期接受抗凝和抗血小板药物治疗的患者通常是不考虑行蛛网膜下腔或硬膜外麻醉 / 镇痛的。与椎管内阻滞相关的硬膜外腔出血所导致的神经功能障碍的实际发病率还不明确；然而，文献中报道发病率约为：硬膜外阻滞，小于 1/150 000；脊髓麻醉，小于 1/220 000[44]。术中接受抗凝治疗的患者硬膜外血肿的发病率有所增加 [18,45,46]。

直到 20 世纪 90 年代低分子量肝素作为一个抗凝药物开始临床应用，椎管内阻滞并发硬膜外血肿才零星的出现。考虑到统计学中的具有灾难性后果（只有 30% 的患者神经功能恢复良好）的硬膜外出血发生率（约 1/3000 硬膜外麻醉），这就要求我们寻找一种可替代 THA 和 TKA 镇痛管理的方法 [47]。虽然腰大肌阻滞和股神经阻滞置管术替代椎管内阻滞是合适的（即使不是更好），但还没有研究来评估并发于抗凝患者的神经丛阻滞或外周阻滞的出血发生率以及严重程度。令人欣慰的是，神经阻滞穿刺和血管穿刺在外科手术、介入放射或心脏事件中很少有严重的并发症报道。例如，在心脏介入治疗的过程中，大口径导管放置在肱动脉或股血管，随后就会给予普通肝素、低分子量肝素、抗血小板药物和（或）溶栓药物。尽管有明显的血管损伤和凝血缺陷，神经系统并发症仍是罕见的，但偶尔需要输血。此外，所有发生于腰大肌或腰交感神经阻滞后的非椎管内麻醉显著出血的案例，如血红蛋白和（或）血压明显下降，其发生都与肝素、低分子量肝素、华法林和抗凝药物衍生物的使用相关。这些情况表明，明显的血液丢失可能是非椎管内麻醉抗凝患者的最严重的并发症，而不是神经功能受损。还需要更多的信息来制定最后的诊疗意见。当前的信息主要集中在椎管内阻滞和抗凝药的关系上（框 25.1）。椎管内麻醉指南应该适用于深部腰丛和坐骨神经阻滞 [48]。

因此，血栓栓塞是全关节置换术一个严重的并发症。椎管内麻醉、周围神经阻滞和关节周围浸润麻醉，都可以促进患者早期下床和早期出院，是患者围术期治疗的一个重要组成部分。然而，到目前为止，它们还不能取代药物预防血栓。

总之，通过外周神经阻滞技术、关节周围阻滞和多模式镇痛方法可以减少围术期阿片类药物使用，促进患者早期活动，促进康复并减少住院时间和住院费用。在进一步完善这些复杂患者的围术期处理方面，骨科医生和麻醉医生之间的持续合作是十分必要的。

目前的争议和未来的展望

- 多模式镇痛关键要素仍然没有明确。未来的研究需要明确超前镇痛、外周神经阻滞及术后镇痛药（非阿片类和阿片类药物）的相互作用。
- 继发于 NSAIDs 的骨形成 / 愈合不良的相对风险还不清楚。然而，这些药物显著地减少了阿片类药物使用。
- 尽管外周神经阻滞具有卓越的镇痛效果、改善手术预后、节约经济成本的优点，但这些技术并没有普遍应用和培训。未来的研究和培训计划应朝着操作简便、提高成功率和安全性的方向努力。
- 尽管脂质体剂型的局麻药是否能够延长局麻药的作用时间还不明确，但是关节囊周围局部浸润麻醉的效果已经证实是对患者是非常有益的。

- 当患者出院时间提早，康复从院内转到院外，镇痛方法将持续发展演变。

框 25.1　接受抗血栓治疗的骨科手术患者围术期椎管内[a]麻醉与镇痛

低分子量肝素

给药后 10～12 h 后方可进行穿刺。对于留置导管的患者允许使用每天 1 次（非 2 次）剂量的低分子量肝素。总的来说，早上留置或拔出导管，晚上使用低分子量肝素，可以更加有效地避免置管和拔管操作过程中血肿形成的风险。

华法林

在导管放置和移除的过程中要确保有足够的维生素 K 依赖的凝血因子。长期使用华法林的患者在进行椎管内麻醉之前 INR 应处于正常范围。每日监测 INR 和凝血酶原时间，当 INR ＜ 1.5 时，才可以拔出导管。

磺达肝素

术前使用磺达肝素的患者不建议使用椎管内麻醉。

非甾体抗炎药

阿司匹林类药物不会显著增加椎管内麻醉出血的风险。然而，对于接受华法林或者低分子量肝素抗凝的患者，联合使用抗凝或抗血小板治疗的药物可能增加围术期出血的风险。此外，其他影响血小板功能的药物，比如噻吩吡啶类衍生物和糖蛋白Ⅱb/Ⅲa 血小板受体抑制剂，也应该避免使用。

[a] 腰大肌间隙阻滞和坐骨神经阻滞也需要相似的管理措施。

改编自 Horlocker TT，Wedel DJ，Benzon H，et al. Regional anesthesia in the anticoagulated patient：defining the risks（the second ASRA Consensus Conference on Neuraxial Anesthesia and Anticoagulation）. Reg Anesth Pain Med. 2003；28：172-197.

（参考文献参见书末二维码）

第 26 章

髋关节手术静脉血栓栓塞的预防

CLIFFORD W. COLWELL, JR., MARY E. HARDWICK
（孙思翘　宫宇宝 译　冯卫 审校）

关 键 点

- 评估所有患者静脉血栓栓塞事件（venous thromboembolic events，VTE）发生率的风险因素。
  - 全髋关节置换术（THA）的患者为高危人群。
  - THA 患者多为伴有并发症的老年人，增加了 VTE 的风险。
- 有多种有效预防 VTE 的方法。
  - 药物预防：
    - 阿司匹林
    - 维生素 K 拮抗剂（VKA；华法林）
    - 低分子量肝素（low-molecular-weight heparin，LMWH）。
    - Ⅹa 因子抑制剂
  - 直接凝血酶抑制剂
  - 出血是各种预防法中最令人担心的副作用。
  - 物理预防：
    - 鞋子
    - 小腿长度
    - 大腿长度
    - 便携式或固定式泵
    - 下腔静脉滤器
- 在住院治疗和随访期间持续对 VTE 进行临床评估。
- 由外科护理改进项目（surgical care improvement project，SCIP）和关节委员会（以前是医疗机构认证关节委员会）制定的法规要求为 THA 患者开某种类型的预防血栓药物。

引言

全髋关节置换术（THA）患者需要预防 VTE 是一个公认的事实。然而，最优的预防方法和时间是一个持续有争议的话题。VTE，包括深静脉血栓（deep venous thrombosis，DVT）和肺栓塞（pulmonary embolism，PE），如果没有任何形式的预防方法，其发生率将让人无法承受（表 26.1）。尽管自 1986 年以来已有推荐的预防措施，但是随着人们对流行病学、危险因素、诊断方法的了解，新的预防措施出现了。LMWH 自 1993 年以来已经上市，新的口服抗凝血药物已经得到批准。加压设备多年来也能买到，但最新的便携式加压设备可能改变了非药物预防方法。尽管有很多指南可以使用，但应该遵循哪个指南才能达到最佳的患者恢复效果依然存在争议。政府机构和认证机构要求医院对 THA 患者必须进行评估并预备配套的术后预防措施。一个政府机构——SCIP 和关节委员会（以前是医疗机构认证关节委员会）——强制要求对接受 THA 的患者进行评估并为他们提供术后的静脉血栓预防。

流行病学和危险因素

THA 中的血栓预防应始于对每一位患者 VTE 的风险评估。在外科手术时，特别是骨科下肢手术的患者属于高风险范畴，术前应对静脉血栓栓塞的高风险因素进行初步评估。这个评估可能影响患者采用哪种血栓预防方法和时间。基于这些危险因素（框 26.1），

表 26.1　THA 和髋部骨折手术（HFS）术后 VTE 发生率（基于强制性静脉造影术，没有接受抗凝药物治疗或安慰剂治疗的患者）

	DVT 发生率	近端 DVT 发生率	PE 发生率	致命 PE 发生率
THA	42%～57%	18%～36%	0.9%～28%	0.1%～2.0%
HFS	46%～60%	23%～30%	3%～11%	0.3%～7.5%

引自 Geens WH. Pineo GF. Heit JA. et al：Prevention of venous thrombocm-bolism：the Seventh ACCP Conference on Antithrombotic and Thrombolytic Therapy. Chest. 2005；127：2297-2298.

目前有多个量表用于评估血栓风险并给出了预防方法的建议[1-6]。除了接受预防以外，还需要在恢复期对患者进行有任何 VTE 症状体征的评估，评估应该记录在患者的档案以便于与其他卫生保健专业人员进行沟通。应当让患者了解 VTE 的临床症状和体征，这样他们就可以准确地把自己的症状报告给他们的医生。然而，众所周知，仅有临床症状的确诊是有缺陷的，需要通过客观检查判定，目前采用多普勒超声检查 DVT 及使用 CT 检查 PE[7]。

有证据表明，在后遗症和并发 PE 风险方面，近端 DVT 比远端更严重[8]。近端 DVT 发生在腘窝以上的膝关节静脉，因为这些血管较大，血栓形成通常意义重大，形成的斑块一旦脱落，可导致较大的 PE[9-11]。然而，又有研究表明，20%～30% 在远端静脉形成的血栓移向近端静脉可导致 PE。小腿静脉血栓并不是完全无危险的，很大一部分会留下静脉畸形后遗症，包括持久闭塞和（或）静脉瓣膜功能不全[12]，5% 的患者在全膝关节置换术（TKA）和 THA 后患静脉血栓后综合征[13]。因此，预防近端和远端 DVT 同预防 PE 一样重要。

框 26.1　VTE 的临床危险因素

- 住院（医院 / 疗养院）
- 创伤（骨盆、下肢）
- 较大的骨科手术
- 抗磷脂综合征
- 恶性肿瘤的化疗或放疗
- 脑卒中
- 未治疗的恶性肿瘤
- 遗传性血栓形成倾向 / 低纤溶
- 运动受限，包括下肢轻度瘫痪
- VTE 病史
- 他莫昔芬或雷洛昔芬治疗
- ASA 评分 -3 分
- 口服避孕药或激素替代疗法（HRT）
- 高龄
- 肥胖
- 糖尿病
- 冠状动脉疾病
- 充血性心脏病
- 静脉曲张
- 现在或既往吸烟史
- 女性
- 黑人种族
- ABO 血型

ASA，美国麻醉医师学会。

引自 Beksac B，Gonzalez Della Valle A，Salvati，EA. Thromboembolic disease after total hip arthroplasty：who is at risk? Clin Orthop Relat Res. 2006；453：211-224；Zhang J，Chen Z，Zheng J，et al. Risk factors for venous thromboembolism after total hip and total knee arthroplasty：a meta-analysis. Arch Orthop Trauma Surg. 2015；135（6）：759-772；Tzoran I，Papadakis E，Brenner B，et al. Gender-related differences in the outcome of patients with venous thromboembolism and thrombophilia. Thromb Res. 2017；151（Suppl 1）：S11-S15；Newman JM，Abola MV，Macpherson A，et al. ABO blood group is a predictor for the development of venous thromboembolism after total joint arthroplasty. J Arthroplasty. 2017 Sep；32（9 Suppl）：S254-S258.

遗传和凝血因子

遗传因素（Leiden Ⅴ凝血因子突变、凝血酶原基因 *G20210A*）据报道能增加 VTE 的风险。一项研究表明，有 VTE 症状的 TKA 或 THA 患者凝血酶原基因 *G20210A* 突变显著升高（P=0.0 002）[14]。凝血因子 Leiden Ⅴ突变有增加 VTE 风险的趋势（P=0.09）[14]。与停药后的女性相比，发现具有 Leiden Ⅴ突变的男性与主要出血相比，VTE 复发率增加了 6 倍，DVT 复发率增加了 3 倍，而 PE 的复发率无差异[15]。然而，由于 90% 的人有这些遗传风险因素，但却没有发生 VTE，因此术前一般的基因型的筛选价值并不确切。

包括因子Ⅶ[16,17]和纤维蛋白[18]在内的凝血因子水平升高与 VTE 有关。然而，尚未有研究表明这些因素与患者的骨科手术和静脉血栓有关。同时也涉及了低水平的高密度脂蛋白（HDL）[16]，尽管尚未就此对骨科手术患者进行研究。另一项研究报告了年轻男性血浆胆固醇酯转移蛋白与凝血能力升高之间成正比关系，但不清楚这是否会对外科患者产生影响[19]。

另外，两种可使华法林产生代谢变化的遗传变异性酶为细胞色素 P-4502C9（CYP2C9）和维生素 K 环氧还原酶（VKORC1），二者已被证实与患者对华法林剂量反应的差异有关[20]。一项在 TKA 和 THA 中以基于基因的剂量研究已见报道[21]。这项包括 92 例患者在内的研究提出了一种骨科手术术后华法林的剂量算法，这种算法考虑到基因类型、临床变量、当前的药物治疗、术前和术后的实验室数值等因素。

诊断

多普勒超声是一个在临床实践和研究中，检测髋 / 膝关节置换术后患者下肢 DVT 形成的一个主要工具。因为多普勒超声是无创的，几乎没有禁忌证，因此可以用来重复检测，它已成为检测 DVT 形成最常用的临床检测工具，无论 DVT 有无症状[22]。因为患者 THA 后住院时间短，但这样的筛查并未证实在目前的研究方法中是有效的[23]。尽管加压静脉多普勒超声显示对大腿的几乎所有部位都有高特异性，但对小腿却不是[22,24]。

在骨科下肢手术中，50% 的死亡是由血管事件造成的[25]。死亡可能发生在几分钟内，这使得预防至关重要。最能预示肺栓塞的症状是心动过速、血氧饱和度低和呼吸急促[26]。胸部螺旋 CT 扫描是确定 PE 诊断的首选方法。

预防方法

药物预防

阿司匹林

随着骨科医生对 THA 后 VTE 风险的意识增强，以及对预防的需求，人们对使用任何潜在抗凝剂的出血风险都有了防范意识。在这些情况下，出血会影响手术结果。来自多个大型非随机试验和系统评价的数据证实了阿司匹林（乙酰水杨酸）作为多模式 VTE 预防方案一部分的有效性[27-29]。根据这些试验，美国骨科医师学会（AAOS）指南和美国胸科医师学会（ACCP）的 CHEST 指南均将阿司匹林包括在内，在 AAOS 中归类为“中度证据”，在 ACCP 指南中归为 1B 级。但尚未就剂量达成共识，这些建议包括 81 mg，2 次 / 天；150 mg，1 次 / 天；325 mg，1 次 / 天或 2 次 / 天。几乎所有使用阿司匹林的研究均表明患者的全因死亡率降低，表明阿司匹林对动脉方面有潜在影响，因为许多全因死亡率病例是继发于心源性死亡的。通常建议患者在术后 6 周内使用阿司匹林，但很少建议超过该时间范围内使用。与所有药物用法一样，在门诊患者中很难跟踪其依从性。

华法林

从历史上看，骨科医师最常用的药物选择仍然是可调整剂量的华法林钠，这是一种维生素 K 抑制剂，在医院和术后康复期间均通过 INR 进行监测。可以在术前或术后第一天开始用药，预计大约 3 天之内不能完全抗凝。患者 INR 的临床指标是 INR 延长至 2～3，但是许多骨科方案使用 INR 为 1.5～1.9，其他低剂量方案为 INR 1.5～2.5，以避免出血过多的风险（表 26.2）[30]。华法林的半衰期为 36～42 小时，维生素 K 可以逆转其作用。由于需要监测，因此可以轻松追踪华法林使用的依从性。表 26.3 显示了可调整剂量的华法林的有效性。包括药物、吸烟、酒精、食物、活动的变化在内的很多因素可能与华法林相互作用。因为许多患者出院后采用华法林预防，所以必须意识到这些相互作用，而且必须自己监控过度抗凝后

表 26.2 THA 药物预防选择

药物	药物制造商 / 类型	剂量	开始时间
依诺肝素（Lovenox）	赛诺菲安万特（Bridgewater，NJ）/LMWH	30 mg 皮下注射；40 mg 皮下注射，用于长期预防	术后 12～24 h 开始使用，接下来 7～10 天每天 2 次；初始 7～10 天后，长期预防至 35 天
达肝素钠（Fragmin）	辉瑞（Brooklyn，NY）/LMWH（FDA 批准仅用于 THA）	2500 U（半剂量）皮下注射 5000 U（全剂量）皮下注射	术前 2 h 开始半剂量使用或术后 4～8 h 半剂量使用，然后每天全剂量，将长期应用到 14 天
磺达肝素（Arixtra）	葛兰素史克（ResearchPark，NC）/ 合成戊多糖	2.5 mg 皮下注射	术后或术后 1 天约 6～8 h 开始 2.5 mg 皮下注射，接下来的 7～10 天每天 1 次，长期应用至 35 天
华法林（Coumadin）	百时美施贵宝公司（Princeton，NJ）/VKA	2～10 mg 口服以保持 INR 在 1.5～2.5	术前或术后 1～12 h 使用，可长期使用至 35 天
达比加群	勃林格殷格翰，德国	口服，第 1 天半剂量，之后每天全剂量（220 mg）	手术日开始，持续 28～35 天
阿哌沙班	百时美施贵宝公司（Princeton，NJ）	口服，每天 2 次（每次 2.5 mg）	手术日开始，持续 35 天
利伐沙班	拜耳公司（Seattle，WA）	口服，每天 1 次（每次 10 mg）	手术日开始，持续 35 天

VKA，vitamin K antagonist：维生素 K 拮抗剂。

出现的任何症状。合理使用华法林需要考虑其有效的时间范围，采用 INR 密切监测其效果和相互作用因素，以及患者教育和一整套方法。与许多药物一样，至少在住院期间内，华法林经常与外部间歇性加压设备配合使用。

低分子量肝素

全球范围内用以预防 VTE 的药物类别中，最常用的是低分子量肝素（LMWH）。这些药物通过皮下注射给药，不需要实验室检测或剂量调整。尽管相关出血的风险仍然存在，但大数据表明这一类药物是安全有效的。图 26.1 中显示了每一种 VTE 预防药物提供的抑制凝血机制的靶点。

1993 年，低分子肝素被批准用于 THA 后深静脉血栓的预防，并被很多临床医生在实践中广泛使用。在北美洲，最常用的 LMWH 是依诺肝素和达肝素钠（表 26.2）。LMWH 经广泛研究，被认为是高效并且安全的，来自临床试验的汇集结果见表 26.3。

LMWH 药理学上不同于普通肝素，LMWH 与蛋白质和内皮细胞结合较少，这导致更加可预测的剂量反应、与剂量无关的清除机制和更长的血浆半衰期。

通过高度可预测的药代动力学特性和高生物利用度，低分子肝素在较小程度上（图 26.1）影响因子Ⅱa 的同时，也将因子Ⅹa 作为靶点，与普通肝素钠相比，LMWH 血小板减少症发生率较低。LMWH 的半衰期为 4.5 h，其作用可被鱼精蛋白逆转。因其独特的药代动力学，LMWH 可以每天 1 次或 2 次皮下给药，且不需要检测药物水平或活性。

然而，LMWH 预防仍存在出血增加的可能性（表 26.4）。

Ⅹa 因子抑制剂

磺达肝素是一种人工合成的戊多糖，通过抑制Ⅹa 因子来抗凝（图 26.1），它已被证实在 THA 和髋部骨折手术中按每天 1 次的剂量可提供对血栓有效的预防（表 26.2）。这种戊多糖的半衰期为 18 h，其拮抗剂尚不明确。已报道的 THA 中 DVT 的总发生率如表 26.3 所示，出血率的报道见表 26.4。

利伐沙班是一种口服的选择性直接Ⅹa 因子抑制剂，半衰期约为 9 h，快速起效，在不到 2 h 内可以达到最大血药浓度（表 26.2）。已有两个 THA 后使用利伐沙班的临床试验报道，二者都是将利伐沙班与依诺肝素相比较。其中一项试验治疗 35 天后，利伐沙班组 VTE 发生率为 1.1%（18/1595），依诺肝素组 VTE 发生率为 3.7%（58/1558）[32,33]。

在另一项试验中利伐沙班治疗 31～39 天，依诺

表 26.3　主要随机临床研究结果

药物	研究组数 / 患者总数	PE，%（95%CI）	近端 DVT，%（95%CI）	全部 DVT，%（95%CI）
安慰剂	13/947	1.5（0.8～2.6）	25.8（21～31）	48.5（43～54）
气压	5/431	0.3（0.01～1.4）	13.3（10～18）	20.7（15～29）
华法林	12/1493	0.2（0.02～0.6）	6.3（5～8）	23.2（19～28）
低剂量普通肝素	11/1859	1.4（0.9～2.0）	19.0（13～27）	31.1（23～41）
阿司匹林	8/687	1.3（0.6～2.5）	11.4（7～18）	30.6（21～42）
LMWH	21/5512	0.4（0.2～0.6）	7.7（6～10）	17.7（15～21）
磺达肝素[27,31]	2/2255	0.3（0.2～0.4）	1.2（1～2）	4.7（4～6）
利伐沙班	2/2149	0.6（0.1～2.13）		0.36（0.2～0.62）
达比加群	3/2575	6.4%		6.30%
阿哌沙班	4/2708	1.72（0.52～5.69）		0.55（0.32～0.95）

数据引自 Turpie AG，Bauer KA，Eriksson BI，Lassen MR. Postoperative fondaparinux versus postoperative enoxaparin for prevention of venous thromboembolism after elective hip-replacement surgery：a randomised double-blind trial. Lancet. 2002；359：1721-1726；Lassen MR，Bauer KA，Eriksson BI，Turpie AG. Postoperative fondaparinux versus preoperative enoxaparin for prevention of venous thromboembolism in elective hip-replacement surgery：a randomised double-blind comparison. Lancet. 2002；359：1715-1720；Freedman KB，Brookenthal KR，Fitzgerald RH Jr，et al. A meta-analysis of thromboembolic prophylaxis following elective total hip arthroplasty. J Bone Joint Surg Am. 2000；82：929-938；Russell RD，Huo MH. Apixaban and rivaroxaban decrease deep venous thrombosis but not other complications after total hip and total knee arthroplasty. J Arthroplasty. 2013；28：1477-1481.

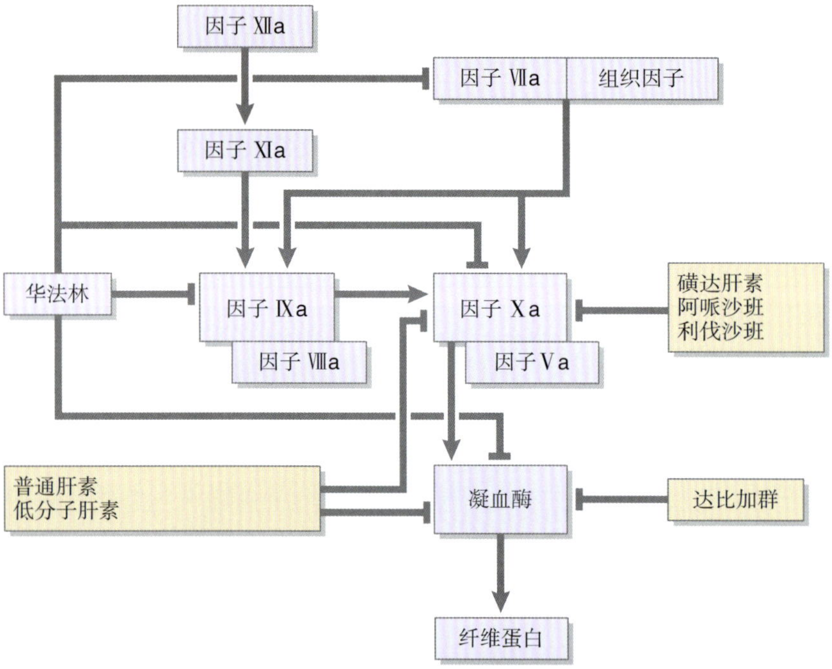

• **图 26.1** 每种 VTE 预防药物在凝血级联反应中抑制作用的靶点（重绘并引自 from Colwell CW Jr. Prophylaxis for deep vein thrombosis after total knee arthroplasty. In：Lieberman JR，Berry DJ，Azar FM [eds]. Advanced Reconstruction：Knee. Rosemont，IL：American Academy of Orthopaedic Surgeons；2010.）

表 26.4 不同抗凝治疗类型的主要和次要的出血率

药剂	患者数量	主要	次要
安慰剂	713	0.6%	3.0%
气压压缩	388	0	4.1%
华法林	1381	1.7%	5.7%
小剂量普通肝素	1992	3.5%	13.5%
阿司匹林	687	0.7%	1.2%
LMWH	5412	2.2%	10.5%
磺达肝素	2268	0.3%	2.7%
利伐沙班	6183	0.4%	3.1%
达比加群	4374	5.6%	6.0%
阿哌沙班	2673	0.8%	6.9%

数据引自 Turpie AG，Bauer KA，Eriksson BI，Lassen MR. Postoperative fondaparinux versus postoperative enoxaparin for prevention of venous thromboembolism after elective hip-replacement surgery：a randomised double-blind trial. Lancet. 2002；359：1721-1726；Lassen MR，Bauer KA，Eriksson BI，Turpie AG. Postoperative fondaparinux versus preoperative enoxaparin for prevention of venous thromboembolism in elective hip-replacement surgery：a randomised double-blind comparison. Lancet. 2002；359：1715-1720；Freedman KB，Brookenthal KR，Fitzgerald RH Jr，et al. A meta-analysis of thromboembolic prophylaxis following elective total hip arthroplasty. J Bone Joint Surg Am. 2000；82：929-938.

肝素治疗 10～14 天，VTE 发生率分别为 2.0%（17/864）和 9.3%（81/869）[34]。在这两项研究报道中，两组治疗方法的出血发生率相似。

阿哌沙班也是一种口服的选择性 Xa 因子抑制剂，半衰期约为 12 h，3～4 h 内可以达到最大血药浓度。这种药物的给药方式是每天 2 次，持续 35 天（表 26.2）。在 THA 中，用以预防的阿哌沙班临床试验使用该药物 10～14 天，与依诺肝素相比，报道的阿哌沙班组 VTE 发生率为 0.5%（10/2199），依诺肝素组为 1.1%（25/2195），两组具有相似的出血事件 [35]。

直接凝血酶抑制剂

达比加群是一种口服的直接凝血酶抑制剂，半衰期约为 12～14 h，摄入后 2～3 h 内血药浓度达到峰值。使用该药物需要评估肌酐清除率，预防第 1 天可以服用半剂量，之后每天服用全剂量（220 mg），持续 28～35 天（表 26.2）。将行 THA 且使用达比加群（220 mg 和每天 1 次 150 mg 口服）与使用依诺肝素（每天 40 mg 皮下给药）的患者进行比较，持续 28～35 天。据报道有症状的 VTE 分别为 4.6%、7.2% 和 6.3%，PE 发生率分别为 0.4%、0.1% 和 0.3%[36]，各组在大出血或小出血方面没有差别。

药物预防总结

低分子肝素、Xa 因子抑制剂、凝血酶抑制剂和可调整剂量的华法林在预防静脉血栓的效果之间的差异相对较小（表 26.3）。出血发生率见表 26.4，一般来说，出血率应与安慰剂组的出血率比较。

从这些数据可以看出，对无症状和有症状的住院

VTE 预防，低分子肝素以及 Xa 因子抑制剂比华法林更有效。LMWH 和 Xa 因子抑制剂在增加手术部位出血和伤口血肿方面均被记录，但两组的出血率与安慰剂组的出血率相比没有统计学差异。LMWH、Xa 因子抑制剂及直接凝血酶抑制剂与导致出血增加的华法林相比，更快速的启动抗凝治疗。基于成本、便利性、可提供安全的基础抗凝、潜在的出血和血栓形成风险，以及计划内预防的持续时间等问题，LMWH、Xa 因子抑制剂、直接凝血酶抑制剂或华法林的选择必须个性化。

非药物预防

加压设备

机械方法据报道是有效的，这些方法包括梯度压力弹力袜（GCS），下肢或小腿间歇充气加压泵（IPC）以及足底静脉泵（VFP）。通过增加血流量和（或）速度，它们对抗了 Virchow 血栓三要素的一个重要方面，但没有与其他设备进行头对头的比较以证明其优越性。加压设备的优点是避免了任何药理方法中出现的出血增加的并发症。几乎所有医院都包括以下设备之一，然而，在某些情况下，该设备不是便携式的，并且仅限于患者被卧床休息的那些时间。有许多轻巧的便携式设备可供使用，无论是在医院内、床上或家中，都可以使用它们（框 26.2）。有关这些设备的两个关键问题是正确的安装和每天使用的时间。

一项评估使用膝上和膝下 GCS 的研究发现，与未接受任何形式预防的对照组相比，两种 GCS 的 DVT 发生率均未降低[37]。对 GCS 的进一步研究表明，98% 的长袜未能产生从踝关节到膝关节的“理想”压力梯度[38]。

在可用的各种类型的加压设备中，我们对一种移动加压设备进行了研究。它的便携性允许患者可以在家如同在医院一样使用该设备，并允许患者下床时使用该设备，从而增加了依从性。此外，这种便携式设备包含一个传感器，用于监测呼气阶段呼吸相关的静脉流量和压力倍数，当胸腔压力低和右心室充盈时，它们是最高的。此设备的研究表明，与依诺肝素的 DVT 发生率范围为 4.1%～20% 相比，该设备的 DVT 发生率范围为 4.0%～14.3%[39-41]。一项将移动式加压设备与 LMWH 进行比较的研究，二者之间 VTE 发生率相似，但 LMWH 引起的大出血明显增高（0 vs. 6%）[39]。

框 26.2 加压设备

- VenaPro 血管治疗系统（InnovaMed Health，San Antonio，TX），电池供电。
- Venowave VW5（Venowave，Inc. Stouffville，Ontario，Canada），电池供电小腿加压。
- ActiveCare+SFT 系统（Medical Compression Systems LTD，Or Akiva，Israel），可选择电池供电，足部、小腿或大腿加压。
- Restep DVT 系统（Stortford Medical LLC，West Windsor，NJ），小腿加压。
- Kendall SCD 700 顺序加压系统（Covidien，Mansfield，MA），电池供电。

数据引自 Postsurgical home use of limb compression devices for venous thromboembolism prophylaxis. In：Policy：Blue Cross Blue Shield of North Carolina；2016：1-8.

压力设备之间因为没有标准化很难比较。因此，从一个设备得到的研究结果不能应用于另一设备[42]。大多数压力设备的研究不能采用盲法，这将不能避免研究者偏倚的问题。随着 THA 患者住院天数的缩短，出院后预防性使用加压设备的有效性需要进一步研究。

下腔静脉滤器

对于术后 VTE 和出血风险均极高的患者，建议持续使用下腔静脉滤器（IVC）作为预防选择。IVC 有两种不同的方式：一种是永久性滤器，另一种是设计为在外科手术高风险期度过后拆除的较新的可拆卸的临时滤器。尚未有关于 THA 人群的重要试验能确定可以减少 PE 和 PE 引起的死亡，或对 DVT 发病率的影响的报道。在创伤文献中，报道了能够移除滤网的成功率很低，仅为 21%[43]。与 LMWH 或普通肝素的预防相比，只有一项随机试验报道了单独使用 IVC 滤网的预防措施。12 天后，接受滤器的 PE 发生率明显减少（有症状和无症状），但滤器与症状性 PE 的发生率降低无关。IVC 滤器并没有降低死亡率，并且在随访中显示出明显的 DVT 复发[44]。在获得更多证据之前，应根据现有最佳证据使用永久性和可移动 IVC 滤器，并根据 FDA 的指导建议，在 25～54 天内移除[45]。预防性 IVC 滤器的放置可能会降低 THA 患者术后 PE 的直接风险，但可能会增加将来发生 DVT 的风险。预防性 IVC 过滤器的放置应该用于在此之前采用药物预防但失败的患者。

多模式预防法

结合非药物治疗法和（或）药物治疗法的多模式预防尚未得到充分的研究，考虑多模式预防措施的困难之一是相同的治疗组合很少用于一项以上的研究中，无法进行任何形式的荟萃分析。尽管使用分层模式或多模式预防是令人关注的问题，但目前尚无前瞻性随机试验表明多模式预防比单模式治疗更有效。

手术技术

手术技术的改变（包括减少手术时间、减少切口、减少失血以及早期负重和下床活动及早期出院的康复技术）可能会进一步对VTE的发生产生积极的影响。尚未进行任何研究来验证或量化此现象。

区域麻醉

无论THA患者有无其他预防措施，根据已有的结果显示，低压区域麻醉（脊柱或硬膜外）术后DVT的发生率显著降低[46]。区域麻醉后的VTE患病率虽然有所降低，但依然存在。区域麻醉本身并没有与采用其他预防措施相匹配的记录。

确诊的血栓事件的治疗

DVT或PE的治疗方案通常由专科医学专家进行制定。总体而言，最常使用的治疗方案是华法林，INR在2～3至少持续3个月，通常持续6个月。在华法林治疗之前，可能需要LWMH、普通肝素或磺达肝癸钠皮下或普通肝素静脉注射短期治疗约5天，因为要达到华法林治疗水平需要一定的时间[47]。治疗方案因各自机构所采用的方案而异。

患者的治疗方案通常是个体化的，具体取决于DVT的面积和（或）PE的面积和总损害量。关于远端DVT与近端DVT，治疗方案可能存在显著差异。这些方案在急性PE的治疗上也可能有所不同，具体取决于患者是否有VTE病史。

目前的争议和未来的展望

预防时间的长短

过去在住院治疗期间，一直会执行7～14天的预防治疗，但随着现在住院天数减少到5天或更短，住院预防的时间可能不够。一些研究表明，THA后DVT的风险可能会持续长达3个月[48-50]。一项研究表明，出院后继续进行华法林预防4周，未经治疗的患者中有症状确诊的DVT患病率为5.1%，华法林治疗组为0.5%[51]。对6项THA研究进行的分析显示，使用LWMH延长预防与安慰剂组比较，安慰剂组DVT的患病率为22.5%，LWMH组为7.9%（相对危险率为41%；95%CI，0.32～0.54）。安慰剂组近端DVT的患病率为11.2%，LWMH组为3.0%（相对危险率，31%；95%CI，0.2～0.47）[52]。延长低分子肝素长达35天的研究结果表明，延长低分子肝素预防是有益的，并且显著优于常规预防7～10天，与安慰剂相比，DVT降低了50%[37]。所有3种新型口服抗凝剂都推荐使用35天。建议延长预防措施以减少THA出院后血栓事件的数量。

使用维生素K拮抗剂患者的桥接治疗

许多患者因为心房颤动、人工心脏瓣膜或反复VTE而接受持续抗凝治疗。对于因接受THA而必须中断维生素K拮抗剂治疗的患者来说，通常采用桥接治疗。桥接治疗包括手术前停止维生素K拮抗剂约7天，术前约5天开始低分子肝素或普通肝素治疗。因为这些皮下注射抗凝剂的半衰期短，它们可于术前5～24 h停止使用，并在成功止血后就马上重新开始使用，通常为术后12～24 h[53-55]。这种桥接治疗通常与指定负责维生素K拮抗剂治疗的内科医生协力完成。一项对294例围术期患者使用2012 ACCP指南或个体化管理管理的研究表明，未发现在血栓栓塞、主要出血或次要出血方面的差异[56]。维生素K拮抗剂治疗在手术后重新开始，当维生素K拮抗剂到达治疗的INR时停止使用低分子肝素或普通肝素。不同机构之间以及不同内科医生之间的处方时间可能会不同。对直接口服抗凝药的研究表明，可以在手术前3天停药，并在手术后2～3天内恢复服用，而不会引起VTE或重大出血的危险[57]。

监测

通过无创筛查技术或连续技术来保留初级预防治疗有利于VTE的发现，并不能代替初级预防治疗。许多筛选试验表明缺乏敏感性、特异性和准确性，特别是小腿血栓和各种近端血栓探测[22,58]。临床试验和队列研究表明，通过出院前彩超筛查近端DVT也是无效的[59]。因此，仍然推荐所有的THA患者进行基本预防。

血栓预防的经济效应

因为预防药物成本的变化，预防血栓的成本不仅因地区而异，也因设施而异，取决于商定的协议、口服抗凝药物治疗的监测和延长预防，成本效益仍然是一个不可回避的问题。治疗预防失败或发生出血事件的患者，其费用与发生血栓后综合征和慢性肺动脉高压而需长期治疗的患者一样，影响 VTE 预防的经济性。尽管存在这些问题，有报告比较了各种预防方法的成本和经济效益，认为预防是可行的。一项住院患者账目数据的回顾性分析推断磺达肝素在成本方面下降，导致发生 VTE 的数量比 LWMH 或普通肝素低 [60]。还有一些关于其他预防药物及加压设备在控制成本方面有一定帮助的报道 [61-64]。然而，缩短住院天数及日间手术时间对经济成本的影响仍需进一步研究探讨。

预防指南和国家法规

血栓预防指南可用于辅助循证医学实践。ACCP 于 2012 年发布了其第 9 版抗血栓和血栓治疗指南 [7]。这些指南是基于有关各种类型的血栓预防的有效性和安全性的最新文献报道。

AAOS 在 2011 年发布了预防 THA 或 TKA 患者有症状 PE 的指南 [65]。大多数研究将有症状的 PE 作为研究终点其实是不足以鉴定预防效果。因此，这些建议允许多种方案以及附加方案，没有证据表明任何一个指南或多或少有效。英国国家卫生保健与优化研究所（NICE）于 2012 年在英国发布了预防指南 [66]。2001 年发布的国际共识声明（ICS）对 THA 患者推荐 LWMH，因为他们认识到 DVT 后遗症仍然高发，并建议进一步研究加压设备 [67]。

预防和治疗 DVT 的国际标准是在 JCAHO 和 NQF 期间的一项工程，始于 2005 年。JCAHO 联合委员会批准了现有的 VTE 核心措施（框 26.3），这有利于数据收集和报告 [68]。

小结

在最初的美国国立卫生研究院共识会议之后，骨科界共同努力改善了整个诊断和预防范围，因为数据表明，THA 后静脉血栓栓塞率为 40%～70%，但只有少数外科医生使用了预防措施。自第一次会议以来，已经进行了多项大型研究，其中许多是随机前瞻性研究。用于检测 DVT 和 PE 的检查技术已得到了显著改善，阳性结果已成为标准。新药已进入医疗库，并增加了机械加压设备作为预防手段。根据美国髋关节和膝关节外科医师协会（the American Association of Hip and Knee Surgeons，AAHKS）的说法，医生使用某种预防措施的依从性已达到近 100% 的水平。在使用药物、器械或药物组合的多种方案下，采用新的麻

框 26.3　联合委员会认可的 VTE 核心对策

VTE-1：静脉血栓栓塞预防治疗

分子：接受过 VTE 预防或有文件记录为何未予 VTE 预防的患者

- 入院当日或次日
- 手术结束的当日或次日是指那些入院当日或次日开始的手术的时间

分母：所有患者

VTE-2：重症监护室静脉血栓栓塞预防治疗

分子：接受过 VTE 预防或有文件记录为何未予 VTE 预防的患者

- 进入（或转入）ICU 当日或次日
- 手术结束的当日或次日是指那些从进入（或转入）ICU 当日或次日所进行手术的时间

分母：直接进入或转入 ICU 的患者

VTE-3：采用抗凝重叠治疗的静脉血栓栓塞患者

分子：已接受重叠治疗的患者

分母：确认 VTE 且接受过华法林治疗的患者

VTE-4：深静脉血栓栓塞患者通过方案或列线图的剂量 / 血小板计数检测接受普通肝素治疗

分子：IV UFH 治疗剂量和根据定义参数（如列线图或方案）血小板计数监测的患者

分母：确认 VTE 接受 IV UFH 治疗的患者

VTE-5：静脉血栓栓塞患者出院指导

分子：有文件记录的他们或者他们的照顾者接受过有关华法林的书面出院指导或其他教育材料，包括以下内容：

1．依从性问题
2．饮食建议
3．随访检测
4．潜在的药物不良反应和相互作用

分母：确诊 VTE 正在接受华法林治疗的出院患者

VTE-6：潜在可预防的静脉血栓栓塞的发生率

分子：在 VTE 诊断试验日期以前没有接受 VTE 预防的患者

分母：在住院期间发生 VTE 的患者

ICU，重症监护病房；IV，静脉注射；UFH，普通肝素；VTE，静脉血栓栓塞事件。

From Joint Commission Perspectives®，April 2009，V olume 29，Issue 4，Copyright 2009

醉方法、新的手术方法、快速康复和增加的预防措施进行 THA 后，VTE 的总体发生率降到了 1%～2%。从临床角度看，一些临床方法的使用，尤其是 Wells 模型[69]和 D- 二聚体，在可疑程度较低的情况下，可以减少对超声或 CT 的需求，从而具有重要的价值。未来的临床研究可能会遵循降低成本、提高患者满意度、偏好和依从性的途径。预防性药物的选择是疗效和安全性之间的平衡。风险分层对于为每个患者选择适当的个性化预防方案至关重要，需要进一步研究来制定最佳的风险分层策略。

（参考文献参见书末二维码）

第 27 章

髋关节手术的术后康复

ROBERT E. M AYLE, JR., JAMES I. HUDDLESTON III
(宫宇宝 译 冯卫 审校)

关键点

- 康复目标在于最大限度地提高患者的治疗效果，及时提高个人恢复日常生活活动的能力。
- 髋关节疾病手术治疗方法包括：全髋关节置换术(THA)、表面置换术、关节镜、截骨术和骨折治疗。
- 髋关节手术后能出院的标准：患者可使用辅助设备行走（约 50～100 英尺，即 15.24～30.48 m）、使用厕所、进行移动、进行日常生活活动、对髋关节注意事项的理解和遵守、独立在家锻炼、并保持术后身体状态的稳定。围术期居家辅助设备可有助于促进患者恢复。
- THA 后，无论切口大小，接受加速康复方案的患者出院时功能改善、患者满意度和行走能力均优于未接受该方案的患者。
- 髋关节镜术后的术后康复计划基于患者诊断、手术方案及患者特点。通常情况下，患者需接受为期 10～12 周的康复治疗。围术期患者可进行髋关节活动范围（ROM）训练（range of motion，ROM），以防止关节唇 - 关节囊粘连。此外，通常建议行关节唇切除术患者，术后接受为期 4～6 周的部分负重训练。
- 髋臼旋转截骨和股骨近端截骨术后，患者需接受一段时间的限制负重训练。负重训练的重点在于 ROM、步态训练及严格遵守限制负重的单独训练。若情况允许，患者应在康复师指导下进行步态训练、ROM 训练和肌力训练。

髋关节疾病手术治疗策略包括关节置换术、表面置换术、关节镜、截骨术和骨折治疗。术后康复在患者术后恢复过程中扮演着重要角色。本章节将重点介绍患者关节置换术、关节镜及截骨术术后康复的重要部分。

康复属于医学领域，其关注点在于患者疾病或伤后功能的恢复。康复团队由物理治疗师和作业治疗师、骨科医师、理疗学医师和康复学医师、护士和辅助人员组成。有效的康复可有助于患者生理和心理健康的问题的解决。同时，康复不应局限于术后治疗，其原因在于术前治疗和活动同样可能会对康复结局造成影响。康复目标在于最大限度地提高患者的治疗效果，及时提高个人恢复日常生活活动的能力。

髋关节置换术

髋关节置换术是成功率最高和成本效益最显著的手术之一，可有效缓解疼痛、增强关节功能、恢复活动。康复可最大化患者术后功能表现，并提高患者日常生活活动能力，直接关系到手术的成功与否。关节置换术后患者面临的常见问题包括疼痛、ROM 限制、肌肉无力和术后的保护性限制（体位和负重的预防措施）。术后 3～6 个月康复效果最佳，亦有部分患者术后 2 年内仍表现出康复效果的持续改善。

预计截至 2030 年，THA 需求量将增加 174%[1]。诚然，在过去 15 年中，医院急性髋关节置换术后患者平均住院时间大幅缩短至平均 4.2 天[2]。然而，要求患者提早出院的需求仍在持续增加。

康复教育内容

已有研究报道 THA 患者的术前教育可有效预防早期脱位、深静脉血栓形成、肺栓塞、降低术前焦虑[3,4]。然而，Cochrane 数据库的一篇发表于 2004 年的综述指出，术前教育可有助于降低患者术前焦虑，但其在功能结果、术后疼痛、住院时间缩短或术后焦虑水平的改变方面并无明显效果[3]。

患者对手术的担忧和期望各异[5]。THA 前焦虑情绪较为常见，可通过熟悉未知事物而减轻[6]。具体而言，可安排患者与看护工作人员见面，向其介绍医院环境并讲述患者可能经历的术后状况[6]。同样，患者焦虑可通过与外科医生讨论围术期潜在问题的处理方法而改善。

患者术前顾虑可能与外科医生有所区别[5]。虽然手术前、后的功能之间可能缺乏正相关关联，然而，临床中不应低估患者期望值，原因在于期望值与手术方式选择、高额费用以及结果评估相关[7]。

术前训练

髋关节骨关节炎可诱发患者疼痛症状，导致肌力下降，日常生活活动困难，以及术前功能下降[8]。既往一项 Lavernia 及其同事的研究报道，接受 THA 或 TKA 的患者其手术前后功能间存在相关性[9]。尤其是术前功能受限程度更严重的患者其表现明显劣于功能水平更佳的患者。

术前训练方案的目标在于提高患者关节活动度、肌力和整体机能[10]。尽管如此，术前理疗方案的有效性仍存在争议。Gocen 及其同事[11]、Wijgman 及其同事[12]以及 Ferrara 及其同事[13]在其研究中报道患者 Harris 髋关节评分、Barthel 指数、SF-36 评分、WOMAC 骨关节炎指数、髋部外展、疼痛、住院时间和站立 / 行走 / 爬楼梯时间方面均无显著差异。相反，Wang 及其同事[14]以及 Rooks 及其同事[15]则发现在短期术前训练方案时，患者术前肌力和功能状态则存在明显差异。此外，术后患者步速、步幅和步行距离方面亦存在显著差异，同时，患者出院与住院康复比例呈降低趋势。正如 D'Lima 及其同事[16]报道，上述差异可归因于如下因素：①术前物理治疗持续时间较短，无法实现实质性改善；②术后症状的显著改善可能会掩盖术前训练的细微进展；③手术的实施可能抵消患者肢体功能的改善和术前进展。因此，未来尚需更多研究量化术前训练方案的潜在益处。

手术切口

近年来，患者和市场对微创 THA 的需求不断增加[17]。微创手术通常定义为使用某种技术或皮肤切口 < 10 cm 的手术[10]。微创手术倡导者声称，软组织损伤的减少、术中时间的缩短、围术期失血量的减少、术后疼痛的减轻、外观的改善以及提前出院均可加快患者术后康复进程[18]。尽管如此，目前支持快速康复的研究仍较为缺乏。在 Sharma 及其同事进行的一项回顾性分析[10]中，有 5 项研究明确微创 THA 治疗对康复的影响。Dorr 及其同事[18]以及 Pagnano 及其同事[19]指出，接受微创治疗的患者疼痛控制更好、出院时间更早、停止治疗时间更早、辅助设备使用频率更低、恢复日常生活的速度更快。相比之下，Ogonda 及其同事[20]在其研究中则指出患者早期行走能力、住院时间和功能结果方面无显著差异。同时，Pour 及其同事[21]纳入 100 例接受前外侧入路 THA 的患者，展开一项随机研究并对加速康复方案效果和切口长度进行评估。结果发现无论切口大小，接受加速康复方案的患者出院时功能改善、患者满意程度和出院时行走能力均更佳。

围术期疼痛管理

疼痛管理与 THA 后患者满意程度直接相关[22]。有效的围术期疼痛处理对髋关节手术后患者的康复至关重要。术后疼痛管理失控的后果包括住院时间延长、再入院率增加、ROM 降低、关节纤维化、潜在的医疗投诉、阿片类药物使用频率的增加以及潜在恶心和呕吐副作用[23]。目前，THA 围术期疼痛管理尚无相关金标准。近年来，疼痛管理的多模式镇痛方法受到广泛关注。Maheshwari 及其同事将多模式镇痛定义为一种多学科的疼痛管理方法，其目标在于最大限度地提高镇痛效果并最大限度地减少药物潜在副作用[23]。围术期疼痛控制的镇痛方法包括全身麻醉或区域麻醉、椎管内镇痛、术中关节周围注射、静脉和口服麻醉药以及超前镇痛。超前镇痛可在适当时间内对从外周神经系统向中枢神经系统的有害传入刺激的传递产生显著阻断作用，从而有效降低神经系统对伤害性刺激的敏感性[24]。Peters 及其同事[25]在研究中已证实，有效多模式围术期镇痛可显著降低静息疼痛评分、麻醉药品总消耗量和住院时间，同时改善患者的步行距离和缩短实现治疗目标的时间。

功能活动

关节脱位

初次 THA 后脱位是一种常见且严重的并发症，其发生率为 0.2%～7%。关节不稳定同样是 THA 失败的重要因素，10%～25% 的患者因该并发症而接受 THA 翻修[26,27]。初次 THA 后 50% 的脱位发生在术后 3 个月内，75% 可能在术后 1 年内发生[28]。影响关节脱位的潜在手术因素包括手术入路、植入物的选择和位置、软组织张力和外科医生经验。同时，患者因素包括神经肌肉疾病、酗酒、认知障碍、患者不依从和既往髋关节手术史。

THA 前术后康复阶段，髋关节预防措施的相关教育和指导均有助于降低关节脱位风险。髋部手术入路提示采取相关预防措施。手术入路分类基于其相对于髋关节解剖结构的位置。多数 THA 采用后外侧入路，其对外展肌复合体的损伤最小。既往研究已报道较大股骨头植入和后方软组织结构修复可有助于降低关节脱位风险 [29-32]。若采用后外侧入路手术，须告知并指导患者避免内旋、内收或屈髋超过 70°～90°。诱导髋关节后外侧入路手术后关节脱位的最常见情况包括：坐姿弯腰系鞋、从低矮马桶或椅子上起身时髋部内收并内旋，以及双脚保持坐姿和站立位时躯干向手术侧扭转 [33]。髋关节直接外侧入路需切除部分臀肌。其可能导致外展肌术后的长期无力症状。经转子入路大转子截骨的患者在截骨愈合时避免髋关节的主动外展。若行髋关节前侧入路或前外侧入路手术（伴随前方关节囊破坏），应指导患者避免过度伸展、内收和外旋，以防止关节脱位。

髋部手术前后预防措施的患者教育对促进患者理解并提升其依从性至关重要。髋关节预防措施的持续实施时间因人而异，取决于外科医生操作和患者自身情况。无并发症的患者应执行为期 6 周的预防措施；情况更复杂的高脱位风险患者应采取为期 12 周的预防措施 [34]。

为避免患者术侧肢体移动至易脱位部位，多数医生在采取髋关节 ROM 预防措施的同时，亦推荐功能限制策略。功能限制包括卧床时在双腿间放置外展楔型支具或枕头、使用置于术肢侧的膝盖固定器 [35]、较高座椅和马桶座、避免乘坐低矮座位的汽车。然而，目前很少有研究评估应用辅助设施预防关节脱位的有效性。近期一项随机前瞻性研究旨在评估功能限制在预防髋关节置换术后关节脱位中的作用，结果显示，功能限制并无显著效果 [23]。与此同时，患者表示在无功能限制情况下，患者满意度更高。

负重训练

既往临床经验提示，选择骨水泥股骨假体行 THA 的患者术肢可接受完全负重，而非骨水泥型股骨假体植入患者需要进行为期 6 周的部分负重。在非骨水泥型股骨假体固定中，限制性负重可以减少股骨柄的微动，这种微动可能会干扰骨整合的进程。有关采用非骨水泥型股骨假体固定的双侧 THA 后即刻负重的早期研究显示，尽管存在股骨柄初始下沉，但仍可能发生骨长入 [35,36]。Woolson 和 Adler 在其研究中发现非骨水泥型多孔全涂层股骨假体植入后，患者 THA 后即刻负重情况下的骨生长良好 [37]。在该研究中，末次随访（至少 2 年）的影像学检查未发现患者股骨柄下沉迹象。此外，在末次随访中，与术后限制性负重患者相比，即刻全负重患者的 Harris 髋关节评分更高。Klein 及其同事在近期一项研究亦报道了类似结果，该研究团队采用钛丝涂层锥形柄（Zimmer 公司，Warsaw，IN）进行为期至少 5 年的随访，这是一种非骨水泥型、无领、近端涂层、远端锥形的股骨假体 [38]。采用术后即刻负重模式，患者住院时间和术后康复时间明显缩短 [39]。部分负重 6 周并非良好的限制性措施，可能会减缓并延长患者康复进程 [36]。部分负重状态可导致患者术肢肌肉萎缩，增加上肢和对侧下肢应力。

若术中存在大转子、股骨距或骨干骨折，或当进行转子截骨术时，限制性负重状态可能不可避免。在所述情形下，应进行限制性负重，直至骨折或截骨部位愈合。在此期间，患者应限制为足尖接触负重。同时，应避免无负重状态，其原因在于这一动作要求患者将患肢抬离地面，这一动作可能会导致植入物承受等同于全身重量的外力 [40]。

辅助器具

恢复平衡和步态是 THA 后康复计划的主要目标。导致术后髋关节不稳定的感觉输入和功能改变包括：关节囊切除导致本体感受器受损、外展肌无力、外展肌力臂改变、ROM 受限，以及下肢长度的潜在变化 [41]。辅助器具是患者术后康复的常规组成部分，有助于维持稳定性并促进步态恢复。移动性辅助器具包括手杖、拐杖和助行器等。此类器具可有助于维持稳定性、增强肌肉活动、并有助于减少关节和软组织负荷。辅助器具对患者身心健康产生直接影响。患者信心和安全性的提高有助于提高患者活动水平和独立活动能力。而患者活动水平的提高可有助于预防心肺失调，增强循环，并改善肾功能 [42]。辅助器具的选择应根据对患者的平衡、协调性、精神状态、力量、年龄、负重状态、其他关节损伤和使用目的评估结果。

手杖是最常用辅助器具。手杖重量轻，用途广泛，可用于改善平衡，传递来自地板 / 地面的感觉输入，减少髋关节炎患者的关节反作用力，降低施加至人工髋部假体和外展肌切口的应力 [43,44]。使用手杖的患者需要具备良好的上身力量，手杖仅能支撑患者体重的 15%～20%。当单侧下肢受累或身体损伤较轻时，手杖效果最佳。使用手杖的正确方法是用对侧上肢握住，从而减少 60% 的髋关节接触应力 [45]。Ajemian 及其同事发现，当对侧使用手杖时，手术侧和非手术侧外展力矩分别减少 26% 和 28%。此外，该研究发现在步行过程中髋外展肌收缩的持续时间缩短[44]。合适的手杖高度在保持肩部和肘部处于中立位时，需达尺骨茎突。握紧手杖时肘部应弯曲 15°～20°[43]。

拐杖功能众多，可有助于患者在上下楼梯时轻松移动，与步态速度增加相关，并可支撑全身重量。然而，其缺陷包括平衡不稳定易产生跌倒风险，同时，若直接压迫臂丛神经，使用腋下枴杖可导致神经麻痹。腋下枴杖的使用在年轻患者中通常表现出更好的耐受性，此年龄段人群操作更灵活，能够更好地控制 / 操纵术肢。合适腋下拐杖的尺寸应在腋窝和拐杖顶部间留出 2 英寸（5.08 cm），从而使肘部弯曲约 15°。

助行器通常应用于髋关节置换术后早期，其有助于加强患者步行稳定性。助行器通常适用于双下肢无力、平衡失调或需比单用手杖提供更大体重支持的患者。助行器类型包括两轮、四轮或无轮。无轮助行器可提供最大支撑；然而，此类助行器的使用须患者具备更大体能。两轮助行器是最常用类型，与手杖尺寸类似。

术后早期，应在物理治疗师指导下使用助行器进行步态训练。随着患者力量、平衡和活动能力的提高，患者应从助行器过渡至腋杖或手杖。如果需要，患者助行器的使用可长达 2～4 周或更长时间。患者康复延迟通常归因于高龄、多发共患病、理疗不足、缺乏家庭支持或无法应用较少辅助支持装置来控制术肢。对于已行 THA 患者而言，还应考虑使用的其他辅助器具包括升高的座椅、马桶和淋浴[43]。

支具佩戴

据报道，THA 翻修后关节脱位的发生率为 10%～25%[27]。为在 THA 翻修后即刻安全地促进患者活动，可应用髋关节外展支具治疗。佩戴支具的有效性及其防止关节脱位的效果目前仍存在争议，尚待进一步确认。

髋关节外展支具（图 27.1）通常根据患者定制，考虑因素包括患者身高、体重、腰围、髋部最宽部分和患侧大腿围。对于存在后路脱位风险的患者，可调整髋关节外展 15°，髋关节前屈最大角度为 70°。有前入路脱位风险的患者，髋关节屈曲角度在 40°～70°。膝踝足支具可用于控制和防止肢体旋转[27]。

当患者可下床活动时，应佩戴髋外展支具 6～12 周。同时，支具舒适度、熟悉度和易用性将直接影响患者对支具佩戴的依从性。

术后训练

THA 后患者的术后康复于急诊环境下就可以即刻展开。然而，康复强度和设备因患者而异。护理人员、物理治疗师和作业治疗师应在术后即刻展开与患者的配合。一旦患者病情稳定，应开展初步评估。具体而言，若患者在早间接受手术，物理治疗师最早可在手术当天下午配合患者的运动练习。护理人员应鼓励患者起床，每天至少 2 次起身坐在椅子上，每次 30 分钟。同时，作业治疗师可积极配合患者术后康复，指导和建议患者正确地进行日常生活活动。

髋关节手术后，患者的身体活动和治疗目标应由一系列逐渐增加的事件组成（表 27.1）。术后即刻应对患者术肢的髋关节、膝关节、踝关节和足部进行活动度检查（图 27.2～图 27.3）。患者可从简单运动开始，如脚 / 踝泵和踝关节旋转。逐步过渡至臀肌收缩、床支撑膝关节弯曲和外展训练。一旦患者情况允许，应鼓励患者下床借助座椅和（或）在他人帮助下站立。术肢的肌肉强化应集中于髋外展肌 / 伸肌和股四头肌，可采用仰卧位或站立位。上述训练的目的在于增强患者肌肉力量、实现更佳的肢体控制效果。步态训练的重点应集中于让患者站得笔直、行走舒适。可借助助行器辅助患者维持平衡、获得支持和保持协调。在患者能够以最小 Trendelenburg 步态和（或）止痛步态行走前，应持续使用辅助器具。同时，应指导患者上下楼梯，期间应积极借助护栏的辅助作用。患者应始终使用“正常侧肢体”或非术侧肢体上楼梯，并应使用术肢引导下楼梯。在此过程中，应避免使用台阶高于 7 英寸（约 17.8 cm）标准高度的楼梯。

术后亚急性期，患者的治疗目标应包括持续增强下肢肌肉力量、本体感觉训练以提高空间感，进行耐力训练以提升心血管功能，进行功能训练以促进日常生活的独立活动能力。在整个术后阶段，应鼓励患者与治疗师配合康复疗程。患者治疗参与度低与其功能预后差相关。

康复护理水平

THA 后患者出院目的地包括家、住院康复机构或专业护理机构。既往研究显示，75% 接受下肢全关节置换术的患者将通过家庭健康机构、住院康复机构或专业护理机构接受康复护理[46]。由诊断相关机构组建的临床护理路径和医疗保险住院患者预付系统可增加急诊医院缩短患者术后住院时间的执行压力。

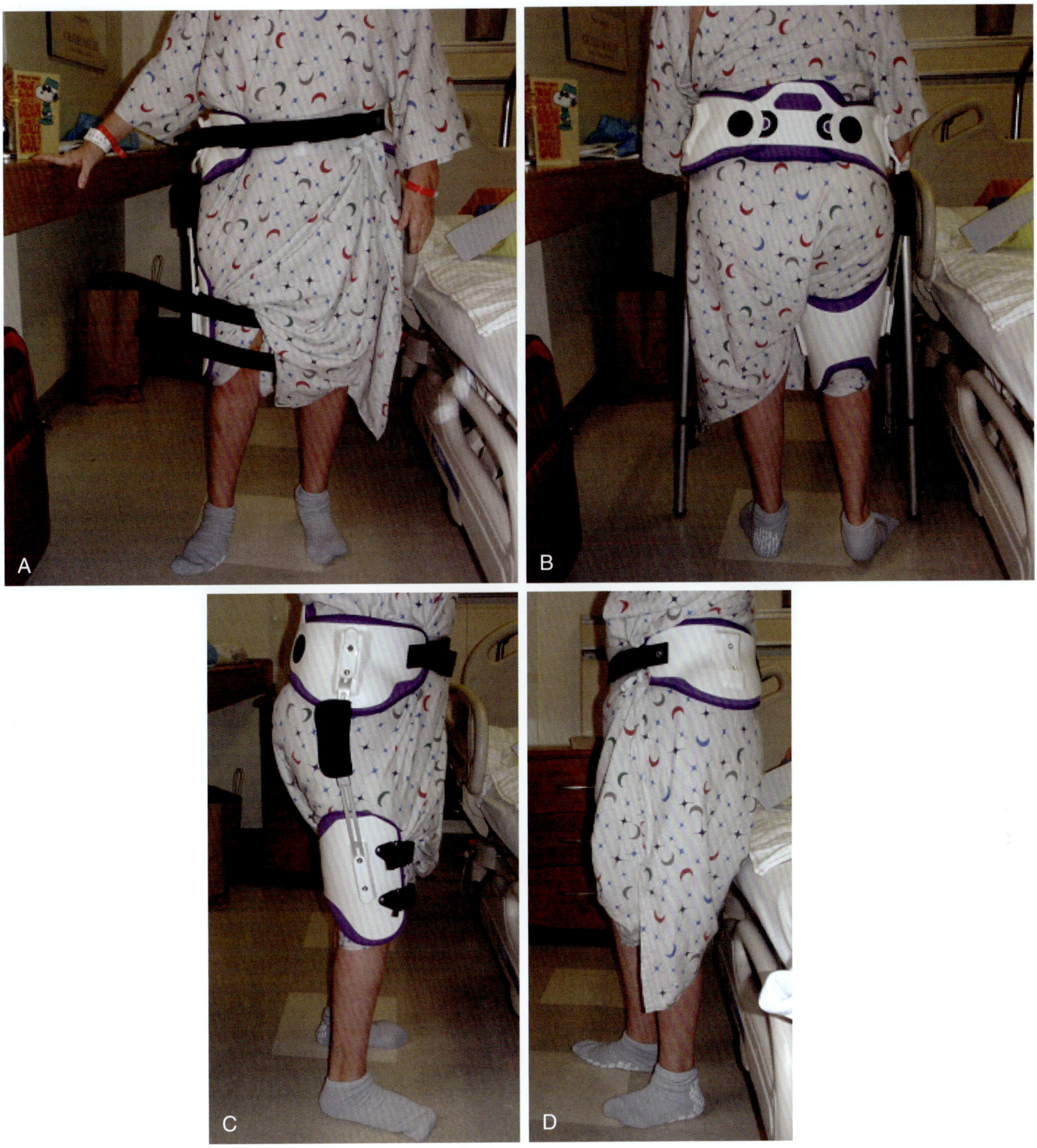

• 图 27.1　（A～D）髋关节外展支具

因此，全关节置换术后平均住院时间从 1993 年的 8.0 天减至 2003 年的 4.4 天，出院转至长期护理机构（专业护理或住院康复）的人数从 1993 年的 17.1% 增至 2003 年的 54.6%[47]。临床路径的实施已被证实能够缩短患者在急诊医院的住院时间，降低成本，降低或维持围术期并发症发生率，且患者临床结局得到改善或无明显变化[48,49]。临床路径在医院和程序上各不相同，但都旨在协调医生、护士、治疗师和辅助人员，以降低治疗成本和提高医护质量。

术前预测术后护理需求可有助于减少患者在急诊医院的住院时间，提升患者的出院直接返家率[1]。Oldmeadow 及其同事[50]通过单变量分析确定了与出院显著相关的 7 大因素，包括年龄、性别、术前步行距离、步态辅助器具的使用、社区支持、患者期望值以及出院返家时是否有护理人员。基于前述因素，Oldmeadow 及其同事开发了一种风险评估和预测工

表 27.1 全髋关节置换术后训练[a]

训练	内容	频率
外展	仰卧时，外展髋关节，然后回至中立位	10 次，3～4 次 / 天
踝泵	踝关节跖屈 / 背伸	随时
脚踝转动	踝关节内 / 外旋	每个方向 5 次，3～4 次 / 天
床上屈膝	卧床脚跟向臀部滑动；避免膝内旋	10 次，3～4 次 / 天
臀部收缩	收紧臀肌，保持收缩 5 秒	10 次，3～4 次 / 天
室内健身脚踏车	坐姿下调整为无阻力，向后蹬踏板；形成舒适运动后，向前踏；力量增强后（4～6 周），增加阻力	10～15 分钟 / 次，2 次 / 天；增加到 30～40 分钟 / 次，3～4 次 / 周
股四头肌练习	仰卧时，收紧股四头肌，使膝关节伸直；保持 5～10 秒	10 次，3～4 次 / 天
抗阻髋关节屈曲[b]	双脚稍微分开站立，弯曲臀部，然后回至中立位	10 次，3～4 次 / 天
抗阻髋关节外展[b]	将手术侧髋关节外展至一侧，然后回至中立位	10 次，3～4 次 / 天
抗阻髋关节后伸[b]	后伸手术侧髋关节，然后回至中立位	10 次，3～4 次 / 天
上 / 下楼梯	使用护栏辅助；非术肢先上楼梯；下楼梯以术肢先下	
站立	从仰卧位过渡到站立位	随时
站姿髋关节外展	髋、膝和脚伸直向前，展髋；慢慢回至中立位	10 次，3～4 次 / 天
站姿髋关节后伸	保持背部挺直，后伸髋关节，同时保持膝盖伸直；保持 2～5 秒；慢慢回至中立位	10 次，3～4 次 / 天
站姿抬膝	屈髋和膝（避免膝盖抬高于腰部）；保持 2～5 秒；缓慢放下	10 次，3～4 次 / 天
直腿抬高	仰卧时，收紧股四头肌，屈髋，保持伸膝，同时将下肢抬离床面；保持 5～10 秒；缓慢放下	10 次，3～4 次 / 天
行走[c]	以舒适姿势站直，尝试平稳地行走；节奏：脚跟着地，脚底放平，脚趾离地；双下肢行走时间相同	5～10 分钟，3～4 次 / 天

[a] 患者应遵守外科医生规定的术后限制要求。
[b] 在术肢踝关节周围用一根橡皮管固定于静止物体上进行抗阻运动；应借助座椅保持身体平衡。
[c] 患者应遵守外科医生规定的所有相关负重限制。

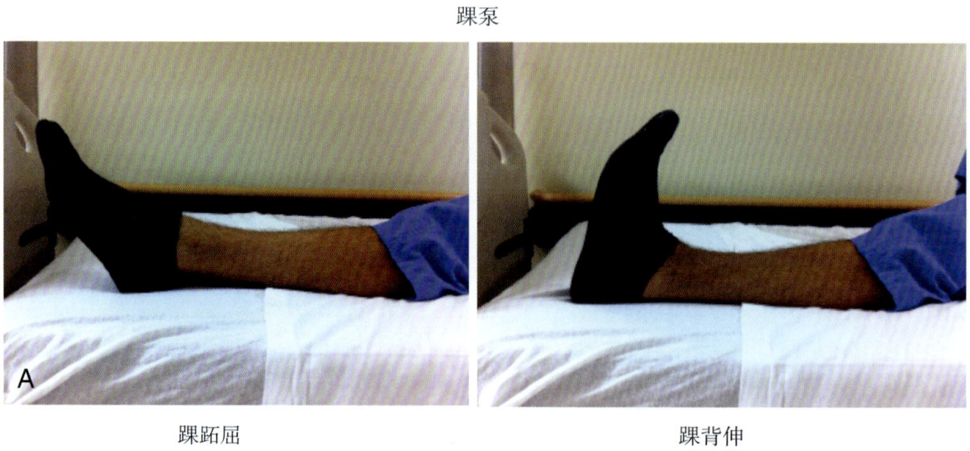

• **图 27.2** 术后仰卧位 ROM 训练。（A）踝泵。踝关节跖屈（左）和背伸（右）

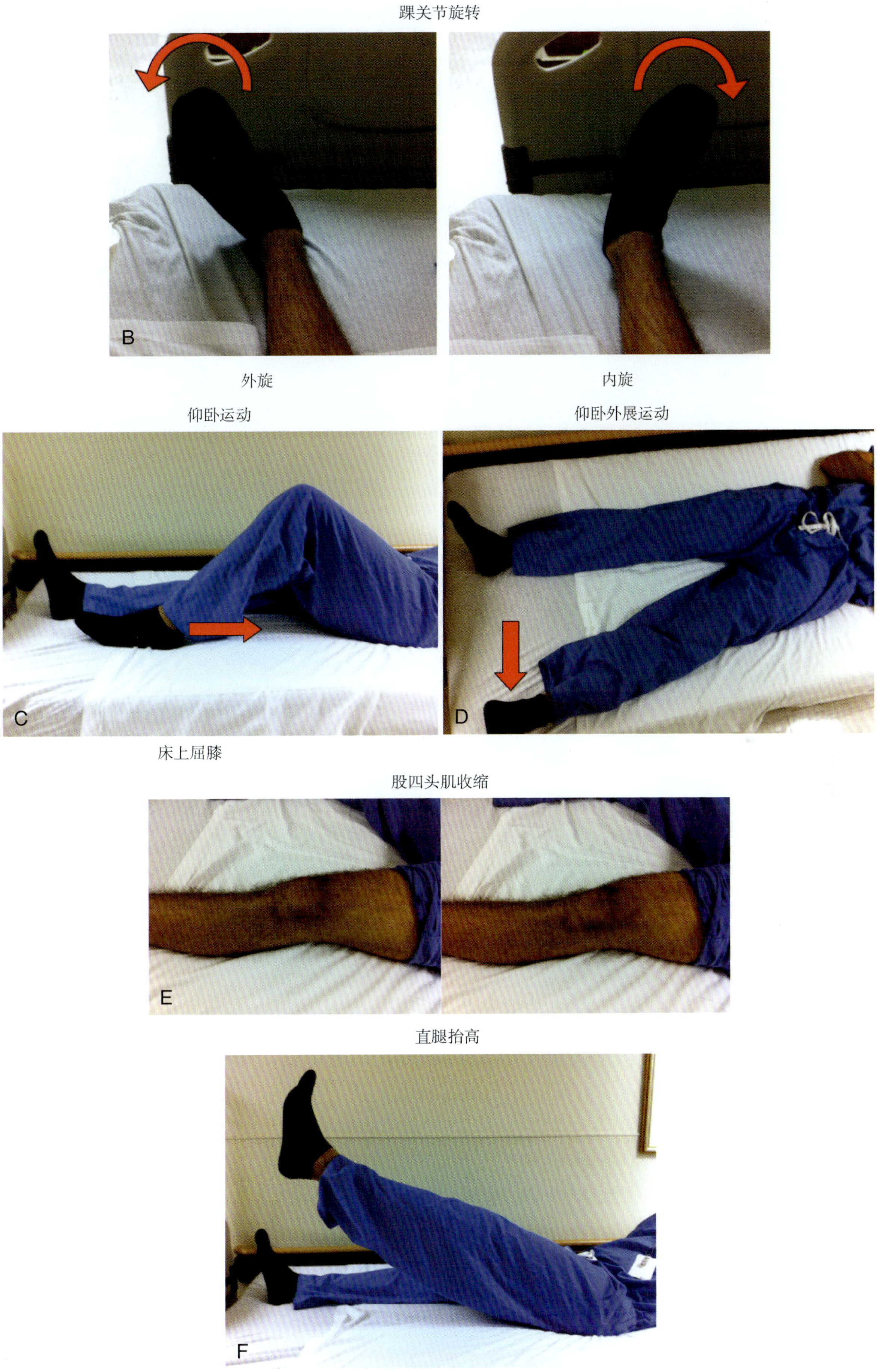

• **图 27.2（续）**（B）踝关节旋转。外旋（左）和内旋（右）。（C）床上屈膝。（D）外展运动。（E）股四头肌收缩。（F）直腿抬高

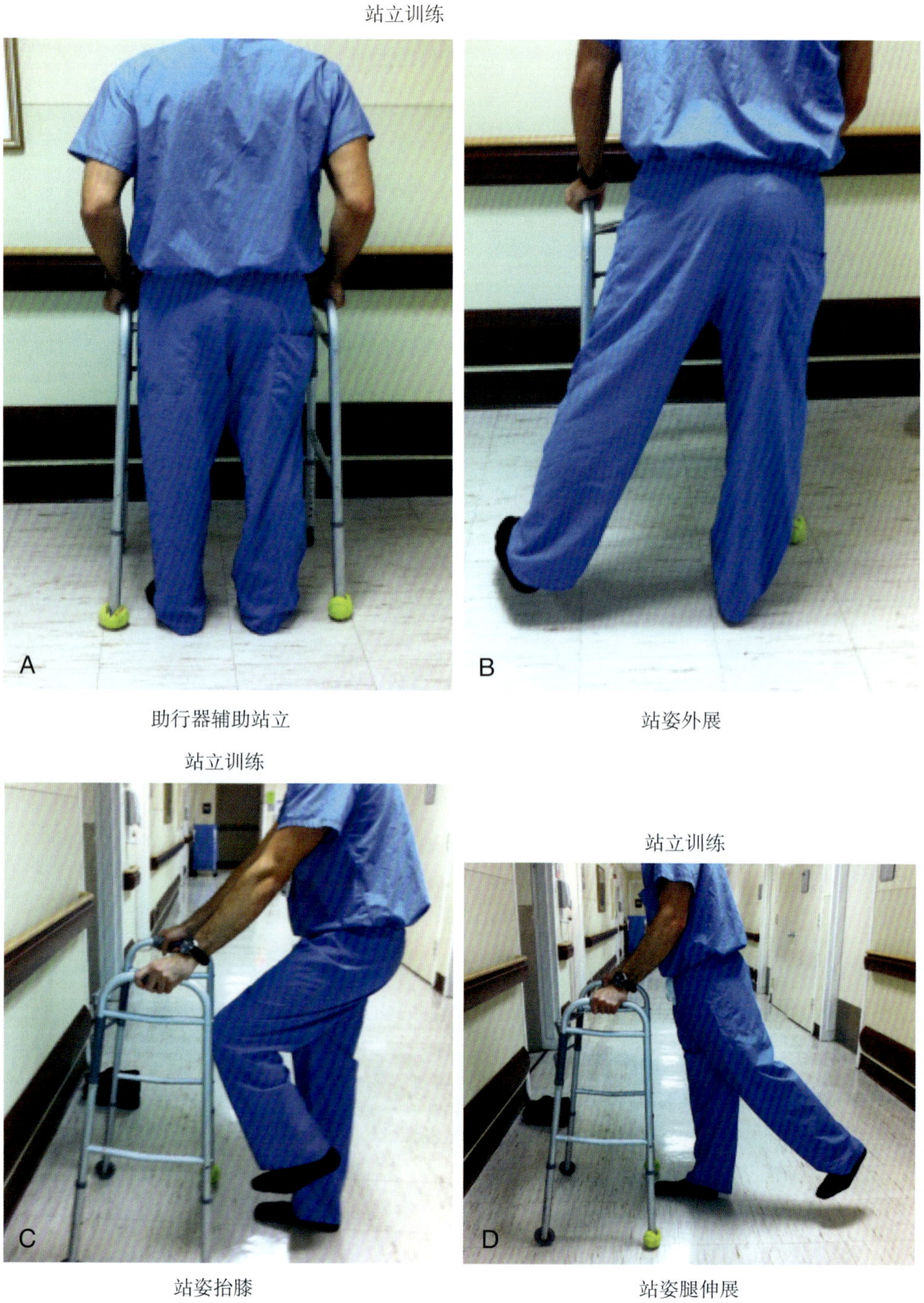

• **图 27.3** 术后站立位 ROM 训练。(A) 助行器辅助站立。(B) 外展。(C) 抬膝。(D) 腿伸展

具(risk assessment and predictor tool,RAPT),该工具在预测送往长期护理机构接受治疗可能性最大的患者方面的准确率达 89%。Bozic 及其同事[47]采用逐步线性回归模型,对来自三家大标本全关节置换中心的 7818 名患者进行评估,以确定可预测出院至扩充护理设施的基线患者特征。结果发现,年龄较大者、ASA 分级较高者、有医疗保险和女性患者出院至长期护理机构的概率更大。三家研究机构在出院后处置方面的训练模式上差异显著。在其评估中,初始急诊医院是全关节置换术后出院处置的最有力的预测因素。

术后出院

THA 后患者出院回家的决定通常基于具体临床目标。患者可正常出院回家须满足如下条件:能够使用辅助器具走动约 50~100 英尺(15.2~30.5 m)、使用厕所、移动转运、具备日常生活活动能力、理解并遵守髋部术后预防措施、独立进行居家锻炼、保持身体的稳定性[34](图 27.4)。术后短期内接受物理治疗师治疗并拥有家庭支持的患者其出院返家的概率更高。

住院康复机构

住院康复机构可提供强化的住院康复服务。2007 年，由医疗保险支付的从住院康复机构出院的患者占比大于 60%，总花费达 60 亿美元[51]。提供该类康复服务的机构将获得更高的医疗保险补偿。医疗保险和医疗补助服务中心的监管法规采用“75%”规则，即在住院康复机构中，至少 75% 的患者须出现 13 种情况中的一种。全关节置换术后入院患者如果有以下情况须每日接受 ≥ 3 小时的治疗：年龄 > 85 岁 BMI ≥ 50 kg/m^2，或接受双侧全关节置换术[51]。基于该监管法规的变化，入院进住康复机构的关节置换患者总数从 2004 年的 28% 降至 2007 年的 16%[51]。毫无疑问，出院至专业护理机构和出院返家的患者人数均呈增加趋势。

专业护理机构

不符合出院返家临床标准、每日无法接受 3 小时物理治疗或不符合住院康复机构条件的患者，可考虑在专业护理机构接受康复治疗。既往研究支持专业护理机构被作为住院患者康复机构的补充[52]，相比继续入住急诊护理医院，它更具成本效益。全关节置换术患者是专业护理机构的主要患者群体[46]。DeJong 及其同事[46]进行了一项旨在探索髋 / 膝关节置换术患者康复服务特征的研究。通过多点前瞻性观察队列研究，该研究团队发现，虽然物理治疗和作业疗法的总时间相似，但相比独立专业护理机构，住院康复机构的强化治疗更优和住院时间更短。DeJong 及其同事[53]对入住专业护理机构或住院康复机构 7.5 个月后的患者展开一项独立研究，检查患者髋或膝关节置换术后功能和健康状况的潜在差异。结果采用功能独立测量和 SF-12 进行评估。随访发现，接受过独立康复机构治疗的患者在功能独立性测量方面表现出更佳的运动功能康复效果。同时，两组患者在 SF-12 评分方面无明显差异。总之，该研究结果并未对某一种护理机构优于另一种下定论。

家庭疗法

大量既往研究支持家庭疗法在患者康复进程中的益处，包括改善功能、生活质量、下肢力量和步行速度，以及降低意外跌倒风险[35,54,55]。此外，相比护理中心康复计划，具备监督功能的家庭康复治疗计划更

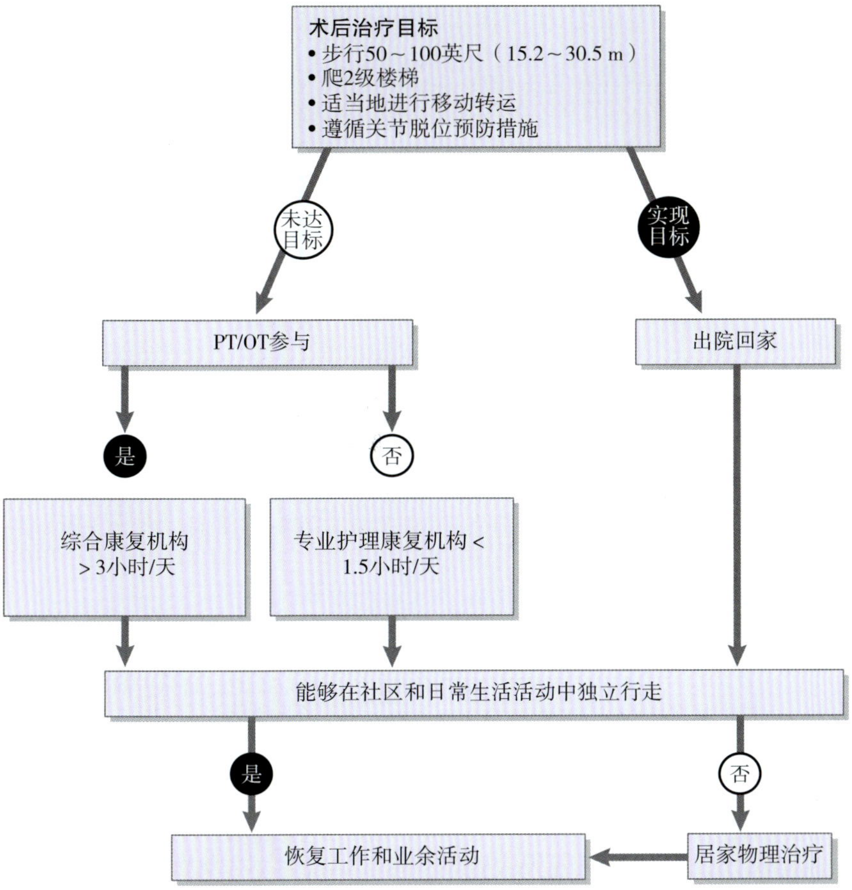

• **图 27.4**　临床治疗目标及确定康复后出院返家准备的流程

具成本效益[35]。在既往一项随机对照试验中，Galea及其同事[35]证实一项汇集功能性任务、日常生活任务、平衡、力量和耐力训练的具备监督功能的家庭锻炼项目与护理中心康复项目效果相当。

长期家庭疗法

THA后短期研究发现，患者和医生表现出对长期家庭疗法的总体满意度尚可。然而，长期研究表明，患者可能出现持续性损伤和功能受限。研究报道的相关损伤和限制性结果包括肌肉力量、姿势稳定性、柔韧性和步行速度下降，以及基于评估工具的功能评分的降低。此外，髋关节周围肌无力，以髋外展肌为著，与关节不稳定和潜在植入失败相关。家庭锻炼计划或专业门诊治疗是改善患者功能衰退的关键。Jan及其同事[56]在其研究中发现，与对照组相比，THA后1.5年内遵守家庭锻炼计划的患者其术后髋关节肌力显著改善、步行速度加快，以及功能评分更高。此外，Trudelle-Jackson及其同事[57]证实THA后4～12个月接受为期8周家庭锻炼项目的患者其自我感知功能、姿势稳定性和肌力均显著改善，差异具有统计学意义。

业余活动训练

髋关节置换术后患者的期望包括疼痛缓解、心理幸福感和功能恢复[58]。目前尚无相关前瞻性随机研究为THA后安全和适当运动训练制定指导方针[59]。Klein及其同事[59]对美国髋关节学会和AAHKS活跃成员展开一项调查，评估关节置换外科医生对THA后恢复运动训练的偏好。该调查回收的549份答卷的一致意见为：患者身体活动恢复前的康复期为3～6个月。该研究推荐的运动方式包括散步、打高尔夫球、游泳、快步走、打保龄球、低冲击有氧运动、举重机、徒步旅行、爬楼梯、椭圆机、固定式自行车和公路自行车、跑步机和网球双打。有经验者推荐的活动方式包括越野滑雪、滑冰、滑旱冰、举重、跳舞和高山滑雪。高强度冲击活动可导致假体寿命降低或早期故障，不建议THA后患者使用（表27.2）。该类活动包括慢跑、身体接触式运动、棒球、垒球、高强度有氧运动、美式墙网球和壁球。

表 27.2 Clifford和Mallon分类的活动及基于AAHKS/HS调查的建议指南[a]

活动	冲击程度	推荐程度
美式墙网球 / 壁球	高	不允许
慢跑	高	不允许
身体接触式运动	高	不允许
棒球 / 垒球	高	不允许
高冲击有氧运动	高	不允许
武术	高	未定
网球单打	中等程度	未定
网球双打	中等程度	允许
爬楼梯	中等程度	允许
徒步旅行	中等程度	允许
高山滑雪	中等程度	有经验者
滑板滑雪	*中等程度*	不允许
训练器材	中等程度	允许
举重	中等程度	有经验者
滑冰 / 溜冰	中等程度	有经验者
低冲击有氧运动	中等程度	允许
保龄球	潜在低冲击	允许
公路自行车	潜在低冲击	允许
划船	潜在低冲击	允许
竞走	潜在低冲击	允许
越野滑雪	潜在低冲击	有经验者
跳舞	潜在低冲击	允许
普拉提	*潜在低冲击*	允许
高尔夫	低	允许
游泳	低	允许
行走	低	允许
固定式滑雪	低	允许
跑步机	低	允许
固定式自行车	低	允许
椭圆机	*低*	允许

AAHKS/HS，和美国髋关节和膝关节外科医师协会 / 美国髋关节协会。

[a] 斜体文字表示Clifford和Mallon既往未曾描述的冲击水平。

引自From Klein GR，Levine BR，Hozack WJ，et al. Return to athletic activities after total hip arthroplasty. J Arthroplasty 2007；22：171-175. Clifford PE，Mallon WJ. Sports after total joint replacement. Clin Sports Med. 2005；24：175.

驾驶是一项重要的日常生活活动，也是独立生活的必要条件。有关髋关节置换术后驾驶恢复的时间争议较为常见。在允许患者开车之前，必须考虑的因素包括手术在哪侧、进出车辆时能否采取预防措施，以及患者驾驶的变速器和汽车类型。在既往临床经验中，医生通常建议患者在术后4～6周内禁止驾车，以促进软组织愈合和患者康复。前述建议并无相关科学数据。驾驶反应时间是衡量患者驾驶能力的客观指标。Ganz 及其同事[60]在其研究中采用自动刹车反应计时器，对 90 例行 THA 的患者手术前后的驾驶反应时间进行评估。在该研究中，患者于手术前 24 小时和术后第 1、4～6、26 和 52 周接受测试，结果发现不同术侧患者的驾驶反应时间存在差异。具体而言，与术前相比，左侧 THA 患者术后各时间点驾驶反应时间均更快。右侧 THA 患者术后 1 周驾驶反应时间较术前明显更慢。然而，在后续所有评估中，患者驾驶反应时间均较术前有所改善。同时，作者指出，建议接受右侧 THA 患者于术后 4～6 周后再恢复驾驶具有一定合理性。接受左侧 THA 的患者恢复驾驶的时间更短。部分患者可能需作业治疗师对驾驶反应时间进行正式评估。

慢性髋关节疼痛可对性生活产生一定影响；60%～75% 的患者表示，关节炎导致其性行为困难[61,62]。髋关节骨关节病患者性行为困难可能归因于患者活动能力的丧失和髋关节疼痛症状，而非性欲丧失。根据 Laffossee 及其同事对 135 名患者的一项调查，19% 的患者认为其性行为困难非常严重，其中 7% 的患者认为其性生活不愉快或夫妻关系紧张[63]。THA 后患者性功能可得到显著改善。调查显示 60%～75% 的患者术前症状得到缓解[61,62]。此外，THA 后延迟恢复性行为有助于促进患者关节囊周围组织、肌肉和伤口愈合，从而提高患者舒适度，降低髋关节不稳风险[26]。既往一项针对 AAHKS 成员的调查发现，多数响应参与者（67%）表示，患者可在术后 1～3 个月内安全地恢复性生活[26]。恢复性生活后，应鼓励患者使用更被动的动作，采用仰卧姿势，并避免极限性生活方式（图 27.5）。女性可能会发现在性行为过程中保持仰卧位或非术侧侧卧位姿势的舒适度更高。一旦适应性行为逐渐恢复，男性可在术后 2～3 个月尝试俯卧姿势[61]。当然，关于术后性行为的讨论是一个敏感话题。据报道，虽仅＜ 10% 的患者与其外科医生讨论过该话题，但 89% 的患者希望了解有关 THA 后性行为的信息（以讨论或教育手册的形式）[61]。

髋关节镜检查

随着对髋关节关节内、外病理学（包括股骨髋臼撞击症、髋臼唇撕裂、关节囊松弛和软骨损伤）的认知和诊断水平的提高，关节镜下手术治疗这些疾病积累的方法获得不断发展。关节镜除了用于关节镜下诊断性检查技术，还包括髋臼和（或）股骨的成形术、软骨成形术、髋臼唇清理术 / 修复术、微骨折和关节囊修复术。随着关节镜治疗髋关节囊内外病变的发展，术后康复方案的发展亦有必要。本章不讨论髋关节镜诊断方法和具体治疗方案。

相比接受 THA 治疗的患者，接受髋关节镜检查的患者更为年轻和活跃，包括优秀的竞技运动员。髋关节镜检查和康复的目标包括恢复患者伤前活动水平，包括竞技运动或繁重体力劳动。针对关节镜下髋关节手术后的康复，关注重点包括疼痛和肿胀控制、软组织愈合、负重预防措施、ROM 限制、强化活动的恢复，以及运动专项训练[64,65]。

髋关节镜检查患者的术后康复计划通常基于患者诊断、手术类型和患者特征（表 27.3）。通常情况下，患者需接受为期 10～12 周的指导治疗。围术期可进行髋关节 ROM 练习，但应基于促进软组织愈合前提。在术后前 10 天的行走期间，患者可使用髋关节支具。支具设置时应确保矢状面可弯曲 80°。部分手术（如前关节囊缝合术）后患者应避免外旋，究其原因在于该动作可导致前方关节囊韧带复合体结构承受张力增加。此外，可选用防旋靴，以防止患者仰卧位时旋转。关节唇 - 关节囊粘连可通过早期 ROM 练习避免。同时，通常建议行关节唇切除术的患者于术后接受 4～6 周的部分负重训练。

截骨术

股骨近端截骨术

在 THA 应用于临床之前，股骨近端截骨是治疗髋关节疼痛的不错选择[66]。THA 在治疗髋关节疼痛方面取得了一定效果，但关节磨损问题仍然是临床中的重要问题，尤其在年轻患者中。在该亚组患者中，股骨近端截骨术仍是部分患者的可行选择，因为该术式的选择可延迟甚至避免 THA 的应用。截骨术可以按技术分为成角、移位或旋转三类术式。根据截骨术的程度，股骨近端对位改变可有助于减少 10%～ 25% 的最大关节应力[67-69]。股骨近端截骨术疗效可归因于负重面积的增加、肌肉分裂或力臂改变导致的关节力降低以及髓内压的降低[70]。若患者主要问题为股骨近端力线异常，可进行重建性截骨术。该类术式通常应用于存在进展性症状加重、运动和功能趋于正常的年轻患者。挽救性截骨术可应用于中重度症状及运动、功能和关节面改变的患者。挽救性截骨术的目的在于

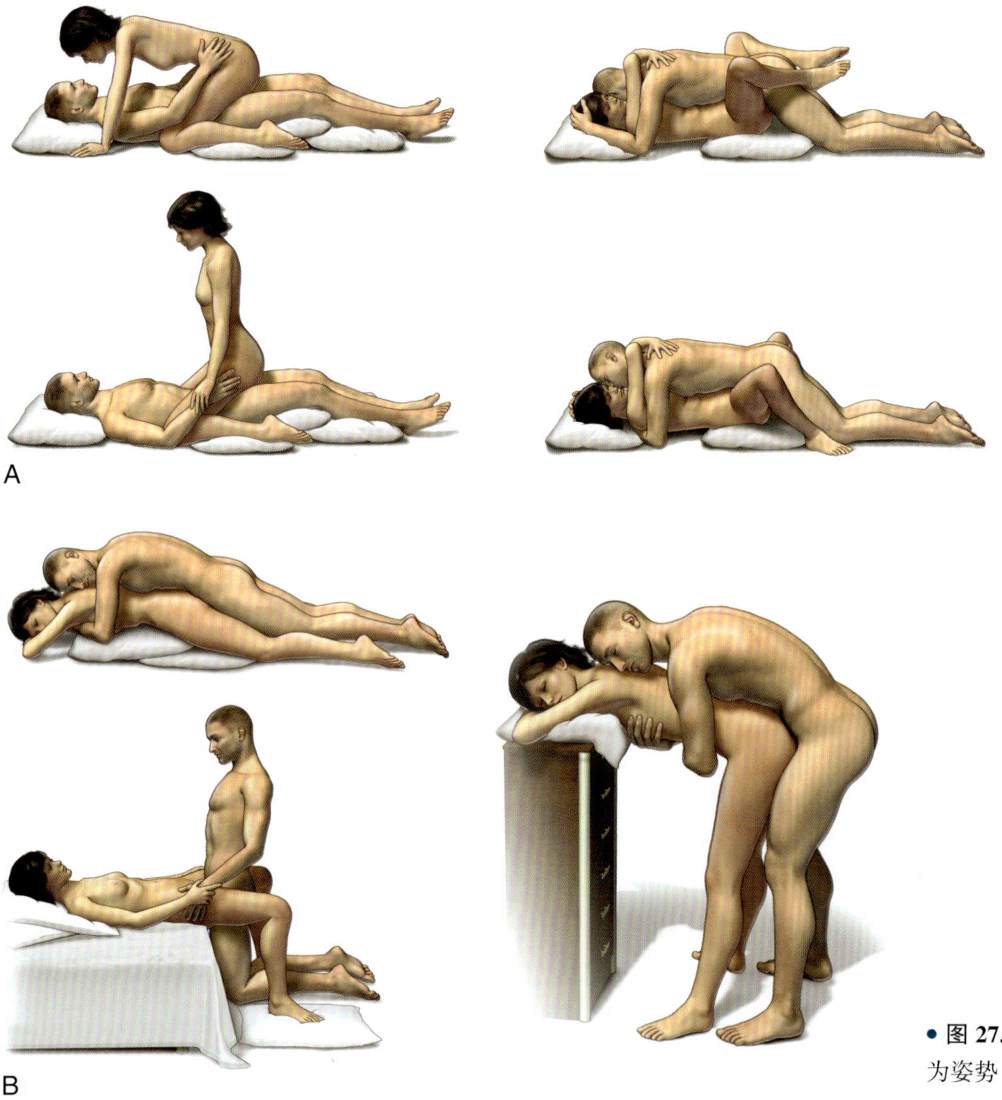

• **图 27.5**　(A，B) THA 后患者性行为姿势

减轻患者疼痛和延迟 THA 需求。截骨术的刚性内固定可有助于骨折片固定于适当位置，促进患者恢复早期行走功能，并可预防髋关节和膝关节长期固定后并发症的发生。

股骨近端截骨术的术后康复包括 4～6 周的非负重期，以促进截骨愈合。若影像学检查提示截骨愈合迹象，可逐渐增加患者术肢负重。

髋臼周围截骨重建

髋臼发育不良是髋关节骨关节炎的常见病因，25%～50% 的患者在 50 岁时可导致关节破坏。髋臼发育不良典型特征为髋臼浅、外移、前倾、关节前方和上方缺损[71]。及时手术治疗合并髋臼发育不良可有助于减轻或消除相关症状[72]。本文介绍了多类型骨盆截骨术治疗髋臼发育不良，包括单相、双联、三联、髋臼周围球形截骨术，Chiari 和 Bernese 髋臼周围截骨术。Bernese 髋臼周围截骨术是众多外科医生的首选，部分原因在于该术式可维持髋臼后柱的完好无损。其可维持截骨和重新定位的髋臼的最小内固定，术后无需石膏或支具固定，且有助于恢复患者早期行走功能。

患者术后护理一般需进行为期 6～10 周的部分负重。若影像学检查提示截骨愈合迹象明显，可进行逐渐负重。术后 4 周可鼓励患者进行外展运动、固定式自行车运动以及水中运动[71]。术后 3 个月，患者通常无需辅助器具便可走动，并可在耐受范围内恢复活动。在该阶段之后，ROM 缩减或肌肉力量减弱可由物理治疗师进行指导改善。

目前的争议和未来的展望

- 术前锻炼计划的有效性仍存在争议。既往众多研究[11-13]已证实 Harris 髋关节评分、Barthel 指数、

表 27.3　髋关节镜手术后康复指南[a]

手术方式	康复重点	活动界面负重预防措施	ROM 预防措施	强度问题
关节唇切除术	避免引发关节炎症	部分负重 10～14 天	避免过度的早期屈曲和外展，以防患侧组织炎症；为期 2 周的完全被动活动	第 2 天进行温和等长静力运动；第 2 周进行主动活动；完全负重后进行负重渐进性抵抗运动直至耐受
关节唇修复术	避免引发关节炎症	部分负重 10～28 天	避免过度的早期屈曲和外展，以防患侧组织炎症；为期 2 周的完全被动活动	第 2 天进行温和等长静力运动；第 2 周进行主动活动；完全负重后进行负重抵抗运动直至耐受
骨成形/髋臼缘修整	避免股骨颈和头颈交界处承受过大压力和拉力，保护暴露的骨髂	部分负重（约 9.1 kg） 4～6 周	避免过度的早期屈曲和外展，以防患侧组织炎症；为期 2 周的完全被动活动	第 2 天进行温和等长运动；第 2 周进行主动活动；注意压缩力增加后的矢状面直腿抬高；4～6 周时适度负重抵抗运动
关节囊修复术：热辅助，折叠术	避免患侧关节囊组织（通常是前部）张力过大；避免关节囊炎症	部分负重 10～14 天	避免过早过度屈曲和外展；避免强迫外旋和外展 3～4 周，以保护前部关节囊；3 周后进行外旋和外展；为期 4 周的完全被动活动	第 2 天进行温和等长运动；第 3 周进行主动活动；完全负重后进行负重抵抗运动直至耐受
微骨折	通过限制早期压缩力和剪切力，避免炎症反应复发，保护纤维软骨的早期形成	部分负重（约 9.1 kg） 4～6 周	避免过度早期屈曲和外展，以防止患侧组织炎症；为期 2 周的完全被动活动	第 2 天进行温和等长运动；第 2 周进行主动活动；注意压缩力增加后的矢状面直腿抬高；4～6 周时适度负重抵抗运动

[a] 对于联合手术，应遵守康复相关最保守指导原则。

资料引自 Enseki KR，Martin RL，Draovitch P，et al. The hip joint：arthroscopic procedures and postoperative rehabilitation. J Orthop Sports Phys Ther. 2006；36：516-525.

SF-36 评分和 WOMAC 骨关节炎指数无明显改善，提示术前理疗无明显效果；然而，其他研究学者发现，患者术后步速、步幅和步行距离均有所改善，且患者出院接受住院康复治疗的概率降低[14,15]。

- 关于 THA 各术式入路益处的争论仍在继续。既往有研究报道，微创 THA 的短期疗效，包括减少失血、减缓术后疼痛、降低住院时间和减小切口长度[73,74]。然而，亦有其他研究驳斥前述发现，认为其可导致更高并发症发生率和切口美观性欠缺[75-77]。因而，既往研究认为该方法可能并无显著长期疗效[78]。
- 围术期疼痛控制的镇痛方法包括全身麻醉或区域麻醉、椎管内镇痛、术中关节周围注射、静脉和口服麻醉药以及超前镇痛。有效多模式围术期镇痛已被证实可显著降低静息疼痛评分、麻醉药品总消耗量和患者住院时间，并改善步行距离和缩短实现治疗目标的时间。结合多模式围术期疼痛控制，手术入路和快速康复方案的发展可有助于缩短接受择期 THA 治疗患者的住院时间和术后恢复时间[79]。前述方法在部分患者中的有效应用可有助于患者在门诊直接进行 THA 治疗。
- 目前，就 THA 后早期最常用的体育锻炼方案的效果这一问题，临床试验持中立态度[80]。据报道，物理治疗方案差异显著，部分归因于循证医学研究的缺乏[10]。同时，治疗方案因医疗机构和外科医生而异。然而，运动疗法、患者移动和步态训练、髋关节预防教育和日常生活活动指导是贯穿患者日常活动中的一致主题。住院治疗参与率低与住院时间延长和出院返家可能性降低有关[81]。此外，患者治疗参与度不良与功能性结局不佳相关。
- 临床护理路径和医疗保险住院患者预付系统可增加急诊医院缩短患者术后住院时间的执行压力。因此，全关节置换术后平均住院时间从 1993 年的 8.0 天减至 2003 年的 4.4 天，出院至长期护理机构（专业护理或住院康复）的人数从 1993 年的 17.1% 增至 2003 年的 54.6%[47]。同时，临床路径的实施已被证实能够在缩短患者手术医院住院时间、降低成本、降低或维持围术期并发症发生率方面有一定效果，且患者临床结局得到改善或无明显变化[48,49]。考虑到未来初次 THA 和 TKA 预计需求的增加，简化该类患者的护理程序并缩短其住院时间的压力会相应增加。

（参考文献参见书末二维码）

第四部分

髋关节评估、诊断和病理

第 28 章

髋关节病史和体格检查

HAL DAVID MARTIN
（杨晨 译 冯卫 审校）

关键点

- 制定标准化的髋关节病史和体格检查方案。
- 统一髋关节体格检查的操作方法。
- 通过磁共振成像（MRI）或计算机断层扫描（CT）将体格检查结果与高质量的 X 线片和骨三维模型评估相结合。
- 行关节内或关节外造影检查协助诊断。
- 学会认识复杂的髋关节病变。

引言

髋关节疾病通常与主、被动活动范围（range of motion，ROM）的下降有关。ROM 的下降既可以单独地由髋关节病变引起，也可以由髋关节和邻近关节，尤其是脊柱的综合问题导致。一系列动态和被动的评估可以用作髋关节的体格检查。对髋关节解剖、生物力学、临床表现和诊断有全面的了解才能正确解释髋关节检查的结果。对髋关节生物力学的进一步了解发现，诊断性测试可以用来明确大量共存的髋关节病变。

髋关节临床检查的目的是评估其 5 个方面的情况：骨、关节囊、肌腱、神经血管和运动链。了解各个系统和其他系统静态和动态的平衡及相互关系很重要，因为髋关节在大多数活动中起关键作用。髋关节不但负责四肢和轴向骨骼之间的应力分散，而且也负责髋关节运动的开始和完成。髋关节是人体最长杠杆臂和最短杠杆臂的中心，从股骨到脊柱节段。在跑跳时，髋关节的受力能达到体重的 3～5 倍 [1]。髋关节疼痛往往来源于运动损伤，有些运动员容易出现髋部损伤并继发髋关节退行性疾病 [2,3]。

目前，有 60% 的关节内疾病最初被误诊 [4]。技术的提高减少了误诊率。髋关节体格检查必须足够全面以排除其他潜在的产生疼痛（作为主诉）的因素。制定有序的体格检查来区别起源于髋关节关节内结构产生疼痛的因素和起源于除脊柱、腹部、神经血管和神经血管外，髋关节周围关节外结构产生疼痛的因素。如果髋关节病史和临床检查一致，可以确认疼痛来源于髋关节。本章的目的是：①回顾患者详细病史需要的相关信息；②描述如何进行结构化的、综合性的髋关节临床检查；③进一步了解和解释常被误诊的髋关节的后方症状。

病史和体格检查

病史

髋关节体格检查之前要获得一个完整的病史。首先要考虑的因素是患者的年龄以及是否有过外伤 [1]。记录现病史包括：发病日期、受伤机制、疼痛部位以及疼痛加重或缓解的因素 [5,6]。既往病史、手术史和外伤史也要记录。必须记录到目前为止的治疗情况，如休息、理疗、冷疗、热疗、非甾体抗炎药、手术、注射、矫形支具和助行器的使用。详细记录患者功能受限的情况，包括进出浴缸或汽车、进行日常生活、慢跑、散步或爬楼。必须对与背部、神经系统、腹部和下肢疾病相关的症状有所认识 [6]。腰椎病变偶尔作为部分或主要的主诉原因与髋关节病变发生混淆，尤其疼痛表现在髋关节后方或者臀部时。腹部或背部疼痛、皮肤区麻木或无力、咳嗽或打喷嚏时加重等相关症状，有助于临床医生确定腰椎的病情 [6]。

要筛查股骨头的血管供应和所有可能的破坏因素，包括代谢紊乱（如血脂异常、甲状腺疾病、同型半胱氨酸及凝血机制异常）[6]。回顾患者的社会史确定是否有抽烟、饮酒、激素或海拔问题，所有这些问题都可能影响到股骨头的血液供应。运动和娱乐活动史有助于记录潜在的损伤机制 [3,5,6]。如高尔夫、网球、芭蕾、武术等旋转运动，常常被认为和关节内结构（如髋臼唇、髂股韧带和圆韧带）的损伤有关。

髋关节的病史和体格检查可以用来区分关节内或关节外疼痛的来源、疼痛的位置及是否伴有弹响和绞锁。对于关节外来源的疼痛往往非手术治疗效果良好，关节内来源的疼痛需要进一步检查，包括 X 线片[7-12]、MRI[13,14]、MRI 关节造影[15-18]或诊断性 / 治疗性的注入检查。讨论患者的治疗目标和实际的治疗期望值。沟通、理解、同理心和同情心对于获得准确的病史很重要。图 28.1 提供了一个完整的采集髋关节病史表格的范例。

几个调查问卷适用于定量和定性描述患者的功能。改良 Harris 髋关节评分[19]以疼痛和功能的量化评分作为基础，是迄今为止最常用的记录和规范的功能评分。然而，天花板效应的问题限制了它的效用，特别是在年轻、更活跃的患者群体中。欧美 MAHORN 保髋学组验证了简化国际髋关节评分量表（international hip outcome tool，iHOT-33）。iHOT-33 是一项通过国际多中心研究开发的自我管理问卷。它的目标人群是有髋关节病变的活跃成年患者[20]。简版（iHOT-12）也被描述可用于常规临床实践。SF-36 和 SF-12 是被用于一般健康调查的问卷，有时与更侧重于髋关节特有的评估工具有关[22,23]。结果取决于治疗的效果，治疗效果应该考虑到心理和精神方面。这在心脏和癌症的治疗中被证明是有用的，由于髋关节在所有日常生活活动中的关键作用，这种评估在复杂的髋关节病变中是必需的。另一个常用的调查问卷是 HOOS。

髋关节体格检查

一连套髋关节体格检查可以快速有效筛选髋部、背部、腹部、神经血管和神经系统的病变。全面的髋关节体格检查足以排除其他关节作为疾病的主诉。观察者之间的一致性和实践是最重要的几个评估方面[24]。图 28.2 列举了髋关节体格检查操作方式的表格。

MAHORN 体格检查包含常见的核心多层髋关节评估测试，涉及 32 个动作[25]。通过 16 个动作评估骨软骨层，13 个动作评估关节囊，11 个动作评估肌腱，7 个动作评估神经血管，5 个动作评估运动链。体格检查包括涉及大范围活动和触诊的各种检查。为方便临床医生之间的国际交流，每项检查都有一个描述性的功能标题，这种标准化过程提高了体格检查的真实性。最有效的检查顺序是从站立检查开始，然后是坐、卧、侧位，最后是俯卧检查。

站立位体格检查

患者用手指指出疼痛的大致区域。腹股沟区域的疼痛提示怀疑关节内的问题，腹股沟外侧的疼痛可与关节内和关节外病变两方面都相关。髋关节疼痛患者所描述的疼痛模式的一个特征是“C”征。患者把手握成一个 C 形放在大转子上，拇指定位在大转子后方，其余手指指向腹股沟[24]。这一发现可能被误认为外侧软组织病变，如转子部滑囊炎或髂胫束挛缩；然而，患者可能常常描述髋关节内部深处的疼痛[24]。后上方疼痛需进行完整的评估来区分髋部和背部的疼痛，通常可发现背部问题与髋关节外肌肉肌腱病变是伴随而来的[6]。

当患者站立时（表 28.1），可以评估患者一般体态，双肩和双侧髂嵴的高度被用来估计下肢长度的差异或骨盆倾斜。出于矫正考虑和腿的长度差异，可用木块垫高短缩侧的足底。评估患者完成一系列关节过度活动测试，通过计算 Beighton 评分研究韧带的松弛程度（图 28.3）[26]。每项阳性测试得 1 分，得分大于 4/9 表示关节活动过度。前屈能够评估脊柱的排列和区分结构性和非结构性脊柱侧凸。记录腰部的屈曲度。伴有腰椎伸展和侧弯的疼痛可能是脊柱病因的征兆。

静态和动态两种情况下髋关节机械负荷转换的认识，对于髋关节病理的评估和诊断至关重要。全面的正常步态知识可帮助医生区别正常和异常步态模式。异常步态模式可以表明载荷在髋关节的异常转移，这可能导致不适当的载荷转移到下背部和膝关节[27]。异常步态的不规律通常是补偿步幅中所感受到的疼痛产生的。下肢肌肉产生行走所需的力量，并与韧带、关

表 28.1　站立位检查评估

检查	评估 / 相关性
外展肌力不足步态	外展肌力量，本体感觉机制
止痛步态	创伤，骨折，滑膜炎症
骨盆不对称旋转步态	关节内的病理，髋关节屈曲挛缩，股骨前倾增大，前方关节囊松弛
“外八字”步态	股骨后倾，髋臼前倾增加，扭转异常，关节腔渗出，韧带损伤
“内八字”步态	股骨前倾增加或髋臼后倾增加，扭转异常
短腿跛行	髂胫束病变，真 / 假腿长度差异
单腿支撑试验	外展肌，本体感觉机制
脊柱力线	肩部 / 髂嵴高度，脊柱前凸，脊柱侧凸，下肢长度
其他关节松弛（Beighton 征实验）	拇指、肘、肩或膝等其他关节韧带松弛

完整髋关节病史表

名字：____________ 日期：__________ 年龄：__________

职业：______________________________

推荐人：______________________________

主诉： 左髋部______ 右髋部______ 其他______________________________

现病史

- 发病日期______________________________
- 外伤 / 非外伤______________________________
- 受伤机制______________________________
- 疼痛位置______________________________
- 疼痛增加伴随______________________________
- 疼痛减少伴随______________________________
- 是否已诊断为股骨头缺血性坏死？如是，是否有心脏病、脑卒中或凝血病的家族史？

____

饮酒______________ 吸烟______________ 使用激素______________

实验室：同型半胱氨酸______________ 凝血因子 Leiden V____ 血脂______________ 甲状激素______________

- 疼痛 AM/PM 弹响 / 绞锁

迄今为止的治疗

休息 冷疗 热疗 NSAIDs______________________________

物理治疗______________________________

手术______________________________

脊椎按摩方法______________________________

注射______________________________

支持（手杖，支架）______________________________

器械矫正______________________________

检查和评价

MRI MRA X 线 实验室 生物统计 就诊______________________

受伤史：______________________________

限制：

- 坐 可坐时长________________
- 进或出汽车
- 进或出浴盆
- 运动
- 慢跑
- 散步
- 楼梯
- 工作
- 日常生活活动
- 家庭活动

功能

HHS________________ VAS： 静息疼痛评分（0～10 分）

活动疼痛

相关部位及情况

- 背 左 右
- 夜间疼醒
- 麻木
- 无力

运动和活动：______________________________

治疗目标：______________________________

HHS：Harris 髋关节评分______________________________

VAS：视觉模拟评分______________________________

• **图 28.1** 完整的髋关节病史表

髋关节体格检查表

体格检查：心率：__________ 体重：__________ 体温：__________ 呼吸：__________ 脉搏：__________ 血压：__________

步态 / 姿势：

- 肩高：　相等　不相等
- 髂嵴高：相等　不相等
- 主动前屈：角度
- 脊柱：直
  脊柱侧凸：结构性的　非结构性的
- 膝反屈：　拇指试验　肘　膝　> 5°
- 脊柱前凸：　正常　加重　脊柱旁肌肉痉挛
- 步态：　正常　无痛感　外展肌力不足（Trendelenburg 征）
- 足前进夹角　向外　中立位
- 单腿支撑试验（Trendelenburg 试验）　右________　左________

坐位梨状肌伸展实验

- 神经学发现：
  运动：____________
  感觉：____________
  深腱反射：　跟腱　髌骨
- 循环：　足背动脉脉搏　腘动脉脉搏
  皮肤检查：________________________
- 淋巴：淋巴结水肿　无淋巴结水肿　压凹性水肿：1+ 2+
- 直腿抬高：右________　左________
- 活动范围：内旋：　右________　左________
  外旋：　右________　左________

仰卧位检查：

- 腿长：　右______cm　左______cm　等长 / 不等长
- 活动范围

	右腿	左腿
屈曲	80°　100°　110°　20°　130°　140°	80°　100°　110°　20°　130°　140°
外展	10°　20°　30°　45°　50°	10°　20°　30°　45°　50°
内收	0°　10°　20°　30°	0°　10°　20°　30°

- 髋关节屈曲挛缩试验（Thomas 试验）：　右 + −　左 + −
- 屈曲 / 内收 / 内旋试验（FADDIR 试验）：　右 + −　左 + −
- 动态内旋撞击试验（DIRI 试验）：　右 + −　左 + −
- 动态外旋撞击试验（DEXR1T）：　右 + −　左 + −
- 后缘撞击试验：　右 + −　左 + −
- 外展、外旋（不稳定性征）：　右 + −　左 + −

触诊：

肌肉系统　柔软　不柔软
收肌结节　柔软　不柔软
趾骨联合 / 内收肌　柔软　不柔软

- Tinels - 股神经　右 + −　左 + −
- 屈曲 / 外展 / 外旋试验（Patrick 试验）：　右 + −　左 + −
- 直腿抬高抗阻试验（Stitchfield 试验）：　右 + −　左 + −
- 被动仰卧位旋转试验（滚木试验）：　右 + −　左 + −
- 足跟着地：　右 + −　左 + −

侧面检查（梨状肌活动试验）：

- 触诊：
  骶髂关节　柔软　不柔软
  坐 骨　柔软　不柔软
  大转子　柔软　不柔软
  髂前上棘　柔软　不柔软
  梨状肌　柔软　不柔软
  Tinels - 股神经
  臀大肌插入髂胫束　柔软　不柔软
  坐骨神经　柔软　不柔软
  臀中肌　柔软　不柔软
- 外展肌力量：　直腿________　臀大肌________　臀中肌________
- 阔筋膜张肌挛缩试验：等级（1～3）
- 臀中肌挛缩试验：等级（1～3）
- 臀大肌挛缩试验：等级（1～3）
- 侧缘撞击试验：　右 + −　左 + −
- FADDIR 试验：　右 + −　左 + −

仰卧位检查：

- 骨直肌挛缩试验（Ely 试验）：　右 + −　左 + −
- 股骨前倾试验（Craig 试验）：前颈角度______
- 触诊：
  棘突　右 +　左 −
  骶髂关节　右 + −　左 −
  坐骨滑囊

• **图 28.2**　髋关节体格检查表

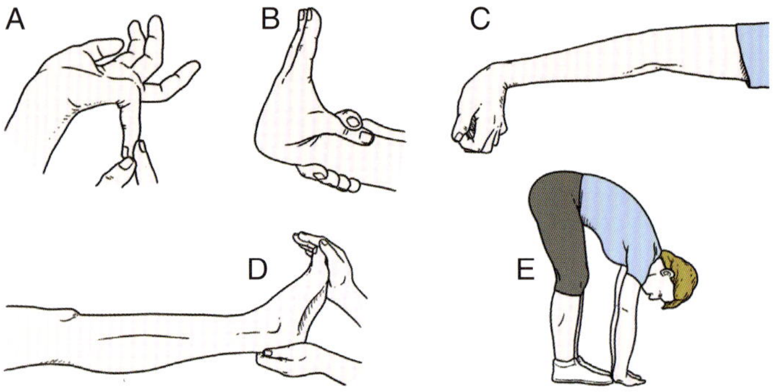

• **图 28.3** Beighton 法评估关节过度活动。(A) 小指过伸超过 90°。(B) 拇指与前臂屈肌的被动并置。(C) 肘关节过伸超过 10°。(D) 膝盖过伸超过 10°。(E) 躯干前倾，使手掌容易放在地板上

节囊一同维持髋部稳定 [27]。这种关系凸显了术后充分康复的重要性，尤其是在结缔组织疾病或骨关节疾病中。

检查步态需要足够的空间（如走廊、能够行走 6～8 步的长度）完成一个完整的步态评估。步态异常通常有助于发现髋关节病变和运动障碍。步态评估包括观察足前进夹角（foot progression angle，FPA）、骨盆在冠状面和矢状面的旋转、站立阶段和步幅。FPA 将显示骨性的或静态的旋转排列不齐，这与股骨前倾增加（“内八字”步态）或股骨前倾减少（“外八字”步态）有关，而不是关节囊或肌腱的问题。对于代偿性或非代偿性扭转必须进行鉴别，同时观察膝关节和大腿以评估旋转参数。为维持膝关节内旋或外旋以保持髌股关节的稳定，可造成髋关节的继发性旋转异常。为获得舒适体位，髋膝关节间的不正常运动方式将会影响患者的步态，通常见于股骨前倾角显著增大的患者。以下是髋关节病变相关的异常步态模式：轴位上骨盆旋转过多的眨眼步态、外展肌力不足步态、患侧肢体站立相时间缩短的止痛步态、肩关节向患侧下沉的短腿步态。

大跨步步态是检查有无坐骨股骨撞击和腘绳肌撕脱的有效方法，要求患者走大步以实现髋关节末端伸展。在髋关节伸展阶段的步态中产生的髋关节后部疼痛认为是坐骨 - 股骨撞击症 [28]，而在屈曲阶段的疼痛则提示为腘绳肌撕脱 [29]。

仔细观察髂嵴旋转和髋关节过伸能够评估骨盆的旋转。一般来说，正常步态要求髋关节 8° 的旋转 和骨盆 7° 的旋转，相当于总体 15° 旋转 [30]。过度向受累髋关节的轴向面旋转表明通过腰椎产生伸展和旋转以达到髋关节的最终伸展。过度旋转可导致松弛或髋屈曲挛缩，而腰部前凸和前弯姿势增加可加重这一症状。坐骨 - 股骨撞击症也可以产生腰椎骨盆屈曲以获得髋关节伸展。步态异常可以影响脊柱功能和力学。在股骨过度前倾的情况下，患者将尝试通过旋转骨盆以创造更大的前部覆盖，从而实现髋关节最终的伸展。前关节囊损伤或松弛也可导致髋关节最终伸展时过度旋转。股骨前倾角大于 30° 或小于 –5° 且体型正常的患者可能能承受过度旋转的情况。那些在这个前倾范围外或边缘的，由于身体体型的原因，耐受性较差。所有的髋关节伸展限制（股骨旋转减少、髋臼过深、坐骨 - 股骨撞击症、髂股韧带 / 腰大肌挛缩）引起的髋关节疾病都会导致步态生物力学异常。

髋关节屈曲 30° 时发生足跟着地，从而对髋关节产生最大的地面反作用力 [30]。站立阶段缩短可提示神经肌肉异常、创伤和腿长的差异。外展肌乏力或本体感觉损伤会导致外展不足步态（一般称为 Trendelenburg 步态或外展肌蹒跚步态）。外展肌力不足步态是一种不平衡的站位相，这可能会表现在两个方面：骨盆远离身体移位（患侧髋关节“脱离”），或重量转移到外展的下肢上方（转移到上身“超过患髋的顶部”）。止痛性步态——疼痛引起的自我保护性跛行，其特征是疼痛侧起步相对时间缩短，限制了负重时间。短腿步态的异常包括肩部向小腿方向的下降。

单腿支撑试验可用来评估髋关节功能，通过检查一侧髋关节的负重模拟单腿支撑试验。在双侧进行单腿支撑试验时，先检查健侧，作为患侧的参照（图 28.4）。保持单腿站立位 6 秒，当患者抬起单脚离开地面时，评估对侧髋关节外展肌肉和本体感觉。如果肌肉薄弱，或者如果本体感觉神经环路被破坏，骨盆会向对侧靠近或远离。如果骨盆向非承重侧下降或向承重侧移位超过 2 cm，这可能表明外展肌无力，承重侧本体感觉神经环断裂或躯干倾斜。这个试验也可以在动态模式下进行检查。

坐位检查

在坐位进行彻底的血管、淋巴和神经检查（表 28.2）[6]。血管和淋巴的评估包括胫后血管、四肢肿胀和皮肤检查。神经学评估包括运动功能、敏感性和深层肌腱反射（髌骨和跟腱）。直腿抬高试验通过被动伸展膝关节至完全伸展来检测神经根性症状的存在。内旋功能的丧失可能是关节内疾病的最初表现之一 [31-36]。因此，最重要的评估之一是坐位的内旋或外旋。坐位确保了坐骨与水平面呈直角，因此提供了一

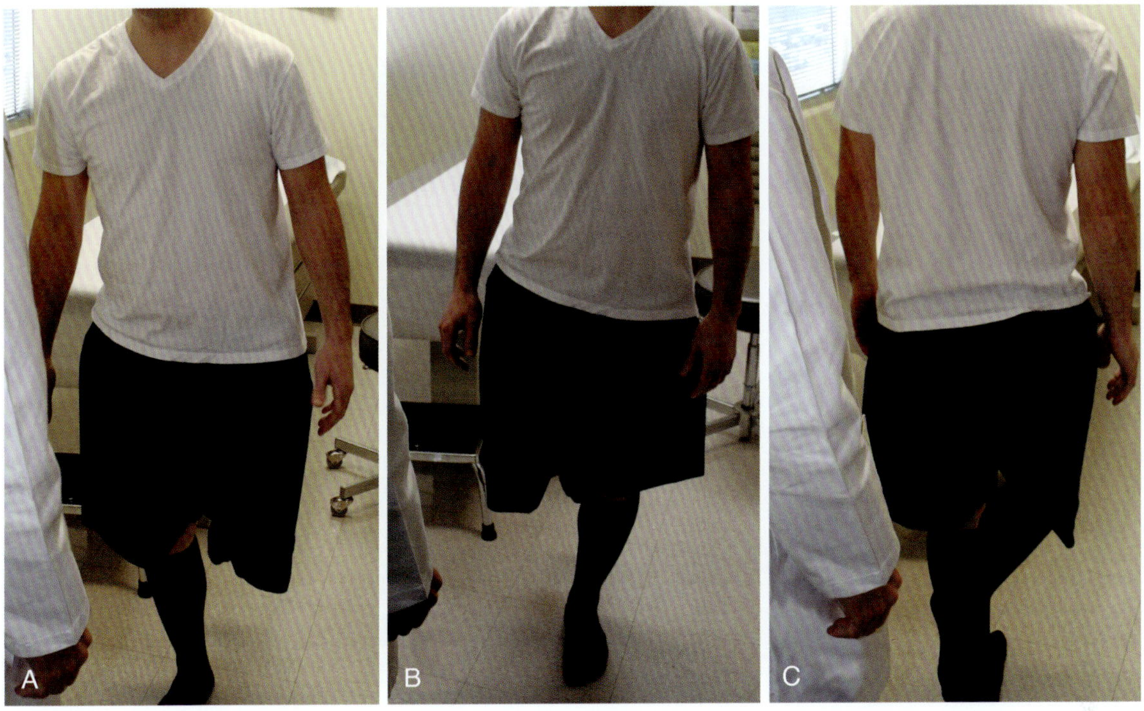

• **图 28.4**　单腿支撑试验。两侧都要进行单腿支撑试验，并且从患者的后面和前面观测。患者保持该姿势 6 s。骨盆上移 2 cm 为阳性，表明外展肌无力或本体感觉损伤。A. 右腿，前面观；B. 左腿，前面观（记录骨盆上移阳性）；C. 左腿，后面观

表 28.2　坐位检查评估

检查	评估 / 关联
神经病学	感觉神经起源于 L2～S1 水平，髌骨深部肌腱反射（L2～ L4 脊神经和股神经）和跟腱（L5～S1 骶神经）
直腿抬高	神经根症状
血管	足背动脉和胫后动脉搏动
淋巴	检查皮肤是否有水肿、瘢痕或两侧不对称
内旋	正常 20°～30°
外旋	正常 30°～45°

个髋关节屈曲 90° 时足够的稳定性和一个精确旋转测量的可重复的平台，前提是患者在髋关节旋转评估时不允许斜倚或懒散。髋关节 90° 屈曲时韧带处于放松、松散的位置，以便进行骨性评估。在不同的体位（坐位、俯卧位、仰卧位）测量髋关节旋转可以用来比较韧带和骨异常。轻柔被动内旋和外旋直到固定阻挡或涉及疼痛，并比较双侧（图 28.5）。

肌腱、韧带和骨的内旋、外旋是复杂的。因此，坐位与站立位任何方面的不同将可能提示韧带与骨的异常。坐着的松散姿势仅能测试骨和韧带的情况，而髋关节伸展的紧密姿势可以测试韧带的情况。正常的髋关节必须有足够的内旋功能。正常步态的站立中期应该至少有 10° 内旋，小于 20° 是不正常的。诊断如关节炎、积液、包括外唇撕裂、股骨头骨骺滑脱、股骨髋臼撞击症、肌肉挛缩等在内的内部紊乱都可能与髋关节内旋功能丧失有关 [6]。双侧显著差异可能与股骨髋臼撞击症或由于股骨髋臼前倾角的增加或减小而旋转受限有关。尽管髋关节囊的功能需要进一步影像学和生物学评估，但内旋增加合并外旋减少则表明股骨和（或）髋臼前倾增加 [13,37-39]。

仰卧位检查

仰卧位（表 28.3）有助于进一步区分髋关节的关节内与关节外病变。仰卧位允许在无负重状态下对腿部的长度差异进行评估。当双膝关节被拉到胸前时，对髋关节被动的屈曲活动范围进行评估，记录屈曲程度（图 28.6）。骨盆的位置很重要，因为髋关节可能在到达活动范围终点的时候停止，其活动主要靠骨盆的旋转。从这个姿势开始，通过让患者向桌子的方向伸直和放松一条腿来进行髋关节屈曲挛缩试验。如果髋关节末端没有伸展，即大腿无法到达桌面，则表明髋关节屈曲挛缩。评估双侧以比较差异。髋关节屈曲挛缩试验的一个重要方面是获得腰椎的零设定点。有过度松弛或结缔组织疾病的患者可能出现假阴性。在这些患者中，可以通过腹部的收缩建立零设置点。如果因存在以前的脊柱融合而致腰椎前凸，髋关节屈曲

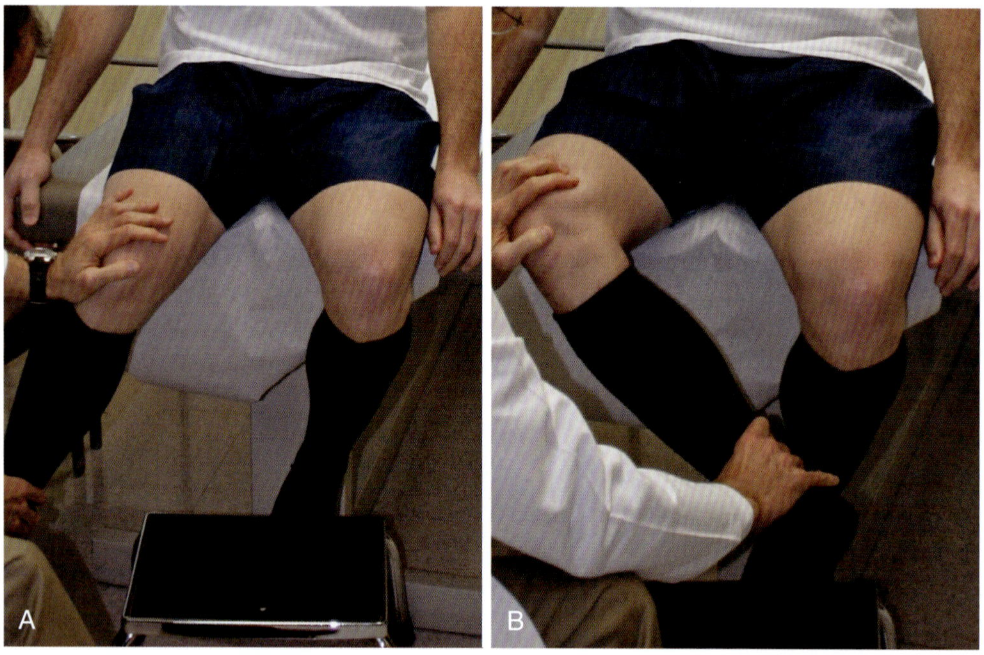

• **图 28.5** （A，B）坐位时，髋关节内旋和外旋活动范围。被动的内旋和外旋试验从一侧到另一侧进行比较。坐位时，坐骨与桌椅成直角，因此假设髋关节屈曲90°。将提供足够的稳定性。坐位时的内旋和外旋为精确旋转的测量提供了一个可重复的平台

表 28.3　仰卧位检查和评估摘要

检查	评价 / 关联
下肢长度评估	下肢长度差异
活动范围	屈曲，外展和内收
屈曲 / 内收 / 内旋试验	股骨髋臼撞击症，髋臼唇撕裂
髋关节屈曲挛缩试验	髋关节屈肌挛缩（腰大肌），股骨神经病变，关节内病变，腹肌来源
屈曲 / 外展 / 外旋试验	区分腰背部与髋关节之间的病变，特别是骶髂关节病变
动态内旋撞击试验	股骨髋臼撞击症，髋臼唇撕裂
动态外旋撞击试验	上方髋臼撞击，髋臼唇撕裂，髋关节前下方不稳定
被动仰卧位旋转实验	创伤、肿胀，滑膜炎
足跟着地	创伤，股骨骨折
直腿抬高抗阻试验	关节内病变伴随腰大肌肌腱炎或滑囊炎，髋关节屈肌力量
触诊	
1．腹部	筋膜痂，相关的胃肠道 / 泌尿生殖系统病理
2．耻骨联合	耻骨炎、钙化、骨折、创伤
3．收肌结节	内收肌肌腱炎

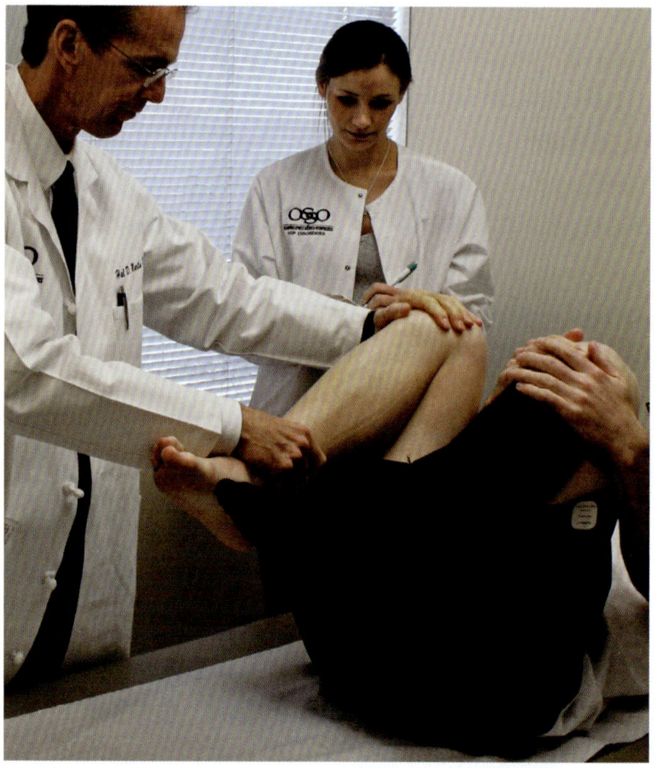

• **图 28.6**　仰卧检查，起始位。通过让患者保持对侧腿完全屈曲，从而建立中性骨盆倾斜，即可达到骨盆的零设定点

挛缩试验的结果可能存在假阴性。

屈曲 / 外展 / 外旋试验有助于确定髋关节与非髋关节疾病。髋关节疼痛的再现可能与肌腱或骨性髋臼后外侧不一致或韧带损伤有关。在对侧外伤的情况下，其损伤机制始于后侧，疼痛可继发于前侧。腰椎

骨盆连接处后端屈曲 / 外展 / 外旋试验引起的疼痛应使临床医生警惕骶髂关节病变的可能性。

屈曲 / 内收 / 内旋试验习惯于用来检测撞击症或关节内的病变。在这个位置内收 / 内旋的屈曲度要求取决于撞击的度数和撞击的位置和类型。髋关节屈曲程度和内旋压力取决于患者的功能需求和主诉。

动态内旋撞击试验

对于动态内旋撞击试验，患者仰卧位，控制未受影响的腿屈曲超过 90°，从而建立一个骨盆零设置点并抵消腰椎前凸，然后屈曲受检查的髋关节 90° 或以上，被动采取一个弧度较大的内收内旋（图 28.7）。主诉疼痛重现时为阳性。动态内旋撞击试验也可以在手术室进行，直视下检查股骨颈和髋臼匹配性。动态内旋撞击试验近似于传统的 McCarthy 试验，都可引出弹响 [24]。

动态外旋撞击试验

进行动态外旋撞击试验时，骨盆零设定点被定为当患者保持健肢屈曲超过 90°，抵消腰椎前凸时。被检查的髋关节被动屈曲至 90° 或超过 90° 并采取一个弧度较大外展、外旋（图 28.8），主诉疼痛重现时为阳性。动态外旋撞击试验可以在手术室里进行，可直视股骨颈和髋臼的匹配性。

在仰卧位易于评估被动外展和内收活动范围。腹部触诊可鉴别任何腹部压痛，其压痛不同于筋膜疝和（或）内收肌肌腱炎。腹部触诊时躯干屈曲受阻可区分筋膜疝与其他不适。收肌结节触诊伴活动性检查可

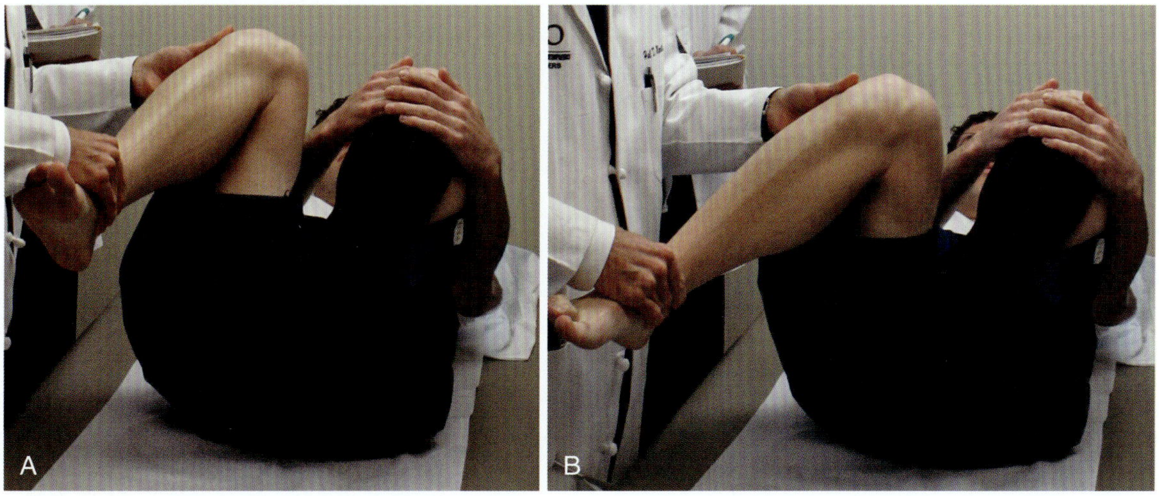

• **图 28.7** （A，B）动态内旋撞击试验，从髋关节 90° 弯曲开始。通过内收和内旋的宽弧线被动进行，同时将屈曲降低到 80°

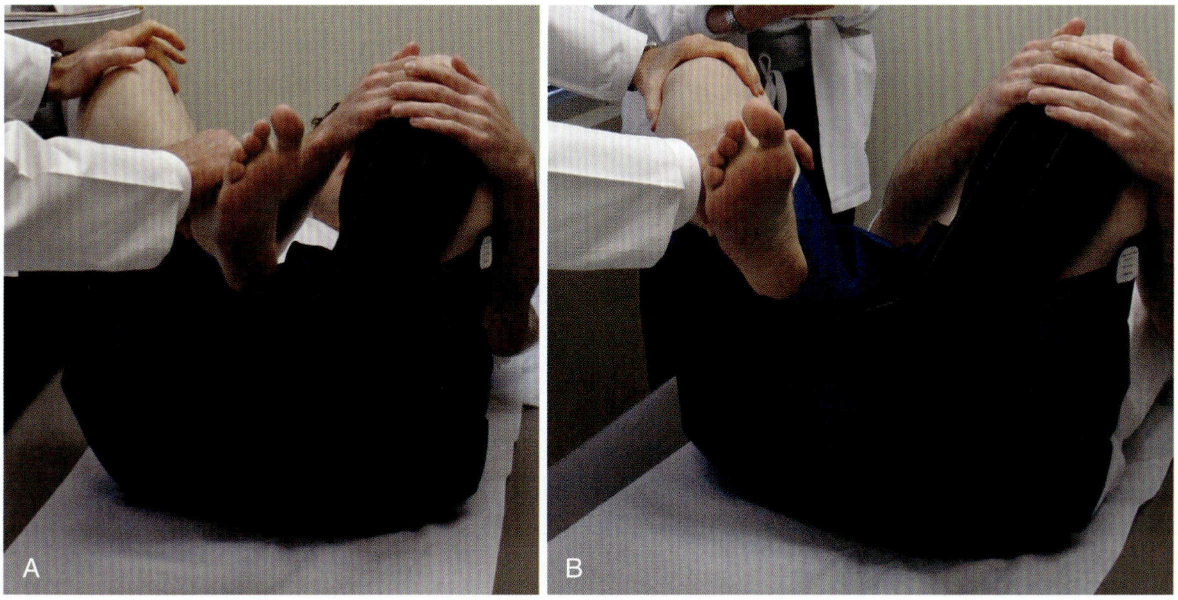

• **图 28.8** （A，B）动态外旋撞击试验。动作从髋关节弯曲 90° 开始。通过外展和外旋的宽弧动态地进行

检测内收肌肌腱炎。运动性耻骨痛的常见体检结果包括腹股沟管疼痛、耻骨嵴 / 结节压痛、内收肌的起点压痛、抵抗仰卧起坐带来的疼痛、髋关节内收或髋关节屈曲，腹股沟浅环有压痛、扩张。

另一个有用的试验为股神经的 Tinel 试验。Tinel 试验因邻近腰大肌肌腱和股神经，在髋关节屈曲挛缩大于 25° 时出现阳性。脚跟着地试验为突然叩击脚跟，可提示某些类型的创伤和（或）应力性骨折。被动仰卧位旋转试验（通常称为滚动试验）包括股骨被动内、外旋，腿置于伸展或稍屈曲位。被动仰卧位旋转试验双侧进行，任何一侧到另一侧的这个动作差异可提示被检查者有无松弛、积液或内紊乱的存在。刻度盘试验是对滚动试验的改良，旨在评估关节囊松弛。它包括被动将腿内旋，然后释放腿并允许外旋。如果外旋相对于垂直方向大于 45°，则认为测试是阳性的。直腿抬高抗阻试验是对腰大肌髋臼唇界面的评估；阳性表现（疼痛）提示腰肌撞击症或挛缩。患者在膝关节伸展 45° 时主动直腿抬高；检查者的手放在膝关节远端，同时施加向下的力，阳性可有疼痛或虚弱症状的重现。

多种检查对发现关节内病变的重要性已得到公认。即使表现为正常的内旋和外旋，也有必要将肌腱、骨和韧带结构之间的关系进一步划分。没有一种单一的检测方法是足够敏感的、可以专门用于细微病变的检测。此外，韧带对关节活动度的影响随屈曲和旋转而改变[40]。

侧位检查

侧位检查（表 28.4）将髋关节置于恰当的位置，进一步对肌腱、韧带和骨进行评估。侧位检查开始于患者对侧，触诊骶髂上方和骶髂关节、外展肌，尤其是臀大肌，其起点附着于骶骨外缘及髂骨最后方。下一个触诊点是坐骨，以检查腘绳肌腱病变、撕脱或坐骨滑囊炎。最后，触诊梨状肌并行坐骨神经检查以确认有无任何压痛的迹象，以及大转子关节面和外展肌——其中包括大转子后关节面和臀大肌、大转子外侧关节面和臀中肌、大转子前关节面和臀小肌，以及阔筋膜张肌。对下肢的三个位置进行一系列被动内收试验（图 28.9）：伸展位（阔筋膜张肌挛缩试验）、中立位（臀中肌挛缩试验）和屈曲位（臀大肌挛缩试验）。通过屈膝放松髂胫束来实现臀中肌张力评估，且髋关节能够向桌面内收。当进行臀大肌挛缩试验时，肩部向桌面侧水平旋转并伴随屈髋和伸膝。如果

表 28.4 侧位检查评估摘要

检查	评估 / 关联
屈曲 / 内收 / 内旋试验	股骨髋臼前缘撞击症，髋臼唇撕裂
侧缘撞击试验	股骨髋臼侧缘撞击，髋臼唇撕裂，不稳定
恐惧试验	前下方不稳、关节囊和圆韧带损伤，髋臼前下方发育不良
外展肌力量试验	外展肌力量减弱
臀大肌力量试验	臀大肌力量减弱
臀中肌力量试验（屈膝位）	臀中肌力量减弱或撕裂
阔筋膜张肌挛缩试验	阔筋膜张肌挛缩
臀中肌挛缩试验	臀中肌挛缩 / 撕裂（屈膝关节力量减弱，可疑撕裂）
臀大肌挛缩试验	臀大肌挛缩，髂胫束有影响
触诊	
1. 大转子	大转子滑囊炎、髂胫束挛缩、臀中肌和臀小肌撕裂或肌腱炎
2. 骶髂关节	区分髋关节和后背痛
3. 臀大肌起点	臀大肌肌腱炎
4. 坐骨	股二头肌肌腱炎、撕脱骨折或坐骨滑囊炎

在这个位置不能出现内收，则部分臀大肌挛缩。髋关节应能自如地完成内收，臀大肌在任何方向上的活动受限都是可以被识别的。臀大肌与前方阔筋膜张肌相协调。这些运动的所有限制都会被记录下来。每个肌肉组都按照传统方式以 3 分制进行评分。如果髋关节移动不超过躯干纵轴线中线，则被评定为：超过躯干为限制 3+，在中线上为限制 2+，而低于中线为限制 1+。明确划分确切的受限区域将有助于直接的物理治疗和转子周围损伤的治疗方案选择。

接下来是动态屈曲 / 内收 / 内旋试验（图 28.10）。检查者将手置于患者髋关节上，患者小腿置于检查者前臂上，膝部置于手上。然后将髋关节屈曲并内收和内旋。记录患者的任何不适和撞击的程度。屈曲 / 内收 / 内旋通常作为仰卧位评估的一部分[41]。不同之处在于骨盆的位置。仰卧位抵消腰椎前凸，而侧卧位测试正常动态骨盆倾斜。骨盆倾斜可能会影响试验，两个位置都有助于评价。了解矢状面不平衡是了解任何外侧位髋关节疼痛的必要条件。

在髋关节被动外展外旋的情况下进行侧缘撞击试

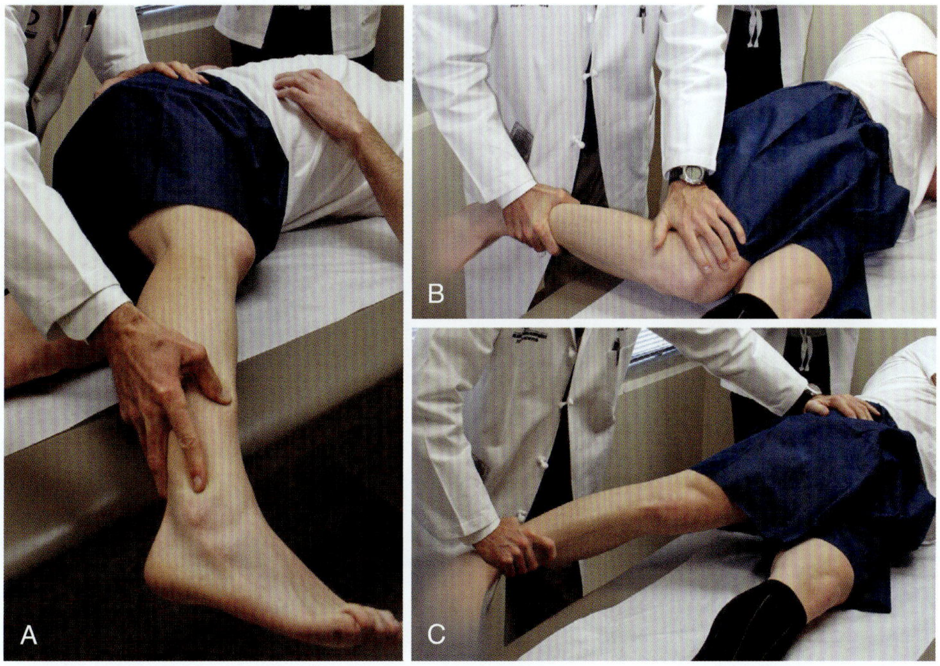

• **图 28.9**　被动内收试验。(A) 进行臀大肌挛缩试验时，将同侧肩膀转向检查台。当检查者被动地使髋关节屈曲，然后内收时，被检查的腿保持膝关节伸展。(B) 在膝关节屈曲时进行臀中肌挛缩试验，从而消除了髂胫束的影响和零屈曲。主检查者被动地将臀部向检查台收合。(C) 阔筋膜张肌挛缩试验在膝关节伸展时进行。检查者被动地使髋部伸展，然后内收

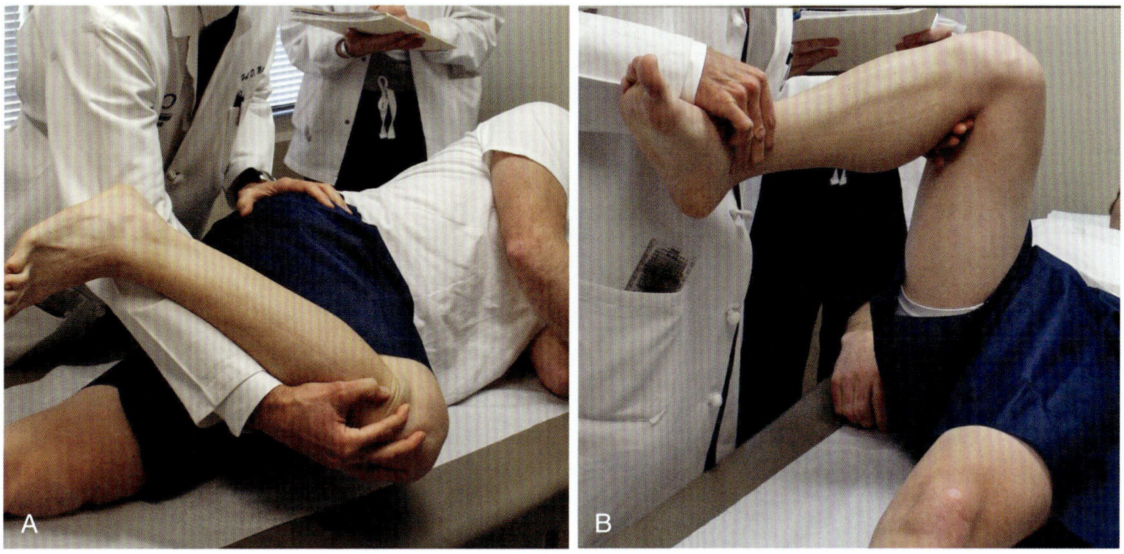

• **图 28.10**　屈曲、内收和内旋试验。(A) 侧卧位时，检查者使所检查的髋屈曲、内收和内旋，同时检测髋的上侧面。(B) 屈曲 / 内收 / 内旋试验传统上是以仰卧位进行的。然而，两种卧位都有帮助

验（图 28.11）。检查者用手握住患者的小腿并用另一只手掌控髋关节，被动地使受影响的髋关节在连续外展中从屈曲到伸展形成一个大弧线，同时外旋髋关节，患者疼痛再现记为阳性。如果存在防御感或不稳定感，则为恐惧阳性，不会与杯对杯相混淆。探测髋臼前下角缺陷也可以发现髋臼前下角不稳定。在仰卧位进行屈曲 / 内收 / 内旋试验可以很好地区分髋部和背部疼痛，然而，在侧卧位检查时，侧缘撞击试验具有探查后部或侧面撞击的作用。任何类型的髋关节后缘或侧缘的病变或撞击都可在此体位诱发。侧缘撞击试验、屈曲 / 外展 / 外旋试验和后缘撞击试验都将髋关节置于后外侧撞击位置。

俯卧位检查（表 28.5）

股骨前倾试验让检查者对患者的股骨前倾 / 后倾有一个大致的认识（图 28.12）。患者俯卧，屈曲膝关

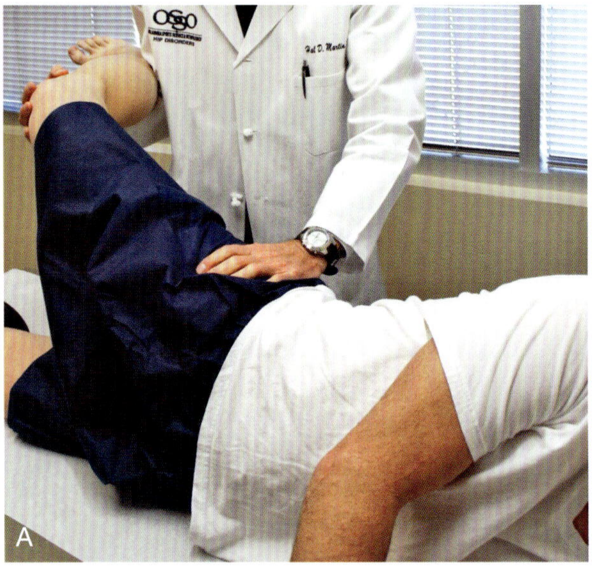

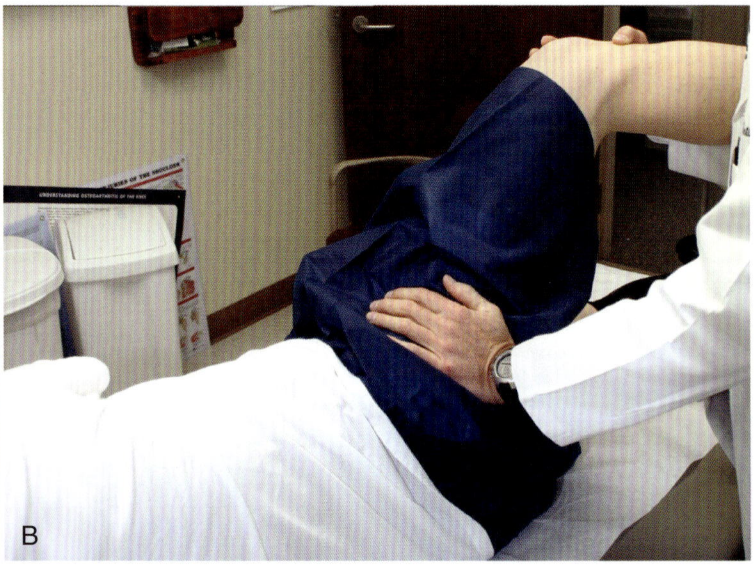

• 图 28.11 侧缘撞击试验。侧缘撞击试验在侧卧位进行，可进行伸展以评估后壁。检查者用一只手臂托住患者的小腿，用另一只手监测髋关节。检查者在髋关节外旋的同时，被动地使受累髋关节从屈到伸展形成一个大弧线，持续外旋。(A) 前视图。(B) 后视图

节至 90°，检查者用手旋转下肢同时触诊大转子。检查者定位大转子，使其突向最外侧，从而使股骨头进入髋臼中心部分。股骨前倾 / 后倾是通过胫骨的轴线假想的垂直线之间的角度评估。通常股骨前倾 10°～ 20° [42]。如果患者体型允许准确的大转子触诊，这项检查有助于识别股骨的异常旋转。如果在伸直位和坐位屈曲时的内旋存在显著差异（超过 10°），则应区分骨与韧带的起点差异。股直肌挛缩试验是在患者俯卧位时进行的，患者的下肢向臀大肌屈曲。任何抬高骨盆或限制髋关节屈曲的运动都表明股直肌挛缩。

髋关节后方检查

臀深肌综合征

臀深间隙以臀大肌、髋臼后柱、髋关节囊和股骨近端为交界，以粗线外侧唇和臀粗隆、骶结节韧带和镰状筋膜、坐骨切迹下缘，以及坐骨粗隆处腘绳肌的近端为起点 [43]。髋关节后部解剖和神经运动学研究的进展使我们能够详细描述臀深间隙的神经卡压 [44]。臀深肌综合征是以坐骨神经非间盘源性和骨盆外压迫引起的臀部疼痛为特征的。臀深肌疼痛是一种慢性疾病，对患者的生活质量有显著影响。诊断程序已经被开发和验证，以确定髋关节后方疼痛的来源。

表 28.5	俯卧位检查
检查	评估 / 关联
股直肌挛缩试验	股直肌挛缩
股骨前倾试验	检查股骨前倾或后倾的增加，韧带损伤，过度松弛
腰椎后伸试验	排除腰椎为突出或次要问题

活动梨状肌试验和坐式梨状肌拉伸试验被证明有 0.91 的敏感度和 0.80 的特异度，当二者联合使用时，可用于诊断坐骨神经卡压 [45]。活动梨状肌试验评估坐位时大腿抵抗外展和外旋时的疼痛和无力。在侧卧位进行活动梨状肌试验（图 28.13A）。检查者检查梨状肌，同时患者将脚跟固定于检查床面，在检查者的阻力下，将腿外展并外旋，疼痛再现表明为阳性 [45]。坐位梨状肌拉伸试验（图 28.13B）提供了一个稳定且可重复的平台，髋部屈曲 90°。检查者伸直膝关节，在坐骨外侧（中指）1 cm 处和坐骨切迹近端（示指）触诊，被动地将屈曲的髋关节内收内旋。阳性试验可再诱发出在梨状肌或外旋肌位置的后方疼痛，表明坐骨神经受累。对受累部位的解剖触诊，以及包括坐位梨状肌拉伸试验和活动梨状肌试验在内的体格检查，将有助于鉴别诊断臀深肌综合征 [45]。

在坐位上进行额外的检查以排除共存问题并确认臀深肌综合征。触诊时应以坐骨结节为参考（图 28.13B）。坐骨外上方位于坐骨切迹处的疼痛是臀深肌综合征的特征；对于坐骨外侧疼痛，考虑坐骨隧道综合征或坐骨股骨撞击症；当坐骨疼痛时，腘绳肌腱病变是可能的；对于坐骨内侧的疼痛，可以考虑阴部神经卡压。

坐骨股骨撞击症

坐骨股骨撞击症是坐骨和小转子骨性对撞导致髋

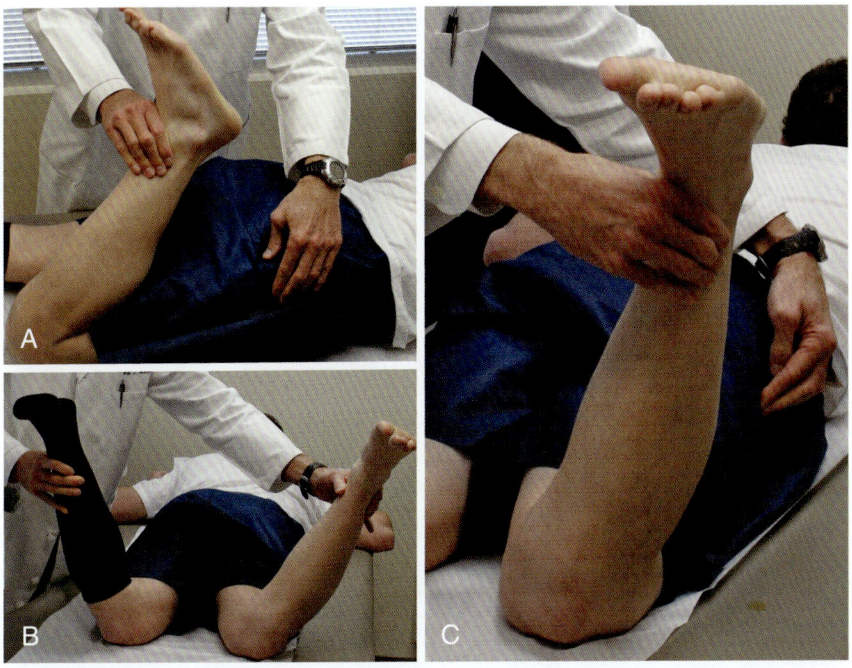

• **图 28.12** 股骨前倾试验、俯卧位外旋和股直肌挛缩试验。(A)股直肌挛缩试验。下肢向臀大肌弯曲。任何抬高骨盆或限制髋屈曲运动都表明股直肌挛缩。(B)伸展位内旋髋关节，注意与坐位屈曲的区别。(C)股前倾试验。膝关节屈曲至 90°，检查者在触摸大转子时手动旋转腿部。检查者将大转子置于最外侧突出的位置，注意胫骨轴与假想垂直线之间的夹角

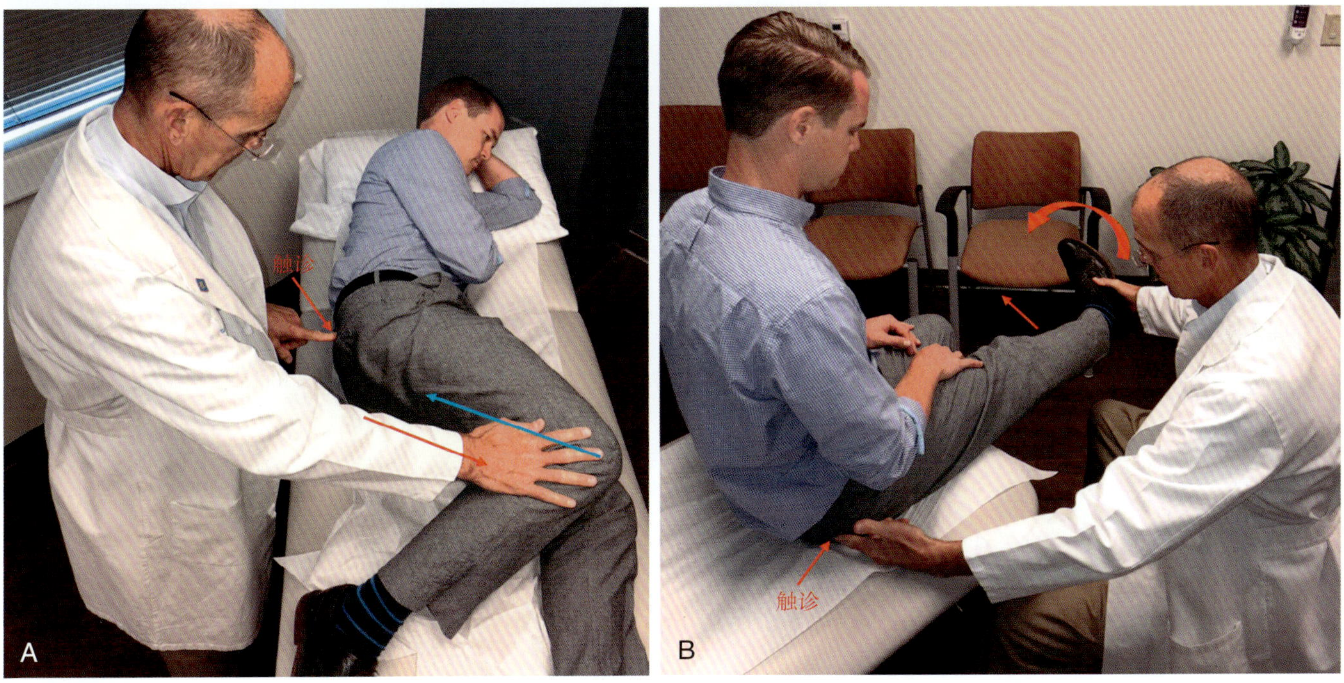

• **图 28.13** (A)活动梨状肌试验。检查者采用侧卧位，触诊梨状肌，同时患者将脚跟固定于检查床面，对抗检查者的阻力外展腿并向外旋。(B)坐位梨状肌拉伸试验。检查者伸直膝关节，被动地将屈曲髋关节内收，同时触诊坐骨外侧 1 cm 处（中指）和坐骨切迹近端（示指）

关节过伸末期受阻的一种情况。坐骨股骨撞击症患者可表现出与臀深间隙相似的后髋部疼痛症状[46]。相比之下，坐骨股骨撞击症患者通常坐着更舒服，活动时疼痛加剧。在步态分析中，疼痛模式和长步行走试验有助于区分坐骨股骨撞击症。坐骨股骨撞击症患者股骨旋转以及股骨颈与小转子的夹角增加[47]。在步态中，足部内进展角度可能与股骨旋转和坐骨股骨撞击症增加有关。患者步行时无疼痛，步幅短，避免髋关节伸展。长步行走试验（图 28.14A）鼓励动态髋关节末端伸展。观察患者选择的步态后，让患者大步行走。伴有髋关节伸展的坐骨外侧疼痛是阳性试验。长步行走试验对诊断坐骨股骨撞击症的敏感度为 0.94，特异度为 0.85[28]。

坐骨股骨撞击试验（图 28.14B）是一种被动的

髋关节伸展试验。当患者处于侧卧位时，检查者将髋关节轻度内收或中立并向后拉伸。阳性试验是坐骨外侧疼痛再现。然后检查者将髋关节外展并使髋关节过伸，这样就可以在髋关节过伸末期不再出现疼痛。坐骨股骨撞击试验的敏感性为 0.82，特异性为 0.85[28]。阳性的坐骨股骨撞击试验必须与真正的坐骨股骨撞击症、髋深肌痛、前倾减少（外旋）、包膜挛缩或髂股韧带 / 腰肌挛缩进行鉴别。在坐骨股骨撞击试验中重建撞击时，观察骨盆和脊柱将发现晃动运动。有限的髋关节活动度对脊柱活动和功能的影响已经被证明是慢性腰痛的原因之一[48-52]。坐骨股骨撞击症患者可能会由于髋关节伸展受限而表现出相关的腰痛症状。这项临床观察被 Gomez-Hoyos 通过尸体研究所证实[53]。通过减少坐股骨间隙限制髋关节伸展导致腰椎（L3～L4 和 L4～L5）关节内压力增加。完整的髋关节体格检查必须包括腰椎评估，腰痛病例也应该包括对髋关节的评估。坐骨股骨撞击症只是髋关节过伸末期撞击的原因之一，必须将其与髋臼内陷、前倾减少、关节囊挛缩或髂股韧带 / 腰肌挛缩区别开来。

腘绳肌综合征

腘绳肌综合征是一种复发性近端腘绳肌撕裂，可能累及或不累及坐骨神经[54,55]。腘绳肌综合征患者表现为臀深痛，坐痛，活动后疼痛加重。如果坐骨神经受累，可发生大腿后部的放射性疼痛。当髋部屈曲并且膝关节屈曲 30° 时，比如开车时的姿势，坐痛可能会加重。髋部屈曲和膝关节屈曲 30° 改变了腘绳肌（特别是半膜肌）的矢量角度，当腘绳肌被刺激时，可引起坐骨神经的不适。活动半膜肌试验是在患者坐位时膝关节屈曲 30°（A-30°）和屈曲 90°（A-90°）（图 28.15A、B）时，检查者触诊坐骨、半膜肌和联合肌腱。要求患者以 30° 屈曲主动弯曲膝盖抵抗阻力 5 s，然后以 90° 屈曲度再次屈膝。阳性的检查是坐骨近端和（或）外侧疼痛和（或）无力的再现。神经根病变提示坐骨神经受累。两种检测方法的联合使用的灵敏度为 0.84，特异度为 0.97[29]。

腘绳肌综合征步态评估也使用了长步行走试验（图 28.15C）。观察患者所选的步幅、步态后，指导患者以较长的步幅行走。长步幅可促进在脚跟着地时动态的髋关节屈曲及膝关节过伸。带有屈曲的长步行走脚跟撞击（LSHS）试验阳性是在髋关节从屈曲到伸展的过程中在脚跟撞击时坐骨外侧缘的疼痛再现。单独使用 LSHS 的敏感度和特异度都比较低，但当与 A-30° 和 A-90° 试验联合使用时，敏感度增加到 0.96。检查者必须意识到 LSHS 假阳性的可能性，这是由涉及的肌腱和运动链的动态特性决定的。A-30° 和 A-90° 试验的诊断优势比最高，为 162（95%CI 8.13～3223.46），而包括所有三种检测的诊断优势比为 72（95%CI 7.46～714.52）[29]。表 28.6 可以看到完整的髋关节后方检查法。

阴部神经卡压及骨盆髋关节屈曲综合征

髋关节屈曲末期撞击（凸轮型 / 钳夹型髋臼股骨撞击症）或髋关节过伸末期撞击可影响骨盆内运动

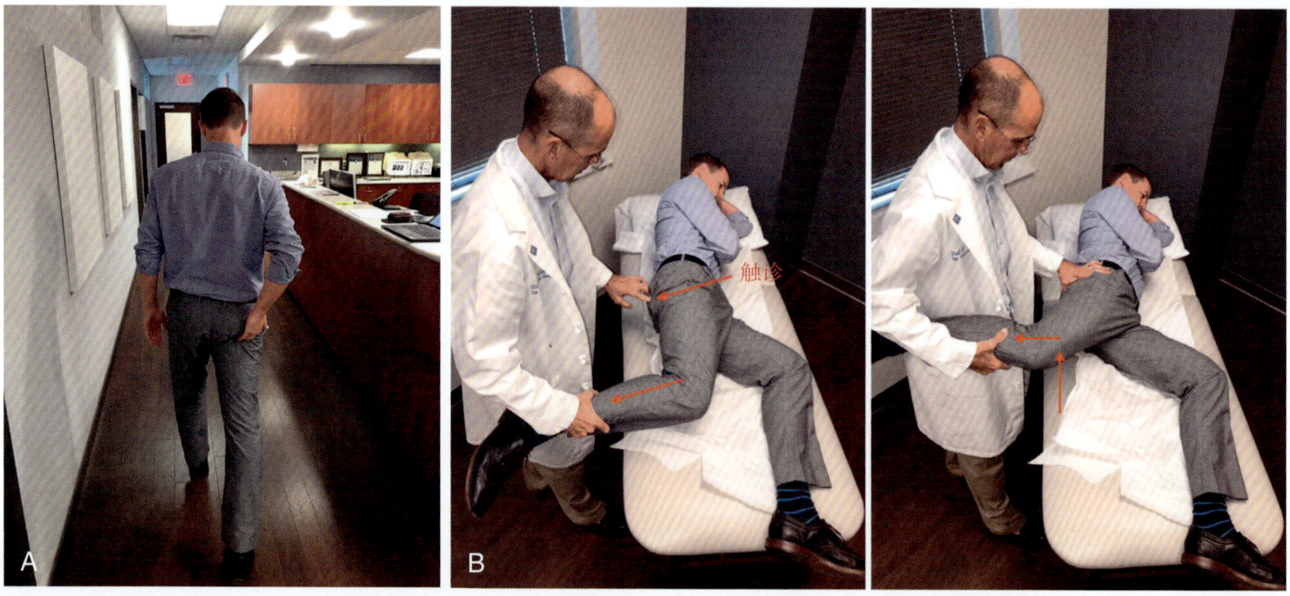

• **图 28.14** （A）长步行走试验。伴有髋关节伸展的坐骨外侧疼痛是阳性试验。（B）坐骨股骨撞击试验。患者处于侧卧位，检查者将髋关节微微内收或中立伸展。然后检查者将髋关节外展并使髋关节伸展，这样就可以实现在髋关节过伸末期不再出现疼痛

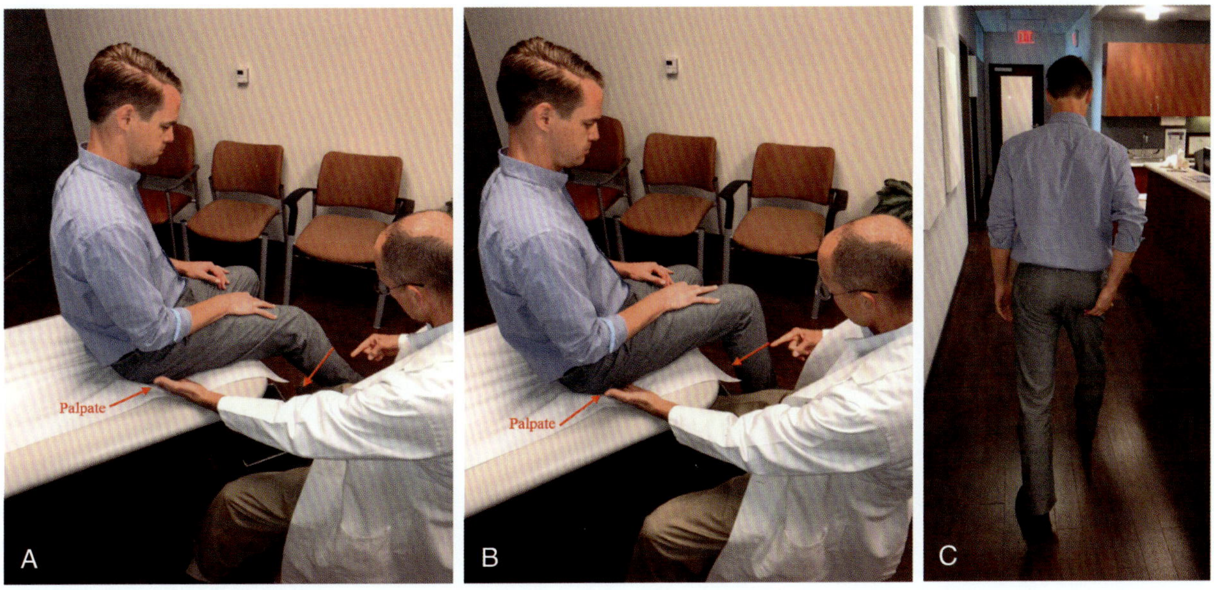

• **图 28.15** （A）30° 主动腘绳肌试验。（B）90° 主动腘绳肌试验。要求患者以 30° 屈曲主动弯曲膝盖抵抗阻力 5 s，然后以 90° 屈曲度再次屈膝。阳性检查是坐骨近端和（或）外侧疼痛和（或）无力的再现。（C）腘绳肌综合征长步行走试验

表 28.6 体格检查结果和相关的病变

	病史	显示阳性体格检查结果	影像学
髋臼唇撕裂	腹股沟疼痛 C 征 滴答声 / 弹响 屈曲旋转运动疼痛	IR 减少 FADDJR（前缘撕裂） 阳性（前缘撕裂） LRI（上缘撕裂） FABER（上缘撕裂） PRI（后缘撕裂） DEXRIT	凸轮型 钳夹型 α ＞ 50°，异常旋转成直线 对侧外伤
凸轮型髋臼股骨撞击症			
无损伤	疼痛随深屈曲和旋转加重	IR 减少 FADDIR DIR1 DEXRIT	股骨颈偏心距减少 突出 α ＞ 50°，不对称
创伤性	重复屈曲伴内旋		腰椎间盘突出症 MRI 或 CT 显示有旋转撞击表现
钳夹型髋臼股骨撞击症			
前面的	基于前面的疼痛	IR 减少 FADDIR DIRI DEXRIT	髋臼后倾
侧面的	基于侧面的疼痛	LRI ER 减少 FABER DEXRIT	外悬于髋臼缘上的髋臼唇 α ＞ 50°
后面的	基于后面的疼痛	ER 减少 PRI FABER（杯对杯）	髋臼过深 后缘在中心轴以外

表 28.6（续） 体格检查结果和相关的病变

	病史	显示阳性体格检查结果	影像学
髋关节不稳定			
骨	下楼梯 / 下山困难，过度活动后有慢性疼痛	"内八字" 步态 + 股骨前倾试验 ABDEER	髋臼顶倾斜 α ＞ 10° 向头侧 髋外翻＞ 143° 股骨倾斜＞ 20°
韧带	其他关节韧带松弛反屈	反屈 / 松弛 ABDEER PSR FABER PRI 和恐惧试验 高度不稳定	
肌腱	肌肉疾病 肌腱炎	+ 挛缩试验 被动内收试验 外展肌无力 中枢肌肉无力	
软骨损伤			
急性的	创伤行事件	IR/ER 减少	关节间隙宽度减小（站立 AP）
慢性的	髋关节疼痛伴长久站立性病理或骨关节炎	FADDIR D1RI LRI FABER PRI DEXRIT 擦伤（急性损伤）	
大转子疼痛	基于侧面的疼痛 侧卧难以入睡	ROM 受限 特殊解剖学定位的触诊疼痛 + 被动内收试验 外展肌无力	
弹响髋 腰大肌	"咔哒 / 砰" 中心力量虚弱	+Fan 试验 外展 / 内收受限制 外展肌无力	
髂胫束	沉闷的金属声	+ 自行车试验 外展 / 内收受限制 外展肌无力	

ABDEER，外展 / 伸展 / 外旋；AI，髋臼倾斜角；AP，前后位；DEXRIT，动态外旋撞击试验；DIRI，内旋撞击试验；ER，外旋；FABER，屈曲 / 外展 / 外旋；FADDIR，屈曲 / 外展 / 外旋；FAI，髋臼股骨撞击症；IR，内旋；LRI，外侧缘撞击症；PRI，后缘撞击症；PSR，被动仰卧旋转；ROM，活动范围

（引自 Martin HD, Shears SA, Palmer IJ. Evaluation of the hip. Sports Med Arthrosc. 2010;18(2):63-75.

学。单独治疗骨盆内症状是不够的。三平面骨评估对于准确确定骨盆内症状的病因是必要的。在了解全面病史和体格检查时，检查者必须了解骨盆内外结构模拟的臀深间隙症状。有泌尿妇科病史（子宫内膜异位症、膀胱或肠道问题和痛经）的周期性疼痛可能表明骨盆内坐骨神经卡压[43,57]。阴部神经卡压是一种独立的疾病，可能与臀深间隙有关，可通过疼痛部位和典型特征加以区分。阴部神经卡压患者表现为坐骨内侧疼痛，有灼烧、撕裂、刺痛、电灼、锐刺痛和（或）异物感，坐位加重（坐便器减轻），站立减轻[58]。神经可被卡压于多个部位（梨状肌、闭孔内肌、骶结节、骶棘韧带或镰状突），由训练有素的物理治疗师进行的

骨盆底徒手检查将有助于诊断和确定这些骨盆内疾病的关系，但诊断是通过注射试验确认的[58]。高达 50% 的人群有穿过骶棘韧带的穿支神经，它可以通过髋关节屈曲影响骨盆运动学，并且被认为是导致盆腔内疼痛的一个因素。

目前的争议和未来的展望

近年来，髋关节的体格检查取得了重大进展。对髋关节病理和治疗的解剖学、生物力学和临床方面的特殊兴趣已将病变来源区分开，从而产生了创新的体格检查手法。有兴趣创造新的体格检查试验的医生，除了将他们的学科基础扩展到诊所以外，还应该创立随机对照试验。

随着动作捕捉技术的进步，这些模式可以与经过验证的体格检查试验结合使用，以实现自动诊断。授予作者的一项临时专利为将体格检查与技术相结合而建立的一种特殊的方法。这种方法不仅可以在外科医生间达成共识，而且可以应用于初级保健医生和物理治疗师，以加快患者的诊断。

本章回顾了详细的病史所需相关信息，描述了如何进行髋关节临床检查以及复杂的病变和诊断。随着我们对髋关节解剖和生物力学认识的不断发展，对髋关节进行体格检查的有效性也在不断提高。髋关节体格检查是对髋关节四层结构——骨层、关节囊层、肌腱层和神经血管层，以及它们之间的相互关系和运动链的评估。要充分理解体格检查的结果，必须熟悉髋关节的解剖学和生物力学。使用正规的、可重复的体格检查将有助于临床医生及时识别和区分骨、肌肉肌腱和韧带异常及其合并症。综合评估的目标是达到健康状态；检查者必须了解个人的心理和精神健康状况，以获得最佳的评估和结果。就像肩部和膝关节的体格检查一样，髋部的体格检查也需要练习。https：//www.youtube.com/ watch?v=IhvVoKGyl8E，介绍了髋关节的体格检查和如何评估结果。

致谢

我要感谢 Dat Nguyen 女士和 Anthony Khoury 女士，她们对本章的撰写起到了重要指导作用。

（参考文献参见书末二维码）

第 29 章

髋关节影像学

KAWAN S. RAKHRA, ADNAN M. SHEIKH

（杨晨 译　冯卫 审校）

关 键 点

- 多样的影像检查能为骨科医生提供重要的髋关节解剖和病理信息，有助于髋关节疾病的诊断、观察与治疗计划的制订。
- X 线检查是研究髋关节的首选影像学方法；多种的拍摄技术与计划可优化髋关节所要检查的区域。
- 股骨髋臼撞击症是由髋臼（钳夹型）和（或）股骨头颈交界（凸轮型）的解剖结构异常导致的，X 线检查与 MRI 均能有效显示原发解剖畸形以及髋臼撞击后继发的关节结构紊乱。
- 发育性髋关节发育不良的特征是髋臼窝发育不良，会导致髋关节不稳和骨关节炎。X 线检查是描绘和量化髋关节发育不良的程度及评估骨关节炎的首要方法。
- MRI 是一种稳健的成像方式，用于检测和定性多种髋关节病变，包括缺血、创伤、炎症、关节炎和肿瘤原因。

髋关节的影像学检查已经通过技术的进步和关于髋关节疾病的原因和生理知识的认识迅速发展。当患者的临床病史和体格检查的结果不明确时，髋关节疾病的骨科诊断和治疗通常需要在治疗和干预开始前提供疾病的辅助影像学证据。如今，医生可使用多种成像方式，每种方式有多种变化和方案，可以根据患者的基本情况、临床特点和髋关节病变的性质进行优化。 因此，对于骨科医生、放射科医生、风湿科医生、物理治疗师及其他肌肉骨骼专家而言，了解髋关节基本影像学原理尤为重要。通过了解各种可用的影像学检查方法的优点和局限性可以促进和加快髋关节病变的有效诊断和治疗。

影像学检查方法

不同成像方式的比较见表 29.1。

表 29.1　不同成像方式的比较

	传统 X 线摄影	CT	MRI	超声	核医学
体位灵活性	H（高）	I（中）	L（低）	H	L
患者耐受性（幽闭恐惧症）	H	H	I	H	I
辐射	L	H	—	—	I
空间分辨率	H	H	I	H	L
对比分辨率	L	I	H	L	L
骨的矿化结构评估	H	H	I	L	H
软组织评估	L	I	H	I	L
可行性	H	H	I	H	I
相对成本	L	I	H	I	H
采集时间	L	I	H	I	H

H，高；I，中等；L，低。

传统 X 线检查

X 线检查是所有髋关节病变的首选影像学检查，因为它能够显示大体骨排列、形态学与完整性。X 线平片的优点包括易于获取、快速获取、不需后期处理并且能够灵活地选择患者部位。然而，骨骼形状、轮廓与空间关系的显示能力不如横断面形式的 CT 与 MRI [1-3]。X 线片也受限于无法显示关节内部的结构，包括关节软骨、髋臼唇、关节囊与关节周围的软组织 [4-6]。

多种 X 线投影可用于髋关节的检查，选择在于病变性质和所关注的解剖区域。建立标准的成像规范以确保一致的定位和最优的可视化关注区域 [7-9]。

骨盆正位片

体位：仰卧位（发育不良患者可选择站立位）；双脚内旋 15°（图 29.1）。

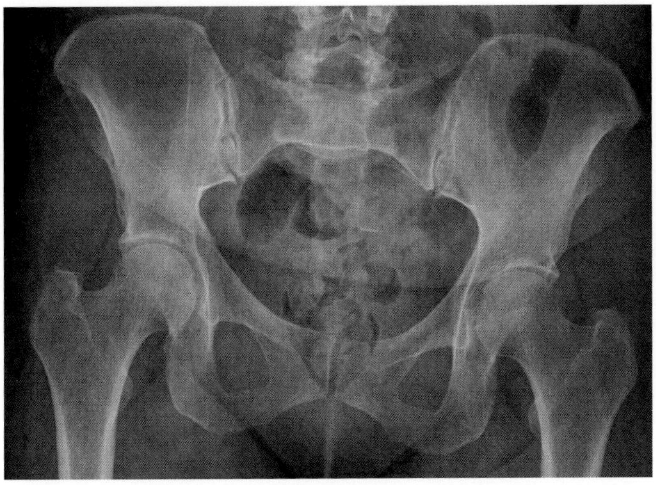

• 图 29.1　骨盆前后位。股骨保持在 15° 内旋位，X 线束的中心位于耻骨联合上缘的中点和髂前上棘中点连线的中点上

X 线投射技术：X 线投射方向与桌面垂直，并且以耻骨联合上缘与髂前上棘之间中点为中心。

观察结构：双侧髋关节、骶骨、髋骨、股骨近端、骨盆前柱、骨盆后柱、髋臼前后缘、髋臼内壁；髋臼形态、发育不良。

适应证：所有病变，包括创伤、先天性畸形及关节炎。

Judet 位（斜位）片

体位：前斜 45° 或后斜 45°。

X 线投射技术：X 线垂直于以髋关节为中心的桌面。

观察结构：骨盆前（髂耻）柱及髋臼后缘 / 骨盆后（髂坐骨）柱、髋臼前缘、骨盆四边体。

适应证：创伤、骨折。

蛙式侧位

体位：患者仰卧位，膝关节屈曲 30°，大腿外展 45°。

X 线投射技术：X 线投射方向与桌面垂直，并且以同侧髂前上棘与耻骨联合上缘之间的中点为中心。

观察结构：股骨近端（股骨头、股骨颈、股骨干）。

适应证：创伤、骨折。

穿桌侧位

体位：患者仰卧位，患侧股骨内旋 15°，对侧髋关节与膝关节屈曲超过 80°。

X 线投射技术：X 线投射方向与桌面平行，以股骨头为中心，从中下部 45° 向上外侧投射。

观察结构：股骨颈与股骨头的侧位投影。

适应证：可在创伤、骨折时代替髋关节蛙式侧位片。

Dunn 视图位

体位：患者仰卧位；患侧髋关节屈曲 45° 或 90°，外展 20°，中立旋转位（图 29.2）。

X 线投射技术：X 线以前后位方向，以髂前上棘与耻骨联合上缘之间的中点为中心。

观察结构：股骨头、颈；评估凸轮型股骨髋臼撞击症头颈结合部最佳；髋关节前上间隙。

适应证：股骨髋臼撞击症（凸轮型）。

假斜位

体位：患者站立位，骨盆与患侧髋关节旋转 65°，患侧足的角度与片盒平行（图 29.3）。

X 线投射技术：X 线投射方向与片盒垂直，以股骨头为中心。

观察结构：股骨头前面的髋臼覆盖，关节后间隙。

适应证：股骨髋臼撞击症（钳夹型）。

CT

CT 是一种能够准确地显示髋关节解剖与多种病理改变的方式。CT 能够提供非常高的空间分辨率图像，显示骨骼的形态、排列和完整性的详细信息。虽

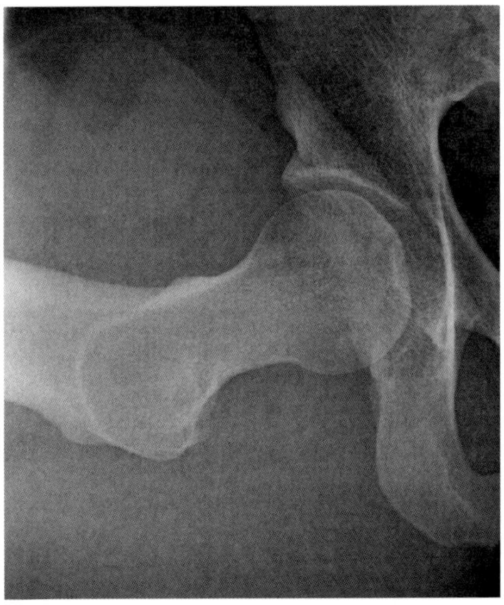

• 图 29.2　Dunn 投射，45°。髋关节屈曲 45° 和外展 20°，X 射线束中心位于髂前上棘和耻骨联合的连线的中点

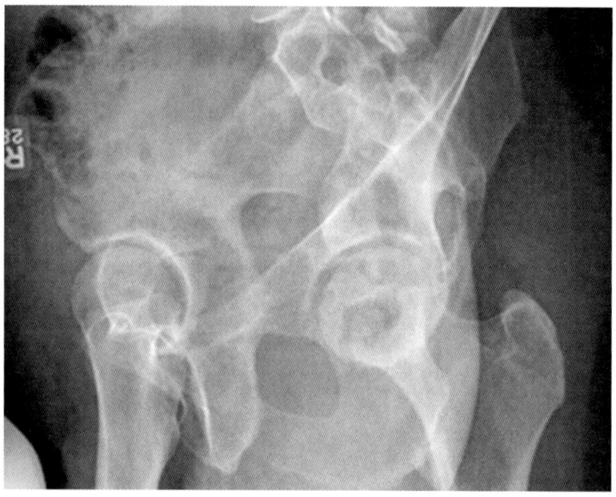

• 图 29.3 右髋关节假侧位。患者身体向着片盒右侧后方旋转 65° 站立。X 射线光束中心在股骨头上

然 CT 获取的图像为轴面，但冠状面、矢状面与其他斜面的图像可通过软件重组进行二次构建。计算机软件通过计算能够生成三维的表面图像、模型与旋转序列。这些后处理算法和过滤方法能够可选择性地应用于优化骨组织或软组织的评估。多种结构，包括骨组织、软组织，甚至是金属件，都可以通过后处理技术消去或者增强。CT 扫描的成像时间很短，因此，运动伪影并不明显。

CT 评估髋关节的适应证包括急性创伤（骨折、脱位、关节内游离体及术前规划）、治疗随访（疗效评估、关节匹配和内固定）、骨和软组织恶性及良性肿瘤的矿化成分特点分析，以及先天性和发育性异常的特点分析。

在某些情况和病变中，CT 能够应用于诊断和评估血肿、积液、炎症与感染的大体变化。然而，需要注意的是，与 MRI 相比，CT 的对比分辨率相对较低，这限制了对髋关节非骨性和非矿化关节及关节周围结构软组织的评估。CT 的一个潜在的关注点是患者可接受的辐射量，尤其是对生殖腺的辐射量。因此，临床上往往根据实际需要与患者所能承受的辐射量调整 CT 参数，以减少对患者的辐射剂量。

CT 可以结合关节内注射碘剂造影剂（CT 关节造影）来评估关节外周和软骨的完整性，以及关节内游离体的检查 [6,10,11]，虽然这项技术只能在 MRI 禁忌的情况下进行。

MRI

MRI 提供了精确的对比分辨率，能够最佳地显示非骨化与非矿化的关节和关节周围结构，包括关节唇、软骨、关节间隙、关节囊和区域软组织 [3,12,13]。MRI 也可以评估致密骨与松质骨，虽然有时不像 CT 那样精准。

MRI 具有多维成像能力。标准轴位、矢状位、冠状位以及任何斜面均可直接获取或使用后处理重组软件进行二次重建。近年来，随着 MRI 磁场强度与序列技术的进步，MRI 高分辨率的 3D 建模成为可能。重要的是 MRI 并不会设涉及电离辐射。

由于 MRI 能够同时评估骨性与区域软组织结构，所以广泛应用于髋关节疾病检查。其适应证包括：创伤（平片与 CT 检查隐蔽性骨折以及应力性骨折或不完全骨折）、缺血性坏死、骨髓水肿综合征（一过性骨质疏松症、迁移性骨质疏松症）、骨肿瘤（发现和显示病变）、关节炎（详细评估软骨状态）、内部关节紊乱（关节唇评估）、骨结构畸形（股骨髋臼撞击症、髋关节发育不良）、感染（关节、骨骼和周围软组织）、肌腱损伤和软组织炎症（腱鞘炎）。

MRI 联合关节内钆造影剂——直接磁共振关节造影（magnetic resonance arthrography，MRA）——通常能够有效显示对关节细微结构的评估，如盂唇、透明软骨、关节内游离体。关节造影的扩张效应能够使关节囊、盂唇与骨软骨结构分离，从而增加空间分辨率。注入造影剂后既能显示正常的解剖结构，也能显示异常的病变，进一步提高了造影剂的分辨率，使关节内病变更加显著（图 29.4A～C）[14,15]。

间接 MRA 是通过静脉注射造影剂，然后追踪其可变延迟和（或）身体活动规律。钆造影剂能够分布在关节间隙，弥漫性增强滑膜液 [16]。这种方法增强了关节液与盂唇、软骨以及关节囊之间的对比分辨率。间接 MRA 的优点在于其对患者的创伤较小，不需要在透视引导下进行关节注射。但该方法并不能实现直接造影的膨胀效应。正常的和病变的关节外软组织与血管结构的增强也会被注意到。这种特性可能会使关节病变显得没有那么明显。

MRI 脉冲序列的选择取决于所使用的技术；多种序列组合可提供相同的诊断结果。自旋回波序列、快速自旋回波序列和梯度回波序列均可用于髋关节疾病的诊断。多平面重组的三维成像与各向同性体素采集的多平面重建使得采集时间和图像质量切实可行，可应用于髋关节 MRI 与 MRA 成像 [3]。每个层面至少需要有一个序列或重组的多平面成像才是标准的。

对于 MRI 非造影检查，方案应该包含非脂肪抑制 T1 加权（T1W）像，以显示关解剖结构、关节排列、骨髓异常以及骨折。液体敏感脂抑序列［T2 加权或质子密度（PD 加权）加权］或者短 TI 反转恢复时间成像（STIR 序列）应始终作为所有检测骨髓和软组织异常水肿以及关节周围积液和囊肿的方案的一部分 [17]。另外，液体敏感序列能够增加关节液与邻近盂唇、软骨、骨和关节囊的对比。对于无造影的 MRI，使用了更高的分辨率和更多的采样平均值 [13,18]；与 MRA 相对比，这种情况可能会抵消 MRI 较低的对比度和空间分辨率。

直接 MRA 检查除了应用液体敏感序列外，最常使用的是脂抑或非脂抑的 T1W 序列 [16]。对于间接 MRA 检查常选择与直接造影相同的序列，尽管有一些注意事项。但强烈推荐使用脂肪抑制以获得最大的对比分辨率，因为关节内钆剂的浓度远不及直接造影那么高。此外，多项图像可用于了解关节血管的病变 [16]。

MRI 的缺点包括：相对较长的检查时间、对运动伪影的易感性、区域金属假体导致的磁化伪影和（或）术后伪影，以及其他一些绝对或者相对的禁忌证（幽闭恐惧症、非 MRI 适应假体、电子植入物、心脏起搏器、眼眶金属体）。

超声检查

超声检查尚未广泛应用于成人髋关节疾病的诊断。但对于儿童髋关节发育不良的诊断尤为重要。超声的作用仅局限于评估软组织、液体及非矿化结构。它能够有效检测是否有积液、滑膜炎及关节囊增厚。

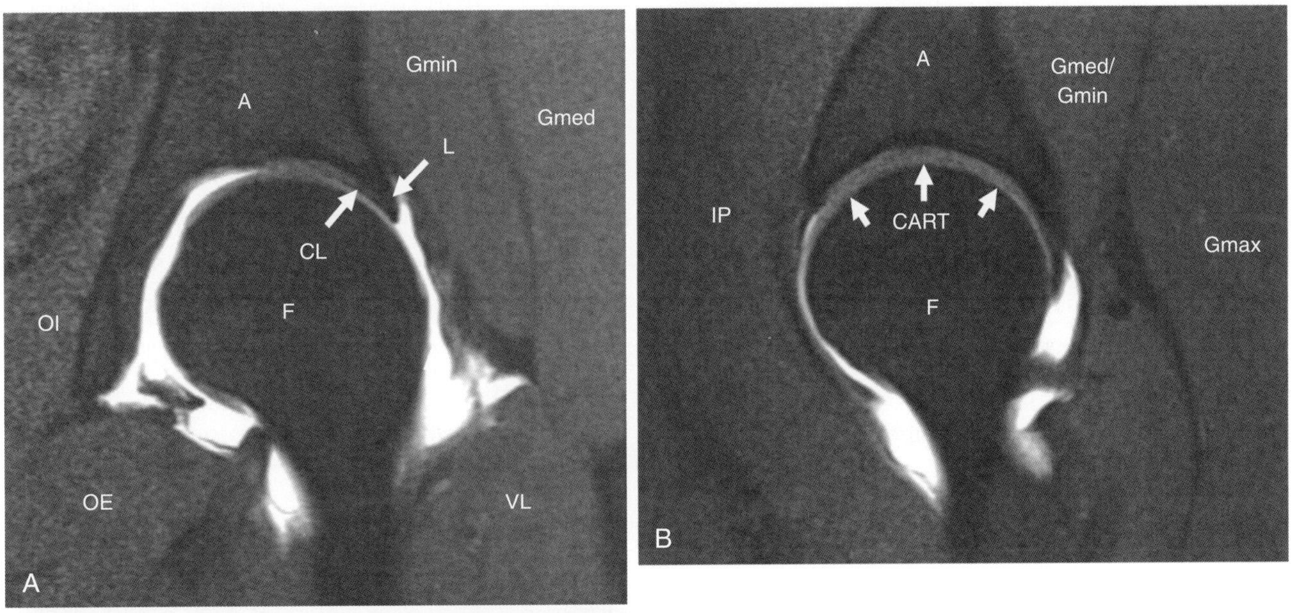

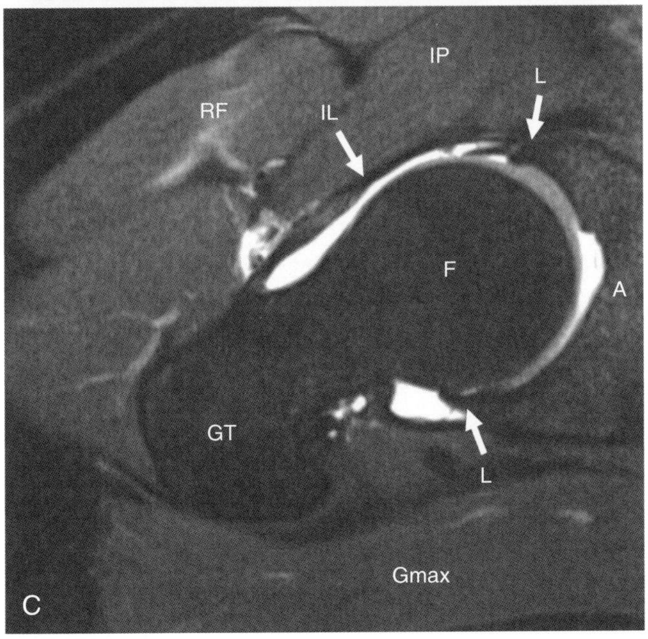

• **图 29.4**　（A～C）MRA 的 T1W 脂肪抑制图像。A. 斜冠状位；B. 斜矢状位；C. 斜轴面位。主要的解剖结构已标记：A，髋臼；CART，透明软骨；CL，软骨上盂唇连接点；F，股骨头；Gmax，臀大肌；Gmed，臀中肌；Gmin，臀小肌；GT，大转子；IL，髂股韧带 / 前囊；IP，髂腰肌；L，髋臼唇；OE，闭孔外肌；OI，闭孔内肌；RF，股直肌；VL，股外侧肌

此外，肌腱异常，如肌腱疾病、肌腱炎与肌腱撕裂可以通过超声诊断。超声可用于评估局部软组织的肌肉撕裂、积液以及滑囊炎。超声的独特性在于能够根据患者的反馈动态地、即时地显示关节周围结构。虽然高频线性转换器能够应用于关节周围软组织高分辨率成像，但髋关节超声参数尚未确定。值得注意的是，超声并不会产生任何电离辐射。然而，超声可能受到患者体态（如肥胖）的影响，超声具有操作者依赖性，与其他检查方法不同，超声不能提供任何区域骨性结构的大体信息。

放射性核素显像

核医学研究在提供深入了解髋关节生理状态方面可能是有用的。一种放射性化合物被注射到血液中，随后可得到一种可变的成像。多种方案和各种反射性示踪剂可单独或组合使用，以生成跟踪示踪剂流动和积累的图像。虽然传统的二维图像可以被获得，但三维数据集可以使用多个旋转探测器，产生更大的空间信息。核医学研究的适应证包括创伤（隐匿骨折与应力性骨折）、缺血性坏死、感染及肿瘤检查。

股骨髋臼撞击症

股骨髋臼撞击症已成为公认的髋关节骨关节炎演变的致病因素。撞击继发于股骨头颈连接部和（或）髋臼解剖结构异常。这些畸形导致髋关节运动过程中股骨与髋臼的损伤和病理性相互作用，导致生物力学改变并加速了透明软骨的退变，最终导致骨性关节炎[19-23]。考虑到撞击是由潜在的解剖结构畸形导致的，那么影像学检查对于 FAI 的诊断是必不可少的。影像学显示了凸轮型和钳夹型 FAI 所导致的原发性畸形和继发性关节紊乱。事实上这两种类型的撞击可同时存在于大多数患者中。X 线片[19,24,25]、CT[23]和 MRI[13,14,22,26,27]都是有效的诊断股骨髋臼撞击症的成像方式。股骨和髋臼的影像学特征可以促进、加速或证明临床上怀疑为股骨髋臼撞击症的诊断，甚至诊断可以发生在严重骨关节炎变化演变之前。

股骨髋臼撞击症的原发解剖畸形

凸轮型股骨髋臼撞击症

在凸轮型股骨髋臼撞击症中，主要畸形发生在股骨头颈交界处。股骨头颈前上接头处过多的骨和（或）软骨块导致股骨头相对于股骨颈的偏心距减少，并且使得股骨头处于非球形状态[19,20,22,28,29]。这种畸形也可被描述为骨软骨肿块或赘生物、头颈凹陷丧失或偏心距减少、头颈结合部磨损减少[21]。

凸轮型畸形可通过多种 X 线片方法诊断。最佳投影是髋关节屈曲外展位片（Dunn），它可以从侧面显示股骨头颈前上连接处，其次为穿桌侧位片。前后位片可能会低估甚至遗漏凸轮型畸形[24]。根据凸轮型畸形的大小和位置以及股骨的位置，它可能在正位片上表现为沿股骨头颈交界外侧处的异常凸起，类似于手枪的手柄[25]。

CT 和 MRI 具有多层扫描的能力，在发现细微的骨骼畸形时比 X 线更敏感[1-3]。与股骨颈长轴平行的斜轴面是评估股骨头颈结合部最常用的影像学平面。这个平面能够清楚地显示股骨头颈结合部前面的轮廓。然而，多项研究显示，虽然股骨头偏移在前上部最为显著，但其具体位置难以确定[27,28,30]。因此，以股骨颈为旋转轴获得的径向图像，已被推荐作为评估股骨头 - 颈交界全周的方法，而不是像使用更传统的倾斜面法那样只在前面进行评估[13,22,23,27,30]。径向图像以旋转平面为基础，每个图像都正交于股骨表面，能在侧面看到头颈部交界处。在股骨头颈交界附近的定位可采用钟面命名法，其上部、前部分别为 12 点钟方向与 3 点钟方向。

α 角被用来定性和量化凸轮型畸形[14,26]。之前的研究表明，α 角的增加与撞击症的症状有关[14,23,26,27]。它能够通过 X 线平片、CT 或 MRI 在任何平面上进行测量。α 角的第一条边为股骨颈长轴，其定义为股骨颈最窄处的中心点与最佳拟合圆中心之间的直线。α 角的第二条边为从圆心向前画到头部超出圆周边缘的点[26]。越大的凸轮型畸形将产生越大的 α 角（图 29.5）。

部分研究提出用 α 角的绝对阈值（50°～55°）来判断 α 角是否异常[23,26]。多项研究报道，凸轮型股骨髋臼撞击症患者的 α 角为 66.4°～74.0°[14,23,26,28]。α 角有一个正常的范围。对于无症状的患者，α 角在 39.3°～48.3°[23,26,31,32]。正常的髋关节，从前方测量正常的男性与女性的 α 角分别为 44.0° 与 38.1°；从前上方测量分别为 54.1° 与 47.0°[32]。因此，根据股骨头颈结合部的定位不同，患者的性别不同，被认为是异常的 α 角的阈值可能需改变。

前方偏心距是另外一个量化股骨头在颈上偏心距减少的有效指标。这一指标最好在穿桌侧位平片及任何方向的 CT 或 MRI 测量。首先画一条与股骨颈前部

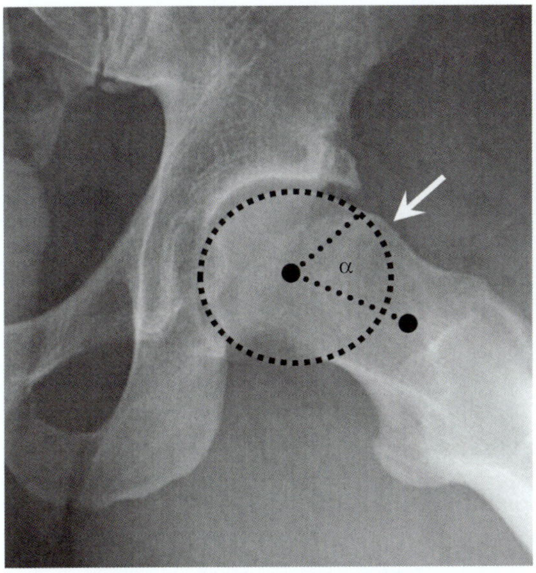

• **图 29.5** Dunn 视图（45°）显示 74° 的增大 α 角凸轮型畸形

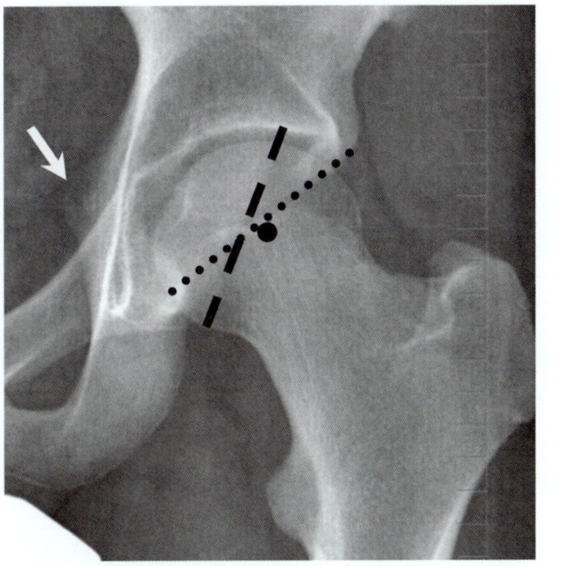

• **图 29.6** 左髋臼后倾前后位 X 线片。髋臼上缘（点线，较水平方向）异常的侧向上部分后缘（虚线，较垂直方向），从而产生“交叉”。注意髋臼后缘位于股骨头中心内侧（实点）。坐骨棘内旋和前突也可导致后倾（白箭头）

皮质相切且平行的直线。第二条平行线与股骨头最前部相切。这两条平行线之间的垂直距离是前偏移量。在无症状的髋关节中，平均偏移为 11.6 mm，而对于凸轮型股骨髋臼撞击症患者的偏移量减小到 7.2 mm。对于正常人而言，股骨头偏心率是可以计算的，为股骨头偏心距与股骨头直径的比值。对于无症状的髋关节，平均偏移率为 0.21，而在凸轮型股骨髋臼撞击症中为 0.13[25,33]。

钳夹型股骨髋臼撞击症

钳夹型股骨髋臼撞击症主要表现为髋臼的畸形。关节的撞击主要由髋臼的过度覆盖所导致。这种覆盖可能与髋臼后倾、髋臼过深或者髋臼缘突出有关[19,20,22]。

髋臼后倾可导致局部的过度覆盖，而髋臼过深与髋臼缘突出可导致全头的过度覆盖。以上所有情况都导致髋臼窝的相对加深，这些畸形导致股骨颈与覆盖的髋臼的异常毗邻，导致了股骨颈前外侧线型的撞区击，并使股骨头后移[20,21]，后一种现象可能会导致后下侧关节间隙狭窄与骨性关节炎。

髋臼的旋转是指髋臼窝开口相对于矢状面的方向。在正常髋关节中，髋臼开口向前或髋臼前倾。而在后倾的髋关节中，其髋臼开口向后[21,34,35]。虽然横断面扫描，如 CT 与 MRI 能够最为准确地显示髋臼异常，但是平片能够检测出易于钳夹撞击的髋臼的大体形态特征。在正位骨盆片上，后倾型髋臼的前上缘比后缘更偏向外侧。髋臼前缘与后缘呈交叉状，形似阿拉伯数字 8，称为交叉征[25]。髋臼后倾也可能表现为后壁缺损，在正位片上，髋臼后缘向股骨头中心内侧突出[25]（图 29.6）。

轴位图像评估髋臼旋转是最好的[36]，无论是通过 MRI 还是 CT。CT 可以较好地得到密质骨的显影，能够准确地描绘出骨性标志的边缘。在双髋均在视野内的骨盆的整个横向尺寸，需要纠正骨盆的任意位置的倾斜。

正常的髋臼前倾是 20°～23°[34,37,38]，一般认为 15°～25° 在正常范围内。在经后髋臼的轴向图像上，髋臼的前缘位于后缘的外侧[34]。髋臼的朝向在所有的平面上并不是固定的。可见髋臼的前倾角度从上到下自然下降[34,36,39]。部分研究建议在股骨头中心点（股骨头最大直径中点的图像上）的位置评估髋臼的倾斜角度[34,36]，或者在股骨头与髋臼最为匹配的图像上进行评估[39]。

髋臼过度覆盖可以是整体的，这是由于髋臼窝深度的增加造成的。正常情况下，髋臼窝内侧线应该位于髂坐骨线的外侧。深髋臼时，髋臼窝到髋臼缘连线应该位于髂坐线的内侧（图 29.7A）。髋臼内陷时，可见股骨头位于髂坐线内侧的任意部位[25]（图 29.7B）。

股骨髋臼撞击症的继发畸形

撞击的反复机械性创伤会导致髋关节的不同部分的结构改变，包括髋臼唇、透明软骨和骨。在凸轮型

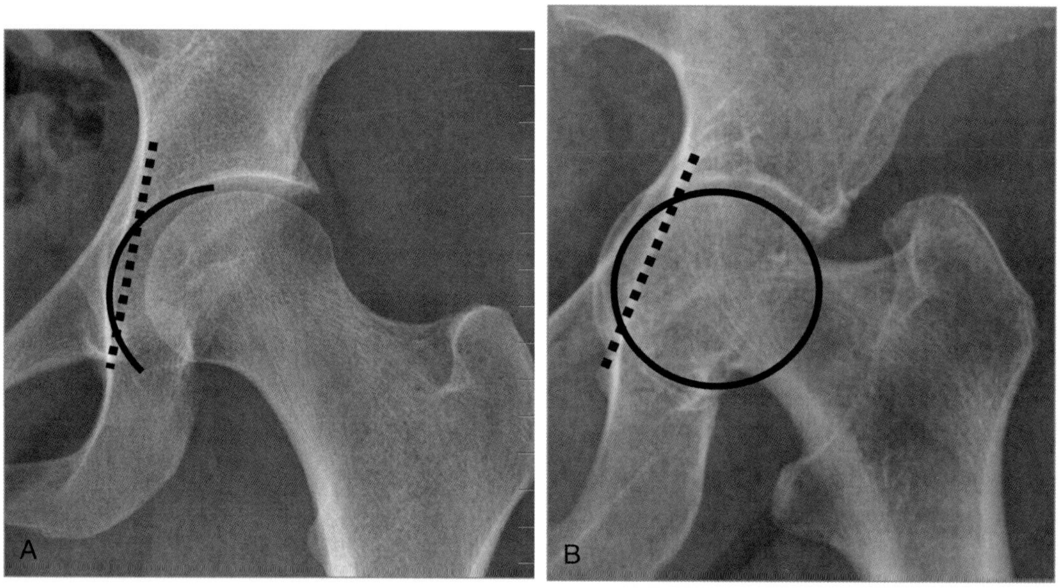

• 图 29.7 前后位髋关节 X 线片证实（A）深髋臼，髋臼线（实线）位于髂坐线内侧（虚线），（B）髋臼内陷 - 股骨头（实线）位于髂坐线内侧（虚线）

股骨髋臼撞击症中，损伤仅限于关节前上象限。对于钳夹型股骨髋臼撞击症，关节损伤可从前方开始，但随后也可以从后方开始，最终导致累及关节整体范围的病变 [19,20]。

髋臼唇

在股骨髋臼撞击症可观察到一系列形态学上的外唇损伤，包括变形、软骨 - 外唇连接断裂和外唇撕裂，最常发生在前上象限。众所周知，在股骨髋臼撞击症中存在大量的髋臼唇退变和撕裂 [14]。

MRA 是评估髋臼唇的一种选择性检查 [40-44]。有研究比较了 MRA 和关节镜对髋臼唇撕裂的敏感度和准确度，分别是 92%～100% 和 93%～96%[43-45]。然而，最新的研究发现，高分辨率的非关节造影的 MRI 对于评估髋臼唇和软骨已经足够好了 [13,18]。随着快速进展的 MRI 技术、更高的场强、新的序列出现，MRA 逐渐变得过时。

正常来说，在核磁序列上髋臼唇是一个点状的，三角形的锋锐边界和低信号区域。MRI 上髋臼唇坚固的连续的连接出现在骨性髋臼缘，并可见髋臼软骨 [46]。透明软骨和髋臼唇之间的界面被称为软骨髋臼唇连接。

髋臼唇组织的退变在 MRI 上可变现为髋臼唇体积增大、球状化、物质内部信号增强以及表面不规则 [47]（图 29.8）。髋臼唇撕裂表现为造影剂渗入髋臼唇组织，而撕裂多常见于前上象限 [18,42,43,45,48]（图 29.9）。

随着撕裂处髋臼唇的分离，造影剂将逐渐渗入软骨髋臼唇及髋臼与髋臼唇连接处的基底部。髋臼唇旁囊变是微小的充满积液的囊肿，可继发于髋臼唇的退变、撕裂与分离。虽然理论上这些囊变可被钆造影剂完全填充，但事实并非完全如此。所以这些囊变在液性敏感序列中可得到最为明显的显像 [49]。

虽然在凸轮型与钳夹型股骨髋臼撞击症中这些髋臼唇的变化可能相似，但两种形式的股骨髋臼撞击症都存在一些更特征性的表现。在凸轮型股骨髋臼撞击症中，髋臼唇的损伤首先出现在发生重复性剪切损伤的软骨 - 髋臼唇的前上部 [20,47]，最终导致髋臼唇组织

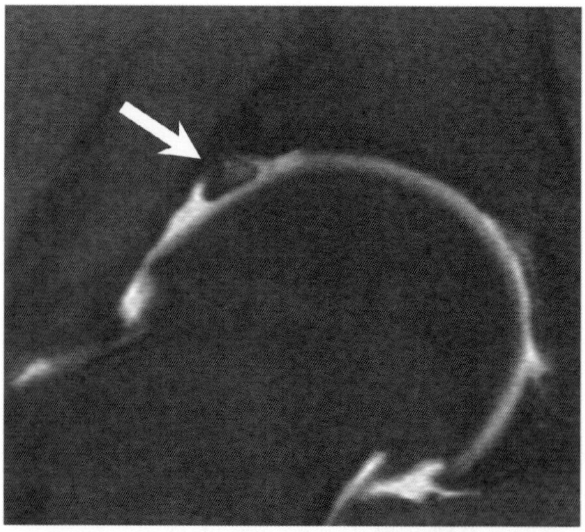

• 图 29.8 髋臼唇退行性变的 MRA，斜冠状面 T1W 脂肪抑制像。需要注意的是三角形的髋臼唇（白色箭头）略呈球状化，伴有圆钝的自由缘，正常低信号（黑）已被集中替换成较高的中间信号（灰色），具有一致的黏液样退行性改变

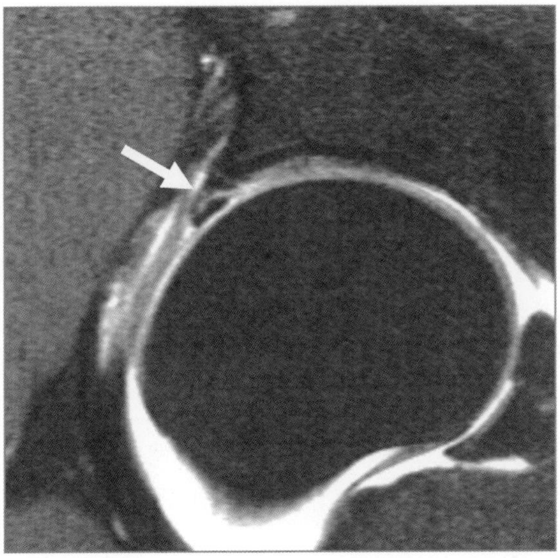

• **图 29.9** 髋臼唇撕裂的 MRA，脂肪抑制斜冠状面 T1W 图像。需要注意的是，三角形的髋臼唇（白箭）通常伴有弥漫性低信号（黑），现在证明高信号（白）钆剂异常线性断裂，并从深层内外侧关节面延伸到所述髋臼唇面

从关节边界深处的软骨发生局限性分离 [13,50]。这种分离表现为液体渗入到软骨关节连接处的缺损处 [47]。在钳夹型股骨髋臼撞击症中，髋臼前缘在股骨颈上的基台会导致髋臼唇部的局限性碰撞 [21]，最常发生在正上方 [19]。钳夹型股骨髋臼撞击症相较于凸轮型更常见唇裂伴明显的唇内囊肿形成 [20,21]。

随着时间的推移，这些受创伤的髋臼唇将会骨化，导致髋臼坚硬部分的深度增加。骨化进而导致对股骨头的覆盖进一步增大。髋臼唇 / 髋臼边缘的骨化可以发生在凸轮型与钳夹型股骨髋臼撞击症中，最常见的是在前上象限 [27]。

软骨

众所周知，无论钳夹型还是凸轮型股骨髋臼撞击症均可导致显著的软骨畸形，且几乎所有患者都表现出不同程度的软骨损伤 [14,19,27]。软骨的形态改变可表现为表面磨损、裂隙、局部或者全层的软骨缺损和分层。但是在凸轮型和钳夹型 FAI 之间，软骨损伤的主要模式是不同的。

MRI 是评估软骨状态最佳的影像学检查 [51]。股骨髋臼撞击症的软骨异常表现为信号和形态学改变。无论是常规的 MRI[13,18] 还是 MRA[11,14,47,52,53] 都可用来检测股骨和髋臼关节表面的软骨缺损。多种 MRI 序列已被用于评估髋关节软骨的形态，这些序列包括 PD 加权、梯度回波和 TIW 序列，有或无脂肪抑制，有或无关节造影。更多的定量技术，如软骨的延迟钆增强 MRI、T2W 和 T1W-rho 映射等已被引入，希望在总的形态学损伤之前检测出软骨的生化变化 [3]。在 MRI 禁忌的情况下，CT 关节造影可以评估软骨的大体形态厚度 [10,11]。

在凸轮型股骨髋臼撞击症中，最早的软骨损伤发生在软骨 - 盂唇结合部的前上部，表现为这两个结构之间连续的界面被破坏。随着凸轮型畸形对髋臼的反复的撞击，软骨损害向更内侧延伸，进入透明软骨 [47]。

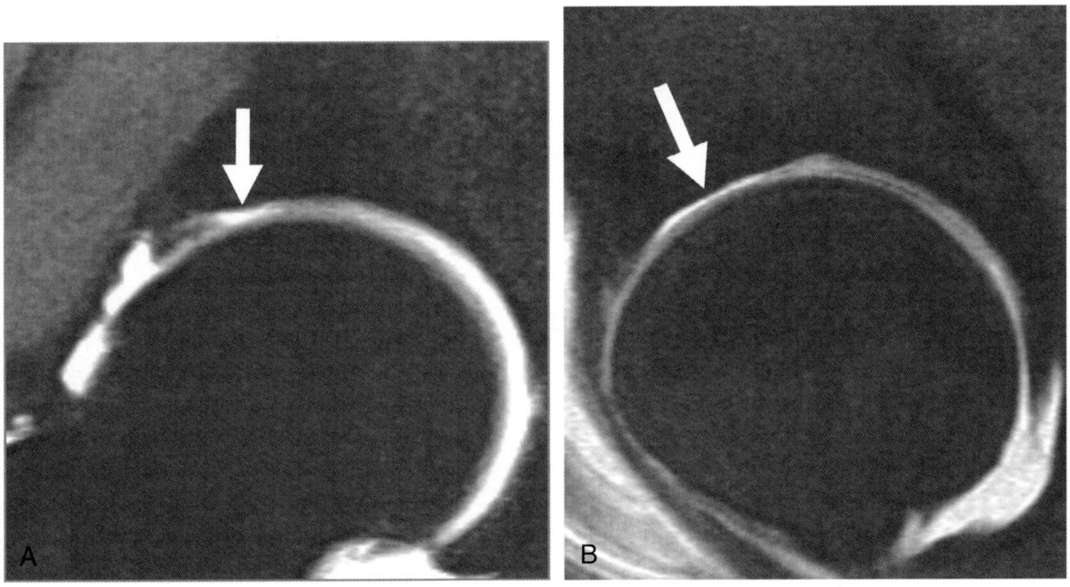

• **图 29.10** 髋臼顶前上方周围全厚软骨缺损（白箭）的斜冠状位（A）和斜矢状位（B）MRA T1W 脂肪抑制图像。注意斜冠状位（A）上与软骨缺损相邻处的髋臼唇退化和磨损

凸轮型股骨髋臼撞击症的软骨损害优先累及髋臼前上部外侧缘，与钳夹型股骨髋臼撞击症相比较损伤更局限，位置更深[19,27]。损伤可能以裂隙或变薄开始，最终可能演变成全层软骨缺损（图 29.10）。

软骨分离是凸轮型 FAI 特异性的改变，表现为局部的软骨与髋臼的软骨下骨分离。这种分离表现为软骨实质内的信号变化，典型的表现是在多种序列（包括梯度回升、PD 和中间加权信号）中出现典型的平行于关节面的局限性线性低信号[53,54]。当分离与全层软骨裂或缺损同时存在时，形成瓣状结构。在 MRI 中，通过软骨和软骨下致密骨之间的液体介入来识别瓣状结构（图 29.11）。常规高分辨率的 MRI 检测髋关节软骨损伤的敏感度、特异度与准确度分别为 86%～100%、72%～82% 和 82%～88%[13,18]。MRA 检测髋关节软骨损伤的敏感度、特异度与准确度分别为 58%～79%、69%～100% 和 69%～ 81%[52,55]。

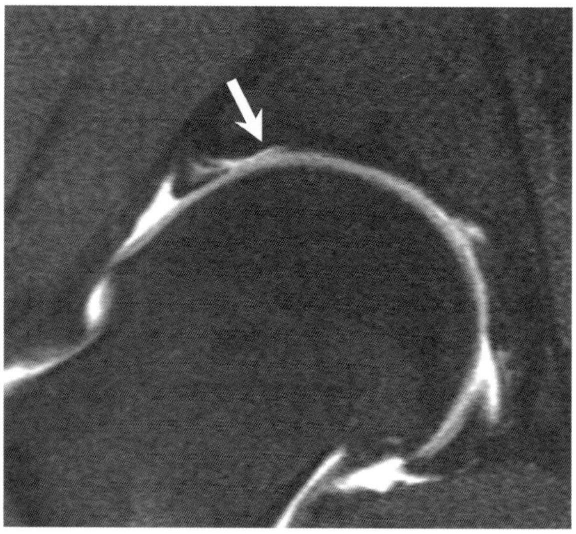

• **图 29.11** 髋臼顶外围（白箭）软骨剥离的 MRA 图像，斜冠状 T1W 脂肪抑制图像。需要注意到很细的、线性的影（白色）之间插入的高信号软骨下密质骨影（黑色）和中信号的透明软骨（灰色）。薄裂影延伸到髋臼唇面，符合髋臼唇撕裂

在钳夹型股骨髋臼撞击症中，前上部髋臼缘在股骨颈上反复碰撞最先可导致髋臼软骨出现一条狭窄的带状损伤。软骨损伤相对于凸轮型股骨髋臼撞击症范围更为广泛，位置更浅[19,27]。对于慢性钳夹型股骨髋臼撞击症，软骨的对冲伤可沿着髋臼表面的后下部分布（图 29.12）。这与髋臼过度覆盖导致的股骨头向前偏移减少有关，并导致继发的股骨头向后偏移，最终导致股骨头后侧软骨压力增大[19]。关节后侧的关节软骨变薄可通过 MRI 以及假侧位平片进行评估。

骨

骨内纤维性囊肿的出现与凸轮型和钳夹型股骨髋臼撞击症密切相关[27,56]，现有研究表明，CT[51,57] 和 MRI[14,27,51,54,58] 均能明确诊断。虽然纤维囊肿的人群患病率一直被认为接近 5%，但最近一项基于 CT 的研究发现，其发病率接近 43%[57]。在股骨髋臼撞击症患者中，MRI 检查的发病率为 4%～24%[13,14,27]，MRA 为 52%[56]。

骨纤维囊肿的大小在 2～15 mm[56-58]，可成单房或多房改变[51]。据报道，小囊肿可逐渐发展成大囊肿，并伴有持续的撞击[59]。

在 CT 上，纤维囊肿可表现为骨皮质下透亮改变。虽然覆盖其上的皮质骨可出现变薄与不规则改变，但它们通常界限分明并且有硬化边缘。衰减值从液体到软组织的变化取决于内容物的组成[57]。在 MRI 上，纤维囊肿表现为界限清楚的病变，周围呈 T1 与 T2 低信号，其中心部呈可变 TI 与 T2 信号，这同样取决于内容物组成[56]。

纤维囊肿的位置与撞击的位置之间的空间关系已

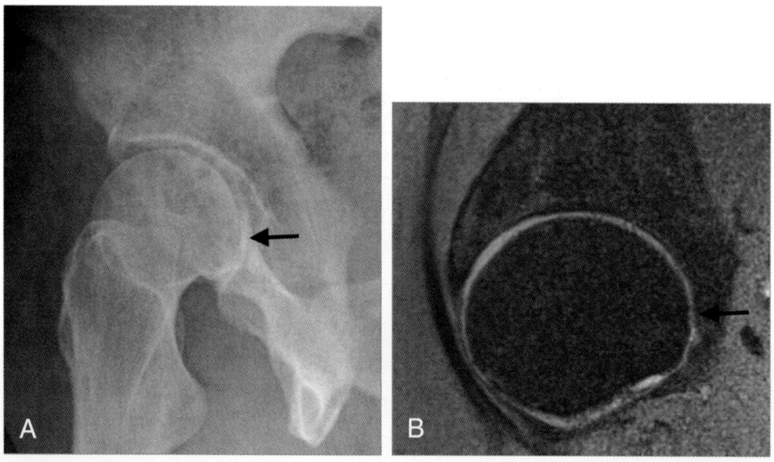

• **图 29.12** 对冲关节损伤。（A）钳夹型股骨髋臼撞击症患者右侧髋关节的解剖视图，显示中度至重度关节间隙狭窄，是向后（箭头）而不是向上的。（B）斜矢状 MRA T1W 图像伴脂肪抑制证实后部透明软骨中度缺损（箭头）

经明确[56]。他们最常见于股骨颈前上部，恰好位于关节面的边缘[19]。MRI 显示的纤维囊肿可伴有局部骨髓水肿[51]。纤维囊肿被认为与大的 α 角有关[57]。考虑到纤维囊肿的发病率、位置以及较大 α 角值的相关性，纤维囊肿可能是股骨髋臼撞击症的一个放射学标记[56]。

软骨病变导致的骨髓水肿可在软骨下被观察到。非软骨下或边缘性骨髓水肿可由局部的撞击所导致。而且股骨与髋臼侧均可能出现骨髓水肿[12]。

撞击使得髋臼前上缘受到的压力增大。这种压力可导致局灶性骨折或碎裂，或该区域正常骨骺的慢性不融合，即髋臼小骨[60]。凸轮型与钳夹型股骨髋臼撞击症均可出现髋臼小骨[14]。在头颈交界处的下方，沿着股骨前颈可见局限性线性凹陷区，在接触髋臼上缘时可看见继发的钳夹型股骨髋臼撞击症表现。

关节

无论是钳夹型还是凸轮型股骨髋臼撞击症，原发的髋关节结构畸形伴关节结构关系继发的紊乱，最终导致正常的生物力学发生改变和骨关节炎。骨关节炎的各种表现，包括软骨缺失、骨赘、滑膜炎、积液、关节囊增厚、关节内游离体，均可在 MRI 上看到。然而，这些表现不是特异性的，在非股骨髋臼撞击症导致的关节炎中也可见到。

发育性髋关节发育不良

发育性髋关节发育不良是由于髋臼发育过浅，对股骨头的包容不足，最终导致髋关节不稳定与关节炎提早发生。关节不稳可导致股骨头向前外侧偏移并伴随髋臼前上缘承受异常的慢性剪切与应力负荷。这一过程导致了局部软骨退变与骨关节炎[61]。可通过平片测量髋臼指数与外侧和垂直中心边缘（CE）角来诊断发育性髋关节发育不良[7]。

髋臼指数（髋臼倾斜角）可在骨盆正位片上进行测量（图 29.13）。该角由一条平行于骨盆横轴的“眉弓”最下方（髋臼硬化的负重部分）外侧绘制的线和一条从“眉弓”下缘到“眉弓”最外侧缘的线相交形成，髋关节的该角度大于 10° 可能会增加结构不稳定的风险[7]。

外侧 CE 角与垂直 CE 角显示了髋臼对股骨头的覆盖率。其角度小于 25° 时提示髋臼对股骨头的覆盖不足[7]。外侧 CE 角是指在骨盆正位片上，过股骨头中心且与骨盆横轴垂直的直线与过股骨头中心与髋臼最外缘直线的夹角[7]（图 29.13）。垂直 CE 角是指在假侧位片上，过股骨头中心且与骨盆横轴垂直的直线与过股骨头中心与髋臼最外缘直线的夹角[7]。

MRI 能够显示其他相关软组织畸形，如髋臼唇肥大、退变、撕裂与软骨破坏（图 29.14）[61]。

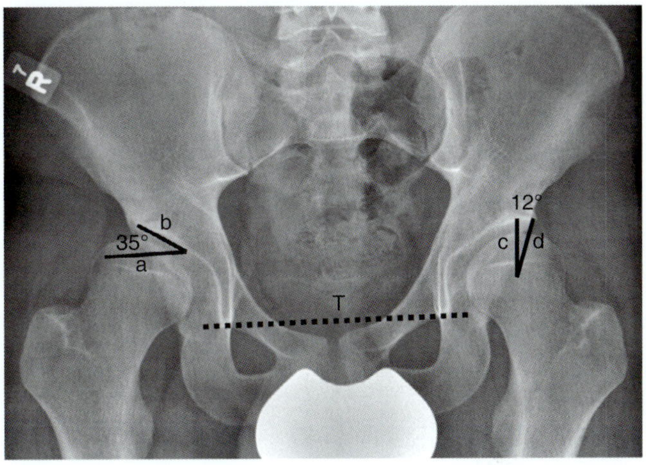

• **图 29.13**　前后位 X 线片显示出双侧髋关节发育不良，及对右髋臼倾斜角和左髋关节外侧中心边缘（CE）角的测量。两种测量首先需要确定骨盆真正的横向轴线，通过双侧泪点下缘画一条线（T）。髋臼倾斜角由过“眉弓”最下缘与 T 平行的直线（a）和过“眉弓”最下缘和最外侧缘的直线（b）形成的夹角。右髋臼倾斜角是 35°。外侧 CE 角是过股骨头中心并垂直于横向轴线（T）的直线（c）与过股骨头的中心和髋臼最外侧缘的直线（d）形成的夹角。左髋外侧 CE 角是 12°

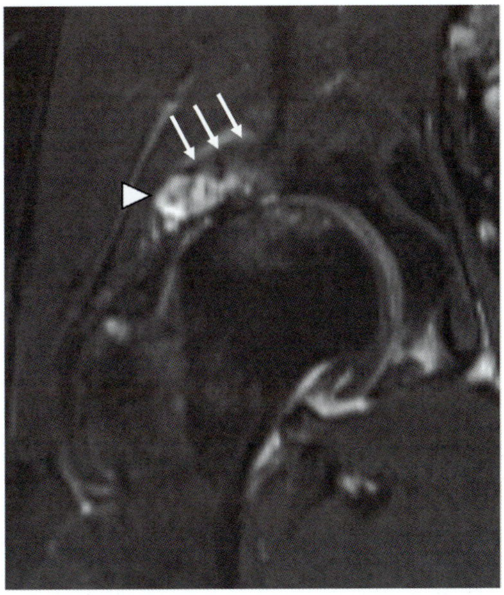

• **图 29.14**　发育性髋关节发育不良冠状面 T2W 脂肪抑制图像显示增大、球状化、退变、部分分离、向上脱位的髋臼唇（小箭头）。也存在髋臼唇囊肿（箭头）。注意股骨头慢性重塑造成的轻度外侧扁平化、软骨变薄、轻度软骨下骨髓水肿

其他髋关节疾病

缺血性坏死

股骨头缺血性坏死是一种越来越常见的肌肉骨骼致残原因，其发病机制为血运中断导致骨组织细胞死亡[62]。股骨头缺血性坏死的诊断依赖于临床症状和X线片和（或）MRI。Ficat分期系统和国际骨循环协会分型通常用于评估两种成像方式[63]。

一般来说，骨缺血坏死通常发生在骨骺或关节下区域，而骨梗死主要发生在干骺端与骨干区域。缺血性坏死的病因是多因素的。虽然缺血性坏死的病理生理学尚不完全明确，但是缺血性坏死多累及末端血供单一的骨，如股骨头、腕骨、距骨、肱骨。在临床中缺血性坏死最常发生在髋关节[63]。

病理生理学

缺血性坏死可能继发于创伤（股骨颈骨折或髋关节脱位）并且有多种危险因素，包括血红蛋白病、库欣综合征、外源性类固醇的使用、酗酒、胰腺炎、戈谢病以及潜水员病。部分患者可能是先天性的。发病年龄与潜在因素有关。原发性缺血性坏死发病年龄为40～50岁，且40%～80%的病例为双侧坏死。大多数情况下缺血性坏死没有种族易感性，但是由镰状细胞病和血红蛋白病导致的缺血性坏死多发于非洲裔和地中海人群。

影像学检查

普通X线片、CT、核医学检查和MRI可应用于AVN的诊断。MRI是所有检查方法中最敏感的。

X线片

在缺血性坏死早期X线片可能是正常的。X线片上最早的影像学表现是股骨头硬化。月牙征是软骨下透亮区，提示坏死的骨小梁已出现塌陷。继而出现股骨头塌陷、碎裂，髋关节狭窄以及之后的骨关节炎[64]。Ficat分期系统广泛应用于AVN的X线片表现进行分期[63]。

放射性核素显像

放射性核素显像，尤其是锝-亚甲基二磷酸多相骨扫描，早期主要表现为放射性核素吸收减少。随后表现为核素高吸收区包裹核素低吸收中心区，这种“炸面圈征”表明坏死区域周围有反应性区域。但是，放射性核素骨扫描存在一定局限。在早期缺血性坏死的诊断中，放射性核素显像敏感性不如MRI[65]。因此放射性核素显像很少应用于诊断缺血性坏死。

CT

CT不能可靠地诊断出早期血运和骨髓的异常。CT能够显示出坏死区域的硬化边缘，以此显示出病灶的分布和大小；并可观察股骨头扁平或骨性关节炎的细微变化[64]。

MRI

MRI已经发展成为早期检测缺血性坏死最为敏感的方式。它在诊断髋关节缺血性坏死中敏感度为97%，特异度98%[66]。整个骨盆的大视场序列有助于诊断高发的双侧缺血性坏死[66]。

在早期缺血性坏死中，MRI可见弥漫性的骨髓水肿，在T1W像中表现为低信号且边缘模糊，而在液性敏感序列中表现为高信号改变。在T1W像中可见低信号的波浪线。在坏死区周围或内部可出现不同程度的骨髓水肿。缺血性坏死典型的表现为“双线征”，出现在疾病过程的后期，骨修复开始之后[65]。即在T1W及T2W像中，局部低信号区环绕高信号或中等信号区（图29.15）。其中高信号区代表高血管化的肉芽组织，低信号区与坏死区外围反应区相关。在高达80%的病例中可见“双线征”。局部骨性结构塌陷与硬化在T1W像或T2W像中可见[66]。

髋关节缺血性坏死的MRI表现可以根据Mitchell提出的系统进行分级[66]：

A级病变：信号强度类似于T1W像中的脂肪信号，并在T2W呈中等信号强度改变。

B级病变：信号强度接近血液，在Tl及T2W像

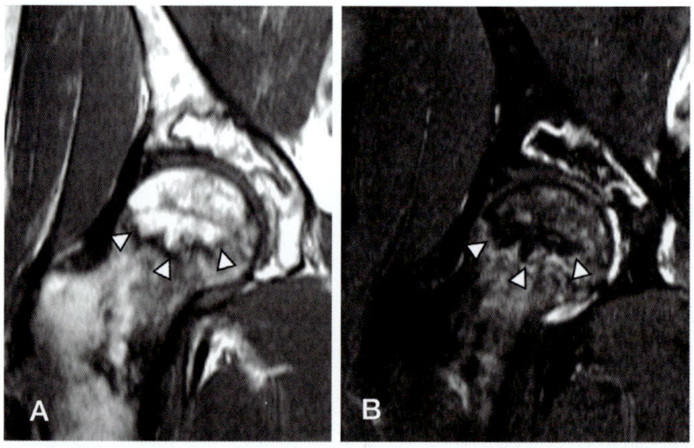

• **图29.15** （A）磁共振成像冠状T1W图像和（B）伴脂肪抑制的髋关节缺血性坏死的T2W图像。二者都显示软骨下边缘分明的区域，薄而均匀，同时又呈现出“双线”征（白色箭头）。B. T2W像脂肪抑制像在梗死区域及其周围的软骨下区显示高信号，并且延伸到股骨颈。同时注意髋臼顶部的另一个坏死区域

中均呈高信号强度。

C 级病变：信号强度接近液体，在 TIW 像中呈低信号改变，在 T2W 像中呈高信号改变。

D 级病变：信号接近纤维组织，在 T1 及 T2W 像中均呈低信号改变。

MRI 有助于量化骨受累的百分比和关节软骨受累的程度，以及股骨头塌陷、关节液积液、关节退变[67,68]。

股骨头缺血性坏死的鉴别诊断

髋关节一过性骨质疏松症

髋关节一过性骨质疏松症是一种能够随着时间的推移自愈的自限性疾病。该疾病首先被发现于妊娠晚期的妇女，但是后来发现其主要影响中年男性[69]。X 线片上可见股骨头到转子间区骨量减少。骨核素显像显示股骨头核素摄取量升高，表明骨转化增强与炎性改变，但是这种改变缺乏特异性[70]。MRI 显示股骨头内从软骨下骨到股骨颈区域弥漫性的骨髓水肿（图 29.16）[71]。与缺血性坏死相比，髋关节一过性骨质疏松症并没有边缘清晰的异常信号带，其骨髓水肿表现为弥漫性与均一性。髋关节一过性骨质疏松症在 4～10 个月内消退，而且并不会进展成为缺血性坏死。

软骨下应力性骨折

除了周围骨髓水肿，在 T1W 或者 PD 加权序列中可见与平行关节面的软骨下线状低信号带，提示软骨下骨骨折[72,73]。

骨折

髋关节骨折在成人患者中较为常见，并可导致毁灭性的后果。髋部骨折的发病率与病死率较高，特别是对于老年患者而言。临床上髋部骨折可分为创伤性骨折、应力性骨折与不完全骨折[74]。

急性创伤性股骨近端骨折最为常见。可分为经头型、头下型、股骨颈、股骨颈基底、转子间与转子下型骨折。在正位片和侧位片可以很容易发现明显的骨折。虽然 X 线片可明确诊断移位型骨折，但是非移位型骨折发病较为隐匿，尚需结合其他影像检查以明确诊断，CT 是更好的诊断和定义骨折的方式[75]。老年人隐匿性骨折多由创伤或慢性应力导致，常见于股骨颈、大转子以及髋臼。对于骨质疏松症患者，X 线片可能不能显示骨折。CT 在诊断骨质疏松症患者的骨折中灵敏度也较低。核素扫描显示在数天内骨折的核素摄取量提高[76]。MRI 已经发展成为可以检查骨折线以及其周围水肿的成像方式。MRI 可用于 X 线片上不明显的股骨颈不完全骨折的诊断。如果患者继续负重的话，股骨颈的不完全骨折可转变为完全骨折或移位性骨折，所以用 MRI 明确诊断意义重大[77]。

虽然 T1W 冠状位序列足以诊断骨折，但冠状位 T2-PD 脂肪抑制序列或 STIR 序列能够更好地显示骨髓水肿和软组织损伤[75]。

应力性骨折在参加剧烈的劳动的成年人中更为常见，另外亦多见于军人和运动员。骨小梁无法承受应力是导致应力性骨折的主要原因。对于正常骨骼，长期异常高强度的运动量会导致骨小梁的机械失效。在髋关节中，这种类型的应力可导致压迫型骨折，累及股骨颈内侧下段松质骨，且并无皮质骨断裂[72-74]。

股骨颈的不完全骨折是由结构异常骨每天承受正常应力导致的。髋臼上部常可见不完全骨折[72,77]。

应力性骨折与不完全骨折在 MRI 的 T1 或者 PDW 像中均可表现为线性的低信号带，也就是骨折线，被周围骨髓或软组织的高信号或液性敏感信号包围。髋臼上部的不完全骨折多可见类似信号改变[72,77]（图 29.17）。

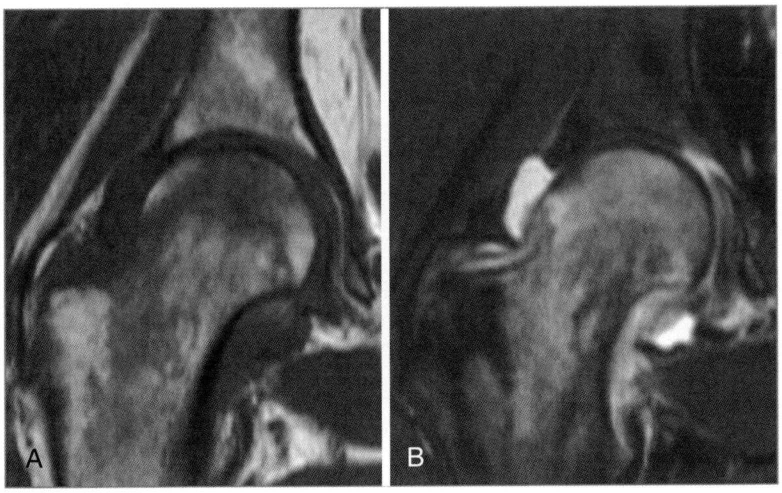

• **图 29.16** 一位妊娠 34 周的 31 岁孕妇伴有髋关节一过性骨质疏松症。A. MRI 冠状位 T1W 图像，B. 脂肪抑制 T2W 图像。在 T2W 图像显示弥漫、连续的骨髓高信号从软骨下股骨头延伸到股骨颈，没有明确的边界。有中等程度的反应性关节积液

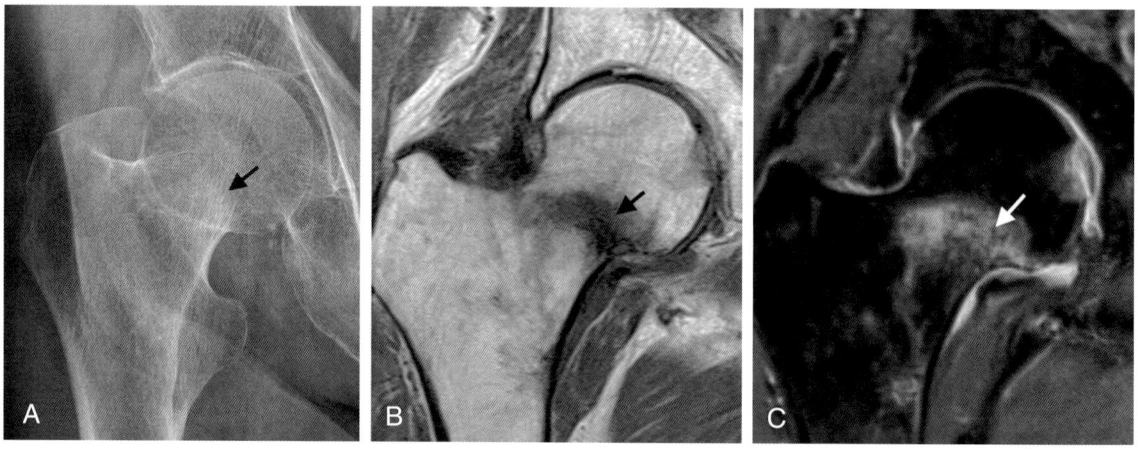

• 图 29.17　应力性骨折。(A) X 线未显示骨折，但可能存在硬化的模糊区域（箭头所指）；(B) 冠状 T1W 像显示股骨颈内线性低信号带（箭头所指）；(C) 冠状面短 tau 倒置恢复磁共振成像显示骨髓低信号带附近信号强度增加（水肿）

软组织异常

MRI 的广泛应用使我们能够更好地评估髋关节周围软组织损伤，特别是肌肉腱性部分损伤。在髋关节周围最易劳损的肌肉为股四头肌和髂腰肌。MRI 对肌肉腱性损伤的诊断分级 [78,79] 如下：

Ⅰ级：在液体敏感像中肌腱周围可见弥漫性或局限性的高信号区，多由水肿与出血导致。由于水肿与出血多沿着肌肉纤维，所以在 MRI 上多可见羽毛状改变。

Ⅱ级：根据撕裂时间的不同，急性和慢性Ⅱ级损伤的表现不同。

急性：肌腱交界处部分撕裂，周围有羽毛状信号改变或血肿（图 29.18）。

慢性：肌腱连接处直径萎缩。T2W 像可见肌腱呈低信号改变，与含铁血黄素或者纤维化有关。

Ⅲ级：肌腱完全撕裂伴或不伴回缩。

肌肉腱性连接处损伤后常见的症状是血肿。血肿可出现在肌肉间或肌肉中，多可在 6～8 周完全吸收。血肿在 MRI 中的表现不同，原因是在不同的病理阶段，血液的降解产物不同。急性期（脱氧血红蛋白），血肿在 T1W 序列上呈中等信号改变，而在 T2W 中完全为深色。在亚急性期，血液（高铁血红蛋白）在 T1W 及 T2W 像中均呈亮影改变；慢性血肿（含铁血

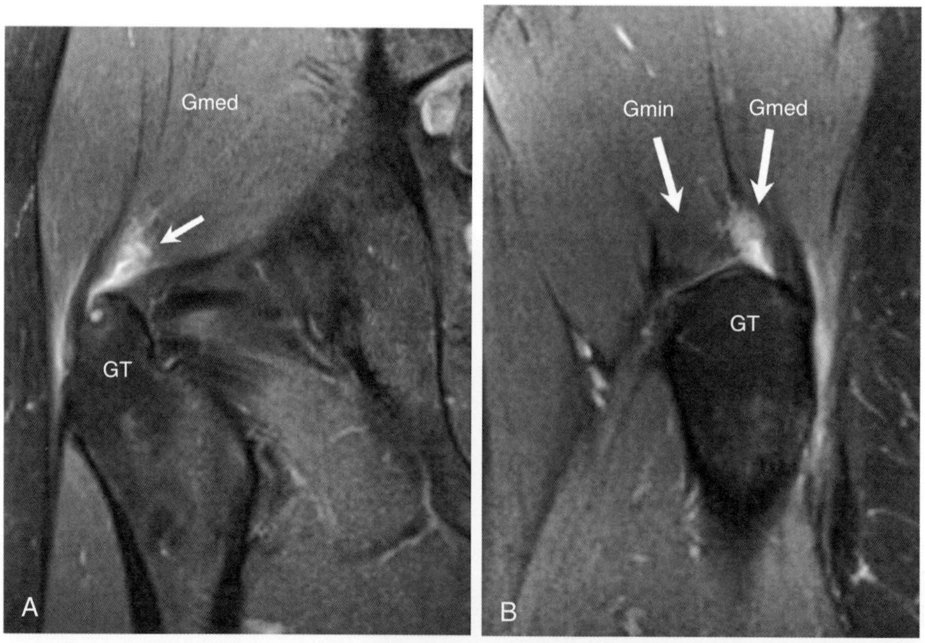

• 图 29.18　臀中肌在大转子止点处部分撕裂。磁共振成像 T2W 像（A）冠状面和（B）矢状面脂肪抑制显示肌腱不规则和轻度衰减，伴有腱内和腱周水肿。Gmed，臀中肌；Gmin，臀小肌；GT，大转子

黄素）在 T1 和 T2W 像中均表现为深色。通常情况下，人们难以区分血肿与出血性肿瘤。在这些病例中，钆可能有助于寻找提示肿瘤的增强结节[78]。

滑囊炎

滑囊是位于骨和软组织结构（如肌腱或韧带）之间的线状和囊状结构，通常与骨突起相邻。滑囊炎可继发于创伤、感染、关节炎、摩擦和手术。大转子和髂腰肌滑囊是髋关节周围最常发生炎症的滑囊。X 线片通常是正常的。肌腱起止点病变和滑囊内钙化并不常见[80]。超声波检查是诊断滑囊炎的一种重要方式，并有助于治疗性的注射[81]。大转子滑囊炎在超声下表现为大转子周围高回声的液性边缘[81]。在 MRI 的 T2W 和 STIR 冠状面中为高信号液体聚集。另外，MRI 可发现骨髓水肿以及臀小肌、臀中肌的水肿[80]。

98% 的髋关节可见髂腰肌滑囊，其中 15% 的髂腰肌滑囊与髋关节相通。除了炎症与过度使用等情况外，髂耻隆起上的髂腰肌肌腱断裂可能导致髂腰肌滑囊炎。髂腰肌滑囊是一种狭长的积液带，位于髋关节前方、髂腰肌的后内侧，股骨血管外侧[81]。超声检查提示肿胀的髂腰肌滑囊为低回声积液。色素绒毛结节性滑膜炎、血肿以及感染也可见混合液体。多普勒成像在区分髂腰肌滑囊炎和股血管假动脉瘤中是有用的。在 MRI 上，肿胀的关节囊在 T1W 像中呈低信号改变，在 T2W 像上呈高信号改变[82,83]。

髋关节周围肿瘤与瘤样病损

髋关节周围可出现多种肿瘤和肿瘤样病变（框 29.1）[84]。在大多数情况下，影像检查缺乏特异性，需结合影像引导下的穿刺活检以获得组织学诊断。患者年龄、病变的解剖位置及骨、软组织、滑膜病变的特征影像学表现可以通过 X 线片、CT 和 MRI 相结合来明确诊断。当髋关节出现可疑症状时应首先选择 X 线检查，虽然大多数情况下 X 线片的表现是正常的。但是对于内生软骨瘤、血管瘤中的静脉石以及骨化性肌炎所导致的异位骨化等疾病可通过 X 线片确诊[84]。骨膜反应、骨重建和骨破坏也可以用传统的 X 线片评估。CT 能够有效弥补 X 线片的不足。它能够发现一些 X 线片上不可见的钙化灶，并且在骨性结构的细节成像上优于 X 线片。CT 的缺点是缺乏软组织对比，并且具有较大的电离辐射[84,85]，MRI 已发展成为评估髋关节周围块状组织的首选方法，能够为疾病的诊断与分期提供有效信息。与 CT 和 X 线片相比，MRI 可提供更好的骨髓与软组织的对比，能够更好地评估病变的内部结构，还能获取多平面的图像[83]。

框 29.1　常见的髋关节肿瘤及肿瘤样病变

良性
骨样骨瘤
骨软骨瘤
内生软骨瘤
软骨母细胞瘤
骨内脂肪瘤
骨纤维性结构不良
恶性
软骨肉瘤
未分化的多形性肉瘤
脂肪肉瘤
平滑肌肉瘤
肿瘤样病变
色素沉着绒毛结节性滑膜炎
滑膜软骨瘤病

当对肿块病变成像时，应当遵守以下基本原则：在目标上放置标志物，并将其目标肿物完全包围在内。病灶区应当分别拍摄 T1W 和液性敏感两个序列的图像，至少一个序列内包含病灶区临近关节。脂肪抑制 T2W 序列能够增强骨髓与脂肪组织中病灶与背景的信号的强度差异。通过这种差异来评估大面积病灶是存在争议的。它有助于评估血肿，排除潜在的肿瘤。且同样有助于鉴别实性肿物与囊性肿物，并识别病灶中的坏死区[86-88]（图 29.19）。

目前的争议和未来的展望

MRI 是一种可用于评估髋关节透明软骨的十分有效的无创检查方法。传统的 MRI 技术能有效地识别软骨的宏观变化。这些 MRI 诊断方案可以发现局部或全部、部分或全层软骨损伤。然而这些改变多出现在骨关节炎改变后期，此时的治疗方法多局限于有创的手术治疗。所以先进的 MRI 软骨绘图技术得到了一定发展，人们希望在分子水平对透明软骨进行检测。目标是在软骨损伤发生之前检测高分子基质中成分和生化改变（蛋白多糖、胶原蛋白和水）的组成和生化变化。钆延迟增强 MRI 软骨和 T2W 及 TlW-rho 序列的软骨绘制已经在基础研究和临床研究水平上得到开展；这些技术的进步将得到全球广大关节炎研究者们的关注。

虽然 MRA 检查已经成为检查髋关节内紊乱的最

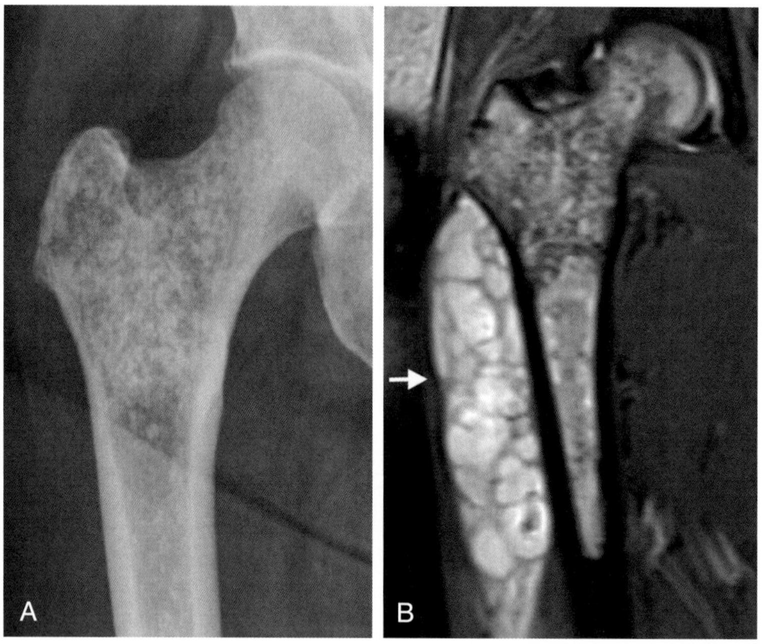

• **图 29.19** 股骨近端软骨肉瘤。(A)股骨正位片显示股骨近端有点状、环状和弧形钙化，这是软骨基质的典型特征。(B)冠状位质子密度脂肪饱和图像较好地描绘了涉及股骨近端的髓内病变，表现为高信号强度的髓钙化小叶，点状低信号强度代表髓钙化并伴有侧方较大软组织肿块(箭头)。这些磁共振成像特征是软骨样基质的典型特征

佳方法，但非造影方法将逐渐替代 MRA。传统的髋关节非造影 MRI 常用于检查较大的关节外的主要结构，如肌肉、骨骼和骨髓腔。然而，更高场强的 MRI 扫描仪（3.0 T 或更高）的使用将允许更高的分辨率成像和更快的扫描时间。在过去十年内，MRI 的场强得到不断加强（从 1.5 T 到 3.0 T），与此同时 MRI 硬件、软件以及序列技术得到不断提高，非造影的 MRI 能够逐渐取代关节造影技术。非造影的 MRI 是髋关节理想的影像检查方法，因为它将允许对关节进行全面的评估，且不会带来任何电离辐射，同时也避免了钆造影剂带来的副作用，因此资源密集度和成本更低。

(参考文献参见书末二维码)

第 30 章

骨关节炎

IRA ZALTZ, ALLEN KADADO
（杨晨 译 冯卫 审校）

关键点

流行病学与危险因素

- 髋关节骨关节炎（osteoarthritis，OA）可影响多达 1/3 的人口，并且具有不同的临床病程，但最终均可导致关节的退行性改变。
- X 线片广泛用于诊断 OA，关节间隙狭窄是预测有症状的 OA 发病的主要证据。
- 新的影像检查技术如 MRI 以及软骨延迟钆增强磁共振成像（delayed gadolinium-enhanced MRI of cartilage，dGMERIC）能够在传统影像检查出现关节炎改变之前评估髋关节的完整性。
- 影响晚期髋关节 OA 进展的危险因素包括肥胖、重体力劳动、女性、髋关节创伤以及解剖结构异常如股骨髋臼撞击症和髋关节发育不良。

病理生理学

- 凸轮型、钳夹型或者混合型引起的股骨髋臼撞击症（femoroacetabular impingement，FAI）可导致 OA。
- 关节软骨是 OA 累及的组织、软骨细胞及滑膜组织产生的细胞因子破坏了其合成与分解通路的平衡。
- 关节软骨的早期变化包括水分含量增多，进展性胶原紊乱和蛋白多糖合成异常。
- OA 的骨性改变包括软骨下骨厚度增加，潮线前移、骨赘、软骨下囊肿的形成以及进展性的骨髓水肿。

临床特征与诊断

- 髋关节 OA 表现为腹股沟疼痛，关节活动范围减少以及步态改变。
- 详细的病史与体格检查是做出正确的髋关节病变诊断的必要条件，尤其是特异性的体格检查在临床中常用。
- 初次就诊时应拍摄髋关节正位片（AP）及侧位片，并仔细检查骨与软组织的异常。
- 普通 X 线片可能难以排除髋关节病变，因此，特殊的 X 线影像检查对完整的评估是必要的。
- 为检查软骨及髋臼唇的损伤，可使用先进的成像方法，如磁共振关节成像和特定的软骨序列。

治疗方法

- 一线治疗方法包括非甾体抗炎药与对乙酰氨基酚，可缓解关节疼痛并改善关节功能。
- 其他方法如非传统药物、减肥、锻炼以及其他替代疗法可能有助于髋关节炎的治疗，但缺少文献支持。
- 非关节置换类手术，主要用于年轻患者如 FAI 或发育不良，主要方法有关节镜以及开放手术以解决结构改变和相关的髋臼唇和软骨损伤。
- 髋关节融合术对于患有单侧严重关节炎的改变的年轻患者并不是一种常用的选择，但会导致步态改变和负荷转移到周围关节。
- 全髋关节置换术是治疗终末期髋关节 OA 的金标准，其手术入路、假体设计及负重面设计仍在不断完善。

引言

OA 是影响数百万人的一种常见疾病，多表现为关节的疼痛与关节功能障碍，对生活质量、劳动能力和自我相关的健康存在负面的影响。如今，超过三千万的美国成年人受限于 OA[1]。随着人口的老龄化，骨性关节炎的患病率预计将大幅增加 [2]。预计在美国患有关节炎或其他慢性肌肉骨骼关节症状的老年患者的数量将会翻倍，从 2005 年的 2140 万，增长到 2030 年的 4410 万 [3]。它降低了 40～65 岁工人的社会生产力，由此带来的损失预计约 70 亿美元 [4]。髋关节 OA 的显著增多导致每年的医疗费用估计大于 1000 亿美元 [5]。在 65 岁以上患者中，OA 已紧随心脑血管疾病、肺部疾病等成为最为常见的致残性疾病 [6]。

虽然髋关节OA的最终临床表现与疾病转归途径大同小异，但多种病因是已知的，包括创伤、下肢力线失调、发育不良、滑膜疾病、感染及结晶性关节病。据了解，细微的解剖异常具有不同病理力学结果并且可能是亚临床的，最初可能会引发一系列疾病，直到成年早期或生命后期才显现。因此，OA的共同路径是导致髋臼唇和关节面的不可逆损伤，并可导致关节功能障碍、结构畸形、活动范围（ROM）减小以及疼痛。

多种治疗方案可供临床医生和患者选择。目前可接受的治疗方案的目标是改善髋关节功能，减少疼痛，尽可能长时间地保留髋关节。治疗方式包括各种药物治疗、物理治疗、锻炼和替代疗法，而手术方法包括关节镜、关节切开术、截骨术、关节融合术以及关节置换术等。

本章将重点介绍OA的流行病学和危险因素，以及该疾病的病理生理学、临床特征、诊断检查、鉴别诊断方法、治疗方法的选择，以及这种常见的肌肉骨骼疾病的预后。

髋关节骨关节炎的定义

1994年，在由美国骨科医师学会、国家关节炎及骨骼肌肉、皮肤疾病协会、国家老年化协会、关节炎基金会、骨外科研究与教育基金会发起的名为“OA新视野”的研讨会上，明确了一个综合性的OA概念：

> “OA是力学和生物学因素导致关节软骨细胞、细胞外基质和软骨下骨合成与降解偶联机制失衡的结果。疾病最初是由多种原因导致的，如基因、发育、新陈代谢或创伤等因素，OA几乎可累及关节的所有组织。最终，OA表现为细胞及基质的形态学、生物化学、分子学和生物力学的改变，继而导致关节软骨的软化、纤维化、溃烂与丢失，并见软骨下骨硬化和烧灼、骨赘和软骨下囊肿。当临床症状明显时，OA的临床表现包括关节疼痛、压痛，活动受限，关节摩擦音，偶尔出现积液，以及不同程度的非全身性的炎症反应[7]。

历史上，由于客观和主观的临床表现之间的差异，对OA的定义一直很繁琐。对于髋关节OA患病率的准确估计所涉及的大部分困难可以用不同的临床和放射学标准来解释。人们曾多次尝试量化髋关节OA发病时的影像学变化。Kellgren和Lawrence依赖于评估OA的进行性影像学变化，他们使用了以下标准：关节边缘骨赘的形成、关节周围小骨片、关节软骨狭窄伴软骨下骨硬化、软骨下骨中常有硬化壁的小假囊性区域、骨末端的形状的改变，特别是在股骨头部[8]。他们设定的分级系统为0～4级：0级-无发现，1级-不明确，2级-最小，3级-中等，4级-严重。Tonnis使用了许多相同的影像学检查结果，但对他的分数的定义略有不同[9]。0级没有变化；1级患者股骨头和髋臼硬化加重，软骨高度轻微下降，并有轻微骨赘；2级显示出股骨头或髋臼内有小囊肿，软骨高度明显下降，与股骨头圆形形状有轻微移位；3级显示股骨头和髋臼出现大囊肿，软骨严重减少直至关节间隙完全消失，股骨头严重偏圆形，或缺血性坏死。

这两种描述性分级系统都是从骨赘的形成开始的，发展到关节间隙狭窄和小囊性改变，最后以关节两侧骨端形状的严重改变结束。Croft等比较了髋关节OA的7个影像学指标，试图量化与OA临床表现最密切相关的影像学因素[10]。对关节间隙、软骨下硬化最大厚度和最大骨赘大小的四种测量方法进行了分析。最小关节间隙被确定为诊断症状性OA的最佳指标，这一结论也得到了其他研究的支持[11-13]。我们现在知道，一旦关节病变在影像学上可见，软骨和外周损伤都已经不可逆，关节炎的平片检查可能低估了髋关节疾病的实际患病率。新的成像方式，如MRI，在诊断出现X线平片改变之前的OA的能力方面得到了提高并且未来将用于对OA的早期发现和分级（图30.1）。评估关节软骨最常用的MRI序列是多层面T1加权、质子密度加权和T2加权成像序列，有或无脂肪抑制。新的生物化学成像方式，如dGEMRIC——一种与软骨完整性相关的测量方法，现在被用于评估透明软骨内的负电荷数量。

流行病学和危险因素

髋关节OA是一种常见的疾病，影响全球不同种族数以百万计的患者。虽然流行病学、临床病程、临床表现和患者人口学特征在种族和地区人群中有很大差异，但所有患者都有共同的退行性途径。

Kellgren和Lawrence对关于种族和地理区域的OA的流行病学信息做出了很大贡献。这些研究人员发现OA的发生率与经纬度无关。他们发现OA优先影响远端指间关节、手的第一腕掌关节、膝关节和第一跖趾关节。尽管族裔之间的比较在描述OA方面不是特别有帮助，但髋关节OA发病率具有明显的种族

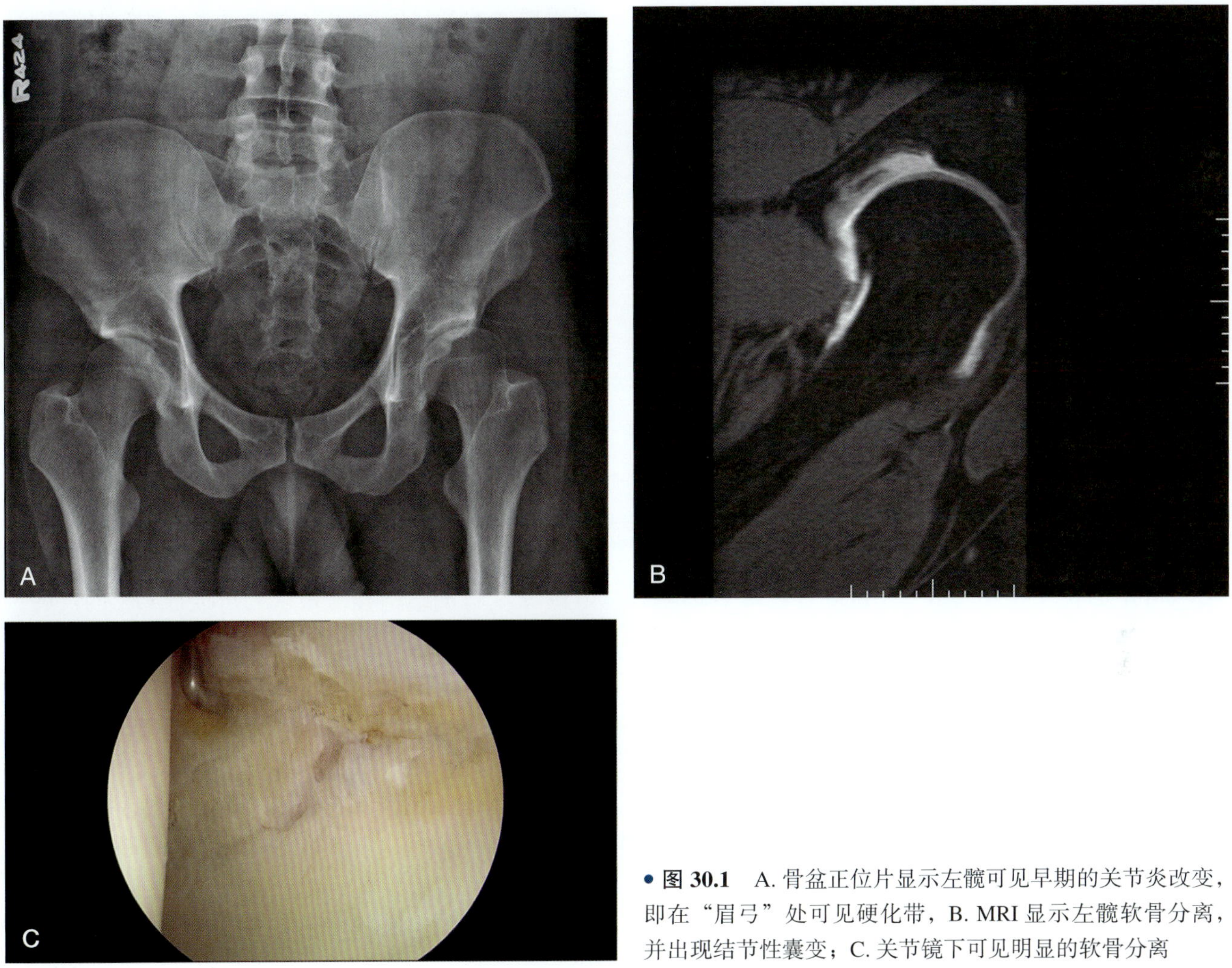

• **图 30.1**　A. 骨盆正位片显示左髋可见早期的关节炎改变，即在“眉弓”处可见硬化带；B. MRI 显示左髋软骨分离，并出现结节性囊变；C. 关节镜下可见明显的软骨分离

和人种差异是重要的观察结果 [14]。

一份系统回顾研究发现，根据研究人群的不同，X 线片髋关节骨性关节炎的发病率为 0.9%～27%，其平均发病率为 8%，而标准差为 7%[15]。在美国的人口研究中，X 线髋关节 OA 的患病率有所不同，为 7%～28%[9,16]。美国白人骨盆 X 线片显示髋关节 OA 患病率为 2.7%～3.5%。在芬兰的一项以人群为基础的研究中发现髋关节 OA 影响了 4.9% 的人口 [17]。瑞典的一项类似研究表明，OA 患病率为 3.4%[18]。在英国，45 岁以上男性患病率为 7%，女性为 10%[19]。在韩国，髋关节 OA 的发病率估计为 1.2%，其中男性的发病率高于女性 [20]。香港的人口研究显示 OA 的发病率为 1%[21]。总之，OA 在白人中发病率最高，一直保持在 3%～6%[22]。欧洲白人的发病率似乎比美国白人高。相比之下，亚洲人、黑人和印度人髋关节 OA 的患病率相当低。

许多关于 OA 发展的职业性和业余性因素都与重复性或持续的机械关节过载有关。任何关节内的解剖结构异常均可加重关节负担，而这种负担往往是过度的、持续的，可出现在关节外也可以出现在关节内。因此，这些人有可能在更年轻的年龄发展为终末期 OA。

性别

在大多数情况下，女性髋关节 OA 的患病率高于男性 [23-25]。女性在更年期患 OA 的概率较大，女性绝经后与同年龄的男性相比，其关节间隙逐渐变得狭窄 [26-27]。这种女性占多数的确切原因尚不清楚，可能是多因素导致的。据了解，雌激素受体位于关节软骨 [27]。有雌激素受体 -α 等位基因的受试者似乎有遗传的风险，然而，该等位基因与男性和女性髋关节 OA 相关的特异性尚待确定 [28]。在髋关节生物力学发生改变后，老年女性的髋关节所承受的反应力增大并可超出关节正常负荷 [29]。女性髋关节发育不良的倾向及其易患 OA 的可能性可能是一个因素。

肥胖

生物力学研究表明，髋关节受力是肌肉对身体重量拉力的倍数。一个人单脚站立时，髋关节受到的力量可能超过其体重的3～4倍。体型对OA发展的影响存在地区性的差异。在澳大利亚，体重、BMI、脂肪量、脂肪比例、腰围、腰臀比等因素被认为是导致关节置换术风险增高的危险因素[30]。相较于髋关节OA，这些因素与膝关节OA的发生关系更为密切。有研究表明在瑞典建筑工人中严重OA的发病率与BMI呈线性关系[31]。在荷兰人中，肥胖与自我报告的OA和慢性疼痛呈正相关[32]；与白种人相比，亚洲人在OA晚期的关节疼痛症状和功能更差，并且出现在年龄和BMI较低的人群中[33]。一项系统回顾研究发现，肥胖是导致髋骨关节OA特异性的危险因素，二者呈正相关[34,35]。尽管有这些信息，但文献提供了相互矛盾的证据，有几项研究表明，体重或BMI与髋关节OA之间并无关系[36-38]。

重体力劳动

据推测，髋关节承受的压力水平增加更有可能发展为OA。因此重体力劳动史可增加OA的发病率[39]。重体力劳动者约占髋关节OA的40%[40]。Axmacher和Lindberg发现欧洲农民患关节炎的风险增加[41]。一项意在评估髋关节OA职业危害因素和髋关节OA的研究显示，在法国的工人中，女性清洁工人的发病率最高，其优势比（OR）为6.2，95%CI为4.6～8.0，其次是服装业女性工人（OR=5.0；95% CI 3.9～6.3），然后是男性建筑工人（OR=2.9；95%CI 2.6～3.3），农场工人（OR=2.8；95%CI 2.5～ 3.2）。可在重体力劳动者中观察到OA的早期发病表现，几乎40%的患者在50岁以前首次出现症状[42]。来自芬兰的研究报告显示，有重体力劳动史的髋关节OA的OR为6.7（95%CI 2.3～19.5），与此相比，髋关节创伤导致OA的OR为5.0（95%CI 1.9～13.3）[43]。一项系统回顾研究统计了16项研究表明，以往的高负荷工作与髋关节OA的发生存在中度关联，其OR为3（95%CI 1.1～ 13.8）[44]。瑞典的研究表明，长期、高强度、高里程的跑步会增加患关节炎的风险[45]。一项对跑步与髋关节OA相关性的系统调查表明，竞技跑步者和久坐者髋关节OA的风险增加，但对休闲跑步者也有轻微的保护作用[46]。另一项系统研究表明，男性运动员参加精英冲击运动——如足球、田径和曲棍球——患髋关节OA的风险更大，但高水平长跑运动员则没有明显的风险[47]。

创伤

关节面的创伤可进展为晚期的关节炎。由于关节软骨无血管，细胞数量有限，其修复能力有限。结果显而易见，创伤改变了关节面外形，并激活了软骨退变的级联反应。当关节面暴露在生理性的应力中时，关节软骨细胞难以维持稳定的内稳态环境，从而导致退行性生物级联进展。髋关节缺损可能与髋关节OA的进展速率相关[48]。据估计，约占全部症状的12% OA可归因于创伤后OA[49]。

解剖畸形

某些解剖结构异常被认为可促成OA的进展。细微的结构改变可进展为FAI，可导致软骨继发的退变以及OA[50,51]。某些特殊情况下髋臼方向改变易出现FAI，例如髋臼后倾、髋臼过深和髋臼前突。同样，髋臼发育不良的患者有软骨关节损伤和进行性OA发展的风险。Murphy认为，用Wiberg测量法测量的CE角若小于16°，该患者在65岁时出现OA[52]。另外，减小的前中心边缘角和盂唇撕裂亦与OA的发病密切相关[53]。最近的几项研究表明，严重的凸轮型畸形、内旋减少和髋臼发育不良与髋关节OA显著相关[54-58]。其他骨生长相关的疾病，如Legg-Calvé-Perthes病和股骨头骨骺滑脱，可改变正常的髋关节结构，与髋关节长期的功能紊乱和关节炎的发展有关。FAI作为一种关节炎前疾病的概念已被接受[51,59]，并且与股骨近端与髋臼重复异常接触相关的解剖状况一致。在所有进行全髋关节置换术的患者中，髋臼后倾的发生率为20%，而正常人群为5%[60]。在全部关节炎患者中髋臼后倾占20%，先天性髋关节发育不良占18%，股骨头坏死占6%，而小儿股骨头坏死占42%[61]。此外，股骨近端解剖差异，如股骨头颈偏心距或股骨头外形差异可导致FAI并继发OA。

病理生理学

多种解剖及炎性因素可改变髋关节的生物力学环境并增加髋关节OA的发病率。这些因素包括遗传性或者后天获得性的解剖变异，随时间而累积，这些因素最终导致关节内退行性退变，并最终进展到晚期的关节炎。虽然每个因素对髋关节的影响不同，但如果暴露在严重的损伤或持续时间足够长，均可激活与髋关节 OA 相关的炎症级联反应。

我们以 FAI 为例，分析 OA 的早期改变。在有解剖畸形倾向的髋关节中，股骨近端与髋臼缘在正常的关节活动或易损动作中反复接触。FAI 存在两种主要的病理机制：凸轮型 FAI 与钳夹型 FAI。凸轮型 FAI 是一种复杂的股骨头畸形，表现为髋臼边缘和髋臼周围的撞击。凸轮型 FAI 的继发损伤包括髋臼唇撕裂、软骨分层、髋臼边缘骨折以及股骨颈前上部骨和纤维组织的异常增生[50,62]。钳夹型 FAI 继发于髋臼的畸形或股骨后倾，可导致髋臼边缘、髋臼唇结构以及周围软骨的损伤。通常凸轮型和钳夹型 FAI 往往同时存在，对髋臼造成联合损伤。在关节炎发展到晚期之前，股骨头软骨多可保存良好。

关节软骨是 OA 病变中最早出现退变的组织。关节软骨是一种无神经、无血管的多层组织，包括软骨细胞、糖蛋白、基质分子以及水分，通过关节吸收应力并均匀分配负荷。关节软骨具有润滑的作用，可减少关节面摩擦，使得关节在正常范围内进行无痛性的活动。水分从细胞外基质中吸收，能够为软骨细胞提供营养，并有助于关节的润滑。液体的移动有助于关节软骨发生形变以应对压力的变化。软骨内约 95% 的胶原为Ⅱ型胶原蛋白。Ⅱ型胶原蛋白可作为软骨的支架，并为软骨提供一定的张力。蛋白多糖由软骨细胞的蛋白亚基合成，可提供抗压能力。

关节软骨可分为明显的 3 层：表层、中层和深层。软骨表层主要是由胶原纤维构成的，这些纤维与关节表面呈切线状分布以抵抗关节表面所承受的剪切力。中层的纤维呈斜型分布，可用于抵抗压缩力；深层的纤维呈垂直分布，也可用于抵抗压缩力。关节软骨通过潮线附着于软骨下骨板上。在组织结构上，潮线是一种特殊的、胚胎来源的钙化软骨，并与软骨下骨相融。

在髋关节 OA 中，多种因素综合作用可导致关节炎进展到晚期。关节软骨要发挥最佳功能必须基于其在细胞外的机制的完整性。软骨细胞可通过调节竞争性的合成与分解代谢通路以维持新陈代谢的平衡（图 30.2）[63]。生物力学的异常以及相关的进行性软骨损伤带来的伤害往往超出了软骨细胞的修复能力[64]。这些分解代谢改变是受滑膜和软骨细胞分泌的细胞因子介导的[65]。这些细胞因子可促进基质金属蛋白酶前体（Pro-MMP）的分泌。Pro-MMP 转化为活化 MMP 的过程受到纤溶酶原激活剂 / 纤溶酶系统和其他蛋白酶的调控。活化 MMP 可诱导基质降解和软骨损伤，而 MMP 组织抑制剂（TIMP）可结合降解活性位点基质金属蛋白酶，从而减缓软骨退化。

细胞白介素 -1（IL-1）和转化生长因子 -β（TGF-β）

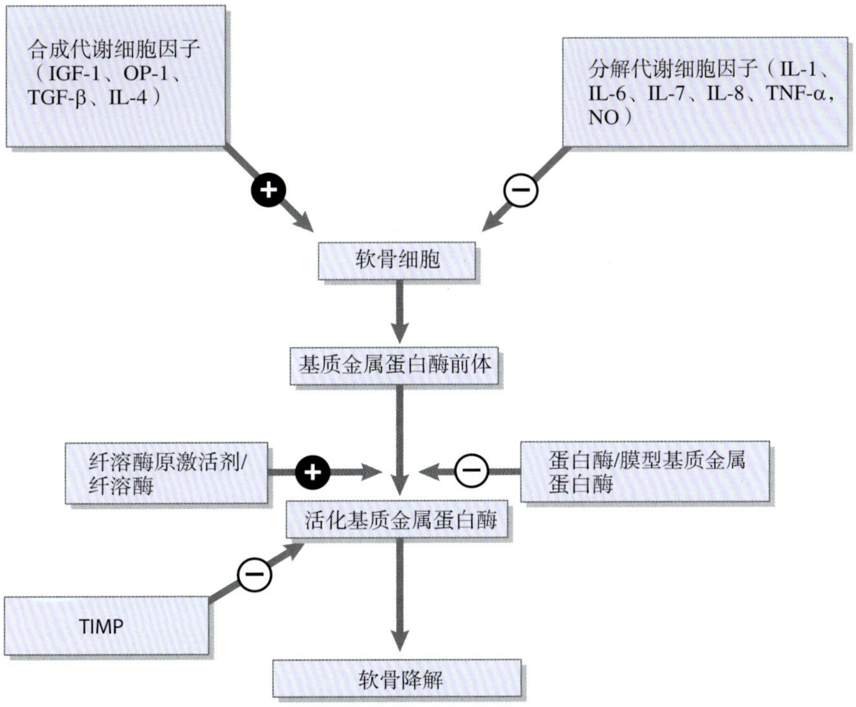

• **图 30.2** 合成代谢与分解代谢途径的竞争导致了软骨的退变。IGF，胰岛素样生长因子；IL-4，白介素 -4；MMP，基质金属蛋白酶；NO，一氧化氮；OP，骨形成蛋白；TGF-β，转化生长因子 -β；TIMP，基质金属蛋白酶组织抑制剂；TNF-α，肿瘤坏死因子 α

是促软骨细胞合成和分解的激活物[66]。分解相关的细胞因子如IL-1、肿瘤坏死因子-α（TNF-α）、诱导一氧化氮合成酶（iNOS）分布在关节炎软骨的表面[67]。OA中生物力学压力的改变可导致上述因子的异常，因为无负载状态下软骨表面无iNOS，而软骨细胞的间隙性和静态压缩可诱导iNOS的表达上调[68]。软骨细胞的衰老亦参与了这一合成分解动态平衡的过程。软骨细胞进入衰老期后，对各种合成代谢刺激的反应能力减弱[69]。随着对这些炎症信号通路检测的不断改进，对这一复杂过程的更好理解可能会指导未来的治疗方案。

在早期OA中，关节内水分含量增加，胶原蛋白框架的逐步解体导致了关节软骨成分的变化。随着退变的进展，关节软骨面对剪切力更为敏感，加重关节面软骨退变。虽然蛋白多糖的合成增加，但是其总体含量下降，以及继发性的蛋白结构链缩短使得辅助蛋白多糖降解的显著增强。

随着软骨面的退变，软骨下骨的骨性结构也开始出现改变。这种改变的原因尚不明确，但是由于软骨的钙化逐渐进展，透明软骨出现钙化，可导致软骨下骨的厚度增加及软骨下骨小梁结构紊乱。继而在软骨边缘开始出现骨赘，软骨下骨出现囊变[70]。并且可观察到进展性的骨髓水肿。

软骨下骨增厚所带来的后果尚不明确。Radin和Rose提出，软骨下骨厚度和体积的累积增强了软骨下骨的力学强度，对软骨的生物力学环境起到了负面的影响[71]。最近一些对比研究显示，软骨下骨体积增大与软骨下骨强度的降低有关[72-74]。在软骨下骨板中，垂直方向的骨小梁增加和正常骨小梁的变薄造成了局部相对的骨质疏松，使得软骨下骨难以承受负载[75]。随着软骨下骨板厚度的增加，钙化软骨区域或潮线前移。虽然这一现象的发生机制尚不明确，但潮线逐渐前移进一步降低了残余软骨的厚度。这使得深处软骨的压力逐渐增大，可能导致关节软骨的进一步退变[76]。

其他与髋关节OA相关的病理改变包括骨髓水肿、软骨下骨囊肿形成、微骨折以及骨赘形成。对骨髓水肿区域的分析显示，70%的患者在骨髓水肿区域出现假性囊肿，伴有不同愈合阶段的骨小梁微骨折。这些病理改变与覆盖其上的软骨严重损伤密切相关[77]。针对骨赘形成机制的动物实验表明，关节边缘骨膜的细胞首先分化为软骨细胞，这些细胞通过软骨内骨化并过度肥大和骨化[78]。局部分泌的细胞生长因子包括TGF-β和骨形态发生蛋白（BMP），与骨赘的形成有关[79,80]。虽然骨赘非常常见，多在关节负荷增加的区域出现，但其具体发病机制和人体对应的适应机制尚不明确。

临床特点与诊断

髋关节OA的典型表现是多变的，但最常见的是开始于腹股沟、大腿或转子周围的疼痛。最初，疼痛可能与活动相关；但随着关节炎的进展，疼痛频率和严重程度逐渐增加，最终其发病频率逐渐固定，且容易出现症状。随着OA的进展，髋关节的活动范围逐渐减小，其步态改变更为明显。

病史

对于所有出现髋关节疼痛的患者，一份详细的病史是必不可少的；患者是否有与髋关节不稳定或撞击相关的问题，通常只能通过仔细的病史和体格检查来说明。彻底了解患者的症状将最终指导治疗。既往史中出现先天性髋关节发育不良、骨骺滑脱、小儿股骨头坏死、恶性肿瘤、恶性血液疾病或者创伤的可能会影响髋关节的进展。疾病初发症状、一些特异性的突发事件（如运动训练）、症状的性质和出现症状的部位对疾病的诊断非常重要。医师需询问患者行走时可忍耐和持续时间，运动参与情况，转子部、腹股沟、臀、大腿、膝关节的疼痛情况，力学症状，夜间疼痛等信息。髋关节OA常可见家族史，其他类似髋关节疼痛的症状（如椎管狭窄症状、椎间盘突出、下腹部疾病，炎症性疾病）都应被识别出来。

体格检查

体格检查对于评估、诊断与治疗髋关节OA患者是必不可少的。对于病史上疑似症状的患者通过基本的体格检查可做出初步的诊断。患者应在站位、仰卧位检查肢体长度差异，总体发育情况及肌肉的对称性。同时应特别注意在评估脊柱、腹部和骨盆时，切勿忽视下腹部、腹股沟区、耻骨、转子和前臀部的触诊。一个完整的血管神经检查应包括侧位评估臀部肌肉力量和阔筋膜张肌力量。对下肢血管搏动的详细触诊必不可少。

观察步态时，下肢应该一览无余。步态的评估应记录Trendelenburg步态的呈现和止痛步态的模式，以及足外展的角度。单腿的Trendelenburg征应该仔细评估；减痛模式或非减痛模式下的步态特点是患侧的短缩畸形步态，这样能够减轻患侧髋关节的负担；还可见轻度的外展肌倾斜。Trendelenburg 征最显著的特点是在步态周期中的站立阶段无法保持骨盆水平。当外展力臂受关节紊乱或者固有肌肉力量降低影响时，站立位时半侧骨盆会向患侧倾斜。

临床中需通过神经血管检查评估下肢的运动、感觉与血管状态。具体应记录主要肌肉的肌力和感觉，以及下肢动脉搏动的质量与数量。如果发现可疑的下肢症状，需进行下肢神经系统的检查。继发性的血供不足亦可导致跛行。

ROM 试验是髋关节体格检查重要的组成部分。在出现髋关节疼痛的患者中，内旋丧失已被证明是最具预测性的髋关节 OA 的发现[81]。髋关节 ROM 的进行性丧失是终末期髋关节 OA 的标志。虽然导致 ROM 降低的机制尚不完全明确。但它可能与骨形态、骨赘形成或筋膜挛缩有关。许多特异性活动需得到记录，如矢状位的屈曲活动，以及在屈曲 90° 时内旋、外旋，外展 / 外旋，极度外展，极度的内旋、外旋。在患者俯卧位时，内旋髋关节的同时对大转子进行触诊可评估股骨的旋转度[82]。

下肢长度须在站立位测量。双侧髂嵴需同时触诊，以评估骨盆倾斜度及与下肢长度是否相等。可通过垫高患肢法测量下肢短缩的程度。髂前上棘到内踝的距离即为测量的下肢长度。骨盆的固定性倾斜可由髋关节挛缩或腰椎畸形导致，特别是对于进行重建手术的患者。

FAI 的临床表现与髋关节 OA 类似[83]。83% 的患者可见腹股沟区的疼痛。88% 具有疼痛症状的患者其髋关节前外侧撞击实验阳性。通常在患者仰卧位时，通过屈曲，轻微内收、同时髋关节内旋来评估是否存在 FAI，以重现疼痛（图 30.3）。应通过屈曲、外展和外旋髋关节来检测后撞击；或仰卧，双腿悬在检查台上，外旋股骨以引起疼痛[84]。

用于髋关节检查的其他刺激性实验包括：

- Ober 试验可能与髂胫束功能障碍导致的转子滑囊炎、外侧髋关节弹响综合征密切相关。做该试验时患者需保持侧卧位面向检查者。患者的膝关节屈曲 90°，髋关节极度外展，之后髋关节伸展并逐渐内收，出现疼痛或内收障碍提示大转子病变。
- Patrick 试验也称为 FABER 试验（屈曲 / 外展 / 外旋），是骶髂关节的典型激发性试验。 患者呈仰卧位，下肢做“4”字形状，也就是髋关节外展外旋。检查者在稳定对侧髂前上棘的同时，向后推同侧膝关节。根据疼痛的位置可提示骶髂关节功能紊乱、后侧撞击以及髋关节前方不稳定。

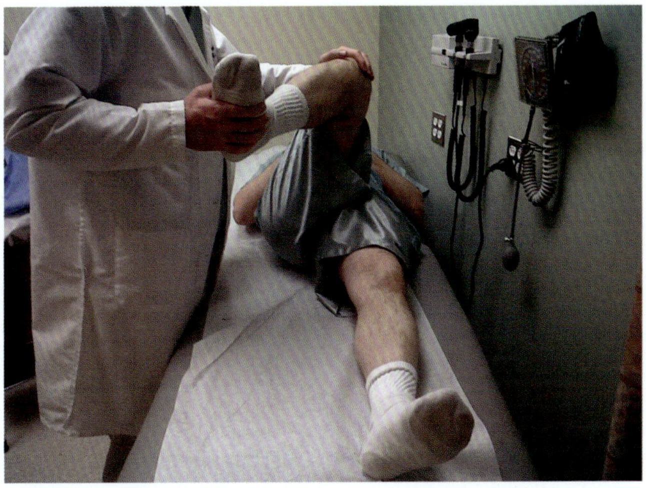

• 图 30.3　撞击试验。下肢屈曲、内旋和内收可引出 FAI

- Stinchfield 试验是一种用于检查关节内病变的非特异性检查。患者仰卧位，保持膝关节伸直的情况下屈曲髋关节，并让患者受到一定的阻力。腹股沟疼痛报告表明存在关节内病变。

实验室检查

实验室检查可能有助于诊断与感染或炎症性关节炎相关的其他髋部疼痛原因，但尚未确定其在原发性 OA 诊断中的作用。最近的一项研究表明，血浆骨桥蛋白可能是原发性 OA 的潜在生化标志物和严重性指标[85]。还有证据表明血清软骨寡聚蛋白（COMP）水平对膝关节和髋关节 OA 具有预后价值[86]。人们已将注意力集中在确定基因测序在髋关节 OA 的诊断和预后中的作用上[87,88]，未来将更多地关注骨桥蛋白和其他潜在的实验室指标。

影像学检查

一旦完成详细的病史和体格检查，首先应该获得髋关节正位和侧位片（穿桌位或者蛙式侧位）。标准的骨盆正位片中 X 线的投射方向需与冠状面垂直，投射中心在耻骨联合与两侧髂前上棘连线的中点之间的位置，以消除骨盆旋转和屈曲而获得准确的正位骨盆 X 线片[89]。X 线平片可用于评估软组织与骨组织的形态异常。髋臼侧 OA 的影像学征象包括软骨下骨板硬化、不对称的髋关节间隙变窄、放射线透过性软骨下囊肿和底部骨赘。股骨侧 OA 的征象包括头颈交界处骨赘，中央凹骨赘和前外侧突出（软骨下囊肿；

图 30.4）。尽管放射线照相正常，但软骨和外唇的损伤可能很严重，而 MRI 研究已证明对早期关节异常的检测更为敏感。髋部影像学病变的严重程度似乎与临床表现和功能状态的相关性较差[90-92]，这与膝关节正好相反（膝关节表现与膝关节 OA 程度直接相关）。还应注意评估 X 线平片上肢体长度的差异。一些小系列研究的证据表明，更长的腿患 OA 的风险可能高达 3 倍[93]。

正常的 X 线片和穿桌侧位不能排除股骨头颈联合处的形态异常[94]，必须结合专用的 X 线片、CT 和特定模式的 MRI（带或不带关节造影）的组合才能全面评估髋关节的疼痛。为了尝试以评估这些患者股骨头颈部的外形。现研究表明，髋关节屈曲 45° 或 90° 时的 Dunn 位片是评估股骨前上部非球面区域的最佳方法[95]。Dunn 位片是在髋关节呈中立位、20° 外展的同时屈曲 45° 或 90° 获得的。股骨头前部覆盖和前上部关节间隙可通过假侧位片评估，要求患者处于站立位，X 线投射方向与暗盒呈 65°，对侧髋关节向后旋转以避免两个髋部重叠。蛙式侧位片已被证实能够准确显示 FAI 患者的股骨头颈偏移度[96]，且可用于评估股骨头颈后侧的病变。最近的一项研究评估了使用正位和假侧位片鉴别早期髋关节 OA 影像学的价值[97]。这项研究表明，使用 2 个 X 线片比单独使用 1 个 X 线片诊断出髋关节 OA 的病例多 33%。

通常，在 X 线无明显异常的患者中存在软骨和髋臼唇的退变。严重的 OA 往往无法通过保髋手术治疗。先进的成像检查，包括特定格式的 MRI 伴或不伴关节造影和特定软骨序列，在评估软骨损伤方面是十分有效的。超声作为一种成像方式，可使临床医生在临床工作具有床旁放射学评估的能力，并可能成为一种额外的辅助评估[98]。MRI 使用 3 T 磁场与专用的身体或髋关节线圈提供优质的成像[99]。股骨头颈结合处的损伤最好通过径向序列图像进行评估，以重建与髋臼平面垂直的轴位图像以及与髋臼平面平行的斜矢状位图像[100]。这些成像序列在诊断软骨损伤导致的髋臼唇病变优于传统的 MRI，但对于股骨头颈联合损伤的诊断并不优于传统的 X 线片。

鉴别诊断

准确诊断髋部、骨盆、臀部和下背部的疾病存在巨大的挑战。闭孔神经、股神经和坐骨神经对髋关节感觉的不同贡献说明了疑似起源于髋关节的症状的多样性。通常我们认为主要包括以下原因：

- 转子滑囊炎
- 骶髂关节炎
- 股外侧皮神经卡压
- 腰椎退行性疾病
- 腰椎间盘突出
- 腹膜后疾病
- 肾和集合系统疾病
- 腹壁疝
- 股骨头缺血性坏死
- 骨盆和髋关节骨或软组织肿瘤
- 周围血管疾病
- 梨状肌综合征
- 坐骨结节滑囊炎

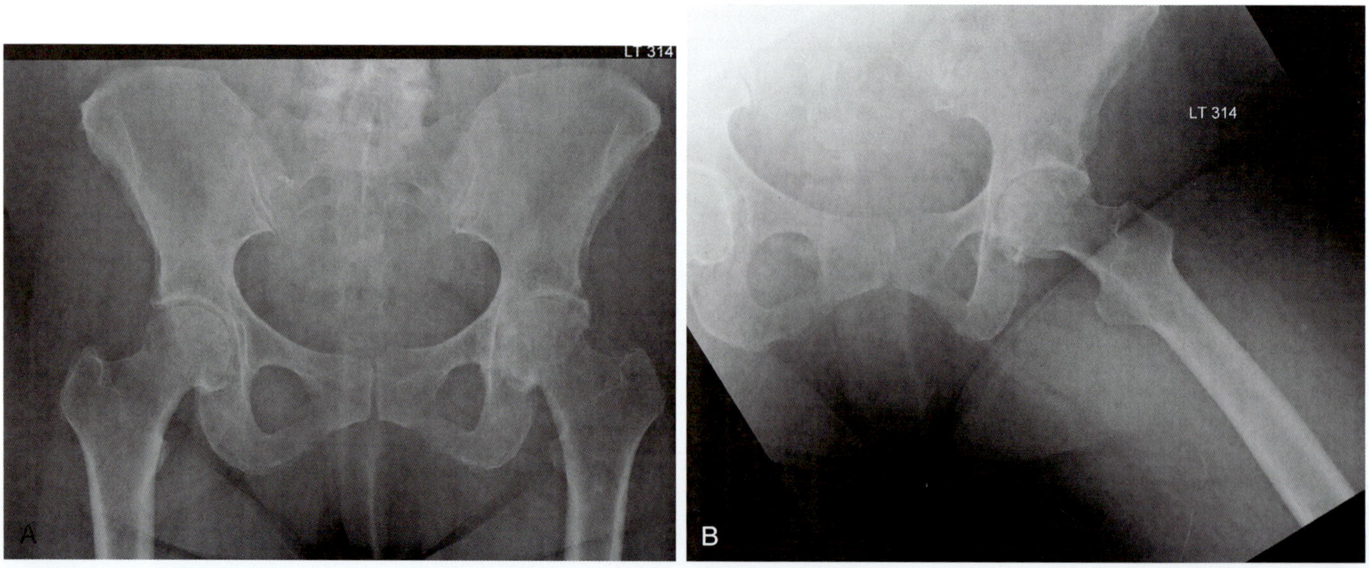

• **图 30.4**　OA 的早期 X 线片表现。正位和蛙式侧位片可见软骨下骨的硬化，轻度关节间隙狭窄，以及股骨头颈连接处下方骨赘

- 股骨髋臼撞击症
- 骨折
- 感染
- 炎症性疾病和结晶性关节炎
- 髂腰肌或阔筋膜张肌撕裂
- 耻骨炎
- 运动复合疝

治疗

现在可用于治疗髋关节 OA 的方法有很多（表 30.1 和表 30.2）。但是需要根据患者关节炎分期、症状的严重程度、职业、爱好、身体习惯、医疗条件，以及预期活动水平来选择最适合的治疗方法。

药物治疗

药物治疗是缓解髋关节 OA 相关疼痛的治疗首选。许多不同种类的药物可供使用且效果各不相同。最先使用的多是非处方止痛药，如对乙酰氨基酚或非甾体抗炎药（NSAIDs）。之前的文献显示，对乙酰氨基酚类药物可有效缓解轻、中度的膝关节和髋关节 OA 的疼痛症状 [101,102]。NSAIDs 已被证实比对乙酰氨基酚在减轻疼痛和改善功能状态方面更有效 [103]。近期的文献报道，对乙酰氨基酚类药物和 NSAIDs 在随机对照试验中的疗效优于安慰剂。2017 年发表在《柳叶刀》上的一篇系统综述表明，双氯芬酸 150 mg/d 是目前最有效的治疗方法 [104]。尽管对乙酰氨基酚的使用结果并不乐观，但当患者出现 NSAIDs 的特定禁忌证时，仍需考虑使用。

表 30.1　髋关节 OA 的非手术治疗方法

方法	注释
药物治疗	
NSAIDs	镇痛效果类似于对乙酰氨基酚类药物 潜在的胃肠道副作用 由于心血管副作用，部分选择性的 COX-2 抑制剂已在美国市场下架
对乙酰氨基酚	镇痛效果类似于 NSAIDs 若日最大剂量超过 4 g 则有潜在的肝毒性
氨基葡萄糖与软骨素	疗效尚不明确，剂量尚未优化 有潜在的过敏反应
减肥 / 锻炼	针对髋关节 OA 存在边际效益 对膝关节 OA 的作用更为显著
黏液补充剂疗法	需要荧光镜引导 FDA 尚未批准用于髋关节 OA
替代疗法（针灸、按摩、推拿等）	尚无文献研究证实可缓解长期的疼痛

COX，环氧合酶。

表 30.2　髋关节 OA 的手术方法

手术	注释
髋臼周围截骨术	解决髋臼朝向和（或）容积障碍的问题 最有效的是对于无或最小的 X 线改变的 OA
髋关节镜	髋关节镜检查的指标正在增加。髋关节镜下骨软骨成形术和外唇修复术是治疗部分 FAI 的有效方法 髋关节前部和外侧部分能很好地显示，但后部通路受限
髋部手术脱位	肌肉保留入路 允许完全暴露股骨头和髋臼 解决软骨及髋臼唇损伤和股骨头颈连接重塑
关节融合术	适用于有单侧退行性骨关节病终末期病史的年轻患者 步态适应性和体力消耗增加 可能后期需要转化为 THA，这是一个比较复杂的过程
关节置换术	终末期退行性关节疾病的金标准 最优入路、活动界面和植入物还存在争议

对乙酰氨基酚类药物和非甾体抗炎药的安全性是基本相等的。对乙酰氨基酚每日最大剂量不可超过 4 g，否则其可带来潜在的肝毒性。NSAIDs 的副作用中，最常见的是消化不良与胃肠道异常出血。NSAIDs 产生胃肠道不良反应的相对风险度为 1.47[103]。

NSAIDs 通过抑制环氧合酶（COX）途径下前列腺素的合成来起作用。使用选择性 COX-2 抑制剂可以减少胃肠道副作用发生频率，且不影响正常前列腺素和血栓素的合成。COX-2 抑制剂的临床疗效类似于非特异性的 NSAIDs，但是其减少了胃肠道副作用的发生率 [105]。但是 COX-2 抑制剂还是会带来一定的肾脏和心血管系统副作用。由于罗非昔布和伐地考昔具有的心血管副作用，所以 2004 年被从市场召回。即便如此，塞来昔布还是在市场上带有黑框警告，它可能会带来潜在的致命的心血管血栓问题、心肌梗死和脑卒中。但是尚无统计上的证据显示塞来昔布会比其他非特异性的 NSAIDs 带来更高的心血管疾病风险 [106]。最近的一项系统综述表明，与安慰剂相比，塞来昔布的疗效优良 [107]。

氨基葡萄糖和硫酸软骨素

因为具有减轻与OA相关疼痛的作用，这两种非处方营养补充剂已经受到相当的重视。硫酸氨基葡萄糖是一种糖胺聚糖的前体，硫酸软骨素是关节软骨中最普遍的黏多糖。虽然其作用机制尚不清楚，但有人提出，补充这些分子可能通过刺激软骨细胞合成糖胺聚糖和抑制对OA有害的降解酶来减缓软骨降解[108]。这一机制被认为对OA关节的软骨结构有积极的影响[109]。有研究表明，对于中重度的OA患者，这类药物治疗临床效果甚微[110]。最大的随机对照研究提示这类药物的疗效并不优于安慰剂[108]。但对于某些特定结构的氨基葡萄糖（如Rotta剂），其在缓解疼痛与改善关节功能中优于安慰剂[110]。所以，目前对于最佳的治疗方法尚无共识，但也未见过敏反应报道。2017年的一项系统综述未能证明足够的证据支持考虑补充氨基葡萄糖[111]。

减肥和锻炼

由于机械性关节过度负荷与OA的发病机制有关，因此降低关节负荷通常是首选建议。减肥和加强关节周围的肌肉已经被证实可以改善髋关节和膝关节OA的功能和疼痛评分的结果，其中对于膝关节患者疗效更为明显[112,113]。一些系统综述显示，运动对缓解髋关节的疼痛作用不大，但对自我报告的身体功能没有好处[114-116]。髋关节和膝关节OA通常推荐水疗法，水生环境似乎可以对肌肉骨骼系统产生多种有益的影响[117]。在波兰进行的一项研究表明，水中运动对症状性髋关节炎有积极的作用[118]。尽管如此，运动在髋关节OA治疗中的作用还没有得到精确的定义，还需要进一步高质量的研究。

黏液补充剂疗法

许多不同配方的黏液补充剂是可买到的。然而，这些治疗方法传统上只适用于膝关节OA患者。尽管证据尚不确定，但研究人员对使用关节内黏液补充剂治疗髋关节OA症状的兴趣已经提高了。一项系统综述纳入了16项评估黏液补充剂治疗髋关节OA有效性的文献，所有文献均来自欧洲作者。在荧光检查或超声引导下给予黏液补充剂对髋关节OA的治疗是有效的[119]。黏液补充剂用于髋关节OA的适应证和使用将继续发展，但目前FDA尚未批准将它用于除膝关节以外的任何关节。透明质酸多有潜在的并发症，如化脓性关节炎、局部注射反应和非化脓性关节炎。

富血小板血浆

关节内注射富血小板血浆（PRP）近些年在治疗OA的治疗方案中发挥了作用。PRP是从患者自己的全血中分离出来的一种生长因子浓缩物。它已被用于多个临床情况，包括骨软组织损伤和膝关节OA。尽管大多数关于PRP的研究都关注的是膝关节，但关于PRP治疗髋关节OA的初步文献也显示PRP具有良好的临床益处，并且可能比透明质酸更具有优势[120,121]。应该指出的是，PRP明显增加了成本。总的来说，没有足够的数据推荐PRP可作为髋关节OA的治疗方法，有必要进行随机试验来确定PRP治疗髋关节OA的疗效。

替代疗法

多数患者往往寄希望于替代疗法缓解关节疼痛或者推迟手术时间。针灸、按摩、推拿、水疗等方法是普遍提倡的。其中对于针灸的研究结果存在一定争议。相对于对照组，针灸可显著提高WOMAC骨关节炎指数和生活质量评分，其疗效可维持约6个月[122]。但也有研究发现针灸对于改善关节的疼痛和功能的作用微乎其微[123]。少数欧洲的研究支持水疗疗法[124]，但这些研究缺少充足的随访去证实这一治疗在患者生活质量、疼痛和自我评估上是否有长期效果。

非关节置换的手术选择

多种手术方法已被设计用来重新定位髋臼和（或）股骨近端。这些手术方法通常用于年轻的关节炎患者，以防止或减缓进展为终末期关节炎。目前，非关节置换术的适应证还没有明确的定义。多数学者认为，想要保留一个关节，它必须是同心的，且没有不对称的关节间隙狭窄而且通常有关节软骨保留。与此同时，尚未出现关节炎的继发性改变。

FAI患者可能需要手术治疗，通过外科脱位或关节镜来修复受损的髋臼唇和软骨组织，并重塑股骨上部和头颈部交界处。术中行髋关节脱位[125,126]是通过Gibson入路[127]实现的，通过大转子截骨术缩短了臀中肌与臀小肌力臂。该手术允许在短外旋肌剥离的情况下脱位股骨头，旨在保护旋股内动脉和血管支持带。该手术提供了股骨头和髋臼的全视图，允许评估和治疗所有畸形，同时可以对髋关节进行动态评估。继发于FAI的病理谱系与OA的发病机制有关，包括髋臼透明软骨、髋臼唇、股骨头和头颈交界处以及股骨上部的形态。术前与术中需要详细地评估以解除髋臼撞击并修复受损组织。

髋臼周围截骨术（periacetabular osteotomy，PAO）目前用于治疗髋臼角度和覆盖的异常。它适用于透明软骨完好且关节表面同心的有症状个体。对于前壁或后壁覆盖过多、明显的 FAI，以及髋臼前部严重退行性变的患者，必须谨慎使用 PAO[100]。PAO 对在平片上没有或只有轻微 OA 变化的患者最有效，因为随着 Tönnis 分期的增加，术式转换为 THA 的风险增加[128]。可预测保髋手术术后预后差的术前特征包括：手术年龄、术前低 Merle d'Aubigné 和 Postel 评分、前方撞击试验、有无跛行、OA 分级的进展、术后挤压指数、男性、轻度发育不良[129,130]。该手术长期随访结果较好，有研究报道 9% 的髋关节可保留 9 年[131]，对 75 例行 PAO 的患者随访 19 年，其中有 60% 疗效较好[129]。随访时间大于 5 年的 PAO 与关节置换相比，一侧行 PAO 手术，另一侧行 THA 手术的患者报告 PAO 侧的满意度较高[132]。然而，早期研究证据表明，PAO 术后行 THA 的患者比未行 PAO 直接行 THA 的患者预后更差[133]，这些需要进一步的研究。

髋关节镜是迅速发展的技术，能够评估及治疗髋关节 OA 中出现的结构畸形。它能够直视病变并充分处理髋臼唇和髋臼侧病变的能力，使得它在正确选择的患者中成为治疗髋关节关节炎病变前期的有效工具。髋关节前部和外侧部分可以被很好地显示，但是进入股骨颈后部和髋臼区域是一个技术挑战。关节运动的动态评估是可能的，然而，可视化部分受阻。术中需结合特定的 X 线评估股骨头颈交界处软骨成形的充分性。最近的一篇系统综述表明，髋关节镜联合骨软骨成形术和髋臼唇修复术对选定的 FAI 患者是一种有效的治疗方法[134]。最近的许多研究表明，进行关节镜术后的患者恢复活动的比率增高了，并发症和再手术的比率降低了。随着关节镜技术的改进，选择外科脱位的指征减少了，尽管手术脱位技术有更好的关节视野[135]。髋关节镜检查和外科脱位的精确指征仍在不断更新。

关节融合术

对于罕见的患有发育性或获得性髋关节 OA 的年轻患者，髋关节融合术是一种选择。最佳的融合位置为髋关节外旋 5°～10°，屈曲 20°～30°，中立到 5° 内收，且肢体长度差异小于 2 cm[136]。适合融合髋关节所需的肌肉骨骼适应证包括增加腰椎前凸以协助髋关节伸展，减少冠状面运动以减少关节负荷[137]。虽然关节融合术后的疼痛缓解是可重复的，但是术后患者步行比没有髋关节融合的患者需多付出近似 30% 的力量。关节融合的并发症包括骨不连、错位以及邻近关节 OA，特别容易出现在膝关节和腰椎[138]。最终部分患者因为腰椎、同侧膝关节和对侧髋关节的疼痛不得不进行 THA。该手术后恢复时间较长，并需长期借助辅助装置步行。而且手术本身技术要求较高，且并发关节感染概率较大[136,139]。

关节置换术

THA 是治疗晚期髋关节 OA 的标准方法。到 2030 年，美国对 THA 的需求预计将增长 174%[140]。多种解剖入路和假体装置可供选择，每一种都根据具体的临床情况而定。轴承和假体设计的发展将继续提高假体的耐磨损特性、植入物固定和假体生存率。

预后

理解与髋关节 OA 发病相关的髋关节解剖畸形以及其病理力学后果有助于早期关节炎的治疗。影像检查，特别是能够评估软骨结构的检查方法，有助于早期关节炎的诊断与理解髋关节 OA 的自然病史。人工关节假体设计和植入技术提高使得人工关节置换可适用于年轻患者，并且更加个体化。非关节置换手术有助于缓解症状，并可预防关节炎的进展。

目前的争议与未来的展望

- 软骨映射序列的改进和应用，OA 早期软骨状况的评估。
- 认识关节退变的发病率。
- FAI 和髋臼发育不良的自然病史。
- 保关节手术对于疾病自然病史的影响。
- 假体设计与应用。
- 髋关节镜的使用。

感谢

感谢 Brian Larkin 在本章之前版本中所做的工作。

（参考文献参见书末二维码）

第 31 章

股骨髋臼撞击症

ERNEST L.SINK, STEPHAN ZMUGG
（杨晨 译 冯卫 审校）

关 键 点

- 股骨髋臼撞击症（femoroacetabular impingement，FAI）导致髋关节骨关节炎。
- 股骨近端和髋臼的骨畸形可能导致髋关节运动过程引起髋臼缘复合体受力增加和损伤。
- 凸轮型畸形可导致外缘 - 软骨交界处的“由外而内”的剪切损伤。
- 由髋臼后倾、前壁突出或髋臼内陷导致的髋臼畸形，都可引起髋屈曲时更多的髋臼唇撞击。
- 有症状的患者通常表现为或曾经表现为反复过量的髋关节运动。

当股骨近端和（或）髋臼的骨异常由于髋关节运动导致髋关节疼痛并最终损坏髋臼缘复合物（盂唇和髋臼）时，发生 FAI。发育不良是髋臼缘的静态超负荷，而 FAI 是动态过程，超负荷伴随着运动发生。已经确定了两种撞击类型：凸轮型 FAI 是由于股骨近端畸形引起的，而钳夹型 FAI 是由于髋臼的过度覆盖所致。大多数伴有 FAI 的髋关节同时具有钳夹型和凸轮型[1]。生理性髋关节屈曲和旋转的末期是负责撞击过程的运动。症状通常包括因屈曲活动加重的腹股沟疼痛。髋关节检查通常显示屈曲和内旋受限。患者有髋关节屈曲、内收和内旋（撞击试验）的疼痛[2]。影像学检查通常显示髋臼过度覆盖和股骨近端畸形。FAI 是退行性 OA 的原因之一[3]。回顾性研究表明，外科治疗可在短期至中期改善疼痛和功能（图 31.1A、B）（表 31.1）。

流行病学和危险因素

FAI 的流行病学情况仍然未知。患有 FAI 的患者通常有进行体育活动的历史，这些体育活动需要极端角度的髋关节运动，特别是屈曲和旋转，例如女舞者或跨栏运动员（后腿）。目前尚不清楚这些活动是否导致了 FAI 的骨的形态学改变，或者这些患者的易感性导致活动后的症状。参加剧烈运动的患者可能只有很小的骨性畸形，但仍可能出现由重复性创伤引起的症状。即使影像学上显示出典型的凸轮型畸形，患者也可能没有症状[4]。在一项针对青少年的研究中，具有钳夹型 FAI 的女性比具有凸轮型病变的男性更为常见。在这些青春期女性中有许多是竞技舞蹈演员。因此，与该年龄段的男性群体相比，她们可能发生重复性的极端髋关节运动[5]。尚不清楚的是，髋关节形态如何随时间变化而改变，以及在 20～30 岁和 30～40

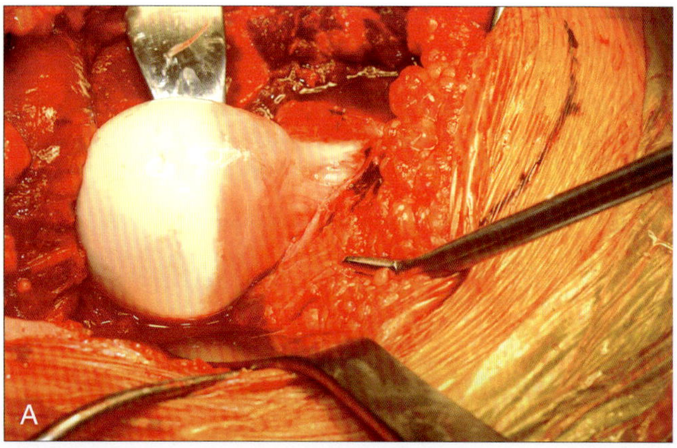

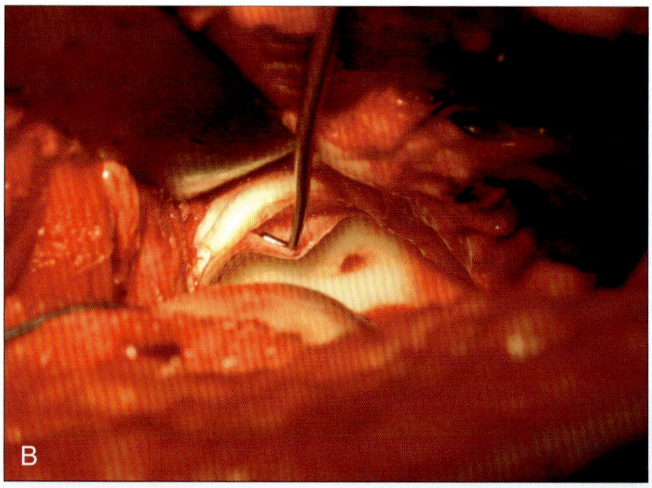

• **图 31.1** 凸轮型 FAI 髋关节的术中照片。显示了股骨头的非球面性和关节软骨分界（A）和髋臼缘损伤（B）

表 31.1　开放及关节镜下入路治疗髋关节 FAI 的疗效观察

研究	髋 / 患者	临床结果评分	临床结果好或极好，*n*（%）	髋关节平均变化分数，平均改变	失败定义	失败，*n*（%）	并发症，包括后续手术，*n*（%）	并发症，*n*（%）
开放入路研究								
Siebenrock et al [32]	29/22	Merle d' Aubigné 评分	28 例髋关节（96）	2.9 分	公平的结果 / 残余疼痛	1 例髋关节（3）	4 例髋关节（14）	1 例髋关节（3）
Beck et al[22]	19/19	Merle d' Aubigné 评分	13 例髋关节（68）	2.4 分	转变为 THA	5 例髋关节（26）	0	0
MURphy et al[22a]	23/23	Merle d' Aubigné 评分	15 例髋关节（65）	无	转变为 THA	7 例髋关节（23）	1 髋关节（4）	0
Espinosa et al[23]	60/52	Merle d' Aubigné 评分	52 例髋关节（87）	4 分	较差或中等的结果	3 例髋关节（5）	0	0
Peters et al[24]	30/29	Harris 髋关节评分	26 例髋关节（87）	17 分	疼痛和（或）退行性关节炎	4 例髋关节（13）	0	0
Beause et al[28]	37/34	WOMAC、UCLA、SF-12 身体评分、SF-12 精神评分	30 例髋关节（81）	分别为 20.2 分、2.7 分、8.3 分、4.8 分	结果不理想，无临床改善和（或）WOMAC 评分恶化	6 例髋关节（16）	13 例髋关节（35）	11 例髋关节（30）
关节镜入路研究								
Llizaliturri et al（JBJS-Br 2007）[22b]	14/13	WOMAC	无	7.7 分	无	0	0	0
Llizaliturri et al[27]	19/19	WOMAC	16 例髋关节（84）	9.6 分	晚期骨关节炎，推荐 THA	1 例髋关节（5）	0	0
Laude et al[25]	100/97	NAHS	无	29.1 分	转变为 THA	11 例髋关节（11）	33 例髋关节（33）	18 例髋关节（18）
Philippon et al[26]	112/112	MHHS、HOL ADL、HOS 运动 NAHS	无	分别为 24 分、17 分、24 分、14 分	转变为 THA	10 例髋关节（9）	0	0
Burnner et al（AJSM 2009）[22c]	53/53	SFS、NAHS、VAS	无	1.06 分、31.3 分	无	无	未报道	未报道

ADL，日常生活活动；HOS，髋关节结局评分；MHHS，改良的 Harris 髋关节评分；NAHS，非关节炎髋关节评分；SF-12，简明健康调查量表 -12；SFS，运动频次得分；UCLA，加利福尼亚大学洛杉矶分校评分系统；VAS，视觉模拟评分；WOMAC，WOMAC 骨关节炎指数。

引自 Clohisy JC，St. John LC，Schutz AL. Surgical treatment of femoroacetabular impingement：a systematic review of the literature. Clin Orthop Relat Res. 2010；468：555-564.

岁的年龄段中有较大凸轮型病变的患者在年轻时是否较少受累于骨畸形。

在骨骼未成熟的髋关节中，由于不同的压力和活动，前外侧头颈交界处的前部可能向前下方生长，从而导致早期的凸轮型病变。同样，经过数年的髋关节运动，股骨头骨骺滑脱（SCFE）的股骨后倾可能会撞击到髋臼缘上，从而导致进行性凸轮型病变。在对尸体骨骼的一项研究中，Goodman 等[6]描述“后部滑脱形态”与髋关节 OA 有关。因此，从理论上讲，在某些青少年中，股骨头和颈部之间的凸轮型病变或偏心距不足是由于静止的亚临床 SCFE 所致。据报道，可能存在骨畸形的遗传易感性，使髋关节易发生 FAI。兄弟姐妹患凸轮型畸形的风险比对照组高 2.8 倍，而患钳夹型畸形的风险比对照组高 2.0 倍[7]。总之，髋臼畸形，例如后倾或过度覆盖；股骨近端畸形，例如后倾，股骨头非球形以及在前、后头颈交界处的偏心距不足，可能使髋关节易发生 FAI。如果患有这些易感性的年轻患者参加体育活动时发生重复的非生理性髋关节运动，则该运动可能会刺激轻度骨性异常恶化，或者重复性活动可能导致年轻时出现症状而无严重畸形。

症状性 FAI 的患病率尚不清楚。Ochoa 等[8]对年轻的髋关节疼痛患者进行了评估，并注意到 87% 的患者具有显著的髋关节 FAI 的影像学表现。早期数据表明，在 40%～50% 的患者中，髋关节撞击疾病可能是髋关节骨关节炎的病因[9]。FAI 患病率的不确定性仍在继续，因为许多具有 FAI 骨异常的髋关节可能数十年来无症状[10]。Allen 等[4]对有症状的 FAI 患者的对侧髋关节进行分析，发现提示有 FAI 的畸形，尽管大多数情况下髋关节无症状。为什么有些 FAI 骨性异常的髋关节无症状，而有些 X 射线照相异常较轻的髋关节却有症状，这仍然是一个谜。许多髋关节在出现症状之前已患有晚期关节炎。这些现实使人们对 FAI 的发生率和自然病程以及对自然病程治疗困惑的影响有了清晰的认识。

病理生理学

髋关节撞击的病理生理学得到了更好的理解。基本原理是，通过髋关节运动，股骨近端和髋臼的骨性畸形导致对髋臼缘复合体的反作用力异常，从而导致渐进性髋臼唇和软骨损伤。骨性畸形及其损伤的发生机制最初由 Ganz 等[3]描述。在股骨侧，骨性畸形被定义为凸轮型 FAI。髋臼侧的骨畸形被称为钳夹型 FAI。大多数髋关节都有某种形式的凸轮型和钳夹型畸形[1]。

当股骨近端在股骨头和颈之间缺乏足够的偏心距，或者股骨头不是球形时，就会发生凸轮型 FAI（图 31.1A）。当髋关节运动特别是屈曲时，股骨头颈交界处在进入髋臼时出现间隙不足。因此，当髋关节弯曲时，从髋臼唇 - 软骨交界处开始，在髋臼软骨上“由外至内”的剪切力会增加。股骨头、颈部在进入关节时会偏向髋臼唇。随着时间的流逝，这种慢性重复性损伤可能会导致髋臼唇损伤和关节软骨损伤（图 31.1B）。软骨和髋臼唇 - 软骨连接处的损伤比髋臼唇病变更为严重。这种损伤表现为髋臼唇刺激、内容物退变和髋臼唇基部撕裂。凸轮型 FAI 会导致更大的软骨损伤。软骨损伤表现为浅层变性，然后软骨从软骨下骨上分层，最终髋臼唇 - 软骨交界处分离，以及软骨瓣撕裂进入髋臼。骨畸形的范围从非球形的股骨头到股骨颈从股骨前颈的直行跳跃，再到股骨近端颈处的明显凸起或凸出。凸轮型畸形通常位于股骨颈的前外侧，但也可能是直接位于前侧、前内侧或后外侧。这种畸形在年轻男性中更为常见，通常被描述为一种未经诊断的 SCFE 畸形[6]，虽然当髋关节屈曲间隙较小时，可能会出现股骨颈后倾或股骨颈短小（图 31.2）。

钳夹型 FAI 是髋臼过度覆盖的结果。这种过度覆盖的极端情况是髋臼突出。通过钳夹机制，当髋关节到达生理运动终点时，股骨颈直接撞击在髋臼缘上，从而导致更直接的髋臼唇部外伤。与凸轮型 FAI 不同，软骨损伤通常延及髋臼缘，由于骨性畸形进入关节，导致更大的软骨损伤。由于股骨头具有前方接触支点，因此股骨头会向后方发力，从而导致邻近中央凹的后方软骨对冲损伤。从理论上讲，这种情况更可能发生在前髋关节囊松弛度较高的人群中。髋臼的过度覆盖是由髋臼整体后倾，以及突出的前壁和髋臼内陷（突出部或髋臼）引起的。具有钳夹型 FAI 的患者，软骨病理学多局限在髋臼的周围[1]（图 31.3）。

总而言之，髋关节运动过程中发生的骨畸形导致了髋臼唇及软骨损伤的动态过程。畸形的严重程度、患者的活动水平以及患者的韧带松弛都可能在症状性髋关节撞击的发生中起作用。许多具有严重骨畸形的患者没有症状。而有的患者症状强烈，畸形却不明显。为什么即使是同一位患者的某些髋关节也会出现症状，而有些却没有出现症状，这仍然是一个谜。

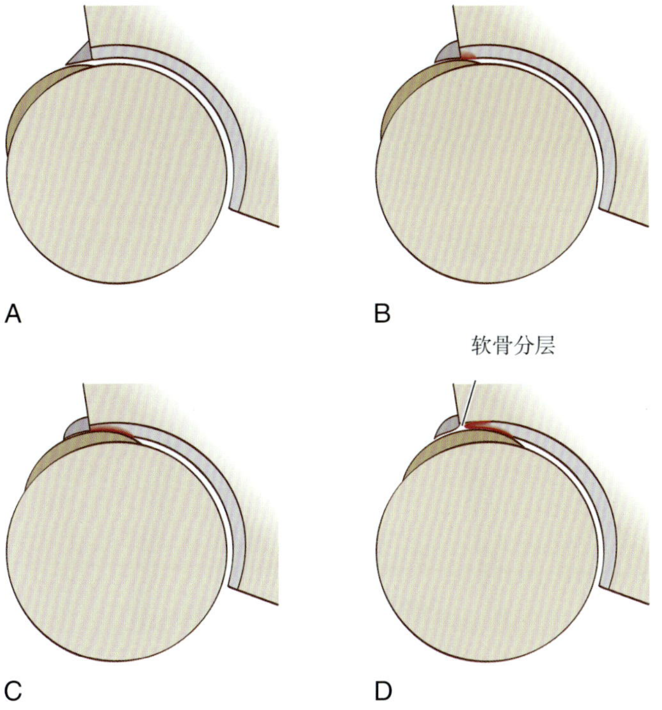

• **图 31.2** （A～D）凸轮型 FAI。当髋关节屈曲时，在髋臼 - 软骨交界处开始对髋臼软骨施加动态异常的力（重绘并引自 Beck M，et al. Hip morphology influences the pattern of damage to the acetabular cartilage：femoroacetabular impinge- ment as a cause of early osteoarthritis of the hip. J Bone Joint Surg Br. 2005；87：1012-1018.）

框 31.1　股骨髋臼撞击常见的特征性诊断

病史

- 前腹股沟疼痛
- 随着屈曲活动而增加
- 需要剧烈髋关节运动的活动史

检查

- 髋关节屈曲受限（< 100°）
- 屈曲 90°（< 25°）时髋关节内旋受限
- 撞击试验阳性

正位 X 线片

- 髋臼的过度覆盖
- 外侧中心边缘角度> 35°
- 交叉征
- 后壁征，伴或不伴交叉征
- 坐骨棘征
- 髋臼过深
- 非球形股骨头（即手枪柄样畸形）

侧位 X 线片

- 非球形股骨头
- 股骨头和颈之间偏心距不足（平或凸）
- α 角大于 50°～55°

MRI

- 髋臼唇撕裂
- 软骨的分层
- α 角> 50°

临床特征和诊断

FAI 的诊断主要基于病史和体格检查的结果（框 31.1）。FAI 患者最常见的症状是腹股沟前方疼痛。当被问及疼痛的位置时，患者通常会直接指向腹股沟。这通常称为 C 字征或抓取征（图 31.4）。尽管它不如腹股沟疼痛那么常见，但可能会在臀部或转子周围区域引起疼痛。患者有时会指向转子后区域。髋关节疼痛不会辐射到膝关节的远端，但可能会辐射到大腿前部。对于膝盖远端疼痛的患者，应排除脊柱疼痛的原因。屈曲活动通常会加剧疼痛，坐着可能比走动更严重。症状的发作通常首先是隐匿性的和偶发性的。体育活动的增加或轻微的创伤事件可能会加剧或引发症状。随着关节炎进行性加重，症状可能会随着时间的

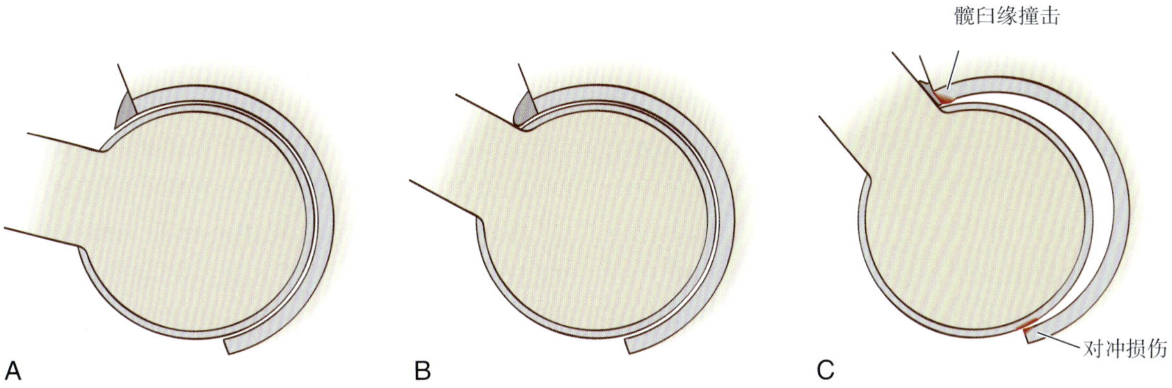

• **图 31.3**　钳夹型 FAI。当髋关节屈曲时，股骨颈撞击髋臼缘，直接导致了髋臼唇与髋臼缘软骨的损伤，髓臼后缘也可存在对冲损伤（重绘并引自 Beck M et al. Hip morphology influences the pattern of damage to the acetabular cartilage：femoroacetabular impinge- ment as a cause of early osteoarthritis of the hip. J Bone Joint Surg Br. 2005；87：1012-1018.）

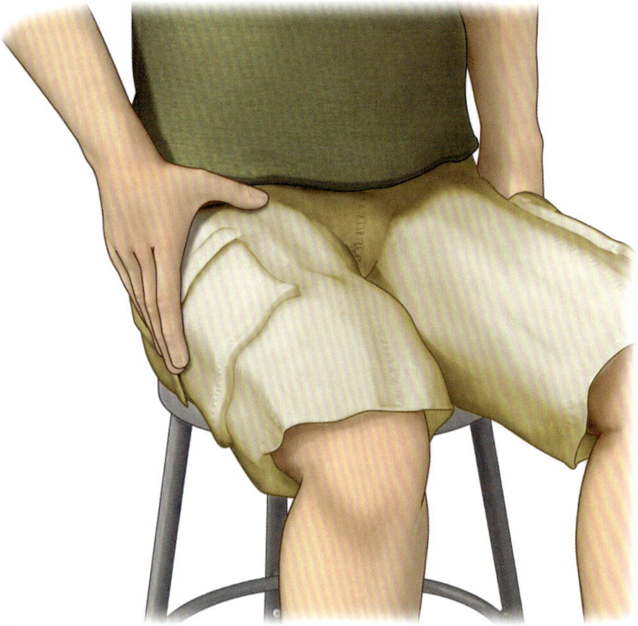

A

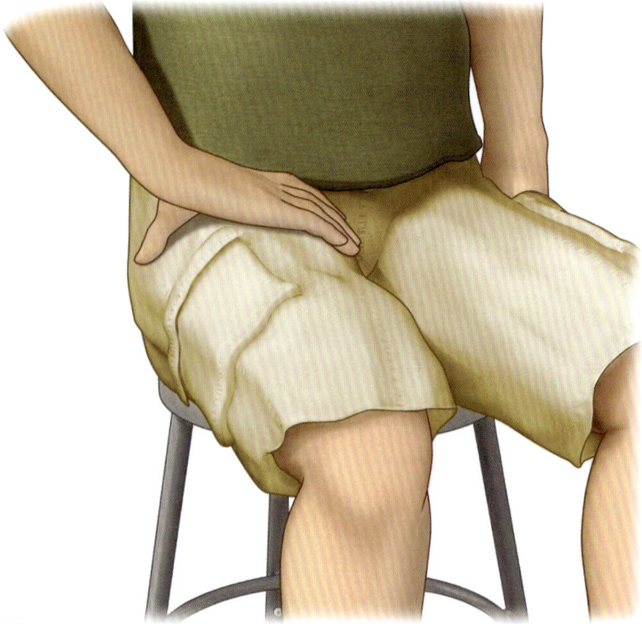

B

• 图 31.4 （A 和 B）髋关节“抓取征”也称为“C 字征”。FAI 患者出现疼痛时往往可见“抓取征”（引自 Sink EL，et al. Clinical presentation of femoroacetabular impingement in adolescents. J Pediatr Orthop. 2008；28：806-811.）

推移而变得更加频繁或保持间歇性。人们很难理解为什么有些患者比其他具有类似影像学表现的患者遭受更多痛苦。Allen 等 [4] 认为在接受手术治疗的患者中，对侧髋关节的凸轮型畸形与 FAI 相符，占 77.8%，但只有 26.1% 的患者有双侧疼痛。症状较重的患者有轻微的止痛步态或 Trendelenburg 步态。发育不良的患者可能会抱怨类似的腹股沟疼痛，但经常会因活动引起外展肌疲劳。与坐直和屈曲活动有关的疼痛与 FAI 的关系比与发育不良的关系更大。大多数患者参加或已经参加了涉及超生理性髋关节运动的活动或运动，例如跳舞。他们可能在症状发作之前已经参加了这些活动数年。

FAI 患者的体格检查还没有制定标准，但是大多数外科医生都同意屈曲和阳性撞击试验会使髋关节运动受限 [5,11,12]。体格检查始于观察患者的步态，通常会是正常的，但是有些人会有明显的跛行或 Trendelenburg 步态。在发育不良的患者中，Trendelenburg 步态或外展肌摇晃步态通常更为常见。站立的 Trendelenburg 试验可以检查外展肌无力。应注意足部前行角度，因为股骨近端后倾的患者可能有外旋步态。 FAI 检查的关键组成部分包括髋关节屈曲、内旋和撞击试验。患者仰卧时，应缓慢弯曲髋关节，直到达到终点或阻力为止。髋关节屈曲常常被高估。感觉到超出终点的运动是缓慢的中性屈曲，不是股骨运动而是骨盆屈曲。最大髋关节屈曲可达到 120°[13]。FAI 患者的髋关节屈曲受限，在两项单独的研究中，FAI 患者的平均髋关节屈曲度为 90°～100°[5,11]。内旋是在下肢伸直时确定的，更重要的是在 90° 髋关节屈曲时进行。髋关节在 90° 屈曲时的内旋减少；有症状的 FAI 患者的平均内旋角度据报道为 9°～15°，而无症状的患者的平均内旋角度为 30°[5,11,13]。

患者的外旋角度可能降低。撞击试验是髋关节和髋臼唇刺激的征象 [2]。该试验在髋关节屈曲、内旋和内收时进行（图 31.5）。患者指出，这种刺激行为会重现腹股沟疼痛。通常，外旋可以缓解疼痛。如果这项检查结果为阴性，将很少考虑对 FAI 进行治疗，而是寻找引起髋关节疼痛的关节外原因。撞击试验在患有任何形式的髋关节刺激（例如髋关节发育不良）的患者中可能是阳性的。髋关节发育不良的患者在进行冲击试验时通常比髋关节撞击患者具有更大的髋屈曲和内旋。检查应包括寻找先前的手术瘢痕、良好的神经系统检查（包括直腿抬高试验以排除脊柱病变）、腿长以及腹部、大转子和髂嵴的触诊。骑行试验是在患者侧卧的情况下进行的，患者模拟骑脚踏车，检查者触诊大转子，以评估外展肌无力和转子滑囊炎。

标准的 X 线检查包括髋关节的两种视图：正位（AP）骨盆 X 线片和股骨近端的正侧位片。一些外科医生喜欢仰卧位 AP 骨盆平片，而另一些人则更喜欢

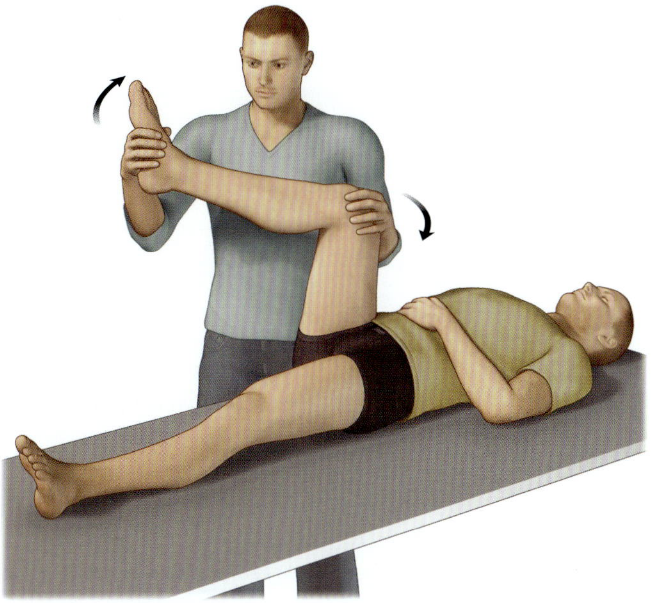

• **图 31.5**　撞击试验（引自 Sink EL，et al. Clinical presentation of femoroacetabular impinge-ment in adolescents. J Pediatr Orthop. 2008；28：806-811.）

站立位片。无论选择哪种方法，重要的是要确保髋关节在 X 射线照片上居中，且矢状面或冠状面不会过度旋转。如果骨盆过度旋转，则髋臼方向的标志会改变。骶骨应位于耻骨联合的中央。骶尾骨关节和耻骨之间的平均距离在男性中应为 3 mm 左右，在女性中应为 4.5 mm 左右。Siebenrock 等 [14] 研究了旋转对骨盆标志物的影响，发现旋转 6° 会导致髋臼角度的评估不准确。AP 射线照相的重要测量指标包括 Wiberg 的外侧中心边缘角、Tönnis 臼顶倾斜角、Shenton 线、髋臼的前壁和后壁，以及相对于骨线的内侧关节深度。可以在 AP 射线照相上评估股骨近端的股骨头球形度。

考虑到髋关节撞击的诊断时，应分析髋臼倾斜度。通过在位置良好的 AP 位 X 片上查看髋臼的前壁和后壁之间的关系来评估该倾斜角度。通常，前壁相比于后壁位于内侧，并且比后壁更水平，而后壁比前壁更位于侧面和垂直方向。前壁和后壁在臼顶侧面相交。当前壁横向于前壁突出时，这被称为交叉征 [15]（图 31.6）。这是髋臼后倾的迹象。如果后壁位于股骨头的中央，则称为后壁征。如果注意到后壁征和交叉征，则此组合代表整体髋臼后倾。在这种情况下，通常在 X 线片上可以看到坐骨棘（图 31.7）。如果没有观察到后壁征但有交叉征，则说明存在髋臼过度前覆盖。FAI 和髋臼过度覆盖的另一个迹象是深髋臼窝或髋臼内陷。当髋臼窝底部位于髂坐线内侧时，这是髋

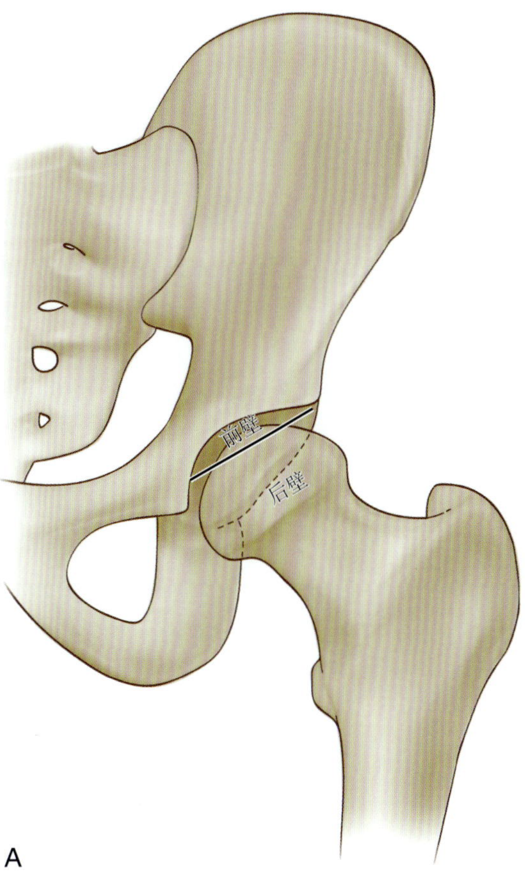

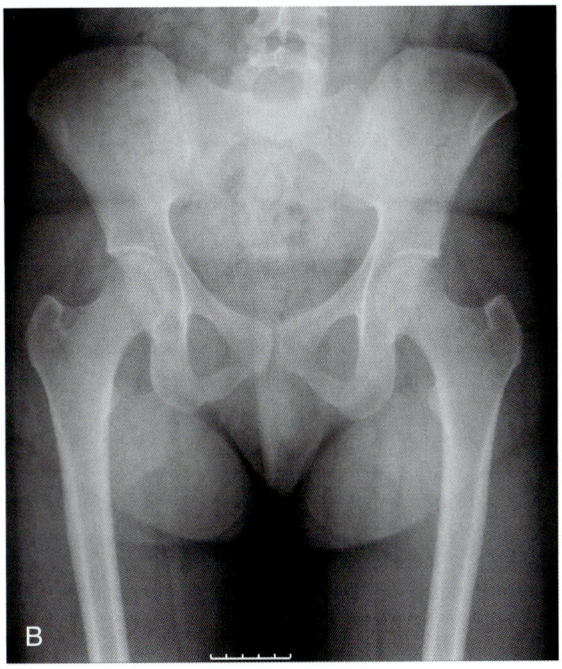

• **图 31.6**　（A 和 B）正常髋臼倾斜度（引自 Reynolds D，Lucas J，Klaue K. Retroversion of the acetabulum：a cause of hip pain. J Bone Joint Surg Br. 1999；81：281-288.）

臼内陷的标准 [16]。外侧中心边缘角为 20°～25° 的临界髋关节发育不良患者可能会有髋臼后倾；因此，在考虑治疗时，在鉴别诊断中考虑这一因素至关重要。

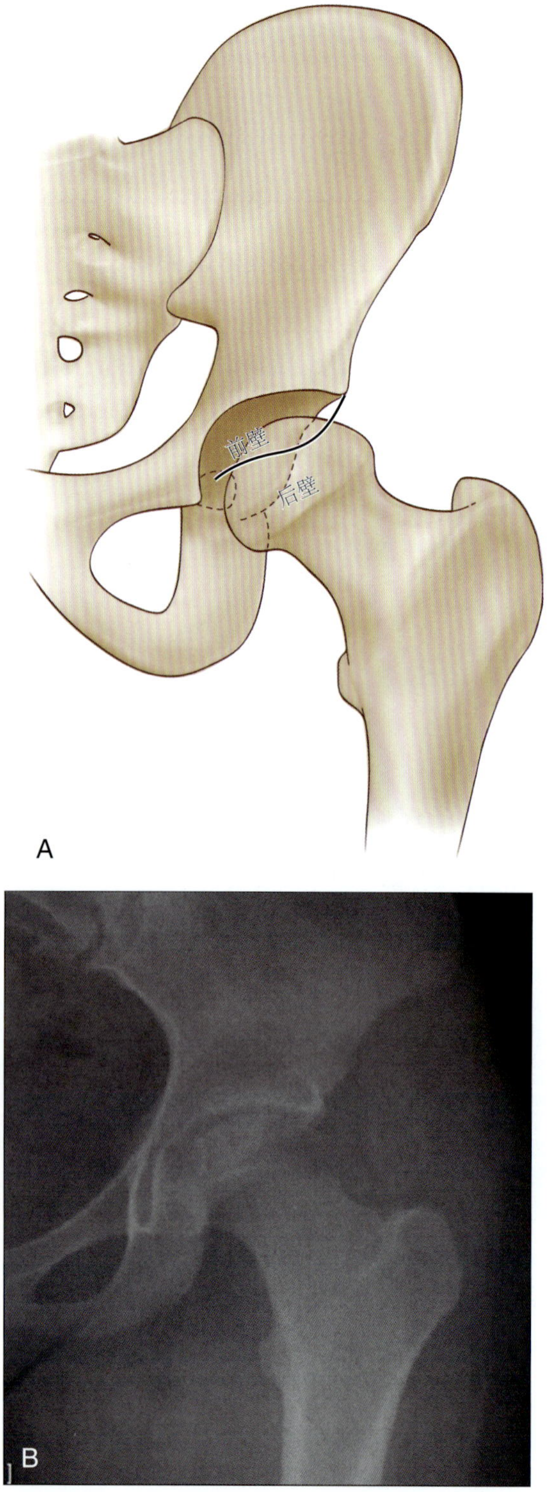

• **图 31.7** A 和 B，髋臼后倾伴交叉征、后壁征和坐骨棘征（引自 Reynolds D，Lucas J，Klaue K. Retroversion of the acetabulum：a cause of hip pain. J Bone Joint Surg Br. 1999；81：281-288.）

侧位 X 片应能看到前方、前外侧头颈部交界处。可以使用几种不同的技术来拍摄侧位 X 线片。重要的是要获得没有大、小转子干涉的股骨颈的最长视野，包括髋部的真实外侧位（大腿内旋 15°），Dunn 外侧位（大腿屈曲外展位的髋关节前后位 X 线片）和蛙式侧位 X 线片。该视图的重要信息包括股骨头的球形度和股骨头与股骨颈之间的偏移程度。对于 FAI，该视图显示股骨头和颈之间没有偏移，股骨头呈凸面或非球形（图 31.8）。在股骨颈的前方可以出现撞击槽（图 31.9）。在此 X 片上测量 α 角。该角度最初由 Notzli 等 [17] 描述，是通过绘制一个叠加在股骨头上的圆来获得的。α 角来自两条线：①经股骨头中心的股骨颈轴线；②经过股骨头中心，并经过头 - 颈前外侧交界处，即股骨头轮廓外缘突出圆圈的最内侧点的连线。该值可以在侧位 X 线片或 MRI 上获得（图 31.10）。据报道，α 角的正常值为 40°～45°，许多作者认为大于 50° 的 α 角是不正常的 [17]。该角在很大程度上取决于技术测量和股骨旋转 [18]。如果非球面股骨头和颈部的一部分不在平面内，可能会出现正常的 α 角和股骨头上的凸轮型病变（图 31.10）。

MRI 对髋关节撞击的诊断很重要。MRI 的目的是评估软骨和髋臼唇，并更好地定义股骨头和颈部的

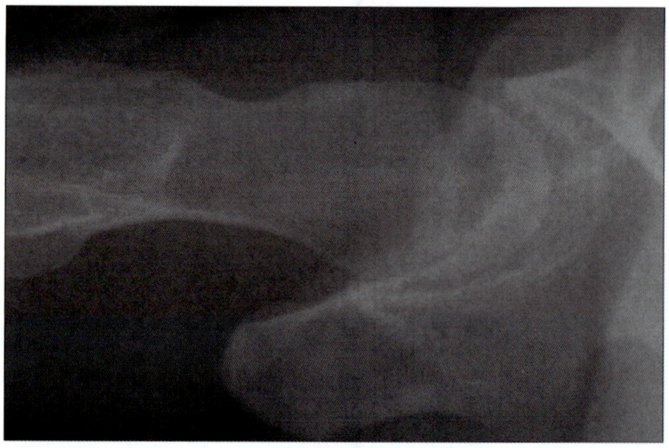

• **图 31.8** 大腿内旋 15°，股骨颈侧位 X 线片，股骨头颈交界处有明显的凸面

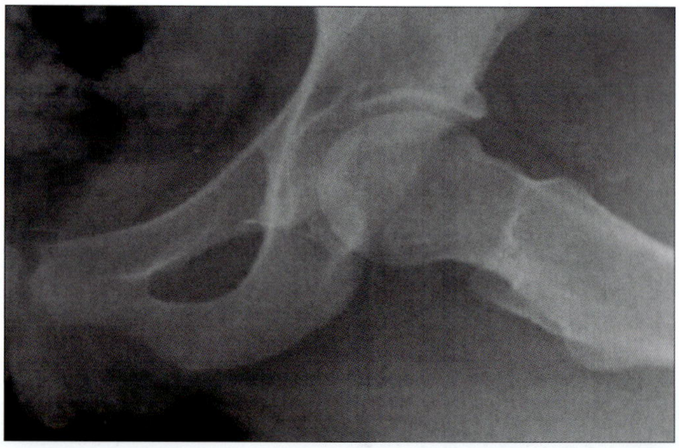

• **图 31.9** 股骨颈侧位 X 线片显示突出前缘的撞击槽，可见交叉征和坐骨棘征

三维解剖结构。大多数外科医生使用径向采集序列的 MRI，其扫描方向为股骨颈的轴线。径向采集序列可以对股骨头和颈部进行 360° 可视化处理，更好地了解股骨头颈交界处的解剖形态以及任何相关的髋臼唇和软骨损伤 [19]。传统的髋关节和骨盆 MRI 研究不进行径向顺序检查通常不在平面上，从而可以观察到畸形（图 31.11）[20]。扩张关节囊的关节造影可以更清楚地显示髋臼唇的损伤和可能的软骨损伤。最近的研究表明，间接关节造影（延迟钆增强 MRI 以及随后的三维 T1 成像）可能会提高 MRI 检测早期软骨病变的诊断能力 [21]。MRI 在诊断髋臼唇及软骨损伤中的敏感性仍然存在差异。MRI 在检测唇部损伤中的敏感性大于在检测关节软骨损伤中的敏感性。将来，更好地评估髋关节和软骨损伤的技术将提高 MRI 检测早期软骨病变的诊断准确性。

总之，FAI 的诊断主要基于病史和体格检查。腹股沟疼痛、髋关节屈曲和内旋转受限以及撞击试验阳性是常见的临床检查结果。在大多数髋关节撞击病例中，骨盆前后位 X 线片、股骨近端侧位 X 线片以及径向采集序列 MRI 对确认临床检查很重要。关于 CT 的使用仍存在争议，但是许多关节镜外科医生都采用 CT 进行术前计划。

鉴别诊断

FAI 的鉴别诊断包括髋关节发育不良、骨坏死、股骨转子滑囊炎、股骨颈应力性骨折、髂腰肌肌腱炎、股直肌劳损、内收肌劳损、肿瘤、感染、SCFE、Perthes 病、类风湿关节炎和腰椎间盘突出症。

最大的挑战是外侧中心边缘角为 20°～25° 的临界髋关节发育不良患者，其中很多患者有发育不良和撞击的症状。导致症状的主要病理机械过程（不稳定或撞击）可能是诊断难题。因此，在确定适当的治疗

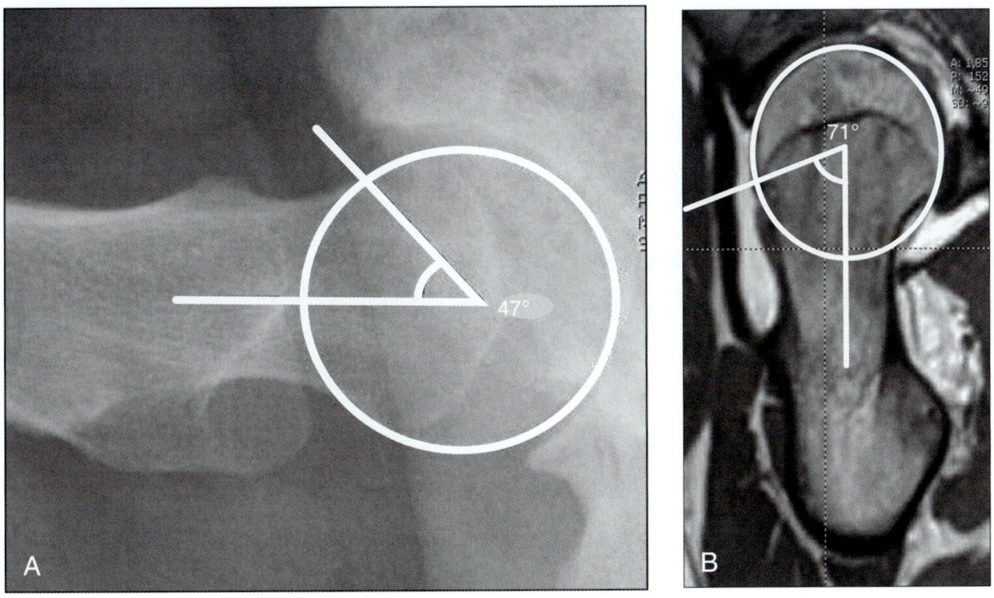

• **图 31.10**　(A) 侧位 X 线片上绘制的 α 角。(B) 相同髋关节径向采集序列 MRI 上的 α 角，因为径向采集序列允许多平面成像，偏移异常可以在不同的平面上观察，而不是侧位 X 线片

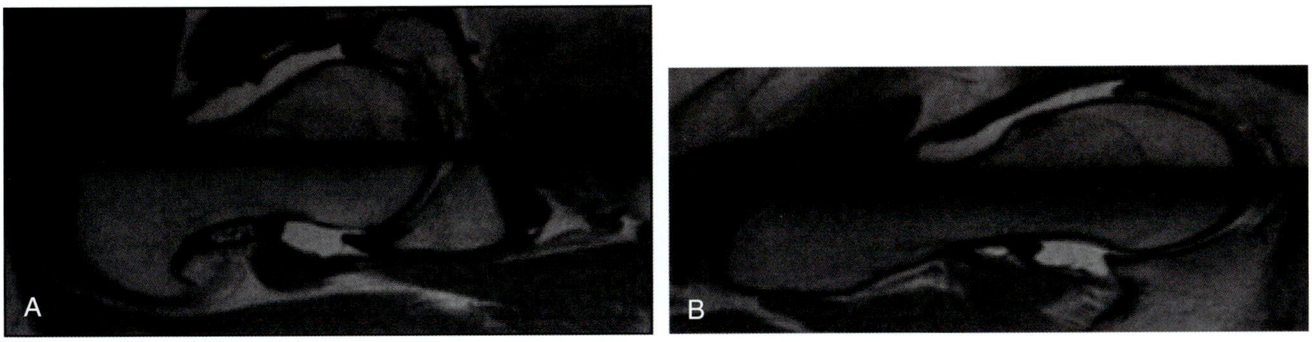

• **图 31.11**　(A 和 B) 股骨颈轴周围的径向采集序列，可以通过多平面可视化更好地确定骨性异常，正如同一患者的这两种不同视图所示

方法时，医生需要考虑病史、体格检查结果和X线片。与FAI相比，发育不良的患者更有可能发生与活动有关的外展肌疲劳、恐惧试验阳性以及更大的髋关节屈曲和内旋，FAI患者的症状更多地与髋关节屈曲有关，髋关节屈曲和内旋减少。髋关节发育不良的MRI显示髋臼唇肥厚伴有局部囊性变和一些软骨下硬化（图31.12）。

治疗

许多不同的手术选择可用于治疗FAI。在有适当的适应证的情况下，已报道了在短期至中期基础上改善疼痛和功能的不同方法。许多单中心的回顾性研究表明，对于大多数尚未患有晚期OA的患者，手术可改善疼痛和功能[22-28]。这些研究中有许多是相对短期的随访，因此长期治疗对于疾病的自然病史影响尚不清楚。

在决定手术治疗之前，建议对大多数患者进行保守治疗。目前尚无关于非手术治疗（包括休息、活动受限和物理疗法）有效性的数据。物理疗法应包括加强核心力量，治疗师应避免尝试增加运动范围，因为这种尝试可能会加剧症状。

如果活动调节、药物和（或）各种疗法不能改善症状，则建议进行手术治疗。治疗的目标是获得没有骨撞击的功能性运动范围，并修复髋臼唇和软骨的任

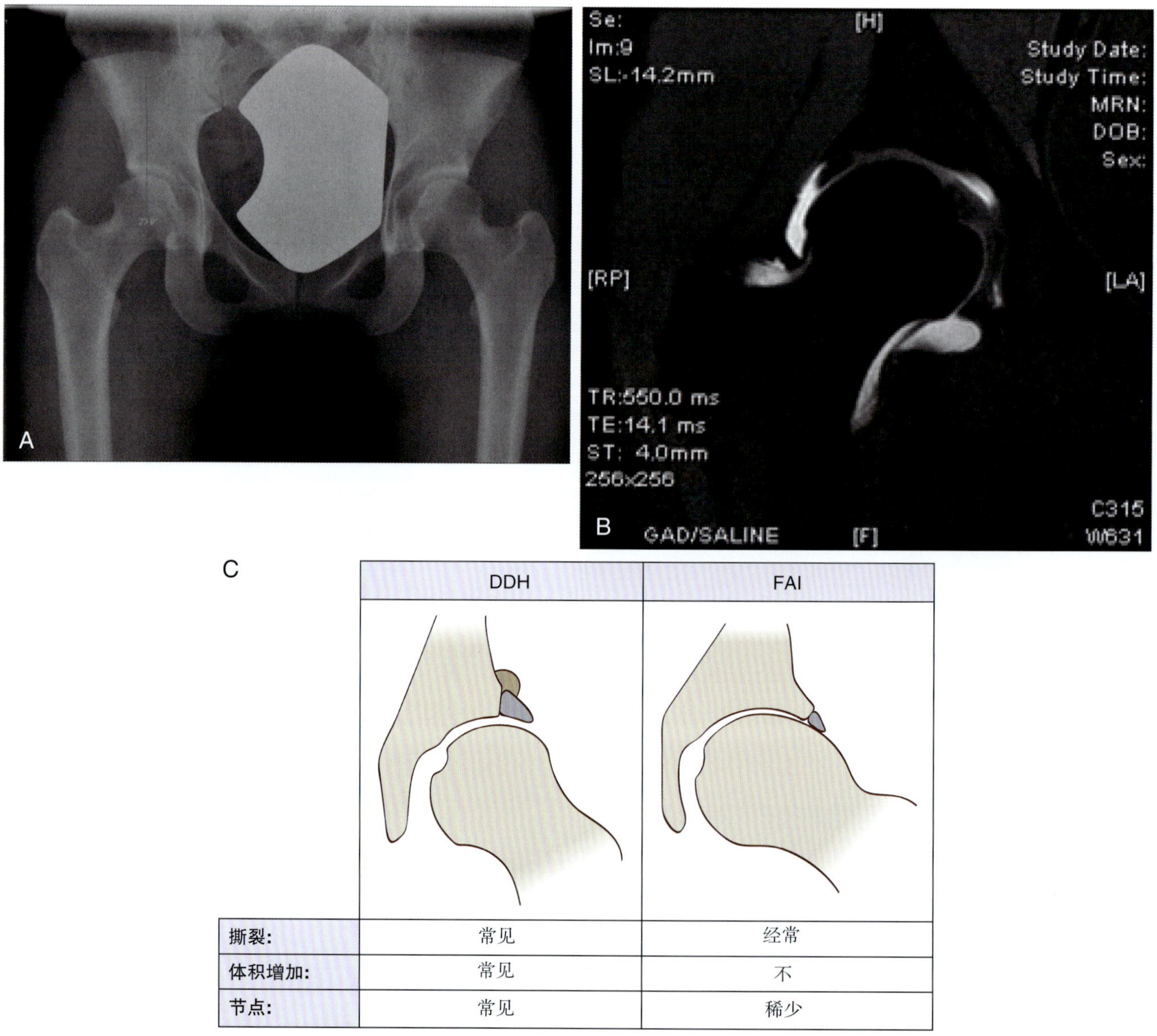

	DDH	FAI
撕裂:	常见	经常
体积增加:	常见	不
节点:	常见	稀少

• **图31.12**（A）骨盆正位X线片，前中心边缘角为23°。（B）MRI显示肥厚的髋臼唇作为二次稳定装置，这与髋关节发育不稳定是一致的。（C）FAI和发育性髋关节发育不良（DDH）的髋臼唇在MRI上的不同表现（C图引自Leunig M，Podeszwa D，Beck M，et al. Magnetic resonance arthrography of labral disorders in hips with dysplasia and impingement. Clin Orthop Relat Res. 2004；[418]：74-80.）

何损伤，以改善患者的痛苦和运动范围。通过恢复髋关节的无撞击运动来达到避免或延迟骨关节炎发作的长期目标。

手术技术包括髋关节外科脱位、股骨截骨术以矫正股骨倾斜、髋臼周围截骨术、关节镜法，以及关节镜联合有限的开放手术。选择哪种治疗取决于许多因素，包括外科医生的偏爱和开放或关节镜检查手术入路的舒适性。不同方法之间没有真正的比较。结果似乎具有可比性，但是所有报道的系列均具有不同的手术标准和不同的报道结果变量。关于哪种技术可能最适合特定患者变量的知识正在增加，但是在外科医生的偏爱和见解方面仍然存在重大差异。我们简要描述了每种技术、其报告的结果以及每种方法的优缺点。

保守治疗

没有有关非手术治疗有效性的数据。对于参与加剧髋关节疼痛（例如跳舞）活动的患者，建议限制这些活动。对于髋关节没有明显的髋臼唇和软骨损伤的患者，一旦改变了重复的极限运动，理论上就有症状改善的机会。

髋关节外科脱位

安全的髋关节脱位是用于治疗 FAI 的最常见的开放式手术方法。通过这种技术的可视化，FAI 中的许多病理机制和许多损伤模式已经被了解。这种方法最初由 Ganz 等 [29] 描述，可以完全可视化股骨近端和髋臼。这种方法的好处包括在手术时通过髋关节运动可视化病理过程，并具有对髋关节损伤进行三维评估的能力。在更复杂的撞击病例或翻修病例中，与关节镜检查相比，开放性外科脱位方法更为可取。最好采用开放式手术治疗的情况是，需要进行后凸轮骨软骨成形或同时进行股骨截骨术并伴有倾斜异常和撞击迹象。与有限切开或关节镜相比，通过这种方法更容易观察和治疗大转子的前、后等关节外撞击部位。通过这种入路，采用骨软骨成形手术解决骨的畸形是很简单的。采用这种手术入路，髋臼缘切除术和髋臼唇修复术的难度较小。关节外撞击的评估和处理，如 Perthes 病中股骨颈相对延长的病例，最好采用此入路。单中心回顾性研究已经展示了手术脱位技术令人兴奋的结果，患者疼痛和功能得到了改善（表 31.1）。在大多数情况下，进行骨软骨成形术可改善头颈偏移。髋臼唇修复和边缘切除的必要性取决于髋臼唇损伤的程度和髋臼的深度，使用这种方法的结果研究在至少 2 年的随访和 1%～10% 的患者治疗失败的情况下，有 68%～96% 的患者获得了良好至优异的结果。开放手术的不利方面包括股骨转子切开术和 1%～2% 的患者股骨转子不愈合的可能性。据报道，该手术的并发症是股骨转子骨不连和异位骨化，以及极少见的神经损伤。

关节镜

随着外科医生对髋关节撞击的了解和对技术的逐渐熟悉，关节镜检查方法被越来越多地使用。由于髋关节特有的解剖结构，因此可视化和治疗均面临挑战。哪些患者最适合进行髋关节镜检查仍存在争议，如在轻度髋关节发育不良或关节倾斜角度异常的患者中。具有前凸轮型病变的典型撞击患者可通过关节镜方法轻松治疗。通过关节镜，也可以进行骨软骨成形手术。但是在靠近支持带血管的近端和后方部位，很难通过关节镜进行骨软骨成形手术。有经验的髋关节镜外科医生可以进行髋臼边缘切除和盂唇重建手术，手术报告显示其结果与髋关节外科脱位技术相当。尽管研究结果与开放手术效果相当，但是关节镜检查的优势在于不需要大转子截骨术、可以在门诊治疗、便于康复治疗。对于那些在髋关节镜检查方面没有丰富经验的人来说，学习曲线较陡。据报道，髋关节发育不良患者的髋关节镜检查和髋臼唇修复术均取得了阴性结果 [30]。由于关节镜检查方法的可视化程度较低，因此术前和术中的成像辅助有助于确保骨软骨成形手术的完成。通过经验和其他比较研究，关节镜方法的适应证和使用方法将变得更加明显。

关节镜联合有限的前路开放入路

一些作者倡导采用关节镜检查联合髋关节前方有限切开的骨软骨成形术 [25,31]，前入路经缝匠肌和阔筋膜张肌间隙，这种方法的优点在于可以直视股骨头 - 颈连接的前方部分，避免了外科脱位和转子截骨术。关节镜检查可以根据需要进行关节内检查以及髋臼唇 - 软骨清创和修复。

髋臼周围前倾截骨术

髋关节撞击症状主要来自髋臼后倾且关节损伤最小的患者，可以考虑进行髋臼周围前倾截骨术。手术的目的是使髋臼从后倾转向前倾。Siebenrock 等 [32] 报道了 29 例因髋臼后倾撞击接受了髋臼周围前倾截骨手术的患者，术后平均随访 30 个月，其中 26 例患者随访结果为“良好 - 优秀”。对于 X 线片上具有交叉征、坐骨棘征和后壁征的髋臼后倾患者，应考虑采用此方法。前方关节软骨应避免损伤，因为这些关节软骨多位于静态时的负重位置。由于后壁撞击的副作用，后壁征需要处理[32]。可以同时进行关节切开和前路骨软骨成形术，该手术比髋关节发育不良的截骨术更具挑战性。

预后

通过多种方法对 FAI 进行外科治疗的结果研究表明，大多数患者的疼痛和功能得到改善。证据是基于相对短期的随访，长期随访对于评估治疗对髋关节自然病史和存活率的影响是必要的。对于关节损伤最小的患者，治疗效果得到改善。FAI 是年轻成年髋关节继发性 OA 的公认病因。髋关节在接受或不接受治疗的情况下能存活多久并不十分清楚，但其症状和功能的改善还是很有希望的。

目前的争议和未来的展望

- 治疗对髋关节撞击自然病史的影响。
- 外科脱位技术和关节镜手术入路的治疗结果的比较。
- 通过检查和 X 线片证实的准确诊断的标准是什么？
- 哪些患者及其特定的特征可能会从一种治疗方法中受益，而不是从另一种治疗方法中受益？
- 当出现早期 OA 时，哪种治疗方法最好？

（参考文献参见书末二维码）

第 32 章

成人髋关节发育不良

STEPHEN M, ENGSTROM, PERRY L, SCHOENECKER

（杨晨 译 冯卫 审校）

关键点

- 髋关节发育不良通常出现在没有已知髋关节病史的青少年和年轻成年患者中。
- 早期诊断对于提供最佳的保髋治疗机会至关重要。
- 病史、检查和 X 线片是诊断检查的重要组成部分。
- 对于继发性骨关节炎发生前的症状性髋关节发育不良，可以考虑多种保髋手术治疗，但大多数情况下髋臼复位是最合适的手术干预。
- 当非手术治疗失败时，髋关节发育不良合并晚期继发性骨关节炎（OA）应采用全髋关节置换术（THA）治疗。

直到骨骼发育成熟前，继发于髋关节发育不良的不稳定通常不会引起症状。早期治疗方法，如婴幼儿时期的闭合复位矫形术或人字石膏外固定术已被广泛报道，但更多的时候忽略了髋关节发育不良的早期诊断治疗。一旦骨骼发育成熟的患者出现髋关节不稳定的症状，必须对现有的髋臼发育不良进行手术矫正，以阻止其病理进程进展。

鉴别诊断

髋关节疼痛可分为很多不同的类别。早期的区别是疼痛的部位，髋关节外侧疼痛常由大转子滑囊炎引起，这可能与外展肌功能障碍有关。腰痛或神经根病也可表现为髋关节外侧疼痛。大多数髋关节内病理表现为腹股沟疼痛。活动范围受限和疼痛的患者可能会伴有股骨侧凸轮型病变、髋臼侧钳夹型病变或两者同时发生的髋关节撞击。长时间坐在矮椅子或汽车里，患者往往会感到疼痛。髋关节发育不良患者（无撞击）一般活动范围正常。他们在走路或者跑步等活动时更容易描述出疼痛。在这两种情况下，患者都可能出现髋臼唇撕裂或机械症状。当然，引起成人髋关节疼痛的其他原因明确，包括感染（化脓性关节炎或骨髓炎）、肿瘤、代谢性疾病、缺血性坏死、创伤或与发育不良无关的一般骨关节炎。仔细询问病史并行体格检查后，诊断影像学平片可进一步缩小成人髋关节疼痛的鉴别诊断范围。

临床表现

病史

继发于髋关节发育不良的具有症状性临床不稳定的骨骼成熟患者存在可变髋关节疼痛和（或）跛行史。这种疼痛可出现在髋关节不同部位，但主要是在腹股沟区。疼痛可以是相当隐匿的，在出现前会持续数月至数年。疼痛往往在活动时加重，常常存在疲劳性跛行。出现跛行时，疼痛首先局限于髋关节外展肌和（或）大转子区域，这是由髋关节中心外移和外展肌负重增加造成的。每个患者的活动量往往决定了他们在多大的年纪会出现症状，因为活动量的增加会增加对髋关节的需求，从而形成一定程度的发育不良。机械症状，如抓、锁或弹出可以伴随活动相关的髋关节疼痛，提示髋臼唇病变或软骨瓣。

应概述疼痛的程度和特征、持续时间和相关症状，有助于诊断和指导治疗。应用 Harris 髋关节评分系统评价日常活动中髋关节功能的相关问题，有益于术前评估，并可用来评估治疗的效果。虽然该系统通常用于评价髋关节置换术的效果，但其还被用来评估保髋疗效。在成人髋关节发育不良的研究中，术前 Harris 髋关节评分在 50～65 分（满分 100 分）的患者可应用保髋治疗。如果患者在儿童时期因髋关节发育不良接受过治疗，则必须获得详细的儿童治疗史，包括非手术治疗和手术治疗。

最近，一些经过验证的患者报告的结果指标已经被开发出来，以帮助更好地描述术前疼痛和功能水平，以及对手术和非手术治疗的反应。最新的是由 NIH 赞助的患者报告结果测量信息系统（PROMIS）。先前的研究已经证明了 FAI 对 PROMIS 评分有负面影响[1]，研究表明，使用 PROMIS 评分可能被证明是一种有价值的工具，用于衡量临床对手术治疗的重要反应[2]。

体格检查

对髋关节疼痛患者检查的第一步是评估患者的步态。患者可能表现为止痛步态或Trendelenburg步态。出现止痛步态的患者可能有引起急性疼痛的显著髋臼唇病变，或更多地与外侧负重点长期改变而导致退行性变有关。Trendelenburg步态表现为髋关节中心外移和外展肌乏力。如果髋关节存在功能性不稳定，Trendelenburg试验呈阳性。有必要让患者保持这种姿势几秒钟，实施该试验时，患者偶尔会指出髋关节大转子疼痛。

其次，应该评估主动和被动ROM，同时评估髋部屈肌、伸肌、内收肌和外展肌的肌力。典型的髋臼发育不良患者可能有一个正常或过度的被动ROM。受影响的患者通常由于相关的髋臼边缘疾病而有阳性的撞击征象。

影像学评估

4个标准的X线片有助于评价骨骼发育成熟的髋关节发育不良：站立的骨盆正位片、双髋假斜位片、仰卧蛙式侧位片、Dunn侧位片（图32.1A～D）[3]。此外，可以增加外展和内旋（Von Rosen）视图显示骨盆和（或）股骨截骨术的关节包容和匹配。

骨盆正位片可提供髋臼形状和方向的最全信息，并可与对侧髋关节进行比较。图32.2详细介绍了骨盆正位片中重要的线和测量值。Shenton线是一条连接耻骨下缘和股骨颈下缘的曲线，在正常髋关节中此线是连续的，任何不连续或不规则均提示髋关节半脱位。连接两侧泪点最低点的水平线为进一步评估提供参照点，这条线可作为连接髋臼负重部分内侧缘的平行线的参考。Tönnis角或髋臼指数是这条平行线与第二条描绘髋臼圆顶承重部分的线交点之间形成的角度。这个角度应该在0°～10°，角度大于10°则提示为髋关节发育不良。

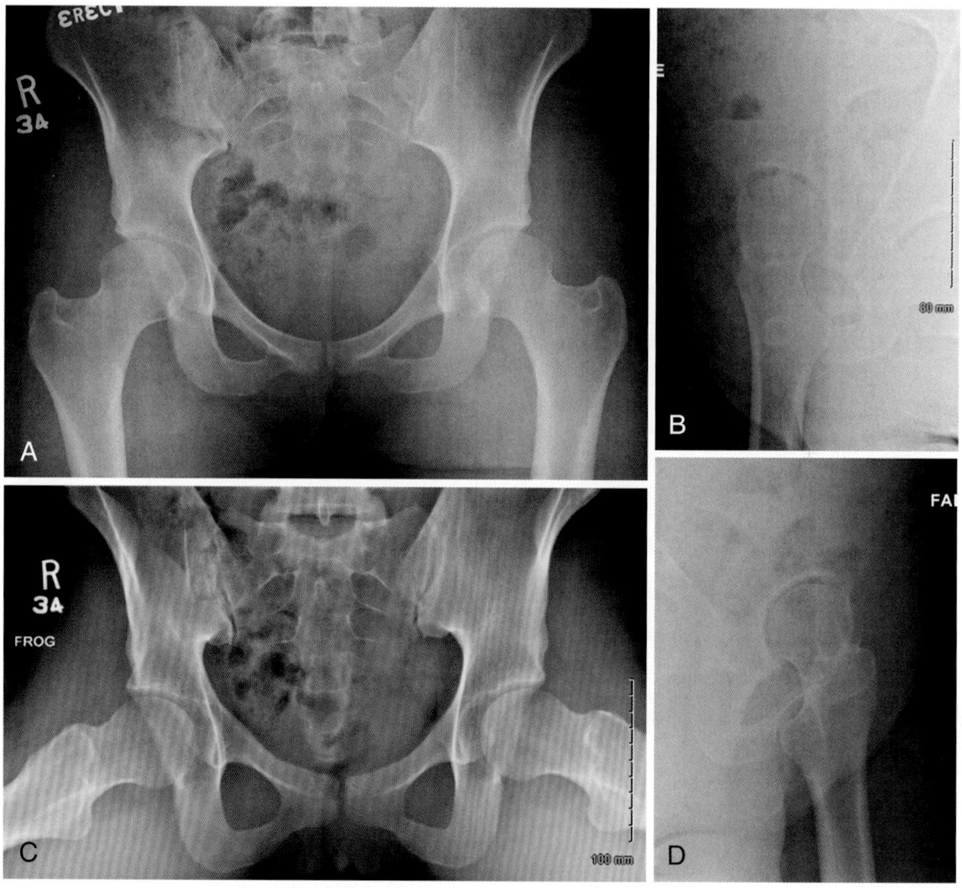

• **图 32.1** 评估髋关节疼痛的年轻成人的4个初始X线片的正常例子。（A）骨盆正位片，射束位于耻骨联合和髂前上棘之间，双下肢内旋15°，以突出股骨近端。（B、D）假斜位X线片（图34.4 A～C）。（C）蛙式侧位视图。患者的体位为髋关节外展45°，膝关节屈曲30°～40°，髋关节外旋，使脚掌面朝另一条腿（引自Clohisy JC，Carlisle JC，Beaule PE，et al. A systematic approach to the plain radiographic evaluation of the young adult hip. J Bone Joint Surg Am. 2008；90：47-66.）

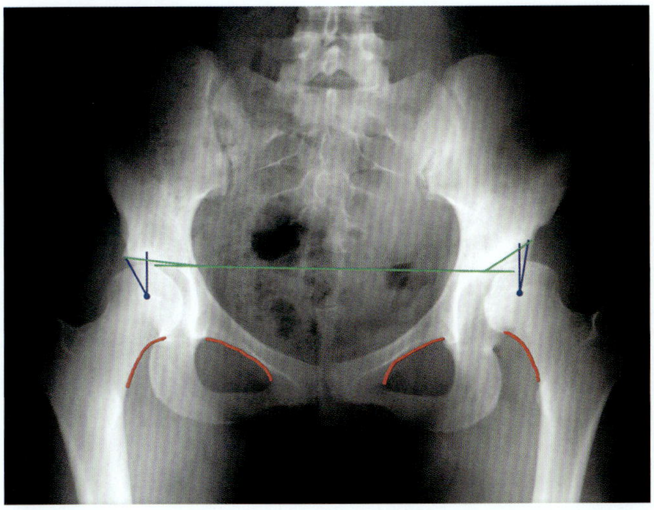

• 图 32.2　具有重要标志 / 测量的标准骨盆正位片：Shenton 线（红色），外侧中心边缘角（蓝色），Tönnis 角（绿色）

骨盆正位 X 线片还可测量外侧中心边缘角。这个角度是在一条穿过股骨头中心的垂直线和一条连接股骨头中心和髋臼外侧边缘的直线之间形成的。在正常的髋关节，股骨头的中心应该位于髓臼外侧缘的内侧，外侧中心边缘角为 25° 或以上 [3]。然而，在发育不良的髋关节中，股骨头可半脱位，髓臼倾斜和（或）负重区髋臼顶（眉弓）较短，从而导致股骨头覆盖范围减少。另一项测量股骨头覆盖率的方式是测量外侧头挤压指数 [4]。该指数是位于髋臼外侧边缘外侧的股骨头的百分比。这种测量不仅可以作为发育不良程度的指标，也可以作为保髋截骨手术成功的术后预测指标 [5]。外侧中心边缘角通常会病理性降低，有时呈负值（如果头部中心向髋臼外侧移位）。在骨盆正位片上可直接测量髋关节相对骨盆的偏移程度。测量髂坐线到股骨头内侧的水平距离，单位为毫米。并与健侧比较，绝对值小于 10 mm 是正常的 [3]。最后，在站立位骨盆正位片上，可通过观察（或测量）骨盆倾斜，间接评估下肢的相对长度。下肢长度存在差异可致长腿侧髋关节覆盖相对不良，可进展为轻度髋发育不良，即一种被称为长腿关节病的疾病。

评价成人髋关节发育不良的另一种重要的 X 线片是髋关节假斜位片。患者站立时距骨盆外侧健侧位轴 25°，患髋位于影像的中心（图 32.3 A、C）。在此片上可测量前中心边缘角，显示髋臼对股骨头前方的覆盖。该角是由通过股骨头中心垂直线与股骨头中心到髋臼前缘表面之间连线的夹角。角度应大于 20°[3]。覆盖不足提示髋关节发育不良，而过度包容则易造成撞击。

拍摄蛙式侧位片时，取仰卧位前后投射，髋关节和膝关节各屈曲约 45°，下肢外旋 [3]，以使脚底接触另一侧下肢的内侧。此位置可显示不同的股骨头的外侧轮廓和头颈结合处的前侧及前外侧。通常情况下，头颈部前和前外侧交界处会异常突出，并可能在屈曲和内旋时起到相对阻挡作用 [2]。Von Rosen 位片采取仰卧位前后投照髋关节，髋关节外展和内旋 25°～30°。该功能视图显示了股骨头如何陷入髋臼，并模拟了重定向截骨术（髋臼或股骨，或两者兼而有之）后覆盖股骨头。使用 Tönnis 关节炎影像学分级可以帮助外科医生决策，执行或不执行保关节手术。0～1 级髋：没有或很少有关节间隙狭窄或退化性变化的证据，如硬化或边缘骨赘。Tönnis 2 级髋：轻度关节间隙狭窄伴小囊肿，股骨头球形轻度丧失。2008 年，一份来自 3 个不同机构的关于接受髋臼周围截骨术（PAO）患者的报告显示，有 Tönnis 0 级或 1 级髋部 5 年的患者，12% 的患者的术式转变为 THA，2 级髋部中 27% 的患者的术式转换为 THA。一般来说，3 级髋关节和患有晚期关节塌陷或骨关节炎的患者不适合保髋；患者应该被告知其他选择，如关节置换术 [6]。最近一项对单个机构 238 例髋的平均随访 10.3 年的分析表明，5 年髋关节存活率为 97%，10 年为 95%，15 年为 97%[7]。此外，虽然 Tönnis 2 级或 3 级髋有转变为 THA 的相对风险，但该研究表明，术前关节不协调是失败的最大风险，其 THA 转换率高出 9 倍。

三维 CT 成像并不常规应用于髋关节发育不良的初始评估。然而，随着低剂量辐射扫描技术的发展，它已成为髋关节发育不良术前评估的重要组成部分。这种扫描提供了髋关节和骨盆的三维重建，可以进一步表征发育不良的程度和髋臼的形状。比如，CT 可以识别病理性后倾，在高达 18% 的患者中有髓臼发育不良 [8-10]。MRI 关节轧造影对比（即磁共振关节造影术）是成人髋关节发育不良首选的先进成像方式。可提供其他有利于诊断并且与关节内病理改变相关的信息。髓关节发育不良患者的髋臼唇通常是肥厚的，可发生伴有症状的髋臼唇撕裂或软骨瓣损伤。除了髋关节发育不良和不稳定引起的症状外，关节内病变的患者通常表现为与位置相关的髋关节疼痛、绞锁或弹响。MRA 已被证明比无关节内造影的 MRI 能提供更明确的信息 [11]。然而，随着 MRI 技术和磁场强度（3 T vs. 1.5 T）的进步，仅 MRI 就已成为唇状组织和软骨病变的高度精确诊断工具，其灵敏度和准确度接近 100%[12,13]。

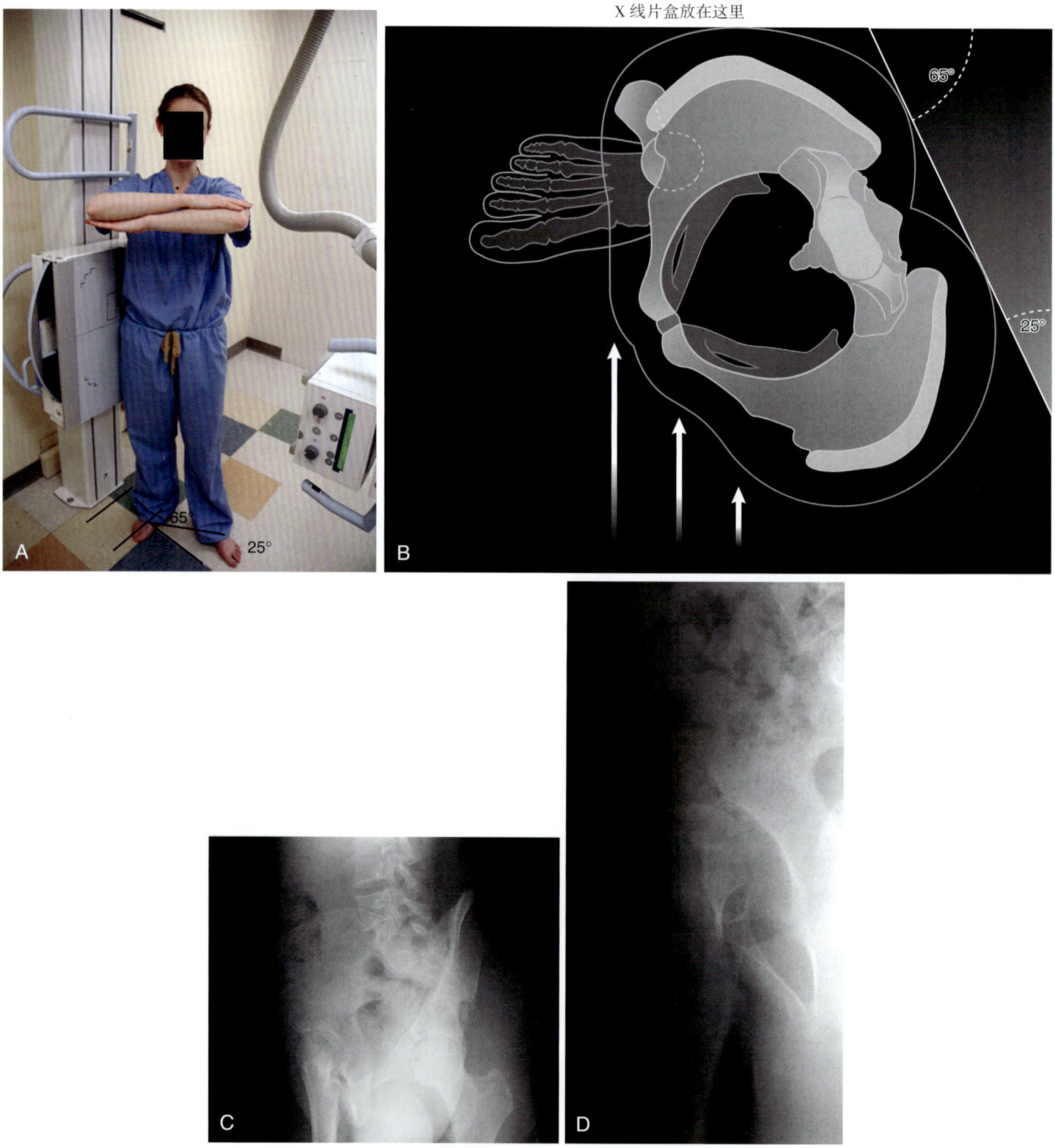

• **图 32.3** 髋关节假斜位片。（A）患者站姿，骨盆 / 躯干偏离健侧 25°，形成 65° 的髋关节斜位，患侧的脚平行于 X 线片盒。（B）相同位置的横截面示意图（箭头）。（C）可测量前中心边缘角的正常髋关节假斜位片。（D）伴有髋臼前覆盖不足的髋关节发育不良的假斜位片（改编自 Clohisy JC，Carlisle JC，Beaule PE，et al. A systematic approach to the plain radiographic evaluation of the young adult hip. J Bone Joint Surg Am. 2008；90：47-66.）

此外，一种更专门的 MRI 技术称为软骨延迟钆增强磁共振成像（dGMERIC），可以通过测量糖胺聚糖来评估股骨头关节软骨的相对质量。这种方法的有用之处在于它能够在平片或传统 MRI 显示出早期 OA 软骨变化之前检测到这些变化。研究表明，dGMERIC 低糖胺聚糖评分，特别是在关节前部，预测截骨保髋手术的预后比正常软骨评分差[14,15]。

骨病理学

实际上，由于髋关节发育不足和（或）发育失衡，出生前就发生了髓关节发育不良。髋臼窝的发育需要充分覆盖股骨头，在整个骨骼生长过程中，股骨头 - 髋臼呈同心状态，且髋关节周围肌肉力量平衡。在儿童早期，也就是 3 岁之前，股骨头在髋臼内的简单平衡就会加深髋臼，从而提高髋关节的生长和稳定性。由于随着年龄的增长，髋臼重塑潜能降低，如果髋臼发育不良，只能通过手术矫正。可以预见，随着症状和影像学措施的恶化，发育不良髋关节将向不稳定发展。

发育性髋关节发育不良伴不稳定的主要原因是髋臼缺陷。这种情况是由以下原因引起的：①解剖位置正确，但存在先天性髋臼发育不全（“短髋臼窝”）；②慢性半脱位且从未完全就位；③肌肉失衡导致骨骼生长过程中的不稳定。通常情况下，一旦骨骼成熟，一个稳定的、充分覆盖的髋关节将保持稳定，然而，任何程度的髋臼发育不良都会使髋关节处于危险之中，导致不稳定的进展。根据 Tönnis 角评估，上倾斜的眉弓允许股骨头负重侧移。当股骨头病理性地向外侧移动时，该过程导致髋臼边缘的点负荷和应力增加[16]。图 32.4 展示了这种病变。Neple 等[17]最近的一项研究基于髋臼窝的 CT 成像描述了髋臼缺损的常见模式。在 153 例髋的大队列中，所有患者均存在侧位功能不全，而前后功能不全的差异较大。作者确定了髋臼缺损的三种常见模式：前上位缺损、整体发育不全和后上位缺损[17]。

除了髋臼功能不全外，股骨近端畸形也常伴有症状性髋臼发育不良。例如，股骨外翻过度会导致外侧挤压和髋关节不稳定。颈干角的增加使髋关节内的力向外侧转移。此外，股骨前扭转增加也常见于髋臼发育不良。这种情况加剧了髋臼覆盖不足的前路不稳定症状。如有需要，可结合股骨近端内翻 / 旋转截骨术和髋臼重定向截骨术来改善前外侧覆盖。另外，PAO 后，剩余的股骨近端内翻或股骨后翻可能导致外侧撞击，需要进行产生外翻的股骨近端截骨术来恢复被动外展。通常，前方关节切除术是为了解决股骨头的非球形和恢复无撞击的头颈部偏移[18,19]。

软组织病理学

在髋臼缺损的情况下，髋臼唇结构会起到辅助稳定性的作用。发育不良的髋部通常有明显的外髋臼唇肥大和冗余[20]。异常大的前外侧髋臼唇会随着股骨头外移的进展和边缘应力的增加而退化和（或）撕裂。由于重复的边缘超负荷，有症状的髋臼唇损伤更早出现在更活跃的个体，如舞蹈演员、足球运动员、跑步者和骑自行车的人。在髋臼后倾患者中，由于较小程度的屈曲和内旋撞击造成的外唇损伤也更为常见。2005 年，Peele 等报道了 36% 的髋臼唇部撕裂患者符合髋关节发育不良的影像学特征。而在匹配的无髋臼唇部撕裂的对照组中，髋臼唇部撕裂患者的髋关节发育不良发生率为 0[21]。此外，最近的一项研究表明，与无髋臼发育不良的股骨 - 髋臼撞击患者相比，髋关节发育不良患者发生髋臼唇部损伤、髋臼唇周围囊肿和髋臼边缘骨囊肿的比例更高[22]。Domb 等[23]报道了一小组截骨手术时接受关节镜检查的患者，结果发现 100% 的患者存在关节内的病理改变。

髋关节周围的肌肉不平衡加剧了髋臼型髋关节不稳定的症状。相对外展肌无力导致关节反作用力增加，形成 Trendelenburg 步态和 Trendelenburg 阳性征。股骨头半脱位或外移时，髂腰肌短缩，进一步引起股骨近端外侧移位。内在肌肉力量和平衡在优化保髋手术或关节置换术重建手术的结果中都是必不可少的。

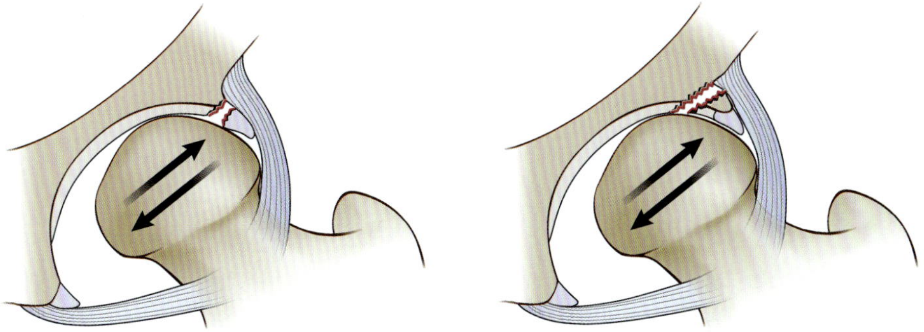

• **图 32.4**　髋臼发育不良致外移的点负荷及髋臼边缘骨折示意图（引自 Klaue K，Durnin CW，Ganz R. The acetabular rim syndrome. J Bone Joint Surg Br. 1991；73：423-429.）

治疗选择

非手术疗法

所有因髋臼发育不良继发的髋关节不稳定而首次出现症状性髋关节疼痛的患者都应该就围绕该疾病的生物力学问题进行咨询。如果患者出现间歇性的、轻微的症状和少量的髋关节发育不良的影像学证据，可以观察和进行非手术治疗。这些包括抗炎药物治疗，目标导向的物理治疗，以及必须与预期管理相结合的活动调整。一些早期伴有髋关节疼痛和轻度影像学发育不良的患者这样做是因为他们更活跃，对未覆盖或发育不全的髋关节的需求高于平均水平。因此，应该确定患者的活动水平，教导患者更有利的力学和更适当的活动为他或她提供延长髋关节非手术寿命的机会。在疾病早期，结合改变活动方式和抗炎药物可以使关节获得必要的缓解。服用抗炎药物的同时应采取充分的预防措施，但是抗炎药物不能长期使用，以免掩盖髋关节疼痛，因为疼痛有时是显著病理学改变的征兆。最重要的是，应规定目标导向的物理治疗，特别是针对性加强髋关节周围肌肉，以改善功能。加强外展肌可以提高单腿站立的能力，也可以改善步态。加强这些肌肉可以抵消髋关节中心外移所造成的机械优势的丧失。结合髋屈肌、伸肌和核心肌群锻炼也可以提高患者的髋关节耐受性。当然，年轻的患者保留了关节间隙，但有明显的发育不良，应该在早期就对他们进行保髋手术选择的教育，这可能可以延长他们进行关节置换术的需要。

关节镜

虽然髋关节镜在治疗孤立的髋臼唇撕裂方面已被证明是成功的，但对有临床病史和更严重的髋臼型髋关节发育不良导致的髋关节不稳定的症状患者，仅通过关节镜手术入路无法持久缓解其症状[24]。少数轻度髋臼发育不良及伴有关节内病理（如髋臼唇撕裂）的髋关节疼痛患者可考虑关节镜下治疗。然而，关节镜治疗髋关节发育不良的长期疗效尚不清楚[25]。早期对发育不良髋关节的关节镜评估研究显示关节内病理的发生率很高。一项研究发现，59% 的髋部至少有 Ⅰ 级软骨损伤，72% 髋臼唇撕裂，54% 伴有股骨头病变[26]。髋关节发育不良患者的异常增高的关节内病变在最新的研究中已经得到证实[23]。

对于明显发育不良的患者，必须通过骨盆截骨术来纠正骨缺损，从而获得必要的髋关节功能性稳定。关节镜可以纳入治疗，但应作为骨盆截骨术的辅助治疗，而不是单独治疗。34 例患者接受髋关节镜治疗后发现，24 例患者仅接受关节镜治疗并不能减轻疼痛，16 例需要继续接受额外的髋关节手术[27]。此外，最近的一项研究表明，当仅采用关节镜治疗与髋臼发育不良相关的关节内病理时，外侧中心边缘角小于 17°与失败有关[24]。

保髋手术

关节软骨完整且有明显症状的髋臼发育不良的患者在接受保关节手术后可预期疼痛、功能改善和使用寿命显著增加。当保髋手术旨在改善股骨头覆盖和优化关节接触面积，从而优化一致性和运动时，是最优的效益。这一目标是通过髋臼再定向手术、伯尔尼髋臼周围截骨术、髋臼旋转术或三联截骨术实现的。髋臼再定向的功能目标是恢复关节的稳定性。为了使股骨头侧方和前方达到最佳覆盖，可灵活调整髋臼顶（眉弓）的方向。X 线片上，当缺陷的股骨头覆盖得到矫正后，外侧和前中心边缘角将恢复到正常或接近正常的值。矫正后，向上外侧倾斜增加的髋臼顶（眉弓）会变为水平（稳定）倾斜。髋关节中心内移，可改善髋关节力学[28-30]。图 32.5 描述了髋臼周围截骨术后的髋关节中心内移。

对于大多数患有髋臼缺损的青少年和年轻人，预期可以通过伯尔尼髋臼周围截骨术获得全面的畸形矫正（图 32.6）[5,19,28-31]。偶尔对于年龄较大的儿童或非常年轻的青少年，可以采用骨盆三联截骨术获得满意的矫正。使用伯尔尼髋臼周围截骨术，可以纠正髋臼发育不良的所有方面（倾斜角度和外移，以及股骨头的外侧和前部覆盖）。伯尔尼髋臼周围截骨术是一种非常通用的保留髋臼重定向截骨术，也是髋臼重定向截骨术的选择。对于存在大致适应证的患者，它也能产生持久的效果。最近，Lerch 等[32]发表了接受髋臼周围截骨术患者最长时间的随访，30 年生存率为 30%。鉴于髋臼周围截骨矫正髋臼发育不良后固有的稳定性，康复包括早期负重是可能的。延迟愈合和不愈合的比率相对较低。髋臼矫正后，评估术中髋关节活动范围并确定继发性撞击。如果出现早期撞击或运动范围不佳，则应同时行关节切开术并对异常突出的前外侧头颈交界处行切除骨软骨成形术，以改善屈曲和屈曲时的内旋，并减少医源性继发性撞击的可能性。文献表明，在手术时同时进行开放性骨软骨成形

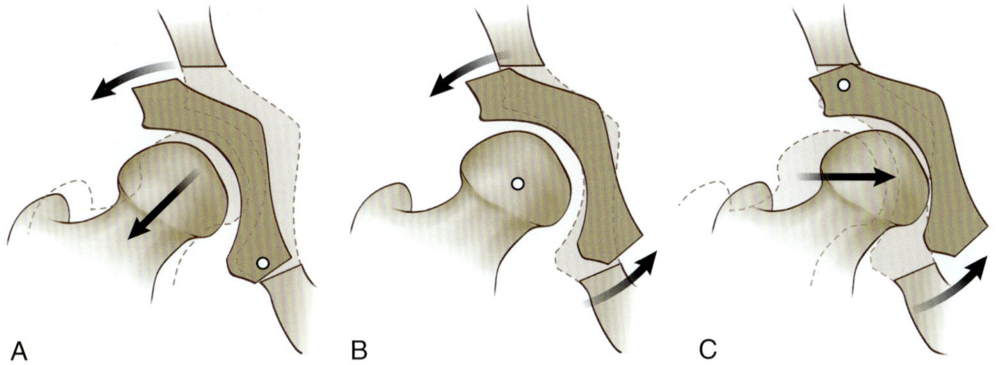

• **图 32.5** （A～C）髋臼周截骨术可实现髋关节中心内移的示意图（重绘并引自 Clohisy JC，Barrett SE，Gordon JE，et al. Medial translation of the hip joint center associated with the Bernese periacetabular osteotomy. Iowa Orthop J. 2004；24：43-48.）

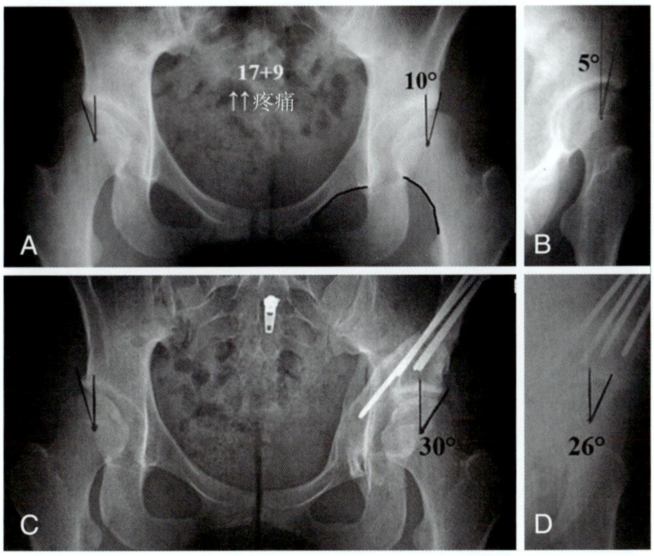

• **图 32.6** 一名 17 岁女孩髋臼发育不良的术前和术后 X 线片。（A）外侧中心边缘角显示严重的覆盖不足，髋关节中心向上方移位，Shenton 线断裂。（B）前中心边缘角显示严重的前部覆盖不足。（C 和 D）髋臼周围截骨术矫正髋臼发育不良，注意外侧和前部中心边缘角的改善和 Shenton 线的恢复

术的髋关节具有较低的转化为 THA 的可能性[7]，表明残余撞击是手术失败的潜在原因。

股骨近端截骨术

除了髋臼重定向截骨术外，在治疗髋关节不稳的髋臼重定向后，偶尔需要进行股骨近端截骨术以获得满意的覆盖和（或）维持最佳的功能运动[4,16,18,30,33]。增加的颈干角（外翻），可能需要一定程度的内翻截骨，以使股骨头外侧获得满意覆盖。采用保髋手术治疗髓臼发育不良导致的不稳定，股骨头突出指数应小于 20%[5]。在术前和术中评估患者的被动外展功能和影像学覆盖，可给出安全的内翻值。同髋臼重定向术后一样，应限制被动外展活动。股骨近端外翻截骨术可能适合于恢复髋关节基本外展活动[18]。此外，期望的最佳外翻角度是由髋关节被动检查决定的，并与功能位 X 线片相关。在过度股骨前倾或后倾的情况下，髋臼重定向后髋关节运动可能受到病理性限制。在这种情况下，可能需要对股骨近端进行旋转截骨术，以恢复更多正常的股骨扭转，并改善术后活动范围。

关节置换术

成人髋关节发育不良的最终治疗方法是全髋关节置换术[34]。尽管髋臼重定向后的长期结果已经相当成功地推迟了关节置换术的需要，但所有的保髋手术都应考虑到未来对关节置换术的需要。之前的手术方式改变了解剖结构，包括骨骼和软组织。这些改变是有益的，比如髋臼重定向可以内移髋关节中心，将髋臼放在比较正常的位置[35]。相比之下，以前的股骨截骨术导致的继发性畸形，在全髋关节置换术时往往会带来额外的挑战。原有的股骨近端截骨术造成了股骨近端轴线和股骨干轴线的不一致，在全髋关节置换手术时可能需要进行补偿性的股骨近端截骨，以便股骨假体的植入。同样，原有保留的植入物如接骨钢板，在关节置换术时可能需要截骨去除，从而导致股骨近端骨完整性丧失，降低了获得稳定和持久股骨近端构造的可能性。回顾以往的手术报告，如手术入路和植入物的放置，可以为全髋关节置换术提供有用的术前计划。反过来，这一回顾可以为 THA 提供有用的术前计划。

要想恢复髋关节生物力学，获得长期稳定性，必须正确安放髋臼外杯和内衬。应尽可能将髋臼杯假体安放在真臼的位置上。因为髋关节真臼变浅，残存骨量能否为髋臼杯外提供足够的支持是一个问题。大块异体移植骨、股骨头自体骨移植或多孔骨小梁金属，

可为髋臼假体提供额外的支持。安装股骨假体时要注意调整下肢长度和内、外翻。

总的来说，最近的一篇文献综述表明，良好的骨盆截骨术——考虑到关节置换术的最终需要——并不会影响全髋关节置换术的结果[34]。

当前的争论和未来的展望

随着髋臼周围截骨结果的长期数据的获得，对早期失败原因的重要观察已经逐渐知晓。目前的资料显示，骨盆截骨术后残留的股臼撞击是早期失败的主要原因。然而，目前尚不清楚残留的撞击是否与未处理的股骨侧凸轮型畸形或未钙化的髋臼软骨引起的骨盆侧撞击有关。将来，在骨盆截骨术中使用术中关节造影可能有助于指导髋臼矫正，并允许识别任何可以通过骨软骨成形术解决的股骨头侧头颈偏移不足。

此外，髋臼周围截骨技术和术中成像技术的进步使得组织损伤、软组织剥离和截骨端骨不连的发生率降低。随着这些技术的不断发展，将来这些手术可能会以经皮或微创方式进行。

最后，尽管晚期骨关节炎是髋臼周围截骨的禁忌证，但轻度至中度髋臼软骨磨损程度是否适合髋关节保护手术仍有争议。此外，随着全髋关节置换术的创新提高了假体的使用寿命，需要进行广泛的研究来确定哪些患者采用保髋术与早期 THA 相比疗效更好。

（参考文献参见书末二维码）

第 33 章

骨坏死与骨髓水肿综合征

DAVID R. MARKER, THORSTEN M. SEYLER, CODY C.WYLES, RAFAEL J. SIERRA, MICHAEL A. MONT
（杨晨 译）

关 键 点

- 据报道，美国每年有 10 000～20 000 例骨坏死（osteonecrosis，ON）新发病例，骨髓水肿综合征（bone marrow edema syndrome，BMES）是相对少见的疾病。
- ON 和 BMES 中青年患者均表现为髋部或腹股沟疼痛。
- MRI 是诊断 ON 和 BMES 最敏感和最特异的检查方法。
- 80%～90% 的患者的 ON 会进展到晚期骨关节炎，而 BMES 的预后较好，通常在 2～9 个月内可自愈。
- ON 的治疗取决于坏死分期。早期（无塌陷）可以用髓芯减压和（或）骨移植治疗。晚期伴有股骨头严重塌陷和（或）累及髋臼者，则需 THA。
- BMES 应予保护性负重、止痛药和二膦酸盐等保守治疗。

引言

髋关节骨坏死也被称为股骨头缺血性坏死（avascular necrosis，AVN）和一过性骨质疏松症（transient osteoporosis of the hip，TOH），以及骨髓水肿综合征是导致中年骨髓水肿患者髋关节疼痛的原因。虽然一些文献认为 BMES 是骨坏死的一种可逆转自愈的形式而不是一种独立的疾病 [1,2]，但没有可靠证据支持这种观点。目前认为 BMES 是一种独立的病种 [3,4]。事实上，最近一项对 155 个 BMES 髋关节的研究表明，在 1～10 年随访后，任何患者均未进展为 ON[5]。与 ON 相比，BMES 是一个短暂且疼痛的髋关节状态，病变局限在骨髓，没有出现关节间隙变窄和关节炎改变。BMES 的发病率很低，很少有大样本病例报道，很难充分阐述本病的病理生理机制。最初 Curtiss 和 Kincaid 在 1959 年将其定义为妊娠晚期髋关节一过性脱矿综合征 [6]。中青年男性发病率更高 [5,7-9]。相比 BMES 极低的发生率，ON 则是一种更为常见的疾病，已存在了近千年，埃及木乃伊上已发现 ON 证据 [10]。ON 是由于骨的血液循环受损而导致的股骨头软骨下骨缺血性坏死。区分这两种疾病的要点是大部分 ON 会进展到晚期股骨头塌陷和疼痛性骨关节炎而需要全髋关节置换术（THA），而 BMES 则通常为自限性的（图 33.1）。

目前，有不同的术语描绘 ON 和 BMES，但是很难通过词语来区分二者。对于骨科医生而言，正确理解这些术语，然后在诊断、决策和手术治疗中正确应用十分重要。一些基于疾病的发病机制或临床特征的术语还一直在使用，而其他术语都已过时，不再常用。Lequesne 等首先将髋关节一过性脱矿综合征称为短暂性骨质疏松症 [7]。“髋关节一过性骨质疏松症”作为临床术语取代了“髋关节一过性脱矿综合征”。通常，许多研究者认为 BMES 和髋关节一过性骨质疏松症是同一种疾病。由于其与身体其他部位的其他短暂临床疾病相似，它现在被纳入通常称为 BMES 的疾病范畴中 [11]。如果骨髓水肿同时或随后累及到髋关节以外的其他部位，整体综合征可称为区域游走性骨质疏松症，虽然目前还不清楚区域游走性骨质疏松症是否与不累及其他部位的单纯 BMES 是同一疾病，但是许多临床专家认为区域游走性骨质疏松症是 BMES 的一个变型 [12]。

最初一些作者认为 BMES 是反射性交感神经营养不良的一种形式（现称为 2 型复杂局部疼痛综合征），但是现在这个理论已经不再受青睐 [13,14]。此外，一些作者提出 BMES 可能是 ON 的一种非进展性、可逆性的形式 [1]。不管其病理生理学如何，BMES 仍然是最常用于描述这个疾病的术语。而描述 ON 的术语很少有变化。最初，常用“股骨头缺血性坏死”这个名词来进行描述。它能准确描述有明确创伤病史的 ON 患者，创伤直接破坏股骨头的血供。但是，这个术语不能准确描述因其他风险因素导致的股骨头坏死，如应用糖皮质激素、系统性红斑狼疮（systemic lupus erythematosus，SLE）或戈谢病，这些疾病的发

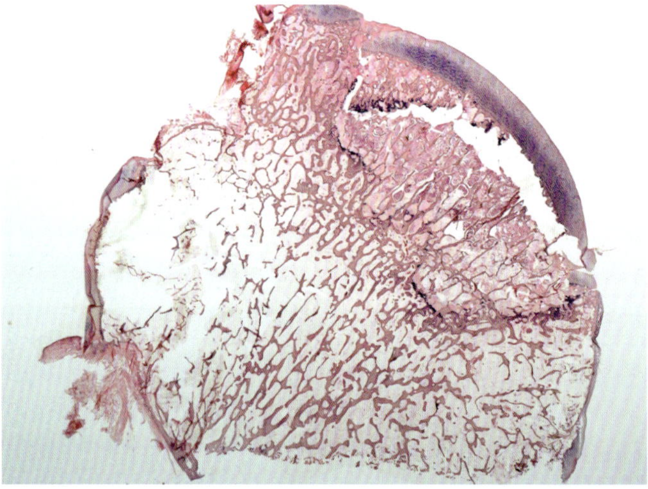

• 图 33.1 髋关节标本的显微照片：显示软骨下骨折，符合 ON 晚期 X 片新月征。发展到这种程度，都需要 THA。而 BMES 则不会出现这种程度的关节破坏，所以医生要能区分两种疾病，并给予合适的治疗

病机制可能是骨髓替代和髓内压升高。随后，“骨坏死（ON）”成为首选术语。虽然 ON 可与其他导致骨髓水肿疾病列为一类，但是通常将其作为一个独立的疾病来研究。

区别 BMES 和 ON 的困难在于，这些患者可表现出相似的非特异性腹股沟疼痛，而体格检查和放射学检查都没明显的异常。不过，对病因的理解以及手术和非手术治疗结果的评价取得了一定的进展。目前的工作就是回顾疾病的最新知识，服务临床治疗。本章首先讨论了二者流行病学的差异、危险因素、病理生理学以及可用于区分这两种疾病的临床和诊断特征，同时提出了一些关于疾病分类的争论。本章第二部分回顾了每种疾病的各种治疗选择，并讨论了治疗方法的原理和适应证，同时对使用各种技术取得的结果进行总结。

流行病学和危险因素

ON 和 BMES 的准确患病率仍然不明确。据估计，美国每年有 10 000～20 000 新发 ON 患者[15]。超过 10% 的患者的坏死会累及膝关节和肩关节；小于 3% 的患者的坏死是多发性的，可累及三个以上解剖部位。在美国，超过 10% 的髋关节置换与 ON 相关。BMES 的患病率低于 ON。每年，文献报道的 BMES 病例只有数百例，其发病率少于 ON 的 1%[16]。

高危人群 ON 的患病率更高。最近研究估计，与应用糖皮质激素、酗酒、镰状细胞性贫血以及遗传因素有关的 ON 的患病率有所增加相关。Griffith 等报道称，5%（254 例中有 12 例）的成人系统性呼吸综合征患者首先发生股骨头坏死，泼尼松龙的累积剂量是最重要的危险因素，累积剂量＜ 3 g 时股骨头坏死风险为 0.6%，剂量＞ 3 g 时股骨头坏死风险为 13%。据报道，对于使用大剂量糖皮质激素的器官移植患者，ON 的发病率为 3%～23%[17-19]。认识到 ON 与糖皮质激素有关后，就可采取预防措施，现在使用免疫抑制药的器官移植患者 ON 的发病率可能位于先前报道的发病率的下限，接近 5%[20]。Hirota[20a] 和 Matsuo[20b] 等分别研究了酗酒与 ON 风险增加的相关性，得到类似的结果，骨坏死与剂量有明显关系。Hirota 等对偶尔饮酒者（每周 1 次，乙醇＜ 8 ml，但不是每天，OR= 3.2）和规律饮酒者（每天乙醇 ≥ 8 ml；OR=13.1，95%CI 4.1～42.5）以及不饮酒对照组进行了对比研究，发现前两者 ON 的发病率更高。在他们研究报道的剂量 - 效应关系中，OR 为 2.8（95%CI 1.0～7.8）、9.4（95%CI，3.0～29.0）和 14.8（95%CI 3.8～57.2），与乙醇摄入量的对应关系分别为＜ 320 g/w、320～799 g/w 和 ≥ 800 g/w。Matsuo 等报道称，规律饮酒者（每天乙醇摄入量＞ 8 ml；RR=7.8，95%CI 2.6～23.6）坏死风险增加。他们也描述了剂量 - 反应的关系，RR 为 3.3（95%CI 1.2～8.7）、9.8（95%CI 3.2～30.6）和 17.9（95%CI 3.4～95.4），与乙醇摄入量的对应关系分别为＜ 400 ml/w，400～1000 ml/w 和 ≥ 1000 ml/w。然而，应该注意的是，绝大多数摄入糖皮质激素并有酗酒史的患者没有出现症状。最近对 200 例镰状细胞患者进行了队列研究，平均随访 15 年[21]，SS 基因组股骨头坏死的发病率最高（43% 为多发性），镰状细胞性贫血基因组次之（38%），Sβ+ 地中海贫血基因组最低（19%）。

ON 的遗传倾向仍不明确。Glueck 等认为 ON 的发生首先与家族性高纤溶酶原激活物抑制剂及其产生的低纤溶状态相关[22]，与对照组相比，ON 患者的纤溶酶原激活物抑制剂 -1 基因杂合子和纯合子的低纤溶 4G 多态性更明显。其他研究表明，影响脂质转运和代谢的基因[23]、影响过氧化氢酶产物增加和一氧化氮产物减少的基因[24-25]，均可增加 ON 的风险。

关于 BMES 的危险因素知道的更少。妊娠是已知的首要危险因素[26]。即使是有风险的患者，BMES 的发病率也很低。有报道称中年男性的风险更高[27]。然而，妊娠的 BMES 患者的早期诊断仍然很重要，因为有证据表明，他们与非妊娠组对比，具有特有的股骨颈应力骨折风险。应该随访有 BMES 的妊娠

患者，直到影像学证据（MRI）表明髋关节已经经历充分的骨质重建[28]。最近的一项影像学研究表明，BMES 患者常出现髋臼后倾和股骨头颈交界处非球形，然而，这是仅 31 名患者的小型研究[29]。

发病机制

虽然 ON 是一种被详细描述的临床疾病，但是尚未完全阐明其病因机制。BMES 的发病机制更不明确。多数情况下，ON 的发病机制具有最终共同途径：局部血管内凝血及随后的血栓形成影响末端小动脉或窦后微静脉和（或）增高的骨内压，压缩了软骨下的微血管。凝结和血栓的形成基于股骨头血液供给的显微解剖结构。我们可以看到微小的侧支循环以及末端小动脉形成的血管弓，这些动脉血在进入股骨头静脉之前要在皮质骨的末端急速回流。

股骨头坏死的发病机制与很多潜在的病因或危险因素有关。ON 是一种多因素疾病，与各种直接和间接的危险因素相关。直接原因包括创伤、潜水员病、化疗、戈谢病和辐射。间接原因包括酗酒和吸烟、凝血功能异常（血栓形成倾向、低纤溶状态）、糖皮质激素的应用、炎症性肠病、器官移植、妊娠以及系统性红斑狼疮。

创伤或辐射可直接导致 ON。其他因素则是诱发股骨头微循环血栓形成和破坏的启动事件。例如，镰状细胞贫血和潜水员病可直接限制或闭塞血管。其他可增加镰状细胞贫血患者 ON 风险的因素包括高血液黏度和骨髓增生。此外，畸形的红细胞可导致软骨下骨微小梗死[30]。使用糖皮质激素或酗酒后发生 ON 的患者，骨内压升高可能是由于脂肪细胞增大和增殖引起的。另外，脂肪栓塞可能卡在末端动脉和堵塞在软骨下的血管。随后，内皮损伤启动凝血连锁反应，累及微血管。戈谢病、白血病和骨髓增生性疾病可通过置换股骨头颈骨室的骨髓而增加骨室的压力。由于骨髓不能扩大，骨骼不能代偿增加的压力，这导致血管塌陷、局部缺血和细胞损伤。系统性红斑狼疮是 ON 的独立危险因素。最近，有研究评估了在合并 Raynaud 现象、高脂血症和（或）高水平抗心磷脂或抗心磷脂抗体的情况下，系统性红斑狼疮患者发生 ON 的风险是否会增加，但是还需大样本研究进一步评估其关联性[31,32]。关于抗磷脂抗体的争议依旧存在，一些研究表明，它们之间有关联[33]，而其他研究则认为没有[34]。最近研究探索遗传性凝血功能障碍患者发生 ON 的风险。已表明，ON 与血栓形成倾向和低纤溶状态存在关联性，因为不仅血凝块增加，而且溶血能力也下降[35-39]。

BMES 的病因尚未清楚。前面已提到其发生机制如骨去矿化、神经受压、反射性交感神经性营养不良和静脉回流受阻及局部充血，但目前尚不被广泛认同[6,7,13,14]。目前，BMES 有两种发病机制：①由于负重面或其附近的软骨下不全骨折[40]；② ON 区亚急性短暂性局部缺血[11]。最近评估局部加速活化现象的研究支持软骨下不全骨折与 BMES 相关的假设。当骨骼接触有害刺激如微骨折时，其局部修复和重塑速率将是正常时的 10 倍。这种持续活化现象可导致一过性骨质疏松症[41]。影像学研究表明，随着 MRI 分辨率和技术的不断进步，所有 BMES 患者最终都可发现软骨下不全骨折[40,42]。

组织病理学

ON 和 BMES 的一些组织学特征是相似的。骨髓水肿、髓窦扩张和组织液中脂肪空泡是共同的病理生理改变[43]。Hofman 等认为 BMES 是 ON 的前兆，可进展成晚期 ON，或者局部缺血程度在临界值以下时 BMES 可以自愈[44]。然而，已注意到 ON 和 BMES 在组织病理学上的关键差异，最显著的是在 BMES 中骨细胞可持续存在。这一发现可作为论据，支持 ON 和 BMES 是两种不同的疾病。

ON 的组织病理学过程是动态连续的，但可分为 4 个关键阶段（框 33.1）。第一个阶段的特点是可见真正的坏死细胞，组织坏死后其形态学发生改变（图 33.2）。这些组织学改变是在坏死几天后出现的。因此，ON 后立即进行组织学研究，结果尚不会有病理改变。首先改变的是造血细胞的分解。这在 ON 后 2～3 天开始。然后，ON 后 2 天～4 周，骨细胞脱离骨穴。ON 后约 5 天，骨髓脂肪开始出现坏死。因此，直至细胞活性发生不可逆性终止 5 天或更长时间后，才能通过组织学检查发现 ON。这些早期组织学变化与 Ficat Ⅰ期对应（表 33.1）。

框 33.1　ON 组织病理学与影像学分期的相关性

组织病理学	Ficat 分期
1．早期坏死（成脂坏死及骨细胞凋亡）	Ⅰ期：无影像学表现
2．骨小梁和骨髓钙化	Ⅱ期：放射线阴影
3．骨破坏与吸收	Ⅲ期：软骨下骨折
4．软骨破坏	Ⅳ期：骨关节炎（OA）表现

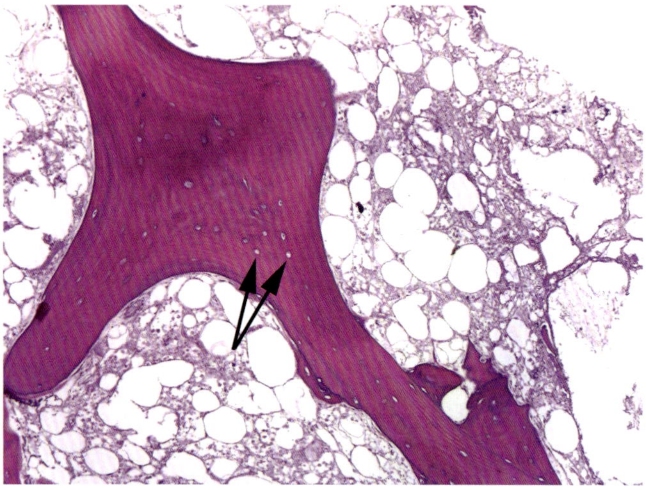

• 图 33.2 这个组织学切片显示第一阶段的 ON：细胞死亡和坏死：骨小梁空隙无骨细胞是骨死亡的证据（黑色箭头）。近乎完全缺乏造血元素，周围的骨髓发生坏死

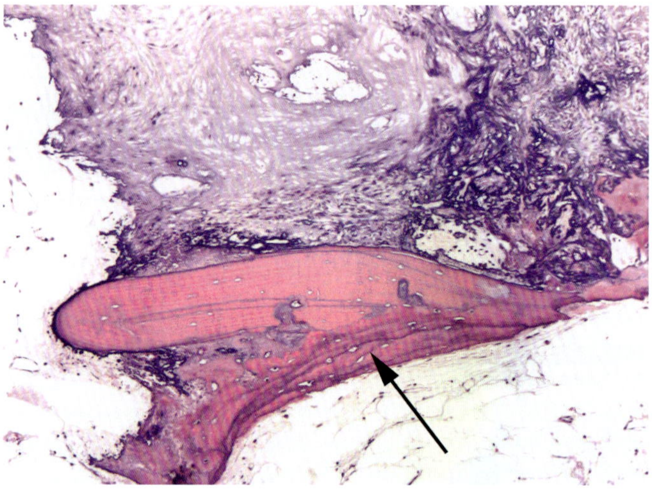

• 图 33.3 这个显微照片显示股骨头坏死 Ficat Ⅱ期的修复反应。ON 边缘的颗粒化组织产生多潜能细胞，这些细胞开始在坏死骨小梁表面产生新的活性细胞（黑色箭头）。这个标本周围脂肪出现了局灶性营养障碍性钙化改变

组织坏死数周后，坏死骨髓开始出现营养不良性钙化（图 33.3）。这是身体任何部位脂肪细胞坏死的共同形态学改变。数周后，ON 边缘的修复反应开始。肉芽组织生长产生多潜能细胞，这些细胞开始在坏死骨小梁表面产生新的活性细胞。这可在同位新骨形成过程中使骨小梁显著增厚，这一过程被称为新骨的形成。随着时间的推移，修复骨的前缘可延伸到梗死的中心；这与影像学的放射密度改变相对应（Ficat Ⅱ期）。

据推测，下一个变化的发生是由于在修复 / 坏死界面破骨细胞的吸收[45]。破骨细胞的吸收开始削弱骨小梁，常发生软骨下骨折。这是骨表面塌陷的信号。组织学上可见关节软骨下裂纹，在 X 线片中称为“新月征”（Ficat Ⅲ期）。

最后阶段（Ficat Ⅳ期）是 OA 的发生。组织学特征与 OA 的表现一致，浅表软骨细胞减少和深层的软骨细胞增生，同时毛细管芽穿透钙化的软骨层，覆盖在坏死骨的表面，接着发生软骨下骨折。

BMES 最早的病理改变发生在骨髓中（图 33.4）。骨髓充满了弱嗜酸性物质即水肿液。这相当于 MRI T2 加权相的高信号区域（框 33.2）。轻度纤维化可能与血管充血相关。3 周后，破骨细胞被激活并开始吸收骨组织（图 33.5）。这将导致数周后的骨质疏松改变。骨质疏松的征象是通过修复组织生长和骨小梁的成骨细胞线分辨的（图 33.6）。成骨细胞能够在变薄的骨小梁表面沉积新的修复骨细胞。这个过程可导致短暂性骨质疏松。

临床表现及诊断

BMES 患者的临床表现与 ON 患者相似。在这两种疾病中，患者有严重的髋部疼痛而无明显的外伤史（除了创伤性 ON）。疼痛可位于腹股沟区域、臀部或大腿前部。疼痛部位较深，跳痛，活动时加重，夜间明显。患者在负重行走时因疼痛而跛行，Trendelenburg 征阳性。体格检查时，极限 ROM 可引出非特异性疼痛，疼痛会限制患者的 ROM。在外展和内旋时疼痛最严重。然而，也有许多 BMES 或 ON 患者没用出现疼痛。有这些疾病的患者会表现出各种不同的症状，应该运用 MRI 进行诊断。

表 33.1 Ficat 和 Arlet 股骨头坏死分期

分期	影像学表现
Ⅰ	正常影像学表现
Ⅱ	股骨头大致正常，表现为硬化和囊性区混合
Ⅲ	软骨下塌陷，关节正常
Ⅳ	股骨头塌陷，髋臼受累，关节间隙减小

框 33.2 BMES 组织病理学分期与影像学表现的相关性

组织病理学	影像学表现
1．骨髓水肿	MRI T2 加权为高信号
2．ON 吸收	影像上表现为弥散性骨质疏松
3．成骨的修复	影像学正常化，骨髓水肿持续存在，慢慢消失

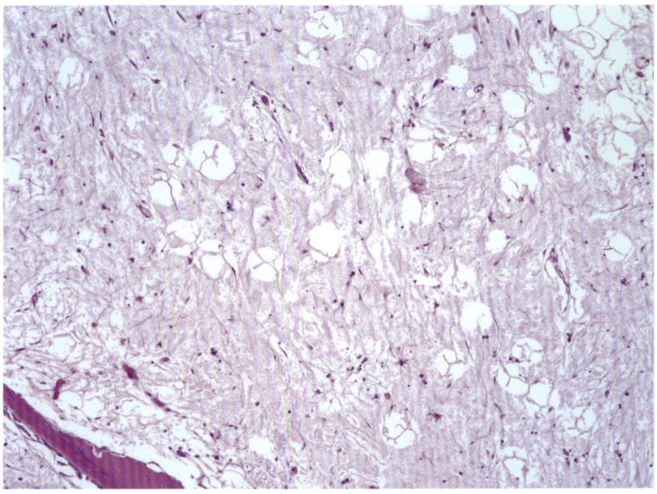

• **图 33.4**　BMES 的组织病理学特点是含脂骨髓水肿。这个切片上脂肪细胞间的无定形物质可表明有水肿存在

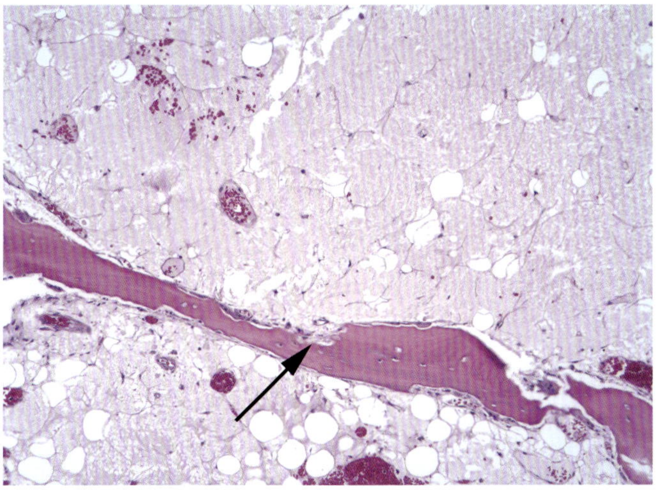

• **图 33.5**　随着 BMES 的进展，破骨细胞开始形成吸收性空洞（黑色箭头）。骨质疏松的程度说明清除骨小梁的再吸收过程的广泛性

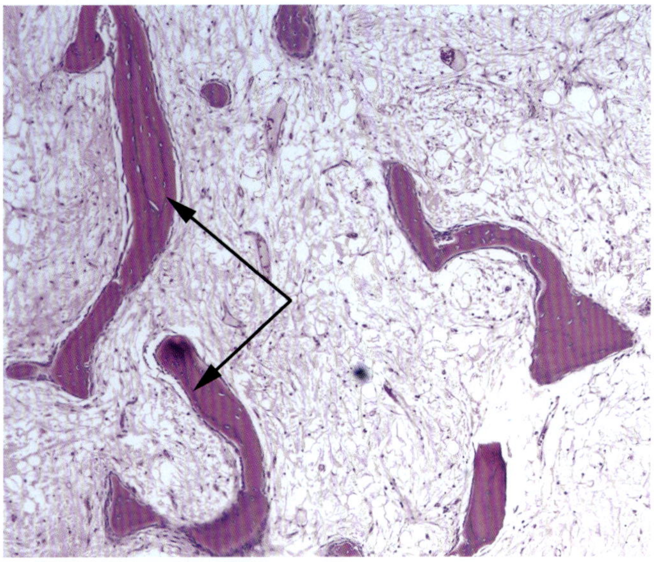

• **图 33.6**　新编织骨的结合处（黑色箭头）为 BMES 患者的样本影像。成骨细胞活动使骨小梁恢复至 BMES 发生前的水平

表 33.2　ON 和 BMES 的临床评估的比较

特征	ON	BMES
流行病学	每年约 20 000 新病例	很少
年龄	通常 20～50 岁	40～50 岁男性，妊娠晚期女性
性别	SLE 为相关因素，女性多于男性 酒精为相关因素，男性多于女性	男女比例为 1 ∶ 3
疼痛的发生	突然	突然
对称性	＞ 70%	很少
损伤性	多处	1
股骨头累及	有	有
股骨颈累及	无	有
关节间隙	晚期狭窄	可保留间隙
相关因素	皮质类固醇、酒精、烟草及其他	妊娠
相关疾病	系统性红斑狼疮、镰状细胞、潜水员病、戈谢病、血栓形成倾向、低纤溶性疾病	无

一些临床差异可以用来鉴别 ON 和 BMES（表 33.2）。尽管中年 BMES 患者的临床表现相似，并会影响妊娠女性 [46,47]。但是除了妊娠晚期的女性，其他妊娠女性很少出现 BMES。在大部分情况下，双侧发病则可排除 BMES。当然，也有例外的情况，一些证据显示，BMES 偶尔也会发生于双侧和妊娠早期女性 [47]。一般来说，临床表现对两种疾病的诊断更有提示意义，而体格检查对这两种疾病的鉴别作用不大，所以需要影像学检查。

ON 和 BMES 有不同的影像学特征，可作为鉴别两种疾病的主要方法（表 33.3）。因为具有显示骨髓异常的区域的特点，MRI 是一种特别的显像模式。两种疾病的 MRI 表现均是 T1 加权相显示低信号，T2 加权相显示高信号，以及脂肪抑制 T2 加权相和短翻转恢复成像（STIR）显示正常骨髓象。BMES 的水肿是广泛的，累及整个股骨头并常延伸至转子间区（图 33.7A），而股骨头坏死局限于股骨头上部。Vande Berg

表 33.3	ON 和 BMES 的影像学比较	
诊断方式	ON	BMES
X 线片		
关键特征	早期：正常表现或有密度不均表现 中期："新月征" 晚期：关节间隙变窄，软骨下囊变和骨赘	早期：没有改变，或 4～6 周的骨质疏松 中期：部分患者完全的骨结构消失，骨关节间隙可保存 晚期：数月到 2 年可恢复
用途	低敏感性 用于疾病分期和确定合适的治疗方法 通过随访来评估疾病进程	早期：低敏感度 晚期：有特异性 随访以确认骨质疏松的解决办法
骨扫描		
关键特征	股骨头节段定位吸收	在全股骨头范围弥散、同程度吸收
用途	不推荐用于 ON 的诊断	疾病早期敏感 一般在 1～2 年变回正常
MRI		
关键特征	更多局部损伤 软骨下区域有双线征 疾病晚期表现为软骨丢失和股骨头破坏	弥散性的骨髓水肿像 没有其他的病理改变 数月后恢复
用途	有敏感性及特异性，金标准	有敏感度及特异度，推荐标准
双能量 X 线吸收法		
关键特征	ON 和骨密度的降低之间没有可知的相关性	未必发现系统性骨质疏松
用途	无用	无用

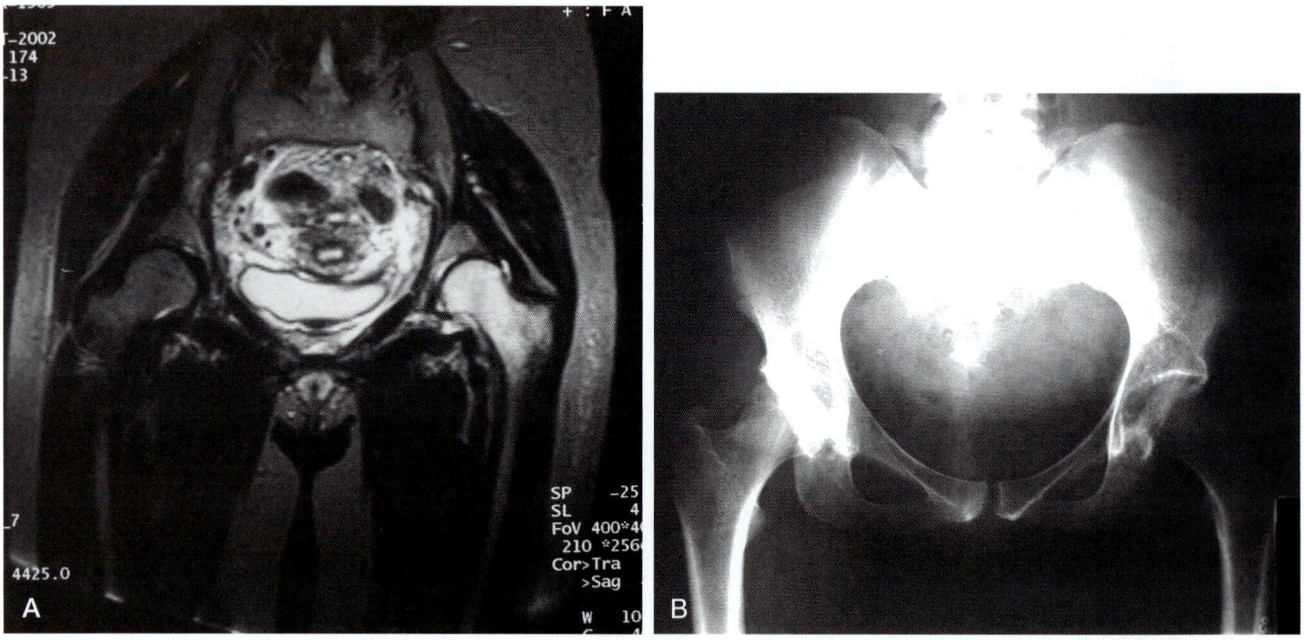

• **图 33.7** （A）BMES 患者 MRI 的 T2 加权相显示增强的信号遍布整个股骨头，这是 BMES 的特征性表现。（B）一位女性 BMES 患者的左髋影像。与正常的右髋对比，特征性表现是骨密度的降低。正如其名称所示，骨密度减少是暂时的，且在 1 年内，患者影像表现一般会变正常

等报道了 MRI 的特点，可用以诊断 BMES 患者 [48,49]。当 T2 加权和对比增强 T1 加权相上无骨髓水肿信号而有软骨下改变时，MRI 对短暂性病变的阳性预测价值为 100%。相反地，股骨头轮廓中断和软骨下区域低信号强度则预示着不可逆的损害。应谨慎运用这些标准来诊疗 BMES 患者，并且应该对他们进行随访以确保疾病的治疗有效。MRI 是诊断 ON 的金标准（图 33.8A）。Geith 等在 26 个髋关节上使用了高时间分辨率的动态增强 MRI，并证明了灌注模式在 BMES 和 ON 之间存在差异。在 BMES 中，有较高的血浆流量和较低的平均通过时间，而在 ON 中，有较低或无法检测到的血浆流量和平均通过时间 [50]。有糖皮质激素使用史或镰状细胞疾病等相关风险因素以及腹股沟疼痛的患者应该尽早行 MRI 评估。此外，MRI 上有 ON 阳性表现的患者，应该进一步评估是否有双侧发病或者累及其他关节。80%～90% 的患者会累及其他关节，如膝关节和肩关节 [51,52]。

对于 ON 和 BMES 的早期阶段，X 线片不如 MRI 敏感；但是在疾病中、晚期，X 线通常用于疾病的鉴别诊断。此外，X 线片是廉价的检查方法，可用于疾病的分型和随访。BMES 患者出现临床症状 2 个月内，X 线片表现通常可进展到局部骨量减少阶段。患者其他部位骨密度正常。这种髋关节局部骨量减少是独特的，被认为是 BMES 的特征性表现（图 33.7B）。通过 X 线片检查来证实 BMES 患者的患侧骨密度基本上恢复到对侧正常的骨密度。有些患者 X 线片上骨量减少可能需要 2 年多的时间才能恢复正常。关节间隙狭窄和骨质增生与 BMES 无关，应该怀疑 ON 等可引起骨关节炎的疾病。ON 患者应该行 X 线片检查，查看是否有软骨下骨折及其他疾病进展征象（图 33.8B）。与 BMES 不同，ON 是很少有改善或可以治愈的。ON 有多种影像学分期方法，大多数分期方法是源于 Ficat 和 Arlet 分期 [53]。这些分期方法对 ON 选择合适的治疗是很有帮助的。

以前，骨扫描曾被用于评估那些可疑 BMES 或 ON 的患者。现在，MRI 已取代骨扫描，成为诊断 ON 的金标准 [52]。因为骨扫描对疾病的早期敏感，其仍用于 BMES 的早期诊断。在症状出现后几天内，患侧关节对的 ^{99m}Tc 的吸收会增加。有些作者认为，骨扫描对 BMES 的检查是有用的，并且能与其他可引起较大范围骨量减少疾病相鉴别 [5,54]。然而，骨扫描的特异性仍不确定。相比于 MRI，其他研究建议使用骨扫描评估 BMES。此外，骨扫描禁用于妊娠期女性 [55]。相反，尽管在怀孕早期不推荐使用 MRI，但是 MRI 常常可用于中晚期妊娠患者 [56]。

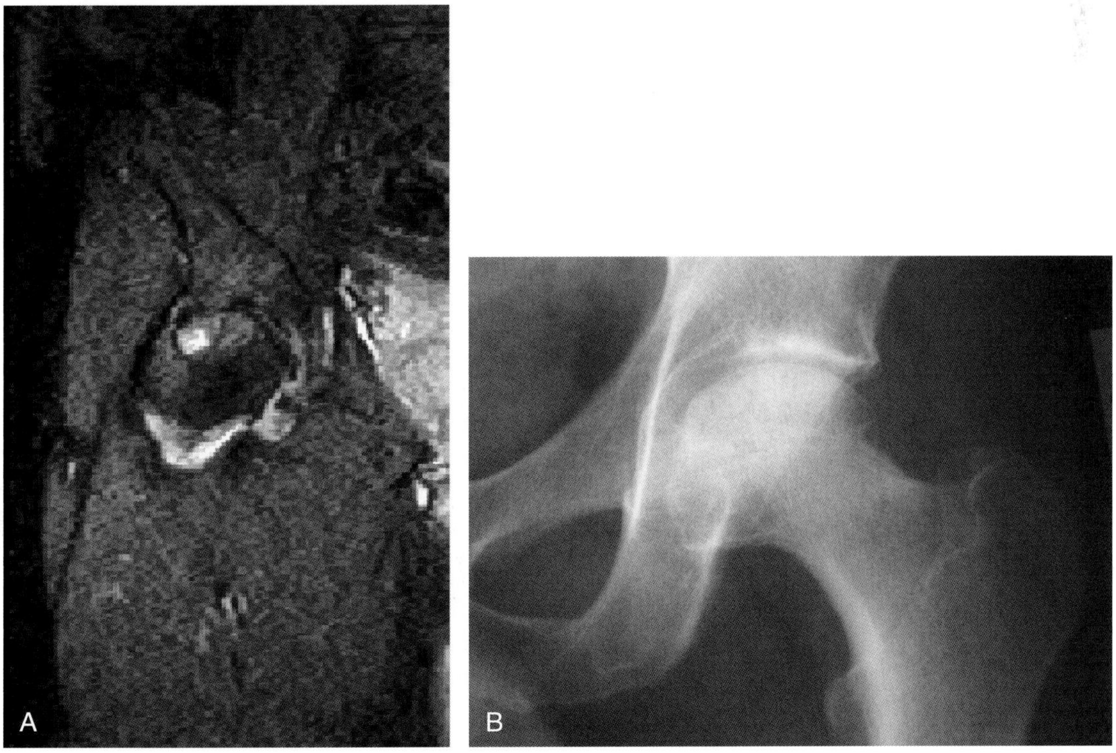

• **图 33.8**　（A）与 BMES 相似，股骨头坏死的 T2 加权相信号增加。然而，正如这张片所示，损伤是局部的，通常位于股骨头上部。B．X 线片上显示 ON 的一些主要特征，包括硬化带，密度不均和提示软骨下骨折有"新月征"

鉴别诊断

一些疾病的表现与ON和BMES相似，有髋部疼痛和X线片上显示有骨髓水肿。通常需要考虑的疾病包括局域游走性骨质疏松症、2型复杂性局部疼痛综合征（反射性交感神经性营养不良）、骨关节炎、炎症和关节感染、不全骨折以及肿瘤。鉴别这些疾病很重要，因为它们的治疗方法和预后差异很大。

还没有研究可以提供用来鉴别BMES和区域性游走性骨质疏松症（regional migratory osteoporosis，RMO）的标准[13,57]。一般认为RMO是BMES的变异。RMO好发于同一人群，通常影响中年男性，并且与单关节发病的BMES患者有相似的临床症状。通常，用于鉴别RMO和BMES的典型特征是RMO的转移性[58]。髋部RMO经常转移到对侧的髋部或同侧膝部[59]。不要认为BMES和RMO本质不同，临床医生应该考虑确诊为BMES的患者和其他关节受累及的可能性。就预后和治疗而言，不管单关节还是多关节受累，大部分患者对非手术治疗的效果非常满意。

2型复杂性局部疼痛综合征（交感神经反射型营养失调）最初是一种骨质减少和软组织萎缩的非特异性疾病。在MRI上，骨髓水肿并不总是出现，但是某些情况下可表现出骨髓水肿。鉴别这些疾病的特征包括外伤史或皮肤萎缩、感觉运动的改变以及挛缩等改变[59]。它通常会继续进展到更严重的阶段，因此需要与BMES进行区别。

髋关节OA一般可通过髋臼和股骨头出现软骨下囊肿、硬化及软骨改变来诊断。有时，OA会有骨髓水肿，使之难以与其他可引起骨髓水肿的疾病相区分。骨髓水肿与快速进展性OA有关，快速进展性OA具有破坏性，通常需要早期手术干预[60]。虽然晚期ON可进展到OA，但是早期ON和BMES可通过微创保髋手术治疗。

关节炎的其他原因，如类风湿关节炎、痛风、血清阴性脊柱关节病以及感染性关节炎，也可能与OA和BMES有类似的表现。关节液和血清学检测能诊断大部分的病例。如果患者有轻度的腰痛或其他临床症状提示HLA B-27阳性脊柱炎可能，则建议进行MRI检查，评估是否有X线片表现无异常的早期骶髂关节炎[61]。感染性关节炎通常MRI表现出滑膜炎性积液和骨髓水肿的特征。积液、窦道和骨髓炎则提示化脓性关节炎。这些关节炎都有各自的特征性表现，早期诊断并与ON和BMES相鉴别可以获得最好的结果。

不全骨折属于应力性骨折，发生于不能承受正常活动应力的骨骼。不全骨折的诊断线索有2个形态学变化：①骨小梁压缩骨折，表现为T2WI或者SE序列TIWI上，可见窄的低信号带或者线状低信号，或者更多低信号的球状斑点区；②股骨头前上方或外侧部髋臼顶的边缘有时可见软骨下骨板的微小畸形[49]。多种疾病均可降低骨的强度，导致骨折。在ON和BMES患者中，有时可见股骨头骨小梁骨折。然而，应该排除其他潜在病因，如原发性或继性发骨质疏松症。尤其是老年骨质疏松症患者，即使最初的X线平片是正常或者模糊不清的，若突然出现跛行，伴有疼痛步态和髋关节活动范围痛性受限，应该高度怀疑隐性应力性骨折。若临床上允许，患者应该进行实验室检查，评估甲状旁腺功能亢进、甲状腺功能减退、桥本病、库欣综合征、糖尿病和风湿性关节炎的可能性。

原发性和转移性肿瘤可能有与ON和BMES类似的表现。据报道，良性肿物（如骨样骨瘤、成骨细胞瘤、成软骨细胞瘤）和朗格汉斯细胞组织细胞增生症，以及恶性肿瘤（如白血病、骨肉瘤、尤因肉瘤、软骨肉瘤与骨髓水肿）与骨髓水肿相关[62]。如果这些病灶累及干骺端或者骨干，那么仅通过位置就容易与ON和BMES区分。此外，病史、体格检查和实验室检查是诊断肿瘤必不可少的，尤其是多发性骨髓瘤和白血病。恶性肿瘤需要积极干预，如化学治疗、放射治疗和手术治疗。低阈值的情况下需要进一步评估这些最初被认为是ON或BMES的可疑病灶。

治疗

ON和BMES的治疗方法明显不同（图33.9）。ON和BMES的治疗方法缺乏一级证据。大部分推荐的治疗方法是基于专家意见和回顾性研究。早期的BMES同样采用非手术治疗和对症治疗，然而，ON常常会进展到疾病的晚期，所以早期多采用有创治疗。尽管大量文献报道了ON的各种治疗方法，如药物治疗、髓芯减压、微创手术（如骨移植或截骨），以及标准或表面髋关节置换术，但是骨髓水肿治疗方法的科学研究极少。在ON的早期阶段，ON只能在MRI上显示，且没有或有很小的硬化，这时可以采用非手术或髓芯减压术治疗。有些作者认为，缺乏制动和持续负重最终会导致进一步移位、软骨下塌陷和后来广泛的ON，而这些证据支持非手术治疗方法[63]。但其他研究认为非手术治疗方法不恰当，因为许多采

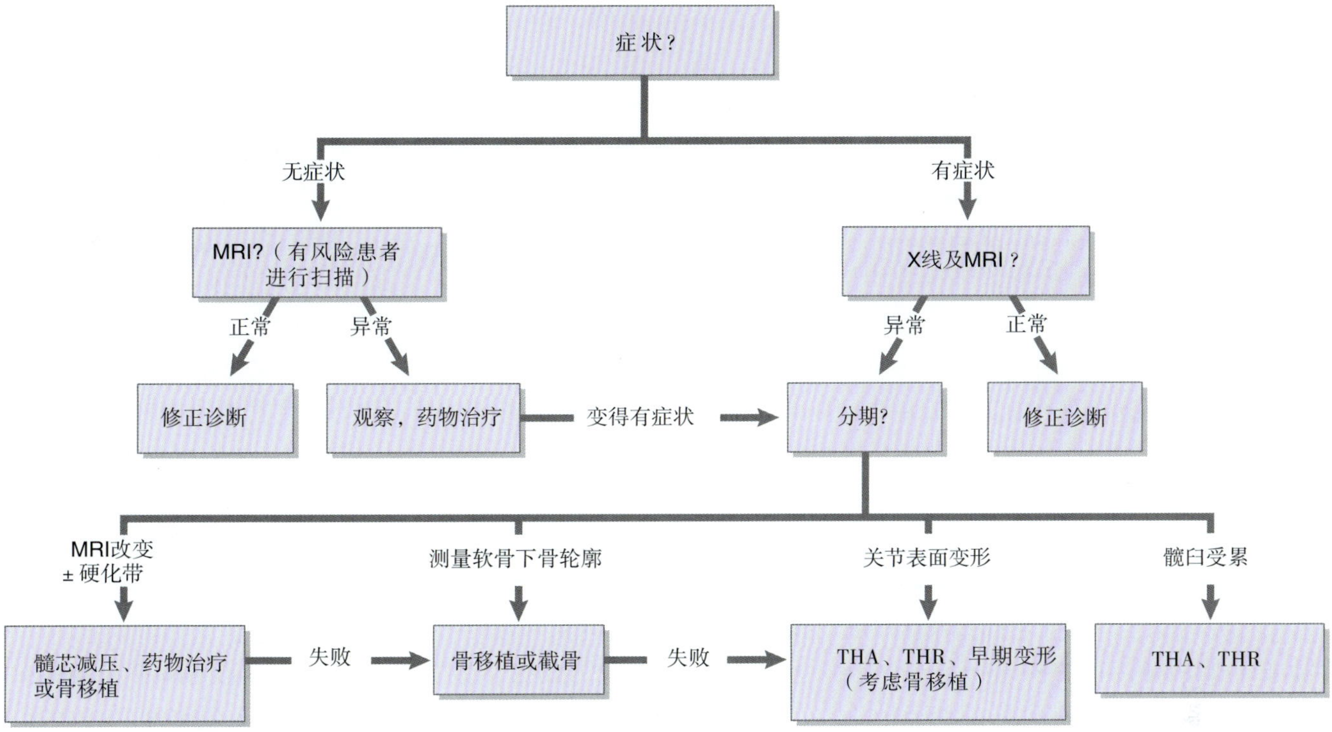

• **图 33.9** 基于分期的髋关节 ON 的治疗原则。髓芯减压失败的患者可以考虑骨移植，但很多患者会要求行全髋关节置换术；由于 1 期的研究缺乏，这个治疗原则只代表作者观点

用非手术治疗的患者最终进展到了 ON 晚期[64]。最近报道称，作为另一种可替代手术或辅助手术治疗的方法，药物治疗方法如降脂药、二膦酸盐或者抗凝剂，可用于 ON 早期的治疗（表 33.4）[65-68]。这些治疗方法理论上的优势就是它们可能会纠正或减轻 ON 的病理生理变化，但进一步的研究显然是必要的。

髓芯减压通常用于塌陷前的患者。髓芯减压的好处是可减少骨髓压力，促进髓心周围骨新生血管的形成，有利于正常骨的重建。早期使用大号环钻。最近，髓芯减压的手术入路、钻孔的数量及使用的环锯直径已经多样化。有些作者将电刺激[69]、生长和分化因子，以及非血管化和血管化移植应用到髓芯减压中[70-72]。许多作者主张应用经皮微创小直径钻孔作为一种更小的侵入性治疗 ON 的方法[73-75]。

其他的保髋手术有骨移植和截骨术。骨移植的原理是为软骨下骨和关节软骨提供结构支撑。有带血管的骨移植[76]和不带血管的骨移植[77,78]。不带血管的骨移植可以使用自体骨移植和新鲜冰冻异体骨移植。自体骨取自健康的骨头，对其塑形后替代坏死骨。Seyler 等[79]描述了三种常用的手术方法，即

表 33.4 药物治疗 ON 和 BMES 的评估研究

作者	年份	治疗	机制
髋关节 ON			
Pritchett[66]	2001	降脂药	降低导致患者骨内压力升高的脂肪水平及减少危险因素（如酗酒及皮质类固醇的使用）
Disch et al [65]	2005	前列环素类似物	抑制血小板聚集及促进血管形成
Glueck et al [68]	2005	抗凝剂	逆转低纤溶或血栓形成倾向的凝血功能异常
Agarwala et al [67]	2005	二膦酸盐类化合物	减少破骨细胞的骨吸收，促进骨骼生长
BMES			
Aginer et al [82]	2009	前列环素类似物	抑制血小板聚集及促进血管形成
Ringe et al [83]	2005	二膦酸盐类化合物	减少破骨细胞的骨吸收，促进骨骼生长

Phemister 技术、trapdoor 技术和 lightbulb 技术。这些技术已经不再受欢迎，因为它们需要打开髋关节，其结果似乎并不比侵入性较小的手术更好。带血管的腓骨或髂骨骨移植是为了恢复股骨头的血运。这个方法有技术难度，需要能够取骨和植骨的专业手术团队。实施截骨术的目标是将承重从坏死的软骨重新分配到健康组织。虽然这项技术在亚洲国家应用广泛，但在其他国家应用很少，因为其结果相比预期并不理想。亚洲的成功率较高，可能是由于血供和软骨的差异，或者是由于多数患者的后方关节囊松弛比股骨颈前部组织更易旋转[80]。亚洲调查者报道称，专业技术可能是取得更好结果的原因。

不管早期是手术治疗还是非手术治疗，许多股骨头坏死最终都会进展到晚期，出现股骨头塌陷和关节炎改变。此时，可使用标准 THA 和 THR。股骨头扁平而髋臼侧无改变患者可采用 THR，虽然通常认为使用金属 - 软骨界面只是在拖延时间。

BMES 通常是自限性疾病。临床症状决定其治疗方法的选择。保护性负重、小量止痛剂和非类固醇类消炎药物治疗后，大部分患者的疼痛和不适有改善。BMES 的治疗期间的目标是减少疼痛，同时补充骨矿物质。定期评估骨矿物质含量对决定个体化治疗时间长短有帮助[81]。虽然最初将糖皮质激素作为一种治疗方法，但是后来有证据显示，使用该方法补充矿质不理想[12]。其他研究已开始评估二膦酸盐或伊洛前列素治疗游走性骨质疏松患者的有效性，但需要进一步的研究来评估对 BMES 患者的疗效（表 33.4）[58,82-85]。髓芯减压可用于治疗采取保护性负重措施但仍有症状的 BMES 患者。当然，采用髓芯减压治疗 BMES 存在很大的争议，只有少数回顾性研究支持这种治疗方法。进展到晚期的 OA 患者采用 THA 治疗。然而，发展到晚期 OA 的患者，最初可能被误诊为 BMES 或者其他原因引起的髋关节并发症。

预后

ON 的预后在很大程度上取决于初次诊断时的分期、相关危险因素以及采用的治疗方法。获得最好预后的因素包括涉及有限股骨头承重面塌陷前的病变。塌陷前进行干预很重要，塌陷股骨头手术治疗效果很差。大部分非手术治疗不成功，80% 以上患者在诊断后 4 年内进展到股骨头塌陷期[64]。药物治疗的效果很难确定，且最近很少有随机对照研究结果发表。一篇运用多种方法评估髓芯减压的文献综述表明，近 15 年的研究报道非手术治疗的平均成功率在 70%（39%～100%）。最近一项关于各种骨移植技术的研究报道称，lightbulb 技术的总体成功率为 79%，而 Phemister 植骨术和 trapdoor 技术的成功率分别为 66% 和 77%，但是这些技术在今天很少使用[79]。历史上，标准 THA 治疗股骨头坏死的结果不如 THA 总体结果那样成功。然而，假体设计和手术技术的改进提高了生存率[86]。最近大量的研究报道称，采用 THA 或 THR 治疗 ON 的效果（中短期随访的生存率 > 90%）与 OA 或其他退行性关节疾病行 THA 或 THR 的效果相似[87-90]。尽管有报道称 THR 效果良好，但由于对年轻患者使用金属对金属承重面的担忧，THR 在过去十年中的应用频率显著下降。需要长期随访研究来确定这些满意的早期结果是否能够维持。

BMES 的临床进程要比大多数 ON 好。BMES 的病程持续 6～8 个月。服用止痛药物和坚持不负重可有效控制疼痛。多数患者的病变会逐渐改善，3～4 个月内可停止服用药物。接着，患者可以恢复到发病前的活动水平，无疼痛和功能受限。需要注意的是，虽然骨髓水肿可以消退，但仍需继续避免完全负重以及避免病理性骨折。通过药物（如伊洛前列素、二膦酸盐）治疗 BMES 需要进一步研究[82]。

目前的争论和未来的展望

关于 ON 治疗的主要争议在于确定最优的髓芯减压方法以及髓芯减压与某种细胞治疗相结合增强股骨头骨修复的潜在疗效。

利用细胞治疗结合髓芯减压术治疗 ON 的应用越来越多，然而，使用的技术是可变的（表 33.5）[91]。最近的一篇系统综述显示了 ON 治疗的良好效果[91]。这篇综述总结了细胞治疗组 380 个髋和对照组 245 个髋。细胞治疗组有 93 个（24.5%）髋有放射学进展，而对照组则有 98 个（40%）髋。此外，细胞治疗组有 62 个（16%）髋，而对照组有 52 个（21%）转行 THA[91]。Gangji 等研究了塌陷前期 ON 患者自体骨髓单核细胞植入，来确定其对临床症状和疾病进展的影响。在 2 年后，骨髓移植组患者的疼痛和关节症状显著改善。2 年时，对照组 8 个髋中有 5 个髋出现塌陷，而骨髓移植组中 10 个髋中只有 1 个髋出现塌陷。虽然这些结果的前景很好，但是样本量少，缺乏说服力[92]。

关于将髓芯减压与细胞治疗相结合，还有许多

表 33.5　细胞治疗的研究综述

作者	髋关节数量（例）	ON 分期	平均随访（个月）	细胞治疗来源	存活率（%）
Gangji et al [98]	24	ARCO Ⅰ和Ⅱ期	60	单核细胞（骨髓吸出物）	85
Zhao et al [99]	104	ARCO Ⅰ和Ⅱ期	60	间充质基质细胞（骨髓吸出物）	100
Ma et al [100]	59	ARCO Ⅰ～Ⅱ期	24	单核细胞（骨髓吸出物）	92
Tabatabaee et al [101]	28	ARCO Ⅰ～Ⅱ期	24	单核细胞（骨髓吸出物）	100
Pepke et al [102]	25	ARCO Ⅱ期	24	单核细胞（骨髓吸出物）	64
Sen et al [103]	51	ARCO Ⅰ和Ⅱ期	24	单核细胞（骨髓吸出物）	未报道
Yamasaki et al [104]	39	JOA Ⅰ～Ⅱ期	29	单核细胞（骨髓吸出物）	99
Lim et al [95]	190	Ficat Ⅰ～Ⅱ期	60	单核细胞（骨髓吸出物）	53
Liu et al [105]	55	ARCO Ⅱ期	26	单核细胞（骨髓吸出物）	86
Rastogi et al [106]	60	ARCO Ⅰ～Ⅱ期	24	单核细胞（骨髓吸出物）	100
Mao et al [107]	89	ARCO Ⅰ～Ⅱ期	36	单核细胞（外周血）	94

其他问题需要进一步研究，包括确定理想的细胞来源；细胞的获取和处理缺乏标准化和优化；移植或运送细胞的方法；定量分析和测量成骨祖细胞的数量，这些细胞是诱导 ON 区域的重塑和修复所必需的 [93,94]。

Hemigou 等使用取自患者髂嵴的自体骨髓治疗股骨头坏死 [72]。他们报道 145 例塌陷前期 ON，采用髓芯减压和自体骨髓移植治疗，随访 5～10 年，只有 9 例需要行 THA。调查者使用纤维原细胞集落形成单位作为基质细胞活性的指示剂，来测量移植的成骨细胞数量。报道称植入大量成骨细胞的患者效果更好。然而，在一项对 128 例（190 髋）ON 随访 5 年的研究中，Lim 等 [95] 阻止了进一步手术，在Ⅱa 期 42 例中有 27 例（64.3%），Ⅱb 期 37 例中有 21 例（56.7%），Ⅲ期 49 例中有 21 例（42.9%）。在髓芯减压组，不需要进一步手术的，14 例患者中有 9 例（64.3%）为Ⅱa 期，9 例中有 5 例（55.6%）为Ⅱb 期，8 例中有 3 例（37.5%）为Ⅲ期。在成功率或临床和影像学结果方面，两组之间没有显著差异 [95]。总体来说，在细胞来源和特性的方法以及对结果的评估方面有许多差异 [91]。因此，作者们建议在这些方法可以被采用前，将细胞治疗标准化。

PRP 是另一种最近才被关注的细胞治疗，因为血小板含有许多生长因子，能加速血管形成和促进骨质痊愈 [96,97]。有关 ON 治疗中使用 PRP 的报道大多是闻所未闻的事，在解释病例报道和案例系列的结果时应谨慎。

另一个争议的领域是药物治疗与生物制剂相结合的潜力，以提高髓芯减压或骨移植在加强保护股骨头方面的效果。进一步研究破骨细胞抑制剂、骨生长因子和其他细胞因子的潜在用途是必要的。

感谢

感谢医学博士 Anton Khlopas 和 Edward Edward F . McCarthy 对本章的贡献。

（参考文献参见书末二维码）

第 34 章

髋关节滑膜疾病

ADAMI. EDELSTEIN, NADER A. NASSIF, JOHN C. CLOHISY, DOUGLAS MCDONALD

（杨晨 译　刘建国 审校）

关键点

- 滑膜软骨瘤病和色素沉着绒毛结节性滑膜炎（pigmented villonodular synovitis，PVNS）是髋关节滑膜最常见的原发性疾病。
- 滑膜疾病的早期诊断对提高疗效和减少髋关节的继发性退行性疾病具有重要意义。
- 肿瘤切除的外科技术包括开放手术和关节镜，根据疾病情况选择。
- 放疗在 PVNS 的治疗中有着重要地位，通常应用于复发性或高危性疾病。

引言

髋关节是滑膜关节，作用是连接躯干和下肢，提供身体支撑和站立位活动。滑膜关节因关节连接面有关节囊包绕，关节囊内有滑膜液而不同于软骨关节和纤维关节。滑膜是一层薄的、黏附在关节腔内的、非软骨部分的疏松结缔组织（如髋部、膝部和肘部）。滑膜由少数较厚的细胞层组成，在调节关节内液体和细胞环境中起重要作用[1]。滑膜内丰富的毛细血管产生含透明质酸和润滑素的关节滑液。滑膜通过调节关节内分子和细胞变化，保护关节免受生理和生物力学应力的伤害。此外，滑膜也是巨噬细胞进入关节的通路[2]，活性巨噬细胞在关节腔内有多种免疫功能，是关节内稳态和某些疾病状态的重要介质。

在髋关节临床实践中，原发性髋关节滑膜疾病相对少见。最常见的疾病，包括滑膜软骨瘤病和 PVNS，都是源于滑膜的良性肿瘤。成功的外科治疗依赖及时诊断和对原发性肿瘤的成功切除。失败的治疗和疾病的复发都与关节软骨退变和继发性骨关节炎有关。本章将会回顾关于这些良性滑膜疾病的诊断和治疗的重要观点。

滑膜软骨瘤

概述

滑膜软骨瘤是一种良性、常累及单关节的关节病，较少发生在髋关节。实际上，发生于髋部的仅占确诊病例的 10%，疾病累及膝部（50%～65%）和肘部（20%～25%）更加常见。男性患病率是女性的 2 倍。病程开始于关节滑膜间充质细胞的分化变异，这些细胞发育成熟为成软骨细胞并且在滑膜的内膜层形成小的软骨结节。这些小结节增殖并扩散至关节间隙，形成多发的囊内和囊外游离体[3]。这些游离体通过软骨细胞的增殖继续增大并可在其中央区形成钙化，形成所谓的骨软骨瘤（图 34.1）。

Villacin 描述了两种形式的滑膜软骨瘤[4]。原发性滑膜软骨瘤以众多细小、圆形、大小均等的游离体为特征。它不是任何可辨识的关节病理沉淀，可能继发于组织化生。疾病通常具有侵袭性，且复发率高。相反，继发性滑膜软骨瘤特征为：更少、更大、大小不等的软骨块。这种软骨瘤更有可能发生于原有骨关节炎、类风湿关节炎、ON、剥离性软骨炎、神经性骨关节病、结核或骨软骨骨折的基础上。潜在的疾病过程致使软骨碎片嵌入滑膜，产生诱导化生软骨的形成。

Milgram 进一步将滑膜软骨瘤描述为一种自限性滑膜内过程，其存在 3 个阶段：早期、过渡期和晚期[5]。在早期，只呈现活动性滑膜内疾病，没有游离体；过渡期，包括活动性的滑膜内增生和游离体；晚期，表现为多发的关节间隙中游离软骨体，但是无明显滑膜内病变。这些分期对临床上决定是否需要行滑膜切除以缓解症状和预防疾病复发很重要。

临床特征和诊断

髋关节滑膜软骨瘤的诊断相对棘手，与其他关节（膝关节和肘关节）相比，髋关节滑膜软骨瘤通常

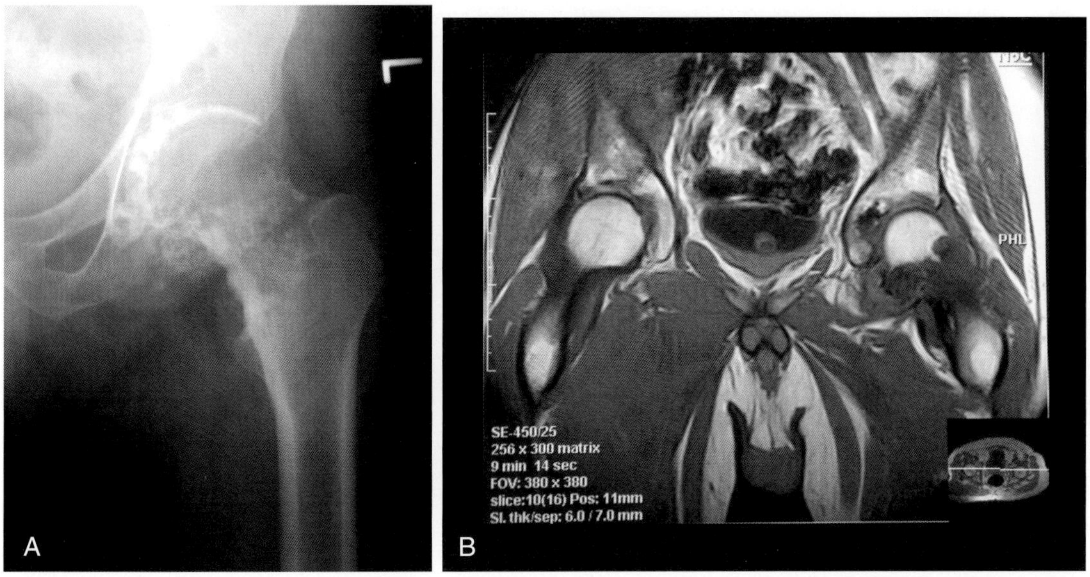

• **图 34.1** （A）63 岁男性患者左髋关节正位 X 线片。X 线片显示髋关节内大量钙化灶。它们包绕股骨颈并见于髋臼切迹内。这种形式的钙化是典型的软骨钙化，这种损伤代表着关节和滑膜内骨软骨骨体的损害。（B）MRI 的 T1WI 冠状位显示股骨 头周围和髋臼切迹内滑膜增厚。这种图像与原发的关节内突起相同。结合 X 线平片，提示滑膜软骨瘤

不存在滑膜增厚、弹响和明显的游离体等征象。髋关节滑膜软骨瘤通常表现出非特异性和隐匿性症状，如疼痛、僵硬和活动受限。因为肿瘤病变通常是非钙化性，X 线可以穿透，所以超过 50% 的患者 X 线片表现正常，使诊断变得困难。如果存在影像学异常，可能为关节内钙化、骨侵蚀、关节周骨质减少或继发性退行性病变迹象 [6,7]。股骨的凸轮形态，髋关节撞击的典型特征，以及关节间隙变宽也被报道与滑膜软骨瘤病相关 [8,9]。当临床怀疑需进一步影像检查时，CT 和（或）MRI 通常能鉴别关节内的软骨和（或）骨软骨瘤。在 CT 上，游离体形成似水密度的软组织肿块，使关节囊隆起。MRI 可显示 Kramer 等所描述的 3 种不同类型 [10]：A 型（12%）的表现为 T1WI± 与肌肉等信号和 T2WI 上高信号的分叶状、均匀的关节内信号；B 型（80%）包含 A 型的所有特征，再加上所有序列都出现空洞病灶；C 型（8%）有 A 型和 B 型的特征，加上外围低信号包绕中心脂样信号的病灶病变。还能通过关节 MRI 钆造影诊断滑膜软骨瘤病，其能显示关节内多发的充盈缺损。组织活检是诊断的金标准，组织病理学显示滑膜增厚，其上有游离体附着或游离体在关节内游走。

治疗

滑膜软骨瘤推荐治疗包括游离体取出术、结合部分或全部滑膜切除术 [6,11]。全部切除游离体对于优化症状缓解和从理论上保护关节免受额外的关节软骨损害是必不可少的。以前认为游离体切除与滑膜切除术一样可有效预防复发，但是后来的研究表明，在统计学上，滑膜切除术具有更低的复发率 [6,11]。尽管如此，已有报告称滑膜切除术后复发率在 0～23%[3,6,11]。

最确切的治疗仍然是通过股骨头脱位手术进行彻底滑膜切除术，完全暴露髋关节只能通过脱位手术。Postel 等报道了 23 例使用开放性髋关节切开术的患者（11 例原位和 12 例脱位），在复发率和预防继发性关节病方面，脱位手术效果更令人满意 [12]。Lim 等报道了 21 例进行开放性关节切开和彻底滑膜切除术患者（13 例原位和 8 例脱位），没有脱位的患者复发率增高 [7]。复发率增高被认为是由于髋臼窝深部残留病理性滑膜。

脱位手术以前被认为有未知的缺血性坏死风险，而现在发生缺血性坏死的风险极小，尤其是 Ganz 等介绍的脱位方法，其可保留旋股内动脉终末分支，发生骨坏死的风险极低 [13,14]。为避免骨坏死，Schoeniger 等采用 Ganz 的方法治疗 8 例单髋滑膜软骨瘤患者 [6]。他们通过髋关节脱位手术和转子翻转截骨进行清创术和改良的彻底滑膜切除术。经过至少 4 年随访（平均 6.5 年），无患者复发。此外，没有患者出现继发性股骨头坏死。

在早期滑膜软骨瘤的治疗上，关节镜变得越来越普遍。Boyer 和 Dorfman[15] 表示一半以上的患者经髋关节镜治疗可以获得优良结果，在 111 例患者中，结果 63 例为优（自觉改善＞ 75%）或者良（自觉改善＞ 50%），然而，有 38% 的患者关节镜治疗失败且需

行开放手术。Lee 等报道了 24 例接受关节镜治疗的患者，平均随访 41 个月，75% 的患者预后良好或极好，而有症状复发的患者为 16.7%[16]。Marchie 等描述了 29 例接受关节镜治疗的患者，平均随访 64 个月。在 23 例至少随访 12 个月的患者中，48% 的患者报告了良好到极好的结果；7 例（30.4%）复发，其中 5 例反复关节镜治疗，2 例关节切开治疗[17]。高的失败率表明关节镜在彻底切除肿瘤上有局限性。在未行脱位手术和转子截骨术的情况下，髋关节镜的主要优势是小切口。但是，由于进入关节受限以及在取出游离体和切除滑膜上的局限性，使这些优点显得并不突出。虽然开放手术在预防复发上更具优势，但也要更好地界定关节镜的作用。开放手术更适用于弥漫性疾病类型（图 34.2），而关节镜在有病灶或病灶局限的类型中发挥作用。

对于伴有髋关节滑膜软骨瘤病的终末期关节炎患者，应该考虑关节置换术联合滑膜切除术。Ackerman 和他的同事在平均随访 14.1 年（1.2～35.2 年）的接受 THA 和滑膜切除术的 7 例患者中发现，症状持续改善[18]。Harris 髋关节评分从术前的平均 50 分提高到最终随访时的平均 89 分。1 例患者在关节置换术后 2 年再次接受滑膜切除术，在关节置换术后 16 年由于髋臼无菌性松动行翻修术。

预后

疾病的早期诊断和及时治疗对提高临床疗效很重要。如果能在关节侵蚀进展之前做出疾病诊断，外科手术则更有成功的可能。病变广泛累及髋关节以及关节损害易使髋关节继发骨关节炎（OA）。进展性继发性 OA 可能又伴随症状恶化而需行关节置换。滑膜软骨瘤恶化非常罕见。

色素沉着绒毛结节性滑膜炎

概述

色素沉着绒毛结节性滑膜炎（PVNS）是一种良性

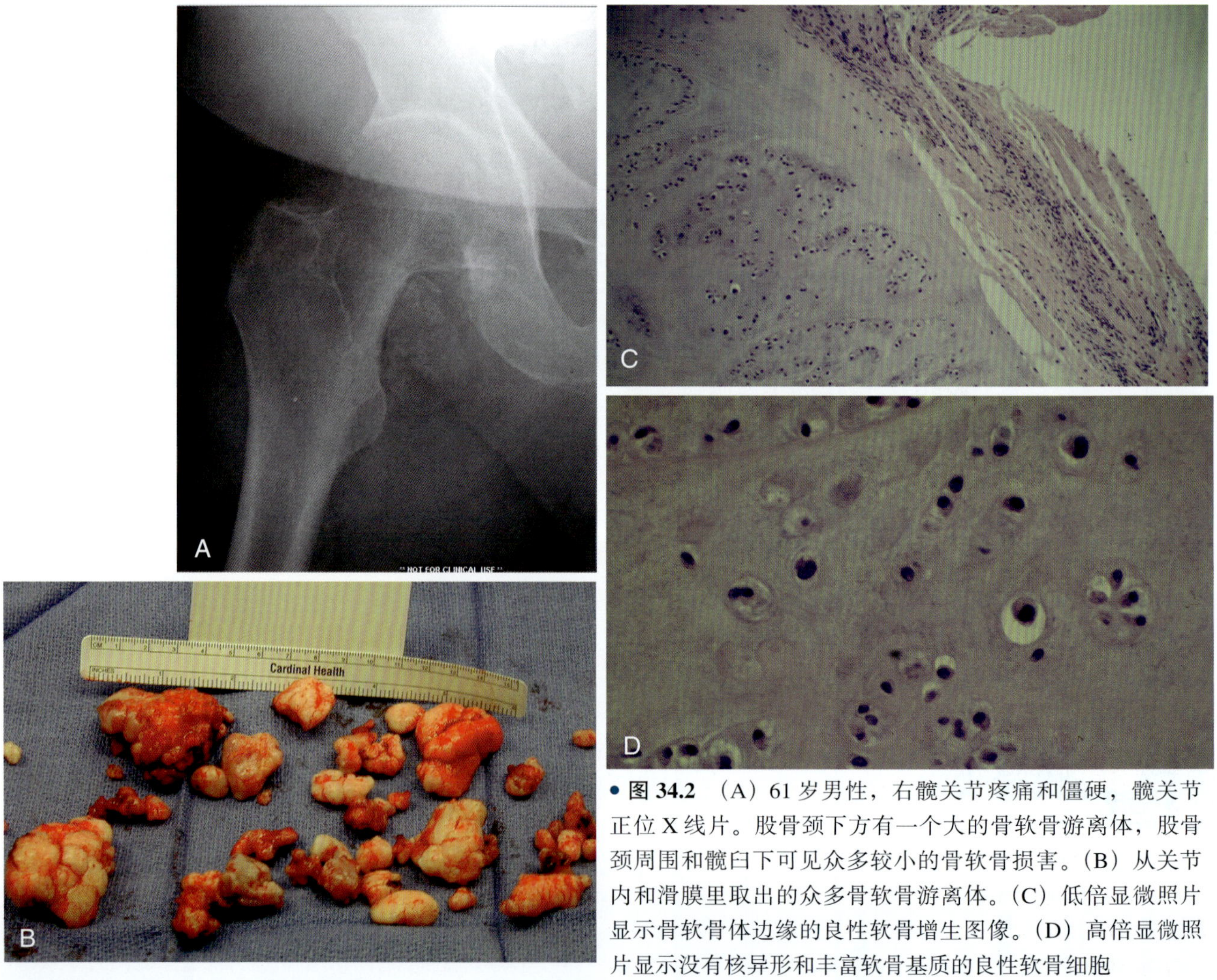

• **图 34.2** （A）61 岁男性，右髋关节疼痛和僵硬，髋关节正位 X 线片。股骨颈下方有一个大的骨软骨游离体，股骨颈周围和髋臼下可见众多较小的骨软骨损害。（B）从关节内和滑膜里取出的众多骨软骨游离体。（C）低倍显微照片显示骨软骨体边缘的良性软骨增生图像。（D）高倍显微照片显示没有核异形和丰富软骨基质的良性软骨细胞

增生疾病，可影响关节外（关节囊、肌腱）和关节内的结构。PVNS 常见于膝关节（80%），但也能累及髋关节、肩关节和肘关节[19]。这种罕见疾病在人群中每年有 1.8% 的发生率。男性和女性都可发生，平均发病年龄为 30～50 岁[20]。该疾病是由肿瘤细胞引起的，包括肿瘤中的少数细胞，它们携带连接集落刺激因子 1（CSF1）基因和 COL6A3 基因的 t（1 ∶ 2）易位[21]。组织学上，PVNS 是一种以绒毛状、结节状和绒毛结节状增生为特征的、肥大的、富含血管的滑膜疾病。黑色素沉着是铁血黄素沉着在滑膜所致，包括多核巨细胞和巨噬细胞在内。这些细胞表达局部炎症细胞因子，刺激破坏骨的再吸收，导致关节软骨损害和关节周的骨侵蚀。

PVNS 的发病方式有两种：局限性（病灶）PVNS 和弥漫性 PVNS。局限性 PVNS 以散在结节性损害为主，通常侵犯腱鞘，即所谓的腱鞘巨细胞瘤。这种类型约占 75%，多为 40～50 岁或 50～60 岁患者，女性多于男性，通常累及手指或脚趾。PVNS 可发生于关节内部，也可以累及髋关节。这些肿瘤大多边界清，较弥漫性 PVNS 容易处理，局限性 PVNS 有良好的预后和极低的复发率。相反，弥漫性 PVNS 会影响整个关节或关节囊的滑膜，肿瘤组织呈弥漫性，且浸润周围组织，弥漫性 PVNS 的外科手术处理更为困难（图 34.3），预后不良，复发率高且可局部进展。

临床特征和诊断

PVNS 通常表现为非特异性的隐匿性的关节症状，包括疼痛、绞锁、移动范围缩小以及僵硬。通常是单关节发病，且与其他疾病没有关系。局限性 PVNS 通常表现为无痛、生长缓慢的肿块，特别是在关节外。关节内损害可导致渗出和关节敏感，病情进展可导致持续不适以及极限活动时出现生物力学碰撞。由于其

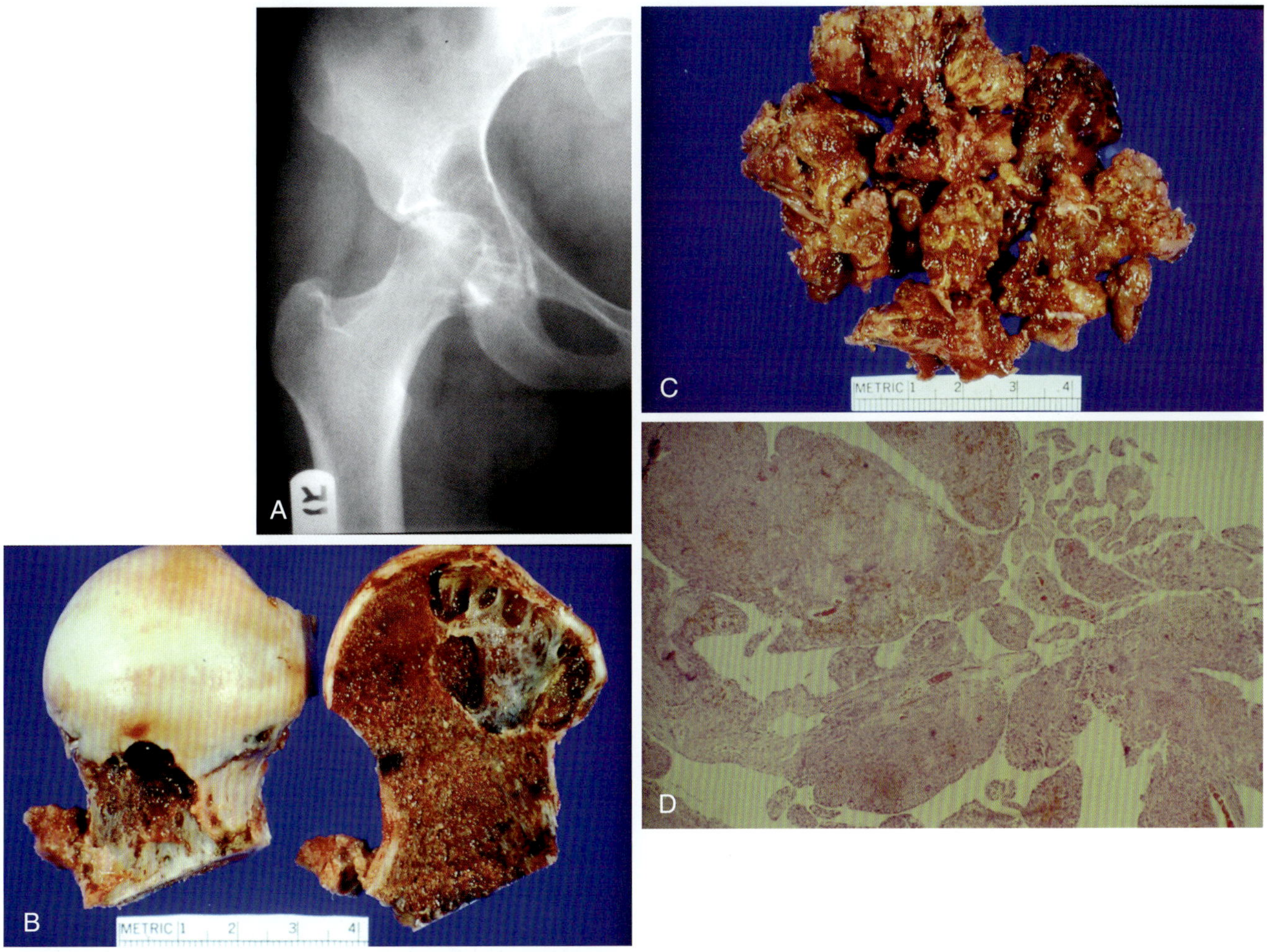

• **图 34.3**　(A) 29 岁女性，右髋关节正位 X 线片。髋臼内可见一个射线可穿透的大空洞，同时可见股骨头内囊性变。双边关节的囊性变提示初期的关节内病变，可见 PVNS。(B) 双瓣股骨头照片显示头内侵蚀性的囊性变。(C) 切除的全部组织照片，显示红棕色的脆性质地与 PVNS。(D) 低倍显微镜照片显示部分组织有绒毛附生，巨细胞组织细胞和一大片圆形细胞混合。大量的铁血黄素非常明显

表现前后不一致，通常会延误诊断。

晚期受累关节的 X 线片显示骨侵蚀、软骨下囊肿和关节间隙变窄。在疾病早期，X 线片表现一般正常。因此，CT 或 MRI 用来进一步早期诊断该病。CT 通常显示关节组织弥散性增厚，以及相对含铁血黄素的肌肉而言衰减增加。MRI 显示的主要特征有关节渗出、关节囊隆起、滑膜增生，以及由于铁血黄素在滑膜沉积导致的低至中等信号强度改变（图 34.4）。这些影像学表现能帮助确定病变范围、位置以及与关节内外结构的解剖关系 [22]。

介入成像能够进一步协助诊断 PVNS。MRI 造影显示广泛绒毛状滑膜增厚或结节状突出物延伸到关节内，和在原发性滑膜软骨瘤中看见的一样，多发充盈缺损并不出现在弥漫性 PVNS 的关节影像中。PVNS 的最终诊断需要组织病理学检查证实。

治疗

对 CSF1 信号干扰的药物研究正在进行中，但目前还没法使用 [23]。要使 PVNS 对关节软骨完整性的继发影响降到最低，早期诊断和肿瘤彻底切除非常必要。无论是局限性还是完整性的，外科滑膜切除术都是标准的治疗方法。和膝关节类似，由于复发风险

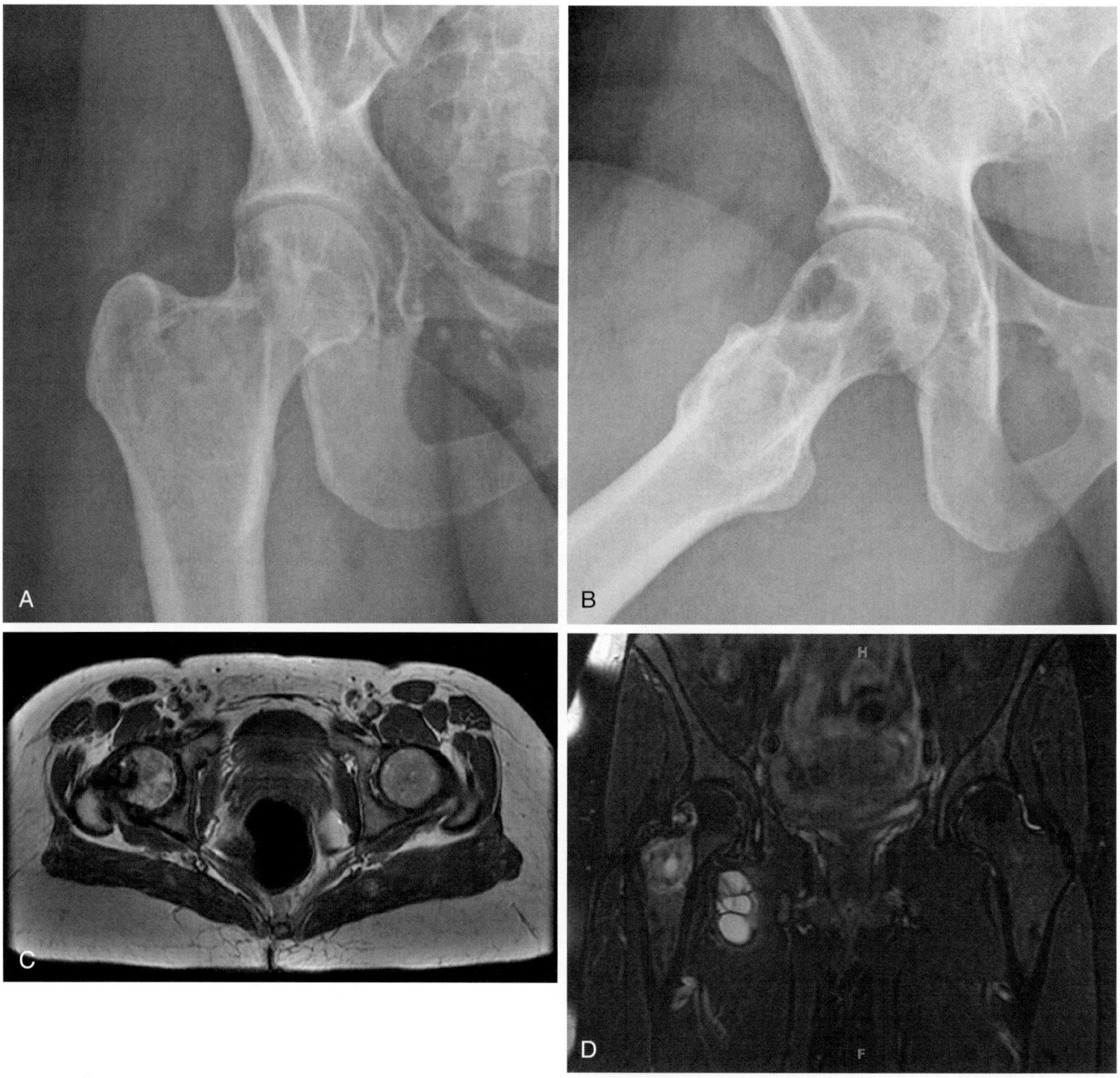

• **图 34.4** 49 岁女性，伴有 PVNS，（A）右侧髋关节正位和（B）蛙式侧位，显示股骨头和转子间区域放射透明的囊性缺损。（C）矢状位 T1 加权和（D）冠状位脂肪抑制 MRI 显示通过下方关节囊延伸的关节内疾病和股骨头、股骨颈和转子间区域的骨内疾病。患者行开放性滑膜切除术、刮除术和股骨近端植骨

低，局限性疾病可以单独外科切除[19,20,24]，可通过开放手术或关节镜来完成。弥漫性 PVNS 因不能彻底切除，手术治疗后较高的局部复发率是个棘手问题。彻底滑膜切除术难以在关节镜下完成，建议使用开放手术（图 34.5）。Vastel 等报道了 16 例采用直接外侧入路的转子截骨术和前脱位手术治疗的患者，结果表明彻底滑膜切除术在预防滑膜炎的局部复发上是有效的，平均随访 16.7 年，没有患者的 X 线片或者临床迹象提示复发[25]。然而，在行 THA 时发现，有的患者在滑膜切除后 14 年出现无症状的复发或者持续

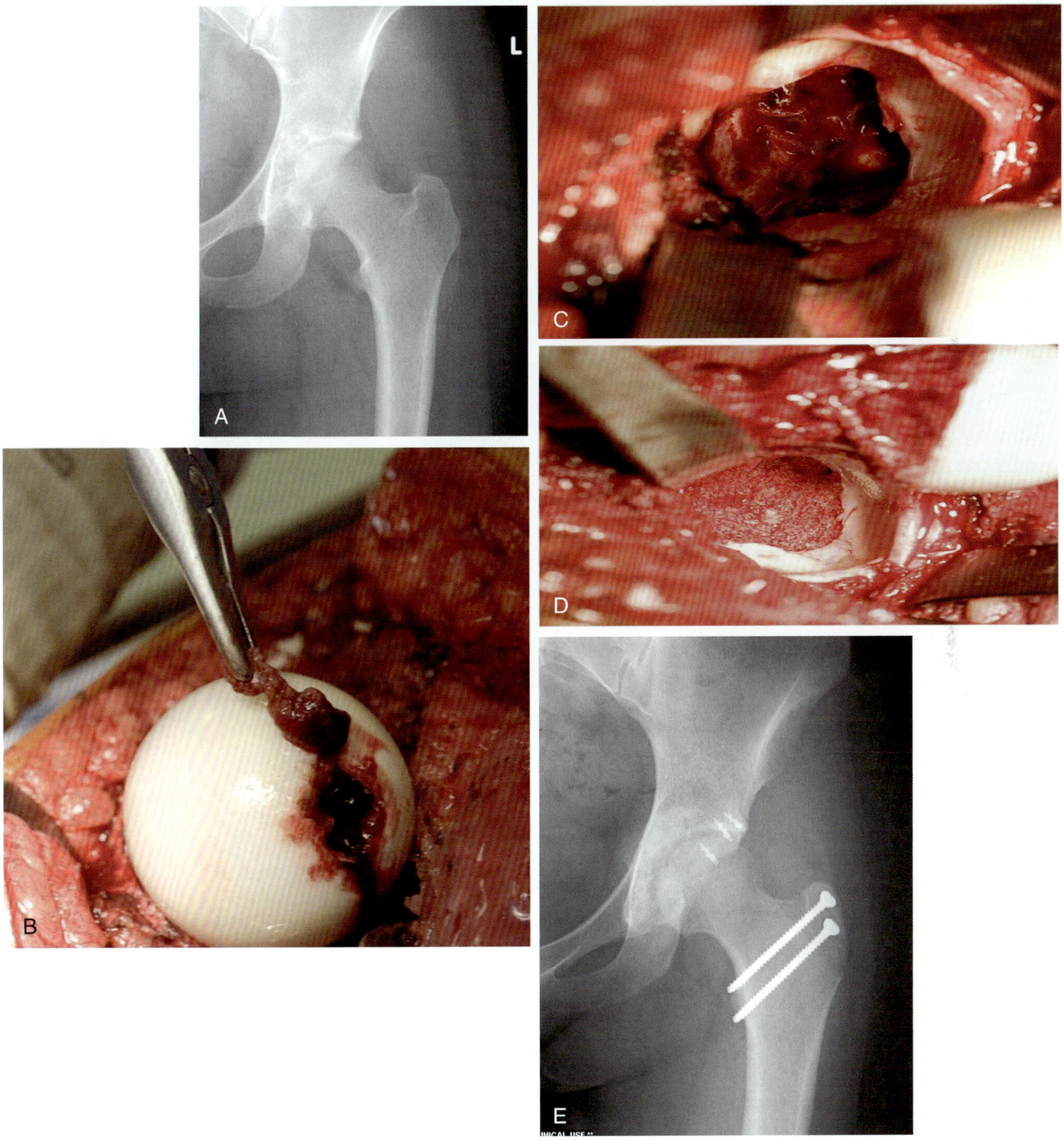

• **图 34.5** （A）23 岁女性，进行性髋关节疼痛，左髋关节正位 X 线片，内侧壁侵蚀明显，且 MRI 显示与 PVNS 相一致的软组织肿块。（B）依据损伤的范围和位置，这种髋关节疾病使用脱位手术治疗。用刮除术和移植术治疗有侵蚀性损伤的中央股骨头。（C）大的侵蚀性损伤破坏了大部分髋臼关节面。（D）髋臼损害也可用刮除术和移植术治疗。用髋臼唇修补术和股骨头 - 颈骨软骨成形术治疗髋部前上方的大范围髋臼唇撕裂和髋股撞击。（E）术后 6 个月，转子截骨术愈合，患者临床症状改善。由于无病灶模式以及肿瘤的侵犯性，此髋关节的预后还需要观察

性 PVNS 。然而，彻底的滑膜次全切除术对弥漫性疾病患者也有好处。Byrd 和他的同事报道了 13 例患者（10 例弥漫性疾病）接受关节镜治疗的情况，在 63 个月的平均随访中 Harris 髋关节评分有 26 分的改善[26]，尽管没有对复发进行系统监测。放射疗法，如外粒子束或者关节内放射性胶体注入，用于复发或者复发风险较高的患者，低等到中等剂量（16～25 Gy）的外粒子束放射已被用于滑膜切除术的联合治疗。髋关节疾病的治疗结果缺乏具体数据，但是膝关节疾病的数据是可用的。O'sullivan 等报道了 14 例接受放疗的患者，其中 13 例下肢功能得到改善以及根除了病灶[27]。其他作者也报道了相似的联合治疗效果，复发率在 4%～14%[24,28]。钇 90 和镝 165 关节内放疗联合滑膜切除已经用于外科手术。Shabat 等报道了 10 例用滑膜切除术和钇 90 注射联合治疗的患者，其中 1 例有髋关节病，平均随访 6 年，只有 1 例复发[29]。而由于 β 线胶体能穿透的范围局限在 8～12 mm 病变，其治疗微小残留病灶的效果可能更好。其他作者也报道了少量一致的结果。Chin 等报道了 40 例有膝关节疾病的患者，其中 5 例单独使用开放滑膜切除术治疗，30 例使用开放滑膜切除术和关节内镝 165 联合治疗，5 例使用开放滑膜切除术和外粒子束放射线联合治疗[30]，尽管超过 90% 的患者的功能改善达到了优良，但不管是否给予放射线治疗，仍有 18% 的患者复发。作者相信彻底滑膜切除术是防止疾病复发的最重要因素。

有明显骨质侵蚀和关节软骨损害的原发性或复发性疾病难以用关节保护手术治疗。对于这些患者，建议使用关节置换，能够有效控制疾病以及恢复功能[31]。Della-Valle 等报道了 7 例患有髋关节疾病的案例，并对文献报道的另外 55 例患者进行了 meta 分析[32]。7 例患者中，有 4 例患者明显患有与关节炎相关的疾病，均采用关节置换术治疗。平均随访 13 年，未见复发。meta 分析显示，55 例患者中有 52 例采用最常用的治疗方法——滑膜切除术治疗（26 例）或 THA 治疗（24 例）。共有 10 例患者复发，其中 9 例在滑膜切除术治疗组，THA 治疗组无复发。虽然 THA 治疗 PVNS 是有效的，但应该用于晚期患者，而 PVNS 患者多数是年轻人。

小结

原发性髋关节滑膜疾病罕见，也难以诊断。若患者出现原因不明且起病隐匿的髋关节疼痛，应该考虑这些疾病。滑膜软骨瘤和 PVNS 是最常见的两种滑膜疾病。治疗方案应以彻底切除肿瘤为目的。切除或部分切除的选择要根据发病形式、生物学侵犯、肿瘤范围和继发性关节退行性变的程度。如果到了疾病晚期，应考虑行 THA。

目前的争议和未来的展望

- 需阐述清楚开放手术和关节镜治疗的疗效比较。
- 改良成像技术可增强对关节软骨完整性的评估以及影响治疗方法。
- 在 PVNS 的治疗中，放射治疗的作用大有前景，但是需要进一步明确。
- 通过抑制 CSF1 信号通路对 PVNS 进行药物治疗的研究正在进行中。

（参考文献参见书末二维码）

第 35 章

髋臼缘损伤

ENRIQUE SANDOVAL, PAUL E. BEAULÉ, MICHAEL LEUNIG
（杨晨 译）

关键点

- 大多数髋臼缘损伤与继发性不稳定（髋关节发育不良）或股骨头或髋臼形状异常［即股骨髋臼撞击症（FAI）］引起的不协调的机械撞击有关。这种损伤的发展会导致髋关节骨关节炎（OA）。
- 髋臼缘损伤包括髋臼唇、关节软骨或两者的损伤。髋关节发育不良的病理机制是髋臼内股骨头的边缘受力；FAI 是指股骨头颈过度嵌塞在髋臼内或撞击髋臼。
- 最先进的临床技术包括使用撞击和髋关节不稳定试验评估髋关节活动范围；标准化前后位、侧位 X 线片；MRI 评估髋臼唇、软组织和关节软骨；和（或）CT，包括三维（3D）图像，来评估畸形、覆盖和髋臼方向。
- 目前的治疗方法包括解决髋关节发育不良 / 不稳定的机械力线不良的髋臼周围截骨术，髋臼缘修整，髋臼唇再固定；使用开放或关节镜技术治疗 FAI 的股骨骨软骨成形术。

引言

髋臼缘可呈现出代表早期退行性关节炎"前线"的特定损伤形式。具体的损伤形式将随潜在的病理和相关的异常受力而变化。关于这一点，Klaue 等首次提出"髋臼缘综合征"的概念，包含病理性负荷以及由其导致的髋臼唇、髋臼软骨和（或）骨边缘的损伤[1]。在他们关于髋臼发育不良的研究中，介绍了从撕裂髋臼唇到髋臼缘骨折的连续性病理改变，以及髋臼骨缘和邻近软组织内囊肿形成。直至现在，这些损伤的影像学诊断也很困难，通常需要手术确诊[2-6]。随着更先进的手术技术和成像技术（如 MRI）的出现[7,8]，对髋臼唇 - 软骨复合体损伤的起源及其在退行性关节炎中的作用的知识基础和理解已经大大发展。虽然成像技术和手术技术有最新进展，但是髋臼缘损伤患者依然常常被误诊[9]。这一章将讨论髋臼缘损伤的原因和病理机制以及它的诊断和治疗。

病因

髋臼缘综合征是一种病理状态，其本质是正常的关节内软组织结构承受超过其承受范围的关节负重应力，在髋关节发育不良中，增大的髋臼唇最初常常可以帮助包容股骨头[10]，但是不稳定的股骨头有可能移位，最终因髋臼覆盖不足而发生半脱位。如果确实存在这些慢性"由内向外"的剪切力，那么髋臼唇软组织将无法代偿，髋臼唇可从髋臼缘撕裂或者与骨块一起撕脱。这就是所谓的髋臼缘骨折[1]。

髋臼缘损伤 / 退化的治疗仍在不断进步，无论是尸体研究还是活体研究，都已证明髋臼缘损伤的部位具有一致性。髋关节的边缘性损伤最先在 Harrison 等[11]以及 Byers 等[12]对骨关节病进行的经典研究中获得关注。Bullough 和 Goodfellow[13]研究进一步证实了这一点，他们强调髋关节形状在轻微不协调形成中的重要性，而在日常接触中，轻微不协调即可导致髋臼缘软骨的损伤。虽然之前的报道将髋臼缘列为髋部损伤的早期位置，但是特殊的异常如发育不良引起的髋部不稳（图 35.1），以及新近的 FAI（图 35.2），并不被认为是髋部骨关节炎的发病因素。局部应力引起髋臼缘异常时，早期受损伤的结构为髋臼唇和邻近的软骨。最近，这一观点得到了 Leunig 等的肯定[14]，他们比较了尸体研究结果，指出髋臼前象限的损伤与股骨头颈偏心距不足有关。Seldes 等[15]进一步将髋臼缘损伤作为两种主要边缘退化类型的特点，并与 FAI 的现有认识存在关联[14]。

在 FAI 中，股骨头位于中心位置，但髋部运动的自由弧度受到深髋臼或髋臼方向不良的限制，导致钳夹型 FAI 或股骨近端畸形，导致凸轮型 FAI。单独或联合导致机械冲突，关节损伤最初位于髋臼边缘。髋部损伤的位置与髋部发育不良中的髋臼缘损伤类似。但是，损坏机制却几乎相反。此外，当钳夹型 FAI 和凸轮型 FAI 作为单独畸形存在时，二者的损伤模式具

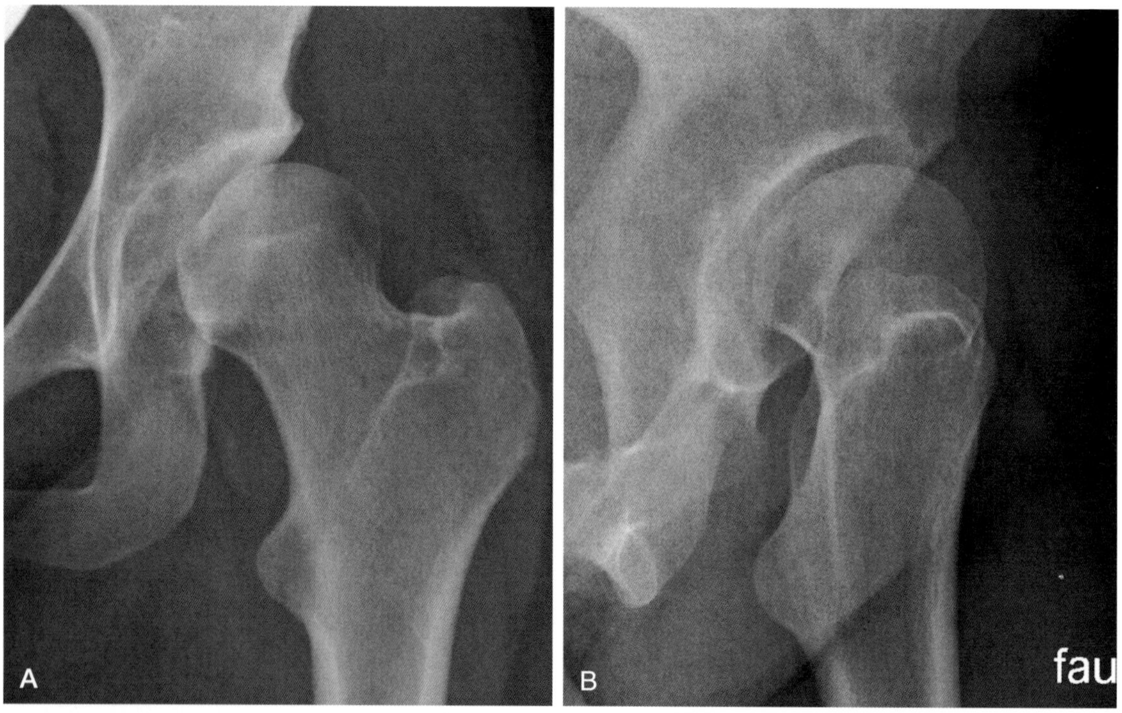

• **图 35.1** （A）前后位片显示髋臼缘损伤（取自正确的骨盆前后位片）；（B）典型前外侧髋关节发育不良的 X 线片。髋臼顶短而陡，股骨头向前外侧移位，产生“由内向外”的剪切力，从而导致继发性关节不协调和髋臼缘静态性负荷过重

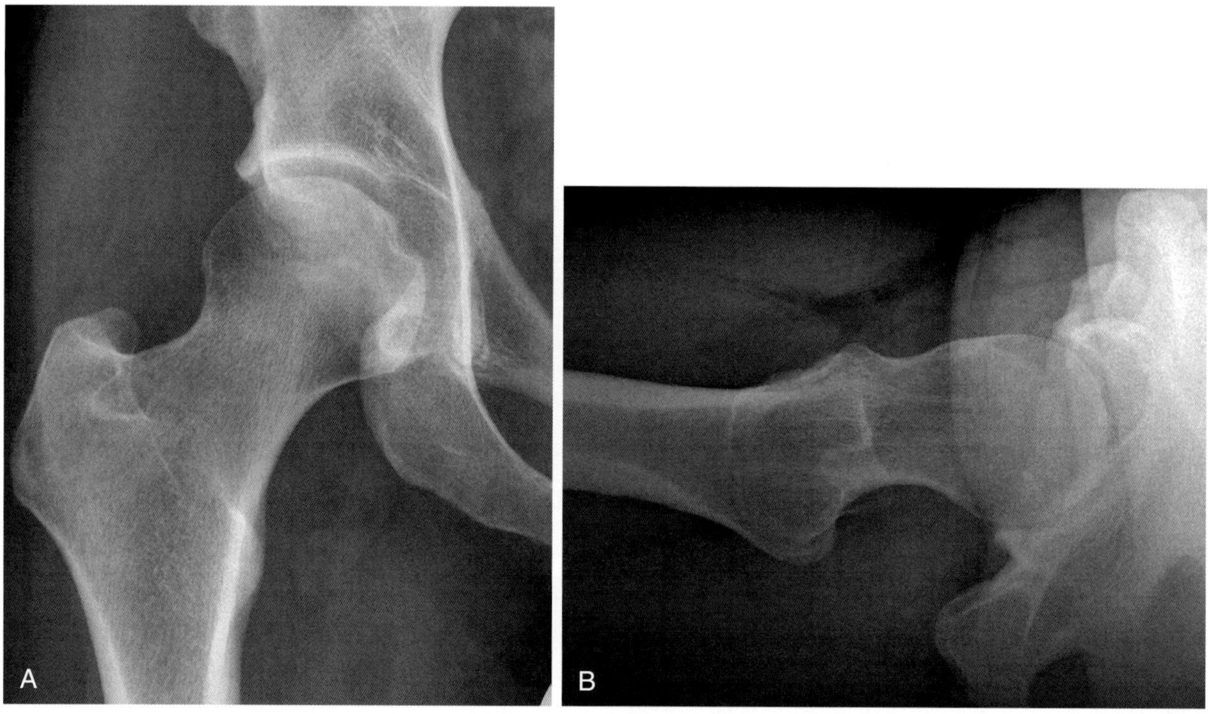

• **图 35.2** （A）前后位片显示髋臼缘损伤（取自正确的骨盆前后位片）；（B）FAI 的穿桌侧位片。股骨头覆盖过多或者非球面引起髋部初始不协调，产生“由外向内”的剪切力，导致髋臼动态性负荷过重

有本质上的区别。在钳夹型 FAI 中，病变多位于髋臼唇，而在凸轮型 FAI 中，损伤常发生于软骨，并伴有“由外而内”的磨损和（或）分层以及偶发性边缘骨折[16]。在患有混合型 FAI 和髋臼方向明显异常的运动员中，可以见到边缘骨块。速度、力量和髋关节活动度以及髋臼唇软骨接合部位组织的质量，都会增加前上缘的易损性[17]。

至今，我们认为髋关节发育不良和 FAI 是与髋关节 OA 的进展相关的两种主要的骨骼畸形。髋关节的力学改变表现为一个在 Klaue 等[1]描述的“覆盖不足”（发育不良）和最近介绍的“包容过度”（FAI）之间的连续统一体。尽管髋臼缘骨折的发病机制不同，不论是未融合的二次骨化中心还是髋臼缘应力性骨折，据初步报道，术后疼痛和功能都得到了改善 [18,19]。此外，关于关节镜下边缘切除术后医源性髋关节不稳的报道强调了维持足够的髋臼骨覆盖和稳定软组织包容的重要性 [20]。

髋臼缘损伤和髋臼唇

髋臼唇的横断面是三角形的，其基底部连于髋臼缘和顶部游离缘 [15]。关节囊附着在髋臼唇外侧面边缘，在关节囊和髋臼唇之间形成一个潜在凹陷。髋臼唇可细分为两个不同的区域：关节外部分和关节内部分，关节外部分由致密连接组织构成，与关节囊的接合部含有丰富的血管；然而关节内侧部分则大部分没有血管 [21]。髋关节的胚胎学研究也显示，前方和后方的髋臼唇软骨接合部在形态学表现和血管分布方面存在差异 [22-24]。Cashin 等 [22] 对 11 个人类胚胎进行研究，发现胶原纤维在移行区方向因其位置不同而不同：在后面，胶原纤维垂直于附着处；在前方，胶原纤维与边缘平行，这使髋臼唇特别容易受到剪切力的影响，在某种程度上符合所谓的“分水岭损伤” [25]。基于大量髋臼唇撕裂的关节镜下观察和尸体解剖，McCarthy 等 [25] 认为，前方髋臼唇是危险区，因其潜在的机械性能低而力学要求高，且血管分布相对较少。他们提出，髋臼唇外侧撕裂改变了髋部的生物力学环境，导致关节软骨的退变，最终形成骨关节炎 [26]。与此相反，Masłoń 及其同事进行的一项解剖学研究显示，在胎儿发育期间，髋臼后上象限和前上象限的血供更大 [24]。

为了研究髋臼唇容易损伤的力学机制，Dorrell 和 Catterall[27] 将髋臼唇撕裂的发生与髋臼发育不良未覆盖股骨头所传导的异常剪切应力相关联，研究证明，正常髋关节的剪切应力为 1%～2%，而在髋关节发育不良者中可达到 4%～11%。在此研究基础上，他们提出假说：增强髋臼唇有助于成人股骨头在髋臼内的稳定性。Ferguson 等 [29] 发现髋臼唇起到封条的作用，可确保关节内有更多恒定的润滑流体膜，并限制关节软骨层分泌液体的速度，完整髋臼唇可使关节内部有较大的静力流体增压。Dwyer 等在尸体模型中研究发现，股骨头的位置对封闭能力有很大的影响，会导致在负载情况下流体转移的损失，使髋关节处于重复屈曲和内旋的活动可能会增加退变的风险 [30]。此外，由于髋臼唇可额外增加间隙液体分泌通路的阻力，因此，缺少髋臼唇时软骨固缩显著增快 [29,31]。因此，髋臼唇封条的破坏不利于软骨的整体营养，会引起髋臼唇过早退化 [32]。在对非发育不良髋关节标本进行研究后，Crawford 等 [33] 报道称，髋臼唇“封条”的缺失是导致髋关节不稳定、旋转中心移位和使髋关节易受冲击负荷损伤的关键因素，因完整髋臼唇和“封条”的保护功能的丧失而使髋关节反复受伤。Henak 等 [34] 表明，发育不良的髋关节的髋臼唇承受了 2.8～4 倍的负荷，这些过度的负荷也在有限元建模中得到证实，而软骨应力在正常和发育不良髋关节之间没有显著的差异。

值得一提的是，根据髋臼唇基本损伤机制的不同（例如，发育不良和 FAI），其形态学表现亦可不同 [35,36]。Klaue 等 [31] 以及 Leuing 等 [35] 认为，在发育不良中，髋臼唇明显肥厚，伴有黏液样退化和（或）骨缘分离。但是，在 FAI 中，髋臼唇常以底面撕裂为特征，且无肥厚。当存在混合型畸形（如发育不良和 FAI）时，这些发现有助于确定哪种畸形占主要地位。就钳夹型 FAI 而言，Seldes 等 [15] 描述了髋臼唇损伤垂直延伸到髋臼唇表面，而且对于更严重的病例，则可延伸到软骨下骨，导致髋臼唇内软骨骨化。对于与凸轮型 FAI 相关的髋臼缘损伤，这些人认为，纤维软骨髋臼唇和垂直关节表面的髋臼软骨之间的移行区的破坏，导致了髋臼唇 - 软骨连接部前方的撕裂或破坏。

诊断

临床评估

大多数髋臼缘损伤患者的主诉是前方腹股沟区疼痛，久站、久坐、久行以及上下车时疼痛加重。疼痛可牵涉到臀部和转子区。尽管没有特异性临床症状可以鉴别髋关节发育不良和 FAI，但由于受到大转子区的刺激，绝大多数发育不良患者，都会有外展肌从早期的疲劳到明显无力的症状。此外，有些患者会有类似于膝关节半月板损伤引起的交锁现象，有时需要活动下肢来解决问题，通常以“无抖动”运动的形式 [37]。随着症状频繁发作，疼痛可引起轻度跛行。然而，FAI 患者常抱怨慢性或反复的“腹股沟”疼痛，以及髋关节屈曲受限，而肌肉功能减弱 [38,39]。多数患者的起始疼痛是隐匿的 [40]，患者经常记不起具体的外伤史 [5]。在一般盂唇撕裂患者中，Burnett 等 [9] 发现，只有 9%（6/66）的患者有较重的外伤史，可作为髋臼缘损伤诱发因素。疼痛通常为锐痛，而且活动（如走路和患肢旋转）可使疼痛加重。机械性的症状如响声和滞后感非常多变，不一定说明髋关节内有病变[5]。关于病史，询问儿童髋部疾病，如发育不良、Legg- Calve-Perthes 病[41]和股骨头骨骺滑脱[42]是十分重要的，它们都是已知 OA 的病因[43.44]。

在体格检查中，髋关节内疼痛患者的一个特点是 C 字征，指的是手在同外侧的大转子上方形成“C”形的疼痛区，手指位于腹股沟上。髋臼唇病变最可靠的征象是屈曲超过 90° 并且内旋内收时可引出疼痛[45]，以前被称为撞击征。这被称为 FADDIR 试验[1]，尽管结果是阳性的，但准确性相当低[46]。有人发现后伸并用力外旋髋关节可刺激损伤的髋臼唇[47]，常见于发育不良患者。此外，Leunig 等[37]介绍了发育不良的“脚踏车”试验，通过转子刺激反映外展肌力不足，这一个试验要求抬高患髋，做骑脚踏车动作，并触诊大转子后缘和外侧缘，增加踩踏足的负荷，可使疼痛加重。前方不稳定试验旨在区分源于特定的前唇或软骨损伤和相对前方覆盖不足引起的的腹股沟疼痛和恐惧，但这两种临床情况有时可能共存。为此，患者处于仰卧位，髋关节伸直位，膝关节屈曲悬挂在床的远端边缘。患髋进一步伸展，并进行外旋，以主诉为疼痛或恐惧为阳性。以相同的方式，通过将被检查者的髋关节伸展、外展和外旋来进行后缘撞击试验[47]。最常见的触诊位置是沿着臀中肌后缘触诊。而对于 FAI 患者，典型体征是患髋屈曲 90° 时内旋受限（通常< 20°），这是对 FAI 最特异和敏感的检测方法。

尽管现在髋臼唇病变被认为是引起髋部疼痛的常见原因，但与引起髋关节疼痛的其他原因进行鉴别诊断也很重要，如骨坏死、应力骨折和腰大肌扭伤。对于体格检查异常而影像学检查正常或可疑的患者，对患髋进行麻醉阻滞，可为诊断是关节内病变还是关节外病变提供重要信息。若疼痛暂时缓解，则表示为髋关节内病变[48]。

影像学评估

因为大部分髋臼缘损伤（髋臼唇 - 软骨病变）与骨骼畸形相关，所以初诊时必须包括至少两个视角的 X 线平片：骨盆正位片和侧位片（Dunn 位片或穿桌侧位片）[49,50]，以及髋关节 65° 斜位片[51]。对于所有视角而言，患者恰当的体位对于正确评估骨骼解剖结构是至关重要的。对于正位片来说，X 线应该位于耻骨联合和尾椎共线的中线上。理想情况下，如果髋臼位置正确，那么耻骨联合和骶尾椎之间的距离应该是男性 32 mm，女性 47 mm[52]。正常髋臼的前壁和后壁应该覆盖股骨头，并且前后壁在髋臼最外缘接合。

评价发育不良，有 3 种主要的影像参数，分别是 Wiberg 的外侧中心边缘角（正常> 25°）[37]，髋臼顶倾斜或 Tönnis 角（正常< 10°）[53]和可以更好地描绘前后壁覆盖的髋臼指数[54]。最近，Wyatt 等描述的 FEAF（Femoro-Epiphyseal Acetabular Roof）指数[55]可进一步评估有症状的临界髋关节发育不良的稳定性（外侧中心边缘角 20°～25°），认为 FEAF 指数小于 5° 表明 80% 的髋关节是稳定的。为了更好地整合各种形式的发育不良和远离边缘发育不良，由于未明确，Wilkin 等提出了一个髋关节解剖的全面性描述，这不仅基于平片上这些角度的测量，还在三维 CT 扫描图像上进一步整合不同的临床模式（包括边缘发育不良）的影像表现[56]。这将使我们更好地理解髋关节结构不稳定性相关的病理力学，如影像学检查所见。若髋臼后倾，则可见到髋臼的前后壁在股骨头上交叉，即所谓的交叉征或“8”字征[57,58]。另外一个后倾的征象是坐骨棘征，即骨盆正位片上可以看到坐骨结节[59]。对于包容过度而言，外侧中心边缘角也是一个更加准确的指标，大于 39° 为异常值。更重要的是，由于深髋臼的 X 线表现也存在于发育不良患者中，因此该术语不应该再用来描述过度包容[60-62]。在更极端的情况下，股骨头穿过髂坐骨线，髋臼前突仍是过度包容的更严重形式[63]。侧位片上头颈偏心距不足和（或）股骨头非球形是诊断凸轮型 FAI 的最好证据，如下肢内旋 10°～15° 的穿桌侧位片[64,65]或 Dunn 位片（髋关节屈曲 90°、外展 25° 而无内外旋的正位 X 线片）。

CT 扫描已广泛应用于评估髋臼边缘损伤患者的骨骼结构。最近，低剂量 CT 扫描获得的 3D 图像在评估髋臼缺损类型以及髋关节发育不良的股骨和髋臼方面非常有用[66,67]。此外，除了髋臼和髋关节外侧覆盖外，三维 CT 扫描在明确局部前覆盖不足或过度覆盖方面似乎特别有用（图 35.3～图 35.5），这将导致基于主要不稳定方向（前、后、外侧 / 全侧）的更全面的分类系统[56,67]。

MRI 是观察髋关节内病变的更准确的方式，能够清晰地分辨髋臼唇、软骨和关节腔以及局部软组织。此外，MRI 可以获得多维影像，如放射状成像。MRA 结合了 MRI 和关节内注射造影剂，是评估髋臼唇的首选的检查[7,8,68,69]。然而，随着 3T MRI

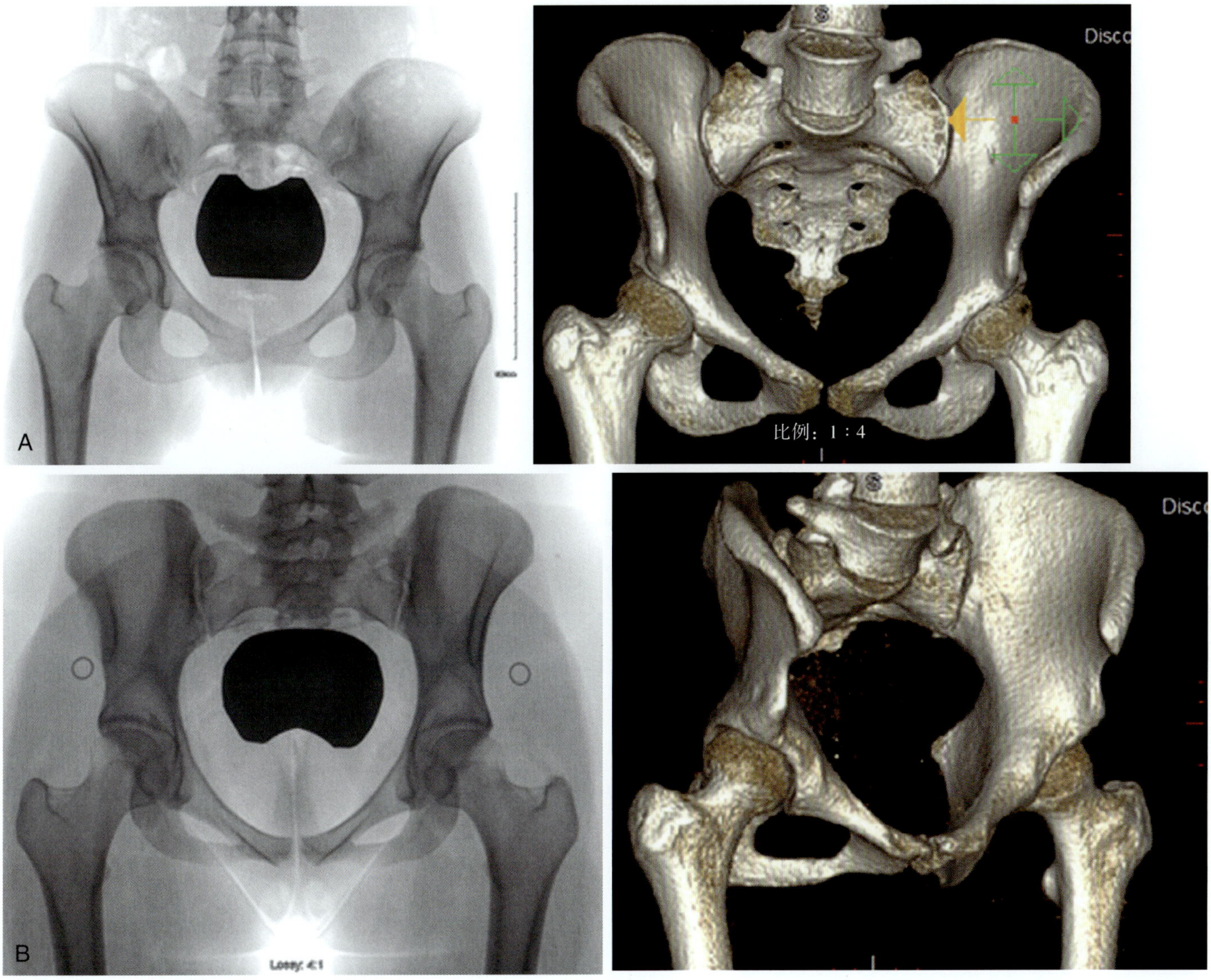

• 图 35.3 （A）前方不稳定：骨盆前后位和三维 CT 显示右髋关节前覆盖不足。（B）后方不稳定：前后位骨盆和 3D CT 显示交叉征（双侧髋）和后覆盖不足（右髋）

高分辨率成像的出现，关节内注射钆的使用明显减少。常规 MRI 对髋臼唇撕裂的检查具有较高的敏感度（69%～100%）和特异度（64%～96%）[70]。优化方案的非对比 MRI 检查髋臼唇撕裂的灵敏度为 96%～97%，特异度为 33%，准确度为 93%～95%[71]。前上象限的髋臼唇撕裂更为常见，当造影剂或液体信号强度在延伸至关节囊或关节表面的物质中被检测到时[72]。易误诊为髋臼唇撕裂的陷阱包括唇下裂缝、髋臼唇 - 横韧带接合部前下方裂隙、髋臼唇的软骨削切，以及软骨 - 髋臼唇接合部信号强度增加[70,73-76]。此外，一些调查报告表明，在年轻的无症状患者中，髋臼唇撕裂高达 39%[77]。

尽管有几项研究侧重于通过观察 MRI 上关节软骨的侵蚀和剥离来识别关节软骨损害，对于手术矫正 FAI 患者，在检测与髋臼唇撕裂相关的髓臼关节软骨缺损方面，增强 MRA（GD-MRA）具有适宜的灵敏度和特异度[78,79]。在我们对 48 例髋的临床研究中，GD-MRA 检测髋臼软骨分层的灵敏度和特异度，经手术确认后，分别达到 97% 和 84%。其阳性预测值达 90%，阴性预测值达 94% 。

治疗选择

髋臼边缘损伤的治疗取决于造成损伤的基本条件。虽然对于大多数肌肉骨骼损伤来说，物理疗法和（或）抗感染治疗是一线治疗方法，但它们对 FAI 和髋发育不良的效果存疑。重要的是能否推迟有症状患者接受手术纠正发育不良或 FAI 导致的骨骼畸形的时间。因为疾病会进展到一定程度，将不再适合保髋。因此，当临床和影像诊断的疾病需要矫正骨骼畸形时，可能只有通过手术了。

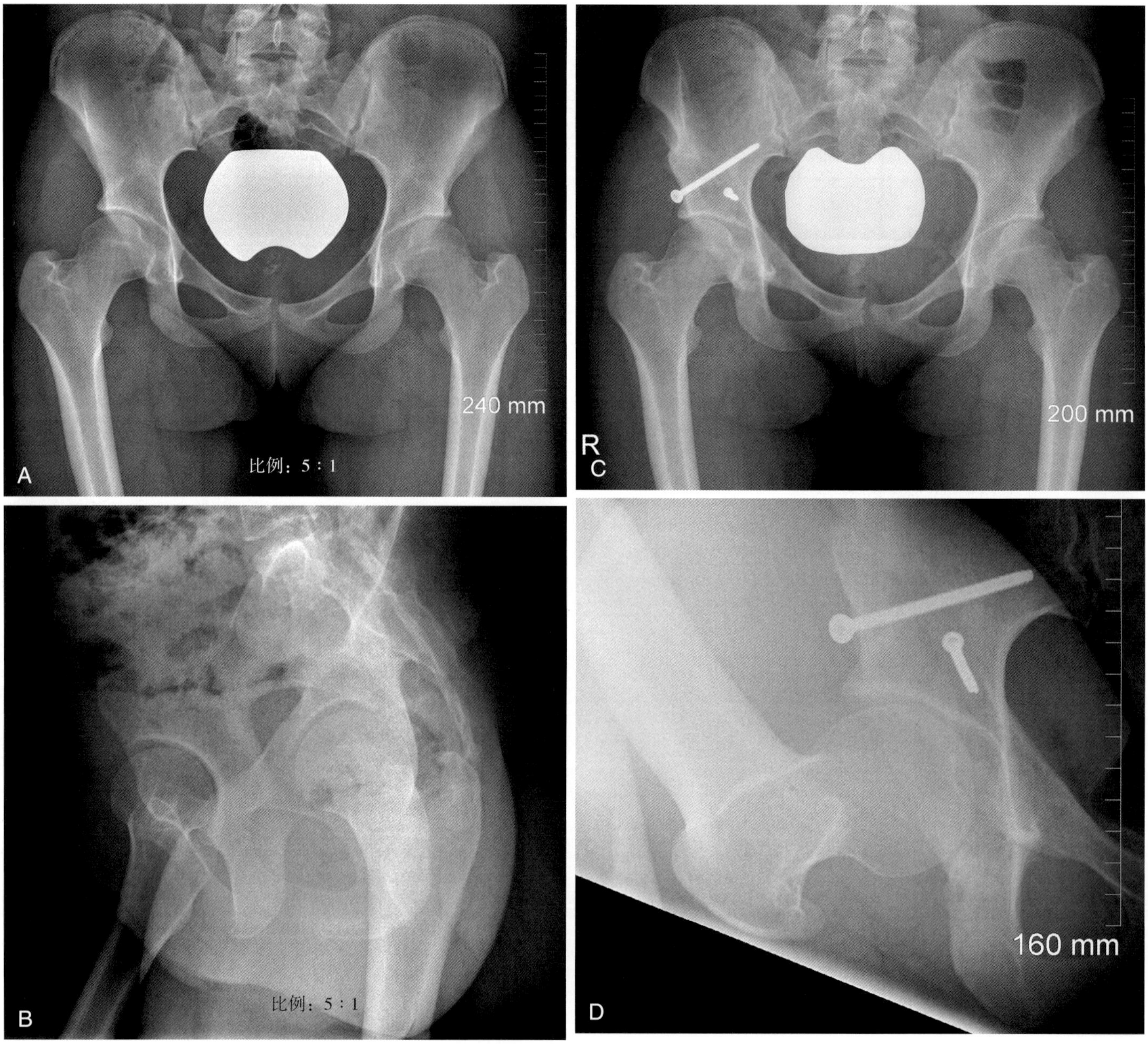

• **图 35.4** （A）术前骨盆前后位片和正确的假剖面图（B），15 岁女性，表现为右侧腹股沟疼痛和抓伤。检查时，发现髋关节表面有运动。X 线片显示边缘性髋关节发育不良。行髋臼周围截骨术，术后前后位骨盆（C）和 Dunn 视图 X 线片（D）显示正常的侧位覆盖

在髋关节发育不良中，越来越多的证据表明，通过保髋截骨术可使髋关节预后有实质性的改善 [37]。骨盆截骨术的目标是在特定的条件下改善股骨头覆盖或股骨头 - 髋臼匹配，并结合矫正股骨畸形，从而改变导致继发性骨关节病的病理性力学环境。髋臼复位不仅可以改善整体发育不良，而且可以通过骨盆截骨术矫正前后平面的畸形，据报道，髋臼周围截骨术治疗髋臼后倾的疗效令人满意 [80]。此外，已被证明在这些患者中，髋臼复位比边缘复位有最好的长期生存率 [81]。当髋臼缘 - 髋臼唇复合体未受损坏时，可以获得最好结果 [82,83]。但是，骨盆截骨术技术要求高，而且有可能引起严重并发症。骨关节炎是骨盆截骨术的典型禁忌证。此外，年龄超过 35 岁，关节一致性较差，术前股 α 角较大与较差的临床结果相关 [84,85]。虽然简单的关节镜下关节软骨清创术不能纠正髋关节发育不良病例中的机械冲突，但关节镜和骨盆截骨术的结合已被用于解决关节内和机械问题 [86]。

髋关节外科脱位手术是第一种被描述用来治疗 FAI 的手术。中短期效果极好，70%～80% 的患者症状得到了改善 [87]。微创技术可以纠正大多数骨骼畸形，但软骨表面的可视化受到技术本身的限制。与传统的开放手术相比，髋关节镜能充分矫正 FAI，且并

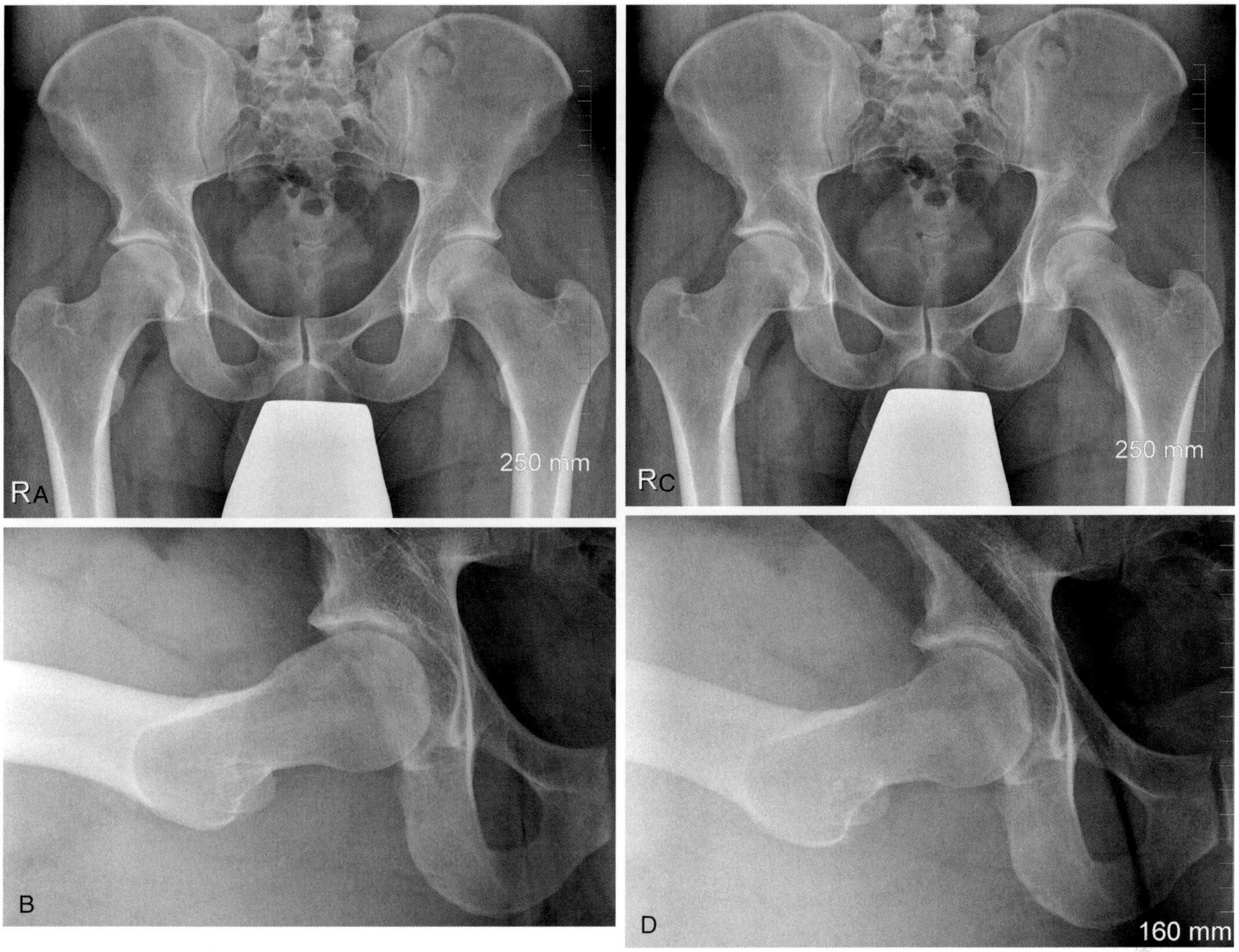

• **图 35.5** （A）术前骨盆前后片和右髋 Dunn 视图（B），23 岁男性，表现为右腹股沟疼痛和运动受限。检查时，发现前撞击试验呈阳性。X 线片显示 FAI 的征象，在 Dunn 视图上有明显的凸轮型畸形。患者行关节镜下凸轮切除和软骨唇清创治疗；术后 X 线片（C，D）

发症少、恢复时间短 [88,89]。如今，切开手术技术的应用更多局限于治疗复杂的骨性异常，如严重的关节外撞击、重大畸形和整体钳夹型 FAI。与髋臼唇清理术相比，髋臼唇修复固定术的疗效更好 [90]。因此，似乎在任何可能的情况下都应避免将髋臼唇从其骨性附着处切除。髋臼唇成功再固定要求髋臼唇质量好，也要求高精度的手术技术，以纠正潜在的 FAI[91]。这可恢复髋臼唇的生理功能（封闭，压力分配）。

髋臼边缘潜在软骨缺损的治疗更具挑战性，Beck 等将髋关节分为 5 个阶段 [92]。治疗范围从单纯的软骨瓣清创到微骨折，根据损伤的大小和阶段在受损伤表面使用或不使用贴片或凝胶。虽然有报道在短期随访中用修复组织覆盖缺损 [93]，但其对功能的影响仍然未知。类似地，凝胶软骨诱导在体外已经显示出有希望的结果，现在正被用于治疗髋关节软骨损伤 [94,95]。

目前的争议

在一些患者中，髋臼缘损伤的类型使得发育不良和撞击很难区分，即使这两种疾病的病理力学处于相反的两端，即不稳定和过度封闭。一个例子是髋臼后倾，该类型患者表现为典型的腹股沟疼痛和不适，其进一步的调查显示与髋关节后侧覆盖不足相一致，并伴有前方撞击。该类型髋关节应该被认为是前方过度覆盖还是后方不稳定，即最好采用前方边缘修剪还是髋臼周围截骨术来获得后方覆盖，目前仍存在争议。

为了解决这一问题，有人提出了一种基于主要不稳定性方向的更全面的分类系统 [56]，但还需要进一步的验证研究，以更好地确定髋臼缘疾病的自然病程以及非手术和手术治疗的影响。对于髋臼唇软骨损伤的诊断和治疗也是如此。

（参考文献参见书末二维码）

第 36 章

髋关节感染

JAMES KEENEY
（杨晨 译 刘建国 审校）

关 键 点

- 化脓性髋关节炎若不及时治疗，可导致关节显著破坏和残疾，甚至全身性疾病。
- 早期诊断和治疗对改善预后至关重要。
- 大多数髋关节炎可通过临床病史、体格检查和关节穿刺液检查诊断。
- 先进的成像技术（MRI 和核医学）可协助评估早期或隐性感染。
- 多种手术治疗方法的选择包括：关节镜、关节切开术、关节置换术和关节融合，也许在治疗上是有益的。

引言

化脓性髋关节炎在临床上虽不多见，却不容忽视，它能迅速破坏髋关节甚至导致肢体残疾。如果误诊或失治，化脓性关节炎可能导致严重局部病变，包括软骨溶解、骨髓炎、股骨头坏死和下肢短缩[1]（图 36.1）。也能导致严重的全身并发症，包括败血症和死亡，且老年患者的发生率高[2]。早期诊断和早期手术治疗仍然是成功治疗的主要因素。尽管化脓性关节炎最常发生于儿童或关节置换术后的成年人，但对于其他髋关节疼痛的成年人，也应着重考虑化脓性感染的可能。

流行病学及危险因素

流行病学

血源性感染是非髋关节置换的成人髋关节感染的最常见途径[3]。来源于尿路、肺部、皮肤或其他较远部位的细菌通过发炎或病变的滑膜组织进入髋关节。虽然细菌最可能通过动脉系统顺行进入髋关节，但是来自盆底器官的细菌亦可经臀部的 Batson 静脉丛逆行入髋。

细菌也可以通过各种诊断和治疗过程直接进入髋关节[4]。从历史上看，预防性应用抗生素可降低感染的发生率，但在治疗非关节炎和关节炎前期的髋部疾病时，越来越多地使用关节穿刺术、关节镜和开放手术可能会增加髋关节感染的发生率。反复注射皮质类固醇治疗髋关节骨关节炎（OA）与全髋关节置换术（THA）后关节感染风险增加有关[5]。

腰椎、泌尿生殖器以及下消化道感染的局部浸润，也可引起髋关节感染。其感染可经直接扩散途径或经髂腰肌肌腱蔓延[6-9]。

危险因素

能增加动静脉灌注、毛细血管通透性及引起滑膜组织炎症的情况，均可增加细菌进入髋关节的可能性（框 36.1）。患者自身因素、疾病或免疫抑制药物导致免疫功能受损，进一步增加了机体对败血症的易感性（框 36.2）。

微生物学

最常见的致病菌与引起其他骨骼肌肉感染的致病菌相似。据报道，金黄色葡萄球菌是髋关节感染最常见的致病菌，占 30%～60%[2,10-12]，其次是 A 族链球菌。越来越多的报道指出革兰氏阴性菌和厌氧菌也可导致髋关节感染（框 36.3）。最近的趋势表明，西方

框 36.1 关节感染的诱发因素

骨关节炎（OA）
创伤性关节炎
炎症性关节病
- 类风湿关节炎
- 脊柱关节病
- 结晶性关节病

关节周围创伤
骨坏死
镰状细胞病
Charcot 关节病
血友病

框 36.2	降低宿主感染反应的因素

糖尿病
系统性红斑狼疮
结缔组织病
慢性酒精中毒
肝硬化
肾衰竭
恶性肿瘤
人类免疫缺陷病毒（HIV）
放射治疗
免疫抑制
- 器官移植
- 炎性关节病

营养不良
高龄

框 36.3	常见与不常见的髋部致病菌

革兰氏阳性球菌（常见）
金黄色葡萄球菌（MSSA/MRSA）
表皮葡萄球菌（凝固酶阴性）
链球菌
- A 组
- B 组
- 肺炎球菌
- 肠球菌

革兰氏阴性杆菌（中等）
大肠杆菌
克雷伯菌
变形杆菌
肠杆菌
假单胞菌
沙门菌
奈瑟菌
其他细菌（罕见）
布鲁菌
厌氧菌
分枝杆菌（罕见）
结核分枝杆菌、海洋分枝杆菌、堪萨斯分枝杆菌
真菌（罕见）
芽生菌病、球孢子菌、隐球菌病、念珠菌病、组织胞浆菌病、孢子丝菌病
MRSA，耐甲氧西林金黄色葡萄球菌；MSSA，甲氧西林敏感金黄色葡萄球菌

国家中社区获得性耐甲氧西林金黄色葡萄球菌造成的感染越来越多[6]。有报道指出，在骨坏死和镰状红细胞病的患者中，沙门菌较非沙门菌更易导致髋关节感染；在骨坏死的易感人群中，它可能与慢性携带状态相关[13]。

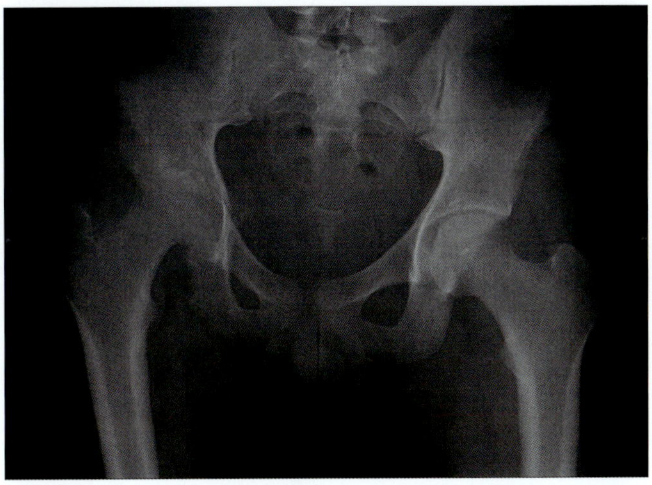

• **图 36.1**　髋关节化脓性感染后，右髋关节软骨和骨的缺损

病理生理学

滑膜组织血供丰富，渗透性高。在关节生理性负荷过程中，滑膜内细胞合成的滑膜液通过表面软骨层的有效扩散来营养关节软骨。

化脓性感染

局部或全身性疾病引起的炎症反应可使细菌进入滑膜或通过滑液进入关节。细菌进入关节后，开始增殖，激发局部炎症反应和宿主免疫系统。在化脓性感染中，机体形成免疫复合物，分泌炎症介质，并释放蛋白水解酶到关节内，这些非选择性过程导致了关节软骨的退化。长此以往，关节软骨缺失，软骨下骨暴露，失去软骨保护的软骨下骨可被蛋白水解酶的直接作用及维持骨质强度极限负重的抑制作用进一步削弱。关节内渗出增多可增加关节内压力，影响股骨头血供，少数情况下可造成股骨头坏死。关节内压力增大以及滑膜内炎症酶的侵蚀作用，可导致关节囊破裂、软组织化脓和窦道形成，甚至导致髋关节脱位或半脱位（图 36.2）。

肉芽肿性感染

非典型细菌和真菌激活滑膜内由 T 细胞介导的肉芽肿反应。在化脓性感染中，增厚滑膜生成的滑液及无蛋白水解酶的增生肉芽肿均能明显破坏关节软骨。关节周围的肉芽肿可直接侵蚀软骨，侵犯整个关节以及软骨和骨之间的间隙。尽管这些感染很少有侵蚀性，但是也可能出现软组织脓肿和窦道形成。

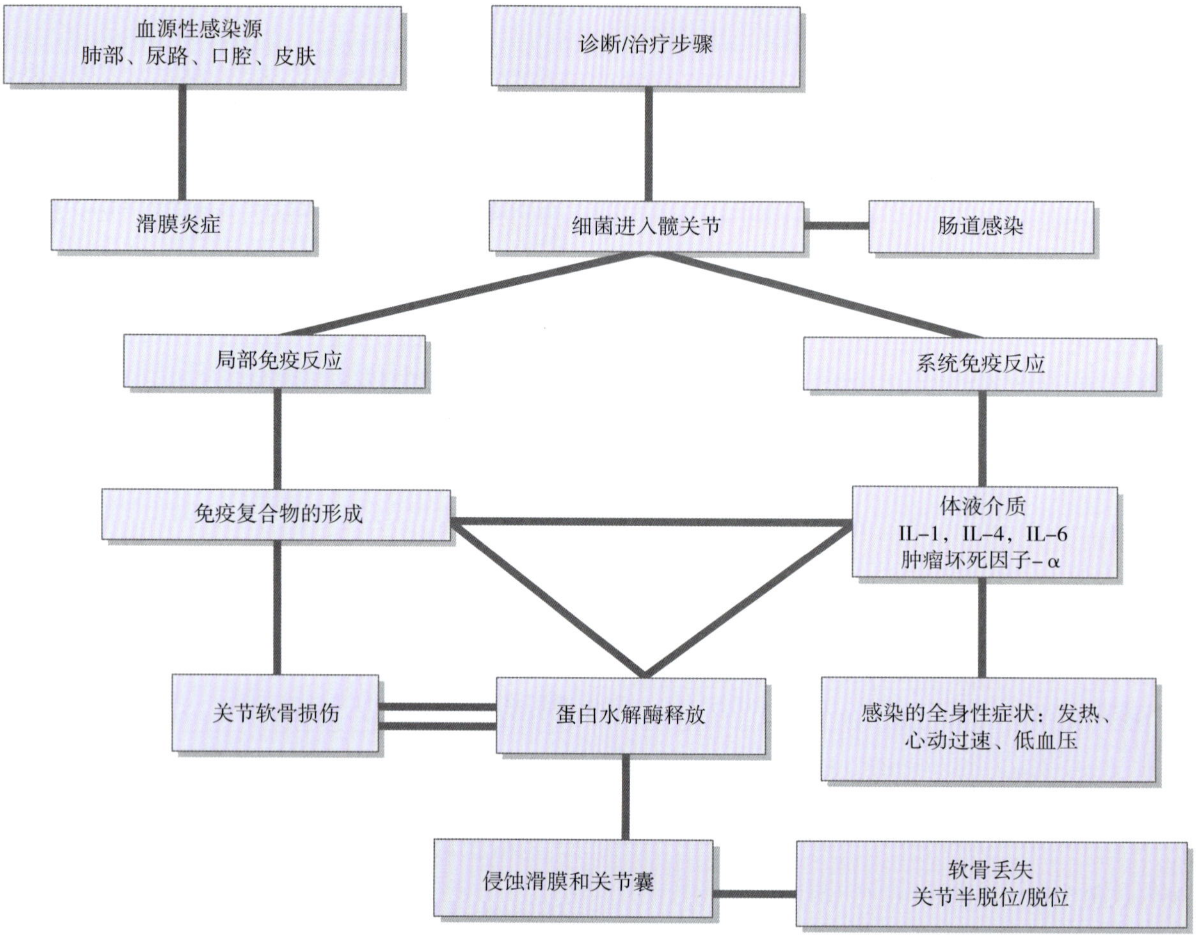

• **图 36.2** 化脓性关节炎的病理生理流程图

临床特征及诊断

关节感染患者可表现出一系列的临床特征。虽然每个独立的临床症状能提示关节感染的存在，但仍需结合患者的病史和体格检查以及对确诊最有意义的诊断试验。

- 疼痛：大多数患者会抱怨髋部疼痛。牵涉痛主要是在腹股沟区，可沿大腿前部向下放射至膝关节，或臀部疼痛。在休息时可存在疼痛，但关节活动和负重时疼痛加重。髋关节积液时，在轻度屈曲、外展和外旋位时感觉比较舒服，因为这些位置上关节囊韧带较松弛。对于个别患者，宿主因素（包括疼痛知觉、免疫系统状况和对感染的反应以及特定的生物特性）可能影响疼痛的时间和严重程度。革兰氏阴性菌、非典型细菌和真菌感染或者机体免疫功能不全或者精神病患者，以及沿解剖结构连续部位蔓延的感染，其病程可能是隐匿的。
- 发热：多数无免疫系统障碍的患者感染时会出现发热。虽然发热可引起对感染的重视，但无发热并不意味着无感染的可能。
- 脓毒症：在严重感染或感染晚期，患者可能出现血流缓慢或障碍。患者发生感染性休克时，需要采取紧急干预措施和综合治疗。

体格检查

系统体格检查对患者的评估至关重要。一般体格检查表现和生命征象可暗示感染的存在。滑膜炎症明显的患者通常不大愿意活动病变的关节，还可能出现疲劳以及身体不适或体能下降。对于髋关节疼痛且体温升高的患者，应高度怀疑髋关节感染可能，尽管患者感觉无发热。除此之外，还可能出现心率加快和血压下降，但应注意个人健康情况和药物作用可影响基础心率和血压，以及对感染的生理反应。

重点检查髋关节和邻近关节（如腰部、骶髂关节和膝关节），确定感染影响的范围以及疼痛来源于关节内还是关节外。

若有明显积液或感染，患者会将髋关节置于屈曲、外展和外旋位。对于那些非传染性滑膜炎患者，髋关节的活动范围往往受限，极度屈曲、后伸时会出现疼痛，若中等范围被动活动可引出疼痛，应该高度怀疑感染可能。轴向载荷时可产生疼痛，但不是感染的特异性表现。

影像学评估

- X 线片：骨盆正位及受累髋关节正侧位均应拍摄。初期 X 线片可显示无明显异常。随着关节内病程进展，X 线片可显示关节间隙增宽，骨侵蚀改变及髋关节半脱位或脱位征象。由于许多关节感染的患者有髋关节病史，常见骨关节炎或股骨头坏死，不应排除有化脓性髋关节感染的可能。
- 血清学：一般在手术前，需对患者进行系统的实验室检查。炎性标志物通常升高，但不是感染的特异性指标。多数患者红细胞沉降率（erythrocyte sedimentation，ESR）增高，C 反应蛋白（C-reactive protein，CRP）水平也增高，且在治疗后 CRP 恢复较 ESR 更快。还可以进行外周血培养以协助鉴别致病微生物。
- 辅助放射学检查：在炎症早期，先进的技术或许有助于感染的检出，但还需考虑各项检查的相关花费及诊断成立的可能性。
- 超声技术：是一种相对廉价的检查方法，可证明髋关节中液体的存在，且可成功引导关节穿刺术。
- CT：CT 设备目前在大多数医院都已具备。在周围骨还没出现侵蚀性改变时，许多早期化脓性征象还不能被发现。邻近髋关节或腰肌肌腱、腰肌的软组织肿胀是早期可见征象，这或许可以帮助识别潜在的传染源。CT 还被用于指导髋关节的穿刺检查。
- MRI：是识别髋关节周围软组织炎症及关节内液体的重要技术。它通过增强灵敏度和特异性，有效区分关节、骨和软组织（图 36.3）。MRI 在鉴别髋关节早期创伤性和非创伤性损伤方面非常重要，当穿刺失败时还有助于可疑感染的诊断。
- 关节腔穿刺术：关节腔穿刺术是确定存在关节内感染的基本方法。关节腔穿刺术应该在影像（X 线片、超声、CT）辅助下进行以确保针的位置。关节内液体可用于评估细胞数量、细胞分化度、结晶体、革兰氏染色和培养。非炎性液体中一般白细胞数（WBC）少于 2000/ml。白细胞数在 2000～20 000/ml 表明炎性关节病可能；白细胞数在 50 000/ml 以上，怀疑有化脓性关节病；白细胞数在 20000～100 000/ml，可能有炎症性或传染性关节病，因此完善临床影像应考虑滑液中白细胞数。滑膜液中白细胞的分类可能是有帮助的。当中性粒细胞占优势（≥ 60%）时提示急性感染，而淋巴细胞和巨噬细胞占优势则通常意味着慢性炎症过程。革兰氏染色和培养结果可用来确定特殊的感染微生物。

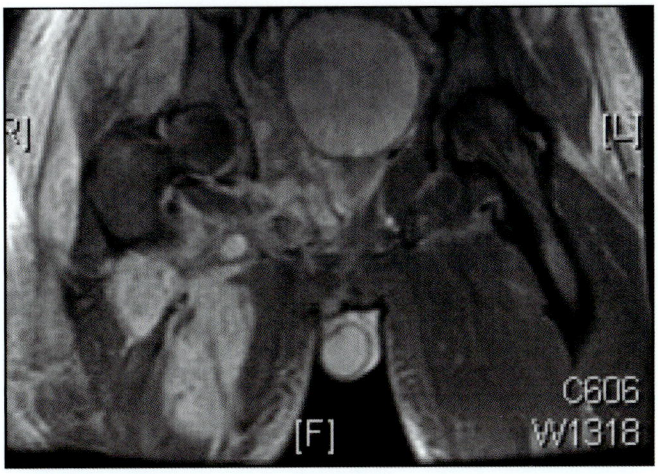

• **图 36.3**　MRI 显示出感染的髋关节邻近软组织水肿和关节少量积液

起初可对化脓性关节液进行普通需氧和厌氧微生物培养。对于临床表现延迟的患者，如免疫抑制或有旅游接触史或有非典型感染暴露史的患者，应考虑分枝杆菌和真菌感染的可能。

鉴别诊断

具有髋关节疼痛症状的患者需鉴别各种关节内和关节外的病变（框 36.4）。

由于许多疾病可引起化脓性关节炎，因此根据目前的临床资料鉴别是否存在感染显得尤为重要。

治疗

化脓性髋关节病的治疗重点是将蛋白水解酶对髋关节软骨的损伤降到最小。应该考虑患者的整体健康状况，在麻醉诱导前，可进行药物治疗，将患者身体状况调节到最适宜手术治疗的状态。

框 36.4 髋关节疼痛的鉴别诊断

OA
炎症性关节病
结晶性关节病
骨坏死
隐匿性骨折
应力性/不全骨折
牵涉痛
- 腰椎神经根病变
- 关节外肌腱病变
- 膝关节病

外科引流术

化脓性关节炎的治疗提倡使用各种技术。尽管大多数外科医生首选手术治疗，但持续引流术已用于治疗化脓性关节炎[14,15]。最常见的髋关节外科引流术是经开放手术促进引流和取滑膜组织活检及细菌培养。虽然吸引术已应用于其他关节，但因缺少影像学支持，很难成功确定针头位置，故仍不适用于髋关节[16]。随着越来越多的医生熟悉关节镜入口和技术，关节镜的应用也更加频繁，但是开放性外科引流术仍是最常用的方法。关节镜下灌洗已经成为治疗髋关节 OA 的一种合理的方法，并且在少数发表的小队列的研究中，这种方法显示出了很高的临床成功率[17-20]。对于晚期的感染状态，坏死骨的切除仍然可以考虑；对于晚期软骨丢失的患者，治疗后可能需要进行髋关节置换手术，可以将坏死骨的切除作为 2 期髋关节重建手术的第一步[21]。

抗生素治疗

抗生素治疗在抗感染中至关重要。应强烈考虑向从事传染病工作的人员咨询，特别是在发现具有显著抗生素耐药性细菌时。如果在手术治疗前还未明确为何种微生物，那么需使用广谱抗生素，覆盖革兰氏阳性菌和革兰氏阴性菌。特别对于免疫功能不全患者，感染革兰氏阴性菌和多种微生物的可能性更大。尽管应该考虑当地的耐药模式，但是第一代头孢类药物仍是最适用于革兰氏阳性菌感染的初期治疗药物。还应注意社区获得性耐甲氧西林金葡菌感染的流行，因为在细菌培养结果出来之前，会影响对覆盖革兰氏阳性菌抗生素的选择。患者通常在结束由个人或家庭卫生保健提供者提供的抗生素有效治疗后可以出院回家[22]。

预后

脓毒性髋关节的预后与患者的年龄、宿主的免疫、症状持续时间、是否及时手术治疗以及抗生素治疗直接相关[2,23]。

Gavet 等报道称，化脓性髋关节炎患者的死亡率随年龄增加而显著升高。年龄 < 60 岁的患者死亡率是 0.7%。而年龄在 60～79 岁的患者死亡率升高到 4.8%，80 岁以上的患者死亡率升至 9.5%。死亡率与出现症状到确诊的较长平均时间呈正相关。

Huang 等报道了 30 例患有系统性红斑狼疮合并化脓性关节炎的患者，其死亡率是 10%。化脓性髋关节炎患者的死亡率为 6.5%[13]。

目前的争议和未来的展望

化脓性髋关节炎在治疗方法上的差异可能在外科和非外科医生中持续存在。外科医生注重及时治疗和尽可能清除细菌和蛋白水解酶的重要性。近期一些小儿骨科文献表明，一系列的吸引术对该组患儿有临床效果，或许可以避免手术治疗，但缺乏对成年患者的试验，因此还不能广泛推行[24]。

虽然髋关节化脓性感染的治疗主要考虑急性期感染的管理，但是也应考虑未来置换手术的需求。由于髋关节化脓性感染常常发生在已有疾病的基础上，所以择期髋关节置换术是可以考虑的手术方案。Chen 等报道了 28 例化脓性髋关节炎患者，这些患者都接受了二期翻修[21]。结果表明，患者对手术的满意度较高，但仍有 4 例出现术后再感染（14%）。Anagnostakos 等报道，在 22 例本地髋关节感染患者中，使用抗生素进行 1～2 个疗程的治疗，成功清除了感染。在进行置换手术之前，4 名患者（18%）的死亡降低了该方法在清除感染方面的成功率[26]。对于那些有效治疗感染后仍有症状的患者，在行关节置换术之前，需进一步研究确定[21,25]。

（参考文献参见书末二维码）

第 37 章

软组织病理学：关节囊、肌腱和肌肉疾病

HEIDI PRATHER, DEVYANI HUNT, ADAM ZIERENBERG

（杨晨 译）

关键点

- 髋关节外的疾病与髋关节内的疾病共同存在。
- 骨盆带的生物力学及它与髋关节和脊柱之间的关系复杂。
- 通过疾病的临床表现和对其他诊断的排除，可以明确诊断髋关节外疾病：疼痛部位和临床检查结果对鉴别诊断和发现疼痛及功能障碍的原因极其重要。
- 特征性的解剖和生物力学的改变对区分特异的病理生理改变是重要的，这对最佳治疗方案的选择极其重要。

引言

与腰椎、骨盆带和下肢功能障碍有关的髋关节外疼痛的原因很多。在一些病例中，关节外疾病可能是髋关节疼痛的主要原因；在其他病例中，髋关节疼痛可能是关节内疾病导致的一种适应性和保护性改变。认识和区分这两个方面非常难。我们将通过临床表现的分布区域描述髋关节疼痛的关节外因素。这些部位包括骨盆的前方和腹股沟，髋关节外侧和大腿，骨盆的后方（图 37.1）。

流行病学和危险因素

髋关节疼痛可以发生在任何年龄，但好发于 40～60 岁 [1]。是关节外疼痛多见还是关节内疼痛多见尚不清楚，可能这两种类型共同存在。软组织的发病部位通常在大转子的外侧缘。有报道称大转子处的疼痛在成年人中的发生率是 20%～35%[2-4]。与骶髂关节有关的骨盆后方疼痛的发生率是 13%～62%[5-9]。骶髂关节处的发生率在许多报道中存在差别，这与病史、体格检查或影像引导下的关节腔穿刺等诊断方法有关。与髋关节外疼痛有关的危险因素是多样可变的，包括：年龄、女性、对侧下肢的损伤和关节炎、腰疼、腰椎手术史，以及累积损伤。Chou 等 [10] 报道的骶髂关节腔内注射有反应的患者中，44% 有创伤史和 21% 有累积损伤史。确切的累积损伤的作用机制还没有研究清楚，有人认为包括以下几个运动：扭曲、反复的旋转或单脚站立 [11,12]。承重和骨盆带的过度负载或暴力打击造成的急性创伤是髋关节外疼痛的明显危险因素，但在影像结果正常时很难诊断。

病理生理学

髋关节外疼痛的发病机制分两种。一些疾病是由急性的过度负荷和创伤导致的，另一些疾病在早期并不明显，可能与多因素有关，包括：自我保护、反复使用或过度负荷导致的生物力学改变、物种差异、关节疾病的适应性改变。骨盆带的生物力学是复杂的，不仅仅是因为骨盆带多方向负荷和力的多方向传导，也与脊柱和髋关节的负荷和力的传导有关。关节外软组织结构的功能是帮助减轻关节的负荷。耻骨联合、L5-S1 三关节复合体（盘面关节）、髋关节和骶髂关节必须承受和传导负荷，以尽可能有效地减少不正常的力通过某些或所有关节及其相关的软组织结构。许多骨性疾病，比如畸形、骨折或软骨损伤会使关节外的负荷增大，导致功能异常或疼痛。Vleeming、Snijders 和 DonTigny 的大量研究阐述了腰椎和骨盆复杂的生物力学及其功能紊乱。研究者将他们的成果与临床意义联系起来 [13,22]。

图 37.2～图 37.4 展示了肌肉和肌腱在骨盆承受不对称负荷时发挥的作用。任何一个运动部件功能紊乱都可能会导致适应性和潜在的疼痛症状。这些例子对加强髋关节外疾病的潜在的复杂因素的理解是非常重要的。

临床特征和诊断

正确判定是关节内因素还是关节外因素导致患者的疼痛和功能障碍是髋关节专科医生的共同难题。此外，关节内疾病可能产生适应性变化，从而导致关节外疾病的掩盖。在做出诊断时，疼痛的分布是一个有

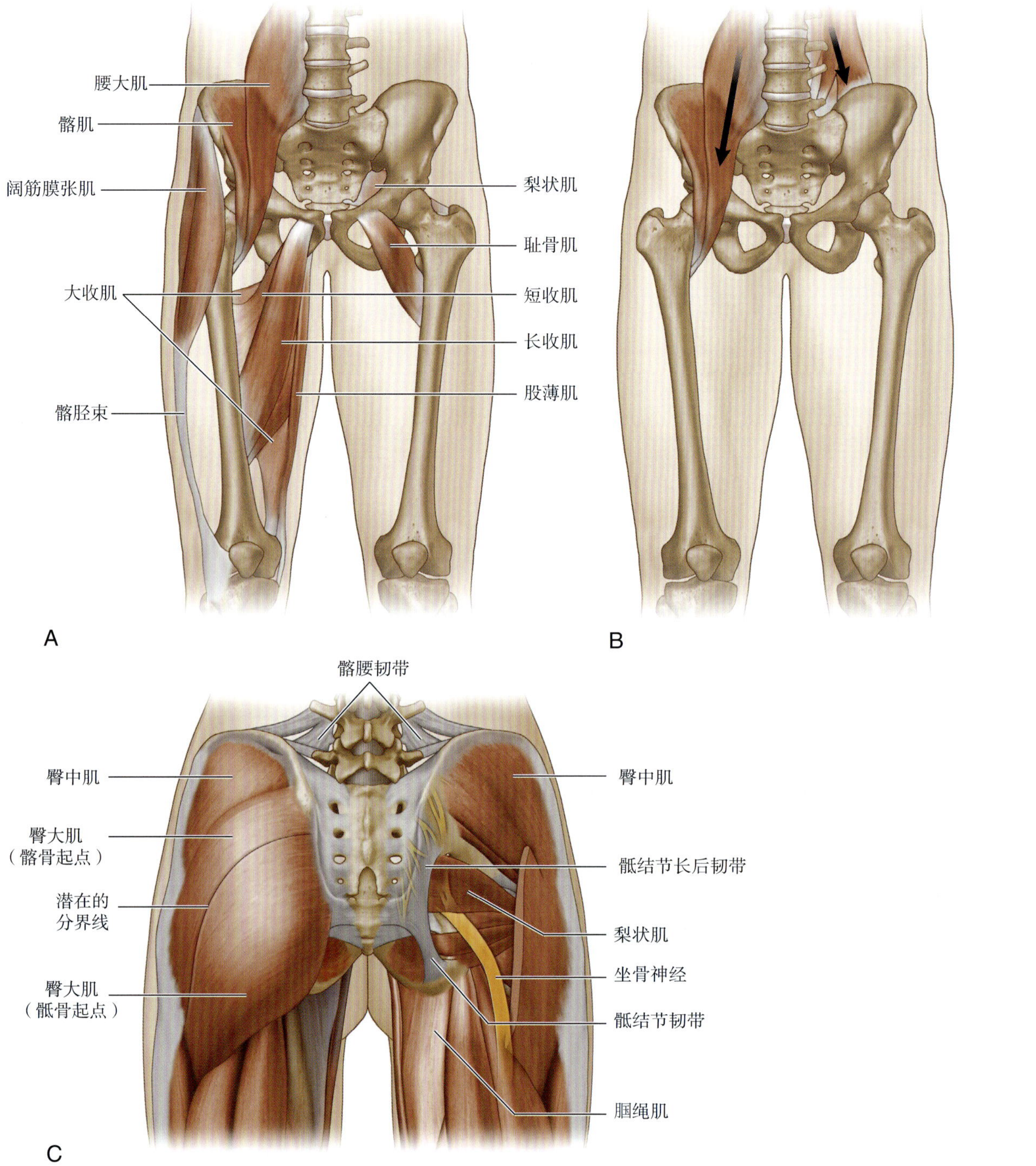

• **图 37.1** （A）骨盆、腹股沟和骨盆前方的肌肉和肌腱疼痛。（B）脊柱和髋关节上的髂腰肌的运动方向。（C）与骨盆后方疼痛相关的肌肉、肌腱和韧带（重绘并引自 DeRosa C：Functional anatomy of the lumbar spine and sacroiliac joint. Paper presented at 4th Interdisciplinary World Congress on Low Back and Pelvic Pain，Montreal，Canada，November 2001.）

用的着手点。髋关节内的疼痛引起腹股沟前方或髋关节外侧疼痛，有时也引起骨盆后方的疼痛[23-27]。然而，一些软组织的异常也可能引起相同的疼痛分布。下面是髋关节软组织异常的临床特征和诊断推理的一个简洁描述（图 37.5～图 37.7）。

髋关节前外侧疼痛

髂腰肌 - 肌腱复合体疾病

髂腰肌 - 肌腱复合体由三块肌肉组成：腰大肌、腰小肌和髂肌（图 37.1A）。腰肌的近端纤维起源于 T12 和腰椎；腰肌穿过骨盆和髂肌的纤维结合形成髂

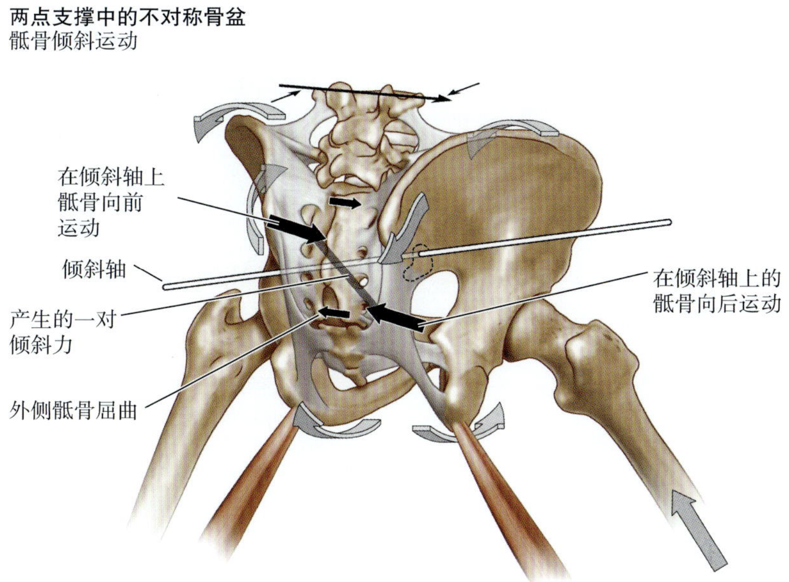

• **图 37.2** 斜行荷载引起不对称的负荷和运动。在步态周期中步幅越长，骨盆的不对称引起的倾斜力就越大。左侧的骶髂关节后骨间韧带和右侧的骶结节韧带产生一对倾斜力。骶骨的旋转促使躯干转向负荷一侧（图中是右侧）；这发生在负荷之前，以减轻负荷的影响（重绘并引自 DonTigny RL：Pelvic dynamics and the subluxation of the sacral axis. Havre，Montana，CD-ROM，2009.）

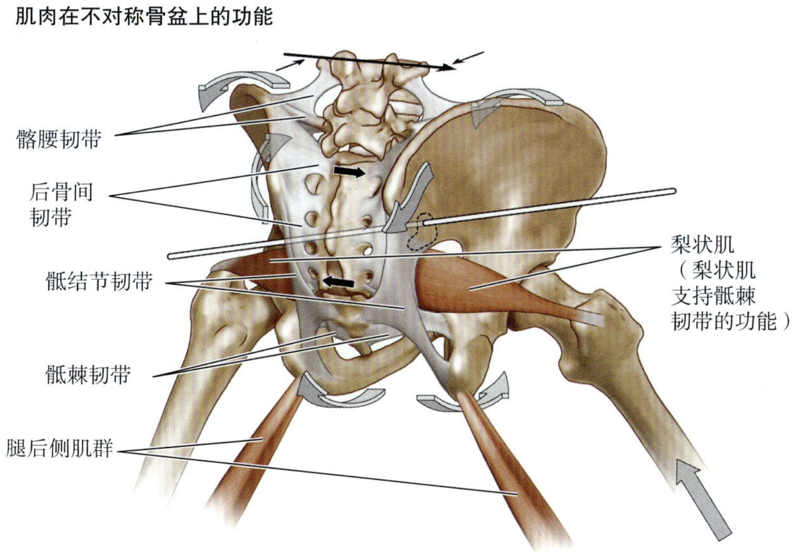

• **图 37.3** 梨状肌的功能。中等步态时骨盆移动到对称位置，梨状肌的功能是支持和帮助骶棘韧带以恢复髋骨的静息位置（重绘并引自 DonTigny RL：Pelvic dynamics and the subluxation of the sacral axis. Havre，Montana，CD-ROM，2009.）

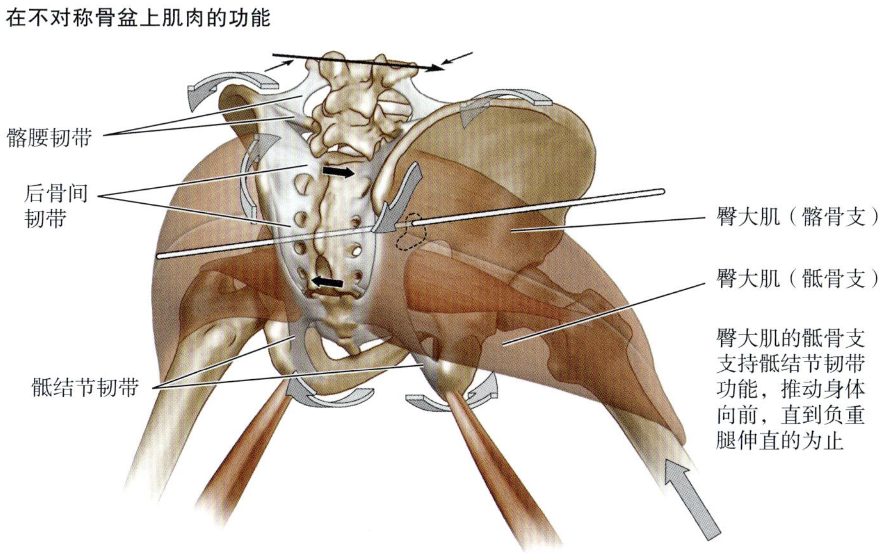

• **图 37.4** 臀大肌的功能。在中等步态骨盆移动到对称位置时，臀大肌的骶骨支帮助和支持骶结节韧带的功能，推动骶骨远端向前方和侧方运动使其从侧屈位恢复到静息位。当骨盆不对称负荷时，臀大肌的骶骨支和梨状肌是骶髂关节运动的原动力。中等步态时，臀大肌的骶骨支推动骨盆向前运动促使其向负荷一侧移动，直到负重侧下肢伸直为止。然后，臀大肌的髂骨支进行偏心收缩，使对侧的负荷力减少（重绘并引自 DonTigny RL：Pelvic dynamics and the subluxation of the sacral axis. Havre，Montana，CD-ROM，2009.）

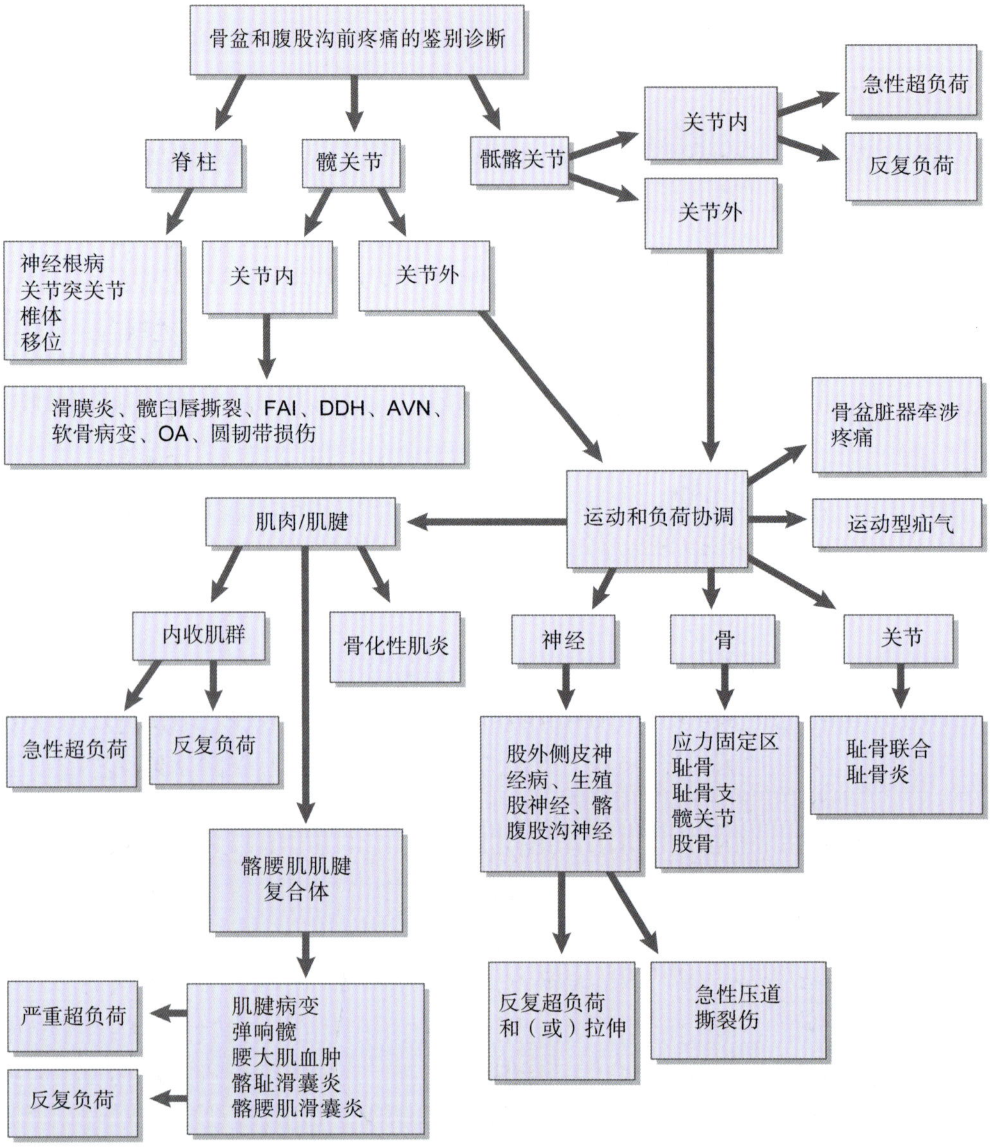

• **图 37.5** 骨盆和腹股沟前疼痛的鉴别诊断

腰肌肌腱。肌腱的纤维与髋部前方的关节囊紧密结合在一起，同时腰大肌在下降过程中发生旋转，因此腹侧面变成内侧面。腰大肌和髂肌的结合肌腱附着在小转子上。腰大肌的神经支配来源于 L2 和 L3 腰椎的前神经根。腰小肌受第 1 腰椎神经根支配，髂肌由第 2 和第 3 腰神经的前支通过股神经支配。髂腰肌不仅仅具有屈髋功能，也在稳定髋关节、骨盆、脊柱方面起着重要的作用（图 37.1B）。单侧的髂腰肌收缩促进了腰椎的侧屈和髋关节的外旋。复合体功能障碍和损伤可以表现为髋关节前方的疼痛，也可引起髋关节功能的代偿性生物力学改变并继发疼痛。由于它与脊柱的关系非常密切，因此髂腰肌的疾病常可引起下腰部疼痛 [28]。肌腱的累积性变化可引发功能障碍，这是对脊柱和髋关节起保护作用的肌肉加速废用或低效率废用的结果，如继发于髋关节和骨盆功能障碍肌肉僵硬。这些情况可导致急性滑囊炎的发生，最后导致肌腱变性。通常，髂腰肌 - 肌腱复合体疾病与髋关节内部疾病同时发生。髋关节内旋和伸展受限导致肌腱挛缩和疼痛，这种变化导致髋关节伸展时出现疼痛。这种情况可以在髋关节 OA 和其他关节疾病患者中看到。髂腰肌腱可能发生急性损伤，例如撕裂和根性撕脱伤 [29-30]。这些损伤通常与创伤有关；但过度使用也易于发生这一类型的损伤。

患有髂腰肌肌腱疾病的患者表现出髋关节前方疼痛或腹股沟处疼痛，在髋关节屈肌同轴或不同轴的收缩时疼痛更加明显。在进行需要髋关节有力屈曲和外展的体育运动时，疼痛非常明显，或者即使简单的运动也非常疼痛，例如步行或从坐位中站起 [29]。对于跑

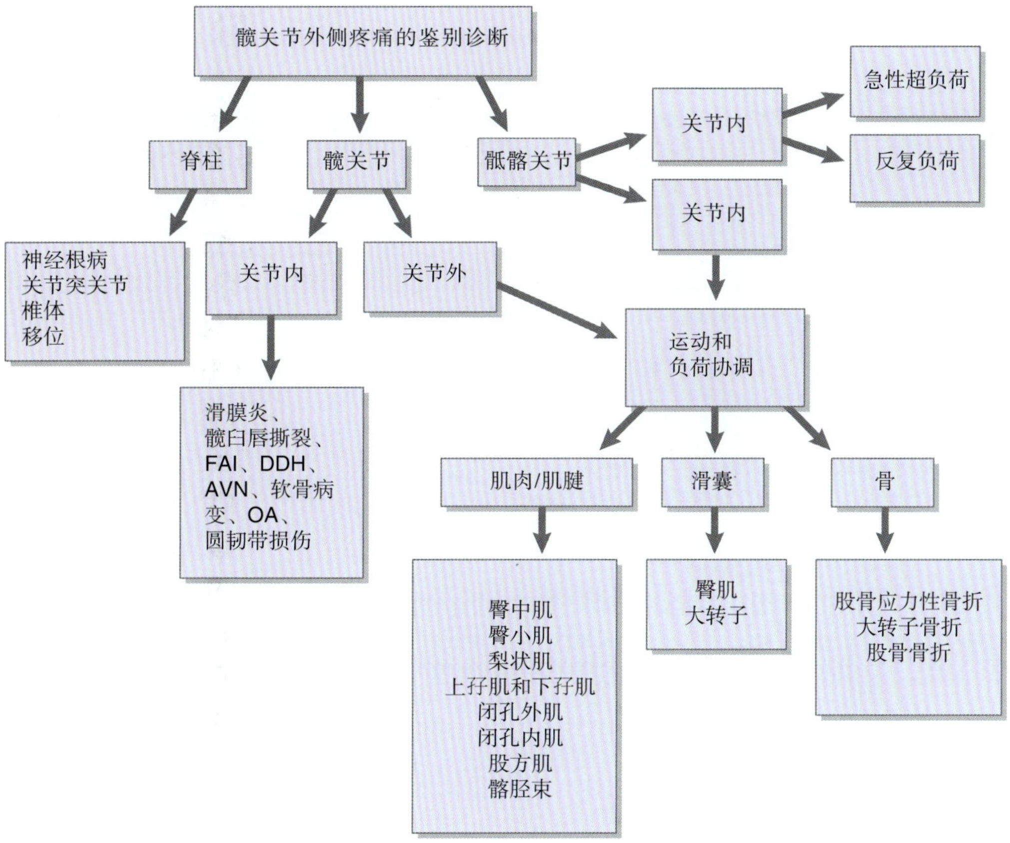

• **图 37.6**　髋关节外侧疼痛的鉴别诊断

步者，在速度训练和上坡跑时，步伐尝试着加大会出现腹股沟前方疼痛[29,31]。

体格检查的主要特征包括肌腱触诊和屈髋运动时疼痛。髋关节 ROM 也会因肌腱拉伸而出现疼痛，髋关节外展和伸展时疼痛最明显[29]。髋关节的特殊检查——FABER 试验，可能使疼痛非常明显，因为在这个试验位置会发生肌腱的拉伸。用这个检查下结论需要非常谨慎，因为肌腱触痛和屈髋活动时疼痛的表现并不能排除髋关节内疾病。其次，潜在的关节内疾病可导致髋关节屈肌 - 肌腱复合体发生功能障碍。不正常运动模式导致反复过度使用损伤，进一步检验髋关节在动态移动过程中的承重是非常重要的。三个运动平面（冠状面、矢状面和横断面）的 Matrix 实验[32]是一个可靠的评估方法；它对髋关节没有特异性，但对左右对称运动能做出大体的评估[27]。

髋关节弹响综合征

髋关节弹响综合征是一个复杂的症状，它的特征性症状是在髋关节处或周围可以听见响声[33]。经鉴定有 3 种类型的髋关节弹响：关节内、内侧和外侧。最常见的是外侧弹响，发生在臀大肌肌腱或髂胫束越过大转子时。关节内型是由于关节内结构异常，它引起弹响，通常与疼痛有关。原因包括：游离体、滑膜骨软骨瘤病、髋臼唇损伤、软骨肿胀、骨软骨骨折和短暂性髋关节半脱位[31,33]。

当髂腰肌肌腱滑过髂耻突时发生内侧弹响[34,35]。它通常伴有疼痛，并在髋关节从屈曲到伸直过程中在髋关节的前方出现弹响。弹响也可以出现在髂腰肌肌腱通过股骨头时[36]，偶尔也可见于小转子处[29,33]。对发病机制的研究，发现了许多原因，包括有关节的肌腱增厚[31,37]。通常肌腱的结构是正常的；然而，它的长度可能不是最适当的。它最可能是慢性髂腰肌功能障碍症状的一部分。肌腱的短缩和拉伸促成了髂腰肌肌腱病变和弹响的发生。在评估髂腰肌腱时，评估其他的软组织异常或髋关节和脊柱问题是非常重要的，因为它们通常一起发生。

内侧弹响的临床表现与髂腰肌肌腱疾病相似；然而，特征性症状是在髋关节前方的疼痛性弹响[29,31]。有时可能不出现髋关节活动范围内的疼痛及髂腰肌和肌腱的触痛。当活动髋关节从屈曲、外展和外旋位到伸展、外展和内旋位时，可重现疼痛性弹响[38]。

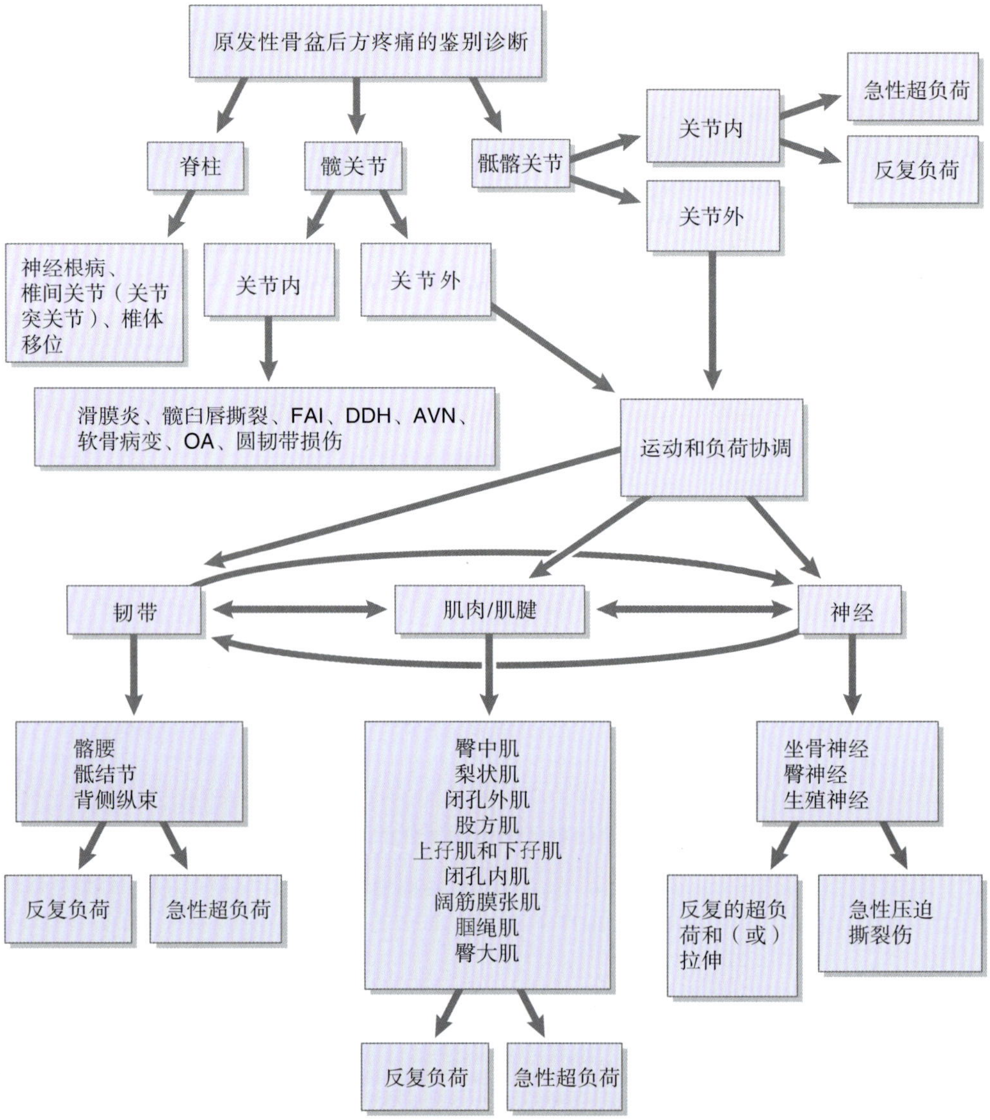

• **图 37.7** 原发性骨盆后方疼痛的鉴别诊断

影像诊断

疼痛性弹响的影像诊断不一定能反映出无髋部畸形或退行性变患者的疼痛根源和功能障碍的客观指征。影像结果可能是正常的。髂腰肌腱的超声评估可提供好的信息，同时可以动态评估弹响肌腱通过髂耻突时的状态[39]。MRI 在评价肌肉和肌腱及排除关节内异常方面是非常有用的[39]。通常不一定能发现肌腱结构的改变，但临床医生可以在了解病史和临床检查结果的情况下根据这个诊断进行排除。

在影像诊断后留下疑问时，诊断性麻醉注射是有用的。可在影像（X 线片或超声）的引导下向肌腱和滑膜囊注射麻醉药[39]。如果要排除关节内的异常，也应该考虑诊断性的关节内注射。

髂腰肌 - 肌腱复合体疾病治疗的具体注意事项

早期髂腰肌 - 肌腱复合体疾病的治疗方法包括保守方法。一段时间的休息对缓解急性疼痛是非常有帮助的。休息的时间长短与引起功能障碍的活动有关，同时，时间长短是可变的，应该是由症状缓解的程度和恢复的好坏所决定的。在与异常运动方式有关的慢性病中，相应的休息时间对破坏疼痛周期是非常有用的。在急性损伤中，休息时间对肌腱愈合是非常重要的。建议使用口服或局部抗炎药物治疗。

有证据表明，物理治疗方法应该是早期治疗方案中的一部分[36,40,41]。物理治疗应该关注髂腰肌腱以获得最适合的肌肉 - 肌腱复合体长度和力量。髂腰肌腱最典型的改变是挛缩或慢性翻转，由于过度使用而表现出静息张力增加。物理治疗对纠正髋关节、骨盆和脊柱不正常的运动方式并在的活动中重建最佳的功能是很重要的。一旦完成，可以进一步提高运动水平，包括专业的运动，对恢复到正常的运动也是非常重要的。医疗器械（例如，超声或电离子透入疗法）可以用来消除肌腱或滑囊的炎症。

如果 3 个月的保守治疗失败，应考虑应用向滑囊注射利多卡因和糖皮质激素的方式治疗髂腰肌或髂耻滑囊炎。也有文献报道向髂腰肌肌腱鞘注射糖皮质激素 [42]。但要特别谨慎，有文献报道注射糖皮质激素后出现肌腱断裂 [43-46]。注射需要在 X 线透视和超声引导下进行 [39,42]。

其他了解太少的通过肌筋膜系统来减小静息肌肉张力和获得最适肌肉长度的方法，包括针灸、干针 [46] 和医学按摩 [47]。有限的高质量数据表明，针灸在缓解疼痛、提高整体评分和减少晨僵方面优于不治疗 [48]。使用这些治疗方法可以帮助减轻疼痛，允许适当的肌肉和运动训练，获得更好的神经运动控制，从而改善功能，并适用于本章讨论的任何肌筋膜和肌腱疾病。

疼痛性髂腰肌 - 肌腱复合体疾病外科治疗

外科松解或延长疗法在顽固性的内侧弹响髋患者中已成功使用。向肌腱诊断性地注射利多卡因，观察其反应情况可预测外科松解的效果 [39]。

关于手术和关节镜的治疗方法目前已有报道 [36,49]。关节镜方面，可在小转子处延长肌腱，或经关节囊外周间隙进行部分肌腱松解。一项包含 19 位患者的研究随机分配任意一种方法，结果显示两组的 WOMAC 骨关节炎指数都增加了，同时两组之间没有临床疗效差异 [50]。

术后髋关节的屈曲活动根据患者情况而异。通常建议制动和限制负重。术后髋部的屈曲肌群无力，需要一个分级锻炼过程。允许在 3～6 个月后恢复到正常活动。手术的并发症包括运动和感觉异常、滑囊肿胀、血肿形成、异位骨化、臀部屈肌无力和感染 [36,49,50]。

内收肌紧张

内收肌群由大腿内侧的 6 块肌肉组成，包括长收肌、短收肌、大收肌、股薄肌、闭孔外肌、耻骨肌。它们起于耻骨周围的各个点，附着于股骨内侧。除了耻骨肌是由股神经支配之外，其他肌肉都是由闭孔神经支配的。在开链运动中，内收肌群的主要功能是进行髋关节的内收。在闭链运动中，内收肌群和下腹部肌肉一起在运动状态下稳定骨盆和下肢 [51]。有些肌肉有次要作用，例如使股骨屈曲和旋转 [52,53]。由于长收肌没有力学优势，它是最常见的紧张肌肉 [54]。

肌筋膜触痛点（MTrPs）导致慢性肌紧张和疼痛。MTrPs 被定义为肌腱和韧带压痛以及应激亢进区域，并与特有的模式相关 [55]。Simons 等 [56] 认为与 MTrPs 相关的疼痛来自于高度敏感紧张的肌肉带，并可能是以前损伤的延续。Shah 等 [57] 进一步证实了 MTrPs 周围的生物环境的改变。缓激肽、细胞因子、儿茶酚胺、前列腺素等标志物升高，并作用于疼痛感受器，会引起局部的疼痛和压痛。

内收肌紧张的患者，典型的表现为腹股沟痛或大腿内侧的疼痛，活动时加重。大多数情况下，这些症状在发病早期是不明显的，并且常与刺激性动作有关。有些情况也应该考虑急性肌腱的断裂和骨的撕脱 [58]。检查时有压痛和牵拉疼痛。也可出现肌群的肿胀和髋关节的内收无力 [38,58]。

正如髋关节其他软组织疾病一样，影像学评估作用不大，但与髋部骨的异常相鉴别时非常有帮助，例如，耻骨炎和骨盆应力性骨折。骨骼肌肉超声检查时能更清楚地观察肌腱、肌腱起止点、肌肉、韧带和神经 [56]（表 37.1）。MRI 可用来确诊或鉴别其他潜在的髋关节软组织疾病 [57]。早期的治疗包括适当的休息、冰敷和口服抗炎药。内收肌疾病专科康复的注意事项

表 37.1 髋关节外疾病的超声诊断

病变位置	优势
肌肉	在 24 小时内可观察到正常纤维的缺损
肌肉肌腱连接处	通过施加动态应力，检查者能够观察到部分撕裂
肌腱	可以分析肌腱鞘内的液体量，其在肌腱病变中会增多；可以比 MRI 更早地检测到病变；彩色多普勒超声可用于诊断新生血管和血管显像；直接观察断裂肌腱和（或）部分撕裂
肌腱附着点	能评估皮质不规则变化；显示增加的血供
韧带	可探及重复损伤导致的部分断裂和新生血管

改编并引自 Borg-Stein JZJ, Hanford M. New concepts in the assessment and treatment of regional musculoskeletal pain and sports injury. Phys Med & Rehab. 2009;1:744-754.

包括重要的肌肉长度和力量的平衡，不只是内收肌，还包括其他通过骨盆形成反作用力的骨盆肌肉。其他的相关问题，例如髋关节内疾病或脊柱疾病，也应该进行评估和治疗。在顽固性疾病患者中，在肌腱的附着或肌腹部连续注射利多卡因有利于中断疼痛周期和减轻症状。在急性断裂的病例中应该考虑外科治疗。对撕脱骨折的患者锚钉开放性修补被认为有好的临床效果[58]。

运动型疝

腹股沟前方疼痛的另一个软组织因素是运动型疝，也被称为体育疝或腹直肌损伤。确切的原因存在很大争议。Meyers 等[60]认为是由于过度的伸展损伤了腹直肌在耻骨联合上的附着点。有的人认为它是一种腹股沟后壁的隐性疝，并没有直接的损伤[61]。这与 Gilmore 腹股沟类似，是腹外斜肌腱膜和联合腱上的一个裂隙，参与需要反复扭曲和转动大腿以及躯干的活动和运动，如冰球、足球和橄榄球等是运动型疝的危险因素[61,62]。反复的躯干过伸和大腿过伸引起耻骨联合处的慢性损伤。另一个危险因素是强壮的大腿近端肌肉和相对较弱的腹部肌肉之间的不平衡。

患者通常描述运动时隐匿性腹股沟疼痛，咳嗽、打喷嚏或瞬时动作（例如疾跑或踢腿）时加重。患者可出现腹股沟管浅环、腹股沟管深环、耻骨结节、肌腱联合的触痛。触诊时不能发现疝。患者可能因为疼痛而抵抗仰卧起坐、髋关节内收活动或咽鼓管充气检查。建议行 MRI 影像检查，因其灵敏度好，特异度强[63]。

在 6～8 周的保守治疗无效的情况下，应该考虑外科探查和修补，保守治疗主要包括：休息、冰敷、NSAIDs 和物理治疗，以纠正肌肉的不平衡并提升肌肉的力量[61,64]。

切开和腹腔镜技术在用和不用缝合网的情况下都可使用[61-63]，预后通常较好，大多数患者可以恢复到正常运动[61-63]。

耻骨骨炎

耻骨骨炎的病因是存在争议的，但大部分人认为它表现为耻骨联合的退行性改变。病因不好理解，但与创伤、妊娠、风湿性疾病和传染病的后遗症有关。原发性病例中，骨盆的骨骼肌不平衡有理论性贡献作用。对运动员的研究[65]发现，髋关节活动受限与耻骨骨炎发展存在相关性。需要反复用力屈曲和踢腿的体育运动与耻骨联合疾病有关，因为这些运动会导致内收肌和腹直肌发生慢性的过度使用性损伤[66,67]。

患者叙述骨盆前方疼痛，可放射到腹股沟、大腿内侧和大腿前方，或者下腹部。疼痛可以是运动时急性发作，进行需要屈曲和旋转的负重运动或体育运动时加重。需要活动下腹或内收肌的运动可能会造成剧烈的疼痛。疼痛可使人变得虚弱，对步行和日常生活的影响也很大。

检查时疼痛可超过耻骨联合和（或）耻骨支的范围。髋关节活动时发生疼痛，特别是内旋时。当刺激了内收肌群被动内收时疼痛非常剧烈[60,66,67]。急性情况下影像学评估通常是正常的。在慢性情况下，可以发现与耻骨炎一致的改变[60,66,67]，包括：耻骨联合增宽或变窄、骨硬化和骨囊性变。单脚站立时的骨盆平片对于判断耻骨联合的不稳或移动是非常有帮助的[38]。骨核素扫描可显示核素摄入增加，但其改变可能比病变延迟数周或数月出现[38,60,66,67]。MRI 可显示骨髓水肿，因此 MRI 在排除周围应力骨折和其他原因的骨盆前疼痛是非常有用的[60]。

治疗通常从保守治疗开始考虑。耻骨骨炎治疗的特别注意事项是改善骨盆的运动障碍。骨盆稳定带（例如骶髂关节带）可以用来减少剪切应力通过耻骨联合。X 线片或超声影像引导下的注射是有帮助的。X 线片显示无退行性变和耻骨联合诊断存在疑问的病例应该考虑注射麻醉药。对于耻骨骨炎的顽固性病例应该考虑注射糖皮质激素，但效果不确切[66,67]。手术治疗的效果也是多样的[66,67]。

髋关节外侧疼痛

在过去，髋关节外侧疼痛通常诊断为大转子滑囊炎。目前的文献开始反驳滑囊炎是主要诊断的说法。髋关节外侧疼痛的关节内原因包括：髋臼唇疾病、髋关节畸形和骨性关节炎[23,26]。关节外的原因既包括来自于骶髂关节的疼痛和负荷，也包括通过和附着在髋关节外侧的肌肉长度和肌力改变。大转子疼痛综合征（the term greater trochanter pain syndrone，GTPS）是指包括大转子处慢性间歇性疼痛和压痛的一组症状。GTPS 也被称作是“伟大的模仿者”，因为它经常被弄错或伴随其他疾病，例如腰部神经根病变或髋关节内病变[68]。研究发现，GTPS 与可改变髋关节内收肌的剪切力和张力的疾病有关，是由无力或步态力学改变引起的。相关的病变包括：髋关节退行性变、腰椎的退行性变疾病、肥胖、纤维肌痛、髂胫束综合征、扁平足、膝关节骨性关节炎和下肢截肢[2,3,31]。虽然有人报道 GTPS 也与腿的不等长有关，Segal 等[69]反驳了这个结果。GTPS 涉及髋关节外侧的肌腱和滑囊。臀肌肌腱被包含在这个综合征中，特别是臀中肌和臀小肌（图 37.8）。两个主要的滑囊位于大转子处：臀下中滑囊和臀下大滑囊。臀下大滑囊通常是大转子滑囊疼痛的来源。依据 Dunn 等的文献综述[70]，大转子滑囊位置和稳定性在文献中的说法模棱两可。他们对年龄 63～91 岁的 16 个髋进行了组织学解剖，以明确术语和解剖结构。结果显示在 13 个髋中有臀下大滑囊。在臀大肌、臀小肌、股外侧肌附着点浅层发现了这个“深滑囊”。5 个髋中发现了另一个“浅层”的臀大肌滑囊，有 2 个髋中发现了 4 个滑囊。组织学观察显示不同程度的滑膜增生；这让作者得出滑囊是由摩擦反应形成的[70]。转子区域可能出现其他更小的滑囊（图 37.9）。

越来越多的学者认为臀中肌撕裂和小程度的臀小肌撕裂是髋关节外侧疼痛的来源。Bunker 和 Kagan 把这些损伤描述为“髋部肌腱袖撕裂”。顾名思义，他们对髋关节和肩关节的解剖进行了对比，臀大肌和臀小肌的撕裂分别类推为冈上肌和冈下肌的撕裂[69,71-73]。我们认为大转子处的肌腱软组织结构的特征性改变是连续发生的。这些症状和功能障碍是生物力学功能障碍和个体生物学因素的结果。在早期过度负荷阶段，滑囊炎可能是由不平衡负荷和剪切力导致的。随着负荷模式的改变，滑囊炎发展成为肌腱病、大转子附着病、肌腱变薄和最后在肌肉和肌腱连接处出现微小以及大的撕裂。MRI 通常可以明确疾病的部位，有利于采取合适治疗方法。

GTPS 患者常诉髋部不舒服，当患侧卧位睡觉、爬楼梯、从凳子中起来或坐下、跷二郎腿或患肢单脚

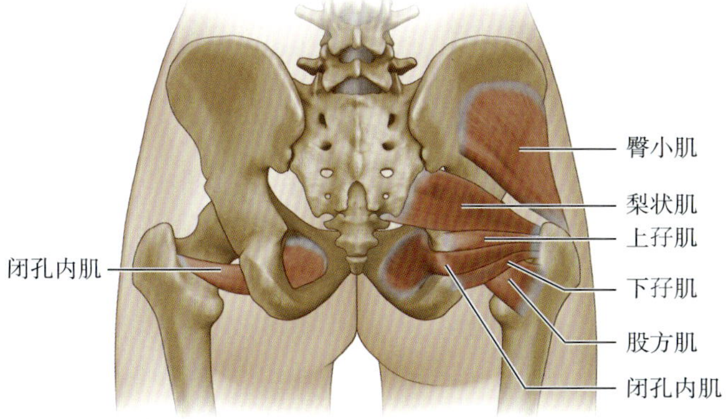

• **图 37.8**　骨盆后方和骨盆外侧疼痛有关的旋转肌的方向

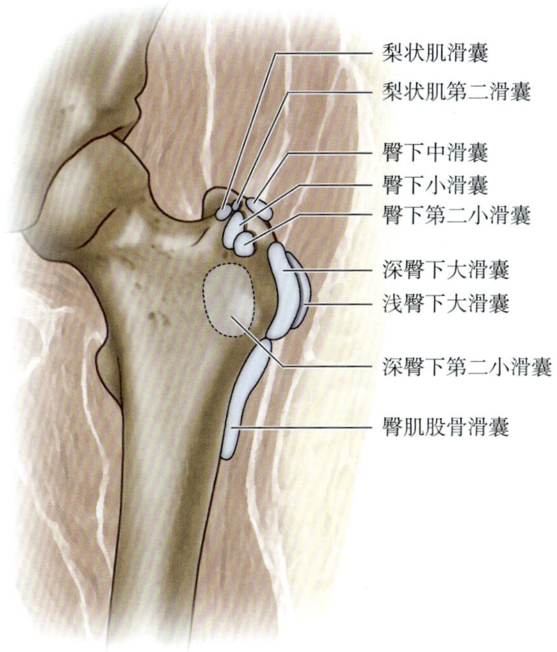

• **图 37.9**　左大转子滑囊（前面观）。虚线表示后方的位置

站立时，出现髋关节外侧疼痛。疼痛可以沿着髋关节的外侧放射到膝关节，但不清楚是由于大转子处病变引起，还是由其他病变引起的。GTPS 常见于女性，女男比例约为 3 ： 1 或 4 ： 1。好发于 30～40 岁及 50～60 岁[1-3]。

进行负重、对抗内收、大转子处触诊和被动内收以及拉伸髋关节外旋肌等体格检查时，患者出现髋关节外侧疼痛。表现出 Trendelenburg 征和止痛步态。另外，髋关节的旋转肌和外展肌、髂胫束（the iliotibial band，ITB）也是髋关节外侧疼痛的来源。有时功能障碍与髋关节外侧的弹响有关。与其他的髋关节外侧疼痛的因素一样，髂胫束外侧疼痛与髂胫束压痛和挛缩有关，同时因疼痛而对抗髋关节外展。

影像学对于诊断急性创伤和反复过度负荷非常有帮助，但并不都是阳性的。换言之，与肌腱过度负荷有关的慢性髋关节外侧疼痛的患者可能出现从正常到肌肉 / 肌腱撕裂的各种影像学表现。骨盆 X 线平片在判定是否有潜在的髋关节畸形或骨性关节炎表现方面很有帮助；这些疾病可能使肌腱功能障碍和髋关节外侧疼痛的患者的风险增加。此外，鉴别诊断应排除应激反应、应力骨折和骨折，特别是有直接急性损伤或反复过度负荷患者。可以用 X 线片、CT 或 MRI 来鉴别。超声可以在大转子处动态地评价 ITB 或髋关节旋转肌的外侧弹响。MRI 和超声也可以用来鉴别连续体

过度使用损伤的程度。这些检查[70,72,73]可以显示滑囊炎、肌腱病、起止病、肌腱变薄和部分以及完全髋关节旋转肌和外展肌撕裂。一个更不寻常的诊断——去神经支配（从腰椎或骨盆神经），可表现为 T2 加权图像肌肉信号增高。

直接皮质类固醇注射和个体化治疗运动是标准治疗选择。如前所述，通过肌张力和减轻疼痛来治疗肌筋膜疼痛也是有帮助的。这些疗法包括针灸、干针和医学按摩。关于再生医学技术的研究正在进行中。在一项比较单一富血小板血浆（PRP）和单一皮质类固醇注射的单盲随机对照试验中，接受 PRP 治疗臀肌肌腱病的患者，在 12 周有更大的临床改善[74]。仍需要进行进一步的研究，以更好地确定注射细胞的剂量，并了解对软组织和炎症的影响。

骨盆后方疼痛

骨盆后方疼痛的患者表现出各种各样的不适。诊断缺乏金标准，诊断是通过临床表现和排除其他的病因来完成的。正如 Fortin 所说的，通常骶髂关节疼痛的患者表现为髂后上棘附近或周围的疼痛[75]。其他症状包括腹股沟疼痛、疼痛向下肢放射、麻木和骨盆后方弹响。疼痛常在旋转活动中伴随弹响，例如，从坐在椅子上站起来、需要单侧负重、骨盆和下肢旋转的特定活动。特别是参加需要单腿站立和旋转活动的患者，发病可能性更大。这些运动包括：滑冰、踏板舞、楼梯步行、椭圆训练和保龄球。有研究已经报道了划桨手骶髂关节功能障碍的风险，这与划桨的机制有关[74,76]。当患者表现出骨盆后方的疼痛时，创伤（包括直接摔倒在骨盆上或直接打击骨盆）是重要病史。Bernard[9] 报告 58% 骶髂关节疼痛的患者的病史和体格检查都表明有外伤史。同样，Chou 等[16]发现，在 X 线引导下，骶髂关节糖皮质激素注射后，疼痛减轻的患者 44% 有创伤病史。韧带以前方悬带方式使骶髂关节发挥功能。骨间韧带加速关节僵硬和力锁合。由于存在疼痛感受器和本体感受器，背侧纵韧带已被发现是关节周围疼痛的一个诱发因素[20]（图 37.10）。

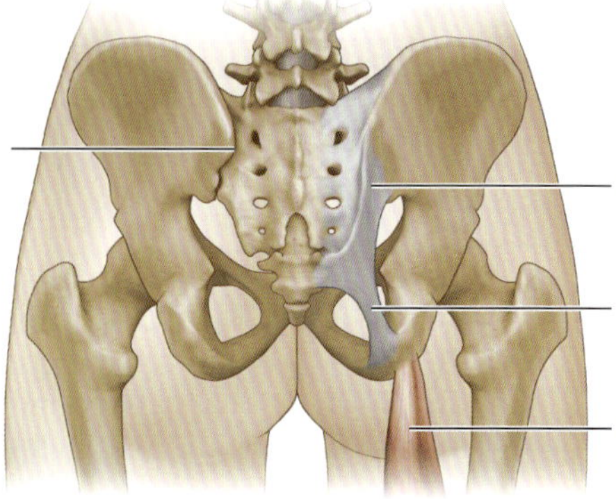

• **图 37.10** 与骨盆后方疼痛有关的骶髂关节韧带

另外，对梨状肌的研究发现，对于骶髂关节来说，梨状肌是骨盆后方疼痛的肌性和神经源性因素。但文献中的术语很混乱。Yeoman[77] 首先提出了梨状肌处的坐骨神经卡压综合征，之后它被 Robinson[78] 命名为梨状肌综合征。Fishman 等[79]通过客观试验证实了这个观点，在屈髋、内收和内旋体位下进行胫神经的电生理检查，表现出延长的 H 波。许多研究认为梨状肌疼痛是骨盆后方疼痛的来源[78,79]。

如果发生在没有神经卡压的情况下，可以在影像的引导下进行肌肉麻醉药注射以确诊[80,81]。另外，与急性的软组织过度负荷、椎间盘突出和退行性病变有关的下腰部疼痛（low back pain，LBP）可能出现髋关节疼痛。病史和疼痛的分布对骨盆后方疼痛的患者诊断评估和治疗提供了非常重要的信息。因为症状重叠，专科医师必须经常依靠个人经验进行治疗。

诊断

骨盆后方疼痛的诊断通常包括综合排除、基于病史和体格检查结果的临床怀疑，偶尔还包括客观检查（框 37.1 和框 37.2）。

框 37.1 骨盆后方疼痛的体格检查发现

- 步态偏差
- 骶骨沟处压痛
- 运动不对称
  - 站和坐的屈伸测试
  - Gillet 测试
  - 单腿站立时股骨或胫骨的旋转
  - 在冠状面、矢状面、横断面上负重运动
- 肌力
- 肌肉长度
- 正常肌肉牵张反射
- 刺激测试
  - FABER/Patrick 试验
  - 主动直腿抬高
  - 髋关节极限范围屈伸和（或）旋转时疼痛

框 37.2　骨盆后方疼痛的诊断

影像学表现通常正常：

X 线片和 CT 显示退行性改变，同时可以排除骨的浸润性和炎性改变。

骨扫描和 MRI 可以评价骨折、骨折的时间和炎性改变。

多普勒超声显示骶髂关节疼痛的患者有不对称的震荡通过关节。

注射辅助确认或排除诊断：

影像引导骶髂关节注射。

影像引导肌内注射（例如，梨状肌、闭孔内肌）。

韧带注射研究较少。

建议对增生疗法和 PRP 注射的治疗作用进行评估。

鉴别诊断

髋关节外疼痛的鉴别诊断是多样的，可能与潜在的创伤、感染、肿瘤、代谢紊乱和妊娠有关（框 37.3）。而且，一些解剖区域的疼痛可累及髋关节区域（框 37.4）。图 37.5～图 37.7 的鉴别诊断方法对原发性关节外骨盆前方、外侧和后方疼痛患者的直接诊断起辅助作用。

框 37.3　可能表现为髋关节和骨盆带疼痛的疾病

骨折

肿瘤

感染

炎症性关节病

医源性

妊娠

原发性[a]

[a] 原发性骨盆后方疼痛的鉴别诊断方法

框 37.4　疼痛涉及髋关节的解剖区域

髋关节前方疼痛

- 腰椎
- 腹部
- 髋关节
- 骨盆带

髋关节外侧疼痛

- 腰椎
- 骶髂关节
- 髋关节

骨盆后方疼痛

- 腰椎
- 髋关节
- 骶髂关节

治疗

疗法

髋关节外疼痛患者应根据损伤机制、生物力学改变和以恢复功能为最终目标的疼痛减轻姿势的选择进行个体化治疗，无论是工作或家庭活动，还是体育运动。恢复应分阶段进行。个体化的特殊治疗注意事项列举在表 37.2。治疗流程选择见图 37.11。

急性期（1～3 天）

当损伤在开始时是急性的或与创伤事件有关时，这比隐匿性起病的损伤更容易鉴别。急性损伤通常与创伤或活动的强度、频率和持续时间显著增加的特殊活动有关。自发性髋关节外疼痛常表现为波动进展症状，因此患者只有在特定的活动情况下才能出现症状，包括活动和体育运动。处理方法是进行冰敷、休息和应用止痛药。在这个阶段应该禁止进行引起疼痛的活动。尽早开始纠正肌肉的长度及僵硬导致的不平衡，同时要在无疼痛限制的情况下不断改善。有严重肌无力和（或）耐力差的患者，需要把重点放在稳定性和加强运动控制上，而不是拉伸和反复关节活动。虽然从这个阶段和持续到恢复阶段都极其关注 ROM 的恢复，但鉴别活动限制是与疼痛或软组织有关还是与骨的畸形有关也是非常重要的，如 FAI 和 DDH。例如，持续尝试着拉伸 FAI 患者的髋关节内旋肌，不仅会失败，还可能会导致症状加重。

恢复期（3 天～8 周）

休息和疼痛控制之后，纠正生物力学功能障碍和组织过度负荷[82]成为康复的关键点。由于有直接或间接的力传导通过骨盆带，平衡下肢肌肉的长度和力量是非常重要的。首先必须重建肌肉的长度。

神经肌肉锻炼和易化技术在重建肌肉的长度和力量上是非常有帮助的。首先应该尝试闭链运动强化，并纳入到腰椎骨盆稳定计划内。随着躯干强化的提升，增加多维的强化练习有利于恢复到功能活动状态。尽管肌肉的柔韧性和力量是非常重要的，但训练运动控制组与功能障碍组肌肉的协调性是成功恢复的关键。腰椎和骨盆的稳定化、晚期的本体感觉再培训、增强式训练、工作、运动和专项体育运动可作为促进康复的潜在干预措施。在日常生活活动和工作环

表 37.2 髋关节外疾病治疗的特殊注意事项

诊断	保守治疗的注意事项	手术治疗的注意事项
髂腰肌肌腱炎/滑囊炎，弹响髋	● 考虑的方法包括肌腱或滑囊的超声或离子渗透法 ● 影像引导下髂腰滑囊、髂耻滑囊和肌腱周围滑囊的糖皮质激素注射	● 3 个月保守治疗失败考虑手术治疗 ● 诊断性注射的效果可以推断手术治疗的效果 [2] ● 手术 ● 联合或不联合滑囊切除术的延长或松解 ● 关节镜手术 ● 小转子处的延长或松解 ● 在髋关节水平的延长或松解 [3]
内收肌劳损	● 在肌腱末端或肌肉（疼痛）触发点处连续注射利多卡因	● 手术修复急性断裂 ● 切开缝合锚钉修复有好的效果 [4]
运动型疝	● 物理治疗必须处理关键问题和腹直肌损伤	● 8 周保守治疗后无效表明要进行外科探查和修复 ● 切开和腹腔镜手术大部分能产生好的效果 ● 切开 6 个月后恢复运动 ● 腹腔镜手术后 6 周恢复运动 [5-8]
耻骨炎	● 物理治疗必须矫正骨盆倾斜 ● 影像引导下耻骨联合糖皮质激素注射 [11,12]	● 3 个月保守治疗失败考虑手术 ● 楔形切除手术 [11] ● 预后不确定 ● 合成器融合术 [11] ● 预后不确定 ● 刮除术 [12] ● 80% 的运动员完全或接近完全恢复（n=X） ● 网格加固 [13] ● 病例分析（n=X）
大转子疼痛综合征	● 物理治疗应该处理根本的髋关节运动和负荷障碍 ● 皮质类固醇注射可以减轻疼痛，但应该作为辅助治疗方法 ● 富血浆蛋白注射是新兴的辅助治疗方法	● 3 个月保守治疗失败后考虑手术 ● 髂胫束松解和滑囊清创 ● 切开和关节镜手术 [14]
骶髂关节关节内疼痛	● 影像引导骶髂关节注射应该作为辅助治疗方法 ● 射频消融是一种新兴的慢性疾病患者的辅助治疗方法	● 影像引导骶髂关节注射应该作为辅助治疗方法 ● 射频消融是一种新兴的慢性疾病患者的辅助治疗方法

境中应进行适当进行人体功效学训练。在不用药的情况下达到无疼痛状态时，建议恢复工作、运动或训练活动。在维持治疗计划时应该保持适当的肌肉柔韧性和力量平衡的训练，同时在早期的恢复中进行监测，可预防再损伤。

矫形器

骨盆带的临床稳定性引起生物力学功能障碍时，矫形器在治疗髋关节外疼痛中有一定的作用。矫形器的应用要基于检查者的判断和经验。大部分指征从病史（髋关节屈曲活动时有一致的弹响，“让步”与脚跟撞击的感觉）和体格检查（主动直腿抬高）中获得。有时可先用绷带，同时用绷带来模拟矫形器想要提供的作用。绷带取得好的效果可以说明用矫形器是可以起作用的。骶髂关节腰带可以压迫骨盆带，并通过本体感受器反馈到髋关节外展肌和外旋肌的延伸部分。Vleeming[83] 报道骶髂关节腰带运用于尸体模型可以减少骶髂关节 30% 的旋转。运用矫形器的关键是要保证适合。

通常建议患者在步行和站立活动时戴上腰带，但伴有无力和临床不稳时，久坐也需要戴上腰带。

矫正器

矫正器和矫正鞋在疾病由急性向慢性转变过程中治疗髋关节外疼痛时非常有帮助。在急性情况下，鞋加高以纠正腿的功能性不等长可减轻负重或步行时的

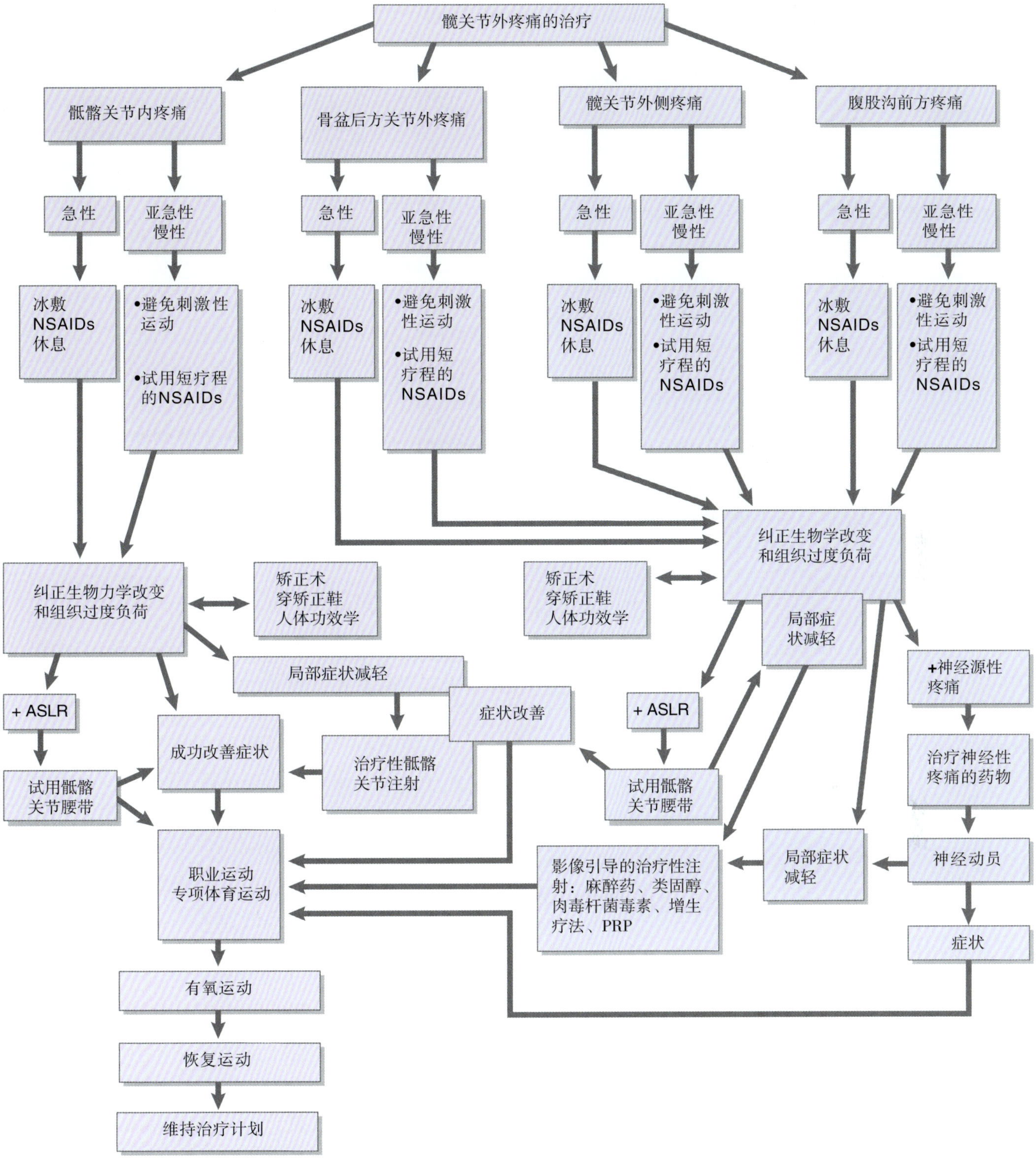

• **图 37.11**　髋关节外疼痛的治疗流程。ASLR，主动直腿抬高；NSAIDs，非甾体类抗炎药

疼痛。在长期的功能性腿不等长中，鞋增高的运用应该非常谨慎，因为功能性腿不等长在没有矫正时是可能被肌肉的重新平衡纠正的。相比之下，决定解剖性腿不等长的治疗应尽早，以便可以获得适当的纠正。

注射治疗

在尝试纠正生物力学改变和组织过度负荷之后，仍然没有使疼痛减轻和功能恢复时，可进行治疗性注射。应该告诉患者注射是减轻疼痛的辅助治疗措施，可以提高参与治疗运动训练的能力。总之，提倡在影像引导下注射的几个原因为：第一，不管成功或不成功都可以用来指导以后的治疗；第二，通过注射减轻疼痛来确定病变组织，或者在一些诊断中可能仅仅是确定诊断机制。

当恢复处于停滞时期或物理治疗因疼痛不能进行时，注射可以用于辅助治疗。应用影像（X 线片、超声或 CT）引导在确保给药部位精准性和避免并发症方面非常重要。

Rosenberg[84] 对非引导下骶髂关节注射进针位置的准确性进行了回顾。在 37 例非引导注射中，CT 上证实有 22% 在骶髂关节内，24% 显示在硬膜外，44% 显示在骶孔周围。关于自发性骶髂关节疼痛的患者骶髂关节注射的治疗效果，目前还没有可用的前瞻性研究。对 31 位患者 94 周随访的回顾性研究发现，骶髂关节注射可改善疼痛和工作状态 [83]。

当特定的肌肉（如梨状肌）或滑囊（如髂腰肌）被判定为功能障碍和作为疼痛复合体的一部分，并且限制疾病的发展时，提倡进行影像引导下的注射。X 线片是第一个一直被用于研究的影像学方法，用来报告肌肉内和肌腱周围药物注射的准确性和治疗效果 [81,84,86]。

最近，关于使用超声引导下注射的报道在不断地增加，同时它也被证实能改善患者的预后 [39,42,87]。骶髂关节超声引导注射的早期报道显示出很好前景 [88]。使用超声的潜在好处包括减少辐射暴露和缩减开支。

随着我们对与肌肉和肌腱慢性疼痛疾病有关的生物因素认识的不断发展，注射物质可能发生改变。曾用硬膜外注射石碳酸（苯酚）来治疗伴肌张力增高的肌肉疼痛 [89]。肌肉内和肌腱周围注射物通常是类固醇，研究显示可以减轻疼痛 [1,39,42,77,90-92]。

由于类固醇有潜在的不利影响 [43,44,93]，研究人员正在研究以尽可能地提升其使用优势并降低风险。目前有报道显示，类固醇与肉毒杆菌毒素一起使用可以改善效果 [94-97]。肉毒杆菌毒素的主要治疗作用是减小肌张力。肉毒杆菌毒素对神经系统的具体影响现在还不清楚，对治疗疼痛性疾病也许有好处 [98]。其他研究较少的注射疗法，例如增生疗法，在治疗肌肉肌腱损伤方面显示出前景。对骨盆疾病的研究也不多，治疗的时机和干预也不确定 [99,100]。PRP 注射是存在争议的。需要临床试验来判断这些干预措施的特定适应证和疗效。

进展到康复阶段的治疗，患者在这个阶段已经没有疼痛、炎症、关节和肌筋膜的功能障碍，力量和柔韧性已恢复 75%，这是判定每个患者再损伤基线的时期。正常的日常生活活动，特别是步行，通常不会引起症状 [82]。

康复期

在这个阶段，治疗的重点是设计一系列简明的运动，以便患者能独立地完成，直到完成治疗。这与治疗的结束有明显的区别。需要不断地提醒患者继续康复和预防损伤。锻炼项目要简明且针对个人的功能需要，同时也要激发个人的积极性。这个阶段也是监测应该避免的特殊锻炼或活动的时候。由于关节畸形导致髋关节活动减少的运动员，不应该进行性地拉伸髋关节的肌肉系统以改善 ROM。即使髋关节没有症状，进行性地拉伸本身有限制的关节，可能增加通过骶髂关节的压力并引起关节内疼痛。在监护下回归普通职业和体育 / 训练运动时，需要增加有氧活动。治疗的重点是需要有一张适合个人的训练处方。

目前的争议与未来的展望

髋关节外疼痛：目前的争议

髋关节外的前方疼痛

- 髋关节屈曲疼痛：是否与肌肉功能障碍或髋臼唇有关，或是否是髋关节内疾病的一种保护机制？

髋关节外的外侧疼痛

- 是否所有的髋关节外疼痛都是滑囊炎？
- 是否有持续的滑囊炎、肌腱病、起止病、组织内部微小撕裂和明显撕裂？

梨状肌综合征和梨状肌疼痛

- 梨状肌综合征包括肌肉疼痛和卡压坐骨神经引起的神经性疼痛。
- 髋关节旋转肌疼痛：梨状肌可能不是唯一引起髋关节后方疼痛的旋转肌。
- 髋关节旋转肌疼痛时应对什么组织进行注射以获得最好的改善效果？

骶髂关节

- 骶髂关节存在活动但 ROM 很小，因此不会对功能产生很大的影响。
- 骨盆生物力学与髋关节和脊柱的生物力学之间的关系是复杂的。
- 没有诊断的金标准，因此也没有治疗的金标准。
- 其他原因的疼痛与骶髂关节疼痛类似或并存。
- 关节内注射在诊断关节内疼痛中是有用的，但对关节外疼痛的诊断还没发现一致性。

髋关节外疼痛：未来的展望

髋关节外的前方疼痛

- 需要更多的研究来预测哪种治对干预髂腰肌疼痛患者产生最佳的有效结果。

髋关节外的外侧疼痛

- 关于治疗性注射的效果及之间的比较需要进一步试验证。

骨盆后方疼痛

- 射频消融的效果需要进一步试验验证。

（参考文献参见书末二维码）

第五部分

儿童髋关节疾病

第 38 章

儿童和青少年髋关节发育不良

EDUARDO N. NOVAIS
(臧俊亭 译 刘建国 李长胜 审校)

关 键 点

- 发育性髋关节发育不良（developmental dysplasia of the hip，DDH）表现为一系列髋关节力学和解剖的异常，其可以出现在新生儿期、婴儿期或以后的生活中。
- 当临床高度怀疑时，有助于在新生儿期早期诊断髋臼发育不良。公认的 DDH 危险因素包括女性、阳性家族史和妊娠期臀位。
- 髋臼发育不良的早期治疗能够有效地预防包括髋关节骨关节炎（osteoarthritis，OA）在内的晚期后遗症。
- 步行年龄后的儿童和青少年髋臼发育不良需要手术治疗。

引言

髋关节发育不良是导致年轻人髋关节 OA 和全髋关节置换的主要原因之一[1-3]。如果在出生后早期发现髋关节发育不良，可以进行非手术治疗，其成功率较高[4]。手术治疗的目的是获得和保持同心且稳定的髋关节复位，从而允许近端股骨和髋臼发育和生长。目前关节保留技术的进步使得即使严重的青少年髋关节发育不良也可以得到纠正，并且并发症发生率很低[5,6]。

流行病学

按 DDH 的严重程度划分，其囊括的范围较宽泛，包括了从髋臼发育不良到髋关节半脱位和全脱位的一系列类型，因此其准确的发病率难以确定。不同族裔的发病率差异也很大[7]。通过现代临床和超声筛查发现，DDH 的发病率约为每 1000 个活产儿中 5.0 例[8]。本质上，DDH 很有可能是多因素的。虽然超过 60% 的 DDH 患儿没有可识别的危险因素，但是 DDH 患者的一级亲属和臀位分娩都被认为是高危因素[9]。出生后将髋关节固定于伸直内收位已经被证实会增加 DDH 的风险[10]。

病理生理学

髋关节发育不良表现为一系列的病理生理和解剖异常，虽然最初可以通过非手术治疗，但是随着时间的推移，其往往会变得更加严重，非手术干预也变得更加难以解决问题。患有 DDH 的新生儿中，髋臼后上缘可能存在异常，导致股骨头半脱位或全脱位。如果新生儿髋关节不稳继续发展，形成并保持在持续脱位状态，通常会出现继发性的复位障碍，包括纤维脂肪垫形成、圆韧带肥大、髋臼横韧带增厚、髋臼唇内翻（新臼缘）和髂腰肌肌腱嵌顿。髋关节完全复位可以使髋臼进一步生长，从而实现髋臼重塑。然而，在持续脱位的髋关节中，往往会发展并形成永久性的骨质改变，包括典型的髋臼顶变平，髋臼内壁增厚，以及假臼形成（在明显脱位的情况下容易出现）[11]。

自然病史

Barlow[12] 报道了新生儿髋关节不稳定的自然病史，他认为 60% 的脱位髋关节可在生后 1 周内复位，而 88% 可在生后 2 个月内复位。然而，Coleman[7] 报道了 23 例不稳定髋关节中仅有 5 例得到复位，这说明对于自然病史的理解很宽泛。持续性髋臼发育不良的自然病史包括了髋关节过早的进行性退变，并伴有 OA 的出现，其原因是在接触减少区域髋关节机械应力异常集中。Wiberg[13] 将股骨覆盖异常定义为外侧中心边缘角（lateral center-edge angle，LCEA）小于 25°。最近，基于人群的研究证实髋臼发育不良是髋关节 OA 的危险因素[14,15]。Cooperman 及其同事[16,17] 报道，经过 22 年的随访，所有 LCEA 小于 20° 的髋关节发育不良均发展为 OA。然而，除非是髋关节半脱位，否则 OA 的发生是难以预测的。半脱位会使预后变得更差。Murphy 及其同事[18] 报道了 286 例因髋臼发育不良导致的 OA 而接受全髋关节置换术（total hip arthroplasty，THA）的患者，并对其对侧髋关节进行了研究。他们发现，65 岁时良好的髋关节功能与 LCEA 大于 16° 相关。

临床检查

在新生儿期，通常到 4 月龄，可进行 Barlow 和 Ortolanni 试验。Barlow 试验是一项轻柔的检查稳定性的试验，通过连续的内收每个髋关节并施加向后的应力进行 [12]。这项试验用来评估髋关节是否可以部分或完全脱位。Ortolani 试验 [19] 用来评估脱位的髋关节是否可复位。这项试验需要外展屈曲的髋关节并在大转子水平施加向前的应力。但是，Barlow 和 Ortolani 征阴性并不能证明髋关节是正常的。不可复位的髋关节脱位在这些检查中可能感觉是稳定的，但是髋关节的外展将是受限的。对于大于 4 个月的婴儿，Barlow 和 Ortolani 征通常是缺失的，而外展受限则成为了需要进一步影像学检查的可靠指征。在单侧髋关节脱位中，通常会出现 Galeazzi 征 [20]。将双侧髋关节和膝关节屈曲到接近 90° 时，对比双侧膝关节的相对水平，髋关节脱位的一侧会更短。在双侧髋关节脱位中，双侧髋关节外展均可减少；将示指放在髂前上棘而中指放在大转子上的 Klisic 试验有助于诊断。如果髋关节在解剖学上是正常的，则两点之间的连线与脐相交，但如果髋关节脱位，则该线位于脐下方 [21]。

对于髋关节完全脱位及高度半脱位的大龄儿童，最典型的症状是跛行和较少的疼痛。体格检查可能包括下肢不等长，Galeazzi 征阳性，腰椎前凸增加，脱位侧髋关节的外展范围降低。在青少年期，髋关节发育不良的症状包括轻度的活动相关性跛行，常伴有大转子轻度疼痛。随着时间的推移，伴随着髋臼唇和前方髋臼缘出现损伤，可能出现腹股沟疼痛。随着髋臼唇撕裂的发展，腹股沟疼痛可能演变为绞锁和（或）不稳定。检查包括测量髋关节的屈曲、伸展、外展、内收，以及伸直及屈曲 90° 时的内、外旋被动活动范围。前方撞击试验是通过被动屈曲、内收、内旋髋关节进行的，这会导致腹股沟疼痛 [22]。前方恐惧试验是通过后伸、外展、外旋髋关节进行的，如果患者提出疼痛和髋关节前方不稳定感则为阳性。

影像学

超声

在生后 6 个月内，超声（ultrasound，US）是评估髋关节解剖结构和稳定性的最佳影像学方法（图 38.1）。Graf[23] 最先通过量化测量描述了新生儿髋关节的解剖结构。α 角表示骨性髋臼顶与髂骨面之间的夹角，在这里骨性髋臼和软骨性髋臼相交。出生 3 个月后，正常的 α 角应大于 60°。β 角表示沿软骨性髋臼外缘的线与骨性和软骨性髋臼相交的线之间的夹角。正常情况下，β 角应小于 55°。随着发育不良的加重，α 角将降低。β 角对于区分严重髋关节发育不良和严重髋关节发育不良合并轻度半脱位非常重要。Terjesen 等 [24,25] 描述的超声方法可在冠状面屈曲视图中评估骨性髋臼对股骨头的覆盖程度。男性股骨头覆盖率的下限是 47%，而女性是 44%。Harcke 和 Kumar[26,27] 在进行 Barlow 试验时，在横断面视图中进行动态超声评估。他们推广了这种方法，使得这种方法目前在美国广泛使用。此外，对于采用 Pavlik 吊带治疗的患者，可采用轴位视图进行超声评估 [28]。

X 线平片

X 线平片可以显示任何年龄段的髋关节明显脱

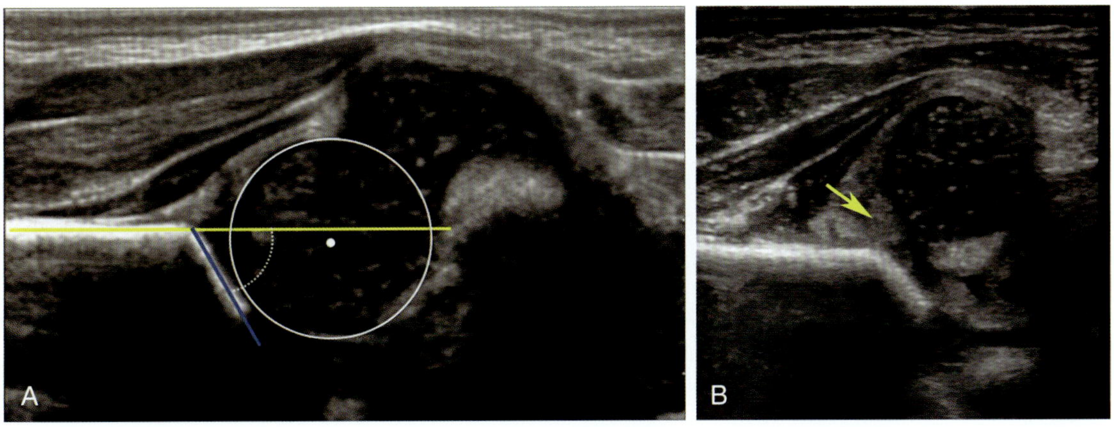

• 图 38.1 （A）10 周大臀位产女婴的正常髋关节超声。黄线标记的是髂嵴；蓝线标记的是骨化的髋臼顶，两线相交形成的 α 角应大于 60°。髂嵴线穿过股骨头中心点的上方。（B）同一名患者对侧髋关节的异常超声结果显示，脱位的股骨头正在挤压畸形的髋臼唇（黄色箭头），具有 Graf Ⅳ型髋关节的特征

位，但在6个月之前，髋关节主要是软骨性的，因此在这一年龄段的放射线评估通常不如超声[29]。发育不良的典型放射线评估需要一张中心定位良好、无倾斜或旋转的胶片，以确定双侧三角软骨之间的水平Hilgenreiner线；垂直的Perkin线，经过髋臼外缘的垂线；沿股骨颈下缘和耻骨上支下缘的Shenton线。股骨头的骨化中心或股骨干骺端的中心（如果骨化中心尚未形成）应该位于由Hilgenreiner线和Penkin线相交形成的内下象限中（图38.2）。标准的放射线测量对于描述未成熟和成熟的髋关节都非常重要。在未成熟的髋关节中，髋臼指数（acetabular index，AI）作为骨性髋臼软骨下骨倾斜程度的测量方法，对于量化发育不良的程度非常有帮助。AI指的是Hilgenreiner线与髋臼关节面切线之间的夹角。根据不同的年龄和性别，AI的正常值已经被报道[30,31]。其大小随着年龄的变化而变化，但总的来说，6个月时正常的AI应小于30°，1岁时应小于28°，2岁时应小于24°。

当骨骼发育成熟时，髋关节的放射线评估应包括一张中心定位良好的骨盆正位放射线片（最好是站立位拍摄）、一张股骨侧位片和每个髋关节的假斜位片[32]。令人感兴趣的放射线参数包括LCEA、Tönnis AI、前后壁的关系，以及前方CE角。

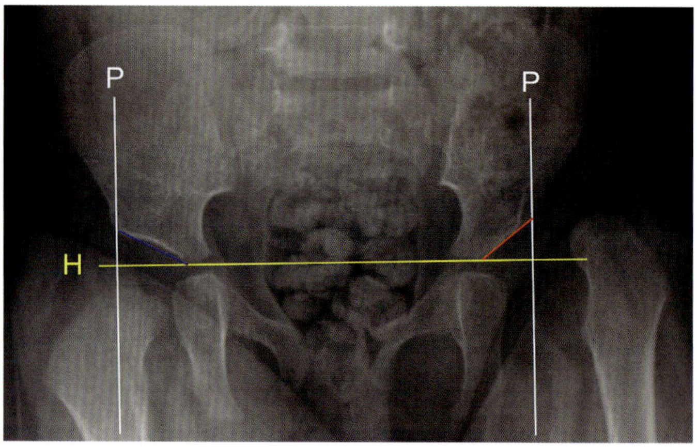

• **图38.2** 14个月女性骨盆正位片，继发于发育性发育不良的左侧髋关节脱位。黄色（H）线是Hilgenreiner线，由三角软骨的上缘画出。白色（P）线是穿过髋臼顶最外侧缘并垂直于H线的Perkin线。右髋关节同心复位，而左髋关节完全脱位。髋臼指数是H线与三角软骨上缘和髋臼顶最外侧缘连线之间的夹角。右侧的髋臼顶以蓝色标记，而左侧以红色标记

治疗

Pavlik吊带和支具

在出生后最初的几个月里发现的髋关节不稳通常通过支具治疗。最常用的方法是Pavlik吊带[20,33]。吊带通常在诊断后立即应用，而且需要反复的超声检查并密切观察，以确保实现髋关节同心复位[33,34]。对于髋关节脱位的患者，应每周复查，以明确髋关节复位的情况、股神经功能以及Pavlik吊带是否合适。虽然围绕治疗时间的长短仍有争议，但是对于髋关节脱位，我们倾向于至少应用吊带12周。Pavlik吊带治疗的结果是令人满意的，治疗髋关节脱位的成功率约为90%[33,35-37]。最近的一项研究表明，与Pavlik吊带治疗失败相关的独立因素包括Graf Ⅳ型髋关节（严重脱位伴髋臼唇肥厚内翻）和男性[4]。与Pavlik吊带相关的并发症包括股神经麻痹、皮肤刺激、缺血性坏死（avascular necrosis，AVN）和Pavlik吊带病[33,35-37]。股神经麻痹是停止使用吊带的指征[38]。此外，如果在Pavlik吊带治疗的3周或4周内髋关节无法同心复位，则应停止使用该吊带，这是因为存在Pavlik吊带病的风险，即由于后壁压力过大导致的髋臼后外侧畸形[39]。应考虑的其他治疗选择包括刚性外展支具或闭合复位石膏外固定。Sankar及其同事[40]指出，髋关节脱位Pavlik吊带治疗失败后，刚性外展支具和闭合复位石膏外固定的结果相似。我们通常会在使用Pavlik吊带后采用刚性外展支具治疗。然而，采用外展支具治疗前，有必要通过查体和超声确定髋关节是否可复位。如果Pavlik吊带和外展支具均不能有效地获得或维持髋关节同心复位，那么在4个月大后应进行髋关节造影，以评估髋关节是否可以通过闭合复位或切开复位治疗。在股骨头骨化中心出现前是否应复位的争议持续存在。一些作者主张，复位应推迟到骨化中心出现之后，这是因为骨化中心出现前股骨头AVN的风险会增加。其他作者认为，骨化中心出现前，股骨头AVN风险增加并不与复位相关[41-48]。

关节造影和闭合复位

对于6～12个月大的髋关节脱位患者，建议进行关节造影。这一年龄组的治疗选择包括闭合或切开复位。关节造影是在患者全麻状态下在手术室内进行的。首选内侧造影入路。在透视引导下，髋关节屈曲、外展和外旋时，穿刺针刺入内收长肌下方。仅应向关节内注入1～2 ml 50%的造影剂，以避免股骨头骨骺分离。在关节造影中，可接受的复位标准是有争议的；但是，我们推荐的标准是股骨头应该位于髋臼

唇下方，同时内侧造影剂宽度应少于 5 mm[49]。临床上，闭合复位不应过紧，必须机械稳定，同时安全区应大于 30°。Ramsey 安全区指的是以下两个角度之间的范围，即最大外展角和通过不断内收直到再次脱位时的角度 [50]。当安全区较窄（小于 30°）时，可以通过内收肌腱切断术来扩大，但前提是关节造影显示髋臼唇对股骨头的覆盖良好。如果无法通过闭合复位达到髋关节安全复位，则应进行切开复位；安全复位指的是安全区较宽（> 30°），造影显示股骨头被髋臼唇覆盖，位于髋臼内，并且股骨头内侧缘位于髋臼横韧带内侧。当然，如果闭合复位能够满足以上这些严苛的条件，则应在复位后将患儿置于髋关节人字石膏中，并小心地保持髋关节屈曲约 90°，外展至少 60°。闭合复位后，推荐进行进一步的影像学检查，以明确髋关节同心解剖复位 [51]。尽管过去 CT 很流行，但是近些年 MRI 已成为首选，这是因为 MRI 不但可以更好地评估软组织的解剖结构，而且不会使儿童暴露在辐射下，同时可以提供有关股骨头血供的额外信息 [52]。

闭合复位后，髋关节人字石膏至少应使用 3 个月，复位 6 周后至少应在全身麻醉下更换 1 次石膏。更换石膏时，应重复髋关节造影，以确定依然保持同心复位以及髋臼唇和关节囊的重塑（图 38.3）。虽然没有证据表明支具应用多久有助于髋臼重塑，但是人字石膏之后，推荐过渡到外展支具。

切开复位

为了消除前文提到的阻碍同心复位的解剖障碍，切开复位是最直接的方法。如果在关节造影后无法获得稳定和同心的闭合复位，或者髋关节人字石膏复位失败，则应进行切开复位。对于 12 个月以上的儿童，切开复位可作为主要的干预措施。切开复位可以通过前内侧入路或前方入路进行 [53]。无论选择哪种入路，解剖障碍都必须被排除，从而使同心而稳定的复位成为可能。解剖障碍包括纤维脂肪垫、肥大的圆韧带、增厚的髋臼横韧带、内翻的髋臼唇、伴随腰大肌肌腱嵌顿而形成的前内侧关节囊沙漏状挛缩。前内侧入路常应用于 1 岁以下的儿童。其优势是可以直接进入髋关节，出血量最小，而且如果需要的话可以进行双侧手术。然而，内侧入路不能进行完整的关节囊缝合术（图 38.4）。虽然过去人们认为内侧入路与股骨头坏死的比例较高有关，但是最近荟萃分析和系统性回顾并未发现内侧入路与前方入路的骨坏死率之间存在差异 [54]。虽然存在不同的内侧入路技术，但是我们倾向于采用横切口，松解长收肌肌腱，剥离耻骨肌和股动脉之间的间隙，这样可以很好地保护旋股内动脉 [55,56]。

前方入路通常采用改良的“比基尼”切口，以便分离缝匠肌和阔筋膜张肌之间的肌间隙。优点包括能够进行正规的关节囊缝合术并通过同一切口进行骨盆截骨术。与内侧入路相比，前方入路的相对缺点是失血量增加，直接进入关节囊和关节内下方的途径较少。如果同时进行骨盆截骨术，首选前方入路，但在少数情况下，结合两种入路可能会带来一些优势。切开复位后，采用髋关节人字石膏固定 4～6 周，通常在麻醉下更换石膏。在石膏固定术中，髋关节的位置随复位方法的不同而不同：如果采用前内侧入路切开复位，髋关节应固定于屈曲约 90° 且外展不超过 55° 的位置，这是因为过度外展被认为会增加骨坏死的风险 [57]。如果经前方入路切开复位，髋关节应固定于屈曲约 30°，外展约 30° 的旋转中立位。

对于步行年龄的儿童（大于 18 个月），切开复位

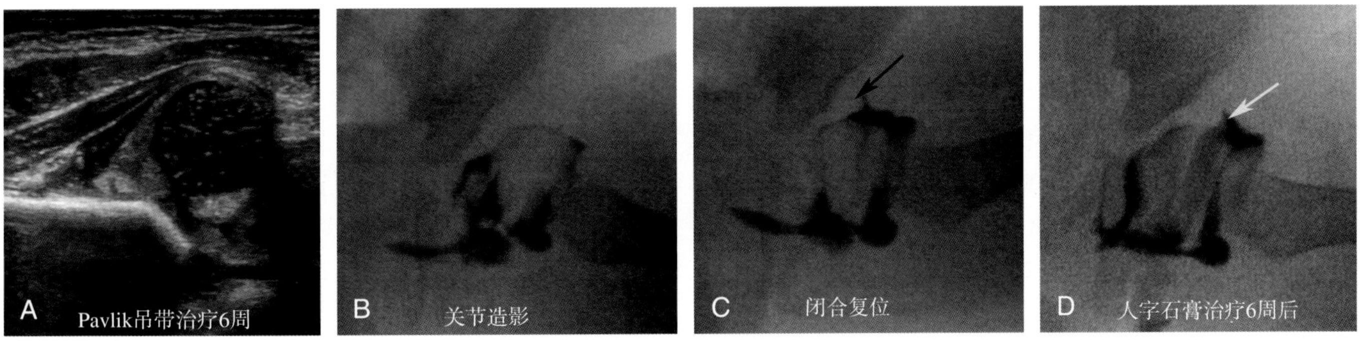

• **图 38.3**　（A）一位应用 Pavlik 吊带治疗 6 周后的患者，左髋超声显示仍有髋关节脱位。（B）左髋关节造影证实髋关节脱位，无髋臼唇内翻。（C）闭合复位后，左髋关节造影显示股骨头被髋臼唇覆盖，髋臼唇畸形但没有内翻（黑色箭头）。（D）应用人字石膏治疗 6 周后，左髋关节造影显示髋臼唇重塑并完整覆盖股骨头（白色箭头所示为棘状征）

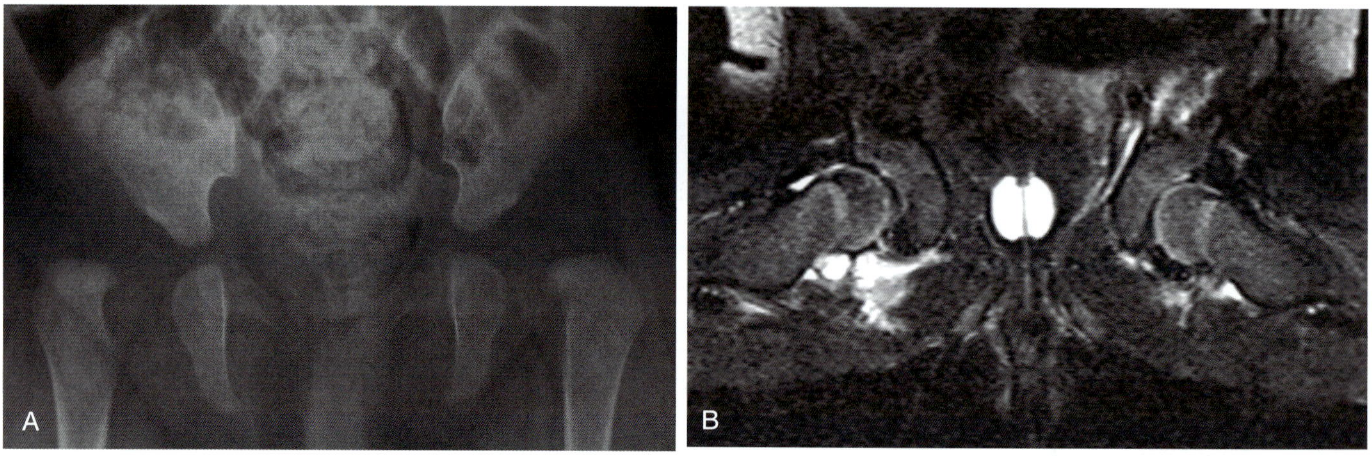

• 图 38.4 （A）5 月龄女童，双侧髋关节脱位的骨盆正位片。（B）同一名患者经前内侧入路双侧切开复位后立即行人字石膏固定，MRI 显示双侧髋关节同心复位

过程中可以通过骨的手术来增强髋关节的稳定性并降低骨坏死的风险 [58,59]。在过去，为了便于切开复位，可进行术前牵引。目前，大多数人赞成进行股骨短缩截骨以降低切开复位时的张力 [20]。如果股骨前倾角过大，可导致不稳定。在这种情况下，可以在截骨术中结合去旋转和短缩。同心复位后，髋臼的重塑可持续到接近 8 岁时，最大的改善发生在复位后最初的 18 个月内，但在复位后的 4 年内，髋臼会持续重塑 [60]。这种髋臼重塑的潜力导致一部分人认为，对于切开复位时需要重新修正力线的儿童，应将股骨截骨作为截骨术的首选。其他人提出，由于重塑潜力不足，对 18 个月以上的儿童进行切开复位时，有必要进行骨盆截骨 [60]（图 38.5）。在这种情况下，最常用的骨盆截骨方式是 Salter[61] 或 Pemberton[62] 截骨术。一项 45 年的随访报道了髋关节切开复位联合 Salter 截骨术的长期结果 [63]。在 60 例患者的 80 个髋关节中（以转变为 THA 为终点定义生存率），30 年生存率为 99%，40 年为 85%，45 年为 54%。所有患者手术时的年龄都介于 18 个月～5 岁，随访比例为 79%。在最近的随访中，共 51 例髋关节有可用的放射线片，其中 38 个髋关节（75%）仍存在至少 2 mm 的关节间隙，13 个髋关节（25%）提示有 OA。

联合骨盆截骨和股骨短缩的一个潜在并发症是髋关节后脱位，尤其是在缩短时股骨过度去旋转的情况下。3 岁以上儿童在切开复位时经常需要进行髋臼和股骨截骨 [64]。对脱位的髋关节进行复位的年龄上限仍存在争议。目前的建议是单侧髋关节脱位可以复位的年龄上限是 9～10 岁，而双侧脱位是 8 岁。

与 DDH 治疗相关的最严重的并发症包括伴有生长障碍的股骨头 AVN、再脱位和 OA，但是最好将 OA 视为 DDH 本身的结果，而非治疗的结果。AVN 的真实发病率很难确定。一个常被提及的与 AVN 相关的因素是复位后股骨头压力过大。通过避免极端的固定位置并应用股骨缩短截骨，这个因素是可以预防的 [65]。当具备以下任何一条时，就可以诊断 AVN：复位 1 年后股骨头骨化和生长失败；股骨颈增宽；股骨头骨密度异常；残余畸形（包括外侧骺板阻滞），这一条通常仅在青少年中表现出来 [66-68]。Salter 及其同事 [66] 报告了一种常用的 AVN 分类法，其将 1 级描述为复位后 1 年内骨化中心未出现，2 级为复位后 1 年内股骨头生长失败，3 级为复位后 1 年内股骨颈增宽，4 级为股骨头骨密度增加和碎裂，5 级为再次骨化后残余畸形。

残余髋臼发育不良

未成熟的髋关节

即使是轻度的髋臼发育不良也可以导致成年后的 OA，尤其是存在半脱位时，这种可能性更高。DDH 患者的治疗必须随访到骨骼发育成熟，这是因为即使早期的放射线表现已经恢复正常，也可能出现复发性的髋关节发育不良。在未成熟的髋关节中，只要残余的髋臼发育不良持续改善，一般都可以进行观察和治疗。生长过程中，任何髋臼和股骨畸形的恶化都可以考虑手术截骨矫形，而且残余髋关节发育不良改善过程中的任何停滞都应该引起治疗医师的警惕。假如复位发生在 4 岁之前，那么在复位后长达 4 年的时间里，髋臼都被认为具有重塑能力。4 岁后，髋臼重塑的潜力降低，因此增加了需要骨盆截骨的可能性 [60,69]。虽然目前尚未明确纠正生长期儿童残余髋臼发育不良的适

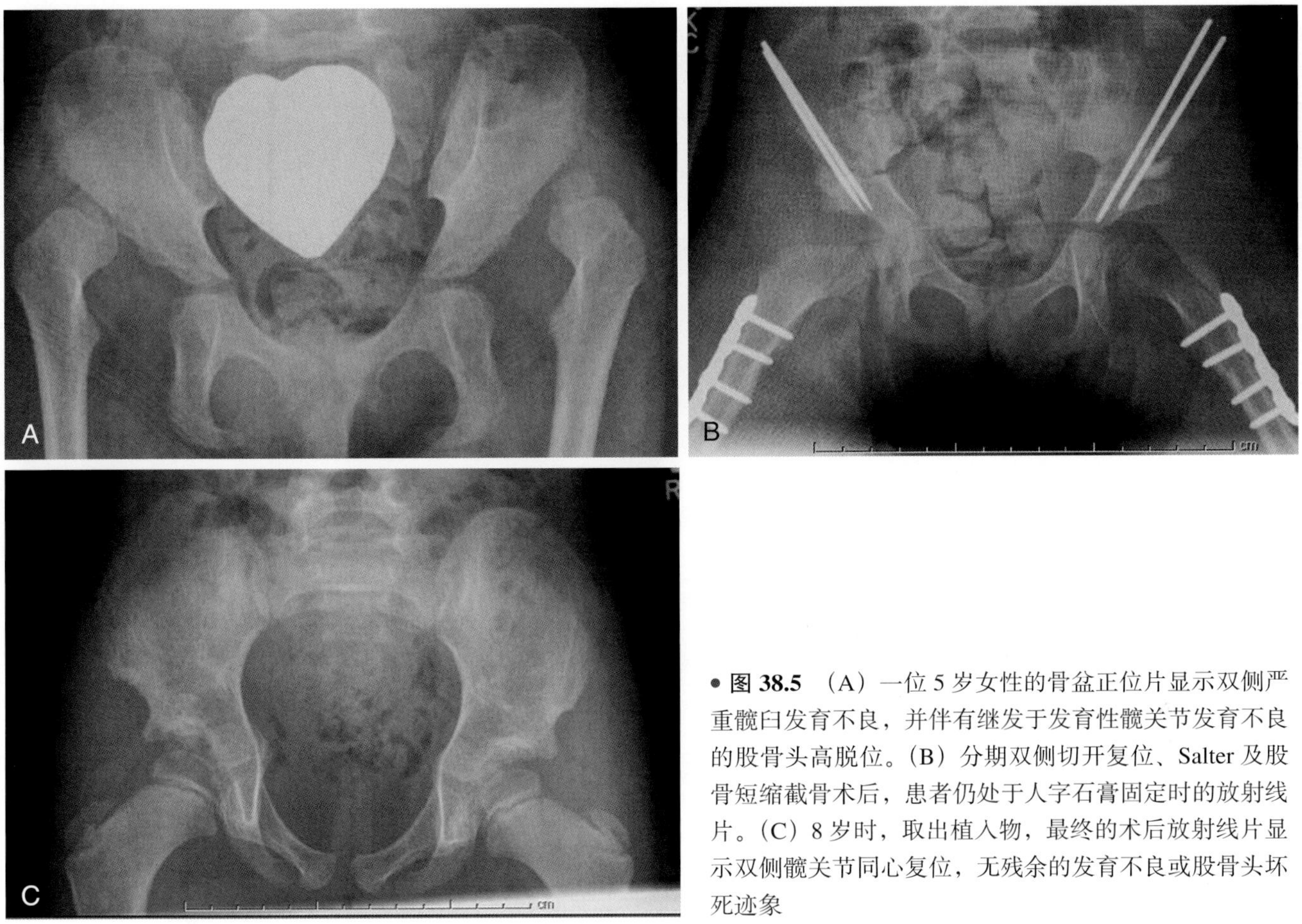

• **图 38.5** （A）一位 5 岁女性的骨盆正位片显示双侧严重髋臼发育不良，并伴有继发于发育性髋关节发育不良的股骨头高脱位。（B）分期双侧切开复位、Salter 及股骨短缩截骨术后，患者仍处于人字石膏固定时的放射线片。（C）8 岁时，取出植入物，最终的术后放射线片显示双侧髋关节同心复位，无残余的发育不良或股骨头坏死迹象

应证，但是在复位 2 年后 AI 大于 35° 是不太可能完全重塑的[60]。之前的研究表明，对于 4 岁以上的儿童，髋关节增宽和向上倾斜的“眉弓”预示着需要骨盆截骨[70,71]。

生长期儿童残余髋臼发育不良治疗方案的选择取决于髋臼和股骨近端的病理解剖。与 DDH 相关的股骨近端畸形可能会由于髋关节外翻或过度前倾而导致前方和（或）外侧半脱位，从而使前部覆盖不足。随着时间的推移，股骨颈前倾和髋外翻可能随生长而改善。然而，当重塑不足时，有可能需要进行股骨近端去旋转截骨和内翻截骨（图 38.6）。在进行股骨近端截骨之前，有必要通过外展、内旋位放射线片确认髋关节已同心复位。通过骨盆截骨术矫正髋臼残余发育不良的目的是为了改善髋臼生物力学，纠正和减轻髋臼边缘机械负荷，避免或延缓退行性变[72]。骨盆截骨术可分为重定向截骨术或髋臼成形截骨术。重定向截骨术包括 Salter 截骨术[61]、骨盆双联（髂骨和耻骨）截骨术[73]和三联截骨术[74,75]。髋臼成形截骨术包括 Pemberton 截骨术[62]和 Dega 截骨术[76]。能达到以下标准时才考虑进行骨盆截骨术：髋关节能够同心复位，复位后的关节是匹配的，有足够的髋关节活动度。术前必须考虑髋臼缺损的范围和位置，这是术前计划和选择最恰当骨盆截骨方式的重要环节[77]。对于三角软骨较宽且未闭合的患者，可以采用髋臼成形术或不完全骨盆截骨术矫正其残余的髋臼发育不良，这是因为这些截骨方式需要三角软骨后支作为支点，以进行截骨块旋转。被拉长和增大的髋臼有利于以上截骨术的进行。另外一个好处是，当髋臼被拉长或增大时，术中可以通过微调，将前、后覆盖范围移至髋臼缺损的位置。Salter 截骨术的旋转支点在耻骨联合（图 38.7）。截骨术通过髋关节前方入路进行。分离缝匠肌和阔筋膜张肌的远端间隙后，劈开髂嵴，从而暴露髂骨内外板。

对于年龄大于 8 岁并且需要对髋臼进行大幅度矫形的患者，可以考虑用骨盆三联截骨术代替 Salter 截骨术以实现髋臼重定向。虽然很多技术已经被描述[74,75]，但是我们更喜欢使用双切口入路[78]。

第三组骨盆截骨术涉及骨块植入。它们被认为是挽救性的手术，依赖于造盖及其下方关节囊的软骨化生。其包括了经典的造盖术和 Chiari 截骨术[79-81]。这

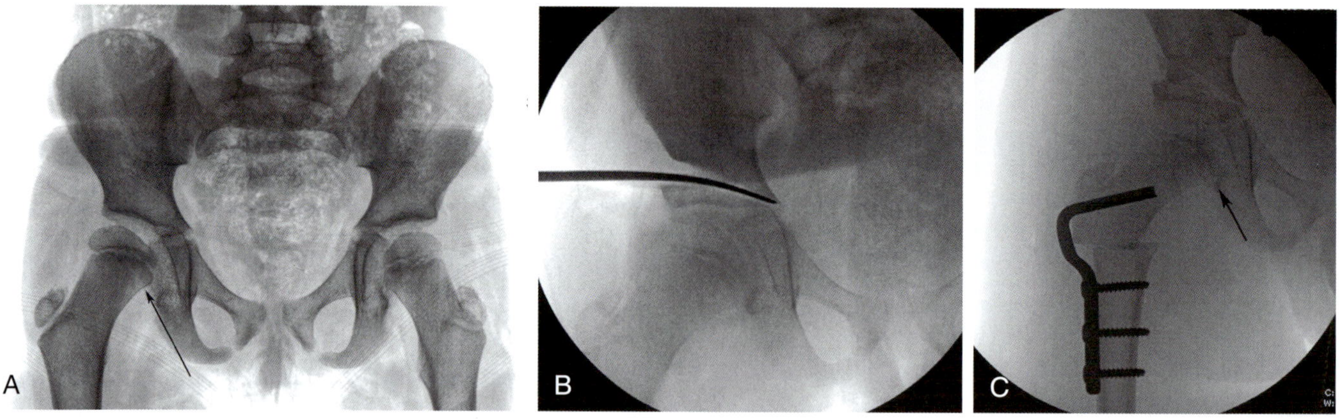

• **图 38.6** （A）7 岁女性的骨盆正位片，曾行右髋关节闭合复位。右侧股骨近端表现为髋关节外翻。髋臼发育不良，半脱位伴 Shenton 线不连续（黑色箭头）。（B）术中透视显示骨凿由外向内插入到适当的位置，指向三角软骨的正上方。（C）髋臼成形截骨术以及股骨去旋转内翻截骨术后，透视显示 AI 改善，Shenton 线恢复连续性（黑色箭头），股骨头在髋臼内同心复位

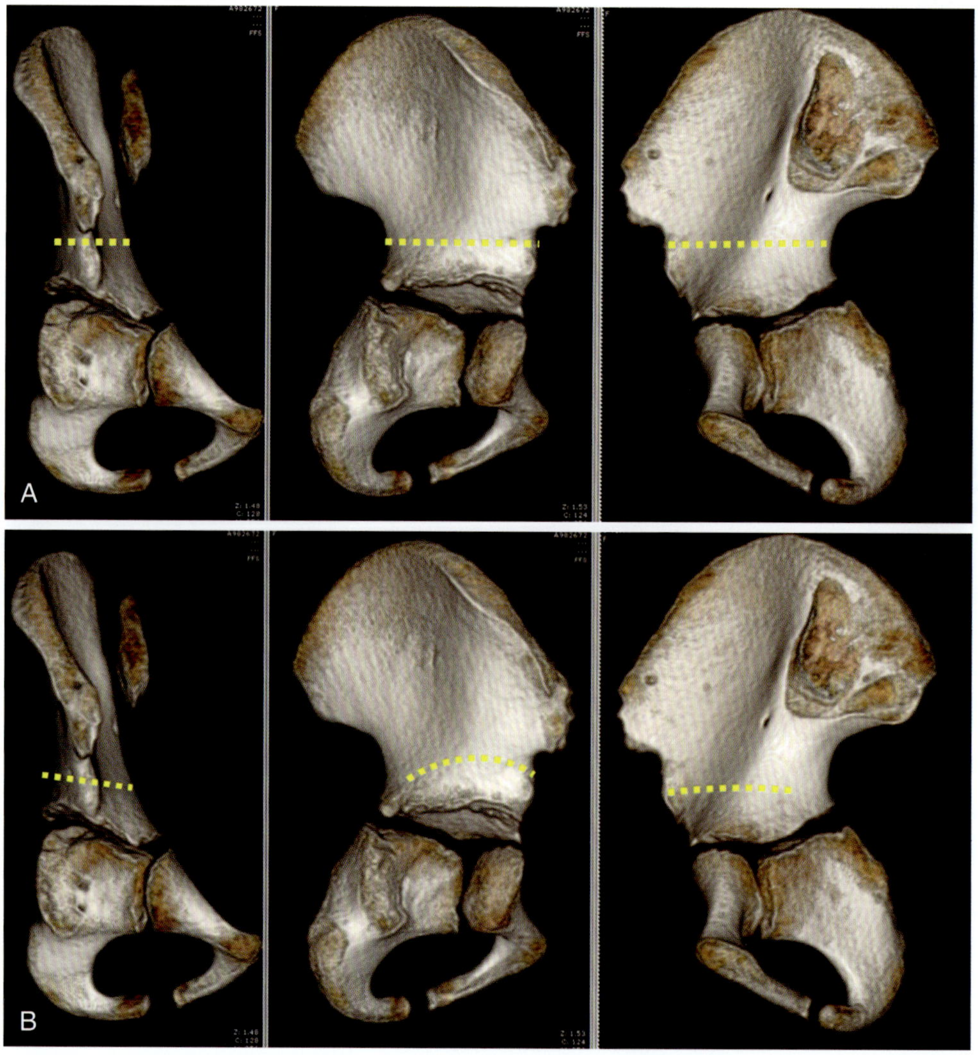

• **图 38.7** （A）髋臼的前方、外侧和内侧视图，黄色虚线表示 Salter 截骨术的位置和范围。注意，截骨经髂骨从坐骨切迹指向髂前上棘正上方。（B）髋臼的前方、外侧和内侧视图，黄色虚线表示 Pemberton 截骨术的位置和范围。注意截骨开始于髂前下棘的正上方，指向三角软骨

些手术在髋臼发育不良的初次治疗中很少用到，但可以作为一种挽救性的手术方式使用。

青少年残余髋臼发育不良

残余髋臼发育不良的患者可能直到青春期才会出现症状，此时体力活动和参与运动可能会引发髋关节疼痛[82]。青少年时期，如果有残余的髋臼发育不良，出现症状，并且三角软骨已闭合时，可以采用伯尔尼髋臼周围截骨术（periacetabular osteotomy，PAO）[83]进行治疗（图 38.8）。对于该年龄组的患者，以及髋关节已同心复位且尚未出现关节炎性退变的患者，PAO 的长期结果是令人满意的[84]。

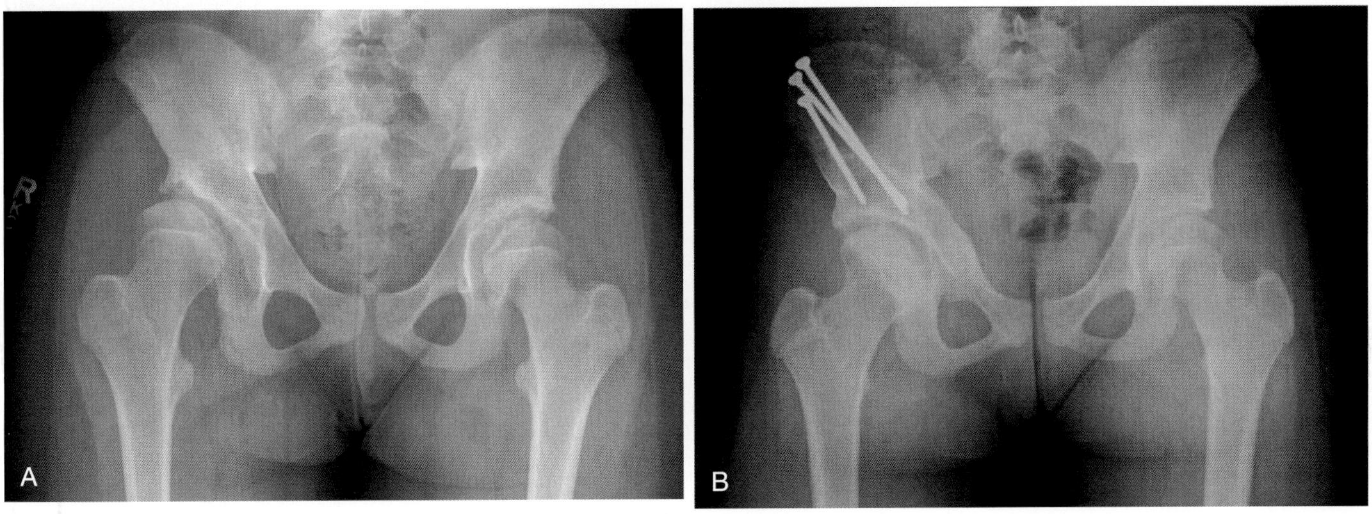

• **图 38.8**　（A）12 岁女性的骨盆正位片显示右侧严重的髋臼发育不良伴轻度半脱位。（B）右侧 PAO 后 1 年的 X 线片显示髋关节同心复位，髋臼对股骨头的覆盖得到改善

（参考文献参见书末二维码）

第 39 章

Legg-Calvé-Perthes 病

HARRY K. W. KIM
（臧俊亭 译 李长胜 刘建国 审校）

关键点

- 股骨头永久畸形导致过早出现骨关节炎（OA）是 Legg-Calvé-Perthes 病（又称 Perthes 病）最主要的后遗症。
- 生物和力学因素共同参与了股骨头畸形的发病过程。
- 股骨头畸形程度、发病年龄、股骨头受累程度、外侧柱高度、Catterall“临危征”是影响预后的重要因素。
- 在发病早期，应根据发病年龄、疾病阶段、股骨头受累程度、髋关节活动、影像学检查和 MRI 灌注成像检查来指导治疗。
- 根据目前的证据，6 岁前发病的患者应该采用非手术治疗，而对于大于这一年龄段的患者早期手术治疗可能更有利。

引言

Legg-Calvé-Perthes 病（Legg-Calvé-Perthes disease，LCPD）是一种以股骨头坏死为特征的复杂儿童髋关节疾病，影响的年龄范围很广，即使经过治疗其结果也不尽相同。自从美国的 Legg、法国的 Calvé 和德国的 Perthes 在 1910 年首次报道该病之后，关于其病因、发病机制、自然病史和治疗方法的争议一直存在。关于本病的病因，人们提出了各种各样的理论，但是到目前为止还没有一个确凿的证据。由于对疾病发展过程的了解有限，因此很难用一种病因解释所有的临床特征。尽管有关 LCPD 病因的最新研究表明，在亚洲家庭中，少数遗传性双侧病例中Ⅱ型胶原蛋白基因突变是该病的潜在病因，但是这些病例很可能代表了骨骼发育不良，而不是真正的 LCPD。虽然股骨头血供中断的原因尚不清楚，但在缺血性骨坏死动物模型中进行的实验研究已经使人们对股骨头畸形的发病机制有了进一步的了解。这些研究表明，机械和生物因素在股骨头缺血坏死畸形的发病机制中起到了重要的作用。此外，新证据表明股骨头缺血坏死促进了慢性炎症和滑膜炎。长期的研究结果表明，尽管在中短期内人们可以很好地耐受股骨头畸形，但是 50% 的患者会在 60 岁前发展成致残性的关节炎。因此，治疗的总体目标是预防或减少股骨头畸形。除了大型的回顾性研究之外，本章后面讨论的两项多中心前瞻性队列研究也为不同年龄段患者的治疗提供了一些指导。

流行病学和危险因素

LCPD 的年发病率具有地区差异性。总的来说，亚洲国家报告的发病率最低，中国南部每 45 万人中有 1 例，印度南部每 10 万人中有 0.4～14.4 例[1]。在北美，不列颠哥伦比亚省的发病率为每 10 万人中 5.1 例，马萨诸塞州的发病率为每 10 万人中 5.7 例[2,3]。在马萨诸塞州，15 岁以下儿童出现 LCPD 的累积发病率为每 740 名男性中 1 例，每 3700 名女性中 1 例[3]。在欧洲，报道的发病率从英国特伦特的每 10 万人中 7.9 例，到利物浦的每 10 万人中 16.9 例不等。与 1976—1981 年在利物浦获得的数据相比，随后的研究表明，1990—1995 年，年发病率显著下降至每 10 万人中 8.7 例[4,5]。北爱尔兰的年发病率也出现了类似的下降。社会经济状况和营养匮乏的改善被认为是发病率下降的相关因素。在其他欧洲国家，挪威的发病率为每 10 万人中 9.2 例，瑞典为每 10 万人中 8.5 例[6]，瑞典的发病率自 20 世纪 70 年代以来相对稳定[1]。将一个地区与另一个地区的发病率进行比较需要谨慎，因为一些研究是最近进行的，而其他研究则是在 30 多年前进行的。较早的研究不一定能真实地反映该地区目前的发病率，这是因为人口统计学可能会随着时间的推移而发生变化。

LCPD 可影响 2～15 岁的儿童，在 4～9 岁的儿童中最常见。报道的男女比例从挪威的 3.3 ∶ 1 到马萨诸塞州的 5 ∶ 1 不等[1,3]。大约 10%～15% 的患者为双侧发病。在这些病例中，双侧病变往往不是同时出现的。当双侧病变同时出现时，应注意骨骼发育不良性疾病的鉴别及排除，例如多发性骨骺发育不良。大多数的研究认为，在具有阳性家族史的人群中，本病的发病率不足 5%[7,8]。

研究报告了 LCPD 与先天性异常（OR 为 2.0）之间的相关性增加，这些先天性异常包括先天性髋关节脱位、唐氏综合征、隐睾、马蹄内翻足、尿道下裂、房间隔缺陷（atrial septal defect，ASD）、室间隔缺损（ventricular septal defect，VSD），以及颅、面骨及上肢畸形。研究还报告了出生时极低体重或身材矮小与 LCPD 之间的相关性增加，这表明早期发育性因素可能与本病相关。据报道，孕妇吸烟和二手烟暴露与本病的相关性也有所增加[9-11]。

自从 1910 年首次对本病进行描述以来，已经提出了许多有关 LCPD 的病因学理论（框 39.1）。然而，一个概念上的挑战是难以使用一种病因来解释全部临床特征，例如大多数患者为单侧发病，男孩好发，骨龄延迟，患者过度好动以及某些患者与先天性异常相关。目前流行的观点认为，LCPD 是一种多因素疾病，是由遗传因素和环境因素共同导致的。据推测，遗传因素赋予股骨头血供中断的“易感性”，而环境因素（如反复的亚临床创伤或机械负荷过重）会诱发此病。然而，最近的一项大型双胞胎研究淡化了遗传因素对此病的影响，因为许多双胞胎（包括同卵双胞胎）对此病的一致性非常低（即同时患有此病的概率非常低）[12]。在 10 对同卵双生的双胞胎中，只有 1 对患有 LCPD，其他双胞胎均无此病。（译者注：查阅引文[12]后发现，此处内容错误。引文[12]的原意为：在 10 对同卵双生的双胞胎中，只有 1 对同时患有 LCPD，其他双胞胎均未同时患有此病。）

在已提出的病因中，IGF-1 通路变化诱发 LCPD 的假说值得关注，这是因为 IGF-1 在许多组织中均有表达（包括脑和骨骼），并影响这些组织的发育。由于 IGF-1 通路功能障碍会影响脑和骨骼发育，因此有可能解释与 LCPD 相关的骨骼发育迟缓、过度活跃的行为和轻微的先天性异常。据报道，由 59 例连续的患者构成的队列研究显示，在 LCPD 诊断后的 2 年内，患者的血清 IGF-1 水平较低[13]。在一项研究中，血清 IGF-1 处于正常水平，但是其主要结合蛋白（IGF-1 结合蛋白 3）的水平降低[14]。然而，以上这些结果与另一项研究的结果相矛盾，该研究的结果显示，IGF-1 结合蛋白水平正常[15]。因此，IGF-1 通路在 LCPD 发生过程中的意义尚不清楚。

框 39.1 Legg-Calvé-Perthes 病的病因

- 遗传易感性与环境因素触发
- Ⅱ型胶原基因突变或遗传因素
- 过度好动及股骨头血管的亚临床损伤
- 胰岛素样生长因子 1（insulin-like growth factor 1，IGF-1）通路异常
- 凝血功能异常 / 血栓形成倾向
- 血管病变
- 炎症过程
- 静脉充血
- 动脉闭塞
- 孕妇吸烟或被动吸烟

对亚洲家族遗传性双侧 LCPD 和成人股骨头缺血性坏死（avascular necrosis，AVN）病因的遗传学研究表明，Ⅱ型胶原基因突变可能是该病的潜在原因。中国台湾、中国大陆和日本有多个常染色体显性遗传性股骨头坏死的家庭被发现有Ⅱ型胶原基因的错义突变（COL2A 的 1170 位密码子中的甘氨酸被丝氨酸代替）[16-18]。在骺板未闭合的受累个体中，可以观察到 LCPD 的典型影像学改变[17,18]（图 39.1）。虽然由突变引起的次级结构后果在本质上是轻微的，但据推测，突变可能会导致软骨基质的强度减弱[18]。考虑到股骨头是一个重要的承重结构，有人认为软骨基质的强度减弱可能会损害软骨内的血管，因为这些血管从股骨颈穿过软骨到达骨骺。虽然这些发现为股骨头坏死的病理生理学提供了新的见解，但在散发性单侧或非家族性双侧的 LCPD 病例中尚无Ⅱ型胶原基因突变的报道[19]。在亚洲家庭中，这些遗传性双侧病例很可能是骨骼发育不良的一种特殊形式[20]。

血栓形成倾向被认为是 LCPD 的原因之一，这是由于其可以导致股骨头血栓性静脉阻塞，但是这一理论仍然存在争议。一项病例对照研究报告了 LCPD 与凝血功能异常之间的关系，Glueck 及其同事发现，该研究中 75% 的患者患有凝血功能异常[21]。尽管一些研究报道了 LCPD 患者中凝血功能异常的发生率增加，但是其他研究并未发现任何相关性。在一项对 50 名连续的 LCPD 患者进行的前瞻性随机队列研究中，并没有发现研究组与估计人群频率之间在蛋白 C 缺乏、蛋白 S 缺乏、抗凝血酶Ⅲ缺乏或凝血因子 Leiden Ⅴ突变的患病率上存在差异[22]。该研究的作者提出，Glueck 及其同事在研究中发现的凝血功能异常的高患病率可能是由于其用于定义凝血功能异常的参考范围较宽泛造成的。最近的一项病例对照研究

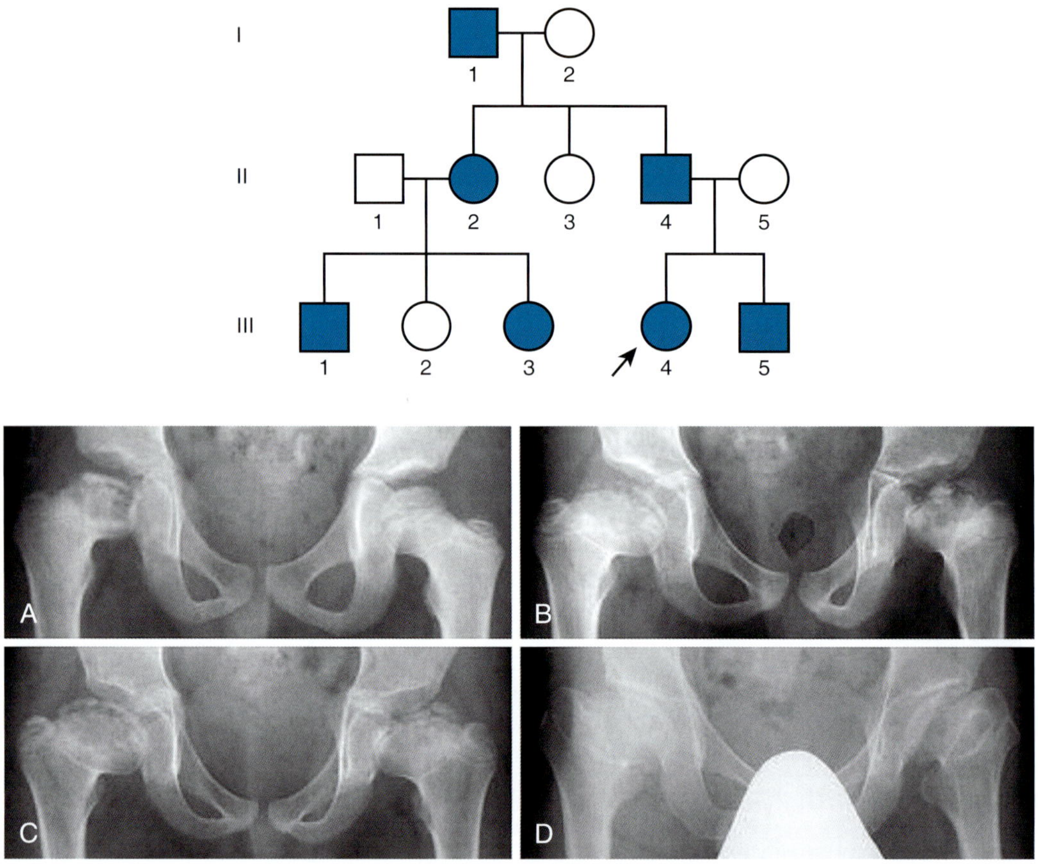

• **图 39.1** 一个患有 Legg-Calvé-Perthes 病的日本家庭的系谱，以及成员Ⅱ-4 在（A）7 岁、（B）9 岁、（C）11 岁、（D）45 岁时的放射线片（引自 Miyamoto Y，Matsuda T，Kitoh H，et al. A recurrent mutation in type II collagen gene causes Legg-Calvé-Perthes disease in a Japanese family. Hum Genet. 2007；121：625-629.）

的研究人员有部分曾参与了 Glueck 的最初研究，他们对 72 名未经选择的、连续的 LCPD 患者与 197 名健康对照者进行了对比研究发现，蛋白 C 缺陷、蛋白 S 缺陷、抗凝血酶Ⅲ缺乏、高同型半胱氨酸血症和纤溶酶原激活物抑制物 -1 活性升高的患病率并没有增加 [23]。然而，这项研究确实发现，在 LCPD 患者中，凝血因子 Leiden Ⅴ突变（研究组 72 例中有 8 例阳性，对照组 197 例中有 7 例阳性）和抗心磷脂抗体（研究组 72 例中有 19 例阳性，对照组 197 例中有 22 例阳性）的阳性率较高。因为血栓性事件在儿童时期并不常见，即使在那些具有遗传性血栓形成倾向的患者中也是如此 [24]，所以遗传性或获得性血栓形成倾向在 LCPD 发病机制中的意义目前仍不清楚。

病理生理学

虽然 LCPD 的病因尚不清楚，但临床和实验证据都支持这样的假设，即股骨头血供中断是与疾病过程相关的关键致病因素。疾病早期的选择性血管造影 [25-27]、骨显像 [28]、磁共振灌注成像 [29] 和活检 [30] 显示出与缺血性坏死相一致的股骨头灌注中断和组织损伤证据。此外，在大型动物模型中，股骨头血供中断产生了可在 LCPD 中观察到的组织病理学和放射学变化，包括骨骺碎裂和扁平髋 [31]。

产生 LCPD 是否仅需要单次缺血发作还是需要多次缺血发作尚有争议。基于幼犬模型的观察结果，研究者提出了二次或多次梗死理论。在这个模型中，一次手术诱发的股骨头梗死并没有造成股骨头畸形和 LCPD 的特征性组织学改变 [32,33]。仅在某些动物进行第二次梗死手术后才能够观察到这些改变，进而得出这样的假设：LCPD 可能是由于多次梗死发作所致 [32]。相比之下，在幼猪缺血性坏死模型中，一次梗死手术即可导致股骨头畸形和类似于 LCPD 的组织学改变 [31]。LCPD 患者标本中可见增厚的骨小梁呈现多条硬化带（类似水泥线样），这一发现为多次梗死理论提供了佐证 [34]。然而，对这一发现的另一种解释是，单一的缺血发作会导致本病，但在修复阶段，由于反复的机械过载和（或）股骨头进一步塌陷，会导致软组织血管重建区再损伤或损伤。后一种理论的含义是，股骨头在修复阶段的机械过载和变形可能会阻碍坏死股骨头的血运重建，并可能延长愈合过程。

一份报告描述了 6 个完整股骨头的组织病理学改变，这是迄今为止报道的最大的患有 LCPD 的完整股骨头样本集合[35]。如此小的一个数字表明，组织样本有限是了解本病病理生理学的主要障碍。这项研究的发现、一些孤立的尸检报告和一些基于手术活检标本的研究[30,34,36]均可用于在组织水平上了解疾病过程。从这些研究中可以得出这样的结论，LCPD 的病理过程影响了关节软骨（也称为骺软骨）、骨骺、骺板和干骺端。

关节软骨改变主要见于软骨深层，由生长软骨组成。随着时间的推移，可以观察到软骨深层坏死、软骨骨化停止、软骨与软骨下骨分离、软骨内血管长入和新的次级骨化（图 39.2）。在骨骺中可见以下改变：骨髓腔和骨小梁坏死、骨小梁压缩性骨折、伴有破骨性骨吸收的坏死股骨头内纤维血管肉芽组织长入，以及骨小梁增厚。骺板的改变多发生在股骨头前部，生长软骨柱的病灶多延伸到软骨内骨化线以下。约 30% 的 LCPD 患者骺板过早停止生长；这表明，在大多数患者中，骺板仍能正常生长。最近一项实验研究的结果与临床研究的结果一致，即在大多数 LCPD 患者中，骺板仍保持功能[37]。在 LCPD 早期，干骺端的改变很常见，通常发生在股骨头前部的骺板下方或紧邻其下方的区域。导致这些病变出现的机制尚不清楚。多种病变组织类型已被报道，包括正常或退化的软骨柱延伸至干骺端、纤维软骨、脂肪坏死、血管增生和局灶性纤维化[35]。有学者发现，干骺端透亮带的出现与预后不良相关，而其他学者并没有发现这种相关性。

缺乏可供研究的临床样本促使人们采用替代方法，如使用动物模型来研究 LCPD 的发病机制。特别是，缺血性骨坏死的幼猪模型允许对缺血性组织损伤、修复过程和骨骺血供中断后股骨头畸形的发病机理进行更系统、更深入的研究。这一系列研究的主要发现是，从模型的早期无血管坏死阶段到随后的血管修复阶段，缺血可导致髋关节滑膜炎[38]和坏死股骨头的机械强度下降，使坏死股骨头比正常股骨头更软[39]。人们发现，股骨头的两个组成部分（骨骺的关节软骨和小梁骨）的力学性能降低了[40]。无血管坏死阶段的力学性能减弱可能是由于关节软骨深层坏死[41]，梗死的股骨头内钙化的软骨和小梁骨的材料性质改变使其更加脆弱[42,43]，以及可能在坏死骨中累积的微骨折所致。众所周知，反复的负重会在骨骼中产生微骨折或微裂纹，而这些微骨折或微裂纹可以被骨细胞检测到并进行修复[44]。然而，在坏死骨中，没有活细胞可以检测和修复与反复“磨损”相关的微损伤。此外，有人认为坏死小梁骨的矿物质含量显著增加，使其更脆，更容易受到微损伤[42,43]。因此，伴随着髋关节反复过载，坏死的股骨头内可能发生软骨下骨折（新月征）或压缩性骨折。

在血管修复阶段，血管组织的长入和随后坏死骨的吸收进一步削弱了坏死股骨头的力学性能[39]。骨吸收和骨形成的不平衡导致骨质净含量丢失，在影像学上表现为坏死骨中的透亮带[31]。严重的髋关节滑膜炎可以出现在疾病的早期，并伴有促炎症细胞因子 IL-6 的升高。通过连续对比 MRI 检查，发现髋关节滑膜炎在自然状态下是慢性的[45]，在大多数情况下持续超过 1 年。据推测，慢性滑膜炎和巨噬

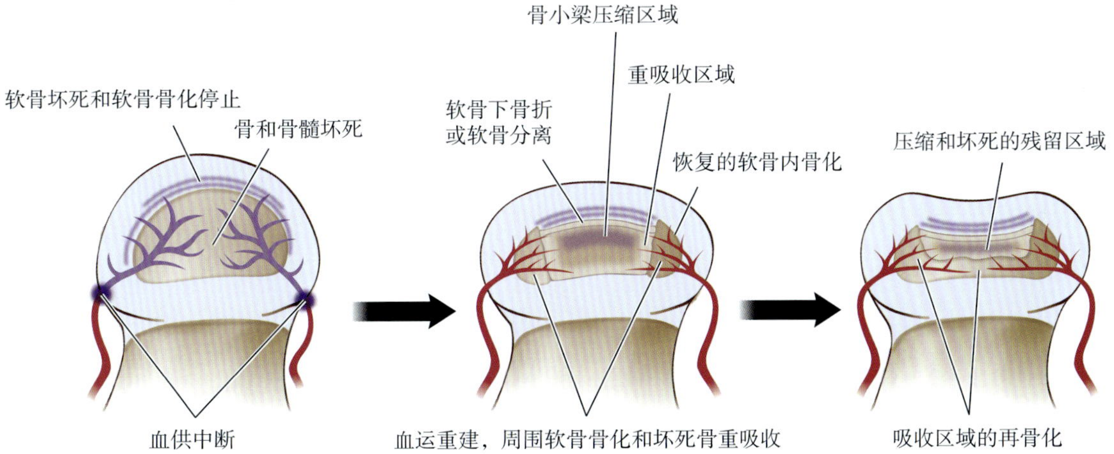

• **图 39.2** 该图合并了 Legg-Calvé-Perthes 病尸检和活检研究中描述的组织病理学改变。重要的病理过程包括软骨和骨坏死，软骨下骨折和坏死骨的压缩，骨骺周围的血运重建以及坏死骨的吸收和进一步塌陷，以及周围软骨骨化的不对称恢复，以上病理过程可进一步导致椭圆形变

细胞介导的炎症反应在血管修复阶段可促进破骨性骨吸收[45,46]，并使骨吸收占优势地位，这进一步削弱了股骨头的力学强度，并使其倾向于扁平化。一般认为，当抵抗变形的能力低于髋关节负荷的临界值时，强度变低的股骨头开始变形（图 39.3）。在动物实验中，使用二膦酸盐和核因子 -κB 配体的受体激活剂（receptor activator of nuclear factor kappa-B ligand，RANKL）的抑制剂等抗骨吸收药物可以抑制骨吸收，并减少变形，这表明骨吸收过程是这些模型中股骨头畸形发病机制的重要组成部分[47,48]。LCPD 患者骨吸收的意义以及抗骨吸收药物在减少股骨头畸形方面的疗效尚需临床研究证实。在本章的治疗部分，进一步讨论了 LCPD 药物治疗的发展。

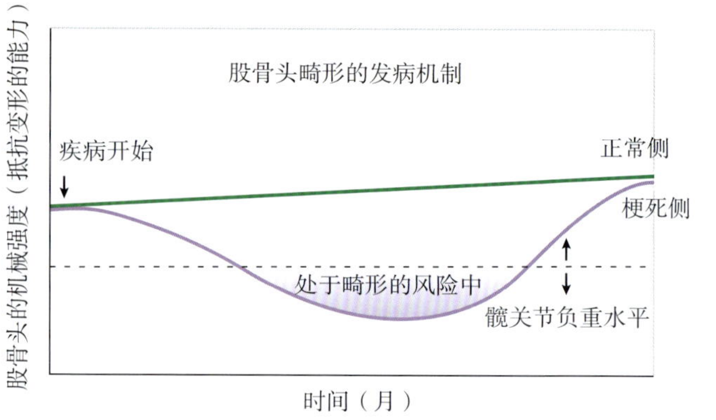

• **图 39.3** 此曲线图描述了基于幼猪模型力学研究所提出的缺血坏死后股骨头畸形的发病机制。随着缺血性骨坏死的开始，由于文中提到的因素，股骨头的力学性能随着时间的推移而降低。当髋关节负荷超过股骨头的机械强度时，畸形就开始发生和发展

因为髋关节是一个主要的承重关节，在关节负重的情况下考虑股骨头畸形的发展是很重要的。这是 LCPD 研究中数据匮乏的领域之一。髋关节负荷的大小和频率与股骨头畸形发展之间的关系尚不清楚。在儿童中尚缺乏可用的基础数据，例如与日常生活各种活动相关的髋关节接触应力。在成人中，配备有应变仪和遥测数据传输能力的复杂股骨头假体允许在 THA 后患者进行各种活动和腿部定位时，实时收集这些有价值的数据[49]。测量结果表明，在日常活动中，股骨头会受到很大的作用力。步行时，相关的髋关节接触应力约为身体重量的 2.5 倍。以 8 km/h 的速度在跑步机上跑步时，接触应力增加到约为体重的 4.5 倍。一些仰卧和俯卧运动也可使相关的髋关节接触压力高于体重。这些测量结果使我们可以了解与各种日常活动和腿部位置相关的髋关节负重等级。个体完整的负荷史和负荷等级很可能取决于他所做的一系列活动、每项活动的频率和体重。在因力学强度减弱而导致股骨头畸形的疾病中，避免进行明显增加髋关节接触应力的活动似乎是合理的。目前尚不清楚什么是有效负荷，限制活动对预防畸形有什么作用。在幼猪 LCPD 模型中，局部不负重可有效地减少股骨头畸形[50]。然而，在这项研究中，不负重仅增加了血运重建和骨吸收的速率，而没有增加新骨的形成，这表明这种治疗必须被延长并且需要良好的依从性，直到股骨头再次骨化。

股骨头力学强度减弱和髋关节负荷会促使股骨头畸形的进展，与之相反，与疾病发作年龄相关的愈合或重塑潜力似乎可以抵消畸形。临床研究显示，在发病年龄较早（年龄＜ 6 岁）的患者中，股骨头形态的预后更好[51]。目前尚不清楚哪些因素决定了愈合和重塑的潜力。要记住的重要生物因素是，LCPD 影响的年龄范围很广，从学龄前到十几岁，这个年龄范围代表了股骨头解剖、大小和血管结构发生重大变化的生长期[52-55]（图 39.4）。骨骺大小随年龄增长而增大，关节软骨厚度和骨骺生长潜力随年龄增长而减小。此外，更微妙的变化正在发生，例如软骨管（软骨中的血管）退化和股骨近端血管解剖的变化。考虑到这些变化，不同的发病年龄意味着疾病所影响的股骨头可能具有显著不同的生长和重塑潜力。这些因素很可能影响了股骨头的愈合和最终结局。

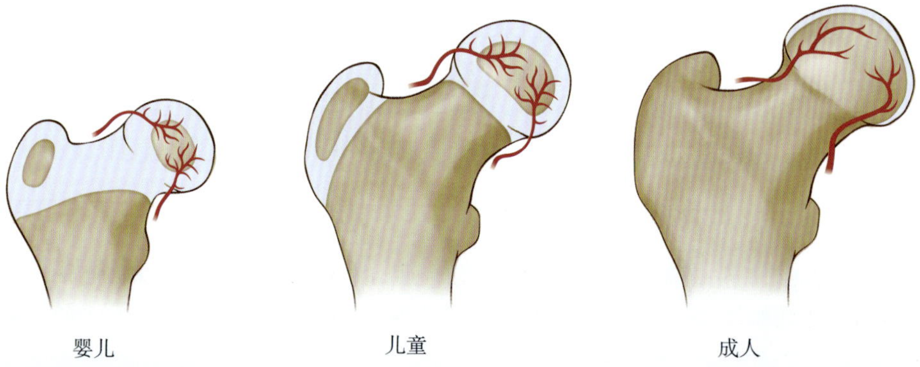

• **图 39.4** 图示显示了从婴儿期到成人期股骨近端所发生的显著的发育变化。显著的变化包括软骨厚度和软骨血管减少，骨骺增大和骺板退化。据推测，在股骨头发育的不同阶段，缺血性坏死的发生将对股骨头的愈合和重塑潜能产生重要的影响

临床特征及诊断

LCPD 患者通常表现为疼痛、轻度跛行和髋关节活动受限（由髋关节滑膜炎导致）[51]（框 39.2 和图 39.5）。一般来说，疼痛在早期较轻微，不会限制儿童的日常活动。通常，疼痛并不局限于髋关节，这会误导一些医生，使其仅进行膝关节的 X 线片或 MRI 检查从而延迟了诊断。在一项对 425 例 LCPD 患者进行的研究中，50% 的儿童表现为髋关节和大腿疼痛，18% 为大腿和膝关节疼痛，14% 仅存在膝关节疼痛，8% 为臀部、大腿和膝关节疼痛，1% 为其他部位疼痛；9% 没有疼痛 [1]。必须要认识到儿童大腿或膝关节疼痛可能是由髋关节的病理改变引起的。因此，对下肢进行全面的检查对于确定疼痛的来源至关重要。偶

框 39.2 Legg-Calvé-Perthes 病的诊断特征

病史

- 单侧髋关节、大腿或膝关节疼痛
- 起病隐匿
- 没有导致骨坏死的其他原因

体格检查

- 轻度跛行
- 髋关节易激惹
- ROM 下降
- 轻度下肢不等长

X 线片

- 取决于疾病的阶段和股骨头受累程度

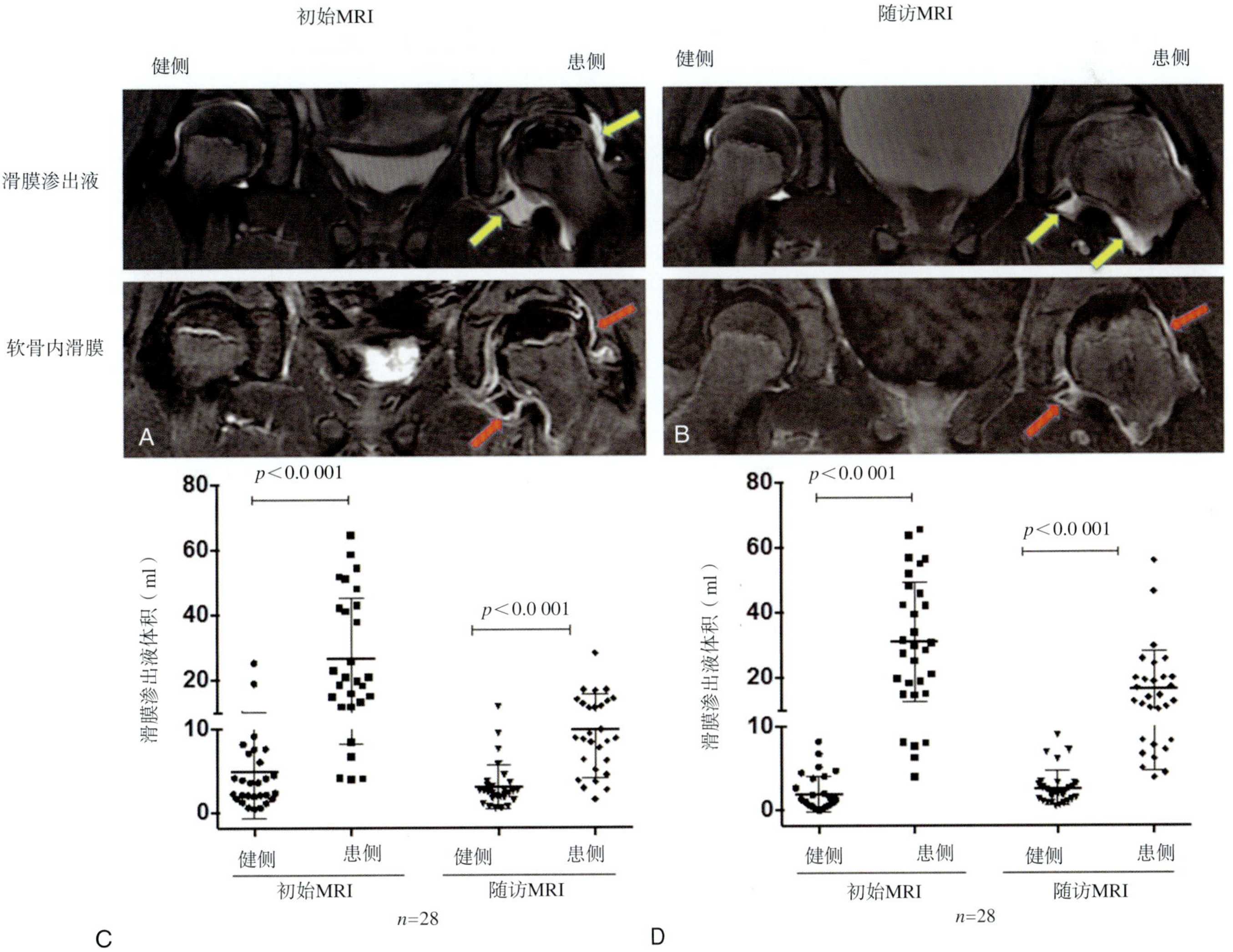

• **图 39.5** （A）在 LCPD 活动期获得的具有代表性的初始 MRI。上方图片：平扫 T2 加权像可见患髋滑膜渗出液增多，显示为高信号区（箭头所示）。下方图片：增强后减影图像显示患髋关节囊周围滑膜被增强（箭头所示高信号）。（B）（A）中显示的同一患者的随访 MRI。（C）在 T2 加权 MRI 序列上测量滑膜渗出液体积。将患侧与健侧进行对比。（D）在增强 MRI 减影图像中测量滑膜增强水平（引自 Kamiya N，Yamaguchi R，Adapala NS，et al. Legg-Calvé-Perthes disease produces chronic hip synovitis and elevation of interleukin-6 in the synovial fluid. J Bone Miner Res. 2015；30：1009-1013.）

尔，患者可能会在轻微外伤或运动中摔倒后出现症状。

体格检查通常能够显示轻度跛行。髋关节ROM的受限程度取决于疾病的分期。在骨骺碎裂或吸收性改变出现之前的疾病早期阶段，髋关节活动可能不受限。对于患有严重滑膜炎或股骨头塌陷的患者，髋关节活动可能严重受限。伸直患髋并轻度旋转，通常显示出旋转受限，这被称为因滑膜炎导致的髋关节易激惹或防御。在碎裂期，由于髋关节滑膜炎加重、股骨头塌陷和侧向挤压的综合作用，髋关节活动范围会进一步减少并出现严重受限。最早受限的是髋关节外展和内旋。评估髋关节被动外展时，固定骨盆或感受骨盆运动是非常重要的，这样做可以确保腿部外展确实来自髋关节，而不是骨盆的侧向旋转（图39.6）。髋关节ROM在再骨化期可以得到改善，除非出现明显的扁平髋、髋关节膨大或股骨头畸形，这会机械性地限制髋关节的外展和旋转。根据疾病的持续时间和严重程度，部分患者出现髋关节屈曲和内收挛缩，大腿和小腿肌肉萎缩，以及下肢不等长（0.5～1.5 cm）。在碎裂期，如果髋关节存在内收挛缩或被动外展完全丧失，检查者应警惕铰链样外展的可能性。

影像学检查

X线片仍然是LCPD的主要诊断和成像工具。骨盆正位片和蛙式侧位片可用于确定疾病的影像学分期、股骨头受累程度、疾病的进展以及临危征的发展，如外侧半脱位、干骺端反应、Gage征、外侧钙化和骺板的水平化[56]（图39.7）。有些学者发现，外侧半脱位比其他征象更有预后意义[57]；其他学者发现，2个或2个以上的临危征共存与不良结局相关[58]。进入碎裂期后，可以应用Catterall分型，Salter-Thompson分型或外侧柱分型来帮助做出治疗决策。这些分型系统将在本章的自然病史和治疗部分中进一步讨论。

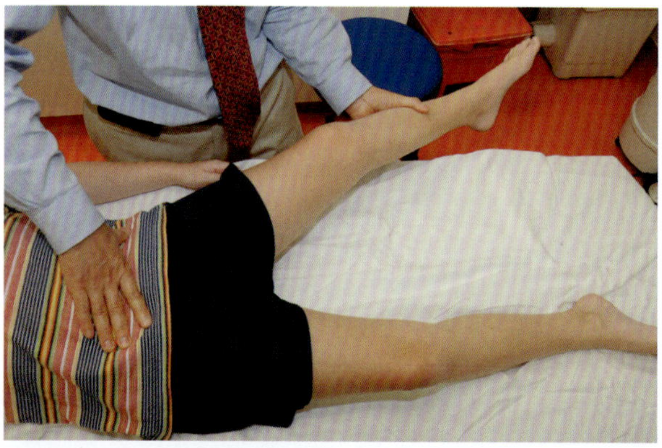

• **图 39.6** 要评估髋关节外展，应将一只手放在骨盆（髂前上棘）上，以确保外展来自髋关节，而不是骨盆的侧向旋转

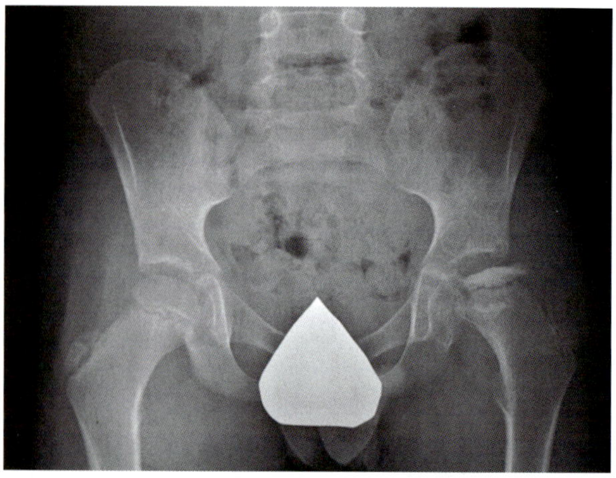

• **图 39.7** 这张X线片显示了一些Catterall临危征：外侧半脱位伴有Shenton线不连续，干骺端反应，外侧钙化，骺板水平化

Waldenström在1922年描述了该疾病的4个放射线阶段：根据每个阶段的放射线特征，分为初始期或AVN期、碎裂期、再骨化期和愈合期（图39.8）。改良的Waldenström分期进一步将每一期分为早期（A）和晚期（B），这一分期方法显示出了非常好的观察者间和观察者内可靠性[59]。每期的持续时间因人而异。是什么决定了每期的持续时间和整个活跃期的总持续时间仍不清楚。一般来说，年龄较大的患者似乎比年龄较小的患者持续的时间更长。根据一项研究的结果，碎裂期持续约1年，再骨化期持续3～5年[60]。在初始期和碎裂期，股骨头畸形逐渐进展。在再骨化期，股骨头的形状可以改善、恶化或保持不变。Herring及其同事观察到，在年龄较大、外侧柱受累较重和再骨化期延长的患者中，股骨头更有可能逐渐变得扁平[60]。尽管平片有助于评估疾病进展，但对于骨骺内的血管化和修复缺乏敏感度和特异度。

当放射学改变不明显时，骨显像可以在疾病的早期阶段检测到股骨头灌注的变化。根据骨显像的结果，Conway提出股骨头血运重建涉及2个不同的过程（即再通和新生血管形成），它们具有不同的预后意义[28]。骨显像已用于评估股骨头血运重建，其与MRI结果有良好的相关性[29]。然而，电离辐射暴露以及无法提供断层成像使这一技术无法广泛应用。

在过去的几年中，MRI在LCPD治疗中的作用变得更加突出，其目的是在早期确定股骨头坏死的程度，并在愈合阶段评估症状性髋关节的股骨髋臼撞击情况以及软骨和髋臼唇的病理变化。MRI是早期检测股骨头缺血性坏死的敏感工具，尤其是使用钆增强减

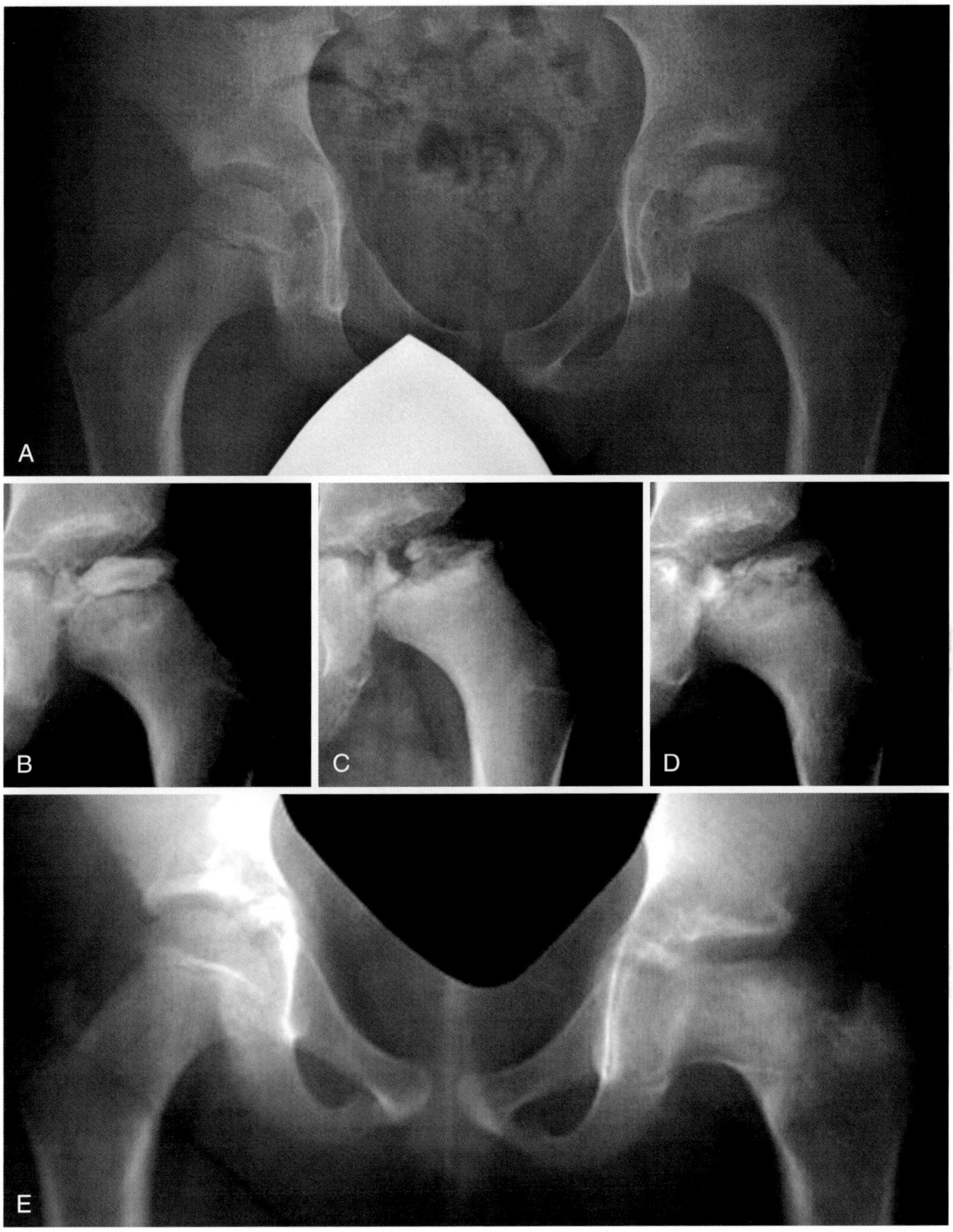

• **图 39.8** 放射线片显示了 Waldenström 放射线分期。(A）初始期。该期又被称为放射线密度增高期。与健侧对比，该阶段的特征包括骨骺较小，放射线密度增加和轻度的股骨头变扁平。软骨下骨折（新月征）可能存在，也可能不存在。(B 和 C）碎裂期。这个阶段也被称为吸收阶段。在这一阶段，骨骺出现吸收性和碎片化变化。这是大多数畸形发生的阶段。(D）再骨化阶段。骨骺的透光区被新骨填充。随着骨骺的再骨化，骨骺发生重塑，使骨骺的放射密度更加均匀。(E）愈合阶段

影成像技术，即使在影像学前期也能检测到血供的缺失。由于没有了钆的增强，减影技术使低灌注区更加清晰，这被称为灌注 MRI。最近的研究表明，在疾病的早期阶段，灌注 MRI 能够比非增强 MRI 更敏感地检测和量化低灌注和骨坏死的面积 [61]。初步研究表明，疾病早期获得的灌注 MRI 可以预测外侧柱受累和 2 年后的影像学结果 [62,63]（图 39.9）。灌注 MRI 也被用于量化和评估随时间推移发生的股骨头血运重建的程度 [64]（图 39.10）。此外，髋关节滑膜炎的严重程度可以使用灌注 MRI 进行定量评估 [45,65]。除了灌注 MRI，不需要注射钆的弥散 MRI 技术已经被发现可以预测股骨头畸形未来发展的风险 [66,67]。疾病早期干骺端表观弥散系数的增加是股骨头随后变形的一个重要的预后指标。然而，这种技术不能像灌注 MRI 那

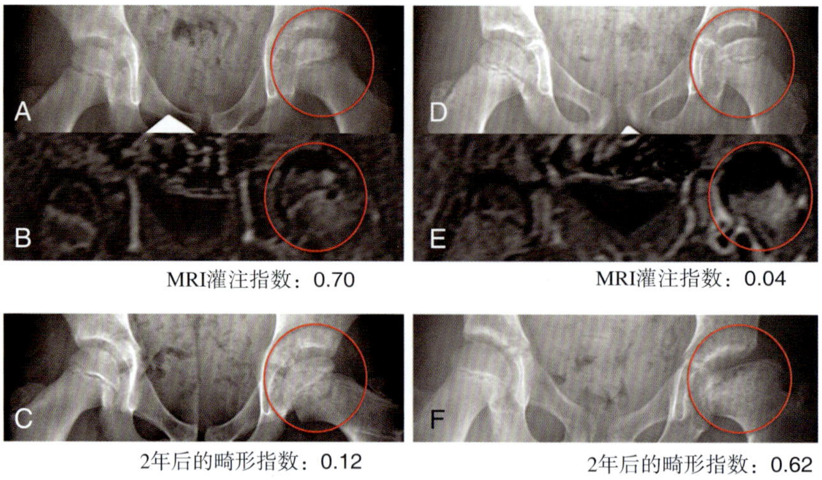

• **图 39.9** （A 和 B）患有 Waldenström Ⅰ期病变的 9 岁男孩的放射线正位（anteroposterior，AP）片和相应的钆增强减影磁共振（MR，magnetic resonance）图像，骨骺被显著强化。这名患者的 MR 灌注指数为 0.70。（C）初次诊断 2 年后，（A）和（B）中同一患者的 AP 片显示轻度畸形。该患者的畸形指数较低，为 0.12。（D 和 E）患有 Waldenström Ⅰ期病变的 7 岁男孩的 AP 片和相应的 MR 图像，骨骺强化程度较低。这名患者的 MR 灌注指数为 0.04。与（B）中的 MR 图像相比，（E）中的 MR 图像显示骨骺强化程度明显更低。（F）初次诊断 2 年后，（D）和（E）中同一患者的 AP 片显示严重畸形。该患者畸形指数高达 0.62。与（C）中的放射线片相比，这张放射线片显示股骨头畸形更明显（引自 Du J，Lu A，Dempsey M，Herring JA，Kim HK. MR perfusion index as a quantitative method of evaluating epiphyseal perfusion in Legg-Calve-Perthes disease and correlation with short-term radiographic outcome：a preliminary study. J Pediatr Orthop. 2013；33：707-713.）

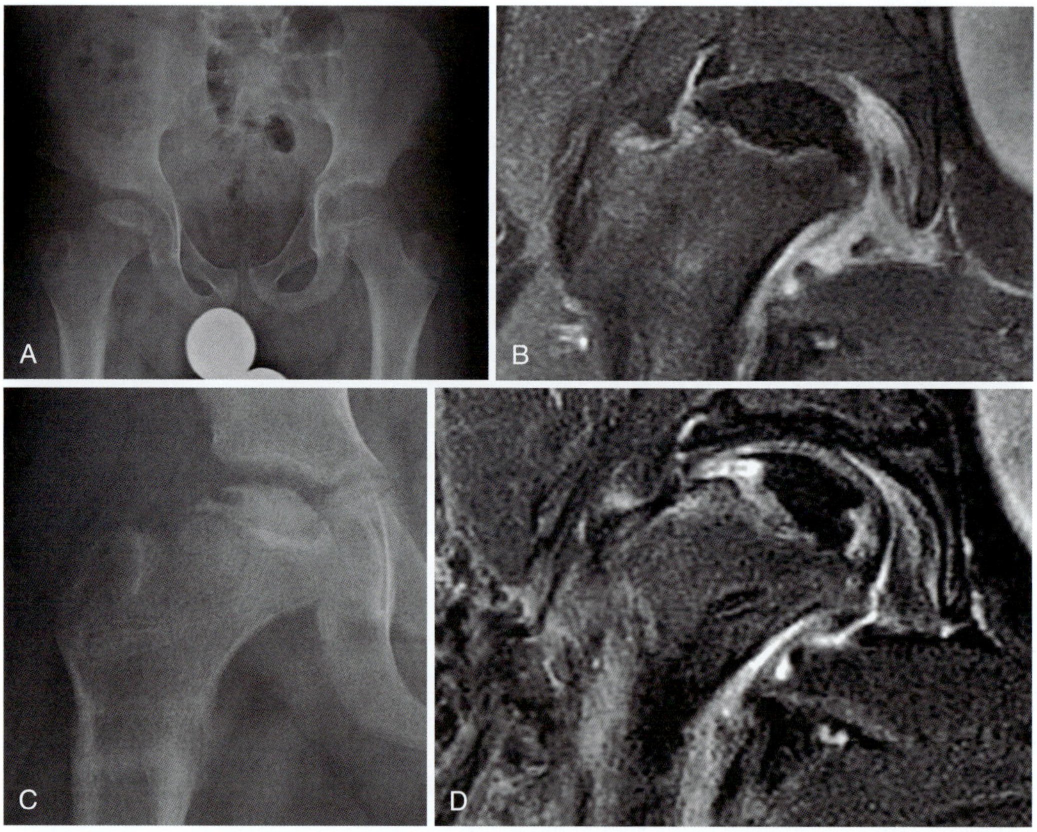

• **图 39.10** 一名右髋患有 LCPD 的 11 岁男孩。（A）疾病初始期的骨盆放射线 AP 片。根据放射线片，很难确定股骨头坏死的程度。（B）静脉注射钆后的动态减影 MRI 显示骨骺完全没有血流灌注，表明血流灌注完全中断。（C）股骨内翻截骨术后 7 个月以及随后取出固定装置后获得的放射线片显示，存在重吸收改变的情况下，股骨头形状保持不变。（D）重复的钆增强 MRI 显示股骨头骨骺的内侧和外侧部分血运重建，但中央区域仍无血运。根据这些信息，患侧保持了非负重状态

样提供股骨头灌注不足区域的解剖学描述。由于 MRI 在显示骨骺血管和修复变化方面比平片更加敏感，因此在畸形发生之前，使用各种 MRI 技术作为早期预后指标来指导治疗的可能性需要进一步的研究和验证。对 165 例 LCPD 患者（298 例灌注 MRI）进行的灌注 MRI 可行性和安全性研究表明，该成像技术是安全可行的；然而，8 岁以下的患者通常需要镇静或全身麻醉才能完成研究[68]。

MRI 已成为一种被广泛接受的诊断性成像方式，用于处理有症状的治愈后 LCPD 患者。对于残余股骨畸形、髋关节达到 Stulberg Ⅲ级或更严重，并且有残余症状的 LCPD 患者通常存在软骨损伤和髋臼唇撕裂[69]。MRI 或 MR 关节造影术可以提供术前股骨近端和髋臼病理解剖以及软骨和髋臼唇结构的有用信息。在一项 MRI 研究中，愈合期的 59 个髋关节中分别有 75% 和 47% 的髋臼唇和软骨出现异常[70]。MR 关节造影术的一个优点是能够对髋关节进行麻醉注射，以确定疼痛的来源。

MRI 用来评估 LCPD 的另一项应用包括利用其股骨头软骨轮廓的可视化能力来评估股骨头形状随时间的变化。三维 MRI 重建技术已被证明能够量化 LCPD 患者股骨头圆度的丧失程度[71,72]（图 39.11）。这种定量方法是否优于如 Stulberg 分级的定性放射学结果系统，仍有待研究。

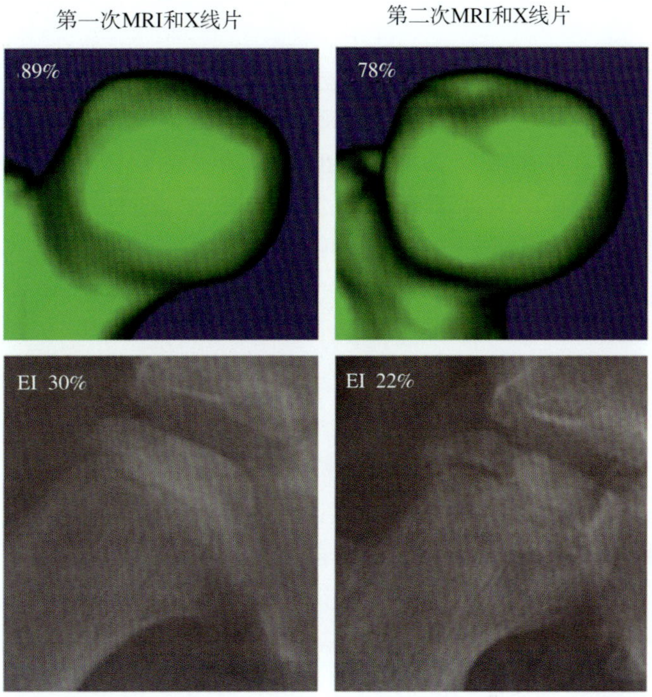

• **图 39.11** 1 例 LCPD 患者的连续 MRI 和 X 线片。顶部显示 MRI 的三维（three-dimensional，3D）重建图像，底部显示每次 MRI 检查时获得的相应股骨头正位 X 线片。3D 体积比和骨骺指数（epiphyseal index，EI）在每个子图中以百分比表示。虽然这两种方法都反映了畸形的加重，但 3D MRI 显示了从第一次扫描到第二次扫描的关节轮廓恶化，而这种变化不能在连续的放射线片上直接被观察到（引自 Standefer KD，Dempsey M，Jo C，Kim HK. 3D MRI quantification of femoral head deformity in Legg-Calvé-Perthes disease. J Orthop Res. 2016 Nov 19. doi：10.1002/jor.23484. [Epub ahead of print]）

鉴别诊断

重要的是要记住，LCPD 是一种排除性诊断。必须获得详细的病史，从而排除儿童股骨头坏死的已知原因（框 39.3）。既往病史可能显示新生儿败血症、股骨近端外伤或 DDH 的治疗史，这些病史可能会影响股骨头的血供。应询问过去使用皮质类固醇治疗各种内科问题的病史，如哮喘或炎症性疾病。高剂量皮质类固醇也被用作化疗方案的一部分，用于治疗急性淋巴细胞白血病和其他癌症，并与股骨头坏死有关。然而，这些患者表现出多部位骨坏死。与股骨头坏死相关的其他疾病，如镰状细胞病，也必须通过全面的病史检查来排除。炎性关节炎，如幼年类风湿关节炎、反应性滑膜炎和毒性滑膜炎，可产生髋关节疼痛、髋关节易激惹和跛行，这可能类似于 LCPD。内分泌疾病和代谢性骨病，如甲状腺功能减退、Gaucher 病和黏多糖贮积症，在放射学上类似 LCPD。在双侧病变的患者中，应该考虑骨骼发育不良，如多发性骨骺发育不良。阳性的家族史和其他骨骼部位的

框 39.3 LCPD 的鉴别诊断

- 皮质类固醇相关骨坏死
- 镰状细胞病和其他血红蛋白病
- 化脓性关节炎 / 骨髓炎
- 炎症性关节炎
- 与髋关节发育不良治疗相关的缺血性坏死
- 创伤性因素 - 髋关节骨折或脱位
- 代谢紊乱 -Gaucher 病和黏多糖贮积症
- 内分泌疾病 - 甲状腺功能减退
- 骨骼发育不良和Ⅱ型胶原病
- 与 LCPD 相关的综合征和发育不良
- Martsolf 综合征
- Maroteaux-Lamy 综合征
- Stickler 综合征
- 毛发 - 鼻 - 指（趾）骨综合征

受累有助于将骨骼发育不良与孤立的 LCPD 区分开。

自然病史

治疗 LCPD 需要了解疾病的自然病史和预后因素，这些预后因素可以帮助进行治疗决策（框 39.4）并确定手术和非手术治疗的有效性。虽然对该疾病自然病史的长期研究很少，并且这些研究存在一定的局限性［这些局限性与以下因素相关：小样本量、失访和纳入接受过各种非手术方法治疗（可能对其结果产生积极或消极影响）的患者］，但这已经是目前可用于制定治疗原则的最佳信息了。一项来自爱荷华州的长期队列研究显示，大多数患者在平均不到 40 年的随访时间内没有症状，尽管股骨头变形，但仍保持活跃的日常生活状态。而来自原 Perthes 研究组的最新前瞻性研究显示，平均随访 20 年时，疼痛和骨关节炎的发生率较高 [73]。Gower 和 Johnston 在爱荷华州进行了一项平均随访 36 年（30～48 年）的回顾性研究，36 人中只有 6 人在成年后接受了外科手术（例如诊断性活组织检查、股骨转子下截骨术、股骨头植骨术或关节置换术）[74]。在剩余的 30 例患者中，该队列的平均爱荷华髋关节评分为 91 分。典型的患者有轻微跛行，轻度缩短，没有或轻微的髋关节疼痛，以及轻度或没有与工作和日常生活活动相关的功能障碍。股骨头仍为圆形的患者比股骨头变扁平的患者有更好的髋关节评分（前者平均 97 分，后者平均 89 分）。尽管髋关节评分良好，但仍有 25% 的患者存在中、重度退行性关节炎的影像学特征。在 Perthes 研究组的一个非手术队列的前瞻性研究中，平均随访时间为 20 年（16～24 年），平均爱荷华髋关节评分为 74 分（43～100 分），平均非关节炎髋关节评分为 79 分（35～100 分）[73]。56 例患者中有 3 例接受了 THA，1 例接受了髋臼周围截骨术。与爱荷华州的研究形成鲜明对比的是，本研究中 41 例患者（76%）存在偶发疼痛，21 例患者（39%）每天都有疼痛或每周疼痛发作数次，24 例患者（44%）在随访 X 线片上有中度至重度的骨关节炎改变（Tönnis 2 级或 3 级）。

随访时间更长的研究发现，髋关节功能明显恶化。McAndrew 和 Weinstein 进行了一项的来自爱荷华州的队列研究发现，平均随访 47 年（39～64 年）后，只有 40% 的患者能够保持良好的功能（评分 > 80 分）[58]。虽然 40% 的患者在随访时已经接受了关节置换术，但另有 10% 的患者有致残性疼痛，剩下 10% 的患者爱荷华髋关节评分低于 80 分。Mose 研究了 3 组 Perthes 病患者，平均随访时间分别为 17 年、27 年和 57 年 [124]，研究者发现在愈合期形状不规则的股骨头中，12%、22% 和 100% 有严重 OA 的影像学证据。与形状不规则的股骨头相比，扁平的股骨头在 17 年和 27 年的随访中没有显示出严重 OA 的证据，这表明畸形的程度影响了结果。

Stulberg 和他的同事在研究中发现了骨骼成熟时股骨头的形状与早期 OA 发展的长期风险之间的关系 [75]。基于股骨头畸形和骨骼成熟时髋关节匹配度丧失的严重程度，他们发现其 5 级放射线分级系统与 40 年随访时过早 OA 放射学征象的出现相关（表 39.1）。这些结果表明，从球形股骨头（Ⅰ级或Ⅱ级）到非球形股骨头（Ⅲ～Ⅴ级）的结果显著下降，前者的结果被认为较好，后者的结果被认为一般或较差。因为分级系统的观察者内和观察者间可靠性只有较低到中等的水平，所以对其有效性存在质疑 [76]。其他研究表

框 39.4 Legg-Calvé-Perthes 病的预后指标

- 骨骼成熟时股骨头畸形和髋关节匹配度丧失的程度（Stulberg 分级）
- 发病年龄
- 碎裂期的外侧柱高度（Catterall 分型、外侧柱分型）
- 碎裂期股骨头受累程度（Catterall 分型）
- 软骨下骨折的程度（Salter-Thompson 分型）
- 2 种或 2 种以上的 Catterall“临危征”（外侧半脱位、外侧钙化、弥漫性干骺端反应、骺板水平化、Gage 征）
- 骨骺早闭

表 39.1 Stulberg 影像学分级和随访时的 OA

Stulberg 分级	描述性特征	平均随访 40 年时出现 OA 影像学征象	平均随访 40 年时出现关节间隙变窄的影像学证据
Ⅰ	正常髋关节	0	0
Ⅱ	增大的球形股骨头，股骨颈变短，或髋臼变陡峭	16%	0
Ⅲ	非球形股骨头（椭圆形、蘑菇形或伞形）	58%	47%
Ⅳ	扁平股骨头	75%	53%
Ⅴ	扁平股骨头伴髋关节不匹配	78%	61%

明，通过对股骨头畸形进行定性描述，并且不提供定义每个类别的定量参数，可以将股骨头畸形数字化，并定义为原始分级，从而提高了观察者内和观察者间的可靠性[77]。将类别数从 5 级系统减少到 3 级系统也提高了观察者间的可靠性[78]。在年轻患者中应用 Stulberg 分级系统之前需要等待许多年（直到骨骼成熟），这仍是该结果评价系统的主要缺陷。最近有报道称，畸形指数是一种连续的预后指标，可预测疾病发生 2 年后的 Stulberg 结果[79]。对于大型前瞻性研究中的其他研究者，该方法能否被证明是预测结果的可靠指标尚有待观察。

在活动期用于辅助治疗决策的分型方法

对于外科医生来说，一个长期存在的难题是在临床表现出现时辨别哪些患者能够从手术或非手术治疗中受益，哪些患者无法受益。目前已开发了 3 种放射学分型系统：Catterall 分型、Salter-Thompson 分型和外侧柱分型，作为疾病活动期预后的预测因子，以帮助进行治疗决策。理想情况下，用于指导治疗的预后指标应该在出现临床表现时应用；同时它应该具备以下特点：能够在股骨头出现畸形之前应用、易于使用、可靠，并且在观察者间具备可重复性。

Salter-Thompson 分型是一种基于软骨下骨折（新月征）程度的两分类系统（A 型和 B 型）[80]。因为新月征可以在疾病较早的碎裂期观察到，所以与其他两种分型系统相比，它的优点是能够更早应用。然而，因为很多患者在出现临床症状时和随后的随访中没有出现新月征，所以其应用受到了限制。而且，新月征的出现是暂时的，也使能够应用这种方法的窗口期很窄。

Catterall 分型系统是 Anthony Catterall 描述的一种四分类系统（Ⅰ～Ⅳ型），他首次强调了股骨头受累程度与结果之间的关系[81]。股骨头受累较少的患者（Ⅰ型或Ⅱ型）在没有特殊治疗的情况下预后良好。这种分型系统可以在碎裂期使用，此时死骨与股骨头存活区域的界线分明。如前所述，根据分型系统，Catterall 认为临危征与预后不良相关[56]。对 Catterall 分型系统的主要批评来自于其观察者间可靠性较差。最近，一种仅具有两个类别的改进型 Catterall 分型系统（Ⅰ型和Ⅱ型合并，Ⅲ型和Ⅳ型合并）已被证明具有更好的观察者间可靠性[82]。因为Ⅰ型和Ⅱ型通常与较好的结果相关，而Ⅲ型和Ⅳ型与较差的结果相关，所以这种简化似乎是合理的。

Herring 等最初将外侧柱分型描述为三分类系统（A 型、B 型和 C 型），最近增加了 B/C 交界型，使其成为了一种四分类系统[77,83]（图 39.12）。它基于骨骺外侧 15%～30% 的高度，称为外侧柱。股骨头的外侧是新的骨化位点，这为解剖学评估带来了一定的不确定性，即在某些情况下难以确定这一部位是倒塌的外侧柱还是新形成的骨。不考虑这种不确定性，该分型系统反映了股骨头畸形的程度，这种三分类的外侧柱分型系统已被证明比 Salter-Thompson 分型和 Catterall 分型具有更好的观察者间可靠性[82,84]。据报道，与 Catterall 分型相比，外侧柱分型能够更好地预测 Stulberg 结果[84]。

Catterall 分型系统和外侧柱分型系统都适用于股骨头发生畸形的碎裂期。这给那些处于初始期或碎裂早期的患者带来了困境，因为此时股骨头不能被正确分型，只能等待在以后的就诊过程中明确分型。而且，基于早期放射线片的外侧柱分型是不准确的，随着时间的推移，在 275 髋中有 92 髋（33%）的外侧柱分型逐渐加重[70]。一种治疗方法是等到患者出现畸形（Catterall Ⅲ型或Ⅳ型，外侧柱 B 型、B/C 型或 C 型）时再进行外科治疗。考虑到治疗的主要目的是防止畸形，在开始治疗之前对股骨头是否会形成畸形进行“观望”的理念，引起了研究者对症状出现较早的年长患儿（＞ 8 岁）的担忧，这部分患者股骨头畸形重塑的潜力有限。持“观望”态度的一个论点是，

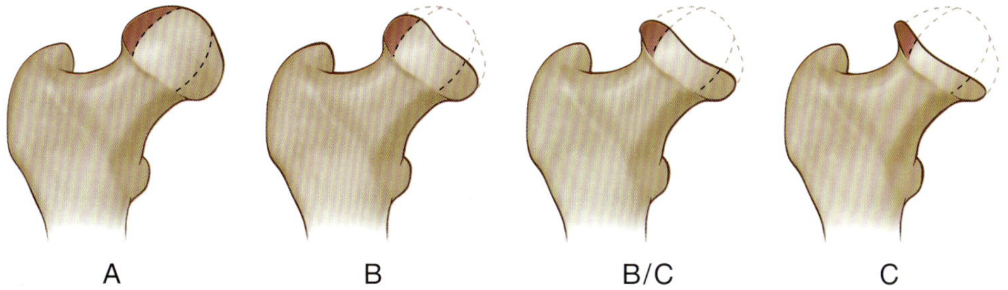

• 图 39.12 外侧柱分型

这将防止对原本不需要手术的患者（Catterall Ⅰ型或Ⅱ型，或外侧柱A型）或不会从手术中受益的患者（外侧柱C型）进行手术。反对这种方法的一个论点是，应该及早对年长患儿进行治疗，而不是等到股骨头畸形，因为年长患儿没有年幼患儿那么大的重塑潜力。这些争论凸显了这些分型系统的局限性，在畸形发生之前，这些分型系统不能预测股骨头的预后。此外，这些分型系统可能不能应用于年龄更大的患儿（> 11岁），这部分患儿的股骨头缺乏重塑能力，并且其股骨头塌陷过程表现得更像成人骨坏死[71]。目前，一种基于灌注和弥散MRI的早期预后指标正在研究中，本章早些时候介绍的影像学研究部分对此进行了讨论。初步结果表明，在疾病早期获得的灌注MRI可以预测随访2年时的外侧柱受累情况和影像学结果[62,63]。

治疗

股骨头残余畸形的程度和匹配度的丧失是LCPD远期预后的关键决定因素。鉴于此，对于轻度畸形的患者，在疾病早期（初始期或碎裂早期）治疗的主要目标应该是预防或减少畸形，以便在骨骼成熟时获得正常或接近正常的髋关节（Stulberg Ⅰ级或Ⅱ级髋关节）。对于那些股骨头变扁平的碎裂晚期患者，治疗的目标应该是尽量减少进一步的畸形，改善股骨头的圆度，这样就可以避免伴有或不伴有髋关节不匹配的扁平股骨头出现（Stulberg Ⅳ和Ⅴ级髋关节）。要实现这些目标，需要在为时过晚之前选择合适的治疗时机，并提供有效的治疗，以防止畸形或者恢复畸形股骨头的圆度。目前，还没有一种治疗方法能够达到持续形成球形股骨头的效果。2项多中心前瞻性研究显示，在某些年龄段的患者中，手术治疗比非手术治疗效果更好，这将在本章后面的“按年龄划分的治疗方案”一节中进行讨论。

在疾病活动期对患者进行的一般管理包括临床和放射学评估，以确定预后不良的临危征，并监测疾病的进展。就诊的频率应该根据患者的症状和股骨头塌陷的风险进行调整。就诊过程中，应评估患者的疼痛程度、活动水平、ROM和影像学改变，并将其与以前就诊的数据进行对比。如果疼痛加重、髋关节外展丧失，以及临危征的发展（如股骨头向外侧突出和钙化），应及早开始对症治疗［减少活动、拐杖限制负重、使用轮椅、短期使用抗炎药物和（或）卧床休息1～2天］，以减少髋关节刺激和改善ROM。限制负重和活动后，在4～6周内重新评估髋关节ROM和患者依从性是有益的。如果关节ROM没有改善，应审查对日常活动限制的遵守情况。此外，探讨改善髋关节外展和包容度的其他方法，例如使用Petrie石膏，可能是有必要的。值得注意的是，LCPD患者长期使用抗炎药物可能会起反作用，因为实验研究发现，尽管没有关于儿童骨坏死的具体数据，但是它们对骨形成有负面影响[85]。

非手术治疗

1971年，Petrie和Bitenc推出了一种宽的外展负重石膏，这种石膏仍然是非手术治疗的选择之一，用于获得股骨头包容度[86]。在最初的研究中，通过卧床休息或牵引来缓解肌肉挛缩，并且在每个髋关节可以外展45°之后采用石膏固定。石膏每3～4个月更换一次，在重新应用石膏之前锻炼膝关节功能。治疗的平均持续时间为19个月。多年来，对最初的治疗方案进行了多次修改，包括在手术室应用石膏，必要时进行髋关节内收肌腱切开术和关节造影；缩短治疗时间；限制应用石膏后的负重；以及在手术改善包容度之前使用石膏来改善外展。这种治疗的有效性只在回顾性研究中才有报道[87]。这些研究报告指出，Petrie石膏治疗可以与骨盆或股骨截骨术等其他治疗方法相媲美。目前，Petrie石膏治疗没有标准的持续时间。在我们中心，Petrie石膏治疗的持续时间为6周，然后进行非手术（A形支具）或手术改善包容度的治疗，如股骨内翻截骨术。石膏治疗的时间较短（< 4～6周）或石膏治疗后没有后续的支具或手术治疗来改善股骨头包容度，可导致髋关节僵直和铰链式外展的复发。

一种被称为A形支具的宽的外展支具，被用作Petrie石膏治疗后保持股骨头包容度的非手术治疗方法（图39.13）。A形支具可作为负重或非负重的支具使用，以保持股骨头的包容度。每个治疗中心所建议的每天佩戴支具的时间各不相同（每天12～20 h）。与手术改善包容度相比，A形支具的优点包括避免了手术相关的问题，如内翻截骨术引起的肢体缩短、外展肌无力、股骨头过度覆盖及其导致的股骨髋臼撞击。与持续的Petrie石膏相比，A形支具允许间断佩戴支具，可以移除支具进行ROM锻炼。这种治疗方法的缺点包括治疗持续时间延长（从几个月到12～18个月）、治疗烦琐，以及随着时间的推移患者依从性的丧失。

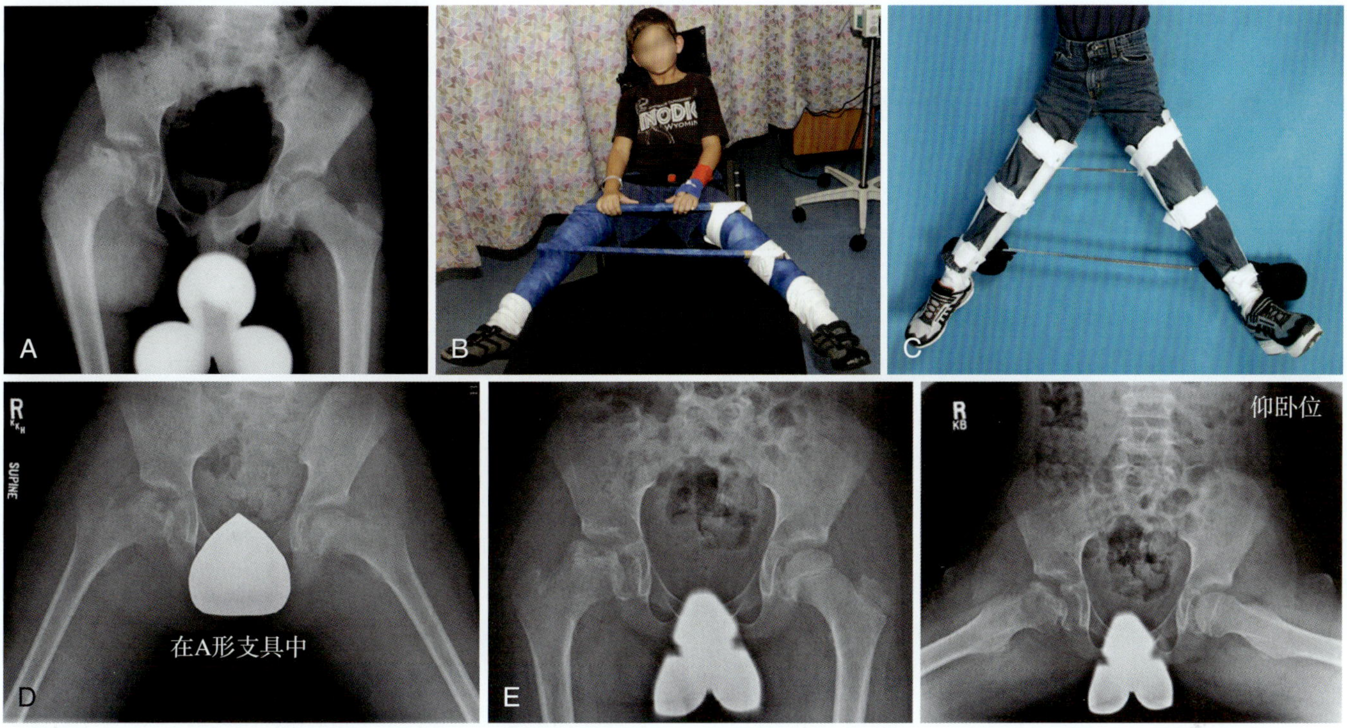

• **图 39.13**　（A）男性，10 岁 6 个月，疾病碎裂期的放射线片表现为髋关节内收挛缩。（B）患者在手术室接受了髋关节造影术、髋关节内收肌腱切开术并应用 Petrie 石膏。石膏使用了 6 周。（C、D）移除 Petrie 石膏后，患者在夜间（仰卧位）使用宽的外展支具（A 形支具），每天使用 12 h，恢复髋关节外展后，减至每天使用 8 h。（E）随访 4 个月后的放射线片

有回顾性研究报道了 253 例患者（285 髋，年龄 2.2～11.3 岁，平均 6.5 岁），采用 Petrie 石膏固定 6 周，然后长期采用 A 形支具保护性负重（每天 20 h，6～9 个月，之后白天间断应用 4～6 个月）[88]。作为治疗方案的一部分，患者进行了多方向的髋关节 ROM 锻炼。这项研究显示了良好的结果，在 97 个外侧柱 B 型的髋关节中有 85 个在骨骼成熟后为 Stulberg Ⅰ级和Ⅱ级，在 97 个外侧柱 C 型的髋关节中有 62 个在骨骼成熟后为 Stulberg Ⅰ级和Ⅱ级。在这项研究中，Stulberg Ⅰ级定义为正常髋关节，Stulberg Ⅱ级的股骨头为球形，但伴有轻度髋膨大，即股骨头或股骨颈最大宽度最多增加 3 mm，双侧骨骺高度和（或）股骨颈长度差异较小（< 5 mm）。

由于 2 项前瞻性研究和 2 项回顾性研究的结果，Scottish Rite 支具（Scottish Rite orthosis，SRO）在 LCPD 治疗中已很少使用，这些研究的结果显示该支具在获得球形股骨头方面无效[89,90]。这种支具主要的缺点是外展角度有限，无法限制负重和高冲击活动。关于 SRO 的前瞻性和回顾性研究的主要局限性是缺乏依从性数据，这可能是影响结果的一个重要因素。

手术治疗

股骨近端内翻截骨术是治疗 LCPD 最常见的手术方法之一。该手术的目的是将向侧方移位的股骨头还纳入髋臼中，以便获得更好的覆盖，并减少股骨头受到的变形力。该手术提供的机械保护量从未被直接测量过，但髋关节受力计算和数学建模研究表明，内翻截骨术的负荷减轻效果不大[91,92]。这种截骨术和其他截骨术的另外一些潜在好处是手术创伤增加了该区域的血流量，并且在恢复期改善了对负重和活动限制的依从性。

与其他改善包容的手术一样，手术前恰当的髋关节活动度是内翻截骨术成功的先决条件。对于髋关节活动度降低（髋关节伸直位外展 < 20°）的患者，可在应用 Petrie 石膏 4～6 周后行内翻截骨术（可同时行内收肌腱切断术或不行内收肌腱切断术），以改善髋关节 ROM。铰链式外展或无法还纳的髋关节是手术的禁忌证。

股骨截骨的时机存在争议。目前的趋势是根据侧方移位或灌注 MRI 结果在早期进行手术。Axer 等报告在初始期手术的患者中，有 9% 的结果不良。相比之下，在碎裂期和再骨化后期手术的不良结果比例分

别是 14% 和 56%[93]。一项对 314 名接受内翻截骨术治疗的患者进行的大型回顾性研究也发现，在疾病的初始期或碎裂早期进行该手术的效果更好[94]。此外，结果显示疾病的持续时间更短，且有 34% 的患者被发现绕过了碎裂期。值得注意的是，这项研究中除了内翻截骨术外，术后还对患肢进行了长时间的非负重治疗。

关于内翻截骨术的一个重要的技术考量是，为了保持股骨头的球形，多大程度的内翻角度是最佳的。一项研究回顾了 52 例在 LCPD 早期接受内翻截骨术的患者，发现增大内翻角度并不一定能为股骨头提供更好的保护[95]。此外，在 52 例患者中，37% 的患者在骨骼成熟时其术后内翻的颈干角没有改善。综合考虑，作者建议在早期进行股骨近端内翻截骨术时，应进行约 15° 的内翻矫正。在包容度更差的病变后期，可能需要更大程度的内翻矫正（20° 或更大）。

转子骨骺阻滞术是一种与股骨内翻截骨相结合的预防性手术或治疗股骨内翻畸形的手术，但是其作用仍然存在争议。其有效性似乎取决于多种变量，包括手术年龄和骺板生长停滞提前[96,97]。一项研究持续随访了 62 例患者直到骨骼成熟，发现预防性股骨转子骨骺阻滞术可使 60% 的患者的关节 - 转子和中心 - 转子间距正常化，其余 30% 的患者矫正不足，10% 的患者矫正过度[98]。治愈时股骨头的大小和手术年龄被发现显著影响了研究结果。因为在一些接受股骨内翻截骨术的患者中，内翻角度可以自然改善，所以预防性手术的真正效果需要一项前瞻性对照研究进行确认，目前尚缺乏文献支持。大转子截骨滑移术治疗大转子向近端过度生长的结果喜忧参半，最近的一项研究认为，其对疼痛和跛行没有帮助[109]，但之前的研究认为这种方法是有帮助的[99]。

内翻截骨术的并发症包括股骨近端过度内翻伴肢体缩短、外展肌无力、外展肌倾斜步态、髋臼过度覆盖大转子和侧方撞击。这些潜在的问题取决于内翻的大小、采用切开楔形截骨还是闭合楔形截骨以及股骨近端骨骺的功能状态。包容失败、髋关节内收挛缩、感染和植入物脱出也可能发生。如果要移除植入物，应在截骨完全愈合 6 个月或以后进行。

就结果而言，股骨内翻截骨术仍然是 LCPD 报道最多的手术之一，并有着良好的记录。2 项前瞻性研究表明，在某些年龄段的患者中，股骨内翻截骨术与非手术治疗相比，在获得良好的 Stulberg 结果方面略有帮助[100,101]（参见“按年龄划分的治疗方案”部分）。因此，患者的选择和较长的术后非负重期可能是取得更好效果的重要因素。一项包含 35 例患者的长期回顾性研究报告显示，平均随访 42.5 年（32.4～56.5 年），患者平均年龄 50.2 岁（35.9～67.8 岁），平均 Harris 髋关节评分（Harris Hip Score，HHS）和简明健康调查简表（36-Item Short Form Health Survey，SF-36）评分分别为 79.8 分和 74.8 分[102]。在这个队列中，31 髋中有 20 髋（64.5%）的 HHS ≥ 80 分，这被认为是一个良好的结果。7 名患者接受了 THA[102]。

Salter 骨盆截骨术是另一种成熟的包容性手术。其截骨不是在股骨侧，而是从坐骨切记向髂前下棘横行截骨。之后，以耻骨联合为铰链向前外侧打开截骨块，放置三角形髂嵴自体植骨块，并以克氏针固定。这种手术被认为比股骨内翻截骨术在技术上更困难。

Salter 骨盆截骨术的优点是不会缩短肢体，也不会影响髋关节外展肌的长度。与股骨截骨术相比，该手术在髋关节功能上的优势很难证明。Salter 截骨术的并发症包括股骨头覆盖不足、髋臼位置丧失、内固定失败和活动度降低。如果截骨术没有使髋臼完全包容股骨头，或者随着时间的推移发生进一步的股骨头塌陷，可能会发生髋臼外侧缘对股骨头的医源性崁顿。最近，前覆盖过多或造成髋臼后倾（特别是考虑到髋臼后倾在 LCPD 患者中似乎更常见[104-106]）使截骨术后髋臼前方撞击成为了一个令人担忧的问题[103]。目前，尚不清楚这个问题有多严重或多普遍。

有些人提倡更广泛的包容性手术，如联合股骨和骨盆截骨术或骨盆三联截骨术，用于晚期股骨头明显向外侧移位的患者。目前，没有证据表明激进的手术方法会产生更好的效果。在一项研究中，研究人员回顾了发病年龄大于 8 岁并进行了股骨和骨盆截骨术的患者，分析其放射学结果发现，没有髋关节转归为 Stulberg Ⅰ级，20 名患者中有 6 名转归为 Stulberg Ⅱ级，其余患者转归为 Stulberg Ⅲ～Ⅳ级[107]。在一项研究中，骨盆三联截骨术后至少随访 3 年，平均手术年龄 10 岁，结果发现 30 个髋关节中有 8 个获得球形股骨头，其余的为非球形股骨头[108]。与 Salter 骨盆截骨术相似，过度覆盖和 FAI 的可能性是骨盆三联截骨术后应该关注的问题。

其他外科手术也被提倡用于 LCPD 的治疗。一些人采用 Shelf 髋臼成形术来改善髋臼对股骨头的覆盖。这种手术比股骨截骨术更能使髋臼深度增加[109]。但是，缺乏检测这种手术结果的前瞻性研究。一项研究回顾了发病年龄在 8～13 岁的患者的结果，27 个髋关节中有 14 个在骨成熟后转归为 Stulberg Ⅰ级或Ⅱ级 [110]。最近的一项研究表明，股骨头扁平程度较低和可复位的髋关节半脱位患者有更好的髋臼重建和预后 [111]。

在初步研究中，髋关节牵引在疾病早期应用已被证明对股骨头有保护作用，在碎裂期应用对股骨头高度有恢复作用 [112,113]。目前缺乏对这种治疗方法结果的随访研究。一项中期随访研究显示，移除牵引后，通过治疗获得的股骨头高度会丧失，骨成熟时 10 个髋关节中有 7 个结果不佳（Stulberg Ⅳ级髋关节）[114]。其余的 3 例患者转归为 Stulberg Ⅲ级髋关节。这种治疗方法的局限性之一是髋关节牵引的持续时间（通常为 4 个月），这是由穿刺针松动、穿针部位感染或患者耐受性决定的，而不是由股骨头的愈合状态决定的。

对于那些出现股骨头畸形和铰链式外展的患者，最好的治疗方法仍未确定。在疾病活动期，Petrie 石膏后再进行 A 形支具治疗或分期包容性手术仍然是一种选择。目前尚不清楚一种治疗方式是否优于另一种。对于再骨化期或愈合期的患者，在平均 5～7 年的随访中，股骨外翻截骨术已被证明能改善功能和爱荷华髋关节评分或 Harris 髋关节评分 [115-117]。在一项由 48 名患者组成的长期研究中，经过平均 10 年的随访，4 例患者进行了 THA，1 例患者进行了关节融合术，6 例患者因复发或固定内收而再次进行了外翻延长截骨术 [118]。

按年龄划分的治疗方案

循证实践要求在对个体患者的护理做出决策时使用当前的最佳证据。迄今为止，2 项多中心前瞻性队列研究提供了 LCPD 手术和非手术治疗的最高证据水平数据（2 级）[100,119]。这 2 项研究在研究设计、年龄分层和随访期方面有很大不同，但 2 项研究都显示，对于选定的患者群，股骨截骨术的结果优于非手术治疗。由于包括这 2 项前瞻性研究在内的许多研究显示，发病年龄不同，其结果也存在差异，因此出于治疗目的，将 LCPD 患者按发病年龄分为 4 组（6 岁前发病、6～8 岁发病、8～11 岁发病和 11 岁以后发病）是有必要的。基于发病年龄和 2 项多中心前瞻性研究结果的治疗策略应作为一般性指南应用（图 39.14）。值得注意的是，下面的治疗讨论适用于处于疾病早期（AVN 或碎裂期）的患者。进入再骨化期或愈合期的患者通常不需要积极治疗，除非患者有症状、铰链式外展或出现晚期后遗症，如 FAI 和髋臼唇撕裂或退化 [120] 或股骨头中心的剥脱性骨软骨炎 [121]。

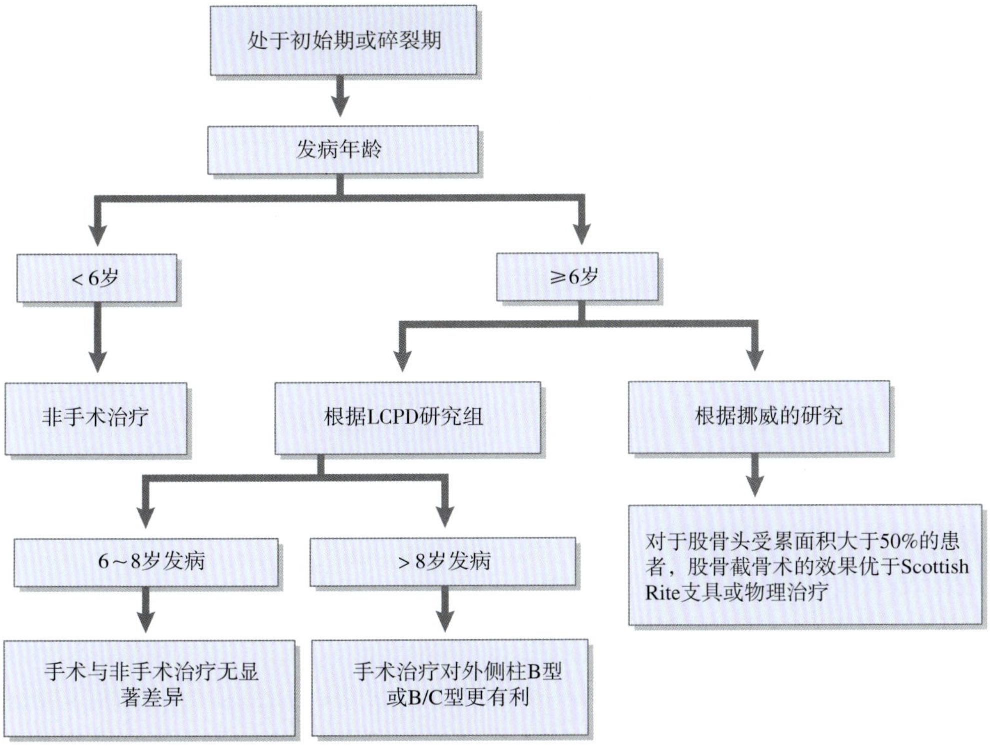

• **图 39.14** 基于发病年龄和当前最佳证据的治疗策略

6 岁前发病

这个年龄组的治疗决策相对来说争议较少，这是因为这个年龄组的大多数患者采用对症治疗的效果较好。在一项对 172 名患者进行的大型回顾性研究中，在接受对症或非手术治疗后，80% 的患者在骨骼成熟时结果良好（Stulberg Ⅰ或Ⅱ级）[51]。共有 114 例患者仅接受了对症治疗，54 例患者接受了支具或石膏治疗。而对于外侧柱 B/C 型和 C 型患者的效果较差。

最近的另一项回顾性研究对比了 Catterall Ⅲ型和Ⅳ型进行骨盆截骨术和非手术治疗的结果，发现两种治疗方法的结果没有显著差异。在 Catterall Ⅲ型和Ⅳ型的病例中，分别有 80% 和 50% 的结果是 Stulberg Ⅰ级或Ⅱ级[122]。然而，在这项研究中存在一个选择性偏倚，更严重的患者倾向于接受了骨盆截骨术。

由 Wiig 及其同事进行的这项多中心前瞻性研究为该年龄段患者的非手术治疗提供了目前最佳水平的证据（Ⅱ级前瞻性队列研究）[101]。作者对超过 50% 股骨头受累（Catterall Ⅲ型或Ⅳ型）的患者采用了三种方法（物理治疗、Scottish Rite 外展支具和股骨近端内翻截骨术）进行治疗，并对随访 5 年的放射学结果进行了比较。共有 126 例患者接受了物理治疗，22 例接受了 Scottish Rite 外展支具治疗（Scottish Rite abduction orthosis，SRO），23 例接受了股骨近端内翻截骨术治疗。研究者发现这三种治疗方法的结果没有显著性差异。物理治疗、SRO 和股骨内翻截骨术分别产生了 53%、46% 和 52% 的 Stulberg Ⅰ级或Ⅱ级髋关节。与前面描述的两个回顾性研究相反，在这项研究中，这个年龄段中只有不到 60% 的患者取得了良好的结果。

在该年龄组中，并非所有的患者都获得了良好的影像学结果（Stulberg Ⅰ级或Ⅱ级髋关节）。在一项研究中，如果该年龄组的患者出现外侧柱 B/C 型或 C 型，则骨骼成熟时获得 Stulberg Ⅰ级或Ⅱ级结果的可能性为 43%[51]。根据以前的研究结果，1/5～2/5 的患者出现了 Stulberg Ⅲ级或更差的髋关节。这些结果提出了一个问题，即如何在预后不良的年轻患者中选择亚组，以及如何更有效地进行治疗。因为这些研究表明，手术治疗在改善预后方面没有额外的好处，所以目前看来，对于这个年龄组的患者最好采用非手术治疗。

6～8 岁发病

这个年龄组的治疗结果不太清楚，因为两项前瞻性研究的结果不同。Perthes 研究组的结果显示，非手术组（未治疗组、ROM 组和联合 SRO 组）和手术组（联合股骨和骨盆截骨术组）在统计学上没有显著性差异[100]。然而，不同治疗组之间的优良率有显著性差异（表 39.2）。值得注意的是，未治疗组的成功率较低（27%），而支架组（62%）和手术组（68%～69%）的成功率要高得多，这增加了研究效力不足的可能性，无法证明未治疗组与支架组或手术组之间的显著性差异。

Wiig 及其同事进行的前瞻性研究的第二臂比较了 6 岁或 6 岁以上患者从诊断时开始接受物理治疗、SRO 或股骨截骨术的放射学结果[101]。股骨截骨组的影像学结果（43% 为 Stulberg Ⅰ级或Ⅱ级）明显好于 SRO 组（20%）和物理治疗组（33%）。这项研究与 Perthes 研究组的研究之间有几个明显的差异值得注意[100]。这项研究没有像 Perthes 研究组的研究那样，将患者分为 6～8 岁组和 8 岁以上组。由于没有采用这样的分组策略，因此难以确定优良率较低（本研究股骨截骨组为 43%，而 Perthes 研究组的结果为 68%）的原因是否是将年龄较大的患者纳入了研究。另一个

表 39.2 由 Perthes 研究组发现的 5 种治疗方法的 Stulberg 结果

	Stulberg 影像学结果	
	Ⅰ级或Ⅱ级	Ⅲ级、Ⅳ级或Ⅴ级
6～8 岁发病		
未治疗	27%	73%
ROM	48%	52%
支具	62%	38%
骨盆截骨	69%	11%
股骨截骨	68%	12%
＞8 岁发病		
未治疗	25%	75%
ROM	30%	70%
支具	36%	64%
骨盆截骨	41%	59%
股骨截骨	62%	38%

引自 Herring JA，Kim HT，Browne R：Legg-Calve-Perthes disease. Part II. Prospective multicenter study of the effect of treatment on outcome. J Bone Joint Surg Am. 2004；86：2121-2134.

需要考虑的因素是，与 Perthes 研究组的研究中超过 95% 的患者在 AVN 期或碎裂早期便开始治疗相比，这项研究中的治疗是在碎裂期开始的。有人认为，在股骨头发生实质性扁平后开始治疗可能不如在扁平之前开始治疗有效。Joseph 和他的同事对 640 例患者进行的一项大型回顾性研究表明，早期干预与更好的结果相关 [94,123]。最后，与之后的研究（在骨骼成熟时进行对比）相比，本研究的最后一次随访发生在第 5 年，也就是愈合期。因为从再骨化期到骨骼成熟，畸形股骨头的形状可以改善 [60,124]，因此随着随访时间延长，股骨头畸形可能得到了改善。

综上所述，一项前瞻性研究的证据表明，在影像学碎裂期，股骨截骨术的结果优于不治疗、物理治疗或 SRO。然而，在这项研究中，与物理治疗相比，股骨截骨术对获得 Stulberg Ⅰ级或Ⅱ级髋关节的影响不大。另一项前瞻性研究发现，在早期接受治疗的队列中，非手术治疗和手术治疗之间没有差异。

8～11 岁发病

根据 Perthes 研究组的结果，未治疗组、ROM 组、SRO 组、骨盆截骨组和股骨截骨组的优良率分别为 25%、30%、36%、41% 和 62%。虽然这些结果显示了手术治疗的优越性，尤其是股骨截骨术，但差异没有统计学意义 [100]。不能排除由于样本量相对较小而导致研究结果效力不足的可能性。根据外侧柱分型的结果分析显示，与非手术组相比，手术治疗 B 型和 B/C 型有优势，但是对于 C 型则没有优势。然而，在疾病的早期阶段，基于外侧柱分型的治疗建议的临床适用性是有争议的，因为研究中大多数患者的手术治疗是在 AVN 期，而此时不能确定患者的外侧柱分型 [125,126]。不能排除早期治疗会影响外侧柱高度的可能性。最近的一项研究表明，不同的非手术治疗方法会影响外侧柱高度，而外侧柱高度可能是治疗的结果变量 [127]。这些观察结果提出了一个问题，即这个年龄段的患者是否应该像本研究那样进行早期手术，还是应该推迟到确定外侧柱分型后进行治疗。与 6～8 岁年龄组相似，对于 8～11 岁年龄组，手术对获得 Stulberg Ⅰ级或Ⅱ级髋关节的影响不大，骨盆截骨组和股骨截骨组分别有 41% 和 62% 获得 Stulberg Ⅰ级或Ⅱ级髋关节，而 ROM 组和 SRO 组分别为 30% 和 36%。由于非手术治疗在一些患者中可以取得良好的效果，在我们中心，已经将灌注 MRI 用作辅助治疗决策以及帮助患者选择的早期预后指标。

在回顾手术治疗结果的同时，有必要讨论它们在某些情况下产生良好效果（Stulberg Ⅰ级或Ⅱ级髋关节）而在其他情况下不产生良好效果的可能原因。股骨截骨术和骨盆截骨术都是基于包容度的概念。根据这一概念，为防止受累的股骨头变形，必须将股骨头容纳在髋臼的深度之内，从而使股骨头所受压力均匀，并使之承受髋臼的塑形作用 [128]。这是一个机械性的概念，不能直接解决疾病的病理生物学问题，例如修复过程中骨吸收占据主导地位以及骨形成的延迟。目前的手术治疗可在骨盆或股骨转子间区域进行，远离病变所在的股骨头。包容性手术的机械效应尚未被直接测量，但数学模型研究表明其只有中度的影响 [91,92]。因此，它们可能不足以治疗年龄较大患者，这些患者可能愈合较慢且愈合能力受损，并且畸形股骨头的重塑潜力有限。为了改善接受股骨或骨盆截骨术的患者的预后，一些人主张术后更长时间的保护性负重，并允许在股骨头再骨化和外侧柱恢复的基础上恢复正常的负重（图 39.15）。

11 岁以后发病

LCPD 在 11 岁以后发病的情况很少见，这让外科医生对如何为这些患者提供最好的治疗感到左右为难。即使股骨头部分受累，由于骨愈合和重塑潜力有限，这个年龄段的预后通常很差。只有几项回顾性研究评估了这一年龄段的结果 [129-132]。大多数患者在接受或不接受治疗的情况下都出现了股骨头畸形和早期退行性 OA。据报道，传统的手术治疗，如股骨或骨盆截骨术，在预防股骨头变形方面的能力是无法预测的 [133]。因此，在一些治疗中心，一些治疗成人股骨头坏死的方法，如多次骨骺钻孔、髓芯减压、骨髓抽吸注射、带血管腓骨移植等，在股骨头畸形发生之前被提倡，但目前其疗效尚不清楚。

青少年和青壮年 Legg-Calvé-Perthes 病治愈后残余的股骨髋臼撞击症

股骨髋臼撞击（FAI）可能是髋关节疼痛的一个来源，也是髋臼唇病理改变和继发性 OA 的病因，这使评估患有 LCPD 并且有症状的青少年和青壮年是否存在 FAI 在临床上引起了广泛的兴趣 [134,135]。目前，专门针对 LCPD 和 FAI 患者的研究数量有限，我们对 FAI 及其与 LCPD 相关性的理解仍在不断发展。青少年或青壮年时出现症状的股骨头残余畸形和 FAI 的患者亚群通常表现为腹股沟疼痛、撞击征阳性和髋臼唇

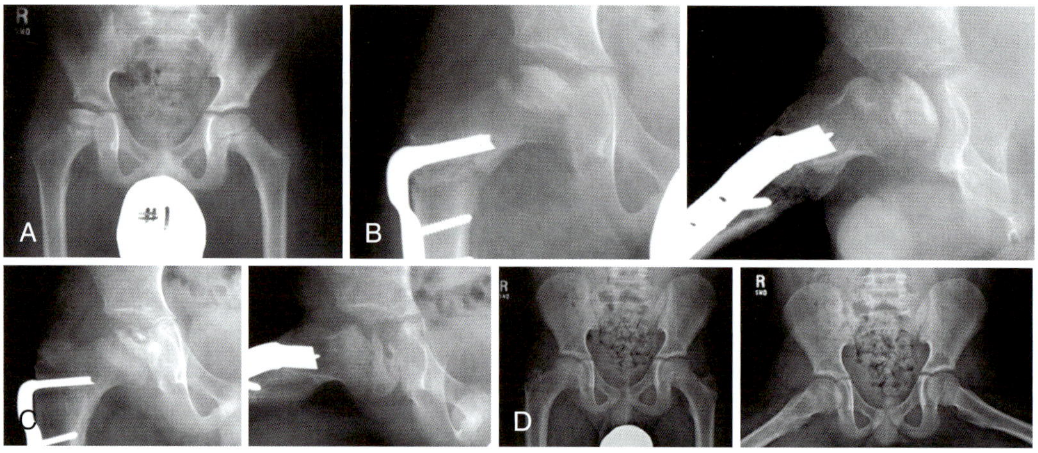

• 图 39.15 （A）一名 8 岁 8 个月大的男性在疾病初始期的 X 线片。（B）股骨近端内翻截骨术后 1 个月的放射线片显示骨骺有吸收性改变。（C）随访 4 个月和 9 个月的放射线片显示股骨头仍处于吸收期。在此期间，患髋没有负重。（D）随访 3 年的放射线片显示股骨头呈球形

病变的 MRI 表现 [120]。外科脱位技术进一步定义了病理，并解决了撞击、髋臼唇病变和大转子向近端过度生长的问题，在早期对少量患者的研究中，髋关节疼痛和功能得到了改善（图 39.16）[120,136,137]。除了解决关节内病理学问题，一些人主张同时或分阶段进行髋臼周围截骨术来解决髋臼发育不良的问题 [114]。虽然极少的短期和中期研究显示这些手术的积极结果 [138]，但目前没有长期的研究。而且，现在也不清楚为什么有些股骨头畸形的青少年会有症状，有些则没有。需要更多的研究来确定哪些患者将从手术干预中受益、干预的最佳时间，以及哪些手术在保髋方面是有效的。

Legg-Calvé-Perthes 病药物治疗进展

LCPD 导致股骨头畸形的生物学因素，例如骨吸收占据优势地位或碎裂期新骨替代重吸收区域延迟，使得人们对调节病理修复过程从而预防股骨头畸形展

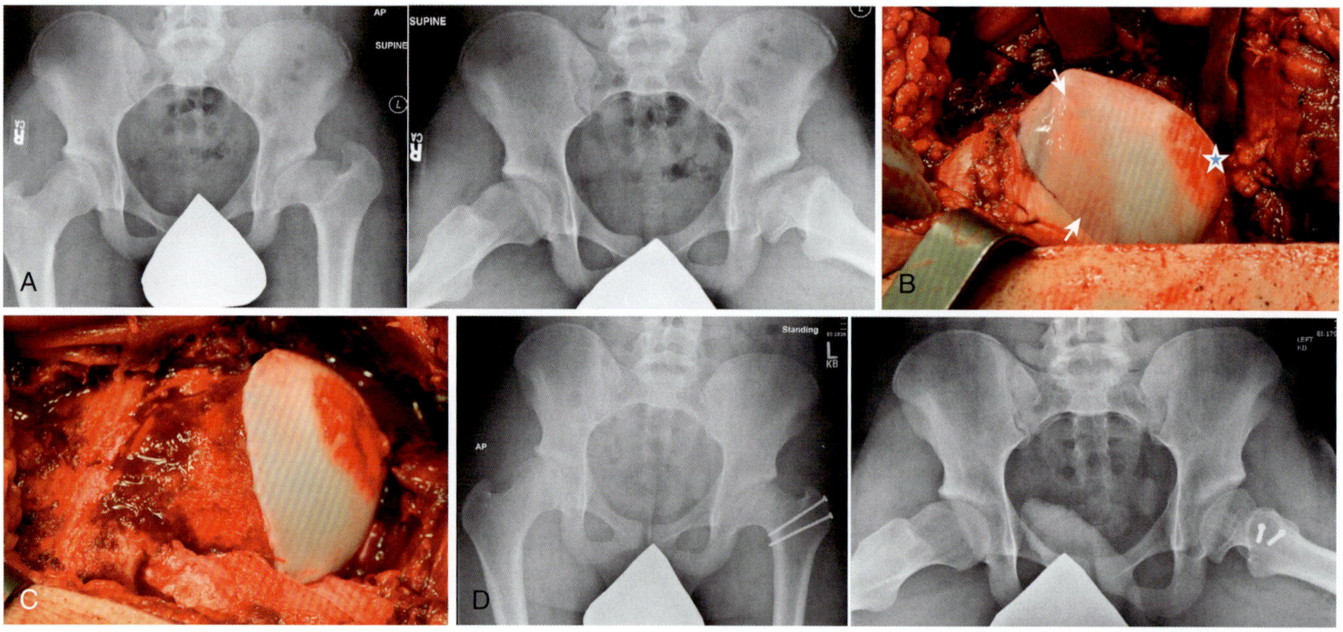

• 图 39.16 （A）一名 16 岁男性在 5 岁时发生 LCPD 的仰卧位骨盆正位片（AP）和蛙式侧位放射线片。出现中度至重度股骨头畸形，伴有髋膨大、短髋、股骨近端生长障碍和大转子向近端过度生长。患者的腹股沟疼痛随着活动而增加，夜间疼痛，久坐疼痛，前方撞击征阳性，磁共振造影显示前方髋臼唇退行性改变。（B）髋关节外科脱位时的术中照片，显示股骨头增大。两个箭头表示股骨头的前方和外侧与髋臼唇发生撞击。注意关节面为淡红色。蓝星表示圆韧带附着区域变宽。（C）股骨头前方和外侧骨软骨成形术后拍摄的术中照片。（D）术后 1 年拍摄的站立位骨盆 AP 和仰卧蛙式侧位放射线片，可见股骨颈相对延长，大转子形态改善。患者疼痛减轻，步行距离增加，功能全面改善

开研究。使用小型和大型动物模型进行的临床前研究表明，采用二膦酸盐进行抗骨吸收治疗可以最大限度地减少股骨头畸形的发展[48,139,140]。尽管在动物体内，采用二膦酸盐治疗梗死股骨头内的坏死骨取得了很好的效果，但在坏死骨中缺乏新骨形成仍是一个令人关注的问题。虽然在啮齿动物模型中已经观察到同位新骨的形成，但在大型动物模型（幼猪模型）中，这一过程还没有被证实。另一个令人担忧的问题是二膦酸盐可能对骨骼生长有影响，因为这些药物在骨骼中有很长的半衰期。在少量患者中进行的二膦酸盐治疗 LCPD 和其他骨坏死安全性的早期研究表明，该药物在短期内不会导致生长抑制或明显的并发症[141]。二膦酸盐对生长期骨骼的长期影响仍有待研究。为了减少二膦酸盐在骨骼其余部分的残留，建议局部骨内注射二膦酸盐以减少获得治疗效果所需的剂量。一项使用放射性二膦酸盐的实验研究表明，系统给药的局部生物利用度与股骨头的血管状况有关，在梗死股骨头的无血管区域内，其生物利用度有限[142]。在大型动物研究中，局部给药被证明是减少股骨头畸形的有效途径，同时显著减少了给药总量[143]。

虽然已经存在使用二膦酸盐治疗 LCPD 的动物研究，但是目前还缺乏临床验证。一项关于静脉注射二膦酸盐治疗青少年创伤性股骨头坏死的病例系列报告是迄今为止在儿科人群中进行的唯一研究[144]。由于缺乏对照组，该疗法的疗效尚无法确定。一些在成人中进行的短期研究证实，口服二膦酸盐能够防止股骨头塌陷[145-147]。在一项随访期稍长（平均随访期为 4 年）的研究中观察到，髋关节处于 Ficat Ⅰ期和Ⅱ期（塌陷前）的患者疼痛和残疾评分得到改善和维持[145]。然而，在 Ficat Ⅰ期的患者中有 12.6% 观察到股骨头塌陷的放射学进展，而 Ficat Ⅱ期的患者中这一数字为 55.8%，股骨头塌陷的平均时间为 3.1 年（2～6 年）。

预后

Stulberg 分级的股骨头畸形程度、发病年龄、Catterall 临危征、Catterall 分期的股骨头受累程度和外侧柱受累程度是 LCPD 的预后因素。

目前的争议

- 对于年龄较大的患者（发病年龄＞ 8 岁），什么时候是手术治疗的最佳时机？是在发生明显的股骨头塌陷之前（初始期）进行住院治疗更好，还是在确定外侧柱分期或 Catterall 分期之后再进行治疗？
- 股骨截骨或骨盆截骨术后是否应在预定的时间段（通常为 6 周）内恢复完全负重活动，还是应该根据坏死股骨头外侧柱的再骨化情况决定？
- 髓芯减压或髋关节牵引在治疗迟发性 LCPD 中的作用是什么？
- FAI 对 LCPD 的自然病程有什么影响？通过外科治疗来解决撞击和软骨韧带病变会改善长期预后吗？

未来的展望

LCPD 仍然是小儿整形外科中一个有争议的话题。与其病因、发病机制和治疗相关的几个关键问题尚未得到完美的解决方案。通过最近的实验和临床研究，知识的缺陷有所改善。展望未来，有必要开发更早的、可在股骨头畸形出现之前应用的预后指标。需要进一步研究针对疾病病理生理学和股骨头机械损伤的生物治疗方法，以改善年龄较大患者的预后。LCPD 病程中，股骨髋臼撞击对过早出现骨关节炎的作用需要更详细的研究，同时新的手术方法在保髋方面的长期有效性仍需进一步明确。

（参考文献参见书末二维码）

第 40 章

股骨头骨骺滑脱

JEFFREY B. PECK, DANIEL J. SUCATO
（臧俊亭 译　李长胜　刘建国 审校）

关键点

- 股骨头骨骺滑脱（slipped capital femoral epiphysis，SCFE）主要是指骨骼未成熟患者的干骺端骨骺后移。
- SCFE 的原因尚不清楚；然而，相对于这些患者的体型和活动，骺板相对较脆弱往往是一个诱发因素。
- SCFE 最常见的发病年龄是青春期，通常认为青春期是骨骼生长最快的时期。
- SCFE 患者最常见的临床表现有两种。第一种是大腿、膝关节疼痛（最常见），第二种是髋关节疼痛（不太常见），这种疼痛在发病时是隐匿的。
- 不稳定型或急性和慢性 SCFE 的临床表现与髋关节骨折非常相似，患者表现出急性疼痛，并有明显的髋关节症状。
- 因为骨骺随着时间的推移移动缓慢，相对稳定，所以稳定型 SCFE 通常需要单螺钉固定。
- 围绕不稳定型 SCFE 的治疗有相当大的争议。

SCFE 主要是指骨骼未成熟患者的干骺端骨骺后移。这些患者的临床表现具有一定的挑战性，因为疼痛症状经常出现在大腿和膝关节区域，这会使诊断变得困难并且往往会延误。慢性或稳定型 SCFE 表现为不适，并可导致更严重的急性或不稳定型 SCFE，表现类似髋部骨折并伴有急性疼痛且无法负重，发展为缺血性坏死（avascular necrosis，AVN）的风险较高。SCFE 的原因尚不清楚；然而，相对于这些患者的体型和活动度，骺板相对较脆弱往往是一个诱发因素。治疗方法快速发展，特别是对于不稳定型 SCFE，可以采用更积极的手术方法来降低 AVN 和可能导致股骨髋臼撞击症（femoroacetabular impingement，FAI）的残留畸形的发生率。

本章描述了 SCFE 的现状，并介绍了其发病率、起源和分类的背景信息。本文将讨论目前外科治疗的最新进展和这些治疗背后的思路。

发病率和流行病学

据估计，SCFE 发病率约为 2/10 万，这在一定程度上取决于种族和地理位置。生活在美国东部的非洲裔美国人更容易患 SCFE[1]。男性比女性更容易患 SCFE，一些研究表明，男性患 SCFE 的可能性比女性高 5 倍。最近更多的研究表明，男女比例为 2 ∶ 1 或 3 ∶ 2，这表明男性患病率随着时间的推移在下降[2,3]。

SCFE 更常见于夏季，在北美地区，这种情况最常见于 6 月[4]，而在欧洲则更常见于 7 月[5]。因为在南半球没有发现发病率与时间相关，所以这是由地理位置决定的。

种族是 SCFE 的特征；根据 Loder 的一项研究[6]，非洲裔美国人和西班牙裔美国人比白人更容易患 SCFE。在 Loder 的研究中，非洲裔美国儿童患双侧 SCFE 的可能性并没有增加[6]。Loder 进一步分析了波利尼西亚儿童，其 SCFE 的发病率最高[3]。左髋比右髋更容易受到影响。

尽管有人提出，由于儿童通常以右手为主手，上学期间的坐姿会使左髋易患 SCFE[7]，但是 SCFE 的病因尚不清楚。SCFE 最常见的发病年龄是青春期，这通常被认为是骨骼生长最旺盛的时期。男孩在 13～15 岁期间最容易发病；女孩在 11～13 岁期间更容易发病[2-6]。SCFE 可见于更年轻的患者（< 10 岁）；在这种情况下，应进行详细的内分泌检查，包括甲状腺功能评估[8]。一般认为，SCFE 双侧受累约为 25%；这一点在评估有症状的 SCFE 患者时很重要。必须拍摄骨盆正位（anteroposterior，AP）和蛙式侧位片来观察双侧髋关节，以确保不存在双侧 SCFE[2,9]。

分类

迄今为止最常用的分类方法是 Loder 和他的同事在定义稳定型和不稳定型滑脱时所描述的（图 40.1）。这是一个重要的分类方法，因为它预测了原位固定治疗时的 AVN 发病率。Loder 和他的同事描述了 55 例患有急性 SCFE 的患者，并根据他们的负重能力进行

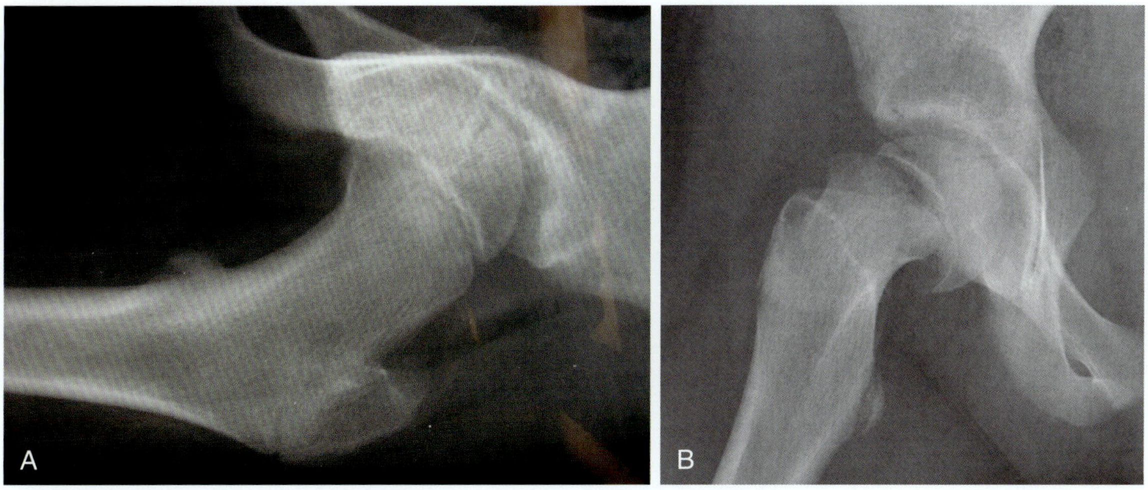

• **图 40.1**　稳定型与不稳定型 SCFE。(A) 左侧髋关节为稳定型轻度滑脱，骨骺和干骺端之间的连续性没有丧失。(B) 突发事件后，右侧髋关节出现不稳定型滑脱，骨骺明显移位

了分类。对于那些能够负重的髋关节，即使需要拄拐，也被定义为稳定型滑脱；其 AVN 发病率为 0（25 例 SCFE 患者中 0 例出现 AVN）。与之形成鲜明对比的是，不能步行或需要拄拐起床的患者被定义为不稳定型 SCFE；他们的 AVN 发病率为 47%（30 例患者中有 14 例出现 AVN）[10]。这种分类系统已被广泛采纳，并且是目前最常用的，因为它预测了 AVN 的发病率，并已被其他学者研究和证实 [11-14]。

以往的分类方法包括一种基于 SCFE 发病时间的分类。急性 SCFE 是指症状出现 3 周或更短的时间。这种类型通常与不稳定型 SCFE 相一致，患者有导致严重症状的突发事件，并且通常不能步行。急性 SCFE 通常很难与 Salter-Harris Ⅰ型骨骺骨折区分开来，后者也发生在骨骺。然而，人们普遍认为，Ⅰ型骨骺骨折多继发于严重创伤，这些患者是没有前驱症状的正常患者。这种区别很重要，因为 Salter-Harris Ⅰ型骨骺骨折的 AVN 发病率通常接近 100%。

慢性 SCFE 的特征是症状持续超过 3 周。到目前为止，这是最常见的滑脱类型，高达 85% 的 SCFE 为慢性 [3]。通常，慢性 SCFE 的影像学表现为近端股骨颈形态改变，股骨颈弯曲，并向下方和后方滑脱，这表明是慢性的 [15]。慢性 SCFE 急性发作是一种传统的分类，其前驱症状持续时间超过 3 周，突发事件导致急性不稳定状态。最近，有人认为，在所有情况下，SCFE 都是一个突发事件的慢性症状；这一观点已被最近提倡的不稳定型 SCFE 的切开复位方法所证实，在该方法中可以看到后方和内侧的骨痂 [16]。

Southwick 报告了最常用的放射线分类方法，它描述了 AP 和蛙式侧位上股骨头与股骨干之间的角度（图 40.2）[17]。轻度滑脱是指头 - 干角为 30° 或更小，中度滑脱是指头 - 干角在 30°～60°，重度滑脱是指头 - 干角大于 60°。这些都是与对侧正常髋关节的对比。这种分类方法的挑战是双侧发病的情况，因为当疼痛髋关节的定位有困难，或者存在复杂的三维畸形时，没有合适的放射线片进行对比 [18]。

病因学

目前，引起 SCFE 的原因基本上是未知的；然而，SCFE 的一些特点使我们可以洞悉某些可能的病因。这些患者中的许多人体重指数较高，并有内分泌疾病的临床证据。在这种情况下，机械因素（包括相对于骨骼成熟而言，患者的体型较大）可能起作用。一些人提出在软骨 - 骨界面处包绕骺板的软骨膜环很薄，并且它对剪切力的抵抗能力降低 [19,20]。通过 CT 成像，人们已经对股骨近端和髋臼的形态进行了大量的研究。据报道，股骨近端的后倾在 SCFE 中更为常见 [21]，而髋臼的形态是正常的 [22]。其他解剖学变化包括作者团队观察到的一项有趣的现象，即髋臼内陷在这些患者中更为常见。最后，据报道，患侧股骨近端的倾斜度大于健侧（患侧 11°，健侧 5°），这可能使 SCFE 更容易发生 [23,24]。所有这些因素，加上这些患者的体型较大，可能在 SCFE 的发展过程中发挥了机械作用。

内分泌因素已被广泛研究，因为许多患者都具有较大的体型和性腺功能减退的特征。此外，报道称内分泌异常（如甲状腺功能减退 [25-27]，应用生长激素 [28-31]，肾衰竭 [32,33] 并伴有颅内肿瘤全垂体功能减退 [8]，以及甲状旁腺功能亢进 [34]）是 SCFE 的危险因

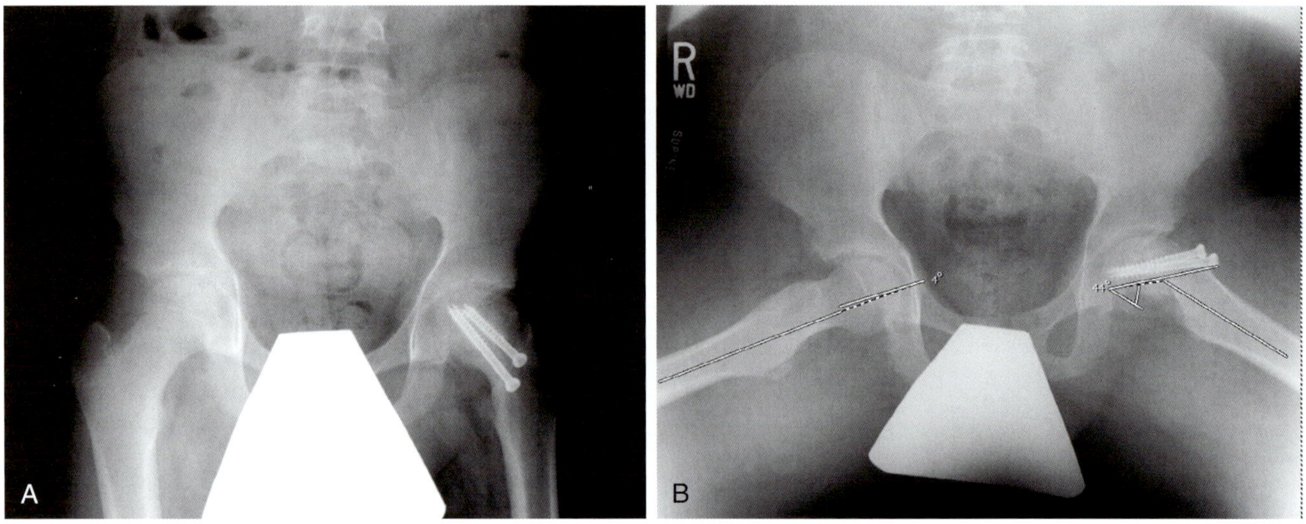

• **图 40.2** Southwick 放射线分类。这种方法测量了股骨干轴线和骨骺轴线之间的夹角。左侧股骨头骨骺滑脱患者行螺钉内固定后的正位（A）和蛙式侧位（B）X 线片。在蛙式侧位上，绘制两条线，一条线为股骨干轴线，另一条线为骨骺轴线。骨骺轴线的绘制方法是：画出垂直于骨骺前、后点连线的垂线。Southwick 角是异常侧夹角与正常侧夹角之间的差。在这个例子中，Southwick 角为 40°，属于中度。轻度：＜ 30°；中度：30～60°；重度：＞ 60°

素。这些患者通常在 10 岁或 10 岁之前发病 [8]。许多年轻时患有 SCFE 的患者都是首次被评估为内分泌疾病，结果诊断为甲状腺功能减退。小于 10 岁或大于 16 岁的患者需要进行非典型 SCFE 和内分泌检查的可能性是正常人的 4 倍，尤其是甲状腺和生长激素缺乏的检查很重要 [35]。

临床表现

SCFE 患者通常有两种典型的临床表现。较常见的表现包括隐匿发展的髋关节和大腿或膝关节疼痛，并且常常为偶发的。症状随活动加重，随休息好转；疼痛的特征通常被描述为持续性疼痛，而不是剧痛。当仅有大腿和膝关节疼痛而没有髋关节疼痛时，通常会导致诊断延迟，因为这会分散医生对髋关节的注意力，并可能导致稳定型滑脱变成不稳定型滑脱 [36,37]。任何青少年出现大腿或关节疼痛，尤其是在超重个体中发现足部外旋角度增大时，提示医生这种诊断的可能性（图 40.3）。这是稳定型 SCFE 患者的临床表现；作出诊断是至关重要的，因为采用原位固定治疗稳定型滑脱的结果明显好于不稳定型 SCFE。

慢性 SCFE 患者的体格检查是典型的。表现为足部外旋角度增加，常常由于骨骺向后方滑脱使外展肌长度减少，导致外展肌相对无力，从而导致单腿站立试验阳性。患者仰卧位进行髋关节检查时，可以发现在试图屈髋的过程中出现了典型的“强制外旋”现象（图 40.3），即患者在屈髋过程中无法将髋关节保持中

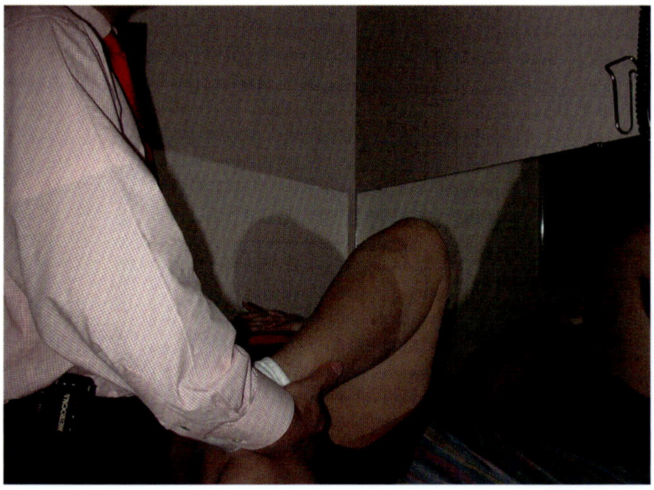

• **图 40.3** 股骨头骨骺滑脱患者的典型临床表现。髋关节屈曲时出现强制外旋

立位，而是出现明显的髋关节外旋。在 Southwick 角严重增大的 SCFE 病例中，患者可能无法将髋关节屈曲到 90°，通常只能屈曲到 60°，并且会出现腹股沟前方疼痛。

不稳定型或急性和慢性 SCFE 表现与髋关节骨折非常相似，患者处于急性痛苦中并有明显的髋关节症状。受影响下肢的任何尝试性运动都会导致明显的恐惧和疼痛。患者无法起床，只能通过担架和救护车运送。

影像学表现

慢性 SCFE 患者在 AP 片上有一些关键特征。为

明确诊断，必须拍摄 AP 和蛙式侧位片；而且，应同时拍摄对侧髋关节，以明确对侧是否也存在 SCFE。

AP 片上的表现可能并不明显[38]。沿股骨颈的外侧面画出的切线，在正常情况下与骨骺的外侧相交。如果二者不相交，则可以明确 SCFE（图 40.4）。其他的表现包括轻度增宽且不规则的骺板[39,40]。由 Steel 描述的干骺端重叠征是由于股骨颈和向后脱位的骨骺相互重叠导致的[41]。图中蛙式侧位片证实了 SCFE，显示干骺端骨骺向后移位；这是识别这种情况的最佳放射线片（图 40.5）。在慢性 SCFE 中，可以看到移位的骨块。虽然也有其他的 X 线片拍摄方法已经被描述，包括真正的侧位 X 线片，但是这些拍摄方法并不常用，并且通常难以获得，尤其是当患者超重时。

SCFE 的诊断通常不使用 CT。然而，CT 在治疗后的以下几种情况中有很大的用途，包括明确骺板是否已经愈合，植入物是否穿入关节以及 AVN 的情况。

在不稳定型 SCFE 的临床表现延迟出现的情况下，为了明确骨骺是否仍存在血液灌注，偶尔可以采用同位素锝进行骨扫描。超声波在北美地区的使用是非常有限的；然而，在欧洲超声被用于帮助识别由关节积液定义的骨骺不稳定[42]。MRI 在 SCFE 的诊断中的作用是有限的；然而，在作者的实践中，当评估骨骺的灌注时，特别是当不稳定型 SCFE 的临床表现延迟出现时，可以使用该方法。此外，在临床症状提示为 SCFE 但无影像学特征的情况下，MRI 可能能够识别先兆 SCFE。

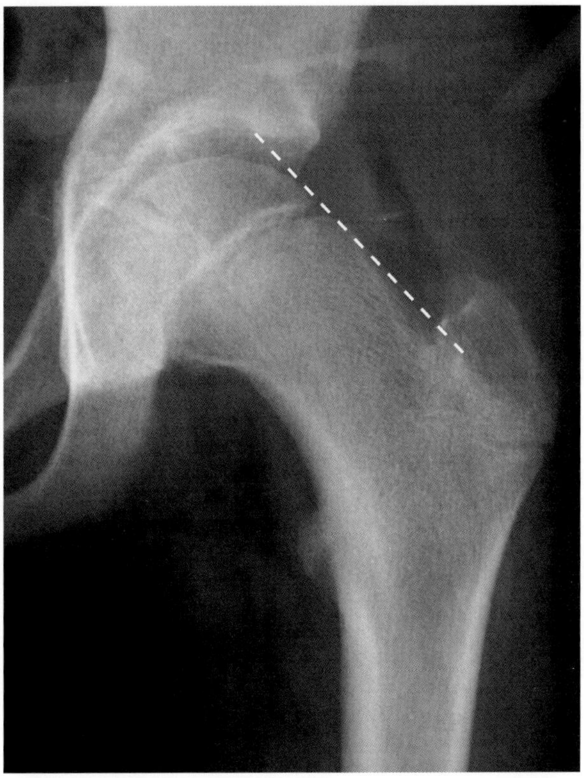

• **图 40.4** Klein 线：在骨盆 AP 片上，沿股骨颈外侧面画出的一条线。当 Klein 线不与骨骺相交时，表明股骨头骨骺滑脱，如图所示

治疗

稳定型 SCFE 的传统治疗方法是原位固定。这种方法经受住了时间的考验，需要的手术时间短；它通常会导致良好的结果，有助于骺板闭合，并保持骨骺相对于干骺端的位置。其他方法包括骨钉骨骺融合

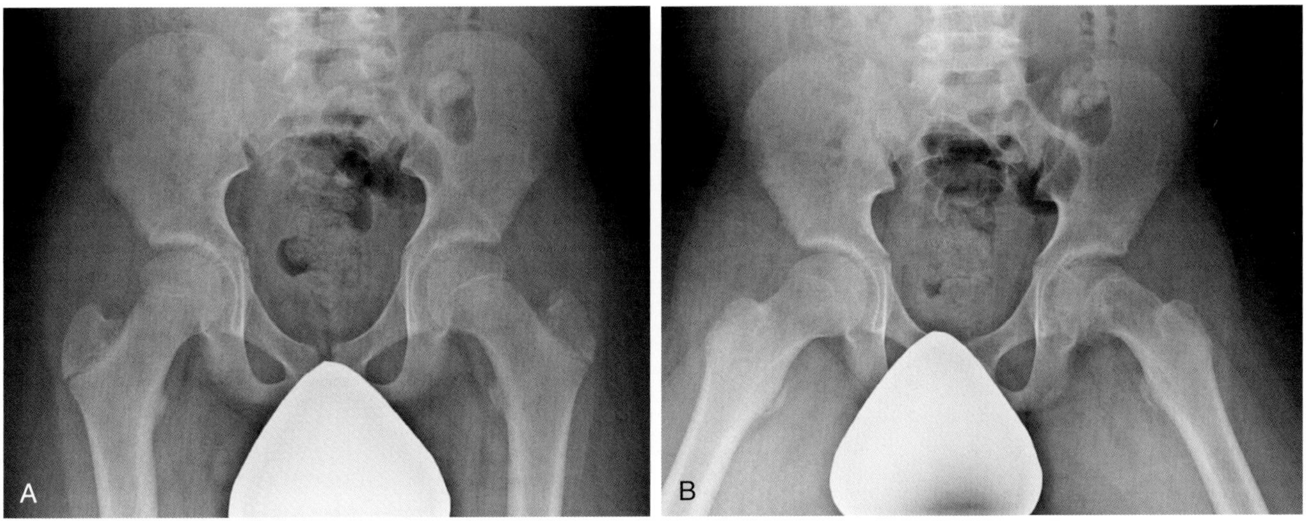

• **图 40.5** 应用蛙式侧位骨盆 X 线片可以明确 SCFE。AP 片提示 SCFE（A）；然而，蛙式侧位显示骨骺向后滑脱，可以明确 SCFE。应注意，鉴于 SCFE 慢性发作的特点，蛙式侧位中可以看到后方重塑的骨组织（B）

术、石膏固定和切开复位。然而，目前最常见的治疗方法是原位固定。

对于原位固定，患者可以躺在可透视的手术台上或骨折牵引床上（作者的首选方法）。拍摄髋关节X线片，以确定切口位置。如果采用骨折牵引床，应将患者置于仰卧位，对侧髋关节完全外展，以便透视（图 40.6）。髋关节 AP 片辅助下在皮肤上画出股骨颈轴线，其通过骨骺中心[43]。之后拍摄侧位片，将导丝放置在皮肤上，并使之与计划进入股骨头中心的螺钉在同一条直线上。这通常从股骨颈的前方开始，尤其是在存在明显畸形时。皮肤上这两条线的交点就是皮肤切口的位置；之后做一个长度为 1 cm 的小切口。

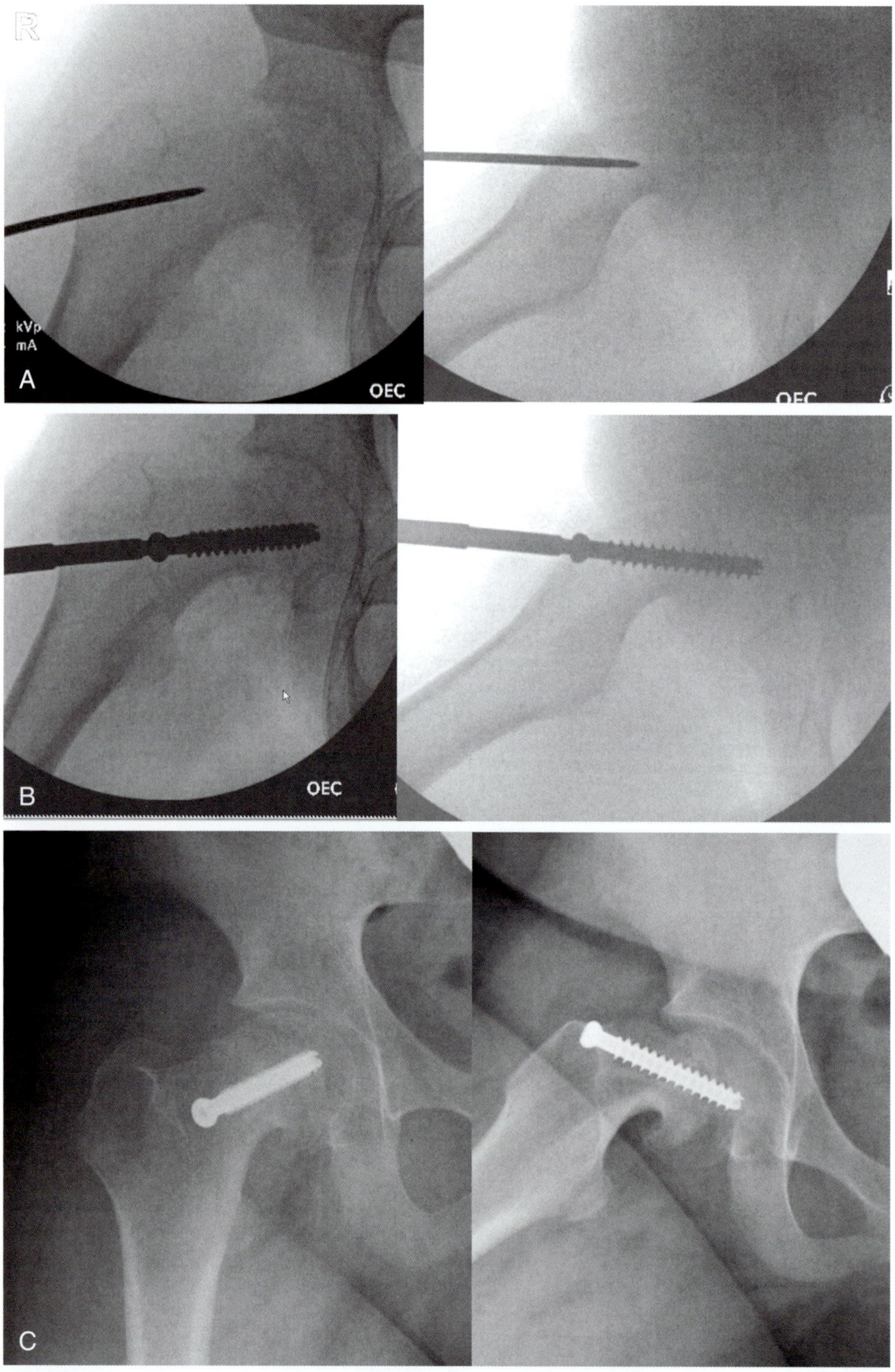

• **图 40.6** 在骨折牵引床上经皮穿针固定股骨头骨骺滑脱技术。(A) 在 AP 和侧位片上绘出股骨颈轴线交点并确定皮肤切口后，将导丝置于 AP 和侧位投影上的股骨骨骺中，并确保其位于股骨头的中心。(B) 在测量长度后，将一个全螺纹螺钉穿过骺板植入骨骺，保证至少有 4 个螺纹穿过骺板。(C) 随访的 X 线片显示骨骺在最初固定的位置愈合，患者症状消失

透视下，将一枚较大的止血钳穿过软组织置于股骨颈起点的前方。作者通常首先使用侧位片来确定进针的位置，并穿入 6.5 mm 或 7.3 mm 空心钉系统的导针，该导针置于相对于股骨颈上下缘的中心位置。导针与皮肤上的画线成一条直线，这里所说的皮肤上的画线是指拍摄髋关节正位时所绘制的股骨颈轴线在皮肤上的投影。侧位片用于辅助将导针钻入股骨头中心，直至软骨下骨。

接着，需要确认导针在正位和侧位放射线片上的投影位置都是良好的。测量螺钉的长度。钻开前方骨皮质。接下来，将一根全螺纹的 6.5 mm 或 7.3 mm 不锈钢螺钉沿导针拧入，直至软骨下骨。螺钉应置于股骨头的中央，以便获得最大程度的支撑；这是一种安全的方式。最终应该有 4 个螺纹穿过骺板。植入后，可以将导针向后拉一点，以便在透视下可以看清螺钉的尖端。接下来，对髋关节进行全方位的活动，确保螺钉植入骨骺并且没有穿入关节内 [44]。

因为骨骺随着时间的推移移动缓慢，应该相对稳定，所以稳定型 SCFE 通常需要单螺钉固定。如果使用第 2 枚螺钉，则应将初始螺钉置于骨骺中央；然后可以将第 2 枚螺钉放置在骨骺的外围，优先放置在骨骺的下方，以保持骨骺的血供。如果骨骼较小，那么可以使用较小直径的第二枚螺钉（5.5 mm 或 4.5 mm）。

患者的术后管理因中心而异，但通常包括短时间使用拐杖，持续 6 周，之后完全负重。这有些武断，拐杖很可能是不需要的。然而，这能够让孩子的活动慢下来，在这段时间内骺板可以愈合。骺板愈合所需的时间取决于许多因素，包括患者的年龄和滑脱的角度。畸形更严重的年轻患者需要更长时间才能愈合。重要的是，患者在原位固定后疼痛有明显好转，因为骨骺的恰当固定能使症状消失。如果术后症状没有好转，必须怀疑稳定性不够或随着时间的推移出现了螺钉松动。

不锈钢螺钉是作者的首选，因为钛螺钉的螺钉帽在取螺钉时容易折断。使用空心螺钉进行原位固定时，当螺钉位于骨骺中心 [45] 又或位于后下方 [46] 时效果最好。通常，使用一枚螺钉即可，多个研究已经证明其效果非常好。对采用 1 枚、2 枚或 3 枚螺钉或克氏针固定的 114 个髋关节进行随访发现，螺钉或克氏针相关并发症的发生率与针或螺钉的数量直接相关。研究者建议，对于稳定型 SCFE 应采用单根克氏针或单根螺钉固定 [47]。一项类似的研究表明，单根螺钉固定的总体优良率为 91%，而多根克氏针固定的总体优良率为 74%[48]；其他关于单根螺钉的研究结果与之类似 [49-51]。

螺钉的位置与进一步滑脱是相关的；螺钉位于中心是最理想的 [46]。偏心植入的螺钉与滑脱进一步进展直接相关 [45,49]。螺钉植入的位置可能与并发症有关，如穿入关节，可能导致软骨溶解，这一现象是 Walters 首先描述的 [44]。螺钉放置后对髋关节进行活动是很重要的，以确保螺钉位于软骨下。用于明确螺钉植入位置是否安全的其他方法包括：通过空心螺钉注射造影剂，观察造影剂是否进入关节 [52]，或者进行关节镜检查 [53]。螺钉的起点不应在小转子的远端，因为这会增加转子下骨折的风险 [49,54-56]，可能导致严重的畸形愈合或骨不连以及 AVN。如果螺钉被植入的位置过于靠前，可能会发生螺钉撞击 [57]。因此，螺钉的起点越远越应该引起注意，尤其是在有明显畸形时，因为此时螺钉的起点一般需要更靠近股骨颈的前方。

其他用于稳定型滑脱的手术技术包括骨钉骨骺融合术，通过钻孔和刮除，去除一部分残留的骺板，之后将取自髂嵴的自体骨做成骨钉并穿过骺板，以实现骺板融合或愈合。这种技术可以使用金属螺钉作为补充，可用于稳定证和不稳定型 SCFE。包括 Heyman 和 Herndon 在内的许多学者都描述过这种技术 [58]。这种技术的适应证有些局限，但可能包括存在严重畸形的延迟愈合患者。一般来说，对于典型的稳定型 SCFE，它并不是常规的手术方式。

不稳定型股骨头骨骺滑脱

不稳定型 SCFE 的症状类似于髋关节骨折：患者无法负重，因疼痛导致非常痛苦。任何腿部的动作都会引起严重的恐惧和疼痛。患者仰卧位时，髋关节通常处于外旋位，腿部“滚木”会导致明显的疼痛。放射线片上通常显示中度或重度 SCFE。有时，骨盆 AP 片显示骨骺复位后，可以尝试进行蛙式侧位的拍摄。AP 和蛙式侧位的结果可能存在差异，AP 上显示明显移位而蛙式侧位显示已经复位，这种差异不应妨碍 SCFE 的诊断。

围绕不稳定型 SCFE 的治疗有相当大的争议。传统的治疗方法是将患者放在骨折牵引床上或可透视的手术台上，进行原位固定，这种方法偶尔会使骨骺复位。虽然这通常会导致良好的结果，但 AVN 的发病率可能很高，随后的 FAI 可能会导致残余疼痛，并可能导致早期骨关节炎（图 40.7）。最近，已经提出了

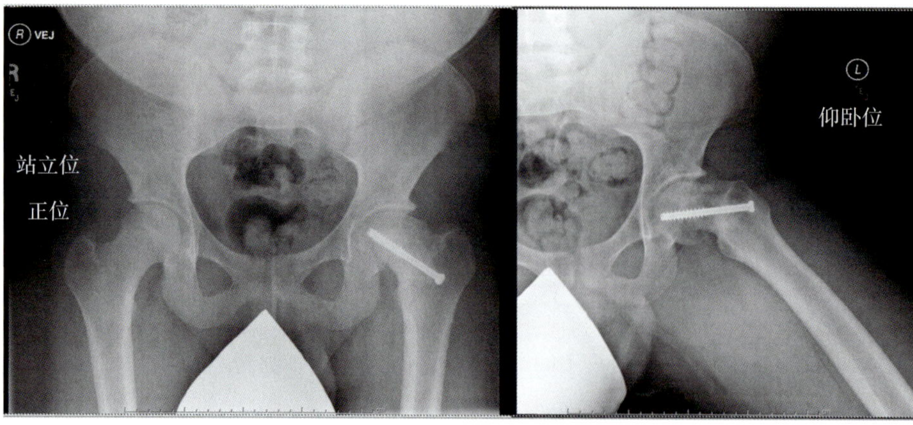

• **图 40.7** 轻度 SCFE 行原位固定后出现 FAI。3 年前，左髋关节轻度 SCFE，行原位固定。AP 片（A）显示股骨颈短缩，在股骨头颈交界处有一些变化；侧位片（B）显示了股骨头屈曲和外旋时的撞击

更积极的外科治疗方法来安全地复位骨骺，而且不会导致给骨骺供血的血管产生张力，并降低残余畸形的发生率，以防止 FAI[16,42]。

不稳定型 SCFE 要避免的主要并发症是 AVN（图 40.8）。外科医生关于各种因素（包括手术时机和手术技术的选择）的决定可以使其最小化。评估和治疗患有不稳定型 SCFE 的患者是一种被公认的紧急情况。然而，患者去手术室所需的紧急程度有些争议。大多数人认为，当手术室有合适的手术团队时，早期干预和立即手术治疗是有用的。Peterson 和他的同事报告称，当患者在 24 h 内被带到手术室时，AVN 的发病率为 7%，而在 24 h 后开始治疗的 AVN 发病率为 20%[13]。同样，Aadalen 和他的同事报道，在 24 h 内开始治疗的 AVN 发病率为 0，在 24 h 后开始治疗的 AVN 发病率为 18%[59]。相比之下，Loder 和他的同事发现，患者在 48 h 内被带到手术室与 48 h 后相比，没有表现出差异；事实上，48 h 后的 AVN 更少[60]。这些研究中可能涉及多种因素，包括相对较少的患者数量以及不同的复位及手术固定技术。证据表明，骨骺的灌注取决于骨骺脱位的程度，而 AVN 的风险取决于复位的方法和血管张力。Maeda 及其同事通过 1 例不稳定型 SCFE 患者证实了骨骺再灌注是存在的，该患者在骨骺复位前后均进行了选择性血管造影[61]。

当人们接受这样一种理念，即 SCFE 发生时骨骺的血供是完整的，并且应该进行有组织的安全的复位以维持灌注时，则应该进行开放手术。当人们再考虑到未复位的骨骺会增加 FAI 时，以安全的方式复位骨骺则变得更有说服力，因为其可以避免以上两种并发症的发生。

关于 AVN 何时发生、其原因和避免这种潜在的灾难性并发症的方法还没有得到完整的回答。最近的证据表明，有几个因素在起作用，其中许多因素可以由外科医生控制。Herrera-Soto 和他的同事研究了 13 例单侧不稳定型 SCFE 患者，显示与健侧髋关节（23 mm）相比，患侧囊内压力增加（患侧髋关节为 48 mm）；随着手术等操作，压力增加到了 75 mm[62]。因此，一

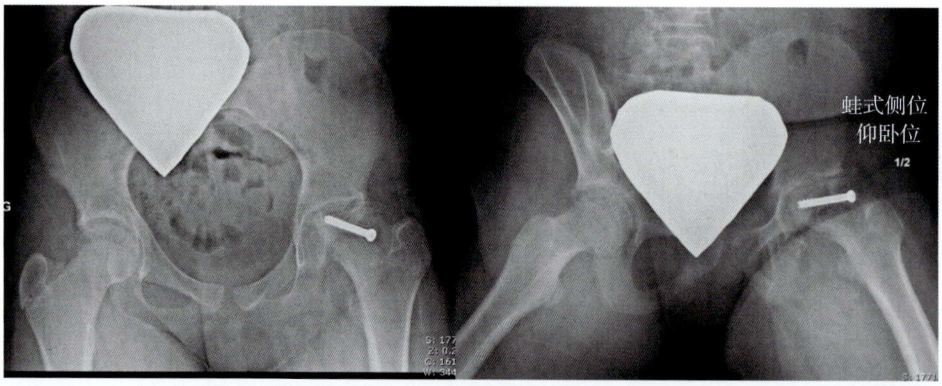

• **图 40.8** SCFE 引起的 AVN。左髋关节不稳定型 SCFE 行固定后，可见股骨头塌陷。使用了 2 枚螺钉进行原位固定。由于 AVN 和股骨头塌陷，其中 1 枚螺钉穿出股骨头，因此已经被移除

些人采纳了原位固定后关节减压的概念。

闭合复位和切开复位仍然是一个重要而迫切的话题。传统的闭合原位固定方法仍然是金标准；所有新技术都应该与此相比较。原位固定的倡导者认为，该技术适用于所有外科医生，对大多数没有后续 AVN 的患者非常有用，并且当与囊内减压结合使用时可能更有效。主张采用更积极的方法的人建议，采用安全的开放式髋关节手术进行解剖或接近解剖的复位，可以提供更可控的复位，以保持骨骺血供，同时消除后续 FAI 的风险。

原位固定治疗不稳定型股骨头骨骺滑脱

传统的原位固定方法仍然是北美地区治疗 SCFE 最流行的方法。这是一个简单、直接的外科手术，不需要大量的时间或设备。应该考虑这种技术的三个重要特征。首先是骨骺的复位。一般来说，大多数医生都是在没有正式复位的情况下将腿放在手术台上的。由于骨骺的不稳定性，可以间接地使部分急性脱位复位，防止对支持带血管的过度牵拉。第二个因素是固定螺钉的类型和数量。一般认为，对于不稳定型 SCFE，单根螺钉不足以实现骨骺的稳定。作者和许多人建议在进行原位固定时使用 2 枚螺钉。第 1 枚螺钉应放在股骨头中心，另一枚螺钉放在其下方（图 40.9）。应该有 4 个螺纹穿入骨骺。透视检查螺钉，以确保它们没有进入关节。在这个方案中，使用大口径克氏针或正式的髋关节切开术进行髋关节减压非常有帮助。另外，其他人还使用了各种各样的技术在固定后打开关节囊，并且证实 AVN 的发生率在总体上有所下降。Gordon 和同事采用急诊闭合复位，2 枚螺钉原位固定，并行关节囊切开术后，16 例患者中仅有 2 例出现 AVN（12.5%）。他们更近期的研究表明，在连续的 28 例患者中，AVN 的发病率同样较低（14.2%）[63]。

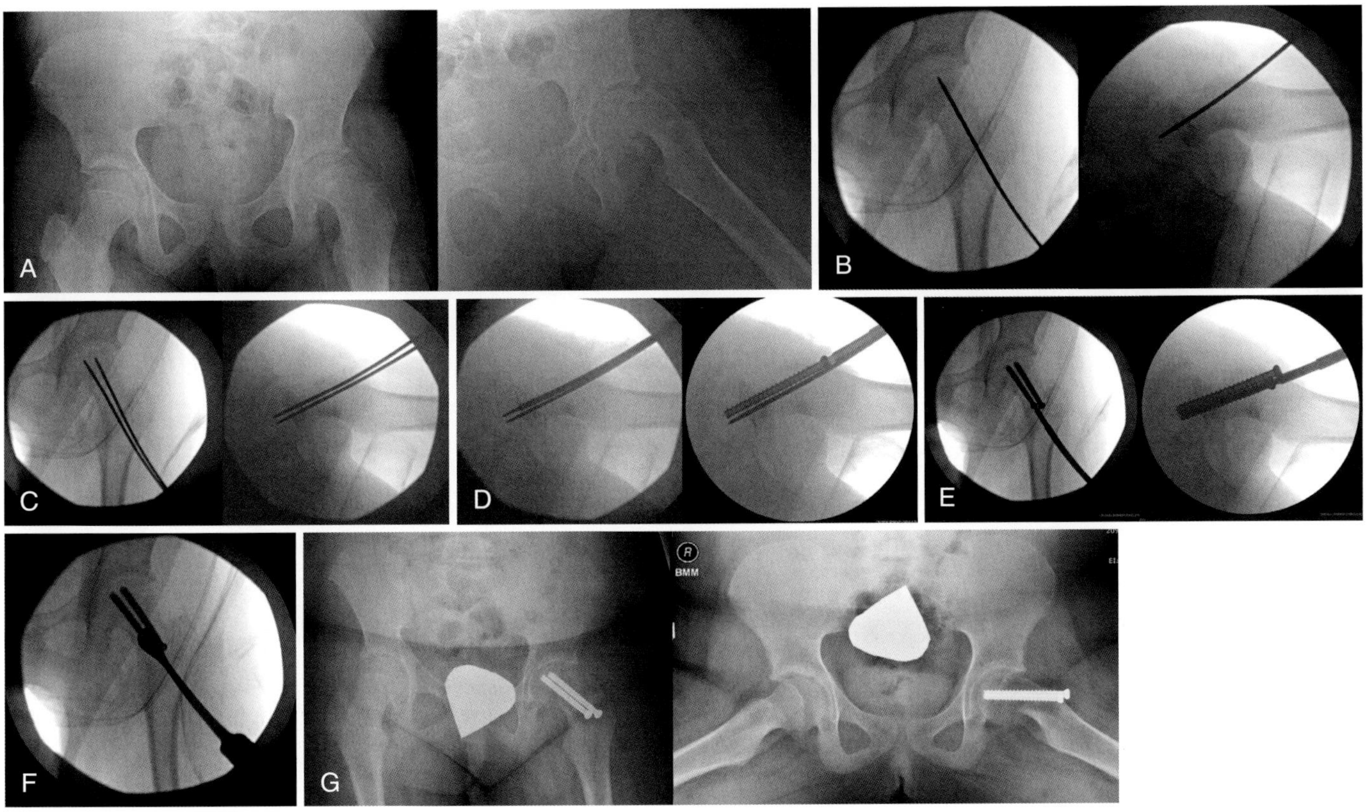

• **图 40.9**　左侧不稳定型 SCFE 固定手术。（A）手术时，髋关节轻度复位，将髋关节屈曲至 60°，并内旋至刚刚超过中立位。透视显示骨骺复位良好，将导丝沿着皮肤放置，使其与股骨颈和骨骺在正位（anteroposterior，AP）和侧位片上的投影一致。（B）第 1 根导针穿入股骨头中心，第 2 根刚刚在其下方穿入。（C）两根导针植入到位，位置良好。（D）沿着导针进行攻丝到骺板水平，随后植入螺钉，第 1 枚沿着中心导针植入。（E）第 2 枚螺钉在透视引导下植入。（F）螺钉植入好后，采用 Cobb 骨膜剥离器沿股骨颈前方行关节囊切开术。（G）在 1 年的随访中，AP 和侧位片显示骨骺纠正的位置保持良好，并且没有 AVN 的证据。请注意左下肢轻度不等长

切开复位治疗不稳定型股骨头骨骺滑脱

多年来，人们提出了各种切开复位技术，并使小儿髋关节外科医生对不稳定型SCFE的治疗产生了更大的兴趣。Dunn描述了一种最初的技术，他采用前方入路描述了一种从外侧进行股骨颈梯形截骨的方法[64]。Dunn和Angel后来描述了一种对脱位股骨头进行开放复位的方法，通过切除一些股骨颈的骨质来复位骨骺，从而实现复位骨骺的同时避免产生血管张力[65]。他们报告了以这种方式治疗的73例患者中，11例（15.1%）发生AVN, 13例（17.8%）发生软骨溶解[65]。其他人描述了通过短缩股骨颈以减轻血管张力来实现相同目标的类似方法[66-72]。

改良的Dunn技术是由瑞士的Ganz和他的同事开发的。最近，他们在将患者与波士顿的一组患者合并后发表了他们的研究成果[16]。该技术背后的理论包括以下内容：① SCFE之后骨骺的血供是完整的；②通过控制性的外科脱位技术可以最好地保持这些重要的血供，同时可去除后方和内侧骨痂或缩短股骨颈并复位骨骺；③所有不稳定的滑移都是以慢性滑脱急性发作的方式发生的，因此存在后方和内侧骨痂，需要将其去除，以防止骨骺复位时支持带血管上的过度张力。作者将他们的患者与来自波士顿儿童医院的一组患者进行了合并，并报告了总共40例稳定型和不稳定型SCFE患者，其滑移角几乎完全矫正；没有患者出现AVN或软骨溶解[16]。

手术采用髋关节外科脱位技术（图40.10A）。将患者置于侧卧位，患髋朝上，并采用标准的外科脱位入路[73]。分离梨状肌和臀小肌之间的间隙，以保持骨骺血供。Z形切开关节囊，此时使用克氏针将骨骺原位固定，从而使圆韧带被切断后，能够将完整的骨骺、干骺端与股骨近端从髋臼中脱位（图40.10B）。脱位后，骨骺和干骺端完全可视。仔细地手术解剖后，将克氏针移除，之后可将骨骺向后方脱位。

Ganz等描述了通过软组织解剖以允许骨骺活动的方法[73]；在隆突线水平上对稳定的大转子近端进行截骨，形成一个延长的支持带软组织瓣，从而允许骨骺安全地向后方脱位（图40.10C）。然后，将这个骨块从骨膜上锐性剥离下来。切开股骨颈前方的骨膜，进行软组织剥离，从而使骨骺向后平移的同时，保持其血供（图40.10D）。这一方法使股骨近端完全显露。在这里，Ganz描述切除内侧和后方骨痂。这使股骨颈恢复了它的自然形态。之后，骨骺可以复位到一个良好的位置，而且不会对血管产生张力。

作者以两种方式对这种技术进行了适度的修改。首先，如果骨骺的活动度足以显露股骨颈，则仅需要切开内侧骨膜，并在股骨颈内侧进行周向剥离，而骨膜的外侧仅需剥离至前外侧角。第二个区别是短缩股骨颈的附加步骤，以允许骨骺复位，同时避免产生张力（图40.10F）。一旦骨骺向后方移动之后，这一附加步骤就是作者接下来所做的第一步。根据作者的经验，没有出现过过度短缩，也没有发现半脱位。开始时短缩量通常为1.5 cm，当试图复位骨骺时，可根据软组织的张力增加短缩量。

Parsch和同事提出了另一种复位骨骺同时避免AVN的方法[74]。他们描述了一种开放式前入路关节切开术，使用食指在干骺端上施加轻微的前后方向的直接压力，可减少SCFE的急性成分。该技术已在连续67例SCFE患者中进行了描述和报道；58例为不能负重的典型不稳定型SCFE，另外9例根据超声诊断的髋关节积液也被认为是不稳定型的。共有3例（4.7%）发展为AVN：2例为中度SCFE, 1例为重度。

对侧髋关节的预防措施

对侧SCFE的发生率在20%～25%，年轻患者的风险最高[75,76]。当面对非常年轻的患者单侧滑脱时，对侧就需要预防性固定。关于预防性固定的争论是，在65%的患者中是不必要的，并且在此过程中存在将螺钉插入髋关节腔的危险。赞成对侧预防性固定的观点包括：①当前，双边滑脱的发生率高达25%；②某些患者可能是不稳定的，AVN的风险更高；③这是一种相当简单的手术技术。对于患有严重内分泌系统疾病的患者（包括肾脏疾病的患者）是否应进行对侧固定，几乎没有争议[8,77]。对于骨骼未成熟的患者争议更多。Stasikelis使用牛津骨龄评分作为预测对侧滑脱的方法。牛津骨龄评分分析髂骨、三角软骨、股骨头、大转子和小转子的成熟度，并对这些分数求和。较高的分数表明骨骼成熟（范围为16～26分）。在得分为16分的患者中对侧SCFE的发生率为85%，得分为21分的患者中为11%；得分为22分或以上的患者没有出现对侧滑脱[78]。之后的学者仅使用了三角软骨，并证实三角软骨闭合后，对侧滑脱的风险很小[79]。很多学者使用具有许多假设的统计分析，试图得出结论，以确定预防性固定是否合适。尽管这些使用了复杂统计学方法的研究做得很好，但是研究人员很难达成共识。

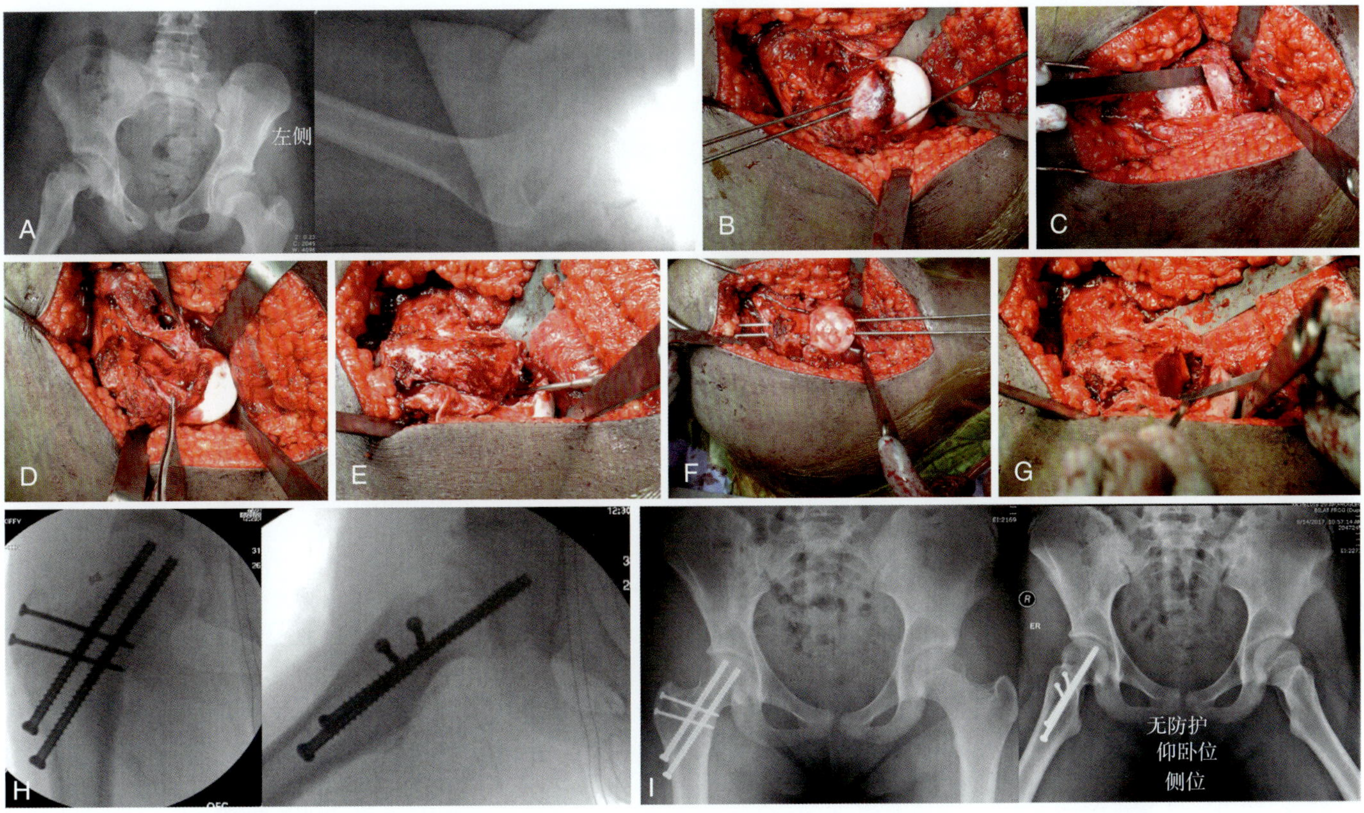

• **图 40.10**　SCFE 切开复位术。(A) 右侧不稳定型慢性 SCFE 急性发作的正位片和侧位片。(B) 采用由 Ganz 描述的标准外科脱位方法 (改良的 Dunn 技术) 作为髋关节入路。Z 形切开关节囊后，对骨骺和干骺端进行原位固定，并从髋臼内脱出。一个神经拉钩被放在支持带软组织袖套旁边，其中包含骨骺的血管。(C) 用骨刀切除大转子的近端部分，小心地从内侧边缘分离软组织。(D) 对内侧骨膜和整个外侧软组织袖套进行骨膜下剥离。(E) 完全显露股骨颈，使骨骺向后移位。在股骨颈的上方和侧面，可以看到软组织袖套内的支持带血管。(F) 股骨颈短缩截骨，去除重塑的骨痂，使用弧形骨刀去除随着时间推移而形成的非常坚硬的后方骨痂。(G) 将骨骺逆行固定在干骺端上，逆行固定是为了方便使用空心钉将骨骺固定到干骺端时能够有恰当的位置。向外侧皮质方向拔导针，使其尾端刚好位于股骨头软骨面下方。这样可以将骨骺复位到髋臼内，并进行攻丝，为螺钉的植入做准备。(H) 术后即时透视图像显示骨骺复位和固定良好。(I) 术后 2 年，没有缺血性坏死或软骨溶解的迹象，髋关节在整个活动范围内没有疼痛

作者的做法是对所有易于观察到的三角软骨未闭合的患者进行对侧固定 (图 40.11)。对于三角软骨开始闭合或已经闭合的患者，作者一般不会进行对侧固定。

外翻型滑脱

如前所述，SCFE 通常指干骺端骨骺的后移，并伴有骨骺向下方移位。然而，偶尔会出现骨骺向上方和后方移位；这被称为外翻型 SCFE[51,80,81] (图 40.12)。更少见的情况是骨骺向前方滑脱 [82,83]。股骨的过度前倾更容易导致外翻型 SCFE[80-82]。

临床表现与典型 SCFE 的髋关节疼痛相似；患者通常表现为稳定型 SCFE 并且具有行走能力。体格检查并没有显示出强制外旋，而是由于骨骺的解剖位置导致内收受限。对患者的评估应包括 AP 和蛙式侧位片，在这些放射线片可以看到，蛙式侧位上骨骺向后滑脱，但在 AP 上骨骺呈现外翻或位于侧方。原位固定通常效果良好；然而，固定过程中需要小心，因为与典型滑脱相比，螺钉的起始位置更靠近内侧，必须保护血管神经束 [84]。

并发症

SCFE 可导致多种具有挑战性的并发症，包括软骨溶解、AVN 和 FAI。

软骨溶解

软骨溶解被定义为关节间隙减小到 3 mm 或更小，或相对于健侧关节间隙减小 50%。患者表现为 ROM 降低，髋关节处于外旋、屈曲和外展位。髋关节的活动受限，当试图活动髋关节时，出现继发性疼痛。

软骨溶解 (图 40.13) 的发生率范围很广，为

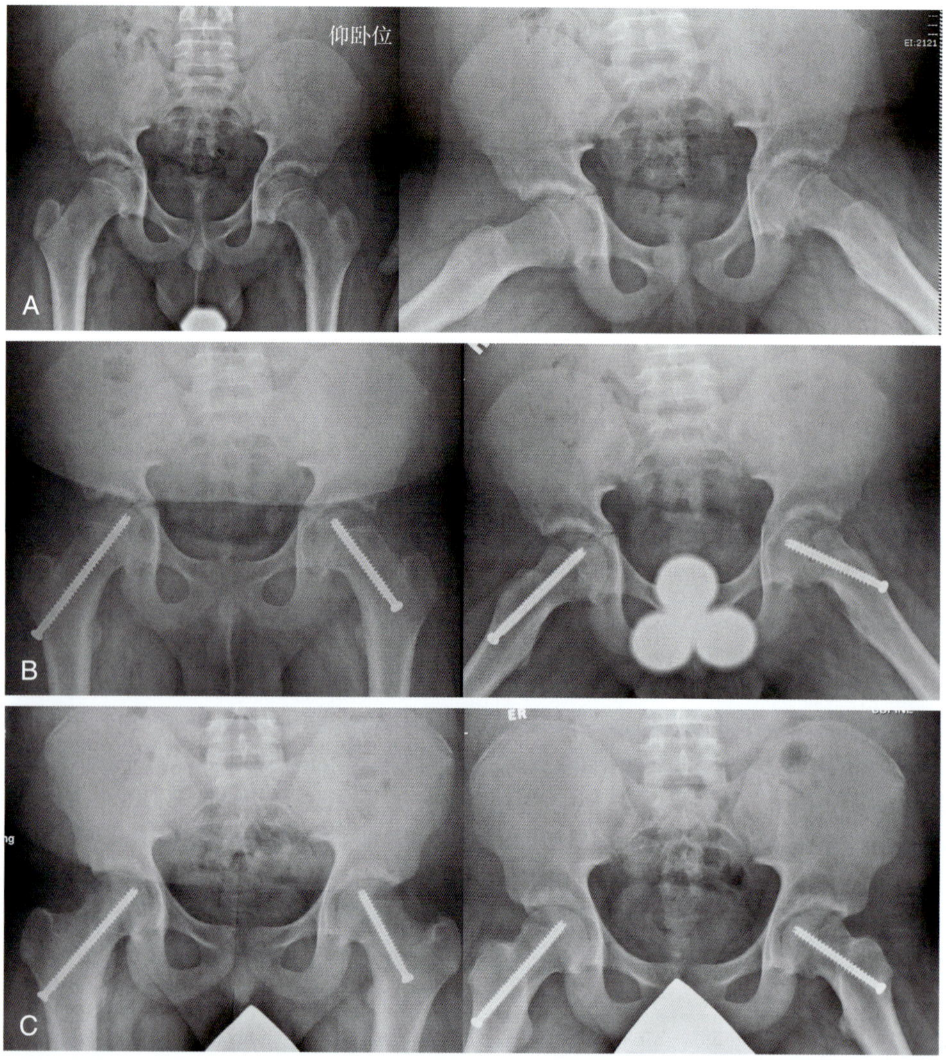

• **图 40.11** SCFE 的预防性固定。(A)一名三角软骨未闭合的 12 岁男孩的术前 AP 和蛙式侧位片显示明确的左侧稳定型 SCFE。右髋正位对于 SCFE 存在怀疑。但是，侧位片未显示后方移位，患者无症状，体格检查无疼痛或强制外旋。(B)左髋原位固定、右髋预防性固定后拍摄的 AP 和蛙式侧位片。(C)术后 2 年，股骨近端骺板愈合，患者状况良好

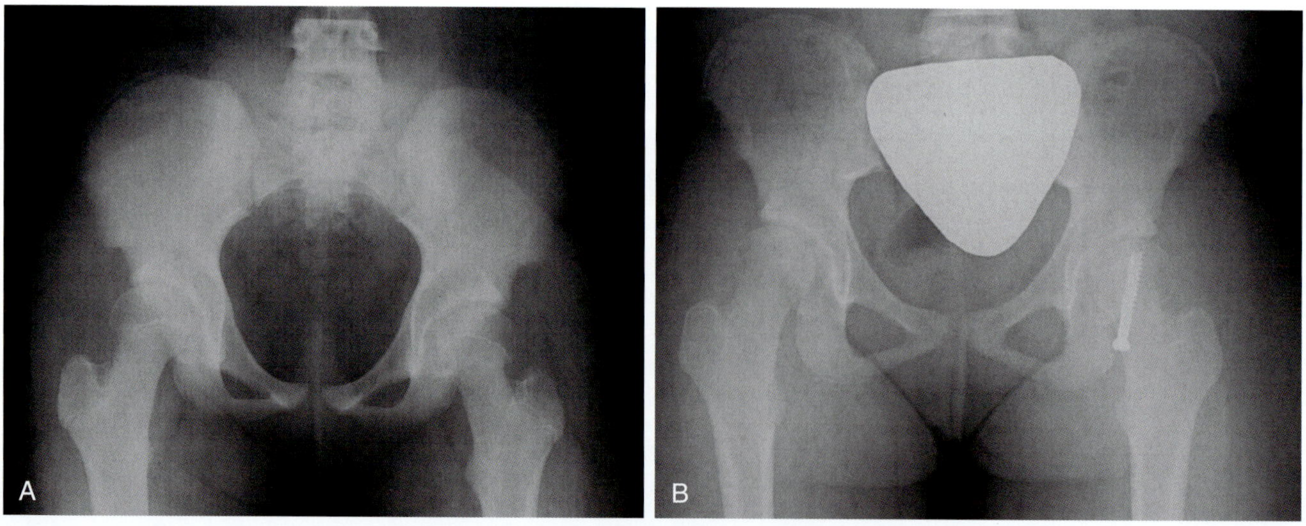

• **图 40.12** 外翻型 SCFE。(A)骨盆 AP 片显示外翻型 SCFE。注意相对于干骺端，骨骺向外上方移位。(B)原位固定后，螺钉在骨骺中的位置良好。注意螺钉的起始位置偏内

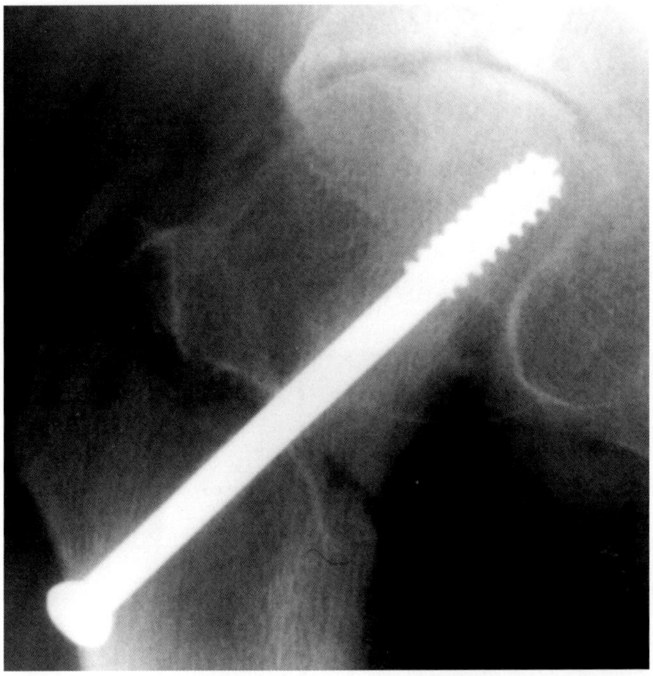

• 图 40.13　稳定型 SCFE 原位固定后的软骨溶解。注意右侧髋关节股骨头表面不规则，关节间隙明显变窄

1.5%～50%[85,86]。在女性和非洲裔美国人中更为普遍，尤其是在早期报道中[87-90]。软骨溶解的原因在很大程度上尚不清楚，但它与内固定物穿入关节有关[44,46]。这会导致自身免疫反应，在一些研究中通过免疫球蛋白分子的增加得到证实[91,92]，尽管其他研究表明内固定物穿入和软骨溶解之间没有关联[93,94]。软骨的机械损伤最有可能刺激这种免疫反应；如 Ganz 所述，这种情况是发生在金属植入物上，还是在残余畸形的 FAI 中，还是有争议的[73,96-98]。

软骨溶解的治疗面临许多挑战。试图改善疼痛和活动受限的努力收效甚微。治疗开始于明确诊断并排除了感染性原因引起的疼痛；髋关节感染的穿刺检查可能是恰当的。一旦确诊，治疗方案包括用拐杖行走防止髋关节负重、关节活动度练习和使用非甾体类抗炎药。然而，各种外科治疗都有些不成功之处；诸如外固定架牵引、积极的持续被动运动（continuous passive motion，CPM）及次全关节囊切开术等手术已经被尝试过。

缺血性坏死

SCFE 最令人担心的并发症是骨骺 AVN。稳定型 SCFE 进行原位固定时 AVN 发生率接近 0。重要的是，螺钉不要置于骨骺的外上方区域，以避免影响该区域的血供。与稳定型 SCFE 相比，不稳定型 SCFE 与 AVN 的高发病率相关，高达 47%[60]。AVN 可能表现为部分或全部的股骨头受累，并表现出各种各样的症状——从非常轻微的疼痛到丧失能力的疼痛伴有僵硬、几乎自动融合的关节。

骨骺的血供已得到充分研究。最可能对血管造成损伤的不是最初的滑脱，而更可能是由于治疗，以及在原位固定期间造成的血管扭结或拉伸。继发于关节血肿的关节内高压也可能导致 AVN。

其他影像学特征包括缺乏骨质减少，因为缺乏血流阻止了骨吸收。在 1 年之内，可见到骨骺的塌陷和破坏[10,99]。通常，在早期，我们没有常规使用更高级的成像技术，例如 MRI 或骨扫描，因为在很大程度上，面对 SCFE 时，AVN 的治疗无效。但是，需要使用工具来全面评估骨骺，并限制其他方法（手术和非手术）引起的塌陷。AVN 的治疗面临许多挑战，也包括许多选择，这可能对部分股骨头受累有效，但对于整个股骨头受累无效。进行截骨术以将股骨头的存活区域转至负重区是恰当的（图 40.14）。当整个股骨头受累、塌陷并伴有丧失能力的疼痛时，髋关节融合是一个可行的方案，总体效果良好[100,101]。

伴随股骨头骨骺滑脱的股骨髋臼撞击症

FAI 可以在 SCFE 原位固定后发生（图 40.15）；它会导致疼痛，尤其是在髋关节屈曲和尝试内旋时出现，并可能导致早期骨关节炎[102]。因为骨骺向后方移位，干骺端会出现凸轮型 FAI，但在 SCFE 中经常出现髋臼后倾，导致钳夹型 FAI。这种撞击会导致髋臼唇和关节软骨病变的发生率很高，很有可能发生早期骨关节炎[103-106]。

当患者出现继发于 SCFE 的 FAI 时，应进行全面的体格检查，以评估患者髋关节的旋转状况和导致症状的屈曲量。包括 MRI/ 关节造影在内的进一步影像学检查对识别关节内病变很重要。作者倾向于在畸形较大时进行屈曲截骨术，必要时进行一些内旋转，但在畸形量较小时仅进行骨软骨成形术。髋关节镜或手术脱位对于识别和治疗明显的关节内病变几乎总是必需的。偶尔，当股骨近端截骨术不能缓解症状时，截骨术和外科脱位会分期进行。

（参考文献参见书末二维码）

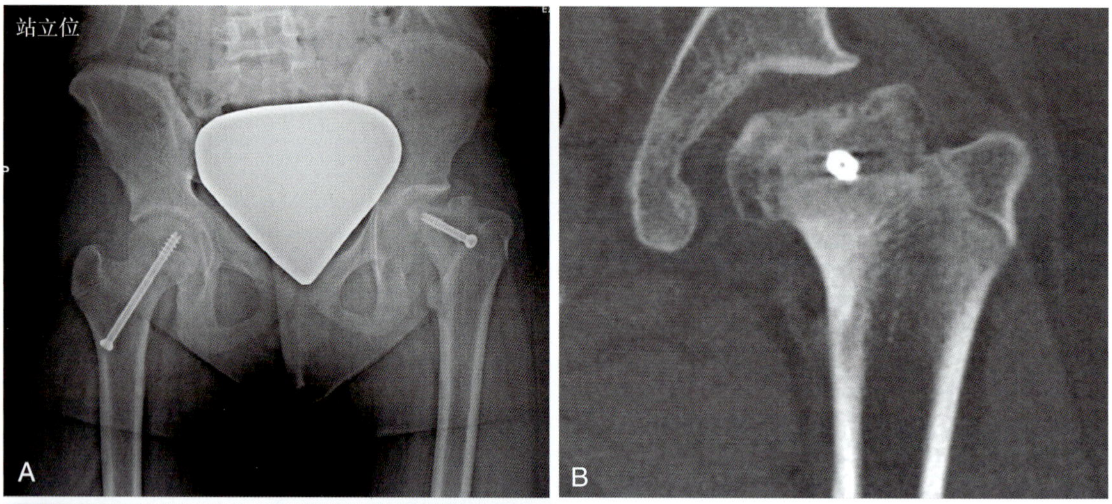

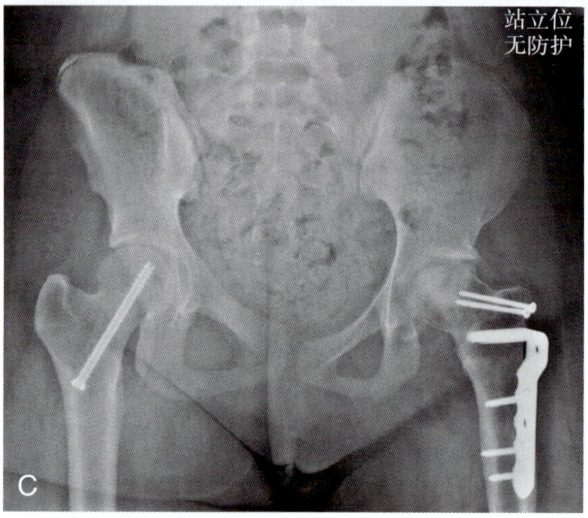

• **图 40.14** 不稳定型 SCFE 后出现 AVN。（A）在外院可能对左侧不稳定型 SCFE 进行了原位固定，股骨头残余塌陷。（B）CT 显示股骨头中央 AVN 和轻度半脱位。股骨头内侧保留了恰当的存活面积。（C）外翻截骨术后 2 年，半脱位和关节间隙在 X 线片上有所改善。更重要的是，患者报告功能有显著改善，症状很少

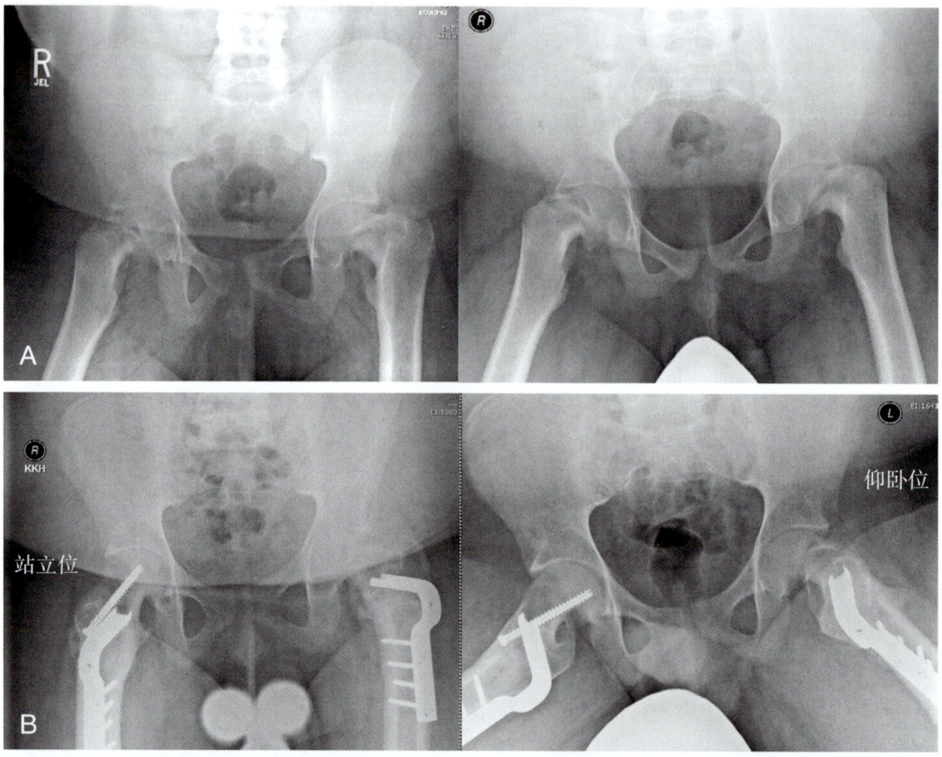

• **图 40.15** SCFE 后的 FAI。（A）骨盆 AP 片和蛙式侧位片显示稳定型 SCFE 未经治疗导致双侧严重的残余畸形。左侧股骨近端骺板融合，而右侧未融合。（B）进行分期去旋转屈曲截骨术后，由于右侧骺板未闭合，进行了内固定。最终股骨头与髋臼的关系恢复良好，股骨头 - 股骨干交界处的偏心距得到改善

第 41 章

儿童和青少年炎症性关节炎

ANTHONY A. STANS, THOMAS G. MASON
（臧俊亭 译 李长胜 刘建国 审校）

关 键 点

- 症状通常是功能丧失而不是疼痛。
- 孤立性髋关节炎非常罕见。
- 自身抗体通常缺失。
- 药物和物理治疗是青少年特发性关节炎（juvenile idiopathic arthritis，JIA）的主要治疗方法。
- 如果药物治疗失败，可能需要手术治疗。
- 滑膜切除术和截骨术很少使用。
- 对于存在关节挛缩和明显运动受限的年轻患者，挛缩松解可能是有帮助的。
- 全髋关节置换术（total hip arthroplasty，THA）是可用于青少年和青壮年终末期关节破坏的最有效的手术治疗方法，通常可显著改善生活质量。
- 仔细的术前计划对于小而变形的解剖结构是必不可少的，这通常需要专门的 THA 组件和器械。
- 应该应用骨量保留技术以方便以后的翻修手术。
- 改善的负重界面延长了 JIA 患者关节置换术后假体的使用寿命。

引言

儿童和青少年的炎症性关节炎（inflammatory arthritis，IA）是一组最终可能影响儿童和青少年肌肉骨骼系统的中轴和四肢关节的疾病。这些情况并不少见，对功能状态和生活质量有很大影响。在这种情况下，如果髋关节受累通常会导致更差的结果[1]。表 41.1 中对比了不同形式的 JIA 的特征。

儿童和青少年 IA 通常归因于 JIA。过去，青少年类风湿关节炎（juvenile rheumatoid arthritis，JRA）一词用于描述许多符合 JIA 诊断标准的儿童；JRA 在很大程度上已被 JIA 取代。JIA 的诊断标准[2]已经在框 41.1 中指出。强直性脊柱炎（ankylosing spondylitis，AS）也可累及周围关节。AS 的诊断标准[3]在框 41.2 中表明。大约 10% 的 AS 患者是在儿童时期被诊断出来的[4]。在少数病例中，银屑病和炎症性肠炎

表 41.1 三种形式的 JIA 的主要临床特征

	少关节型 JIA	多关节型 JIA	全身型 JIA
性别	女性	女性	男性 / 女性
发热	无	无	明显
受累关节数量	0～4 个	＞5 个	至少 1 个
关节破坏风险	低	高	不确定
血清抗核抗体	常见	少见	无
血清类风湿因子	少见	偶见	无

框 41.1 JIA 的诊断标准[2]

临床特征

- 16 岁前发病
- 肿胀或存在以下 2 种情况：关节压痛、活动范围（range of motion，ROM）下降、痛性 ROM、关节皮温升高
- 症状至少持续 6 周
- 无其他病因

亚型

- 少关节型：4 个或少于 4 个关节受累，发热不明显
- 多关节型：5 个或多于 5 个关节受累，发热不明显
- 全身型：发热明显；皮疹（多关节型或少关节型）
- 包括与炎症性肠炎、银屑病、强直性脊柱炎和附着点炎相关型关节病相关的关节炎

框 41.2 AS 的诊断标准

双侧骶髂关节的中度放射线改变
单侧骶髂关节的重度放射线改变
腰椎活动度减少
胸廓扩张度降低
炎症性背痛
- 慢性
- 晨僵
- 活动后减轻

注：AS 的诊断需要至少满足 1 个影像学标准和 1 个临床标准。炎症性背痛的特征已列出。

（inflammatory bowel disease，IBD）也可能伴有四肢和中轴关节受累。出于本章的目的，我们将主要关注JIA和AS。

流行病学和危险因素

JIA的发病率和患病率因研究人群而异，但最近针对美国人群的队列研究中发现，每年每10 000例儿童中约有1例新发病例，2000例儿童中约有1例患病[5]。在该队列中，约63%的病例为少关节型（≤4个关节）；女性比男性更容易患JIA。在这项研究中，明尼苏达州奥姆斯特德县的总体发病率在50年内保持稳定。来自其他中心的研究显示多关节型JIA患病率较高，这可能反映了这些研究中心的转诊性质。

JIA的遗传关联已经被描述，但目前还没有显著的临床应用。然而，对于AS，其与Ⅰ型HLA B-27分子的关联对于临床是非常重要的。B-27的存在与银屑病和IBD等疾病的中轴受累有关，几乎90%的青少年AS患者中都有B-27存在[6]。

病理生理学

JIA和AS是影响中轴和四肢骨骼肌肉系统的慢性炎症状态。一般来说，这些状态被认为是自身免疫性的，这表明已建立的免疫机制以某种方式被误导，并引发和传播对这些结构的损害。这是一个激烈而不断发展的研究领域。先天免疫系统的组成部分、适应性免疫系统、细胞因子、自身抗体和分子遗传学是针对这些状态正在研究的免疫系统方面的例子。

在这些领域中，AS与HLA B-27（如前所述）的关联以及血清自身抗体的发展显然具有最大的临床相关性。自身抗体是被生物体自身组织激活的抗体，是自身免疫状态的标志。自身抗体有助于了解不同类型JIA的预后，但并不是诊断IA所必需的。

虽然有多种自身抗体，但对于患有IA的儿童，其中两种对于临床治疗是最有用的。第一种是类风湿因子（rheumatoid factor，RF）。RF只是一种对另一种抗体有结合力的抗体。通常，血清RF是通过酶联免疫吸附试验（enzyme-linked immunosorbent assay，ELISA）这一敏感而廉价的技术来测量的。患有多关节型JIA的儿童，如果血清中存在RF，损伤和进行性加重的可能性增加，但是大多数患有多关节型JIA的儿童RF阴性。

IA患儿的另一种重要的自身抗体是抗核抗体（antinuclear antibody，ANA）。像RF一样，大多数IA患儿的ANA都是阴性的，但是对于少关节型JIA（oligoarticular JIA，oligo-JIA）患儿，如果在血清中发现抗核抗体，葡萄膜炎（见后面的讨论）的可能性就会增加。由于这些自身抗体的水平通常无法为IA患儿的纵向治疗提供帮助，因此通常不会对其进行连续评估。

临床特征及诊断

诊断儿童JIA和AS的关键是认识这些疾病的临床表现模式。JIA的诊断标准要求症状至少持续6周。相似地，AS是一种慢性的疾病状态。虽然某些疾病状态最初可能表现为急性关节炎症，但这时必须考虑关节炎的其他原因，如感染。化脓性关节炎是一种医学急症，不容忽视。炎症的临床特征在框41.3中指出。

根据流行病学研究，最常见的类型是少关节型（oligoarticular juvenile idiopathic arthritis，oligo-JIA）。它被定义为4个或少于4个关节的关节炎，无发热和其他关节外特征，如皮疹和淋巴结肿大[2]。一个典型的oligo-JIA病例出现在一名学龄前女孩身上，有无痛性跛行和膝关节或踝关节滑膜炎。关节痛本身通常不是评估儿童oligo-JIA的主要原因。家里有人可能会注意到孩子“走起路来怪怪的”或者关节好像肿了，但是看起来并不是特别疼。这种矛盾可能是由于疾病的潜伏发作、儿童交流能力有限、该年龄段行走能力的发展或其他因素造成的。图41.1显示了一名患有oligo-JIA的10岁男孩的膝关节积液。这些儿童

框41.3 类风湿性疾病的炎症特征

病史

- 晨僵
- 发热，全身症状
- 之前的抗炎药物治疗有效

体格检查

- 皮肤发红，皮温升高，肿胀，关节压痛（Celsius标准）
- 关节活动受限
- 相关发现：皮疹、葡萄膜炎和其他
- 淋巴结肿大，肝脾大

实验室检查

- 红细胞沉降率增快
- C反应蛋白升高
- 贫血、白细胞增多症、血小板增多症
- 自身抗体
- 放射线改变

大多数表现良好，但一部分可能会发展到其他关节。对于 oligo-JIA 患儿，如果在确诊 6 个月以后出现额外的关节受累，则被称为扩展少关节型 JIA。虽然估值各不相同，但是多达 25% 的 oligo-JIA 儿童可能会出现扩展，特别是在对称的和上肢发病的儿童中可能性更高[7]。

葡萄膜炎的发病率增加是 oligo-JIA 最重要的特征之一，约 15% 的患者出现葡萄膜炎[8]。葡萄膜炎的发展与血清抗核抗体（serum antinuclear antibodies，ANA）的存在相关。葡萄膜炎通常是无症状的，但如果不治疗，会对眼睛造成毁灭性的后果。所有患有 oligo-JIA 的儿童，尤其是 ANA 阳性的儿童，都必须进行眼科筛查，以发现这种潜在的并发症。7 岁前确诊且 ANA 阳性的女孩风险最高；他们可能需要每 3 个月接受一次眼科检查。

多关节型 JIA（polyarticular JIA，poly JIA）被定义为在诊断时有 5 个或超过 5 个关节患有关节炎，其具有许多类似于成人类风湿关节炎的临床特征。类似于 oligo-JIA，poly JIA 无发烧是一个主要的临床特征。通常，对称性小关节滑膜炎伴有疼痛、功能丧失和晨僵是表现形式。图 41.2 和图 41.3 显示了 1 名患有 poly JIA 的女孩的软组织肿胀、ROM 受限和小关节改变（译者注：原书有误）。大关节，包括髋关节，可能在诊断时或 poly JIA 的发展过程中也会被累及。皮下结节（通常在肢体伸侧表面）在某些情况下可以看到。此外，少数 poly JIA 病例的血清 RF 升高。皮下结节和 RF 的存在增加了关节破坏和临床结果恶化的可能性。除了累及的关节数量、皮下结节和 RF 之外，关节间隙变窄（joint space narrowing，JSN）和皮质侵蚀等影像学改变也增加了儿童 poly JIA 临床结果恶化的可能性。

除滑膜炎外，全身型 JIA（systemic-onset JIA，sJIA）的特征还包括不明原因的发热和皮疹。与 oligo-JIA 和 poly JIA 不同，sJIA 似乎没有年龄或性别倾向。这些儿童表现为生病状态，需对隐性感染、恶性肿瘤和其他疾病进行广泛的评估。发热和伴随的激惹状态表现明显。图 41.4 所示的发热模式是 sJIA 的典型特征，早晨的体温通常是正常的（甚至低于正

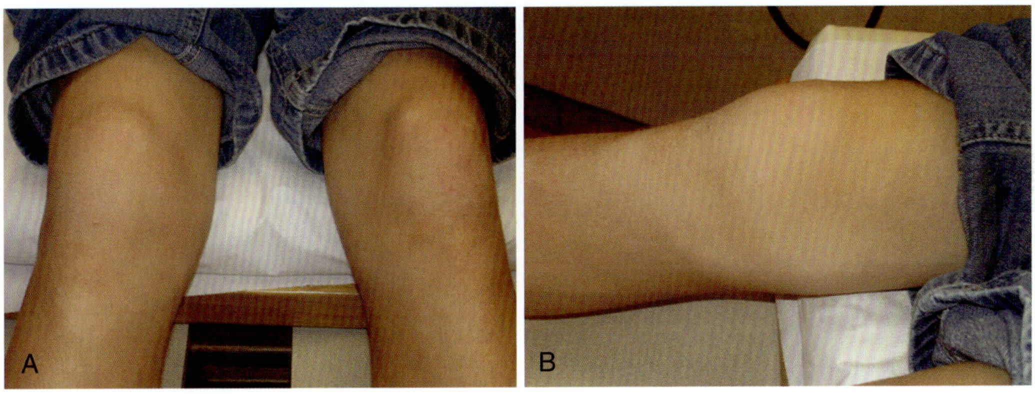

• **图 41.1** （A、B）11 岁男孩，右膝关节积液。注意在内侧关节线水平，髌骨内侧的软组织肿大。他的屈曲范围降低，但是在 ROM 测试中没有疼痛

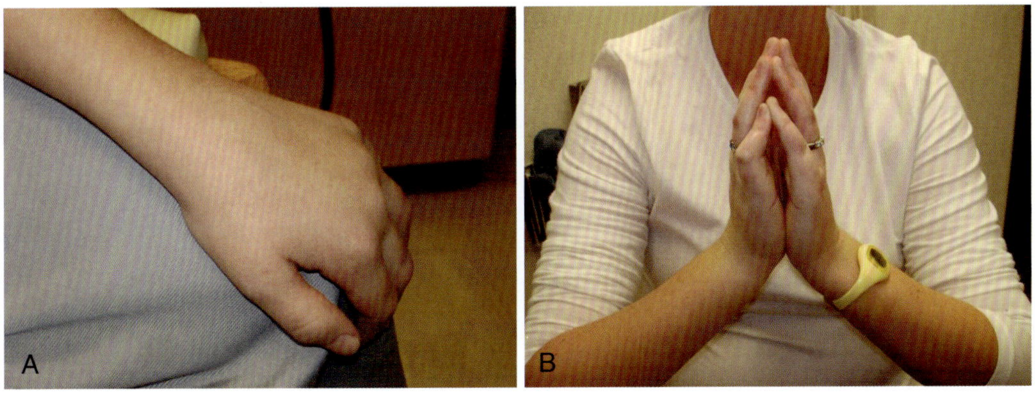

• **图 41.2** （A）一名患有慢性 poly JIA 的 13 岁女孩的左侧腕关节。注意腕关节背侧突出的滑膜组织。（B）注意同一患者腕关节被动后伸范围降低，并且右侧小指纽扣状畸形

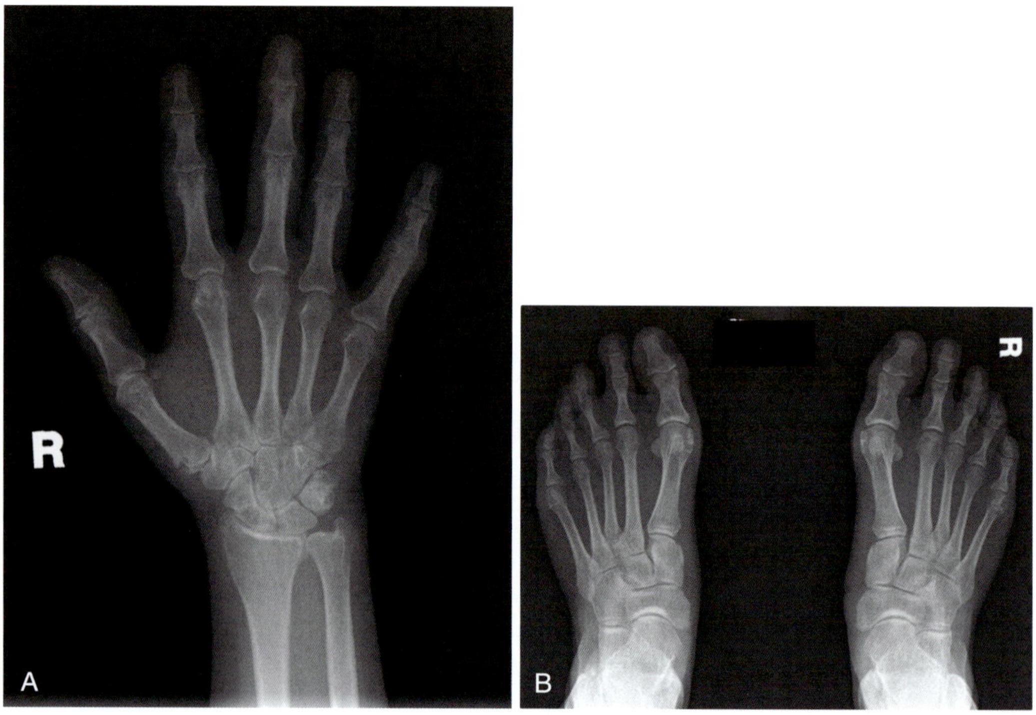

• **图 41.3** （A）一名患有 poly JIA 的 16 岁女孩，患病 18 个月后的手部 X 线片。尽管每周使用甲氨蝶呤，但这些侵蚀性改变仍在前一年出现。（B）同一女孩的足部 X 线片显示跖趾关节有侵蚀性改变

常），但在下午和晚上体温会显著升高。也可以看到模糊的粉红色瞬逝斑丘疹，通常伴有发热高峰。图 41.5 显示了这种皮疹。

sJIA 的关节受累通常是少关节型的，但也可能是多关节型的。腕关节受累是 sJIA 的特征。除了发热和皮疹之外，关节外的特征还包括淋巴结肿大、肝脾大和浆膜炎。这些关节外特征可以在多达一半的 sJIA 儿童的病程中看到 [9]。

另一类 JIA 分类是附着点炎相关型 JIA。“附着点炎”是指韧带连接处的炎症，如髌腱或跟腱。如图 41.6 所示的踝关节，患有附着点炎相关型 JIA（enthesitis-related JIA，ERA）的儿童通常是小学年龄的男孩，多患有下肢少关节型关节炎和（或）慢性

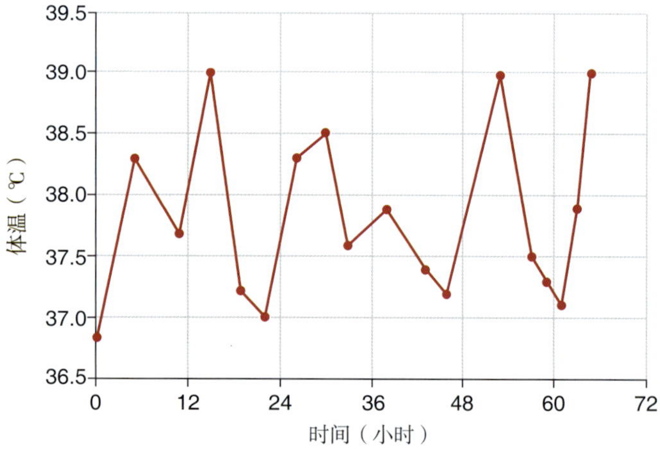

• **图 41.4** sJIA 患儿的发热曲线。体温在清晨正常（或偶尔低于正常），但在下午和晚上会急剧上升（由 Courtesy E. Rabinovich，MD. 提供）

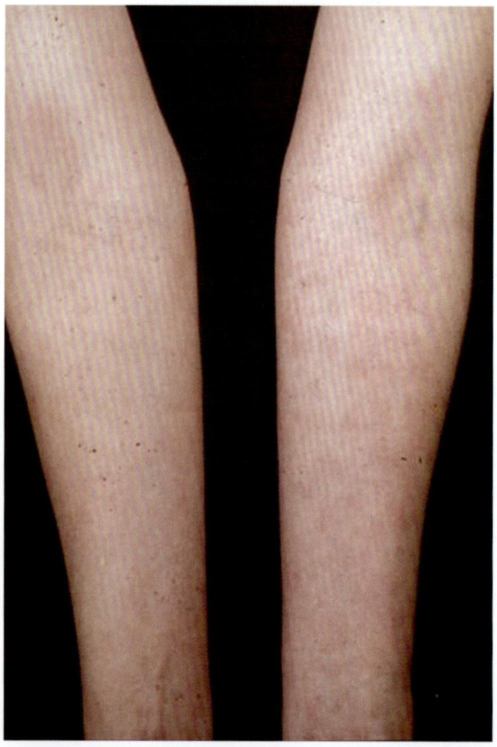

• **图 41.5** 这种非特异性斑丘疹，尤其是在发热期间，是 sJIA 皮疹的一个例子（由 Courtesy E. Rabinovich，MD. 提供）

附着点炎。在患有不对称性少关节型关节炎的大龄儿童中，银屑病家族史增加了患银屑病性关节炎的机会（图 41.7）。此外，如图 41.8 所示的指甲改变，也增加了患银屑病性关节炎的概率。

儿童和青少年 AS 的主要特征是炎症性背痛（inflammatory back pain，IBP）。IBP 的特征包括僵硬、通过活动可改善疼痛、臀部的位置和慢性化。这些症状通常反映出骶髂关节炎。尽管（magnetic resonance imaging，MRI）似乎有望在最终发展为 AS 的患者中比标准 X 线片提前数年发现早期改变，但放射学确诊骶髂关节炎通常是一个较晚的临床发现[10]。最终，患有 AS 的儿童和青少年常发展为前葡萄膜炎，通常表现为眼睛发红、疼痛（可单侧发病）。这种葡萄膜炎与 oligo-JIA 的后葡萄膜炎是不同的，后者几乎都是无症状的。

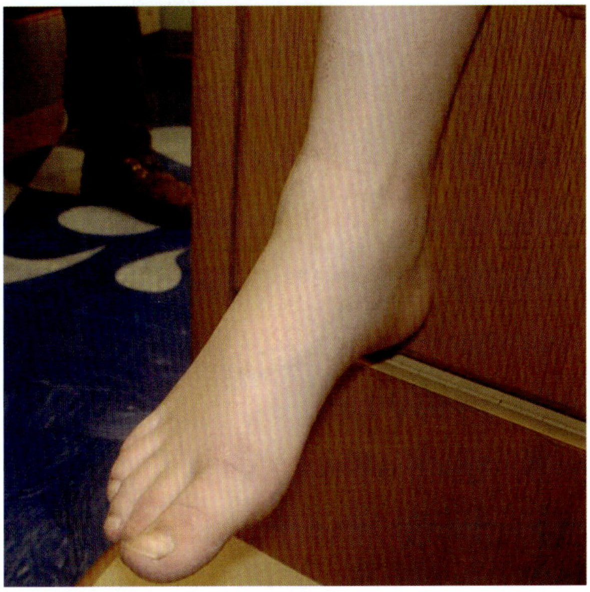

• **图 41.6** 一名 9 岁男孩患有右踝关节滑膜炎，软组织肿胀仅在内踝内侧出现

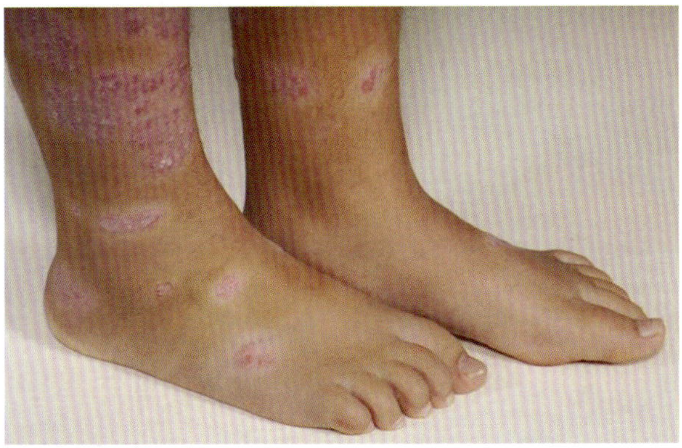

• **图 41.7** 银屑病引起的凸起鳞状斑块（由 Courtesy D. Davis，MD. 提供）

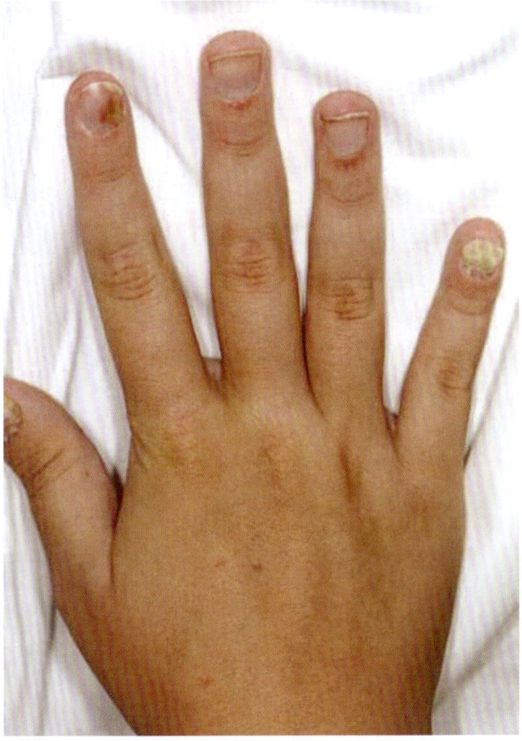

• **图 41.8** 银屑病的指甲改变。小指指甲可见明显的甲床分离和凹陷，示指可见一些早期指甲改变（由 Courtesy E. Rabinovich，MD. 提供）

髋关节受累在诊断时并不常见，但在疾病的前 6 年中，高达 50% 的病例会发生髋关节受累[1]。大多数 JIA 相关性髋关节疾病发生在患有 poly JIA 的儿童中。患儿可能有腹股沟疼痛，或者大转子或股骨远端牵涉痛。可能会有跛行，体格检查可发现活动髋关节时疼痛或 ROM 降低。无法内旋往往在早期发现。尤其是在年轻的 AS 患者中，髋关节受累在临床上并不常见，但可能会在以后发展。这种情况在青少年时期患 AS 的患者中更为常见[6]。

鉴别诊断

儿童或青少年髋关节急性疼痛时需要考虑化脓性感染，如化脓性关节炎或骨髓炎，特别是如果患儿有发热、不能行走或负重、有脓毒症表现或有危险因素时。无菌性的感染后髋关节滑膜炎（也称为中毒性滑膜炎）可有疼痛，但根据定义，它是自限性的。

患有慢性孤立性髋关节疼痛或髋关节功能障碍的儿童或青少年，如果没有前面列出的特征，就不太可能患有 IA。这些儿童的鉴别诊断包括髋关节发育不良、Legg-Calvé-Perthes 病和 SCFE。

虽然在 IA 诊断时髋关节受累并不常见，但是其可以在疾病的发展过程中出现。其他关节的受累情况和关节外特征是诊断不同类型 IA 的线索。可能导致炎症性关节疾病（除 IA 之外）的慢性病还包括：系统性结缔组织病（systemic connective tissue disorder，CTD），如青少年皮肌炎、系统性红斑狼疮和硬皮病。另一类可能具有炎症性关节病特征的慢性炎症性疾病（除 IA 之外）是血管炎。血管炎和 CTD 是罕见的系统性疾病，通常会对内脏产生不利影响，可能需要系统性免疫抑制治疗来控制症状并防止损伤。框 41.4 中显示了 IA 的鉴别诊断方法。

非手术治疗

一旦儿童或青少年明确了 IA 的诊断，下一步就要评估影响治疗选择的关键变量。一般来说，治疗方法的选择要基于对疼痛、残疾或功能障碍以及进展和损伤风险的评估。药物以及物理和职业疗法的使用都是基于这些变量。当这些疗法失败时，通常需要手术干预。

有多种方法可以用于评估 IA 带来的疼痛，但是要求家长或患儿采用 0～10 分制来表示疼痛程度是最直接也是最常用的方法，其中 10 分表示有史以来最严重的疼痛。同样，有几个有效的工具可以评估 JIA 儿童的功能状态；最常用的衡量方法是儿童健康评估问卷（the childhood health assessment questionnaire，CHAQ）[11]。与成人健康评估问卷（the health assessment questionnaire，HAQ）一样，8 个与关节炎相关的日常活动领域以 0～3 分制进行评估，其中 3 分表示完全不能进行该活动。然后形成一个综合得分。虽然这些量表的赋值有些随意，但值的相对变化可以作为关节压痛、肿胀和急性期反应临床评估的辅助手段。

一旦完成对疼痛和功能状态的评估，下一步就是考虑 IA 类型的自然病史以及对预后指标的评估。如前所述，这主要是通过检查血清自身抗体（诊断时的 RF 和 ANA）并且定期为患病关节拍摄 X 线片来实现的。X 线改变（例如 JSN 和侵蚀）的存在是儿童 JIA 结局恶化的标志[12]。

患有慢性健康问题的儿童及其家庭有许多与医疗保健相关的需求。框 41.5 总结了这些内容。框 41.6 概述了潜在的 IA 非手术疗法。大多数患有 oligo-JIA 的儿童需要针对关节疾病采用 1 级和 2 级疗法。他们还需要仔细的眼科随访。患有难治性疾病的儿童或发展为扩展性 oligo-JIA 的儿童可能会进一步采用 3 级疗法。患有 ERA 的儿童与患有 oligo-JIA 的儿童的治疗方法相似。

患有 poly JIA 的儿童极有可能发生关节损伤，并且更有可能需要 3 级疗法。1 级和 2 级疗法可能有用，但通常无法像 3 级疗法那样阻止疾病进程。RF 阳性并且存在 X 线改变的 poly JIA 患儿出现较差结果的风险最高。因此，他们从一开始就应该使用 3 级药物（通常是甲氨蝶呤）和 1、2 级疗法。

患有 sJIA 的儿童主要表现为两种病变：关节炎和相关的关节外特征。这两种成分的比例差异很大，从原发性发热疾病到原发性炎症性关节炎，可能具有破坏性。高热部分的治疗主要采用 NSAIDs 和全身性皮质类固醇。sJIA 的处理与 oligo-JIA 和 polyJIA 相似，具体取决于所涉及的关节数量。sJIA 患儿的 RF 为阴性，但可以像 poly JIA 患儿一样出现破坏性关节炎。

框 41.4 IA 的鉴别诊断方法

急性关节炎

- 创伤
- 感染

慢性关节炎

- 发热、皮疹
  - sJIA
- 无发热和皮疹
  - 4 个关节 -poly JIA
  - ≤ 4 个关节 -oligo-JIA
- 附着点炎
  - ERA
- 银屑病
  - PsA
- 炎症性背痛
  - AS

伴有其他特征的慢性关节炎（例如：肾，CNS）

- CTD
- 血管炎

AS，强直性脊柱炎；CNS，中枢神经系统；CTD，结缔组织病；ERA，附着点炎相关型青少年特发性关节炎；oligo-JIA，少关节型青少年特发性关节炎；poly JIA，多关节型青少年特发性关节炎；PsA，银屑病性关节炎；sJIA，全身型青少年特发性关节炎。

框 41.5 儿童慢性病的治疗基础

确保医务人员与家庭之间的有效沟通。
促进对诊断及诊断意义的清晰理解。
尽可能保持社交和体育活动。
促进持续的学术发展。
提供高质量的初级保健。

框 41.6 JIA 的非手术治疗选择

1 级
- PT：牵引，增加 ROM
- PT：夹板
- PT：肌力锻炼

2 级
- NSAIDs：布洛芬，萘普生
- 关节内应用皮质类固醇

3 级
- 甲氨蝶呤
- 其他 DMARDs
- 生物 DMARDs
- 全身性皮质类固醇

DMARDs，抗风湿药物；NSAIDs，非甾体类抗炎药；PT，物理治疗；ROM，活动度

AS 患儿的治疗方法与 oligo-JIA 患儿一样，对其外周关节疾病通常采用 1 级和 2 级疗法。由于发病时通常不会出现脊柱受累，因此监测脊柱或骶髂关节疼痛以及评估脊髓 ROM 是儿童随访的重要组成部分。如果发现脊柱受累，尤其是在脊柱活动受限的情况下，通常需要使用 3 级药物（生物制剂）。

物理治疗在 JIA 治疗中也有作用。在最近的一项随机临床试验中，运动疗法显著改善了 JIA 的肌肉骨骼症状[13]。

预后

儿童和青少年各种形式 IA 的预后各不相同。对于患有 oligo-JIA 的儿童，只要疾病没有发展到扩展状态，其长期的结果一般都是好的。尽管其他基于非人群的研究[15,16]显示，青少年关节炎会导致更多的长期残疾，但是在纵向队列研究中，关节结局良好[14]。

如前所述，患有 poly JIA 的儿童遭受关节损伤和残疾的风险更高。导致结果不良的危险因素包括诊断时年龄偏小，RF 阳性，功能下降，所累及的关节数量增加以及影像学改变。儿童 poly JIA 的药物治疗取得了重大进展，改善了临床结局。尽早识别和尽早采取适当的治疗措施也可能有助于改善临床结果。

一般而言，sJIA 患儿的结局最差，但这可能有多种原因。许多因素都与疾病进程有关，但通常用于治疗 sJIA 的药物的副作用也可能导致较差的结局。这些儿童经常接受全身性皮质类固醇激素治疗，从而增加了生长问题、感染、骨质疏松症等情况的风险。另一方面，超过 1/3 的 sJIA 儿童会患有单相性疾病[8]，似乎在治疗后会缓解而不复发。在这一点上，尚不清楚如何在诊断时确定哪些患者的病情会好转。

大多数 AS 和 ERA 患儿的预后与 oligo-JIA 相似。许多人会出现少关节型关节炎，下肢受累等。与 AS 和 ERA 相关的关节损伤风险通常低于 poly JIA。由于这个年龄段脊柱受累的患病率较低，因此 AS 儿童和青少年中轴受累的预后尚不清楚。由于疾病的持续时间比成年患者更长，因此 AS 儿童和青少年的脊柱功能可能更差[17]。从这部分 AS 患者的 THA 率增加可以看出，其出现严重髋关节受累的风险增加[6]。

目前治疗的争议

针对患有各种形式 IA 的儿童和青少年的治疗存在挑战，其中之一是决定药物治疗应该有多积极。如前所述，准确的临床评估和对 IA 类型的自然病史的了解是做出明智治疗的必要条件。幸运的是，许多儿童在相对风险较低的干预措施下恢复得很好。尽管如此，当给儿童服用强效免疫抑制药物时，每个治疗决定都需要从短期和长期两个角度进行仔细的风险 / 收益比评估。

手术治疗

在过去的 40 年里，医疗管理的改进和关节置换术的发展极大地改变了 JIA 的外科治疗。滑膜切除术对疼痛的缓解效果不确定，而中期和长期随访显示该病的自然病史没有发生变化[18,19]。过去曾使用股骨近端截骨术，但这种通过改善股骨相对于骨盆的位置从而缓解疼痛和髋关节挛缩的方法效果有限，并且会造成扭曲股骨近端解剖结构的有害后果，导致之后的 THA。髋关节常为双侧受累；因此，禁忌关节融合术。对于大多数髋关节受累的 JIA 患者，3 级疗法能够控制疾病，直到患者进入青春期，此时关节置换术成为重度疼痛和功能性残疾患者的选择。对于关节间隙存在并且有明显关节挛缩的罕见患者，软组织松解可能有帮助[20]。

手术适应证

在进行外科治疗之前，必须优化药物治疗，使用所有可行的非手术治疗方案。风湿病专家的最佳治疗方案至关重要。物理治疗可用来最大化关节 ROM 和肌肉力量。JIA 受累髋关节最常见的活动受限方向是外展和后伸。夜晚使用膝关节固定装置或髋关节外展垫可能有助于改善髋关节后伸和外展。

内收肌松解

一个中心靠近长收肌肌腱近端，长约 2～5 cm 的横向或纵向切口，可用于内收肌挛缩的松解。长收肌总需要被松解，大收肌从不被松解，短收肌和股薄肌的松解需要视情况而定，松解的目的是使髋关节外展达到 30°。股薄肌挛缩是通过髋关节外展，同时屈曲膝关节，然后伸直膝关节来评估的。如果短收肌和股薄肌完全松解，而内收仍持续存在，原因可能是髋关节内侧关节囊挛缩。随着长收肌和短收肌的松解和回缩，可沿着大收肌的前表面进行分离，深入到耻骨肌，到达股骨颈内侧。Hohmann 或 Chandler 拉钩可以放置在股骨颈的前方和后方，显露髋关节内侧关节囊进行松解。

髋关节屈曲挛缩松解

髋关节屈曲挛缩可以通过一个髂前上棘远端 2～3 cm 处为中心的，倾斜的前方“比基尼”切口松解（图 41.9）。在阔筋膜张肌和缝匠肌之间的间隙进行分离，显露髂前下棘处的髂腰肌和股直肌起点。首先在骨盆边缘进行髂腰肌部分延长。屈曲髋关节放松髂腰肌，使其向前收缩，并沿着肌肉的深面切开。这里，髂腰肌的腱性部分可在直视下松解，肌肉纤维保持完整。之后，评估股直肌的起点。如果有明显的股直肌挛缩阻碍髋关节伸展至中立位，特别是如果挛缩因膝关节屈曲而恶化，则股直肌起点可能需要松解。最后评估髋关节囊；如果髋关节仍不能后伸至中立位，则前方关节囊可能需要松解。我们倾向于“Z”形切开关节囊（图 41.10），这在理论上可以降低髋关节不稳的可能性。术后将前方关节囊松解的患者放置在髋关节外展垫上；这进一步降低了髋关节不稳的风险，并且具有将髋关节保持在伸展位置的额外好处。

随着 JIA 药物治疗的改善，人工关节置换率在下降。对纽约州和加利福尼亚州的数据进行分析发现，在 1991—2005 年，JIA 的 THA 发生率下降了近 50%[21]。然而，药物治疗并非在所有情况下都成功，患有严重 JIA 的年轻患者如果存在疼痛、挛缩和关节破坏，他们的青春期有被夺走的风险。在对青少年进行 THA 之前，应该深思熟虑，但在适当选择的 JIA 患者中，关节置换术确实可以显著地改善患者的功能和生活质量。由 JIA 引起的严重髋关节炎最常见于 poly JIA 患者。多关节受累限制了患者的活动水平，降低了对人工关节的要求，并且与因其他诊断而接受 THA 的同龄患者相比，延长了关节置换的使用寿命。

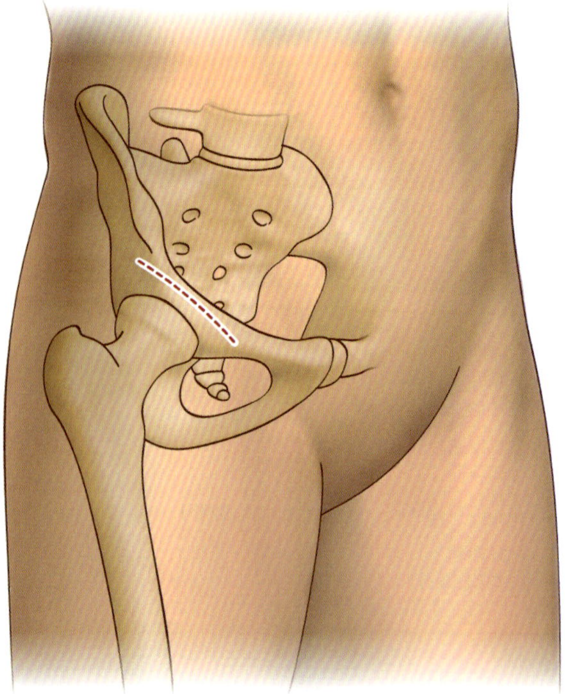

• **图 41.9** 髋关节屈曲挛缩的松解是通过中心位于髂前上棘远端 3 cm 处的一个倾斜的前方“比基尼”切口完成的

术前计划

严重肌挛缩伴多关节破坏需要对手术策略深思熟虑，因为往往多个关节需要关节置换术。同一个肢体的髋关节置换通常被推荐在膝关节置换之前进行；良好的髋关节活动度是膝关节置换术后康复所必需的。poly JIA 的髋关节疾病通常是双侧的；外科医生应该准备在同一次麻醉剂下进行双侧 THA，或者短暂间隔后行分期置换，以便快速活动和康复[22]。

术前评估应包括以下放射线片：

- 骨盆 AP
- 股骨 AP
- 髋关节和股骨近端侧位

因为 JIA 患者通常能用的假体较小且解剖结构扭曲，所以对 THA 组件进行试模是非常重要的，需要确保组件可用。

THA 的技术细节在“第九部分 初次髋关节置换术”中将进行描述。在对 JIA 患者进行 THA 时，必须考虑一些特殊因素，包括解剖结构小、解剖结构扭曲和骨量差。解剖结构小是由于患者年龄小，女性患者多于男性患者，以及严重的系统性疾病及其治疗对生长的影响。骨骼破坏、骨质疏松的骨质中出现股骨头内陷以及软组织挛缩导致解剖结构扭曲。Hastings 和他的同事描述了一组具有独特病理解剖变

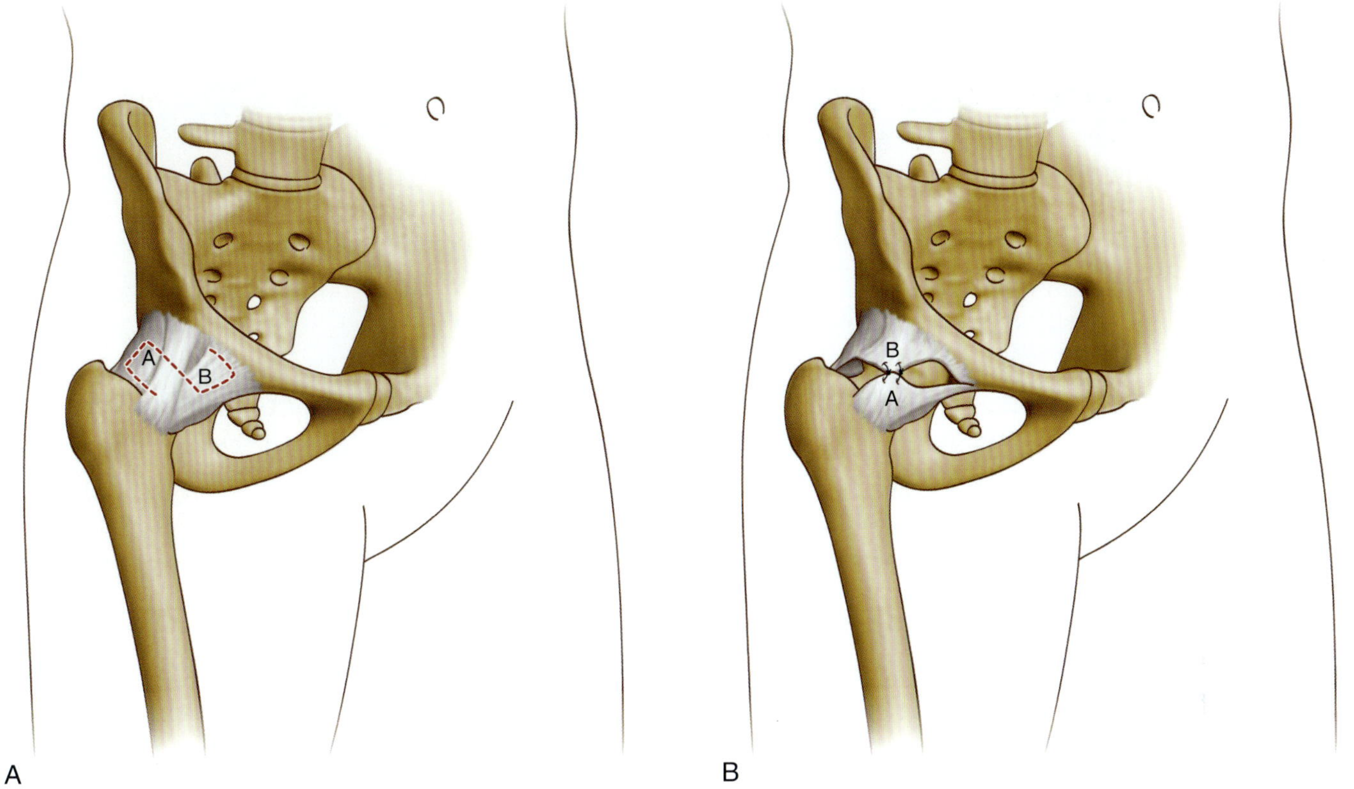

• **图 41.10**　必要时，“Z”形切开前方关节囊（A），这允许延长或部分闭合（B）关节囊以防止不稳定

异特征的 JIA 患者，股骨头体积小而髋臼过大，他们认为这是由于股骨头软骨破坏以及股骨头环向生长所需的相关软骨内骨化所导致的[23]。

在 JIA 患者中，是使用骨水泥型假体还是生物型假体仍然是需要关节置换医生讨论的话题。因为翻修手术是必然会进行的，所以保留骨量的生物型假体很有吸引力。年轻患者骨水泥型髋臼假体的生存率相对较低，这导致大多数外科医生选择生物型髋臼假体，并取得了良好的效果。髋臼内陷在 JIA 中很常见。髋臼侧的骨缺失可以通过放置髋臼假体后，进行自体股骨头骨移植来处理。

生物型股骨假体的表现不佳，因为异常的解剖结构和较低的骨量影响了生物型股骨假体的固定。这类患者可受益于骨水泥技术，而生物型股骨假体适合于拥有满意的骨量和正常解剖结构的患者。一种常见的折中方法是使用骨水泥型股骨假体和生物型髋臼假体的混合组合。当使用金属和聚乙烯界面时，应考虑最大化聚乙烯厚度，以避免聚乙烯失效和颗粒碎屑形成，从而导致骨溶解。为了提高使用寿命，可以使用其他界面[24]。最近对 JIA 患者的中期随访研究表明，新材料优于金属和传统的聚乙烯界面。Daurka 和他的同事报道 JIA 患者采用陶瓷对陶瓷（ceramic-on-ceramic，COC）界面的生存率达到 100%；相比之下，在一项至少 10 年的随访中，金属对传统聚乙烯界面的生存率为 55%[25]。COC 组件磨损碎屑最少，有可能使用数十年。并且虽然陶瓷是脆性材料，但是对于体重较轻、需求较低的 JIA 患者，不太可能出现内植物碎裂（图 41.11）。

在 poly JIA 患者中，严重的髋关节炎通常是双侧的，偶尔会导致患者需要坐轮椅。这会加快双侧髋关节屈曲挛缩的发展。外科医生必须选择一种手术方法，在关节置换时允许充分的松解前方软组织。对于严重的双侧病变患者，在同一次麻醉下进行双侧 THA 或较短间隔的分期置换对于患者的动员和康复至关重要。即使使用生物型假体，也鼓励负重。应采用标准的脱位预防措施。青少年患者不容易出现深静脉血栓（deep venous thrombosis，DVT），机械压力装置和儿童阿司匹林能提供合理的 DVT 预防，除非患者有额外的危险因素。

结果

已发表的临床系列研究描述了年轻患者 THA 的结果，这些患者除了 JIA 之外还合并了其他疾病[26]，但很少有报道仅包含 JIA 患者的 THA 结果。Chmell 等报道了 JIA 患者中骨水泥型 THA 的长期结果，表明在平均 15 年随访中，股骨假体的生存率为 85%，髋臼假

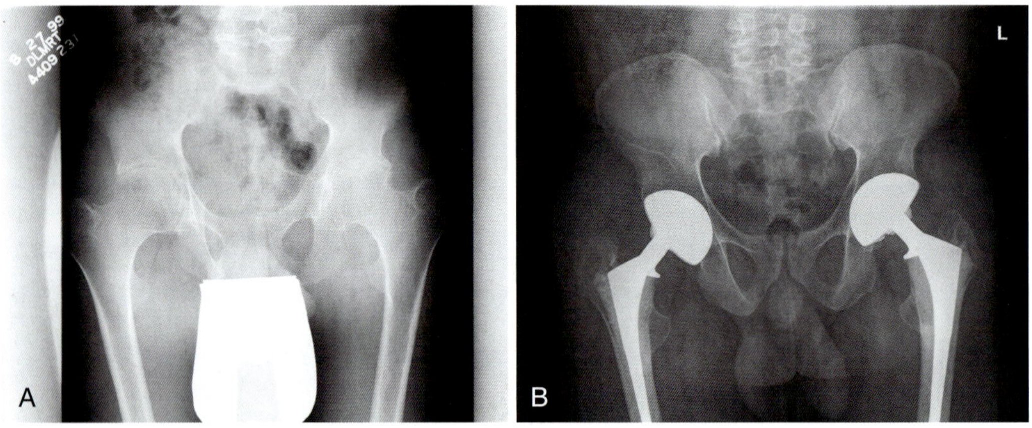

• **图 41.11** 尽管采用了最佳的药物治疗，但是这位患有 poly JIA 的 14 岁男孩经历了进行性的双侧髋关节炎，并被限制在有疼痛的家庭活动中，需要轮椅进行所有的社区活动。（A）骨盆 AP 片显示股骨头轻度内陷，提示内收挛缩，关节间隙明显变窄。（B）使用 COC 界面的双侧混合全髋关节置换术后 9 年，患者可以在社区内无痛行走，不需要轮椅或辅助设备

体的生存率为 70%[27]。Wroblewski 报道了 292 例年轻类风湿和 JIA 患者采用 Charnley 骨水泥型人工关节置换平均随访 15 年的结果[28]。以任意翻修术适应证为终点，25 年随访的生存率为 74%。翻修的主要指征是髋臼松动。Lehtimaki 和他的同事发表 JIA 患者进行 Charnley 骨水泥型 THA 的结果，随访 15 年的股骨假体生存率为 92%，髋臼假体生存率为 88%[29]。总之，骨水泥型 THA 后随访 15～20 年，可预期的股骨假体生存率为 85%～90%，髋臼假体生存率为 70%～85%。

因为生物型 THA 是一种较新的技术，所以在对 JIA 患者进行生物型 THA 后，还没有发表与骨水泥型 THA 相同长度的随访结果。在平均 11 年的随访中，McCullough 报告了 42 例羟基磷灰石涂层的股骨假体在 JIA 患者中使用的结果，观察到 4 例（9.5%）假体失败[30]。所有 4 例失败病例均发生在手术时年龄小于 16 岁的患者中。Odent 和他的同事报告了在 34 例 JIA 患者中进行的 62 个生物型置换的结果，平均随访时间为 6 年[31]。他们发现 13 年时股骨假体的生存率为 100%，髋臼假体的生存率为 90%。随着随访时间的延长，将能够明确在 JIA 患者中进行生物型 THA 是否比骨水泥型 THA 更能够保留骨量。Daurka 等报告称，在至少 10 年的随访中，替代的界面对 JIA 患者有很大的帮助，JIA 患者中 COC 界面 THA 的存活率为 100%，而金属对传统聚乙烯界面的存活率为 55%[25]。

并发症

由于接受 THA 的 JIA 患者数量相对较少，关于并发症发生率的统计信息很少，但是本章提到的研究表明了几个描述性的趋势。尽管大部分接受 THA 的 JIA 患者都使用了免疫抑制药物，但感染率似乎较低。围术期恰当地使用抗生素和合理的无菌技术似乎足以保持较低的感染率。与成人相比，儿童和青少年的 DVT 发生率较低，在关节置换术中 JIA 患者的年龄较低是一个保护性因素。倾向于保守预防的常规 DVT 预防措施适用于该年龄组。与因骨关节炎接受 THA 的患者相比，JIA 患者出现伤口裂开和假体周围骨折的风险似乎更高[32,33]。

未来的展望

- 正在进行的研究使人们对 JIA 的遗传和分子学基础有了更多的了解，这将使人们能够有选择地针对特定疾病的目标分子或通路进行药物治疗。
- 生物型 DMARDs 在 JIA 的药物治疗中将发挥越来越重要的作用，以期防止髋关节破坏。
- 促进骨骼健康的药物有助于生物型 THA 假体的使用。
- COC 界面有望改善植入物的使用寿命。

（参考文献参见书末二维码）

第 42 章

青少年凸轮型股骨髋臼撞击症：病因学和治疗

RACHEL Y. GOLDSTEIN, ALEXANDER E. WEBER
（臧俊亭 译 李长胜 刘建国 审校）

关键点

- 凸轮型股骨髋臼撞击症（femoroacetabular impingement syndrome, FAI）可能通过原发性（特发性）和继发性机制发展而来。
- 有证据表明，原发性凸轮型畸形可能是骨骼生长过程中骺板过度负重或创伤的结果，多在骺板闭合期间发生。
- 性别、遗传、种族和高强度运动是原发性凸轮型畸形的危险因素。
- 公认的凸轮型畸形的继发原因包括股骨头骨骺滑脱（SCFE）、Legg-Calvé-Perthes 病和股骨颈骨折后畸形。
- 对于患有凸轮型 FAI 的儿童和青少年，手术治疗有可能取得很好的效果。
- 根据现有证据，在高危人群中预防性切除无症状患者的凸轮型畸形以预防 FAI 是不合理的。

FAI 是一种由异常髋关节形态引起的临床诊断。FAI 越来越多地被认为是青少年和活跃年轻人髋关节和腹股沟疼痛的常见原因。被 Ganz 等在 2003 年描述后 [1]，FAI 被认为是髋关节骨关节炎（OA）的前兆；然而，关于 FAI 的自然史存在相互矛盾的证据，该病的真实病程仍不清楚。事实上，尽管影像学证实存在骨骼异常，但许多患者没有症状 [2-4]。导致 FAI 的髋关节病理机制很复杂；但是，不管病因如何，本病的特征是在股骨头颈交界处（凸轮型）和（或）髋臼边缘（钳夹型）的骨骼畸形。这些畸形导致髋臼唇和软骨损伤，导致疼痛和活动范围（range of motion, ROM）受限 [5]。

凸轮型和钳夹型撞击都可以导致有症状的 FAI 出现，但发生的机制不同。在过去的 20 年里，随着髋关节镜的日益普及，髋关节外科医生对凸轮形态的起源越来越感兴趣 [6]。对疾病起源的理解不断加深，目前认为凸轮型损伤出现的原因是骨骼成熟过程中遗传和环境因素综合作用的结果或者是儿童髋关节疾病的后遗症。骺板闭合之前和闭合期间的骨骼重塑似乎对畸形的出现起到了重要作用，而骨骼畸形是 FAI 的标志。尽管取得了显著的进步，但是仍然难以实现对凸轮形态起源的完整理解。

本章描述了现阶段对青少年时期凸轮型撞击发展的观点，并回顾了这一难题的病因、诊断和治疗策略。

病因学

股骨髋臼撞击症

在 2003 年，Ganz 等首次描述了 FAI 及其相关的凸轮型畸形，以及其与特定关节损伤的相关性 [1]。头颈交界处的骨性突出无论是局部的还是整体的，这些病变都表明股骨头颈偏心距会相对减少。凸轮型病变可能是孤立的，也可能与髋臼过度覆盖（钳夹型畸形）联合出现。凸轮型和钳夹型撞击的确切病因仍不清楚，但最近的证据表明，骨性改变在骨骼未成熟时，即骺板未闭合时就已经出现 [7-17]。普遍认为，骺板异常会导致凸轮的出现，无论这种异常是通过潜在的发病机制还是通过重复活动和异常负荷导致的。

凸轮型 FAI 是股骨非球面所导致的结果。可以看到头颈交界处的前方轮廓变平，或在头颈交界处存在使正常偏心距丧失的骨性凸起。这种所谓的手枪柄样畸形通常位于头颈交界处的前外侧或前上方，在放射线片上很容易识别（图 42.1）。当畸形接触到髋臼的前上方区域时，可通过髋关节屈曲时产生的剪切应力对髋臼软骨造成损伤。这会导致软骨髋臼唇连接处的软骨分层和髋臼唇撕裂，引起疼痛和髋关节功能受限（图 42.2）[1,18]。

钳夹型撞击是髋臼过度覆盖的结果（图 42.3），通过另一种不同的病理机制导致 FAI[18,19]。这种过度覆盖可以来源于局部髋臼唇肥厚，髋臼后倾，或骨性异常导致的整体覆盖增加，例如深臼或髋臼内陷。与凸轮型撞击相比，钳夹型损伤多在髋关节屈曲时首

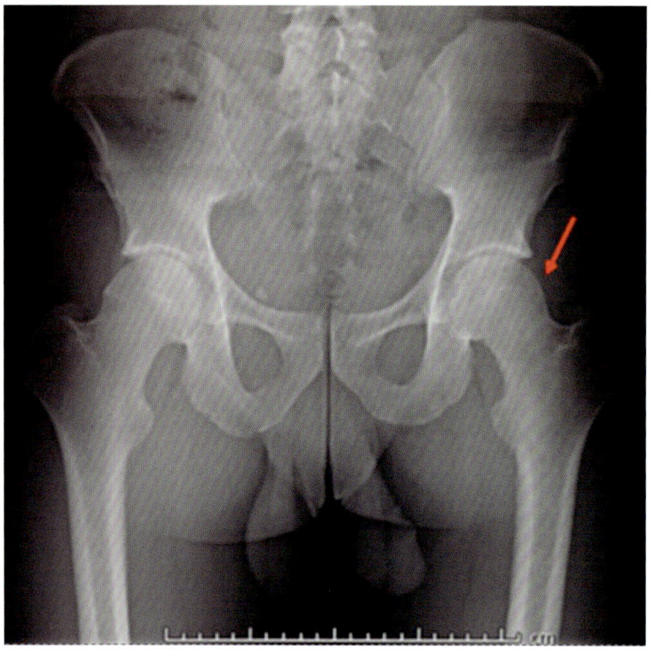

• **图 42.1** 骨盆正位片显示左侧股骨头颈交界处的“手枪柄样”畸形（红色箭头）

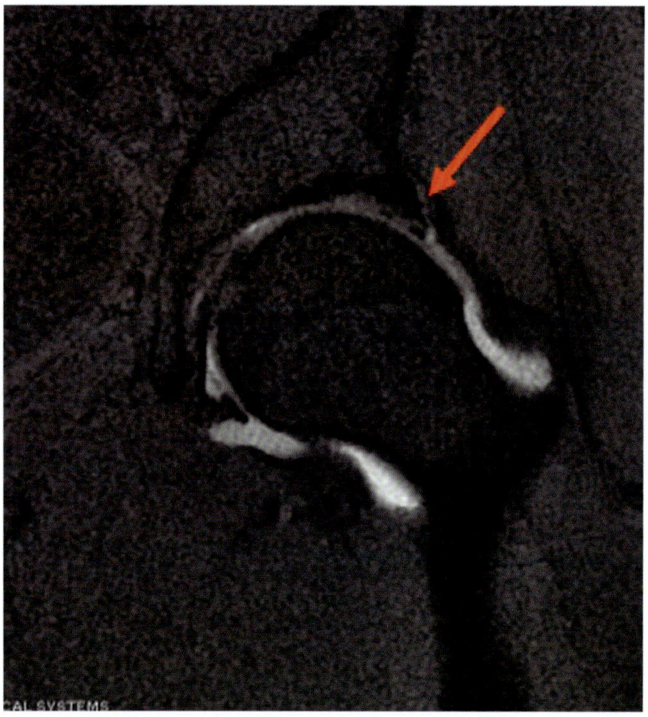

• **图 42.2** MRI 冠状位显示白色实线穿过原本黑色的髋臼唇，表明存在基质内的撕裂（红色箭头）

先出现，这是前唇挤压股骨颈造成的。随着时间的推移，反复的髋臼唇微损伤发展为髋臼唇严重撕裂，并从关节软骨上分离。此外，髋臼后下方和股骨头后内侧之间持续受压的“反冲”机制可导致髋臼软骨损伤[19,20]。

单纯钳夹型 FAI 并不常见；大多数患者还伴有凸

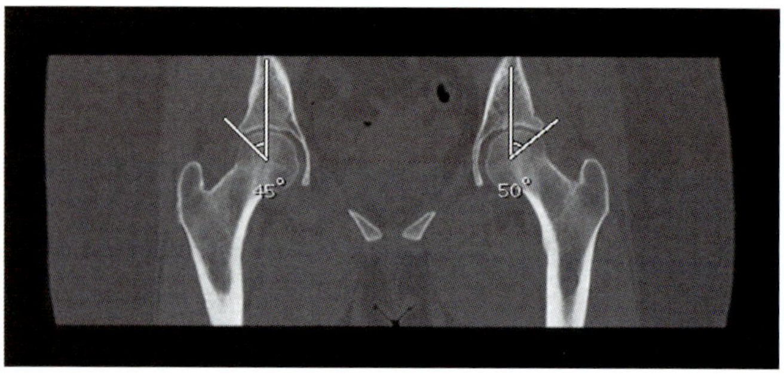

• **图 42.3** 通过 CT 测量双侧髋关节的外侧中心边缘角

轮型损伤，即所谓的混合凸轮型 / 钳夹型 FAI。一项针对有症状 FAI 患者的大型研究报告称，47.6% 的髋关节诊断为凸轮型 FAI，44.5% 合并凸轮型 / 钳夹型 FAI，只有 7.9% 仅患有钳夹型 FAI[21]。

原发性（特发性）凸轮形态

虽然作为儿童髋关节疾病的后遗症，凸轮型形态的继发性原因已经被很好地描述了，但是大多数有症状的 FAI 患者都被认为是特发性的凸轮型畸形。这些异常的自然病程是一个正在被积极研究的领域，最近的研究确定了内在和外在的危险因素。

内在因素

性别

髋关节形态的一些差异可能继发于性别差异，最终影响男性和女性之间的关节 ROM[22-25]。股骨头颈偏心距、髋臼倾斜度、股骨近端倾斜度、股骨颈干角和外侧中心边缘角都被认为是导致男性和女性患者髋关节形态差异的原因。

以前的研究已经确定，患有髋关节疼痛和髋臼唇病变的女性患者比男性患者的前方头颈偏心距有所增加（α 角更小）[24,26]。这一发现有几个原因。观察发现，女性运动员在下落过程中髋关节屈曲峰值增加和额面运动范围更大[27]可能会导致支撑腿髋臼缘出现较小的凸轮型损伤，从而导致髋关节疼痛。在有症状的女性中，其 α 角较小的另一种解释是其与凸轮病变的位置更靠前有关。因为 α 角是在穿过股骨颈中心的倾斜轴截面上测量的[28]，所以只有当病变位于股骨颈前方时，α 角才会对应于凸轮型损伤。传统观点认为，当 α 角大于 50°～55° 时，前方的凸轮型畸形与髋关节症状和髋臼唇撕裂相关[28]。然而，如果较小的凸轮病变位于股骨头颈交界处的外上方，并引起头颈偏心距减小，那么倾斜轴的截面可能错过股骨头球形丧失的区域，在这种情况下，尽管外上方的凸轮病变可能与临床症状相关并导致撞击，但是此时 α 角可能小于 50°[24]。

此外，有症状的女性患者髋臼倾斜度增加[24]。无症状人群的髋臼也显示出类似的趋势[22,25,29-32]。股骨颈倾斜度呈现相似的趋势，在大多数研究中，有症状和无症状的女性都表现出比男性更大的股骨颈前倾角[22,24]。其他研究未能证明这种差异[30]。清楚的是，女性患者中髋臼倾斜度的增加大部分是髋臼前倾角增加造成的，股骨近端的贡献很小。

Wiberg[33] 提出的外侧中心边缘角也被认为在男性和女性患者之间存在潜在差异，表明髋臼的外侧覆盖不同。然而，由于选择偏倚的存在，这些发现一直是互相矛盾的。因此，在对接受髋关节镜检查的有症状患者的研究中，排除了已知髋关节发育不良的患者。然而在这些患者中，他们发现男性和女性患者的外侧中心边缘角没有差异[24,25]。

髋关节形态

一项对自然状态下髋关节形态的检查表明，几个放射学特征可能会增加发生凸轮型畸形的风险。这些特征包括股骨髋臼前倾角降低[34]和骨盆投射角（pelvic incidence，PI）降低[35-37]。先前的研究表明，股骨和髋臼的相对后倾可以通过屈曲 - 后伸和内收 - 外展 ROM 弧导致早期撞击[38]。由 PI 表示的骨盆脊柱关系是一个与位置无关的参数，其描述了矢状面平衡和骨盆脊柱的力线。自然状态下 PI 较小的患者可以通过增加骨盆前倾来补偿，实现矢状面平衡，从而导致髋臼相对过度覆盖和早期撞击[36,37,39]。

遗传学

对凸轮形态的遗传学研究仅限于 Pollard 等的一项同胞研究[40]。在这项研究中，接受过 FAI 手术的患者的兄弟姐妹患凸轮型畸形的风险增加。尽管得出的结论是存在“发育异常的遗传易感性”，但作者无法在研究结果中排除患者活动量这一混杂因素。同胞组和对照组之间的活动水平相似，但这是在成年后（特发性凸轮型畸形出现很长时间之后）被测量。骨骼未成熟之前的剧烈运动是 FAI 的一个公认的危险因素；因此，无法确定遗传在凸轮型畸形中起了多大的作用。

外在因素

高强度运动

在青春期和骨骼成熟期间参加剧烈的体育活动可能是凸轮型畸形出现的危险因素。1971 年，Murray 和 Duncan 发现，与学校对运动要求不严格或已经全职工作的对照组相比，被要求强制参加体育运动的一组青少年患退行性髋关节疾病的风险更高[41]。

从那时起，多项研究重新审视了参与运动和股骨近端畸形之间的关系。有一致的证据表明，青少年参与高强度运动会导致凸轮的发生率和 FAI 的风险增高[7,10-13,42-46]。

在普通人群中，即使没有症状，也约有 5% 的女性和 15%～25% 的男性存在明显的凸轮形态[47-51]。在年轻的运动人群中，超过 75% 的男性可能存在凸轮型畸形[12,46,52-54]，一些证据表明，女运动员的发生率相似[42]。

骨骼发育过程中的高强度运动导致这些骨骼异常的确切过程是一个尚未完成的研究领域。但是，一种可能的解释是，骨骺闭合时股骨头骨骺向下延伸至股骨颈的前上方。对有 FAI 症状的运动员（包括精英篮球运动员和预备期足球运动员）进行的调查显示，与对照组相比，前上方骨骺存在异常延伸[10,55,56]。这种延伸导致股骨头颈偏心距减少并且 α 角增加。骨骼成熟期间骨骺延伸的最终程度和骨骺延伸的变化都与骨骼成熟后 α 角增加有关[57]。

股骨头骨骺的这些改变是在骺板闭合之前发生的，这被认为是骺板旁微创伤或骺板剪切应力的一种适应性机制[14,57-59]。骺板应力增加的两种机制都导致了与凸轮形态一致的骺板适应性改变[14,58,59]。这种反应性骨重塑防止了穿过骺板的高剪切力，并且其方向非常接近于高强度运动时的力的方向。这可能解释了为什么参加运动的人凸轮形态更普遍。

此外，凸轮异常与骺板的位置很接近暗示了两者之间的密切关系。当青少年骨骼成熟时，凸轮型损伤进一步接近骺板，提示骺板障碍和凸轮发育之间可能存在因果关系[60]。不管应力传导的机制如何，理论上，骨骺延伸是为了稳定骺板并防止 SCFE[14,55,58]。骨骺稳定性的增加与骨骺延伸的程度相关[57]。骨骺延伸的增加已被证明是在骨骺闭合期间发生的，与此同时骨骺结节的突出度降低[61]。这种外周骨骺延伸被认为在骨骺结节消退后为骨骺提供了稳定性，骨骺结节是抵抗剪切应力的主要稳定力。外周骨骺延伸的增加可能是一种降低剪切应力和SCFE风险的方法。这个理论与骨骺延伸发生的位置一致。Siebenrock等证明了参加高水平篮球比赛和有症状FAI患者的股骨骨骺延伸比对照组多，并且从10点到2点方向增加最显著，该位置最能抵抗SCFE的股骨近端骨骺向前上方移位[55,56]。

由于参与运动已被确定为最初凸轮发生的关键危险因素，这就导致了一个问题：参与运动是否有一个安全的阈值？对于这个问题的研究很少，同时也没有达成共识。但初步数据表明，在特殊体育运动中较早进行专业化训练，可能与风险增加有关。通过对足球运动员队列的研究，Tak等发现12岁之前开始训练的运动员成年后出现凸轮型畸形的发生率较高[45]。

继发凸轮型畸形

虽然成年人中的大多数凸轮病变都是特发性的，但也有一部分患者的凸轮型畸形是由先前存在的儿童髋关节疾病发展而来的，包括SCFE、Perthes病，以及先天性或获得性髋内翻[9,62-64]。作为一个孤立的或合并钳夹型畸形出现的病变，其最终可以导致有临床症状的FAI。

股骨头骨骺滑脱

SCFE是最常见的儿童髋关节疾病，全球发病率从0.71/10万到10.8/10万不等[65]。这种疾病最早由Smith-Petersen于1936年描述，其特征是骨骼未成熟患者的股骨近端干骺端向前上方移位[66]。多项临床和放射学研究表明，SCFE是凸轮形态发展并导致有症状FAI的危险因素（图42.4）[67-71]。其间关系最初由Rab所描述，三维计算机模型显示干骺端向前方滑脱、干骺端分离与FAI[72]。这导致为了避免干骺端与髋臼撞击所需要的外旋量增加[72]。髋关节活动弧在屈曲时进一步恶化，导致干骺端与髋臼骨性边缘及前方盂唇撞击（挤压）。此外，干骺端向前方和上方移动使股骨近端出现后倾和内翻，进一步促进了撞击。

随着时间的推移，干骺端发生重塑，导致前外侧隆起，这可能会撞击或破坏髋臼。已经有两种类型的撞击被描述：包容型和嵌顿型（排除型）[72,73]。在包容型撞击中，重塑的干骺端在髋关节ROM内被“包容”在髋臼内，导致股骨头的关节部分由一部分非关节干骺端隆起组成。这通常是轻度到中度滑脱重塑的结果[73]。前外侧的隆起可以很小，使其能够在髋关节屈曲时进入髋臼，但是其不规则性足以对盂唇造成损伤并增加髋臼软骨的剪切应力。

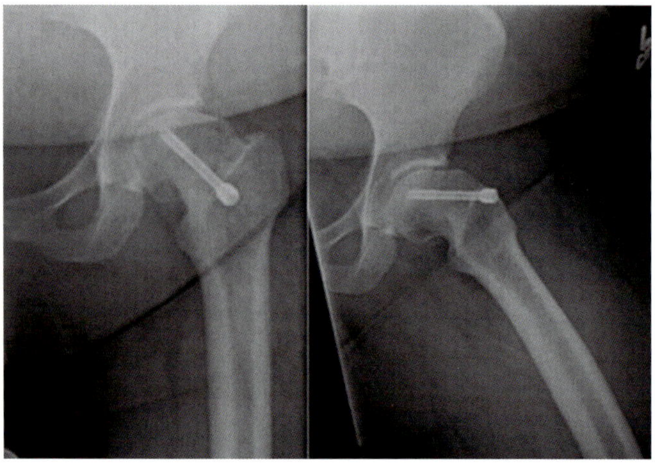

• 图42.4 SCFE行原位固定后干骺端分离重塑，导致凸轮病变病变和凸轮型撞击

嵌顿型（或排除型）撞击是指隆起的近端股骨干骺端与髋臼前缘接触[72]。这通常会在重塑发生前导致更严重的SCFE或急性SCFE。这会损伤前方髋臼唇，并导致将股骨头撬出髋臼的杠杆作用，也可能导致髋臼后方软骨和髋臼唇的损伤[73]。

在嵌顿型和包容型撞击中，髋臼唇和邻近的关节软骨都会受到损伤，这是因为不规则重塑导致的隆起对髋臼唇软骨交界处的软组织施加了挤压和剪切应力[72]。这被认为是一种SCFE后的撞击模型，而在临床上观察到的SCFE原位固定后凸轮型畸形和继发关节内损伤对这种模型起到了支持作用[70,74]。进一步的研究表明，SCFE后会出现髋臼前上象限软骨变薄和唇部撕裂，证实了干骺端重塑导致凸轮型畸形的机制[75-77]。理论上认为，凸轮型畸形和随后的FAI是导致一些SCFE患者即使接受了适当的治疗，但预后仍然不佳的原因[67]。

“类滑脱”形态

虽然明显的SCFE是凸轮形成的既定原因，但更微妙的“类滑脱”形态也可能导致凸轮型撞击[69]。这种类型的畸形出现在约12%的凸轮型撞击患者中[78]。Goodman等证实，这种情况在放射线片上表现为股骨头小凹向股骨颈轴线后方偏移，并向关节面和（或）骨骺后方倾斜[79]。这种向后方的头颈倾斜与α角增加有关，提示凸轮病变。与其他凸轮型畸形的病因相似，这也可能会导致股骨髋臼撞击和早期OA[80]。

类滑脱形态类似于SCFE原位固定后的髋关节，其与特发性凸轮型畸形的头颈偏心距、骨骺角和倾斜角不同[78]。与特发性凸轮病变相比，类滑脱的髋关节表现为骨骺后移。而特发性凸轮型畸形的髋关节（特发性组）更可能与股骨头颈前方区域的孤立性病变有关，而与骨骺后移无关[78]。此外，与有症状的特发性凸轮型畸形患者相比，这些类滑脱患者的骨骺向后方倾斜得更明显；而与明确的 SCFE 患者相比，这些患者的骨骺向后倾斜得较轻[81]。目前尚不清楚这些类滑脱形态的髋关节代表的是难以察觉的、无症状的滑脱还是一种完全不同的病变过程。但是，这种类型的髋关节畸形是 FAI 的一种尚未被认知的原因，它代表了一种凸轮形态的发展机制，其与有症状性 SCFE 和原发性凸轮的机制完全不同。

Legg-Calvé-Perthes 病（Perthes 病）

Perthes 病是一种儿童髋关节疾病，其特征是在其他方面健康的儿童中出现特发性股骨头骨骺坏死。随着 Perthes 病的恢复，可能会出现股骨头非球形并且与关节不匹配，这可能导致 FAI、髋关节不稳或者在某些情况下两者兼而有之。因为存在股骨和髋臼畸形，出现髋关节 OA 的风险增加[82-84]。

Perthes 病的典型畸形是扁平的卵圆形股骨头，股骨颈短缩，大转子增大且相对过度生长，髋臼外侧和（或）前方覆盖减少（图 42.5）[83,85,86]。股骨近端畸形不仅会导致关节内撞击，而且会因为非球形股骨头导致的髋臼重塑引起髋关节不稳定[87-89]。关节内撞击也可由髋臼后倾（多发生在 Perthes 病中）或功能性后倾引起（功能性后倾是由股骨近端愈合后股骨头后倾导致的或继发于股骨截骨术）[90-93]。Perthes 病也常因股骨颈缩短和转子相对过度生长而引起关节外撞击。愈合的 Perthes 病可导致关节内和关节外撞击。对于有症状的患者，矫正股骨头非球形，解决关节外撞击的病因，纠正髋关节不稳定，可以减轻疼痛并且改善髋关节功能和活动度[94,95]。

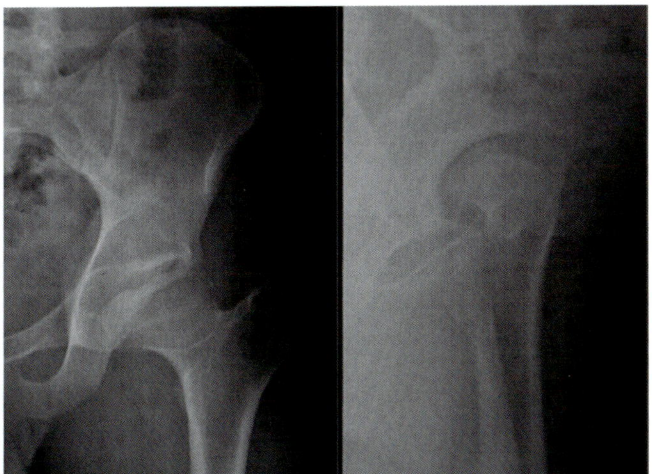

• **图 42.5**　已治愈的 Legg-Calvé-Perthes 病表现为髋关节膨大和短髋，高位大转子，并且髋臼适应性重塑导致撞击和不稳定同时存在

创伤

虽然明显较少见，但是骨折畸形愈合被认为是儿童和成人继发性凸轮形态的另一个原因[1,96]。与非骨折人群对比，接受手术固定的股骨颈骨折患者中凸轮型 FAI 的患病率更高。

诊断

病史

FAI 患者经常以腹股沟前方疼痛为主要症状，但也可能存在下腰部、大腿和膝关节疼痛。活动时疼痛通常更严重，特别是那些涉及反复屈髋或关节 ROM 过高的活动。患者可能会报告机械性症状，包括“咔嗒”声、爆裂声、绞锁或锁扣的感觉。研究表明，青少年时期参与高强度运动的患者更容易出现有症状的 FAI[99]。因此，患者通常非常活跃，喜欢参与所有水平的运动，可能希望回到高水平的比赛中。

体格检查

FAI 患者的髋关节活动度可能降低，尽管这不是一个高度特异性的发现。当患者仰卧位时，应全面地检查 ROM，将髋关节和膝关节屈曲到 90°，检查髋关节屈曲、外展、内收，以及内、外旋。髋关节后伸可以在侧卧位检查。与对侧相比，髋关节屈曲和内、外旋的降低可能预示着 FAI 或其他关节内病变。

有几种体格检查方法可以帮助对 FAI 的临床诊断。在前方撞击试验或 FAIDR 试验中，患者仰卧，检查者抬起患肢，膝关节和髋关节屈曲 90°。同时，检查者内旋并内收髋关节（图 42.6A）。阳性结果表现为在 88% 的 FAI 患者中出现腹股沟疼痛，其对关节内病变高度敏感[100]。在另一种检查方法——FABER 试验中，患者仰卧，患侧膝关节屈曲 90°，患侧足放在对侧膝关节上方，呈“4 字”位。检查者将一只手放在患侧的膝关节上，另一只手放在对侧的髂嵴上，将骨盆固定在检查台上，然后向外下推膝关节使髋关节外旋（图 42.6B）。阳性表现为患者的腹股沟疼痛。这必须在临床上与骶髂关节痛相鉴别。在下肢滚木试验中，患者仰卧位，髋关节和膝关节置于中立位，检查者内、外旋转大腿，也可能诱发疼痛。

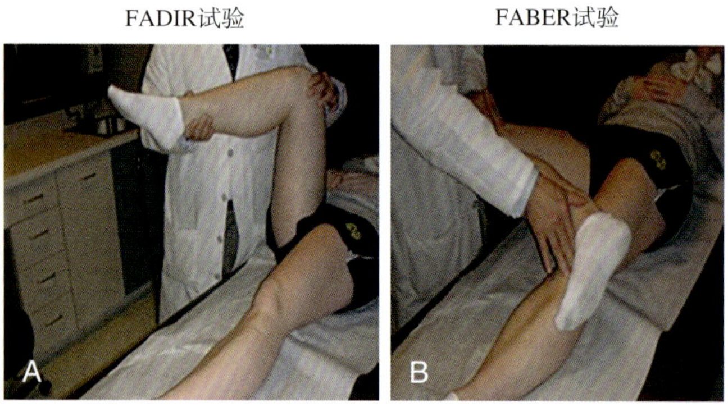

• **图 42.6** （A）通过 FADIR 试验测试髋关节内撞击的体位。（B）通过 FABER 试验测试髋关节内撞击的体位

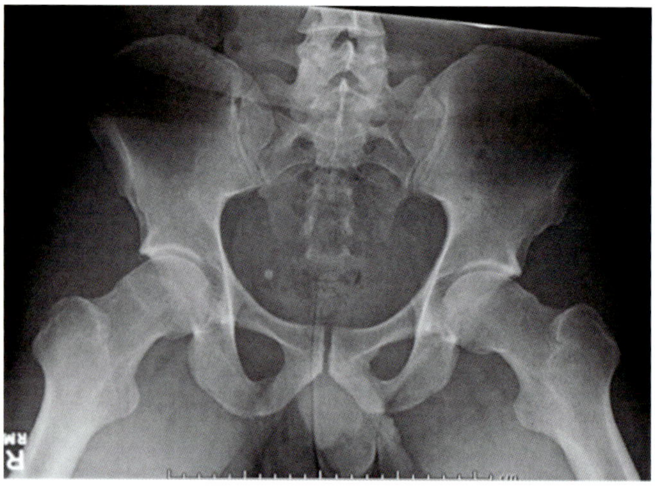

• **图 42.7** 此 X 线片为双髋 90° Dunn 侧位片，显示双侧髋关节撞击

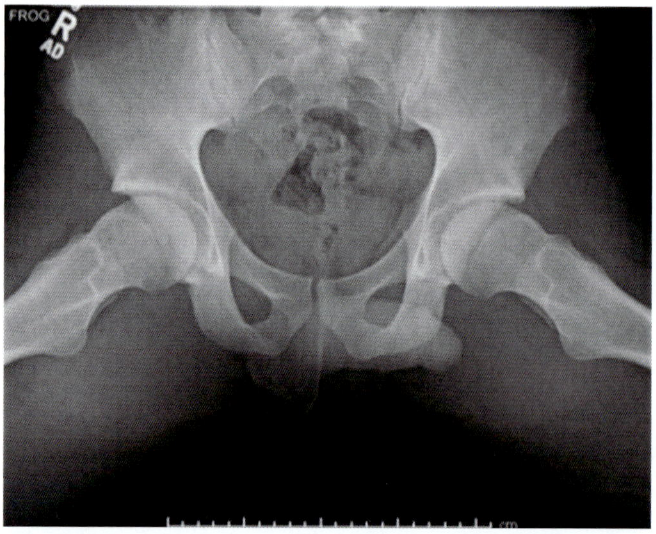

• **图 42.8** 此 X 线片为双髋蛙式侧位片，显示双侧髋关节撞击

影像学

X 线片

在评估 FAI 患者时，X 线片是最初选择的影像学检查方式。首先应该检查真正的正位片和至少一种患髋侧位片 [101]。最初的正位片可以是站立位或仰卧位拍摄。作者倾向于让患者仰卧在 X 线检查台上，双下肢内旋 15°，这样可以最大化股骨颈长度 [102]。放射线片（接收板）距离线圈应为 120 cm，线圈垂直于 X 线检查台。这种定位方法使临床医生能够准确地发现关节形态的变化 [102]。由 Stulberg 在 1975 年描述的手枪柄样畸形的典型 X 线表现是凸轮型撞击，并类似燧石枪枪柄形态（图 42.1）[103]。对于股骨头颈交界处的侧位片，有几个选项可用。一种是 45° 或 90° Dunn 位片，拍摄时髋关节屈曲 45° 或 90°、外展 20°，同时处于旋转中立位（图 42.7）[102]。蛙式侧位片、穿桌侧位片和假斜位片可以作为改进的 Dunn 位片的替代或补充 [104,105]。拍摄蛙式侧位片时，髋关节屈曲 30～40°，外展 45°，患侧足跟置于对侧膝关节上方（图 42.8）。拍摄穿桌侧位片时，下肢内旋约 15°，X 线投射方向与患肢呈 45° 角 [102]。

负责评估的临床医生在进行干预前应该系统地阅片。评估应该从骨盆正位片开始，评估所有的髋臼径线和骨性标志，包括髂坐线、髂耻线、髋臼前壁、髋臼后壁、泪点和眉弓（图 42.9）。在位置良好的骨盆正位片上，髋臼位置可以通过前壁和后壁之间的关系来估计。在髋臼位置正常（生理髋臼前倾正常）的患者中，髋臼后缘应位于在髋臼前缘的外侧（图 42.9）。如果髋臼缘交叉或形成“8 字征”，患者可能有局灶性髋臼过度覆盖（钳夹型畸形）或髋臼整体后倾。下一步，髋臼外侧覆盖过度或覆盖不足（发育不良）可以用 Wiberg 提出的外侧中心边缘角来测量（图 42.9）。通常，小于 20° 表示发育不良，介于 20°～25° 表示临界性发育不良，介于 25°～40° 表示髋臼覆盖正常，大于 40° 表示髋臼覆盖过度 [103]。髋臼指数或 Tönnis 角通常为 0°～10°；角度增大表示髋臼发育不良，角度减小表示局灶性或整体髋臼覆盖过度 [102]。

股骨近端的评估也可以在正位和侧位 X 线片上完成。应测量的参数包括 α 角、股骨头颈偏心距和股骨颈干角。正如 Notzli 等最初记录的那样，α 角大于 50° 提示凸轮型撞击 [28]。尽管经典的 α 角是在轴位 MRI 上描述的，但是目前 α 角多在侧位放射线片上测量（蛙式侧位，45° 或 90° Dunn 位片）[102]。α 角是指以下两条线之间的夹角，第一条线是经股骨头中

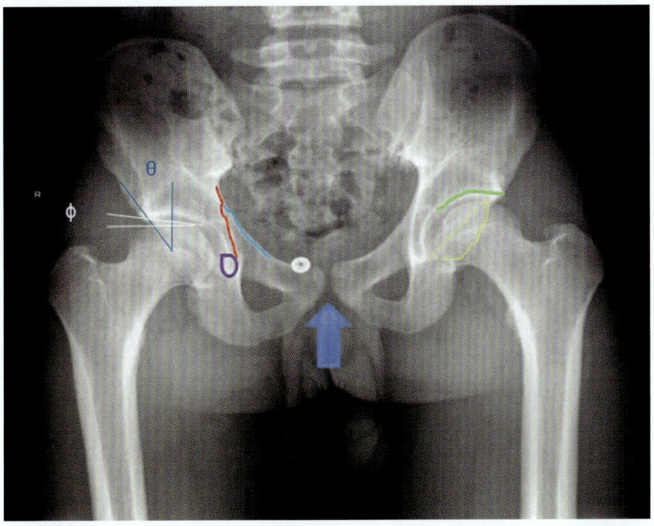

• **图 42.9**　适当的骨盆正位片（蓝色箭头）可见耻骨联合居中，对称的闭孔表示 X 线片无旋转，耻骨联合距离尾骨尖 2～4 cm 表明前倾正常。髂坐线标记为红色，髂耻线标记为蓝色，前壁标记为黄色虚线，后壁标记为黄色实线，眉弓标记为绿色，泪点标记为紫色。外侧中心边缘角用蓝线测量，Tönnis 角用白线测量

心并穿过股骨颈中心的轴线，第二条线是指股骨头半径变成超半径的点与股骨头中心点之间的连线（图 42.10）。有些作者认为，其正常上限可能是 42°，而不是 50°[102]。α 角的下限在儿童和青少年患者中可能没有意义，在这些患者中，α 角可能大于骨骼成熟后的角度。在一项横断面研究中，Collins 等发现，与股骨骨骺闭合的患者相比，骨骺未闭合的年轻患者的平均 α 角明显更高[106]。股骨头颈偏心距是指股骨头前

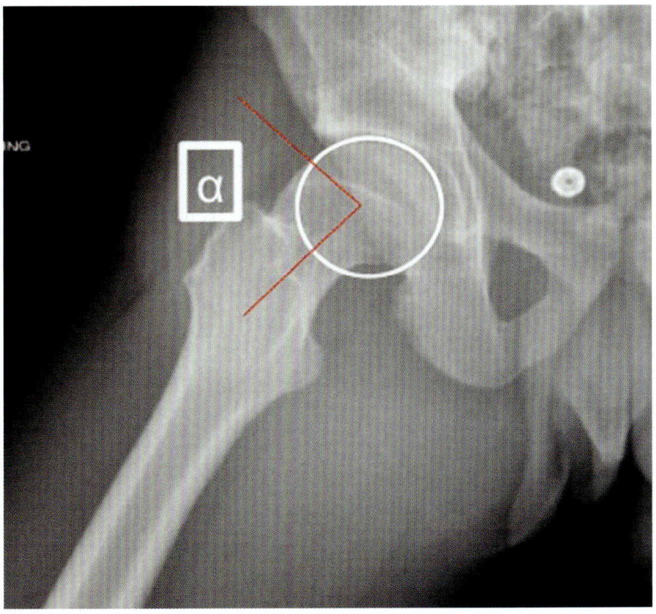

• **图 42.10**　右髋 Dunn 侧位片上 α 角的测量

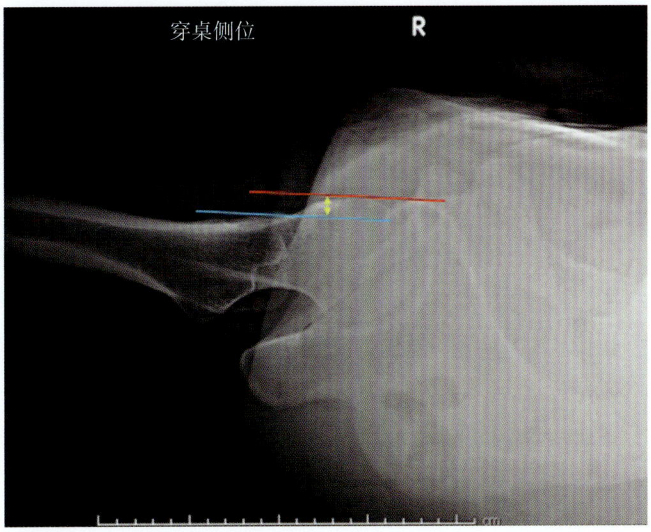

• **图 42.11**　股骨头颈偏心距是指股骨头切线与经过股骨颈最低点的平行线之间的距离。黄色双箭头指出了测量的距离

方切线与股骨颈前方平行线之间的距离（图 42.11）。最后，股骨颈干角是指股骨颈与股骨干之间的夹角。这个角度决定了髋外翻或髋内翻的程度。

磁共振成像

磁共振成像（magnetic resonance imaging，MRI）可以很好地显示关节周围和关节内的软组织解剖结构。它是评价关节软骨、髋臼唇和髋关节囊的金标准。磁共振关节造影（MR arthrography，MRA）使对比度增加，对软骨和髋臼唇病变诊断的准确度增加[16,107]。可以得到轴面、冠状面和矢状面的图像，并且可以进行 2 mm 的薄层扫描。MRI 或 MRA 的主要好处之一是没有电离辐射，这对儿童和青少年人群尤其重要。最后，在注射造影剂时，可以同时注射局麻药和（或）抗炎药。这使 MRA 成为了一种诊断和治疗工具。

在 FAI 诊断时，通常会发现关节软骨损伤。评价髋关节软骨表面最有用的二维序列是短 τ 反转恢复序列（short tau inversion recovery，STIR）和 T2 压脂序列[108,109]。局灶性全层软骨损伤表现为直达软骨下骨的液体高信号。术前识别软骨损伤的稳定性是新 MRI 序列技术的一个主要焦点；正在开发的技术包括 T1ρ 序列、T2 mapping 序列、钠成像和软骨延迟钆增强磁共振成像（delayed gadolinium-enhanced MRI of cartilage，dGEMRIC），这些序列可以对关节软骨提供更详细的分析[109,110]。

计算机断层扫描

计算机断层扫描（computed tomography，CT）是评估 FAI 骨性改变的一种很好的工具。3D CT 提供了 FAI 骨骼畸形的三维评估（图 42.12）。将图像重组成髋臼和股骨近端的 3D 模型，为临床医生提供了每个特定 FAI 患者的独特骨骼形态的“蓝图”。这对于术前计划尤为重要，在术前计划中可以准确地测量 α 角、凸轮病变的位置和体积，以及髋臼翻转的程度 [111]。此外，仅靠平片不能充分测量真正的髋臼位置，对于可能需要边缘成形术治疗的局灶性髋臼过度覆盖或需要髋臼周围前倾截骨术治疗的髋臼整体后倾，髋臼位置是进行评估时需要考虑的一个重要因素（图 42.13）[112]。相似地，未被识别的髋关节发育不良（覆盖不足）患者可能由于侵袭性边缘切除导致医源性发育不良 [31]。

治疗和结果

有症状的青少年 FAI 患者的治疗方法与成人相似。采用股骨骨软骨成形术治疗凸轮病变，采用髋臼缘切除术治疗钳夹型病变来矫正潜在的骨骼畸形是治疗的主要手段，也是获得最佳术后结果所必需的 [113]。髋关节镜或开放性外科脱位已被描述用于凸轮减压和髋臼唇的治疗 [114,115]。这两种方法都可以进行充分的畸形矫正和软组织修复 / 重建，从而改善 ROM 和患者报告的髋关节功能，但开放手术的并发症发生率较高 [115,116]。有症状的 FAI 合并髋臼唇病变的发生率很高；目前的趋势倾向于髋臼唇修复，这种方法优于切除 [117]。

许多研究检验了凸轮型 FAI、SCFE 和 Perthes 病

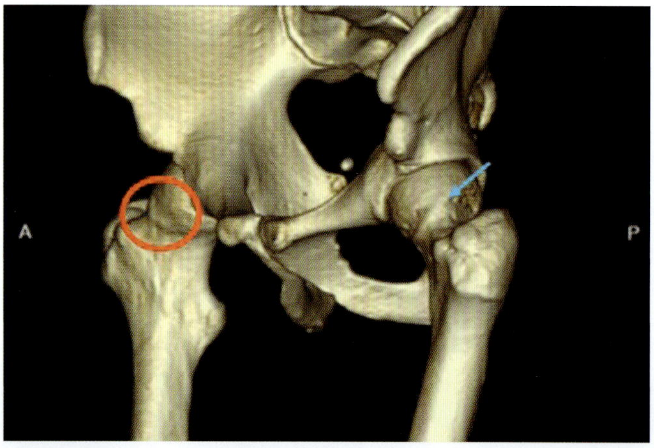

• **图 42.12** 3D CT 显示双侧髋关节凸轮型撞击。红圈表示右髋，蓝色箭头表示左髋

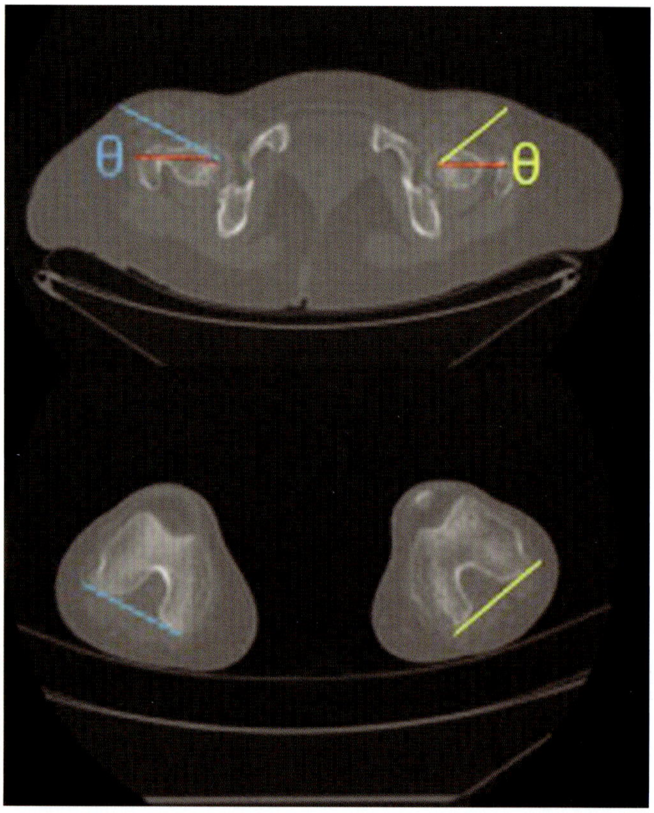

• **图 42.13** 在术前计划中，CT 可以用来测量股骨和髋臼的位置。这是一个基于股骨颈相对于股骨后髁的角度测量股骨位置的例子

的手术干预结果；直到最近，还没有一项研究涉及非手术对照组。在最近的一项研究中，345 例患者随机接受个性化物理治疗或髋关节镜治疗 FAI[118]。作者发现，对于 FAI 患者，髋关节镜和个性化髋关节治疗都能够改善与髋关节相关的生活质量。然而，他们发现髋关节镜比个性化髋关节治疗的效果更好，这种差异具有明显的临床意义。

尽管直觉上认为这些手术可以延长髋关节的寿命，但这个概念很难证明。开放和关节镜治疗 FAI 的中长期结果表明，患者报告的结果改善，生存率为 90%～93%[119]。患有 FAI 的运动员能够重返运动场的比例很高（85%～95%），似乎在不同年龄组和不同技术水平之间结果相似 [120,121]。残余 SCFE 的治疗包括关节镜下切除轻中度股骨头颈畸形，以及开放手术切除更严重的畸形。SCFE 畸形矫正的结果显示，中短期的功能和疼痛程度得到了改善 [122,123]。手术矫正 Perthes 病可能更具挑战性。治疗选项包括股骨颈相对延长术、缩头术、股骨骨软骨成形术、PAO 或反向 PAO（取决于相关的髋臼畸形）[124]。随着手术复杂性的增加，结果更难预测。Perthes 病的手术治疗结果显示髋关节疼痛和功能在短期内得到了改善；然而，相

对于其他髋关节畸形，这些手术效果的持续时间不长[125]。

对于 FAI 和类 FAI 样髋关节畸形进行手术矫正的研究缺乏非手术对照组。因此，很难确定手术干预是否能比非手术治疗更好地防止关节退变。为了确定这一点，有必要进行非手术治疗和手术治疗的对照研究。因此，在此期间，手术指征是非手术治疗失败的有症状的疾病。对于无症状的髋关节 FAI 或类 FAI 样畸形，目前尚无预防性手术的指征。

（参考文献参见书末二维码）

第六部分

髋关节创伤性疾病

第 43 章

股骨颈骨折

RICHARDS.YOON, JOHNM.YINGLING, FRANK.A.LIPORACE
（刘长剑 译 李冬松 审核）

关 键 点

- 治疗青壮年股骨颈骨折的目的是保留股骨头，促进骨愈合，避免骨坏死。
- 通过单一 Watson-Jones 前外侧入路或者通过双切口（Smith-Peterson 和辅助切口）都可充分显露骨折处达到切开复位内固定（open reduction and internal fixation，ORIF）。
- 关于手术时机选择、关节囊切开减压的意义、内固定方法选择仍然存在争议。
- 对于高龄移位明显的股骨颈骨折患者，选择关节置换的再手术率比 ORIF 要低 30%～40%。
- 对于活动积极的高龄股骨颈骨折患者，全髋关节置换术（THA）的术后功能优于半髋关节置换术，但是有更高的关节脱位发生率。
- 骨水泥型假体有较低的并发症比率、疼痛不适和更好的关节功能，但骨水泥型假体手术时间较长并有术中低血压发生的风险。
- 生物型关节置换手术时间短、失血少，但是有较高的并发症发生率、脱位发生率及假体周围骨折率。

引言

股骨颈骨折常见于老年人跌倒后[1]。青壮年股骨颈骨折较少见，约占所有股骨颈骨折的 5%[2-4]。这些青壮年患者身体条件好并具有良好的骨量，这类股骨颈骨折一般由车祸或其他高能量的损伤所致。了解骨质量、血管解剖、损伤机制、合并伤、骨折类型和治疗目标非常重要。尽管解剖复位和稳定的内固定是必要的治疗措施，但是手术时机、关节囊切开减压的意义和固定方法的选择等尚存在争议。对不同治疗方案和潜在并发症的深入了解对于治疗该类型的股骨颈骨折大有益处。

解剖

股骨头的血供有三个主要来源：旋股内动脉（medial femoral circumflex artery，MFCA），旋股外动脉（lateral femoral circumflex artery，LFCA）和闭孔动脉[5-8]股骨头供血。囊内的终末支也给股骨头供血；这些终末支受阻或变形有可能引起股骨头坏死的发生[9-12]。骨颈骨折导致的血管损伤[4,12-15]、骨折复位或固定的质量（可能恢复扭曲动脉的血供）[4,16-20]、囊内压升高（血流受阻）[1,21-26]以及植入物的位置[27]等因素均可能影响骨折愈合。

初步评估

老年人的骨密度差，其本身的健康问题以及易摔倒是发生股骨颈骨折的主要危险因素。在青壮年中，髋关节外展位受到的高能量轴向负重是移位型股骨颈骨折产生的机制[4,16]。这类高能量损伤患者的临床评估包括全面的检查，因为它们常伴有其他并发损伤[16,28-30]。在威胁生命和保存肢体的危险因素得到控制后，应立即对青壮年的股骨颈骨折进行治疗。移位型股骨颈骨折会出现患肢缩短、屈曲、外旋畸形。对于不完全或无移位股骨颈骨折，内旋患肢和脚跟着地会导致髋部和腹股沟处疼痛。

影像学处理分析

影像学评估应包括全股骨的正位片（AP）和侧位片以及骨盆的 AP 位片。与老年患者相比，青壮年骨折的机制类型截然不同。骨质不佳的老年人受到低能量暴力时会发生股骨转子间骨折或头下型股骨颈骨折，横行骨折伴嵌插者常见。而有较好骨量的青壮年，高能量损伤通常会导致基底型或更远端的颈部骨折，这种情况发生的机制是处于外展位的髋关节受到高能量的轴向应力导致的。这些骨折线多更为垂直而且生物力学极不稳定[31-35]，了解这些特征对于达到骨折复位及获得稳定固定，从而获得骨折愈合的意义很大。老年患者股骨颈骨折常用 Garden 分型来描述，尽管该分型有很多不足[36-37]。由无移位或压缩骨折（Ⅰ型和Ⅱ型）或移位骨折（等级Ⅲ和等级Ⅳ）来决定治疗方法。Garden 分型不太适合描述青壮年股骨颈骨折。Pauwels 分型（图 43.1）更适合描述青壮年股骨颈骨折 [31]。这种骨折分型可以提示骨折的稳定程度并判断骨折能否达到稳定固定。

股骨颈骨折线与水平面所成角度小于 30° 是 Pauwels Ⅰ 型，与水平面成 30°～50° 是 Pauwels Ⅱ 型，超过 50° 是 Pauwels Ⅲ 型。Ⅰ 型股骨颈骨折稳定性好。Ⅲ 型股骨颈骨折稳定性最差，这种情况在青壮年中更常见。Ⅲ 型骨折治疗难度大而且内固定失败率高，畸形愈合、骨不连及骨坏死的风险也会增加，这可能是因为骨折部位的剪切力比轴向应力大 [31-35]。

治疗及处理原则

普遍认为 65 岁以下为“年轻”患者，超过 75 岁为“高龄”患者。65～75 岁患者的划分是基于他们的“生理”年龄。但是年龄划分并不是绝对的，因为总有例外。那些活动多、功能好、骨质量好、基础疾病少的人被认为是“年轻人”；那些功能差（使用辅助设备行走）、有慢性疾病或骨质较差的人被认为是“老人”。对于老年患者而言，治疗目标是恢复负重行走以及减少长期卧床的相关并发症。基于这类患者的年龄和功能需求，保留股骨头的意义不大。人工股骨头置换术或 THA 的效果最佳 [38-41]。几个近期的前瞻性随机研究认为，对于老年伴有明显移位骨折者，关节置换术更适合，对于采用 THA 还是半髋关节置换术尚有争议 [42-49]（表 43.1）。

对于年轻和活动积极的成年人，治疗目标是保留股骨头，避免股骨头坏死，实现骨折愈合，并尽量避免关节置换。目前的共识认为解剖复位、坚强内固定对于获得良好的预后是最重要的 [50]。然而，对于闭合复位还是开放复位，关节囊是否切开，何时手术仍然存在争议。固定方式的选择也存在争议。骨

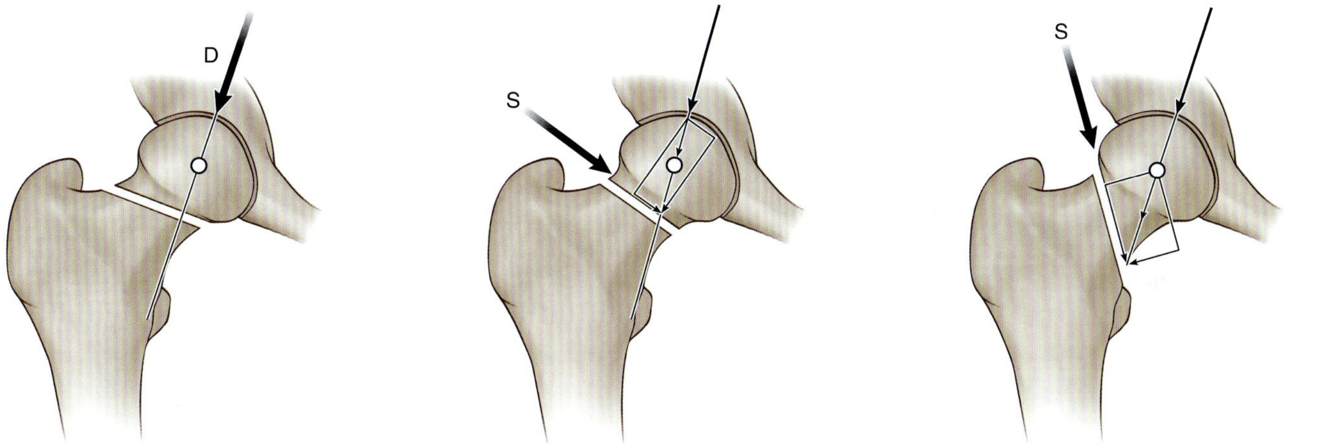

• **图 43.1** 股骨颈骨折 Pauwels 分型（修改并引自 Bartonicek J. Pauwels' classification of femoral neck fractures: correct interpretation of the original. J Orthop Trauma. 2001;15:358-360.）

表 43.1 切开复位内固定（ORIF）与关节置换治疗结果的文献总结

	功能	疼痛	并发症	翻修	生存率
Ravikumar 和 Marsh[42]	关节置换	关节置换	关节置换	关节置换	等效
Davison et al.[43]			关节置换	关节置换	ORIF
Parker et al.[44]	等效	等效	关节置换	关节置换	等效
Keating et al.[45]	关节置换			关节置换	等效
Frihagen et al.[46]	关节置换		关节置换	关节置换	等效
Parker et al.[47]		等效		关节置换	等效
Chammout et al.[48]	关节置换			关节置换	等效
Parker[49]		关节置换		关节置换	等效

折类型决定无移位型骨折的治疗方法。对于髋外翻型（Garden Ⅰ级）、完全骨折但无移位型（Garden Ⅱ级）的股骨颈骨折，应选择内固定来治疗 [51-52]。无移位的股骨颈骨折的非手术治疗方法有较高的并发症发生率，并且增加移位的风险 [53] 患者应该被小心地转移到手术台上，以避免股骨颈骨折出现更大的移位。推荐使用三枚空心松质骨螺钉固定骨折（图 43.2～图 43.4）、动力髋螺钉（dynamic hip screw，DHS）或锁定钢板。移位型骨折患者的内固定选择则更加困难 [55]。移位型股骨颈骨折是否进行切开复位内固定取决于患者的年龄、活动量、骨质量、相关的合并症、骨折

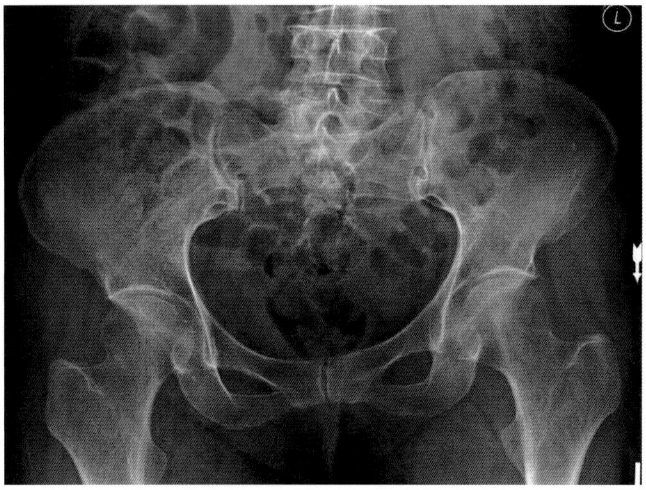

● **图 43.2** 骨盆 AP 位片，显示右侧股骨颈的移位骨折

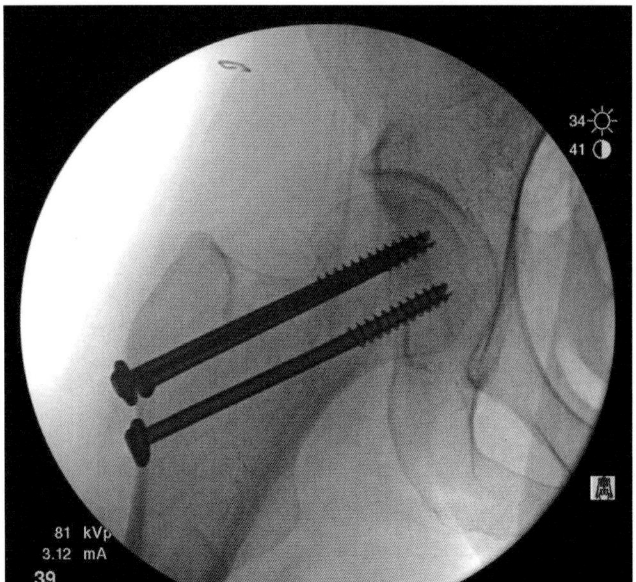

● **图 43.3** 术中 C 臂透视。AP 位显示三枚松质骨螺钉内固定形成一个倒三角形

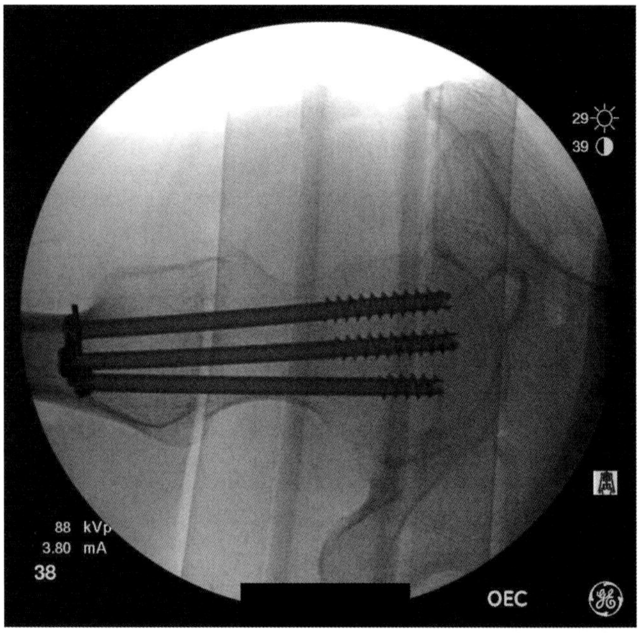

● **图 43.4** 术中 C 臂透视。在侧位片上观察到 3 枚松质骨螺钉的最佳固定方式

的类型及特点。虽然已经报道了多种治疗方法，但最好的治疗方法还有待商榷 [55-60]。一般认为，生理年龄小于 65 岁的移位型股骨颈骨折患者应该进行切开复位内固定术。75 岁以上低能量损伤、骨质量较差以及移位的头下型骨折患者应考虑人工股骨头置换术或 THA，以减小进行二次手术的概率 [61]。年龄介于 65～75 岁的患者，在治疗方式上更倾向于进行 THA，特别是活动性强并对功能要求较高的患者 [62-70]。

关节置换后二次手术的概率低，活动恢复更快，功能更好 [39,61,63]。Bhandari 等发表了一篇 meta 分析，比较内固定和关节置换术（双极头关节半髋关节置换置换术、THA）治疗移位型股骨颈骨折的疗效 [61]。他们统计了 14 篇文章共 1933 例患者。他们的结论是对远端移位的股骨颈骨折患者进行 THA 能减少二次手术的风险。内固定后进行二次手术往往是由骨折不愈合和股骨头缺血性坏死造成的。但是二次手术中感染的发生率、失血量、手术时间均有所增加。Blomfeldt 团队 [39] 和 Keating 团队 [63] 的随机对照试验也显示髋关节置换术后二次手术率降低。Blomfeldt 等评估了移位型股骨颈骨折患者行内固定或者 THA 后 4 年的结果，这些患者精神健康而且基础疾病较少，内固定的二次手术率为 47%，而 THA 仅为 4%。研究人员利用 Chamley 评分以及 EuroQolSD（EQ-5D）指数来评估髋关节功能和生活质量，发现 THA 的效果更好。Keating 等随机调查了 207 例患者，比较复位内固定

术、双极头半髋关节置换术和 THA 的治疗效果，发现复位内固定术有 39% 的再手术率，THA 为 9%，双极头半髋关节置换术为 5%。通过髋关节问卷和 EQ-5D 指数评估，发现施行关节置换术的患者功能更好。

低功能的患者或在疗养院中的患者行半髋关节置换术效果最佳。但是对于有独立生活能力、活动能力强、活动度高的老人来讲，半髋关节置换术后会出现髋臼磨损，患肢功能差以及疼痛等问题。Baker 等 [38] 随机挑选了 81 例移位型股骨颈骨折的患者，采用 THA 或人工股骨头置换术，平均随访 3 年，发现 THA 的患者并发症较少，步行距离明显改善以及 Oxford 髋关节评分较高；超过 60% 的人工股骨头置换术患者的 X 线片出现了髋臼磨损。Blomfeldt 等 [64] 进行了另一项随机对照试验，在活动度高和较少活动的移位型股骨颈骨折患者中行髋关节人工股骨头置换术与 THA，发现接受 THA 的患者有更好的髋关节功能（Harris 髋关节评分），但两者在生活质量上无显著性差异。结论是对于有移位的股骨颈骨折的部分患者，THA 是更好的选择。这些患者是指年龄＞ 65 岁、精神健康、活动度高，骨折前伴有其他髋关节疾病（骨关节炎、类风湿关节炎）的患者 [65,66]。笔者认为，年龄＞ 65 岁、骨质量较差和骨折粉碎程度高的患者适用关节置换术。THA 更适于活动高、精神健康、具备独立生活能力并且预期寿命＞ 5 年的患者。人工股骨头置换术适用于活动要求低、认知障碍以及预期寿命较短的人群。无证据表明双极头假体的功能或使用寿命预期优于单动头假体。骨质量不佳或对活动度要求较低的患者建议使用骨水泥型假体。对功能要求高和年轻患者推荐使用于非骨水泥型假体。

技术介绍

手术入路

排除手术禁忌证后，应立即对患者行股骨颈骨折复位内固定。股骨颈骨折后，患肢呈短缩、外旋位畸形。有学者认为，股骨颈骨折患者的囊内压力随着髋部位置的改变而改变 [22,26,76]。髋关节处于伸直内旋位时，关节囊内压力达到最大，而屈曲外旋时压力显著降降低。术前皮肤牵引对于减轻疼痛及避免并发症的发生是无效的 [77-80]。

配合纵向牵引，可以尝试闭合复位，方法是屈髋 45° 并轻度外展，然后牵引伸直并内旋下肢。行经皮闭合复位内固定术之前应通过 X 线检查来判断复位的质量。只有达到解剖复位才能行经皮闭合复位内固定术，否则改为 ORIF[56,81,82]。作者建议患者仰卧于可透视的手术台上并使脚部悬空，但有人建议让患者仰卧于台上后牵引下肢。仰卧位复位时视野清晰能为骨折复位提供最佳的视角，易于术中透视。

而且，股骨颈骨折时的其他损伤也可以通过仰卧位来处理。切开复位时推荐采用 Watson-Jones 入路 [83,84]（图 43.5），该入路位于股骨近端的正外侧。切口在近端弧向髂骨的臀肌粗隆，阔筋膜张肌拉向前方而臀中肌拉向后方。然后剥开关节囊周围的脂肪暴露前关节囊，将股外侧肌轻度从股骨大转子剥离以进一步扩大视野。T 形切开关节囊显露股骨转子间嵴处，这有利于血肿减压以及直接暴露骨折断端。术中可在关节囊的边缘缝针，既能用于标记又能牵拉关节囊。髋臼缘的前方可插入窄的 Hohmann 拉钩以便更好地显露。

骨钩或 5 mm Schanz 针可用于牵引骨折的远端以便于复位。下肢外旋时，骨钩还可以置于大转子处用于侧向牵引，这有利于断端的复位。Schanz 针可以

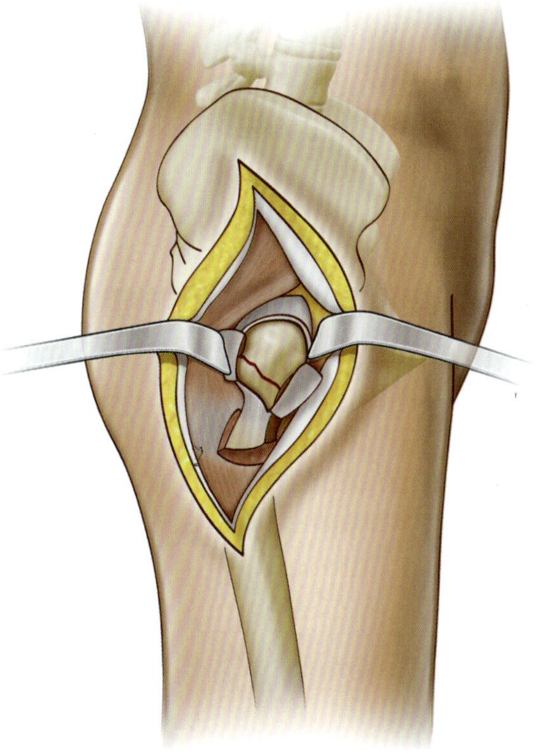

• **图 43.5**　股骨颈骨折复位的 Watson-Jones 前外侧入路。从阔筋膜张肌和臀中肌之间进入。T 形切开关节囊以显露股骨颈骨折处（重绘并引自 Swiontkowski MF：Intracap-sular hip fractur BrownerBD，JupiterJB，LevineAM，TraftonPG[eds]：Skeletaltrauma，basicscience，management，andreconstruction，ed3，Philadelphia，2003，Saunders，p1735.）

从前往后插入骨折端几厘米以利于固定远端骨折块。骨折近侧段的处理方式为将 2 mm 的克氏针插入股骨头，摇杆技术操纵近骨折块便于复位。

如果直视下股骨颈骨折的前侧皮质已达到了解剖复位并且经透视确定，可使用 Weber 钳或 2 mm 克氏针暂时维持复位（图 43.6～图 43.9），然后用 3 个空心或非空心螺钉固定（图 43.10）。固定完成后，用不可吸收线缝合关节囊，可吸收线缝合筋膜及皮下组织，缝线缝合皮肤或皮钉缝合皮肤。另一种方法是使用改良的 Smith-Peterson 手术入路，前面已叙述。该入路能直接暴露骨折断端。

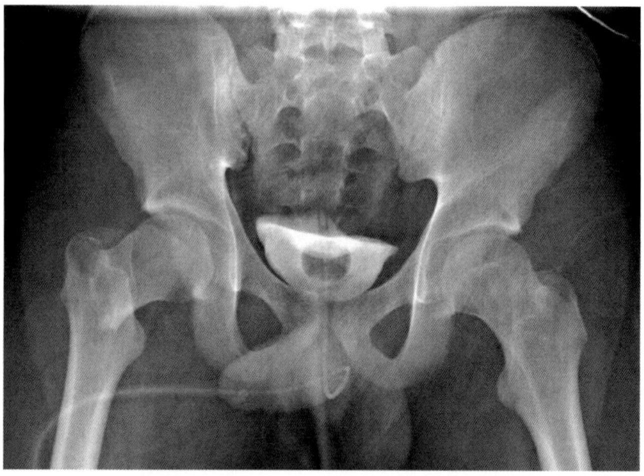

• **图 43.6** 骨盆 AP 位 X 线片。机动车交通事故造成右股骨颈移位骨折

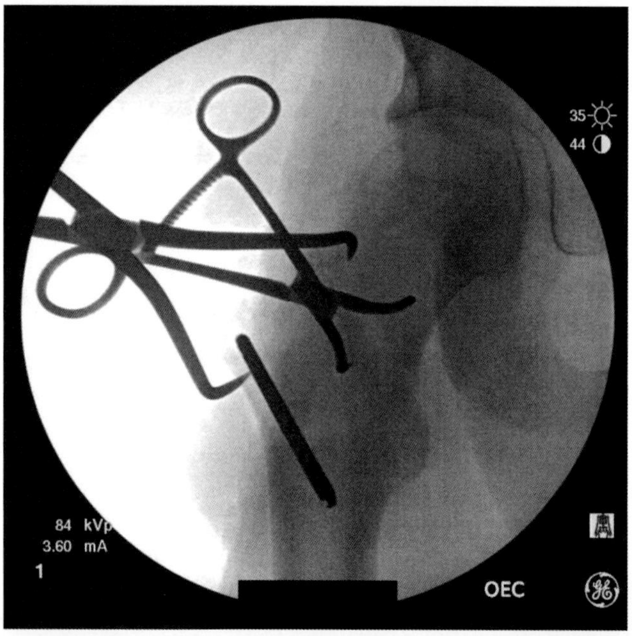

• **图 43.7** 术中 C 臂透视。AP 位显示应用 5 mm Schanz 针和 Weber 钳复位股骨颈骨折

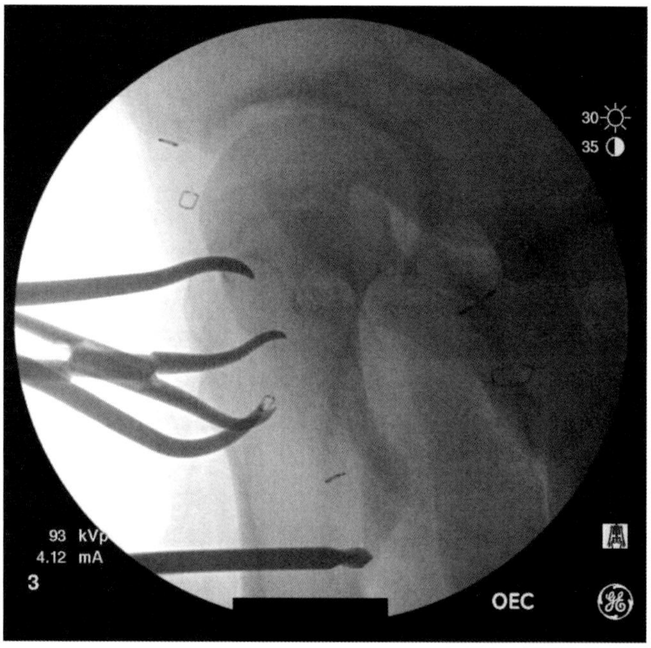

• **图 43.8** 术中 C 臂透视。侧位上显示应用 5 mm Schanz 针和 Weber 钳复位股骨颈骨折

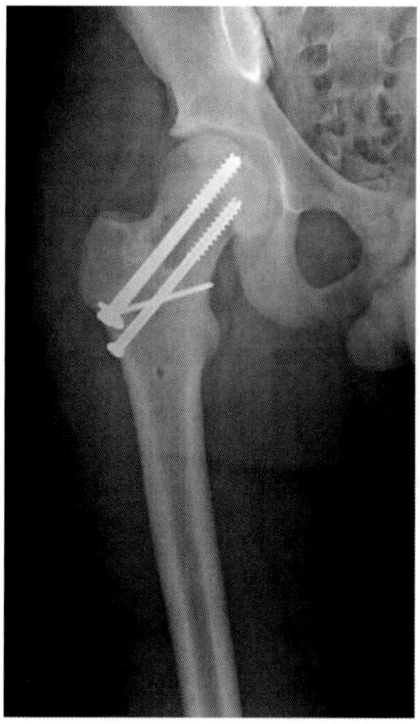

• **图 43.9** AP 位片上观察到已经的复位固定的股骨颈骨折

特殊情况

合并同侧股骨干骨折的发生率为 2%～6%[86-93]。同侧合并伤常常难以复位固定，且最佳处理方法仍存在争议[86,88,93]。此种类型的骨折为无移位 Pauwels Ⅲ型股骨颈骨折，应优先固定处理。固定的方法包括带有长侧板滑动髋螺钉（sliding hip screw，SHS）、空心螺钉或 SHS 联合倒打交锁髓内钉或股骨干骨折钢板内固定、头状髓内钉（第二代）、股骨近端锁定钢板。

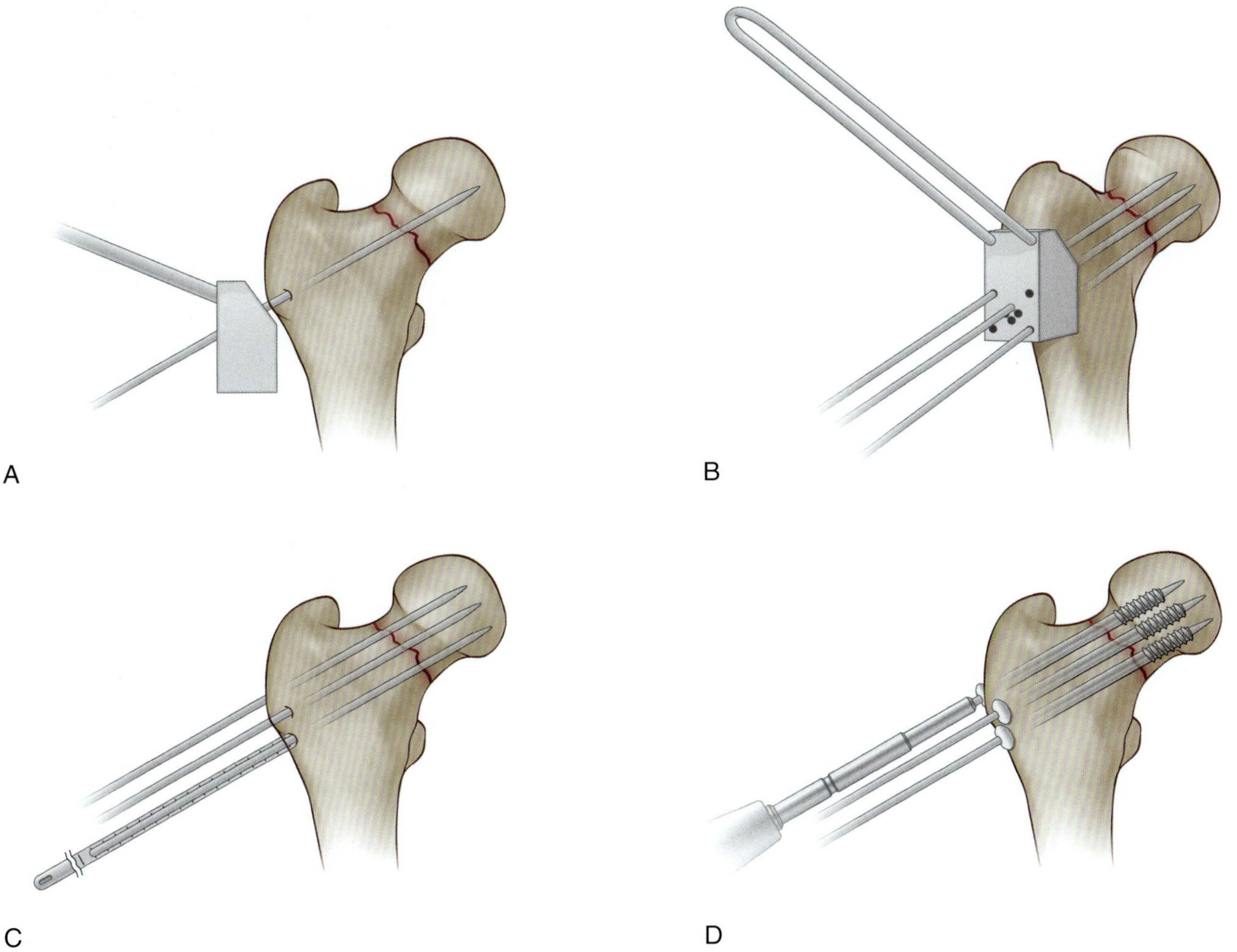

• **图 43.10** 股骨颈骨折用空心钉内固系统。（A 和 B）复位已经确认，三个平行的导针是在导向器和荧光透视控制下完成。（C）测量导针的长度。（D）螺钉插入至导针预测的深度（重绘并引自 Swiontkowski MF：Intracapsular hip fractures. In Browner BD，Jupiter JB，Levine AM，Trafton PG [eds]：Skeletal trauma，basic science，management，and recon-struction，ed3，Philadelphia，2003，Saunders，p1737.）

通过分析 40 例同侧股骨颈和股骨干同时骨折的患者发现，松质骨螺钉或 SHS 联合倒打髓内钉的 ORIF 术可以取得很好的效果。该方法能准确复位并提高骨折愈合率 [87]。

单光子发射计算机断层成像可以用来评估股骨头坏死的概率，适用于术后 3 周。如果摄取不足 90% 时，股骨头坏死风险增加。磁共振成像（MRI）不是创伤后预测股骨头坏死的良好方法 [95,96]。作者发现股骨头坏死患者通常有持续的腹股沟和转子疼痛，不随时间而缓解。若患者 24 个月后无疼痛且 X 线片表现正常，那么他不可能发生坏死。当患者无症状且 X 线片上骨折线模糊，说明骨折正在愈合。当患者无症状且见不到骨折线时，表明骨折完全愈合。如果有持续存在的问题（持续性疼痛），在治疗 4~6 个月后，计算机断层扫描（CT）将有助于骨折愈合的评估。

术后治疗方案包括抗生素治疗 24 小时，使用低分子量肝素或阿哌沙班 4~6 周来预防下肢深静脉血栓形成，上述措施的实施主要取决于患者术前能否步行，是否合并有其他疾病以及物理治疗的效果。

术后护理

作者使用的术后方案包括术后 24 h 的抗生素使用。根据患者的行动能力和共病情况，使用低分子量肝素或阿哌沙班 4~6 周以预防深静脉血栓形成，以及进行物理治疗咨询。鼓励患者活动，并指导他们在术后 12 周内使用拐杖或助行器进行脚尖触地负重（TTWB），当患者有足够的力量和平衡能力完全负重行走时，他们可以过渡到完全负重。当无明显跛行时，便可以逐渐减少对拐杖的依赖。术后每月拍摄 X 线片以评估愈合情况及是否有股骨头缺血性坏死的迹象。在骨盆正位 X 线片上，患侧股骨头相对于健侧表现出相对的骨质疏松是合理的临床表现。SPECT 可以在术后的前 3 周内使用，以评估发展成为股骨头缺血性坏死的可能性。一旦摄取率低于 90%，则发展成为缺血性坏死的概率增加。然而，SPECT 通常并非必要检查项目。MRI 并不是预测创伤后缺血性坏死的适用检查。作者发现，发展成为股骨头缺血性坏死的患者通常会有持续的腹股沟区和大转子区疼痛，这种疼痛不会随着时间而缓解。如果患者在 24 个月内没有疼痛症状并且 X 线片表现正常，则不太可能发展成为缺血性坏死。股骨颈骨折的患者无不适症状且骨折线在 X 线片上逐渐消失时，则认为它处在愈合过程中。当患者无症状且骨折线不再可见时，则认为骨折完全愈合。如果患者术后 4～6 个月时仍有问题（如持续疼痛），可行 CT 检查以评估骨折愈合情况。

结果

更年轻、更活跃的患者股骨颈骨折时，应尽量保留股骨头行内固定术。降低内固定失败率和骨不连来达到好的结果取决于几个因素，而这些因素是外科医生可以控制的，即解剖复位和获得稳定固定[98,101-103]。Jain 的团队比较了 60 岁及以下患者股骨头下型骨折早期固定和延迟固定的效果，通过 SF-36 及 WOMAC 骨关节炎指数对结果进行功能性评估，随访至少 2 年，缺血性坏死率存在显著差异（P=0.03）（延迟固定组 6 例，早期固定组 0 例）。发现在功能结果上无显著差异，没有观察到移位骨折和无移位骨折之间的差异。然而，要进一步确定两组间是否有差异，需要更多的患者和长期随访。El-Abed 团队[105]报道了人工股骨头置换术和 DHS 内固定治疗移位型股骨头下髋关节骨折，通过使用 Matta 关节功能评分以及 SF-36 评估功能；使用 Matta 评分系统时，内固定组优良率为 70%，人工股骨头置换组为 42%；患者和医生间评估一致性（Matta 功能性髋关节评分）呈现高度一致（r=0.64）。

并发症

青壮年股骨颈骨折最严重的并发症是股骨头坏死，这对年轻患者而言是严重的并发症，因为治疗手段有限。股骨头坏死在老年人中常不出现症状，因为他们功能要求低且活动水平较低。幸运的是，全髋关节置换是个不错的选择，老年有症状股骨头坏死患者可获得良好结果。然而，没有良好的替代治疗可用于年轻股骨头坏死患者。假体置换须考虑并发症和耐用性问题，这种方法是不得已而为之。保留髋关节的重建方案包括截骨以修补股骨头塌陷、股骨头中心减压、吻合血管的游离植骨、股骨头表面置换、髋关节融合术等[106,107]。解决这个棘手并发症的最好方法是预防，这需要医生做到对治疗方法有十足的把握，进一步减少股骨头下血管损伤，包括降低囊内压、解剖复位、牢靠固定、术后密切监测股骨头坏死。骨不连是股骨颈骨折的另一个常见并发症。骨折不愈合率在 10%～30%[4,28,108,109]。幸运的是，外翻截骨术可能可以解决此类问题[104-114]，手术治疗的目标是创建一个有助于愈合的良好环境。该手术能将骨折处的剪切力转换为垂直压缩力。外翻股骨转子间截骨术也起到相同作用。

Marti 等报道了 50 例采用 Pauwels 外展截骨术治疗股骨颈骨折不愈合的患者[110]，平均年龄为 53 岁，平均随访 7.1 年。其中 43 例股骨颈骨折不愈合处被治愈，所有的截骨均愈合。其中 37 例平均髋关节评分为 91 分，7 例股骨颈骨折未愈合后行人工关节置换。最近，Anglen[114]报道了 13 例外翻股骨转子间截骨术治疗股骨颈骨折内固定失败患者。患者年龄均小于 60 岁，平均随访 25 个月。所有的截骨均愈合。其中 11 例功能结果为优良；2 例出现节段性坏死，需行关节置换。

青壮年股骨颈骨折目前的争议和未来的展望

固定方法

多个临床生物力学研究表明，松质骨螺钉的类型和数量是治疗股骨颈骨折的关键[32-35,101,115,116]。这些研究的主要缺陷是它们以骨质疏松的骨模型为研究对象。但是，基本的生物力学原理应同样适用于具有良好骨质密度的年轻人。对于大多数股骨颈骨折患者，推荐使用多个松质骨拉力螺钉内固定。3 枚松质骨拉力螺钉彼此平行并垂直于骨折线时可获得良好加压[101]。这种类型的固定最适合于 Pauwels Ⅰ型和Ⅱ型骨折。这 3 枚松质骨拉力螺钉应呈倒三角形固定（2 枚近端螺钉和 1 枚远端螺钉），因为这降低了股骨转子下骨折的风险[117,118]。最下方的螺钉应该放置在股骨颈内侧以抵抗内翻移位。在大多数骨折中即使有第 4 枚螺钉也不会增加其机械强度，但对于后壁粉碎的骨折，推荐使用第 4 枚螺钉[60,119]。2 枚空心螺钉不足以固定移位的股骨颈骨折[120,121]。应注意不要使螺钉过于进入股骨干远侧，因为这可能造成股骨转子下骨折，尤其是有多个横向股骨皮质穿孔时。

对于基底部粉碎的股骨颈骨折，与 3 枚空心螺钉固定相比，SHS 提供更好的稳定固定[33-34]。Blair 等通过在尸体上的生物力学研究后推荐 SHS 固定[115]。他们发现，SHS 上方的抗旋螺钉不能起到很好的稳定作用。但是，作者仍然在打入加压螺钉时使用抗旋螺钉，以防止在插入加压螺钉的过程中发生股骨头旋转。Pauwels Ⅲ型骨折的治疗很棘手。该类型的骨折移位大，遭受的剪切力也大，容易增加固定的失败率和骨不连的概率[31-35,121,122]。治疗 Pauwels Ⅲ型骨折，作者倾向于使用 3 枚空心钉的切开复位内固定。解剖复位和稳定固定仍然是成功治疗青壮年股骨颈骨折的关键。治疗失败往往是因为没有达到上述的要求。手术过程是在骨折可视的前提下行切开复位，并行 3 枚平行螺钉固定。第 1 枚螺钉应当沿股矩放置，第 2 枚螺钉应当沿着颈后部放置，第 3 枚螺钉要置于股骨颈前上方。这样具有良好的力传导（图 43.4），有助于稳定复位和降低骨折不愈合的风险[123]。

其他研究人员也使用 SHS 固定骨折线近乎垂直的股骨颈骨折（Pauwels Ⅲ型）（图 43.11～图 43.13）。Baitner 等发现，与 3 枚空心螺钉相比，SHS 固定使股骨头后方移位小，剪切移位小，失败载荷更大[33]。Bonnaire 和 Weber[34] 观察了 Pauwels Ⅲ型股骨颈骨折固定的 4 种不同方法，包括带抗旋螺钉的 SHS、无抗旋螺钉的 SHS、松质骨螺钉、130° 髁钢板。得出如下结论：有抗旋螺钉的 SHS 是用于此类骨折的最佳植入物。然而，常规地使用这些大的加压髋关节螺钉也有几个问题，包括需要大量骨移植治疗骨不连，如果放置不好会增加破坏股骨头血液供应的风险，以及不插入额外的抗旋螺钉时难以充分控制旋转[27,56]。

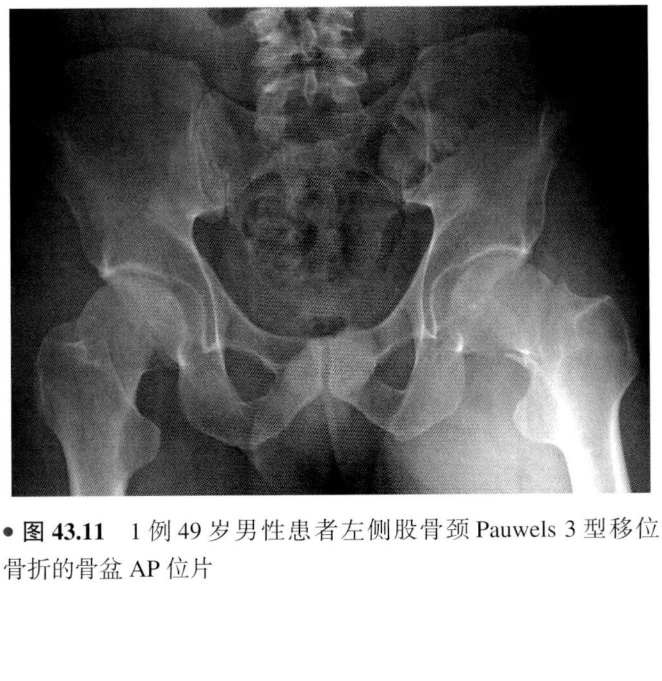

• **图 43.11**　1 例 49 岁男性患者左侧股骨颈 Pauwels 3 型移位骨折的骨盆 AP 位片

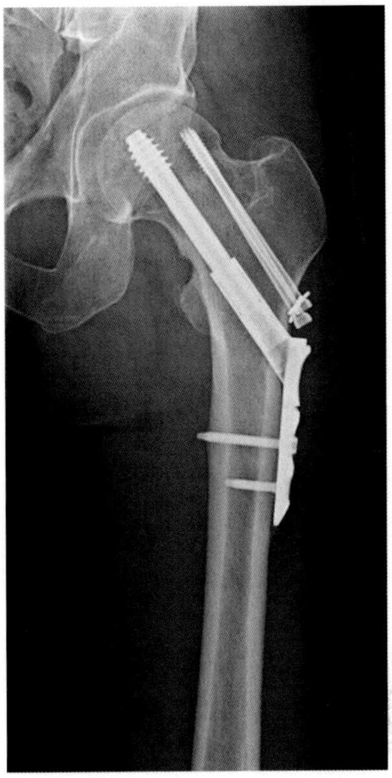

• **图 43.12**　滑动髋螺钉和 2 枚空心螺钉行 ORIF 后的 AP 位 X 线片

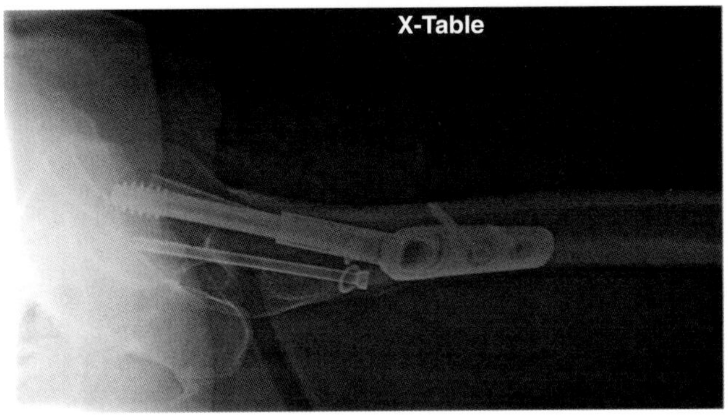

• **图 43.13**　切开复位及用滑动髋螺钉和 2 枚空心螺钉行 ORIF 后的侧位 X 线片

Aminian 等比较了几种方法，包括股骨近端锁定板（proximal femoral locking plate，PFLP）、7.3 mm 空心钉、135° DHS 以及 95° 动力髁螺钉（dynamic condylar screw，DCS）在 Pauwels Ⅲ型骨折中的生物力学差异[124]。通过研究尸体股骨，发现最强的固定是 PFLP，其次 DCS 和 DHS，3 枚空心螺钉最差。PFLP 还具有多个固定角度。

然而，正确的解剖复位和获得骨折加压是良好固定的前提，但 PFLP 不能进行骨折处加压；PFLP 临床应用病例较少而不足以支持其常规使用。

关节囊切开术

关节囊切开术在股骨颈骨折中的作用仍存在争议，并且临床应用因创伤外科医生、地区和国家的不同而不同。动物实验及临床观察表明，关节囊切开术理论上存在优势。动物研究表明[12,21]。关节囊内压增高会阻塞血管，减少股骨头血供。临床多中心研究[22-26]观察了未受影响及无移位股骨颈骨折的囊内压力。在无移位骨折的病例中，股骨颈骨折囊内压力超过正常的髋部压力。研究人员发现，关节囊切开术能解除血肿造成的囊内压，这改善了股骨头血液供应且可以减少股骨头局部缺血[12,21,23,24,26]。这种填塞效果可能造成股骨头缺血性坏死，因为股骨头缺血性坏死即使在一些无移位的骨折中也有观察到[18,52,109,126]导致股骨头坏死发生的其他因素，包括初始骨折位移程度[4,16,18]、骨折时血液供应中断的时间[15,19]、骨折复位的质量及复位后的位置[4,6-18,20]、骨折与复位之间的间隔时间[4,16-17,127-128]、术后何时完全负重[20,104]、骨折不愈合[4,14,18]、骨折复位失败[17]及同侧股颈部骨折处剪切力[16,88,92]。没有确凿的证据显示某个因素或某一组因素是引起股头坏死的高危因素。

尚无足够的年轻股骨颈骨折样本来进行随机对照试验，以评估关节囊切开术的优劣。表 43.2 列出了青壮年股骨颈骨折股骨头坏死率与关节囊切开术的关系。除非通过前瞻性对照试验得出确凿数据，作者还是建议做关节囊切开术。因为该方法容易施行，不会增加过多的手术时间和风险。最重要的是，它可能降低部分患者发生骨头坏死的风险。作者发现，囊内压增高在约 15% 的股骨头坏死患者中起作用。而且没有证据表明关节囊切开术会有任何并发症（直接暴露关节囊并切开）。然而，作者也曾观察到在经皮行关节囊切开术时，手术刀片从刀柄中分离（图 43.14）。刀片很容易归位对于已成功复位的经皮固定的股骨颈骨折，我们建议用 10 号刀片进行经关节囊切开术（图 43.15、图 43.16）。术者应确保刀片完全固定在刀柄上，并应在 C 臂 AP 位透视下以股骨颈中心为准线在转子前方切开。

然后，应在侧位片下进行关节囊切开术（确保在透视图像下刀片位于股骨颈正上方）。在小切口（5 cm）入路中，髂胫束劈开利于固定，关节囊切开后血肿会流出，利于减压清除 。

表 43.2　青壮年股骨颈骨折的文献总结[a]

作者	年份	病例数	骨坏死	关节囊切开术
Protzman 和 Burkhalter[4]	1976	22	19	未报道
Kofoed[108]	1982	17	7	0
Swiontkowski et al.[16]	1984	27	5	17
Tooke and Favero[29]	1985	32	6	未报道
Visuri et al.[14]	1988	12	5	2
Shih[132]	1991	121	32	未报道
Gerber et al.[131]	1993	54	5	47
Robinson et al.[2]	1995	46	8	0
Gautam et al.[97]	1998	25	3	25
Jain et al.[104]	2002	38	6	1（倾向）
Lee et al.[17]	2003	42	10	3
Upadhyay et al.[109]	2004	48（CRIF）	7（ORIF）	0
		44（CRIF）	8（ORIF）	44
Haidukewych et al.[18]	2004	73	17	22
合计		601	138（23%）	

[a] 报道了骨坏死病例的数量，以及是否进行了关节囊切开术。CRIF，闭合复位内固定；ORIF，切开复位内固定。

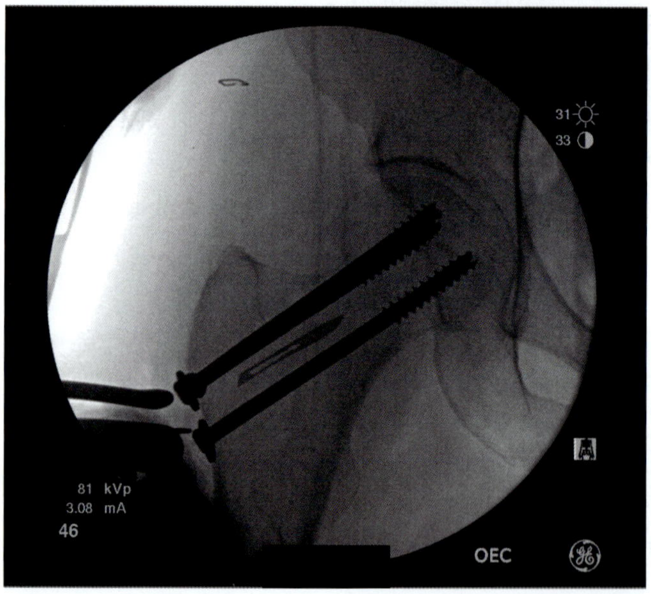

• **图 43.14**　术中 C 臂透视。一个 10 号刀片在经关节囊切开术中从刀柄中分离

手术时机

手术治疗股骨颈骨折的时机选择仍然存在争议。早期手术的倡导者认为移位的股骨颈骨折早期复位的好处包括：恢复受压血管畅通、降低囊内压[5,16,106]。这有利于改善和恢复股骨头血流，尽量减少股骨头坏

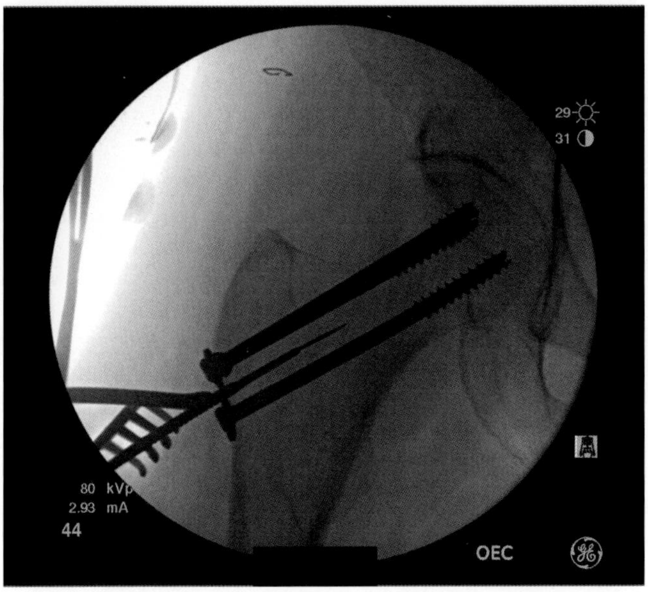

• **图 43.15** 术中 C 臂透视。AP 位上看到经关节囊切开术的 10 号刀片

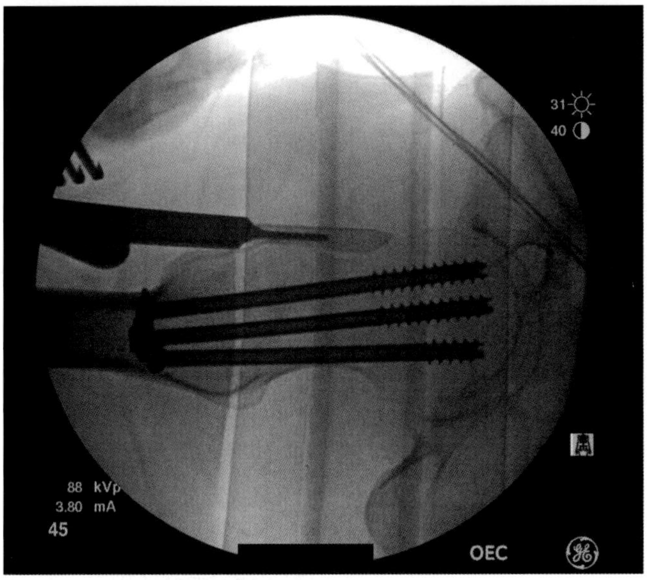

• **图 43.16** 术中 C 臂透视。侧位片上看到经关节囊切开术的 10 号刀片

死的风险[7,21,23,24,26]。Swiontkows 等建议股骨颈骨折治疗应在伤后 8 h 内进行[16]。其他的研究表明，早期手术（在 6～12 h）可降低股骨头坏死率[17,127,129-131]。Jain 等回顾性比较了早期治疗（< 12 h）和延迟治疗（> 12 h）的 38 例股骨头下型髋关节骨折固定术的患者[104]。患者为 60 岁或更年轻，平均年龄为 46.4 岁。16% 的患者出现股骨头坏死，均出现在延迟固定组里。38 例患者中只有 1 例接受了囊内血肿清除术。年龄、骨折移位和骨折内固定的方法对股骨头坏死没有影响。至于 SF-36 和 WOMAC 骨关节炎指数，在股骨头坏死患者和没有坏死患者之间没有差异。其结论是，延迟治疗导致股骨头坏死发生率升高，但不影响功能。

另外的报告显示，超过 24 h 的手术治疗也不会增加股骨头坏死率。Haidukewych[18] 等回顾性研究了 83 例股骨颈骨折患者，年龄在 15～50 岁，结果显示骨坏死发生率为 23%。

研究称，53 例患者在股骨颈骨折 24 h 内进行治疗，13 例（25%）发生股骨头坏死，20 例患者 24 h 后接受治疗，有 4 例发生骨坏死。由于样本量小，无显著差异。Upadhyay 等进行了一项前瞻性随机研究，在 Garden Ⅲ 和Ⅳ股骨颈骨折的青壮年中，比较了 ORIF 和 CRIF 的优劣[87]，共 102 例患者，44 例接受 ORIF（Watson-Jones 入路在关节囊处用 T 形切口），48 例接受 CRIF（经皮下闭合复位），随访 2 年，2 组间股骨头坏死没有显著性差异（CRIF 组 14.6%；ORIF 组 18.2%）。危险因素，如年龄、性别、手术时机（< 48 h 或 > 48 h）、后部粉碎骨折都与股骨头坏死无相关性，而且大多数患者在受伤 48 h 后接受治疗。

这些因素的存在很难在对于手术时机的把握中得出一个最终的结论。很多文章都专门评估了复位和固定时间对预后的影响。在得出确凿数据之前，作者建议手术应尽早进行。也就是说，患者一旦病情稳定，应尽早行股骨颈 ORIF。早期手术有利于早期复位，囊内减压，修复解剖关系，对恢复股骨头血运起到帮助。

小结

青壮年股骨颈骨折不常见。通常由高能量损伤引起并且常出现合并伤。股骨头坏死和骨不连是股骨颈骨折的 2 个最常见且最具有挑战性的并发症。最初的骨折移位和股骨头血流中断是外科医生无法控制的因素。然而，在外科医生的控制范围内，许多因素有助于最大限度地减少和避免并发症。股骨颈骨折治疗的关键因素包括早期诊断、早期手术、解剖复位、关节囊减压、稳定内固定。

老年人的首要目标是早期活动。患者应在 48 h 内进入手术室，以减少发病率和死亡率。非移位的外翻撞击型股骨颈骨折应固定，而移位的股骨颈骨折应通过关节置换术治疗。低需求的患者，如那些有痴呆或重大医疗合并症的患者，应该接受半髋关节置换术治疗；活动量大、需求高的患者应接受 THA。关于是使用非骨水泥型和骨水泥型假体的争论仍然存在，目前的文献倾向于使用骨水泥型假体，因为其术后假体周围骨折率较低。

（参考文献参见书末二维码）

第 44 章

股骨转子间骨折

ANDREW H. SCHMIDT, RICHARD F. KYLE
（刘长剑 译　刘建国 审校）

关键点

- 手术治疗是股骨转子间骨折的首选 。
- 髋加压螺钉最适用于稳定的骨折类型，加压螺钉如果正确地放置于股骨头中心范围，其相关的并发症发生率较低。
- 针对大转子外侧骨皮质不稳或反转子间线的骨折，股骨近端髓内钉是可供选择的内固定方式；对于稳定型转子间骨折，髋加压螺钉与髓内钉同样有效。近期研究表明，带有外侧壁保护钢板的髋加压螺钉，与髓内钉一样能稳定固定不稳定型转子间骨折[1,2]。选择治疗手段时，应综合考虑骨折类型、费用和外科医生经验。
- 以往股骨近端髓内钉的翻修率较髋加压螺钉高，主要因其增加了术后发生股骨骨折的风险。然而，随着现代髓内钉设计的改进，其并发症似乎正在减少。近年来越来越多的研究发现，与髋加压螺钉相比，使用股骨近端髓内钉治疗的患者发生股骨骨折的风险并未增加[3]。

引言

股骨近端转子间骨折是指发生在以股骨颈为基底，内侧小转子、外侧大转子为界的区域中的骨折。青壮年患者多由高能量损伤所致，老年患者多由简单的跌倒所致，后者通常与老年的骨质疏松症相关。股骨转子间骨折有多种分型，可发生轻微移位或广泛移位。与肱骨近端骨折相似，股骨近端骨折分成典型的4 部分，包括股骨颈和头、大转子、小转子及股骨干（图 44.1）。这种骨折可能沿着股骨干向远端延伸，从而使股骨转子间骨折与股骨转子下骨折难以分别。

根据患者有明确或可疑的跌倒病史、疼痛及下肢典型的短缩、外旋畸形，这种骨折容易诊断。大多数病例可通过 X 线片确诊。偶尔，髋部疼痛患者的 X 线片正常，在这种情况下，应行 MRI 进一步检查。出现转子间区域骨髓水肿或骨皮质断裂信号，可作为诊断无移位骨折的征象。

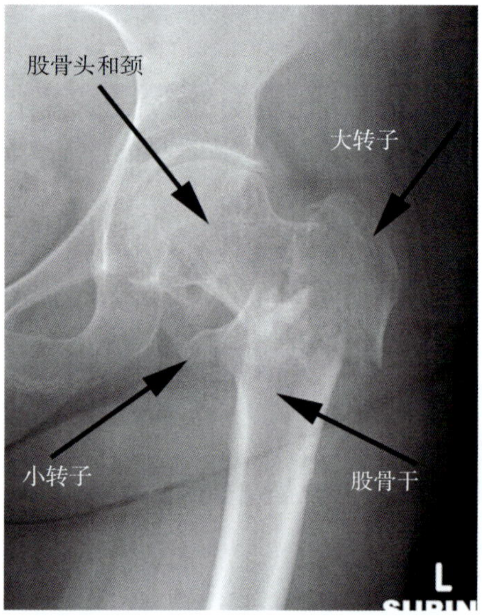

• **图 44.1**　股骨转子间粉碎性骨折的正位 X 线片，骨折碎块及移位情况。这种伴有股骨颈基底部骨折的特殊典型骨折类型，称为 Kyle V 型骨折

这种创伤的标准治疗是手术固定。移位骨折行非手术治疗，除非维持某种骨牵引，否则几乎都会导致股骨近端的内翻畸形愈合，同时伴有肢体短缩和旋转畸形。更重要的是，移位和（或）不稳定骨折患者应进行非手术治疗，需要延长患者的卧床时间，而手术治疗的患者通常术后可立即进行某些活动。

适应证及禁忌证

非手术治疗

股骨转子间骨折非手术治疗适用于 X 线上骨折线隐匿、活动时疼痛不剧烈的患者。如果选择非手术治疗，需告知患者及其家属有关迟发性骨折移位的可能，同时需经常行影像学跟踪随访。由于存在严重的内科并发症，难以耐受手术或麻醉的非手术治疗也适用于极少数骨折移位的患者。一旦选择非手术治疗，患者需要接受细心的内科治疗和重点护理，以防血栓栓塞、营养不良、压疮或其他长期卧床的并发症。大量文献研究表明，骨牵引可获得与手术治疗相当的疗效[4]。

手术治疗

历史背景

股骨转子间骨折以往使用可沿拉力螺钉轴向加压的髋加压螺钉（或称滑动加压螺钉）治疗，从而使两骨折端紧密接触，增加稳定性，使其获得可靠愈合。20 世纪 80 年代，髋加压螺钉的广泛使用显著降低了早期角钢板所出现的骨不连及内固定失效的发生率。在 20 世纪 90 年代，近端髓内钉开始应用于股骨转子间骨折的治疗，然而当时髓内钉在这种骨折治疗中的作用仍存在某些争论。

髓内装置相较于使用结合加压髋关节螺钉的钢板固定，是一种损伤更小的固定股骨转子间骨折的方法。最近对不稳定型骨折的老年患者的功能恢复的研究强调了由于塌陷导致复位后骨量丢失所带来的问题，这些问题反过来又会引起肢体缩短和外展力臂丧失，可能导致患者疼痛、跛行和功能恢复差（图 44.2），在初次复位和固定后，使用髓内装置固定者少有骨折塌陷的发生。因此，头颈髓内钉（译者注：PFNA 或 InterTAN 等）现在常用于治疗具有不稳定型骨折的患者，例如股骨大转子外侧壁完整性丧失和反转子间骨折的患者。然而，比较加压髋关节螺钉与髓内钉的大规模患者的系列研究表明，在第 1 年内，使用髓内钉治疗的患者总体上有更高的手术翻修率。因此，在许多治疗中心，动力髋加压螺钉仍然是治疗股骨转子间骨折的首选内固定方式。然而，大量研究表明，与髋加压螺钉固定患者相比，使用髓内钉固定的患者总体在术后第 1 年的翻修率更高[9]。因此，髋加压螺钉仍然是许多转子间骨折治疗中心的首选植入物[10]。

目前的手术方式

手术是转子间骨折的标准治疗方式。手术选择包括：外固定、髋加压螺钉内固定、髓内固定装置，髓内装置中具有代表性的为近端髓内钉（有时也称为髋螺钉髓内钉）。这些内固定方式可以治疗几乎所有的转子间骨折，以上任何一种手术固定方式均可考虑使用，但针对具体的某一骨折类型如何选择最理想的固定方式，仍然存在很多争议。

外固定方式并不常用，但也有成功的报道[11]。骨科医生在使用外固定处理转子间骨折方面缺乏经验、外固定钉需长期护理、钉道感染或拆钉后钉道部位发生骨折等都使得外固定技术并非主流治疗方案。

髋加压螺钉代表传统股骨转子间骨折的手术治疗标准。Kyle 等[12]发现，如果拉力螺钉位于股骨头中心，内固定失效极少发生，并由 Baumgaertn[13]等提出所谓的顶尖距（tip-apex distance，TAD）并进行量化。尽管髋加压螺钉能成功地应用于各种股骨近端骨折的治疗[10]，但最近研究表明，特殊的不稳定型骨折使用该固定装置，可能会出现逐渐塌陷和（或）内固定失效。以往认为，股骨近端包括股骨颈及小转子的后侧部分在内的后内侧支撑结构的丧失，可视为骨折不稳定的标志（图 44.3）。

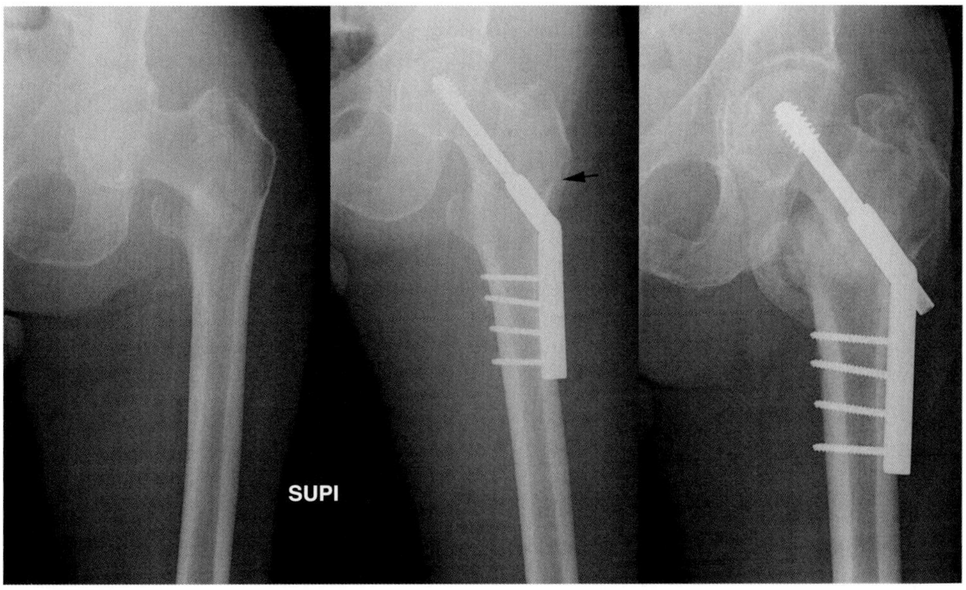

• **图 44.2**　一位患者的系列 AP 位 X 线片，通过对比术后即时影像（中间图）与术后 5 个月的影像（右图），展示了髋加压螺钉固定术后的进行性塌陷。中间图示的箭头显示了股骨大转子外侧壁完整性丧失，这与使用滑动髋螺钉后的过度塌陷有关

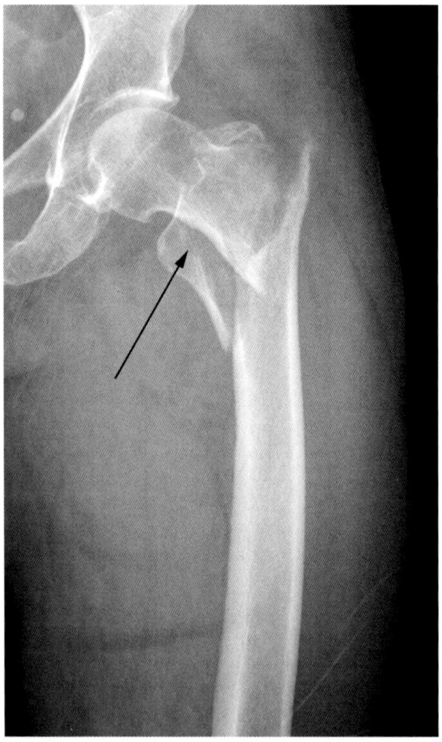

• **图 44.3** 股骨转子间骨折伴后内侧大骨折块的范例（箭头）

Kyle 等在新发表的文章中提出转子间合并股骨颈骨折的患者，其内固定失败、拉力螺钉切出和骨不连的发生率约为 25%[5]。这种大转子严重粉碎性骨折合并股骨颈骨折的特殊骨折类型（图 44.1），Kyle 将其描述为 Kyle Ⅴ型骨折，在他们研究的所有病例的近一半病例及所有失败病例中，髋加压螺钉完全松脱均与此型骨折有关[5]。其他作者也强调将大转子外侧壁完整性的丧失列为髋加压螺钉固定失败的危险因素（图 44.2，中间图）[8,14,15]。另外，反转子间线的骨折类型被公认为使用髋加压螺钉的禁忌证（图 44.4）。有文献支持的共识认为，在不稳定或者反转子间骨折中使用不带有外侧壁保护钢板的髋加压螺钉固定，会导致常见的内固定失败并发症（图 44.5）[16,17]。应充分认识这些不稳定的骨折类型，最近的文献报道使用髋加压螺钉治疗转子间不稳定型骨折的患者，可出现股骨颈短缩、髋关节外展力臂丢失、肢体不等长等问题，最重要的是术后功能较差[18,19]。因此，不稳定型转子间骨折，如外侧支撑结构丧失等，不提倡使用不带外侧壁保护钢板的髋加压螺钉。

髓内植入物，如股骨近端髓内钉，越来越多地用于治疗股骨转子间骨折（图 44.6）。近端髓内钉的短钉和长钉都可用于转子间骨折固定，短髓内钉对术中或术后并发的股骨骨折无计可施[19-26]，而原来的长髓内钉常因钉与股骨的曲率不匹配而出现股骨皮质穿出等问题[27,28]。当髓内钉用于治疗股骨近端骨折时，通常需要插入未被骨折累及的股骨髓腔，这带来更多争论[28]。髓内钉理论上具有优势，首先，髓内钉在髓腔中支撑着股骨近端，因此可防止股骨颈的过度下陷和短缩。其次，髓内钉位置偏内侧，运动力臂较短，因此其所受的应力较小。而 Zlowodzki 等指出，这个优势只是相对于 135° 髋加压螺钉而言，实际上大角度

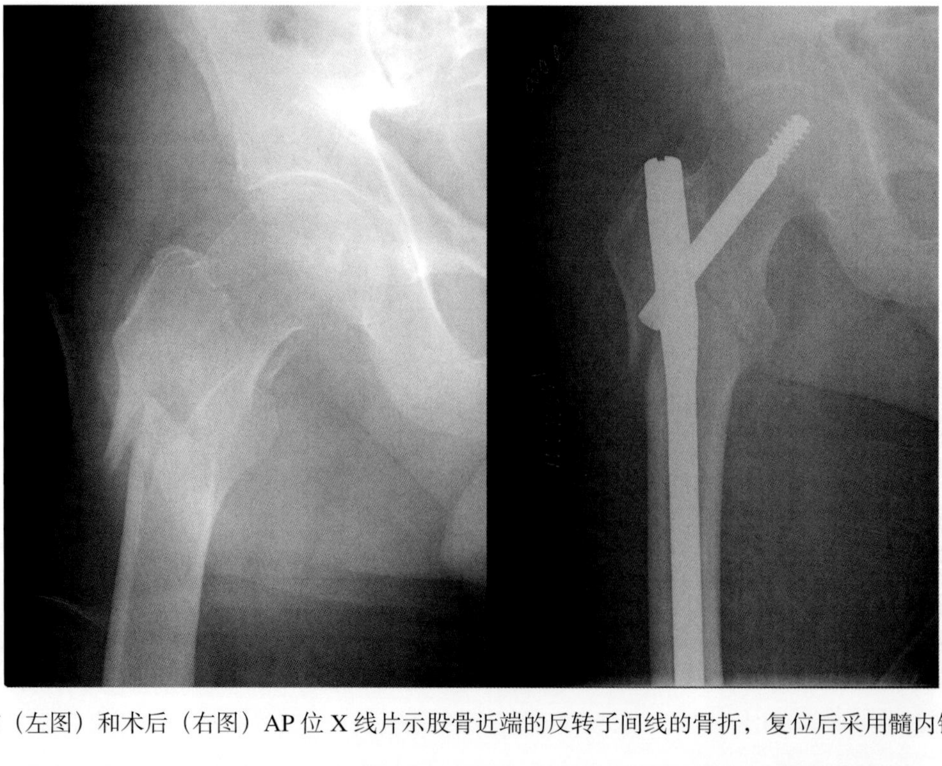

• **图 44.4** 术前（左图）和术后（右图）AP 位 X 线片示股骨近端的反转子间线的骨折，复位后采用髓内钉固定加压螺钉

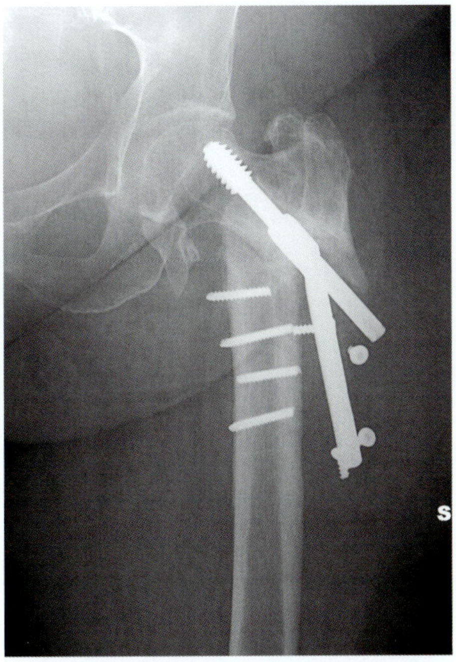

• **图 44.5** 使用滑动髋螺钉治疗反转子间线的骨折后出现严重的内固定失败的案例。注意到拉力螺钉在股骨头内切割的迹象，这是在滑动钉最大程度上失效后发生的，最后将螺钉从股骨干拔出后出现内固定的最终失败

（150°）髋加压螺钉的力臂比 135° 髓内钉更短[29]。另外，髓内钉的颈干角通常被设定为某些角度（一般为 125° 或 130°），而导针的位置由股骨中髓内钉位置决定，因此使用髓内钉有时很难获得拉力钉位于股骨头中心的完美位置[30]，这点对于颈干角小于 125° 的患者尤为如此，这部分患者如使用滑动髋螺钉，可使内固定在股骨头中的位置更佳[30]。加压髋螺钉和髓内钉之间的另一个重要区别是费用，近端髓内钉费用可能比标准加压螺钉高出 3～4 倍。这种实际情况必须考虑到，因为有证据证实，使用较便宜的髋加压螺钉治疗的患者也能获得良好的总体效果，而使用髓内钉治疗的患者术后 1 年的总体翻修率较高[9]。

基于循证方法的内固定选择

针对具体的患者，选择髋加压螺钉还是近端髓内钉，这取决于很多因素，包括患者本身、骨折类型、手术医生及医疗环境等。因此，发展循证方法来指导股骨转子间骨折的治疗很有意义。

关于髋加压螺钉与髓内固定对比的大量Ⅰ级和Ⅱ级前瞻性临床试验结果已报道[6,7,18-22,24,25,31-35]。本章节不对所有这些研究展开详尽的分析，总结如表 44.1，总之，髋加压螺钉组的患者与髓内钉组的患者之间在任何一项因素上未发现有关一致性、统计学意义及临床上的差异。相反，两者存在关节功能上的差异，髓内钉固定更有优势，尤其是在不稳定骨折方面[6,7,18,19,26]。最后，并发症的差异是显著的，髓内钉治疗组常合并股骨干骨折[20,21,26,31]；而髋加压螺钉常见的并发症有复位失败、内固定切出等，尤其是在不稳定骨折中，其特征是大转子外侧壁完整性丧失，相关股骨颈骨折或股骨转子下骨折[5,8,14,15,20]。

术前计划

影像学评估

影像学

首先，需获得患者骨盆 AP 位 X 线片，患髋及股

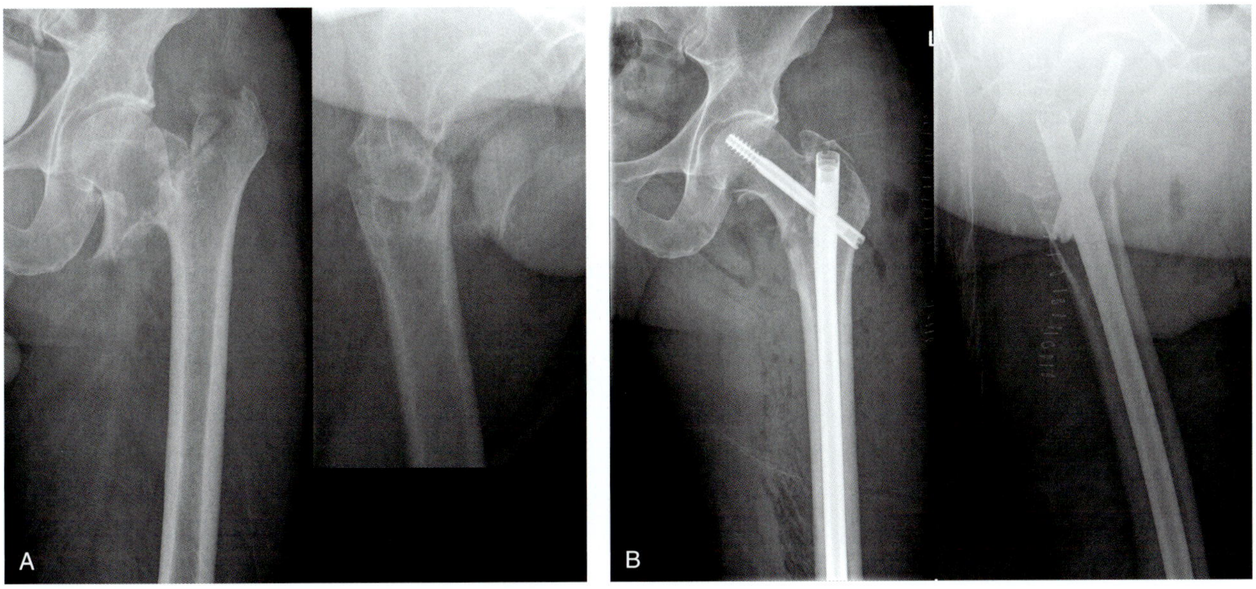

• **图 44.6** 使用近端髓内钉治疗股骨转子间骨折的范例。（A）术前正侧位 X 线片；（B）复位及髓内钉固定术后正侧位片

表 44.1 转子间骨折髓内固定与髋加压螺钉固定的Ⅰ级和Ⅱ级研究总结

研究者	对照	围术期参数	功能结果	并发症
Adams et al.[20]	IM 钉 vs.DHS，*n*=400		早期及术后1年无差异	DHS：切割率、股骨骨折及翻修率较低，但无统计学意义
Ahrengart et al.[21]	Gamma 钉 vs.CHS，*n*=426	CHS：手术时间短，但不稳定型骨折手术时间相同；出血少		Gamma 钉：钉远端交锁相关问题，位置不良率、切割率、股骨骨折率较高
Baumgaertner et al.[22]	IMHS vs.DHS，*n*=135	IMHS：手术时间短；出血少	无差异	
Bridle et al.[31]	Gamma 钉 vs.DHS，*n*=100	无差异	术后 6 个月无差异	复位失败率一致；Gamma 钉：4% 并发股骨骨折
Hardy et al.[24]	IMHS vs.CHS，*n*=100	CHS：手术时间短；IMHS：出血少	IMHS：术后 1、3、6、12 个月功能更好	CHS：2% 出现固定失败 IMHS：6% 并发术中骨折，较少发生滑移及短缩
Leung et al.[26]	Gamma 钉 vs.DHS	Gamma 钉：切口较小；出血少	Gamma 钉：早期完全负重	Gamma 钉：术后股骨干骨折
Little et al.[6]	长 Holland 钉 vs.DHS，*n*=190	DHS：手术时间短，透视时间短 长 Holland 钉：出血少，输血较少	长 Holland 钉更好	DHS：切割率 2.1% 长 Holland 钉：无切割
O' brien et al.[32]	Gamma 钉 vs.CHS，*n*=101	无差异	无差异	无差异
Pajarinen et al.[18]	PFN vs.DHS，*n*=108		PFN：更快恢复到术前步态功能	无差异
Radford et al.[34]	IM 钉 vs.DHS，*n*=200	无差异	一致	无差异
Saudan et al.[35]	IM 钉 vs.SHS，*n*=206	无差异	一致	无差异
Utrilla et al.[19]	Gamma 钉 vs.CHS，*n*=210	手术时间无差异； Gamma 钉：输血少	Gamma 钉：改善不稳定型骨折患者的步态	无差异

CHS，髋加压螺钉；DHS，髓动力螺钉；IM，髓内的；IMHS，髋髓内钉；PFN，股骨近端髓内钉；SHS，滑动髋螺钉。

骨的正侧位 X 线片。AP 位 X 线片需在牵引并内旋患肢下进行拍摄，这点相当重要。Koval 等发现系列的髋标准 X 线片增加髋牵引内旋位 AP 位 X 线片后，导致接近 10% 的病例在骨折分型上出现改变，而其中 50% 的分型改变最终影响了治疗方案的选择[36]。股骨正侧位 X 线片需包括股骨全长，如术中需行长髓内钉固定时，可提供一些影像置钉的依据，如股骨远端陈旧性骨折畸形愈合、意料不到的金属物及骨形态异常。CT 检查通常没有必要，但如果想获取骨折的进一步信息或了解骨盆相关损伤的情况，可考虑行 CT 检查。通过对影像学资料的研究，我们可评估转子间骨折类型及骨折粉碎程度，并可进行骨折稳定性评估，具体讨论如下。

骨折稳定性的评估

Palm 及其团队和 Gotfried 等发现大转子外侧壁的完整性是相关并发症的重要的预测因素，因此术前计划时需重点关注这一区域[8,14,15]。另外，大转子粉碎性骨折，尤其是合并股骨颈骨折时，这是骨折不稳定的标志。如使用髋加压螺钉固定，其失败的可能性很高[5]。

技术介绍

一般问题

股骨转子间骨折术后内固定的强度取决于 5 个因素：骨的质量、骨折块的形状、骨折复位、内固定的设计及其放置[37]。骨的质量及骨折块的形状这 2 个因素不受手术医生的控制。而剩余的 3 个因素直接受手术医师水平的约束，并对治疗结果产生影响。

手术技术

复位

如上所述，股骨转子间骨折的理想复位是成功的重要决定因素。治疗移位型骨折时，手术牵引床的使用极大地方便了术中透视、骨折复位及内固定的安放。复位骨折时，应轻柔牵引患肢，并纠正骨折远端的任何外旋畸形。一旦骨折获得暂时复位且髋部正位 X 线片示骨折旋转、短缩纠正满意时，应透视检查髋部侧位 X 线片，利用侧位 X 线片，我们在维持骨折复位的同时可通过抬高或降低患肢足部以纠正远端骨折端的成角。必须同时注意骨折远端是否存在向后下沉移位，如存在，可通过进一步延伸手术台或放置适当的垫块来纠正。

有时，即便使用骨科牵引床，通过闭合复位方式依然难以获得骨折端的理想复位。这种情况下，需要切开后将嵌顿在骨折端的骨折块移开或直接调整其位置，然后进行复位。这时，首先可先借助骨科牵引床纠正骨折端对线、旋转及短缩，然后在进行内固定时可通过常用的复位钳和（或）克氏针来实现并维持骨折端的复位（图 44.7）。手术技术中非常重要的一点是在置入任何内固定前必须实现骨折端的理想复位，进行内固定过程中需维持该位置。

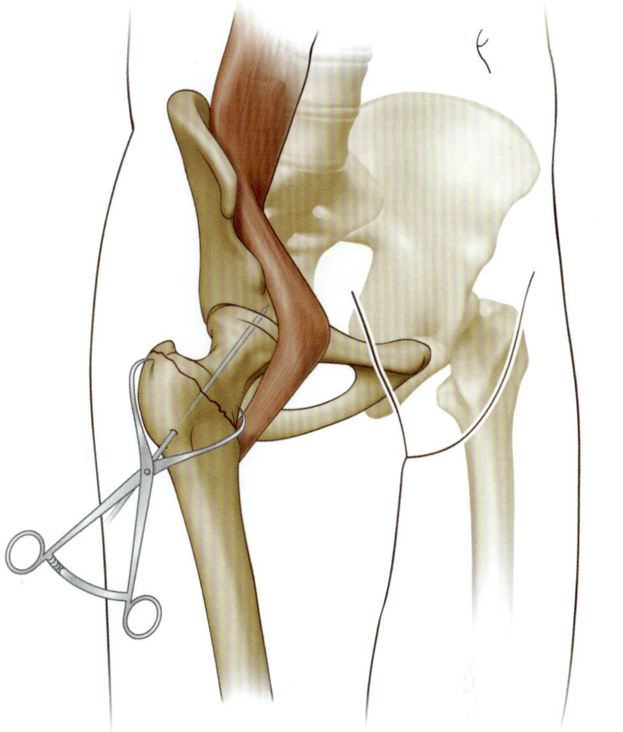

• **图 44.7**　此绘图显示在置入内固定物之前，点式复位钳是如何在转子间骨折周围保持之前的复位效果的（固定物可为髓内钉或髋加压螺钉）

手术固定

髋加压螺钉

患者置于骨科牵引床上，如上所述实现理想的复位。沿大腿外侧在大转子顶点下约 5 cm 处做手术切口，可依手术者习惯向远端延长 5～15 cm（图 44.8）。很多术者倾向于先作小切口用于克氏针的初次定位，切口可根据需要向远端延长。如果想要微创入路，股骨干侧方钢板的远端可经皮固定。显露髂胫束，平行皮肤切口将其切开，沿股骨近端轴线直接切开股外侧肌，或通过上提外侧肌间隔，显露骨折部位。无论哪种方式，股外侧肌的起点部分都需要在大转子处做一定的剥离，使软组织不阻碍后续手术器械或髋部螺钉的放置。

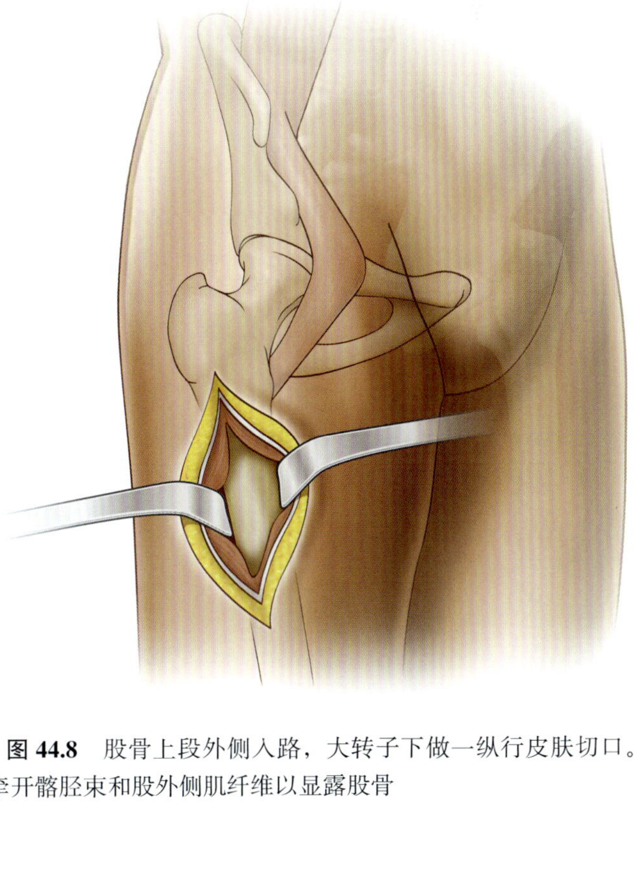

• **图 44.8**　股骨上段外侧入路，大转子下做一纵行皮肤切口。牵开髂胫束和股外侧肌纤维以显露股骨

通过 X 线透视确定股骨头导针的进针点。正确的进针点位置将根据所使用的植入物的颈干角而变

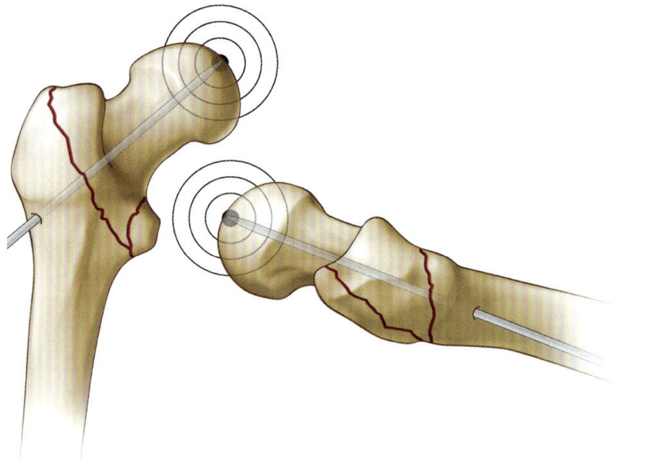

• 图 44.9　从股骨近端 AP 位（左）和侧位（右）片上显示导针在股骨颈和股骨头中心的正确位置

化。颈干角较大的内固定要求此进针点位置偏低，用一枚导针放置于股骨颈皮质前方来辅助标记引导正确的导针方向，导针从股骨外侧皮质钻入股骨颈的中心，考虑到股骨颈的前倾角，可在瞄准时将导针方向略向前调整。通过透视下正位 X 线片确定导针的准确位置后，需通过侧位片进一步确认导针位于股骨颈中央位置（图 44.9）。当使用髋加压螺钉时，导针准确地置入于股骨头中心是预防并发症最关键的步骤。导针在透视的正、侧位 X 线片上都应位于股骨头及股骨颈的中心 [10]。一旦导针定位合适，将其打入股骨头顶点的软骨下骨。Kyle 等首次证实并发症的显著减少与加压髋螺钉在股骨头软骨下骨的中心位置有关 [12]。

Baumgaertner 等提出尖顶距（tip-apex distance，TAD）概念对导针在股骨头位置进行有效的术中评估 [13,38]。TAD 是指在 AP、侧位 X 线片测得的从股骨头顶点到置入的导针针尖的距离之和（以 mm 为单位）。TAD 超过 25 mm 时，螺钉切出的风险显著增加 [13]。下肢的旋转会影响 TAD 的测量 [39]。

位于中心的导针保留于原位置，测量拉力螺钉的长度并决定钻孔的深度。当导针刚好位于软骨下骨的下方时，很多手术者将导针所测得的长度减去 5～ 10 mm 作为所选股骨头拉力螺钉的长度。皮质扩孔钻头预调好所要钻取的深度，然后沿导针缓慢推进。手术者应反复使用 X 线透视监控钻头的推进过程，如果导针穿透骨盆，可能会发生严重的并发症。一般来说，不必钻至导针的末端，如果需要的话，可使用螺丝攻沿导针推进至所要钻取的深度，而骨质疏松症患者，这一步骤没有必要。将长度与最终所钻取深度相等的空心拉力螺钉沿导针手动推进至软骨下骨。

侧方套筒钢板沿股骨头拉力螺钉敲进，贴附平行于股骨干。锁定的固定系统要求置入拉力螺钉时获得良好的旋转定位，以使钢板与股骨干轴线对齐，其他非锁定系统中钢板可作为独立的配件插入。根据医生的习惯，钢板可经肌肉下插入或直接劈开肌肉放置。压紧钢板，并用 2～6 个双皮质螺钉固定，使其贴附于股骨干。对于大部分转子间稳定型骨折，两颗螺钉就足够了，但在严重骨质疏松症的病例中，可能需要更多的螺钉以防止螺钉由股骨干中拔出。

股骨近端髓内钉

固定转子间骨折的髓内钉通常由大转子顶点插入，市面上销售的髓内钉品种多，有些患者使用有较大的股骨颈的螺钉，有的则使用 2 个小直径的螺钉，大多数都有短钉和长钉两个型号。使用这些设备时，要求运用与前面髋加压螺钉相同的复位方法。髓内钉通常使用经皮置入，对于移位型骨折，则需要复位钳进行辅助复位。股骨近端髓内钉已被证实是治疗简单和复杂的股骨转子间骨折（包括反转子间骨折）的可靠内固定装置。与髋加压螺钉相比，髓内钉拥有更多的力学优势，它的位置更靠近股骨头中心，因而股骨头与植入物的负重轴之间形成的力臂较短，与用于股骨干骨折的钉不同的是，髓内钉的远端固定不单纯依靠交锁螺钉固定，因为髓内钉由完好的骨皮质包围。

患者的体位和初始骨折复位如同上述。通常在大转子的顶端上方 3～5 cm 作一个长 2～4 cm 的皮肤切口，便于髓内钉置入。显露臀中肌筋膜并朝大转子方向进行锐性切开。最后，用锥子或导针插入到大转子尖端。髓内钉理想的进针点是在侧位 X 线片上大转子的前 1/3 及 AP 位 X 线片上大转子顶点的内侧面（图 44.10）。

确认骨折复位后，用导针或锥子由进针点插入至股骨近端 3 cm 的转子间区域。导针需瞄准股骨髓腔中心。一旦导针位置准确，则需要扩大进针点，建立一个足以置入导丝和髓内钉的开口。圆头导针放在扩髓前，通过透视正侧位 X 线片进一步确认导针位置。

导针置入并确认位置准确后，准备插入股骨主钉。通常在供应商提供的髓内钉中，主钉近端的直径是一样大小的；所以，股骨近端需扩大至某一特定的直径，股骨远端扩髓直径需较选定髓内钉的直径大 1 mm。股骨远端扩髓完成后，医生可按照所选髓内钉的专有技术进行近端扩髓。

主钉使用近端瞄准器装配后，沿着导丝用于插进

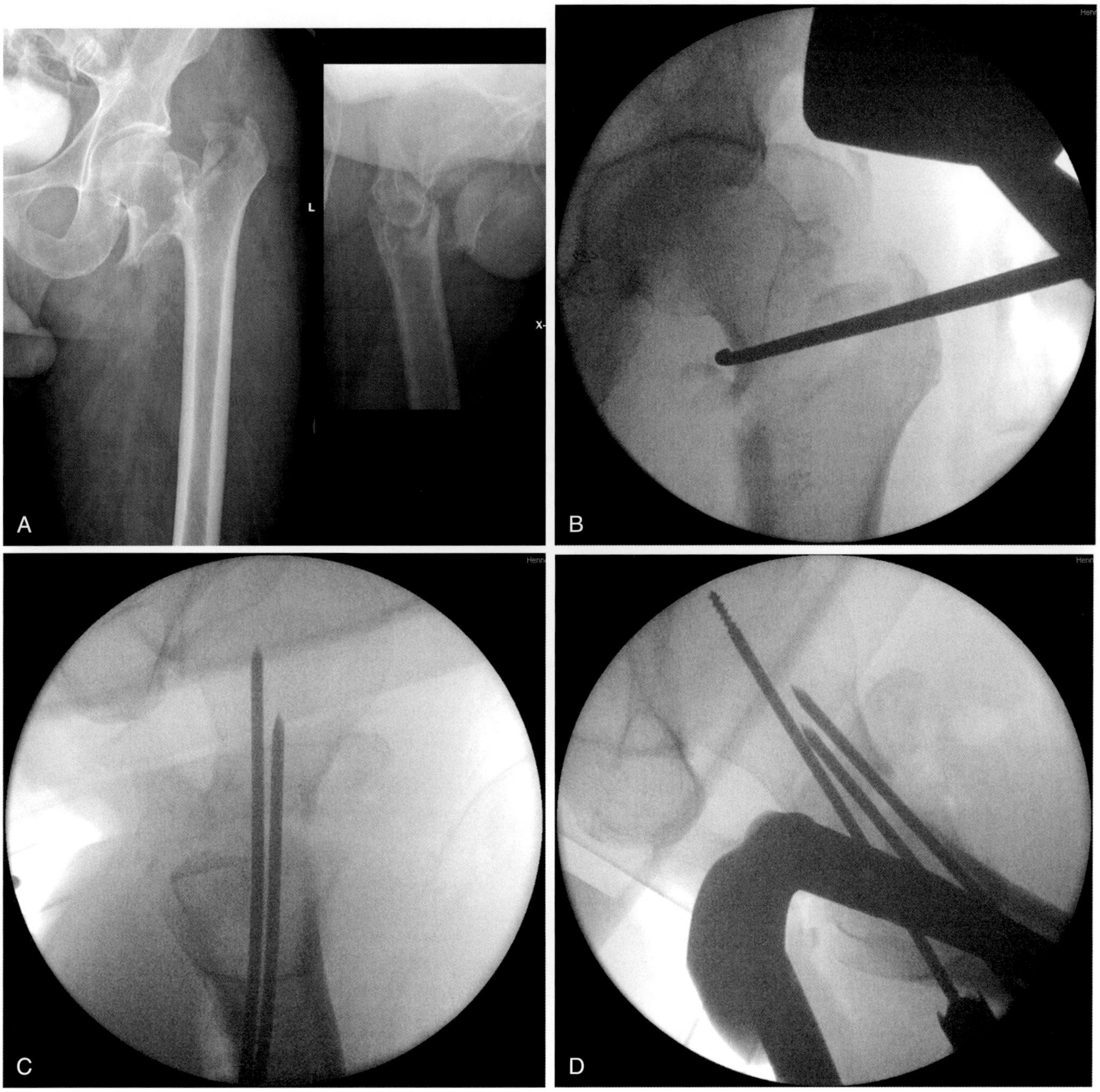

• **图 44.10** 近端髓内钉操作步骤。(A)股骨上端正侧位影像示完全移位股骨转子间骨折;(B)通过术中透视，从股骨颈前方置入骨钩进行复位，使股骨颈内侧皮质获得复位，向外上方复位股骨头颈碎片;(C)复位后，使用 2 枚克氏针置于前方，以稳定复位后的骨折位置;(D)插入主钉，近端螺钉的导针瞄准股骨头中心置在开口处，确认骨折复位满意后，将导丝插至股骨远端

股骨近端。通过透视正位 X 线片确认主钉的最终深度位置，如果主钉已插入至理想的深度，则将圆头导丝退出，旋转瞄准器至前倾约 20° 以对准股骨颈与股骨头。当透视正位 X 线片见拉力螺钉钻头指向了股骨头颈中心和股骨头颈中心偏下方时，表示主钉位于合适位置。准确的股骨头拉力螺钉位置取决于透视正侧位 X 线片上准确的初始导针位置。当照侧位片时，移动 C 臂平面朝向患者头部 20°，可有效延长股骨颈的成像，同时允许更好地确认导针在股骨颈的位置。

通常，术者通过透视 AP 位 X 线片时首先插入股骨颈导针，推进约股骨颈一半深度。如果导针在股骨颈内的位置过高或过低，则导针需拔出，同时主钉的深度也需做轻微调整。如果导针在 AP 位 X 线片上处于股骨颈中心，则通过侧位 X 线片获得并确认准确的前倾角。导针需尽量接近股骨头顶点，可使用在髋加压螺钉中描述的 TAD 标准进行评估。

一旦实现导针在股骨头颈内的准确位置，可测量所需拉力螺钉的长度。最后，推荐主钉的远端锁定钉

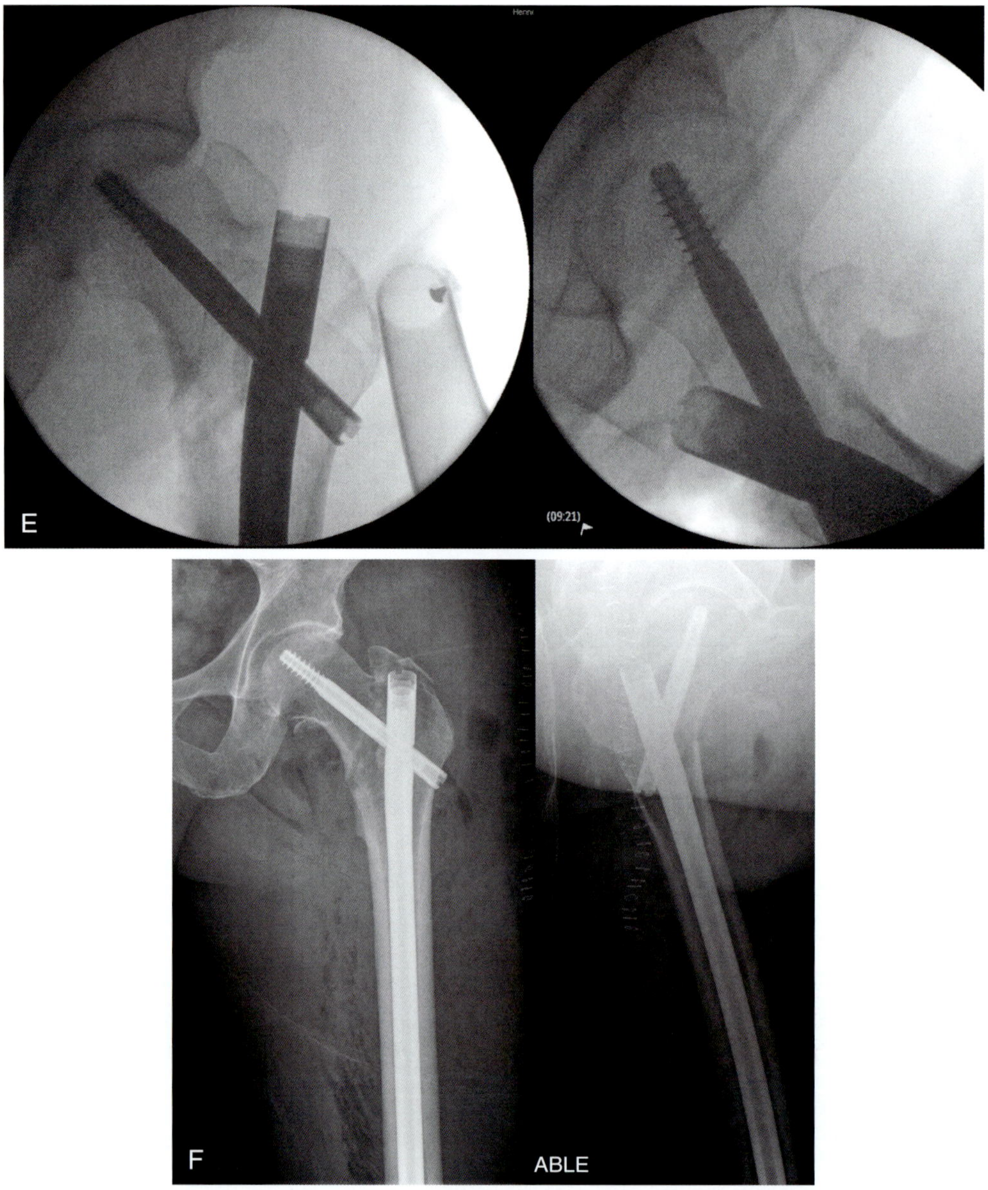

• **图 44.10（续）** E．置入髓内钉及拉力螺钉后术中透视影像。F．最终的影像学资料

用于需控制旋转不稳定骨折类型。

贴士和建议

- 需在牵引并内旋患肢情况下行患髋正位 X 线检查 [36]。
- TAD 的测量 [13] 受患肢旋转的影响 [39]，因此，准确的测量取决于对下肢内收外展及内旋外旋等体位的认识。进行内固定前务必先进行骨折复位。
- 因为内固定不能自动纠正骨折的复位不良，同时插入内固定后无法再对骨折块进行复位，骨折复位必须在固定前进行。患者仰卧位行手术过程需特别注意骨折远端向后方移位的问题，并且在整个手术操作过程中维持骨折复位状态。
- 为了避免并发股骨干骨折，常常在充分扩髓后，手动插入髓内钉主钉。
- 一般而言，作者更喜欢长髓内钉，因为其降低了髓内钉尖端发生迟发性骨折的风险，同时其固定失败的风险更低。然而，手术者务必注意股骨弓和主钉之间的不匹配问题，这可能导致髓内钉尖端由股骨远端前方皮质穿出。

术后护理

目前，尚没有关于髋部骨折术后或亚急性期的最佳康复锻炼方法的循证指南 [40]。文献表明，髓内固定术后的患者可在术后 24 小时内立即进行完全负重，且未出现内固定断裂或固定失败的情况 [41]。

结果

股骨转子间骨折的治疗结果难以准确定量评估。高龄患者、合并多种内科并发症、伤前肢体功能受限等，使客观评估疗效较难。患者骨折愈合后可能显示出某些可测量功能数据的变化，但可以完全恢复至他们原有功能的基本水平。因此，使用患者受伤前的功能水平为参照进行比较相当重要，但这可能难以做到。

Chirodian 等通过对 1024 例使用滑动髋螺钉治疗的病例进行研究，最近提出了有关股骨转子间骨折治疗结果的相当详细的阐述。患者平均年龄为 82 岁，78% 的患者为女性，不稳定型骨折占 75%。在 1 年的随访中，69% 的患者存活，其中绝大多数患者（95%）很少或没有疼痛，85% 的患者恢复到骨折前的生活水平，而 50% 的患者重获了骨折前的活动功能。手术内固定并发症的发生占 4%，而只有不到 3% 需要进一步手术治疗。这些数据证实，使用滑动髋螺钉治疗转子间骨折的总体固定失败率与再手术率是较低的，存活的患者最后的结果是良好的，大多数患者恢复到骨折前的生活和活动水平 [10]。

并发症

并发症大致可分为三类：①围术期并发症，包括死亡、失血、内科并发症（如血栓栓塞和术口愈合的问题）；②器械问题，包括内固定失效、再骨折、内固定断裂；③骨折愈合的问题，如畸形愈合或不愈合。

总体而言，内科并发症常见于体质虚弱的患者。骨折内固定方式的选择对手术时间及术中出血量会产生一定的影响，但不同的内固定之间的差异较小。已报道的系列研究中指出了不同的内固定选择在内固定切出、内固定失败及股骨骨折等并发症中存在一定的差异。

Aros 等报道在 1999—2001 年，经股骨转子间骨折手术治疗的 43 659 例大样本的患者，代表 20% 的医疗保险受益人群 [7]。30 天内的死亡率为 15%，1 年内的死亡率为 31%，在不同的固定方式之间（髋加压螺钉与髓内钉）无显著性差异。然而，髓内钉组的手术翻修率较高，为 1.35%（95%CI 为 1.16～1.57）。尽管髓内钉组对翻修手术的需求提高了，但住院时间指数、术后 6 个月间的住院天数和费用只是稍有增加。

内固定失败受患者骨质疏松及不适当活动的影响，这两个因素都超出了手术者的控制范围。骨折复位、内固定的选择、内固定的位置均对内固定失败有显著影响。1979 年，Kyle 等提出了内固定位股骨头中心、靠近软骨下骨的重要性 [12]。1995 年，Baumgaertner 等定义了 TAD 作为影响内固定切出股骨头风险的关键变量 [13]。在后续的系列研究中，Baumgaertner 等发现，对 TAD 的进一步认识可降低内固定的失败率 [38]。Pervez 和其同事回顾了 23 例出现内固定切出的病例，并与 77 例成功治疗病例进行了比较。TAD（放大校正后）在两组间存在最显著的差异，其次是侧位 X 线片上拉力螺钉的位置、AP 位 X 线片上骨折的复位和未校正的 TAD[42]。

不伴有内固定切出股骨头的骨不连很少发生，如果的确发生了，而股骨近端及髋臼骨质仍保持正常时，使用切开复位接骨板内固定和骨移植可使超过 90% 的病例获得成功 [43]。

髓内钉术后并发症与使用髋加压螺钉后的区别显而易见。髓内钉术后主要的问题是骨折，尤其是当使用短髓内钉时。由于这种并发症的发生率较高，一些学者建议短髓内钉不宜用于股骨转子间骨折 [40]。使用髓内钉治疗时，与加压髋螺钉比较，尤其是在不稳定的骨折类型中，骨折塌陷的发生率较低 [24]。使用加压髋螺钉时，通过外翻复位可使内固定失败、切出率最小化。髓内钉用于股骨转子间骨折的一种并发症被称为 Z 效应，发生于使用双钉结构固定股骨头的设计 [44]。这种并发症的总发生率尚不清楚。由于反复负重，下方的拉力螺钉有时从股骨头退出，而上方的拉力螺钉则进一步向近端位移。但这种效应的原因尚不清楚，可能与股骨头和股骨颈之间的骨密度存在差异有关 [44]。

目前的争议和未来的展望

- 用锥形翻修关节假体行 THA 来治疗严重粉碎性骨折或者陈旧骨折患者，也是一种选择（图 44.11）。
- 患者早期恢复活动至关重要，随着新型锥形髋关节假体的使用，THA 可能更利于早期恢复下地活动。
- 应根据美国目前的社会经济情况来考虑内固定的费用问题。对于股骨转子间骨折，目前没有证据证明成本较高的髓内钉比髋动力螺钉更有优势。

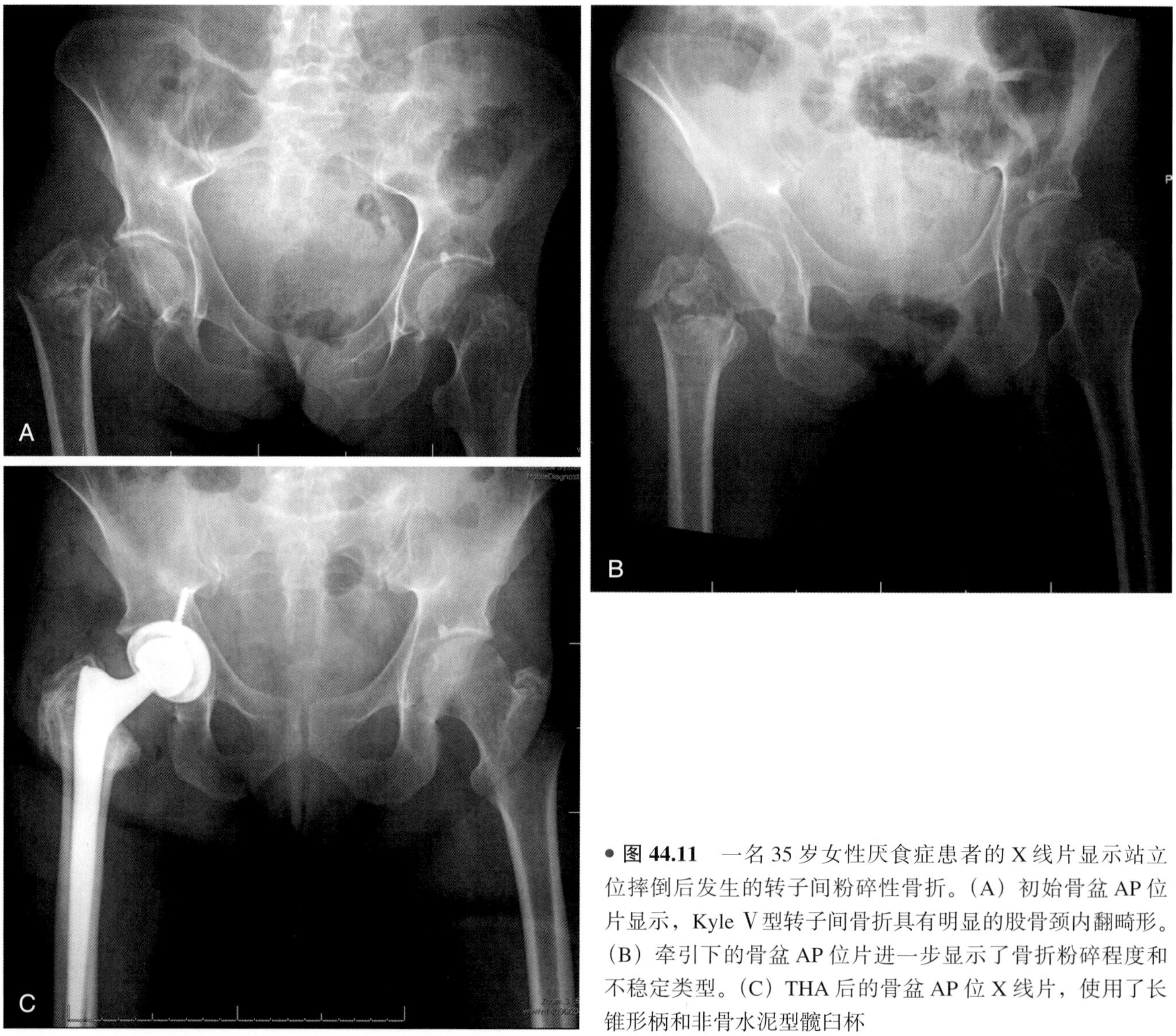

• **图 44.11** 一名 35 岁女性厌食症患者的 X 线片显示站立位摔倒后发生的转子间粉碎性骨折。（A）初始骨盆 AP 位片显示，Kyle Ⅴ型转子间骨折具有明显的股骨颈内翻畸形。（B）牵引下的骨盆 AP 位片进一步显示了骨折粉碎程度和不稳定类型。（C）THA 后的骨盆 AP 位 X 线片，使用了长锥形柄和非骨水泥型髋臼杯

（参考文献参见书末二维码）

第 45 章

股骨转子下骨折

GEORGE HAIDUKEWYCH
（刘长剑 译　刘建国 审校）

关 键 点

- 股骨转子下区是应力极度集中区域，这样的解剖力学特征使得这部分骨折的复位固定有巨大挑战。
- 肌肉收缩导致近端骨折块弯曲、外展和外旋畸形，使复位和固定变得困难。
- 髓内固定在生物力学上较为有利，应视为治疗此类损伤的首选方法。
- 扩孔和钉道时，准确定位起点和复位对于避免复位不良（通常是内翻、屈曲和外旋）是很重要的。
- 复位钳和环扎钛缆辅助可以提高骨折复位的稳定性，注意微创保护周围软组织以利于骨折愈合。

引言

转子下骨折是指发生于股骨近端小转子下方向远端延伸约 5 cm 处的骨折。这些骨折常发生于以下两种年龄段：因高能量损伤而出现多发伤的年轻人和低能量跌倒损伤伴有骨质疏松的老年人[1-2]。股骨转子下区是人体骨骼应力最高的区域，牵拉或压缩应力可达自身体重的数倍。屈髋肌和外展肌频繁牵拉近端骨折块可导致其移位，这给准确复位和固定带来了挑战。此类骨折的内固定分为两类：髓内固定或钢板固定。要确保尽量保护软组织血运同时达到骨折良好复位固定，需要克服多个具体挑战，以获得精确定位和植入物位置。

适应证 / 禁忌证

成人转子下骨折的治疗首选手术固定。通过内固定和早期锻炼，可以避免长期卧床带来的负面影响。尽管角钢板或股骨近端锁定板可用于异常的“短”近端骨折块，一些研究也已经证实钉与金属板的临床优势，但髓内固定技术由于它的力学优势和与生物力学相符的植入方式，仍是首选的固定方法。本文不详解每一个研究报道，但为了深入了解，读者应进行拓展阅读。

术前计划

对于年轻患者，应优先用高级别创伤生命支持标准来应对危及生命的情况。通过对骨折肢体周围皮肤进行仔细检查以排除开放性骨折。要明确记录四肢的神经血管情况。年老患者在术前应进行医学评估。

影像学评估

清晰的正侧位平片能提供足够的信息以指导绝大多数转子下骨折的治疗。需要评估的内容包括近端骨折段的长度和远端骨干的直径。如果初步评估不明确，牵引下摄片对于明确骨折的裂缝和位置是很有帮助的。任何到达梨状肌窝、大转子或小转子的近端骨折，均影响植入物的选择。任何涉及梨状肌窝或大转子的骨折都可以通过 CT 诊断出来，但是作用并不大。已有一些转子下骨折的分类方法，其中 Russell-Taylor 分类法最有用[3]（图 45.1），可以指导医生确定骨折近端的完整性，这有助于决定髓内钉和钢板的选择。该方法基于骨折是否包含梨状肌窝或小转子损伤。可以用于指导从大转子到小转子髓内钉的标准锁定，或者重建髓内钉顺行固定。由于担心梨状肌窝切口置钉时近端骨折块的缺失，可能导致钉从骨折块中“掉出来”[1,4]。因此，在过去，从近端梨状肌窝延伸时大多需要放置钢板。需通过近期出现的大转子入点置钉术解决此类问题。各种骨折的分类方法的共同点都基于近端骨折的完整性。然而，通过新的置钉术，这些骨折分类方法不再影响“钉和钢板”的选择，而关系到锁定方式的选择。

转子锁定螺丝配置可以用于近端一整块骨折，而头髓锁定方式可用于更为复杂的骨折（图 45.2～图 45.4）。

股骨转子下骨折髓内钉固定术的技术介绍

作者倾向于在骨折牵引手术台上将患者摆成仰卧位，并牵引术肢，另一下肢摆为截石位。使用骨折

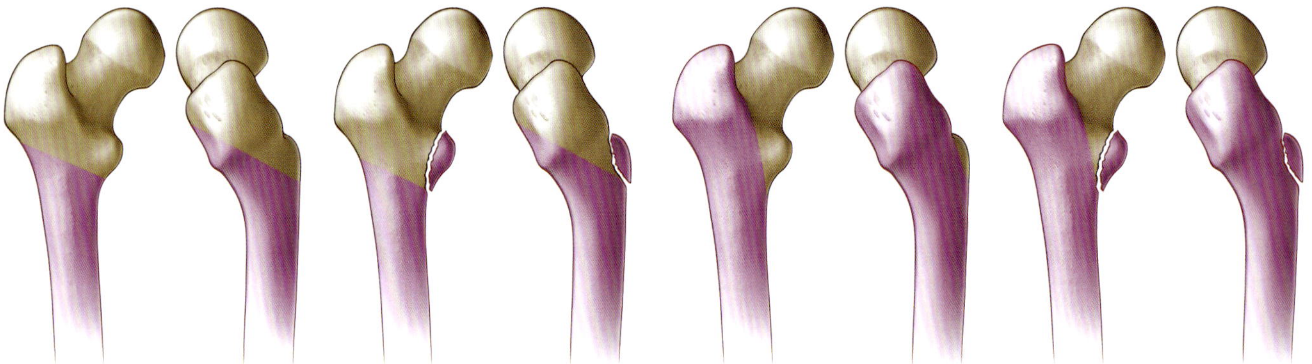

• **图 45.1** 股骨转子下骨折 Rusell-Taylor 分类法（重绘并引自 Rusell TA，Taylor JC. Subtrochanterc fractures of the femur.In Browner BD，Jupiter JB，Levine AM，Trafton PG，eds.：Skeletal trauma，vol 2，Philadelphia，1992，Saunders；p1490-1492.）

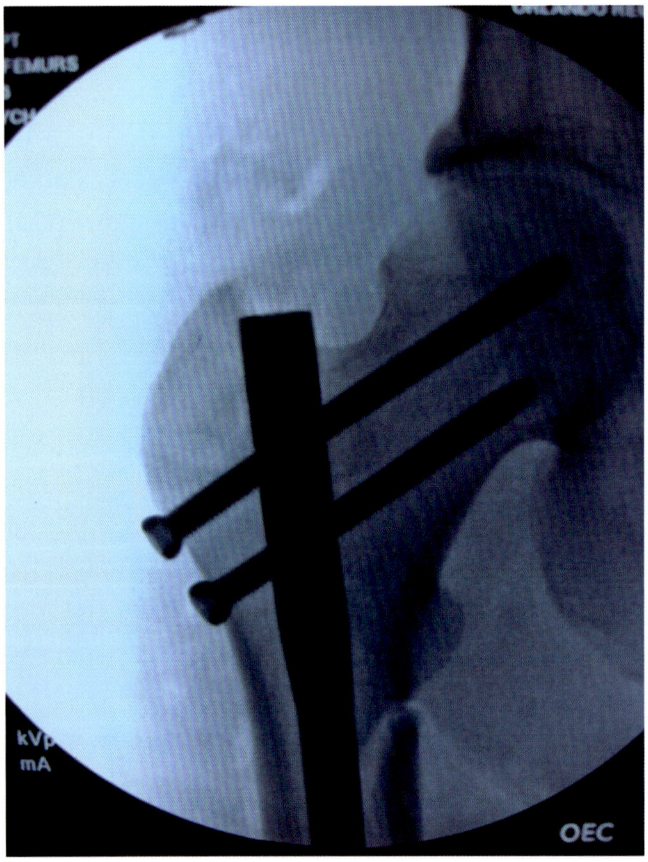

• **图 45.2** 使用髓内钉固定近端骨折块的术后 X 线片

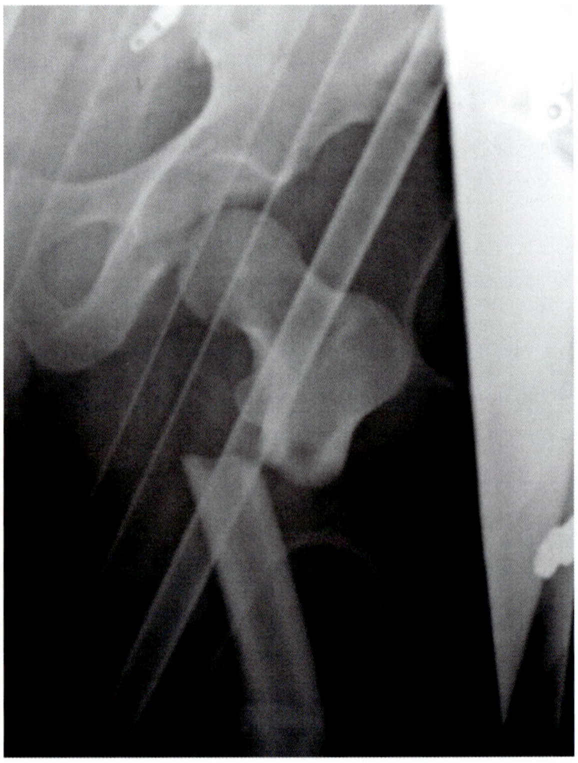

• **图 45.3** 一个年轻多发伤男性的横断型股骨转子下骨折的 X 线片

手术台有助于得到清晰的近端侧位 X 线片，尤其是对于体重较大的患者，其允许医生在置钉过程中对对位、长度与对线进微调，并将患肢置于合适的位置。一些人认为侧卧位有助于确定起点和复位，并且可以通过屈曲远端骨折段来对准近端畸形骨折段。这对于较重的患者是有好处的。然而，对于多发伤的患者，侧卧位可能不适用。总体来说，经皮入路可用于置钉术。作者倾向于在靠近大转子体表放导针，以确定适当的钉道和皮肤入点，从而进入大转子尖端。一旦钉道明确，就可以确定近端臀部切口。精确的钉道入路切口也在近端附近。切口选择在近端臀肌区，导针放置在转子的顶端。作者倾向于在大转子顶端开口来治疗此类骨折。导针放置在大转子顶端或距离内侧几毫米的位置。避免轻微偏离大转子顶端的外侧开口，因为这容易使起点远离钉道位置，同时可能导致骨折段的过度内翻。把导针放置在骨折段，并将合适的钻头通过软组织保护套保护，使导针贯穿整个骨折段。

对于有完整骨干的“低位”（更远端）转子下骨折，可以使用复位工具来协助导针放置。如果骨折近端很短，且有大的骨缺损和明显骨质疏松者，这些操

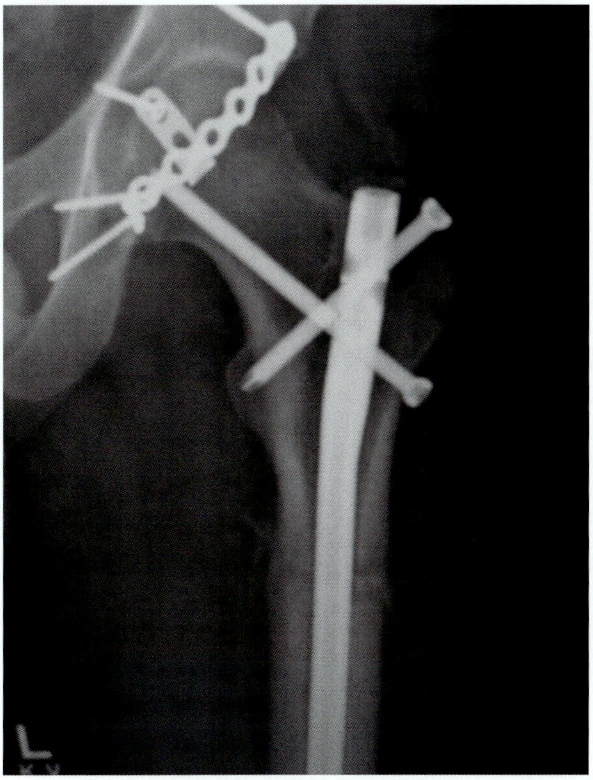

• 图 45.4　患者经复位和髓内固定的术后 X 线片

作是无用的，而需要采用合适的测量方法，直到钻头到达骨折段才扩孔。这可以避免在开口端过渡扩孔使钻入角偏移（开口端可以变成一个椭圆形）。

扩孔后，用正常方法置入主钉。可选择一个比钻头小 1～2 mm 的钉，在骨干获得初次稳定。主钉的长度根据术者的经验来选择。作者通常使用长钉，并在远端静态锁定。将锁定螺钉置于股骨头或股骨颈中，或者根据适应证置于小转子中。使用侧位 X 线透视来确定髓内固定的中心位置。实际上，作者通常会选择一些髓内固定来治疗这些骨折，因为骨折可能累及近端，而且股骨头和股骨颈的固定避免了由于髓内钉与骨干匹配程度而引起的问题。大多现代髓内钉系统允许同时进行标准的从大转子到小转子或头髓锁定选择。

“高位的”转子下骨折不能在未复位时就钻孔。如果在骨折手术台上经过轻柔的牵引后，骨折段仍能看到明显畸形时，作者常试图用简单的经皮技术使骨折段复位。包括由前向后置入球形长钉推动器，例如以控制杆的形式在外侧皮肤置入 Schanz 钉，或者更常见的是通过一个非常小的股骨侧方切口置入经皮复位钳。然后近端骨折段复位，调整其为伸展、内收、内旋位。这种“反向”收缩力在本质上是移动大转子的尖端（或者梨状肌窝）至理想位置，从而获得进针点，同时能够准确定位起点（图 45.5A 和 B）。很多不同的器械可以复位，但作者更喜欢用经皮复位钳，因为它可以轻松重新定位（与 Schanz 钉不同），而且不易滑动（球形长针顶棒会滑动）。

另外，使用复位钳可用于维持复位位置。如果在未复位时钻孔，则会在主钉通过后仍保持未复位状态，因为这与主钉的复位效果不同，也不同于股骨干骨折钻孔。这会导致骨折段内翻、外旋和屈曲，是很难处理的畸形。同样需要注意的是，通过小切口改善复位效果不等同于过度剥离的大切口、骨折血肿清除和拉钩牵拉直视下复位。我们之所以不推荐后者，是因为它会使组织坏死和骨不连，当然环扎线缆通常也不建议使用；然而，也可偶尔用于长螺旋形或长斜行骨折，因为它可分散钉的受力。整个结构是根据正侧位 X 线评估的，以确保稳定的固定和适当的置入位置及长度。尤其是对于股骨远端的侧位片，透视可确保钉末端未穿透前方皮质。在老年骨质疏松和弯曲的股骨干中是必要的，切口需以常规方式冲洗和逐层缝合。

术后护理

术者都倾向于术后予患者预防性抗生素静滴和抗血栓治疗。鼓励患者在术后首日负重和辅助行走。作者建议使用双臂支撑（拐杖或助行器）6～12 周，具体时间取决于骨折形态和骨质量。术后 6 周和 12 周应该分别行 X 线复查，同时要在术后 4 个月内对患者愈合情况进行随访。

其他情况

手术治疗（钢板）

虽然髓内技术已经成为转子下骨折的首选治疗方法，但钢板固定在某些情况下仍是可行的替代方案。钢板固定技术对于髓内钉很难处理的短近端转子下骨折仍是有用的。钢板的分类很多，有传统的滑动髋螺钉、髁动力螺钉、95° 髁钢板和锁定股骨近端钢板。在选择钢板前应仔细评估骨折线的角度。对于反斜行和横行骨折，不应使用滑动髋螺钉，因为骨折段近端固定是不可控的，而且有内固定失败的报道。95° 髁钢板或锁定股骨近端钢板是更好的选择，因为其可抵抗近端侧方应力。最近研发出的解剖预塑形的股骨近端锁定钢板可固定此类短骨折。

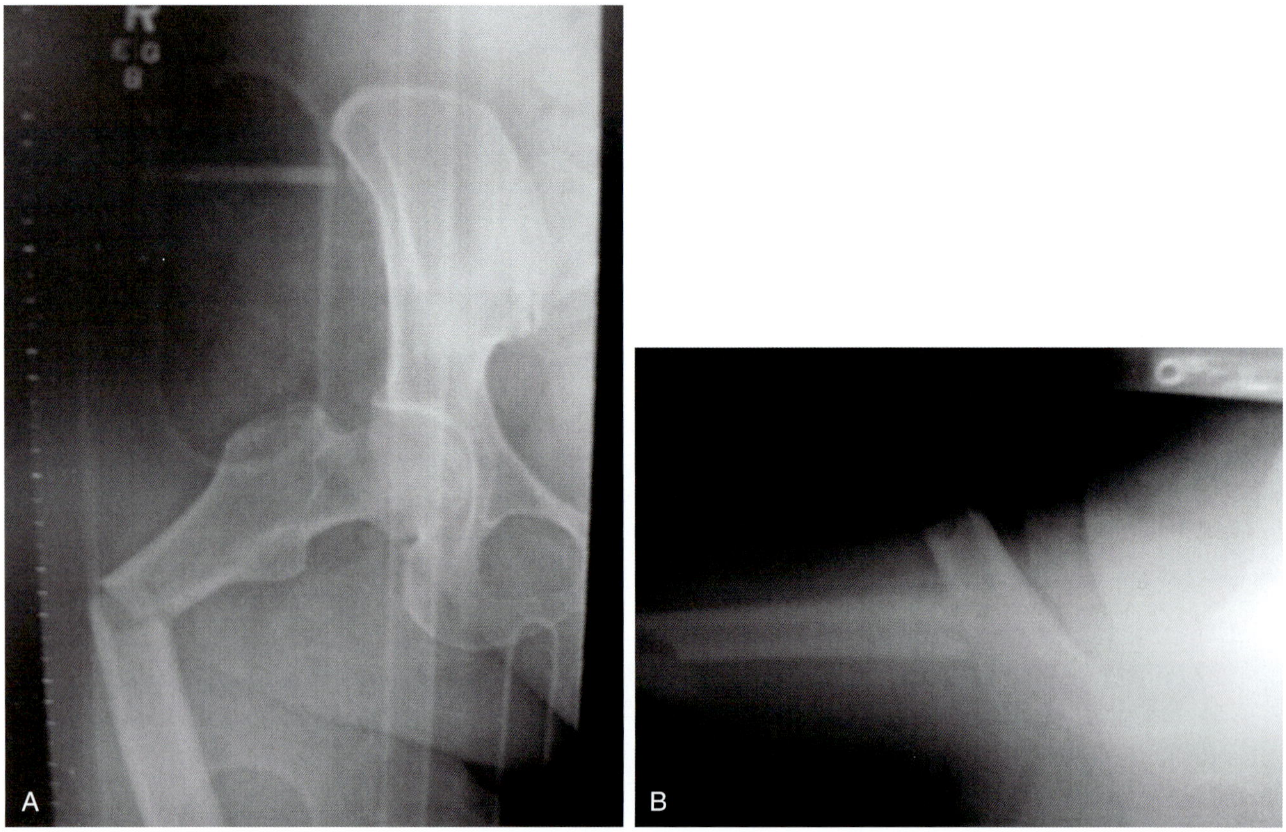

• **图 45.5** （A 和 B）典型的近端碎片屈曲、外展及外旋畸形

然而，对其疗效的数据记录非常有限。钢板技术的共同特征包括需要置入部位的广泛剥离并尽量保护软组织，以便更快恢复（后文将讨论）[1,6-13]。因为其位置靠外侧（近端固定的长力臂）及其非应力分担的特征，钢板固有的生物力学性能不如髓内钉，因此，选择更能保护软组织（间接复位）的固定方式是很关键的。作者一般会在骨不连和骨畸形愈合时备用钢板。

建议和隐患

治疗股骨转子下骨折最常见的隐患是复位不良：通常是骨折近端内翻、屈曲和外旋。钉也往往在大转子置入点处偏外。为了避免这种情况，作者使用复位钳辅助钉复位，因为最近证实，这对愈合率无影响，并能改善骨折端的对位对线。当使用钢板时，为了保护骨骼血运不被过多破坏，仅在股骨外侧面进行暴露。尽管钢板固定有效，但其在生物力学上存在劣势，其主要依赖间接复位（与骨接触共同分担负重）来达到快速愈合并以此避免内固定失败的发生。

结果

关于转子下骨折髓内固定报道的数据显示，其临床愈合率高且再次手术率低。对位不良较常见，同时手术时间过长和失血量过多增加了手术难度。多项研究表明，髓内钉技术更优于钢板技术[1,14-31]。钢板也有一定效果；其中角稳定钢板的效果最好，其置入时需要更高的间接复位技术。已整理报道的骨不连的数据显示，如果近端骨折段能获得良好的固定，结果将较为满意（表 45.1）。

并发症

畸形愈合

畸形愈合会导致股骨近端内翻畸形，并且因邻近大转子，导致外展肌力降低。这会影响肢体长度和旋转[32]。畸形愈合何时需要手术尚未明确，外科医生只能根据患者主诉和查体制定个体化的治疗方案。对转子近端骨折畸形愈合的治疗没有系统的研究可供参考。如果畸形严重，可行矫正截骨术。在此情况下，作者倾向于使用 95° 髁钢板，因为该板可放置在骨折段，并在畸形顶点行矫形截骨，当钢板复位到达股骨干时，通常可以获得正确的矫形角度。

类似于新鲜骨折间接复位术。钢板刀头可置于之

表 45.1　股骨转子下骨折内固定的近期数据结果

作者，年份	患者数量	治疗	结果
Starr et al，2006[36]	34	CMN	1 个大的拉力螺钉（Gamma 钉）和 2 个小的拉力螺钉（重建钉）
Afsari et al，2009[37]	44	CMN+ 复位钳	98% 愈合率
Neogi et al，2009[38]	40	IRB 钢板	100% 愈合
Celebi et al，2006[6]	33	IRB 钢板	100% 愈合
Rahme 和 Harris，2007[39]	58	RCT 钉 vs. 钢板	钢板，28% 失败；钉，0 失败
Shukal et al，2007[26]	57	CMN	95% 愈合，内翻与预后差有关
Cheng et al，2005[40]	64	CMN	100% 愈合
Miedel et al，2005[41]	16	钉 vs. 钢板	钢板，17% 失败；钉，0 失败

CMN，髓内钉；IRB，生物间接还原；RCT，随机对照实验。

前内固定物没有干扰过的股骨头下方区域。

骨不连

骨不连是股骨转子下骨折少见但需处理的并发症。骨不连的治疗多种多样：首先，外科医生要确定骨折端是复位良好并且可以用交锁钉进行固定的，还是伴随部分畸形愈合并且需要彻底清创矫正畸形。一般而言，如果骨不连骨折端力线尚可，钉固定牢固，作者更倾向于用闭合的方式更换大直径钉进行固定。如果先前固定存在骨缺损，应更换另一种锁定方式为近端骨折段提供更好的稳定。若内固定失败，近端骨折很短或畸形愈合，作者更喜欢行切开内固定术置入 95° 髁钢板。通常骨不连需要将死骨彻底清除——从骨不连处去除所有纤维组织——加压固定。一些研究表明，只要达到骨折段稳定固定，就可实现良好愈合[33-35]。如果老年患者在近端骨折段存在大量因先前尝试固定而造成的骨缺损，或螺钉切出导致关节损伤，那么关节置换是一种有效治疗。

感染

感染仍然是最具挑战性的并发症之一，常常与骨折不愈合相关。早期术后感染的处理包括清创、保留稳定的内固定物，并进行一段时间敏感抗生素的静脉注射治疗。对于慢性感染或伴有松动或断裂内固定物的感染，则需要移除所有内固定物，进行冲洗和清创，并进行一段时间敏感抗生素的静脉注射治疗。髓内带抗生素的间置物也可以用来暂时稳定转子下区域。在感染被根除后，可根据情况进行最终的固定手术，必要时可同时进行植骨。对于极其不稳定的骨折，可以在能够进行最终固定前使用有效的临时外固定。

目前的争议和未来的展望

- 在复杂畸形骨折中，使用导航或机器人辅助复位可最大限度地减少畸形愈合。
- 使用经皮股骨近端解剖锁定板可能有助于解决该区域解剖复位、软组织保护和稳定固定等问题。
- 有新型多种锁定方式的髓内钉可适用于各种股骨转子下骨折。

（参考文献参见书末二维码）

第 46 章

髋臼骨折

RICHARDS.YOON，FRANKA.LIPORACE，JOHNM.YINGLING

（刘长剑 译 刘建国 审校）

关键点

- 髋臼骨折的诊断评估需要清晰的正位、斜位片和三维图像重建。
- 根据骨折形态类型和移位程度以及患者年龄及骨质量确定手术方式。
- 手术入路根据骨折形态分类选择，合适的手术入路有利于骨折复位固定。
- 对于某些老年骨质疏松患者，初次关节置换术也是一种选择。

引言

髋臼是嵌在髋骨上的一个窝状结构（图 46.1）。它包括两个基本部分：前柱和后柱。与长骨不同，髋臼是一个复杂的三维立体结构，很难从标准平片上认识和理解。髋臼骨折在诊断和治疗上独具挑战性。尽管很多外科医生可以轻松处理髋部股骨侧相当复杂的骨折，但是对于骨盆骨折却没有十足的把握。存在的困难包括：①认识髋臼是髋骨复杂三维立体结构的一部分；②安全地显露位于骨盆深处的骨折碎片；③准确复位和固定骨折碎片。手术治疗这些损伤依赖于对骨盆内结构的认识和处理技术，而骨科医师往往对此不甚熟悉。长骨手术的并发症和失误可导致骨骼肌肉系统特别是受累肢体的功能不全，骨盆手术的并发症还可能涉及许多术中未被暴露的骨科医生不熟悉的器官系统。

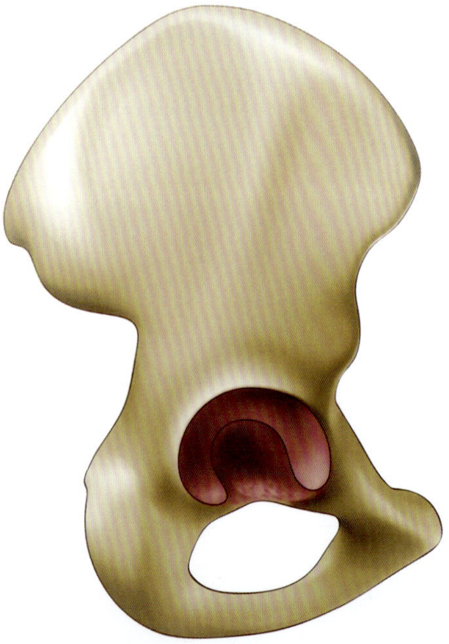

• **图 46.1** 髋骨和髋臼

与其他关节骨折复位相比，髋臼骨折手术很难直接看到关节面，而是在非直视下复位，所以基本上是通过重建骨性标志和借助影像评估髋臼复位情况。

本章节的目的是为了给可能遇到此类损伤的读者提供回顾与展望，基本问题如下：

1．评定骨折类型。

2．手术决策：外科手术干预是否能够改善结果？是否存在手术指征？是否可行、合理？

3．困难及复杂的手术入路。

4．显露、复位和固定骨折块的难度。

流行病学和病因学

髋臼骨折发病率约为 3/100 000，主要机制包括机动车交通事故和高处坠落[2]。尽管多数是高能量损伤，但是在骨质疏松情况下低能量损伤也可导致髋臼骨折。主要机制是股骨在膝或大转子水平受到外力冲击。根据受伤时股骨相对于骨盆的不同位置以及外力的方向和大小，产生的骨折类型差异较大。髋臼骨折常与合并其他生命危险的损伤相关。

分型

Leoumal 和 Judet 分型[1]具有很高的观察者间和观察者内部一致性，仍然是广泛应用的标准分型[3]，由以下 5 个基本类型构成（图 46.2）：

1．前壁骨折

2．前柱骨折

3．后壁骨折

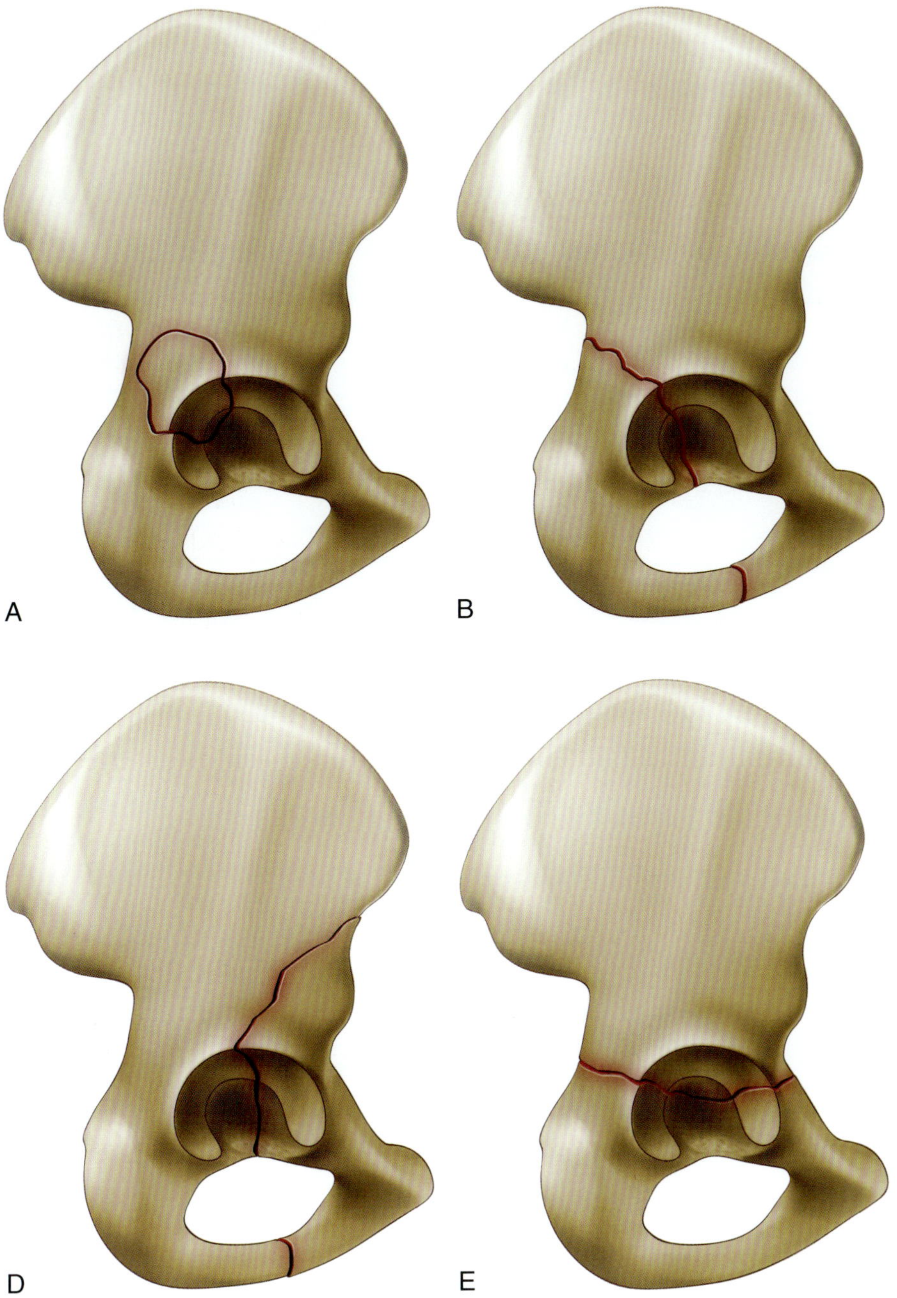

• **图 46.2**　Leournal 和 Judet 5 种基本骨折分型。(A) 后壁骨折；(B) 后柱骨折；(C) 前壁骨折；(D) 前柱骨折；(E) 横行骨折

4．后柱骨折

5．横行骨折

五种联合骨折类型如下（图 46.3）：

1．前柱伴后壁横行骨折

2．后柱伴后壁骨折

3．横行伴后壁骨折

4．T 形骨折

5．双柱骨折

骨折几何形态本质上存在无穷差异。分型的目的不仅是划分骨折类型，更重要的是明确哪种手术方法入路适宜特定骨折类型，因为没有任何一种手术方法可以适用于所有类型的损伤。

适应证

决定非手术或手术治疗主要考虑以下几个方面：

1．移位情况

2．骨折部位

3．骨折稳定性

4．患者自身因素

外科手术的目的是尽可能重建关节面，保留髋关节功能并防止创伤关节炎的发生。对于承重关节，关节面不平整是不能接受的[4-5]，因为会导致较差的临

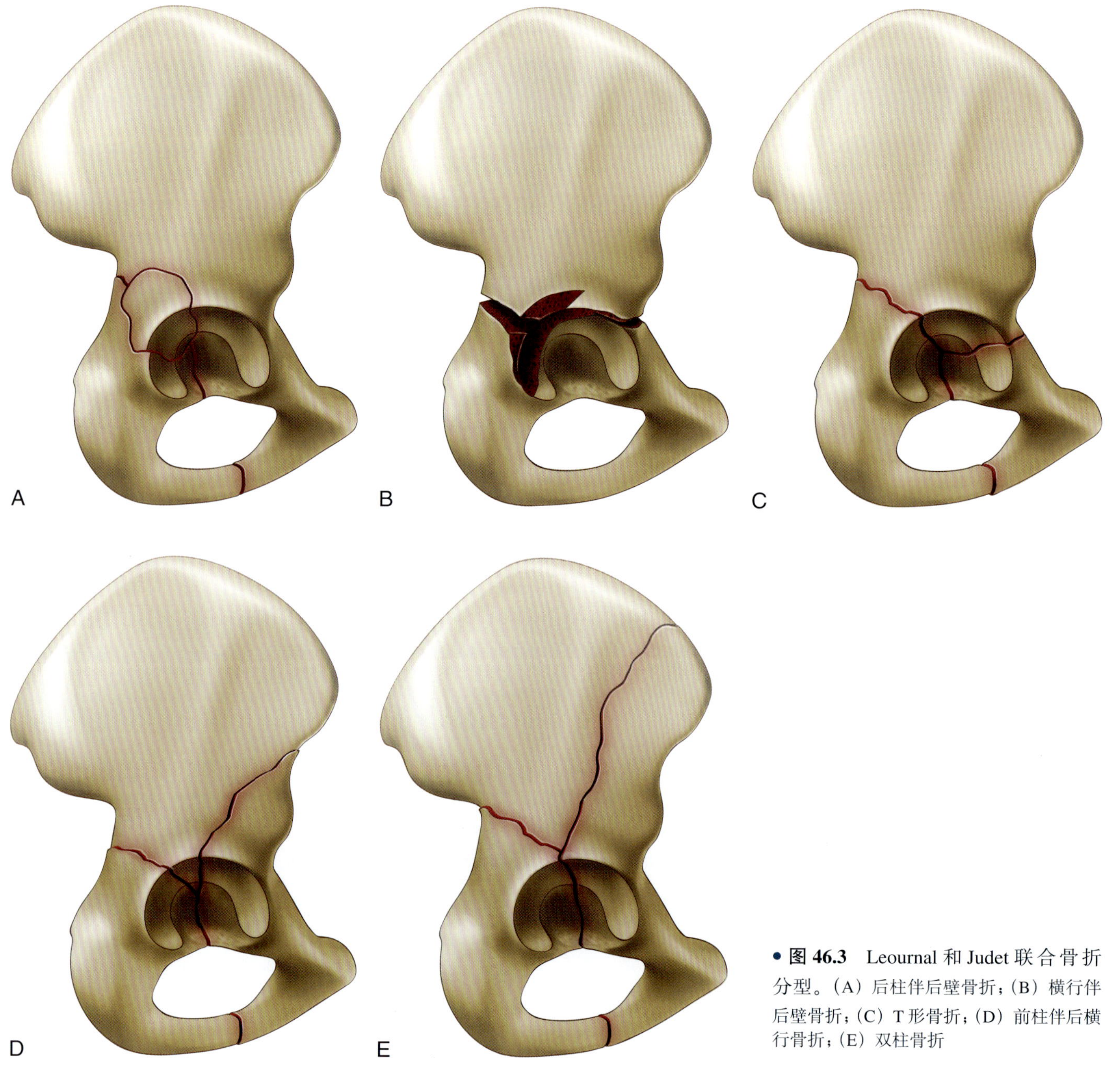

• **图 46.3** Leournal 和 Judet 联合骨折分型。(A) 后柱伴后壁骨折；(B) 横行伴后壁骨折；(C) T 形骨折；(D) 前柱伴后横行骨折；(E) 双柱骨折

床结果。

非手术治疗

关节面不平整小于 3 mm 可能是非手术治疗的临界值，当然，其他因素比如年龄、基础疾病以及移位情况也要考虑[1]。研究表明，完整的弧顶或承重面是评估的最关键区域，与继发性关节疾病的预后密切相关[4,6-8]（图 46.4）。特定透视下弧顶角测量可帮助判断是否需要手术，但在双柱骨折中，即使髋关节不在相对中轴骨的合适空间位置上，髋臼碎块和股骨头也可能存在匹配关系。此外，弧顶测量不能适用于所有骨折类型，例如需要手术治疗的后壁骨折。早期康复阶段，为了评估非手术患者骨折的再移位，临床和影像学密切随访是必要的，当单独靠普通 X 线片不能确定髋关节稳定性时，应力位摄片对于预测骨折再次移位可能有帮助[9]。

手术治疗

在选择手术或非手术治疗时，必须考虑患者因素，如年龄、合并病、耐受性、活动和功能水平以及骨折是否能够真正重建。

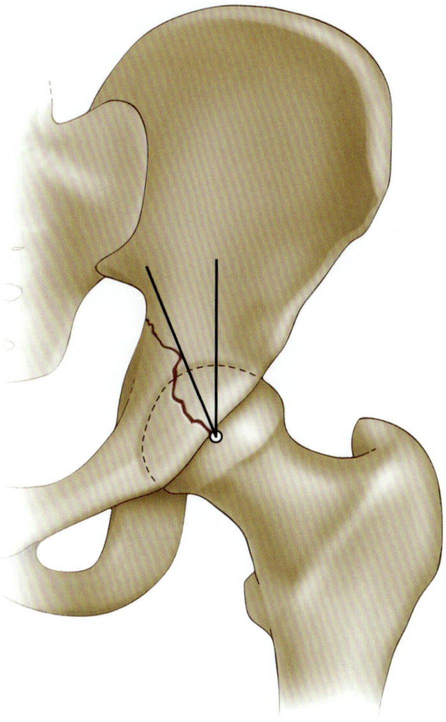

• **图 46.4**　正位片上顶弧角的测量

手术适应证总结

1．头臼不匹配

2．承重面移位 > 2 mm

3．后壁不稳定骨折或骨折累及后壁 ≥ 25%

4．较大关节内游离骨折碎块

当准备手术治疗时，选择手术时机很重要。据报道，受伤 3 周以内手术可以获得较好的结果，通常需要对骨折类型和患者总体情况做充分的评估，然而，有些情况下需立即手术，包括髋部难以复位的移位骨折、开放性骨折以及合并神经血管损伤的骨折。手术时必须考虑局部软组织情况，包括考虑是否存在 Morelle-Lavalle 损伤、皮肤擦伤等。

术前计划和评估

因为可能存在威胁生命的相关损伤，所以对患者的整体情况进行评估非常重要。

对骨折的特定评价应包括 Judet 位照射的原始 X 线平片[1]，这要求患者转体形成 45° 斜位，故对急性期患者需要予以镇静。在仅有 X 线平片条件下，Judet 位片对确定单平面的复杂形状骨折类型是必要的。计算机断层扫描（CT）可用于评估特定的关节内骨折，尤其包括边缘的压缩骨折。CT 扫描三维成像并不能取代 Judet 位片，它可以在不用对急性损伤患者进行翻转的同时，为手术医生提供更加清楚的骨折线及移位图像情况。

一旦决定手术治疗，必须遵照以下基本要求：

1．有经验的外科医生。

2．有足够设备的手术室团队。

3．方便复位和拍片的手术台（图 46.5）。

4．完善的术中拍片设备。

5．大型号专业复位钳和器械（图 46.6）。

6．特定的植入物，包括超长螺钉和易塑形钢板（重建钢板）。

手术技巧和入路

根据骨折类型选择手术入路。可分为两个基本类型：

1．骨盆外侧或后侧入路：包括 Kocher-Langenbeck

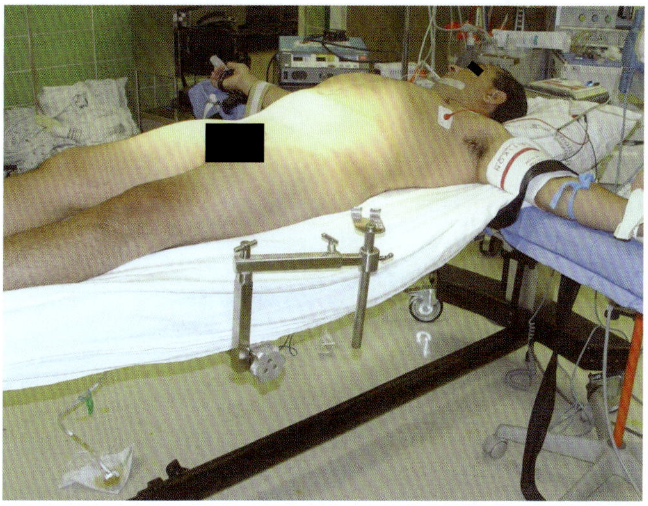

• **图 46.5**　患者仰卧于侧方有牵引设备并能被射线穿透的手术床上。可以实施各种前方或骨盆内入路摄像

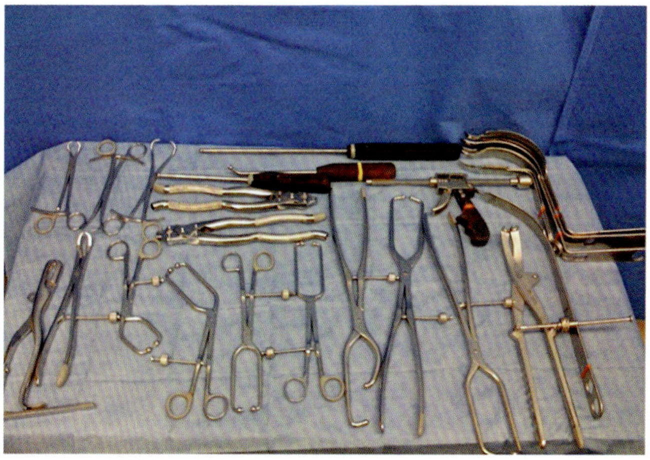

• **图 46.6**　各种专用钳、复位工具和牵开器

入路、髂股扩大入路以及伴或不伴大转子截骨或脱位的 Gibson 直接外侧入路[10]（图 46.7）。

2．骨盆内侧或前侧入路：包括髂腹股沟入路和改良的 Stoppa 入路，以及多种混合入路（图 46.8）。

Kocher-Langenbeck 入路最适合于髋臼后方的骨折病变，包括后壁骨折、后柱骨折和部分横行骨折。这种入路采用后外侧弧形切口、劈开臀大肌，可在俯卧位或侧卧位操作，横断外旋肌以及髋臼后方。为了保护股骨头血供，横断点离外旋肌的股骨止点至少 1 cm，其与后方入路分离外旋肌的方法完全不同。此法受远端股方肌和近端臀上神经血管束的限制。

必须掀起后方肌肉才能暴露整个髂骨外侧部，伴或不伴大转子截骨。适用于明确的 T 形骨折、双柱骨折和部分伴有后柱病变的横行骨折。最适宜于病程 3 周以上的复杂骨折。已有文献报道髂股扩大入路的各种改良术式[10-11]。髂股扩大入路需要注意异位骨化和肌肉与骨骼失活的可能[12-13]。Gibson 入路或直外侧入路可以在俯卧位或侧卧位进行。臀大肌整体牵向后方，无需离断，不需分离外旋肌而是将其掀开，在其下方进行复位和固定操作。此入路可行或不行大转子截骨术。骨盆内侧入路通常用于前壁、前柱、双柱骨折以及前柱伴后半横行骨折[1]。Letoumal 描述的经典髂腹股沟入路包括 3 个切窗口，第一个或外侧切口主要包括髂窝。第二个或中间切口位于髂腰肌和股神经外侧，髂血管内侧，需要切开髂耻韧带。

内侧切口可能需要横行切断股腹直肌至耻骨间隙，行此入路时要注意保护并牵开神经血管结构。改良的入路通过把切口更靠外侧而更接近髂骨，并可延伸至髂后上棘[14]。或者，可经改良的缝匠肌与阔筋膜张肌的外侧入路显露肌间隔进入髂关节前方[15]。

改良的 Stoppa 前入路[16]需行髂耻弓上横行切口和钝性分离腹直肌。屈曲同侧髋关节，术者站于对侧。腹直肌、神经血管结构和髂腰肌向前方牵开，以便接近小骨盆和部分骨盆环。此入路常联合应用横向牵引，也可与经 Smith-Peterson 入路（双切口）或髂腹股沟外侧入路（第一个）联合应用（图 46.9 A～D）。

对于特殊骨折及合并骨盆环和股骨近端损伤的髋臼骨折可能需要联合使用各种入路。手术方式的选择依赖于术前的准确评估。

不同骨折类型的手术入路

以下是一般指导原则：

1．后壁骨折：骨盆外或后入路

2．后柱骨折：骨盆外或后入路

3．后柱伴后壁骨折：骨盆外或后入路

4．前壁骨折：骨盆内或 Smith-Peterson 入路

5．双柱骨折：根据骨折类型和移位情况选择骨盆内或骨盆外入路。也可将二者联合应用（图 46.10）。

6．横行骨折：根据横行骨折的平面和移位情况选择骨盆外侧和（或）骨盆内侧入路

7．横行伴后壁骨折：骨盆外侧入路或根据横行骨折类型联合使用骨盆内和骨盆外侧入路

8．T 形骨折：骨盆外侧入路或联合入路

9．前后半横行骨折：骨盆内入路

10．后柱及后壁骨折：骨盆外侧或后入路

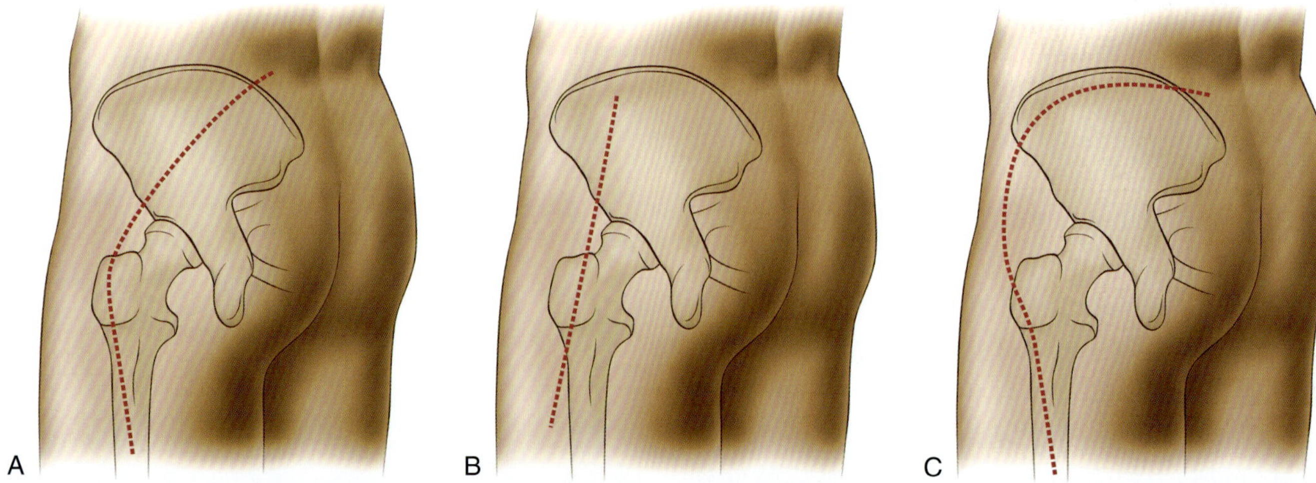

• **图 46.7** 骨盆外侧或后侧入路。（A）Kocher-Langenbeck 入路；（B）Gibson 入路；（C）髂股扩大入路

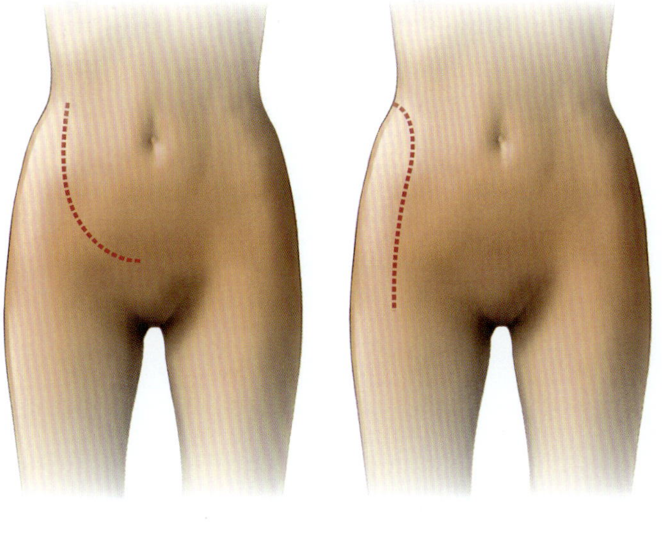

• **图 46.8**　骨盆内侧或前侧入路。(A）腹股沟入路；(B）Stoppa 入路（可选择 Smith-Petersen 或侧方开窗）

特殊类型的后壁骨折

髋臼骨折中，后壁骨折最常见，也是骨科医生最常处理的骨折类型，因此值得专门讨论。事实上，尽管后壁骨折相对简单，但是与其他骨折类型相比，此种骨折仍有一定比例的患者治疗效果较差[5,26]。

多达 1/3 的髋臼骨折有后壁损伤，其预后不良可归因于：①延迟复位；②关节内粉碎骨折和边缘嵌插骨折；③缺血性坏死；④年龄大于 50 岁[27]。这些情况术后伴有残留移位，将导致最差预后——关节炎[27]。

患者的评估包括迅速评估患者骨折移位的复位情况以及评价和记录坐骨神经的功能。一旦诊断为后壁骨折，并且已经复位移位的髋关节，那么应该对骨折块的大小和髋关节稳定性进行临床和影像学评估。这可能需要在麻醉下检查或拍摄应力位片[12]。是否需要手术治疗，其评估关键在于骨折累及后壁的范围和髋

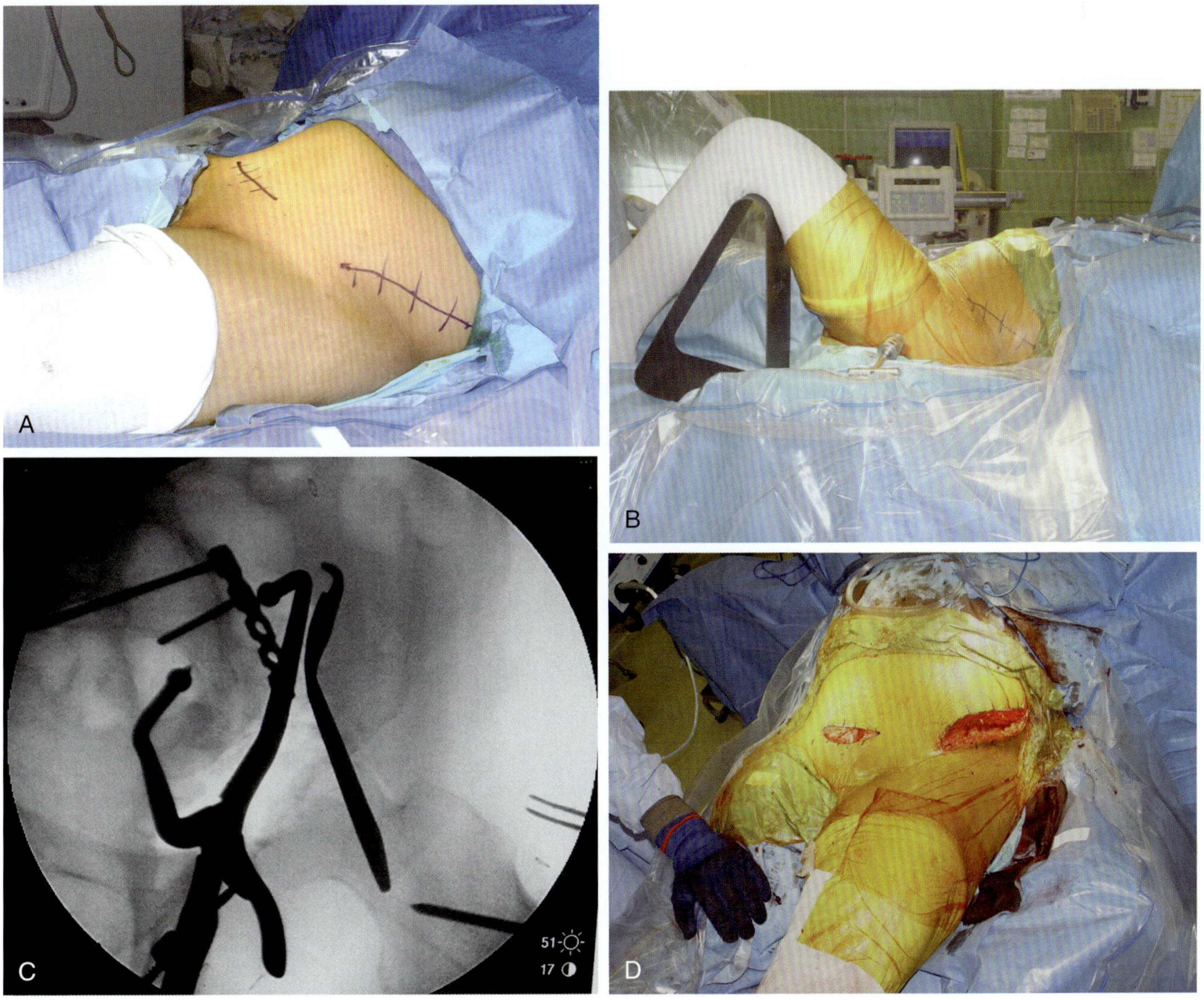

• **图 46.9**　改良 Stoppa 入路的侧方切口。(A）标记切口并铺巾；(B）术侧下肢屈曲以放松髂腰肌；将侧方牵引装置连接至七手柄卡盘和 Schantz 螺钉上；(C）术中透视：复位钳、金属板、牵开器和 Schantz 螺钉；(D）关闭切口

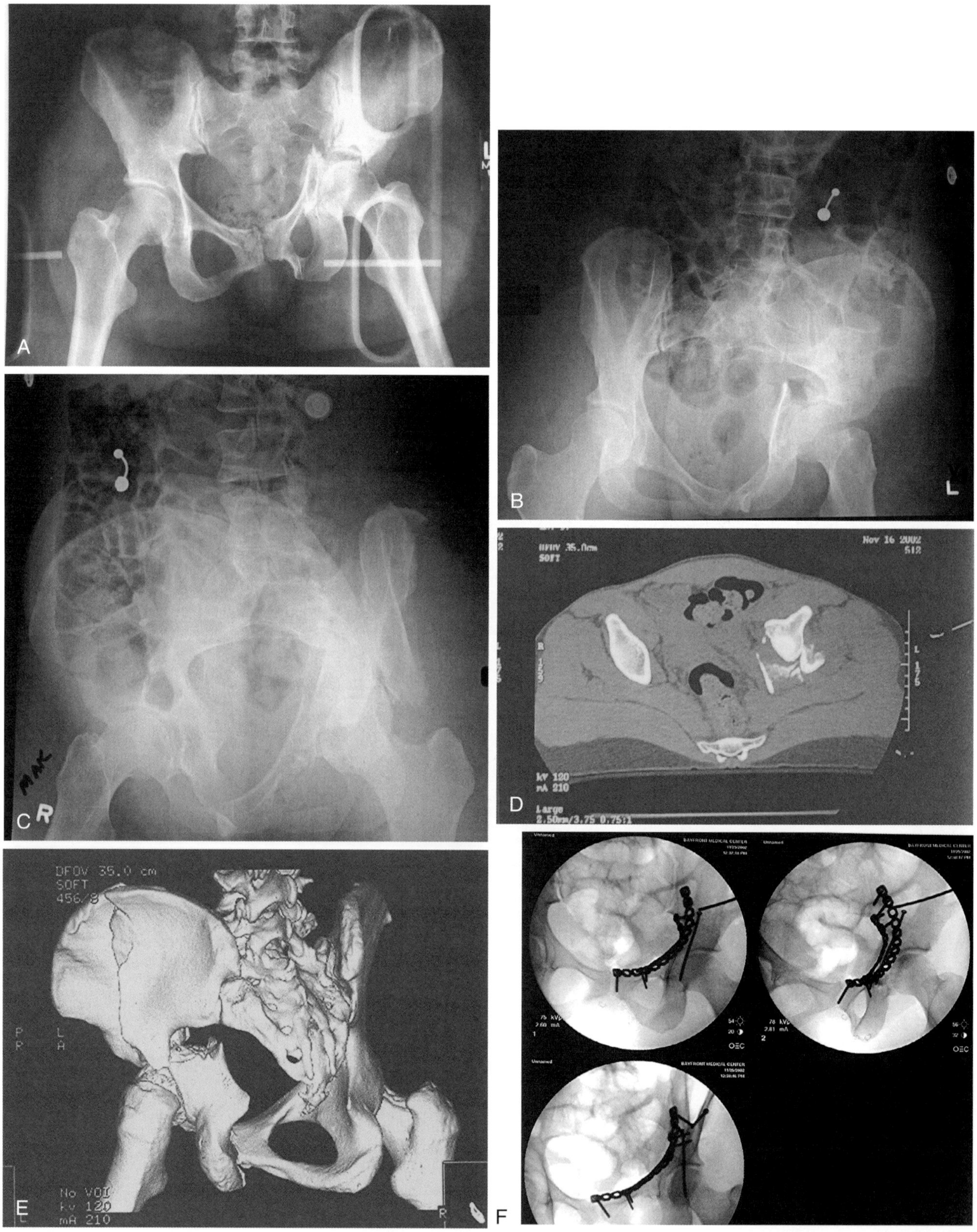

• **图 46.10** 28 岁女性的双柱骨折。(A) 急诊 AP 位 X 线片；(B) 髂骨 Judet 位 X 线片；(C) Judet 闭孔斜位片；(D) 横断面 CT 扫描；(E) CT 三维重建；髂骨翼无关节面附着；(F) 术中经由前入路 (Stoppa 改良入路) 复位和固定后的透视图

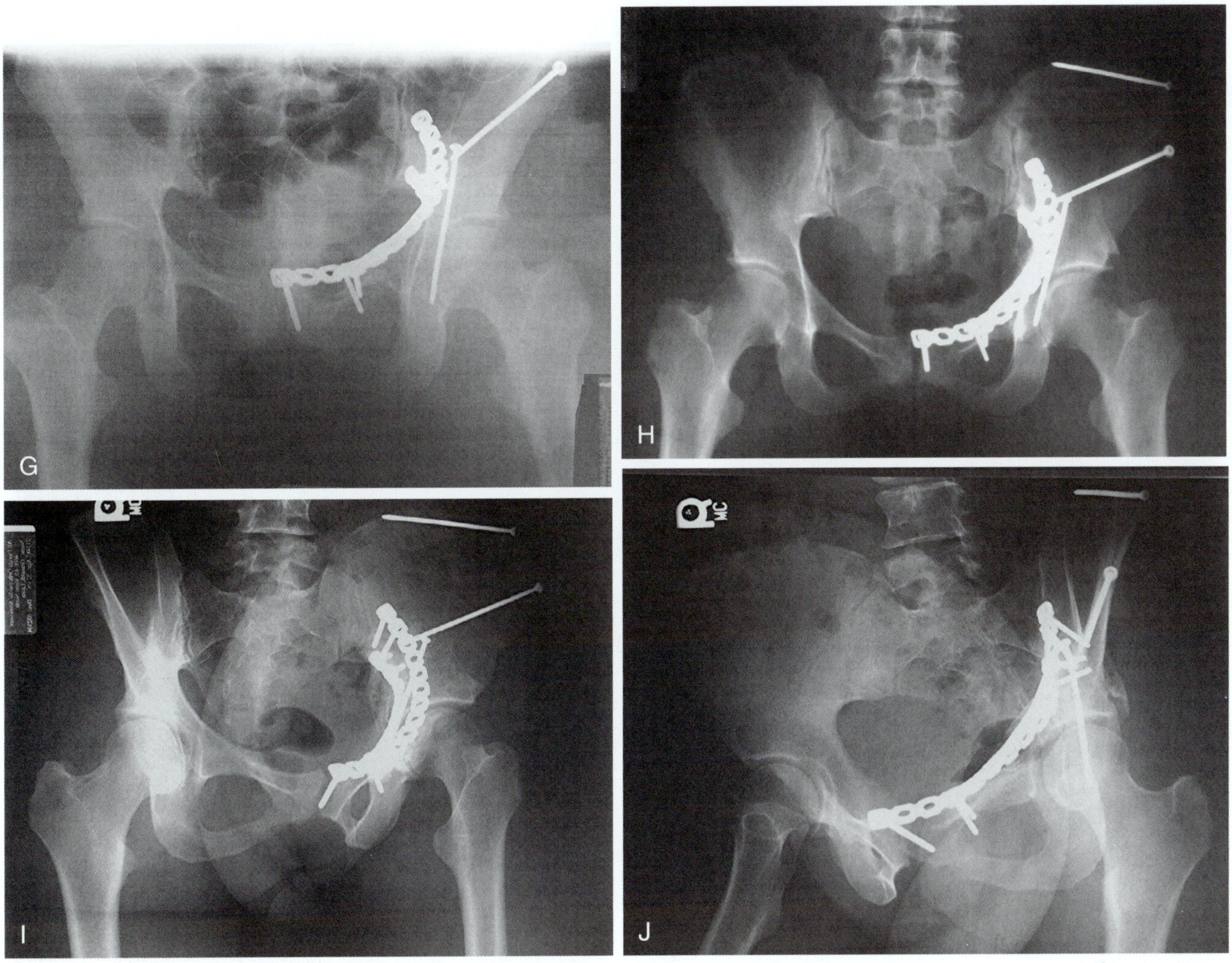

• **图 46.10（续）**（G）术后 AP 位 X 线片；（H）随访 6 年的 AP 位 X 线片；（I）随访 6 年髂骨斜位 X 线片；（J）随访 6 年的闭孔斜位 X 线片

关节的稳定性。不稳定骨折需立即复位，同时行骨牵引以维持复位，直到内固定完成。即使很小的后壁缺损都可能严重影响髋关节的生物力学[28]。可以通过钢板和螺钉进行内固定，同时对关节边缘压缩部分进行植骨术。对于小的边缘压缩或粉碎性骨折，可吸收固定材料的疗效还不确切。髋臼唇缘骨折的固定需要额外的弹性钢板和（或）缝合线，必须避免固定钢板和螺钉进入关节腔接触到股骨头。术中通过钻 2 mm 钻孔观察股骨头是否出血以评估股骨头的活力。一般来说，复位后壁骨折时可以将股骨头作为参照[1]，曾提倡术中髋关节脱位[14]，这样可以直视下重建髋臼，同时将股骨头作为模板评估包裹情况。然而，绝大多数骨折不需要这种方法，常规 Kocher-Langenbeck 入路就能满足要求。

手术的目的是清除游离骨块（图 46.11）、修复边缘压缩性和粉碎性骨折以及恢复关节稳定性。清除游离骨块需使关节脱位或半脱位。损伤累及后壁 1/3 时可能存在关节边缘嵌插[31]，此时应解除嵌插，植骨，确保单独固定或将碎块压入后壁（图 46.12）。需通过 CT 而不是平片来评估复位的效果[32]。

高龄患者髋臼骨折

对于高龄髋臼骨折患者，关节置换（辅助或不辅助内固定）治疗的比例逐渐增高[33,34]。对于此类患者，低能量损伤就可能导致复杂的粉碎性骨折，这使得解剖重建难以达到。因而治疗目标主要是恢复功能及缓解疼痛，关节置换（常常需辅助内固定）更可能达到这个目标。

高龄髋臼骨折比例逐年增高[35]。老年人最常见的骨折类型是前柱后半横行骨折和由于骨质疏松骨质量差而导致的双柱骨折。上内侧髋臼压缩（海鸥征）和股骨头损伤是常见的骨折特征。

THA 的指征是骨缺损严重、先前存在骨关节炎、严重粉碎性骨折难以达到解剖复位、合并股骨颈骨折

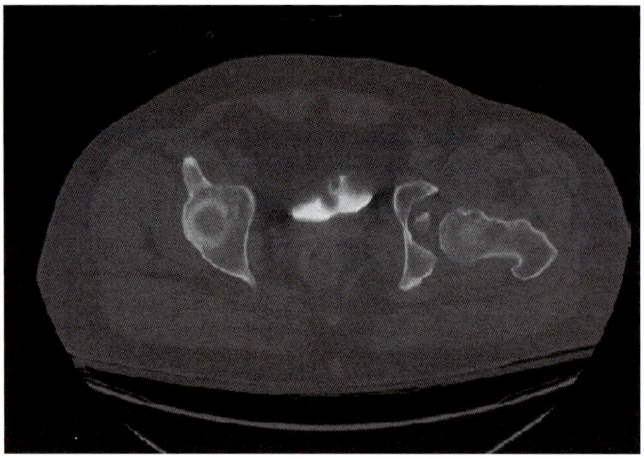

• **图 46.11** 横断面 CT 平扫显示髋臼内壁游离的骨块

或者病理骨折。尽管据报道切开复位内固定（ORIF）对此类骨折有良好效果[36]，但对于复位困难、骨缺损明显的病例，报道表明 ORIF 辅助下关节置换能达到良好效果[37,38]（图 46.13）

术后护理

和其他关节损伤一样，患者需禁止负重或部分负重早期活动。其次，需采取适当措施预防深静脉血栓形成（DVT）、肺栓塞（PE）和异位骨化。

早期的 3～6 个月应每个月随访拍片，3 个月后开始负重。恢复后每年随访一次以评估可能发生的关节病。有效的内固定一般不需拆除。

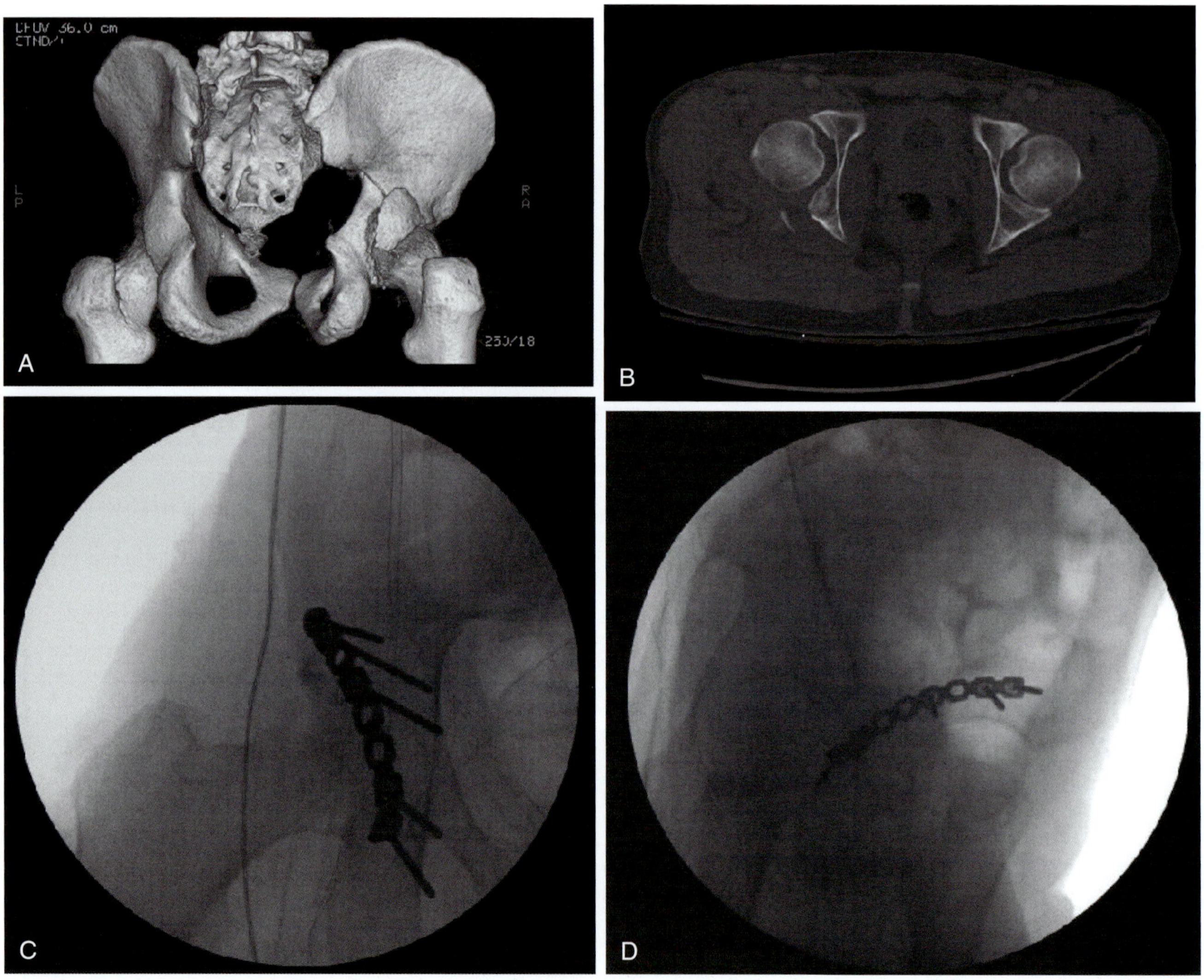

• **图 46.12** 移位的后壁骨折和无移位的后柱骨折。（A）3D CT 图像显示移位的后壁骨折和无移位的后柱。（B）CT 平扫显示同样的骨折横断面髋臼后缘骨块。（C）置入钢板后的 AP 位 X 线片。（D）术中斜位 X 线片示已重建后壁并且进行了固定

结果 / 结论

总体来说，所有类型骨折中，在 3 周内手术并得到精确复位的，80% 可获得良好的结果 [1,5]。3 周以后，由于手术和生物学并发症增多，其良好结果降至大约 65%[40]。其最终结局可能更取决于手术者的经验，处于早期学习阶段的医生可能手术效果较差 [41]。

2005 年报道的对 3670 例骨折进行的 meta 分析显示：最常见的远期并发症是关节炎，发生率约为 20%。晚期并发症如异位骨化和缺血性坏死发生率约为 10%。仅有 8% 的患者需要再次手术，总感染率为 4.4%。影响功能结果的不可控制因素包括骨折类型、股骨头损伤、联合损伤及并其并发症。可控制因素包括手术时机、入路的选择和复位效果。最差的结果常见于前壁骨折中 [42]。尽管高龄患者也可得到好的结果 [26]，但老年人骨折类型复杂，骨质差，此时可联合切开复位内固定和 THA 进行治疗，已有报道显示较好的结果 [43,44]（图 46.13A 和 B）。

并发症

髋臼骨折中，特别是在选择手术治疗的时候，并发症是需首先考虑的问题。

并发症与损伤或治疗相关，或与二者同时相关，并发症包括神经麻痹、异位骨化和感染等。

在牵引和摆放下肢体位时需提高警惕，以使医源性神经损伤最小化。在俯卧位或侧卧位使用骨盆外侧入路时，应伸髋屈膝以使坐骨神经的张力最小。某些医生提倡神经探查 [45]，其可行性及作用尚不明确 [46]。前方或骨盆内侧入路可能损伤股神经、闭孔神经和坐骨神经。

骨盆外入路比较严重的并发症是异位骨化，可通过使用抗感染药和（或）放疗减少发生率 [47-49,50]。如果可能，可通过选择骨盆内入路来避免异位骨化，术中清除失活的肌肉和组织，避免广泛的肌肉牵拉和不必要的切开暴露。

系统性回顾显示，在骨盆和髋臼骨折中，深静脉血栓和肺栓塞问题一直没有良好的预防方案 [51]。骨盆或髋臼骨折中深静脉血栓的诊断很困难，并且曾经提倡的 MRI 和 CT 检查也不可靠 [53,54]。受伤 24 h 内使用低分子量肝素可降低 DVT 和 PE 的发生率 [55]。但还需要临床试验文献进一步证实。

过度肥胖患者术中失血更多，围术期 DVT 的发生率也增加，并且手术伤口感染的可能性也会增加 5 倍 [56]。

未来的展望

因为通过手术实现关节复位是获得良好结果的最重要因素，所以未来任何可以改善或提高复位质量的方法都值得提倡。这些可能包括术中及围术期要求力学的、机械的或通过联合改良成像系统指导下的复位（直接或间接）。尽管这些创新可进一步使得切口损伤变小，并且降低并发症，但是不能在短期内降低手术治疗此类损伤的难度。

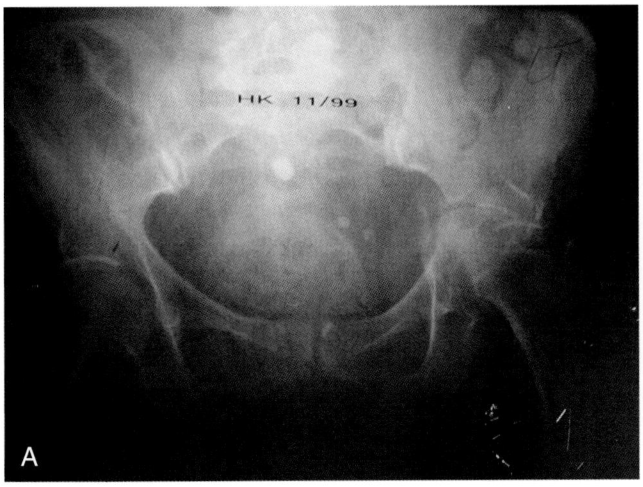

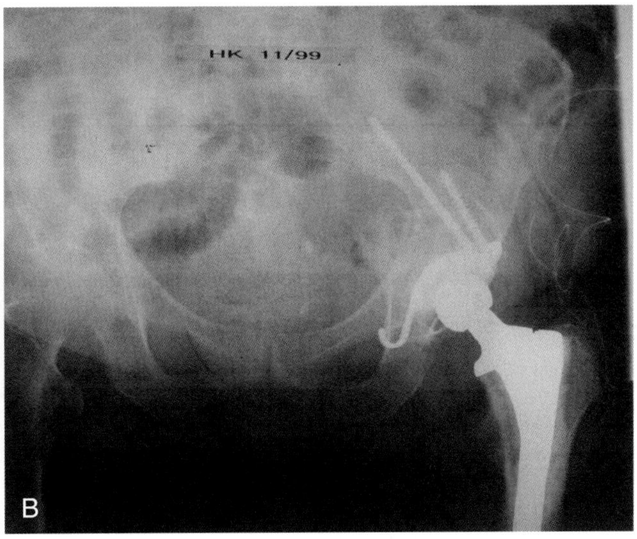

• **图 46.13**　(A) 有骨质疏松和移位髋臼骨折的老年患者。前方关节面显著鸥翼状增生。(B) 应用 Ganz 环初次 THA 后 14 个月的 AP 位片，股骨头用于加强环后方植骨

（参考文献参见书末二维码）

第 47 章

髋关节脱位和股骨头骨折

KENNETH J.KOVAL, PHILIP J.KREGOR, JOSHUA A.PARRY
（刘长剑 译　刘建国 审校）

关键点

- 髋关节脱位及股骨头骨折是高能量损伤的结果，通常合并其他损伤。
- 髋关节后脱位较前脱位更为常见。
- 髋关节后脱位的患者，其髋关节通常处于屈曲、内旋、内收位；前脱位的患者，其髋关节处于明显外旋、伴有轻度屈曲、外展位。
- 髋关节脱位是骨科急症，一旦其他危及生命的损伤得到解决，则应尽快处理。患髋应当紧急复位（6 h 内），以尽可能减少股骨头坏死的风险。
- 髋关节脱位切开复位的适应证包括：①闭合复位失败；②未能同心复位；③合并髋关节不稳的髋臼骨折。
- 股骨头骨折发生于股骨头的冠状面。因此，从前入路行骨折内固定术更容易。
- 股骨头骨折切开复位的适应证包括：①股骨头关节面移位 1～2 mm，尤其是位于股骨头凹或其上的区域；②有导致髋关节不协调的关节内骨折块；③可能限制髋关节活动度的股骨头凹下明显移位的骨折块；④合并造成髋关节不稳的后壁骨折。

引言

髋关节脱位及股骨头骨折通常是高能量损伤的结果[1-3]。合并伤很常见，包括胸部、腹部、头面部及其他肌肉骨骼创伤[1-7]。髋关节脱位可分为前脱位和后脱位两类，股骨头骨折根据股骨头的骨折部位及合并骨折进行分类（如股骨颈或髋臼骨折）。

任何损伤的治疗原则包括：①仔细的临床评估，以发现相关的损伤；②紧急轻柔闭合复位，如果有必要切开复位，同时进行髋关节稳定性评估；③影像学评估（包括 CT）骨折情况；④遗留关节不匹配的治疗应复位并去除具有临床症状的关节内游离体，重建髋关节的稳定性。

流行病学和危险因素

髋关节后脱位较前脱位更常见；前脱位占创伤性髋关节脱位的 10%～15%[1-3,7]，其余为后脱位。10% 的髋关节后脱位合并股骨头冠状面上的剪切型骨折[7]。25%～75% 的前脱位存在股骨头压缩性病变[7]。髋关节脱位及股骨头骨折通常合并其他损伤，包括全身或骨肌系统。据 Suraci 报道，机动车事故造成髋关节脱位的患者 95% 存在合并损伤，需要住院治疗[5]。同侧膝关节损伤尤为常见。Tabuenca 和 Truan 报道了在 187 例遭受髋关节脱位或骨折脱位的患者中，25% 遭受了严重的膝关节损伤[8]。在另一个研究中，89% 髋关节脱位的患者有明显的同侧膝关节软组织损伤[9]；MRI 显示，22% 的患者存在急性半月板损伤，33% 的患者存在骨挫伤，37% 的患者存在膝关节积液，25% 的患者存在交叉韧带损伤，21% 的患者存在副韧带损伤，15% 的患者存在膝关节周围骨折。

髋关节脱位中坐骨神经损伤发生率为 10%～15%[10-12]。腓骨支比胫骨支更易损伤，因为它与骨盆相连，走行于腓骨颈。此外，腓骨分支的数量较少，直径较大，较少有周围组织保护。坐骨神经麻痹的患者，50% 以上可预期得到部分功能恢复。

解剖及病理生理

髋关节天生稳固，需超过 400 N 的力才能使其移位[13]。髋关节的稳定性由骨和周围韧带共同维护，以及股骨头与髋臼的匹配赋予。髋臼唇可进一步加深髋臼，增强关节的稳定性[14]。髋关节囊是由粗的纵向纤维组成，这些纤维是由更强韧的螺旋状排列的韧带（髂股韧带、耻股韧带和坐股韧带）缩合加固而成，可防止髋关节过度伸展。70% 的股骨头关节面参与了载荷传递；因此，关节面的损坏可能会导致创伤性关节炎的发生[7]。

供应股骨头的主要血管来源于股深动脉的分支——旋股内、外动脉[1-3,7]。在股骨颈基底部的颈升支形成的囊外血管环在关节囊附着处进入关节。这些血管分支沿股骨颈上行至关节软骨下方进入股骨头。圆韧带动脉为闭孔动脉的分支，提供股骨头骨骺区的血运。

坐骨神经在坐骨大切迹处穿出骨盆，其存在一定程度的变异，由神经和梨状肌、髋关节短外旋肌群的关系决定。最常见的情况是坐骨神经进入梨状肌肌腹深面，穿出骨盆。

导致髋关节脱位或股骨头骨折的传导暴力来自以下 3 种原因 [7,15-20]：①膝关节屈曲时前方物体撞击（如仪表盘损伤）；②膝关节伸直位，同侧脚底受力（如脚位于制动踏板时）；③大转子受力（如横向冲击）。少数情况下，髋关节脱位的力可能来源于同侧脚或膝关节的反作用力作用于骨盆后方。脱位的方向（前脱或后脱）最终是由下肢损伤时的位置和致病暴力的方向决定的。

后脱位常发生于对屈曲膝关节的直接撞击，此时髋关节处于不同屈曲角度 [7,22]。如果撞击时髋关节是中立位或稍内收位，则可能仅发生简单的脱位，而没有髋臼骨折。然而，由于圆韧带撕脱或髋臼后缘对股骨头的撞击，可能导致股骨头骨折。如果髋关节处于外展位，通常会导致髋臼后上缘骨折。

前脱位为髋关节外展和外旋所致 [7,21]，髋关节屈曲的程度决定是否出现上或下（闭孔）型髋关节前脱位。下型脱位是髋关节同时外展、外旋、屈曲的结果；上型（髂骨或耻骨）脱位是髋关节外展、外旋、过伸的结果。前脱位时，可能会由于股骨头撞击髋臼缘继发股骨头压缩性骨折。

当髋关节脱位时，圆韧带和部分关节囊被撕裂 [3]。髋臼唇和相关肌肉通常也会发生撕裂 [23]。髋关节囊也可能由于继发性扭力从髋臼或股骨上剥离，或可能被直接压力撕裂 [21]。在前脱位时，通常发生髋关节囊前方和下方撕裂。而后脱位时，取决于髋关节受撞击的位置，可能发生关节囊的后下方或直接后方撕裂。

临床特征与诊断

临床检查

因为创伤可带来高能量损伤及可能的合并伤，所以充分的创伤史调查必不可少。到达医院时患者可能因反应迟钝或昏迷而无法提供详细的受伤病史，或无法表述其他潜在的受伤区域。患者典型的髋关节脱位表现为患肢无法移动和剧烈的髋部疼痛。

髋关节后脱位的患者通常表现为髋关节屈曲、内旋、内收；而前脱位表现为髋关节明显的外旋伴轻度屈髋和外展。而同侧下肢的外观和所处位置同时也取决于其是否存在其他相关损伤。

查体时，须仔细检查神经、血管，因为在脱位时可能已发生坐骨神经或股神经血管结构的损伤。坐骨神经损伤可能由前脱位的股骨头过度牵拉所致，髋臼后壁的骨折块可能会割断或撕裂部分神经。通常坐骨神经的腓骨支易受到影响，而几乎没有胫神经分支的功能障碍。股动静脉或股神经的损伤虽然罕见，但在前脱位时也可能出现。

影像学评估

脱位的髋关节通常可在骨盆 AP 位 X 线片中清晰显示（图 47.1）；当股骨头骨折很微细时，其在骨盆 AP 位 X 线片上的诊断难度大。X 线片上的两个股骨头应当外观大小相似，双侧髋关节应对称。后脱位的患侧股骨头应比对侧小，因为它更加靠近 X 线暗盒；前脱位的股骨头应该比正常侧稍大 [7]。应标记股骨干长轴的位置（内收或外展），以及大、小转子的相对

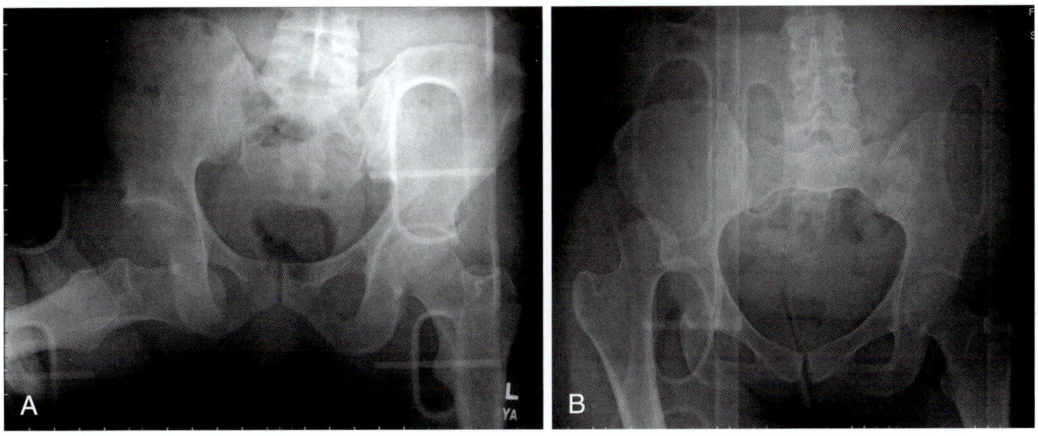

• **图 47.1** 髋关节脱位通常在骨盆 AP 位 X 线片上容易观察到。A．前脱位；B．后脱位

外观，因为它们可显示出髋关节病理性的内旋或外旋。须仔细评估股骨颈以便在进行手法复位之前排除股骨颈骨折的存在可能。虽然在诊断髋关节脱位或骨折脱位时没有必要拍摄患髋侧位片，但其有助于区分前脱位和后脱位。

髋关节脱位的全影像学评估通常可以在髋关节复位后拍摄，应包括复查骨盆 AP 位 X 线片、髋关节侧位片和骨盆 45° 斜位（Judet 位）片。骨盆 AP 位 X 线片在评估髋关节复位后的匹配度是必要的；侧位片用来评估股骨颈的完整性。

假关节 45° 斜位（Judet 位）片有助于确定相关的股骨头骨折、骨软骨碎片、髋臼的完整性和关节匹配度。闭孔斜位（Judet 位）片在诊断股骨头和股骨颈骨折、髋臼后壁骨折、髋关节不匹配中尤其有帮助。

一般来说，在髋关节复位之前不需要行 CT 扫描，除非高度怀疑无移位股骨颈骨折的存在。在髋关节闭合复位后通常需要做一个 2 mm 间距切面的 CT 扫描，以评估复位的充分性及排除相关的髋臼和股骨头骨折[3]（图 47.2）。冠状面 CT 重建对发现相关的股骨头骨折很有帮助。如果髋关节无法通过闭合方式复位，切开复位之前需进行 CT 扫描，以帮助发现异常的结构，如来源于股骨头或后壁的骨折碎片的嵌入或软组织嵌顿。

MRI 对髋关节脱位的评价作用存在争议[7,23]。MRI 在评价髋关节盂唇完整性和股骨头血供的完整性方面被证实是有用的；然而 MRI 在预测脱位后股骨头坏死的实用性尚未得到证实。

分类

髋关节脱位和股骨头骨折的分类方法有很多（框 47.1～框 47.5）。一般情况下，髋关节脱位的分类是基于：①股骨头与髋臼的关系；②是否合并骨折的存在。髋关节后脱位的 Stewart 和 Milford 分类也解决了复位后髋关节稳定性的问题[24]。股骨头骨折的 Brumback 分类将股骨头骨折片段的大小以及髋关节

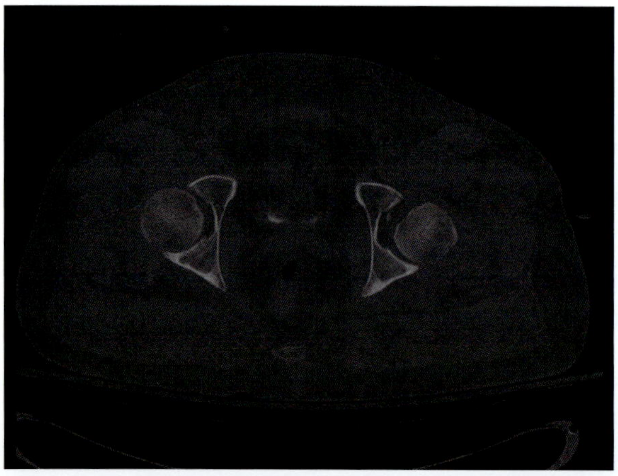

• **图 47.2** 髋关节闭合复位后的 CT 显示关节间隙不对称及左侧髋关节间隙增宽

框 47.1 髋关节后脱位的 Thompson 和 Epstein 分类（图 47.3）

Ⅰ型：伴或不伴微细后壁骨折的单纯脱位
Ⅱ型：合并单纯大块后壁骨折的脱位
Ⅲ型：合并粉碎性后壁骨折的脱位
Ⅳ型：合并髋臼底部骨折的脱位
Ⅴ型：合并股骨头骨折的脱位

引自 Thompson VP, Epstein HC. Traumatic dislocation of the hip: a survey of two hundred and four cases covering a period of twenty-one years. J Bone Joint Surg Am. 1951;33:746-778.

框 47.2 髋关节后脱位的 Stewart 和 Milford 分类

Ⅰ型：单纯无骨折脱位
Ⅱ型：脱位合并一个或多个髋臼边缘骨折，但保留足够的髋臼底，髋关节复位后临床稳定
Ⅲ型：合并髋臼边缘骨折的脱位，髋关节复位后临床不稳定
Ⅳ型：合并股骨头或股骨颈骨折的脱位

引自 Stewart MJ, Milford MW. Fracture-dislocation of the hip: an end-result study. J Bone Joint Surg Am. 1954;36:315-342.

框 47.3 髋关节前脱位的 Epstein 分类（图 47.3）

Ⅰ型：上脱位，包括骨盆及棘突下脱位
　ⅠA 型：无合并骨折
　ⅠB 型：合并股骨头骨折或嵌插
　ⅠC 型：合并髋臼骨折
Ⅱ型：下脱位，包括闭孔和会阴部脱位
　ⅡA 型：无合并骨折
　ⅡB 型：合并股骨头骨折或嵌插
　ⅡC 型：合并髋臼骨折

引自 Epstein HC. Traumatic dislocations of the hip. Clin Orthop Relat Res. 1973;92:116-142,1973; and Epstein HC, Wiss DA. Traumatic anterior dislocation of the hip. Orthopedics. 1985;8:130, 132-134.

框 47.4 股骨头骨折的 Pipkin 分类（图 47.4）

Ⅰ型：髋关节脱位合并圆韧带止点下内侧的骨折
Ⅱ型：髋关节脱位合并圆韧带止点上外侧的骨折
Ⅲ型：Ⅰ或Ⅱ型损伤合并股骨颈骨折
Ⅳ型：Ⅰ型或Ⅱ型损伤合并髋臼缘骨折

引自 Pipkin G. Treatment of grade IV fracture-dislocation of the hip. J Bone Joint Surg Am. 1957;39:1027-1042.

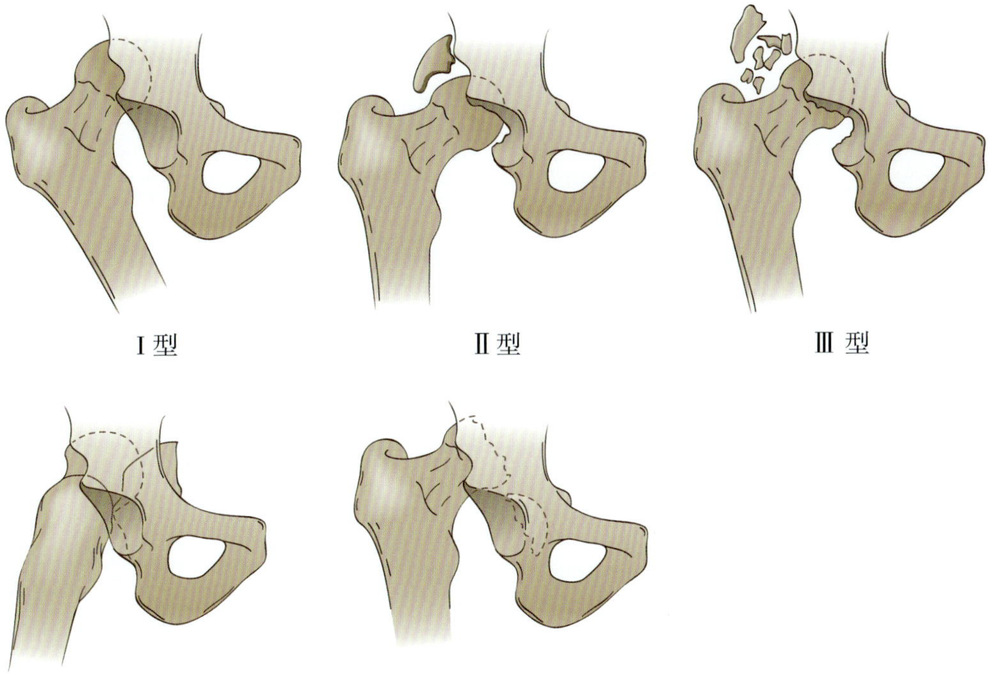

• **图 47.3** 髋关节后脱位的 Thompson 和 Epstein 分类（重绘并引自 Browner B, Jupiter J, Levine A, Trafton P, eds. Skeletal Trauma: Fractures, Dislocations, Ligamentous Injuries. 3rd ed. Philadelphia, PA: Saunders; 2002 [chapter 46].）

框 47.5 股骨头骨折的 Brumback 分类（图 47.5）

1A 型：髋关节后脱位伴股骨头骨折累及股骨头内下方（非负重）部分，髋臼缘没有或轻度骨折，复位后髋关节稳定
1B 型：1A 型合并有明显髋臼骨折，复位后髋关节不稳
2A 型：髋关节后脱位伴股骨头骨折累及上外侧头（负重）部分，髋臼缘没有或轻度骨折，复位后髋关节稳定
2B 型：2A 型中有明显髋臼骨折和复位后髋关节不稳
3A 型：任何一种髋关节脱位伴股骨颈骨折
3B 型：任何髋关节脱位合并股骨颈及股骨头骨折
4A 型：髋关节前脱位伴股骨头上外侧负重面凹陷
4B 型：髋关节前脱位伴股骨头负重面的软骨剪切断裂
5 型：髋关节中心型脱位伴股骨头骨折

引自 Brumback RJ, Kenzora JE, Levitt L, et al. Fractures of the femoral head. Hip. 1987;181-206.

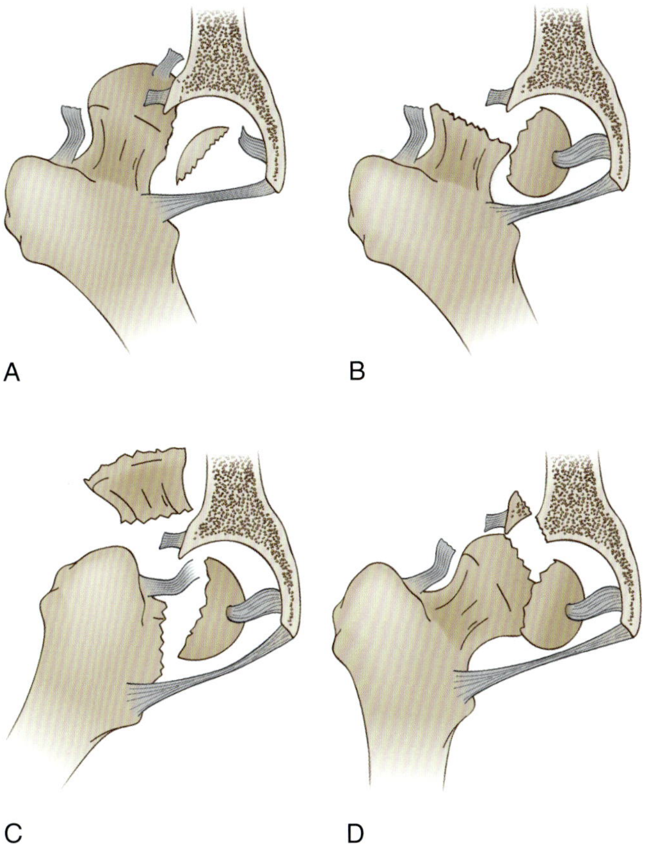

• **图 47.4** （A～D）股骨头骨折的 Pipkin 分类（重绘并引自 Bucholz RW, Heckman JD, Court-Brown CM, Tornetta P, eds. Rockwood and Green' s Fractures in Adults. 7th ed. Philadelphia, PA: Lippincott Williams & Wilkins; 2009 [chapter 46].）

脱位的方向、髋关节的稳定性均考虑在内[25]。髋关节脱位和股骨头骨折的创伤骨科协会（the Orthopaedic Trauma Association，OTA）分类是通用分类系统的一部分，主要用于临床研究[28]。

治疗

髋关节脱位

髋关节脱位属于骨科急症，脱位的髋关节应及时

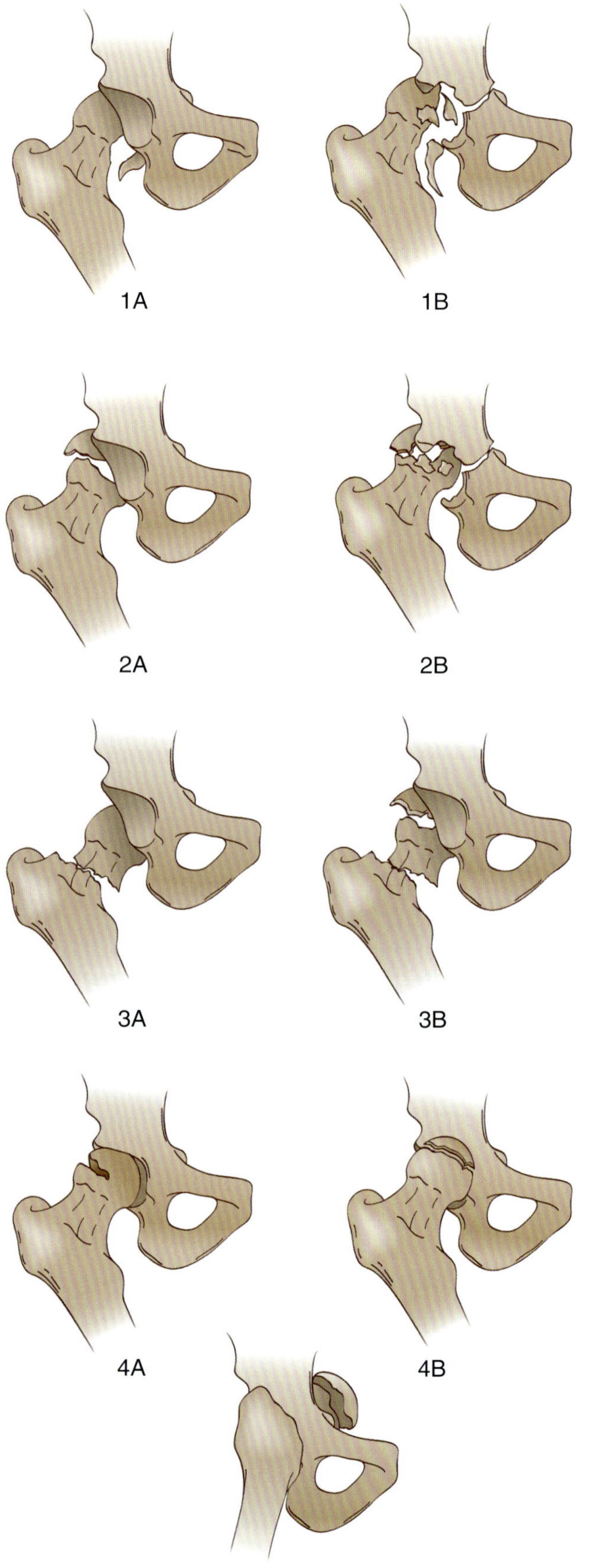

• **图 47.5** 股骨头骨折的 Brumback 分类（重绘并引自 Bucholz RW, Heckman JD, Court-Brown CM, Tornetta P, eds. Rockwood and Green' s Fractures in Adults. 7th ed. Philadelphia, PA: Lippincott Williams & Wilkins; 2009 [chapter 46].）

复位，从而尽量减少发生股骨头坏死的风险[1-3]。及时复位髋关节有助于恢复正常的髋关节血运，从而降低持续的股骨头缺血时间。研究表明，如果复位（闭合或开放）延迟 12 h 以上，远期预后较差[12,29]。然而，在闭合或切开复位之前，应该做好充分的影像学检查以排除相关的股骨颈骨折；对于伴有无移位股骨颈骨折来说，试图闭合复位是一种禁忌。在这种情况下，在闭合复位之前或切开复位期间应该进行股骨颈螺钉内固定术。

理想情况下，应在全身麻醉下进行闭合复位，尽量减少进一步损害关节软骨的风险。然而，闭合复位往往是在急诊室、患者肌松良好的清醒镇静下进行的。

但无论哪种方式，都应以尽可能柔和的方式进行髋关节复位，避免进一步损害关节软骨和造成骨折的进一步移位。如果有足够的人员及良好的镇静，仅仅允许尝试 1～2 次闭合复位。不允许没有经验的人员反复尝试复位；经验丰富的人在经过 1～2 次闭合复位不成功后，则应在手术室采取全身麻醉下闭合或切开复位。

闭合复位

无论何种方向的髋关节脱位都应该在持续牵引下尝试闭合复位。应该使用持续牵引以克服肌肉收缩的力量，不要反复暴力牵拉，尽量降低医源性骨及软组织损伤的风险。髋关节后脱位复位后，若需要进一步影像学评估时，应放置护膝装置，以减少再次脱位的风险。

以下是髋关节后脱位闭合复位的几种方法：

- Allis 法[1,7]（图 47.6）：患者置于仰卧位，手术医生站在患者面前顺势牵引，助手固定患者的骨盆行对抗牵引。手术医生缓慢增加牵引力并屈曲髋关节到 70°～90°。轻微旋转和内收髋关节可以帮助股骨头越过髋臼唇。大腿近端的侧向用力有助于髋关节复位，这个侧向力由包裹患髋的床单向大腿内侧施加。
- Stimson 重力复位法[1,7,30]（图 47.7）：患肢悬挂在担架或床的一侧，下肢置于屈髋 90° 位，当助手固定骨盆并把膝关节弯曲 90° 时，手术医生于小腿近端后方施加一个向前的力，稍微旋转肢体有助于复位。
- Bigelow 和反向 Bigelow 复位法[3,7]。这些操作常合并医源性股骨颈骨折，不作为复位的常用方法。进行 Bigelow 操作时，患者仰卧位，手术

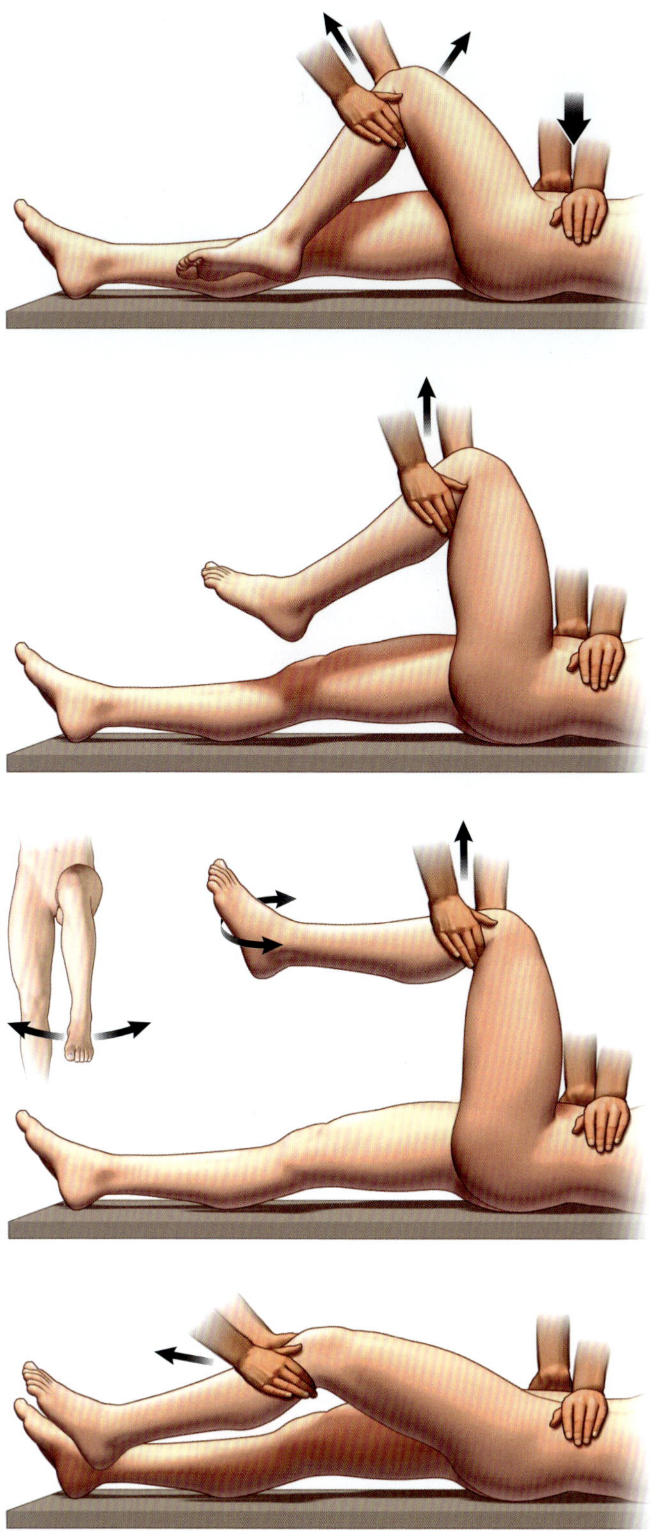

• **图 47.6**　Allis 髋关节复位技术（重绘并引自 Egol K, Koval KJ, Zuckerman JD, eds. Handbook of Fractures. 3rd ed. Philadelphia, PA: Lippincott Williams & Wilkins; 2009.）

医生握住患肢施加纵向牵引力。内收内旋大腿，屈曲至 90°。通过髋关节外展、外旋和伸展将股骨头推入髋臼。在反向 Bigelow 操作时，顺着畸

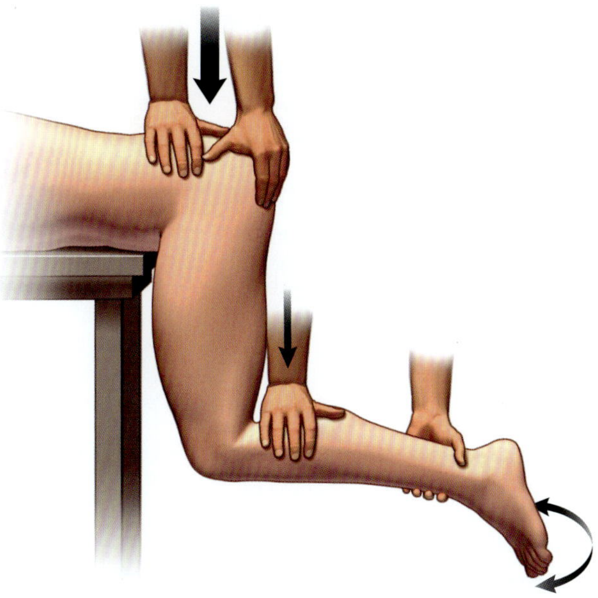

• **图 47.7**　髋关节复位的 Stimson 重力复位法（重绘并引自 Egol K, Koval KJ, Zuckerman JD, eds. Handbook of Fractures. 3rd ed. Philadelphia, PA: Lippincott Williams & Wilkins; 2009.）

形方向伸屈。内收髋关节，迅速内旋，同时伸展。

通过 Allis 复位法可以复位前下方髋关节脱位。维持髋关节轻度屈曲同时施加股骨牵引力 [1,7]，当侧向力向大腿内侧施加时，牵引髋关节轻度内旋和内收即可。对于髋关节前上脱位，顺势牵引直到股骨头达到髋臼水平，然后轻轻内旋髋关节。

一旦髋关节复位并且经过 X 线片验证后，可以通过轻轻活动髋关节来评估髋关节的稳定性 [1-3,7]。在伴髋臼后壁骨折时，可以通过透视评估髋关节的稳定性，把髋关节置于屈曲 90°、内收 20° 位，同时轻度内旋，并施加一个向后的直接作用力 [1-3]。在压力试验期间，任何关于髋关节不协调的证据都表明髋关节存在不稳定性。

如果 X 线片显示没有半脱位或不协调，以及活动范围试验没有发现不稳定的证据，那么可以确定髋关节是稳定的。然而仍有必要通过 2 mm 距离切面的 CT 对髋关节进行评估，以确保髋关节位于同心，排除关节内碎骨片的存在以及股骨头和（或）髋臼损伤 [1]。如果髋关节在 CT 扫描下是同心的，闭合治疗应作为明确的处理方式。髋关节圆韧带窝中残留碎骨片并不是开放治疗的指征 [3]。然而，任何 X 线片或 CT 扫描显示关节内存在不协调（包括骨或软骨碎片或软组织嵌入的存在），均是切开复位的指征。

虽然普遍认为应该在髋关节复位后进行 CT 检查，但 CT 阴性对于排除关节内病变的预测意义一直存在

争议[24,26,31,32]。Mullis 和 Dahners[31] 以及 Yamamoto 团队[32] 报道了尽管 X 线平片和薄层 CT 扫描结果为阴性，仍存在高发关节内游离体的可能性。由于这些发现，一些研究者主张对髋关节脱位采取切开复位或髋关节镜手术，以评估和去除游离体[31-32]。在将来，MRI 检查在诊断软骨损伤或软组织嵌顿方面可能会有帮助。然而，MRI 很少运用于临床实践中，并在评估残留骨碎片时可能不如 CT 那么敏感。

切开复位

髋关节脱位切开复位适应证包括：①无法闭合复位；②非同心复位；③合并髋臼骨折引起髋关节不稳定。存在同侧股骨颈骨折时，禁忌闭合复位髋关节。在对脱位的髋关节进行轻柔闭合或切开复位之后，应对髋部骨折进行暂时或稳定固定。

多达 15% 的髋关节脱位是难以复位的[1-3]。前脱位中，由于关节囊或软组织嵌顿（如腹直肌、关节囊、髋臼唇、腰大肌）扣锁股骨头，可能会阻止闭合复位。

难复性的脱位应进行紧急切开复位，以尽可能恢复股骨头的血运[1-3]。切开复位之前，应行 CT 检查以确认来源于股骨头或髋臼后壁的骨折碎片或软组织嵌顿。当 CT 检查可能大大延误关节复位时机时，应先进行切开复位，再做 CT 检查。

非同心复位的切开复位时机不如难复性脱位那么紧迫，因为股骨头位于髋臼内，理论上股骨头血运已恢复。此时应做术前 CT 扫描，以确定不匹配的原因；当有一个良好的外科手术团队配合时，则应及时手术。术前应当给予患肢足够的牵引力以牵开髋关节，防止任何嵌顿碎片对股骨头和髋臼软骨的磨削。

髋关节复位后很难评估髋关节的一致性。任何髋关节间隙的扩大均可能提示复位不完全（图 47.8）。在 X 线片上，关节间隙和股骨头到髂坐线的距离在双侧髋关节应该是相等的。髋关节复位后，所有 CT 切面应表现为股骨头和前、后关节面之间的全等关系。

切开复位的入路应该从髋关节脱位的方向进入[1-3,7]。后脱位通过 Kocher-Langenbach 入路来复位。在整个过程中应保持髋关节和膝关节的弯曲以保护坐骨神经。需检查髋臼是否有潜在的游离体，以及在髋关节复位之前评估股骨头是否有软骨破坏。使用股骨牵引器可分离关节和除去关节内松散的碎片。应确保术中清除掉所有术前影像学检查可见的碎片。在清除了髋关节游离体和软组织后，髋关节即可复位。如果存在合并的髋臼后壁骨折，骨折小于整个髋臼缘的 20% 时，可进行稳定性测试，根据需要决定是否需要固定骨折块[1-3,7]。然而，一些外科医生提倡任何大小的后壁骨折块都应固定，因为该手术入路可以提供固定机会。在确认股骨头复位后，应该修补关节囊和软组织，臼壁边缘使用锚钉缝合有助于髋臼唇修复。

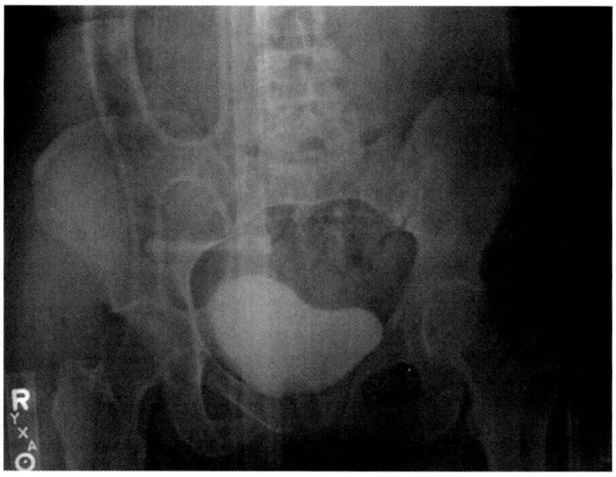

• 图 47.8 闭合复位后的右侧髋关节间隙增宽且关节上方留有骨折碎片

前脱位可通过前方（Smith-Petersen）或前外侧（Watson-Jones）入路复位。Smith-Petersen 入路提供更好的髋关节和股骨头前面部分的显露[1-3,7]，这种入路还有助于股骨头的复位和稳定。

基于股骨头骨折的前面观，螺钉应从前内侧向外侧方向置入。如果需要，可经前外侧入路通过相同的皮肤切口进入髋关节的前方和后方区域；此种情况下也可实现对股骨头和股骨颈骨折的治疗。直接外侧入路（Hardinge）可通过单一切口使髋关节的前后方区域暴露出来。

无论使用哪种入路，均应该在复位前清除髋关节内所有杂物并彻底冲洗。股骨牵引器有助于复位髋关节；或者放置一个外固定针于股骨颈处以帮助固定股骨近端。在髋关节复位前，应检查股骨头和髋臼软骨；并尝试修复撕脱的软组织和撕裂的髋臼唇。

一般来说，卵圆窝处的骨碎块并不认为需要去除。在没有其他手术指征（如大块后壁骨折、股骨头骨折）的情况下，显然不需要手术干预。这些碎块通常代表被圆韧带撕脱的软骨或骨软骨碎片，并且它们被认为不容易移动到关节面。

然而，一些作者提倡通过开放或关节镜辅助的手段去除这些碎片[1-3,36-37]。他们认为那些嵌插在股骨头关节面和髋臼之间的碎片应该被清除，以减少软骨损伤和术后骨关节炎的可能。

关节切开术是去除嵌顿碎块的标准方法。有报道描述了髋关节后脱位采取关节镜灌洗去除嵌顿小骨片的方法[31-32,36-37]。Mullis 和 Dahners 报道了 39 例髋关节后脱位或骨折 / 脱位的关节镜治疗结果，并在 92% 的病例中发现了游离体[32]。Yamamoto 及他的团队报道了 11 例髋关节脱位类似的结果[32]，在 8 例髋关节中发现游离体，而在术前 X 线片或 CT 扫描并没有发现。Philippon 和他的同事在一项回顾性研究中报道了竞技比赛中髋关节脱位的 14 例专业运动员进行关节镜检查[31]，所有 14 例患者均有髋臼唇撕裂和软骨损伤，11 例有游离软骨病变。但所有的这些研究均没有报道游离体取出是否改善了预后，及是否降低了骨关节炎的发生率。

股骨头骨折

股骨头骨折的治疗依赖于骨折部位和其合并的其他损伤情况[1,7]。对于 Pipkin Ⅰ 型骨折（股骨头在圆韧带窝的下方），如果骨折无移位或轻度移位（＜1～ 2 mm 的移位）并且髋关节是稳定的，建议进行闭合治疗[1,7]。当有更大的骨折移位时，推荐切开复位并使用埋头小螺钉、关节面无头螺钉进行内固定术治疗，或者经前入路使用可吸收螺钉固定[1,7,38]（图 47.9）。如果骨折不稳定，可清除小的碎片，但多大的骨碎片会影响髋关节的动态稳定性是未知的。因此，如果进行手术复位，应尽最大可能来重建正常的股骨头。

只有无移位的 Pipkin Ⅱ 型骨折（股骨头在圆韧带窝的上方）不需要手术治疗。这种情况是相对少见的；仔细审阅闭孔斜位 Judet 片或者冠状位 CT 重建片将能看出明显的（＞ 1～2 mm）骨折移位。Smith-Petersen 入路主要用于 Pipkin Ⅱ 型骨折，通过使用埋头小螺钉，关节面无头螺钉或可吸收螺钉恢复其稳定性（图 47.10）。

Pipkin Ⅲ 型骨折（股骨头骨折合并股骨颈骨折）的预后较差，它取决于股骨颈骨折的移位程度[3,7]。对于年轻个体，应紧急切开复位和股骨颈骨折内固定术，紧接着行复位和股骨头骨折内固定术。

幸运的是，这种损伤是非常罕见的。可通过前侧入路（Smith-Petersen）或前外侧入路（Watson-Jones）实施手术。对于移位的中老年股骨颈骨折，通常进行假体置换。Pipkin Ⅳ 型骨折（股骨头骨折合并髋臼骨折）被视为与髋臼骨折一致。Pipkin Ⅳ 型损伤可以有多种治疗方法，手术入路取决于股骨头和后壁骨折块的大小、位置和稳定性。治疗方式包括：①股骨头和后壁骨折的非手术治疗；②通过 Smith-Petersen 入路，如果需要，也可通过 Kocher-Langenbeck 入路，在麻醉下检查髋关节稳定性，固定后壁骨折；③通过 Ganz 大转子翻转截骨术与股骨头脱位术同时治疗两种损伤[41]（这种方法的优点是它可同时治疗两种骨折）（图 47.11）。

在 Pipkin Ⅳ 型损伤中，后壁骨折往往比较靠上，在不牵拉臀上神经血管复合结构或臀中肌的情况下，利用大转子翻转截骨术可以轻易暴露到这个位置。联合脱位股骨头，股骨头骨折很容易解决。圆韧带窝 / 圆韧带窝上骨折，需要截断圆韧带，从而复位股骨头。髋臼唇和关节囊需要尽可能修复。如果后壁骨折位置靠上，即使是相对较小的骨折块也有可能导致髋关节不稳，因此应进行修复。在这种情况下，钢板应置于沿髋臼缘的外围，指向髂前下棘。

合并前脱位的股骨头骨折更难以处理。位于股骨

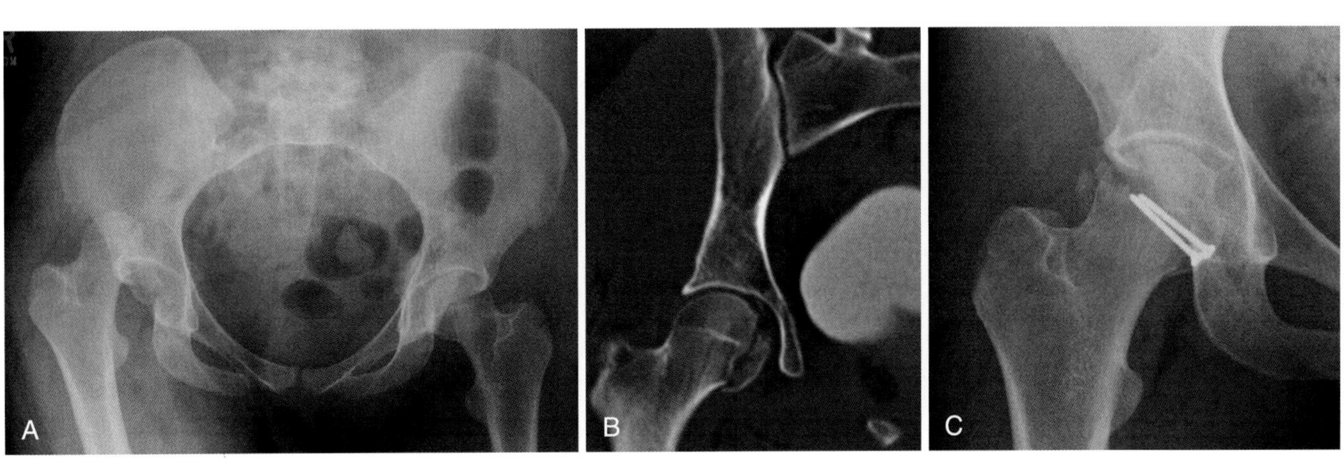

• **图 47.9** 前入路的 Pipkin Ⅰ 型股骨头骨折复位，使用多颗埋头螺钉固定。（A）术前 X 线片显示髋关节后脱位；（B）CT 显示 Pipkin Ⅰ 型骨折；（C）术后 X 线片

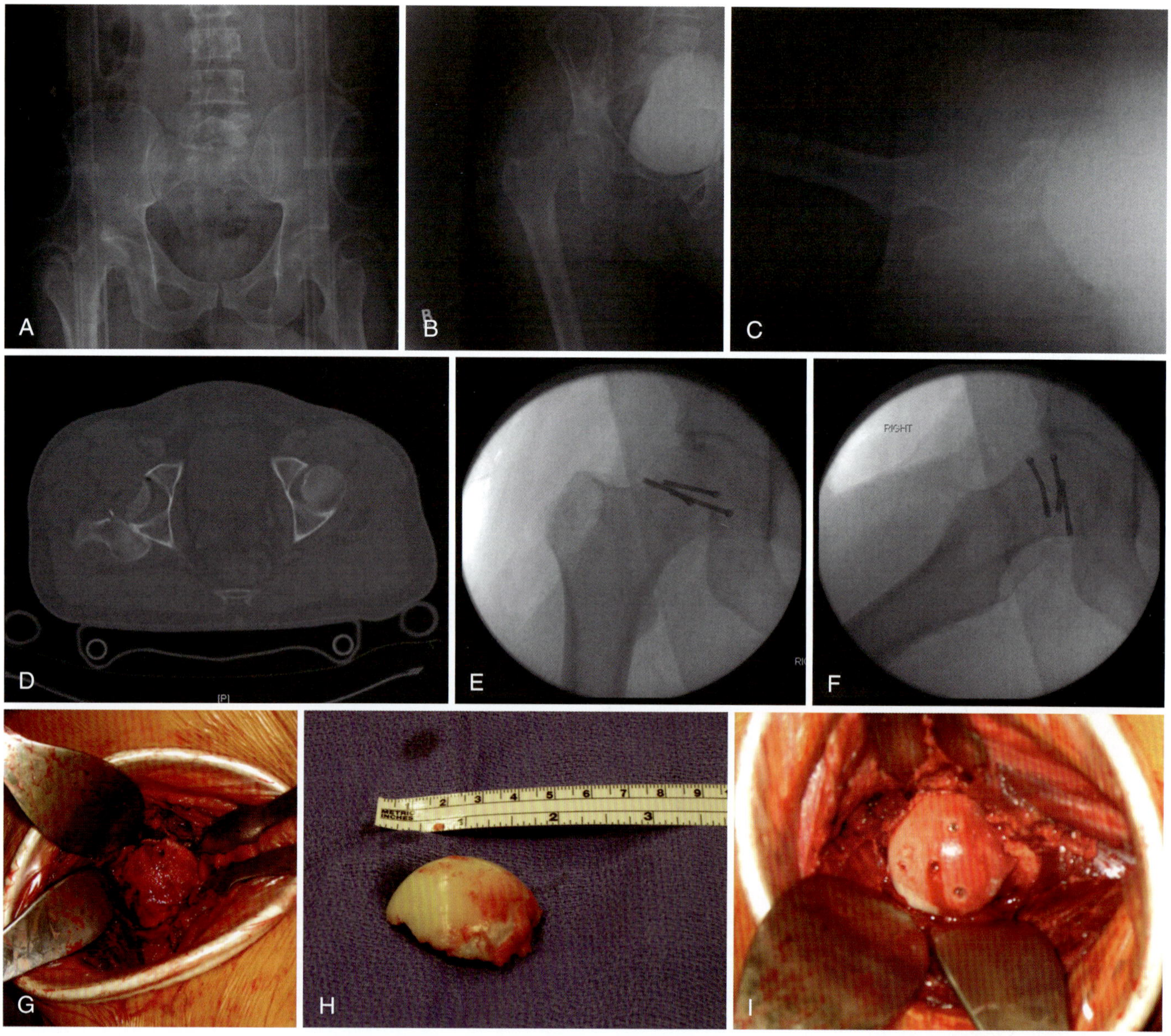

• **图 47.10** 经前入路复位并稳定的 Pipkin Ⅱ型骨折。AP 位骨盆片（A），髋关节 AP 片（B），髋关节穿桌侧位片（C）和 CT 显示 Pipkin Ⅱ型股骨头骨折。复位固定后的 AP 位（E）和侧位（F）X 线片。（G 和 I）术中拍片显示固定前后骨折块的大小和位置（由 Mark Munro, MD. 供图）

头的上方区域的嵌插骨折不需要特定的处理，但骨折块的大小和位置会对预后产生影响[7]。嵌插骨折如果涉及股骨头的很大一部分，应进行手术治疗，包括去除骨折的嵌顿，恢复高度以及植骨，生物力学研究表明，嵌插在股骨头负重部、面积超过 2 cm^2 的骨折将显著影响髋关节的应力分布[42]。移位的骨软骨骨折会导致髋关节非同心圆复位，应根据碎片的大小和位置，切开复位，将软骨切除或固定。

康复

早期保护下活动是任何关节损伤的目标；关节制动可导致关节内粘连和关节炎，因此应该避免。虽然有些研究者建议髋关节脱位和复位后需要一个短暂的牵引或使用平衡架，直到患者疼痛消退[7]，但这种做法还没有被证明是有益的。一般来说，髋关节保护下的被动运动锻炼和早期活动对患者的全身状况是有利的，在髋关节稳定的基础上应早期实施。4～6 周内避免剧烈的运动，以使关节囊和软组织愈合，这些也取决于脱位的方向。对于后脱位，应避免髋关节极度屈曲、内收、内旋。膝关节固定器可以用于关节后脱位的急性期，以避免某些“危险”体位。对于前脱位，应避免后伸、外展、外旋。

对于一个在活动范围内测试达到临床稳定的单纯髋关节脱位患者，可早期开始活动。虽然早期负重还

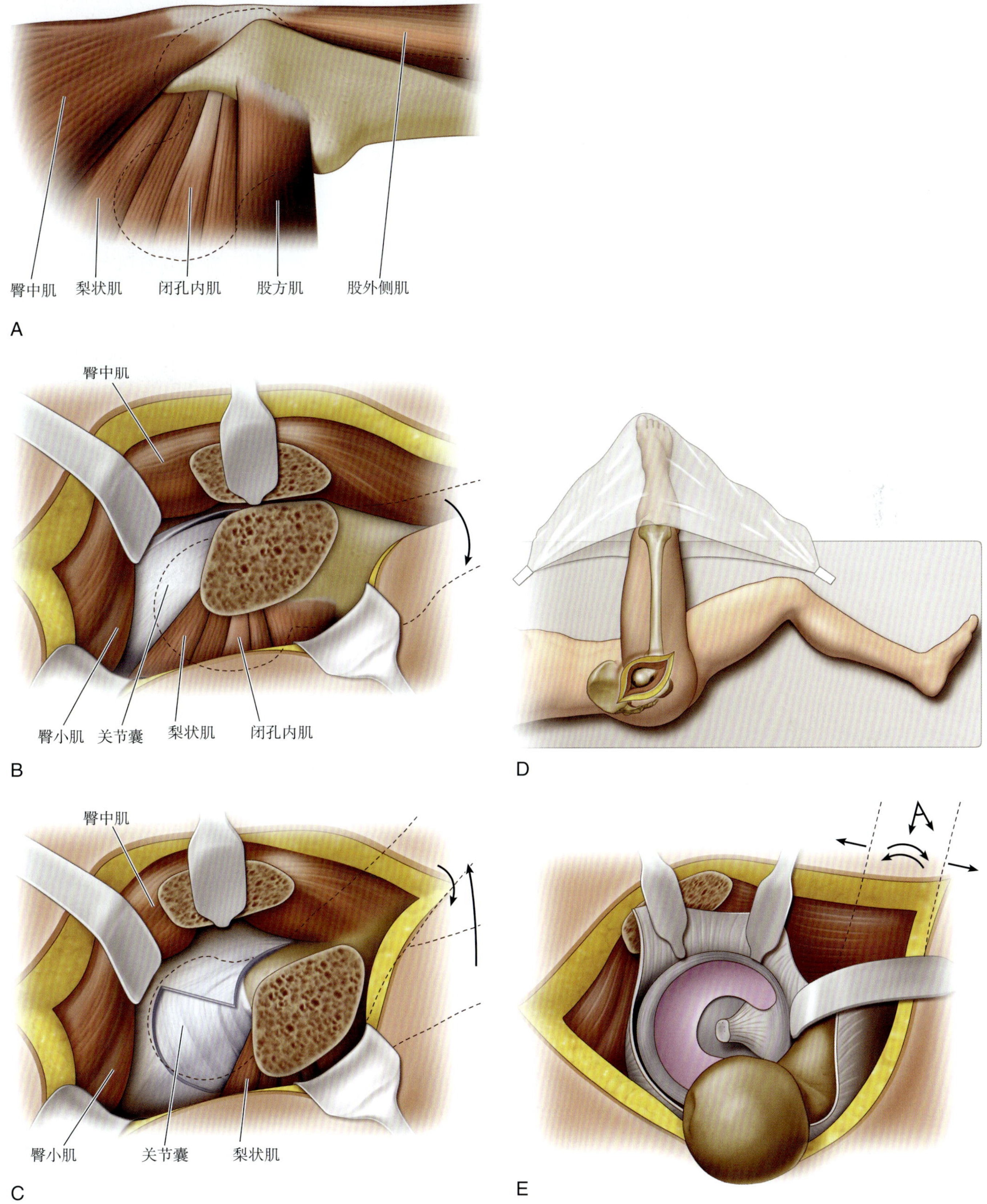

• **图 47.11** （A~E）Ganz 大转子翻转截骨术（重绘并引自 Ganz R, Gill TJ, Gautier E, et al. Surgical dislocation of the adult hip. J Bone Joint Surg Br. 2001;83:1119-1124.）

没被证实会加重对初始缺血的损伤，但通常建议髋关节后脱位后予保护性负重4～6周[3,7]。康复应当包括髋关节肌肉力量的训练。高强度的活动和运动应推迟至6～12周进行，或直至髋部力量接近正常。

对于合并骨折的脱位，患者的活动、髋关节活动范围、负重状态通常由合并的损伤情况决定。对于合并有后壁骨折的患者，一般在8～12周后才可完全负重。对于合并股骨头或股骨颈的骨折患者，内固定术后可推荐类似的方案，而进一步的负重则需参考X线片的情况。

预后

一般来说，不合并股骨头损伤的前脱位比后脱位具有更好的预后[43]。Dreinhofer和其团队报告了前脱位75%的治疗满意率，相比之下，后脱位为48%[44]。已有报道发现，单纯髋关节脱位在预后中有48%～95%是优良的[3,44-45]。这一良好效果的范围可能与患者不同的年龄、复位时机、复位方式、复位后管理、合并伤以及随访的时间有关[7]。患者的临床结果很大程度上依赖于创伤后骨坏死或关节炎的发展。除外这些潜在的并发症，髋关节脱位的预后一般良好。

Vecsei和他的团队报道了一个包含82例患者的髋关节脱位的研究[46]。治疗方式为受伤6小时内在全身麻醉下进行髋关节复位，14天后完全负重。43例随访有效，随访时间从6个月到19年不等。放射影像学上有17例（40%）患者出现关节炎表现，仅仅1例髋关节发生股骨头坏死。

最重要的影响预后的因素可能是受伤后髋关节复位的时机[1-3,7]。受伤与复位的时间间隔越长，结果越差。Stewart和Milford报道如果在12 h内复位，高达88%的结果为优良[12]。Likewise和Brav发现，超过12 h后才进行复位将使不满意率从22%增加至52%[30]。Morton报道了只有在12 h内进行髋关节复位才能收到满意的结果[47]。Reigstad发现，当单纯的脱位在6 h内复位，随访中没有发生骨坏死或创伤后关节炎的病例[48]。此外，Hougaard和Thomsen发现，如果复位的时间在6 h以上，发生股骨头坏死和关节炎的比率会增高[49]。

合并伤会增加不良的临床预后结果。Dreinhofer和他的团队[44]以及Yang与他的同事们[50]报道，多处严重伤的患者预后相对不良。Pape和他的同事报道了29例患者31髋创伤性脱位，并且其损伤严重程度评分（ISS）超过18分[51]。受伤后8年有13例患者保持随访。在最近的临床随访中有3例优良，7例良好，4例一般。5例患者有早期髋关节退变的影像学证据，7例发生股骨头坏死。

合并股骨头骨折的患者也有类似的不良结果。有报告称，如果在6 h内进行髋关节复位，作为单纯的Pipkin Ⅰ型和Ⅱ型骨折脱位具有相同的预后[3,7,44]。Pipkin Ⅳ型损伤与无股骨头骨折的髋臼骨折具有大致相同的预后[3,7]。Pipkin Ⅲ型损伤预后很差。已有报道，相比于髋关节后脱位，髋关节前脱位时股骨头损伤的发生率更高（骨软骨横断或压缩型）[3,7]。据大多数的研究报道，只有当前脱位不伴股骨头损伤时，患者预后才优良[3,7,44,52]。

Yoon和其团队报道了30例股骨头骨折[53]，清除小的骨折碎片，固定较大的骨折碎片。所有的Pipkin Ⅳ型骨折采取股骨头置换。术后平均随访3～10年，临床结果优占7例，良15例，一般4例，差1例；影像学结果优占15例，良7例，一般4例，差1例。基于研究发现，他们得出的结论：①清除小的骨折碎片是Pipkin Ⅰ型骨折的一种很好的治疗选择；②早期复位、稳定的内固定适合于Pipkin Ⅱ型和Pipkin Ⅲ型骨折；③置换手术适用于Pipkin Ⅳ型骨折。考虑到处理后壁骨折的困难，这种方法可能是适合的。

Marchetti和他的同事报道了一个包括33例患者的Pipkin骨折，平均随访49个月[54]。总体结果是67%良好，18%一般，15%较差，其报告中没有特别好的结果。Pipkin分类是对结果预测很有帮助的一种分类方法：在统计学上Pipkin Ⅰ型或Pipkin Ⅱ型骨折比Pipkin Ⅲ型或Pipkin Ⅳ型明显有更好的结果，当比较不同复位时机与手术入路时，其结果或并发症的发生率无显著统计学差异。

Giannoudis和他的团队最近报道了股骨头骨折的系统性文献回顾分析结果，该研究侧重处理方式、并发症及临床结果[55]。患者的平均年龄为38.9岁，平均随访55.6个月。对于Pipkin Ⅰ型骨折，单纯清除骨折碎片似乎比内固定的效果更好。对于Pipkin Ⅱ型骨折，解剖复位和稳定的固定可得到最好的结果。整体伤口感染率为3.2%，而坐骨神经麻痹的发生率为3.95%。晚期并发症包括创伤后关节炎（20%）、异位骨化（16.8%）、骨坏死（11.9%）。

并发症

有报道称，髋关节脱位有5%～40%的病例会发生骨坏死，风险的增加与受伤后较长时间才进行复位有很大关系（＞ 6～24 h）[37]。然而，一些笔者提出，骨坏死可能是由最初的损伤导致的，而不是因为脱位的时间[7]。受伤后 5 年发生骨坏死可能在临床上更明显。重复尝试复位可能会增加骨坏死的风险。

创伤后骨关节炎是髋关节脱位的最常见的远期并发症[3,7,37]，当合并髋臼骨折或股骨头软骨骨折时，其发病率明显较高。尽管患者股骨颈前倾角减小有复发性后脱位的风险、股骨颈前倾角增大有复发性前脱位的风险，但复发性脱位非常罕见（＜ 2%）[7]。10%～15% 的髋关节脱位有损伤坐骨神经的风险[10-12]。

坐骨神经损伤通常是由向后脱位的股骨头或移位的骨折块牵拉坐骨神经引起的。预后难以预测，但多数笔者报道 40%～50% 的患者是可以完全恢复的[7]。肌电图可作为第 3～4 周的基础评估信息并指导预后。如果在 1 年以内没有临床或电生理上的改善，可以考虑外科干预。

如果在闭合复位后出现坐骨神经损伤，那么很有可能有神经被卡压，需要进行手术探查。已经有关于前脱位损伤股神经血管结构的报道[7]。

骨折脱位后出现异位骨化是常见的，可能与最初的肌肉损伤和血肿形成有关[3,7]。手术干预会增加异位骨化的发生率。预防异位骨化包括连续使用 6 周的吲哚美辛，或使用放射治疗。髋关节脱位可能会发生血栓栓塞，因为牵引会引起血管内膜损伤，应给予足够的预防措施。包括弹性袜、持续压力装置和药物预防，特别是在使用牵引时需应用这些措施。

目前的争议和未来的展望

- MRI 对髋关节脱位的评价作用：MRI 对于评价软组织状况优于 CT；然而，CT 可以更好地观察骨折的细节，此外，CT 扫描在急诊时更容易执行。尽管 MRI 检查证明在评估股骨头血供中是有用的，但 MRI 在伤后预测股骨头坏死的用途尚未确定。
- 髋关节脱位后关节镜的作用：关节镜可用于髋关节清理，去除小骨片。然而，可以在关节镜下去除骨的碎片大小是有限的；另外，只有髋关节的某些区域可以使用关节镜。最后，还没有研究证实取出游离体可以降低骨关节炎的发病率并改善预后。
- 开放与闭合髋关节复位：虽然大多数笔者建议紧急行闭合髋关节复位，一些研究者主张所有的脱位和骨折脱位都应进行切开复位，清除碎片以及重建合并的骨折，但目前并没有研究证明开放或闭合复位可以改善预后，实际上只要髋关节匹配以及关节在其正常活动范围的临床测试稳定即可。

（参考文献参见书末二维码）

第七部分

髓周肿瘤

第 48 章

髋周骨性病变的评估

NICHOLAS M. BERNTHAL, ZACHARY D. C. BURKE, GIDEON W. BLUMSTEIN
（赵星宇 译　刘建国 审校）

关键点

- 恶性骨性病变的特征包括周边的软组织肿块、骨膜隆起、浸润性外观、较大的尺寸以及生长迅速。
- 计划周密的活组织检查至关重要，应由进行最终切除手术的高年资医生来进行（或至少指导）。
- 在成人中，转移性病变和造血性病变（多发性骨髓瘤、淋巴瘤）远比原发性病变（如肉瘤）更常见。
- 大多数活动性和侵袭性良性骨肿瘤在有或没有辅助剂（例如液氮、氩气刀或苯酚）的情况下都可通过广泛刮除来进行治疗。
- 在髋周的骨肉瘤中，尤因肉瘤常见于儿童，软骨肉瘤常见于成人。

除了肿瘤样病变外，髋部也是许多软组织肿瘤和骨肿瘤的常见部位。骨科医生的职责是识别这些病变并对它们进行适当的治疗或及时对患者进行转诊。疾病的范围从潜伏性的良性肿瘤到侵袭性的恶性肿瘤各不相同。本章将重点介绍髋周肿瘤的流行病学和临床评估，并对常见病变及其治疗作一综述。第 49 章将介绍良性肿瘤的具体治疗技术。第 50 章将讨论恶性肿瘤，第 51 章将详细讨论转移性疾病的治疗。

髋周病变的流行病学

在髋部及其周围可以发现各种病变，并没有绝对的年龄范围；但是，某些肿瘤（如尤因肉瘤），其发病年龄很少超过 25 岁。大多数骨肿瘤好发于男性。髋部病变主要包括以下几类：良性和恶性原发性骨肿瘤、滑膜疾病、转移 / 造血疾病和肿瘤样病变（包括感染、先天性内分泌疾病、遗传后遗症和其他病因不明的疾病）。表 48.1 总结了大部分的髋周病变[1-8]。

临床评估

详细的病史对于评估疑似髋部肿瘤的患者至关重要。患者的年龄是缩小鉴别诊断范围的重要因素。虽然理论上肿瘤都可能发生在任何年龄段，但良性肿瘤和恶性肿瘤都有其特有的年龄分布，这将使临床医生的注意力集中在最有可能的诊断上。这些在表 48.1 中有概述。

显然，个人的恶性肿瘤病史或其他骨肿瘤病史是具有家族遗传性的。一些骨肿瘤的遗传基础已为大家所知，而另一些关于骨肿瘤的推测尚未明确。特别是在有恶性肿瘤病史的患者中，当髋周出现肿瘤时务必怀疑转移瘤的可能。

患者是否出现疼痛是评估的一个重要方面。可能偶然会出现无痛性病变，而更多髋部肿瘤会出现机械性疼痛或夜间痛。偶发疼痛的病变通常是良性的。但如 Mirels 标准所述[9]会引起机械性疼痛或功能性疼痛的病变则与即将发生的病理性骨折相关。表现出真正的夜间痛（会使患者从良好的睡眠中唤醒的疼痛）的患者必须引起高度怀疑。

肿块的大小同样也是评估的一个重要方面。由于骨膜疼痛受体的激活，膨胀性骨肿瘤常常引起明显的疼痛。而软组织肿瘤即便是恶性且体积巨大也常表现为无痛性肿块。幸运的是，在成年人身上出现的软组织肿瘤中只有一小部分为恶性肿瘤。髋部和骨盆是深层次的结构，所以当患者检测到髋周病变时，肿块通常已很大，且已处于病变晚期。

临床检查

对任何疑似髋周肿瘤的患者都应进行规范的髋关节骨科检查。检查结果要体现关节活动度并与健侧进行比较。任何在检查过程中引起疼痛的动作都应该记录下来以便进一步评估。除了标准的骨科评估外，还应该进行全面的肿瘤学检查，这包括对主要器官系统的一般体检（例如，听诊心脏和肺部，腹部检查，以及头、眼、耳、鼻和喉部检查），特别侧重于对肿块的评估、淋巴结病变的评估，以及肿瘤区域可能出现的皮肤变化的评估。应检查肿块是否有 Tinel 征、活动度、压痛或搏动。应注意是否出现肝脾大或其他提

表 48.1　髋周病变

骨病变	年龄范围（岁）	男女比例	种类
纤维性结构不良 McCune-Albrigh 综合征	终生	1 ∶ 1	肿瘤样病变
棕色瘤（甲状旁腺功能亢进）	＞ 30	1 ∶ 3	肿瘤样病变
Paget 病	＞ 50	男性＞女性	肿瘤样病变
骨髓炎	任何年龄	1 ∶ 1	肿瘤样病变
股骨头坏死 / 骨梗死	任何年龄		肿瘤样病变
髋关节发育不良	先天	男性＜女性	肿瘤样病变
Gorham 病	任何年龄，通常＜ 40	1 ∶ 1	肿瘤样病变
骨囊肿	20～60	2 ∶ 1	肿瘤样病变
单房骨囊肿	5～15	2 ∶ 1	肿瘤样病变
炎性假瘤	任何年龄，有金属对金属髋关节置换史	男性＜女性	肿瘤样病变
动脉瘤样骨囊肿 原发性 vs. 继发性	5～30	1 ∶ 1 （男性＞女性）	良性骨肿瘤
非骨化性纤维瘤 Jaffe-Campanacci 综合征 神经纤维瘤病	5～20	1.5 ∶ 1.0	良性骨肿瘤
促结缔组织增生性纤维瘤	＜ 30	1 ∶ 1	良性骨肿瘤
脂肪硬化性黏液样纤维瘤	20～60	1 ∶ 1	良性骨肿瘤
外生骨软骨瘤 遗传性多发性外生骨软骨瘤	5～20	2 ∶ 1 2 ∶ 1	良性骨肿瘤
朗格汉斯细胞组织细胞增生症 嗜酸性肉芽肿 Hand-Schüller-Christian 病 Letterer-Siwe 病	5～20	2 ∶ 1	良性骨肿瘤
骨巨细胞瘤	20～40	1 ∶ 1 （男性＞女性）	良性骨肿瘤
软骨母细胞瘤	10～25	3 ∶ 1	良性骨肿瘤
骨样骨瘤	5～30	2.5 ∶ 1.0	良性骨肿瘤
成骨细胞瘤	10～30	2 ∶ 1	良性骨肿瘤
软骨瘤 内生软骨瘤	任何年龄	1 ∶ 1	良性骨肿瘤
骨内血管瘤 / 淋巴管瘤 囊性血管瘤病	任何年龄	1.5 ∶ 1.0	良性骨肿瘤
色素沉着绒毛结节性滑膜炎 [a]	20～50	1 ∶ 1 （男性＞女性）	良性骨肿瘤
滑膜骨软骨瘤病 [a]	20～50	1.5 ∶ 1.0	良性骨肿瘤
软骨肉瘤			原发性骨恶性肿瘤
中央型	40～70	1.4 ∶ 1.0	
透明细胞型	20～50	1.4 ∶ 1.0	

表 48.1（续） 部分髋部病变

骨病变	年龄范围（岁）	男女比例	种类
尤因肉瘤	5～25	1.5 ∶ 1.0	原发性骨恶性肿瘤
骨肉瘤 （高级别）	10～30 ＞50（Paget 病或后辐射）	1.5 ∶ 1.0	原发性骨恶性肿瘤
骨恶性纤维组织细胞增生症	任何年龄 （儿童除外）	1 ∶ 1 （男性＞女性）	原发性骨恶性肿瘤
血管内皮瘤	任何年龄	2 ∶ 1	原发性骨恶性肿瘤
脊索瘤	30～70 （骶骨）	2 ∶ 1	原发性恶性肿瘤
转移性骨病 5 个最常见的原发部位：乳房、肺、甲状腺、肾脏和前列腺	＞40	取决于肿瘤类型	骨恶性肿瘤
多发性骨髓瘤 浆细胞瘤	＞40	1.4 ∶ 1.0	骨恶性肿瘤
淋巴瘤 骨原发性淋巴瘤	15～70	1.5 ∶ 1.0	骨恶性肿瘤

[a] 基于滑膜的疾病（非骨性）。

示播散性疾病的征象。也应警惕任何全身性疾病或遗传综合征的皮肤表现（例如，提示神经纤维瘤病的咖啡色斑点）。

有较大肿块或破坏性病变的患者通常会有肢体神经功能损害。仔细检查坐骨神经功能非常重要。尽管血管脉搏很容易触摸到，但在有大肿块的情况下，由于血管结构受压，踝肱指数可能会降低。髋周有巨大恶性肿瘤的患者常易有深静脉血栓（deep vein thrombosis，DVT），应该评估肢体是否有肿胀或 DVT 的其他特征。常用的方式是测量肢体特定点处周径并与健侧对比。

在疑似骨转移的情况下应当进行完整的肌肉骨骼检查，以评估是否有其他转移部位。应注意长骨触诊时的压痛部位以及活动时出现的骨痛或关节痛的部位，并作进一步评估。

影像学

提示侵袭性病变的影像学表现包括周边的软组织肿块、骨膜隆起（即 Codman 三角）、浸润性外观、较大的尺寸以及生长迅速。X 线片通常提供了对潜在的髋周肿瘤患者的首次评估。X 线片的优势是可以分辨出溶骨性、成骨性或混合性骨病变。它们有助于确定肿块是否生成类骨质、软骨或基质钙化。此外，即使是单纯的软组织肿块，X 线片也可以确定是否存在钙化。

X 线片可以快速评估目前或即将发生的骨折。然而，我们需要注意在 X 线片上出现骨病变前至少已有 1/3 骨矿物质的丢失。在对骨盆周围的病变进行影像评估时，入口位、出口位以及 Judet 位片有助于评估髋臼周围或髂骨翼的病变。股骨近端病变可通过正（anteroposterior，AP）位和侧位 X 线片进行评估，并根据需要决定是否拍摄对侧髋关节 X 线片。对于评估是否存在髋关节平片上没有显现出来的跳跃或远端病变股骨全长位片则显得尤为重要（图 48.1）。如果初始病变位置远、近端有遗漏的病变未被察觉，则可能会导致手术固定失效以及假体周围骨折。髋部以外的任何部位的骨骼或关节疼痛都应该常规拍摄 X 线片以评估是否有病变生成。

MRI 是评估可疑骨髓肿瘤最灵敏的方法，并且对软组织肿块提供了最高的清晰度。在用 MRI 评估髋部潜在肿瘤时应对比注射钆对比剂前后的图像。T1 加权序列提供了对骨髓的敏感评估，可以完全确定病变。使用至少一个 T1 加权序列来评估整个骨骼的跳跃性病变。最常见的是股骨的冠状面 T1 加权序列。对比增强模式有助于区分囊性肿块和实性肿块。

CT 是确定髋周骨性结构最灵敏的方法，也可以

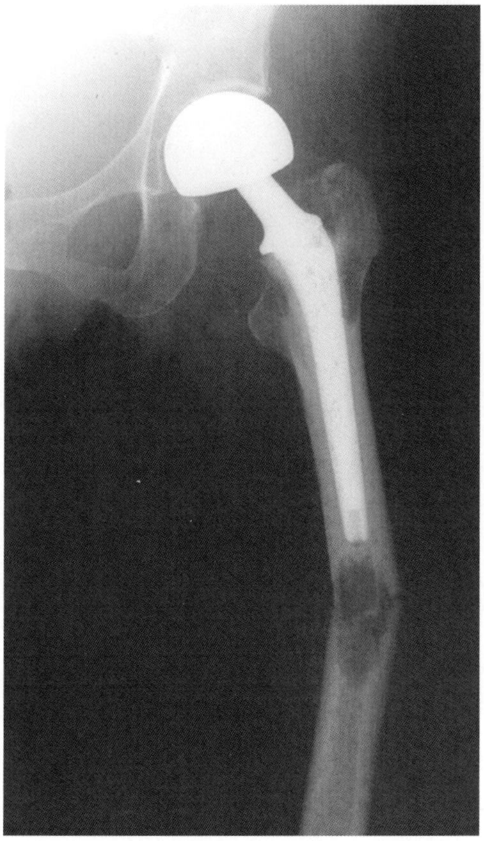

• 图 48.1　病理性股骨颈骨折行手术治疗后 X 线片。外科医生在术前未对整个股骨行 X 线片检查

对是否存在基质或骨化进行快速评估。与 X 线片相比，CT 对评估髋臼和骨盆的病变更为有效。CT 与血管造影相结合可明确肿瘤的血管包绕情况。在过去，X 线片通过 Mirels 标准可用于评估即将发生病理性骨折的风险 [9]。目前，CT 的结构刚度分析已被证明在预测病理性骨折的风险方面是有效的，可以联合 X 线片使用 [10]。

CT 除了可以评估肿瘤的局部成像外，胸腹部及骨盆的 CT 还可以用来评估任何原发不明的可疑转移性疾病的患者，并且可用作已知恶性肿瘤患者分期的评估。鉴于肺转移率高，胸部 CT 是肉瘤分期最常用的方法。在某些医疗机构中，对于恶性程度达到或高于腹股沟韧带水平的患者均需获取腹部和骨盆的 CT 以识别任何局部转移，仅胸部 CT 可能会出现漏诊。

核素骨扫描常被用于确定病变处于活动期还是潜伏期，这是确定骨恶性肿瘤分期的重要依据。虽然可以有假阴性结果（如多发性骨髓瘤或侵袭性的溶骨性肿瘤），但骨扫描仍是评估髋部和骨盆周围大多数骨肿瘤的可靠方法。某些情况下，可以加用骨骼测量进一步明确诊断。

正电子发射体层成像（position emission tomography，PET）在评估髋部肿瘤方面的作用正在不断进展。PET 可来评估患有侵袭性癌症的患者以及其他几种恶性肿瘤。由于它依赖于肿瘤细胞的代谢吸收，因此在评估中低度恶性肿瘤患者时，可靠性较差。PET 在评估高级别肉瘤患者中的作用目前正在研究中。PET 通常与低分辨率 CT 结合使用来观察是否存在解剖异常。

并不是所有患者都需要全部的影像学检查。许多良性病变在平片上具有特征性表现，不需要进行其他的影像学检查。最常用的确定髋周可疑病变的影像学检查方案是将 X 线片与增强 MRI 相结合。这种方案通常足以形成鉴别诊断，评估恶性肿瘤的可能性，并制定适当的肿瘤活检计划。进一步的影像学检查方案将在本节的其他章节中结合具体病变进行描述。

原发性的骨恶性肿瘤是罕见的，它们的诊断可能会给缺乏该领域经验的医生带来挑战。在许多情况下，因活检结果与病史和影像学没有密切的相关性，或是良性病变在组织学上与低度恶性病变相似，明确诊断仍存在困难。延误诊断、不恰当的活检技术和部分切除原发性骨恶性肿瘤都可能会严重影响患者的治疗选择和长期的预后。在可能的情况下，应由骨科肿瘤学家、病理学家、放射科医生和肿瘤学家组成的多学科小组对患者进行评估，以指导诊断及治疗方案。然而，初始检查不应被延误，临床医生应尽早完善实验室检查结果和非侵入性影像学检查结果以启动这一程序 [11]。

活组织检查

通常需要对可疑组织进行活组织检查。Mankin 等通过一系列研究证实了计划不周的活检的危害 [12,13]。计划不周的活检经常会改变患者的手术方式，并且可能会由于邻近的腔室和重要结构的污染而无法进行保肢。此外，当成人出现疑似转移性疾病时，通常会在不需要活检的情况下通过合理的分期研究得出诊断，或者确定一个更安全的替代部位进行活检。Rougraff 等对 85% 的患者制定了查明原发病灶部位的方案，包括病史、常规实验室检查、骨扫描，以及胸腹部和骨盆的 CT 检查 [14]。

肌肉骨骼活组织检查的关键原则是：如果肿瘤被证明是原发性肉瘤，活检孔道必须同病变区域一起被切除 [15]。出于这个原因，强烈建议活组织检查应由确诊肉瘤后进行最终切除的高年资医生进行或在他们的指导下进行。大多数髋部和骨盆周围的活检可以通过股骨近端病变的直接外侧入路或骨盆病变的髂嵴沿线进行。这遵循了 Enneking 所描述的臀部的实用切口。

沿着这条线进行的活检孔道在手术时很容易被切除。

活检方式包括切开活检与经皮穿刺活检。切开活检的优势在于可获取足量组织进行组织病理学分析，特别是在需要进行细胞遗传性检查或其他检测项目的情况下。这是诊断的金标准。然而，切开活检比经皮穿刺活检更具侵袭性，会使更大的组织区域受到污染。此外，影像学引导穿刺活检可以很容易地在影像学指导下鉴定出肿瘤区域进行定点采样，从而具有最高的潜在诊断率；切开活检选择性的取样能力反而受到限制。

经皮穿刺活检可以选择细针穿刺或是大口径芯针穿刺。前者只能获得非常有限的组织和细胞样本，后者可以提供组织结构完整的样本。鉴于组织结构和基质成分在原发性肉瘤组织学评估中的重要性，我们推荐芯针穿刺活检作为首选方法。对于在囊性和囊性病变（如动脉瘤样骨囊肿），过去曾一直避免使用芯针穿刺活检，但在近年越来越多临床医生开始使用芯针穿刺用于此类病变并取得良好效果[16]。芯针活检可在CT或MRI引导下直接对肿瘤区域进行穿刺，最大限度地减少了对软组织区域的污染[17,18]。外科医生应与放射科医生、病理科医生在进行芯针穿刺活检前规划活检方案，以确定安全的穿刺孔道并确保取得足够数量的组织。可以用亚甲蓝标记活检部位以便在后续的手术中切除。闭合活检与开放活检的最终决定可根据具体的临床情况、医院诊疗模式和费用综合考虑合适的活检方法。除了组织学研究外，还应送检培养。

如果必须要进行切开活检，应选择最直接到达肿瘤的入路进行取样。在手术过程中，应尽量避免经典解剖入路，以最大限度地减少对多个间室的污染。在活检过程中应避开主要的神经血管结构，防止其被污染。在股骨近端或骨盆肿瘤的切开活检中要仔细止血并留置引流管，以减少血肿的发生和潜在的污染。可在活检闭合切口时使用不可吸收的Ethibond缝合线做标记，以便在下次手术时进行识别确保该区域被完全切除。

病理生理、临床特征、影像学表现、鉴别诊断、治疗和预后

肿瘤样病变

这一类肿瘤样病变（假瘤）通常是反应性或增生性组织反应。这个定义界定并不清楚。因此，某些病变——如动脉瘤样骨囊肿（aneurysmal bone cyst，ABC）和单房骨囊肿（unicameral bone cyst，UBC）——可能被认为是肿瘤样病变或良性骨肿瘤。

纤维性结构不良

纤维性结构不良（fibrous dysplasia，FD）是一种良性的骨髓内纤维发育不良病变，在1938年由Lichstein首先描述，其起源与编码刺激性G蛋白α亚单位（$G_s\alpha$）的基因的激活突变有关。这导致了从原始骨到成熟板层骨的重塑过程中发育失败。其结果是形成了生物力学性能较差的骨小梁结构，不按照应力导向排列，容易骨折。大多数病变是单骨性的，也可以是多骨性的。最极端的表现是McCune-Albright综合征，其特征是咖啡色斑点的多骨受累病变并伴有多个内分泌腺功能亢进。单骨性病变较为常见，且不具有遗传性。大多数病变无临床症状。偶见的临床表现包括骨痛、畸形以及病理性骨折。在X线片上的典型影像学表现为“毛玻璃样”改变，也可伴有皮质变薄、膨胀性重塑、扇形内膜等改变。其他征象还包括髋内翻（牧羊杖畸形）和髋臼内陷（图48.2）。CT是最好的影像学检查方法，而MRI在有囊性病变的情况下也对诊断有较大帮助。放射性核素骨扫描是很热门的选择。组织病理学通常显示骨小梁内散在梭形细胞构成的纤维组织基质中缺乏成骨细胞包绕。这通常被称为“字母表”征。

通常仅通过临床症状及影像学表现就可以完成对

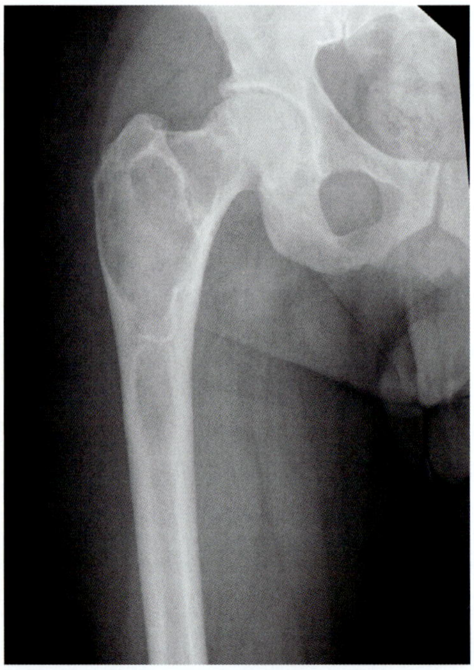

• **图 48.2** 髋关节AP位X线片提示患有纤维性结构不良的髋关节呈轻度内翻重塑且具有“毛玻璃样”外观

FD 的诊断。但对于非典型病变，应考虑行活检。鉴别诊断包括单纯性骨囊肿、骨纤维结构不良、非骨化性纤维瘤、软骨瘤、低度恶性髓内骨肉瘤和 Paget 病。FD 的临床特点不尽相同。成人通常比儿童症状更典型，但没有治愈方法。进行手术治疗的目的是为了防止病理性骨折，矫正畸形并减轻疲劳性骨折可能引起的疼痛。手术治疗需使用坚硬骨或皮质骨移植，因为 FD（尤其是如果仍处于活动状态）可能会迅速吸收松质骨移植物。二膦酸盐类药物对于活动性多骨性 FD 患者的骨痛症状疗效确实。尽管罕见，但据报道，FD 区域内会出现肉瘤 [1-3,5-8,19-21]。

棕色瘤

这种假瘤是晚期甲状旁腺功能亢进的罕见后遗症。棕色瘤通常与原发性甲状旁腺功能亢进有关，甲状旁腺功能亢进是由甲状旁腺的腺瘤、癌或增生引起的（多数情况下是单个甲状旁腺的腺瘤）。但是，它们也可能发生在继发性甲状旁腺功能亢进中。甲状旁腺激素（parathyroid hormone，PTH）分泌失控导致高钙血症以及核因子 kappa-B 配体（RANKL）途径的受体激活剂的直接 PTH 激活，导致破骨细胞骨吸收增加。高钙血症的症状包括嗜睡、精神错乱、沮丧、肌肉无力、便秘、多饮 / 多尿和肾结石。甲状旁腺功能亢进可能引起骨骼改变，例如弥漫性骨质减少，“盐和胡椒”囊性病变和棕色瘤。棕色瘤通常在平片上表现为单个或多个溶解性病变，偶有皮质的膨胀性重塑，并可能导致病理性骨折。可以通过血液检查显示高钙血症，并通过原发性或继发性甲状旁腺功能亢进的 PTH 和磷酸盐水平改变进行确诊。这些病变的活检显示出不同的组织学改变，包括增生的纤维组织、纤维骨样组织和富含巨细胞的组织。棕色瘤通常很难与骨巨细胞瘤（giant-cell tumor，GCT）相鉴别，也可能类似于巨细胞性肉芽肿和动脉瘤样骨囊肿。治疗可以选择切除甲状旁腺腺瘤。骨肿瘤通常会被愈合，但在病理性骨折或即将发生的骨折的情况下需要行内固定治疗。由于基础疾病治疗的改进，这种肿瘤变得越来越罕见 [2-6,22]。

单房骨囊肿（单纯性骨囊肿）

UBC 常见于骨骼未成熟的男性患者。其代表位于中心位置的骨囊性病变，其特点是起源于干骺端并随着骨骼生长向骨干处迁移。大多数 UBC 在出现病理性骨折之前都是无症状的。X 线片典型征象是干骺端的中央溶解性病变，可能包括轻度的皮质扩张和变薄（图 48.3）。活动性囊肿是指那些邻近骨骺的囊肿，而非活动性囊肿是指那些距离骨骺较远的囊肿。除非有骨折，否则骨扫描通常显示很少或没有放射性核素摄取。脐血细胞充满浆液性液体。CT 和 MRI 显示病灶内含有液体，但看不到动脉瘤样骨囊肿那样的液 - 液平面特征。沿皮质内表面的脊状突起常可见不同程度的骨分隔。特征性的“落叶”征可以在出现病理性骨折时看到，这表示有游离骨片落入囊内。组织病理学显示囊壁较薄，由疏松的纤维组织和内皮细胞或滑膜细胞组成。常可见含铁血黄素、巨细胞和编织骨。通过临床表现就可对 UBC 进行诊断，通常不需要活检。鉴别诊断包括 ABC 和 FD。对于那些有活跃性囊肿、具有病理性骨折风险较高的人需要进行治疗。对于那些不活跃的囊肿、骨折风险较低的患者可以进行观察。可以选择侵入性较小的治疗方式，如囊肿抽吸和注射皮质类固醇或自体骨髓和脱钙骨基质的联合应用。然而，刮除植骨加或不加内固定仍然是最常用的手术方式，特别是在髋周的病变中 [2-4,21,23-27]。

全髋关节置换术后金属对金属界面所致的炎性假瘤

读者请参阅第 104 章，了解全髋关节置换术后金

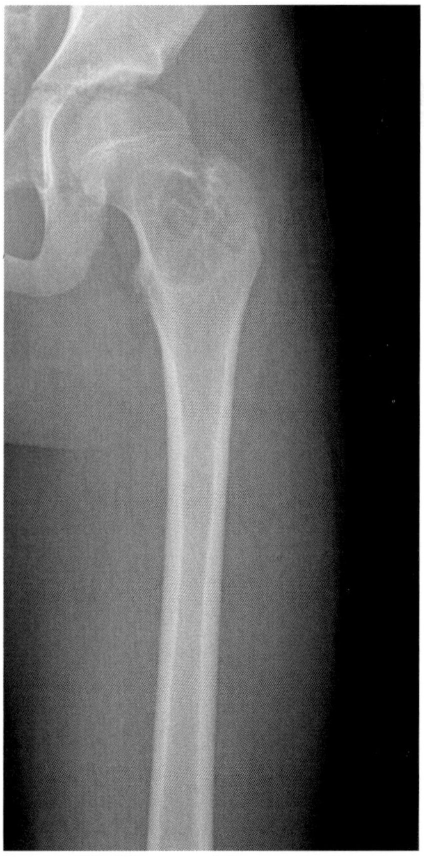

• **图 48.3**　一例 12 岁患儿单房骨囊肿的前后位片 X 线片

属对金属界面（MOM）并发症的完整讨论。在以前的 MOM 髋关节置换术中，可以看到非肿瘤性和非感染性病变（假瘤）。这些炎性病变可以是囊性的或是实性的，可能与疼痛有关，也可能仅是在常规检查中偶然发现的。虽然关节置换术后极罕见会出现恶性肿瘤，但已有一些病例报道。这使得 MOM 关节置换术后的病变评估复杂化，特别是对于不熟悉这一现象的临床医生而言[28,29]。只对炎性假瘤进行单纯活检可能会导致被误诊为肉瘤，所以应进行多学科支持的诊断方法[30]。炎性假瘤的诱因尚未完全确定，但女性、年龄较小和较大的肿瘤似乎是危险因素[31]。初步检查应包括 X 线片检查、金属伪影减少序列（MARS）MRI 以及血清铬和钴离子水平检查。有症状的 MOM 炎性假瘤的治疗通常需要行清创和关节翻修术[32]。

良性骨肿瘤

良性骨肿瘤的特点是不发生转移或潜能转移低，范围从潜伏性和静止性到局部破坏性和侵袭性不等。这里只简略叙述，重点放在与髋部病变相关的细节上。

动脉瘤样骨囊肿

ABC 可以是原发的也可以继发于其他骨病。长期以来，人们一直认为这是反应性、修复性出血过程的结果，最近的遗传分析已鉴定出一部分原发性 ABC 是泛素特异性蛋白酶（USP6）基因功能易位驱动所致的骨肿瘤[33]。在临床上，ABC 通常表现为肿块，偶发性疼痛。增长变化很大，有时可能会呈爆发性生长。X 线片的特征是伴有骨小梁的偏心性、溶解性病变和多房囊状的“肥皂泡样”外观，周围为薄层骨壳（图 48.4）。病变通常位于长骨的干骺端，常发生在髋周。它们也可能膨胀性生长进而破坏骨壳，或具有“爆裂”外观。病变可传播至骨骺和骨干。骨扫描显示主要是外周摄取。CT 和 MRI 常表现为特征性的液 - 液平面，代表血液成分的分离。使用或不使用静脉注射钆的 MRI 显示边缘强化与囊性特征一致。粗略地说，ABC 通常有一层纸一样薄的反应性骨壳，由于腔内陈旧的血液使其呈淡蓝色。组织病理学上是一致的，基质细胞和多核巨细胞一起充满骨腔。巨细胞常常聚集在血管湖（“血湖”）的边缘。含铁血黄素通常很丰富。鉴别诊断的主要病变包括单纯性骨囊肿、骨巨细胞瘤和毛细血管扩张性骨肉瘤。ABC 和毛细血管扩张性骨肉瘤之间的明确鉴别是必不可少的，因为临床表现和影像学可能很难区分。ABC 的治疗包括广泛刮除和局部辅助治疗（骨水泥、高速电钻、氩射线、苯酚或冷冻治疗），大多数情况下需要进行重建。然而，如果有严重的骨丢失则可能需要区段切除。文献未报道过 ABC 的恶变，也很少见到自发性内陷。在没有辅助治疗的情况下复发率为 20%～40%，但在最具侵袭性的形式下，复发率可以超过 50%。外照射可用于困难或危险的外科区域（如骶骨或脊柱），

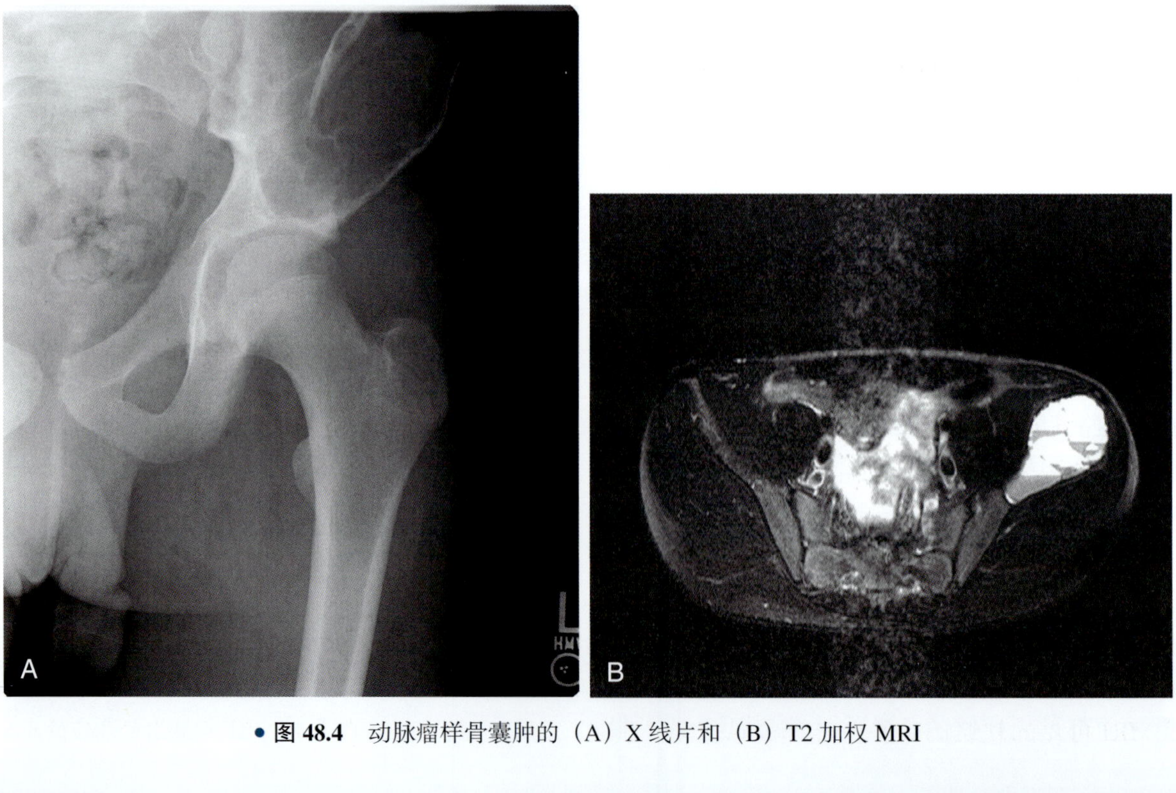

• 图 48.4 动脉瘤样骨囊肿的（A）X 线片和（B）T2 加权 MRI

在低剂量时疗效适中。栓塞用于不能手术或放疗的病例，其结果不可预测[2-4,7,8,21,35,36]。目前也有学者正在研究经皮注射多西环素、二膦酸盐或地舒单抗治疗 ABC[34]。

非骨化性纤维瘤（纤维性皮质缺损、纤维性黄色瘤）

非骨化性纤维瘤（nonossifying fibroma，NOF）是最常见的良性骨肿瘤。常见于儿童，发病年龄很少超过 20 岁。虽然这是一种常见的骨骼病变，但髋周的 NOF 并不常见。这些肿瘤位于干骺端，大多数病例无症状。影像学上的典型表现为在干骺端偏心生长的微小的溶骨性缺损，可以长到中等大小。典型外观呈扇形。病变方向与管状骨长轴一致。在此处提到这个病变是因为其需与 FD、软骨黏液样纤维瘤、UBC、ABC、良性纤维组织细胞瘤（相同的组织病理学，但临床上更具侵袭性）、GCT，以及罕见的恶性纤维组织细胞瘤进行鉴别诊断。治疗上应采取保守治疗，除非诊断不确定或病变不典型[1-4,7,20]。

外生骨软骨瘤（骨软骨瘤）

骨软骨瘤较为常见，是因外周生长板发育不良导致的，表现为软骨内骨化的错构瘤样软骨突起。它可以是单发的，也可以是多发的。骨软骨瘤通常在 5 岁或更早的时候出现，表现为多发性遗传性外生骨瘤。它们通常表现为无痛、生长缓慢、坚硬的肿块。症状通常与周围软组织的机械性刺激和法氏囊炎症有关。遗传性多发性外生骨软骨瘤（multiple hereditary exostosis，MHE）是一种常染色体显性遗传疾病（*EXT1*、*EXT2* 和 *EXT3* 基因），表现为多处病变、身材矮小、骨性畸形，常可见过度前倾的髋内翻。常有家族遗传史。X 线片表现为位于干骺端的无蒂或有蒂（茎状）病变，随着儿童的成熟也可在离生长板更远的地方看到。通常情况下，外生骨软骨瘤背离骨骺生长。影像学特点是病变和宿主骨之间的髓腔是连续的。这在 X 线片和 CT 扫描上很容易看到（图 48.5）。大体上肿瘤由骨基质和软骨帽组成的，软骨帽呈“菜花状”。单发的骨软骨瘤的软骨帽恶变为软骨肉瘤的情况很少见，风险不到 1%。然而，在 MHE 中所有肿瘤的恶变可能性高达 25%。恶变的证据包括：①快速生长和新发的疼痛；② MRI 上大于 2 cm 厚的软骨帽；③骨扫描时放射性同位素摄取突然或明显增加；④ CT 或 MRI 可见的软组织肿块。鉴别诊断包括骨膜软骨瘤和骨旁骨肉瘤。

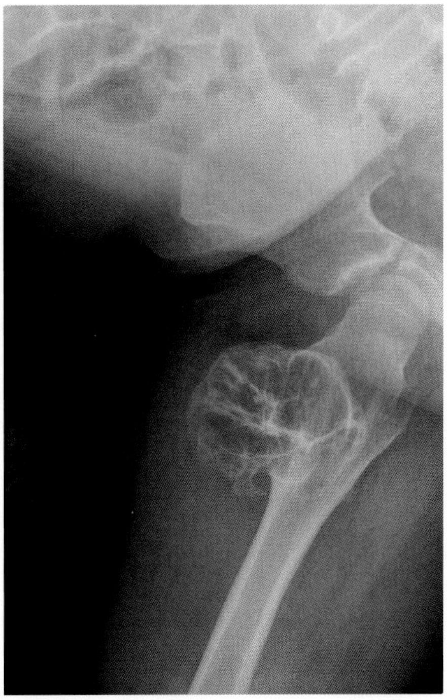

• **图 48.5**　髋关节的蛙式侧位 X 线片提示：在骨骼不成熟的遗传性多发性骨软骨瘤患者中可发现巨大的骨软骨瘤（外生骨软骨瘤）

骨软骨瘤的手术指征包括机械刺激、功能障碍、矫正畸形和影响外观。通常不因防止恶变而进行预防性切除。治疗应包括边缘切除，去除整个软骨帽和上覆的软骨膜以减少局部复发。在 MHE 中，被忽略的髋关节畸形可能会进一步加重，需进行手术矫正。如果发生恶变转化为低度软骨肉瘤，则需要进行广泛的手术切除[1-4,37,38]。

朗格汉斯细胞组织细胞增多症（嗜酸性肉芽肿）

嗜酸性肉芽肿常被描述为“伟大的模仿者”，可表现为单发或多发性骨病。病因尚不明确，通常被认为是肉芽肿性炎症反应过程。多发于儿童。大多数病变表现为疼痛和（或）肿胀。典型表现为椎板及背部疼痛，股骨近端和骨盆也是病变的常见区域。血液检测可能显示红细胞沉降率（ESR）略有升高，外周血嗜酸性粒细胞有时可轻度升高。影像学特征差异很大，从反应性骨包围的完好的透亮区到伴有皮质破坏的渗透性溶解性病变不等，偶尔还可能包括软组织肿块。骨扫描可能显示摄取增加，但骨骼检查更为可靠，因为 1/3 的病变是“冷的”。血供丰富的病灶需要通过静脉注射造影剂增强对比。MRI 显示 T1 和 T2 上信号增强。显微镜下，组织由被嗜酸性粒细胞浸润的疏松片状组织样细胞（朗格汉斯细胞）组成。在电子显微镜下，朗格汉斯细胞在细胞质中显示大量的包涵体，被称为 Birbeck 颗粒，具有“网球拍”的外观。鉴别诊断范围很广，包括骨髓炎、尤因肉瘤、霍奇金淋巴瘤和非霍奇金淋巴瘤。孤立性嗜酸性肉芽肿在大多数情况下会自愈。因此，除了进行活检或有病理性骨折风险的病变外，很少进行手术治疗。该病复发率低。对于多发病灶者，特别是出现外骨骼病变时可进行放、化疗 [2-4,6,7,21,39,40]。

骨巨细胞瘤

骨巨细胞瘤是种具有侵袭性的良性肿瘤，多见于年轻人，好发于骨骺区。超过 50% 的病例位于膝部，髋部较少见。肿瘤可发生在骨骺或转子。该病变被认为起源于纤维组织细胞。尽管骨巨细胞瘤属于良性肿瘤，但仍有 1%～5% 的病例发生了肺转移。多中心性疾病不常见（< 1%）。最常见的临床表现是机械性疼痛或夜间痛。病理性骨折发生率约为 10%。在 X 线片上，隐匿性病变（罕见）表现为边缘清晰的细微透亮骨骺缺损。在大多数情况下病变具有侵袭性，表现为局部的放射状透亮病变且伴有细小的反应性骨质边缘，或是伴有骨皮质的破坏并出现软组织肿块（图 48.6）。这些病变常从骨骺延伸至干骺端，并伴有软骨下板的破坏。骨扫描显示摄取增加；CT 扫描有助于分期及评估肺转移，可确定是否突破骨皮质。MRI 的典型表现为 T1 低信号，T2 高信号，对于发现软组织肿块及确定关节内是否受累是最敏感的检查方法。经典的组织病理学表现为大量的间质细胞（肿瘤细胞），核大而均匀，伴有许多多核巨细胞、丰富的血管和坏死区。巨细胞核在大小和形状上与基质细胞核几乎相同，因此很难辨别。

鉴别诊断广泛，包括软骨肉瘤、透明细胞型软骨肉瘤、恶性纤维组织细胞瘤、溶骨型骨肉瘤（即毛细血管扩张型）、转移性癌、多发性骨髓瘤、软骨母细胞瘤、ABC、巨细胞修复性肉芽肿、组织细胞纤维瘤和棕色瘤。大多数病例的治疗包括扩大刮除、局部辅助治疗（如氩气刀、液氮、苯酚）、高速钻孔、同种异体骨移植或甲基丙烯酸甲酯重建。广泛切除用于多种复发性疾病、关节内受累、广泛骨质破坏以及部分病理性骨折病例。放射或栓塞用于不能手术的罕见病例。放射治疗可能会导致骨巨细胞瘤恶变为高级别肉瘤。局部复发很常见并且可能会出现延迟 [1-4,8,41-43]。

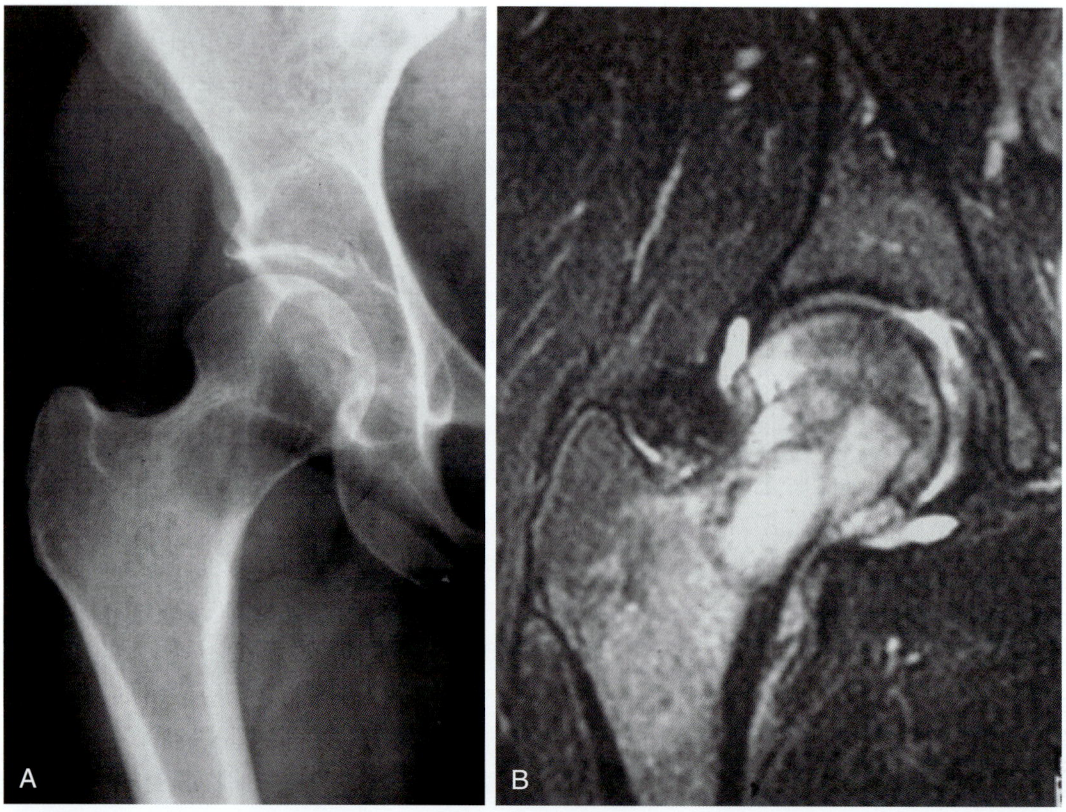

• 图 48.6　股骨近端骨巨细胞瘤的（A）X 线片和（B）脂肪抑制的 T2 MRI

软骨母细胞瘤

软骨母细胞瘤占原发性骨肿瘤的 1%，髋部较罕见。与 GCT 相似，起源于骨骺或骨突并向干骺端扩散。患者经常表现为持续时间较长的中度疼痛，偶尔还会出现轻微的功能损害（类似内部紊乱）。病变常较为活跃，类似于恶性肿瘤。肺部远处转移很少见，肉瘤性转化（虽然有报道）也非常罕见。放射学上大多数病灶较小（2～4 cm），边缘良好，呈放射状透亮区，有小范围的钙化。骨扫描显示摄取增加，CT 能更好地显示斑点状钙化和骨骺附近的情况。MRI 有助于寻找侵袭性的软组织肿块。组织病理学显示大的多边形细胞（软骨母细胞）形成“铺路石”排列或马赛克样图案。经常可以看到巨细胞。大约 1/3 的概率可观察到“六角铁丝网”样钙化，这代表软骨母细胞之间的融合钙化区域并形成了花边样外观。鉴别诊断包括 GCT、透明细胞型软骨肉瘤、内生软骨瘤、ABC、Brodie 脓肿及罕见的软骨黏液样纤维瘤。大多数软骨母细胞瘤可以通过刮除和局部辅助治疗而获得治愈。极少数情况下，骨质广泛破坏或复发的病例可能需要广泛的切除和重建[2-4,7,8,44-46]。

骨样骨瘤

骨样骨瘤是一种良性骨肿瘤，以夜间痛和静息痛为主要特征，服用非甾体抗炎药后疼痛可得到显著缓解。它常见于 30 岁以下的患者，好发于股骨近端。除了在酒精刺激或直接外力下疼痛会加重外，一些患者还会出现明显的反应性骨骼硬块。表现类似于应力性骨折。在 X 线片上，病变通常表现为小而圆的骨皮质内放射透亮区（病灶），周围环绕着丰富的反应性骨。髓内病变较为罕见。病灶很少大于 1～2 cm。可能会出现继发性的放射学改变，特别是那些长期的病变。骨扫描显示摄取增加（部分病灶骨化可能出现双密度征），轴位重建的薄层 CT 扫描是诊断该病的首选影像学方法，它是透亮的，但随着时间的推移可能会骨化（图 48.7）。MRI 在大多数情况下不是特别有用的，因为骨性水肿是非特异性的。显微镜下，病灶中心由非应力导向的骨小梁组成，周围环绕着成骨细胞，再外环绕着增生的纤维血管。鉴别诊断包括骨肉瘤、成骨骨细胞瘤、Brodie 脓肿、应力性骨折和硬化性骨膜炎。该病是可以自愈的，但平均需要 3～5 年的时间。当然，大部分的患者是有症状的，应谨慎尝试抗感染治疗。大多数患者倾向于手术治疗，可选择 CT 引导下的射频消融术，成功率约为 85%～90%。对于局部复发性病变和复发病变也是如此。极少数情况下，如该病反复发作，则需要切开活检及采用刮除术来验证诊断并消除病变[2-4,7,21]。

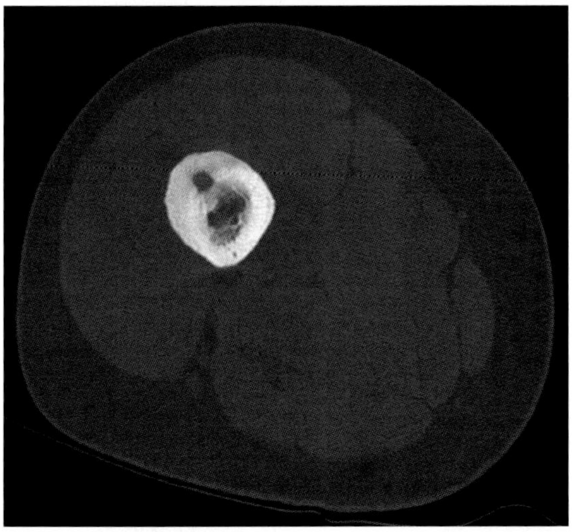

• **图 48.7**　骨样骨瘤患者的股骨横断面 CT 提示具有透亮区

内生软骨瘤

内生软骨瘤通常被认为是种髓内错构瘤，而并非良性骨肿瘤，几乎在所有年龄段都常见。它很少有症状，多为偶然发现。许多人将这些损伤描述为残留在髓管内的来自骨骺的透明软骨残留物。在骨骼成熟后这些病变通常会高度钙化。孤立性内生软骨瘤的恶变非常罕见（< 1%），但很难量化，因为大多数病例都没有症状，无法诊断。多发性骨瘤性病变（如 Ollier 病和 Maffucci 综合征）导致畸形、骨折并恶变为软骨肉瘤是罕见的。在 X 线片和 CT 扫描上，这些透亮的病变区域通常呈现点状钙化（“爆米花”或“环状”外观）。然而，在成年后，这些病变区域会变得越来越不透射线。它们通常是在皮质内形成中央型的扇形。扇形本身并不意味着恶变，但若同时伴有软组织肿块、骨膜隆起、侵袭性的透亮征象，或有多个相似病灶，则恶变的可能性较高。骨扫描通常显示不同程度的摄取，这取决于病变的活动性。MRI 在 T1 序列上显示为低信号，在 T2 序列上显示为高信号，所有钙化区域呈现低信号。显微镜下可见活跃增生且无异型性的软骨小叶。大多数内生性软骨瘤在 X 线片上很容易识别，并且可以在连续的 X 线片上进行追踪而不需要活检，除非它们钙化程度较低。当没有钙化时需与 FD、单纯性骨囊肿和软骨母细胞瘤（如果是骨骺）进行鉴别诊断。然而，钙化性病变可以类似于

骨梗死或是低度软骨肉瘤。对于有症状性或不典型的病变，进行活检和刮除术是标准的做法。成人局部复发的风险很低[1-4,7,44,47,48]。请注意，骨盆内的所有软骨病变都被认为是恶性的［例如，骨盆内生软骨瘤没有被识别，而是表现为（通常是低级别的）软骨肉瘤］。

恶性骨肿瘤

本节重点介绍骨盆和股骨近端最常见的原发性和转移性病变，重点介绍常见的临床表现和确定诊断的关键点。

软骨肉瘤

本节仅简要介绍中央型和透明细胞型软骨肉瘤。

中央型软骨肉瘤

这种原发性骨恶性肿瘤可产生赘生性软骨，最常见于骨盆和股骨近端。软骨肉瘤通常出现在 40 岁以上的患者中，多为中心性病变。典型的临床表现是疼痛以及缓慢增长的坚硬肿块。肿瘤分期显着影响预后。1 期（低度）病变的 5 年生存率约为 85%，而 2 期（高度）病变具有较少的去分化形式，预后较差，生存率约为 60%。在影像学上，低度软骨肉瘤看起来类似于内生软骨瘤。然而，大多数软骨肉瘤（尤其是高级别的病变）表现出渗透性破坏、蓬松的钙化和放射密度、侵袭性骨内膜扇形改变、骨膜抬高以及常见的软组织肿块。骨扫描通常显示出摄取增加，且核素聚集的范围常超出了放射学特征。CT 扫描显示出与 X 线片相似的性质，但钙化、放射线透光度和渗透性变化更为明显，且边界不清（图 48.8）。MRI 在 T1 呈低信号强度，T2 呈高信号强度，对明确骨髓受累和是否存在软组织肿块非常有帮助。用于区分软骨肉瘤和内生软骨瘤的关键影像学特征包括：①体积大且尺寸逐渐增大；②骨膜反应；③深而宽的骨内膜扇形改变；④浸润性改变；⑤皮质增厚；⑥软组织肿块。如前所述，盆腔病变被定义为软骨肉瘤而不是内生软骨瘤。组织病理学可能难以区分低度病变和内生软骨瘤。然而，高级别病变通常显示出增生，发育不全和多态性，每个腔的核更大且有多个。最高级别的病变通常不像软骨。经过仔细的调查，低度病变可能显示出侵入软骨组织的哈弗斯管、软骨包围骨碎片以及纤维束。鉴别诊断包括软骨瘤、滑膜骨软骨瘤病、软骨黏液样纤维瘤和软骨样骨肉瘤。软骨肉瘤的活检需与影像学检查结果相结合，以进行最终诊断。

大多数软骨肉瘤的治疗需要进行广泛的手术切除（图 48.9），但一些人主张在非轴向性低度恶变的病例中使用病灶刮除术和辅助治疗。绝不建议对骨盆病变进行病灶刮除术，但有经验的医生可以用其治疗股骨病变。晚期肿瘤可能需要根治性切除。化疗和放疗在中央软骨肉瘤中没有明显作用[2-4,7,8,44,47-54]。

透明细胞型软骨肉瘤

透明细胞型软骨肉瘤是一种极其罕见的软骨肉瘤（占所有软骨肉瘤的 2%），它好发于骨骺，尤其是股骨头。相对于中心型软骨肉瘤其好发于更年轻的患者中。常表现为缓慢生长的病变，在确诊前几年常无明

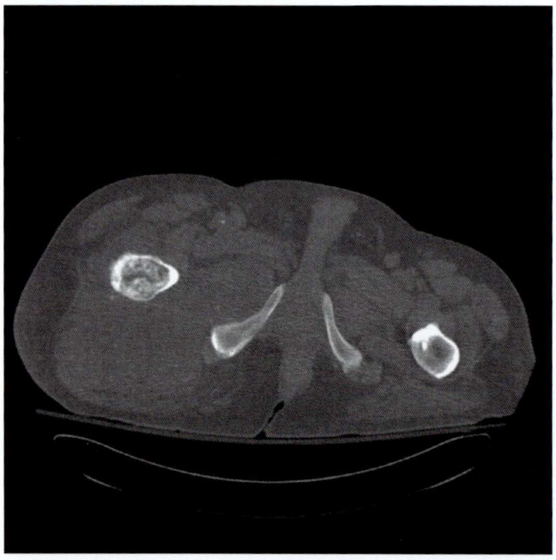

• **图 48.8** 高度分化中央型软骨肉瘤患者的股骨近端和骨盆 CT 提示可见具有细小钙化灶的巨大软组织肿块

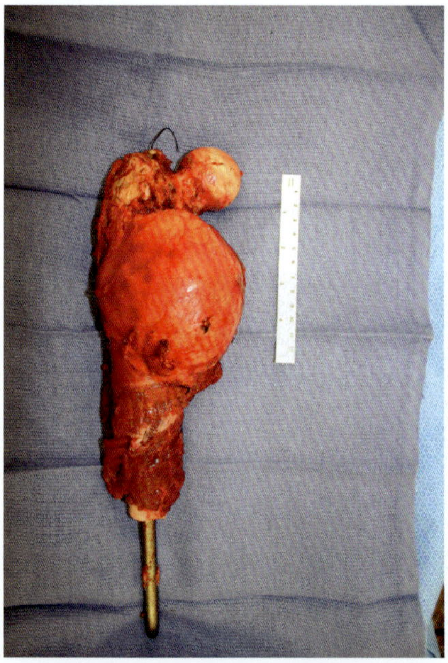

• **图 48.9** 股骨近端中度分化的中央型软骨肉瘤的大体病理解剖。病变最初是低度分化的，表现为病理性骨折，因未事先进行活检而误用髓内针进行了内固定手术

显疼痛。X 线片显示骨骺区域有一个扩张性、透射线的病变，类似于软骨母细胞瘤和骨巨细胞瘤的鉴别诊断。常见有一个单薄硬化边缘。病变可能缺乏钙化。CT 扫描可能有助于检出微弱的钙化，MRI 通常在 T2 加权序列上显示出高信号，同时缺乏软组织肿块和髓内延伸。大多数患者表现为 1A 期（低级别和间室内）。治疗包括广泛、整块切除加重建。虽然转移的可能性很低，但即使在切除多年后也常会出现局部复发。放、化疗没有任何作用 [2-4,51,55-57]。

尤因肉瘤

尤因肉瘤是一种来源不明的原发性恶性肿瘤，由小圆细胞组成。好发于 5～25 岁患者的骨盆和股骨（以及其他骨骼）。与其他肉瘤不同，尤因肉瘤主要表现为疼痛和（或）肿块，可能类似于感染，具有发热、不适和体重减轻等临床症状。血液检测可能显示乳酸脱氢酶（LDH）升高、ESR 升高、白细胞增多和贫血。影像学表现多种多样，早期病变表现为浸润性的、界限模糊的密度减低区，移行带较宽。随着疾病的发展，通常会发现骨膜隆起（洋葱皮样）、Codman 三角、骨干肥大和不成比例的巨大软组织肿块。CT 有助于进一步确定骨质破坏的数量、病理性骨折的风险和区域淋巴结受累情况（图 48.10）。MRI 通常 T1 为低信号，T2 为高信号，有助于确定骨髓内外侵犯的范围、软组织受累和跳跃性病变的部位。骨扫描在确定是否存在骨转移方面很有用。

大口径芯针穿刺活检或切开活检对于诊断很重要，因为用于尤因肉瘤诊断的细胞遗传学研究需要足够量的组织。组织病理学显示均匀片状的蓝色的小圆细胞，常见大面积的坏死灶和出血。偶尔可见“假红细胞”，这代表在未染色或略呈嗜酸性的透明中心圈里有 6～8 个细胞。鉴别诊断包括骨髓炎、淋巴瘤、间叶性软骨肉瘤、小细胞骨肉瘤、转移性神经母细胞瘤、转移性小细胞癌、嗜酸性肉芽肿和胚胎性横纹肌肉瘤。总体来说，这种肿瘤侵袭性很强，像大多数肉瘤一样，首先转移到肺部。然而，更晚期的病例可能表现为骨转移和脏器转移。可以通过检测是否存在 CD99 细胞标志物以及 11 号和 22 号染色体是否易位来明确诊断。易位后会形成一种名为 EWS-FL1 的融合蛋白。

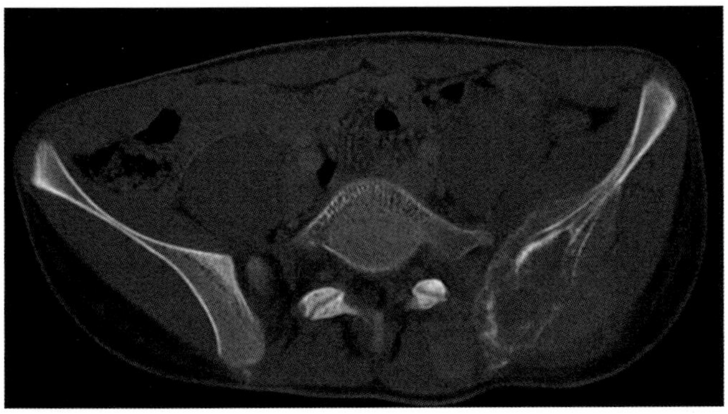

• **图 48.10**　在尤因肉瘤患者的骨盆 CT 提示病变具有侵略性，可发现软组织肿块，骨骼已出现浸润性改变并可见骨膜分层反应（洋葱皮样）

尤因肉瘤可通过新辅助化疗、局部控制和进一步辅助化疗治疗。局部控制可以通过放疗、手术或两者联合来实现。在尤因肉瘤的局部控制中使用手术和（或）放疗的决定是高度个体化的。非转移性患者的 5 年生存率约为 65%[2-4,7,49,54,58-62]。

骨肉瘤

骨肉瘤是一种由恶性细胞产生的类骨样物质的原发性骨恶性肿瘤。骨肉瘤可分为原发性或继发性，组织学变异包括常规 / 髓内、骨旁、骨膜、毛细血管扩张性、低度恶性等。骨肉瘤最常发生在骨骼快速生长的部位，如股骨远端、胫骨近端和肱骨近端。然而，股骨和骨盆近端的髋部病变并不少见。传统的高级别骨肉瘤可发生在任何年龄，但在 10～20 岁最为常见。骨旁骨肉瘤和继发性骨肉瘤发现时通常已是晚期。疼痛是最常见的表现症状，最初的 X 线片通常显示侵袭性的干骺端病变，边界不清。可能出现“竖发征”或“日出”的外观，表明骨变范围迅速扩大（图 48.11）。与其他原发性骨肉瘤一样，也可能出现 Codman 三角。MRI 是确定疾病程度和与关键结构关系的首选成像方式。在骨肉瘤患者中，10%～20% 的患者可检测出肺转移；所有患者在确诊后都应该进行胸部 CT 检查。组织学上，类骨样物质的产生是所有骨肉瘤的标志，常被描述为“花边样骨”。间质细胞表现出恶性特征，具有高细胞基质，有丝分裂像丰富，异型性强。治疗一般包括新辅助化疗后广泛切除及术后化疗。

转移性骨病

恶性骨病中的疾病绝大多数都是转移性骨病，远多于原发性病变。骨盆和股骨近端经常受累。骨骼分别是仅次于肺癌和肝脏的第三大癌症转移部位。大多数转移性疾病出现在 40 岁以后。乳腺癌、肺癌、甲状腺癌、肾癌或前列腺癌是绝大多数转移性骨病的来

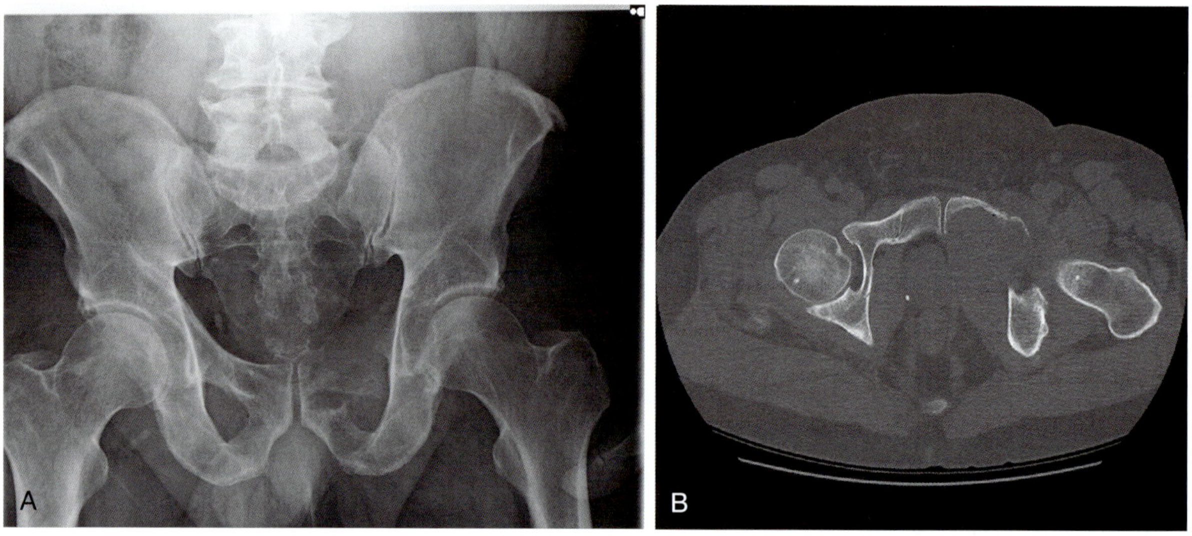

• 图 48.11　(A) 髋臼周围骨肉瘤 X 线片和 (B) CT，注意 CT 上的类骨基质

源。对于骨科医生来说，识别潜在的病变是十分重要的。侵袭性病变特征包括肿块体积较大（> 5 cm）、浸润性改变、骨膜反应、出现软组织肿块和病理性骨折（例如，小转子的无创伤性撕脱，图 48.12）。临床上，大多数患者的疼痛会随着时间的推移而加重，不能通过休息来缓解，而且通常会持续到晚上甚至会妨碍睡眠。然而，许多骨转移灶是无症状的，只能通过筛查发现。疑似转移性骨病患者的检查包括以下内容：

1．详细的病史和体格检查

2．常规实验室检查：全血细胞计数（CBC）、血生化组合（CHEM-10）、血清蛋白电泳（SPEP）、尿蛋白电泳（UPEP）、前列腺特异性抗原（PSA）、LDH、促甲状腺激素（TSH）、三碘甲状腺原氨酸（T_3）、碱性磷酸酶、肝功能（LFT）、ESR、C 反应蛋白（CRP）、营养状态及根据病史的其他检查

3．受累区域的 X 线片

4．全身骨扫描（锝 -99）

5．有无口服和静脉造影剂的胸部、腹部和骨盆的 CT 扫描。

该方案将确定 85% 以上患者的主要疾病部位。活组织检查通常是不必要的；如果有必要，通过详尽的检查结果会提示一个更安全的活检部位（髋周病变的活检可能会增加病理性骨折的风险）。

某些转移性病变具有明确的特征。例如，大多数前列腺转移性病变是没有透亮区的，而那些来自于甲状腺、肾和肺的转移性病变是具有透亮区的。乳房通常同时表现出这两种特性。在手和（或）脚中发现的病变更有可能是原发性肺部病变的结果。然而，搏动

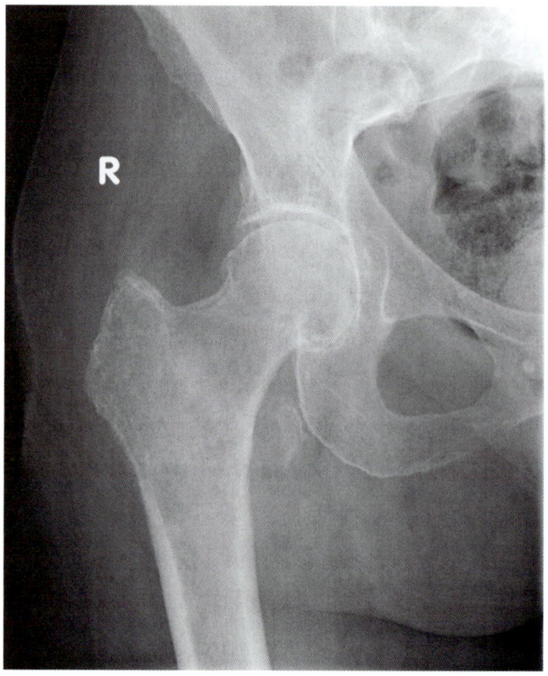

• 图 48.12　转移性腺癌患者的髋关节 AP 位片提示早期浸润性改变以及小转子的无创伤性撕脱

性肿块伴有杂音可能与肾癌有关，因其出血倾向可能需要术前进行栓塞（图 48.13）。

在进行了完整的分期检查后，下一步应进行活检。应考虑到接下来的切除手术，然后综合规划和设计活检入路。如果外科医生对最终的手术不满意或怀疑是原发性病变，应立即将患者转诊。当假设病变是转移性的，尤其是对于有癌症病史的患者，应格外小心。如果出现病理性骨折而没有明确的诊断，建议用冰冻切片进行活检。这些步骤将有助于避免误诊（例如肉瘤）并降低发病率。

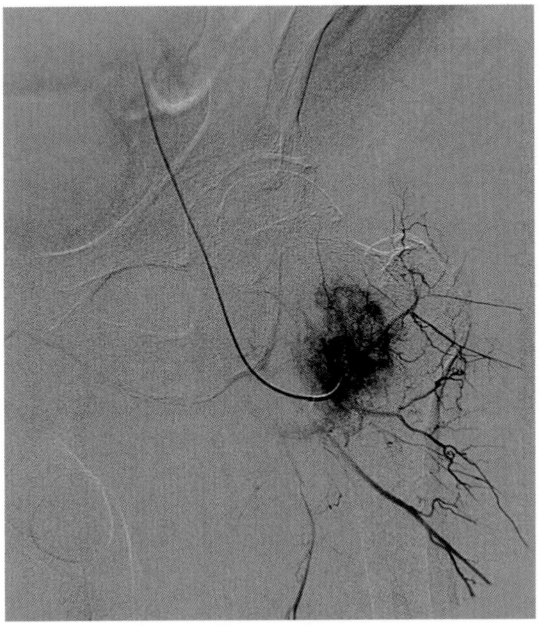

• **图 48.13** 疑似肾细胞癌患者在术前进行了血管造影和栓塞术，提示汇集的血管形成了血管腮红征

确诊后治疗的目标是可以减轻疼痛，改善功能状态，并尽可能延长生存期来提供更好的生活质量。手术管理将在接下来的章节中详细介绍。然而，除了手术，还有其他选择，包括化疗、放疗和射频消融。这些应用因患者和疾病而异。目前的治疗标准包括静脉注射二膦酸盐（即唑来膦酸或帕米膦酸盐），这已被证明可以减轻骨痛和减少病理性骨折的数量。不幸的是，这会导致一种罕见但严重的并发症——颌骨缺血性坏死。总体而言，患者需要多学科的综合治疗方法，而且由于转移性骨病患者的平均存活率已经提高，应该考虑在特定的病例中进行更积极的治疗（特别是前列腺癌和乳腺癌）。在最常见的转移性骨癌来源中，肺腺癌预后最差。

多发性骨髓瘤

多发性骨髓瘤是一种累及身体多个部位的系统性骨髓恶性肿瘤，起源于浆细胞。在 40 岁以上的患者中，恶变的发生率仅次于转移性疾病。最初的临床表现通常是轻度到中度的骨痛，休息可以缓解。然而，继发于贫血的疲劳和非特异性症状也是常见的。随着疾病的进展，可以看到更明显的全身症状和体征，包括发热和感染、体重减轻、严重贫血、出血、高钙血症、肾功能不全、淀粉样变性、黄疸和病理性骨折。大多数临床后遗症是继发于单克隆免疫球蛋白的过度和异常产生。早期血液检测可能是正常的，但大多数骨髓瘤患者的 SPEP 或 UPEP 呈阳性。UPEP 更为敏感，可以检测到标准 SPEP（本周蛋白）检测不到的轻链蛋白。在病情较严重的情况下，一些血液检查可能出现异常，例如，① ESR 升高；②红细胞压积降低，罕见全血细胞减少；③血清尿素氮（BUN）和肌酐升高；④高钙血症；⑤碱性磷酸酶升高；⑥高尿酸血症；⑦肝功能检查异常。

最初的 X 线片可能只显示弥漫性的骨质疏松。然而，随着疾病的发展，可以看到少量或没有反应性骨围绕的透亮病变区。虽然病灶可能会变大，可能具有侵袭性，但骨膜反应很少见。因为这些病变不会引起明显的成骨反应，骨扫描可能显示少量的摄取，甚至没有摄取。因此，全身骨骼测量是一种更有效的分期方式。MRI 有助于显示骨髓和软组织受累的程度（通常用于评估脊柱病变）。CT 有助于确定病理性骨折的风险，并经常显示特征性的“穿孔”病变（图 48.14）。值得注意的是，骨髓瘤组成的病变是多血管性的，并且会随着造影剂的增强而增强。组织病理学与其他蓝色的小圆细胞肿瘤是一致的。然而，在某些情况下，浆细胞可能有“钟面”或“马车轮”的外观。鉴别诊断包括蓝色的小圆细胞肿瘤（淋巴瘤、霍奇金淋巴瘤、尤因肉瘤）和转移性癌。

患者可能会出现血清蛋白升高和骨髓表现。在这种情况下，有多个特征性溶解性病变的患者不需要进行活检。然而，在诊断不明确的情况下，活检是必要的。由于存在着明显的出血倾向，针刺活组织检查是首选活检方式。此外，需要对骨髓进行活检以评估全身疾病。幸运的是，多发性骨髓瘤对放、化疗很敏

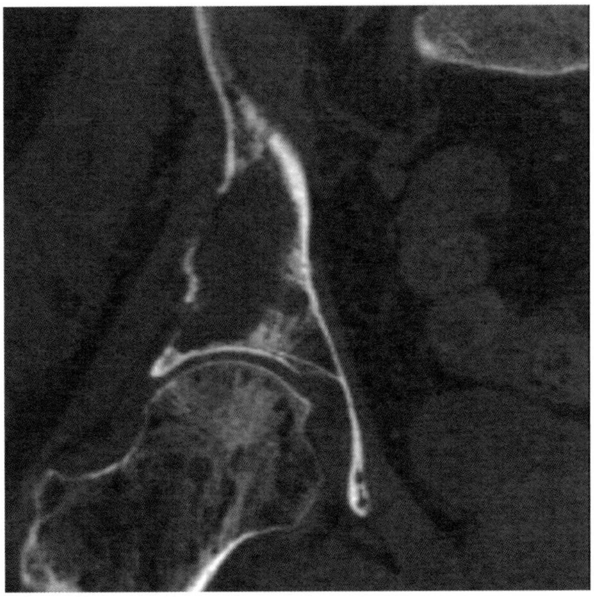

• **图 48.14** 多发性骨髓瘤患者的髋部冠状位 CT 提示股骨近端具有典型的“穿孔”病变，而髋周则更具侵袭性表现

感；干细胞移植作用的扩大增加了持久疾病缓解的可能性。确诊后的平均生存期约为 3 年，但许多患者存活了更长时间。

多发性骨髓瘤的外科治疗是用于治疗骨的机械性破坏引起的当前和即将发生的骨折。推荐使用二膦酸盐来预防病理性骨折和减轻骨痛。有趣的是，患者可以出现一个被称为浆细胞瘤的孤立性浆细胞病变，没有全身受累，但几乎所有的患者都进展为多发性骨髓瘤[2-4,72,84,85]。

淋巴瘤

原发性骨淋巴瘤（primary bone lymphoma，PBL）是一种罕见的原发性骨恶性肿瘤，有别于晚期播散性淋巴瘤的骨侵犯。其定义为单发的淋巴瘤骨病或无内脏或淋巴结受累的多发性骨病，是一种罕见的骨恶性肿瘤。股骨干骺端是最常见的病变部位，也可扩散至软组织。PBL 常见于男性，尽管有小儿病例的报道，更常见的发病年龄为 45～65 岁。疼痛是最常见的症状，其次是可触及的肿块和病理性骨折。其他症状（发热、出汗、体重减轻）在孤立性病变中很少见，但在多发性骨病中常见。X 线片显示为斑片状、蛀虫样外观，有溶解或混合溶解 / 母细胞病变。氟代脱氧葡萄糖（FDG）PET/CT 是最敏感、最特异的分期方法。诊断需要活检、组织病理学和分子分析。最常见的组织学亚型是弥漫性大 B 细胞淋巴瘤。PBL 应先进行化疗，然后进行局部放治。手术的作用仅限于切开复位内固定或病理性骨折和对即将发生的骨折的稳定。

目前的争议和未来的展望

- 建议活检应由（或至少是在其指导下）能熟练执行最终切除手术的高年资医生进行。
- 经皮穿刺活检越来越多地被用来代替开放活检，尽管在某些情况下（例如，囊性肿瘤）其有效性仍存在争议。
- 基于高分辨率 CT 的结构刚度分析可以评估即将发生的病理性骨折。

致谢

感谢 Eric A. Silverstein 博士为本章的前几版所做的工作。

（参考文献参见书末二维码）

第 49 章

良性骨肿瘤

PETER S. ROSE

（赵星宇 译 刘建国 审校）

关 键 点

- 许多髋周良性肿瘤只需要观察和向患者提供安慰。
- 治疗的侵袭性与肿瘤的侵袭性相匹配。
- 良性肿瘤的外科治疗通常包括刮除或边缘切除。

引言

髋部和骨盆良性骨肿瘤可呈现出少见且多样的病理损害。这类肿瘤因其良性特征表现为局限性生长，不具有转移生长的能力。因此良性肿瘤被认为是局限性疾病，而非全身性疾病。髋周良性肿瘤虽然可见于各年龄段，但常见于年轻患者，且男性多于女性。

Bernthal 博士和他的同事在第 48 章回顾了髋周肿瘤性疾病的评估和共同特征。本章将回顾良性肿瘤患者的治疗方式，为常见的良性肿瘤提供具体的建议。与恶性肿瘤患者相比，良性肿瘤患者一般需要较少的侵袭性 / 根治性治疗。另外，良性肿瘤很少使用辅助化疗或放疗。

评估

患者的评估如第 48 章所述。许多良性疾病具有特征性的影像特征，不需要活检。例如，非骨化性纤维瘤和内生软骨瘤通常仅通过影像检查就能诊断。偶尔，活组织检查是必要的，应该按照第 48 章概述的原则进行。活组织检查的主要特点是要求最少的组织污染，如果诊断为原发性肉瘤需要整块切除，活检通道可以通过保肢手术切除。不幸的是，活检中的错误会对患者的预后产生重大不利影响；在大多数医院，超声引导的芯针活检被用来评估大多数需要活检的病变。

有时，良性肿瘤会以多灶性的方式出现。例如，遗传性多发性骨软骨瘤或 Ollier 病患者会出现广泛病灶的良性肿瘤。这些疾病通常在体检时发现，以提示临床医生多灶性病变的存在。此外，骨盆和股骨的标准 X 线片通常会提醒临床医生可能存在多发病灶。如果怀疑是多发病灶，则应对全身骨骼进行 X 线检查或行全身骨扫描，以获得各部位病灶的原始特征。虽然这些病变是良性的，但往往有恶变的倾向。

大多数髋周良性病变是单一病灶的。一旦确定髋周良性肿瘤的诊断，就会为患者仔细量身定制治疗方案。方案需要考虑局部解剖特点、病变范围、病理学特点及其生物学行为，患者个人期望和需求，并提供可能的手术方案或其他治疗选择。许多良性肿瘤不需要手术，通常只需要观察或选择微创方法。良性疾病很少需要重建技术，这类手术往往会牺牲患肢功能。

治疗方案

可供良性肿瘤患者选择的治疗方法有多种。主要有以下几种：

1. 观察等待
2. 药物治疗
3. 注射 / 经皮治疗
4. 射频消融或冷冻消融
5. 刮除，加或不加辅助治疗
6. 内固定
7. 边缘切除
8. 外科切除

这些治疗技术是根据患者的情况量身定制的。我们将讨论每种选择，并提供这些治疗如何在个别患者中使用的临床例子。常见良性病变的治疗方案也将进行概述。

观察等待

大多数髋周良性肿瘤可通过基本影像学特征进行鉴别和诊断。许多不需要外科治疗。例如，髋关节周围非骨化性纤维瘤、纤维性皮质缺损在被发现时，通常无症状，并不需要特殊治疗。另一种良性肿瘤是内生软骨瘤，这些疾病很少需要手术治疗；然而，这些病例需要进行一系列影像观察，以确保该病灶是稳定的。例如，最初表现为内生软骨瘤的病变转化为低度恶性软骨肉瘤风险较低。患者影像表现提示为内生软骨瘤的患者，建议进行连续影像检查，以确认病变处于稳定状态。经验显示，在观察期间因意外导致病理骨折的发生概率非常低[2]。其他良性病变包括小的骨软骨瘤，因其不会导致力学问题，通常选择继续观察。

药物治疗

许多良性疾病可能不需要干预治疗，但会受益于药物治疗。例如，二膦酸盐可用于治疗纤维性结构不良患者[3]。治疗骨样骨瘤经典的药物包括阿司匹林、非甾体抗炎药或环氧合酶-2抑制剂。患者诊断为良性病变，无论是静止期还是活跃期均可使用药物治疗。因此，药物治疗被用来缓解症状，直到病情“自行消退”。药物治疗可减轻症状，并且不会发生侵入式治疗伴随的风险。

另一种药物治疗选择是使用地舒单抗治疗骨巨细胞瘤患者[4]。地舒单抗已被证明能有效地诱导骨巨细胞瘤患者的硬化反应和休眠；因此，它对不适合手术的肿瘤患者很有帮助。然而，目前的证据表明，成功地经非手术治疗骨巨细胞瘤需要长期的治疗，而术前的地舒单抗可能会增加局部复发的风险。由于这些原因，地舒单抗很少用于治疗髋部的骨巨细胞瘤（也存在合理的手术选择）。地舒单抗主要治疗年龄较大和不能手术的患者。

注射疗法

各种良性疾病都可以用经皮注射疗法来治疗。例如，孤立性骨囊肿被认为对多种注射技术有效果[5,6]。通常使用甲泼尼龙注射；临床随机对照研究表明甲泼尼龙注射优于骨髓抽吸术[7]。

注射治疗通常是在CT或X线引导下进行的。这类治疗为个体提供低风险方案，但常需要多次治疗。技术因素在于，包括使用造影剂注射治疗在内，需要确保静脉注射并未进入骨质，同时患者需要一段时间的非负重活动以待治疗显效和病灶愈合。因此，注射治疗在儿童中使用较成人普遍。

选择性栓塞可以归类为注射疗法。栓塞可以作为治疗髋部和骨盆周围良性病变的辅助手段。例如，有数据支持在外科无法治疗区域应用栓塞法治疗骨巨细胞瘤[8]。

多西环素泡沫注射液是最近发展起来的一种治疗动脉瘤样骨囊肿的方法[9]。在选择患者进行这种治疗时，医生应该仔细考虑两点。首先，动脉瘤样骨囊肿可能是原发性的，也可能继发于其他侵袭性良性肿瘤（如巨细胞瘤或软骨母细胞瘤）。注射多西环素泡沫剂仅适用于原发性动脉瘤样骨囊肿。对于继发性动脉瘤样骨囊肿患者，应针对原发病灶进行治疗。此外，在有病理性骨折风险的负重骨骼中，泡沫注射疗法是相对禁忌的。

射频消融/冷冻消融

良性肿瘤可通过温度调控技术进行消融（热通过射频消融或冷通过冷冻消融）[10]。骨样骨瘤就是消融技术治疗的典型。以前骨样骨瘤是通过开放手术切除病灶来治疗的。经验表明，通过经皮射频消融术消融病灶为患者提供了极好的即时疼痛缓解[11,12]。经皮消融术通常在CT引导下使用微创方法进行。将一枚导针放置于骨骼目标区域，将管状钻桥接皮质并引导消融针（图49.1）。该手术安全，耐受性好；通常在门诊基础上在镇静或轻度全身麻醉下进行。需要仔细保护，以尽可能减少周围皮肤坏死。

经皮消融后的复发率可能接近15%，主要是初次治疗时消融管道未能放置在最佳位置，然而这些复发病例可以再次进行消融治疗。需要注意的是，病变靠近髋关节时，治疗后可能会导致关节腔内一过性出血，通常仅导致患者有暂时不适感。

刮除

良性骨病变的刮除通常与刮除腔的移植相结合，在减轻疼痛症状方面有很好的疗效[13]。刮除是良性骨肿瘤最常见的手术治疗方法。常用于治疗导致明显症状的活跃型肿瘤，如骨巨细胞瘤、软骨母细胞瘤或嗜酸性肉芽肿。刮除术的手术入路取决于病变的解剖位置。通常选择最直接到达病灶的入路，这样可尽可能避免损伤周围组织。股骨转子间病灶通常选择外侧直切口，髋关节外科脱位主要用于治疗近关节面的疾病。

刮除术常需要大范围显露病灶，以便能良好观察并到达病灶。周围软组织应予隔离，尽可能减少污染和肿瘤种植播散（图49.2）。或者，也可以应用侵入性较小的技术，在透视引导下进行刮除，之后通过关节镜对残腔进行评估，查看是否有残留的肿瘤（图49.3）。

可以使用多种移植物来填补刮除缺损；选择的移植物通常根据外科医生的偏好和患者的意愿而有所不

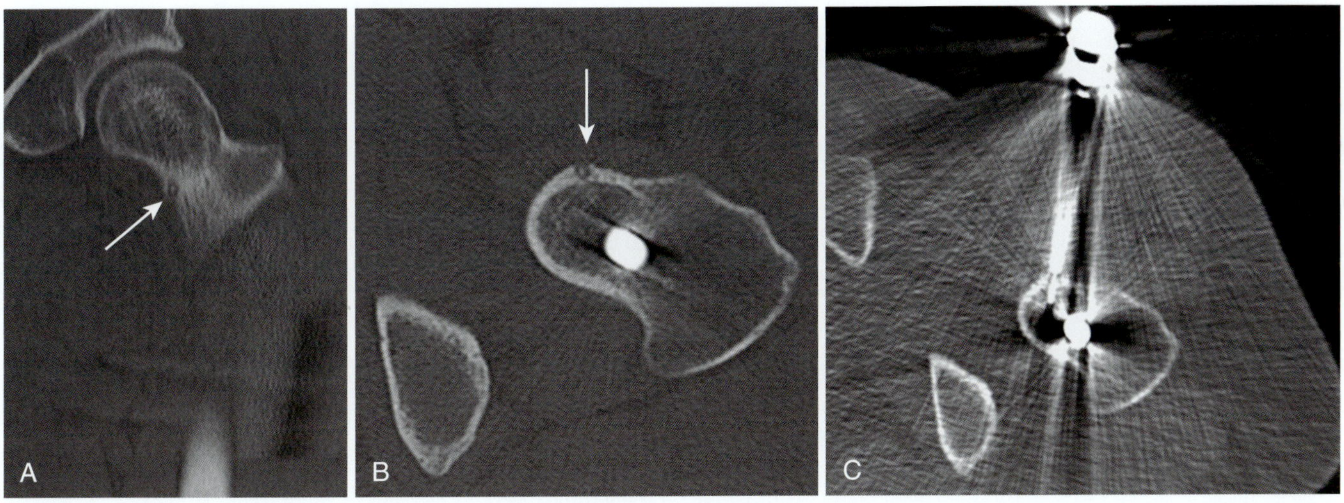

• **图 49.1** 股骨颈骨样骨瘤的射频消融治疗。患者因推定为应力性骨折而错误地接受了滑动髋螺钉的治疗。（A）冠状位 CT 和（B）横断面 CT 显示特征性病灶。（C）射频消融可立即缓解疼痛

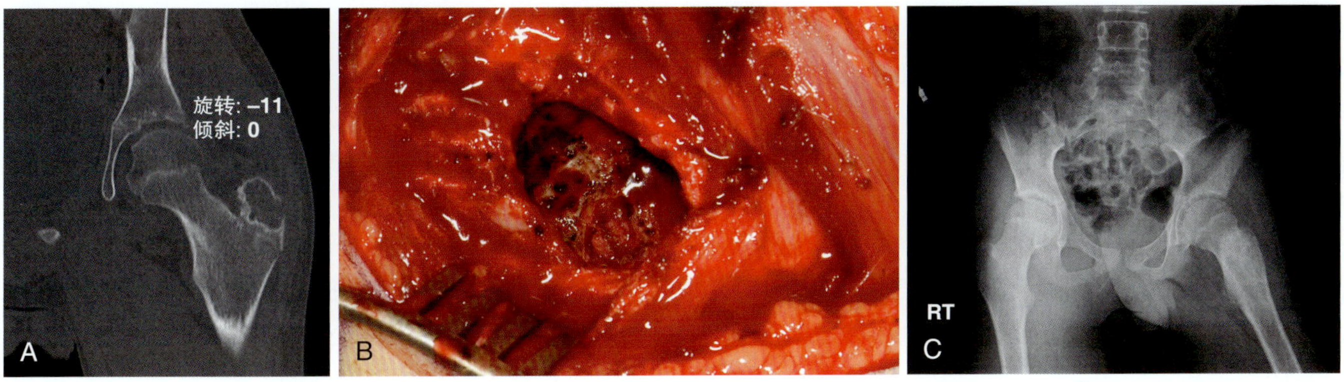

• **图 49.2** 大转子处成软骨母细胞瘤的开放刮除术。（A）冠状位 CT 显示有病变。（B）对病变进行广泛的刮除手术。（C）显示同种异体移植物融合的 X 线片

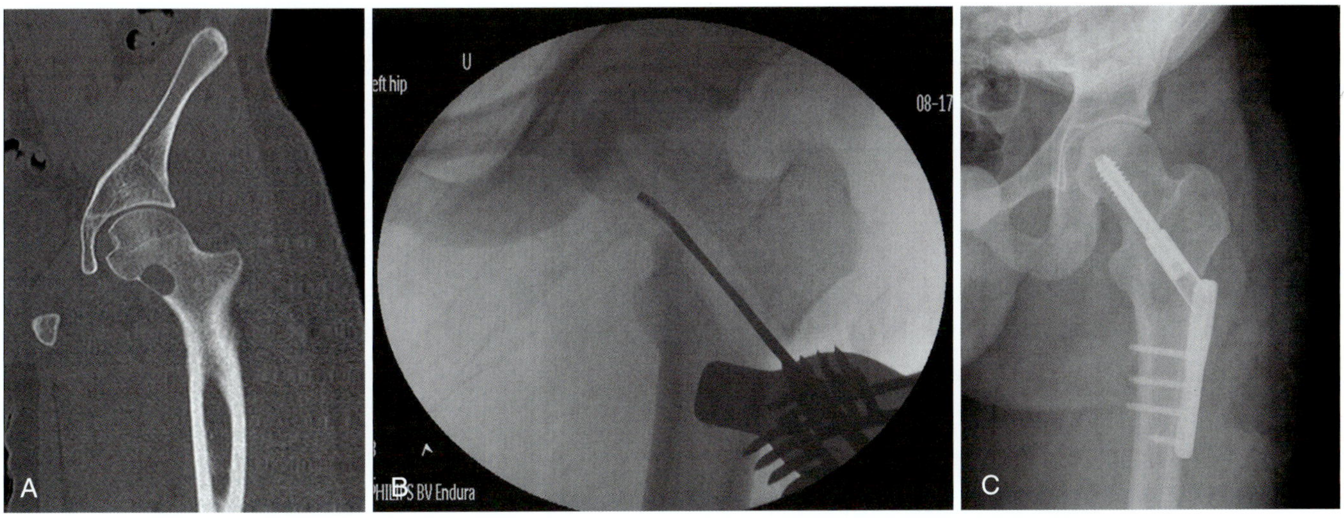

• **图 49.3** 透视引导下髋部囊性纤维性结构不良行刮除植骨内固定术。（A）术前 CT 图像。（B）透视引导下的刮除。（C）术后 X 线片

同[14]。自体移植物显然是金标准；然而，它的供应是有限的。此外，如果使用自体骨移植治疗良性骨肿瘤，外科医生应小心地将植骨的器械和手术区域与病变本身的植骨分开，以最大限度地降低良性肿瘤从一个区域移植到另一个区域的风险。

除了自体移植，同种异体松质骨、皮质松质骨，以及硫酸钙和其他骨移植替代物，也成功地应用在这些病变区域的治疗上[6,15,16]（图 49.4）。尽管重组骨形态发生蛋白（bone morphogenetic protein，BMP）具有潜在的吸引力，但其在良性骨病变治疗中的作用尚未确定。因为 BMP 作为一种转录因子，可激活残存的肿瘤细胞，它在良性骨肿瘤的治疗上有相对使用禁忌。

甲基丙烯酸甲酯骨水泥也可以用来填充刮除后的空隙，并提供即时的结构稳定性。骨水泥是治疗骨巨细胞瘤最常用的方法。尽管在文献中看到了相悖的结果，但骨水泥似乎能减少肿瘤复发的可能性。但目前尚不清楚这是由于化学或热消融可在微观上清除残余肿瘤细胞，还是仅仅因为放置骨水泥（其直接稳定性）时刮除更彻底[17-20]。

刮除可分为 3 个主要类别。单纯刮除就是从病灶内机械去除肿瘤，这最大限度地减少该部位健康骨和其他结构损伤的方法，但会造成微小肿瘤残留的风险；简单刮除可使用器械增强刮除术，最常见的简单刮除是使用高速磨钻刮除髋臼壁的空腔，这允许明显的“边缘”延伸肿瘤的切除；更积极的刮除术可以通过化学和（或）热助剂的使用来完成，这将在随后讨论。在具有侵袭性良性疾病（如骨巨细胞瘤、软骨母细胞瘤）的治疗中，更积极的辅助治疗可提高治愈 / 病灶清除的可能性。

辅助治疗

化学试剂和热佐剂可提高刮除的效果。它们通过化学或热消融方法消除肿瘤腔边缘，以根除微小的残留肿瘤细胞，以减少病变复发的可能。

化学刮除可以由多种化学助剂实现，它们因风险和效益不同而存在差异。最简单的化学佐剂是蒸馏水，它可以使周围细胞渗透裂解。这是一种非常安全的治疗方法，对周围健康组织的影响最小。然而蒸馏水与其他方法相比具有局限性。同样，可以将 50% 稀释的过氧化氢或纯浓度的过氧化氢直接注入到空腔中。与蒸馏水相比，过氧化氢被认为具有相对更高的疗效，但对周围组织的损害略有增加[21]。过氧化氢溶液可用于试图保留自身关节的关节部位病变。乙醇以类似的方式也能发挥作用，但使用电刀时会有起火危险[22]。

苯酚是最常见的化学佐剂，用于侵袭性良性骨肿瘤的治疗。苯酚对周围组织造成腐蚀性灼伤，试图消融残留的肿瘤细胞[23]。它也会灼伤正常细胞。关于苯酚作为一种辅助治疗良性骨肿瘤的疗效的报道相互矛盾[18,24,25]。一旦使用苯酚，随后就用酒精溶液中和。苯酚需要特殊处理，妊娠护士应离开手术室。此外，用来中和苯酚的酒精是易燃的。因此，如果应用这里描述的电 / 热消融技术，它们很可能应该在滴注苯酚和随后的酒精处理之前进行，以最大限度地减少由酒精溶液引起的火灾风险。

热佐剂延长了刮除术治疗良性骨病的疗效。热佐剂可分为提供热量的助剂和提供冷却作为热消融的助

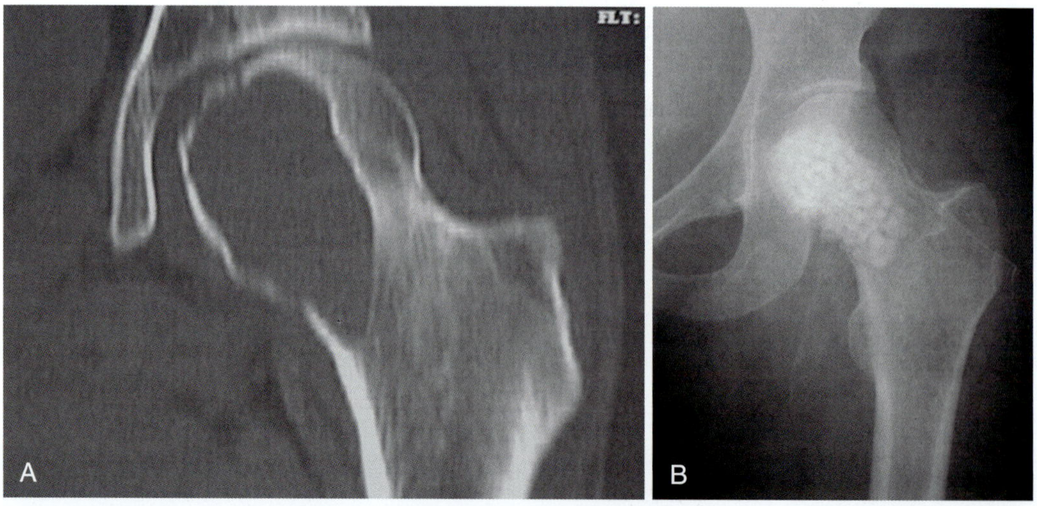

• **图 49.4** 用于治疗良性骨囊肿的硫酸钙球。（A）术前 CT。（B）术后 X 线片

剂。典型的热佐剂疗法是冷冻疗法。这是 Marcove 博士在 20 世纪 60 年代和 70 年代首创的治疗良性骨肿瘤的方法。冷冻疗法包括将液氮直接注入肿瘤腔内（通过直接浇注技术或喷雾技术）。市面上可以买到的冷冻探头可以在器械末端提供点状冷冻治疗[26]。

冷冻疗法治疗侵袭性良性骨肿瘤（如骨巨细胞瘤）有很好的疗效[27]。然而，冷冻治疗存在并发症的真实风险；使用冷冻治疗会出现皮肤坏死、随后的病理性骨折，甚至术中氮气栓塞。最后一个并发症在极少数情况下可能是致命的。临床医生在使用该辅助治疗方法治疗个体患者时，应仔细权衡风险和收益。冷冻治疗在侵袭性良性疾病局部控制治疗方面是一种优良方式。

腔内热灼可用于辅助治疗良性骨肿瘤。使用氩气刀对肿瘤腔进行热灼（图 49.5）。这台仪器可以直接控制被凝结的表面。与化学辅助剂和最常用的冷冻治疗方法不同，氩气刀可能会在关键结构（如骺板及邻近关节和周围）更容易控制。如前所述，如果氩气刀与苯酚或酒精等易燃化学佐剂联合使用，建议首先使用它，以将术中起火的风险降至最低。该技术在治疗骨巨细胞瘤和动脉瘤性骨囊肿中取得了良好的初步效果[28,29]。

这些辅助剂通常只由经验丰富的外科医生使用，他们通过自己的应用来开发和完善这项技术。在侵袭性良性骨肿瘤治疗中使用特定的化学或热佐剂的决定很大程度上受到外科医生的偏好和机构实践模式的影响。

内固定

多种良性骨肿瘤可能进展到出现病理性骨折或疼痛，这是由于骨的相对机械功能不全引起的，但不需要对病变进行切除治疗。典型的例子是纤维性结构不良，通常会影响到骨的长节段。仅通过植骨手术是难

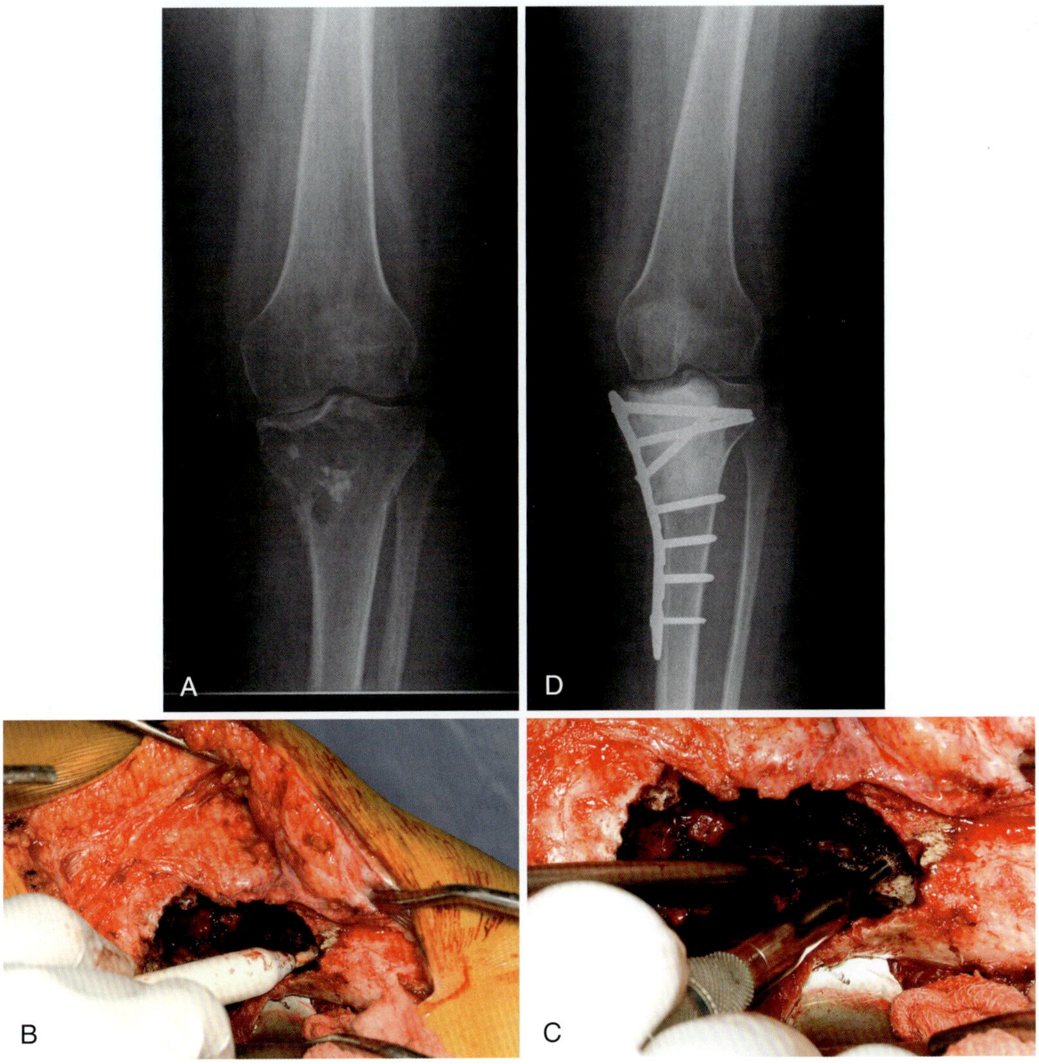

• **图 49.5**　使用氩离子凝固器和高速钻头治疗复发性骨巨细胞瘤（此例位于胫骨近端）。（A）术前 X 线片。（B）使用氩气束凝固器。（C）使用高速磨刀作为肿瘤切除的热辅助和机械辅助。（D）缺损内固定和骨水泥黏接后的 X 线片

以治疗的。对二膦酸盐无效的纤维性结构不良的最佳治疗方法是内固定，通常使用髓内装置来保持骨的机械力线[30]。此外，通常在刮除手术后使用补充固定以增强机械稳定性，减少手术过程中发生病理性骨折的风险。

如果纤维性结构不良影响到整个或很大一部分骨，则需要髓内固定。对于范围更明确和有限的骨肿瘤进行内固定，应该注意尽量减少对骨的其他区域的污染。例如，对髋关节周围的巨细胞瘤进行刮除后的内固定，最好使用钢板和螺钉，或者使用短的髓内装置。使用长髓内装置将是相对禁忌证，因为它可以将残留的细胞转移到整个骨骼，可能导致巨细胞瘤在股骨多发。

边缘切除

如切除治疗良性肿瘤遇到了困难，则应选择最佳的手术边缘切除。例如，髋关节周围的骨软骨瘤，由于其对其他结构的冲击而导致机械症状，其最佳治疗方法是通过其基底部截骨切除病灶本身的边缘。这种性质的边缘切除不需要大幅度牺牲周围正常组织。相反，肿瘤本身的平面边缘应完全切除，这是良性肿瘤恰当的治疗方法，完整切除治疗有较低的复发倾向。另一个例子是治疗髋部的深层肌肉内脂肪瘤或腱鞘巨细胞瘤。对于这些良性病变进行边缘切除通常是合适的；然而，良性的肿瘤治疗并不说明要牺牲正常组织。

外科切除

极少数侵袭性很强的良性肿瘤可能需要以类似于恶性病变的方式进行真正的切除。例如侵袭性极强的骨巨细胞瘤，特别是在残留少量骨块、病理性骨折和（或）复发的情况下。这种会丧失功能的激进的治疗方式是不得已的。切除技术由 Rose 博士在第 50 章中讨论。

具体的治疗建议

前面描述的治疗方案单独或联合用于治疗髋部良性肿瘤。以下是针对常见骨肿瘤的具体治疗建议。

纤维性结构不良

髋关节周围纤维性结构不良治疗的关键是对骨折风险的临床评估。纤维性结构不良通常出现在股骨颈，伴有即将发生的，甚至是不完全的或已出现的病理性骨折（图 49.6A）。当症状出现，几乎都是采用手术治疗以减少股骨颈骨折的风险。纤维性结构不良也可能出现在股骨干。在这种情况下，骨折风险可能不会那么高，尽管病变可能仍有症状。常用 Mirel 标准来评估骨折的整体风险[31]。有明显和即时负重疼痛的患者被认为有更高的骨折风险。

若骨折风险不高，纤维性结构不良患者通常会接受二膦酸盐治疗[3]。这种治疗的并发症发生率非常低，且有效率高。被判断为有较大骨折风险的患者会接受内固定治疗。如果出现任何临床畸形，需要维持或重建股骨机械轴[30]。股骨颈孤立的病变可用一侧钢板和螺钉治疗，病变若延伸到骨干，通常用髓内针处理。

通常习惯在纤维性结构不良患者手术时行病灶刮除和植骨。这可以从病理上证实本病；然而，通常应该意识到植骨应与纤维性结构不良旁边的附属区域愈合在一起[30]。因此，在这种情况下，外科医生应该对

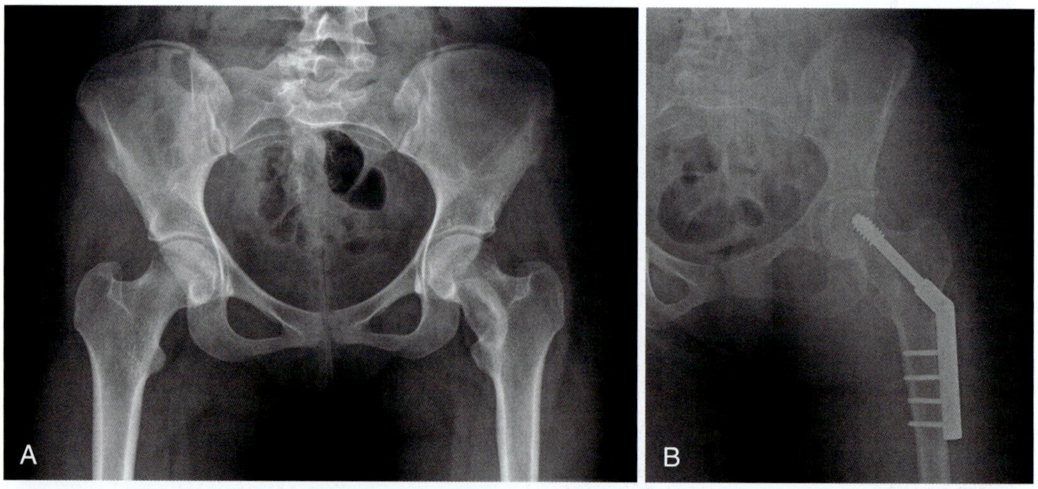

• **图 49.6** 股骨颈纤维性结构不良。(A) 一名 18 岁女子股骨颈出现应力性骨折。(B) 患者经钢板螺钉固定后症状立即缓解。请注意，螺钉放置在剩余骨骼的中心，而不是股骨颈的中心

内固定进行设计以保持病变区治疗后的稳定。

骨巨细胞瘤

髋部骨巨细胞瘤最常发生在股骨近端、骨骺周围或转子周围。在可能的情况下，治疗方法应该是病灶内保留髋关节。广泛切除可用于其他部位（如腓骨头部），或具有广泛软组织延伸、复发和（或）病理性骨折的肿瘤 [32]。虽然广泛切除复发率较低，但也伴随较高的并发症发生风险并增加了相关的功能障碍。

病灶内同种异体骨填充的复发率为 12%～65%。使用聚甲基丙烯酸甲酯（poly methyl methacrylate，PMMA）可能会降低复发率，尽管探索这一主题的研究结果相互矛盾。对于化学辅助剂，也有相互矛盾的疗效报告 [17-29,33]。几乎所有髋部骨巨细胞瘤病例都增加了辅助内固定，以降低术后骨折的风险。如前所述，对于不适合手术的骨巨细胞瘤患者，可以使用地舒单抗来避免手术。然而，目前的证据表明，终生治疗是必要的。由于这种疗法的真正长期效果尚不清楚，所以这种疗法是为那些非常不适合做手术的患者而保留的。由于巨细胞瘤最常发生在年轻人，这种临床情况很少见。

我们的常规做法是在可能的情况下对股骨近端骨巨细胞瘤患者进行保留关节的手术。这一区域的病变可以如前所述通过扩大刮除，再加上机械、化学和（或）热佐剂的组合来治疗。由此产生的空腔由外科医生自行决定是用移植骨填满还是用甲基丙烯酸甲酯。PMMA 具有立竿见影的稳定性，易于检测复发，并具有潜在的肿瘤溶解作用（图 49.7）。

对于复发的肿瘤，因广泛的病变伴有明显的骨外肿块，以及移位的病理性骨折，保留关节可能是不切实际的。在这些情况下，关节置换术是首选。在这种情况下，外科医生会慎重地决定是进行半髋关节置换术还是全髋关节置换术。将手术扩大到髋臼假体的部位，侵及了防止肿瘤向骨盆扩散的天然解剖屏障，并有可能使患者面临该区域肿瘤复发的风险。骨巨细胞瘤可以转移到肺部，所以可以通过进行胸部影像检查来确认。

内生软骨瘤

内生软骨瘤通常见于股骨近端。它们通常是偶然发现的，不需要特殊治疗。然而，临床医生必须时刻警惕其侵袭性甚至恶性潜能。侵袭性病变（通常定义为长度＞5 cm 或充满髓内腔的病变）通常是通过“等待式观望”观察到的。获得系列 X 线片以确保病变的稳定性。在少数情况下，内生软骨瘤被认为是有症状的，手术治疗包括仔细的刮除病灶和行内固定治疗。

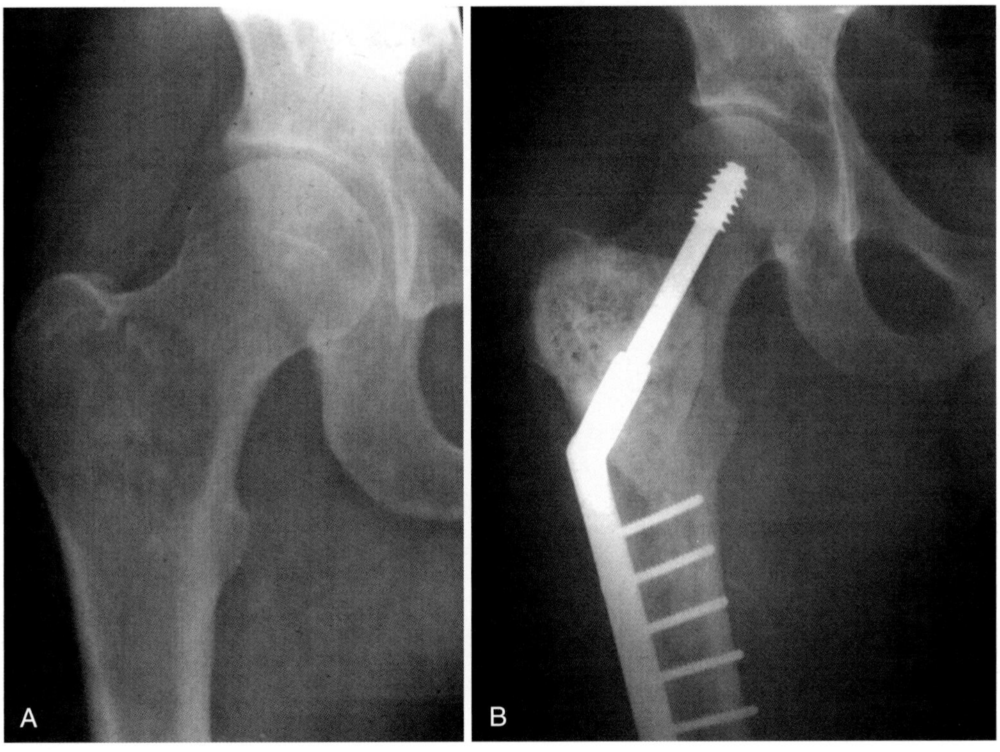

• **图 49.7**　转子骨巨细胞瘤。（A）X 线片。（B）刮除、骨水泥填充和内固定后疼痛缓解

骨软骨瘤

骨软骨瘤通常会因为撞击肌腱或内部结构引起髋关节周围的机械性症状（图 49.8）。当它们出现时，治疗上可以通过单纯切除基底部的病灶来进行。这种治疗方法的疾病复发率是可以忽略不计的。临床医生必须考虑到，当肿瘤从基底部截除后可能导致的应力集中。如果切除过程中造成较大的皮质缺损，患者通常会有活动限制，有时还可进行预防性固定（例如髋动力螺钉）。

骨样骨瘤

骨样骨瘤可能是年轻人髋部疼痛的少见原因。尤其是偏心性病变，除 CT 外很难观察到（图 49.1）。骨样骨瘤的一线治疗方法是经皮射频或冷冻消融[11,12]。根据外科医生的喜好和机构的实践模式选择一种方式。在消融后的几周内，骨折的风险可能会略有增加；建议患者在这段时间内限制活动。然而，在这种情况下，通常不需要提供任何辅助或内固定。

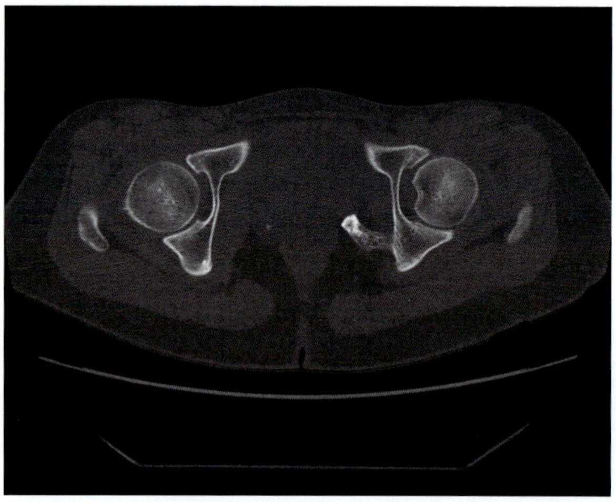

• 图 49.8 髋臼周围骨软骨瘤表现为性交困难。对肿瘤进行了简单切除

软骨母细胞瘤

软骨母细胞瘤发生在骨骼的骨骺或骨突区域。软骨母细胞瘤的治疗方式与骨巨细胞瘤相似，可进行保留关节的病灶内手术（图 49.2）。复发率高达 32%，股骨近端病变复发的风险似乎很高[34,35]。像骨巨细胞瘤一样，软骨母细胞瘤偶尔会转移到肺部，需进行定期胸部影像学检查。

目前的争议和未来的展望

髋部的大多数良性病变不需要治疗，或者可进行很彻底的治疗以最大限度降低患者的复发率。第 48 章中已列出相关评价用于诊断和排除恶性肿瘤。可以采用多种技术来治疗髋部良性病变，根据患者的目前病史和个体的需要进行决定髋关节周围良性病变的初始治疗方案。

髋部良性病变的初始治疗总是保守的，以试图使患者的功能和结果最优化（非手术或采用较小的外科手术）。特定的侵袭性病变有复发的风险；然而，良性特征的病变往往采用保守方法，保守方法治疗低侵袭性肿瘤也有很高的成功率。对于那些更具侵袭性的病变，最佳的治疗方案需要进一步研究。在较有限的手术治疗失败的患者中，可以实施第 50 章所述的治疗恶性肿瘤的积极切除方案，以治疗复发的良性疾病。例如，骨巨细胞瘤最初的治疗通常是尝试刮除，并使用辅助剂，以保留天然髋关节并最大限度地发挥患者的功能。如果疾病复发后不能保全肢体，第 51 章所述的切除和重建技术能够维持患者的功能。

（参考文献参见书末二维码）

第 50 章

原发性恶性骨肿瘤

PETER S. ROSE

（赵星宇 译 刘建国 审校）

关键点

- 髋部原发性恶性肿瘤很少见。
- 早期发现是确保疗效的关键。
- 根据病理组织学特点，可能需要化疗或放疗，长期保肢技术适用于大多数患者。

引言

原发性恶性病变时常出现在髋部。及时识别这些患者是至关重要的，此时往往存在治疗窗。根据组织学的不同，决定病灶在切除后联合或不联合辅助治疗。除极少数例外，所有疾病都需要广泛手术切除才能长期存活。在 85%～90% 的病例中，保肢手术是可能的，现代技术也使假肢更耐用。本章将讨论髋部原发性骨和软组织肿瘤的治疗方法。

流行病学

虽然恶性肿瘤可以出现在任何年龄段，但经典的模式已经被观察并记录到。骨肉瘤是最常见的骨恶性肿瘤，具有最好的流行病学特征。在美国，每年大约新增有 500 例病例。虽然视网膜母细胞瘤基因突变（遗传性视网膜母细胞瘤）或 *p53* 基因突变（Li-Fraumeni 综合征）可以导致骨肉瘤，但大多数病例是零星发生的[1]。

在过往 100 多年中，有超过 2000 例骨肉瘤患者接受了治疗，显示了该病的发生率较高（图 50.1）。其中男性占大多数，大部分患者年龄在 20～30 岁。髋部（包括股骨近端和骨盆）是仅次于膝部的第二大好发部位。骨肉瘤在不同部位的分布与骨生长水平基本一致。

其他恶性肿瘤也有类似的分布。软骨肉瘤和尤因肉瘤是髋部发病率仅次于骨肉瘤的原发恶性骨肿瘤。软骨肉瘤发病年龄大于骨肉瘤，好发于骨盆和股骨近端。尤因肉瘤的发病年龄分布与骨肉瘤相似，但是肿瘤好发于髋部和骨盆。腹部软组织肿瘤多见于中老年患者，大腿和臀部是最常见的发病部位。虽然较少真正侵犯骨质，但这些肿瘤可能包绕坐骨神经或股动脉，通常直接与骨骼相连。

总则

分期和活检

出现髋关节原发性恶性肿瘤的患者需要准确诊断和分期以便进行适当的治疗。分期包括确定疾病的局部和系统范围。局部影像学检查从病灶部位平片开始（即使是软组织肉瘤患者）。患有骨肿瘤的患者应该接受整个股骨和骨盆的影像学检查，以确定任何不连续的病变部位（跳跃性病变）。MRI 用于确定骨髓受累和软组织肿块或扩展的特征。部分肿瘤可能需要 CT 血管造影来确定血管侵犯或包绕。

通过胸部 CT 和骨显像（骨肿瘤）来评估疾病的全身范围，以完成肿瘤分期。虽然腹部和骨盆的 CT 不是用于恶性肿瘤分期的常规检查，但我们在任何原发性肿瘤累及骨盆或延伸至腹股沟韧带以上的患者中使用这种方法，以检测仅通过胸部和肿瘤部位的成像可能遗漏的任何区域转移。正电子发射体层成像（positron emission tomography，PET）在原发肿瘤分期评估中的作用目前正在发展。目前，氟脱氧葡萄糖（Fluorodeoxyglucose，FDG）-PET 在发现早期肺转移方面不如胸部 CT 敏感，但在发现肺外转移方面可能更敏感。由于 PET 的敏感性受肿瘤固有代谢活性的影响，对于高级别肿瘤（如尤因肉瘤）是一种很好的成像手段，但对于代谢活性较低的低级别肿瘤（如低级别软骨肉瘤）则不太可靠。某些组织学（例如黏液样脂肪肉瘤）可能有特定的附加分期方案[2]。

虽然许多病变在影像学检查上有特征性的表现，但在治疗恶性疾病之前，通常需要活检以确定诊断。我们通常使用影像引导（X 线片、CT 或超声[US]）芯针活检作为肿瘤首选的有创取样方法。诊断的准确性取决于病理学家的经验[3]。切开活检被当作穿刺活检失败的预备方案。无论是切开还是经皮穿刺，应仔细设计定位病变组织，使活检针道和任何污染的组织在最后被一并切除。计划不周的活检可能会严重影响最终患者的结果[4]。在开放活检的情况下，从来不使用横向切口，而且要注意分开特定肌肉，而不是通过经典入路以最大限度地减少活检部位污染的区域。图50.2显示了传统的保肢切口，强烈建议肿瘤外科医生规划活检路径。不幸的是，活检放置和执行中的主要错误仍然存在[4]。

辅助疗法

辅助化疗和（或）放疗是高度恶性原发性骨肿瘤的标准治疗方案。化疗使局部尤因肉瘤和骨肉瘤患者的存活率从大约10%提高到接近70%或更高。此外，即使在接受积极手术和化疗的有限转移性疾病的患者中，也可以看到长期无病生存。基本上所有标准的方案都是术前进行2～4个周期的化疗，手术在化疗后稍延迟进行，术后进行多周期的化疗[1,5]。

化疗的关键在于疾病初次诊断的准确性。通过切除的肿瘤组织的坏死情况对化疗效果进行评估，可以进行生存期预测。即便如此，一项研究对两种方法直接对比后发现，术后结合等量周期的化疗与术后不化疗产生了同样的临床结果[6]。

放射治疗可用于尤因肉瘤的治疗，也常用于治疗软组织肉瘤。尤因肉瘤在手术不可能或不可行的情况下，可以用高剂量放疗代替手术进行局部控制。虽然没有前瞻性随机研究比较手术和放疗在尤因肉瘤局部控制中的作用，但现有数据似乎表明，手术或手术联合放疗可能优于单独放疗[7,8]。此外，股骨尤因肉瘤放疗后会出现显著的长期并发症[9]。在目前的实践中，几乎所有的股骨尤因肉瘤患者都采用手术治疗。在边缘切除的情况下（例如，沿着主要神经血管结构）或在化疗反应差的情况下增加放疗。盆腔尤因肉瘤的局部控制仍然是个体化的，考虑到手术治疗的发病率，一些患者接受了结果更为明确的放疗。

随着放疗的使用，软组织肿瘤的局部控制得到了改善。一项前瞻性随机研究观察了放疗在软组织肉瘤术前或术后的应用情况。结果发现术前治疗可导致较高的伤口并发症发生率，但可使较小体积的组织获得较低剂量的放射治疗[10]。尽管术前放疗常出现早期的伤口并发症，但是远期水肿和纤维化的概率较小，因此肢体功能表现更好[11]。术前还是术后放疗往往视术者的习惯和患者的具体情况而定。

研究显示化疗在软组织肿瘤中的应用是被肯定的。多个研究分析（多数为回顾性）得出了一些矛盾的结果，一项高质量的meta分析显示，对于高度恶性软组织肿瘤患者，化疗生存优势不太大[12]。对单纯软组织肉瘤化疗的研究很少。大多数研究中包含了许多具有不同组织学类型的患者，其治疗方案不同就像对骨恶性肿瘤化疗的结果很难用来解释骨肉瘤、软骨肉瘤和尤因肉瘤患者的情况一样。同样，对软组织肉瘤化疗的研究结果也是有差异的、复杂的。因此，临床研究中辅助化疗最好在有经验的恶性肿瘤科医生建议和指导下进行，直到有更多研究资料可供参考[13]。

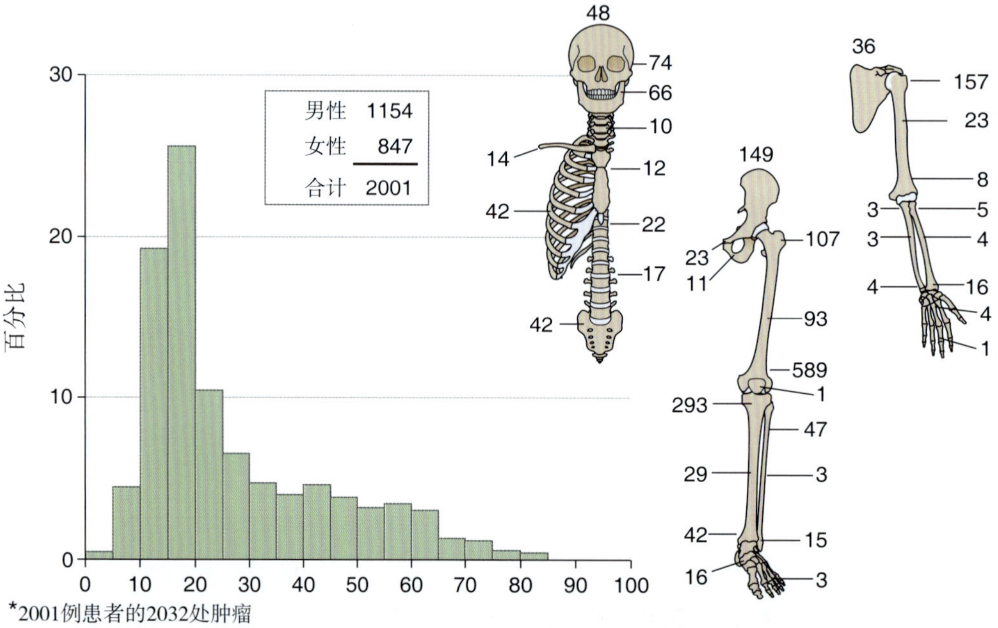

• **图 50.1** 2001年骨肉瘤患者的年龄、性别和骨骼分布

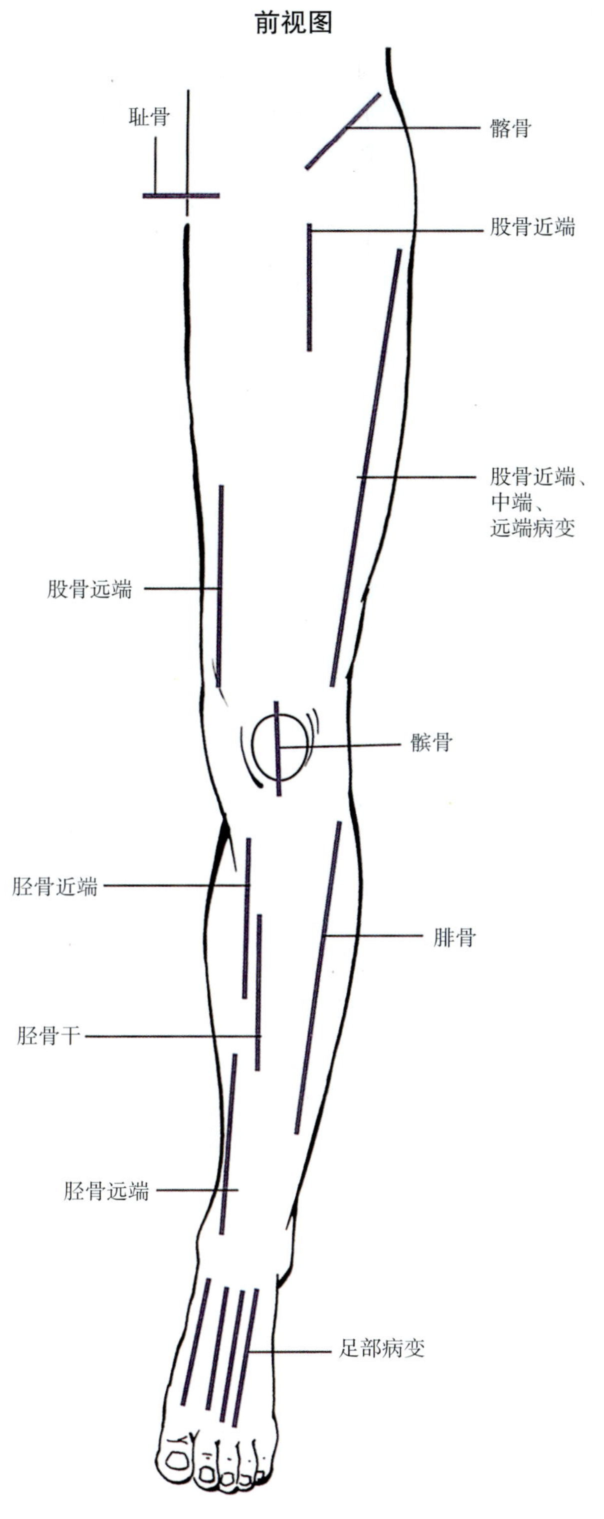

• **图 50.2** 用于髋部可疑肿瘤的切开或针吸活组织检查的经典切口

软组织肿瘤在骨膜下边缘切除并接受放疗的患者中继发股骨骨折的风险很高，可进行预防性内固定[14]。通常不会在肿瘤切除时这样做，这是因为伤口愈合并发症和潜在感染的比率很高，从而避免增加本已复杂的手术难度。患者被允许行预防性内固定前，应评估初次手术后患者骨膜边缘的最终恢复状况，并确定切口或皮瓣修复已完成。

截肢手术仍然是目前肿瘤治疗的方法之一。如果不能获得适当的肿瘤学切缘，或者如果切除后的功能不如截肢效果好，则应强烈考虑截肢手术。在病理性骨折或计划不周的活检后也可以考虑截肢。

治疗原则

与一般骨科患者相比，髋部肿瘤患者术后出现并发症的风险更高。术前化疗会导致营养不良和免疫抑制。患者使用含有多柔比星（阿霉素）的化疗方案（通常用于肉瘤的化疗）存在心肌病和心律失常的风险。长期的医疗行为也增加了耐药菌增殖的风险。

对于正在接受化疗的患者，在计划切除之前及时向患者和他 / 她的内科 / 儿科肿瘤学家了解化疗状况，以便进行术前评估是非常重要的。一个重要原则是，患者在接受大手术前不能出现中性粒细胞减少症。在高度恶性骨肉瘤的治疗中，化疗恢复时间延迟超过 21 天的患者的生存率较低（图 50.3）[15]。术前立即与内科 / 儿科肿瘤学家商议关于术后化疗的事宜。

血栓性疾病在肿瘤切除患者中比转移性疾病或标准关节置换术更常见[16]。软组织肉瘤患者可能因血管压迫而出现静脉血栓。手术部位感染的发生率约为 10%[17]。放疗的应用进一步增加了这一风险，特别是在放置人工假体的情况下[18]。这些常见并发症显示了肿瘤患者治疗的复杂性。

手术入路

评估髋关节周围原发性恶性肿瘤切除手术的关键是保肢的适应证。保肢手术的两个核心原则是：①肿瘤预后应与截肢相同；②功能应等于或优于截肢。仔细观察肿瘤累及髋臼、髂外 / 股血管和坐骨神经，这些地方通常是髋关节原发肿瘤的关键部位。

手术切除髋臼、股神经 / 股血管 / 髂外血管或坐骨神经均可获得良好的功能效果。然而，如果这些结构中有 2～3 个需要切除，患者的功能会显著下降，同时并发症的发生率增高。切除坐骨神经、髋臼和股神经 / 血管意味着巨大的肿瘤且具有较高并发症可能，此时，截肢通常会取得更好的效果。当这 2～3 个部位受到侵犯，治疗将因人而定。但对于此类患者，应更多考虑截肢治疗以获得更好的最终功能和肿瘤学结果。如果采取截肢手术，术前患者应与康复科医生进行谈话。

当适合保肢时，原发肿瘤的位置和范围决定了最

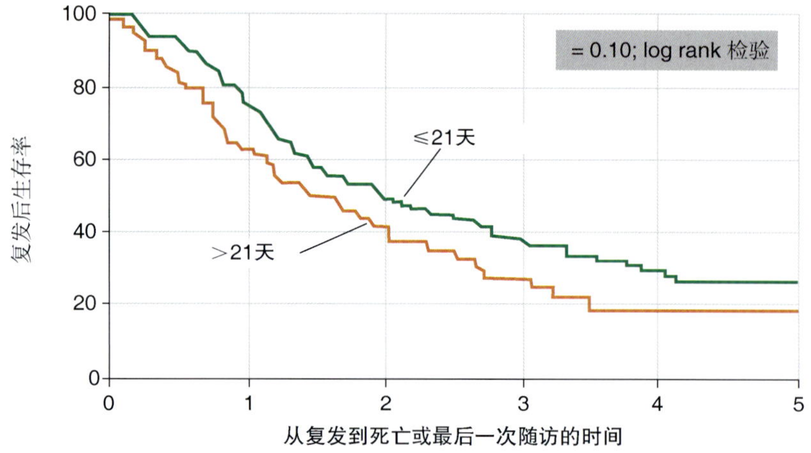

复发后生存率	仍处于危险的数量（百分数）				
	第1年	第2年	第3年	第4年	第5年
≤21天(*n* = 157)	103 (65.6)	59 (37.6)	34 (21.7)	20 (2.7)	12 (7.6)
>21天 (*n* = 62)	34 (54.8)	19 (30.6)	10 (61.1)	34 (9.1)	3 (4.8)
	95% 置信区间				
≤21天 (*n* = 157)	68.0 ~ 82.3	41.3 ~ 58.3	29.4 ~ 47.0	21.8 ~ 39.8	18.6 ~ 36.9
>21天 (*n* = 62)	51.3 ~ 76.8	30.2 ~ 57.2	17.1 ~ 43.6	9.3 ~ 35.4	9.3 ~ 35.4

• **图 50.3** Kaplan-Meier 曲线根据最终手术后恢复化疗的延迟时间是超过 21 天，还是在 21 天内，比较复发后的生存率（重绘并引自 Imran H，Enders F，Krailo M，et al. Effect of time to resumption of chemotherapy after definitive surgery on prognosis for non-metastatic osteosarcoma. J Bone Joint Surg Am. 2009；91：604-612.）

终的手术入路。我们最常用的髋关节肿瘤手术入路是直接外侧入路，通过这种方法几乎可以显露所有骨和相关软组织结构，如需要，该入路可以扩展至整个股骨。切口可以延长到髂嵴达到骨盆，也可通过“T”形延伸到髂腹股沟入路。活检穿刺点定位不当可能需要改变手术入路，或另取一个单独切口切除与肿瘤相连的活检通道。软组织肉瘤的切除方式是根据所累及的间室个体化进行的。

大的髋部和骨盆周围的肿瘤切除往往导致大量出血，但恶性肿瘤手术禁止使用自体血回收（“细胞回收”）。我们只在围术期预防性使用抗生素，常规使用引流管；这些低吸附引流常常在术后维持 2～3 天以减少积液。一种 12 号法国小儿胸管可以用这种方式连接到胸腔引流装置以保持无菌的负压循环。在引流管靠近假体的情况下，我们在术后第 3 天就拔除引流管。由于术后伤口层次不连续以及伤口范围大，常会导致“无效腔”的存在，我们经常在关闭伤口后就开始使用负压辅助装置进行负压引流。据我们的经验，这种方法可以避免髋关节或半盆切除术后伤口持续渗液 [19]。

肿瘤切除可导致广泛的软组织缺损。同样，放疗也使伤口愈合面临很大困难。应尽量用健康的肌肉和筋膜组织覆盖假体。髋部常可借助局部皮瓣（例如，股薄肌皮瓣）或周围区域皮瓣（垂直腹直肌翻转皮瓣）转移。如需行游离皮瓣覆盖，大腿或深部组织可提供吻合血管。

当血管组织被肿瘤包裹时，需进行血管切除和重建（图 50.4）。然而，这些手术的并发症发生率很高 [20]。肿瘤直接侵犯血管常预示着疾病的转移。

重建选项

软组织肿瘤

重建方案是根据患者的需要进行个性化选择的。许多软组织肿物切除后并不需要重建。那些大面积皮肤切除的病例需要行分层皮片移植术。局部肌肉转移可以覆盖血管或神经组织，如果股四头肌不对称部分切除则应重建其伸直装置。

臀部或大腿后部软组织肉瘤有时需要切除坐骨神经。尽管他们需要支具和物理治疗才能达到最佳功能，但这些患者的最终功能出人意料的好 [21]。

如果肿瘤到达的部位没有侵犯到骨头，可以沿骨膜边缘行肿瘤切除术。我们的做法是术前放疗和术中沿骨膜边缘行肿瘤切除，然后术中大剂量放疗。另一种选择是在术后增加这个区域的放射剂量，但术后患者存在不完全骨折风险并且可能骨折不易愈合 [14]。然后，我们在术后 8～12 周进行预防性髓内固定。延迟固定的好处是可以早期行 MRI 检查以了解术后病情

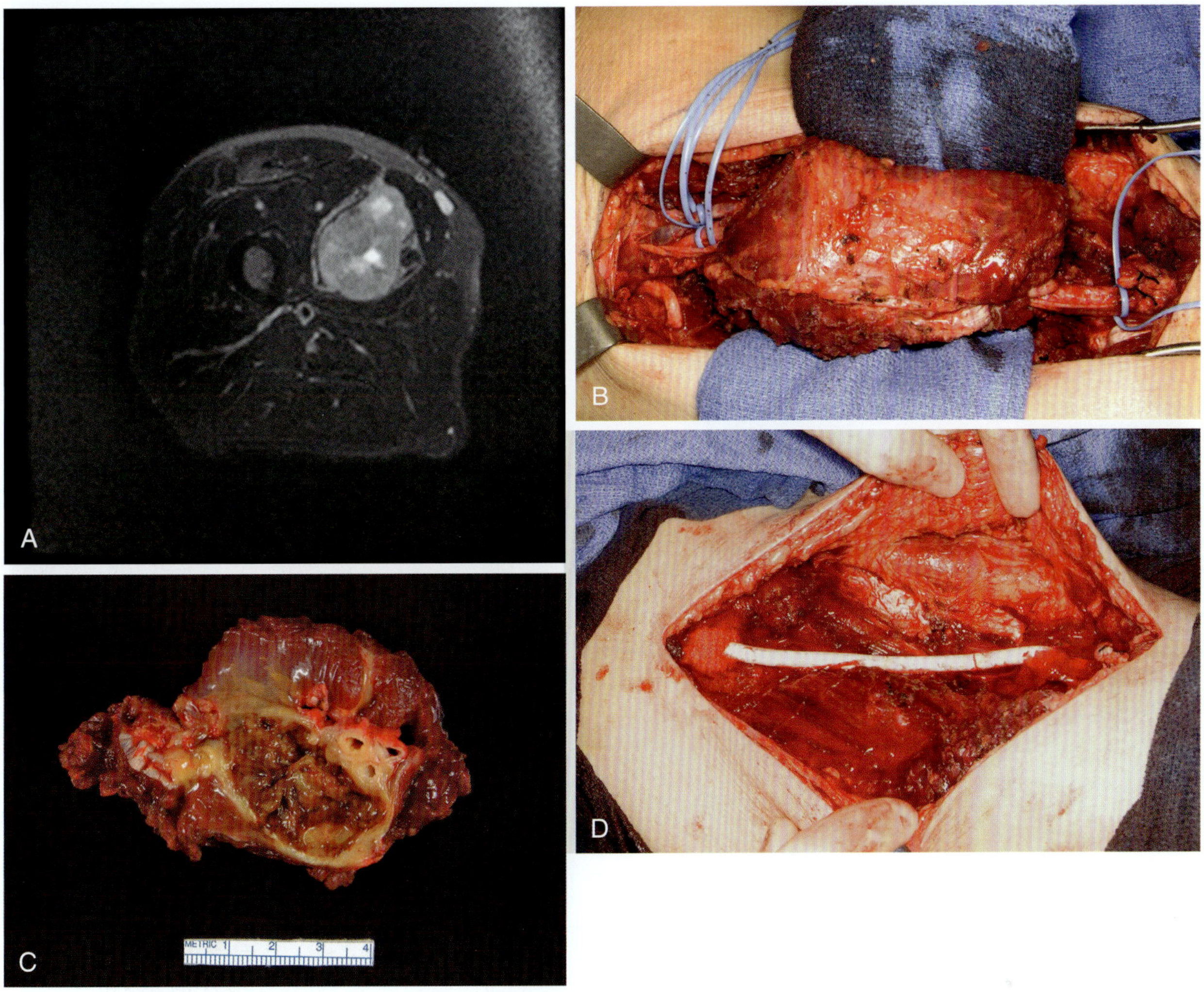

• **图 50.4**　大腿高级别软组织肉瘤广泛切除。(A) MRI 显示肿瘤包绕股血管。(B) 马上就要被切除的样本，以及进入和离开病变的血管。(C) 切除的肿瘤内显示血管包绕。(D) 血管重建

变化，避免内固定物的磁敏感伪影干扰。

恶性骨肿瘤

髋关节广泛骨切除后，根据髋臼、股骨近端和股骨干的切除情况可进行多重重建。重建可联合使用带血管自体移植物、同种异体移植物和假体。

单纯股骨干切除通常在中间植入同种异体骨来保留自身的髋关节（图 50.5）。移植物通常使用钢板或髓内装置固定。虽然两者愈合率相同，但是使用髓内固定术后发生骨折的概率要低一些[22]。吻合血管的游离腓骨或骨膜移植可以增加移植骨与自体骨结合部的愈合率[23]。

股骨近端切除术后可以进行髂股融合、坐骨股骨融合、假关节置换术或者同种异体骨关节移植、假体或同种异体复合假体重建。随着髋关节组织学重建技术的发展，关节融合和假关节置换术越来越少使用。同样，由于骨折和感染率高，同种异体骨关节移植物在髋部的使用频率低于膝关节移植物[24,25]。通过股骨颈的力线（与同种异体骨的长轴线不一致），使同种异体髋关节处在不利的力学位置，容易发生骨折。

股骨近端切除后常使用组配式关节进行假体重建（图 50.6）。组配系统在重建手术中有很大的灵活性和适应性。这些假体可得到重复的初期和中期功能结果，长期结果可能因无菌性松动或败血症而导致假体失败。对于这种大手术，其结果是可以预期的[26-29]。肿瘤假体置换术后至少 10 年的大样本随访显示，无菌性松动 10 年生存率为 78%，其他原因导致失败的 10 年生存率为 64%[27]。骨水泥型固定同非骨水泥型固定的结果类似。虽然这些假体上都设计有孔隙供软组织附着，但是临床经验显示其结果并没有想象中的好。我们的首选方法是将残余的外展肌缝合到股外侧肌和阔筋膜上，将残留关节囊在假体颈周围行荷包缝合，最大限度地增强其功能和稳定性。通过延长肢体可以增加软组织包膜张力从而增加关节稳定性。此

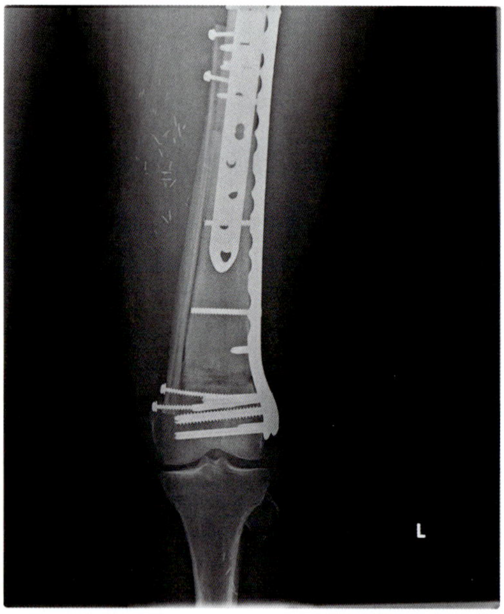

• **图 50.5** 股骨干骨肉瘤切除后，用带血管的腓骨加强同种异体骨移植重建（类似的技术用于更多的近端肿瘤）

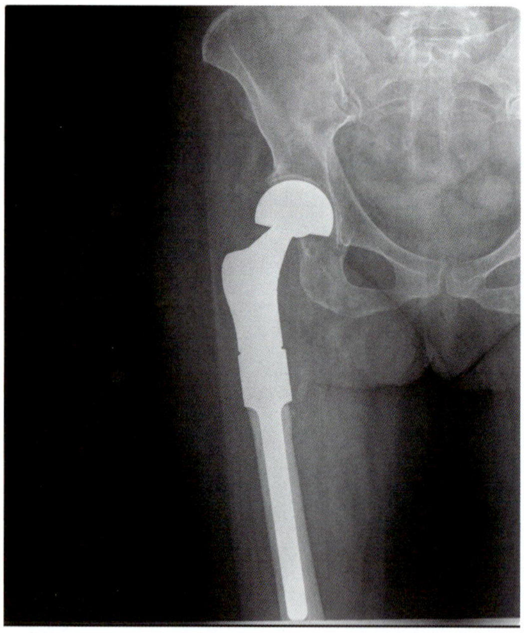

• **图 50.6** 股骨近端置换术后的假体重建

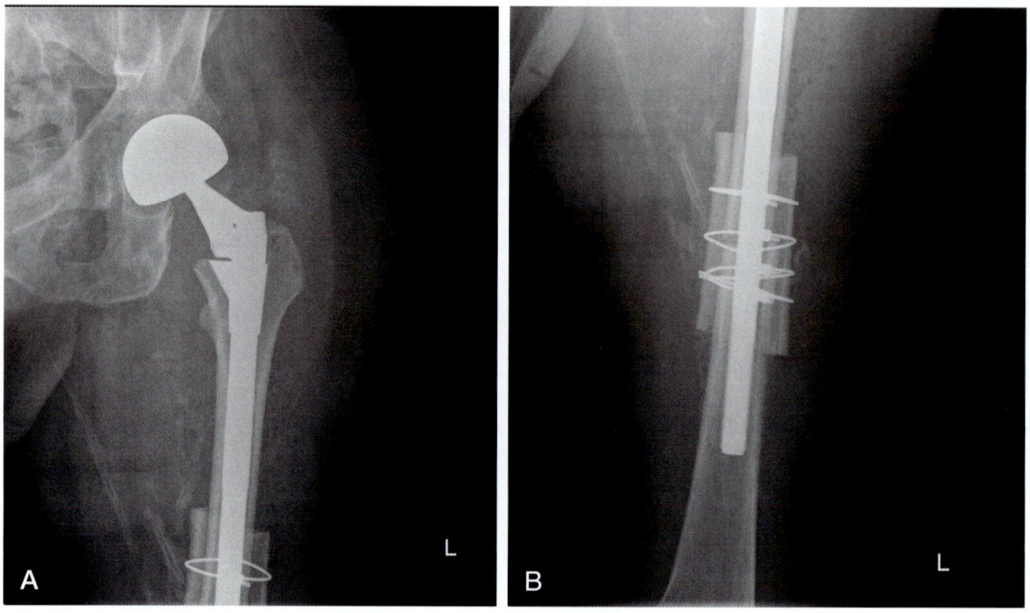

• **图 50.7** 同种异体移植物 - 假体复合重建（A）近端和（B）远端

外，我们经常在肿瘤广泛切除后增加假体前倾以对抗肿瘤广泛切除后常见的后脱位倾向。

在软组织重建中使用同种异体复合材料假体在假体耐用性和功能方面具有潜在优势（图 50.7）。一些研究证实这种方式可以增强外展肌力和功能，临床经验显示与标准的肿瘤关节相比，这种假体可以增强供体关节囊组织对自体的修复，使脱位率降低。即使自体关节囊被切除，可以用带线锚钉将异体关节囊缝合到髋臼边缘。然而，手术 2 年后的再手术率超过 50%[30]。虽然大多数医生喜欢用梯形截骨来增加异体与宿体接触面和旋转稳定性，但我们提倡横行截骨将带骨水泥的假体插入异体骨中，再根据医生喜好用骨水泥或压配方式将其置入自体骨中[29,31]。与肿瘤假体相比，同种异体复合假体重建更复杂并且手术时间更长。需要提前获得一个大小相匹配的异体骨。这种重建可能最适合不需要辅助化疗或放疗患者，因为放化疗会导致异体骨与宿主骨之间的骨不愈合。

若髋臼可以保留，我们提倡使用单极或双极头。除非存在严重的关节炎，否则我们常规不行全髋关节置换术（THA），有以下几个原因。首先，肿瘤切除不彻底和肿瘤细胞撒落将导致髂骨的污染。其次，脱位风险增加。我们不赞成使用限制型内衬，这是因为即使在常规置换的情况下，其松动和失败率都比较高。最后，手术步骤的增加超出其肿瘤治疗目标，使本就很大的手术变得更加复杂。所有患者重建手术后使用外展支架保护性负重 6～8 周，其目的是促进软组织包膜的愈合和假体的稳定。

若因肿瘤而被迫要切除髋臼，则会为重建带来更大的挑战，这个过程称为Ⅱ型内半盆切除（髋臼周围切除术），可能联合髂骨翼切除（Ⅰ型内半盆切除）和耻骨切除（Ⅲ型内半盆切除），并伴有股骨切除。重建方式包括关节融合术、假关节置换术、骨盆同种异体结构性植骨、鞍状假体及其变异性假体、定制骨盆假体和新型骨盆假体（图 50.8）。当骶骨股骨融合在一起时，这些患者的功能效果最佳 [32]。医生对这些复杂重建手术的热情常因为围术期超过 50% 的并发症而降低，特别是感染。

由于髋臼周围肿瘤重建的手术等级和并发症发生率较高，假关节置换术（Friedman-Eilber 切除关节置换术）成为Ⅱ型内半盆切除的一种常用重建技术（图 50.8B）。尽管个别患者的结果很难预测，但多数患者都获得了很好的功能 [33]。这种方法适用于术后需要立即恢复化疗的患者，这些患者由于同种异体移植或假体深部感染而延迟辅助治疗，可影响最终生存期。

鞍形假体的研制是为了在髋臼切除面安装一个补救的关节（图 50.8C），它有效地发挥了简单重建的优势。不良结果包括频繁脱位、神经麻痹和感染。即使不良结果有很高的发生率，但这一重建结构在功能方面的优势还是大于外半盆切除 [34]。但是这种重建是否优于假关节置换术还存在争论。

已有通过大型的同种异体骨盆移植和髋关节假体匹配而进行的生物重建（图 50.8D）。虽然被挑选的患者获得了很好的功能，但其深部感染率也达到了 50%，甚至更高。感染率受必要的手术切除范围和同种异体移植物大小影响 [35]。这些方法适用于严格挑选的病例。当髂骨翼需要极少量切除时，髂股关节融合术是一种高耐久性和后期感染风险适中的合理选择。

新的经验是在骨盆缺损中使用带有金属骨小梁的植入物（图 50.8E）。这些植入物在盆腔放疗导致的股骨头缺血性坏死以及转移性疾病造成的空洞型缺损中显示出良好的结果 [36]。这种方法在原发性肿瘤早期切除重建中是很有希望的 [37]。

感染是大型肿瘤术后的常见并发症。感染使肢体重建的复杂性增加了 10%，若需对骨盆重建，则难度更高 [35,38]。超过 1/3 的感染假肢患者最终需要截肢 [38]。放疗也能显著增加这种风险 [18]。感染后需进行二期翻修和敏感抗生素积极治疗，才能有望保留肢体。最近，欧洲的制造商已经开发出镀银植入物，试图减少感染；目前，这种方法的好处还没有完全得到证实 [39,40]。

不同厂家提供了几种不同的假体。假体之间相比没有绝对优势。原发性肿瘤病例稀少，肿瘤切除术及辅助治疗的异质性阻碍了对照比较。对这些问题的研究仅限于使用现代假体的有限病例，或在大型癌症中心跨度几十年的大量临床病例。

儿童患者

儿童患者的治疗需要一些特殊原则。手术通常需要切除股骨近端骨骺和（或）Y 形软骨。由此产生的下肢不等长需要通过增高鞋或者手术治疗。对于正在发育的患者，术侧肢体可在行切除术的同时通过延长 1～2 cm 来减轻最终的不等长。对侧骺板阻滞术也可减小长度差异。

可延长假体已发展到可通过有创或无创方式进行延长（图 50.9）[41,42]。这些假体使用在膝关节应用中得到很多经验的积累，这些经验也适用于股骨近端。尽管它们在减少肢体差异方面具有优势，但其有较高的失败率。有创延长假体是肿瘤假体感染的主要原因 [38]。虽然任何单一节段延长导致的感染的风险较低，但是多次手术的累积效应最终导致高的感染失败率。如果这些患者在癌症中存活下来，这些可延长假体应被视为一个通向成年的“桥梁”，最终转换为永久固定假体。髋关节旋转成形术适用于非常年轻的患者（图 50.10）。年轻患者使用半髋关节置换术可导致髋臼发育不良 [43]。长期影响还不清楚。

术后监测

髋关节原发性恶性肿瘤患者需要对局部或远处的复发情况进行长期监测。尚未有标准化的方案。临床医生认识到术后 2 年内复发风险最高。肉瘤常晚期复发（甚至超过 5 年）是被公认的。

临床研究患者的监测方案是设定好的。对于其他患者，合理的方案见表 50.1。监测包括病灶局部影像学检查以及胸部的检查。如前所述，腹部和骨盆成像适用于肿瘤侵袭到骨盆的患者。

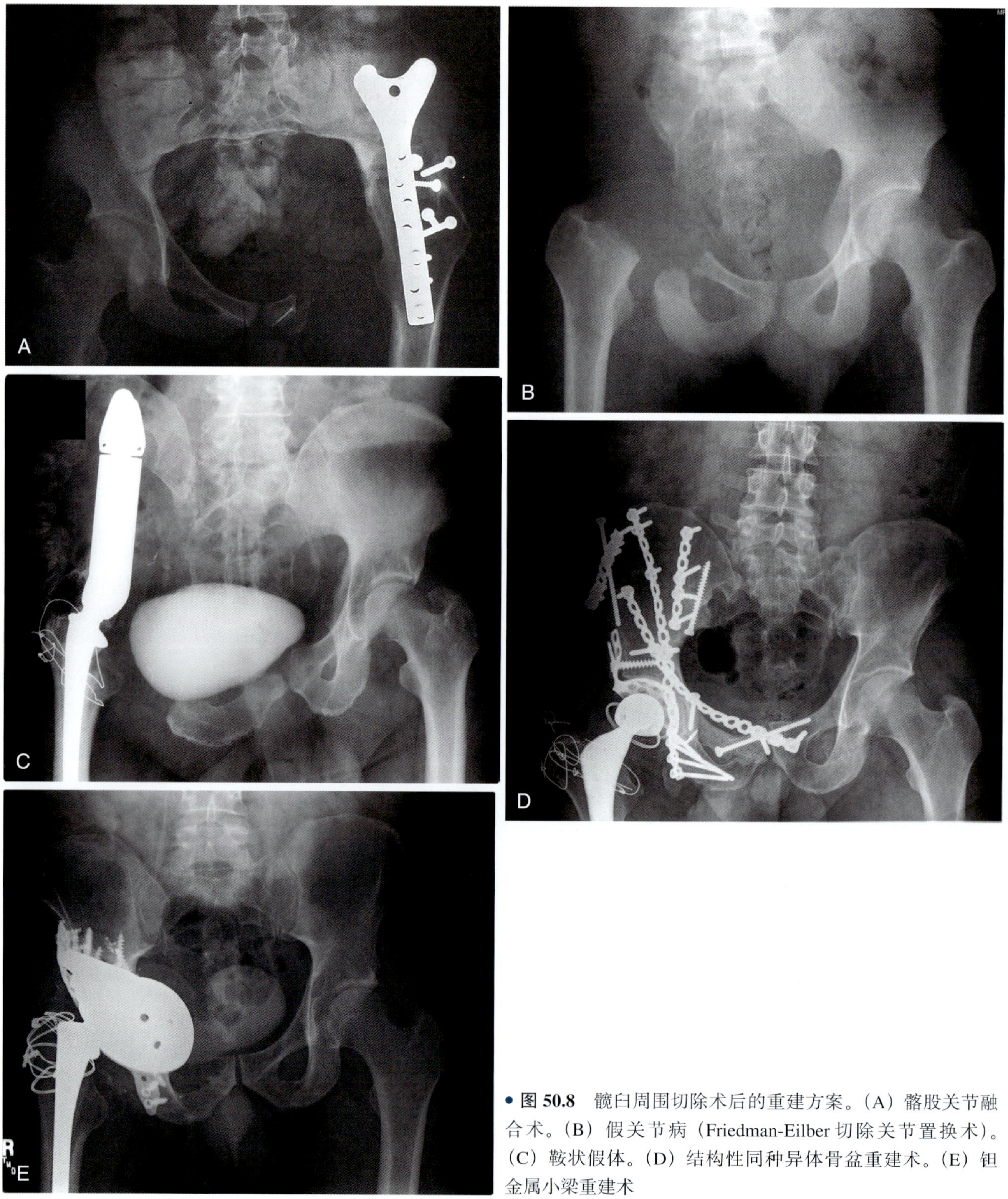

• **图 50.8** 髋臼周围切除术后的重建方案。(A) 髂股关节融合术。(B) 假关节病 (Friedman-Eilber 切除关节置换术)。(C) 鞍状假体。(D) 结构性同种异体骨盆重建术。(E) 钽金属小梁重建术

特定肿瘤组织学类型

骨肉瘤

骨肉瘤（又称成骨肉瘤）是最常见的原发性骨恶性肿瘤。梅奥诊所在 100 年间（1905—2005 年）总计 2001 例患者中发现 2032 例肿瘤。其中 107 例位于股骨近端，183 例位于骨盆，93 例位于股骨干。疼痛是最常见的表现症状。影像学通常可见肿瘤特征性改变及新生的类骨样组织（图 50.11）。

患者大多是儿童和年轻人；老年患者很少见，老年患者的病因往往是 Paget 病或辐射造成的恶变。在

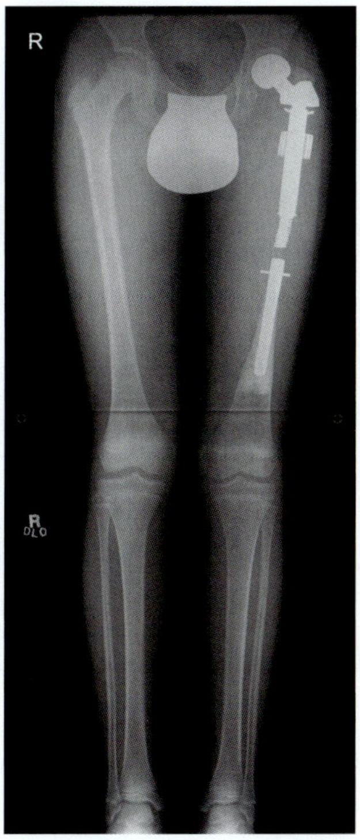

• **图 50.9**　儿童可延长假体：肿瘤切除后 4 次扩张，随访 3.5 年，腿长相差小于 3 mm

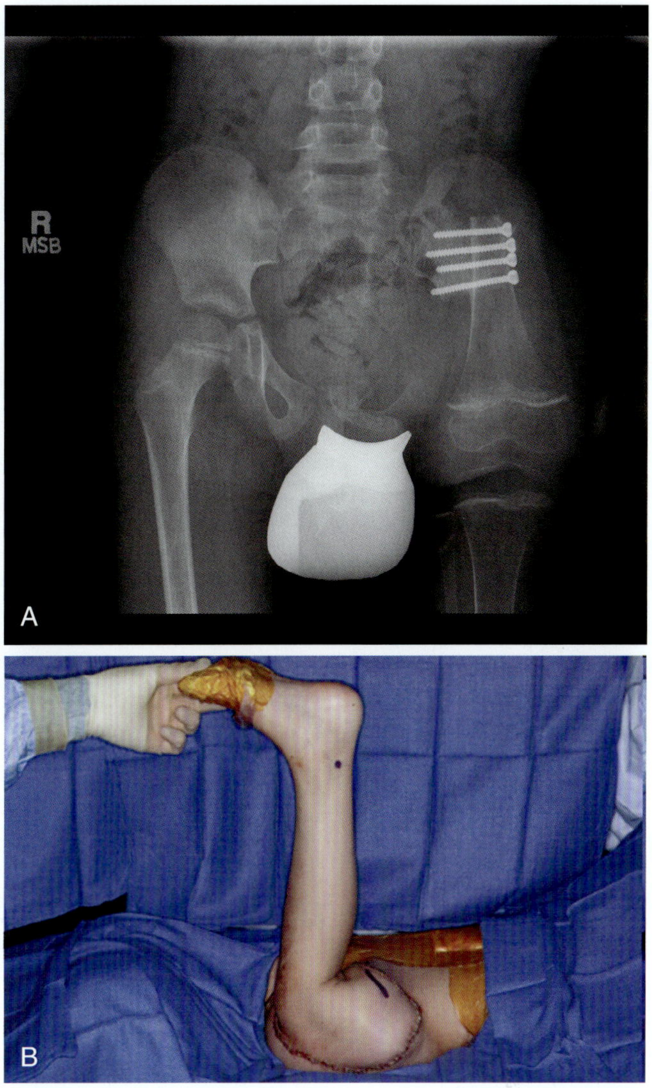

• **图 50.10**　（A）股骨近端骨肉瘤切除后 7 岁儿童髋关节旋转成形术的 X 线片。（B）手术时的照片

过去的 40 年里，辅助化疗的发展使骨肉瘤的治疗发生了革命性的变化。临床上有局部病灶的患者长期生存率从 10% 左右提高到近 70%（图 50.12）[44,45]。盆腔肿瘤患者的预后较差，可能是肿瘤太大，清除无法达到无肿瘤游离缘。股骨近端病变的预后是否较差还不清楚。

标准的治疗方案需要 2～4 个周期的术前（新辅助）化疗，以及广泛的手术切除和额外化疗[1]。化疗药包括阿霉素、顺铂、异环磷酰胺和甲氨蝶呤。20 世纪 70 年代发展起来的骨肉瘤新辅助化疗使患者在假体的定制期间就可以开始治疗。随着现代组配式重建系统的出现，快速的保肢手术变得可行。一项单一前瞻性随机研究分析发现，立即手术与新辅助化疗后再手术，患者的生存率或保肢率无显著差异[6]。虽然人们通常认为术前化疗可能会改善保肢选择，但现有数据表明，肿瘤在术前化疗期间发生局部进展的可能性与其退化的可能性一样大。此外，切除的标本中的肿瘤坏死情况为预后提供了有价值的信息[46]。不幸的是，对术前治疗组织学反应差的患者进行化疗被证明效果很差[39]。同样，截肢并不能明显改善这一高危群体的预后。

骨肉瘤患者的重建方案见之前的概述。较大的骨外软组织肿块常需切除大量的肌肉和骨以达到较宽的边界。切缘和肿瘤坏死与复发的风险密切相关（反过来也与生存相关），强调了积极切除这些肿瘤的必要性[47]。经过根治性切除，有大于 3% 的患者在 10 年后再次形成恶性肿瘤[48]。

表 50.1　基于肿瘤恶性程度的术后监测间隔时间

从诊断开始	低级别	高级别
0～2 年	4～6 个月	3～4 个月
3～5 年	8～12 个月	6 个月
6～10 年	24 个月	12 个月

软骨肉瘤

软骨肉瘤是第二常见的原发性骨恶性肉瘤，常发于髋关节和骨盆区域。Dahlin 和 Unni 报道了 895 个

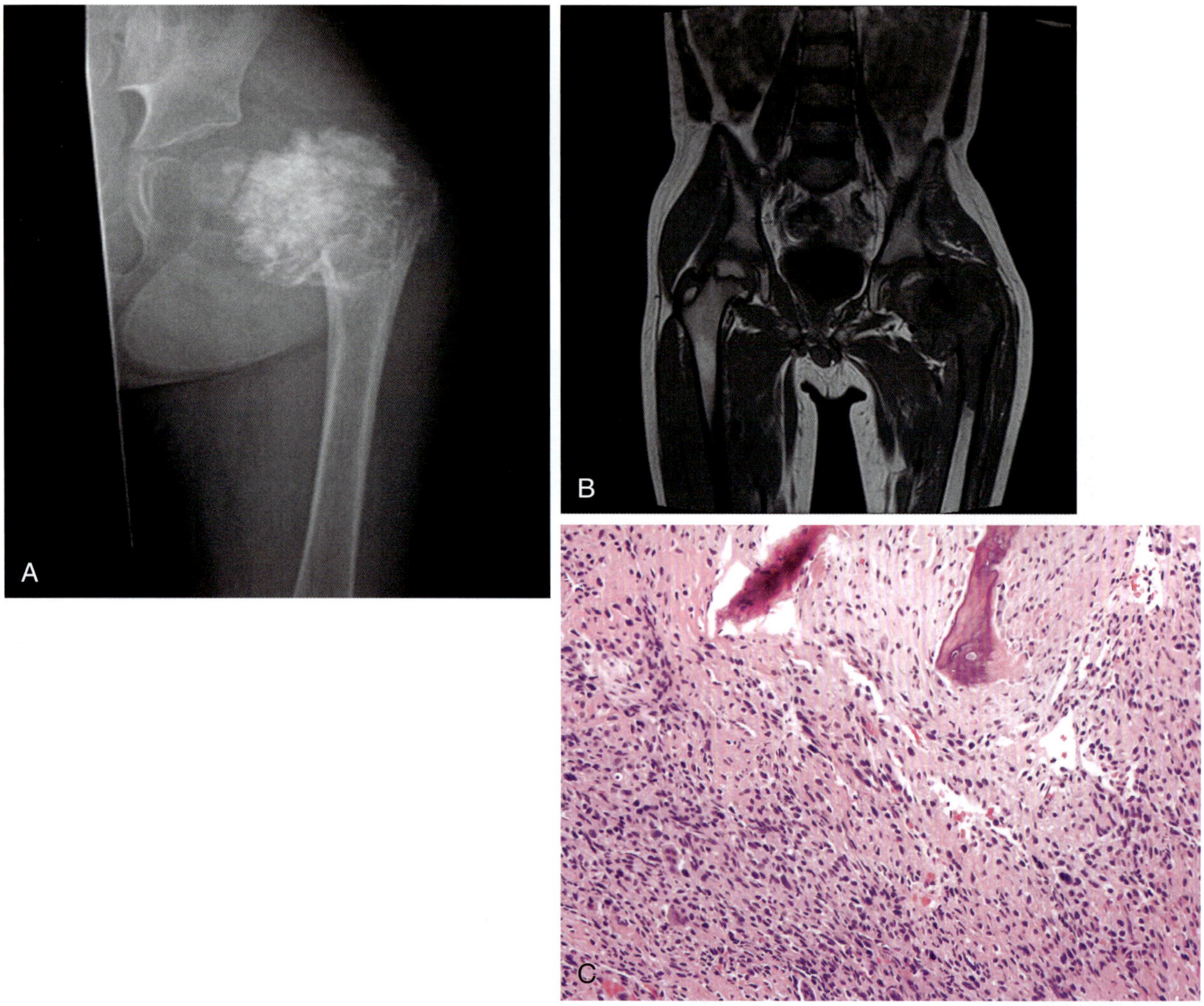

• **图 50.11** 成骨细胞骨肉瘤表现。(A) 显示弥漫性侵袭性病变并伴有肿瘤性骨样形成的 X 线片。(2) MRI 显示肿瘤和骨外肿块的范围。(C) 组织学图像显示高度梭形细胞恶性肿瘤，伴有肿瘤性骨质形成

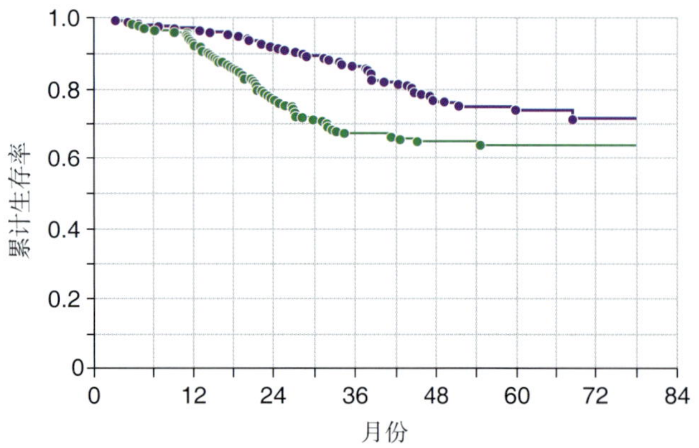

• **图 50.12** 接受积极化疗的四肢骨肉瘤患者的整体及无事件生存率（引自 Ferrari S，Smeland sMercuri M，et al. Neoadjuvant chemotherapy with high-dose ifosfamidehigh-dose methotrexate，cisplatin，and doxorubicin for patients with localized osteosarcoma of the extremity：a joint study by the italian and scandinavian Sarcoma Groups. J Clin Oncol. 2005；23：8845-8852.）

软骨肉瘤病例，99 例出现在股骨近端，191 例出现在骨盆相邻的部位 [49,50]。软骨肉瘤同骨肉瘤或尤因肉瘤相比易发生在中老年患者。大部分肿瘤生长缓慢，表现为长时间局部疼痛或者牵涉痛。肠积气可能会影响到骨盆影像学检查。然而，骨皮质增厚、扇贝样改变和基质矿化是软骨肉瘤常见的影像学表现。这些病变需要轴状位成像来充分显示，特别是在骨盆和髋臼。任何去分化部位都要仔细观察，在低度恶性的软骨肉瘤中往往夹杂高度恶性的肿瘤成分。

手术治疗是目前最适合骨肉瘤的治疗方案。化疗对罕见去分化病变的作用是有争议的 [51]。低度恶性股骨病变可选择囊内切除配合局部辅助治疗（图 50.13）[52]。这个方法不适合骨盆，囊内切除往往会导致局部复发。此外，软骨肉瘤（特别是级别较高的病变）非常易于种植，因此从组织活检到切除，再到重建都需要肿瘤科医生的仔细规划。活检道在治疗时

应被切除。如果对肢体低度恶性的病灶行囊内切除，应使用纱布、洞巾保护邻近软组织，避免肿瘤切除过程中的污染。应使用一套单独的工具用于肿瘤切除与重建以防止污染。

中高级别的股骨和盆腔病变应广泛切除。我们治疗的骨盆软骨肿瘤均为恶性，例如，我们没有发现骨盆内生软骨瘤存在，但 Ollier 病（遗传性内生软骨瘤病）患者除外。局部复发和生存结果与切缘状况相关[54-56]。总的生存率受到肿瘤恶性程度和骨盆病变位置影响；低度恶性肿瘤生存率可超过 90%，但对于高度恶性患者而言，生存率低至约 25%[57]。广泛软组织肿块可能存在，但不像在骨肉瘤或尤因肉瘤中那样常见。

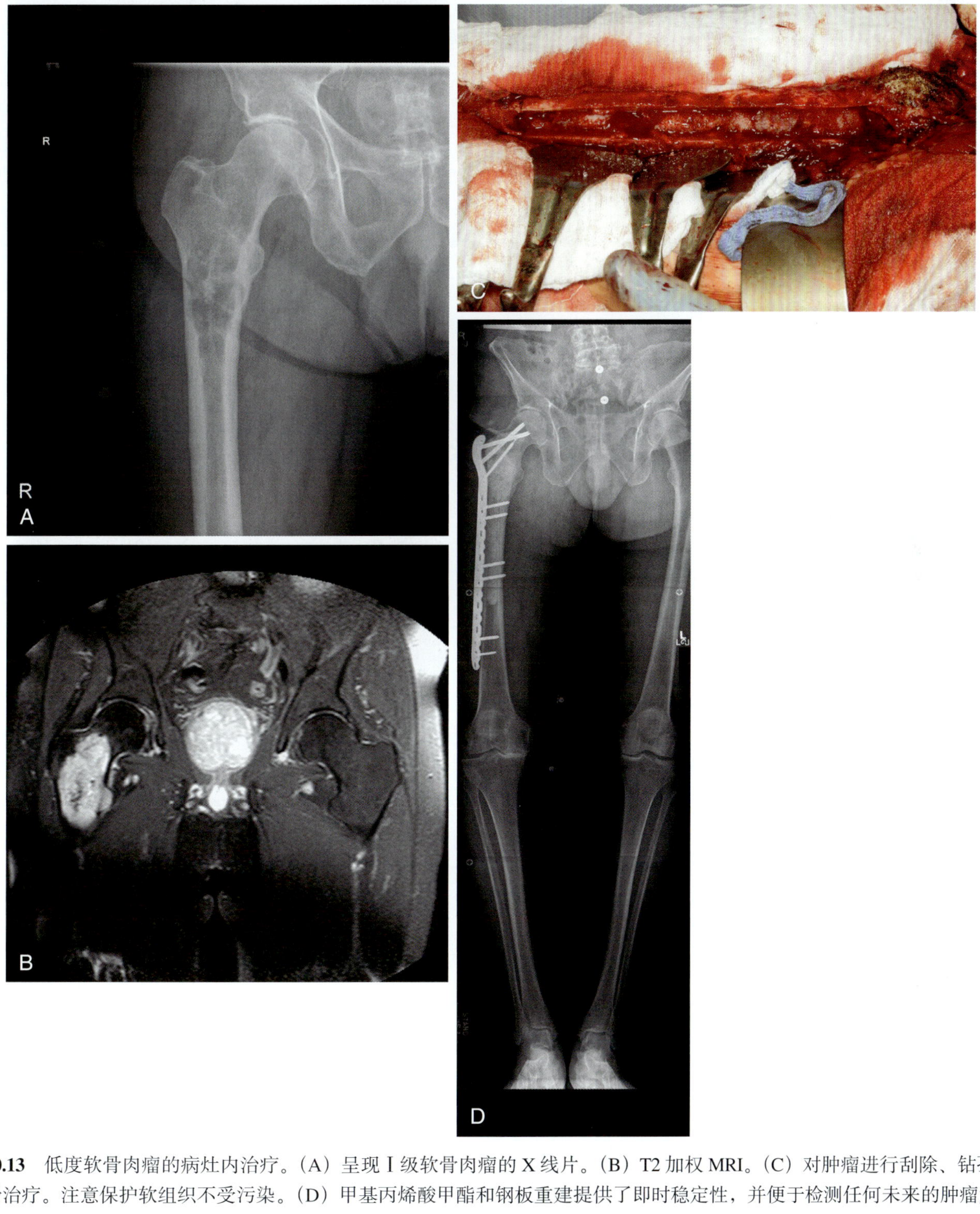

• 图 50.13　低度软骨肉瘤的病灶内治疗。（A）呈现 I 级软骨肉瘤的 X 线片。（B）T2 加权 MRI。（C）对肿瘤进行刮除、钻孔，并用苯酚治疗。注意保护软组织不受污染。（D）甲基丙烯酸甲酯和钢板重建提供了即时稳定性，并便于检测任何未来的肿瘤复发

尤因肉瘤

尤因肉瘤是好发于一种儿童和年轻人的恶性肿瘤。大约 25% 的尤因肉瘤出现在髋关节附近。患者可出现类似感染的全身症状，包括发热、红细胞沉降率升高等。X线片显示广泛骨膜反应，常见大范围的软组织肿块。骨髓活检用于尤因肉瘤的分期，所以如果对诊断怀疑，应准备切开活检，外科医生应对这个手术流程有足够准备。

尤因肉瘤的标准治疗包括新辅助化疗、手术和（或）放疗，以实现局部控制，然后进一步化疗。化疗药物包括阿霉素、异环磷酰胺、依托泊苷、长春新碱、放线菌素 D 和环磷酰胺。经过现代治疗后，其生存率与骨肉瘤相似，而强化化疗方案可以提高存活率 [40]。同骨肉瘤患者一样，切除标本中的肿瘤坏死组织可以判断预后情况 [47]。

尚无前瞻性随机试验比较放疗与手术切除治疗尤因肉瘤的效果。两种方法在回顾性研究中存在的差异往往使得对照性较差，缺乏说服力。然而，梅奥诊所 Rochester 的经验更倾向于尽可能手术切除。手术治疗的患者局部复发率较低 [7,8]。同时，放射治疗存在长期的并发症 [9]。在手术切除边缘临近关键结构的情况下，放疗可能会被用来作为一种辅助方法。如果预计要进行放疗，最好用骨水泥型假体进行重建。对于非常年轻的患者，在知道他们可以存活的情况下可使用放疗，但是他们最终将需要某种形式的矫形干预。

值得注意的是，许多尤因肉瘤患者在确诊时已出现非常大的软组织肿块，看起来保肢似乎已毫无可能；但在几乎所有的病例中，这些肿块都会随着化疗而缩小。因此，在这些患者中，并不急于制定详细的手术切除计划，直到肿瘤缩小后开始评估即可。此外，尤因肉瘤患者的生存率的最大提高来自于间隔加压化疗 [40]。但外科医生应该意识到这种巨大强度的化疗模式的并发症很高，常伴有频繁的中性粒细胞减少症、营养不良和其他影响。

恶性软组织肿瘤

恶性软组织肿瘤包含许多组织学分类。常见类型包括脂肪肉瘤、滑膜肉瘤、平滑肌肉瘤、恶性神经鞘膜肿瘤、多形性梭形细胞肉瘤。恶性纤维组织细胞瘤（malignant fibrous histiocytoma，MFH）曾经是最常见的软组织肉瘤。然而随着肿瘤亚型的研究进展，这种离散性的诊断已不再使用。大多数以前被称为 MFH 的肿瘤现在被归为未分化的多形性梭形细胞肉瘤的范畴。

从实际手术的角度来看。像对待其他恶性肿瘤一样，软组织恶性肿瘤也应采取广泛切除术（图 50.4）。辅助性放疗可降低局部复发风险。如前面所讨论的，给予术前或术后放疗均可。我们治疗软组织肉瘤的做法是术前放疗然后广泛切除。术中强剂量放疗可以用来杀灭与边界紧密相连的部分肿瘤细胞。

在目前软组织肉瘤治疗方案的研究中，化疗的使用有争议。目前的证据和经验表明，化疗对滑膜肉瘤和潜在的高度恶性肉瘤有益。化疗的使用方案应与经验丰富的肉瘤专家进行深入细致的探讨 [12,13]。

对于某些组织学分类应牢记其特殊性。滑膜肉瘤、上皮样肉瘤和横纹肌肉瘤都有较高的区域淋巴结转移风险；而在其他软组织肉瘤中，淋巴扩散则很少出现。至少，这些患者应该有影像学检查结果（CT 或 PET）来评估这些区域。前哨淋巴结虽然经常取样，但并没有得到严格的分析。平滑肌肉瘤最常发生于血管结构，如果累及大血管，可能需要血管切除和重建（图 50.14）。最后，恶性周围神经鞘瘤可能是多发的，也可能发生在神经纤维瘤病的背景下。发生于神经纤维瘤病的肿瘤预后较差。此外，在这些患者中很少有良性肿瘤的恶变。PET 和 MRI 的结合可以帮助区分这些实体肿瘤 [58,59]。

病理性骨折

大约 10% 的原发性骨肉瘤患者会出现病理性骨折。诊断后，所有骨肉瘤患者都应限制活动，如果负重时出现机械性疼痛，则给予步态辅助。

病理性骨折的治疗是个性化的。无移位的轻度不完全骨折一般会在化疗期间愈合。然而，移位的骨折会污染大量不可预测的软组织。这些患者中的大多数最好是立即截肢。尤因肉瘤是一个例外，因为可以使用放疗来对其进行治疗。尤因肉瘤病理性骨折的患者可考虑行外固定，继续化疗，广泛手术切除，并随后对该区域进行放疗（图 50.15）。病理性骨折仍然是原发性骨肉瘤患者预后的不利因素 [60]。

小结

髋关节原发性肉瘤的治疗是一个复杂但值得骨科医生去做的事情。治疗开始前需要有准确的诊断和分期。广泛切除肿瘤是必要的，各种重建方法需根据患者的情况进行个体化选择。患者、外科医生、放射科医生和肿瘤科医生紧密合作是成功的关键。

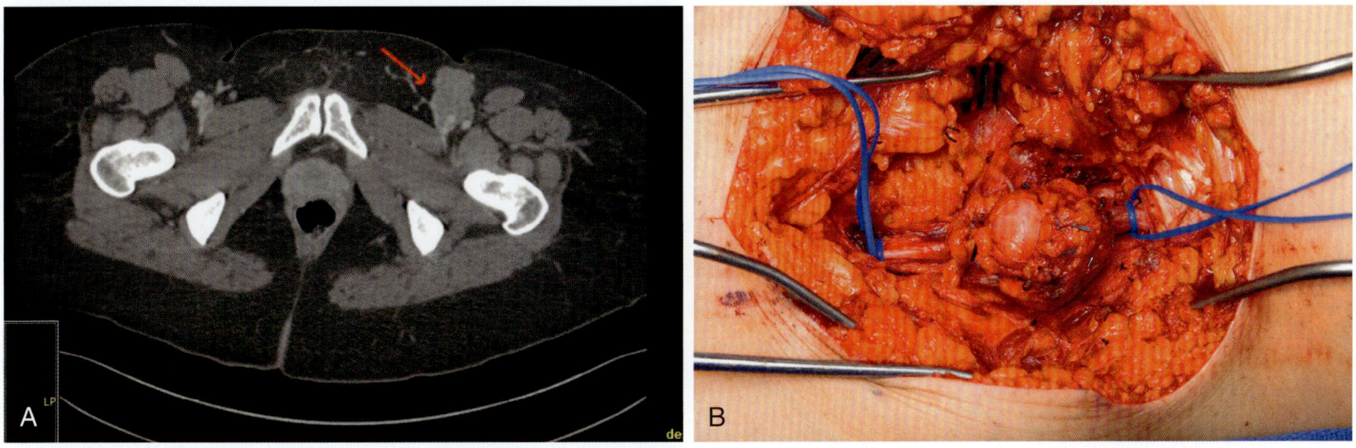

• **图 50.14** （A）CT 提示平滑肌肉瘤发生于股总静脉（箭头）。（B）图（A）中平滑肌肉瘤的术中图像

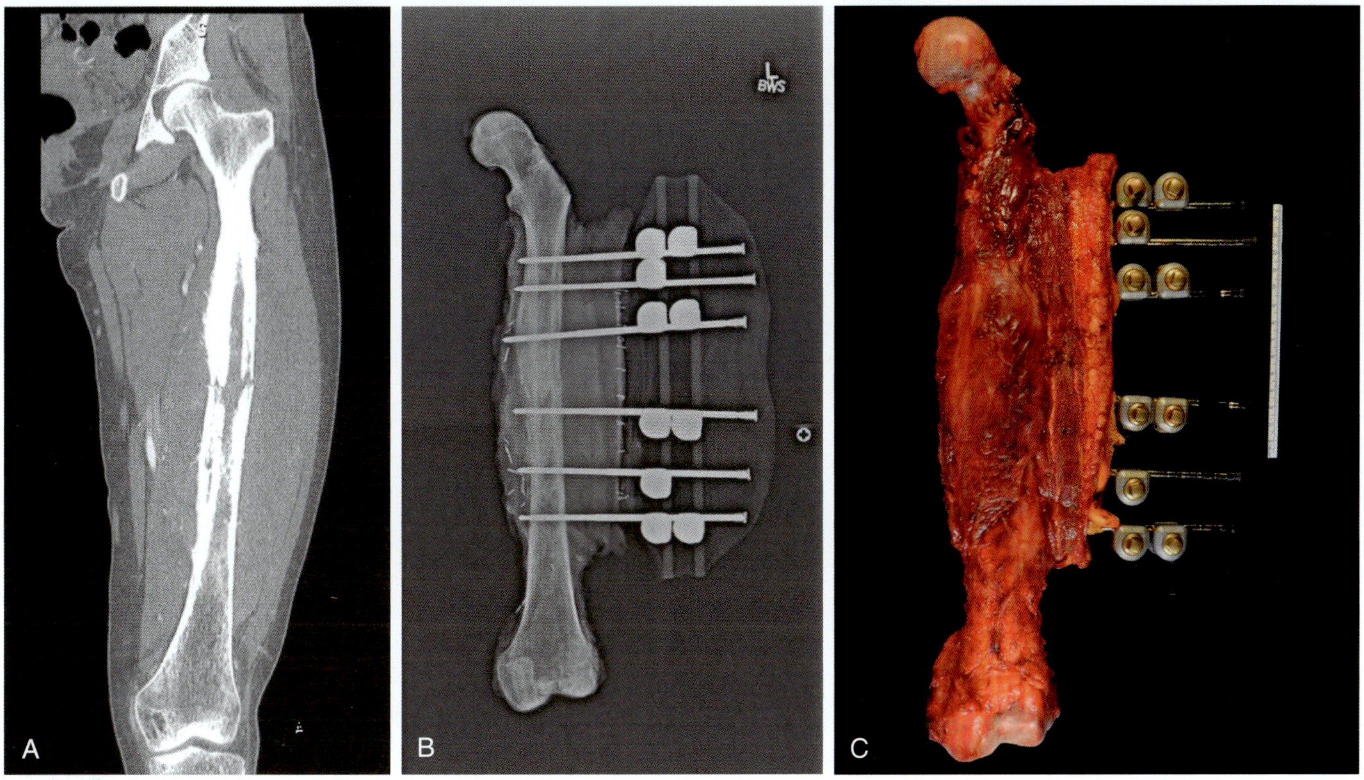

• **图 50.15** （A）股骨尤因肉瘤合并病理性骨折。采用外固定架治疗，通过化疗使病灶稳定。（B 和 C）再次切除和股骨全切除

（参考文献参见书末二维码）

第 51 章

髋周转移癌

JOSEPH H.SCHWAB, FRANCIS J. HORNICEK
（赵星宇 译　刘建国 审校）

关键点

- 骨转移癌是一种比较常见的问题，随着人口的老龄化将变得越来越普遍。
- 骨转移癌引起的疼痛和活动能力丧失严重影响患者的生活质量。
- 治疗骨转移癌需要多学科的努力和集体决策。
- 手术通常是骨转移癌姑息治疗必不可少的部分。
- 手术的目的是允许立即负重。
- 骨转移的病例较原发骨肿瘤少，每年确诊不到 2000 例。

今年，美国诊断出超过 150 万例新的癌症病例。据估计，2009 年美国将有 60 万人死于癌症 [1,2]。肺癌、乳腺癌和前列腺癌是三种最常见的癌症；三者通常发生骨转移。肾癌和甲状腺癌通常被认为是溶骨性癌。Jaffe 对死于溶骨性癌患者的尸检发现 90% 的患者存在骨转移 [3]。此外，转移的发生率随着人口老龄化而升高。虽然原发性骨肿瘤的治疗通常是留给那些受过专门训练的骨肿瘤专家，但是所有的骨科医生都应该了解骨转移的治疗原则。本章的目的是向读者介绍髋关节转移癌目前的治疗理念。骨转移的治疗需要多学科的努力，因此也将讨论非手术治疗方案。

流行病学和危险因素

据估计，全球超过 1400 多万人患有癌症，而 70%～90% 的患者疾病晚期有显著的疼痛 [4]。在骨转移患者人群中疼痛是最常见的症状。发生骨转移的部位以中轴骨和四肢骨为多。一项超过 300 例骨转移患者的报告显示，髋关节及周围骨受累占 66%[5]。同样，Galasko 等发现 66% 的乳腺癌病例转移至骨盆，一半以上的乳腺癌病例转移到股骨 [6]。

Paget 是率先将某些肿瘤有骨转移倾向的概念推广的人。当时，与之相对的观点提出了继发癌是如何发生以及在何处发生的。当时流行的一种理论是，癌细胞通过血液传播到其他器官，并且这些栓子被困在这些器官的实质中。这一理论得到了 Virchow 的支持，他认为肿瘤栓子是癌症转移的一种重要的方式。Paget 不同意这个观点，并提到 Langenbach 的研究，认为每个栓子细胞应被视为一个独立的生命单位。他也认可 Fuchs 的观点，即某些器官有继发癌症的“倾向性”。Paget 说：“当一株植物播散种子，其种子被携带到所有的方向，但他们只能落在适宜的土壤生长。”他指出，乳腺癌和甲状腺癌偏向于扩散到骨，这不能仅用栓塞理论来解释 [7]。

随后的研究证实，一些癌症比其他癌症更容易扩散到骨骼。Abrams 等对 167 例乳腺癌患者尸检显示，73% 的患者骨骼受累 [8]。同样的报告发现，24% 的肺癌患者和 32% 的肾癌患者尸检发现有骨转移 [8]。此外，众所周知，前列腺癌会扩散到骨骼。当考虑患者有骨转移风险时，最可能的起源组织包括肺、乳腺、前列腺、甲状腺及肾。患者伴有这些恶性肿瘤病史是发生骨转移的高危因素。多发性骨髓瘤也应该考虑，因为它是最常见的原发性骨肿瘤。

病理生理学

虽然不同肿瘤转移位置和速度各不相同，但是所有的肿瘤细胞都必须克服五大障碍才能在其他器官中生长：癌症启动、局部浸润、传播、渗透和定植。一些癌症细胞很迅速地经历这些阶段（如非小细胞肺癌，在原发肿瘤被发现时，转移就已经发生了）[9]。其他肿瘤，如乳腺癌和前列腺癌，经历这些阶段相对较慢。事实上，可能在原发肿瘤已被发现和治疗后数年内都检测不到有远处转移 [10]。除了各种癌症扩散速度不同，其扩散的位置也是特定的。尽管乳腺癌通常会扩散到骨骼，但它也常扩散到肝脏和肺部。相比之下，前列腺癌一般较晚扩散到骨骼 [11]。

癌症的启动要求癌细胞具有生长异质性 [12]。癌细胞生长必须能够绕过正常解剖学的限制，而这些限制通常会使它们受到抑制。例如，他们必须能够突破基底膜在局部种植。这使每个细胞必须克服特定的阻力。例如，如果肿瘤在局部生长，它需要摆脱它原来的血液供应，随后暴露于缺氧环境。一些细胞将无法在这些条件下生长，而另一些细胞能够适应这些条件并产生低氧诱导因子。这触发了使细胞生长的一系列过程，即其在新的缺氧环境下仍可以蓬勃生长。这就是细胞如何“选择性”在不利环境中生长的例子。这个概念的关键点是癌细胞株中的细胞是异质的。细胞必须存在基因组不稳定的特性，异质性才能持续存在。因此，原始异常细胞后代的基因可能看起来与同源姊妹细胞大不相同。如果一个群体所有细胞相似，那么“选择”不可能发生，因为生存将是一个全有或全无的现象 [12]。

癌症启动后，细胞必须能够突破局部基底膜并且在细胞外基质中生长。如前所述，缺氧是癌细胞可能面临的环境压力。缺氧刺激等因素使癌细胞产生自己的血供。一些已知的基因在癌症这个阶段起重要作用，包括 *VEGF*、*MMP-9* 和 *MMP-1*[12]。这一阶段癌症发展的另一个重要特点就是上皮向间质的转化 [13,14]。上皮细胞通常以基底膜为边界，它们的极性反映了他们对于膜的取向。间充质细胞不具有极性，基底膜不能成为它们的屏障。可以看到的是这种转变将有利于癌细胞的生长和扩散 [13,14]。

一旦癌细胞熟悉了新的环境，他们就可以进入循环系统继续生存。在这一点上，就只是单纯是否发生转移的问题。然而，仅仅进入循环系统不一定就会发生转移。动物模型表明，循环系统中的癌细胞只有不高于 0.01% 的概率出现转移 [15]。这些细胞在循环系统中面临新的问题，他们必须克服湍流与循环免疫细胞的阻碍。细胞要想生存，就必须穿过新的器官的血管内皮细胞。他们必须能够通过不同的细胞外环境生长并长入新的器官中。可以想象，乳腺细胞外环境与骨组织细胞外环境是大不相同的。

那么，为什么有些肿瘤扩散到骨，而其他的没有？这个问题有过大量的研究。脊柱是骨转移最常见的部位；Batson 提出脊柱周围无静脉瓣是脊椎骨转移高发的主要原因 [16]。这与栓子转移理论类似，Paget 认为，这种理论不足以解释有些肿瘤转移好发于某些器官 [7]。尽管大多数研究人员赞成栓子和解剖特点是仅次于遗传的转移因素，也应该考虑组织学因素。骨髓血窦（毛细血管）包含允许造血细胞进出的窗口 [17]。这可能有助于癌细胞进入骨骼。

进入骨髓不足以发生大量转移。肿瘤细胞必须能够生存和生长在细胞外骨基质中。这必然需要骨破坏，这只有破骨细胞才能完成。一些癌细胞产生的相关因子能直接激活破骨细胞［甲状旁腺素相关肽（PTHrP），白介素（IL）-11，IL-6］、粒细胞巨噬细胞集落刺激因子（GM-CSF）、肿瘤坏死因子 -α（TNF-α）[18-21]。GM-CSF 直接刺激破骨细胞。PTHrP、IL-11、IL-6 和 TNF-α 刺激成骨细胞产生核因子 -κB 受体激活剂（RANKL），从而刺激破骨细胞的形成。细胞因子表达刺激破骨细胞产生不是进入骨髓血窦的癌细胞所特有的；然而，他们产生的细胞因子只有在破骨细胞丰富的区域才能提供生存优势。因此，这些细胞在骨骼中选择性生长，这和跟它们一起到达骨髓中的其他细胞不同。这些细胞不可能在肝或肺中旺盛增殖，在那里需要有其他细胞因子提供生存优势。

分子机制在转移中的作用是显而易见的。然而，血管对于转移过程仍有价值。在中轴骨和骨盆部位周围的静脉系统没有瓣膜，易导致血液停滞，特别是在腹内压增高时，如 Valsalva 动作 [16]。此外，较大的骨骼为细胞转移提供较多的定植区域和相应更丰富的血供，从而导致更多转移。

要了解骨转移癌的病理生理，就必须考虑转移灶的全部生物力学特性。当在平片上发现病变时，必须明确受影响骨的生物力学性能与未转移的正常骨是不同的。但病变能对骨的结构特性造成多大影响？ Hipp 等认为，转移癌同时存在溶骨和成骨性破坏，溶骨在更大程度上削弱骨质。溶解损伤通过破坏矿质、骨内有机物和骨结构，对骨的强度和硬度造成的影响更大。而成骨性损伤则破坏了骨小梁结构；虽保留了骨强度，但对整体刚度和抗疲劳性能造成不利影响 [22]。皮质骨溶解导致病损部位的应力积累，这种所谓的应力集中可能导致骨折。骨受累达直径的 20%，其抗弯强度减小 40%[23]。而且，即使是很小的皮质中断也会显著降低骨结构的完整性。一项生物力学研究评估了股骨干钻孔后的能量吸收能力。孔径在 2.8～3.6 mm，大约是 1/8 英寸。这种破坏使骨的能量吸收能力减少了 55%，导致扭转型骨折 [24]。有一种“开放节段”缺损的概念，定义为缺损大小超过骨的直径。这种缺陷使骨的抗弯强度降低了 90%。而且，股骨最有可能在扭转载荷下断裂，例如患者以股骨为轴旋转着从椅子上坐起时就易出现骨折 [23]。

临床特点与诊断

疼痛是骨转移患者最重要和最常见的症状。通常也是癌症患者最恐惧的并发症，大多数人认为，癌症死亡过程是痛苦的。近70%的癌症患者报告，严重的疼痛会导致他们想自杀[25-27]。尽管如此，86%的肿瘤内科专家都认为癌痛难以控制[28]。骨科医师在癌症疼痛管理中发挥了至关重要的作用。

在骨溶解产生时，前列腺素和破骨细胞活化因子会敏化痛觉感受器，使痛觉过敏产生疼痛[29]。即使骨的结构依然完整，仍会出现疼痛。患者经常抱怨严重的疼痛令他们难以入睡。病史中经常有这样的记录，即使躺下来疼痛仍困扰着他们。这与患者只在活动和负重时所产生的疼痛不同。休息后可缓解的疼痛是骨结构原因导致的，被称为功能性或机械性疼痛。区分这两种表现非常重要。第一种是对全身治疗或放射治疗有反应，而第二种可能不会有任何反应。

髋关节周围疼痛可能与脊柱有关。L1压缩性骨折可压迫神经根，引起髋部或腹股沟区疼痛（图51.1）。另外，髋关节病变可仅表现为膝关节的疼痛。在一般情况下，髋臼、股骨头、股骨颈部和耻骨支病变会表现为腹股沟疼痛。轻轻旋转股骨头可以帮助区分囊内和耻骨支的病变。耻骨支压痛也可帮助区分。与其他类型的髋关节疼痛一样，患者髋关节负重时可表现为Trendelenburg步态。直腿抬高或者被动旋转髋关节引起腹股沟疼痛，提示髋关节可能存在病变。

评估患者的行走能力非常重要，它是判断预后和选择治疗方法的一个关键指标。无法行走的患者不能

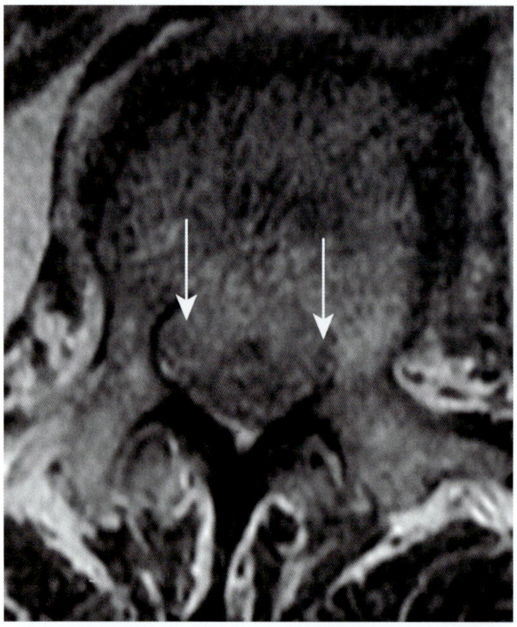

• **图51.1** 这张矢状位T2加权MRI拍摄的是一名双侧腹股沟疼痛的女性患者。她的髋部影像是阴性的。L1的病理性骨折导致她现有的神经根受到压迫。随后的活检显示为转移性癌

进行全身性治疗或临床试验。步行可用来代替整个功能评价。对于骨科医生来说，帮助确定患者是否存在功能问题或是否能够步行是很重要的，也是进行手术的关键。

恶性高钙血症是癌症患者最常见的伴随症候[30]。据报道，在乳腺癌患者有近一半发生骨转移[31,32]。脱水是肿瘤转移患者化疗后的一个常见问题，可能使潜在的高钙血症加剧。血清钙水平升高是由强烈的骨破坏吸收所致，常见于广泛骨转移。一些癌症表达PTHrP，引起继发性甲状旁腺功能亢进导致高钙血症。患者高钙血症可表现为嗜睡、疲劳和厌食，如未进行治疗可发展为昏迷和（或）心律失常[33]。此类患者的最初治疗包括生理盐水补液。禁止使用噻嗪类利尿药，因为它们会促进钙的重吸收。一旦补足水分，可用袢利尿剂促进钙通过尿液排出[34]。此外，二膦酸盐类药物也可用于治疗高钙血症。

X线平片对于任何骨痛的评估都会起到重要作用，特别是对于怀疑有骨转移癌的患者。溶骨或成骨性破坏也可以通过平片检查出来。然而，X线片正常不能完全排除有转移灶的可能，因为30%～50%的病例在骨质破坏之前，X线平片是无法检测出来的。Judet认为，对于疑似转移的髋关节疼痛检查应包括骨盆，因为它能提供关于骨盆前、后柱的有用信息。如果计划行髋关节手术，股骨全长片是必需的，它可以避免遗漏股骨上症状不明显的病灶。如果这样的病变一开始没有被注意到，就可能因此使用一个短柄假体刚好安放在病损上方。如果病损位置后期发生骨折，之前放置的假体将使重建手术变得更加复杂。

当检测到病变时，医生应该问两个问题。病变是原发灶还是转移灶？如果是转移灶，是否存在其他病灶？骨扫描是最适合回答第二个问题的检查方法[35]。骨扫描能跟踪成骨细胞的活动。放射性同位素标记的二膦酸盐被成骨细胞吸收并沉积在羟基磷灰石中。这些部位的检测图像中成骨细胞活跃的骨骼会留下更多的放射性示踪剂。骨扫描阳性必须进行平片确认，因为骨扫描没有特异性。此外，骨扫描阴性并不一定排除转移。多发性骨髓瘤之所以臭名昭著是由于其不引起成骨细胞反应，从而出现骨扫描阴性。这是由于多发性骨髓瘤细胞刺激细胞RANKL的表达而不出现成骨细胞反应[36,37]。

平片是转移性骨病外科手术评估的主要依据。然而，如果平片显示模棱两可，CT是进一步显示骨结构完整性最好的方法。这在髋部尤其重要，因为它可

以提供髋臼顶和前、后柱的有用信息[38]，更好地显示细微骨折。

MRI 是分析转移性疾病的另一种方法。MRI 最常用于脊柱病变，可以观察到骨髓浸润和神经结构。对于骨扫描阳性但 X 线和（或）CT 正常的患者，MRI 可以用来观察骨髓肿瘤浸润（避免活检）。它也可以用来检查 CT 阴性的隐匿性骨折患者[39]。然而，对于已知骨转移的患者，X 线和 CT 往往是更好的检查方法，它们更具高性价比和时效性。例如，如果一个患者知道有骨转移并出现股骨疼痛，最好是先进行 X 线片检查。如果 X 线片情况显示仍不清楚，并且这些信息会影响手术决策，CT 扫描能够帮助提供更多骨结构质量的信息。MRI 能显示普通 X 线或 CT 检测不到的骨髓病变，但其对已知骨转移的患者没有太大帮助。

当一些特殊血管肿瘤患者（如甲状腺癌、肾癌与肝细胞癌）患者准备进行手术时，动脉造影和栓塞可以防止切除导致手术失血过多。如进行广泛切除（例如，股骨近端转移性肾细胞病变），就没有栓塞的必要了。

手术的前提是需要治疗骨折或防止即将发生的骨折。预测哪些病变部位会发生骨折是不容易的。有几项研究提供了有用的参数，可以作为指导。股骨皮质病灶超过 2.5 cm 被认定为将发生骨折[40]。随后的研究用疼痛部位股骨病灶侵蚀超过直径的 50% 作为手术的标准[41]。这个标准后来改为疼痛的病灶侵蚀超过直径 30% 并且接受放疗失败[42]。另一项研究发现，转子下区域的病灶也面临高发的骨折风险[43]。然而，一项包括 203 例 516 个病灶乳腺癌转移患者的大型研究发现，疼痛部位或病灶大小与骨折的风险没有相关性[44]。此外，生物力学研究未发现基于 X 线和 CT 预测的骨折风险与骨的真正机械强度之间具有相关性[45]。同一研究的随访调查发现，用双能 X 射线吸收法进行骨矿含量检测可预测溶骨性病变患者骨折[46]。随后的研究表明，定量 CT 在预测骨折中可能是有用的[47]。

1989 年，Mirels 提出了一个基于 4 个标准的评分系统来预测即将发生的骨折：病变位置、大小（相对于骨干直径）、疼痛和影像学表现[48]（表 51.1）。自那以后，Mirels 标准已成为评估转移性骨病患者最常用的标准。评分为 4～12 分。髋部病变（转子周围）、骨直径超过 2/3 的病变、溶骨性病变和疼痛性病变被给予较高的骨折预测分数。研究分为两组，一组没有骨折，平均得分为 7 分；另一组有骨折，平均得分为 10 分。两组之间有明显重叠。1/3 的患者得分低于 10 分但是出现骨折。当考虑有转移病灶时，这项标准可用来作为初始评估；然而，目前还没有充分有效的标准供患者参考。虽然量化骨折风险的方法在不断完善，但我们较务实的做法是必须考虑到髋关节预期的负荷和实际承载能力之间达到平衡。若要对每个患者进行这种评估，定量评估可以作为临床观察的辅助手段。

表 51.1　Mirels 评分系统

变量	1	2	3
位置	上肢	下肢	转子周围
疼痛	轻度	中度	重度
病变	成骨型	混合型	溶骨型
大小	＜ 1/3	1/3～2/3	＞ 2/3

改编自 Mirels H. Metastatic disease in long bones：a proposed scoring system for diagnosing impending pathologic fractures. Clin Orthop Relat Res.1989；249：256-264.

鉴别诊断

需要认识到许多髋关节疼痛是非癌性疼痛。许多免疫功能低下的患者容易发生髋关节脓毒血症和带状疱疹感染。许多化疗方案都含有地塞米松。类固醇的使用可导致骨坏死，所以应与骨坏死相鉴别。骨质疏松症是癌症患者面临的一个主要问题，要密切注意病理性骨折。虽然二膦酸盐类药物可以帮助预防骨折，但它的应用也可导致转子下骨折[49,50]。

治疗

放疗

放疗是骨转移癌的标准治疗方法。放疗的目的是缓解疼痛和实现肿瘤局部控制。在没有可能出现骨折的情况下可以作为一线治疗。术后辅助放疗可以降低局部肿瘤复发和重建失败的风险。

80%～90% 的患者经放疗可达到疼痛部分缓解，50%～85% 的患者可达到完全缓解[51,52]。乳腺癌和前列腺癌的治疗反应比其他亚型更好。放射剂量超过 4000 cGy 组的效果最好[53,54]。

一旦髋关节发生骨折，放疗是手术固定后最常用的辅助治疗方法。研究表明，对病理性骨折的大鼠使用 2000 cGy 剂量放疗后出现骨折不愈合，除非骨折被牢固固定[55]。坚强的内固定比外固定愈合率更高。

骨的一期愈合对放射影响的敏感性较二期愈合低。对此的一种解释是，二期骨愈合必须经历一个透明软骨的形成阶段，放疗会妨碍软骨生长[56]。临床上，骨愈合取决于肿瘤的组织学类型、辅助治疗、局部肿瘤负荷以及其他无法解释的原因。除了罕见情况，病理性骨折的手术治疗应更多考虑术后功能而不是骨愈合。这导致关节置换术的应用增多，使用骨水泥柄（或是更少见的接骨板）提高骨折稳定性。

当广泛骨转移发生时，使用亲骨同位素进行全身骨扫描是一种有效手段。这种药剂包括锶-89和钐-153，由活跃的成骨细胞摄入骨基质。

全身治疗

在过去10年中，出现了大量新的癌症治疗方法。然而，很少有药物像二膦酸盐类药物那样被广泛使用。许多前瞻性随机试验表明，在骨转移癌患者中应用二膦酸盐能够缓解患者疼痛，提高生活质量，并且延迟骨相关事件的发生。最新一代含氮剂似乎是最有效的[57-64]。这些药物直接抑制破骨细胞的功能，从而防止骨吸收[57]。有报道称，使用该类药物时需要警惕发生下颚骨坏死、股骨转子下低能量骨折[50,65]。

最近，抗RANKL抗体已被证明能够防止接受雄激素阻滞的前列腺癌患者骨质疏松相关事件的发生[66]。这可能仅仅是调节RANKL和骨保护素平衡药物出现的开始[67]。地舒单抗在治疗转移性疾病中的作用正在增强，使潜在的安全性增加，但成本也很高[68,69]。

外科治疗

总则

如拟对骨转移患者进行手术，患者的预期寿命已被确定为最重要的考虑因素[70]。然而，Memorial Sloan Kettering癌症中心的一项研究显示，我们预测生存的能力很差，比抛硬币的概率高不了多少[71]。为此，开发了一种列线图形式的决策辅助工具，允许分配生存概率。该图考虑了与生存相关的因素：年龄、其他合并症（用Charlson指数衡量）、体重指数、肿瘤类型、多发性骨转移、内脏转移和血红蛋白水平。在927名患者组成的队列中，列线图能够很好地预测30天、90天和365天的生存时间[72]。

髋关节病理性骨折一般采取手术治疗。当患者无症状时（例如髂前上棘撕脱骨折、耻骨骨折），或当他们的预期寿命不到1个月时，应慎重选择手术。手术的目标应该是允许立即和持久的肢体负重。外科医生必须认识到可能存在的其他部位病变，在最终决定之前需要仔细查看整个股骨。在制定最终的手术计划以确认转移性疾病之前，应该对单独的病灶进行活检，而不是当做第二个原发病灶的存在。众所周知，临床上切除孤立性转移灶较少（有争议）。除了少数病例广泛切除外，大部分转移瘤患者术后采用放疗。

在大多数情况下，继发于骨转移导致病理性骨折或即将发生的骨折不会是孤立病灶。在这些病例中，不需要广泛切除转移瘤。然而，切除大的病灶可能有一定的优势，这将改善术后放疗的功效，可以帮助减轻疼痛。对化疗和放疗反应不佳可考虑外科辅助治疗，如液氮治疗。肿瘤复发可导致内固定失败，特别是钢板和螺丝内固定。甲基丙烯酸甲酯可以用来弥补肿瘤切除后留下的空隙。甲基丙烯酸甲酯具有强抗压缩性，可以作为假体重建内侧支撑。

转移性疾病患者的总体健康往往是同非癌症患者完全不同的。癌症患者手术之前往往处于分解代谢状态，他们往往因为化疗的副作用导致营养摄入量不足。因此，仔细考虑每个患者的营养需求是很重要的。营养不良的患者更可能有伤口愈合的麻烦。可以考虑在围术期检查患者的前白蛋白水平以了解患者的营养状况。脱水是癌症患者的常见症状，这会加重高钙血症和其他代谢异常，故应务必关注液体及电解质含量。

骨转移性疾病和辅助治疗常导致骨质疏松症，这对手术内固定有明显影响；但它也可能导致在摆放患者体位时发生医源性骨折，必须格外警惕。

肺转移也可能出现，这会降低患者的肺储备。当患者处于侧卧位时，存在通气/灌注不匹配的情况，对于特别严重的肺部疾病患者，这是一个问题。

肝转移将对肝功能产生不利影响。这可能会在手术过程中体现，如不能优化凝血因子。此外，血小板功能可能会受到不利影响，这可能导致止血出现重大问题。此外，维生素K抑制剂术后抗凝治疗可能受到肝功能改变的影响。

脑转移可能对术后抗凝造成影响，人们必须警惕继发于脑转移灶的脑血管出血意外。

最后，骨转移患者通常因新辅助治疗而导致感染与血栓栓塞性疾病的风险增加。术后护理需要同辅助疗法认真协调，这可能会影响伤口愈合，抑制免疫系统或造成血栓风险。患者因为化疗和其他肿瘤转移可能对华法林治疗有不可预测的反应，故常使用低分子肝素用于血栓栓塞的预防。

生活质量

骨转移治疗是姑息性的；因此，治疗目标中最重要的是提高生活质量。然而，我们没有通用的方法来衡量生活质量。骨肿瘤协会（The Musculoskeletal Tumor Society，MSTS）评分通常被用来评估作为生活质量替代者的功能。MSTS 评分是由医生而不是患者使用。然而，最近的一项研究表明，患者提供的 MSTS 评分一直低于外科医生填写的评分，这对测量的有效性提出了质疑[73]。一项随访研究表明，MSTS 评分不是对下肢骨转移患者功能的良好评估，而患者报告结果测量信息系统（the Patient-Reported Outcomes Measurement Information System，PROMIS）身体功能癌症问卷是基于其在一系列能力水平上的可靠性的最佳测量方法[74]。另一项研究发现，年龄较小、吸烟、失业和病理性骨折等几个因素与骨转移患者的生活质量较差有关。研究还发现，吸烟者比不吸烟的人有更多的疼痛。根据 PROMIS 焦虑量表的测量，病理性骨折和肺癌的患者有更多的焦虑。作者得出结论：病理性骨折史与较差的生活质量和更多的焦虑有关，这是预防骨折很重要的另一个原因[75]。

经皮穿刺治疗盆腔转移

对经皮穿刺治疗顽固的盆腔病变趋势已经受到关注。经皮注射甲基丙烯酸甲酯、射频消融、微波消融和冷冻消融已被描述。甲基丙烯酸甲酯经皮注射已作为治疗骨盆病理性骨折的一种手段。支持者认为，该方法具有微创、允许立即负重的优势。此外，有报道称经皮髋臼成形术后可适当地缓解疼痛和改善生活质量[76,77]。必须仔细评估髋臼周围骨质，这是为了避免聚甲基丙烯酸甲酯（polymethylmethacrylate，PMMA）深入关节腔或外渗。当承重的软骨下骨已被破坏时，该技术是不合适的。

同样，射频消融和冷冻消融也被用于姑息性治疗[78-80]。一项前瞻性试验报告说，62 例患者中有 59 例（95%）射频消融后疼痛在临床上显著减轻[81]。这些方式是开放手术的有效替代方案；然而，决定继续进行经皮手术而不是开放手术应该与骨盆重建经验丰富的骨科医生合作。

股骨颈和股骨头骨折

股骨头骨骺转移性病变最好的治疗方法是行半髋关节置换术（图 51.2）。所用假体的长度取决于股骨其余部分目前或预期的肿瘤负荷。做出决定前的股骨

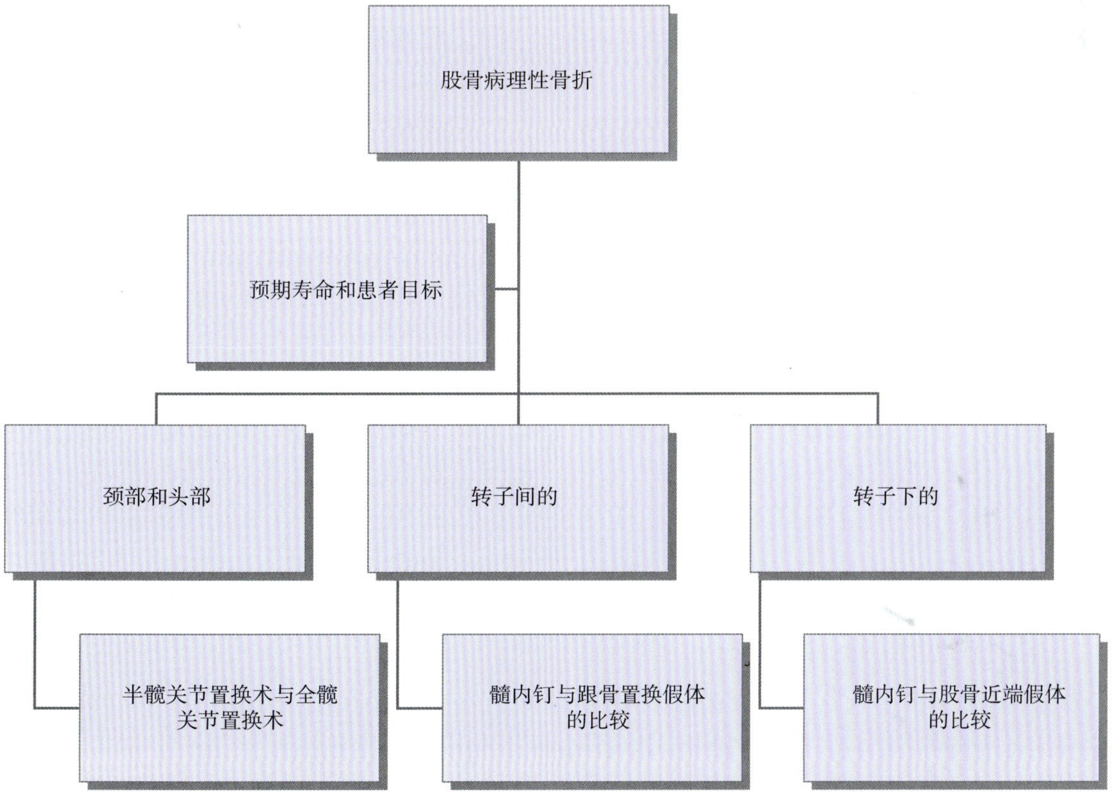

• **图 51.2**　该策略有助于股骨近端病理性骨折或即将发生骨折的手术方法的选择

全长X线片是必需的。骨水泥型假体受到青睐是由于术后化疗和放疗的需要，在这种情况下将使骨长入型假体并不可靠。手术的目的是在术后早期提供完全负重，因为这些患者在有限的承重能力下存在一般情况失调或其他骨骼病变，可能影响他们的安全活动。股骨颈转移病灶继发股骨颈骨折患者行人工股骨头置换术是最好的治疗方法。非假体固定方法会导致较高的不愈合率。一项研究报告了24例股骨颈骨折尝试非假体固定方式，结果24例全部出现不愈合[6]。

转子间和转子下骨折

对于这些骨折的患者，有三种主要的手术选择：髓内钉、假体重建和钢板螺钉固定。最近一项对40项研究的meta分析对417例患者进行了回顾性研究，揭示了基于重建方法的重要结果数据。钢板螺钉内固定的松动率较高（髓内钉为13%，假体重建为0）。然而，假体重建最有可能在术后早期因继发感染而翻修（假体重建8.6%，髓内钉为2%，钢板螺钉固定为0）。当考虑对转子间和转子下骨折患者进行手术时，患者的预期寿命可以帮助指导治疗方案。如果患者存活期不超过6个月，髓内钉似乎是最好的选择，因为假体重建继发于感染所以早期失败率较高。然而，如果患者的预期寿命超过6个月，虽然髓内钉仍是一个非常好的选择，但假体重建也可以被考虑。这些数据表明，钢板和螺钉固定的松动率相对较高，应该只在特定的情况下使用[82,83]。

在我们医院，股骨转子间病理性骨折最常用的是髓内钉。然而，距骨置换半髋关节置换术也是常用的。极少使用钢板和螺钉固定；当它们被使用时，通常结合刮除和甲基丙烯酸甲酯填充缺损（图51.3）。长柄骨水泥型半髋关节置换术消除了股骨头或颈部疾病进展的担忧[84]。此外，它还可以通过一次手术治疗即将发生的病变。这遵循了一些人信奉的“一根骨头，一次手术”的口头禅。可以考虑在扩髓前用1/4英寸（0.635 cm）的钻头将股骨开孔。通过开孔减少骨内压力来降低栓塞负荷。刮除骨水泥填充的优点是，它保留了自身的髋关节并减少了患者扩髓时栓塞的风险。最近的研究质疑骨水泥和长柄假体是否有必要。Anderson癌症中心的一项研究显示，修复率高低与短柄或长柄假体无关。作者认为，不值得去承担长柄假体并发症的风险[85,86]。另一项最近的研究报告，非骨水泥型假体具有良好的耐用性。

继发骨转移导致股骨转子下骨折的治疗是特别具有挑战性的，这种情况下髓内钉固定是最常见的治疗选择[5,43]。对于近端病变伴随严重骨缺损的情况，许多外科医生喜欢骨水泥型长柄人工股骨头置换与骨水泥型股骨近端置换，避免因肿瘤进展导致内置物失败[88]。在任何情况下，我们一般在稳定骨折前刮除肿物，甲基丙烯酸甲酯可以用来填补病灶切除后的空洞。股骨粗隆下横行骨折被认为是长期使用二膦酸

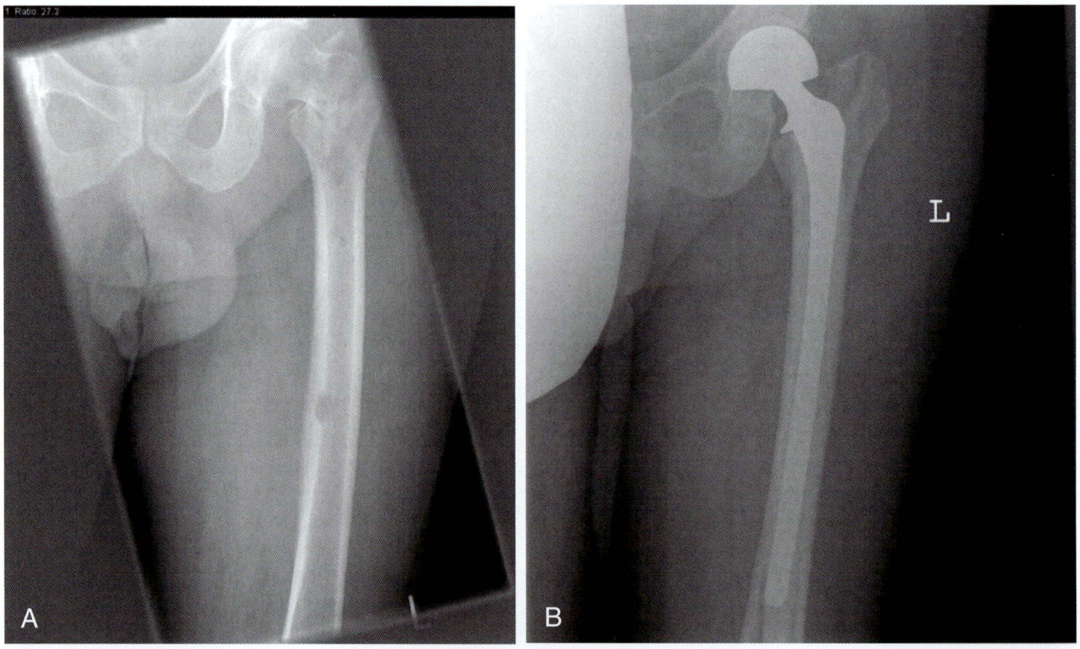

• **图51.3** （A）术前X线片显示股骨转子间病理性骨折以及股骨干远端溶骨性病变。（B）使用骨水泥型人工股骨头置换以及长股骨柄跨越溶骨性病变区来治疗骨折

盐的并发症[50]。区分二膦酸盐相关骨折和继发于转移性疾病的骨折非常重要。对于前者，我们一般会用髓内钉固定。此外，放疗是不需要的，实际上是禁用的。

髋臼骨折

如果髋臼病理性骨折没有移位且股骨侧没有即将发生的骨折，可以进行保护性负重和放疗。如前所述，这种治疗可以通过经皮骨水泥注射来加强。尽管已经接受放疗和保护负重治疗，若疼痛持续，仍可能需要手术。Cheng 等报道了一系列此类骨折非手术治疗成功的病例[89]。

对于骨质破坏更严重或股骨病变需手术治疗的病例，可有多种选择以帮助重建髋关节。骨丢失可能是严重的，单独依靠甲基丙烯酸甲酯可能不足以重建被破坏的骨。总的原则是，负荷必须从病变骨转移到正常的健康骨。这是通过除了甲基丙烯酸甲酯之外，使用翼状杯、支架、金属楔块和（或）金属针来完成的[90-92]。目标是使髋臼杯处于它的解剖位置，相关方法前面已提到。

Harrington 根据髋臼周围病变按照外侧、上方或内侧皮质是否完整进行分类[93]。Ⅰ型病变涉及髋臼骨小梁，但骨皮质仍然是完整的。在这些病例中，骨水泥型髋臼杯加上适当的股骨假体是足够的。通过开窗可以将甲基丙烯酸甲酯放入髋臼周围骨皮质破坏区或通过针管将骨水泥注入，类似经皮注入水泥的方法（图 51.4）。

Harrington Ⅱ型病变破坏内侧皮质。需要用骨水泥型杯进行髋关节重建，但髋臼加强杯可将负荷传递到相邻的健康骨骼。这些病变可被视为一个内陷的髋臼。对于内陷的髋臼可用的重建方法也可用于 Harrington Ⅱ型病变。但需要注意的是，应强烈考虑甲基丙烯酸甲酯在重建过程中的作用。

Harrington Ⅲ型病变具有重大的挑战。在这种情况下，髋臼侧皮质和顶部被毁（图 51.5）。这种情况因缺乏骨质支撑并不适合用增强杯和内突杯重建。将负荷转移到正常骨意味着需要多平面跨接缺损区。Harrington 用逆行方式将螺针从空洞缺损植入健康骨骼的后方和上方，然后用甲基丙烯酸甲酯填充空洞缺陷。这种技术之前被改进过，将这些螺钉以一个顺行的方式从髂骨翼插入空洞中[38,94]。虽然这种技术有可能获得令人满意的临床结果，但缺乏正常的骨量会暴露骨盆内脏和血管结构，这在髋关节重建术中通常是不会遇到的。

目前的争议和未来的展望

无论有无甲基丙烯酸甲酯重建，经皮消融手术因其微创的性质而越来越受欢迎。这些过程由外科医生和介入放射科医生操作。手术的适应证也在不断变化，是执行特定的外科手术还是使用单独放疗，应当由讨论决定而不是由个人决定。进行切开手术还是经皮手术没有一致的结论。骨转移患者的异质性阻碍了本课题的研究，这使得进行随机试验是非常困难的。

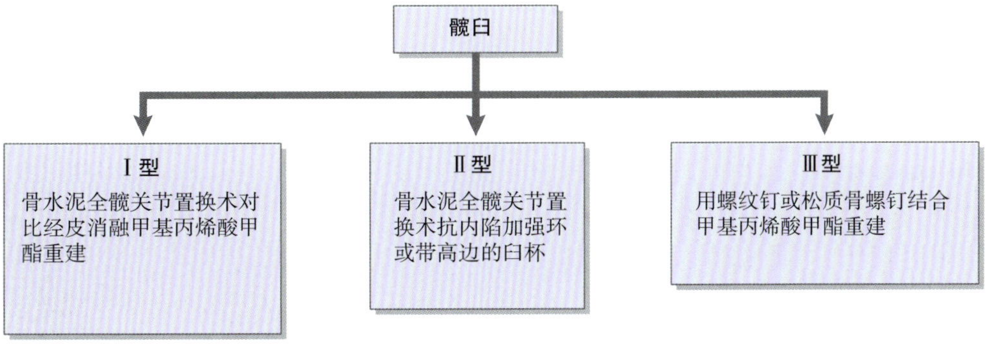

• **图 51.4**　该策略使用 Harrington 髋臼分类方法，有助于制订髋臼部位病变的治疗方案

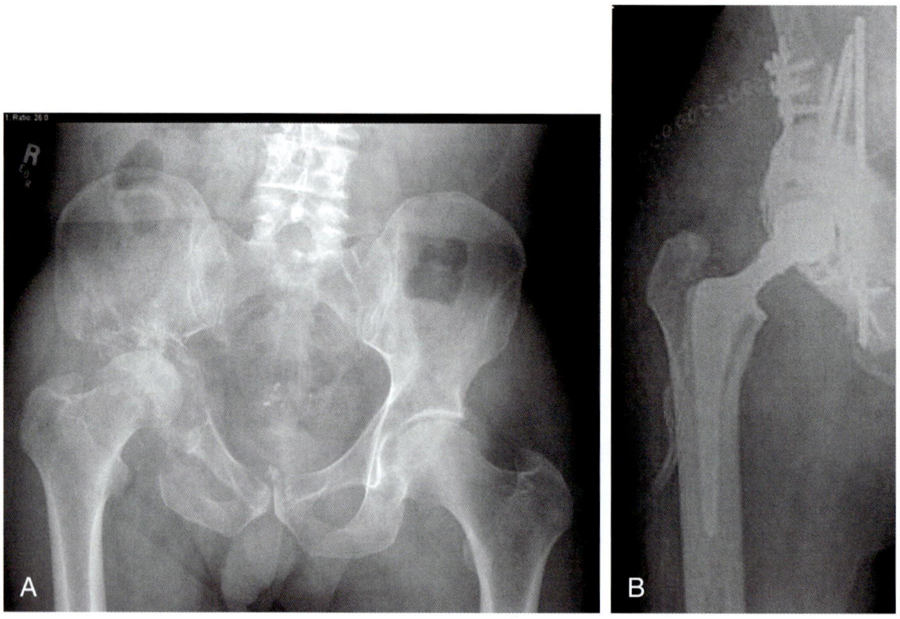

• **图 51.5** （A）这张骨盆正位 X 线平片显示髋臼顶、外侧壁和内侧壁受损的破坏性病变。（B）在这样的情况下，Harrington 建议用螺钉或钢丝将髋臼扩大到正常的骨骼中，并使用聚甲基丙烯酸甲酯来填补缺损

（参考文献参见书末二维码）

第八部分

治疗髋关节疾病的非关节置换术

第 52 章

髋关节镜治疗非结构性髋部疾病

J.W.THOMAS BYRD, GEORGE GRAMMATOPOULOS
（赵承武 译 刘建国 审校）

关 键 点

- 关节镜适用于许多髋关节非结构性疾病的治疗。
- 成功的髋关节镜手术，首先取决于合适的患者选择、仔细的患者体位摆放和准确的入路定位。
- 常规髋关节镜检查应同时包括中央和外周间室。
- 可以用于治疗由髂腰肌腱和髂胫束引起的弹响髋综合征。
- 转子周围区域的各种疾病，包括滑囊炎和外展肌腱病，都可以归类为大转子疼痛综合征。
- 臀深肌综合征是指臀下和坐骨股骨区域疼痛不适的统称。这些情况通常可以非手术方式处理。在极少数保守治疗失败的情况下，关节镜手术可起到治疗作用。

引言

股骨髋臼撞击症（femoroacetabular impingement，FAI）和发育不良是髋部疾病中最常见的两个结构性问题。但是，许多非结构性问题与髋关节和髋部区域疾病有关。这些包括大创伤、重复过度使用引起的微创伤、动力学和运动障碍性疾病伴随症状，以及先天固有组织疾病。以疼痛症状为表现的髋关节问题，通常是多种原因共同作用的结果。潜在疾病可能使某些关节更容易受到急性伤害。例如，与由机动车辆撞击引起的损伤相比，在对抗性运动中出现的急性半脱位和脱位是相对低速的损伤，经常可以发现其具有潜在撞击表现[1]。由于潜在的形态异常，髋关节更易于通过杠杆作用发生脱位。为了帮助医生确定这些症状的起源，我们引入了分层的概念[2]。将髋关节划分为4层：①骨软骨层；②静态组织层；③收缩组织层；④神经力学组织层。结构病理学改变主要涉及第1层异常，偶尔涉及第4层异常。第2层和第3层分别包括关节的静态（关节囊、髋臼唇、圆韧带）和动态（髋关节周围肌肉组织）稳定结构。这两层组织结构的异常以及第四层的某些病理学改变（导致坐骨神经压迫）可被视为非结构性髋关节病的病理学起源。

髋关节周围的许多软组织疾病可能会引起髋关节问题，并且可能适合进行内镜干预。髋关节镜可以很好地处理髋部弹响性疾病，包括由髂腰肌肌腱、髂胫束和其他可能潜在的结构造成的弹响[3-5]。许多顽固性转子滑囊炎病例，可能实际上是疼痛的外展肌腱病，可以进行囊切除术治疗[6-8]。我们必须谨记，其中一些疾病可能是偶然的、正常情况下出现的观察结果，而另一些则可能是衰老或步态异常引起的正常现象。对临床医生来说，将病理进程与正常变异区分开来是一项挑战。同样重要的是要谨记，几种疾病可能并存，临床医生必须区分哪些是主要问题，以便最好地解决它们。推荐的治疗范围是从简单的活动方式改变到组织结构的保守治疗，再到外科手术干预。

适应证 / 禁忌证

对于非结构性髋关节病，关节镜治疗最常见的适应证是一些病理状况引起的疼痛，而且这些疼痛可以通过关节镜技术加以解决。无痛性髋部疾病很少考虑用关节镜治疗。通常，患者在接受评估时可能会出现轻度症状，这些症状不足以引起功能性问题的检查结果。此种情况下，仔细全面的检查和其他非手术治疗措施可能是合适的选择。如果在已经知晓病情的情况下症状逐渐加重，则应明智地考虑主动接受手术干预措施。谨记，多种疾病可能共存，其中可能包括与患者症状无关的病理状况和异常。例如，髋关节疾病可能与髂腰肌腱引起的弹响一起发生，这可能是也可能不是导致需要治疗的疼痛的原因。

髋关节镜的禁忌证很少。最重要的是简单地确保患者的状况适合并且愿意接受关节镜治疗。另一个重要的考虑因素是，确保通过髋关节镜治疗可以满足患者的期望。无论手术技巧如何，在没有合理预期的情况下进行手术都是失败的。晚期严重的疾病是手术禁忌证，例如严重的退行性关节炎，因为髋关镜治疗无法让患者获益。一些严重的畸形、伤口问题和内科问题可能是关节镜甚至可能是任何类型手术的禁忌。

术前计划

影像学检查是诊断和手术计划的重要组成部分。放射线检查能显示关节形态、潜在的结构性病变以及退行性疾病。一定要谨记，在影像学改变明显之前，关节内的损伤通常是隐匿的。因此，良好的关节间隙可能并不排除存在严重的退行性病变。此外，较小的放射学改变可能被视为晚期病理改变的重要证据。

常规 MRI 是大多数髋关节手术术前计划的重要组成部分。虽然 MRI 检查对于确定关节内病理改变的可靠性可能存在变异，但是通常有助于排除关节镜检查无法确诊的病例，例如缺血性坏死、一过性区域性骨质疏松等。钆剂磁共振关节造影（MRA）检查相对于 MRI 更好，但对于诊断所有关节内病变并不完全可靠。髋关节内注入麻醉剂和对比剂是证实症状是否来源于髋关节非常有价值的手段。存在多种疼痛原因的情况下，关节腔内注射有助于辨别髋关节因素所起作用的大小[9]。同样，超声引导下的关节外区域（腰大肌、大转子、臀肌深部）的注射可能被证明是有价值的诊断和治疗方式[10-14]。评估患者对注射效果的反应对于做出手术决定很重要。总体而言，影像学检查适合评估髋臼唇的病理改变，但对于相关软骨损伤的诊断可能不那么可靠。因为不确定的关节软骨损伤程度通常是关节镜手术成功的限制因素，因此这点在为患者提供诊疗咨询时很重要。CT 在评估骨结构和关节的三维形态方面具有重要作用，但通常对髋部软组织方面的问题作用有限。

髂腰肌腱和髂胫束引起的弹响问题大部分可以通过病史和查体确诊。这种弹响通常是一种动态现象，在麻醉下无法通过检查得到重现，而关节镜检查结果也不足以证实诊断结果。外展肌腱病变可能是衰老的正常表现，但也可能是相关临床病理的来源。因此，临床发现预示了转子周围间室病变损伤的情况。

技术介绍

图示技术是在患者仰卧位时进行的[15]。无论患者是侧卧位还是仰卧位，进行安全、有效、可重复的关节镜检查的重要原则是一致的。无论体位如何放置，入路的选择、关节外结构的关系以及关节镜的解剖结构都是相同的。

设备

需要一个标准的骨折手术床或定制的牵引装置来实现有效的关节间隙牵开。C 臂对于在关节内准确置入操作器械非常重要。加长的关节镜检查器械有助于穿透关节周围致密的软组织。

麻醉

该手术通常在全身麻醉下进行，也可以在硬膜外麻醉下进行，但需要足够的运动神经阻滞，以确保关节间隙能够充分牵开。

关节内（中央）间室

安装

将会阴柱包裹厚实并且侧向抵住术侧大腿的内侧（图 52.1）。这有助于获得最佳的牵引力（图 52.2），并直接降低会阴部的压力，从而减少了阴部神经损伤的风险。中立位旋转使局部解剖标志点与关节之间保持恒定的关系。轻微的屈曲可能会使关节囊松弛，但应避免过度屈曲，因为这会在坐骨神经上施加过大的张力，并可能妨碍从前入路进入。通常，需要约 50 Ib（约 22.68 kg）的力量来牵开关节。总的来说，尽量用最小的力量来获得足够的牵引力，同时使牵引时间尽可能短。通常认为 2 h 是合适的牵引时间上限。

入路

进入中央间室有三个标准的最佳入路（图 52.3 和图 52.4）。其中两个（前外侧和后外侧）在平大转

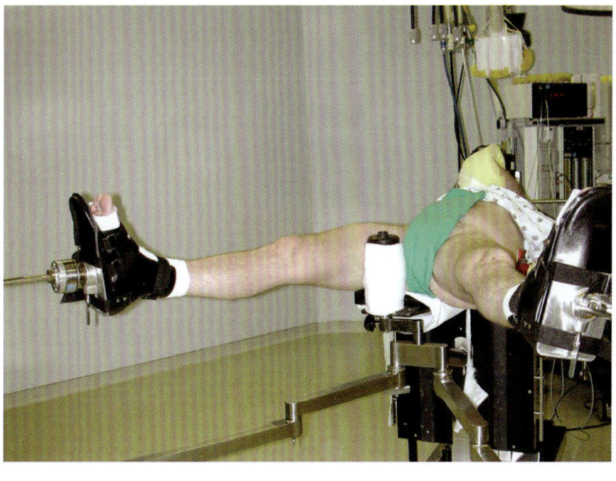

• **图 52.1**　患者躺在骨折牵引床上，会阴柱尽可能偏向术侧髋关节放置，并紧贴大腿内侧（J. W. Thomas Byrd，MD，Nashville，TN. 供图）

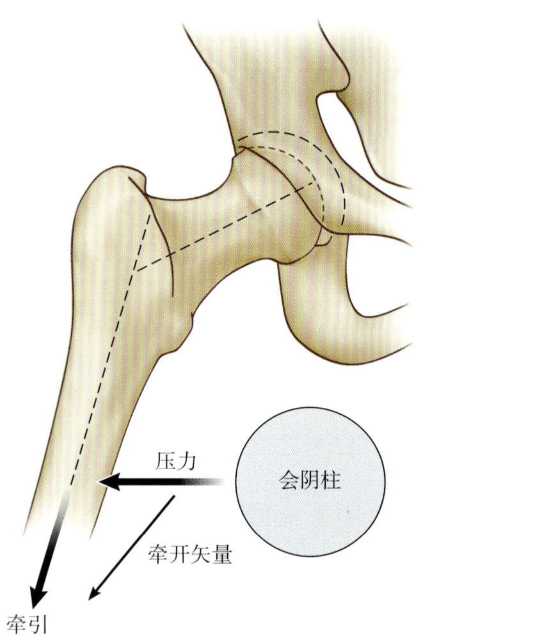

• **图 52.2** 相对于身体轴线来说，牵开的最优矢量方向更接近股骨颈轴而不是股骨干轴。倾斜的矢量方向一部分是由髋外展决定的，另一部分则是由同侧放置的会阴柱对髋部的作用力方向决定（J. W. Thomas Byrd，MD，Nashville，TN. 供图）

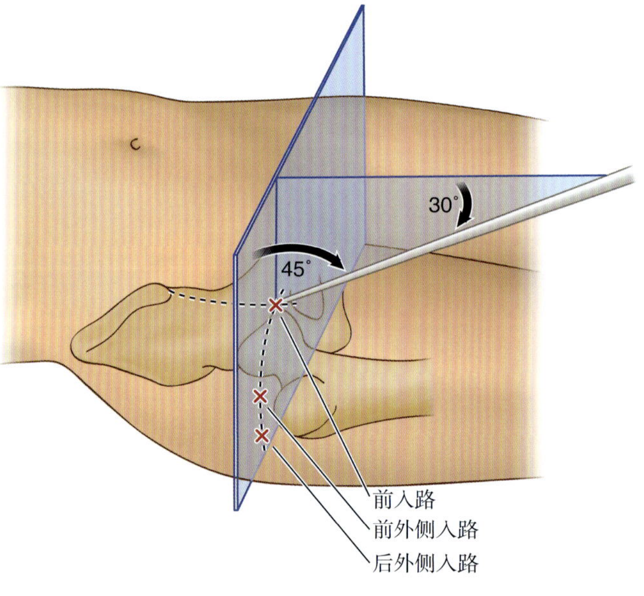

• **图 52.3** 前入路位于髂前上棘向远端的矢状线与平大转子上缘的横线相交的位置。该入路的方向大约向头侧倾斜 45°，向中线方向倾斜 30°。前外侧和后外侧入路位于平大转子的上缘水平与前缘和后缘交汇处（重绘并引自 Byrd JWT. Hip arthroscopy utilizing the supine position. *Arthroscopy*. 1994；10：275-280.）

子的上缘水平与前缘和后缘交汇处。前入路位于髂前上棘向远端的矢状线与平大转子上缘的横线相交的位置。通过仔细定位与关节相关的标志点，这些入路与周围的主要神经血管结构的距离是安全的 [16]。有时候

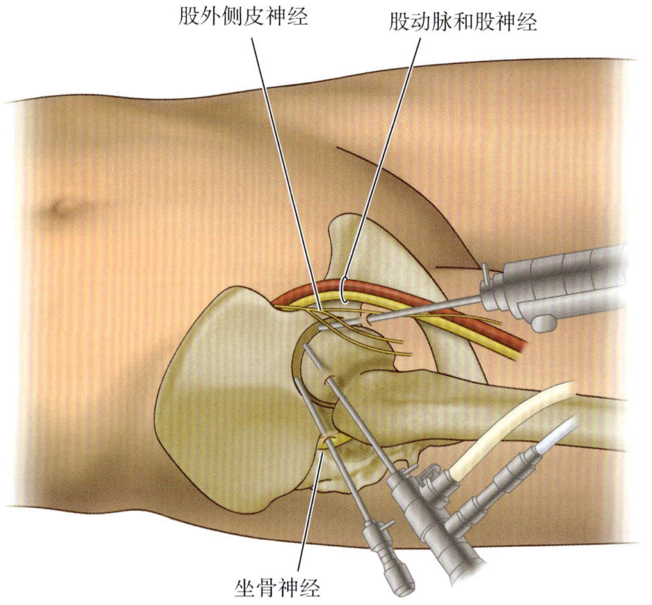

• **图 52.4** 显示主要神经血管结构与 3 个标准入路的关系。股动脉和股神经位于前入路的内侧。坐骨神经位于后外侧入路的后方。股外侧皮神经的小分支靠近前入路。在入路置入中使用合适的技巧可以避免这些损伤。首先建立前外侧入路，因为它位于关节镜检查安全区域的最中心（J. W. Thomas Byrd，MD，Nashville，TN. 供图）

也需要一些辅助入路。最常用的是远端中前入路，用于置入锚钉进行髋臼唇修复。为了确保锚钉固定在关节边缘处，避免置入髋臼表面，必须选择更远的入路置入。

诊断步骤

施加牵引力后，将腰穿针从前外侧方向置入并用液体扩张关节。然后在放射线透视辅助下建立前外侧入路以置入关节镜（图 52.5）。需要注意避免刺穿髋臼唇或划伤关节面 [17]。使用 70° 镜，前入路和后外侧入路在关节镜下直接观察和透视下置入，精确进入关节内。然后，通过在 3 个已建立的入路之间交互置入关节镜和器械来实现关节的诊断和手术治疗。尽管关节内的可操作性受限，但同时使用 70° 和 30° 镜仍可获得最佳的观察视野（图 52.6～图 52.9）。如果需要的话，可以在类似的关节镜监视下置入辅助入路。

外周间室

体位

关节内间室关节镜检查完成后，进行外周间室的常规关节镜检查。去掉牵开设备，松开牵引并将髋关

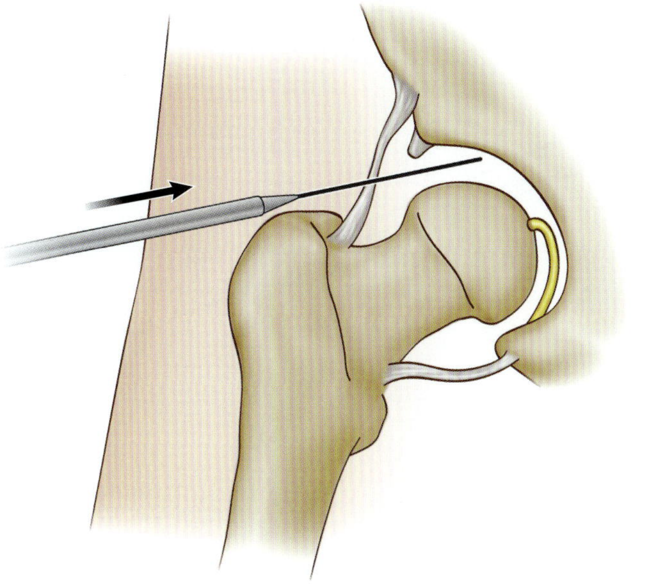

• **图 52.5** 关节镜套管穿过一根预先通过腰穿针放置的导丝。放射线透视有助于避免与股骨头接触或穿透髋臼唇

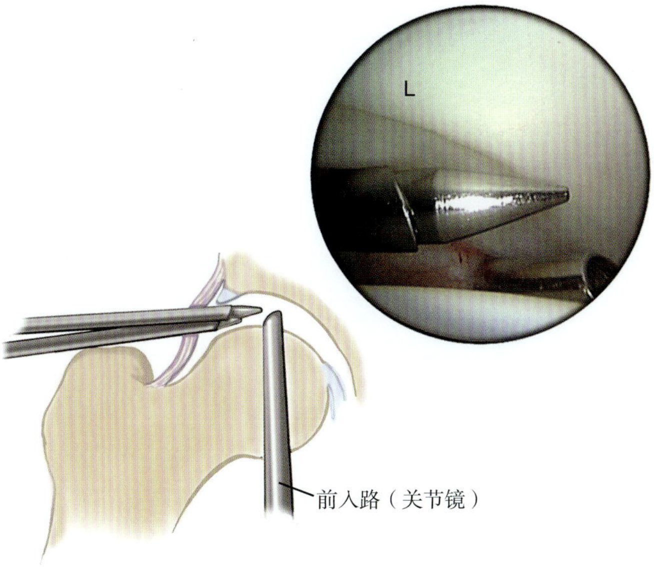

• **图 52.7** 从前入路关节镜观察显示了髋臼唇的侧面（L）及其与 2 个外侧入路的关系（Smith & Nephew Endoscopy，Andover，MA. 供图）

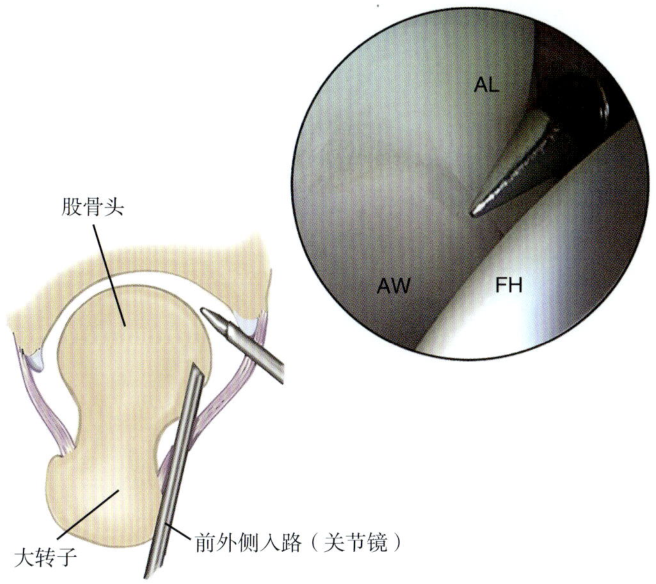

• **图 52.6** 右髋关节从前外侧入路关节镜下观察可显示髋臼前壁（AW），髋臼前唇（AL）和股骨头（FH）。可以看到前方套管位于髋臼唇下方（Smith & Nephew Endoscopy，Andover，MA. 供图）

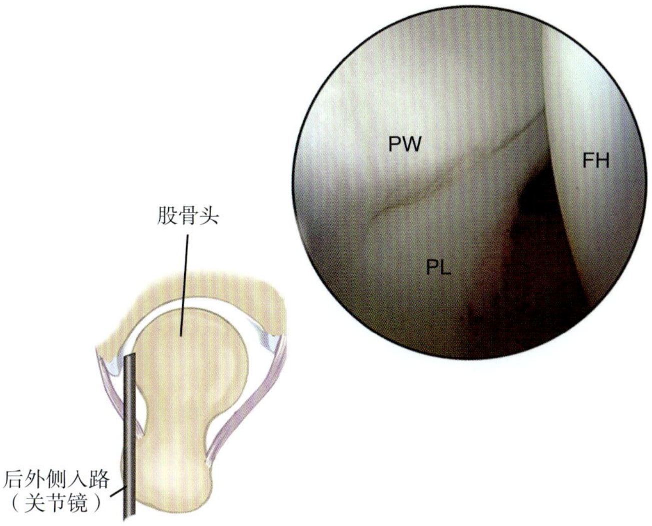

• **图 52.8** 后外侧入路的关节镜下观察显示髋臼后壁（PW）、后唇（PL）和股骨头（FH）（Smith & Nephew Endoscopy，Andover，MA. 供图）

节弯曲约 45°（图 52.10）。这样可以放松关节囊，提供进入外周间室的空间。请注意，在处理撞击时，需要进行关节囊切开以充分暴露，并且无须移除牵引设备即可进行中央间室和外周间室之间的转换。这种技术会在第 54 章介绍。

入路

通常至少需要 2 个入路以进入外周间室。这包括前外侧入路和在远端 4～5 cm 处建立的辅助前外侧入路。存在一个广泛的安全工作区域，可以在入路上进行多种操作选择。对于入路的选择而言，位置的可重复性和对周围解剖结构的定向一致性非常重要。

诊断步骤

前外侧入路被重新定位至股骨颈的前方（图 52.11）。然后在关节镜的直接监视和放射线透视引导下在远端建立辅助入路（图 52.12）。关节镜和器械可

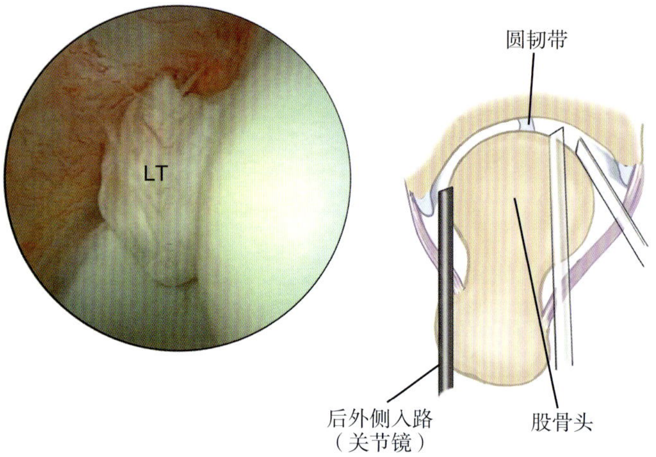

• **图 52.9** 可从所有 3 个入路观察髋臼窝、圆韧带（LT）及其伴随的从其后方的髋臼附着点以蛇形方式横穿的血管（Smith & Nephew Endoscopy，Andover，MA. 供图；关节镜图片引自 Byrd JWT；The supine position. In：Byrd JWT ed. Operative Hip Arthroscopy. New York：Thieme Medical Publishers，1998.）

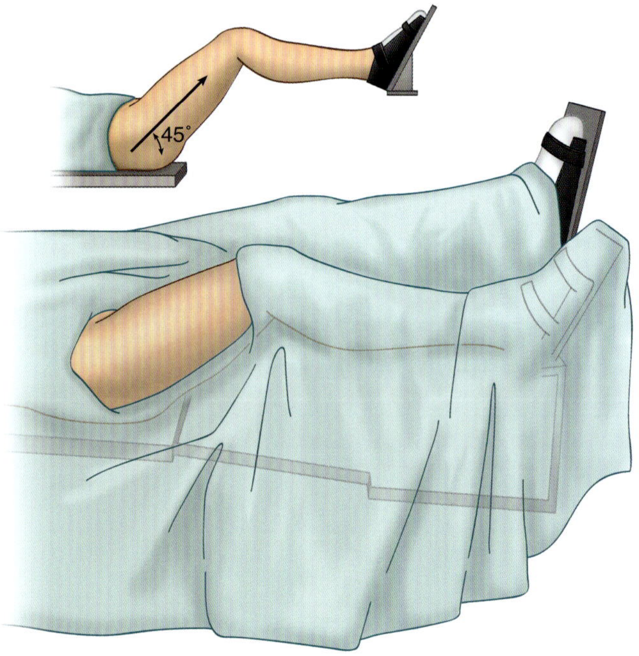

• **图 52.10** 松开牵引并将髋关节屈曲 45°，此时手术区域仍覆盖在无菌单中。插图：未覆盖手术单情况下髋部位置的图示

互换入路检查（图 52.13 和图 52.14）。30° 关节镜通常足以完成外周间室的大部分检查任务。

髂腰肌滑囊内镜

体位

髋关节弯曲角度比检查外周间室时的角度略小（15°～20°）。髋关节外旋，这样可以将小转子的位置

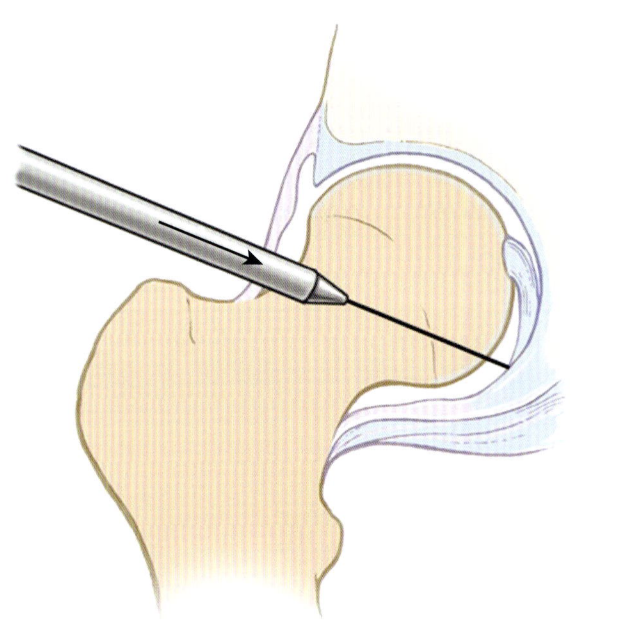

• **图 52.11** 从前外侧入路将关节镜套管通过导丝重新定位，通过前方关节囊到达股骨颈（Smith & Nephew Endoscopy，Andover，MA. 供图）

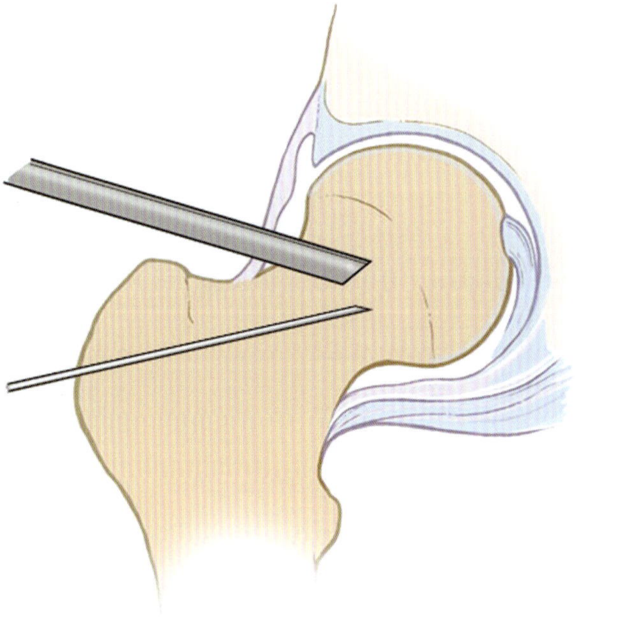

• **图 52.12** 将关节镜放置在合适的位置后，用腰穿针进行预定位以便向远端置入辅助入路（Smith & Nephew Endoscopy，Andover，MA. 供图）

移至更靠前的位置，从而有利于进入。

入路

滑囊内检查和器械操作需要两个入路（图 52.15）。这些入路较外周间室入路更靠近远端，且需要透视进行精确定位。为了完全进入到小转子区域，可能需要

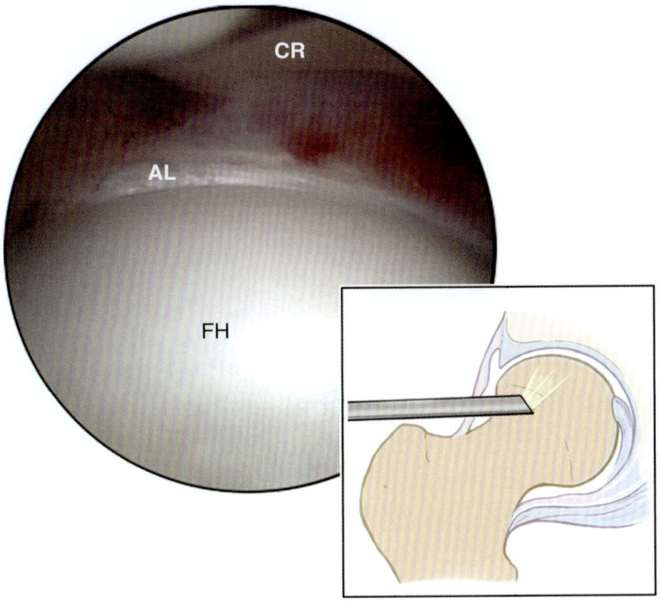

• **图 52.13**　从外周视野可以清楚地看到关节的前部，包括股骨头的关节面（FH）、髋臼前唇（AL）和关节囊反折（CR）（Smith & Nephew Endoscopy，Andover，MA. 供图）

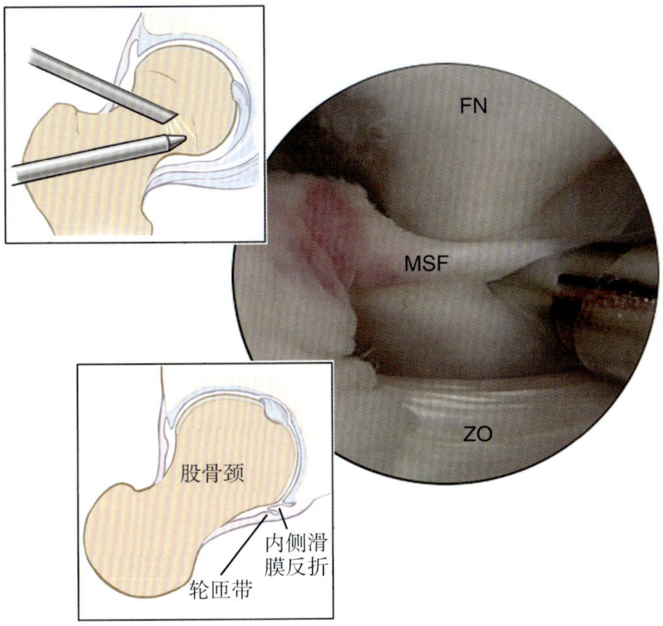

• **图 52.14**　从外周间室向内侧观察显示股骨颈（FN）、内侧滑膜反折（MSF）和轮匝带（ZO）（Smith & Nephew Endoscopy，Andover，MA. 供图）

入路稍微靠前。

诊断步骤

腰穿针在透视下直接定位在小转子上。在关节镜的引导下，建立第二个入路。为了获得清楚的观察视野，可能需要清除滑囊内的粘连和纤维蛋白碎片（图

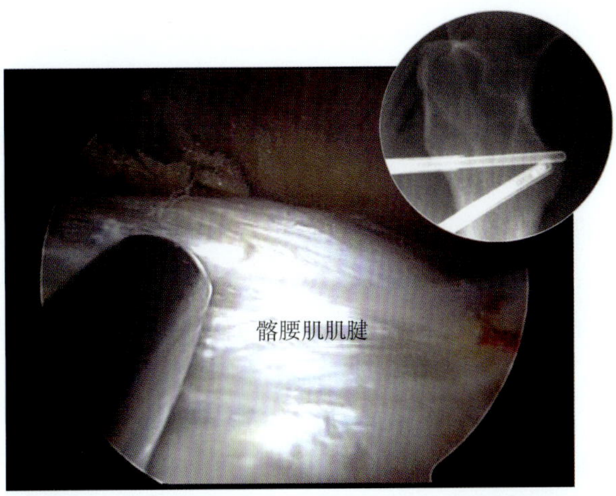

• **图 52.15**　关节镜和刨刀放在小转子正上方的髂腰肌滑囊里，通过这个入路可以确认止点处髂腰肌肌腱的纤维

52.15）。紧贴骨头操作以免误入内侧软组织。

转子滑囊内镜（转子周围间室）

体位

定位同中央间室的关节镜一样，但无须牵引。如果转子间室空间看起来比较紧，患肢外展可以进一步打开空间。

入路

常规内镜检查至少需要 2 个入路。这些入路最好位于转子滑囊区域的固有间室的前方（图 52.16）。可能需要建立辅助入路以适应不同的手术方式。

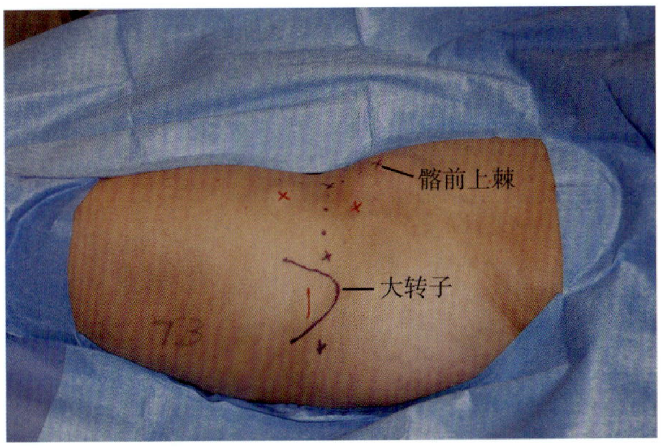

• **图 52.16**　从图示的左髋来看，2 个入路（红色“X”标记）提供了从前方进入周围间室的入路。他们位于股外侧肌的近端和远端，体表以红线标记。大转子和髂前上棘被标记出来，其为标准的中央间室的入路（紫色“X”标记）（J. W. Thomas Byrd，MD，Nashville，TN. 供图）

诊断步骤

第一个入路位于阔筋膜张肌边缘的前方。在透视下，从股直肌外缘水平向后直接进入转子滑囊。紧贴股直肌外缘后方以便套管通过髂胫束下方时不会穿过臀中肌起始部肌肉，或股骨嵴上下方的股外侧肌起始部（图 52.17）。在关节镜直视下，将第二个入路放置在第一个入路的上方，以清除碎片和扩展转子间室空间。

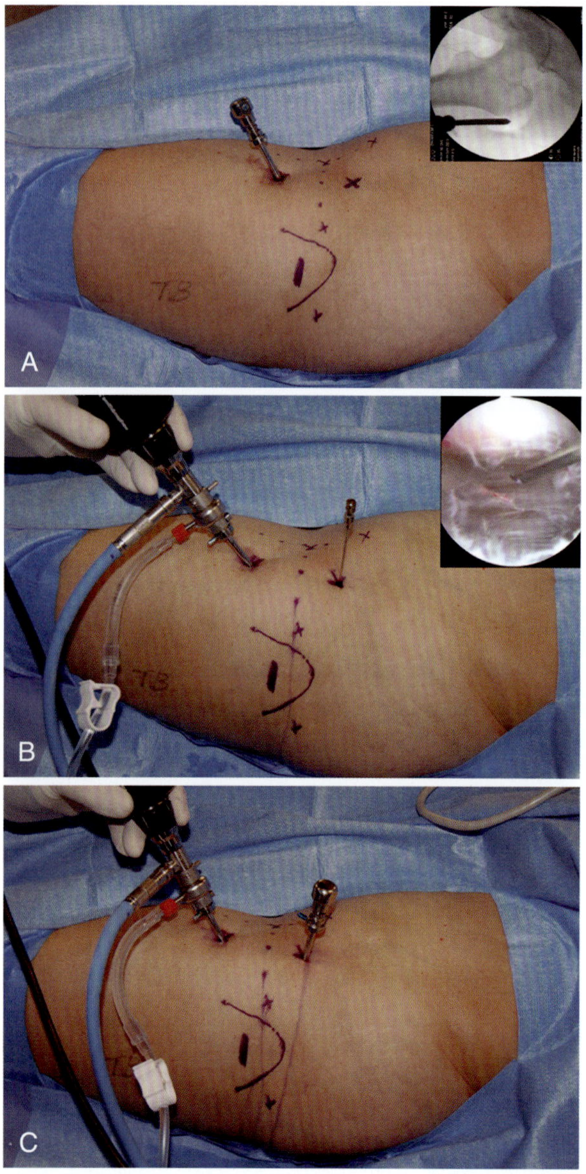

• **图 52.17** （A）远端入路被置入以进入转子周围间室。透视图像显示入路定位在股骨外侧嵴的髂胫束下方，这是大转子外侧最突出的位置。此入路可以避免穿过臀中肌和股外侧肌。（B）在关节镜直视下建立第二个入路。用 17 号腰穿针做预定位。（C）一个工作入路已经建立，通过两个入路进行关节镜和器械的切换使关节镜检变的容易可行（J. W. Thomas Byrd，MD，Nashville，TN. 供图）

臀肌深部间室内镜

体位

体位同转子滑囊切除术。不需要牵引，但是患侧下肢应该轻度外展和内旋以增加转子和髂胫束之间的空间。请注意，可能需要增加内旋，以便在手术期间能进入更偏内侧的结构。

入路

至少需要 2 个入路来进行此间室的常规镜检。已经有不同的入路，包括转子周围间室入路、近端前外侧辅助入路和远端前外侧辅助入路。

诊断步骤

臀下间隙

最好在转子周围空间检查之前进行臀下内镜检查。因此，可以在关节镜直视下定位到臀下区域的第一个观察入路。在大转子的内侧，梨状肌腱的梨状肌窝止点水平处建立一个 30° 镜视野范围的观察入路。近端工作入路建立在头侧约 5 cm 处。

具体情况和结果

髋臼唇清理

通过这三个标准入路能有效地清理髋臼唇。小范围切开入路附近的关节囊能提高进入病变组织的可操作性和便利性。选择性清除受损的组织很重要，保存健康组织从而创造一个稳定的过渡区域（图 52.18）。过度的髋臼唇切除会造成不利的影响 [18]。大部分受损组织可以通过刨刀清理。使用射频设备进行保守的热处理，可以辅助创建一个能够抵达健康组织的光滑过渡区，从而保留更多的髋臼唇。因为病变组织细胞含水量增加，其对热处理更敏感，而健康髋臼唇不敏感，这样就为识别健康过渡区提供一个可见的标识。经过简单清创后，使用拐杖几天后就可以恢复正常步态，而恢复正常的活动可能需要 1～2 个月。

髋臼唇是髋部最常受损的结构，而髋臼唇撕裂是最容易通过影像学检查发现的病变。大量关于髋臼唇清理的报告证实其优良的临床效果 [19-21]。过度的髋臼唇清理会快速加速退行性疾病的进展 [18]。Byrd 和 Jones 报道称，10 年随访期间，83% 的患者获得了满意的效果，

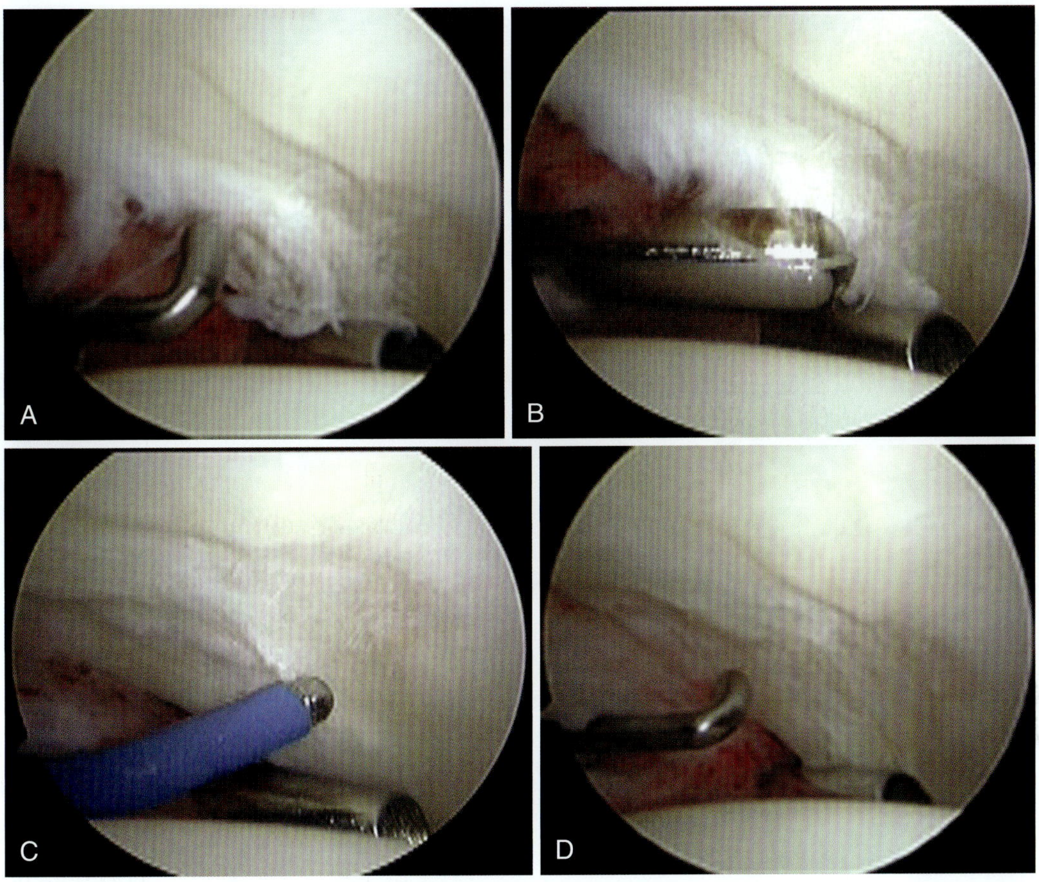

• **图 52.18**　右髋关节前入路的关节镜下视图。(A) 可以看到碎裂的撕裂髋臼唇以及其内部的退变。(B) 先使用动力刨刀进行清创。(C) 破碎的部分髋臼唇通过射频探头处理可以得到稳定。(D) 受损的部分已经被清除，保留髋臼唇的健康实质部分 (J. W. Thomas Byrd，MD，Nashville，TN. 供图)

没有骨关节炎发生[22]。与其他研究结果类似，很少有患者出现骨关节炎。这些研究大多早于目前对髋臼唇撕裂原因（尤其是股骨髋臼撞击症）的一些理解。

髋臼唇修补

简单的髋臼唇修补可以把撕裂的髋臼唇缝合到髋臼的边缘（图 52.19）。最严重的损伤通常会位于髋臼唇的关节面上，而关节囊通常是完整的，并且这并不与该技术冲突。通常，当髋臼缘存在钳夹型撞击时会进行髋臼唇松解和再固定，并清理髋臼缘；常从关节囊侧来处理这些问题（第 54 章）。

在髋臼唇简单缝合时，缝合锚钉常置于髋臼唇关节侧的关节面附近。通常需要一个远端入路，以确保锚钉偏离髋臼表面，从而避免穿透软骨下骨（图 52.20）。在直视下钻取钉孔。关节软骨的微小隆起可能是钻孔达到软骨下骨的唯一迹象。如果发生这种情况，必须改变钻孔位置。将髋臼唇固定到髋臼缘并不一定要把锚钉置于关节面。与肩关节不同，肩关节手术的目的是重建一个支撑，而这里仅仅是为了重建密封的髋臼唇。将锚钉放置在远离关节面不能重建密封的髋臼唇，或者对重建的功能无任何帮助。

由于大多数髋臼唇撕裂是从髋臼前外侧缘开始延伸，所以锚钉放置的入路常常位于前外侧和前入路之间。为了方便缝合，前入路或前外侧入路需要使用大直径的一次性套管。使用软组织过线工具或缝合穿梭技术将缝线穿过髋臼唇实质部。如果组织条件较好，最好是将缝线放置平整，以避免插入髋臼唇和股骨头关节软骨表面之间。有时候为了保护软组织，可能需要环形缝合（但不太理想）。缝合修补术后，扶拐 1 个月，在这段时间内，应避免外旋和极度屈曲，以免挤压修复区。预期 3 个月可以达到完全愈合。

大量研究报道发现，缝合后效果明显优于髋臼唇清理[23-25]。由于研究方法不同，这些研究中的每一个都有一些局限性，但是没有研究表明简单的髋臼唇清理可以得到更好的结果。

软骨成形术 / 微骨折术

经 3 个标准入路结合便于操作的关节囊小切口，

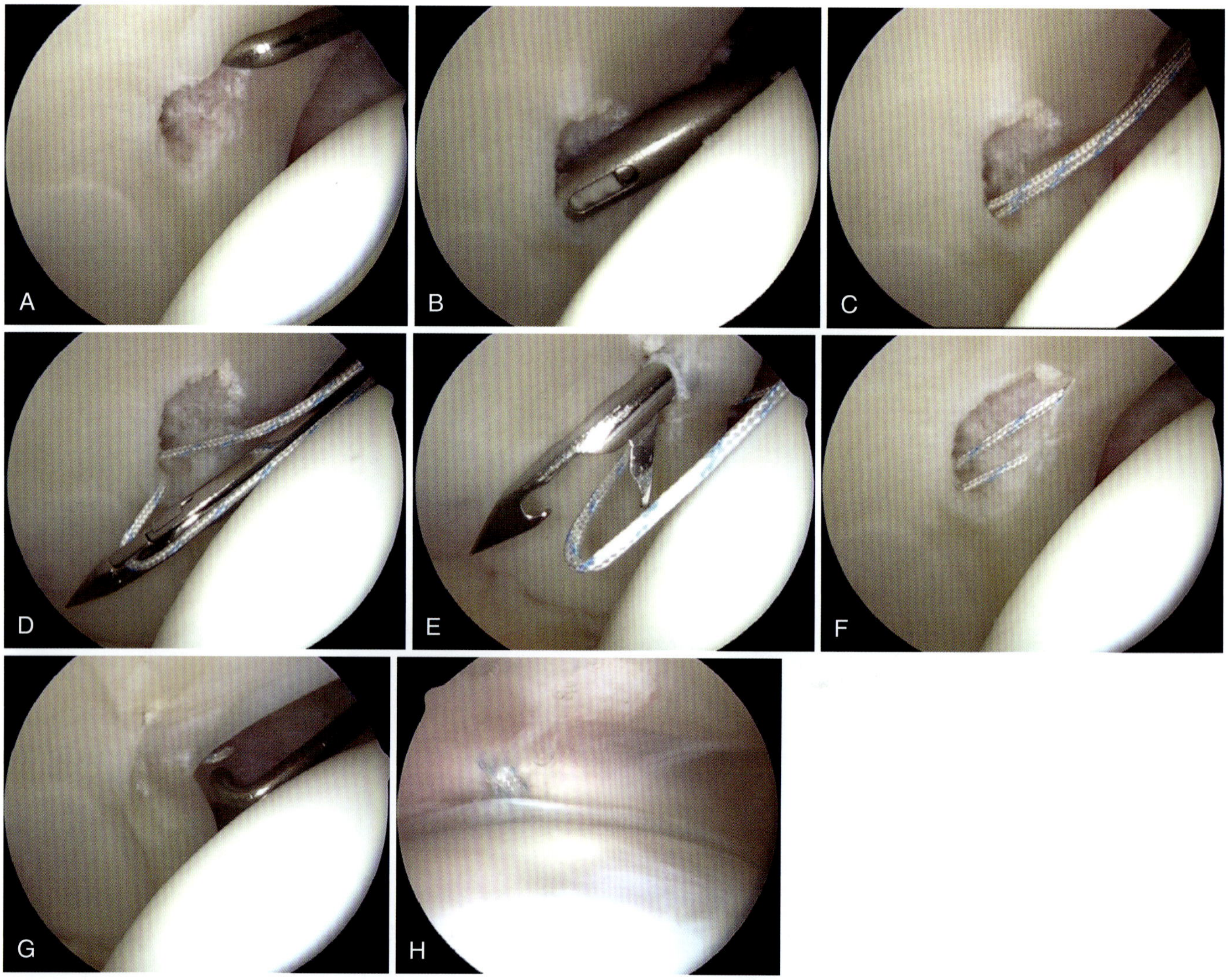

• **图 52.19** 右髋关节前外侧入路观察。(A)探查到前内侧髋臼唇撕裂。(B)缝合锚钉放置在髋臼缘。(C)两条线都位于髋臼唇的前方。(D)一条缝合线穿过髋深部。(E)通过髋臼唇的穿刺枪抓取缝合线。(F)两条缝合线已平整穿过髋臼唇。(G)缝合线已被打结，把髋臼唇固定于髋臼缘。(H)从外周间室观察见修补缝合线远离股骨头的关节面(J. W. Thomas Byrd，MD，Nashville，TN. 供图)

使用手动器械和机械刨刀进行软骨成形术。以髋臼唇为例，使用射频设备可以建立一个稳定的过渡区，可最大限度地保留健康软骨组织。使用不当会带来不利的后果，会导致大量软骨细胞死亡。使用拐杖只是为了舒适，恢复的程度根据损坏的严重程度差异很大。

微骨折手术适用于病变周围有健康软骨包绕的Ⅳ级损伤，尤其适用于年轻患者(图 52.21)。特殊设计的刮匙有助于准备软骨下骨，清理钙化层，并快速在病灶边界创建一个稳定的关节负重区。大多数病例可以通过标准入路得到有效的解决，但有时一个远端的辅助入路可以使器械更好地进入。同样，对于髋臼内侧缘的病变，一个靠近内侧的入路是必要的。但使用辅助入路时，预置一个腰穿针有利于更好地进入病变部位。需要使用各种角度的关节镜锥子来完成微骨折手术。较大的病灶可能需要使用多个入路。前 8 周保护性负重以锻炼活动度为主，以利于纤维软骨愈合。

软骨成形术的效果通常取决于退变疾病的严重程度。一般情况下，软骨损伤的治疗效果往往比髋臼唇损伤差。然而，数据表明大多数髋臼唇损伤会伴有关节损伤，影像学检查往往在评估关节损伤上不太可靠。因此，即使术前评估可能只是单独的髋臼唇撕裂，也应预见存在软骨损伤的可能性。

微骨折术是Ⅳ级关节损伤并不完美的解决方案，但相对于其他时间更长且不方便的康复策略，总体结果是良好，复发率也是最小的 [25-27]。

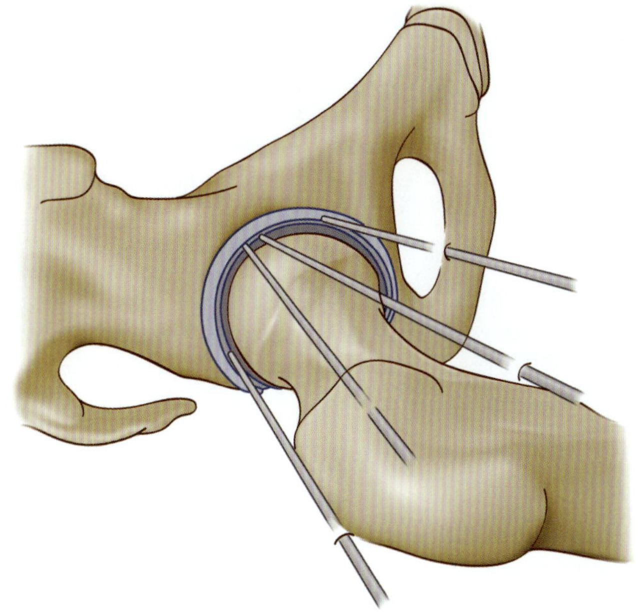

• 图 52.20　从右髋关节观察，更远端的基础入路用于锚钉（箭头）的置入，以确保其避开关节面（J. W. Thomas Byrd，MD，Nashville，TN. 供图）

圆韧带损伤

目前，对成人圆韧带的功能知之甚少。应当尽量避免随意切除圆韧带，但圆韧带撕裂会产生症状，此时应该有效地清除。和髋臼窝内的大部分内容物一样，从前入路最容易接近圆韧带（图 52.22）。可以从后外侧入路进一步清理，此入路可以到达髋臼窝后方部分。弯曲刨刀有利于操作。圆韧带部分撕裂的残余部分可以使用弯曲的射频消融设备将其皱缩和进行热处理。

扭转损伤可导致圆韧带撕裂，进行关节镜清理可以获得良好的效果[28-29]。该韧带也容易因变性而发生撕裂，尤其是与发育不良同时存在的圆韧带肥厚[30]。圆韧带损伤会有剧烈疼痛；虽然适合进行关节镜清理，但有时其他相关病理改变可能对治疗结果起决定性作用。

滑膜切除术

虽然关节镜下不能进行全滑膜切除术，但可以完成广泛滑膜切除术（图 52.23）。滑膜疾病可能来自髋臼窝，可在射频辅助下使用直的或弯的刨刀经前侧或后外侧入路切除滑膜。然而，更多弥漫性滑膜疾病需要从外周间室进入。要进行滑膜切除，可能需要经过标准的关节镜入路或众多的辅助入路。

尽管目前描述髋关节镜滑膜切除术的报道不多，但其手术指征与其他关节的手术指征是相似的。由于药物治疗水平的提高，目前已很少对炎症性关节炎滑膜进行切除。最常见的滑膜病变是滑膜软骨瘤病[31-33]。当滑膜病变已发生骨硬化时，诊断通常很容易，但当他们没有骨硬化时，术前检查不容易诊断，只有通过关节镜检查方可诊断。从作者的经验看来，髋关节最常见的第二大滑膜疾病是色素沉着绒毛结节性滑膜炎（pigmented villonodular synovitis，PVNS）[34]。其表现可为结节状或弥漫性改变。关节镜下滑膜切除术似乎是手术治疗的首选，特别是对初次就诊时就已经进展为继发性关节损害患者，关节切开清理可能是禁忌证。无论使用何种技术，密切随访以防病变残留或复发是非常重要的。

游离体

取出有症状的游离体是髋关节镜手术最明确的适应证（图 52.24）。诊断通常很明确，取出游离体的重

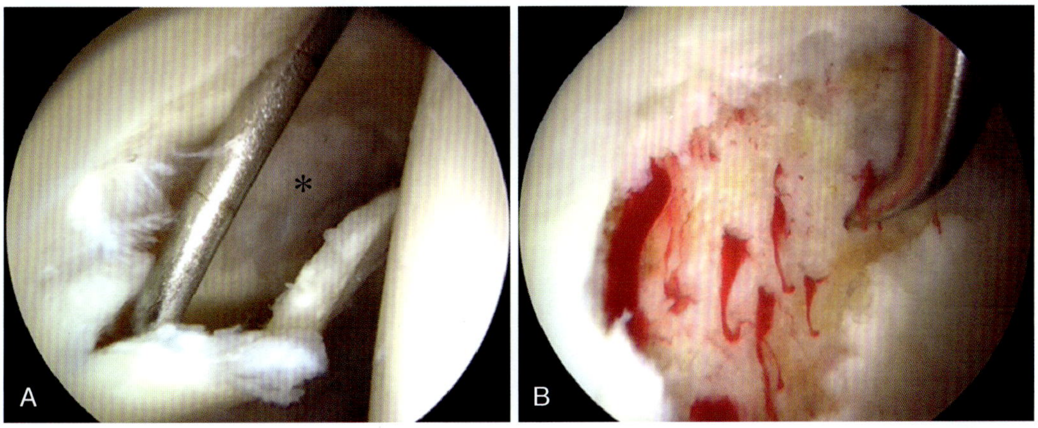

• 图 52.21　右髋关节的前外侧入路视图。（A）髋臼前外侧的Ⅳ级关节剥脱，使用探针掀起，露出下方的软骨下骨（*）。（B）关节镜锥子被用来建立多个进入软骨下骨的孔道，有助于血运的恢复（J. W. Thomas Byrd，MD，Nashville，TN. 供图）

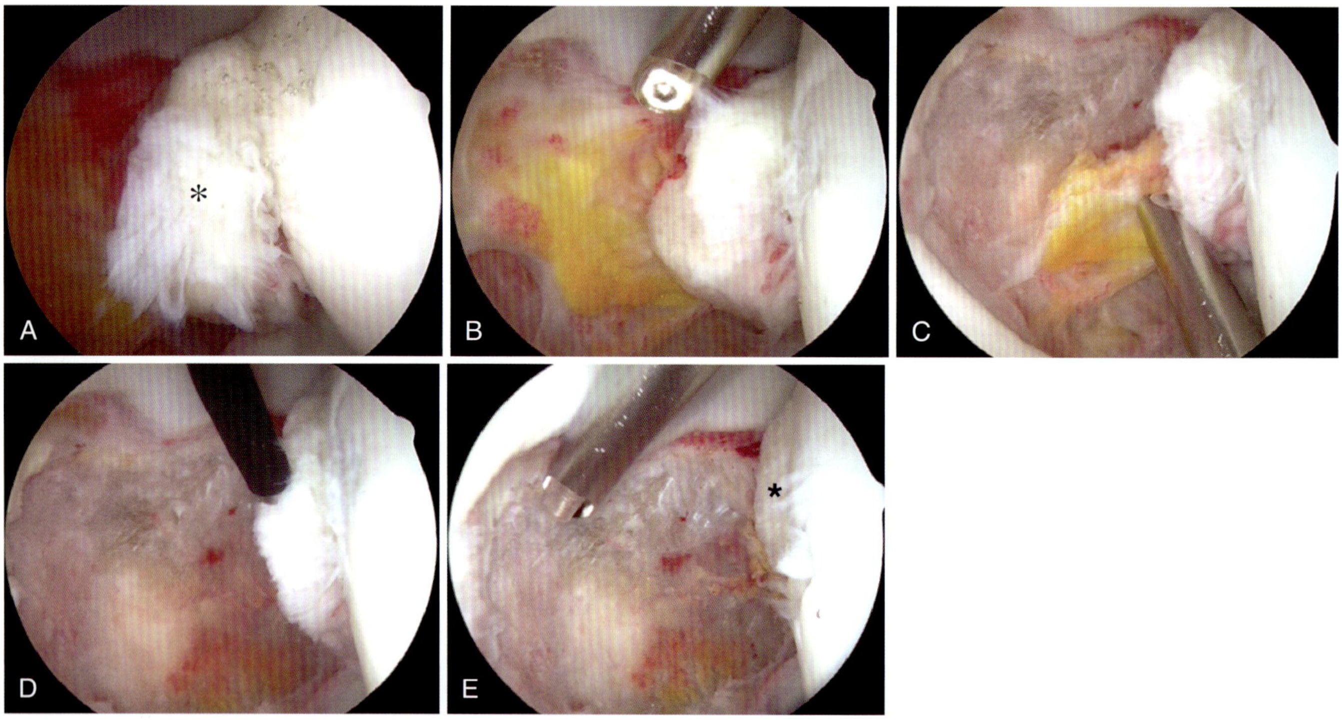

• **图 52.22**　右髋关节前外侧入路视图。(A) 识别破裂的圆韧带（*）。(B) 使用刨刀从前入路进行初步清理。(C) 使用刨刀从后外侧入路继续清理。(D) 使用可弯曲的射频设备完成一些多余的纤维的皱缩。(E) 破裂部分清理完毕，保留一些完好的下方纤维（*）(J. W. Thomas Byrd，MD，Nashville，TN. 供图)

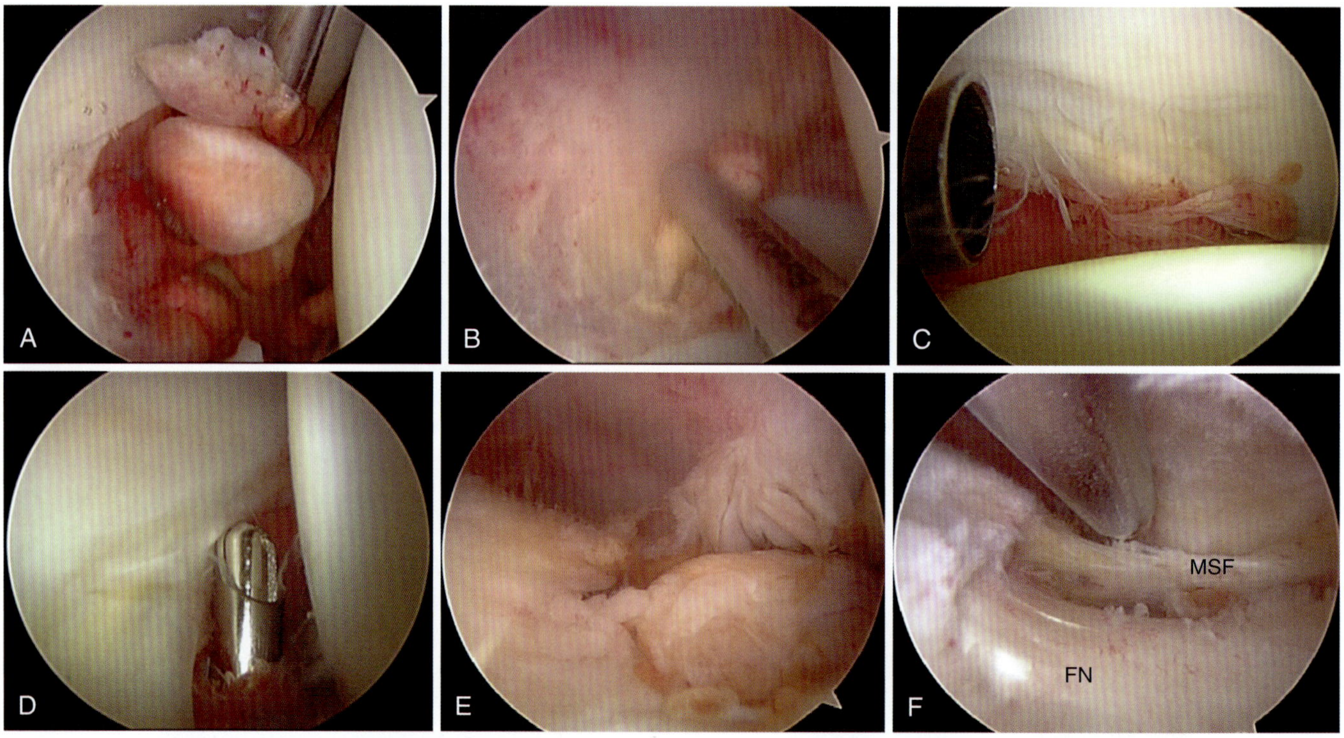

• **图 52.23**　右髋关节前外侧入路视图下的色素沉着绒毛结节性滑膜炎。(A) 中间视图，从前入路进行髋臼窝内的病变滑膜清理。(B) 从后外侧入路通过刨刀完成髋臼窝滑膜切除。(C) 后方视图，可以明显地看到髋臼唇后方进一步的滑膜病变。(D) 通过后外侧入路完成后方关节囊的滑膜切除。(E) 外周视图，正常的解剖结构被滑膜病变覆盖。(F) 滑膜切除后，同样的视图显示前方股骨颈（FN）和内侧滑膜皱襞（MSF）(J. W. Thomas Byrd，MD，Nashville，TN. 供图)

要性已经得到证实，关节镜提供了替代传统开放手术的微创疗法[35]。游离体的取出可能很困难，需要使用不同角度以及带齿的各种尺寸的抓钳。有软组织附着的游离体要比漂浮在关节内的游离体更容易取出。小的游离体可通过常规的套管取出，开槽的套管则有利于取出大块的游离体。在取出巨大游离体之前，扩张软组织很重要。游离体最有可能在关节囊、筋膜以及皮肤上游走。因此深层切除这些区域对于清理回位的游离体很重要。在外周间室，为抓取游离体，可以使用多个辅助入路。

游离体产生的原因很多，包括滑膜软骨瘤病，创伤及 Perthes 病引起的剥脱性骨软骨炎后遗症。预后较难预测，其取决于相关的原发疾病，但取出引起症状的碎片是有益的。对于滑膜软骨瘤病，很难完全切除滑膜，残余滑膜可导致游离体复发而需要反复的关节镜清理。

粘连性滑囊炎

粘连性滑囊炎，类似于在肩部所见，可以为主要表现或次要表现，最常见于中年女性。然而，由于许多诊断实验和影像学技术在诊断检查中价值不大，因此很难诊断出髋关节粘连性滑囊炎。因此，怀疑指数必须很高。它从滑膜炎开始并且进展为滑囊纤维化。有许多不同的治疗选择，包括抗炎药、皮质类固醇注射、理疗、麻醉下处理、压力扩张和关节镜滑膜切除术。Byrd 和 Jones 描述了 9 例保守治疗失败并随后在麻醉和关节镜下进行手术的功能良好改善患者（改良的 Harris 髋关节评分从 56 分提高到 88 分）[36]。关节镜检查发现粘连性滑囊炎的特征性发现，包括滑囊外周凹和髋臼窝处的出血性纤维蛋白碎片。最近的系统评价强调了该临床研究有许多未知结果，需要进一步研究[37]。

髂腰肌肌腱

横断髂腰肌肌腱部分有三种可行方法[38]。第一种是在大腿牵引下经中央间室进行。经前侧入路切开关节囊内侧来暴露该肌腱，然后将其横断（图 52.25）。第二种是当存在多个束带时，可能从外周间

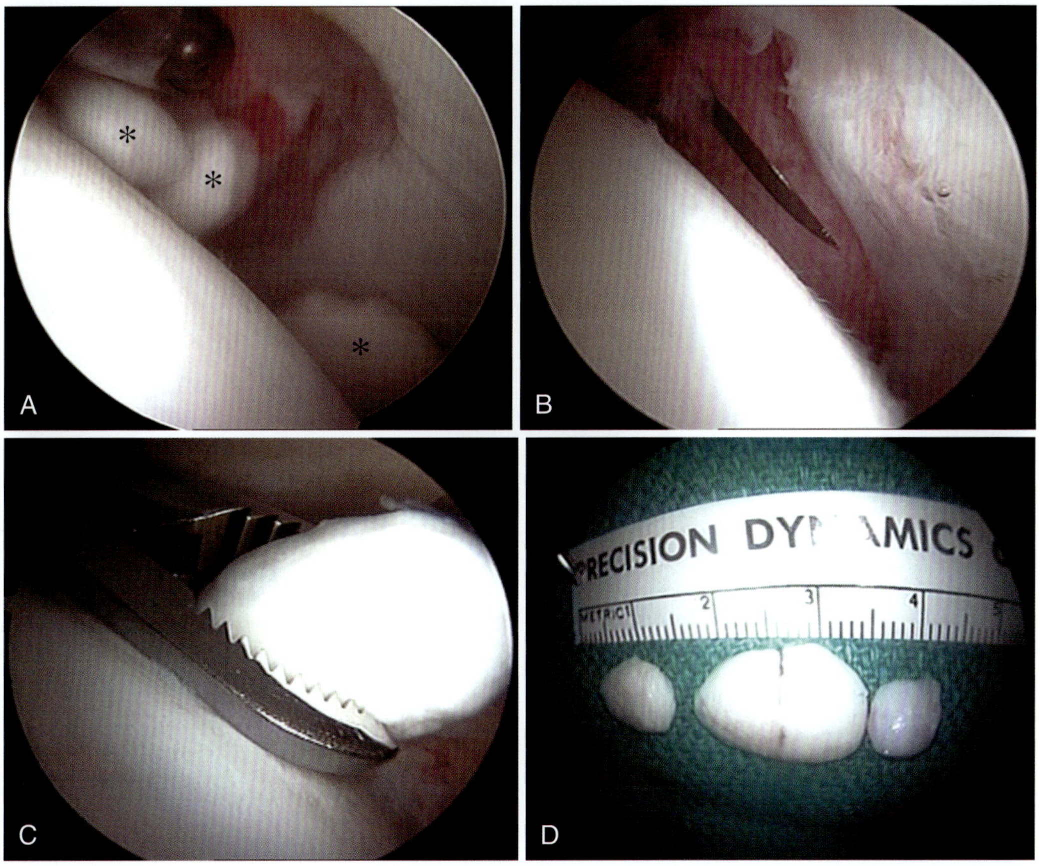

• **图 52.24**　右髋关节前外侧入路视图。(A) 从内侧看，可见游离体（*）。(B) 从前方看，前方关节囊切口通过关节镜刀片扩大以方便碎片的取出。(C) 其中一个碎片正在被取出。(D) 游离体可以整体被取出（引自 Byrd JWT. Hip arthroscopy in athletes. In：Byrd JWT，ed. Operative Hip Arthroscopy. 2nd ed. New York：Springer；2005；195-203.）

室能更完全地接近肌腱（图 52.26）[39]。在滑膜皱襞水平轮匝带上方关节囊内侧较薄弱处开个切口。打开关节囊暴露髂腰肌肌腱，然后联合使用手工切割刀、电动刨刀和射频技术横断肌腱。腰大肌将大腿前部的血管神经结构与手术区分隔开。

第三种技术是在髂腰肌囊内进行，松解其附着在小转子上的肌腱。保留连接到骨骼上的小部分髂肌肌肉（图 52.27）[3,5]。

髂腰肌肌腱弹响常没有明显症状，多数是偶然发现的。手术指征是存在有症状的弹响、保守治疗后仍然有明显症状的患者。明确诊断后，手术基本都能成功消除弹响。然而，在少数情况下，不能明确弹响的来源，有时可能导致小的失败概率。已有报道称大多数弹响与关节内病变相关，并强调了镜下检查

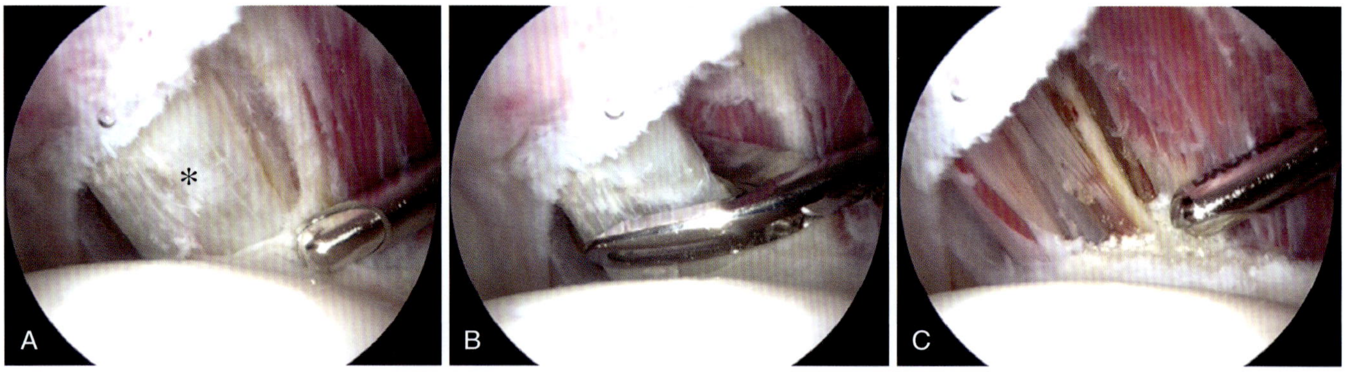

• **图 52.25** （A）从前外侧入路观察右髋关节中央间室前方的视图，髂腰肌已被暴露（*）。（B）肌腱被手动切割工具松解。（C）肌腱松解后，露出肌肉部分，肌肉被保留出来（J.W. Thomas Byrd，MD，Nashville，TN. 供图）

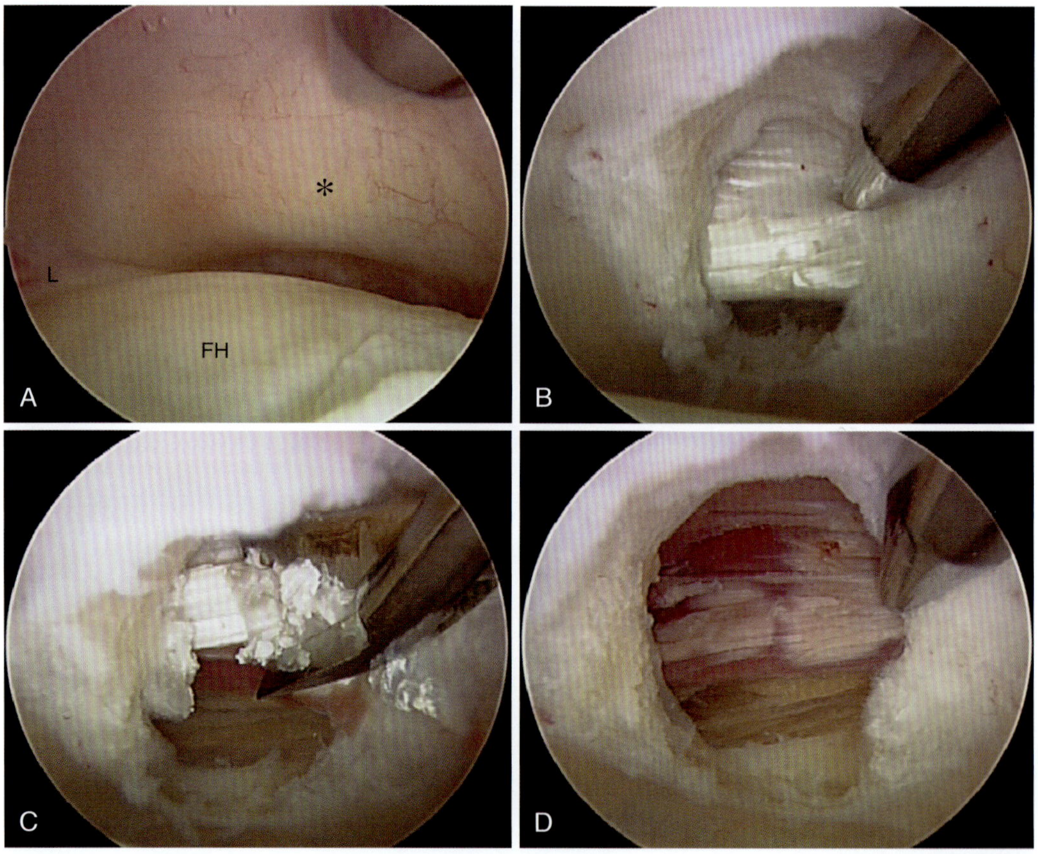

• **图 52.26** 右髋关节的外周间室视图。（A）通过股骨头（FH）和髋臼唇（L）前方较薄的内侧关节囊，可见髂腰肌肌腱纤维（*）。它位于内侧滑膜皱襞水平轮匝带正上方。（B）一个小的关节囊窗口建立，暴露髂腰肌肌腱。（C）用一种手动切割工具来松解髂腰肌的肌腱部分。（D）肌腱已经被松解，显露出髂腰肌的肌肉部分并将其保留（J.W. Thomas Byrd，MD，Nashville，TN. 供图）

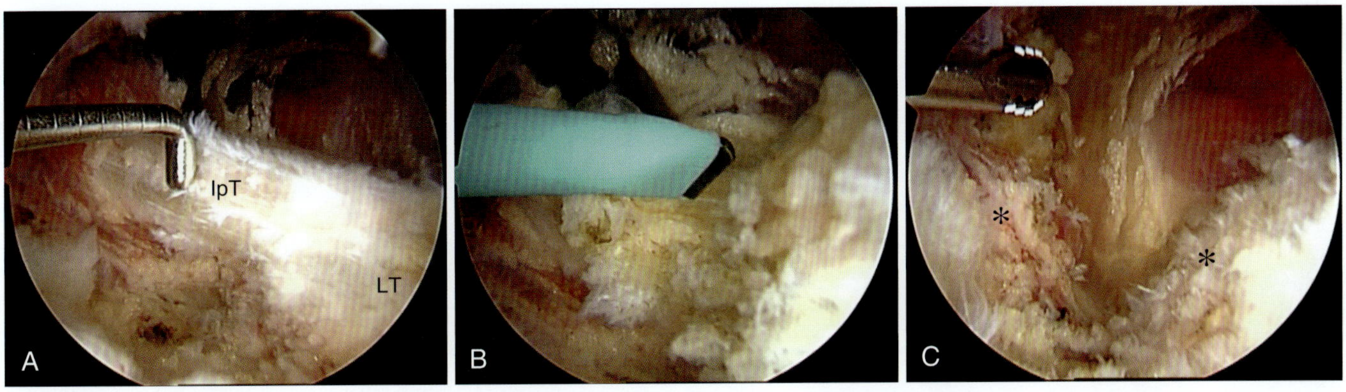

• 图 52.27　右髋关节髂腰肌滑囊视图。(A) 探查到髂腰肌肌腱 (IpT) 插入到邻近的小转子 (LT)。(B) 可弯曲的射频消融设备用来分离肌腱。(C) 分离完成后，肌腱边缘 (*) 被小心分开 (J.W. Thomas Byrd，MD，Nashville，TN. 供图)

与肌腱松解的重要性[3,5]。在一项前瞻性随机研究中，Ilizaliturri 等经外周间室将肌腱从小转子松解，取得了类似的结果[40]。遗留的屈髋无力是此手术的一个潜在问题，但他很少产生症状。已经有报道称异位骨化是手术松解髂腰肌的并发症；因此，这种手术需要预防性使用非甾体抗炎药[41]。拄拐 2～4 周可以帮助恢复正常步态，完全恢复正常活动预计需要 3 个月。

髂胫束弹响

髂胫束弹响可以通过简单的肌腱切除成形术来纠正[4]。改良十字法最初是一种开放手术，目前可以用内镜在转子外周间室内完成（图 52.28）[42]。从腔内观察，而关节镜刀是从侧面经皮入路置入的。使用 2 对 1～1.5 cm 长的横向切割刀，在大转子正上方的髂胫束做一个 8～10 cm 的纵向切口。可能需要清理游离缘，但没必要进一步切除。切口的长度取决于患者的身材以及髂胫束进展程度。一种在浅层做的菱形切口已经被描述过（图 52.29）。这种方法通过在皮下建立空间来进行操作。无论哪种方法，术后都立即拄拐负重，1～2 周后可以弃拐。在开始的 2 个月中避免进行剧烈的活动，以确保充分恢复肌肉力量和髋部功能。

髂胫束弹响通常无症状，很少需要手术治疗。肌腱切除成形术是有效的，具有复发率小和易于康复的特点，并且适合内镜治疗。广泛的 Z 字成形术因其使简单问题复杂化及较高的复发率而未被广泛接受[43-44]。髂胫束弹响治疗过程简单，但需要注意一些细节。松解不充分可能无法解除症状，但过度松解可能影响外展功能，造成不可挽回的损伤。

股骨转子滑囊切除术

通过转子周围间隙标准入路，很容易进行内镜下股骨转子滑囊切除术（图 52.16 和 图 52.17)。通过切换前方两个基本入路，清除粘连组织和滑囊组织。有时将其作为扩大转子间室的第一步。

股骨转子滑囊切除术适用于股骨转子滑囊炎顽固性疼痛经保守治疗失败者，包括限制活动、物理治疗及封闭治疗。然而，往往难以确定大转子部慢性疼痛的原因；“股骨大转子疼痛综合征”这一术语虽不够具体，但在归纳其他导致外侧疼痛的原因时也许更准确，其中包括一般滑囊炎[8]。因为有时诊断不明确，尽管滑囊切除的疗效通常是良好的，但结果也可能是多样的[6-7]。

外展肌肌腱病变

关节镜下可以清理部分撕裂的臀中肌或臀小肌。然而，部分撕裂常常位于深面，被完整的肌腱覆盖，若不去除顶部的完整部分可能很难显露。可以使用类似于肩袖修复技术来进行修复（图 52.30)。止点部位可以轻微剥离从而形成一个出血的骨床，以刺激修复组织的愈合。高拔除强度的锚钉固定是必需的。稍微清理肌腱边缘，以确保其接近正常组织。可以使用各种逆行和顺行传递技术进行缝合。要拄拐 6～8 周，佩戴外展支具保护修复区。4 个月以内都需要采取预防措施。

MRI 上常见的外展肌肌腱病变常可能是与年龄相关的偶然发现。临床相关性由病史和体格检查证实，并由彩超引导下的病变注射进一步证实。这是一种有用的辅助诊断手段，具有保守治疗的价值。内镜修复顽固性病例可取得良好的效果，但必须使肌腱近似于

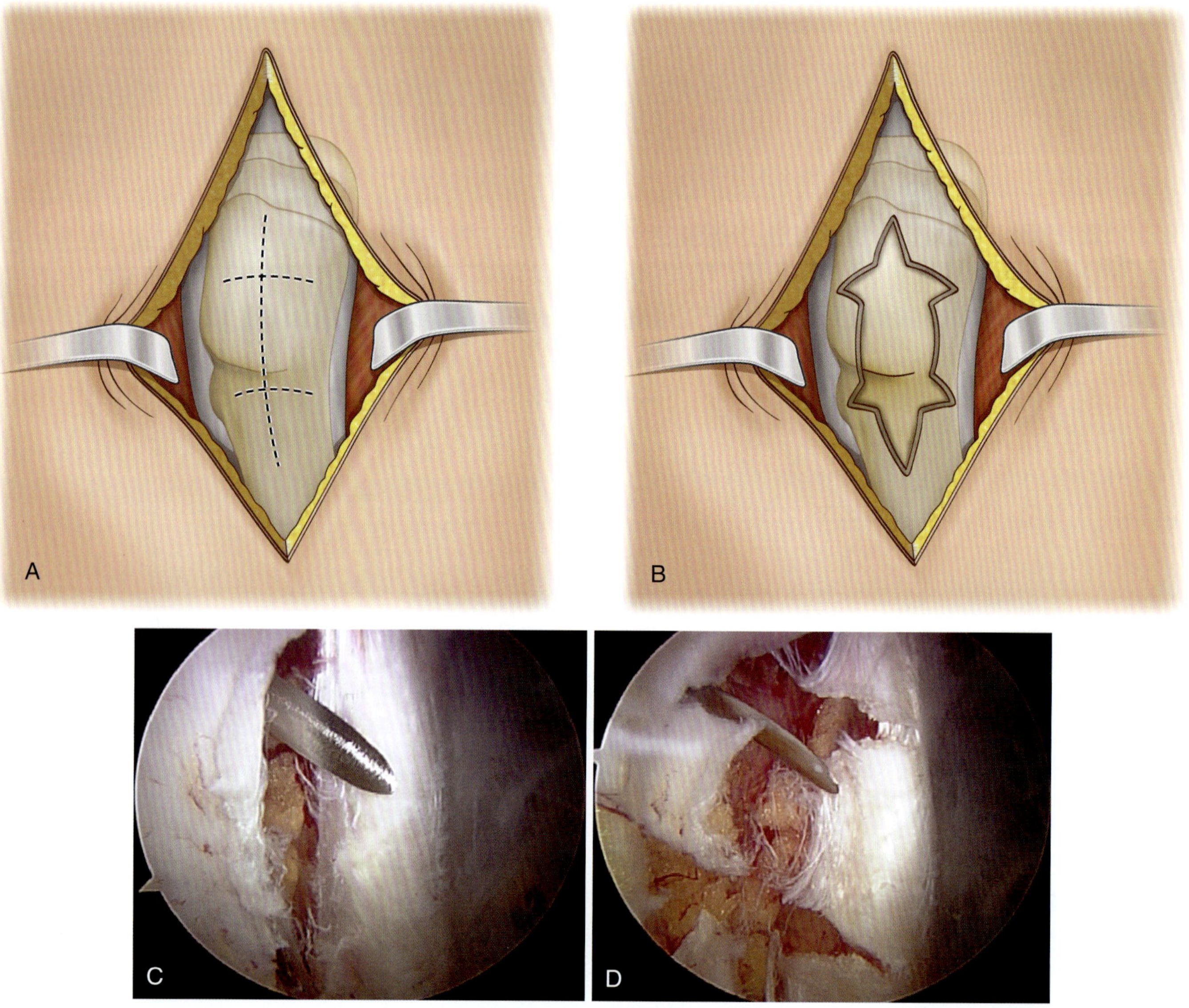

• **图 52.28**（A）插画示改良的十字切口。（B）很好地显示了髂胫束。（C）图片展示从右髋前入路观察转子外周间室，关节镜下用十字切口纵向分离。（D）改良的十字切口正用于松解髂胫束（J.W. Thomas Byrd，MD，Nashville，TN. 供图）

固定于止点处[45-47]。最近的系统评价报告了外展肌撕裂切开与内镜下修复外展肌撕裂的结果，报告了这两种技术在功能改善和步态改善方面效果相当[48]。与关节镜治疗相关的较低并发症发生率和评估中央间室的能力，为其内镜治疗提出了很大的支持理由。最近的一项研究报告了臀中肌修复术后 2 年的随访报告，该报告显示 58% 的患者疼痛评分显着改善，步态恢复正常[49]。

臀深肌综合征

臀深肌综合征包括许多潜在的临床类型（梨状肌综合征、坐骨肌撞击综合征），由于坐骨神经在臀下间隙卡压而导致臀部疼痛。由于髋关节后部疼痛定位不精确，可能难以区分囊内和囊外病理，因此对后髋关节疼痛患者的临床评估可能具有挑战性[50-51]。坐骨股骨撞击症患者通常步幅较短，而且在坐骨股骨周围可触及压痛。据报道，主动和坐卧梨状肌检测在识别坐骨神经压迫中具有良好的敏感性和特异性[52]。MRI 是主要选择的检查方法，然后是彩超引导下注射局部麻醉药和类固醇。大多数病例（> 90%）不需要手术干预，可以通过物理治疗、抗炎和注射来解决[53]。对于打算进行手术的顽固性病例，通常可以从骨盆内部触诊疼痛的梨状肌来确定。对于耻骨股骨撞击症，关节镜小转子部分切除会增加耻骨股骨间隙。同样，通过开放手术和内镜技术来处理与坐骨神经压迫有关的症状，能使患者的疼痛得到良好的缓解。Martin 及其

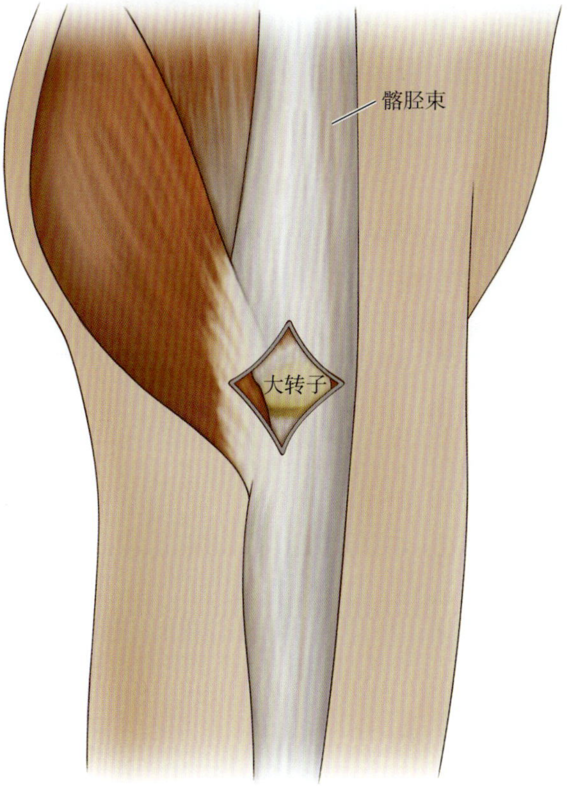

• 图 52.29 Ilizaliturri 所描述的髂胫束菱形松解（J.W. Thomas Byrd，MD，Nashville，TN. 供图）

同事报道了 35 例内镜治疗臀深肌综合征的患者。内镜检查可以使坐骨神经完全可视化和安全地进行神经减压，从而使症状良好缓解并改善预后功能 [54]。为了避免医源性坐骨神经损伤并识别和治疗压迫的原因，手术经验和技术至关重要。

并发症

大量数据报道称，髋关节镜的并发症发生率为 1.3%～6.4%[37,42,44]。大多数并发症轻微、短暂的，但也有少数严重并发症。牵拉性神经失用症通常与手术时间延长和过度牵拉有关，但偶尔也见于常规操作。采取常规的预防措施，这些状况应该是短暂并可以完全恢复的。通过仔细解剖定位和准确入路可以避免直接损伤主要神经血管。这些损伤的结果通常是灾难性的。股外侧皮神经的小分支总是位于前侧入路周围。即使小心操作，大腿外侧小片区域的感觉减退的风险也有 0.5%。

目前已报道有危及生命的腹腔内液外渗并发症 [43]。这通常是由于新鲜髋臼骨折、关节外操作及手术时间延长引起的 [42]。然而，这种并发症并不一定是存在上述危险因素时才发生 [48,55]。因此，在整个手术过程中，有必要了解液体出入是否平衡。已有报道称，术中可发生肺栓塞，这说明也可发生少见但严重的并发症 [49]。

最常见的并发症是医源性关节内损伤，但相关报道很少。即使手术过程中小心处理，也不能完全避免，只可使其降到最低，故手术过程中细致操作很重要。

最后，随着更多的先进技术的应用，早期就可发现许多相关并发症。事实上，这些高端技术也会带来一些新的复杂的并发症 [50-51]。前面在特定情况和结果部分中提到了一些此类内容。

目前的争议及未来的展望

- 关节镜检查在治疗严重髋臼发育不良情况下是禁忌的，因其可以通过髋臼周围截骨（PAO）的解决方案来延长使用寿命。发育异常的严重后果包括髋臼的表面积减少，导致关节表面的单位面积受力增加以及关节结构产生的潜在不稳定性。量化不稳定性的指标远不只外侧中心边缘角，它只是一个试图去反映复杂的三维结构的二维视角。关节镜检查越来越多地作为一种辅助手术方法，结合重定向截骨术以解决伴随的关节内病变。关节镜最适用于有疼痛症状、由于年龄和损坏程度而不适合 PAO 的患者，以及其他不适合行全髋关节置换术的患者。在这种人群中，关节镜检查的结果并非最佳，但可能没有禁忌。
- 大量的病例都是髋臼发育不良和股骨髋臼撞击症的混合模式。确定哪种疾病是主要的问题是一个持续的挑战，因为治疗方法可能有所不同。尽管不能通过关节镜矫正发育异常，但通常可以用这种方法治疗股骨髋臼撞击症。在不同的情况下，开放手术、关节镜下手术或联合手术可能都是合适的。选择、适应证和禁忌证正在发生变化，这都随着对病因、技术和可用技术的了解而不断优化。
- 当症状是因髋臼唇缺失（尤其是既往手术失败）引起时，应进行髋臼唇重建。然而，确定疼痛症状是否是由髋臼唇缺失引起并不总是那么容易，因为疼痛可能由多种因素引起。有些作者主张髋臼唇重建是不可修复的髋臼唇损伤的手术指征。目前，对于“无法修复”的解释是模糊的。而且，尽管有越来越多的证据支持髋臼唇重建优于单纯的清创术，但清创术有时可带来有利的长期结果。

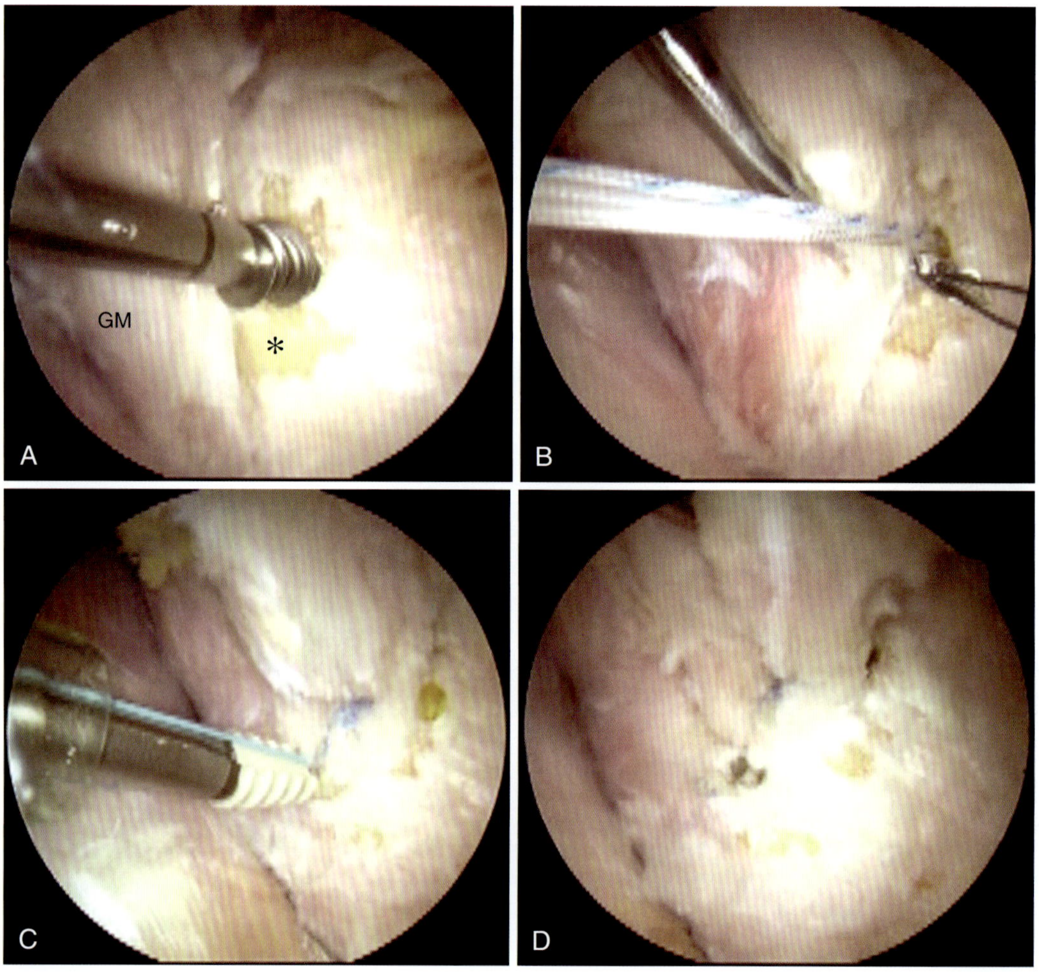

• 图 52.30　前入路观察右髋关节的股骨转子周围间室。(A) 一个缝合锚钉正被置入到臀中肌肌腱缺损处 (*) 的骨床。肌腱 (GM) 已经被向后拉回。(B) 一个穿透装置已经通过臀中肌的前方纤维并透过肌腱递送缝线。(C) 在无结锚钉的拉力下，肌腱已经重新接近缺损区并做进一步的远端固定。(D) 可见最终的固定结构，肌腱被重建到股骨大转子 (J.W. Thomas Byrd，MD，Nashville，TN. 供图)

- 髋关节的关节镜技术已完全演变为髋关节周围结构的内镜技术，包括髂腰肌和腘绳肌腱以及各种转子周围和臀下疾病。关节镜为先前用常规开放式手术解决的问题提供了一种损伤较小的方法，重新定义了其中一些病变并且定义了可通过内镜治疗的新疾病。
- 关节囊处理与关节镜检查相结合是当前特别热门的话题。在过去，这不是一个问题。但是，在一些更广泛的现行手术（包括髋臼唇修复和对股骨髋臼撞击症的处理）之前，并未进行随意的关节囊切开术。当前的重点是关节囊的保留或重建。一些技术仅仅是尽可能减少关节囊切开，但是可能对完成彻底的手术过程造成技术挑战。另外，通常建议在操作完成时关闭关节囊。作者认为，关节囊有时可能会产生疼痛，尤其是在髋部僵硬和早期存在退行性疾病，甚至可能会行关节囊切开术时。很明显，只要有可能使患者容易受到不稳定困扰的情况，关节囊修复术就是最佳选择。常见的例子包括骨结构发育不良引起的不稳，这不仅限于外侧中心边缘角的度数范围异常，而且还包括一些极度生理松弛的患者以及需要返回超生理运动的人群，例如体操、花样滑冰和芭蕾舞。目前，治疗倾向于行关节囊重建，但似乎并不是每种情况下都要这样做。更长时间的随访和更好的经验将会为这些问题提供更好的答案。

（参考文献参见书末二维码）

第 53 章

髋关节镜治疗结构性髋部疾病

JGEOFFREY P. WILKIN

（赵承武 译　刘建国 审校）

关 键 点

- 髋臼唇病变的主要病因是结构异常。
- 股骨髋臼撞击症（femoroacetabular impingement，FAI）和髋关节发育不良常导致髋关节骨关节炎。
- 关节镜是治疗髋关节内病变的有效、可重复及微创的方法。
- 大部分病变伴随有形态或结构的改变，应当在髋关节镜检时予以处理。
- 关节镜不能解决发育不良的髋部的结构异常，应慎重单独应用关节镜治疗髋关节发育不良。
- 患者的选择、合适的手术指征以及手术技术方面的研究是髋关节镜手术成功的关键。

引言

关节镜已经成功运用于处理由髋关节功能或结构改变引起的关节内病变。以往认为，创伤是大多数髋臼唇撕裂的原因；然而，随着对病理生理学认识的提高，发现超过 80% 的髋臼唇撕裂与髋关节细微的结构异常相关 [1]。因此，许多年来，外科医生将大部分髋关节骨关节炎分为原发性或特发性 [2-3]。然而，股骨和髋臼都可出现结构性异常，使髋关节易发生撞击、不稳或两者同时存在，最终引起髋关节骨性关节炎的退行性改变 [2,4,5]。髋关节镜手术的目的在于处理关节内的损伤及其病因，尤其是在疾病早期阶段。髋关节镜手术治疗可改善症状，并试图通过改善关节的生物力学来预防或延缓关节退变的自然进程 [5]。

髋关节发育不良（development dysplasia of the hip，DDH）是常见的髋关节结构性病变，其髋臼浅、髋臼外翻、股骨头覆盖不良 [6-8]。在这种情况下，髋臼唇在髋关节的稳定中起关键作用，并且通常增生肥厚 [6]。研究发现，髋臼和髋臼唇外侧缘的应力大小与边缘中心（center edge，CE）角反映的髋臼覆盖程度成反比 [9]。髋臼覆盖越少，髋臼和髋臼唇外侧缘承受的应力越大，越早出现髋关节退变 [8-10]。当应力超过髋臼唇的承受极限时，髋臼唇就会出现撕裂或分离，随之被证明会出现髋关节半脱位、关节不匹配或关节退变快速进展 [10-11]。

另外，髋臼可能存在过度覆盖，导致髋关节极度活动时出现关节撞击 [12-13]。这种形态学改变包括髋臼过深和髋臼内陷，在这种异常深的髋臼窝中，股骨头旋转中心的位置偏内 [14]。另一种情况是，髋臼整体后倾，整个髋臼朝向后方，造成髋臼前方过度覆盖、后方相对覆盖不良，髋关节屈曲时可诱发其与股骨颈发生撞击 [15]。局灶性髋臼后倾更常见，髋臼的上半球形朝向后方，在髋臼缘前上方接近髋臼腰大肌峡部或股直肌直头与反折头起点形成的 U 形区域，诱发局部撞击 [14]。

当髂前下棘（anterior-inferior iliac spine，AIIS）过分突出时，髋臼侧也可能发生关节外撞击 [16-17]。低垂的 AIIS 可能会导致 X 线影像的交叉征象，这可能与髋臼后倾混淆 [18]。

大部分情况下，股骨是病变畸形部位。股骨头滑脱（有的有临床症状，有的临床症状不明显）后，通常可以观察到股骨头相对于股骨颈轴线向后倾斜 [2,3,5]。股骨头颈偏心距的短缩导致凸轮效应，尤其是在髋关节屈曲、内收及内旋时，该区域与髋臼发生撞击 [12,19]。凸轮效应也可在髋关节极度外展时引出，此时碰撞更偏向于外侧缘。在许多情况下，股骨头的旋转中心与股骨颈轴线一致，但也存在股骨头偏心距不足。凸轮型畸形对髋关节是不利的，因为他们可能在早期较小角度的活动中诱发了撞击，导致软骨和髋臼唇损伤 [9,12,20]。其他股骨近端的解剖变异，如发育性髋关节发育不良中的髋臼过度前倾和髋外翻，同样可使髋关节功能变差。

为了恢复股骨和髋臼之间正常的解剖关系，髋关节镜可用于股骨头颈交界处及髋臼缘的成形 [21,22]。如使用恰当，关节镜技术具有疗效好、并发症少、可重复 [23,24]、结果好等明显的优势 [25-27]。

但是，如果将髋关节镜用于错误的诊断和（或）

进行非最佳的手术治疗时，可能会导致髋关节功能下降[28]。严格注意适当的手术适应证、患者的选择以及手术的技术操作，对于实现成功的治疗效果以及避免并发症和治疗失败至关重要。

框 53.1 显示了与此主题相关的经验和教训。

适应证 / 禁忌证

髋关节镜手术适用于治疗髋关节内疾病，尤其是其是髋臼唇撕裂、软骨损伤、游离体、圆韧带损伤以及关节囊病变，这些疾患常见于髋关节创伤、功能性或结构性改变[29-31]。FAI 可能是最常见的适应证。具有临床症状，同时有撞击和软骨和（或）髋臼唇损伤的影像学证据是手术治疗的明确指征[21,27,29,31-33]。当关节内损伤已经存在时，保守治疗被证明是无效的。

手术治疗的目标在于改善髋关节活动的间隙，通过缓解股骨与髋臼缘的碰撞来减少髋臼唇和关节软骨的病理压迫[9]。通过股骨骨软骨成形术（凸轮切除）、髋臼骨成形术（或边缘修整）和 AIIS 减压可达到治疗目标。

股骨颈前外侧头颈交界处存在较大的凸轮病变是理想的指征，过度突出的 AIIS 也会导致撞击症。局灶性髋臼后倾也可以用髋关节镜治疗，然而，在处理时需要谨慎。伴有髋臼后倾相关的前外侧过度覆盖可与后外侧髋臼覆盖不足并存[15,34]。在这种情况下，前外侧缘髋臼唇切除过多会导致医源性全髋臼覆盖不足并导致髋关节不稳定。另外，髋臼窝较深，例如髂臼内陷，也适合关节镜治疗。但是，手术技巧要求很高，因为突出的髋臼缘会阻碍关节镜进入关节，关节镜很难进入接近髋臼后缘。除了矫正引起 FAI 的形态结构，治疗合并的关节内损伤也是相当重要的。

偶尔，髋关节发育不良的病例也可以单独通过关节镜进行治疗[35]。有报道称，发育不良的髋关节出现关节内游离体并圆韧带撕裂时，关节镜治疗可明显改善关节功能和缓解疼痛[35]。既往发现，髋关节发育不良的患者接受髋关节镜治疗的治疗失败率较高[36-37]。但是，最近，在“轻度”发育不良［即外侧中心边缘角（LCEA）= 18°～25°］的患者中，通过关节镜下髋臼唇修复和关节囊皱缩 / 上移取得了良好的短期结果[38,39]。尽管髋臼唇修复和关节囊皱缩可能可以分别重建关节生理并限制运动范围，但关节镜尚不能治疗潜在的髋臼骨性覆盖不足和由此引起的边缘负荷，而这种负荷首先会导致髋臼唇破坏。这种骨性覆盖不足是导致关节炎发展的主要因素，并且与非发育不良患者相比，LCEA 小于 25° 的患者发生关节炎的风险增加[40,41]。因此，关节镜软组织手术治疗髋关节发育不良（即 LCEA ＜ 25°）的长期疗效仍不清楚，而髋臼重定位术有较长的随访记录和较高的关节存活率[15,42-45]。在髋关节发育不良的情况下，完全切除髋臼唇是禁忌，因为髋臼唇切除术会使关节不稳定加重，并且与更快的关节退变有关[5]。髋关节发育不良（LCEA ＜ 18°）严重的年轻患者最好采用切开髋臼重定位术治疗[46]。但是，即使在这些患者中，也可以进行髋关节镜技术以修补关节内病变，同时调整髋臼截骨术的方向，以纠正潜在的结构不稳定性[48]。首选这种组合方法，而不是尝试侥幸仅用关节镜治疗髋臼唇部的撕裂，因为髋关节镜失败后髋臼重新定向比原发髋臼定向效果更差[49]。

晚期的关节退行性疾病，如出现大量软骨丢失，影像学显示关节间隙小于 2 mm，提示其预后较差[27]，

框 53.1 经验和教训

经验

- 使用射频消融设备区分出软骨 - 髋臼唇交界处的边界，可防止损害健康的髋臼唇组织并有助于稳定邻近的髋臼软骨。

教训

- 边缘修剪而不进行髋臼唇剥离，通常需要使用锚钉进行修复以防止髋臼唇异常活动以及分水岭区的破坏。

经验

- 尽管通常使用 2.9 mm 的锚钉是最好的选择，但在髋臼壁的较薄部分（3 点和 9 点）可能需要更小的锚钉。
- 通过远端前外侧辅助（distal anterolateral accessory，DALA）入路放置锚钉可以帮助避免从 10 点钟到 2 点钟位置的关节内锚钉穿刺置入。

教训

- 对于患有髋内翻的患者，前外侧入路通常相对更靠近髋臼缘。如无法将导向器向近端倾斜，会导致锚钉穿入关节内。
- 不合适的进入点和引导角度可能会导致锚钉穿入关节内，损伤软骨或固定不充分。
- 通过 DALA 入路在 3 点钟位置插入锚钉可能会导致穿孔进入腰大肌。此位置的锚钉置入最好通过前内侧入路。

经验

- 可在髋臼唇较厚的部位使用经髋臼唇缝线缝合，这样可最大程度地减少髋臼唇外翻。
- 靠近髋臼缘置入小直径锚钉固定也可以避免过度的髋臼唇外翻。

是髋关节镜的相对禁忌证。在这部分患者中，机械原因导致的症状（如游离体或髋臼唇卡压），或许也是手术的适应证。既往的髋部手术史 [50-51] 或髋关节感染病史 [52] 并非禁忌证。然而，这部分患者进行有效髋关节镜翻修术的技术要求很高，因为通常局部存在瘢痕组织，且解剖结构有所改变。没有蔓延到关节的关节外感染在考虑关节镜手术之前应当彻底治疗，以降低发生髋关节内感染的风险。肥胖患者在进行髋关节镜手术时存在其他的困难，因这部分患者较难牵引，器械难以操作或达不到所需深度 [53]。其他阻碍髋关节充分牵开的情况（如说严重的髋臼内陷、高密度的异位骨化形成及关节强直）也是髋关节镜手术的禁忌证 [53]。

术前计划

术前评估应从详细的病史采集和体格检查开始 [54-55]。医生应能够根据症状和引出的体征来鉴别疼痛的来源是关节内还是关节外 [6,54,56,57]。

影像学评估对确定髋关节病的原因起重要作用 [22,54,55]。几乎所有髋关节疾病解剖结构的异常都可以在系列的影像学检查上显示出来（表 53.1 和表 53.2）。站立位的骨盆前后（AP）位 X 线片、股骨近端的侧位 X 线片（穿桌侧位，Dunn 或其改良侧位），以及骨盆假斜位 X 线片通常足以显示髋关节撞击和发育不良。所有患者均应行骨盆 AP 位 X 线检查。当影像特征提示与钳夹型撞击相关时，必须考虑骨盆位置。当尾骨和耻骨联合重叠时，骨盆应该是在屈伸中立位。与站立位 X 射线相比，仰卧位骨盆前倾通常增加并导致髋臼前倾下降 [58]。此外，尽管髋臼前倾正常，但低垂的 AIIS 仍可导致交叉征的出现 [18]。如患者 X 线检查示镜臼后倾和髋臼过深时，可诊断为钳夹型撞击 [13]。骨盆前后位 X 线片也可发现髋关节发育不良和股骨近端畸形 [59-60]。髋臼发育不良的影像学征象总结于表 53.2。其中 LCEA 对手术计划有特殊意义。为了矫正钳夹型畸形，骨赘切除后不应该使 LCEA 小于 25°，否则会有导致髋关节不稳定的风险 [61-62]。有报道通过术中透视来确定实际切除的骨量 [63-64]。另一项研究显示了切除的骨量（mm）与 LCEA 减小量的相关性。这项研究得出的公式为：LCEA 的减小量 = 1.8 + [0.64 × 边缘减小量（mm）] 也提供了最大切除骨量的估算方式 [65]。然而，重要的是要记住，LCEA 测量的骨覆盖率仅代表整个髋臼表面的一小部分。在 LCEA 出现变化之前，可能会无意间切除大量的前壁并形成前方骨性覆盖不足。

股骨近端的侧位 X 线检查对诊断凸轮型撞击是非常有必要的。解剖结构的异常常见于股骨头颈交界处的前外侧部位，因而在骨盆 AP 位 X 线片上可能并不明显。Dunn 侧位 X 线检查（髓关节屈曲 45° 和 90°）是笔者首选的透视体位。将 X 线与术中所见联系起来在指导股骨颈骨赘适当切除方面显得尤为重要。X 线上骨赘的征象可用于指导术者从何处开始进行股骨成形术。不彻底的股骨成形术可能导致长期存在撞击，过度的股骨成形术则可能会有股骨颈骨折的风险 [79] 以及可能会损坏髋臼唇的封闭效果 [63]。

在某些情况下，如 Lequesne 所描述，髋关节发育不良的征象只能通过骨盆假斜位 X 线片发现 [78]。通常，前方 LCEA 通过［股骨头中心的垂直线与股骨头中心指向镜臼前缘连线形成的夹角（VCA）］在骨盆假斜位 X 线片上计算。患者站立位，相对于 X 线方向倾斜 65°，患侧足平行于 X 线片盒。焦距为 1 m。射线光束以大转子尖作为水平面的中心，垂直中心位于耻骨联合和髂前上棘之间的中间 [59,60,78]。VCA 正常值为 25°，20°～25° 为临界值，小于 20° 则视为病理状态。然而，关于 VCA 在不典型增生髋关节中的价值，人们对其准确评估髋关节真实前覆盖范围的能力提出了质疑 [80]。尽管如此，髋臼前上或后下侧关节间隙变窄可能是关节退行性病变的证据，这比通过 AP 位 X 线片的单独分析所预期的更严重 [60]。

越来越多的人认为髋关节发育不良是一个三维问题，其前、外侧和后覆盖 / 覆盖不足的程度不同 [34]。诸如前壁指数（the anterior wall index，AWI）之类的前覆盖程度衡量可能比 VCA 更有用。AWI 是前壁覆盖股骨头的髋臼壁长度（平行于股骨颈部轴线测量）与股骨头半径之比。发育不良人群的平均 AWI 为 0.28（范围 –0.06～0.52），而正常髋部的 AWI 为 0.41（范围 0.30～0.51）[81]。髋关节发育不良存在时，尤其是有前覆盖不足的证据时，应排除髋臼骨缘切除术，并提醒外科医生更加保守地对待髋臼唇。

具有三维（3-dimensional，3D）重建功能的 CT 可提供大量有用信息，以帮助诊断和计划适当的外科治疗。3D CT 可以对潜在的骨畸形进行精确定位和整体评估，并可以评估髋臼和股骨前倾角。CT 后处理的发展显著地减少了辐射暴露，这使它在年轻患者中成为更好的选择 [82]。

表 53.1 FAI 的影像学标志

类型	测量方法	撞击标志	定义
钳夹型	髋臼后倾	交叉征（+）[13]	髋臼上半部分中髋臼前缘位于后缘的外侧，随后在髋臼下半部分中相交形成“8”字形态。这是髋臼前上方局部过度覆盖的征象。
	髋臼深度	过深 / 内陷 [66]	髋臼内侧壁位于髂坐线或在其内侧时，确定为深髋臼。髋臼内陷，代表了深髋臼更严重的状态，股骨头内移超过髂坐线即可诊断。
	LCEA	＞ 39°[10]	（相对于骨盆的）垂直线与连接股骨头中心和髋臼外侧缘的直线形成的夹角。
	坐骨棘征	阳性 [67]	骨盆 AP 位 X 线片上坐骨棘明显突出到骨盆内。它既表示髋臼整体后倾，也表示患髋半骨盆的变形。
	后壁征	阳性 [13]	提示存在突出的髋臼后壁，髋臼后缘线位于股骨头中心外侧，这可能引起髋关节后方撞击，在髋关节后伸和外旋时可诱发疼痛。在正常髋关节的髋臼后缘线下行通过股骨头的中心。相反，髋臼后壁缺损的后缘线在股骨头中心的内侧。髋臼后壁缺损往往与髋臼后倾或发育不良相关；髋臼后壁突出常见于髋臼过深或髋臼内陷，但也可以独立存在。
	髂骨倾斜度	Tönnis 角＜ 0°[68]	由骨盆水平线和髋臼负重区硬化带最外侧和最内侧点的连线所形成的角度。
	关节匹配度	不匹配（匹配）[60,69]	股骨头和髋臼的轮廓不平行则视为关节不匹配。如果髋关节内侧关节间隙增加而外侧减小也认为是不匹配。
凸轮型	α 角	＞ 42°～50°[60,70]	股骨颈轴线与股骨头中心和股骨头开始失去圆度的点之间连线所形成的夹角。
	手枪柄样畸形	出现 [71]	在股骨头颈交界处经典的畸形，偏心距的消失，形状类似于老式手枪的枪柄。
	头颈偏心距比值	＜ 0.17[60,72]	画 3 条平行线，第 1 条经过股骨颈长轴中心，第 2 条经过股骨颈最前方区域，第 3 条通过股骨头的最前方。头颈偏心距比值通过测量线 2 和 3 之间的距离并除以股骨头的直径得出。
	三角指数	R ＞ r+2 mm[73]	通过股骨头的半径（r）能够测得。然后 1/2r 和相应的皮质垂直高度（H）可以计算出来。病理性增大的半径（R）通过使用三角指数的毕达哥拉斯定律发现（$r^2 + H^2 = R^2$）。
	头颈偏心距	＜ 9 mm[74]	画三条平行线，第 1 条经过股骨颈长轴中心，第 2 条经过股骨颈最前方区域，以及第 3 条通过股骨头的最前方。头颈部偏离是线 2 和 3 之间的垂直距离。

表 53.2 髋关节发育不良的影像学标志

测量方法	发育不良的表现	定义
髋臼倾斜度	Tönnis 角＞ 10°[75]	角度由骨盆水平线和连接髋臼负重眉弓硬化骨最外侧和最内侧点的直线围成。
LCEA	＜ 25°[10]	角度由垂直线（朝向骨盆）和连接股骨头中心与髋臼外侧缘的直线围成。
突出指数	＞ 20%[76]	股骨头在水平位测定。该指数是通过用股骨头的未覆盖部分大小除以整个头的大小计算得出的。
关节匹配度	不匹配（匹配）[60,69]	不匹配性定义为股骨头和髋臼的轮廓不平行。如果关节距离外侧增加和内侧减小，认为是不匹配的。
Shenton 线	股骨向上移 [60]	由股骨颈的下缘和闭孔上缘形成的一条线。
股骨头偏移	偏移后（＞ 10 mm）[60]	如果股骨头的内侧面到髂坐线的距离大于 10 mm，髋关节中心是偏移的。
Sharp 髋臼角	＞ 42°[77]	角度由连接 2 个泪点的骨盆水平线和髋臼关节面距离泪点最近的点的连线组成。
VCA	＜ 20°[78]	角度由连接 2 个股骨头中心的直线和股骨头中心与髋臼关节面最前缘的连线组成。

技术介绍

关节镜治疗股骨髋臼撞击症

通过充分的检查，在平行于髋臼唇的远端约 1 cm 处切开关节囊，留下一个紧靠髋臼唇的完整囊性窗口，通过这个窗口可以很容易地看到外周间室，并且可能有助于防止术后粘连。尽管滑膜囊切开术需要避免过度向前延伸切口，以保存髂股韧带，但这应以不妨碍充分显露和仪器操作为前提。韧带可以随后被修复。在整个过程，滑膜囊切开术都应该在直视下进行。股骨头血供重要来源的外侧支持带血管位于滑膜皱襞侧方，如果不在直视下盲目操作，可能会因太靠外侧而带来风险[79]。

髓臼缘成形伴髋臼唇剥离

当髋臼唇的基底部发生分离，应将其从分水岭区分开，那样潜在的畸形（钳夹型）才能够被纠正。髋臼唇使用缝合锚钉修复。首先，软骨髋臼唇结合部通过可控的单极射频消融（radiofrequency，RF）凿划出轮廓，这可以更好地分清撕裂从而防止损害健康的髋臼唇组织。在相同的 RF 设备帮助下，软骨瓣在标记后可被清除。在髋臼唇和关节囊之间通过电动刨刀来清理，将髋臼唇从髓臼边缘完全分离开来。髓臼缘骨性突出是造成钳夹型畸形的原因，可在髋臼唇分离前后使用自动切割刀切除，切除的量应该通过分析术前影像资料确立。尽管更换入路在完整过程中的评估是必不可少的，但侧方入路常用于完成大部分的切除。当前的髋臼唇修复技术将在下一部分中详细介绍。

髓臼缘成形不伴髋臼唇剥离

在没有髋臼唇撕裂的情况下，只需要最小量的髋臼骨切除，边缘修剪可以在没有髋臼唇剥离的情况下进行。在关节囊和髋臼唇之间为了获得足够的操作空间，应放松关节牵引，关节囊切口被延长，首先处理外周间室。在关节囊和髋臼唇之间使用刨刀，然后按计划进行切除（图 53.1）。重新行关节牵引进行髋臼唇的探查。应该彻底地检查髋臼唇的稳定性，以便确保残余髋臼边缘足够支撑。如果骨量保留不充分，估计会导致分水岭区的破裂（图 53.2）。在翻修术中，没有额外将髋臼唇固定于骨的病例，尽管没有新的外伤史，但术中结果显示在过渡区域（分水岭区）以及相邻的关节囊和髋臼唇黏附部分存在髋臼唇撕裂。尽管没有剥离髋臼唇，推荐通过放置锚钉和使用缝线将髋臼唇固定于髋臼（图 53.3）。除了预防分水岭区破裂之外，这种方法提供了更有利的恢复过程，即它有助于防止粘连，允许早期更多的康复活动。

没有髋臼唇剥离的锚钉固定技术与髋臼唇修复所描述的技术相类似（图 53.4 和图 53.5）。在选择检查入路以及在关节表面确定锚钉位置方面可能会稍显困难。缝线固定技术使用相同的方法，但需刺穿软骨髋臼唇交界处以使其中一条缝线穿于髋臼唇和髋臼之间。

股骨成形术（凸轮切除）

重要的是要注意到，仅约 10% 的病例会发生单独的钳夹型病变[20]。在大多数情况下，股骨畸形同时存在，这种情况需要处理；如不处理就会存在治疗失败的风险。为了到达外周室，需要放松牵引。当髋关节屈曲时，从外侧进行关节囊的检查，并向远端扩大切口以获得更好的视野。在某些情况下，轮轧带可能

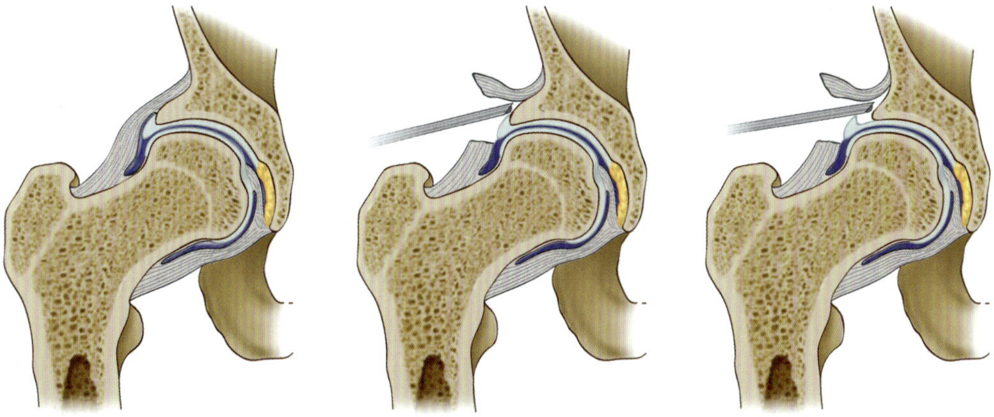

• **图 53.1** 图示表明髋臼缘钳夹型撞击的髋臼缘修整，而无须剥离下髋臼唇

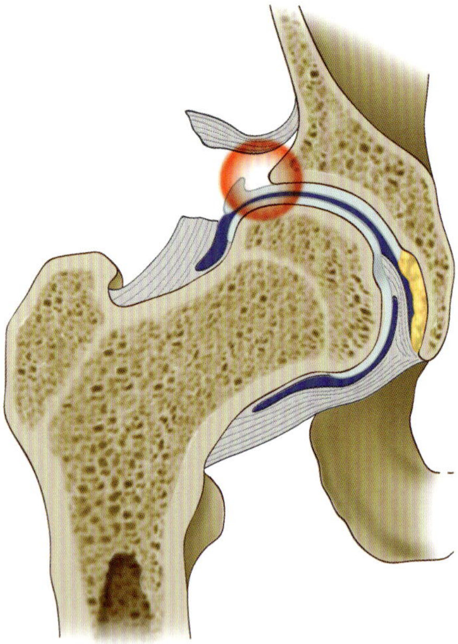

• **图 53.2** 如果在髋臼缘髋臼唇剥离修整后，未进行髋臼唇修复，髋臼唇的异常活动会导致薄弱的软骨髋臼唇结合部愈合失败，在这种情况下，会发生髋臼唇撕裂和髋臼唇 - 关节囊粘连

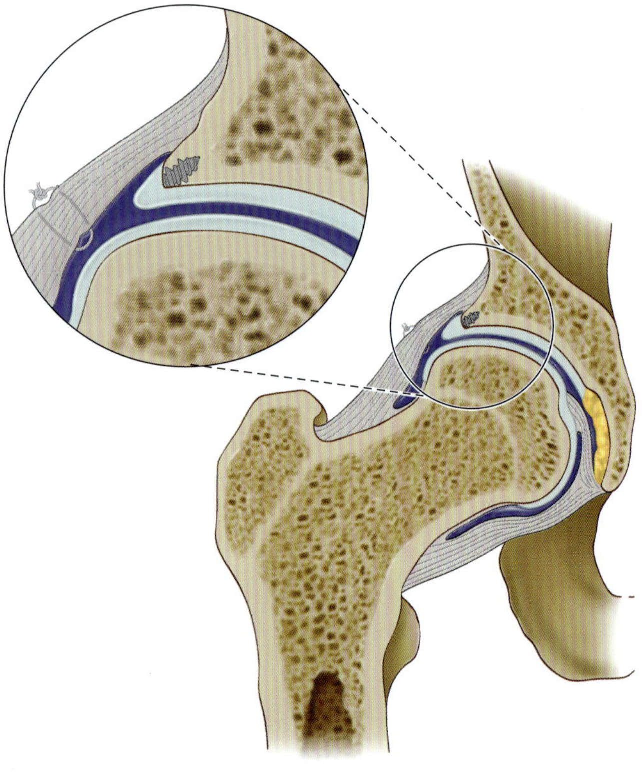

• **图 53.3** 图示未进行髋臼唇剥离，但是用锚钉进行了髋臼唇修复。建议这样做，以便尽早康复

会很紧，一个从关节囊切开术的内侧延伸到股骨颈远端方向的额外切口是必需的。在检查完股骨畸形后，需要修整股骨头颈交界处。一些笔者建议首先使用自动磨头修整凸起部分，然后切除轮廓内的骨赘。另一种方法是，切除畸形最突出的部分，直到获得肉眼评估的充分切除。在某些情况下，可能需要薄的骨凿来去除股骨头的内侧骨赘，术前依据 X 线片评估需要切除的量。然后通过关节镜直视下进行关节动态评估以确定合适的成形程度（图 53.6）。任何撞击征象都应该做进一步的骨重塑或髋臼唇轮廓探查。在术中常常需要额外的髋臼唇固定，以及使用缝合锚钉来使其更好地固定于髋臼唇。对于运动员而言，术中可通过使运动姿态重现，以显示任何可能潜在的股骨髋臼唇撞击，如有必要，可行进一步的切除，其目的是在没有撞击的情况下获得最大的活动范围。动态透视可以帮助确定骨赘切除是否充分 [63,64]，但这不能代替直接的关节镜检查 [27]。接下来缝合关节囊，以便获得快速的愈合以及防止医源性不稳的发生 [61]。如果关节囊切开延伸至远端，则关节囊闭合特别重要（例如，“T”形关节囊切开）。皮肤以通常的方式闭合，敷料加压包扎。

髋臼唇的处理

一旦术中证明髋臼唇有病变，必须予以修整。髋臼唇病变最常见的原因是结构改变 [1]。这种相关性应该被更早地意识到，因为它具有手术修复失败或者效果不理想的风险，需要特定的处理 [83-85]。决定髋臼唇处理的策略取决于潜在的骨形态、髋臼唇组织的性质以及病变的类型 [83]。髋臼唇撕裂的病因分类可用来界定治疗方法 [54,83,86]（表 53.3）。对于继发于形态改变的髋臼唇撕裂类型（1 类），宽大髋臼唇（宽度 ≥ 7 mm）合并简单撕裂或者分离通常可以被修复。

在有 FAI 的情况下（1a 类），髋臼缘成形、股骨成形术，或者两者联合都建议使用。在这种情况下，不管组织质量是否允许，髋臼唇修复优先于髋臼唇清理 [22,27,85]。有严重髋臼唇缺损的情况下，对于活动度大的人或者年轻人，自体髂胫束髋臼唇重建是一种可能的选项 [87,88]。对于单独的磨损和病变，如果残留的髋臼唇足够大以及潜在情况合适（如单纯的凸轮），可以考虑简单的清理 [89]。

另外，髋关节发育不良的患者（1b 类）通常大部分依靠肥厚的髋臼唇来维持关节的平衡 [6,8,10,11]。在这些病例中，应该避免大范围的髋臼唇清理以减小发生髋关节不稳定的风险。对于轻度发育不良，或者严重的畸形已行髋臼周围截骨术（periacetabular osteotomy，PAO）治疗的患者，可行髋臼唇修复 [46,47]。

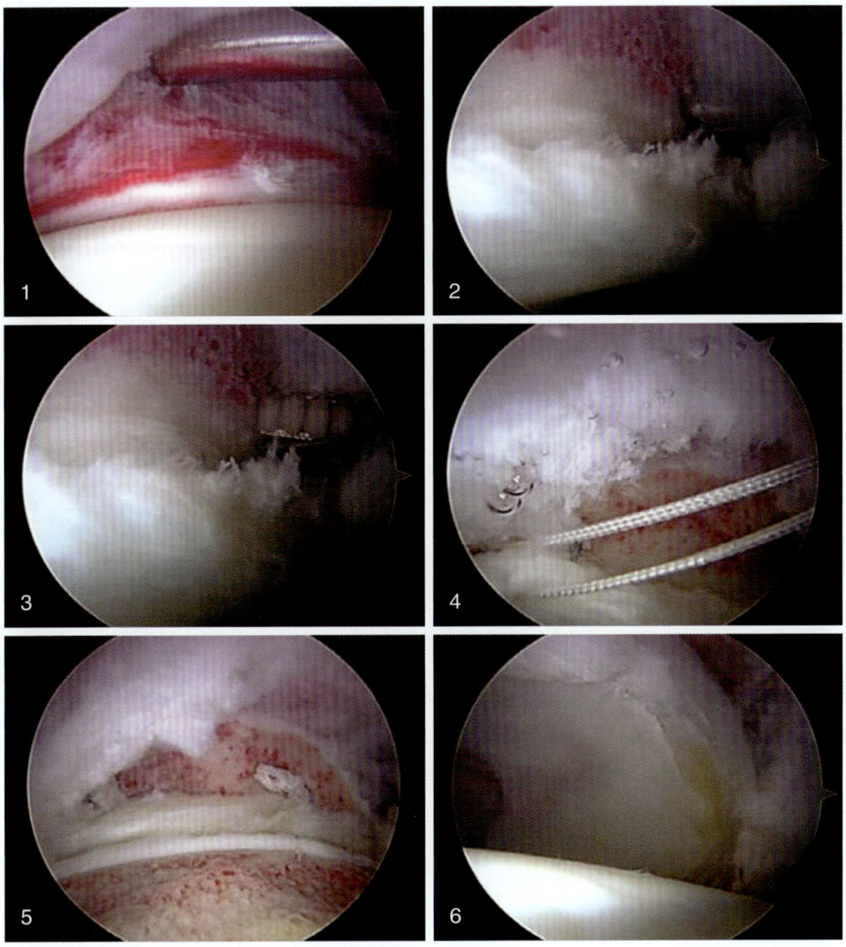

• **图 53.4**　镜下图示不剥离髋臼唇的髋臼缘修整。(1) 探查关节囊和髋臼唇之间所见（注意撞击造成的髋臼唇淤伤）。(2) 髋臼缘修整后，髋臼唇仅附着在关节软骨上，并放置锚钉置入钻孔导向器。(3) 生物可吸收锚钉置入髋臼缘。(4) 缝线绕过髋臼唇周围以充分固定。(5) 释放牵引后，髋臼唇密封作用恢复并确认髋臼唇固定良好。(6) 施加牵引，从中央间室观察，显示完好的软骨髋臼唇连接

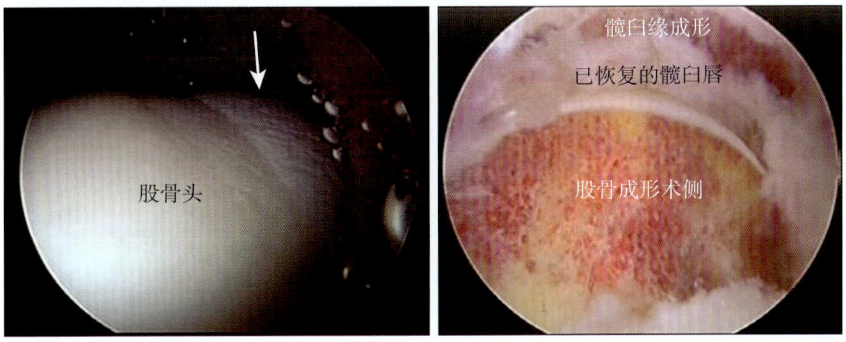

• **图 53.5**　左：观察到一个明显隆起的凸轮型畸形（白箭头）。右：在股骨成形术后，重建股骨头颈交界处正常的弧度，并在直视下进行动态测试

然而，在存在有结构性病因的情况下，髋臼唇修复是相对于髋臼唇清理的一个治疗选择 [27,85]。

对于退行性髋臼唇（4 类），坏死组织的机械清创术通过使用半径为 4.5 mm 的电动刨刀进行。尽可能多地保留活性髋臼唇对于优化关节的一致性、均匀分布接触负荷以及阻止关节的进一步退变很重要。撕裂的大小不会妨碍关节镜修复固定，甚至有大块撕裂时，髋臼唇修复是一种可行的选择 [91]。保留有活性的组织很重要，但识别不稳定结构也是很有必要的。一些病例呈现出一个重度退变的髋臼唇，对它的修复是不可能的。不可修复的髋臼唇通常是那些复杂的撕裂、节段性缺失，以及与退行性变相关联的小片撕裂 [87,88]。

表 53.3 髋臼唇病变的原因

类型	基础条件	典型的髋臼唇形态	典型的髋臼唇损伤	常见位置
1．形态学改变	A．FAI			
	凸轮型	正常	髋臼唇撕裂（通常在与软骨病变相关的分水岭区域发生基底部分离）	前上
	钳夹型	发育不良	髋臼唇退变（瘀伤、擦伤，最终囊性变和骨化）	前和后上
	混合型	正常 / 萎缩	伴有退变信号的髋臼唇撕裂	前和后上
	B．发育不良	肥大	黏液样变性和（或）骨质缘分离	前上
2．功能性改变	A．不稳	正常	髋臼唇撕裂（通常在分水岭区域发生基底部分离）	前方
	B．髂腰肌撞击	正常	炎症、髋臼唇撕裂或黏液样退变 前关节囊瘢痕	3 点钟方向
3．创伤	A．半脱位	正常	多样的	后 / 前
	B．脱位	正常	多样的	后 / 前
	C．骨折	正常	多样的	后 / 前
	D．医源性	正常	髋臼唇穿孔或分离	12 点钟方向
4．“DIRT”	A．髋关节退行性病变	发育不良	髋臼唇退变（黄色、瘀伤、擦伤，最终囊性变和骨化）	全部
	B．感染性疾病	多样的	严重的滑膜炎、关节囊 - 髋臼唇粘连，与之相连的游离体	全部
	C．风湿类疾病	多样的	滑膜炎、血管翳、粘连、髋臼唇变性、钙沉积	全部
	D．肿瘤	多样的	髋臼唇侵蚀、髋臼唇撕裂、与之相连的游离体	取决于肿瘤位置

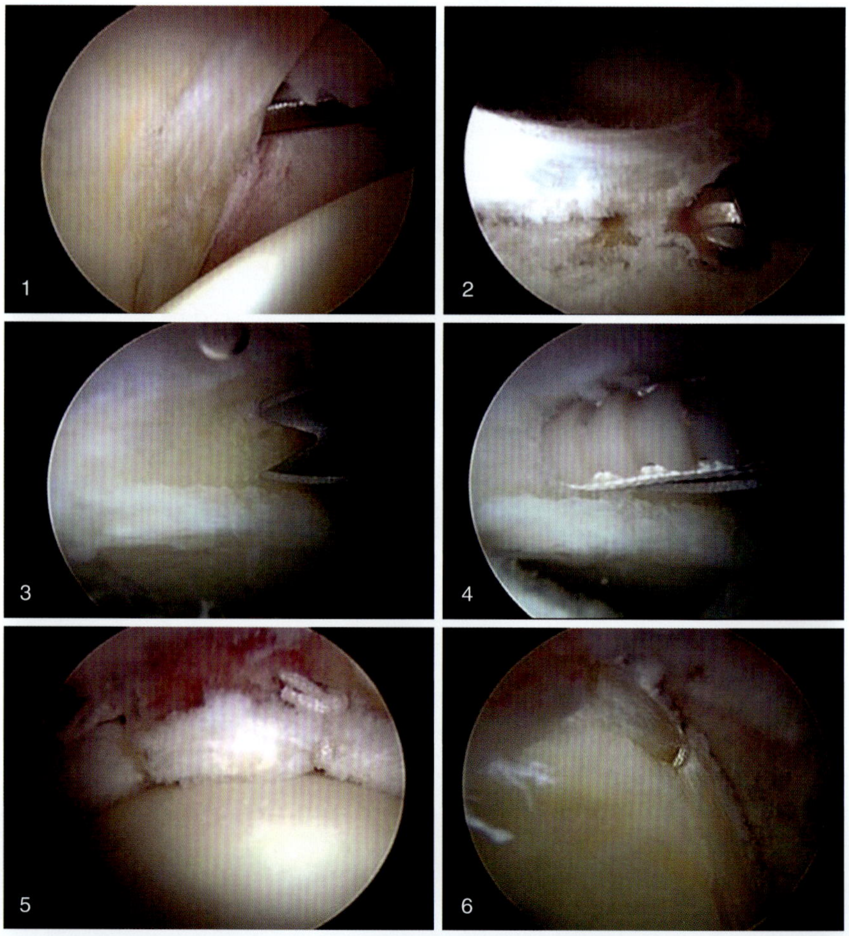

• **图 53.6** 髋臼缘修整及髋臼唇切除的关节镜视图。(1) 用一种关节镜刀片来完成髋臼唇剥离；(2) 通过关节镜磨削头进行髋臼缘修整；(3) 合适的位置是距离软骨表面约 2 mm；(4) 一枚生物可吸收锚钉置入到钻孔内；(5) 牵引放松后通过外周间室检查髋臼唇修复情况；(6) 从中央间室检查显示良好的髋臼唇结构

在这些情况下，髋臼唇的重建已经成为改善年轻活动度大的患者的生物力学性能和症状，以及伴随髋关节不稳表现的新治疗选择 [87,88]。

髋臼唇修复

大多数髋臼唇病变是因 FAI 导致的；如果这种情况存在，治疗应在修复过早失败的风险下进行。使用刨刀对无活力的组织进行机械性清理。通常，以前无法识别的瓣状组织或严重分层的区域变得更加明显。此时可对组织的性质和撕裂的特性进行评估。由于髋臼唇的相对无血管特性，有血流的松质骨骨床对于髋臼唇的固定是必需的。实验研究表明，它能够直接愈合于骨组织以及周围的关节囊 [92]。髋臼缘为锚钉提供一个稳定的固定位置，以及为髋臼唇的修复提供了一个稳定的基础。平均 1 cm 的髋臼唇撕裂需要使用一个生物可吸收锚钉。小直径的锚钉可能是有利的，因为它们可以放置在更靠近髋臼缘的位置，对修复的髋臼唇组织造成较小的变形 / 外翻，并有助于更好地恢复髋臼唇负压密封效果。更小的锚钉可能用于髋臼壁更薄的情况（3 点和 9 点方位）。为了提供更好的稳定性和髋臼唇塑形，可能需要放置更多的锚钉，以便其发挥它的生理功能。由于多种原因，生物可吸收锚钉是优先选择。翻修术中拆除金属锚钉所面临的困难可能是最重要的问题。

锚钉被放置在距髋臼清理区域边缘 2 mm 的位置，直视下位于入口点和临近的关节面。一般情况下，通过前外侧入口可以将锚钉置入髋臼的前外侧区，多数病变位于此区域。当导引套管直接导向修整的髋臼缘时，在各个方向上需要避免穿透到关节内，在冠状面上通常可以观察到一个偏向头侧 30°～45°的角度。当需要放置一个更偏前的固定时，可以通过导针向前倾斜实现。这应当被限制在 2 点钟的方位（对右侧髋臼而言），否则插入角度可能太大。因此，为了插入一个更偏前的锚钉，可能需要用到中前入路。为了确保位置最佳，手术过程中可使用透视 [63,64]。或者，可以通过远侧前外侧辅助（distal anterolateral accessory，DALA）入路置入锚钉。尽管在插入更多的内侧锚钉固定时，可能会造成锚钉穿入腰大肌隧道的风险，但这可以通过将锚钉固定导向器向头侧的角度调大而避免前外侧锚钉置入时穿入关节 [93]。在钻入锚钉的过程中，注视髋臼关节表面是至关重要的，以确保关节面不受损。如果注意到关节面有凸起，锚钉的角度需要重新调整，只有这样才能置入锚钉。

一个透明的套管通过工作通道穿入，缝合线经过它拉回，它可以先于锚钉导棒之前插入；然而，在一些极端的位置，它可能阻碍导棒的活动度。接下来的步骤是通过缝线传递器将缝线在髋臼唇和髋臼缘之间传递。然后缝线重新穿回髋臼唇，通过标准的关节镜下打结技术进行间断缝合打结。

较厚髋臼唇出现少量翻转时，可能需要跨髋臼唇的缝合。在这种情况下，缝合线的一支在髋臼唇和髋臼缘之间的关节内传递。然后缝线传递器从外至内穿过髋臼唇中部基底，拉紧关节内的环形缝线。从髋臼唇移除关节内穿刺器，拉同一缝合线的自由端完全通过这个环，经过套管固定。这时将两条缝合线的末端同时逐渐拉紧，髋臼唇向髋臼缘不断靠近，允许一个缝线自由端与股骨头接触。然后通过标准的关节镜下打结技术打结。

髋臼唇重建

在年轻活跃和有髋关节不稳迹象且髋臼唇损伤不可恢复的患者中，需考虑髋臼唇重建。严重的髋臼唇发育不良、复杂的撕裂或节段性缺失通常无法修复。一种使用自体阔筋膜移植重建髋臼唇的技术已经应用于治疗这类患者 [87,88]。当认为原始的髋臼唇无活力后，需要清除病变区域残存的髋臼唇。我们的目标是获得一个规则、稳定的边缘以重新固定新的髋臼唇。需要有一个渗血的多孔松质骨床，在这种情况下怎么强调都不为过，因为血管向游离移植体的生长必须从此区域开始。一旦获得足够的髋臼唇吻合区域及髋臼缘，可以测量无髋臼唇的间隙。我们经常使用 5.5 mm 电钻的尖端作为参照来进行测量。这时将关节镜移出关节，放松牵引。

伸直内旋下肢，在大转子上方作一个纵向切口。暴露髂胫束可以看到一个矩形的组织形态。移植物的纵轴线应当为测得的关节内距离的 130%～140%，横轴约为 2.5 cm。移植物清除肌肉和脂肪组织后，用可吸收缝线套住。移植物的两端分别绑上一根牢固的缝线并且拉紧。此外，在移植物的近端留一个环形的缝线，然后将移植物浸泡在富血小板血浆中。应该提供一个约 7 mm 宽、足够长的管状结构来代替缺失的髋臼唇。

放松下肢牵引后，缝合锚钉被放置在髋臼缘髋臼唇缺损的最前方。缝线一端应该位于中间偏前入口的 8.25 mm 透明套管内。然后缝线一端穿过移植物的远端部分，在关节镜下打一个活结，髋臼唇通过套管推入关节。远端部分固定良好后，切换入口，锚钉被放置在髋臼缘缺损的最外侧部分。缝线的一支穿过移植物近端（后面）部分的线环。然后移植物通过活结送入到合适位置，在髋臼唇周围设一个额外的线环以提供附着。另一个锚钉应放置在缺损的中间部分，以提供恰当的固定和髋臼唇正常的解剖轮廓，与髋臼唇重新固定技术类似。吻合时必须足够小心，确保没有引起关节撞击的多余组织。

变异 / 异常情况

一些形态学状况需要特殊处理和一些改进技术。存在髋内翻的患者，前外侧入路通常相对更靠近髋臼缘。在这些患者中，放置锚钉时未向近端倾斜将会导致导针穿透关节内。在这样的条件下，细心设置入路以及合适的进入点对避免并发症的发生是极为重要的。

在存在凸轮型畸形和正常 LCEA 的一些患者中，可能会呈现异常增大的 Tönnis 角。这种过分增大的负重面侧向倾斜应当引起注意，有潜在的关节不稳发生。必要时，钳夹型畸形的骨切除应该非常谨慎，因为切除会造成一个发育不良的形态，会增加关节应力和半脱位的风险。在这种情况下，简单的髋臼唇清除是不合适的，因为有潜在不稳的发生风险。

对于髋关节发育不良的患者，通过反复的应力刺激，关节囊可能被拉伸，加重了不稳定。在这些患者中，除了髋臼唇修复，关节囊折叠术或者关节囊缝合术在恢复关节的动态平衡往往是必要的。

髋关节病应用关节镜治疗没有年龄限制。然而，因为存在停止生长以及诱发畸形的风险，所以骨骺没有闭合的患者不应使用股骨成形术[94]。对于有症状的 FAI 患者，一种可能的方法是治疗髋臼缘和髋臼唇，同时限制与撞击相关的活动。在骨骺闭合或者预期闭合后存在持续症状时，凸轮型畸形的治疗可能是合理的。

术后护理

髋臼唇重建的康复过程与髋臼唇修复没有差异[95,96]。我们指导患者行足放平、负重 20 lb（约 9 kg）的步行和连续 2 周（每天 4 h）的连续被动运动（continuous passive motion，CPM）。如果是通过微创成形术治疗相关的软骨病变，这个时间周期增大到 8 周，每天 6～8 h。在使用 CPM 机时，我们建议患者每天俯卧 2 h，以防止髋关节屈曲挛缩。术后 14～21 d，使用一个抗旋转装置以防止平卧时髋关节外旋。使用 14～21 d 的髋关节支具，以便在步行时限制伸展和外旋。物理治疗是用外力帮助下首先恢复被动运动，之后是主动运动，最后是恢复肌力。建议髋关节做被动环转运动以防止粘连。在运动达到最大化后，推荐持续巩固锻炼，然后可以实现步行和活动时的稳定性。

在排除特定运动训练禁忌之前，无症状患者应当成功完成髋关节运动测试。该测试由物理治疗师或经认证的体能训练师进行。该测试由四部分组成，旨在评估肌肉的耐力、在运动中没有代偿移动的情况下保持合适的体位，以及即使在极高要求的情况下（如深度髋关节屈曲和旋转运动）不出现疼痛。一旦运动员评分为 17 分或 20 分以上，就可以返回到特定运动训练，这时会降低再损伤、新伤或症状复发的风险[97]。

结果

关节镜手术效果能和大多数开放手术脱位治疗 FAI 所报道的结果媲美。与相同的专业运动员做研究对比，髋关节镜显示其具备更短的恢复时间和能够更早恢复运动[99,99]。FAI 患者通过关节镜治疗后回归运动的比例已经有报道。Philippon 和他的团队[66]报道了 45 个专业运动员进行关节镜治疗 FAI 和相关病变的情况：93% 恢复到专业水平；在平均 1.6 年的随访中，78% 依然保持在这个活跃水平。

髋臼唇修复通过使用缝合锚钉将髋臼唇重新连接到髋臼缘，已经被证明是一种有效治疗髋臼唇分离或撕裂的方法。几位作者已经发表的髋臼唇修复的早期临床结果显示，患者至少在术后 6 周功能显著改善，其后临床效果持续改善[27,32,85]。在一项回顾性对比研究中，Larson 和 Giveans[85] 分析了关节镜髋臼唇清理和重新固定的结果。在这个研究中，髋臼唇清理患者达到极好结果的占 66.7%，而髋臼唇重新固定的髋关节组在最后一次随访的结果是 89.7%（P=0.01）。作者的结论是，在最少 1 年的随访中，与髋臼唇清理相比，髋臼唇重新固定具有更好的 Harris 髋关节评分，同时优良结果的比例更高。在另一项研究中，Philippon[27] 报道了有软骨 - 髋臼唇功能障碍的 FAI 患者通过关节镜治疗后的情况，至少随访 2 年，患者 Harris 髋关节评分显著改善，平均提高了 24 分（58～84 分），患者满意度中位数为 9 分（范围为 1～10 分），8.9% 转为 THA 治疗。多变量分析显示，相对于清理，髋臼唇修复是更好的功能结果的独立预测因素[27]。其他好的结果预测指标是改善的 Harris 髋关节评分（*P*=0.018）和关节间隙≥ 2 mm 的患者数量（*P*=0.005）。

37 例髋臼唇重建随访至少 1 年的研究结果显示[87,88]，患者平均年龄为 37 岁（范围为 18～55 岁），从最初的损伤到髋臼唇重建的时间平均为 36 个月（范围为 1 个月～12 年）。平均随访时间为 18 个月（范围为 12～32 个月）。手术适应证包括不可修复的髋臼唇撕裂或者年轻患者的髋臼唇组织不足以及潜在关节不稳。Harris 髋关节评分从术前的平均 62 分（35～92 分）提高到平均 85 分（53～100 分）（*P*=0.001）。患者满意度中位数为 8 分（范围为 1～10 分）。患者损伤 1 年内接受治疗，可以获得更高的功能评分。4 例（8%）患者需要后续行 THA。患者对髋臼唇重建结果满意的独立预测因素是年龄小于 30 岁。

关节镜治疗髋关节发育不良的结果更具可变性。一些作者在这些患者中报告了良好的早期结果[38]，而其他人则报告与非发育异常患者相比，早期关节镜治疗失败率更高[36,37]。随后因关节镜处理失败而进行髋臼截骨术的患者，其效果不如直接接受 PAO 的患者，并且由于没有进行适当的早期治疗，患者症状持续的时间更长。由于这种情况，应避免试图使发育不良的患者“摆脱”髋关节镜检查，但如果选择这种方法，应就治疗失败的风险对患者进行适当的告知。在首次外科干预期间，正确的诊断和最合适的治疗方案通常会导致最可能成功的结果。

保髋手术失败的潜在原因通常是多方面的。最近，保髋失败模式的分类已经被提出[28]（表 53.4）。这种分类系统强调了正确选择患者、准确诊断、正确选择治疗方法以及安全进行保髋手术的重要性。

并发症

因为已经创建了一个安全的手术方案和技巧，并且不管是对于侧卧位还是仰卧位，均有特定的器械可用，外科医生开始进行髋关节镜手术时不可能遭遇髋关节镜手术开拓者经历的所有的最初并发症。最新研究报告显示，并发症发生率为 0.5%～6.4%[79,101]。尽管如此，髋关节镜是一种具有挑战性的技术，它有一个陡峭的学习曲线，只有经过专门的培训才能尝试[53]。

并发症分类包括骨骼肌肉性、神经性和血管缺血性并发症[101]。每类并发症的可能机制都进行了详细的分类（表 53.5）。也可根据并发症的严重程度分类。导致确定性后果的主要并发症可能需要其他手术解决。中度并发症可以通过药物治疗，或者可能在一段时间后自行缓解。轻微的并发症可能发生于术中，可

表 53.4　保髋手术的失败模式分类[28]

模式 1		进展性关节炎 / 器官功能衰竭导致的关节置换
模式 2		错误的初始诊断 / 操作步骤可能导致再次手术
模式 3		手术不正确导致再次手术
	3A	股骨
	3B	髋臼
	3C	髋臼唇
模式 4		初次手术的意外后果 / 并发症，需要干预

表 53.5　髋关节镜检查已报道和潜在的并发症

并发症类型		举例
骨骼肌肉性	器械折断	导丝折断、钳子折断
	关节内结构损伤	关节软骨磨损、医源性髋臼唇损伤
	关节外结构损伤	医源性肌肉损伤、医源性肌腱损伤[a]、骨化性肌炎、髂腰肌腱异位骨化、关节囊周围异位骨化、转子周围滑囊炎
	粘连	粘连
	骨折	股骨颈应力性骨折
	关节不稳	髋关节脱位（明显不稳）、髋关节不稳（微不稳）
	感染	浅层切口感染、关节化脓性感染
神经性	入路位置相关	感觉异常性股痛、股外侧皮神经麻痹、股神经损伤[a]
	关节牵引相关	坐骨神经麻痹、股神经麻痹、交感神经反射
	压迫相关	阴部神经麻痹、勃起障碍
	操作相关	股神经直接损伤[a]、坐骨神经直接损伤[a]、臀上神经直接损伤[a]
血管性和缺血性	静脉淤滞相关	深静脉血栓、阴部水肿
	缺血相关	会阴部皮坏死、股骨头坏死
	液体渗出相关	心脏骤停、腹腔间室综合征、水肿
	出血相关	伤口出血、会阴动脉撕裂、血肿、大血管损伤[a]

[a] 潜在并发症，文献中还没有报道。

以在手术过程中处理。

特别是对于 FAI 手术，一些并发症已经有报道。股骨颈骨折[101,102]、髋关节脱位[103]、髋关节不稳以及术后粘连是最严重的。可以通过正确的手术适应证、精细的手术技术和适当的患者教育来避免并发症的发生。

目前的争议和未来的展望

- FAI 自然病史中采用开放和关节镜治疗的效果还有待评估。
- 对于髋部结构异常的患者，需要通过关节镜检查确定有效的策略，以确定开放手术的最佳适应证。
- 需要专门设计的研究来进一步验证髋臼唇修复优于单纯清创术。
- 髋臼唇重建的适应证需进一步阐明。
- 髋臼唇重建和软骨治疗的替代生物材料有待开发。目的是改善更广泛的关节损伤患者的状况，同时防止或延迟 THA。
- 随着关节镜治疗 FAI 的发展，一些新的并发症已经被发现。明确这些并发症的风险因素以及验证有效的预防措施是有必要的。

致谢

感谢 Marc Philippon、Bruno G. Schroder e Souza 和 Karen K. Briggs 在本章上一版中所做的工作。

（参考文献参见书末二维码）

第 54 章

开放外科脱位治疗髋关节结构问题

MARKUS S. HANKE, TILL D. LERCH, FLORIAN SCHMARANZER, CHRISTIANE S. LEIBOLD, SIMON D. STEPPACHER, MORITZ TANNAST, KLAUS A. SIEBENROCK

（张大光 译　刘建国 审校）

关 键 点

- 通过大转子截骨的髋关节外科脱位（surgical hip dislocation，SHD）可以为髋关节结构异常提供 360° 全视野的显露，是一个安全并且低并发症的可靠入路。
- SHD 可用于治疗关节内和关节外股骨髋臼撞击症（FAI）、残留 Perthes 畸形［Legg-Calvé-Perthes 病（LCPD）］、改良的 Dunn 入路治疗严重的股骨头骨骺滑脱（SCFE）、股骨头缺血性坏死（AVN），以及髋臼骨折的切开复位内固定（ORIF）。
- 髋关节外科脱位可直接观察股骨头支持血管，可安全切除凸轮型畸形，并进行术中活动范围（ROM）测试，以确保完整的手术矫正。
- 术前影像学检查应包括仰卧位和轴位 X 线片以及髋关节专用 MRI，其中包括用于明确诊断凸轮型 FAI 和用于可以测量股骨前倾角的远端股骨髁。具有关节内造影剂的 MRI（直接 MR 关节造影）能够检测关节软骨退行性变化，可以预测 FAI 手术的远期效果，并且可以进一步与轴向腿部牵引结合以改善软骨病变的可视化。对于复杂的病理形态，3D 计算机断层扫描（3D CT）重建模拟大大简化了手术计划。
- 自 2001 年首次描述以来，髋关节外科脱位技术已部分改良；目前，推荐大转子阶梯式截骨术，血管软组织瓣技术用于改良的 Dunn 手术。
- FAI 矫形、残留 Perthes 畸形、SCFE 和髋臼骨折 ORIF 后的长期结果是有利的，生存率从 80%（前方 FAI）到 93%（SCFE）不等。

引言

髋关节外科脱位（SHD）最早由 Ganz 等描述[1]。2001 年，在对股骨头的血液供应进行了彻底分析之后，它成为安全进行髋关节脱位的手术技术[2]。开放性髋关节外科脱位提供了髋关节全方位矫正的可能性，并可与其他手术相结合以减轻关节内和关节外的撞击以及相关的附带损害。

该方法用于 FAI[3]、残留 Perthes 畸形[4]、SCFE[5]、AVN、关节滑膜疾病形成关节游离体，以及开放性髋臼骨折的 ORIF[6]。在本章中，我们将全面概述 SHD 的适应证、术前计划、手术技术、长期结果和并发症。

适应证

前方关节内股骨髋臼撞击症

通过大转子截骨的 SHD[1] 首先被应用于矫正 FAI[3]。FAI 会引起早期疼痛，这是由于股骨近端和髋臼边缘之间存在撞击，由影响 ROM 的骨病理形态引起的（图 54.1）[7]。已经描述了两种主要的撞击机制：①包容型 FAI（凸轮型），非球面股骨头伸入髋臼并产生剪切力，导致典型的地毯状软骨分层和髋臼唇分离。②嵌顿型 FAI（钳夹型），股骨头与髋臼过度包容发生撞击，但发生率较低。关节外撞击可发生在前方或后方。前方关节外撞击继发于棘突过大导致软骨变薄和髋臼唇退化性撕裂[3,8,9]。

近年，髋关节外撞击被认为是另外一种不常见的撞击原因。关节外撞击可发生在前方或后方。前方关节外撞击继发于髂前下棘的棘突过大。所谓的棘突撞击发生在髂前下棘和股骨近端转子区域之间[10]，并且是由于髂前下棘的棘突过大和（或）继发于低股骨扭转所致（图 54.2）。后方关节外撞击（坐骨与股骨）发生在坐骨结节和小转子之间，由高股骨扭转和髋外翻引起（图 54.3）[11]。

关节内股骨髋臼撞击症

股骨头颈交界处的非球面是由明显的骨变异造成的。特发性凸轮型畸形是最常见的凸轮型畸形（发生率超过 80%），通常发生于骨骺的过度外侧生长[12]。

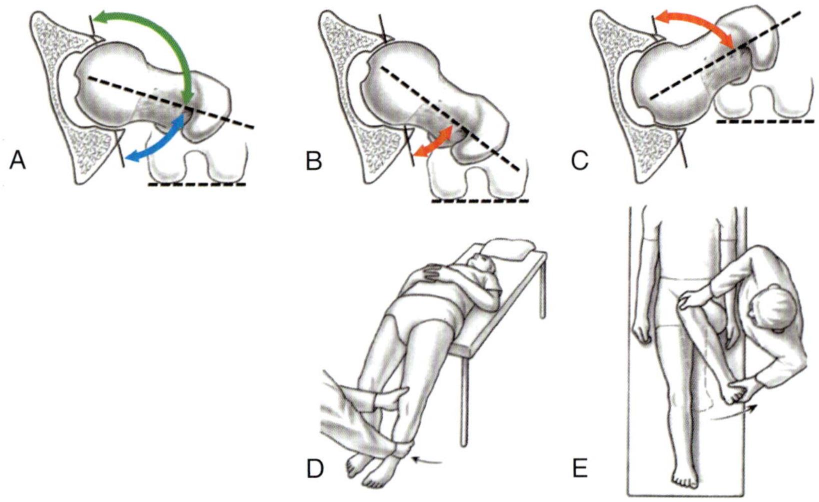

• 图 54.1 正常 ROM（A）、外旋减少（B）和内旋减少（C）。后撞击试验（D）在伸展外旋时进行。通常情况下，如果测试结果为阳性（疼痛），则伸展外旋会减少。前撞击试验（E）是在屈曲 90° 内旋的情况下进行的

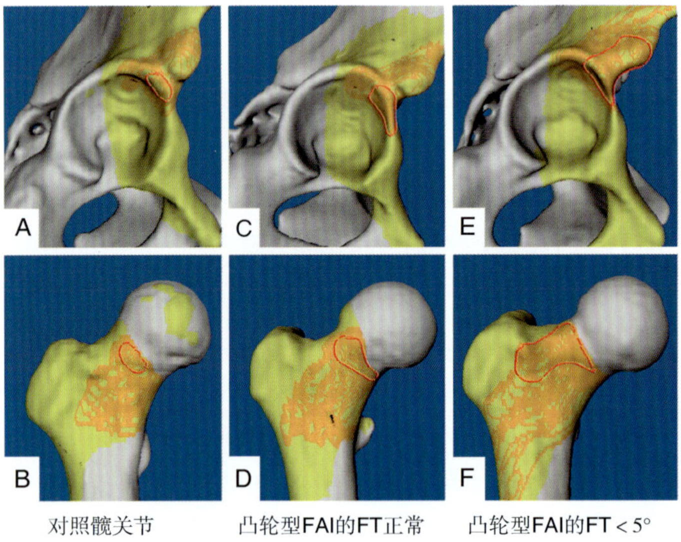

• 图 54.2 前方关节外髂前下棘 FAI 表现为和对照髋关节（A 和 B）相比较，在屈曲 90°、内旋 30°、内收 20° 时低股骨扭转（FT）、FT 正常（C 和 D）和 FT 减少（E 和 F）。撞击区用红色标记

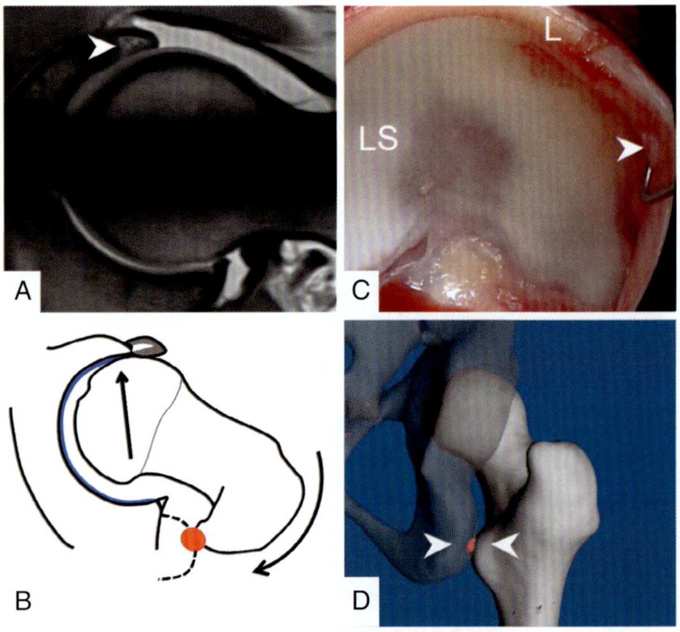

• 图 54.3 术前 MRA（A）显示髋臼前方髋臼唇损伤（箭头），髋关节外科脱位（B）显示髋臼前方髋臼唇损伤（箭头）。因为小转子和坐骨结节之间的撞击，关节外坐骨股骨后方撞击症可能导致股骨头的脱位或半脱位（C），这是 3D CT 可视化撞击（D）。LS，月状面；L，髋臼唇

类似 SCFE 后遗症样的滑脱形态或过度滑脱导致的包容型 FAI 不太常见[13]。凸轮型畸形通常位于前上方。股骨头颈交界处凸出部分在髋关节屈曲、内旋、内收时可滑入髋臼前上方。剪切力在软骨髋臼唇过渡区产生，这是第一个失效的结构。软骨髋臼唇分离反映了前驱病变，该病变发展导致髋臼软骨分层和髋臼唇分离。继发于包容型 FAI 的损伤通常是局部的，但很明显[9]。

术中使用半球形塑料模板确定股骨头颈交界处非球面部分的位置和范围。用凿子和高速磨钻修复股骨头颈偏心距。撕裂的髋臼唇组织被修整、缝合，或者可以用自体阔筋膜或圆韧带移植重建。髋臼唇结构的保存或重建可能会达到良好的临床效果[14]。

对于钳夹型解剖形态，髋臼过度覆盖限制了无撞击髋关节的活动范围。髋臼软骨损伤通常局限于狭窄的环形条状内，而髋臼唇损伤通常集中表现为髋臼唇组织内骨化和退行性撕裂[9]。过度覆盖可局限于髋臼前方骨性突出[15]（例如，髋臼前上方）或扩展至整个髋臼（例如，钳夹型撞击是髋臼突出最严重的代表）[16]。在达到无撞击活动范围之前，进行边缘修整，随后是髋臼唇结构重建。

关节外股骨髋臼撞击症

关节外 FAI 既可以发生在前方也可以发生在后方。典型的后方坐骨股骨撞击通常位于坐骨结节和小转子之间（图 54.3）[11]。无论髋关节是否有外旋，过高的股骨扭转（> 35°）和外翻畸形（颈干角 > 139°）容易导致这种撞击。后方撞击可能导致杠杆机制和偏心或髋关节不稳定。临床诊断可通过后撞击试验或 FABER 试验阳性确定。特别是当存在凸轮型畸形和髋臼过度覆盖时，诊断坐骨股骨撞击症是有挑战性的。根据骨盆和股骨 3D CT 以及髋关节撞击的动态模拟 [11] 极大地促进了对疑似后方关节外 FAI 患者的手术决策（图 54.4）。

对这种情况的治疗是股骨近端旋转截骨术（图 54.5）。在我们的机构中，此过程通常与 SHD 结合进行前凸轮切除，并在术中动态评估髋关节 ROM。旋转截骨术减少内旋范围的同时会增加外旋的范围。因此，在这些髋关节中几乎常规地进行了前凸轮切除术。

髂前下棘撞击通常位于髂前下棘和股骨近端股骨粗隆区域之间（图 54.2）[10]。这种情况可由低股骨扭转、严重髋臼后倾或髂前下棘撕脱骨折引起。用骨盆和股骨的 CT 三维重建可以进行很好的诊断，但这种情况可能被估计不足（图 54.2）。关节内注射皮质类固醇有助于区分关节内前撞击和关节外撞击。因为临床诊断困难，我们使用骨盆和股骨的 3D CT 和髋关节撞击的动态模拟 [11] 进行诊断和术前计划。这些髋关节的外科治疗是使用 SHD 进行凸轮切除、转子间区切除和（或）髂前下棘切除。我们使用术中髋关节活动的动态评估方法来测试没有撞击的 ROM。如果在上述切除术后出现持续的前 FAI，则应考虑股骨旋转截骨术以增加股骨扭转。

股骨头骨骺滑脱

严重或不稳定的 SCFE 是开放外科治疗的另一

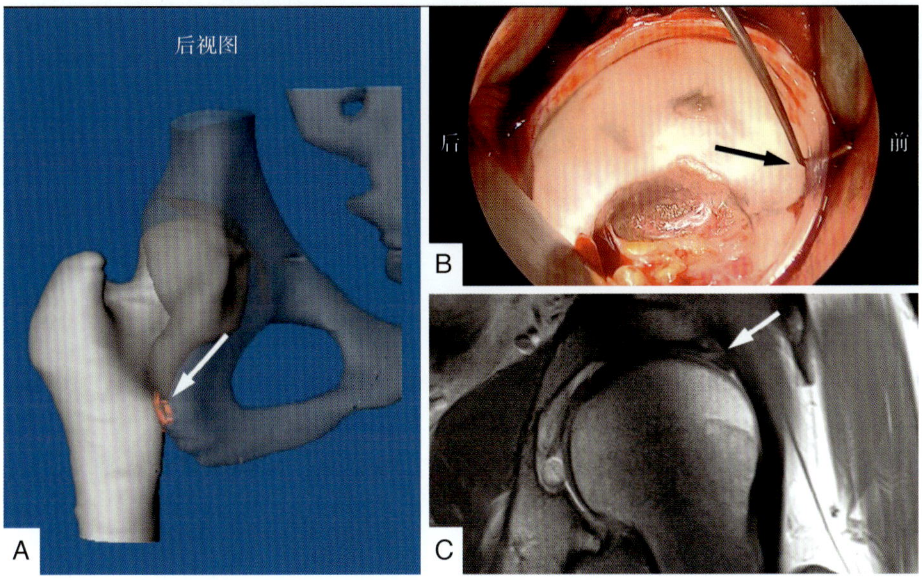

• **图 54.4**　骨盆和股骨近端 3D CT 显示关节外坐骨股骨髋臼撞击症（A）。撞击发生在髋关节伸展和外旋（箭头）时。前方髋臼唇（箭头）显示了杠杆机制导致的前方髋臼唇损伤（B 和 C）

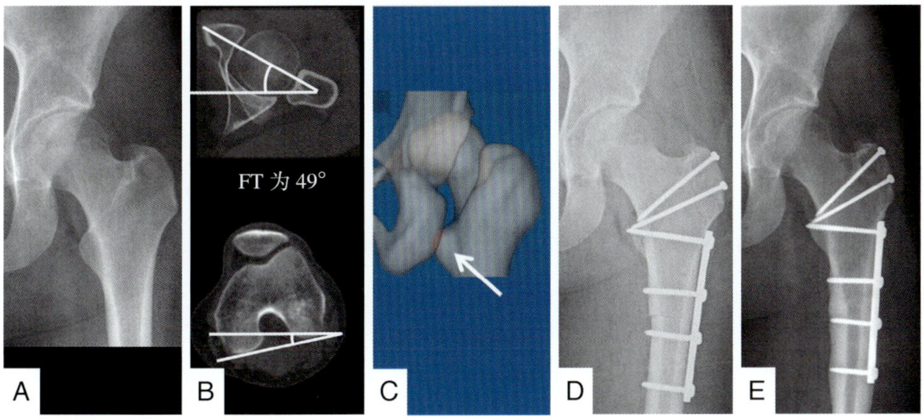

• **图 54.5**　一例 25 岁女性患者的前后位 X 线片（A）和 CT（B）。高股骨扭转（FT）（C）。3D CT 显示关节外髋关节后撞击（箭头）。她接受了股骨旋转截骨术（D 和 E），以减少 FT。术后 3 年，患者未出现疼痛

个适应证[17]。改良的 Dunn 手术是在髋关节外科脱位基础上，加上支持带软组织瓣技术[18]，进行骨骺滑脱重新复位和固定[5.19.20]（图 54.6）。通过逐步切除大转子后方骨膜下剥离，形成一个包含旋股内动脉（MFCA）深支、骨膜、梨状肌和短外旋肌的皮瓣（图 54.7）。用短凿子切除骨痂可使外科医生将股骨头骨骺与干骺分离，同时将干骺端附着在后下方支持带软组织瓣上[18]。在完全切除股骨颈后部骨痂后，股骨头部的硬化骨用磨钻去除。然后，将股骨头骨骺人工复位到干骺端。带螺纹的克氏针（2 mm）用于骨骺的逆行和顺行固定。关于这种手术的适应证，目前仍存在争议。从历史上看，原位固定治疗出现 AVN 的风险最低，成为许多机构的首选治疗方法。原位固定的缺点是这些青少年髋关节较大的变形没有得到矫正，这使早期髋关节功能障碍的可能性很高。因此，我们建议对滑移角大于 30° 的 SCFE（中度至重度滑移）和不稳定滑移采用改进的 Dunn 手术[17]进行处理（图 54.6）。只对严重和不稳定的 SCFE 使用此术式。

残留 Perthes 畸形

由于骺板的异常发育，LCPD 通常导致非球形蘑菇样的股骨头（图 54.8）。在屈曲和内旋中，头颈交界处的非球面部分可能突入髋臼，并在垂直于髋臼软骨方向产生剪切力[9]，从而导致软骨与髋臼唇撕脱和（或）髋臼软骨磨损。切除股骨头的非球面部分以恢复 ROM 是外科治疗的选择[4]；因此，必须对头颈交界处进行大型的骨软骨成形术。LCPD 的另一种

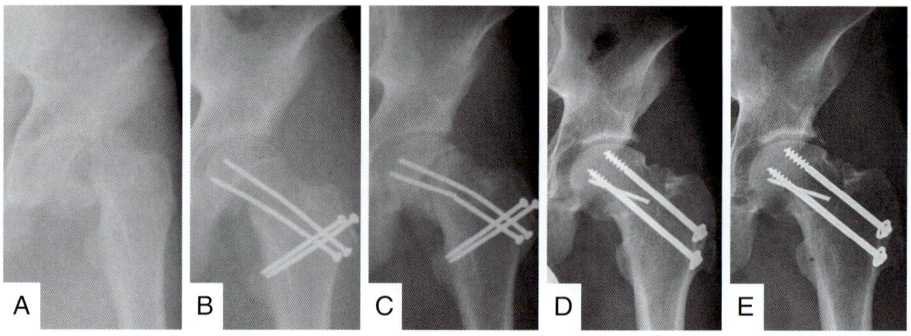

• **图 54.6** 13 岁男性患者严重 SCFE 的前后位片（A）。他接受了改良的 Dunn 手术（B）和克氏针断裂（C 和 D）后翻修术。在 10 年的随访中，他保留了髋关节，没有髋关节疼痛和骨关节炎（E）的进展

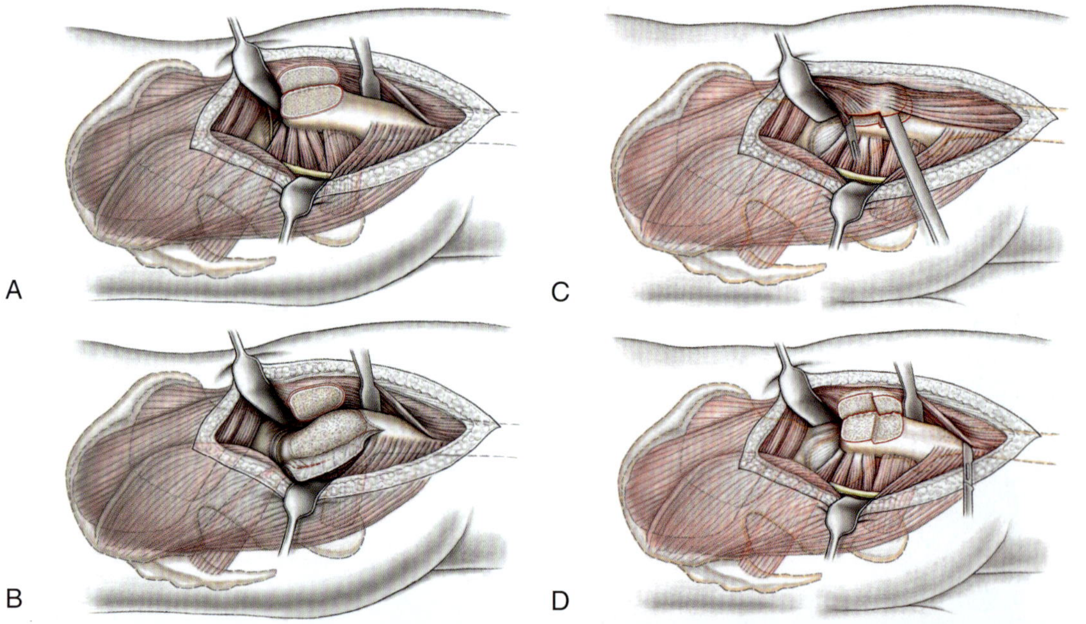

• **图 54.7** （A）显示了髋关节外科脱位结合大转子截骨的原始技术。（B）显示了延伸的支持带软组织瓣的发展。在（C）和（D）中显示了阶梯式转子截骨术

典型畸形是大转子高位，它削弱了外展肌的强度[4]，并在大转子与髋臼上缘[21]之间发生关节外撞击（图 54.8）。将大转子向远端移动来进行股骨颈的相对延长[22]对于改善力臂和恢复外展肌功能是必要的。[23]一些作者甚至建议通过股骨颈延长截骨术（Morscher 截骨术）以恢复解剖结构和生物力学[24,25]。如果变形增大的股骨头不能被髋臼包容，导致股骨头与髋臼之间发生关节内撞击，这被称为铰链式外展或杠杆式外展[26,27]。

通过髋关节外科脱位，可以安全地进行半球形股骨头骨软骨成形术。相比之下，这些大范围的畸形很难通过关节镜手术方法进行矫正。如果股骨头骨软骨成形术不能达到股骨头包容，在特定病例可以考虑进一步行股骨头缩小手术。为了避免 AVN，支持带软组织瓣技术[18]被开发用于安全的股骨头缩小手术[28]。在我们的医院，我们对 11 例（11 髋）因 LCPD（10 髋）或发育不良（1 髋）保守治疗后骨骺障碍导致严重的股骨头非球面畸形超过 10 年的患者进行了股骨头缩小手术[28]。伴随严重的股骨头畸形的是：髋臼 Y 字软骨过早融合、髋臼发育不良[29,30]、半径增大、深度减小、髋臼顶部更垂直[29,31]。这可能是关节不稳的来源，从而导致髋臼缘超负荷，并发软骨髋臼唇损伤[32]。结构不稳定被定义为存在髋臼发育不良的影像学证据，并在术中通过动态检查证实不稳定表现为半脱位[33]。要想对 LCPD 患者的髋臼发育不良进行充分的髋臼覆盖，可能需要髋臼周围截骨术[4]。

股骨头缺血性坏死

股骨头坏死或特发性股骨头缺血性坏死常导致股骨头塌陷并继发髋关节破坏，伴有骨关节炎的快速

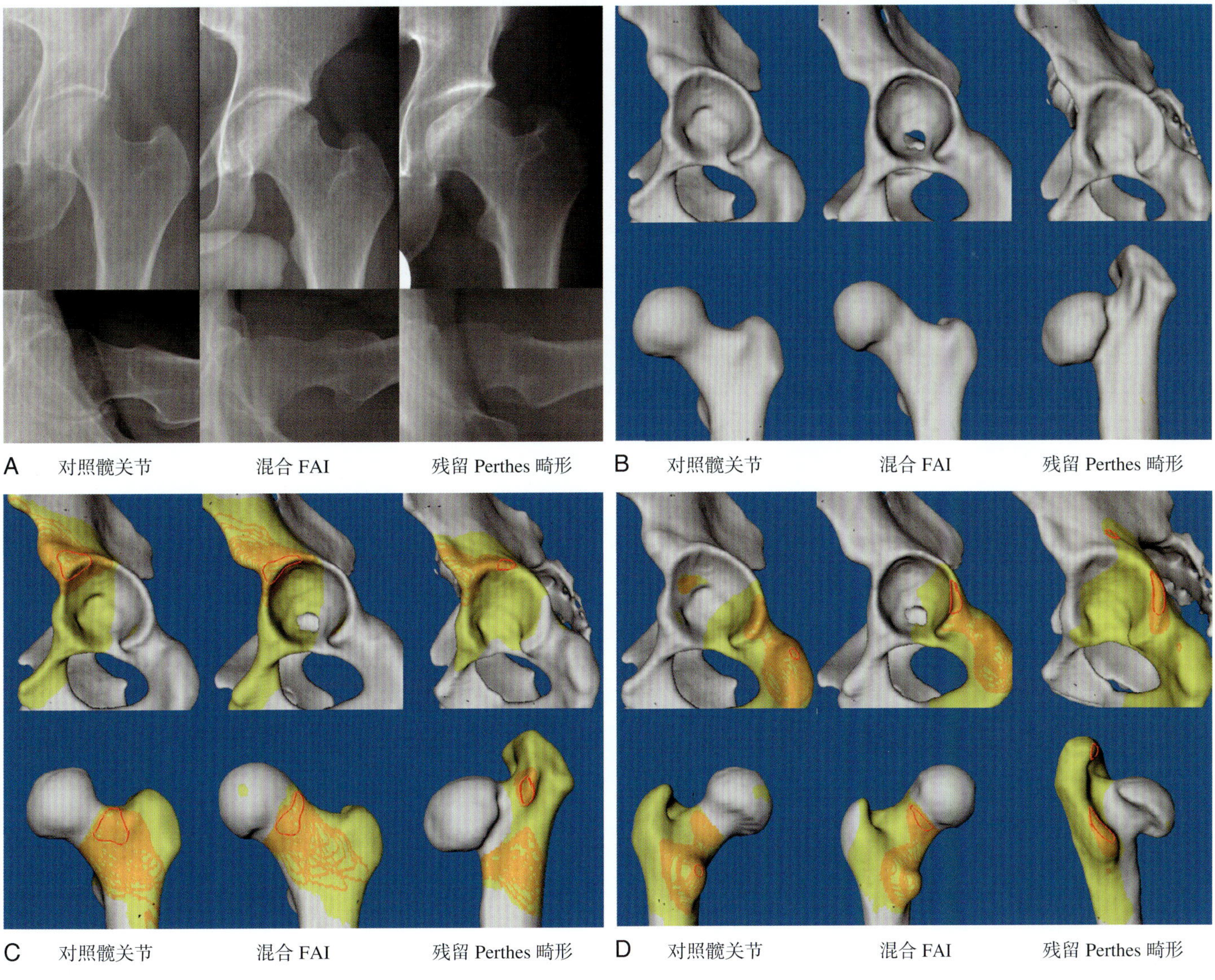

• **图 54.8**　（A～D）通过骨盆和股骨近端 3D CT 显示了残留 Perthes 畸形髋关节撞击。撞击带用红色标示

发展[34]。年轻且活跃的患者，主要是在 20～30 岁和 30～40 岁受到影响[34]。除特发性病因外，股骨头坏死继发于皮质类固醇使用、酗酒、镰状细胞病、放射线照射和细胞毒性剂等[34]。有多种治疗可供选择，例如，旋转截骨术、植骨、髓芯减压、股骨内翻截骨术和全髋关节置换术（THA），取决于骨坏死的部位、进展和阶段[35]。根据对文献的系统综述，针对这种挑战性疾病的最佳手术治疗方式尚无共识。在系统综述中，对这些技术进行了详细描述[34]。在这里，我们将描述通过髋关节外科脱位技术进行的“开门手术”，其优势在于早期 AVN 且无髋关节骨关节炎的患者，可以进行坏死骨刮除和软骨修复，并且可以同时矫正 FAI 畸形（图 54.9）[35]。髋关节安全脱位后，用手术刀和骨刀或凿子确定坏死节段的边缘。然后使用骨刀刮除和高速磨钻去除坏死骨，直到在腔体的底部遇到出血的表面和活骨[35]。在其间填充松质骨，该松骨质采集于转子区或髂骨嵴。松质骨打压植骨后，“开门”用缝线固定。如果存在伴随的股骨头软骨缺损，可以用自体基质诱导的软骨成形进行治疗。MRA 结合腿部轴向牵引对于这些患者的软骨修复术前计划很有用（图 54.9）。

髋臼骨折

SHD 可用于髋臼骨折的治疗，这是因为其允许股骨头安全地从髋臼中脱位，以便进行髋臼和股骨头关节内的全面检查[6]。这种方法允许评估关节内损伤，并提供治疗软骨损伤的可能性，在直视下复位骨折，并避免克氏针穿透关节[6]。这种方法通常用于后壁、后柱和后柱加后壁骨折和 T 形骨折[6,36,37]。

髋关节外科脱位治疗肿瘤性疾病

SHD 的少见适应证包括骨巨细胞瘤（GCT）、骨软骨瘤病和骨软骨瘤。GCT 是一种少见的良性但具有局部侵袭性疾病，侵犯邻近的软组织、软骨和骨[38]。骨及软骨损伤表现在就诊时高达 89%[39]。局限性 GCT 与弥漫性 GCT 不同，弥漫性 GCT 可浸润关节外组织。这两种类型都可以通过 SHD 来暴露髋关节的所有部分。这提供了进行根治性滑膜切除的可能性，这是预防疾病复发的必要条件[40,41]。

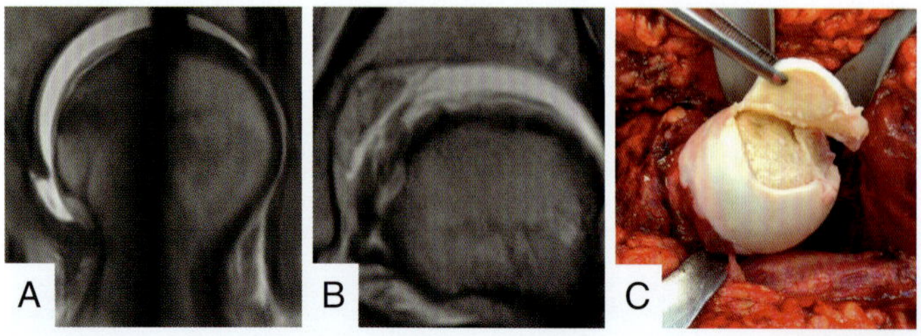

• **图 54.9** MRA 显示了一例 24 岁女性腿部受伤后导致的创伤后缺血性坏死（A 和 B）。“开门手术”如图（C）所示

滑膜软骨瘤病是一种由滑膜组织化生引起的少见条件疾病，通常会生成大量软骨游离体，随着时间的推移而僵化并引起疼痛、关节交锁和 ROM 受损[42,43]。为防止进行性关节退变，手术切除应尽可能完整地切除所有软骨游离体。关节周围隐窝和髋臼窝是游离体的常见隐匿处[44,42,43]。游离体的不完全清除是骨关节炎发展的高风险。利用关节镜通过灌洗可以相对容易地去除周围或单个游离体。相反，移除居中的游离体在技术上具有挑战性，并且可能需要特殊的设备和额外的入口。通过 SHD，可以完全清除游离体并清除增生的滑膜组织，以最大程度地减少翻修手术[44]。

骨软骨瘤是导致腹股沟疼痛和髋关节功能受损的另一个少见原因，可能与继发于股骨颈增大的 FAI 相关[45,46]。骨软骨瘤主要起源于长骨干骺端[46]。股骨颈的下、后部均可受累。因此，髋关节外科脱位非常适合于安全和完全切除，不会有暴露关节周围和关节周围结构的医源性损伤风险[45,46]。

禁忌证

髋关节发育不良（LCEA ＜ 20°）是开放或关节镜矫正 FAI 的禁忌证，因为它不能解决静态超负荷问题。髋臼缘修整甚至会导致这些髋关节快速退化。尽管科学证据不足以治疗临界型髋关节发育不良（LCEA 20°～25°），但外科医生应仔细评估每个病例并考虑所有可用的手术选择。在 10 年的随访结果中，LCEA ＜ 22° 的髋关节 SHD 校正 FAI 后失败的风险更高[48]。对于髋关节发育不良，建议进行髋臼周围截骨术（PAO），据报道，它取得了长期良好的效果[49-51]。高龄者（＞ 40 岁）、体重指数 ＞ 30 kg/m^2 和 2 级 Tönnis 骨关节炎是开放 FAI 矫正的相对禁忌证，并且与长期随访时生存率较低相关[48]。髋关节 MRA 发现晚期软骨损伤、髋臼唇损伤、髋臼囊肿、股骨或髋臼骨赘与 SHD 校正 FAI 后 10 年的长期不良结果相关[52]。这些发现代表了相对的禁忌证并强调了术前直接 MRA 的作用。

患者的不依从性是一个相对的禁忌证，因为在 SHD 后至少 6 周内需要部分负重。改良的 Dunn 手术

SCFE 的相对禁忌证是轻度滑脱 [17]。关节内手术的相对禁忌证是有股骨头断裂或股骨头上外侧部分发生的 AVN 进行自体骨移植和软骨修复手术，这会导致股骨头半脱位和关节快速退变 [34]。

术前计划

对畸形位置和程度的详细了解对于手术治疗的成功至关重要。术前 X 线检查对手术决策起着至关重要的作用。X 线检查的作用对于术前计划也很重要。用于 FAI 的常规标准影像包括 2 个：仰卧位的骨盆前后位片和股骨近端的轴位片。腿的位置是内旋 15° 以补偿股骨前倾并更好地观察股骨头颈交界处的外侧 [53]。放射线检查提供骨盆形态的全貌，仍然是评估髋臼覆盖和髋臼倾角的金标准。此外，基于 Tönnis 分级提供了关节退变的间接评估。尽管已将 Tönnis 分级大于 1 级预测为 FAI 手术后较差预后，但 X 线片有时可能无法检测到严重的软骨损伤 [54]。

手术方法应根据病理形态和所需的力学结果进行选择。如果需要广泛的显露和大范围重建，选择开放式手术脱位与髋关节镜相比，可以提供更好的视野（360°）和更大的显露 [55]。直接小视野髋关节 MRA 已成为评估关节内病变的标准工具 [57,57]。一般包括冠状位、矢状位、轴位和倾斜轴位。由于无法使用这些照片排除凸轮型畸形，因此应该获取垂直于头颈轴的放射状轮辐样 2D 影像或 3D 重建影像。放射影像提供了股骨头颈交界处的全范围周径分析，是评估凸轮型畸形的金标准。此外，它们还可以使用钟表系统精确定位继发的间接损害 [58]。另外，这个检查还应常规获取股骨远端后髁水平的影像用来测量股骨的扭转。由于其具有关节扩张作用，因此直接 MRA 能够更好地观察关节内解剖形态，并且比普通 MRI 更准确地检测到相关损伤 [56,57,59]。因此，直接 MRA 可以评估进行 FAI 矫正手术是否可以给患者带来可能的长期益处。SHD 校正 FAI 术后 10 年，通过髋关节 MRA 检查发现，出现晚期软骨损伤（> 2 点钟位置）、髋臼唇损伤、髋臼囊肿形成以及股骨或髋臼骨赘形成，与较差的结果相关（图 54.10）[52]。尽管如此，因为股骨头和髋臼的紧密结合，即使在关节内注射造影剂之后，在检测关节软骨损伤方面也是一个巨大的挑战。在腿部轴向牵引状态下进行直接 MRA 检查可以提高敏感性和安全性，可改善髋关节中央腔的可视性，在软骨病变的检测中显示出可喜的结果 [60-62]。将来，生化软骨检测技术将为进一步改善 FAI 患者的手术决策提供帮助 [63,64]。

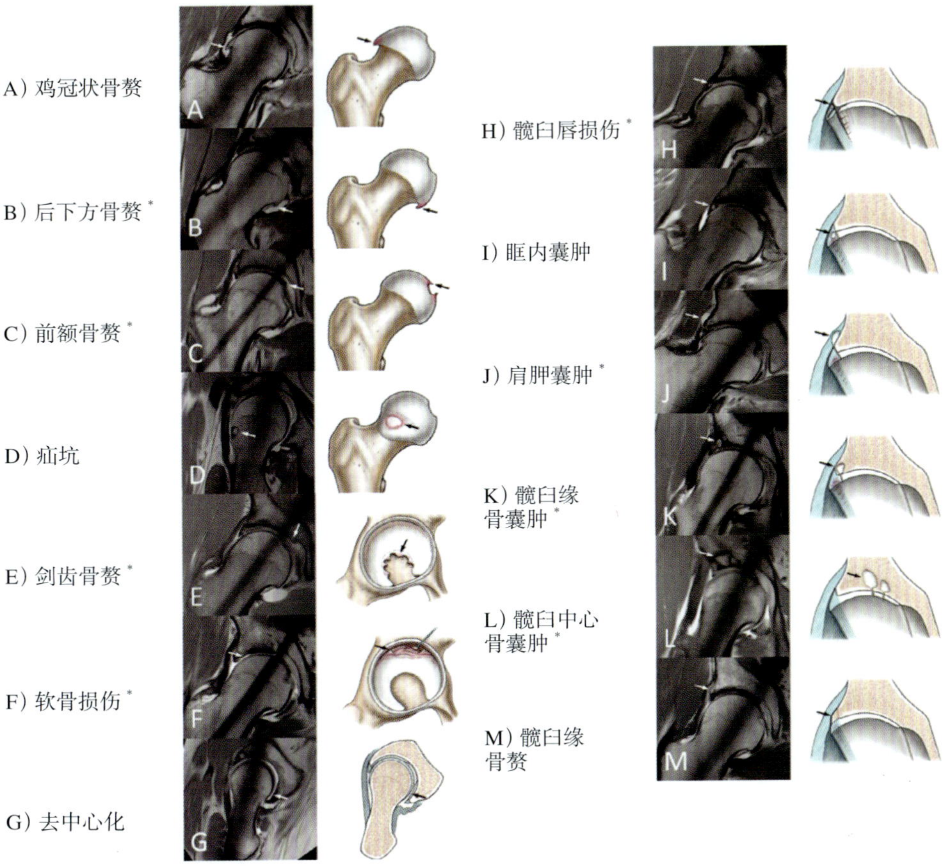

• **图 54.10**（A～M）髋关节 MRA 评估的股骨或髋臼骨赘形成、晚期软骨损伤、髋臼唇损伤、髋臼囊肿形成。标有星号的因素与开放性股骨髋臼撞击症术后 10 年失败风险增加相关

准确描述凸轮型畸形和继发性间接损害的位置非常重要，因为后方病变通过开放手术可能比关节镜手术更有效[55]。由于髋关节镜检查后方象限的可能性有限，在这种情况下，髋臼唇撕裂的修复或重建是通过开放的外科途径进行的[55]。

为了更好地从三维角度了解骨骼解剖结构，3D CT 扫描可以使用撞击检测软件对骨骼畸形进行精确重现[54]。对于可疑的关节外 FAI 和手术计划[11]尤其如此（图 54.2 和图 54.8）。

我们建议对髋关节进行 MRA 检查（有或没有腿部牵引），包括放射图像和股骨远端髁水平的序列，以测量股骨扭转[65]。如果怀疑关节外 FAI，建议进行 3D CT 扫描，然后进行髋关节撞击的动态模拟。

技术介绍

SHD 技术最早由 Ganz 及其同事在 2001 年[1]进行阐述。有关外科手术技术的详细描述可以在原始论文中找到。简而言之，患者位于侧卧位，采用 Kocher-Langenbeck 切口[1]，并相应地分离筋膜，大腿内旋后可识别出臀小肌的后缘。最初，行大转子平行截骨（图 54.7A），现在已经改良为大转子阶梯截骨[66]，该截骨从大转子后上尖端开始，到外侧结节下方 10～15 mm 的远端结束（图 54.7C 和图 54.7D）。就近端而言，截骨应刚好在臀中肌腱后方止点的前方，以保留和保护 MFCA 的深支[1,2]。通过这种技术，梨状肌腱的大部分仍保持完好附着在股骨上维持稳定。股骨大转子截骨块与股外侧肌、臀小肌和臀中肌一起被移开，关节囊暴露于梨状肌和臀小肌之间[1]。Z 形切开关节囊，必须注意避免损伤坐骨神经，该神经通常从骨盆的下方进入梨状肌[1]。关节囊切开应使刀由内而外进行，以避免在接近边缘时损伤髋臼唇[1]。圆韧带横断后，股骨头脱位。可以检查股骨头和整个髋臼表面。可以将股骨头重新复位并进行全方位的运动，以便观察撞击区域[1]。根据存在的病理形态，对股骨侧进行矫形后通过 360° 观察髋臼侧是否有撞击。髋关节外科脱位提供了可以直接观察股骨头支持带血管的可能，从而可以安全切除凸轮型畸形，并允许术中行 ROM 测试以评估矫正手术的手术效果。术后应该获得无撞击的 ROM 数据，外科医生应在 90° 屈曲位可以获得 30°～45° 的内旋。在早期，将骨蜡放入头颈交界处的松质骨中以防止关节囊粘连。在 2001 年之前，没有进行常规的髋臼唇治疗。自 2001 年 7 月以来，在我们的机构中进行了常规的髋臼唇损伤重建[48]，并切除了凸轮病变和（或）进行髋臼缘修整。

治疗与 FAI 有关的髋臼唇或者软骨损伤可以使用多种技术，如髋臼唇重建或自体细胞外基质诱导软骨再生（autologous matrix-induced chondrogenesis，AMIC）治疗软骨缺损。对于 AVN，可以用一种叫“开门”的技术进行自体松质骨和皮质骨移植[35]。

髋关节通过屈曲膝关节、手动牵引和内旋可以很容易复位。髋关节囊可以修复，但不应太紧，因为这可能会对股骨头支持带血管造成压力，导致股骨头灌注下降[67]。大转子通过 2 个或 3 个 3.5 mm 的皮质螺钉进行固定[1]。

股骨颈相对延长技术，根据 Ganz 等[18]所述的方法，需要延长的支持带软组织瓣，通过切除大转子的骨膜下部分松质骨，可以形成延长的支持带软组织瓣（图 54.7B）。必须注意不要穿透骨膜，也不要破坏股骨头的营养血管。切除的大转子骨膜下部分松质骨会减少到股骨颈的水平。为了改善股骨颈前部偏心距，需要进行骨软骨成形术。大转子的截骨块要在股骨远端位置重新固定，以优化外展肌功能。

对于 SCFE 患者的改良 Dunn 手术，需要延长的支持带软组织皮瓣技术[18]（图 54.7B）。延长的支持带软组织瓣技术已经在前面详细描述过[18]，应该保留到改良的 Dunn 手术中[20]，用于股骨头复位截骨术[2,8]，用于 LCPD 患者的股骨颈延长，以及股骨颈截骨术。

术后护理

术后护理包括在术后立即开始住院期间使用电动连续被动运动装置，以防止关节囊粘连。部分负重 6 周，同时限制外展和内收，以保护转子截骨术[1]。

正常负重和外展肌训练通常在 6～8 周后开始，在股骨转子截骨术和（或）其他截骨术的影像学检查证实愈合后开始。

结果

前方关节内股骨髋臼撞击症

通过 SHD 矫正前方关节内 FAI 的患者中，80% 临床结果良好，没有进展为骨关节炎，并且在 10 年的随访中未进行 THA（图 54.11）[48]。该手术的累积 10 年生存率为 80%（95% CI 72%～88%）[48]。在 10 年的随访中，撞击试验阳性的患病率从术前的 95%

显著降低至 38%，并且 Merle d'Aubigné-Postel 评分从术前的（15±1）分（范围为 9～17 分）显著提高到（17±1）分（范围为 12～18 分）[48]。手术后失败的放射学预测因子与髋臼缘的过度治疗或治疗不足有关。最强的失败预测因子是年龄大于 40 岁［危险比（HR）= 5.9；95%CI 4.8～7.1；*P*=0.002），体重指数 ＞ 30 kg/m^2（HR=5.5；95%CI 3.9～7.2；*P*=0.041］和 LCEA ＜ 22° 或 ＞ 32°（HR=5.4；95%CI 4.2～6.6；*P*=0.006）[48]。髋臼唇保存对长期生存至关重要，髋臼唇切除可能使髋关节处于早期恶化的风险中 [14]。

进行开放式 FAI 手术后 10 年，具有严重钳夹型 FAI（髋臼突出）的髋关节失败风险增加 [68]。在 10 年的随访中，髋臼突出的髋关节存活率降低了 51%（95%CI 34%～67%）[68]，因此，与外科脱位治疗的没有严重过度覆盖的 FAI 相比，开放式 FAI 手术明显效果较差，单独的边缘修整可能无法完全解决突出型髋关节的病理形态 [68]。

对于髋臼后倾引起的钳夹型 FAI，这些髋关节应该用关节镜治疗还是开放式边缘修整（图 54.12）或用 PAO 纠正前倾治疗存在争议。我们进行了一项回顾性的对比研究，评估了 2 组有症状的髋臼后倾（后倾髋臼部分＞ 30%）、患者通过 PAO 纠正前倾和通过 SHD 进行髋臼缘修整术的中期存活率 [69]。在本研究中，与开放式 SHD（边缘修整）相比，采用 PAO 纠正前倾治疗的髋关节存活率更高 [69]。

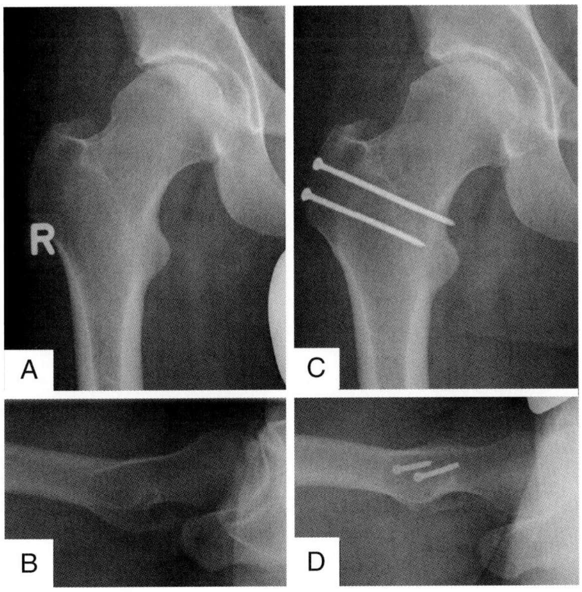

● **图 54.11** 28 岁男性患者，手枪柄样畸形（A）和前上偏心距减小（B），称为凸轮型撞击。他接受了髋关节脱位手术，并修剪头颈交界处，使偏心距（C 和 D）正常化

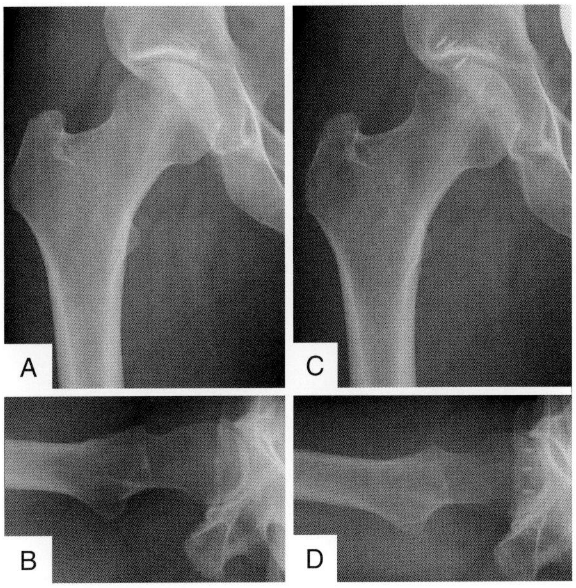

● **图 54.12** 34 岁女性患者，（A）髋臼后倾（交叉征、坐骨棘征和后壁征阳性）和前上偏距减小（B）。她接受了髋关节外科脱位和髋臼缘修整和髋臼唇复位（C）。在股骨侧，头颈交界处修整标准化偏心距（D）。对于持续的转子疼痛，她接受了转子螺钉移除术

迄今为止，尚无关于使用 SHD 进行关节外前方（图 54.13）或后方 FAI 手术治疗的长期结果报道。

股骨头骨骺滑脱

改良的 Dunn 手术治疗 SCFE 后 10 年随访，生存率高，无或少有骨关节炎，未行 THA，股骨头未见 AVN[5]。在改良的 Dunn 手术后 10 年的髋关节随访中，与术前相比，髋关节功能有所改善，疼痛有所减轻 [5]。随访时，Merle d'aubigne-postel 评分、屈曲和内旋增加，跛行或阳性 Drehmann 征的发生率下降。在 10 年的随访中，与无骨骺滑脱和预防性穿针的对侧相比，没有发现差异 [5]。在 10 年的随访中，93% 的髋在没有进行 THA 的情况下，临床结果良好，无骨关节炎进展报告（图 54.6）[5]。术后绝大多数髋部股骨近端的影像学解剖得到改善。5 个髋关节（12%）出现并发症，需要对大转子的骨骺重新固定或骨接合。后续凸轮切除 6 髋（14%）。随访 10 年无髋关节出现 AVN 迹象 [5]。

残留 Perthes 畸形

在 8 年的随访中，股骨颈相对延长改善了疼痛和髋关节功能，改善了髋关节近端股骨的影像学参数（图 54.14）[22]。在随访中，平均内旋显著增加到

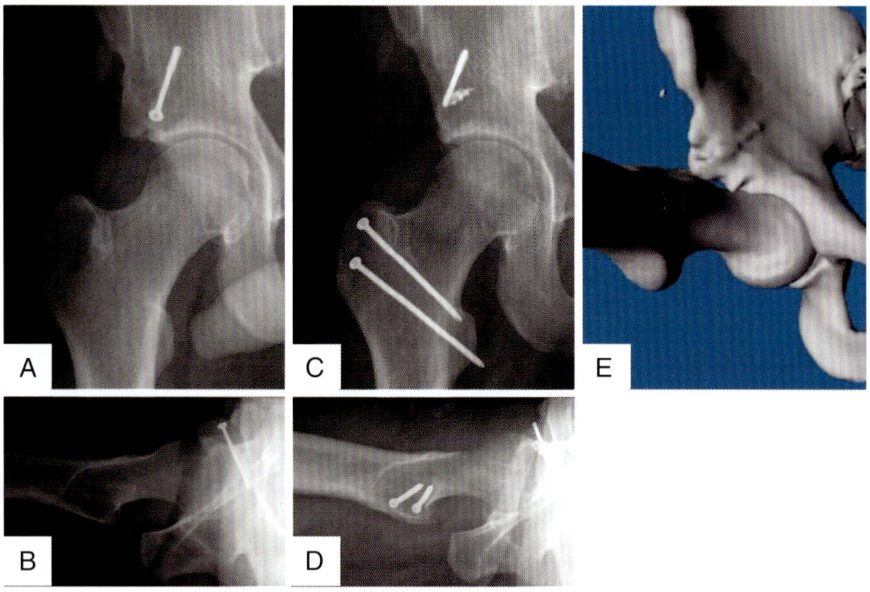

• **图 54.13** 27 岁男性患者，13 岁时外伤性撕脱骨折复位后髂前下棘突出（A）和前上偏心距（B）减少。他接受了髋关节外科脱位，包括髂前下棘的修整、股直肌直接和间接的再固定，以及头颈部的修整以使偏心距（C 和 D）正常化。在术前 3D 重建（E）中，显示髂前下棘撞击

25°±15°（范围 0°～60°），外旋显著增加到 32°±14°（范围 5°～70°），外展显著改善到 37°±13°（范围 10°～50°）[22]。80% 的髋部（41 个髋关节中的 33 个）显示转子高度正常，α 角在随访时改善到 42°±10°（范围 27°～90°）[22]。

髋臼骨折

在一项回顾性研究中，髋臼骨折累及后壁或横行、后壁或其他骨折，SHD 后 10 年生存率为 82%[37]。

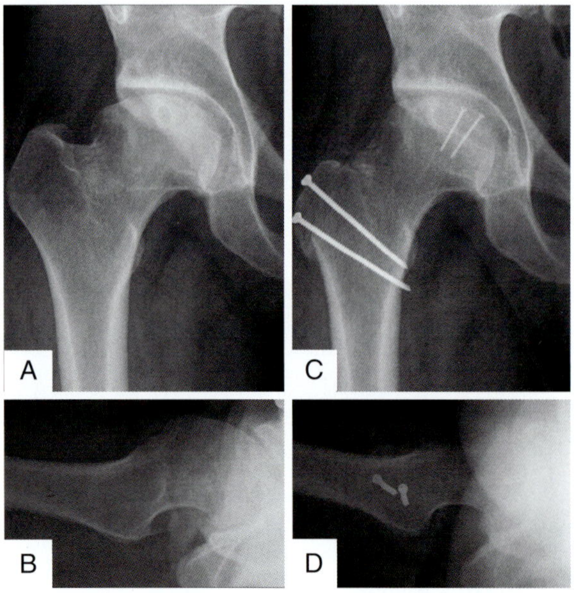

• **图 54.14** 25 岁男性患者，Perthes 病理形态中度残留，蘑菇状股骨头（A），大转子高位，前上偏心距减小（B）。他接受了髋关节脱位、股骨颈偏心距修整、股骨颈相对延长、关节内松动体清创、骨软骨移植（C 和 D）

失败的预测因素为股骨软骨病变、边缘嵌塞、手术时间和患者年龄[37]。

股骨头缺血性坏死

到目前为止，尚无使用 SHD 进行 AVN 手术治疗后的长期结果。

髋关节外科脱位治疗肿瘤性疾病

对于 GCT，在 5 例接受 SHD 和滑膜切除术的患者中，有 4 例没有复发或继发性骨关节炎[40]。在回顾性系列研究中，可以证明与部分滑膜切除术相比，全滑膜切除术治疗绒毛色素结节性滑膜炎的失败风险更低[70]。对于开放性滑膜切除术和切除游离体治疗原发性髋关节滑膜软骨瘤病，可以证明这是一种可以有效缓解症状的可靠方法。在一个连续的系列研究中，21 例患者中有 18 例临床表现良好或优秀，平均随访 4.4 年。单纯关节切开术治疗的 13 个髋关节中有 2 个复发，没有一个髋关节脱位。这些结果表明，广泛受累的患者可以受益于 SHD[44]。股骨颈软骨瘤可以有效地治疗。在平均 34 个月的随访中，所有患者（n=4 髋）均无或有轻微症状，头部无明显的 AVN 临床表现或影像学征象[46]。

并发症

SHD 后严重并发症的发生率一般较低[48]。在一项大型多中心研究中，并发症的总发生率为 9%[71]。最常见的并发症是异位骨化 Brooker Ⅰ级或Ⅱ级，与临床无相关性。非甾体抗炎药可减少异位骨化的发

生[72,73]。除Ⅰ级和Ⅱ级异位骨化外，总的并发症发生率为 4.8%[71]。据报道，高达 0.9% 的患者发生部分坐骨神经麻痹，据报道，71% 的患者在术后仍有不完全骨折，其中 1.71% 的患者在术后仍有不完全的不愈合，或术后部分负重保护不足[74]。建议使用阶梯式截骨术来改善股骨转子骨折复位和再固定后的稳定性[66,75]。开放式 FAI 手术后，约 10%～15% 的患者可能会出现持续腹股沟疼痛[76]。患者经常报告疼痛位于大转子区或腹股沟区。当持续的 FAI 形态出现时，患者通常报告术后没有或只有短暂的无痛间隔。残余畸形是导致前次 FAI 手术后持续髋部疼痛和持续 FAI 的最常见原因[77]。除了股骨和髋臼畸形矫正不足外，晚期 OA 和关节内粘连[78]是 FAI 术后持续腹股沟疼痛的原因[79]。粘连的典型位置在关节之间关节囊和股骨颈的前切除区域，以及唇部和关节囊之间[76]。在接受翻修手术的患者中，可能会出现高达 62% 的粘连[80]，但只有大约 3% 的患者有继发于粘连的残余疼痛[81]。通过 MR 关节镜进行诊断[82]，疼痛性粘连的治疗通常通过髋关节镜进行[76]。术后活动不足和 30 岁以下患者的风险增加[83]。再次手术最常见的报告原因是取出导致疼痛的内固定（占 31%）[48]。

目前的争议和未来的展望

- 发育不良是 FAI 切开或关节镜矫正的禁忌，因为它不能通过 FAI 的治疗来矫正。对于髋关节发育不良，推荐使用 PAO，长期效果良好。
- 孤立的前方关节内凸轮型 FAI 伴正常股骨扭转可通过髋关节镜手术矫正。然而，在存在钳型畸形中，对于关节外 FAI、残余髋关节畸形或股骨异常扭转，开放式手术髋关节脱位仍然是首选，因为它有利于纠正所有相关畸形。
- 异常股骨扭转和关节外前、后 FAI 在年轻和活跃的 FAI 引起髋关节疼痛的患者中可能被低估。
- 保留髋臼唇似乎能带来更好的长期效果，但目前仅有一些关于髋臼唇清创术、髋臼唇切除和髋臼唇再附着的长期随访研究。
- 对髋臼实质性后倾的治疗存在争议。如果广泛进行髋臼缘修整，会造成医源性髋关节发育不良。因此，边缘修整应谨慎进行。
- 关节镜下 FAI 矫正术后的生存率可能被高估，因为目前还很少有长期的结果可用。失败和进展性骨关节炎仍需长期报告。
- SCFE 的治疗仍然存在争议。改良 Dunn 手术与髋关节原位固定相比，在治疗严重和不稳定滑脱的疗效中，显示出更优越的临床效果。需要更多的研究来比较这两种方法。
- AVN 和严重软骨损伤的最佳护理尚待确定。微骨折、AMIC、自体软骨细胞移植或清创术的适应证和作用尚不清楚。

（参考文献参见书末二维码）

第 55 章

骨盆截骨术治疗髋关节发育不良

MARCUS C. FORD , JOHN C.CLOHISY
（张大光 译　刘建国 审校）

关键点

- 伯尔尼髋臼周围截骨术（periacetabular osteotomy，PAO）可以改善青少年和年轻成人髋臼发育不良和轻度退行性病变患者的疼痛和功能。
- PAO 可使髋关节中心居中，改善前方和侧方覆盖，矫正髋臼发育异常。
- 髋关节镜和开放性股骨头颈交界处骨软骨成形术联合 PAO 可用于治疗关节内病变及原发或继发髋关节撞击。

引言

对于有症状的病理性髋臼的年轻患者，伯尔尼 PAO 已成为北美地区最常见的治疗方法。PAO 最常用于治疗髋关节发育不良，但也用于治疗髋臼整体后倾 [1] 和创伤后畸形。在典型的发育性髋关节发育不良（DDH）患者中，髋臼较浅，有不同的倾斜度，而股骨最常见的表现是过度的前倾和近端髋外翻（图 55.1）[2]。股骨头在侧方和前方的覆盖不充分，导致结构不稳定。过度的关节作用力增加髋关节边缘负荷和关节软骨损伤，可导致髋关节继发性骨关节炎 [3]。由于对全髋关节置换术（THA）长期耐久性的担忧，PAO 被作为一种保髋技术引入，用于有髋关节症状且退行性变化很小或没有退行性变化的年轻患者 [4]。

PAO 的目的是将髋臼重新定位到一个更有利的生物力学位置。重新定位可使髋关节中心处于中心位置，改善股骨头的覆盖范围和一致性，从而减少体重力臂，增加髋关节表面接触面积。这种重新定位可以改善疼痛，增强功能，并可能降低继发性退行性改变的风险。

各种骨盆截骨术已被描述 [5]。Ganz 和他的同事 [4] 在 20 世纪 80 年代开展的伯尔尼 PAO 目前是北美髋关节发育不良年轻人的首选截骨术。伯尔尼 PAO 具有许多明显的优势。可以通过单一切口进行可重复的关节外截骨术完成大小不同的髋臼矫正。由于髋臼骨块（通过臀下动脉）血液供应完整性的保留，骨不连和骨坏死是罕见的并发症。后柱保持完整，从而增加了截骨术的稳定性，并允许患者在有限的内固定下早期活动。骨盆的轮廓相对保持不变，允许女性自然分娩。关节内和头颈交界处的病变可通过前方关节囊切开进入。最后，可以在不损害外展肌和股直肌肌腱的情况下进行 PAO，从而实现快速康复 [6-10]。

适应证 / 禁忌证

PAO 适用于有症状的髋关节发育不良且轻度退行性变的年轻患者。关节必须相匹配，并保留关节空间。大多数患者是 Y 型软骨已经闭合的年轻人或青少年；然而，我们也为 40 岁以上且轻度退行性病变的患者提供了 PAO[11]。术前髋关节屈曲至少 90°，内旋 10° 是理想的。通常，患者的体重指数（BMI）必须小于 30 kg/m^2，手术并发症最少（或得到控制），并且在进行手术前切忌所有烟草制品。

术前影像方案

在进行 PAO 之前，对所有患者均进行标准的影像学检查。影像学检查包括骨盆的站立前后位和假斜位、Dunn 视图位和蛙式侧位 [12]。通过股骨髁的低辐射剂量 CT，可以评估髋臼和股骨前倾角。髋关节的 3D 重建也可以进一步评估头颈交界处的任何解剖异常。最后，所有患者均行髋关节的 MRA 检查，以评估软骨的完整性并排除髋臼唇部病变和其他髋部疼痛的病因。

手术技术

大多数患者使用全身麻醉。患者仰卧在可透过放射线的手术台上，手术侧髋关节下方有一个小垫块（将手术侧髋关节从水平面抬高约 5°）。在手术过程中，一个脚托固定在床上以帮助髋关节屈曲。术区消毒铺无菌巾，手术可进入半骨盆和大腿。在切开皮肤之前，要规范使用围术期抗生素和氨甲环酸 [13]。在整

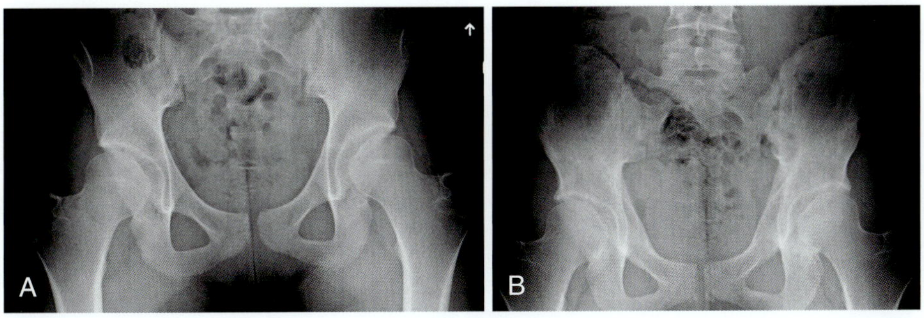

• **图 55.1**　(A) 青少年女性双侧髋臼发育不良的骨盆前后位 X 线片。(B) 同一患者行分阶段双侧髋臼周围截骨术后 2 年

个手术过程中均使用术中透视检查，以确认截骨术的截骨位置并评估复位情况 [14]。我们不再常规使用神经监测。

入路

我们使用改良的 Smith-Peterson 切口。切口（通常为 7～15 cm）沿髂嵴外侧近端开始至髂前上棘。然后切口通过髂前上棘弧形向下，在距髂前上棘合适的距离处结束（图 55.2）。提起皮瓣，识别出覆盖阔筋膜张肌的筋膜。注意避开股外侧皮神经。另外，还有一种“比基尼”切口，从髂嵴向内侧延伸至髂前上棘 [15]。

在距离髂前上棘外侧约 1 cm 的阔筋膜张肌肌腹的筋膜处作纵行切口。阔筋膜张肌和股直肌之间的深部间隙会被直接分离开。在切口近端，识别腹外斜肌腱膜并从髂嵴反折出来，显露髂骨内板。髂前上棘的截骨是为了使缝匠肌拉向内侧和髂骨前部暴露。

坐骨截骨

确定股直肌肌腱并建立股直肌肌腱内侧的平面。

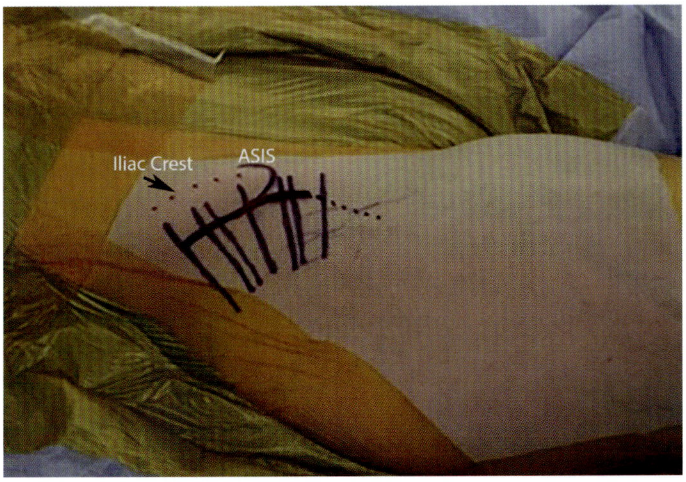

• **图 55.2**　髋臼周围截骨的标准皮肤切口。如果需要股骨软骨成形术，可以使切口向远端延伸

我们最常用的是保留股直肌的方法，我们认为这对术后疼痛控制和康复是有益的 [16]。将髂腰肌肌腱反折到髋关节前方关节囊上，把髋关节囊和髂腰肌之间的间隙逐渐扩大。髋关节屈曲以帮助暴露髋关节前方关节囊，用一把长的组织剪刀直接触及坐骨前部（图 55.3A）。注意不要进入髋关节。将髋部撬插入打开的间隔中。然后，用弯曲的 1/2 英寸（1.27 cm）骨凿代替髋部撬，探明坐骨支前缘及髋臼下横沟。

骨刀的位置通过前后位和 45° 斜位透视确认。坐骨截骨开口始于髋臼下段的远端，朝向坐骨棘（如 45° 斜视图所示；图 55.3B 和图 55.3C）。首先截开坐骨的内侧骨皮质，留下约 1 cm 的后柱，保持后柱完整。然后截开坐骨中央，接着截开坐骨外侧骨皮质（坐骨外侧骨皮质在前后位变窄）。外侧骨皮质截开时，腿外展、膝盖屈曲，以减少坐骨神经损伤的风险。

耻骨截骨

接下来进行耻骨的显露。在骨膜下剥离髂骨内侧和耻骨上支。把髂腰肌和股神经血管束拉向内侧，髋部弯曲内收以协助显露。用一把骨膜剥离子剥离耻骨上支，两把窄的、弯曲的尖端圆钝拉钩分别置于耻骨上支上下缘，用一把窄尖拉钩钉入截骨部位耻骨上支内（图 55.4）。用摆锯截断耻骨前方骨皮质（耻骨粗隆内侧约 1 cm），用 1/2 英寸（1.27 cm）的骨刀将其完全截开，使截骨面方向略呈从前外侧到后内侧方向。耻骨支应完全分离，不留下任何残留的骨膜连结（尤其是年轻患者）。

髂骨截骨

接下来开始髂骨和后柱的骨膜下显露。用直的眼镜蛇拉钩探查坐骨切迹，识别四边体和坐骨棘。髂骨显露最好是用一把眼镜蛇拉钩抵于四边体，并屈曲、内收髋关节。髂骨截骨从原髂前上棘截骨部位开始，指向坐骨切迹（图 55.5）。使用高速球钻在距离骨盆

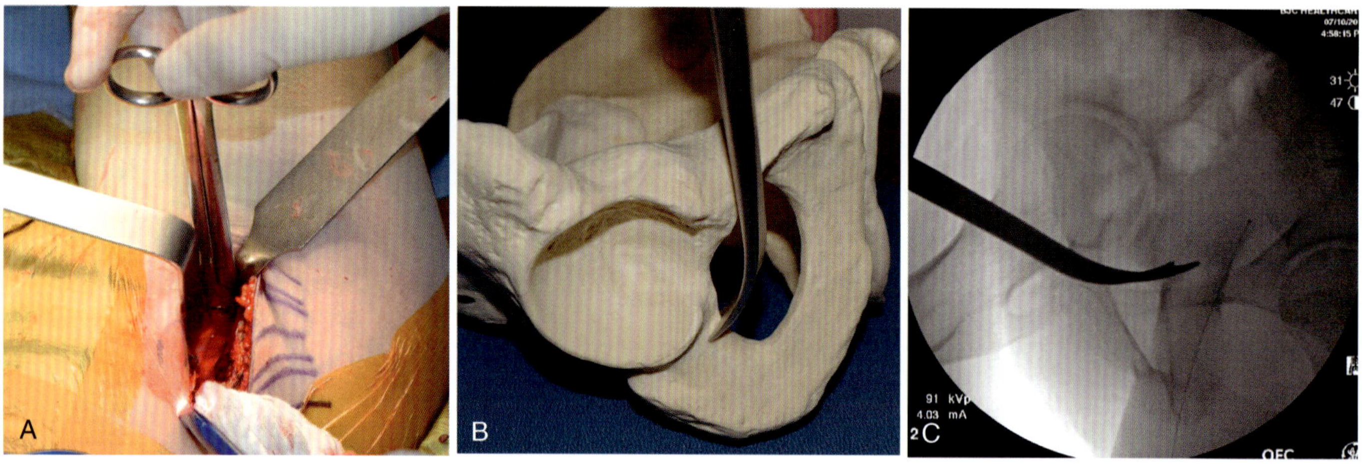

• **图 55.3** （A）腰大肌和关节囊之间的间隔用长组织剪形成。（B）坐骨截骨术。（C）45° 斜位 X 线透视图

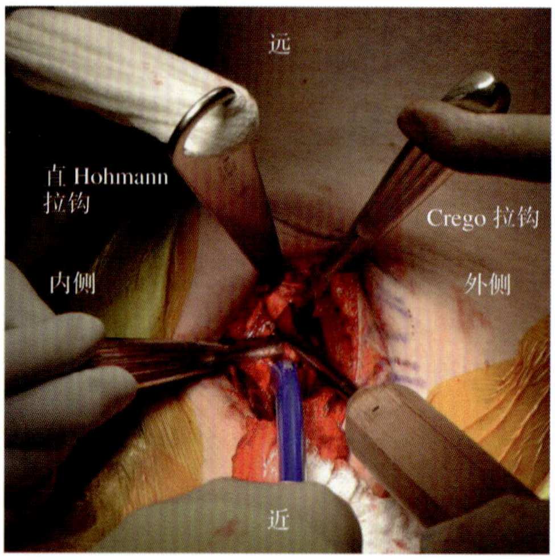

• **图 55.4** 耻骨截骨

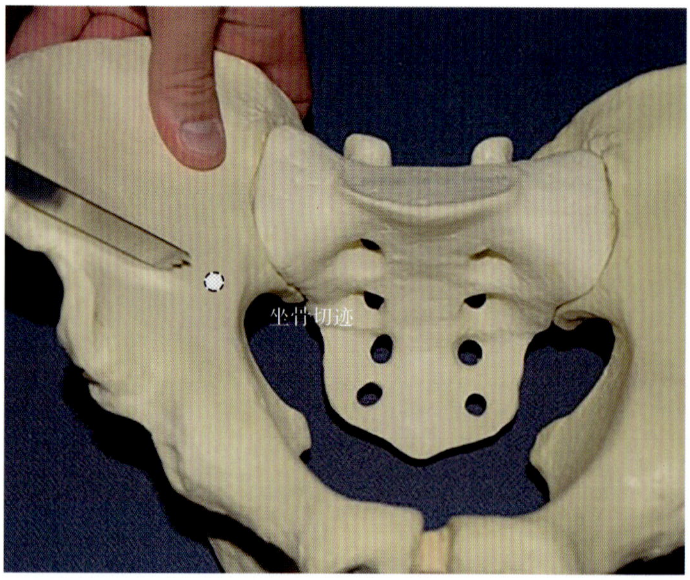

• **图 55.5** 髂骨截骨

边缘上方 1 cm 处制造一个目标凹陷（该凹陷标志着髂骨截骨和后柱截骨之间的交叉点），然后沿着髂骨外板将截骨套管置于外展肌的深处，用摆锯对髂骨进行截骨。

后柱截骨

后柱截骨的目的是连接髂骨和坐骨截骨，同时将髋臼内侧和后柱通过截骨分离。使用 1/2 英寸（1.27 cm）直或弯曲的骨刀开始对内侧皮质截骨，与髂骨成 120° 截骨（图 55.6A）。使用 45° 斜位 X 线片对截骨的方向进行严格监测（图 55.6B）。一旦截骨在内侧完成，就可以使用骨刀完成后柱中央和外侧部分的截骨。当外侧部分截骨完成时，稍微外展髋关节、屈膝，以防止坐骨神经损伤。注意不要让骨刀太偏向外侧。

髋臼截骨块复位

将 Schanz 钉置入髋臼截骨块中，测试截骨块的活动性。通常，在髂骨和后柱截骨的交叉处，用一个 1/2 英寸（1.27 cm）的成角度的骨刀完成截骨。有一个完全自由活动的髋臼截骨块是很重要的。如果没有做到这一点，就检查前面做的截骨。通常首先评估耻骨截骨，以确保耻骨支可以自由活动。然后我们检查坐骨截骨是否完整，髂骨和后柱截骨之间的交叉是否可以自由活动。如果髋臼截骨块可自由活动，将一个大的持骨器放在 Schanz 钉旁边把持髋臼截骨块，复位髋臼截骨块。

髋臼截骨块的适当复位根据每个人的具体解剖结

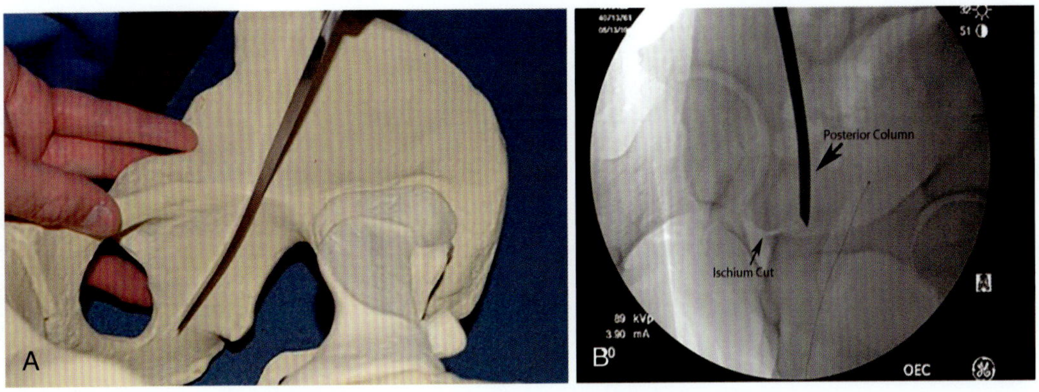

• 图 55.6　(A) 后柱截骨。(B) 45° 斜位 X 线透视图

构而有所不同。对于典型发育不良的髋关节，髋臼截骨块保持原旋转中心外旋（以改善外侧覆盖）、前旋（以改善前覆盖）。保持髋臼截骨块适当的前倾很重要。如果髋臼截骨块减太小，用 3/32 英寸（约 0.24 cm）钢丝临时固定。

透视检查对于确保正确复位至关重要[17]。一个完美的骨盆前后位片应包括尾骨在耻骨联合上方约 1～3 cm 和闭孔完全对称[18]。外侧覆盖、臼顶倾斜和髋臼前倾角（根据前壁和后壁的位置）进行严格评估。前覆盖可以用髋关节假斜位来评估。轻度不完全矫正优于过度矫正，因为过度矫正会导致继发的撞击和不良的临床结果。使用 3 个或 4 个 4.5 mm 皮质骨螺钉固定髋臼截骨块。最后进行透视检查来确认髋臼复位和植入物的位置。

附加程序

髋臼重新定位后，仔细检查髋关节的位置和活动范围。如果 Tönnis 角已经正常，但外侧覆盖仍不充分，可考虑在矫正后进行股骨近端截骨。然后我们评估髋关节运动。如果运动减少（尤其是屈曲和内旋），我们通常进行股骨头颈前外侧交界处的骨软骨成形术[19]。首先，在股直肌肌腱和阔筋膜张肌之间完全显露髋关节囊，进行髋关节囊切开。反向钩刀通常有助于从下方髋臼唇分离关节囊。然后用弯曲的骨刀和一个强力锉刀去除头颈交界处任何突出的骨性结构（通常是从股骨颈外侧和前外侧去除骨）。髋臼唇也可以在手术的这一步骤进行直视检查和探查。然后重新检查髋关节运动，最后用透视检查髋关节 Dunn 视图位和蛙式侧位以评估头颈交界的偏心距。我们争取在关闭髋关节囊之前达到至少 100° 的髋关节屈曲和 15°～20° 的内旋（不存在阻碍内旋的障碍）。

切口关闭

前方髋关节囊用可吸收缝线缝合。所有在手术中产生的骨块最后都植骨于髂骨截骨的部位。用不可吸收缝线通过髂骨隧道固定髂前上棘。局部注射布比卡因、肾上腺素和酮咯酸浸润软组织以控制疼痛。然后将阔筋膜张肌和腹外斜肌腱膜相闭合，其余浅表组织以正常方式闭合。

术后护理

手术后住院时间一般为 24～48 h。我们采用快速康复方案，在手术当天动员患者活动。术后使用多模式镇痛方案（术后使用非甾体抗炎药控制疼痛并预防异位骨化）。鼓励术后立即进行轻柔、连续的被动运动。

患者使用辅助设备维持部分负重 4 周，然后，在可耐受范围内增加负重。患者在 16 周时接受检查，如果 X 线片显示截骨部位愈合良好，则可以进行特定运动活动。对于植入物有反应的患者，我们会在手术后 12 个月开始去除植入物。

髋关节镜联合髋臼周围截骨术

我们经常将髋关节镜与 PAO 结合在一起。关节镜检查的适应证包括轻度到中度髋关节发育不良的患者、术前影像学检查显示有明显的髋臼唇病变患者[20,21]。关节镜检查在 PAO 开始前进行，患者躺在牵引床上，任何中央间室的工作都应该高效地完成，以防止过多的软组织积液。其他的外周间室工作可以通过 PAO 在前方关节囊切开完成[22]。

前倾髋臼周围截骨术治疗髋臼后倾

髋臼后倾是FAI的常见原因。患者常表现出髋关节屈曲和内旋所引起的疼痛。这种反复撞击可能导致继发性骨关节炎。髋臼后倾可以通过CT或平片进行诊断。前倾PAO的适应证是在X线片上显示髋臼旋转后上方覆盖不足。据报道，前倾PAO能改善疼痛、功能和活动范围，具有良好的中期和长期效果[1,23]。

髋臼周围截骨术的结果

多项报告证明了PAO术后成功的中期和长期结果[24-34]（表55.1）。畸形矫正是可靠的，大多数患者的疼痛和功能都得到了改善，很大一部分患者恢复了积极的生活方式。伯尔尼团队报告了他们在PAO方面的长期经验，在20年的随访中证明了60%的关节保留率[31]。波士顿的研究团队最近描述了他们的长期经验，在18年的随访中显示了74%的关节保留

表55.1 髋臼周围截骨术的长期随访

研究	PAO数量（髋关节数）	平均随访时间（范围）	生存率	临床结果（方式）	不利预后因素	注释
Steppacher et al.[31]（2008）	63（75）	20.4年（19～23）	10年：85% 20年：61%	15.8（Merle d' Aubigné-Postel）	年龄、术前髋关节评分、撞击试验、骨关节炎等级、术后挤压指数	髋关节保存是确定生存率的唯一指标
Troelsen et al.[32]（2009）	96（116）	6.8年（5.2～9.2）	5年：91% 9年：82%	84.4（WOMAC）	骨关节炎、严重发育不良、小宽度信号、髋关节半脱位	
Matheney et al.[30]（2010）	109（135）	9年	5年：96% 10年：84%		年龄＞35岁、术前关节一致性不良/尚可	失败定义为疼痛评分≥10或需行THA
Ito et al.[28]（2011）	158（139）	11年（5～22）	90.8%	90（mHHS）	骨关节炎、年龄	将骨关节炎的进展视为失败的终点
Hartig-Andreasen et al.（2012）[27]	316（401）	8年（4～12）	10年：75%	74.8（WOMAC）	年龄、Tönnis 2级、髋关节不一致、术后关节间隙≤3 mm、术后CEA＜30°或＞40°	将THA作为终点
Albers et al.[24]（2013）	147（165）	11年（10～14）	82%	Merle d'Aubigné-Postel得分提高、前部撞击减少	年龄、术前低Merle d' Aubigné-Postel评分、Trendelenburg征、非球面的头、骨关节炎、半脱位、术后髋臼后倾、髋臼过度前倾、覆盖不足	
Dahl et al.[25]（2014）	93（127）	12年	85%	HSS改善	术前高度骨关节炎、术后大臼顶倾斜角	
Wells et al.[34]（2016）	121（99）	18年（10～14）	74%	80（mHHS） 7（UCLA）	年龄＞25岁、骨关节炎	失败包括转为THA或WOMAC疼痛评分≥10分
Grammatopoulos et al.[26]（2016）	57（68）	8年（2～18）	10年：93%	12（0-54）（WOMAC）	较严重的骨关节炎、髋关节不一致	WOMAC疼痛评分>40分或行THA
Wells et al.[34]（2018）	154（129）	10.3年（6.9~19.7）	92%	86（mHHS） 7.34（UCLA）		Kaplan-Meier显示15年生存率为92%

HSS，Harris髋关节评分；mHHS，改良Harris髋关节评分；UCLA，加利福尼亚大学洛杉矶分校评分系统；WOMAC，西安大略省和麦克马斯特大学骨关节炎指数

率[33]。我们的长期 PAO 随访发现 154 髋（129 例）中有 92% 的关节保留率[34]。目前研究发现与长期失败相关的因素包括手术年龄、术前关节不匹配和术前骨关节炎[35]。然而，最近一项来自保髋成果研究学术网络（ANCHOR）队列中对 PAO 患者预后的大型（前瞻性，多中心）研究（391 例）发现，手术成功的最强预测因素是女性、年龄增加和 BMI 状态为超重或肥胖[36]。此外，与先前的报道相反，严重发育不良患者的改良 Harris 髋关节评分（mHHS）、髋关节伤残和骨关节炎评分（HOOS）在疼痛、运动和娱乐评分上都比轻度发育不良患者有更大的改善。

并发症

主要并发症并不常见，发生率与 THA 相似[35-38]。报道的主要并发症包括异位骨化、伤口血肿、复位不良、神经损伤、关节内截骨和固定物失效[26-28]。轻微的并发症包括需要移除有症状的植入物和股外侧皮神经损伤。随着手术经验的增加和对技术的关注，并发症的风险会降低。

截骨部位骨不连并不常见。严重发育不良患者髋臼矫正较大时可发生耻骨骨不连，但耻骨骨不连通常无症状。坐骨和后柱骨不连是罕见的，但可能需要进一步治疗。在这些情况下，我们建议对萎缩性骨不连的患者进行切开复位和植骨内固定，而对于肥大性骨不连的患者，可以选择使用经皮螺钉固定。我们现在例行检查 PAO 患者是否缺乏维生素 D，并在术前对所有缺乏维生素 D 的患者积极补充维生素 D。

小结

PAO 确实可以改善髋臼发育不良患者的疼痛和功能。有经验的外科医生进行的 PAO 的患者术后并发症发生率与行 THA 相似。我们发现联合关节镜是一个有用的方法，用于识别和治疗伴随的关节内病变。股头颈骨软骨成形术成功地降低了 PAO 复位后继发性股骨头撞击症的发生率。

致谢

感谢 Robert Trousdale 在本版前几章中所做的工作。

（参考文献参见书末二维码）

第 56 章

股骨截骨术

MICHAEL WYATT, MARTIN BECK
(张大光 译　刘建国 审校)

关 键 点

- 股骨转子间截骨术现在已经不流行了。
- 最近人们又开始关注股骨扭转畸形。
- 股骨近端截骨术常用于髋关节撞击症（FAI）手术和（或）髋关节发育不良的治疗。
- 截骨术更偏向股骨近端：股骨颈和关节内截骨术。
- 股骨截骨术必须考虑到远期效果（股骨近端形态的微小改变等）。

引言

髋关节疾病会引起疼痛、功能和行动障碍，并最终导致严重畸形。随着这种疾病的发展，患者会从开始时没有症状，逐渐发展为与活动相关的疼痛，最后发展成为持续不断的严重疼痛和功能丧失。髋关节退行性骨关节炎目前被认为是由关节的形态异常引起的，这种异常有时是细微的，有时是明显的，会产生超过生理极限的关节负荷。如果形态异常可以通过矫正或手术来减少关节软骨过度负荷并改善髋关节稳定性，那么这就有可能消除或推迟关节置换手术。在过去的几十年里，影像学的进步和手术技术的发展使得这种髋关节保存手术得以快速发展。施行髋关节保存手术的骨科医生必须掌握髋部精确的血管解剖，并具备处理髋臼和股骨复杂的病理解剖畸形的必要技能。

因此，进行股骨截骨术的原则是纠正解剖异常，优化髋关节匹配度，减少单位面积软骨负荷。这将改善关节的生物力学和活动范围，并最终改善患者的症状和功能。股骨截骨术通常是一种姑息性手术，其结果与软骨再生的生物学能力还不能完全被预测或解释有关。截骨手术结果的判断不应采用与判断关节置换手术相同的参数。

长期以来，股骨截骨术一直是治疗发育性髋关节发育不良（DDH）的主要手段。然而，骨盆截骨术，如髋臼周围截骨术（PAO），因其对畸形部位具有较高的直接矫正能力而越来越受到欢迎。因此，转子间截骨术的适应证正在下降，而且这些手术很少单独用于 DDH 的治疗。在了解 FAI 概念的过程中，随着对关节力学认识的增加，股骨近端截骨术的使用再次增加。然而，扩展到股骨颈和股骨头的截骨技术，尤其是关节内截骨手术，正在被越来越多地使用。

历史背景

股骨近端截骨术作为一种手术已有近 200 年的历史。1827 年，Barton[1] 报告了一名水手的转子间截骨术，该水手髋关节僵硬，股骨近端屈曲和内收畸形。令人惊讶的是，Barton 于 1826 年 11 月 22 日在没有麻醉的情况下用锯子完成了截骨手术！因为 DDH 一直是一个主要问题，因此股骨近端截骨术的发展是在治疗 DDH 之后才开始的，这并不奇怪。1894 年，Kirmisson 介绍了一种斜行股骨转子下截骨术，将远端截骨块进行伸展和外展，可以矫正内收和屈曲畸形 [2]。当股骨重新排列时，不仅矫正了畸形，而且矫正了部分功能性肢体缩短。Baeyer[3]、Lorenz[4] 和 Schanz[5] 对 DDH 进行了类似的治疗。1935 年，McMurray 首次报告了采用股骨近端截骨治疗骨关节炎（OA）[6]。他试图通过远端截骨块较大的内移来改变负重的方向，从而减轻关节软骨的压力。他还介绍了截骨术血管效应的概念，即截骨术愈合带来的血管增多将对关节软骨产生有益的影响。

Schanz 的学生 Pauwels 在 1950 年引入外翻和内翻截骨术来增加髋关节的负重面积，彻底改变了股骨截骨术的概念 [7-9]。对于残留的 DDH，Pauwels 建议采用内翻截骨术并切除内侧楔形骨。然后将力线置于中位，以减轻肌肉紧张，防止继发性膝内翻和因超负荷而继发膝关节内侧 OA。对于髋半脱位、髋内翻和内侧大骨赘，Pauwels 设计了外翻截骨术，切除外侧楔形骨。为了防止膝外翻和继发外侧间室膝关节 OA 的发生，对力线进行了侧移。20 世纪 70 年代，Bombelli[10] 进一步扩展了 Pauwels 学说，引入了矢状面矫正的概念，通过增加屈曲或伸展改变内翻或外翻的角度，进一步增加髋关节的承重面积。Pauwels 和 Bombelli 的原理成了股骨转子间截骨术的理论基础。

随着 FAI 概念的发展，以及对血管解剖和髋关节脱位手术技术的认识，新的技术——如股骨颈截骨术[11、12]和股骨囊内截骨术[13]——成为可能。这为股骨近端复杂畸形的治疗开辟了一个新的领域。

目前股骨近端截骨的适应证

适合进行股骨截骨手术的患者是那些髋关节形态异常的患者，在这些患者中，股骨近端复位可以增加关节接触面积，改善关节的协调性、力臂和髋关节的稳定性。转子间截骨的适应证是单独的髋外翻或同时合并有 DDH，可以作为 PAO 的一个辅助措施。股骨截骨术也可用于治疗股骨头缺血性坏死（AVN）患者。对于那些合并创伤后并发症或畸形的患者，如股骨颈骨折不愈合或股骨近端骨折畸形愈合者，股骨近端截骨是很好的选择。随着对 FAI 认识的增加，股骨扭转作为髋关节生物力学和功能的重要组成部分，再次引起人们的兴趣。畸形可以通过转子下旋转截骨术解决[14、15]。如 Southwick 所述，股骨头骨骺滑脱（SCFE）残留的患者可采用多平面截骨术[16]。股骨颈截骨术由于可以在接近畸形部位进行矫正而受到广泛欢迎[17]。虽然 Perthes 畸形的传统治疗方法是股骨转子间内翻或外翻截骨术，而现代外科技术，包括股骨头复位技术和大转子截骨术的进步，更适合用于治疗复杂的畸形[13,17]。炎症性关节炎、严重僵硬和活动性感染是股骨近端截骨术的禁忌证。决定截骨手术的相关因素包括患者的年龄、体重、职业和功能需求 / 期望、腰椎和同侧膝关节的状况、腿的长度和髋关节关节软骨的状况。

股骨近端截骨术可分为股骨转子下、股骨转子间和股骨囊内截骨术。

股骨转子下截骨术

股骨转子下旋转截骨术的适应证是股骨前倾角（femoral antetorsion，FAT）增加或减少。FAT 的增加可导致髋关节前方不稳定和后方撞击[18]，而 FAT 的减少可导致髋关节前方撞击和早期退行性改变[19]。FAT 的增加常与 DDH 和（或）髋外翻一起出现。既往股骨干骨折后畸形愈合或截骨术后医源性旋转异常也可采用股骨转子下旋转截骨术治疗。研究证实，股骨最大程度的扭转变化发生在转子下区域[14]。这项研究为在这个水平进行截骨提供了基本原理（图 56.1）。此外，该手术可以与髋关节镜检查或髋关节脱位手术一起进行，以解决伴随的病变[15]。该技术可能涉及钢板或髓内钉的使用。在进行转子下旋转之前，整个下肢的旋转轮廓是必要的。偶尔，对于一个严重力线异常综合征的患者，在踝上水平额外去旋转可能是必要的。

股骨转子间截骨术

股骨外翻和股骨近端过度前倾是 DDH 的主要股骨畸形。股骨转子间内翻截骨的先决条件包括股骨头球形、颈干角增大、髋臼仅有轻微受累，以及良好的关节活动度，即使有功能障碍，主要的来源是 FAI 而不是 DDH。虽然目前对 DDH 的治疗包括对 PAO 的重新定位，但为了改善关节力学，可能需要联合内翻或脱位截骨术。在髋部边缘，改善股骨头部覆盖并调节关节反应力可减少单位面积软骨的负荷，从而减少疼痛[20]。

内翻截骨可导致肢体短缩，在小转子水平横行截骨，不去除楔形骨块，固定近端骨块，可使短缩缩减到最小。随着时间的推移，缝隙会被骨可靠地填满。由于外展肌的缩短，外展肌无力的时间可能会延长。因此，建议患者进行长期的外展肌增强运动。同样重要的是要认识到截骨术不可能是最后的手术。因此，应避免股骨近端明显的畸形，这可能使后续的关节置换术非常困难。超过 20°～25° 的过度变形是不推荐的。在较大的矫正中，必须考虑同时推移大转子。否则股骨转子会覆盖股骨髓腔，在关节置换时需将其截骨，以避免外展肌损伤。

可以说，股骨内翻截骨手术的结果与所治疗病变的严重程度有关。如果对没有退行性疾病或仅有轻微退行性疾病的患者进行手术，70%～90% 随访时间超过 10 年的患者报告了良好至优异的结果[21-24]。随着时间的推移，结果往往会恶化。

股骨转子间外翻截骨的典型指征是股骨头“不圆”，有较大内侧骨赘（明显的股骨头内侧骨赘），颈干角减小，大转子上移。外翻或伸展截骨术可以改善关节的匹配度，改善上外侧关节间隙，并通过内侧骨赘负重来改善关节力学。

接受这种截骨术的患者必须有足够的髋关节活动范围，特别在跷二郎腿（髋内收）时要舒适，或者疼痛减轻。在影像学上，术前内收 X 线片应显示关节匹配度改善。当然，这属于人工关节置换之前的抢救手术，5 年生存率为 50%～70%[25、26]。对髋关节 OA

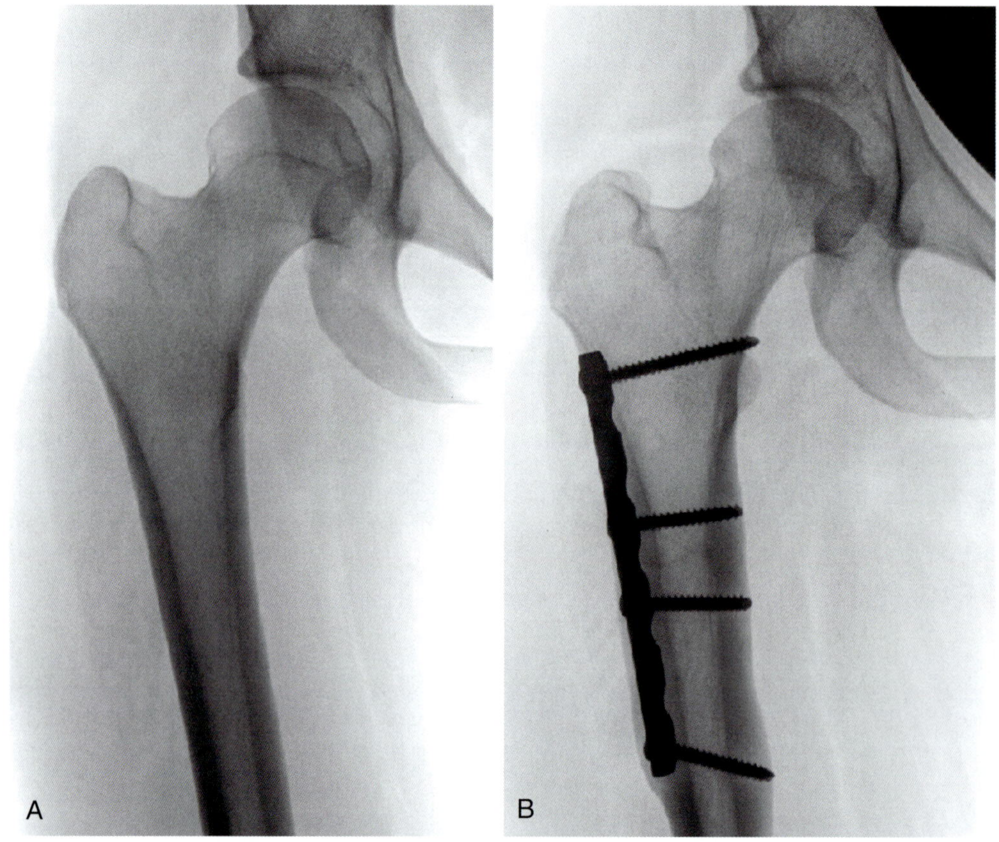

• **图 56.1** （A）17 岁女性患者 FAT 增大 35° 的 X 线。（B）同一患者术后 2 年的 X 线片，包括股骨颈骨软骨成形术和股骨转子下旋转截骨术的髋关节镜检查。除了偶尔感觉钢板有些不适外，她没有任何疼痛

患者采用股骨转子间外翻截骨术的治疗目前已基本被放弃，因为年轻患者的关节置换术的结果和假体使用寿命已变得更可预测。

目前股骨转子间外翻截骨的指征仅限于创伤后股骨颈不愈合或畸形愈合的情况，以及合并 FAI 手术时。髋内翻被认为是一个重要的影响因素（图 56.2）。在股骨颈骨折不愈合的年轻患者中如果判断股骨头成活的概率很大，仍然是非常好的截骨适应证。MRI 可较好地评估股骨头存活率。小面积 AVN 的存在不是截骨的绝对禁忌证 [27]。

股骨颈骨折发生骨不连风险最高的是那些有垂直骨折线的骨折（Pauwels 3 型）。股骨转子间外翻截骨术的治疗原理是使骨折线水平化，使骨折部位的剪切力转化为压应力，增强骨折愈合。理想固定装置是 110°、120° 或罕见的 130° 的角钢板。这需要仔细的术前模板设计和仔细的手术操作 [28]。钢板必须固定在头部剩余的完好骨头上，并且必须在钢板进入股骨近端一侧的入口点和截骨点之间有一个足够的骨桥，以确保固定不会受到影响。应用这些原则可获得 80% 的愈合率和 67% 的股骨头保留成功率 [26]。应避免过度的外翻和骨折部位的水平化，以尽可能减少对力臂和步态的不良影响。外翻截骨术的禁忌证包括高龄（关节置换是这类患者首选）、明显的股骨髋臼不匹配和严重的骨丢失。AVN 的存在可能会降低临床结果的质量，尽管它不会影响骨折愈合。

股骨转子间截骨术在治疗股骨头坏死中的应用越来越少。在 AVN 中截骨的目的是旋转股骨头，让有良好骨支撑且没有塌陷的关节软骨来承受重量。坏死区域应限制在股骨头的一小部分，这样才能旋转以远离负重。大多数 AVN 的坏死范围相当广泛，适用于该术式的患者数量有限。该适应证范围很窄，主要局限于坏死范围较小的股骨头塌陷前期。治疗效果取决于受影响区域的坏死分期和程度（Kerboul 角）[29]。典型的报告显示，大约 70% 的病例得到了改善 [27,30,31]。随着年轻患者和 AVN 患者关节置换远期效果的改善，股骨截骨术在这类患者中的应用越来越少。

Muller[32] 提出的采用角钢板进行截骨固定的技术是目前最常用的方法。这些技术在他关于粗隆间截骨术的书中有详细描述 [32]。技术上成功的截骨术基本要素包括：

- 术前模板要准确设计前后位及侧位的矫正角度。这一过程中的要点为定位凿的入口点位于股骨大转子的股外侧肌止点，应确定刀片的长度，并确定钢板与股骨纵轴的倾斜度（这将决定截骨术的

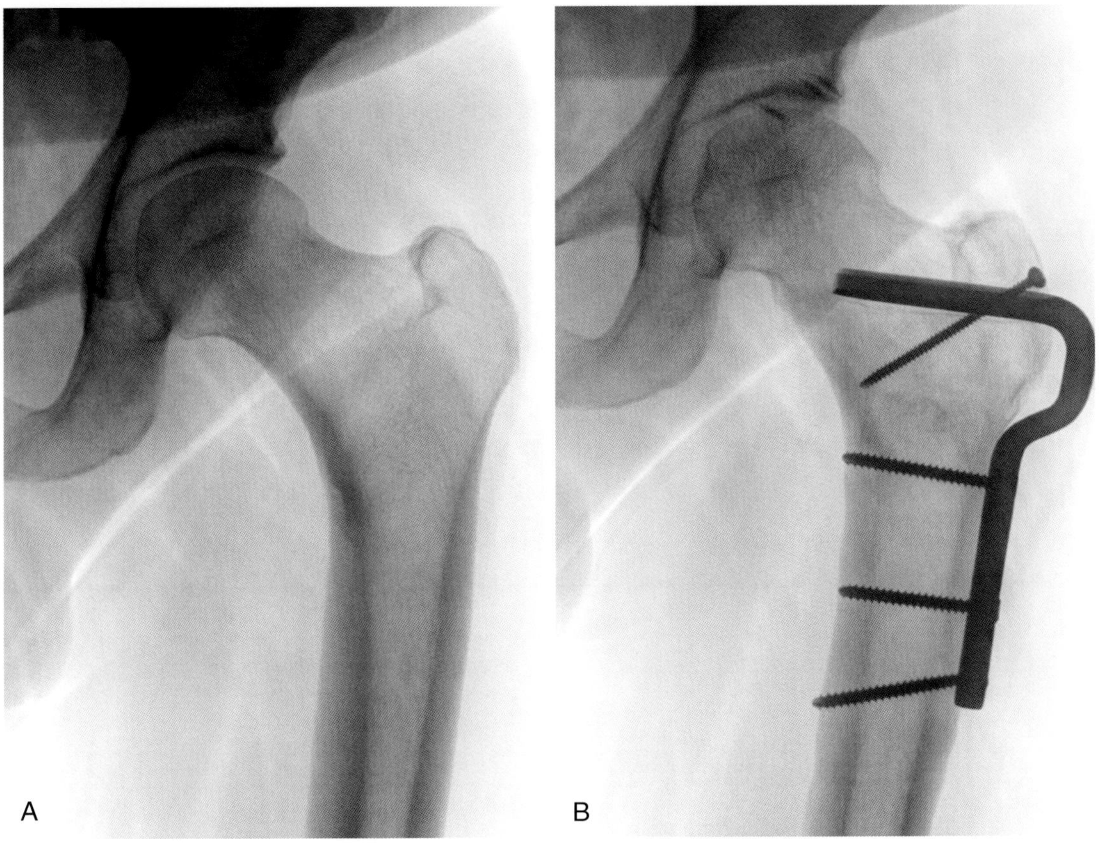

• **图 56.2** （A）45 岁男性患者，因头颈偏心距减小和髋内翻而导致 FAI 的术前 X 线片。(B）采用手术脱位联合股骨转子间截骨术治疗髋臼唇病变及行股骨颈骨软骨成形术。手术 2 年后，除钢板上有轻微压痛外，患者无其他症状

屈曲或伸展程度）。选择钢板的偏移量（它将决定股骨的内侧或外侧平移），这对于保持四肢对齐和避免同侧膝关节的不正确负重很重要。

- 计划包括确保在截骨处和钢板入口之间有一个足够的骨桥（至少 1.5 cm），以避免骨桥断裂和钢板失去固定。
- 这项技术的技术细节建议在预定位置用透视监测凿子进入点。钢板的路径是用凿子凿成的。用小锤子将凿子打进打出几次，为钢板刀片植入创建一个良好的路径，可以将钢板插入时可能导致的不同路径风险降到最低。
- 术后 6 周内用拐杖支撑部分承重，截骨愈合后允许不受限制的负重。
- 由于股骨转子间截骨后外展肌无力非常常见，建议进行外展肌肌力强化锻炼。
- 截骨术的并发症包括固定失败。固定问题可导致骨不连，在这种情况下，可能需要截骨翻修术或改为关节置换术。可发生出血、神经损伤或感染。然而，这些事件并不是特定于此过程中的，它们是不常见的。

Morscher 滑动截骨术是一种少见且不为人熟知的股骨转子间截骨术，用于增加股骨颈长度和外展肌力臂，用于治疗 Perthes 病的股骨颈短小[33]。结果是令人满意的，在髋关节匹配较好的非关节炎患者中大约有 80% 的良好结果[33,34]。它的用途仅限于球形匹配度好的髋关节。目前，Perthes 病畸形通常通过髋关节脱位手术治疗，关节内截骨、相对延长颈部及滑移大转子外侧远端[35]。该技术的优点是可以同时处理关节内病变，并可与更复杂的手术结合以提高匹配度，如在非球面不匹配的情况下采用头部缩小截骨术（稍后讨论）[13]。

总体来说，必须记住，转子间截骨术会导致股骨近端畸形，这可能会使 THA 的植入物植入更加困难，并增加并发症的发生率。有时可能需要对大转子进行截骨[36,37]。

囊内股骨截骨术

Ganz 等[38]所描述的外科脱位技术，不仅使 FAI 的概念得以发展，而且为股骨近端关节内手术开辟了新领域，包括骨骺滑脱切开复位术[39]、股骨颈截骨术[11,12]和股骨头囊内截骨术[13]。如 Ganz 等所述，这些截骨手术只有在与髋关节外科脱位手术同时发生才有可能进行[38]。必须详细了解股骨近端血液供应情况[40-42]。股骨头由股旋内侧动脉深支外侧支持动脉供应，保证了整个骨骺的血供[42]。此外，Weitbrecht 韧

带内还有内侧支持动脉，为股骨头内侧提供血供[41,42]。根据血管解剖，可以采用股骨颈截骨术和股骨头内截骨术。囊内截骨术依赖于正确的保留软组织支持瓣来保证血液供应[17]。股骨颈截骨术包括开放或闭合楔形截骨术或旋转截骨术，以矫正股骨冠状面畸形或旋转股骨头。根据股骨颈的长度，可以采用开放或闭合楔形截骨。股骨颈短伴外翻畸形最好采用外侧开放楔形截骨术，以矫正外翻并延长颈部长度（图 56.3）。髋外翻的颈部较长是进行内侧闭合楔形截骨术的良好指征。旋转股骨颈截骨可以用于小面积 AVN 的治疗。股骨头可向前或向后旋转。旋转的程度取决于支持带软组织瓣的长度，但很少超过 40°～45°。它在 AVN 的治疗中受限于坏死区域的大小和有限的矫正潜力。它可能在创伤性股骨头局部软骨缺损中发挥作用。股骨颈截骨术的优点是可以在畸形部位进行，与股骨转子间截骨术相比，股骨颈截骨术对腿长和股骨转子间解剖的影响较小。股骨近端解剖变形不严重，使髋关节置换术比股骨转子间截骨术后植入更容易。然而，股骨近端扭转畸形不能被解决。如果有，必须用转子下截骨术矫正。

囊内截骨术依赖于通过外侧和内侧支持动脉的血液供应[41,42]。这样就可以在股骨头的矢状面进行截骨。复位截骨术是用于切除 Perthes 畸形或后 Perthes 畸形股骨头中央部分。良好的适应证是髋部有马鞍状股骨头畸形（Stulberg Ⅳ或Ⅴ），并有铰链式外展（图 56.4）。通过去除股骨头中央部分（通常是坏死或骨软骨病的部分），将头部再次塑成圆形，改善头部和髋臼之间的匹配度。

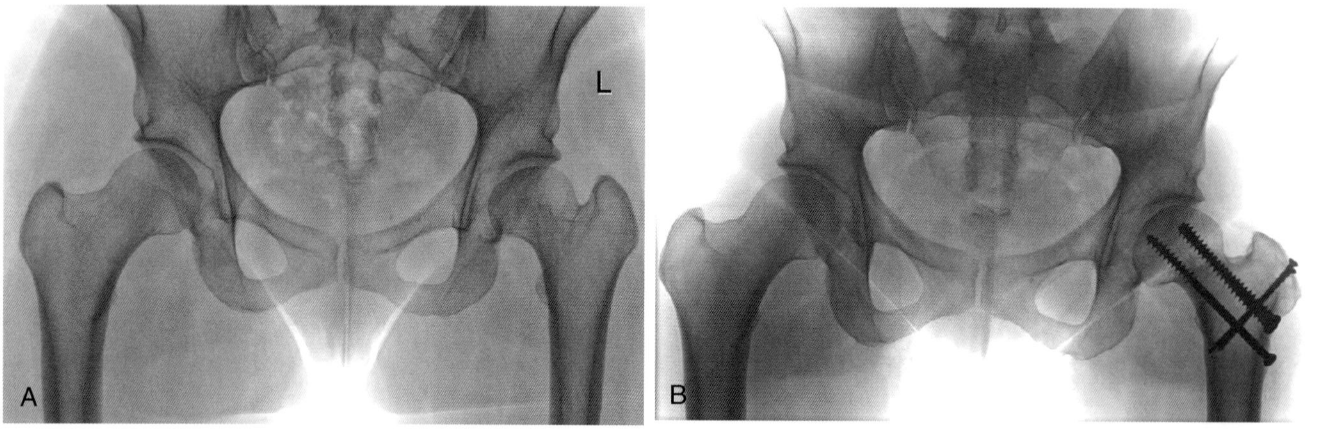

• **图 56.3**（A）33 岁女性患者，因股骨颈短而导致有症状的 FAI 的 X 线片。此外，卵圆窝高，与关节面相连。（B）同一患者外科脱位行股骨颈外侧开放楔形截骨术术后 3 年。提高了关节的配合度，颈部长度增加，外展肌力臂增加

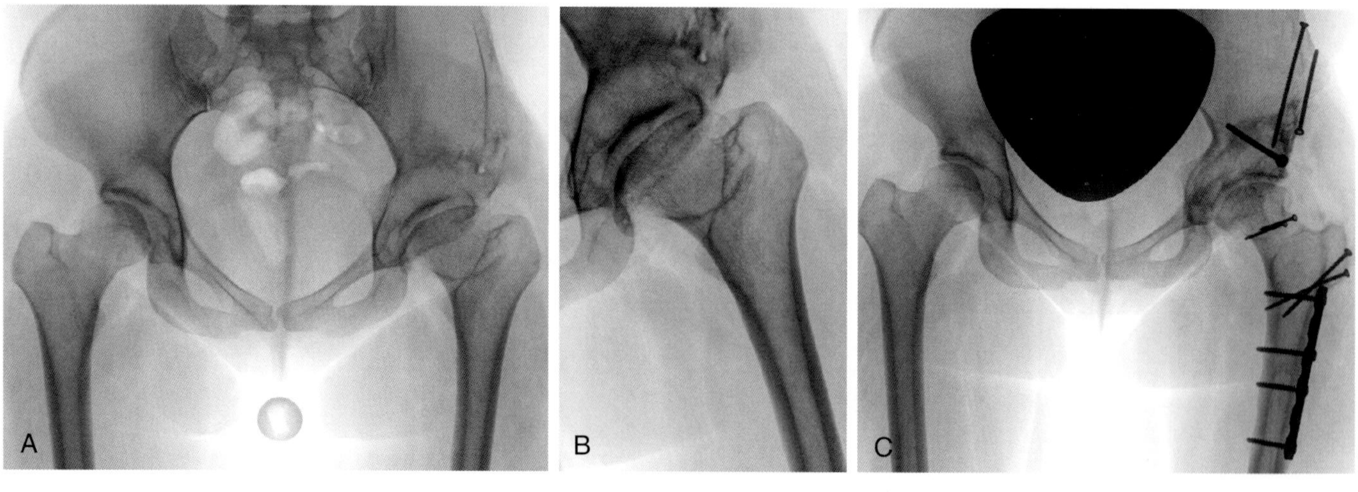

• **图 56.4**（A）24 岁女性患者，骨盆三联截骨术后髋关节复杂畸形的 X 线片。髋臼发育不良，有严重的后倾。头部显示出后 Perthes 畸形。（B）外展表现为关节内侧间隙开口的铰链式外展，股骨头半脱位导致的关节异常。（C）外科脱位＋髋臼周围截骨术，重建髋臼唇，股骨头缩小截骨术，以及股骨转子下旋转截骨术治疗股骨高位前向扭转术后 2 年的 X 线片。关节表现出良好的匹配度，未见 AVN 迹象。临床上，Oxford 髋关节评分是 42/48

然而，关节内截骨术是一种高度专业化的手术，需要经过正规的训练才能正确操作，避免继发性 AVN。

未来的展望

鉴于髋关节置换术的巨大普及，许多外科医生对转子间截骨术失去兴趣也就不足为奇了。因此，进行截骨手术所需的专业技术越来越局限于专门的髋关节手术中心。然而，对髋关节病理机制的了解和对血管解剖的了解的增加，为外科技术开辟了一个新的领域。在过去不能被治疗的病变可能会被外科治疗，并在其病变部位上直接治疗。然而，技术正变得越来越复杂，需要接受过专门训练的外科医生专注于保髋手术。

感谢

感谢 Miguel Cabanela 为本章的前一版所做的工作。

（参考文献参见书末二维码）

第 57 章

股骨头坏死的保头手术治疗

CODY C. WYLES, ANTON KHLOPAS, MICHAEL A. MONT, MICHAEL G. ZYWIEL, EDWARD H. BECKER, RAFAEL J. SIERRA

（张大光 译 刘建国 审校）

关键点

- 最大限度地提高股骨头坏死的保头手术治疗成功率，早期诊断是关键。
- 对于特定阶段的股骨头坏死，应该尽可能选择微创的治疗方法。
- 髓芯减压术或经皮钻孔术仅适用于塌陷前期。
- 如果股骨头塌陷超过 2 mm 或坏死范围很大，保头手术的成功率较低。
- 某些非关节置换手术（如带血管蒂腓骨移植）技术复杂，未经专业训练不应尝试。
- 虽然非关节置换手术可能会使股骨头塌陷的情况推迟 10 年或更长时间，但许多患者最终还是会发展为股骨头塌陷。因此，最好避免采取可能使未来关节置换复杂化的手术。

引言

对股骨头坏死有多种治疗选择。如果病情发展为严重的股骨头塌陷和（或）髋臼损伤，只有髋关节置换术才能明显缓解髋关节疼痛并改善髋关节功能。然而，对于没有进展的病变，许多关节保留治疗已经被成功地用于改善症状和推迟或防止行关节置换术。

疾病的早期诊断和准确分期对选择最佳治疗方案至关重要。不同的治疗方法对疾病的不同阶段有不同的指导作用，并且其治疗结果在疾病的早期阶段总体成功率更高。因此，了解如何根据病史和体格检查做出早期诊断，以及如何根据影像学资料制定治疗计划是非常重要的。

在进行早期诊断时，临床医生应知道股骨头坏死通常与一种或多种危险因素有关，如使用皮质类固醇或过度饮酒（框 57.1），如果相关症状出现，则应进行影像学评估。股骨头坏死最常见的临床症状包括腹股沟深部疼痛和髋关节活动范围（ROM）受限，尤其是内旋受限[1]。疼痛也可能局限于臀部、大腿或膝盖。它常发生在髋部运动或负重活动时，静息疼痛见于疾病晚期。疼痛通常是逐渐发生的，但也可能出现急性发作。不论影像学表现如何，有些患者只有轻微的疼痛，有些患者则无任何症状。

股骨头坏死在影像学上有很多表现，有许多不同的分类系统已经被用来描述这种疾病，并帮助分期诊断、治疗和预后。例如，在最近的一份报告中，就有超过 23 个分类系统被引用。幸运的是，大多数文献都描述了 5 种常用系统中的一种（表 57.1）[2-6]。然而，作者发现 4 个主要的影像学因素对股骨头坏死的分期和保头手术治疗的选择有很大帮助，这些影像学特征包括：①塌陷前期或出现新月征的塌陷后期，塌陷前期病变预后最好；②坏死范围，坏死范围较大的患者预后较差；③塌陷程度，关节面塌陷大于 2 mm 的患者则不适合采取保头手术；④髋臼受累的情况下

框 57.1 股骨头坏死的危险因素

直接风险因素：

- 外伤性骨折和（或）脱位
- 镰状细胞病
- 放射线
- 化疗
- 骨髓增生性疾病
- 地中海贫血
- 潜水员病

相关危险因素：

- 使用皮质类固醇
- 酗酒
- 吸烟
- 系统性红斑狼疮
- 器官移植
- 胃肠疾病
- 妊娠
- 遗传
- 凝血功能缺陷

表 57.1　股骨头坏死的各种分期系统概述

FICA 和 ARLET 分期[2]		宾夕法尼亚大学分期[6a]		国际骨循环研究协会（ARCO）分期[3]		日本骨科协会（OHZONO）分期[5b]		MARCUS 分期[4]	
分期	影像学表现	分期	影像学表现	分期	影像学表现	分期	影像学表现	分期	影像学表现
Ⅰ	正常 X 线表现	0	正常	0	无	1	出现分界线	1	X 线片上发现密度增加的斑点区域
Ⅱ	弥漫性硬化或囊性病变	Ⅰ	骨扫描或 MRI 呈阳性表现	1	X 线片或 CT 表现正常；至少有一项其他技术表现为阳性	2	早期扁平化在坏死区周围无界限	2	病灶周围出现放射密度增高的分界区
Ⅲ	软骨下骨折	Ⅱ	弥漫性硬化或囊性病变	2	骨硬化、骨溶解、局部空洞病灶形成	3	囊性损伤	3	软骨下透亮线（新月征）
Ⅳ	股骨头塌陷、骨关节炎、髋臼改变	Ⅲ	受累股骨头可见某种程度的软骨下骨塌陷或扁平	3	新月征和（或）关节面扁平化			4	股骨头扁平化
		Ⅳ	股骨头扁平化	4	骨关节炎、髋臼改变			5	坏死区扁平和塌陷；关节间隙狭窄
		Ⅴ	关节变窄或髋臼改变					6	股骨头进行性侵蚀；退行性关节炎
		Ⅵ	晚期退行性变化						

[a] 根据严重程度进一步分为 A、B 或 C。
[b] 按由内侧到外侧负重区受累分层。

不应进行保头手术。一些作者认为，坏死的位置对决定预后和治疗计划很重要，正如日本骨科协会概述的那样。例如，股骨头外侧坏死部位的预后较内侧部位坏死差，而中央部位坏死介于二者之间。有些研究者认为，由于大多数患者股骨头外侧的坏死较大，而位于内侧的坏死通常较小，因此坏死范围大小评估对预后影响很大。

在以下对各种保头的手术描述中，我们将根据这 4 种影像学特征讨论如何使用不同的术式。此外，如果临床医生进行回顾研究，这些特征可以被很容易地转换成不同的分类系统。

在分析这些影像学特征时，需要获得高质量的骨盆正位和蛙式侧位 X 线片，以及髋关节 MRI 检查。当病变明显时（如塌陷后出现新月征），则不需要进行 MRI 检查。然而，MRI 检查对于股骨头坏死的敏感性和特异性超过 99%，目前已经开发出了快速低成本的筛查方案，筛查时间约为 15 min。其他检查如骨扫描、CT 和骨组织活检，虽然在历史上很重要，但对于诊断股骨头坏死并不是必要的，除非患者有做 MRI 检查的禁忌。例如，在最近的一项研究中，在 48 名原本被 MRI 确诊的患者中，骨扫描遗漏了 44% 的有症状的股骨头坏死的患者。不推荐使用 CT 扫描，因为它使患者暴露于不必要的辐射风险中。

一旦股骨头坏死被诊断并在影像学上进行分期，就可以提出治疗方案。作者认为，在制定这一策略时，影像学评估比人口学因素更为重要。当然，在决定手术时，我们可能会偶尔考虑各种人口学因素，如患者的年龄或身体状况。例如，一个 18 岁的患者可能考虑保头的手术较好，而一个 62 岁的患者可能考虑髋关节置换术更好。此外，有许多合并症的患者不愿意进行有较高失败风险的手术，不愿意冒二次手术的风险，而是选择疗效更确切的手术。考虑到这些因素，本文将讨论用于治疗股骨头坏死的各种非关节置换手术，包括每种手术的适应证和禁忌证、手术技术和相关变化、术后护理、结果和并发症。

髓芯减压术及经皮钻孔术

髓芯减压术是一种外科技术，从股骨近端移除一个圆柱形的骨髓髓芯，创建一个从股骨头软骨下区域延伸到股骨近端外侧的通道。这项技术最初由 Ficat、Arlet[8] 和 Hungerford[9] 介绍，是一种通过移除骨组织进行组织学检查的诊断方法和一种减轻疼痛的方法。

由于 MRI 是目前首选的诊断方法，因此该方法不再是诊断股骨头坏死的必要手段[10.11]。尽管该手术对疾病自然病程的影响程度仍存在一些争议，髓芯减压术仍被继续用于减轻疼痛和减缓疾病进展。我们认为，髓芯减压术可降低因脂肪细胞密度增加或骨内静脉充血等多种因素引起的髓内压力，而这些因素与骨坏死有关[12]。多项动物和人类研究已经报道了髓芯减压术后的新生血管形成和改善骨血流量[13.14]。因此，该方法被认为是治疗股骨头坏死的一种简单、并发症低的方法，尽管一些研究报道了其并发症的发病率为 10% 或更高。

适应证和禁忌证

对于股骨头坏死塌陷前期患者，可采用髓芯减压术。在 Ficat 和 Arlet Ⅰ期（仅在 MRI 上可见变化）和股骨头坏死面积小于 25% 的小范围患者中成功率最高。虽然成功率较低，但这一手术已被证明可以减缓或阻止 Ficat 和 Arlet Ⅱ期和Ⅲ期疾病的进展。特别是在使用经皮钻孔术时，由于该手术的微创性和低并发症，髓芯减压术可能是许多有塌陷前期股骨头坏死患者的一种非常好的首选手术治疗方法。但它不适合用于股骨头塌陷后进展期患者或者坏死面积较大的Ⅱ期和Ⅲ期病变患者，因为此时有很高的股骨头坏死进展风险或股骨头已经塌陷。

术前计划

该手术基本不需要术前计划，但我们需要获得近期的双髋 MRI 检查报告，以确定股骨头坏死的范围和位置，并评估对侧髋关节的坏死情况。高达 85% 的患者出现双侧股骨头坏死，大多数无症状的股骨头坏死会进展为有症状和（或）股骨头塌陷。考虑到髓芯减压术的低并发症率，如果在 MRI 上发现对侧髋关节有无症状的股骨头坏死，医生可以考虑对双侧股骨头进行髓芯减压术。除了必要的器械外，外科医生还应确保术中透视和可透视手术床。

技术介绍

髓芯减压术传统上是用直径 5～10 mm 的环钻或空心钻头进行的。这些器械在透视下通过股骨颈进入股骨头。保持通道畅通，可以通过通道植入各种材料，如骨移植物和成骨蛋白。如果钻孔距离股骨干骺端过远，特别是小转子远端，可能会发生并发症，可能导致转子下骨折。此外，钻孔过深，可能会损害关节软骨，并导致关节内出现游离体。

手术技术：改良 Hungerford 髓芯减压术

- 让病人仰卧在手术台上。
- 在透视指导下，在大腿外侧中线小转子水平处做一个 2～3 cm 的纵向切口，并沿阔筋膜纤维方向切开阔筋膜。
- 使用空心钻或皮质骨铰刀，在股骨外侧皮质小转子上缘处创建一个 10 mm 的窗口。
- 通过 MRI 和平片确定最佳位置，用克氏针做导针，通过骨皮质窗导入一个 8～10 mm 的环钻，透视下引导环钻沿股骨颈近端内侧导向坏死中心。
- 使用透视设备确定髋关节前后位和蛙式侧位的环钻的位置，确保尖端不穿透股骨头软骨下骨和股骨头关节面（图 57.1）。
- 一旦到达坏死病灶，环钻连同克氏针和骨髓髓芯一起拔出（图 57.2）。
- 一旦手术完成，伤口逐层缝合，1～2 个针缝合皮肤切口。

Song[15] 和 Mont[16] 等报道了一种新的改良髓芯减压技术，实际上是一种经皮穿刺钻孔技术，使用一个小直径的钻头或斯氏针（2～3 mm）经皮肤插入建立减压孔道。为了充分对病灶进行减压，需要进行多次钻孔。此外，也可以通过孔道植入骨基质或生长因子。这种技术的潜在优势包括经皮插入而不是手术切口，以及更短的手术时间和更少的组织损伤。此外，

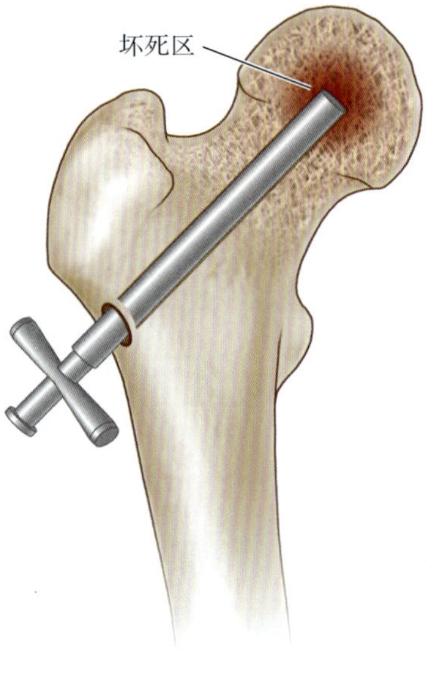

• **图 57.1** 通过股骨近端干骺端的皮质窗引入一个 8～10 mm 的环钻，向上推进股骨颈进入坏死病灶

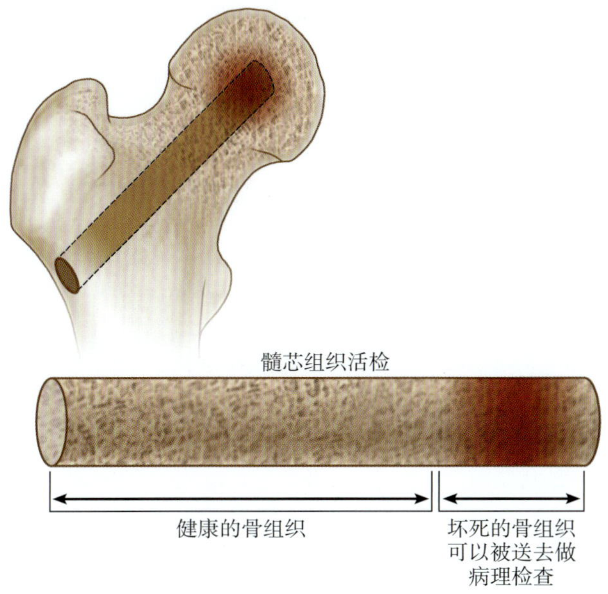

• **图 57.2**　环钻连同坏死的和正常的松质骨的髓芯一起被拔出。坏死的部分可以被送去做组织病理学分析

这项技术还可以降低骨折或塌陷的风险。

Mont 髓芯减压术

- 患者仰卧于骨科专用手术台。
- 在透视引导下，将直径 3.2～3.4 mm 斯氏针经皮插入大腿外侧小转子上缘水平处。
- 保持斯氏针垂直于股骨干，穿透外侧皮质，进入髓内。
- 调整斯氏针近端和内侧的角度平行于股骨颈。将斯氏针穿过骨髓髓腔到达股骨头坏死病灶，在髋关节前后位和侧位检查斯氏针的位置，确保软骨下骨和关节面未被破坏。
- 将斯氏针插入至软骨下骨，注意不要破坏关节表面。
- 对于较小和中等范围坏死，可以通过一个股骨干外侧皮质入口，在病变部位进行 2 次穿刺（通过 MRI 或 X 线片确定）。在 2 次穿刺过程中，斯氏针不能入口取出。对较大面积坏死病灶进行了 3 次穿刺。
- 拔出斯氏针，皮肤进针点包扎。

变化和异常情况

髓芯减压术是一种相对简单和安全的手术，几乎可以用于所有有适应证的患者。使用术中透视引导髓内通道的位置，可以调节股骨近端任何常见的解剖变异，如髋关节发育不良、SCFE、创伤后解剖改变或股骨近端手枪柄样畸形。不论股骨的解剖结构如何，外科医生应确保股骨软骨下骨及关节面未被穿透，并且减压通道能到达软骨下的坏死区。

Sttinberg 等报道了一个改良的 Hungerford 技术 [17]。在完成初始骨髓隧道后，通过同一骨皮质入口，用 5 mm 或 6 mm 的环钻，对坏死病灶的其他区域进行另外两次穿刺。然后，在套管的帮助下，再引入大直径的环钻，以此作为通道，将块状松质骨和（或）骨生长刺激物质植入到减压坏死病灶内。该技术的原理是刺激血管重建和骨生长。

术后护理

无论采用何种减压技术，推荐的术后护理都是相似的。患者通常会在手术当天或第二天早上出院。出院前，患者们会被辅导使用健侧单拐杖或手杖。双侧股骨头髓芯减压时，可使用 2 个拐杖或手杖。建议患者保持部分负重直到术后大约 6 周。然后允许患者在可耐受的情况下发展到完全负重，但建议患者在 12 个月内避免高强度的活动，并鼓励患者定期在家中进行外展肌力训练。在进行髓芯减压手术一年后，患者需进行临床和影像学评估，以确定病情进展和（或）股骨头塌陷。如果没有发现疾病进展的证据，所有限制都被取消，但鼓励患者每年定期进行复查，以监测疾病延迟进展的影像学征象。

结果

在过去的几十年里，各种各样的股骨头坏死减压技术的报告结果差异很大。文献包括缺乏良好设计的比较研究，以及研究人群在坏死范围、位置和影像学分期方面存在相当大的异质性。报道的结果由于对治疗成功和（或）失败的定义缺乏统一的标准而更加复杂，不同作者分别将保留原有关节、无影像学进展或无症状进展视为成功标准。

在过去十年中，以避免再次手术为衡量标准，在 24～94 个月的平均随访时间内，髓芯减压术的总体成功率在 42%～86%，大多数研究报告在此期间的成功率为 70%～85%（表 57.2）[15,18-36]。以无影像学进展为衡量标准，其成功率变化更大，在相同的随访时间范围内，其成功率为 30%～86%。几项研究一致认为，在股骨头坏死的早期（Ⅰ期和Ⅱ期）、坏死范围较小、更靠近内侧者，成功率较高 [15,16,23,30,37-39]。

一些作者对髓芯减压术是否影响该病自然病程提出了质疑 [27,40-42]，因为他们注意到许多早期的小范围

表 57.2 最近研究报道的髓芯减压术和经皮钻孔术的结果

作者 / 年份	技术	髋数	随访月数	附加手术率，*n*（%）	影像学上手术失败率，*n*（%）
Chen et al. /2000[163]	髓芯减压术	27	28（12～128）	—	10（37）
Lavernia 和 Sierra/2000[23]	髓芯减压术	67	41	16（24）	—
Maniwa et al. /2000[25]	髓芯减压术	26	94（53～164）	8（31）	—
Specchiulli et al. /2000[28]	髓芯减压术	20	67	4（20）	4（20）
Piperkovski/2001[164]	髓芯减压术	39	48	4（8）	—
Yoon et al. /2001[30]	髓芯减压术	39	61（24～118）	19（49）	—
Aigner et al. /2002[18]	髓芯减压术	45	69（31～120）	7（16）	12（27）
Hernigou et al. /2003[22]	髓芯减压术	189	84（60～132）	34（18）	39（21）
Wirtz et al. /2003[165]	髓芯减压术	51	（36～132）	18（35）	—
Gangji et al. /2004[20]	髓芯减压术	8	24	2（25）	5（63）
Lieberman et al. /2004[24]	髓芯减压术	17	53（26～94）	3（18）	3（18）
Bellot et al. /2005[19]	髓芯减压术	31	（1～176）	19（61）	19（61）
Ha et al. /2006[21]	髓芯减压术	18	（50～96）	—	14（78）
Neumayr et al. /2006[27]	髓芯减压术	17	36	3（18）	—
Marker et al. /2008[26]	经皮钻孔术	79	24（20～39）	27（34）	27（34）
Song et al. /2007[15]	经皮钻孔术	163	87（60～134）	50（31）	—
Wang et al. /2009[97]	经皮钻孔术	59	28（12～40）	7（12）	14（24）
Yang et al. /2010[32]	髓芯减压术	22	36（-）	10（45%）	—
Mukisi-Makaza et al. /2009[33]	髓芯减压术	42	132（-）	10（24%）	—
Zhao et al. /2012[34]	髓芯减压术	44	—（6～60）	10（23%）	—
Abrisham et al. /2013[35]	髓芯减压术	37	—	5（14%）	—
Al Omran et al. /2013[36]	髓芯减压术	94	—	11（12%）	—

坏死即使不手术治疗也不会进展。一项对照研究证实髓芯减压术没有效果[27]。然而，一些比较性的研究和文献综述表明，髋关节非手术治疗的治疗成功率一直较低，总体失败率大约是髓芯减压治疗的 2 倍[43-45]。

在 3 年的随访中[46]，对传统髓芯减压术和多次经皮穿刺钻孔术进行比较，发现在塌陷前期，结果没有差异；67%（48 例传统手术患者中的 32 例）和 72%（25 例钻孔手术患者中的 18 例）的患者不需要再次手术。在平均 5 年的随访中发现：采用多针钻孔术，120 例髋关节中有 93 例（78%）成功[47]。在为期 7.2 年的平均随访中发现：有 88%（59 例中有 52 例）的中小范围坏死没有再次手术[48]。最近的许多文献都支持多针钻孔术是髓芯减压术的合适替代方案[49-51]。

然而，可能还有其他因素影响髓芯减压的结果。这些影响因素包括关节镜[52-56]、钽棒[57-64]、骨移植替代物[65-67]、富血小板血浆[54]、细胞治疗[49-51]和辅助治疗（例如，二膦酸盐、体外冲击波疗法、伊洛前列素）等[68-72]。关节镜辅助下的减压可以帮助评估关节软骨、塌陷程度和髋臼唇病理，并提供钻孔指导[55]。

综上所述，虽然许多接受髓芯减压治疗的患者最终会进展到再次手术治疗，但这种手术是微创的（特别是使用经皮小直径的钻孔技术时），是可以快速进行的，且技术要求很低，失败率很低，对大多数患者能立即缓解症状，并可能会成功地推迟许多患者再次手术的时间达很多年，这些患者除非进行关节置换，否则他们会接受更大的手术。基于这些原因，作者主张使用经皮髓芯减压术治疗有症状的塌陷前期的中小范围的股骨头坏死。

并发症

髓芯减压术的主要风险与手术的麻醉有关，因为手术本身并发症少。有髓芯减压手术经验的作者报道认为，此手术的并发症发生率远低于 1%。如果在术后早期阶段发生跌倒，且此时股骨近端结构不稳定，骨尚未完全愈合，采用大直径环钻髓芯减压术的患者有发生股骨近端骨折的危险（图 57.3）。大部分骨折是由于在股骨转子下骨干处的钻孔位置不当造成的。但是，这些并发症的发生率很低，只要确保在小转子上缘对面的干骺端选择合适的入口点，并且术后严格遵守一段时间的保护性负重，这些并发症的发生率就可以进一步降低。

骨移植

骨移植是比髓芯减压术更具侵袭性的手术操作，通常用于髓芯减压失败的患者，或因坏死范围较大或坏死晚期而不适合进行髓芯减压的患者。骨移植的一般手术程序包括：软组织入路、显露股骨、移除皮质骨开窗、进入骨髓髓腔、清除坏死骨、填充植骨材料、封闭骨窗，以及缝合伤口。可以使用各种类型的骨移植材料，包括游离的髂骨、腓骨或胫骨自体植骨或异体植骨；合成骨移植材料，如脱钙骨基质、皮质松质骨片；带血管蒂的腓骨或带肌肉蒂的自体骨进行骨移植。此外，生物制剂如骨髓抽吸浓缩物和添加到移植骨材料中的骨形态发生蛋白（BMP）-2 和 BMP-7，试图刺激新骨生长。骨移植方法众多，但它们可以大致分为两类：不带血管蒂的骨移植和带血管蒂的骨移植。此外，最近的一些报道也描述了植入的非生物多孔钽金属棒，它可能像结构性骨移植一样起作用。骨移植的原理是多方面的：①股骨头减压，降低髓内压力；②去除部分或全部坏死骨，消除炎症源，为活骨的生长提供更适宜的环境；③用骨移植物对关节面提供结构支撑，防止进一步塌陷；④提供了放置骨生长因子刺激骨再生的机制。使用带血管蒂的骨移植的另一个基本原理是将健康的活骨引入坏死区域，作为坏死组织的替代物。

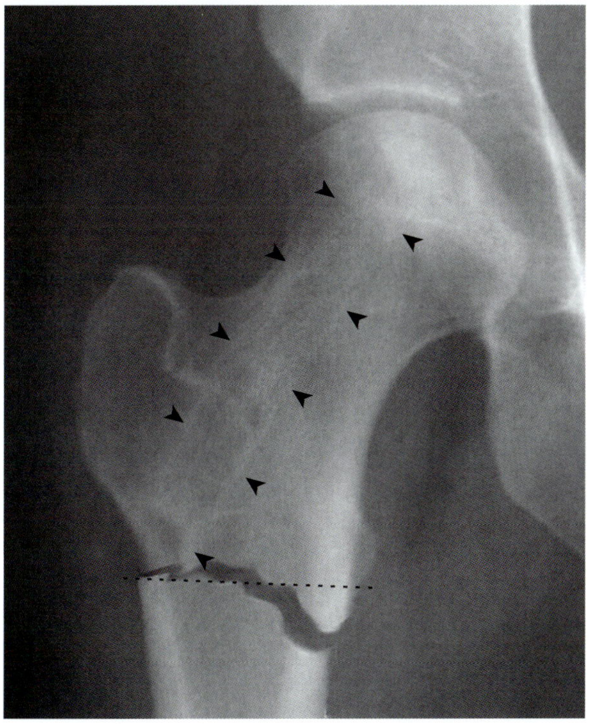

• **图 57.3**　股骨转子下骨折，累及近端髓芯减压通道外侧皮质入口点（箭头）。注意入口点低于近端小转子水平（虚线），这增加了术后骨折的风险（版权所有：Mount Sinai Hospital Inc.，Baltimore，MD）

非血管化骨移植

适应证和禁忌证

非血管化骨移植的适应证包括 Ficat Ⅱ期或Ⅲ期坏死，且股骨头塌陷小于 2 mm。髓芯减压术不能充分解决骨坏死的症状也是一个适应证。对于直径大于 1 cm 的关节软骨缺损、软骨分层、髋臼改变或大面积坏死（＞头部 30%）的患者不建议使用，因为他们的手术成功率很低。

术前计划

术前计划应包括对患侧髋关节进行 MRI 和（或）平片检查，以准确地确定坏死区域的大小和位置。这是非常重要的，这样任何类型的无血管蒂骨移植都可以最直接地进入坏死的部位。如果使用同种异体骨移植，外科医生还应确保有足够的移植材料。

技术介绍

非血管化骨移植分为三种不同的技术：① Phemister 手术（骨皮质支撑植骨术）；②盖板手术（经关节软骨植骨术）；③灯泡手术（经股骨颈骨移植术）。最先报道的 Phemister 骨移植技术，最初用于治疗创伤后骨坏死[73]。它包括用环钻创建 2 个直径 8～10 mm 的髓芯减压隧道，并将骨移植材料充填进入这些髓芯减压隧道内。许多作者报道了针对非外伤性骨坏死改良的骨移植技术[74-77]，包括使用单髓芯减压隧道和使用各种移植材料，如自体胫骨、腓骨或髂嵴和异体腓骨移植。

改良 Phemister 技术

- 患者仰卧于骨科专用手术台，在小转子水平处做 2～3 cm 外侧切口，在切口深部沿纤维方向切开阔筋膜。
- 在透视引导下通过股骨近端干骺端外侧骨皮质导入克氏针，沿股骨颈向上钻入坏死病灶中心。
- 沿着克氏针使用直径 9 mm 空心钻头钻入坏死病灶，将骨隧道延伸至距离关节面 5 mm 范围内的软骨下骨。
- 准备一根与减压隧道长度相似的移植物，使其近端呈圆形，远端直径稍大，近段稍小，以有利于打压。移植材料可选用自体胫骨或髂骨皮质松质骨，也可选用完整的自体腓骨或同种异体骨。
- 将移植物压入减压隧道，通过透视确认植入位置，并确保移植物圆形近端位于软骨下骨区域。（图 57.4）。

为了提高坏死病灶的可见性和彻底清创，Meyers 和同事建议通过直接位于坏死病灶上方股骨头关节面的皮质骨窗植入自体髂骨松质骨移植物[78,79]。后来 Mont 及其同事对这种方法进行了改良，他们描述了一个通过关节盖板手术技术进行髂骨松质骨和皮质骨移植的方法[80]。

盖板手术（经关节软骨植骨术）

- 患者标准侧卧位，通过前外侧或后外侧入路切开关节囊，使髋关节脱位。
- 用记号笔在股骨头关节表面画出一个 1.5 cm 的正方形，把这个正方形切开做一个盖板，掀开盖板后进入股骨头髓内。
- 窗口用摆锯切割，锯片偏向盖板中心，切割出一个斜面的边缘。一旦四面都被切开，骨软骨盖板就会被移除并保留下来（图 57.5）。
- 使用高速磨钻，去除股骨头所有坏死的骨组织，直至整个坏死区底部都能看到渗血的松质骨（图 57.6）。可以随时将笔式手电筒插入空腔，检查坏死骨组织的清除情况，确保所有坏死骨组织都被移除。
- 将 2 或 3 个皮质骨支柱嵌塞到股骨头空腔基底部（在 Meyers 报道的技术中，只使用松质骨），用松质骨填充剩余空腔，必要时可添加脱钙骨基质，然后关闭骨软骨盖板；最后用 3 枚可吸收钉固定（图 57.7）。
- 复位髋关节，放置引流管，逐层缝合切口。

Rosenwasser 和他的同事们报告了一种被称为“灯泡手术”的改良盖板植骨技术，这种技术可以直接进入股骨头的坏死部位进行清创和骨移植，而不需要使髋关节脱位[81]。

灯泡手术技术

- 患者取合适的体位，采用髋关节前入路或前外侧入路显露髋关节前方关节囊。

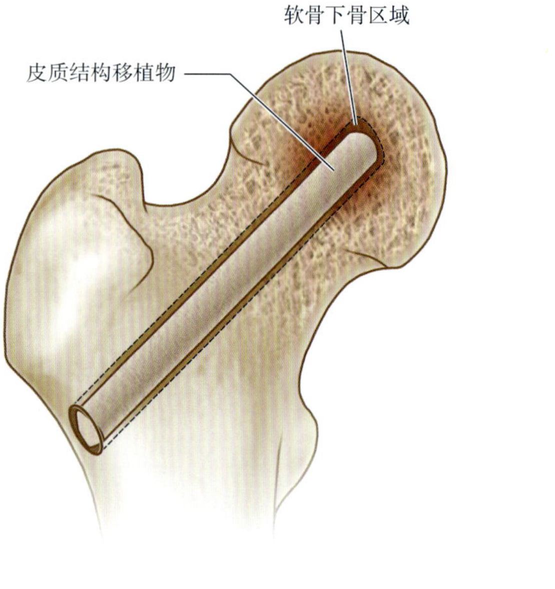

• **图 57.4** Phemister 骨移植技术涉及将皮质结构移植物植入髓芯减压隧道，确保移植物的圆形末端位于减压坏死部位的软骨下骨区域

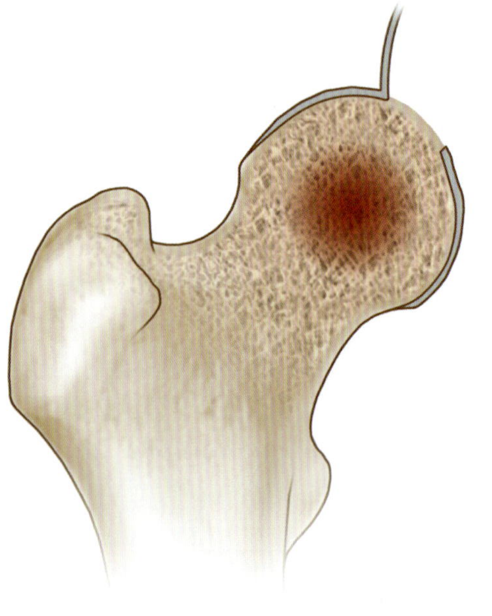

• **图 57.5** 在股骨头表面创建一个盖板，然后使用手术刀（如图）或小摆锯（图中未使用仪器）将切割好的盖板掀起

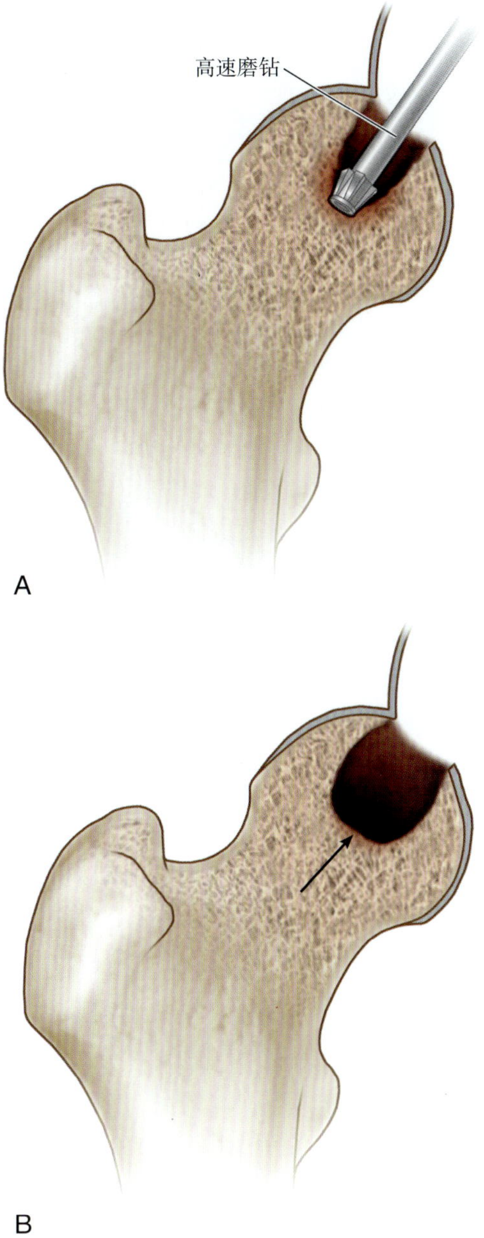

• **图 57.6**　使用高速磨钻（A），彻底清除坏死病灶（B），确保能在新形成空腔（箭头）底部看到出血的松质骨

- 从股骨颈基底部至髋臼切开髋关节囊，切口绕股骨颈圆周延长 180°。
- 在股骨颈前侧，股骨头关节面远端创建一个盖板，使用小摆锯做斜面切割，如盖板技术所述（图 57.8）。
- 使用高速磨钻，彻底清除坏死病灶，直至股骨头软骨下骨（图 57.9A），使用笔式手电筒辅助照明，并确保腔底有出血的松质骨（图 57.9B）。
- 用带皮质骨和（或）松质骨的髂骨填充腔体，如果需要，可混合脱钙骨基质材料植入。
- 关闭盖板，用 3 枚可吸收钉固定（图 57.10）。

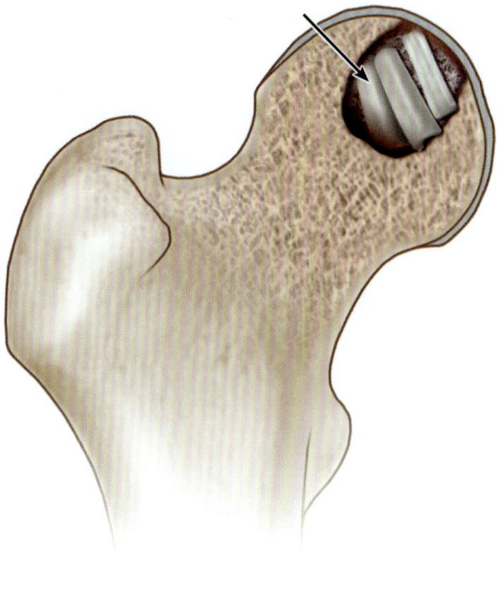

• **图 57.7**　皮质骨支柱嵌塞到股骨头空腔基底部（箭头），用颗粒状骨移植物填充剩余的空腔，关闭盖板，用可吸收钉固定

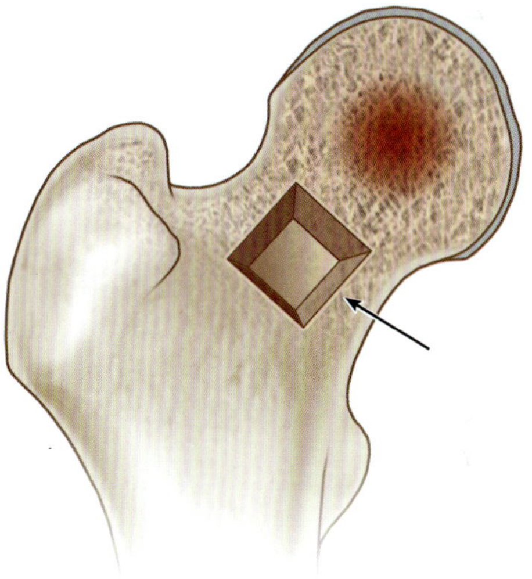

• **图 57.8**　使用一个小摆锯，在股骨颈前侧，股骨头关节面远端（箭头）创建一个盖板（改编自 Seyler TM，Marker DR，Ulrich SD，et al. Nonvascularized bone grafting defers joint arthroplasty in hip osteonecrosis. Clin Orthop Relat Res. 2008；466：1125-1132.）

- 放置引流管，逐层关闭切口。

术后护理

无论采用何种植骨技术，都应遵循在相当一段时间内在保护下负重，以保护薄弱的股骨近端骨质和有利于骨再生。患者可以在能够活动的时候就出院，通常是在术后第 1 天或第 2 天。建议进行为期 6 周的脚趾接触负重训练，并伴有每日温和的活动范围练习。应建议患者避免髋关节屈曲超过 90°，以及过度的外

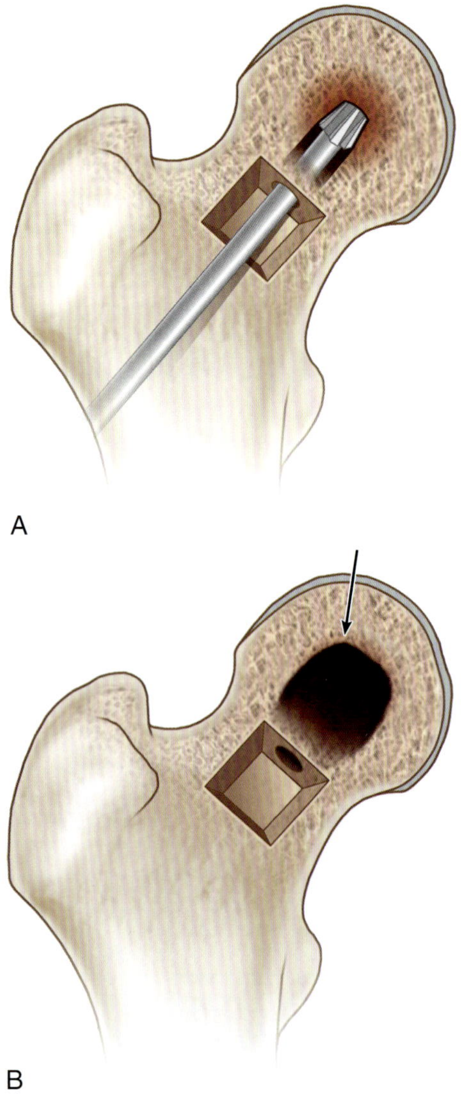

• **图 57.9** （A）使用高速磨钻彻底清除坏死病灶。（B）确保在新形成的腔体中可以看到出血的松质骨（箭头）（改编自 Seyler TM，Marker DR，Ulrich SD，et al. Nonvascularized bone grafting defers joint arthroplasty in hip osteonecrosis. Clin Orthop Relat Res. 2008；466：1125-1132.）

展、内收或外旋。如果在 6 周的随访中没有发现影像学疾病进展，患者可以依靠健侧拐杖或手杖，逐步发展到 50% 的负重能力，同时进行外展肌加强练习和步态训练。如果在 3 个月时可以看到充分的重塑和（或）愈合，患者可以恢复到完全负重，但在 12 个月内需避免进行高强度的活动。

结果

Phemister 技术的初步结果是良好的，但长期随访却显示出不太令人满意的结果 [82-87]。Nelson 和他的同事报告，在 17 例Ⅱ期患者骨移植病例中，有 13 例在 2 年内的影像学进展至少升了 1 个阶段 [88]。Ⅲ期和

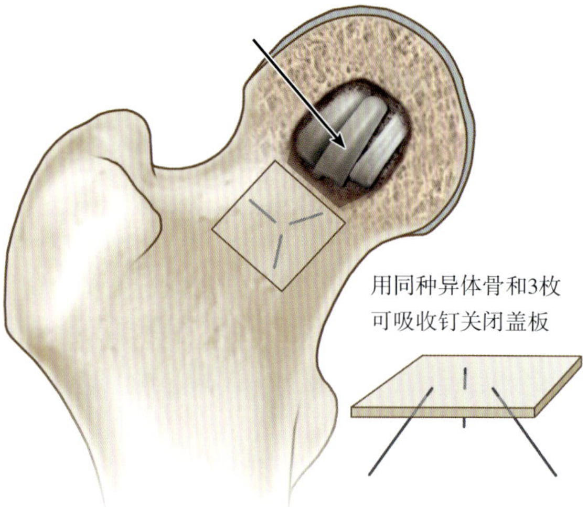

• **图 57.10** 用带皮质骨和（或）松质骨的髂骨（箭头）填充空腔，关闭盖板覆盖空腔，用 3 枚可吸收钉固定（改编自 Seyler TM，Marker DR，Ulrich SD，et al. Nonvascularized bone grafting defers joint arthroplasty in hip osteonecrosis. Clin Orthop Relat Res. 2008；466：1125-1132.）

Ⅳ期的髋关节也有相似的进展，许多患者进展到了需要行髋关节置换术的程度，特别是Ⅳ期患者。Buckley 和他的同事们报导称，改良型技术的结果是相对很乐观的，在平均 8 年（范围 2～19 年）的随访中，20 例Ⅱ期患者中有 18 例没有影像学或症状进展 [76]。对 54 个髋关节采用同种异体骨植入术，随访 36～78 个月，其中 9 例显示有影像学进展 [89]。一些作者将该技术与带血管蒂骨移植进行了比较，发现带血管蒂骨移植具有更好的效果。例如，Kim 和他的同事比较了带血管蒂腓骨移植治疗塌陷前期和塌陷后期坏死的 23 个髋关节与非血管化的腓骨移植治疗在坏死分期和范围相匹配的 23 个髋关节，在平均 4 年的随访中，发现有 35% 的带血管蒂骨移植和 70% 的非血管化骨移植发生塌陷 [90]。Plakseychuk 和他的同事们也报道了类似的结果。然而，改进的 Phemister 技术的优点是它有最小的创伤和最少的并发症 [91]。然而，用这种技术观察和清除坏死的骨组织比较困难，并且成功率差异也很大 [92-95]。可能是由于这些因素的综合作用，再加上骨移植相对于单纯髓芯减压术的成功率越来越没有优势，这种技术在很大程度上已不再受欢迎。

使用盖板手术进行骨移植的结果比较一致（表 57.3），其优点是坏死病灶清晰可见，坏死骨可彻底清除，而不影响股骨颈或股骨转子结构的完整性。Ⅲ期和Ⅳ期坏死的临床成功率为 71%～89%，随访 3～5 年的 X 线成功率为 70%～73%[80]。虽然这项技术没有

表 57.3 应用植骨术治疗股骨头坏死的结果

作者 / 年份	手术技术	髋数	随访月数，n（范围）	临床失败率，%
Ko et al. /1995[166]	盖板手术和（或）截骨术	14	53（24～108）	15
Mont et al. /1998[80]	盖板手术	30	56（30～60）	27
Steinberg et al. /2001[17]	Phemister 技术	312	63（23～146）	36
Plakseychuk et al. /2003[91]	Phemister 技术	50	60（36～96）	64
Rijnen et al. /2003[77]	Phemister 技术	28	50（24～119）	29
Lieberman et al. /2004[24]	Phemister 技术	17	53（26～94）	18
Kim et al. /2005[90]	Phemister 技术	30	50（36～67）	65
Israelite et al. /2005[167]	Phemister 技术	276	NA（24～145）	38
Wang et al. /2005[168]	Phemister 技术	28	26（24～39）	35
Keizer et al. /2006[94]	Phemister 技术	80	84（36～NA）	69
Saito et al. /1988[169]	灯泡手术技术	18	48（24～168）	28
Scher 和 Jakim/1999[152]	灯泡手术技术	50	96（36～168）	14
Rosenwass et al. /1994[81]	灯泡手术技术	15	138（108～180）	13
Seyler et al. /2008[170]	灯泡手术技术	47	28（12～50）	32
Wang et al. /2009[97]	灯泡手术技术	138	25（7～42）	10
Chang et al. /2010[98]	灯泡手术技术 灯泡手术技术 + 线圈	11	61（30～103）	27
Yang et al. /2010[32]	Phemister 技术	54	NA（36～78）	16
Hsu et al. /2011[171]	Phemister 技术	62	46（24～107）	37
Tetik et al. /2011[119]	Phemister 技术	15	42（16～114）	13
Lim et al. /2013[161]	Phemister 技术	31	NA（最少 60） NA（最少 60）	45
Gagala et al. /2013[172]	自体骨软骨移植	13	33（18～75）	38
Helbig et al. /2012[120]	Phemister 技术	18	108（NA）	72
Zhang et al. /2013[82]	Phemister 技术	85	NA（最少 24） NA（最少 24）	15
Yuhan et al. [83]	灯泡手术技术	11	61（30～103）	27
Wei 和 Ge/2011[121]	Phemister 技术	223	24（7～42）	19

重大并发症的报道，但令人担心的是，这项技术可能会对关节软骨造成持久损害，导致未来中长期关节炎并发症的可能性较大。

Rosenwasser 和他的同事们使用了最新的技术，即“灯泡技术”，对 13 例患者的 15 个髋进行了治疗，在平均 12 年（范围 10～15 年）的随访检查中，14 个髋中的 12 个（86%）仍无疼痛[81]。Mont 和他的同事们报告了在平均 48 个月（范围 36～55 个月）的随访中 19 例患者 21 个髋使用“灯泡技术”的结果，其中 18 例患者（86%）成功地保留了髋关节[96]。Wang 和他的同事们报道了在平均 25 个月（范围 7～45 个月）的随访中 138 个髋关节有 90% 的成功率[97]，Chang 和他的同事们报道了在平均 61 个月（范围 30～103 个月）的随访中 11 个髋关节有 73% 成功率[98]。两位作者都提到在植骨过程中没有塌陷的股骨头者有相当高的保髋成功率（分别为 100% 和 93%）。Yuhan 等报道了类似的成功率[83]。

并发症

接受 Phemister 植骨术的患者在早期有时会发生转子下或股骨颈骨折，因导致灾难性的后果而失败。尽管很少发生，但这些并发症需要立即行 THA 进行翻修，这在股骨转子下骨折的病例中尤其复杂。这种并发症在盖板手术植骨和灯泡技术植骨中没有报道，这两种技术在大多数患者术后早期都有很好的耐受性，没有大的并发症。最终，尽管这些手术使大多数患者对 THA 的需要推迟了数年，有些患者推迟了 10 年以上，但大多数患者经历的主要并发症是影像学和症状的进展，最终还是得需要进行髋关节置换术。

变化和异常情况

Phemister 技术的最新变化包括将多孔小梁金属棒植入髓芯减压隧道以替代传统的植骨。这个过程最初是按照 Phemister 技术进行的，但是使用了一个直径为 10 mm 的钻头，植入一根从股骨外侧皮质入口至股骨头软骨下骨的带螺纹的金属棒。这根金属棒是由多孔的小梁状钽金属制成的，它与天然骨骼具有相似的弹性。该手术的基本原理是在进行减压手术后，为软骨下骨提供结构支撑，同时提供支架以促进健康原生骨的长入。该手术的最初适应证是 Ficat 和 Arlet Ⅱ期有症状但未经过手术或电刺激治疗的患者。这项技术已经被用于有症状的Ⅰ期坏死到关节面轻微塌陷的Ⅲ期坏死的患者。钽棒植入治疗股骨头坏死的成功率各不相同（44%～100%），而且与其他方法相比缺乏实质性证据 [57-64]。在一系列 138 例钽棒治疗的髋关节中，31%（138 例中的 43 例）的患者在平均 4 年的随访中需要行 THA（表 57.4）。这些钽棒植入后的患者在接受 THA 时出血可能增加，并留下残余的金属颗粒 [58]。

对于相同影像学分期的股骨头坏死而言，钽棒植入的治疗效果充其量与现阶段单独行髓芯减压术的治疗效果相近。这就引起了人们对使用钽棒是否有优势的担忧，另外还有一些灾难性的早期失败的报道，特别是股骨颈和股骨干骨折，需要进行 THA[99,100]。无论是在股骨近端骨折，还是股骨头坏死进展后进行翻修，手术往往更加复杂，因为需要移除固定良好的钽棒移植物。

尽管更好地理解钽棒失效的机制，以及对手术适应证和技术的改进可能会改善该技术的未来疗效，但在撰写本文时，它们似乎没有提供任何好处。事实上，它们可能会使将来进行 THA 变得复杂。

带血管蒂的骨移植

带血管蒂骨移植是非血管化骨移植的替代方法，带血管蒂骨移植直接使用有血管的骨组织，试图提高移植物的存活能力。带血管蒂的骨移植有两种不同的

表 57.4 对于评价小梁金属棒植入效果的研究

作者 / 年份	植入物	髋部数量（患者例数）	随访时间：个月（范围）	生存 / 生存率
Varitimidis et al. / 2009[173]	钽棒（Ⅱ期 9 个，Ⅲ期 7 个，Ⅳ期 10 个）	31（26）	38（15～71）	100%（12 个月时） 96%（24 个月时） 76%（36 个月时） 68%（48 个月时）
Tanzer et al. /2008[174]	钽棒（Ⅱ期）	15	13（3～36）	无失效分析
Shuler et al. /2007[175]	钽棒与腓骨移植	24 例钽棒，21 例腓骨	39（27～59）	86%
Nadeau et al. /2007[176]	钽棒（Ⅲ期 3 个，Ⅳ期 15 个）	18（15）	23（12～48）	44%（24 个月时）
Aldegheri et al. /2007[99]	钽棒（6 个Ⅰ期，9 个Ⅱ期）	15（10）	15（8～24）	80%
Veillette et al. /2006[29]	钽棒（Ⅰ期 1 个，Ⅱ期 49 个，Ⅲ期 8 个）	58（52）	24（6～52）	92%（12 个月时） 82%（24 个月时） 68%（48 个月时）
Tsao et al. /2005[177]	钽棒（Ⅰ期 1 个、Ⅱ期 93 个，Ⅲ期 7 个，Ⅳ期 12 个）	113（98）	48	对于Ⅱ期髋： 85%（12 个月时） 79%（24 个月时） 73%（36 个月时） 73%（48 个月时）
Yang et al. /2014[178]	纳米羟基磷灰石 / 聚酰胺 66 棒（Ⅰ期 7 个，Ⅱ期 26 个，Ⅲ期 5 个）	38（29）	48	76%
Liu et al. /2014[179]	钽棒	138（130）	39	69%

方法：带血管蒂的游离腓骨移植和肌肉蒂骨移植。这些手术需要相当专业的技术，特别是带血管蒂的游离腓骨移植。

适应证和禁忌证

带血管蒂的骨移植的适应证与无血管蒂骨移植相同，即Ⅱ～Ⅲ期股骨头坏死。由于这些手术具有相当大的侵袭性，在游离血管蒂移植的情况下，部分依赖于微血管吻合的成功，它们主要适用于具有良好愈合潜力的年轻患者（20～40 岁）。一些作者建议，股骨头存在 50% 以上的大范围坏死、Kerboul 角在 200° 以上、疾病进展发生率很高的Ⅲ期股骨头坏死是手术的禁忌证 [101-103]。同样，对于头部扁平或股骨头塌陷超过 2 mm 的患者，也不推荐采用这些植骨手术。

我们应评估患者术后康复依从性的潜力，以及避免可能干扰康复的生活方式因素，如持续过度饮酒或吸烟。依从性差和下肢血管损伤被认为是该手术的禁忌证。正在进行的皮质类固醇治疗不是禁忌证。

术前计划

建议进行仔细的术前计划，以最大限度地增加成功的机会。通过近期的 X 线片和 MRI 检查来判定坏死的准确分期、大小和位置，以确保患者适合该手术，并注意需要放置植骨的位置。2 名经验丰富的外科医生的参与将大大缩短所需的手术时间，因为这样可以在准备股骨近端植骨的同时取腓骨。

技术介绍

Aldridge 等对游离腓骨移植技术的描述 [104]

由于带血管蒂的游离腓骨移植是一项复杂的手术，最好由 2 名经验丰富的外科医生同时对腓骨和股骨近端进行手术。虽然 1 名外科医生可能需要 7 h 才能完成手术，但 2 名经验丰富的外科医生可以在大约 3 h 内完成手术。

将患者置于侧卧位，整个下肢保持与髂骨同一水平。将长袜放置在腿上直到大腿中部，将无菌止血带放置在膝关节近端，以便在取腓骨时止血。

手术入路和供体血管的准备

- 从股骨近端前外侧弧形皮肤切口进入髋关节。切开皮下组织，识别并分离阔筋膜张肌和臀中肌间隙，并放置一个自动牵开器。
- 识别供体血管旋股外动脉升支，股中间肌和股直肌之间有 2 条伴行静脉。从股骨嵴切断股外侧肌的起点，将其在股骨后侧附着点向远端翻转，显露股骨外侧。
- 使用一个直角剥离器和刀剥离出股中间肌起点，小心切断所有纤维，提供一个更靠近的槽，以容纳吻合的血管而不产生张力。不要分离脂肪层的内侧，以免损伤股神经和血管。
- 向前牵开股中间肌和股外侧肌，显露股前外侧肌和股直肌之间的腱膜。清除邻近的脂肪垫，显露旋股外侧血管上升支及其 2 支伴行静脉。这些分支始终位于髂前上棘远端 8～10 cm 处，可以通过它们的上升方向来区分。旋外侧动脉的其他分支是横行和下行的。
- 在放大镜下，从动脉和静脉的第一个主要分支开始，逐个分离血管直到它们的起点。在第一个分叉的远端放置小血管夹，这将确保最佳的血管匹配和足够的长度有利于无张力吻合。用小血管夹夹住分离过程中遇到的任何小分支，以确保止血。
- 每条血管游离长度达到 4 cm，就可以剪断和切断血管，并将牵开器移除，以继续进行股骨头的准备工作（图 57.11）。

股骨头的准备

- 将 C 臂置于髋关节上方，使其在不移动的情况下可以同时获得正位和蛙式侧位图。自股骨外侧中后 1/3 交界、距股骨嵴 2 cm 处，在股骨颈上钻入一个直径 3 mm 的引导针，进入股骨头坏死病灶中心。透视下检查前后位和侧位导针的位置情况，以确保导针处于最佳位置，并确认导针和皮质之间有足够的空间以方便随后的钻孔。
- 从直径 10 mm 钻头开始，沿导针创建一个骨隧道，至距股骨头关节面 3～5 mm 的位置。继续使用更大的钻头，达到移植腓骨的直径，通常女性为 16 mm，男性为 19 mm。当空心钻拔出时，清理骨隧道，去除所有的坏死骨，保留有活性的松质骨，以便后续移植。使用有过滤功能的吸头从骨隧道建立过程中产生的浆液中捕获有活性的松质骨，以便后续移植。
- 对于较大范围的骨坏死或在骨隧道完成后，透视检查中发现残余坏死骨的患者可以使用球形钻来清除剩余的坏死骨。泛影葡胺制剂（Renografin）可以被打入隧道内，以便在透视下更好地显示任何残留的坏死病灶。继续扩孔，直到所有坏死骨全部被清除，注意不要危及关节表面的软骨下骨（图 57.12）。
- 使用刮匙从大转子中取松质骨，作为额外的植骨

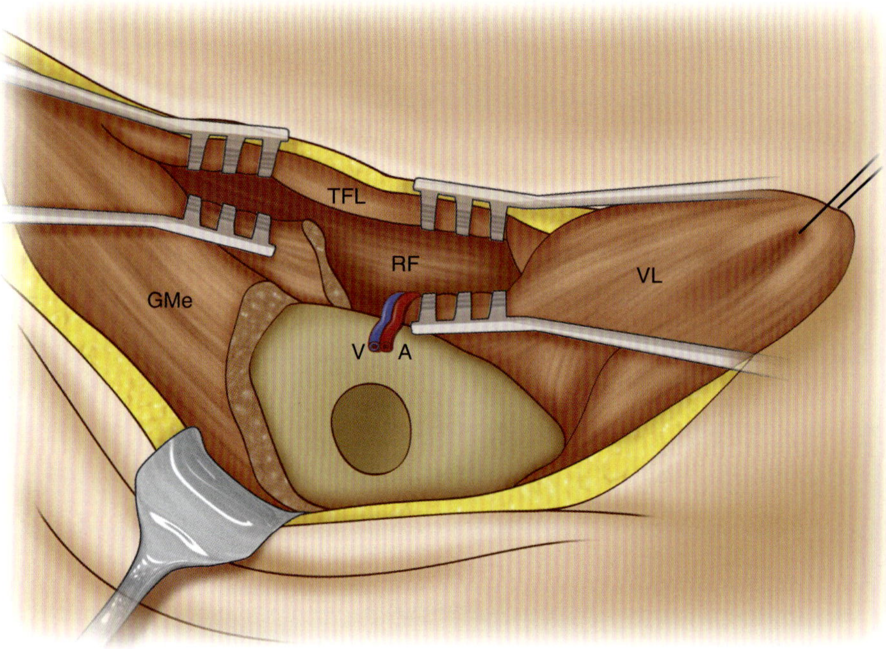

• **图 57.11** 剥离股中间肌的起始点，旋股外动脉上行动脉（A）和静脉（V）之间无张力吻合。将阔筋膜张肌（TFL）和股直肌（RF）向前牵开，并将股外侧肌（VL）向远侧牵开，以便在股骨头准备时更加清晰可见。GMe，臀中肌（引自 Urbaniak JR，Coogan P，Gunneson E，Nunley J. Treatment of osteonecrosis of the femoral head with free vacularized fibular grafting：a long-term follow-up study of one hundred and three hips. J Bone Joint Surg Am. 1995；77：681-694.）

材料。一旦所有坏死骨都从病变部位清除后，将收集到的松质骨放入股骨头内的空腔。先植入获取的大转子松质骨，然后植入在扩髓过程中收集的松质骨，用专用的植骨打压装置将其打压到位，植骨打压装置上有深度标记，要注意提供足够的隧道深度来容纳腓骨移植。

- 通过在隧道中注入水溶性造影剂，在正位和侧位透视上都能确认空腔被植骨充分充填。

腓骨的获得

- 下肢取血后给予充气止血带，沿小腿后侧间室和外侧间室间隙做一个纵行外侧切口，切口自腓骨头远端 10 cm 处开始，至外踝近端 10 cm 处。
- 切开外侧间室，把腓骨肌从后侧肌间隙向前方牵开，并用自动牵开器牵开，显露腓骨。
- 将腓骨肌与腓骨锐性分离，沿着显露的腓骨全长均可以看到前肌间隔时停止。应在腓骨上保留一层大约 1～2 mm 薄的肌肉袖，以保护骨膜。
- 分开显露的前方肌间隔，将肌间隔前方的肌肉组织从腓骨上剥离，保留骨膜和薄薄的肌肉袖，显露骨间膜。
- 将前方肌肉组织与腓深神经和胫前动脉一起轻轻向前内牵开，用直角刀片切开骨间膜。
- 切开后方肌间隔，显露肌间隔后方肌肉组织。
- 腓骨血管蒂的远端位于踇长屈肌远端水平，在血管蒂和腓骨之间放置一个直角钳，在直角钳与腓骨之间放置 2 个弹性牵开器，以在截骨过程中保护血管。在确认离截骨部位远端至少有 10 cm 的腓骨后，使用摆锯对腓骨进行横断，同时进行大量冲洗，以防止热坏死。用血管夹来固定腓骨的远端血管蒂，以防止在剩下的截骨获取期间出现撕脱。
- 在识别出比目鱼肌深处的近端腓骨血管蒂，并保护腓骨长肌表面暴露的腓浅神经后，进行近端截骨术，方法与上述方法相似。确保获取的腓骨长度与股骨头隧道长度相匹配。在随后的血管蒂剥离过程中，用持骨器控制腓骨移动。
- 用止血钳夹住血管两端，用显微手术刀分离并横切远端血管后，从远端向近端游离血管蒂。完整地从邻近肌肉上分离腓骨和血管蒂。使用止血夹处理出血，游离至少 4 cm 近端血管蒂。使用止血夹结扎血管，并把它们从胫骨后方血管中分离出来。
- 将游离腓骨移植物（图 57.13）保护好以进行准备，松止血带，冲洗切口并处理任何持续出血。

腓骨的准备

- 将获取的腓骨移植物放在被盐水浸泡的海绵上，分离血管蒂的每根血管。向 3 条血管分别注入肝素化乳酸林格氏液，检查是否有血管渗漏。如有渗漏，采用微血管技术修复。
- 选择一根静脉来移植，并用止血夹结扎另一根静脉。测量腓骨移植物的直径，并使用此测量值来指导股骨近端隧道的最终孔径大小。

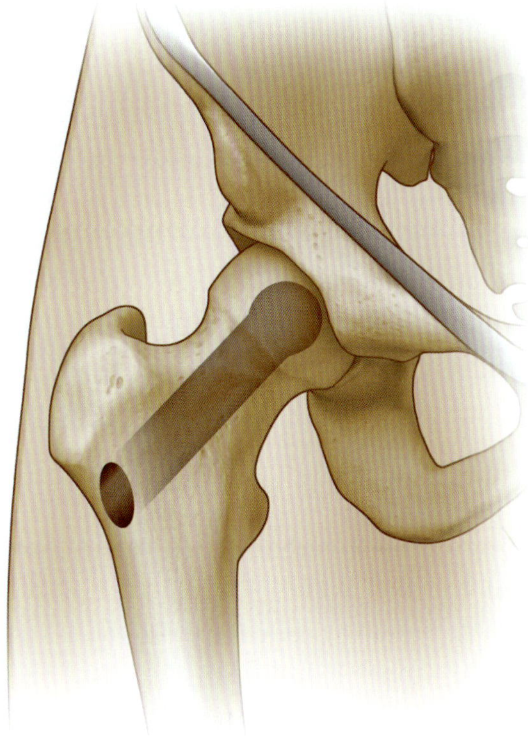

• **图 57.12**　将股骨头扩髓至软骨下骨，注意不要破坏关节面。所有坏死骨通过外侧皮质骨的入口清除（引自 Urbaniak JR，Coogan P，Gunneson E，Nunley J：Treatment of osteonecro-sis of the femoral head with free vascularized fibular grafting：a long-term follow-up study of one hundred and three hips. J Bone Joint Surg Am. 1995；77：681-694.）

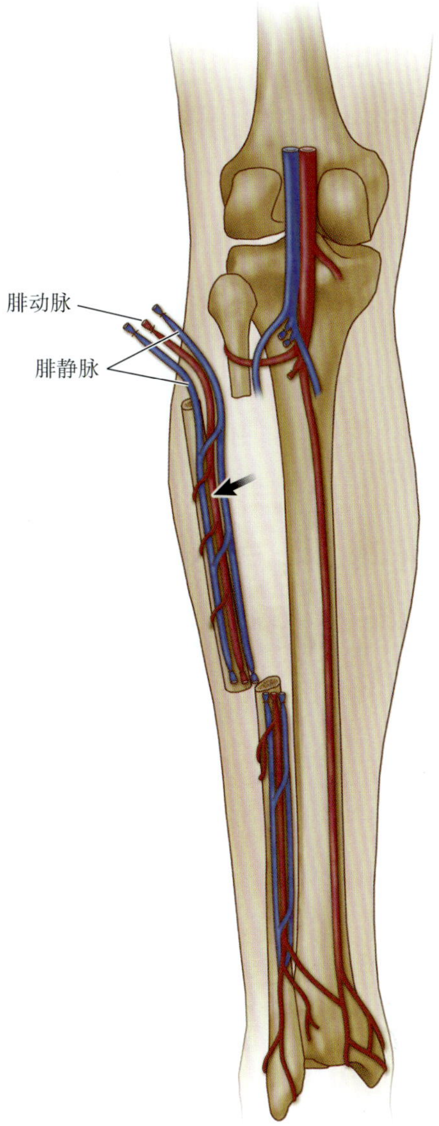

• **图 57.13**　从同侧小腿获取腓骨移植物，保留的腓骨距离外踝近端至少有 10 cm，并确保在整个采集过程中血管蒂得到良好保护，避免撕裂任何分支血管（引自 Urba-niak JR，Coogan P，Gunneson E，Nunley J. Treatment of osteonecrosis of the femoral head with free vacularized fibular grafting：a long-term follow-up study of one hundred and three hips. J Bone Joint Surg Am. 1995；77：681-694.）

- 将血管蒂从腓骨近端向远端分离，直到可以看到一条较大的分支血管，在充分冲洗的情况下，用摆锯在这个水平切断移植物。通过测量得到最终需要的移植物长度，在股骨远端标记该尺寸，创建一个 1 cm 的远端骨膜袖口，并将其反折到远端截骨痕迹的近端。然后使用摆锯进行远端切割，用 4-0 可吸收缝线将反折的骨膜和远端的血管蒂固定在腓骨上，以防止移植物插入时撕脱。

将腓骨移植物置入股骨头

- 清除骨隧道中的造影剂，将腓骨植入骨髓道，血管蒂置于腓骨前上方，嵌入天然腓骨沟内。腓骨移植物应沿骨髓道后壁置入，以减少对血管蒂的压力。
- 使用骨锤轻轻敲击腓骨到准确位置，透视下检查确认。腓骨完全进入预定位置后用克氏针固定，确保穿过股骨外侧皮质和两个腓骨皮质，插入小转子的内侧皮质。确保血管蒂在放置克氏针时受到充分保护，不受压迫。
- 固定好移植腓骨后，移除 C 臂，自动牵开器显露供体血管。

血管吻合

- 使用显微镜或合适的放大镜，将供体血管和腓骨血管进行吻合。根据医生的喜好，选择血管吻合器或显微外科缝合技术进行吻合，先吻合静脉以控制出血。完成后使用 8-0 或 9-0 尼龙缝合线进行动脉吻合。在缝合时为了增强直视效果，可以选用有反差颜色的垫子做背景。

- 吻合完成后（图 57.14），应通过观察植入的腓骨骨内出血来确认血液的灌注。
- 不要将股外侧肌和股中间肌缝合，以防止影响腓骨移植物的血运，放置引流管，逐层缝合切口。

手术后护理

术后患者应接受血栓预防，静脉滴注低分子右旋糖酐 3 天，然后每天服用阿司匹林，持续 6 周。术后第 1 天开始活动，开始同侧踝关节和脚趾的活动度练习。主动和被动的跗趾背伸对预防跗趾屈曲挛缩非常重要，因为在腓骨取骨时，由于肌肉的反射，跗长屈肌很容易出现瘢痕。患者应保持术侧无负重 6 周，之后逐步进行负重训练，直到 6 个月，在此期间完全负重是允许的。如果要进行分阶段手术，建议每 3 个月进行一次，以便在第二次手术后能使一侧肢体承担部分重量。

结果

带血管蒂的游离腓骨移植的结果报道一般局限于手术经验丰富的外科医生。这些报告称此手术在预防股骨头坏死的放射学进展或症状进展方面的成功率通常很高（表 57.5），甚至对股骨头塌陷后期的患者也是如此。然而，有些作者发现，只有在塌陷前期患者有较高的成功率[105]。使用改良的 Marcus 分期系统，Urbaniak 和他的同事们在对 103 例行带血管蒂的游离腓骨移植术的髋关节研究发现，Ⅱ期股骨头坏死的 5 年生存率为 91%，而Ⅲ期、Ⅳ期和Ⅴ期股骨头坏死 5 年生存率分别为 77%、71% 和 73%[106]。在平均 5 年（范围 1～10 年）的随访中，Soucacos 和他的同事们报告了 5% 的Ⅱ期股骨头坏死有影像学进展但无须行 THA[107]。48% 的Ⅳ期股骨头坏死患者有影像学进展，其中 12% 的患者最终接受 THA。在对 121 例Ⅳ期股骨头坏死患者的手术回顾中，平均随访 5.7 年（范围 5～12 年），Berend 和他的同事们在最后的随访中报告了有 65% 的关节生存率[108]，其中坏死范围越大，失败率越高。与此相反，Yoon 和他的同事们对 110 例Ⅱ期和Ⅲ期 124 个行带血管蒂的腓骨移植术的股骨头坏死患者进行术后结果随访，随访时间平均为 14 年（范围 10～24 年）[109]，发现尽管在影像学分期上没有差异，但 10 年和 20 年的关节生存率分别为 93% 和 83%，股骨头坏死范围较大或坏死靠近股骨头外侧者影像学进展较快。Yoo 和他的同事们还发现 35

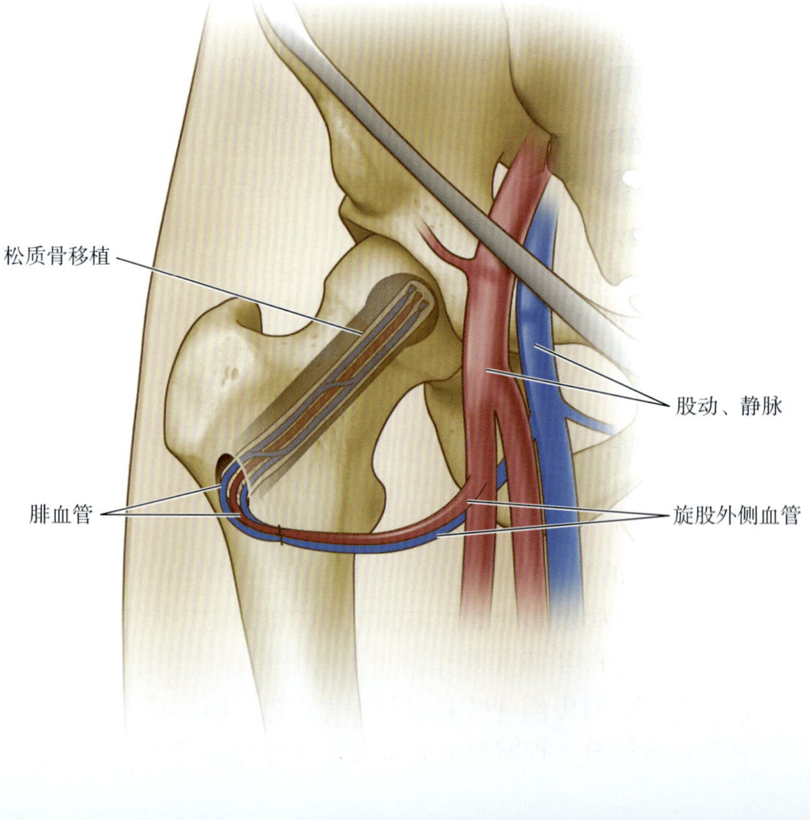

• **图 57.14** 股骨头坏死腔内填充松质骨，以减少腓骨植入后的任何骨内空隙。将腓血管与旋股外侧血管的升支吻合，旋股外侧血管起源于股动脉和股静脉（引自 Urbaniak JR，Coogan P，Gunneson E，Nunley J. Treatment of osteonecrosis of the femoral head with free vacularized fibular grafting：a long-term follow-up study of one hundred and three hips. J Bone Joint Surg Am. 1995；77：681-694.）

表 57.5　使用血管蒂骨移植的报道结果

作者 / 年份	移植物	年龄（范围）	随访月数（范围）	再次手术，n（%）	影像学失败，n（%）
Dean et al. /2001[180]	腓骨	15（9～18）	52（24～120）	8（15）	18（33）
Judet 和 Gilbert/2001[181]	腓骨	35（20～64）	216（180～264）	18（25）	33（48）
Soucacos et al. /2001[107]	腓骨	32（16～54）	56（12～120）	14（8）	83（45）
Plakseychuk et al. /2003[91]	腓骨	44（23～52）	60（36～96）	无	21（42）
Berend et al. /2003[108]	腓骨	34（9～57）	52（24～144）	73（33）	73（33）
Rizzo et al. /2004[182]	腓骨	无	无	2（6）	无
Le Nen et al. /2004[183]	腓骨	39	42（最低 15）	无	13（81）
Garberina et al. /2004[184]	腓骨	34	58（最低 24）	8（24）	8（24）
Zhang et al. /2004[185]	腓骨	无	12（6～18）	无	1（4）
Kim et al. /2005[90]	腓骨	43（24～52）	50（36～66）	3（13）	13（57）
Marciniak et al. /2005[186]	腓骨	34（16～61）	96（60～180）	57（56）	59（58）
Stubbs et al. /2005[187]	腓骨	13（9～20）	47（36～75）	0（0）	0（0）
Yen et al. /2006[188]	腓骨	38（28～52）	（最低 36）	2（9）	4（18）
Roush et al. /2006[189]	腓骨	34（15～48）	90（79～100）	48（24）	62（31）
Kawate et al. /2007[102]	腓骨	39（15～61）	84（36～144）	13（18）	35（49）
Yoo et al. /2008[109]	腓骨	36（13～63）	167（120～284）	13（10）	48（39）
Eisenschenk et al. /2001[190]	髂骨	无	60（6～120）	8（9）	44（54）
Noguchi et al. /2001[191]	髂骨	40（21～55）	52（18～81）	2（11）	5（28）
Zhang et al. /2003[192]	髂骨	36（16～57）	无	无	2（1）
Fuchs et al. /2003[193]	髂骨	34（16～51）	162（60～240）	15（34）	35（8）
Nagoya et al. /2004[194]	髂骨	35（17～62）	103（36～204）	无	19（54）
Matsusaki et al. /2005[195]	髂骨	38（21～51）	51（18～133）	3（18）	5（29）
Nakamura et al. /2005[196]	髂骨	28（16～45）	81（36～180）	1（8）	2（17）
Yen et al. /2006[188]	髂骨	40（26～63）	（最低 48）	4（10）	17（44）
Baksi et al. /2009[129]	髂骨	36（16～62）	198（120～258）	无	43（24）
Zhao et al. /2013[197]	髂骨	39（20～53）	60（NA）	（12）	无
Fontecha et al. /2016[198]	腓骨	16（13～22）	48（24～71）	0	无
Tetik et al. /2011[119]	腓骨	无	23（12～57）	0	无
Feng et al. /2011[199]	腓骨	37（24～52）	26（24～38）	0	无

岁以上患者的腓骨移植成功率明显较低[109]，Urbaniak和他的同事们报告了 30 岁以上患者的失败率有越来越高的趋势[106]。

大量最近的数据证实，一旦发生节段性塌陷，这些治疗方法的疗效都不佳[110]。2012 年报告了长期性的结果，在平均 15 年的随访中（范围 10.5～26.1 年），60%（65 例中的 39 例）的塌陷前期的髋关节存活[111]。采用另一种游离腓骨吻合技术吻合旋股外动脉，在平均 52 个月的随访中，10 例患者只有 1 例患者需要行 THA[112]。另一位研究者采用带旋髂深血管的髂骨移植，术后随访 5～8 年，存活率达 96%（30/31 髋）[113]。

增强的带血管蒂髂骨移植技术已被研究。有 1 篇报告描述了关于 10 例髋使用了 β- 磷酸三钙颗粒混合间充质干细胞联合带血管蒂髂骨移植治疗股骨头坏死[114]。在平均 24 个月的随访中，6 例患者股骨头坏死没有进展的迹象[115]。采用带血管蒂的粗隆骨瓣及自体粗隆片进行移植手术，经过99个月的随访，32例髋中有26例（79%）存活[116,117]。其他研究技术包括带血管蒂的股方肌、缝匠肌、阔筋膜张肌和臀中肌，它们也可被用来移植[117,118]。总体来说，这种手术由经验丰富的外科医生实施时，在预防股骨头坏死进展和延缓THA方面具有良好的成功率[85,119-121]。

并发症

许多移植物和供体部位的并发症已被报道，其中大多数并发症发生在供体部位。在对17年间进行的1270例手术的回顾中，Gaskill和他的同事们报告称有17%的患者有并发症，其中12%的病例发生在供体部位[122]。最常见的并发症包括大脚趾屈曲挛缩（占供体部位并发症的37%）、脚踝疼痛或压痛（36%）和感觉缺损（14%）。在1270例中有8例出现运动无力。最常见的移植物并发症包括移位（占移植物部位并发症的43%）、异位骨化（26%）和股骨骨折（13%）。总体的并发症发生率明显低于这种术式早期报告，Vail和Urbaniak回顾了在最近12年里247例手术的并发症，供体部位并发症的发生率为24%[123]，包括术后几个月出现短暂性运动无力的总发生率为10%，在至少5年随访后下降到2%，12%的患者出现感觉缺损，12%的患者术后5年持续踝关节疼痛。Yoo和他的同事们报告称在151例患者中，大脚趾屈曲挛缩的总发生率为11%，2例腓神经麻痹在18个月内痊愈，还有2例股骨转子下骨折[109]。Lee和他的同事们评估了腓骨移植术后股骨转子下骨折的发生率，发现总发生率为4%，在双侧手术中增加到14%[124]。相比之下，Soucacos和他的同事们报告了较低的并发症发生率，在228个病例中有4例屈曲性踇趾挛缩，无腓神经损伤[107]。Davis和他的同事们还报告说，带血管蒂的游离腓骨移植失败后接受THA的患者与在髋关节置换术前未接受移植手术的患者相比，其临床结果更差[125]。虽然有一些作者所报导的并发症发生率非常低，但这种带血管蒂的腓骨移植术后并发症的发生率似乎存在相当大的变动范围，可能需要很长的学习曲线。

变化和独特的情况

带血管蒂骨移植的变种技术是带肌肉蒂骨移植，有很多报道。该技术最早由Meyers和他的同事们用于治疗创伤后股骨头坏死[126]。取髋关节后入路，将一段附着股方肌的皮质骨从股骨近端取出。在股骨颈后方开一个皮质骨窗；清除坏死组织，将皮质骨移植物通过骨窗插入骨髓道向上插入股骨头。也有作者报导了带肌肉蒂髂骨移植的应用[127,128]，虽然有一位作者报告称，82例Ⅱ期股骨头坏死患者在手术后的15年生存率为91%[129]，但很少其他的报告进一步证实这样的结果，而且目前这些技术尚未普遍使用。

截骨术

各种各样的股骨近端截骨术已经被用于治疗股骨头坏死。这种技术的基本原理是将坏死的股骨头转移到关节的非负重区，让坏死的部位不再负重，同时允许关节表面健康的部位重新负重并且保证股骨头存活。治疗股骨头坏死常用的截骨术有两种：股骨近端旋转截骨术（前、后）和股骨转子间成角截骨术（屈伸、外翻、内翻及各种组合）。这些都是技术上要求很高的手术，报告的成功率各不相同。关于旋转截骨术，在远东地区，特别是日本和韩国，有报道称其成功率极高；但在北美和欧洲的结果一直不太理想。这使得一些作者推测，不同人群之间的解剖差异可能是这些手术成功或失败的原因。例如，Dean和Cabanela推测后方关节囊在东亚人群中可能更松弛，从而改善了股骨近端旋转截骨术的效果[130]。

适应证和禁忌证

旋转截骨治疗的主要适应证是限于股骨头坏死塌陷前期，在旋转截骨后能有一个好的髋臼关节软骨，以及足够的健康股骨头和关节软骨以提供一个可以承重的区域。对于旋转截骨术，建议有足够的未受影响的股骨头可用来承重，最少占据髋臼承重部分的1/3[131,132]。

至于成角截骨术，当股骨头坏死区域局限于股骨头的前上部分，且后侧受累极少时，可采用外翻截骨术。如果在股骨头外侧有至少20°未受影响的健康骨，则可采用内翻截骨术。

年龄大于45岁、股骨头全部坏死、一般健康状况不佳或存在其他可能影响骨愈合的因素是截骨术的禁忌证。

术前计划

术前需要仔细评估坏死的大小、位置和范围，最好使用MRI三维评估坏死区域和周围骨骼解剖的关系。这将会帮助术者选择最合适的截骨术，将负重转移到健康的骨骼和软骨区域。

手术技术

对各种截骨术的手术技术和术后护理的完整描述可以在第 56 章中找到。

结果

经股骨大转子旋转截骨术在亚洲国家已经取得了很大的成功（表 57.6）[84,133-135]。Sugioka 和他的同事们报导称在平均随访 12 年（范围 1.2～21 年），51 例Ⅲ期和Ⅳ期股骨头坏死患者均采用股骨后侧旋转截骨术治疗，避免了 THA 的发生[136]。之前也有作者曾报道在 154 例髋关节中有 143 例（93%）接受前路股骨旋转截骨术治疗，有超过 1/3 的股骨头关节面完好无损，随访时间为 3～16 年（平均未报道）[131]。来自亚洲国家的其他作者的报告结果较为温和，但总体上仍然很好，在 2～13 年的随访时间中，成年患者的手术成功率在 56%～93%[137-140]。最近的一份报告显示，采用股骨转子间内翻截骨术的 73 例患者在随访 12 年中有 92% 的成功率[141]。另一项研究表明，在 113 个髋关节中，旋转截骨术在平均 4 年的随访中有 88% 的成功率[142]。然而，欧洲和北美洲的外科医生一直

表 57.6　关于股骨近端截骨术的研究总结

作者 / 年份	截骨术的类型	髋数	随访月数，*n*（范围）	成功率，%
Hisatome et al. /2004[200]	前方旋转截骨术	25	77（41～149）	60
Matsusaki et al. /2005[195]	前方旋转截骨术加带血管蒂骨移植	17	51（18～133）	71
Sakano et al. /2004[201]	弧形转子间内翻截骨术	20	48（8～149）	90
Mont et al. /1996[147]	转子间截骨术	37	138（60～216）	76
Simank et al. /2001[202]	转子间截骨术	75	72（18～228）	75
Pavlovcic 和 Dolinar/2002[151]	转子间截骨术加松质骨移植	32	204（108～312）	72
Gallinaro 和 Masse/2001[203]	转子间屈曲截骨术	24	122（48～144）	63
Schneider et al. /2002[148]	转子间屈曲截骨术	63	50（31～161）	7
Schneider et al. /2002[148]	旋转截骨术	29	97（79～295）	43
Drescher et al. /2003[149]	转子间屈曲截骨术	70	125（36～244）	73
Fuchs et al. /2003[193]	转子间屈曲截骨术加带血管蒂骨移植	44	162（60～240）	66
Koo et al. /2001[204]	旋转截骨术	17	54（42～78）	100
Hasegawa et al. /2003[205]	旋转截骨术	77	84（60～132）	78
Zhang et al. /2004[206]	旋转截骨术	23	54	73
Chen et al. /2004[207]	旋转截骨术	20	23（5～46）	63
Onodera et al. /2005[208]	旋转截骨术	38	48（25～84）	58
Rijnen et al. /2005[144]	旋转截骨术	26	104（79～120）	35
Nakamura et al. /2005[196]	旋转截骨术加带血管蒂骨移植	12	81（36～180）	83
Ikemura et al. /2007[209]	前方旋转截骨术	44	34（17～55）	100
Yoon et al. /2008[140]	改良的旋转截骨术	43	37（24～52）	93
Sugioka 和 Yamamoto/2008[136]	后方旋转截骨术	46	144（14～252）	65
Biswal et al. /2009[139]	旋转截骨术	60	84（18～156）	73
Ha et al. /2010[133]	弧形转子间内翻截骨术	113	52（36～108）	88
Zhao et al. /2012[134]	前方旋转截骨术	43	88（36～120）	95
Hiranuma et al. /2009[135]	前方旋转截骨术	27	46（24～84）	100
Zhao et al. /2013[84]	后方旋转截骨术	51	132（60～240）	94

报告这种手术效果不佳，许多作者报告在2～14年的随访时间内成功率低于50%，甚至低至17%[130,143-146]，因此，很多作者都放弃了这种手术。

在欧洲和北美地区，转子间成角截骨术的成功率更高。Mont和他的同事们报告了34例患者在平均12年（范围5～18年）的随访中37例内翻截骨矫正术的术后结果，发现26个髋关节（76%）在最后的随访中表现良好[147]。Schneider和他的同事们回顾了69个股骨头坏死行内翻截骨手术的结果，发现5年生存率为70%，10年生存率为50%。然而，作者注意到坏死病灶较小的患者有更好的结果，Kerboul角小于180°的患者5年和10年生存率分别为90%和61%[148]。其他作者报告的结果一般也很好[149-152]，5年生存率在70%～90%，15年生存率在40%～86%。

并发症

并发症很常见，因为手术技术要求很高。Rijnen和他的同事们报告了26例行股骨转子间旋转截骨术的患者，术后固定螺钉断裂2例，螺钉移位1例，股骨转子间不愈合2例，愈合的截骨线下股骨骨折1例。他们还报告了需要再次手术的并发症的总比率为31%[144]。Iwasada和他的同事们报告了48例患者中有8例（13%）存在并发症，包括4例髋内翻畸形和2例转子下骨折[137]。有些作者报告了做过股骨近端截骨术的患者在THA的术后并发症与既往无股骨近端截骨史行THA的患者相比发生率较高，既往截骨术是否会显著降低成功率尚不清楚[153-157]。虽然在特定的患者中有很好的成功率，但是由于这种侵入性手术的失败率很高，并且在将来THA的翻修中存在潜在的困难，现在有很多作者不再使用截骨术来治疗股骨头坏死。

基于细胞的治疗

近年来，基于细胞治疗股骨头坏死的研究越来越多[85,158]。我们在表57.7中纳入了11项研究，调查了这些治疗的结果。最近的一项系统综述表明，这些疗法在治疗股骨头坏死方面是安全和有效的，并显示出改善的临床结果和较低的坏死进展率[158]。在本综述中，接受细胞治疗的有380例髋关节，对照组有245例。与对照组的98例（40%）相比，细胞治疗组共有93例（24.5%）显示了影像学进展。此外，在细胞治疗中有62例（16%）、在对照组中有52例（21%）最终发展为需行THA[158]。然而，在细胞的来源和特征，以及结果评估方面存在许多差异[158]。因此，作者建议在这些方法被应用于临床实践之前，要将细胞治疗标准化。

细胞疗法已经与髓芯减压和植骨技术联合使用。这些技术已经显示出有希望的早期结果；然而，对于使用哪种来源的细胞，如何获取和处理这些细胞，以及如何运送这些细胞，还缺乏证据[86,159]。此外，还不清楚需要多少细胞数量来诱导骨坏死特定区域的重建和修复。由于引入该疗法较晚，长期数据缺乏，

表57.7 细胞疗法的研究总结

作者/年份	髋关节例数	骨坏死阶段	平均随访（以月为单位）	细胞治疗的来源	成功率（%）
Gangji et al. /2011[160]	24	ARCO分期Ⅰ和Ⅱ期	60	单核细胞（BMA）	85
Tabatabee et al. /2015[210]	28	ARCO分期Ⅰ～Ⅲ期	24	单核细胞（BMA）	100
Ma et al. /2014[211]	59	ARCO分期Ⅰ～Ⅲ期	24	单核细胞（BMA）	92
Zhao et al. /2012[34]	104	ARCO分期Ⅰ和Ⅱ期	60	间充质基质细胞（BMA）	100
Pepke et al. /2016[212]	25	ARCO分期Ⅱ期	24	单核细胞（BMA）	64
Sen et al. /2012[213]	51	ARCO分期Ⅰ和Ⅱ期	24	单核细胞（BMA）	NR
Yamasaki et al. /2010[214]	39	JOA分期Ⅰ～Ⅲ期	29	单核细胞（BMA）	99
Lim et al. /2013[161]	190	Ficat分期Ⅰ～Ⅲ期	60	单核细胞（BMA）	53
Liu et al. /2013[215]	55	ARCO分期Ⅱ期	26	单核细胞（BMA）	86
Rastogi et al. /2013[216]	60	ARCO分期Ⅰ～Ⅲ期	24	单核细胞（BMA）	100
Mao et al. /2013[217]	89	ARCO分期Ⅰ～Ⅲ期	36	单核细胞（外周血）	94

BMA，骨髓穿刺。

文献中对其疗效的报道存在矛盾。Gangji 等[160]在一项对 24 个髋关节（ARCO 分期Ⅰ和Ⅱ期）的研究中报道，平均随访 60 个月，成功率为 85%。同样，Hernigou 等[87]证明，移植到坏死病灶的自体骨髓细胞在骨坏死的早期可能是有效的。然而，在一项对 128 例（190 个髋关节）骨坏死患者进行 5 年随访的研究中，Lim 等[161]阻止了 42 例Ⅱa 期患者中的 27 例（64.3%），37 例Ⅱb 期患者中的 21 例（56.7%）和 49 例Ⅲ期患者中的 21 例（42.9%）的进一步手术。在髓芯减压组中，14 例Ⅱa 期患者中有 9 例（64.3%），9 例Ⅱb 期患者中有 5 例（55.6%），8 例Ⅲ期患者中有 3 例（37.5%）无须进一步手术。两组患者在成功率、临床和影像学结果上均无显著差异[161]。

目前的争议和未来的展望

- 由于大部分患者有可能进展为有症状和（或）塌陷，髓芯减压是否应该用于治疗无症状的患者？
- 当现代 THA 的效果很好时，是否值得使用保头的方法来治疗早期股骨头塌陷的患者？
- 什么是增强骨修复最理想的骨骼生长因子、血管生成刺激因子和其他可用于增强骨修复的肽？
- 随着各种软骨保护技术越来越成功，未来是否可以单独治疗软骨损伤以挽救髋关节？
- 我们是否可以进一步评估各种患者的人口统计学因素，如基因组，以作为这些手术结果的预测因素？
- 药物制剂（如二膦酸盐、他汀类药物、血管扩张剂）在加强这些关节保护手术中是否有作用？
- 机械类方法（如电刺激、超声波、冲击波）将来是否可用于增强这些手术的治疗效果？

讨论

针对 AAHKS 成员的一项调查发现，尽管很少有人使用非手术方式或其他技术来治疗股骨头坏死，但其大多数成员使用髓芯减压术来治疗股骨头坏死[162]。结论是没有足够的前瞻性研究比较这些治疗的相对成功率。此外，现有的报告检查了不同的患者群体、手术、评估技术和随访时间；因此，比较这些研究或将它们整合到 meta 分析中是困难的。然而，可以明确的是，所有这些技术都在改善症状和（或）延迟 THA 方面显示出了成功，而且所有这些技术在 Ficat Ⅰ期或Ⅱ期病变的患者中都有更大的成功率。在表 57.8 中总结了这些技术的主要应用场景和所需的专业知识水平。

在选择股骨头坏死的治疗方案时，必须考虑各种患者的具体因素，包括年龄、预期寿命、健康状况、合并症和患者的活动水平。接受 THA 的年轻或活跃的患者很可能在他们生命中的某个阶段需要进行翻修术，这些患者应考虑接受延迟 THA 的手术，如髓芯减压术或植骨术。如果手术在足够早的阶段进行，它们可能会显著改善患者的髋关节功能并减少疼痛，同时延迟 THA。

表 57.8 细胞技术

技术名称	通用性	专业机构外科 vs. 专科培训外科医生	当前使用情况（国家或地区）	未来展望（5 年使用情况）
髓芯减压	塌陷前期	专业机构培训的外科医生	美国、中国、日本、意大利、马其顿、韩国、奥地利、法国、德国、比利时、伊朗、沙特阿拉伯	很好
非血管蒂骨移植	坏死早期	专业机构培训的外科医生	美国、中国、日本、韩国、荷兰、南非、波兰	很好
带血管蒂骨移植	塌陷前期 / 塌陷早期	专家	美国、法国、希腊、中国、中国台湾、日本、韩国、德国、印度、西班牙、土耳其	使用率降低
截骨术	塌陷早期	专业机构	日本、美国、德国、斯洛文尼亚、意大利、奥地利、瑞士、韩国、中国、荷兰	使用率降低
细胞治疗	塌陷前期	专业机构	美国、中国、日本、德国、意大利、荷兰	使用率提高

（参考文献参见书末二维码）

第 58 章

髋关节融合术和关节切除成形术

MARKUS S. MICHAEL J. TAUNTON, ROBERTT. TROUSDALE
(张大光 译　刘建国 审校)

关 键 点

- 髋关节融合术适应于年轻活跃的骨关节炎患者，在这些患者中，其他形式的重建很可能有无法接受的高失败率。
- 手术技术极大地影响了术后结果，保留外展肌是后期重建的关键。
- 髋关节融合术的最佳肢体位置是髋关节屈曲 20°～30°，内收 5°～7°，外旋 5°～10°，同时尽可能减少肢体短缩。
- 现代技术的关节融合率为 78%～83%。
- 转为全髋关节置换术（THA）可获得良好的结果，但无菌性松动、异位骨化和跛行的发生率高于初次 THA。
- 虽然关节切除成形术很少作为主要的适应证，但它仍然保持其重要性。
- 现代切除术保留了股骨颈，以保留肢体长度，以备将来可能的重建之用。
- 对于髋关节发育不良的年轻患者，行关节囊成形切除术是有作用的。
- 切除术是治疗髋关节感染的有效方法。
- 主要目标是缓解疼痛，恢复髋关节部分功能，根除感染。

关节融合术

髋关节融合术是指任何一种有效融合髋骨和股骨近端的方法，以消除髋关节及其运动，从而消除髋关节疾病及其伴随的疼痛。

直到出现保留运动功能和缓解疼痛的重建手术之前，髋关节融合术在美国一直是一种常见的手术。随着人工髋关节置换术的兴起，以及该手术的生存率和成功率的提高，每十年髋关节融合术的数量一直在减少。但是，对于一些年轻患者来说，THA 组件的耐用性尚不能完全满足患者生活方式的需要，这经常会导致翻修。据报道，在年龄小于 50 岁的患者中，Harris-Galante 非骨水泥型髋臼假体 10 年的生存率为 87%，Exeter 骨水泥型股骨假体 7 年的生存率为 95%[1]，非骨水泥喷砂、直锥形钛股骨柄 20 年的生存率为 90%[2]。最近对年龄小于 30 岁的接受 THA 患者的研究表明，10 年的总翻修率为 18%[3]。随着承重面的进步，长期结果有望进一步改善。然而，即使有非常好的结果，许多小于 50 岁的患者一生中至少需要一次 THA 的翻修。

与年龄小于 40 岁的髋关节终末期关节病患者进行术前讨论时，必须讨论诸如关节融合术之类的挽救方法的利弊。尽管外科医生对手术的热情和患者对融合的接受度可能较低，但是对于某些患有晚期髋关节病的患者，髋关节融合术可能是一个重要的考虑因素。正确位置融合的髋关节可以提供长期的疼痛缓解和良好功能[4-7]。患者与医生之间的讨论应该充分考虑患者的最大利益，并结合个体化的临床资料，才能决定最终的治疗方案。

历史沿革

1908 年在美国，F.H.Albee 首次报告了 5 例晚期关节病行髋关节融合术的患者[8]。最早报道的适应证包括年轻患者的髋关节结核和老年患者的单侧骨关节炎（OA）。根据 Nové-Josserand 的报道，关节融合术最早由 Heusner、Lampugnani 和 Albert 于 1885 年首次用于治疗陈旧性先天性髋关节脱位[9]。在 20 世纪初，报道了许多关节外关节融合术[10-12]。Ghormley 在 1931 年[13]和 Henderson 在 1933 年[14]分别报道了他们的关节融合术，主要用于治疗髋关节结核。

Trumble 在 1932 年[15]和 Brittain 在 1941 年[16,17]报道了坐骨股骨关节融合术的技术。Brittain 的关节融合术包括用特制的凿子进行股骨转子下截骨，并将自体骨通过股骨转子下截骨植入坐骨。术后石膏固定 4 个月。

1938 年，Watson-Jones 提倡用一个长的 Smith-Petersen 钉将股骨头固定到骨盆上[18]，这项技术后来被改进并联合髂骨移植。Watson-Jones 在 1956 年报道了 120 例髋骨关节炎关节融合术后进行了至少 5 年的随访，结果显示了 94% 的骨融合率。这些作者认为[19,20]，双髋关节固定至少 4 个月是必要的。Lange 进行了最大规模（500 名患者）的报道，取得了 85% 的优良结果[21]。

Thompson 和 Cholmeley 在 1956 年都提倡对所有髋关节融合术的患者进行常规的股骨转子下截骨术[22,23]。Thompson 和 Cholmeley 都认为，当骨移植术与截骨术结合或随后进行截骨术时，成功率更高。Thompson 指出，髋关节融合术和截骨术患者的愈合率为 90%，只行髋关节融合术而未进行截骨术的患者融合率仅为 26%[23]。

1953 年，Charnley 主张对股骨头中心性脱位的患者行髋关节融合术，无论是否进行了固定，在 105 例患者中有 88% 的患者取得了良好的结果。尽管他们中的许多患者只是获得了纤维愈合，但他们中的确有 88% 的患者获得了良好的效果[24]。Schneider 应用了 Charnley 髋关节融合术的概念，并添加了眼镜蛇头钢板进行关节融合术[25]。

这些报告的随访时间相对较短，且仅关注于关节内和关节外技术进行或不进行内固定的融合率的比较。许多报告要求持续石膏固定时间延长 6 周～4 个月，以实现融合。

Callaghan 和 Sponseller 是最早报道髋关节融合术患者长期随访结果的学者。Sponseller 指出，78% 的患者对关节融合术感到满意，所有患者都能工作；57% 的患者有腰痛，45% 的患者有膝关节不适。只有 13% 的患者在髋关节融合术后进行了 THA[7]。Callaghan 回顾性分析了 28 例患者，平均随访 38 年，约 60% 的患者有同侧膝关节疼痛，平均 23 年后发病。背部疼痛相似，平均 25 年后才开始背痛的发病率和膝关节相似。在这些患者中，70% 的人走路可以超过 1 英里（约 1609 m）。根据他们的结果，研究者认为融合的最佳髋关节位置是内收 5° 和屈曲 35°～40°。作者得出结论，髋关节融合术患者可以在很高功能水平上维持很多年，并且可以胜任大多数工作。长期随访中出现的背部和膝盖疼痛是一种常见的并发症。然而，这些症状通常不会让患者丧失运动能力，如果发生也是在关节融合术后多年才发生[5]。

适应证 / 禁忌证

适应证

- 单侧髋关节骨关节炎，尤其是非常年轻、高需求的患者。
- 单侧化脓性髋关节炎合并终末期关节炎。
- 挽救先前的手术（如截骨术）。
- 有 THA 禁忌证的终末期疾病的患者。
- 有髋关节肌肉或神经功能缺陷的终末期关节病患者。

禁忌证

- 多关节骨关节炎。
- 类风湿关节炎。
- 活动性感染。
- 双侧髋关节疾病或发育不良。
- 强直性脊柱炎。
- 放射性膝关节炎。
- 膝关节不稳。
- 同时伴有明显的脊柱疾病。

只有在用尽所有的非手术方式，如活动改善、非甾体抗炎镇痛药物和使用辅助设备无效后，才能考虑手术挽救程序，如髋关节融合术。髋关节融合术的一个强有力的适应证是年轻患者（通常定义为＜40 岁），他们身体健康，活动要求高（如重体力劳动者），并且是单侧髋关节 OA 的晚期患者。在 THA 后，神经或肌肉异常损害外展肌功能的患者可能更适合关节融合术。

髋关节融合术的强烈禁忌证包括活动性感染、类风湿关节炎或系统性红斑狼疮等炎性关节炎，可以用 THA 治疗老年 OA 患者以及患有双侧髋关节疾病的患者。应获取患者腰椎、对侧髋关节和双侧膝关节的 X 线片。虽然脊柱和膝关节的早期病变不是绝对禁忌证，但许多作者报告了较差的结果，如强直性脊柱炎、膝关节 OA 和膝关节不稳定[5,26]。

其他相对禁忌证包括不能遵守术后康复和限制负重的患者，尤其是肥胖患者。必须考虑患者的生活方式。那些有工作或爱好活动（如爬山）、长时间坐、反复弯腰或需要蹲的患者可能不适合关节融合术。应对患者的整体心理状况进行评估，以确定其对手术和康复的耐受性。

术前计划

术前计划的一个重要组成部分是对关节融合术的选择和预期功能结果进行精确和仔细的讨论。在这种情况下，医患关系对于取得积极的结果非常重要。患者应该被告知，虽然髋关节的运动功能将消失，但是他们将恢复所有活动能力。必须告知挽救手术的真实情况，以使患者在手术后有现实和适当的期待。

为了帮助确定骨性结构和在关节融合术中可能遇到的任何骨性畸形，需要进行增强的影像学评估。应获取常规站立的骨盆前后位、Judet 位和仰卧的骨盆前后位以及穿桌侧位片。这些检查能够让外科医生评估腿的长度差异、偏心距、旋转和角度畸形。此外，用 Judet 片可以更容易地评估髋臼骨储备和固定点。如果骨盆解剖或骨缺损较为复杂，术前骨盆和股骨近端的 3D CT 重建可帮助外科医生在关节融合术中正确定位和固定。

应进行常规的术前实验室检查。建议对有感染史的患者进行红细胞沉降率、C 反应蛋白和全血细胞计数的检查。如果这些检查有任何异常，术前髋关节穿刺液细胞计数和培养将有助于排除慢性感染。有慢性炎症性疾病的患者可能需要风湿病学专家进行评估，如果存在活动性炎症性疾病，可能需要对融合重新评估。

技术介绍

髋关节融合术的定位

髋关节融合术是将髋关节固定在最能满足日常生活中可以正常活动的位置。单侧髋关节融合患者走路的步态有些缓慢、不对称和缺乏节奏。通过增加骨盆的横向和矢状旋转来增加健康侧髋关节的运动，通过融合侧行走起步阶段增加膝关节的屈曲，可以实现对融合髋关节运动的补偿[27-29]。固定的位置对融合的持久性和邻近关节有很大影响[5]。髋关节融合的最佳位置是内收 5°～7°，髋部屈曲 20°～30°，外旋 5°～10°。肢体缩短保持在最低限度。Gore 和他的同事指出，“髋关节融合的位置、某些身体特征和行走性能之间有关，对于腰椎、健康的髋关节和融合侧的膝关节可以自由运动的年轻患者，以及四肢长度相等且髋关节融合在包括过度内收位置在内的年轻患者，可以期望最佳的步态[28]”。值得注意的是，Fulkerson 发现，在长期随访的儿童中，随着时间的推移，融合的髋关节可能会过度内收。在这些患者中，建议融合在中立内收位[30,31]。需要屈髋的活动对患者来说是最大的问题，他们发现坐在狭小的空间（如飞机）很困难。此外，简单的日常生活活动也很麻烦，比如穿脱袜子和弯腰。一些女性可能在性生活方面有困难。为了使手术有很高的成功可能性，患者必须愿意接受手术的限制，外科医生必须将融合放在最有效和最持久的位置。

方法

前入路钢板技术。Beaule 及其同事描述的现代前入路关节融合术是通过扩展的 Smith-Petersen 方法完成的，患者仰卧在可透过射线的手术台上[4]，根据所用手术台的类型不同，可在术中自由活动和给予支撑，以实现最佳固定位置，或者使用牵引手术台，通过手术台将腿保持在适当的位置。切口从髂前上棘的外上方至大转子下方，至股外侧皮神经的外侧。切开阔筋膜张肌和臀中肌筋膜，从阔筋膜张肌、缝匠肌和股直肌间隙进入，切开髋关节前方关节囊。在扩大 Smith-Petersen 入路后，髂骨、髋关节和股骨近端的内部情况清晰可见。牵引手术床可以促进髋关节的分离和（或）脱位，方便骨表面进行准备。如果可能的话，对髋臼进行刮除和扩髓，并获得出血的松质骨表面。股骨头表面也同样进行处理，如果有条件可以用凹面锉进行股骨头表面处理。股骨头和髋臼的相匹配对成功融合很重要。在互相匹配的基础上，髋关节融合在适当的位置。利用股骨干和地板的角度来确定髋关节的屈曲角度，利用脚和髌骨用来判断旋转角度。透视检查有助于确定水平线，即髂前上棘之间的连线。股骨的机械轴也可以通过透视进行判断，机械轴是一条位于股骨头中点与膝关节中点和距骨负重圆顶中点的连线。当位置正确时，从大转子的外侧经过股骨头进入髂骨放置一个长 6.5 mm 的松质骨拉力螺钉，并对股骨头进行加压。用一块 12 孔或 14 孔 4.5 mm 低接触动力加压钢板，塑形后放置在股骨、骨盆边缘和股骨近端，并用螺钉固定。缝合股外侧肌、股直肌和缝匠肌。保留外展肌，尽可能减少骨盆畸形，为以后进行 THA 打好基础。骨移植可以用髂骨或同种异体骨进行，放置在融合部位周围。放置深部引流管，用标准方式关闭切口[32]。

钢板螺钉技术。手术也可以通过前外侧入路在侧卧位进行。患者侧卧，切口在大转子外侧，沿着肌纤维方向直线切开大转子筋膜。从大转子剥离臀中肌的前 1/3，切除前方关节囊。大腿外旋，髋关节前脱位。

松解股直肌和关节囊，以方便牵拉股骨，显露髋臼。髋臼和股骨头表面关节软骨被刮除，髋关节被重新定位放置在关节融合的适当位置。从大转子打入一枚用于固定角度的髋关节导针穿过股骨头插入髋臼上方的骨质。沿导针拧入适合长度的髋骨螺钉。外侧侧钢板以标准方式放置，在表面加压。然后，沿着髋骨螺钉的轴线放置 3 个 6.5 mm 的松质骨螺钉，以增加压力。松质骨碎片可以添加在股骨和髋臼的边缘，以增加骨诱导能力。用标准方式缝合外展肌，逐层缝合关闭切口。行双髋人字形石膏外固定 3 个月。然后重新评估融合效果，并转化成单腿石膏继续固定 4～6 周。图 58.1 显示愈合良好的加压螺钉钢板髋关节融合。

术后护理

术后常规应用抗生素 24 h。8 h 后如果引流量小于 50 ml，应移除引流管。深静脉血栓形成的预防应与 THA 一样采用综合方案，包括机械动态加压装置以及化学药物进行血栓预防。无论是否选择石膏固定（基于内固定的牢固性和术者的偏好），术后 6～8 周的负重应限制在不超过 30 Ib（约 13.6 kg）。如果术后不进行石膏固定，患者坐位角度不应超过 60°，以免对融合术的内固定产生应力。术后 3 个月进行骨盆正位和侧位片评估融合情况，此后每隔 6 周进行一次，直到融合完成。当骨性融合完成，疼痛减轻时，就可以进行活动和负重。

结果

Callaghan 回顾性研究了 1923—1966 年应用不同技术行髋关节融合术的 28 例患者，显示了关节融合术的历史发展。在平均 35 年的随访中，28 人中有 22 人仍然融合；6 人已转为 THA。融合的平均年龄为 25 岁。61% 的患者出现腰痛，57% 的患者出现膝关节疼痛。关节融合术在一定程度上缓解了患者的疼痛，但也限制了患者的生活方式。外展融合的患者比中立或内收融合的患者有更多的背痛（78% vs. 50%～60%）。此外，与外展融合的患者相比，内收融合的患者膝关节疼痛和膝关节影像学改变的发生率更低（43% vs. 78%）。与没有背痛的患者（平均 29° 屈曲融合）相比，有背痛的患者倾向于在更屈曲的位置融合（平均 33°）。大多数患者术后不确定他们是更喜欢 THA 还是关节融合术（表 58.1）。

现代融合技术已经在很大程度上提高了融合率和疗效 [25,32]。1997 年，Matta 等报告了 12 例患者，平均随访 25 个月，总体融合率为 83%。在这项研究中，75% 的患者在参加以前的体育活动时没有或很少受到限制，一半的患者恢复了以前的工作或从事新职业的能力 [33]。

并发症

目前，关节融合术的主要并发症可能是患者不满意，大多数患者知道或见过接受 THA 的患者，并希望获得相似的髋关节功能和运动水平。公开讨论手术

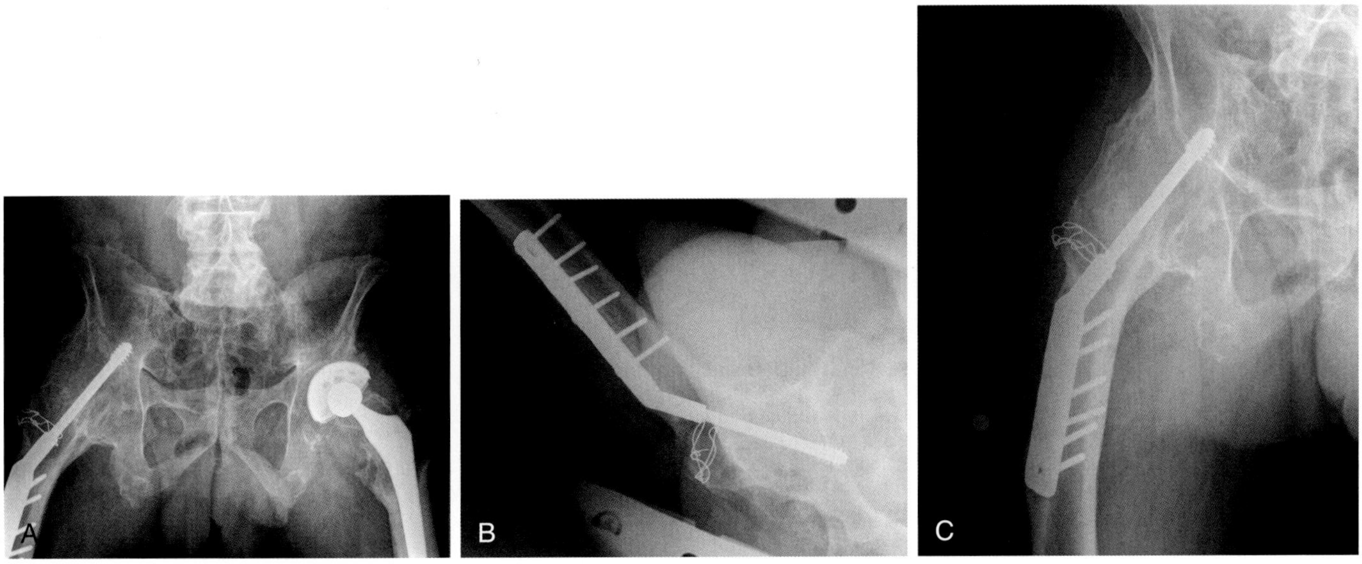

• **图 58.1** （A）32 岁男性强直性脊柱炎患者，右髋融合采用滑动髋螺钉钢板固定的术后骨盆正位 X 线片；（B）同一患者的髋关节侧位 X 线片；（C）显示侧方钢板固定的单侧髋关节前后位

表 58.1 髋关节融合术的长期随访结果

作者	髋数	平均随访时间（年）	平均年龄（年）	结果
Sponseller et al. [7]（1984）	53	38	14	17% 对侧髋关节疼痛 45% 同侧膝关节疼痛 57% 背痛
Callaghan et al. [5]（1985）	28	37	25	28% 对侧髋关节疼痛 57% 同侧膝关节疼痛 61% 背痛

结果的真实性是非常重要的。适当的患者教育加上优秀的外科技术，可能会让患者减少这种担心。根据患者的日常活动和兴趣调整融合位置，可以提高对关节融合术的接受程度。一些作者建议在关节融合术前进行角度石膏固定试验，以“测试”融合位置，并在手术中对位置进行修改。

畸形愈合是髋关节融合术的主要并发症。目前的研究报告显示，采取现代技术的愈合率较高（约80%～90%）[32,33]。然而，Brien 发现，以前融合失败或骨丢失的患者有很高的不愈合风险 [26]。单一钢板可能不足以抵消髋关节的应力，特别是在股骨头和髋臼之间的接触面积减少的情况下，如多次髋关节手术、再次融合或缺血性坏死。在这些情况下，可能需要用辅助钢板和额外的骨移植进行补充固定 [26]。

目前的争议和未来的展望

- 位置正确的融合髋关节可以长期缓解疼痛并提供良好的功能。
- 大多数学者认为，最佳的融合位置可以取得很好的手术结果。
- 目前还没有任何前瞻性研究明确哪种固定方法、手术入路和术后固定效果更好，未来也不太可能实施。
- 随着植入物、界面和技术的进一步发展，全髋关节置换术的结果会得到改善，髋关节融合的使用频率可能会更低。
- 以患者的最佳利益为基础进行医患之间的讨论，再结合个体化的资料，将继续指导决策的制定。

关节切除术

关节切除成形术

髋关节切除成形术包括切除股骨头、部分股骨颈、股骨近端和（或）髋臼。作为补充治疗的截骨和软组织重建在前面已经叙述。从 19 世纪到 20 世纪中叶，关节切除成形术是缓解髋关节疼痛、增加活动范围（ROM）、根治感染并增强整体功能的有效疗法。它首先应用于髋关节结核和化脓性感染的治疗。由于取得了良好的成功，因此被扩展用于治疗骨关节炎、类风湿关节炎、髋部骨折固定失败、强直性脊柱炎、先天性髋关节脱位以及严重的股骨和髋臼畸形 [34-50]。目前，它通常被用作关节置换术失败的挽救方法。然而，这种手术仍只应用于各种特殊情况。

历史沿革

关于关节切除成形术的最早描述可以在 Westminster 医院的外科医生 Anthony White 先生的讣告中找到，他于 1816 年开始应用该手术。这篇报道描述了他对一名 9 岁男孩髋关节外伤后化脓性关节炎的治疗。“Anthony White 先生从髂骨背侧切除了股骨头和股骨颈，其中一部分位于小转子下方。”[34,51] 男孩在一年后获得了明显的康复。宾夕法尼亚州费城的 J. R. Barton 在 1827 年描述了一例创伤后关节病患者，通过股骨转子间切除成形术造成一个髋关节假关节 [35]。

19 世纪，髋关节结核一直被认为是髋关节切除术的主要适应证。1928 年，牛津大学 Headington Wingfield 骨科医院的骨科医生 G.R.Girdlestone 先生描述了一种股骨上端广泛切除术，包括股骨头、股骨颈和大转子，以治疗严重的化脓性感染但未发生强直的成人髋关节结核。该手术是通过一个横向切口完成的，进行了广泛的组织切除，包括大转子、臀中肌和臀小肌的下半部分，留下一个宽槽直接向下连通到髋关节。切口是开放的，可以自下而上愈合。Girdlestone 还描述了一种关节外假关节置换术，首次于 1923 年实施 [37]，其目的是“缓解被患者抱怨的髋关节压力”，以矫正畸形并恢复髋关节以下的运动。活动性感染被视为禁忌证。切开一个横切口，切开外展肌附着的大转子，从头下区到小转子的股骨颈部分被对角切除。正如 Robert Jones 描述的那样，大转子成为轴，而不是股骨颈 [52]。这样做是为了防止股骨干和股骨头之间形成骨性桥梁。目的是获得一个自由的假关节 [53]。

1943 年，Girdlestone 报道了广泛切除技术在髋关节化脓性感染中的应用 [37,54]。在 1945 年，他描述了关节外假关节在单侧髋关节 OA 治疗中的应用 [55]。

1950 年，与 Girdlestone 先生来自同一个机构的 R.G.T.aylor 报道了 93 例改良 Girdlestone 切除术的结果。采用的不是横向切口，而是采用 Smith-Petersen[56] 入路。用一个宽大的骨刀去除髋臼的前缘和上缘，在股骨转子间截骨，头颈部被切除。适应证包括单侧关节炎 59 例，双侧 14 例，强直性脊柱炎 11 例，感染 2 例，骨折 1 例。结果优良 83 例，差 7 例。3 例患者因手术而死亡。该研究回顾了 G.R.Girdlestone、W.B. Foley、J.C.Scott 先生和 J.T rueta 教授的案例，概述了我们现在所知的 Girldlestone 切除关节置换术 [36]。

许多学者注意到四肢的不稳定、无力和短缩，报道了很多不同的技术来改善切除后髋关节的功能。1950 年，Gruca 讨论了股骨近端切除和“动态”截骨技术 [38]。他认识到髋关节的最佳生物力学，并讨论了三个要点：①如果转子升高到旋转轴以上，外展肌会减少作用；②外展肌的力臂是外展肌从附着点到旋转中心的距离；③从旋转中心到重心的更大距离增加了外展肌所需的力。原理是通过在股骨转子间进行阶梯式截骨切除股骨头，将内侧骨块从内侧进入髋臼外侧大转子以增加外展肌的张力。他们回顾了 224 例静止期肺结核患者，90% 的结果令人满意。这些患者的关节无痛并且稳定，关节活动度恢复到正常的 40%～100%。

Milch 和 Batchelor 建议使用成角截骨技术 [41,57-60,62] 作为髋关节病的治疗方法。Milch 通过髂股外侧入路，从髂前上棘延伸到大转子下方，然后沿着股骨外侧继续向下。沿着阔筋膜张肌和臀中肌间隙进入，将关节囊沿髋臼边缘切开，作为皮瓣向下翻转。髋关节脱位，沿股骨转子间线切除股骨头和股骨颈。关节囊瓣缝合在股骨颈的表面，露出股骨上端并插入 Moore-Blount 钢板，确定钢板角度顶点（角度为 205°～210°）位于预定的截骨线水平。然后进行股骨截骨，远端骨块外展以匹配钢板的角度，并将其内旋 20°～30°。然后用螺钉将钢板固定在股骨远端 [57]。

按照 Batchelor 的说法，这个过程可以采用 2 期或 1 期截骨法。在 2 期截骨法中，通过直接前入路 Smith-Petersen 入路在股骨转子间线切除股骨头和股骨颈。几天后，外科医生通过后外侧入路进行 2 期截骨术。在 1 期截骨法中，前外侧入路可切除股骨头和股骨颈，同时显露股骨上端进行截骨术。股骨头颈部切除在股骨转子间线进行，形成光滑的界面。去除髋臼骨赘，使所有表面光滑，形成无痛界面。在小转子下方 12～18 mm 处进行截骨。楔形骨块被移除，形成股骨近端 40° 的成角畸形。然后用钢板对截骨部位进行内固定。截骨术愈合后，允许患者完全负重 [62]。

Milch [57,58] 普及了一种 1 期角度切除截骨术，指出“经验迅速表明，股骨头的首次切除术需要延长牵引时间以防止轴的向上移位。”他在 1955 年的论文中描述了股骨头颈部的初次切除术和股骨转子下截骨术，髋关节被固定在外翻位置，与骨盆外侧壁（205°～210°）相一致，并用 Moore-Blount 钢板固定。论文研究了 64 例术后结果，显示 69% 的患者具有“良好”的缓解疼痛效果，53% 的患者具有“良好”的活动功能 [57]。与 Gruca[38] 的报告不同，这一描述适用于由许多关节炎疾病组成的多种多样的人群，只有 3% 的患者患有肺结核。OA 为 27% 的患者的主要诊断。

1965 年，来自梅奥诊所的 Lipscomb 回顾了 349 例因慢性疾病而接受双侧髋关节手术的患者 [63]，包括关节切除成形术、关节置换术、截骨术和关节融合术。他强调，对于一些严重双侧疾病的患者，如类风湿关节炎患者，关节切除成形术可能会受到青睐。他指出，缓解疼痛、有效的关节活动度比不稳定性需要长期康复更为可取，关节融合术、截骨术或人工关节置换术后也需要长期康复。

尽管髋关节置换术越来越成为主流，但对于因感染、年龄或其他残疾原因而不能接受髋关节置换手术的患者，关节切除成形术就变得重要起来。Parr 等 [51] 回顾了 44 例关节切除成形术患者，其中 5 例进行外展 30° 截骨，其中 80% 的患者的术前疼痛得到缓解。虽然数量很少，但作者认为成角截骨术组的 ROM 更优越，成角截骨术增加了稳定性，是一种值得尝试的辅助手段。Murray[40] 于 1964 年报道了 32 例单纯 Girdlestone 关节切除成形术术后随访 2 年以上的患者，其中 30 例无疼痛。

对于大多数髋关节病变，使用股骨头表面置换术或 THA 能够很好地解决，实际上已经将关节切除成形术变成一种挽救性手术。前面的历史回顾概述了关节切除成形术的发展和概念，以及其应用的基本原理。然而，即使在今天，精心挑选的不适合晚期重建的患者也可能从切除中获益。本节重点将关节切除成形术作为一种手术技术，而不是作为THA的挽救措施。

适应证/禁忌证

适应证

主要适应证

- 髋关节骨不连。
- 化脓性关节炎。
- 结核性关节炎。
- 神经系统疾病——痉挛性瘫痪。
- Charcot关节病。
- 股骨近端和（或）髋臼周围肿瘤。
- 依从性较差的OA患者。
- 先前的髋关节融合术。

次要适应证

- THA失败，尤其是顽固性感染、不稳定或不可修复的骨丢失。
- THA失败，不能行走；酒精或药物滥用与其他问题。
- 严重并发症导致THA失败。

随着THA的发展、骨折固定的改善和治疗感染性和炎性疾病的药物的进步，关节切除成形术作为髋关节疾病治疗的一线选择已经减少。然而，在某些情况下，作为主要或挽救程序，切除是一个可行的选择。对于严重化脓性关节炎患者，关节切除成形术可能是一种保全生命的手术。因难治性压疮、化脓性关节炎不能行走的患者和伴有髋关节融合的截瘫患者，可通过关节切除成形术得到有效治疗[65-67]。

骨质条件差、医疗条件有限或顽固性感染的患者可能无法安全地接受一期或二期THA。正是由于这些患者，关节切除成形术仍然是一种可接受的挽救性手术。在这一章中，我们将重点放在该手术的手术技术和非挽救手术适应证上，以最大限度地提高治疗的效益。

禁忌证

关节切除成形术的相对禁忌证包括可以通过半髋关节置换术或THA进行更有效治疗的患者。其他相对的禁忌证包括非卧床但病态肥胖的患者以及缺乏使用上肢支撑物（如助行器或拐杖）所需上肢力量的患者，因为长期或康复期间总是需要这些。

术前计划

关节切除成形术的术前计划和THA相似。完整的病史和体格检查，特别是合并症和社会职业是很重要的。

对神经系统疾病、乙醇或其他药物滥用、其他感染、自身免疫性疾病、糖尿病或癌症病史等共存问题要特别关注，可使医生在做出关节切除成形术的最终决定之前对这些疾病进行全面评估。

如果术前怀疑有感染，在进行手术前应考虑血培养、全血细胞计数、红细胞沉降率、C反应蛋白、髋关节穿刺（关节液培养和细胞计数）检查，以及可能的骨扫描。

在大多数非紧急情况下，影像学评估包括骨盆正位和侧位片。CT可辅助诊断骨盆骨折和股骨颈骨折[68]。超声、MRI和其他先进的成像技术可能有助于确定感染的程度，并有助于确定脓肿，这些脓肿可以在关节切除成形术的同时处理。

技术介绍

现代手术方法多种多样。通常，术前需要考虑合理的手术入路和切口。常用的入路有髋关节Smith-Petersen[56]、前外侧、直接外侧[69]和后外侧入路，任何标准的纵向入路都可以完成。Smith-Petersen[56]入路具有保留臀中肌和阔筋膜张肌及其神经分布的优点。切口可以从大转子的前1/3到髂前上棘的正前方。如果需要延长切口，切口可以延长到髂嵴周围近端。覆盖阔筋膜张肌的筋膜被切开，显露前方肌肉和股骨颈前部的脂肪层。脂肪层中的血管可以被结扎或烧灼。H形或L形切开关节囊。如果需要更广泛地显露髋臼，关节囊切开可以延伸到髋臼上缘，阔筋膜张肌可以小心地从髂骨上剥离，注意血管的穿支。注意不要切除臀中肌的起点，以保持外展力量和步态的稳定性。

股骨颈在股骨转子间线水平或近端截骨。然后移除股骨头和股骨颈，以及部分关节囊（图58.2）。通常，根据病理决定股骨颈的切除程度，尤其是在骨折病例中。如果存在感染或肿瘤，必须切除受影响的骨骼才能最有效地治愈疾病。Grauer回顾了48例不同情况下关节切除成形术的结果，并提出了4种与行走、功能和活动水平相关的股骨颈切除术。Ⅰ型切除术股骨颈保留1.5 cm以上，Ⅱ型股骨颈保留较小

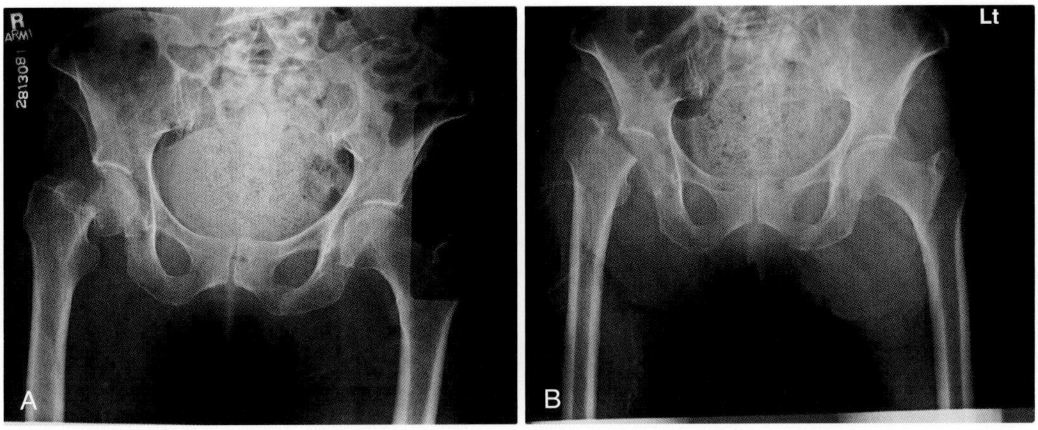

• **图 58.2** （A）89 岁女性患者，合并痴呆伴严重记忆丧失、肾功能不全和心房颤动，急性股骨颈骨折术前骨盆 X 线片；（B）Girdlestone 股骨头切除关节置换术后的骨盆 X 线片

（≤ 1.5 cm），Ⅲ型经股骨转子间线切除，Ⅳ型经股骨转子间线远端切除，切除后仅保留股骨近端狭窄的一小部分。缩短与切除水平呈正相关（$P < 0.01$）。作者认为，使用更近端的切除水平可能会提高稳定性，使患者保持相对活跃。髋臼边缘硬化增加的发现表明应力正在转移到髋臼 [44]。大多数切除病例的考虑因素是患者将来可能成为 THA 的候选人。在这些情况下，保存股骨骨量是很重要的。

在髋臼侧，大多数外科医生建议切除髋臼缘周围软组织，清除碎屑、严重感染的组织和任何突出的骨 [47,49,51]。如果将来有可能进行 THA，则建议保守切除髋臼。分离关节囊进入关节，防止骨与骨接触，尤其是当髋臼边缘完好无损时 [47]。其他人在无干扰的情况下闭合关节囊，效果很好。在感染的情况下，彻底的滑膜切除术、所有受累的骨和软组织的彻底清创术、任何脓肿的减压术，以及髋臼软骨的钻孔术对于根除疾病是很重要的。

关节囊闭合后，植入深部引流管，逐层闭合切口，在闭合过程中注意恢复肌肉解剖，以稳定和控制肢体。

变化 / 异常情况

与假关节病的历史一样，已经有许多关于手术的描述和变化 [43-47]。然而，一个值得注意的变化是重建手术和切除手术相结合。对于某些不适合行初次关节置换术的患者，采用 Colonna 关节切除成形术 [74-80] 可能是替代其他重建技术的合理选择。这在有神经肌肉病或年轻患者不适合 THA 时尤其有用。

1964 年，Coventry 的报道称，梅奥诊所的 57 例患者在切除后进行了 Colonna 重建术，其中 90% 的患者症状得到了改善 [70]。Coventry 在梅奥诊所推荐了这种技术，这项技术优于梅奥诊所的环剥术或 Batchelor 的截骨术 [43]。

Ganz[75] 描述通过大转子滑动截骨，保护股骨头血供，完成 Colonna 手术。截骨术也可以通过前外侧入路或后入路进行，这取决于之前的手术和外科医生的偏好（图 58.3）。对于大转子滑移截骨术，患者侧卧位，纵行切口位于大转子前 1/3 处。切开位于大转子前 1/3 的阔筋膜张肌筋膜。大转子滑动截骨术是通过内旋股骨来完成大转子后方的完整显露。截骨术使用摆锯。截骨术的活动部分包括大转子截骨块、臀中肌和股外侧肌止点。允许向前平移，然后腿部极度外旋显露前方关节囊。

从髋臼前缘开始做 T 形切开关节囊，这样就可以保存尽可能多的关节囊来包裹股骨头。股骨髋臼磨锉重建的重点是同心化，以提高生物力学稳定性，并使包裹着关节囊的股骨头适当地坐入关节内。股骨头暂时复位是在髋臼磨锉重建后，将关节囊缝合在股骨头之前进行的。这种方法可以多次尝试最佳复位位置和截骨位置，最大限度地提高股骨头的生物力学性能。股骨头暂时复位后，可以将关节囊缝合包裹股骨头。髋关节可以缩小，大转子截骨术通常用 2 或 3 个皮质螺钉固定。在某些情况下，截骨术可以用来改善外展肌张力。

术后护理

现代 Girdlestone 关节切除成形术后，根据患者的整体活动能力和功能状况，患者在床上时可保持轻度的皮肤牵引以获得舒适感。肢体缩短是不可避免的，长期卧床和牵引固定可能诱发并发症。为防止深静脉

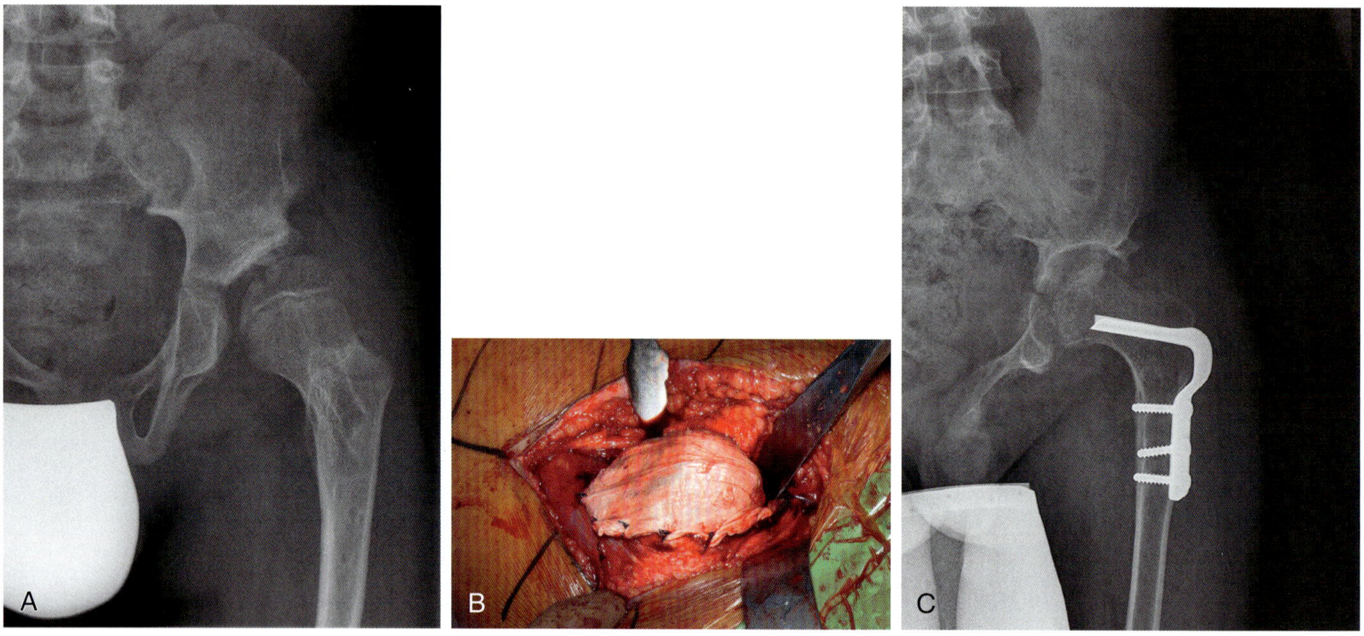

• **图 58.3** （A）13 岁女性患者，左髋关节发育不良，术前骨盆正位 X 线片；（B）术中筋膜替代修复关节囊；（C）左髋 Colonna 关节切除成形术后 X 线片

血栓形成和呼吸系统并发症，术后第 1 天可让患者坐在椅子上，并可使用助行器或拐杖进行非负重行走。3 个月后，患者可以开始耐受体重。这时，可选择通过鞋的调节来平衡腿的长度。

在 Colonna 关节置换术后，通过髋关节人字位石膏固定 6 周，脚趾接触负重，然后逐渐增加部分负重，此时允许髋关节轻度活动。8 周后，可以开始温和的伸展和强化训练。

结果

关节切除成形术的结果还不太相同，患者因感染、骨丢失、双侧疾病、年龄和合并症等情况不同而不同（图 58.1）。其他影响因素包括外科医生的手术技术、初次和再次手术，以及合并手术。即使对于相同的适应证，挽救性手术的效果也比初次手术差得多 [71]，但手术的目标是相同的，即良好的疼痛缓解、功能恢复以及在感染情况下根除感染。手术的消极结果是可以预测的，大多数患者术后出现力量丧失、肢体缩短和跛行 [45,47]。

初次关节切除成形术的效果包括可靠的疼痛缓解，合理的功能恢复以及患者总体满意 [36,38,41,45,57,58,62]（表 58.2）。最近对 9 例接受 Colonna 关节切除成形术治疗的患者进行的回顾性研究 [42]，至少随访 1 年，平均 Harris 髋关节评分为 84 分。影像学检查显示，所有患者的股骨头均居中良好，关节间隙均匀。

控制感染的效果良好，成功率超过 90%。Grauer 及其同事回顾了 48 例关节切除术患者，其中 5 例伴有感染 [44]，所有手术均一次性消除了感染。43 例保留骨水泥的关节置换术患者中有 3 例复发，均经反复清创，所有患者治疗成功。Tuli 治疗了 30 例结核和化脓性感染的患者，其中有 27 例患者得到一次性根治 [49]。Parr 治愈了 28 例中的 26 例 [51]

Shepard 对 314 例髋关节置换术患者的结果进行了回顾性研究，包括 Judet 成形术、髋臼杯成形术、移位截骨术、Batchelor 手术和切除成形术，一般的结果多于优秀的结果，但是晚期差的结果很少。去除股骨头和股骨颈对于疼痛的缓解优于其他术式。在一篇较现代的论文中，Parr 在 1971 年回顾了 41 例 Girdlestone 切除术患者，他们由于年龄、感染或肌肉无力，不能进行更为良好的关节重建手术。术后 80% 的患者减轻了术前疼痛，84% 的患者疼痛缓解良好。6 例患者在一开始疼痛缓解良好但术后负重数月开始出现疼痛。作者认为这是因为股骨挤压髋臼的外侧部分所致。几乎所有患者在疲劳时都有间歇性疼痛。尽管疼痛在一定程度上限制了患者的活动，但没有患者因此对结果不满意 [51]。

比较不同作者之间的关节切除成形术的结果是困难的，这是因为评价指标和失败终点各不相同。根据 Ballard 的说法，21% 的人行走不受限制 [71]。但注意到单侧和双侧切除的功能结果不同。在 Grauer 及

表 58.2　初次髋关节切除成形术：文献总结

作者	切除	随访（年）	诊断	疼痛	感染根治	功能 / 行走	患者满意
Ballard et al.[71]	46	8.0	多重	29.6% 无疼痛 51.2% 疲劳，疼痛	96% 根治	21% 无行走限制，平均 Iowa HS 76.0 分	72%
Milch[58]	64	NA	多重 （多数关节囊）	93% 显著改善	NA	活动度满意占 53%	NA
Grauer et al.[44]	48	3.8	多重	35% 良好缓解	94% 根治	活动度仅轻度提高	NA
Haw and Gray[45]	40	10	多重	47% 无疼痛 25% 满意	100% 根治	NA	77%
Murray[40]	32	3.5	多重	94% 无疼痛 6% 轻度疼痛	NA	31/32 不需卧床，所有功能提高	NA
Parr et al.[51]	38	3.5	多重	80% 解除术前疼痛	83% 根治	32/38 不需卧床，平均 Iowa HS 为 70 分	NA
Shepherd[39]	70		多重	78%			单侧：70% 双侧：26%
Taylor[36]	93		多重			83/93 好 7/93 差 3/93 死于外科手术	
Tuli and Mukherjee[49]	30		结核	80%	90%	90% 能坐	53% 好 30% 一般 17% 差

HS，髋关节评分；NA，不适用。
改编自 Ballard WT，Lowry DA，Brand RA. Resection arthroplasty of the hip. J Arthroplasty. 10：772-779，1995.

其同事的一项研究中，在进行单侧手术的患者中，38% 的患者步行评分良好，62% 的患者步行评分较差；41% 的患者功能评分良好，60% 的患者功能评分较差 [44]。但是在进行双侧手术的 6 例患者中，只有 1 例患者步行评分良好，没有患者的功能结果良好。

以关节切除成形术作为主要手术方式的患者满意度约为 70%～80%。功能改善和疼痛缓解依赖于稳定，随着时间的推移，趋于稳定或改善。所有患者都需要门诊长期随访，腿长平均缩短 1～2.5 英寸（约 2.54～6.35 cm）[40,44,49,71]。Trendelenburg 步态是常见的。大多数研究并没有将 Trendelenburg 步态、腿长差异或关节不稳定视为失败。绝大多数患者术后疼痛缓解、感染消除、功能活动均能达到手术目的 [35-37,40,44,45,48,49,51,72,73]。

并发症

感染复发在大多数病例中并不常见，但 Grauer 指出，48 例原发性化脓性关节炎或关节置换术后感染的患者中，有 3 例感染复发 [44]。有耐药菌或有残留的骨水泥或异物的患者被认为有更高的感染复发风险。对于成角切除手术，Milch 指出术后有 6 例死亡，64 例患者中 3 例切口感染，有 3% 的临时性腓神经麻痹，11% 的固定失效，6% 的骨痂过度形成 [57]。需要行双侧切除的患者普遍比单侧手术的患者更差 [39,51,57]。

目前的争议和未来的展望

目前切除的适应证包括减轻患者的疼痛和控制感染，但因为多种原因，进行更复杂的关节置换术不适合或不安全，或者患者不能耐受更进一步的手术和术后康复。股骨头颈切除术已经成为失败的 THA 的主要补救措施，在适当选择和情绪准备充分的患者中作为首选手术产生可靠的结果。作为一项主要手术，Colonna 关节切除成形术为一组非常特殊的（主要是神经肌肉发育不良）患者提供了疼痛缓解和功能改善。在未来，适应证可能会变得更少，但这种手术在髋关节疾病的治疗中仍然是一种具有成本效益的重要方法。

（参考文献参见书末二维码）

第九部分

初次髋关节置换术

第 59 章

全髋关节置换术后的长期随访结果

DOUGLAS A. DENNIS, JASON M. JENNINGS, BRIAN DAINES

（韩宇 译 刘建国 审校）

引言

在过去的 40 年中，全髋关节置换术（total hip arthroplasty，THA）已经被证明是一种可以明显减轻患者疼痛并改善其功能的手术方法。固定方法、假体材料的质量、组配式假体的应用和手术技术的精度影响着其长期的随访结果。本章回顾了 THA 的长期随访结果和成功与失败的相关因素。

髋臼假体

在 THA 中应用到了多种髋臼假体的设计。从历史上看，由于 Charnley 和 Exeter（Stryker Inc.，Newbury，UK）假体的成功，骨水泥型的全聚乙烯假体在 THA 的早期占主导地位。后来，为了可以降低磨损并延长固定寿命，金属衬垫的骨水泥型髋臼杯开始应用 [1]。由于 THA 应用的显著成功，这种术式也逐渐需要使用寿命更长的假体以在年轻患者中应用。后来开始出现了组配式髋臼假体，其目标是延长固定时间，并在聚乙烯磨损或慢性脱位等情况下可以单独更换内衬而不破坏外杯。

骨水泥型固定

骨水泥型髋臼假体的使用情况在世界各地各不相同。尽管在美国的使用在减少 [2-5]，但骨水泥型假体的使用仍是 THA 的重要手术技术。在 2015 年，挪威关节置换注册系统显示，40% 的 THA 使用了骨水泥型髋臼假体 [6]。在澳大利亚国家关节置换注册系统显示，2015 年仅有 10% 的 THA 病例使用了骨水泥型髋臼假体 [7]。历史上，骨水泥型全聚乙烯髋臼假体一直被一些人视为金标准。多份报告证实，当以无菌性松动为终点时，在 16～25 年间假体的存活率为 85%～92%[8-10]，在 17～30 年间翻修率为 2%～17%[11-14]。

骨水泥型髋臼假体的支持者报道认为，与早期组配的生物型假体相比，骨水泥型假体成本更低 [15,16]、聚乙烯磨损率更低 [17]，并且假体具有更好的长期生存率的潜力 [2,18]。此外，与生物型假体相比，全聚乙烯假体增加了聚乙烯厚度。在特殊情况下，如发育性髋关节发育不良，可能需要小号的髋臼假体，这种聚乙烯厚度的增加可以减少聚乙烯的应力，并有可能降低磨损 [19]。

De Jong 等 [2] 评估了 287 例 THA，使用全聚乙烯半球形 Weber 髋臼假体（Allopro，Baar，Switzer land），采用改良的固定技术和水泥型股骨假体。改良的髋臼处理技术包括髋臼只锉到软骨下板，然后在髋臼内打出锚固孔。他们发现，当以无菌性松动而翻修作为随访终点时，10 年的假体存活率为 99.1%（95%CI 97.9～100），20 年的假体存活率为 85.5%（95%CI 74.7～96.2）。除了有助于延长假体固定时间，他们注意到在翻修时，保留髋臼骨质是非常必要的。Lewthwaite 等 [18] 回顾了 107 例患者（130 髋）的 Exeter 髋关节（Stryker Inc.，Newbury，UK）假体的存活率及临床和影像学结果，患者在手术时年龄均未超过 50 岁。结果显示，在平均 12.5 年，股骨和髋臼假体的存活率为 92.6%。他们认为这种假体很优秀，即使在年轻的、高要求的病人身上也是如此。

在特殊情况下，如严重髋臼发育不良的患者和 40 岁以下的患者，骨水泥技术也是有效的。Busch 等 [19] 报告，在严重髋臼发育不良的病例中（包括髋臼上缘植骨、骨水泥填充等），在平均随访时间超过 10 年时，当以各种原因所致的翻修为随访终点时，假体的存活率为 98%（95%CI 92.5%～100%）。De Kam 等 [20] 在 40 岁以下的患者中，前瞻性研究了 130 个患者，共 175 例骨水泥型髋臼假体，发现骨水泥型髋臼假体在以任何原因所致的翻修为随访终点时，其 10 年存活率为 85%。

骨水泥型髋臼假体会随着时间的推移而增加髋臼的松动率，特别是在年轻的患者中。与先前讨论的结果相比，许多报告显示出的结果较差。Buckwalter 等 [21] 回顾了一项前瞻性的、由相同外科医生所做的 357 例初次 THA（320 例患者），使用 Charnley 关节和现代的股骨和髋臼骨水泥技术。在随访超过 25 年的 32 例髋关节中，9 例髋臼假体（28%）因无菌性松动而翻修，另外有 5 例（16%）影像学表现出松动但还未进行翻修。Mulroy 和 Harris[22] 报道了 47 例采用骨水泥型假体的 THA，并随访了 15 年，其中 10 例（21.3%）髋臼侧假体因无菌性松动而翻修。Ballard 等 [23] 发现，尽管在 42 例初次 THA 中使用了改进的骨水泥技术，髋臼的固定仍会逐渐出现松动，在随访 11 年后，有 10 例（28%）髋臼侧因无菌性松动而翻修。Hirose 等 [24] 报道了仅在 5 年的随访中，在 114 例病例中就有 21 例（18.4%）髋臼侧假体发生了机械性失效。Smith 等 [14] 注意到，在 THA 后平均 18 年的随访中，84 例骨水泥型髋臼假体中有 32 例（49%）发生松动或影像学表现出松动。

Chen 等 [1] 随访了 86 例初次 THA 的临床和影像学结果，7 例患者（9.2%）在假体植入后平均 9 年时接受了髋臼翻修，另有 24 例（31.6%）在影像学上具有松动的证据，导致总失败率为 40.8%。他们认为，影像学松动、位移、聚乙烯磨损和假体翻修的总体发生率证实了随着时间的推移，髋臼假体的失效率随之增加。

骨水泥型髋臼假体不同的研究结果表明，手术技术在假体存活率中起着重要作用。Crites 等 [25] 评估了在 1970—1998 年间连续进行的 2237 例 THA，采用骨水泥型髋臼，应用新的骨水泥技术以减少骨水泥的孔隙度。他们发现，必要的骨水泥技术包括：髋臼处理需要磨矬到致密的软骨下骨以获得良好的松质骨床，去除髋臼周围硬化区域，固定在干燥的松质骨床，一次性在髋臼内涂抹整层骨水泥，并将髋臼假体完全埋在髋臼的边界内。他们还认为骨的质量在髋臼的固定中起着重要作用。Ranawat 等 [16] 的结论是，在初次手术后 10 年内，大多数骨水泥型固定的机械失效都是由于未能获得良好的骨水泥和骨固定的初始稳定性。为了优化水泥固定的初始稳定性，他们建议采用硬膜外麻醉降低血压来获得干燥的骨床，多个直径 5 mm 的锚固孔也有助于初始稳定性。Mootanah 等 [26] 建议通过钻几个大的锚固孔来提高骨水泥型髋关节假体的使用寿命。

生物型固定

半球形多孔涂层的生物型髋臼杯和全聚乙烯水泥型髋臼杯的存活率是非常好的 [27]。生物型髋臼假体用以替代骨水泥型髋臼杯是一种可行的选择 [28]，半球形多孔涂层杯是一种常用的髋臼杯 [29]。多项研究表明，当以无菌性松动作为终点时，其翻修率较低，但骨溶解和聚乙烯磨损所致的翻修一直是一个问题 [3,30-32]。

生物型组配式髋臼假体是在 20 世纪 80 年代引入的，用来应对由于髋水泥髋臼杯所致的固定失效或骨溶解。组配式假体的加入使得髋臼翻修时可以在不破坏髋臼杯固定的情况下单独更换内衬，如聚乙烯磨损过大、髋关节不稳定和双下肢不等长时。随后，发现骨盆骨溶解和关节间隙的增加的主要原因是聚乙烯磨损，而不仅仅是水泥病 [33,34]。然而，尽管证明其优越性的结论性研究相对缺乏，生物型髋臼杯近年来越来越受欢迎，现在是北美地区的主流选择 [17]。

生物型髋臼假体的设计存在一系列的规格，可以影响翻修和假体存活率 [17]。在 20 世纪 80 年代引入了羟基磷灰石涂层的髋臼假体，其目的是提供骨长入特性，以延长固定时效，并为聚乙烯颗粒的进入和随后的假体周围骨溶解提供屏障 [35]。许多其他表面涂层（包括喷砂技术、珠状多孔涂层、钛纤维网和模仿松质骨结构的多孔涂层）都得到了良好的效果。此外，生物型假体的固定可以随着螺钉孔、固定螺钉的数量和方向而变化，以增强髋臼的固定，并减少假体的位移。

除了组配式的优点外，生物型髋臼假体的倡导者报告说，生物型髋臼假体提高固定时效的方法是提供生理固定而不是随着时间的推移而减弱的丙烯酸键的方式 [17]。生物型髋臼假体还可以通过增加髋臼中心软骨下骨的应力和植骨来重建髋臼的正常生理结构 [36]。当旋转中心保持或恢复到正常解剖位置时，骨盆骨对生物型髋臼杯提供的负荷有良好的反应 [37]。随着现代假体的引入，与骨水泥型假体相比，生物型假体的翻修损失的骨量更少。提高生物型髋臼假体初始稳定性的技术包括：精确的髋臼磨锉以提供更好的假体压配，并在髂骨和后柱的方向安装螺钉。

Tindall 等 [38] 研究了 112 例羟基磷灰石涂层的螺纹型髋臼假体，随访至少 13 年，在任何髋臼假体的任何区域都没有发现骨溶解表现，没有 1 例发生移位、髋臼杯角度改变或松动的情况。13 年的假体存活率为 99%（95%CI 96%～100%）。Epinette 等 [39] 评估了 418 例羟基磷灰石涂层的螺纹型髋臼假体的临床结果、X 线和假体存活率的结果。至少 10 年的随访结果显示假体存活率为 99.43% ± 1.04%（以机械性失效为终点）。他们认为，他们的结果与报告的最佳的骨水泥型和生物型髋臼假体设计的存活率相比是更好的。Engh 等[40] 回顾了 223 例生物型股骨假体和多孔涂层的髋臼假体。他们发现，随访 15 年时髋臼假体的整体松动率为 5.4%（204 人中有 11 人）。Della Valle 等[32] 发现生物型髋臼假体与骨的整合可以一直持续到术后 20 年以提供持久的固定效果。然而，与磨损相关的并发症是主要的失败原因。他们评估了金属外壳多孔涂层的髋臼假体的使用，在 204 例初次 THA 中，他们发现，以松动而翻修或影像学松动为终点时，生物型髋臼杯的 20 年存活率为 96%（95%CI 94%～98%）。

生物型固定的缺点包括聚乙烯磨损、早期锁定机制问题和骨溶解增加。聚乙烯颗粒的迁移一直是假体周围骨溶解的重要原因[41]，并已被证明是髋臼翻修的主要原因。生物型髋臼假体的早期设计受到锁定机制差和内衬与外杯一致性差的限制，这会导致产生大量的聚乙烯微粒碎片侵入周围的骨质并引发骨溶解。Utting 等[42] 回顾了 70 例使用 Harris-Galante 生物型髋臼假体（Zimmer，Inc.，Warsaw，IN）和水泥型股骨假体的患者，平均年龄为 40 岁。他们发现髋臼假体的累积存活率为 94%（95%CI 88.4%～99.7%）。虽然他们得到了较高的存活率，但他们也发现用聚乙烯内衬的生物型髋臼假体发生了轻微骨溶解，需要定期做影像学随诊。在影像学上，他们注意到 13 例 THA（19%）有髋臼骨溶解，31 例（44%）在髋臼假体周围有影像学上骨溶解的改变。Gaffey 等[3] 报道，在 108 例患者共 120 例 THA 中，使用 Harris-GalanteI（Zimmer，Warsaw，IN）生物型髋臼假体和水泥型股骨假体，没有 1 例髋臼假体因无菌性松动而翻修，也没有发现髋臼假体发生位移。当以任何原因而翻修为终点时，15 年存活率为 81%±8%。以临床失败（骨溶解、磨损、松动或脱位）而进行髋臼假体翻修为终点时，15 年存活率为 94%±8%。Curry 等[42] 发现 Harris-Galante Ⅱ型髋臼假体的远期效果不理想。他们回顾性地评估了使用 Harris-Galante Ⅱ型髋臼假体的 271 例初次 THA。有 48 例进行了翻修，32 例（67%）是由于内衬脱位所致。Kaplan-Meier 的 10 年存活率为 73%。他们强调定期随访假体，以评估内衬脱位和髋臼骨溶解。Archibeck 等[43] 评估了 100 例 THA 共 91 个患者，年龄均不超过 50 岁，采用第二代生物型髋关节假体，在 13 例翻修中有 7 例与聚乙烯磨损或骨溶解有关。以任何原因所致翻修作为终点时，10 年假体存活率为 87.5%。最后，Hamilton 等[44] 报道了 910 例初次 THA 的随访结果，在同一医疗机构使用了 3 种不同类型的组配式假体、第一代、半球型多孔涂层假体。以任何原因所致的内衬或髋臼杯翻修为终点时，Arthopor 杯（Depuy，Warsaw，IN）的 15 年存活率为 74.9%±6.2%，ACSTriloc 假体（DePuy，Warsaw，IN）为 70.1%±7.0%，Harris-Galante（Zimmer，Warsaw，IN）为 89.3%±10.3%。尽管聚乙烯磨损的相关并发症和偶发的迟发性多孔涂层分层所致的翻修率很高，但在所有 3 种髋臼假体中，以无菌性松动为终点时的假体存活率在 15 年内超过 95%。生物型髋臼杯的固定即使在早期设计中也很好，但由于磨损和溶解的问题，早期设计的假体存活率较低。

股骨假体

骨水泥型和生物型股骨假体仍然广泛应用于世界各地，固定方法的选择往往取决于患者的年龄、骨质量、股骨形状和地域差异。许多人赞成在老年人，“烟囱”型股骨、有骨折病史或先前截骨的患者，以及由于类风湿关节炎、骨质疏松症或 Paget 疾病而导致骨质量差的患者中使用骨水泥型固定。生物型固定通过压配技术实现稳定的初始固定，最终实现生物固定。在美国，生物型股骨假体的使用显著增加[45,46]。2012 年，美国 174 家医院组成的骨科研究网络中 93% 的 THA 采用生物型股骨假体[47]。

骨水泥型固定

股骨假体的特点（如假体的几何形状、材料的性质和表面粗糙度，以及手术技术对水泥涂层质量的影响）均影响股骨假体的临床应用结果[48]。一般来说，水泥型股骨假体的有利特征包括避免锋利的边缘形状以增加水泥应力，采用钴铬合金（因其与水泥一起使用时有更好的弹性模量）[49]。骨水泥型假体的表面光洁度存在争议，一些人认为假体 - 水泥界面是股骨 - 骨水泥型固定的薄弱环节[50]，并认为增加股骨假体的表面粗糙度或应用预涂层假体可以提高假体与水泥界面的强度[49]。另一些人主张使用表面光滑和抛光的股骨假体，以减少产生水泥微粒碎屑的可能性，同时也减少传递到骨水泥界面的负荷（图 59.1）[49,50]。

Charnley 描述的用手指填充骨水泥的第一代骨水泥技术显示，在 5 年时，X 线显示股骨柄松动高达 24%，在 10 年时，松动高达 40%[52]。这些失败更多地归因于骨水泥型固定的质量，而不是假体的内翻或外翻位置。经过改进的骨水泥技术在 11 年的时间里将松动率大大降低到 3% 左右[53]。

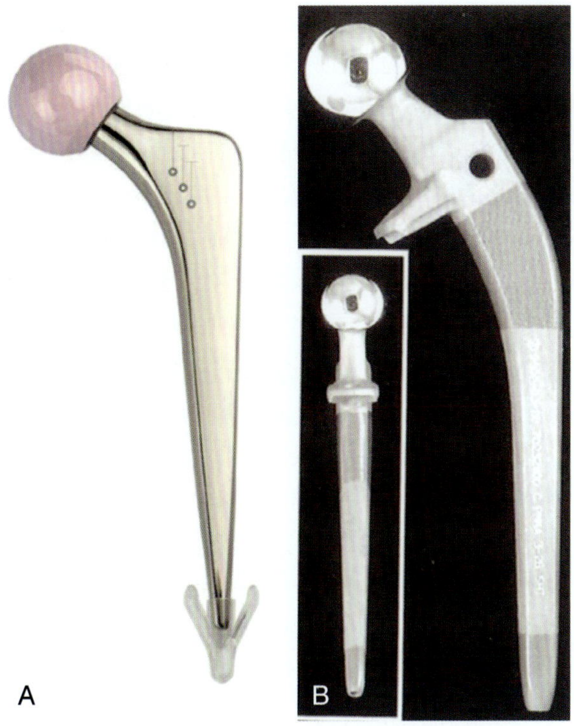

• **图 59.1**　股骨骨水泥型抛光假体（A）和预涂层（B）假体的照片

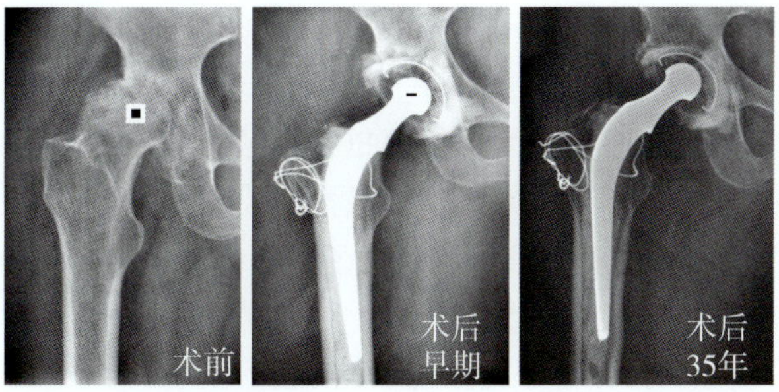

• **图 59.2**　术前、早期和晚期（35 年）术后 X 线片，骨水泥型假体在 THA 后的髋臼和股骨部分均显示出良好的长期固定效果（图片由 John J. Callaghan，MD. 提供）

现代股骨骨水泥技术已经证明了良好的长期固定效果（图 59.2）[21]。采用这些技术，通过脉冲冲洗髓腔，去除松散的松质骨，擦干股骨髓腔。远端放置水泥塞以提高水泥渗透压力，用水泥枪逆行打入骨水泥，加压水泥层。Buckwalter 等 [21] 指出，用抛光的 Charnley 假体和现代骨水泥技术获得了良好的股骨假体的固定效果。在 357 例 THA 的中，至少随访 25 年，只有 10 例（2.8%）因无菌松动而对股骨进行了翻修，但同时他们也注意到随着时间的推移，固定效果在退化。在最低 25 年的随访中，在现存的 52 例髋中有 5 例股骨假体进行了翻修（10%）。

水泥型股骨假体的优点包括即时稳定性、固定的持久性、骨量的保存、降低成本和对于初级的骨科医生而言对结果的可重复性。Ni 等 [54] 进行了系统的文献回顾，发现几乎所有相关研究都报告了骨水泥型股骨假体与生物型股骨假体相比，在缓解疼痛、大腿疼痛、髋关节评分、辅助行走和短期随访步态分析方面具有优越性。Howie 等 [55] 回顾 197 例年龄在 55 岁以下，植入的是水泥型抛光的双锥型股骨假体的 THA。在术后 13 年时，在只考虑无菌性松动行翻修术的条件下时，假体存活率为 100%，在考虑所有原因而行翻修时，假体存活率为 97%（95%CI 93%～100%）。他们的结论是，术后 13 年时，水泥型抛光的双锥型股骨假体在年轻患者中有较高的存活率，并为以后的翻修保留了股骨的骨量。重要的是，他们指出，这种假体良好的存活率和骨量的保存是在初级骨科医生的手中实现的。Lewthwaite 等 [18] 报告，在年轻患者中，无论出于何种原因或因无菌性松动而行翻修为终点时，17 年的假体存活率分别为 100% 和 99%，他们评估了 130 例采用 Exeter（Stryker，Mahwah，NJ）股骨假体的 THA，这些手术是由使用 Exeter 假体的专家（68%）和普通骨科医生（32%）完成的。Meneghini 等 [56] 评估了 102 例水泥型带颈的粗糙表面的钴铬合金的股骨假体，使用的是现代的骨水泥技术，平均随访 9 年。结果显示股骨假体的无菌性松动率为 2.0%，股骨假体 10 年的存活率为 97.2%±2.0%。他们认为，所得结果与其他系列的股骨假体以及表面抛光的假体的结果相比是更优秀的。Smith 等 [14] 报告了 84 例 THA，使用的是珠喷式涂层的股骨假体，采用第二代骨水泥技术。在 18 年的随访中，有 6 例（7%）因无菌性松动而行股骨假体翻修。

水泥型股骨假体的缺点包括：有可能随着时间的推移而发生骨量的丢失和假体的松动，特别是在年轻和活动量大的患者中。骨水泥固定良好的翻修也是一项挑战，即有骨折、骨穿孔、骨强度减弱和手术时间过长的风险 [49]。无菌性松动是导致水泥型假体失败最常见的原因。现代水泥技术的应用和设计优良的假体降低了这种风险 [49]。最后，有一些数据表明，使用骨水泥型假体时，在水泥加压过程中产生的栓塞和术中低血压的风险更大 [57]。对骨水泥型假体的关注主要是随着时间的推移而发生的固定失效、假体及水泥取出困难，以及在手术过程中可能出现栓塞和低血压的可能。

生物固定

生物型假体 THA 后的长期固定（图 59.3）需要通过稳定的骨接触和随后的骨长入或骨长上来维持。生物型股骨假体植入后发生在骨中的应力是由轴向、弯曲和扭转载荷的组合所致[58,59]。在几项有限元模型研究中，Huiskes 证明，从股骨假体到骨的应力传递的位置和大小取决于假体的形状和刚度[60,61]、固定涂层的水平和结合程度[58,59]、术前骨的强度以及假体植入后的髋关节负荷[58,59]。骨密度的减低可能是由于假体设计、假体刚度和应力再分布造成的应力遮挡所致[45]。在早期近端涂层的股骨假体取得令人失望的结果之后，第二代近端涂层的股骨假体被研发，通常包括环向的多孔涂层以防止远端骨溶解和更好的生长表面（等离子喷涂、烧结珠或金属纤维）[43]。

以优化早期的稳定固定和晚期骨长入为目标，股骨假体的设计包括远端固定和近端固定。粗糙的表面涂层包括电沉积、等离子喷涂和喷砂等方法。还开发了陶瓷涂层如羟基磷灰石涂层。每个设计特征都是为了获得更好的早期稳定和更好的生物固定。然而，这些优势也导致了一些困难。例如，全层多孔涂层假体提供了早期稳定的固定，但是会导致应力遮挡，从而引发大腿疼痛和假体取出困难。锥形假体设计更加匹配股骨形态，但也有可能增加假体下沉或股骨距骨折的风险。组配式假体提供了各种颈领选择，以更好地匹配股骨偏心距和前倾，但增加了假体锥度磨损的风险。

一些第一代生物型假体的临床问题直接或间接与应力传导相关，包括由于相对微动或过度的骨膜内界面应力引起的大腿中部疼痛；假体周围骨折；由于初始稳定性差和匹配不足而导致的假体下沉和松动；以及由于应力遮挡而导致的股骨近端骨吸收[59]。早期近端涂层的股骨假体［如解剖型多孔涂层（Howmedica，Rutherford，NJ）[62] 和 Harris-GalanteI（Zimmer，Warsaw，IN）假体[63]］的临床结果令人失望。Bourne 等[62] 在 101 例应用解剖型多孔涂层假体的 THA 患者中发现 27 例患者（27%）在至少 5 年的随访中存在大腿疼痛。Martell 等[63] 评价了 121 例应用生物型 Harris-Galante 多孔钛纤维涂层股骨假体的 THA 的中期临床结果和影像学结果，在 5 年的随访中，他们发现了 11 例存在 X 线证据的股骨假体不稳，并有 4 例进行了翻修。

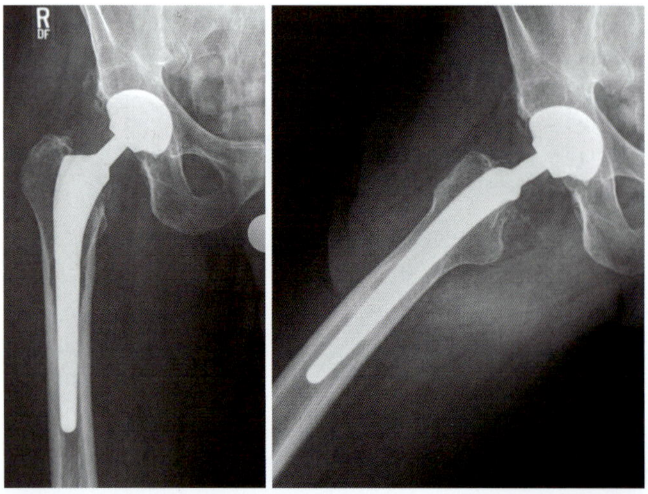

• **图 59.3** 使用生物型假体行 THA 后 26 年 X 线片，1 年后更换头和内衬，显示出良好的骨长入

生物型股骨柄的支持者展示出了优异的中期随访结果。它们在年轻和老年患者中的应用均取得了成功。Engh 等[40] 回顾了 204 例生物型 THA（髓腔解剖自锁型假体（Depuy，Warsaw，IN），平均随访 13.9 年，股骨柄的整体松动率为 3.4%（204 例中有 7 例），并且股骨的骨溶解与股骨柄松动的病例无关。Capello 等[45] 评估了一组平均年龄为 39 岁的患者，共 152 例全髋关节置换，使用的是近端羟基磷灰石涂层的股骨柄，随访至少 5 年。总体失败率为 2.6%，其中包括因疼痛而翻修的 2 个柄和 2 例因疼痛限制活动。一组 X 线片的回顾分析显示机械性稳定的假体伴有骨长入，应力传导在假体的中部，同时骨溶解最小。Keisu 等[46] 评估了 114 例患者（123 髋）使用生物型假体行 THA 的情况，患者年龄在 80～89 岁，研究发现 4 例患者存在轻度大腿疼痛，但不限制其活动。所有的假体在 X 线上都是稳定的，并且有骨长入。他们发现，在 2～11 年的随访中，老年人的生物型固定是安全、有效和耐用的。Springer 等[64] 的 meta 分析包含了 22 篇文章共 6408 例采用生物型假体的 THA，结果显示，当以任何原因所致的翻修为终点时，32～55 岁的年轻患者使用现代的生物型股骨柄假体，在平均随访 8.4 年时总失败率为 1.3%（95%CI 1.0%～1.7%）。De Martino 等[65] 报告的使用 Synergy（Smith&Nephew，Memphis，TN）生物型股骨柄共 112 例初次 THA 的结果显示，在随访 15 年时，以无菌性松动为终点时假体存活率为 98.9%（95%CI 96.9%～100%）；以任何原因所致翻修为终点时，假体存活率为 95.7%（95%CI 91.7%～99.8%）。

目前，广泛多孔涂层的股骨柄在初次 THA 中的利用率已经大大降低，主要是由于假体取出困难、更高的应力遮挡发生率（图 59.4），以及与近端多孔涂层设计相比，更高的大腿疼痛发生率。使用近端涂层的股骨柄，大腿疼痛很少是一个主要的临床问题。Meding 等 [66] 评价了 111 例生物型无领的近端多孔涂层、钛合金直柄股骨假体的临床和影像学结果，没有病例报告存在任何与活动相关的大腿疼痛，只有 1 例因假体周围骨折而翻修。一份 Kaplan-Meier 无菌性松动存活率分析显示，在最坏的情况下，20 年的存活率为 89%。McLaughlin 等 [67] 报道 145 例 Taperloc 柄（Biomet；Warsaw，IN）的 22 年存活率为 99%。类似的近端多孔涂层柄的优秀的长期存活率已经被多个作者报道 [68,69]。

界面材料

假体的界面主要可分为两大类。“硬对软”组合是指硬材料（如金属或陶瓷）对聚乙烯。“硬对硬”界面指坚硬的材料（如金属或陶瓷）与自身材质相对。主要的界面磨损机制是磨损、黏附、疲劳和多界面磨损。目前的争议和未来的顾虑是磨损颗粒可引起机械和生物毒性（直接细胞毒性、免疫反应、致癌性、全身毒性）。

第一代 THA 使用高密度聚乙烯对直径 22 mm 的不锈钢球头。这种界面具有广泛的用途并且报道有较低的磨损率。Griffith 等 [70] 回顾了 547 例 Charnley 髋关节置换术，测量了平均 8.3 年后的 X 线磨损，发现平均磨损率为每年 0.07 mm。超高分子量聚乙烯（UHMWPE）是在 20 世纪 80 年代引入的伴随着直径更大的球头。在 20 世纪 90 年代初，UHMWPE 出现了远期问题。这些问题包括聚乙烯磨损碎屑引起的溶骨反应（图 59.5）[71]、γ 射线照射聚乙烯对氧化的敏感性 [72] 和球头表面粗糙度的影响 [73]。因无菌性松动而翻修也证明了其较高的磨损率 [74]。这些问题促进了更好的锁定机制、无氧灭菌和储存方式、更硬和更光滑的股骨头以及抗交联聚乙烯的发展。

聚乙烯的辐照、热处理和灭菌过程的优化促使了高交联的 UHMWPE 的产生。McKellop 等 [75] 报告中等水平的交联（50 kGy）可以使磨损率减少 80%。Muratoglu 等 [76] 发现，高交联 UHMWPE（100 kGy）使磨损率减少了 95% 以上。

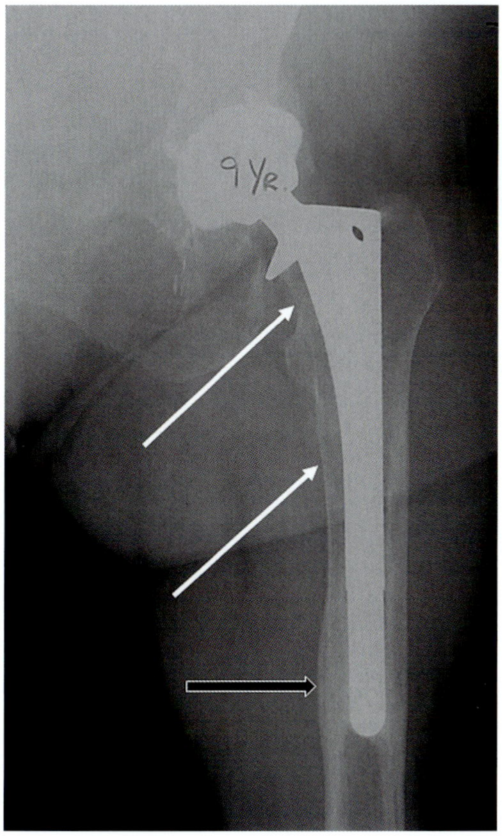

• **图 59.4**　广泛涂层的钴铬合金股骨柄，术后 9 年 X 线片，显示出广泛的近端应力遮挡（白色箭头）与远端皮质增厚（黑色箭头）

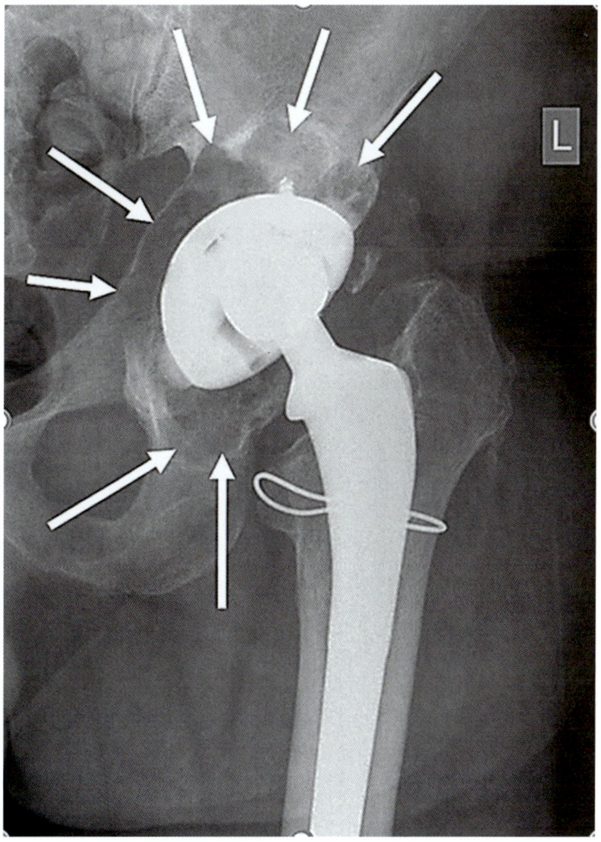

• **图 59.5**　使用生物型假体行 THA 后 14 年，X 线片显示出广泛的髋臼周围骨溶解（箭头）

金属对金属界面，尽管磨损率低，但显示出较差的结果。Willert 等 [77] 通过组织学证实金属颗粒可引起以淋巴细胞主导的免疫反应。Park 等 [78] 在采用金属 - 金属界面的行 THA 患者中发现了早期骨溶解，导致的异常与对金属的迟发性过敏反应相符。Levy 等 [79] 报道采用金属 - 金属界面行 THA 的短期效果不佳，他们评估了 78 例采用金属 - 金属界面的 THA，平均术后 2.1 年时，12 例 THA（15.4%）显示无菌性松动（10 例翻修，2 例建议翻修）。在组配式股骨颈近端和远端经常观察到这样的磨损。

陶瓷 - 陶瓷（COC）界面产生的磨损碎屑数量明显减少。然而，它们的使用受到了假体碎裂和与设计相关的异响的限制 [80]。Firkins 等 [81] 报道陶瓷 - 陶瓷的磨损率大约比金属 - 金属界面低 100 倍。Germain 等 [82] 发现在等效颗粒体积下，氧化铝陶瓷颗粒的毒性小于钴铬颗粒。Toni 等 [83] 评估了 300 例陶瓷 - 陶瓷界面的假体，至少随访 13 年。以翻修为随访终点时，在 15 年时假体总体存活率为 93.2%（95%CI 89.0%～97.3%）。在仅考虑与无菌性松动和陶瓷碎裂有关的假体失效时，15 年存活率为 97.2%（95%CI 94.8%～100%）。

目前的争议 / 未来的展望

目前，主要应用的生物型髋臼假体大多为半球形压配式 [84]。改进的组配式髋臼内衬的一致性和固定性取得了优异的效果。各种不同的设计被应用到不同的生物型股骨柄来提高初始稳定性和后期的生物固定。但是，年轻、活动量大和超大体重的患者对于现代人工关节假体的设计仍是一个挑战。虽然采用现代技术的水泥型股骨假体已经显示出良好的长期效果，但这些柄的使用已经急剧减少。新的设计特点包括采用高交联聚乙烯、较短的股骨柄和双动全髋假体。使用高交联聚乙烯内衬已使磨损大量减少并降低了骨溶解的发生率。短柄拥有几个理论设计上的优点，但缺乏长期的随访数据。双动全髋包含一个由高交联聚乙烯内衬和一个大直径的金属或陶瓷头构成的关节，第二个关节是由内衬与一个更大的金属髋臼杯构成的 [84]。这两个关节的组合增加了活动范围，降低了脱位的风险，但需要进一步的研究，以继续评估这些设计变化对 THA 长期结果的影响。

（参考文献参见书末二维码）

第 60 章

全髋关节置换术的评估系统与疗效

MICHAEL J. DUNBAR
（韩宇 译　刘建国 审校）

关键点

- 全髋关节置换（THA）的结果通常是优秀的，对于大部分患者来说，可以缓解疼痛并提升功能。
- 与 THA 相关的疼痛和功能的大幅度改善导致了大的标准效应量，这引发了结果评估的悖论，因为患者发现在外科手术后的整体改善中，主观上很难解释结果的细微差异是否与新引入的 THA 技术相关。
- 假体存活率是评估 THA 后结果的金标准，但是存活率存在它的局限性，存活率是一个单纯的客观指标，它不能代表 THA 后的功能、疼痛缓解程度和患者术后满意度。
- 为了更好的外科创新，我们需要更高精确度的测量和评分系统。
- 随着时间的推移，THA 的术后存活率正在逐步提升。
- 所有的评估系统评价都是"真实"的临床结果，因此，所有评估系统都存在主观偏差。

牛津英语词典将"outcome"定义为"治疗后的结果或效果"[1]。评估系统是评价结果的工具或指标。用于评价 THA 后效果的评估系统有很多类型，这包括客观指标和主观指标，客观指标通常由术者或专业护理人员完成，主观指标通常由患者完成。在一般情况下，THA 后早期，疗效评价主要是采用客观指标，即假体存活率和并发症的减少。这是 THA 作为一个成功且有效的手术在引入、发展和完善中的第一步。然而，世界卫生组织将健康定义为"不仅是没有疾病，还要有身体、精神及社会生活中的幸福感"[2]。因此，主观结果作为补充，可以弥补一些生硬的客观结果。主观结果是指患者对手术干预的总体结果的更具体印象，考虑到他们的个人经历和对手术的期望。主观结果通常被称为患者报告结果测量（PROM）。

当对髋关节置换术病人术前和术后状态进行比较时，我们发现其对 PROM 有深远的影响[1-7]。这就使得不同的假体设计和手术技术在术前和术后的比较中难以对比，并且可能对比不出差异，因为在手术干预占主导影响后，PROM 的细微差异无法显现。矛盾的是，髋关节置换术后 PROM 中涵盖的信息量十分丰富，以至于它掩盖了一些我们有兴趣的信息。此外，髋关节置换术的创新使人们难以区分治疗中的细微变化（图 60.1）。由于通过早期使用 PROM 难以对比新的手术技术和假体在术后的差异，所以通常依靠生存率来比较结果的差异。不幸的是，翻修率上的差异要在一种技术或假体广泛应用多年后才会显现，存在着明显滞后性。结果会导致新的髋关节假体在一些国家广泛应用，但结果没有显著改善，特别是生存率[8]。鉴于上述情况，外科医生应该注意客观和主观指标（PROM）相关的陷阱和限制。

应用于 THA 的一般的客观结果指标的类型是相对标准的和非争议的。它们包括外科医生完成的问卷、围术期并发症和生存率。PROM 在标准化方面更有争议。随后，文献中引入了许多 PROM，并继续引入新的参数。研究人员随后被迫根据其公布的心理测量特性或根据优先和外来的政治因素选择一种度量。这种做法导致在 THA 后的结果方面有很大的差异。虽然结果的一般趋势可以与各种结果指标形成对比，但结果的细微差异在心理测量的变异性中丢失了。国

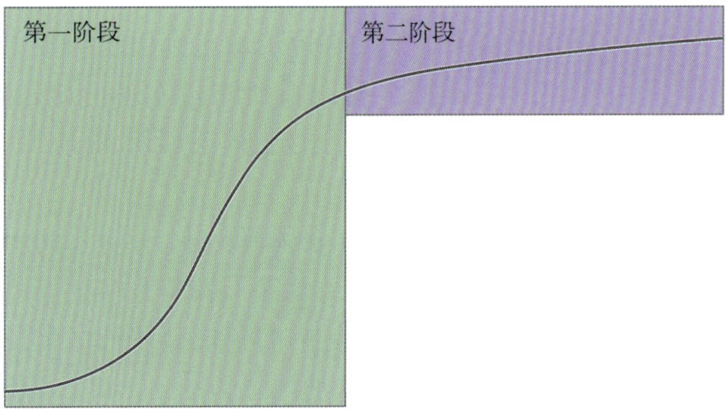

• **图 60.1**　THA 创新的渐近性。第一阶段的创新涉及从创新中产生彻底的技术创新（主要是历史上的）。第二阶段基本上代表了现代的更微妙的创新变化

际关节置换注册中心已作出努力，对国际髋关节置换注册处使用的各种 PROM 指标进行编目，并为进一步标准化和指标之间的比较提供一些指导。

背景

客观结果评价（外科医生相关）

最早的髋关节活动度评估指标之一是由 Fergusson 和 Howarth 在 1931 年设计的，目的是评估股骨头骨骺滑脱（SCFE）的患者[11]。在这种单纯的客观评估中，通过评分记录髋关节屈曲、外展以及内收和过伸。在 1954 年，Merle d'Aubigne 和 Postel 进一步发展了髋关节评分系统，引入了疼痛评分这一主观部分[12]。

Merle d'Aubigne 和 Postel 的髋关节评分系统于 1972 年被 Charnley 改良，并已成为骨科医生使用最广泛的髋关节评估系统。修改的 Merle d'Aubigne 和 Postel 髋关节评估系统包括活动、疼痛和步态。重点是，这些类别需要患者和外科医生共同完成（即主观和客观信息），每个部分的分数不合并为总分。

Harris 髋关节评分于 1969 年发明，是在 THA 中最广泛使用的评分系统之一[13]。它是一个由临床医生完成的评分系统，用于评估疼痛、功能、活动度和畸形。患者的功能是通过行走习惯和做指定动作的能力来判断的。

THA 后外科医生的评定结果可能与 PROM 有很大的不同[14]。当患者对手术不满意时，患者和外科医生的观点差异尤为明显。因此，通过客观信息来评估 THA 的成功只占整体评价的一部分；主观评价是髋关节评分系统的一个重要组成部分。

客观结果评价（存活率）

存活率是评估 THA 后结果的金标准。存活率分析已成为全髋置换术长期结果评价最有价值的组成部分，并且可以针对不同类型或系列的假体进行比较。存活率分析最早在 1980 年由 Dobbs 在骨科中应用，至今仍然广泛应用。

存活率分析提供了关于假体远期临床结果的重要信息。因此，许多国家已经设置了关节置换注册中心。这些国家注册中心根据不同的变量来评估假体的存活率，如材料、固定技术和型号。

尽管存活率分析是评估 THA 结果的重要工具，但它是一个粗略的指标。存活率是基于一个终点（例如翻修、死亡）来计算的，经常难以统计一些复杂的因素。关节的翻修可以由于各种原因导致，所以，评估一个手术是需要大样本量的数据的。因此，存活率分析不是前瞻性研究，没有预测能力，其应用仅限于回顾性的分析研究。

精确的客观评价

过去的 10 年，高精度指标［如放射线立体照相分析（radiostereometric analysis，RSA）和步态分析］已逐渐成熟。目前，这些技术主要用作研究工具，但随着技术的发展和成本的降低，它们在关节置换的评价中的应用会变得越来越普遍和必要。

主观评价

在世界卫生组织改变了健康的定义后，PROM 应用变得越来越普遍。客观指标无法评价患者的精神和社会幸福感。然而，在不同的评分系统之间，主观性评价的对比分析是很困难的；即使在相同评分系统中使用不同的语言描述，也可以产生不一样的结果。

报告的总分可能会产生模糊的结果。各部分分数不能成比例地和有意义地加到一起。当客观（例如影像学评估）和主观（例如患者疼痛评估）评分结合起来时，比例难以平衡。

应用于 THA 的 PROM 有四大类：一般健康情况、疾病特异性、关节特异性和患者特异性，见框 60.1。每一项将在本章的“基础科学”一节中讨论。

混乱的创新

不幸的是，某些新技术的引入通常不是循规蹈矩逐步实施的，而是相对混乱的。在北美地区进行的第一阶段试验是临床前测试。然而，在还没有进行前瞻性随机研究时，这些新技术就已经广泛应用到外科领域，很少对正式研究的临床结果进行强调。只有少数专门的学术中心进行前瞻性随机研究。然而，这又导致存在文献报告的偏倚。事实上，大多数关于新技术的已发表的研究都是回顾性的，并且经常发表于技术

框 60.1 问卷类型列表

- 一般健康状况
- 疾病特异性结果
- 关节特异性结果
- 患者特异性结果
- 单项调查问卷

方法已经更改之后。图 60.2 为混乱的创新的示例。

基础科学

客观结果（外科医生部分）

由于假体被证明将有优秀的预期临床结果，我们也需要更可靠的疗效评价指标。最初是由外科医生评估他们干预的结果。完全由外科医生主导的结果评估缺乏主观数据，很快被证明是不全面的。在 1972 年，John Charnley 修改了 Merle d'Aubigne 和 Postel 的髋关节评分，以评估他的假体；该系统已成为使用最广泛的髋关节评分系统之一[17]。这个评分系统包括髋关节活动度、疼痛和步态。重点是，这些信息的获取需要医生与患者共同参与。

客观结果（存活率）

最常用的评估假体的存活率和生存曲线的方法就是 Kaplan-Meier[18]。它提供的结果具有时间上的独立性，可在每一个失败的时间点进行存活率分析。可以通过使用 log rank 检验来分析统计学上的显著差异。然而，log rank 检验并不适用于对混杂因素进行分析。可以使用 Cox 多元回归模型评估和调整不同组别（例如年龄、性别、诊断和其他混杂因素）的翻修的风险。

当报道存活率结果时，同时应注明 95% 的置信区间。这些可以用表格或曲线的形式呈现（图 60.3）。Murray 和 Tsiatis[19] 建议纳入一条“最坏情况”曲线（在这条曲线中，所有失访的患者都被认为是失败的），以提供关于存活率的精确统计。此外，Lettin 和同事[20] 建议，至少需要 40 名幸存的受试者才能得到可信的结果。

翻修是一个确切的并且易重复的终点，可被其

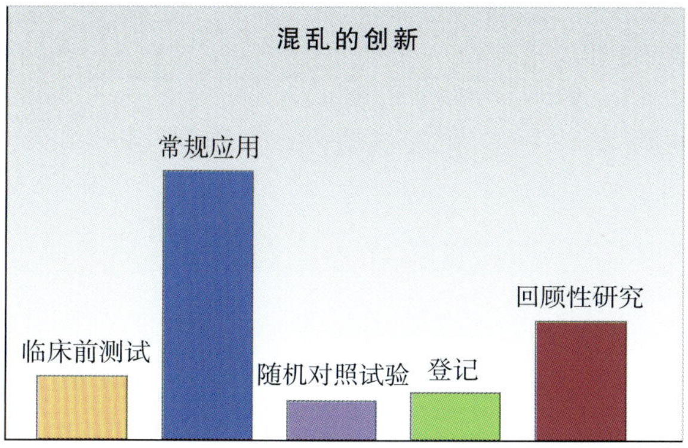

• **图 60.2**　新技术的引入通常不是循规蹈矩逐步实施的，是相对混乱的

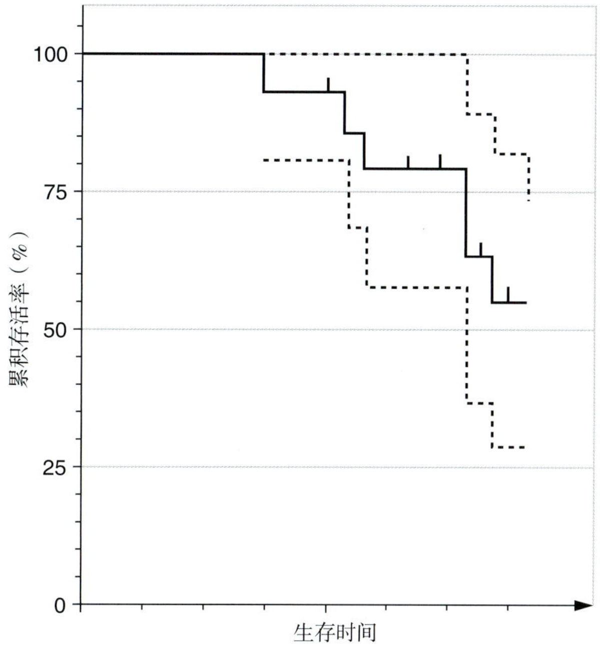

• **图 60.3**　具有 95% 置信区间的生存曲线的式例。样本的生存曲线用实线表示。置信区间用虚线表示，随着时间的推移，样本量在减小，置信区间在变宽

他因素影响，如患者对手术的适应性和疼痛的严重程度。其他终点也应该包含在内，如严重的疼痛、低功能评分和影像学上的失败。

关节置换注册系统使用假体存活率作为主要结果。生存率分析是一个确切的指标，有助于各国之间的结果比较。各国家的关节置换注册处组织了国际关节置换注册协会，以用于各国间的数据对比。然而，这种对比由于人口统计方面的差异而受限，包括手术时的年龄、诊断分组、体重指数、性别和活动水平。研究工作需详细记录每个国家或中心的人口统计数据，以便能够确定数据的基数。若没有这一层面的研究，国家或中心之间的存活率结果易产生分歧。此外，确定存活率的具体方法应该标准化[23]。例如，Cox 回归分析是一种常用的方法，因为它考虑了其他因素，如年龄和性别，这些因素会对结果产生影响。如果在结果分析中不考虑这些因素，特别是以国际间为基础来对比时，各种假体之间的生存曲线的差异便很难解释。

监测假体植入失败的最好的方法就是进行关节置换注册。正因如此，才可以使我们在质量改进反馈周期中，获得关于假体的有利的和不利的结果。然而，由于关节置换注册是监测工具，存在报告结果的滞后性，这为低一级假体或技术创造了潜在的潜力，使其在注册中心结果报告之前成为临床规范的一部分。一

个更准确和更有预测性的生存分析将有利于新技术应用在更多的患者身上。

髋关节置换术后疗效评价的金标准就是假体存活率。然而，假体设计和技术的进步使得关节置换术的门槛大大降低，从在极端情况下进行抢救手术变成了想提高生活质量但不是必须进行手术患者的干预措施。

因此，手术的成功与否可能更多地与生活质量的微妙的改善有关，包括减轻疼痛和改善功能，通常由 PROM 评估。此外，技术革新改善了假体的设计，确保了假体原位固定，减少了感染，十年的假体存活率相对确定 [24-26]。因此，由于目前假体的同质性（稳定和持久的设计），使人们越来越重视对 THA 后一些细微结果变化的量化分析。

生存率分析的局限性

关节置换注册将翻修作为关节置换术后随访评估的唯一终点。翻修状态是相对容易定义的，并且翻修率是确定的，所以它的应用更加有效。不过虽然其具有确定性，但它是一个相对生硬的指标，通常无法反应出 THA 后髋关节的功能、疼痛的缓解程度和病人的整体满意度。此外，不同的外科医生对翻修的标准不同，并且因为医疗问题、个人意愿等问题，不是所有需要翻修手术的患者都会接受手术 [27]，翻修只占手术失败的一小部分 [28]。也有学者认为，RSA 定义了连续迁移的程度，其本质上可以代表翻修状态。虽然一些证据表明，主观结果可能与 RSA 定义的迁移模式相关，但这一现象在文献中没有得到广泛的报道 [29]。

主观结果

Pythagoras 认为，“人是衡量一切事物的尺度”[30]，这一说法想要说明的是，思想和身体之间的区别是模糊的，或者实际上根本没有区别。虽然西方哲学中阐述的思想与身体的区别与古希腊人有关，但是现代的关于身体与思想的区别主要基于 Renés Descartes 的工作 [31]。根据 Renés Descartes 的说法，理性的灵魂是一个不同于身体的实体，它可能知道也可能不知道通过感觉神经系统传导的信号。感觉神经系统被“扩展”到生理系统，而理性灵魂（即意识）则不是。这种精神和身体的区别一直存在于现代西方医学思想中。

1947 年，世界卫生组织对健康的定义如下：“健康不仅是没有虚弱和疾病，而且是一种身体、精神和社会幸福感的状态”。这一定义重述了思想和身体实际上是统一的整体。随后，对健康的衡量从单纯的通过疾病的严重程度来评定转向对身心健康和社会幸福感的综合评估。根据这个定义，髋关节置换术的评估也需要做出适当调整，例如，简单的评估活动范围或对运动的影响都是不充分的，需要更全面的评判指标。

世界卫生组织提出的关于身体、心理和社会幸福感的健康定义也许会推动现代医疗评估的进步。对总体健康状况进行量化评估的第一步是涉及单一项目的评级，旨在增加器官特异性或更多的生理结果。随着时间的推移，出现了大量的调查问卷，就健康的各个方面提出了更多的问题，从而为健康的不同方面单独计分。这些涉及身体、精神和社会幸福感的领域包括情绪反应、睡眠、社会隔离、身体疼痛和社会功能，这些评估的研究和改进今天仍在继续进行。一般健康状况评测的引入和演变已有充分的记录 [2]。这类评测通常被称为“主观评测”，因为它们很难量化。然而，一些逻辑度量对于进一步的研究是必不可少的。Kelvin 勋爵关于这一矛盾说到：“我经常说，当你能衡量你所说的内容，并用数字表示出来时，你才真正对它有所认知；但当你不能衡量它时，当你不能用数字表示出来时，你的知识是贫乏和不令人满意的”。在 2000 年 1 月一场关于 2000—2010 年骨与关节的十年规划会议上，讨论了将骨骼肌肉系统研究的结果指标标准化的必要性 [33]。国际关节置换注册协会努力将与 THA 相关的 PROM 标准化 [9,11]。虽然一般健康结果调查表的出现的主要原因可能是世界卫生组织对健康的定义造成的，但该定义的第一个方面，即“没有疾病”，并没有被研究人员遗忘。相似的 PROM 的改进主要发生在已经出现变化的器官（或部位）或生理过程（疾病）上。

主观结果

心理因素：什么是一个好的结果测量？

心理测量学的定义

心理测量学可以被定义为“对心理能力和过程以及人格的科学测量” [1]。换句话说，心理测量学是一个允许研究人员将科学方法应用于主观结果测量的过程。实际上，已发表的心理测量学特性问卷主要涉及对问卷的验证，或整体上定义问卷评判措施对我们欲评判目标的效果。验证过程通常涉及问卷测试的三个具体方面：有效性、可靠性和反应性。

有效性

有效性是指（相对于验证）如何用问卷更具体地评定感兴趣的问题。有效性可以有多种形式，许多同义词可与它相结合。包括准则、构建、会聚、发散和内容有效性。在对问卷的有效性进行评论之前，问卷的结果必须与相对应的参照对象进行比较。

标准有效性

标准有效性指的是度量标准与“金标准”的比较。例如，温度计是测量体温的金标准。如果设计了一份测量体温的问卷，里面的项目可能会询问患者是否温暖、患者是否有畏寒等。该问卷的结果应与金标准相比。不幸的是，膝关节置换术没有金标准[34,35]。因此，膝关节置换术的问卷通常是对预想的手术效果的验证，这种形式称为构建。

构建有效性

构建有效性可以根据另一个先前验证的问卷或共识来确定，例如：在 PROM 中与髋关节功能有关的项目，发散和会聚的有效性可以作为一个问卷条目构建的有效性来检查，如髋关节功能应该在髋关节置换术后改善（收敛），而与髋关节无关的项目（如饮食）则不应该改变（发散）。

当考虑构建的有效性时，我们需要谨慎。就像髋关节置换术的情况一样，构建的有效性缺乏金标准，这是有问题的。通常，PROM 是通过另一份先前已得到验证的调查问卷来进行验证的。进一步的研究可能表明，先前验证的问卷已经适用于有效性的构建。因此，一个迂回的逻辑论点可以与问卷结果相关联，具有潜在的复杂性。在没有金标准的情况下，缺乏构建有效性的基础。

内容有效性

内容有效性涉及问卷是否有足够的项目，是否充分涵盖了感兴趣的领域[36]。例如，如果一个问卷旨在测量髋关节置换术的患者术后关节活动范围的改善情况，那么，通过推断，在问卷上得分高的患者可以被认为具有良好的关节活动度。然而，如果问卷中的项目没有具体询问活动范围，那么推断就是无效的。内容有效性高的问卷很好地覆盖了目标行为，并为随后提供了有效的推论。内容的有效性可以通过调查问卷或该领域的分数分布频率来检验。特别是，在评估内容有效性时，下限和上限效应很重要。当被调查者在问卷上的得分最低（即最佳）时，就会发生下限效应。因此，如果病人在临床上变得更好，问卷就无法反映这种变化。行为的内容将不被涵盖，推论将无效。同样的论点适用于上限效应，这种效应发生在相反的情况下。与 THA 相关的 PROM 通常在手术后具有显著的上限效应，因为 THA 具有较大的标准效应大小。

可靠性

可靠性是指没有临床差异的两个病例，其疗效可以保持一致的能力。从本质上讲，从最基本的意义上讲，可靠性是评估干扰指标的方法，可以用以下方程来表述：

$$\text{可靠性} = \frac{\text{主观变异性}}{\text{主观变异性} + \text{测量变异性}}$$

为了使 PROM 具有可接受的可靠性，根据这里提出的定义，它必须具有有限的测量变异性。

由于人们认为 PROM 会产生“模糊”数据，其已受到批判，尤其与拥有标准化技术的实验室检测（如血清钾或血红蛋白）相比更是如此。这种检测可以产生“精确”数据，因为这种检测的方法易描述，精度高，重复性也很好。然而，认为 PROM 只产生模糊数据的看法并不能阻止相关临床问卷的使用，因为这些数据，相比于任何其他数据，具备医学人文的方面。Feinstein[36] 很好地描述了这样的论点，他说：“如果我们说心脏变小，心律正常，某些酶水平正常，描述可能与老鼠、狗或人有关。但是，如果我们说胸痛消失了，患者能够重返工作岗位，而且家人很高兴，那么我们对患者做了一种人文方面的关怀和观察。”

通常，一个结果指标的可重复性是通过确定组内相关系数（intraclass correlation coefficient，ICC）来研究的[37]。ICC 优于其他相关系数，如 Spearman 或 Pearson，因为它不受数据对比较顺序的影响。此外，当一个问卷应用于两个独立事件时所可能产生的影响，不会干扰 ICC 的结果。ICC 在 0.60～0.79 被认为是一般，0.80～0.89 为良好，0.90 及以上为优秀。如果考虑在辨别患者之间的偏倚中使用问卷，而不是在组间差异辨别时，ICC 则需要大于 0.90[38]。

可重复性与 PROM 中的项目数有关，因为真实方差将随着项目数的平方而增加，而误差方差将随项目数线性增加[37]。一般情况下，问卷中的项目数量越多，可重复性就越高。这可能对 PROM 的选择有影响，因为每个 PROM 的项目数量变化很大，需要良好的可重复性。项目减少是以降低可重复性为代价的。

可靠性也可以用 Cronbach α 系数法统计评估 [39,40]。Cronbach α 系数解决了 PROM 或总分中项目（问题）的同质性，在可靠性度量中作为对 ICC 的补充。Cronbach α 系数主要用于 PROM 的开发，作为减少项目数量的一种手段，因为统计量决定了一个领域内每个项目的项目间相关性。其可以产生一个 0～1 的值，0.60～0.79 表示内部一致性一般，0.80～0.89 表示良好，≥ 0.90 表示优秀 [41]。Cronbach α 系数在每个条目每次被删除时都计算了 n 次（= 项目内的条目数）。如果 Cronbach α 系数的值随项目的省略而增加，则该项目可以被认为是偏离了表中询问的感兴趣区域，因此可以从最终项目中省略。当一个量表中的项目是多项时，使用 Cronbach α 系数。像诺丁汉健康量表（NHP）这样的二分类项目，需要一个变化的 Cronbach α 系数，称为 Kuder Richardson 公式 [29]。

如前所述，PROM 因产生模糊数据而受到批评，数据的模糊性或精确性通常指 PROM 的可靠性（ICC 和 Cronbach α 系数）。然而，当在目标人群中对相关的 PROM 进行评估时，问卷展现出了一般到极好的可靠性，此时被认为是相对困难的。一般来说，疾病 / 位点特异性问卷比一般的健康问卷产生更精确的数据。一些“精确”和“模糊”数据产生了明显较差的 ICC 值，使它们更加模糊。

反应性

反应性是衡量 PROM 应用在不同场合或临床上发生显著变化时检测变化的能力。确定 PROM 的反应性是验证过程的必须的组成部分。虽然之前可能已经确定了 PROM 的反应性，但调查往往是针对不同人群的；因此，有必要调查特定人群的反应性。PROM 验证是一个动态的无终止的过程 [43]。

我们现在已知了几种方法可确定反应性，包括标准化效应指数 [35,44,45]。标准化效应指数是通过从同一份问卷的第一次结果减去第二次的结果，并通过与第一次测试结果的标准差进行比较得出的。第一次和第二次共同代表一段时期，此时期应当有显著地临床疗效，比如治疗干预前和治疗后，无论药物或手术治疗都应该有显著疗效。标准化效应指数为 0.2 被认为是小的，0.5 为中等，大于 0.8 为高 [46]。

通过 PROM 对 THA 前状态与术后状态比较时，我们证明了 THA 对生活质量有着重大影响 [3-7]。事实上，Dawson 和他的同事在应用 Oxford-12 项评分评估髋关节时，发现髋关节置换术前与术后的标准化效应指数大于 2.0[3]。这样的标准化效应指数可以被认为是有意义的，特别是当标准化效应指数大小为 0.8 即被认为大时。如此深刻的结果使得术前和术后不同的假体设计和手术技术很难对比，并且可能不相关，如前所述。

受试者工作特征曲线（ROC 曲线）

当纵向数据不可用时，受试者工作曲线（ROC 曲线）已被证明是经典反应性测量法的替代方法 [44,47-49]。ROC 曲线法起源于第二次世界大战期间雷达设备的操作。当时，雷达操作员和其他人对优化接收机的信噪比很感兴趣。最初，随着设备增益的增加，信号相应地迅速增加。然而，在某一时刻，噪声的增益大于信号的增益。这代表了目标区域的“分割点”；本质上，分割点代表了连续数据的二分法。为了构建 ROC 曲线，在 Y 轴上绘制了测试的真阳性率（灵敏度），在 X 轴上绘制了假阳性率（1- 特异度）。这两个值确定了每个可能的分割点，然后生成一条曲线。用 ROC 曲线下的面积可衡量该测试的鉴别能力，面积为 1.0 代表完美的鉴别测试，面积 0.5 为非鉴别测试。一个 ROC 曲线的例子如图 60.4 所示。在这种情况下，问卷 A 比问卷 B 具有更好的鉴别能力。

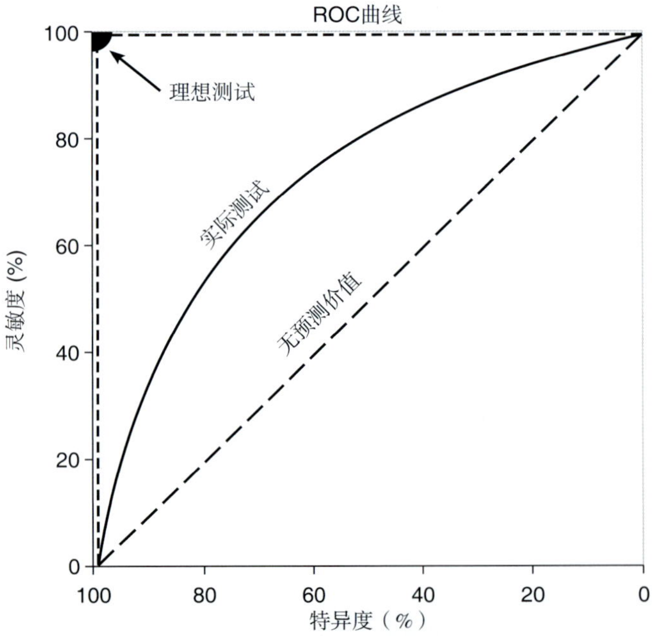

• **图 60.4** 典型的受试者工作特征曲线（ROC 曲线）

评估结果偏倚的来源

PROM 的偏倚是多方面的。首先，患者的人口统计资料可能会影响 PROM 评分的结果。在北美地区我们发现，高龄患者（> 85 岁）及社会经济地位较低的患者已被证明对髋关节置换术后的主观评估有不利影响[50,51]。另外，PROM 的结果也受性别所影响，妇女往往在术后会感觉到更严重的疼痛和身体功能受限[52]。通过问卷调查评估发现，无论是关节相关的问题还是医疗问题，并发症对髋关节置换术的结果均会产生不利影响[50,53]。Charnley 意识到了并发症潜在的偏倚效应；这在很大程度上推动了 Charnley 提出髋关节置换术并发症的分类[17]。在比较关节置换术后的结果时，应考虑性别、年龄和并发症。社会经济地位因国家的不同而具有不同的意义。

PROM 问卷的实施方式

问卷的实施方式会对 PROM 产生显著影响，当髋关节置换术后，PROM 由患者自己完成时，我们发现其结果与调查人员完成时相比，明显更差[54]。另外，相对于用电话进行随访的受试者，经邮寄的由患者自我完成的问卷显示了更差的生活质量[55]。因此，当问卷施行的反应率较低时，评估无应答者的状态可能是必要的。

PROM 的类型

一般健康结果

由于世界卫生组织修改了健康的定义，将其包括“身体、精神和社会幸福感的状态”，因此，对健康的衡量已经从简单地通过对身体虚弱和疾病的评估，转向对身体、精神和社会幸福感的影响的评估[27]。由此定义，单纯的假体存活率已不足以评估 THA 后的健康状况。这种哲学上的变化导致了一般健康量表 PROM 的发展；在关节置换研究中使用的例子包括：SF-36[56]、SF-12[57] 和 EuroQual 调查问卷[58]。一般健康量表 PROM 关注的是患者对自身健康的看法，包括睡眠能力、精力水平、情绪和对身体疼痛的感知等多个方面。这些问卷既不限于特定疾病，也不限定于特定患者。

疾病特异性 PROM

为了避免外科医生与客观结果相关的偏倚，研究人员引入了针对关节置换患者的特异性问卷。疾病特异性 PROM 将信息集中在特定的疾病状态。20 世纪 80 年代，引入了反应膝关节严重程度的 Lequesne 评分（ISK）[59,60]，以及 WOMAC 评分[61,62]。尽管 WOMAC 是一个疾病特异性的 PROM，但其被广泛用作对 THA 的评估。

关节特异性 PROM

关节特异性 PROM 试图通过专门关注髋关节相关的问题，进而排除干扰信息。此时，我们假设关节特异性 PROM 不太容易受到并发症的影响，如背部或膝关节疼痛。Oxford-12 评分是在 1998 年发布的，用于 THA 患者作为关节特异性的 PROM[4,6]。髋部损伤和骨关节炎结果评分（HOOS）[63] 和 Forgotten Joint 评分[64] 旨在避免许多 PROM 因标准效应大小较大而出现的上限效应，方法是询问术后更高水平的功能和“正常”感觉的问题。

患者特异性 PROM

患者特异性 PROM，如患者特异性指标[65]，使用一种新的方法来限制问卷中的干扰，方法是通过术前询问患者自己的目标或期望，并要求他们在术后对这些目标的完成情况进行评分。虽然这种方法对特定的患者进行了相关的术前和术后评估，但是不同患者的不同目标和评分使得患者之间的比较变得困难。患者特异性 PROM 不常用于 THA 的评估。

单项调查问卷

总体或单一项目的问卷，如关于患者满意度的问卷，尽可能通过单独询问直接感兴趣的相关情况来限制干扰信息[66,67]。现在普遍的建议是，同时使用一般健康和疾病 PROM 及特异性 PROM，这样一来，它们的数据可以互补[9,10,14,68,69]。

髋关节置换术常用的 PROM

一般健康调查问卷

简明健康调查表 -36（SF-36）

这种广泛使用的一般健康问卷允许在许多条件和干预措施下进行比较。它由 36 个带有 Likert-box 关键点的问题组成。项目比例是二分法和多分法。生成 0～100 分的 8 个领域的分数。这些包括躯体的疼痛、生理功能、活力、一般健康、社会功能、生理职能、情感职能和精神健康。100分代表最佳健康状态。SF-36大体包括两大方面得分：生理健康总分（PCS）和心理健康总分（MCS）。他们的评分方式类似于SF-12。

简明健康调查表-12（SF-12）

SF-12包含来自SF-36调查表中的12个项目。它最初是在1994年发布的，作为SF-36的一个简短的替代方案。SF-12包含SF-36中的8个方面，每一方面由1～2个条目组成，SF-12由带有Likert-box关键点的12个问题组成。项目比例是二分法和多分法。分数被转化为两个加权汇总的分数，称为生理健康总分（PCS）和心理健康总分（MCS）。权重是通过z-和t-转换计算的，因此平均总体样本将记录每个摘要的50分，10分的分数变化代表1个标准差。超过50分代表的是比一般人群更健康的状况。

EuroQual问卷

EuroQual-5D-5L是对患者健康状况的5个方面（活动性、自理能力、日常活动、疼痛/不适、焦虑/抑郁）进行的一个评估系统。每个维度包括3个层次（没有问题、一些/中度问题、极大问题）。患者的健康状况是通过与5个维度中的每个水平结合来定义的，+1表示最佳，–0.594为最坏结果。最近，欧洲Qual-5D-5L将每个领域改进为5个级别，以提升评估结果[70]。

美国国立卫生研究院调查问卷信息系统

美国国立卫生研究院（NIH）研发了调查问卷信息系统（PROMIS），其中包括不同方面共300多项，对身体、精神和社会健康度进行了评估。NIHPROMIS是一个全球性健康评估工具。美国参加医疗保险和医疗补助服务中心（CMS）的外科医生在评估接受THA的患者的一般健康状态时，可以使用这个10项的调查问卷[71]。

疾病特异性问卷

西安大略和麦克马斯特大学（WOMAC）骨关节炎指数

疾病特异性WOMAC问卷评估活动时疼痛和活动能力，如爬楼梯、穿鞋子和袜子等。它由分解为3个领域的24个Likert-box问题组成：疼痛（5个）、僵硬度（2个）和生理功能（17个）。疼痛范围为0～20分，僵硬度范围为0～8分，生理功能范围为0～68分，0分代表最佳的健康状态。每个问题有5个框，评分为0～4分。

关节特异性问卷

12项牛津大学髋关节功能评分

Oxford-12髋关节评分是一个特意为髋关节置换患者设计的并经过充分验证的调查问卷。提出了12个和膝关节相关的特异性问题，每个问题都有一个从1～5共5个等级的Likert-box反应元件。产生12～60分的分数范围，12分表示最好的健康状态。

髋关节功能障碍和骨关节炎评分（HOOS JR.）

现创建了一项基于髋关节功能障碍和骨关节炎评分（HOOS）的简短问卷（6项）。这个PROM名为HOOS JR.，是一个有效的、可靠的工具，用来评估接受THA的患者。6项调查的重点是日常生活中的疼痛和活动度[72]。

精确的客观指标

放射线立体照相分析

放射线立体照相分析（RSA）是一个精确的测量分析手段，对假体无菌性松动及存活期有着可靠的预测能力[73-75]。在手术时，在宿主骨里放置钽金属标志物，这些珠子用来标记植入物。术后，通过已知基准点的校准笼进行关节双向同步立体X线照射（图60.5）。形成图像后导入RSA软件分析包，然后宿主骨和假体表面的微动可通过三维空间计算。这三个矢量组合形成一个整体运动指标-最大点运动（MTPM）。在6个月的时间间隔中，连续X线测量（X轴）对应的MTPM绘制在Y轴上（图60.6）。RSA曲线遵循的典型的模式是：随着时间推移，植入假体的稳定性与MTPM稳定或持续迁移相关。如果假体稳定，无菌性松动的翻修是不可能的。相反，如果假体不断迁移，无菌性松动翻修的可能性大大提升。RSA的优势是MTPM模式的变化可以早在术后1年就进行准确鉴别，并且只需30～40个患者进行试验。

作者认为，对于髋关节和膝关节假体的分阶段创新方法的一部分，RSA是一项关键的技术。因为它具有预测植入物和新技术的长期存活率的精确性和潜力[75]。引入通过国家关节注册中心的假体，与引入使用RSA的假体相比，第一次使用RSA测试的假体翻修率低22%～35%[76,77]。

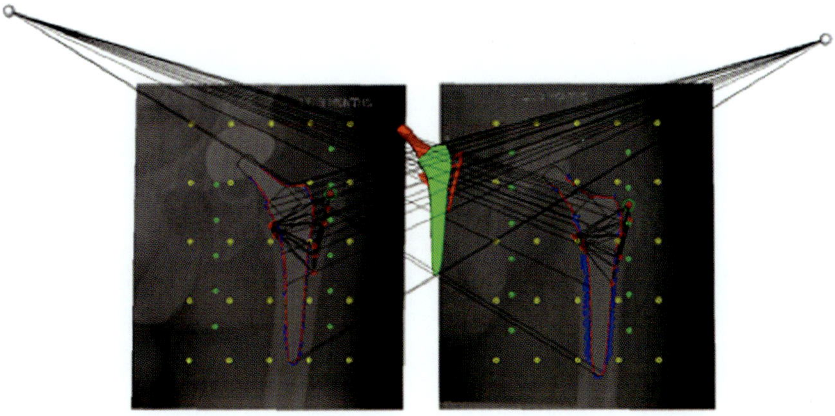

• 图 60.5 RSA 检查的例子，应用 RSA 软件发现 THA 的位置。钽珠代表术中股骨插入的位置

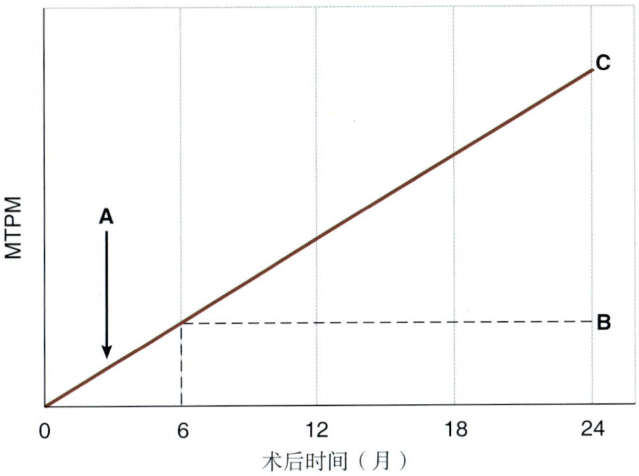

• 图 60.6 典型的 RSA 曲线，MTPM 绘制在 Y 轴上。(A) 所有假体最初的迁移。(B) 一些假体稳定，不太可能因无菌性松动翻修。(C) 一些假体继续迁移，可能因无菌性松动翻修。这两条曲线在早期就可区分

步态、肌电图和透视评估

使用步态质量作为标准 PROM 的辅助手段评估 THA 的预后越来越受到大家关注。在 THA 患者的客观和主观评价相关性研究中，Lindemann[78] 等提出问卷可能不能反映出行走功能，建议用步态分析获取关于步态质量的信息。步态和肌电图评估都被用来分析手术入路（例如直接前入路和后入路）以及常规 THA 和表面关节置换之间的早期结果差异[79,80]。动态透视成像揭示了当改变姿势（如从坐到站）时骨盆和脊柱之间的动态关系。在腰椎运动方面，患者之间存在相当大的差异[81]。

精确客观指标的局限性

由于成本和缺乏实用性，RSA、步态分析和肌电图（EMG）的应用受到限制。RSA 套件和步态实验室只能在专业中心实现，这些额外的研究费用仅仅基于研究目的。未来，这些结果指标的采集将采用廉价的替代措施，以代替昂贵的检查方法。在智能手机和光学跟踪软件中使用加速度计有很大的潜力，可以在临床医生的办公室建立一个低成本的“步态实验室”。

目前的争议和未来的展望

注册

北欧国家、澳大利亚、英格兰和威尔士地区都很好地建立了国家注册系统，许多其他国家也纷纷效仿。国家关节置换注册中心已组织成为国际关节置换注册中心，目的是使所有登记中心收集的数据标准化，并努力标准化或至少减少各国家注册中心应用的 PROM[9,10]。通过调查问卷结果进行国家间的有意义的比较是有可能的，但也可能存在问题，除非先决条件是一致的。第一个先决条件是所使用的问卷要标准化，或至少提供国家间不同的 PROM 之间的数学关系。例如，如果一个登记中心使用 Oxford-12，另一个登记中心使用 HOOS，则需要以有效的转换方式将这两份问卷的结果同质化。这样的方法被称为“交叉同质化”PROM；随着计算机学习能力的进步和更大的数据收集和比较的工作，验证这种交叉结果的可能性似乎是可行的。如上文所述，应对几种类型的调查表达成共识，以优化具体应用。一般来说，这将包括一般健康调查问卷和关节特异性调查问卷。第二个先决条件涉及制定每个国家的人口规范，建立这些规范将保证结果比较的“同质性”。最后一个先决条件是对髋关节置换自然病程更详尽的主观描述，包括并发症的影响。目前，自然病程没有得到很好地描述，使

得假设构建存在困难。由于髋关节置换患者主观上对翻修和不翻修的自然病程不明确，以及概念未建立，这使得测试结果大打折扣。国家注册中心应在这方面提供帮助。

患者报告的结果测量

PROM 的验证是一个动态过程，需要在不同应用程序的多个类型对问卷功能进行持续研究。同时，对现有学科的重复测量将识别不同假体和技术之间存在的微妙变化。这也将有助于检验问卷的评价能力。

目前的评价系统在很大程度上是基于传统的疼痛缓解效果和功能活动受限的恢复程度的。然而，患者的期望值在增加，大多数不再满足于只是缓解疼痛，而是期望能够恢复高强度的身体活动，包括娱乐消遣活动。

满意度作为一个单一的 PROM 项目被广泛应用，特别是在医院管理人员和股东们中，因为它包含 THA 患者的整体感受。满意度是一个模糊的度量，需要谨慎地解释。有良好的 PROM 结果的患者可以满意度差，而有较差 PROM 结果的患者也可以满意度高。满意度是一个重要的指标，但作为一个独立的 PROM 是不够的。

满意度与关节置换术中未满足的期望密切相关[82]。因此，可以考虑用患者预期调查的措施（patient-reported expectations measure，PREM）来增加 PROM[82]。了解和咨询患者对 THA 的期望是提高患者满意度的重要辅助手段。因此，预计 PREM 将随着时间的推移而受到广泛应用。

放射线立体照相分析

目前和未来 RSA 技术发展方向有基于模型的 RSA 和基于图像的 RSA，包括脱位和聚乙烯磨损评估。基于模型的 RSA 和基于图像的 RSA 能够在不使用标记珠的情况下对 THA 进行微动评估，这将大大扩大医疗中心参与 RSA 研究的能力。诱导位移是在施加外部负载时产生的反向运动。它允许术后在任意一点对植入物的固定情况进行准确评估，从而预测早期失效的可能性[83]。

RSA 已被证明是阶段性创新的重要工具。因此，更多的外科医生，甚至是国家在新假体被广泛应用之前，正在寻求新假体的早期 RSA 研究。现在可以通过 RSA 成功地测量聚乙烯磨损，这将继续是评估新聚乙烯配方和产品磨损的重要工具[84,85]。通过对更多的 THA RSA 病例的整理可以发现更有意义的 RSA 阈值，特别是当对短期 RSA 结果与注册中心的远期数据进行比较时[86,87]。

步态

加速度计和陀螺仪现在价格低廉，无处不在，在大多数智能手机中都有。这些工具，再加上这些便携式设备上不断增加的计算能力，使得用远程监控评估步态更加可行。拥有先进相机系统的光学跟踪器也变得越来越便宜和可用。所有这些不那么昂贵但仍然强大的技术似乎正在进入患者的手中，使得他们可以自己收集步态数据。

（参考文献参见书末二维码）

第 61 章

初次全髋关节置换术的术前计划与模板测量

TAD M. MABRY
（李冬松 译　刘建国 审校）

关 键 点

- 患者选择：应针对那些具有严重髋关节病变的患者进行全髋关节置换术（THA），这些患者经历了综合性的保守治疗方案但治疗效果不佳，而且他们不论在身体和认知水平上都能够从手术中得到恢复。除了评估患者的整体健康状态，还应明确一些其他的关键既往因素，包括疼痛的性质、严重程度和位置；对活动的影响；之前的治疗；行走是否需要辅助工具；以及对肢体长度的感知。
- 影像学评估：高质量且缩放比例确定的影像学图像对于 THA 患者假体选择和术前模板测量都是非常必要的。
- 最佳步骤：一旦患者准备行 THA 手术，就应即刻开始对其进行术前计划。在术前，术者应考虑到与患者医疗优化相关的 4 项独立问题：全身的健康状况、血液管理、感染预防的策略，以及静脉血栓的预防。
- 模板测量：髋关节重建术的模板测量在 THA 前计划阶段具有多种重要意义：它能够提高术者将关节恢复到良好生物力学状态的能力；能够帮助术者确定在重建过程中需要使用的假体类型；能够使术者标注骨性畸形和局部解剖标志有利于假体的位置摆放；能够使术者在三维空间上进行思考，就像在重建手术之前进行演练。
- 术后需求评估：术前计划的最后阶段包括考虑每位患者的术后需求，例如重症监护护理、支具的使用，以及出院后的教育指导。

缓解疼痛和恢复功能是 THA 手术的两个基本目标。获得这些目标的重要一步就是术前计划，这一计划从患者准备行 THA 手术时就应立即开始[1]。本章的目的是讲述一种综合性手术计划方法，此方法将会使患者在围术期和术后余生的效果达到最佳。

适应证 / 禁忌证

在所有髋关节重建手术操作之前都应进行综合性手术计划。这一阶段的计划内容不能仅仅包括对假体尺寸的测量[2]。未能做到对髋关节重建操作所有方面的精确计划将会导致一些潜在的可预防性并发症的发生。如松动、骨折、不稳定和下肢不等长[2-8]。

技术：术前计划

患者选择

必须极度慎重地选择关节置换手术作为髋关节紊乱的治疗方法。总体上，应针对那些具有严重髋关节病变的患者进行 THA 手术，这些患者经历了综合性的保守治疗方案但治疗效果不佳，而且他们不论在身体还是认知水平都能够从手术中得到恢复。除了评估患者的整体健康状态，还应明确一些其他的关键既往因素，包括疼痛的性质、严重程度和位置；对活动的影响；既往的治疗；行走是否需要辅助工具；对肢体长度的感知[2]。关节外的致痛因素，如脊柱病变（椎管狭窄、神经根病变）、血管病变（血管源性跛行）、转子滑囊炎、疲劳性骨折（骨盆、股骨近端），应该在病史采集的过程中加以重视。

许多想要做 THA 手术的患者可能在之前做过髋部其他手术，譬如截骨手术或是骨折内固定治疗。必须明确这些既往手术操作的细节，包括手术治疗的适应证和是否存在术后的并发症，如感染。如有可能，最好获得和查阅既往手术记录以便于更好地理解局部解剖结构的潜在变化。

我们将在本书的其他章节对髋关节查体细节加以叙述；然而，在患者选择这部分，将重点关注 4 个主要方面：确定关节内病变的致痛因素，排除关节外疼痛致病因素，详细评估整个下肢的神经血管状态，以及评定真实和表观的下肢长度。

我们需要重点强调对下肢长度的评估，因为下肢不等长是 THA 后患者不满意的主要原因之一 [9-11]。在做术前计划时，术者必须综合考虑患者下肢长度的客观值和主观值，以便为患者提供适宜的术前会诊以及在术中能够更好地处理肢体长度的差异。

影像学评估

高质量的缩放比例确定的影像学片子对于患者选择和 THA 模板测量都是非常必要的 [6,12-15]。许多外科医生采用一种三方位的影像学评估方法，包括骨盆和股骨近端的前后位以及患侧髋关节的侧位片。骨盆前后位片可以用于对比两侧髋关节的形态以及双下肢的影像学长度。股骨近端前后位片能完全显示股骨上段影像，从而能够保证股骨重建更加准确的模板测量。拍摄髋关节前后位片时，要尽可能确保髋关节处在内旋 10°～15° 的位置上，这样会补偿因股骨颈前倾造成的股骨颈短缩并且显示股骨颈的全貌，避免低估患者的股骨偏心距。髋关节侧位片可以让我们看到髋关节前后壁附近悬突的骨赘。侧位片也可以让我们能够在矢状位上对股骨进行测量。当进行股骨模板测量时，可以利用股骨近端的蛙式侧位片代替侧位片或者作为侧位片的一种补充。

最佳步骤

正如前面提到的，一旦患者考虑做 THA 手术，就应立刻开始对其进行术前计划。在术前，术者应考虑到与患者医疗优化相关的 4 项独立问题：全身健康状况、血液管理、感染预防策略，以及静脉血栓（venous thromboembolic，VTE）的预防。

对术前最佳步骤的需求依赖于患者的全身健康状况。在最初的手术咨询阶段，我们就应该特别详细地询问和检查患者的既往医学病史，进而确定一些风险因素（如心血管疾病、肺部疾病、免疫缺陷、风湿性疾病、糖皮质激素依赖性疾病、出血倾向、高凝状态、糖尿病、吸烟，酗酒史或其他慢性疾病状态 [16]）以帮助进一步拟定术前计划和治疗方案。应该询问患者既往任何介入性手术的详细情况以及由此引发的任何手术并发症。在择期手术之前，应提请内科医生对具有严重医疗风险的患者做进一步的评估和术前医疗优化。这样做除了可以让患者在术前和术中获益，医学评估结果后期还可以应用到术后护理的规划当中。

血液管理是综合手术计划的另一部分，必须为每一位患者制订个体化方案 [17]。我们会在本书的其他部分进一步探讨血液管理的相关内容。总体而言，术者可以从 3 个方面进行干预进而减少对同种异体血液输入的需求。这 3 个方面包括提高初始血红蛋白量、减少术中出血、以较低的血红蛋白与红细胞比容比值作为输血指征。

这一过程中的第一步是评估患者术前的血液细胞计数。如果患者在术前即被诊断为慢性贫血，可以通过促红素来提高初始血红蛋白量。术前自体血回输是血液管理的另一种方法，但必须要在适当的时间进行。此外，术者必须在术前决定是否应用抗纤溶药物（如氨甲环酸）或是在术中应用血液回收装置以减少术中失血。已有多项研究证实在择期和急诊髋关节置换手术中常规应用氨甲环酸是安全有效的（即减少失血量、降低输血率）[18]。

在术前计划阶段必须考虑降低感染风险的相关问题 [19]。必须确认远离患侧关节的活动性感染病灶并在实行择期 THA 手术之前将其彻底治愈。在置换手术之前必须确定患侧关节是否有感染的可能。需要明确有无抗生素过敏史，以便在手术室进行适当的抗生素静脉注射来预防感染。如有可能，我们强烈建议对自诉有青霉素或头孢菌素过敏的患者进行针对性的药物试敏而不是自动转向选择其他抗生素预防方法（如使用万古霉素或克林霉素等非试敏药物）。在关节重建手术中，如术者打算向任何骨水泥中混入预防性抗生素，也必须要考虑到患者的药物过敏病史。服用免疫抑制剂的患者（如器官移植术后、类风湿关节炎）术前可能需要调整这些药物的使用方案以促进手术切口愈合和降低术后感染风险 [20,21]。最近由美国风湿学会和 AAHKS 出版的关节指南为我们提供了关于术前使用免疫抑制药物的良好指导原则 [22]。

人们对术前金黄色葡萄球菌定植感染的关注逐渐增多 [23-25]。术前 2～4 周必须对患者是否存在金黄色葡萄球菌感染进行筛查。感染患者通常会使用莫匹罗星软膏涂于双侧鼻孔的前部，每天 2 次，连续使用 5 天。期间患者也可以使用氯已定擦洗皮肤。对耐甲氧西林金黄色葡萄球菌感染的患者除了应用头孢菌素外还可以静脉给予万古霉素作为预防性用药。已证实这些方案能非常有效地降低手术部位金黄色葡萄球菌的感染率。

最后，应在术前确定预防静脉血栓栓塞（venous thromboembolism，VTE）的策略。所有患者在髋关节置换术后都有发生 VTE 的风险 [26,27]。有许多术后 VTE 预防方案可供选择；应该在考虑到每位患者的出血与血栓风险后再选择特定的抗凝方法 [28-30]。必须在术前明确可进一步增加术后凝血风险的因素。可增加 THA 后 VTE 风险的因素包括恶性肿瘤（活动期或隐藏期）、VTE 病史、服用雌激素药物、肥胖和血栓形成倾向（遗传性或获得性）[26]。

在术前计划阶段，必须考虑与最佳步骤（医学评估、血液管理、控制感染和 VTE 预防）相关的每一个问题，以使患者的治疗效果达到最佳。

模板测量

在 THA 前计划阶段，髋关节重建的模板测量具有多个重要用途。第一，认真仔细的模板测量将提高术者恢复关节良好生物力学的能力，包括下肢长度和偏心距。第二，模板测量能帮助术者选择在重建手术所要应用的假体类型。髋臼侧和股骨侧假体的选择要依赖于局部的解剖结构、关节周围骨的质量和术者的经验。在一些情况下，需要准备一些术者所在医院非常规使用的特殊器械，而这只能在术前阶段才能确定。第三，模板测量能让术者注意到骨性畸形和局部骨性标志，这有助于假体良好的位置摆放。假体良好的位置摆放对 THA 后短期（如降低脱位风险）和长期（如界面间的磨损）效果都是有益的。最后，模板测量过程能够让术者在三维空间上进行思考并在心中预演将要进行的重建手术。以下是初次 THA 手术模板测量的阶梯式步骤。

步骤一：确定放大率

首先确定将要测量的影像学图像的放大率是至关重要的，因为所有的后续步骤都是以正确的测量为基础的 [12]。这通常在拍摄片子时需要使用一些外部的放大率标志物 [12,13]。

步骤二：确定影像学上的骨性标记

在模板测量的过程中，我们需要参考一些骨性标志来加以明确 [31]。骨盆上的 3 个骨性标志在测量髋臼假体时是特别有用的（图 61.1）：①第一个骨性标志——泪点的基底部，代表髋臼的内下方。在没有明显畸形的情况下，髋臼杯的下缘通常放置在这个水平；②应该明确和标记髂坐线，因为髋臼假体通常内置不会超过此线；③在此阶段也应标记髋臼外上缘的位置。在测量过程和术中要以此点为参考来评估髋臼杯的覆盖情况。

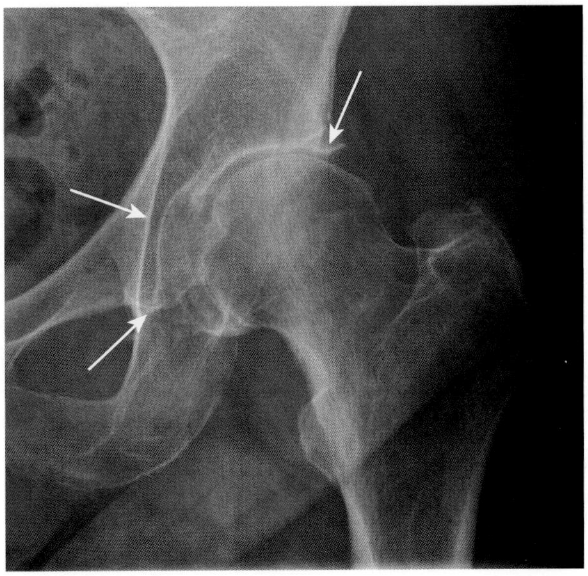

• **图 61.1**　3 个主要的骨盆骨性标志（箭头，从底部顺时针方向）包括泪点的基底部、髂坐线和髋臼的外上缘

步骤三：评估下肢长度

对下肢长度的评估需要综合分析患者的病史、查体结果和影像学检查信息。髋关节重建手术的目的是在保持良好的关节稳定性的同时恢复双下肢等长。通常这包括保持现有的下肢长度或延长短缩的肢体长度。偶尔需要延长肢体长度以加强髋关节的稳定性，因为避免术后脱位比避免下肢不等长更为重要 [32]。

评估髋关节影像学下肢长度，首先必须建立一条骨盆参考线。最常用的是双侧泪点间连线 [31]。然而，我们有时也会用到两侧骶髂关节最远端的连线、两侧坐骨最低点之间的连线或是一条连接两侧闭孔对称部位的连线作为参考线。然后术者会测量参考线到每一侧股骨固定位置（如股骨小转子、大转子或是旋转中心）的距离。两侧测量值的任何差异都代表了髋关节影像学中下肢长度的差异（图 61.2）。重要的是要考虑到下肢长度的差异可能会出现在髋关节的远端部位（如胫骨骨折愈合后、踝关节融合），在考虑到所有的这些测量问题后才能做出最终的术中矫形决定。

步骤四：明确畸形位置

在测量假体大小和位置之前，术者必须确认在髋臼或股骨周围存在的任何畸形。在髋臼侧，畸形的部位包括髋臼过度的前后倾、髋臼周围骨赘、发育不良、内固定物残留或髋臼骨折创伤后及髋臼截骨术后改变。股骨侧畸形包括大转子悬突、髋内翻、髋外翻、股骨过度前倾、内固定物残留或股骨近端骨折创

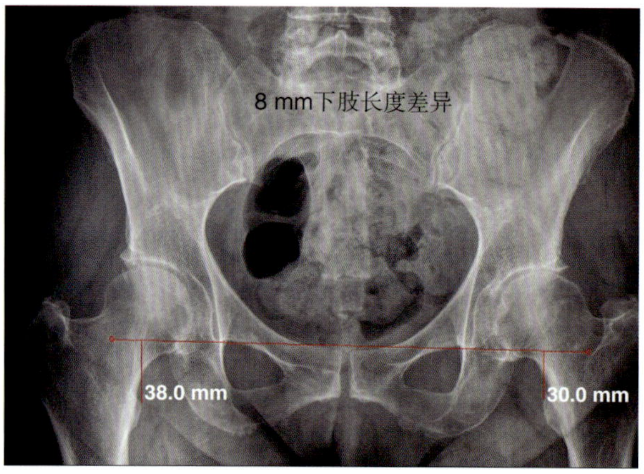

• **图 61.2** 骨盆前后位 X 线片上两侧泪点的连线作为参考线。左侧小转子到此线的距离比右侧小 8 mm，表明左下肢短缩约 8 mm

伤后及截骨术后改变。当任何一侧关节出现明显畸形时，同时测量正常侧和患侧关节通常对我们是有所帮助的。我们将在本书的其他章节探讨明显髋关节畸形重建手术的计划内容。

步骤五：髋臼的模板测量

对髋臼的模板测量要先于股骨测量，因为这样会首先建立髋关节重建中的旋转中心（center of rotation，COR）。总体而言，髋臼杯内缘应该尽量贴近髂坐线使髋关节的 COR 内移。内移的 COR 是有益的，因为它通过减小身体重量的力臂进而降低了关节界面间的反应力。泪点的外侧缘同样可以作为髋臼杯内移放置的预期水平且是一个更为恒定的骨性标志[33,34]。理想的外翻角与骨盆参考线大约成 45°。然后确定“最合适”的髋臼杯尺寸，避免磨除过多的髋臼骨。通过之前确定的骨性髋臼外上缘来判断髋臼杯外侧的覆盖程度（图 61.3）。术中需要应用这一评估方法。例如，如果髋臼假体模板处在与骨性髋臼外上缘齐平的位置，这一位置应在术中直视下再次确认。如果术中发现新髋臼杯处在这一位置以内，术者就应注意存在假体位置不良的可能，如假体过度内移或髋臼杯外展角过大（图 61.4）。

一旦完成上述这些步骤，就能确定新的 COR。应用所具备的髋臼器械建立标准的髋关节旋转中心和采用任何一种可供选择的偏移旋转中心都是非常重要的。

除了确定假体的尺寸和位置，术者现在必须决定采用骨水泥型髋臼固定还是非骨水泥型髋臼固定。这一决定通常会受到术者的偏爱和经验、宿主骨质量以

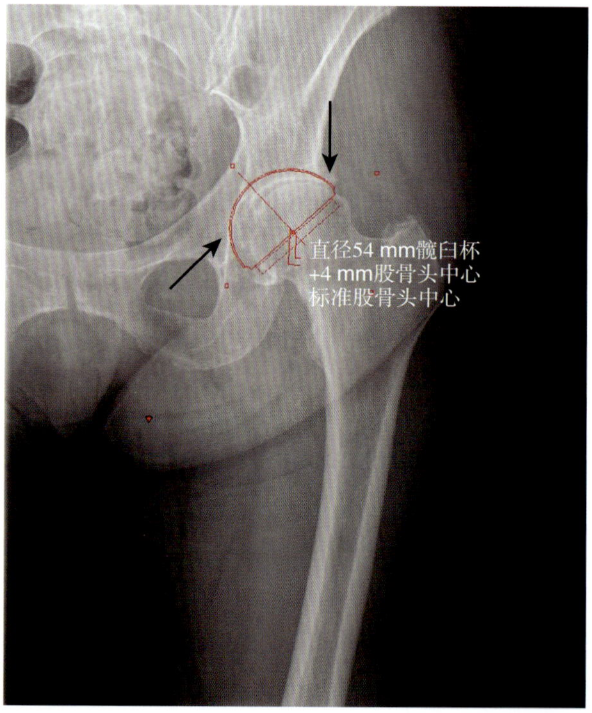

• **图 61.3** 在这张左侧髋关节前后位的 X 线片上，请注意髋臼假体模板测量的位置。髋臼杯的内侧缘紧贴着髂坐线（内侧箭头）。通过髋臼外上缘可以判断髋臼杯的覆盖非常好（上方箭头）。就像这个示例一样，许多髋臼假体系统都同时提供了标准和外移偏心距内衬的选择

及患者活动量的影响。

最后，一旦选定髋臼假体的类型和大小尺寸后，术者将要对承重界面和现有股骨头假体的尺寸做出选择。这些信息可能会影响术者对髋关节手术入路的选择。对于认为存在术后不稳定高风险的患者（如脊柱畸形、脊柱融合、帕金森病、老年痴呆、痉挛状态、酗酒和髋部骨折），如有可能，经常会使用大头或双动全髋[35]。如果无法获得这些产品或在现有髋臼假体尺寸范围内无法使用更大型号的股骨头假体，术者可能会选择其他手术入路以保证最大限度地获得术后关节的稳定性。

步骤六：股骨的模板测量

如果髋臼测量的关键问题是确定新的髋关节旋转中心，那么股骨模板测量的关键问题包括确立新的髋关节偏心距和纠正下肢不等长。术者必须确定下肢长度矫正和重建髋关节偏心距的目标，并且选择恰当的假体柄来实现这些目标[41]。一般来讲，术者将首先选择假体柄的预期固定方式。几乎所有现代的骨水泥柄都有大小不同的尺寸和偏心距可供准确重建适当的髋

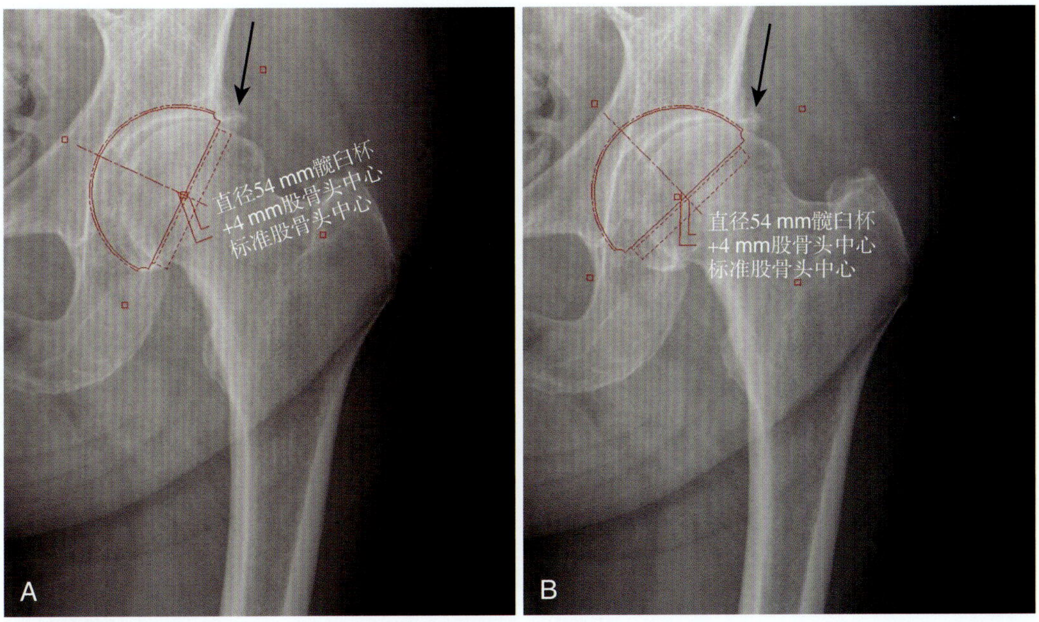

• **图 61.4**　同一患者左侧髋关节前后位 X 线片。这些图片模拟了术中假体（A）摆放的过于直立（B）或过度内移。在这两种情况下，髋臼假体模板的外上缘均回缩到之前测量的骨性髋臼外上缘的内侧（箭头）

关节生物力学。几乎所有现代的非骨水泥柄（包括锥形柄、广泛多孔涂层柄和组配柄）也同样具有这样的性能。假体柄固定方式的选择受术者的喜好和经验，宿主骨质量和患者活动量水平影响。

一旦选定了假体柄的固定方法，便要对假体柄在宿主骨髓腔内的大小和位置进行模板测量分析，以便良好地恢复既定的生物力学要求。所需柄的大小由局部解剖结构和每个柄独自设计的特点所决定。假体柄在骨髓腔内的位置将决定下肢长度和股骨偏心距。

在术前下肢等长的情况下，股骨模板测量时应将假体柄和标准头（+0）放置在模板测量到的髋关节 COR 水平。如果手术中需要纠正下肢不等长，则需应用标准头在高于计划得到的 COR 水平对股骨进行测量。例如，如要纠正 1 cm 的短缩，就要在所计划的 COR 1 cm 以上对股骨进行测量（图 61.5）。股骨模板测量时，术者同样需要对股骨颈截骨的位置做出合理的选择。这通常需要以股骨上固定的位置作为参考标记，如小转子、大转子或是股骨头 [2,31]。

用类似的方法评估股骨偏心距。参考健侧，手术的目标通常是保持或稍微增大患侧髋关节的股骨偏心距 [2,31]。减小股骨的偏心距会导致髋关节周围软组织张力不足，会增加术后关节不稳定的风险。有时，如果不能重建偏心距，术者必须通过延长下肢来提供必要的软组织张力。在股骨模板测量时，要依据新的髋臼旋转中心来评估标准（+0）股骨头假体的位置。如果测量到的股骨头假体中心位于所设计的 COR 内侧，就会增大髋关节的偏心距。然而，如果股骨头假体中心位于 COR 的外侧，就会减小髋关节的偏心距（图 61.6）。

在测量过程中，如果发现股骨偏心距明显减少，术者应该想到是否需要通过下列方法来恢复股骨的偏心距：利用高偏心距的假体柄、使用具有偏心距的内衬、使用具有更大偏心距设计的假体柄。如果在测量中发现股骨的偏心距明显增大，术者必须确定增大的偏心距是否是可以接受的，还是要通过内移髋臼假体的位置或选择其他假体柄的设计来减少股骨偏心距。

我们需要知道如果在拍摄 X 线时髋关节处在外旋的位置，原始股骨近端真正的偏心距可能会被低估 [2]。

评估股骨大转子相对于股骨干的位置也是非常重要的。在一些情况下，股骨大转子明显悬突是需要特殊考虑的。术前确定大转子存在悬突可以让术者通过选择不同手术入路或假体柄设计来减少大转子骨折的风险。

有时在测量的过程中对股骨假体柄的选择会发生变化。例如，术者在开始时选择了一种非骨水泥的锥形柄。在模板测量时发现柄与股骨干骺端和股骨干部分存在明显的不匹配。如果为了安放一个尺寸合适的锥形柄而要去除过多的股骨干骨量，术者也许会选择组配式假体柄或广泛微孔涂层柄以减少去除过多的骨量（图 61.7）。也可能会遇到患者干骺端和髓腔特别

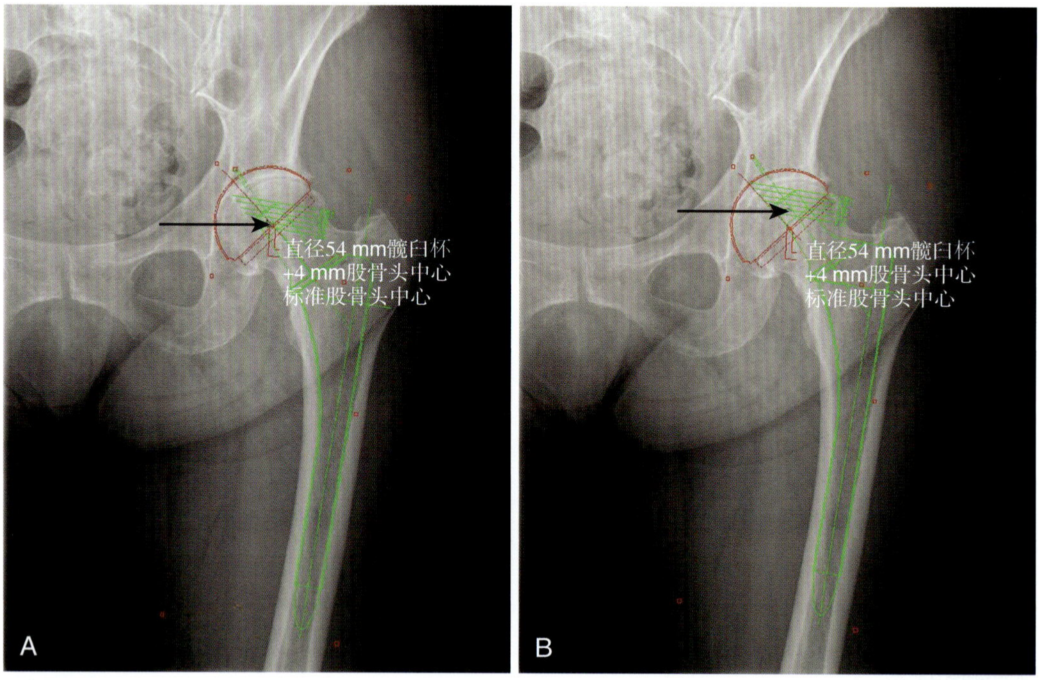

• **图 61.5** 左侧髋关节股骨模板测量纠正患侧髋关节大约 1 cm 的短缩。（A）当股骨头放置在新的旋转中心水平，下肢的长度不受影响。（B）股骨假体必须在此水平近端 1 cm 处进行测量已达到对预期下肢长度的矫正

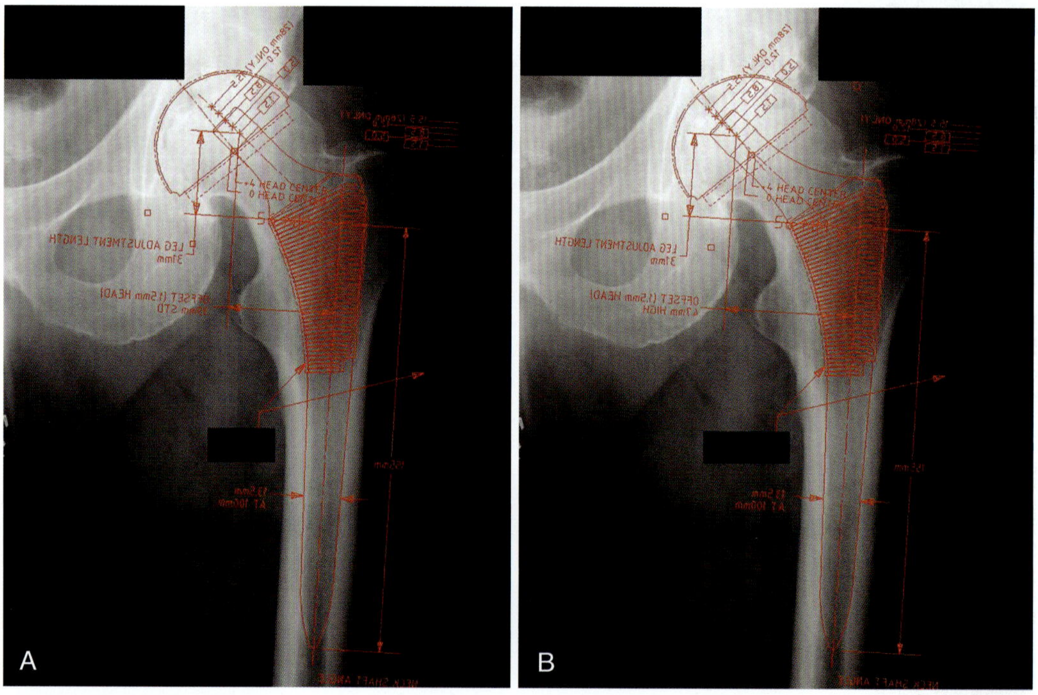

• **图 61.6** 应用标准和高偏心距的生物柄对左侧髋关节进行模板测量，目的是纠正下肢轻微的不等长。可以看到，股骨头假体中心稍微处在 COR 的近端。（A）当股骨头中心处在 COR 同一水平的内外侧时，髋关节偏心距不变。（B）高偏心距假体使得股骨头假体中心位置移到了 COR 的内侧，这样会增加股骨的偏心距

宽大的情况。如果术者开始时应用广泛多孔涂层柄进行模板测量，就会发现需要使用粗大且坚硬的柄来充填髓腔，而骨水泥柄固定也许是一种良好的选择（图 61.8）。

术后需求评估

术前计划的最后阶段应包括对每位患者术后需求的评估。有特殊医疗需求的患者术后可能需要重症监护或需要其他专业医疗团队的治疗，这些都需要在术前尽力安排妥当。应在术前定制术后支具和特殊矫形器械以便让患者在术后能够及时使用。最后，术前就应告知患者出院后计划。术前应实事求是地对患者出院直接回家的能力做出评估。应在术前出院计划阶段对在出院后康复阶段需要专业护理的患者进行会诊，以避免延长其住院时间。

例外和异常情况

以上所讲述的技术适用于绝大部分常规髋关节置换

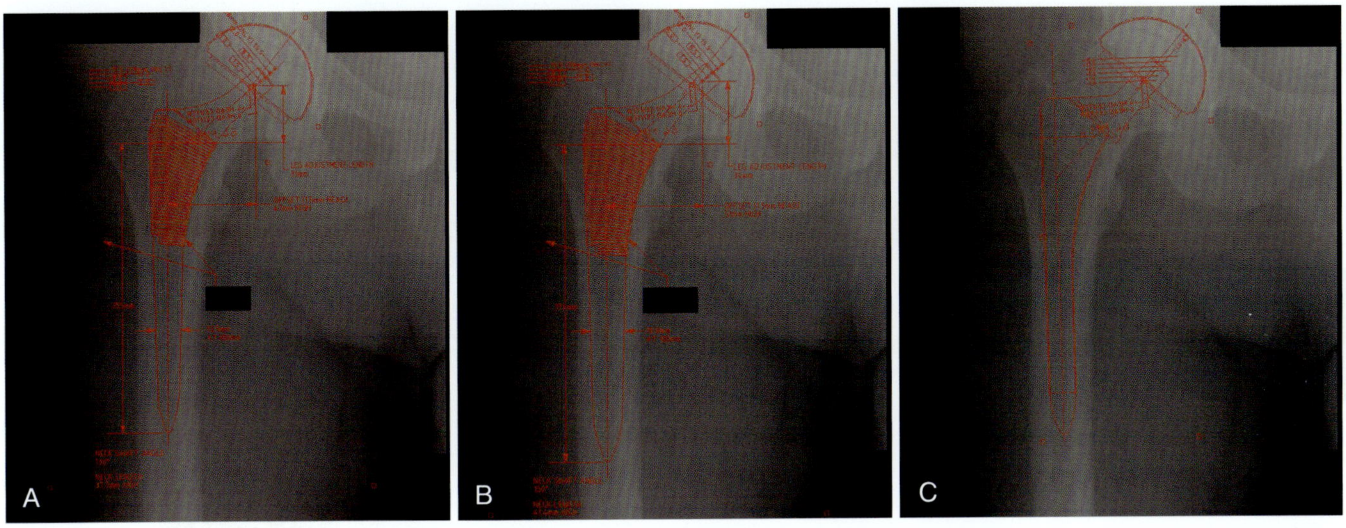

• **图 61.7**　在这名肥胖患者的影像上，我们可以看到假体柄与干骺端和骨干之间存在相对不匹配。(A) 锥形柄的测量，可以发现在干骺端还未被良好充填，柄的远端就已经与骨干部的髓腔紧密接触了。(B) 当选择大号的锥形柄时，需要磨锉掉大量的皮质骨。(C) 在此情况下，选择一种广泛微孔涂层，骨干部固定的柄，减少因过度磨锉而造成的骨量丢失

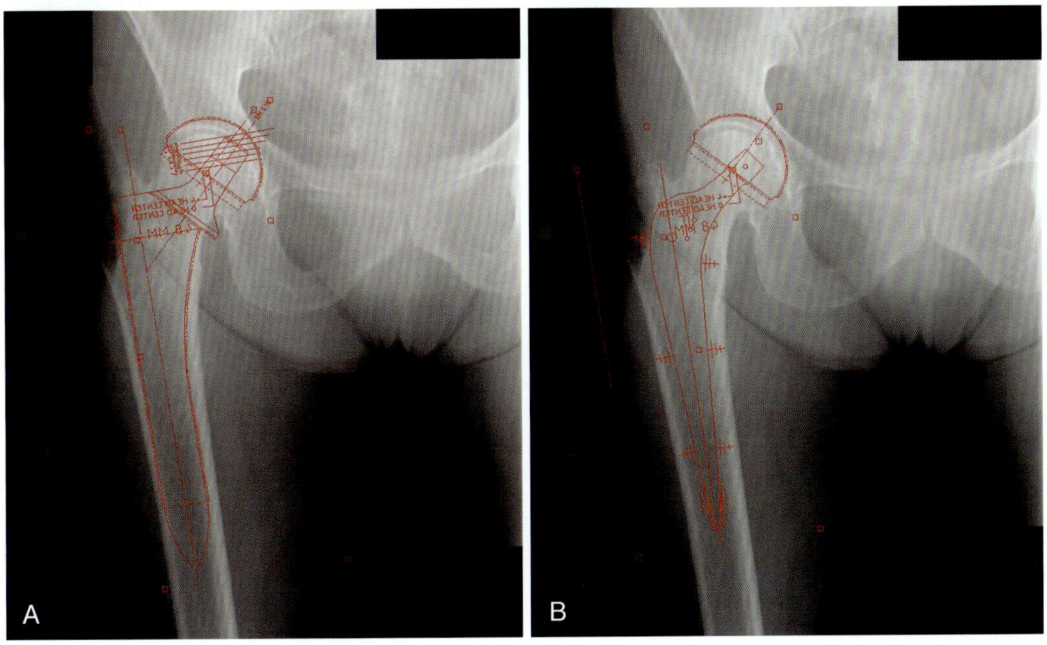

• **图 61.8**　这一患者具有宽大的干骺端和股骨髓腔。(A) 广泛多孔涂层柄明前过大而且会非常坚硬。(B) 在此情况下，选择了骨水泥柄

换手术的计划过程。在测量过程中，通常会出现例外情况，这些情况多与畸形部位和之前的手术有关。所有患者都会从患者选择、影像学评估、最佳步骤和术后需求评估的具体方法中获益。能够造成髋部明显畸形的特殊疾病包括髋关节发育不良、髋关节融合术后和之前的骨折会改变模板测量的过程。对这些特殊情况的初次 THA 手术计划将会在本书的其他章节做详细的讲解。

目前的争议和未来的展望

初次 THA 的模板测量一开始是用醋酸纤维植入模板在打印的影像学图像上直接标记测量的。随着时间的推移，数字影像和数字模板测量已经变得越来越普遍。一些研究对比了数字模板测量和老式测量方法之间的结果[6,14,15]，发现数字模板测量是安全有效的。

小结

本章讲述了一种综合术前手术计划的方法。这一过程的关键性问题包括患者选择、影像学评估、患者优化、模板测量和术后需求评估。术者应用这些方法可以提高他们自己的工作效率，同时也会改善初次 THA 患者的术后效果。

（参考文献参见书末二维码）

第 62 章

髋关节表面置换术：演变、设计、适应证和结果

RICHARD D. SOUTHGATE, THOMAS P. VAIL
（李冬松　孙李辉 译　刘建国 审校）

关 键 点

- 较差的制作工艺和当时可获得的最好材料限制了第一代表面置换假体的成功。
- 对摩擦学理解的提升，假体材料、设计和手术技术的改进以及临床医生眼界的提高促进了现代表面置换设计的发展。在很多情况下，这些新的设计克服了之前已知的早期失效机制。
- 目前金属对金属髋关节表面置换术确实具有局限性。手术技术具有挑战性，手术结果不一致，完全符合这一手术指征的患者有限，并且不可预计的磨损机制和金属离子的局部反应都未能解决。
- 髋关节表面置换术在对关节置换术具有强烈需求的患者（爱运动的年轻男性）中的成功临床报道支持这项技术的继续使用和发展来满足常规使用此操作外科医生的需要。
- 比现有材料具有更佳性能的新材料的出现将使这项技术得到更广泛的应用，同时也会重新引起人们对此项技术的兴趣。

引言

现代全髋关节置换术（total hip arthroplasty，THA）被认为是有史以来最成功的外科治疗方法之一。它目前的形式来源于 19 世纪末的一个想法的演变。髋关节表面置换术（resurfacing hip arthroplasty，RHA）是其中的一种变化形式，在演变的过程中经历了数次变革。随后 RHA 被概念化，并被倡导为是一种能良好复制髋关节正常解剖和保留宿主骨的技术。在早期临床使用过程中，RHA 曾遇到了一些不可知的并发症，包括股骨骨折、骨坏死、材料失效和假体松动。现今，随着新型界面材料的出现和对大直径髋关节界面摩擦学的更好理解，在具有适宜手术指征的患者中，RHA 仍然是一种髋关节重建方法的选择。在大部分系列病例中，假体的 10 年生存率在 90% 以上，而且男性患者中的假体生存率接近 95%。然而，对合适患者选择的顾虑、金属对金属（metal-on-metal，MOM）界面的相关风险，以及对精准手术技术的需求一直限制了此项技术的广泛应用。

历史和演变

在 1900 年之前，对髋关节骨关节炎（OA）的治疗主要是关节切除术和截肢术。19 世纪末期，Heinrich 利用间置组织治疗颞颌关节炎获得成功，此成功引发了人们对植入材料的兴趣[1]。然而，由于植入材料缺乏可靠的疗效，促使了其他技术的发展。1923 年来自马萨诸塞州波士顿的 Marius Smith-Petersen 提出了模具关节置换术（股骨头表面杯关节置换术——股骨头可以在杯内活动，杯在髋臼间也可以活动）的概念，这一技术被认为是 RHA 的起源。Smith-Petersen 认为模具关节置换术中所使用的惰性生物材料作为“自然修复的向导”在成功修复病变区后可以被移除[2]。不幸的是，表面杯下方所形成的纤维软骨并不具有机械力学的稳定性，因此这种治疗方法没有成为所期望的那样万能。在大多数病例中，表面杯假体往往作为永久性植入物而并不是临时性间置器被留置在体内。基于上述原因，最初作为临时植入物（表面杯）的设计逐渐演变为可以长期植入的股骨头表面置换假体。在文献中“模具关节置换术”概念就是指“表面杯关节置换术”。杯的材料随时间而演变，从最开始的玻璃材料经历了赛璐珞（一种坚硬的人造塑料，美国 Dupont Viscoloid 公司，莱姆斯特，马萨诸塞州）、派热克斯玻璃（一种耐热玻璃，科宁玻璃工厂，科宁市，纽约州）和钴铬钼合金（cobalt chromium molybdenum，Co-Cr-Mo）（Austenal 实验室，纽约市，纽约州）。临床结果提示这些植入物在早期可以有效减轻疼痛，但在术后患者的步态、关节活动范围、植入

材料的表现以及假体的生存率方面是难以预料的[3-9]。

股骨内置假体是和股骨表面杯成形术同时发展的。在20世纪50年代，Judet兄弟因发表了“切除-重建”技术而声名远扬，这项技术包括由丙烯酸树酯制成的股骨假体的植入。它们良好的早期临床结果为表面置换假体的进一步发展搭建了舞台，但这类假体对髋关节压力有限的承载能力和丙烯酸树酯引起的髋臼侧骨溶解是其面临的严重问题[10]。

John Charley爵士因研发了第一代全关节表面置换假体而获得了极高荣誉。他应用特氟龙（聚四氟乙烯；杜邦公司，威明顿市，特拉华州）开发了髋臼侧和股骨侧两部分的低摩擦表面置换装置，但不幸的是，这种假体因磨损会快速失效。由此证明虽然特氟龙具有非常低的摩擦系数，但其抗剪切应力和颗粒磨损的能力较差。在Charley尝试股骨近端表面重建之后，很多假体走进了历史舞台。在1960年，Townley开发了一种金属对聚氨酯的有股骨柄的全关节表面置换术（total articular resurfacing arthroplasty，TARA）。Townley将髋臼侧材料换成了聚乙烯，但是由于大头带来的摩擦扭矩或是骨溶解而引发的无菌性松动，使这类假体的失效率高得令人无法接受[11,12]。1967年，Maurice Müller发明了MOM的表面置换。同样因为承重的高摩擦扭矩造成骨与水泥界面过早的断裂所导致的松动问题，在1968年他放弃了MOM置换，而更青睐低摩擦金属对聚乙烯（metal-on-polythylene，MOP）THA[13]。在1970年，Gerard采用一种不同的方法，他结合了股骨表面置换和“模具关节置换术”的概念。应用半球形末端的圆柱体杯对股骨头进行表面处理，然后植入与宿主髋臼直径相当的Aufranc杯。短期内对疼痛的治疗效果是可以接受的；然而，2年后，就会出现因股骨颈部的吸收，股骨骨折和髋臼内移而引起的并发症[14]。在文献中，表面髋关节置换系统指的就是臼窝和杯装置，日本报道了MOP界面的短期到中期结果。1971年，Furuya开发了一种臼窝和杯置换系统，尽管改变了界面材料，但12例者中有7例最终行THA翻修[15]。1972年，Nishio设计了一种非骨水泥型的臼窝和杯置换系统。他报道有86%的患者的疼痛得到缓解而且67髋中仅有3例需要翻修[16]。Tanaka的混合关节置换术采用骨水泥型聚乙烯髋臼假体和非骨水泥型股骨组件，使97%的患者获得了疼痛缓解且在发表时间内无假体组件的翻修[17]。意大利使用的Paltrinieri-Trentani表面关节置换术因股骨颈部骨折或假体松动存在12%的失败率[18]。Freeman、Wagner、Eicher和Capello、Amstutz、Buechel，以及Pappas等的研究具有类似的结果[19-23]。

对第一代表面置换装置结果的文献回顾发现存在两大主要并发症。第一，承重界面间大的应力作用会增加摩擦扭矩，进而会引起髋臼窝侧组件的松动，硬对软界面会增加容积磨损量和髋臼侧的骨溶解。第二，股骨颈骨折的高发率可能与股骨颈上方的切迹有关，依据当代的经验教训，一种可以被接受的实用做法是将股骨假体放置在外翻140°的位置，以保证有合适的应力通过假体传导。凭借RHA的客观结果和其在国际范围内的成功，Charnley提出了他的低摩擦关节置换概念，骨科界偏重于对MOP THA优化革新。尽管这些第一代表面置换假体具有不同的样式，但这个时代一致的理念认为这类操作保留了骨量并且适用于年纪低于60岁的患者，而Charnley低摩擦THA对这类人群是相对禁忌的，因为将来可能会面对更多和更难的翻修手术。Charnley低摩擦THA更多地应用在60岁以上的患者当中；然而，对年轻OA患者可预期的治疗方案仍然是不明确的。这些年的经验让我们认识到精准的手术技术和良好的假体设计在获得成功RHA中的重要性。

在髋关节置换的早期发展阶段，MOM界面以其低磨损、低摩擦、耐用以及生物性能稳定等综合特性而被引入。在那个时期，Müller、McKee-Farrar、Ring、Wiles、Stanmore和Sivash全髋关节系统和各种半髋置换的组合体都在使用。MOM界面在这些第一代假体中的使用效果令人并不满意[13]。因为摩擦扭矩、大直径匹配界面、髋臼疲劳骨折、感染导致的高松动率、对金属离子全身反应的顾虑，以及Charnley低摩擦THA早期的成功效果，都使得MOM界面逐渐淡出了人们的视线。在20世纪80年代晚期，人们又重新提起了对MOM界面的兴趣，McKee-Farrar和Charnley假体的对比研究发现MOM界面具有与之相当的中、长期存活率，这激发了关于MOM界面的讨论和此技术的进一步发展[24,25]。1983—1988年，Bernard Weber和Sulzer Orthopedics（Winterthur，瑞士）制造了Metasul MOM界面。这一设计是一种Co-Cr-Mo合金轴承，带有28 mm或32 mm的金属头，与金属臼窝一起，镶嵌在聚乙烯内。1990—1992年，Heinz Wagner和Derek McMinn设计了Wagner RHA假体，该假体拥有嵌入式Co-Cr-Mo合金铸造的关节面，在骨界面间的表面具有钛金属喷砂处理涂层。出现在1991—1993年的McMinn假体是Co-

Cr-Mo 合金浇铸设计的，髋臼组件具有羟基磷灰石（hydroxyapatite，HA）涂层，同时周边具有脊的结构能控制旋转稳定性。报道显示，这两种设计均降低了假体的松动率和股骨骨折的发生率[23,26]。

同时，我们正在努力提高 THA 中髋臼假体的固定效果。水泥型髋臼假体的无菌性松动是随访中期不容忽视的一个问题[27,28]，Jasty 等[29]及 Jones 和 Hungerford[30]发表了关于这个问题的病理生理学的早期论著。开发了多孔涂层髋臼（porous coated acetabular，PCA）假体以获得生物固定。Harris-Galante 杯和 PCA 杯是早期的两个原型。到了 20 世纪 90 年代中期，有了充分的证据和良好的生存率数据来支持多孔涂层髋臼假体的耐用性[28,31-33]。

随着对大承重界面功能的进一步理解，耐用型生物非骨水泥型髋臼固定成为可能，促使 RHA 系统发展进入到我们目前所使用的阶段。经历了 40 多年的演变，RHA 系统在加工材料、髋臼固定，界面功能和植入技术方面均得到了改善。伯明翰髋关节表面置换系统（Brimingham Hip Resurfacing，BHR）（施乐辉，安德沃，马萨诸塞州）于 1997 年在英格兰首次植入，随后在 2006 年通过 FDA 认证[34]。图 62.1 展示了从股骨侧表面置换到 MOP 界面到当前 MOM 界面的演变过程。

Wagner 假体由 Maurice Muller 创立的 Protek AG 公司（贝特拉赫，瑞士）制造。McMinn® 假体经历了一系列演变，经过 Corin Medical 的发展，成为 Cormet® 2000（Corin Medical，Cirencester，英国）后来演变成为 Birmingham® 表髋系统（Smith & Nephew）。Harlan Amstutz 在其最初的内部偏心外壳（THARTES®）置换组件之后与 Orthomet 公司（明尼阿波里斯市，明尼苏达州）合作开发了 Conserve® Plus 系统，该公司后来被 Wright Medical（孟菲斯市，田纳西州）收购。Biomet 公司（沃索市，印第安纳州）设计了 ReCap® 系统。DePuy 公司（雷纳姆，马萨诸塞州）设计了 ASR® 表面置换系统。Zimmer 公司（沃索市，印第安纳州）设计了 Durom® 系统。发展到最终的设计体系包括了非骨水泥型髋臼组件和骨水泥型股骨组件。这是目前的标准体系。

设计

摩擦学是研究切线运动中相互作用表面摩擦行为的学科。主要研究相互作用表面间的摩擦、润滑和磨损。因此，其研究包括承重界面的材料特性、承重界面的几何学、关节动力学和受力模式。这些特性通过关节润滑、关节运动学和接触面积等表面间的动态相互作用得到修正。对这些材料性能的简要回顾有助于对 RHA 假体设计演变的理解。

摩擦力是两个相对运动固体物质之间产生的外力。它的强度是由接触表面的物理和化学微观结构决定的。早期 MOM 组件过早发生失效是因为高摩擦扭矩破坏了骨骼固定效果，临床表现为早期髋臼松动[36,37]。在髋臼承重中，摩擦扭矩（Q）由公式确

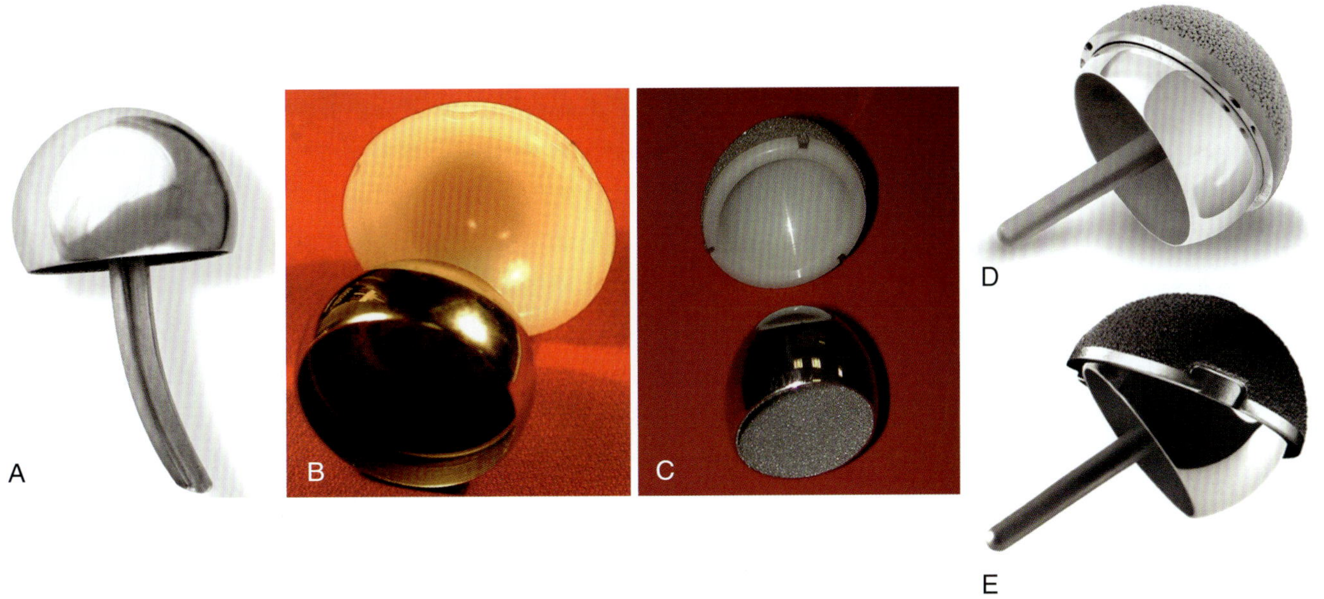

• **图 62.1**　（A）全关节表面置换术股骨侧表面置换组件。（B）全髋关节置换术内偏心壳表面置换组件。（C）多孔表面置换。（D）伯明翰表面置换组件。（E）Conserve Plus 表面置换组件

定。Q=μRr，μ 是摩擦系数，R 是测量平面中垂直方向上的应力，而 r 是股骨头的半径。简而言之，摩擦扭矩与关节表面的摩擦系数、压力、股骨头的半径成正比。超负荷的摩擦扭矩所导致的灾难可以是杯的即刻移位和骨水泥层或者宿主骨的骨折，已经证明，MOM 植入物中的摩擦扭矩比在 MOP 界面间的摩擦扭矩小一个数量级[39,40]。随着时间的推移，进行性的假体松动和磨损会缩短摩擦扭矩的力臂，这被认为是由于固体表面间相互作用造成的材料磨损丢失。

由于临床预期发生的骨溶解和随后的无菌性松动，使得测量磨损在评估关节界面材料方面具有非常重要的作用。在髋关节置换中所见的主要磨损类型是黏着磨损、磨料磨损和腐蚀磨损。特别是因为 Co-Cr-Mo 合金的自抛光特性和匹配界面间的硬度使得 MOM 界面中的黏着磨损较非匹配界面中的更为少见。髋关节磨损模拟器实验研究表明 MOM 界面间的磨损开始存在一个“适配运转”期，在随后的假体留置期间便进入到“稳定期”。文献结论已经表明，高碳含量的 Co-Cr-Mo 合金（> 0.20% 碳）、股骨头大于 28 mm 和最小的实际径向间隙将导致最低的定量容积磨损[41-43]。然而，对于高碳合金内碳的分布情况，目前结果尚不一致，仍需继续研究[44,45]。

MOM 界面出现后的另一个顾虑就是腐蚀磨损，尤其是在钴离子含量较高的情况下。Yan 等进行的体外研究表明，高碳合金具有足够的抗腐蚀性能从而能限制在承重状态下的总容积磨损量[46]。MOM 界面间的润滑作用会对容积磨损产生显著的影响。润滑的种类包括边界润滑、混合性润滑和液膜润滑。边界润滑依靠润滑液、添加剂和固体接触表面间的物理化学相互作用。液膜润滑通过润滑带防止相互作用的固体表面相互接触。混合性润滑同时具有边界润滑和液膜润滑的特性。主要润滑方式的理论预测是由下面 Λ 比率来确定的：Λ = 理论上最小的液膜厚度 / 材料表面粗糙度。当 $\Lambda < 1$ 时导致边界润滑，$1 \leq \Lambda \leq 3$ 时导致混合润滑，$\Lambda \geq 3$ 时导致液膜润滑[38]。现代制造技术已经可以成功生产准确的界面几何形态和高抛光的承重界面进而优化关节在液膜润滑方面的潜力。液膜厚度受承重界面间径向间隙的影响，径向间隙定义为凸面外径与凹面内径之间的距离。推荐的径向间隙基本是源于体外数据，但是存在的最小实际公差会影响界面间的最佳匹配，股骨关节面与球面的偏差小于 10 μm，表面粗糙度小于 0.05，可以最大程度地提高关节在液膜润滑方式下活动的潜力。对在植入时会产生最小形变的耐用髋臼假体的需求也是同样重要的，因为过度的形变会改变髋臼假体预期的公差[47,48]。

一个成功的 RHA 界面，除了摩擦学要求外，还要考虑生物学因素，包括生物固定的出现。像之前讨论的那样，第一代 RHA 假体和大直径 MOM 界面短期内都因为髋臼假体的松动而失效。早期失效的原因可能是多因素的，包括早期骨水泥技术假体固定不良、大直径金属头与传统聚乙烯磨损产生的大量磨损颗粒、比 Charnley 22 mm 关节更大的摩擦扭矩。随着髋臼假体多孔涂层技术的演变，髋臼假体的生物固定已经更为可靠。然而，将一体式的髋臼假体壳定位并安放在合适的位置仍然具有挑战性。半髋关节置换术中对骨水泥型股骨假体的使用经验和混合型表面髋关节置换的经验表明[26,50]，股骨假体在置换后的第一个 10 年内是稳定的，但是此后松动的概率似乎会轻微增高。股骨假体松动的可能性原因包括宿主骨结构性骨量不足、颗粒磨损物造成的骨溶解、引发股骨颈不良塑型重建的应力遮挡、与骨水泥放热和血供损伤相关的宿主骨坏死以及骨折。如果局部骨坏死与骨水泥有关，那么应用非骨水泥型股骨假体以获得生物固定就具有一些理论上的优势。一些科研团队已经发表了他们关于非骨水泥型股骨表面置换假体的早期应用结果，但是目前尚无对其在临床上的使用和耐用性的共识[51-53]。

适应证

对于股骨近端骨质量良好、同时能够接受 MOM 关节界面所带来的风险的这类患者群体，RHA 是除 THA 外的另一种选择。目前对于应用现代可选择性关节界面配对（例如陶瓷对聚乙烯界面）的 RHA 经验是有限的。确定合适 RHA 的适应证的关键是要明确 RHA 的风险 - 受益比率要优于 THA。然而，许多骨科医生认为这样判断的情况很少见。当前 RHA 的适应证包括能够通过最大限度保留骨量受益的患者。因此理想的治疗群体通常是年轻且有更高同侧翻修可能性、渴望大活动量的生活方式和具有良好股骨近端骨质量的患者。MOM RHA 的注册系统数据显示：股骨头型号小、女性和年龄大于 70 岁可能会具有更高的并发症和再次手术的风险，而年轻（年龄小于 60 岁）、较大尺寸的股骨头、男性患者可能会更适合 MOM RHA[54]。拟定行表面置换的患者同时应该具有一定的活动量，能够规律参加中等强度的体育运动或是体力劳动，以此来消减这一操作所具有的独特风险[34]。就像所有的手术操作一样，应对患者进行

RHA 的风险 - 受益评估，包括 MOM 或其他配对界面所带来的特定风险。金属离子长期释放所造成的潜在局部和全身系统不良反应也是备受关注的问题。

传统上认为，THA 手术最为困难的挑战存在于年轻和活跃的男性患者当中。界面材料性能不良、高活动量水平和较长生命期等因素造成的磨损与骨溶解是导致这类患者中假体生存率低的原因 [55]。因此，任何关节置换术后的年轻患者在将来髋关节翻修的概率都会明显增高。尽管置换术后第一个 10 年内的风险较低，但在 THA 后的长期过程中，诸如假体周围骨折、应力遮挡所致的骨丢失、感染以及其他失效的原因都会持续存在。RHA 典型的适应人群是具有症状的髋关节 OA、年龄在 30～60 岁（平均年龄 49 岁，而 THA 患者的平均年龄为 67 岁）[56]、依然从事工作、身体强健的患者。美国中央情报局的当前数据估计美国人的平均寿命为 80 岁 [57]。这就要求许多 RHA 后的年轻患者假体的使用至少要超过 20 年，然而根据目前的假体生存率评估，很难达到这一要求。不幸的是，髋关节翻修的结果要比初次重建的结果差。髋关节翻修术后具有较高的脱位率、术前和术后并发症、较低的髋关节功能评分和假体生存率 [58-61]。相对于失效的 THA，RHA 提供了另一种潜在的选择，股骨表面置换假体能够翻修为有柄的股骨假体，这一操作的技术难度要小于对标准股骨假体柄的翻修。一组小型的 RHA 翻修系列病例研究显示，相对于 THA 的翻修，将 RHA 翻修为 THA 具有短期和中期的稳定和耐用性，同时不会限制翻修后 THA 的效果 [62,63]。然而，长期随访数据显示，表面髋关节翻修中 63% 的病例翻修后 10 年左右的效果较差 [64]，尤其是那些伴有局部不良组织反应和组织坏死的病例。

表面髋关节翻修的复杂性与翻修时的诊断有关。简单骨折或无菌性松动的患者要比不良软组织反应造成的局部组织破坏和肌肉坏死的患者更容易翻修且术后功能期望值更高。实际上，报道显示软组织有破坏的翻修患者术后的患者满意度评分较低 [64]。

MOM 表面置换的纵向经验表明，不是所有的髋表面置换都能获得预期的优点。这些预期的优点包括保留股骨近端骨量、避免应力遮挡、大多数的病例不需要复杂的翻修手术、低脱位率、金属界面的耐磨性和更接近生理结构的重建、良好的步态模式以及较少的活动限制。另外，RHA 相关的非理论性风险在文献中已有充分的描述。RHA 的一些并发症与早期的经验不足和“学习曲线”有关 [65-67]。股骨侧假体的较高松动率可能与患者的选择和操作技术有关，包括骨水泥技术和假体位置不良。髋臼侧假体无菌性松动的原因与 THA 略有不同，包括未能获得假体的初始稳定，假体未能完全坐入臼底或存在撞击。股骨颈渐进性变窄、股骨颈骨折、股骨头颈坏死、髋臼和股骨假体松动、金属离子后遗症是 RHA 相关的最常见并发症。

RHA 也许需要更为广泛的显露，这样能导致更多的不适感或延长恢复时间。大多数医生对此项植入技术较为陌生，因此对于操作技术要求高。同时 RHA 髋臼假体位置不良（如外展角 > 55° 或前倾角增大）的结果可能会引发边缘载荷，这一现象会增加磨损率，同时也会造成全身或局部的金属离子水平增高 [68]。尽管金属颗粒和离子对全身系统的长期影响还未被完全透彻地解析，但与金属离子释放相关的由轻到重的局部组织反应是明显存在的。这些反应被描述为具有超敏反应的特征，表现为血管周围的淋巴细胞浸润。同时也描述了局部高水平钴、铬离子所引起的疼痛、局部液体聚积、纤维化、肌肉和肌腱坏死等更严重的相关临床表现。2010 年 4 月和 5 月，考虑到局部金属离子引起的潜在风险，英国卫生部管辖的药品和保健产品监管局发出医疗设备预警。次年年初，FDA 要求 MOM 植入物的制造商对这些承重界面的不良反应进行上市后监督。结果，一些制造商召回了他们的 MOM 植入物 [73]。关于金属离子碎屑影响的更多详情请见第 9 章。

当没有主要的生物力学问题存在时，如下肢不等长、髋内翻或儿童髋关节疾病的严重后遗症（如 DDH、Legg-Calve-Perthes 病、SCFE），RHA 是一种可以被接受的治疗选择 [74]。在 RHA 中，虽然当安放髋臼假体时可以稍微改变髋关节的旋转中心，但不可能大幅度地延长下肢或者增加偏心距，因为术中改变股骨假体位置的能力是有限的。此外，当股骨头轴线严重偏离股骨颈轴线时，股骨颈可能会有出现切迹的风险 [74]。与 OA 相比，DDH、Perthes 病和股骨头骨坏死的表面置换成功率较低，一部分原因是表面置换重建生物力学的限制。此外，DDH 患者的髋臼处于前倾位，如果把髋臼杯放在建议的外展 40° 位上，将会导致髋臼前上方的覆盖不足。进一步增加髋臼杯的前倾角以提高骨性覆盖会增加假体的边缘应力和潜在的早期失败率。骨坏死持续进展会引起股骨假体的无菌性松动和股骨颈变窄，这会出现股骨颈骨折的风险。股骨形态异常表现为头、颈比率小于 1.2、股骨颈短、股骨头囊肿大于 1 cm 和骨密度减低，这些都会增加股骨颈骨折的风险 [75,76]。与 THA 相似，RHA 的绝对禁忌证包括髋关节的活动性感染或全身系统性感染。尽管目前还没有实验检查可以预测与金属敏感性相关的关节植入物的临床问题，但已知具有金属过敏反应的患者不应该使用 MOM 界面。肾功能不全的患者也不适合使用 MOM 界面，因为从界面间释放的金属离子需要经过肾脏排泄。育龄期妇女应慎用或不考虑使用 RHA，因为已知胎盘会受到金属离子的潜在影响，但对接触金属离子所造成的潜在致畸影响缺乏完全的理解。

结果

即使对具有合适适应证的患者实行 RHA，其合理性依然需要有支持优越于 THA 的证据。早期 RHA 产品失效的原因是假体松动、股骨颈骨折和骨溶解。尽管当前的产品同样具有这些失效机制，但摩擦学及假体设计上的进步已经降低了这些并发症的发生率。目前报道的 2～5 年随访的翻修率在 2%～7%[69,77-85]；10 年的翻修率在 3%～12%[86-90]。RHA 与传统的带股骨柄、钴铬对高交联聚乙烯界面的假体相比，在成本效益、假体生存率、稳定性、总的并发症和功能结果方面具有可比性。RHA MOM 界面所特有的潜在失效机制包括股骨颈骨折、股骨假体失效、局部软组织金属离子反应和金属离子全身系统的释放效应。

2009 年，Bozic 等发表了一篇金属界面使用的应用研究 [91]。通过人口统计学数据比较了承重界面的使用情况同时发现 MOM 界面的使用频率与以下因素有关：①患者年龄小于 65 岁；②有私人保险的年龄大于 65 岁的患者；③男性患者可能更易接受 MOM 界面；④中西部、南部或西部地区多选择 MOM 界面。但是在这一研究发表之际，与 MOM 界面相关的众多问题还没有被完全发现。2003 年由 McKenzie 等之前发表的数据未能显示 MOM RHA 的成本效益直到 RHA 的翻修率低于初次 THA 的翻修率 [92]。然而，由于当时所能获取的与 RHA 结果相关的文献数据量小，他们的研究受到了限制。2010 年由加州大学（旧金山）发表的一项序列研究显示，人口统计学和应用数据表明，MOM RHA 在 60 岁以上的男性患者中也许具有临床有效性和成本效益。

当前分析显示，当代 RHA 假体设计的 5 年生存率在 95%～99.8%[50,66,69,77-84,93-96]。尽管在短期和早中期见到了这些乐观的数据，但其他关于第一代 RHA 产品的研究显示假体 4 年的生存率急剧下降，这一发现引起了人们对当代 RHA 系统长期效用的担忧 [97]。现代 RHA 的 10 年生存率已经得到了提高，由原来的 88%～92%[86,98] 过渡到 94.3%～94.5%[87-89]，到目前的 97.4%[90]。关节注册系统中的 10 年生存率在 87%～88%[35,99]。来自个体系列研究的更长期数据包括 Van Der Straeten 等的 13 年生存率为 92.4%[100]。Matharu 等的 14 年生存率为 94.1%[101]；Daniel 等的 15 年生存率为 95.8%[90]。一项国际多名外科医生间的前瞻性队列研究结果显示，5000 例 RHA 的 11 年随访生存率为 96.2%[102]。

RHA MOM 假体的生存率依据假体的设计而有所不同。尽管 2014 年英格兰和威尔士国家关节注册数据显示所有的表面置换的 10 年翻修率为 13.0%，而与 14.3%～30.4% 的召回假体相比，BHR 的翻修率为 9.0%[35]。与此相似，芬兰关节置换注册系统显示 BHR 具有更佳的假体存活率结果：术后 8 年的存活率为 93%，10 年存活率为 86%[99]。

RHA MOM 假体在男性患者中具有较高的生存率：一项系列研究显示，男性 MOM 假体 15 年存活率为 98%，而在女性患者中的存活率为 91.5%[90]；另一项研究显示，MOM 在男、女患者中的 10 年生存率分比为 97.5% 和 89.1%[89]；13 年的假体存活率男性为 98.7%，女性为 79.8%[100]。

除了性别因素，其他导致 RHA 早期失效的因素包括：高龄、骨密度低、肾脏疾病、髋关节发育不良、髋臼外翻角大于 55°、股骨假体小于 48 mm 和术者的表面置换量少 [103]。这些危险因素总结在框 62.1 中。

对连续患者的系列随访发现在同一时期内初次生物型 THA 与目前的 MOM RHA 具有相似的存活率。澳大利亚国家关节置换注册系统中的比较性数据也支持这些结果 [79]。而且根据医院、术者和假体的不同，翻修率有着显著或某种程度的不同。在年轻患者中的假体存活率常常会被质疑，但是 McAuley 等的研究表明，年龄小于 50 岁的患者在 5 年内全部 THA 假体的存活率接近 97%[55]。股骨侧假体的存活率无差异。McAuleys 回顾了其他系列研究结果，显示非骨水泥柄假体的存活率为 93%～100%。Pollard 等发表了一项直接的比较研究，他们对平均年龄 50 岁的患者进行了为期 80 个月的术后随访，以比较 RHA 与混合型 THA 的区别。有 8% 的混合型 THA 患者需要翻修，3 例患者是因为骨溶解，1 例患者是因为不稳定。

框 62.1　RHA 早期失效的危险因素

女性
患者年龄增加
低骨密度
肾脏疾病
髋关节发育不良
髋臼杯外翻 > 55°
股骨假体尺寸 < 48 mm
术者的表面置换量少

6% 的 RHA 患者需要翻修，4 例患者全部是因为股骨假体的失效 [104]。Issa 等进行了类似的研究。他们对接受 RHA 与生物型 THA 的年轻髋关节炎患者进行了 42 个月的随访比较，结果发现假体生存率分别为 98% 和 99%，两组之间的髋关节功能评分相似 [105]。

自 RHA 发明以来，其倡导者就将较 THA 能够更多保留骨量作为该手术的主要益处。这主要指的是保留股骨侧的骨量。而讽刺的是，就是在股骨侧常会出现主要的并发症，包括假体松动和骨折。另外，无论是在 RHA 还是 THA 中所应用的当代生物型髋臼假体，其植入时对于宿主骨骨量的要求变化并不大。保留股骨骨量的理论意义是可以在股骨假体失效时便于翻修。McGrath[62] 和 Ball[63] 等阐述了上述理论的临床研究支持。他们各自直接对比了初次 THA 和因股骨侧失效将 RHA 翻修为 THA 的病例。两组病例在术后功能评分、预计失血量和住院天数上无明显差异。在 McGrath 等的研究中，翻修组的手术时间明显长于初次组。但在 Ball 等的研究中两者无统计学差异。影像学评估结果显示两组假体具有相同的生物固定效果。在 McGrath 等研究的 39 例患者中所发生的并发症包括 1 例股骨柄松动，1 例腓总神经麻痹和 1 例脱位 [62]。在 Ball 等研究的 20 例患者中所发生的并发症包括 1 例股神经麻痹，1 例术中股骨骨折和 1 例术后心肌梗死 [63]。总体而言，因股骨侧失效而将 RHA 改为 THA 与初次 THA 相比，在安全性、临床结果和技术操作方面没有明显差异。据我们所知，RHA 改为 THA 与 THA 翻修的直接对比研究还未见报道。

如之前提到的一样，对当代 RHA 并发症更大的担忧是股骨假体松动、骨折和金属离子释放引起局部与全身反应。其他 RHA 和初次 THA 所共同具有的并发症包括围术期并发症、静脉血栓、神经损伤、脱位和异位骨化形成。这些并发症在本书的第 25 章有详细回顾。

保留股骨头和股骨颈会产生与 RHA 相关的特有并发症。经表面化处理的股骨头应力分布通常是通过初级压力骨小梁传导的。术中股骨准备或是股骨颈存在切迹理论上能导致股骨留存骨上的应力集中。负重情况下产生的内翻和外旋扭矩会导致骨折的发生。在 RHA 中，手术技术和骨质量都是引发股骨颈骨折的重要因素。系列研究报道显示股骨颈骨折的发生率在 1%～2.8%[50,65,106,107]。另一个导致股骨制备后股骨假体松动的潜在原因是股骨头颈部血液供应中断，继而发生骨坏死。Beaule 等研究表明，股骨经圆柱形磨锉后血流信号减弱 [108]。股骨侧准备造成的血供损伤引起骨坏死和松动的临床结果尚未被明确的定义。

在 RHA 和 MOM THA 中，局部和系统性金属离子反应是一个经常被讨论而临床很少遇到的话题。MOM 界面的好处包括因大直径股骨头所带来的稳定性、耐用性和低容积磨损率减少了潜在骨溶解所引发的松动。然而，MOM 界面会在局部和全身系统释放低水平的钴、铬金属离子；目前这些金属离子对目标组织的长期影响，我们知之甚少。疼痛、关节积液、肌肉坏死、无菌性松动和骨溶解作为迟发型金属超敏反应和（或）金属离子释放的并发症已被报道 [71,19,110]。已经证实增大的髋臼前倾和外翻角度会增加金属离子的释放容量，这也许是因为不良的润滑方式或存在碰撞 [111]。文献中对股骨头大小所造成的影响尚无统一的结论 [112,113]。这些粒子对骨溶解的潜在影响也尚未被完全解析清楚。关于金属病和其对局部与系统的影响会在第 9 章做更深一步的讨论。

RHA 被认为是相对于全髋关节置换更符合生理学的一种选择，因为它更为准确地恢复了原有髋关节的旋转中心和偏心距。文献中报道的 RHA 脱位在 0～1.5%[26,66,114]，THA 的脱位率为 2%～5%[115,116]。RHA 应用大直径股骨头（large-diamter heads，LDH），限制了假体的内在不稳定性，但是随之而来的界面间磨损却尚不清楚。应用大直径股骨头通过增加跳跃距离减少了脱位的发生率 [117-119]。在短期和中期随访中，高交联聚乙烯似乎降低了骨溶解和无菌性松动的发生率，但并没有足够的临床经验来预测假体 20～30 年的生存率。当前资料显示股骨头对高交联聚乙烯的穿透率一直低于对传统超高分子量聚乙烯的穿透率 [120-125]。Glyn-Jones 等在 10 年的随访中发现了相似的结果，平均线性磨损为每年 0.003 mm[126]。

文献报道中的术后关节的活动范围和运动性差异已显示出一些令人满意的结果。在 Vail 等的一项对比研究中，初次THA与RHA都显著提高了术后髋关节整体的活动度和屈曲度[85]。Back等的一项队列研究报道了术后髋关节的屈曲角度可达到110.4°[78]。另外，Lavigne等在研究中尝试控制大直径股骨头和RHA患者选择方面所带来的潜在偏倚，结果显示LDH THA和RHA之间并无统计学显著性差异。[127]步态模式分析也尚无统一的结论，但Mont等的一项研究（与以前研究相比具有更好的患者匹配群组）结果确实显示出了步速的提升和接近正常值的动力学测量指标[128]。Larkin等发现经历表面置换的患者与经历THA的患者在本体感觉方面没有区别[129]。关于RHA术后回归体育活动的证据已有报道[130]。认为与经历THA治疗的相似患者相比RHA具有更佳的临床功能的发表数据有限。但是，Lavigne等使用有效的功能结果测量方法，在2008年确实证明了RHA术后患者在参加体育运动水平方面的数据有显著增长[131]。Haddad等的一项前瞻性对比研究（对55岁以下的生物型THA和RHA患者进行为期10年的随访）结果发现RHA患者的术后功能评分更高[132]。此外，尽管有相似的术前活动水平，RHA患者术后更有可能参与到体育运动或重体力劳动中。不论哪一种植入物类型，就术后参与高水平运动的能力而言，功能良好的THA和RHA似乎具有相似的功能结果。

目前的争议和未来的展望

最初引入RHA是为那些活动水平和寿命将超过Charnley低摩擦关节功能上限的年轻患者提供一种治疗的方法。表面关节置换的未来仍然存在与Charnley早期相同的临床窘境。当接受表面置换患者的年龄限制下降到30～40岁时，我们不能保证当今现有的任何一种治疗手段都是一劳永逸的。

当前表面置换的争议集中在：是否这项技术只应该对最理想的患者开展，是否股骨颈骨折、组件松动、金属离子暴露能通过保留骨量而得到平衡，是否因为手术在技术上如此具有挑战性，而应仅限于某些特定外科医生或中心。此外，由于最新一代近端涂层股骨假体提供的长期固定，骨保留不再是个问题。考虑到这些问题，未来的发展必须考虑金属离子的影响，通过改变或提高金属材料的性能，来减少或消除金属离子暴露。假体设计必须满足最极端的应力条件，这也许会包括在运动过程中股骨头假体完全半脱位到髋臼假体边缘的情况。必须通过分析回收后的假体来揭示功能良好界面和导致失效问题的相关秘密。最后必需优化手术器械、产品宣教和人员培训从而消除当前注册系统中反映出来的结果差异。

（参考文献参见书末二维码）

第 63 章

骨水泥型髋臼假体

MATTHEW J. DONALDSON, JUREK R.T. PIETRZAK, FARES S. HADDAD
（李冬松　孙李辉　译　刘建国　审校）

关键点

- 骨水泥型全髋关节置换术（total hip replacement，THR）仍然是关节置换手术中的一种常用技术。
- 骨水泥型髋臼假体被认为是骨水泥型全髋关节使用寿命中的“薄弱环节”。
- 每例患者都应经过评估和平片检查以确保准确的模板测量和术前计划。
- 本章将讲述最实用的骨水泥型髋臼操作技术。
- 说明骨水泥型髋臼技术的局限性。
- 讨论骨水泥型髋臼操作技术的效果。

引言

THR 可减轻骨关节炎（osteoarthritis，OA）患者的疼痛，提高他们的生活质量，一直是一种卓越的手术。现代髋关节置换是从 John Charnley 首次成功开发的“低摩擦关节置换”系统中演变而来的 [1]。这一系统全部采用骨水泥设计，包括使用牙科骨水泥固定的聚乙烯髋臼假体 [2]。

骨水泥型髋臼假体是一种复合物，其中包含了与骨不同的具有弹性模量的材料。存在于关节假体和骨界面之间的骨水泥作用就像一层薄泥浆，能够将关节间产生的扭转力传递给骨，进而减小作用在骨上的剪切力（图 63.1）。

在低摩擦关节置换系统开发以来的 50 年间，关节置换材料和技术都得到了发展。这包括高交联聚乙烯（highly cross-linked polyethylene，HXLPE）和不同特性骨水泥的出现。技术方面包括脉冲冲洗、钻孔、骨水泥加压技术，这些将在后续部分做进一步的探讨。

尽管存在这些优势，但骨水泥型髋臼假体的使用已有所下降并且现在很少在美国使用。这可能是因为髋臼杯松动的中期结果和宣称骨水泥型髋臼假体是 THR 中的薄弱点导致的。然而，从循证医学角度来看，骨水泥型聚乙烯髋臼杯是 THR 中成功和高性价比的一种选择 [3]。当前荟萃分析也同样显示骨水泥型髋臼假体和生物假体之间的效果并没有明显不同 [4]。

适应证 / 禁忌证

在 THR 中应用骨水泥型髋臼假体的适应证存在争议 [5]。然而，考虑到骨水泥型髋臼假体已经应用了很长时间，有数据支持在大多数患者当中可以应用骨水泥型髋臼假体。尤其是在有骨质疏松症、代谢性骨病、骨盆放射治疗病史和老年患者（年龄大于 65 岁）中的使用是非常成功的 [6]。

在欧洲一些特定的区域，骨水泥型髋臼固定仍然是 THA 中最常用的方法 [5,7,8]。全聚乙烯骨水泥型髋臼假体植入更加便宜而且由经验丰富的术者来完成会产生非常好的长期效果。使用骨水泥型固定方法的禁忌证包括：

- 髋臼磨锉后大量出血
- 存在大范围的骨囊肿

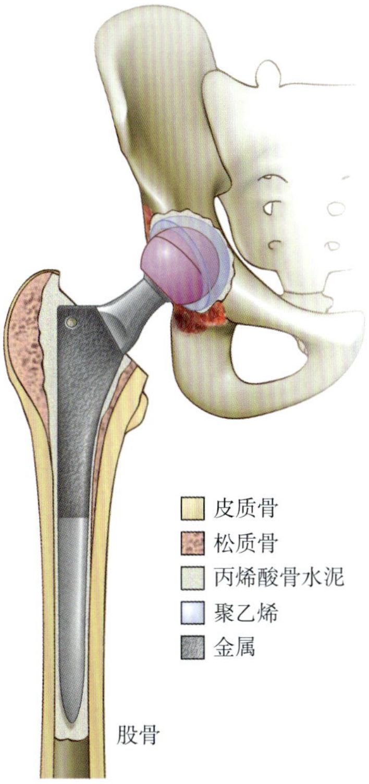

• **图 63.1**　骨水泥型全髋置换的示意图

- 炎症性关节病
- 高等级的发育不良（Crowe Ⅲ / Ⅳ）
- 髋臼内凸畸形
- 严重的心肺疾病

这些适应证 / 禁忌证并不完全，但当我们遵循以上原则时会产生好的结果[6]。除了确保患者选择的合理性外，应根据文献、发表的研究结果以及术者对假体的熟悉程度来选择特定的骨水泥型髋臼假体。表63.1 中总结了不同骨水泥型髋臼假体的研究结果。骨水泥型髋臼假体可避免髋臼骨折，这在众多的潜在优势中是重要的。由于骨质疏松的程度可能无法在术前X 线片上得以良好的体现，这就使得骨质疏松症患者在应用非骨水泥型髋臼杯时会增加髋臼骨折的风险。

非骨水泥型髋臼杯的后倾或外悬会对髂腰肌造成激惹，选择骨水泥型髋臼杯可以避免这一问题[9]。最后，应力遮挡现象被认为与非骨水泥型假体有关。骨水泥型髋臼杯似乎可以避免这个问题，因为与非常硬的非骨水泥型髋臼杯（应力集中）相比，应力在骨水泥型髋臼杯周围分布区域更广泛[10]。然而，当前骨水泥型髋臼杯的使用仅局限于聚乙烯髋臼杯而不是现代的承重界面。超高分子量交联聚乙烯（cross-linked ultra-high-molecular-weight polyethylene，UHMWPE）的使用明显减少了磨损量。

术前计划

术前计划是 THR 的重要部分。术前计划包括以下关键方面：

- 确保术前获知合适的假体类型
- 确定正确尺寸的假体备有现货
- 能够认识到每个不同个体髋关节解剖所具有的挑战
- 恢复良好的生物力学
- 避免下肢不等长
- 减少术中并发症

为进行准确的手术计划，每一位患者都必须接受放射线平片检查。常规拍摄骨盆前后位（下肢内旋15° 同时包括股骨近端 1/3 长度）和患侧髋关节的侧位 X 线片。基本原则是恢复正常髋关节的解剖结构，进而重建正常髋关节的生物力学。现代模板测量经常是通过现有的商业化测量软件在数字影像资料上完成的。因此，获得精确比例的影像学图像是非常必要的。这就要求在拍摄每一张关节置换手术图像时，都需配合应用已知空间尺寸的测量球。

测量经验的积累会提高测量的准确性；然而遵循一些特定的测量常规会提高髋臼模板测量的准确性[12]。髋臼假体的摆放位置决定预期置换关节的旋转中心；因此，这是测量过程中的重要一步。让髋臼假体在宿主骨髋臼内得到足够的支撑是主要目标之一。影像学上的“泪点”是一个重要的参考点，它代表了髋臼的底部。测量模板不应放置到这一恒定解剖参考点的内侧。髋臼外翻角度应在 40°～45°。在评估髋臼假体的大小和位置时，我们应考虑到预留出2 mm 厚度的骨水泥空间（图 63.2）。

如存在复杂的解剖畸形或是严重的髋臼缺损，CT 扫描常常是有帮助的。

技术介绍

Crites 等总结了假体成功植入（降低骨水泥的透光

表 63.1 骨水泥型髋臼假体的结果

作者 / 年份	假体类型	髋数	年最小磨损率 F/U	翻修率，%
Delee 和 Charnley/1976[38]	Charnley	141	10	NR
Ritter et al./1990[42]	Charnley	238	10	4.6
Wroblewski 和 Siney/1993[43]	Charnley	193	18	3
Kavanagh et al./1994[44]	Charnley	112	20	16
Callaghan et al./2004[25]	Charnley	27	30	12
de Jong et al./2009[28]	Weber	117	10	1
de Jong et al./2009[28]	Weber	117	20	14
Vietch et al./2010[30]	Exeter	263	15	11
Agandi et al./2012[31]	Ultima	287	10	9
Aubault et al./2013[45]	Zimmer	83	12	2

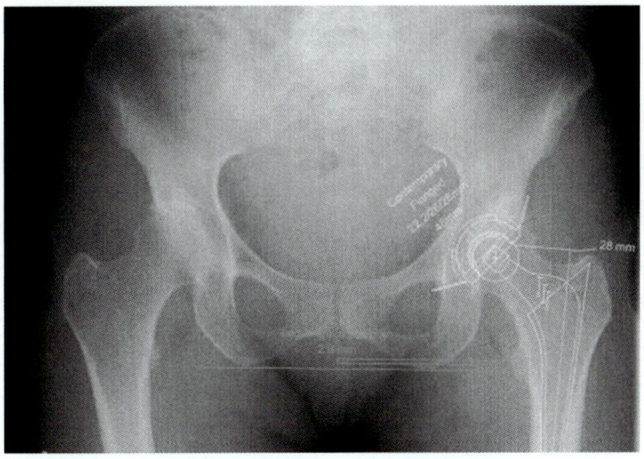

• **图 63.2**　骨水泥 THR 的模板测量

带和早期松动）的关键技术步骤[13]。包括以下几点：

- 磨锉磨穿并去除髋臼 1 区的硬化区，扩孔至髋臼松质骨
- 脉冲冲洗松质骨和每一个钻孔部位
- 彻底干燥髋臼，包括使用凝血酶或血管活性剂
- 确保髋臼假体完全包容在骨性髋臼内
- 同时加压整个髋臼

显露

髋臼骨水泥固定时用于进入髋关节的手术入路应提供完全的显露，包括显露髋臼横韧带（transverse acetabular ligament，TAL），这是髋臼杯前倾角的参考标志[14]。THR 的手术入路有所不同；对于特定手术入路的选择不在本章的范围之内。作者所在单位采用的是髋关节后入路。采用微创手术技术时要特别注意，确保它们能够提供所需要的显露。有时需要做关节囊的松解以充分牵开股骨而达到更好的显露。在显露过程中，必须去除遮挡 TAL 的骨赘并且切除髋臼唇和周围软组织以显露髋臼的边缘。

磨锉

磨锉的过程是为了暴露出足够的松质骨以确保骨水泥和骨之间达到有效的结合[15]。首次磨锉时，应选择合适的髋臼锉型号来暴露臼底。一旦确认了臼底的位置，磨锉的方向就应该指向最终假体植入位置的方向。髋臼外翻角度在 35°～40°、前倾角度在 20°～30° 是合理的安放位置，通常以髋臼横韧带作为参考。逐级增大髋臼锉尺寸去除残留软骨。髋臼锉必须锋利但没有必要对其施加过大的压力。当锉到髋臼松质骨骨面渗血时，说明锉臼已经达到充分。与非骨水泥型髋臼杯所需的锉臼技术不同，磨穿软骨下骨对骨水泥型髋臼杯是有益的，这可以提高骨水泥层与髋臼骨的潜在结合能力[13,16]。任何髋臼周围残留的软骨都应该用锋利的刮匙予以清除。这会避免因进一步使用更大直径的髋臼锉而去除过多的髋臼周围骨。

在磨锉过程中，会存在向髋臼后柱过多磨锉的趋势。用把持髋臼锉近端的手对髋臼锉轻微施加向前的压力会防止潜在的不均匀磨锉。

最近出现的髋臼缘切削齿（图 63.3 和图 63.4）据说有助于对髋臼的加压，因此可以提高骨水泥 THR 水泥层的质量[17]。这一器械是为了应用带凸边聚乙烯髋臼杯而设计的。它可以将髋臼周边磨平进而帮助带

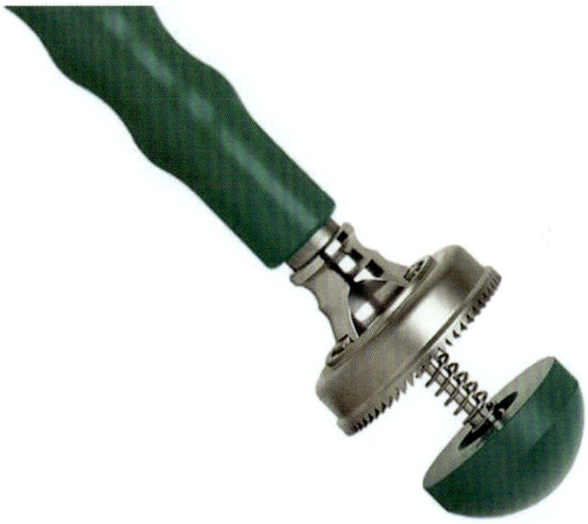

• **图 63.3**　髋臼边缘切削齿（引自 Conroy JL，Chawda M，Kaushal R，et al. Does use of a “rim cutter” improve quality of cementation of the acetabular component of cemented Exeter total hip arthroplasty? *J Arthroplasty*. 2009；24：71-75.）

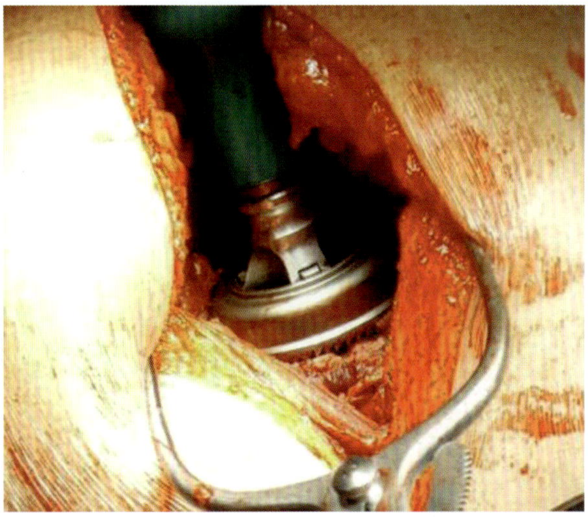

• **图 63.4**　使用中的髋臼边缘切削齿（引自 Conroy JL，Chawda M，Kaushal R，et al：Does use of a “rim cutter” improve quality of cementation of the acetabular component of cemented Exeter total hip arthroplasty? *J Arthroplasty*. 2009；24：71-75.）

凸边聚乙烯髋臼杯的植入（图 63.5），这一操作提供了一圈的密封带，在髋臼杯植入时提高了对周围骨水泥的压力[18]。

钻孔

钻孔技术在骨水泥型髋臼杯植入中的应用是必要的，它在骨与水泥界面间具有抗扭转作用（图 63.6）。应在髋臼顶以及坐骨和耻骨上钻 5～8 个直径为 5～10 mm 的孔[19]。同时也可以使用高速磨钻，我们建议使用限深钻头以防止钻孔穿透骨盆。钻孔应与髋臼骨成 90° 角，并将钻孔边缘做倒角处理以减少边缘应力[20]。囊性变刮除后，可用作骨水泥的固定孔。

骨水泥技术

使用骨水泥的前提是获得良好的骨 - 水泥界面。骨床出血会阻碍良好骨 - 水泥界面的形成；因此，通过低压麻醉[13]减少出血可以提高骨水泥的长期固定效果。脉冲冲洗在清理松质骨骨床、钻孔后残留的疏松骨碎片和血液时都是至关重要的，否则会阻碍骨水泥与骨的结合。

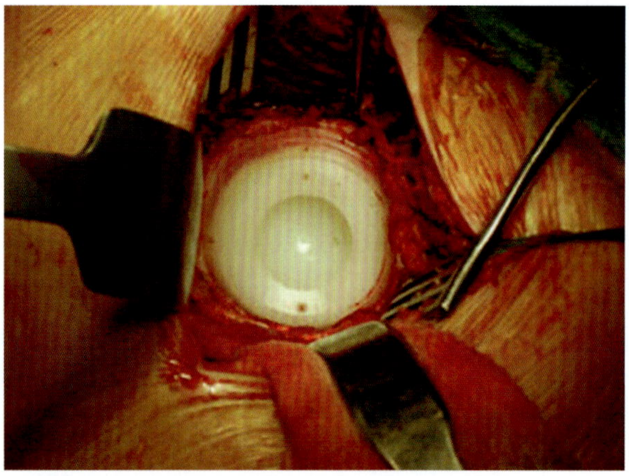

• **图 63.5** 带凸边的聚乙烯髋臼杯（Exeter Total Hip，Exeter，UK. 供图）

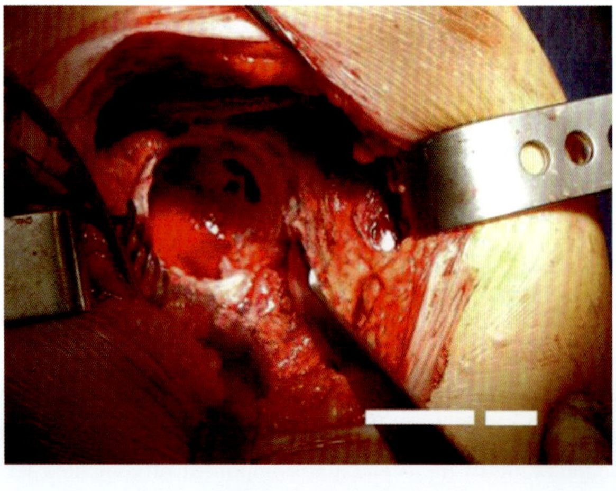

• **图 63.6** 髋臼钻孔

在应用骨水泥之前，可以通过浸有凝血酶或肾上腺素的海绵来保持髋臼骨床的干燥。其他方法包括使用髂骨翼吸引器[17]。髋臼内应用骨水泥前，将该装置置入到髂骨翼内（图 63.7）。其作用是通过去除松质骨中的血液来提高水泥与骨之间的界面质量。现已证实应用髂骨翼吸引器能够提高骨水泥向骨内的渗透能力[21]。

对骨水泥类型的偏好可能有所不同，但基本的问题是骨水泥必须要满足易于操作的要求，以便完成向髋臼内的填入。两包骨水泥的量对于大部分髋臼来讲是足够的。一旦骨水泥拿在手里不粘手套了，就应将其填入到干燥的髋臼内并加压。可以通过适当的器材来取得加压效果，例如 Exeter 髋臼加压器（史赛克，卡拉马祖，密歇根州）。应通过髋臼均匀一致地加压，并根据骨水泥的类型保持加压时间 2～3 min。

假体植入

全聚乙烯髋臼假体是骨水泥型髋臼中最常使用的假体[5]。应该使用放置器将假体植入到骨水泥内，并根据与 TAL 的位置关系决定假体下唇的位置。一旦假体处在了正确的位置，就应对放置器施以恒定的压力以帮助骨水泥与松质骨之间的交合。Exeter 髋臼杯是周边带有凸翼的当代 UHMWPE，可以通过裁剪凸翼来适应磨锉髋臼的边缘。当凸翼平整压在磨平的臼缘上时，会对其下方的骨水泥进一步加压，因此提高骨水泥向松质骨内的穿透力[17-18]。在骨水泥凝固前，

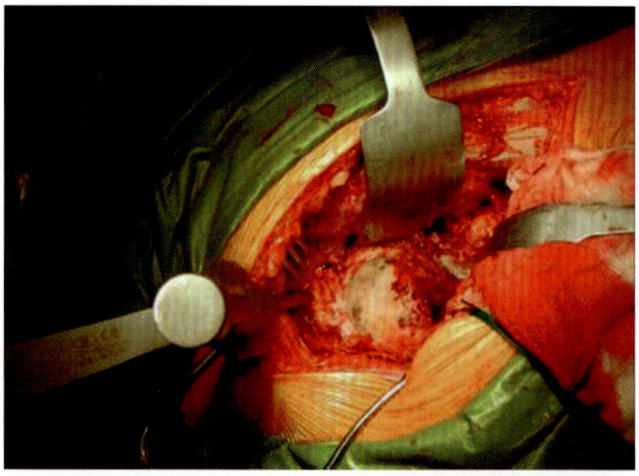

• **图 63.7** 髂骨翼吸引器（引自 Sierra RJ，Timperley JA，Gie GA. Contemporary cementing technique and mortality during and after Exeter Total Hip arthroplasty. *J Arthroplasty*. 2009；24：325-332.）

应撤掉放置器并换为球头推压器以去除任何外溢的骨水泥。应一直保持对髋臼杯的加压直到骨水泥完全聚合。

当骨水泥硬化后，应修整去除任何可能引起撞击和具有杠杆作用的骨赘（图 63.8）。

特殊情况 / 变异

髋臼发育不良或先前骨折引起的髋臼明显畸形是一类特殊的问题。在这些情况下，可能需要为骨水泥型假体提供额外的技术支撑。

发育不良的髋关节可以用骨水泥技术重建，但根据骨缺损的范围，可能需要使用结构性植骨、冷冻异体骨移植、股骨头或髂骨翼的自体骨移植，以及髋臼重建环。以上髋臼重建的结果取决于外科医生的经验。同时，发育不良可能表现为一个相对直接的浅髋臼或更具问题的低位或高位脱位。骨水泥型髋臼的长期结果随着发育不良程度的加重而恶化[12]。

深髋臼可能是原发疾病或继发于 OA、炎症性关节炎和感染性关节炎或创伤的结果（中心型骨折脱位）。应用骨水泥技术重建这些髋臼畸形需要对臼底进行打压植骨。Slooff 等[22]描述了这项技术的同时对磨锉的臼底进行颗粒打压植骨。可以通过钛网、自体股骨头或髋臼重建环为髋臼更大的缺损提供额外支撑。骨水泥型固定髋臼假体于上述结构当中。该技术可用于困难的初次 THR 或翻修手术当中，平均 54 个月的生存率为 95%（98% 排除感染病例）[23]。

术后护理

使用骨水泥型髋臼假体的患者不需要额外的特殊术后治疗。抗生素、深静脉血栓的预防和引流管是术者的喜好。住院期间，我们常规静脉注射 3 剂广谱抗生素和低分子量肝素，出院后服用利伐沙班 4 周；不使用引流管。对不复杂的初次骨水泥型髋臼 THR，应在物理治疗辅助髋部预防教育下进行关节完全负重活动。对复杂初次手术，尤其是存在结构性植骨的患者，最好保持 6～12 周的部分负重。

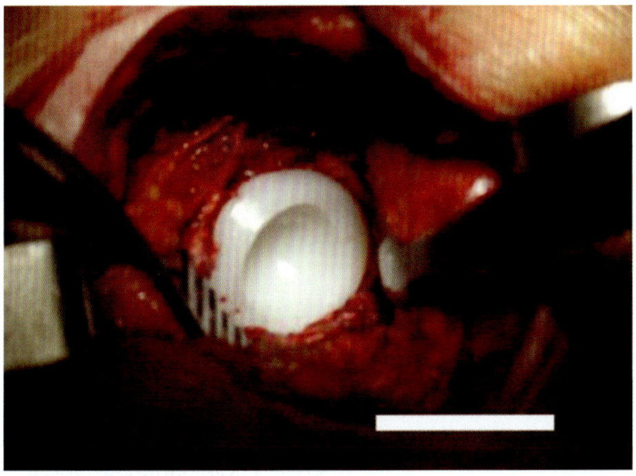

• **图 63.8** 植入的聚乙烯髋臼杯

术后应尽快拍摄 X 线片用以评估髋臼杯的位置和水泥层。有证据表明通过术后骨水泥周围的透亮带和植入情况可以预测骨水泥型髋臼假体的使用寿命。应在术后 6 周、6 个月以及随后的每一年对患者进行随访，对患者进行客观与主观的临床评估和影像学分析。除了透亮带之外，使用 Livermore 方法评估聚乙烯磨损，10 年的髋臼杯磨损大约在 1.1 mm[24]。

结果

骨水泥型 THR 拥有长期的随访数据[5,6,13,25]。发表结果显示 Charnley 髋关节置换 30 年的存活率为 80%[26]。然而，髋臼假体的存活率要低于股骨侧假体。新技术和外科设备（包括髂骨翼吸引器[23]和髋臼边缘切削齿[21]）的出现已经提高了骨水泥的渗透性和水泥层的均一性，但是随机对照实验显示早期随访数据没有显著的临床差异。在早期术后 X 线片上，可以通过有无透亮线来预测髋臼假体的使用寿命[24]。

与年老患者相比，年龄小于 50 岁的患者使用骨水泥型髋臼杯会有更高的翻修率。Lewthwaite 和他的同事[27]报告了 130 例骨水泥型 THR，患者年龄平均 42 岁。平均随访时间 12.5 年。在髋臼侧，97% 的髋臼杯是骨水泥型的。他们报告，包括翻修病例，23 个（18.7%）髋臼假体在最终复查时被判定为临床学或影像学失效。然而与之不同的是，长期随访结果却显示水泥髋臼和非骨水泥型髋臼假体之间并无明显差异[4]。

2000 年 Crites 回顾了 Ritter 的研究结果[3]。他比较了 20 世纪 70 年代、80 年代和 90 年代的髋臼植入技术。金属衬底的聚乙烯髋臼杯比之前类型的髋臼杯具有更加明显的失效率。然而，在 20 世纪 90 年代压缩成型的全聚乙烯髋臼杯表现良好。不幸的是，这段时期的高失败率可能导致了对骨水泥型髋臼杯的摒弃。

当前结果

骨水泥型髋臼假体的近期结果表明，其生存率有一定的变化。表 63.1 中列出了一些已报道的特定髋臼杯结果，包括如下内容：de Jong 等[28]对 Weber 髋臼杯进行了 20 年的随访发现髋臼杯的 10 年存活率为 99.1%；Zimmer PF 骨水泥型髋臼杯的 12 年存活率为 98%[29]，研究者发现 25% 的假体周围存在透亮带但无一例存在症状；Vietch[30] 报告的 Exeter 结果显示 15 年存活率较低，为 89%，有 61/263 个髋关节处于危险状态。同时 Agandi 等 [31] 报道了 Ultima 杯的表现，其 10 年存活率为 90.7%。在一项对年轻和年长患者的注册研究中 [5]，10 年结果显示：年轻患者（手术时小于 50 岁）中骨水泥杯的翻修率为 28.2%，而年长患者为 7.7%。骨水泥杯在年轻患者和老年患者中的翻修率分别为 17.7% 和 8.9%。这些结果表明，与年轻患者相比，骨水泥型髋臼假体在老年患者中表现良好。

并发症

骨水泥型髋臼假体的并发症可根据手术本身和使用聚甲基丙烯酸甲酯引起的事件进行分类。

拉钩在显露髋臼的过程中是必不可少的。显露不充分会导致髋臼边缘暴露不清，这通常会导致骨水泥使用效果不佳，从而影响手术的长期效果。通常在髋臼的前缘和下方使用 Homan（髋臼）拉钩。应用髋关节后入路可能会损伤到坐骨神经，尤其在放置髋臼下方拉钩时。如果髋臼下方拉钩放置过于偏后，当其穿过坐骨大切迹时，拉钩尖端可能会损伤坐骨神经。同样，如果这个下方的拉钩放置得过于靠前，便会有损伤闭孔动脉的风险。将股骨颈牵离髋臼的前方拉钩可能会导致髂 / 股动脉损伤。然而，如果将这个前方拉钩放在更近端的位置，由于腰大肌在这一区域的肌肉更为发达，可对动脉提供更大程度的保护。在对髋臼前下部分进行分离或磨锉过程中，可能会损伤闭孔动脉的分支，从而导致髋臼下方的大量出血。动脉损伤在 THR 中是很少见的。大部分文献都是个案报道。Bergqvist 及其同事 [32] 报告了 4 例 THA 中血管损伤的病例，并对相关文献进行了回顾。Calligaro 及其同事们 [33] 回顾了 1989—2002 年间他们所有的 THA 手术。其中急性动脉并发症 8 例（0.08%）。初次 THA 后坐骨神经和（或）股神经麻痹的发生率为 1%～3%；关节翻修术后此类并发症的发生率会增加，尤其是先天性髋关节脱位的患者。大多数神经损伤是局部性和暂时性的，女性患者更常见 [34]。通常，导致坐骨神经麻痹的原因是未知的，但偶尔会在再次探查的病例中发现血肿。闭孔神经也可能会因拉钩或对髋臼前下侧周围的剥离而受损。在髋臼假体植入过程中，如果未能控制骨水泥的外露或从髋臼的下部取出外溢的骨水泥，都可能会使该神经处于额外的风险中。理论上放热反应的影响或硬化骨水泥包块的存在可能导致局部神经损伤。骨水泥可通过髋臼横韧带下方进入闭孔的上外侧。聚甲基丙烯酸甲酯骨水泥的使用常常引起人们对加压过程中微栓子的产生及其后果的担忧。虽然文献已经证明了骨水泥加压对骨水泥型股骨柄微栓塞产生的影响 [35]，但没有研究表明，在初次 THA 中，髋臼骨水泥型假体植入过程中会发生微栓塞。

高风险患者

老年人在 THA 后潜在并发症方面常常被认为具有更高的风险 [36]。由于骨水泥对老年患者心血管系统具有潜在的栓塞影响，因此外科医生在老年患者中使用骨水泥时应十分谨慎。然而，对于使用非骨水泥型 THA 具有较高失败率的情况，当前的证据依然支持骨水泥型固定且无死亡差异记录 [37]。骨质疏松症在老年人群中的患病率较高，这意味着在这一人群中，使用骨水泥髋臼假体仍然是一个有吸引力的选择。50 岁或 50 岁以下的患者可能不适合使用骨水泥型髋臼假体，因为之前的报告显示：与非骨水泥型髋臼假体相比，骨水泥型髋臼假体的效果较差 [5]。同时，有合并症的患者需要在骨水泥型 THR 之前、期间和之后给予特别关注。合并疾病的存在可以预测老年患者是否会出现术后并发症 [38]。肥胖与吸烟是骨水泥型 THR 患者手术的主要风险因素，因为这与心脏和呼吸疾病相关。

最终，我们的目标是使用一种可以让患者余生都能一直受用的假体。这并不总是可能的，而且翻修手术的难度将取决于第一次手术时所使用的假体。骨水泥型髋臼杯的失效经常发生在水泥与骨界面之间，导致该平面内的松动，这使得去除该假体相对容易。与之相反，一旦发生了局部的骨长入，非骨水泥型髋臼杯将很难取出，同时应要求对取出后造成的骨缺损进行必要的植骨 [39]。其他原因如内衬磨损、复发性脱位和感染同样需要取出固定良好的髋臼杯，这些情况下水泥髋臼杯可能会更容易被取出。

因对放疗后的治疗效果差，对于放疗等情况的骨盆最好使用骨水泥型髋臼杯 [40]。

目前的争议和未来的展望

对于某些患者来说，骨水泥型髋臼假体是一种非常好且经济有效的选择。骨水泥置换术有最长的临床随访数据，这是一个无可争议的事实，它表明这种形式的髋关节置换术效果良好。使用骨水泥型假体的主要问题是手术操作技术本身和后期松动的风险；正是对避免这些问题的渴望，才促使人们寻找其他的固定方法。必须以良好的技术植入骨水泥型假体，从而获得良好、一致的结果，除非外科医生受过良好的骨水泥使用训练，否则结果可能较差。现代外科医生的训练不能忽视传统经验方法，应该随时考虑哪种假体固定对特定的患者更为有效。

目前对骨水泥型 THR 的研究致力于提高固定的寿命。与髋臼边缘相吻合且带有凸边髋臼杯的应用成功性还有待于临床验证。髂骨翼钻孔确实可以提高骨水泥向骨内的渗透性，但目前还没有证据表明其可以提高假体的长期存活率。最近 Schilcher 等[41]发表的随机对照研究为局部二膦酸盐在骨水泥型 THR 中的使用提供了进一步的证据。通过透光线和 RSA，他们的研究表明在置换后 2 年，假体的影像学松动减少了一半，但尚未确定其结果具有临床差异。需要通过今后的研究努力探明的其他问题包括：

- 最好的骨水泥相容性 / 工作特性以提高固定效果。
- HXLPE 的应用对于骨水泥型髋臼假体有很好的前景。
- 最好的界面是金属、陶瓷还是氧化金属。
- 不断提高骨水泥质量的技术。

（参考文献参见书末二维码）

第 64 章

非骨水泥型髋臼假体

P.MAXWELL COURTNEY, NEIL P. SHETH, CRAIG J.DELLA VALLE
（李冬松 译，刘建国 审校）

关 键 点

- 非骨水泥型假体的骨长入需要假体的初始稳定性、合适的孔径大小、与宿主骨的充分表面接触以及具有骨长入传导性能的假体材料。作为骨长入材料，钛金属在数量和质量上均优于钴铬合金。
- 一些超过 20 年的随访研究显示了以螺钉固定的半球形非骨水泥型金属钛杯可获得长期稳定性。
- 使用组配式假体（可以提供术中灵活性以优化髋关节的稳定和机械性能）已被证实与非关节面（背侧）磨损有关。牢固的锁定机制和髋臼杯内表面的抛光设计似乎改善了这些问题。
- 应用标准聚乙烯最常见的失效模式包括承重面的磨损和与之相关的骨溶解。更加耐磨的承重界面（如高交联聚乙烯）可以降低与关节面磨损相关的二次手术比率，减少因骨溶解导致松动的发生。
- 更新的多孔金属假体能够增加骨长入的潜能；然而，现今的临床结果不认为它比传统的多孔骨长入表面更有优势。

引言

John Charnley 爵士于 20 世纪 60 年代早期在全髋关节置换术（total hip arthroplasty，THA）中使用了骨水泥型髋臼假体。早期获得了令人满意的临床结果，影像学松动率小于 5%[1]。应用骨水泥一直是髋臼假体固定的主要模式，直到长期结果（> 10 年的随访）显示松动率高达 60%[1-9]。20 世纪 70 年代到 20 世纪 80 年代骨水泥技术的改进提高了股骨假体的耐用性，但在髋臼侧未能得到同样的结果[6,10,11]。另外，骨水泥型髋臼固定的手术技术要求高，即使是在专家的手中，影像学结果也并非总是令人满意的，而且，内衬样式单一不能为达到术中最佳的稳定性提供更多的选择。基于这些事实，人们的兴趣开始集中到髋臼假体固定的新方式上来。尤其是，通过植入非骨水泥型装置的髋臼假体生物固定成为重建的另一种选择方法，我们希望宿主骨与假体之间的生物连接会给假体提供更为长期的稳定性，同时该手术技术相对简单，更具可重复性和更好的术中灵活性。

非骨水泥型髋臼固定带来了新颖的设计和多种几何形态的髋臼杯以及具有不同表面涂层的多种植入物材料的应用，从而获得了初始稳定性和长期生物学固定。获得髋臼足够的稳定性和生物固定的重要因素已经被确定，同时也研发了髋臼杯植入的方法。术后 20 年的影像学和临床评估结果优良[12]，这使得半球形、多孔涂层、具有或不具有辅助螺钉固定的非骨水泥型髋臼器材成为大多数在北美地区医疗中心的初次 THA 的选择。

总则

骨长入需要表面材料的生物相容性、合适的孔径大小、与宿主骨充分的表面接触以及在整合过程中的初始稳定性[13-16]。Pillar 等研究表明，假体与骨界面间的微动量超过 150 μm 就会造成髋臼假体与骨之间的纤维组织连接，而不是骨长入[17]。Bobyn 和他的同事证实，骨长入的最佳孔径大小在 100～400 μm[18]。作为这些发现的结果，在 20 世纪 80 年代早期出现了多孔表面半球形髋臼杯。其中包括多孔表面解剖型髋臼杯（PCA，Howmedica，Rutherford，NJ）、Harris-Galante 髋臼杯（Zimmer，Warsaw，IN；图 .64.1）和解剖髓内锁定髋臼杯（AML，DePuy，Warsaw，Ind）。

假体材料

钛和钴铬合金

最初制造非骨水泥型髋臼假体时使用过各种材料，包括非金属材料（如全聚乙烯和全陶瓷假体，由于表面没有骨长入无法支持长期的稳定性，因此具有很高的失败率）和最常用的钛[19]或者钴铬合金。这两种金属基质材料都具有生物相容性且都具有支持骨长入的能力。然而，从数量上看，与钴铬合金假体相

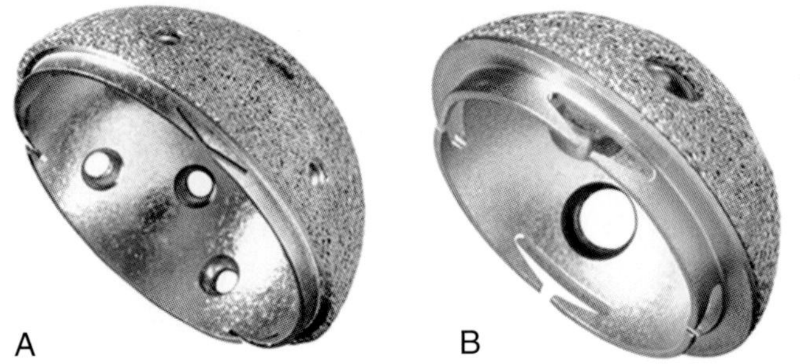

• 图 64.1　Harris-Galante（HG）-1（A）和 HG-2（B）髋臼杯

比，钛金属骨长入密度更高，金属中骨长入的深度更深，平均骨长入的程度更高 [20]。钛作为植入材料具有许多相关的额外优势。钛的弹性模量较低，与松质骨接近，理论上产生宿主骨盆应力塑形改建的程度更小。另外，钛金属更具弹性，使得其本身更易于植入，尤其是在应用压配技术的情况下，植入时造成髋臼骨折的潜在风险更低 [21]。从生产制造的角度来看，钛金属比钴铬合金更好处理，而且，在健康护理消费控制的竞技场中，钛金属也更为廉价 [21]。

假体形状

作为骨水泥型髋臼假体固定失败的原因，“骨水泥病”的概念日渐流行。于是人们希望通过弃用骨水泥来获得髋臼假体更长久的固定。第一代非骨水泥型髋臼假体的设计具有几种不同的几何形态，Morscher[22] 将它们分为 5 种不同类型：①圆柱形；②正方形；③锥形；④椭圆形或长方形；⑤半球形。我们将在接下来的部分为你展示这些设计类型中最为流行的设计。

出现于 70 年代早期的螺旋髋臼假体是早期较为普通的“非骨水泥”设计。大多数这些设计都不带有表面涂层；因此，它们依赖假体与宿主骨之间的机械锁定机制而不是生物固定来获得稳定的假体固定。

一些特殊设计包括 Lord 杯以及 Mittelmeier、Mecring、T-Tap 和 S-ROM Anderson 假体。数项研究报道了初期满意的结果，但是长期随访显示松动率接近 60% 且 10 年因无菌性松动的早期翻修率高达 31%[23-28]。

关于第一代螺旋髋臼杯移位性失败原因的一些理论变得普遍起来。有人认为，非骨水泥型假体旋入的过程会增加假体与骨界面间的应力，导致后续的压迫坏死、骨吸收和纤维组织介入 [23,29]。

假体回收研究支持这一假设——可见在髋臼杯螺纹界面间充填着纤维组织，缺少与宿主骨充分的接触而达不到长期固定的效果 [30,31]。

与半球形髋臼杯设计相比，将螺旋臼植入到合适位置的可重复性更难实现。螺旋髋臼杯的髋臼床准备具有挑战性，因为与宿主骨的接触面积相对少，因此与半球形髋臼杯相比，通常机械稳定性更差。另外，在许多系统中使用笨拙的安装手柄，这很容易将髋臼杯安放到垂直的位置，尤其是在肥胖的患者中 [21]。

第一代非骨水泥型假体的失败带来了所谓的第二代非骨水泥型螺旋髋臼杯，具有多孔和喷砂表面处理，分别通过骨长入或骨长上来加强生物固定作用。除了螺旋髋臼杯的设计缺点，这些假体依靠髋臼杯螺纹提供初始的机械稳定性，通过表面涂层来获得长期的生物固定。这样的髋臼杯设计包括：ZweymÜller 髋臼杯（钛喷砂处理；捷迈公司，Warsaw，IN）、S-ROM 超级杯（钛微珠烧结；强生公司，Warsaw，IN）和 Arc-2f 杯（HA 涂层；Osteonics，史赛克骨科，Mahwah，NJ；图 64.2）。中期结果显示了极低的影像学失败率。然而，这些假体也存在大量的问题导致其向其他设计转型，这些问题包括假体安装困难和聚乙烯磨损率高 [28,32,33]。表面涂层结合早期螺纹固定设计特点支持了假体初始机械稳定联合生物固定已获得长期稳定的重要性。

半球形髋臼杯分为单一和双重几何设计。双重几何设计在假体边缘增加了球形直径，这样的设计是为

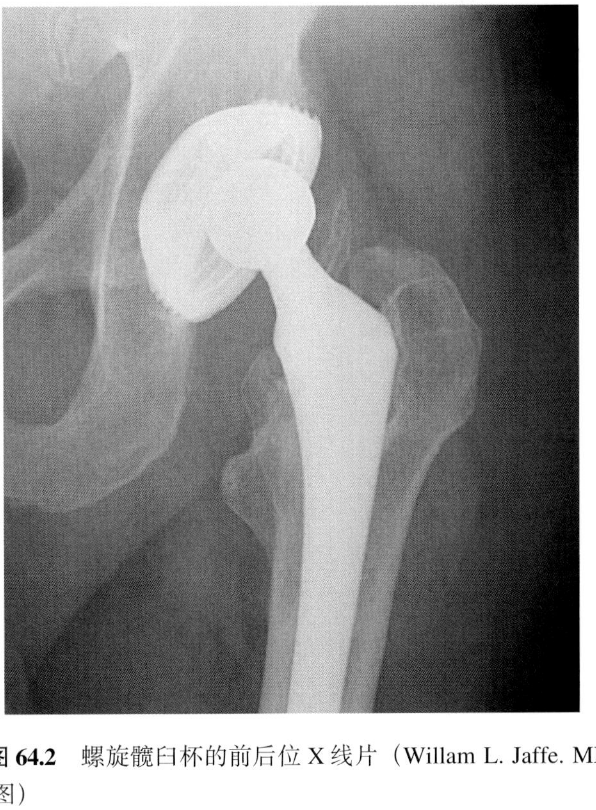

• 图 64.2　螺旋髋臼杯的前后位 X 线片（Willam L. Jaffe. MD. 供图）

了加大接触面积以达到生物性骨长入。双侧几何设计曾获得了极大的关注，因为它可以避免通过使用其他辅助固定措施来增加髋臼假体的初始机械稳定性。有人担心，这样的设计特点会减少假体与周围宿主骨的总体接触面积，特别是在假体的球顶部，导致骨长入的减少。Bauer 和其同事[34]利用患者死后回收的假体评估了两种双重几何设计并发现与髋臼顶部相比，髋臼周边的骨长入较多。他们还将这种设计与螺旋髋臼杯设计进行了比较，发现在双重几何设计中可见到更大程度的骨沉积，但骨长入少于影像学所见[34]。现今所使用的非骨水泥型髋臼假体大多数都是单一几何形态设计的，主要是因为这种设计对髋臼床的准备要求简单同时植入的可重复性好[21]。

最终要考虑的假体形态是捷迈公司的半椭圆形金属骨小梁髋臼假体。这个假体在界面上具有从顶部（0 mm）到周边（2 mm）逐步过度的外形。这一设计后的理念是将界面边缘的稳定性最大化，减少植入早期臼底接触不良，降低造成骨盆不连续的风险。这种界面适配在一体化假体中具有重要的地位，因为它不需要额外的螺钉作为辅助固定（图 64.3）。

表面涂层

随着对表面涂层在非骨水泥型髋臼假体获得临床成功中所起到的至关重要作用的深入理解，人们开发了数种不同的表面处理技术。一些制造商应用羟基磷灰石对多孔金属设计进行表面喷涂来提高材料的骨长入能力，同时与骨水泥型髋臼假体相比，其为假体应对磨损颗粒的侵袭也提供了更有效的保护屏障。HA 涂层作为具有骨传导作用的髋臼假体表面涂层获得普及，其效果仅次于应用到非骨水泥型股骨假体所获得

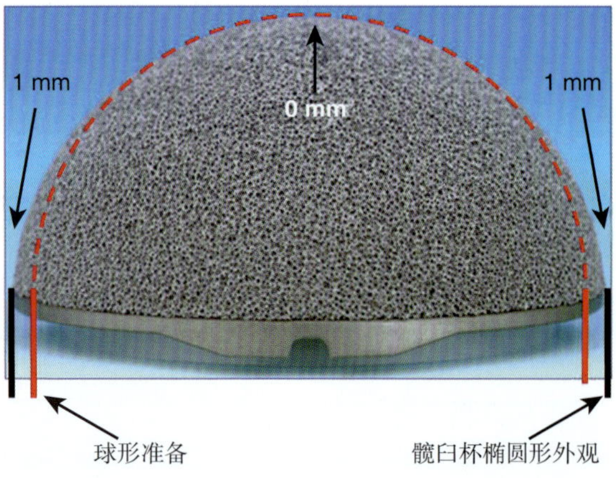

• **图 64.3** 半椭圆形一体化金属骨小梁髋臼假体（捷迈公司，Warsaw，IN）

的早期及中期的良好结果[35,36]。不幸的是，当将 HA 应用到非多孔表面非骨水泥型髋臼假体背面时，HA 随时间而吸收后，因为假体表面没有骨长入或骨长上，不能提供长期固定，高的失败率随之而来[37]。

然而，HA 涂层仍然流行，当 HA 与多孔或喷砂表面涂层联合应用时，使用效果得到了提升[38-40]。但总体的临床效果并不一致。一些研究表明，HA 能够增强骨长入的能力，而其他研究显示失败率并无差异[41,42]。最长的一项随访研究显示，HA 涂层钛杯（Atoll，Landos，Villeurbanne，法国）因为无菌性松动和骨溶解在平均随访 18 年时的失败率为 59%[43]。新的设计提高了假体的使用效果。三叉戟髋臼杯（史赛克公司，Mahwah，NJ）是 HA 喷涂的多孔钛杯，平均随访 3 年的假体生存率为 98%，没有无菌性松动翻修的假体[44]。多孔冶金技术和制造工艺的改进可能是假体使用效果提升的原因，然而这些好的结果也许与 HA 涂层并无必然联系。

钙涂层

骨长入的基本要求逐渐被明确，包括数个因素，如材料的生物相容性、最佳的孔径大小、假体初始稳定性、假体与宿主骨界面间的紧密接触。其他辅助技术，特别是磷酸钙陶瓷（Calcicoat，捷迈公司）的使用，就像 HA 一样进一步增加了多孔材料的骨长入能力[45]。Ducheyne 等[46]证实磷酸钙浆浸泡的多孔假体的强度、骨固定和骨形成量增加。其他学者试图重复这项研究，尽管他们没有成功地得到相同的实验结果[47]，但是在一个惰性的多孔金属表面覆盖有生物反应的涂层以增强生物学固定的观念逐渐引起人们的注意。

Rivero 等[45]应用动物体内模型进行配对研究，评估多孔磷酸钙喷涂处理的多孔钛纤维假体用作非骨水泥型固定的效果。假体植入在 36 只成年狗的肱骨和鹰嘴处，6 周后以 2 周为一个间期对假体取材并进行生物力学测定。实验证实磷酸钙喷涂处理的假体抗剪切强度在 4 周时比对照组增强 24%（$P < 0.01$）。钙涂层的骨传导特性使得具有涂层的钛纤维与骨直接接触时会有骨形成。作者的结论是，尽管不同组间的骨长入量没有差异，但钙涂层作为一种陶瓷涂层可以增强多孔金属植入物的骨骼固定能力。

其他研究已经在临床上评估了不同的涂层表面，如钙涂层。Laursen 和他的同事[48]评估了 Trilogy 多孔涂层髋臼假体与 HA 和磷酸三钙涂层的 Trilogy 髋

臼杯的 3 年使用结果。所有髋臼杯均采用压配技术植入，并通过双能 X 射线吸收法（dual-energy X-ray absorptiometry，DEXA）评估假体周围的骨密度。在随访末期，两组患者在假体周围骨密度方面没有差异。然而，作者的结论是，体重较重的患者获得了更多的骨矿物质；这支持了负荷有利于骨骼重建的假设[48]。

多孔金属

最近引进的所谓多孔金属具有与松质骨相似的生物力学特性，人们对这种金属的使用热情高涨。钽等金属的体积孔隙率为 70%～80%，弹性模量为 3 GPa（与松质骨相同数量级），并具有促进骨长入的摩擦特性[49]（图 64.4）。

几项早期临床和放射学评估结果倡导在初次 THA 中使用钽髋臼假体。与那些传统的非骨水泥型假体相比，这些研究获得了可以接受的结果。然而，没有直接的比较研究表明与钛等标准材料制造的组件相比，其有明显的优势[50-52]。此外，在研究最广泛的单一组件中，观察到了高的脱位率。这一问题被假设为是继发于股骨颈与聚乙烯内层边缘的撞击。

在一项研究中，Gruen 和他的同事[52]在初次 THA 后的 2～5 年对 574 例患者进行了评估。在最后的随访中，原始患者样本中只有 412 例可以进行放射学分析，尽管 100% 显示有骨整合的证据。共有 10 髋（1.7%）需要翻修：6 髋（1%）为反复性脱位，1 髋（0.2%）为外伤性髋臼杯松动，3 髋（0.5%）为感染。尽管短期结果看似有利，但还需要长期的临床研究来确定多孔钽和其他多孔金属的疗效。

非骨水泥型髋臼杯的固定方法

假体的即刻稳定性是实现骨整合的关键。尽管线对线植入和使用辅助螺钉固定在过去很流行，但大多数外科医生现在使用压配技术，在使用或不使用辅助螺钉、凸钉或突刺进行辅助固定的情况下，髋臼磨锉的尺寸小于植入假体尺寸的 1～2 mm。

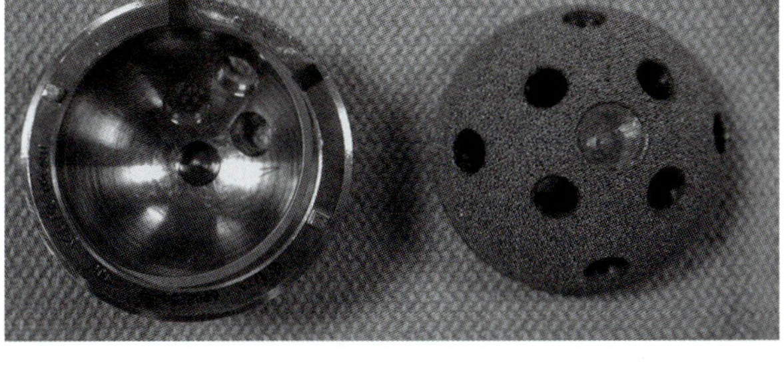

• 图 64.4　非骨水泥型钽髋臼杯组件

辅助固定

虽然辅助螺钉固定与较高的骨整合率相关[31,53]，但对螺钉和相关钉孔作为磨损颗粒途径导致骨溶解的担忧已受到关注[54]。此外，使用螺钉辅助固定时，螺钉和金属杯之间的微动腐蚀是一个额外的问题。

Cook 和他的同事[55]进行了一项组织学研究，比较了使用螺钉、凸钉或突刺的髋臼假体获得的骨长入程度（图 64.5）。作者证明，在凸钉或突刺周围存在骨长入的分布，但以螺钉辅助固定的髋臼杯子周围的骨长入分布更多，因为在植入时这种设计允许在直视下的骨与假体的直接接触，这一因素已被证明会影响骨长入。他们认为，髋臼杯外周的凸钉或突刺可以防止髋臼杯被过度打入，从而减少多孔表面与宿主骨之间的接触表面积。周围带脊或突刺的髋臼杯因位置不良而需要重新植入时具有困难。此外，一些关节的回收研究表明，与髋臼杯的其他区域相比，螺钉附近的骨长入增加[31,55]。对这些辅助固定模式的生物力学分析进一步证明，使用螺钉可以将扭转力转换为压缩力，从而预加载到骨 - 假体界面并增加接触面积，进一步促进骨长入[56]。

使用体外模型，Lachiewicz 和其同事[57]表明，与凸钉和突刺相比，螺钉失效所需的扭矩明显更大。Stiehl 与其同事[58]证实，与凸钉相比，应用螺钉固定产生的微动更少。虽然大量文献支持螺钉的使用，但也有其他研究表明，当使用具有穹顶刺或外周凸钉和脊的假体时同样也获得了良好的临床效果。Engh[59]报道了以无菌松动翻修为终点的三枚突刺非骨水泥型髋臼假体的 15 年存活率为 95%。

随着低磨损承重表面的改进，将螺钉孔作为磨损颗粒进入通道的担忧可能不再必要，因为高交联聚乙烯等界面产生的磨损颗粒负荷可能低于诱导骨溶解所需的水平。需要长期研究才能得出明确的结论，因为这一概念与假体寿命相关。

关于螺钉辅助固定，另一个需要考虑的重要因素是螺钉错误放置带来的神经血管损伤的风险。通过结合明确的髋臼象限，提高对骨盆解剖的理解，增加外科医生在放置髋臼螺钉方面的经验，在后上象限放置螺钉，并仔细测量螺钉长度，大大降低了神经血管损伤的风险[60]。

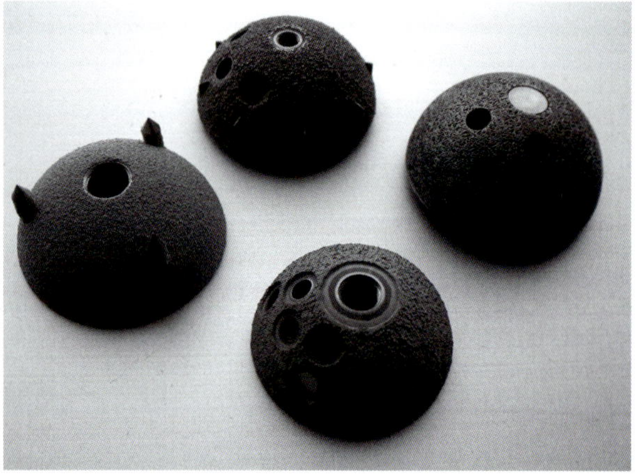

• **图 64.5** 带有突刺、凸钉和螺钉不同辅助固定方式的非骨水泥型髋臼假体

压配技术

因上述原因避免使用螺钉，我们提出了不使用螺钉的纯压配技术概念。将髋臼磨小 1～2 mm，然后将假体嵌入到位。这种髋臼杯的植入方法依赖于骨的黏弹性或时间相关特性来允许髋臼杯的变形和回缩以获得初始的假体稳定性 [56]。

在对压配技术的初始评估中，很明显的是髋杯外壳周围的放射透光带不太常见；然而，髋臼杯穹顶部的间隙更为常见。到第 2 年，穹顶部的间隙不再可见，这表明在髋臼杯顶极的骨形成 [61]。然而体外分析显示，骨形成无法代偿大于 2 mm 以上的间隙，这为滑膜液和磨损颗粒进入假体后方的松质骨增加了有效关节间隙 [62]。

Won 及同事 [63] 和 Steihl 及同事 [58] 在尸体模型中证明，与使用辅助螺钉固定的线对线植入相比，以 1 mm 压配合植入的机械稳定性更好。基于这项研究和其他研究，在获得机械稳定性方面，似乎髋臼磨锉的深度和准确性比辅助固定方式（如钉子、凸钉、突刺）的存在更重要。

有限元模型已被用来评估非水泥髋臼杯外围的加载条件。采用压配技术植入的半球形髋臼杯周边的髋臼应变最高，以至产生更大的骨压应力，从而增强髋臼杯的稳定性 [64,65]。如进一步增加稳定性，假体尺寸需比锉臼大 2 mm 而不是 1 mm；然而，过小的髋臼磨锉会增加髋臼骨折的风险。这可能取决于髋臼假体的大小；一般来说，对于较大的髋臼假体，过小的磨锉较大的压配是可以接受的。

对半球形和双几何形状（髋臼杯开口处的半径比球顶部的半径大，这是为了增加髋臼边缘的压配）的髋臼杯设计进行了比较；当进行生物力学测试时，双几何设计在外围产生的应变率比半球形杯产生的高，但导致髋臼骨的形变较小。从理论上讲，这种双几何结构的设计需要较少的力量就能将其放置到正确的位置，同时能够降低植入时髋臼骨折的风险。然而，尽管双几何设计的髋臼杯外周具有较高的应变，但半球形髋臼杯显示出了更好的整体植入稳定性；因此，在很大程度上，双几何设计的概念已经不再受欢迎了 [64,65]。

压配植入技术带来了髋臼假体周围骨折的风险。这种植入技术依赖于髋臼内产生的环状应力来帮助保持假体的稳定性。这项技术固有的原则是宿主骨能够承受产生的环状应力。植入明显过大的假体可能会导致髋臼假体植入不充分，并有可能导致髋臼壁或髋臼柱的骨折。Kim 及同事 [66] 研究显示，30 个病例中有 18 个（60%）是使用压配技术在非骨水泥型假体植入时发生的髋臼骨折。4 mm 的压配比 2 mm 的压配更有可能导致髋臼的骨折。Sharkey 及同事报告了 13 例髋臼假体周围骨折，其中 9 例是在植入半球杯的过程中发现的，压配在 1～3 mm。13 例患者中，6 例为 OA，3 例为股骨头坏死，2 例为类风湿关节炎，其余患者为髋关节发育不良或髋部骨折骨不愈合。可通过多种方法处理术中发现的骨折，包括在髋臼杯周围用螺钉加强固定、骨折部位使用自体骨移植和术后的保护性负重及固定。2 例术后因影像学显示假体移位而行髋臼假体翻修手术。结果，作者确定了髋臼假体周围骨折的另外 2 个临床危险因素——骨质疏松症和类风湿关节炎 [67]。

聚乙烯内衬与组件

20 世纪 80 年代，组件式聚乙烯内衬的引入关注到了术中的灵活性问题，最大限度提高了稳定性，并允许在磨损的情况下更换承重界面。尽管这种设计上的进步提供了潜在的好处，但它也带来了意想不到的问题，如背侧磨损（与聚乙烯内层和金属内壳之间额外界面有关的磨损）和内衬脱位的可能性 [68]。

聚乙烯内层的磨损似乎是比骨水泥、全聚乙烯假体具有更大的问题。非骨水泥型髋臼假体的磨损率每年在 0.10 ～0.25 mm[11,54,69-77]，而骨水泥、全聚乙烯假体的磨损率为每年 0.07 mm～0.15 mm[2,7,9,10,78]。第一代非骨水泥型假体在某些情况下使用的内衬厚度不够，而且通常与较大的 32 mm 的股骨头联合使用，这会增加容积磨损和磨损相关的并发症。此外，在某些情况下，不良的锁定机制和粗糙的内衬表面会导致内衬的背侧磨损，从而加剧了磨损颗粒的载荷。在空气中使用γ射线对聚乙烯进行灭菌消毒是另一个导致磨损率增加的因素。

许多作者评估了内衬厚度对聚乙烯磨损率的影响。股骨头与髋臼内衬之间的接触应力随着内衬厚度的减小而增加。如果采用薄的聚乙烯内衬，内衬就会像是金属外壳下的硬片，由于早期的疲劳断裂会导致失效率增加[32,71]。Bartel 及同事[79]通过有限元分析表明，当内衬的厚度小于 6 mm 时，接触应力显著增加。Berry 及同事[80]研究报道，当聚乙烯的厚度小于 5 mm 时，聚乙烯磨损和内衬断裂的风险增加。

在非骨水泥型髋臼固定中，内衬和髋臼内衬表面的型合度是产生磨损的另一个重要因素。设计特点所造成的表面的不规则（如螺钉孔或顶部开窗），可能导致聚乙烯的无支撑区域，这会引起聚乙烯的冷流动和进一步的背侧磨损。两个表面之间不一致的型合度会导致髋臼杯壳和内衬之间的微运动，这会增加髋臼后方的骨溶解[14,54,71,72]。

早期非骨水泥型髋臼假体受到了不良内衬锁定机制的影响。第一代 PCA 锁定机制失效是因为内衬的裂缝并导致聚乙烯边缘的前旋切迹变形[70]。Mallory-Head 假体采用了六角形内层锁定机制，这导致髋臼杯壳和内衬之间过度运动，进而增加了磨损和髋臼溶解[81]。HG-1 和 HG-2 假体使用镀锡铁将内衬锁定到位。据报道，这些镀锡铁会断裂，造成内衬脱位的潜在危险。

为了恢复初次 THA 手术中的偏心距和解决术中的不稳定，聚乙烯内衬的生产过程中结合了不同的设计特征，如高边设计和向外或增加偏心距的设计。Archibeck 及其同事[82]通过研究评估了使用高偏心距内层对非骨水泥型髋臼假体固定的影响。作者回顾了 1900 多例初次 THA，其中 120 例使用了增加 7 mm 偏心距的聚乙烯内衬。在至少 2 年（平均 3.6 年；范围 2～9 年）的随访中，标准偏心距内衬垫的无菌性髋臼松动率为 0.12%，而使用增加偏心距内衬无菌性髋臼松动率为 4.0%。偏心距内衬组髋臼假体 6 年存活率明显低于标准内衬组（$P < 0.01$）。作者的结论是，尽管偏心距内衬对恢复髋关节力学有帮助并可能有助于解决全髋关节不稳定，但增高的松动率可能归因于作用在假体上过多的扭转载荷[82]。很明显，尽管引入组件化的非骨水泥型髋臼植入物带来了好处，但这种方法也存在问题。为了应对这些问题，更新的设计采用了更安全的锁定机制，通常结合抛光的内杯表面来减少背侧磨损。虽然更新、更耐磨的承重界面可能会降低其中一些问题的发生率，但需要有安全的锁定机制才能获得最佳效果。

非骨水泥型髋臼假体固定的影像学评估

渐进性 X 线透光带（特别是当宽度＞ 2 mm 时）、髋臼假体外翻度改变大于 5°、螺钉折断和假体移位 2～3 mm 是假体松动的最普遍诊断标准。系列 X 线片通常是识别这些异常、定义和监测骨溶解的最好方法[78,83-86]。

假体 - 骨界面常用 Delee 和 Charnley 分区来描述。他们将髋臼后区域分为 3 个等分区：Ⅰ区是最外侧，Ⅲ区是最内侧，Ⅱ区介于两者之间[87]（图 64.6）。Martell 及其同事[88]修改了这一分区，将Ⅱ区细分为 2 个附加区，因此共 5 个区。虽然骨 - 假体界面的放射学透光带很常见，但它们不应该是渐进性的，宽度不应该超过 2 mm。为了进一步描述非骨水泥型髋臼假体稳定性的放射学标准，Udomkiat 及其同事[89]将术前 X 线片和术中表现进行了对比。

术前特殊的影像学表现与假体松动相关的敏感度为 94%，特异度为 100%，阴性预测值为 97%。作者还表明，术后即刻 X 线片上小于 2 mm 的间隙与随后出现的透亮线、渐进性透光带或假体松动无关。

非骨水泥型髋臼假体回收数据

假体回收研究已经帮助证明了假体在体内的状态，而这反过来又可以与其放射学和临床表现相关联。虽然最初的回收是在假体翻修时进行的，但通过

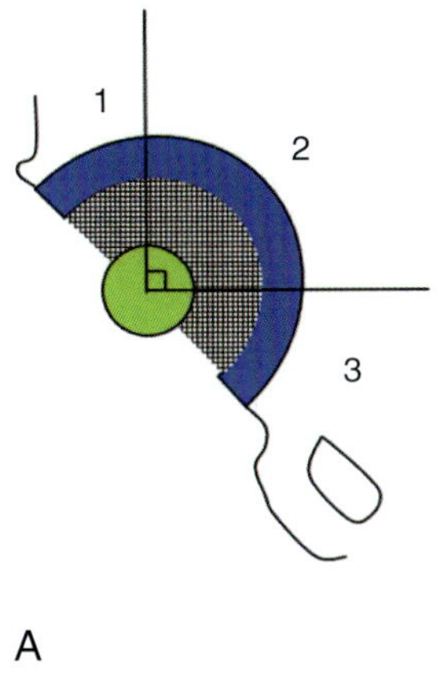

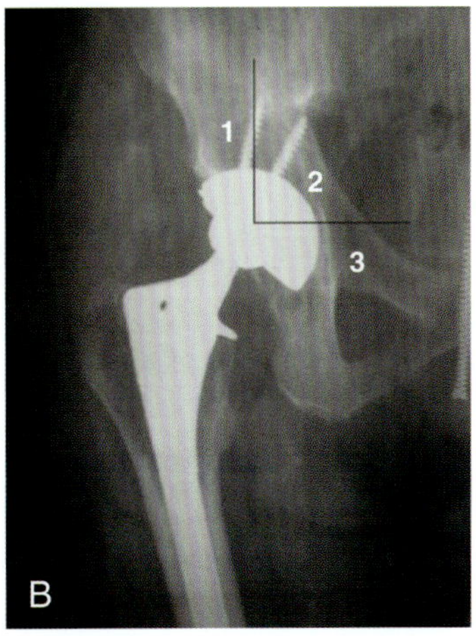

• **图 64.6**　（A）示意图和（B）髋关节正位 X 线片显示髋臼骨溶解的 Delee 和 Charnley 分区

对死亡时回收假体的研究可以得到更好的数据。

这类研究提供了对以下方面的理解：①与宿主组织反应和生物固定相关的假体骨界面；②组织学与生物固定的放射学表现和患者临床结果的相关性；③对磨损碎屑分布和由此导致的骨溶解[90]。

Engh 及其同事[83]评估了 9 个在死亡时回收的多孔涂层髋臼假体。他们发现骨长入的平均量为 32%，平均面积密度为 48%。作者进一步将这一组织学发现与同一患者的影像学分析相关联，以寻找松动或骨长入的迹象。他们的结论是，假体的组织学和放射学表现之间没有相关性。影像资料一贯低估了假体和宿主骨之间的间隙形成程度，而高估了骨长入的程度。假体 - 骨界面的间隙均匀地被纤维组织填充，没有微小磨损颗粒相关骨溶解的证据。

Pidhorz 及其事[31]在平均 41 个月时，评价了 11 个采用辅助螺钉固定的 HG 多孔髋臼杯。组织学上骨长入的百分比接近 30%，有证据显示与未使用螺钉相比，螺钉孔周围的骨量明显增加。拧入螺钉的钉孔和空钉孔均存在聚乙烯磨损颗粒。骨长入的比例更高，接近 50%。虽然在 X 线片上没有发现放射透光带的证据，但在螺钉 - 骨界面发现了沿螺钉分布的磨损颗粒。在这两项研究中，HG 多孔髋臼假体显示了放射透光带的缺失与界面处骨含量之间的关系。作者推测，沿螺钉存在的磨损颗粒可能表明螺钉是作为磨损颗粒进入髋臼假体后方骨的通道；螺钉周围区域可看作是有效关节空间的延伸。

Bloebaum 及其同事[91]回收了 7 个多孔髋臼假体，这些假体在患者死亡时的放射学和临床表现良好。7 个假体中有 6 个采用螺钉辅助固定。大约 84% 的多孔涂层表面与宿主骨接触，但多孔涂层中平均 12% 的可用空间被骨长入所占据。这与 Pidhorz 及其同事计算的 12.1% 相一致[92]。

针对颗粒诱导的肉芽肿形成和内衬后方磨损的问题，Urban 及其同事在最近的一项研究中对患者死亡时回收的 HG 多孔涂层半球髋臼假体进行了评估。共 36 个髋臼假体（19 个 HG-1 髋臼杯和 17 个 HG-2 髋臼杯）2～5 枚螺钉辅助固定，平均回收时间为 8 年（2～21 年）。对每个髋臼假体多孔涂层表面的骨长入范围，骨长入程度、骨髓、纤维组织和颗粒诱导的肉芽肿的范围进行分区性评估。并定量测定了背侧和聚乙烯承重界面的磨损程度。骨长入的总体比例分数为 12.1%±6.6%。多孔涂层与周围宿主骨界面间包括 37.5%±16.9% 的骨、30.8%±22.9% 的纤维组织和 3.0%±7.1% 的肉芽肿，其余为纤维软骨、骨髓成分和螺钉孔的混合物。损伤评分用于评估背侧与聚乙烯诱导的肉芽肿形成相关程度，并随着植入时间的增加而增加。聚乙烯承重界面的平均容积磨损为 44 mm^3/y 并且随时间增加，但与界面组织中肉芽肿形成的程度无关。

作者认为，多孔涂层髋臼假体生物固定的良好耐用性可持续 20 年以上。界面间肉芽肿形成现象与内衬的背侧磨损有关，与承重界面的磨损无关。随着植入时间的增加，确定这些装置的长期功效仍然需要对骨溶解情况进行密切监测。

第三代半球多孔涂层髋臼假体（Trilogy 杯，Zimmer）解决了与锁定机制不良和表面不光滑导致背侧磨损增加的相关问题。Urban 及其同事[94]对在尸体中回收的 14 个 Trilogy 髋臼假体进行了研究，平均植入时间为 7.4 年（1～12 年）。这项研究的设计类似于之前由同一小组提到的研究，并将这些数据与在 HG 假体中观察到的回收数据进行了比较。研究人员报告说，植入后 12 年内，第三代假体的内衬背面磨损显著减少，界面间完全没有颗粒诱导的肉芽肿形成。作者认为，改进的锁定机制和内衬与金属外壳之间更好的稳定性是限制背侧磨损和聚乙烯颗粒从关节腔向外迁移的有效设计特征，这两点都造成了骨盆的骨溶解。

回收研究可以得出一些关于非骨水泥型髋臼假体固定的一般性结论。在尸检时，多孔髋臼假体似乎固定良好，无论使用的是哪种多孔非骨水泥型髋臼假体，宿主骨下大约 30% 的假体表面会有骨长入。使用螺丝钉会增加骨密度，但同时会引起人们对磨损颗粒通过螺钉和螺孔进入髋臼后间隙的顾虑。

目前非骨水泥型髋臼假体的临床结果

非骨水泥型髋臼假体在中短期（< 10 年随访）显示了良好的临床结果，无菌性松动范围从 0 到高达 18%（如 PCA 杯）；翻修率为 0～3.3%[73-77,95-100]（表

表 64.1 非骨水假体松动的影像学表现
2 年后出现透亮线
2 年后出现渐进性的透亮线
所有的 3 区内都存在透亮线
任一区域内有宽 2 mm 及以上的透亮线
假体移位

64.1）。然而，骨水泥型髋臼杯固定在短期和中期也表现出良好的效果[1]。直到长期随访评估后，才认识到骨水泥型髋臼假体高无菌性松动和翻修率[1-9]。对于最常用的非骨水泥型髋臼假体，包括 HG-1、HG-2 多孔杯、PCA 杯、AML 杯和其他一些假体，都有超过 10 年的长期随访。

骨水泥型与非骨水泥型假体的最初对比分析是在双侧一期初次 THA 中进行的。21 例患者一侧植入 HG-1 髋臼假体，对侧植入骨水泥型全聚乙烯 Charnley 假体。

在 27 个月的随访中，双侧在影像学松动或临床结果方面没有差异[101]。这项研究支持这一事实，即两种髋臼固定在短期内都是可以接受的，但对于非骨水泥型固定是否比水泥固定更可取的问题，还需要更长期的研究才能确定答案。

HG-1 和 HG-2 多孔髋臼假体是目前研究最多的非骨水泥型髋臼假体。该髋臼杯为钛金属壳同时以钛纤维金属网扩散黏合在壳体上以用于骨长入，具有 4.5 mm（HG-1）或 5.1 mm 松质骨螺钉辅助固定能力，使用线对线技术进行固定。一些研究已经证明了其良好的长期效果（> 10 年），无菌性松动的范围在 0～4.4%，翻修率在 0～3.3%[12,14,69,102-108]。（表 64.2）。

Della Valle 及其同事评估了使用 HG-1 多孔髋臼假体患者的 20 年结果[12]。最初的 204 名患者中共随访到了 114 例患者。以无菌松动翻修或放射学证据松动为终点，髋臼假体的 Kaplan-Meier 生存率为 96%。对 14 个固定良好的髋臼杯（12.3%）更换了内衬。作者得出结论，与磨损相关的并发症仍然是失败的主要模式。

Ihle 及其同事[109]最近报道了另一种不同钛质髋臼假体——钛涂层 RM 非骨水泥型髋臼假体的 20 年随访结果。这种特殊的假体是由超高分子量聚乙烯制成的，在 γ 辐照和空气中消毒，并涂上一层薄薄的钛颗粒。采用 2 枚锚钉和辅助螺钉达到初始固定。

平均随访时间为 19.3 年（17.4～20.9 年），最终随访时无一例患者失访。80 例患者，93 例初次 THA，以无菌松动翻修为终点，假体存活率为 94%。这项研究证实了另一种钛涂层髋臼装置可靠的长期固定，翻修主要是因为骨溶解和聚乙烯磨损。作者得出结论，减少磨损引起的骨溶解仍然是未来初次 THA 中关系假体寿命的主要挑战。

报道显示，Morscher 髋臼假体是另一种具有良好长期生存率的钛质假体。该假体是非组配式、一体化、

表 64.2　多孔髋臼杯的中期随访

髋臼杯类型	作者	平均随访时间	髋臼杯数	影像学松动	松动翻修
HG-1	Berger	8.6	91	2	0
HG-1	Bohm	7.9	264	0	0
HG	Callaghan	8.5	131	0	0
HG-1	Dunkley	7	55	0	0
HG-1	Goldberg	8.6	123	0	0
HG-1	Latimer	7	136	0	0
HG-1	Ricci	7	123	0	0
HG-1/2	Soto	7.3	93	1	1
HG-1/2	Tompkins	8.3	173	0	0
Trilogy	Amenábar	11.2	127	1	1
PCA	Malchau	7	539	96	18
AML	Piston	7.5	35	0	0
AML	Zicat	8.5	74	3	1
Tritanium	Carli	4.2	109	33	2
Tritanium	Naziri	3.0	288	0	0
Trident	Wang	3.0	771	0	0
Pinnacle	Al-Khateeb	3.7	796	1	1

弹性髋臼杯，聚乙烯内衬直接压铸在背面钛网拉丝的金属壳内。假体是一体化式的，因此在植入时无法使用螺钉进行辅助固定。GwynneJones 及其同事[111]回顾了 113 例接受 Morscher 假体初次 THA 的患者。共植入 125 例假体，平均随访时间 11 年（9～13 年）。在最后一次随访时，无一例患者因无菌性松动行翻修手术。13 年的 Kaplan-Meier 分析显示，以任何原因的翻修手术为终点的假体存活率为 96.8%，以任何原因的髋臼再手术为终点的假体存活率为 95.7%。此结果与那些当初设计的假体结果相当，之前的研究显示，以因无菌性松动而行翻修术为随访终点时，假体 15 年的存活率为 97.5%[110]。最近的一项随访研究对这一队列进行了平均 20 年的随访，假体的 Kaplan-Meier 存活率为 93.4%[111]。Morscher 假体的临床结果进一步支持为获得长期的生物固定，在初次 THA 髋臼重建中使用背面为钛金属髋臼杯的作用。

PCA 髋臼假体钴铬外壳的背部具有钴铬烧结珠表面。通过假体周边的凸钉来获得初始的机械稳定性；这种髋臼杯设计不支持螺钉辅助固定。长期随访显示了继发于磨损和骨溶解的假体高失败率。常规植入这些假体并一致性地使用 32 mm 的股骨头，导致使用了薄的聚乙烯内衬，容易发生灾难性的磨损。

无菌性松动范围为 3.3% ～ 30%，相关翻修率为 3.3% ～ 26.5%[112-117]（表 64.3）。

AML 非骨水泥型装置是一种背面珠状的钴铬合金假体。对 AML 髋臼假体的长期评估研究较少。Belmont 及其同事发表的一项研究对 AML 非骨水泥型髋臼假体进行了至少 20 年的随访。在最初的 223 例 THA 的患者中，共有 199 例患者完成了平均 22 年的随访；假体存活率为 85.8%±5.2%。

总的来说，AML 非骨水泥杯的临床结果与 PCA 髋臼假体相似[116,119]。无菌性松动率为 3.8% ～ 4%，松动相关翻修范围为 2.3%～3.8%。AML 假体，类似于 PCA，通常植入较大直径（32 mm）的股骨头，导致在许多情况下聚乙烯厚度欠佳。

较新设计的多孔金属髋臼中期结果与较早的假体相当。Tritanium 杯（Stryker，Mahwah，NJ）使用了一种崭新的商业纯高孔钛三维晶格的承重表面。其中一组平均 4.2 年随访的生存率为 98.2%，超过 1/3 的初次 Tritanium 杯在至少 5 年的随访中会有 2 个或更多区域的放射透亮带，相关的 Harris 髋关节评分较低[120]。另一项研究评估了 288 个 Tritanium 髋臼杯，平均随访 36 个月的假体存活率为 100%[121]。Pinnacle 髋臼杯（Depuy，Warsaw，IN）是另一种多孔金属髋臼假体，具有良好的中期结果，平均 45 个月的随访存活率为 99%[122]。然而，有一些报告显示聚乙烯锁定机制的失效，正如在早期 HG 设计中看到的那样。据报道，这种独特的并发症的发生率在 0.32%～0.82%[123]。

对长期数据的回顾表明，可以实现稳定的、长期的生物固定。聚乙烯内衬的磨损和骨溶解构成了一种常见的失效模式，但可以通过使用更耐磨的承重表面来改善这一问题（表 64.4）。

适应证和禁忌证

大部分患者有足够的髋臼骨量来支撑非骨水泥型髋臼假体。这种重建方法在北美地区初次 THA 中占绝大多数。然而，骨水泥型假体可能更适合于严重的骨量减少和骨强度不足的患者，其无法支持非骨水泥型假体，就像在一些严重的髋关节炎性关节炎患者中看到的那样（图 64.7）。在一些中心，骨水泥型全聚乙烯髋臼假体仍然用于那些需求较低的患者。

骨盆放射性骨坏死是使用非骨水泥型髋臼假体的

表 64.3 Harris-Galante 多孔髋臼杯的长期随访结果

髋臼杯类型	作者	平均随访时间	髋臼杯例数	影像学松动	无菌性松动的翻修
HG-2	Archibeck	10	74	2	1
HG-1	Callaghan	14	72	0	0
HG-1/2	Clohisy	10	196	0	0
HG-1	Crowther	11	56	0	0
HG-1	Maloney	10	168	1	0
HG-1	Parvizi	14.9	90	0	0
HG-1/2	Rasquinha	13.5	204	0	0
HG-1	Della Valle	20	114	5	5

表 64.4　多孔解剖髋臼假体的长期随访

髋臼杯类型	作者	平均随访时间	髋臼杯例数	影像学松动	无菌性松动的翻修
PCA	Bojescul	15.6	64	19	17
PCA	Hastings	10.3	73	13	7
PCA	Healy	12.3	53	6	6
PCA	Kawamura	12	187	12	8
PCA	Kim	11.2	116	8	8
PCA	Tsao	10	91	3	3

相对禁忌证[124]。不幸的是，在相同情况下，骨水泥型全聚乙烯假体的结果也同样糟糕，髋臼假体松动率高达 52%[125]。如果骨盆真的存在放射性骨坏死，应该考虑使用桥接髂骨到坐骨的重建髋臼笼，用多枚螺钉进行固定，以创造一个生物力学上坚强的重建结构。

术中髋臼骨床缺乏渗血的松质骨意味着骨长入不太可能发生。然而，重要的是要认识到，用更现代的放射治疗技术治疗骨盆肿瘤，真正的骨盆放射性骨坏死是罕见的。Kim 及其同事[126]回顾了 58 例（66 髋）前列腺癌放射治疗后接受初次非骨水泥型全髋置换术的患者。在最后一次随访时，对 51 例患者（58 髋）进行了评估。平均随访时间为 4.8 年；最短随访时间为 2 年。没有患者因无菌性松动而接受髋臼假体翻修术。对 2 例股骨假体进行了翻修：一例是因为假体周围骨折，另一例是由于假体下沉（图 64.8）。

非骨水泥型髋臼假体植入技术

术前计划

术前计划是实施 THA 的重要组成部分。使用清晰的覆盖模板（图 64.9）来估计髋臼假体的大小；如果术中使用的假体大小与计划的相差超过 4 mm，推荐使用术中 X 线片以确保植入假体的大小适宜。模板测量还可以帮助外科医生确认将使用较小假体的患者，这可能需要配合使用较小直径的股骨头以保持足够的聚乙烯厚度。除非提前安排，否则无法常规提供这些产品要求。

模板测量还有助于确定假体适当的方向和位置，以准确重建偏心距，并优化稳定性和抗磨损特性。具体来说，在股骨偏心距较大的患者中，假体过度内移可能会导致生物力学改变，并有可能导致不稳定或外

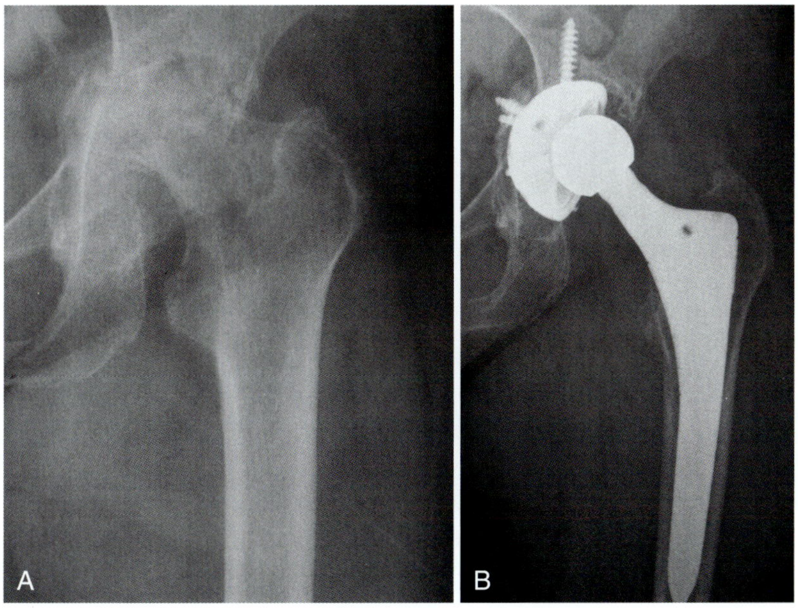

• **图 64.7**　（A）严重类风湿关节炎患者术前髋关节正位 X 线片。（B）术后 13 个月的髋关节 X 线片显示非骨水泥型髋臼假体失效，髋臼假体移位至垂直位置。骨水泥型髋臼固定可能是该患者的另一种选择

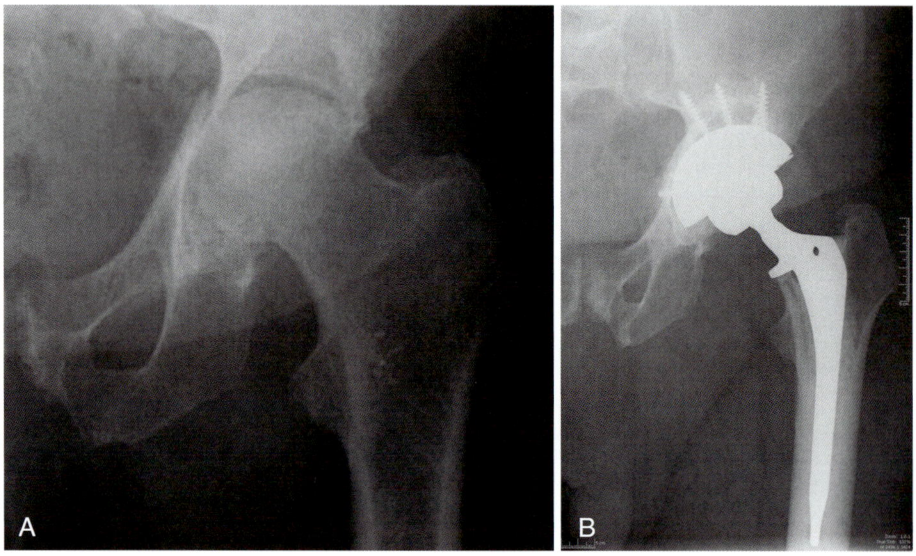

• **图 64.8** （A）术前髋关节正位片伴左髋放射性骨坏死及相应内侧壁骨折。（B）非骨水泥型髋臼重建术后左髋 X 线片，多颗螺钉用于辅助固定

展肌无力。最后，术前模板测量的理想外展角度（理想情况下 ≈ 40°）有助于外科医生在术中确保假体的适宜位置。具体来说，测量髋臼假体的外侧显露量是确保髋臼杯放置位置不会过于垂直的一个好方法（图 64.10）。股骨假体模板测量应与髋臼测量相结合，除了估计股骨假体的大小，还有助于恢复腿部长度和偏心距。

手术技术的描述

在北美地区，最常用的是带或不带螺钉辅助固定的压配技术。使用多种不同的手术入路可以获得良好的显露效果。如果选择髋关节后方入路，则需要足够的股骨前移，向前牵开股骨才能直接进入髋臼；暴露不足有可能导致对髋臼后方的过度磨锉和假体后倾植入。一旦放置了髋臼前方拉钩，就应该很容易看到髋臼的前壁；如果不能，则需要额外松解前方关节囊。然后在后方关节囊和髋臼后壁之间放置一个拉钩，以完成显露。髋臼上方可能需要第三个拉钩以达到完全显露（图 64.11）。用长柄手术刀或电凝刀切除髋臼周围剩余的髋臼唇组织。

接下来辨认髋臼横韧带（图 64.12），并使用电凝刀仔细清除卵圆窝内的软组织。必须小心，因为闭孔血管的分支可能被撕裂，可能导致难以控制的出血。髋臼横韧带将作为髋臼假体位置的参考，而卵圆窝底是髋臼内壁的外板，以此来指示髋臼磨锉的深度。

基于术前模板测量，使用比模板尺寸小 4 mm 的

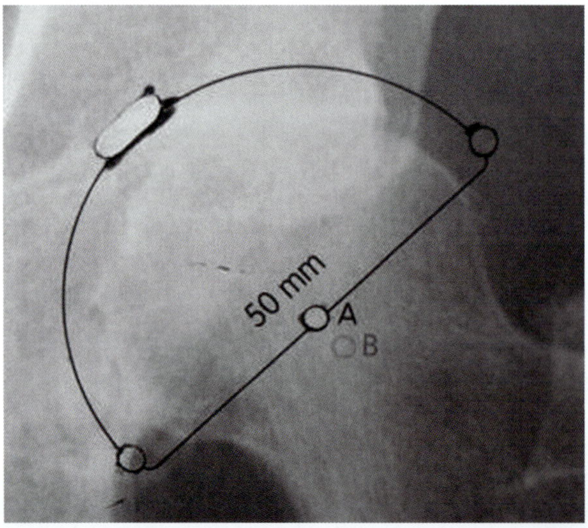

• **图 64.9** 术前用于确定髋臼假体大小的髋臼模板。模板的定位使得软骨下骨在整个区域完全与假体接触

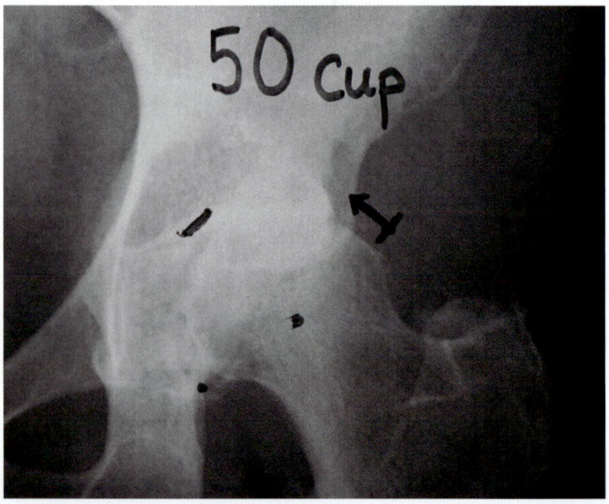

• **图 64.10** 最终模板测量的髋臼杯尺寸，箭头位于侧面，以显示未覆盖的髋臼杯量

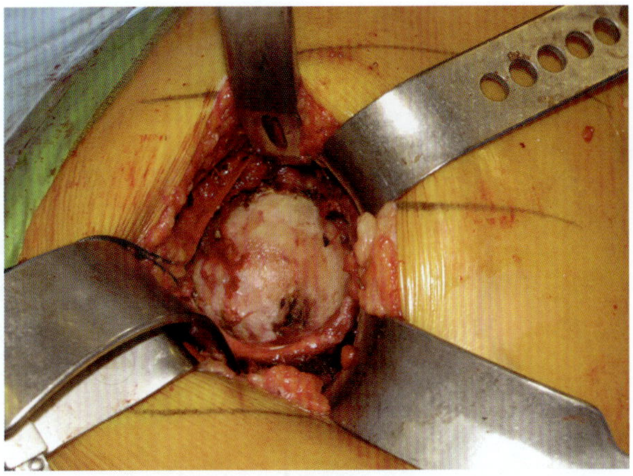

• **图 64.11**　不同位置的髋臼拉钩，显露髋臼

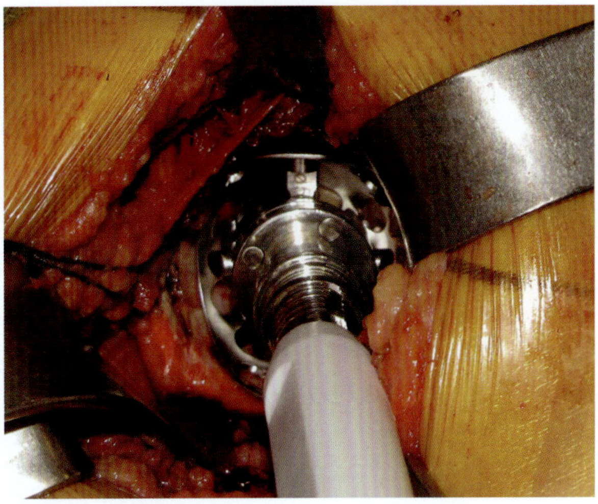

• **图 64.13**　用 50mm 髋臼锉扩臼

髋臼锉作为第一锉（例如，如果模板尺寸为 52 mm，则从 48 mm 的髋臼锉开始）。磨锉从髋臼的浅表位置开始，以确保在磨锉过程中去除髋臼周围的骨赘（图 64.13）。首先，根据髋臼横韧带和髋臼假体植入的所需角度，将髋臼锉轻轻向前推进。磨锉时，重要的是施加轻微的前、内侧压力，以确保在磨锉过程中不破坏髋臼后壁，采用髋关节后入路具有损坏髋臼后壁的趋势。继续向前推进髋臼锉，直到达到适当内移位置，再次根据在卵圆窝中可见的真正臼底来判断磨锉的深度（图 64.14）。

以类似的方式使用下一个双号锉，直到获得髋臼口圆周配合并达到适当的磨锉深度。根据使用的植入系统，进行 1 mm 或 2 mm 的压配。根据外科医生的喜好，现在可以使用假体试模来验证植入的稳定性。

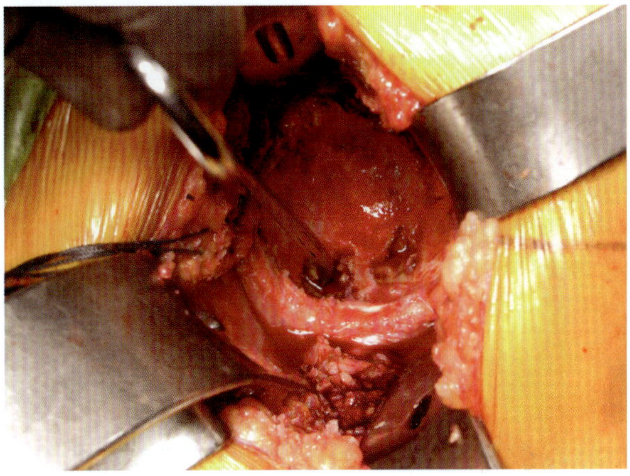

• **图 64.14**　髋臼磨锉后的卵圆窝图像

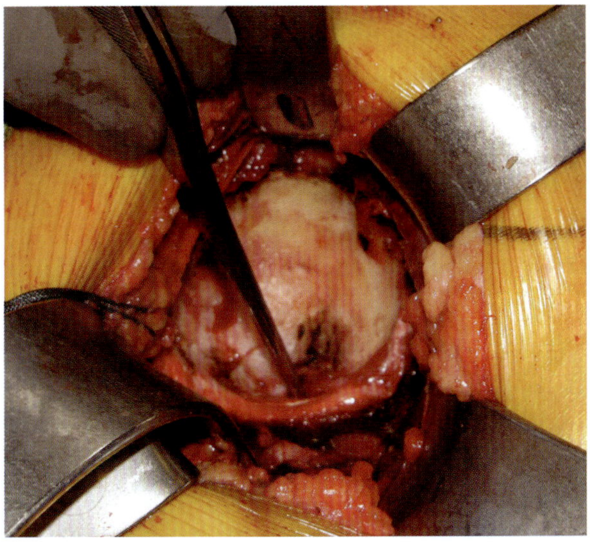

• **图 64.12**　髋臼横韧带图像。该结构可作为确定髋臼假体位置的参考标志

尽管作者倾向于使用带有偏心距的髋臼杯植入柄，但直柄植入器通常更容易使用，因为力的传递更为直接（图 64.15）。以髋臼横韧带为参考，在大约前倾 20° 和外翻 40° 的位置植入髋臼假体。少部分假体的外侧不应完全被骨覆盖，以确保髋臼杯不至于太过垂直，这种情况是根据术前模板测量确定的。同样，采用髋关节后路入路时，假体边缘应位于髋臼前壁前缘的后方，以确保假体适当的前倾（图 64.16）。

作者喜爱的一种新技术是在术中使用模拟水平仪（图 64.16A）来确定假体的适当外翻角度。根据我们的经验，一个简单的与髋臼杯植入柄相连的模拟水平仪可以提高外科医生将髋臼杯植入外翻 30°～50°“安全区域”的能力。在我们的中心，我们研究了在 167 例初次 THA 患者中，使用模拟水平仪是否可以减少“安全区域”异常值的数量。21% 的徒手组（11/52）和 13% 的水平仪组（9/68）外展角度＜ 30° 或＞ 50°

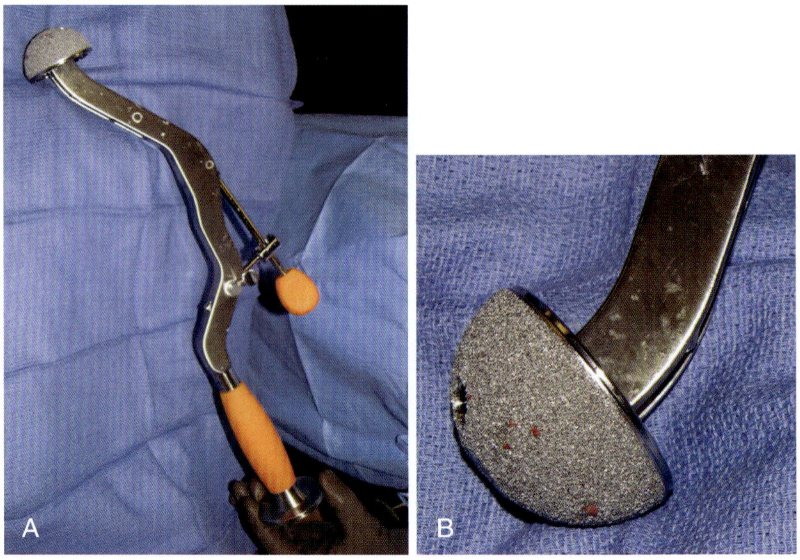

• **图 64.15** （A）偏心距髋臼植入柄，（B）一个多孔的、非骨水泥型半球形髋臼假体连接到柄的末端

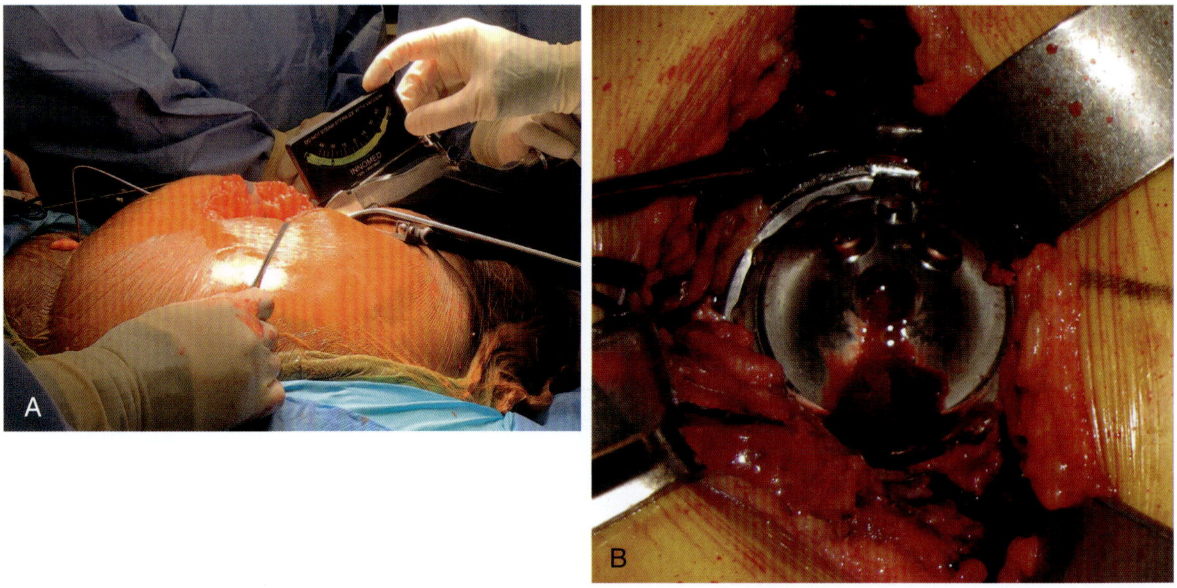

• **图 64.16** （A）使用模拟水平仪能够帮助确定假体的外翻角度。我们建议将 30° 作为术中的目标值以确保假体能够处于 30°～50° 的影像学“安全区域”内，（B）植入的髋臼假体外侧有小范围的未覆盖区

（$P = 0.034$）。

我们偏爱的方法是利用模拟水平仪将髋臼假体放置在 30° 的目标位置。一些研究表明，侧卧位手术时，外科医生容易低估髋臼的真实影像学外翻角 [127-129]。髋臼外翻角是指髋臼轴线与骨盆矢状面之间的夹角。不幸的是，由于患者的体位和骨骼发育情况，手术室的地面通常与骨盆的矢状面不平行。由于骨盆倾斜度的变化，髋臼前倾角的明显增加也会使外科医生将髋臼杯放置在较高外翻角度的位置 [128]。由于这些潜在的技术误差，我们推荐术中将外翻 30° 的作为目标角度 [128]。

通常使用带有三个螺钉孔的髋臼杯，且假体的植入要使螺钉孔位于髋臼的后上象限（所谓的安全区域）。然后将所需假体打入髋臼，直到通过触觉和听觉提示确定假体完全打击到位；如果使用带钉孔的髋臼杯，可以通过钉孔本身进行髋臼杯位置的视觉确认。在髋臼后上象限，拧入 2 颗足够长的螺钉达到远端骨皮质，但不要太长，以免有神经血管损伤的风险（图 64.17）。一旦拧入螺钉且髋臼杯的稳定性得到确认，根据医生的偏好，可以放入试模或最终的内衬。然后可以对髋臼假体周围的骨赘进行清理，但应注意确保假体完全位于髋臼前壁的后方，因为前方突出的髋臼假体可能导致髂腰肌肌腱炎和腹股沟疼痛（图 64.18）。接下来进行在股骨近端的准备工作，打入最

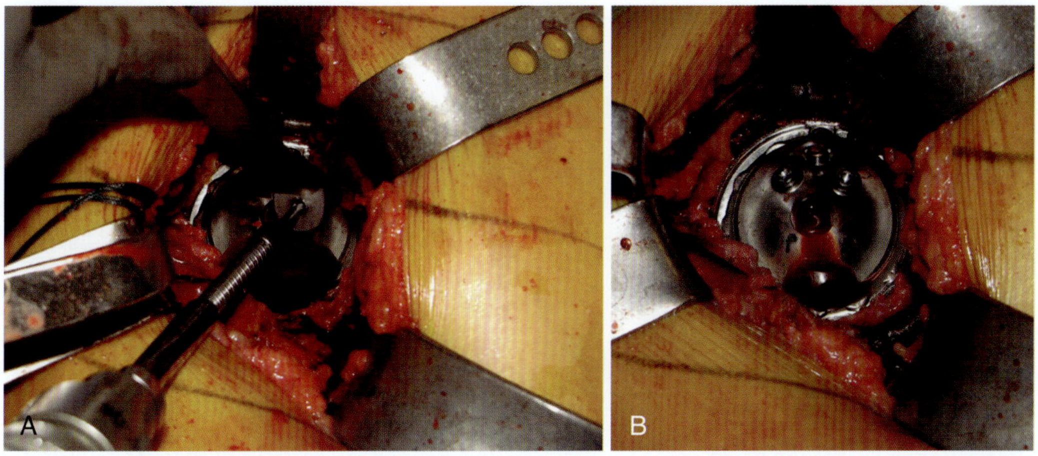

• **图 64.17** （A）钻头用于创建正确的螺钉植入轨道。重要的是要确保钻头导向器垂直于螺钉孔，以确保螺钉植入后与金属外壳齐平。（B）植入髋臼杯的图像，2 枚螺钉通过髋臼金属壳植入到髋臼宿主骨内

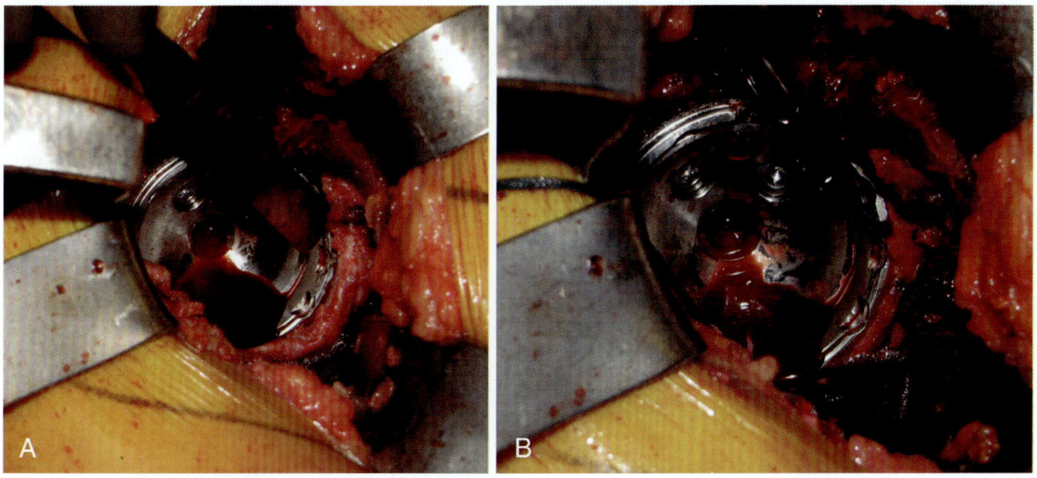

• **图 64.18** （A）植入髋臼假体后骨赘切除。（B）骨赘切除术后

终的股骨锉试模，通过试模仔细检查，以确保恢复肢体的长度和股骨偏心距达到稳定的重建。如果之前植入的是试模内衬，则可以将其移除，打击植入最终的内衬（图 64.19）。

并发症

当使用这些设备时，必须认识到一些并发症可能与非骨水泥型髋臼杯植入有关。如前所述，髋臼壁或骨盆本身的骨折都可能发生。首先，需要适当地暴露髋臼，细致地切除髋臼唇和任何悬垂的关节囊，它们会妨碍假体的植入。应避免强行打入髋臼杯，特别是对于骨量较差的患者。如果没有获得初始压配，则应取出假体，在确保髋臼暴露充分、髋臼边缘没有残存软组织的情况下，重新尝试植入假体。在某些情况下，可能需要进一步扩臼；在重复尝试打入假体之

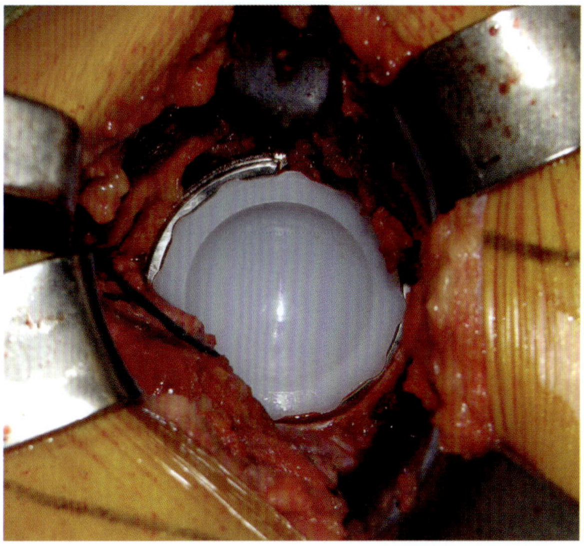

• **图 64.19** 最终髋臼假体植入到位，聚乙烯内衬锁定在金属壳内

前，如果遇到困难，可以应用假体试模测试髋臼的匹配程度（图 64.20）。

如前所述，神经、血管损伤的风险与应用辅助固定螺钉有关。髋臼特定象限的确定和外科医生对使用非骨水泥型装置经验的积累降低了这类损伤发生的可能[60]。髂前上棘和坐骨的连线将髋臼分为前后象限。这条线的垂直等分线将髋臼分成上下象限。

在髋臼后上象限植入螺钉可以降低穿透骨盆的神经、血管损伤风险。正确的假体摆放位置对于获得成功的治疗效果、避免不稳定和磨损相关问题至关重要。髋臼假体的理想位置应该是外翻 35°～45°，前倾 15°～20°[81]。虽然更新一代的承重界面为减少磨损和降低长期磨损相关事件带来了希望，但它们似乎对不良的假体位置非常敏感。

目前的争议和未来的展望

应用非骨水泥型髋臼假体近 30 年的经验表明，可以获得耐用性优于骨水泥型固定的长期生物固定。然而，在某些方面还可以进一步改进。虽然大多数非骨水泥设计的长期固定已经足够，但使用表面涂层可以促进骨长入进一步提高固定效果，特别是在翻修的情况下。为了增加生物固定的程度，已经引入了多种“多孔金属”。尽管之前概述的早期结果令人鼓舞，但长期结果尚不得而知。

继发于假体不稳定的翻修风险依然存在。能够容纳生理性大头的承重界面和提高植入精准度的手术技术可以降低因不稳导致的翻修风险。与感染相关的失效仍然存在；具有抵抗感染能力的植入物将极大地降低这种常见失效模式的风险。

感谢

感谢 Jorge O. Galante 博士在非骨水泥型髋臼器械设计和开发方面的观点和经验。他的指导有助于这项工作的完成。

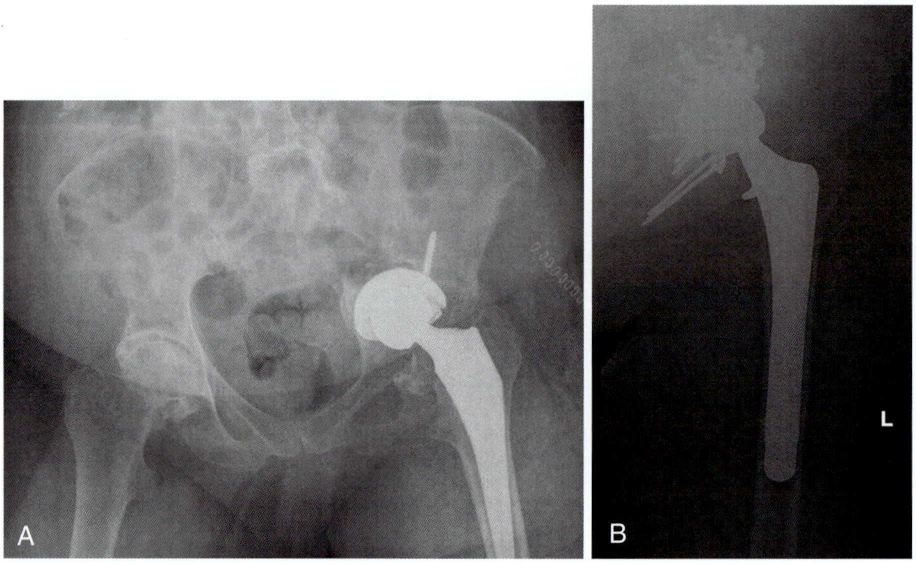

• 图 64.20 （A）患者在植入非骨水泥型髋臼假体时，由于髋臼下方骨量差，在用力打击下造成了髋臼周围骨折。术后在恢复室内拍摄 X 线片发现了骨折。（B）切开复位内固定、非骨水泥型髋臼重建术后，髋关节正位 X 线片

（参考文献参见书末二维码）

第 65 章

骨水泥型股骨假体

A. JOHN TIMERLEY, MATTHEW J. W. HUBBLE, MATTHEW J. WILSON, AL-AMIN M. KASSAM, SARAH L. WHITEHOUSE

（李冬松 孙李辉 译 刘建国 审校）

关键点

- 适应证：骨水泥柄（图 65.1）适用于所有年龄段需要行髋关节置换术的患者（图 65.2）。
- 国家关节注册系统的结果证实，任何经验水平的外科医生使用骨水泥型光滑锥形股骨假体都能产生可预见的优异结果。
- 恢复生物力学：使用无领抛光锥形柄在恢复髋关节生物力学中具有显著优势，因为柄的大小、柄的偏心距、腿的长度和前倾角度都是独立的变量。
- 保留原有骨水泥的翻修：如果需要在髋关节上进行额外的手术来纠正与股骨固定无关的问题，从操作的角度来讲，植入物在柄 - 骨水泥界面是独立的部分。假体柄能够从固定良好的水泥套中敲打出来，同时在手术结束时可以将相同大小或更小的柄重新固定到原有的水泥套中。此技术允许即使在翻修的情况下恢复腿的长度、偏心距和前倾。

来自英格兰北部的 John Charnley 爵士[1]是第一个使用丙烯酸水泥固定股骨髓内假体柄的外科医生，英国诺威奇的 McKee 和 Watson-Farrar 是第一个使用水泥固定髋臼假体的人。在骨科手术中，丙烯酸骨水泥可以说是最常被滥用的生物材料。选择骨水泥作为固定方法时，所使用的手术技术对达到良好的临床效果非常重要，但外科医生往往将骨水泥型髋关节置换术的失败归咎于骨水泥作为生物材料的根本缺陷，而不是外科医生未能领略到恰当使用材料所必需的手术步骤。聚甲基丙烯酸甲酯（PMMA）骨水泥没有黏附性，使用这种材料的固定要求外科医生用水泥与宿主骨建立强大的机械锁定[4]。Lars Linder[5]指出，骨整合“不应被视为对特定植入材料的特有反应，而应被视为骨中非特异性和基本愈合潜力的表现。”Malcolm[6]证明，丙烯酸骨水泥在人体内可以长期保持骨整合能力，从而保持植入物良好的机械固定。因此，可以保护水泥 - 骨界面免受含有磨损颗粒流体在压力下的侵入[7]。

骨水泥的批评者忽视了使用骨水泥的其他有益属性。目前使用的丙烯酸水泥具有多种功能：它不仅是将植入物固定到骨质上的方法，而且是将载荷传递到股骨机制的一个组成部分，从根本上说，它与金属部件一样是植入物的一部分。此外，聚甲基丙烯酸甲酯的黏弹特性使其能够起到载荷分散器、减震器以及柄、水泥和骨骼结构之间不同运动的解耦器的作用，这些结构具有不同的弹性模量和结构刚性，并且在骨质疏松的情况下，骨水泥能够强化骨质疏松骨骼，与应用非骨水泥型假体相比能够明显降低假体周围骨折的发生率[8]。

一般考虑因素

Shen[9]是一名工程师，他建议骨水泥型股骨假体可以分为两种基本类型（图 65.3）：锥形光滑柄和复合梁柄。锥形光滑（也称为应力闭合）柄的例子是最

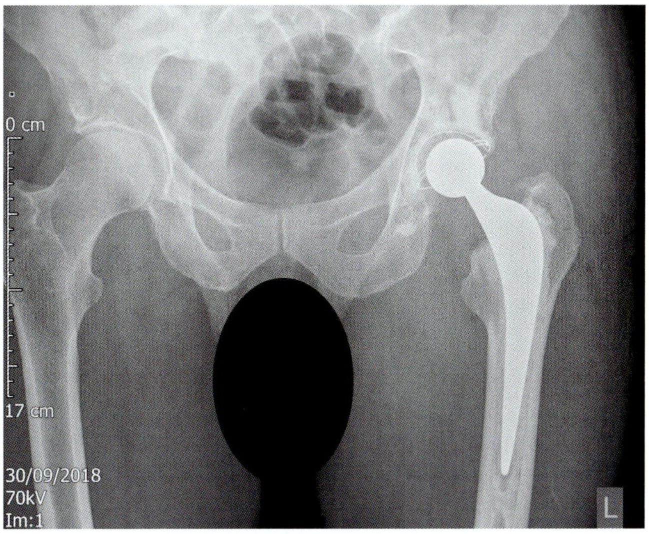

• **图 65.1** 骨水泥型股骨假体可以可靠地恢复髋关节的生物力学，因为股骨偏心距、腿长和股骨前倾都是独立的变量

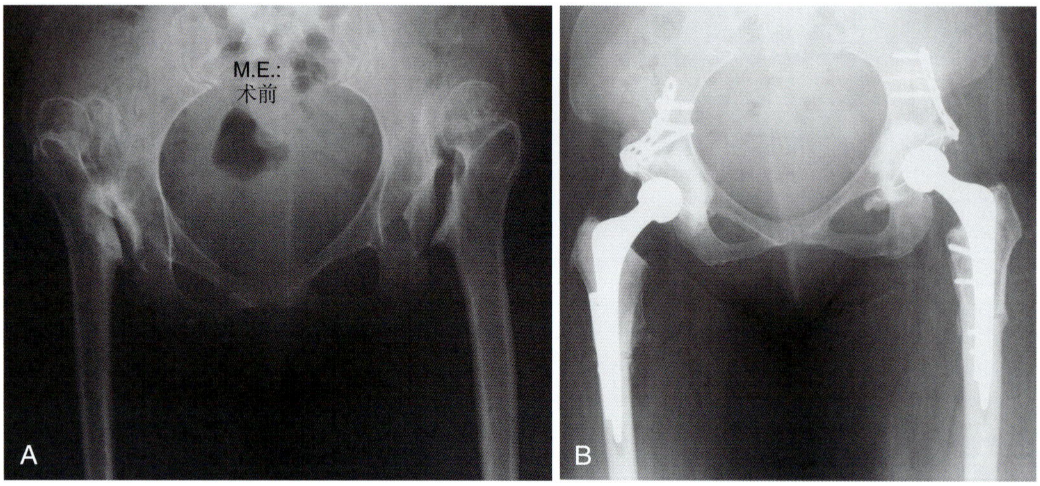

• **图 65.2（A）和（B）**骨水泥型股骨假体可用于任何病变。在所展示的病例中，在治疗双侧 Crowe Ⅳ髋关节发育不良中，股骨转子下截骨术是必要的

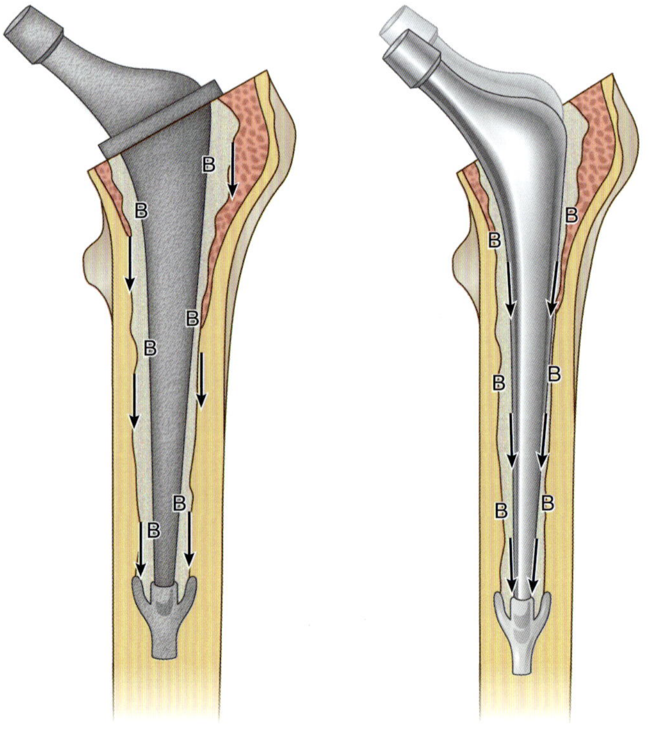

• **图 65.3** 在左侧演示了一个复合梁柄。柄与水泥（B）结合，剪切力直接传递到水泥 - 骨界面（箭头）。右边是锥形光滑柄。剪切力传递到柄 - 水泥界面，在那里发生下沉（箭头），水泥 - 骨界面得到保护（B）

初抛光的扁平 Charnley 柄（Zimmer，Warsaw，IN）和抛光的 Exeter（Stryker Inc.，Mahwah，NJ）柄，它们通常会在水泥幔层内下沉，而不会造成水泥的断裂。这些柄的稳定性是通过跨越柄 - 水泥界面的平衡力来维持的，两者之间没有任何形式的交联。相反，根据定义，复合梁（或形态闭合）柄不能在骨水泥内沉降，当骨水泥与具有不规则表面特征的粗糙植入物发生机械互锁时，交联可以保持稳定性[10]。最近对放射立体测定和存活研究的系统回顾和荟萃分析[11]表明，复合梁柄在柄 - 水泥界面间的早期下沉和后期无菌性松动翻修之间存在临床相关性，而且某些复合梁柄通常会发生下沉，尽管下沉的幅度比锥形光滑柄小，因此，对于这些复合梁柄如何在柄 - 水泥界面不发生损伤的情况下发挥作用的整个概念提出了质疑。

使用复合梁柄可以获得良好的效果，但在手术技术方面要求严格[12,13]。这里讲述的现代股骨 - 骨水泥基本外科技术对这两种类型的柄都有效。如果要使用复合梁柄，关键是要建立一个足够厚度的完整水泥套，并在柄 - 水泥界面和水泥 - 骨界面进行牢固的固定。Schelinck 和 Casteleyn[12] 指出，尽管在体内这两种固定柄的概念都被证明是有效的，但它们不能共同发挥作用，理解每种特定柄固定时所主要依赖的原理是很重要的。

与复合梁柄的可变结果形成对比的是，所有现有的国家关节注册系统[14-18]和多中心的个例报道中均已证实多数锥形光滑柄具有优异的结果。在工程实践中，锥型体是在构件之间传递轴向力和扭矩的最强、最可靠的方法之一。在骨水泥柄中，锥形柄的下沉类似于锥度啮合；如果柄要有效地起到锥度的作用，它绝不能以任何方式固定在骨水泥上或端部受力。Shen[9] 和 Howie 等[19]指出，锥度滑动系统在手术技术上更加宽容，这一概念的成功体现在这样一个事实上，即所有主要的髋关节植入物制造商在他们的产品组中都有这样的柄。在当代的实践中，它们是迄今为

止世界上使用最广泛的骨水泥型柄。

根据锥形滑移原理，柄的形状必须是锥形的，并且必须有抛光的表面。柄上也不能有任何特征，如颈领，这些会阻碍柄在水泥套内的下沉。具有这些特性的柄能够利用丙烯酸骨水泥的黏弹性特性，可以在柄 - 水泥界面上移动，而不会损坏水泥套的内表面。这种下沉有三个重要的影响：

- 因为作用在柄上的力在柄 - 水泥界面间产生下沉的作用，所以它不会在生物（骨 - 水泥）界面上引起破坏性的剪切力。这与复合梁柄不同，通过复合梁柄施加在水泥上的剪切力会直接传递到生物界面。
- 当柄下沉时，它会在水泥内产生环状张力和径向压缩力（图 65.4）。径向压缩力起到保护骨水泥 - 骨界面不受任何剪切力的作用；这些力还能负载到骨骼上。在柄植入后的静止期，拉伸应力持续存在，骨水泥发生应力松弛，从而消散环状张力[20]。这种机制保护骨水泥免受疲劳断裂，整个负载方式以压应力为主。Crowning Shield 等[21]指出，通过压缩柄 - 水泥边界传递载荷可能是体内负载的唯一可靠机制。
- 抛光锥形柄在水泥内的下沉增加了柄的扭转稳定性[22]。

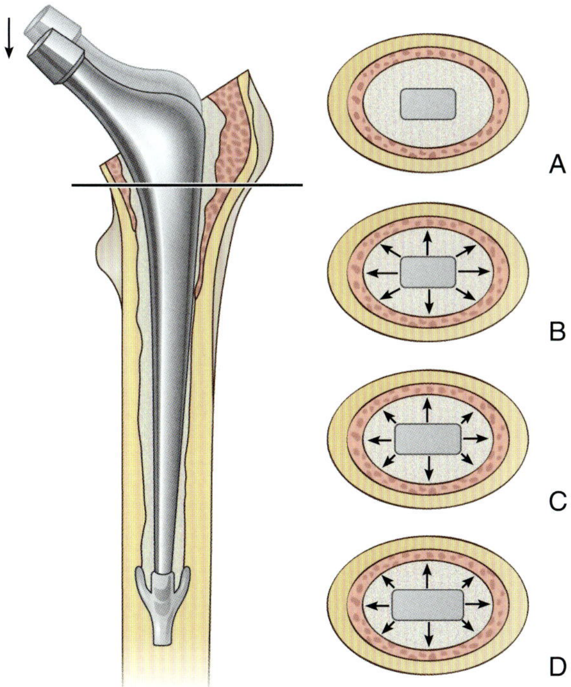

• **图 65.4** 股骨画线处的水平横切面。(A) 未负载情况。(B) 在负载时，水泥中产生径向压应力。(C) 随着柄下沉，骨水泥占据更大的横截面空间，在水泥套内产生环形张力。(D) 在静止状态下，残余环环形张力持续存在，在这些张力下的水泥内会发生应力松弛。在柄 - 骨水泥界面、骨水泥内和骨水泥 - 骨界面的负载方式现在主要是压缩

采用现代骨水泥技术，在 22 年的随访中观察到的柄在骨水泥中的下沉约为 1 mm[23]。在植入物的整个生命周期中，这种下沉持续非常缓慢，但在当前的骨水泥技术下，这种下沉不会造成腿部长度的显著临床变化[24,25]。

骨水泥型股骨假体的适应证和禁忌证

任何需要髋关节置换术的患者都可以考虑使用骨水泥型股骨柄。就长期固定而言，骨水泥型锥形光滑柄是公认的金标准[23-27]。这包括在年轻、活跃的患者中使用的情况[28,29]。使用无领、抛光、锥形、骨水泥型股骨柄比非骨水泥型的设计有显著的优势，因为骨柄的大小、柄的偏心距、腿长和前倾角度都是独立的变量，无论最初的畸形如何，都可以精确地重建髋关节的生物力学。

从长期来看，如果需要额外的手术来解决除股骨固定以外的髋关节问题，锥形光滑柄同样具有优势。该股骨柄在柄 - 水泥界面上实际上是相对独立的模块。清除假体肩部任何阻止其移出的水泥后，可将柄从固定良好的水泥套筒中敲出，并在取出原有柄后可将另一类似设计的柄以骨水泥型固定到原有的水泥套中[30]。该技术允许在翻修情况下改正肢体长度、偏心距和前倾角度。该技术已被证明具有良好的临床效果[30-36]，并且使用这种类型的柄具有长远的优势，特别是对于年轻的患者。在假体周围骨折的发生率方面，使用骨水泥型假体比非骨水泥型假体更有优势，这种风险的降低在老年患者中最为显著[37,38]。

在具有解剖畸形的复杂病例中，可以进行股骨短缩手术和去旋转截骨术[39,40]。截骨部位可以通过向股内膜表面填入自体或同种异体骨片来防止骨水泥的渗入。由于丙烯酸骨水泥可与适当的抗生素一起使用，以减少感染复发的风险，因此骨水泥固定在既往感染性髋关节炎的病例中具有优势。

对于任何需要进行髋关节置换术的患者，使用骨水泥型固定都没有特别的禁忌证。

术前计划

术前计划的目的是确定假体的正确位置，以恢复关节的解剖旋转中心，并重建正确的腿长和偏心距。术前计划也有助于外科医生在手术开始前预测假

体的偏心距和大小，以及在初次手术中偶尔需要植骨的情况。比例数字模板的主要优点是能够以正确的尺寸导入假体模板，而不像胶片那样以假定的 120% 的放大倍率导入。作为模板测量的图片必须带有比例标识。髋关节置换术的理想尺度是对侧的全髋关节置换术（THR），其中股骨头的大小是已知的。其次最好的系统是在股骨头平面上放置一个已知大小的标志物。在我们中心已经建立了一种常规、在所有骨盆正位 X 线片上放置的 HipScaler（www.hipscaler.com/templatinginstructions.html），从而减少为此目的而拍摄额外胶片的需要。

对患者的临床查体是术前评估的重要组成部分，以便外科医生了解患者是否存在真性或显性的下肢不等长或髋关节的固定挛缩，以及是否存在骨盆的固定倾斜。在没有机器人辅助或导航系统的情况下，手术医生有责任亲自将患者放置在手术台上，这样他们就能知道骨盆与水平面和垂直面的相对位置。

放射评估

当髋关节内旋 15° 时，可以获得理想位置的 X 线片。如果胶片不是在这个位置拍摄的，当 X 射线束垂直于股骨颈时，股骨颈的外翻角度会变大，股骨偏心距会减少，旋转中心相对于股骨较实际情况会更高。除了临床评估外，X 线片中小转子的影像表现也能够为外科医生提供股骨旋转畸形的线索。

外科医生应明确是否存在骨缺损或骨增生，并应确定：①是否存在任何肢体不等长；②髋臼和股骨的旋转中心；③髋关节的偏心距（从股骨中心轴到股骨头旋转中心的距离）。如果对侧髋关节是正常的，这将使计划变得更容易，因为目标通常是重建原有髋关节生物力学。

此过程允许外科医生规划以下内容：

- 髋臼假体旋转中心的位置。
- 需要移除任何骨质或进行植骨操作。
- 植入柄的偏心距（图 65.5）。
- 在适宜偏心距范围内假体柄的大小。
- 股骨颈的截骨位置（这对于锥形光滑柄来说并不重要，因为颈部长度不控制假体的位置，但是如果股骨颈过度外翻或因髋内翻颈部变短，可以调整截骨位置使颈部留得更长些）。
- 相对于大转子顶点，柄插入的深度。这个深度是通过测量模板上假体肩部与大转子尖之间的距离来确定的。
- 是否需要任何特殊操作，如股骨转子下截骨和短缩、股骨近端是否需要去旋转，或一期打压植骨。

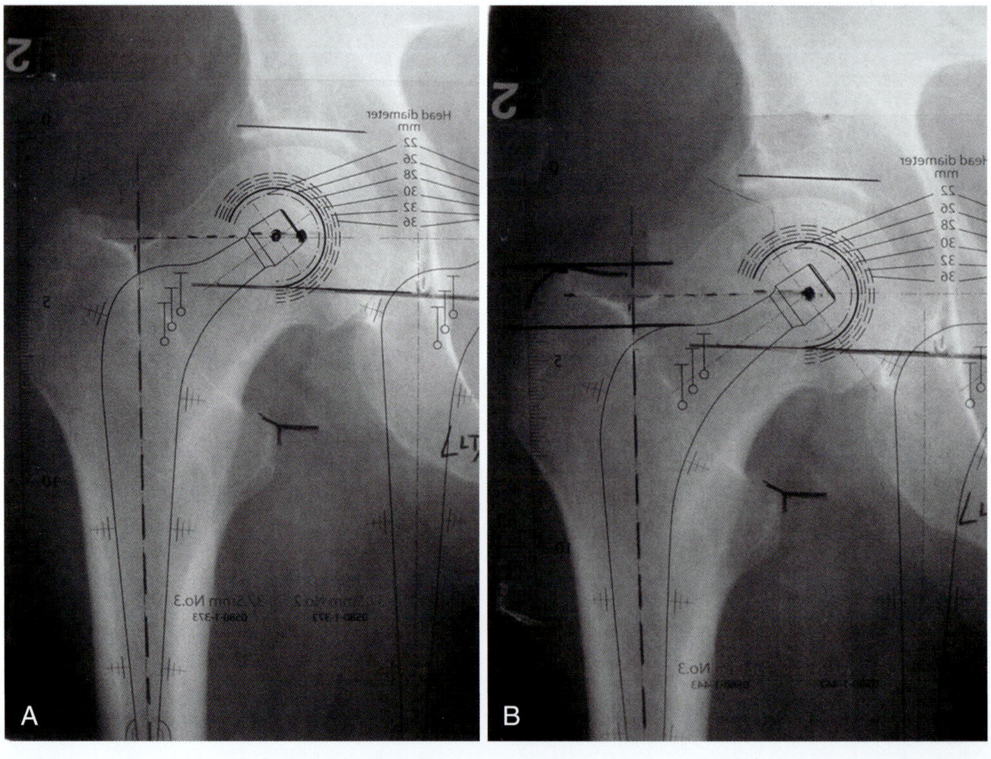

• **图 65.5** （A）在 X 线片上放置了偏心距不足的股骨假体模板。（B）选择偏心距较大的股骨假体，现在可以看到假体的旋转中心与髋关节自身的旋转中心重合。腿长保持不变

结果

Exeter 研究小组公布了使用双锥形、无领、抛光骨水泥型柄时随访时间最长的存活数据（使用 Exeter 柄）。在 33 年的随访中，以无菌性松动翻修为终点，假体存活率为 93.5%（95%CI 90.0%～97.0%）[24]。在“最坏的情况”中[41,42]，把所有失访的病例都归入到无菌性松动的失败病例中，假体的存活率为 85.8%（95% CI 81.3%～90.3%）。在 433 个髋关节中，有 14 个髋关节因无菌性松动进行了翻修（3.46%）。其中 2 例是再次翻修的，2 例之前曾接受过转子间截骨术。自生存期研究的第 20 年以来，没有 1 例因无菌性松动进行翻修，自那以后也没有 1 例失访。这些结果是通过第一代骨水泥技术和经验迥异的外科医生取得的，这表明，尽管以当今的标准衡量，骨水泥质量相对较差，但通过锥形滑移原理工作的柄仍可以获得优异的结果。Exeter Universal 柄于 1988 年推出，它具有相同的表面抛光处理，在柄的几何形状上略有不同，但功能完全相同。在设计中心发表的系列研究中，以柄的无菌性松动或骨溶解为翻修终点的 23 年存活率为 99%[23]。在另一项患者手术时年龄小于 50 岁的单独研究中[28]，（手术时平均年龄为 41.8 岁）没有病例失访，以柄的无菌性松动或骨溶解而翻修为研究终点时，22 年的柄存活率为 96.3%，研究终点为所有原因时，柄的存活率为 74.9%，包括假体周围骨折（平均随访时间 21.6 年）。在这个研究队列中没 Exeter 柄发生无菌性松动的病例。1 例戈谢病患者在 21.1 年时出现股骨局限性骨溶解，2 例在 14.1 年和 17.0 年时出现聚乙烯磨损并继发骨溶解。2000 年，引入了 V40 柄，改进了颈的直径和耳轴，取代了 Universal 柄的设计。以无菌松动或骨溶解为翻修终点的 13.5 年存活率为 100%，以各种原因为翻修终点的存活率为 96.8%，从而证实了尽管耳轴的设计发生了变化，V40 的设计仍可与 Universal 柄相媲美，性能远远超过 10 年。

来自其他中心的许多研究报道了利用锥形滑移原理工作的假体效果[43-64]。Burston 等[65]报道了 50 岁以下患者的研究结果，并得出结论：抛光锥形柄在小于 50 岁患者中的使用效果非常好，其柄的生存率和下沉与高龄标准髋关节置换的患者相当。与在年轻患者中使用的其他柄相比，这类柄非常有优势。由于易于插入和可预测的表现，这类柄已成为在年轻患者中与其他设计柄（包括非骨水泥型柄和表面置换假体）进行比较的标准。所有被引用的论文都报道了一致的股骨假体行为表现，与外科手术医生的经验无关，与那些在 Exeter 假体中获得的结果一致，这些结果包括影像学表现良好、骨水泥套内有小幅度下沉和临床结果令人满意。

髋关节注册系统中使用的存活率分析是关节置换术长期评估的有力工具，因为它提供了更真实的假体寿命评估而不是简单的失败率检查。在瑞典和挪威的髋关节注册系统中，抛光的 Exeter Universal 柄和 V40 柄的表现通常与其他地方的结果是一致的[15,17]。Furnes 等[66]报道，在挪威最常用的 10 种骨水泥型柄中，Exeter 柄 15 年的翻修率百分比最低（3.0%），10～15 年间的翻修率增量最小（从 2.2%～3.0%）。芬兰[67]对 55 岁或以上的骨关节炎患者进行的一项研究发现，唯一在 15 年存活率超过 90% 的股骨和髋臼假体组合是 Exeter Universal 柄和 Exeter 全聚乙烯臼组合。Junnila 等[68]在北欧联合关节置换术注册协会中发表了品牌级的结果，当 Exeter 柄与高交联聚乙烯联合使用时会有更加出众的表现。英国[16]和澳大利亚[14]的注册系统一致报告，根据 2014 年健康与护理国家研究机构的指南[69]，无论与何种髋臼杯联合使用，Exeter 柄的 10 年存活率超过 95%，与高度交联聚乙烯 RimFit 髋臼杯联合使用具有良好的早期效果。

技术

技术概述

现代骨水泥技术的目标是让骨水泥和活体骨直接接触，中间不存在细胞层，从而建立一种牢固的机械性内锁。为此，重要的是在股骨近端保留坚固的松质骨[70]，并为骨水泥的应用和使其加压到骨间隙内做好充分的骨面准备。股骨必须使用加压冲洗系统进行准备，然后表面可以用专有的止血棉条或纱布保持干燥，并使用吸引管保持髓腔内没有液体。然后用水泥枪以逆行的方式向有骨水泥塞的髓腔内填充水泥，一旦吸引管被堵塞，就将其移除，当髓腔被填满时，通过股骨近端的封闭帽注入更多的骨水泥，迫使水泥进入骨小梁表面。当更多的水泥通过封闭帽注入时，髓腔内压力保持不变，从而保护界面免受出血的有害影响[71,72]。

正确偏心距的柄以适当的前倾插入到预先设计好的深度。这项技术在“显露与骨准备”部分有详细描述。

暴露与骨准备

虽然在我们医院，保留外旋肌群的改良后入路更受青睐，但任何常规的入路都可以用来准备股骨进行骨水泥的填充。

在传统的后入路中，梨状肌、闭孔内肌、孖肌和一部分股方肌是需要被切断的；通常不需要切开前方关节囊、髂腰肌或臀大肌在股骨的附着点。保留梨状肌肌腱已经是一种趋势[73,74]，也有人提倡进一步保留外旋转肌群的技术[75]。SPAIRE 技术已在髋关节置换术中常规使用，其中唯一松解的肌腱是闭孔外肌（图 65.6）[76]。

在保持近端支撑的情况下，使用抛光、锥形、无领柄时，股骨颈截骨水平和角度并不重要。术前模板测量将确定股骨颈是否预先存在内翻或外翻角度的异常。当髋内翻时，可以在较低的位置进行股骨颈截骨，而且要较正常情况更深一些插入股骨柄。在髋外翻的情况下，股骨颈截骨比正常要稍长一些，因此柄在干骺端内能得到良好的支撑。

髋臼假体植入后，使用股骨牵拉器将股骨送入手术切口内。在股骨干轴线外侧 1 cm 处开髓对于股骨近端非常重要，这样器械就可以沿着股骨髓腔中线进入。这个步骤可以使用截骨刀或箱形凿完成（图 65.7）。高速磨钻对精确的开髓入口成型（图 65.8）也非常有用，在后续的水泥加压过程中，可以良好地密封股骨近端开口。如果股骨外侧髓腔已充分打开，锥形髓腔锉可以直接指向腘窝中部插入（图 65.9 和图 65.10）。在插入任何器械之前，都要对髓腔进行冲

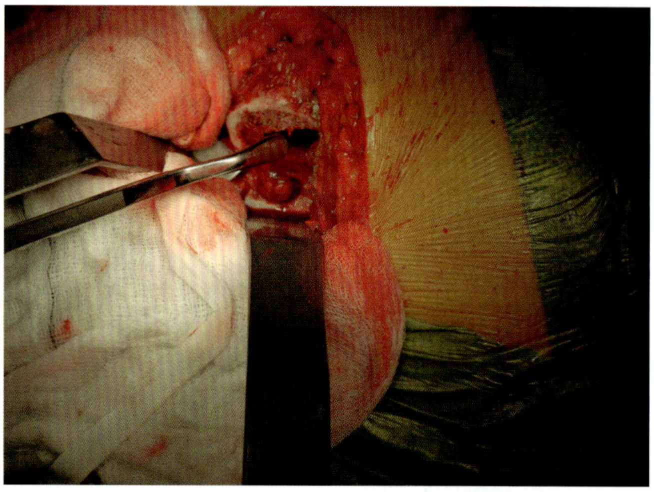

• 图 65.7 使用箱形凿或截骨刀去除松质骨，以正确的前倾角度打开股骨近端，形成一个准确的开髓入口

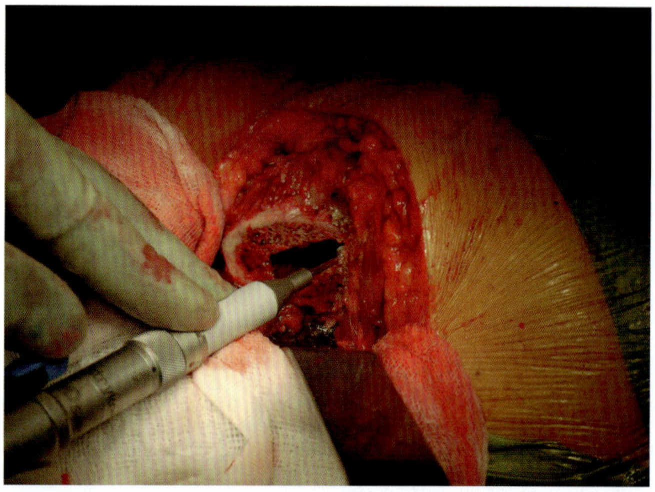

• 图 65.8 高速磨钻有助于沿开髓方向将开口向外侧移入大转子内

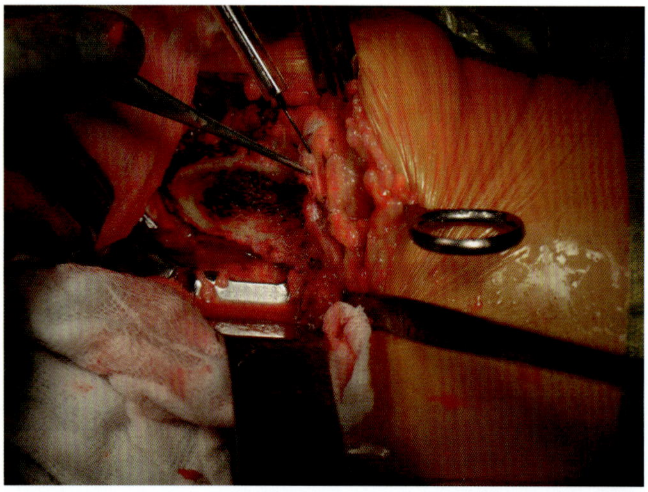

• 图 65.6 改良后入路（SPAIRE 技术）显露股骨上端。完整的闭孔内肌腱将梨状肌肌腱（指示处）牵向外侧，闭孔内肌腱位于转子内侧更靠前和远端位置

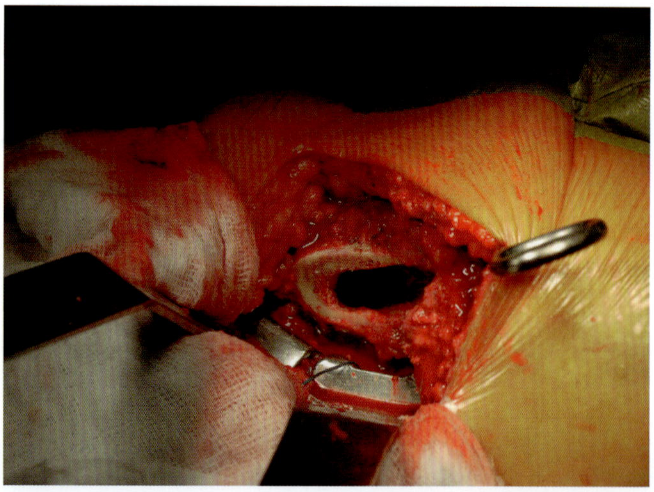

• 图 65.9 如果股骨外侧髓腔已充分打开，锥形髓腔锉可以直接指向腘窝中部插入

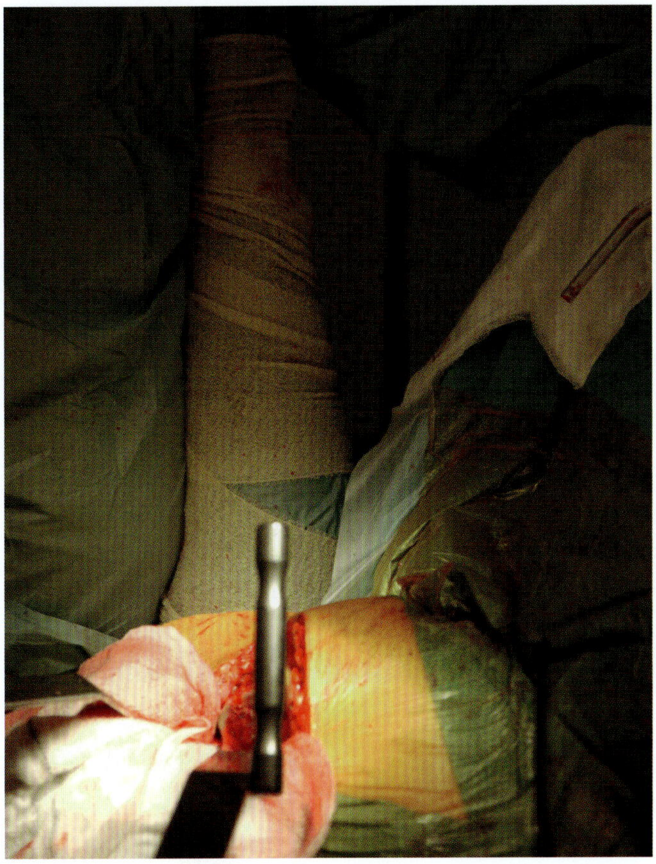

• **图 65.10**　准确的髓腔开口延伸至大转子的后部，保留了梨状肌和闭孔内肌的止点，它们的止点位于大转子前部

洗和抽吸。这一步对于去除髓内脂肪，从而大大降低在随后的器械固定或骨水泥加压过程中发生的脂肪栓塞至关重要。在为填充骨水泥准备股骨髓腔时，必须始终使用吸引器和强力冲洗。测量临近柄远端水平的髓腔直径大小，并打开这个直径的骨水泥塞，为以后的植入做好准备。

扩髓和首次试模

通过模板确定具有适当偏心距的髓腔锉，按顺序使用，通常开始时比预计植入的柄小 1～2 个尺寸（图 65.11）。髓腔锉能保证足够的骨水泥层厚度，其外侧边缘有助于进一步扩开大转子的后外侧。通过观察大转子尖端到髓腔锉肩部之间的距离，可以将柄插入深度与模板[77]中预测的深度进行比较（图 65.12）。重要的是不要使用过大的髓腔锉，而是要保留股骨近端 2～3 mm 的坚固松质骨（图 65.13）。对于这种类型的假体，骨水泥的厚度并不重要，因为这类假体不

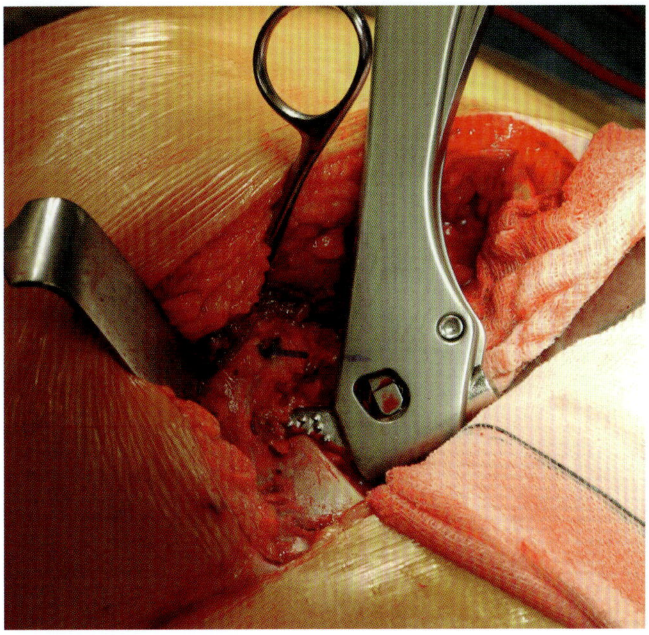

• **图 65.12**　从术前模板中得知从假体肩部到大转子尖端的距离。在锉刀上做好标记，以指示柄插入的深度，从而保证正确的腿部长度

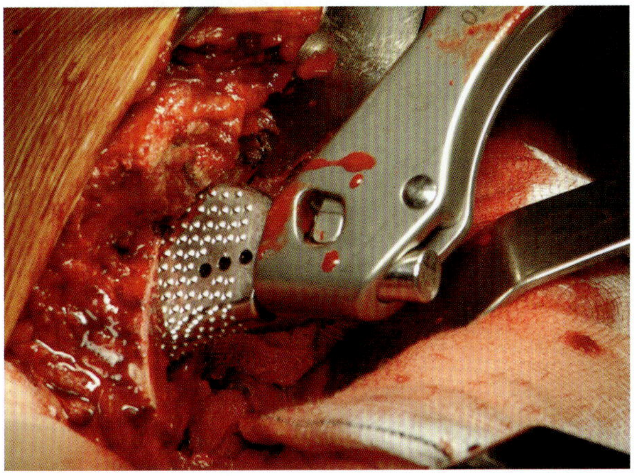

• **图 65.11**　将适当的髓腔锉插入髓腔。锉的外侧缘在打开髓腔外侧时也很有用。注意在股骨近端留下坚固的松质骨

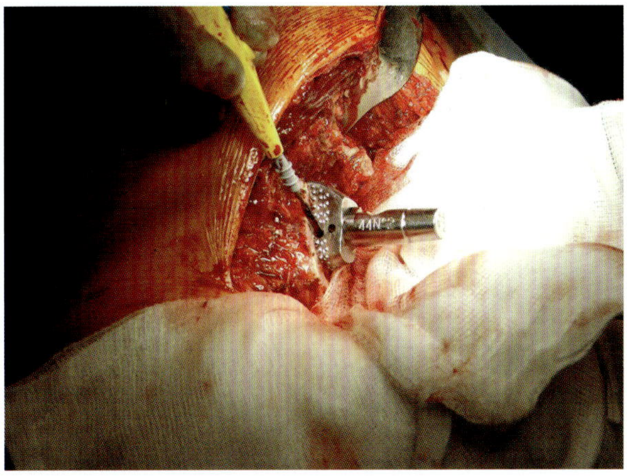

• **图 65.13**　进行试模。在股骨相对于髓腔锉标记的位置也做一个标记，以指示柄插入的正确深度

会造成水泥断裂。

通过选择正确偏心距的柄来重建正确的解剖偏心距，现有柄的偏心距范围在 30～56 mm。腿的长度与假体的大小和偏心距无关，而取决于假体插入髓腔的深度。如果利用髓腔锉试模复位时，发现腿较长，则可将髓腔锉进一步打入髓腔，直到获得正确的下肢长度。反之，如果腿太短，可以进一步复位髓腔锉试模，同时用定位针将锉保持在正确的高度位置，如果股骨近端骨质足够坚固，可以使用更大的髓腔锉插入到正确的水平。偏心距不会改变，因为此参数由选择的柄决定。

要在各个方向上检查髋关节的活动范围、软组织张力和稳定性。对硬组织或软组织产生的撞击要进行仔细的评估，如果发现这会影响稳定性，就必须解决这个问题。通过改变髓腔锉插入深度来解决下肢长度不合适的问题；使用 +4 mm 或 –4 mm 的股骨头，可以微调偏心距和下肢长度。在极少数情况下，需要使用不同偏心距的柄才能达到合适的位置。在这个系统中，没有必要使用更大范围的颈长假体；因此避免了使用有领假体所带来的问题。所有加长或缩短颈部的选择都会影响腿的长度和偏心距。这类骨水泥型髋关节系统最大的优点之一就是这两个参数和前倾角可以独立改变。

在髓腔锉上的标记的相邻的股骨上做标记（图 65.14）。这表明了最终柄的插入深度，Holt 等 [77] 证明了这项技术可以减少术后腿部长度的差异。在股骨最后的准备阶段，可以下达开始搅拌水泥的命令。

股骨的最终准备和填充骨水泥

插入骨水泥塞，采用加压冲洗系统对髓腔进行强力冲洗。将 2 英寸（5.08 cm）盐水浸泡的纱条置于吸引导管上，吸引导管的一端留在远端水泥塞的水平；这有助于促进止血和进一步清洁骨小梁 [71]。作为替代方案，可以使用肾上腺素浸泡的纱布条或冰纱布卷 [78]。现在髓腔为充填骨水泥做好了准备。

在我们机构，常规使用含抗生素的骨水泥。搅拌通常在真空中进行，主要用于抽吸其中的空气；降低水泥的孔隙率在中期并没有发现有任何好处，特别是使用锥形光滑柄的设计 [79,80]。常规使用 2 袋 40 g 骨水泥。

吸引导管留置在髓腔内，放置在水泥塞的顶部，直到水泥注入后将其阻塞。在 21℃的温度下，Simplex 骨水泥在开始搅拌约 2 min 后即可向髓腔内注入。逆行注入骨水泥，在远端股骨密封器水平切断水泥枪的喷嘴，通过密封器注入更多的骨水泥，将水泥强制注入骨小梁间隙（图 65.15）。股骨近端皮质应会有脂肪和骨髓被逐步挤出。保持压力直到水泥充分达到面团期以便插入假体柄。加压的程度和持续时间应根据患者的年龄和合并症而定。对年纪大、身体虚弱的病人，简短、温和的加压就足够了。如果手术室的温度是 21℃，这一过程通常从搅拌开始持续大约 5 min。外科医生手中可以保留一团水泥，作为柄插入正确时机的另一个指示。如果水泥在温控箱中加热，操作时间会随着温度的升高而缩短 [81]。在我们的机构中，将假体柄放入 60℃的盐水中预热，目的是当柄插入到髓腔内时会加速骨水泥的聚合。该技术的第二个好处是可以减少了柄 - 骨水泥界面的孔隙 [82]，尽管这个因素可能与临床无关。假体应该保持完全干

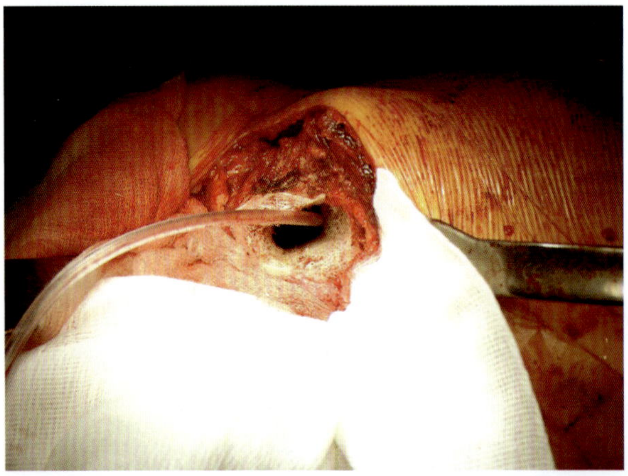

• **图 65.14** 混合调制水泥时，彻底冲洗髓腔。在冲去血液和髓内组织后，股骨近端骨应呈珍珠白色

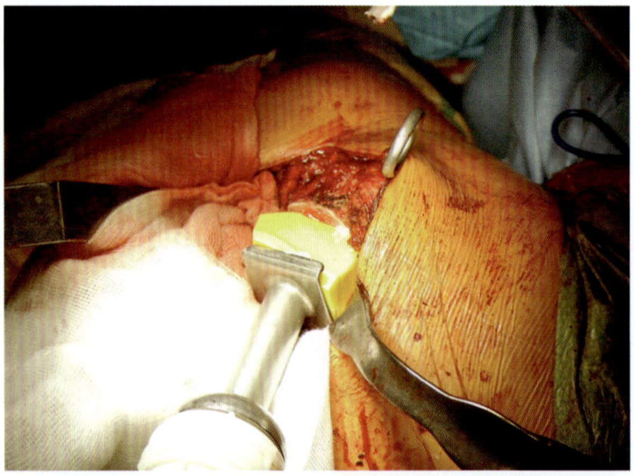

• **图 65.15** 在远端骨水泥塞顶部逆行打入水泥。当髓腔填满后，通过股骨近端密封器将更多的骨水泥注入封闭的髓腔内，并保持压力直到骨水泥黏度适合插入柄为止

燥，并在插入前将中置器放置在假体尖端。

柄插入和最终试模复位

柄的入口点应靠近股骨颈截骨面的后部边缘。这个入口点能降低 8 区下部和 9 区上部水泥层缺失的可能性 [83]。如果使用髋关节直接外侧入路，就应特别注意入口点位置，因为柄有从前向后插入的趋势，并且尖端与后皮质相邻。当柄被插入时，术者的拇指会堵住柄内侧的开髓口，目的是使股骨近端的骨水泥 - 骨界面压力最大化。当插入柄时，要检查柄的力线和前倾。插入假体直到与髓腔锉对应的标记达到股骨相应的标记为止（图 65.16）。

一旦柄完全插入，在水泥聚合过程中，就应该保持柄在水泥套中完全不动。通过套在假体上的 Sorbothane“马项圈”施加压力于骨水泥套的顶端。施加在该装置上压力的作用会减缓股骨内压力下降的速度，从而保护界面直到聚合完成。

骨水泥聚合完成后，从股骨颈截骨面去除多余的骨水泥，将股骨头试模安装在假体柄上，并进一步尝试复位。可以用不同的颈长进行微调。重要的是髋关节要稳定，所有撞击问题都要在手术结束前解决。

一旦确定了最终的股骨头假体（图 65.17），便可复位髋关节，关闭关节囊并通过大转子上的钻孔缝合任何离断的外旋短肌。

实用技巧

1．应该在模板测量上花足够的时间。这不仅会明确假体的大小和偏心距，还会知道假体插入的深度。

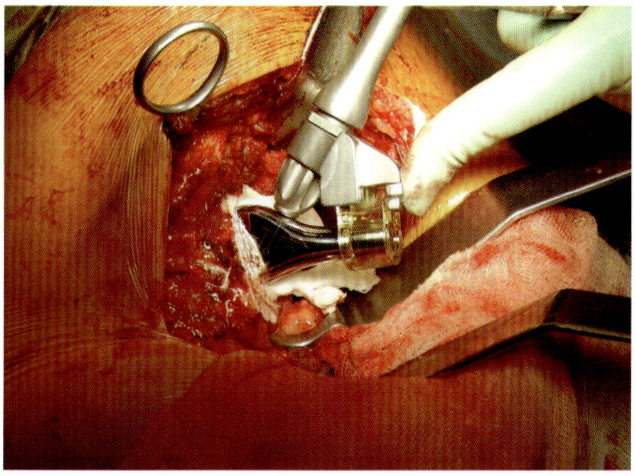

• **图 65.16**　将柄插入到先前预定的深度，以纠正任何下肢差异

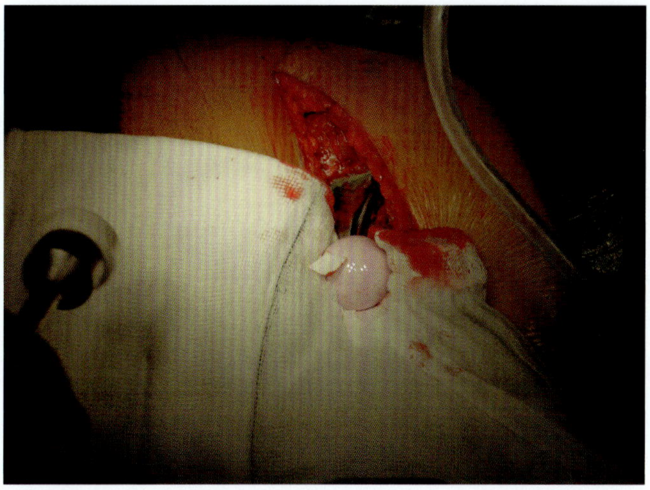

• **图 65.17**　在选定最终股骨头假体前，进一步试模复位关节。在本例中为陶瓷头

2．如果预定的髓腔锉尺寸太紧，检查髓腔开口。开口可能不够向后外侧。

3．重要的是要保持股骨距部分坚固的松质骨，至少有 2～3 mm 的松质骨可与骨水泥交锁。

4．必须使用电动灌洗系统清洁骨表面。

5．在插入骨柄之前、期间和之后，都要保持髓腔内骨水泥的压力，直到骨水泥完全固化。

并发症

择期 THA 后死亡是相对罕见的事件，据报道，这个相对健康的外科患者群体中的死亡率比同年龄组的普通人群死亡率要低 [84-88]。来自英格兰和威尔士国家关节注册系统（NJR）[16] 最新的报告显示，初次全髋关节置换术后 1 年的死亡率显著降低（小于 1/2）（1.48%；95%CI，1.45%～1.50%），低于英格兰和威尔士普通人群的 Kaplan-Meier 累积死亡率估计值。澳大利亚骨科协会国家关节置换注册中心报道了类似结果 [89]，在初次诊断为骨关节炎的初次 THR 中，累积死亡率为 1.1%（95%CI，1.0～1.1）。

骨髓内容物静脉栓塞是关节置换术中猝死的原因之一。这种现象发生在任何长骨的内固定过程中 [90]。在关节置换时，它可能发生在使用骨水泥的时候 [91]，但也有发生在非骨水泥型假体中的报道 [92,93]。降低髓内压力手术技术的改进使得术中的总体死亡率降低了 3 倍以上 [94]。一项随机前瞻性研究比较了 THA 中骨水泥型和非骨水泥型股骨柄，发现发生在两者间的脂肪或骨髓栓塞无差异 [95]。在 Exeter[90,96] 和其他地方 [97]，已经提出了预防这些心血管异常事件的建议。一个多学科小组发表了减少在股骨骨水泥填充中这些问题发生率的指南。在一项关于 Exeter 假体 THR 的死亡率和现代骨水泥技术的回顾中，Sierra 等[99]报道了 17 年期间 9082 例 THR 中的 1 例手术死亡病例，猝死率为 0.01%。根据目前的骨水泥技术和专门的麻醉方案，他们认为骨水泥型 THR 后的猝死率应该接近于零。

国家关节注册中心报告[16]包括骨水泥型、非骨水泥型和杂交型初次 THR，术后 1 年翻修率分别为 0.51%、0.98% 和 0.77%，10 年后的翻修率分别增加到 3.06%、6.29% 和 3.56%。14 年的翻修率分别为 4.88%、8.94% 和 5.38%，超出了国家卫生与保健研究所关于非骨水泥型髋关节指南中的翻修率[69]。澳大利亚骨科协会全国关节置换注册系统[14]报道，术后前 2 周内，根据年龄和性别对结果进行了调整，骨非骨水泥型 THR 的翻修风险显著高于水泥型（调整后的 HR，1.94；95%CI，1.54～2.45；$P < 0.001$）和杂交型传统 THR（0～2 周调整后的 HR，2.12；2 周～1 个月为 1.46，1 个月～1.5 年为 1.3，1.5 年后为 1.13；$P < 0.001$）。术后 10 年，骨关节炎初次传统 THR 中骨水泥型、杂交型和非骨水泥型的累积翻修率分别为 4.1%、4.0% 和 5.0%。

结果表明，THR 翻修后的死亡率是初次手术后的 2 倍多，翻修后为 0.33～0.84[100]，初次手术为 0.4～0.9[101]。非骨水泥型假体翻修的风险增加，加上翻修手术的死亡率显著增加[100-102]，表明初次手术中使用骨水泥型假体的死亡率平衡风险会显著降低。

降低全髋关节置换术中的风险

无论采用骨水泥型还是非骨水泥型，术中应尽量减少脂肪和骨髓内容物栓塞的可能性[92,93,103]。

加压冲洗

使用加压冲洗系统对髓腔进行彻底冲洗以降低栓塞负荷是必要的[97,103-106]，并且已证实这样做可以提高股骨假体的固定效果[79]。冲洗应该在向髓腔内放置任何器械前进行。

水泥限制器 / 水泥塞

有证据支持使用水泥限制器来减少生理障碍[108,109]。

吸引导管

注入水泥最安全的方式是用水泥枪以逆行方式打入。在水泥注入过程中，必须使用放置在水泥塞上方的吸引导管来降低水泥 / 骨髓 - 血管交界处的压力[94]。据报道，降低髓内压力可使术中死亡率降低 3 倍[94]，如果在手术过程中充分清洗髓腔，并在操作过程中对患者进行充分准备和监测，那么对骨水泥加压似乎不会造成不良风险，反而能提高股骨假体固定的效果[15,16,99]。

目前的争议和未来的展望

在髋关节置换术的历史中，从来没有比现在更多的证据来支持常规使用这种具有锥形滑移原理的骨水泥型股骨假体。许多文献，包括国家关节注册系统，都证明了这些假体在机械松动方面的长久性。此外，由于假体的大小、股骨偏心距、腿长和前倾角都是独立变量，这些假体具有实际使用的优势，利用这些假体手术，医生能够精确重建髋关节原有的生物力学。与非骨水泥型假体相比，骨水泥型假体可以长期保留股骨内的骨量，如果非股骨松动原因需要进行髋关节翻修手术，可以在保留原有股骨水泥层的基础上重新行水泥固定。即使在翻修的情况下，也可以保持相同的灵活性，可以分别改变偏心距、肢体长度和前倾以提供最佳结果。由于不需要干扰生物界面，因而降低了患者的致残率和死亡率，翻修过程更快而且更便宜。如果需要更多的证据来支持骨水泥型假体的应用，多篇文献都支持在所有情况下常规使用骨水泥型假体的医疗保健经济学论点。

致谢

感谢 Jonathan R. Howell 和 Graham A. Gie 为本章前一版所做的工作。

（参考文献参见书末二维码）

第 66 章

非骨水泥型广泛多孔涂层股骨假体

C. ANDERSON ENGH, JR., NICHOLAS M. BROWN
（李冬松 译　刘建国 审校）

关 键 点

- 非骨水泥型广泛多孔涂层股骨假体的 20 年生存率为 98%。
- 该假体可用于所有诊断和各种骨质。
- 柄的特征是其远端带有广泛多孔涂层的非锥形圆柱形几何形状。
- 手术技术是一种扩髓技术。
- 手术技术的目标是获得 5 cm 的骨干擦压配。

引言

为了避免骨水泥型股骨假体的早期失效，人们在 20 世纪 70 年代开发了多孔涂层股骨柄技术。该设计背后的理念是新生骨能够在三维金属假体表面骨长入，并且通过与多孔的表面紧密结合来提供稳定的假体固定[1-3]（图 66.1）。

1983 年，FDA 批准了第一个非骨水泥型多孔涂层股骨假体。该假体属于解剖型髓腔锁定柄（AML，DePuy，Warsaw，IN），特点是假体表面环形全多孔涂层，直柄，非锥形圆柱体远端，近端干骺部呈三角形由多孔涂层覆盖。长期研究结果显示 AML 股骨假体 20 年的生存率为 98%[4]。在一些长期以来被认为不适合进行多孔涂层固定的情况中，如股骨头坏死、类风湿关节炎和老年骨质疏松症，应用这类柄也获得了优异的结果[5-7]。

如今，许多制造商都有广泛多孔涂层股骨假体。这些假体突出的特点是在股骨柄的 2/3 或更多的部分周身具有三维圆珠状多孔涂层。因为应用多孔表面需要对材料预先加热，将会削弱金属基质强度，所以这些柄通常由钴铬而不是钛制成。典型广泛多孔涂层柄的形状是远端为圆柱形，用于股骨干内固定，近端为三角形，以适合患者的股骨干骺端。假体骨干部的直径为 10.5～22.5 mm，通常以 1～1.5 mm 递增。每一直径都对应 2～3 个干骺端尺寸，用以调整不同的股骨偏心距（图 66.2）。

全涂层柄的外科植入是一种扩髓技术，其中股骨被机械加工以适合植入物。假体的圆柱形平行侧与骨干骨皮质接触。初始固定是通过与至少 5 cm 骨干骨接触的多孔涂层的“擦压配”来实现的。使用该技术获得的初始坚强固定允许柄随后的骨长入或骨整合。这种骨整合是假体持久固定的保证。

通过对死亡后功能良好的假体回收分析，对全涂层股骨假体的研究比许多其他非骨水泥型柄的设计更为深入。通过这类研究[8-15]已经很好地记录了骨长入的范围和质量、假体微运动量以及骨重建过程，这些研究有助于填补不断增长的临床经验[4,16-20]。临床经验进一步帮助发现了设计问题，如大腿疼痛和应力遮挡继发的假体周围骨丢失[21,22]。大腿疼痛和应力遮挡被认为是由宿主骨和硬度更高的钴铬金柄之间的弹性模量不匹配造成的。然而，到目前为止，所有非骨水泥型植入系统在一定程度上发生的近端骨丢失尚未显示出负面的长期临床后果[22]。临床经验没有显示实际的并发症，如固定失败、假体骨折或骨重塑导致的股骨骨折。

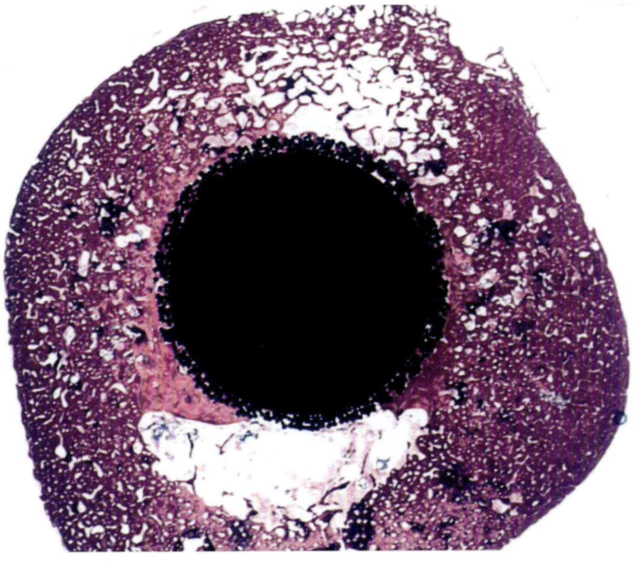

• **图 66.1**　组织学切片显示股骨多孔涂层全髋关节假体的横切面，骨长入珠状假体表面

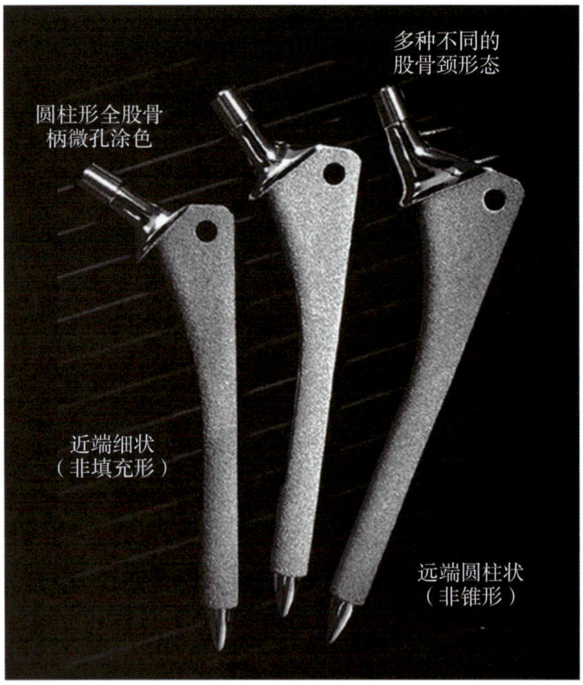

• 图 66.2 典型的全涂层假体的形状是：远端为圆柱形，用于固定在股骨干上，近端为三角形，以适合患者的股骨干骺端。图为全涂层的解剖型髓腔锁定柄

适应证和禁忌证

全涂层股骨假体的适应证、禁忌证和替代治疗选择与任何其他形式的髋关节置换术相同。患者的骨骼应该是成熟的，有髋关节病变的临床和影像学证据。患者应该经过充分的保守治疗，并且手术部位不应该存在活动性感染。股骨干直径小于 10.5 mm 的患者不适合应用这类假体。对于股骨干直径大于 22.5 mm 的患者，可以考虑骨水泥型固定、近端多孔涂层固定或锥形凹槽设计固定。股骨有成角和旋转畸形的可以通过股骨截骨术来解决。此外，由于这种设计既适用于初次手术，也适用于翻修手术，因此在初次关节置换术中使用这种设计的经验可以应用到更困难的病例中。

最后，尽管这种类型的假体有出色的 20 年临床跟踪记录，是最早的非骨水泥型固定装置之一，但我们承认，使用这种假体进行微创和直接前入路手术更为困难。本章的资深作者在大多数情况下已经过渡到近端固定。因此，在资深作者实践中，最常见的适应证是股骨髓腔宽、不适合近端固定者。此外，6 英寸（15.24 cm）的初级骨柄是一种非常好的翻修选择，不会造成骨干骨量丢失。

术前计划

全涂层股骨假体 THR 的手术计划与其他假体的手术计划相似。术前体格检查需要确认具有足够的外展肌力，并且必须评估下肢的长度。放射学评估应包括低位骨盆前后位片和股骨近端一半长度的真实侧位。骨盆前后位片应位于小转子水平或以下，并应包括髋臼上方约 2 cm 的骨盆骨，以及远端的股骨干。理想情况下的片子是患者将股骨内旋大约 15°，这样获得股骨的影像与设计的假体模板在同一平面。股骨正确旋转的表现包括大转子前后部分重叠和小转子轮廓缩小。股骨正确的旋转可以最准确地显示患者的偏心距和股骨干骺端的形状以供模板测量。虽然可以在单侧股骨正位片上观察偏心距和干骺端形态，但如果不参照对侧就无法确定影像髋关节长度。在开始使用模板进行手术计划之前，外科医生必须准确比较体格检查时发现的双下肢长度差异和骨盆前后位片上测量的肢体长度。根据这两个测量值，外科医生可以确定手术需要矫正的目标肢体长度，并可以开始模板测量。

模板测量首先将髋臼模板放在骨盆正位片上，以确定髋关节的旋转中心（图 66.3）。然后注意力转向股骨。股骨干决定股骨柄的直径和力线。选择内外侧与骨干相接触的长 5 cm 的模板（图 66.3）。模板沿股骨轴线升高和降低，直到假体的中心与先前确定的髋臼中心重合。如果目标长度矫正包括腿部延长，则股骨假体中心将按计划矫正的量位于髋臼中心上方。选择假体干骺端大小以重建或略微增加股骨偏心距。在 X 线片上，股骨头和髋臼中心之间的相对水平位置代

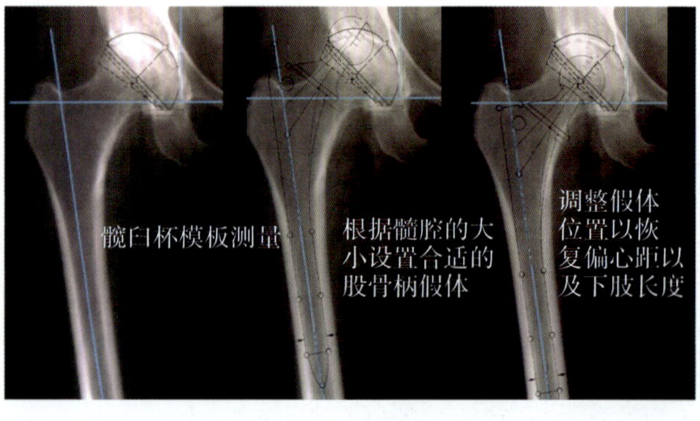

• 图 66.3 X 线片演示模板测量过程。首先，将髋臼模板放置在骨盆前后位片上，以确定髋关节的旋转中心。接下来，选择一个内外侧与骨干相接触长度为 5 cm 的股骨模板。最后，沿股骨轴线上下移动模板，直到假体中心与先前确定的髋臼中心重合

表了股骨偏心距。

股骨模板位置固定后，记录从大转子尖端到股骨模板外侧的距离以及从小转子到股骨模板股骨距的距离，以便可以在手术中检查和复制这些测量（图 66.4）。此外，注意大转子突出股骨中轴的程度。这有助于确定髓腔初始导向孔的外移位置，以避免柄内翻。最后，在侧位片上使用 6 英寸长的直模板测试，外科医生必须确认这一长度的假体不会在远端股骨前皮质上形成切迹。

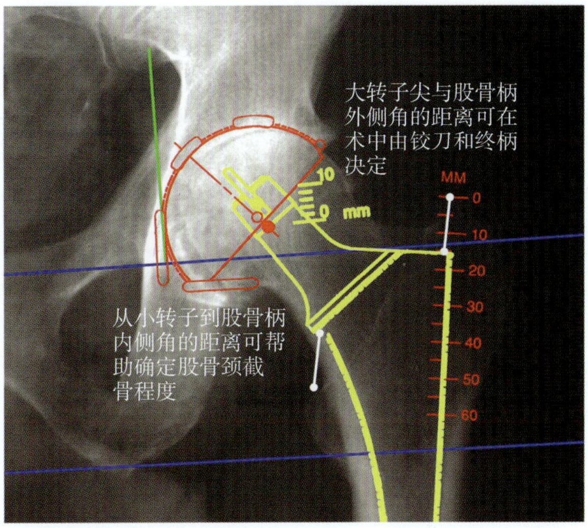

• **图 66.4**　股骨模板位置确定后，记录 X 线片上各测量值，以备手术中使用

手术技术

广泛多孔涂层的股骨假体非常适合髋关节后入路和改良 Hardinger 手术入路。因为是直柄，以股骨干为导向，长 6 英寸，因此它不易用于强调保护臀中肌的前入路。髋关节脱位后，参照模板位置确定股骨颈截骨平面。直视下，小转子是一个很好的参照物，但因为小转子是圆形轮廓，距离它的精确距离很难测量。对于当前的小切口、大转子，或者更确切地说，大转子前部与股骨颈上方的交界处，可以作为更准确的参考点。对于一些髋外翻的患者，股骨颈高位截骨，只需横断股骨颈（图 66.5）。其他不同程度髋内翻的患者，需要在股骨颈上方额外截骨，然后再做一次垂直截骨来完成股骨颈的全部截骨（图 66.5）。也可以做股骨颈保守高位截骨，多余的骨质在随后的操作中可以被磨掉。然而，股骨颈高位截骨残留过多的颈部会使髋臼暴露变得更加困难。

接下来，用凿子或高速磨钻在梨状窝上做开髓导向孔。对于导向孔，大部分（如果不是全部）需要去除股骨颈后外侧残留的骨质。开始时手动使用 8 mm 扩髓锉找到股骨髓腔。当股骨髓腔引导最初的扩髓锉时，外科医生应注意髓腔导孔的位置是否需要改变。外科医生必须一直确保扩髓锉以远端骨内膜皮质为引导，并且扩髓方向不受突出的大转子或股骨颈影响。以 0.5 mm 递增继续扩髓，直到外科医生遇到股骨峡部远端至少 5 cm 处的切割阻力。通常情况下，最终扩髓锉的直径要比实际植入柄的直径小 0.5 mm，以获得紧密的擦压配，并确保柄与股骨之间有足够的接触。扩髓锉上与股骨距水平或大转子尖端相对应的标记有助于外科医生确定扩髓深度。当结合测量模板上柄的位置时，这些扩髓锉上的标记有助于防止远端过度扩髓，这可能会因骨内切迹而削弱前方皮质强度。这些标记也有助于确定将达到的擦压配的长度。应该注意的是，本扩髓技术不同于锥形凹槽柄的扩髓技术，因为在锥形凹槽柄的设计中，主要是特意将扩髓的长度与柄的长度达到一致。圆柱形全涂层柄是通过

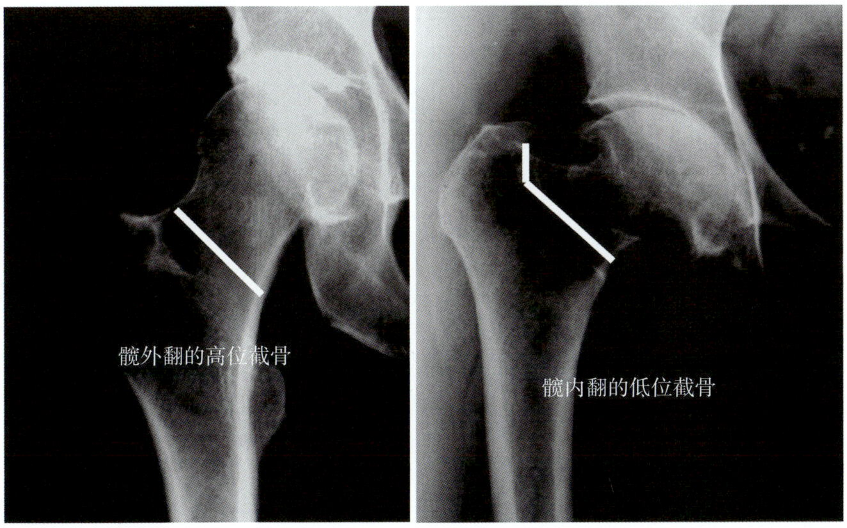

• **图 66.5**　X 线片显示不同股骨几何形状的股骨颈截骨方式。髋外翻的患者，股骨颈高位截骨，只需横断股骨颈。不同程度髋内翻的患者，需要在股骨颈上方额外截骨，然后再做一次垂直截骨来完成股骨颈的全部截骨

擦压配获得其初始固定，因此，可以在股骨内准备好的圆柱体中升高或降低柄的位置。所以，使用圆柱形、远端固定的柄可以更容易地调整肢体长度。

广泛多孔涂层柄的支持者一致认为，骨干固定需要精确的圆柱形扩髓。然而，同样精确的近端干骺端准备也很重要。股骨准备的最后一步是准备股骨近端，以容纳柄近端的三角形几何形状。这可以通过使用髓腔锉或平台磨钻来实现。在可能的情况下，柄应该使用较大的近端三角形来增加股骨偏移量，从而增强旋转稳定性，增加骨长入的多孔表面积。精确的股骨近端准备将防止骨和假体之间的间隙，防止关节液进入，这可能成为导致迟发性股骨骨溶解的通道。

当髓腔锉可以插入到模板位置并且颈部与锉齐平时，使用颈部试模可以复位髋关节。然后检查髋关节稳定性、腿长和股骨偏心距。如果腿太长，进一步打入髓腔锉，但要小心不要造成股骨近端骨折。有时，需要使用平台锉或高速磨钻来移除近端的皮质骨，从而使柄进一步下移。如果腿部长度合适，但因髋部稳定性需要额外的股骨偏心距，则有两种选择。首先，如果股骨干骺端有足够的空间，只要使用一个更大的近端三角形，就可以增加偏心距，而不需要降低柄的位置。或者，可以降低柄并结合使用加长的股骨头，从而在不延长腿部的情况下产生更大的偏心距。随着目前大头关节的出现，后一种选择是可行的，因为在大头关节中，股骨头边缘对活动范围的限制不像在小头关节中那样普遍。最后一个技巧是用一个中等长度的球头进行复位，这允许在插入假体后可使用较短或较长的球头进行替换。我们以前通过将弯曲的针固定在髂骨上来测量腿长和偏心距[23]；现在我们使用术中拍片。

用手插入柄，直到接触到皮质骨再使用锤子。如果假体的长度为 10 cm 或距离最终要打入的位置高出很多，若开始时不容易进一步打入，或者患者骨质坚固，外科医生可以决定将股骨髓腔进一步扩到假体直径大小，而不是少扩 0.5 mm。这一决定，就像使用多大力度打击假体而不造成股骨骨折一样，是一个经验问题。作为指导，最初的打击力度应该是每一次使柄进入 5 mm 的距离。随着柄的打入，同样的锤击只会使柄移动 0.5～1.0 mm。这样的打击力度在最后 2 cm 的打入过程中是合适的。在骨质坚硬的患者中，柄可能在每隔几次锤击后才会进入。通常，在最后 5 mm 的打入中，每次敲击的力度都要稍微增加一些。植入广泛多孔涂层股骨假体所需的力度比植入锥形假体所需的度要大得多。用同样的力度打入的锥形柄很可能会造成股骨近端劈裂。与三角形或楔形的柄相比，广泛多孔涂层柄的平行侧面和圆柱状形状使其不易造成植入时股骨的骨折。

变化和异常情况

广泛多孔涂层股骨假体可以用于在关节置换时需要某种形式股骨截骨的患者，因为股骨柄可以穿过截骨端固定在骨干上，而不是固定在因截骨而强度减弱的近端骨上。需要短缩、折角或旋转截骨的高脱位发育不良病例也非常适合应用这种假体设计（图 66.6）。

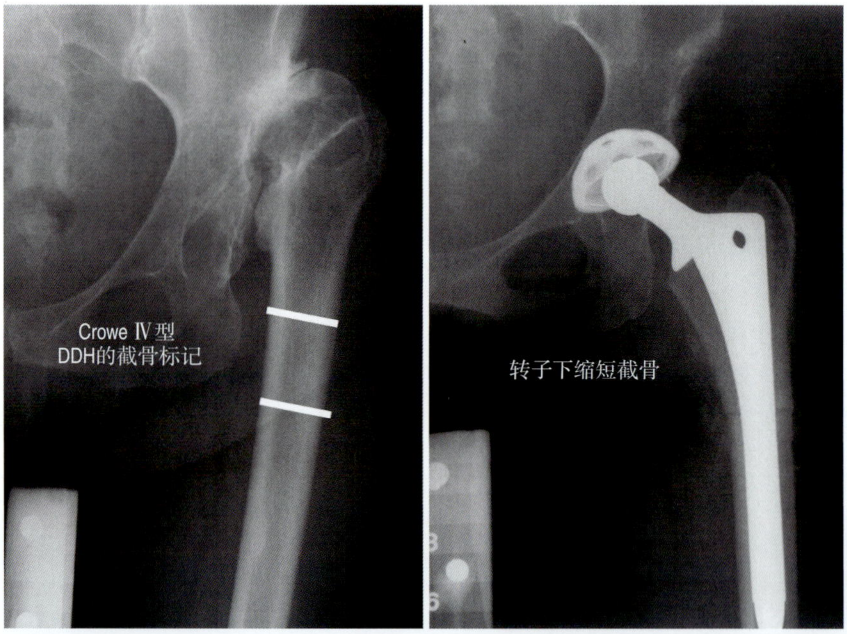

• **图 66.6** 广泛多孔涂层股骨假体可以用于在关节置换时需要某种形式股骨截骨的患者，因为股骨柄可以穿过截骨端固定在骨干上，而不是固定在因截骨而强度减弱的近端骨上。需要短缩、折角或旋转截骨的高脱位发育不良病例也非常适合应用这种假体设计。DDH，发育性髋关节发育不良

粗糙的圆柱形擦压配对远端具有良好的旋转控制，三角形假体干骺端对近端截骨部分能起到良好的控制作用。虽然可以采用阶梯式截骨术，但不是必须的。这项技术也可用于之前内翻或外翻重建截骨术后继发畸形的患者。在需要大转子截骨的情况下，远端使用广泛多孔涂层股骨假体固定也是有帮助的。大转子截骨会削弱股骨近端骨强度，这可能不利于使用近端涂层或楔形柄。一个例子是针对融合髋进行 THA，其中大转子截骨术有利于髋关节的暴露。远端固定跨过了暴露所需的截骨位置。

术后护理

植入广泛多孔涂层股骨假体患者的术后护理与其他类型 THA 后护理相似。在过去，术后 6 周内要限制负重。然而，目前的方案是如果患者能够忍受，当天就可以负重 [24]。虽然完全负重对大多数患者来说是可以接受的，但在某些情况下，3～6 周内负重 50% 或更少是有益的。限制负重的决定通常基于擦压配的长度、插入柄的难易程度和术后 X 线表现。那些术中擦压配好、术后 X 线片正常的患者常规允许负重。然而，术中假体插入轻松或术后 X 线片显示柄尺寸过小，或存在骨干细微骨折的患者，术后应限制负重 3～6 周。

结果

对广泛多孔涂层股骨假体的研究可能比任何其他类型的非骨水泥型假体都要深入。早期研究是在 X 线片和死后回收的标本上进行的。对回收的广泛多孔涂层柄进行了尸检分析：①证实了柄有骨长入的发生；②描述了由此产生的机械稳定性；③评估了骨长入对股骨重塑的影响；④证实了周围骨长入封闭了有效的关节间隙 [9-15,24]。这些研究之后发表了临床文章，讨论了应力遮挡和大腿疼痛等问题，以及支持在骨生理改变的患者中使用全涂层柄的研究 [5-7,21,22,25,26]。这一部分总结了这些研究。

对全涂层假体进行的第一次尸检研究证实了假体柄表面有骨长入的发生 [9]。结果显示，骨长入的范围平均可达到多孔假体表面的 35%（范围为 25%～43%）。此外，研究还表明，生长模式是可预测的，最一致的骨长入发生在多孔涂层的末端 [9]。在确认骨整合之后，对骨长入柄的稳定性进行了测试。对尸检回收的标本进行力学测试表明，骨和假体之间的相对运动小于 20 μm，是完全弹性的 [10]。随后的研究记录了这种骨长入对股骨重塑的影响。双能 X 射线吸收法和视频密度分析显示，植入广泛多孔涂层柄骨后，股骨骨矿物含量平均损失 23%（范围，5%～47%）[11-14]。骨丢失的发生有一定的梯度，通常在假体近端 1/3 附近丢失最多。此外，研究表明，骨丢失的程度与患者的初始骨质量高度相关 [14,15]。术前骨矿含量低（骨软化或骨质疏松）的患者在关节置换术后近端骨丢失比那些初始骨矿物质含量高的患者更明显（图 66.7）。继发于广泛多孔涂层假体植入后的骨丢失与假体大小、患者体重、植入时间或患者年龄没有相关性 [14,15]。

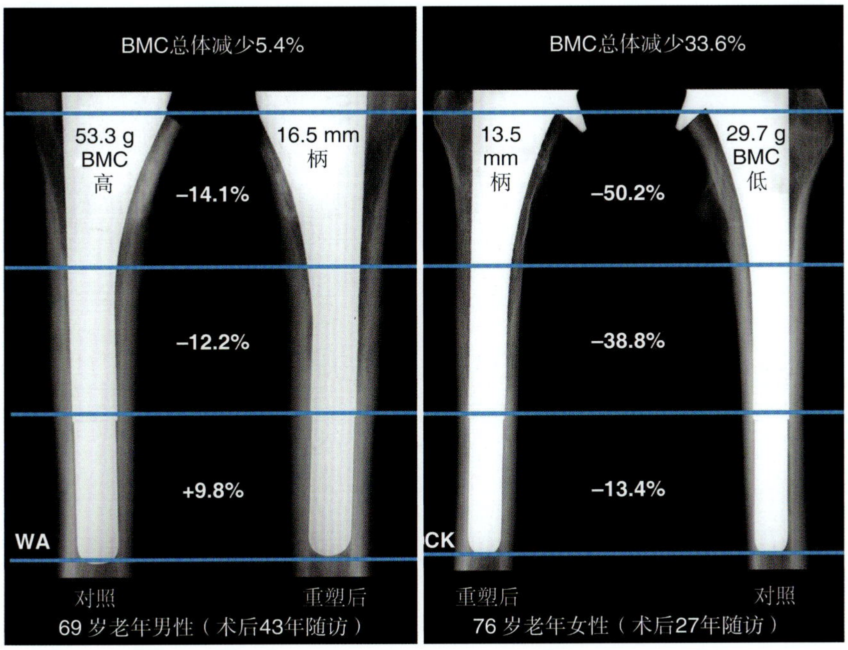

• **图 66.7** X 线片显示 2 例患者 THA 后骨矿含量的总体变化。尤其是，髋关节置换术后骨丢失具有梯度性，最明显的骨丢失发生在近端，最小的发生在远端。此外，还发现总的骨丢失量与患者术前的骨矿含量相关。术前骨矿含量高的患者（左）比术前骨矿含量低的患者（右）在 THA 后丢失的骨量较少

尸检回收的标本也被用来检测环向多孔涂层对磨损颗粒在非骨水泥型股骨假体周围迁移的影响[27]。如先前文献所述，进入股骨骨内膜的磨损颗粒可导致骨溶解，从而损害假体的稳定性和股骨结构的完整性。一项研究分析了尸检中回收的 5 个股骨假体，平均体内植入时间 95 个月（53～132 个月），其中包括有骨长入和纤维包裹的假体[24]。组织学检查显示 2 例在小转子水平有小面积的肉芽组织和聚乙烯颗粒，但在所有假体的中远端都未发现聚乙烯颗粒或肉芽肿组织。这些发现表明，无论是在骨长入型还是纤维包裹型假体中，环向多孔涂层可以防止聚乙烯磨屑颗粒沿着骨 - 假体界面向远端迁移。

由于很难获得尸检标本，早期对广泛多孔涂层柄的临床研究主要集中在确定有骨长入、纤维稳定和非骨水泥型股骨假体松动的 X 线表现。在一项研究中，97 髋植入了 AML 柄，51 髋植入了其他非骨水泥型柄，作者设计了一种固定的分级方法，可以应用于任何非骨水泥型股骨假体[17]。通过回顾系列 X 线片评估假体的稳定性，观察是否存在以下指标：点焊、假体移位、透亮带、股骨距塑形、股骨远端底座形成和（或）颗粒脱落。骨长入固定良好柄的迹象包括在多孔涂层终末端与骨内膜之间的点焊、股骨距缩、没有移位（图 66.8A）。相反，骨长入失败的迹象包括与多动涂层相邻间的广泛透亮带、柄移位，以及柄远端出现底座（图 66.8B）。

通过尸检分析对骨整合的直接确定和放射学对柄骨长入的明确定义，临床研究人员更容易记录广泛多孔涂层柄的存活率[4,16,18-20]。尽管这里引用的大部分文献来自开发广泛多孔全涂层柄的研究所，其他中心也复制了这些临床结果并且一些中心同样证实多孔涂层柄的存活率高于 95%[28-30]。一些研究证明多孔涂层柄在骨质量改变的患者中也具有高的生存率。一项针对 203 例年龄在 65 岁或以上髋关节置换术患者的研究报告显示，髋关节置换术后 12 年股骨假体存活率为 97%，另一项对 64 例类风湿关节炎患者植入广泛多孔涂层股骨柄的研究显示，股骨柄 10 年存活率为 98%。甚至一项对 45 例年轻患者（平均手术年龄 31 岁）的被认为有股骨生理改变的缺血性坏死患者的研究显示，在平均 9 年的随访时间内无失败病例。

尽管股骨假体在 20 年左右和多种诊断中的存活率很高，但对应力遮挡和大腿疼痛的顾虑依然存在。为了解决继发于应力遮挡骨丢失的问题，研究人员将 48 例 THA 后有明显近端骨丢失患者的临床和放射学结果与 160 例无近端骨丢失患者的结果进行了比较[22]。平均 14 年的随访研究显示，与近端没有出现骨丢失的患者相比，放射学上存在明显近端骨丢失的患者不太可能会有翻修、颗粒诱导性骨溶解或大腿疼痛的问题。类似地，尽管报道有 8%～14% 的植入广泛多孔涂层柄的患者会出现大腿疼痛[1,16,18,30]，但这很少会限制患者的活动或减低对髋关节置换的满意

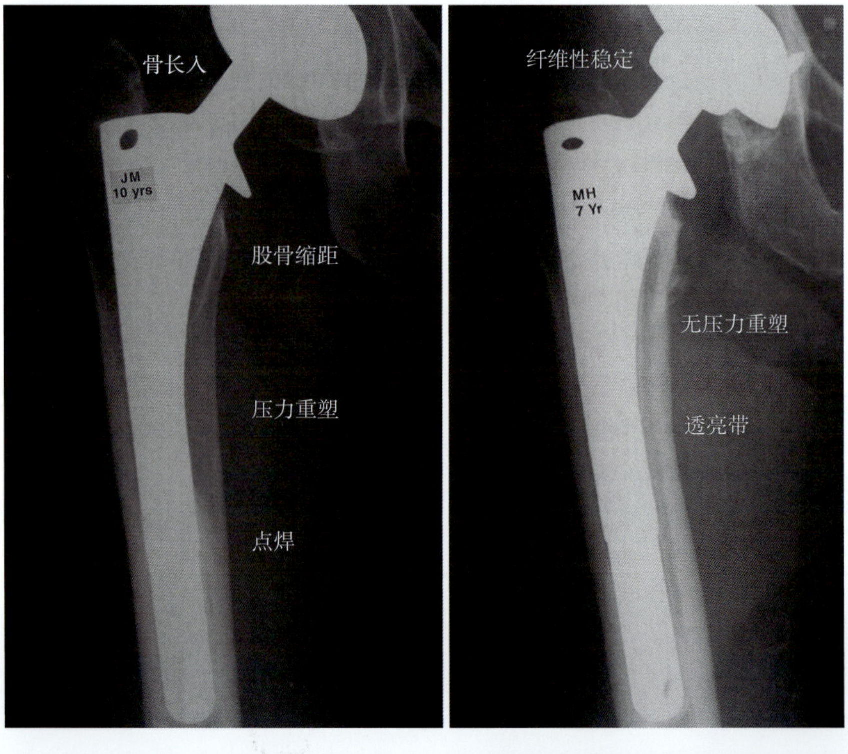

• **图 66.8** 骨长入和纤维稳定的柄。骨长入固定良好柄的迹象包括在多孔涂层终末端与骨内膜之间的点焊、股骨距缩、没有移位（左）。骨长入失败的迹象包括与多动涂层相邻间的广泛透亮带、柄移位，以及柄远端出现底座（右）

度 [21,25,26]。McAuley 和同事在研究广泛多孔涂层假体相关问题时，报告了 12% 的大腿疼痛发生率，同时也注意到只有 3% 的患者大腿疼痛会限制活动 [25]。另外，在近端涂层的假体中也出现了大腿疼痛 [31,32]。一项对 1415 例广泛多孔涂层股骨假体的研究评估了功能结果与假体直径的关系 [21]。在假体直径最小的患者中有 3.6% 的患者出现限制活动的大腿疼痛，在假体最大直径（18～21 mm）的患者中有 2.5% 的患者出现限制活动的大腿疼痛。研究结论是，与直径较小的假体相比，直径较大的广泛多孔涂层股骨假体患者不太可能会出现翻修、松动或限制活动的大腿疼痛的问题。

并发症

插入广泛多孔涂层的柄，就像其他擦压配的非骨水泥型柄一样，可能会发生股骨骨折，必须加以处理。在选择假体尺寸时，外科医生必须在小一号（可能导致假体松动）和大一号（可能导致股骨插入性骨折）之间平衡，以获得更坚强的固定。

1989 年的一项研究回顾了在插入广泛多孔涂层柄时造成股骨骨折的类型和治疗方法 [33]。在 1977—1986 年进行的 1318 例髋关节置换手术中，报告了 39 例（3%）插入骨折 [26]。研究发现，骨折在女性中更为常见，随着手术技术和器械的改进，骨折的发生率随着时间的推移而减少。只有一半的骨折是在术中发现的。近端骨折比远端骨折少见，且更容易在术中发现。当术中发现插入性骨折时，通过额外的加压和扭转实验来测试假体的稳定性，包括髋关节复位和脱位以及活动范围内的彻底检查。如果假体稳定，不完全的近端骨折采用保护性负重治疗；有移位的近端骨折用环扎钢丝治疗。近端骨折合并假体不稳定的采用较长且直径稍大的广泛多孔涂层假体治疗，以确保牢固的远端固定。

最常见的远端骨折是无移位的皮质裂纹骨折，通常在术后 X 线片上发现，仅在单一体位的片子上可见，且不累及后方股骨皮质（图 66.9）。如果柄在每次敲击时推进 0.5～1 mm 的情况下突然进入了 2 mm 或以上，外科医生则应在术中怀疑这种骨折的发生。它可以进行保护性负重治疗而不影响长期的固定效果。移位的远端骨折采用切开复位和使用钢缆螺钉钢板内固定，如果柄稳定，则保留股骨假体。如果骨折移位并且柄不稳定，应该使用更长的、广泛多孔涂层柄跨过骨折端。

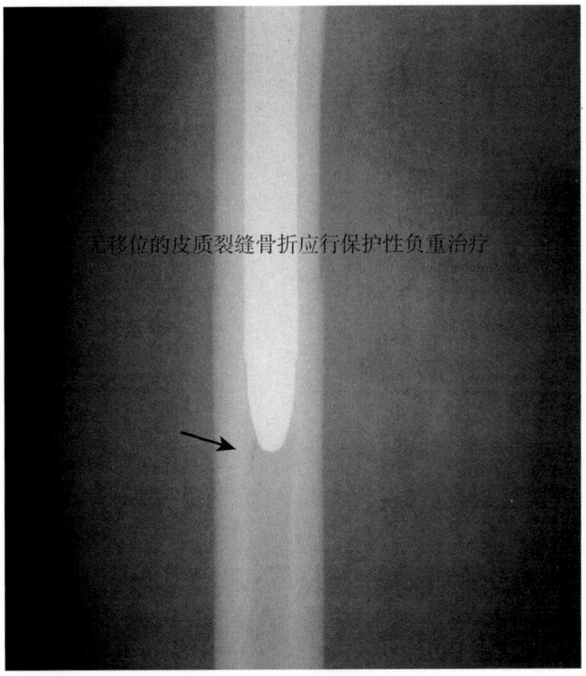

• **图 66.9**　最常见的远端骨折是无移位的皮质裂纹骨折（箭头），通常在术后 X 线片上发现

在长期随访中，应用广泛多孔涂层柄可以发生大转子骨折合并股骨近端骨溶解。Claus 等 [34] 报道在平均随访 12.2 年的情况下，这类骨折的发病率为 4.3%（9/208 髋）。虽然这些骨折可以通过手术治疗，但对于移位小的患者，作者倾向于最初采用有限负重 4～6 周的保守治疗。一旦症状缓解，建议患者考虑更换球头和内衬。

有时由于疼痛、柄折断或感染，需要移除全涂层柄。在 1992 年对该技术进行了描述 [33]。重点在于获取一系列 X 线片，以确定要取出的柄是稳定的还是松动的。有移位现象的松动柄很容易取出。稳定的柄可以用金属切割钻通过骨窗将柄在近端三角形部分和远端圆柱部之间切开，或通过大转子延长滑移截骨术来移除（图 66.10）。如果不使用转子间延长滑移截骨术，假体与近端干骺端的骨界面可以用薄骨凿分开。因为近端内侧骨长入在这种设计的假体中很常见，所以有必要用高速钻头去除柄的颈领以进入这一区域。这一困难可以通过转子间延长滑移截骨术和使用线锯分离内侧骨 - 假体界面来克服。使用与假体直径相匹配的环钻去除远端的圆柱状部分。环钻必须经常冲洗，以防止过热导致骨坏死。此外，环钻使用过程中会变钝，因此，一个病例通常需要准备几个直径相同的环钻。如果要植入新的假体，外科医生应考虑跨过环钻处理过的区域，从而在假体取出时避免因股骨切

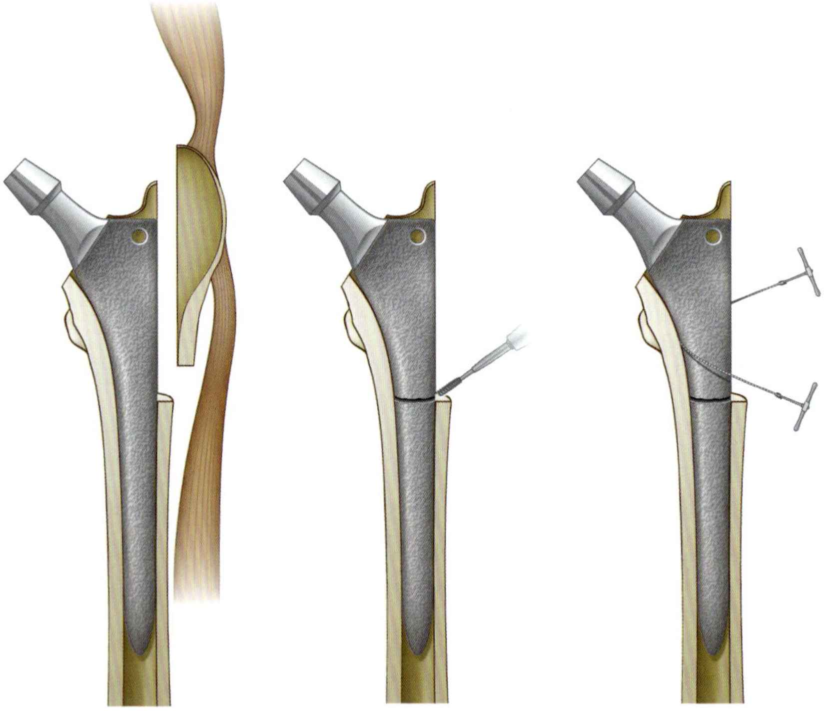

• **图 66.10** 取骨长入的柄是一个多步骤的过程。首先，建立骨窗或行大转子延长滑移截骨术。接下来，在所述柄的近端三角形部分和所述柄的远端圆柱形部分之间使用金属切割钻对所述柄进行切割。对于这种设计的假体来说，近端内侧骨长入很常见，因此需要用高速钻取出假体颈领以进入该区域。线锯可用于分离骨与假体界面。最后，使用与假体直径相匹配的环钻取出柄的圆柱形远端部分

迹或热坏死导致的骨折[35]。

目前的争议和未来的展望

在使用圆柱形多孔涂层柄 20 年后，出现了一些问题：

- 近端骨吸收是否是导致假体断裂或转子骨折的原因？
- 多孔涂层是否会脱落，导致松动？
- 与远端固定设计的假体相比，近端涂层的假体多长时间会达到远端固定？
- 当它们确实被远端固定时，是否会导致大腿疼痛或转子骨折？
- 远端固定的近端涂层锥形柄是否比圆柱形柄更容易取出？

（参考文献参见书末二维码）

第 67 章

刀锋形双边非骨水泥型锥形股骨假体

BEAU J. KILDOW, MICHAEL P. BOLOGNESI
（李冬松 译　刘建国 审校）

关 键 点

- 非骨水泥型锥形股骨假体在初次全髋关节置换术（THA）中显示出可预测和持久的效果。
- 目前市场上各种锥形非骨水泥型假体的固有设计和推荐的手术技术有细微差别。
- 这些植入物似乎在很大程度上解决了与其他非骨水泥型股骨假体设计相关的并发症（大腿疼痛、应力遮挡和无菌性松动）。

尽管骨水泥型股骨柄已经普及且总体效果令人满意，但在 20 世纪 80 年代初，关于骨水泥技术、骨溶解和无菌性松动的问题开始浮出水面，特别是在年轻患者群体中[5-9]。因此，应用范式开始转向非骨水泥柄的设计和使用。今天，在美国，60%～90% 的全髋关节是非骨水泥型的[10-12]。根据设计，非骨水泥型股骨柄被经典地分为三大类：圆柱形或直形、解剖形和锥形。

圆柱形设计的原型是解剖型髓内锁定柄（Depuy，Warsaw，IN）。解剖型髓内锁定柄设计于 1977 年，是 1983 年在美国首次批准植入的一类非骨水泥型柄。这种全涂层圆柱形钴铬（Co-Cr）合金柄是通过股骨扩髓和磨锉准备后骨干固定的假体。柄的圆柱形骨干部分被设计成比最终的扩髓器大 0.5 mm，以最大限度地增加与骨内膜的接触和提高骨长入的能力[13]。这些柄的长期效果非常好[14-19]。据报道，第一代柄的平均 15 年的存活率为 99%，平均 22 年的存活率为 98.3%[17]，第二代柄的平均 11.4 年的存活率为 100%。在小于 50 岁的患者中，解剖型髓内锁定柄的平均 8.3 年存活率为 99%[19]，平均 8.6 年存活率为 99.1%[18]，平均 15 年存活率为 96.1%[16]。尽管有很好的生存率，但这些柄也与大腿疼痛和骨溶解有关。广泛涂层圆柱形柄似乎是一种优势，因为它具有更大的表面积用于骨整合和远端固定以抵抗扭力[13,21,22]。然而，这种涂层导致近端广泛的应力遮挡和潜在的假体松动[23]。远端的坚强固定和显著的骨 - 金属弹性模块不匹配被认为导致高达 17% 的患者大腿疼痛的原因[14、15、22]。这些顾虑使外科医生应用和设计了其他非骨水泥型假体。

非骨水泥型解剖柄的设计是为了匹配股骨的解剖干骺端轮廓，带有股骨转子间后弓和远端前弓[24]。与圆柱形设计不同的是，解剖柄近端涂层以实现干骺端的固定。早期设计的并发症发生率高，特别是大腿疼痛和无菌性松动。据报道，大腿疼痛在 15 年时的并发症发生率为 13%，14 年时为 36%[25]，6 年时为 28%[27]，股骨假体失败率高达 23%[28]。大腿疼痛归因于柄尖明显的骨内膜接触。这一设计被进一步改进，通过加宽柄的近端使干骺端获得更大的固定，并在远端加上侧边以防止对骨内膜的刺激[29,30]。早期报告显示，在 5 年的随访中，无菌性松动率仅为 2%[29]。Kim 等[27]的最新研究显示，在平均 8.8 年的随访中，使用钛合金解剖柄没有骨溶解、翻修或大腿疼痛的发生。这些结果归功于有限的远端皮质接触和坚强的干骺端固定。

非骨水泥型锥形股骨柄的功能设计

成功的全髋关节置换术（THA）的主要目标是重建一个无痛的、生物力学稳定的、无短期或长期并发症的髋关节。股骨假体的稳定性是取得成功临床效果的主要因素之一。有许多变量最终影响股骨柄的稳定性，包括但不限于股骨自身解剖、外科技术、患者情况和假体设计。

由于柱状柄和解剖柄设计并发症的报道，人们的注意力已经转移到非骨水泥型锥形股骨柄的制造和使用上，特别是在美国[10]。一般来说，非骨水泥型锥形柄是近端涂层的。从力学上讲，它们的设计是为了达到三点固定，与近端后部、中段前部和远端后部的骨内膜接触[31]。作为三点固定的结果，植入物应该保持轴向和旋转的稳定性，允许载荷逐渐传递到股骨近端，并减少应力遮挡和潜在的大腿疼痛[31]。Khanuja 等[31]根据骨接触和柄固定的位置进一步将非骨水泥型植入物分为六类。根据此分类系统，一体化锥形柄可分为1型、2型和3A、3B和3C型[31]（表67.1）。1型柄是楔形的，在内侧到外侧的平面上只有一个锥形。2型柄采用双楔形或干骺端充填设计，在内外和前后平面均可完成固定。根据固定的几何形状和位置，3型柄可分为3个亚型。总体而言，这些柄在内外和前后平面逐渐变成锥形，固定在干骺端和骨干的交界处，而不像1型和2型的柄固定在干骺端[31]。

锥形假体的初始固定主要依赖于稳定的嵌入或将柄压配到干骺端，以最大限度减少假体与骨之间的微动。减少假体与骨之间的微动最终会导致更多的骨长入。Pilliar等[32]和Engh等[21]在犬类模型中发现，微动量超过150 μm时产生纤维长入。Jasty等[33]发现在微动量小于20 μm时几乎是完全的骨长入。纤维长入可能导致假体松动或下沉。除了足够的压配外，涂层类型也有助于骨长入和假体稳定。如前所述，非骨水泥型锥形柄近端有涂层，可用于干骺端固定。假体-骨整合一般有两种机制。当骨骼生长到粗糙表面上时，就会发生骨长上；骨长入指的是骨与多孔表面的交错整合[31]。大多数表面是金属基质，因为陶瓷和聚合物材料的机械强度有限[34]。一般而言，锥形柄是多孔涂层，允许骨长入。多孔表面的例子包括烧结珠、纤维网和多孔金属[31]。烧结珠由金属合金微球组成，使用极高温度将这些微球附着到假体材料的基质上，形成多孔表面；纤维网是编织的金属纤维相互连接再通过扩散黏合附着在假体上[35]。多孔金属，如金属骨小梁（Zimmer Biomet，Warsaw，IN），提供高达85%的孔隙率，与孔隙率接近50%的烧结珠和纤维网相比，具有更强的抗剪切能力[35,36]。喷砂和等离子喷涂是形成骨长上表面的两种方法。喷砂是通过喷涂加压的金属颗粒来产生纹理表面[37]。等离子喷涂假体的纹理是通过使用金属粉末与惰性离子氩气在加压下混合制成的[31]。一种常用的等离子喷涂材料是羟基磷灰石（HA）[38]。尽管所使用的涂层类型不同，非水泥锥形柄的总体目标是实现环向干骺端的骨整合，以防止应力遮挡和松动[31]。

除了假体的几何形状和近端涂层特性外，金属成分也可能影响临床结果。因为固有的生物相容性、机

表67.1　常用非骨水泥型锥形股骨柄分类

名称	生产厂家	结构	材料	方法
1型				
Taperloc	Zimmer-Biomet	近端等离子喷涂	Ti-6Al-4V	髓腔锉
Trilock	DePuy	60%近端：烧结珠	Co-Cr[a]	髓腔锉
Accolade TMZF	Stryker	近端等离子喷涂和HA涂层	beta titanium	髓腔锉
Accolade Ⅱ	Stryker	近端等离子喷涂和HA涂层	Ti-6Al-4V	髓腔锉
Klassic Blade	Total Joint Orthopaedics	近端多孔烧结珠	titanium alloy	髓腔锉
2型				
Summit	DePuy	近端多孔烧结珠有或没有HA涂层	Ti-6Al-4V	扩髓和髓腔锉
Corail	DePuy	全HA涂层	Ti-6Al-4V	髓腔锉
Synergy	Smith & Nephew	近端1/3：多孔烧结珠 远端：喷砂	Ti-6Al-4V	
3A型				
Mallory Head	Biomet	近端1/3：等离子喷涂 中1/3：喷砂	Ti-6Al-4V	扩髓和髓腔锉
3B型				
Wagner	Zimmer-Biomet	全涂层粗喷，8个纵槽	TiAlNb	圆椎形钻头
3C型				
Alloclassic/Zweymüller	Zimmer-Biomet	全喷砂涂层	Ti-6Al-7Nb	长方形髓腔锉

[a] 2000年后的钛。
Al，铝；Co，钴；Cr，铬；HA，羟基磷灰石；N，铌；Ti，钛；V，钒。

械性能和数十年的成功[39]，钴铬（Co-Cr）和钛合金是最常用的金属。当提到柄的制造时，这两种合金的主要区别在于弹性模量的不同。钛的弹性模量较低，更接近骨骼的弹性模量。Co-Cr 合金硬度的增加被认为是 THA 后大腿疼痛的原因之一[40,41]。在 Burkart 等的一项研究中[40]，钛 Mallory-Head 柄（Zimmer-Biomet）与 Co-Cr 多孔涂层解剖柄（Howmedica，Rutherford，NJ）相比，大腿疼痛较少（2 年时分别为 3% vs. 23%）。然而，关于弹性模量不匹配和大腿疼痛的观点存在争议[42,43]。Lavenia 等[42]对使用不同金属成分的 Trilock（Deputy）单锥形楔形柄的 241 例初次 THA 进行了前瞻性评估。2000 年前，该柄是用钴铬钼（Co-Cr-Mo）制造的。同一设计的钛金属柄是在 2000 年被引进的。他们得出结论，在控制了包括年龄、骨质量、骨形态和柄尺寸在内的所有变量后，两组患者的大腿疼痛没有差异。然而，大腿疼痛确实与较大尺寸的柄有关系[42]。在一项对 423 例 Trilock 假体（DePuy）进行的前瞻性随机研究中，再次手术和 Harris 髋关节评分在接受钛柄的患者中显著更好。钴铬合金柄的大腿疼痛发生率是前者 2 倍[44]。由于对弹性模量不匹配的持续争议，目前设计的大多数非骨水泥型锥形柄都是由钛合金制成的。

一般来说，可以根据 Dorr 分型对近端股骨解剖形态进行分类[45]。Dorr A 型股骨可以描述为香槟杯型，有较厚的近端股骨皮质，骨骺端髓腔向骨干方向呈锥形[45]。锥形股骨柄的设计是为了完全匹配这类股骨的干骺端，这在年轻、活跃的患者群体中很常见，并取得了巨大的成功[46-49]。然而，已有 Dorr A 型股骨患者因假体与远端骨干接触并下沉而导致干骺端固定失败的报道。Dorr B 型股骨为漏斗型，干骺端髓腔向远端逐渐呈锥形。就像 Dorr A 型股骨一样，从理论上讲，锥形股骨柄设计可以最大限度地固定干骺端。McLaughlin 等[52]在 282 例使用 Taperloc（Zimmer Biomet）柄的 Dorr A、B 型股骨中，因无菌性松动只翻修了一例病例（图 67.1）。在没有翻修的假体中，98% 获得了完全的骨长入，1% 获得了稳定的纤维长入，1% 被认为是放射学松动[52]。类似地，Issa 等[49]报告了在 Dorr A 和 B 型股骨患者中使用 Omnifit HA（Stryker，Mahwah，NJ）非骨水泥型锥形柄，平均随访 8 年的假体生存率为 98%，临床结果良好。[49] Dorr C 型股骨呈烟囱状，股骨皮质较薄，干骺端连接处呈非锥形，这在老年骨质疏松患者中很常见[45]。从概念上讲，锥形股骨柄设计不符合这种类型股骨形态的轮廓，并且在历史上一直不被提倡[53,54]。Cooper 等[50]指出，在髓腔宽的患者中，容易导致骨整合失败的最重要的因素是锥形股骨柄的中远端需要充填空间过大。此外，锥形柄被证明具有更高的翻修风险[55]，并且是假体周围骨折的独立危险因素[56]。然而，尽管柄 - 骨轮廓不匹配，但是越来越多的证据支持在 Dorr C 型股骨的患者中使用非骨水泥型锥形柄，与 Dorr A 型和 B 型股骨相比，其无菌性松动、翻修和骨折发生率相似[10,52,57-59]。

刀锋形平行双边假体的设计理念

刀锋形或锥形 - 楔形假体的设计目的是：①获得坚固的初始固定；②通过充分髓腔填充，获得渐进的近端固定，以防止应力遮挡、大腿疼痛和假体松动；③仅使用髓腔锉对股骨进行准备来保存骨量并缩短手术时间；④在微创或肌肉保护入路中可重复使用且相对容易。与所有非骨水泥型锥形股骨柄一样，刀锋形平行双边柄是近端涂层，并通过三点皮质接触获得初始稳定性，如非骨水泥型锥形股骨柄的功能设计部分中（图 67.2）所述。然而，假体仅在内侧 - 外侧平面内呈锥形，这导致其在干骺端内与内膜骨的内外侧接触。这种冠状面的锥形可以将应力逐渐加载到近端干骺端，以避免应力遮挡。从横截面上看，刀锋的形状是盘状直角形的。当嵌入骨时，矩形刀锋会楔入椭圆形的股骨髓腔。髓腔的环状应力允许初始的安全压配，并最大限度地减少假体和骨之间的微动。一旦打

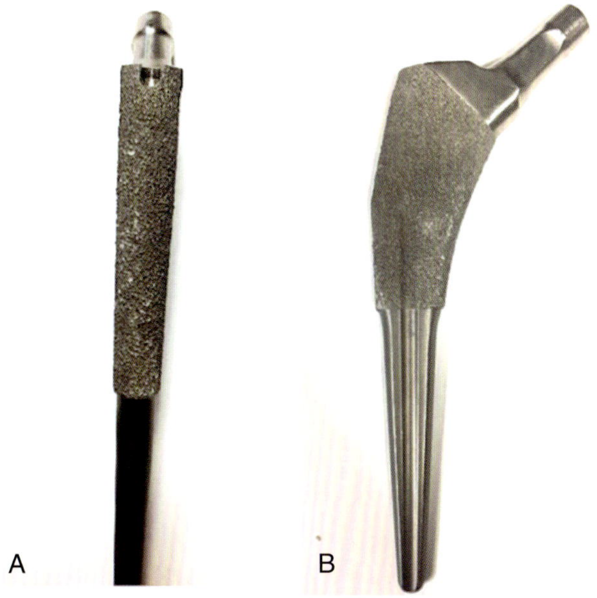

• **图 67.1**　锥形楔形 Taper-loc 柄（Zimmer-Biomet，Warsaw，IN）的（A）矢状面和（B）冠状面

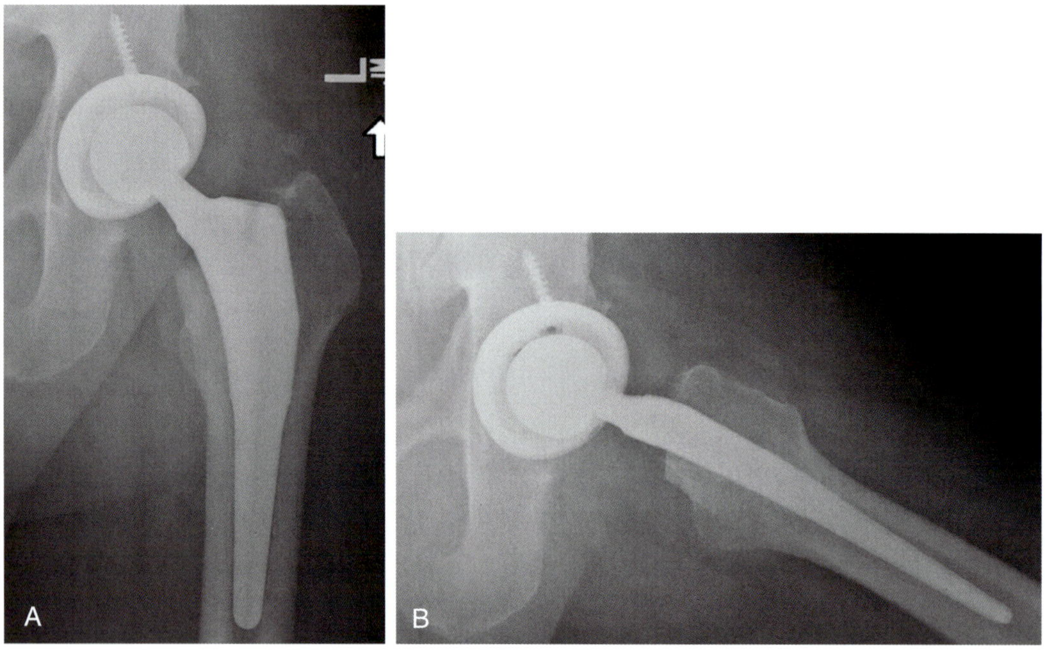

• **图 67.2** （A）植入 TaperLoc 柄的前后位和（B）侧位片显示内外侧皮质接触和 3 点接触

入到椭圆形的髓腔内，这种刀锋形状的几何形状就可建立坚固的旋转稳定性（图 67.3）。仅使用髓腔锉系统完成股骨的准备，这不仅节省了术中手术时间，而且在直扩髓器受限的微创技术中也能进入股骨。

在过去的几年里，已经出现了一些虽然相似但不相同的刀锋形柄。大多数非骨水泥型锥形 - 楔形柄是根据 1977 年首次使用的 Mueller 直柄（Zimmer-Biomet）设计而来的 [60]。这种柄是扁平的，在矢状面上两边平行，内外侧呈锥形，无论柄的大小如何，内侧曲率都是恒定的。由于该柄是骨水泥型，稳定性是由骨水泥提供的，所以在限制远端皮质接触的同时，压配并不是优先考虑的问题 [60]。因此，对非骨水泥的设计进行了改进，以增强近端固定的稳定性同时保证足够的髓腔填充并限制初始远端接触。最常报道的柄是 Tperloc（Zimmer-Biomet）。这种柄是在 1982 年推出的，带有一个扁平的 3° 冠状锥度，远端轮廓缩减有助于与远端髓腔匹配 [61]。Trilock（DePuy）是一种具有类似设计的扁平锥形 - 楔形柄，最初是用 Co-Cr 合金制造的，在 2000 年完全相同的设计采用了钛合金制造 [62]。该柄最初是在 1981 年引入的，是美国使用的第一个刀锋形植入物。这种柄已经演化成包括一个缩小的外侧肩，为了在微创手术中提高植入的友好性，同时，采用钛制成的专利性近端涂层，称为 Gription（DePuy）[63]。最近，针对更年轻、更活跃的患者群体，对刀锋形柄进行了更新的改进。根据 Kurtz 等 [64] 的研究，年轻患者群体对 THA 的需求明显增加。在美国进行的所有 THA 中，超过 50% 的患者年龄在 65 岁以下 [64]。此外，在过去的 10 年里，人们对围绕微创手术、保留肌肉入路（如直接前入路等）方法的兴趣激增 [65]。这种转变导致了创造更短、更细的股骨柄设计的想法 [60,65]。Acolade Ⅱ（Stryker）柄迎合了当前的趋势，是基于早期 Accolade TMZF 柄的锥形 - 楔形设计。Accolade TMZF 柄，像许多锥形 - 楔形设计一样，具有恒定的内侧曲率，只是随着柄尺寸的增加，外侧部分随之增大。Acolade Ⅱ 在增大柄尺寸的同时增大了曲率半径，缩短了 15 mm，并在远端外侧靠皮质处对柄进行了缩减，以减少微创入路的插入路径 [60]。Acolade Ⅱ 设计中的一个关键概念是不同的内侧曲率，以适应不同的骨形态，特别是在 Dorr A 型股骨近端的患者 [60,66]。这种设计对扁平锥形 - 楔形柄至关重要，因为固定依赖于内 - 外侧皮质接触。刀锋形柄的一个缺点是由于扁平的二维设计而不能做到完全的髓腔填充。不完全的髓腔充填常与假体体松动 [67] 和大腿疼痛有关 [68]。制造一种能改善髓腔充填的假体也可能增加获得初期远端固定的风险，特别是在 Dorr A 型股骨中，这已被证明会导致骨整合的失败 [50]。Faizan 等 [60] 使用 CT 来评估髓腔压配和锥度接触时注意到，使用 Accolade TMZF 柄时有 17% 的柄的远端与皮质骨有接触，其中 40～60 岁的男性占 28%。柄远端有接触的仅占全部的 3%，在

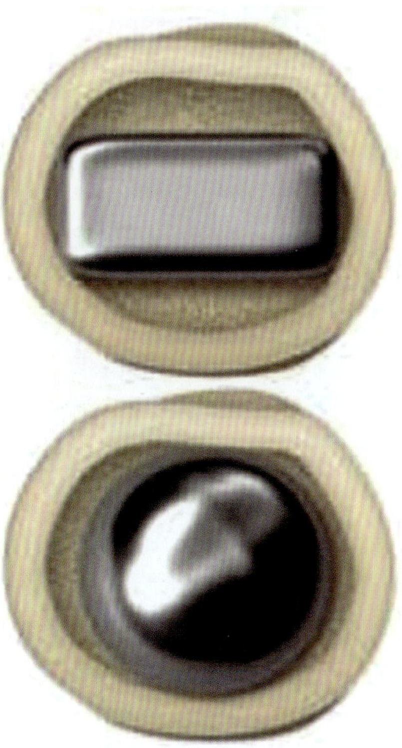

• **图 67.3** （上图）椎形 - 楔形柄嵌塞入干骺端髓腔，显示出对旋转力的稳定抵抗力。（下图）一种圆柱形的柄，依靠骨内的擦压配和涂层表面来抵抗旋转力

40～60 岁的男性中仅占 1%[60]。在一项有限元分析和假骨研究中，与 Acolade TMZF 设计相比，Acolade Ⅱ具有更强的稳定性和更少的微动 [60]。Issa 等 [69] 对两种设计的压配性和充填性进行了前瞻性分析，发现 Accolade Ⅱ柄具有更好的压配性和中远端充填性。虽然这些新的第二代锥形 - 楔形柄的数据有限，但由于微创入路的易置性以及理论上在年轻 Dorr A 型股骨患者中更好的压配性、充填性和稳定性，对这类柄使用的兴趣与应用的广泛性有所增加。

手术指征和技术

了解使用刀锋形假体的适应证，对于获得稳定的固定和获得令人满意的临床结果都是至关重要的。在我们中心，我们一般不考虑在严重髋关节发育不良、骨病（如 Paget 病）或翻修病例中使用刀锋形假体。根据近端骨质和骨量，对于 Dorr A 型和 C 型股骨的患者，可以考虑使用刀锋形假体。

为避免潜在的术中并发症，建议在 THA 前使用模板测量。利用带有外部放大标记的标准骨盆正位 X 线片和手术髋关节的侧位片测量柄的大小、长度、偏心距和近端的股骨颈截骨。诸如 Trauma Cad（Brainlab，Munich，德国）之类的数字软件程序可以准确地进行模板测量 [70]。通过测量从连接放射片泪点下部的水平线到连接大转子或小转子尖端下方的水平线的距离，可以测量腿的长度。可以使用连接坐骨结节下部的水平线来代替泪点处的连线。接下来，放置一个髋臼杯模板，使内侧缘位于髂坐骨线上，而下缘位于闭孔上缘的水平，外展 40°[71]。使用精确的锥形 - 楔形数字模型柄来确定尺寸。最重要的是选择一个能与干骺端内侧和外侧皮质充分接触的尺寸。偏心距的恢复对于防止聚乙烯磨损和通过适当的外展肌力量来防止潜在的不稳定性也是至关重要的 [72]。为了测量偏心距，在对侧髋关节上测量从股骨头中心到大转子尖端的距离。这个测量的距离之后被用来作为从髋臼杯旋转中心到手术侧大转子尖端的距离的模板。通过改变颈部角度、头部大小和（或）柄尺寸来进行调整，以获得足够的长度并恢复偏心距。在此期间，测量从小转子的上部到柄近端边缘水平的距离来确定颈部截骨平面。这一距离通常在 1 cm 左右；但是，如果原始颈部较短或内翻，则可以缩短此距离（图 67.4）。

虽然锥形、刀锋形股骨柄可以通过任何入路很容易地插入，但我们喜欢使用后入路。在充分的软组织松解后，髋关节脱位，颈部按模板测量的大致水截骨。带有试模内衬的髋臼假体按照模板位置放置。对于股骨髓腔的准备，手术侧下肢外旋使膝关节的髁部与地面平行。放置股骨撬拨牵开器以便充分显露股骨髓腔。然后使用盒式骨刀清除任何残留的股骨颈皮质骨。接着依次磨锉股骨，以前倾 10°～15° 的角度从髓腔的后外侧开始。在这个过程中，髓腔锉在外侧皮质上多次进出以防止柄内翻。重要的是保持每个髓腔锉都在同一方向，以防止位置不良。逐渐增大髓腔锉的尺寸，直到在打入过程中音调发生变化。当感觉髓腔锉牢固时，必须使用手柄施加扭力以测试髓腔锉的稳定性。如果这个动作带动腿的旋转而在锉和骨之间没有任何大体的活动，则说明达到了充分的压配和骨接触。最后髓腔锉的尺寸应接近模板测量的大小。如果最后的髓腔锉位于颈部截骨近端几毫米以上，髓腔可能需要向外侧进一步扩髓。一旦令人满意的最后一个髓腔锉被良好地打入到股骨髓腔内，就可以使用平台锉来确保颈部截骨面与髓腔锉近端保持在同一水平。按模板测量尺寸选择股骨头试模和股骨颈，复位髋关节。当双膝关节叠防时，通过比较双侧足底的水平位置可以粗略测量腿长。通过屈髋 90° 并内旋髋关节来检查稳定性。如果髋关节可以内旋 60° 且没有撞

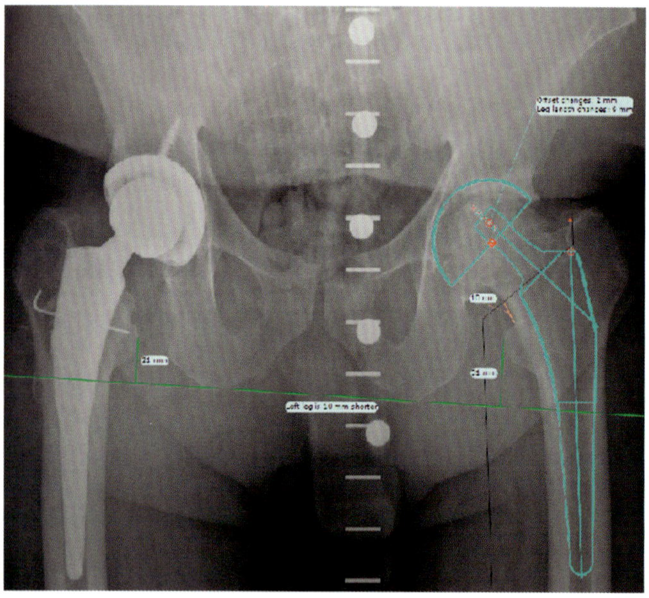

• **图 67.4** 左侧髋关节使用 TraumaCad（BrainLab，Munich，Germany）测量 Tperloc 柄（Zimmer-Biomet，Warsaw，IN），在右侧髋关节已经植入 Taperloc 柄

击，则髋关节在屈曲状态下是稳定的。当髋关节伸展约 10° 时，如果最大外旋没有受到撞击，则髋关节在伸展位是稳定的。术中 X 线片用于确认长度和偏心距的恢复，以及确定合适的磨锉位置和大小。如上所述，重要的是确认干骺端有足够的内侧和外侧皮质接触。如果假体的大小和位置令人满意，最终的假体便可以打入到股骨颈的截骨水平。

术后，我们允许患者在采取髋关节后方预防保护措施时完全负重。尽管有证据表明 THA 后立即完全负重时发生了假体下沉 [73]，但没有证据表明失败、松动或更糟糕的临床结果会增加，特别是在本方案下的锥形 - 楔形假体 [74-76]。

结果和并发症

刀锋形或锥形 - 楔形设计的柄具有出色的成功率和存活率（表 67.2）[10,52,61-63,66,77-90]。Tperloc 柄作为最广泛使用的锥形 - 楔形柄之一，有很好的中期和后期结果。Parvizi 等 [79] 报道，在平均 11 年的随访中，180 例髋关节中只有 1 例股骨翻修，Kaplan-Meier 存活率为 99.1%。该系列患者合并 3 例术中股骨距骨折和相关的大腿疼痛（2.8%）[79]。McLaughlin 和 Lee[77] 报道当采用股骨翻修为终点时，Taperloc 柄无菌性松动率小于 1%，22 年 Kaplan-Meier 存活率为 87%。一项 145 例髋的研究中包括 1 例术中股骨距骨折，有 3% 的患者出现相关大腿疼痛 [77]。使用 Co-Cr 合金和近端由烧结珠涂层构成的相似设计，Trilock（DePuy）柄也具有良好的存活率。中期存活率在 95.0%～98.5%[63,81,83]，大腿疼痛高达 6%[81]。2000 年以后，Trilock 柄采用钛合金制造。Healy 等 [44] 对 Co-Cr 合成的 199 例髋与钛合成的 191 例髋进行了比较。两组在性别、年龄、体重、术前视觉模拟疼痛评分、Harris 髋关节评分、Dorr 分级等方面均无差异。他们报告了总体柄存活率为 99.5%，两组之间没有显著差异。大腿疼痛在 Co-Cr 组更常见（7% vs. 3%），但差异不明显（$P = 0.077$）。Harris 髋关节评分在钛组中明显改善（87 vs. 83）（$P = 0.029$）。Purtill 等 [80] 比较了 Taperloc 和 Trilock 股骨柄的结果，平均随访 11 年和 15 年。在 123 例 Taperlock 柄中，只有一个股骨柄因髋臼杯松动导致股骨骨溶解而翻修，存活率为 99%。没有放射学证据显示存在无菌性松动或围术期骨折，大腿疼痛报道为 4%。对于接受 Trilock 股骨柄的患者队列，当以股骨假体翻修作为终点时，生存率为 100%。X 线片显示，4 例柄被认为是不稳定的，但不需要翻修。据报道，大腿疼痛的比率为 2%，没有围术期骨折。

另一个在文献中被广泛报道的刀锋形柄是 Accolade TMZF 和 Accolade Ⅱ（Stryker）。与其他类似设计的刀锋形柄一样，Accorade TMZF 已经显示出了出色的早中期结果，在平均随访时间长达 7.6 年的时间内，存活率为 97.4%～99.4%，股骨无菌性松动不到 1%。与以前一样，Acolade Ⅱ旨在适应不同的股骨近端形态，特别是在使用微创手术的年轻患者群体中 [66]。由于这种设计是市场上新推出的，因此关于结果的数据很少。Pierce 等 [62] 比较了 68 例使用 Accolade Ⅱ柄的髋和 136 例使用 Accolade TMZF 柄的髋，平均随访时间为 3.5 年 [62]。两组的存活率相似（99.2% vs. 98.4%）。虽然目前还不能获得长期的结果，但 Acolade Ⅱ似乎提供了与早期设计的扁平锥形 - 楔形柄相似的结果，具有更容易植入、更好的压配和填充的理论优势 [62]。

随着预期寿命的持续增长，预计到 2030 年，80 岁以上接受 THA 的人数约为 500 000 人 [92]。基于设计和股骨的准备方法，人们一直对刀锋形柄在老年 Dorr C 型股骨患者中的使用持怀疑态度。除了骨密度低和骨重建潜力降低外，老年患者（>80 岁）股骨近端的形态和刀锋形柄设计之间往往有更大的不匹配，特别是在矢状面 [54]。有大量报道表明，在 Dorr C 型股骨的老年患者中，股骨柄松动和围术期股骨骨折的

表 67.2　刀锋形股骨柄的总体结果

	特性	髋数	平均随访时间（年）	无菌性松动（%）[a]	存活率（%）[a]	大腿疼痛（%）	骨折（%）
Taperloc							
McLaughlin[77]，2008		145	22.0	<1.0	87.0	3.0	<1.0
Parvizi[79]，2004		180	11.0	<1.0	99.1	2.8	1.7
McLaughlin[88]，2010		145	24.5	0.7	99.0		0.7
Keisu[90]，2001	80～90 岁患者	123	5.0	0	100.0	4.0	0
Purtill[80]，2001	80～90 岁患者，类风湿关节炎	123	11.0	0	99.0	4.0	0
Trilock							
Burt[81]，1998		66	10.0	2.0	95.0	6.0	1.5
Sakalkale[63]，1999		60	11.5	0	95.0	1.4	0
Teloken[82]，2002		42	15.0	0	95.5	2.0	0
Marshall[83]，2004		129	11.6	0.8	98.5	2.3	0
Purtill[80]，2001	80～90 岁患者，类风湿关节炎	77	15.0	4.0	100.0	2.0	0
Healy[44]，2009		390	8.9	0.3	99.5	5.1	0.3
Accolade TMZF							
Caspar[84]，2011		158	7.6	0.6	97.4		0
Kolisek[86]，2013		936	7.0	0.3	99.3		
Lettich[87]，2007		700	4.4	0.6	99.4	0	0
Pierce[91]，2015		136	3.5	0	98.5		0
Pierce[91]，2015		194	5.0	0.5	99.4		1.0
Accolade Ⅱ							
Kolisek[66]，2016		202	2.0	0	99.5	0	0.5
Riley[89]，2016	80～90 岁患者	78	3.9	1.3	99.0	1.3	0
Pierce[91]，2015		68	3.5	0	99.2		1.5

[a] 以股骨干翻修为终点。

发生率增加[51,55,56,93,94]。因此，许多人建议避免在 80 岁及以上老人中使用非骨水泥型固定。在过去的 10 年中，越来越多的人使用了双锥形非骨水泥型柄，因为双锥形非骨水泥型柄具有更好的压配和填充潜力以及良好的存活率和较低的假体柄下沉[57]。然而，在 21 世纪初，越来越多的研究表明，在 80 岁以上的患者中使用刀锋形柄是安全且成功的[80,90]。目前，许多研究支持在 80 岁以上的患者中使用刀锋形柄[52,89,96]。McLaughlin 和 Lee[52] 报道，在对 Dorr C 型股骨使用 Taperloc 柄的平均 20 年随访中，没有出现股骨柄松动的病例，总存活率为 98%。Riley 等[89] 报道称，在使用 Accolade Ⅱ柄的患者队列中，平均 3.91 年的随访中股骨假体存活率为 99%。由于越来越多的证据表明刀锋形柄具有良好的存活率，因此目前这种柄又引起了人们的兴趣。

刀锋形双边柄也不是没有并发症。虽然在多项研究中，大腿疼痛、无菌性松动和应力遮挡的发生率较低[10,52,61-63,66,77-90]，但主要的并发症是术中股骨骨折（intraoperative femur fracture，IFF）。使用非骨水泥型非楔形股骨柄，IFF 的发生率据报道高达 6.4%[97-99]。

尽管使用环扎钢丝治疗 IFF 显示出令人满意的内固定稳定性和结果，但增加的成本、手术时间和未发现的骨折风险令人担忧 [97,100,101]。IFF 的风险因素包括使用微创入路、同侧髋关节既往手术、翻修手术、女性，以及使用非骨水泥型柄 [94,102]。将楔形假体柄压配入圆柱形股骨髓腔内，特别是在骨密度较低的患者。似乎是 IFF 的一个重要危险因素 [102-105]。Carli 等 [105] 进行的一项大型系统回顾发现，1 型或刀锋形股骨柄的总体 IFF 比例最高（1.48%），明显高于 2 型或压配填充柄（1.15%）（$P = 0.017$）[105]。尽管有一些证据表明在第二代设计中 IFF 的风险降低 [104]，但是在植入刀锋形股骨柄时应保持对 IFF 的高度警惕。

目前的争议和未来的展望

平行双边、刀锋形或锥形 - 楔形股骨柄已显示出获得持久近端固定的能力，并具有极好的长期存活率。此外，由于通过微创方法易于植入，这些柄继续变得越来越受欢迎。虽然不能完全摆脱与其他非骨水泥型假体类似的并发症，但如大腿疼痛、应力遮挡和无菌性松动的长期结果发生率相对较小。这些假体可以成功地应用于股骨近端形态各异的年轻和老年患者。在髓腔锉、平台锉和对假体柄进行最后的击打时应防止术中骨折的发生。需要进一步的长期研究来报告和比较第二代刀锋形柄和以前设计之间的差异。一些外科医生对使用较短的干骺端股骨柄很感兴趣，但这些柄的有效性和耐用性还需要进一步评估。

（参考文献参见书末二维码）

第 68 章

单锥形 / 双锥形 / 圆锥形的非骨水泥型股骨假体

MICHAEL D. STEFL, DANIEL A. OAKES

（李冬松　孙立辉　译　刘建国　审校）

关键点

- 单锥形柄在内侧 / 外侧平面呈锥形，但在前后位平面呈扁平形，在侧位 X 线片上呈矩形。
- 双锥形柄保持内侧 / 外侧平面锥度设计，但在前后位平面上也是锥形。
- 圆锥形柄在原有柄设计的基础上进行了发展，在内侧 / 外侧和前后位平面上都保持几何锥形，在轴向平面上增加了圆锥度。
- 一般情况下，近端涂层锥形柄实现稳定固定率高。
- 骨长上柄实现稳定固定率也很高。然而，涉及股骨颈组配的混合金属柄（如钴铬颈和钛柄）有极高的失败率。

全髋关节置换术（THA）是一种非常成功且重复性很强的外科手术操作。骨水泥型和非骨水泥型股骨柄的可靠固定已在多个注册中心得到证实。虽然最初柄的设计是骨水泥型的，但由于聚乙烯诱导的骨溶解导致的失败，引发了人们对可靠的非骨水泥型固定的研究。在过去的 30 年里，特别是在北美地区，非骨水泥型股骨固定的临床应用明显增加。这项技术减少了对骨水泥的需求，从而减少了潜在的失败界面（骨 - 水泥和骨水泥 - 假体与骨 - 假体界面）。这种生物固定是可取的，特别是在较年轻的患者中，因为它是一种不断发展的、有活力的固定方法，即使经过长期随访，它似乎也非常可靠。这种可重复的技术使工作流程更加精简。许多当前的设计通过骨长入到多孔金属涂层中或在无孔粗糙涂层表面的骨长上获得可靠的生物固定。

根据非骨水泥型固定的不同理念出现了不同的设计风格。直柄假体的设计主要是为了更大的骨干压配，通常以骨干扩髓和近端磨锉相结合的方式植入。虽然在各种股骨上可以获得可重复性的结果，但术中骨干骨折是一种风险，而且已经出现了长期的近端应力遮挡。解剖柄假体的设计在矢状面上有一条曲线与股骨弓相匹配。这些假体柄设计的准备和植入可能要求更高。

近端接触的锥形柄在干骺端骨干交界处获得固定，并负载至股骨近端，以降低近端应力遮挡的风险。这类假体柄的设计有许多变化：单锥形 / 双锥形 / 圆锥形[1]、标准偏心距和加大偏心距、标准长度和短柄、羟基磷灰石（HA）涂层[2]和多孔涂层和表面喷砂，以及组配股骨。这些柄几何形状、涂层和基质材料的组合为外科医生提供了多种选择，以符合患者的解剖结构和患者需求。

锥形柄设计

Khanuja 等[1]对锥形柄几何形状进行了良好的分类，他们的分类如下。他们将干骺端固定柄定义为单锥形 / 双锥形 / 圆锥形。

单锥形柄在内侧 / 外侧平面呈锥形，但在前后位平面是平坦的，在侧位 X 线片上显示为矩形。它们的目的是在内外平面上获得股骨近端皮质骨的固定，通常采用三点固定或楔形压配。单锥形柄通常只需要磨锉技术插入而不需要扩髓骨干。这种类型的柄包括 M/L Taper（捷迈公司，华沙，印第安纳州）、TriLock BPS（强生公司，华沙，印第安纳州）、Taperloc（邦美公司，华沙，印第安纳州）、Anthology（司乐辉公司，孟菲斯，田纳西州）和 Accolade/Accolade Ⅱ（豪美迪克公司，卢瑟福，新泽西州）。

双锥形柄保留了内侧 / 外侧锥度设计，但在前后位平面也具有锥度，在侧位 X 线片上从较厚的近端过渡到较薄的远端。这是为了让他们在内侧 / 外侧平面和前后位平面上都能紧密地填充近端股骨距。双锥形柄的目的是在干骺端获得固定，但也可以与股骨干接触，这可能会增加旋转稳定性。由于这种可能的骨干接触，双锥形柄通常要在完成圆锥形的骨干扩髓和干骺端的磨锉后插入。这类柄包括 Summit（强生公司，华沙，印第安纳州）、Synergy（司乐辉公司，孟菲斯，田纳西州)、Omnifit-HA（史赛克豪美迪克公司，莫瓦市，新泽西州）和 Secur-Fit（史赛克公司，卡拉马祖，密歇根州）。圆锥形柄在原有柄设计的基础上改进，在内侧 / 外侧和前后位平面上保持几何锥度，在轴向平面上增加圆锥度。这在理论上是为了提供额外的旋转稳定性，并在更大的表面积上分配压力，在表面上减少了下沉。这种类型的柄包括 Mallory-Head（邦美公司，华沙，印第安纳州）。

骨长上柄是一种独特类型的柄，其中刀锋形柄植入后可以获得稳定压配，不同的表面结构类型促进骨长上。这类柄最常见的是 Zweymüller-Alloclassic（捷迈公司，华沙，印第安纳州）。

单锥形 / 双锥形柄的结果

设计用来获得干骺端固定的楔形或刀锋形柄在长期固定和存活率方面有很好的记录。Corail 柄（强生公司，华沙，印第安纳州）在 15 年的随访中显示有 97% 的存活率（图 68.1）[3]。据报道，带有激光蚀刻颈的非骨水泥型 Corail 柄有更高的假体颈部骨折的风险，在 10 年的随访中，这种假体失效的比率是 5.4%[4]。

Tperloc 柄是另一种有良好随访记录结果的柄。在一项至少 20 年的随访研究中，没有因为无菌性松动而翻修的柄，也没有柄存在影像学松动 [5]。同一作者的另一项研究表明，在肥胖患者的至少 18 年随访中，119 例柄中只有 1 例柄有影像学松动 [6]。多项其他中长期研究 [7-9] 也显示，在非感染性原因方面，存活率为 99%，英国关节注册系统显示，在大队列研究中，这些柄的 10 年存活率为 97.8%。

有关内侧 / 外侧锥形柄（捷迈公司，华沙，印第安纳州；图 68.2）的数据来自瑞典和英国的关节注册系统 [10,11]。柄随访时间长达 9.7 年，但平均只有 2.3 年，单纯无菌性松动导致的失败率为 0.12%。所有原因的总存活率为 98.4%[10]。

Accolade 柄最初有过度下沉的报告，在 5 年的随访中，有 5% 的患者有影像学松动 [12]。柄被重新设计为 Acolade Ⅱ，随后被证明改善了髓腔压配性能 [13]。早期报道中的第二代柄似乎有更好的固定特性，在 3.5 年的随访中没有影像学松动或翻修 [14]。

Omnifit-HA 柄有一层 HA 涂层，并在小范围内已用于 Dorr C 型股骨，平均 9 年的随访结果良好。在另一项研究中，10 年随访假体的存活率为 100%[16]。

另一个有良好结果记录的柄是 Tri-Lock BPS（图 68.3）。在 10 年的随访中，几项研究显示，影像学松动的发生率在 2%～5%[17-19]。在 15 年的随访中，另一项研究显示了 97% 的存活率 [20]。

Summit 柄（图 68.4）的中期和晚期随访结果显示，在无菌性松动方面，其存活率为 100%，并且无影像学松动表现 [21,22]。新西兰注册系统显示在 5 年随访中，包括所有原因在内的 Summit 柄存活率为 95.7%[23]。Synergy 柄也有很高的存活率，15 年的结果显示，它在无菌性松动方面的存活率为 99%[24]。在 10 年的随访中，Secure-Fit 未发现放射学上的松动 [25]。这些研究的结果汇总在表 68.1 和表 68.2 中。

圆锥形柄的结果

已发表的圆锥形柄 10 年以上的随访结果显示，

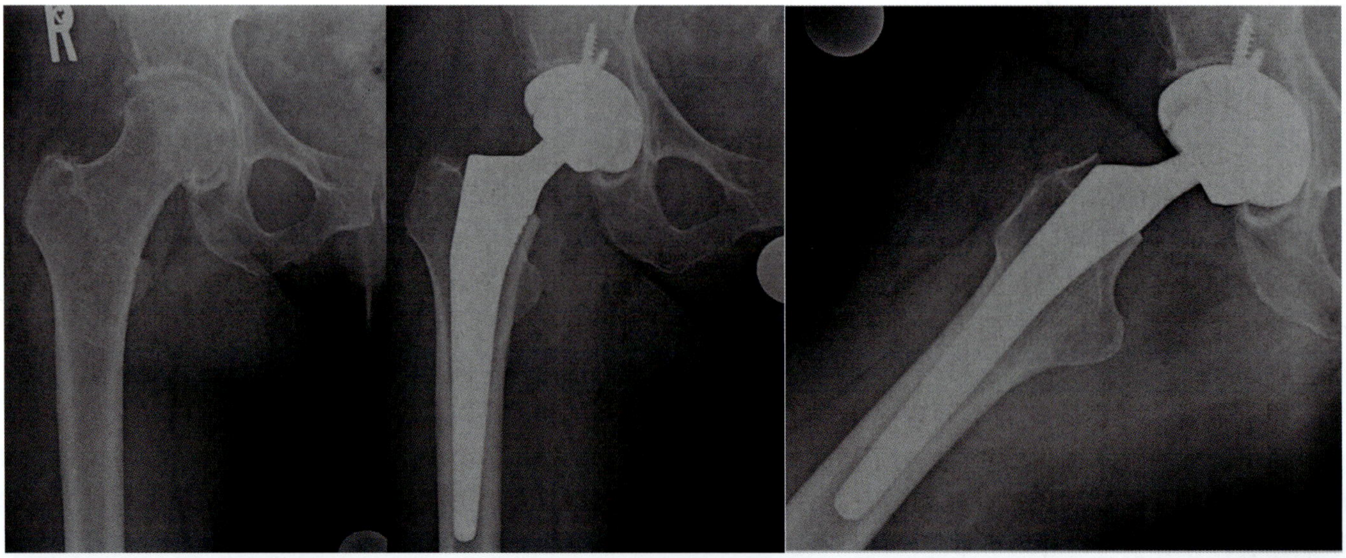

• **图 68.1** 使用 Corail 股骨柄（强生公司，华沙，印第安纳州）用于 THA。术前（左）和术后（中和右）的 X 线片

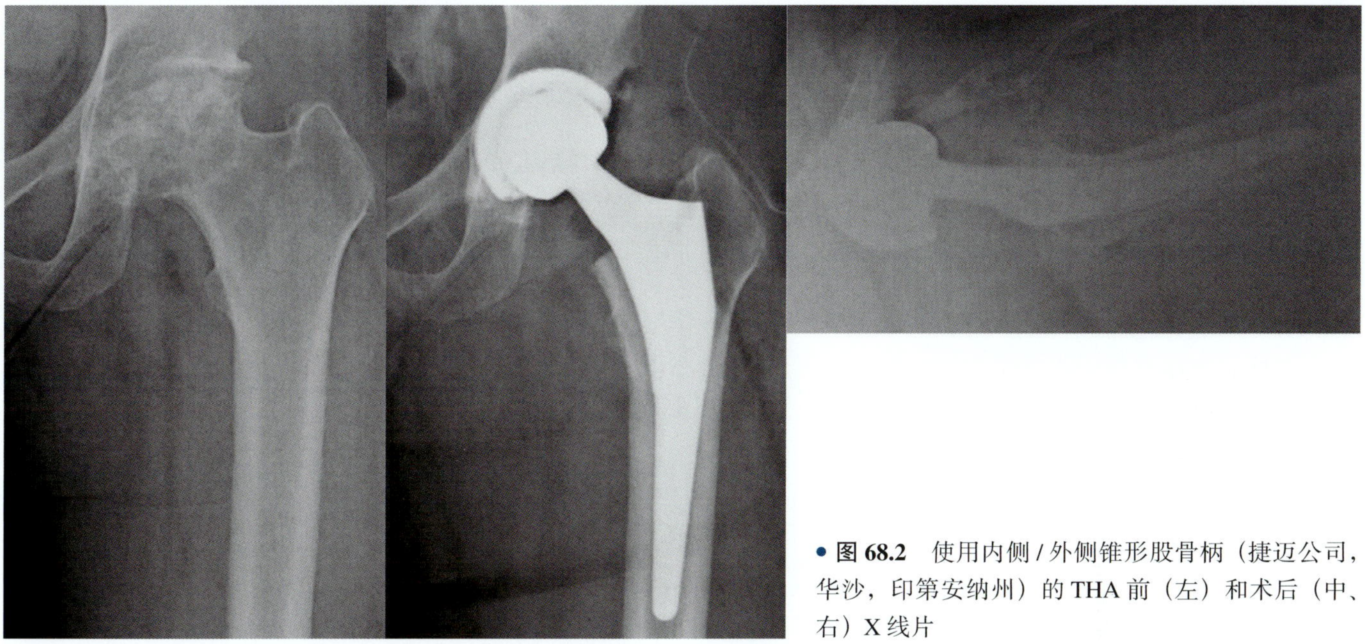

• **图 68.2**　使用内侧 / 外侧锥形股骨柄（捷迈公司，华沙，印第安纳州）的 THA 前（左）和术后（中、右）X 线片

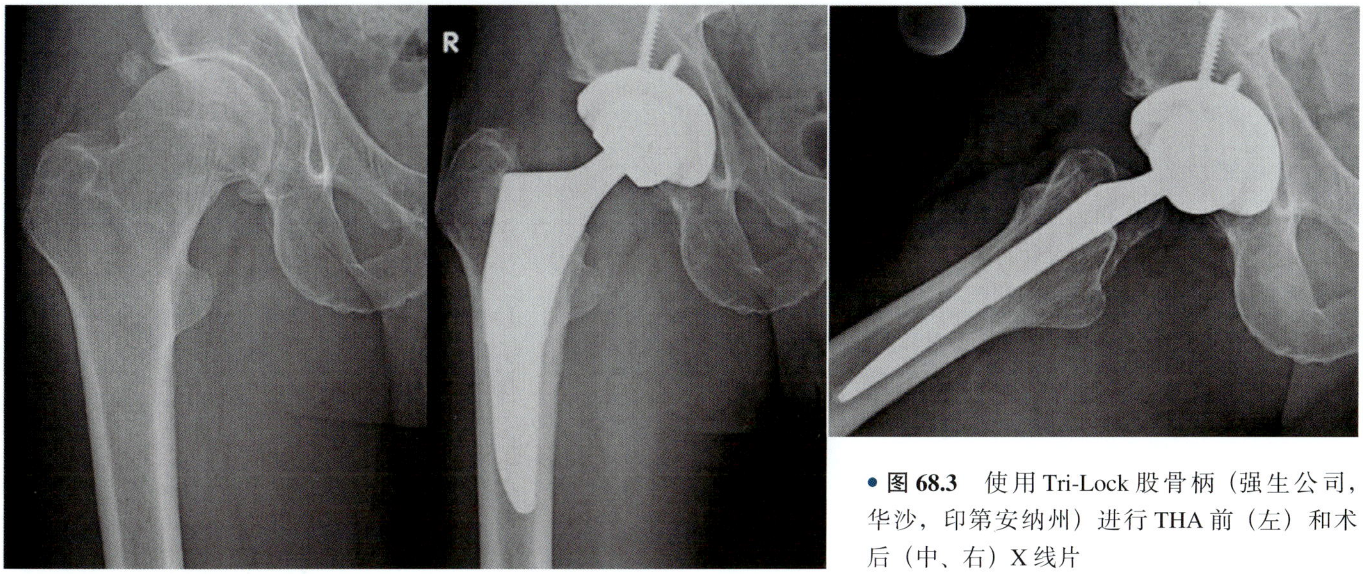

• **图 68.3**　使用 Tri-Lock 股骨柄（强生公司，华沙，印第安纳州）进行 THA 前（左）和术后（中、右）X 线片

该柄的总体存活率很高，Mallory-Head 柄在长期随访时显示出极好的存活率。其中一项研究 [26] 在 10 年时骨长入高达 93.4%，另一项研究 [27] 在 18 年时存活率高达 98.2%。这些结果总结在表 68.3 中。

骨长上柄的结果

骨长上刀锋形柄，如 Zweymüller-allassic（图 68.5），有很好的中期和长期效果，没有松动或需要翻修的情况。长达 15 年的随访研究表明，影像学或临床松动率约为 1%[28-33]。包括组配式股骨颈的其他类型骨长上柄的效果不佳。这些柄，包括 Rejuvenate（史赛克公司，卡拉马祖，密歇根州）和 Pro-Femur Z（瑞毅医疗公司，阿灵顿，田纳西州），都有早期失败率，并从市场上被淘汰 [34,35]。这些结果在表 68.4 中进行了总结。

来自国家关节注册系统的数据汇总在表 68.5 中。这些经常被描述为全原因翻修，这使得无菌性松动的原因很难确定。

目前的争议、柄的选择和未来的展望

总体而言，单锥形和双锥形假体的临床效果都很好。在许多患者中，任何类型的锥形柄都能提供极好的固定；因此，假体的选择取决于外科医生的偏好。然而，在一些患者中，因股骨的几何形状、骨畸形

表 68.1 选择的单锥形柄的结果

假体柄	作者	髋数	随访年限	临床存活率（%）（无菌性松动）
Corail	Hallan et al.[3]	5456	15	97
Corail	Merini et al.[4]	295	10	94.6
Taperloc	McLaughlin 和 Lee[5]	108	29	100
Taperloc	McLaughlin 和 Lee[6]	119	18～27	100
Taperloc	McLaughlin 和 Lee[9]	145	22	99.3
Taperloc	Parvizi et al.[7]	129	11	92.2
Taperloc	Mallory et al.[8]	312	8.7	99.7
M/L Taper	英格兰、威尔士和北爱尔兰国家联合注册系统[10]	5670	2.3	99.8
Accolade	White et al.[12]	81	5	97
Accolade Ⅱ	Pierce et al.[14]	68	3.5	100

表 68.2 选择的双锥形柄的结果

假体柄	作者	髋数	随访年限	临床存活率（%）（无菌性松动）
Omnifit-HA	Kelly et al.[15]	15	9	100
Omnifit-HA	Lee et al.[16]	96	10.3	100
Tri-Lock	Burt et al.[17]	74	10	98
Tri-Lock	Purtill et al.[19]	67	15	100
Tri-Lock	Sakalkale et al.[18]	71	11.5	100
Tri-Lock	Teloken et al.[20]	67	15	100
Summit	Carlson et al.[21]	100	10.2	100
Summit	Garcia-Cimbrelo et al.[22]	485	2.5～6	100
Synergy	De Martino et al.[24]	112	15	98.9
Secur-Fit	Incavo et al.[25]	105	6.7	100

表 68.3 选择的圆锥形柄的结果

假体柄	作者	髋数	随访年限	临床存活率（%）（无菌性松动）
Mallory-Head	Ellison et al.[27]	249	7.6	99.2
Mallory-Head	Park et al.[26]	76	10.1	98.6

或内固定物残留可能会影响柄的选择（图 68.6 和图 68.7）。强烈建议在选择特定的股骨假体之前，每一个病例都要仔细地进行模板测量。

尽管在柄设计、几何形状、涂层和冶金方面存在差异，但在初次 THA 中使用干骺端固定能够可靠地获得非常持久的固定。前面列出的所有类型的柄的耐用性都非常好。外科医生的偏好、对假体的熟悉程度和植入技术可能会继续在假体的选择中发挥重要作用。人们对使用短柄通过微创入路方便植入并保存股骨骨量很感兴趣。此外，还对假体设计进行了改进，以便于通过前入路植入。这些柄性能的中长期数据是必要的。要真正确定设计原理和单个假体之间的差异，可能需要大量的患者；这可能需要来自国家关节注册系统的数据。尽管如此，不同类型的近端固定的锥形假体已经取得了临床上的成功。

表 68.4 骨长上柄的结果

假体柄	作者	髋数	随访年限	临床存活率（%）（无菌性松动）
Zweymüller-Alloclassic	Garcia-Cimbrelo et al.[33]	124	11.3	100
Zweymüller-Alloclassic	Pospischill 和 Knahr[31]	103	14.4	100
Zweymüller-Alloclassic	Perka et al.[32]	93	9.3	100
Zweymüller-Alloclassic	Pietrzak et al.[28]	252	10	100
Zweymüller-Alloclassic	Suckel et al.[29]	320	15	99
Zweymüller-Alloclassic	Vervest et al.[30]	221	11.2	96.8
Rejuvenate	Mefteh et al.[34]	132	2.7	40
Pro-Femur Z	澳大利亚骨科协会全国关节置换注册系统[35]	186	10	88.8

表 68.5　国家注册系统数据

假体柄	注册中心	髓数	随访年限	存活率（%）
Corail	Australian 2017	1360	7	89.30
Corail	UK 2017	122 685	12	91.83
M/L Taper	Swedish 2016	994	2	99.70
M/L Taper	UK 2017	4820	5	98.05
TaperLoc	Australian 2017	102	3	94.90
TaperLoc	UK 2017	20 700	10	97.85
Anthology	UK 2017	3474	7	95.43
Accolade	Australian 2017	130	5	94.80
Accolade	UK 2017	24 868	12	94.64
Summit	New Zealand 2016	1667	5	95.70
Synergy	UK 2017	2999	7	95.25
Omnifit-HA	New Zealand 2016	149	7	91.95
Mallory-Head	New Zealand 2016	105	10	87.60
Zweymüller Alloclassic	Australian 2017	1084	10	91.90

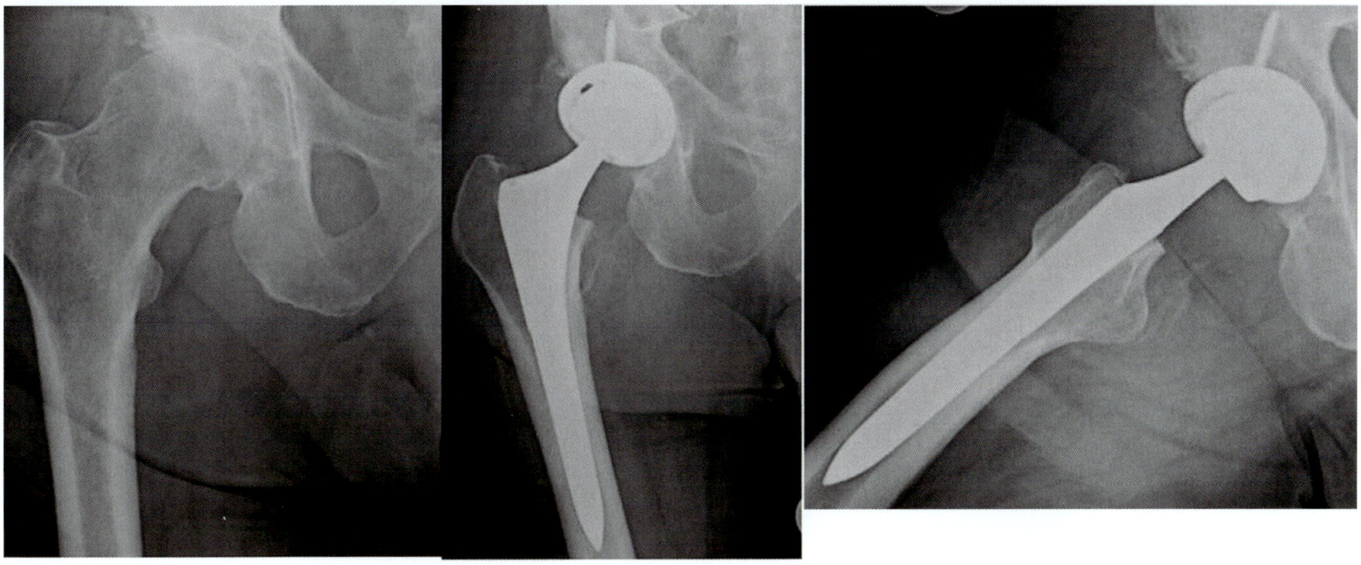

• **图 68.4**　Summit 股骨柄（强生公司，华沙，印第安纳州）用于 THA。术前（左）和术后（中、右）X 线片

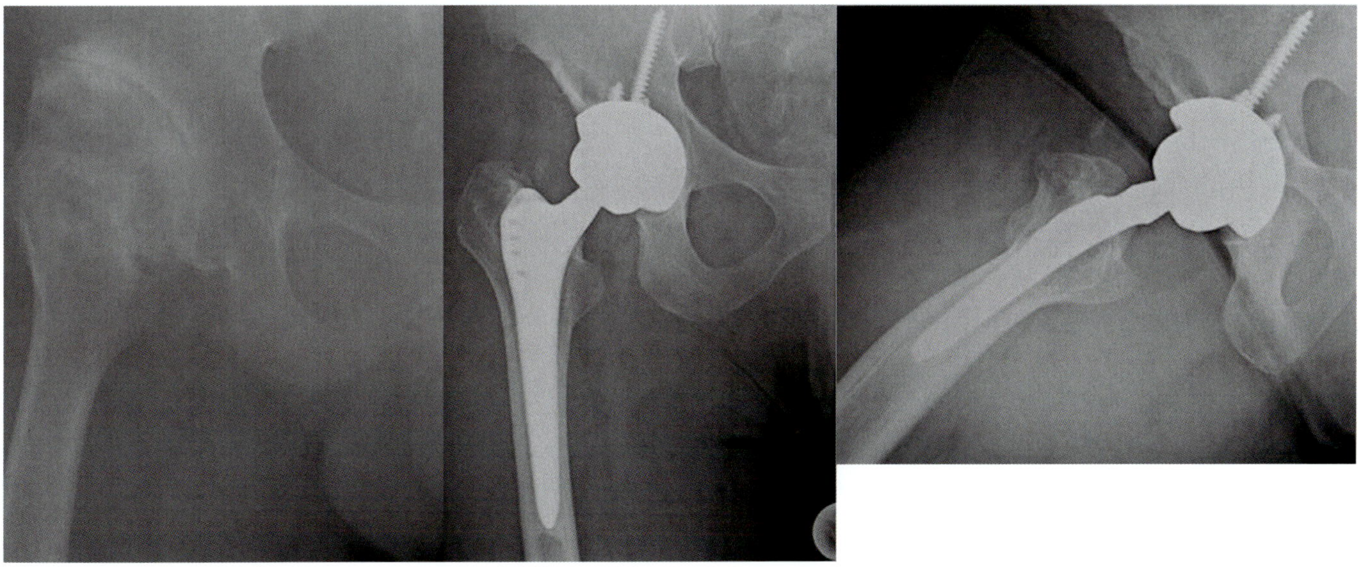

• **图 68.5**　使用 Zweymüller-allassic 股骨柄（捷迈公司，华沙，印第安纳州）进行 THA。术前（左）和术后（中、右）X 线片

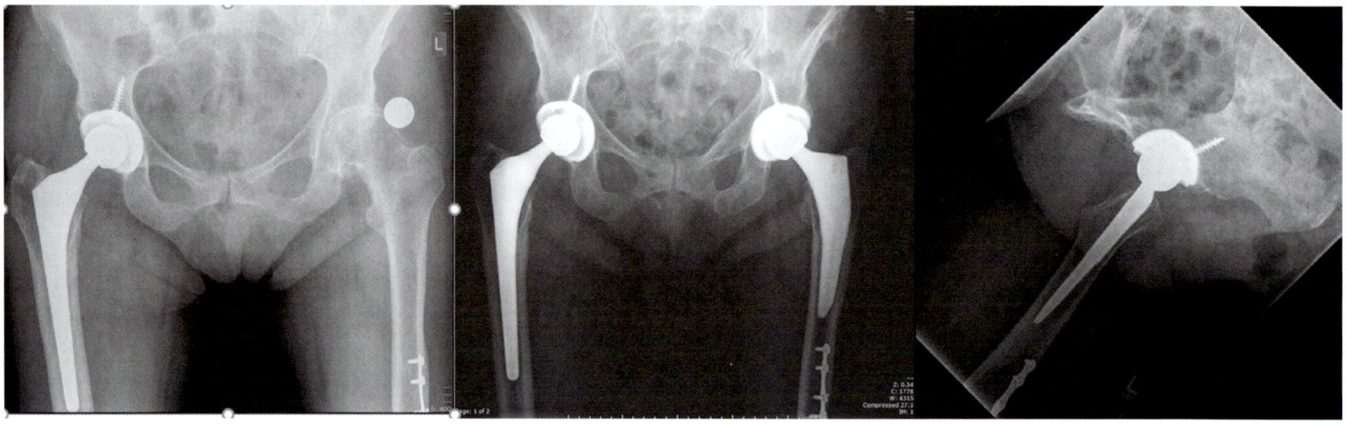

• **图 68.6** 使用 Tri-Lock 股骨柄（强生公司，华沙，印第安纳州）进行 THA。术前（左）和术后（中、右）X 线片，用于避免残留的内固定物。假体柄的长度允许在不接触固定物的情况下放置假体（R.Michael Meneghini，MD. 提供）

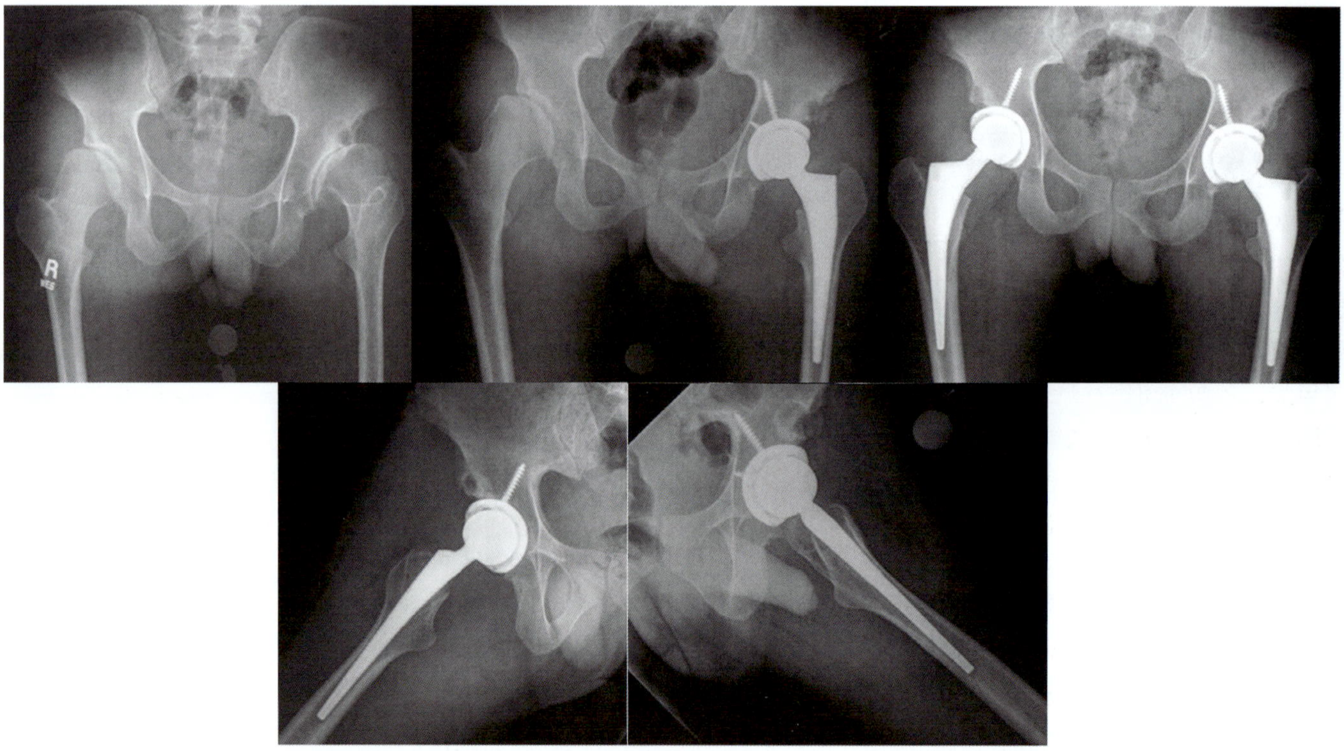

• **图 68.7** 使用 LINE 股骨柄（蒂捷欧公司，Vista，加利福尼亚州）行双侧 THA。术前（左上）和术后（中上、右上、左下、右下）X 线片，用于双侧髋关节发育不良的病例。使用单锥形假体是因为它更容易植入到前倾的近端股骨（R.Michael Meneghini，MD. 提供）

（参考文献参见书末二维码）

第 69 章

非骨水泥型短干骺端股骨假体

S. DAVID STULBERG, RONAK M. PATEL
（李冬松　孙李辉 译　刘建国 审校）

关键点

- 干骺端的压配和骨长入可以提供旋转和轴向稳定性，而不需要远端骨干的支持。
- 干骺端固定短柄植入后的骨重塑表现为股骨干骺端骨内膜增厚和皮质肥大。
- 干骺端固定短柄和常规长度的非骨水泥型柄患者的 Harris 髋关节评分与 WOMAC 骨关节炎指数疼痛评分相当。
- 准确而可重复植入干骺端短柄的外科技术与植入常规长度非骨水泥型柄的技术在本质上是相同的。

全髋关节置换术（THA）是治疗中、重度退行性关节炎的一种非常成功、安全和经济的手段。20 世纪 80 年代初，多孔涂层、非骨水泥型股骨柄被用于 THA。非骨水泥型假体通过多孔骨干固定或多孔干骺端固定；无孔骨干固定可达到可靠的长期固定，在不同年龄、不同骨骼质量的患者中获得无痛的功能恢复适用于具有广泛临床功能的患者[1-105]。非骨水泥型多孔股骨假体现在几乎在所有接受初次 THA 的患者中被常规使用。尽管有文献记录这些假体是成功的，但目前非骨水泥型假体仍被用于那些尺寸、年龄、体力活动水平和骨骼质量对非骨水泥型固定技术构成了特殊挑战的患者。这些挑战包括：①需要非常长期的固定；②保留股骨近端的骨量；③可能需要有效、安全、保存骨量的股骨假体翻修；④希望通过提供多个偏心距的选择来重建不同的股骨近端关节外解剖形态；⑤消除所有年龄和骨骼质量且极度活跃患者的大腿疼痛；⑥通过特定的手术入路，安全、可靠和可以重复地植入假体的能力，例如，目前正在评估和推广的直接前入路。各种设计的非骨水泥型股骨柄所取得的成功正鼓励研究人员考虑非骨水泥型股骨假体的概念，在不影响目前非骨水泥型股骨假体高成功率的条件下解决这些挑战。

特别是，人们对依靠股骨干骺端固定获得稳定性的短型非骨水泥型假体设计很感兴趣。本章的目的是回顾这类股骨假体的基本原理，描述这些假体的各种设计特点，并总结这些假体的临床结果。

干骺端固定和骨长入可以在没有远端骨干支持的情况下提供旋转和轴向稳定性。

- 干骺端接合短柄植入后的骨重塑表现为股骨近端干骺端骨内膜凝聚和皮质肥大。
- 患者报告的结果测量得分在干骺端接合短柄和常规长度的非骨水泥型柄的患者中相等。
- 准确、可重复地插入干骺端短柄的手术技术与插入常规长度的非骨水泥型柄的技术几乎完全相同。

非骨水泥型股骨柄骨干和干骺端部分的功能

为了理解目前应用于短型干骺端固定股骨柄的设计原理，重要的是要考虑股骨假体的每个部分的功能。股骨假体与股骨干接合的部分有助于假体的初始稳定性。假体的这一部分可以是圆柱形或锥形的（图 69.1A～C）。锥形柄可以是二维的（冠状锥形和非锥形的矩形侧边），也可以是三维的（冠状面和矢状面都是锥形）。骨干固定柄可由钴铬合金或钛合金制成。它可以被完全喷涂成三维多孔表面，一层薄的羟基磷灰石（HA），不同粗糙程度的喷砂表面，或者这些表面的一些或全部的组合。柄的骨干部分也可以是抛光的。股骨柄可以具有脊和（或）凹槽，以对抗旋转并降低刚度。股骨柄骨干部分的预期功能体现在其形状、冶金和表面处理上。

常规长度的圆柱形、钴铬、广泛多孔涂层柄［例如，解剖型髓内锁定（AML）］设计用于在骨干中提供坚固的初始和长期固定。最初的轴向固定是通过紧贴股骨髓腔内骨皮质的重要部分来实现的。虽然这种与股骨干的接触可以提供初始的旋转稳定性，但多孔涂层也提供了一些对抗旋转应力的阻力。长期固定是通过新生骨在多孔涂层表面骨长入来实现的。圆柱形、广泛涂层柄的长期临床和放射学结果已经有很好的记录[38-46]。这种设计的股骨柄在所有年龄和骨质量

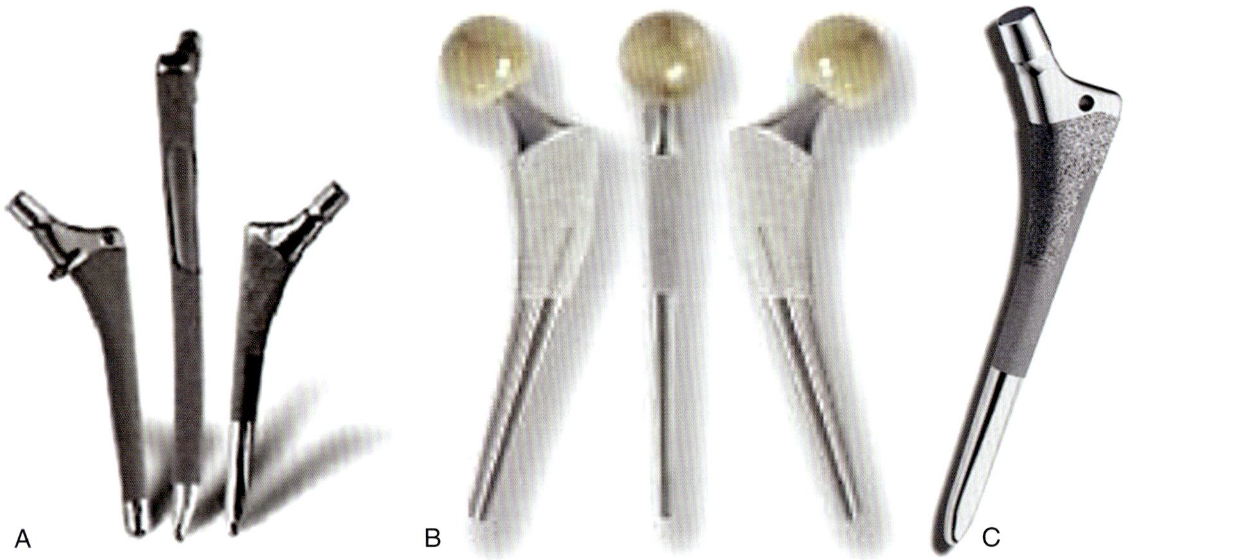

• **图 69.1** 股骨假体与骨干接合的部分有助于假体的初始稳定性。假体的这一部分可以是圆柱形或锥形的，并且可以是多孔涂层、HA 涂层、喷砂、光滑面或者其组合。(A) 具有不同涂层长度的圆柱形。(B) 狭窄锥形柄。(C) 解剖锥形柄

的患者中的长期稳定性都是极好的。与这些股骨柄相关的长期顾虑是应力遮挡和大腿疼痛[a]（图 69.2）。没有多孔涂层的圆柱形柄可以由钴铬合金或钛合金制成。表面可以进行不同程度的喷砂或抛光。也可提供钛合金芯和柔性聚合物涂层的圆柱形柄[51,86,94]。这些

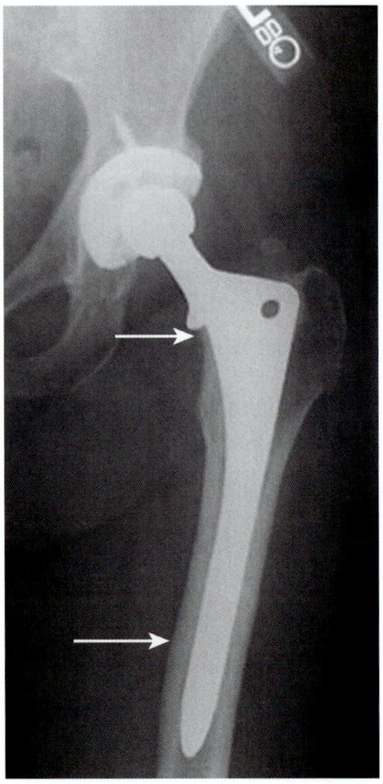

• **图 69.2** 与广泛多孔涂层的圆柱形柄相关的长期顾虑是应力遮挡。箭头显示固定良好、多孔涂层的股骨干骨重塑不良

柄被设计成通过与股骨干接触来提供一定程度的初始轴向和旋转固定，但避免可能与大、长、硬的金属圆柱形柄相关的应力遮挡和大腿疼痛。

常规长度的非干骺端多孔涂层圆柱形股骨假体依靠干骺端的骨接触来增强其初始轴向稳定性，特别是旋转稳定性。此外，这些柄通过干骺端骨长入或骨长上来寻求长期固定。这些干骺端通过矩形、侧方抗旋脊或楔形来优化旋转能力，从而实现干骺端稳定性。一些无涂层圆柱形假体柄试图通过干骺端的压配性和充填性最大化来实现旋转稳定性和最佳的近端骨修复（例如，PCA 假体）。目前所有常规长度骨干部无多孔涂层的干骺端接合假体都试图通过干骺端环形多孔涂层或骨长上表面来增加旋转稳定性和积极的骨重塑。有许多超过 10 年的随访报告表明，不带骨长上或骨长入涂层的具有常规长度的圆柱形股骨假体具有持久的固定和令人非常满意的临床效果[a]。这种假体设计的目的是减少与广泛多孔涂层圆柱形柄相关的大腿疼痛和应力遮挡的发生率，同时通过干骺端的骨整合保持持久的固定。总体而言，这种设计的柄与广泛涂层的钴铬圆柱形柄相比，大腿疼痛的发生率较低，近端应力遮挡较少[b]。

常规长度的锥形非骨水泥型股骨假体分两个阶段完成固定[80]。初始坚强固定是通过三点自锁固定实现的（图 69.3）。当锥形柄牢固地插入圆柱形股骨髓

[a] 引用 5，9，13，17，18，22，28，29，32，38，39，41，47，52，53，60–65，78，79，83，86，90，94，104，106–113。

[a] 引用 5，6，23，28，34，35，37，46，70。

[b] 引用 4，5，9，13，30，31，47，52，56，61，66，68，69，77，100，114。

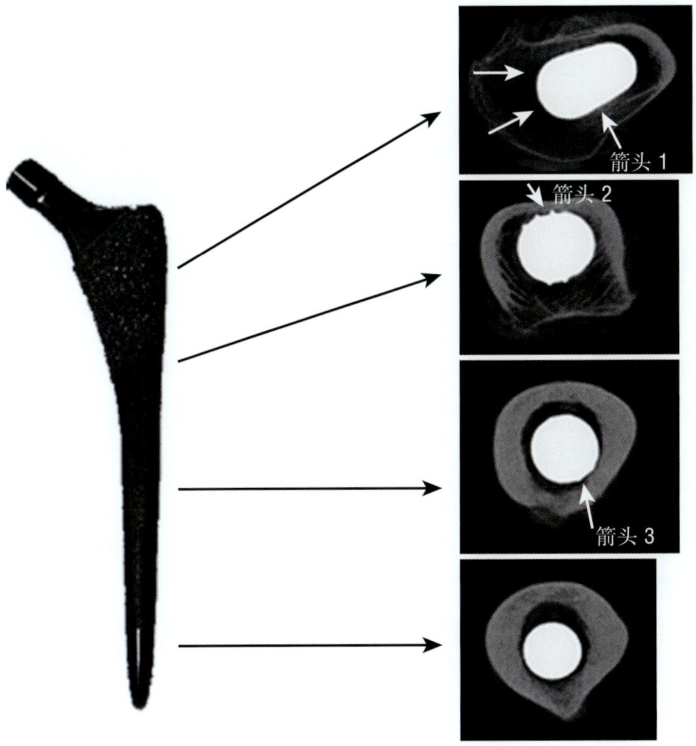

• **图 69.3**　沿着锥形非骨水泥型股骨假体长度的 4 个区域的 CT（Synergy，Smith&Nephew，伦敦，英国）。在近端，主要是松质骨接触。近 1/4 处存在后皮层接触（箭头 1），1/2 处存在前皮层接触（箭头 2），第 3/4 处存在后皮层接触（箭头 3）（引自 Busch CA，Bourne RB. The tapered femoral stem. In：Rosenberg AG，Rubash HE，Callaghan JJ，eds. The Adult Hip，2nd ed. Philadelphia：Lippincott，Williams and Wilkins；2007.）

腔时，会产生环状应力。当股骨发生应力松动时，骨和柄之间建立平衡，轴向载荷的锥形假体不会继续下沉。原则上，这种最初的轴向固定机制在股骨近端髓腔呈锥形时效果最好。因此，这种设计的柄最适合于 Dorr A 型（香槟杯形）和 B 型（漏斗形），而不太适合 C 型（圆柱形）股骨[36,68]。假体近端锥度寻求最大限度地使假体与股骨近端髓腔锥度相匹配，并为股骨近端提供渐进的载荷分布。

建立常规长度锥形柄的初始旋转稳定性是实现初始坚强固定的关键。一些锥形柄设计（例如，Zweymüller 和非骨水泥型锁定柄）是矩形的。一些（例如，Taperloc）有反旋转的侧脊。其他柄（例如 Syngery 柄）具有楔形近端几何形状。还有一些（例如，ABG 柄）具有解剖形状的干骺端设计，通过对股骨近端最大限度的压配和填充来实现旋转稳定性（图 69.4）。

锥形柄所寻求的第二阶段的固定发生在干骺端，取决于环向骨长入和骨长上表面的存在[80]。一般认为，假体与干骺端骨接触的面积越广，二次固定就越安全，近端的骨修复和重塑越积极。常规长度锥形柄的目标是实现坚固耐用的固定，消除大腿疼痛，并最大限度地减少应力遮挡。大量的研究已经证实了许多设计的锥形柄的临床和放射学可靠性和耐用性[a]。一般说来，使用常规长度的锥形柄比植入圆柱形柄发生的大腿疼痛要少[b]。

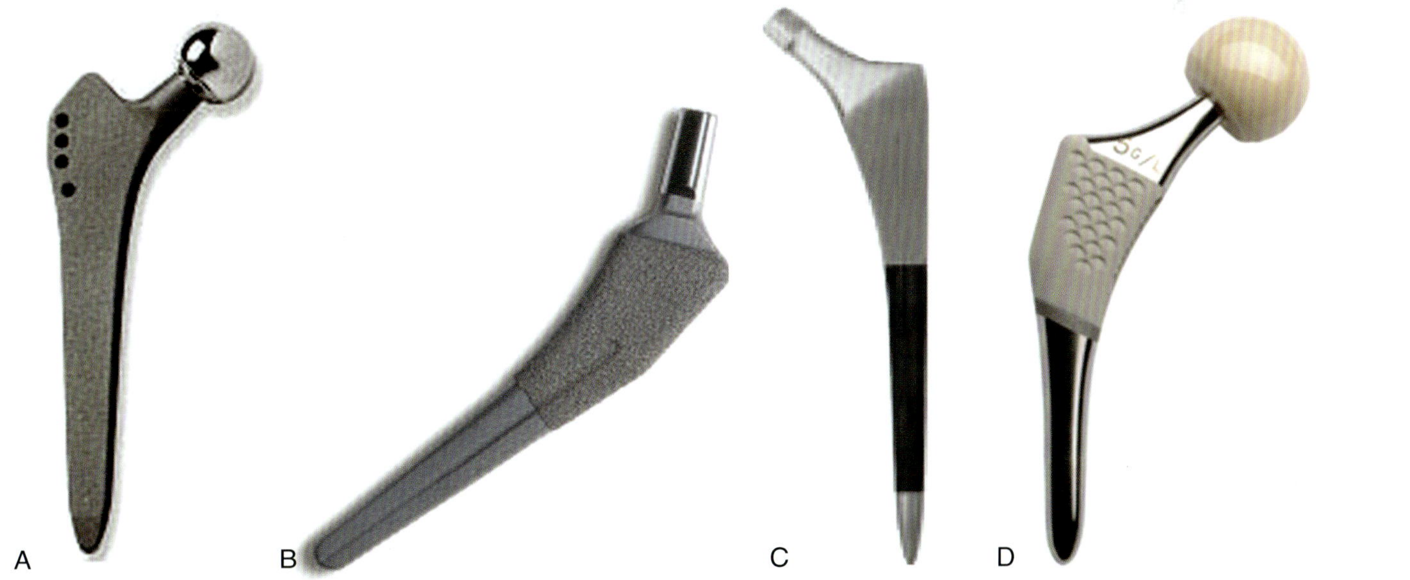

• **图 69.4**　锥形柄设计可通过以下方式实现近端稳定性：（A）矩形（Zweymüller），（B）反旋转侧方楔形（Tperloc，捷迈邦美），（C）楔形近端几何结构（Synergy，施乐辉），以及（D）解剖配合 / 填充干骺端设计（ABG，史塞克）

[a] 引用 2，3，11，14，18，20，25，27，30，31，51，54，59，61，66-69，72-78，80，84，85，89-92，96-102，105，115，116。

[b] 引用 13，14，20，22，113，117。

总而言之，股骨柄的骨干部分，无论是圆柱形还是锥形，都旨在为假体提供主要的轴向稳定性和不同程度的旋转稳定性。假体的这一部分对于实现坚强的初始固定尤为关键。股骨假体的干骺端提供了最初的旋转稳定性。干骺端提供的稳定性在锥形设计或抛光圆柱形设计的柄中可能特别重要，因为在这些设计中，局部骨接触和非多孔涂层降低了这些假体骨干部分的抗阻能力[118]。

非骨水泥型干骺端接合短柄的设计原理和要求

短的、非骨水泥的、干骺端接合柄试图解决以下问题：①在年轻患者中的长期固定；②保留股骨近端的骨量，特别是年轻患者；③有效的、保留骨量的股骨假体翻修的潜在需要；④消除所有年龄和骨骼质量的极度活跃患者大腿疼痛的症状；⑤通过特定的外科手术入路安全、可靠和可重复地植入假体的能力，特别是通过直接前入路[119]；这类假体的开发者认为，这些目标通过能够在干骺端获得足够初始稳定固定的假体就可以实现，而由股骨假体骨干部提供的轴向和旋转稳定性并不重要，甚至可能是不必要的。希望这些短柄假体能够以与锥形假体相同的方式实现长期固定，即干骺端骨长入或骨长上。

在过去的几年里，出现了各种各样的短柄设计（图 69.5）。虽然其中一些柄具有独特的设计特点，但许多都是目前市场上非水泥柄的缩短版。对于这些干骺端接合的短柄，普遍一致的分类尚未形成。然而，目前可用的假体可分为两类：①标准颈部截骨；②保留股骨颈。前者假体通常是目前可用的标准长度非骨水泥型假体的缩短版，而后者通常包含新的、独特的设计特征。虽然没有对短柄公认的定义，但大多数从颈顶部水平到柄尖端长度≤ 110 mm 的假体被认为是短柄。

在过去的 15 年里，逐渐积累了对标准长度的非骨水泥型柄缩短版和使用标准水平的颈部截骨植入这类柄的经验[115,119-123]。这类柄中可能包括缩短的锥形或圆柱形远端固定的柄和干骺端固定的二维或三维锥形 2 点楔形固定的柄[120]，以及追求干骺端压配和填充的解剖形状柄[119]。对这些标准长度非骨水泥型假体缩短版（例如，the Taperloc Microplasty 柄，捷迈邦美，华沙，印第安纳州；Citation Short，史赛克）的研究预计由标准长度柄提供的近端，干骺端固定将足以满足更短版本柄的初始和长期稳定性。

虽然大量的实验室工作检验了骨水泥型股骨柄的特性，包括股骨柄长度，但很少有关于股骨柄长度对非骨水泥型股骨假体性能影响的研究[26,123-126]。因此，几乎没有实验室证据支持目前短柄的临床使用。早期使用传统长度缩短版假体的人希望短柄可以复制标准长度柄的中期临床和放射学的可靠结果。在这些短柄的早期评估阶段，研究人员倾向于将这些假体的使用限制在骨骼质量良好的、年龄较小的以及体型不太大的患者身上。此外，这些研究人员有一种倾向，即采取一种比正常情况下稍微不那么激进的方式恢复充分活动和负重[127,128]。这些假体通过所有的手术入路和目前用于标准长度假体的外科技术植入。

借助标准干骺端设计的短柄的初步临床和放射学结果令人满意。来自负责开发这些柄的中心或非常熟悉短柄的标准长度版本的中心对这类柄的使用的初步报告显示这是可靠的，未见早期柄下沉或松动发生率的增高，无不满意和不典型临床及功能结果，无骨长入或骨重塑不充分的报道。特别是，与表面关节置换术的经验不同，这些良好的初步结果几乎不需要任何学习曲线就能获得。因此，使用标准干骺端设计的短柄变得越来越普遍。澳大利亚整形外科协会国家关节置换注册系统 2018 年年度报告[129p,145]显示，2017 年短柄（“迷你”）的使用量增加了 36%。然而，在澳大利亚，髋关节短柄的使用仅占 2017 年骨关节炎初次 THA 的 1.1%。

高位股骨颈截骨联合使用非骨水柄的概念从使用非骨水泥型 THA 的最期就被讨论和评估[a]。与标准干骺端设计的短柄的基本原理不同，高股骨颈截骨的基本原理是，这种方法将增加植入物的初始稳定性，并更好地保护股骨颈近端。这一概念的支持者也提出，使用这些假体时，要保留重要的骨和软组织。这种组织保存被认为可以加强假体固定，减少手术创伤相关症状，改善外展肌功能，并在未来必要时提供额外的骨储备量。传统长度（Freeman，Whiteside，Pipino）和短（Mayo）柄都应用了高位股骨颈截骨的概念。

尽管来自高位股骨颈截骨假体开发者的报告结果令人鼓舞[a]，但这些假体尚未广泛使用。对这一概念的缓慢接纳可能有很多原因。这种设计的柄所需植入的外科技术比标准颈部截骨的柄更困难。过长保留的股骨颈会使髋臼暴露困难。很难获得股骨柄精确的、可重复的力线。也很难恢复准确的腿长和避免延长下

[a] 引用 49，50，70，103，117，121，122，130-133。

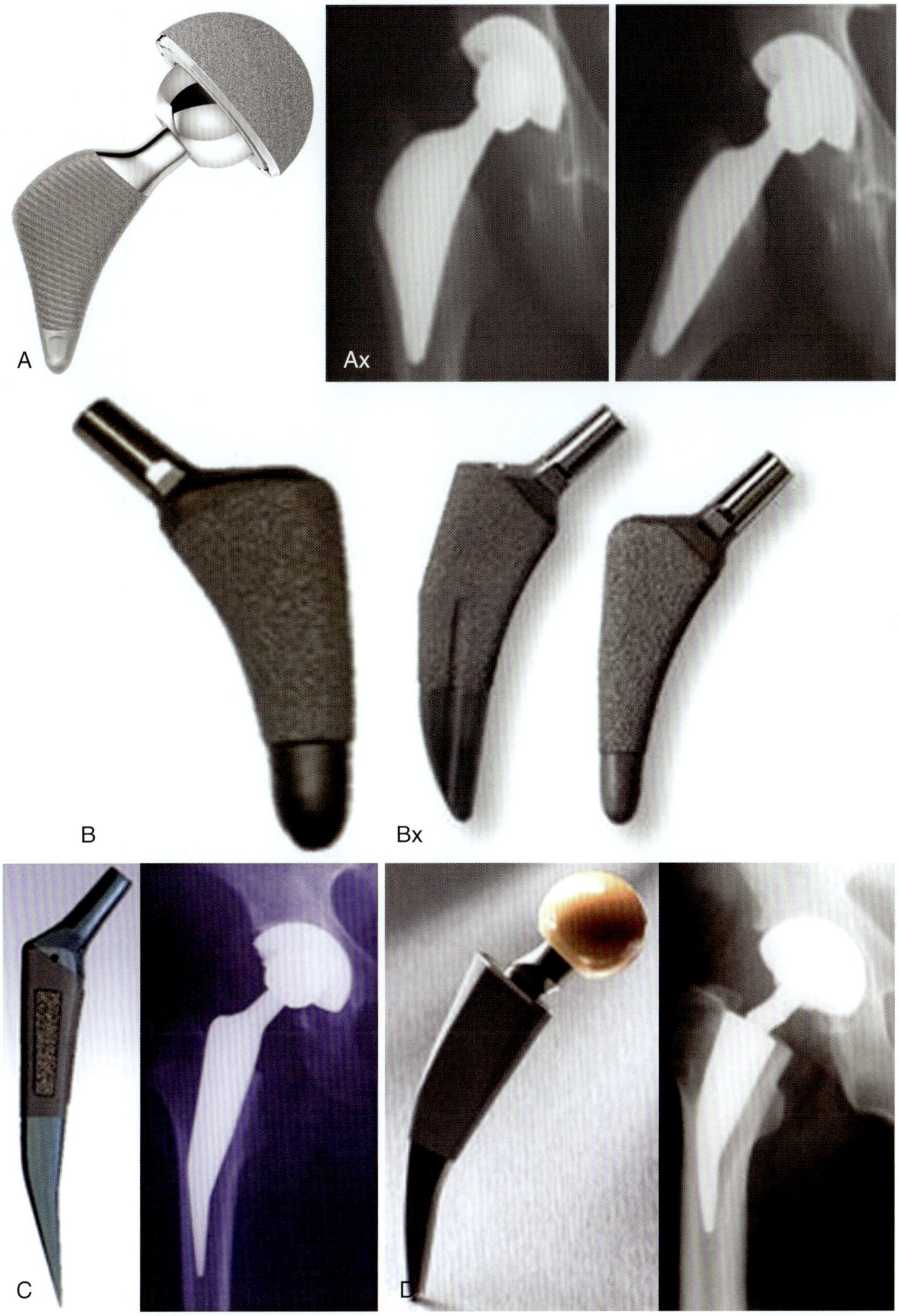

• **图 69.5**　在过去的几年里，出现的各种短柄设计。(A) 近端柄（强生公司，雷纳姆，马萨诸塞州）；(B) Microplasty Balance（捷迈邦美，华沙，印第安纳州）和 Taperloc 柄；(C) Mayo 柄；(D) Metha 柄（爱莎植入系统，中心谷，宾夕法尼亚州）

肢。此外，高股骨颈截骨限制了干骺端的显露，并可能降低干骺端压配和接触范围。有人担心股骨颈高位截骨联合使用短柄可能会增加股骨近端骨折的发生率[125]。最后，外科医生和研究人员提出，使用股骨颈高位截骨可能会导致骨 - 骨撞击增加，从而导致活动度下降。

综上所述，短柄的发展受到以下因素的刺激：①人们对 THA 直接前入路的兴趣和使用的与日俱增；

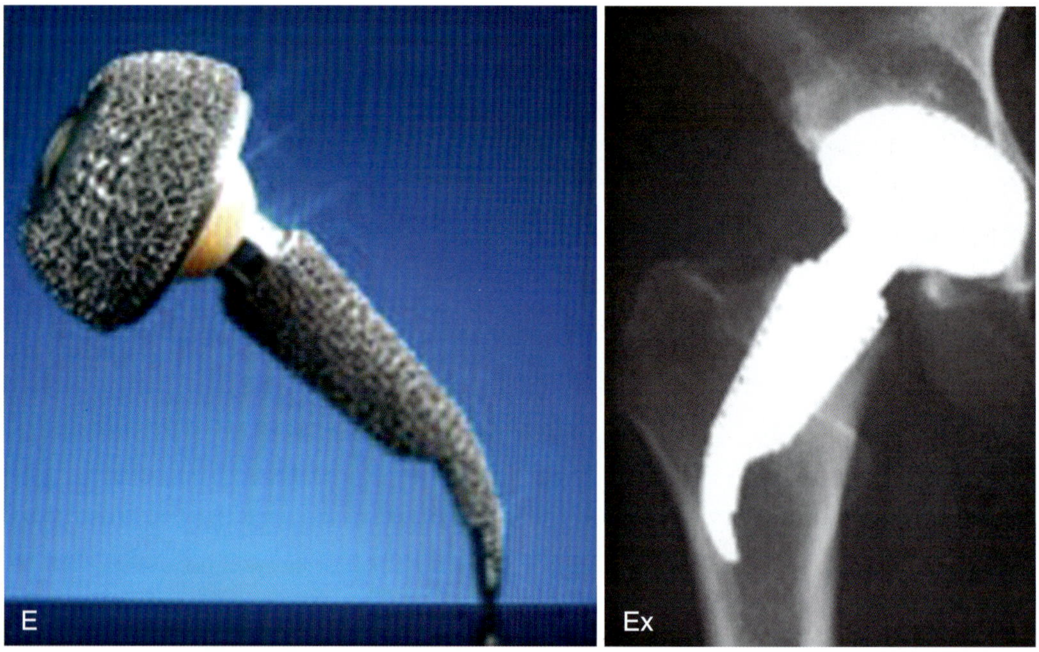

• **图 69.5（续）**（E）Eska 柄（ESKA Orthopaedic Handels，吕贝克市，德国）

②希望手术和植入入路能最大限度地减少软组织损伤和骨创伤；③对近端骨保护和积极骨重塑的考虑；④认识到非骨水泥型柄可能需要翻修。人们对金属对金属表面关节置换术的持续顾虑也激发了对开发可靠、安全、保存组织、短柄股骨假体的兴趣，以此作为年轻、活跃的患者表面置换的一种可能的替代方案。

干骺端固定短柄的演变及经验

我们中心多年来一直对干骺端固定短柄的开发和应用保持兴趣。这一兴趣集中在与非骨水泥型股骨固定相关的 4 个问题上：①优化载荷向股骨近端的传递和保留股骨的骨量[104,107]；②消除干骺端和远端骨干不匹配的可能性（图 69.6A～B）；③促进使用侵入性较小的手术入路，特别是直接前侧入路；④如果最终

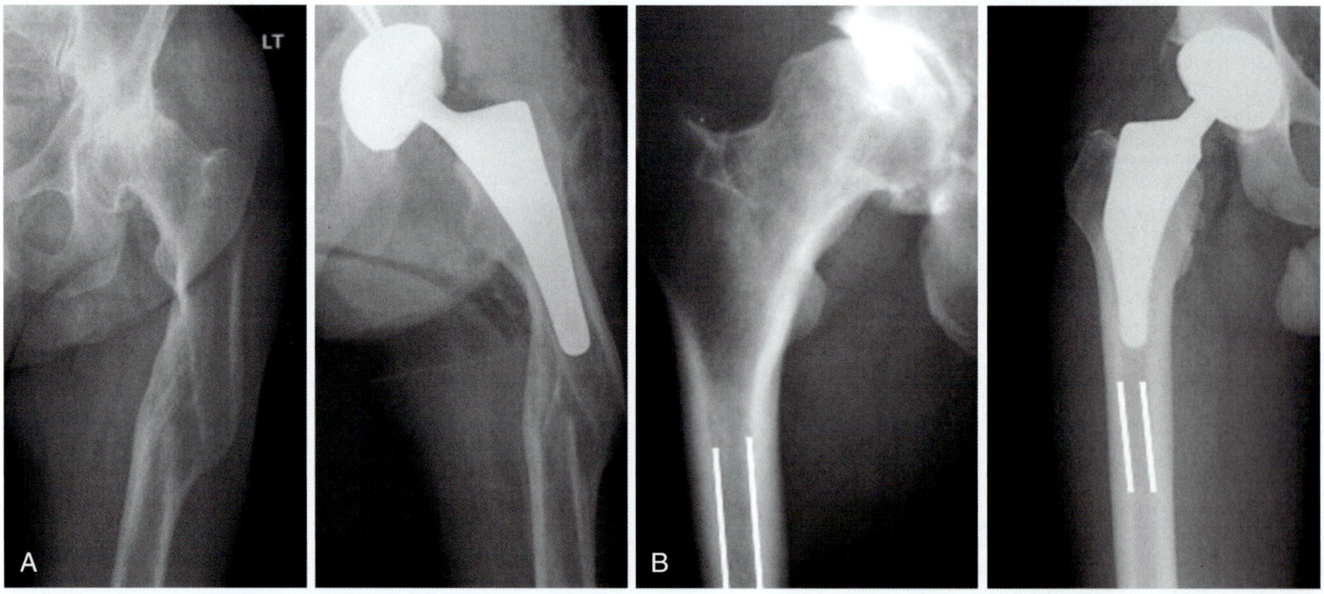

• **图 69.6** 两种类型的近端 - 远端不匹配，采用干骺端接合短柄装置治疗。（A）股骨近端骨折。（B）年轻、健壮的男性患者的宽干骺端，窄骨干

需要，要对固定良好、有骨长入的股骨假体进行保留骨量的翻修。我们认为这些问题可以而且应该在不影响目前标准长度的非骨水泥型股骨假体所能达到的结果的情况下得到解决。具体来说，我们的目标是确定了干骺端接合短柄股骨假体的设计特点：①外科技术学习曲线最短，操作可重复性强；②提供足够安全的初始固定，以允许立即完全负重；③允许高水平的功能恢复而不会出现大腿疼痛；④可以用于所有年龄段和各种骨型的患者；⑤提供持久的固定和积极的股骨近端骨重塑。

最初的临床研究试点始于 2002 年，使用定制的短柄假体[119]。我们在常规柄长度的初次定制股骨假体方面有丰富的经验。我们 10 多年的临床和放射学资料积累的数据表明，这些假体具有很高的功能水平，与极其可靠的近端均匀骨长入和双能 X 射线吸收法研究证实的近端负荷转移有关[103]（图 69.7）。定

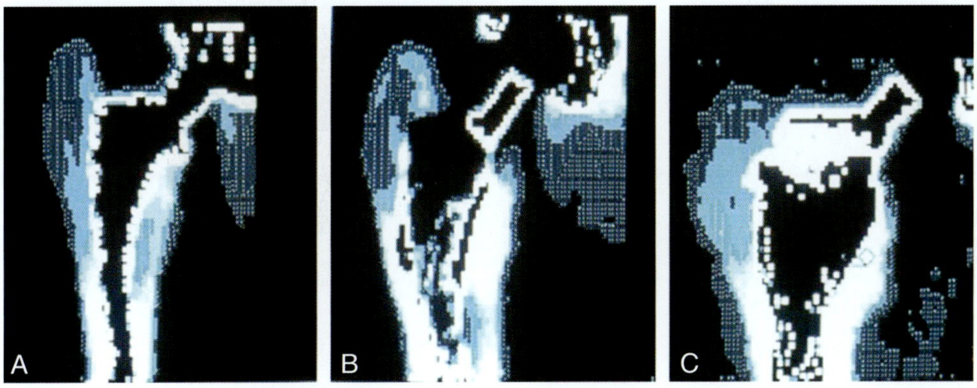

• **图 69.7**　1 例采用传统长度的定制股骨柄的患者在 3 年以上的时间里出现积极骨重建。(A) 3 个月。(B) 1 年。(C) 3 年。(引自 Wixson RL，Stulberg SD，Van Flandern GJ，Puri L. Maintenance of proximal bone mass with an uncemented femoral stem analysis with dual-energy x-ray absorptiometry. J Arthroplasty. 1997；12：365-372.)

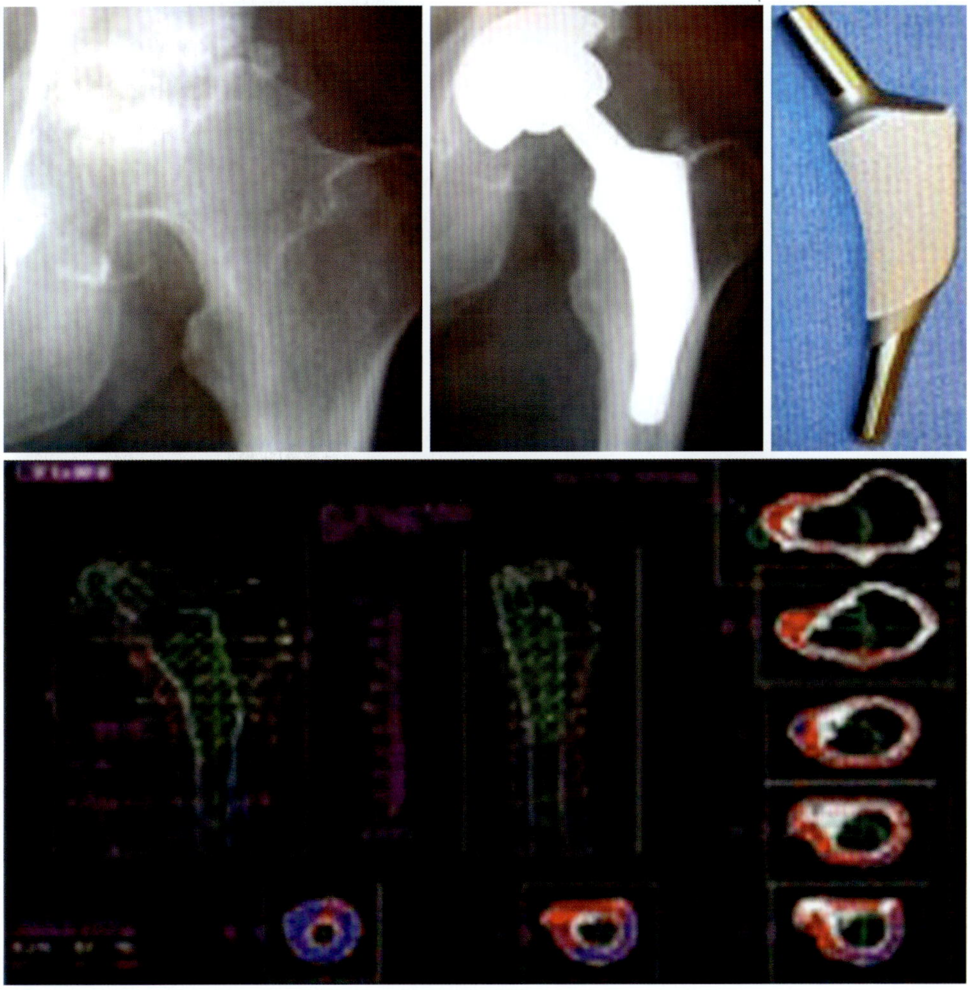

• **图 69.8**　短柄定制假体是根据 CT 重建设计的，使用的设计原则是最大化近端的压配性和充填性，并将柄延伸到干骺端 - 骨干交界处的正上方

制过程使我们能够定义和优化假体与骨骼的干骺端接触。我们假设，这种广泛和可预测的干骺端接触将降低骨干接合柄的重要性（图 69.8）。

该柄是钛合金假体，在近 1/3～1/2 的圆周部位将 HA 覆盖在多孔等离子喷涂表面。柄的其余部分被抛光。柄长度从股骨颈底部到柄尖端，平均为 90.4 mm（范围 70～105 mm）。柄的长度是在 CT 上确定的。柄的设计是为了达到股骨干骺端皮质变得平行并与骨干汇合的点（图 69.8）。柄是圆柱形的。假体采用微创、后外侧暴露的方式植入，与传统长度的定制假体的手术技术相同。

在连续 60 例（男 37 例，女 23 例）接受非骨水泥型初次 THA 的患者中植入了 65 个柄。在进行这项研究时，资深作者认为非骨水泥型 THA 的适应证是年龄在 70 岁以下的患者。患者植入假体时的平均年龄为 56 岁（16～69 岁）。体重指数（BMI）平均为 29.1 kg/m^2（范围 26.3～54.6 kg/m^2）。57 例患者患有骨关节炎，3 例患者患有缺血性坏死。21 髋（32%）为 Dorr A 型骨，39 髋（60%）为 Dorr B 型骨，5 髋（8%）为 Dorr C 型骨。对患者进行了 7 年的临床和放射学随访（至少 4 年）。所有患者在手术后立即被允许完全负重。继续使用拐杖或手杖支撑，直到患者没有跛行。

Harris 髋关节评分由术前的 49 分提高到术后的 93 分。未出现大腿疼痛。有两个脱位，其中一个需要髋臼翻修。未见围术期骨折及股骨柄相关并发症。所有的柄都有骨长入的放射学证据。骨长入的放射学

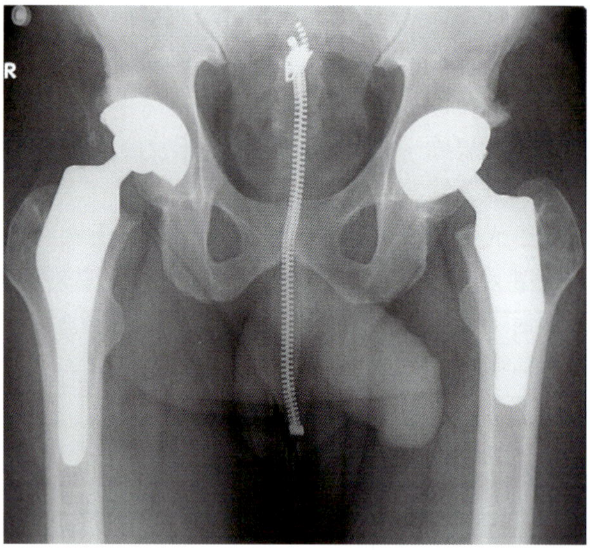

• **图 69.9** 定制短柄假体（左髋关节）植入 4 年后股骨近端骨重塑与常规长度定制假体（右髋关节）植入 10 年后观察到的骨重塑相似

模式包括股骨近端 1/3 处（Gruen 区 1、2、6 和 7）的骨桥接和骨内膜实变（图 69.9）。

这项初步研究的目的是确定与短柄压配的环形多孔涂层假体广泛、可预测的干骺端接触是否能够提供可靠的初始固定和持久的骨长入。这项研究令人鼓舞的临床和放射学结果使我们对一种成品短柄假体进行了临床评估。对一些现有的、干骺端接合的常规长度的多孔涂层股骨假体的 CT 进行了评估。其干骺端股骨形状与定制的假体最接近的假体是 Stryker Ciation

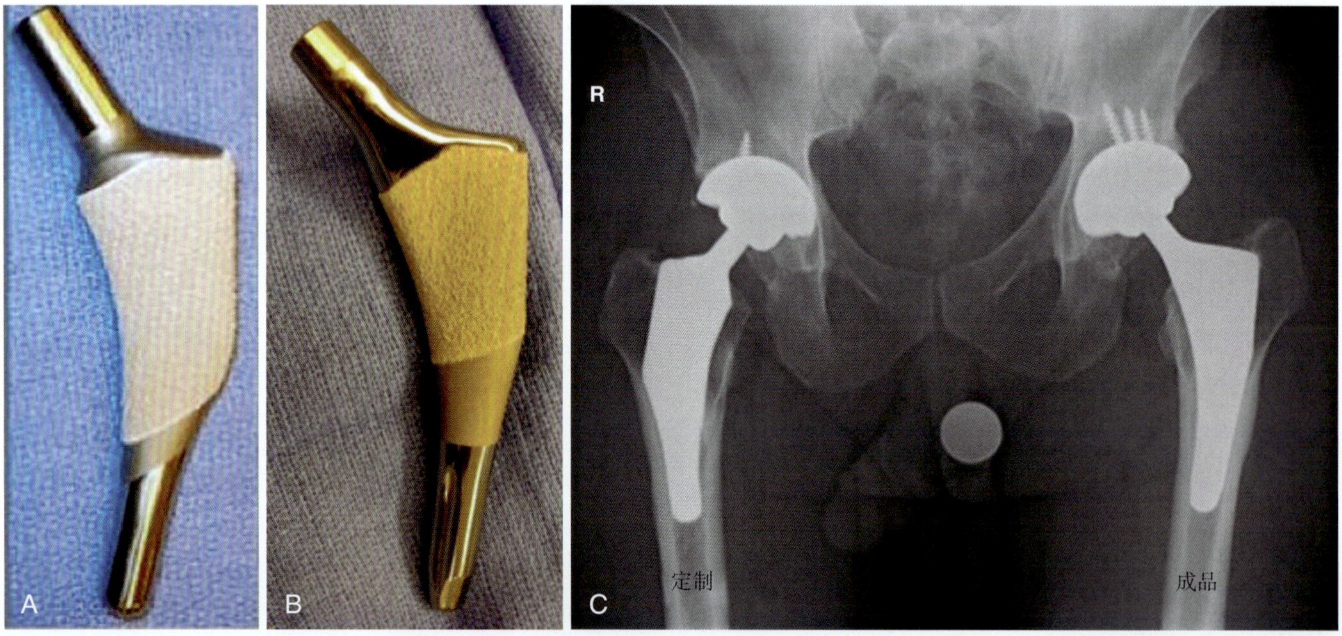

• **图 69.10** 成品干骺端接合短柄的近端干骺端几何形状与定制的短柄非常相似

解剖柄。这个假体的柄随后被缩短，以匹配短的定制假体的长度（图 69.10）。

这种柄是由钛合金制成的，近 1/3 端是 HA 多孔等离子喷涂表面。柄远端的移行部分是磨砂表面。柄的其余部分为抛光处理。柄的长度和直径与干骺端尺寸的大小成等比例变化。从股骨颈基底部到柄尖端的平均长度为 97mm（范围为 90～110 mm）。柄是圆柱形的。为了达到最大程度的压配和充填，因此柄的干骺端是解剖形的。通过后外侧微创入路植入假体，所使用的手术技术与个体化短柄的植入相一致。

194 例柄被置入接受初次非骨水泥型 THA 的患者中。与定制短柄假体的临床评估不同，Citation 短柄假体被植入到所有患者中，无论年龄、性别、诊断或骨骼类型。134 例髋关节至少有 24 个月（24～33 个月）的临床和影像学随访资料。患者植入假体时的平均年龄为 70 岁（32～95 岁）。体重指数平均为 28 kg/m^2（范围 19～63 kg/m^2）。108 例髋为 Dorr A 型骨（58%），65 例髋为 Dorr B 型骨（35%），14 例髋为 Dorr C 型骨（7%）。所有患者在手术后立即被允许完全负重。继续使用拐杖或手杖支撑，直到患者没有跛行。

Harris 髋关节评分由术前的 52 分提高到术后的 92 分。临床结果与短型定制假体相比无显著差异。无大腿疼痛发生。有两处脱位，都需要聚乙烯内衬翻修。1 例出现术中未移位的假体周围骨折，采用环扎治疗，1 例术后轻度移位骨折伴有轻微的假体下沉，需要手术治疗。所有的柄都有骨长入的放射学证据。放射学检查显示股骨近端 1/3（Gruen 区 1、2、6 和 7）有骨桥接和骨膜的实变。骨实变的模式比定制假体更有局限性，可能反映了成品假体的干骺端接触有点难以预测。有 8 例柄是内翻植入，内翻位置对 Harris 髋关节评分或骨长入没有负面影响（图 69.11）。Dorr C 型骨患者的 Harris 髋关节评分与所有其他患者相似（Harris 髋关节评分为 100 分）[115]。内翻往往发生在 Dorr A 型和高股骨颈偏心距的年轻男性。在这些患者中，假体坚固的侧肩倾向于迫使假体产生内翻。植入假体时有 47 例患者年龄超过 70 岁（图 69.12）。这些患者的 Harris 髋关节评分（88 分）与其他所有患者（92 分）相比无差异（表 69.1）。

我们最近完成了 2 个干骺端接合短柄的干骺端

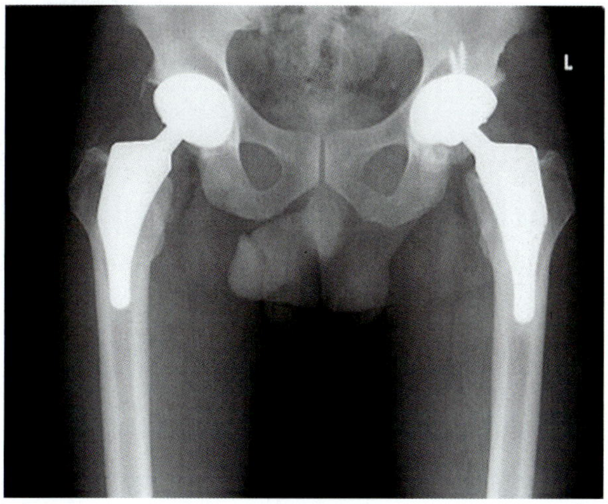

• **图 69.11**　短干骺端接合柄（左髋关节）的内翻位置不会改变术后 4 年的临床或 X 线片结果

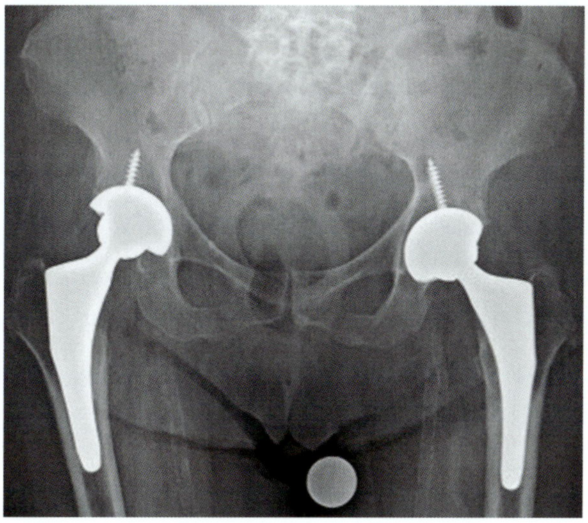

• **图 69.12**　一例 88 岁的女性患者在植入双侧短柄假体 2 年后

表 69.1　**结果：短的定制柄与短的成品柄**

结果	定制	成品
Harris 髋关节评分		
术前	49	52
术后	93	92
＞70 岁的患者	NA	88
Dorr C 型	NA	92
内翻	NA	100
骨关节炎指数		
术前	NA	50
术后	NA	5
＞70 岁患者	NA	6
大腿疼痛	0	0
并发症	—	

NA：不适用。

(99-ABG-2 与 60-Anato；史赛克）放射学评估，这2个柄是连续植入的，至少随访2年[135]。各组的平均年龄相似（65岁，范围20～89岁）。各组的BMI也相似（范围为16.7～49.2）。每个假体柄的几何形状都是相同的。这些钛柄的不同之处仅在于其合金（ABG-2-TMZF与Anato-Ti合金）和多孔涂层类型（ABG-2-砂粒喷砂与Anato砂粒喷砂+HA）不同。所有假体在最后一次随访时都是稳定的。柄的骨重塑是相同的。在Gruen 2区和Gruen 6区有骨长入的证据。两组都有股骨距变圆的证据，但没有股骨距吸收的证据。骨长入模式不受Dorr分型和BMI的影响。这项研究表明，干骺端接合短柄植入后，决定骨重塑位置和程度的是柄的几何形状，而不是表面处理的类型和程度（多孔涂层与喷砂）。

已发表的干骺端接合短柄的结果

在过去的几年中，相对快速应用的干骺端接合短柄导致了许多关于使用各种假体和各种手术方式结果的发表。Liang等[136]对12项随机对照研究（选自44份潜在相关报告）进行了荟萃分析，这些研究比较了非骨水泥型短柄和常规长度的非骨水泥型柄。作者特别感兴趣的是柄设计对近端骨重塑、翻修率和HHS的影响。患者年龄51.7～76.0岁，平均62.7岁。平均随访3.9年（6周～11.8年）。所有研究中的骨重塑均使用双能X射线吸收法进行评估。虽然两种柄都有骨密度的变化，但常规长度的柄在股骨近端的骨丢失更大。两种类型的柄翻修率没有差别。与股骨柄翻修相关的主要原因是假体周围骨折、无菌性松动和反复脱位。每组中这些原因的修复率都是相似的。两组在最终随访时的Harris髋关节评分没有显著差异。两组在迁移率和迁移度上均无显著性差异。这项研究没有纳入足够多的Dorr C型骨患者来确定这两种类型的柄在不同骨类型下的表现是否不同。

Huo等[137]还对非水泥短柄和常规长度的柄进行了随机对照试验的荟萃分析。测量的结果包括Harris髋关节评分、WOMAC骨关节炎指数、股骨偏心距、腿长差异和大腿疼痛。正如Liang在报告中所说的，患者的年龄没有受到限制。6项研究符合纳入标准。265例患者接受了短柄，287例患者接受了标准长度的柄。Harris髋关节评分或WOMAC骨关节炎指数得分没有显著差异。在短柄队列中，大腿疼痛明显较少。两组之间的偏心距或腿长差异没有显著差异。

Van Oldenrijk等[138]对49项短柄全髋关节假体的临床试验进行了综述。本研究将所研究的假体分为三组：①颈部保留；②部分颈部保留弧度；③缩短锥形（传统的颈部截骨，将柄延伸至干骺端/骨干交界处）。主要的结果衡量标准是出于任何原因进行的柄翻修。短锥形柄（第3组）固定最可靠、耐用。

澳大利亚关节注册中心（AOANJRR）[129]是唯一一个将短（迷你）柄列入单独类别的国家注册中心，用于报告初级柄翻修。2018年，AOANJRR报告称，非骨水泥型迷你柄的10年累计翻修率为5.9%，而常规长度柄的10年累计翻修率为5.1%。在测量的5种翻修原因（松动、假体脱位、骨折、感染和松解）中，微型柄作为一个整体，因松动而进行翻修的可能性几乎是常规柄的2倍。在微型柄类别中，耐久性最差的柄（silent柄）5年内的失败率是耐久度最高的柄（Nano，1.1%）的4倍多（4.9%）。

这些报告的结果表明，短柄、非骨水泥型、环形、近端多孔涂层的股骨假体填充和接合近端干骺端，可提供至少10年可靠、安全的固定。这种设计的柄的使用似乎与那些常规长度的假体的临床结果相同。X线片结果表明，股骨近端有可靠的骨长入，股骨近端积极骨重塑优于标准长度的非骨水泥型柄。虽然这些假体的内翻位置似乎不会对临床或放射学结果产生不利影响，但要想可靠地消除大腿疼痛和避免柄末端皮质肥大，可能需要准确放置短型假体，以避免明显的皮质接触。我们对引用短型假体的经验表明，假体的准确位置可能会受到假体近端几何形状的影响。因此，我们目前正在评估一种干骺端接合柄，其近端几何形状与我们之前研究的柄相似，但其侧肩已被去除，其远端部分逐渐变细。虽然这些柄的初步结果令人鼓舞，但随访时间太短，无法确定与柄位置和柄皮质支撑点相关的问题是否已经成功解决。

小结

常规长度的非骨水泥型假体在不同年龄、不同骨质和具有广泛临床功能的患者中都能产生可靠的长期固定和无痛功能。经验丰富的外科医生可以安全地、可重复地、成功地植入它们。非骨水泥型多孔股骨假体现在几乎是所有接受初次THA的患者的常规选择。骨科医生在患者中实施THA的频率迅速增加，这激发了人们对短的、非骨水泥的、与干骺端接合的股骨假体的兴趣。这些患者的体型、年龄、体力活动水平和骨质量对当前的非骨水泥型股骨固定技术提出了特别的挑战。这些挑战包括：①需要非常长期的固定；

②保留股骨近端的骨量；③可能需要有效、安全、保存骨量的股骨假体翻修；④希望通过提供多个偏心距的选择来重建不同的股骨近端关节外解剖形态；⑤消除所有年龄和骨骼质量且极度活跃患者的大腿疼痛；⑥通过特定的手术入路，安全、可靠和可以重复地植入假体的能力，例如，目前正在评估和推广的直接前入路。对使用金属对金属表面关节置换术的顾虑也激发了人们对开发可靠、安全、保存组织的短柄股骨假体作为表面置换的可能替代品的兴趣。

相对较少的基础科学可以指导外科医生选择新兴的短柄设计。有必要开发这些短柄假体的临床前和植入后评估工具。需要对不同骨质量特征的股骨内植入的各种设计的假体进行有限元建模、模拟和实际应力测试（图 69.13）。需要进行假体植入后初始稳定性的评估。伦琴立体摄影测量分析是测量假体稳定性的一种敏感工具，应鼓励其使用，特别是对于形状独特的短柄和采用高位股骨颈截骨技术植入的柄。应启动植入后评估以评估骨重塑。短柄假体周围的骨重塑在不同的设计中可能会有很大的不同，可能会反映许多因素，包括骨 - 假体接触、假体涂层技术、假体冶金技术和假体几何形状[139]。这种重塑的性质和质量可能对假体的耐久性和初始假体固定的质量有重要影响。与长期骨重塑相关的问题可能会有所不同，就像对常规长度的柄所做的那样，与那些对初始假体固定很重要的问题不同。

虽然在目前常规长度的非骨水泥型股骨柄的引入和推广过程中学到的经验教训可能会有所帮助，但不能保证保留较长股骨柄的许多设计特征的短柄能够与这些假体成功匹配。此外，外科医生现在正面临一些有趣的短柄设计，这些设计的临床随访时间相对较短，而且适应证仍然不清楚。因此，外科医生应该谨慎而慎重地将短柄股骨假体技术应用到他们的外科治疗中。

然而，非骨水泥型、干骺端接合短股骨柄的初步经验确实为对这项技术感兴趣的外科医生提供了指导。很明显，如果这些假体的设计与较长的假体相似，那么植入这些假体的学习曲线可能会很短。外科医生应该可以在不显著改变目前的手术技术的情况下，将这些短柄运用到髋关节置换术中。同样清楚的是，最初的坚强固定，特别是旋转固定，需要广泛的干骺端接触。这种接触也最有可能与最佳的近端骨重塑有关。在这些假体干骺端使用或不使用 HA 的环向多孔涂层或喷砂表面可增强初始固定。然而，目前还不知道这样的涂层应该延伸到假体下方多深。这一参数可能会随着假体设计的不同而不同，并可能对初始固定和长期骨重塑产生重大影响。虽然在使用短柄假体时，比往常更谨慎地进行剧烈活动可能是明智的，但作者对广泛接触干骺端假体的初步经验表明，允许接受短柄假体的患者以与传统长度假体相同的方式恢复活动是可能的，也是安全的。对于骨质较差（Dorr

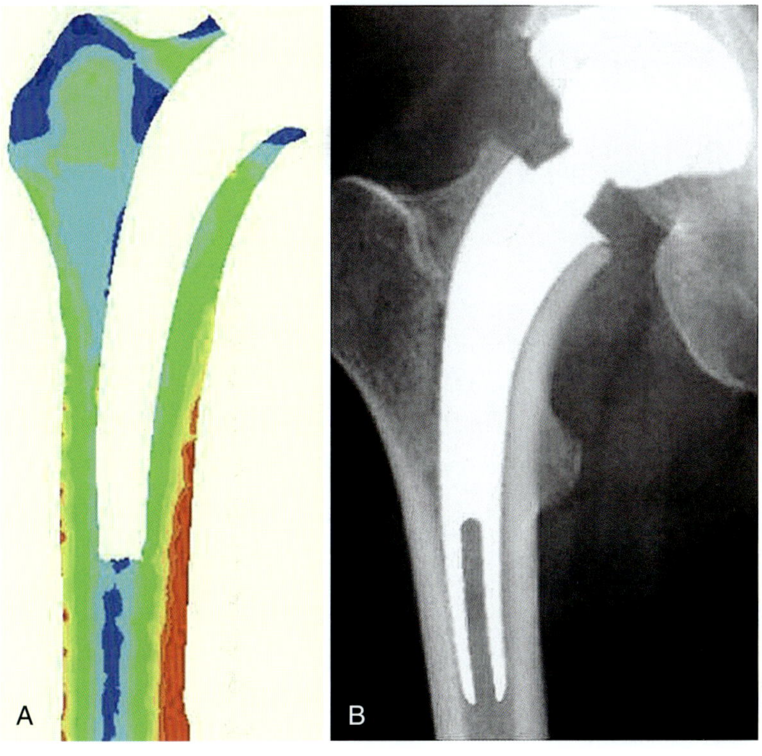

• **图 69.13**　ARC 高颈截骨股骨短柄的有限元分析，展示了在上市前评估中进行的股骨近端载荷转移。（A）有限元分析。（B）在弧形骨柄植入 2 年后，X 线片似乎证实了有限元模拟预测的近端载荷转移（由 Tim McTighe 提供）

C 型）的患者，谨慎使用短柄假体也可能是明智的。对于短锥形假体的使用尤其如此，短尖锥形假体最初设计用于接近出现在 Dorr A 型和 B 型骨中的股骨近端的锥形。然而，我们使用广泛接合干骺端的假体的经验表明，无论骨质如何，在所有患者身上植入这些假体都是安全的。然而，重要的是要认识到，假体周围骨折可能发生在与短柄非骨水泥型、干骺端接合的股骨。这种并发症的发生率在这些柄上似乎与用常规长度的柄是一样的[140]。

最后，也是最重要的一点，与常规长度的非骨水泥型假体翻修术相比，使用非骨水泥型干骺端短柄的翻修术更具骨保护作用，也更安全。我们机构的外科医生植入了大量（> 250 例）具有组配颈部的非骨水泥型假体。其中一个柄（Rejuvenate，史赛克）是标准长度。另一例（ABG Ⅱ，史赛克）为干骺端接合短柄。由于颈部腐蚀和由此产生的不良软组织反应，这些柄中的大多数最终需要进行翻修。标准长度的柄通常需要延长转子间截骨术才能安全取出。使用长柄非骨水泥型假体（Wagner SL，捷迈邦美）或组配长柄非骨水泥型假体作为翻修假体。所有短柄均安全取出，无须截骨。使用常规长度的初级非骨水泥型假体作为翻修假体（图 69.14），能够轻松安全地移除干骺端接合短柄，使其在感觉未来有可能进行翻修的患者中特别有吸引力。

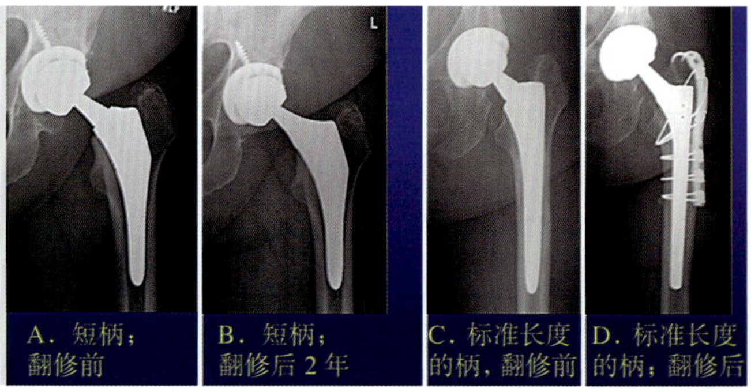

• **图 69.14** 非骨水泥型干骺端接合短柄（A 和 B）与标准长度的非骨水泥型干骺端接合短柄（C 和 D）的翻修。在不截骨的情况下取出短柄，改用等长的非骨水泥型短柄进行翻修。使用延长的转子截骨术去除标准长度的柄，并用长的非骨水泥型翻修假体进行翻修

（参考文献参见书末二维码）

第 70 章

高交联聚乙烯关节界面

KEITH FEHRING, THOMAS FEHRING
（李冬松　孙李辉 译　刘建国 审校）

关 键 点

- 已经证明高交联聚乙烯（HCLPE）的磨损率比传统聚乙烯降低了 40%～95%。
- 目前没有文献证据表明 HCLPE 有明显的骨溶解或者自身免疫反应。
- 长期研究表明 HCLPE 没有不良事件发生，这将会支持它的继续使用。
- 关于在高交联过程中活性氧形成和疲劳强度降低的长期意义仍然存在疑问。

背景

全髋关节置换术（total hip arthroplasty，THA）的成功已被充分证明。自 1960 年提出以来，阻碍 THA 成功的最大原因是假体固定和关节界面的磨损。在过去的 40 年里，随着假体坚强固定技术的提高，THA 最严重的问题仍然是磨损。在 THA 中髋臼关节面的材料包括聚四氟乙烯、聚氨酯、金属合金、陶瓷、聚乙烯。在过去的 40 年里，对聚乙烯结构和生产的改进既有积极的影响，也有消极的影响。聚乙烯仍然是世界范围内使用最广泛的髋臼承重界面。对其结构和性能的了解将极大地影响 THA 的未来。

聚乙烯制造

超高分子量聚乙烯（ultra-high-molecular-weight polyethylene，UHMWPE）的商业生产始于 20 世纪 50 年代早期。目前最大的 UHMWPE 树脂制造商是 Ticona（佛罗伦萨，肯塔基州）。所有 Ticona 树脂都贴有“GUR”标签。目前的医用 / 骨科级树脂包括 GUR 1020、GUR 1120、GUR 1050 和 GURU 50。GUR 后的数字标签说明了树脂的详情。第一位数字（1）表示树脂用于骨科。第二个数字代表硬脂酸钙的存在（1）或不存在（0）。第三位数字表示树脂的分子量。最后一位用于制造企业编码（1）。尽管其他树脂（1900 系列由德国威尔明顿 Hercules Founder 生产）已用于骨科和临床研究，但它们已不再被生产。本章的其余部分将重点介绍当前在临床上使用的 GUR 树脂（GUR 1020 和 GUR 1050）[1]。

聚乙烯是由重复的乙烯单体组成，每个单体包括两个碳原子。聚乙烯分子包含结晶区和非晶区。聚乙烯链可以根据其分子量和链长分为低密度或高密度。最初聚乙烯作为一种树脂或粉末被制成块状，用于骨科植入物设计。通过直接压缩成型以及由冲压棒或大型模压板加工，树脂被制成大块材料。

任何聚乙烯植入物的机械特性都受到树脂，分子质量和材料备制的影响。聚乙烯制作过程中的温度、压力、冷却率都会影响它最终性能。最终部件的备制是通过直接压缩成型（聚乙烯熔化后固化成所需形状）或通过将材料加工成所需形状来完成的[1]。

灭菌

聚乙烯灭菌已经成为了一个备受关注的领域。目前有三种常见的灭菌方法，包括环氧乙烷气体灭菌法，等离子体气体灭菌法和辐射灭菌法。这些技术的组合可用于 HCLPE 的生产。因为环氧乙烷气体有毒，所以环氧乙烷气体灭菌是在一个密闭的罐子里进行的。在环氧乙烷扩散到聚乙烯中并经过足够的清除时间后，聚乙烯在生物学上是无菌的。环氧乙烷灭菌后聚乙烯的机械性能并未发生改变。聚乙烯的 γ 射线灭菌法已经使用了很多年。放射剂量因制造商而异，但是要进行充分的灭菌，最低剂量应为 2.5 rad。尽管最初认为放射消毒是温和的，但是放射灭菌法可以对聚乙烯的机械性能和磨损特性产生积极和消极的影响。通常，辐射剂量越高，其磨损性能越好。但是，增加剂量会对聚乙烯的机械性能产生不利影响。

交联

聚乙烯的高交联包含多个聚乙烯分子复杂结构的形成。最初，聚乙烯高交联是辐射灭菌法的一个无意的副产品。然而，进一步的研究发现，交联聚乙烯更耐磨。现在的制造商使用γ射线或者电子射线照射交联聚乙烯。辐射使聚乙烯链断裂，分子能够重新组合并增加与其相邻聚乙烯分子的交联。如果它们不交联，则会形成一个自由基，其能与材料中存在的其他分子发生交联。如果在辐射时有氧气存在，自由基聚乙烯分子能与氧气结合，因此将氧气融合到聚合物结构中。已显示氧自由基聚集通过氧化作用对聚乙烯的长期性能产生了消极影响。[2]

曾经认为氧化是聚乙烯磨损的主要原因，将会有多种策略用来防止氧与自由基结合。这些策略包括在无氧的环境中（例如，氮气真空）进行γ辐射，或添加其他分子（例如，维生素E）以“清除”自由基来防止氧化。虽然交联提升了聚乙烯的磨损特性，但是γ射线有个缺点——它破坏了聚乙烯的机械强度。聚乙烯的拉伸强度和疲劳强度与用在材料中的辐射量成反比。因此，必须调节γ射线的剂量和交联来最大程度地提高耐磨性，同时最大程度地降低材料疲劳失效（断裂）的风险。表70.1总结了目前HCLPE的生产技术。

临床结果

聚乙烯界面的磨损评估

通常，磨损量是使用标准X线在特定的术后时间间隔内，通过各种方法进行测量的。Martell等描述了一种计算机辅助边缘检测方法来分析聚乙烯的穿透率[3]。然而，由于HCLPE组件的特性和低磨损率，最近更多地使用了更新的方法，如放射立体照相分析（radiostereometric analysis，RSA）。通常这个方法把嵌入式标志物放置在聚乙烯组件中，以使研究人员能够在术后设定的时间点测量聚乙烯的股骨头穿透率[4]。

聚乙烯磨损率的X线分析

很多作者都尝试过系统地评估第一和第二代HCLPE组件的磨损率。这些研究使用了RSA和计算机辅助边缘检测技术（Martell方法）来分析磨损、蠕变和穿透率[3]。关于HCLPE短期的、近期的，以及长期的临床研究已经发表，其中为期最长的是14年的随访[5-15]。很多研究回顾性地分析比较了第一代HCLPE与传统聚乙烯（CPE）的差别。McCalden及其同事使用Martell方法对Longevity内衬与Trilogy内衬的磨损率进行了评估，并记录了HCLPE组平均6.8年的相对磨损率降低了50%[13]。Rajadhyaksha及其同事使用Martell方法对Crossfire（HCLPE）与Nitrogen Vac（CPE）的磨损率进行了评估，并记录了HCLPE组平均6.1年的相对磨损率降低了74%[16]。

另外两种回顾性研究评估了植入后6年以上的HCLPE磨损率。Bragdon及其同事评估了两种不同的HCLPE内衬（Longevity和Durasul）的耐磨性，平均为6.9年[7,17]。使用Martell方法，两个研究组均记录了极低的内衬磨损率，每年小于0.001 mm，总穿透量为0.01 mm。Nakahara及其同事使用计算机Poly Wear方法回顾了植入后平均6.7年的Longevity（HCLPE）内衬，并记录了0.03 mm的总穿透量[15]。

所有对比评估第一代HCLPE与CPE的研究表明，在植入后2～6年，HCLPE组的磨损率比CPE组低。相关磨损率降低了31%～95%。为期10年的随访研究表明，第一代HCLPE没有出现与磨损相关的翻修[18]。然而，近期报道的数据表明，HCLPE在植

表70.1 HCLPE的生产方式

第三代	GUR	温度（℃）	辐射，Mrad	辐射	温度处理	灭菌法	自由基
Marathon（DePuy，Warsaw，IN）	1020	21	5	γ射线	融化	气体等离子体	否
7.5 XLPE（Smith和Nephew，Memphis，TN）	1020		7.5	γ射线	重融	环氧乙烷	否
X3（Stryker，Kalamazoo，MI）	1050	21	9.9（3×3.3）	γ射线	退火	气体等离子体	是
E1（Zimmer Biomet，Warsaw，IN）	1020/1050	环境温度	10	γ射线	用维生素E处理	氮气中γ射线	是
VivacitE（Zimmer Biomet，Warsaw，IN）	1020	温暖	交联相当于10	电子束	与维生素E混合	环氧乙烷	是

入后前 5 年的临床评估中磨损率非常低，在第 5～8 年时磨损率增加。磨损率增加的原因尚不清楚，需要更久的随访研究来确定这个趋势是否继续[12]。一项 15 年随访的随机对照试验显示，交联聚乙烯与非交联聚乙烯相比，年磨损率分别为（0.03±0.05）mm 和（0.17±0.09）mm[19]。交联聚乙烯与非交联聚乙烯相比，溶骨性病变率分别为 9% 和 46%[19]。

数据表明，甚至在更年轻患者中，HCLPE 的表现也特别好。在 50 岁以下 THA 患者的一生中，磨损相关并发症的风险明显更高。然而，在对 50 岁以下患者进行的 9～14 年随访中，显示出极好的线性（0.022 mm）和容量（9 mm^3）年磨损率[8]。值得注意的是，大多数长期随访研究评估的是 28 mm 的股骨头，而最近的数据使用的股骨头更大，包括 32 mm 和 36 mm。

X 线骨溶解评估

尽管在髋关节模拟器评估中，HCLPE 容积磨损率更低，但对这些较小尺寸的颗粒是否会引起对磨损碎屑的免疫反应和随后的骨溶解仍存有顾虑。很多最新研究报道显示，HCLPE 人工髋关节置换术周围无影像学骨溶解病例[13-15,17,18,20]。然而，这样的骨溶解通常出现在传统聚乙烯报道中。Rajadhyaksha 及其同事报道了 6.3 年随访中 CPE 组骨溶解率为 26%，而 Bitsch 等报道了 5 年随访中 CPE（Enduron）组骨溶解率为 33%[5,16]。

高交联聚乙烯内衬失效与回收数据

几项回收研究关注 HCLPE 的短期和中期临床特点。检测回收内衬的表面磨损、氧化、机械特性、穿透量和磨损率。与取出的 CPE 内衬相比，HCLPE 的穿透量和磨损率都有降低[11,21,22]。Kurtz 及其同事发现穿透率为每年 0.04 mm，与临床磨损研究的穿透率相当[21]。Knahr 及其同事报道，在中期随访中，他们回收的两个内衬的线性磨损率分别为每年 0.01 mm 和 0.015 mm[11]。Salineros 及其同事描述了取出的 46 例植入了 12～96 个月的 HCLPE 内衬，在他们的对比回收研究中，与 CPE 内衬相比，HCLP 内衬的磨损减少了 80%，蠕变减少了 90%[22]。

几位作者报道了与传统聚乙烯相比，HPE 的表面损坏增加了，包括磨损和破裂[23-25]。这些观察结果引起了对 HCLPE 的长期磨损特性和是否与 CPE 不同的质疑。然而，HCLPE 早期的长期研究显示了在磨损方面令人满意的结果[6-8,10,14,17]。Muratoglu 及其同事发现，特别是当取出的 HCLPE 内衬被重铸时，其表面磨损可以恢复[23]。当 CPE 内衬被重铸时，其表面磨损不能恢复。这个发现表明，HCLPE 内衬变形在本质上是塑性的，并不能真实反映内衬体积损失。尽管有表面磨损，但 HCLPE 内衬未因骨溶解或磨损而翻修[11,22,23]。发生在更高水平交联的一个明显代价是聚乙烯机械强度降低导致断裂的风险。Cole 及其同事报道了 γ 射线的影响及它与疲劳裂纹行为和断裂强度的关系[25]。已经发表了 HCLPE 内衬疲劳破裂的临床报道。Tower 及其同事报道了 4 个 Longevity（HCLPE）内衬的断裂，并对其进行了回收与评估[24]。所有 4 个内衬在上缘临近锁定沟槽的位置出现疲劳破裂。基于这些和其他的回顾性研究，我们可以得出结论，HCLPE 设计应该避免：①在锁定位置边缘减少聚乙烯的厚度；②无支撑的聚乙烯边缘；③髋臼杯植入外展角度过大（大于 50°），加大内衬上缘的受力（图 70.1）。

在 HCLPE 内衬发展过程中，自由基的形成仍然是个争论的话题。自由基形成的氧化与先前的 CPE 失败有关[26]。关于自由基和 HCLPE 有两个问题。第一，什么制备方法可以限制 HCLPE 中自由基的数量？第二，是否长期氧化发生在体内？ Wannomae 及其同事表示，生产过程影响自由基的数量。在他们对 26 个 HCLPE 内衬进行回顾发现，与融化的内衬相比，退火工艺产生的内衬氧化和结晶度要高出 10 倍[2]。研究人员认为，与退火相比，融化可能是消灭自由基更有效的方法。除了这个发现，退火后的 HCLPE 内衬已获得极佳的体内临床数据，在 6 年随访中没有骨溶解的出现[27,28]。

现已有证据支持 CPE 和 HCLPE 都会在体内发生氧化。通过傅里叶变换红外光谱法对回收的内衬进行了氧化分析，结果发现内衬中遭受微小磨损的区域是最易发生氧化的部位（比如内衬的边缘）。研究表明，HCLPE 的边缘氧化是最明显的，而且在体内随时间的增加接近指数增长[2,27,28]。在 HCLPE 中，氧化与长期磨损的关系目前未知。如果没有边缘撞击，10 年回收数据表明，边缘氧化对这些内衬的临床表现没有影响[28]。

小结

聚乙烯是当今 THA 中应用最多的承重表面材料。由于最近对于硬对硬承重界面并发症的顾虑，HCLPE

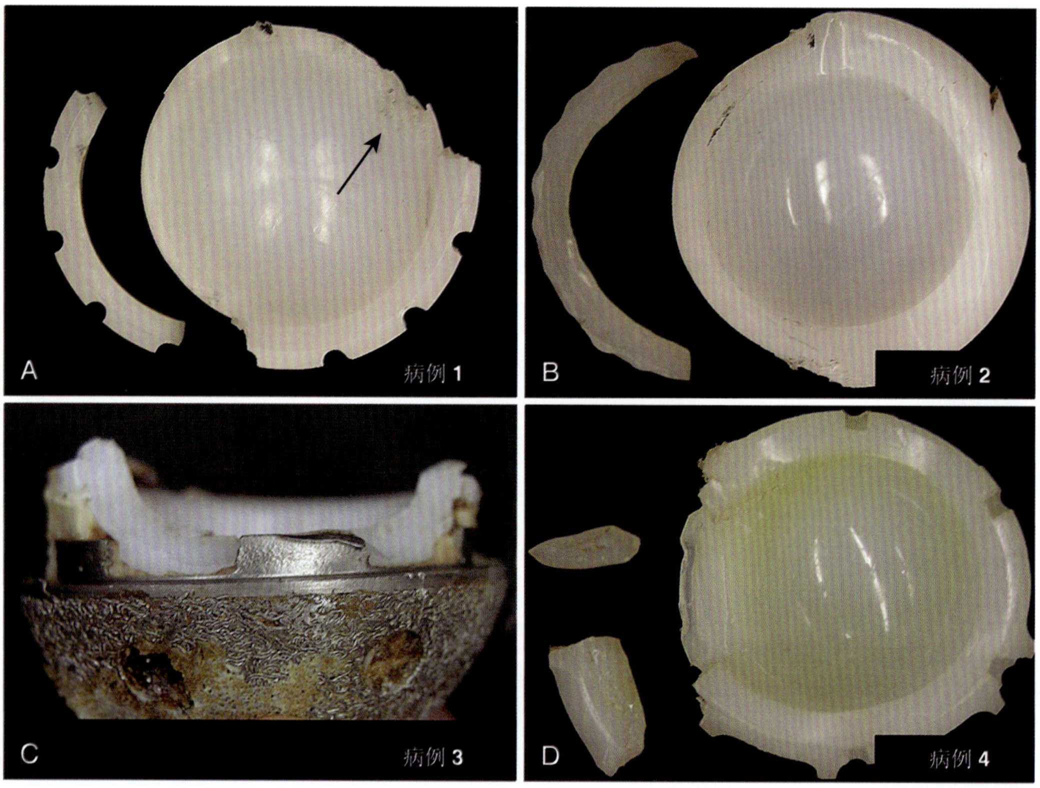

• **图 70.1** （A～D）分别是 Longevity、XLPE、Durasul 和 Marathon 髋臼内衬边缘断裂的照片（来自 Furmanski J，Anderson M，Bal S，et al. Clinical fracture of cross-linked UHMWPE acetabular liners. Biomaterials. 2009；30：5572-5582.）

的使用率不断增加。过去的 10 年是 HCLPE 材料改进和发展的爆发期。实验室和中期临床数据预测和记录了磨损显著降低 40%～95%。更重要的是，影像学和临床研究表明，迄今为止没有发生骨溶解或与 HCLPE 有关的免疫反应的病例。

与 CPE 相比，HCLPE 的断裂强度是降低的，这引起了对此类界面理论上的顾虑。在髋臼假体设计和植入时应认识到这一点，以避免髋臼内衬骨折。应避免无支撑的 HCLPE 和髋臼锁定位置薄的 HCLPE。同样地，应该避免髋臼假体外展角度大于 50° 和股骨颈撞击，这两种情况都使 HCLP 边缘存在骨折风险。也正是聚乙烯的这个区域被证明是最易在体内氧化的部位。

尽管一些目前的证据表明，移植后 5～8 年 HCLPE 磨损率增加了，但是第一代和第二代 HCLPE 的临床表现非常好，并通过现有的临床数据支持它继续使用的合理性。但是仍然需要更久的随访来确定哪一种生产方法更具优越性并能够阐述未来失败的机制。

（参考文献参见书末二维码）

第 71 章

陶瓷对陶瓷界面

AARON CARTER, AMY S. WASTERLAIN, PETER F. SHARKEY
（韩宇 译 刘建国 审校）

关键点

- 全髋关节置换术（THA）陶瓷对陶瓷界面的应用，起初是为了应对传统界面所引起的磨损碎屑及其带来的骨溶解问题。
- 陶瓷质地坚硬、耐刮擦、耐磨损、低摩擦系数、热力学性质稳定、化学性质呈惰性、生物相容性好、耐腐蚀。
- 陶瓷令人关注的问题包括碎裂的风险、条纹磨损、活动相关的异响、撞击、假体选择的限制性以及与金属对聚乙烯界面相比费用提高。
- 早期陶瓷的碎裂率较高，然而，得益于制造工艺和设计的进步，现代陶瓷已经显现出非常好的临床效果。
- 陶瓷假体在年轻、活动多的人群中得到了很好的应用，而在这些患者中磨损和骨溶解是最令人关注的问题。

目前，金属或陶瓷头对超高分子量聚乙烯内衬是 THA 中最常使用的界面。随着 THA 的适应证不断扩展至相对年轻并且活动量更大的人群，关注的焦点集中到如何延长假体的使用寿命。聚乙烯磨损碎屑导致的假体周围骨溶解被认为是导致假体翻修的最主要的远期并发症[1-3]。骨溶解的程度不仅是导致初次假体失败的主要决定因素，而且决定了翻修时新假体获得牢固固定的难易度以及翻修手术能否获得远期成功[1]。对更好界面的需求导致了通过各种方法实现的交联聚乙烯的出现。这些进步显著地改进了聚乙烯的摩擦特性[4,5]。研究显示，交联聚乙烯在和金属以及陶瓷头形成关节时可以降低超过 50% 的摩擦[6-8]。然而，交联聚乙烯可能减弱聚乙烯的强度，引起内衬碎裂的灾难性失败[9-11]。

作为一个解决金属对聚乙烯以及金属对金属界面组合中摩擦和磨损碎屑的措施，引入了陶瓷界面。陶瓷对陶瓷界面的引入目的是减少具有生物学活性的磨损碎屑，进而减少骨溶解和无菌性松动的发生[12]。标准的陶瓷对陶瓷关节是由第三代的氧化铝 - 氧化铝界面组成的。体外及临床假体回收研究均证实，与金属对聚乙烯关节相比较，陶瓷对陶瓷关节可以显著减少磨损及磨损颗粒的产生[13-17]。在这些关节中，骨溶解极少发生[18-20]。尽管陶瓷对陶瓷关节很少发现骨溶解，但却发现了其他潜在不利因素。陶瓷是坚硬、易碎的物质，缺少破裂韧度。陶瓷在加工工艺和机械加工方面的进步已经减小了碎裂的风险，然而，这一并发症还不能完全避免[15,21-25]。陶瓷对陶瓷关节的其他不利因素包括条纹磨损、活动相关噪声、撞击和假体头和内衬选择的限制性。

这一章将回顾陶瓷对陶瓷界面的基础科学，包括这一关节的机械特性、优点和缺点。对有关陶瓷对陶瓷界面的临床研究进行简要总结，还将对未来的研究方向进行讨论。

基础科学

历史

Pierre Boutin 等在 1970 年引入了陶瓷对陶瓷关节，与传统的金属对聚乙烯关节相比，提供了另一种选择。最初陶瓷关节的早期结果是令人振奋的，但是，陶瓷碎裂的问题也令人担忧。碎裂的高发生率是由于氧化铝的颗粒大、密度低和纯度不足造成的。早期的固定方法包括将陶瓷头用树脂粘在股骨柄上或用螺丝固定。1977 年，随着高强度外科级别的氧化铝陶瓷产品的出现，采用 Morse 锥度将陶瓷头固定在金属杆上的牢固固定方式得以实现，从而将碎裂风险大幅度降低至 2%[27,29]，目前的氧化铝生产技术已将碎裂发生率降至 0.004%[30]。随着碎裂风险的降低，髋臼假体固定所引起的松动以及随后的翻修成为了主要的远期问题。经对各种固定方式的尝试，最终组配式内衬和多孔表面钛合金髋臼杯压配的固定方式得以使用[27]。尽管在欧洲使用较早，陶瓷股骨头假体于

20世纪80年代早期才开始在美国上市，而陶瓷对陶瓷的氧化铝承重界面的关节在21世纪前早期才开始供应[31]。从1984年开始，陶瓷已经成为一种标准的材质［国际标准化组织（ISO）6474］[27]。

陶瓷概述

目前，在临床被用作承重界面的两种陶瓷是氧化铝和氧化锆。陶瓷对陶瓷承重界面是一种氧化铝对氧化铝界面，因为当氧化锆对氧化锆时，关节会产生严重的磨损[32]。这些物质以它们高度氧化的状态存在，具有出色的生物相容性、热动力稳定性、化学惰性和对腐蚀的耐受性[32]。陶瓷不溶于水并且具有出色的抗压强度，但是抗张力强度较差[29,32]。由于他们的机械学特性，陶瓷本质上被认为是硬且脆的。

每一个生产商都有自己的专利性的陶瓷生产工艺，这反映了一个事实，即并不是所有的陶瓷都是一样的，不同公司生产的陶瓷产品之间存在着细微的差异。

制造工艺

氧化铝陶瓷是在严格而最优的质量控制下经一系列复杂工艺制作完成的。产品最终的机械学特性极大地依赖于这些制作工艺步骤的合理执行[27]。

目前的第三代陶瓷工艺由氧化铝粉末、有机黏合剂、水和润滑剂一起混合组成[28]。将混合物均衡地压入一个模具使其形成最终的形态。成型组件进入烘干程序，水分被蒸发，同时在热处理过程中有机黏结剂也被去除。然后，这些产品在极高温（1600°C～1800°C）、高压下烧结。初始粉末的质量和纯度以及对热处理工艺的精确控制将影响陶瓷的最终微结构[27,29]。机械强度和摩擦学特性是由陶瓷的纯度、孔隙率以及颗粒大小决定的。早期的陶瓷在生产时，必须要有更长的烧结时间才能达到最大、或接近最大的密度。然而，这会导致形成较大的颗粒，从而使陶瓷的强度减弱，并可能导致早期的失败[28,32]。添加诸如氧化钙或氧化镁可以阻止颗粒变大，从而获得较小的陶瓷颗粒，获得强度更大、更可靠的陶瓷[32]。在20世纪80年代后期和20世纪90年代早期，这种使用添加剂技术的陶瓷被认作是第二代陶瓷，这也导致今天使用的第三代陶瓷的出现[28]。第三代陶瓷是在1994年发展起来的，采用热等静压工艺，进一步缩小了颗粒大小、颗粒边界和夹杂物，增加了碎裂强度和耐磨损能力[30]。

氧化铝基体复合材料（AMC）—Delta陶瓷

截至2019年，第四代“Delta”陶瓷成为了THA中陶瓷对陶瓷的标准材料。第四代陶瓷包括了锆的添加，在实验室中发现，这进一步提高了韧性和抗断裂性能。复合材料是在工业制造商研究改造增强氧化铝的手段时首次发现的。氧化铝基体复合材料（AMC）是由氧化铝基体中加入小氧化锆颗粒组成的。这种新的混合氧化物陶瓷提供了更好的抗碎裂韧性，而不降低滑动性能[27]。复合陶瓷可以提供更多的假体选项（氧化铝界面的限制就是假体选项少）[33,34]。在一项研究中，台式测试表明，氧化铝对AMC和AMC对AMC产生的磨损率明显低于热等静压（HIPed）氧化铝[34]。同一研究还指出，与以往的氧化铝回收研究相似，AMC表现出了类似的磨损机制和磨损碎屑。AMC作为陶瓷对聚乙烯界面的材料，于2000年6月首次在美国临床上应用。

根据制造商CeramTec（Plochingen，德国）的说法，在2000—2010年植入的360万个陶瓷头中，这种材料的并发症发生率为0.002%[36]。也就是说，尽管所报告的临床失败率很小，但却略高于制造商所报告的临床失败率[36]。

目前，世界上具备这种复杂工艺要求的可生产医疗级别陶瓷的公司主要有4家，包括Ceraver Osteal（戴高乐，法国）、Ceramtec AG（斯图加特，德国）、Morgan Advanced Ceramics（拉格比，英国）、Kyocera（京都，日本）[27]。目前，大多数主要的关节置换制造商在美国提供陶瓷头[27,37]。

制造工艺上的瑕疵将导致灾难性的陶瓷碎裂。裂纹扩展以及随之而来的碎裂可能是由微小的几个氧化铝颗粒大小的瑕疵所造成的[32]。减少制造部件的颗粒的大小等工艺的改进已经减少了碎裂的风险。当首次引进陶瓷时，平均的颗粒大小是50 μm。现在使用的陶瓷其平均颗粒大小为2 μm，这显著地降低了发生灾难性碎裂的风险[38]。

氧化铝陶瓷力学性能

氧化铝陶瓷是一种高度氧化的、坚硬的、稳定的单相多晶体形式的工业蓝宝石[39]。因为它的高度氧化状态，氧化铝以一种低能状态存在，表现出一种高热力动力学稳定性。它有很高的热传导系数，并表现出优秀的抗腐蚀性。氧化铝也是有生物学惰性的，并且因为其自身的高氧化状态，难以进一步氧化[32]。氧化铝的离子结构使其产生亲水性，相较于聚乙烯和金属，易于形成液膜润滑并保持较高的湿润状态 [27,40]，这可以增加关节润滑。氧化铝内在的坚硬质地使它非常耐磨损 [27,41]，氧化铝的硬度增加了抗刮擦的能力，使得他与钛合金或钴铬合金相比刮擦更少，能使氧化铝刮擦的唯一物质是金刚石。抗刮擦的能力使氧化铝可以抵抗第三方磨损 [42]。

尽管抗张强度较差，但氧化铝具有很强的抗压强度。因为其自身的坚硬性，氧化铝即使在很高的压力下也难以发生形变。这使得陶瓷仅适用于股骨头和髋臼杯内衬。如果在关节面之间有任何不匹配，聚乙烯可以应股骨头而发生形变。陶瓷不具备这种特性，一旦关节出现不匹配将产生高磨损率 [13,43]。陶瓷股骨头与髋臼杯之间的间隙应该超过 50 μm 以防止颗粒分离和第三方磨损 [44]。陶瓷缺乏形变导致在关节面之间的接触点比金属对聚乙烯少。从 1993 年开始，由于制造工艺的进步使得不需要工厂之间匹配组件。

机械学及生物学因素与骨水泥碎裂和最终的松动有关 [40]。氧化铝陶瓷的硬度比松质骨强约 300 倍，比高交联聚乙烯高约 190 倍 [27]。这一模量的差异改变了通过陶瓷 - 骨水泥 - 骨界面的应力传导，加上应力遮挡效应，就可能使骨水泥产生微断裂 [40]。另外，由于氧化铝的低阻尼容量导致的压力过度传导可能增加骨水泥或骨微断裂的风险 [40]。这些特性使得陶瓷无法制作成股骨柄或髋臼杯。

因为出色的压力强度和低张力强度，氧化铝陶瓷很易碎。陶瓷的线性弹性和低破裂韧度可使得它们在没有任何预兆的情况下碎裂 [27]。陶瓷碎裂的风险是由内在缺陷所注定的，由于更小的颗粒、更少的杂质、激光蚀刻以及证据测试等，现在陶瓷碎裂的发生率已经大大减少。氧化铝陶瓷的碎裂强度已经从 38 kN（1977）增加至 61 kN（2010）[45]，甚至可能达到 98 kN，远远超过 FDA 的标准（46 kN）[27]。

摩擦特性

摩擦学是研究相对运动中相互作用的摩擦力、润滑、界面间磨损等机制的科学。体外试验和假体回收分析已经为陶瓷对陶瓷假体功能及表现提供了有用的信息。

许多体外实验已经证明氧化铝 - 氧化铝界面的低摩擦和低磨损性 [46,47]。小颗粒具有表面低粗糙度、硬度，有助于耐磨损，良好的湿润性和润滑液膜的形成有助于氧化铝关节优秀的摩擦学特性。体外试验证实有双相磨损的存在 [48]。第一个周期为“导入”期，氧化铝 - 氧化铝磨损率介于每百万圈 0.1～0.3 mm^3[48,49]。第二个是稳定期，容积磨损率减至低于 0.01 mm^3[48,49]。这一磨损显著少于传统金属对聚乙烯界面的磨损，甚至有研究显示磨损可减少 5000 倍 [27,42,48,50]。

在某些临床情况下，氧化铝 - 氧化铝组合的磨损会加速。在步态的摆动期出现的微小分离会导致一种独特的条纹磨损，或者由于撞击导致的股骨头球被撬出髋臼之外，导致边缘承重并且出现相关区域的磨损。与陶瓷磨损相关的因素有髋髋臼杯的垂直放置、股骨颈撞击、股骨头的分离 [51]。体外模拟微分离的实验已经可以使临床见到的那些磨损率和磨损类型重现 [22]。在分离和条纹磨损的情况下，每百万圈可以出现高达 1.24 mm^3 的磨损率。磨损所产生的颗粒也表现为双峰分布，据推测是由体内两种不同的机制产生的。纳米大小的颗粒（5～90 nm）是在正常关节状态下研磨产生的，而微米大小的颗粒（0.05～3.2 μm）是由陶瓷的条纹磨损和晶体间断裂所产生的 [22,52]。

已经有许多假体回收实验被用来分析陶瓷对陶瓷界面的状况。一个从无菌性松动的髋臼中回收的陶瓷部件的分析研究显示，其假体植入平均时间是 11 年 [13]，这些部件被分成三组：①无可见磨损的低磨损组；②股骨头上有可见的椭圆条纹状磨损区，磨损少于每年 10 μm；③两个部件都有明显缺损的严重磨损，最大磨损超过 150 μm。检查 11 个部件发现有 2 个存在严重磨损，余下 9 个表现出每年少于 15 μm 的线性磨损。作者认为第一种类型磨损对于植入物的长期寿命的影响可以忽略不计，而第二种类型的磨损可致关节面的严重磨损。承重关节面的磨损率程度不一，范围为每年 0.3～5.0 mm^3[42,50,53]。氧化铝陶瓷质量的提高，加上导致负荷增加的因素（体重、年轻人、男性）或者重力在关节面的均匀传导（大颗粒、髋髋臼杯初始角度不良、髋臼杯移动或倾斜）等因素是导致这些变异的原因 [13]。然而，应该提醒大家注意的是，多数报道的严重磨损都发生在 1990 年以前生产的产品上，最近的磨损率已经持续低于每年 15 μm[13,53]。

磨损颗粒和组织反应

体外和体内的研究均已显示氧化铝碎屑表现出生物学惰性和良好的组织相容性。较小体积的氧化铝磨损颗粒可引起低水平的生物活性 [12,18,54-56]，与聚乙烯和金属颗粒相比，还没有发现与氧化铝磨损颗粒相接触的巨噬细胞。一个研究比较了 12 例氧化铝 - 氧化铝关节因无菌性松动行翻修术中收集的假体周围的膜状组织，并且将它们与从金属 - 聚乙烯承重面周围收集的膜状组织相比较[40]。在氧化铝 - 氧化铝组，轻微的细胞反应事实上是由于在骨水泥中作为显影剂使用的氧化锆陶瓷颗粒。氧化锆陶瓷大量出现时就激起一种轻微的巨细胞反应，而这会导致假体的松动。与金属 - 聚乙烯组合中产生的聚乙烯颗粒相比较，没有发现对氧化铝颗粒产生的细胞反应。

已经报道的与氧化铝 - 氧化铝承重面相关的骨溶解很少。一个涉及 69 例髋的队列研究显示，当使用大颗粒和高孔隙率的陶瓷做承重面时，因无菌性松动导致的翻修率很高（27%）[43]。这些因素导致产生大量磨损碎屑和骨溶解。另一个研究显示，在翻修术中收集的陶瓷 - 陶瓷关节周围组织中前列腺素 E_2 水平明显比金属 - 聚乙烯关节周围组织中低[43]。

一个独立研究显示陶瓷和聚乙烯碎屑引起肿瘤坏死因子释放[57]。细胞死亡率和肿瘤坏死因子的数量随着氧化铝陶瓷颗粒的大小和数量而增加。同样研究还显示，聚乙烯可以引起更多的肿瘤坏死因子的释放，相当于陶瓷颗粒引起的 8～10 倍的量[57]。已经证明，氧化铝颗粒可以导致巨噬细胞凋亡，这提供了一种解释肿瘤坏死因子水平低的可能机制，也解释了我们看到的陶瓷 - 陶瓷与金属 - 聚乙烯关节引起的骨溶解的不同[56]。

陶瓷的优点

磨损和骨溶解的减少是陶瓷 - 陶瓷关节的主要优点[7,18,27,47,49]。骨溶解被认为是妨碍髋关节置换远期效果的主要原因。随着 THA 适应证扩展到更加年轻、健康和更有活力的患者，消除磨损和骨溶解的需求已经变得越来越重要。这种关节的另一个好处是，它防止了与钛金属柄上的钴铬头相关的磨损腐蚀和金属病的问题。陶瓷头的这一优点同时存在于陶瓷 - 聚乙烯和陶瓷 - 陶瓷的关节中。

氧化铝的摩擦学特性使得陶瓷成为 THA 关节界面的理想选择。材料工艺的进步带来的陶瓷颗粒的减小以及先进的抛光技术使得氧化铝陶瓷的表面粗糙度显著降低。陶瓷与生俱来的硬度使得这种材料耐刮擦，因此减少了由于骨、骨水泥或金属碎屑带来的第三方磨损。氧化铝陶瓷还具有很高的抗压强度和很低的生物活性。与金属 - 金属承重面相比较，陶瓷的好处在于不会导致血清或细胞内金属离子浓度增高[58,59]，氧化铝离子与体液结合的特性使得陶瓷表面湿润，形成一层液膜从而进一步降低摩擦。低磨损率加上低生物活性降低了骨溶解的可能性。现代的假体设计加上先进的陶瓷制造工艺，使骨溶解在长达 18.5 年的随访中没有报道[19]。

目前的争议和未来的展望

陶瓷的主要关注点

碎裂

陶瓷碎裂是在意外遭受超负荷的情况下纳米级的裂隙不断扩展所引起的[29]，当应力强度因子（K1）高于陶瓷的疲劳极限（$K1_0$）时，裂隙就会产生。当应力强度因子超过断裂韧度（$K1_c$）时，陶瓷将在没有任何征兆的情况下猝然碎裂[29]。在生理情况下，应力强度不会达到疲劳极限[60]。材料中的瑕疵可以引起裂隙，这些最初的裂隙以不同的速度进展，这主要取决于初始瑕疵的大小、氧化铝材质的质量和施加应力的大小[27]。

早期陶瓷低劣的质量使得陶瓷假体碎裂发生率很高。随着时间的推移，更小的颗粒、更高的密度、更少的杂质、工艺的改进、激光蚀刻，以及验证测试等已经降低了灾难性碎裂情况发生的风险。20 世纪 90 年代，碎裂发生率是 0.8%，现在报道的 Biolox Delta 为 0.0 001%，降低了 8000 倍[21,30,61]。然而，碎裂的情况仍有发生[23-25,62,63]。

验证测试是将陶瓷假体置于一定的应力之下，这一应力足以使有瑕疵的产品碎裂，借此将可能引起失败的有瑕疵的产品去除。这一实验被设计用来以非破坏性但足以精确的方式去除有瑕疵的假体。然而，验证测试也不是 100% 可靠，可能的劣质产品并不总是能够被清除掉。1998 年，尽管验证测试已经应用，但一个制造工艺的改变导致了氧化锆陶瓷股骨头 1/3 的临床失败率[31]。

精确的外科技术是至关重要的，假体位置不良可能导致假体的碎裂。由于高弹性模量，陶瓷对不均匀应力传导耐受性差，这使得假体的初始位置对假体的长期寿命至关重要。在假体植入过程中，任何应力强度因子的产生都应该避免[29]。在金属颈部与陶瓷股骨头之间任何的异物，或者用锤子用力将股骨头打入金属颈部也都应该避免[29]，只有当陶瓷头同心性地安放在金属颈部之后才可以击打[24,29]。植入时旋动股骨头可以保证同心性，不这样做可能导致对线不良、点状接触应力，以及失败风险增加 [21]。股骨头和柄应该是由同一公司生产的，因为不同公司之间的锥度不同 [38]。非同心性将陶瓷内衬置入金属髋臼杯理论上也是可能的，有一例病例报道发生了陶瓷内衬碎裂 [21,64,65]。

陶瓷碎裂是一个需要立即行翻修手术的医学紧急事件。翻修术中需彻底清除滑膜和清创以尽最大可能地清除陶瓷碎屑 [66]，这是十分重要的，因为陶瓷碎屑埋藏于软组织之中会导致第三方磨损或在使用金属 - 聚乙烯界面时加速磨损。即使对陶瓷碎屑进行彻底清理，颗粒碎片将不可避免地残留，并对钴铬头造成严重腐蚀 [67]。因此，在陶瓷碎裂后，更换的股骨头也应由陶瓷组成，以防止这种灾难性的并发症。即使立刻采取干预措施并且有良好的手术技术，替换碎裂假体仍有较大风险，导致不太理想的结果。已经有研究发现翻修碎裂假体的 5 年生存率仅为 63%（图 71.1 和图 71.2）[66]。

条纹状磨损

假体回收研究已经报道了最常见的磨损是股骨头和髋臼杯边缘的条纹状磨损 [15]。开始认为这和第一代陶瓷的质量不佳有关，但条纹状磨损现象在现代陶瓷界面中依然存在 [15]。之所以条纹状磨损受关注主要是因为它和高容积磨损率相关，在一项研究中报道可以达到平均每百万圈 1.24 mm^3[22]。同时产生了纳米级和微米级颗粒的双相分布，这增加了组织的反应。条纹状磨损被认为是由于在摆动步态时股骨头从髋臼杯中的微分离或股骨柄颈部在髋臼杯边缘的撞击造成的，这在体外试验中已经被证实 [22]。然而，另一项假体回收研究比对了磨损条纹，认为多数条纹状磨损在正常步态中不会发生，而是发生在髋关节屈曲时，由边缘受力所致，例如，攀爬台阶或从椅子上站立起来时 [68]。Taylor 等在最近的一项研究中认为，由边缘应力传导导致的磨损条纹可能和单独边缘承重或正常关节活动时的关节异响有关 [69]。当条纹状磨损发生时，关节面粗糙度明显增加，同时承重界面的摩擦系数也明显增加（图 71.3）。

关节异响

活动相关的异响是 THA 中硬 - 硬界面中特有的现象。这一声音可能使患者非常不安以至于要求行翻修手术。使用陶瓷 - 陶瓷关节的患者将这种活动相关的声音描述为“吱吱”响。在北美地区接受陶瓷 - 陶瓷 THA 的患者中“吱吱”响的发生率在 0～3%[70]。然而，对患者的直接调查证实“吱吱”响的发生率比之前报道的要高。Jarrett 等报道 131 个接受陶瓷 - 陶瓷关节的患者，当接受直接问卷调查时，14 例

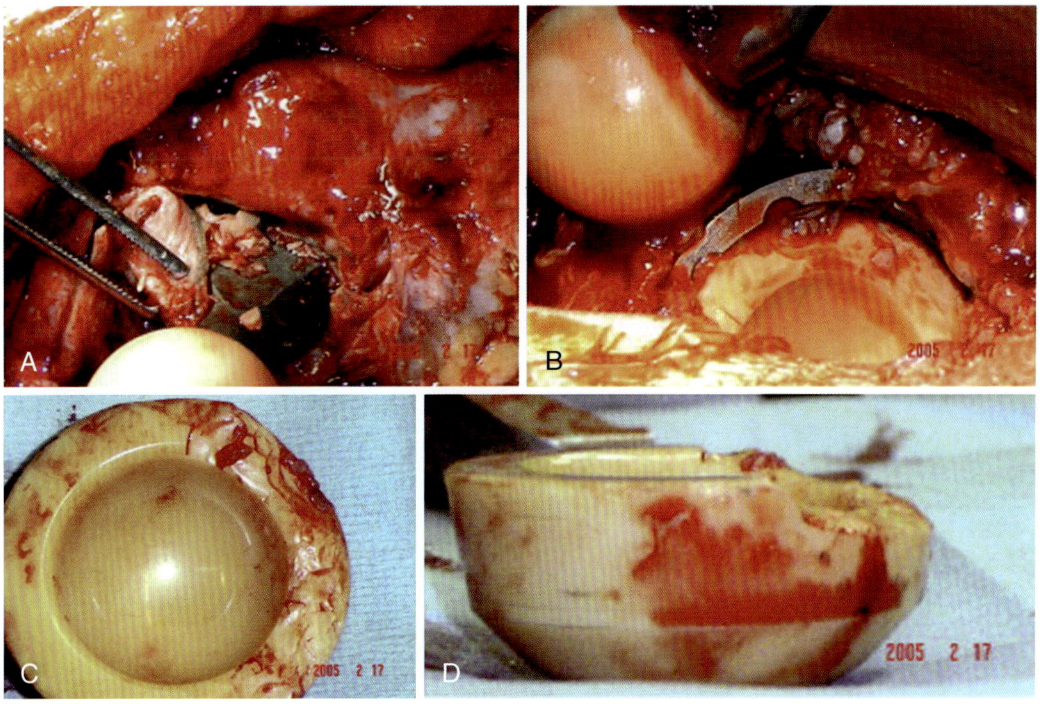

• **图 71.1**　陶瓷内衬碎裂和前方边缘破坏。A. 股骨柄周围可见碎屑。B. 体内和取出后可见内衬前缘碎裂（C 和 D）（引自 McCarthy MJ，Halawa M：Case report：lining up the liner：2 case reports of early ceramic liner fragmentation. J Arthroplasty 22：1217-1222，2007.）

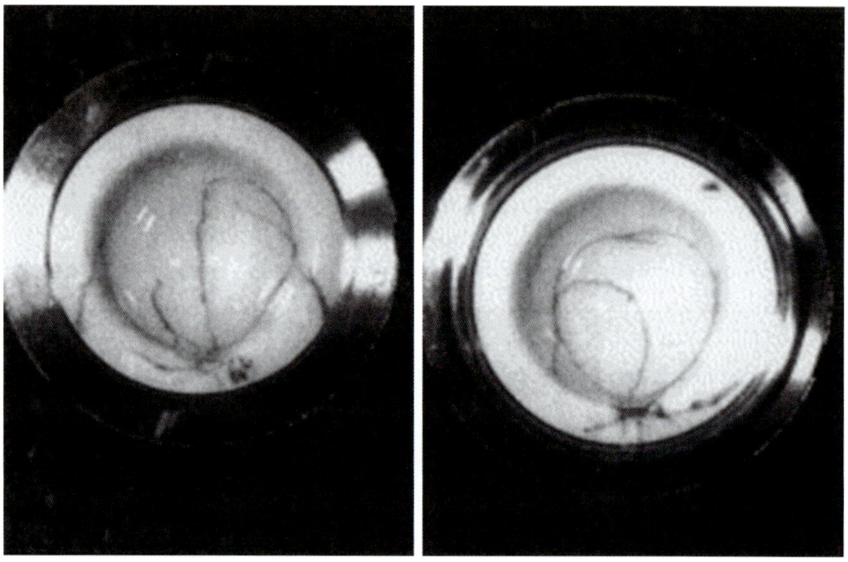

• **图 71.2** 内衬碎裂的例子。裂隙染色观察所见（引自 Maher SA，Lipman JD，Curley LJ，et al：Mechanical performance of ceramic acetabular liners under impact conditions. J Arthroplasty 18：936-941，2003.）

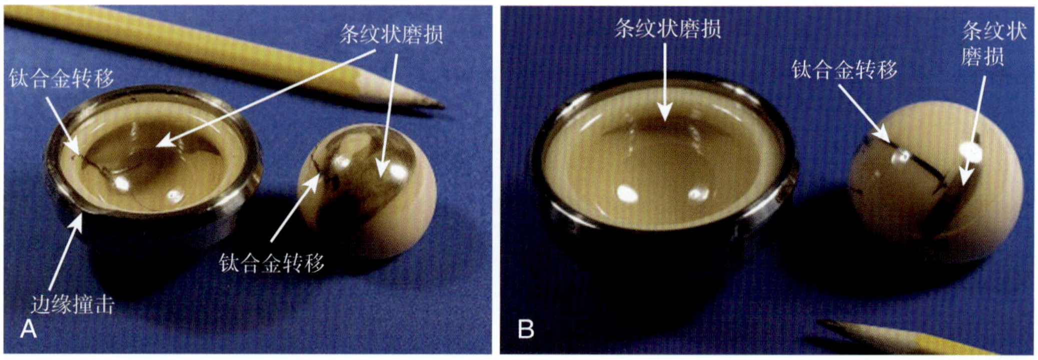

• **图 71.3** （A）一个从伴有髋关节异响的患者身上回收的髋臼假体显示了撞击的证据。注意金属髋臼杯边缘被股骨颈撞击造成的缺口。（B）从伴有髋关节异响的患者身上回收的假体显示在股骨头和髋臼假体的条纹状磨损（引自 Restrepo C，Parvizi J，Kurtz SM，et al：The noisy ceramic hip：is component malpositioning the cause？ J Arthroplasty 23：643-649，2008.）

（10.7%）可以听见“吱吱”响 [70]。这 14 例患者中，1 例患者（< 1%）在执行问卷调查前就报道有“吱吱”响。4 例患者（3%）在承重状态从屈曲 60° 到 0° 的移动中或完全外展时可能再现异响。Salo 等报告了在第四代 Delta 陶瓷 - 陶瓷关节中，有 17% 的异响发生率 [71]。在荷兰的一个报道中，直接访问中有“吱吱”响的患者发生率为 21%，证明这种现象被低估了 [72]。

目前推测引起髋关节异响有多种机制，但确切的机制仍存在争议。技术因素，诸如关节面不匹配和股骨颈短，以及患者因素如年纪轻、个子高、体重大等都被认为和关节异响有关 [72-74]。人口学因素可能指向施加在承重面上的机械需求。一个体外实验认为，异响是润滑的问题，当两个关节面之间的液膜破裂时这种声音就会出现 [74]。其他研究认为异响和髋臼杯的位置有关系 [75,76]。Restrepo 等回顾了 999 例陶瓷 - 陶瓷全髋关节中异响的发生率，有 28 例患者诉有异响 [77]。然而，当与对照组相比较时，在髋臼位置方面没有发现明显差异。

陶瓷关节异响的回收分析结果也是不确定的，因为缺少对照组，使得对结果解释的说服力有限。条纹状磨损和金属着色在回收的异响关节中被发现 [69]。这可能与陶瓷头的半脱位有关，并继而和环绕陶瓷周围的保护性金属边或髋臼杯边缘相接触。当条纹状磨损和关节面摩擦系数显著升高时，异响最可能发生。活动进而产生足够的系统能量，这使得金属部件产生振动。“吱吱”响的频率和钛合金振动的频率相一致。

处理异响首先要告知患者在一个功能良好的关节中也可能出现此种声音。患者感觉假体出现问题是引起诉讼的原因。对患者应进行适当的安慰，因为目前没有发现异响和关节面变差之间的必然联系。对于多数患者，异响是没有问题的，活动适应后这一异响是可以避免的[75]。在一些患者中，这一声音可能持续存在，以至于患者出现精神错乱，此时行翻修术是必要的。术中，髋臼杯和股骨柄的位置需要认真地检查以确认位置和固定是否合适，行金属 - 聚乙烯关节翻修可能会避免异响的发生。

陶瓷的其他关注点

在股骨头大小和颈长方面，可供医生选择的陶瓷关节是有限的。传统的金属 - 聚乙烯关节加大了股骨头尺寸、组配式股骨头长度和内衬选择。然而，多数陶瓷 - 陶瓷系统对于一个给定的髋臼假体，仅有 2 个直径尺寸的内衬和配套的股骨头可供选择。由于担心撞击和碎屑的产生，没有带有偏心距和高边的髋臼内衬假体。另外，没有带领的股骨头，这减少了可供选择的假体颈长。因为 THA 的两个主要目的是使下肢等长以及最大限度的固定，股骨头和内衬可选择性的减少可能是陶瓷 - 陶瓷系统最基本的缺陷[21]。然而，临床上行陶瓷 - 陶瓷 THA 后，髋关节不稳定的发生率很低[7,64,78-80]。

股骨假体的颈部在陶瓷内衬边缘的撞击可能导致陶瓷内衬的碎屑或股骨假体的凹痕[7,21]，为了预防这一问题，制造商（Stryker Orthopae-dics，Kalamazoo，MI）在陶瓷内衬周围增加了一个保护性金属边框。即使这一保护性边框在位，撞击仍会发生，导致股骨颈凹痕和碎屑的产生。

临床研究

从 20 世纪 70 年代入市以来，陶瓷 - 陶瓷假体已经在超过 150 000 例 THA 中被使用，主要是在欧洲和日本[27]。最初，低质量的陶瓷和不成熟的技术导致较高的失败率，主要是陶瓷碎裂。假体固定方式也是问题的来源，主要是骨水泥型固定髋臼假体带来的较高的无菌性松动[19,81]，在缓解疼痛、耐用性和减少碎裂风险方面，更多的现代假体已经有比较好的临床结果。

Hamadouche 等报道了一组在 1979 年和 1980 年连续做的 118 例陶瓷 - 陶瓷关节（106 例患者）。均使用 32 mm 陶瓷股骨头，以及全陶瓷髋臼假体[19]。随访 18.5～20 年，45 例患者（51 髋）仍健在并且没有行翻修术，25 例患者（25 髋）已经接受 1 个或 2 个部件的翻修，27 例患者（31 髋）已经去世，9 例患者（12 髋）失去随访。平均 Merle d' Aubigne 髋关节功能评分从术前的（10.3 ± 2.2）分增加到末次随访时的（16.2 ± 1.8）分。没有假体组件碎裂发生，没有影像学可见的磨损发生，118 髋中仅有 3 髋有明显的骨溶解。这一研究表明，在髋臼假体固定可靠的情况下，术后 20 年也可能发生轻微磨损和有限的骨溶解。

有关陶瓷 - 陶瓷关节置换的年轻患者的临床结果研究也已经有报道。刚刚提及的进行前一个研究的同一组医生分析了陶瓷 - 陶瓷关节在 55 岁以下患者中的结果[82]。一共 62 例患者（71 髋）接受了混合固定式陶瓷 - 陶瓷假体、骨水泥型钛合金股骨柄、32 mm 陶瓷头和一个配有陶瓷内衬的生物式固定的金属髋臼杯。以任何原因的翻修作为终点，假体的 9 年随访生存率是 93.7%。在这一系列患者中，没有假体组件碎裂发生，没有影像学可见的磨损发生，仅有 2 例发生轻度的骨溶解。

另一个由 Ha 等进行的研究在中短期随访中报道了令人鼓舞的结果[62]。一共 67 例（78 髋）50 岁以下的患者接受初次 THA，均使用陶瓷 - 陶瓷界面的生物型假体。随访最少 5 年，1 例患者死亡，2 例患者失去随访。在剩余的 64 例患者（74 髋）中，假体固定良好，并且没有发现任何骨溶解和磨损的迹象。Harris 髋关节评分平均由术前的 51 分增加到末次随访时的 94 分。2 例患者发生脱位并且都成功实施了闭合复位。其他研究报道也支持了这一数据，表明陶瓷 - 陶瓷界面相对于经典的金属 - 聚乙烯界面或陶瓷 - 聚乙烯界面对于年轻患者来说是一个有价值的选择[83,84]。由于在 20 世纪 90 年代后期，人们对陶瓷 - 陶瓷关节的兴趣增加，一些美国制造商开始对陶瓷关节进行临床实验设备豁免研究。Stryker Orthopaedics 和 Wright Medical Technology 已经公布了使用陶瓷界面行 THA 的 5 年随访结果，这些陶瓷界面由 Ceramtec AG 制造。

Stryker Orthopaedics 的研究涉及接受陶瓷 - 陶瓷关节的 316 例患者（328 髋），并将他们与使用金属 - 聚乙烯界面的对照组进行比较[7]。进入研究的患者都是相对年轻的，接受手术时的平均年龄是 54 岁。平均 5 年随访时两组 Harris 髋关节评分为相同的 97 分。股骨近端骨溶解发生率在陶瓷组是 0.6%，相比较，在金属 - 聚乙烯组影像学可见的骨溶解发生率是 22.1%。还值得注意的是，在陶瓷组仅有 1.8% 的患者进行了翻修术，然而在金属 - 聚乙烯组需要行翻修术的比率是 7.4%，陶瓷组没有发生灾难性失败。可是，确实是有 9 例发生了陶瓷片状碎裂。Stryker 公司因此在陶瓷髋臼内衬上增加了一个钛金属领，以减少片状碎裂的风险。然而，这一改进设计导致了对金属领撞击的担心，最终导致金属沉积，并增加了异响的风险[85]。

在 Wright Medical Technology 公司的研究中，共有 1484 例患者（1709 髋）接受了陶瓷 - 陶瓷界面的 THA[80]。患者的平均年龄是 52.1 岁，平均随访 8 年，有 97% 的关节没有出现任何假体相关的并发症。随访 8 年，髋臼假体的存活率是 99.9%，股骨假体是 98.0%，关节面是 99.0%。灾难性碎裂的发生率是 0.2%（3 个内衬，1 个股骨头），3 例因脱位导致翻修（2 个早期，1 个复发性）。这一研究的缺陷是 1709 例患者中随访超过 5 年的只有 633 例。

在一项由 Kim 等进行的第三代陶瓷关节的回顾性研究中，共 871 例髋报告在平均 18.8 年（15～20 年）的随访中没有骨溶解或假体松动发生[20]。对第四代陶瓷（包括加入锆的陶瓷关节）的临床结果正在被逐渐报道。Buttaro 等报道了第四代陶瓷关节在 939 例髋中的存活率，在 2～10 年的随访中，假体存活率为 99.3%，4 例发生股骨头碎裂、陶瓷内衬碎裂或髋臼外杯松动[36]。另一项对 749 例第四代 Delta 陶瓷髋关节的单独回顾性研究显示，在 6.5 年内没有骨溶解发生，但是有 6.4% 的患者产生异响、0.3% 的患者发生陶瓷内衬碎裂[86]。许多 3～8 年的随访研究也表明陶瓷 - 陶瓷关节提供了一个非常有前景的界面选择[7,51,80,87-90]。这一关节的真实潜力尚需长期随访研究数据的支持。

目前的争议和未来的展望

最初使用陶瓷 - 陶瓷关节是为了解决与传统承重面伴随而来的磨损和骨溶解等远期并发症。陶瓷具有理想的坚硬性、湿润性、显著减少的磨损以及生物相容性。陶瓷 - 陶瓷关节的早中期结果已经展现出乐观的前景，患者在减少疼痛和恢复功能方面与传统 THA 具有一样的效果。然而，陶瓷确实存在一些缺陷。尽管不常见，灾难性的股骨头或者髋臼内衬碎裂是一个医学紧急事件，需要立即行翻修手术。活动相关的噪声（例如“吱吱”响）给患者造成极大的困扰，以至于即使关节功能正常，也需要进行翻修。这一并发症甚至可能使医生被诉讼。另一个缺点是能提供给医生的股骨头和内衬选择比较少，这可能对医生提出更高的技术要求。条纹状磨损和撞击的长期后果还不确定，陶瓷 - 陶瓷关节应该仅在年轻、活动量大的患者中使用，这些患者可能会出现因磨损和骨溶解所带来的假体失败，当使用陶瓷 - 陶瓷假体时，这些因素应该被考虑进去。只有在患者签署知情同意书并且确认理解与陶瓷 - 陶瓷关节所有相关的潜在风险后，手术才能进行。此外，虽然目前的证据表明，Delta 陶瓷头可能比传统的钴铬头在磨损和锥度磨损方面有更少的问题，但长期监测这一问题将是十分重要的。

（参考文献参见书末二维码）

第 72 章

计算机导航技术在髋关节置换术和机器人中的应用

LAWRENCE D.DORR
（韩宇 译 刘建国 审校）

关 键 点

- 全髋关节置换术（THA）的假体安放的准确性和生物力学重建是 THA 的难点之一。
- 成功的 THA 取决于假体安放的准确性。
- 计算机导航有助于准确放置髋臼杯并且减少发生人为误差的可能性，特别是通过将骨盆倾斜纳入前倾数据中。
- 生物力学重建 - 特别是下肢长度、偏心距和旋转中心（center of rotation，COR）可以用导航来量化。
- 通过导航的使用证明了在手术室使用“智能工具”是可行的；这些智能工具将在不久的将来得以发展，进一步优化精度。

基本原理和适应证

进入 21 世纪，由于高交联聚乙烯的出现，一个对关节的临床结果至关重要的环节是固定的确切性。自 2000 年以来，THA 的失败主要是由于手术过程中手术精度的不足所致。这不是指术者能力差的问题，而是由于髋关节置换术的高精度标准对外科医生的限制。外科医生凭他们的经验、本能和直觉进行手术，这对于那些解剖结构基本上正常的患者来说是必需的。然而，一些 THA 患者并不具备正常解剖结构，这主要是由于脊柱、骨盆和髋关节解剖结构的异常，导致假体位置安放得不够准确。在这些患者中，有时由于缺乏经验，股骨假体 [1-3] 和髋臼假体 [4-7] 的安放会存在误差。

在过去的 10～15 年里，对髋关节功能的解剖有了更好的了解。Lazennac[8,9] 一直是骨科教育界关于脊柱骨盆结构的协调功能表现研究的领导者。通常情况下，当一个人坐着时，髋部只能最多屈曲 70°，其余的屈曲是由骨盆的后倾、再加上脊柱伸直 20°～30° 组成的 [8,10]。当一个人向前弯曲时，髋关节平均屈曲 85°，股骨平均内旋 12°，骨盆再次向后倾斜 [11]。当髋关节屈曲到髋臼开放时，骨盆必须向后倾斜，以消除股骨头和颈部以及大转子撞击骨盆的间隙。现在，可以理解脊柱骨盆僵硬的后果。在脊柱骨盆活动度差时，为防止骨盆后倾并达到坐或屈曲，髋关节和股骨必须屈曲更多。这种髋关节屈曲的增加可以引起撞击，特别是大转子对骨盆的撞击。由于脊柱失去活动能力，骨盆会卡在某些位置。由于骨盆通常是前倾与直立的，如果脊柱卡在前倾位，骨盆不会后倾，因为脊柱不能伸直，在坐姿时骨盆保持前倾。坐姿所必需的髋关节屈曲增加可引起前撞击；髋关节置换术后，可引起后脱位 [12,13]。如果骨盆后倾，脊柱处于“平背”位置，在坐姿时，髋臼就会打开，患者必须过伸髋关节和股骨才能站直。这种过伸会导致大转子对骨盆的后部撞击和髋关节的前部不稳定 [12,13]。

在 25%～30% 的患者中会出现这些解剖异常。重要的是在髋关节置换术前考虑这些异常，在确定髋臼杯角度和联合前倾角时综合考虑这些因素 [13]。在 Lewinnek 安全区，髋臼杯位置的误差幅度明显减小 [14]，误差范围约 20°。当脊柱骨盆正常结构的异常活动时，安全区的边缘接近 10°[12,13]。很容易理解的是，在脊柱骨盆活动异常的患者中，假体放置的精度变得更加重要；当手术中有可量化的假体位置数值时，假体放置和联合前倾角的精度更容易实现。对于脊柱 - 骨盆 - 髋关节活动度正常的患者，计算机导航不是必需的，但在异常的患者中是有价值的。这就是为什么越来越多的外科医生强调个性化髋关节置换手术的重要性，而不是对所有患者放置假体的位置都相同 [13,15,16]。

由于股骨拥有更多明显的骨性标志，对于外科医生而言，股骨假体的前倾比髋臼假体更容易估计。股骨颈近端可以看到，髁的远端也可以看到，从而可以判断股骨轴线的位置。使用骨水泥型柄，由于柄比髓腔小，可以在髓腔内操纵，前倾可以由外科医生更精确地控制。但是有两份研究报道称，这种方法仍然存在误差[1,3]。外科医生对生物柄的控制能力要小得多，生物柄是在髓腔内与骨压配固定的。骨性结构本身从后倾到高度前倾存在差异[2]。柄的植入受股骨颈前倾、小转子水平的前后峡部和骨骺骨后侧皮质的外侧半径和内侧厚度影响（髓腔 A、B 和 C 型[17]）。事实上，相同经验的外科医生对柄的前倾（11.3°）[2]和杯的前倾（12.3°）的估计具有相同的精度[4]。这种精度范围较大，意味着可能在许多时候经验是错误的。相比之下，在同一研究中，柄和杯的计算机导航精度范围均控制在 5° 以下[2,4]。

髋臼杯位置最重要的技术因素是 COR，对于骨水泥型髋臼杯，它应该在解剖中心的 2 mm 以内，对于生物型髋臼杯，则在偏上 3 mm 和偏内 5 mm 以内，以获得持久的稳定性及耐用性[18,19]。COR 对撞击的影响最大：如果 COR 偏向边缘，会导致金属颈撞击金属外壳的边缘（联合前倾角不佳时风险增高）；如果偏上或偏内的话，除非股骨偏心距增加或髋部长度增加（通过使用增加偏心距的柄或加长的头或颈），不然会增加骨对骨的撞击风险。

对于成功的手术，髋臼杯的外展角和前倾角也有严格标准。外展角不能超过 45° 以确保最低的磨损率[20]；当它超过 50° 时，它会导致金属界面的过度磨损[21,22]，并增加陶瓷或高交联聚乙烯界面的表面破损风险[23,24]。髋臼杯的前倾依赖于柄的前倾，因为联合前倾角是最重要的。联合前倾角的安全区为 25°～50°（37°±12°），男性安全区通常低于女性安全区。对于所有的髋关节，最佳的联合前倾角为 30°～40°，但那些脊柱 - 骨盆结构僵硬的人可能需要更大的、超过 40° 的前倾角。股骨准备首先使用非水泥锉的原因是为了确定柄的前倾，然后再确定髋臼杯的前倾，以达到所期望的联合前倾角。我们的经验是，髋臼杯的前倾角几乎不应低于 15°，外展角也不应低于 35°。当髋臼杯角度低于这些数字时，撞击和不稳定的风险显著增加。

目前 THA 的技术需要考虑术前的脊柱骨盆运动，术中的操作顺序依水泥固定或生物固定而定。对于水泥固定而言，外科医生可以先植入髋臼，因为股骨的前倾可以在髓腔中调节。对于生物固定而言，外科医生应先做股骨，这样可以适当调整髋臼的前倾角，以确保联合前倾角保持在 30° 或以上。由于脊柱骨盆异常的患者髋臼杯边缘活动范围只有 10°，我们更倾向在手术室为这些患者使用计算机导航。对于能够准确判断髋臼杯位置的经验丰富的外科医生来说，对于脊柱 - 骨盆 - 髋关节活动度正常的患者来说，计算机导航是不必要的。对于缺乏经验的外科医生来说，对假体位置有定量的数据仍然是有益的。已经证明，当髋关节放置在 Lewinnek 安全区之外时，脱位率会增加，这个区域内有 20° 左右的容错率[27]。对于那些使用计算机导航的人来说，技术是很重要的。

手术技术

骨盆登记

在手术室中，计算机导航所需的工具是需要校准的。这一校准工作是由消毒人员在患者准备麻醉的时候进行的。在患者平卧于手术台上后进行骨盆登记。常规进行消毒备皮、铺巾，然后在麻醉状态下将登记设备和髂嵴连接起来。3 根螺纹钉斜向插入髂嵴最厚的部位（在常规植骨手术取骨的部位）。为了确保登记的精确性，导航指示器应与骨相连，以达到最小化的皮损及 15 号手术刀造成的穿刺伤。髓臼的前后面通过触摸两个髂前上棘和耻骨结节附近的耻骨来注册。前后面登记完成后，从与骨盆连接的设备上移除铺巾和布置；患者随后准备手术。

如果患者以侧卧位手术，应将患者转为侧卧位，并分别用前、后各两个支柱固定（图 72.1）。患者皮肤消毒，当铺巾时要把骨盆布置铺入视野。通过触摸后骨盆和胸部的支柱来测定身体的长轴，确定它们之间的三角（图 72.1）。这一轴线可使软件确定骨盆倾斜角度（相对于身体长轴的前后面角）。对骨盆倾斜角度的认识可以实现在冠状面正确确定髋臼假体的外展角和前倾角。

当切口已经暴露大转子后，置入一枚单皮质螺钉以测量下肢长度和偏心距，通过胫骨结节和足跟以保持两条腿并拢。完成关节置换及关节复位后再重复进行一次这种测量。就像术前测量的一样，两条腿保持同样的姿势。计算机将报告下肢长度和偏心距的变化（图 72.2）。非常关键的是，术前和术后测量应由同一名助手摆齐患者的两条腿。

股骨侧准备

无论使用哪种入路，应按医生确定的水平行股骨颈截骨。先准备股骨侧，这在传统髋关节置换术中代表了一种模式的转变[28]。先进行股骨侧可让医生估计

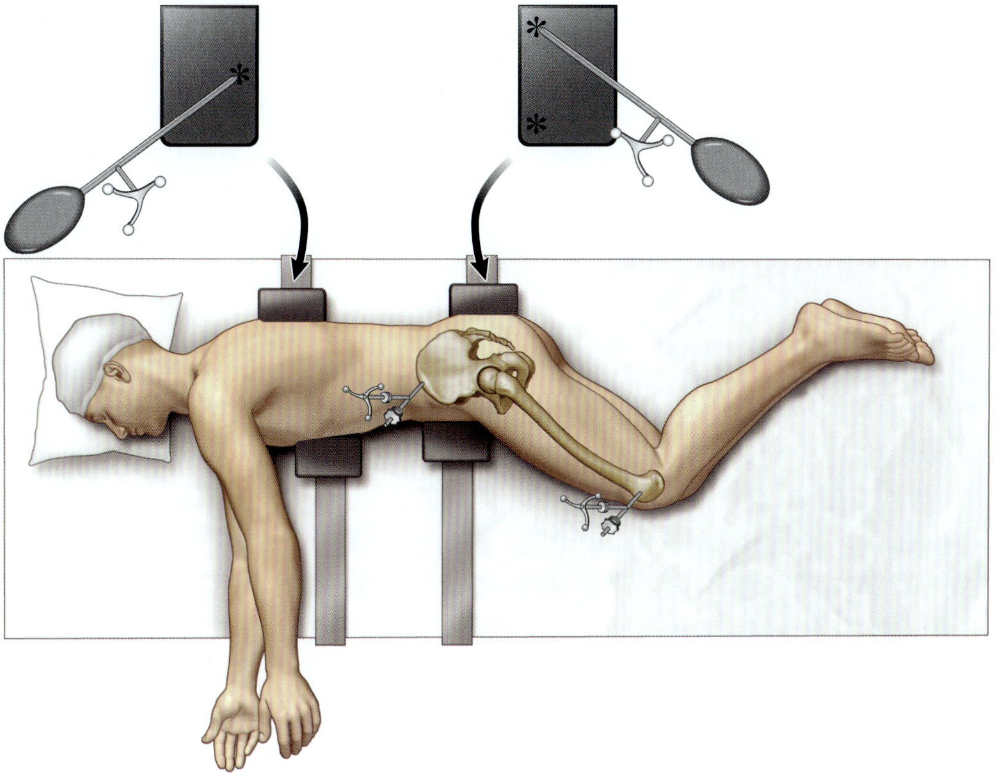

• **图 72.1**　患者固定的示意图，患者用两个前柱和两个后柱妥善固定。利用骨盆和胸部的后托形成三角形，以登记身体的纵轴，两个点在骨盆支柱上，一个点（*）在胸部支柱上

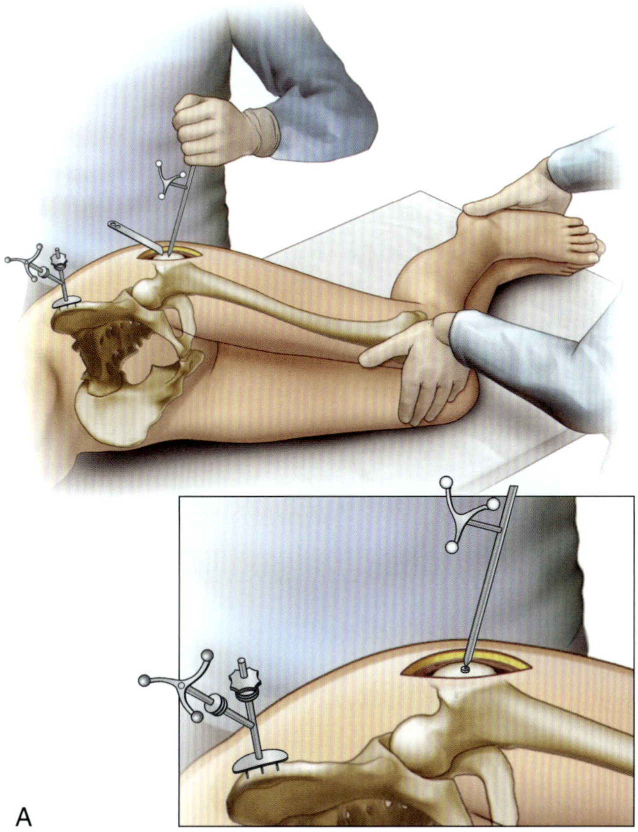

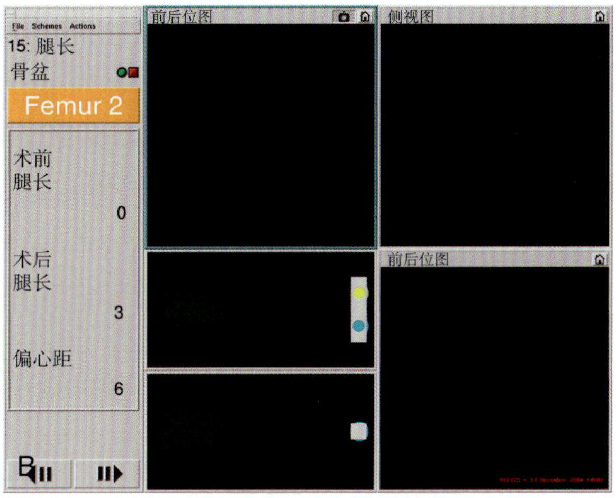

• **图 72.2**　(A) 完成髋关节置换术后，将髋关节和腿摆放到初始设定的位置上，将导航指示器触探到大转子处的螺钉头上。(B) 长度和偏心距的变化由计算机软件计算，见左栏

出股骨前倾角，这样便可在植入髋臼杯时获得一个平均 37° ± 12° 的合适的联合前倾角。股骨前倾角可以由计算机导航更加精确地测量，就像我们已经做的 [2,28]，但这要求在股骨干上打钉，我们发现这些钉子在许多患者中引起 6～8 周的持续性疼痛。因为根据我们的经验，股骨前倾角可以控制在 5° 以内，所以我们已经停止使用计算机导航测量股骨前倾角。

髋臼侧准备

首先，在髋臼壁和边缘处选取登记点，避免在骨赘和卵圆窝处选取（图 72.3A）。然后，在卵圆窝处再取 4 个点。这些点将用于软件计算解剖上相对于骨盆的 COR 和髋臼位置，以便可以使用无图像导航，这样一来，术前的 CT 扫描就不是必须的（图 72.3B）。通过触摸后方支撑点，测量身体和计算机的纵轴确定骨盆倾斜，根据身体的轴线（功能位置）将髋臼杯定位在联合前倾安全区，而不仅仅是与骨盆（解剖平面）的关系。

40% 的骨性髋臼外展角甚至超过 55°[29]，考虑到外展角的原因，为了增加髋臼杯的上方和后方的覆盖率，髋臼杯必须内移达到 5 mm。在骨关节炎髋臼中测得的解剖前倾角平均是 11°～13°，所以使用骨性髋臼壁和横韧带作为参考，髋臼杯的前倾角通常比“解剖位置”大。如果必须增加髋臼杯的前倾，髋臼杯必须被扩得更深，这会改变 COR。髋臼杯的最终位置和由此产生的杯的 COR 并不总是与术前模板一致，因此，外科医生必须在术中进行相应的调整。

髋关节置换术的目的是将股骨的 COR 替换为髋臼的 COR（恢复解剖 COR）。外科医生应控制扩臼深度（图 72.4），髋臼杯的 COR 应该上移 2 mm 并且内移 4～6 mm。所有外科医生都需要知道他们所用的髋臼杯系统所需的深度。COR 的控制也许是导航最有价值的技术特征。它是一项可以防止撞击的独特技术成就。用正确的髋臼杯覆盖将 COR 固定在解剖误差范围内，同时配合正确的外展角和联合前倾角，可防止颈部与髋臼杯的组件撞击，假设股骨颈的截骨平面是正确的，髋臼 COR 的重建意味着偏心距将是正确的（图 72.5）。如果 COR 术中未按术前计划实现，则颈部截骨水平将不正确。如果 COR 没有恢复，则必须增加偏心距，以避免骨性撞击（图 72.6）。

导航的第二个好处是定量和精确控制髋臼杯的外展角和前倾角。外展角必须小于 45° 以减少磨损，因为计算机有 4°～5° 的精度误差，这是在放置髋臼杯时需要考虑的，外展角对稳定性和磨损不像前倾角（和联合前倾角）那么重要 [30]。髋臼的前倾角可依据股骨柄的前倾角进行调整。对于男性来说，最小的联合前倾角是 25°，很少需要 40°。联合前倾角 30°～35° 是常见的，因为患有骨关节炎的男性通常有撞击畸形，这与髋关节的解剖上联合前倾角小有关。因此，生物型股骨柄前倾通常小于 15°，通常为 10°，这意味着髋臼杯前倾至少需要 20°。由于金属外杯会突出于后方骨壁上方，因此很难使髋臼杯前倾超过 25°，这会导致假体在后伸和外旋中发生撞击（例如当患者行走时）。

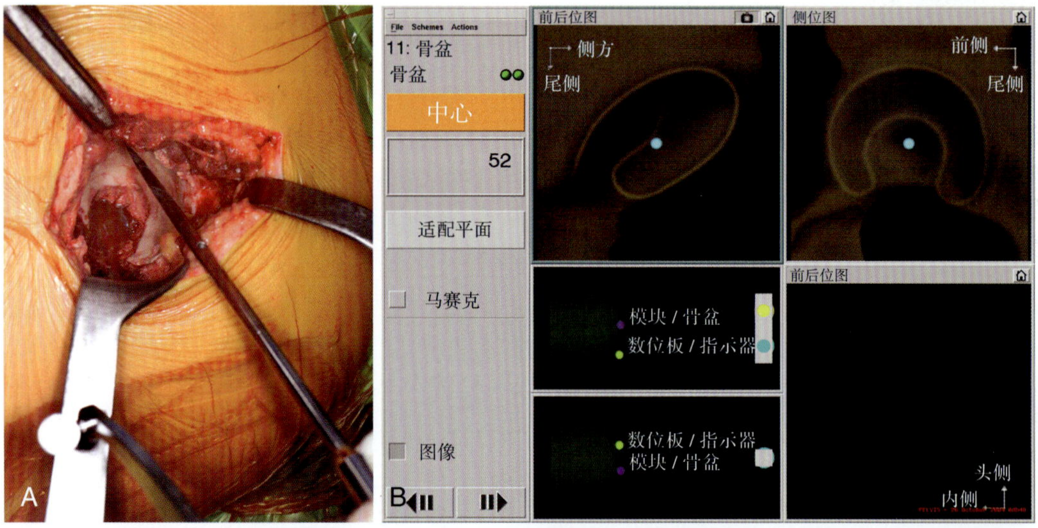

• 图 72.3 A．术中照片显示探针触探髋臼周围，圆韧带窝和骨赘不包含在这次测量的范围内。B．髋臼 16 点标记后，计算机屏幕上显示了两个平面上的髋臼 COR。卵圆窝的 4 个附加的点显示髋臼内壁。在屏幕的左侧，在“中心”一词下方的框中，罗列了髋臼的直径（这个患者是 52 mm）

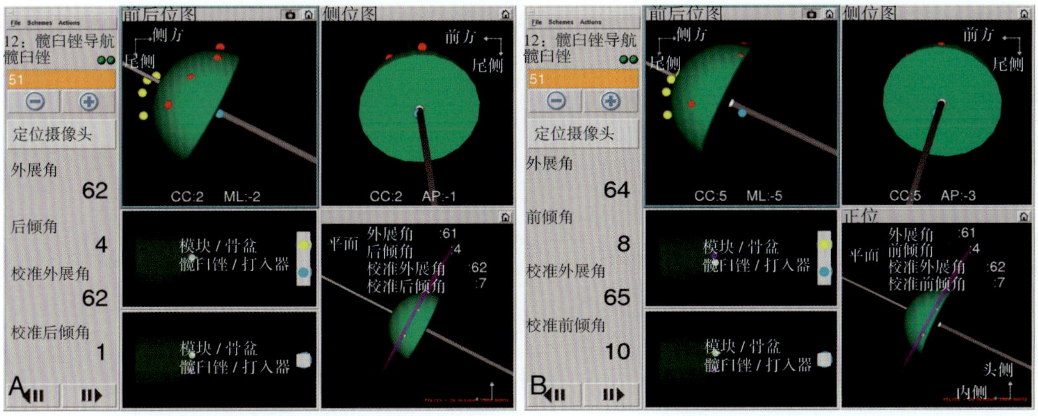

• **图 72.4** （A）屏幕显示磨锉时有用的信息。在左侧栏，显示髋臼锉的角度。因为磨锉是横向进行的，外展角较大。锉可以调整到所期望的前倾角。在横向磨锉边缘时前倾角相对较小。上两个象限显示髋臼中的锉及其位置。CC 数值（2）的意思是髋臼锉在骨性髋臼 COR 向上 2 mm。ML 数值（-2）的意思是髋臼锉在骨性 COR 向内 2 mm。在右上象限，CC 值（2）意思是锉向上 2 mm，AP 值（-1）的意思是锉相对于中心后移 1mm。这提供给医生在磨锉髋臼时有关 COR 的足够信息。（B）髋臼锉已经进展到内壁的水平，正如当接触到黄色点时所见到一样。在右上象限，AP 值表示髋臼中心已经后移 3 mm。左上象限显示的是 COR 已经被上移 5 mm、内移 5 mm。右下象限提供了与真臼相比，当前位置下髋臼锉覆盖情况的图示

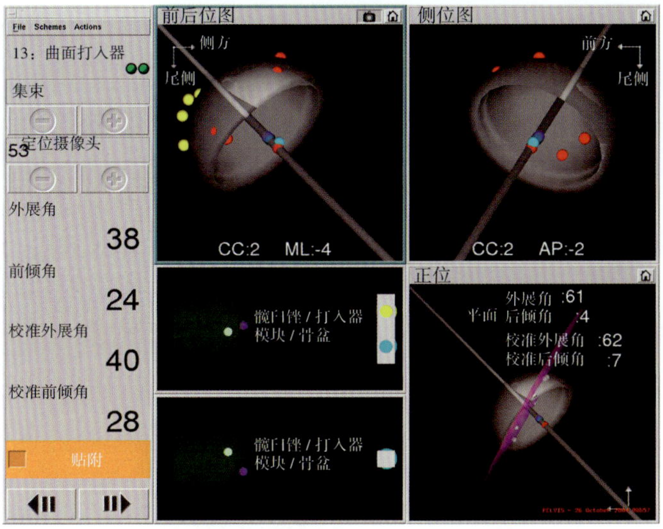

• **图 72.5** 电脑屏幕显示髋臼杯的位置，COR 上移 2 mm，内移 4 mm，后移 2 mm。与图 72.4B 相比，其中 CC 值为 5，现在杯的 CC 值为 2。调整外展角 40°，前倾角 28°。右下方的匹配平面是骨性髋臼

髋臼杯放置

使用连接有描记针的把持器安放一个试模，术者可以通过它获得髋臼内移、COR、髋臼杯前后位置等实时信息。计算机屏幕显示外展角、校正的外展角、前倾角以及校正的前倾角。应该选用校正的数据，因为它们是依据患者骨盆倾斜而校正的，因此得到了冠状面上的功能位。如果髋臼杯 COR 外移，髋臼就应该锉得更深一些。如果 COR 上移 5 mm 或更多，就必须目测深度并且触摸骨盆，如果髋臼杯的前 - 上边缘位于骨性髋臼前 - 上缘下方，则大转子在骨盆（前 - 下坐骨棘）上的骨性撞击可导致脱位。应该磨锉髋臼周围至更大一号而不加深，以使 COR 放置在更靠外侧。

一旦这些都已获得确认，取出髋臼试模，使用带有描记针的髋臼杯把持器置入髋臼假体（图 72.7）。髋臼杯置入以后，如果增加螺钉，外展角和前倾角可能会改变。使用描记针接触金属髋臼杯边缘 6 次，可以确认测量的结果。数值在屏幕的右下象限显示。置入内衬后可以重复同一动作（图 72.8）。接触内衬边缘 6 次，打入内衬后如果外展角或前倾角改变 3°～5°，则说明髋臼杯没有被牢固地固定，这就需要术者去调整。

下肢长度和偏心距

置入股骨柄以及安装股骨头假体试模后，髋关节重新定位。腿的放置必须与术前位置完全相同，因此，最好由同一名医生完成。用导航指示器接触大转子螺钉。软件会计算出下肢长度和偏心距的改变。如果这些改变和术前所期望的改变相一致，便植入真正的股骨头假体。如果偏心距或下肢长度和术前计划不一致，必须调整股骨颈的颈长或柄相对于股骨颈截骨部位的位置。如果应用负头可以矫正下肢长度但引起

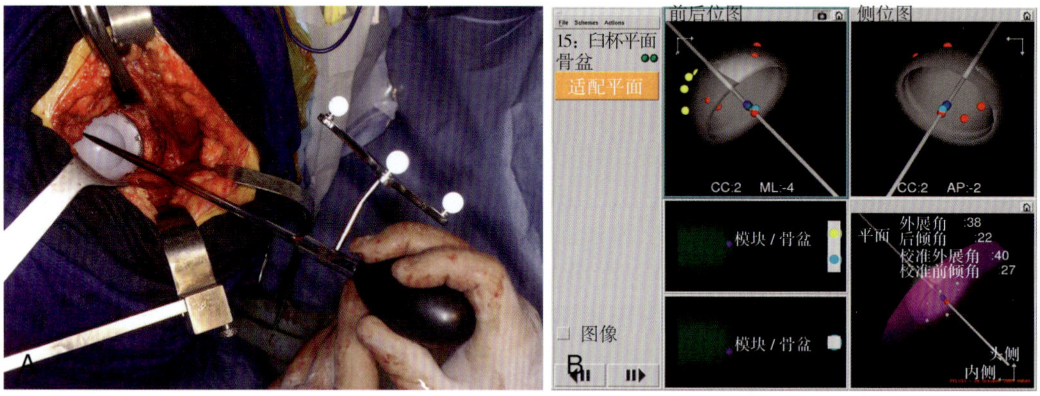

• **图 72.6** （A）当内衬被置入髋臼杯时，可在 6 个点接触内衬的外围，重复测量。根据我们的经验，内衬的置入会使外展角 / 前倾角变化 3°，但这不具有临床意义，特别是边缘的测量误差为 2° 时。（B）右下方显示了理想的数据，外展角为 40°，前倾角为 27°

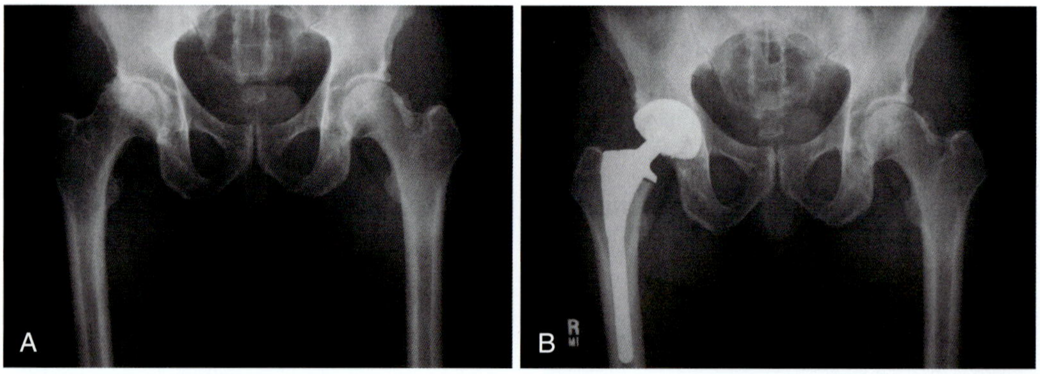

• **图 72.7** （A）术前 X 线片显示股骨头向外上方移位，这意味着如果要重建髋臼杯和柄在正确的 COR，偏心距就要减少。（B）COR 恢复，同时偏心距和长度也恢复（这意味着下肢长度相等）

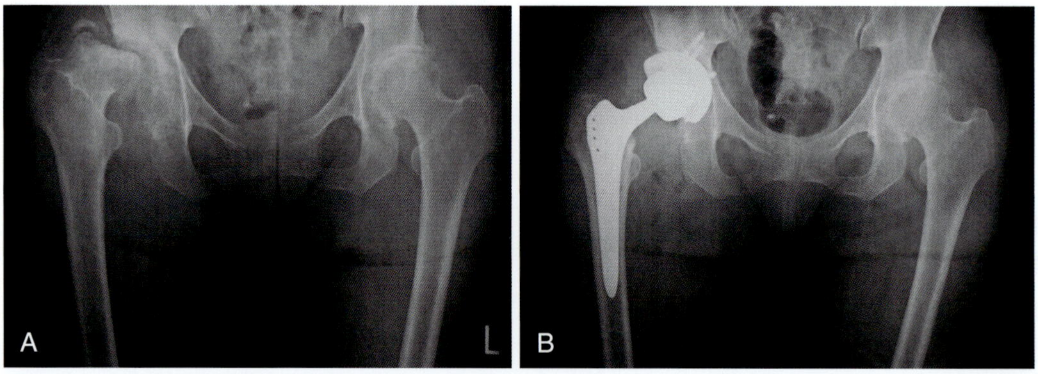

• **图 72.8** A．术前 X 线片显示严重的股骨向外上方移位，这导致髋臼的 COR 不可能恢复。B．重建需要增加髋关节的偏心距以预防骨 - 骨的撞击，同时保持臀中肌长度正常。髋关节长度正确

因减少偏心距导致的撞击症，则应该选用带偏心距的柄，或者增加股骨颈截骨，如此就使下肢长度减少的同时使偏心距增加。当没有正确重建 COR 时，随着正确地恢复髋臼 COR 和股骨 COR，下肢长度和偏心距也会随之改变。

讨论

计算机导航不常用于 THA，因为 THA 的 10 年随访结果显示成功率接近 95%[31]。我们 10 年来使用计算机导航进行手术的患者的结果表明，93% 的人认为其效果优良（感觉不到做过手术）。这高于几乎所有髋关节置换术患者满意度研究报告的结果[31]。这些报告的结果存在一个问题，它们包括高手术量的具备优秀技术的外科医生的数据。登记数据显示，在 10 年时，THA 的翻修率不超过 5%～10%，但这一登记数据不包括脱位并成功接受闭合复位治疗的患者、由于撞击而有疼痛的关节的患者，以及持续跛行和耐力下降的患者。术后 10 年的临床结果不是 95% 的成功，这一数据是不可用的。因此，有一种错误的安全感，因为结果似乎比实际情况要好。这些结果可以通过避免撞击和提高操作精度来优化。这就是我们对“智能工具”感兴趣的原因——其中包括导航，因为它在手术室提供了可量化的结果。导航和智能工具不受欢迎的第二个原因是，这是外科医生在手术室工作和压力的另一个来源。外科医生不喜欢改变他们在手术室的习惯，特别是，将决定委托给一台机器会使得他们感到不舒服。只有当智能工具的准确性和精确性被证明能提高结果并且使用简单时，才能使智能工具在手术室中流行。同时，外科医生必须学会信任一台能影响他们在手术室的决定的机器。

在 THA 中导航的一个优点是骨盆的前倾或后倾是已知的，因此髋臼假体的功能位置也是已知的。Lembeck 等[32]发现骨盆倾斜的范围为 –27°～+3°，骨盆后倾 1° 将导致髋臼杯功能性前倾近 0.7°。在涉及 477 个髋关节的研究中，我们发现倾斜角度分布由后倾 25° 至前倾 20°，并且证实了 Lembeck 的转换系数（我们的是 0.8）[33]。10° 的骨盆倾斜在冠状面上判断髋臼杯位置能产生 8° 的绝对误差，这增加了术者评估的测量误差。我们证实在行 THA 时，测量骨盆倾斜度将增加冠状面上髋臼杯位置的精确性[33]。

有几个关于 THA 的研究已经证实，计算机导航可以增加精确性并减少失败率[4,7,34,35]。在一项涉及 101 个髋关节的研究中，对医生对髋臼位置的估计与计算机导航的数据进行了比较[4]，我们发现即使是经验丰富的医生，对于精确度的评估误差显示外展角是 11.5°，前倾角是 12.3°；而计算机评估的精确度误差显示外展角是 4.4°（偏倚为 0.03°），前倾角是 4.1°（偏倚为 0.73°）[4]。在 109 例非骨水泥股骨柄位置的研究中，我们发现前倾角在 10°～20° 的仅占 45%[2]。然而，这项研究是用 Zweymüller 柄进行的，解剖柄的前倾很难发生变化。今天的髋关节置换术普遍采用锥形柄，相对于骨性前倾（通常约为 5°），允许前倾角有一些改变。因此，锥形柄的前倾通常在 10°～20°，根据我们的经验，很少低于 10°。20° 以上的前倾在羽状柄和短柄中常见。这意味着外科医生必须判断生物柄的前倾。外科医生的判断精度与经验相关，但在前 50 个髋关节的精度是 11.3°[2]。经验丰富的外科医生通常不需要机器的辅助来进行初次 THA，但我们的数据表明，所有外科医生都将受益于它的使用，包括翻修术和治疗脱位。翻修术和晚期脱位的患者距离初次手术通常超过 10 年或更长时间，他们的脊柱已经僵硬，这需要更精确的髋臼杯位置。此外，前 5 年的翻修几乎都存在假体位置不正确；更精确地纠正这些位置是借助手术室的机器进行的。

用髋关节置换术重建髋关节需要矫正髋关节畸形。几乎所有的髋关节炎都是由髋关节畸形引起的，这会导致软骨随着时间的推移而磨损。几何关系正常的髋关节软骨不会磨损。股骨是髋关节的一部分是被大家认可的；因此，大多数研究集中在髋臼的重建上。髋臼的安全区经常被讨论，而没有提到股骨。做生物型 THR 时，外科医生必须意识到股骨和髋臼的前倾[28]。

这被称为联合前倾，自 1970 年被认识到[36]。在一项对 200 具成年尸体的研究中，男性的联合前倾平均为 29.6°，女性为 33.5°，股骨前倾平均为 11.6°（男性为 11.1°，女性为 12.2°）[37]。一个关于 THA 的有限元分析发现，避免撞击的最佳联合前倾角是 37.3°[25]。有趣的是，这与我们在临床研究中发现的平均值是一样的[28]。数学模型已经证实测得的联合前倾角必须足以避免撞击[26]，临床上男性使用的联合前倾角介于 25°～35°，女性最大 45°[38]。这和我们的数据相符，男性 25°～40°，女性 30°～50°[28]。我们的研究证实计算机导航比医生判断的股骨或髋臼前倾角要准确，术后 CT 扫描证实它对二者的精确度为 5°[2,4]。使用计算机导航，96% 的髋关节在联合前倾角 25°～50° 的安全范围之内[28]。在这一研究中，我们接受了后倾的股骨假体，如今，如果不是为这个研究，我们是不会这样做的。因此，使用计算机导航时，100% 的髋关节应能够在安全范围之内。我们遇到过因股骨柄后倾导致的关节脱位。对于后倾的非骨水泥型股骨柄，转为骨水泥型柄可以得到正确的倾斜。组配式柄也是一个选择，但不要选用组配颈。

也许术中最令术者费解的问题是确保正确的髋臼杯位置以及确定下肢长度。不管是常规手术还是表面置换，手术室内的量化信息可以使这些决策简单化。医生的经验、直觉与纯粹数值的引导相结合使这些决策完全具有可预测性。我们使用计算机导航获得的关于下肢长度和偏心距重建的数据证实了这一判断。在 82 个患有单侧髋关节骨关节炎（对侧正常）的髋关节中，重建后下肢长度误差在 6 mm 以内的占 99%，有一个例外，这个患者是 Crowe Ⅲ 型发育不良。82 个髋中的 78 个髋偏心距误差在 6 mm 以内；例外的 4 例都是髋关节外翻，这需要增加超过 6 mm 的偏心距。我们发现获得最佳下肢长度和偏心距的关键是在误差上移 3 mm 以内、内移 5 mm 以内重建髋关节 COR（图 72.5 和图 72.6）。

（参考文献参见书末二维码）

第 73 章

股骨头直径和材料

BENJAMIN M. WOOSTER, PAUL F. LACHIEWICZ
（韩宇 译　刘建国 审校）

关键点

- 以往可将 22.25 mm、26 mm、28 mm 或 32 mm 的金属股骨头用于初次全髋关节置换术（THA），但由于材料的创新，现在可以使用尺寸为 36 mm 或更大的股骨头。
- 初次 THA 的稳定性和磨损情况与股骨头的直径和材料有关。
- 较大直径的股骨头可以通过增加脱位前的弧形运动范围和偏移距离来增加关节稳定性。
- 髋臼假体的固定可能与股骨头的大小有关，大直径头和某些聚乙烯会增加摩擦力矩。
- 高交联聚乙烯（HXLPE）的线性磨损似乎与股骨头直径无关，但有报道称较大的头的容积磨损率更高。
- 股骨头与颈部连接处的磨损（“锥度磨损”）可能与股骨头的大小和材料有关。
- 钴铬合金（Co-Cr）、氧化铝陶瓷复合材料或氧化锆股骨头对 HXLPE 是最常用的界面，但每种界面都可能有不同的风险和益处。

引言

在初次 THA 中，最佳股骨头大小和材料仍然是一个有争议的问题。20 世纪 50 年代，McKee 和 Watson-Farrarzai 在初次 THA 金属对金属界面中使用了一种大直径股骨头[1]。20 世纪 60 年代初，Charnley 使用了一个 41.5 mm 的不锈钢股骨头，与聚四氟乙烯（Teflon；DuPont，Wilmington，DE）髋臼假体配套，但发生了早期灾难性的磨损和骨溶解[2]。考虑到与大头相关的高摩擦力矩是失败的原因，Charnley 后来推广了骨水泥型假体，使用 22.25 mm 的不锈钢股骨头与水泥型超高分子量聚乙烯髋臼假体，称为“低摩擦关节置换术”[3,4]。Charnley 报告这种假体的脱位率不到 1%[4]，但这可能与术中常规截骨、大转子的进展以及术后延长卧床时间有关。然而，其他外科医生由于小股骨头相关的脱位问题，引入了 26 mm、28 mm 和 32 mm 的股骨头[5]。然而，由于担心传统聚乙烯会增加磨损和骨溶解，大于 32 mm 的股骨头通常会避免使用[6,7]。因此，28 mm 的 Co-Cr 合金股骨头是 20 多年来最常用的假体。

20 世纪 90 年代末，包括金属对金属（MOM）、陶瓷对陶瓷（COC），特别是 HXLPE 在内的替代表面的引入，允许大于 32 mm 的股骨头的使用[6-8]。根据英格兰、威尔士和北爱尔兰国家联合注册系统的数据，2011 年，36 mm 的股骨头占初次 THA 的 35% 以上，而在 2005 年 9 月，这一比例不到 5%。据估计，2014 年美国 66% 的初次 THA 植入的股骨头为 36 mm 或更大[10]。

目前有多种股骨头材料和大小可供使用。这些相关的潜在益处和风险可能对初次 THA 的远期成功至关重要。本章将讨论与现代 THA 中不同类型和大小的股骨头假体相关的关节稳定性、假体固定、磨损和腐蚀的概念。

关节稳定性

脱位仍然是初次 THA 后的常见并发症，发生率根据随访时间的长短从 1% 到 5.8% 不等[11-13]。在美国联邦医疗保险患者中，脱位是最常见的翻修原因，其次是无菌性假体松动[14]。虽然不稳定通常涉及多种手术及患者的特有因素，但股骨头的大小被认为是脱位的主要危险因素，因为它改变了原发弧度、偏移距离和无撞击活动范围（ROM）。

初始弧度范围被定义为假体撞击前股骨头在髋臼中所能达到的运动弧度，并与头 / 颈比有关（图 73.1）[6,7,13,15]。股骨头较大时，增加头 / 颈比会改善初始弧度范围，并增强关节的整体稳定性。降低头 / 颈比的因素——如较小直径的股骨头、“裙状”或超长的组配式股骨头，以及限制性内衬——会缩小初始弧度范围，并增加半脱位和脱位的风险[6,7,13,15]。

偏移或“跳跃”距离被定义为股骨头在撞击后

若脱位所必须移动的距离，等于股骨头的半径（图73.2）[6,7,13,15]。较大的股骨头比较小的股骨头具有更大的偏移距离（表73.1）。例如，一旦股骨假体开始撞击髋臼假体，44 mm的股骨头在脱位前移动的距离将是22 mm的股骨头移动的距离的2倍。

患者术后获得的功能活动度是受多因素影响的，与术前关节活动度、异位骨化的发生、假体位置和股骨头大小有关。较大的股骨头可以使患者的ROM得到改善。在一项实验和计算机模拟中，Scifert等报告说，股骨头直径每增加1 mm，髋关节ROM在各个方向上会增加0.84°±0.43°[16]。其他体外研究报告也表明，在一定范围内随着股骨头直径增加，ROM也会随之增加[17,18]。在一项计算机模拟研究中，Cinotti等报告说，股骨头直径从28 mm增加到32 mm时，总体活动度增加了5.3°，但直径在32～38 mm时，ROM几乎没有明显变化[17]。在对6例髋关节的研究中，Bartz等报告说股骨头直径从22 mm增加到28 mm可以显著改善撞击前的关节ROM，但是从28 mm增加到32 mm却没有什么改善[18]。当股骨头直径大于32 mm时关节ROM改善缺乏的原因可能是继发于骨和

表73.1 不同股骨头大小对脱位前所需偏移距离的影响

股骨头直径（mm）	脱位前的位移（mm）
22	11
28	14
32	16
36	18
40	20
44	22

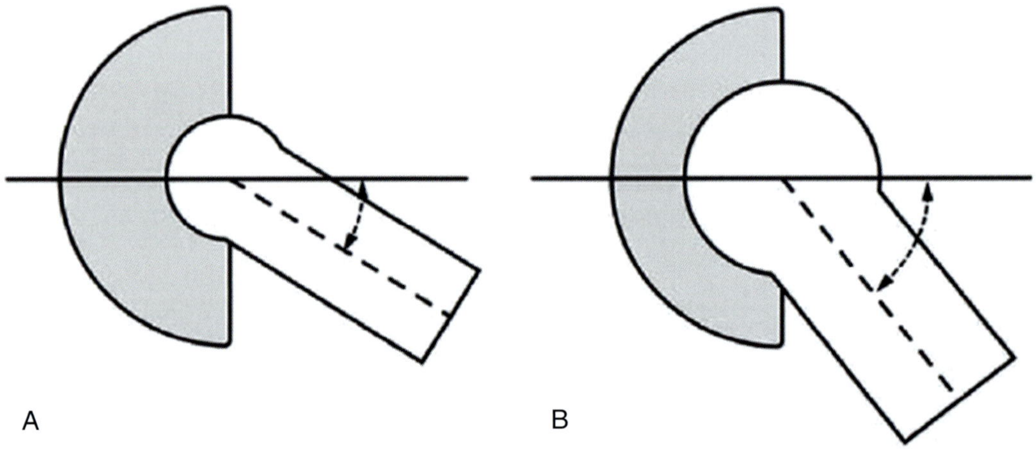

• **图73.1** 股骨头直径与初始弧度范围的关系。与大直径头（B）相比，小直径头（A）的无撞击运动范围减小，其次是初始弧度范围减小（引自Cho MR，Choi WK，Kim JJ. Current concepts of using large femoral heads in total hip arthroplasty. Hip Pelvis. 2016；28（3）：134-141.）

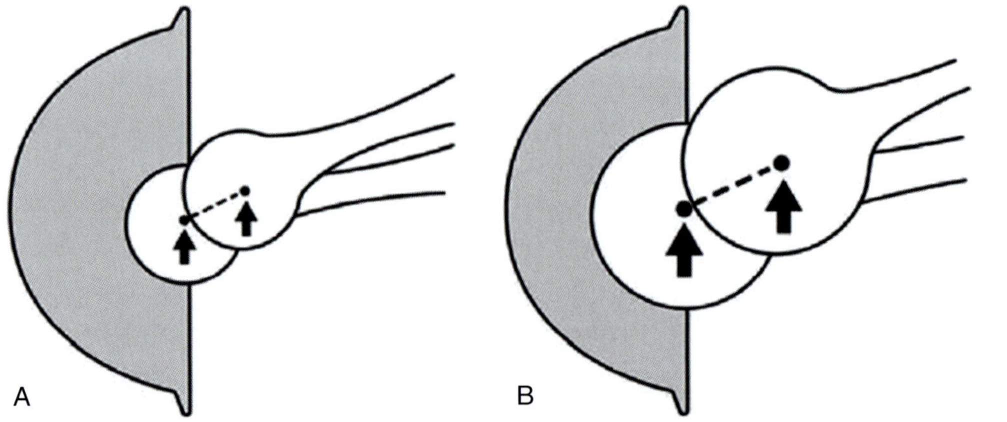

• **图73.2** 股骨头直径与偏移距离的关系。与大直径股骨头（B）相比，小直径股骨头（A）在完全脱位前必须移动的距离较短。（引自Cho MR，Choi WK，Kim JJ. Current concepts of using large femoral heads in total hip arthroplasty. Hip Pelvis. 2016；28（3）：134-141.）

骨之间的撞击。虽然大直径的股骨头实际上可以消除假体间的撞击，但是当股骨头超过一定直径时，可能会发生骨对骨的撞击，这可能会影响关节 ROM 的进一步改善 [17,18]。

有许多较早的临床研究比较了 22 mm、25 mm、28 mm 和 32 mm 的股骨头在骨水泥型假体中的早期脱位风险 [12,1-21]，但这些研究可能与现代的生物型假体无关。Byström 等使用挪威人工关节置换注册系统对 42 900 多例患者进行了检查，发现股骨头直径为 28 mm 的患者因关节不稳定而需要翻修的可能性是 32 mm 的患者的 4 倍 [20]。Berry 等通过梅奥诊所的关节置换注册系统发现，在过去 20 年的 21 000 例患者中，32 mm 股骨头的脱位率明显低于 22 mm 和 28 mm 股骨头的脱位率 [21]。Howie 等对 640 例使用现代生物型假体的患者进行的多中心随机对照试验表明，36 mm 股骨头的 1 年脱位率显著低于 28 mm 股骨头（1.3% vs. 5.4%，P=0.01）[22]。Cafri 等在 2001—2013 年对 Kaiser Permanente THA 注册处中的 19 623 例使用现代生物型假体的 THA 进行了回顾。据报道，与直径 36 mm 的金属头［危险比（HR）=2.99，95%CI 1.40～6.39；P=0.005］和陶瓷头（HR=15.69，95% CI 6.07～40.55；P < 0.001）相比，股骨头尺寸小于 32 mm 的患者 1 年内脱位风险增加 [23]。据我们所知，目前尚无随机对照试验比较现代生物型假体的 THA 后 32 mm 和 36 mm 股骨头的脱位率。

假体位置的不正确、大直径的髋臼杯和股骨头与髋臼假体直径的不匹配会使大直径股骨头的优势大大减小 [24,25]。D'Lima 等使用三维计算机模型，报告了股骨头大小与脱位风险之间的非线性关系 [26]。髋臼外展角度为 35°～55°、股骨前倾角为 0°～30° 时，髋关节 ROM 最大。髋臼假体外展角增加导致髋关节屈曲、后伸和外旋增加。股骨前倾角的增加导致髋关节屈曲和后伸减少，但外展增加。

Kelley 等在一项由两部分组成的临床研究中报告了生物型髋臼假体的外径、股骨头大小和脱位风险之间的关系 [25]。在一项对 308 例使用 28 mm 金属股骨头和生物型髋臼假体（外径 46～70 mm）的初次 THA 的回顾性研究中，髋臼假体外径≥ 58 mm 的患者脱位风险显著增加（P=0.039）。在一项前瞻性随机试验中，61 例患者接受了 22 mm 或 28 mm 金属股骨头和生物型髋臼假体的初次 THA，Kelly 等报道，当髋臼假体直径大于 56 mm 时，使用 22 mm 股骨头患者的脱位风险显著增加 [25]。髋臼假体直径大于 56 mm 时，每个使用 22 mm 股骨头的患者至少脱位 1 次，但当髋臼假体直径小于 54 mm 时，使用 22 mm 股骨头的患者中没有发生脱位。股骨头直径为 28 mm 的患者在任何直径的髋臼假体中均未发生脱位。作者提出了一种根据髋臼假体的外径来选择初次 THA 中股骨头大小的新方法，他们称之为“渐进式股骨头分级系统”（表 73.2、图 73.3）。

在一项针对 2734 例初次 THA 的前瞻性队列研究中，在聚乙烯内衬上安装 28 mm 陶瓷头或在金属髋臼组件上安装 28 mm 金属头。Peters 等报道，髋臼假体外径≥ 56 mm 的髋关节，术后 1 年的脱位风险显著高于髋臼假体外径较小的髋关节（4.3% vs. 1.3%；P < 0.01）[27]。在调整了年龄、性别、体重指数、身高和诊断因素后，髋臼假体≥ 56 mm 的髋关节术后第 1 年脱位的风险是髋臼假体较小的髋关节的 2.4 倍（95%CI 1.2～4.9）。

假体固定

根据摩擦扭矩的概念，髋臼假体的固定可能与股

表 73.2　Kelley 提出的 THA 的分级尺寸系统

髋臼外径（mm）	股骨头直径（mm）
≤ 50	22
52～54	26
56～60	28
≥ 62	32

数据引自 Kelley SS，Lachiewicz PF，Hickman JM，Paterno SM. Relationship of femoral head and acetabular size to the prevalence of dislocation. Clin Orthop Relat Res. 1998（355）：163-170.

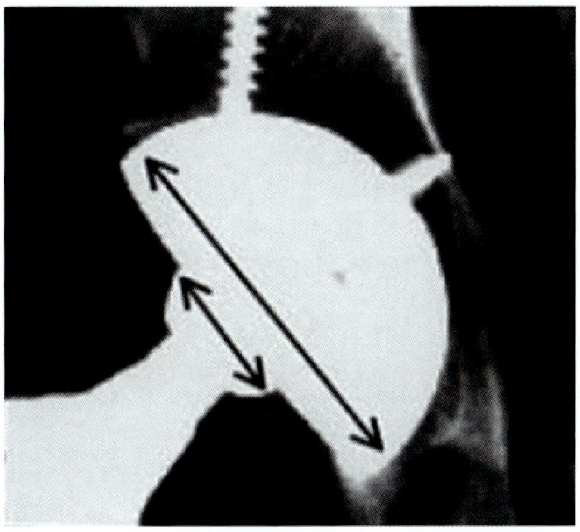

• **图 73.3**　Kelley 等提出的渐进式股骨头分级系统是基于股骨头直径（较短线）与髋臼假体外径（较长线）的对比，如图所示，右侧生物型假体全髋关节置换术的正位片

骨头的大小有关。摩擦扭矩定义为当两个物体接触运动时产生的合力 [6,7]。骨 - 髋臼假体界面的摩擦力可以根据图 73.4[7] 中的公式计算。股骨头直径的增加会导致假体内径和外径的比例增加。根据该方程，股骨头直径越大，髋臼假体界面产生的摩擦力越大，而髋臼假体外径越大，摩擦力越小 [6,7]。较大的股骨头产生更多的摩擦力，理论上可以影响骨与骨水泥界面或骨与髋臼假体界面，增加无菌性松动的风险。

关于摩擦力矩对骨水泥型聚乙烯髋臼假体无菌性松动的影响，大量队列研究报道了相互矛盾的结果。Morrey 和 Ilstrup 在一项 6100 例 THA 翻修的研究中报告说，股骨头直径为 32 mm 的髋臼假体的无菌性松动率显著高于股骨头直径为 22 mm 或 28 mm 的髋臼假体的无菌性松动率 [28]。Frankel 等报道 32 mm 股骨头的髋关节无菌性松动的风险是 22 mm 股骨头的 10 倍以上 [29]。32 mm 股骨头的髋关节产生的摩擦力矩增加可能与骨水泥型髋臼假体的松动有关。然而，其他研究表明，这些股骨头产生的摩擦力矩可能不足以导致髋臼假体松动 [30,31]。32 mm 股骨头的假体松动率较高更可能与传统聚乙烯的容积磨损导致的假体周围骨溶解有关，而不是摩擦力矩。

最近的两项体外实验研究了摩擦力与现代生物型全髋关节假体的关系。Meneghini 等 [32] 分析了 Co-Cr 合金股骨头和陶瓷头与 HXLPE 内衬和维生素 E 内衬的摩擦力矩的数据。结果显示，大直径（≥ 36 mm）Co-Cr 合金股骨头与维生素 E 内衬所产生的摩擦力矩明显高于较小（≤ 32 mm）的陶瓷头与 HXLPE 内衬所产生的摩擦力矩 [32]。Burroughs 等对 22～40 mm 的

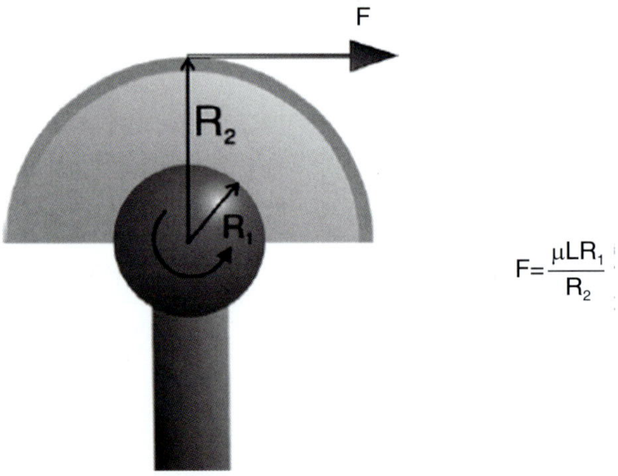

• **图 73.4** 计算骨 - 髋臼假体界面摩擦力的方程。F = 摩擦力，μ= 摩擦系数，L = 正常载荷，R_1 = 杯的内径，R_2 = 杯的外径［引自 Gandhe A，Grover M. Head size，does it matter? Current Orthopaedics. 2008；22（3）：155-164.］

金属股骨头进行了类似的研究。据报道，在几种不同的加载模式下，HXLPE 对较大直径的股骨头会产生更大的摩擦力矩 [33]。

有 2 项临床研究表明，现代生物型髋臼假体用大直径股骨头固定，可以替代增加摩擦力矩。Sachde 和 Maru 报道了 28 例使用 36 mm 钴铬金属头对 HXLPE 的初次 THA 的术后情况 [34]。在至少 4 年的随访中，没有任何髋关节脱位，没有因无菌性松动而失败，也没有影像学上假体周围骨溶解的表现。Lachiewicz 和 Soileau 报告了 112 例 THA 的结果，这些患者被认为是脱位的高危患者，他们使用了 36 mm 或 40 mm Co-Cr 金属头和 HXLPE 内衬 [35]。在平均 6.5 年的随访中，没有髋关节因无菌性松动而翻修，但这些“高危”患者中有 4% 的人至少发生 1 次脱位。

聚乙烯磨损

聚乙烯磨损和继发的骨溶解是传统聚乙烯初次 THA 翻修的常见原因 [6,7,13]。然而，各种 HXLPE 的引入显著减少或消除了生物型假体的磨损。磨损是指材料在另一个表面的作用下固体表面的侵蚀 [6,7]。聚乙烯、金属或陶瓷表面磨损产生的颗粒碎屑可导致骨质溶解继发松动或骨折 [6,7]。现代 THA 的磨损被描述为摩擦磨损、黏合磨损和第三方磨损；它以线性和体积形式测量。虽然所有类型的磨损都与材料摩擦学有内在联系，但股骨头的直径可能在线性和体积磨损中起着重要作用。

线性磨损是指磨损颗粒分布在与聚乙烯连接的金属或陶瓷头部的表面积。如果股骨头或磨损的力集中在表面区域，股骨头可能会穿入聚乙烯衬垫。对于传统的聚乙烯，传统上认为较小的股骨头比较大直径的股骨头具有更大的线性磨损 [7]。已经有许多影像学方法来测量活体体内的线性磨损。1990 年，Livermore 等描述了一种模拟放射线照相方法来测量具有金属股骨头和骨水泥型聚乙烯髋臼假体的线性磨损 [36]。然而，这种经典技术不能可靠地单独用于现代生物型髋臼假体。Martell 等发明了一种可靠的方法，利用计算机边缘检测通过数字或扫描模拟影像来测量钛合金生物型髋臼假体中聚乙烯的二维和三维磨损 [37,38]。还有其他二维影像学方法，包括罗马方法 [39] 和由 Dorr 等 [40] 提出的方法。RSA 被认为是测量 HXLPE 磨损的最准确的方法，但这项技术需要在髋关节中植入多个小钽珠，并且需要专门的影像设备 [41]。因此，相对较少的髋关节可以用 RSA 进行研究。不管

使用哪种技术，超过每年 0.1 mm 的线性磨损率都与骨溶解有关[42]。

在使用金属或陶瓷头对聚乙烯内衬的 THA 中，体积磨损可能决定生成的聚乙烯颗粒数量。针对传统聚乙烯的髋关节进行的研究报告称，随着聚乙烯磨损碎屑数量的增加，骨溶解的风险也会增加[43]。关节表面的体积磨损可以用公式 $\upsilon = \pi r^2 w$ 来估计，其中 υ 是磨损产生的碎屑体积，r 是股骨头半径，w 是股骨头通过聚乙烯内衬的线性移动距离[6,13,36]。根据这个公式，可以假设股骨头越小，产生的磨损颗粒越少，理论上可以降低骨溶解的风险。但是，体积磨损方程式假设圆柱磨损是均匀的，并且无法说明由体积磨损产生的磨损颗粒分布的表面积[6,13]。

考虑到股骨头直径与聚乙烯磨损的关系，理论上，较大的股骨头应该会导致更多的体积磨损和更少的线性磨损，而较小的股骨头应该会导致更小的体积磨损和更多的线性磨损。聚乙烯的体积和线性磨损的临床研究可能很难解释，因为骨溶解的定义往往没有标准化，而且测量磨损的技术也多不相同[43]。在引入 HXLPE 之前，使磨损最小化的理想股骨头尺寸被认为是 28 mm。这是由 20 世纪 90 年代 Livermore 等[36]和 Jasty 等[44]的研究得出的结论，28 mm 的股骨头在金属对传统聚乙烯界面的 THA 中的体积磨损和线性磨损的平衡中达到了最优的结果。

Muratoglu 等在对经辐照、退火的 HXLPE（未指定品牌）对股骨头（范围为 22～46 mm）的磨损特性进行的体外研究中报道，使用三种磨损评估方法，HXLPE 的线性磨损与头的大小无关[45]。两项临床研究表明，头大于 28 mm 的 HXLPE 的线性磨损率较低。D'Antonio 等在一项多中心研究中使用 Martell 法，报告了 5 年内的 51 例使用 32 mm Co-Cr 合金头和第二代聚乙烯的髋关节具有低线性（0.015 mm/y）和体积（12.1 mm^3/y）磨损率[46]。Bragdon 等使用 RSA 进行的 3 年随访中，测量了 28 mm 和 36 mm Co-Cr 合金头和 9.5 cGy 辐照再熔聚乙烯的线性磨损（Longevity；Zimmer，Warsaw，IN）。28 mm 和 36 mm 股骨头的线磨损率非常低，线性磨损率没有显著差异［（0.035 ± 0.040）mm/y vs.（0.046 ± 0.026）mm/y，P=0.11］[47]，这项研究没有测量体积磨损率。2015 年，Lachiewicz 等报告了线性磨损率和体积磨损率，他们使用 Martell 法在相同的聚乙烯上用 Co-Cr 合金头（28 mm、32 mm、36 mm 和 40 mm）对 72 例髋关节进行测试。在平均随访 11 年后，整个实验组的平均线性磨损率为 0.024 mm/y，线性磨损率与头直径之间没有关联[48]。然而，36 mm 和 40 mm 的股骨头与 28 mm 的股骨头（3.1 mm^3/y）和 32 mm 的股骨头（12.9 mm^3/y，$P = 0.02$）相比，体积磨损（26.1 mm^3/y）显著增加。这项研究受到使用 36 mm 和 40 mm 股骨头的病例数少的限制。几种 HXLPE 的线性磨损似乎与股骨头直径无关，但是较大的股骨头可能会增加体积磨损。

功能结果

THA 的主要目标是缓解终末期关节炎患者的疼痛并改善其生活质量。已开发出几种评估初次 THA 患者功能结果的患者报告结果测量（PROM）方法[49]。尽管研究报告说，较大的股骨头会降低初次 THA 的脱位率，但据我们所知，尚无研究表明，与较小直径的股骨头相比，较大股骨头的髋关节的患者 PROM 更好。在对 720 例初次 THA 的前瞻性观察研究中，Allen 等使用 4 份经过验证的调查问卷评估了股骨头小号（< 36 mm）、中号（36 mm）和大号（> 36 mm）的患者的功能结果。在一年的随访中，任何一组之间的功能评分均无显著差异[49]。Stroh 等比较了使用小号股骨头（< 36 mm）和大号股骨头（≥ 36 mm）的初次 THA 的患者的 Harris 髋关节评分，并报告在 5 年的随访中两组间评分改善无差异[50]。在两项研究中，头部较大的髋关节的脱位率均显著降低。

股骨头材料

目前，现代 THA 的组配式股骨头共有 3 种材料选择：Co-Cr 合金、氧化铝 - 陶瓷复合材料和氧化锆（图 73.5）。有关每种材料的摩擦学的更多信息，请参考其他章节。

钴铬合金

聚乙烯内衬对金属股骨头在 THA 中有着最长和最伟大的临床历史。这些金属头包括不锈钢、钛、亚硝酸盐硬化钛、Co-Cr 和 Co-Cr 合金。然而，由于 Co-Cr 合金股骨头的生物相容性和优异的耐磨性和耐腐蚀性，目前使用最多的是 Co-Cr 合金[51]。Co-Cr 合金是通过各种复杂的工艺生产的，包括模具接种、锻造和热等静压[51]。用于 THA 的 Co-Cr 合金股骨头的直径为 22～44 mm，但更大的 Co-Cr 合金股骨头在髋关节置换术中更常使用。

如前所述，在 HXLPE 对现代 Co-Cr 合金头进行

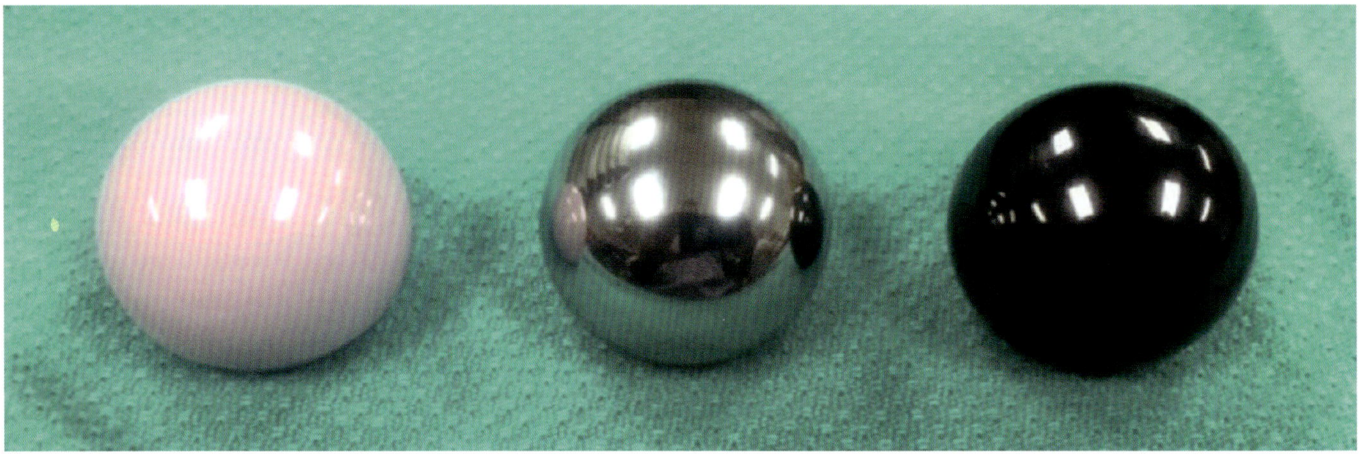

• **图 73.5** 从左至右，32 mm 陶瓷头、Co-Cr 合金头和氧化锆头的临床照片

的临床研究表明，无论头部直径如何，线性磨损和骨溶解的发生率都很低[48,52,53]。Paxton 等对 Kaiser-Permanente THA 注册处的 26 000 多例患者进行了回顾研究，据报道，与不同尺寸的 Co-Cr 合金股骨头对传统聚乙烯界面相比，几种类型的 HXLPE 内衬的翻修率平均降低了 2.6%[54]，这种差异适用于所有原因的翻修（HR = 1.75；95%CI 1.37～2.24，$P < 0.001$）以及无菌性松动翻修（HR = 1.91；95%CI 1.46～2.50，$P < 0.0 001$），两组的股骨头大小对翻修率均无明显影响。Stambough 等报道了 72 例使用 28 毫米 Co-Cr 合金股骨头和 1 种 HXLPE 的 50 岁以下患者的长期临床结果和磨损率[55]，在平均随访 10 年后，使用多个评分来衡量的功能结果均得到了显著改善，使用 Martell 方法的平均线性和体积磨损率分别为（0.0104 ± 0.07）mm/y 和（12.79 ± 26.1）mm^3/y，没有明显的影像学上的骨溶解，并且没有因磨损而导致的翻修。

在 20 世纪 90 年代，Jacobs 等[56]和 Collier 等[57]的回顾性研究报道，使用组配式的 Co-Cr 合金股骨头和钛合金或 Co-Cr 合金的股骨柄的病例上显示出一定程度的腐蚀。最近，人们对症状性的轴性或锥度腐蚀的认识有所提高，现在被认为是机械性缝隙腐蚀（MACC；图 73.6）。股骨头和柄通过锥度锁定或袖套进行连接[58-60]。这种机械连接的强度和接触取决于多种因素，包括锥度角、接触长度、插入深度、内径或外径或各部位以及股骨头的质量[61,62]。这些因素中的任何一个小改动都可能影响连接的完整性。可能会在头颈连接处产生微动和流体进入，导致微动磨损或缝隙腐蚀[6,59,60]。股骨头和颈之间的金属合金不匹配，或相同合金的头和颈之间磨损也可能引起电偶腐蚀[6,59]。患者因素，例如年龄、体重、活动量和休息时间也可能与头颈腐蚀有关[63,64]。这种 MACC 可能导致金属离子脱落并引起不良的局部组织反应，少数可发生全身性反应[6,59,60,62]。

症状性 MACC 的原因可能是多因素的，还没有完全明确[59,62]。较大的股骨头（≥ 36 mm）可能会由于扭力的增加而增加这种腐蚀的风险[65]。Lavernia 等使用三维计算的有限元分析，对各种尺寸的股骨头在颈部产生的应力进行分析，结果表明股骨头尺寸为 28～40 mm，头颈部交界处的最大应力翻了 1 倍[66]。

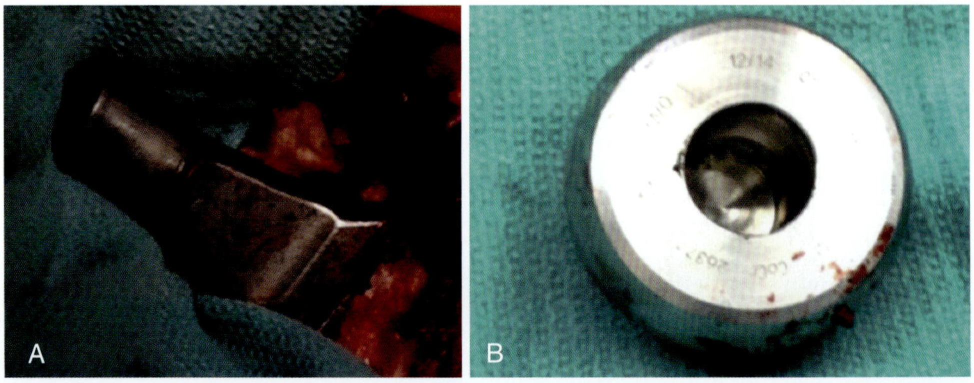

• **图 73.6** 临床照片显示 12/14 锥度钛金属股骨柄（A）和 38 mm Co-Cr 股骨头内芯（B）均有腐蚀。患者为 62 岁男性，初次 THA 后 7 年出现严重腹股沟疼痛

在对 154 例股骨头尺寸为 22～44 mm 的患者进行的回顾性分析中，Triantafillopoulos 等报告称，锥形腐蚀与股骨头尺寸之间没有显著关联。组配式连接处损伤的增加与锥形的特殊设计和在此情况下的时间长短有关 [67]。目前的研究估计，最近的翻修病例中，有 1%～3% 的病例可能与头颈磨损的并发症有关 [62,68,69]。因此，人们非常关注使用氧化铝陶瓷复合材料或氧化锆股骨头作为 Co-Cr 合金的替代材料。

氧化铝陶瓷复合材料

在 20 世纪 60 年代和 70 年代分别将纯氧化铝和氧化锆制成的陶瓷头引入了 THA（图 73.7）[7,70,71]。制造技术的变化导致了复合陶瓷材料的发展，这些材料具有更高的纯度、晶粒尺寸、表面性能、机械强度和断裂韧性 [7,70-72]。BIOLOX Delta 陶瓷由 CeramTEC AG（Plochingen，Germany）于 21 世纪初生产，是美国在过去 50 年中批准用于 THA 的所谓的第四代陶瓷材料 [72]。这是一种氧化铝陶瓷复合材料，采用纳米级氧化钇稳定的四方氧化锆和氧化锶进行了优化 [70,72]。BIOLOX Delta 陶瓷股骨头直径为 22～44 mm。

据我们所知，HXLPE 对第四代陶瓷大头的研究只有短期的临床结果。Meftah 等报告了 72 例髋关节的临床和影像学结果，这些髋关节采用 32 mm 和 36 mm BIOLOX Delta 陶瓷头和高铰链聚乙烯（Trident X3），平均随访时间为 2.9 年 [73]，采用 Roman 法计算，所有髋关节的平均线性磨损率为（0.006±0.12）mm/y。两种头大小之间没有差异。无再手术、感染、骨折、X 线骨溶解、松动等并发症。Kim 等报告了 130 例髋关节的临床和影像学结果，这些患者年龄在 50 岁以下，使用 32 mm 和 36 mm 的 BIOLOX Delta 陶瓷股骨头，使用不同的 HXLPE（Marathon；DePuy，Raynham，MA），平均随访 8.3 年 [74]。使用软件程序（Auto CAD Release R13；Autodesk Inc.[75]）计算，平均线性磨损率为（0.022±0.003）m/y。1 例髋关节因股骨假体无菌性松动而翻修。

在 THA 中使用陶瓷时，陶瓷碎裂是一个主要问题（图 73.8）[7,15,76-79]。Willman 使用 CeramTEC AG 数据库中的数据报告了前 3 代陶瓷复合头的碎裂率，其中包括报告给制造商的陶瓷碎裂案例 [71]。据报道，

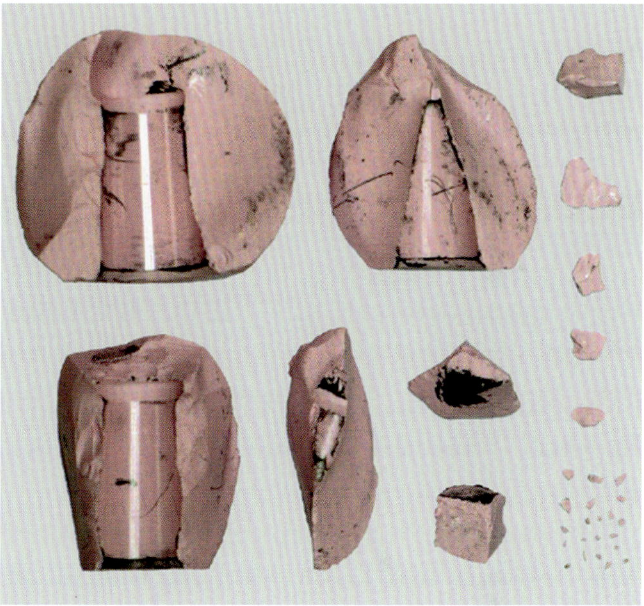

• **图 73.8**　翻修手术中取回的碎裂的 36 mm BIOLOX Delta 陶瓷复合股骨头的临床照片。患者为 45 岁女性，接受初次 THA，术后 1.5 年因髋关节疼痛就诊（引自 Heiner A, Mahoney C. Fracture of a BIOLOX delta ceramic femoral head articulating against a polyethylene liner. JBJS Case Connect. 2014；4（4）：e97-103.）

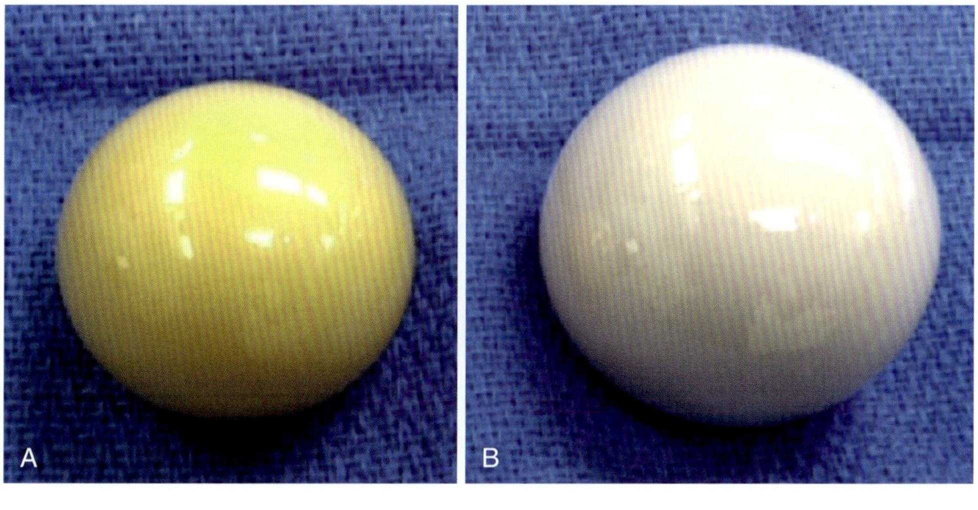

• **图 73.7**　临床照片显示 28 mm 纯锆头（A）和 32 mm 纯氧化铝头（B）

"第一代" BIOLOX 股骨头的碎裂发生率为 0.0 026%（26/100 000），"第二代" BIOLOX 股骨头碎裂发生率为 0.014%（14/100 000），而"第三代" BIOLOX Forte 股骨头碎裂发生率为 0.004%（4/100 000）。用相同的 Ceram Tec AG 数据库，Lee 和 Kim 报告目前的"第四代" BIOLOX Delta 陶瓷头的碎裂率为 0.001%（1/100 000）[76]。BIOLOX Delta 陶瓷头的碎裂通常与创伤事件或假体错位有关。陶瓷碎裂的发生率也与股骨头的直径有关，28 mm 的头比 32 mm 和 36 mm 的头更容易发生陶瓷碎裂。这归因于陶瓷材料体积的增加、撞击前运动弧度的增加以及较大陶瓷头的裂纹扩展风险的降低。由于这两项研究仅基于向制造商报告的并发症，因此这些陶瓷断裂的可能性很可能被低估了。

氧化锆

氧化锆股骨头的设计结合了陶瓷涂层的优异耐磨性能和金属头的抗裂性[7,80,81]。氧化锆股骨头由氧化锆和铌金属合金芯和单斜氧化锆陶瓷氧化物表面组成[81]。陶瓷表面不是涂层，而是金属到陶瓷的整体过渡，通过在氧化环境中的热反应产生分层[7,81]。氧化锆股骨头直径为 22～44 mm。

据我们所知，氧化锆股骨头目前只有短期和中期研究。Garvin 等回顾了 56 例使用 28 mm 或 32 mm 的氧化锆股骨头（Oxinium；Smith & Nephew，Fort Washington，PA）的初次 THA，以及不同制造商的 HXLPE[82]，平均随访 2 年，使用 Martell 方法的整体的平均线性磨损率为（0.0 041±0.0 059）mm/y，2 个头部尺寸之间的线性磨损率没有差异，1 例患者脱位，可能与假体错位有关，但没有松动或影像学上的骨溶解。Jassim 等在一项针对 368 例患者的多中心随机对照试验中，比较了平均随访 5 年的 32 mm 氧化锆（Oxinium）和 32 mm Co-Cr 合金头与传统和 HXLPE（未指定品牌）内衬的临床结果和线性磨损[83]。使用 Martell 法，氧化锆和 HXLPE 的平均线性磨损率最低（0.023±0.010）mm/y，但这与 Co-Cr 合金和 HXLPE 的平均线性磨损率无显着差异［（0.028±0.010）mm/y；$P = 0.153$］。临床结果和影像学无差异。

据我们所知，尚无氧化锆股骨头碎裂的报道。但是，人们越来越担心氧化锆头在与金属表面意外接触后容易受到刮擦或其他表面损坏（图 73.9）。髋关节脱位后对氧化锆股骨头的损害已在多个病例报告中进行了描述[80,84,85]。在对 59 个直径从 28～40 mm 的氧化锆股骨头的回顾分析中，Moussa 等报道称，因脱位而翻修的髋关节中有 75% 对股骨头表面造成了严重的损伤[80]。陶瓷氧化物层被剥蚀，下面的合金基体暴露出来。这种受损的氧化锆股骨头的表面粗糙度增加，可能导致体内 HXLPE 的磨损加速。髋关节脱位或闭合复位术的氧化铝陶瓷股骨头也会发生表面损伤（图 73.10）。

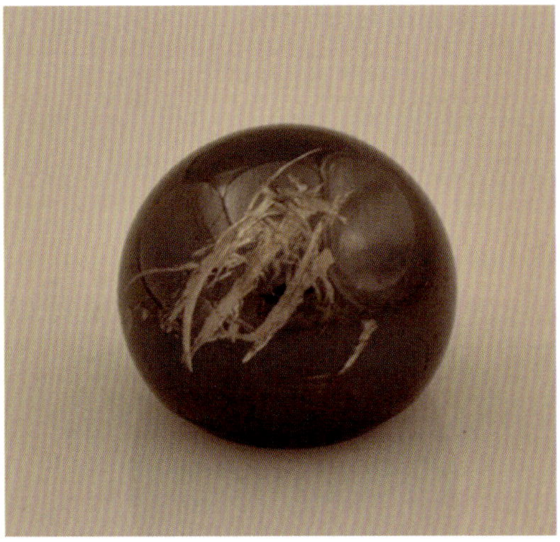

• **图 73.9** 翻修手术中取出的受损的 30 mm 氧化锆股骨头的临床照片。患者为 58 岁女性，接受初次 THA，并发复发性脱位（由 Dr. Tim Wright，Biomechanics Laboratory，Hospital for Special Surgery，New York，NY. 供图）

股骨头材料的比较

目前尚无对使用 3 种不同的现代股骨头材料对 HXLPE 内衬磨损研究的显著差异的报道。Garvin 等在对 50 岁以下的 95 例患者的 105 例 THA 的回顾性研

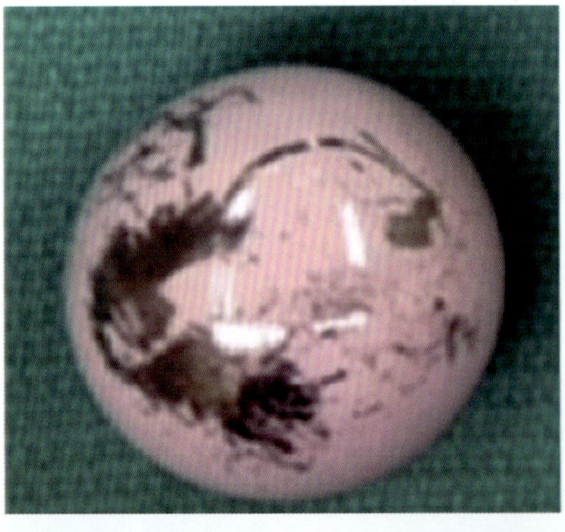

• **图 73.10** 翻修手术中取出的受损 32 mm BIOLOX Delta 陶瓷复合股骨头的临床照片。患者为一名 60 岁男性，接受初次 THA，并发复发性脱位

究中比较了 28 mm Co-Cr 合金头、陶瓷头（未指定品牌）和氧化锆（Oxinium）股骨头对同一种 HXLPE 界面[86]。在 12 年中，这 3 种头在松动或 X 线骨溶解方面无差异。使用 Martell 法，与氧化锆（0.022 mm/y 和 10.2 mm^3/y）和 Co-Cr 合金（0.024 mm/y 和 9.0 mm^3/y）相比，陶瓷头的线性和体积磨损率最低（0.011 mm/y 和 2.01 mm^3/y）。但这些差异在统计上并不显著。

与 Co-Cr 合金股骨头相比，氧化铝陶瓷复合材料和氧化锆股骨头可能没有 MACC 的风险或 MACC 的风险更低。在一项回顾性研究中，Kurtz 等比较了 100 个组配式 Co-Cr 合金和氧化铝陶瓷股骨头的锥度腐蚀，中位直径 32 mm，两者都使用 AXLPE 内衬[63]。在植入时间匹配的两组中，带有陶瓷头的股骨假体的股骨颈抗弯刚度、侧向偏移、微动和腐蚀得分显著较低（$P = 0.03$），但带有陶瓷头的颈部损伤的风险并未完全消除。但是，相比于金属股骨头和 Co-Cr 合金头的颈部，只有 1 例陶瓷头的颈部发生腐蚀。Tan 等比较了 120 例髋关节在翻修时陶瓷、Co-Cr 合金和氧化锆股骨头之间摩擦腐蚀的风险[64]。各组的锥度设计、头部大小、颈部长度和植入时间均匹配。陶瓷头的中位微动磨损和腐蚀综合得分明显低于 Co-Cr 头（$P = 0.001$）。Co-Cr 合金和氧化锆头之间无显著差异（$P = 0.67$），没有直接比较陶瓷头和氧化锆头的摩擦腐蚀风险。

陶瓷和氧化锆股骨头通常比 Co-Cr 合金头更昂贵[77]。使用 Markov 决策建模评估，Carnes 等报道称，在初次 THA 中，陶瓷头与金属头相比的成本效益（翻修率降低）取决于假体和患者年龄组的成本差异[77]。对于小于 85 岁的患者，325 美元的费用差异具有成本效益。对于小于 65 岁的患者，费用差额最高为 600 美元也很划算。但是，在最保守的模型中，任何年龄段的成本差异为 1003 美元都不具有成本效益。这项研究表明，在所有初次 THA 的患者中使用陶瓷股骨头可能会导致巨大的经济负担。但是，这些成本差异可能需要协商，并且将来可能会更改。

对于在不同患者人群中使用哪种股骨头材料没有具体的临床指南。但是，对有症状的 MACC 和因局部组织反应翻修的患者，应使用具有钛套的陶瓷头或氧化锆头[64,64]。有 Co-Cr 合金股骨头中镍或其他元素过敏史的患者也可以考虑使用这两种材料[56,87]。

目前的争议和未来的展望

目前，对于绝大多数初次 THA 的患者，对“大号”（32 mm、36 mm 或更大）股骨头与 HXLPE 的常规使用热情高涨。应该考虑股骨头 - 髋臼外径系统的分级，使用 28 mm 的股骨头匹配较小的髋臼假体（< 50 mm）；32 mm 的股骨头匹配的髋臼假体外径为 50～56 mm；36 mm 或更大的股骨头，其髋臼假体直径为 58 mm 或更大，以最大限度地减少脱位的风险和摩擦扭矩。尽管 HXLPE 的线性磨损似乎与头部大小无关，但有报道称，大股骨头和 HXLPE 的体积磨损增加，需要进一步研究，并且应在年轻和活动量大的患者中调整 36 mm 或更大的股骨头的使用。由于 Co-Cr 合金股骨头悠久而成功的历史，很难建议所有初次 THA 的患者完全放弃这个选择。氧化铝陶瓷复合材料或氧化锆头可能适用于年龄更小、体重更重、活动量更大的患者，这些患者似乎发生颈部腐蚀的风险最高。外科医生和患者应注意这两种较新的股骨头材料可能引起的独特并发症。

（参考文献参见书末二维码）

第 74 章

双动全髋假体

MOUSSA HAMADOUCHE
（韩宇 译 刘建国 审校）

关键点

- 双动全髋将低摩擦扭矩关节与超大型股骨头结合在一起。
- 有两个关节：小轴承或内轴承、大轴承或外轴承。
- 双动全髋增加了跳跃距离和活动范围（ROM）。
- 柄的颈部至活动性内衬被认为是“第三个关节”。
- 当前的设计由钴 - 铬（Co-Cr）单体或组配式制成，有些带有辅助固定。
- 假体内脱位是特有的并发症，需要紧急手术治疗。
- 在 X 线片中可以看到颈部至外杯主要标志所示的偏心距。
- 在预防脱位方面，这些假体在初次 THA 和翻修 THA 中均有出色的临床结果。
- 它们最好的使用指征是复发性脱位的翻修。
- 第二代高交联聚乙烯（HXLPE）可以提高双动假体的寿命。

引言

全髋关节置换术（THA）是最安全、最有效的医疗手段之一，被誉为世纪性的治疗措施[1]。然而，尽管据称手术技术和假体设计有所改进，但初次 THA 和翻修术并发症的发生率分别为 3% 和 28%，脱位仍然是一个令人担忧的问题，会带来严重的功能和经济后果[2]。作为标准关节的替代品，法国 Saint-Etienne 的外科医生 Gilles Bousquet 与工程师 AndréRambert[3] 于 1976 年推出了非限制性的三极髋臼杯，即所谓的双动关节或双极髋关节。通过增加有效的股骨头直径，提出了双重活动轴的概念，用于预防初次 THA 和翻修的脱位以及复发性脱位的治疗。自这一时期起，欧洲出现了许多水泥和非水泥的设计，其中一些最近获得了 FDA 的批准。自 21 世纪初以来，双动关节在欧洲越来越受欢迎，目前占法国植入关节的 1/3。有些外科医生即使在没有已知的脱位危险因素的情况下，也会对接受初次 THA 的患者使用双动关节。

本章将回顾双动关节的概念；详细描述假体内脱位，这是一种特殊的并发症；提供在初次 THA 和翻修中报道的结果；并为此类假体提出新的方向。

双动全髋的原理

双动全髋的最初想法是将 Sir John Charnley 提出的低摩擦扭矩关节的优点（低磨损）与使用大股骨头以降低脱位风险的 MacKeeFarrar 全髋关节置换术的原理相结合。这是通过两个关节来实现的：①股骨头和可移动的聚乙烯（PE）内衬之间的小关节或内支撑，其中股骨头被包绕在内衬内；②活动内衬和金属外壳之间的大关节（图 74.1）。初始运动发生在小关节，也就是大部分运动发生的地方。当股骨假体的颈部与内衬接触时，在极端运动中第二个关节运动。股骨假体颈部与 PE 内衬之间的这种接触应被认为是第三个关节；这是非常重要的，因为它可能导致特殊模式的手术失效。因此，在该系统中，PE 内衬起到了超大直径的有效股骨头的作用，显著提高了头颈比。此外，由于大多数运动发生在小关节，其本身对髋关

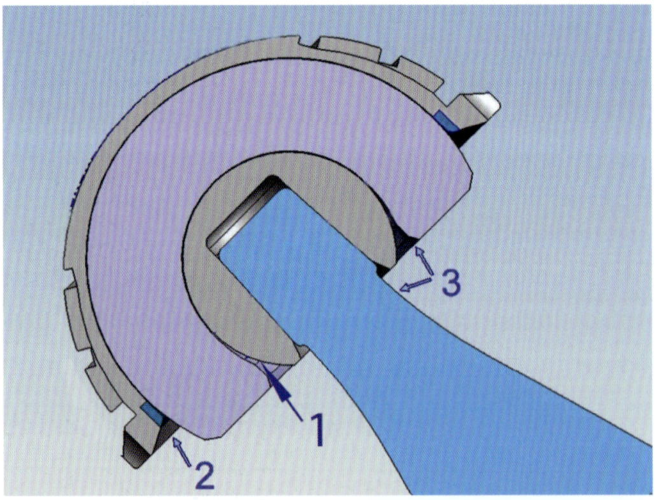

• **图 74.1** 双动关节图示，显示内部关节（箭头 1，头和内衬）和外部关节（箭头 2，内衬和金属外杯），以及股骨颈和聚乙烯内衬之间的第三个关节（箭头 3）

节的稳定性没有影响，因此使用小直径股骨头是很重要的，最好是 22.2 mm，不超过 28 mm，以减少小关节产生的磨损。

描述 THA 脱位风险的一种方法是通过计算跳跃距离。这是头部离开髋臼假体所必须移动的距离。在标准的 THA 系统中，这个距离与股骨头直径（22.2～32 mm）和髋臼的倾角有关，为 9～18 mm。使用双动全髋系统，与内衬直径（40～73 mm）和内衬倾斜度相关的跳跃距离为 19～42 mm（来自法国 Serf Orthopédie 的 Décines-Charpeu 的未发表数据）。这种差异非常显著，并提供了双动全髋系统的稳定性更高的结论。已经在体外研究[4]中表明，与标准关节相比，双动全髋关节在撞击前的屈曲增加了 30.5°，内收增加了 15.4°，外旋增加了 22.4°。在髋关节屈曲 90° 的临界点，内旋增加了 45.2°。在外旋 0° 和 30° 时，后伸增加分别为 18.8° 和 7.8°。骨性撞击是限制因素。这项研究表明，在有脱位风险的位置，撞击前的运动弧度更大，双动关节提供了更大的稳定性。使用有限元模型比较标准假体（22 mm 和 32 mm 头）与限制性的半髋假体（22 mm 头）和双动全髋假体（22 mm 头），Terrier 等[5]证明了双动全髋假体在撞击和脱位之前提供了最大的 ROM。同样，双动全髋假体在半脱位时显示出最低的抵抗扭矩，突出了双动全髋假体相对于标准关节和限制性假体的生物力学优势。

Adam 等[6]评估了平均体内使用 8 年后的 40 个 Bousquet 关节的 PE 磨损，发现内界面和外界面的平均磨损率分别为（0.073±0.069）mm/y 和（0.009±0.045）mm/y。平均总磨损率为（0.082±0.072）mm/y。小关节的体积磨损率为（28.9±27.6）mm^3/y，大关节的体积磨损率为（25.5±23.2）mm^3/y，平均总体积磨损率为（54.3±39.6）mm^3/y。

在固定和设计方面，对最初的生物型 Bousquet 双动全髋（Novae-1，Serf Orthopédie；Décines-Charpieu，France）进行了几次修改，由于松动率高得令人无法接受，该假体已被废弃。该假体有一枚螺钉和两个固定爪，以增加初始稳定性（图 74.2）。然而，涂层由等离子喷涂氧化铝组成，由于骨生长不良，二次固定非常有限。当前一代生物型双动全髋由 Co-Cr 合金制成，内表面高度抛光。外表面涂有钛和羟基磷灰石（HA）（图 74.3）。在最初的设计中，大多数髋臼假体没有用于辅助固定的螺钉，但有些有固定爪或固定翼、固定螺钉的钢板和（或）位于髋臼边缘的固定钩

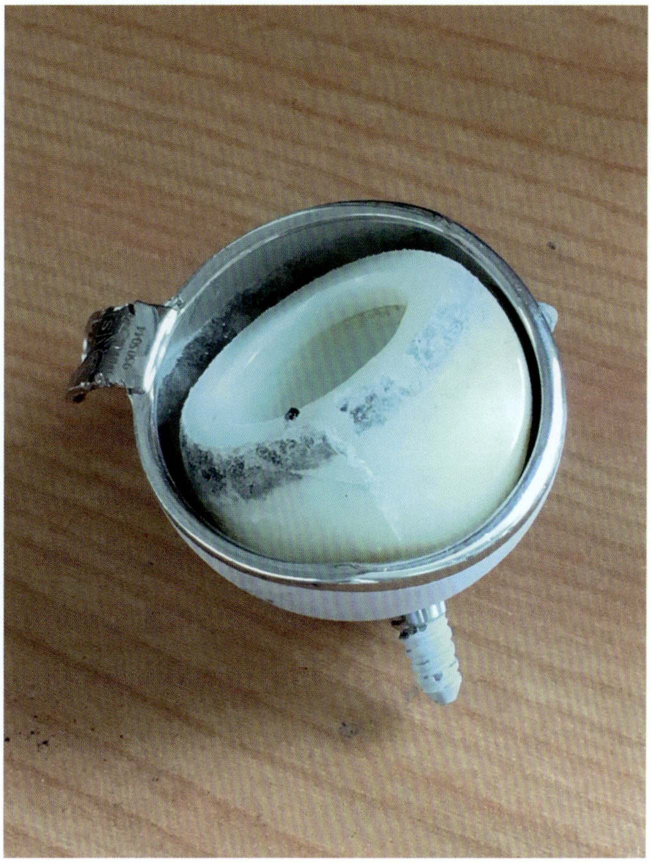

• **图 74.2**　回收失效的 Bousquet 双动关节，显示了剥脱的氧化铝涂层

（图 74.4）。没有螺纹孔可能是一个限制因素，因为术中看不到髋臼底部，可能会危及初始稳定性。附加固定的设计更多地用于翻修病例，以处理骨缺损和提高初始稳定性。此外，一些手术还包括腰大肌肌腱水平的前部切口，以限制腹股沟疼痛的发生（图 74.5）。最近，设计了一个组配式的双动全髋假体（图 74.6），包括一个组配式抛光的 Co-Cr 合金关节假体，安装在一个有多个螺丝固定孔的金属外杯中。

假体内脱位

假体内脱位（intraprosthetic dislocation，IPD）由 Lecuire 等于 2003 年首次描述[7]，是双动系统的一种特殊并发症。它被定义为股骨头从 PE 内衬上移位。后者可留在外杯附近或有时移至软组织。通常情况下，头保持在凹槽内，导致金属对金属关节（或陶瓷，取决于头的材料）。这是一种灾难性的并发症，需要紧急翻修，以避免迅速出现的金属沉着病，并防止对金属外杯的损坏（图 74.7）。这种情况很少表现为急性，且不会出现严重疼痛或功能受限。相反，患者抱怨腹股沟有轻微的进行性不适，并能注意到肢体

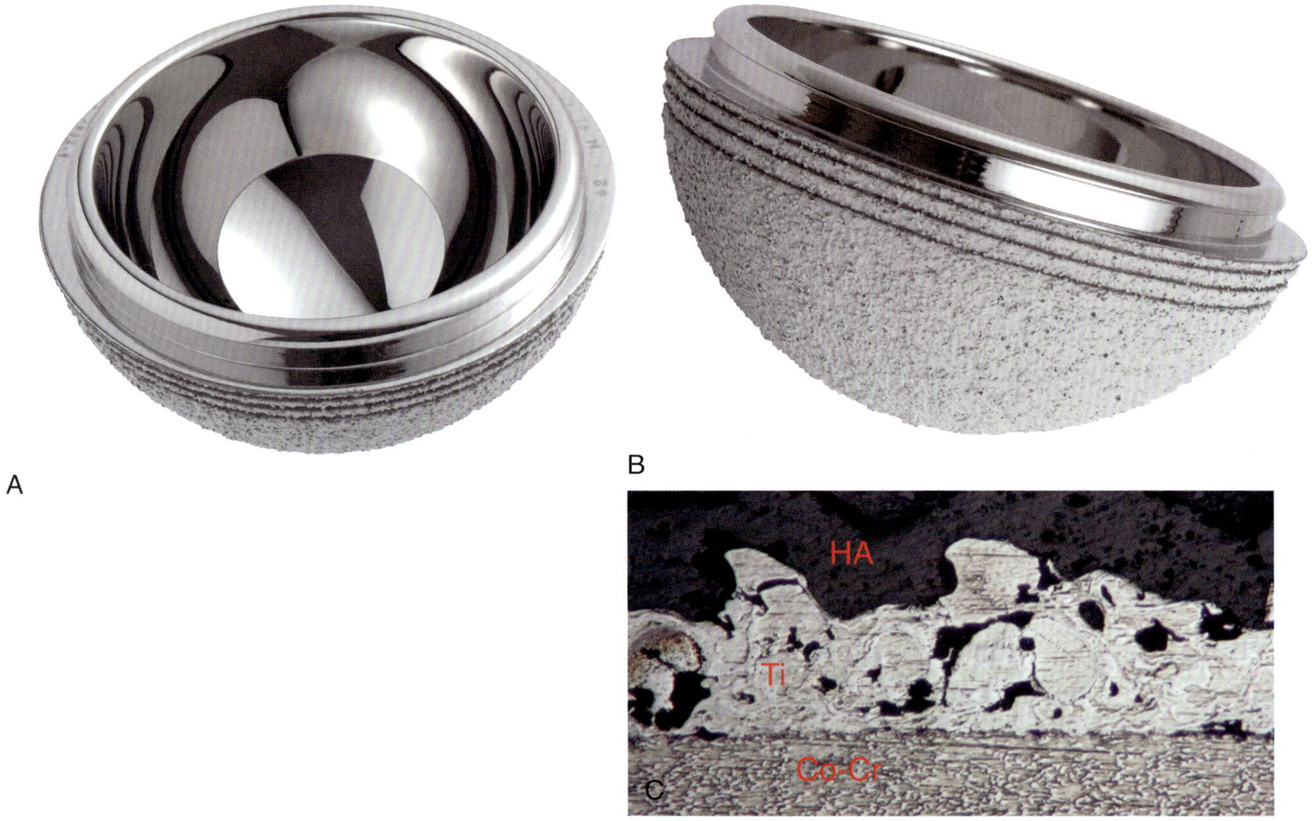

• **图 74.3** （A、B）目前的单体双动关节，内表面高度抛光，外杯（C）显微照片显示外杯的外表面由 Co-Cr 合金制成，并涂有纯钛（Ti）和羟基磷灰石（HA）（Tregor，Courtesy Aston Medical，Saint-Etienne，France.）

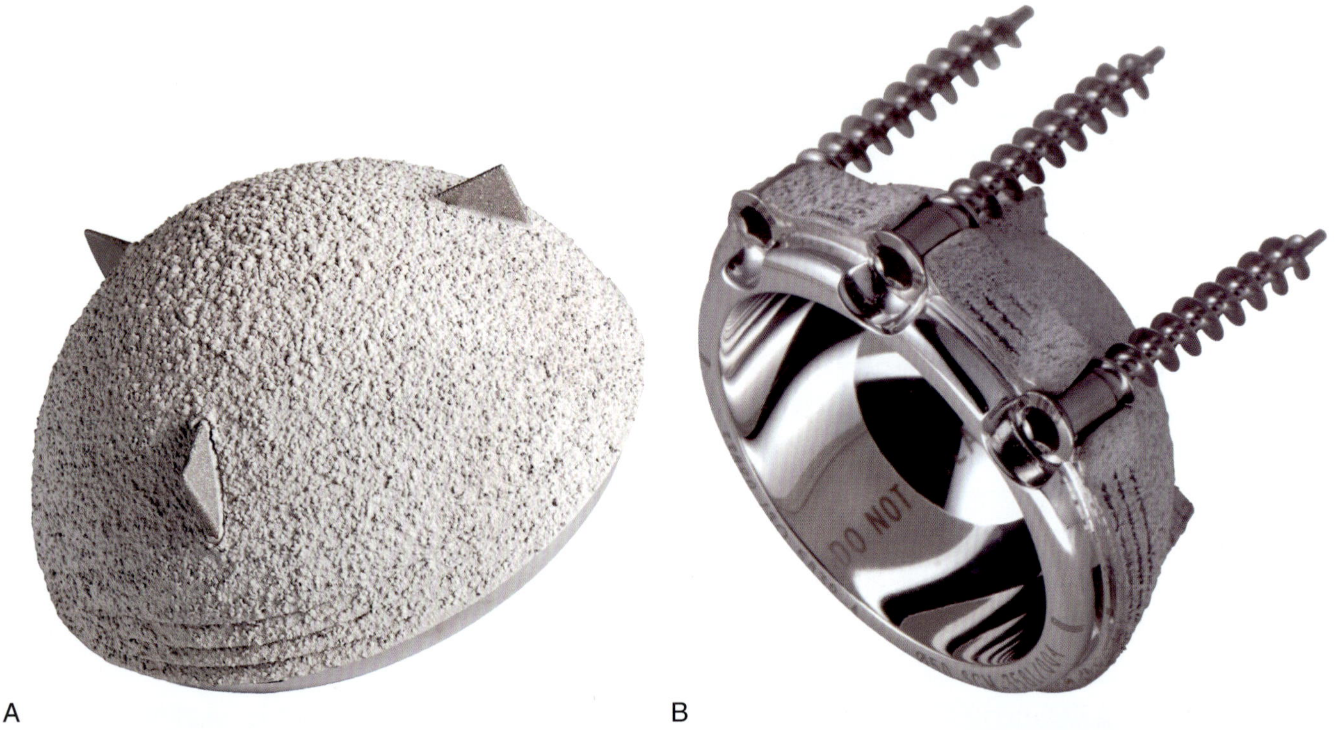

• **图 74.4** （A、B）带固定翼（A，Tregor Lames）或螺钉和固定翼（B，Tregor Plus）的翻修双动全髋假体，用于辅助固定（Courtesy Aston Medical，Saint-Etienne，France.）

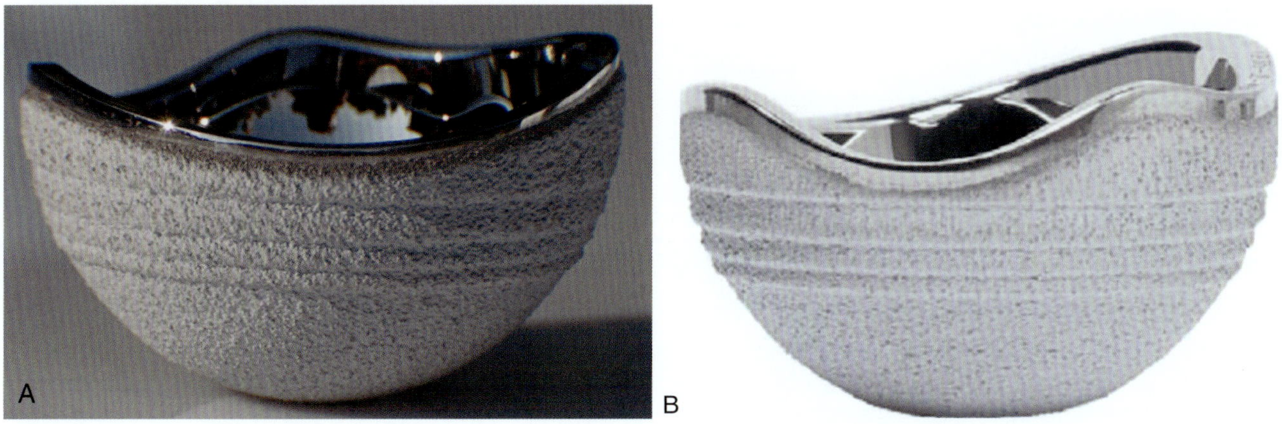

• **图 74.5**　（A、B）解剖型双动髋臼杯，前切口限制与腰大肌肌腱的接触（Courtesy Stryker Orthopaedics, Mahwah，NJ.）

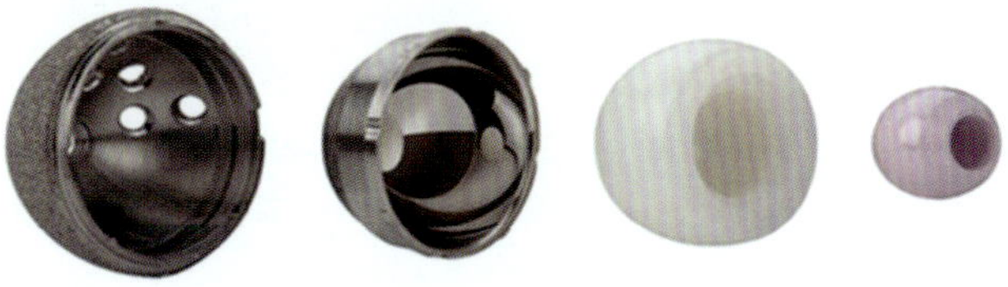

• **图 74.6**　组配式的双动髋臼杯；组配式允许在外杯中使用螺钉（Courtesy Stryker Orthopaedics, Mahwah, NJ.），在这张照片中，头是陶瓷材料制成的

缩短。因此，在这种情况下，应该建议他们咨询外科医生并拍下 X 线片。在髋关节正位 X 线片上，诊断——这需要仔细检查——是通过识别股骨假体颈部与金属外杯的典型偏心移位来确定的（图 74.8）。在极少数情况下，PE 内衬可以从关节移位到软组织，并且可以在假体附近出现一条透亮线，形成一个 C 形图形，也被描述为气泡征。

IPD 的机制与内衬限制性边缘的疲劳损伤和（或）磨损有关，导致固位力的丧失，使股骨头从内衬中脱出。已经报道了几个与 IPD 相关的危险因素。这些因素包括大股骨颈、未覆盖的 Morse 锥度、较小的头颈比、裙式股骨头、PE 内衬的设计和材料、严重的关节内纤维化和假体周围骨化。Saint-Etienne 的 Philippot 等 [8] 对 IPD 进行了深入的回顾，并提出了 3 种类型的分类：Ⅰ型与杯松动相关；Ⅱ型与外在原因引起的内衬阻塞有关；Ⅲ型与独立磨损有关。在分析时，作者报道了 PE 内衬和限制区的两种不同的磨损模式。首先，磨损可以是均匀的和对称的，在整个固位圈周围是规则的。这是颈部和固位圈之间撞击的结果。第二种类型的磨损是由于导致不对称磨损的内翻倾斜。在 PE 的内侧面和平坦的边缘的交界处有一个上极凹陷，它精确地再现了头部的形状，由于颈部冲

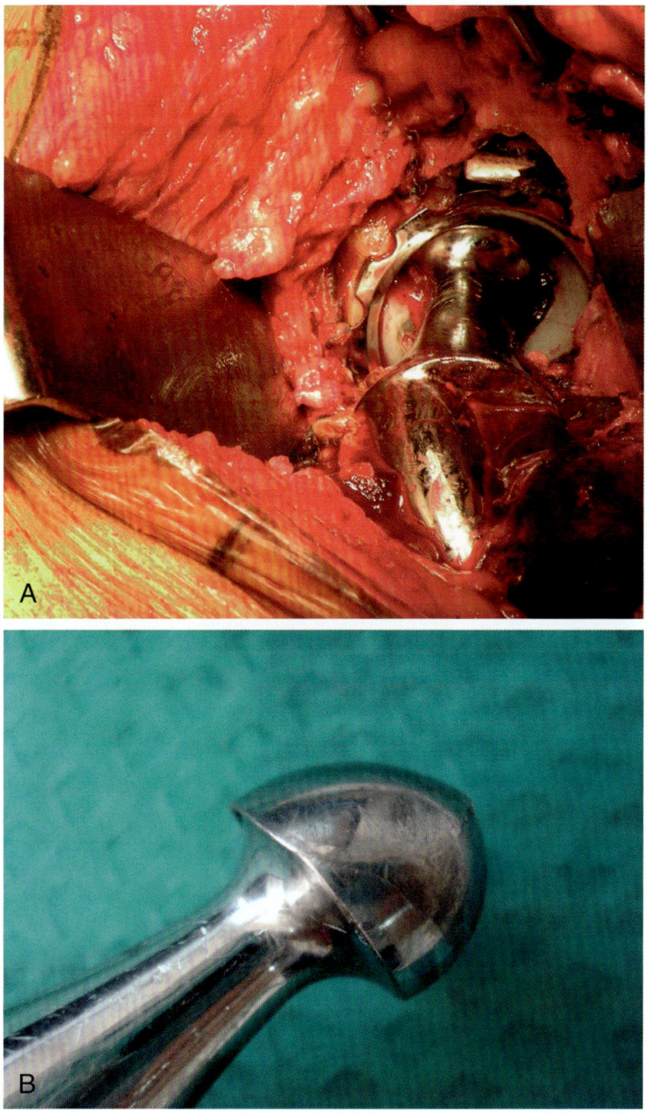

• **图 74.7**　（A）假体内脱位已发展数周的术中照片。股骨头脱离内衬，与金属外杯直接接触。（B）在股骨头上可以看到材料丢失和主要划痕

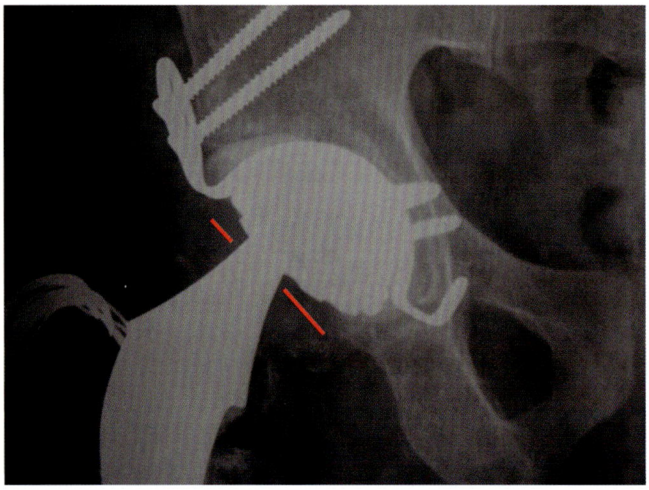

• **图 74.8** 假体内脱位的典型 X 线表现，显示颈部与外杯的偏心移位（红线）

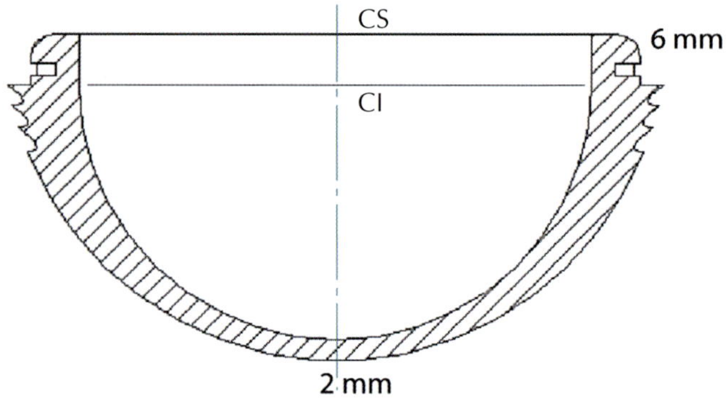

• **图 74.9** 双动全髋臼杯中央的金属厚度从 6 mm 更改为 2 mm（Courtesy Aston Medical，Saint-Etienne，France.）。聚乙烯内衬的中心（CI）也是股骨头的中心（或关节中心），位于金属髋臼杯（CS）的中心。偏心距由距离 CS–CI 计算

击，在 PE 的平坦的边缘上有一个下极角印记。头部打磨出上极凹陷，由于磨损机制，下极标记不规则，PE 碎屑增多。

一旦发现，IPD 需要紧急治疗。闭合复位的尝试很少成功。如果内衬受损，通常可以将股骨头强行放入 PE 衬垫内。然而，这将是高度不稳定的，并导致 IPD 复发。

应该注意的是，对发生在大关节处的双动关节脱位进行强制闭合复位的尝试也被描述为 IPD 的一种机制。因此，IPD 的最佳治疗方案是再次手术。如果在 IPD 后几天内进行翻修，如果股骨头和 PE 内衬的支撑面完好无损，没有肉眼可见的划痕，头和内衬翻修就足够了。如果 IPD 已经发展了较长时间，那么在关节内金属化生时，可以看到主要的外杯划痕。因此，除头部和 PE 内称翻修外，还应翻修金属外杯，并进行彻底的滑膜切除术。

几种假体特有的特征导致假体内脱位的风险增加 [9]。首先，从生物力学的角度出发，建议使用偏心的活动内衬设计，该内衬可能会在不同的体内情况下重新对准匹配位置 [10]。因此，活动内衬的运动保持活跃，并降低了关节内纤维化的风险以及边缘不规则磨损的风险。此外，还可以减少重复性假体撞击的次数。就设计而言，这可以通过两种方法来实现：改变内衬或金属外杯的厚度（图 74.9）。后者可能是最佳选择，因为圆顶上的薄 PE 内衬可能导致应力集中和灾难性失效。

其次，为了最大限度地减少活动内衬边缘的磨损，应考虑股骨柄撞击区域的合适设计和表面形貌。应避免具有侵略性的未抛光表面和大直径的股骨颈 [11]。此外，如果需要选择长颈，应注意确保 Morse 锥度的底座完全被股骨头覆盖。否则，边缘疲劳的风险就会增加 [12]。使用非裙状股骨头会扩大内轴承的 ROM，因此减少了中间部件和股骨颈之间反复撞击的可能性 [11]。

应用双动全髋假体的初次 THA 的临床结果

在初次 THA 中使用双动全髋假体最早是在脱位的高危患者（包括 75 岁以上的患者、神经或认知障碍患者以及股骨颈骨折患者）中提出的，然后逐渐被一些外科医生推广到所有患者。这主要是在法国的情况，目前它占每年初次 THA 的 1/3。在研究初次 THA 患者双动全髋假体的结果时，重要的是要区分那些原始 Bousquet 设计的关节和固定效果更好的第二代设计的关节（表 74.1）。不幸的是，第二代关节没有长期的结果。

Bousquet 的设计与低脱位率有关，但结果受到 IPD 的影响，17 年后随访时脱位率高达 5.2%[13-18]。这部分是受到那个时代使用的股骨假体的颈部大而且未抛光的影响。最长的随访显示假体 22 年的总存活率为 73.9%[13] 一篇论文专门评估了 137 例 50 岁以下患者的 Bousquet 设计关节，平均随访 21.9 年，报告 77% 的患者无髋臼杯翻修 [19]。大关节处无脱位发生，15 例发生 IPD 需要翻修。

同样，现代设计的双动全髋假体（表 74.1）在随访时（3～11 年）脱位率非常低 [12,20-29]。除了在一些髋关节中 Morse 锥度未完全覆盖之外，IPD 的问题似乎已经消失 [12]。文献中最大的多中心队列包括 2480

表 74.1 初次 THA 中双动全髋假体的主要研究结果

研究	髋数	平均随访（年）	脱位（%）	假体内脱位（%）	存活率[a]（%）
原始 Bousquet 设计					
Boyer et al.[13]	240	22	0	4.1	73.9
Farizon et al.[14]	135	12	0	2	95.4
Lautridou et al.[15]	437	16.5	1.1	0.7	88.4
Philippot et al.[16]	106	10	0	1.9	94.6
Philippot et al.[17]	384	15.3	0	3.6	94.6
Philippot et al.[18]	438	17	0	5.2	89.2
现代的双动全髋设计					
Bouchet et al.[20]	105	4.3	0	0	100
Caton et al.[21]	105	10	1	0	98.1
Chughtai et al.[22]	410	3	0	0	99.3
Guyen et al.[23]	167	3.3	0	0	98.2
Epinette et al.[24]	437	4	0	0	99.5
Hamadouche et al.[12]	168	6	0	2.4	94.2
Philippot et al.[25]	100	11.4	1	0	94.9
Puch et al.[26]	563	11	0	0	98.7
Leclercq et al.[27]	200	11	0	0	99
Vermersch et al.[28]	100	6	0	0	100
Vielpeau et al.[29]	231	5.2	0	0	99.6

[a] 在该系列的平均随访中提供的存活率。

个使用 9 种不同现代设计的双动臼的初次 THA，平均随访时间为 7 年[30]。共有 15 例（0.6%）大关节脱位，7 例（0.28%）出现 IPD。以任何原因翻修为终点的 10 年假体存活率为 93%（95%CI 91%～95%）。骨溶解和杯松动在 50 岁以下的患者中更为常见。

股骨颈骨折是初次 THA 中双动关节的一个特殊指征，因为这类患者有容易发生脱位的高风险。两个回顾性病例系列报道了使用双动全髋治疗股骨颈骨折。Adam 等[31]的报道包括 214 例髋关节，平均随访 0.75 年，发生 3 例（1.4%）脱位，没有 IPD。同样，Nich 等[32]在平均随访 2 年后发现 83 例髋关节中有 2 例（4.4%）脱位和 1 例（2.2%）IPD。此外，我们知道有 2 项对照研究评估股骨颈骨折的双动全髋。Tarasevicius 等[33]比较了经后路治疗的股骨颈骨折，其中 56 例为标准 THA，42 例为双动全髋。作者报道标准 THA 组有 8 例（14.3%）脱位，而双动组无脱位。应该注意的是，这两组不是随机的，而是连续的。Bensen 等[34]比较了连续两组 171 例双极半髋关节置换术和 175 例双动全髋股骨颈骨折患者的脱位率。双极半髋组有 25/171（14.6%）患者发生脱位（95%CI 9.3%～19.9%），而双动全髋关节置换组有 8/175（4.6%）患者发生脱位（95%CI 1.5%～7.7%）（$P = 0.002$）。

双动全髋在全髋关节置换术翻修中的临床结果

关于 THA 翻修中的双动全髋的结果的大多数文献报道是根据法国的经验[35-43]报道的，而来自其他欧洲国家[44-46]的报道少得多（表 74.2）。所有研究均为回顾性研究系列，其中包括双动全髋的各种指征以及就骨质流失而言的不同情况。这些系列研究随访时间为 2～11 年。所使用的双动髋臼杯经常被水泥固定在加强型髋臼装置中。然而，一些系列包括在空洞缺损中使用无螺钉的生物型固定，而另一些系列使用生物型双动髋臼，辅助性固定专用于节段性缺损相关的翻修。大关节处的脱位率为 0～10.4%[35-43]，除了 1 个

表 74.2 THA 翻修中双动全髋的主要临床结果

研究	髋数	髋臼的固定	平均随访（年）	脱位（%）	假体内脱位（%）	存活率[a]（%）
Civinini et al.[44]	33	生物型 9/ 水泥 24	3	0	0	97.0
Langlais et al.[35]	88	水泥	3	1.4	0	94.6
Lebeau et al.[36]	62	水泥	6.4	3.2	0	NA
Massin et al.[37]	23	生物型	4.5	8.7	0	82.6
Pattyn et al.[45]	37	水泥	1.3	5.4	0	89.2
Philippot et al.[38]	163	生物型 110/ 水泥 53	5	3.7	1.2	96.1
Plummer et al.[47]	36	生物型 27/ 水泥 9	2.4	2.8	0	NA
Prudhon et al.[39]	68	生物型	2	1.5	0	97.1
Schneider et al.[40]	96	水泥	3.4	10.4	0	95.6
Simian et al.[41]	74	生物型 27/ 水泥 37	7.3	1.4	0	91.9
Sutter et al.[48]	64	生物型	3.2	3.1	0	91.0
Vasakutty et al.[46]	155	生物型 122/ 水泥 33	3.5	1.9	0	99.4
Viste et al.[42]	334	生物型 282/ 水泥 52	7	3.3	0	NA
Wegrzyn et al.[43]	61	水泥	7.5	0	0	98.0

NA，未获取。
[a] 在该系列的平均随访中提供的存活率。

系列[38]在平均 5 年的随访中 IPD 为 1.2%（2/163），其他的 IPD 的发生率为 0。Viste 等[42]最近发表的最大的系列研究包括 334 例翻修 THA，平均随访 7 年，采用 3 种不同的设计：① 113 髋为生物型 HA 涂层的双动髋臼压配固定；② 169 例髋采用生物型 HA 涂层双动髋臼配合 2 个固定爪和 1 个额外螺钉；③其余 52 例髋采用水泥型双动全髋固定于髋臼加强环内。作者报告了 11 例（3.3%）大关节脱位，其中 7 例是复发性的，无 IPD 发生。Vasakutty 等[46]回顾了在英国进行的 155 例翻修，平均随访 42 个月（18～68 个月），其中 122 例髋使用生物杯，33 例髋使用水泥杯。脱位 3 例（2%），其中 1 例复发，但均经闭合复位治疗，无 1 例需要进一步手术。以任何原因的翻修为终点，5 年随访假体存活率为 99.4%。

由于某些双动髋臼已获得 FDA 的批准，因此有 2 项研究评估了美国 THA 翻修中的双动髋臼。Plummer 等[47]评估了 22 例具有不稳定性或不稳定性病史的患者进行的 36 例翻修，其中 8 例患者为外展肌缺乏症，而 6 例患者的术中稳定性不足。有 9 例将 Monoblock 双动髋臼假体用骨水泥型固定在金属外杯中。有 2 例髋，在用钻头打磨背面后，将组配式双动假体的内衬水泥固定在金属外杯中。后一种技术由于早期固定失效而被放弃。在至少 2 年随访中，有 4 例（11.1%）需要翻修，包括 2 例将内衬水泥固定于外杯的患者和 2 例经过两阶段治疗的深层感染，作者报告有 1 例脱位（2.8%）已成功闭合复位治疗。在该系列研究中无 IPD 发生。Sutter 等[48]回顾了 64 例因各种原因引起的翻修术，均使用组配式的生物型双动全髋，其使用髋臼螺钉的中位数为 2 个，以增强初始稳定性。在平均随访 38 个月后，采用闭合复位治疗了 2 例（3.1%）脱位，未发生 IPD。随访 3 年，以任何原因取出髋臼杯为终点，其假体存活率为 91%（95%CI 80%～96%）。另一项研究[49]明确地评估了双动全髋作为一种金属对金属髋臼假体失效后的挽救治疗方法。这个系列包括 11 例 THA 和 14 例关节表面置换手术，主要是由于局部组织不良反应而需要翻修。在所有病例中，髋臼假体都得到了良好的固定，并与双动全髋配对。在平均随访 29 个月时，唯一的并发症是 1 例需要髋臼翻修的 IPD。术后血清 Cr 和 Co 水平均明显下降。在至少 2 年的随访中，所有患者的 X 线片上都没有发现髋臼的骨溶解。

双动全髋的特有适应证是复发性脱位的翻修。复发性脱位再手术的结果变化很大，大约 30% 的患者经历了再脱位[50]。最近的一项 539 例因不稳定而进行翻修的研究显示，1 年再脱位的累积风险为 6.8%，15 年增加到 34.5%[51]。双动全髋在这种复杂的情况下得到了广泛的评价，并显示了令人鼓舞的结果，特别是在恢复稳定性方面。在这些研究中，脱位率在平均随访 2～13 年后为 0～6.2%[52-60]。以任何原因重新脱位和翻修为终点的假体存活率分别为 86%～100% 和 75%～98%（表 74.3）。

目前的争议和未来的展望

从这些结果来看，无论是初次手术还是翻修手术，脱位仍然是失效的主要原因之一，双动全髋似乎是预防和治疗脱位的一种非常有前途的方法。然而，由于没有任何的 I 级研究，建议所有患者都使用这种关节似乎不合理，特别是对于 PE 磨损和骨溶解风险较高的年轻和活动量大的患者。组织学研究表明，PE 内衬凸面（大关节）的磨损和应力集中以及小关节的磨损与双动有关。此外，第三关节（股骨假体颈部到活动性 PE 内衬）的疲劳和磨损可能导致假体内脱位。后者是一种灾难性的并发症，需要紧急手术治疗。出于这些原因，在保持力学性能的同时具有耐磨性的 PE 内衬的双动关节可以提高寿命。第一代 HXPLE（再熔或退火）不能用于这一适应证，因为力学性能的丧失[61,62]，特别是在疲劳时，可能会增加 IPD 的风险。第二代 HXLPE，无论是维生素 E 掺杂的，还是经过连续照射和退火的，都具有保存的机械性能和优异的体外耐磨性数据，可能是未来双动关节发展的解决方案[63,64,65]。一项体外研究（未公开数据，Aston Medical）在 5.10^6 次循环后比较了传统和维生素 E 的冷照射和机械退火 PE（ECiMA，Corin，TAMPA，FL）的磨损率，结果表明，ECiMA 的磨损率为每 10^6 循环（0.09±0.32）mm，而传统 PE 的磨损率为每 10^6 循环（16.41±1.68）mm。最近的一项多中心研究评估了 321 例年龄在 55 岁以下的患者使用顺序照射和退火技术的双动全髋的情况[66]。其中双动全髋为一体化的（174 髋）或组配式的（147 髋）。平均随访 2.7 年（0～5.6 年），2 例髋臼假体因撞击被翻修。无大关节脱位和 IPD，以任何原因的翻修为终点的 5 年随访假体生存率为 97.5%。然而，这些数据太过短期，无法得出任何强有力的结论。

在这种情况下，双动全髋的最佳指征是具有高脱位风险的初次 THA 和翻修患者，但是该参数根据多个因素（包括头部大小、界面、外科医生经验和患者合并症）变化很大。双动全髋可能是治疗 THA 不稳定的最佳选择。双动全髋的未来发展应该包括使用具有机械性能保持不变的耐磨 PE 内衬。

表 74.3　双动全髋治疗髋关节置换术后复发性脱位的主要临床结果

作者	髋关节数量	平均随访（年）	再脱位数（百分比）	大关节 / 假体内	影像学松动（%）	存活率 / 终点
Carulli et al.[52]	31[a]	3.8（2～7）	0	0	0	NA
Guyen et al.[53]	54	4（2～7）	3（5.6%）	1/2	0	NA
Hailer et al.[54]	228	2（0～6）	4（1.8%）	NA	NA	99%（97%～100%）/ 脱位 93%（49%～96%）/ 任何原因
Hamadouche et al.[55]	51	8.2（5～13）	3（5.9%）	1/2	2（3.9%）	86%（70%～100%）/ 脱位 75%（57%～94%）/ 任何原因
Jakobsen et al.[56]	56	3.6（0.1～9.9）	2（3.6%）	1/1	1（1.8%）	98%（86%～99%）/ 脱位 84%（86%～99%）/ 任何原因
Leiber-Wackenheim et al.[57]	59	8（6～11）	1（1.7%）	1/0	0	98%（95%～100%）/ 脱位 98%（95%～100%）/ 任何原因
Leclercq et al.[58]	13	4	0	NA	NA	NA
Mertl et al.[59]	145	7.7（4～14）	9（6.2%）	7/2	8（5.5%）	92.6%（86%～96%）/ 任何原因
Van Heumen et al.[60]	50	2.4（1～5.5）	0	0	0	100%/ 脱位 93%（79%～95%）/ 任何原因

NA，未获取。
[a] 从半髋关节置换术脱位到双动全髋关节置换术的转化。

（参考文献参见书末二维码）

第 75 章

脊柱对全髋关节置换术中假体定位和髋关节稳定性的影响

NATHANAEL HECKMANN, NICHOLAS TRASOLINI, MICHAEL STEFL, AWRENCE D. DORR
（韩宇 译 刘建国 审校）

关 键 点

- 正常的站立位转变为坐位的姿势变化，是 20° 的骨盆倾斜和 55°～70° 的股骨屈曲综合所致，而不是单纯的 90° 的髋关节屈曲。
- 站立位转变为坐位的运动涉及两个转轴：后转轴是腰骶交界处（骶斜），前转轴是髋部。一个转轴的僵硬需要增加另一个转轴的活动度。
- 对于全髋关节置换术（THA），僵硬的腰骶关节意味着骨盆运动减少，这需要增加股骨活动度，可能导致髋关节撞击和脱位。
- 为了了解脊柱骨盆不平衡对每一位患者的影响，需要拍摄侧位的脊柱 - 骨盆 - 髋关节 X 线片，然后在手术中选择适当的髋臼杯位置。
- 一旦患者超过 60 岁，特别是 70 岁，僵硬发生在腰骶处的概率更大，导致股骨的活动度高于正常，从而会增加撞击的风险。

引言

全髋关节置换术（THA）中如何能够精确定位假体位置是关节外科医生普遍追求的目标，也是研究的重要课题。早期的研究定义了放置髋臼杯的“安全区”；研究证明，在安全区之外的患者更易发生脱位 [1]。然而，关于髋臼杯位置的认知持续演变，超出了 Lewinnek 在 1978 年的最初描述 [1]。DiGioa 等描述了髋臼杯的功能位置，而不仅是解剖位上的外展和前倾，作为髋臼的角度，通过侧位脊柱，骨盆和髋关节 X 线片的测量，与身体的轴线相关 [2]。这个扩展的定义是第一个考虑脊柱参数作为脊柱 - 骨盆 - 髋关节功能关系的一部分。在法国，Lazennec 等 [3,4] 用了一种新的成像方式（EOS，生物空间医学，巴黎，法国），可以清楚展示从坐位到站立位时，脊柱运动与髋臼位置的相互关系（图 75.1）。这项研究增加了我们对脊柱 - 骨盆 - 髋关节运动的认知，脊柱 - 骨盆 - 髋关节的运动是同步的，可以使正常的髋关节自由地进行屈曲运动，而不会发生大转子与骨盆的撞击或小转子与坐骨的撞击。随着关节外科医生更多地了解脊柱 - 骨盆 - 髋关节的解剖关系，研究转向到这种关系对 THA 后结果的影响上。这项工作的意义是通过研究脊柱 - 骨盆运动来重新定义髋臼假体的安全区。本章将重点讨论在脊柱 - 骨盆 - 髋关节结构的影响下髋臼安全区的定义的演变，以及如何根据患者特定的脊柱骨盆参数对假体进行个性化和最优化的定位。

正常脊柱 - 骨盆 - 髋关节运动

想要了解脊柱骨盆运动与 THA 的关系，首先需要熟悉在矢状面上正常骨盆的运动。当一个人处于站立时，骨盆向前倾斜，腰椎呈现正常的前凸曲率。这个姿势使得髋臼覆盖于股骨头上，而伸展的髋关节使得脊柱可以支持来自骨盆上躯干前部的负荷 [3,5]。骨盆前倾和腰椎前凸的量取决于由 Legaye 定义的骨盆率的测量 [5]。高骨盆率意味着脊柱前凸和骶骨倾斜增加。随着体位的改变，这些患者的骨盆运动增加，髋关节运动减少。低骨盆率导致骶骨倾斜减少和腰椎后凸增加。这意味着，当患者从站立位转为坐位时，髋关节必须弯曲更多，从而增加撞击的风险 [3,5]。目前还不清楚为什么人们会或多或少地在站立位有骨盆倾斜，但有研究表明，骨盆倾斜率低的患者患髋关节骨关节炎的风险更大 [5,6]。

坐位时，骨盆向后倾斜，腰椎前凸伸直。这种改变使得髋臼的功能前倾增加，通过打开髋臼来容纳必要的髋关节屈曲和股骨内旋 [3,7-9]。从站立位到坐位时，脊柱骨盆的运动通常是 20°，而股骨仅弯曲 55°～70°[3,10]。在从地上拾取物品时，腰部向前弯曲需要髋关节的屈曲增加到 85°，同时股骨内旋 12°[11]。脊柱骨盆运动的大小影响进行这些活动时所

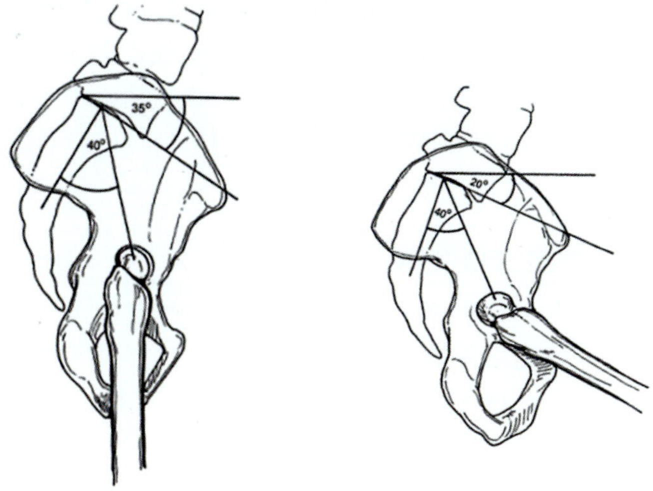

• **图 75.1**　站立位（左）和坐位（右）时正常的脊柱 - 骨盆 - 髋关节姿势。站立时骨盆前倾，脊柱前凸，骶骨斜率（SS）为 S1 终板和骨盆股骨角（PFA）的角度，即股骨与骨盆的角度。髋臼相对闭合，开口平均 35°。坐位时，骨盆后倾，SS 相对平坦，平均为 20°，PFA 平均弯曲为 60°，髋臼开口平均为 55°

需的髋关节活动度。随着骨盆的活动度增加，在坐位或站立位时，髋关节便不需要过度的屈伸。相反，当脊柱骨盆结构僵硬时，髋关节在坐位时必须屈曲更多，站立位时则需伸直更多。髋关节活动度的增加会增加发生骨性撞击的风险[3,8]。

脊柱骨盆和髋关节的活动度可以在 THA 前后进行测量来量化（表 75.1）。通过站立位和坐位的脊柱骨盆侧位片来进行影像学测量（图 75.2）。仰卧时，前凸、骨盆前倾和髋关节屈曲相对于站立位仅增加 3°～5°；因此，从躺下到站立时的运动弧度小于 5°。这就是为什么研究主要针对在站立位和坐位之间的运动，因为有更大的活动变化（同时脱位最常见于坐位时和弯曲姿势）。从 L3～S1 的脊柱节段需要被包含在内，因为这段腰椎与骨盆一起活动[12]。骶骨倾斜度（ST）是最常用的参数来测量脊柱 - 骨盆 - 髋关节结构的动态运动，它有助于量化脊柱骨盆运动（也称为骶骨斜率，SS）[3,7]，髋臼前倾角（AI）用来定义矢状位上髋臼的位置和活动[7]，骨盆股骨角（PFA）用来描述股骨的位置[6]。骶骨固定于下腰椎；因此，脊柱这一部分的退行性疾病会影响骨盆活动度（ΔST），从而影响髋臼的活动度（ΔAI），从而影响髋关节的活动度（Δ PFA）。ST 和 PFA 之间的变化比率是：1°ST 与 0.6° PFA 呈负相关（即，ΔST 每下降 1°，PFA 就会增加 0.6°）。其中动态变化测量最精确的是 ST。从站立位到坐位（反之亦然）的 ST 变化（ΔST）通常为 20°，正常范围为 11°～29°。小于 10° 则意味着存在僵硬，骶骨融合时的 ΔST 通常小于 5°，而高活动度的脊柱骨盆结构的 ΔST 则大于 30°[8]。

表 75.1　**脊柱骨盆的正常影像学数值**

	站立位	坐位 $^{\Delta}$
骨盆率	53° ± 11°	53° ± 11°
骶骨倾斜度	40° ± 10°	20° ± 9°，11°～29°
骨盆股骨角（PFA）	180° ± 15°	125° ± 12°，50°～75°
髋臼前倾角	35° ± 10°	52° ± 10°

Δ = 坐位与站立位的差别。
注：骨盆率是一种静态解剖测量，在站立位和坐位之间不发生变化。其他 3 种测量是动态位置参数，因此它们在姿势不同时发生变化。

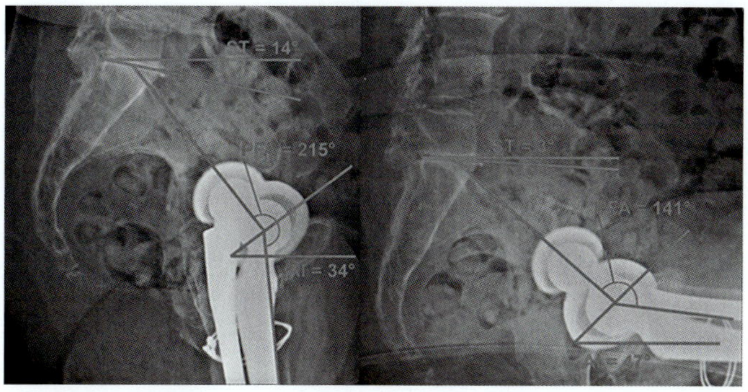

• **图 75.2**　脊柱僵硬的患者的双侧 THA 的术后 X 线片。骶骨斜坡基本上是融合的，这意味着在坐位时髋臼打开的很小。坐位时股骨必须弯曲更多，从而增加前撞击和后脱位的风险

AI 是在矢状位对髋臼的测量，可以通过 THA 前的髋关节和术后的髋臼杯测量。AI 与髋臼杯的外展和前倾相关。在 THA 后站立位时 AI 的正常范围是 42°～63°，这为髋臼杯位置提供了一个矢状位上的安全区，可以用来估计撞击的风险[8]。换句话说，AI 的正常运动范围是髋臼杯矢状位的安全区。

另外还有两种测量方法，第一种是股骨柄和髋臼杯的联合前倾角，这是很重要的，因为想要充分了解髋关节的撞击问题和稳定性，就必须考虑到关节的前后两侧[13,14]。第二种测量方法，即联合矢状面指数（CSI），可以预测脱位的方向。CSI 是 THA 后 AI 和 PFA 的总和，正常站立位时数值为 218°±15°，坐位时数值为 180°±18°。

不正常脊柱 - 骨盆 - 髋关节运动

脊柱不平衡是脊柱骨盆结构的高活动度或僵硬。当体位改变时，骨盆运动随之改变，影响矢状位 AI。对骨盆运动异常进行补偿，股骨运动 PFA 也必须改变。引起僵硬的主要原因是由椎间盘退化性疾病或融合手术所致[10]。在一项对 160 例患者的研究中，30% 的 60 岁以下的患者 X 线上表现有脊柱的僵硬，而 60 岁以上的患者占比为 55%[8]。

脊柱骨盆结构的僵硬意味着随着姿势从站立位到坐位的改变，SS 变化≤ 10°。但不平衡也分多种模式，这有助于我们理解进行 THA 时，如何补偿脊柱骨盆僵硬所造成的活动缺失。在一种模式中，运动可能是僵硬的，也可能不是僵硬的。Phan 等[9]描述了各种模式，并强调了它们在姿势变化时是如何影响髋臼杯的前倾角，即 0.8° 的前倾角变化与 1° 的 SS 相对应。Stefl 等[8]还定义了不平衡的具体模式和对髋臼位置的影响。Stefl 的模式是通过脊柱骨盆结构在固定的站立位和坐位时的位置来定义的。站立位时，骨盆固定于前倾位，因此，坐位时后倾小于 30° 的患者被归类为僵硬站立模式（图 75.3A）。这种模式下，坐位时髋臼不会完全打开（骶骨倾斜度在站立位和坐位之间变化越小，髋臼打开的角度越小）。因此，髋关节必须屈曲更多，才可以达到坐位，这增加了大转子前缘撞击骨盆的风险。相反的，坐位时，骨盆固定于后倾位，这些患者，在站立位时向前倾斜不会大于 30°，因此，这些患者被归类为僵硬坐位模式（图 75.3B）。这时，股骨必须过伸（骨盆股骨角增加）才能使人站直，大转子对骨盆的后撞击风险就会增加。

有一种高活动度（ΔST ＞ 30°）的模式，我们认为是一种正常的变化，这主要发生于年轻和女性患者中。当脊柱的活动度增加是由于脊柱倾斜超过平坐所致时，高活动度被认为是不平衡的。这种脊柱骨盆运动模式发生于髋部过于僵硬以至于不能弯曲达到坐位时，因此骨盆必须过度向后倾斜。这种类型最常见于胶原僵硬、血管疾病患者，还有体重指数超过 40 kg/m^2 的患者，因为躯干过大，坐位时，迫使平衡中心后移[5]。

在初次 THA 的患者中，脊柱不平衡的发生率约为 40%[8,10]。各种不平衡模式的发生率大致固定[8]。单纯僵硬（ST 活动度＜ 10°）、不存在其他模式占 3%，僵硬站立和僵硬坐位模式各占 14%。高活动度模式发生率为 11%。脊柱不平衡的三种主要模式（僵硬站立、僵硬坐位和高活动度模式）可以通过导致撞击风险的特征来分类。病理是指生物性或手术融合的脊柱或后凸畸形合并僵硬坐位模式。僵硬站位或僵硬坐位模式合并有僵硬运动（ΔST ＜ 10°）时是相对危险的。

脊柱骨盆失衡的临床意义

脊柱 - 骨盆 - 髋关节的运动僵硬会引起撞击，而 THA 手术时会影响外科医生对常规髋臼杯位置的选择。当初次 THA 的患者具有正常的脊柱 - 骨盆 - 髋关节活动度时，当髋臼杯处于 Lewinnek 安全区[1]、联合前倾角安全区[13,14]内、并恢复生物力学平衡（旋转中心、双下肢长度、偏心距）时，发生撞击的风险很低。在这些患者中，撞击是由假体位置错误或下肢长度缩短或偏心距减小（软组织不平衡）引起的[15,16]。Sadhu 等[17]最近证实，初次 THA 的脱位更多发生于髋关节的髋臼杯处于 Lewinnek 安全区之外。然而，正确的冠状位髋臼杯位置将通过保持矢状位 AI 在正常范围内来保护脊柱不平衡的患者，降低撞击风险[8,18,19]。病理性不平衡是一个威胁，典型的例子是脊柱融合患者，会增加脱位的风险[20,21]。

不平衡对全髋关节置换术意味着什么？

关节外科医生习惯于在冠状位片上观察髋关节置换术，在体位改变过程中矢状位髋臼杯位置的研究是新兴的。它有助于对 THA 后撞击这种隐匿的失败进行理解分析，这也是新兴的[3,6,8-10]。外科医生不能很容易地诊断撞击，因为它是一种临床诊断，没有影像学或计算机技术来辅助诊断[19]。脱位是最易导致的后果；它发生于撞击时的碰撞，无论是假体撞击还是骨性撞击，都足够严重，以至于柄和臼的联合前倾角的机械性约束，以及关节囊和肌肉张力的生物性约束，都不能防止脱位的发生[22]，还有由于撞击而发生其他并发症。疼痛是其中之一，但很难分类[23]。在关节中的磨损碎屑和液体可能是症状性的，也可能不是破坏性的（假瘤可能是破坏性的）[24,25]。由于撞击的不断碰撞可导致假体松动，这可能解释了最新的发现——在直接前入路中，3～5 年后股骨假体的松动[26,27]。

为了减少脊柱失衡所致撞击的风险，THA 手术时髋臼杯必须放置于合适的角度位置以补偿矢状位上髋臼活动性的改变，并使髋臼杯在 AI 安全区内。正是由于这个原因，有人建议，对于每一个脊柱不平衡

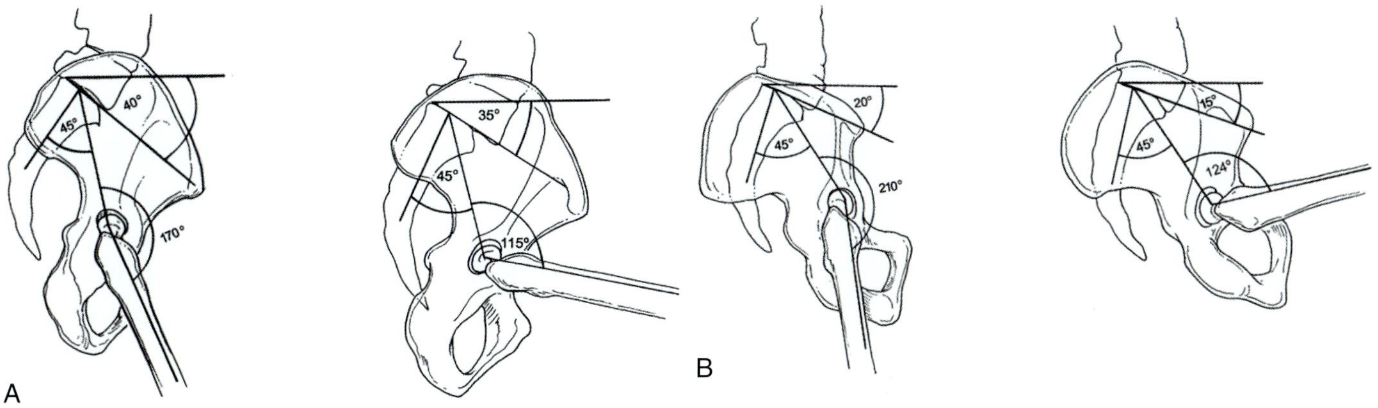

• **图 75.3** （A）僵硬站立模式，在坐位时骨盆没有后倾。髋臼不会随着坐姿而打开，因此，THA 时髋臼杯必须放置得更开放（外展 45°～50°，前倾 20°～25°）。（B）僵硬坐位模式，站立位时，骨盆保持固定在后倾位，髋臼更开放，这种模式取决于骨盆后倾和僵硬的程度，但通常的髋臼杯位置是外展 40°～45°，前倾 20°

的病人来说，髋臼杯的位置最好应是个性化的[8,9,28]。对于每种不平衡模式，Stefl 等定义了保持髋臼杯在矢状位上运动的 AI 安全区[8]。如果 ST 活动度在僵硬站立模式或僵硬坐位模式时大于 10°，则应用正常的髋臼杯外展角和前倾角所取得的结果是令人满意的；如果髋部是固定的前倾位或后倾位，并有一个僵硬的 ST，则比较危险。由于股骨头大小、外展角大于 45° 的关节磨损风险[29-31]和不稳定[8,22]的差异，AI 的术前值不能与 THA 重复。这造成了解剖髋臼位置不能用于 THA 的髋臼杯的难题。存在僵硬的患者，冠状位上髋臼杯的外展角和前倾角需要更高，才能使髋臼杯打开；高活动度的患者，髋臼杯的位置则需要更封闭，这样才不会打开太多。

髋关节翻修的患者或晚期脱位的患者比初次 THA 的患者年龄更大，并且脊柱僵硬的患病率更高。病理性僵硬会增加初次 THA 和翻修的风险。然而，在一项对 THA 后 10 年的患者的研究中，对于翻修患者，因僵硬而产生危险的患者为 60%；而在初次 THA 的患者中为 20%[8,29]。在初次 THA 中，具有僵硬危险的髋关节可以通过髋臼杯的位置角度来控制，从而机械性地打开髋臼杯，因为关节囊增加了生物性约束。在翻修 THA 和晚期脱位的老年患者中，70%～90% 的病例其僵硬所致的风险与脱位有关，因为撞击风险随着关节囊的完整性和外展肌力的减弱而加剧[32,33]。

髋关节置换术后脊柱 - 骨盆平衡的变化

一些研究人员发现 THA 后骨盆运动发生变化，并写道，这否定了脊柱不平衡在髋臼杯定位中的应用[28,34,35]。不幸的是，这些研究测量了本身的变化，并对其影响进行了理论分析，而没有在临床上将这种变化是否对矢状位上髋臼杯位置或股骨运动（AI 和 PFA）产生的不利影响联系起来。术后 ST 的变化，即使是 10°，如果 AI 和 PFA 保持在正常范围内，则影响会最小化。在作者的队列中，58/200（29%）的髋关节，在术后改变了他们站立或坐位时的 ST 倾斜度。然而，这只导致了 18 个髋关节（9%）的 AI 在其安全区之外，其中 15 个是由于冠状位髋臼杯的角度，而不是脊柱的变化。在这个队列中，200 个髋关节中的 125 个有 1 年的随访，125 个髋关节中的 54 个（43%）与术前有不同的模式。然而，只有 7 例（5.6%）的 ST 活动度变化大于 5°，影响了 AI 安全区。正确的髋臼杯位置可以提供保护，以防止 ST 变化导致 AI 超出安全区。然而，当术后出现新的脊柱后凸 < 5° 时，而髋臼杯位置不能补偿，这就造成了脱位的风险。

在翻修 THA 和晚期脱位的患者中，在翻修手术之前的模式在术后没有改变，可能是因为随着年龄的增加，脊柱骨盆的移动性变得固定。由于这个原因，脊柱骨盆不平衡对撞击并发症的影响，在翻修 THA 患者中更大（这是翻修患者中脱位率更高的一个原因）。

小结

关于脊柱 - 骨盆 - 髋关节活动度及其对 THA 的影响的文献持续增加。对于关节外科医生而言，在术前计划、术中技术和术后危险分层这几方面开始考虑到脊柱 - 骨盆的结构的影响，是十分重要的。对于脊

柱 - 骨盆 - 髋关节解剖和运动模式的了解，有助于关节外科医生将髋臼杯放置于最优的和个性化的位置。Lewinnek 安全区 [1] 已经应用了几十年，但众所周知，该安全区内或外都会发生脱位 [17]。它的重要性就像是指南一样，提高我们髋臼杯放置的精度。同样，脊柱骨盆不平衡的问题将引导关节外科医生将假体放置于最适合患者的特定的位置。学者们建议所有 THA 患者术前都拍一张脊柱骨盆的侧位片，因为最近的数据表明，40% 的初次髋关节置换的患者存在脊柱不平衡的问题。脊柱 - 骨盆侧位片的范围应至少从 L3 到 S1 节段，而全长片的拍摄（如 EOS），是不必要的，因为只有下腰椎段（L3～S1）与髋关节相关 [12]。

脊柱骨盆的活动性会影响髋臼杯的动态位置，因此在髋臼杯的定位过程中应予以考虑。充分考虑本章所描述的脊柱骨盆的特定的运动模式可以最大限度地减少撞击的风险。在脊柱骨盆活动度过大的患者中，冠状位上髋臼杯位置必须更封闭，这样髋臼就不会随着坐姿而过度开放。相反，如果脊柱骨盆相对僵硬，则髋臼杯位置应更开放，以防止坐位时发生撞击。在固定的站立位或坐位时，在不存在脊柱骨盆僵硬的条件下，40° 外展角和 20° 前倾角几乎可以确保髋臼杯位置在 AI 安全区内。在患有病理性不平衡（脊柱融合或骨盆固定后倾斜的后凸畸形）的初次 THA 患者中，外科医生应考虑应用双动全髋来增加稳定性（双动全髋不会增加约束，为了提出这一建议，作者应该参考一篇论文；否则，建议使用可以后期组配双动全髋的假体组件）。同样重要的是，在脊柱 - 骨盆僵硬的患者中，应去除掉大转子和小转子处的骨性撞击以避免脱位，因为机械性约束并不总是能提供足够的保护。

（参考文献参见书末二维码）

第十部分

特殊情况下的初次全髋关节置换术

第 76 章

髋关节发育不良

RYAN CORDRY, RICHARD SANTORE
（赵星宇 译　刘建国 审校）

关键点

- 先天性髋关节脱位（congenital dislocation of the hip, CDH）和发育性髋关节发育不良（developmental dysplasia of the hip, DDH）的诊断往往导致在相对年轻的年龄出现继发性骨关节炎（OA）；对于这些患者，全髋关节置换术（THA）已成为一种安全、有效、持久的治疗方法。
- 与非发育不良髋关节的 THA 相比，这些病例具有更高的技术难度，包括更大的围术期风险，这与发育不良的严重程度成比例增加。
- 特殊的解剖特征包括髋臼直径和体积减小、股骨前倾角增加、股骨偏心距较小、股骨近端外翻或内翻畸形、股骨近端髓腔小而直。
- 周密的术前计划和对意外事件的预测是手术成功的关键。
- 对于使用更小的假体和股骨头直径、组配式假体、髋臼内移、骨移植、术中 X 线片，高脱位（Crowe Ⅳ型）病例采用股骨截骨术，并注意对主要神经的保护。
- 即使是在轻度发育不良的情况下，认识到需要特殊的手术考虑和技术是很重要的。
- 考虑到较高的并发症发生率，对于表现为无痛跛行的髋关节 Crowe Ⅳ型患者，应考虑长期非手术治疗。

继发性髋关节 OA 最常见的潜在原因是先天性髋关节疾病[1-4]。畸形的范围可能相当大。这一变化具有连续性，从轻度的髋臼发育不良，到程度逐渐加重的半脱位，最终完全脱位。当这一过程早期发现时，在显著的继发性关节炎发生以前，保髋手术有可能延迟或避免行髋关节置换术。一般来说，一旦出现 Tönnis Ⅱ型改变，保髋手术就不合适了。然而，即使是 Tönnis Ⅰ型关节炎，有时也应行非手术治疗，直到自然进展至需要行 THA。当严重的关节破坏导致关节炎时，THA 是缓解疼痛和恢复功能的最可靠和最合适的手术。

与原发性 OA 非常相似，在髋关节轻度发育不良时就可以进行 THA 手术。然而，即使是轻度的发育不良，预计可能的特殊手术考虑和技术的需要也是十分必要的。重建伴有严重发育不良的 OA 的髋关节可能是髋部手术医生面对的最大挑战之一。这一章涵盖了重建发育不良髋关节的手术指征、手术方法、假体选择、并发症，为髋关节外科医生应对挑战做好准备。

分类

已经出现了几种分类系统来描述成人髋部发育不良的特征。两种最常用的系统是 Crowe 等[5]和 Hartofilakidis 等[6,7]提出的系统，这两种系统都相对容易使用，只需要骨盆正位平片。这些系统对于指导治疗和判断预后信息是有用的。Mendes 设计的系统更为复杂，专注于手术计划[8]。

Crowe 系统是基于股骨上端向近端偏移的距离与股骨头直径的比值[5]。画出一条连接两个泪点的参考线。尽管存在发育不良，但股头颈连接处内下侧通常很容易辨认。在这个位置做一个标记点，仔细地测量从参考线到它的距离。测量骨盆高度和股骨头上下径；然而，在实践中，只需要这两种测量方法中的一种。有时，由于严重的双侧畸形或不理想的 X 线摄影技术，获得准确的股骨头直径可能是困难的。因为股骨头直径通常是骨盆高度的 20%，所以在计算移位率时可以用骨盆高度代替。在正常的髋部，头颈交界处内下侧会位于连接泪点的参考线的几毫米内。在Ⅰ类发育不良中，该点位于基准线近头侧，距离小于股骨头直径的 50%（<骨盆高度的 10%）。Ⅱ类发育不良是指该点移位至股骨头直径的 50%~75%（或骨盆高度的 10%~15%）。Ⅲ类发育不良的迁移距离为股骨头直径的 75%~100%（或骨盆高度的 15%~20%）。当股骨近端移位超过股骨头直径的 100%（或骨盆高度

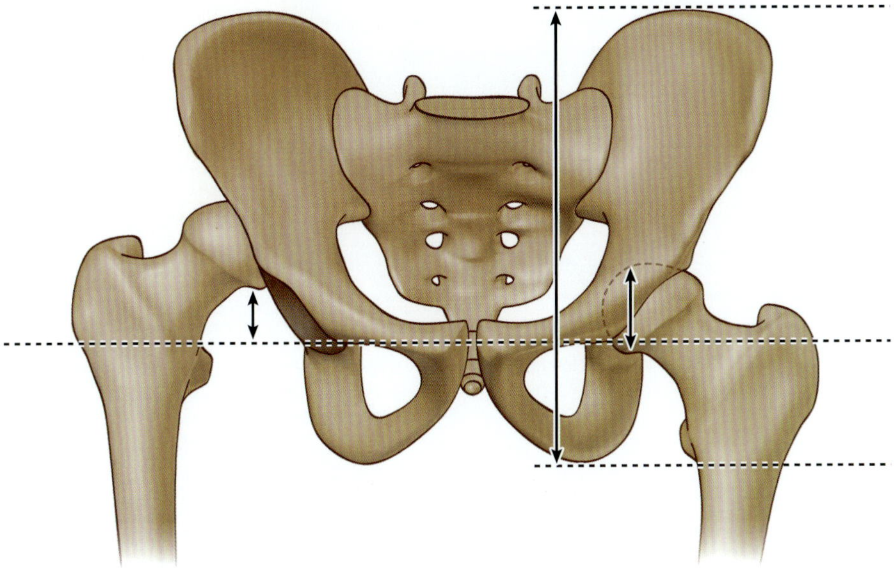

• **图 76.1** Crowe 分级系统的测量结果（重绘并引自 Sanchez-Sotelo J，Berry DJ，Trousdale RT，Cabanela ME. Surgical treatment of developmental dysplasia of the hip in adults：II. Arthroplasty options. J Am Acad Orthop Surg. 2002；10：334-344.）

的 20%）时，发育不良被定义为Ⅳ类（图 76.1）。

Hartofilakidis 提出的分类系统将成人髋关节发育不良分为三种类型：发育不良、低脱位或高脱位[6,7]。髋关节发育不良可能发生半脱位，然而，股骨头仍然包含在真正的髋臼内。当股骨头和与真臼重叠的假臼接合时，可确诊为低位脱位。当假臼的下唇与真臼的上外侧唇重叠时，就会注意到这一点。当没有重叠时，股骨头与位于真臼近端和后侧的假臼相连接，可确定为高位脱位。该分类系统直观易用（图 76.2～图 76.4）。

Mendes 提出了一种分类系统，涉及的概念不仅仅是影像学特征，更侧重于髋关节置换术的手术规划[8]。其临床应用尚未验证其重复性 / 可靠性或预后信息。然而，当准备和模板测量时，它是一个有用的工具。根据这个系统，髋关节发育不良分为两大类：半脱位和高脱位。对于每一种髋关节，分类的重点是指导治疗。主要考虑的是骨量和髋臼倾斜程度。骨量可被认为是充足或不足的。髋臼倾斜为正常或前倾。其次要考虑的是以无力或挛缩为基础的软组织异常。第三级考虑评估双下肢不等长、骨盆倾斜、膝关节外翻或腰椎弯曲等因素。显然，充分考虑到髋关节发育不良独特的临床表现具有直观的意义。

最近的一项研究显示，Crowe 和 Hartofilakidis 分类系统在观察者内和观察者间具有良好的再现性和可靠性[9]。这证实了这些系统在比较治疗外科医生和治疗中心的结果时的实用性。这些系统指导外科医生治疗的方式将在本章中讨论。其他一些研究报道了这两种分类方案对预后的影响[10-12]；一项研究发现，与 Crowe Ⅰ～Ⅲ型相比，Crowe Ⅳ型髋臼假体的翻修率和松动率增加[12]。Cameron 及其同事研究表明，Crowe I 型髋关节发育不良行 THA 的患者与非发育不良性髋关节 OA 行 THA 的患者在 Harris 髋关节评分和术后跛行方面结果相同[10]。Crowe Ⅱ～Ⅳ型髋关节置换术后患者的 Harris 髋关节评分逐渐降低。Crowe Ⅲ型和Ⅳ型髋关节置换术后并发症发生率较高，分别为 25% 和 50%，而 Crowe Ⅰ型或Ⅱ型术后并发症发生率未增加。

解剖

当考虑重建时，了解髋关节发育不良的病理解剖是重要的。关节的髋臼和股骨均有解剖变化，且与发育不良的严重程度成正比[5,13,14]。骨和软组织病变都很常见。CT 虽然不是诊断或治疗发育不良的必要条件，但可以提供更详细的了解这些髋关节骨变化的信息。这些与典型髋部的形态学差异构成了该手术潜在陷阱的基础。

与正常成年人相比，发育不良患者的髋关节更小，在结构上也存在异常。股骨头很小且扁平[15]。与年龄匹配的对照组相比，发育不良患者的股骨颈通常更短，股骨上部更前倾[14]。与正常成年人相比，即使是轻度发育不良的关节也增加了股骨前倾角[14,16,17]。此前倾角是一种定位于股骨近端而非颈部的旋转畸

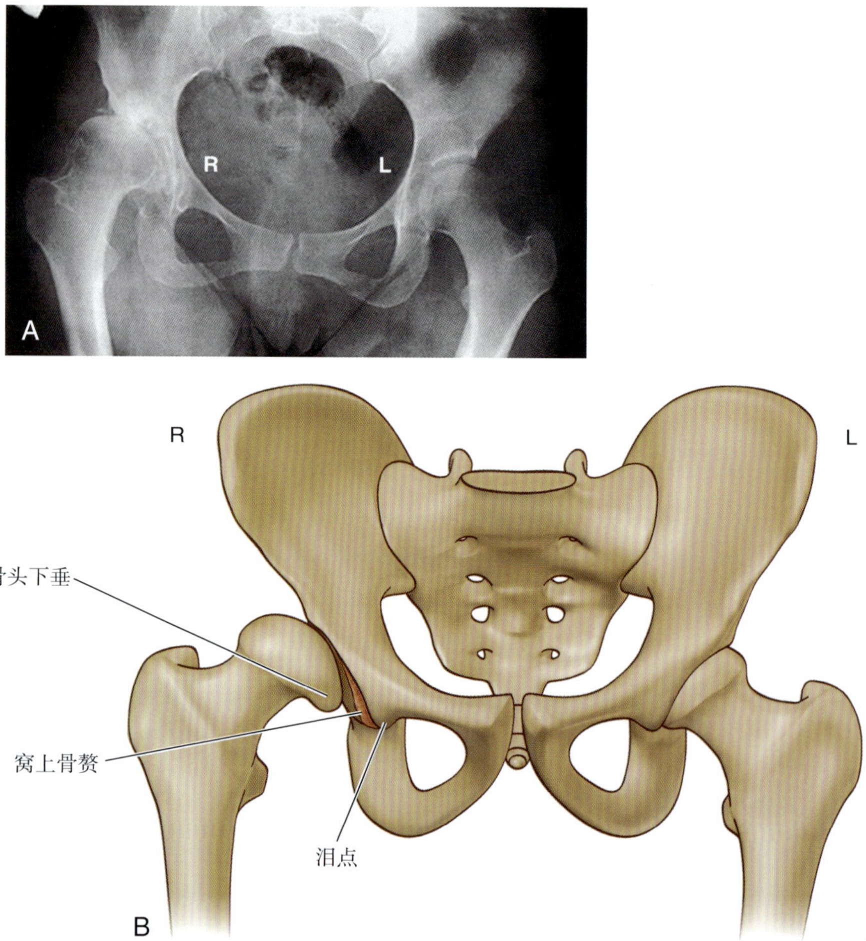

• **图 76.2** Hartofilakidis 髋关节发育不良。28 岁女性，右侧髋关节发育不良，X 线片（A）和线条图（B）（引自 Hartofilakidis G，Stamos K，Karachalios T，et al. Congenital hip disease in adults：classification of acetabular deficiencies and operative treatment with acetabuloplasty combined with total hip arthroplasty. J Bone Joint Surg Am. 1996；78：683-692. 图 B 重绘）

形，且与髋外翻无关[14,16,17]。股骨近端髓腔更直更窄，尤其是在冠状面[5,13-16]。大转子位于更靠后的位置[5,13]，柔软且发育不全[15]。股骨近端骨也比非发育不良的髋关节更小、更弱，更容易术中骨折。

先天性髋关节疾病成人髋臼的结构改变也很常见。包容不足描述了发育不良的髋臼有无脱位的外观。Dunn 和 Hess 描述了与 16 例接受 THA 的 22 例先天性髋关节脱位相关的病理解剖[15]。髋臼在这些病例中小且浅，发育不完善。在经过多年半脱位后发生晚期脱位的病例中，研究者注意到髋臼上侧面的侵蚀。这使本已较浅的髋臼窝更浅，并使髋臼假体的安放和包容更差。他们提示由于该区域长期缺乏承重能力，直接位于真臼上方的骨质非常柔软。

Hartofilakidis 和他的同事分析了 431 个髋部，并根据发育不良的严重程度描述了它们的形态[7]。他们将这些髋关节分为发育不良、低脱位或高脱位。其中，所有 325 个发育不良的髋臼上方缺失。在每一次低位脱位中，前、后节段明显缺失，而所有高脱位均伴有整个边缘缺失。所有低脱位和高脱位的髋臼开口狭窄，深度不足。43 例低脱位中的 32 例（74%）和 63 例高脱位中的 56 例（89%）后上方骨量减少。

软组织也不正常。神经血管结构缩短，不像正常的髋关节更容易拉伸。腘绳肌、股四头肌和内收肌被缩短。当股骨头向近端移动时，外展肌从更水平的方向缩短并插入股骨近端。在进入髋关节的手术过程中，需要预料到肌肉方向的变化，以避免对外展肌造成意外损伤。Harris 和他的同事在一份关于 22 例 DDH 患者的早期经验报告中描述了 27 个髋关节的解剖改变[18]。他们发现，股神经和股深动脉向近端移位。在股骨近端向前牵开暴露髋臼时，股神经易受损伤。此外，股深动脉更接近髋臼下极，这可能使其容易受伤。他们还发现了拉长的髋关节囊，其朝向近端而不是远端。髋关节囊常增厚，呈沙漏状。Dunn 和 Hess 发现关节囊的上部与外展肌牢固地附着在一起，而下部经常遮挡住真臼[15]。

术前评估

详细的病史和体格检查是极为重要的。一定要了解患者活动的限制以及他们期望的活动水平。Crowe 分级为Ⅱ级或Ⅲ级的患者往往比分级为Ⅰ级或Ⅳ级的

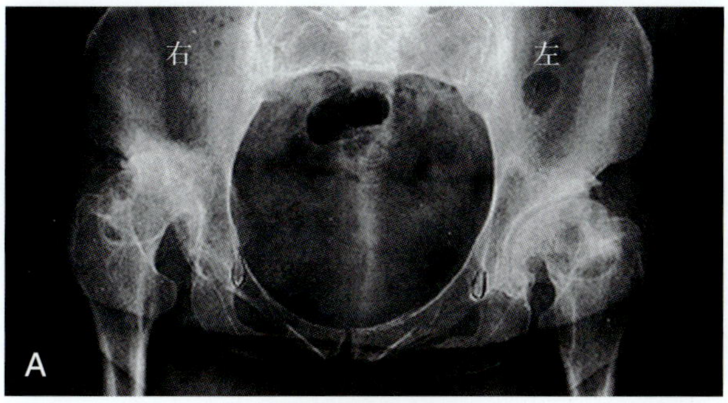

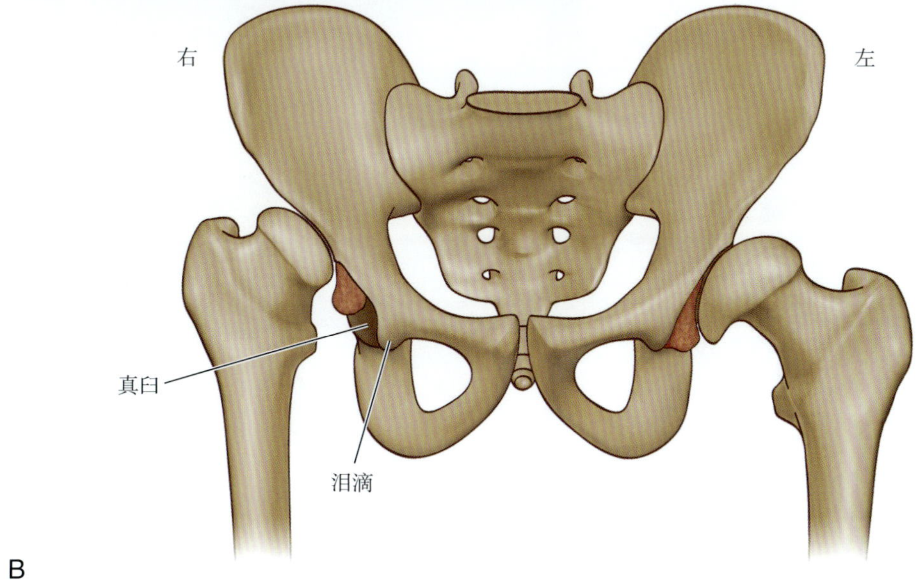

• **图 76.3** Hartofilakidis 低脱位右髋关节和发育不良左髋关节。(A) 44 岁女性，患有双侧先天性髋关节疾病。(B) 同一髋关节的线条图，显示低脱位髋关节和发育不良髋关节在半脱位程度近似相同的情况下的差异（引自 Hartofilakidis G，Stamos K，Karachalios T，et al. Congenital hip disease in adults：classification of acetabular deficiencies and operative treatment with acetabuloplasty combined with total hip arthroplasty. J Bone Joint Surg Am. 1996；78：683-692，1996. 图 B 重绘）

患者年龄更小。这些年轻的患者可能期望恢复高水平的活动能力。

许多 DDH 会在出现晚期 OA 变化之前出现。患者在有明确的髋关节结构异常所导致的关节炎发生之前，可能需要髋臼和（或）股骨截骨术。这些保留关节的手术可能会延迟关节置换术的需要，并可能减少关节置换术中外科医生面临的一些挑战。然而，这些步骤不是本章的主题。

与典型的原发性髋关节 OA 一样，患者可能会经历腹股沟或臀部疼痛，这是其髋关节病变的直接结果。在髋关节发育不良的患者中，常报道同侧膝关节疼痛。腿长不一致、肌肉无力、骨盆倾斜可能导致跛行和继发性腰骶部症状和问题。通过测量脐部和髂前上棘到内踝尖的距离或扫描图，在短腿一侧下放置垫块直到骨盆变平，可以在临床评估骨盆倾斜度和腿长差异。这些评估可以帮助外科医生确定重建过程中需要多少长度。

应评估髋关节的僵硬情况，以便临床医生掌握需松解哪些软组织。髋关节屈曲挛缩在功能上缩短了下肢，从而影响步态。在仰卧位和步行时最容易观察到挛缩。仰卧位患者应能将患侧大腿平放在检查台上，而不会加重腰椎前凸。应确认膝关节完全伸展，以确保活动的受限单纯是由髋关节引起的。患者行走时可观察到明显的跛行，包括步幅短、竞走步态、站立阶段腰椎前突增加。使用关节囊前方和（或）髂腰肌肌腱松解治疗屈曲挛缩将改善髋关节后伸，缓解代偿性腰椎前突，减少功能性下肢不等长，并促进下肢真正的延长。这种辅助软组织手术的需要是根据具体情况确定的；该手术更适用于合并神经肌肉问题的 DDH 患者。

患者行走时应密切观察，以评估步态模式。下肢不等长、疼痛和肌力减弱是 DDH 患者跛行的三个因素。任何下肢不等长的情况都可以通过在鞋底或鞋里垫高来解决。如果在下肢垫高后后仍然跛行，则应考虑其他原因。疼痛引起的止痛步态可以通过向髋关节注射局麻药来评估。记录 Trendelenburg 征以及患者侧卧时的外展肌力对抗重力和手的阻力有助于描述目前的减弱程度。外展肌功能差可能是由股骨近端移位或股骨偏心距变小引起的。优化外展肌功能是髋关节重建成功的关键组成部分。

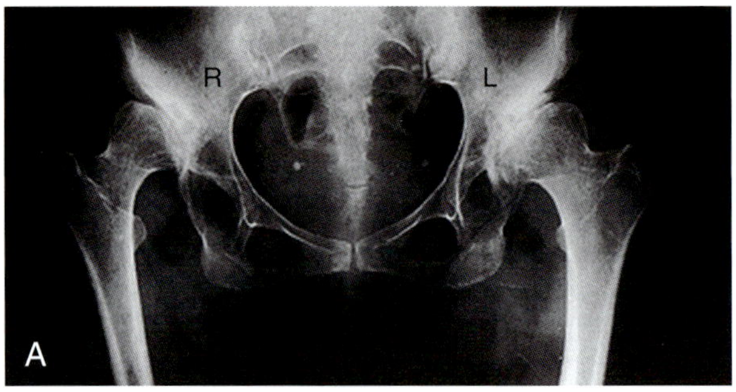

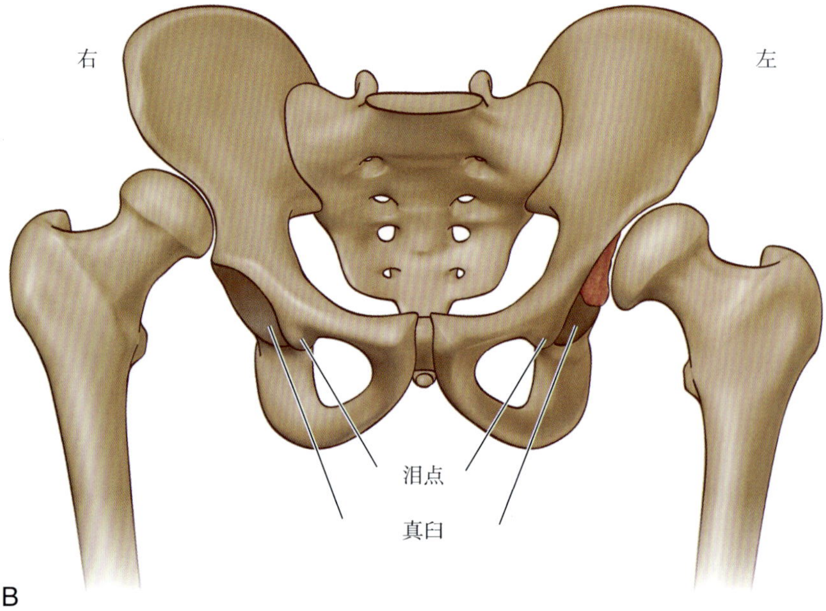

• **图 76.4** Hartofilakidis 高脱位。42 岁女性，右髋高位脱位，左髋低位脱位，X 线片（A）和线条图（B）（引自 Hartofilakidis G，Stamos K，Karachalios T，et al. Congenital hip disease in adults：classification of acetabular deficiencies and operative treatment with acetabuloplasty combined with total hip arthroplasty. J Bone Joint Surg Am. 1996；78：683-692. 图 B 重绘）

影像学评估应包括标准的骨盆（包括双髋）正位片、受累髋的正位片和股骨近端真实侧位片。受累髋部的剖面图可提供有关髋臼的额外有价值的信息。它允许评估前、后骨量以及髋臼倾斜角。如前所述，必要时可使用双侧下肢全长正位片进一步量化下肢长度不等。更详细的图像，如包含三维重建的 CT，可以用于平片不能提供局部细节的情况，如在高度畸形的情况下，或需要使用定制假体时。MRI 在已确定的髋关节发育不良的 OA 改变中很少有用，尽管在考虑到保髋时其用途是重要的。影像学结果应与病史和体格检查结果相互参照。

适应证

OA 引起的髋关节疼痛限制了日常生活活动，是关节置换术最常见的适应证。大多数 DDH 引起的继发性 OA 患者会描述受累腹股沟、髋关节或臀部疼痛。其他报告可能包括跛行、肌无力、双下肢不等长或髋关节脱位后行走引起同侧膝关节疼痛。双下肢不等长引起骨盆倾斜和代偿性腰椎前凸可引起腰痛。

根据 Crowe 的评价，髋关节发育不良Ⅱ级或Ⅲ级的患者往往更早出现 OA[5]。相反，一些双侧Ⅳ级疾病的患者尽管有明显的影像学异常，但功能相对较好。这些患者以双侧“摇摆”步态行走，腿部长度相似，疼痛相对有限。他们通常对口服镇痛药和短时间的活动调整反应良好。用拐杖或手杖等辅助器常是推迟关节置换术的有效策略。进行肌肉锻炼的物理疗法可以减轻症状。除非症状加剧，否则要谨慎对这些患者进行手术干预。这部分患者的最大风险是手术并发症和关节置换术存活率降低。当症状得到很好的耐受时，终身非手术治疗对这些患者也未尝不是一个好的选择。

手术暴露 / 入路

已经有几种不同的 THA 入路被描述用于治疗先天性髋关节疾病。对于轻度发育不良或低位脱位的病例，标准入路已足够。然而，一定要预见到当有意内移髋臼时，需要置入小号髋臼假体以及相对小号的股骨头。当有意内移髋臼时，高偏距的股骨柄假体可以代偿外展肌肌力的减弱。在股骨侧，即使是轻度发育不良的关节，也应该考虑如何避免术中骨折的发生，以及制订处理前倾角增大的策略。中度发育不良在行关节置换时可能需要更宽的视野，因此延长的切口是有利的。当面对高位脱位的关节时，因为需控制下肢长度、平衡软组织、完成股骨近端截骨以及评估 / 处理髋臼骨缺损的需要，可能需要更加广泛的暴露。术前评估（包括临床和影像学评估），以及手术方式的详细术前计划，是选择手术入路的重要依据（图 76.5）。

大转子截骨或大转子滑移截骨是一个优势入路[19,20]。这一入路可以很好地显露髋臼，适用于 Crowe Ⅱ～Ⅳ型发育不良。大转子滑移截骨并不能很好地处理外展肌的张力，但是在轻度病例的髋关节重建过程中，在下肢延长的情况下允许医生调整外展肌的张力。需要预料到即使对于非常有经验的医生，不愈合的发生率也接近 10%。然而，有些笔者已经记录到了一个可以接受的并发症发生率。

对于脱位的髋关节，另一个选择是转子下截骨术[21]。这种截骨术有助于处理下肢长度、主要神经的张力，以及股骨近端的旋转。这一入路可以行股骨短缩以避免当髋关节旋转中心恢复至较远距离的真臼时导致的过度延长。当下肢被延长超过 2 cm，就应该考虑短缩截骨术。向前或向上牵拉已经截断的股骨的近端部分，可以很好地显露髋臼。一旦恢复了真正的髋关节中心并且关节已经复位，就可以根据测量进行股骨干近端截骨术（图 76.6）。最近的一组采用这一入路的涉及 28 例 Crowe Ⅳ型髋关节的研究报道，截骨骨不愈合的发生率为 7%，但根据平均 4.8 年的随访，认为总的结果是可以接受的[22]。

一些其他的入路也已经被介绍。Lai 和其团队对下肢短缩超过 4 cm 的患者术前使用外固定牵引以平衡下肢长度[23]。随后进行关节置换术，无须短缩截骨。他们对 48 例患者进行了平均超过 10 年的随访，结果没有感染、神经麻痹或脱位的发生。Cameron 和其团队对所有的 Crowe Ⅳ型和 30% 的 Crowe Ⅲ型髋关节使用 Smith-Peterson 入路，对较低的 Crowe 分型采用改良的 Watson-Jones 入路[10]。他们的研究报告认为，在髋关节发育异常较严重的情况下，并发症发生率升高且预后较差，但本研究并未设置手术入路对照组。

髋臼的重建

对于患有先天性髋关节疾病的患者行髋臼重建需要特殊的考量，完成这样的手术的精确性是至关重要的[24]。髋臼重建（水平、深度、大小以及方向）在很大程度上决定了股骨的重建并进而影响最佳的手术入路的选择。髋臼重建遇到的困难包括骨量不足、

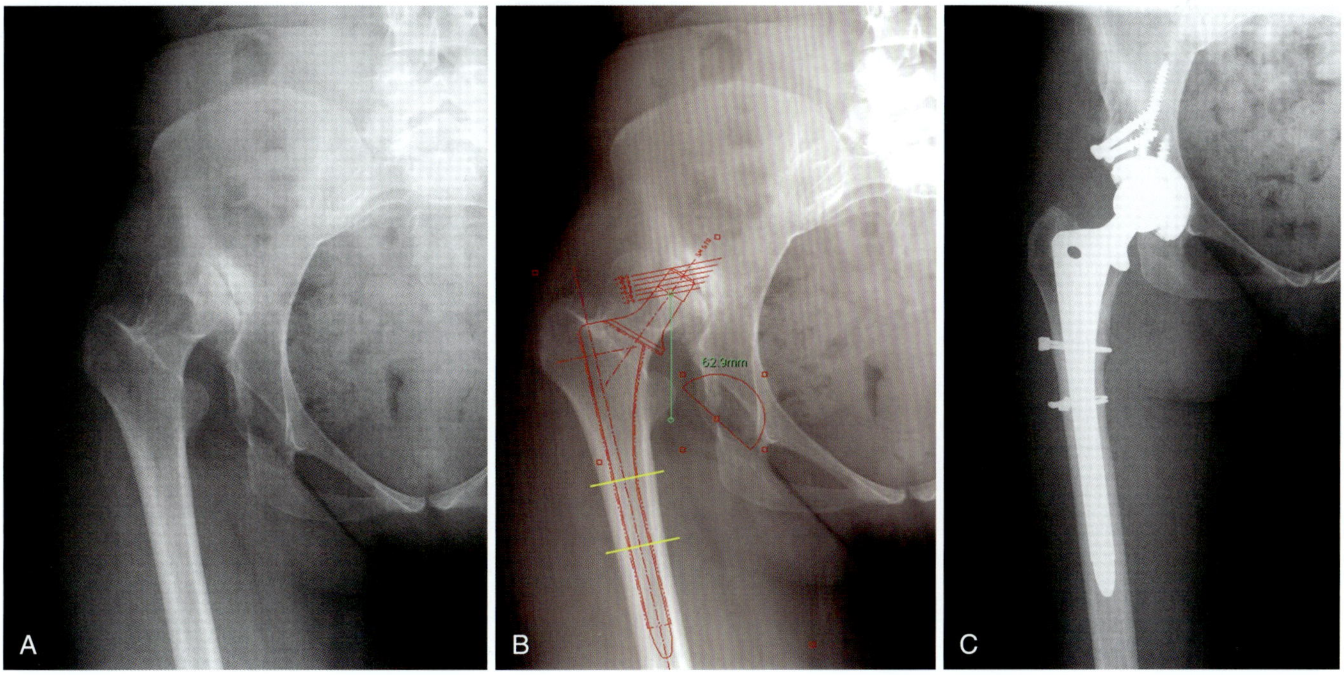

• **图 76.5** （A）30 岁女性，右髋剧烈疼痛，此前没有手术。（B）显示术前模板过程的 X 线图。（C）术后 2 年拍摄正位 X 线片（引自 Krych AJ，Howard JL，Trousdale RT，et al. T otal hip arthroplasty with shortening subtrochanteric osteotomy in Crowe type-IV developmental dysplasia. J Bone Joint Surg Am. 2009；91：2213-2221.）

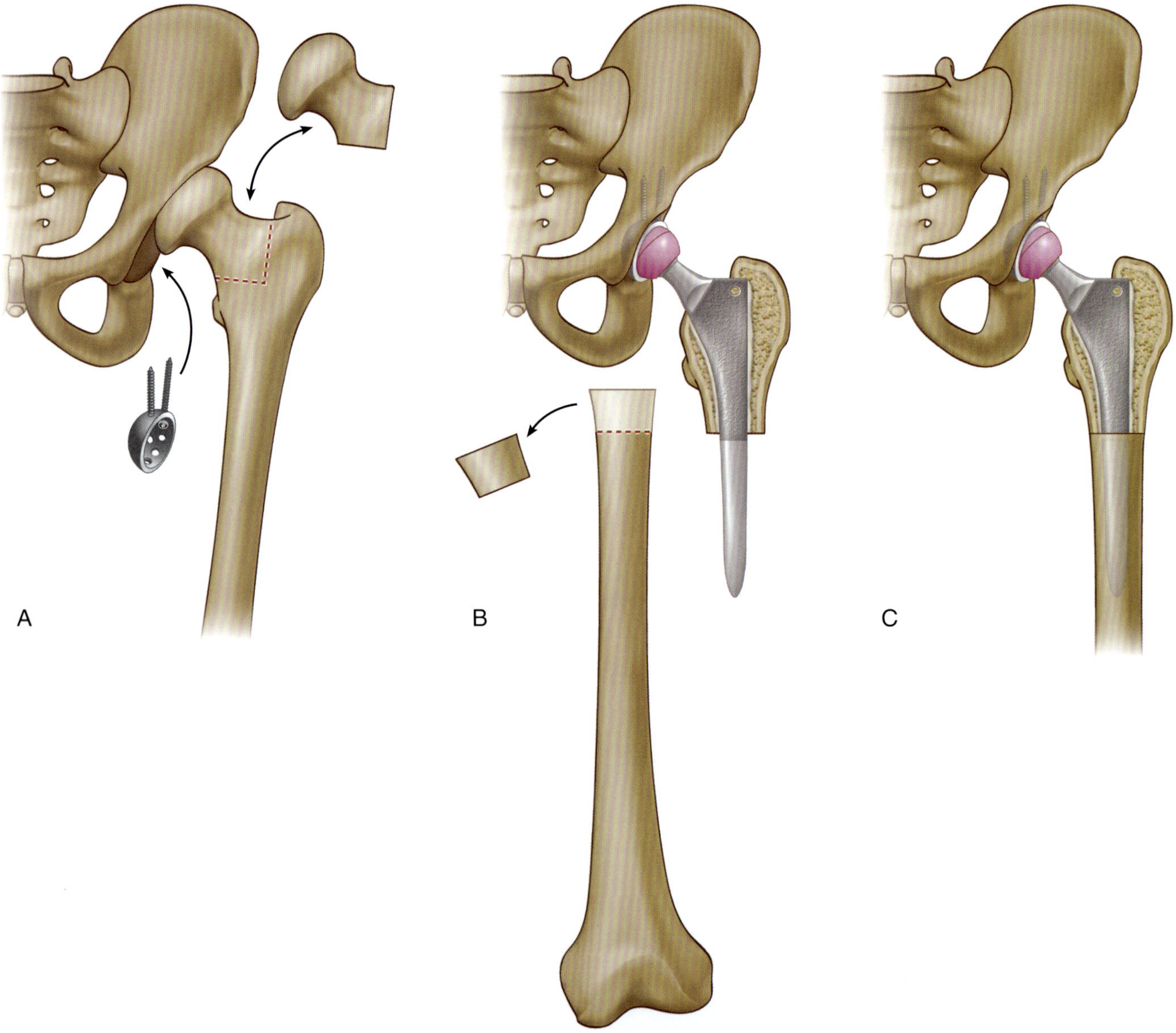

• **图 76.6** （A）股骨头截骨术后行髋臼表面置换。（B）股骨准备、转子下截骨术和髋近端节段复位可评估股骨重叠，从而确定所需缩短的数值。（C）通截骨术由长柄假体固定，并复位髋关节（重绘并引自 Bernasek TL，Haidukewych GJ，Gustke KA，et al. Total hip arthroplasty requiring subtrochanteric osteotomy for developmental hip dysplasia：5-to14-year results.J Arthroplasty.2007；22[6 Suppl 2]：145-150.）

骨质量较差，以及如何重建髋关节旋转中心。置入一个足够小的髋臼假体有助于在不损害髋臼前壁或后壁的情况下获得充分的假体覆盖。在严重发育不良的关节中，需要辅助技术以增加髋臼覆盖，这将在下一节中单独讨论。髋臼重建的一个重要原则是髋臼前后壁之间的直线距离，它是决定髋臼假体大小最重要的决定因素。一个普遍的错误是在测量髋臼假体大小时以从前后位骨盆X线片上获得髋臼内 - 外缘之间的距离为参照。在多数病例中，一个在前后位X线片上合适的髋臼假体可能会破坏（或完全损坏）髋臼的前壁或后壁，或两者都损坏。在这些病例中，髋臼支架是一个非常有用的备用设备。

对于轻中度发育不良的关节，几个有用的策略可以确保成功地将髋臼假体置于真性髋关节中心。可以通过显露髋臼下极，将 Homan、Cobra 或其他拉钩放置于髋臼下方边缘，以确认髋臼水平。无论是常规或仅在需要时使用，术中透视在确定髋臼位置上都是十分有用的。使用一个细钻头通过中央凹到达髋臼内侧壁。通常，在正常情况下，髋臼内壁会有 10～15 mm 厚度，这利于将髋臼假体适当内移，然而，要注意髋臼内陷的病例，在可见的髋臼窝底与真正的骨盆内壁之间可能仅有 1～3 mm 的骨量。磨锉应该从以髋臼前后壁为参考的髋臼中心开始，而不是以内外侧距离为依据。第一个锉的大小应该与测量股骨头的直径一致。随着磨锉的进行，加深髋臼的同时应避免对髋臼前后壁的不均匀磨锉。必须调整方向以确保继续中心性磨锉。因为髋臼的直径通常较小，进一步增加髋臼磨锉时应以 1 mm 递增。使用试模以评估压配程度；应避免使用“尽可能大的假体”的概念。相反，正确的策略应该是选用能获得良好压配的最小的假体，可以确定的变量是髋臼前后壁直径。随后选择合适大小的股骨头以确保内衬有足够厚度。尽管有 HXPLE，但对于外径≤ 48 mm 的髋臼假体，22 mm 的股骨头仍是最佳的选择。

增加覆盖的方法

因为发育不良髋关节髋臼区域较差的骨量，已经发展了一些改进的手术方法。对于非骨水泥型固定髋臼假体，髋臼前外方缺损造成的中度假体覆盖不良是可以接受的。对于髋臼假体可以接受没有骨性覆盖的比例，目前没有科学依据；但是，一些共识认为髋臼假体至少 2/3 应该有骨性支持。只要有髋臼假体部分未获得骨性覆盖，就应该使用螺钉以加强固定。在更加严重的半脱位或脱位的病例中，当无法获得足够的覆盖或髋臼假体不稳定时，必须采用其他支持技术。最常用的措施包括自体骨移植、髋臼内陷或使用髋臼支架。采用这些办法的目的主要是为了避免髋关节旋转中心在假性髋臼区域向上或向外移位。所有这些措施都应该选用小号的髋臼假体以进一步增加覆盖并代偿发育不良的解剖。在高位发育不良的关节中备用小的支架是十分有用的。一些欧洲的医生对于发育不良关节常规使用支架，但是公开发表的文献很少描述。

自体骨移植

使用患者被切下的股骨头行自体骨移植，由 Harris 和 Crothers 首次描述，有很多优势[18]。自体骨在术中可方便获得，且具有足够的大小和强度以支撑髋臼假体（图 76.7）。这可以增加髋臼假体的覆盖，如果需要翻修则可以增加骨量。然而，这一技术要求较高并且可能与骨水泥型固定假体松动有关，尽管 Chougle 的研究并未发现二者之间必然的联系[25]。但有研究者回顾了接受骨水泥型固定 THA 的 206 例患者（共 292 髋），其中 48 例接受结构性骨移植。接受自体股骨头骨移植者与未接受骨移植者相比较，无菌性松动的发生率没有增加。移植骨最少覆盖了假体的 25%，但是移植骨对假体覆盖的上限并未提及。使用螺栓可能可以增加移植骨固定的强度；但是，大的螺钉通常就足够了。许多研究表明，无论采用骨水泥型还是非骨水泥型髋臼假体，影像检查显示自体骨移植的愈合率明显偏高[27-35]。

内移技术

髋臼成形术是一个实用的技术，在保持髋关节旋转中心在既定位置的同时增加了髋臼假体的覆盖[15]。这一技术是在髋臼卵圆窝位置有限地穿破或使髋臼内壁骨折，以增加髋臼外侧的覆盖。在置入髋臼假体之前，使用从自身股骨头得到的碎骨或从髋臼磨锉得到的碎骨屑在髋臼内壁行自体骨移植。早期的报道是基

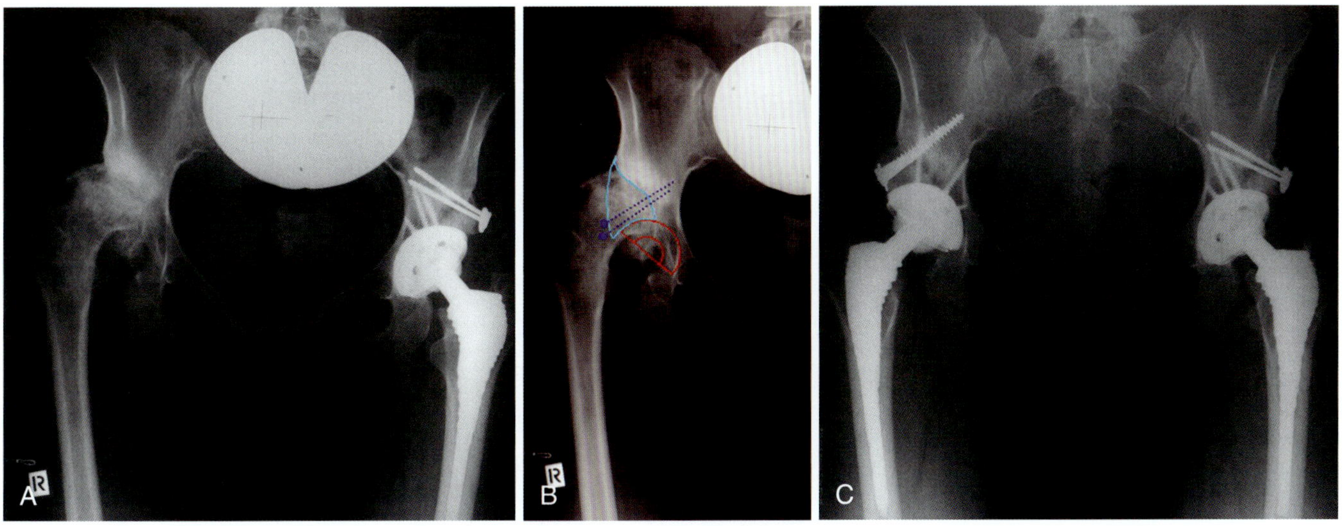

• **图 76.7** （A）髋关节发育不良和严重退行性关节炎患者术前 X 线片。（B）关节置换术前计划示意图。（C）术后的结果（引自 Hendrich C，Engelmaier F，Mehling I，et al. Cementless acetabular reconstruction and structural bone-grafting in dysplastic hips：surgical technique.J Bone Joint Surg Am. 2007；89：54-67.）

于使用金属丝网以承载植骨并使用骨水泥技术[15]。最近，有人主张使用非骨水泥技术以及不使用金属丝网[36]。内移髋关节旋转中心在生物力学上可以减少关节应力，并且是经典的Charnley低摩擦关节置换术的一个主要原则。然而，这并不能像其他因素一样显著地减少磨损率[37]。这一方法的反对者强调髋臼假体凸起以及与骨盆分离的风险。有报道称这一方法结果优良，髋臼内壁愈合没有问题[7,36]。正如前面所提到的，当髋臼侧采用内移技术时，注意到它对股骨偏心距的影响就显得非常重要了。

采用上移或外移的髋关节旋转中心

采用上移或外移的髋关节旋转中心[33,38-42]。在偏上和偏外放置髋关节中心（在假臼区域）已经显示出会增加骨水泥型固定髋臼假体失败的发生率[36,41,42,33]。Linde和他的团队比较了随访9年的临床结果，实验组旋转中心放置在髋臼顶以上位置，对照组则放置在髋臼顶或髋臼顶以下位置[41]。他们发现骨水泥型髋臼假体在旋转中心抬高的髋关节中松动率达42%，而在正常水平下重建的髋臼假体松动率为13%。Stans和其团队得到相似的结果[42]。

对于高位脱位的患者要重建真正的髋关节中心需要显著地延长下肢。尽管对于单侧患病的患者这将有助于改善下肢不等长，但它也会引起诸如神经麻痹等并发症。应该同时做股骨短缩以防止下肢过度延长，同时预防此类并发症的发生。在假性髋臼区域的髂骨通常比较薄弱，能提供的外侧覆盖较少。当在解剖位置重建髋臼时，前面所述的技术可以显著地增加髋臼假体的外侧覆盖；但是，当在假性髋臼位置重建髋臼时，这些方法可能就难以奏效。因为这些原因，多数笔者主张将髋臼假体安放在真臼的位置[39,41,42]。这一方法可以减少通过关节传导的应力，降低无菌性松动率，而且减少下肢不等长发生率。在少数情况下，对于Crowe Ⅱ和Ⅲ型髋关节，由于真臼发育太差以至于医生除了将髋臼假体置于假臼位置外别无选择。

骨水泥型髋臼重建

在THA早期历史中，髋臼重建常规使用骨水泥。最初，Harris和Crothers对于严重发育不良或脱位的髋关节采用骨水泥型固定髋臼假体合并自体股骨头植骨技术获得了令人振奋的结果[18]。平均7.1年的中期随访结果就没有那么乐观了[30]。对这些患者进行了平均16.6年的进一步随访，发现了更高的翻修率（29%）和影像学松动率[43]。这一研究还显示年轻患者以及移植骨覆盖假体的面积越大，失败的风险越大。最近的研究显示，当移植骨提供的结构性支撑限制在40%～50%或以下水平时，骨水泥型固定假体的结果是可以接受的[32-35]。有些医生常规用髋臼支架和骨水泥内衬重建髋臼。然而，临床上关于这一方法的同行评议报道很少。在北美，除了在支架内放置骨水泥型固定髋臼杯，骨水泥型髋臼重建在很大程度上也是一个历史性技术，显示出了优于非骨水泥型固定的较好结果。

生物型骨水泥髋臼重建

随着THA向生物固定方式的发展，在发育不良和脱位的髋臼重建中，非骨水泥的中长期生存率得到了更多的信息[44-46]。当选择髋臼假体放置的位置时，非骨水泥髋臼固定方式为医生的选择增加一些灵活性。与骨水泥髋臼重建相比较，采用非骨水泥固定方式将髓臼放置在一个更近端的位置——所谓的高髋关节中心，也显示了比较好的耐用性。对于伴有严重软组织挛缩的病例，下肢长度延长困难或髋臼周围已经发生严重骨量丢失，这一方法是有利的。这一技术特别需要小号的髋臼假体，可减少结构性植骨的需要。然而，因为一些原因（包括获得更好的生物力学），将髋臼假体尽可能地向内、向远端放置以恢复真正的髋臼中心是普遍推崇的。在这种情况下，与宿主骨的紧密接触可以最大限度地提供最好的髋臼假体的稳定，与近端定位相比，可能需要使用一个更大的假体，这可以增加聚乙烯的厚度和（或）股骨头的直径。增加假体的包容可以减少结构性植骨的需要，因而可以限制与移植骨的吸收相关的早期假体的位移和（或）旋转。靠远端放置髋臼假体可能减少下肢不等长。

Hampton和Harris发表了他们采用非骨水泥行髋臼重建的16年随访结果[46]。以影像学松动或翻修为终点，21髋的存活率是92%。另有几个研究也显示出采用非骨水泥技术良好的中长期结果[26,29,31,44,45]。Ito等在超过10年的随访病例中没有因无菌性松动而翻修[45]。Hendrich等报道了涉及47例患者的56个THA的研究结果[26]。以翻修和松动为终点，随访11年的存活率分别是91.6%和88.9%。在北美地区，非骨水泥髋臼重建已成为首选[47]。

股骨假体

股骨的解剖异常取决于发育不良的严重程度。如前所述，与正常髋关节相比，发育不良患者的股骨近端通常更小、更窄、更直、更弱、更前倾（有时严重前倾）。在关节置换术中处理股骨时，必须考虑这些因素。此外，失用性骨质疏松会导致皮质变薄，增加术中骨折的风险。在轻度发育不良的情况下，较小的标准假体就足够了。然而，在更加严重的病例中，无论之前有或没有接受过截骨术，即使不是一定需要，组配式或定制式假体可能会非常有用。

进一步的调整需要基于所采用的髋臼重建的方式来定。正如前文所述，当把一个高位髋关节旋转中心恢复至正常解剖位置时，股骨侧短缩截骨可能是需要的。另外，当置入一个较小号的髋臼假体时，可能需要一个较小号的股骨头假体以确保聚乙烯内衬的充分厚度。理想的股骨柄的设计是能够提供股骨偏心距和前倾的选择。有时候，不同公司的假体可能要配合使用才能使不同的设计取长补短。然而，当这一方法涉及 22 mm 直径股骨头假体时要格外注意。John Charnley 时代的股骨头以及相应的髋臼内衬直径实际上是 7/8 英寸（约 22.22 mm）。尽管些厂商仍然沿用 7/8 英寸的关节界面，但是多数现代制造商使用 22 mm 整的小号股骨头。因此，无论何时考虑使用 22 mm 直径股骨头，使用来自同一个制造商的股骨和髋臼假体是一个恰当的原则。

Bian 等对 21 例 THA 后患者的 28 个 Crowe Ⅲ或Ⅳ型髋使用了生物型圆柱状组配式股骨假体[48]。这一假体的特征是具有较小直径的圆柱形设计，且近端的扩展较小，以适应这一人群较直且狭窄的股骨髓腔。研究者对 21% 的患者做了股骨短缩截骨。组配式设计使得医生可以不受股骨近端发育不良的影响而决定假体的前倾角。经过 10 年随访，没有发现股骨柄假体松动，也没有股骨假体的翻修。

并发症

髋关节发育不良患者的手术并发症风险高于典型 OA 患者。事实上，早期的并发症和技术上的困难使得 Charnley 和 Feagin 反对关节置换术用于先天性脱位的髋关节中[13]。通常，下肢不等长、无菌性松动、神经麻痹、不稳定、术中骨折以及移位等影响了手术的成功率。我们对于病理解剖的理解以及我们处理这一问题的经验已经有了提高。尽管临床结果有所改善，但发育不良髋关节重建相关的并发症发生率仍高于常规 OA 行 THA 的并发症发生率。Cameron 和他的团队发现，并发症的发生率与 Crowe 分型系统疾病严重程度相关[10]。Ⅰ型和Ⅱ型的髋关节与没有发育不良的髋关节相比较，并发症的发生率没有明显的区别，Ⅲ型和Ⅳ型的关节并发症的发生率分别是 25% 和 50%。Hartofilakidis 和他的同事发现，在 42 例被忽视的 DDH 关节所做的 THA 中有 14 例（33%）出现了并发症[6]。在这些患者中，9 例是低位脱位，33 例是高位脱位。并发症包括股神经麻痹 2 例，固定的外展挛缩 3 例，需要内固定的股骨骨折 1 例，不需要固定的股骨皮质穿破 3 例，大转子不愈合 3 例，以及异位骨化 3 例。这些病例中没有发现感染，总体临床结果满意。Crowe 和 Eskelinen 均报道了 19% 的总体并发症发生率[5,49]。一些研究报道了 10%～16% 的脱位高发生率[22,30,50]。

Farrell 和他的团队[51]研究了那些接受 THA 的出现运动神经麻痹的患者[51]。研究者回顾了 27 004 个 THA，共发现 47 个出现运动神经麻痹的患者；DDH 诊断和下肢延长是术后神经麻痹的独立的危险因素。Farrell 和他的团队在研究中描述了临床检查中出现运动神经麻痹的平均延长是 1.7 cm，而相比较没有出现运动神经麻痹的平均延长是 1.1 cm[51]。尽管通常被讨论的下肢延长的最高上限是 4 cm，Schmalzried 和 Eggli 却发现下肢延长的程度和术后神经麻痹之间没有相关性[52,53,54]。相反，他们都发现术前单独诊断 DDH 是一个独立的危险因素。Schmalzried[53] 回顾了 3126 个 THA，发现 80% 的损伤都是有关坐骨神经或其中一个分支，有关股神经的损伤不到 20%[53]。据研究者报道，发生率在 DDH 病例中是 53%，在非复杂的初次 THA 中是 1.3%，在翻修 THA 中是 32%。Eggli 认为运动神经麻痹的发生与手术的难度有关[54]。研究人员主张术中显露坐骨神经以检测位置和张力。如果预计到下肢延长较多，必须考虑行补偿性短缩截骨以预防术后出现神经功能不全。术中检测主要是通过诱发神经电位技术，尽管还没有统一的技术标准，在严重的病例中仍有明显的直观吸引力。

既往手术

最近的一些研究集中在做过截骨术的髋关节行 THA 的结果上。尽管这些保留髋关节的术式通常被认为可以改善 THA 的最终结果，但支持这一观点的研究却很少。Chiari 截骨后行 THA 是比较困难的。除非医源性后倾比较严重，从髋臼周围截骨转为 THA 并不十分困难。

Minoda 将 10 例之前做过 Chiari 截骨的 THA 与 20

例没有做过手术的发育不良或脱位的 THA 相比较[54]。发现做过截骨术组手术时间更长，出血更多，且生物力学发生了改变（外展肌力减弱以及关节应力垂直化），这些可能影响结果。然而，这一研究没有清晰地显示相关的临床结果。

Baque 回顾性地分析了 8 例接受过髋臼周围截骨（PAO）的髋关节行 THA 的案例[56]。两种手术均通过前入路 Smith-Petersen 入路进行。研究者发现，没有发生手术并发症，并且没有一个髋关节因为增加髋臼覆盖而需要行骨移植术。Parvizi 及其团队认为，先前的 PAO 不会影响最终 THA 的结果，并在平均 7 年的随访中报告了 41 例 THA 的结果[57]。研究者得出一个可以接受的并发症发生率；然而 41 髋中有 23 髋发生髋臼后倾，这增加了正确放置髋臼假体的难度。他们建议仔细观察髋臼假体的位置。

小结

虽然由于髋关节退行性发育不良而导致的髋关节置换具有挑战性，但在这种情况下，它仍然是最可重复和最可靠的缓解晚期关节炎症状的手术。从轻微到最严重的 DDH 病例都需要仔细的手术规划。目前的技术能够产生可接受的甚至优良的长期结果。将髋臼假体放置在靠近真性髋关节旋转中心的位置并具有满意的覆盖是很重要的。建议使用适应病理解剖学的小型组配式髋臼组件。组配式股骨假体可以发挥有用的作用。通过充分暴露，避免肢体过长，并在适当位置植入假体，可以将并发症降至最低。值得注意的是，高翻修率不仅是由于关节炎的原因，也是由于患者相对年轻和较高的活动水平。

目前的争议和未来的展望

目前许多关于先天性髋关节脱位或发育不良的 THA 的争议与一般的 THA 的争议是相同的。在这些患者中使用高交联超高分子量聚乙烯进行 THA 的真正长期临床结果需要反复研究来证实。在这个人群中，为相对年轻的患者提供可以选择的摩擦界面看起来更有吸引力。HXPLE 磨损的改善和最近对一些替代关节界面的关注使得这一领域值得进一步研究。此外，新的“小型”和“微型”假体的耐久性和长期临床结果尚未在发育不良和脱位的髋关节中明确确立。

（参考文献参见书末二维码）

第 77 章

陈旧性髋臼骨折

MICHAEL D. RIES
(赵星宇 译　刘建国 审校)

关键点

- 术前用模板测量假体的位置和大小：如果既往骨折导致下方半骨盆内移，则应该将髋臼假体外移放置到它的解剖位置。
- 检查坐骨神经：如果坐骨神经刚好在要进行髋臼磨锉的术野中或与需要移除的残留内固定物很接近，则需要被松解并加以保护。
- 选择性去除关节内残留的内固定：如果之前发生过感染，或怀疑残留的内固定有细菌存在，则先行内固定拆除，再延期行全髋关节置换术（THA）比较合适。内固定可嵌于骨内，如果残留的螺钉穿入磨锉的髋臼窝内并且与髋臼杯发生撞击，就会阻碍髋臼假体置入并且妨碍之后的骨长入，则应被取出。直接穿入髋臼窝的内固定应该去除。可以在内固定拆除以前先进行打磨，在磨锉过程中如遇到钢板和螺钉，就予以取出。
- 髋臼骨缺损的骨移植或组配式加强块充填：要获得假体的稳定性和骨长入，宿主骨对髋臼杯的初期支撑是必要的。包容性骨缺损可以用打磨髋臼得到的骨微粒或自体股骨头移植来有效地处理。如果存在边缘缺损并影响假体的稳定性，可以用股骨头结构性植骨或组配式金属垫片来加强。
- 使用螺钉固定的大号生物型髋臼杯或钛笼：尽管之前髋臼骨折后通常会出现骨缺损的区域，但周围的骨质可能相对硬化，这一般可为螺钉固定的生物型髋臼提供足够的力学支撑。如果骨质较差或存在结构性周围骨缺损，那么可能需要结构性钛笼来提供与骨盆的充分固定。
- 放疗或非甾体抗炎药（NSAIDs）：既往髋臼骨折切开复位内固定（ORIF）后可形成异位骨化（HO）。如果在全髋关节置换术中大量的 HO 被移除，那么围术期就应该给予放射性治疗或 NSAIDs 药物治疗以降低 THA 后 HO 复发的风险。

THA 是治疗创伤后关节炎的有效方法。然而，既往髋臼骨折后行 THA 治疗的效果通常不如骨关节炎（OA）或炎症性关节炎初次 THA 的效果好[1-9]。既往髋臼骨折后，一些问题可能会增加 THA 手术的复杂性；包括髋臼内陷畸形、包容性骨缺损、周围节段性骨缺损、既往感染、骨供血不足、残留的金属内固定物、肢体缩短、坐骨神经麻痹、外展肌缺乏和异位骨形成。

髋臼骨折后继发创伤性关节炎的患者可能给骨科医生带来一系列挑战，然而，通过制订详细的术前计划以及使用一些手术技术，一般可获得令人满意的临床结果，这包括必要时取出内固定，找到坐骨神经，对髋臼缺损的骨移植或组配式加强杯加强，使用带螺钉固定的大号生物型髋臼杯或钛笼，围术期放射治疗或 NSAIDs 治疗以减少异位骨化的复发。

适应证 / 禁忌证

既往髋臼骨折患者行 THA 的适应证包括创伤后关节炎或缺血性骨坏死导致对保守治疗反应不佳的疼痛，以及髋关节活动受限或肢体短缩所导致的功能受限。活动性感染是 THA 的一个禁忌证。可能增加手术失败或 THA 后并发症风险的因素包括感染史、患者活动水平较高，以及外展肌功能不全。

术前计划

影像学评估

影像学评估包括骨盆正位片以及受累髋关节的正侧位片。除此之外，骨盆斜位片有助于观察前后柱的骨缺损、连续性以及残留金属内固定的位置。髋臼骨折累及前后柱会破坏髋臼内侧壁的解剖结构（图 77.1）。将髋臼杯内置于髋臼底将导致髋臼杯放置位置比髋臼解剖位置偏内。没有前后柱骨折的陈旧髋臼后壁骨折不会破坏髋臼底或内侧壁，因此，髋臼杯可以内置于髋臼底的解剖位置（图 77.2）。

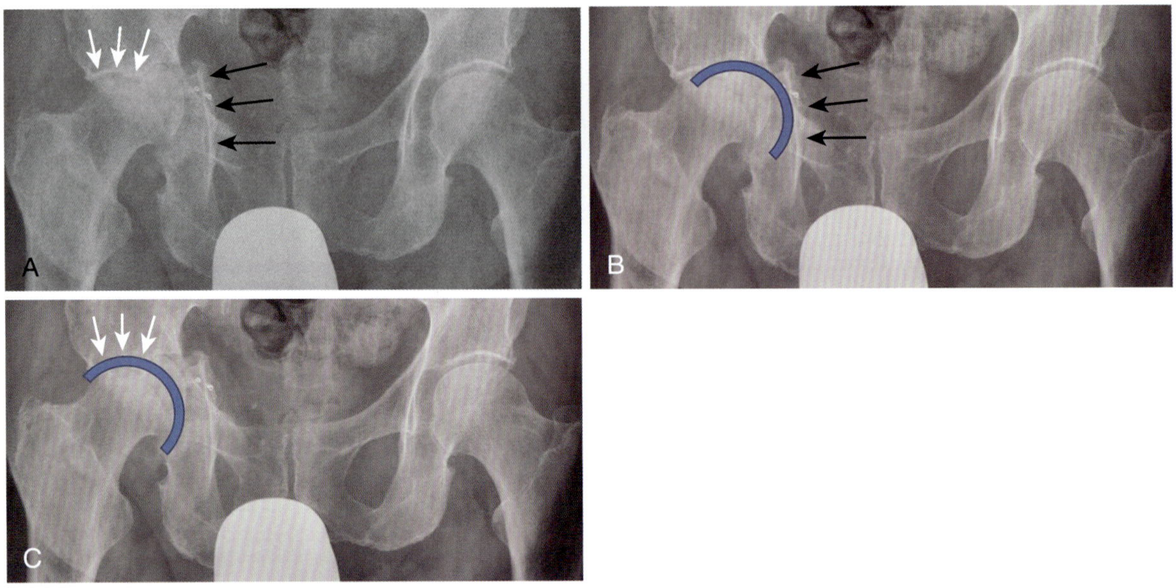

• **图 77.1** （A）骨盆正位 X 线片显示愈合的髋臼骨折伴髋臼底内侧移位（黑色箭头）。髋臼顶上（白色箭头）没有骨折，并保持其解剖位置。（B）如果髋臼杯内移至髋臼底，髋关节旋转中心相对于其固有解剖位置会发生内侧移位。（C）如果髋臼杯沿着髋臼顶位置和相对于髋臼底偏外，髋臼杯旋转中心将恢复到骨折前解剖位置

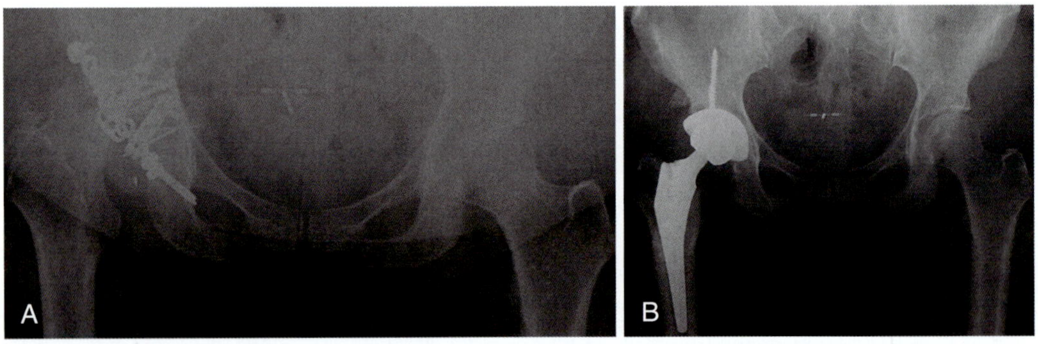

• **图 77.2** （A）正位 X 线片显示已行钢板内固定的后壁骨折。然而，前后柱并没有骨折；因此，髋臼底不会移位。（B）术后 X 线片显示，髋臼杯内置于髋臼底，内固定已被移除。因为髋臼底没有移位，髋关节中心保持其解剖位置

陈旧性髋臼创伤，包括前柱或后柱骨折或横行骨折，通常导致下半骨盆向内侧移位，造成畸形。图 77.3A 显示愈合的髋臼横行骨折并在前后柱残留内固定螺钉。未受累髋臼（左）上的 Kohler 线（黄线）从坐骨切迹内侧边界至闭孔外侧边界。然而，右侧创伤后髋关节坐骨切迹（白色箭头）下的半骨盆已发生内侧移位。图 77.3B 显示了髋臼杯的模板位置，该髋臼杯已处于髋臼底内侧。然而，由于髋臼底和泪点（白色箭头）向内侧移位，髋臼杯位于坐骨切迹解剖位置的内侧（黑色箭头）。这将导致髋关节相对于上半骨盆发生内移。

图 77.3C 显示了一个更令人满意的髋臼杯位置。髋臼杯相对于髋臼底偏外放置。下方的髋臼杯（白色箭头）现在位于泪点外侧，但相对于坐骨切迹的解剖位置不再发生内侧移位（黑色箭头）。模板测量的髋关节（中心）与髋臼杯的中心重叠。

髋臼假体位置测量完成后，还应测量股骨假体位置（图 77.3D）。股骨头的中心是一个黄色的点。图 77.3E 显示了期望在下肢长度（垂直箭头间距）和外侧偏距（水平箭头间距）上得到的改变。

技术介绍

如果可能的话，应该采用原手术切口。任何标准入路均可显露髋关节。然而，如果之前有后柱或后壁内固定的存在，则后入路可显露内固定并取出。

磨锉应该从一个相对大直径的髋臼锉开始，以扩大髋臼边缘，并允许髋臼周围尚存的完整骨性边缘支撑髋臼杯。如果使用小号髋臼锉，可能会导致髋臼杯

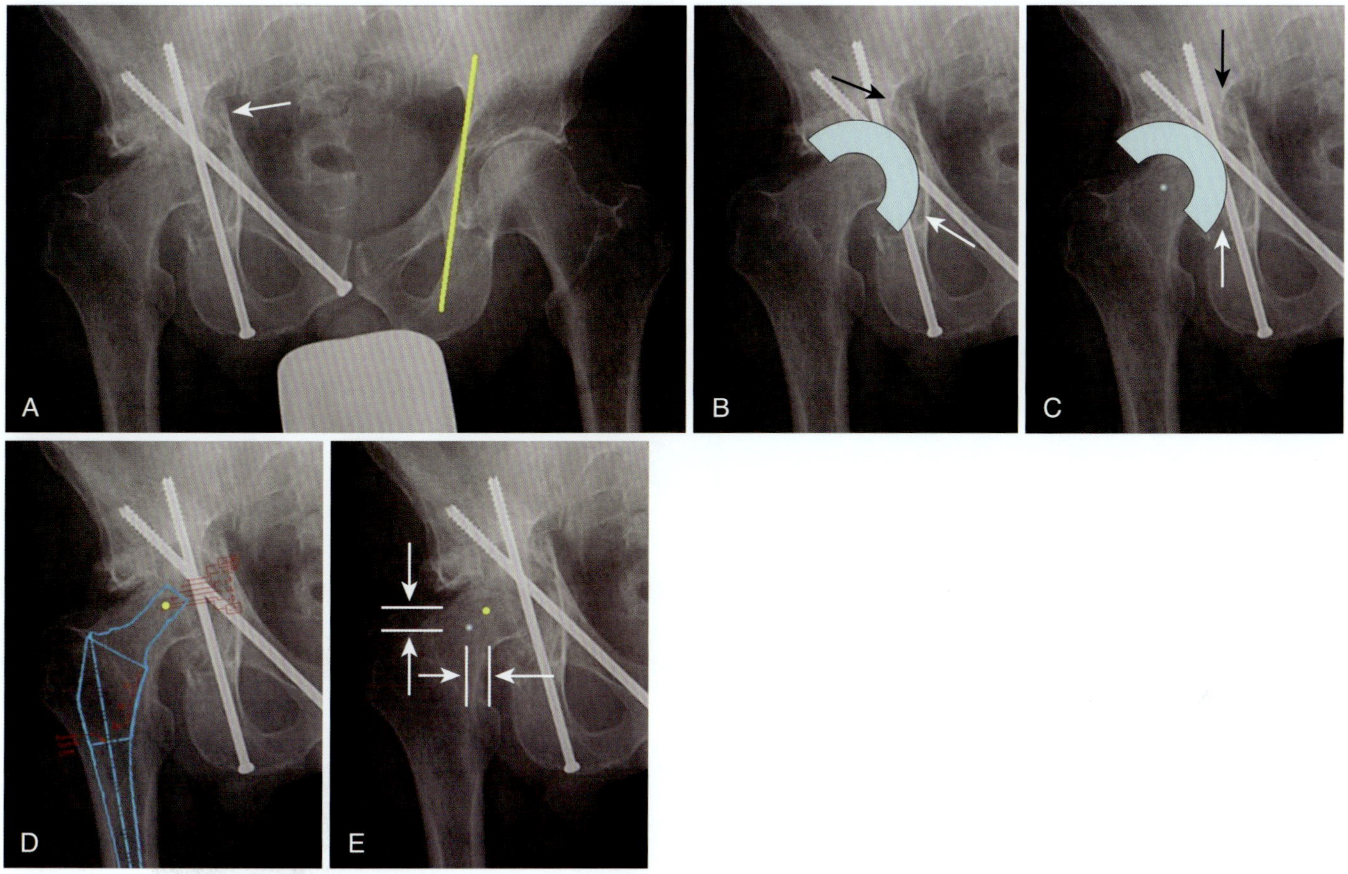

• **图 77.3**　(A) 骨盆正位片显示已愈合的髋臼横行骨折伴有创伤性关节炎。未受累髋臼（左）上的 Kohler 线（黄线）从坐骨切迹内侧边界延伸至闭孔外侧边界。右侧创伤后髋关节坐骨切迹（白色箭头）下方的髋臼底已发生内侧移位。(B) 模板位置的髋臼杯已经被内移到髋臼底，将导致相对于正常解剖髋关节旋转中心的髋关节过度内移。由于髋臼底和泪点（白色箭头）向内侧移位，髋臼杯位于坐骨切迹解剖位置的内侧（黑色箭头）。这将导致髋关节相对于上半骨盆的内移。(C) 更有利的髋臼杯位置。相对于现有的髋臼底向外移。下方的髋臼杯（白色箭头）现在位于泪点外侧，但相对于坐骨切迹的解剖位置不再发生内侧移位（黑色箭头）。模板测量的髋关节中心与髋臼杯的中心一致。(D) 对髋臼假体位置进行测量后，对股骨假体进行测量。股骨头的中心是一个黄色的点。(E) 图示髋臼杯模板的中心（如图 77.3C 所示）和股骨模板的中心（图 77.3D 所示黄点）。下肢长度（垂直箭头之间的距离）和偏心距（水平箭头之间的距离）的预期变化可以通过髋臼杯中心和股骨头中心位置的差异来确定

过度内移（图 77.4A）；相比之下，更大的髋臼锉将贴合髋臼边缘，防止髋关节旋转中心进一步内移（图 77.4B）。

内侧的包容性骨缺损可以用从股骨头和髋臼上锉下来的碎骨块进行自体骨移植，图 77.4C 是髋臼内侧壁的植骨和髋臼杯，髋臼杯得到髋臼的支撑。

图 77.5 显示了图 77.3 中模板测量过的髋关节术后 X 线片。髋臼杯相对于泪点位于偏外侧（黑色箭头）。从坐骨外侧缘到小转子（白色箭头之间的距离）测量的右侧股骨偏心距相对于正常的左侧髋关节大。

图 77.5B 显示左右髋关节坐骨切迹到股骨头中心的外侧距离相等。这样重建的髋关节旋转中心到达了骨折前的正常位置。

不确定因素 / 特殊情况

后壁钢板和螺钉经常会穿入髋臼，需要取出。但前柱骨折的钢板通常不需要取出。图 77.6A 显示保留的前后柱钢板。如果后壁钢板未取出，采用后入路可以提供充分的暴露，以松解坐骨神经，并取出后柱钢板及螺钉。77.6B 显示了取出后壁内固定后的假体位置。

严重骨质疏松或节段性骨丢失的患者可能没有足够的周围骨来支持生物型髋臼杯。如果髋臼固定不可靠，则应使用多孔翻修杯或重建 Cage（图 77.7）。

如果既往髋臼骨折后存在明显的 HO 并需要切除，则 THA 后可能再次出现 HO。THA 中行异位骨清除的患者需要接受围术期放疗或术后 NSAIDs 治疗

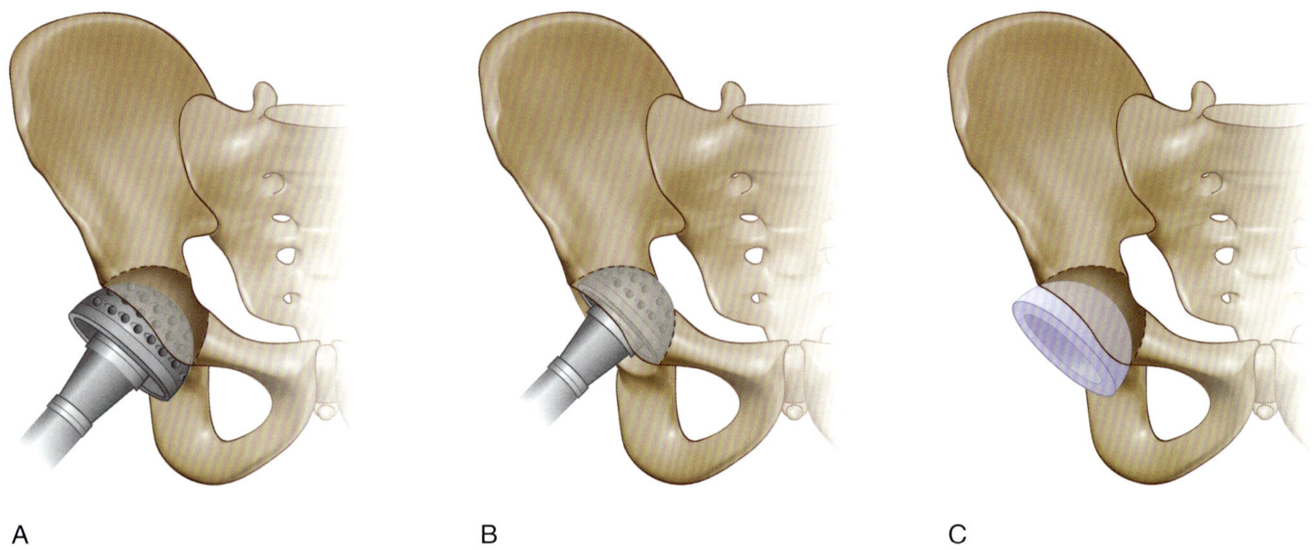

• **图 77.4** （A）磨锉应该从一个大号的磨锉器开始，该磨锉器接触残留的髋臼边缘。磨锉器应保持在相对偏外侧的位置，以扩大杯缘，并使杯缘在骨边缘上获得支撑。（B）如果使用小号磨锉器并扩到髋臼底，髋臼杯可能位于髋关节解剖旋转中心的内侧。（C）一个稍微偏大号的髋臼杯获得了周围宿主骨的支撑。髋臼磨锉或股骨头的颗粒状骨移植物（暗色区域）可用于填补空腔内缺 损

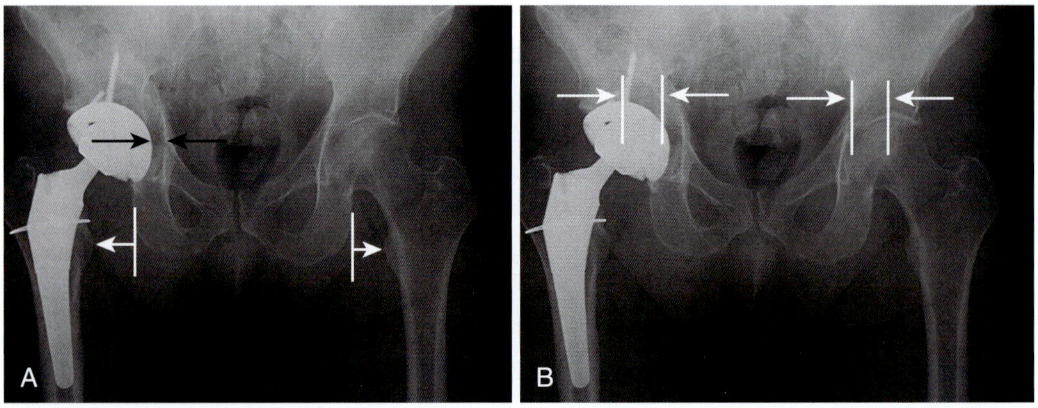

• **图 77.5** （A）将髋关节放置在图 77.3 的模板位置后，髋关节术后 X 线片。髋臼杯相对于泪点偏外侧（黑色箭头）。从坐骨外侧缘到小转子（白色箭头之间的距离）测量的股骨偏心距在右侧比正常的左侧髋关节大。（B）X 线片显示左右髋关节坐骨切迹到股骨头中心的外侧距离相等。这样重建的髋关节旋转中心到达了骨折前的正常位置

以降低异位骨化复发的风险（图 77.8）。

术后护理

如果需要植骨，或者假体的稳定性主要依赖螺钉固定以实现最佳的骨愈合和长入，那么 THA 后应限制负重。

结果

陈旧性髋臼骨折后行 THA 可获得良好的结果。然而，大多数报告表明，因 OA 而行的 THA 手术，关节的功能和存活率有限，并发症发生率更高。在 30.7 个月的随访中，Sermon 及其团队报告了 57 例因陈旧性髋臼骨折行 THA 治疗的翻修率为 22%[6]。Ranawat 及其团队报道了 32 例因陈旧性髋臼骨折后创伤性关节炎而接受 THA 治疗的患者，其中 24 例之前采取过 ORIF[3]。以翻修、松动、脱位或感染作为观察终点的假体 5 年存活率仅为 79%，但无菌性松动的存活率为 97%。早期的手术失败与髋关节旋转中心的非解剖性修复和既往感染有关。Weber 及其团队报道了 66 例髋臼骨折后因创伤性关节炎接受 THA 的患者[6]。行 THA 时平均年龄为 52 岁。在 9.6 年的随访中，17 例患者进行了翻修，髋臼假体的 10 年存活率为 87%。年龄 < 50 岁、体重 ≥ 80 kg、髋臼骨缺损较大是假体无菌性松动的重要危险因素。然而，

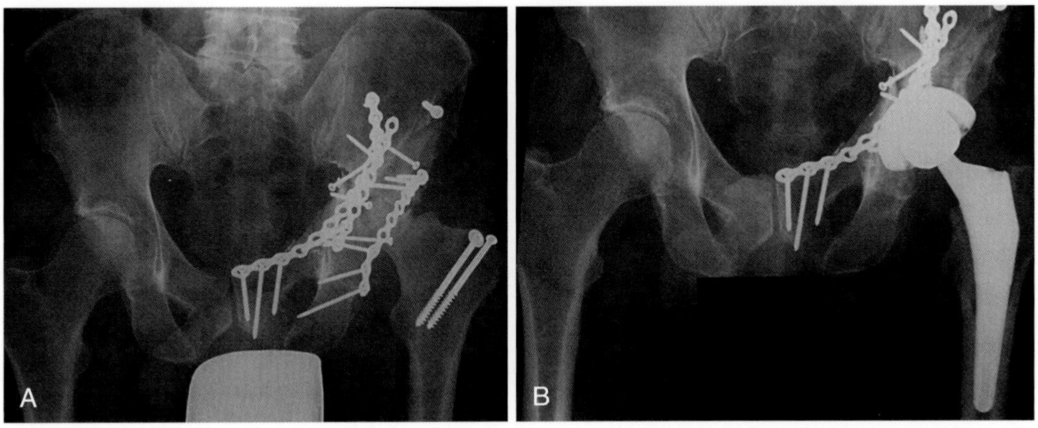

• **图 77.6**　(A) 骨盆正位 X 线片显示先前切开复位内固定后保留的前后柱钢板。骨盆斜位片还有助于显示内固定的位置，并提供取出内固定所需的显露。移除前方钢板需要髂腹股沟入路。然而，前柱内固定很少穿入到髋臼，在 THA 时需要取出。后路钢板可在 THA 过程中通过传统后入路取出。(B) 术后正位片显示后路内固定取出后行 THA

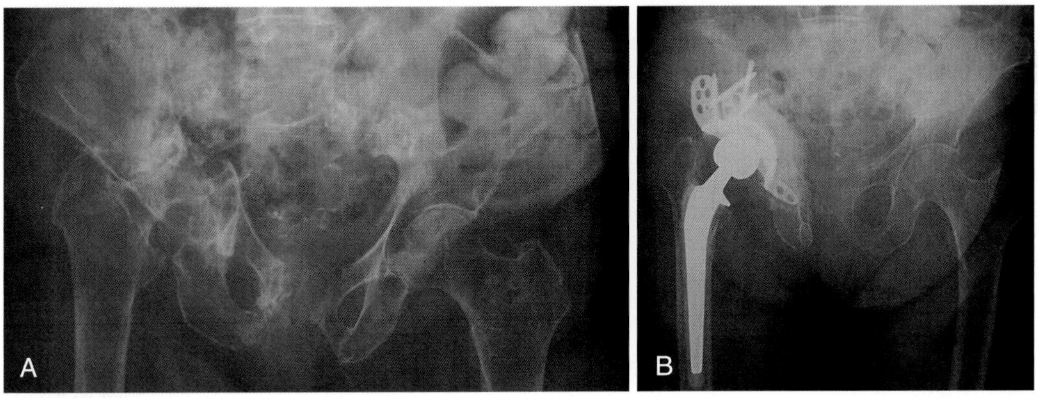

• **图 77.7**　(A) 一位患有严重骨质疏松症的 88 岁女性患者伴有未经治疗的移位髋臼骨折。(B) 髋臼缘没有支撑柱；因此植入了重建 Cage。颗粒状骨移植物被填充到内侧缺损处

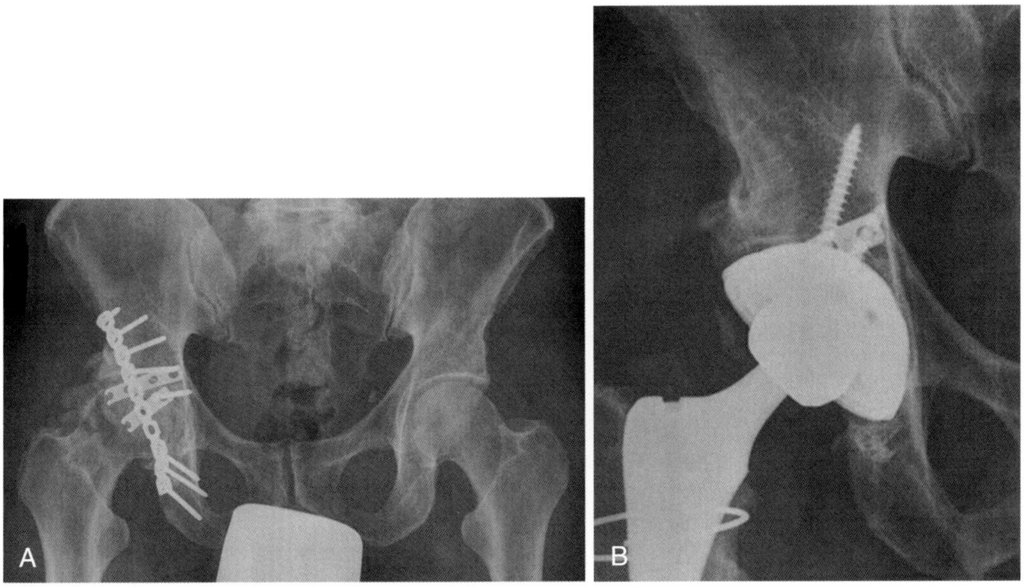

• **图 77.8**　(A) 正位 X 线片显示髋臼骨折切开复位内固定后发生 HO。(B) 在 THA 期间，HO 被移除，然后术后进行放疗。2 年后，HO 还没有复发

Bellabarba 及其团队报道了 30 例因陈旧性髋臼骨折行 THA 治疗效果良好的患者[10]。10 年存活率为 97%，作者得出结论：对于髋臼骨折后的创伤性关节炎，不论髋臼骨折最初是否进行了内固定，THA 联合生物型髋臼重建的中期临床结果与非创伤性关节炎行 THA 后的中期临床结果相似。这些研究的结果显示了一系列的结论，表明关节置换术的相对成功取决于许多因素。这些因素包括骨折的严重程度、既往是否有感染、骨缺损、HO、坐骨神经麻痹、手术技术和所使用的假体固定方法。

长期研究表明，存活率的持续下降主要是由于松动和磨损。Swarup 等报道了 42 例（44 个髋关节）患者的 10 年存活率为 87%，20 年存活率为 41%[11]。Berry 和 Halasy 在对 33 例患者（34 个髋关节）使用生物型髋臼假体的 10 年随访中观察到相对较高的失败率[5]。9 例患者进行了髋臼翻修，其中 4 例进行了髋臼杯翻修（1 例松动，1 例松动脱位，2 例骨溶解），5 例更换衬垫（3 例聚乙烯磨损，2 例脱位）。在一份随访报告中，髋臼假体的 20 年存活率在没有因无菌性松动翻修的情况下为 71%，在无任何原因翻修的情况下为 57%[12]。作者指出，更新的内固定和关节界面可能可以改善长期疗效。

Kamath 等报道了 12 例髋臼骨折后行 THA 的患者使用多孔翻修杯的早期结果[13]。1 例肾移植合并类风湿关节炎的患者在 3 年随访中出现关节松动。Yuan 等报道了 30 例因髋臼骨折行切开复位内固定术后应用多孔翻修杯行 THA 治疗的结果[14]。3 例患者（11%）因感染行髋关节切除术；由于担心感染，这 3 例患者都接受了分期关节置换术的治疗。2 例患者（7%）术后至少发生 1 次脱位。以任何原因翻修为终点的 5 年存活率为 88%，表明与传统生物型固定面相比，多孔翻修杯固定面具有更好的耐久性。Chiu 等报道了 56 例（56 个髋关节）患者的 10 年生存率[15]。患者接受常规髋臼杯的假体存活率为 82%，接受多孔翻修杯的假体存活率为 100%。

既往髋臼骨折后行 THA 治疗术后的功能结果也不太令人满意。Schnaser 等报道了 16 例创伤后关节炎行 THA 治疗的患者与 OA 行 THA 治疗的患者相比，其肌肉骨骼功能评估评分更高，Harris 髋关节评分明显更低[16]。Khorana 等比较了 62 例（63 个髋关节）使用 THA 治疗创伤后关节炎和 1137 例使用 THA 治疗骨关节炎的结果[17]。创伤后患者有更多的失血和输血、更长的手术时间和更多的并发症，这表明这些因素可能导致该患者群体中较差的功能预后。

并发症

既往有感染史的患者术后发生感染的风险较高。既往创伤和手术后所导致血供较差的组织可能增加骨不连和感染的风险。在创伤后关节炎行 THA 治疗术后，免疫功能低下伴有慢性感染和盆腔骨量丢失的患者可能无法挽救人工关节的功能（图 77.9）。

既往手术和外伤可导致外展肌无力，从而增加 THA 后脱位的风险。然而，使用较大直径股骨头假体或双极头可以降低脱位风险。

既往髋臼骨折和 HO 的患者在 THA 治疗中需要去除异位骨，这增加了异位骨化的复发风险。通过围术期放疗或术后使用 NSAIDs 可以使这一风险降低。

既往髋臼骨折可能与肢体缩短和坐骨神经周围瘢

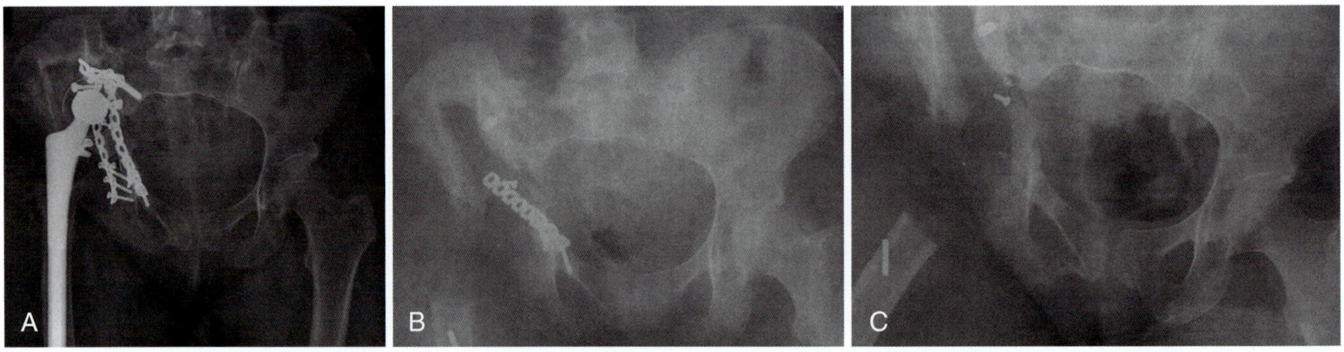

• 图 77.9 （A）一名有静脉药物滥用史的 56 岁女性，因前后方钢板固定的髋臼骨折继发创伤性关节炎于 10 年前接受了 THA。她已接受多次灌洗和清创手术以及镇压式抗生素治疗。患者无法行走，且在髋关节前后方均出现流脓的窦道、坐骨神经麻痹、慢性疼痛和肢体缩短。（B）进行分期切除关节置换术。通过后入路取出人工关节假体和后方钢板。骨盆正位 X 线片显示骨缺损的程度和保留的前柱钢板。（C）采用单独髂腹股沟入路进行前入路病灶清除及前入路钢板移除。虽然髋关节功能与术前相比没有变化，但感染的临床症状已经消失，患者的疼痛程度也有所改善

痕有关。THA 所需的暴露和下肢长度的恢复可导致坐骨神经麻痹。术前应仔细评估坐骨神经功能，术中应识别和保护坐骨神经，特别是当预期需要延长肢体以达到更正常的位置时。

许多髋臼骨折的患者是活动量较大的年轻男性；这种情况与 THA 后因磨损和松动导致的更高的失败风险有关。然而，UHMWPE 摩擦界面比常规聚乙烯具有更高的耐久性和耐磨性，可能会提高 THA 患者群体的假体使用寿命。

对一个失败的既往髋臼骨折的 THA 进行翻修，可能同时伴有骨缺损和血供较差的骨，从而影响翻修组件的固定。使用多孔金属垫块和骨移植物可以提供更可靠的生长和翻修假体的耐久性（图 77.10）。

目前的争议和未来的展望

- 需要结构支持的节段性骨缺损区域可以通过股骨头自体移植、同种异体骨移植或金属垫块来增强。多孔金属垫块和骨植入物可能提供更可靠的长入和长期的生物固定。然而，金属垫块不能恢复骨量，这对于年轻的患者来说将来可能需要翻修手术。
- 髋臼骨折创伤管理中较新的技术包括微创手术暴露和计算机导航。这可能会为将来的 THA 更好地保存软组织血供和骨量。

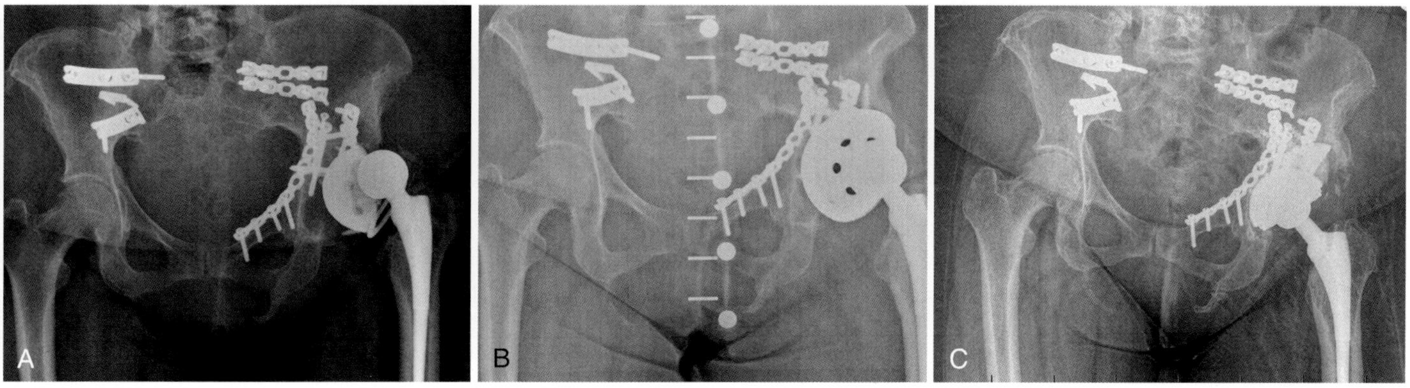

• **图 77.10**　（A）一位 58 岁之前接受过骨盆切开复位内固定手术后行 THA 治疗的女性患者，反复发生脱位，需要对内衬进行翻修。造成髋臼杯的松动和移位。（B）用大号髋臼杯翻修螺钉固定，但 1 年后出现松动。（C）采用多孔翻修杯翻修，术后 4 年重建假体稳定固定

（参考文献参见书末二维码）

第 78 章

陈旧性股骨近端骨折

RICHARD IORIO, RAN SCHWARZKOPF, DAVID NOVIKOV, KEVIN K. CHEN
（赵星宇 译 刘建国 审校）

关键点

- 全髋关节置换术（THA）治疗股骨近端畸形的主要目的是控制股骨翻转，恢复偏心距，固定假体，恢复功能和稳定的活动范围，以及恢复下肢长度。
- 组配式股骨柄通过控制干骺端和骨干不匹配以及自由的旋转位置来实现髋关节解剖性重新排列，这在患有发育性髋关节发育不良（DDH）和髋关节骨折固定失败后行 THA 的患者中尤为重要。
- 转子下短缩截骨术是一种有用的技术，外科医生可以在恢复髋关节中心解剖的同时，尽量避免损伤坐骨神经。它适用于重度 DDH 和 Girdlestone 关节置换术（Girdlestone arthroplasty，GA）后转为 THA 的病例。
- 注意股骨柄的长度是很重要的，因为较长的柄应用于绕过皮质螺钉孔和骨干缺陷，对于股骨干畸形的患者，应该使用较短的股骨柄，因为通过畸形处会十分困难。
- 如果股管过度损伤、变形或硬化，但股骨头和股骨颈完好无损，髋关节表面置换术是一种可能的选择。

引言

随着老龄化的“婴儿潮一代”人口的预期寿命持续增加，THA 的发生率也随之增加 [1]。事实上，随着对改善生活质量的需求得到了更好的临床结果的满足，THA 已经成为北美地区最常见的选择性手术之一 [1]。手术技术的改进以及假体的设计和性能的技术进步扩大了 THA 的适应范围 [2]。一旦外科医生偏离传统方式，需要使用非标准的手术技术和假体，股骨可能会被视为畸形 [3]。非典型的解剖结构增加了外科医生遇到的手术复杂性，因为股骨截骨可能需要使用非传统的假体。因此，在股骨畸形患者中，THA 伴有较高的并发症发生率，如术中骨折 [5]、无菌性股骨假体松动、不稳定、感染和截骨不愈合 [4]。此外，股骨畸形给外科医生带来了技术上的挑战，包括显露困难、假体的正确定位和固定 [3]。最终，为了延长股骨近端畸形患者的假体存活率，适当的围术期计划是必要的，以恢复髋关节旋转中心，恢复下肢长度和偏心距，最大限度地固定，限制假体撞击和不稳定。术前计划有助于外科医生准备合适的假体以更好地处理股骨畸形。

股骨重建的目标包括恢复髋关节的自然生物力学和实现股骨的完整 [6]。为了改进术前规划，股骨畸形分型系统被开发出来 [6]。D'Antonio 及其团队将股骨异常分为节段性和空腔性。前者包括股骨骨皮质壳内骨的丢失，后者包括松质骨或骨内皮质骨的丢失，但不破坏外层皮质壳 [6]。为了进一步明确异常，他们划分了骨骼受累的水平。Ⅰ节段定位于小转子下段近端骨，Ⅱ节段定位于小转子下段至小转子边缘远端 10 cm 处，Ⅲ节段定位于远端骨 [6]。后来，Berry 发表了一种被广泛认可的分类方法，该方法主要集中在畸形的解剖部位，进一步的细分集中在畸形的几何形状和病因学 [3]。解剖部位影响手术所遇到的技术挑战，而畸形的病因和几何形状最终指导外科医生在假体选择、位置和需要截骨时的选择 [3]。此外，股骨畸形的病因可分为先天性畸形或外伤性损伤。导致股骨畸形的先天性异常包括 DDH、髋内翻和过度前倾。创伤性原因包括既往股骨骨折（是否采用内固定治疗）、既往股骨头切除术，以及继发于镰状细胞病的缺血性坏死 [7]。由 DDH 等诊断引起的畸形往往伴随可预测的解剖变化 [8]，而由骨折固定失败引起的畸形则不然，这就强调了在进行 THA 前规划时确定畸形病因的重要性。

在考虑用 THA 治疗股骨近端畸形时，必须考虑畸形的某些解剖和机械特征，包括控制前倾、修复髋关节偏心距、稳定假体和恢复下肢长度 [9]。股骨干前倾或后倾以及结构异常往往与发育不良或外伤相关，直接影响术后关节的稳定性 [10]，过度前倾可导致术后前入路不稳 [11,12]，而后倾可导致撞击和后路不稳 [13]。

恢复天然股骨偏心距——从而恢复髋关节的外展肌杠杆臂，可优化外展肌的肌力，并与脱位率降低相关，进一步强调了恢复合适的髋关节生物力学对 THA 结局有利的重要性[14]。控制适当的下肢长度可以减少下腰痛、脱位和跛行的风险[15]。

全髋关节置换术的禁忌证

随着更多的关注指向临床结果和医疗保健支出，以及 THA 需求的增加，对适当的患者选择和术前优化的重视也越来越多。生活质量的改善，包括疼痛的缓解、功能限制的减少、获得日常生活活动的独立性，以及更高的运动量是患者选择进行 THA 的主要原因。然而，当手术的风险大于益处时，尤其是在活跃的全身或局部感染和严重的无法控制的医疗或精神疾病导致患者不稳定的情况下，THA 需要重新考虑。因此，所有可改变的危险因素都应得到处理，患者应在择期 THA 前得到优化[16]。在考虑 THA 时需要考虑的其他情况是神经性关节病[17]和快速进展的神经疾病[18,19]。在某些情况下，股骨干严重受损、硬化或变形，但在关节严重退变的情况下，股骨头和颈部相对完整。作为另一种选择，这些病例可以选择髋关节表面置换术而不是 THA（图 78.1）。

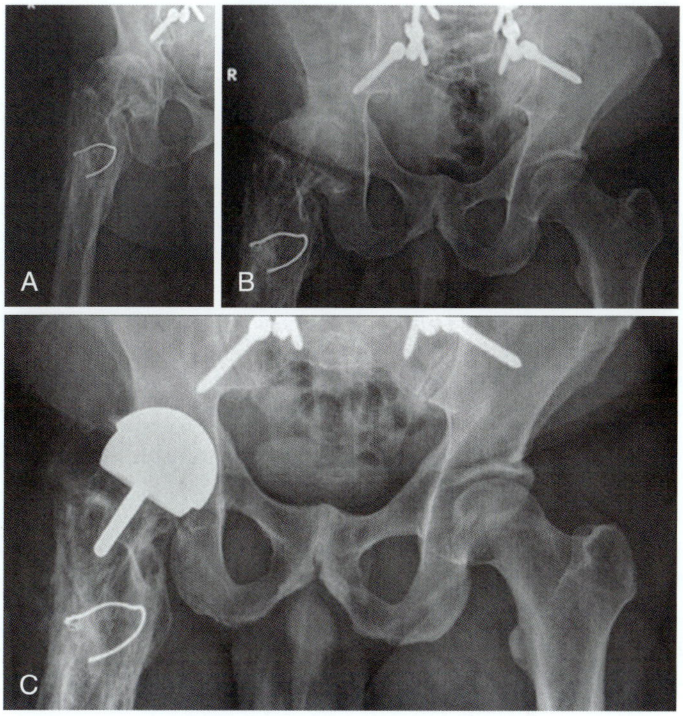

• **图 78.1**　42 岁患者的 X 线片，股骨近端畸形，严重创伤后右髋关节 OA，表现为右侧髋关节疼痛和拐杖行走困难。由于股骨管狭窄和股骨干错位进行了髋关节置换手术。（A、B）术前右侧髋部和骨盆正位片。（C）术后骨盆正位片

术前评估 / 注意事项

股骨畸形的术前准备和计划是至关重要的，也是复杂的髋关节置换术中必要的第一步，以便提供正确的假体材料、设计和手术入路的选择。评估当前的医疗状况、过去的内科和外科病史，以及活动水平是必要的，以满足患者和家属的期望[20]。

体格检查是术前评估的一部分，重点是髋关节活动范围、外展肌力量和 Trendelenburg 征、步态、通过 Thomas 试验有无屈曲挛缩和肢体长度的差异[2,21]。下背部和腰椎评估也很重要，因为腰椎管狭窄或神经根病的患者更容易发展为坐骨神经麻痹。有血管搭桥手术病史或脉搏弱的患者需要特别注意手术入路以减少股血管受累的风险[22]。

影像学评估也是术前评估和假体模板的组成部分。典型的 X 线片包括以耻骨为中心的骨盆低正位图，以测量腿的长度。当患者仰卧，髋部内旋 15°～20° 时，可以评估股骨颈的真正前倾[20]。此外，股骨侧位能更好地显示股骨颈对线、股骨髓腔通畅度和弯曲度[23]。此外，为了全面评估股骨畸形，全股骨 X 线片可能是必要的。MRI 很少使用，只是为了排除感染[24]。CT 可以帮助确定股骨髓腔的通畅度。股骨的形状可以指导外科医生在各种假体设计之间进行选择，并帮助外科医生建立最适合病例的手术技术。对于严重变形的股骨，术前建模可以用来帮助指导假体的选择和手术计划。最近的一项研究表明，一种基于 3D CT 扫描生成真人大小复制品的快速原型系统可以帮助指导复杂 THA 的术前策略[25]。股骨模板的目标是实现最佳的假体固定和定位，以恢复天然髋关节股骨偏心距和肢体长度[20]。

术前进行标准的实验室检查，特别注意红细胞沉降率（ESR）和 C 反应蛋白（CRP）等感染标志物。血红蛋白水平、红细胞压积和平均细胞体积是评估可能的贫血的依据，应该在手术前纠正。此外，营养状况的指标，如白蛋白、前白蛋白和转铁蛋白被绘制来评估营养不良[26]。

根据股骨畸形的病因，具体的术前评估、假体设计、固定技术和手术入路都应该考虑在内，我们将在下面讨论。

技术因素

髋关节发育不良

DDH是导致继发性骨关节炎（OA）最常见的潜在疾病[27,28]。在严重疾病状态下，行THA可减轻疼痛、残疾和改善腿长差异（LLD）。这是通过纠正半脱位的发生率，并将旋转中心和外展肌恢复到髋关节周围的自然位置来实现的[28]。大多数外科医生通过Crowe分型系统描述DDH的程度，Crowe Ⅰ型代表＜50%半脱位，Crowe Ⅱ型代表50%～70%半脱位（图78.2），Crowe Ⅲ型代表75%～100%半脱位（图78.3），Crowe Ⅳ型代表＞100%半脱位（图78.4）[29]。术前了解发育不良的严重程度和LLD的范围有助于了解发育不良的髋关节，因为术前仔细的测量和计划有助于选择合适的假体和手术技术（如股骨转子下缩短截骨术，图78.4）[29,30]。髋关节的脱位及畸形程度与股骨假体的选择密切相关[28]。DDH患者的股骨髓腔较窄，股骨头较小，颈干角变大，前倾增加，偏心距减少，使得传统的股骨柄假体难以获得足够的稳定性[31,32]。要想获得骨长入及长期的稳定性，初期固定是至关重要的[33]。原发性股骨畸形是指峡部与小转子之间的骨干旋转，较正常股骨颈平均前倾增加10°～14°[34]。因此，文献表明使用组配式股骨柄是成功的，因为在考虑干骺端和骨干不匹配的情况下[29]，组配式股骨柄可以更好地固定骨干旋转异常的病例，而不牺牲股骨近端最佳的匹配和填充[32]。事实上，Biant等的一项研究报道，在平均随访10年的50个解剖困难的初次THA中，没有任何非骨水泥型股骨假体需要翻修或有放射性松动，支持该设计在DDH患者中的应用[35]。随着三维计算机技术在THA假体设计中的应用，定制的非骨水泥型股骨柄已被用于改善股骨腔的贴合性、关节力学以及复位假体撞击和脱位[36]。虽然这些定制的股骨柄的成本是标准非水泥柄的2倍[37]，但长期随访数据显示良好的临床结果，一项研究显示，70例髋关节在10年内没有翻修或松动[36]。在严重发育不良的情况下（Crowe Ⅳ型），同时采用股骨转子下缩短截骨术来避免髋关节中心复位过程中显著的腿部延长所造成的神经损伤，已显示出良好的结果（图78.4）。在股骨转子下水平进行截骨有助于保护股骨近端解剖结构，特别是股骨近端干骺端区域，从而能够植入非骨水泥型股骨假体，避免了重新连接大转子的需要[39]。事实上，Krych等证明了这一技术的成功，报告了一个对28例Crowe Ⅳ型DDH患者进行了初次非骨水泥型THA，术后平均随访4.8年，骨折愈合率为93%，Harris髋关节评分平均提高43分[39]。此外，Bernasack及其团队报告了23例需要行股骨转子下旋转缩短截骨术的THA患者术后14年的存活率约为75%[38]。

在手术暴露方面，直接外侧入路和后外侧入路是最常用的[29]。直接侧位入路的优点包括能够提供最佳的髋臼视野，同时也有较低的脱位风险。相比之下，后入路的好处包括外展肌的边缘损伤，股骨截骨术中更好地进入骨干，直接显示坐骨神经张力[29]。然而，选择哪种方法通常取决于外科医生的偏好和经验。在高度发育性脱位的情况下，Oinuma及其团队主张使用

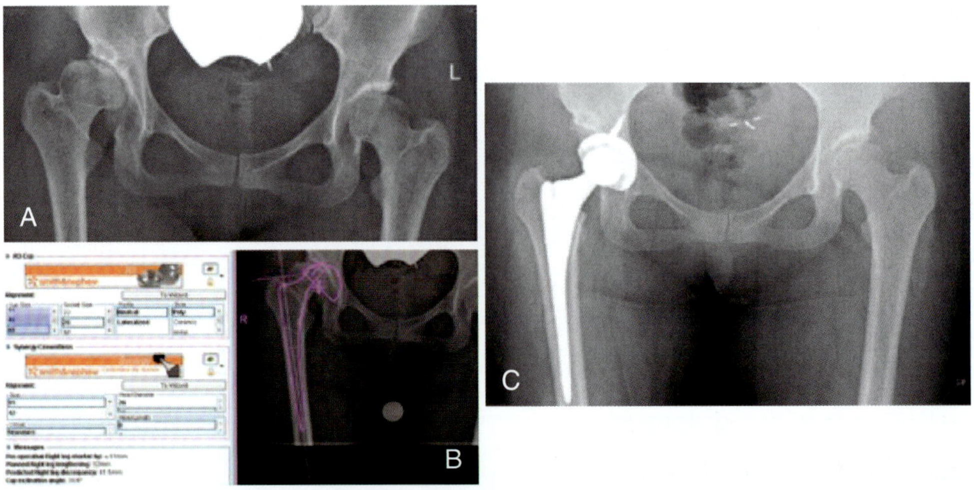

• **图 78.2** 一名35岁女性患有Crowe Ⅱ型发育性髋关节发育不良，右髋及腹股沟疼痛12年的X线照片。(A) 术前骨盆正位X线片。(B) 为右侧THA准备的数字模板。(C) 右侧THA后双锥形扩髓和近端涂层股骨柄穿刺术后的正位片

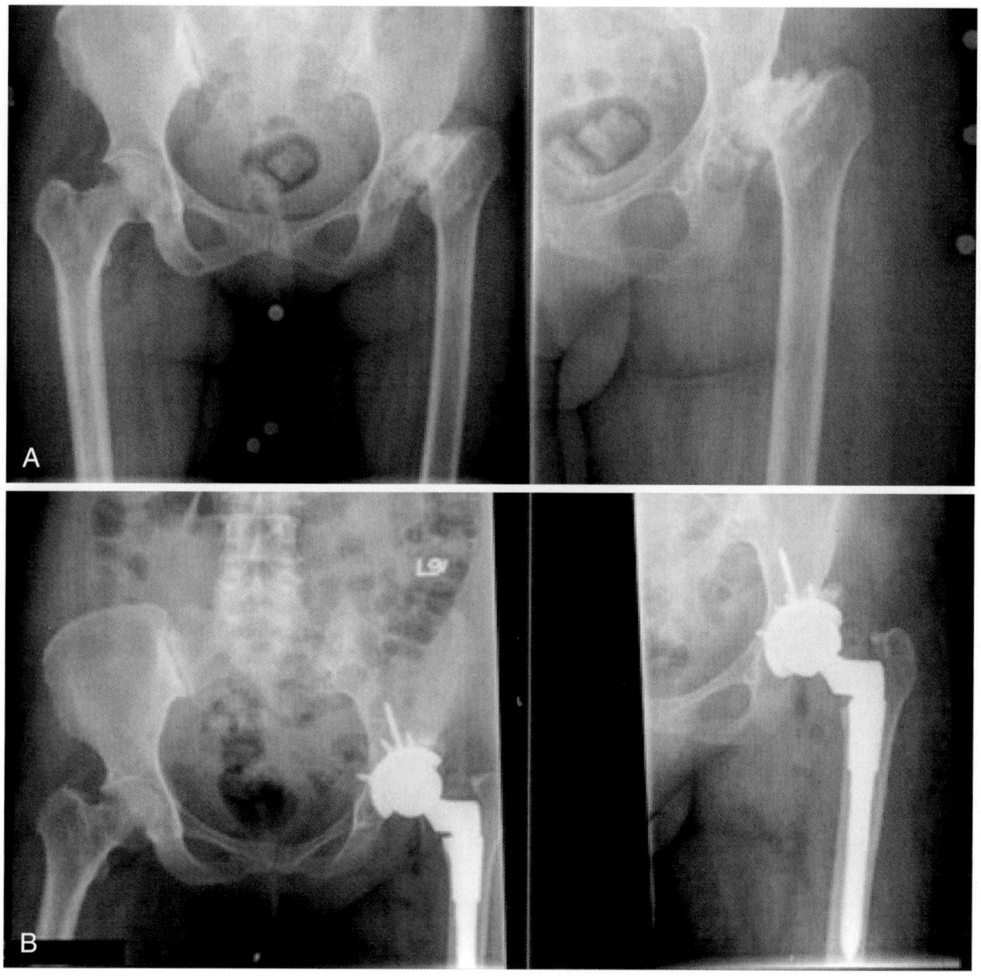

• **图 78.3**　左侧髋关节疼痛持续 5 年，位于腹股沟，诊断为 Crowe Ⅲ型髋关节发育不良。(A) 术前骨盆前后片。(B) 使用组配式的股骨柄和袖套进行左 THA，允许 360° 旋转

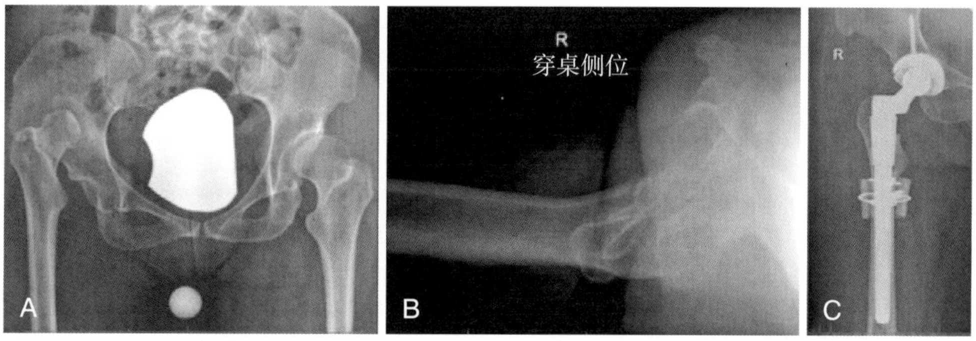

• **图 78.4**　有 Crowe Ⅳ型发育性髋关节发育不良及双侧髋关节疼痛病史的 44 岁女性 X 线片表现为右髋 / 腹股沟疼痛加重 3 年。(A) 术前骨盆正位片 (AP)。(B) 术前右髋部横床侧位片。(C) 术后骨盆正位片显示右侧 THA，同时进行转子下截骨术，使用组配式的股骨柄和袖套，允许 360° 旋转

直接前入路，正如前面提到的常用方法，伴随转子下截骨术可能需要更广泛的入路 [40]。优点包括保留外展肌，术后恢复较好，最大限度地减少跛行 [40]。

在使用骨水泥方面，近来非骨水泥型股骨柄比骨水泥型柄更受青睐，特别是在北美地区和 Crowe Ⅲ型（图 78.3）和Ⅳ型髋关节发育不良的患者（图 78.4）。研究表明，在 16 年随访中，骨水泥型柄的无菌性松动发生率高达 40%[41]，而非骨水泥型柄在 10 年随访中无松动 [32]。

考虑到 DDH 患者往往在较年轻时需要行 THA

手术，应考虑合适的关节界面材料。常见的关节界面选择包括金属对高交联聚乙烯（HXLPE）、陶瓷对陶瓷（COC）和陶瓷对高交联聚乙烯（COHXLPE）。据报道，陶瓷对陶瓷的5年存活率高达99.3%，磨损率低于COHXLPE[42]。然而，骨折和陶瓷摩擦的异响所导致的THA翻修是COC界面可能出现的并发症。另外，COHXLPE的磨损率较低，使其成为这个年轻患者群体有吸引力的选择[34,43]。鉴于一般选择较小号的髋臼假体，而其内衬厚度往往较薄，所以使用较小的陶瓷头可能会提高存活率。

股骨头切除术后的全髋关节置换术

GA最初在20世纪[44]早期用于化脓性关节炎的抢救性手术，包括切除股骨头、留下股骨的剩余部分与髋臼相连[45]。它被认为是治疗原发性髋关节股骨头缺血性坏死[46]、OA、类风湿关节炎或THA后并发症的最后手段，最常见的是因感染需要移除假体。因此，对于因内科合并症、骨量差或易复发性感染而不适合手术的患者，GA是必需的[47]。GA治疗的结果通常较差，死亡率为7%～62%[48,49]。

随着疼痛、双下肢不等长和对助行器依赖的持续存在，GA后患者为提高其生活质量，首选行THA手术治疗（图78.4）[50]。此外，一项对16例接受GA后向THA置换的患者的报告提示，THA置换的最佳时间是在GA后12个月内，应在65～70岁以下的患者中完成[46,51]。术前评估的重点是确保手术的适应证；确保没有感染；并评估THA的骨储备、外展肌肌力功能和软组织覆盖率。除了一般的体格检查，在GA的术前检查中，需额外关注先前的手术伤口/切口、双下肢不等长、下肢神经血管检查、外展肌肌力[52]。术前明确CRP和ESR等炎症标志物是否正常，并在适当情况下进行关节穿刺，对于排除感染至关重要[14]。如果原GA的病因是感染或不明原因，一些专家建议在抗生素治疗完成后2～4周进行髋关节置换。如果获得穿刺物有困难，邻近假关节的骨芯针活检穿刺可以作为一种选择[52]。在培养阳性的情况下，THA必须推迟，直至感染被根除。然而，最近一项有74例患者参与的研究评估了这种穿刺的准确性，得出的结论是，它的敏感性只有13%，特异性只有98%，这对排除感染的有效性提出了质疑[53]。在GA后转行THA的情况下，再植入假体时应行冰冻快速病理。

为了准备合适的植入假体，模板设计是很重要的，使用标准骨盆正位片和骨盆斜位片来更好地评估前后柱[54]。由于曾植入过假体，股骨髓腔可能会出现硬化，因此可能需要使用加长柄的股骨假体或植入同种异体骨，并可能捆绑骨板以最大化地稳定假体[54]。尽管不是常规使用，术前CT和MRI可以分别使外科医生对股骨近端可用的骨量或外展肌的状况有更深入的了解[52]。

股骨头或假体取出手术可导致以下变化，外科医生在计划进行THA翻修时应考虑这些变化。股骨倾向于内收固定并处于更内侧的位置，通常发现其向近端移动了4～6 cm，并且大转子和外展肌的位置可能与正常位置不同[52]。虽然手术入路的选择因外科医生的不同而不同，但前外侧入路和后外侧入路都已成功应用。然而，后入路可以看到坐骨神经。使用转子滑移截骨术更好地暴露股骨近端也有报道。如果仍然担心感染，应考虑抽取术中关节液、行冰冻快速病理和培养[52]。

考虑到这些患者的股骨近端髓腔缺乏可用于骨水泥镶嵌连接的松质骨，长期研究表明，即使在植骨的情况下，骨水泥型股骨柄也可以发生移位[55]。与DDH类似，组配式非骨水泥型柄的使用显示了良好的结果，因为由于干骺端和骨干模块部件的独立稳定位，这些设计有良好的压配[54]。此外，尽管与DDH相比，GA转换不太受关注，但股骨转子下缩短截骨术可以帮助恢复髋关节中心，同时避免损伤坐骨神经。

尽管这种手术在技术上具有挑战性，但一项针对31例髋关节的研究报告，平均随访8.3年，其结果与传统的无菌性松动THA翻修手术相似[56]。在控制骨缺损程度、术后ROM、疼痛和功能方面，GA转THA和传统THA翻修病例的术后结果相似（图78.5）。虽然术后双下肢不等长显著改善，但与THA翻修病例相比，GA转换病例的双下肢不等长更有可能持续存在[56]。

镰状细胞病

大约3%～50%镰状细胞病（sickle cell disease，SCD）的患者在中年约35岁时发生股骨头坏死[57]。如果不及时治疗，股骨头坏死会引起患者的疼痛和残疾。THA目前被认为是对持续性髋关节疼痛和功能性残疾、其他非手术治疗方法都失败的SCD患者终末期股骨头坏死的治疗方法[58]。对于SCD患者，存在一些特定的术前措施以避免镰状危象和优化围术期结果。适当的液体管理和吸氧以及评估血红蛋白水平，对确定术前是否需要输血至关重要[58]。更为积极

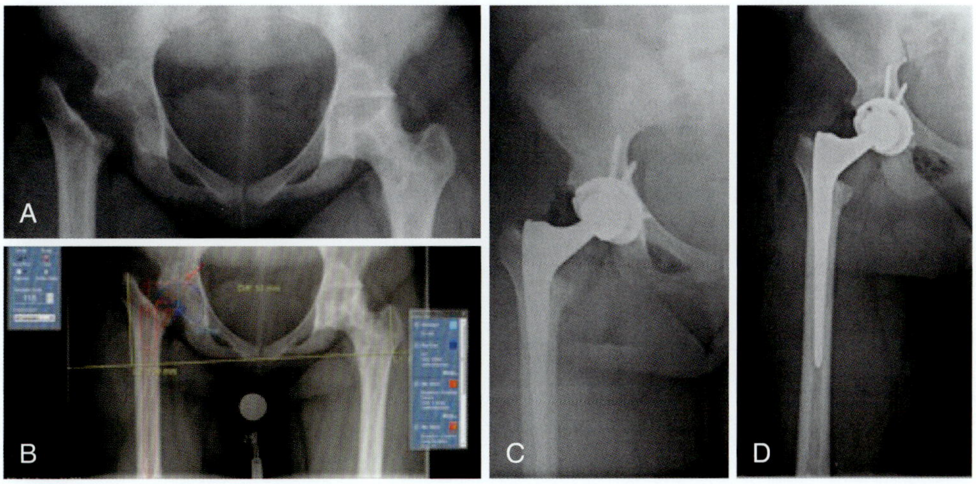

• **图 78.5**　一位 26 岁女性的 X 线片，她有 3 年的 GA 史，能够使用拐杖行走不到一个街区。（A）术前骨盆正位片显示右侧 Girdlestone。（B）右侧 THA 前数字模板。（C、D）术后髋关节正位片显示使用一体式钛制 3 度锥形 Wagner 柄从 GA 转行 THA 后以达到最佳旋转稳定性

的输血方案，涉及术前输血以达到血红蛋白 A 水平为 9～11 g/dl，血红蛋白 S 水平低于 30%，与术前血红蛋白水平为 10 g/dl 的方案相比，其并发症发生率、围术期输血次数、需补充氧量均有所下降 [59]。由于该人群 THA 后感染率为 16%～20%，术前对感染来源进行全面评估也是必要的 [60]。

SCD 患者股骨畸形的发生是由于慢性血管梗死导致局部区域皮质增厚和髓腔硬化，最终导致髓腔闭塞，使扩髓和植入假体变得困难 [57]。同时，由于 SCD 贫血导致皮质变薄，髓质增生，髓管变宽，易导致术中股骨柄撞击股骨造成骨折（图 78.5）[61]。SCD 也可能阻碍正常的骨生长；因此，使用较小尺寸的假体是很有帮助的。外科医生已经报道了组配式股骨柄的成功使用，因为它们的尺寸较小，主要是圆柱形部分，可以适应狭窄或闭塞的股管 [57]。在股骨准备过程中，放置导丝和随后使用逐渐增大尺寸的皮质扩髓器扩大髓管已被证明可以减少股部穿孔 [62]。使用高速钻头有助于打通干骺端和髓腔之间的闭塞 [57]。在严重的髓管闭塞病例中，一些报道显示在股前干骺端皮质窗的创建有助于显露和植入假体 [63]。虽然在 5 年随访中没有并发症的报告，但这种技术的代价是更长的手术时间和更多的术中出血 [63]。由于接受 THA 的 SCD 患者往往更年轻，与 DDH 的 THA 选择相似，应该考虑使用 COC 和 COHXLPE 关节界面 [42,64]。

在过去，由于人们认为股骨几乎没有骨长入的潜力，因此在这一人群中使用骨水泥型股骨柄 [57]。然而，最近的多项研究显示了良好的结果，随访时间为 5-7.5 年（图 78.6），显示了完全的生物固定和使用非骨水泥型股骨假体没有骨溶解。

髋部骨折内固定失效后转为全髋关节置换术

股骨近端骨折是老年人住院的常见原因，超过 90% 的患者年龄大于 50 岁 [66]。虽然有许多分类系统，但股骨近端骨折通常以解剖位置为基础进行分类。股骨的头部和颈部骨折称为囊内骨折，股骨转子间和转子下骨折称为囊外骨折。手术固定和及时的解剖复位有助于降低并发症的风险，如股骨头缺血性坏死和骨不连 [67]。最常用的三种固定器械是滑动髋关节螺钉、空心螺钉和髓内钉（图 78.8 和图 78.9）[68]。不幸的是，56% 的股骨转子间骨折和 25%～45% 的股骨颈骨折的手术固定失效 [68]，大多数发生在老年骨质疏松人群 [69]。对于固定失败的治疗选择取决于骨折指数的位置和患者的年龄和活动水平。其中包括翻修接骨术、切开复位内固定截骨术和转行 THA[70]。在老年人中，THA 已经显示出良好的效果，被一些人认为是最成功的挽救性手术 [71-73]。据报道，一些作者认为转行 THA 是治疗转子间骨折失效的唯一挽救性手术 [74,75]。然而，既往手术和较差的骨质量改变了股骨解剖结构，增加了术后并发症的发生率，如脱位、感染和假体周围骨折 [76]。此外，先前手术留下的瘢痕组织和植入物也增加了手术技术的复杂性 [73]。因此，与标准的初次 THA 相比，术中出血量和输血需求更高，手术时间更长，转行 THA 患者的住院时间更长是可以预料的 [68,70,77]。

对于固定失败的术前考虑应包括努力排除感染为失败的原因。这就需要收集 ESR、CRP 和术中冰冻切

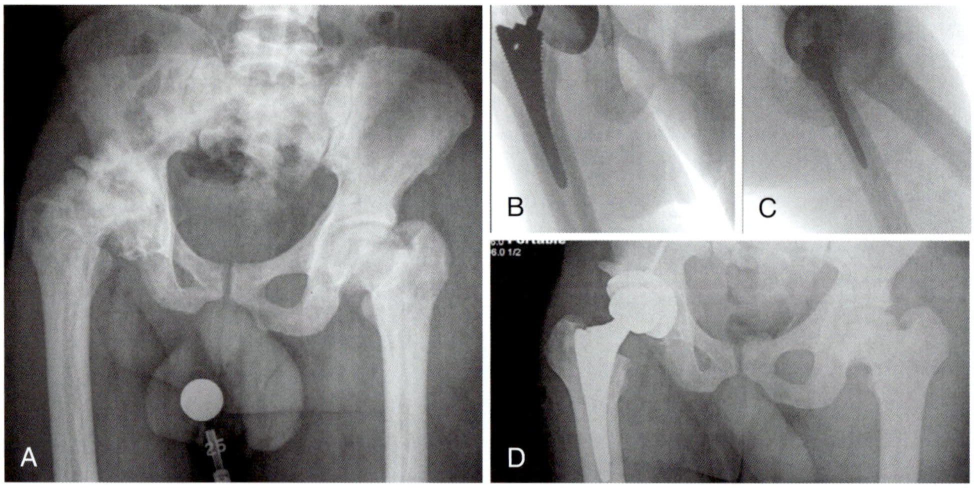

• **图 78.6** 一名 53 岁男性 SCD 患者的 X 线片，表现为右臀部 / 腹股沟的疼痛。由于疼痛，患者不能行走超过 5 个街区。（A）术前髋关节正位 X 线片。（B，C）镰状细胞病患者右侧 THA 的术中透视图像。（D）对同一患者进行右侧 THA 后的术后骨盆正位片，使用双锥形股骨柄

片，类似于前面讨论的其他复杂 THA 病例。如有感染迹象，应立即取出假体，冲洗和清创术；转换到分阶段完成；开始静脉注射抗生素 [72]。

术中最重要的第一步是从股骨上取出失效的内固定植入物（图 78.7）。然而，在严重瘢痕和畸形的情况下，通常最好的方法是松解股骨近端，移除瘢痕组织，并将股骨与金属头脱位，以防止过度脱位导致骨折。在股骨充分移动后，内固定可以被移除。其次，在某些病例中未能愈合的股骨碎片需要仔细暴露并取出，密切注意附近的神经血管结构。这很可能是由于长期固定导致严重的骨质减少；因此，正确选择股骨柄是非常重要的。此外，高速钻头可以促进硬化骨和先前螺钉轨迹的去除，减少术中对已然薄脆的股骨进行扩髓时发生骨折的概率。在股骨转子间骨折内固定失效的情况下，应考虑较长的组配式股骨柄，因为典型的股骨颈切除水平远端，骨丢失是常见的 [72,78]。具体来说，一些人建议股骨柄应该绕过螺钉孔的最远端应力提升效应，大约为 6 cm（2 个股管直径）[78]。既往侧方钢板固定尝试中存在皮质螺钉孔，可能会阻碍骨水泥的使用，因为很难获得最佳的骨水泥加压，从而减少骨重塑，增加假体松动的风险 [79]。

在股骨颈骨折治疗中，与髋关节滑动螺钉失效相比，空心螺钉失效后转行 THA 的患者所使用的固定装置类型已经被证明会影响围术期的结果，包括住院时间更短、手术时间更短、出血量更少（图 78.8）[68]。此外，与头颅髓内钉相比，髋关节滑动螺钉失效后的转归表现出更好的围术期结果，这强调了植入物类型的指数在转归为 THA 时影响围术期结果。

髋关节自发性融合后转行全髋关节置换术

髋关节自发性融合可由化脓性关节炎、结核性骨关节炎、外伤（图 78.8）、强直性脊柱炎、炎症性关节炎等引起 [2]。髋关节融合后会损害患者行走和坐立的能力，同时使相邻关节承受过多的负荷。这可能使对侧髋关节、同侧膝关节或腰椎提前向关节炎改变 [80]。事实上，35%～60% 的髋关节融合患者主诉膝关节疼痛，57%～65% 的患者主诉腰痛 [81]。因此，对于该患者群体，解除融合状态并行 THA 可以帮助恢复生活质量，改善功能，减少疼痛，并降低在其他部位发生退行性关节疾病的风险 [82]。据报道，这些患者中有 10%～21% 最终决定进行 THA[81]。行 THA 的结果很大程度上取决于髋关节长期固定对周围肌肉和软组织的影响 [83]。异常的解剖结构和骨标志的丢失进一步增加了手术的复杂性 [84]。因此，在髋关节融合的情况下转行 THA 的失败率和并发症发生率为 9%～48%，一些作者报道其 10 年存活率为 74.2%[82]。然而，这些高失败率包括有既往髋关节手术史的患者，并不仅仅表现有髋关节自发性融合的患者 [80]。另外，Fernandez-Fairen 及其团队发现，与初次 THA 相比，患者的满意度、功能结局、并发症和失败率等方面与已行 THA 手术的融合髋患者相似 [81]。然而，作者排除了在骨骼成熟前有融合的患者和因全身风湿病而融合的患者 [81]。

这些患者的术前评估应集中于畸形程度、肢体缩

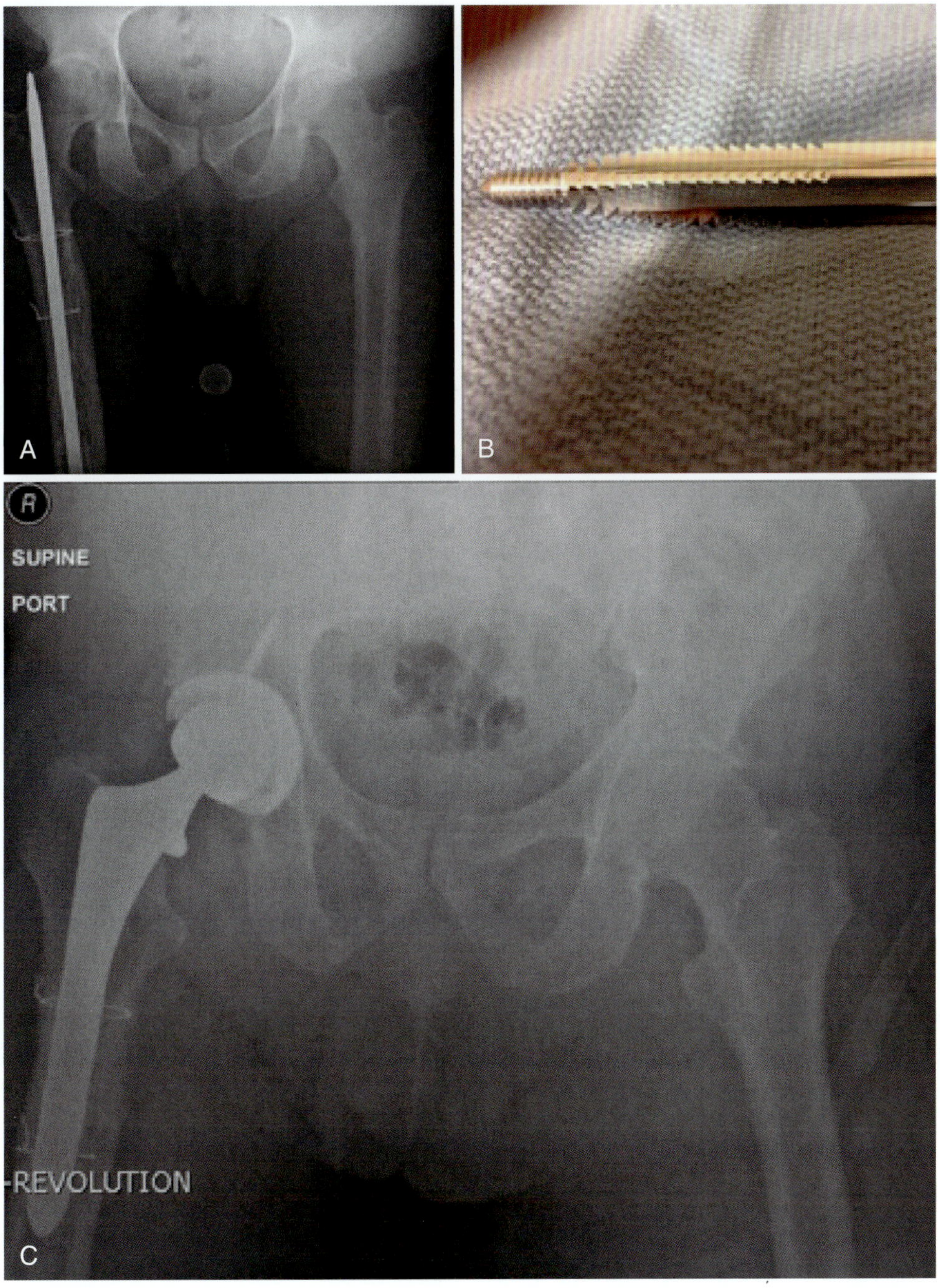

• **图 78.7**　一名 54 岁男性，有 30 年右侧髓内钉病史，右髋关节疼痛 9 个月，过去几周疼痛加重，无法行走。（A）术前骨盆正位片显示右侧髓内钉。（B）髓内钉去除。（C）术后骨盆正位片显示，从髓内钉固定失败转为右侧 THA，植入 3/4 涂层股骨柄，以达到最大的旋转稳定性和骨性融合

短的严重程度、髋关节中心的位置、外展肌功能和大转子的位置和是否存在 [2]。应注意肢体长度的矫正量，因为长时间融合的患者可能有固定的倾斜和脊柱侧凸，因此，如果矫枉过正，很容易发生背部疼痛 [80]。在某些病例中，MRI 和肌电图研究已被用于评估髋关节展神经支配。然而，一些人质疑它们的有效性 [85,86]。相反，术前触诊外展肌的体积和缺损被认为是一种更好的评估方法 [86]。骨盆正位片、双下肢全长片、股骨侧位片、骨盆斜位片有助于识别骨量、大转子的状态、前后柱的完整性，以及内固定的存在 [87]。一些作者建议，如果大转子缺失，在做模板时使用股骨弓作为股骨截骨的参考点 [88]。如果解剖结构正常，假体的大小可以根据对侧近似。然后可以检查股骨柄的选择与融合髋及其在规划过程中标记的位置和方向 [88]。对于既往有化脓性关节炎或感染病史的患者，与以前描述的其他复杂病例相比，术前应检测 CRP 和 ESR，如果

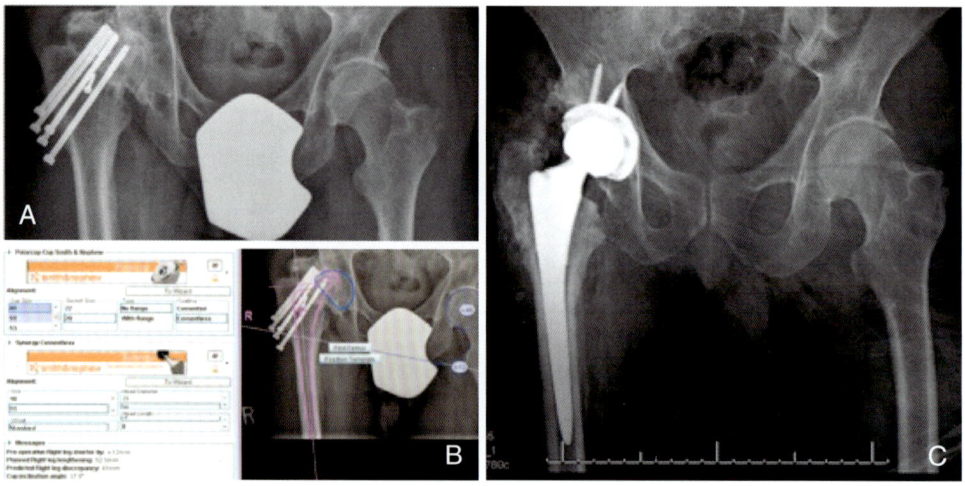

• **图 78.8** 一名62岁男性，右髋关节创伤后关节炎，25年前股骨颈骨折，经皮闭合复位术（CRPP），X线片显示右髋关节疼痛进展10年；在家里拄着拐杖走路。（A）术前骨盆正位片显示右侧CRPP。（B）右THA前数字模板。（C）术后骨盆正位片显示转行右侧THA

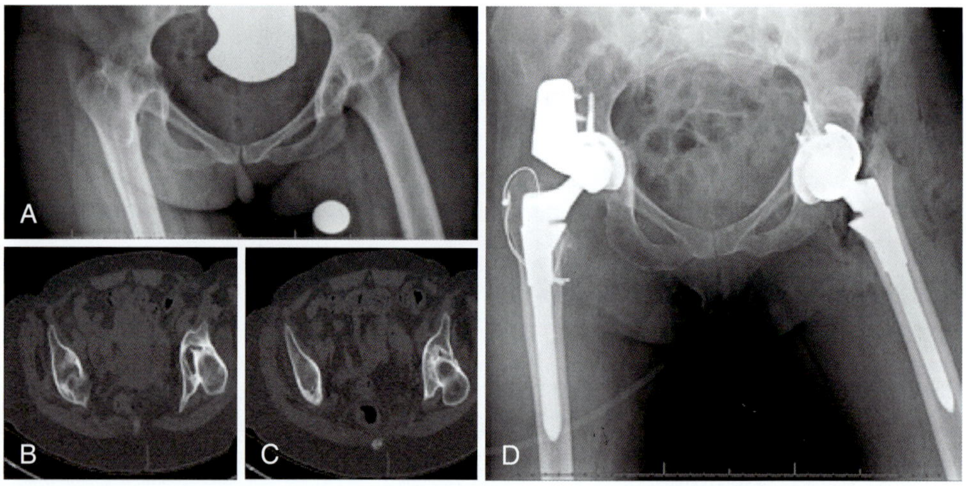

• **图 78.9** 一位伴有双侧髋关节自发性融合的52岁女性，15年前在火车站遇袭，有创伤性脑损伤和昏迷病史。（A）术前骨盆正位片显示双侧髋关节融合。（B、C）术前骨盆CT。（D）骨盆正位片显示双侧THA，使用组配假体进行固定并用髋臼垫块来填补髋臼缺损

升高，应尝试髋关节穿刺。此外，术中应取可疑组织行冷冻切片活检[86]。

与其他复杂病例类似，首选的手术入路包括标准后外侧、前外侧、直接外侧和经转子的手术入路[87]。在外展肌萎缩的情况下，经转子入路是理想的，因为它提供了广泛的暴露，限制了肌肉损伤，并允许改变转子的位置。这样可以调整外展肌张力，增加稳定性[80]。

术中股骨侧的技术挑战来自异常解剖和硬化骨[2]。为了帮助调动和准备股骨，可以做股骨近端骨膜下剥离。在严重屈曲畸形的情况下，为了避免股骨骨折，可以进行前方关节囊切开和软组织松解术[89]。股骨假体应以中立位植入，应选择颈部长度，以获得最佳软组织稳定性，并在撞击前最大限度地提高髋关节ROM（图78.9）。一些作者建议在髋臼和股骨假体中使用灌注抗生素的骨水泥，试图减少感染的风险[90]。然而，其他研究发现，在这些患者中，骨水泥和非骨水泥成分没有区别[86]。如果髋关节复位后出现屈曲挛缩，只要不牺牲髋关节稳定性，颈长可减少[88]。在外展受限的情况下，为了获得更好的ROM，一些作者提倡使用内收肌肌腱切开术和腰肌肌腱切开术，特别是当不能达到30°外展时[87]。此外，在这些情况下，转子截骨术也可能对髓腔暴露有帮助[9]。

（参考文献参见书末二维码）

第 79 章

股骨近端畸形

CURTIS HARTMAN, CHARLES NELSON
（赵星宇 译 刘建国 审校）

关 键 点

- 股骨近端畸形可能是医源性的，也可能是病理发展过程的结果。
- 用 THA 治疗股骨近端畸形具有挑战性，需要仔细制订术前计划。
- 对于有过手术史的股骨近端畸形，外科医生在考虑 THA 时应高度怀疑是否有感染。
- 矫正畸形并非总是必要的。
- 截骨矫形术可能需要分阶段进行。
- THA 用于股骨近端截骨术的结果通常与无畸形的结果相似。

THA 是医学上最成功、最经济有效的手术之一，具有良好的长期预后、相对较低的并发症和较高的患者满意度。然而，在某些情况下，这个手术更具挑战性和复杂性，并且与不太确定的结果相关。股骨近端畸形增加了初次 THA 和转换髋关节置换术的复杂性。

股骨近端畸形的病因多种多样。潜在的病因包括先前的股骨近端截骨手术、先前的股骨近端骨折手术或非手术治疗后的残留畸形，以及继发于骨软化或代谢性骨疾病（如 Paget 病或纤维性结构不良）。

除了股骨畸形的位置、方向和程度导致复杂性增加外，这些患者需要考虑的其他因素包括既往手术后可能存在的感染。此外，之前的截骨、骨折或手术可能会潜在损害周围肌肉、神经血管或其他软组织结构以及骨的强度和质量。为了尽量减少手术时间并尽早恢复功能，许多患者更愿意在单一阶段进行手术。然而，在一些复杂的病例，特别是当有可能发生关节或骨感染时，应选择两阶段的手术方式。

本章将对原定为初次或转换 THA 的患者股骨近端畸形的评估和分类、手术治疗方案和技术，以及手术治疗的结果进行综述。

分类

虽然有许多作者对股骨近端畸形进行了分类[1,2]，但分类系统的用处在于其指导治疗的能力。Berry 分类法根据畸形的位置、畸形的形状和病因来描述股骨畸形。股骨畸形可发生在大转子、股骨颈、干骺端或骨干水平。此外，在每个节段，畸形可进一步分为扭转型（前倾增加或减少）、成角型（内翻、外翻、屈曲或伸展）、平移型（内侧、外侧、前方、后方）或大小异常。这些因素往往是相关的，因为特定的病因造成可预测的畸形。此外，某些病因可能影响骨代谢、骨愈合或其他与关节置换术相关的全身问题。畸形的位置和几何形状最终决定了假体的选择、大小和任何需要矫正的截骨。

手术治疗

概述

决定对股骨近端畸形患者进行初次或转换 THA 治疗，始于临床确定患者有足够的疼痛和髋关节疾病相关的功能限制，以保证手术风险。经过适当的知情同意程序，患者应该有机会做出知情选择，接受髋关节置换术的风险比非手术治疗或其他手术选择更可取。

在术前规划时，除了畸形的分类外，重要的是要考虑患者股骨近端畸形的病因；畸形的位置、方向和大小；周围骨的质量；相关肌肉功能；患者的神经血管状况；患者的健康和功能潜力；关节或骨骼感染的可能性。这些因素对于确定髋关节置换术的风险和可能的好处，以及为最佳入路、假体和技术做准备都很重要。一方面，从技术角度来看，髋臼手术技术通常不应该因为股骨畸形的存在而改变；另一方面，在股骨方面，方法通常包括使用较短的假体和存留轻度畸形或实施截骨术和绕过畸形部位。大多数外科医生建议绕过至少 2.5 倍股骨轴径的畸形。

病因学

代谢性骨病 / 骨软化病、佝偻病、肾性骨营养不良（肾性骨病）、纤维性结构不良、Paget 病等

在代谢性骨病或骨软化病患者股骨近端畸形的设定中，一个完整的代谢性骨检查是需要的。在适当的情况下，需要由内分泌科专家或骨代谢专家治疗代谢性骨病。一旦患者的骨软化病或代谢性骨病情况稳定，允许进行髋关节手术，就可以考虑选择进行一期或二期初次或转换 THA，本文对此进行讨论。

当畸形足够远以允许放置适合于畸形股骨的股骨假体时，不矫正畸形可能是可以接受的选择，特别是如果患者在畸形下功能良好时。当试图在没有计划截骨的畸形股骨上获得固定时，在骨质量较差的情况下，骨水泥固定往往更可取（图 79.1）。术前模板对于确定适合所需股骨假体而不伴有股骨截骨的能力至关重要。如果在髋关节置换术前必须或最好纠正股骨畸形，则可选择包括一个或多个股骨截骨术，一般在一期或二期手术中，绕过植入髓内股骨假体的最远端截骨部位至少 2.5 倍股骨干直径。当骨量充足时，我们倾向于使用非骨水泥型股骨假体进行单阶段联合截骨和髋关节置换术，以防止截骨部位的骨水泥挤压（图 79.2）。如果髓内假体的远端延伸不足以绕过截骨部位，除了股骨髓内假体外，还需要用钢板或同种异体骨支撑进行稳定的髓外固定。在二期矫形的设置中，畸形首先通过一个或多个股骨截骨矫正畸形，并且在担心感染时使用钢板和（或）同种异体骨支架的髓外固定和（或）髓内钉或临时植入物（例如关节抗生素间隔假体）进行初始固定。第二阶段是在截骨愈合后，感染的可能性非常低时植入髓内髋关节假体。

既往股骨截骨术

既往股骨近端截骨后转行 THA 的复杂性根据先前截骨后的位置、方向、程度、移位而变化。正如任何既往髋关节手术的病例一样，重要的是要排除先前存在的感染，评估髋关节周围肌肉功能和确定神经血

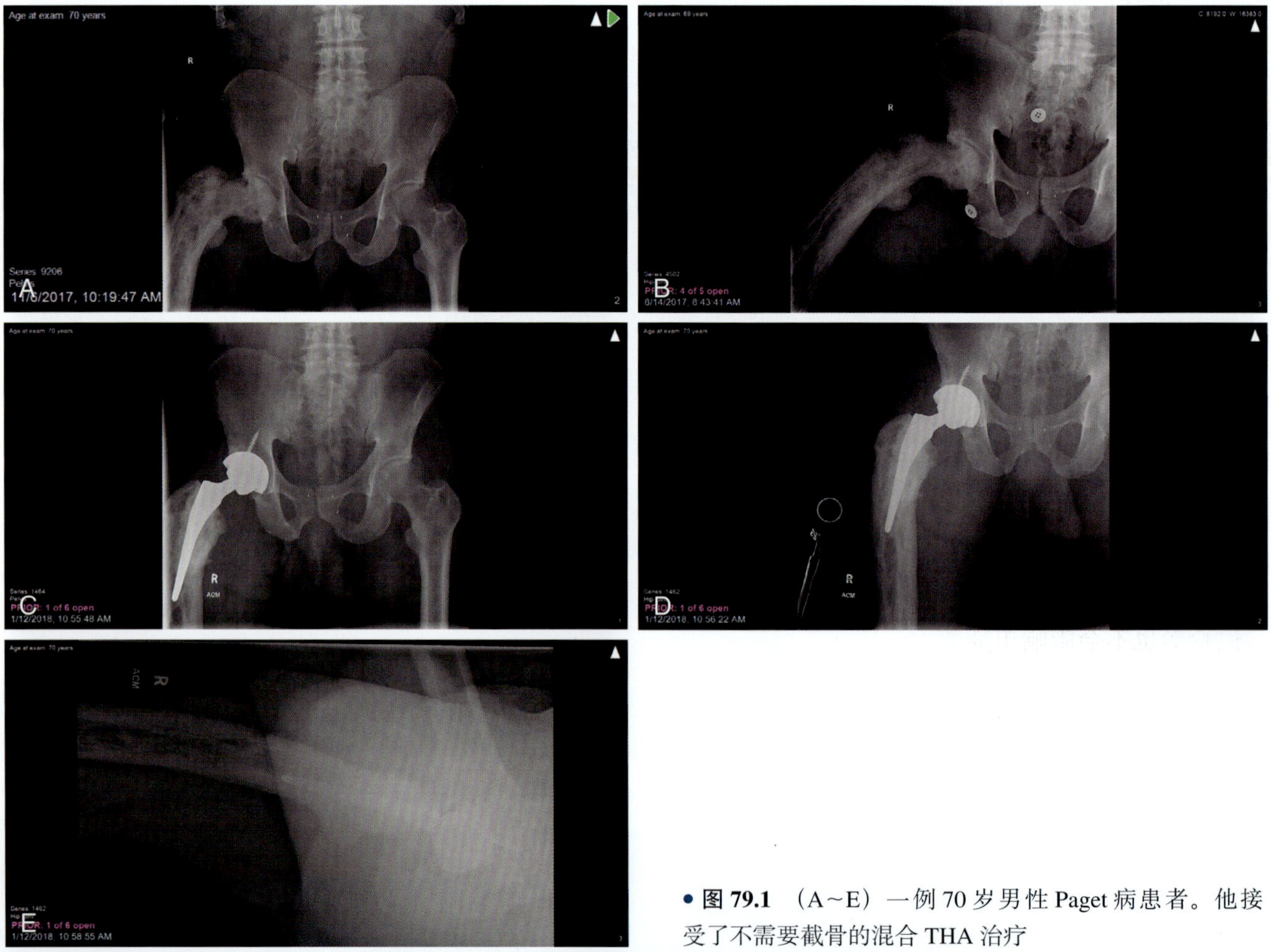

• **图 79.1** （A～E）一例 70 岁男性 Paget 病患者。他接受了不需要截骨的混合 THA 治疗

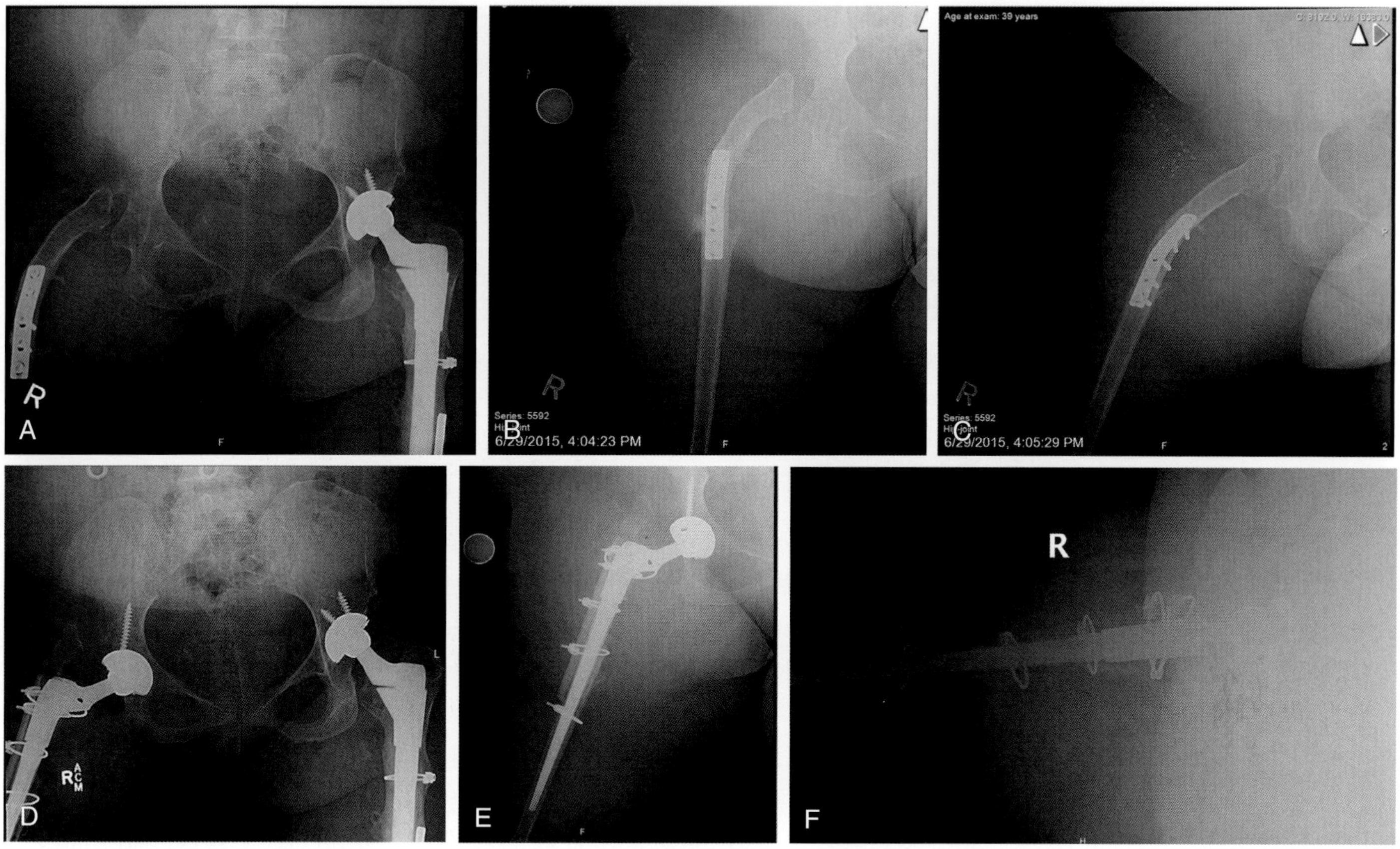

• **图 79.2** （A～F）39 岁女性，有右髋关节股骨近端局灶性缺陷的病史，童年时曾接受股骨近端截骨术治疗。在行 THA 时，需要移除之前的钢板并行股骨截骨术

管状态。应获得血清炎症标志物，包括 CRP。其他可以考虑的血清炎症标志物包括 ESR、D- 二聚体或白细胞介素 -6。血清炎症标志物的升高要求进一步检查周围的关节或骨感染。推荐行关节穿刺——包括培养、滑膜液、白细胞（WBC）计数、鉴别和（或）白细胞酯酶，以排除这些病例的髋关节感染。如果担心骨髓炎或假体感染无法通过关节液检测到，考虑进行核医学成像，如骨骼 /WBC 铟扫描或氟代脱氧葡萄糖（FDG）-PET/CT 可能对排除骨感染有价值。

股骨颈水平的截骨或畸形不妨碍标准的髋关节股骨柄的放置，除假体移除或潜在感染相关的问题外，不影响单阶段转换髋关节置换术。股骨截骨术或髋关节远侧畸形也不会影响单期髋关节置换，前提是不需要对畸形进行矫正。然而，在股骨转子间或股骨转子下进行股骨截骨术之前，如果伴有明显的畸形或移位，通常需要在畸形或移位的水平进行截骨，以便放置股骨髓内假体。

既往有股骨近端外翻截骨术

一般来说，股骨外翻截骨术与股骨干移位无关，在大多数情况下，在转换髋关节置换手术前或手术中不需要截骨。在许多情况下，截骨术导致股骨颈内侧和股骨近端的骨骼减少。因此，减少干骺端内侧体积的股骨假体或干骺端独立于股骨假体的组配式假体通常更可取。术前成像是重要的，以确保假体适合并允许适当的长度、偏心距（图 79.3）。

既往股骨近端内翻截骨术或股骨内翻去旋转截骨术

股骨内翻截骨术通常伴有远端轴相对于近端节段的内侧移位。因此，在某些情况下，畸形和移位会阻止标准髋关节髓内柄在转换 THA 时的放置。在这些情况下，需要一种新的股骨截骨术，以便放置股骨髓内柄。一般来说，我们倾向于将髋关节置换术和截骨术作为单一阶段进行。如果有感染的担忧，我们主张一期手术取出假体，将病理分析和培养作为初始阶段，然后在二期手术中再次结合病理（冰冻切片）和

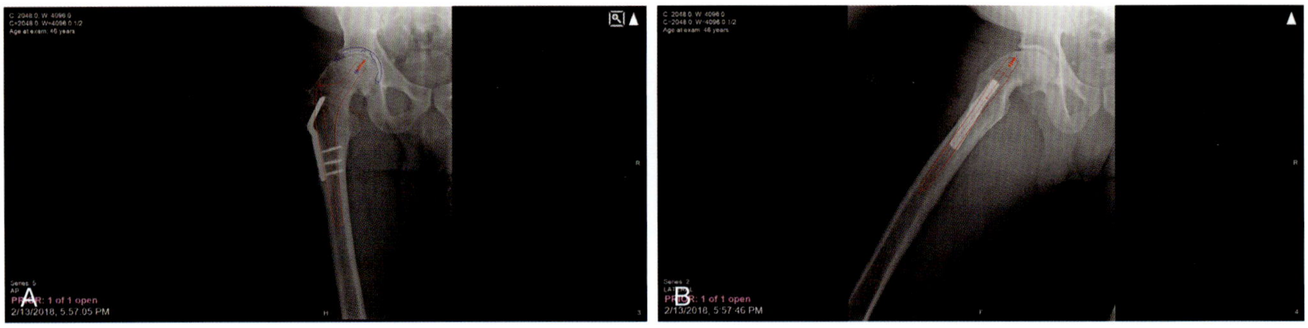

• 图 79.3 （A、B）一名 46 岁女性，既往有发生外翻的股骨近端截骨术治疗股骨头骨骺滑脱。X 线片显示了在无须矫正截骨即可重建腿长和偏心距的能力。增加同种异体骨支撑架和环抱索以增加股骨骨量

培养行联合截骨并植入假体。

如果远端股骨干没有移位或移位幅度很小，则可进行单期转换髋关节置换。在股骨近端外翻截骨术中，使用直圆柱形或锥形假体或组配式装置可能更适合骨畸形内部。术前成像对于这些病例来说是很重要的，以确定最佳的假体选择。

股骨近端旋转截骨术

在没有畸形愈合的情况下，单纯旋转截骨术不应与移位或矢状或冠状面畸形相关。因此，在没有感染的情况下，这些病例几乎可以在单一阶段进行治疗。在某些情况下，具有旋转自由的股骨假体，如锥形假体或与股骨颈型近端几何形状无关的组配式假体，更适合于恢复最佳的股骨翻转和髋关节稳定性。

股骨近端骨折治疗后的畸形

既往股骨近端骨折后残留畸形的处理遵循既往股骨近端截骨后的相同治疗原则。参考第 78 章，其中有对这些病例进行具体描述。

结局

描述与股骨近端畸形相关的 THA 结局的文献主要由大小不同的病例系列组成。很少有设计良好的对照研究来比较不同的治疗方法。大多数关于这一课题的研究是评估 THA 治疗股骨转子间截骨失败的结果。这方面规模最大的研究评估了 290 例患者的 305 个髋关节 [3]。本系列所有假体均采用骨水泥型假体。作者报告了平均随访 10 年的存活率为 89.1%。作者建议，股骨转子间截骨术应在今后需要 THA 的情况下进行规划，并在截骨愈合后拆除钢板和螺钉。另一项研究报告了对 22 例骨水泥型股骨假体进行了平均 15.8 年的随访，发现股骨存活率为 89.5%[4]。Boos 等 [5] 比较了 74 例股骨近端截骨术后转换 THA 和 74 例匹配的对照组。所有患者均采用 Müller 骨水泥型柄。在 5～10 年，截骨组有更高失败率的趋势；然而，差异没有统计学意义。

股骨近端截骨术后，干骺端解剖异常，骨髂可能完全硬化。这会给准备用骨水泥的股骨造成困难。因此，非骨水泥型固定可能优于骨水泥固定。一些评价股骨转子间截骨失败后非骨水泥型固定的现代系列都显示了良好的存活率。Suzuki 等 [6] 发现，30 例患者在平均随访 7 年的时间里，在股骨转子间截骨术失败后，股骨存活率为 100%。Parsch 等 [7] 评估了 48 例股骨转子间截骨失败的非骨水泥型全髋关节置换术。他们发现股骨柄 20 年的存活率是 91%。

其他作者研究了 THA 在股骨近端畸形同期截骨术中的效果。Papagelopoulos 等 [8] 回顾了 31 例 THA，平均随访 4.6 年。作者发现这种在技术上困难的手术，术中并发症发生率很高，再次手术率为 32%。

并发症

THA 治疗股骨近端畸形有显著的并发症风险。Boos 等 [5] 的研究是文献中为数不多的匹配对照的报道之一。他们发现在围术期，并发症发生率（每组 10.8%）在感染或无菌翻修的风险方面没有差异。既往有过截骨手术的组中感染翻修率较高，但没有达到统计学意义，可能无法发现差异。

股骨骨折是最常见的并发症。许多作者报告的发病率为 0～23%[3,5-9]。通常，这些骨折是只需要环扎固定的距骨裂缝，而其他人描述了皮质穿孔、股骨转子间骨折和螺旋骨折需要更高级的固定。

这组患者的假体周围感染风险较高，特别是对于有手术史的患者，为 0～8%[3,5-9]。处理这些畸形需要更长的手术时间，通常会有更多的失血量，这两者都

与人工关节感染率的增加有关。

在股骨近端畸形的情况下，报道的 THA 的其他并发症包括不稳定、股神经麻痹、骨不连和异位骨化。

未来的展望

在股骨近端畸形的情况下行 THA 更为复杂，并与并发症增加有关。改善股骨近端畸形治疗结果的机会包括技术进步和材料进步。

未来的技术进步可能会促进对位、假体位置和恢复肢体长度、偏心距和髋关节生物力学的优化。手术导航和机器人技术结合改进的低辐射三维成像和计算机规划，为使用带或不带补充固定的假体对股骨近端畸形进行最佳矫正提供了机会。此外，这些技术能够通过恢复适当的髋关节生物力学来促进长期内固定，而不需要在适当的时候矫正潜在的畸形。

使用“抗感染”的生物材料的进步或“智能”假体与改进的局部和全身抗菌治疗相结合，可能为降低这些高危患者的感染风险创造未来的机会。

小结

THA 可以为患有髋关节病和股骨近端畸形患者提供持久的止痛和功能恢复。根据畸形和以往的手术情况，重建可能需要分阶段进行。外科医生在对股骨近端畸形进行 THA 手术时，应准备好移除破碎的内固定植入物，进行矫正截骨术，并熟练使用骨水泥型和非骨水泥型固定技术。

（参考文献参见书末二维码）

第 80 章

代谢性骨病

CORY G. COUCH , DAVID G. LEWALLEN
（赵星宇 译　刘建国 审校）

关键点

- 代谢性骨病患者具有多样性的病理生理改变，具有明显不同的髋关节手术决策和技术挑战。导致患者行全髋关节置换术（THA）最常见的代谢性骨病是 Paget 病和严重的肾病，这是本章的重点。
- 计划行 THA 的 Paget 病患者应进行完整的术前医学评估，治疗骨骼外表现，将术中出血和术后骨丢失的风险降至最低。
- 术前应获得全长 X 线片，做术前测量并预测是否需要进行矫形截骨术。
- 应使用高速磨钻及髓腔钻来处理畸形硬化的髓腔，术中利用血液回收系统控制术中失血。
- 对某些患者应考虑预防异位骨化。
- 透析患者选择 THA 时应该谨慎对待，应该就并发症风险增加向患者提供说明。

Paget 病

美国 40 岁以上人口中有 1% 受 Paget 病影响，50 岁以上人口中有 3%～4% 受 Paget 病影响，到 90 岁时，Paget 病的患病率为 10%～15%[1,2]。它是一种以骨形成增加为特征的慢性局限性骨骼疾病，主要表现为骨吸收、骨形成以及骨重建，导致正常基质被增生骨取代。根据累及的骨骼数量可以将其定义为单骨型和多骨型。Paget 病可能累及所有骨骼，但是以骨盆和股骨多见，76% 的病例为多骨型[3-6]。在美国，随着年龄的增加，两种类型的总体患病率增加，男女比例为 1.2 : 1[1]。患病率因地理位置而异；Paget 病在欧洲 Anglo-Saxon 血统中最常见，在非洲和亚洲则很少见[7,8]。来自欧洲和新西兰的人口研究表明，在过去 40 年里，Paget 病的严重程度有所下降，而且已经注意到这种疾病的单骨型有所增加，特别是在妇女中[9,10]。Paget 病发病率的下降被认为部分是由于麻疹疫苗的实施，因为麻疹病毒与 Paget 病的病因有直接联系[11]。

病理解剖学

Paget 病诊断具偶然性，但通常可表现为全身骨痛。当股骨近端和髋关节受累时，全身性骨痛与活动性疾病、应力性骨折或神经根病变难以鉴别。这种情况下关节内注射有助于鉴别疼痛的来源[12]。恶性肿瘤转移和 Paget 肉瘤患者的发生率不足 1%，但预后较差，在对有症状的髋关节 Paget 病患者进行评估时，应注意与之区别[13]。典型的变形性骨炎伴有骨破坏和大量软组织增生，近期疼痛加剧则预示存在肉瘤样变的可能。

骨疼痛往往与疾病活动性相关。疾病的活动性可以通过检测血清碱性磷酸酶和尿吡啶交联蛋白来判断。骨代谢增强会增加 I 型胶原蛋白分解产物的排泄，而代偿性成骨活动将导致碱性磷酸酶活性增加。

Paget 病的确切原因仍然未知；然而，1974 年在受累骨破骨细胞中发现病毒样包涵体后，病毒起源被首次提出[14]。随后发现副黏病毒家族可能与其有关，病毒起源仍是当前研究的焦点[15]。多种分子标志物也与疾病过程有关，包括在患者骨髓中发现的骨再吸收细胞因子白细胞介素 -6[16]。另有研究发现抑制细胞凋亡基因的表达增加与本病有关系，这导致破骨细胞数量相对增加[17]。Paget 病具有家族性，患者直系亲属患病率增加 7 倍[18]。遗传学研究和连锁分析表明，Sequestosome 1 基因和多个其他遗传基因位点被认为是 Paget 病的候选区域[17,19]。广泛的骨溶解、大量的破骨细胞和成骨细胞以及迅速形成无序的编织骨是 Paget 样骨的组织学特征[20]。

该病经常会使髋关节致残而需要进行关节置换术，但是与年龄匹配的对照组相比，Paget 病患者组是否更容易发生骨关节炎（OA）尚不清楚[5,21,22]。有假说认为，Paget 病的病变过程和畸形使患者更容易发展成为近关节骨肿大的继发退变性关节炎，导致不协调、继发性生物力学改变及软骨下骨支撑的改变[23-25]。

在髋部，Paget 病患者常见到特征性的股骨内翻、髋内翻和髋臼内陷。头下型骨折、股骨近端骨不连和髓腔畸形硬化会使治疗复杂化。髋关节的内侧以及负重区磨损征象最常见（图 80.1）[26-27]。活跃期血管大量增生将增加术中的出血量。适当的医疗管理，包括咨询内分泌科医生，可以帮助减少术中出血和术后假体周围骨吸收的风险。

替代治疗

镇痛药和非甾体抗炎药（NSAIDs）可用于减轻活动性疾病患者的骨痛。抗骨吸收药物已成为现代医学治疗 Paget 病的主要手段。该类药物通过降低破骨细胞介导的 Paget 病的骨吸收而产生作用，既能降低活动期的症状又能减少并发症。在美国允许使用的两种抗骨吸收药物是：①降钙素；②二膦酸盐。鲑鱼降钙素不如含氮的二膦酸盐有效，需要每天皮下注射[27]。当用血清碱性磷酸酶水平来测定活动期疾病时，含氮双膦酸阿伦膦酸钠、利塞膦酸盐和唑来膦酸均显示出不同程度的有效性和潜能[27,28]。已证明唑来膦酸对控制该疾病的活动特别有效，且应用方便，一次静脉给药仅需 15 min[28]。表 80.1 提供了常用二膦酸盐和给药方案的摘要。抗骨吸收治疗可用于治疗 Paget 病引起的疼痛，并预防或减缓 OA 的发展和进行性畸形。术前使用抗骨吸收药物来减少由于血管过度增生导致的术中出血，以及控制术后潜在的骨质吸收[27-31]。文献中关于围术期二膦酸盐治疗的时间没有共识。抗骨吸收治疗的时间和剂量应当根据潜在的副作用，并在内分泌科医生的会诊和监督下调整[23]。Paget 病相关退行性关节炎的非手术治疗与特发性 OA

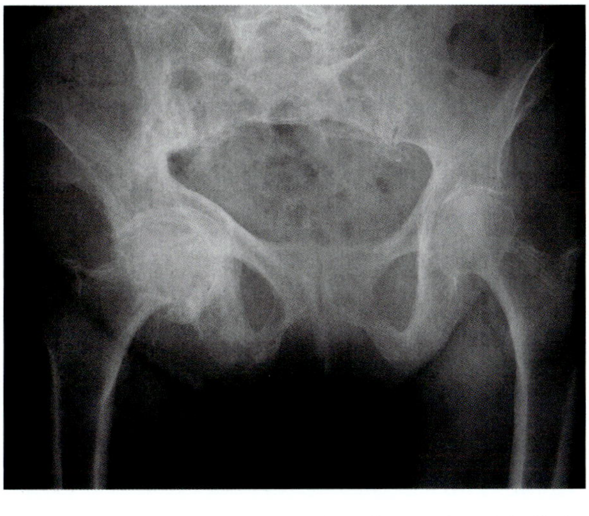

• **图 80.1** X 线片显示 Paget 病中典型的髋臼磨损模式

表 80.1 骨 Paget 病的抗吸收剂

药剂	商品名	剂量
利塞膦酸盐	Actonel	每天口服 30 mg，持续 2 个月
阿仑膦酸钠	Fosamax	每天口服 40 mg，持续 6 个月
唑来膦酸	Reclast	每 12 个月 5 mg 静脉注射 1 次
鲑鱼降钙素	Miacalcin	每天皮下注射 50~100 U，持续 6~18 个月

数据引自 Siris ES，Lyles KW，Singer FR，Meunier PJ. Medical management of Paget’s disease of bone：indications for treatment and review of current therapies. J Bone Miner Res 2006；21（Suppl 2）：P94-P98 and Reid IR，Hosking DJ. Bisphosphonates in Paget’s disease. Bone. 2011；49：89-94.

相同，包括抗炎药、调整活动和辅助行走。

手术治疗

骨水泥型和生物型 THA 均已成功用于治疗继发于 Paget 病的退行性髋关节疾病；据报道，两种方法都取得了良好的卓越结果。然而，对于假体或固定技术的选择，目前尚无共识。由于混杂的变量、跨度 20 年的结果、少数患者、不同的假体设计和不断发展的技术，对现有研究的直接比较是困难的。需要以患者的个体病理为基础，根据畸形程度、骨量丢失程度及截骨需要来选择植入物，并做技术调整。由于 Paget 病改变了骨形态，可增加假体周围骨折的风险。然而，报告显示，使用骨水泥型假体的翻修率更高。使用骨水泥型和生物型假体的现有研究结果总结在表 80.2 和 80.3 中。图 80.2 和图 80.3 显示了在 Paget 病患者严重的股骨近端受累者中使用混合型 THA。

技术

术前计划

手术前，除了标准的髋关节片外，所有患者都应进行股骨全长 X 线片检查。这样可以评估股骨畸形和骨受累的程度。此外，下肢全长站立位 X 线片可以帮助评估下肢受累，并有助于术前计划和决定是否需要联合截骨。另外，断层成像（包括 MRI 和 CT）能够检测皮质的侵蚀、软组织肿块和肉瘤变性情况。血管过度增生可能导致术中失血量增加，超出常规补液量及输血需求，还会影响手术视野。对于多骨型患者，若超过 15% 的骨骼受累，则存在心脏扩大、心室功能改变的风险。一些患者还可能发生高排型心力衰竭[33]。建议制订合适的麻醉计划，预备术中复苏并

表 80.2 骨水泥型 THA 治疗髋关节 Paget 病的结果

作者（年）	髋数	平均年龄	平均随访时间（年）（范围）	结果
Merkow et al.（1984）[56]	21	68.6	5（2～11）	21 个髋中良好到极好的有 18 个髋；2 个髋翻修
McDonald 和 Sim（1987）[39]	52	69.9	8.8（3～15）	52 个髋中良好到极好的有 39 个髋；9 个髋翻修
Ludkowski 和 Wilson-McDonald（1988）[26]	37	71.5	7.8（1～18.4）	37 个髋中良好到极好的有 26 个髋；0 个髋翻修
Sochart 和 Porter（2000）[57]	98	67.4	10.4（5.5～20）	98 个髋中良好到极好的有 81 个髋；8 个髋翻修
Hanna et al.（2017）[45]	247	70.4	8.3（0.7～20）	21 个髋翻修

表 80.3 生物型 THA 治疗髋关节 Paget 病的结果

作者（年）	髋数	平均年龄	平均随访时间（年）	结果
Hozack et al.（1999）[58]	5	68	5.8（4.8～8.8）	5 个髋中良好到极好的有 5 个髋
Kirsh et al.（2001）[59]	20	72	6（4.8）	20 个髋中良好到极好的有 18 个髋；0 个髋翻修
Parvizi et al.（2002）[34]	19	71.3	7（2～15）	19 个髋中良好到极好的有 16 个髋；0 个髋翻修
Lusty et al.（2007）[60]	23	75	6.7（3～14.6）	23 个髋中良好到极好的有 22 个髋
Wegrzyn et al.（2010）[61]	37	74.2	6.6（2～16.2）	37 个髋中良好到极好的有 27 个髋
Imbuldeniya et al.（2014）[62]	33	75	12.3（10～17）	33 个髋中良好到极好的有 24 个髋；6 个髋翻修
Hanna et al.（2017）[45]	105	70.4	8.3（0.7～20）	6 个髋翻修

使用血液回收系统。对于活动期患者，术前药物治疗有助于降低出血的风险，若使用骨水泥技术，还有利于术中评价骨 - 植入物界面情况，获得干净的术野。

显露

不合并畸形的髋关节 Paget 病可以通过多种入路进行 THA，如前外侧入路、后入路及股骨转子间入路，具体选择取决于医生的经验和偏好。髋内翻和股骨弯曲会使进入股骨髓腔更加复杂，难以避免股骨柄内翻放置、侵犯转子和转子间骨折。这时可能有必要行转子或股骨截骨术，以方便脱位，预防骨折，并获得最佳的植入定位。

骨准备

内陷畸形是 Paget 病常见的表现，并可能产生与骨量丢失严重程度相关的技术挑战。为防止内陷畸形加重，推荐使用假体锉使周边扩大而不加深囊性病变，可以通过刮除并用自体植骨来处理。

股骨准备工作包括清除纤维变形性骨炎样组织，并经常需要对硬化封闭的髓腔进行塑形。假如遇到坚硬的骨质时就不能使用标准工具，高速电钻以及灵活髓腔钻设备将有助于髓腔的准备。推荐使用术中透视或 X 线片来确定骨刀在髓腔中的位置，从而纠正截骨位置。

假体植入

在髋臼侧，若无法产生干燥的髋臼床可能会影响骨水泥与骨的黏合，进而阻止骨水泥杯的成功固定；这可能需要使用生物型的髋臼假体。梅奥诊所对 Paget 病患者使用生物型髋臼杯进行中期随访，显示结果良好[34]。使用生物型髋臼杯时，需要将其边缘与髋臼的边缘完整配合，并使用多枚螺钉以防止髋臼杯移位和保证骨长入。髋臼内侧植骨或使用超大的半球形杯可能有助于修复解剖髋关节旋转中心，并可使用偏移内衬补偿畸形的髋臼杯位置[35]。在遇到骨质量极

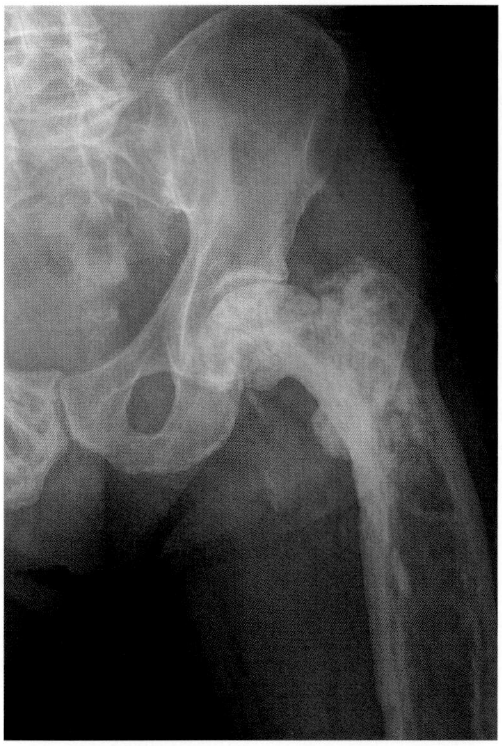

• 图 80.2　X 线片显示 Paget 病伴严重的股骨近端受累

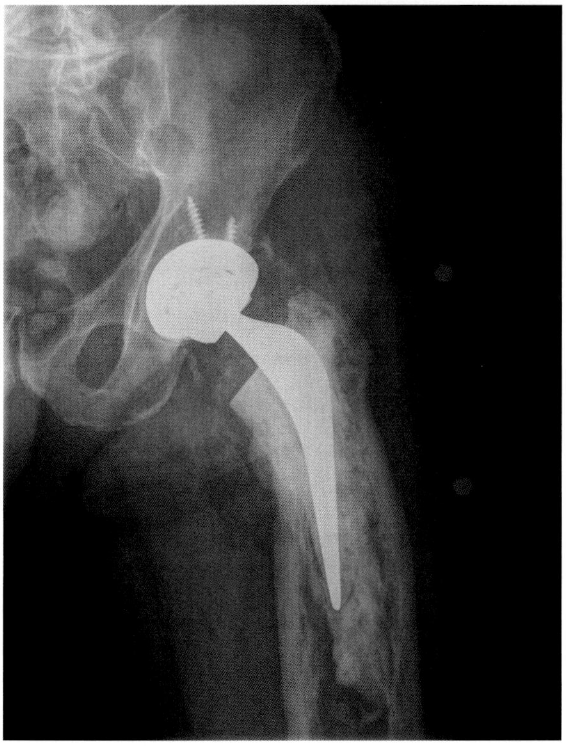

• 图 80.3　X 线片显示混合 THA 后 Paget 病伴严重的股骨近端受累

差或者骨质流失明显的病例时，需要行骨水泥型髋臼杯固定，或者使用骨水泥内衬加生物型髋臼杯混合来解决。

股骨弯曲处可能需要行股骨截骨，以便于安装假体柄。前文已详述股骨截骨术结合骨水泥型和生物型柄治疗 Paget 病的髋内翻[36,37]。为了越过近端机械强度不足的部位而实现骨干的固定，可能需要使用加长柄、广泛涂层柄或锥形组配式假体柄（图 80.4）。Paget 病的截骨术可能因延迟愈合而复杂化，特别是在股骨干部位[37]。因此，最好采用一期置换的办法来降低致残率。如果股骨采用骨水泥固定联合截骨矫正，必须注意避免骨水泥渗入截骨部位，影响骨愈合。跨越截骨区域的支柱植骨可能有助于骨愈合和稳定；然而，Paget 病侵犯同种异体骨骨板的病例已有报道[38]。无论采用何种固定方法，股骨柄的长度应确保股骨柄尖端不置于病变骨区域，以防止股骨柄尖端水平进一步内翻和应力性骨折。

切口闭合

根据外科医生的偏好，切口闭合在这个患者群体中以常规方式进行。建议通过适当止血和留置引流管来帮助防止血肿形成、伤口破裂和感染。

术后治疗方案

截骨术后，在影像学显示骨连接之前要禁止负重。Paget 病患者行 THA 后异位骨化的风险会增加，其发生率从 28% 升至 52%[34,39,40]。患者应该接受预防性的术后放疗或预防性的药物治疗来防止异位骨化的

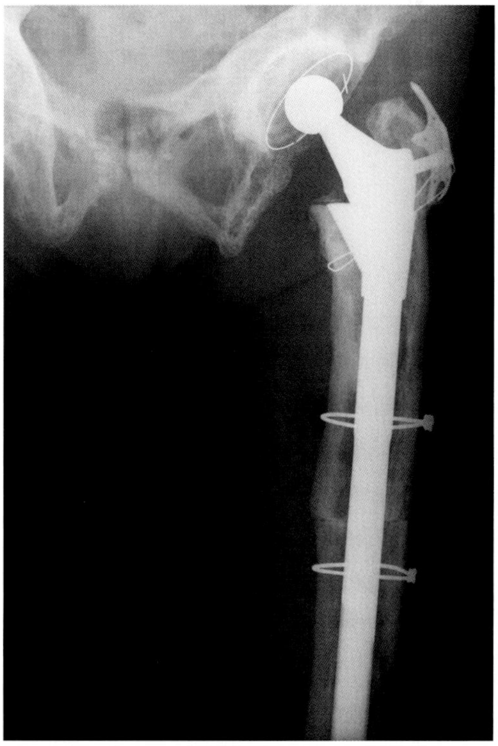

• 图 80.4　X 线片显示 Paget 病通过股骨截骨术和 THA 治疗

发生[41,42]。应警惕继发于左肾上腺嗜铬细胞瘤的代谢异常和术后制动的潜在骨质流失，并建议早期活动。建议术后早期随访，监测骨丢失和截骨愈合情况。术后应用抗骨吸收治疗可能有助于减少骨量丢失。建议围术期继续使用二膦酸盐，因为有证据表明它们有助于术后预防骨折和改善假体的骨融合[43]。疼痛突然加剧时应考虑出现应力性骨折或骨吸收迅速增加的可能，因为有报道称在单骨性 Paget 病中存在生物型假体早期无菌性松动[44]。无菌性松动是这些患者进行翻修手术的最常见原因，使用生物型假体似乎降低了风险[45]。

全髋关节置换术：肾性骨营养不良、肾移植和透析

肾性骨营养不良指的是继发于晚期肾脏疾病的骨骼并发症及一系列紊乱性疾病，包括继发性甲状旁腺功能亢进症、低血钙、高血磷、1，25- 二羟骨化醇减少、对甲状旁腺激素（PTH）产生反应的骨骼改变和异常的 PTH 基因表达。这种情况同样在肾病后期使用钙和维生素 D 过度治疗或者因为透析产生铝中毒的患者中出现[46]。晚期肾病患者，透析或者肾移植术后行 THA 会因骨骼质量较差、全身状况不好、产生并发症的风险升高而变得复杂。

肾移植后骨营养不良需行 THA 的患者通常伴有长期使用激素后的股骨头坏死或 OA，在这些人当中，股骨头坏死的诊断最常见[47]。然而，随着免疫抑制剂环孢素的出现，移植后使用类固醇的需求减少，移植相关的骨坏死病例越来越少[48,49]。

结果

据报道，在小范围的透析患者中，76% 的临床结果为良至优，但其围术期并发症的发生率很高，包括深静脉血栓形成、卒中和心脏停搏，此外，感染、输血、转入重症监护病房、住院时间延长、出院再入院以及相关的短期死亡率增加[49-55]。据报道，透析期间接受 THA 的患者深部感染率高达 19%，围术期和术后短期死亡率高达 58%[51,52]。在透析合并 OA 或骨坏死的 THA 患者的治疗中，对于骨水泥型和生物型固定治疗目前还没有达成共识；使用这两种技术的结果不一。然而很明显，其结果比原发性 OA 行 THA 的效果要差，相比之下，其感染风险更高，围术期并发症增多，死亡率增高。

据报道，在接受肾移植的慢性肾衰竭患者中，THA 的总体结果优于在透析中接受 THA 的患者[51]。然而，梅奥诊所的一项回顾性直接比较研究发现，28 例肾移植患者（36 髋）和 9 例肾透析患者（9 髋）相比，移植组的并发症发生率（61%）高于透析组（33%）[49]。然而，这种几乎是 2 倍的并发症差异并没有统计学显著性。研究者还发现移植组的再手术率（33%）高于透析组（22%）。然而，这些结果归因于梅奥诊所研究中移植患者随访时间较长，透析组死亡率较高，人为降低了并发症发生率。

还应该继续探索优化内固定的方法，由于存在潜在的代谢性骨病，故应将在年长骨质疏松症患者中使用的技术应用到这些患者当中。尽管在透析和肾移植后的慢性肾衰竭患者中行 THA 能成功减少疼痛和改善功能，但外科医生还是应该对这些人群进行客观的利弊分析，并且应该告知患者发生并发症的相关风险。

（参考文献参见书末二维码）

第 81 章

股骨头坏死

KEVIN L. GARVIN, TYLER J. LARSON
（赵星宇 译　高宇航 审校）

关键点

- 股骨头缺血性坏死（AVN）患者常见的特征有：
  - 发病比髋关节骨关节炎（OA）患者年轻。
  - 与骨坏死相关的全身性疾病或状况。
  - 髋关节和股骨的骨质异常。
- 全髋关节置换术（THA）给 AVN 患者带来了一系列独特的挑战：
  - 髋关节和股骨的骨质差。
  - 以往曾行髋部和股骨的外科手术。
- 在过去的几十年里，THA 治疗股骨头缺血性坏死的结果有了很大的改善。然而，与接受 THA 治疗的 OA 患者相比，他们仍有稍差的疗效以及较多的并发症。

THA 治疗股骨头坏死（osteonecrosis of the femoral head，ONFH）可大大提高患者的生活质量。然而，在比较 THA 治疗股骨头坏死和治疗 OA 时，发现有几个特殊问题[1-10]，其中包括与 ONFH 相关的骨质异常、发生典型 ONFH 的患者年龄较年轻，以及与 ONFH 相关的基础疾病[2,3,7,11-14]。股骨头坏死患者的髋臼和股骨骨质往往较差；外科医生在扩大髋臼、暴露术野和放置股骨假体时必须小心。手术的挑战来源于以前进行过预防股骨头塌陷的髋关节手术。通常进行带或不带植骨的髓芯减压术或把股骨头坏死负重区域旋转截骨来保留股骨头。通过旋转截骨使 ONFH 区域远离负重区，会改变股骨近端解剖结构，这在 THA 中具有挑战性。本章的目的是提供必要的信息，以协助管理股骨头坏死的患者，包括与 ONFH 患者 THA 相关的特征定义和教学要点[15-17]。

股骨头坏死患者的年龄是影响该患者人群 THA 结果的挑战性因素之一。一般来说，股骨头坏死患者比接受 THA 的 OA 患者年轻。从历史上看，较年轻的患者与较年长的患者相比，THA 后的结局较差[18-20]。从定义上看，这个群体比较他们年长的患者活动量更大，这可能会导致人工关节使用寿命的一些差异[9,18,21-27]。

与 ONFH 相关的一些全身性疾病导致了该患者群体 THA 较差的结果。使用类固醇、酗酒、结缔组织疾病、镰状细胞疾病、终末期肾衰竭、人类免疫缺陷病毒感染、自身免疫性疾病和创伤都增加了 ONFH 的风险，并且都具有可能损害 THA 早期和长期结果的特点[7,12-14,26]。此外，这些患者与 THA 相关的并发症是独特的，比 OA 患者的 THA 并发症更常见[28]。

股骨头坏死患者的髋臼和股骨近端骨质与正常骨不同[29]。Arlot 及其同事评估了 77 例 ONFH 患者的骨组织形态[2]。在本研究中，所有的患者都是可以行走的，没有一个患者被限制在病床或轮椅上。这些患者中与 ONFH 相关的因素包括使用类固醇（15 例）和酒精中毒（33 例），其余的患者未知（29 例）。用髂骨进行骨活检和组织形态学分析，在基础多细胞单位水平和组织水平上测定骨小梁体积、骨小梁表面、类骨缝厚度指数、总吸收面、钙化率、四环素标记表面和骨形成率。结果表明，在细胞和组织水平上，成骨细胞的附着率和骨形成率显著降低。

一些研究也调查了疾病的解剖学程度。Calder 等[3] 检查了 16 例晚期股骨头坏死患者（Ficat Ⅲ期和Ⅳ期）[11]，并与 19 例接受 THA 的 OA 患者进行比较。分别取髋关节和股骨近端的组织学标本进行检查。他们发现与骨坏死有关的变化延伸到小转子下 4 cm。总体而言，两组患者的疾病程度差异有统计学意义（$P < 0.01$）。Tingart 等[30] 最近的一项前瞻性研究比较了 20 例 ONFH 患者和 20 例 OA 患者，并检查了 THA 中取自大转子和小转子下方 4 cm 髓腔的松质骨标本的组织学特征。他们发现，与 OA 患者相比，ONFH 患者股骨干骺端 BMP-2 的基因表达明显更高。他们还发现，与 OA 患者相比，ONFH 患者的大转子区成骨细胞 / 骨细胞数量显著增加。另一个有趣的发现是，与 OA 患者相比，ONFH 患者的干骺端骨小梁微结构发生了改变。这些结果表明，该

疾病过程包括异常的骨转换、重塑，并不局限于股骨头的骨架结构，还向下延伸到 ONFH 患者的干骺端。尽管 Tingart 等 [30] 和 Calder[3] 的这两项研究在一些结果上相互矛盾，但他们都强调 ONFH 患者的骨质与 OA 患者有显著差异。这些报道可能在一定程度上解释了为什么 ONFH 患者更有可能发生股骨假体的早期无菌性松动 [3,18,21,31]。

手术预防股骨头塌陷在 ONFH 中并不总是成功的，往往导致 THA 的发生。由于之前手术引起的手术部位改变可能对外科医生在进行关节置换术时造成很大的挑战，并可能导致该人群的 THA 结果较差。采用腓骨支撑植骨、钽棒进行髓芯减压手术的患者是一项独特的挑战。转子间截骨术可导致解剖异常 [32-36]。最后，由于与年龄、骨质和既往手术有关的异常，为了在这一患者群体中获得良好的效果，全面的术前计划、细致的手术和正确的假体选择是必不可少的。

适应证和禁忌证

致残性疼痛和功能丧失是 THA 治疗 ONFH 的两个主要适应证，在这一人群中患者平均年龄比 OA 患者年轻。假体长期使用就要求假体经久耐用，应尽量减小早期翻修的风险。合理的期望值和低水平的活动可能会延长假体的使用寿命。然而，术后减少活动似乎不太可能，因为手术的主要目的之一是减少疼痛，以便能够更多地活动。

ONFH 同样也存在关节置换的相对和绝对禁忌证。重要的是要记住，许多处于基线水平的患者感染的风险更高。在髋关节置换术前必须排除活动性感染的存在，因为这是手术的绝对禁忌证。透析患者特别容易感染，在髋关节置换术前，外科医生有责任确认不存在感染。同样的情况也适用于服用类固醇的患者以及那些因使用药物导致免疫功能低下的患者。截骨或骨折固定后存留的内固定物也会增加感染的风险，这些患者可能存在低度或活动性感染。如果怀疑有感染，在进行 THA 前，需要分期手术，取出存留的内固定物、清创、使用抗生素并确认感染根除。

终末期肾病患者常出现 ONFH。在这类患者中，周围血管疾病并不少见。术前应对周围动脉血流进行评估，以排除周围血管疾病的存在。这可能被认为是手术的相对禁忌证，可能需要血管外科医生在 THA 前进行干预。除了需要术前评估的全身性和弥漫性疾病外，局部问题也增加了手术重建的难度，它可能是髋关节置换术的禁忌证。

术前计划

ONFH 患者行 THA 手术的术前规划重点是优化其基础医疗条件并进行骨科评估。此外，对髋关节手术进行适当的术前设计也很重要。这个术前设计的过程有助于识别可能需要特别注意的技术因素。Dong 等 [37] 描述了一种新的髋关节模板测量技术，该技术结合了 ONFH 常见情况的调整，包括股骨外旋、股骨骨质疏松症、髋臼骨质硬化以及所使用的股骨柄类型。根据测量包括小转子的厚度和小转子下方 10 cm 的髓腔比例来调整股骨假体的大小。根据硬化的数量和骨赘的大小来调整髋臼组件的大小。在调整前，股骨柄髋和髋臼杯的精度分别为 69% 和 70%。经过调整后，对股骨柄和髋臼杯的精确度分别提高到了 83% 和 79%。精确的髋关节模板测量可以提高外科医生恢复肢体长度和偏心距的能力，并根据患者的解剖结构选择适当的假体。这通常会使结果改善并提高患者的满意度。

手术技巧

THA 和其他骨科重建手术对 AVN 患者来说都是一个独特的挑战。总的来说，该患者群体的骨骼质量不如 OA 患者群体的强健。手术植入全髋关节假体时可能发生与骨质疏松症有关的骨折；因此，外科医生在扩髓和去除股骨头时必须谨慎。由于骨质疏松症的存在，谨慎的做法是在股骨周围放置一根预防钢丝以防止骨折。ONFH 患者的髋臼骨质量往往较差，因此，外科医生在髋臼扩大时必须小心。髋臼过度扩大可导致骨量丢失和髋臼假体的上移。

镰状细胞性贫血患者是 AVN 患者的一个独特群体，他们反复的镰状细胞危象可能导致股骨出现畸形和狭窄的硬化髓腔。股骨假体放置前应谨慎使用高速扩髓工具和 X 线片辅助，以避免骨折或假体错位。最后，髋关节表面置换术等技术并不适用于股骨头截骨和骨质疏松症患者。

技术改良 / 异常情况

对截骨术后或髓芯减压后用腓骨植骨或钽棒植入术后患者进行 THA 时需要仔细规划手术方案。对于髋关节 AVN 患者，髓芯减压后使用腓骨植骨或钽棒植入并不总是成功。如果手术失败，将会转为进行 THA，保留的腓骨或钽棒植入物必须被充分移除，以允许股骨假体的正确放置。Tanzer 及其同事 [38] 对

17 例曾行多孔钽棒植入治疗Ⅱ期 ONFH 的患者进行了 THA。在术中，15 个髋关节中有 13 个髋关节在假体横切后股骨颈底部出现了大量的金属碎片。钽颗粒的长期影响尚不清楚，但它们可能会加速假体轴承的磨损。作者报告说，如果植入物被挖出或用骨凿凿断假体，而不是用高速摆锯，产生的碎片可能会更少。Shuler 和他的同事[39]报道了 24 例接受钽棒植入治疗 AVN 的患者；其中 3 例患者已转行 THA。没有人出现并发症，但这些作者和其他几项研究的作者都表示了对微粒引起的第三体磨损的关注[38-40]。

曾经做过截骨术后转行 THA 在技术上是十分困难的。Kawasaki 及其同事[16]研究了 15 例髋关节经转子间旋转截骨术（TRO）失败后转行 THA 的患者。作者将这些髋关节与 16 例既往未做过截骨手术并接受 THA 治疗的 AVN 对照组患者进行了比较。截骨组患者的手术时间明显长于初次 THA 组（$P = 0.003$），围术期失血量更大（$P = 0.036$）。作者将这些困难归因于前、后旋转截骨术后股骨近端几何形状的旋转改变。作者并没有报道截骨组手术中更常见的并发症，但其他外科医生的经验并非如此。至少有 2 项研究[32]报道了 THA 前截骨术患者发生并发症的风险更高。在两项研究中，只有 1 例患者的并发症导致了翻修手术[16]。Osawa 等[41]比较了 29 例（34 髋）经 TRO 后行 THA 的患者和 58 例（68 髋）因 ONFH 接受初次 THA 的患者，发现与初次 THA 组相比，TRO 组的 Harris 髋关节评分和活动范围（ROM）明显较差。然而，两组并发症发生率无显著差异。以因任何原因进行翻修为终点的 10 年存活率在 TRO 组为 81%，在初次 THA 组为 91%，但无统计学意义。

术后护理

接受 THA 的 AVN 患者的术后护理与其他接受相同手术的患者相似。这些患者在护理上的任何偏差都是个体化的，是基于患者的独特特征和特定的手术细节。

结果

在过去的几十年里，AVN 患者进行 THA 的结果有了很大的改善。然而，ONFH 的患者相比确诊为 OA 的患者，THA 后发生并发症的风险更高，预后更差。Singh 等[28]研究了 47 525 例初次 THA，其中 45 252 例诊断为 OA，2271 例诊断为 ONFH。骨坏死组 90 天死亡率（OR = 2.48；95% CI 1.31～4.72）、手术部位感染（OR = 1.67；95% CI 1.11～2.51）、非计划的 90 天再入院（OR = 2.20；95% CI 1.67～2.91）和 THA 后 1 年翻修（HR = 1.32；95% CI 0.94～1.84）的比值比（OR）较高[28]。

在 ONFH 患者中使用骨水泥进行 THA 的效果不如 OA 患者好。患者年龄小，活动量增加，骨质差都被认为是导致结果不佳的原因[34]。生物型 THA 的出现为 ONFH 患者带来了更好的中期结果，9 项研究（共 489 例患者）体现了这一结果（表 81.1）[6,23,24,42-48]。平均随访 6 年 9 个月，失败率平均为 16.3%。脱位和感染的风险分别为 2% 和 1.9%。与以前的报告相比，使用可替代界面的近期结果也得到了改进。4 项研究（表 81.2）[25,31,49-51]总计 212 例患者（252 个髋关节）随访平均 7 年 7 个月，失败率低于 13%。其中 3 项研究的失败率分别为 0、3.89% 和 4%；一项使用骨水泥的髋臼假体的研究失败率为 31%。在这一具有挑战性的人群中，脱位和感染的风险仍然显著（分别为 1.78% 和 1.45%）。

改进假体设计、关节界面和非骨水泥技术都改善了术后结果。Min 等[52]报道了 162 例 ONFH 患者，他们采用交联聚乙烯和钴铬头行 THA，平均随访 7.2 年。髋部没有出现松动或骨溶解的迹象，也没有进行翻修。Kim 等[53]最近对 871 例年轻患者（65 岁及以下）进行了一项长期的第三代陶瓷对陶瓷非骨水泥型 THA 的研究，在最终随访中没有无菌性松动或骨溶解，无陶瓷材料断裂，平均随访 18.8 年。这些研究证明了通过改进假体设计、关节界面和非骨水泥技术所获得的改善结果。

并发症

与同种手术治疗 OA 相比，用 THA 治疗 AVN 的并发症风险更高[21,28,33,43,54,55]。Ortiguera 及其同事[21]对 188 个髋进行了配对分析，并进行了长期随访。除年龄小于 50 岁的患者外，翻修率具有可比性。在年龄小于 50 岁的人群中，ONFH 组的翻修率和机械失败率明显更高。ONFH 组脱位的发生率也高于 OA 组[21]。

与 ONFH 相关的基础疾病过程对患者和外科医生来说都是具有挑战性的。例如，镰状细胞病患者有独特的医疗问题和骨骼问题[12]。在准备股骨假体放置时，致密的硬化骨加上狭窄的髓腔增加了骨折和髓腔穿孔的风险。Clarke 及其同事[7]报告了 27 个髋部患有镰状细胞病的患者。其中 9 个髋部的硬化

表 81.1 没有使用可替代界面治疗骨坏死的生物型 THA[a, b]

研究	髋数	年龄（岁）	性别	平均随访时间	术前 HSS 评分	术后 HSS 评分	失败	翻修率	松动	感染	脱位
Katz et al.[42]						84					
Lins et al.[43]	37/33	43	25 M 14 F	60 个月	42	86	感染 2 例（5.4%）	没有翻修	1 杯（2.7%）	2	1
Brinker et al.[44]	84/64	39.9 （40）	37 M 27 F	68 个月	52.9	87.9	股骨 10 例 髋臼 5 例 81 个髋中共有 15 例（18%）	11.10%	18%	0	0
Phillips et al.[45]	20/15	45	NR	62 个月	88	20	4（20%）	0	4（20%）	1（5%）	NR
Piston et al.[46]	38/33	32	19 M 11 F	90 个月	2.7/6[a]	5.7/6[a]	3（9%）松动	2/6%	3（9%）	1（3%）	2（6%）
Kim et al.[24]	78/61	48	45 M 16 F	86 个月	45.6	90.3	20.50%	11.50%	NR	NR	NR
D’Antonio et al.[47]	53/44	41	29 M 24 F	82 个月	45	90	?	30%	1 感染（1.9%）		2（3.7%）
Stulberg et al.[48]	98/64	41	42 M 22 F	88 个月	NR	NR	22（4 例骨溶解） 25%	21%		NR	NR
Chiu et al.[6]	36/29	47	20 M 9 F	70 个月	37	84	0	0	NR	0	NR
Hartley et al.[23]	48/39	31	30 M 15 F	125 个月	NR	NR			1（2%）	1（2%）	3（6%）
总计	489/382	41	247 M 138 F	81 个月	45	87	16.30%	10.70%	11%	1.90%	2.00%

F，女；M，男；HHS，Harris 髋关节评分；NR，未统计。

[a]Postel-d’Aubigné 评分。

[b] 用生物型假体行 THA 治疗骨坏死的结果。在任何研究中都没有使用可替代界面。

表 81.2　使用生物型假体和可替代界面材料治疗骨坏死的 THA

研究	髋数 / 患者数	年龄（年）	性别	平均随访时间	术前 HHS 评分	术后 HHS 评分	失败	翻修	松动	感染	脱位
Nich et al.[49b]	52/41	40	25 M 16 F	16 年			16（31%）	16（31%）		2（3.8%）	2（3.8%）
氧化铝 - 氧化铝 Mont et al.[25]	52/41	38	30 M 11 F	3 年	30	92	2（4%）	2（4%）	0	1（2%）	1（2%）
生物型 THA Seyler et al.[51]	79/70	45.2	54 M 16 F	4.2 年	48.8	96	3（3.8%）	3（3.8%）	0	0	1（1.3%）
氧化铝 - 氧化铝 Baek et al.[31]	71/60	39.1	53 M 7 F	7.1 年	56.8	97	0	0	0	0	0
氧化铝 - 氧化铝 Fenollosa et al.[64]	25/23	38.1		30.3 个月			2	1	1（1.7%）	0	2
氧化铝 - 氧化铝 总计	254/212	40.6	162 M 50 F	7.6 年	44.2	95	12.96%	12.96%	0	1.45%	1.78%

F，女；M，男性；HHS，Harris 髋关节评分。
[a] 使用生物型假体和可替代界面材料治疗骨坏死的 THA 的结果。
[b] 骨水泥型髋臼假体。

骨阻塞股骨髓腔，导致 4 个髋部穿孔和股骨骨折[7]。然而，这些困难不应该阻止外科医生为这类患者提供 THA，因为这种手术可以极大地提高他们的生活质量。Azam 等[56]研究了 67 例（84 髋）患有晚期 ONFH 的镰状细胞病患者，他们接受了非水泥型多孔涂层 THA。这些患者的视觉模拟评分（平均分从 7分降至3 分）显示疼痛明显减轻，HHS（平均 46～81 分）和生活质量评分（平均 3～7 分）升高。7 例患者因无菌性松动需要翻修，1 例患者在 7 年后因晚期深部感染需要翻修。

Lieberman 及其同事[10]报道了 16 例慢性肾衰竭患者，他们因 ONFH 行髋关节置换术。在这项多中心研究中，在平均随访 54 个月的情况下，感染率为 19%，死亡率为 45%。Naito 及其同事[57]报告了 15 例患者的感染率为 12%。Sakalkale 及其同事[58]和 Sunday 及其同事[59]报告称，短期随访平均 31 个月（1 个月～11 年）的死亡率分别为 58% 和 29%，死亡率高得惊人。最近，Nagoya 及其同事[60]对 7 例因慢性肾衰竭接受长期透析的患者中的 11 例 THA 进行了回顾性研究。在平均超过 8 年的随访中，只有 2 个假体显示双极头中心移位。作者报告了 2 个死亡病例（分别在术后 3 年和 4 年）。

系统性红斑狼疮、HIV 和其他严重疾病也与 ONFH 有关。关于这些主题的更大规模的研究将最终帮助我们确定这些患者群体是否也存在更频繁的围术期并发症和早期髋关节置换失败的风险[14,26,61-63]。

Issa 等[63]最近的一项研究比较了 34 例伴有 ONFH 的 HIV 感染患者（44 髋）和 70 例无 HIV 或其他危险因素的 ONFH 患者（78 髋）。假体存活率在 5 年（100% vs. 98%）和 10 年（95% vs. 96.5%）无显著差异。HHS、活动评分和 SF-36 评分在统计学上也相似。然而，在 HIV 组中发生了 2 例晚期感染，而在对照组中则没有。这些结果在一定程度上可能是由于对 HIV 的医疗管理有改改善。随着对这些慢性疾病的医疗管理的改善，与共病相关的并发症可能会继续减少。

综上所述，ONFH 患者由于其相关的医疗条件和以往的手术经历，可能很难治疗。随着我们对 ONFH 的疾病过程和相关医疗条件的进一步了解，这种疾病的治疗将继续改善。随着现代假体设计、关节界面和非骨水泥型假体固定的应用，这个患者群体的 THA 也将持续改善。

目前的争议和未来的展望

- 为这种年轻人群提供持久耐用的髋关节是一个持续的目标。
- 对疾病进程的进一步了解和更好的医疗管理使围术期并发症减少。

- 目前，髋关节表面置换术和股骨头表面置换术对这些患者仍有争议，但最近一些研究表明，与之前使用骨水泥型髋关节表面置换术的研究相比，生物型金属对金属髋关节表面置换术治疗 ONFH 的中期和长期结果有所改善[65,66]。
- 未来的考虑将集中在改善患者的骨骼，以预防或延迟 THA。这可能包括新的治疗方法，如以细胞为基础的治疗方法和生物技术，以保存预先塌陷的股骨头[67,68]。
- 随着多孔假体和现代关节界面材料的现代化设计，THA 的结果可能会继续改善。
- 未来的研究应继续关注与现代假体设计、改善关节界面和生物型假体固定相关的长期结果在该患者人群中的应用。

（参考文献参见书末二维码）

第 82 章

神经肌肉性髋关节疾病

MATHIAS P. BOSTROM, MICHAEL B. CROSS
（臧俊亭 译　齐欣 审校）

关 键 点

- 神经肌肉性髋关节疾病可分为内源性和外源性，两种类型都可能表现为痉挛性或弛缓性。
- 患有内源性神经肌肉疾病（如脑瘫和脊髓脊膜膨出）或在髋关节早期发育阶段出现神经肌肉疾病（如脊髓灰质炎、脑炎、脑血管意外、儿童脊髓损伤和脑外伤）的患者，髋关节半脱位 - 脱位的风险增加。
- 成人痛性髋关节脱位的治疗选择包括：①头颈切除联合或不联合间置关节置换术，②髋关节融合术；③全髋关节置换术（THA）。
- 在外源性运动疾病（如运动障碍、手足徐动症、帕金森病和多发性硬化症）中，髋关节半脱位 - 脱位很少见，但常与髋关节挛缩相关；这些患者经常发展成痛性退行性关节炎。
- 成人痉挛性神经肌肉性髋关节疾病的治疗目标是：①预防挛缩；②如果发育不良的髋关节因挛缩而出现疼痛、难以坐下和会阴护理困难，则应进行挽救性手术以改善功能并消除疼痛。

引言

虽然相对罕见，但继发于神经肌肉疾病的成人髋关节病变患者仍然是一个独特而多样的患者群体，他们需要不同的方法来治疗髋关节疾病。本章的目的是描述这些病变的特征，同时提出适当的治疗方案来为这些特殊患者及其髋关节疾病提供护理。

虽然临床医生的定义各不相同，但在本章中，我们将把神经肌肉疾病定义为涉及肌肉或神经部分的任何疾病。这包括肌病、肌肉营养不良、上下运动神经元疾病 / 损伤、神经退行性疾病、运动障碍和神经肌肉接头疾病。同样，我们将成人神经肌肉性髋关节疾病定义为由神经肌肉疾病状态直接或间接引起的髋关节病理改变。这些疾病可以进一步分为内源性和外源性疾病。

多篇文献表明，由潜在的神经肌肉疾病引起的髋关节肌肉失衡可导致成长中儿童的髋关节半脱位和脱位，并可能导致成人患者髋关节出现退行性改变的倾向。具体来说，直接导致获得性髋关节不稳定和功能障碍的肌肉失衡是由于髋关节屈肌和内收肌力量较强，而伸肌和外展肌力量较弱或缺失。虽然不稳定的直接原因是这种肌肉失衡，但髋关节功能障碍的潜在原因可能涉及内源性或外源性因素。内源性髋关节肌肉失衡在儿童时期显现，并在随后的髋关节问题中起着主要作用。外源性原因导致的神经肌肉失衡发生于稳定的髋关节，并在之后的骨关节炎（OA）和挛缩的发展中起次要作用。

瘫痪或轻瘫有两种基本类型，一是弛缓性瘫痪，这是由下运动神经元或周围神经损伤引起的；二是痉挛性瘫痪，这是由上运动神经元或大脑皮质损伤引起的。对于神经肌肉性髋关节疾病，必须区分弛缓性瘫痪和痉挛性瘫痪。痉挛性瘫痪的肌肉张力增加，通常在步态的两相（即同相和异相）都起作用。弛缓性瘫痪的肌肉张力降低，但总是按照其正常功能发挥作用。痉挛性瘫痪和弛缓性瘫痪在内源性和外源性疾病中都存在。

一方面，外源性运动疾病——如运动障碍、手足徐动症、帕金森病和多发性硬化症（可能更具体地归类为脱髓鞘疾病）——可能有痉挛的因素，但髋关节半脱位 - 脱位在这类患者中很少见，因为疾病通常发生在发育完成之后。然而，运动疾病经常与髋关节挛缩有关，这些患者往往会发展为痛性退行性关节炎。

另一方面，对于患有内源性神经肌肉疾病（如脑瘫和脊髓脊膜膨出）或髋关节发育早期阶段出现神经肌肉疾病（如脊髓灰质炎、脑炎、脑血管意外、儿童脊髓损伤和脑外伤）的儿童，其髋关节半脱位 - 脱位的风险更高。在这些儿童中，频繁的检查和髋关节 X 线片可以发现甚至预测那些处于危险中的髋关节。如果发现，可通过注射 A 型肉毒毒素、早期肌肉松解或转移，以及适当的股骨内翻旋转截骨术改善髋关节的稳定性。但是，尽管接受了治疗，一些髋关节仍然发生半脱位或脱位，可能成为成人疼痛和残疾的根源。

虽然感觉减退本身在髋关节不稳定中没有作用，但缺乏感觉是计划手术和预测关节预后的一个重要的参考因素。例如，脑瘫患者的感觉通常是完好无损的，但在发生脑血管意外的成年患者中可能会出现感觉减弱。此外，脊髓脊膜膨出患者有明显的感觉丧失，但脊髓灰质炎患者的感觉完好。

一般来说，感觉不会在髋关节不稳定中起作用；然而，本体感觉受损可能会起作用。明确的本体感觉减弱或缺失，无论是术前就存在的还是因髋关节手术而导致的，都可能引起 THA 后不稳定。不幸的是，髋关节本体感觉的评估在临床上是非常困难的；因此，难以真正地评估其作用。

内源性疾病

痉挛状态

在内源性神经肌肉性髋关节疾病中，导致痉挛状态的主要原因包括脑瘫、脑血管意外和幼儿脊髓损伤。尽管起源不同，但这些患者的髋关节病理是相似的，因此，他们的治疗方法可能也是相似的。在患有上述任何一种疾病并且神经严重受累的儿童中，经常会发生髋关节半脱位或脱位。正如前面提到的，髋关节不稳定的直接原因是强大的髋关节内收肌和屈肌压倒了较弱的髋关节外展肌和伸肌，造成肌肉失衡。髋关节内翻、股骨前倾角增加和骨盆倾斜也是造成髋关节不稳的原因。然而，除了与骨盆倾斜的关系外，脊柱侧弯的作用较小。在半脱位或脱位的髋关节中，未被覆盖的股骨头骨骺会变形，并经常与之后的痛性关节炎相关。儿童时期的早期治疗包括非手术治疗，如物理治疗、支具、轮椅塑形、A 型肉毒毒素注射，以及手术治疗（包括肌肉松解和转移以获得肌肉平衡；早期股骨内翻截骨术以更好地稳定髋关节）。髋臼缺损时，髋臼成形术也应作为手术选项。虽然这些手术可能适合于成长中的儿童，但在成人患者的治疗中，其作为挽救性手术通常也是必要的。

在成年患者中，无论病因和活动状态如何，治疗的目标是在所有患者中保留或恢复无痛性的髋关节活动的功能范围。在脑瘫人群中，受累最严重的患者（如痉挛性四肢瘫痪患者）智力残疾和癫痫的频率最高，而且他们往往患有营养不良，特别是如果他们居住在大型机构的话。他们也是最有可能发生髋关节半脱位或脱位的患者。事实上，据报道，这一群体的发病率高达 50%～60%。此外，在脱位的髋关节中，大约 50% 会出现疼痛。除引起疼痛外，髋关节半脱位 - 脱位通常还伴有挛缩 [例如，内收和（或）屈曲]，这会妨碍站立，限制或阻碍坐下，并使会阴护理变得困难。

因此，成人痉挛性神经肌肉性髋关节疾病的治疗目的有两个：①预防挛缩；②如果髋关节发育不良出现疼痛，或坐下、会阴护理因挛缩而变得困难，则进行挽救性手术，以改善功能和消除疼痛。

裸露的、无保护的、生长期的股骨头骨骺受到覆盖在其上的痉挛性髋关节外展肌和紧张的上方关节囊的变形力，以及因延长而肥大的圆韧带的压力的影响。前两者导致痉挛性半脱位 - 脱位的股骨头外上方出现病理性扁平。后者，即圆韧带，产生内侧凹陷。这种组合导致了典型的“三角”效应（图 82.1）。

在仍处于显著发育的幼儿中，畸形的股骨头在复位后可以重塑。一方面在成年早期，如果股骨头没有变形，股骨和骨盆截骨术可以获得足够的股骨头覆盖和功能性活动范围（range of motion，ROM）。另一方面，在成年人中，如果股骨头已经变形，将其重新复位将导致关节不匹配并引发疼痛。外翻或 Schantz 骨

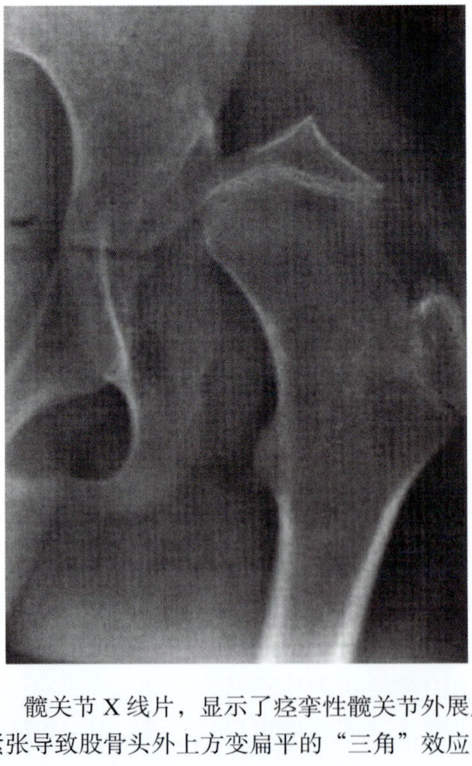

• **图 82.1** 髋关节 X 线片，显示了痉挛性髋关节外展肌和上方关节囊紧张导致股骨头外上方变扁平的“三角”效应，同时圆韧带导致股骨头内侧凹陷

盆截骨术可能会缓解髋关节疼痛，这对严重受累的患者是必不可少的，但髋关节的外展位可能会阻碍患者坐到轮椅上。如图 82.2 中的处理方案所概述的，成人髋关节疼痛、脱位的三种传统治疗方法是：①头颈切除联合或不联合间置关节置换术；②髋关节融合术；③ THA。

头颈切除和间置关节置换术

正如 Girdlestone 所描述的[1]，切除关节置换术传统上不被推荐给痉挛性脑瘫患者，因为僵直、坐下困难、异位骨化（heterotopic ossification，HO）和股骨近端移位的发生率很高[2]。Castle 和 Schneider 在 1978 年第一次描述了广泛的股骨近端切除及间置关节置换术[3]。在这种手术中，股骨近端在小转子水平以下切除，关节囊在髋臼上方与游离的髂腰肌肌腱闭合。股外侧肌被缝合到股骨近端的残端上（图 82.3）。在这一系列研究中，他们报告了 12 例患者的长期疼痛缓解、坐姿改善并且会阴护理简单（表 82.1）[3]。

McCarthy 和他的同事进一步改进了这项技术，他们在 1988 年初发表了迄今为止最大的系列研究，结合了来自马萨诸塞州和阿肯色州的严重神经系统受累的住院患者的结果[6]。在他们的手术中，采用骨膜外剥离，并从小转子水平以下 3 cm 处（坐骨远端连线）行股骨近端切除。在 2006 年，他们对 34 例

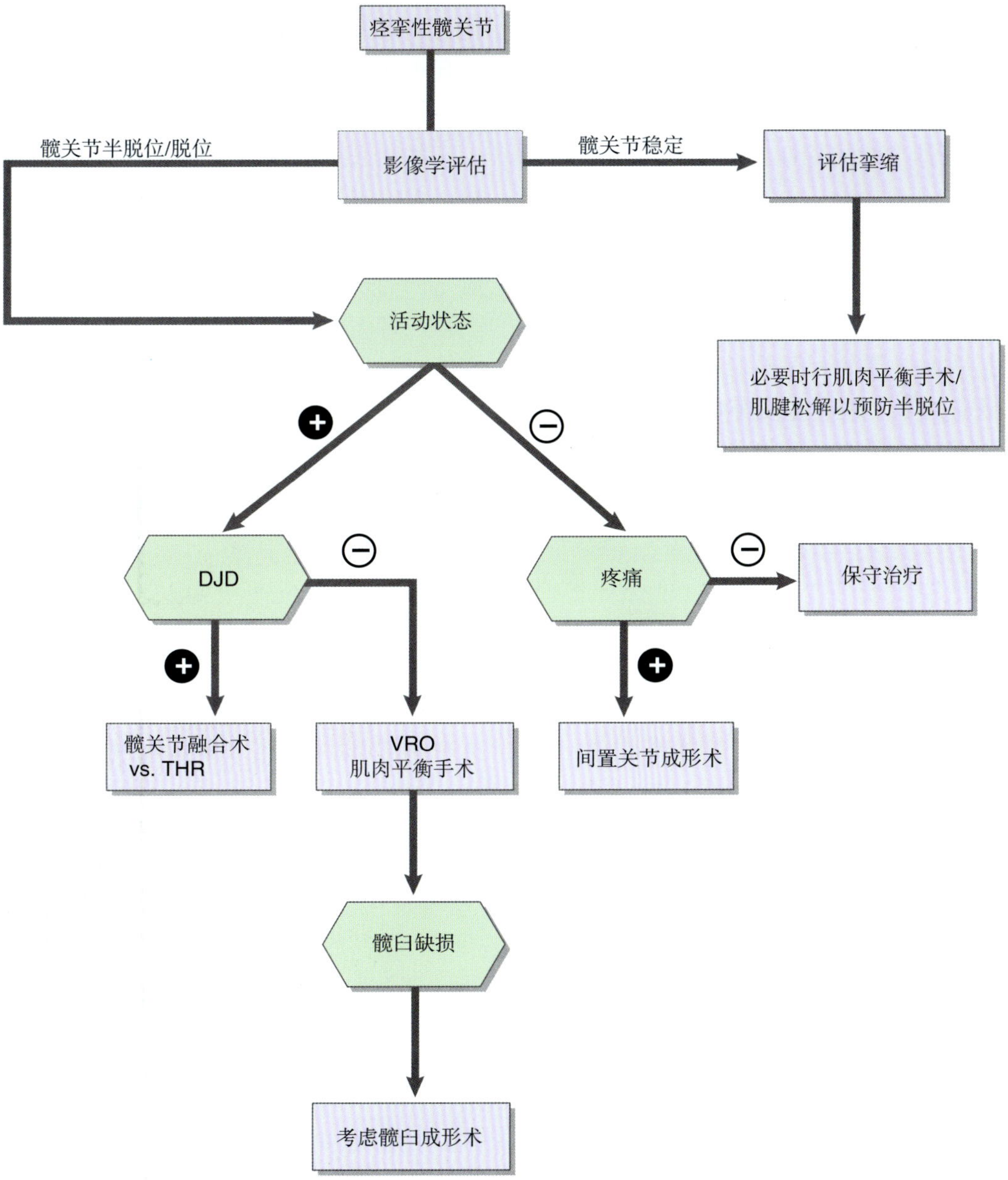

• **图 82.2**　痉挛性髋关节的治疗方案。DJD，退行性关节病；THR，全髋关节置换术；VRO，内翻旋转截骨术

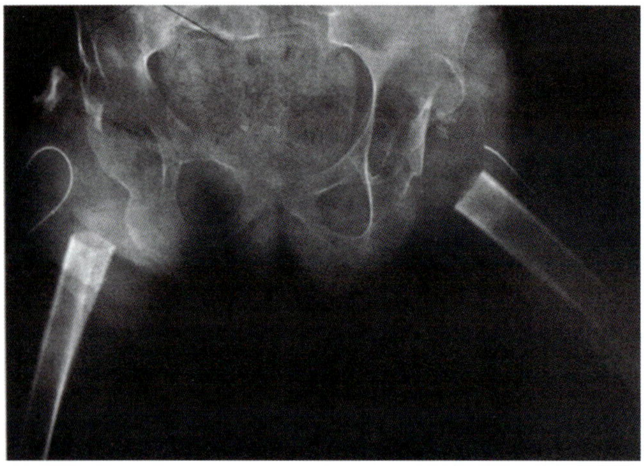

• **图 82.3** 骨盆正位 X 线片显示双侧股骨近端切除

患者的 58 个股骨近端进行了这项手术，年龄范围为 15～60 岁。34 例患者中有 33 例疼痛减轻，坐姿得到改善。然而，在 53 髋中发现了 HO：其中 32 髋仅仅覆盖了股骨近端，12 髋形成股骨近端侧方的骨块，9 髋形成了髋臼和股骨之间的骨性连接。然而，只有 3 髋因 HO 需要翻修。

McHale 和他的同事描述了一种手术，包括内收肌松解、股骨头和股骨颈切除、股骨近端外翻截骨术以实现 45° 外展、腰大肌肌腱缝合到圆韧带，以及关节囊缝合，术后进行 3 周的人字石膏固定[8]。在所有 5 例患者中，研究人员发现坐姿、疼痛和 ROM 改善，没有股骨向近端移位的病例，仅有少数 HO。

1999 年，Widmann 和同事报告了特种外科医院（Hospital for Special Surgery，HSS）的结果。总共有 13 例患者（18 髋）（平均年龄 26.6 岁）接受了股骨近端切除 - 间置关节置换术[2]。术后，6 髋进行骨牵引，9 髋进行皮牵引。研究中的 5 髋术后接受放射剂量为 700 cGy 的局部放射治疗。研究人员报告疼痛、会阴护理和坐下的能力在统计学上有显著改善。此外，ROM 在屈曲、后伸，尤其是外展方面有所改善，外展从术前的 10.6° 提高到术后的 43.6°。此外，在接受术后放疗的患者中，术后 HO 有显著差异。骨牵引和皮牵引的患者相比，股骨向近端移位的发生率没有差异。

然而，尽管 Bleck 是头颈切除术的早期支持者，但复发性疼痛和异位骨化的发生率改变了他的主张[9]。由于结果不佳，许多作者放弃了这一手术。2008 年，为了解决股骨向近端移位的问题，并允许术后立即直坐，Lampropulos 和他的同事公布了接受股骨近端切除联合间置关节置换术的 3 例患者（4 个髋关节）的系列研究结果，这一术式由 Castle 和 Schneider 描述，Lampropulos 等增加了牵引外固定可活动髋关节[7]。所有患者的疼痛、会阴护理和坐位耐受性均有所改善。1 例患者股骨近端移位超过髋臼水平并伴有疼痛，需要再次行切除术，所有患者均有一定程度的不影响预后的 HO。未见与外固定器相关的并发症。

虽然大多数作者已经用这种方法获得了良好的结果，但临床医生理解这种方法的局限性和禁忌证是很重要的。对于能够行走的患者，禁止切除股骨近端，这是因为残留的肢体不能承重。由于这一组患者中向上移位和 HO 通常发生在第 3～15 周，因此不应在年轻的成长期的儿童中进行。此外，尽管尝试重建非常复杂，但在幼儿中，通过复位和适当的截骨术获得满意的髋关节功能可能远优于近端股骨切除术。最后，在股骨近端切除术后的所有患者中，疼痛可能会持续几个月。

髋关节融合术

对于年轻成人患者的疼痛性髋关节炎，疼痛髋关节的关节融合术是一种历史悠久的治疗方案；然而，其在神经肌肉性髋关节疾病中的应用却鲜有文献记

表 82.1 脑瘫的间置关节置换术

作者（参考文献）	髋数	患者数	结局	异位骨化
Castle 和 Schneider [3]	14	12	全面改善	–
Koffman [4]	16	10	全面改善	100%
Baxter 和 D'Astous [5]	5	4	优	–
McCarthy et al. [6]	58	34	33 例患者疼痛缓解	98%
Widmann et al. [2]	18	13	全面改善	89%（少数术后行放射治疗）
Lampropulos [7]	4	3	全面改善	100%

载。关节融合术的适应证包括致残性的髋关节疼痛，对侧髋关节正常，且没有脊柱畸形的证据。因此，由于大部分痛性半脱位或脱位髋关节都发生在严重神经受累的患者中，其对侧髋关节存在发育不良并且脊柱畸形，所以对于这一人群来说，将髋关节融合术作为一种手术选项是相对受限的。成功融合髋关节的优点包括消除疼痛、改善坐和站的能力，改善持续的时间比较长。缺点包括高失败率和需要长时间的术后制动。后者可以通过使用更大和更坚强的内固定装置如 AO-Cobra 钢板或使用外固定器来减少或消除。虽然这些更坚强的固定装置可能会提高融合率，但应谨慎使用，因为如果因此造成外展肌过度无力，未来可能会影响 THA 的实施。

1986 年，Root 和他的同事报告了 8 例年龄在 13～34 岁的脑瘫患者，他们进行了单侧髋关节融合 [10]。所有患者都患有与半脱位或脱位相关的髋关节疼痛。在最初的 8 例患者中，6 例融合成功，2 例需要翻修。其中 1 例翻修病例最终被转换为 THA。Fucs 和同事在 2003 年发表了一项最大的系列研究，他们分析了 14 例接受髋关节融合术治疗的痉挛性脑瘫和痛性慢性髋关节脱位或半脱位的患者 [11]。6 个髋用 AO-DCP 4.5 mm 钢板固定，4 个髋用 AO-Cobra 钢板固定，3 个髋用 6.5 mm 松质骨螺钉固定。1 个髋关节最初用克氏针固定，出现骨不连，最终用 Cobra 钢板进行了翻修。8 例患者使用了髋关节人字石膏，1 例未使用石膏固定的患者出现了骨不连。14 个髋中 11 个髋融合，无骨不连。3 例患者因内固定物无菌性松动导致假关节，需要再次手术，所有 3 例最终成功融合。所有患者疼痛减轻，术前 3 例只能保持坐位的患者中，2 例术后可以在房间内行走。此外，大多数卧床不起的患者可以坐起，而可以步行的患者的步行状态得到了保持或改善。

全髋关节置换术

无论髋关节是否脱位，THA 被认为是脑瘫患者中髋关节疼痛最成功的治疗选择之一。与 Koffman 在 1981 年报道的 5 例患者中进行 THA 的较差经验相反 [4]，另一篇文章报道，平均随访 10 年后，在 18 例患者中进行的 19 例 THA 后 Harris 髋关节评分非常好 [12]。与 Koffman 使用了各种限制性假体不同，这一评估 Harris 髋关节评分的系列研究报道的是非限制性假体。而且，这一研究中所有的髋臼和股骨组件均采用聚甲基丙烯酸甲酯材料。4 个髋关节因髋臼缺损进行了骨移植。值得注意的是，18 例患者中有 16 例术后使用了髋关节人字石膏，以防止脱位并促进大转子愈合。在长期随访中，18 例患者中有 16 例疼痛完全缓解，12 例患者至少有一项功能得到了改善。2 例患者因组件位置不正确导致脱位复发，均成功翻修。因此，以松动为终点的 10 年存活率为 95%，以任意原因移除组件为终点的存活率为 86%。Schroeder 及其同事在 2009 年发表了类似的结果，他们报告了 16 例可行走脑瘫患者的 18 个 THA。然而，他们的研究中脱位和髋臼松动率略高 [13]。2010 年，Raphael 和他的同事回顾了 56 例接受 THA 的脑瘫患者的 59 个髋关节 [14]。59 个髋关节中有 48 个疼痛完全缓解，以任意原因移除组件为终点的 2 年存活率为 95%，10 年存活率为 85%。9 例（15%）患者需要行翻修手术：1 例感染，1 例假体周围骨折，2 例松动，1 例半脱位，4 例脱位。Houdek 和他的同事报告称，在一系列 39 例接受 THA 的脑瘫患者中，10 年时总体无再次手术的存活率为 81%[15]。作者还发现，与匹配的接受 THA 的 OA 患者相比，脑瘫患者的再手术率、植入物存活率或并发症（包括脱位）没有差异。

痉挛性患者进行 THA 的适应证包括以下几点：

1. 严重关节炎且髋关节疼痛，药物治疗无效。
2. 站立功能下降，难以坐下，会阴部护理困难。
3. 提高站立或行走、行动能力、在轮椅上坐直的可能性。

智力残疾并不是绝对禁忌证，但智力严重残疾且基本卧床不起的患者并不是很好的 THA 的适宜人群。因为担心未来的翻修，所以青少年最初不被认为是适合的人群，但是现在青少年不再被认为是一个主要的禁忌证，而且最近的报告显示，这个年龄组的结果良好 [16]，这在一定程度上是因为脑瘫患者的活动水平通常会下降，因此假体上的负荷应力较小。此外，手术后功能的快速恢复和无痛的运动使这种手术非常理想。然而，重要的是要认识到脑瘫患者确实比其他人群有更高的并发症发生率。

弛缓性瘫痪

与弛缓性瘫痪相关的内源性神经肌肉疾病包括脊髓灰质炎、脊髓脊膜膨出和 Charcot-Marie-Tooth 病。幸运的是，随着世界范围内脊髓灰质炎疫苗的接种，今天这种疾病及问题与过去几十年相比明显减少。然而，过去的脊髓灰质炎经验为理解和治疗这类神经肌肉疾病提供了基础。对肌肉瘫痪对骨骼生长和畸形发展影响的研究不仅为治疗提供了理论依据，而且增强了我们对正常关节功能和步态的认知。

脊髓灰质炎

脊髓灰质炎是由主要影响脊髓前角细胞和脑干某些运动核的病毒引起的；因此，感觉是完整的，智力没有变化。因此，患者可以合作，并且可以测量通过松解或转移来恢复肌肉平衡的程度。与痉挛性患者一样，脊髓灰质炎患者的髋关节半脱位 - 脱位通常是由屈肌和内收肌强于较弱的外展肌和伸肌引起的，通常与骨盆倾斜有关。大多数情况下，“高”侧髋关节内收，“低”侧髋关节可能有外展挛缩。目前已经开发了一种分类系统用于评估脊髓灰质炎中出现的固定骨盆倾斜度；其结合了骨盆相对于短肢的水平以及脊柱侧弯的方向和严重程度 [17]。在幼儿中，髋外翻和股骨过度前倾也加剧了髋关节不稳定。另外，脊髓灰质炎“连枷”样髋关节很少脱臼，如果看到脱臼，通常是明显的骨盆倾斜和对侧肢体外展挛缩的结果。在这种情况下，按照 Eberle 的建议，松解外展肌可能会通过平衡骨盆达到复位的目的。

为了获得稳定的髋关节，肌肉平衡总是必要的，而且通常必须结合股骨和骨盆截骨术。在大多数情况下，对于伴有髋关节半脱位的幼儿，一般会结合内收肌转移到坐骨或髂腰肌横向转移到大转子的方法来改善肌肉平衡（图 82.4）[19,20]。当对侧髋关节处于内收位时，挛缩必须解除，否则继发性骨盆倾斜会导致半脱位复发，即使是在外科复位术后。如果髋外翻和股骨前倾与半脱位 - 脱位相关，则需要行内翻旋转截骨术（varus rotation osteotomy，VRO）。髋臼缺损可以通过骨盆截骨术来纠正，如 Pemberton 或造盖手术、Salter 截骨术、Chiari 滑移截骨术或 Steel 三重截骨术。Lau 和他的同事报告了 39 例患者，他们平均手术年龄为 13.4 岁，平均随访时间为 9.3 年，他们接受了肌肉转移、股骨截骨术和（或）骨盆截骨术，他们的结果显示 46% 的结果良好，24% 的结果满意 [21]。虽然这些手术通常只适用于儿童，但在患有类似发育不良且没有关节炎变化的年轻成人中，使用相同的手术可以获得成功、无痛的复位。

完全脱位的髋关节很少疼痛，然而，患有髋关节半脱位的年长脊髓灰质炎患者易患痛性关节炎。痉挛性半脱位 - 脱位中出现的股骨头畸形在脊髓灰质炎中不会出现。未覆盖的股骨头可能因为肥厚圆韧带的压力导致内侧变扁平，但并不会出现类似痉挛性髋关节半脱位的外上方扁平。

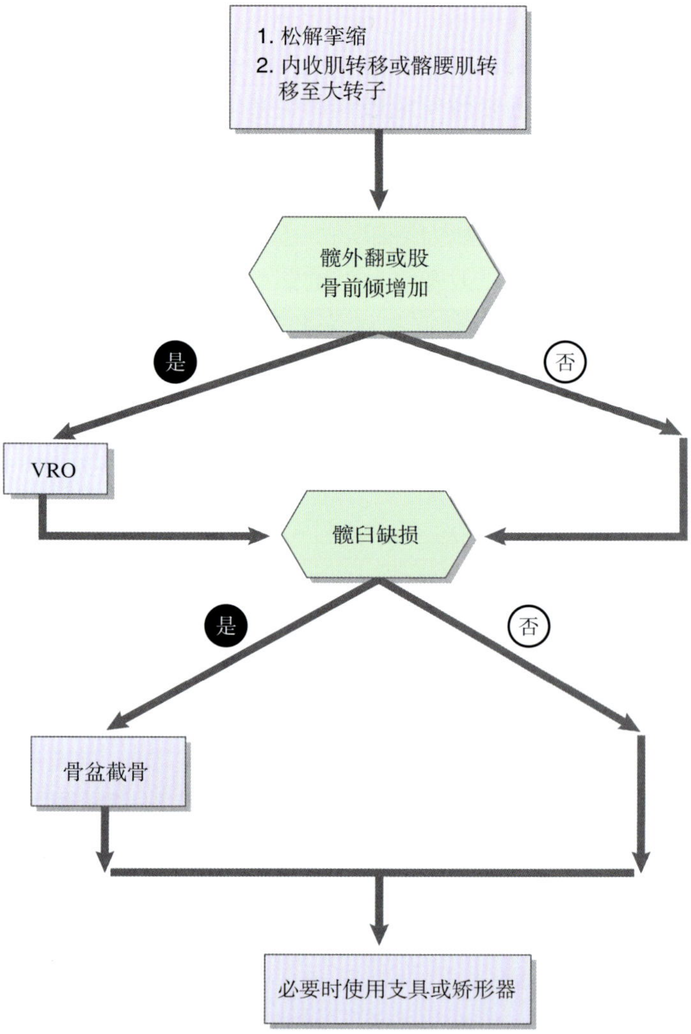

• **图 82.4** 成人脊髓灰质炎患者髋关节不稳定的治疗策略。VRO，内翻旋转截骨术

无论如何，在有行走能力的成年脊髓灰质炎患者中，髋关节痛性关节炎可能致残。如果关节炎没有进展，Chiari 截骨术或 VRO 可以减轻疼痛。然而，晚期关节炎改变和 ROM 降低不适合骨盆或股骨截骨术（图 82.5）。在这个阶段，唯一的选择是髋关节融合术和 THA。在如今的世界里，大多数患者更喜欢 THA 而不是关节融合术。如前所述，关节融合术的优点是减轻疼痛，并允许坐下和行走。对弛缓性瘫痪患者更重要的是，它不依赖肌肉力量或平衡来获得稳定性和功能。THA 还提供了一个功能性无痛 ROM，并允许坐下和行走。然而，当肌肉力量损失很大时，尤其是髋关节外展肌缺失时，髋关节的稳定性就会受到损害。限制性假体可能有助于解决这一问题，但如果存在明显的肌肉无力，应考虑关节融合术。鉴于目前脊髓灰质炎的低发病率，关于 THA 或关节融合结果的

文献很少。2013 年，Yoon 和他的同事发表了一个小样本病例报道，10 例残余脊髓灰质炎患者进行了生物型 THA（4 例在瘫痪侧肢体，6 例在非瘫痪侧肢体）。所有患者都报告了一定程度的疼痛缓解，尽管在最后的随访中，10 例患者中只有 3 例完全无痛。Harris 髋关节评分在 10 例中均有所改善。在最后的随访中［平均（7.3±3.1）年］，没有任何组件出现松动，并且在 X 线片上没有骨溶解或磨损的迹象。1 例患者在非瘫痪的对侧肢体上进行了 THA，术后 10 周发生前方脱位，但通过闭合复位和 2 个月的髋关节人字石膏成功治愈 [22]。

脊髓脊膜膨出

随着产科和叶酸补充的进步，脊髓脊膜膨出新增病例的数量最近有所减少。然而，在过去的 20 年里，这些患者的存活率有了显著的提高，这是因为强调了脊柱缺损的早期关闭以及采用脑室腹腔分流术治疗脑积水。因此，成人髋关节病变在该患者群体中的患病率仍然值得注意。此外，儿童髋关节畸形的治疗因下肢相关感觉的缺陷和常见的骨盆倾斜而变得复杂。

损伤的水平，定义为最低功能的运动神经根，不仅决定了患者的行走能力，还决定了患者发生髋关节不稳定的风险（图 82.6）。高位胸椎或腰椎水平受累很少导致髋关节不稳定。对 L2 受累的患者，患者只能依靠支架和拐杖走路，而且通常会在青春期后仅能坐在轮椅上。L3 和 L4 神经根完整的患者有良好的股四头肌功能，尽管可能需要矫正器，但是他们有可能具有社区内行走能力。如果腘绳肌活动也存在，他们的预后会提高。这些水平受累的患者髋关节半脱位发生率最高，这是因为髋关节屈肌和内收肌保持完好，而髋关节伸肌和外展肌缺失或无力。根据 Sharrard 的说法，如果不治疗，这些儿童中有 60% 将在 3 岁时

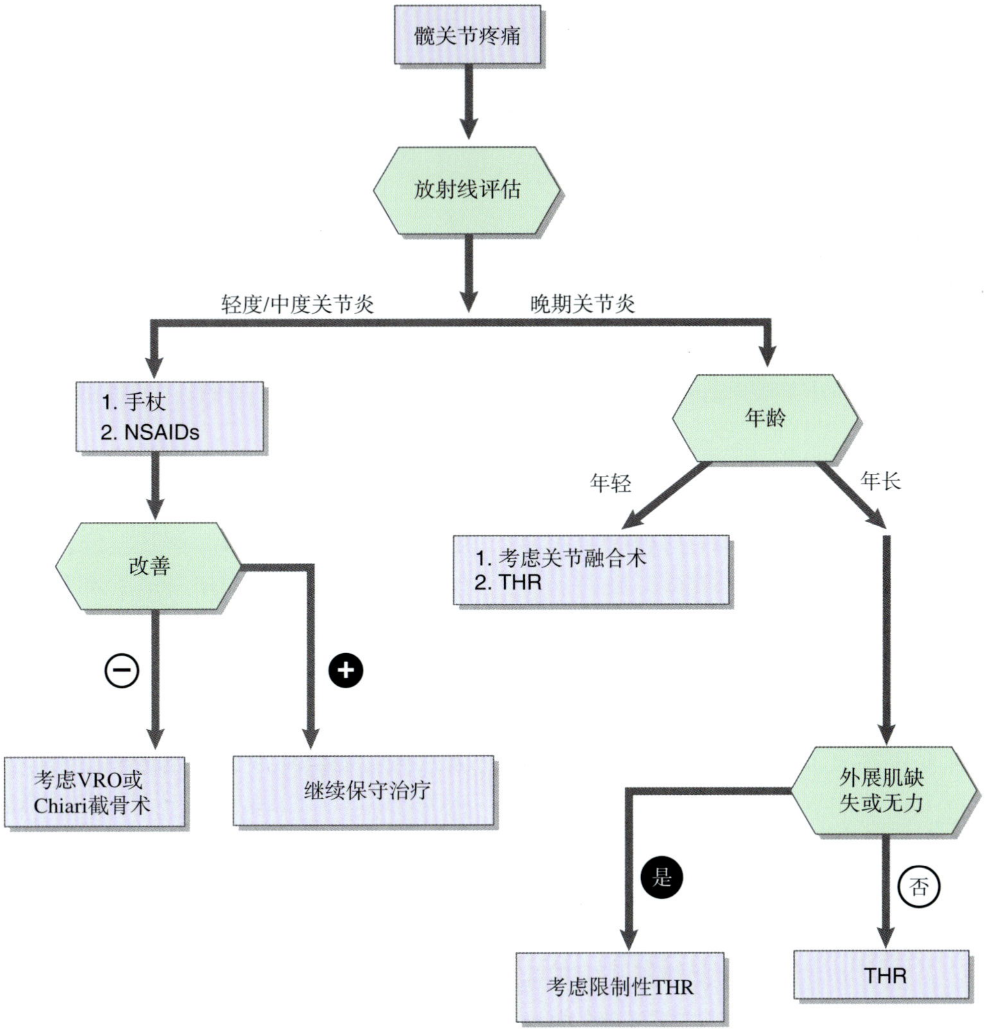

• **图 82.5**　成人脊髓灰质炎患者稳定型髋关节关节炎的治疗策略。NSAIDs，非甾体抗炎药；THR，全髋关节置换术

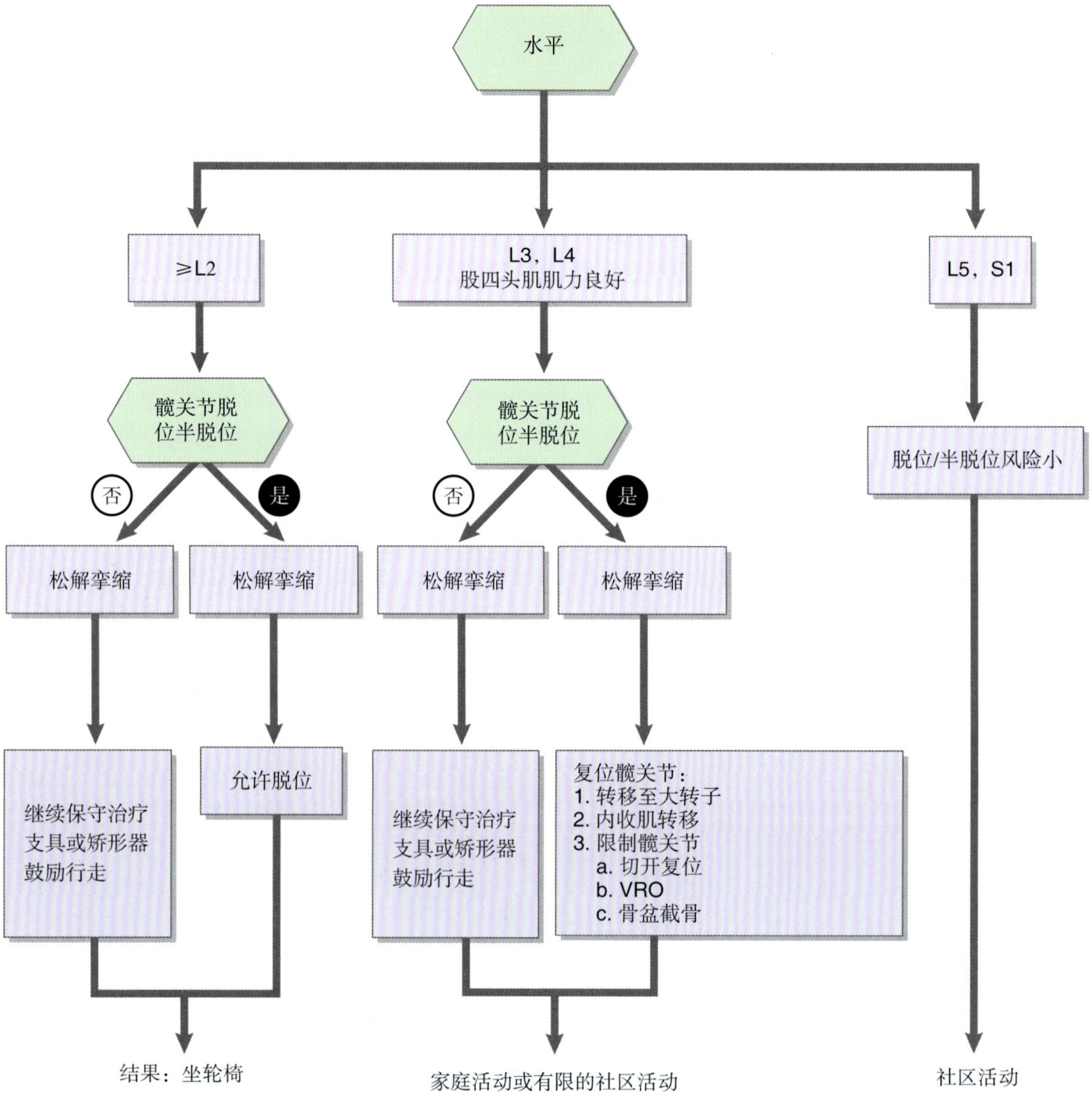

• **图 82.6** 脊髓脊膜膨出并且期望能够行走的患者的髋关节治疗策略。VRO，内翻旋转截骨术

发生髋关节半脱位 [23]。L5 水平受累的患者伴有强壮的股四头肌、起作用的腘绳肌，以及一些外展肌或伸肌活动的存在，使髋关节不稳定很少发生。同样，一般来说，S1 水平或以下受累的患者不会出现髋关节不稳定。

在文献中普遍的观点是，如果股四头肌功能缺失，就不应该试图复位髋关节。应该用松解术或截骨术来治疗挛缩，以方便使用支具站立和坐下。这个群体中的脱位，无论是单侧还是双侧，在成年后都不会出现疼痛，并且仍然有足够的 ROM 可以使用轮椅。因为脱位在 L5 水平受累的患者中很罕见，在 S1 水平也从未出现过，所以这些患者的髋关节不会出现问题。对于 L3 或 L4 水平受累的患者，是否应该积极治疗髋关节脱位存在争议。一些作者建议除了纠正挛缩之外，不要进行任何治疗；其他人建议复位所有半脱位或脱臼的髋关节。切开复位、VRO、骨盆截骨术以及这些手术的任何组合通常都是复位髋关节的必要手段。一些作者建议将髂腰肌或腹外斜肌转移到大转子 [19,23-25]。然而，在 Yildirim 等最近的一项研究中，对于 L3～L5 脊髓脊膜膨出伴髋关节不稳定的患者，无论接受还是不接受肌肉转移的治疗，都没有发现临床功能的明显改善 [26]。手术的目标是固定髋关节并提高外展肌的力量。此外，内收肌通常被转移到坐骨，以消除变形力并加强髋关节伸展。

髋关节稳定性对行走的重要性仍然没有答案。Root 和他的同事回顾了 100 多例脊髓脊膜膨出的患者 [10]。对于 L2 水平以上受累的患者，髋关节手术复位均失败。L5 和 S1 水平受累的髋关节都很稳定。在

L3 和 L4 水平受累的 30 个髋关节中，60% 有持续的不稳定，包括那些达到复位和保持复位的髋关节。在股四头肌功能良好的患者中，随着髋关节稳定性的增加，行走能力得到改善。

Feiwell 和他的同事在 1978 年报告了 76 例年龄超过 5 岁的脊髓脊膜膨出患者，他们未能恢复髋关节的稳定性[27]。在中段腰椎受累的患者中，稳定性不影响行走。如果以前没有手术，髋关节不会疼痛，半脱位 - 脱位不稳定的存在不会显著降低 ROM。对于这些患者的髋关节半脱位，研究人员建议进行外科手术干预，包括内收肌肌腱切除术、髋关节内侧关节囊切开术或髂腰肌松解术（如果这些结构存在挛缩的话）。然而，这种方法的平均随访时间少于 10 年，随访时还没有患者的年龄大于 29 岁。

Charcot-Marie-Tooth 病

Charcot-Marie-Tooth 病（CMT）综合征是一种感觉和运动周围神经病，可细分为 Ⅰ 型（脱髓鞘型）和 Ⅱ 型（轴突型）。患有这种疾病的患者通常表现为对称的远端肌肉无力，下肢反射减弱，但近端肌肉受累较少。Walker 和他的同事在 1994 年对 100 例 CMT 患者进行了回顾，髋关节发育不良的估计发生率为 6%～8.1%，其中 Ⅰ 型 CMT 的发生率更高[28]。虽然 CMT 患者出生时髋关节正常，但是随着近端髋关节外展肌和伸肌的无力，髋臼会变浅，股骨颈外翻而前倾[29]。对于有轻微髋关节炎迹象的儿童和年轻人，可以进行骨盆和股骨内翻截骨术，以提高髋关节稳定性。然而，最好在治疗股骨近端之前解决髋臼缺陷的问题。之后，如果两种异常都存在，那么可以在术中决定是否治疗股骨[29]。虽然 CMT 患者在儿童期很少出现有症状的髋关节不稳定，但他们可能在之后出现痛性 OA，从而需要进行 THA。与脊髓灰质炎患者一样，这些患者在 THA 后存在不稳定的问题。如果肌肉无力严重到使关节置换术后不稳定，那么可能需要使用限制性假体来提供稳定性。

外源性疾病

外源性神经肌肉疾病构成了一系列不同的问题，进而累及髋关节。在这些疾病中，伴有髋关节半脱位 - 脱位的肌肉失衡起到了次要作用，但髋关节周围经常发生挛缩。其中一些疾病与痉挛有关；其他的以弛缓性瘫痪为主要特征。尽管治疗方案可能相似，但我们将对这些疾病进行单独回顾。

Charcot 神经性髋关节病

不管涉及哪个特定的关节，神经性关节病，或称 Charcot 关节，对骨科医生来说都是一个特殊的问题。治疗神经性髋关节病的关键因素是明确诊断[30-36]。Charcot 关节可由多种疾病和疾病过程引起。最常见的包括三期梅毒、糖尿病和脊髓空洞症。任何出现不典型表现的关节，如无痛性关节功能障碍和持续破坏的影像学证据（图 82.7），都应提醒临床医生注意神经性关节病的可能性。图 82.8 给出了一种通用诊断策略。

如果关节持续无痛并且功能正常，则不建议治疗。如果出现疼痛和功能受损，在考虑任何类型的外科手术之前，应尽可能延长保护性负重的保守治疗时间。如果非手术治疗失败，外科手术选择包括关节融合术、THA 和切除关节置换术。历史上，髋关节融合术的治疗伴随着不可接受的骨不连发生率，据报道，骨不连发生率高达 100%[33]。THA 的失败率也很高，尤其是在有显著神经病学表现或共济失调的患者中。虽然文献中报道的采用 THA 治疗的患者数量很少，这很可能反映了神经病性髋关节的低发生率，但几乎所有的患者都表现不佳（表 82.2）。事实上，在文献报道的十几个病例中，只有 1 例患者被认为在 THA 后表现良好，作者将其归因于患者没有共济失调[32]。即使使用不同设计类型髋关节假体，其余患者的表现也很差。这些有限的证据有力地预示 Charcot 髋关节的假体置换是禁忌。切除关节置换术可能是治疗这些患者髋关节疼痛的唯一可行的方案。

Charcot 髋关节骨折的治疗也是有问题的。内固定被证明和假体置换一样糟糕。因此，限制负重可能是最明智的选择。如果随后出现关节疼痛，可在晚些

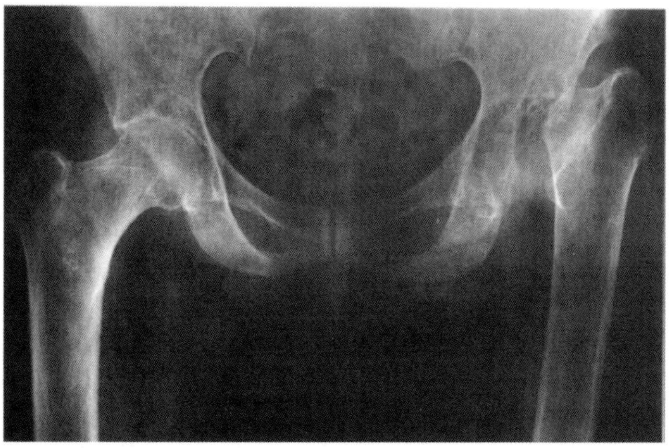

• **图 82.7**　左侧无痛性神经性髋关节病的骨盆正位 X 线片

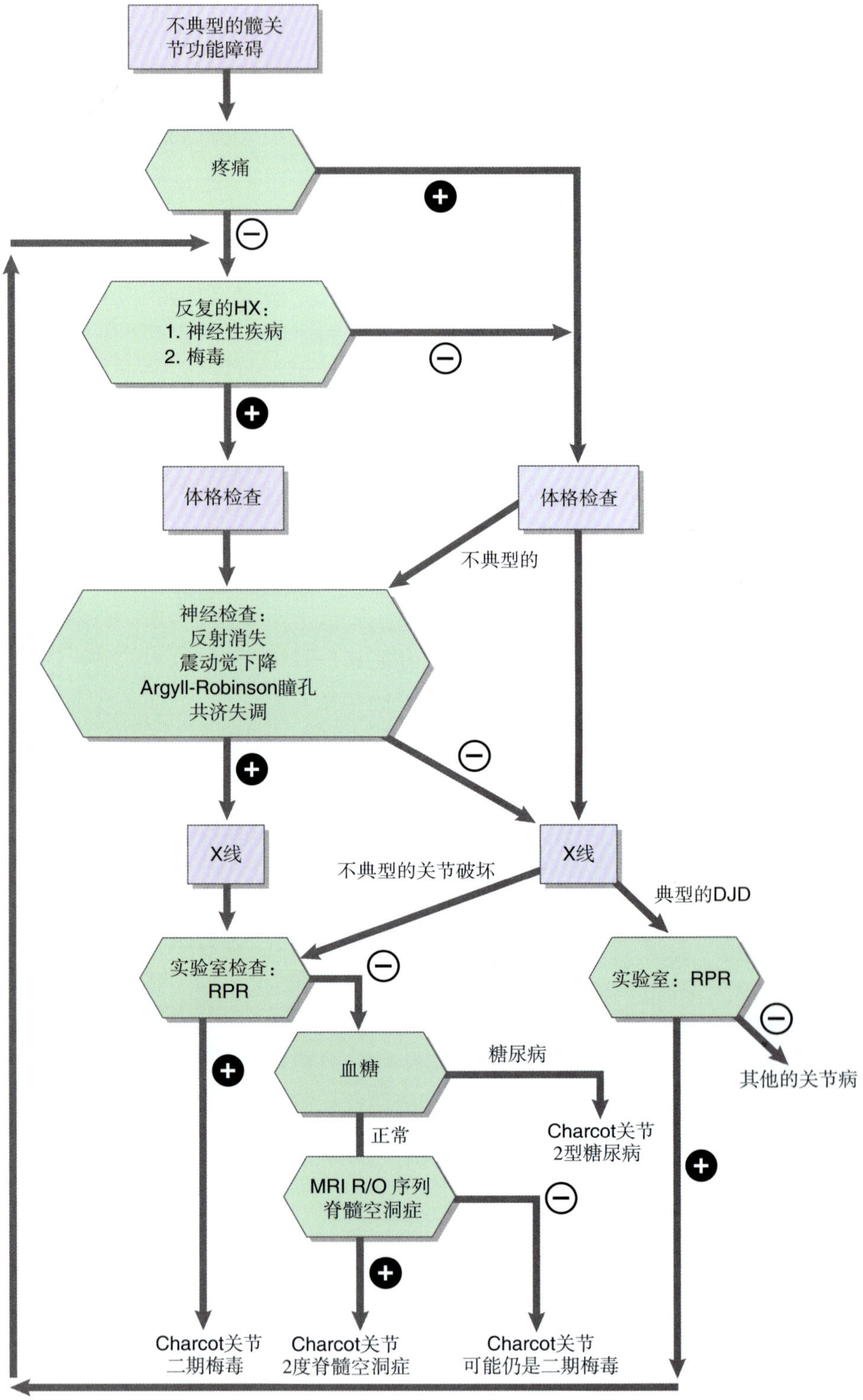

• **图 82.8**　可疑 Charcot 髋关节的诊断策略。DJD，退行性关节病；HX，病史；RPR，快速血浆反应素试验

时候进行延迟切除关节置换术。

帕金森病

帕金森病患者的髋关节退行性关节炎可能发生在疾病的自然过程中或髋关节骨折之后，但总的发病率未知。另外，考虑到帕金森病患者维生素 D 和钙缺乏及骨质疏松症的高发病率和高跌倒率，这些患者髋关节骨折的发生率高于一般老年人群[37,38]。因此，尽管文献中采用 THA 治疗帕金森病患者的结果很少，但是大量的文献描述了对帕金森病患者髋关节骨折的治疗（表 82.3）[40-44]。事实上，据我们所知，最近只有 2 篇论文报道了帕金森病患者 THA 后的结果。

表 82.2 THA 和 Charcot 髋关节

作者（参考文献）	病例数	假体类型	诊断	神经受累	结果
Ritter 和 DeRosa[30]	1	McKee 或 Farrar	脊髓痨	共济失调	多次脱位
McKee[34]	1	McKee 或 Farrar	脊髓痨		股骨 / 髋臼松动
Buchholz[35]	1	St. George	脊髓痨	共济失调	失败
Sprenger 和 Foley[32]	1	St. George	脊髓痨	非共济失调	随访 7 年时良好
Baldini et al.[36]	4	多种	脊髓痨	共济失调	脱位复发和（或）松动
Robb et al.[31]	1	Charnley	脊髓痨	非共济失调	6 次脱位→切除关节置换术

表 82.3 帕金森病的髋关节骨折

作者（参考文献）	骨折类型	治疗	髋关节数量	死亡率	并发症
Couglin 和 Templeton[39]	股骨颈骨折	半髋关节置换术	27	6 个月时 60%[a]	脱位率 35%[a]
	转子间骨折	CRIF	22	6 个月时 27%[a]	
				6 个月时 47%[b]	
Staeheli et al.[40]	移位的股骨颈骨折	半髋关节置换术	50	6 个月时 20%	UTI，20% 肺炎，10%
Eventov et al.[41]	股骨颈骨折	半髋关节置换术	34	3 个月时 31%[b]	
	转子间骨折	CRIF	11		
Turcotte et al.[42]	无移位的股骨颈骨折	原位穿针固定	13	6 个月时 14%[b]	5 例脱位[a]
	移位的股骨颈骨折	半髋关节置换术	47		
	转子间骨折	CRIF	34		
Londos et al.[43]	无移位的股骨颈骨折	原位穿针固定	8	2 年时 28%[b]	愈合并发症 33%[b] 6 例不愈合，3 例节段性塌陷[a]
	移位的股骨颈骨折	CRIF	24		
Idjadi et al.[44]	股骨颈骨折	半髋关节置换术	8	与普通人群无显著差异	未具体报告
		内固定	5		
	转子间骨折	内固定	18		

CRIF，闭合复位内固定；UTI，尿路感染。

[a] 数据反映了具体的骨折类型和治疗方法。

[b] 数据反映了整体的研究。

Weber 和他的同事报告了 98 例患者的 107 个 THA[45]。因骨关节病进行了 58 个髋关节置换术，8 例患者因挛缩同时进行了肌腱松解术。研究人员报告仅有 6 例脱位，在任何初次 THA 中没有脱位。在 75 个髋关节的 7 年随访中，有 51 例患者死亡，其功能与帕金森病的分期直接相关[45]。Mathew 和他的同事报告了 14 例帕金森病患者，他们接受了 11 次初次 THA 和 4 次 THA 翻修[46]。该队列中 THA 的原因包括 9 例初次病例为股骨近端骨折、2 例初次病例为股骨头无菌性坏死、1 例翻修病例为假体周围骨折，另外有 3 例翻修病例为假体松动。2 例患者跌倒，需要随后对假体周围骨折进行翻修。尿路感染是最常见的并发症（33.3%）；然而，在最终的随访中没有脱位、深静脉血栓形成、肺栓塞、深部感染或血肿发生。帕金森病患者在 THA 术后表现出较高的并发症发生率，尽管这些并发症通常是疾病进展的结果，而不是手术本身的结果。

关于这些患者的股骨颈骨折，最合适的手术选择是穿针固定还是初次 THA 仍存在争议。Eventov 和他的同事在 1983 年报道了 62 例帕金森病患者的髋关节骨折[41]。在这些患者中，39 例为头下型，23 例为转子间型骨折。共有 34 例头下型骨折患者接受了初次半髋关节置换术，11 例囊内骨折患者接受了钉板固定术，12 例拒绝手术。5 例患者病情不稳定，不适合手术。无论骨折类型如何，这些患者的死亡率和发病率都很高，支气管肺炎是最常见的并发症。接受手术治疗的患者有更好的功能结果和生活质量。Staeheli 和他的同事在 1988 年报道有 49 例（50 个 Garden Ⅲ型或Ⅳ型股骨颈骨折）患者接受了股骨头假体置换（半髋关节置换术）的治疗[40]。共有 10 例患者在术后 6 个月内死亡。这一比率高于一般髋关节骨折人群术后第一年的死亡率。并发症包括尿路感染和肺炎。调查人员报告只有 1 例术后脱位，80% 的幸存者能够行走。作者将良好的结果归因于术后患者的快速活动和手术时松解挛缩的内收肌。

Turcotte 和他的同事在 1990 年的系列报道中指出，半髋关节置换术不如简单的骨折内固定术[42]。他们的研究组由 87 例患者组成，共有 94 处骨折。A 组由 13 例 Garden Ⅰ或Ⅱ型骨折组成，采用原位穿针固定治疗。B 组由 41 例 Garden Ⅲ或Ⅳ型骨折患者组成，共 47 髋，均行半髋关节置换术。C 组 33 例囊外股骨颈骨折患者，共 34 髋，需要闭合复位内固定。作者发现，半髋关节置换术组的并发症发生率是内固定组的 2 倍，在这一系列中发生了 4 例伤口感染和 5 例脱位。

Londos、Nielsen 和 strömqvist 在 1989 年建议帕金森病患者采用内固定而不是初次髋关节置换术[43]。他们用内固定治疗了 32 例股骨颈骨折患者。24 例移位骨折，其中 6 例骨不连，3 例股骨头节段性塌陷。在 8 例未移位的骨折中，1 例诊断为节段性塌陷。33% 的患者出现愈合相关并发症。3 例发生并发症的患者需要行 THA。研究人员将愈合相关并发症与 547 例无法行走人群的并发症进行了比较。在 151 例无并发症的骨折中，8% 出现了愈合相关并发症。在 196 例移位骨折的患者中，40% 的幸存者出现愈合相关并发症。虽然这些作者建议对股骨颈骨折的帕金森病患者进行内固定而不是初次关节置换术，但对于骨折伴移位的两个患者群进行初次关节置换术似乎是合理的。

Idjadi 及其同事在 2005 年进行了一项前瞻性研究，对 920 例因髋关节骨折接受治疗的社区患者进行了检查，并将帕金森病患者亚组（31 例患者）与其余患者进行了比较[44]。他们发现帕金森病患者住院时间明显更长，并且出院后需要被送到专业护理机构。此外，手术后，帕金森病患者独立进行日常生活活动的能力下降。然而，研究人员发现患者术后第一年的行走能力和死亡率没有差异。

这些骨折的治疗仍然存在的问题是并发症发生率高，包括半髋关节置换术后频繁发生髋关节脱位。然而，关于帕金森病患者髋关节骨折死亡率增加的文献是矛盾的。鉴于这一主题的相关文献有限，这些较高的并发症发生率是否可与接受 THA 的帕金森病患者有关尚不清楚。Weber 和他的同事发现，通过积极的药物治疗，接受 THA 的退行性髋关节疾病患者可能与更虚弱的髋关节骨折的帕金森病患者结果不同。此外，补充钙、维生素 D 和二膦酸盐可能是重要的药物干预措施，有助于预防该人群的髋关节骨折[47]。

多发性硬化症

晚期多发性硬化症患者的痛性髋关节屈曲内收挛缩很难治疗。使治疗更加复杂的是，当这些疾病发展时，患者已经处于疾病的晚期，并且经常有膝关节屈曲挛缩和上肢挛缩。在这个阶段，患者通常会出现失语症，但仍然保持神志清晰。早期松解挛缩的髋关节内收肌、屈肌和髂腰肌，以及腘绳肌，对于防止痛性固定的关节畸形至关重要。这些挛缩可能会复发，但通过外周神经阻滞（如苯酚、酒精或 A 型肉毒毒素），畸形的进展可以大大延迟。不幸的是，多发性硬化症的进展性往往让手术意义不大。

一旦挛缩变成固定并且较严重，患者会出现痛性压疮或骨盆倾斜，通常无法舒适地坐下甚至躺下。尽管这些患者基本上是晚期，但多种广泛的软组织手术可能会减轻疼痛并改善坐姿。偶尔，股骨近端切除可以缓解疼痛。由于长期使用类固醇激素以及功能和力量减弱，髋关节骨折（特别是股骨颈和转子骨折）成为令人关切的问题[48]。

成人发作的脑血管意外（卒中）、上运动神经元脊髓损伤和颅脑损伤

如前所述，一方面在由大脑或上位脊髓损伤导致的成年型痉挛状态中，很少发生髋关节半脱位 - 脱位。另一方面，髋关节挛缩很常见。因此，早期强化物理治疗对维持髋关节 ROM 非常重要。对于长期昏迷的患者来说尤其如此。除非定期进行 ROM 活动锻炼，否则髋关节会出现明显的挛缩。

如果患者从最初的损伤中幸存下来，无论是由于创伤事件还是脑血管意外，都应该努力恢复行走能力。也就是说，有更大神经损伤的患者很可能会最终只能坐轮椅。无论如何，坐姿或站姿至少需要 90° 的髋关节屈伸范围；这应该是治疗的目标。在这些患

者中，通常髋关节屈肌和内收肌比伸肌和外展肌受损小。因此，对相关肌肉进行简单的肌腱切开术可能有助于恢复平衡。平衡在这个人群中如此重要的一个主要原因是患者的跌倒发生率较高；偏瘫侧的骨量丢失会导致这些患者髋关节或股骨骨折的发生率增加 [5,48]。然而，髋关节骨折术后的功能恢复与未发生过脑血管意外的患者相似 [49]。

这些患者（尤其是创伤性脑损伤的患者）的另一个问题是 HO 的倾向，这也可以导致关节活动受限。在尝试切除之前，必须让多余的骨骼完全成熟；否则，切除后会出现更广泛的 HO。骨成熟的一个很好的指标是血清碱性磷酸酶水平，在尝试切除之前，血清碱性磷酸酶水平应该恢复正常。手术切除后，必须制定多模式的预防复发的措施，包括低剂量照射、NSAIDs 和早期活动。

老年卒中患者更容易患髋关节退行性疾病，应根据与普通人群相同的指南进行治疗。然而，他们可能需要在 THA 时松解挛缩的内收肌或髋关节屈肌。内收肌腱切开术可以在患者准备髋关节置换前经皮进行，髂腰肌可以在显露关节的过程中从小转子止点上松解。此外，目前的文献表明，在该人群中，THA 后 HO 的风险增加，据报道发生率为 36%；因此，这些患者可能需要进行预防治疗 [50]。

对于年轻患者，如果除了头部损伤外，还发展成痛性创伤后关节炎甚至缺血性坏死，也推荐进行 THA。因为他们的痉挛状态通常较严重，这些患者应该在术后 3～4 周内进行髋关节人字石膏或外展支具固定，以防止脱位或挛缩。

脊髓损伤

与青少年患者一样，成年人的脊髓损伤会导致髋关节周围肌肉的显著痉挛。虽然成人不像儿童患者那样存在半脱位和脱位的问题，但痉挛会导致挛缩，需要适当的早期松解。如果发展成退行性关节炎，可以采用 THA 缓解疼痛。另外，如果患者因为严重挛缩和皮肤问题导致无法行走，切除关节置换术可能是更可行的。虽然不像在创伤性脑损伤患者中那样普遍，但异位骨化确实有一定的可能性会发生，并且应该像创伤性脑损伤那样进行处理。

小结

与任何疾病过程一样，在患有内源性神经肌肉疾病的患者中，髋关节病变的预防比一旦髋关节不稳时进行治疗更有价值，并能够产生更好的结果。因此，在儿童期早期治疗以保持髋关节的稳定性是至关重要的。在外源性神经肌肉疾病的患者中，髋关节问题的治疗更成问题，并且取决于疾病的进展情况、患者的功能水平和疼痛程度。

（参考文献参见书末二维码）

第 83 章

既往髋关节融合术

MARK J. SPANGEHL, JOSHUA BINGHAM
（臧俊亭 译　齐欣 审校）

关 键 点

- 将既往融合的髋关节转换为全髋关节置换术（THA）适用于缓解周围关节（下腰部、同侧膝盖、对侧髋关节）疼痛。然而，患者也可能因为髋关节丧失活动而引发残疾，或在接受同侧全膝关节置换前因残疾而寻求转换。
- 手术显露取决于关节融合术的类型以及是否存在内植物及其位置，但通常需要更广泛的显露方法（标准或延长的转子截骨术或转子滑移）。髋臼的下缘是帮助准备和放置髋臼的最重要的标志。
- 转换为 THA 后，外展肌肌力可能会持续改善 2～3 年。
- 与传统的初次 THA 相比，活动范围仍然受限。
- 仅在少数情况下可以实现良好的功能、没有疼痛或不需要使用助行器，同时 Trendelenburg 征阴性。但大多数患者对他们的置换结果感到满意。
- 最好的结果出现在那些既往手术中没有侵犯外展肌的患者身上（自发融合或融合时保留了外展肌）。

患者期望的变化和髋关节置换结果的改善导致髋关节融合术的需求减少。髋关节融合现在很少用于晚期退行性髋关节疾病。然而，髋关节融合可以长期缓解疼痛，并可能为不适合 THA 的患者提供足够的功能。但是，随着时间的推移，融合髋导致的残疾可能会导致需要将融合髋转换为 THA。

既往曾做过髋关节融合术后转为 THA 是一项挑战。对于那些由于髋关节僵硬对周围关节施加的压力增加而引起疼痛和残疾的患者，可以考虑使用该方法。髋关节融合术的长期后遗症包括腰椎、同侧膝关节和对侧髋关节疼痛以及退行性变的发生率增加[1-11]。

适应证和禁忌证

将融合髋转换为 THA 的最常见的适应证包括致残性的下腰痛、同侧膝关节痛和对侧髋关节痛[1-11]。由于与融合髋并列的关节所受到的压力增加，这些关节的退行性改变增加。已有文献记载髋关节融合术后的患者，同侧膝关节置换术后活动范围（range of motion，ROM）较差，一些作者主张在膝关节置换前将融合的髋关节转换为活动的髋关节[12-14]。

虽然融合髋疼痛通常不是手术的适应证，但假关节疼痛增加和关节错位融合导致的功能障碍是置换的额外适应证。

最后，也许现在更常见的是，即使在没有前面的适应证的情况下，患者也可能会寻求将融合的髋关节转换为可活动的髋关节，因为他们变得不太愿意接受融合髋给日常活动造成的不便和步行过程中增加的能量消耗[15,16]。

融合髋置换的替代方法涉及融合髋周围有症状的单个关节或多个关节的治疗。一般来说，融合髋的置换是在这些关节的非手术治疗失败后进行的。下腰痛的非手术治疗失败是置换的最常见原因。手术治疗机械性下腰痛应在融合髋进行置换后才能考虑。由于融合的髋关节对腰椎造成持续的压力，因此融合髋置换前进行的机械性腰痛的外科治疗不太可能成功。融合髋置换后，同侧膝关节或对侧髋关节的疼痛缓解不易预测（参见“结果”一节），融合髋关节置换前后可能需要手术治疗，具体取决于这些关节的症状和退行性改变的严重程度。

融合髋转换为 THA 的绝对禁忌证类似于初次或翻修髋关节置换手术。活动的或疑似的感染和健康状态不佳是该手术的禁忌证。相对禁忌证包括患者年龄小并且髋关节融合在一个可接受的位置（屈曲 20°，外旋 5°，外展 / 内收中立）[3]，特别是如果需要回到重体力劳动，严重扭曲的解剖结构会妨碍接近正常的生物力学恢复，或者会使髋关节置换手术面临高失败风险，以及外展肌无力或缺失。

对于期望周围关节症状完全或接近完全缓解或置换后髋关节功能正常的患者，必须告知其髋关节置换的结果（参见“结果”一节）。通常，结果与初次髋

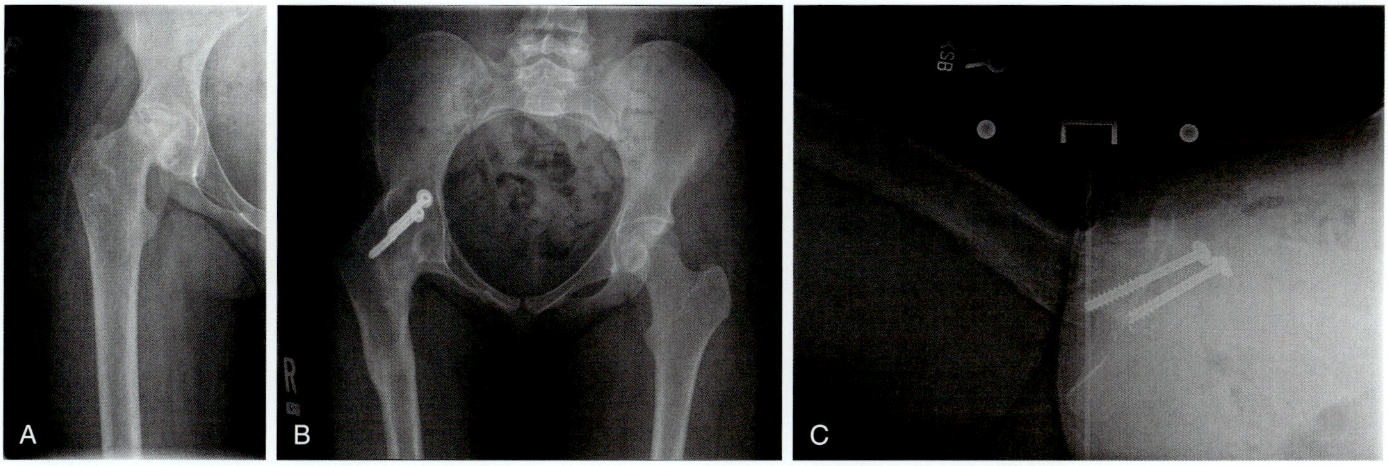

• **图 83.1**　（A）一名 12 岁女性融合术前的右髋关节正位，她有股骨头骨骺滑脱伴骨坏死和继发性退行性改变的病史。（B）融合 5 年后的骨盆正位片显示右髋关节融合术是通过保留外展肌的入路进行的（前入路手术，螺钉从骨盆内穿过髋关节进入股骨头）。（C）右侧髋关节侧位片

关节置换不可比，尽管周围关节的症状有所改善，特别是腰痛，但症状完全缓解的可能性较小。

术前计划

常规术前 X 线片（骨盆正位髋关节工作和髋关节侧位）通常是术前唯一需要的影像学检查，前提是没有发现明显扭曲的解剖结构或钉板等内植物（图 83.1）。如果解剖结构存在扭曲（如关节外融合、大量的异位骨化），术前 CT 有助于确定解剖结构、定位残留的钉板等内植物并识别骨性标志（图 83.2）。

在外展肌功能的术前评估中，肌电图并不是常规要求。使用肌电图评估臀肌功能的价值有限，且与术后外展肌功能没有很好的相关性[13]。术前触诊外展肌收缩以及术中肌肉评估（更重要）可以很好地预测术后外展肌功能[17,18]。术中评估已被证明与术后外展肌功能的恢复有很好的相关性[8,17,19]。如果看起来完整和健康（出血且外观发红）的话，即使严重萎缩的肌肉也可以恢复可接受的功能。融合手术的类型也会影响外展肌功能的恢复。保留外展肌的髋关节融合（不涉及转子截骨术或明显的外展肌侵犯）能更好地预测外展肌功能恢复。

除了内植物外，还应准备其他设备。可能需要金刚钻、断钉取出器和透视机以移除内固定物或确定骨性标志。此外，外科医生应该熟悉用于关节融合术（特别是关节外融合）的技术，因为这可能会影响显露并且在骨切除的过程中是必须。

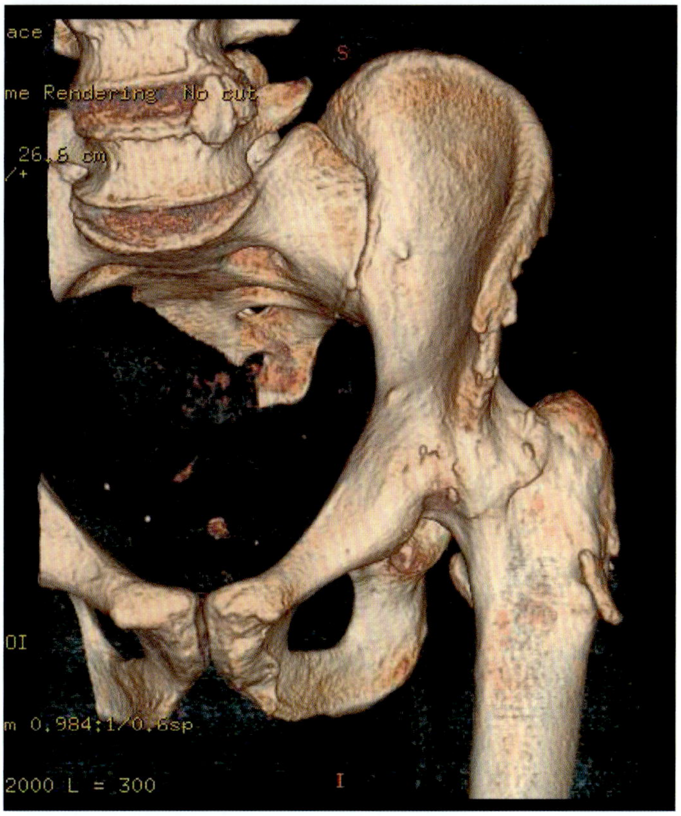

• **图 83.2**　融合髋关节的三维 CT 示例。这有助于识别手术中遇到的骨性标志

技术介绍

技术考虑

髋关节融合术到 THA 的转换是一个技术要求很高的过程。重要的技术考量包括充分显露以保持或恢

复外展肌功能，移除内植物（如果存在）以及仔细识别骨性标志以确保正确的假体植入方向。

显露

体位取决于外科医生的喜好，但通常由融合过程中使用的入路和内植物位置决定。通常情况下，患者侧卧位，这允许在需要的时候获得更广泛的显露。如果选择直接前入路或需要移除前方的内植物，则使用仰卧位。皮肤切口部分取决于之前的切口和是否需要移除内植物。如果不存在以往的切口，则外侧切口以大转子为中心，近端终点向后方弯曲。移除覆盖在转子和近端股骨上的任何内植物。如果在融合时曾进行转子截骨术，并且内植物位于转子和骨盆外板下方（如 Cobra 板），则需要进行经典的转子截骨术（图 83.3）。否则，标准的后入路或转子向前滑移截骨通常能够提供足够的显露，并减少对外展肌的额外损伤。不剥离软组织的短延长截骨术可能更有利于截骨的闭合和愈合。如果股骨近端存在畸形需要矫正，可能需要延长截骨术。如果由于以前的手术而导致没有转子截骨块，则可以使用后入路，并将剩余的外展肌和股外侧肌的前部一起向前掀起。软组织随后从融合的关节和近端股骨上切除，以识别股骨颈。如果股骨和坐骨之间存在骨桥，则可以在股骨颈截骨之前或之后切除骨桥。在这个区域应该注意保护坐骨神经。之后识别股骨颈，拉钩放置在股骨颈的前方和后方（图 83.4）。最初的原位股骨颈截骨可以在预期的最终截骨线的近端进行，并进一步松解股骨近端周围的软组织而改善显露。基于术前模板设计和骨性标志（大转子或小转子）的识别，可以进行第二次最终的股骨颈截骨。一个略低的股骨颈截骨可以提供额外的显露以准备髋臼。

骨准备

骨准备从髋臼侧开始。髋臼的下缘是最重要的识别标志。这可能很困难，因为骨质覆盖着髋臼底部。然而，可以通过识别闭孔的上缘并在髋臼的最下部放置拉钩来定位该标志。为了正确放置髋臼锉，必须识别髋臼前后壁。面向前壁在髋臼前方放置钝拉钩有助于保持显露。一旦完成，可以使用髋臼锉加深、加宽髋臼。通常，特别是在自发融合的情况下，随着髋臼加深，在髋臼底部的软组织可以被识别（髋臼横韧带以及圆韧带的残留物）。

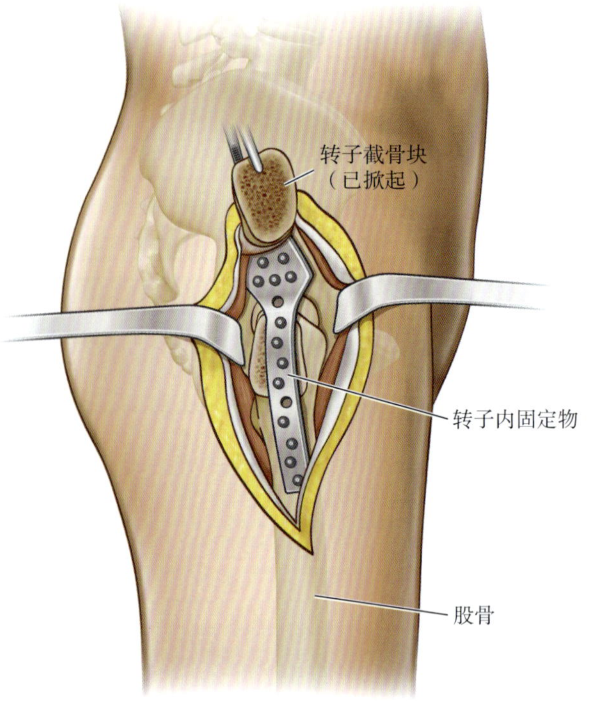

• **图 83.3** 图示髋关节显露，使用经典的转子截骨术将转子从 Cobra 钢板上掀起。转子向上反折到左侧，用钳子夹住，显露出 Cobra 钢板位于下方髂骨表面，髋臼上方。在 Cobra 钢板上也可以看到转子截骨面，因为在融合时转子已经被固定在了钢板之上

在准备髋臼的过程中，仔细注意前、后壁的厚度是非常必要的。术中 X 线片有助于早期准备髋臼，以确保髋臼锉在上、下方向上的正确定位（图 83.5）。如果发现解剖结构严重变形，在摄片之前放置一枚克氏针（Kirschner wire，K-wire）作为标记有助于定位。虽然不常被报道，可以使用计算机导航准备髋臼[20]。一旦髋臼准备好，放置一个试模。然后根据股骨内植物的类型准备股骨。松解股骨近端周围的包膜组织有助于股骨显露。

假体植入

股骨假体的选择取决于患者的骨质量，是否存在皮质缺损或因内植物取出后的应力集中，以及是否需要矫正股骨近端畸形。患者的年龄和活动水平，以及外科医生对内植物固定方式的偏好，也是选择假体时需要考虑的因素。

在髋臼侧，通常使用生物固定。在解剖结构扭曲或骨缺损的情况下，可能需要用股骨头进行自体骨移植，并辅以螺钉固定或使用金属垫块。在股骨侧，生

物型假体通常更受欢迎，因为大多数接受转换的患者年龄较轻（< 70 岁），并且骨质量适合生物型内植物。如果近端干骺端的骨质量良好，可以采用近端固定的内植物（图 83.6 和图 83.7）。如果近端干骺端骨质存在扭曲，或因先前的内植物或畸形导致缺损，则可以采取远端固定；如果为了显露或矫正畸形，需要行转子延长截骨术；或者如果从股骨近端移除了长钢板，导致多种应力升高和钢板下应力遮挡，那么由于存在骨折的风险，不太合适采用近端固定。在很少的情况下，股骨可能有严重的废用性骨质疏松，使生物型内植物难以获得稳定固定。在这种情况下，使用骨水泥型柄可能更合适。如果使用骨水泥型柄，应注意避免让骨水泥进入转子截骨的界面之间。

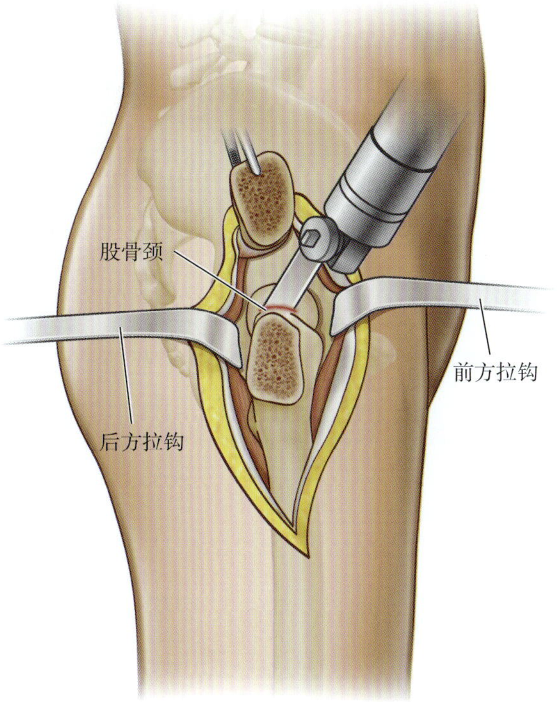

• **图 83.4** 图示髋关节显露，拉钩放置在股骨颈的前方（顶）和后方（底）。然后进行股骨颈截骨。最初的截骨可以在更近端的位置进行；一旦股骨可以活动，第二次最终的股骨颈截骨可以在更远端的位置进行

较大的股骨头和内衬（36 mm）是首选，特别是如果外展肌有缺陷时。如果患者术后有较高的不稳定风险，可以考虑双动关节。

在最终的内植物植入之前，可以尝试复位，以确定获得适度软组织张力和腿部长度的恰当股骨颈长度。应触诊坐骨神经，以确保在髋关节轻度屈曲、膝关节伸展时它可以移动。如果发现神经过度紧张，可能需要调整股骨颈长度或股骨组件的位置。坐骨神经牵拉的风险可能取决于患者的年龄以及关节融合时的缩短量。在大多数情况下，在转换之前，下肢相对于对侧较短。应该避免过度的延长（> 3～4cm），以防坐骨神经或股神经损伤，而且如果暴露时进行了转子截骨，那么截骨块复位困难。

在切口闭合之前，应该在一定范围内活动髋关节，以评估脱位的风险位置，并仔细检查骨撞击。即使没有发生直接的骨接触，潜在的撞击区域也应该被移除。在刚刚转换后，髋关节的活动范围低于初次髋

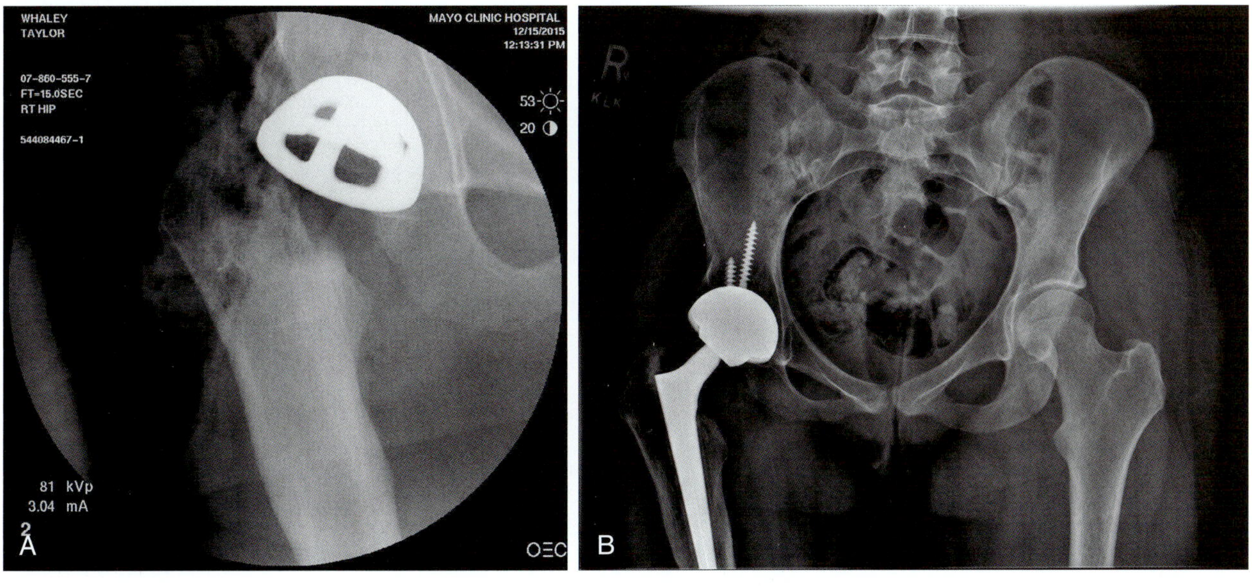

• **图 83.5** （A）术中 X 线片（与图 83.1 为同一患者），放入髋臼试模以确保定位正确。（B）术后 1 年的骨盆正位片。通过直接前入路手术移除内植物并转换为髋关节置换

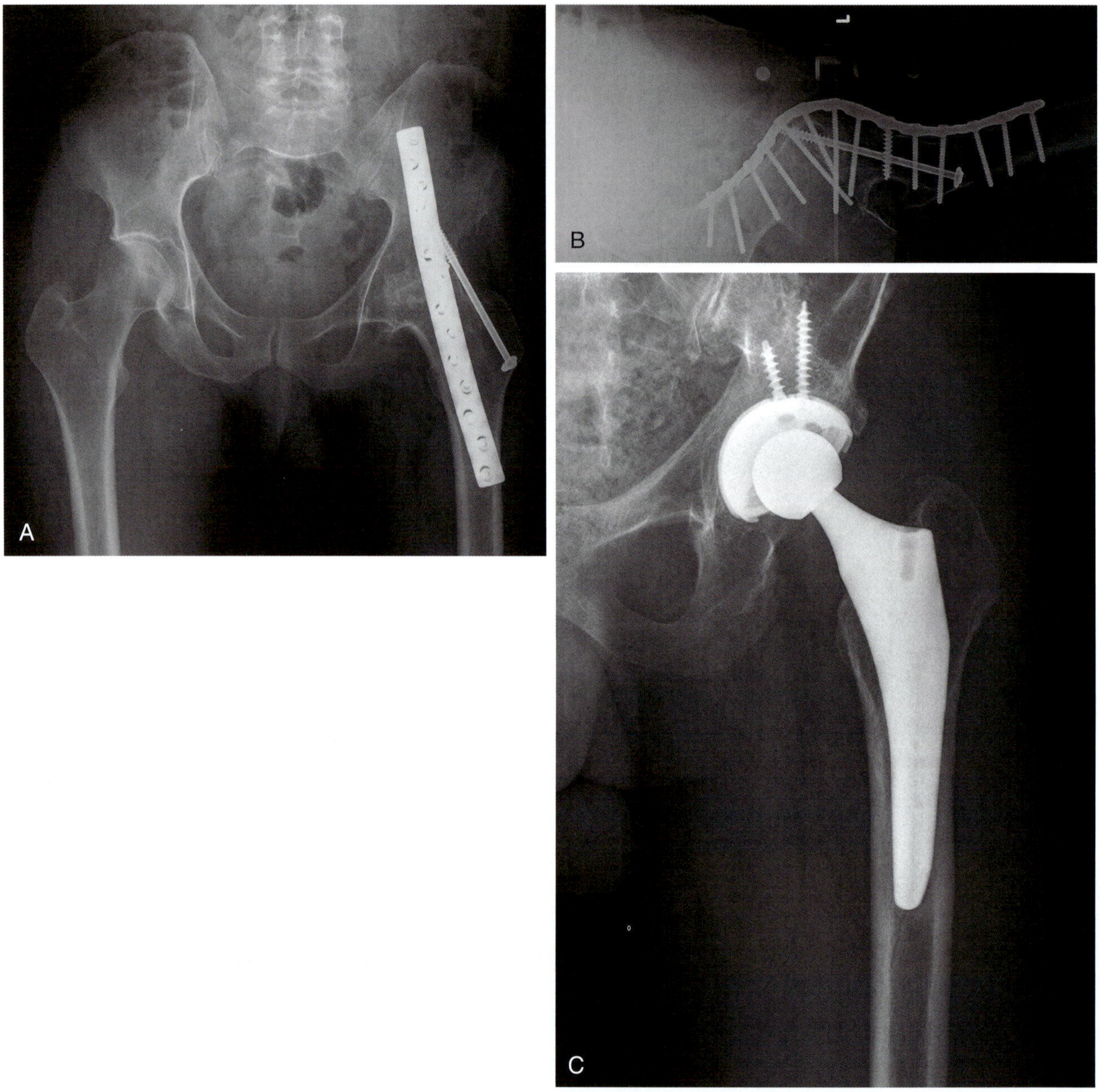

• **图 83.6** 1 例 40 岁男性患者的术前和术后 X 线片，该患者在 16 岁时出现化脓性关节炎，并在 24 岁时通过前方钢板进行了髋关节融合。术前正位片和髋关节侧位片（A、B）。(C) 术后 1 年髋关节正位片。通过直接前入路移除内固定物并转换为 THA。股骨近端解剖结构没有扭曲，可以使用锥形柄

关节置换；然而，随着时间的推移，ROM 会改善。这种随时间推移出现的 ROM 增加可能导致骨撞击，可能引起疼痛或不稳定，因此在转换时需要移除可能的撞击区域。

切口闭合

转子截骨可采用钢丝或钢缆固定。如果采用较短的延长截骨术，可以不必使用爪形或把持的内固定装置。如果转子缺失，可以将外展肌或外侧瘢痕组织缝合到股骨近端，并闭合后方的软组织瓣。或者，可以将阔筋膜张肌缝合到转子或股骨近端，以改善外展肌功能。如果髋关节外展受限，可能需要内收肌肌腱切开术或腰大肌肌腱松解术。

贴示和建议

- 应尽量减少对外展肌的额外损伤；如果内固定物或先前切口的位置允许，则更倾向于保留外展肌的入路（前或后入路）。
- 稍低的股骨颈截骨可以在准备髋臼时提供额外的显露和操作空间。

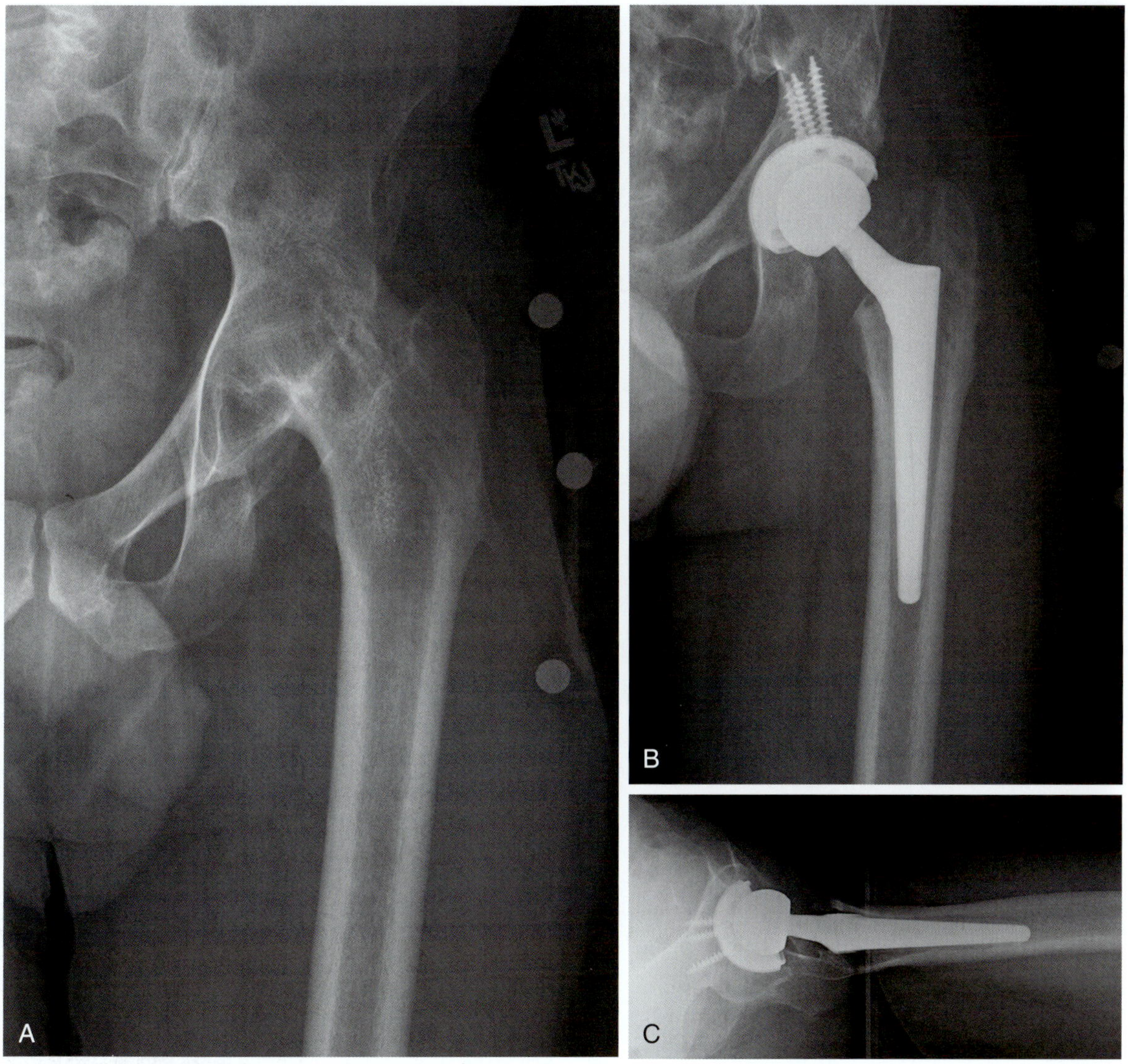

• 图 83.7　1 例 47 岁男性患者髋关节融合术转换为 THA 的术前和术后 X 线片，该患者在 17 岁时出现化脓性关节炎。由于背痛和左膝疼痛加剧，他要求转换为髋关节置换术。(A) 左髋关节正位片显示髋关节融合，股骨近端轻度扭曲。(B、C) 转换后左髋关节的正位和侧位片。通过后入路进行转换。使用带凹槽的股骨近端锥形柄

- 髋臼下缘是一个重要的辅助髋臼假体定位的解剖标志。
- 如果髋臼解剖结构明显扭曲，放置 K-wire 并应用术中透视可以辅助髋臼假体植入到正确位置。
- 如果内收肌过紧，内收肌肌腱切开术有助于髋关节外展。
- 移除潜在的骨撞击区域（即使在转换时没有发现直接的骨撞击），因为 ROM 可能会随着时间的推移而改善，可能导致骨撞击、疼痛或不稳定。

变化和异常情况

髋关节融合术的一些技术会产生骨盆内内植物（用于对穿过关节的螺钉进行固定的垫圈和螺母）。这些内植物可以留在骨盆的内侧、髂肌的深面，不需要单独的腹膜后暴露以取出这些内植物。

继发于结核感染的髋关节融合患者代表了一个独特的群体，因为担心静止期结核的再燃。在一个由 208 例融合髋转换为 THA 的大型研究中，存在既往结核感染的患者在术前和术后分别接受了 6 周和 3 个月的利福平、异烟肼和乙胺丁醇的联合治疗 [21]。然而，作者并没有说明他们的研究中共有多少患者接受了这种治疗。

术后护理

转换手术后的负重取决于转子是否充分固定、骨质量、所用内植物的类型以及外科医生关于初次或翻

修髋关节置换后负重的理念。转子固定良好的患者可允许部分负重；然而，如果固定质量存在任何疑问，术后应保持 6～8 周脚趾触地负重。术后主动外展延迟至 8 周后，以使转子或外展肌充分愈合。一旦转子截骨或外展肌愈合良好，可以开始积极的外展运动，并持续至少 1 年。外展肌功能的改善可以在术后 2 年或更长的时间内出现[17,19]。

与初次髋关节置换后常见的活动度相比，大多数融合髋转换为活动的髋关节置换后仍会保持一定的僵硬[8,17,19,22]。外展肌力不足或缺失的患者脱位风险可能会增加，特别是如果手术时注意到运动度很好时。这些患者应戴上髋关节外展支具，限制屈曲和内收 6～12 周。在转换时仍保持僵硬的患者可以开始适当的伸展锻炼，避免极端姿态下的不稳定风险。

应给予常规抗生素和血栓预防。不需要常规预防异位骨化。然而，如果关节是自发融合的，或者如果患者有异位骨化的危险因素，则需要使用抗炎药物或放射疗法进行预防。如果使用转子截骨术，则应尽可能避免使用抗炎药物，因为这可能会延迟或妨碍转子愈合，特别是如果骨骼和周围软组织有受累的情况。

结果

将既往的髋关节融合术转换为 THA 通常是为了减轻周围关节的疼痛、假关节的疼痛或融合髋关节肌肉疲劳引起的疼痛。通过将融合关节转换为活动关节还可改善功能和步态。因此，结果可以分为：①周围关节症状的缓解；②转换后髋关节的功能和疼痛；③转换为髋关节置换的生存率；④患者的总体满意度。

疼痛缓解

下腰痛是髋关节融合后长时间站立最常见的主诉，因此也是最常见的手术指征。大多数患者（61%～94%）的下腰部症状有显著改善[5,6,8,18,19,23]。然而，需要告知患者，由于晚期退行性改变存在，多达 1/3 的患者的下腰部症状可能没有改善。在一项针对 45 例接受转换的患者的研究中，22 例患者的症状有所改善；14 例患者的症状没有变化[19]。作者指出，轻度退行性改变的患者的腰痛总会有所改善。其他周围关节的疼痛缓解情况不太可能被预测，主要取决于受累关节退行性改变的程度。晚期退行性改变的患者最终可能需要对这些关节进行外科治疗。在一个系列研究中，只有 1/3 患者的同侧膝关节疼痛得到改善[17]。然而，其他作者报告了一些更好的结果，15 例患者在转换前存在膝关节疼痛，其中 10 例患者的疼痛减轻[19]。该研究中有 4 例患者在转换后不久需要进行 THA。同样，对侧髋关节疼痛的缓解也取决于其退行性改变的程度。

转换后髋关节的功能和疼痛

患者通常对转换后的髋关节功能感到满意，转换后髋关节活动度增加，因此患者能够接受与常规初次髋关节置换相比略差的结果。尽管患者满意度较高，但与初次髋关节置换相比，转换后髋关节的肌力下降，对助行器的需求更大，同时 ROM 较差的情况更为常见[5,6,8,17,19,24-26]。外展肌力量可在术后数年内持续改善，一些作者注意到在转换后 3 年或更长的时间内仍有所改善[17,19]。然而，相当多的患者需要助行器，并在转换后继续跛行。在几项研究中，对助行器的需求在 33%～61%[6-8]。一些作者发现，术后 14%（5/36）～74%（34/46）的患者需要比术前更大的助行支持（例如，从不需要任何帮助到使用拐杖或从使用拐杖到使用助行器）[17,26]。与常规初次髋关节置换相比，转换后髋关节的 ROM 通常较低，据报道，平均屈曲角度在 74°～88°[8,17,19]。转换后肢体不等长通常会改善。通常，融合侧的肢体较短，转换能够改善这种不等长。平衡下肢长度的能力取决于术前差异的大小、瘢痕的数量，以及在不过度延长肢体的情况下软组织松解的能力。许多系列研究报道了下肢不等长的改善，在不引起并发症的情况下，下肢平均延长 2.2～2.9 cm[13,17,18]。下肢不等长的改善也基于畸形的矫正。即使在不改变真实腿长的情况下，矫正严重的屈曲或外展畸形也能改善下肢不等长。转换后髋关节的残余疼痛通常不严重，但与常规初次髋关节置换相比，仍然更为常见。在 208 个转换后髋关节的大型系列研究中，79% 的患者没有疼痛或疼痛很小[21]。在另一个由 45 个转换后髋关节组成的系列研究中，96% 的患者在转换术后没有疼痛[19]。

转换为全髋关节置换术后的生存率

在各项研究中，转换为髋关节置换后的假体生存率得到了不同的结果。大多数研究结合了各种类型的髋关节置换，包括骨水泥型和生物型内植物，其结果往往跨越数十年。内植物的这种变化、报告持续时间的延长以及一些研究的较短的随访时间使得研究系列之间的解释和比较以及将结果外推到当代内植物变得不可能。然而，一些作者报道了很好的生存率结果。

一个由 208 个转换后的关节组成的大型系列研究报告称，以任意原因翻修为终点的 10 年生存率为 96%，15 年生存率为 90%[21]。另一项针对 45 个连续转换的研究表明，10 年生存率为 91%[19]。其他报告则不太令人满意；一项针对既往手术融合的患者的研究表明，在 9～15 年的随访中，60 个髋关节中有 11 个机械性失败；另一项研究报告，在相似的随访时间内，失败率为 15%（7/46）[11,26]。后一项研究的作者认为大多数失败与使用劣质假体有关[26]。在某些系列研究中发现，内植物的生存率与既往是自发融合还是手术融合有关。一些系列研究报道称，既往手术融合的患者转换后失败率更高[6,17]；然而其他作者认为没有区别[19,21,24]。

患者的总体满意度

尽管与初次 THA 相比，结果相对不可预测，跛行的发生率较高，并且许多患者需要助行器，但患者的总体满意度较高。功能结果更类似于髋关节翻修而不是初次髋关节置换，但是患者通常对转换后的髋关节能够恢复活动度和改善功能感到满意。各种报告显示，患者满意度在 72%～100%[7,17-19,23]。

一些作者指出，融合持续时间较长、转换时年龄较小（＜50 岁）、多次手术和手术融合都是临床结果差的危险因素[6,11,17,19]。通常较好的结果会出现在转换时年龄较大、自发融合且外展肌状况相对较好的患者中[6,11,17]（表 83.1）。

并发症

融合髋转换为 THA 后的并发症类型类似于因退行性关节病而进行的初次 THA；然而，并发症的发生率通常更高。包括 40 例或更多患者的系列研究报告，感染发生率为 0～11.3%[11,17,21,24-28]。神经麻痹在转换后更常见。一个大型系列研究报道，神经麻痹的发病率为 7%（208 髋中 15 髋）；另一项研究为 5%（86 髋中 4 髋），股骨和坐骨神经麻痹的数量几乎相等；第三项研究显示神经麻痹的发病率为 13%（112 髋中 15 髋），其中 11 例涉及坐骨神经[21,23,24]。关节融合解除后的脱位率似乎并没有明显增加，这可能与平均 ROM 小于初次 THA 后的 ROM 有关。许多作者报道，在患者数量较大的研究中（45～112 例患者），没有脱位发生[8,19,23]。然而，外展肌有较严重缺陷或缺失的患者可能有更高的脱位风险。在一个由 208 个转换髋关节组成的大型系列研究中，共有 5 次脱位，其中 4 次发生在年龄小于 15 岁时进行髋关节融合的患者中[21]。作者得出结论，外展肌的发育不良增加了脱位的风险。据报道，股骨转子骨不连的发生率高达 14%，尽管其他系列报道的发生率较低，约为 5%[8,21]。采用保留股外侧肌附着的转子滑移截骨或者允许采用钢丝或钢缆固定近端外侧皮质的短延长转子截骨术，同时保留软组织附着，可以减少转子骨不连的发生率。据报道，在一项由 208 例患者组成的系列研究中，有 13% 的患者出现了异位骨化[21]。在这些患者中，没有使用任何预防异位骨化的药物。在 28 个髋关节中只有 3 髋为 Brooker Ⅲ级异位骨化；其余的患者为轻度骨化。没有患者因为 HO 而有任何功能受限。

目前的争议和未来的展望

- 既往的髋关节融合术的转换有望产生最佳结果的最佳人群是一个持续存在争论的问题。这场争论可能永远不会解决，因为需要转换的患者数量相对较少，而且还在减少。关于融合时的年龄、融合持续时间、手术与自发融合以及转化时的年龄等变量如何影响结果，文献报道存在冲突（表 83.1）。
- 尽管没有得到所有研究的支持，但是外展肌的状态与功能结果最相关。外展肌没有被既往手术侵犯的患者将比外展肌受过创伤的患者功能恢复得更好。
- 减轻周围关节的疼痛，特别是腰痛，是转换的主要指征，但是需要告知患者多达 1/3 的患者的症状没有改善。尽管如此，大多数患者对他们接受了转换手术感到满意和高兴。
- 在工业化的世界中，随着髋关节融合术适应证的减少，髋关节融合术转换为髋关节置换术的需求很可能会继续减少。这可能不适用于其他地区，在其他地区，髋关节融合术可能仍然是年轻髋关节病患者适合的手术。

（参考文献参见书末二维码）

表 83.1 既往髋关节融合术转换后的临床结果

研究	髋关节数	转换时的平均年龄，岁（范围）	随访时间，年（范围）	外科入路	以下因素对结果的影响				其他结果
					融合时的年龄，岁，（范围）	转换时年龄，岁（范围）	融合的时间，年（范围）	自发 vs. 手术融合	
Celiktas et al.[25]	40	40.8（24～62）	3.3（2～5）	后入路	未报道（21[9-40]）	未报道	未报道（20 岁[3-56]）	未报道	成功率 93%：有 20 个以上的患者 HHS 提高，内植稳定，没有进一步手术；5 例 GT 骨折；1 例深部感染，无 HO，无脱位；12 例单腿站立试验阳性；12 例双侧转换
Tamaki et al.[31]	9	69.2（58～82）	5.2（3～9）	直接前入路	未报道	未报道	未报道（29 岁[5-51]）	未报道（3 例自发融合，6 例手术融合）	日本骨科学会髋关节评分：术前平均 54（49～58 分），术后 73（62～90 分）；1 例股骨近端骨折，1 例脱位
Villanueva et al.[22]	21	58.5（21～77）	8（3～14）	后外侧入路	无影响（18.8[12-37]）	无影响	无影响	自发融合有更好的屈曲，但临床评分无差异	8 例（38%）有围术期并发症
Aderinto et al.[29]	18	53（21～77）	5（2～15）	转子滑移	无影响	无影响	无影响（33 岁[11-60]）	无影响（4 例自发融合，14 例手术融合）	2 例（11%）腓总神经损伤；2 例（11%）翻修；7 例（39%）异位骨化且完全融合
Fernandez-Fairen et al.[27]	48	52（31～68）	17（10～29）	前外侧入路（21）；转子截骨（15）；后外侧入路（12）	未报道（26[17-41]）	未报道	未报道（26 岁[3-47]）	未报道（18 例自发融合，30 例手术融合）	对比了转换队列与 50 个初次 THA；两个队列在许多得分上有相似的结果；翻修 11 例（23%）发生在转换的髋关节中，12 例（26%）发生在初次 THA 中
Richards et al.[30]	17	49（25～74）	9（2～21）	转子截骨或直接外侧入路	（29[7-46]）	未报道	未报道（20 岁[18-28]）	未报道	将转换队列与初次 THA 和第一次翻修 THA 队列进行比较；转换队列的评分最差。10 年生存率 74%；并发症发生率 54%

表 83.1（续）　既往髋关节融合术转换后的临床结果

研究	髋关节数	转换时的平均年龄，岁（范围）	随访时间，年（范围）	外科入路	以下因素对结果的影响				其他结果
					融合时的年龄，岁，（范围）	转换时年龄，岁（范围）	融合的时间，年（范围）	自发 vs. 手术融合	
Peterson et al.[6]	30	52.5（27~70）	10.4（2～20.5）	转子截骨（15），外侧入路（10），后入路（5）	未报道	＜50 岁时失败率更高但是功能更好	＜30 岁时失败率更高但是功能更好（33 岁[1-42]）	手术融合 - 高失败率	5 年生存率 86%，10 年生存率 75%；10 例不成功（3 例疼痛，7 例失败）；2 例脱位
Joshi et al.[21]	208	51（20~80）	9.2（2～26）	转子截骨	≤15 岁结果更差。与发育不良的外展肌相关；＞15 岁功能评分更好	未报道	未报道（27 岁[10-69]）	自发融合轻度提高功能结果	10 年生存率 96%，15 年生存率 90%；5 例脱位（4 例发生在融合时年龄＜15 岁的患者中）；15 例神经麻痹；79% 轻度疼痛或无疼痛；83% 功能为良到优
Hamadouche et al.[19]	45	55.8（28~80）	8.5（5～21）	转子截骨	无影响	无影响	融合持续时间越短，功能评分越高（36 岁[3-65]）	无影响	10 年生存率 91%；行走能力与术中臀肌质量相关；行走改善 2～3 年；50% 应用手杖
Reikeras et al.[26]	46	58（33~75）	8（5～13）	外侧入路，后入路	融合时越年轻越满意	未报道	持续时间越短，满意度越高（17 岁[7-28]）	未报道	76% 优或良；85% 满意；74% 辅助步行；15.2% 翻修
Kilgus et al.[17]	41	53（24~75）	7（2～16.5）	转子截骨	未报道	＜50 岁失败率更高	未报道（28 岁）	手术融合 - 高失败率	4 例深部感染；5 例机械性失败；外展肌肌力恢复的患者 Trendelenburg 征减少
Strathy 和 Fitzgerald[11]	80	50（21~70）	10.4（9～15）	未报道	未报道	＜50 岁失败率更高	无影响（18 岁[1-50]）	手术融合 - 高失败率	9 例深部感染；20 例自发融合中 1 例失败 vs. 手术融合中 20 例失败；80 例中 30 例结果差

GT，大转子；HHS，Harris 髋关节评分；HO，异位骨化；THA，全髋关节置换术。

第 84 章

髋臼内陷

CHADWICK HAMPTON, DOUGLAS E. PADGETT
（臧俊亭 译　齐欣 审校）

关键点

- 髋臼内陷的临床症状包括腹股沟疼痛、髋关节外展受限，通常还有髋关节屈曲挛缩。由于股骨颈撞击髋臼上缘，因此髋臼加深会导致疼痛性的外展受限。进一步发展可能会导致内收肌痉挛，并出现固定的屈曲畸形。为了补偿髋关节固定屈曲，腰椎经常出现过度前凸。如果得不到治疗，患者最终可能会出现患髋强直。
- 股骨头突向髂坐线内侧作为主要的影像学发现，能够证实髋臼内陷的诊断。
- 髋臼内陷 THA 的术前计划应侧重于髋臼侧正常旋转中心的恢复。关键是要认识到预期的髋臼位置不会与内陷的髋臼窝有接触，而是会偏向外侧更接近正常的位置，并且需要植入到髋臼窝边缘的位置，而不是髋臼窝的底部。
- 显露内陷的髋关节时，应记住试图用力地尝试脱位会导致骨折。广泛的关节囊显露应该有助于确认股骨的近端。为了便于脱位，建议使用骨钩，向外侧牵拉股骨。如果无法脱位，则需要进行原位股骨颈截骨。
- 显露过程中发生的大多数并发症可以通过避免在股骨操作中过度用力来预防。有预见地采用原位股骨颈截骨术或转子截骨术是更加安全和可预测的。
- 髋臼内陷时遇到的主要骨缺损是髋臼内侧缺损。这可以通过使用切除的股骨头进行自体移植来成功地处理。自体移植骨应去除残余的软骨，并切成 3～5 mm 的小块，可以使用圆形打压器械或反向使用髋臼锉将移植骨压实到内侧缺损处。

引言

全髋关节置换术（THA）已被明确证实是一种能成功地缓解疼痛并提高总体功能的干预措施[1]。全髋关节置换术后的大部分功能改善可归因于活动范围（ROM）的增加[2,3]。ROM 的决定因素包括植入物的位置、患者软组织的先天条件和骨骼解剖[4]。本部分的其他章节讨论了发育性发育不良和骨折后遭遇的骨性覆盖不足情况下的 THA。本章的目的是讨论髋臼内陷患者的评估和治疗，最主要的问题是过度的骨性覆盖。

髋臼内陷在 1824 年首次被德国病理学家 Otto 描述为 Otto 骨盆（髋关节内陷），后来被 Pomeranz 引用[5]。Otto 最初描述的译文如下：

“右侧髋臼像半个橙子一样突出到骨盆中 ...... 在对应于髋臼窝中心的顶部，是一个不规则的圆形缺损，大小为 1.5 英寸 ...... 提供髋臼和腹腔之间的连通 ...... 髋臼的内部和股骨头都没有软骨覆盖，并且具有一些痛风性关节一样的磨损和抛光的外观[5]。”

髋臼内陷的病因尚未明确阐明。有两个主要的类别：原发和继发。McBride 和他的同事很好地描述了髋臼内陷的原发和继发原因。一些人认为原发性髋臼内陷是由于三角软骨融合不完全或延迟融合导致的获得性疾病。软骨营养不良导致髋臼内侧壁发育异常，引起内陷。其他作者认为，原发性髋臼内陷是特发性的，本质上是一种排除性诊断[6,7]。继发性髋臼内陷是在基础病变已被识别并有充分记录的情况下诊断的。原因包括感染性、肿瘤性、炎症性、代谢性、创伤性和遗传性疾病[7]（框 84.1）。此外，初次 THA 还可以引起医源性内陷（图 84.1）。

内陷的影像学特征是多种多样的，但大多数作者认为其特征是：①髋臼底部位于髂坐线内侧；②股骨头位于髂坐线上或位于髂坐线内侧；③中心 - 边缘角大于 40°；④负的臼顶角[8,9]（图 84.2）。有人认为，髋臼内陷导致的关节负荷模式不同于“正常的”自然髋关节。具体来说，股骨头内侧有更大的关节反作用力，随着时间的推移，会发生内侧骨关节炎（OA）[10]。在某些情况下，髋臼窝位于髂坐线内侧，但是股骨头仍位于髂坐线外侧，臼顶角正常。这种情况被称为髋臼过深。在其早期阶段，这表示有完整的关节软骨，在某些情况下可通过保髋手术进行治疗，如髋臼

框 84.1　继发性髋臼内陷的病因

感染性
淋球菌
棘球绦虫病
葡萄球菌
链球菌
结核分枝杆菌

肿瘤性
血管瘤
转移癌（乳腺和前列腺最常见）
神经纤维瘤病
放射性骨坏死

炎症性
类风湿关节炎
强直性脊柱炎
幼年类风湿关节炎
银屑病性关节炎
急性特发性软骨溶解
Reiter 综合征
髋关节置换后骨溶解

代谢性
Paget 病
成骨不全
褐黄病
肢端骨发育不全
骨软化症
甲状旁腺功能亢进

创伤性
髋臼骨折后遗症
髋关节置换术中失误

遗传性
毛发 - 鼻 - 指（趾）骨综合征
Stickler 综合征
18- 三体综合征
Ehlers-Danlos 综合征
马方综合征
镰状细胞病

缘修整术[11]（图 84.1）。

适应证和禁忌证

髋臼内陷患者 THA 的适应证与大多数其他髋关节退行性疾病相似：显著的疼痛和功能丧失。髋臼内陷患者的临床表现是腹股沟疼痛和活动受限。通常，症状是长期存在的，随着关节僵硬的出现，疼痛不再是主要特征。然而，功能障碍相当明显。鉴于这种疾病在女性中的发病率较高，随着髋关节病变的诊断，可能会注意到患者在每年的骨盆检查中腿部外展明显减少。此外，随着髋关节伸展丧失（屈曲挛缩）不断进展，患者会出现脊柱前凸姿势，并经常抱怨机械性下腰痛。这些症状中的任何一个都应该提醒临床医生注意髋关节病变和内陷的可能性。

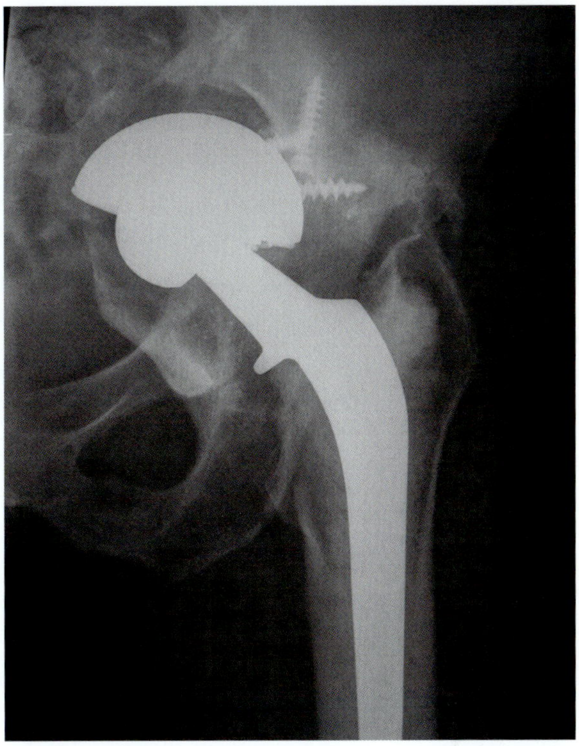

• **图 84.1**　由于灾难性的内植物向骨盆内移动导致医源性内陷的 X 线片

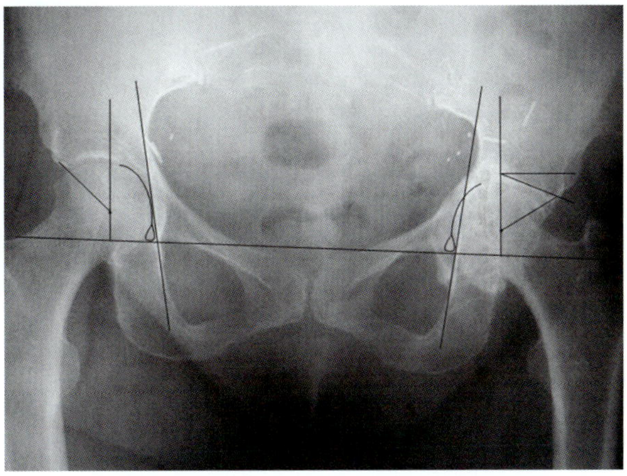

• **图 84.2**　骨盆 X 线片显示了髋臼内陷的特征

髋臼内陷患者的体格检查从观察步态开始。腰椎前凸和站立相缩短是显著特征，尤其是在双侧患病的情况下。鉴于这种疾病与各种代谢和风湿疾病的高度相关性[7]，可能需要进行综合的骨骼检查，包括颈椎、上肢、胸腰椎、髋关节、膝关节、足和踝。

髋关节的特异性特征通常包括存在明显的髋关节屈曲挛缩，Thomas 试验证明了这一点。冠状面屈曲通常不会受到影响，患者通常可以继续进行某些活动，如骑自行车（通常，主要障碍是上、下自行车）。髋关节外展随着旋转，尤其是外旋的受限而显著受损（图 84.3）。记录肢体长度很重要，尤其是在考虑进行单侧关节置换术时。

髋臼内陷的影像学特征已经在前面描述过。Sotelo-Garza 和 Charnley 利用骨盆正位片上的髂坐线作为参考来测量内陷髋臼的位置。该距离被定义为轻度（1～5 mm）、中度（6～15 mm）或重度（> 15 mm；表 84.1）[12]。临床医生经常忽略的特征是内侧关节间隙显著缺失和移位，这一点怎么强调都不为过。通常，存在“完整”的外上方关节间隙被解释为“正常髋关节”，并需调查其他疼痛来源。这种情况通常发生在僵硬、屈曲挛缩和腰椎过度前凸的患者身上，他们将接受腰骶部病理改变的系列检查。教会患脊柱疾病的同事这种常见的表现，就可以成功地将患者介绍给合适的医生。

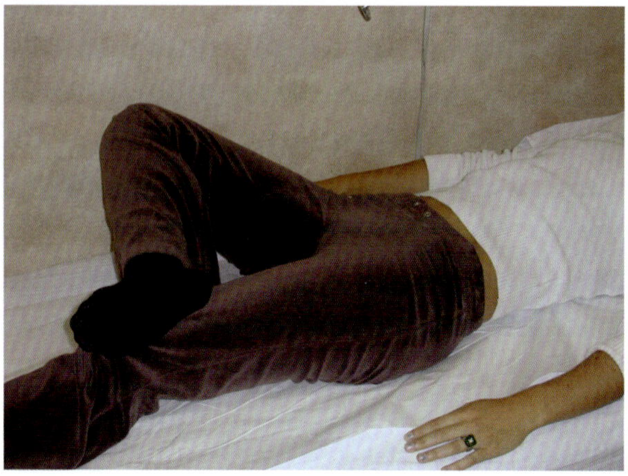

• **图 84.3** 髋关节外旋

表 84.1	**Sotelo-Garza 和 Charnley 分类** [a]
等级	内陷（mm）
0	无（0）
Ⅰ	轻度（1~5）
Ⅱ	中度（6~15）
Ⅲ	重度（> 15）

[a] 髂坐线和髋臼内陷入骨盆的轮廓之间的距离。

由于这种情况经常与代谢和风湿性疾病相关，建议常规进行实验室检查。可以安排基线全血细胞计数和风湿病筛查，尽管直接转诊到风湿科医生对这些患者进行独立评估是更可取的做法。

这些患者行 THA 的主要适应证是关节间隙消失导致运动丧失引起的疼痛和功能丧失。虽然抗炎药物可能会减轻一些症状，但功能很少改善。物理疗法对僵硬挛缩患者的作用有限，在加强患者对手术的期待方面可能收效甚微。

髋臼内陷患者 THA 的禁忌证与其他情况下的禁忌证基本相同：

1. 活动性感染
2. 影响外展肌功能的神经肌肉状况
3. 认知功能障碍
4. 关节软骨完整时的疼痛和僵硬。应考虑为本病早期表现的患者进行保髋治疗。可能的术式有截骨术（股骨或髋臼）、髋臼成形术或这些方法的联合[13]。

术前计划

在髋臼内陷的情况下，THA 的术前计划需要综合体格检查结果和 X 线片的全面评估。如前所述，检查中注意到的 4 个重要特征是：

1. 腿长差异（实际的或功能的）
2. 挛缩程度（屈曲 / 内收）
3. 僵硬程度（旋转）
4. 单侧 / 双侧发病

这些特征可能会影响如何有效地恢复肢体长度。在双侧发病而只打算重建一侧髋关节的情况下，应与患者讨论手术侧腿部感觉或实际更长的可能性，这对于尽量减少患者术后不满意是至关重要的。受累髋关节的僵硬程度有助于对暴露 / 脱位困难程度进行早期预测，术中可能需要增加关节活动度的替代技术。

术前计划的目标是恢复髋关节的生物力学，以优化关节活动度，最大限度地提高髋关节肌肉组织的工作效率，并最小化经关节不利的载荷条件[14]。术前计划是基于标准化 X 线片而逐步实施的。关键的放射线片是骨盆正位片（图 84.4）。最标准的正位片是放大约 20%，和厂商的标准模板一样。数字模板已经变得越来越流行，但是应该对髋关节的放大率标志进行验证，以避免放大率错误。技术如下：

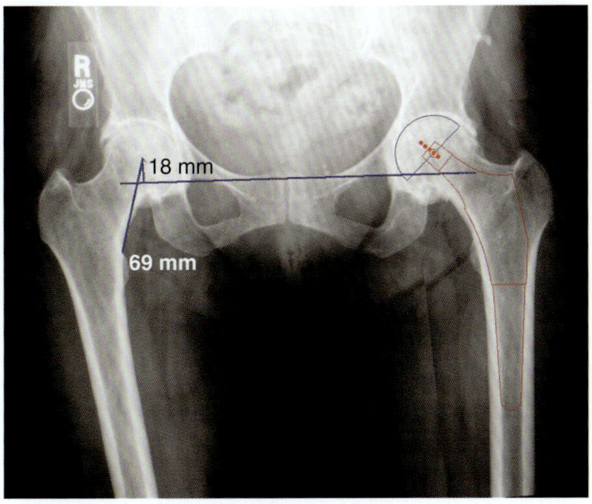

• **图 84.4**　髋臼内陷患者 THA 前设计的正位片

1. 画出泪点间线。正位片上的这条线已被证明是最可靠和可重复的标志，骨盆旋转对它的影响最小。
2. 从泪点间线向每侧小转子画一条垂线。测量并比较这个距离。在典型的髋关节外上方 OA 中，患侧比“非患侧”短。这种差异代表了来源于髋关节病变（且仅为髋关节病变）的下肢不等长。这应该与肢体长度的临床评估结果进行对比。屈曲挛缩和冠状面挛缩（外展 / 内收）都会影响临床上的肢体长度。这将在肢体不等长的章节中进一步讨论。
3. 识别未受累侧的旋转中心（the center of rotation，COR）。使用半球形髋臼模板可以提供帮助。将半球形模板放在股骨头的圆周上，调整大小以匹配股骨头的球面。标记 COR。请注意，这种测量方法没有考虑关节软骨层，有 1～2 mm 的变化。
4. 测量未受累一侧从小转子到 COR 的距离（the lesser trochanter to the COR，LT-COR）。
5. 现在在有症状的一侧进行髋臼模板设计。在内陷的髋臼窝测量时有两个关键问题：大小和位置。髋臼窝的大小由半球决定，半球可以放置在泪点的底部，并成 40°，与外上方的骨质接触。半球形模板的两个边缘应该与这些点匹配。模板将超出上穹顶的一些软骨下骨：这是预期的，代表了需要锉掉的骨量。髋臼杯的位置应该在髋臼缘的外围。在内陷的髋臼中，模板的髋臼窝不会接触髋臼的卵圆窝。模板和卵圆窝内壁之间的间隙代表了预期进行骨移植的区域。这个要注意！之后标记并记录髋臼杯模板的 COR。
6. 应注意这两个模板的 COR 之间是否存在任何差异。如果 COR 之间没有差异，那么股骨重建应该与对侧匹配，模拟对侧 LT-COR 的距离。如果重建侧的 COR 大于未受累侧，则必须将这两个数值之间的差值增加到 LT-COR 的测量值中。如果重建侧的 COR 小于未受累侧，则必须将这两个数值之间的差值从 LT-COR 的测量值中减去。
7. 然后进行股骨模板设计。要考虑的因素是固定的类型和恢复髋关节力学的能力，包括偏心距。模板设计时需要特别注意股骨偏心距。相对于术前患者股骨的情况，髋臼窝侧移及骨移植将增加股骨的侧移。这种额外的侧移可能导致髂胫束 / 外展肌过度紧张，导致外展挛缩和明显的功能性腿部延长，可能需要数月才能恢复。无论采用哪种股骨固定方法，模拟 LT-COR 并考虑髋臼对 COR 的影响都有助于将肢体不等长降到最小。
8. 股骨的测量主要是计划股骨颈的截骨水平、股骨锉和扩髓器的大小、植入假体的大小以及最终 LT-COR 的测量。

手术技术

髋臼内陷的髋关节行 THA 的手术技术可分为三个独立的方面：

1. 手术入路和显露
2. 髋臼准备、骨移植和髋臼杯的植入
3. 股骨准备和假体植入

永远不要轻视髋臼内陷时髋关节的手术显露。无论采用哪种手术入路，由于股骨头内移和关节僵硬，股骨的活动都可能很困难。在关节炎性髋关节中遇到的常见标志，如大转子和股骨颈，由于变形可能难以评估。使用后外侧入路时，直的外侧切口以转子中心，从转子上方 1.5 cm 向远端延伸 6～8 cm。切开深筋膜后，插入一个自动拉钩，并尝试识别转子的后外侧、髋关节外旋肌群和股骨颈后方。

警告：如果内陷严重，可能难以区分大转子和髋臼后壁。剥离外旋肌群和后方关节囊并旋转髋关节，可以提供确切的位置线索（图 84.5）。

在这个阶段，需要活动股骨。完全显露有 3 种选择：

1. 用骨钩控制脱位
2. 原位股骨颈截骨
3. 转子截骨后行股骨颈截骨

对于大多数内陷的髋关节，使用骨钩控制脱位

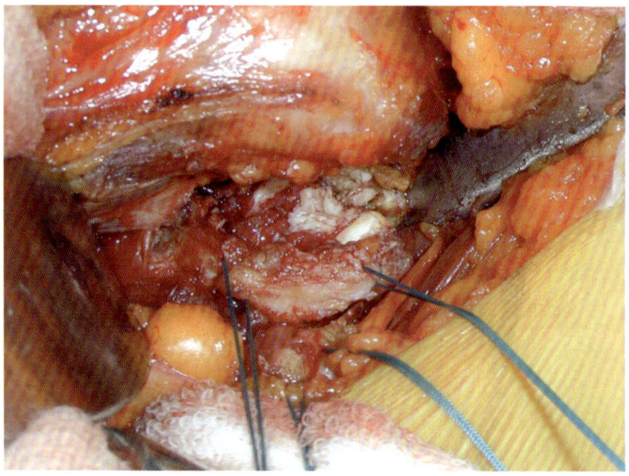

• 图 84.5 标记外旋肌群和后方关节囊，显露股骨颈后方

是可能的；关键是尽可能完全切开关节囊。在后外侧入路，从股直肌反折头的止点水平切开关节囊，向后外侧至小转子。在关节囊切开过程中，通过内外旋股骨和触诊解剖标记，反复检查以确保切口仍在股骨上（而不是在髋臼后方）。此时，在股骨颈下方放置一个尖骨钩；助手屈曲内旋髋关节，施加侧向牵引，将股骨近端旋出髋臼（图 84.6）。如果股骨不容易滑出髋臼，则应扩大软组织松解或考虑替代方案。不要试图强行脱位髋关节！试图强行脱位可能会导致髋臼后壁骨折（图 84.7）、股骨近端骨折或严重的膝关节韧带损伤。

对于有更严重内陷和（或）僵硬的髋关节，不可能控制脱位，原位股骨颈截骨是首选的显露方法。实施原位股骨颈截骨的关键是确定用于定位的解剖标志。如同在控制脱位中一样，关节囊的反折和软组织松解是至关重要的。此外，建议进行股骨旋转反复检查解剖标志。如果可能，确定小转子的位置，以指导股骨颈截骨的水平。或者，如果可见或可触诊头颈交界处，可以利用这个很好的标志。关键是在尽量高的位置进行股骨颈截骨：之后进行的第二次截骨可以在术前计划的水平上进行。其目标是实现尽可能大的股骨活动度。髋关节置于完全后伸的位置，下肢内旋 30°。截骨应该刚刚在髋臼壁的远端进行，确保“高”位股骨颈截骨（图 84.8），小心不要无意中截入髋臼内。在股骨颈截骨后，髋关节可以完全旋转，并在更精确和合适的水平上进行第二次股骨颈截骨。然后用撬或骨膜剥离子取出近端股骨颈和股骨头。如果需要的话，可将股骨头保留在手术区域以备后续植骨。

在严重内陷的情况下，转子和髋臼后壁之间没有明显的间隙，建议行转子截骨术（图 84.9）。转子截骨术的范围取决于看到股骨颈所需的转子活动范围。截骨范围大小可以是较小的转子骨块“翻转”到更广泛的转子截骨术。术前的放射线片评估将有助于确定截骨的位置和范围。

股骨活动和股骨颈截骨后，进行髋臼准备。如同骨科手术的所有方面一样，手术显露至关重要；因此，需要放置髋臼拉钩以优化视野。当采用后入路手术时，有 4 个区域需要牵开。最初，一个弯的 Hohmann 拉钩将股骨拉向前方。在切口的顶端，一个大的 Steinmann 针用于将臀中肌和臀小肌向上反折到远离髋臼顶的位置。然后在后方放置一个成角的 Hohmann 拉钩；最好放在坐骨结节的位置。最后，可以在髋臼横韧带下方放置一个钝拉钩，以完成髋臼的 360° 显露。尽管在许多情况下，髋臼唇已经钙化或骨化，但还是需要用大刀或咬骨钳切除残余的髋臼唇。不同于典型髋关节 OA 的外上方软骨缺失和移位，内陷的髋关节不会有任何可辨别的内侧骨赘。重要的是

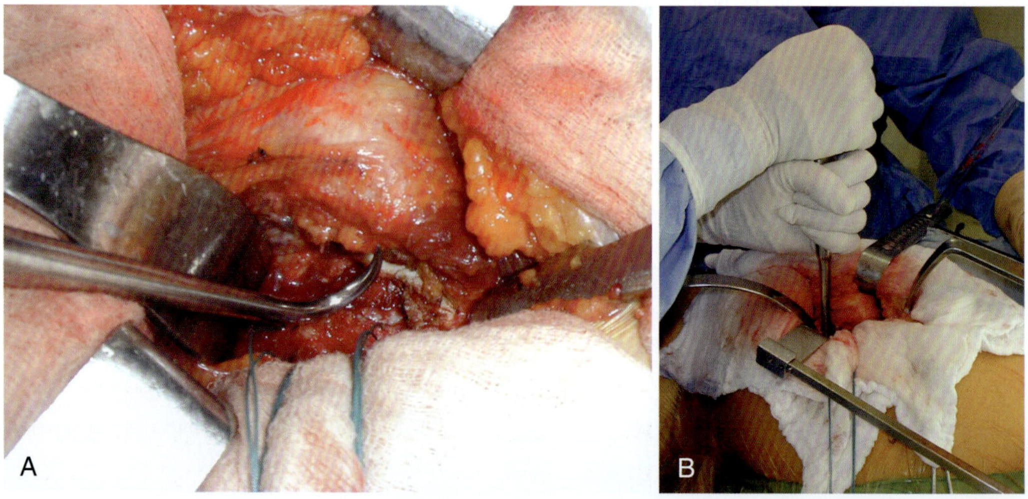

• 图 84.6 （A、B）尖骨钩用于控制脱位

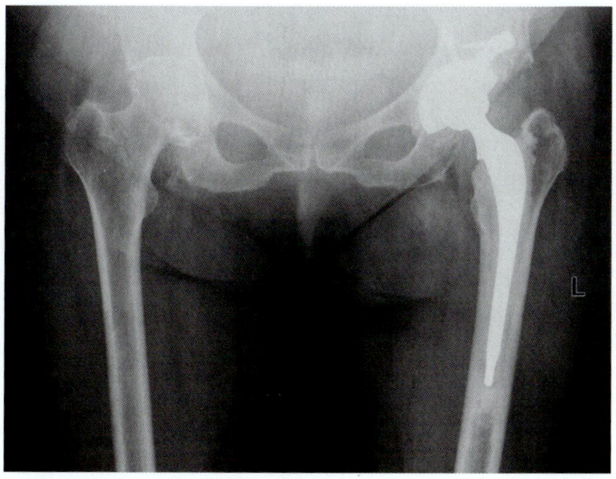

• **图 84.7**　X 线片显示髋臼后壁骨折，这是由于强行脱位髋关节造成的，需要后方骨盆钢板

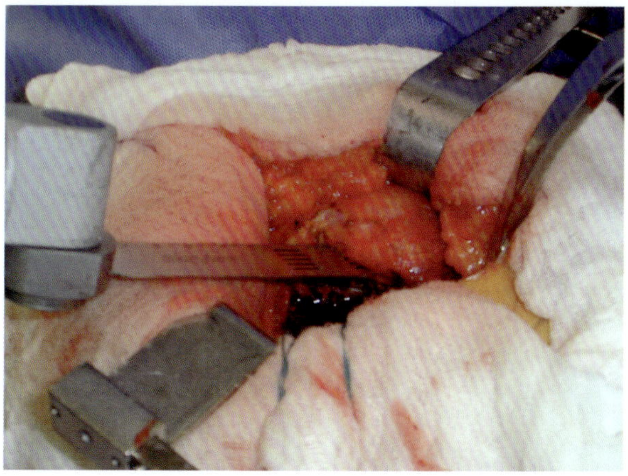

• **图 84.8**　原位股骨颈截骨，锯片刚刚进入髋臼后壁的远端。这确保了“高”位股骨颈截骨

要记住内壁薄并且内移。从此处开始准备髋臼，使用小直径髋臼锉（最好锋利）；目标是轻轻地移除任何残留的关节软骨，同时保留下面的骨质。形成少量出血的骨质是理想的。在这一点上，人们更关心的不是髋臼的形状，而是简单地移除剩余的软骨。任何软骨界面都可能损害移植骨与下方宿主骨愈合的能力，或者如果软骨位于髋臼杯多孔基质的表面上，则会抑制骨整合。

一旦髋臼顶的关节软骨被剥离，可以手动将髋臼锉放置在髋臼窝的开口处从而确定髋臼缘的大小；目标是实现髋臼缘处的匹配或固定。此时，继续使用这种尺寸的锉电动锉入，直至锉入髋臼缘下方 1～2 mm 处。这是预期髋臼杯植入的深度。记住：不要将髋臼锉锉到底！目的是外移髋臼窝。依次扩大髋臼锉，直到获得良好的匹配。臼缘接触的宽度可以从 5～7 mm 直至 20 mm 不等，这取决于所面对的内陷的独特解

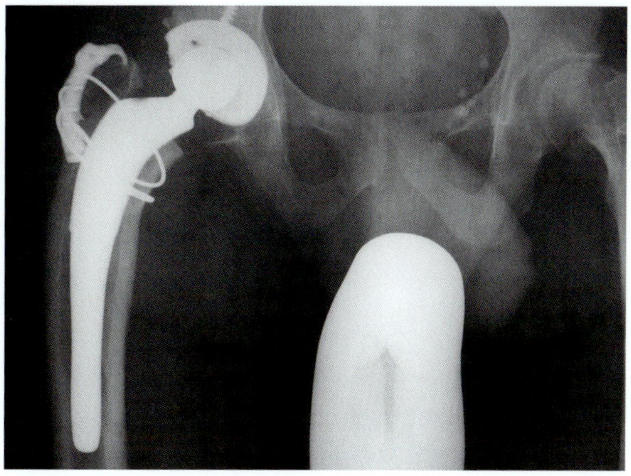

• **图 84.9**　X 线片显示在这个复杂的初次 THA 中，为了显露和活动而进行的转子截骨术

剖结构。最大限度地增加骨接触和内植物稳定性对于确保生物固定至关重要。这应该与模板设计的髋臼窝大小一致，并且锉的底部与宿主骨之间应该留有间隙；这是要进行骨移植的区域。

髋臼内陷的病例通常需要髋臼骨移植。无论是采用水泥、带有加强环的水泥还是生物固定，重建的目标都是将髋臼窝中心从内侧外移到解剖位置。填充内侧缺损可以选择自体移植、同种异体移植或骨合成材料[15,16]。由于容易获得，股骨头自体移植是最常用的方法。尽管有报道称完整的股骨头自体移植与内侧钛网联合使用取得了很好的效果[17]，但颗粒骨移植越来越受欢迎。在翻修 THA 中已经观察到了内侧移植颗粒物固化和致密硬化骨形成[18]。此时的基本步骤如前所述，为移植骨准备血管化的骨床并压实移植材料。这项技术首先包括移植骨的获取；一种有用的方法是采用小直径髋臼锉，直接锉入残余的股骨头中。这将需要做几次，周期性暂停并从锉里取出松质骨移植物。获得所有的松质骨移植物后，将移植骨放入髋臼中。之后，使用最后一次的髋臼锉，并以“反转”模式放入髋臼窝。然后反转髋臼锉压实移植物，以填充缺损（图 84.10）。触诊移植部位应该能够感到“坚实”。如果不是这样，那么就应该增加更多的移植物。移植物应填满内侧骨缺损，但不能覆盖髋臼周围锉出的宿主骨。一旦移植完成，就植入髋臼杯。髋臼的固定方式取决于外科医生的偏好。使用水泥、水泥加强环和生物多孔涂层植入物都获得了令人满意的结果，但目前的趋势是生物固定。髋臼杯打入到位。根据髋臼杯设计，要植入的髋臼杯直径应与最后一个髋臼锉相同，或者比最后一个髋臼锉大 1～2 mm。由

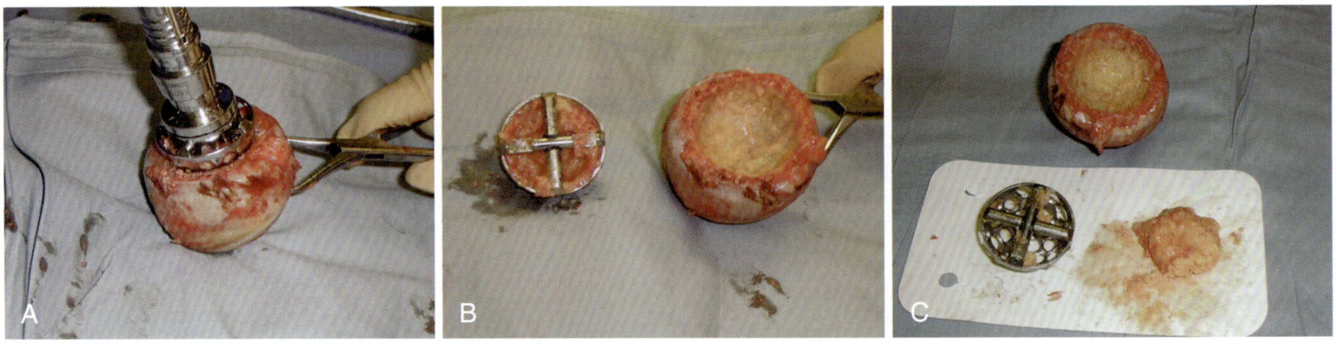

• **图 84.10**　(A~C) 采用碎骨块和反转髋臼锉技术进行骨移植修复内侧骨缺损

于移植骨的存在以及周围臼缘的接触，髋臼杯通常具有良好的匹配并且非常稳定。然而，对于广泛的内侧骨移植，建议使用辅助螺钉固定以增加稳定性（图 84.11）。在这一点上，重要的是要确认髋臼杯在髋臼窝的边缘，并且没有向内侧移位。此时不植入髋臼内衬；应该注意的是，使用这种技术通常不需要任何类型的带偏心距的内衬。

现在进行股骨准备。股骨重建的类型是基于对骨形态、骨量和外科医生偏好的术前评估。如前所述，目标是恢复正常的髋关节力学。股骨准备和植入试模后的关键任务是检查 ROM 中的撞击。撞击可以是以下任何形式：

1. 假体的股骨颈撞击髋臼杯 - 内衬结构
2. 假体的股骨颈撞击髋臼缘
3. 骨与骨的撞击（例如，转子撞击骨盆）

后两种情况可能是由于未能恢复股骨足够的外侧偏心距而导致的。这必须在屈曲 / 内旋（后方稳定性检查）和后伸 / 外展 / 外旋（前方稳定性检查）活动中进行检查。如果腿长和稳定性令人满意，则进行最终的股骨假体植入。

以通常的方式关闭切口。请注意，在中度至重度髋臼内陷的情况下，由于股骨向外侧平移，通常关节囊的后方软组织瓣和短外旋肌群无法“到达”转子后外侧进行修复。遗憾的是，关节囊的活动度通常是不足的，并且仍然存在软组织缺损。这种软组织的缺乏提醒人们，内植物的位置和避免撞击对决定髋关节的整体稳定性有多重要。

中度至重度内陷的患者通常表现为明显的髋关节屈曲挛缩和内收挛缩。多年来，经皮内收肌肌腱切开术一直被推荐用于严重外展受限患者的 THA。肌腱切开术通常不被使用并被认为是非必须的。大多数患者，在外侧偏心距和疼痛方面有适当的改善，可以简

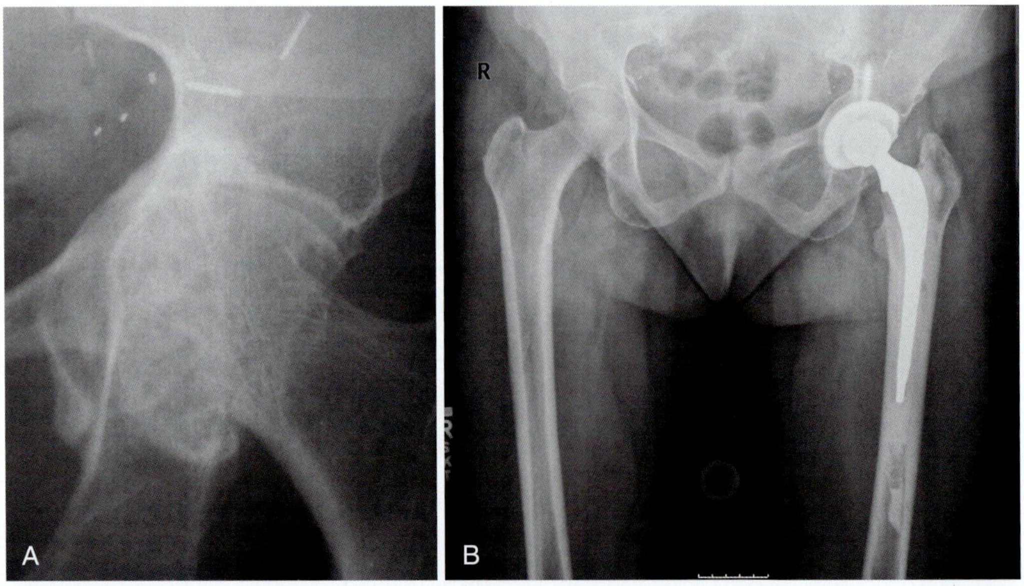

• **图 84.11**　(A、B) 术前和术后 5 年的 X 线片显示采用内侧植骨、生物型髋臼杯和辅助螺钉固定技术重建髋臼内陷

单地通过适当的物理疗法来恢复活动度。

变化与警告

这种技术的主要特点在本章中已经强调过了。主要的变化是内陷的程度及其严重程度如何影响手术的各个方面。综上所述，相关要点是：

1. 手术显露
2. 控制性脱位或原位股骨颈切除
3. 髋臼检查和软骨去除
4. 髋臼窝的准备和植骨
5. 髋臼杯的植入确保边缘固定
6. 股骨假体植入并检查稳定性

术后护理

任何重建都必须考虑的两个主要的术后因素是负重状态和运动限制或预防措施。

在重建髋臼内陷时，无论遇到多大范围的骨缺损，通过充分的骨移植和髋臼杯在髋臼壁的稳定固定，辅以螺钉固定，都可以耐受负重（假设股骨固定满意）。基本原理是立即开始对内侧移植骨加载负荷。

如前所述，术前屈曲畸形和内收挛缩很常见。由于髋关节中心外移，患者通常会抱怨“明显的”肢体延长，这将导致髂胫束（iliotibial band，ITB）/ 阔筋膜张肌紧张。避免提鞋 / 鞋跟；最好从拉伸 ITB 开始，以促进骨盆变平。唯一的例外是出现严重腰痛的患者。在这种情况下，短期的矫形器可能比较合适。除了 ITB 拉伸，还必须指导患者如何通过改良的 Thomas 拉伸来进行前方关节囊的拉伸练习。这应该每天经常做。克服髋关节屈曲挛缩的进展可以通过腰椎前凸的逐步纠正来衡量。

结果

从 Charnley 时代开始，就已经报道了 THA 在髋臼内陷情况下的优异结果[12]。在他们最初的描述中，作者记录了使用全聚乙烯骨水泥型髋臼杯的优异结果，其中内侧缺损用骨水泥或移植骨填充，并且不需要髋臼加强网。Heywood 提出了用坚实植骨填充内侧骨缺损的方案[19]。在他采用大块内侧自体骨移植技术进行的 9 个手术系列中，发现移植物全部融合，患者在临床各个方面均表现良好。几年后，Crowninshield 和他的同事进行了有限元分析，结果支持通过髋臼杯外移来恢复更“正常”的髋臼 COR 位置的基本概念。他们的研究表明，内陷的髋臼会对骨盆内壁产生更大的应力。这些应力会影响骨 - 骨水泥界面的质量，并可能导致界面的早期失效。此外，他们发现用骨水泥型和（或）网重建内侧髋臼不如使用生物型假体[20]。恢复“解剖学”COR 的概念进一步得到了 Ranawat 和 Zahn 的临床经验的支持[21]。在对 35 个髋臼内陷患者进行 THA 的选择性序列研究中，这些作者发现了内植物松动的放射学证据与较差的假体位置之间相关。内植物放置在解剖三角（代表髋臼窝 COR 的理想位置）外 1 cm 或更大位置（上方或内侧）时，会发现明显更高的渐进性 X 线透亮带发生率，提示松动。Ranawat 和 Zahn 也推荐了髋臼内陷的重建指南。当内陷＜ 5 mm，不需要植骨。当内陷＞ 5 mm，并且内壁完整时，建议植骨但无需垫块。如果内壁严重缺损，建议考虑采用附加固定装置的骨移植物（螺钉增强固定的半球形生物杯或抗内陷环）[21]。随着时间的推移，一些中心已经验证了植骨结合或不结合加强环并使用骨水泥型髋臼杯的概念。McCollum 等报道了 32 例使用大块内侧骨移植的患者的早期成功经验。其中 7 例患者内壁完全缺失，采用内陷髋臼加强环进行弥补。在 2～8 年的随访中（平均 4.7 年），所有移植物均已愈合，没有出现髋臼杯松动的情况[22]。Gates 等对该队列进行了出色的后续随访，他们的报告称，在平均 12.8 年的随访中，该组中有 20% 的髋臼松动，表现为髋臼杯上移或内陷复发（不常见）。这些结果与非内陷髋关节采用骨水泥固定髋臼杯的长期结果相似[23]。Ebert 等很好地显示了结合股骨头移植的可预测结果，他们报告了 Heywood 技术联合大块自体骨移植随访 4 年的结果。在他们 35 髋的系列研究中，所有植骨均整合，在任何 X 线片上都没有发现髋臼杯透亮带[24]。

许多学者报道了使用打压植骨和骨水泥髋臼重建技术进行髋臼内陷 THA 的结果。在一个 37 髋的系列研究中，Slooff 等报告了良好的临床和 X 线结果，2 年生存率为 100%。所有的移植物似乎都已整合，没有重吸收的证据[25]。Busch 等对之前包含 37 髋的系列研究进行了一项随访，随访时间 20～28 年，20 年生存率为 73%[26]。此外，Welton 等[27]和 Rosenberg 等[28]报道了在髋臼内陷的患者中使用打压植骨和骨水泥髋臼杯的技术，前者的 69 髋中 12.3 年生存率为 94%，后者的 36 髋中 12 年生存率为 90%。

虽然这些疗效突出，但更吸引人的是简单地在内侧缺损处植骨并避免对髋臼进行内固定。Wilson 等使用了打压植骨技术结合双极头关节置换术，显示使用该技术重建的22个髋关节中有17个出现植骨融合[29]。然而，Brien和同事报告了18例患者采用颗粒植骨结合双极头假体技术进行髋臼重建，只有4例（22%）出现植骨融合。这些作者的结论是，活动界面的植骨容易被吸收，在这些病例中，固定良好的髋臼杯更保险[30]。

尽管内侧植骨和骨水泥髋臼杯取得了成功，但是到了20世纪80年代后期，髋臼杯固定已经发展为使用压配多孔涂层假体了。到目前为止，在初次和翻修THA中使用生物固定已经成为髋臼固定的主要方式[31,32]。因此，产生了很多生物髋臼固定治疗髋臼内陷的报告。Mullaji和Shetty[33]在连续30髋中采用自体颗粒骨打压植骨和生物型髋臼杯，在平均4.2年的随访中，报告了100%的植骨整合并且没有髋臼杯松动的情况。Krushell和他的同事采用了一种类似的颗粒骨移植技术，但使用了一种双几何形状的生物型髋臼固定。对29个髋关节平均评估了4年，作者注意到93%的植骨出现了完全的放射学融合，并且没有髋臼杯松动的情况。然而，在17%的病例中，可以看到一些放射线透亮带[34]。最近，Baghdadi等使用颗粒骨打压植骨技术和生物型髋臼杯重建了65髋，他们报道以翻修为终点的15年生存率为85.4%[35]。Zuh等报道了39髋的连续系列研究，生存率和植骨融合率均为100%[36]。由于这些已发表的优秀中长期结果，颗粒骨打压植骨和生物型髋臼杯固定成为了推荐的技术。

髋臼内陷的并发症

髋臼内陷患者治疗中的并发症通常是技术性的。未能实现髋臼杯外移，使髋臼杯仍植入于内陷的位置，是一种技术错误而不是并发症。过度用力的植骨会导致内侧壁"爆裂"，这是一个需要避免的并发症。如图84.1所示，无论是初次手术还是翻修手术，医源性骨折都是有可能的。最受欢迎的方法是反转模式下使用髋臼锉压实植骨颗粒，而不是采用重锤打压植骨。这种并发症风险最大的患者往往是骨量减少/有骨质疏松症的女性。切记慢慢来！

目前的争议和未来的展望

髋臼内陷正成为一个常见的病变。随着我们对深髋和内陷病理解剖学理解的增加，早期发现病变可以使我们能够在全部软骨丧失之前进行早期干预。挽救性关节手术的作用在持续发展，我们正在急切地等待髋臼边缘修整术和截骨术的研究结果。然而，受髋臼内陷影响的髋关节退变的重建技术是有充分理论根据的。这种方法实现了两个重要的目的：①骨量恢复；②髋关节COR外移到解剖位置。进行髋臼重建的THA联合打压植骨、骨水泥型或生物型髋臼假体，可以用来预测髋关节功能改善和疼痛缓解。

（参考文献参见书末二维码）

第 85 章

镰状细胞病

HA YDEN N. BOX, MEGAN A. SWANSON, KENNETH ESTRERA , MICHAEL H. HUO
（臧俊亭 译　齐欣 审校）

关 键 点

- 镰状细胞病是一种系统性疾病，需要与多学科密切配合进行彻底的术前评估。
- 由经验丰富的血液学专家调整的标准化方案进行术前输血可以降低术后血管闭塞危象和急性胸部综合征的风险。
- 股骨近端皮质变薄和髓腔硬化增加了术中骨折和皮质穿孔的风险；应该采用改良的外科技术来降低这种风险。
- 术后管理应侧重于保持足够的水化、氧合和避免低温，以防止镰状细胞并发症。
- 应在术前告知镰状细胞病患者全髋关节置换术（THA）后感染和无菌性松动发生率较高。

镰状细胞病是一种以溶血性贫血和小血管闭塞为特征的系统性疾病。这种疾病源于去氧血红蛋白 S（hemoglobin S，HbS）的聚合。血红蛋白 S 是正常成人血红蛋白基因的变体，导致红细胞呈现镰刀形。HbS 与正常成人血红蛋白基因（adult hemoglobin gen，HbA）的杂合子被称为镰状细胞特性（SA 基因型），通常无症状。镰状细胞病源于 HbS 的纯合子遗传（SS 基因型）或联合杂合子，即一个单纯 HbS 基因与另一种血红蛋白变体的遗传，如血红蛋白 C（SC 基因型）或 β- 地中海贫血（$S\beta^0$ 和 $S\beta^+$ 基因型）。

镰状细胞病在撒哈拉以南的非洲、地中海沿岸、中东和印度的发病率最高，这是因为镰状细胞对于恶性疟疾的保护性 [1]。全球每年有 30 万名儿童出生时患有镰状细胞性贫血 [2]。在美国，估计有 10 万人患有镰状细胞病 [3]。随着发达国家预期寿命的延长，镰状细胞病患者的人数预计会增加 [4]。

镰状细胞病患者存在多器官功能异常或损伤。去氧 HbS 的聚合导致血管闭塞、溶血性贫血和许多其他病理过程，包括血管内皮功能障碍、功能性一氧化氮缺乏、炎症、氧化应激和高凝状态 [5]。急性并发症通常与血管闭塞有关。其中包括组织缺血性损伤，导致严重的疼痛危象和急性胸部综合征，这是镰状细胞病患者住院和死亡的主要原因 [6]。慢性并发症如卒中、肺动脉高压和视网膜病可能与大血管病变有关，而其他慢性并发症如脾功能减退、肾衰竭和骨坏死与器官缺血性损伤有关 [7]。

股骨头坏死是镰状细胞病的慢性并发症。镰状细胞病中股骨头坏死的患病率取决于潜在的基因型，在 $S\beta^0$ 基因型的患者中患病率最高（13.1%），其次是血红蛋白 SS 基因型（10.2%）、SC 基因型（8.8%）和 $S\beta^+$ 基因型（5.8%）[8]。α- 地中海贫血基因的存在增加了血红蛋白 SS 基因型患者中股骨头坏死的患病率 [8]。在所有血红蛋白 SS 基因型的患者中，将近一半的患者在 35 岁之前发生股骨头坏死 [4,5]。据报告，40%～91% 的患者双侧髋关节受累。

Chung 和 Ralston 在 1969 年详细描述了镰状细胞病和股骨头坏死之间的联系。确切的机制尚不清楚。一种假说是镰状红细胞引起的血管内闭塞和骨髓增生，以及水肿引起的骨内血管外压力增加会共同导致髓内循环受损和随后的骨坏死 [10-12]。

适应证和禁忌证

镰状细胞病患者股骨头坏死的非手术治疗方案包括物理治疗、对症治疗和使用非甾体抗炎药和（或）阿片类药物的疼痛控制。应考虑预防血管闭塞危象的措施，如羟基脲治疗，以降低骨坏死进展的可能性 [13]。在早期股骨头坏死的患者中，对于二膦酸盐是否具有降低股骨头塌陷风险的效用，存在相互矛盾的证据 [14-17]。然而，还没有研究专门评估二膦酸盐在镰状细胞病患者中的有效性。

股骨头坏死塌陷前的手术治疗方案包括髓芯减压、多次钻孔、带血管或不带血管的骨移植。这些方法在镰状细胞病患者中的疗效尚不明确。THA 适用于保守治疗或其他手术治疗失败的患者。作为 THA 的替代方案，一些特定的患者也曾进行了全髋关节表面置换术[18,19]。THA 的绝对禁忌证包括活动性感染、内科状态不佳，以及活动性或近期镰状细胞性疼痛危象或急性胸部综合征。一期关节切除成形术和髋关节融合术是很差的选择，因为发病年龄小，双侧患病的可能性高，并且在坏死骨中很难实现融合。股骨截骨术的结果不好，因为它不会改变疾病的进展[20]。通常不建议进行半髋关节置换术和半髋表面置换术，这是由于异常的髋臼骨量可能导致进行性髋臼退化和内陷。

已经提出了多种分期系统来描述股骨头坏死的进展情况。最常用的三个是 Ficat 和 Arlet[10]、宾夕法尼亚大学（Steinberg）分期系统[21]和骨循环研究协会（the Association Research Circulation Osseous，ARCO）[22]分期系统（表 85.1～表85.3）。无论采用何种系统，都应注意病变的大小、硬化或囊性变、新月征、头凹陷和（或）塌陷以及髋臼的变化。2007 年，McGrory 及其同事报道，在 AAHKS 的成员中，THA 是治疗塌陷后骨坏死（Steinberg Ⅲ期、Ⅳ期、Ⅴ期和Ⅵ期）的最常用措施[23]。髓芯减压是治疗塌陷前有症状股骨头坏死（Steinberg Ⅰ期和Ⅱ期）的最常用措施。不太常见的治疗方法包括截骨术、带血管或不带血管的骨移植术、半关节置换术和关节融合术。

应密切监测和筛查对侧髋关节是否有股骨头坏死。Hernigou 及其同事研究了 121 个镰状细胞病患者对侧无症状髋关节的自然病史[24]。平均随访时间为 14 年。在初步评估时，56 个无症状髋关节被分为 Steinberg 0 期，42 个髋关节为Ⅰ期，23 个为Ⅱ期。在最终随访时，110 个先前无症状的髋关节出现疼痛（91%），93 髋出现股骨头塌陷（77%）。症状总是在塌陷之前出现。在被归类为 Steinberg 0 期的 56 个髋关节中，最终随访时 47 髋（84%）出现症状，34 髋（61%）出现股骨头塌陷。42 个无症状的Ⅰ期髋关节中，40 髋（95%）在 3 年内出现症状，36 髋（86%）出现股骨头塌陷。23 个无症状的Ⅱ期髋关节中，所有髋关节（100%）在 2 年内出现症状，并且所有髋关节（100%）出现股骨头塌陷。疼痛发作和股骨头塌陷之间的平均间隔为 11 个月。在最终随访时，91 髋（75%）需要手术治疗。这些发现证实了同一位作者先前发表的研究结果，证明有症状性股骨头坏死的镰状细胞病患者病情可能会迅速恶化[25]。

表 85.1 Ficat 和 Arlet 分期系统

分期	放射线表现
Ⅰ	无（仅有 MRI，证据）
Ⅱ	弥漫性硬化，囊性变（放射线片上可见）
Ⅲ	软骨下骨折（新月征伴或不伴有股骨头塌陷）
Ⅳ	股骨头塌陷、髋臼受累和关节破坏（骨关节炎）

表 85.2 宾夕法尼亚大学（Steinberg）分期系统

分期	标准
0	X 线片正常，骨扫描和 MRI 正常
Ⅰ	X 线片正常，骨扫描和（或）MRI 异常 A：轻度（股骨头受累＜15%） B：中度（股骨头受累 15%～30%） C：重度（股骨头受累＞30%）
Ⅱ	股骨头出现囊性变和硬化性改变 A：轻度（股骨头受累＜15%） B：中度（股骨头受累 15%～30%） C：重度（股骨头受累＞30%）
Ⅲ	软骨下塌陷但股骨头未变扁平（新月征） A：轻度（关节面受累＜15%） B：中度（关节面受累 15%～30%） C：重度（关节面受累＞30%）
Ⅳ	股骨头变扁平 A：轻度（关节面受累＜15% 并且塌陷＜2 mm） B：中度（关节面受累 15%～30% 并且塌陷 2～4 mm） C：重度（关节面受累＞30% 并且塌陷＞4 mm）
Ⅴ	关节变窄或髋臼改变 A：轻度 B：中度 C：重度
Ⅵ	晚期退行性改变

术前计划

术前评估应在血液科、内科和麻醉科专家的密切配合下进行。此外，术前应向疼痛管理团队咨询并讨论术后疼痛控制。在特定的患者中，可能需要来自肺部、心脏和肾科医生的支持，这是因为镰状细胞病患者患肺动脉高压、左心舒张功能异常和肾功异常的风险增加[5]。

综合病史应包括疼痛程度、功能受限、症状持续时间、非手术治疗史、既往感染史、既往手术史、对侧髋关节症状、疼痛危象和急性胸部综合征病史以及内科合并症。体格检查应该注意双髋的活动度、是否

表 85.3　ARCO 分期系统

分期	表现	影像技术	亚类	定量指标
0	无	X 线片、CT、骨显像、MRI	无	无
Ⅰ	X 线片和 CT 正常。至少一项影像技术阳性	骨显像、MRI	病变位置	受累面积（百分比）
			内侧	A：轻度（< 15%）
			中部	B：中度（15%~30%）
			外侧	C：重度
				新月征长度
				A：< 15%
				B：15%~30%
				C：> 30%
				关节面塌陷并且股骨头穹顶压缩
				A：< 15% 且< 2 mm
				B：15%～30% 且 2～4 mm
				C：> 30% 且> 4 mm
Ⅱ	硬化、骨溶解、局部空洞	X 线片、CT、骨显像、MRI	同Ⅰ期	同Ⅰ期
Ⅲ	新月征和（或）关节面变扁平	X 线片和 CT	同Ⅰ期	同Ⅰ期
Ⅳ	骨关节炎、髋臼改变、关节破坏	仅 X 线片	无	无

数据引自 Mont MA，Marulanda GA，Jones LC，et al. Systematic analysis of classification systems for osteonecrosis of the femoral head. J Bone Joint Surg Am 2006；88（Suppl 3）：16-26.

存在挛缩、既往的切口、肢体不等长、血管功能不全的征象以及是否有皮肤溃疡。术前计划必须包括仔细的 X 线片评估，以确定是否存在髋臼畸形、股骨畸形、股骨骨重塑和硬化、既往髋关节手术的证据和残留的内固定物 [26-28]。

最近，一个专家小组建议对接受全身麻醉的镰状细胞病患者进行术前输血，使最低血红蛋白水平达到并保持在 10 g/dl 以上 [13]。在这一患者群体中，大致有两种输血方法：积极的术前输血方案和保守的术前输血方案。积极的方案是采用红细胞置换输血和常规包装红细胞输血相结合的方式，以实现血红蛋白浓度达到 9～11 g/dl，并且 HbS 浓度低于 30%。该方案的目的是显著降低 HbS 蛋白浓度。这将降低缺氧和酸性条件下聚合反应的风险，这种聚合反应会导致血管闭塞和随后的缺血性器官损伤。保守的方案是使用常规包装红细胞输血将贫血纠正到最佳血红蛋白值，而没有任何特定的策略来最小化 HbS 浓度。有证据支持使用积极的术前输血方案 [29-31]。

在一项随机多中心研究中，Vichinsky 等报道，保守的输血方案和积极的输血方案在减少术后并发症的有效性方面是一致的 [32]。Marulanda 等报道，保守的和积极的方案对接受骨科手术的患者都是安全的 [33]。然而，数据的强度受到了患者数量少和选择偏倚的限制。Ould Amar 等报道，在一个 THA 系列研究中，与积极的方案相比，保守方案的术后并发症更少 [34]。然而，与先前的研究类似，数据的强度受到患者选择偏倚的限制。在另一个 THA 系列研究中，Hernigou 等使用了一种混合策略，通过置换输血将既往有急性胸部综合征、脑血管意外或血红蛋白低于 5 g/dl 的严重贫血史的患者的 HbS 浓度降至 30% 以下 [35]。该高危患者群体仅占该系列研究患者数量的 10%。除此之外，在手术期间和术后，采用常规包装红细胞输血来维持血红蛋白水平在 8～10 g/dl。在另一项多中心随机对照研究中，发现与不输血相比，保守策略在减少围术期并发症方面更有效。在这项研究中，没有与积极的输血方案进行对比 [36]。

技术介绍

外科医生应该在手术过程中优化止血，以减少血红蛋白水平的显著变化。氨甲环酸（tranexamic acid，TXA）已被广泛用于减少围术期的失血量和输血量。然而，镰状细胞病患者具有血栓事件的高风险，并且没有足够的证据证明在该患者群体中使用 TXA 的安全性。

髋关节强直或髋臼内陷的病例可能需要在脱位前进行选择性原位股骨颈截骨。反复的梗死以及随后的骨重塑会使骨皮质变薄、骨髓硬化甚至髓腔闭塞，从而使髓腔的准备变得困难。术中股骨骨折或穿孔的发生率相对较高，为 1.9%～10.7%[29,31,35]。外科医生应准备好使用高速钻头、软性髓腔锉和必要的透视[37,38]。Hug 等报告了采用干骺端皮质窗来引导股骨锉、扩髓并植入内植物[39]。短颈畸形、股骨头扁平和髋臼内陷可减少股骨偏心距和髋关节外展肌张力。需要进行详细的术前计划、内植物选择和手术技术执行，以优化重建的结果并减少并发症，如髋关节不稳定、外展肌无力和下肢不等长。

没有研究直接对比镰状细胞病患者 THA 中的生物和骨水泥固定方式。据报道，过去骨水泥固定的持续时间较短。就像在骨关节炎患者中的常规 THA 一样，髋臼杯和股骨柄的生物型固定方式在镰状细胞病患者中逐渐增加[29-31]。据报道，无论内植物的几何形态和表面纹理如何，在该患者群体中的持续使用时间都很长[29-31]。

髋臼畸形和骨量变化可能导致锉臼不同心和术中髋臼骨折的风险增加。如果切除的坏死股骨头不足以作为自体移植的来源，髋臼内陷可能需要采用同种异体骨移植。增强的表面质地，如多孔设计和羟基磷灰石涂层，可以提供额外的固定稳定性和耐久性。大多数外科医生都建议用辅助螺钉固定髋臼杯。

镰状细胞病患者中 THA 的最佳负重面仍然未知。Jack 等[31]推荐这些年轻患者使用陶瓷对陶瓷界面。他们报告称，在 52 个镰状细胞病患者 THA 的系列研究中，没有发生可听见的异响、陶瓷部件碎裂或无菌性松动。

外科医生必须对这一患者群体中已存在感染的潜在风险保持敏感。Ilyas 和 Morea 报告 18 例患者中有 3 例术中培养阳性[40]。微生物学包括 2 例凝固酶阴性葡萄球菌，第 3 例为多种微生物混合生长。Hernigou 等报告了 312 个髋关节在 THA 过程中有 12 个穿刺阳性[35]。所有患者均接受了 1 个月的培养特异性抗生素治疗，但未指定给药途径。没有患者出现假体周围深部感染。

贴示和建议

- 优化止血，从而降低面临同种免疫和输血反应风险的患者的输血负担。
- 如有必要，进行原位股骨颈截骨术，以降低髋关节脱位时术中骨折的风险。
- 用高速钻头插入硬化的股骨髓腔，必要时使用透视。
- 使用软性髓腔锉来降低股骨皮质穿孔的风险。
- 对于髋臼内陷的患者准备同种异体骨。
- 使用螺钉辅助髋臼杯固定。
- 外科和麻醉团队应该就充分的补液复苏和充分的氧合进行密切沟通，并应尽量减少失血，以防止镰状细胞病危象和急性胸部综合征。
- 硬膜外麻醉有助于术中麻醉和术后疼痛控制，局部神经阻滞也是如此。

术后护理

多学科护理团队应专注于预防脱水、缺氧、酸中毒和低体温，以降低血管闭塞危象和急性胸部综合征的风险[41]。因术前长期使用麻醉剂，镰状细胞病患者的疼痛管理可能变得复杂。多模式镇痛和局部阻滞的使用特别有帮助。硬膜外镇痛作为术后疼痛管理技术特别有用[37]。

术后维持足够血红蛋白水平的输血管理至关重要。Vichinsky 等报告称，平均失血量为 1204 ml（100～6000 ml），62% 的患者需要术中输血，33% 的患者需要术后输血[32]。71% 的患者记录到术中失血过多，其定义为超过估计血量的 10%。Hernigou 等报告平均失血量为 950 ml（310～3200 ml）。在 312 例患者中，除 2 例外，其余所有患者均需要术中或术后输血[35]。

镰状细胞病患者 THA 的几个临床研究系列的数据原文建议采用输血将血红蛋白水平保持在 8～10 g/dl，以降低血管闭塞危象和急性胸部综合征的风险[35,40,42]。目前还没有关于特定的术后输血阈值的专家共识指南。许多作者建议在出现症状性贫血、急性胸部综合征和急性卒中的情况下进行术后输血[13]。镰状细胞病患者可能由于以前多次输血产生了同种抗体，从而使交叉配血具有挑战性。为了获得足够的正确血液单位，输血医学服务部分和医院血库的密切协调非常重要。

镰状细胞病患者的最佳围术期抗生素预防方案尚

不清楚。大多数作者建议将预防性抗生素的使用时间延长至 24 h 以上[31,35,38,42,43]。两项临床研究报告使用了 24 h 的标准预防时间[30,37]。Ilyas 和 Moreau 主张获取术中组织培养，并在报告最终培养结果之前继续使用围术期抗生素[40]。关于抗生素的类型，大多数外科医生建议仅使用头孢菌素[30,35,37,42-44]。其他人主张使用替考拉宁 - 头孢他啶[31]和庆大霉素 - 头孢唑啉[40]。通常不建议对沙门菌进行预防。

这些患者应接受标准的术后静脉血栓（venous thromboembolism，VTE）预防方案，使用防血栓袜、连续加压装置和 VTE 药物预防。VTE 药物预防应延长到出院后。已经有多种药物预防方案被报道，包括华法林[35]、低分子量肝素[31,35]和阿司匹林[30]。

结果

镰状细胞病患者行 THA 的早期临床系列研究报告了较高的围术期并发症、深部感染和内植物松动发生率[37,43,45,46]。Epps 和 Castro 报告了 41 例接受 THA 的患者中，63% 至少有一种内科或外科并发症[46]。Hanker 和 Amstutz 报告了平均 5.4 年的失败率为 50%[45]。在另一个临床系列研究中，13 例 THA 中有 3 例因假体周围深部感染而变得复杂[43]。Acurio 和 Friedman 报告了在一个 20 例 THA 的系列研究，10 年的失败率为 50%，感染率为 10%。

手术技术和围术期护理方案的改进，以及从骨水泥固定到生物固定的转变，带来了镰状细胞病患者 THA 预后的改善（表 85.4）。报告的假体周围感染和无菌性松动的发生率仍然高于其他无镰状细胞病的患者。Jack 等报道了 40 例患者中 52 个生物型 THA 的结果[31]。围术期并发症包括 5 髋术中骨折（9.6%）和 2 髋脱位（3.8%）。在 52 例手术中，有 9 例（17%）出现了内科并发症。其中包括 3 例血管闭塞危象，2 例肺炎，以及铜绿假单胞菌败血症、尿道感染、水痘带状疱疹和非致命性心脏骤停各 1 例。平均随访 5.2 年（2～10.1 年），没有出现松动或不利的骨重塑。

Azam 和 Sadat-Ali 报告了 67 例患者的 84 个 THA 在平均 7.5 年（4～12 年）随访中的结果[29]。手术时的平均年龄为 24 岁。视觉模拟量表评分的疼痛缓解程度从术前的平均 7 分提高到最终随访时的 3 分。平均 Harris 髋关节评分从手术前的 46 分提高到最终随访时的 81 分。术中并发症包括 5 例需要钢丝固定的转子撕脱骨折，3 例锉臼过程中过度扩大，5 例股骨皮质穿孔。围术期并发症包括切口血肿 7 例，浅表感染 6 例，急性胸部综合征 2 例。6 例浅表感染患者中有 2 例发展为假体周围深部感染，并需要额外的手术。随访 7.5 年，内植物生存率为 92.6%。7 髋因无菌性松动翻修，1 髋因假体周围感染翻修。

Issa 等报告了一项对比研究，比较了镰状细胞病患者行 THA 与其他原因导致的股骨头坏死患者

表 85.4 镰状细胞病患者行初次 THA 的研究

研究	年份	THA 数量	固定方式	随访时间（年）	感染翻修率（%）	无菌性松动翻修率（%）	内植物存活率（%）
Jack et al.[31]	2016	52	生物型	5.1	0	0	98.1[a]
Azam 和 Sadat-Ali[29]	2106	84	生物型	7.5	1.2	8.3	90.5
Issa et al.[30]	2013	42	生物型	7.5	4.8	4.8	88.1
Hernigou et al.[35]	2008	312	骨水泥型	13	3.2	8.0	86.6
AI-Mousawi et al.[38]	2002	35	骨水泥型	9.5	2.9	17.1	80.0
Hickman 和 Lachiewicz[42]	1997	8	7 例生物型 1 例骨水泥型	8	0	0	75.0[b]
Moran et al.[50]	1993	13	2 例生物型 11 例骨水泥型	4.8	7.6	30.7	61.5
Bishop et al.[43]	1988	13	1 例生物型 12 例骨水泥型	7.5	23.1	0[c]	76.9

[a] 1 例髋因不稳定翻修。
[b] 2 例髋因骨溶解翻修。
[c] 1 例髋臼在 X 线片上出现松动。

行 THA 的结果 [30]。在 32 例镰状细胞病患者中进行了 42 个 THA。另一组共 87 例患者，行 102 个 THA。两组的 THA 前的 Ficat 股骨头坏死分期相似。术后 Harris 髋关节评分和 SF-36 的结果没有差异。镰状细胞病患者的平均随访时间为 7.5 年（5～11 年），另一组为 7 年（3～10.5 年）。以无菌性松动为终点的生存率分别为 95% 和 97%。镰状细胞病患者的 42 个 THA 中有 2 个发生了假体周围感染，非镰状细胞病患者的 102 个 THA 中有 1 个发生了假体周围感染。

并发症

接受 THA 的镰状细胞病患者围术期并发症的风险增加。在一项相对较大的数据库分析中，在控制年龄、性别、种族、保险状态和合并症后，作者报告 THA 后任何并发症的 OR 高 2.52 倍 [48]。具体而言，镰状细胞病患者患肺炎（OR = 6.79；$P < 0.001$）、脓毒症（OR = 17.12；$P < 0.001$）、尿路感染（OR = 3.15；$P < 0.001$）、切口出血（OR = 1.87；$P = 0.037$）的风险增加。此外，镰状细胞病患者的住院时间为 6.92 天，而其他患者为 3.83 天。总住院费上涨了 19%。

血管闭塞和疼痛危象在 THA 后很常见，据报道发生率为 3.8%～17.1%[31,35,38,49]。预防措施在本章的前面已经讨论过了。专家小组对血管闭塞危象的治疗建议包括开始注射阿片类药物以及优化水化、氧合和输血管理 [13]。

急性胸部综合征是镰状细胞病的潜在致命性并发症。据报道，在 THA 后，其发病率为 1.3%～15.4%[29,35,49]。急性胸部综合征的特征是咳嗽、气短、胸痛、发热、呼吸急促和胸片上新的肺部浸润联合出现。它可能是由病毒或细菌感染、骨髓栓塞、镰状细胞肺内聚集、肺不张或肺水肿引起的 [6,13]。治疗包括抗生素、适当的氧合和适当的输血 [13]。患有急性胸部综合征的患者通常需要留在重症监护室。血液科和重症监护部门必须制定协调的护理计划。

镰状细胞病患者在 THA 后感染的风险更高。原因包括缺乏适当的脾功能、免疫系统异常和骨内灌注不足 [50]。最近，据报道，镰状细胞病患者 THA 后浅表感染的发生率高达 7%，围术期假体周围深部感染的发生率为 2%[29]。应优化患者的术前营养、血红蛋白水平和管理内科合并症，以降低感染风险。此外，坚持感染预防方案的准备、适当的抗生素使用和适当的术后内科合并症管理至关重要。

镰状细胞病患者的晚期假体周围感染率更高。Azam 和 Sadat-Ali 报告在一个由 84 例 THA 组成的系列研究中出现 1 例晚期感染（1.2%）[29]。Issa 等报告，42 例 THA 中的 2 例在术后 6 个月和 13 个月因假体周围感染翻修（4.8%）[30]。Hernigou 等报告，假体周围感染发生率为 3.2%，从 THA 到感染发生的平均时间间隔为 11 年（7～15 年）[35]。感染的微生物包括金黄色葡萄球菌、表皮葡萄球菌、不动杆菌、变形杆菌和假单胞菌 [35,45,50]。目前没有沙门菌引起假体周围感染的报道。据报道，采用两期方案治疗假体周围感染的成功率与非镰状细胞病患者相同 [30,35]。

镰状细胞病患者应在术前就这些增加的风险进行咨询。内科合并症的优化以及血液、麻醉、疼痛管理和康复治疗的护理计划密切协调对于避免并发症至关重要。

目前的争议和未来的展望

- THA 中的生物固定变得更加普遍。当代临床系列研究报道了改善的结果 [29-31]。没有研究直接对比镰状细胞病患者的生物固定和骨水泥固定。
- 没有足够的数据来验证哪种负重面是这类年轻患者群体的最佳选择。
- THA 后感染是一个值得关注的问题。尽管在最佳抗生素持续时间方面没有达成共识，但是文献报道围术期抗生素预防的持续时间为 24～72 h。
- 一些中心使用常规术中穿刺、拭子或组织培养来识别先前已经存在的感染 [35,40]。该方案在降低 THA 后假体周围感染风险方面的有效性尚未确定，需要进一步研究。

（参考文献参见书末二维码）

第 86 章

高体重指数

KEITH M. NORD，C. LOWRY BARNES，PAUL K. EDWARDS
（臧俊亭 译　齐欣 审校）

关 键 点

- 对于接受全髋关节置换术（THA）的肥胖患者，为了获得最好的结果，仔细的术前计划和药物咨询至关重要。
- 早期术后活动虽然对肥胖患者来说可能更困难，但这对于避免功能下降以及血栓和呼吸系统并发症至关重要。
- 术中影像学评估对肥胖患者的 THA 很重要，其有助于外科医生获得正确的髋臼杯位置和平衡下肢长度。
- 伤口渗出延长、较高的感染率、脱位、内植物无菌性松动、深静脉血栓和手术时间延长是肥胖患者接受 THA 的已知风险。
- 如果肥胖患者在接受 THA 前减肥、接受减肥手术、改善营养状况或增加肌肉力量，则进行 THA 时并发症发生率可能会降低。

世界卫生组织（world health organization，WHO）的数据（2014 年）估计，在全世界范围内，约有 19 亿 18 岁及以上的人超重［即体重指数（body mass index，BMI）≥ 25 kg/m²；表 86.1］，并且至少有 6 亿人肥胖（即 BMI ≥ 30 kg/m²）[1]。在 2007—2008 年，美国超重人群的数量增长到整个人口的 72.3%，其中超过 32% 的人属于肥胖人群 [2]。在骨科 THA 中，据报道，这个数字甚至更高，根据研究报道，高达 55% 的现有患者为肥胖 [3]。据估计，肥胖的医疗负担占美国所有医疗支出的近 10%[4]。肥胖患者的 THA 给外科医生带来了与外科手术本身、围术期并发症风险增加、术后恢复和假体性能相关的挑战。本章将重点介绍高 BMI 患者 THA 中的以上几个方面（表 86.2）。

适应证和禁忌证

THA 最普遍的适应证是骨关节炎（osteoarthritis，OA）。几项研究表明，肥胖可能在髋关节 OA 的发展中发挥作用 [5-11]。临床医生假设，治疗需行 THA 的“肥胖”（BMI 30～39.9 kg/m²）和“病态肥胖”（BMI ≥ 40 kg/m²）患者给外科医生造成了更大的技术困难，造成更多的术后并发症，并且与“理想体重”（BMI，20～24.9 kg/m²）或“超重”（BMI，25～29.9 kg/m²）患者相比，会出现更差的短期和长期结果。1982 年，John Charnley 爵士指出，肥胖应

表 86.1　根据 BMI 对成人体重不足、超重和肥胖的国际分类

分类	BMI，kg/m²	
	主要分界点	附加分界点
体重不足	＜ 18.50	＜ 18.50
极度消瘦	＜ 16.00	＜ 16.00
中度消瘦	16.00～16.99	16.00～16.99
轻度消瘦	17.00～18.49	17.00～18.49
正常范围	18.50～24.99	18.50～22.99 23.00～24.99
超重	≥ 25.00	≥ 25.00
肥胖前期	25.00～29.99	25.00～27.49 27.50～29.99
肥胖	≥ 30.00	≥ 30.00
• Ⅰ级肥胖	30.00～34.99	30.00～32.49 32.50～34.99
• Ⅱ级肥胖	35.00～39.99	35.00～37.49 37.50～39.99
• Ⅲ级肥胖	≥ 40.00	≥ 40.00

数据引自 World Health Organization（WHO）：Physical status：the use and interpretation of anthropometry，report of a WHO Expert Committee，WHO Technical Report Series 854，Geneva，1995，WHO；World Health Organization：Obesity：preventing and managing the global epidemic，report of a WHO Consultation，WHO Technical Report Series 894，Geneva，2000，WHO；and World Health Organization（WHO）/International Association for the Study of Obesity（ASO)/International Obesity Taskforce（IOTF）：The Asia-Pacific perspective：redefining obesity and its treatment，Melbourne，Australia，2000，Health Communications.

表 86.2 代表性研究总结

研究（年份）	研究设计	对照（髋关节数量）	结果 / 变量	作者的结论	研究的局限性
Deakin et al.（2017）[62]	回顾性	906 个 THA 分为 3 个 BMI 组	医院 LOS、OHS、并发症发生率	肥胖和非肥胖患者有相似的结果，但病态肥胖导致结果下降和并发症增加	研究人群少，无术前评分
McLawhorn et al.（2017）[56]	回顾性综述	2733 个 THA	EQ-5D-3L 指数、EQ-VAS、HRQoL 评分	肥胖患者的绝对 HRQoL 评分较低，但术后评分有相似的改善	单中心，BMI 有时是不是衡量肥胖的好方法
Malinzak et al.（2009）[68]	回顾性	深部感染（13）/ 未感染（2775）	BMI、糖尿病、骨关节炎、类风湿关节炎	肥胖、糖尿病、年轻患者是关节置换感染的风险因素	回顾性、不统一的围术期管理
Andrew et al.（2008）[59]	前瞻性，多中心	非肥胖（1069）/ 肥胖（332）/ 病态肥胖（18）	OHS、脱位率、输血、深部感染、DVT、PE、翻修	各组之间 5 年 OHS 平均变化、脱位率或翻修率方面没有显著差异	仅有 18 名病态肥胖的患者
Walsh et al.（2009）[70]	回顾性	PE（30）/ 无 PE（5755）	年龄、BMI、性别、ASA 分级，体力活动水平、DVT 预防	年龄的增长、BMI 的增加、女性与 PE 风险增加相关	多中心研究可能允许获得更多的 PE 病例，从而允许研究各种 DVT 预防方案和其他风险因素
Fehring et al.（2007）[61]	回顾性	在 1990—2005 年间 BMI 增加（未给出病例数）	BMI 增加、医保报销	随着时间的推移，THA 患者的 BMI 显著增加；报销没有跟上	作为三级转诊中心，可能会接收更多转诊的肥胖患者
Lübbeke et al.（2007）[61]	前瞻性队列研究	非肥胖（1906）/ 肥胖（589）/ 男性 vs. 女性	主要并发症、HHS、WOMAC	肥胖增加了女性的感染率（男性未增加）；肥胖女性的功能结果和满意度稍低；男性之间没有差异	缺乏关于患者活动水平的信息，翻修数量较少，随访时间短
Patel et al.（2007）[36]	回顾性	非肥胖 / 肥胖（共 1221）	BMI、失血、手术时间、DVT 预防、LOS、引流时间	病态肥胖、低分子量肝素、较大的伤口引流与伤口引流时间延长有关；引流时间延长与较高的感染率相关	未说明
Mclaughlin 和 Lee（2006）[84]	回顾性	非肥胖（100）/ 肥胖（109）	BMI、翻修、围术期并发症、HHS	两组在临床和放射学结果、并发症或翻修方面没有差异	未说明
Sadr Azodi et al.（2006）[57]	回顾性	非肥胖（1167）/ 超重和肥胖（2142）；吸烟 vs. 不吸烟	LOS、并发症	吸烟和肥胖大大增加了并发症的风险；高 BMI 在统计学上与更长的 LOS 显著相关	从注册系统获得的数据；数据可能有丢失或不完整
Moran et al.（2005）[60]	前瞻性	BMI（800）	HHS、SF-36；再手术、死亡、脱位、深部 / 浅表感染	BMI 和发现的任何并发症之间都不相关；BMI 预测在 6 个月和 18 个月时 HHS 会略低	研究效力可能太低

表 86.2（续）　代表性研究总结

研究（年份）	研究设计	对照（髋关节数量）	结果 / 变量	作者的结论	研究的局限性
Ibrahim et al.（2005）[64]	回顾性	非肥胖（179）/ 肥胖（164）	并发症 / 再手术 / 满意度自评量表	非肥胖和肥胖患者的满意度没有差异；并发症或翻修手术无显著差异；在最少随访 1 年时，BMI > 30 kg/m² 与并发症或再次手术的增加不相关	随访时间短；通过患者问卷主观评估并发症
Mantilla et al.（2003）[71]	病例对照	PE（116）/ 无 PE（116）	BMI、ASA 分级、血栓事件预防	在接受下肢关节置换术的患者中，肥胖、较低的 ASA 分级、缺乏血栓预防是血栓事件的独立危险因素	调查结果显示相对风险大于绝对风险
Stürmer et al.（2002）[39]	回顾性	吸烟、饮酒、肥胖（10 000）	17 种常见慢性健康状况；SF-12；住院和门诊护理支出；药物使用	与吸烟相比，肥胖对慢性疾病的影响更大，并导致患者护理成本更大幅度的增加	未说明
Stickles et al.（2001）[63]	回顾性	BMI < 25（131）；25~30（223）；30~35（119）；35~40（51）；> 40（27）	患者满意度、并发症；WOMAC 和 SF-36	肥胖患者与非肥胖患者在满意度、决定再次行 THA 方面无差异；肥胖人群并发症风险略有增加	由于排除了没有 1 年时随访数据的患者，因此仅有约 24% 的患者术前数据可用
White et al.（2000）[72]	回顾性	THA 后因血栓再入院（297）/ 非匹配对照（592）	人口学、外科、内科；BMI	BMI ≥ 25 kg/m² 与血栓栓塞再入院相关	诊断偏倚和选择偏倚
Chan 和 Villar（1996）[55]	前瞻性	非肥胖（85）/ 肥胖（81）	术前和术后生活质量；改良的 HHS 和 Rosser 指数	1 年和 3 年生活质量评分无显著差异；仅相对体重并不影响 THA 的收益	未说明
Jiganti et al.（1993）[85]	回顾性	非肥胖（270）/ 肥胖（41）	并发症	非肥胖和肥胖患者之间没有显著差异	更多的类风湿患者属于非肥胖组（类固醇可能会影响伤口愈合和感染率，从而增加并发症）

ASA，美国麻醉医师协会；DVT，深静脉血栓；EQ-VAS，欧洲生活质量 - 视觉模拟量表；HHS，Harris 髋关节评分；HRQoL，健康相关生活质量量表；LOS，住院时间；OHS，牛津髋关节评分；PE，肺栓塞；SF，简明健康调查量表；WOMAC，Western Ontario 和 McMaster 大学骨关节炎指数

该是进行 THA 的禁忌证[12]。一些外科医生建议肥胖患者在接受 THA 之前减肥，认为肥胖患者的 THA 在技术上要求很高，可能会导致术后发病率增加[13]。可能的担忧包括感染、血栓和假体早期失败（如无菌性松动、疲劳性断裂）的风险增加。

今天的假体制造商在给外科医生的预防声明中包括了患者选择的提醒，并在产品说明书中包括如下警告，例如："患者应该能够控制他们的体重""超重可能对假体产生不利影响""体重较重的患者可能在假体上产生高负荷，这可能导致失败""体重较重的患者更可能出现并发症或失败"。Craik 等的一项研究发现，在 147 691 例肥胖患者的 THA 中，16% 的患者植入了假体，而制造商的建议明确将肥胖列为禁忌证[14]。

一些外科医生认为肥胖不应成为 THA 的障碍，有几项研究报告称，与正常 BMI 的患者相比，肥胖患者术后的功能、疼痛缓解和生活质量方面的结果都很出色[15,16]。无论如何，与患者透彻地讨论肥胖和 THA 的风险是非常重要的。

术前计划

一般来说，肥胖患者的术前计划与非肥胖患者的计划没有区别。应拍摄标准 X 线片。由于髋关节和射线接收板之间的距离增加，X 线标记对于大小测量可能更重要。为了便于术后评估和长期随访，额外的术前评估可能是有价值的，例如，HHS，SF-12 或 SF-36、糖化血红蛋白、体脂百分比、白蛋白和握力。

建议鼓励肥胖患者在术前尝试增加上肢力量，因为他们在病床上必须使用上方的支架辅助以实现早期活动。与所有的 THA 一样，早期活动对于避免功能全面下降、静脉血栓栓塞和呼吸系统并发症非常重要。此外，应制订其他住宿辅助设备的术前计划，如床边便桶和助行器。术前规划还应包括药理学咨询，以确保谨慎服用麻醉止痛药，因为肥胖患者通常无法耐受基于增加的 BMI 简单计算得到的麻醉药物量。最后，对选定的患者进行选择性初次 THA 之前，应考虑减肥手术和减肥。

术前减肥和减肥手术

THA 前行减肥手术的有效性是一个激烈争论的话题[18-20]。多项研究报告了术前减肥手术和术前减肥降低了并发症发生率并改善了功能结果；然而，这些大多是回顾性研究，并且有相互矛盾的报告[21]。美国退伍军人健康管理局进行的一项研究报告称，患有 OA 的患者在进行减肥手术后体重明显减少[22]。Nearing 和 Santos 对 2001—2014 年的所有减肥手术患者进行了回顾性研究，发现减肥手术后行 THA 的患者比减肥手术前行 THA 的患者的 BMI 低，并且对于减肥术后行 THA 的患者，手术时间和住院时间明显减少（81.7 min vs. 117 min，$P < 0.001$；2.9 天 vs. 3.8 天，$P < 0.001$）[20]。通常在诊所，患者会说他们不能减肥，因为关节痛并且相关的活动水平下降。Hurwit 和 Cross 证明，73% 的高 BMI 患者术后保持相同的体重，尽管女性更有可能减肥[23]。在术前，应鼓励所有肥胖患者通过饮食和运动自然减肥，并考虑在更高 BMI 的患者类别中进行减肥手术。

外科技术描述：在肥胖患者中需要的改变

对于接受 THA 的肥胖患者，手术技术的差异很少被描述。一般来说，肥胖患者应避免小切口；然而，任何能够在保护软组织的同时实现简单和充分显露的方法和切口都是合适的（图 86.1）。作者更喜欢在手术台上采用侧卧位，这样可以让脂肪 / 多余的皮肤"下坠"（图 86.2～图 86.5），并结合前外侧或后入路以及生物型髋臼杯和柄。几项研究报告称，直接前入路增加了手术切口并发症，特别是在肥胖患者中。因此，在这些患者中可能并不理想[24-26]。然而，Purcell 等最近发表了一项新的更大的回顾性研究，显示肥胖患者采用直接前入路和后入路的浅表或深部感染率没有差异[27]。对于肥胖患者，在没有其他禁忌证的情况下，首选低磨损界面的大直径股骨头。对于不稳定的患者，应考虑双动假体。

术中放射线评估允许外科医生确定正确的髋臼杯位置。Lambers 和 Jennings 的一项研究在不透视的情况下跟踪髋臼杯放置的准确性，并在透视后迅速重新定位髋臼杯的位置，他们发现 57% 的患者在至少一个平面上有 5° 或更大的误差[28]。Gosthe 和 Suarez 最近进行的一项大型回顾性研究表明，在透视引导下，髋臼假体放置的精度可与非肥胖患者媲美[29]。对于肥胖患者，容易将髋臼杯放置在更外展的位置，这应该被避免，因为这可能会导致磨损增加。同样，肥胖患者牵开器的强力牵开可以导致医源性骨盆抬高。建议在打臼之前松开牵开器，从而使骨盆回到中立位置（如果采用外侧经臀肌入路）[30]。下肢长度是否相等在肥胖患者中更难确定，术中 X 线片有助于外科医

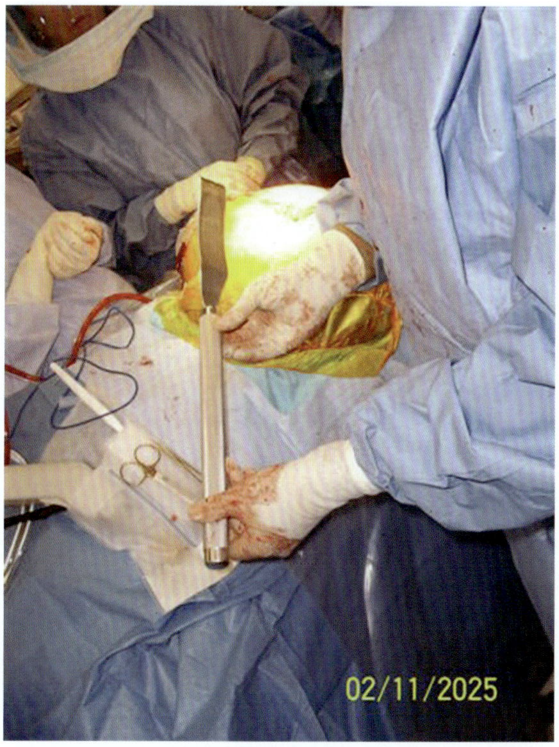

• **图 86.1**　在肥胖患者中，使用长的牵开器抬起股骨

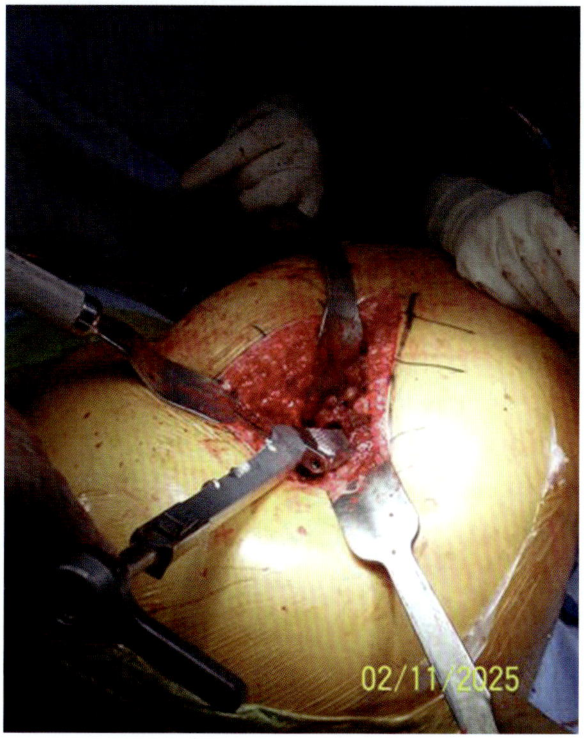

• **图 86.2**　使用适合的牵开器，能够获得很好的股骨近端视野

生评估。手术结束时，放置两个引流管：一个深入筋膜，另一个放在皮下。然后，应用一种防水的闭合敷料，以减少切口并发症并促进切口愈合 [31]（图 86.6）。

术后护理

研究表明，肥胖与许多术中和术后并发症有关，因此谨慎的医学和药理学管理是重中之重。肥胖是 2 型糖尿病的独立危险因素，已知与术后并发症发病率有关 [32]。具体而言，由于糖尿病和肥胖之间密切相关，同时糖尿病血糖控制情况对感染并发症风险具有预测价值，因此术前筛查肥胖患者的糖化血红蛋白水平可能是可取的。肥胖还与关节置换术后的深静脉血栓（deep venous thrombosis，DVT）和肺栓塞（pulmonary embolism，PE）有关 [33-35]。在肥胖的

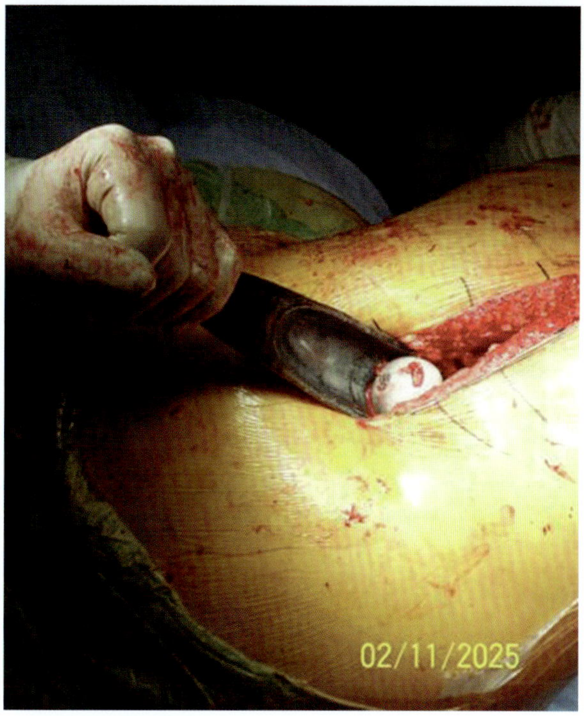

• **图 86.3**　类似鞋拔子的髋关节滑动装置为髋关节复位提供了清晰的路径

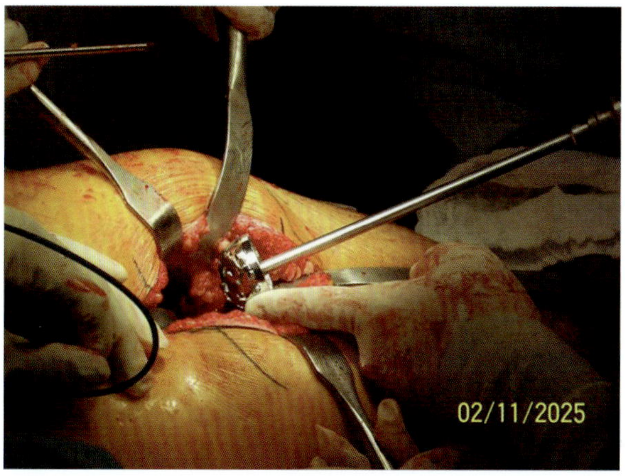

• **图 86.4**　采用细的髋臼锉传动杆可以增加锉臼时的视野。容易移除的髋臼锉允许术者先将髋臼锉放入髋臼中，之后再连接髋臼锉传动杆

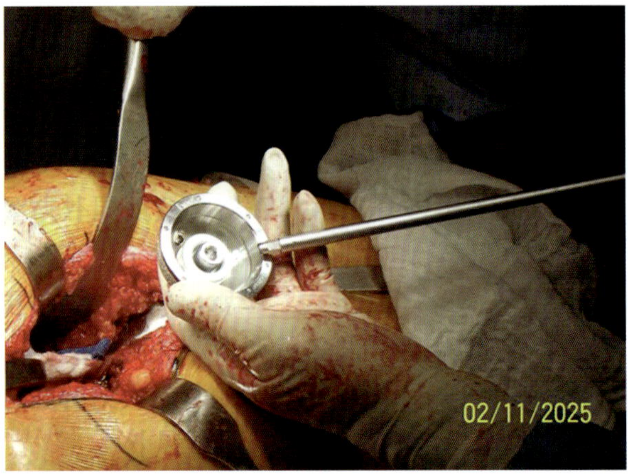

• 图 86.5　一种两段式的髋臼插入器允许很容易地将髋臼假体放入锉好的髋臼中，之后安装打压杆，直径较细的打压杆可以获得更好的视野

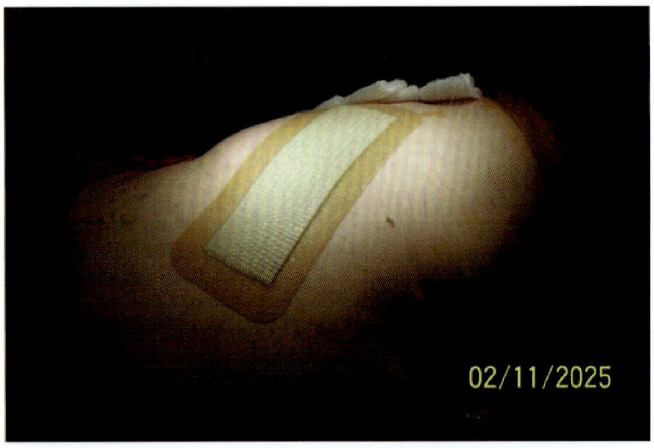

• 图 86.6　防水的柔性敷料有助于防止起水泡，并密闭切口

THA 人群中，伤口引流时间延长和伤口感染率较高是众所周知的 [36,37]。预防 DVT 是必须的；出院后也必须对患者密切监测。他们特别容易出现切口问题，部分原因是需要用低分子量肝素、磺达肝癸钠、华法林或 Xa 抑制剂预防 DVT 形成，以及相关的血肿形成较大的"无效腔" [38]。应该鼓励术后活动和运动。

肥胖对全髋关节置换术的影响：结果 / 并发症

内科医生和外科医生的观点

欧洲的一项研究表明，骨外科医生和他们的内科医生对影响初次 THA 后长期预后的患者因素有不同的看法。Stürmer 及其同事 [39] 使用标准问卷对来自 12 个欧洲国家的 22 个中心的 304 名整形外科医生和 314 名内科医生进行了多中心横断面调查。问卷询问了 7 名患者的特征和它们对 THA 后长期结果的影响。

两组医生中的大多数参与者认为患者的性别不会影响获得良好结果的可能性。对于老年患者，56.2% 的转诊医生认为良好结果的可能性会减少，40.5% 的骨外科医生也是如此，但 23.3% 的外科医生认为老年增加了成功的可能性。对于年轻患者，39.7% 的外科医生认为良好结果的可能性会减少，37.1% 的外科医生认为年轻增加了成功的可能性。内科医生认为年轻增加成功可能性的百分比更高（46.6%）。当考虑肥胖时，80.9% 的整形外科医生认为这一因素会降低成功的可能性，89.1% 的内科医生也是如此。虽然来自两组医生的对明显的合并症、类风湿关节炎和骨量较差的平均评分没有差别，但大多数参与者都认为这些情况会降低获得良好长期结果的可能性，但在，两组之间的平均得分没有显著差异 [39]。在许多欧洲国家，患者接受 THA 需要医生转诊到骨外科医生处。这项研究的结果表明，转诊医生认为，年龄较大或超重的患者，或有合并症的患者，可能无法从 THA 中获益。因此，他们可能不会转诊那些其实可以从这一手术中获益的患者。尽管整形外科医生不能同意"老年"对 THA 结果的影响，但可以得出结论：内科医生对评估不同身体及内科状态患者的全关节置换是否成功的研究结果不了解。

手术时间

Duchman 和 Pugely 在美国外科医师学会国家外科手术质量改进计划的一项大型调查中分析了 99 444 例接受 THA 和全膝关节置换术（total knee arthroplasty，TKA）患者的手术时间及与术后并发症的关系。他们发现，与手术时间少于 60 min 或 60～120 min 的患者相比，手术时间大于 120 min 的患者的并发症总体发生率增加（分别为 4.6% 和 4.8%；$P < 0.001$）。他们发现导致手术时间超过 120 min 的因素包括年轻患者、男性、黑人、肥胖（BMI > 30 kg/m^2）和其他合并症。发现 BMI > 30 kg/m^2 对于手术时间大于 120 min 的比值比（odds ratio，OR）为 1.211（95% CI 1.169～1.255），切口并发症的 OR 为 1.785（95%CI 1.557～2.047）[40]。

术后结果

对影响 THA 长期结果的因素的研究报告结果不一。例如，尽管人们普遍认为患者的性别并不独立影响手术的成败，但研究表明，男性在日常活动方面可能会有更好的结果 [41,42]。使用年龄作为 THA 后结果的预测因素也是不一致的，一些研究认为，高龄与较差的结果相关[43-52]，其他研究没有发现与高龄相关的不利影响[53,54]。随着年龄作为 THA 后长期结果的预测因素，应考虑患者的功能状态和生活质量[54]。

特别是对于肥胖，Chan 和 Villar 前瞻性地采用 HHS 和 Rosser 指数研究了肥胖患者 THA 后的生活质量。在 166 例有充分随访数据的患者中，85 例为非肥胖（BMI < 25 kg/m^2），56 例为Ⅰ级肥胖（轻度肥胖；BMI，25～29.9 kg/m^2），25 例为Ⅱ级及以上肥胖（中度肥胖；BMI，30～39.9 kg/m^2），1 例患者的 BMI > 40 kg/m^2，归于Ⅱ级及以上肥胖组。不同组患者的平均体重在统计学上没有显著差异。非肥胖组的生活质量评分在 THA 后 1 年显著提高（$P < 0.001$）并且与 THA 后 3 年保持一致[55]。对于Ⅰ级肥胖组，在 1 年和 3 年的随访中，平均得分显著提高（两个时间段的 $P < 0.001$）。尽管由于组较小，可能没有统计学意义，但Ⅱ级及以上肥胖组的生活质量得分有相似程度的提高。这些结果表明，非肥胖、轻度肥胖和中度肥胖患者的生活质量改善没有差异，因此作者得出结论，不应仅因为肥胖而将患者排除在 THA 之外[55]。

McLawhorn 等最近进行了一项类似的研究，比较了 THA 前后不同 BMI 等级患者的健康相关生活质量（the health-related quality of life，HRQoL）。通过机构注册系统回顾，他们采用了初次选择性单侧 THA 的病例，并分析了术后 2 年的 EQ-5D-3L 指数和视觉模拟量表（EQ visual analogue scale，EQ-VAS）。初次 THA 后 2 年，较高的 BMI 等级与较低的绝对 HRQoL 独立相关；然而，他们的起始分数也较低。与非肥胖患者相比，肥胖程度较高的患者在 THA 后的 EQ-5D 指数得分有更多的正性净变化[56]。他们得出结论，肥胖和非肥胖患者的 HRQoL 得分也有类似的改善，即使该得分的绝对值较低。

Sadr Azodi 和他的同事回顾性研究了肥胖对 THA 后并发症和住院时间的影响。如果 BMI 大于 35 kg/m^2，他们将患者归类为“高度肥胖”。在研究的 3309 例男性患者中，有 2142 例（64.8%）被认为超重或肥胖。他们报告称，BMI 与住院时间的延长显著相关（$P < 0.0\ 001$）；超重患者的平均住院时间比正常体重患者长 4.7%（95%CI 2.0～7.3），肥胖患者的平均住院时间比正常体重患者长 7.09%（95%CI，2.9～11.1）。BMI 增加的患者的住院时间比正常体重的患者长 7%。作者还表明，随着 BMI 的增加，术后并发症有增加的趋势（$P = 0.082$）；肥胖患者的风险增加了 58%（OR = 1.58；95%CI，1.06～2.35）。研究作者将系统性并发症定义为静脉血栓、急性心脑血管事件、术后贫血、输血或胃肠道出血、尿路感染和肺炎[57]。同样，Husted 等的一项研究表明，与平均 2 天的住院天数相比，肥胖和病态肥胖与住院时间延长（> 4 天）相关[58]。

Namba 和他的同事[37]对 1071 例 THA 患者进行了前瞻性评估，以回顾肥胖对围术期并发症发病率的影响。在他们的研究中，将 BMI > 30 kg/m^2 分类为肥胖，BMI > 35 kg/m^2 分类为高度肥胖，BMI > 40 kg/m^2 分类为病态肥胖。使用前瞻性关节置换注册系统收集患者数据，并记录 THA 后 1 年的并发症（浅表和深部感染）。研究人员将浅表感染定义为切口渗出或发红，需要静脉注射抗生素并延长住院时间或再入院；深度感染定义为需要外科治疗或培养阳性的任何感染。他们证明，与非高度肥胖的患者相比，高度肥胖的患者有两种并存疾病的发生率明显更高：糖尿病 [14% vs. 9%（$P < 0.04$）] 和高血压 [53% vs. 36%（$P < 0.001$）]。在高度肥胖的患者中也观察到了感染率增加的趋势（1.3% vs. 0.3%；$P = 0.09$）；在高度肥胖的患者中，OR 显示感染风险高出 4.3 倍[37]。

Andrew 和同事[59]对来自 7 个中心的 1356 名 THA 患者（1421 髋）进行了一项前瞻性研究，以确定肥胖和非肥胖患者的临床结果是否存在差异。根据 BMI 将患者分组为：非肥胖组（BMI < 30 kg/m^2）、肥胖组（BMI 30～40 kg/m^2）和病态肥胖（BMI ≥ 40 kg/m^2）。牛津髋关节评分（Oxford Hip Score，OHSO）的变化是主要的结果；脱位、出血需要输血、深部感染、围术期 DVT 需要抗凝治疗、PE 和翻修手术是次要结果。在 THA 后 5 年，795 个非肥胖、249 个肥胖和 15 个病态肥胖者的髋关节可以随访到。肥胖组和病态肥胖组的平均绝对 OHS 值（尽管每个 BMI 组都有很大改善）明显差于非肥胖组（$P = 0.005$）。然而，所有的 OHS 结果都比术前有所改善，因此说明了 BMI 过高的患者也可以通过 THA 受益[59]。

2005 年，一项在英国进行的前瞻性研究包括了 759 例接受髋关节置换的患者（800 髋）。研究人员记录了住院时间、死亡、脱位、再手术、浅表和深部切口感染、失血和需要输血，以及伴随的医学问题（例如，吸烟、癌症、动脉粥样硬化、心脏病、糖尿病、骨质疏松症、血栓）。所有患者均完成了术前 SF-36 和 HHS，而术后 6 个月和 18 个月时分别仅获得了 774 份和 687 份 SF-36 和 HHS[60]。平均 BMI 为 27.8 kg/m^2

（范围为 17～49 kg/m^2）。在 6 个月和 18 个月时，HHS 评分与术前评分相比有显著改善（P < 0.0 001）。共报告了 7 例深部和 56 例浅表切口感染；单因素分析表明，在术后两个时间点，BMI 可能与较高的浅表感染率和较低的 HHS 相关（P < 0.05）。然而，使用多元回归分析对术后 HHS 进行的额外统计学评估表明，BMI 不是浅表切口感染的独立显著预测因子。多元回归分析进一步指出，术后 BMI 的增加与 6 个月（P =0.02）和 18 个月（P < 0.001）评估时 HHS 的变化呈负相关；BMI 每增加 1 点，HHS 在 6 个月时下降 0.25，在 18 个月时下降 0.35。BMI 对早期 THA 失败没有影响。作者假设，虽然体重较高的患者对置换的关节负荷较大，但这些肥胖患者的活动量往往较少。因此，较大的 BMI 对假体使用时间的影响可能较小 [60]。

最近的一项研究评估了肥胖对 THA 后并发症、功能结果和满意度的影响，重点是确定男女之间的差异 [61]。这项前瞻性研究评估了 2495 个 THA（2186 例患者），比较了肥胖和非肥胖患者的相关结果。主要结果是“主要”并发症（深部感染、脱位和翻修）的患病率。次要结果包括疾病特异性生活质量、患者满意度和总体健康状态，使用 HHS、SF-12、两种视觉模拟量表测量疼痛缓解和功能，以及 WOMAC 骨关节炎指数进行评估。肥胖在男性患者中更为普遍（26.7% vs. 20.5%）。随访 3～72 个月，共 91 髋报告了主要并发症。感染在肥胖患者的髋关节中更为普遍（1.7% vs. 0.4%）。在接受髋关节置换的女性患者中，肥胖与感染相关（肥胖女性与非肥胖女性的患病率比值为 16.1；95%CI，3.4～75.7），但男性患者中，肥胖似乎与感染率的增加无关（患病率比值为 1.0；95%CI，0.2～5.3）。关于脱位，肥胖患者的校正后发生率比值为 2.4（95%CI，1.4～4.2），男性脱位的患病率约为 2 倍，但女性因肥胖而导致的相对患病率增加更高（患病率比值，3.0 vs. 1.8）。对 13 例非肥胖患者和 8 例肥胖患者进行了翻修（调整后的发生率比值为 2.0；95%CI，0.9～4.8）。根据 HHS，在可用的 5 年随访中，非肥胖组 81% 的髋关节和肥胖组 70% 的髋关节获得良或优的结果。研究人员报告称，肥胖与感染率和脱位率的增加相关，同时由于感染松动而翻修的需求增加。此外，与肥胖男性相比，肥胖女性的感染率更高，功能结果更差，对 THA 的满意度更低 [61]。

Deakin 等在苏格兰进行的一项回顾性研究，通过 2 年的随访，比较了 TKA 和 THA 的结果以及年龄、性别、BMI、住院时间、牛津膝关节评分（Oxford Knee Scores，OKS）、OHS、满意度和并发症。采用卡方检验、中位数检验和方差分析（analysis of variance，ANOVA）对 906 例 THA 的结果进行了比较。THA 患者的平均年龄为 68 岁，其中 57% 为非肥胖（BMI < 30 kg/m^2），38.6% 为肥胖（BMI 30～40 kg/m^2），4.4% 为病态肥胖（BMI > 40 kg/m^2）。所有 BMI 组的 LOS 中位数为 5 天。肥胖和病态肥胖患者的 OHS 明显低于非肥胖患者（P=0.001）。同样，肥胖和病态肥胖患者的满意度较低。在病态肥胖患者中，87% 的患者非常满意，与之相比，90% 的肥胖患者和 91% 的非肥胖患者非常满意。与肥胖患者（31%）和非肥胖患者（25%，P=0.047）相比，更多的病态肥胖患者（38%）出现并发症。总的来说，这项研究报告的肥胖和非肥胖患者具有相似的结果。然而，病态肥胖导致并发症的风险明显更高，结果更差 [62]。

Patel 和同事研究了与切口引流时间延长、后续切口感染和住院时间延长相关的因素。他们回顾了 1211 例初次 THA 的病历，其中 15 例发展成术后急性感染。他们的分析显示，病态肥胖与伤口引流时间延长显著相关（P=0.001），伤口引流时间延长导致住院时间显著延长（P < 0.001）。他们的分析还显示，THA 后切口引流时间每延长一天，切口感染的风险增加 42%[36]。

Stickles 和他的同事使用 SF-36 和 WOMAC 骨关节炎指数回顾了肥胖和患者对 THA 后结果主观评估之间的关系。他们报告称，肥胖患者和非肥胖患者在患者自评满意度、是否再次进行全关节置换术、身体状况总结、精神状况总结和 WOMAC 骨关节炎指数方面没有差异（所有 P > 0.05）。唯一观察到的差异是肥胖患者报告在关节置换术后 1 年的时间点难以爬楼梯（OR = 1.2～1.3）。然而，这一观察结果可能适用于一般的肥胖个体，而不仅是那些做过髋关节置换的人 [63]。

在 2005 年的一份报告中，Ibrahim 和他的同事对 THA 后的患者进行了至少 1 年的随访，并通过一份自评问卷评估了肥胖和并发症以及再手术之间的关系。患者对手术的满意度很高，肥胖和非肥胖患者组之间没有差异。同样，住院时间、美国麻醉医师协会（American Society of Anesthesiologists，ASA）分级、术中并发症、总体并发症或翻修手术没有差异。然而，由于本研究的随访期较短，作者指出，仍有必要进行长期研究来确定肥胖对 THA 后结果的进一步影响 [64]。

超级肥胖患者

尽管回顾的研究报告称经历 THA 的肥胖和病态肥胖患者的高并发症发生率是可接受的甚至是相似的，但少数报告侧重于研究 BMI 大于 50 的“超级肥胖”患者。Polga 和她的同事 [65] 回顾了 1996—2006 年间接受 THA 的 41 例患者（43 髋）的结果，所有患者的 BMI 均大于 50 kg/m^2（范围为 50～77 kg/m^2）。手术时患者的平均年龄为 56.8 岁，平均随访期为 36.8 个月。外科并发症 17 例（39.5%），内科并发症 7 例（17%）；术后 3～28 个月 5 例死亡。10 例切口引流时间延长。主要并发症发生率为 12.2%，其中包括 15 次再手术（5 例患者）：1 次保留假体的清创灌洗，3 次复发性脱位，1 次假体周围骨折，同时发生感染并需要切除，1 次股骨柄断裂需要在髋关节置换术后 4 年进行翻修。在初次 THA 中，2 例出现术中并发症（1 例髋臼骨折和 1 例股骨骨折）并在术中处理。所报告的高并发症发生率提醒外科医生，建议超级肥胖患者在进行 THA 前就减重进行咨询是很重要的，并提示外科医生术前将患者转诊给治疗肥胖的外科医生是有好处的 [65]。

Werner 等使用了一个国家保险数据库对接受 THA 的超级肥胖患者进行回顾，并对非肥胖、肥胖和病态肥胖患者 THA 的并发症发生率进行了分类。使用逻辑回归分析并控制人口统计学和合并症，他们报告称，与非肥胖、肥胖和病态肥胖患者相比，超级肥胖患者几乎所有并发症（静脉血栓、感染、输血、药物并发症、脱位、再入院和翻修）的发生率明显更高 [66]。

感染

在多项研究中，肥胖患者 THA 后感染风险较高。Peersman[67] 报告，以往的开放手术、免疫抑制、营养不良、低钾血症、糖尿病、肥胖和吸烟增加了手术部位感染的机会。Malinzak 和他的同事进行了一项回顾性研究，比较了 TKA 和 THA 深部感染和非感染的病例，目的是确定感染率和危险因素。THA 的感染率为 0.47%（13/2775）。BMI ＞ 50 kg/m^2 的患者（膝关节和髋关节置换术）发生感染的可能性是 BMI 小于 50 kg/m^2 的患者的 18.3 倍（$P < 0.0\,001$）。此外，糖尿病患者感染的可能性是非糖尿病患者的 3 倍（$P < 0.0\,027$）。当检查 13 例 THA 后感染的数据时，没有发现任何变量与非感染的 THA 有显著差异（如年龄、BMI、同时或分次手术）。这项研究表明，肥胖、糖尿病和年轻患者都是进行全关节置换术后发生感染的危险因素 [68]。

多项研究报告称，接受直接前入路 THA 的肥胖患者感染率增加 [24]。Jahng 和 Bas 最近报告了他们对 651 例直接前入路髋关节置换的患者的回顾性病例对照研究结果，发现切口并发症的发生与 BMI 显著且独立相关。BMI 范围为 30～35 kg/m^2、35～40 kg/m^2 和大于 40 kg/m^2 的患者发生切口并发症的 OR 值分别为 2.05（95%CI，1.08～3.88）、3.40（95%CI，1.42～8.26）和 7.28（95%CI，2.55～20.78）。此外，BMI 大于 40 的患者因切口并发症而需要再手术的 OR 值为 5.68。值得注意的是，使用 ROC 曲线分析，他们明确了理想的减少切口并发症的 BMI 阈值是 28 kg/m^2[69]。

Christensen 等报告称，在接受直接前入路手术（1.4%）的肥胖患者中，因切口并发症的再手术率明显高于后入路手术（0.2%，P=0.007）[25]。这些研究指出，关节周围和腹股沟周围前部皮肤褶皱可能会增加感染风险。Purcell 和他的同事在 2016 年的回顾性研究中报告了类似的发现。然而，在进行了一项更大规模的回顾性研究后，他们最近报告称，在高 BMI 的患者中，直接前入路和后入路手术之间的感染率（浅表或深部）没有差异 [26,27]。鉴于目前大多数研究报告称感染率和并发症发生率增加，建议在肥胖患者的 THA 中避免使用直接前入路。

血栓并发症

最近的一项大型研究回顾了 5832 例全髋或全膝患者的记录，以确定导致术前、术中和术后 PE 发病率增加的危险因素 [70]。总体而言，共报告了 30 例肺栓塞。统计分析确定年长（OR，1.07；95%CI，1.02～1.12，$P = 0.004$）、BMI 增加（OR，1.11；95%CI，1.07～1.17，$P < 0.001$）、女性（OR，7.54；95%CI，1.003～56.70，$P = 0.05$）与全关节置换术后发生 PE 的风险增加有关 [68]。一项早期研究对接受初次髋关节或膝关节置换术并在术后 30 天内发生 PE 或 DVT 的患者与接受同一外科医生相同手术且无血栓事件的患者进行了对比 [71]。他们回顾发现，BMI 增加［P=0.031；BMI 每增加 5 kg/m^2 的 OR 为 1.5（95%CI，1.0～2.0）］和 ASA 身体状态评分为 3 分或更高（$P = 0.005$；OR，2.6；95%CI，1.3～4.7）是增

加 PE 或 DVT 可能性的独立危险因素。White 和他的同事检查了 1993—1996 年的加州医疗保险记录，发现 297 名 65 岁或以上的患者在 THA 后 3 个月内因血栓栓塞而再次住院。与 592 个未匹配的对照进行对比显示，BMI 为 25 kg/m^2 或更高与栓塞和再住院相关（OR，2.5；95%CI，1.8～3.4）。研究人员还报告称，在 BMI 低于 25 kg/m^2 的患者中使用气动加压装置和出院后给予预防性华法林可独立地预防血栓栓塞事件 [71,72]。

脱位

多项研究表明，肥胖患者行 THA 后脱位率较高 [73]。为了降低这种风险，一些外科医生提倡在需要翻修的肥胖患者中使用双动假体。Hernigou 等的一项回顾性研究分析了在肥胖患者中使用标准髋臼杯和双动髋臼杯进行翻修的脱位率。他们报告称，在 1 年和 5 年随访时，对比标准球头和内衬的脱位率（15.6% 和 21.8%），双动假体的脱位率（0 和 2.8%）明显下降 [74]。双动假体可以允许更大的 ROM 和跳跃距离，并可以改善髋关节不稳定患者的稳定性。然而，一些人表示担心，由于金属离子释放和假体故障的可能性增加，在决定采用双动假体时应谨慎，特别是对于年轻的活动量较大的患者。

关节翻修术

一项对阿肯色州 THA 患者进行的回顾性研究发现，在三级转诊中心 2 年内进行的所有髋关节翻修中，7.8% 涉及 BMI > 40 kg/m^2 的患者。具体来说，因感染而翻修的髋关节比非感染而翻修的髋关节更有可能涉及 BMI > 40 kg/m^2 的患者 [76]。一项单独的研究发现，术前肥胖使因无菌性松动 / 骨溶解导致术后早期翻修的相对风险增加了 4.7 倍 [78]。这些研究使作者得出结论，肥胖患者的翻修率明显较高。

梅奥诊所的 Wagner 等通过分析 THA 后并发症和再手术风险是如何受到 BMI 这一个连续变量而非二分变量影响的，增加了我们对这个问题的理解 [79]。他们表明，对于许多并发症，风险是以剂量 - 反应曲线的形式变化的。与 BMI 为 27～32 kg/m^2 的参照组相比，在高 BMI 组中，每单位 BMI 翻修或移除假体的风险增加约 3%。感染是与 BMI 升高最密切相关的并发症。BMI > 25 kg/m^2 后每增加一个单位，感染风险增加约 8%。早期脱位风险也与 BMI 增加呈正相关。有趣的是，因无菌性松动而翻修的风险与 BMI 没有相关性。

目前的争议和未来的展望

- 随着人口老龄化和肥胖变得越来越普遍，骨科医生将会遇到更多年龄更大、体重更重，并且希望进行 THA 的患者。
- 大多数已发表的关于肥胖患者 THA 的研究都是相对较新的；有必要进行长期随访研究，以评估肥胖对假体使用年限的影响。
- BMI 是 THA 文献中最广泛使用的肥胖测量方法之一，其可能不是定义肥胖和划分风险类别的最准确方法。几项研究已经成功地将体脂百分比、术前肌肉力量和营养不良（白蛋白）与并发症风险和结果成功率联系了起来 [80-82]。
- 长期随访研究也可能确定更适合肥胖患者的假体设计方案，并适应他们对关节的要求逐渐增加的趋势。

小结

关于肥胖对 THA 影响的不同结果已在多项研究中有所报道，并对并发症和结果进行了回顾。肥胖患者术后并发症的风险更高，即感染、脱位、假体无菌性松动、DVT 和手术时间增加。肥胖患者的满意度和绝对功能结果可能低于非肥胖患者，但是肥胖患者的功能改善与非肥胖患者相当。不应拒绝所有肥胖患者接受 THA；然而，一般来说，应该做出大量努力来减轻体重，同时优化其他风险因素，如糖化血红蛋白水平、戒烟、停止使用麻醉剂等。关于是否手术的最终决定应该在个案的基础上做出，权衡风险和利益。通过患者优化来降低风险的愿望必须与帮助单个患者的愿望相平衡。即使考虑到关于肥胖患者 THA 的研究结果是不确定的，但实际上所有的研究都报告了患者功能的恢复、疼痛的缓解和可接受的患者满意度，这些是 THA 的主要目标，但增加了一些围术期并发症的风险。

（参考文献参见书末二维码）

第 87 章

急性股骨颈骨折

BEAU S. KONIGSBERG，PAUL J. DUWELIUS
（臧俊亭 译　齐欣 审校）

关 键 点

- 双极 / 单极半髋关节置换术最适合治疗有合并症的老年人群的有移位的股骨颈骨折。
- 全髋关节置换术（THA）最适合治疗更健康、更活跃、更年轻的有移位的股骨颈骨折患者。
- 移位股骨颈骨折的现代治疗方案能够减少并发症。
- 骨水泥型股骨柄固定方式治疗移位的股骨颈骨折可以通过减少一些重要的术中和术后并发症来改善预后。
- 本章介绍了采用人工关节置换术治疗移位股骨颈骨折的外科技术。

股骨颈骨折是一种世界性的流行病。由于预防医学的进步，这些骨折的发生率和与之相关的死亡率已经下降，但这些患者中的大多数合并症都增加了[1]。治疗这些骨折的社会成本是惊人的。对单个患者和医疗保健系统来说，以成本效益高、效果好、并发症少的方式治疗这些骨折至关重要。替代性支付模式现在在美国很流行，医疗保健服务中心现在将髋关节骨折纳入关节置换综合护理（Comprehensive Care for Joint Replacement，CJR）和捆绑护理支付方案（Bundled Care Payment Initiative，BCPI）模式，用于整体护理事件，以降低成本并推动有效的路径模式。

许多研究报告了替代性护理模式的成功实施。Froemke 的小组最近报告了他们在医院系统内开发和启动捆绑支付项目的经验，该项目导致住院时间（length of stay，LOS）缩短和出院后直接回家的人数增加[2]。Iorio 的小组报告了对初次 THA 实施医疗保险 BPCI 模式 2 的中期结果，并表明与第 1 年相比，第 3 年的 LOS、出院后到住院机构、再入院和护理费用减少。总体而言，该计划增加了参与该计划的所有利益相关方的价值，表明在最初的收益基础上继续改进是可能的[3]。另一项 BCPI 研究显示，与没有明确定义临床路径的组相比，明确定义了临床路径的组具有更低的 LOS、更好的出院处置（通常是回家）和更低的成本[4]。重要的是，这些新的替代性护理模式证明了护理效果的改善，同时也降低了护理成本。

无移位股骨颈骨折的治疗方案

股骨颈骨折的治疗要求外科医生明确骨折是移位的还是无移位的。这需要有两个合适投照体位的 X 线片。受累髋关节的骨盆正位片和侧位片对外科医生确定骨折是否移位至关重要。在正位片上评估对侧髋关节，对于内固定情况下术前设计螺钉、钢板、髋关节加压装置或髓内钉的大小和位置很重要。类似地，在关节置换的情况下，对侧髋关节对于制作股骨柄和髋臼杯模板很重要。

通常，老年患者（> 65 岁）的无移位或外翻嵌插型股骨颈骨折可以采用经皮 3 或 4 枚螺钉固定治疗。移位骨折需要决定是进行半髋关节置换术（hemiarthropalsty，HA）还是全髋关节置换术。解剖复位是防止切开复位内固定（open reduction internal fixation，ORIF）失败的唯一且最重要的因素[5]。无论年龄或合并症情况如何，内翻骨折的失败率都很高，都很可能需要翻修手术。ORIF 可能需要防止早期负重和活动，这可能会增加并发症发病率。然而，关节置换通常允许有移位骨折的老年患者立即负重和活动，这是本章其余部分的重点。

有移位股骨颈骨折的治疗方案

本章的主要目的是描述有移位的股骨颈骨折（displaced femoral neck fractures，DFNF）的治疗方法。老年患者有移位的股骨颈骨折最好采用关节置换治疗，目前包括单极、双极半髋关节术或 THA。文献压倒性地支持采用关节置换术治疗 DFNF[6-21]。关节置换术可使术后功能恢复到最佳，并减少并发症以及后续外科手术的需求。

老年人的 DFNF 用 ORIF 治疗效果不佳，其总体失败率在 1937 年被 Speed 等首次报道[22]。老年人髋关节周围骨折不稳定，非手术治疗耐受性差。几乎全都需要手术治疗，但是由于骨质疏松症、骨折粉碎和内科合并症，内固定技术经常失败。Bhandari 等进行的一项荟萃分析对 ORIF 与关节置换术治疗 DFNF 进行了对比，发现 30% 接受 ORIF 治疗的老年患者失败并需要翻修手术[23]。这项研究得出结论，关节置换术降低了翻修手术的风险，但代价是较高的感染率、手术时间、失血量以及可能的高死亡率。最近的两项荟萃分析将初次关节置换术与 ORIF 进行了比较，结果表明，与 ORIF 相比，关节置换术的手术并发症和再手术率更低，疼痛更少，功能更好，而死亡率没有显著差异[24,25]。对于患有糖尿病、肾病、类风湿关节炎和骨质疏松症等合并症的老年 DFNF 患者，应重点考虑关节置换术而不是内固定术，以降低包括翻修手术在内的主要并发症的风险。

DFNF 的治疗选择可能因为我们考虑的结果标准不同而不同。可能的标准包括并发症发生率、成本效益以及短期和长期结果。Iorio 的小组发表了一项对 4 种 DFNF 手术治疗方法的成本效益分析。这个系列研究考虑了初次住院费用、康复费用、再手术和并发症的费用。作者认为，骨水泥型 THA 是最具成本效益的治疗方法，而内固定是最昂贵的选择[26]。Yu 和他的同事报告称，对于活跃的老年患者，应该选择 THA。这是因为与 HA 相比，THA 可以实现更好的功能恢复和更低的翻修手术率[18]。比较 THA 和 HA 的其他组也报告了类似的发现[27,28]。

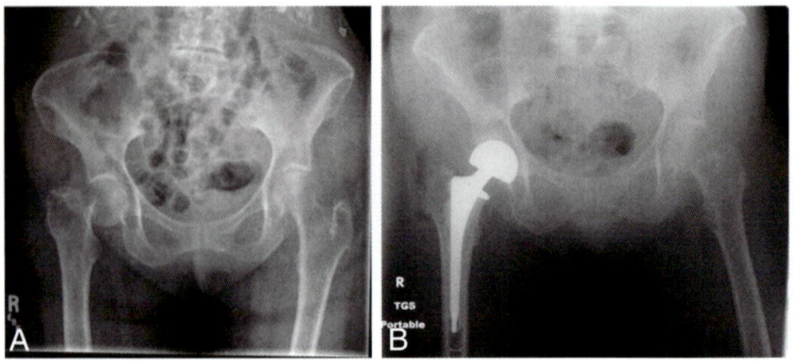

• **图 87.1** 骨水泥型双极头半髋关节置换治疗移位的股骨颈骨折。1 例患有骨质疏松症、股骨近端为 Dorr C 型的 96 岁女性患者的术前（A）和术后（B）X 线片

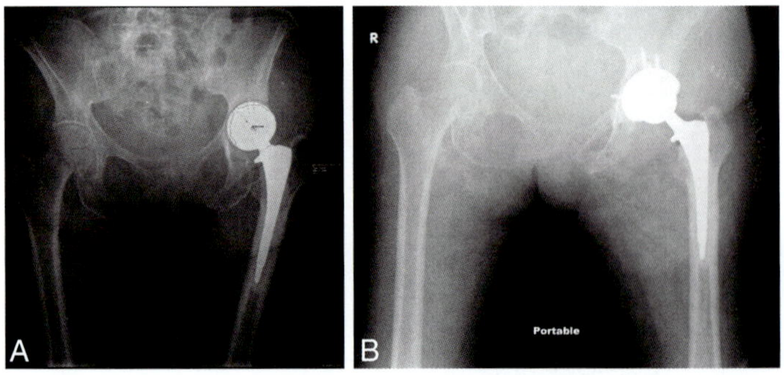

• **图 87.2** 双极头人工髋关节置换转换为 THA 治疗移位的股骨颈骨折。一名 77 岁的女性，因移位的股骨颈骨折最初接受了双极头假体（A）置换，之后出现了腹股沟疼痛和负重疼痛，这种症状持续了 18 个月后，最终转换为 THA（B）。这名患者将双极头转换为 THA 的原因是软骨溶解

有移位股骨颈骨折的关节置换

在这里，我们详细回顾了关节置换术在股骨颈骨折治疗中的作用：何时置换髋关节、使用哪种装置，以及是使用水泥型还是压配型的假体。对于因高龄和（或）骨质减少而不太适合内固定的股骨颈骨折，HA 一直是首选的治疗方法（图 87.1）。与 THA 相比，HA 的优点是手术快速且技术相对简单，脱位风险较低[29]。HA 的主要缺点包括髋臼关节软骨磨损（需要转换为 THA）的可能性，以及金属股骨头撞击髋臼导致的软骨溶解、腹股沟疼痛并需要转为 THA 翻修（图 87.2）。

并非所有 DFNF 患者都是 THA 的候选对象；外科医生在做出临床决定时必须考虑几个因素。除了年轻患者最好采用内固定治疗以外，所有生理健康且活跃的患者，无论年龄大小，尤其是生理年龄小于实际年龄的患者，都应考虑进行 THA（图 87.3）。大多数 65 岁以上的健康患者应考虑进行 THA，因为这种治疗方法效果更好，而且患者预期寿命更长[12,25,26]。移位股骨颈骨折关节置换术治疗联盟报告了他们在 2008 年进行的前瞻性多中心随机临床试验的结果，该试验比较了 HA 和 THA，发现 THA 具有更好的效果[13]。Keating 的研究也发现了更好的结果，并发症减少，而且 THA 治疗 DFNF 的花费更低[12]。

头下型骨折关节置换或复位苏格兰试验（the Scottish Trial of Arthroplasty or Reduction for Subcapital fractures，STARS）是支持关节置换术治疗 DFNF 的最有说服力的研究之一[12]。这项多中心随机对照试验发现，与双极 HA 和 ORIF 相比，采用 THA 治疗的患者的长期功能最好。STARS 研究显示 ORIF 组的骨坏死发生率为 20%，骨不连发生率为 30%，与先前的研究一致。内固定组的再手术率高得多，其失败率为 37%。双极 - 单极治疗组有 20% 发生软骨溶解，再次手术率为 5%。在软骨溶解组中，腹股沟疼痛是主要

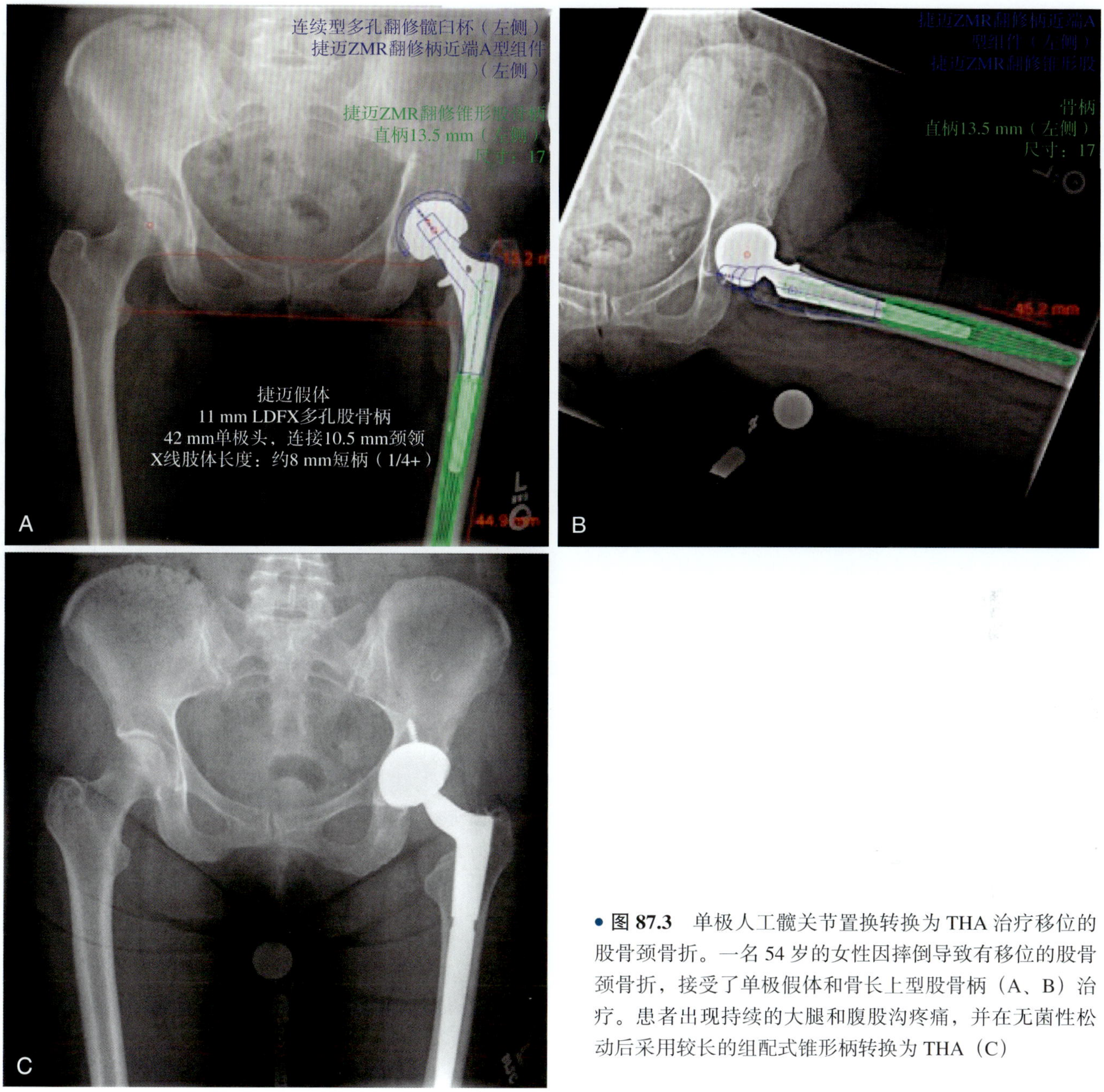

• **图 87.3**　单极人工髋关节置换转换为 THA 治疗移位的股骨颈骨折。一名 54 岁的女性因摔倒导致有移位的股骨颈骨折，接受了单极假体和骨长上型股骨柄（A、B）治疗。患者出现持续的大腿和腹股沟疼痛，并在无菌性松动后采用较长的组配式锥形柄转换为 THA（C）

的症状。THA 治疗组功能结果最好，疼痛最小，费用最低，再手术率为 9%[12]。

Yu 和他的同事对随机对照试验的荟萃分析也推荐了 THA，而不是双极关节置换术，THA 显示了更好的功能结果、更低的翻修率和成本。Yu 的小组通过 12 个对比 THA 和 HA 的试验，检验了再手术率、死亡率、并发症和功能。尽管采用 THA 治疗 DFNF 的患者脱位较多，但 THA 的好处包括较低的再手术率和较高的功能评分 [18]。Liao 的研究也报告称，与 HA 相比，THA 的功能结果更好，再手术率更低 [27]。Zi-Sheng 及其同事的另一项荟萃分析发现，THA 患者的再手术率更低，短期和长期疼痛率更低，但脱位率较高。两种手术方法的死亡率或术后感染率没有差异 [21]。更多支持 THA 的证据来自 Burger 和他的同事，他们对老年人的 DFNF 进行了系统的综述。他们也发现 THA 的脱位率高于 HA，但 THA 的总体疗效更好，尤其是在健康老年人中。他们的结论是，需要更多的临床试验来增强对比 THA 与 HA 治疗 DFNF 的证据，我们也同意这一点 [28]。图 87.4 显示了 1 例患者采用生物型 THA 成功治疗的实例。

相反，最近的文献显示，采用 HA 治疗老年患者 DFNF 的转换率较低，一些报告显示长期功能结果良好 [29]。Grosso 的小组发现 686 例患者的转换率仅为 5.6%。在 75 岁及以上的人群中，转化率显著降低，

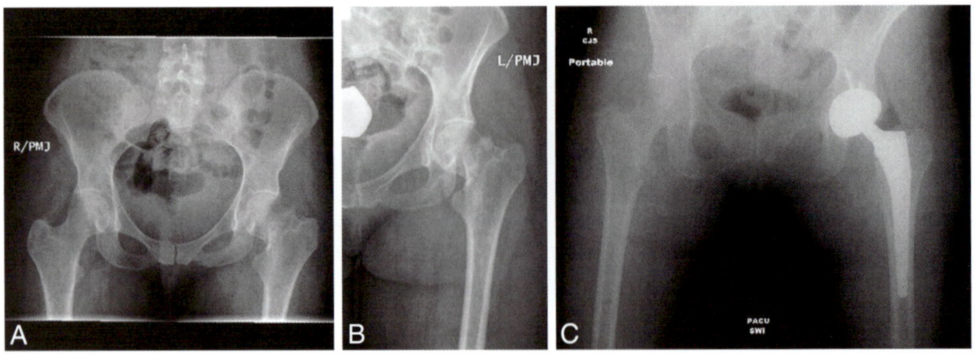

• 图 87.4 生物型 THA 治疗有移位的股骨颈骨折。(A、B) 术前 X 线片显示有移位的股骨颈骨折。(C) 术后 X 线片显示了髋臼杯和股骨柄的骨长入

在骨水泥组中假体周围骨折率显著降低。与单极组相比，双极组的脱位率更高，且具有统计学意义。他们的研究显示，老年组的再次手术率较低；并记录到了骨水泥柄和单极假体的优点[30]。最近发表的另一项随访 20 年的研究显示，骨水泥型 HA 具有很好的寿命，只有 3.5% 的翻修率[31]。图 87.5 显示了 1 名老年患者接受骨水泥型双极头关节置换术治疗因摔落到地面导致的 DFNF 的实例。

目前的文献压倒性地支持采用 THA 治疗老年健康患者的 DFNF。对于这些患者，这种治疗选择产生了最佳的临床效果，降低了成本，降低了再入院的概率。然而，与 THA 相比，对于预期寿命较短的低需求患者，HA 的脱位率低，并且长期结果良好[28-30]。

可能存在这样一种情况，即 1 名健康、活跃的 DFNF 患者，其内科或既往外科状况使其处于脱位的高风险中；因此，THA 和 HA 通常不是首选治疗方法。或许，双动髋臼杯可以提供更大的头颈直径比，从而降低脱位的风险。目前关于这一方面的文献很少，但这是另一种可以提供更高稳定性的外科技术[32,33]。可以考虑的情况有，患有 DFNF 和腰椎融合术的患者，或者易导致较高脱位率的异常内科状况，例如神经系统疾病（包括帕金森病或肌营养不良）。这种技术涉及一种双动的负重面，该负重面提供了一个较大的聚乙烯负重面，并且需要先将一个陶瓷或金属股骨头和聚乙烯装配好并压合到一起，之后再安装到股骨柄上。髋臼必须能够容纳双动型假体，并且可以像其他髋臼杯一样植入。

急诊或负责治疗 DFNF 的外科医生必须明白，如果在活跃的患者中进行 HA 是因为它更容易，或者是因为治疗医生缺乏进行更复杂手术的技术能力，那么就应该转而听从关节置换或创伤外科医生的意见，因为他们更适合根据患者的最佳疗效来治疗 DFNF。目前的住院医生及成人创伤和重建奖学金项目应该涵盖 DFNF 治疗的教学机会，以满足不断增加的患者群体的需求。住院医生和研究员应精通通过 HA 和 THA 处理 DFNF 的技术，包括新一代的骨水泥技术。

手术技术

与择期 THA 相比，有移位的股骨颈骨折的关节置换术具有不同的挑战性。术前计划更加困难，因为

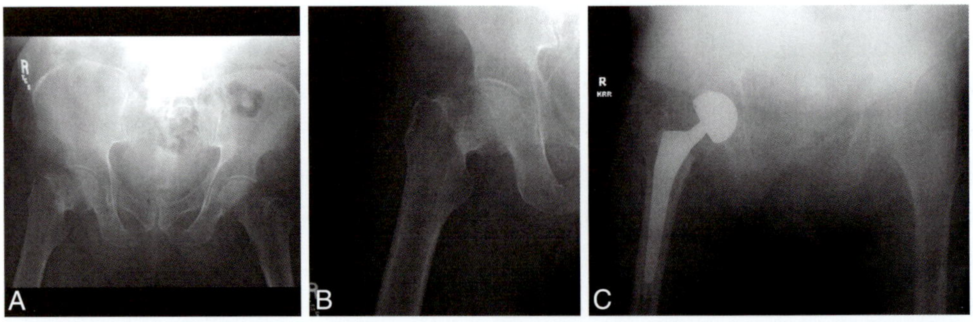

• 图 87.5 1 名老年患者因 DFNF 接受骨水泥型双极头关节置换术治疗。1 名 83 岁的老年女性因摔落地面而发生 DFNF（A、B），采用骨水泥型双锥度的双极头假体进行治疗（C）

这种情况通常发生在综合医院，而不是专业的专科诊所。充足的 X 线片，包括至少一张以髋关节为中心的骨盆正位片，允许利用对侧未骨折的髋关节进行模板设计，以确保适合的股骨颈高度、股骨头中心、股骨柄大小、肢体长度和偏心距。骨质疏松症、粉碎骨折、异常解剖和患者的合并症都是使这些患者比选择性关节置换病例更具有挑战性的因素。测量股骨颈骨折患者的腿长尤其具有挑战性。可以使用对侧进行术前计划，这样更接近骨折一侧，从而能够更好地恢复腿部长度和股骨头中心。

选择较大头颈比的假体并进行良好的关节囊闭合可降低脱位的风险，并有助于恢复正常的髋关节生物力学。目前的研究支持使用较大的股骨头与良好的关节囊闭合相结合，并选择术者熟悉的手术入路。将以上各方面综合起来，这些因素已经使脱位率降低到了 1%～2%。外科医生应使用能与髋臼杯匹配的最大的股骨头，以防止脱位 [34-36]。使用大头和交联聚乙烯可降低脱位风险，同时仍可为老年人群提供减少磨损的长期结果 [35]。必须小心谨慎地准备近端股骨，密切关注并识别任何可能的皮质劈裂。如果发现裂纹，应该使用钢丝环扎。任何可疑的术中事件，如术中股骨柄插入时的倾斜度变化或突然下沉，都需要获取全长片或股骨干透视，以排除股骨柄尖端的骨折。

在严重骨质疏松症的情况下，应重点考虑骨水泥型股骨柄，以降低术后假体周围骨折以及随后再入院和（或）翻修的风险。图 87.6 举例说明了在尝试使用生物型股骨柄治疗 DFNF 时假体周围骨折和下沉的并发症。几项研究对比了骨水泥型与生物型股骨柄 [8,37-39]。Gjertsen 及其同事报告称，在挪威注册中心，生物型股骨柄翻修的风险是骨水泥型的 2.1 倍 [40]。另外 2 项研究表明，生物型股骨柄假体周围骨折的风险更高 [41-42]。对固定方式的系统性综述表明，在髋关节骨折的患者中，骨水泥型髋关节置换比生物型更少引起疼痛 [39]。这一发现在另一项研究中得到了进一步地印证，这项研究结果认为，骨水泥型股骨柄优于骨长入型股骨柄 [43]。在骨质疏松的患者中，如果考虑的是骨长入技术而不是水泥柄，那么外科医生应考虑在某些情况下预防性地使用钢丝环扎。对于股骨组件是采用骨水泥技术还是骨长入压配技术，仍存在争议。最终，骨水泥型与压配型股骨柄的选择取决于外科医生的技术和经验，以及股骨近端的骨质量。图 87.7 给出了一个用骨水泥型双极假体治疗 DFNF 的实例，并说明了骨水泥技术。

在择期和创伤性的关节置换中，最佳的手术入路一直存在争议。Blomfeldt 的研究显示，与双极头关节置换相比，THA 在治疗老年人股骨颈骨折方面具有更好的效果，他们使用了前外侧入路以降低后入路所报道的脱位率 [44]。其他的系列研究报道称，当采用后入路时，进行关节囊修复并使用大头可能会降低脱位风险 [16,45]。Berry 的小组进一步描述了如何通过使用更大的股骨头、高交联聚乙烯、仔细注意关节囊闭合等细节来降低脱位率 [35]。最近的几项研究表明，对于择期或骨折患者来说，前入路或后入路 THA 没有任何优势，应由外科医生自行决定 [46-48]。因此，应鼓励外科医生在治疗这些骨折时使用他们感觉最舒服的入路。

髋关节骨折患者的管理

优化 DFNF 患者的治疗仍然具有挑战性。治疗的某些方面涉及外科医生无法控制的参数，例如患者的年龄、精神状态、骨质量、骨折类型、诊断时间以及合并症。然而，外科医生可以控制影响这些骨折治疗和后续结果的许多关键因素。这包括手术时机、手术入路的选择、髋关节中心的恢复、使用较大的股骨头以降低脱位的发生率、关节囊闭合和手术经验。

DFNF 患者的管理最好通过快速的医疗通道来完成，一旦患者病情稳定，就可以尽快进行手术。由于不必要的医疗检查造成的医疗延误会增加患者并发症的发病率。据报道，快速的老年评估可以降低术后谵妄的发生率。髋关节骨折术后长时间谵妄并不罕见，术前痴呆的患者发生率更高，并且与功能差和死亡率高相关 [49]。这些患者最好由受过创伤和成人重建技术培训的骨科医生治疗。Berger 的小组已经确定了有助于患者快速康复的快速关节置换术前、术后路径 [50]。Parvizi 和同事已经确定了避免恶心、不需要引流管并避免常规使用 Foley 导尿管的方法 [51]。避免常规的高风险抗凝药物可以降低术后出血和伤口并发症的风险。采用美国骨科医师学会深静脉血栓指南可以显著降低术后并发症的风险 [52]。此外，氨甲环酸已被证明可减少 HA 患者的失血量，并且 30 天或 90 天死亡率没有差异 [53]。

综上所述，已有证据表明，快速医疗通道的内科 / 骨科服务可以改善 DFNF 患者的护理和康复。已经发现，在相对健康的人群中，通过快速医疗通道缩短进入手术室的时间可以降低发病率和死亡率。然而，伴有可纠正的合并症的患者最好延迟进入手术室。对

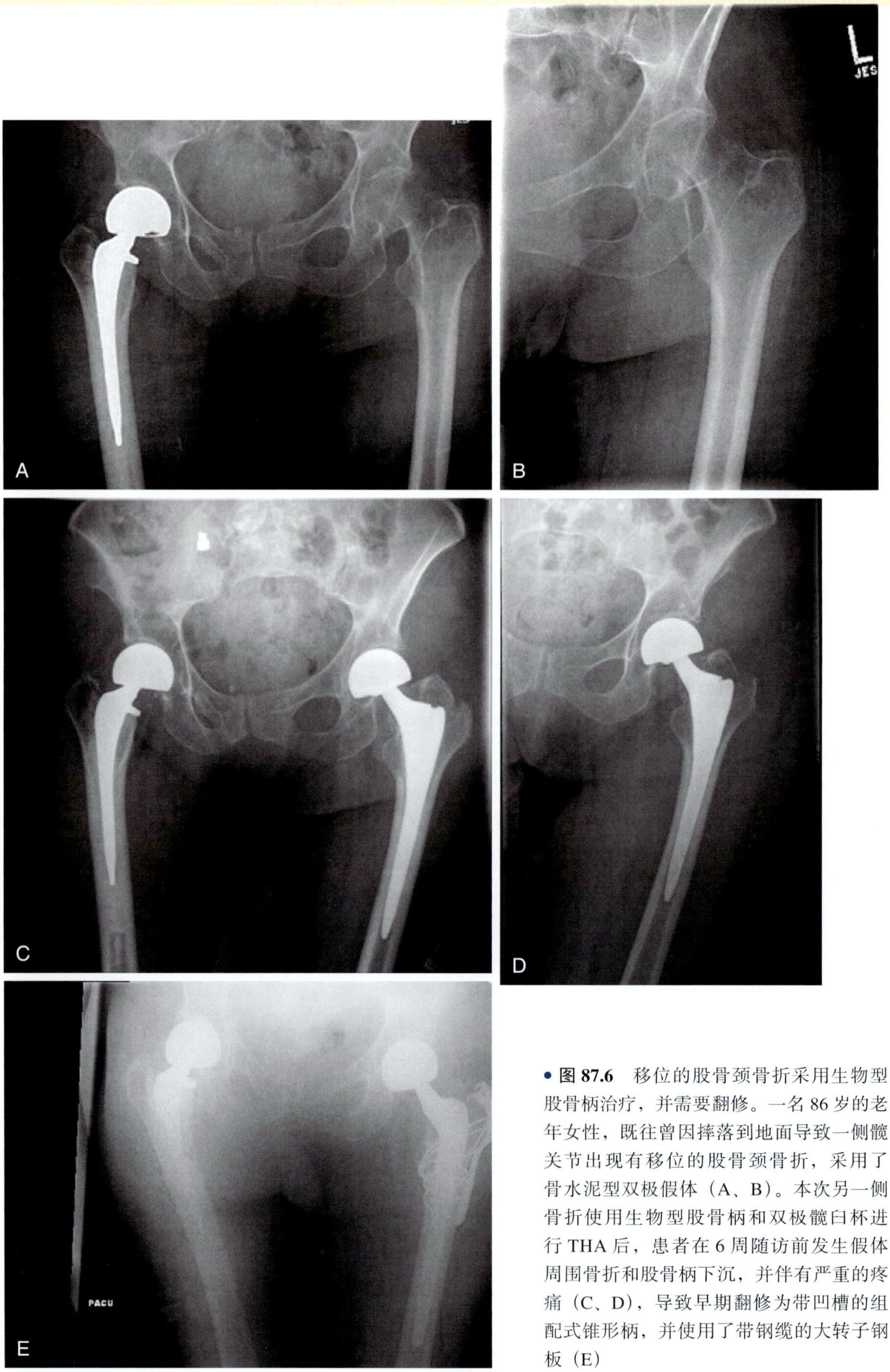

• **图 87.6** 移位的股骨颈骨折采用生物型股骨柄治疗，并需要翻修。一名 86 岁的老年女性，既往曾因摔落到地面导致一侧髋关节出现有移位的股骨颈骨折，采用了骨水泥型双极假体（A、B）。本次另一侧骨折使用生物型股骨柄和双极髋臼杯进行 THA 后，患者在 6 周随访前发生假体周围骨折和股骨柄下沉，并伴有严重的疼痛（C、D），导致早期翻修为带凹槽的组配式锥形柄，并使用了带钢缆的大转子钢板（E）

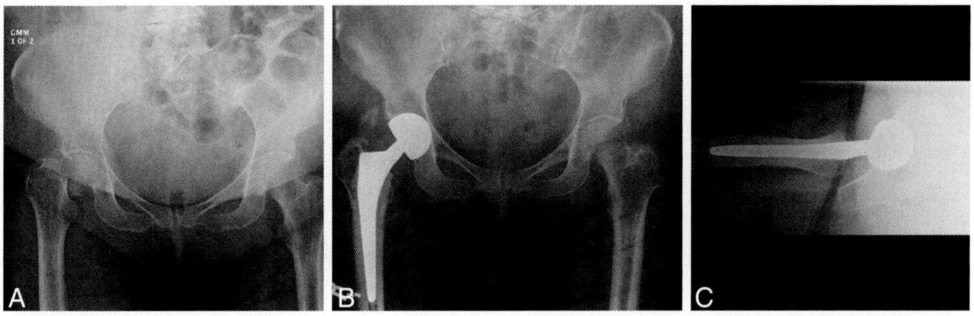

• **图 87.7**　采用骨水泥型双极假体治疗有移位的股骨颈骨折，并说明了骨水泥技术。一名 75 岁老年女性患者，存在多种合并症和痴呆，接受了骨水泥型的双极假体，术前股骨为 Dorr C 型（A），术后骨水泥套为 Dorr A 型（B、C）

于 ASA 评分为 3 分或 4 分的患者，手术可能会延迟，以使患者的状况得到优化[54]。使用如今的关节置换技术，术后更容易动员患者，这降低了并发症的发生率。

小结

没有一种方法对所有类型的骨折都有效。在最近的文献中，无论是双极还是单极的设计，HA 的转换率都很低。对于具有显著合并症、痴呆或影响寿命的严重合并症的低需求患者来说，HA 是一种极好的选择。然而，对于相对健康和活跃的老年患者的 DFNF，外科医生应重点考虑采用 THA 来治疗这些困难的骨折，以降低成本、降低并发症、改善预后，并恢复最佳的术后功能。让 DFNF 患者进入快速医疗通道，通过专门的骨折和关节置换团队进行快速手术，将极大地方便这些患者的护理。术前和术后的循证路径大大地改善了护理并降低了并发症发病率。如果有骨质量问题，外科医生应该考虑使用骨水泥型股骨柄，并采用良好的骨水泥技术。团队协作是关节置换治疗 DFNF 患者的关键。继续教育工作应该针对住院医生和成人创伤和重建奖学金项目，以解决最佳的治疗方案和结果，同时控制该患者群体的成本。

（参考文献参见书末二维码）

第十一部分

全髋关节置换翻修术

第 88 章

失效的全髋关节置换术的评估

MICHAEL G. ZYWIEL, RAJIV GANDHI, NIZAR MAHOMED

（赵耀 译　高宇航 审校）

关键点

- 评估有症状的全髋关节置换术（THA）后患者时，为了明确诊断，必须进行全面细致的病史采集和体格检查，临床医生需要鉴别导致疼痛的原因来源于关节内还是关节外。
- 排除感染是每个失败的 THA 的诊断检查中必不可少的部分。
- 获得患者病程中完整的影像学检查和病史记录是诊断和制订翻修手术计划的保障。可能需要进一步检查（CT、MRI）。
- 感染、无菌性松动、脱位和假体周围骨折是导致 THA 失效的最常见原因。
- 要注意影像学上有骨溶解表现的无症状患者，需要密切跟踪随访和早期的手术介入。

引言

THA 一直是最成功的骨科术式之一，为绝大多数患者改善了关节功能，显著缓解了关节疼痛。根据记录显示，关节假体的 15 年生存率接近 90%，在该随访周期内，患者满意率高达 95%。尽管如此，患者有时会表现为关节疼痛、功能障碍或对关节置换术不满意。使用系统的方法，全面细致地采集病史和进行体格检查能够帮助我们做出准确的诊断和制订完善的治疗方案。

临床评估

病史

疼痛是失效的 THA 最常见的临床表现。通过描述疼痛开始的时间、持续时间、严重程度、具体位置、性质和（或）功能障碍，来判断是由髋关节原有的病理原因还是外在原因导致的（表 88.1）。另外，通过对患者既往病史和手术史的系统回顾、患者关节自评量表、综合健康问卷以及患者期望值的评估，应该获得与髋关节不稳定及感染相关的症状和体征的信息。

如果患者在 THA 前主诉的疼痛在术后仍然没有解除，那么需要重新审视术前的诊断。如果术后疼痛有变化或更加严重，并且没有明显的无痛间歇期，应高度怀疑是术后并发症的表现，例如，感染、血肿、假体不稳定或松动、撞击或术中骨折。术后早期功能良好的假体周围出现迟发的疼痛，暗示可能是假体本身的刺激问题，例如可见于骨溶解、假体松动、负重相关的不稳定、金属碎屑的局部组织不良反应以及慢性感染。

确定症状的解剖位置有助于缩小鉴别诊断的范围。常见的疼痛部位包括髋关节和（或）大腿侧面疼痛、臀部疼痛、腹股沟疼痛、大腿疼痛。髋关节和（或）大腿侧面的局限性疼痛提示病因来源于骨股外侧或覆盖其上的软组织。例如骨性来源的侧方疼痛包括骨溶解、病理性或应力性骨折；而软组织来源可以包括肌肉劳损、大转子滑囊炎、缝线或钢丝的刺激。尽管臀部疼痛可能是髋臼杯松动或其他骨盆方面的并发症的表征，但其也是典型的血管或神经源性跛行的表现。除假体相关的病因之外，这些诊断也应该被关注，这一点在双侧都存在症状或疼痛合并远端放散痛的情况下尤为重要。腹股沟疼痛通常来源于髋关节，也可能指向关节内的软组织，例如，关节磨损、髋臼杯松动、骨溶解。尽管如此，它也可能与关节外的相关因素有关，例如，髂腰肌肌腱炎和（或）撞击综合征[1]、耻骨支不全骨折。尽管非骨科的关节外原因不常见，但像疝和妇产科及泌尿系的问题也会表现为腹股沟疼痛。大腿疼痛是股骨柄或周围问题的典型表现，例如股骨柄的微动、假体的过度应力转移、假体松动、骨折[2-3]。另一种大腿疼痛的来源是股外侧皮神经，典型的表现是烧灼样的神经性症状，其原因可能是前入路手术时的副损伤，或者其他非手术原因导致的，例如感觉异常性股痛。

关注症状加重和缓解的条件也是非常重要的。夜

表 88.1　髋关节置换术后疼痛鉴别诊断

内因	外因
感染：急性、迟发、远期、血源性	腰椎疾病：椎管狭窄、间盘突出、椎体退变 / 滑脱
无菌性松动	恶性肿瘤：原发、继发
股骨柄远端疼痛（大小不匹配）	外周血管疾病
大转子骨不连	代谢性疾病
磨损颗粒滑膜炎	应力及不全骨折
假体周围骨折	神经损伤：坐骨神经、股神经、股外侧皮神经
骨溶解	髂腰肌肌腱炎
隐匿性假体不稳定	疝：股疝、腹股沟疝、闭孔疝
	复杂的局部疼痛症状
	其他胃肠系统、泌尿生殖系统或妇科系统疾病

间痛或休息时的持续性疼痛提示为非机械性原因，例如感染、恶性肿瘤或局部组织不良反应。在运动起始阶段的严重疼痛（例如从椅子上站起或行走第一步时）随着运动疼痛会缓解，称为启动疼痛，通常合并着假体松动。在特定体位或特定动作引发的疼痛提示存在特别的潜在原因，例如在屈髋时引发的腹股沟区疼痛，特别是对抗阻力时加重，提示存在髂腰肌肌腱炎；而主动伸髋或旋髋运动时引发的髋关节外侧疼痛则提示弹响髋。在出现疼痛症状之前有任何外伤史，例如突然的滑倒或跌倒，都应高度怀疑存在外伤性的松动或骨折。若患者手术对侧的髋、膝关节或脊柱在术前存在异常，术后由于其代偿性的活动水平增加，可能会导致其疼痛加重。

任何患者表述的关于稳定性和髋关节“脱位”的担心都值得进一步求证。直接的髋关节脱位是罕见的小概率事件。一旦脱位，大部分患者都会去急诊科室寻求治疗，而且通常会有影像学的记录。在急性或既往脱位的情况下，与发病有关的信息包括与置换手术的关系、诱发症状的运动或原因，以及既往的脱位病史，都有助于阐明关节不稳定的原因。患者也可能描述反复出现爆音或弹响的感觉，无论有无既往脱位病史，都提示假体界面存在异常活动。这可能是聚乙烯内衬磨损的结果，也可能是其他关节内的原因，例如撞击、假体组件的连接问题、假体下沉以及软组织对金属碎屑的反应。我们也应该充分考虑到关节外因素导致的不稳定。患者伴有频繁发作的关节内或关节外的软组织弹响，会主诉关节不稳定或关节半脱位，实际上会误将软组织弹响认为是髋关节在髋臼杯内的移位。

当存在假体周围疼痛及关节功能较差时，假体周围感染应该始终被纳入诊断的范围，在采集病史时应有针对性地询问相关问题。其目的不仅是鉴别关节周围感染是否是其病因，更是试图弄清症状长期存在的原因。一种常用的方法是将感染进行分类，依据是急性感染（发作 3 周以内）或慢性感染以及感染是直接侵袭导致的（例如手术时感染或术后切口受累）还是血源性传播而来。我们应该询问患者是否存在典型的感染症状，例如发热、寒战、出汗、乏力等。同样地，临床医生应该寻找存在感染的体征，例如切口持续存在渗出或脓性渗出，切口周围红肿。然而这些症状和体征通常伴随急性术后感染，慢性的、低毒性的、无痛的假体周围感染则极少表现出这些典型的感染症状。因此，询问患者术前是否有既往远期的关节感染病史也非常重要，持续的或脓性渗出，曾经由于切口问题而延长抗生素的使用，这些情况都有可能提示先前潜在感染的复发，也可能是既往有其他部位来源的感染先于髋关节症状出现。在早期髋关节功能良好但出现血源性感染的病例中，患者通常能回忆起在出现髋关节症状前曾接受过口腔科处置、呼吸系统感染、泌尿生殖系统的手术或感染以及皮肤的开放伤等情况。尽管如此，一些药物（如抗生素或激素）会掩盖这些症状。免疫系统受累的患者、应用静脉注射药物的患者以及需要长期留置导尿管的患者都处于感染的高风险中。

尝试评估有问题的 THA 对患者日常活动的影响时，应用标准的评测量表有助于量化患者关节的功能状态和功能障碍的等级。理想情况下，这些量表应该精练、有效，并从患者角度来进行有意义的预后评价。综合应用疾病特异性量表和综合健康问卷收集患者的信息实用性较强，能够深入了解髋关节症状对于整体身心健康的影响。这些量表都可以在表 88.2 中找到。如果全部人口的年龄标准值可以获得，将有助于了解患者的功能及功能障碍在全部人口中处于何种水平。通过比较评分，这些量表在评价未来任何治疗的成功率上都是有用的。也可以考虑纳入第三种患者的健康评定标准，即评估心理因素，如抑郁、焦虑、灾难化思维与心理韧性。可以提供有关髋关节症状对患者心理健康和应对能力的影响的有价值信息。对于

表 88.2 有髋关节症状的患者预后自评量表

疾病相关量表	一般健康量表
WOMAC 骨关节炎指数	简明健康调查量表 36（SF-36）
髋关节残疾和骨关节炎结果评分（HOOS）	简明健康调查量表 12（SF-12）
髋关节残疾和骨关节炎结果评分简表（HOOS Jr）	欧洲五维度健康量表（EQ-5D）
牛津髋关节评份（OHS）	患者报告结局测量信息全球系统 10（PROMIS Global-10）

初次 THA 后不满意或没有问题的患者，应该探讨他们对手术的期望，以及他们目前的状态与期望相比有何不同。虽然与膝关节置换术相比，对髋关节置换术不满意不太常见，但在某些情况下，这种不满意可能是未达到术前预期的结果，而不是潜在的器质性原因。

我们还应该获得患者全面的病史，以及手术史、药物应用史等，形成一份系统的回顾。大多数情况下，THA 是在老年人群中进行的，他们可能有共性的疾病，成为容易导致某些术后并发症和（或）髋关节疼痛的外在原因。例如脊柱或血管疾病、糖尿病或炎症性关节炎的病史。我们不应忽视患者的全身症状，以避免漏诊潜在的感染或恶性疾病。已有关于二膦酸盐治疗的非典型股骨骨折的报道，对于 THA 后伴有疼痛合并长期抗骨吸收治疗史的患者，应考虑这些骨折。

患者的既往病史可能会影响未来的治疗决策，尤其是在考虑进行翻修手术的情况下。血管性溃疡或血管功能不全的病史可能需要进行进一步检查；明确的心脏病史将需要术前风险评估和优化治疗方案；既往接受过骨盆放射治疗的患者可能有不同的手术选择，因为传统的多孔涂层植入物可能不适合在这种情况下使用。最后，所有既往的髋关节手术都应该记录在案，应尽量获得既往手术的所有信息，尤其是最近的手术记录，以及假体信息，这些将有助于洞悉未来治疗中可能出现的技术挑战。当准备施行翻修术时，这些信息在术前规划和评估相容性方面非常重要，因为他们描述了使用的假体的类型和尺寸，提供了有价值的诊断信息，并依据其准备特定的取出器械。若使用了金属对金属关节、组配连接或被召回的假体，则需高度怀疑假体失效的可能性。然而，外科医生也应该敏锐地意识到，那些知道自己手术风险的患者可能会更加焦虑，他们会把轻微的疼痛或劳损误认为是灾难性后果的表现。尽管目前对骨科假体过敏的问题具有争议，但我们应询问患者是否有对金属的过敏史，以及皮肤接触服装首饰或特定金属的过敏反应史。

体格检查

当患者在 THA 后出现问题时，必须进行全面的系统查体。对侧髋关节、双膝关节、骨盆和腰椎均需纳入常规检查，以排除这些部位问题的干扰。检查应首先评估患者的站姿和步态，这有助于确定双下肢不等长、止痛步态或外展肌无力 / 功能不全。

在评估双下肢长度时，重要的是评估双下肢不等长是真实的还是显性的。真性下肢长度测量从髂前上棘到内踝。如果双下肢测量值不相等，则存在真性的骨性不等长。而通过测量和比较从脐到内踝的长度，可以确定显性的双下肢不等长。在没有真性的双下肢不等长时，由于骨盆倾斜、髋内收 / 外展挛缩或屈曲挛缩，可以出现显性的双下肢不等长。如果可行，应将测得的真性双下肢不等长与术前的测量值进行比较，差值的增加表明假体出现下沉、移位或内衬磨损[5]。当不等长 ≥ 2.5 cm 则可导致跛行，呈跳跃步态，但其导致功能良好的置换术后关节出现问题的机制尚不清楚[6]。然而，双下肢不等长是患者对手术不满意的常见原因。

当外展肌无力或无功能时，可观察到摇摆步态，在步态周期的站立中期，无支撑的髋部下降，患者表现出特征性的侧倾以代偿其不稳定性。可以通过让患者在侧卧位时外展腿部对抗重力来测试外展肌肌力。在髋关节置换术后早期出现跛行和感觉到双下肢不等长是常见的，这是由于术后外展肌无力以及恢复先前丢失的关节高度共同造成的。这种情况在髋关节外侧入路时尤其常见，这种方法会破坏臀肌或大转子。然而，如果术前没有充分告知，则很难消除患者的疑虑。

髋关节的视诊首先应对肿胀、双下肢不对称或畸形进行总体评估。皮肤应仔细检查，特别注意任何外科切口的位置和状况。切口的位置可以帮助我们了解关节置换术的手术入路，并为将来进行翻修手术提供参考。检查是否有炎症、持续性渗出或窦道愈合的迹象。触诊有助于确定症状的来源。瘢痕附近的压痛可能提示神经瘤，而大转子疼痛则提示大转子滑囊炎。有时，臀中肌前部的缺损可能表明经臀入路修复失败。触诊股骨和耻骨支，以排除可能的隐性骨折或转移瘤。检查髂窝和腹股沟区是否有充盈物或肿块，可提示存在疝、假性肿瘤或肿瘤。

髋关节和邻近关节应进行主、被动活动的检查。大幅度活动时的疼痛意味着假体松动；任何形式的运动都疼痛可能表明存在感染、炎症反应或对金属碎屑的不良反应；撞击或不稳定通常会导致特定位置或运动的疼痛；转子滑囊炎、臀肌肌腱炎和异位骨化引起的疼痛可因外展阻力而加重；髋关节主动屈曲抗阻或被动髋关节伸展的疼痛可能提示髂腰肌肌腱炎或撞击；而伴有被动直腿抬高的腿部疼痛则提示腰椎神经根病；如果患者主诉有反复出现啪啪声或爆裂声，嘱其通过主动活动来引出这些症状，同时触碰臀部，尝试定位其来源。

详细的神经血管检查对于排除神经源性或血管性症状的原因是必不可少的，术前详细记录任何已有的运动或感觉缺陷也很重要。直接神经损伤可由手术创伤、牵引、牵开器、肢体延长、定位或由水泥引起的放热或压力损伤引起[6]。坐骨神经和腓总神经是最常见的易损神经，表现为踝关节背伸和外翻无力，足背感觉减退 / 丧失，如术中有肢体延长时应仔细评估[7]。胫神经损伤很少见，但可见有膝关节屈曲、踝关节内翻和足跖屈无力[8]。有脊柱病史的患者在髋关节手术后患神经麻痹的风险增加[9]，但神经系统检查也可能提示相关症状来源于背部。肢体的血管完整性应该仔细检查。任何血管受损或功能不全的迹象都需要进一步调查。小腿的肿胀、疼痛症状应高度怀疑深静脉血栓，以及既往的血管搭桥手术切口都需要进行血管会诊。

在某些情况下，可能需要进一步的腹部、骨盆和直肠检查，以排除引发疼痛的原因。

全髋关节置换失效的影像学表现

评估失效的 THA 需要掌握选择有助于诊断的影像学检查的相关知识。影像学工具在诊断准确性方面不断发展，医生对检查手段的选择必须反映出对所考虑的特定诊断的敏感性和特异性，以及对他们的成本和可用性（在不同的医疗系统中可能有所不同）的理解。综合考量这些方面后，为患者选择性价比最高的检查手段，同时将不必要的风险降至最低。这里提醒读者，影像学检查的敏感性代表正确识别的真阳性结果的比例；特异性是指正确识别的真阴性结果的比例。

平片

对于失效的 THA 的标准评估应包括以耻骨联合为中心的骨盆正位片、受累髋关节的正位片，以及侧位的全长片。片子应覆盖假体的整个范围，如果存在骨水泥成分，则包括整个骨水泥范围。除了假体的位置和力线外，还可以观察到骨溶解、股骨前弓、骨水泥骨折、透亮线和皮质变薄。将下肢固定在内旋 15°～20°，可以准确评估股骨颈前倾角和偏心距。如果可能的话，应将平片与术后时拍摄的片子进行比较。这样的比较能揭示出随时间推移的细微变化，而这些变化在单一的片子上并不容易被发现，例如假体的移位或骨吸收。由于放大率的误差，在平片上精确测量尺寸和距离是困难的，这限制了不同 X 线片之间的定量比较，降低了术前模板的准确性。当我们已知股骨头假体尺寸的情况下，通常可以将其作为比例尺。尽管如此，我们建议在拍摄全髋关节影像时常规使用一些比例尺，以便于测量和避免为制定术前计划而让患者反复拍片。

闭孔和髂骨斜位（称为 Judet 位片）有助于分别评估前柱和后柱的完整性，对于怀疑骨盆和（或）髋臼骨溶解、髋臼侧假体移位或创伤后畸形的病例有帮助。

如果计划进行翻修手术，应复查 X 线片以确定是否存在异位骨化，对于 Brooker 3 级或 4 级病变的患者，应考虑在翻修手术后进行预防，这种预防措施可能包括术后放疗或口服抗炎药（如吲哚美辛或塞来昔布）。

计算机断层成像

计算机断层成像（CT）对于更详细地评估骨形态特别有用，可以进行骨的高分辨率成像、精确的三维和角度测量，以及结构的体积重建以改进可视化。金属植入物的存在容易产生能够影响可视化质量的成像伪影，受影响最显著的是相邻结构的成像质量，这是两种成像机制的结果：光束硬化和光束散射。光束硬化是指吸收低能光子，而光束散射是指随着密度的增加而改变光子轨迹，两者都会导致产生从植入物辐射到重建图像上的条纹。然而，随着 CT 扫描仪分辨率的不断提高和金属伪影复位技术的优化，靠近股骨和髋臼假体的皮质骨通常可以被充分地显示出来，可以发现未移位的骨折。尽管 CT 扫描变得越来越普遍，但在进行此类检查之前，必须考虑到这种方式会显著增加成本和造成辐射暴露。例如，对骨盆进行 CT 扫描，其有效辐射剂量是同一解剖区域平片成像的 10 倍以上[10]。

CT 扫描可用于鉴别和量化髋臼骨溶解，而平片仅限于用二维成像评估三维缺损。尽管骨盆正位片能够提供很好的髋臼顶部和髋臼底部的影像学信息，但是很难区分前柱和后柱的骨溶解[11]。一项系统回顾的综述分析得出结论：单纯 X 线片检查髋臼杯无菌性松动的敏感性和特异性分别为 70% 和 80%[12]。Judet 位片可能有助于更好地评估髋臼柱，但许多研究表明，光是平片就低估了髋臼缺损的大小和数量[13-14]。相比之下，采用金属伪影最小化方案的 CT 扫描在确定髋臼骨溶解的部位和量化程度方面比普通 X 线片更准确[15-17]。除了确定骨溶解是 THA 失效的一个原因外，三维成像还可以通过量化病变的大小和位置以及任何潜在的柱状缺损来辅助术前计划。

当我们考虑可能存在潜在的撞击、不稳定或其他机械方面问题时，CT 也有助于评估假体的位置。虽然平片在评估髋臼假体位置时与 CT 具有相似的准确性[18]，但对于股骨侧假体则不同。测量股骨颈纵轴与股骨通髁线之间的夹角是一种常见而可靠的量化股骨前倾角的方法[19]。因此，确定假体位置的 CT 扫描必须包括股骨远端。然而，应考虑放弃股骨干部分的成像和获得有限的股骨远端低分辨率扫描的方案，目的是减少总辐射暴露。历史上，人们认为假体位置有明确的角度参考范围，如髋臼的 Lewinnek 安全区（外展 40°±10°，前倾 15°±10°）来充分评估假体位置是否恰当[20]。然而，最近的证据表明，THA 稳定性和假体位置之间的关系更为复杂，大多数 THA 后脱位发生在髋臼杯位置符合传统标准的患者中[21]。除了与软组织稳定性和假体磨损有关的因素外，还应评估假体位置在 THA 后不稳定中的作用因素还有骨盆前倾角的变化以及股骨和髋臼之间的相互关系（称为联合前倾角）。在撰写本文时，我们仍无法确定假体之间位置关系的准确数值作为标准和不标准的参考。然而，对于髋臼假体在 Lewinnek 安全区之外、股骨假体明显不同于先天性前倾角 10°～20°[22] 和（或）联合前倾角 < 25° 或 > 45°[23]，应高度怀疑是失败的 THA。CT 扫描除了可以评估假体位置外，还可以确诊腰大肌撞击，其原因是髋臼杯前缘超过髋臼 12 mm[24]，以及当用于评估因硬质突出物而引起的可疑神经刺激的病例时。

超声

与其他横截面成像相比，肌肉骨骼超声成像具有设备成本较低的优点，并且由于无电离辐射而更加安全。此外，患者通常对它的耐受性很好，包括那些易患幽闭恐惧症和（或）焦虑症的患者。然而，使用和掌握超声操作的学习曲线可能很高。超声的优势在检查不连续的液性集中或肿块以及动态现象时特别有用。

对于值得进一步检查的不明原因的肿胀，超声是一种很好的一线检查方法，并可用于评估高危 THA 周围假性肿瘤的形成。超声检测假性肿瘤的敏感性在 69%～100%，特异性在 83%～96%[25-27]。研究表明，无症状患者的诊断准确率与 MRI 相似。考虑到这一点和成本优势，在功能良好的 THA 后患者中筛查假性肿瘤，超声是首选的手段。

超声也特别适合于评估可疑的关节外或关节内的髋关节弹响综合征[28-29]。由于这些是动态现象，静态成像模式降低了诊断的实用性，仅限于识别间接相关的发现，如髋臼组件前部未覆盖、滑囊炎或肌腱炎[30]。此外，这些间接发现的敏感性似乎很低；在一项对 8 个髋关节内弹响的病例研究中，与超声评估相比，MRI 的敏感性仅为 38%。相比之下，超声波可以动态确认症状的来源。当患者试图引出弹响时，可以观察到大转子、髂腰肌肌腱和二头肌肌腱的长头等的已知位置。可以观察到受影响的组织在弹响发作时“弹跳”或减弱，从而直接确认症状的来源。在经验丰富的操作人员手中，髂腰肌肌腱的超声成像可以区分不同的弹响原因，包括肌腱在髂肌上剐蹭、双腱互相摩擦、肌腱撞击髋臼结构[31]。

磁共振成像

事实上，过去几十年完成的 THA 假体更换都可与 MRI 兼容，可以安全地在患者身上进行检查。然而，金属假体会导致严重的易感伪影，看起来是以假体为中心的黑洞。因此，历史上 MRI 对 THA 后周围软组织的评估价值是有限的。磁化率伪影区域超出假体边界的程度取决于几个因素，包括金属成分、假体相对于机器磁场的方向以及假体的三维几何结构。因此，钛材质周围［与钴铬（Co-Cr）合金相比］和股骨柄周围可见的伪影较少，这是由于其长而细，而非球形，其几何形状和方向与机器的静磁场长轴平行[32]。然而，已开发出新的金属伪影减少序列（MARS）并且它在不断优化，显著地减小了敏感伪影的大小，并改善了关节假体周围的视觉效果。尽管 MRI 对软组织的成像非常有效，但无论从资金还是可变成本来看，MRI 仍然相对昂贵，其成像时间较长，而且由于幽闭恐惧症的发病率较高，患者需要长时间位于检查床上，因此可能会感到不适。此外，与 CT 扫描相比，MRI 在检测大多数骨病变假体问题上的敏感性和特异性都较低，这进一步限制了它的实用性。

MRI 在失败的 THA 评估中的主要作用检测局部组织不良反应（adverse local tissue reactions，ALTR），特别是由此产生的软组织异常。应用第二代关节假体、大头假体、金属对金属全髋关节和金属对金属髋关节表面置换的患者出现疼痛时，ALTR 可以表现为实性和（或）囊性肿瘤（统称为假肿瘤），以及关节周围肌肉组织的破坏。在后一种情况下，外展肌最常受累。这些 ALTR 似乎是淋巴细胞介导的对金属碎屑的炎症反应的结果，最初被认为是由于金属对金属关节异常磨损而产生的大量钴铬颗粒。然而，类似的不良反应已经被证实是由于非关节处微动、微震磨损和缝隙腐蚀继发产生的颗粒导致的[33]。后来人们认识到，这些现象可以发生在非金属对金属关节中[34]，甚至在非钴铬合金髋关节组件（例如钛合金假体）中。因此，重要的是要记住，ALTR 可以发生在现有的任何植入材料中[35]，两种硬质材料之间只要有接触，并且其中之一是金属材质就足够了，而不管它们是否用作关节界面。在有症状和无症状的高危人群中，MRI 对 ALTR 的检测具有很高的敏感性和特异性。因此，尽管超声可能是无症状的 THA 更合适的筛查工具，但 MRI 的高灵敏度可能使其更适合作为确诊 ALTR 的一线筛查方式。

MRI 同样有助于确定或排除其他软组织原因导致的症状。对于术后持续跛行和外展无力的患者，MARS MRI 已被证明是诊断臀肌腱撕裂伤的有价值的工具[36]。如果怀疑有神经损伤或功能障碍，MRI 可以特别有助于发现解剖上细微的异常，如正常神经形态的改变、神经周瘢痕或神经瘤的形成[37]。

核成像

虽然有许多不同的核成像模式可用于诊断，但用于评估失效的 THA 的两种主要模式是骨显像和标记白细胞显像。

骨显像，也称为骨扫描，评估锝 $^{-99m}$Tc 标记的二膦酸盐的分布和骨吸收，其取决于局部灌注和骨形成。如果已经用平片明确排除了感染并且没有看到明显的松动迹象，那么骨扫描是最常见的检查或排除无菌性松动的方法。

骨扫描是最常用的三相扫描。静脉注射标记示踪剂在第 1 min 内每隔几秒钟进行一次核成像，以确定灌注特征（称为流动相）。接下来，在 5 min 后获得一个重复图像（称为池相），显示与血管扩张和血液聚集相关的炎症区域。注射后 2～4 h（称为延迟期）获得最终图像，在骨活动增强的区域，如松动的股骨和（或）髋臼假体周围，可见示踪剂的积聚增加。

据报道，在识别关节假体松动中，骨扫描术具有高灵敏度和阴性预测价值[38]，两者的报告值都高达 100%[39]。因此，阴性试验结果对于排除任何原因的假体松动都是可靠的。然而，对阳性结果的解释必须更加谨慎，因为骨扫描不能可靠地区分无菌性和细菌性导致的假体松动[40]。此外，术后 1 年或更长时间内，即使固定良好的关节假体术后也显示示踪剂摄取增加。事实上，10% 的无症状骨水泥型假体在术后超过 1 年仍有示踪剂摄取增加的迹象，而在生物型假体术后 2 年内，约 72% 的股骨柄和 76% 的髋臼杯周围出现局部摄取增加的迹象。考虑到这一点，一般建议在髋关节手术后 1 年内避免使用骨显像检查，应通过结合临床病史、体格检查和实验室检测来排除假体周围感染。

标记白细胞显像是第二种核成像检查，有时用于评估失败的 THA，主要是为了确定或排除假体周围感染。在这项研究中，从患者的血液样本中获得中性粒细胞，并与作为放射性示踪剂的 ^{111} 铟混合，随后将这些细胞通过静脉注射回患者体内。由于这些中性粒细胞在应对细菌感染的细胞介导反应中发挥作用，因此他们将在急性感染的区域内聚集。

所以，当在注射标记的白细胞后 6～30 h 获得成像时，如存在感染，关节假体周围会出现局部增强的信号。

迄今为止，已发表的有关白细胞显像术实用性的数据一直不尽相同。虽然一些研究报告了假体周围感染良好的敏感性和特异性，但其他研究发现这种检测是特异的但不敏感，还有一些研究报告了低特异性和高特异性。有人认为，这些相互矛盾的结论可能归因于正常骨髓中白细胞分布的自然变化，这可能混淆了背景参考信号和（或）假体周围的摄取信号[38]。有几项研究报告了当铟标记的白细胞显像与骨显像结合时，假体周围感染的特异性为 90% 或更高[41-43]，这表明这些检查的结合对确定假体周围感染有很好的实用价值。然而，考虑到接受 2 次核医学扫描所带来的巨大成本和患者治疗负担，以及血清和关节液感染标志物的诊断准确性越来越高，白细胞扫描术目前的作用似乎非常有限。

总结

X线平片对评价THA失效有较高的价值，应定期复查。应选择性地使用更先进的成像技术。在许多情况下，诊断可以通过结合病史、体格检查和适当的实验室检查。然而，当诊断仍不确定时，明智地使用平扫、超声和（或）核成像方式是有帮助的。为了避免低价值的检查，在准备施行翻修手术时，应仔细考虑平扫成像是否确实有必要用于术前计划，或者对术中评估是否足够用。

实验室检查

虽然常规的实验室检查并不能应用于每一个失效的THA病例，但在许多病例中，它们对于确定或排除特定的诊断是非常有价值的。实验室检查最常见的应用包括假体周围感染或ALTR的评估。

感染

髋关节假体周围感染（periprosthetic joint infection，PJI）的总体发病率相对较低，术后一年的发病率在0.5%～2.2%[44]。尽管如此，PJI仍然是第三常见的关节翻修的病因[45]。尽管有些PJI有明显的临床表现，如明确的脓毒症和伤口破裂伴脓性渗出，但它们更常表现为模糊和非特异性的临床和（或）影像学表现。此外，其他隐性感染可能是导致假体松动的原因，而这些松动也可能是由无菌原因引起的。因此，许多疼痛或失效的THA的检查应包括假体周围感染的评估。

感染的初步实验室检查包括测量红细胞沉降率（ESR）和C反应蛋白（CRP）水平，它们是炎症的非特异性标志物。THA后ESR和CRP升高，术后3～5天达到峰值。CRP比ESR更早达到峰值，术后3周左右恢复正常[62]。相比之下，ESR以较慢的速度恢复到正常水平，并可能在6周内一直保持升高[63]。

在无炎症表现的关节炎、异位骨化、全身性疾病或近期手术的情况下，THA后3个月ESR和CRP水平升高高度提示感染。鉴于实验室方法学之间的潜在差异以及检测灵敏度和特异性之间的内在平衡，确定最佳临界值具有挑战性。通常建议ESR和CRP作为筛选试验的阈值分别为30 mm/h和10 mg/L，ESR的相关敏感性和特异性分别为94%和70%；CRP的相关敏感性和特异性分别为91%和77%；ESR或CRP升高的相关敏感性和特异性分别为98%和59%[46]。因此，低ESR和CRP的存在可靠地排除了假体周围感染，其他研究证实假阴性率在3%～4%[47-48]。

如果一个或多个血清炎症标志物升高，或在ESR和CRP阴性的情况下，其临床可疑度仍然很高，则应进行髋关节穿刺术。虽然已经描述了仅使用体表解剖标志物确定髋关节穿刺的技术，但理想情况下应在影像学引导下进行操作[49]。无论哪种情况，都应避免在有活动性蜂窝织炎的皮肤区域操作。应在穿刺前2周停止使用任何抗生素，以达到最佳的敏感性和特异性[50]。

髋关节关节液的评价应包括细胞计数、细菌鉴别、细菌培养和药敏测试。在慢性感染的情况下，目前的证据表明，最佳临界值为3966×10^9个白细胞/升，多核细胞（PMN）比例80%和2146×10^9个中性粒细胞/升，其敏感性在90%左右。更保守的阈值为3000个白细胞、中性粒细胞比例为75%和2000个中性粒细胞，可进一步提高敏感性，并将假阴性结果的风险降至最低。微生物学评估应包括尝试分离感染原微生物和测定抗生素敏感性[51]。虽然在PJI中最常见的被鉴定的微生物是群集的革兰氏阳性球菌（金黄色葡萄球菌和表皮葡萄球菌）[52]，但也有其他大量的病原体致病。由于病原体生长缓慢，因此建议对所有假体周围的穿刺物进行长时间的培养。虽然有人主张培养期长达14 d，但培养10 d以上的益处似乎有限[53]。如果临床上怀疑感染，尽管最初结论是阴性的，但仍建议重复穿刺培养以增加敏感性[50]。虽然许多微生物学实验室通常对收到的样本进行革兰氏染色，但在疑似PJI的环境中，其敏感性和特异性极低，使其成为了一种无效的检测[54-55]。

近年来，在PJI生物标志物的鉴定方面取得了进展，使得关节液α-防御素定量分析成为可能。α-防御素主要是由多核细胞表达的抗菌肽，在吞噬微生物的氧化裂解中发挥作用[56]。虽然这种方法在撰写本文时还比较新颖，但在美国可以实现，检测后会给予二元结果的回报（阳性或阴性）。在迄今为止的研究中，这种检测手段作为PJI综合关节液分析的一部分，在广泛的感染致病菌中显示了超过90%的敏感性和特异性[57-59]。即使在近期使用过抗生素的情况下，其结果仍然可信[60]。在ALTR中，其检测结果可呈现为假阳性。尽管目前没有作为常规检测手段使用，考虑到其精度高，易于解释，可操作性强，α-防御素和（或）其他生物标志物将在PJI的诊断中发挥越来越大的作用。

局部组织对金属碎屑的不良反应

THA 后的 ALTR 可表现为一系列非特异性症状，包括髋关节疼痛、肿胀、无力和（或）不稳定。由于目前存在着组配和非组配连接的全髋关节置换假体，因此有几种潜在的金属碎屑来源。类似地，金属碎屑的产生也有不同的模式，例如关节处继发于微动、微震磨损产生的假体磨损和缝隙腐蚀。然而，在所有情况下，结果都是金属碎屑和金属离子沉积在关节周围组织中，并产生了炎症反应。

金属离子很容易溶解在体液中并进入血液流动，其全身水平的升高与局部磨损增加有关。由于大多数 ALTR 归因于 Co-Cr 合金假体的异常磨损，因此评估 ALTR 的主要实验室检查是系统测定钴和铬离子水平。这是一个很好的 ALTR 初筛试验，因为静脉采血的实验室检查无处不在，获得患者血液相对容易且成本低，合并风险低。

通常报告的血液 Co 和 Cr 含量的单位包括十亿分之几（ppb）、微克每升（μg/L）和毫微克每毫升（ng/ml），它们可以 1∶1 的比例互换。有时也以纳摩尔 / 升（nmol/L）为单位进行报告，其近似转化率为 1 ppb=16.97 nmol/L（Co）和 1 ppb=19.23 nmol/L（Cr）。但仍有一些难以确定的因素影响最终的检测结果[61]。因此，最好常规使用同一个实验室来进行所有金属离子的测量，尤其是在进行连续检查的情况下。

对于有髋关节症状和高危 Co-Cr 假体的患者，应测定血清 Co 和 Cr 金属离子水平。这包括因金属界面或组配连接失效率高而被召回的假体、因陶瓷断裂而翻修后植入的金属关节以及文献中与 ALTR 相关的假体类别。具体地说，后者包括大直径金属对金属关节和股骨组件，带有组配的颈 - 干连接。即使我们确定患者症状的来源并非是假体，获得的金属离子水平也将作为一项有用的基线测量，作为持续临床监测的一部分。近年来，人们越来越认识到在头颈交界处继发于腐蚀的 ALTR[34]。这可能很难检测到，因为在这种情况下，临床上很少怀疑是 ALTR，而且影像学上没有显著表现。因此，在这类患者的诊断不明确时，血清金属离子水平检测是具有意义的检查。

虽然升高的金属离子水平与 ALTR 有关，但对于最佳参考值还缺乏共识。据报道，英国药品和保健品管理局推荐的钴浓度为 7 μg/L，在识别有症状的髋关节和 ALTR 患者时，其灵敏度（57%）和特异度（65%）均为次优[62]。相比之下，3.5 μg/L 的阈值在有症状的金属对金属髋关节患者中具有良好的敏感度（86%）和较差的特异度（27%）[62]。类似地，尽管 Co 水平相对于 Cr 的优先升高表明腐蚀比达到 5∶1[63]，但对于最佳比率参考值缺乏共识。然而，功能良好的金属对聚乙烯假体的血 Co 水平通常低于 1 μg/L[64]，而因锥状腐蚀产生 ALTR 导致翻修手术的患者的 Co 含量低至 1.1 μg/L[65]。因此，有症状的术后患者如果采用的是含 Co 假体，且 Co 含量≥ 1.0 μg/L，则需要进一步的 MRI 检查。

关节液分析在评估 ALTR 中的作用是有限的，因为诊断通常可以通过血液金属离子测量和 MRI 的结合来确定或排除。然而，可以想象的是，金属离子水平接近正常水平，而 MRI 却模棱两可，我们倾向于使用关节液分析。最近，关节内 Co 和 Cr 的水平已经被证明比锥状腐蚀患者的血液水平高 100 倍，这可能有助于确认关节内金属碎屑的来源。然而，任何此类结果都必须谨慎解释，因为功能良好的髋关节滑膜与血液中金属离子的比值缺乏正常参考值。当采取关节液检测以排除感染的患者可能有 ALTR 时，应进行手动白细胞计数，因为当通过标准自动化程序确定白细胞计数时，关节液中的金属颗粒可能会干扰白细胞计数的数值。

虽然异常罕见，但 ALTR 也可能发生在缺乏钴铬组分的情况下[66]，有可能是钛或陶瓷颗粒导致的。因此，在这种情况下，如果临床上怀疑存在 ALTR，则检查具有低阈值的钛金属离子水平，并进行 MRI 检查。

小结

失效的 THA 对于外科医生和患者都是挑战。当外科医生努力缩小广泛的鉴别诊断范围时，患者可能会对医生缺乏解决问题的能力而感到沮丧。鉴于此，一套系统的调查失效的 THA 的方法是非常宝贵的。深思熟虑和详细的病史采集和体格检查是至关重要的，往往可以确定潜在的问题。患者报告的结果测量可以帮助外科医生和患者量化其残疾程度，并对患者的进展进行随访。实验室检查是排除感染和 ALTR 的一种有价值的辅助手段。尽管我们常规采用平片检查受累的髋关节，但也应明智地使用额外的影像学检查，原则上应避免让患者承受收益小且不必要、损伤大、负担大的检查方式。

（参考文献参见书末二维码）

第 89 章

髋关节置换术翻修前计划与标准模板

JAY PATEL, KEVIN BOZIC
（赵耀 译　刘建国 审校）

关键点

- 术前计划应从全面细致的病史采集及体格检查入手，其目的是明确疼痛的原因和部位、患者的一般健康状态以及患者期望达到的功能状态。
- 影像学检查有助于明确髋关节置换失败的原因，评估假体的种类、假体力线、骨量、感染或骨溶解的程度。
- 感染是初次关节置换失败的原因之一，不应忽视，需要熟练掌握诊断流程来对其进行鉴别。
- 医生需要掌握鉴别关节失效的相关知识以及诊断方法。
- 在翻修术中，使用恰当的技术与工具取出假体能够有效地保存骨量。
- 术前模板及计划使医生能够预估术中可能需要的特殊手术器械、假体类型、植骨材料。

引言

与初次全髋关节置换术（THA）相比，髋关节翻修术是一项复杂的手术，并且常常存在预后差、满意度低、资源消耗大等问题。而且，随着初次 THA 的大量增加，髋关节翻修术也将成比例地增加。历史上，为了改善翻修术的预后，人们不断努力提高假体设计、假体材料以及手术技术。尽管这些提高获得了很大成效，但术前计划的重要性仍是无可比拟的，它可以帮助我们预见翻修术中的一些难题，提升手术的满意度，但却常常被人们忽视。髋关节翻修术的流程并非一成不变的，但原则上包含三个步骤。

第一，医生必须对特殊的病情和手术失败的原因进行诊断。患者的主诉通常是含混不清的，因此，我们应该进行全面细致的病史采集、体格检查及诊断评估，以判断手术指征。第二，医生必须确定手术的目标。包含：①手术的技术目标，例如改进外展肌的张力、髋臼杯的力线；②患者的手术目标，例如减轻疼痛或避免关节脱位。一定要鼓励患者充分表达对手术目标的要求，并且充分告知手术风险。第三，术者必须建立术前计划。包括手术模板，预期备选的手术方案，并且确保手术当天所有可能用到的假体、器械以及植骨材料均能到位。完善的术前计划是手术成功的关键。

术前诊断

术前计划自患者首诊时就已开始了。医生应仔细聆听患者的主诉，开始建立医患关系，并着手与患者共同制订治疗计划。病史采集与体格检查应该细致而全面，包含有关髋关节及一般健康状态的重要细节。应该从之前就诊的医院获取既往医疗记录、影像学检查以及所有手术记录，并包括假体信息条码。

患者通常主诉症状表现为疼痛、切口渗出或髋关节不稳（图 89.1）。我们应该确定疼痛的性质、程度、发作、进展以及位置，还有导致疼痛缓解或加重的因素。疼痛的种类可以提示诊断。无菌性松动引起的疼痛一般在活动时加重，休息时缓解。腹股沟或臀部的疼痛提示松动的髋臼侧假体，而大腿疼痛提示股骨侧假体的问题[6-7]。腹股沟疼痛可以由疝、淋巴结病、腰大肌脓肿或各种妇产科及泌尿系统疾病导致[6-8]。运动起始期或行走几步即可引起的疼痛也提示股骨侧假体的松动[6-7]。如果患者在术后早期并没有疼痛症状，那么疼痛可能是远期感染、无菌性松动、应力性骨折或骨溶解[6,7,9]。在术后早期即存在的持续疼痛提示早期感染、假体不稳定、假体周围骨折或原发疾病的误诊[6,7,9]。无缓解的疼痛、静息痛或夜间痛是由感染或恶性肿瘤导致的[9]。伴随关节活动受限的疼痛是感染、异位骨化、假体下沉、髋臼移位的表现。和急性疼痛相关的是关节脱位、急性内衬碎裂或假体周围骨折。有脊柱腰椎疾病患者的症状在髋关节置换术后会更严重，是由于其神经性跛行恶化导致的[11]。金属对金属的界面失败，以及股骨柄与颈或头颈连接处腐蚀可能会表现为新发的腹股沟疼痛、研磨感、跛行、外展肌无力、肿块或无症状。骨水泥型假

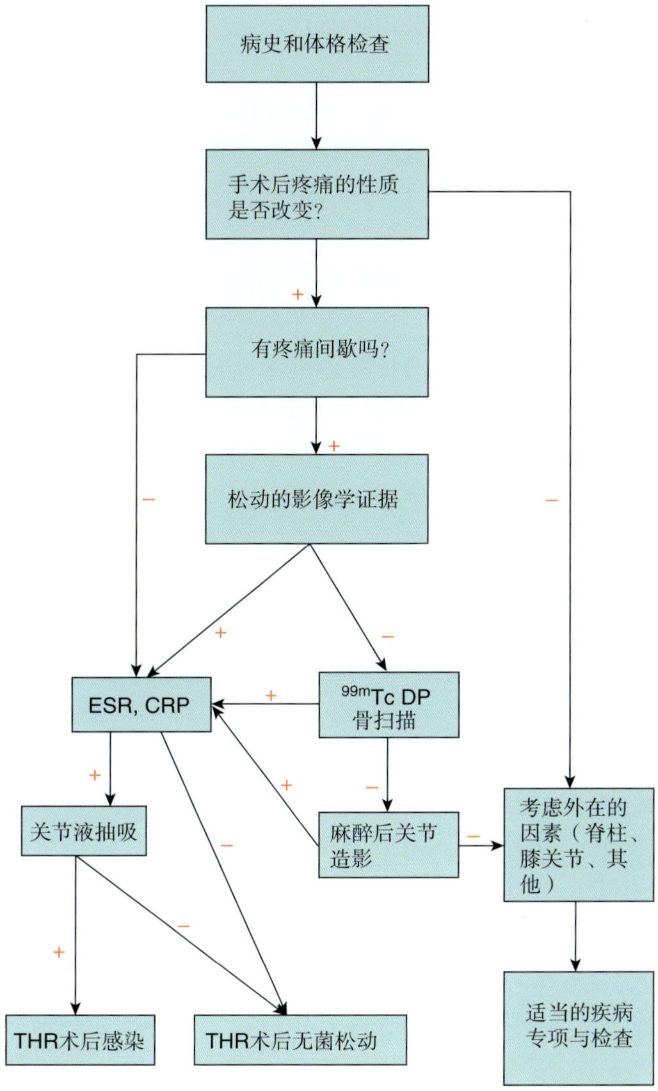

• **图 89.1**　评估伴有疼痛的全髋关节置换的流程。CRP，C 反应蛋白；ESR，红细胞沉降率；^{99m}Tc DP，锝 -99 亚甲基二膦酸盐；THR，全髋关节置换术

体一旦出现假体断裂可能伴随锐性杂音、捻发音或突然出现的无特异性疼痛。

尽管有时大腿疼痛与股骨假体松动有关，但更常见于压配良好的多孔骨长入假体与压配型假体。尽管采用现代的假体与技术已不太常见，但仍有报道称 12%～41% 的生物型假体存在无影像学证据的假体松动，并伴随着大腿的持续疼痛 [12-13]。在翻修术中发现，有一部分存在持续性大腿疼痛的患者的股骨侧假体固定得非常良好 [14-15]。

股骨侧假体翻修的指征是持续的大腿疼痛，尽管有些假体固定位置良好，可能会被质疑手术指征不充分。股骨柄远端的疼痛可能是坚硬的生物型假体与硬度不足的周围骨组织不匹配导致的 [9]，然而这种症状通常随着时间推移改善。

髋关节不稳定是另一种常见的患者不适主诉。对于这些患者，我们应该询问患者的脱位病史，包括脱位次数、术后多久出现脱位、脱位时下肢的体位、手术入路以及复位的方法。对于有关节不稳症状但无脱位的患者，确定关节不稳出现时的下肢体位是非常重要的。尽管麻醉状态下细致的检查可以明确关节撞击和不稳定的位置，但术前清醒状态下的 X 线透视可以达到同样的目的。关节不稳的原因包括软组织松弛、假体位置不佳、聚乙烯内衬磨损、骨性部分撞击、ALTR[10] 以及广泛的脊柱融合，特别是在成功且稳定的髋关节置换术后。植入双动界面假体的患者可能会经历无肢体短缩或无活动受限的急性疼痛。

髋关节置换术后的关节内疼痛必须与外在因素相鉴别（框 89.1）。关节内疼痛包括机械原因的松动、败血症、应力性骨折、假体失效、假体组件不匹配以及半脱位或撞击 [9]。外在因素导致的疼痛包括腰椎疾病、神经或血管源性跛行、大转子滑囊炎导致的疼痛综合征、外展肌撕裂、肌腱炎或外展肌功能障碍、外周神经功能紊乱、外展肌或髂腰肌肌腱炎、股疝或腹股沟疝以及恶性肿瘤 [9]。弹响髋可能会与髋关节半脱位相混淆。大转子骨不连或大转子周围环扎的钢丝、内固定钢板会导致大转子周围的疼痛。椎管狭窄会导致髋关节、大腿及臀部的放散痛。腹主动脉与髂动脉或臀部分支动脉狭窄会导致血管源性跛行，同时也会引起疼痛，表现为运动时加重，休息时缓解，若远端血循也较差，会出现腓肠肌的疼痛。尽管血管源性跛行是典型的动脉粥样硬化症状，但也可能是初次关节置换术中髋臼杯侧固定螺钉位置不佳导致的血管损伤引起的。

所有 THA 后伴随疼痛的患者都应考虑 PJI（图 89.1）。病史收集的要点应该包括患者是否有过发热、寒战或伤口的渗出，尽管这些特征出现时有诊断意义，但不存在时不能据此而排除感染。如果患者有感染病史、术后血肿、切口持续渗出、既往翻修手术史、夜间痛、静息痛，那么都高度怀疑存在感染。同时应该询问患者是否有其他系统的感染病史、糖尿病、营养不良或免疫功能不全的情况。

当我们需要明确本次手术的目标时，确认患者在置换术前以及当前的功能状态非常重要。术者需要记录患者平时是居家还是可以在社区内活动，在不休息的情况下能走多远，行走是否需要拐杖或助行器辅助，是否有陪护人员协助以及患者能够完成什么日常

框 89.1　疼痛性 THA 的鉴别诊断

内在的原因

- 感染
- 机械松动
- 骨水泥型
- 生物型
- 股骨柄远端疼痛（模量不匹配）
- 应力性骨折
- 假体周围骨折
- 骨不连
- 骨质溶解
- 隐性不稳定
- 炎性滑囊炎、肌腱炎（转子、髂腰肌）
- 摩擦腐蚀引起的局部组织不良反应
- 界面失效

外在原因

- 腰椎疾病
- 狭窄
- 椎间盘突出
- 峡部裂或脊椎前移
- 周围血管疾病
- 神经损伤或刺激（坐骨神经痛、股神经痛、感觉异常）
- 灼痛或复杂的局部疼痛综合征
- 代谢性疾病（Paget 病、骨软化症）
- 恶性肿瘤或转移
- 疝（股、腹股沟、闭孔）
- 牵涉痛

引自 Bozic KJ, Rubash HE. The painful total hip replacement. Clin Orthop Relat Res. 2004；420：18.

活动。因为术者需要了解经历了髋关节置换的更活跃的年轻患者期望术后能够完成哪些运动。

愈后功能定量评估包括髋关节残疾和骨关节炎结果评分（HOOS 和 HOOS Jr.）、退伍军人 RAND12 项健康问卷（Veteran's RAND 12 Item Health Survey）、患者报告结局测量信息全球系统 10（PROMIS Global-10）以及 Harris 髋关节评分（HHS），这些评分可以在 THA 前后帮助评估患者的功能状态。

术前进行全面的健康评估对于确认患者全身健康状态是非常必要且最佳的手段。营养状态差也是感染的危险因素。高风险患者应该在术前计划阶段通过血清白蛋白、前白蛋白、血清总蛋白来评估其营养状态[16-19]。前白蛋白低的患者存在切口愈合差的风险，可能需要术前进行营养支持治疗。外周血管疾病可增加感染、静脉溃疡及深静脉血栓（deep venous thrombosis，DVT）的风险。如果患者有近期新发的 DVT，应行下肢超声检查明确情况。在有些情况下，如假体周围骨折或脱位，需要立即手术。在这种情况下，如果已经存在 DVT，应临时置入下腔静脉滤器以预防有症状的肺栓塞，并在实际情况允许时取出。相似地，如果患者有严重的行动障碍、复发的关节脱位或假体周围骨折，则其血流条件差，处于形成血管瘀滞的高风险中，应该在术前为其行超声检查以排除 DVT。动脉功能不佳的患者，应在翻修术前行血管再通术，因为根据血管外科医生的观点，循环太差会导致切口不能正常愈合。尽管如此，这种情况非常罕见，因为骨盆区域有大量的侧支循环。

泌尿系统疾病应由泌尿外科医生来解决，例如良性的前列腺增生、尿潴留及复发性尿路感染。尿路感染是髋关节翻修人群的常见疾病，使髋关节处于可能被感染的风险中。了解血液系统疾病同样重要，但其很少能得到确认。如果在之前的髋关节手术中存在凝血障碍或持续的切口渗出，患者可能存在血肿形成和切口感染的风险。术前应检测血红蛋白水平以评估贫血情况。术前应用促红细胞生成素以升高血红蛋白水平及减少术后输血量的做法值得考虑[20]。体重指数高于 35 kg/m^2 的患者处于假体松动、感染、脱位的高风险中，减重对于他们来说大有益处[21]。术前应积极纠正心肺合并症，以降低麻醉及手术风险。有冠状动脉搭桥术、冠状动脉支架术或充血性心力衰竭病史的患者，有明确指征时可能需要术前行药理学应激试验或心脏导管插入术。心房钠尿肽升高的患者，存在术后出现心肌梗死、心脏骤停和死亡的风险，应在术后监测一系列肌钙蛋白水平。糖尿病患者在进行手术前应控制好血糖，糖化血红蛋白应控制在 7% 以内。血糖控制不佳已被证明与卒中、尿路感染、肠梗阻、术后出血、输血、切口感染和死亡相关[22]。耐甲氧西林金黄色葡萄球菌定植的患者应该明确诊断，并在术前去除定植[23]。

体格检查

对于伴有疼痛的 THA 后患者的体格检查，应包括双下肢及脊柱的综合评估，以及运动、感觉及血管神经相关的全面检查。

失败的 THA 后患者会有一些步态模式。Trendelenburg 步态是髋关节外展肌功能障碍的标志，在直接外侧入路术后更为常见[9]。髋关节外展肌功能障碍的原因包括力量差、外展肌张力差、臀上神经损伤、转子部骨不连和修复失败。外展肌力差除了导致跛行外，还会导致患者有脱位的风险。如果发生了转子部骨折和不愈合，应该在术中进行修复，尽管无法预测其后期效果。如果外展肌功能缺失，则需要在术中应用限制性内衬。在站立相，背部过伸时伸肌会发生倾斜以代偿无力的臀大肌。垂足步态是腓总神经损伤的典型症状，患者证实其在摆动相时通过高度屈曲髋、膝关节来代偿足下垂。在减痛步态中，患者可能使用短小的步幅来尽可能地减少髋关节活动。最后，在双下肢不等长的典型步态——短腿步态中，我们会注意到短腿侧骨盆向下倾斜，而肩部向上倾斜。

对于既往手术切口的检查可指导诊断以及治疗计划。对于已有的瘢痕及既往的手术记录，应进行回顾以明确过去采用的是何种手术入路。应对既往伤口是否存在感染的表现进行检查：皮温增高、红肿、波动感、伤口渗出以及窦道。一些罕见的伴随假体、骨或内固定外露的伤口，可能需要整形外科医生行皮瓣覆盖。而小的表皮伤口需要局部伤口护理[24]。

手术入路由所需的解剖显露和术者对特定入路的熟悉程度两方面决定。在新、旧切口之间，或者术中可能需要的两个切口之间，应该使其最大化以保证血供。通常地，可以延长的入路用以安全地移除已有的假体，处理骨缺损以及植入翻修假体。由于后入路更易向近端及远端延伸，因此被应用得更为频繁。

双下肢不等长在失败的初次髋关节置换术中是常见现象，我们应当在翻修术中尽可能地进行纠正。尽管如此，在许多情况下完全纠正并不具有可行性，因此应该向患者进行相应告知。有很多种方法可用以测量双下肢不等长。真性的双下肢不等长是在无骨盆倾斜的情况下，从髂前上棘到内踝的距离。显性双下肢不等长是从脐到内踝的距离。真性及显性双下肢不等长最好都用刻度块进行测量，因为有腰椎疾病以及固定的骨盆倾斜的患者，其真性及显性双下肢不等长可能会表现出显著的差异。当存在显著的畸形、脊柱侧弯、屈曲挛缩或肥胖时，有必要进行影像学和 CT 检查。初次手术后的进行性肢体短缩提示固定存在力学失效。

关节活动度应仔细测量，以明确在哪个位置再次引起患者疼痛和（或）不稳定的症状。伴随关节主动活动或极限活动出现的疼痛提示假体松动，而伴随被动活动的疼痛则提示脓毒症。直腿抬高引起的疼痛，提示坐骨神经激惹。在特定位置出现恐惧感提示存在不稳定或撞击。存在假体不稳定的患者可能在关节活动时触及或闻及弹响。应评估骨盆倾斜以确定其对髋臼侧假体的位置及髋关节稳定性的功能性影响。抗阻屈髋以及被动伸髋时引起的疼痛与髂腰肌肌腱炎相关。关节活动受限可能继发于髋关节强直或髋臼内陷。Thomas 试验是一种测试髋关节屈曲畸形的试验，当未受影响一侧的髋关节屈曲导致患侧腿抬离检查台并保持腰椎前凸时，为阳性表现。

一套详细的神经血管检查——包括运动肌、感受器以及外周血管的检查——应该用以评估神经源性或血管原因导致的疼痛及功能障碍。椎管狭窄的患者有因肢体短缩或过度延长导致“双重挤压”现象而引起周围神经损伤的风险。

影像学评估

髋关节翻修术的术前计划需要一系列 X 线片的评估。多种投照角度可以获得骨量、移位以及骨溶解的信息。必须确实地采用适合的影像学检查技术，包括定位、穿透、旋转和使用适当的放大标志物。

骨盆正位片可以通过比较小转子与坐骨间线的距离提供双下肢长度的信息。尽管 Köhler 线（或称髂坐线）通常用于评估髋臼杯内侧位置，但髋臼泪点被认为是检测髋臼杯向上和向内移位更为可靠的标志。在可能的情况下，拍摄髋关节正位片最好使下肢内旋 15°，能够最接近颈干角。有挛缩的患者可以取半俯卧位，能够投照股骨颈的垂直位。合格的侧位片应当包括整个假体、骨水泥柱和股骨前弓。

侧位透射技术习惯用于评估髋臼侧影像：射线以 45° 投照，患侧髋关节取伸直位，对侧髋屈曲。髋关节存在屈曲挛缩的患者，可采用 Lowenstein 侧位，或称“低桌侧位”：患者取侧卧位，患侧髋膝屈曲。Lowenstein 侧位的优势在于可以显示股骨前弓，尤其是当预计股骨假体长于 15 cm 时，有助于术前评估股骨前弓。

在假体周围骨折、预期行股骨延长截骨术、同侧存在内固定或行全膝关节置换术的患者，应指定拍摄股骨全长正位片和侧位片。Judet 位投摄片能够协助评估骨量和前后柱的完整性，经常不需术前 CT 扫描。

确定哪些假体可能需要取出是放射线评估的重要组成部分。在一项针对 THA 翻修的流行病学研究中，41.1% 的手术涉及全部假体翻修，13.2% 的手术涉及股骨假体翻修，12.7% 的手术涉及髋臼假体，12.6% 的手术涉及股骨头和内衬更换。骨水泥型股骨假体的松动可按 X 线分型。当透亮线跨度占骨水泥界面的 50 %～100 % 时，可能出现松动。可能松动的特点是骨水泥界面处有连续的或宽达 2 mm 的透亮线。当出现下列情况时，可以确定存在松动：股骨柄移位、假体 - 骨水泥界面新的连续的透亮带、假体断裂或水泥断裂。多孔股骨柄骨长入可以有骨结合的征象，包括在柄周围部分的骨内膜点状连接和线状高密度影，股骨距骨萎缩，股骨柄远端稳定和基底部的消失。反之，失败的骨结合则表现为股骨柄周围的反应线和缺乏骨内点状连接，以及假体向远端或内翻移位。在骨水泥型髋臼杯中，松动可以通过片子上确定 2 mm 分界区的数量来评估。髋臼杯与骨水泥同时移位定义为水泥层断裂。关于利用 X 线片判断髋臼内骨长入是否固定良好的研究结果不统一。然而，移位、螺钉断裂和组件断裂是生物型髋臼杯失效的明确迹象。连续的透亮带和磨损颗粒则代表可能存在松动。

在手术计划阶段，骨量丢失的程度和位置一定要明确。Kitamura 和同事证实正位片在检测髋臼骨溶解方面有 67% 的敏感性和 72% 的特异性 [30]。当骨溶解带的体积大于 10 cm^3 时，敏感性上升到 90%。Thomas 和同事证实了 Judet 斜位片在鉴别骨溶解性病变中的价值 [30a]。在一项关于接受了髋关节翻修术的患者的回顾性研究中，正位片评价的骨溶解范围是 384 mm^2，而闭孔斜位和髂斜位分别是 790 mm^2 和 512 mm^2。Claus 和同事 [30b] 报道，尽管多种投照位置提供了更好的接近骨溶解的大小和位置，但 X 线检查仍有其局限性。在他们的研究中，在探查骨溶解带的敏感性上，单一 X 线片检查为 41.5%，而应用 4 种投照位置后其只增加到 73.6%。Saleh 和同事描述了一种基于标准化平片的分类系统，该系统能可靠地预测翻修手术中的骨量丢失 [31]。

CT 影像比平片效果更好 [32]（图 89.2）。Kitamura 及其同事展示了 CT 成像如何通过识别通讯路径来区分骨溶解和已存在的骨缺损的。没有通讯路径的病变较小，与皮质侵蚀无关，而有路径的病变随着侵蚀而增大。在他们的研究中，皮质侵蚀是骨溶解带的标志 [33]。为了避免放射线暴露，有些人已经开始使用新的 MRI 方案来评估髋臼骨溶解。Weiland 及其同事报告称，MRI 对骨溶解检测的敏感性为 95%[34]。Walde 和同事发现，X 线片检测的敏感性为 51%，CT 为 74%，

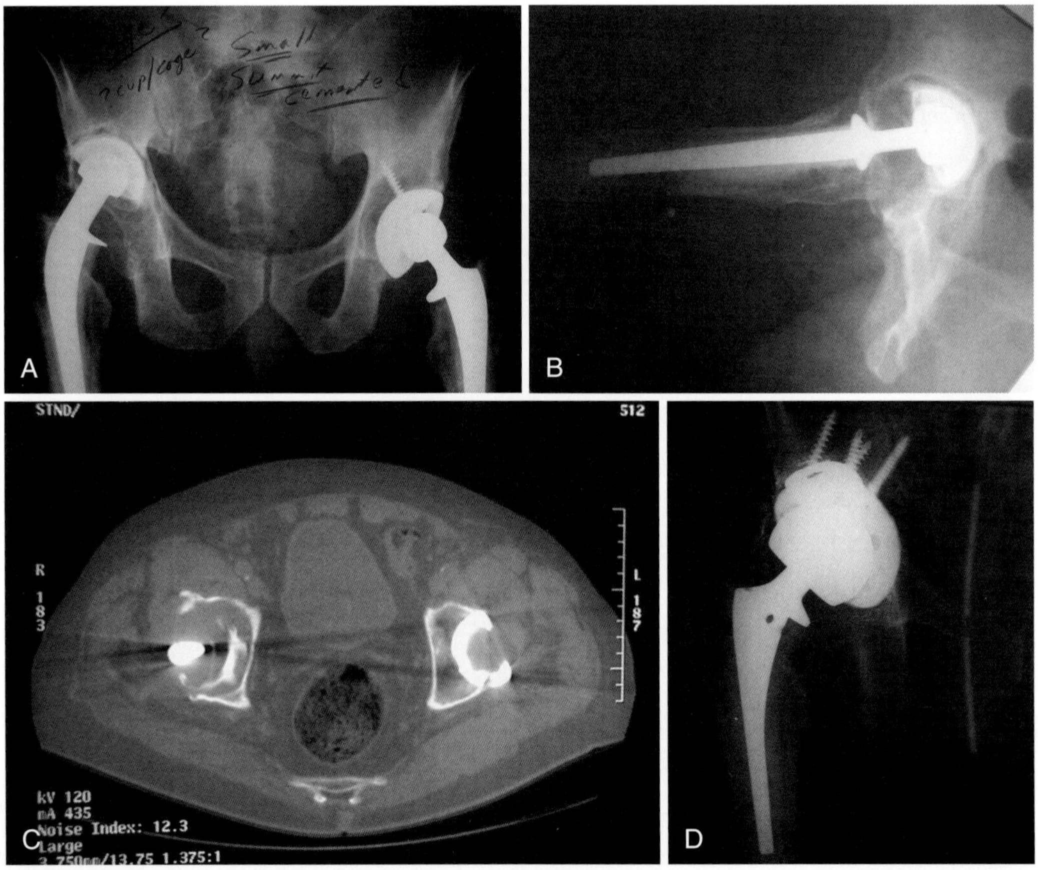

• **图 89.2** 髋臼骨溶解成像。（A、B）正位和侧位片显示髋臼骨溶解伴髋臼假体上移。（C）CT 能更好地显示髋臼骨丢失的位置和体积。（D）增强钽杯髋臼假体翻修的 X 线照片（Courtesy Robert Gorab，MD.）

MRI 为 95%。虽然 MRI 的敏感性高于 CT，但 CT 对病灶体积的检测更准确[35]。

3D 重建 CT 及 3D 打印模型越来越多地应用于预测骨量丢失和假体植入条件。目前可以很容易地利用数字技术选择性地将骨与植入物可视化。医生可以旋转 3D 打印模型，在术前触感骨丢失区域、可能的植入物大小和适合度。这也使得定制化高精度假体成为可能，这种假体可以使用个体化高度精确的钻头引导螺钉进行固定。

目前有多种针对骨缺损的分型系统[36-40]，详情请参阅第 93 章。美国骨科医师学会（AAOS）髋关节委员会描述了髋臼和股骨的分型系统，以区分节段性和空洞性缺损[36,37]（框 89.2 和框 89.3）。髋臼和股骨缺损的 Paprosky 分型也被广泛采用[38,40]（框 89.4 和框 89.5）。Paprosky Ⅰ型和Ⅱ型髋臼缺损通常可以用半球状生物杯结合螺钉固定和限制性植骨来治疗。Ⅲa 型缺损可能需要同种异体骨的结构性植骨或模块化的多孔金属垫块与生物型髋臼杯、髋臼垫块与翻修杯或抗前突的支架联合使用。Ⅲb 型缺陷定义为外周骨边缘不足以支撑半球形髋臼杯，因此，经常需要其他重建技术，如防内陷笼或定制的三翼假体[40]。Ⅲb 型缺陷可能与骨盆不连续有关。值得注意的是，增加使用高多孔金属杯与垫块和笼（杯 - 笼技术）可能扩大半球髋臼假体的适应证，以处理 Paprosky Ⅲa 型和Ⅲb 型缺陷[41]。

Paprosky Ⅰ型股骨缺损可采用骨水泥柄、近端涂层的生物柄或 6 英寸（15.24 cm）广泛多孔涂层生物柄治疗。Ⅱ型缺损可以使用 6 英寸广泛多孔涂层生物柄、骨水泥长柄、组配式或非组配式锥形柄进行治疗。Ⅲa 型缺损，其中超过 4 cm 的峡部被保留用于骨长入，可以使用 8 或 10 英寸（20.32 cm 或 25.4 cm）广泛多孔涂层的柄（直柄或弓型柄）、打压植骨、组配式或非组配式锥形柄来处理。Ⅲb 型缺损，即峡部剩余不足 4 cm，可采用 10 英寸广泛涂层的柄、打压

框 89.2 骨缺损的 AAOS 分型：髋臼

Ⅰ 节段性缺损
- 周围型
- 上壁
- 前壁
- 后壁
- 中心型

Ⅱ 空洞性缺损
- 周围型
- 上壁
- 前壁
- 后壁
- 中心型

Ⅲ 混合性缺损

Ⅳ 骨盆不连续

Ⅴ 关节融合

框 89.3 骨缺损的 AAOS 分型：股骨

Ⅰ 节段性缺损
- 近端
- 部分型
- 完整型
- 中间型
- 大转子

Ⅱ 空洞性缺损
- 松质骨
- 皮质骨
- 扩张型

Ⅲ 混合性缺损

Ⅳ 非线型
- 旋转型
- 成角型

Ⅴ 股骨狭窄

Ⅵ 股骨不连续

框 89.4 骨缺损的 Paprosky 分型：髋臼

Ⅰ型
- 髋臼边缘完整无变形
- 髋臼半球形，有支撑的穹隆

Ⅱ型
- 髋臼边缘变形或有轻微缺损，但髋臼支撑完全
- 至少 50% 的髋臼假体与宿主骨接触
- 髋关节中心移位小于上闭孔线上方 3 cm
- 轻微坐骨骨缺如

Ⅲa 型
- 明显的髋臼上外侧骨缺如，髋臼边缘周长不足 1/3
- 髋臼假体在宿主骨上没有固有的稳定性

Ⅲb 型
- 明显的髋臼上内侧骨缺如
- 假体移位至 Köhler 线内侧失败
- 向闭孔线上方移动大于 3 cm
- 广泛的坐骨溶解

框 89.5 骨缺损的 Paprosky 分型：股骨

Ⅰ型
- 干骺端松质骨缺损小，骨干完整

Ⅱ型
- 骺端骨广泛缺损，骨干完整

Ⅲa 型
- 干骺端严重受损，无支撑作用
- 股骨峡部至少有 4 cm 完整的皮质骨

Ⅲb 型
- 严重受损的干骺端
- 峡部远端有一些完整的皮质骨（＜ 4 cm）

Ⅳ型
- 广泛的干骺端损伤并股管增宽

植骨或组配式锥形带槽钛柄进行治疗。最后，Ⅳ型缺损可以通过同种异体骨假体复合材料、股骨翻修假体或组配式锥形钛柄来解决[38]。组配式或非组配式锥形带槽柄现在在翻修情况下比广泛的多孔涂层柄更常用。

异位骨化可以根据 Brooker 描述的分类进行分级[42]。对于既往有异位骨化或发生新异位骨化风险高的患者，术前 24 h 或术后不超过 48 h 应给予低剂量放疗（700 cGray）[43,44]。Rumi 和同事证明术前 24 h 放射治疗比术前 4 h、72 h 或 3 周放射治疗更有效。多孔的长骨和潜在的截骨部位应避免放射，以防止骨不连或缺乏骨长入[45]。

对于失败的金属对金属（MOM）髋关节和头颈部磨损的 ALTR 评估的共识仍在不断发展。美国食品和药物管理局（FDA）建议植入 MOM 假体的无症状患者每 1~2 年应继续保持与骨科医生的随访联系，以监测髋关节状态变化的早期迹象。但是，FDA 还报告说，如果使用 MOM 植入物的患者没有髋部或全身症状，或者外科医生感觉到髋关节运行正常，则没有足够的证据来支持常规检查血液或软组织成像中金属离子水平的常规需求。全身症状包括一般的超敏反应（皮疹）、心肌病、神经系统变化［包括感觉变化（听觉或视觉障碍）、心理状态变化（包括抑郁或认知障碍）］、肾功能障碍和甲状腺功能障碍（包括颈部不适、疲劳、体重增加或感到寒冷）[46]。

AAHKS、AAOS 和髋关节协会的一项共识声明称，MOM 髋关节 ALTR 的风险分层是基于多种诊断因素，包括金属离子水平和 MRI 以及超声等影像学检查[47]（表 89.1）。然而，根据这一建议，应避免过度依赖单一诊断研究。类似地，同样的组织发表了关于双模块化锥度设计股骨柄的评价的共识[48]。

根据共识组，金属伪影减少序列（MARS）MRI 是“检测局部软组织不良反应的重要横断面成像方式”。MRI 可以勾画出假体周围积液和实性肿块的解剖延伸边界，也可以发现任何并列的神经血管结构的压迫，这在术前计划中特别重要。它也允许评估周围的软组织包裹，如髋外展肌和臀肌的完整性[47]。根据共识组，超声“可以区分实性病变和囊性病变，也可以用来指导活检和检查。”超声已被用于筛查大量有症状的 MOM 患者，以确定无症状假肿瘤的患病率。然而，这种成像技术仍然依赖于操作者，其在评估深层结构方面的实用性可能受到限制[47]。

感染评估

所有经历过 THA 翻修的患者必须鉴别诊断是否存在感染（图 89.1）。有关使用实验室化验、穿刺抽液、术中革兰氏染色、培养和核医学试验的指南正在陆续颁布。肌肉骨骼感染学会公布了人工关节感染的诊断标准，详细内容在 106 章。

已发现白细胞（WBC）计数作为感染指标是不可靠的[49,50]。Spangehl 和他的同事们[50]证明了 WBC 计数升高的敏感性只有 20%，以及有 96% 的特异性、54% 的阳性预测值、85% 的阴性预测值。在他们的前瞻性研究中，红细胞沉降率（ESR）和 C 反应蛋白（CRP）被发现是更有用的术前感染指标。ESR ＞ 30 mm/h 被认为升高，CRP ＞ 10 mg/L 被认为升高。就 ESR 而言，有 82% 的敏感性，85% 的特异性，58% 的阳性预测值，以及 95% 阴性预测值。CRP 比 ESR 更有用，有 96% 的敏感性，92% 的特异性，74% 的阳性预测值和 99% 的阴性预测值。CRP 可能是比 ESR 更准确的指标，因为在未感染病例中，手术后 3 周即可恢复正常，而 ESR 可能在手术后 1 年内仍轻微升高[51]。Spangehl 等的研究发现，正常 CRP 和正常 ESR 相结合在排除感染方面是可靠的[50]。

穿刺术是诊断感染的补充手段。鉴于一些外科医生对所有接受 THA 翻修的患者常规进行术前穿刺术，而另一些则建议仅在其他实验室、影像学或临床参数提示感染时才进行穿刺。穿刺诊断 PJI 的敏感性为 86%，特异性为 94%，阳性预测值为 67%，阴性预测值为 98%[50]。多项研究表明，除非有其他临床体征或感染症状，否则术前常规穿刺并不适用[52,53]。但是，事实证明，在高 CRP 和 ESR 的情况下使用滑膜积液

表 89.1 金属对金属（MOM）风险组

MOM“低”风险组	
患者因素	活动水平低的患者
临床症状	无症状（包括无全身或机械性症状）
临床检查	步态没有变化（即没有跛行、没有外展肌无力） 无肿胀
假体类型	小直径股骨头（< 36 mm）模块化 MOM THA；50 岁以下男性骨关节炎患者的髋关节表面置换术
影像学检查（2 个视图，如果有的话，用于比较）	最佳髋臼杯方向（髋关节表面重建倾斜 40°±10°） 无假体骨溶解 / 松动
感染检查（ESR、CRP± 髋部抽吸）	在正常范围内
金属离子水平测试（如有）	低（< 3 ppb）
横断面成像（如有）：包括 MARS MRI；当 MRI 禁忌或 MARS 不可用时，进行超声或 CT 检查	在正常范围内
治疗建议	年度随访
MOM“中等”风险组	
患者因素	男性或女性 发育不良（用于髋关节表面置换术） 患者活动水平适中
临床症状	有症状 轻度局部髋关节症状（如疼痛、机械性症状） 没有全身症状
临床检查	步态变化（即跛行） 没有外展肌无力 无肿胀
假体类型	大直径股骨头（≥ 36 mm）模块化或非模块化 MOM THA 被召回的 MOM 假体 具有风险因素的髋关节表面置换术（女性发育不良） 模块化股骨颈装置
影像学检查（2 个视图，如果有的话，用于比较）	最佳髋臼杯方向 无假体骨溶解 / 松动
感染检查（ESR、CRP± 髋部抽吸）	在正常范围内
金属离子水平测试（如有）	中度升高（3～10 ppb）
横断面成像（如有）：包括 MARS MRI；当 MRI 禁忌或 MARS 不可用时，进行超声或 CT 检查	存在不涉及周围肌肉和（或）骨骼的异常组织反应 单纯囊性病变或无增厚壁的小囊性病变
治疗建议	随访 6 个月
翻修手术	如果症状进展，影像学异常进展和（或）金属离子水平上升超过 6 个月，则考虑行翻修手术
MOM“高”风险组	
患者因素	女性发育不良（用于髋关节表面置换术） 患者活动水平高
临床症状	有症状 严重的局部髋关节和（或）机械症状 全身症状
临床检查	步态变化（即跛行） 外展肌肌力弱 肿胀
假体类型	大直径股骨头（≥ 36 mm）模块式或非模块式 MOM THA 被召回的 MOM 假体

表 89.1（续）	金属对金属（MOM）风险组
影像学检查（2 个视图，如果有的话，用于比较）	髋臼杯方位不佳 假体骨溶解 / 松动
感染检查（ESR、CRP± 髋部抽吸）	在正常范围内
金属离子水平测试（如有）	高（> 10 ppb）
横断面成像（如有）：包括 MARS MRI；当 MRI 禁忌或 MARS 不可用时，进行超声或 CT 检查	涉及周围肌肉和（或）骨骼的异常组织反应的预防 实体病变 壁增厚的囊性病变 混合实性和囊性病变
治疗建议	考虑翻修手术

WBC 计数的方案具有更大的实用性。Schinsky 和同事建议使用 4200 WBC/ml 和 80% 的多形核（PMN）细胞作为临界值[54]。在 CRP 和 ESR 升高的情况下，临界值降低到 3000 WBC/ml 和 80% PMN 细胞。这些临界值远低于历史上 25 000～80 000 WBC/ml 的临界值[54]。通过识别滑膜液中存在的杀菌肽，α 防御素测试提供了额外的信息，帮助诊断假体感染[55]。

核影像学检查可以帮助鉴别松动和感染。^{99m}Tc-MDP 骨显像可以识别代谢活动增加的区域，但单独使用时检测松动或感染的敏感性和特异性较低[56]。^{99m}Tc 胶体硫成像联合 ^{111}- 铟标记白细胞扫描提高了诊断感染的敏感性和特异性[57,58]。Delank 和同事完成了一项 18F- 氟代脱氧葡萄糖 - 正电子发射体层成像（18F-FDG-PET）的前瞻性研究是一种识别关节置换术中感染和松动的新技术。这项技术对于脓毒症患者的敏感性为 100%，但感染与松动的鉴别并不可靠[59]。

术中冷冻切片分析和培养的使用必须与实验室和病理相协调。必须在术前建立基于这些发现的结果的行动计划。

肌肉骨骼感染协会将每个高倍镜视野中存在 5 个 PMN 细胞作为 PJI 的次要标准。然而，Lonner 及其同事发现，每个高倍镜视野超过 10 个 PMN 细胞高度提示感染[60]。使用更严格的 Lonner 等标准增加了检测的特异性，但降低了其敏感性。无论如何，需要在考虑整个临床情况的同时对结果进行解释。虽然术中培养被认为是识别感染的金标准，但采样错误、8% 的假阳性率和显著的假阴性率等问题使其难以使用[54]。

模板

髋关节翻修术的模板原则上开始于许多相同的模板。术前模板主要基于骨盆正位 X 线片。传统模板技术和数字模板技术都是常用的。随着数字放射照相变得越来越普遍，外科医生越来越多地使用电子叠加和测量。初次髋关节置换术的数字模板的初步研究显示了预测实际假体大小的能力[61-67]。在关节置换术翻修中，可能应用的假体和骨移植需求更广泛且难以预测，数字化技术的好处还有待确定。在非常复杂的病例中，3D 打印模型和 3D CT 重建可以让外科医生更好地了解重建需要哪种植入物。

第一步是测量双下肢不等长的长度差。这是通过比较小转子和坐骨间线之间的距离来完成的。先制作髋臼假体模板。髋臼模板位于假体的内侧下方，紧邻泪点。髋臼杯的位置必须最大限度地与宿主骨接触。如果有上部骨性缺损或髋臼扭曲，可能必须将髋臼杯置于上部以最大限度地接触。翻修时，通常需要使用较大的髋臼杯，由于相对于使用较小的髋臼杯，其固有的旋转中心较低，因此可能会抵消这种影响[7]（图 89.3）。使用高髋关节中心有时是必要的，可以改善骨长入，减少对结构性植骨（图 89.4）或金属垫块的需求。髋臼向外上侧定位会导致关节内压力增大，继而使关节松动增加，而仅向上方定位并不存在同样的问题[68]。

杯的大小是由以下原则决定的：①最大化的骨性接触，②恢复自然的旋转中心，③最大化的髋关节稳定性。髋臼模板应反复放置在髋关节的正位片和侧位片上，以确保假体大小合适。通常，侧位片可以用来确定对于给定的假体大小，前后柱是否有足够的骨量可用。

髋臼假体的最佳位置是外展 45° 和前倾 20°。可接受的外展范围是 30°～50°。理想情况下，当髋臼外展 45° 时，应从泪点处延伸至髋臼上外侧缘[6]。

髋臼假体的内侧范围应该在泪点的外侧或次要参

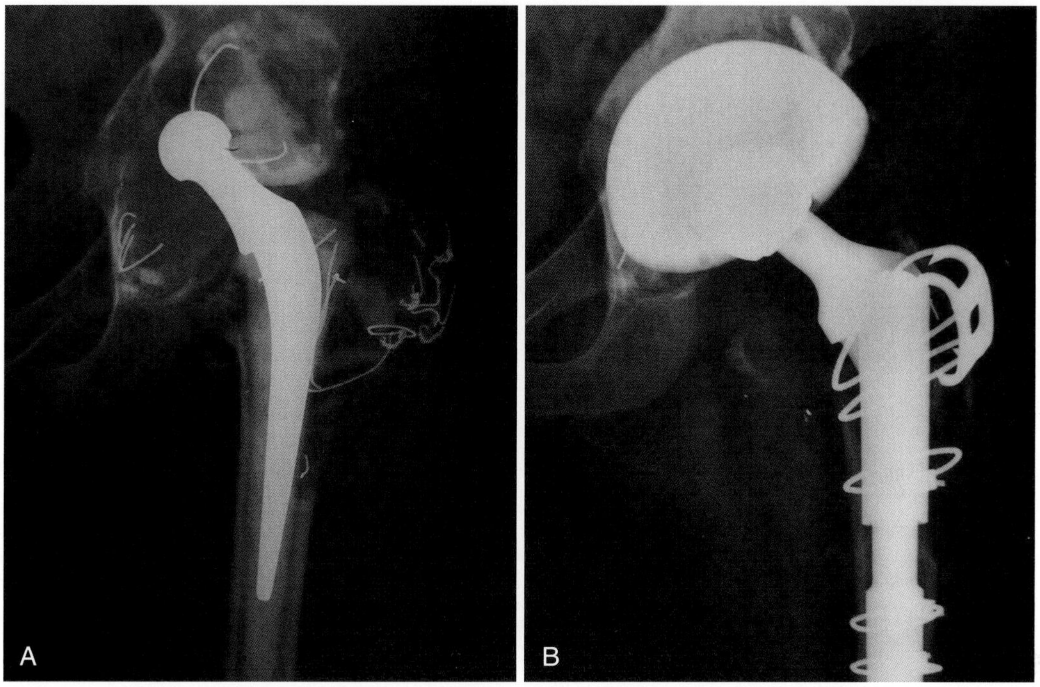

• **图 89.3**　超大杯治疗严重髋臼骨溶解。(A) 术前 X 线片显示髋臼明显骨溶解，伴有上外侧移位和旋转。这是 Paprosky Ⅲb 型的缺陷。(B) 术后 X 线片显示 80 mm 超大杯修复髋关节中心。在这种情况下，用螺钉固定和植骨的半球杯是可能的。如果髋臼外周边缘不适合，髋臼可以通过结构性植骨和防内陷笼或定制三翼多孔涂层杯进行修复（Courtesy Robert Gorab，MD）

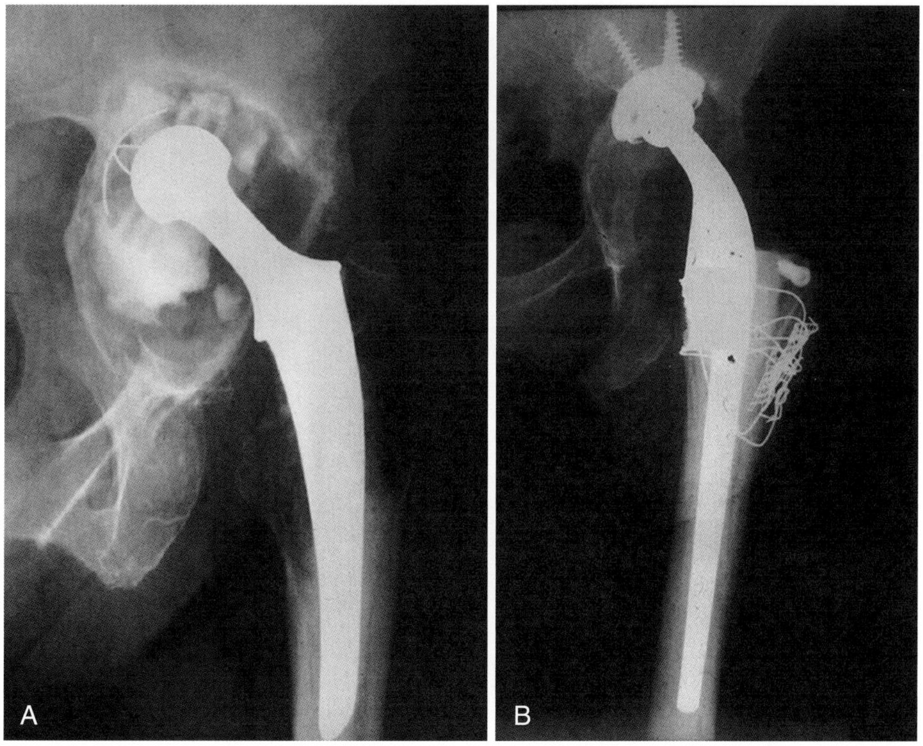

• **图 89.4**　高髋关节中心技术用于大规模髋臼骨溶解。(A) 术前 X 线片显示明显的髋臼骨溶解。(B) 术后 X 线片显示使用高髋关节中心技术的翻修（引自 Bozic KJ，Freiberg AA，Harris WH. The high hip center. Clin Orthop Relat Res. 2004；420：101.）

考的髂坐线的外侧几毫米处[25]。髋臼杯位于泪点内侧表明内侧壁缺陷或髋臼内陷（图 89.5）。髋臼的内侧移位减少了外展肌张力，并造成潜在的撞击。当担心内侧壁较薄或不足时，盆腔 CT 血管造影可帮助确定盆腔内血管的相对位置。骨盆内骨水泥或假体可导致血管损伤；因此，腹膜后入路可能需要保护血管（图 89.6）[69]。如果担心髋臼假体内侧移位，应使用大直径杯或防内陷笼。另外，髋臼杯外侧放置增加了关节的反作用力。

髋臼假体和植骨的选择在很大程度上取决于骨量丢失的程度和剩余骨的质量。绝大多数髋臼修复可以使用半球状非骨水泥髋臼假体进行。一般来说，如果半球形髋臼假体显露的比例小于 20%，则不需要植骨或金属假体。当显露 20%～40% 的假体时，可能需要进行结构性植骨，如股骨异体骨或金属垫块。如果超过 50%～60% 的杯缘显露，则需要防内陷的假体与结构性植骨、大的金属垫块或者杯 - 笼重建[6,7]。在包容性骨缺损的情况下，大的半球多孔涂层假体结合加压植骨可以填补空腔。个体化定制的三翼内植物假体增加了多孔表面接触，以解决较大的髋臼缺损。这是

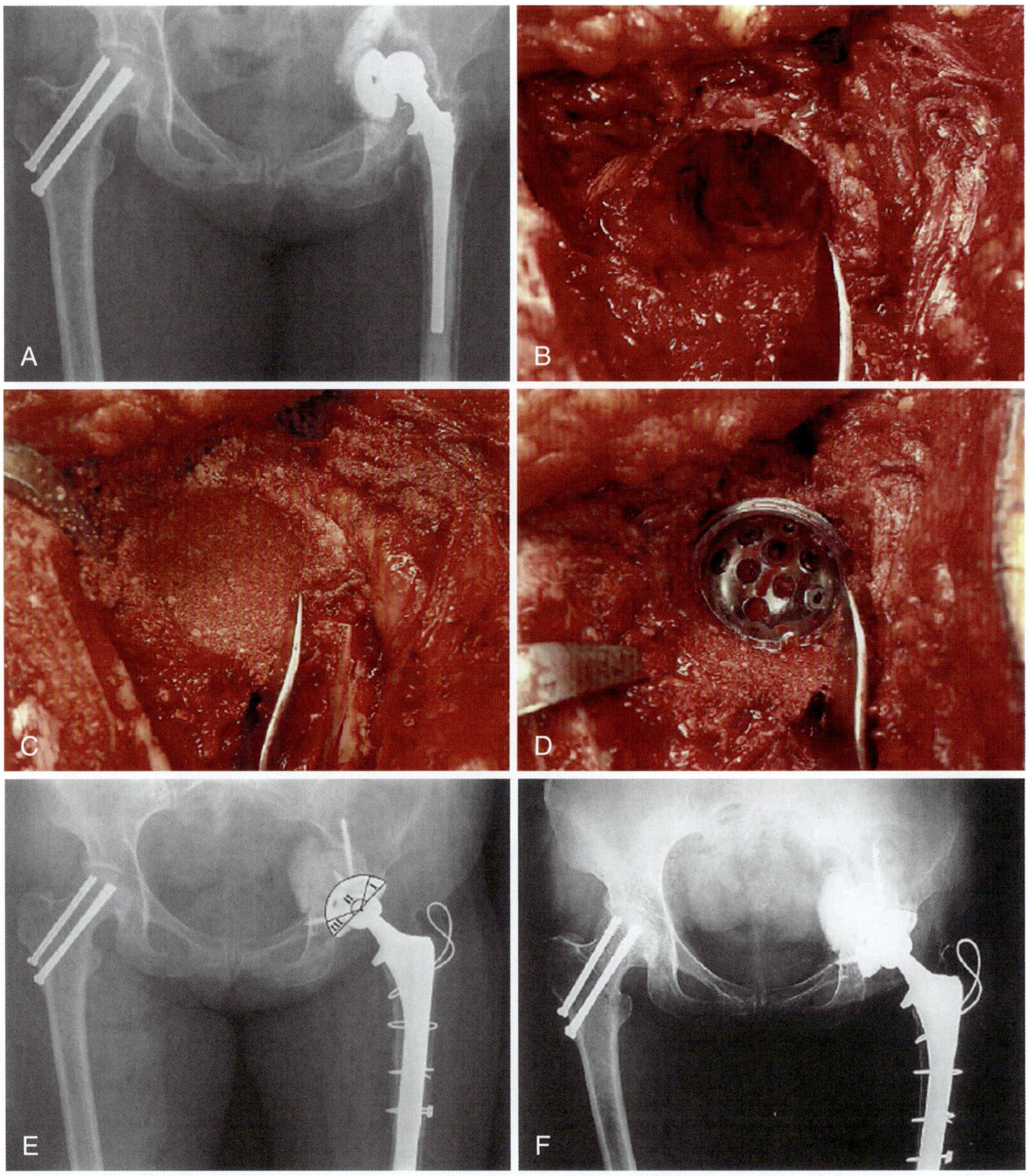

• **图 89.5**　内侧非包容性髋臼缺损的治疗。(A) 髋臼内侧缺损术前 X 线片。(B) 术中视图显示内侧缺损，边缘完整。(C) 碎片化的同种异体骨填充在内侧缺损中。(D) 无骨水泥环配合杯与螺钉。(E) 随访 6 周的 X 线片。(F) 随访 8 周的 X 线片（引自 Hansen E，Ries M. Revision total hip arthroplasty for large medial［protrusion］defects with a rim-fit cementless acetabular component. J Arthroplasty. 2006；21：72.）

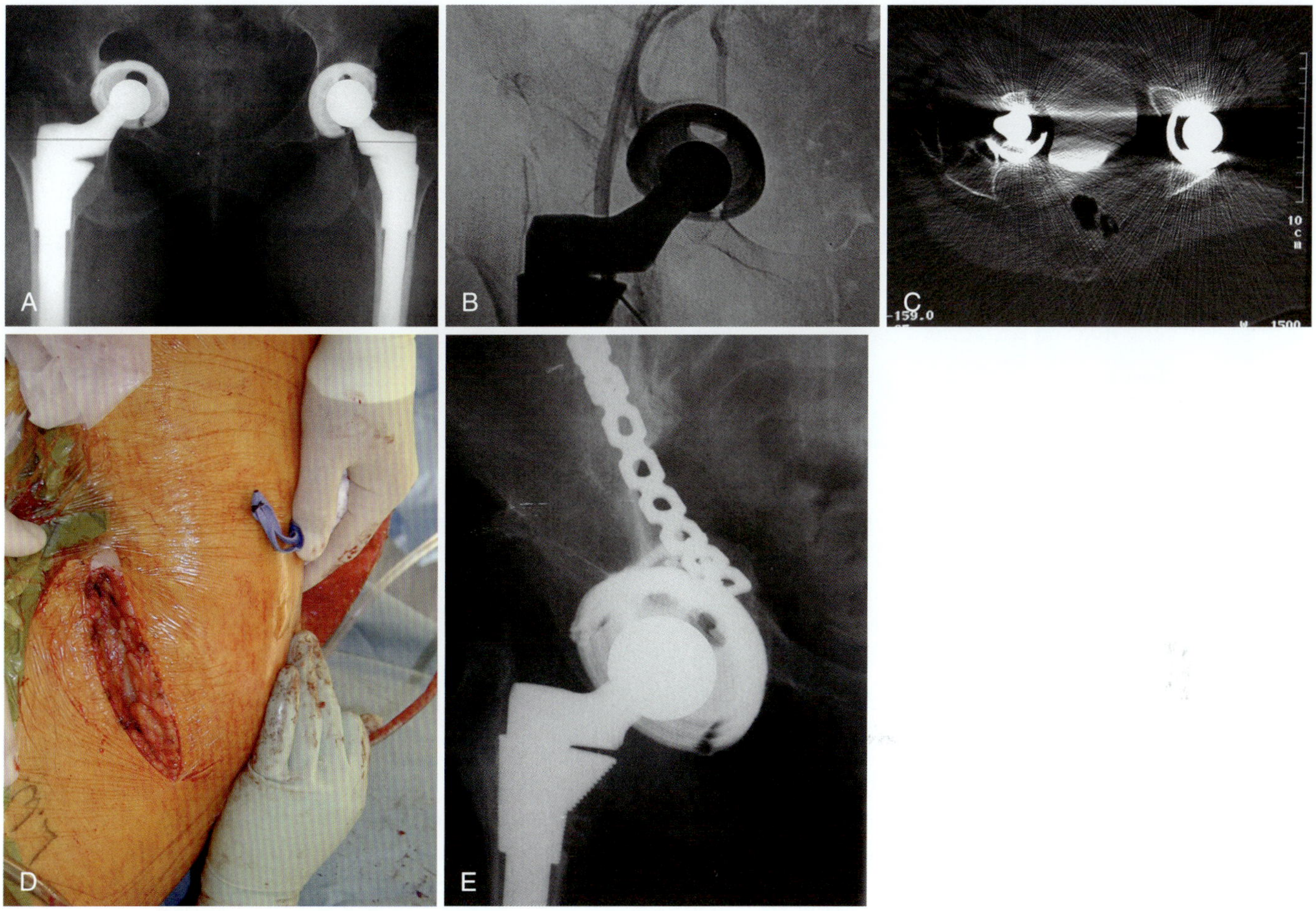

• **图 89.6**　严重髋臼内陷的评估和治疗。(A) 术前 X 线片显示严重的内陷性缺损。(B) 术前血管造影显示靠近髂血管。(C) 术前 CT 显示膀胱受压。(D) 腹膜后入路术中视图。(E) 髋臼翻修内固定术后 X 线片 (Courtesy Robert Gorab，MD.)

一个优于传统重建笼的优点，因为个体化定制的假体富有多孔涂层。这也比大的半球杯更具优势，因为有更多的表面积与髂骨、坐骨和耻骨接触。然而，个体化定制的假体非常昂贵，需要足够的前期时间来制作假体，并冒着不能很好地“填满”骨缺损的风险。股骨假体的模板获取首先需要髋关节和股骨的正位和侧位片（图 89.7）。X 线片应包括整个股骨假体和足够的股骨远端骨干以规划柄长。股骨重建的目标是恢复稳定性、恢复肢体长度和恢复偏心距。通过双侧相对应的股骨和髋臼假体的旋转中心，可以纠正双下肢长度。软组织和神经血管结构可能会限制可延长的长度。当使用改变旋转中心的髋臼假体时，应提供能够矫正长度和偏心距的特殊股骨假体。这些可能包括可替换颈领或增加偏心距的假体 [7]。偏心距最好在髋关节内旋 15° 的 X 线片上测量，以更好地显示股骨颈轮廓。如果很难确定患侧的偏心距，对侧髋关节模板可以提供真正的偏心距。

股骨柄长度的选择应该超过股骨远端皮质缺损处 2～3 倍的髓腔直径 [70]。当使用广泛涂层的柄干时，建议在骨干峡部保持 6 cm 的摩擦压配以保持稳定 [6]。组配式和非组配式凹槽锥形股骨柄已成为最常用的股骨重建翻修柄。选择柄长后，对近端充填程度进行评价。由于干骺端和骨干的骨缺损程度可能不同，可以使用组配式假体最大限度地填充这两个区域，但这只适用近端涂层假体，如 S-ROM 假体（DePuy，Warsaw，IN）。当股骨距丢失时，可以用股骨距替代型柄代替 15～30 mm 的长度 [7]。对于小转子缺损超过 30 mm 者，可以采用股骨近端置换或同种异体骨复合假体。然而，对于一些组配式凹槽钛柄，股骨距缺损不需要重建。需要咨询特定的柄的制造商，以确保根据生物力学测试，是否需要使用内侧支撑，以防止组配式假体连接处断裂。不是所有在售的柄都允许内侧支持不足。股骨转子延长截骨术（ETO）是安全取出股骨假体和插入长柄假体的极好方法。无论 ETO 是否在计划内，熟悉任何有关翻修的技术将使外科医生有能力处理意外情况。据报道，ETO 的愈合率

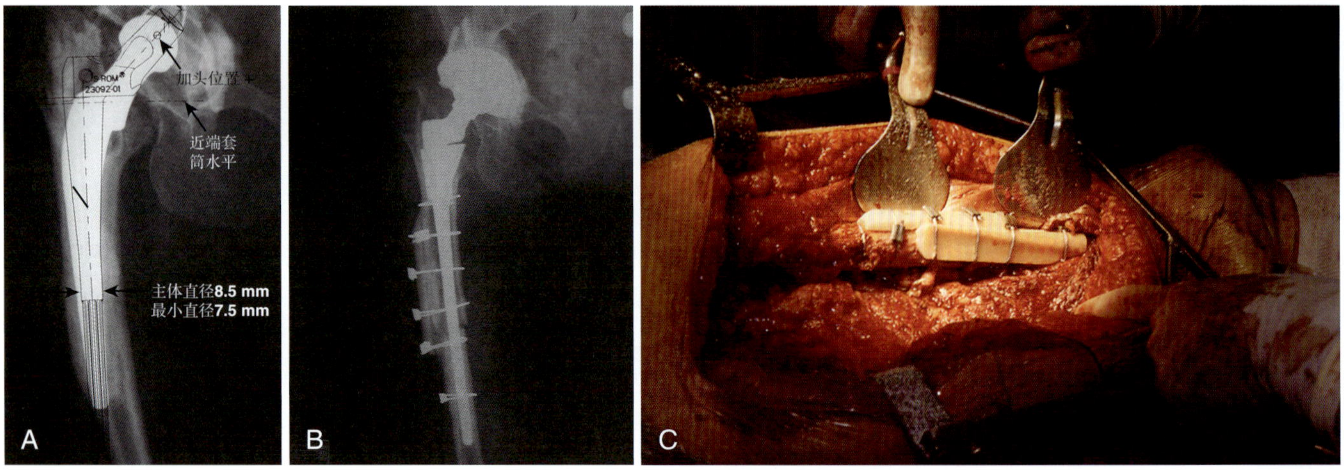

• **图 89.7** 股骨假体模板。(A) 术前长柄假体模板 X 线片显示需要股骨截骨。由于干骺端无支撑，有 4 cm 的骨干可用于重建，可见 Paprosky Ⅲa 型缺陷。(B) 术后 X 线片显示长柄假体伴近端套筒、同种异体移植骨和环扎固定。延长转子截骨术可用于骨水泥取出和畸形矫正。一个组配柄被用来纠正重塑股骨近端。(C) 术中视图显示使用同种异体骨和环扎固定 (Courtesy Robert Gorab，MD.)

在 96%～100%。[71] 如果柄在股骨近端内翻骨重塑已经发生，这种截骨术有助于放置长柄假体，同时使打穿骨皮质的风险降至最低。如果使用长直的柄，必须推荐 ETO 截骨以避免骨皮质穿孔。在术前计划中，ETO 截骨长度被模板确定，以确保适当地取出现有内植物，并确保计划的生物型柄将超过截骨位置。历史上，骨水泥假体用于翻修关节置换术的可靠性较低，很少使用，除非是最小骨丢失的病例，具有可接受骨存量的老年患者，或采用打压植骨技术（如果首选长柄）。关节翻修模板测量技术的另一项挑战是如何取出现有的假体。通常，必须有全套的取出器械，因为取出可能很困难。工具和技术的选择必须确保骨量的保存。技术将在第 91 章中详细讨论。

小结

完善的术前计划对于成功的髋关节翻修术是必需的。挑战始于确定髋部疼痛的确切原因，并了解患者的整体健康状况。影像学分析提供了关于假体失效的类型和手术目标的丰富信息。对于所有接受翻修手术的患者，必须将感染作为鉴别诊断过程的首要因素。最后，影像学模板使得外科医生可以为多种手术方案预测所有设备、假体和植骨材料的需求。

目前的争议与未来的展望

- 由于翻修手术的资源利用率较高且持续上升，经济上的限制给髋关节置换术的翻修计划带来了额外的挑战。
- THA 患者的感染评估的改进涉及将现有检测与提高敏感性和特异性的新诊断检测相结合。随着数字 X 线片成为标准，数字模板不断取代手工模板。
- 医生应具备识别当代各种假体失效的意识，并提高自身的诊断能力。

（参考文献参见书末二维码）

第 90 章

全髋关节置换术翻修中的假体取出

ANDREW KURMIS

（赵耀 译 刘建国 审校）

关 键 点

- 确保在假体取出后最大限度地保留骨量，这是成功重建髋关节的基础。
- 假体的成功取出取决于术前精密的计划，这与后续髋关节重建的计划密不可分。
- 手术入路的选择取决于待取出假体的设计、固定、失效的原因以及外科专业知识。
- 计划内的延长截骨和稳定修复优于术中计划外的医源性皮质破裂或假体周围骨折。
- 使用专用器械的具体技术有助于取出松动和牢固固定的骨水泥型和非骨水泥型髋臼和股骨假体。

引言

全髋关节置换术翻修的主要目的是：①取出失效、脱位或感染的部件，确保对宿主骨和软组织的损伤最小；②植入新的假体部件以提供长期稳定的固定；③通过增加缺乏的骨量来管理骨丢失。重点强调获得最新的、高质量的术前影像，这对促进准确的术前评估和制订围术期计划相当重要。

在假体取出过程中保留完整的骨量，这仍然是髋关节翻修术的基本原则，也是成功重建的基础，但使用增强固定多孔杯[1]和当代关节周围增强物获得的成功，进一步扩大了处理局部骨缺损的限制[2-5]。假体取出的难易程度取决于假体的设计，初次置换手术中采用的固定方法、手术效果，宿主对假体的反应以及假体失效的原因。因此，取出骨水泥型假体带来的挑战不同于非骨水泥型假体。松动的假体可能很容易被“敲出”，而牢固固定的假体在技术上可能难以取出[6]。本章将讨论适用于不同原因导致失效的髋臼杯和（或）股骨柄取出的原则与技巧。重点将放在术前计划和手术方法上；讨论将集中在困难情况的处理上，例如远端固定型假体出现断柄的情况。

适应证 / 禁忌证

一旦决定进行翻修手术，一般的原则是取出失效的假体，更换新的假体。某些情况下，假体取出的指征要更明确一些。损坏的假体部件（如灾难性的假体失效）显然需要取出，但在假体松动的情况下进行更换的指征可能更微妙[7]。其他情况下的假体取出也需明确在由于其他原因而进行的翻修手术中，假体固定及功能都完好，但如果这些假体本身存在缺陷，已有报道和被召回的情况发生，考虑到其对患者安全构成的潜在风险，应将其取出[8,9]。

尽管最新的假体表面材料的性能有进步，但通常继发于骨溶解的无菌性松动仍然是髋关节假体失效的主要原因之一[10]。取出松动的假体部件为明确的手术指征，但是如果与之配对的初次置换假体部件（髋臼杯或股骨柄）固定确实、兼容性良好、具有合适的软组织平衡，那么其可以留在原位。更换一个松动的髋臼杯可能需要同时更换一个与之匹配的股骨头来达到要求。尽管固定良好，但与新髋臼杯不兼容或软组织张力不足，那么整个股骨柄也必须更换。在无法通过其他方式安全进入髋臼的情况下，也可能需要取出固定确实且性能良好的股骨柄[11]。在预期的单部件翻修过程中，留在原位的假体部件意外损坏（例如股骨颈损坏、股骨头刮痕）或暴露出预先存在的意外损坏或磨损迹象时，也可能需要取出股骨柄。

如果发现得够早，牢固固定、位置满意且具有完整锁定机制的假体，其周围的溶骨性缺损可以在不取出假体的情况下进行处理。在出现溶骨性缺损的情况下，无论是否进行植骨，活动界面（内衬）的更换都有满意的治疗效果。在合适的患者中，如果内衬与原位髋臼杯不相容，那么将新的内衬黏合到固定良好的髋臼杯中是另一种不错的选择[12]。当需要增加限位、前倾角或后壁高度的衬垫来改善不稳定性时，也可以考虑这种技术。我们仅仅更换内衬，而不去更换固定良好的髋臼杯，这算是“小事一桩”，不需要专门的技术。

当翻修的原因并非出自股骨侧，且水泥 - 骨界面保持原始状态时，那么股骨水泥翻修是合适的 [13-15]。将新的骨水泥涂抹到原来的水泥上，并且植入一个较小型号的水泥柄，这同样合适。有专门为此特制的水泥翻修柄，该技术具有良好的中期报告结果 [13-17]。最新的证据同样支持这一对技术要求较低的骨水泥翻修方法，在这种情况下，保留原位水泥覆盖骨质的完整性仍然是毋庸置疑的 [17]。该技术与水泥 - 水泥固定技术是相同的，除非要更换的假体不需要骨水泥来固定。这两种技术都可适用于髋臼杯失效的情况，而在这种情况下，只有取出股骨柄才能进入髋臼。尽管可以使用相同型号的较高偏心距的股骨柄，但是应用骨水泥技术是不可能达到矫正股骨的目的的，然而只要在此过程中骨水泥覆盖层没有断裂，并且使用较小的股骨柄，则可以进行轻微的矫正。

术后创伤性的假体周围骨折更常见于股骨。在温哥华分型的 A 型和 C 型骨折的治疗中，股骨柄可以保留，这种骨折并不侵犯骨质与股骨柄或骨水泥层的交界。B1 型骨折是通过存在固定良好的股骨柄来识别的，因此可以保留股骨柄。B2 型骨折（假体松动）和 B3 骨折（骨质缺损）需要在重建开始前取出股骨柄和骨水泥（如果存在）[18]。

两次及两次以上的复发性脱位表明，在医学层面需要对合适的患者进行翻修。在下列情况下，可以保留固定良好的假体部件：

- 髋臼杯的轻微错位可以通过保留髋臼杯并将内衬更换为倾斜、较高偏心距内衬或具有高边的内衬来纠正。
- 更换一个较大内径的内衬来容纳相应较大的股骨头，足以避免对线良好的假体脱位。股骨头与股骨颈直径之比的增加导致撞击的活动范围（髋臼假体颈部）以及撞击后脱位的“跳跃距离”的增加 [19]。
- 更换股骨头以提供更长的颈部长度解决了软组织张力不足的问题。
- 更换为限制性内衬（与固定良好且对线良好的髋臼杯兼容）或将限制性内衬粘贴到固定良好且直径较大但不兼容的髋臼杯中是合适的。

如果无法满足这些条件，可能需要取出 1 个或 2 个假体部件（不太常见）。

考虑到固有生物膜形成的倾向，指南对于非急性假体周围感染（即持续时间＞ 3 周）[20] 的治疗建议为取出所有假体部件，通常随后进行二期重建 [21-24]。虽然据报道称，单次或一期翻修的有效病原体清除率较低 [25]，但在特定情况下，这仍然是一个重要的选项，并且可能是最合适的选项 [26,27]。

当考虑进行髋关节翻修手术时，难治性局部感染和（或）无法挽救的大量骨缺损 [28] 会引发灾难性的担忧。在这种情况下，外科医生的医疗器械可能需要充分考虑能够施行关节旷置术的目标（例如卡塞尔或格林斯通术式 [29,30]），或使用肿瘤假体（即股骨近端置换 [31,32]）。尽管患者对这些方法的满意度各不相同，但在初次关节置换术失效后，两种方法通常都能获得可接受的结果。

其他因假体表面原因而导致的翻修包括被患者认为难以接受的异响 [35]，或者很少出现的陶瓷对陶瓷假体的破裂 [36]，这通常需要取出假体。与金属对金属假体相关的血清金属离子升高的控制是有争议的，尤其是为无症状患者翻修功能良好的髋关节的情况下 [37]。在有症状的患者中，无论是否存在所谓的假性肿瘤，都有必要取出假体部件来进行翻修。对于无症状患者，只有影像学证据表明髋臼杯定位不佳导致边缘负重（即髋臼杯不恰当外展或前倾），可建议采用相同的治疗方法 [7]。继发于股骨颈骨折的髋关节假体失效，如果不是两个假体部件都取出的话，那显然至少需要取出股骨柄，以转换为非金属对金属的假体组合。

术前计划

髋关节翻修手术中假体取出的术前计划与髋关节重建密不可分，这是一个关键步骤 [38,39]。假体取出计划中手术入路的选择应兼顾既往手术入路及形成的瘢痕、考虑到可能延长的切口或截骨术 [11]，以及选择合适的取出器械。因此，计划必须考虑初次手术时的方式和术中情况，机体对于初次植入假体的反应以及假体失效的原因。

因此，我们需要得到初次手术的相关文件和背景信息，包括假体标签上面显示的制造商、品牌、型号和产品编号。同时应了解非骨水泥假体内衬的锁定机制，并准备好拆除内衬的专用工具。准备正确的螺丝刀以及其他专门工具，包括断钉取出的工具。在股骨侧，如果是用甲基丙烯酸酯预涂的骨水泥柄，取出可能会更具挑战性，甚至需要股骨截骨术。任何多孔涂层假体的远端范围和股骨柄的几何形状发生变化的点（即干骺端与股骨柄远端相交的位置）都应当详细记录，并将其精确模板化。

最新和既往（系列）的髋关节平片（如果有的话）应包括骨盆正位、以髋关节和股骨为中心的正位以及足够长的患侧髋关节的侧位片。准确且易于验证的标准化模板标记应清晰可见，以便进行精确测量和确定尺寸 [5]。股骨远端至膝关节周围的平片我们也同样需要。Judet 位片（45° 双斜位）能够评估前柱和后柱的完整性，并可提高对任何溶骨性病变程度的评估效果 [40,41]。如果担心髂血管可能在髋臼杯的取出过程中受损，则可以进行血管造影检查，髋臼假体通常比最初认为的更接近术野。如果血管位于假体和骨质之间，腹膜后入路可能更受青睐。在翻修手术时，有关股骨远端骨水泥覆盖范围和分布的影像学检查可以指导骨凿和其他去除骨水泥器械的方向。在这方面，高质量的侧位图特别有用。MRI 可以显示不含钡剂的骨水泥，而 CT 可以提供更精确的三维骨缺损图像 [42]。目前确定骨水泥和非骨水泥假体松动的放射学标准 [43-45] 已另作发表，超出了本章的范围。

术前应做好可扩大显露、截骨 [46-48] 或皮质骨开窗 [49-53] 的准备，并提供所有合适的器械。在正位 X 线片上测量的 ETO[46-48] 的模板长度应确保断裂的股骨柄碎片、股骨柄多孔涂层或残留的骨水泥可从可靠且重复的标志处很容易地取出。并能在术中验证假体取出的术前计划与股骨重建的计划密不可分。股骨柄长度应该越过截骨远端一段合适的距离，通常被认为是至少两个骨干直径，且理想地保持与峡部压配。如果术中情况要求改变初始计划，最佳的手术方案还将包括一系列应急选项的术前计划。

对于特殊的原位股骨柄或其一部分（组合柄或组合式中心与远端非骨水泥柄连接）来说，提供特定的匹配（专有）取出器通常非常有用。如果对特定的股骨柄设计不熟悉，对于外科医生来说，谨慎的做法是直接联系制造商 / 供应商，以获得特定假体的取出说明，并确保在手术时可以获得所需的手术器械。

技术介绍

在明确了解适应证和制订术前计划后，可以考虑手术入路、髋臼杯取出和股骨柄取出这一系列问题。

手术入路

在翻修过程中手术入路的目的是充分暴露髋关节、保留骨质、保持软组织和关键区域结构完整性、维持血液供应。该手术入路应当保证足够的假体暴露，从而安全取出假体，充分了解相关的关键骨缺损，以及需要可视化的神经血管结构 [54]。这种充分暴露使我们在假体取出过程中最大限度地保存了完整的宿主骨。计划中足够长的可延伸切口或可修复的截骨术要优于计划外的医源性皮质骨破裂或假体周围骨折 [55]。在不影响手术暴露的情况下使用先前愈合的切口，可最大限度地减少额外的瘢痕组织。最后，避免骨的血供中断是至关重要的，特别是在化脓的情况下，死骨会成为持续感染的病灶。

手术入路的选择取决于假体设计、固定方式，初次手术的方式，骨缺损的程度以及翻修的指征。良好的周边暴露能使我们去评估所取出的髋臼杯是骨水泥型还是非骨水泥型 [54]。如果要移除重建笼或金属垫块（或计划使用这些部件），或者如果需要评估（或重建）外上侧部位或后柱缺损，则需要更广泛地暴露髂骨的外侧壁。如果需要移除固定良好的股骨侧骨水泥涂层，ETO[46-48] 或皮质骨开窗 [49-53] 可能会显著提高可视性，尤其是股骨远端的长柱型骨水泥。通常认为 ETO 是移除预涂有甲基丙烯酸酯的水泥柄所必需的。假体与骨水泥结合牢固，通常从上面安全取出股骨柄难以实现。组合型非骨水泥股骨柄也存在类似的问题，熟悉其设计规格和几何形状仍然很重要。了解多孔涂层杯的范围和位置、假体的模块性（以及解偶联机制）、股骨颈的位置以及干骺端关节与股骨柄远端连接的水平，将确保正确的手术入路选择。股骨近端的内翻重建（图 90.1）在股骨柄慢性松动时更为常见，这使得在保证股骨完整性的前提下取出股骨柄难度增加，并可能会不得已施行截骨术 [11]。取出折断的股骨柄，无论是否为骨水泥固定，同样是一个棘手的难题，通常需要进行 ETO [46-48] 或皮质骨开窗 [49-53]。

原始的切口、浅层和深层解剖以及先前的翻修手术都应考虑在内。在翻修时，应尽可能使用以前的切口，以避免形成不必要的“铁轨切口”以及经常被忽视的伤口坏死风险。若皮肤比较松弛，只要能获得正确的筋膜切口，那么可允许使用非最佳位置的切口。通过以前的显露切口进行深度解剖通常是最好的方法。未愈合的大转子能够提供一个进入髋关节的确切入路，对于切口愈合不良的患者，经臀肌入路也可能是一种适当的尝试。对于臀肌裂隙的患者，是否应该经臀肌入路 [56] 并在翻修结束时修复，或者是否应该使用后入路 [57,58] 并忽略臀肌缺损，这仍存在一些争议。在许多情况下，如果经臀肌间隙入路能够提供足够的暴露视野，并且在手术结束时修复臀肌裂隙，那么首选的方法仍是经臀肌间隙入路。如若不然，则选

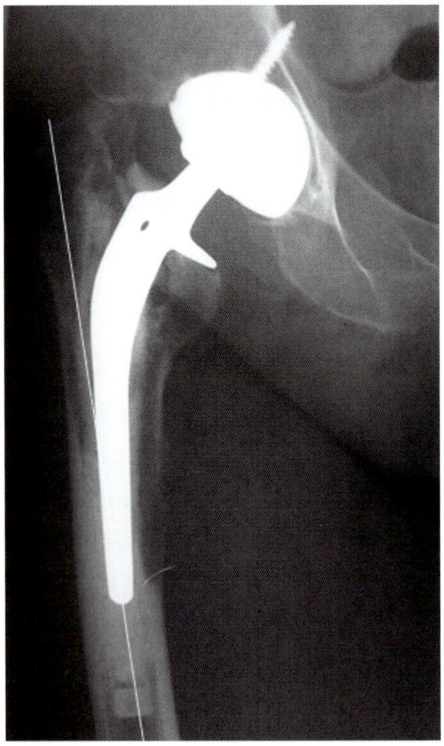

• **图 90.1** 正位 X 线片显示了伴有严重骨质溶解而进行的内翻重建

择后入路 [57-59]。在慢性化脓性感染的情况下，通常理想的情况是完全切除初次手术的全层感染窦道。在当前情况下，尽管直接前入路在翻修手术中的应用仍存在争议，但对其细微差别的正确认识变得越来越重要 [60,61]。

所有关于手术入路选择的因素都需要与主要目标平衡，即在假体取出过程中尽可能保留骨质，并提高切口愈合的可能性。因此，施行关节翻修术的外科医生不仅需要掌握标准的前外侧入路 [56,62-67]、后入路 [57,58] 和经大转子入路 [68,69]，还需要掌握目前流行的直接前入路（DAA）[70,71] 以及经典的可延长切口入路、截骨术和其他专门的视野显露方式 [46-53,72-74]，以获得抵达髋臼和股骨假体的途径。

髋臼

取出骨水泥型或非骨水泥型髋臼杯需要充分显露周围结构，同时确保保留健康完整的宿主骨 [54]。

骨水泥型髋臼杯的取出

操作的目的是从底层的聚甲基丙烯酸甲酯（PMMA）骨水泥中使牢固固定的髋臼杯松动。公认的几种方法如下：

- 在髋臼杯与骨水泥的交界面处小心地插入弯骨凿，并沿着交界面向中间轻敲，直到取出髋臼杯，这样髋臼杯 - 骨水泥的交界面就被破坏了。可以敲碎髋臼杯边缘的水泥涂层使其变薄，以便为骨凿的插入留出空间。
- 聚乙烯衬垫可以利用髋臼铰刀使其变薄 [75,76]。当它变得足够薄时，聚乙烯的刚性降低，一旦足够柔软，通常可以从水泥罩中取出。
- 可以在聚乙烯上的垫片上钻一个孔，以容纳一个可以拆卸和取出髋臼杯的螺纹提取器。
- 有报道使用一种气动冲击扳手，其向假体 - 水泥 - 骨界面重复施加扭转剪切力 [77]。然而，这种技术并未受到青睐。
- 高速钻头可用于切割聚乙烯垫片，使碎片能够被逐片取出。

然后使用分离水泥的骨凿以“零敲碎打”的方式去除水泥。在初次置换手术中填塞在孔洞中的骨水泥，也能够用骨凿切割并挖出。仅在感染、因水泥刺激膀胱而继发排尿困难以及女性患者性交困难的情况下，才需要取出大量的骨盆内的骨水泥。在大多数情况下，当骨盆内骨水泥位于手术区域之外时并没有什么影响，我们认为它的存在不会影响最终的重建。如果计划要取出骨水泥，则需要进行盆腔造影以进行术前评估，并且可以在普外科或血管外科同事的帮助下采用腹膜后入路施行手术 [78-80]。因此，通过充分的术前准备和手术视野显露，髋臼杯和骨水泥可以在直视下安全取出，同时最大限度地保留完整的宿主骨。重点关注从手术区清除所有先前的假体颗粒物质（即骨水泥、聚乙烯碎片或金属碎片），这对于降低感染风险和假体磨损至关重要 [81]。

牢固固定的非骨水泥型髋臼杯的取出

取出牢固固定的非骨水泥型髋臼杯时，保证最佳的骨存量可能更具挑战性 [6]。取出内衬才能显露固定髋臼杯的螺钉，或者根据设计，能够清楚地显示骨 - 假体的交界面。如果之前没有使用过髋臼螺钉，或者螺钉已经断裂，那么可以留在原位不取。在特定情况下，以下几种公认的方法之一可适用于取出内衬：

- 制造商特殊设计的假体可能需要专用工具来解除锁定机制。
- 可以在内衬的突出边缘和髋臼杯之间插入一个杠杆，例如非常小的骨凿。任何杠杆都必须避免压着宿主骨旋转，否则可能导致医源性骨折。一旦衬垫被撬动，可以用咬骨钳将其取出。

- 可以在聚乙烯衬垫上钻一个孔，以容纳一个较大的髋臼螺钉（6.5 mm），当该螺钉前进并抵靠金属杯时，通常会有效地撬起内衬。
- 可以连续使用髋臼铰刀将内衬变薄，然后很容易地将柔软的剩余部分取出。
- 可以用高速钻头将内衬分割成三角形，然后逐段取出。这是必要的，以便进入锁环进行分割或取出。

拆除牢固固定的髋臼杯时，必须非常小心。目前首选的移除半球形髋臼杯的技术是使用短弯曲和长弯曲的刀片使髋臼杯与骨的接触面松动。特制用于髋臼杯外径的弯曲刀片连接到旋转手柄装置上（例如，髋臼杯取出系统；Zimmer，Warsaw，IN），其适当尺寸的球头位于聚乙烯衬垫的中心（图 90.2）[82]。如果髋臼杯是通过原位螺钉固定的，则首先取出内衬和螺钉，然后更换内衬以便于髋臼杯的释放。如果内衬严重磨损变形，可以将其旋转 180°，将磨损的部分放置在下方，或者可以插入适当尺寸的试模，使装置居中[83]。依次使用两个刀片。第一个是用于打开假体和宿主骨之间的表面界面的短刀片（图 90.2A）。第二个是一个薄的全半径刀片，用于将假体从宿主骨中完全取出，最大限度地减少髋臼骨的丢失（图 90.2B）。当使用这种带刀片的提取装置时，必须小心翼翼以确保它们保持在原位内衬的中心，并具有受控的、指向中间的压力，从而将不必要的过度丢失的骨量风险降至最低。一篇已发表的文章提到，在 31 个使用这种技术的手术中，取出髋臼杯的时间不超过 5 min；在重建过程中，要取出髋臼杯的直径和最终铰刀的直径之间的中值差为 4 mm。这反映了骨损失量并不比刀片的厚度要多。在所有病例中，我们一致发现，取出的髋臼杯中除了向杯内生长的骨，是没有宿主骨的[82]。最近，另一家制造商推出了利用该技术的电动版本（EZout Powered Acetabular Revision System；Stryker，Kalamazoo，MI）。原则上，EZout 除了该设备连接到能够围绕髋臼杯旋转刀片的气动钻头以外，其他与前面描述的手动版相同（图 90.3）。

随着时间的推移，其他几种先前描述的技术已经不再受欢迎：

- 使用传统的弯曲骨凿松动髋臼的技术（图 90.4）有可能出现控制不良而导致额外的骨量损失。
- 气动冲击扳手可用于向假体 - 骨界面方面加持续的扭转剪切力。如前所述，这种技术极有可能造成医源性骨量损失，因此极大地限制了这一工具的使用[77]。
- 一种成角的冲击钻头可以通过髋臼杯中上的 3～4 mm 的锁孔向上撞击髋臼假体。冲头向骨 - 假体交界面施加力，目的是使髋臼杯松动。虽然在最初的 35 例病例中没有出现相关的并发症，但使用这种技术，不受控制的宿主骨量丢失仍然是一个令人深思的问题[84]。
- 应用可弯曲的电动摆锯使髋臼杯松动，而不会损伤内侧壁支撑。然而，如果使用时不小心，可能会发生过度的骨破坏，并且可能难以安全接近基于内侧壁稳定的假体 - 宿主骨的连接点[85]。
- 钻头可以通过髂骨高点上的切口进入，并沿着髋臼的前上部推进。使用锤子击打以弹出髋臼杯。在一项包含 20 例患者的研究中，10 min 内可完成髋臼杯的取出，仅存在 1 例术中发生骨折[86]。
- 可以用金属切割器切割髋臼杯，然后零碎取出[87]。这样做既浪费时间，风险又很高，并且有可能将金属碎屑带到翻修后的髋关节中，从而增加聚乙烯磨损的风险。
- 有一种不大常见的假体，即髋臼杯有一个锥形的螺钉内锁设计，曾经在欧洲流行。我们可从制造商那里获得一个可插入的轮辋锁定扭矩扳手，也可用于取出髋臼杯。如果没有，那么将需要应用前面所述的一种或多种技术。

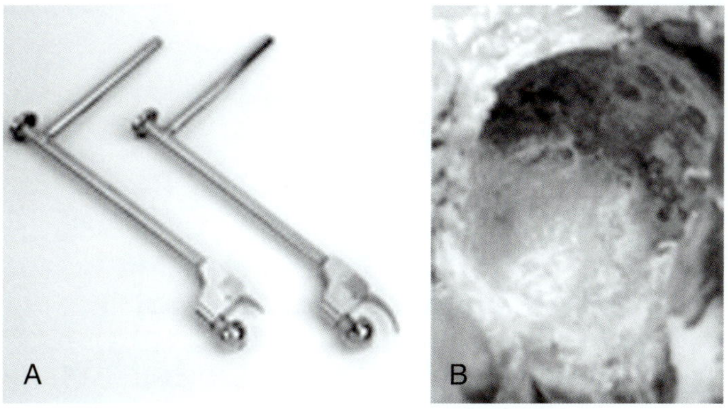

• **图 90.2**　轻薄、坚硬、特定尺寸的弯曲刀片，与要取出的髋臼杯的外径相匹配。（A）短刀片用于打开髋臼杯外围的接触面。长刀片用于取出髋臼杯（B），实现骨最少的损失量（引自 Mitchell PA，Masri BA，Garbuz DS，et al. Removal of well-fixed，cementless，acetabular components in revision hip arthroplasty. J Bone Joint Surg Br. 2003；85：949-952.）

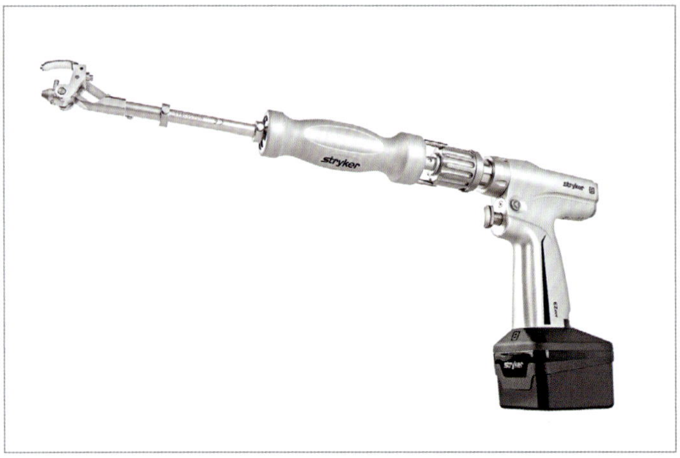

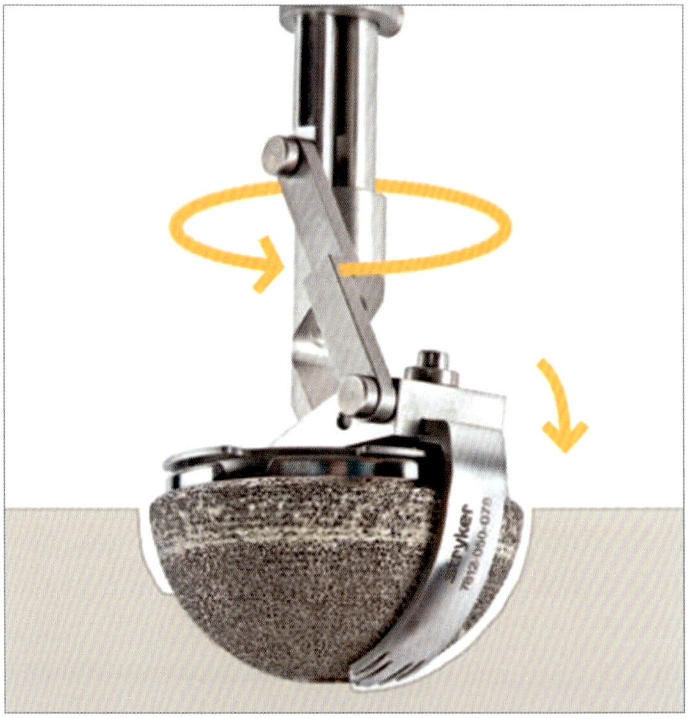

• 图 90.3 Stryker 的 EZout 动力髋臼翻修系统（Kalamazoo，MI）用于动力提取非骨水泥型髋臼杯

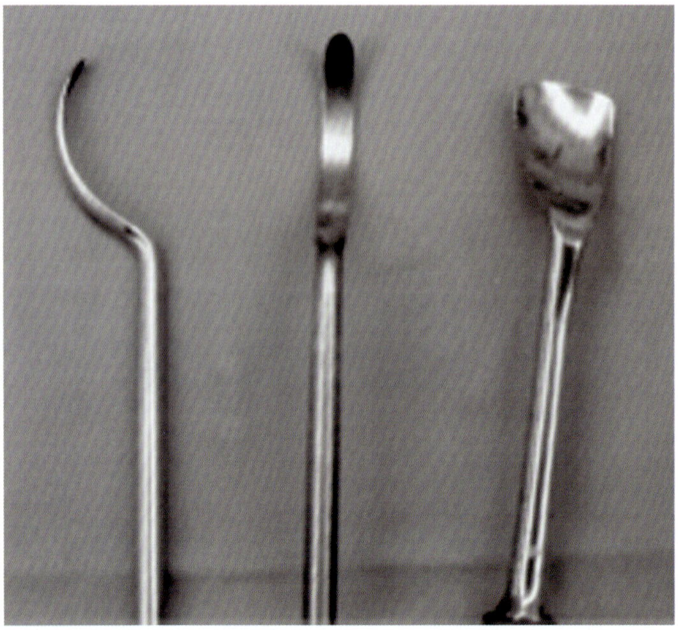

• 图 90.4 用于取出非骨水泥型髋臼杯的传统弯曲骨凿

金属对金属非骨水泥型髋臼假体的取出

在 21 世纪中后期，国际上对于此类假体的热情达到顶峰后[88]由于其居高不下的早期失效率，使人们不再热衷于此[89]。现在，在翻修手术中会遇到越来越多的非组合式金属髋臼假体。虽然免疫调节性的炎性假瘤的形成是关键和公认的诱因[90]，但这种假体接触面失效的机制并不是完全清楚[37]。当确定需要对这种坚硬的髋臼假体进行翻修时，有时术中可能会发现它是纤维性固定的。在 6 点钟的位置上，用一个垂直指向髋臼窝下方边缘的钻头进行几次击打，有时会使髋臼杯弹出，这在某些没有实现足够的刚性稳定的骨内生长的假体设计中是有效的，尤其适合非半球形髋臼杯。或者可以优选短刀片和长刀片取出牢固固定的非骨水泥型髋臼杯，即用它使骨 - 假体交界面松动（例如，髋臼杯取出系统）。可尝试应用双极头[91]、内衬[83]或适当外径的聚乙烯髋臼杯试模（具有光滑的背面）[92]，置于髋臼中心，使得假体能够安全取出。

股骨

成功取出牢固固定的股骨柄取决于手术视野的充分显露，以实现股骨近端足够的活动度、髋关节脱位和假体取出，同时避免术中骨折的发生。手术通常首选可延长切口的后入路，如有需要，可制定 ETO 术前应急计划。如果大转子位于髓腔之上，则在取出股骨柄的过程中存在转子间骨折的倾向，在这种情况下，试图取出股骨柄之前，其近端的骨质、软组织和骨水泥必须完全清除。然后尝试从髓腔中将股骨柄直线取出。

牢固固定的水泥柄的取出

骨水泥柄的表面可以是光滑的、粗糙的，或者预涂有甲基丙烯酸酯的，这依次增加其与水泥覆盖层的结合强度[93]。一旦股骨柄近端的水泥得以清除，那么使用提取器通常可以很容易地取出光滑的或仅具有轻微纹理的股骨柄。然而，非常粗糙或预涂层的股骨柄可能无法仅用提取器安全取出，需要利用其他技术（稍后讨论）。适用于任何情况的基本原则是：先取出股骨柄，然后清理水泥覆盖层。在任何时候，都必须小心处理位于髓腔近端的大转子——逐渐清理出假体的直线出口——以降低医源性骨折的可能性。

如果用合适的提取装置不能取出骨水泥柄[94]，可以使用轻薄、灵活的骨凿、骨水泥去除器和非常窄的（类似延伸的铅笔尖）高速钻的组合使骨水泥与柄分离。ETO 可以使柄 - 水泥界面得以安全暴露[46]，其计划长度取决于对股骨柄表面粗糙区域或涂有甲基丙烯酸酯区域的了解。如果只有干骺端部分被预涂或较为粗糙，截骨可能只需要延伸到干骺端下方的一点。可用狭长的铅笔尖样钻头从股骨柄 - 水泥界面移除水泥，从而使柄松动。然后应用股骨柄提取器把柄从剩余的水泥涂层中取出。然而，如果柄的底端较为粗糙或有预涂层水泥，则必须将 ETO 延长至底端以下，这样可以在更广的视野进行相同的操作，以取出整个柄。整个过程需要耐心、细致，掌握系统的方法，这样才能将假体从原位水泥套中剥离。

在取出股骨柄后，可以使用长而薄的骨凿、反向切割钩、钻头、钩丝、专门设计的高速钻和超声波工具的组合来移除结合良好的骨水泥[95]。通常，PMMA 骨水泥比皮质骨要弱一些，其结构性张力弱于抗压力——水泥清除器械的设计开发正是依靠这种特性（图 90.5）。如果足够小心，通常可以用这些器械从完整的股骨上移除所有的骨水泥，并且对宿主骨造成最小的损伤。然而，这通常是翻修过程中最耗时的部分，可能会显著增加术中失血量、手术时间，提升围术期的发病率。因此，需要谨慎的技术来避免计划外的皮质骨穿孔，这可能使 4.4% 的病例的手术过程变得复杂化[16]，而股骨骨折最常见于水泥移除期间[96]。一旦股骨近端的水泥被移除，将钻头导向器与匹配股骨髓腔的中置器相连[97]，然后使用钻头来穿透水泥塞，便于使用各种钩丝将远端的骨水泥塞，以逆行的方式小心地取出（图 90.6）。如果塞子附近有一长串水泥，最好连续重复这个过程，而不要冒险进行皮质骨打孔。残留的骨水泥或水泥限制器通常可以用适当尺寸的反向挂钩移除。橄榄尖导丝通常可以有效地用作触角，以确保皮层没有被破坏。髓内光源装置或内镜的使用通常可以直接检查以确保足够的残余

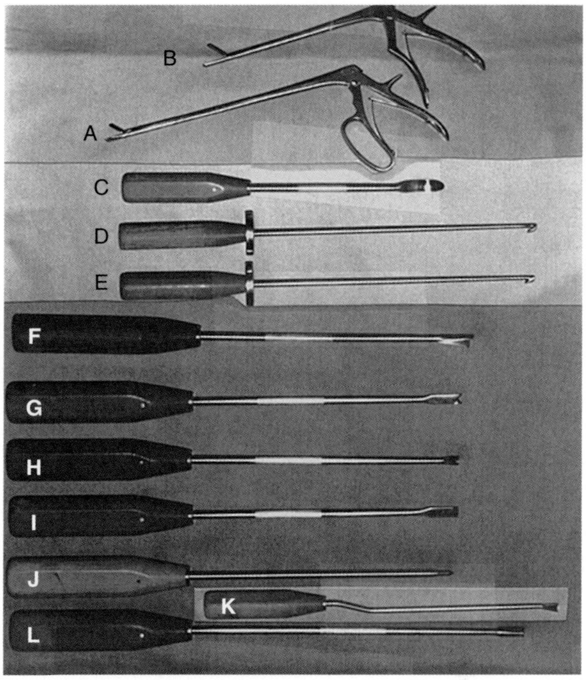

• **图 90.5**　骨水泥清除器械。（A、B）长、短骨水泥抓取器。（C）髋臼凿，用于从骨水泥罩中取出聚乙烯髋臼杯。（D、E）反向切割钩。（F）T 型骨凿，用于松动、粉碎和逐块去除骨水泥。（G、L）骨水泥分离器。（H、I）骨水泥铲，用于分离松动骨水泥。（J）硬质合金钻头，用于从骨水泥罩内取出股骨柄。（K）成角的 T 型骨凿（引自 Masri BA, Mitchell PA, Duncan CP. Removal of solidly fixed implants during revision hip and knee arthroplasty. J Am Acad Orthop Surg. 2005;13:18-27.）

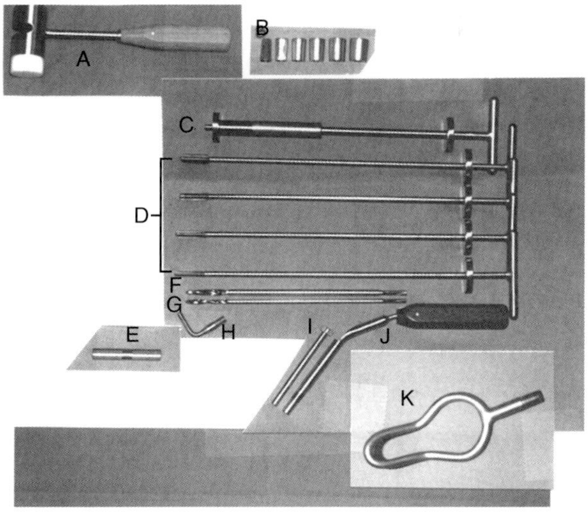

• **图 90.6**　用于取出股骨柄和骨水泥塞的器械。股骨柄取出器系统用于取出固定良好的股骨柄。（A）板锤。移除近端骨水泥后，逆行拔出骨水泥塞。（B）钻头导向中置器（与股骨髓腔直径相等）。（C）手柄。（D）水泥塞钻，用于探查并逆行取出水泥塞。（E）组装工具。（F、G）水泥塞钻头。（H）组装工具。（I、J）钻头导向器。（K）打拔器（用于整体式股骨柄）。（引自 Masri BA, Mitchell PA，Duncan CP. Removal of solidly fixed implants during revision hip and knee arthroplasty. J Am Acad Orthop Surg. 2005；13：18-27.）

间距[98]。

或者，如果所使用的钩丝不能与骨水泥接合，则可以完全钻穿塞子，并穿过导丝。可以通过术中透视可靠地确认髓内位置，并且水泥塞可以依靠导丝逐步铰出。当足够宽时，反向挂钩可以通过，用于去除剩余的水泥。Gray 提出了该技术的一种改进版本[99]，采用模块化手动工具和空心扩孔器械，最大限度地提高了水泥清除的安全性和效率。股骨远端峡部的水泥柱不能用逆行水泥塞提取技术安全取出。在非感染性病例中，有时可以有意地将骨水泥向远端移位，然后通过精心设计和实施的皮质骨窗口取出，或者通过 ETO 取出。

如果移除近端骨水泥不需要应用 ETO 技术，那么股骨皮质骨开窗[49-53]或控制性皮质骨穿孔技术[100]可以提高手术视野的可视性，从而移除远端骨水泥。头灯、手持灯或内镜器械再次证明有助于提高视野可见度[101,102]。如前所述，术中透视也能起到积极的作用。

可以使用频率大于 16 kHz 的高能超声波仪器，直接将超声波传送到骨水泥套，从而使骨水泥加热进而熔化[103,104]。由于骨水泥在 1 mm 范围内保持 200℃的高温度梯度，因此对相邻骨的损伤最小。然而，热量仍会释放，使用超声波仪器超过 10 s 后，会导致 50 μm 深度的骨坏死。建议在使用过程中进行冲洗，以最大限度地减少宿主骨损伤，但这种 50 μm 浅表的热坏死深度可与使用第三代水泥技术对 PMMA 进行放热聚合后发现的 500 μm 坏死深度形成鲜明对比[103-107]。大多数商用超声波探头在与皮质骨接触时能够发出听得见的高音。设计用于这种超声设备的模块化探头包括用于水泥穿孔、开槽和刮擦的尖端；一个沿圆周方向切割水泥的“L”形探头和螺旋尖端装置，该装置允许插入到远端水泥塞中，便于通过反向钩丝控制拔出。目前，使用这种装置会给手术过程增加相当多的时间，并且会产生固有的额外费用。

在一项对 90 例使用高能超声的股骨翻修病例的研究中，8 例（9%）出现浅表骨烧伤，只有 1 例股骨干穿孔（1%）[103]。体外研究表明，当股骨皮质厚度为 3 mm 或以上时，发生穿孔的可能性极低。当皮质厚度小于 2 mm 时，则可能会出现穿孔，但通常需要比用于移除骨水泥的超声波负载大 3～6 倍才有可能出现[108]。Fletcher 和同事发现[109]，利用超声波移除骨水泥有助于缩短 ETO 长度（以及随后植入较短的翻修假体），并且会降低皮质骨开窗的概率[104]。在广泛的使用过程中，高频超声波尽管耗时，但现在仍被认为是一种安全有效的移除骨水泥的方法。

包括碎石术和激光技术在内的新式方法，也能够破坏骨 - 水泥交界面，实现简单的骨水泥去除，但这两种技术目前并不被认为是主流的。

近端涂层非骨水泥型股骨柄的取出

近端涂层非水泥型股骨柄通过初始压配获得基本稳定性，这有助于后续干骺端骨通过多孔或羟基磷灰石近端涂层向内或向其上生长。这种股骨柄不是为了促进骨干的生长而设计的，尽管在股骨柄翻修时偶尔会看到这种情况。当然，股骨柄粗糙或有凹槽的远端部分都可能导致骨质增生。如果出现远端骨质生长，若要清除，则可能需要类似于清除大面积多孔涂层柄的技术。

随着时间的推移，近端涂层的非水泥型股骨柄可以固定得相当结实；因此不应低估清除它们所带来的挑战。优选的去除方法包括使用锋利、灵活的骨凿（图 90.7）或轻薄的高速钻，可控的破坏干骺端骨生长。通过在股骨柄 - 骨界面上施加剪切力，反复使用股骨柄提取器[94]取出股骨柄，从而避免了长时间使用骨凿和钻头对股骨造成的不必要损伤。适配良好的股骨柄提取器能够最大限度地提高有效力的传递和成功拆卸的机会。在某些情况下，较短的 ETO 切口可以帮助我们有效地进入内生区域。然后可以将 Gigli 锯放在中间，用于剥离假体，前提是没有构成阻碍的内侧颈领，或者颈领已经用金属切割钻头完全取出。鉴于目前锥形柄的设计外形，当股骨柄的肩部被剥离时，必须非常小心，不要导致股骨外侧皮质穿孔。

全涂层非骨水泥型股骨柄的取出

移除一个牢固固定的全涂层股骨柄非常耗时，并有可能导致大面积的股骨损伤。该手术应使用多种器械，包括宽骨刀、软骨刀、Gigli 锯、高速金属切割钻、柔性和刚性克氏针以及多种直径比要取出的股骨柄大 0.5 mm 的环钻。若股骨柄在原位，则可以进行 ETO。截骨水平的确定取决于股骨柄和翻修柄的长度，这应在术前形成准确的模板。如果要移除的股骨柄相对较短，那么可以使用在现有股骨柄底端水平以下能提供满意固定的翻修柄，截骨在原位股骨柄底端水平处进行[110]。结合使用窄锯片、细铅笔尖高速钻和软骨刀，将截骨碎片从股骨柄上去除，然后以标准方式活动。在此基础上加上 Gigli 锯，可以将股骨柄

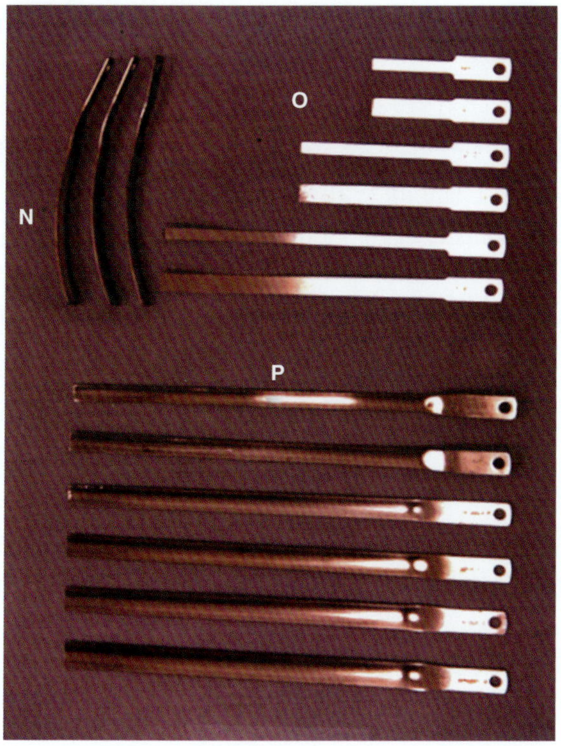

• **图 90.7**　用于破坏近端涂层的非骨水泥型股骨柄干骺端骨界面的灵活的薄骨凿。这些骨凿的几何形状与股骨柄相匹配。(O、P) 用于股骨柄前、后表面的直骨凿。(N) 用于骨股柄内侧和肩部的弧形骨凿 (引自 Masri BA, Mitchell PA, Duncan CP. Removal of solidly fixed implants during revision hip and knee arthroplasty. J Am Acad Orthop Surg. 2005;13:18-27.)

从下面松动的股骨上取出。

当需要取出一个长的初次置换或翻修股骨柄时，不能在股骨柄尖的水平上进行 ETO，因为这样做可能会严重影响后续翻修假体的固定。在这种情况下，截骨应在计划的水平进行以便在假体取出后能在一个令人满意的位置重建。然后按上述方法移除截骨碎片，显露出下面的股骨柄，用高速金属切割锯将假体柄切成几段。此步骤很耗时，需要准备几个新锯片，尤其是在切割钴铬合金股骨柄的时候，需要一些耐心。为了减少局部热坏死效应，要谨慎进行术区冲洗。切割股骨柄时，必须非常小心，以避免在骨柄切口处意外划伤或切到骨组织。一旦假体柄被分割成几段，就可以利用 Gigli 锯将股骨柄从远端向近端滑动，最后取出股骨柄。然后使用环锯从近端向远端推进，使假体远端部分松动（图 90.8A）。如前所述，在手术计划阶段，就应该知道股骨柄的确切尺寸。使用比标准股骨柄直径大 0.5 mm 的环钻。如果股骨柄不是圆柱形的，截骨和随后的分割应该在宽阔的近端部分过渡到圆柱形的远端部分的位置进行（图 90.8B）。需要记住的是，准备一个环锯远远不够，但在一套用来取出这些股骨柄的工具中，大多只有一个无菌环锯。强烈建议外科医生术前准确确定所需的尺寸，并提前准备多个无菌环锯（通常为 5～6 个）。同样，考虑到 Gigli 锯片在切割多孔涂层柄时易于卡锯和断裂，所以最好多准备几个。另一种分离锥形凹槽钛合金股骨柄的方法是使用长克氏针在不同凹槽之间连续通过，或者在高速钻头上装备长铅笔尖样钻，以同样的方式取出股骨柄。一旦股骨柄被剥离，就可以进行刮擦，如果柄较短的话，就可以从顶部取出。如果柄很长，股骨柄需要切割的话，可以用顶棒敲出远端的碎片。

结合长皮质骨开窗的弧形微型矢状摆锯技术，用来取出固定良好的假体柄已有报道 [111]。首先使用长直的微型矢状锯片或薄骨刀来使近端柄 - 骨界面松动。纵向皮质开窗，能够使锯片或骨刀顺利到达多孔涂层的远端。骨窗大小尽可能在相应水平与股骨柄一样宽，同样，对原位股骨柄几何形状的全面理解至关重要。然后将锯片的远端部分，手动弯成与股骨柄远端曲率相匹配的圆弧，在股骨柄和周围的骨之间逐渐

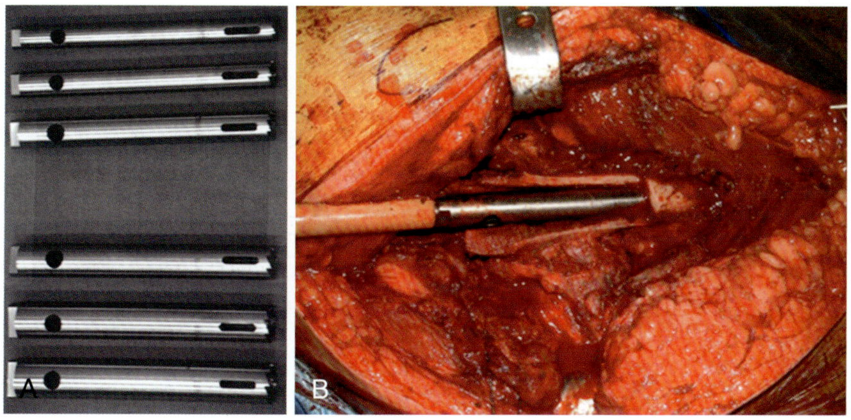

• **图 90.8**　(A) 用于移除全涂层多孔股骨柄圆柱部分的环锯。(B) ETO 可以暴露、切开股骨柄并移除干骺端部分。使用比现有股骨柄大 0.5 mm 的环锯移除固定良好的远端部分 (引自 Masri BA, Mitchell PA, Duncan CP. Removal of solidly fixed implants during revision hip and knee arthroplasty. J Am Acad Orthop Surg. 2005;13:18-27.)

前进。最后，使用提取器将松动的股骨柄取出。

折断股骨柄的取出

断裂的非骨水泥型股骨柄总是牢固地固定在远端，这给取出带来了很大的挑战。取出这种类型的假体通常需要应用与取出全涂层长柄一样的技术。这类股骨柄通常在宽阔柄近端和圆柱形远端之间的过渡区断裂。在股骨柄断裂水平应用 ETO 技术，使用环锯取出固定良好的远端股骨柄部分[112]（图 90.8B）。同样，可以使用类似的技术取出断裂的骨水泥柄，但是截骨必须延伸到断裂的远端，以便在取出股骨柄后就可以移除骨水泥。然后使用高速钻头去除股骨柄周围的水泥，用金属切割锯在股骨柄上划出一小槽，然后用硬质合金冲头将折断股骨柄从股骨上敲出。当不进行 ETO 时，可应用类似的方法：皮质骨开窗[113]或控制性打孔技术[100]。可以通过股骨前侧开孔，使得股骨柄形成凹痕，然后用硬质合金冲头敲出骨柄。这可能需要多个凹槽；因此这项技术被公认为极具挑战性。

术后管理

就像假体取出计划不能脱离髋关节重建计划，同样，与假体取出技术相关的术后管理不能另当别论。接受股骨 ETO 技术、皮质骨开窗或控制性打孔技术的患者通常需要在术后部分负重 6～12 周，以促进骨的早期愈合。

未来的展望

- 假体工程、设计和材料科学的不断进步，使得界面表面摩擦性能和假体的固定能力得以提升。尽管这些因素有望提高初次置换和翻修假体的寿命，但当需要取出时，它们不可避免地会对假体取出技术提出挑战。
- 在假体取出时秉承近代骨科著作和本章总结的基本原则，从而最大限度地保留骨量，是至关重要的。
- 成功的术前计划需要考虑既往的手术入路、假体的设计及其固定方式、宿主对其反应以及公认的假体植入失败的原因。选择和规划合适的髋关节入路，包括延长切口显露或截骨术，确保使用合适的器械、精湛的技术安全取出假体。
- 假体取出的规划和技术与髋关节重建密切相关。
- 虽然当代的垫块和高摩擦力的多孔杯继续推动髋关节置换术的发展，但是，假体取出后最大限度保留骨量的经典原则将为髋关节的成功重建提供最佳基础。

（参考文献参见书末二维码）

第 91 章

假体固定良好的全髋关节置换术的周围骨溶解

JAMES I. HUDDLESTON III, WILLIAM J. MALONEY
(赵耀 译 刘建国 审校)

关键点

- 使用非骨水泥髋臼杯的患者出现骨盆溶骨性缺损且在 3~6 个月内不断进展是手术治疗的一个适应证。当聚乙烯内衬磨损严重时再采取措施已经错过了最佳治疗时机，因为在股骨头磨损穿过聚乙烯内衬和影响髋臼杯前进行干预才是最佳时机。
- 决定固定良好的髋臼杯是否应该保留的关键因素包括内衬的可更换性、骨结合程度、髋臼杯的位置和固定界面的分型［如二维（骨长上）与三维（骨长入）］。
- 在股骨骨溶解的情况下手术治疗的适应证包括骨溶解持续加重、股骨干骨溶解、即将发生骨折和疼痛。
- 决定固定良好的股骨假体是否应该保留的关键因素包括骨结合程度、损伤位置以及股骨头假体的可更换性。
- 虽然很明显，在特定的情况下，假体的保留和取出是合适的，但如果不符合本章概述的严格标准，外科医生应当降低翻修的门槛。

引言

假体周围骨溶解导致的无菌性松动是全髋关节置换术（THA）后期失效的常见原因。2006 年美国 51 345 个髋关节置换术中 24.7% 的髋关节翻修是因机械性松动和接触界面磨损 [1]。尽管松动和骨溶解仍导致需要翻修手术，但高交联聚乙烯内衬的使用对翻修手术产生了巨大的影响。这种影响在澳大利亚关节注册系统发表的工作记录中得到了很好的体现。在 16 年中，使用常规聚乙烯内衬的患者初次 THA 的累计翻修率为 11.7%，而使用高交联聚乙烯的患者的累计翻修率仅为 6.2%[2]。在本章中，我们提供了在假体固定良好的情况下处理假体周围骨溶解的治疗策略。

骨溶解最初由 Harris 及其团队在 1976 年描述 [3]。在那时，骨溶解被认为是"骨水泥疾病" [3-5]。起初观察到骨溶解发生在骨水泥型股骨侧假体周围，后来在骨水泥型髋臼杯的周围发现骨溶解，并且导致假体无菌性松动。为解决骨水泥型髋臼杯固定后失效的问题，非骨水泥型髋臼杯被设计并使用。但一段时间后，在非骨水泥型假体周围也发现了骨溶解。并且在骨水泥型和非骨水泥型假体周围出现相类似的组织学改变 [6,7]。目前大多学者认为，骨溶解最常见的原因是由于关节面中颗粒状磨损碎屑引发的生物反应 [6-9]。

在骨水泥型和非骨水泥型假体的骨溶解中其自然病史是不同的。在骨水泥型假体中 [10-13]，骨溶解累及了骨 - 水泥界面而导致典型的无菌性松动。在这种情况下，外科干预方法包括依据骨量丢失的严重性和患者的症状选择时机进行整个假体的翻修。在非骨水泥型固定中，骨溶解通常累及假体周围骨组织，即使有大量的骨丢失，假体仍呈骨结合状态。在这种情况下，推荐整个假体和承重摩擦界面翻修且去除溶骨性肉芽组织以及骨移植。

适应证

骨水泥型髋臼假体周围出现骨溶解的患者常伴有疼痛。这些患者骨溶解的影像学表现往往涉及整个骨 - 水泥界面间的不断进展的透亮带。当涉及整个骨水泥界面时，髋臼杯就松动了。透亮带阻止骨结合，此时没有任何实用的手术防治措施。疼痛是这些患者手术治疗的适应证，干预时机应该与症状相一致；伴有骨水泥髋臼杯松动的患者自述仅有轻微的疼痛，这并不是立即采取外科手术干预的指征。

手术治疗非骨水泥型髋臼假体周围骨溶解的指证并不好定义。髋臼杯松动的患者常伴有疼痛，因此翻修的适应证是比较明确的。而在髋臼杯固定良好时进行手术干预的时机的选择仍存在争议。在这种情况下，患者往往无疼痛，而争论的焦点则围绕在是否给无症状患者进行手术 [14]。髋臼杯小部分的骨结合仍能保持髋臼杯良好固定，虽然缺损的区域在扩大，但患者仍无疼痛 [15,16]。通常，多数专家赞成骨溶解发生且持续进展超过 3～6 个月是手术治疗的适应证，出现严重的聚乙烯内衬磨损说明治疗时机偏晚，因为在股骨头磨穿聚乙烯内衬并影响髋臼杯前进行干预是最佳时机，股骨头磨穿内衬则需尽早手术治疗，因为这种情况下破碎的金属和聚乙烯颗粒会引发强烈的局部炎症反应。

制订手术治疗计划时，必须考虑到 X 线片可能会低估骨溶解的程度 [12,15,17-22]。除了标准的骨盆正位、髋关节正位、穿桌侧位，Judet 位（闭孔和髂骨 45° 斜位）通常能够提供前后柱损伤程度的信息。去金属伪影螺旋 CT 通常能提供最精确的骨溶解范围的解剖信息 [20,22,25]。

除非患者股骨段骨溶解伴有股骨假体松动，大多数情况下患者是无症状的，直至即将出现骨折或广泛的滑膜炎症。当在髋臼侧时，外科手术干预存在争议。在股骨段骨溶解的情况下采取手术干预的适应证包括渐进性病变、骨干骨溶解、即将出现骨折和疼痛。

髋臼处理原则

在髋臼杯固定良好的情况下，处理髋臼骨溶解的关键问题是保留还是取出髋臼杯。一些早期报告建议取出髋臼杯以充分显露病灶区 [12,15,16,26]。这种方法的缺点是移除髋臼杯后重建可能变复杂，特别是在后柱受累时。决定是否保留髋臼假体的关键因素包括内衬的可更换性、骨结合及固定界面的类型［例如，二维（骨长上）vs. 三维（骨长入）］。

用于指导非骨水泥型髋臼假体骨盆溶解的手术治疗的分型系统已经制定出来（图 91.1）[11,27-31]。Ⅰ型为髋臼杯位置良好，具有骨长入固定的界面、模块化的内衬，并具有可接受的稳定性，这些病例在手术处理时通过病灶清除术和骨移植来解决（图 91.2）。更换内衬的相对禁忌证包括髋臼杯的损坏或锁定机制失效以及内衬的厚度、股骨头大小和（或）高交联聚乙烯无效。锁定机制未失效仅仅是相对禁忌证，因为将内衬用骨水泥安放在合适的髋臼杯中很安全 [32,33]。不幸的是，没有数据确定关于髋臼杯损坏多少是允许的。骨长上固定界面是更换内衬的相对禁忌证，因为它在骨和髋臼杯之间的力学性能方面比骨长入界面要弱。羟基磷灰石涂层和微孔构造的髋臼杯不应该划分为Ⅰ型 [34-36]。Ⅱ型为髋臼杯固定良好，但是不符合Ⅰ型髋臼杯的其他标准。Ⅱ型髋臼杯应该取出，残留的骨缺损应采取相应的处理。Ⅲ型髋臼杯是已松动的假体，应翻修。

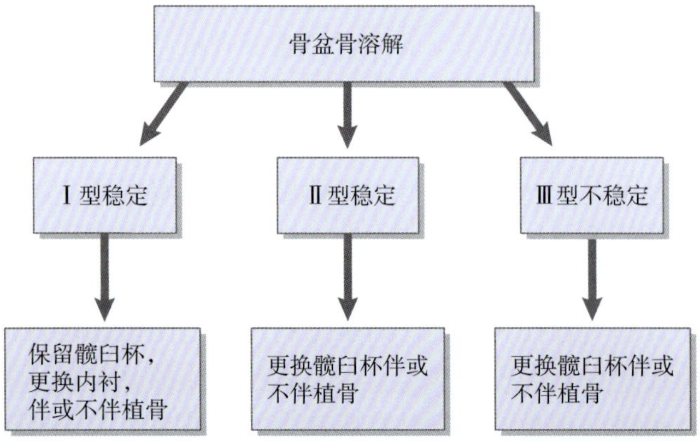

• **图 91.1** 图表显示髋臼假体周围骨溶解的治疗路径选择

目前已经开发出一种影像学评分系统，用于在有骨溶解的情况下帮助评估非骨水泥型髋臼假体的稳定性 [37]。与骨水泥型假体不同，有时很难根据 X 线片来确定假体是否与骨结合度良好。这个系统囊括了假体的尺寸和位置（通过 DeLee 和 Charnley 区）。松动率随得分的增加而增加。

股骨侧的处理原则

处理非骨水泥股骨假体骨溶解时有几个关键因素必须确定。第一，必须确定股骨柄稳定性，虽然术者应具有基于术前影像而进行的对稳定性的精确预测，但术中的评估对确证是至关重要的。第二，骨结合的程度应该重点考虑，术者必须确认固定表面的剩余骨量足以提供假体的长期稳定性。第三，病变的部位是至关重要的。伴有干骺端病变、固定良好的柄在很多病例中应该保留。骨干部位的病变表明，在关节间隙和远端骨内膜之间存在联通。这些病变很难评估，在病变进展和（或）即将断裂时可能需要股骨柄翻修。第四，股骨头的可换性应该考虑。如果植入物不是组配的，股骨头必须足够大且完好无损，偏心矩和长度必须合适，才能保证髋关节的稳定性。

用于指导非骨水泥型股骨假体周围骨溶解的治疗分型系统已经制定出来（图 91.3）[29]。在Ⅰ型病例中，股骨柄已经有骨长入，病变区域在干骺端较明显，必须确认骨结合程度以确保长期稳定性。在这种情况下，我们建议保留股骨柄、病变区域骨移植以及更换股骨头（图 91.4），股骨柄保留和更换股骨头的相对禁忌证包括股骨头固定良好但出现损伤，或大小、长度不足以提供髋关节稳定性，骨结合区域有限，骨干骨质溶解，没有合适的股骨头，严重锥度磨损。锥度磨损会产生具有生物活性的颗粒碎屑从而导致第三方

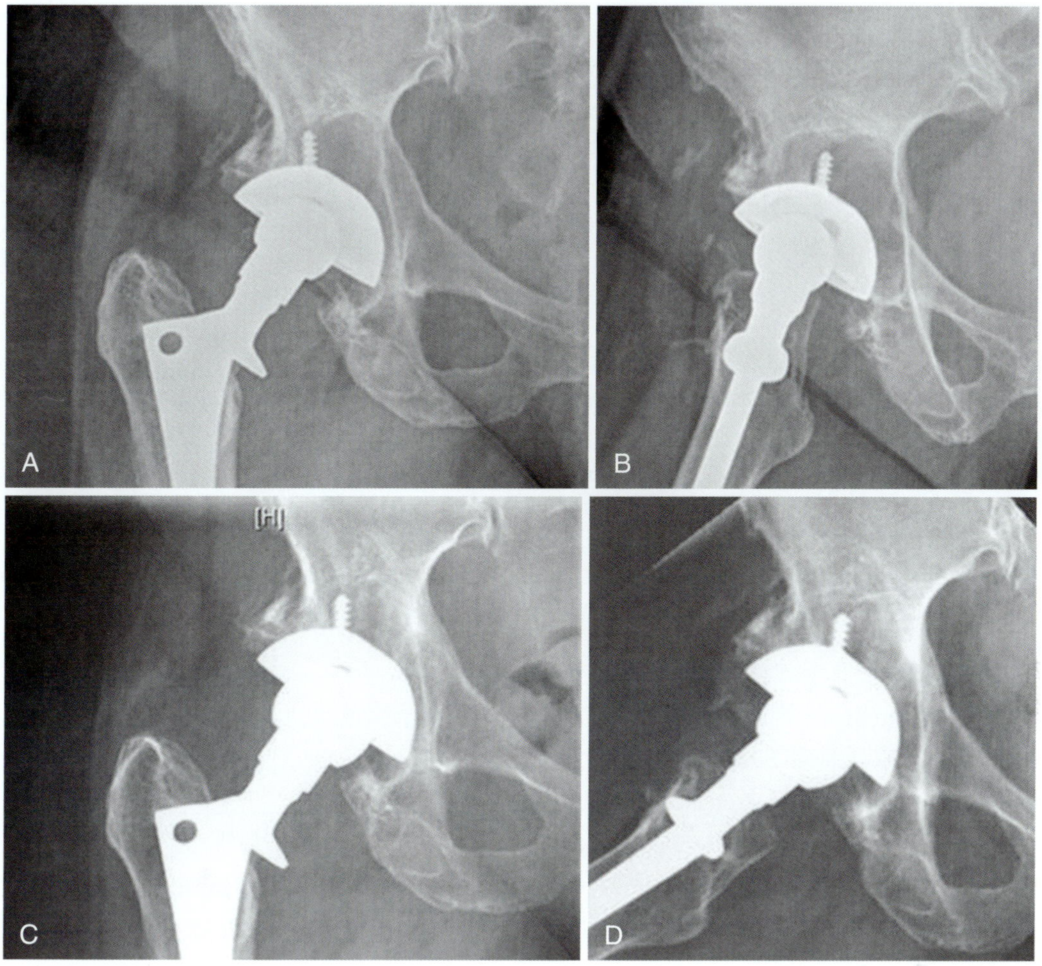

• **图 91.2**　Ⅰ型稳定的髋臼经过保留髋臼杯、肉芽肿清除、植骨及内衬更换术前（A、B）及术后 2 年（C、D）的影像图片

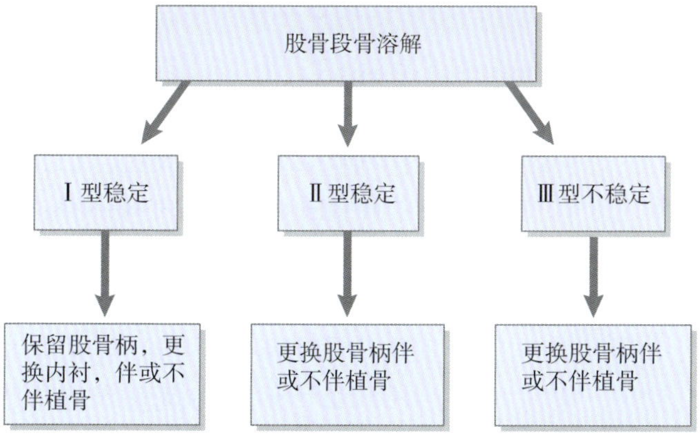

• **图 91.3**　图表显示股骨假体周围骨溶解的治疗路径选择

磨损，它能削弱股骨柄和引起假体断裂。在Ⅲ型病例中，股骨柄有骨长入，但是骨干骨溶解非常明显，骨结合程度不足，股骨头固定良好但受损，这种情况我们建议进行股骨柄翻修。在Ⅲ型病例中，股骨柄松动，需要翻修。

外科技术

外科手术应考虑充分显露髋臼、股骨和假体周围骨质。这样有利于进行髋臼与假体的稳定性测试、清除溶解肉芽肿和进行植骨。先前的皮肤切口有利于入路选择。我们建议外科医生使用最熟悉且适合他 / 她的方法。如果股骨假体需要保留，使用后入路可以考虑采取臀大肌肌腱切断术，这将有助于股骨近端向前方的牵拉。一旦取出股骨头后要特别注意保护股骨柄的颈部，套上一个橡胶手套指部就能很好地做到这点。

应先清除髋臼周围纤维组织，再取出内衬。术者应该了解厂商及锁定装置的型号，以采用更合适的取出工具。这将有助于在不损害髋臼杯和锁定装置的情况下取出内衬。如果没有取出工具或工具不合适，也可以采用其他方法。运用骨凿和通过钻入螺钉将内衬旋转出来的方法能达到相对不损伤锁定装置和髋臼杯的目的。

一旦螺钉取出后，需要检测髋臼稳定性，多种技

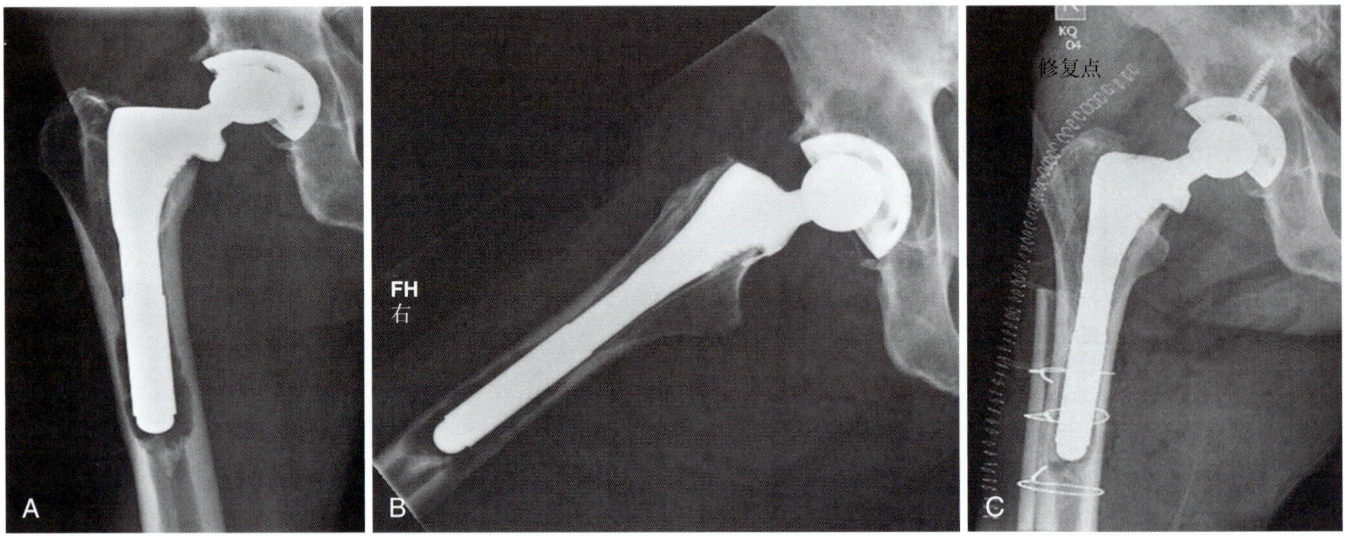

• **图 91.4** 一例Ⅰ型稳定并采用股骨远端皮质骨开窗保留股骨柄，更换股骨头以及植骨术前（A、B）及早期术后（C、D）的影像图片。股骨段预防性植骨。髋臼杯依然保留，其周围骨溶解通过先前螺钉孔行病灶清除并植骨。预防性打钉，更换内衬

术可以采用[7,10,11,31]。若有髋臼杯置入器，它可以提供长力臂。用一个植骨顶棒压住髋臼杯旁的骨缘。骨缘压住后，将髋臼杯从臼窝中拉出来。如果骨缘高于髋臼杯并把它包裹，用大的钢针把髋臼杯从里面显露出来。

一旦确定髋臼稳定，下一步就是清除溶骨病灶和植骨。一些实现这个目的技术已经有过描述，但它受损伤位置的限制。前柱和耻骨联合由于难以显露因此不采取植骨。髋臼杯穹顶病灶区可通过原来的螺钉口进行植骨。但由于在螺钉孔难以放置植骨器械，已有特殊的工具和植骨替代物被设计出来以适用这一技术。特殊的带有活塞的漏斗状工具可有效地将数立方厘米的同种异体骨片从上导入[38]。若无螺钉口，可从髂骨开窗接近髋臼杯顶部。若使用开窗技术则要考虑术后限制负重。若选择后路则可以清理后柱病灶区。尽管有多种骨填充物可用，但没有数据证明同种异体骨片或其他替代物在这一运用中的有效性。

股骨端病灶的植骨技术相对简单，一旦股骨开口的纤维组织清除后就可以评估病灶的位置和大小。随后清除骨肉芽肿，清除后存留的缺陷可以进行骨移植。

骨溶解病灶解决后，需要评估髋部稳定性、活动度和下肢长度。对于大多数翻修病例，如果可能的话，我们建议尽量使用比原来股骨头更大的直径。术后当患者能接受时可允许负重。我们建议术后佩戴外展支架 6 周使术后脱位率降至最低。大量研究显示，仅仅更换内衬后脱位的风险相对增高[11,39,40]。外展康复锻炼开始的时间取决于股骨大转子的状况。

结果

一项针对磨损和骨溶解的关于应力界面更换的随访研究表明，术后骨溶解会减少甚至痊愈。Maloney 等[10]报道了一项因为骨磨损和骨质溶解而接受内衬更换的 35 例患者的研究，无论是否进行植骨，接受内衬更换的 1/3 的患者能恢复，2/3 的患者溶解范围减少。在这个系列中，74% 的病灶区应用植骨，在术中固定良好的髋臼没有一例患者在末次随访中发生松动[10]。类似的平均 6 年以上的随访研究中，Terfenko 等[39]描述骨溶解病灶区的清除术和植骨能减缓骨质溶解的进程，且不会发生髋臼杯松动。最后，O'Brien 等报道了接受更换内衬和植骨治疗的 23 例患者。这些作者通过 CT 定量 23 髋中 18 髋的病灶大小，18 髋中有 17 髋骨质溶解减少或完全恢复。

很明显，在很多情况下，植骨后髋臼杯保留是可行的。如上所述，还没有严格的标准要求外科医生必须降低门槛去翻修整个髋臼杯，Hozack 等[40]最近报道了一系列进行单独内衬更换的研究结果。在 5 年的随访中，髋臼杯保留和植骨的 36 髋中有 3 髋失败。该研究认为，当髋臼假体被保留后，患者应该被告知大约会有 10% 的失败率。在一项关于 1649 例髋翻修的研究中，Lie 等[42]希望分析非骨水泥髋臼假体是否完整或者被翻修对翻修生存率的影响。运用挪威关节置换术注册系统，检索在 1987—2005 年所有非骨水泥髋臼假体，60 个不同类型假体纳入研究分

析。翻修的患者被分成三组，在此三组中，单独内衬（318 髋）、固定良好的髋臼杯（398 髋）、髋臼杯松动（933 髋）均得到翻修。亚群包括羟磷灰石涂层髋臼杯的患者和股骨假体翻修或未翻修的患者。翻修的患者平均年龄在 59.2 岁，进一步翻修最大的原因包括脱位（28%）、疼痛（12%）、髋臼杯松动（11%）、感染（9%）和磨损（8%）。作者通过生存分析发现，与髋臼杯固定良好（相对风险，0.56）或者髋臼杯松动（相对风险，0.56）相比，单独更换内衬组再次翻修的风险是最大的。此外，在固定良好的髋臼杯翻修组中因疼痛再次翻修的概率更低，与单独更换内衬的患者比较相对风险为 0.2。

在 Narkbunnam 等[43]最近发表的一份关于 96 例髋臼骨溶解与聚乙烯磨损相关的翻修手术的报告中，报告了基于手术操作的结果。33 例（34.4%）有独立的内衬更换，另外 10 例（10.4%）将内衬黏合在固定良好的髋臼杯中。其余 53 个髋臼翻修术采用非骨水泥假体（45 髋）或防脱位内衬（8 髋）。全髋臼翻修后再次手术的风险显著增加。那些更换内衬的病例往往会经受更多的痛苦。

Patis 等[44]报道了 116 例聚乙烯内衬和股骨头置换，平均随访时间为 11 年。在翻修手术时，患者的平均年龄为 58 岁。随着时间的推移，翻修的数量增加了，但 69% 的患者在 15 年后假体依然无需更换。然而，接受高交联聚乙烯内衬翻修的患者中没有人因聚乙烯磨损而再次翻修。髋臼松动的风险与骨溶解的程度有关。在三个区域的骨溶解患者中有 23% 发生松动，在涉及杯周超过 50% 的骨溶解患者中有 40% 发生松动，在缺损大于 600 mm^2 的患者中有 21% 发生松动。最常见的并发症是脱位，脱位发生率为 16%。

运用骨结合股骨假体治疗股骨近端的骨溶解也非常成功。Bierbaum 等[45]报道固定良好的非骨水泥性股骨假体在股骨近端出现骨溶解行植骨治疗的 17 个病例中，随访 2～6 年，17 例患者中 15 例术后骨溶解减轻且无股骨柄松动现象。在一项包含 15 例使用组配式和多孔涂层股骨柄假体的研究中，同样的结果也被 Maloney 等[46]报道。在至少 5 年随访中，没有股骨柄松动。对于非包容性病灶的最佳治疗方法是未知的。Min 等[47]报道了对非包容性股骨头溶骨性缺损行清创术及单独髋臼翻修治疗的 24 例髋的至少 3 年随访，结果显示股骨段骨溶解均无加重，在末次随访中所有的股骨柄固定良好[47]。

目前的争议和未来的展望

尽管我们期望通过高交联聚乙烯和运用可更换界面的假体来使这些问题的发生率降低，但 THA 后定期随访患者是必要的。精确定位及合适的假体和界面的选择将有可能使这些发生率进一步降低。对可导致骨质溶解的炎症级联反应进行持续调查研究，能够实现非手术治疗和局部治疗方法的目标。最后，基因检测技术可能有助于对骨溶解的高风险患者的诊断。

（参考文献参见书末二维码）

第 92 章

髋臼重建：骨缺损的分型和治疗选择

NEIL P. SHETH, WAYNE G. PAPROSKY

（赵耀 译　刘建国 审校）

关键点

- 全髋关节置术（THA）翻修中髋臼的成功重建需要对骨缺损情况有充分的了解。为了更好地评估不同的髋臼骨缺损，可以使用分型系统。最常用的是美国骨科医师学会（AAOS）分型和 Paprosky 分型。
- Paprosky 分型基于骨盆正位 X 线片的影像学标准来确定：髋关节中心相对于上闭孔线的上移、坐骨溶解量、泪点骨溶解程度以及髋关节中心相对于 Köhler 线的位置。
- 髋臼重建有几种不同的选择，包括半球形非骨水泥杯、超大（Jumbo）髋臼杯、双叶形髋臼杯、高髋关节中心、髋臼打压植骨、结构性植骨、防内陷笼、杯 - 笼重建和带有或不带有多孔金属垫块的多孔髋臼杯。每种治疗方法都各有利弊。

引言

初次 THA 的数量每年都在不断增加，这就意味着 THA 翻修的数量会更多。在过去的 10 年里，科技的进步和技术的提升使髋臼翻修变得更易成功。但是髋臼翻修时髋臼骨缺损仍然是一个极具挑战性的问题。

非骨水泥型髋臼翻修术的主要目标是：①取出失效的假体，并最大限度地减少骨和软组织损伤；②植入稳定的非骨水泥髋臼假体，以便进行生物固定；③与宿主骨紧密接触；④恢复髋臼旋转中心；⑤允许应力分布到剩余的髋臼骨块；⑥有效地处理骨缺损，以尽可能恢复髋臼骨的完整性。

髋臼骨缺损的位置和程度可以通过术前的 X 线片来预测，包括骨盆正位片、髋关节正位和侧位片。CT 有助于进一步描述继发于髋臼骨溶解的骨缺损。

髋臼“杯状”骨刀的出现使得原假体的移除更为容易，并最大限度降低了医源性骨损失。恢复最佳的髋关节生物力学可使髋关节稳定性达到最高。但这些因素必须在术前的规划过程中充分考虑到，并采取成功的可能性最大的方式来完成。本章着重于介绍髋臼骨缺损类型的分类、术前计划、作者对复杂病例的处理方法，以及解决髋臼骨缺损的治疗方案。在本章中，我们不讨论定制三翼髋臼杯的使用。

适应证 / 禁忌证

对患者和外科医生来说，进行髋关节翻修手术的决定是一系列复杂决策过程的最终结果。其中患者症状的严重程度、患者的功能、运动障碍、一般健康状况以及外科医生的经验均应考虑在内。然而，除非确定了可以手术纠正的特定问题，否则通常不需要进行髋关节翻修手术——这是术前计划阶段的关键部分。

髋臼翻修的适应证包括不稳定、有症状的无菌性松动、固定失效、感染、磨损、骨溶解、假体位置不佳和假体周围骨折。翻修还可能适用于进行性骨溶解、严重磨损或骨缺损等可使以后的髋臼重建更加困难的无症状患者。

从历史数据看，髋臼翻修最常见的适应证是髋臼假体的松动。然而，Bozic 及其同事利用全国住院患者医疗保健成本和项目中的全国住院患者样本数据库进行研究发现，髋关节翻修手术最常见的原因是不稳定或脱位（22.5%）[1]，机械性松动和感染居其次，分别为 19.7% 和 14.8%。对于单独的髋臼侧翻修，不稳定或脱位是最常见的原因（33%）；机械性松动是第二常见的原因（24%）。在这项研究中，54% 的病例需要进行髋臼侧翻修。

髋臼假体翻修的禁忌证包括持续感染和不能耐受手术的内科合并症。在这些患者中，非手术治疗（如改善活动、理疗和口服镇痛药）可能更合适。

分型系统

美国骨科医师学会分型

美国骨科医师学会（AAOS）对骨缺损的分型，

正如 D'Antonio 及其同事所描述的，确定了骨缺损的模式和位置，但没有量化缺损的大小（表 92.1）[2,3]。该分类是通过评估 83 张骨盆正位片和髋关节侧位片并在术中比较结果而确定的，这可能是文献中最常用的分型方法。

AAOS 分型基于两个基本类别：节段性缺损和空洞性缺损。节段性缺损（第Ⅰ型）是指髋臼的半球形结构缺失。可分为周围型和中心型，其中中心节段性缺损包括髋臼内侧壁的缺失。空洞性缺损（第Ⅱ型）是指边缘完整的髋臼的容量性骨缺损，可分为周围型和中心型。内侧空洞性缺损指骨中心缺失，内侧壁完整，如大多数发生内陷的病例。第Ⅰ型和第Ⅱ型的周围型缺损按解剖位置可进一步划分为：内壁、上壁、前壁或后壁。合并节段性和空洞性缺损的第Ⅲ型也经常发生。可能是由假体移位所致，也可能是由髋臼发育不良所致。

骨盆不连续（Ⅳ型）是一种罕见的情况，定义为上骨盆和下骨盆之间的分离。通常情况下，这是由于骨折线延伸到坐骨神经大切迹的下部。术前 X 线片可见骨折线穿过前柱和后柱并累及 Köhler 线伴或不伴有一侧骨盆下侧相对于上侧发生旋转，这通常被视为不对称的闭孔环，出现不连续的可能性很高 [4]。

在这种分类中，关节融合被认为是髋臼缺损的最后一种类型（第Ⅴ型）。虽然这种分类方法确实定义了髋臼缺损，但它的主要缺陷就是不能提供这些缺损的处理方法。

表 92.1 AAOS 髋臼骨缺损分型

Ⅰ型	节段性缺损
	周围型
	中心型
Ⅱ型	空洞性缺损
	周围型
	中心型
Ⅲ型	节段 - 空洞混合型
Ⅳ型	骨盆不连续型
Ⅴ型	关节融合型

改编自 D'Antonio JA, Capello WN, Borden LS, et al. Classification and management of acetabular abnormalities in total hip arthroplasty. Clin Orthop Relat Res. 1989;243:127.

Paprosky 分型法

Paprosky 分型系统基于术前 X 线片上某些放射标志的破坏程度来确定骨丢失的严重程度。它最初是通过评估骨盆正位，并与术中发现进行比较而发展起来的。Paprosky 分型系统 [5-7] 指导特定骨缺损模式的重建。这种分型的关键是确定剩余的宿主骨在获得生物固定之前，为半球形非骨水泥髋臼假体提供初始稳定性的能力的大小。假体组件的试用结果要在术中来确定；然而，自从 Paprosky 分型出现后，术前可以根据骨盆正位 X 线片对术中所见进行预测。

仔细阅片可以预测缺损的类型，并允许外科医生计划如何重建髋臼。术前 X 线片有 4 个评价标准：①髋关节中心相对于上闭孔线的移位；②坐骨溶解量；③泪点溶解量；④髋臼假体相对于 Köhler 线的位置（表 92.2）。

髋关节中心的上移意味着髋臼穹顶的骨缺损，涉及前柱和后柱。上方并内侧移位表明前柱受累更严重。上方并外侧移位表明后柱受累更严重。向上移位量是相对于闭孔上线或闭孔顶部的直线距离，以毫米

表 92.2 Paprosky 髋臼骨缺损分型

类型	髋臼边缘	髋臼壁	髋臼柱	髋臼假体移位	泪点溶解
Ⅰ型	完整	完整	完整 / 支撑	无	无
Ⅱ型	变形	变形	完整 / 支撑	＜ 2 cm	
ⅡA 型	变形	完整	完整 / 支撑	内上	极少
ⅡB 型	缺损	变形	完整 / 支撑	外上	极少
ⅡC 型	变形	完整	完整 / 支撑	内	严重
Ⅲ型	缺损	受累	无支撑	＞ 2 cm	
ⅢA 型	缺损	受累	无支撑	外上	中等
ⅢB 型	缺损	受累	无支撑	内上	严重

Modified from Paprosky WG, Perona PG, Lawrence JM. Acetabular defect classification and surgical reconstruction in revision arthroplasty：a 6-year follow-up evaluation. *J Arthroplasty*. 1994；9：34.

计算（需调整影像放大率）。

坐骨骨溶解意味着后柱的下方包括髋臼后壁的骨缺损。坐骨骨溶解量可以根据溶解区域最下方到闭孔上线之间的距离（需调整影像放大率）进行测量。中度骨溶解定义为小于 7 mm，严重骨溶解大于 15 mm。

泪点骨溶解意味着髋臼内下方骨缺损，包括前柱下方、耻骨外侧和髋臼内侧壁。中度骨溶解的定义是泪点局限性破坏，但可以维持内侧壁。严重骨溶解定义为泪点完全消失。假体相对于 Köhler 线的内侧移位代表前柱的缺损。Köhler 线或髂坐线是骨盆边缘最外侧和闭孔最外侧的连线。假体的内侧位于 Köhler 线的外侧定义为 1 级移位，位于 Köhler 线内侧定义为 3 级移位。2 级移位定义为向 Köhler 线移位或髂耻线和髂坐骨线轻微改变，且连续性尚未中断。

Paprosky Ⅰ型缺损，骨缺损最小（图 92.1）。髋臼没有变形，前后下柱有支撑作用。髋臼仍为半球形，可能伴有小范围的骨缺损。术前 X 线片显示假体无明显移位、坐骨或泪点无溶骨迹象、1 级内侧移位（未突破 Köhler 线）。半球形非骨水泥假体几乎完全由宿主骨支撑，但可能需要一个大的髋臼杯。实现了完全的内在稳定性，并且颗粒植骨可以用来填充较小的骨缺损区域。

在Ⅱ型缺损中，髋臼形状改变但前后柱仍然能够支持非骨水泥髋臼假体稳定。在Ⅱ型缺损的术前 X 线片上，髋关节中心上移到距上闭孔线小于 3 cm，坐骨的骨溶解较轻（距闭孔线远端< 7 mm），泪点的骨溶解不明显。假体至少 50% 的表面积与宿主骨接触以实现生物固定，可以完全由宿主骨提供良好的机械支撑。假体具有足够的内在稳定性；然而，髋关节中心可能会升高 1.5 cm，以实现更好的接触和支撑。

根据骨缺损的方向，Ⅱ型骨缺损可细分为 A、B 和 C 型。ⅡA 型髋臼缺损是指髋关节中心向内上方移位< 2 cm 导致的髋臼椭圆形增大（图 92.2）。在大多数患者中，ⅡA 型髋臼缺损可以用颗粒状的同种异体骨移植来治疗，因为剩余的髋臼上缘为同种异体骨提供了支撑。

ⅡB 型缺损定义为髋关节中心外上方移位< 2 cm（图 92.3）。这种缺损是非包容性的，但髋臼的前上柱和后下柱支撑假体稳定。大多数重建都可实现而不用在阶段性缺损部位进行植骨，因为可以通过剩余的柱实现稳定。有时，同种异体骨量移植可以用来恢复骨储备；但是，它不能支撑假体。

ⅡC 型缺损（图 92.4）定义为有内侧壁缺损和髋臼假体向 Köhler 线内侧移位。髋臼柱完好无损并可

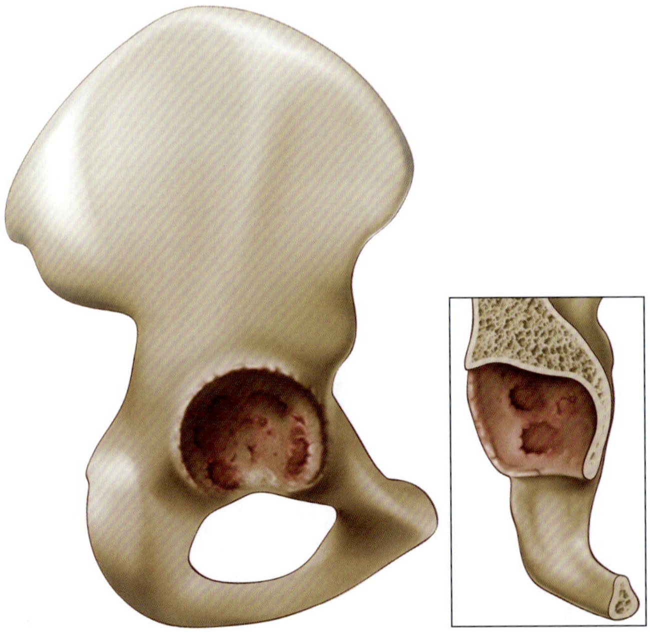

• **图 92.1** Paprosky Ⅰ型髋臼骨缺损。髋臼边缘完整，髋臼柱对半球形髋臼假体能完全支撑。髋臼仅有轻微的局部骨溶解（改编并引自 Paprosky WG，Perona PG，Lawrence JM. Acetabular defect classification and surgical reconstruction in revision arthroplasty：a 6-year follow-up evaluation. J Arthroplasty. 1994；9：34.）

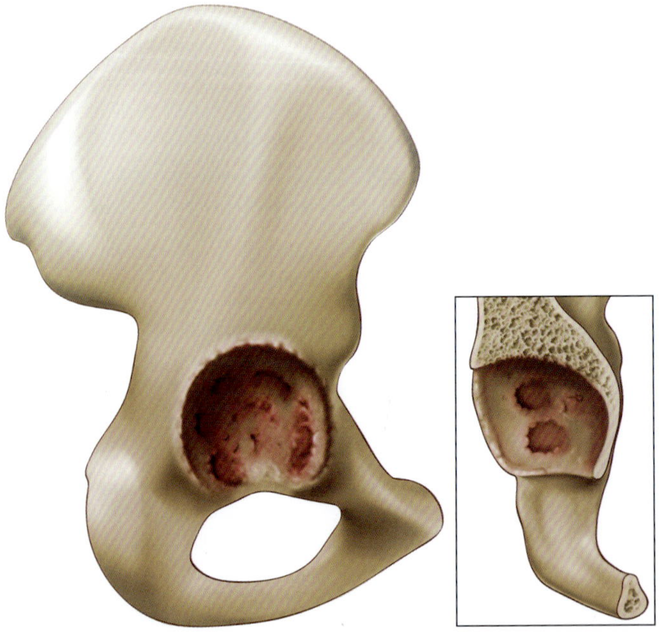

• **图 92.2** Paprosky ⅡA 型髋臼骨缺损，髋臼边缘完整，然而髋臼上方呈椭圆形扩大（改编并引自 Paprosky WG，Perona PG，Lawrence JM. Acetabular defect classification and surgical reconstruction in revision arthroplasty：a 6-year follow-up evaluation. J Arthroplasty. 1994；9：35.）

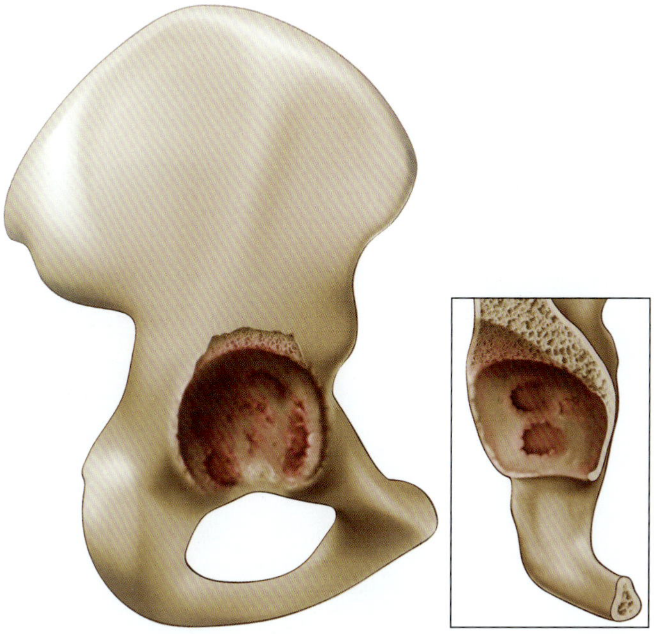

• **图 92.3** Paprosky ⅡB 型髋臼骨缺损，髋臼上边缘磨损，然而髋臼柱仍具有支撑作用（改编并引自 Paprosky WG，Perona PG，Lawrence JM. Acetabular defect classification and surgical reconstruction in revision arthroplasty：a 6-year follow-up evaluation. J Arthroplasty. 1994；9：36.）

支撑半球形假体。重建类似于初次 THA 中对髋臼突出的治疗。依次使用更大的髋臼磨锉直到与髋臼柱相互接合。颗粒植骨可以放在内侧以使髋关节旋转中心向外来恢复髋臼解剖位置。

Paprosky Ⅲ型骨缺损是最严重的，有明显的骨缺损。髋臼前上柱和后上柱受损，不能提供支撑。剩余的髋臼骨不能提供足够的假体初始稳定性，也就无法实现可靠的生物固定；因此，假体试模缺乏绝对稳定性（即假体试模复位后试验稳定而不发生髋臼假体的移位）。髋臼假体向近端移位超过 3 cm。Ⅲ型进一步细分为两个亚型。

ⅢA 型骨缺损（图 92.5）为“向上向外”缺损；骨缺损为外上方。Köhler 线完好或者有轻度至中度的坐骨溶解，距离闭孔线下方小于 15 mm。可以看到泪点的部分破坏，但其内侧支仍然存在。宿主骨与半球假体的内表面接触充分，可以获得持久的生物固定（这意味着非骨水泥杯表面积的 50% 以上要与宿主骨接触）。然而，试模假体通常只能达到相对的稳定性（即髋臼试模用手按压是稳定的，但复位后会引起试模杯的脱离移位），并且必须用多孔的模块化的金属垫块或大块同种异体骨来在短期内提供初始稳定性。

ⅢB 型骨缺损（图 92.6）是最复杂的骨缺损类型。由于髋臼内侧壁已被破坏，失效的髋臼假体向内上方移位。尽管ⅡC 型和ⅢA 型骨缺损也有骨盆不连续的可能，但ⅢB 型骨缺损患者的骨盆不连续风险更高。术前 X 线片通常显示严重的坐骨溶解，泪点完全破坏，假体向 Köhler 线内侧移位，移位超过闭孔

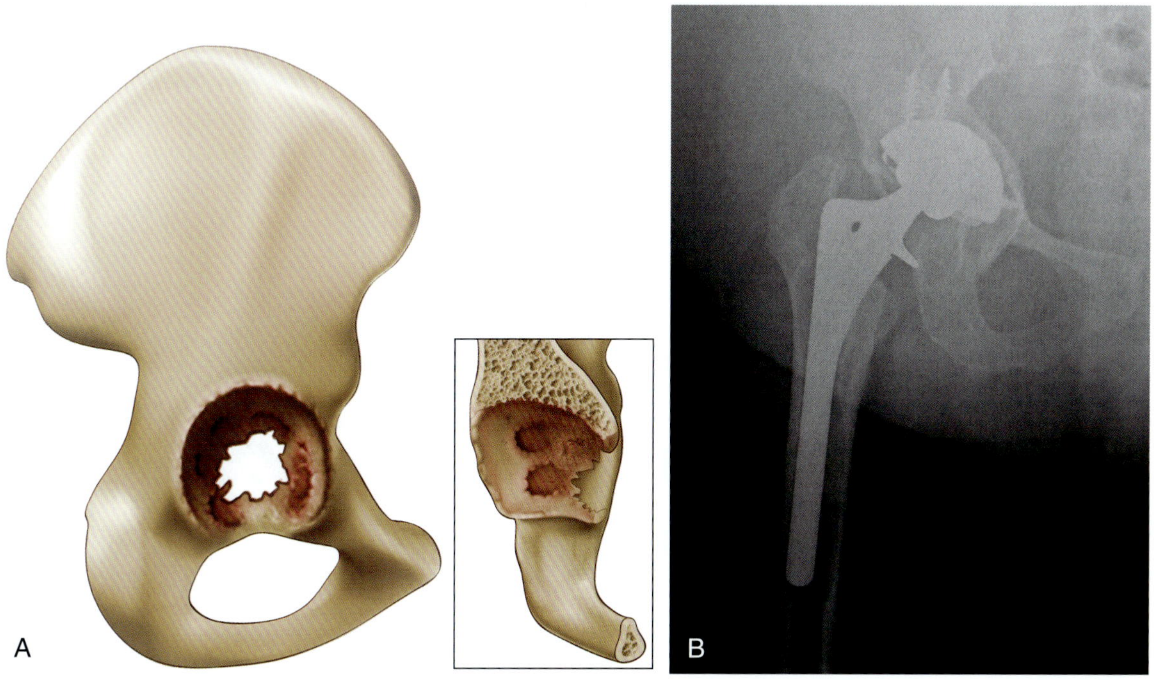

• **图 92.4** （A）Paprosky ⅡC 型髋臼骨缺损。髋臼边缘完整，内侧壁缺损，泪点也可能消失。（B）X 线片所示 Paprosky ⅡC 型髋臼骨缺损。髋臼假体向内移位，穿过 Kohler 线（图 A 改编并引自 Paprosky WG，Perona PG，Lawrence JM. Acetabular defect classification and surgical reconstruction in revision arthroplasty：a 6-year follow-up evaluation. J Arthroplasty. 1994；9：37.）

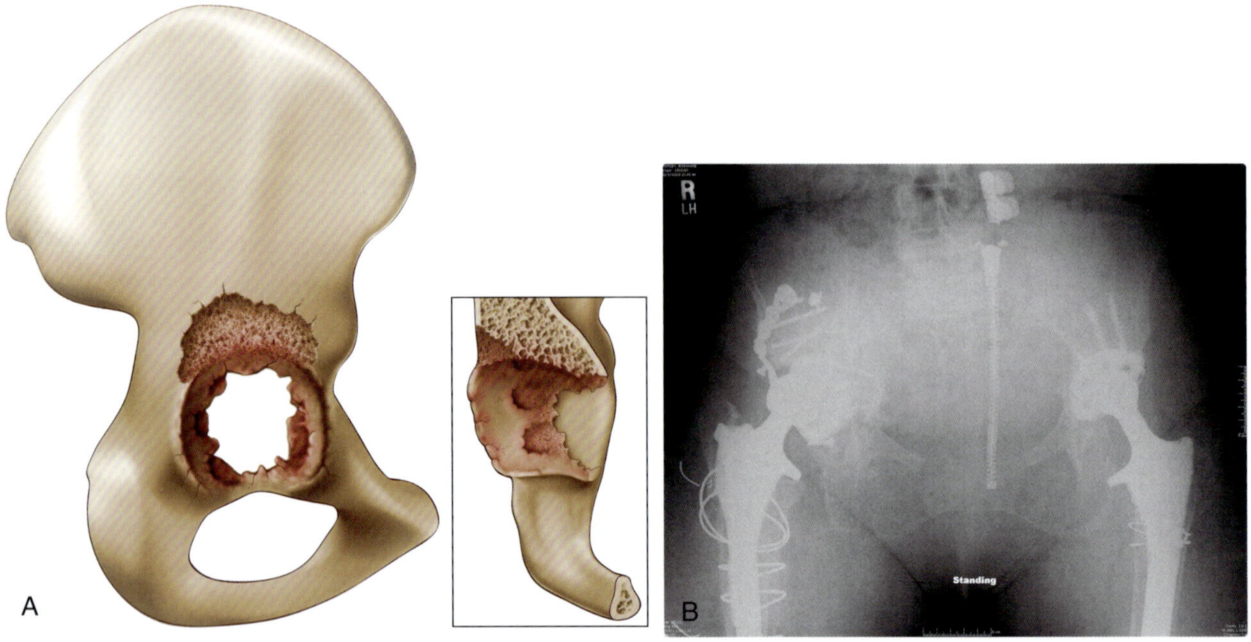

• **图 92.5** （A）Paprosky ⅢA 型髋臼骨缺损。髋臼上缘和穹顶部骨量丢失。泪点内侧壁存在。（B）影像学所示右髋为 Paprosky ⅢA 型髋臼骨缺损，髋臼假体向外上方移位。髋臼假体已经侵蚀了上方。转向到垂直位置。左髋显示髋臼假体旋转中心升高（图 A 改编自 Paprosky WG，Perona PG，Lawrence JM. Acetabular defect classification and surgical reconstruction in revision arthroplasty：a 6-year follow-up evaluation. J Arthroplasty. 1994；9：38.）

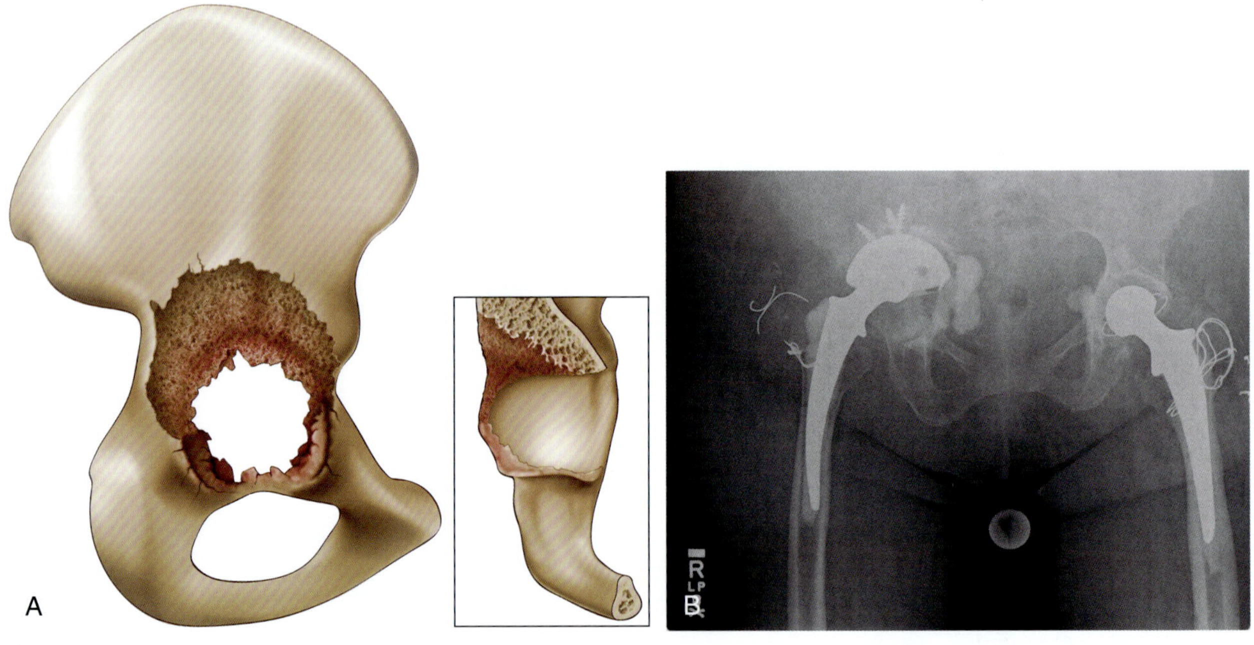

• **图 92.6** （A）Paprosky ⅢB 型髋臼骨缺损。可见内侧泪点处骨折完全缺损并存在骨溶解。髋臼前柱失去支撑。（B）Paprosky ⅢB 型髋臼骨缺损伴假体向内上方移位。随着髋臼杯和骨水泥向骨盆移位，破坏了髋臼内侧壁骨质。可看到明显的骨缺损（图 A 改编自 Paprosky WG，Perona PG，Lawrence JM. Acetabular defect classification and surgical reconstruction in revision arthroplasty：a 6-year follow-up evaluation. J Arthroplasty. 1994；9：39.）

线 3 cm。髋臼假体的内表面与宿主骨接触面积不到 40%。假体植入无法获得内在稳定性。通常需要替代技术来解决这些缺损。

分型系统的信度和效度

任何分型系统都必须经过有效性和可靠性测试才能被普遍接受。在 Paprosky 的原始文献中，术前和术中评估或对该系统有效性评估之间的一致率为 92.5%[6]。Gozzard 和同事对两种分型系统进行评估，该研究在两种不同的场合下进行，分别由 2 名骨科顾问和 2 名骨科住院医生对 25 例影像学表现进行独立评估[8]。Paprosky 分型的有效性或其对比术前和术中所见的效果均表现良好。系统的可靠性被定义为以一致的方式对骨量丢失程度进行等级划分。根据专科医生的经验水平对观察者本身的可靠性从差到好评估。在观察者间，两个系统的一致性是中等的。

在一项评估 AAOS 和 Paprosky 系统的单独研究中，Campbell 评估了 33 个需要髋关节翻修的髋关节的观察者间和观察者本身的可靠性。每个系统的创始人——3 名骨科专家和 3 名资深住院医生——分别在两个不同场合进行回顾性评估，两次评估之间至少间隔 2 周。两个系统的整体可靠性都很差。两个系统的创始人内部可靠性都是中等的，Paprosky 分型稍微更可靠。然而，对骨科医生和住院医生来说，观察者本身的可靠性较差。观察者间的可靠性也较差。虽然这些研究表明这两种分类系统都不完美，但是作者推荐使用 Paprosky 分型系统，因为它为在特定髋臼骨缺损模式下应该采用何种重建方式提供了一定的指导。

术前计划

术前计划是任何髋关节重建手术的关键方面，但在翻修手术中尤其重要。外科医生必须提前备好手术器械、移植骨和假体，以及可能需要采取的重建方案，还需要根据术中具体情况采取不同重建方式，并提前做好准备。

髋关节翻修手术实施前，应详细询问病史并进行体格检查，签署手术知情同意书。这类外科手术时间通常很长，可能会导致大量失血，尤其是在股骨侧假体也需要翻修的情况下；应该在术前对患者的状态积极改善。患者也应意识到潜在的内科和手术并发症，实际的治疗目标应该在术前与患者进行讨论。内容应包括术后的负重状态和手术的局限性，以及对远期疗效的期望。

应尽可能确定假体失败的原因。疼痛的类型很重要：伴有起步时疼痛的患者通常意味着假体松动；那些持续疼痛且无法忍受的患者应该怀疑假体周围关节感染。术前必须明确既往切口的位置，以指导采取哪种方法。须确定肌肉和神经血管术前的结构状态，特别是髋关节外展肌的功能。对于外展肌不足的患者，可能需要较大的股骨头或限制性髋臼假体。

对进行翻修手术的每一位患者都需要判断有无感染，检查红细胞沉降率及 C 反应蛋白。红细胞沉降率应该在 30 mm/h 以下，C 反应蛋白在 10 mg/L 以下。如果这些值升高或者不能确定，应该进行关节穿刺液检查，因为假体周围感染的治疗与其他原因导致的关节翻修手术不同。

标准的术前影像学检查包括骨盆前后位片、髋关节前后位片、髋关节侧位片和穿通侧位片。穿通侧位片有利于评估髋臼后柱的情况，而在其他体位中，髋臼杯成像相对模糊。髂骨斜位片有益于观察骨盆的连续性是否中断。尽管三维影像检查如 CT 并非必查项目，但它有时能帮助发现髋臼骨缺损的类型。当评估近端血管神经结构时，CT 对髋臼假体向内侧移位严重的患者会有帮助。

流程方法

作者翻修髋臼的方法如图所示（图 92.7）。虽然这并非全部，但它确实为一些复杂的病例提供了很好的指导作用。目前，对于所有髋臼翻修手术，我们建议使用髋关节后外侧入路，因为该入路具有延伸性，而且能够接触到髂骨后部。也可以根据翻修手术的严重程度和外科医生的经验使用其他入路。

最初计划取决于髋部旋转中心上移的程度。如果髋关节中心向上方移位的距离距上闭孔线小于 3 cm，则该缺损被归类为Ⅰ型或Ⅱ型缺损。然后，外科医生必须确定翻修假体是否可以实现完全的固有稳定性。如果可以做到这一点，可以使用半球形非骨水泥假体。如果移位在 Köhler 线的内侧，缺损被归类为ⅡC 型，髋关节中心的偏侧和同种异体骨应该可以使假体获得稳定性。

如果髋关节中心向上方移位距离闭孔上线超过 3 cm，或者如果外科医生不能实现半球假体的固有稳定性，则该缺陷被归类为Ⅲ型缺陷。如果假体具有相对稳定性，则通常与宿主骨有足够的接触，可以支持骨长入；因此，该缺陷属于ⅢA 型。

ⅢA 型缺损通常具有椭圆形外形，但有时也是球形的。如果缺损是球形的，超大（Jumbo）假体最合适。如果是椭圆形缺损，治疗方法应包括结构性植骨结合非骨水泥半球形假体、骨小梁金属垫块结合半球形杯或者高位髋关节中心半球形杯。当可以恢复髋关节中心解剖结构的时候，可以采用前两种方法。

不管是结构性植骨还是骨小梁金属垫块，其目的都是对半球形假体提供支撑作用，并使其获得部分内

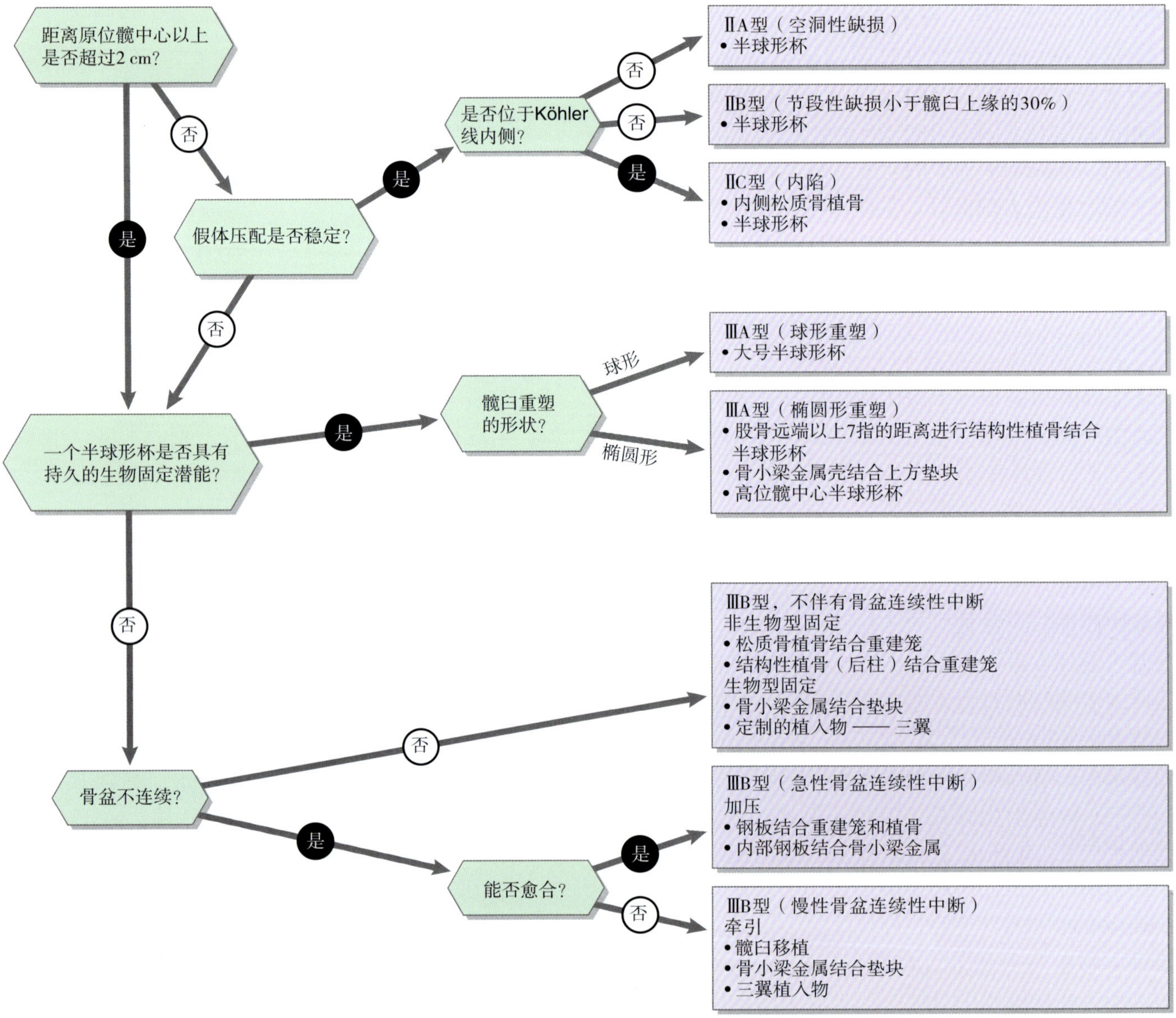

• **图 92.7**　髋臼重建的流程方法（改编自 Sporer SM，Paprosky WG，O'Rourke MR. Managing bone loss in acetabular revision. Instr Course Lect. 2006；55：290.）

在稳定性，直到髋臼杯具有充分的骨长入。同种异体骨植入的优点是它比其他技术获得阳性结果的时间更久，还可以为将来骨重构提供充分的骨量。模块化杯和加强系统的潜在优势包括很少剥离髂骨，不累及外展肌，在技术上更加方便和快捷。加强系统没有吸收的能力。这种方法的缺点包括未知的长期耐用性、接口处生成碎屑、潜在的疲劳破坏以及无法为将来的翻修储存骨量。

当半球杯试模假体没有获得固有稳定性时，缺损被归类为ⅢB 型。一旦排除了骨盆不连续的可能性，治疗此类缺损的选择包括：①非生物型固定结合打压植骨、重建笼支撑或结合结构性植骨（髋臼植骨或股骨远端植骨）、重建笼支撑；②生物型固定结合骨小梁金属模块系统或结合定制的三翼假体。

在存在骨盆不连续的情况时，术中使用 Cobb 骨膜剥离器来确定髋臼上、下半部分之间的分离。急性的不连续可以用后路加压钢板固定，而慢性的不连续需要额外的固定和植骨来提高愈合的可能性。髋臼牵张可大大增强结构性植骨或重建模块的初始稳定性（相反，如果对两断端进行加压，两断端靠宿主骨愈合的机会就会很少）[10]。

髋臼骨丢失的治疗选择

在 THA 翻修中，有几种方法可以解决髋臼骨丢失的问题。这些方法根据固定类型分为两大类。生物型固定是指需要直接接触宿主骨，并与髋臼涂层骨整合以获得长期固定。生物型固定技术包括在髋关节中心解剖位或高位髋关节中心（距离原位髋关节中心超过 2 cm 以上）使用非骨水泥半球形假体、超大（Jumbo）假体（66～ 80 mm）、双叶形杯或椭圆形杯、结构性植骨支撑非骨水泥半球形假体以及组配式非骨水泥植入系统。

非生物型固定是指一些重建方法通过机械性结构使髋臼假体获得稳定性，不需要髋臼外壳涂层和宿主骨之间的骨整合。非生物型固定技术包括骨水泥聚乙烯杯、上方结构性植骨结合骨水泥聚乙烯杯带或不带防内陷笼、打压植骨带或不带防内陷笼以及整个髋臼植骨的应用。

半球形多孔涂层非骨水泥髋臼假体

非骨水泥生物型假体已成为髋臼翻修的首选方法。因为该技术效果良好，手术技术相对简单，对大部分髋臼翻修手术都适用。在髋臼翻修术中，骨水泥型假体固定失败率要高于非骨水泥型假体。Templeton 等回顾了 28 例 32 髋应用骨水泥型髋臼假体和非骨水泥型 Harris-Galante 1（HG-1）假体的翻修手术，随访 12.9 年 [11]。无 1 例髋臼因无菌性松动而再翻修。只有 2 例髋臼假体发生移位：其中 1 例在 3 个月时稳定，直到术后 9.8 年患者去世时也未发生改变，另 1 例在影像学上可见假体移位征象，但患者无症状。Gaffey 和 Callaghan 对非骨水泥型 HG-1 假体进行 15 年的随访结果研究。以临床确诊髋臼假体失败为终点事件，结果无 1 例因无菌性松动再进行翻修手术，术后 15 年髋臼假体在位率达 94%[12]。这些研究结果与另一文献报道至少随访 10 年的 81 例骨水泥型髋臼翻修术进行对比 [13]，有 16% 的髋臼因无菌性松动再翻修，有 33% 影像学上可见松动征象。

Estok 和 Harris 报道了 32 例骨水泥型髋臼假体中有 7 例（22%）再翻修，另外有 6 例在影像学上可见松动征象，使用骨水泥型髋臼翻修假体总体松动率达 41%（13/32）[14]。来自挪威的关节置换注册中心的数据显示出了相同的结果 [15]。对 4726 例 THA 翻修的回顾调查显示，与骨水泥型髋臼假体相比，使用非骨水泥型髋臼假体翻修（同时进行植骨或不植骨）能显著减小再翻修的风险［相对危险度（RR）分别为 0.66 和 0.37，95% CI 分 别 为 0.22～0.61 和 0.43～0.99］。

非骨水泥型髋臼假体实现可靠持久的固定需要假体与宿主骨之间密切接触以及力学稳定性（移动度小于 40～ 50 μm），且呈包容性骨缺损，这两方面是使用非骨水泥型假体的先决条件。多大的宿主骨量才能提供持久的固定尚不清楚。尽管测量支撑假体的骨量十分困难，但多数医生认为至少需要 50% 的假体 - 骨接触面。这个数据来源于文献，是根据影像学髋关节正位上所见髋臼冠状位的覆盖率进行测量的。然而，假体的几何形态远比影像学二维成像复杂。残余支撑骨的部位在提供持久固定方面可能比骨量更加重要。最终，由于假体型号增大，表面积增加，支撑假体的骨量百分比可能下降。

多个研究已报道半球形多孔涂层非骨水泥髋臼假体效果良好、失败率低。Park 和 Della Valle 对 132 例 138 髋使用 HG-1 翻修假体的患者进行了平均 20 年的随访 [16]。其中有 21 个髋进行了再翻修，最常见的原因是感染 [8] 和不稳定 [8]。共有 4 例影像学上有松动征象，其中仅有 1 例进行再翻修。另外 3 例患者在翻修之前已经去世。6 例患者更换了内衬，保留了原有髋臼杯：在其他 4 例中也推荐使用此方法。因无菌性松动或影像学有松动征象进行翻修术的 20 年生存率达 95%。因任何原因进行翻修术的 20 年生存率为 82%。

Hallstrom 等报道了一组 122 例非骨水泥 HG-1 假体翻修手术，平均随访 12 年，无菌性松动发生率为 11%，无菌性松动的再翻修率为 4%[17]。Moskal 等报道了 32 例非骨水泥假体翻修中有 94% 在术后 3～9 年随访中是稳定的 [18]。Lachiewicz 和 Poon 回顾了 57 例非骨水泥假体翻修手术，随访 7 年后，无 1 例髋臼发生无菌性松动 [19]。Tanzer 等报道，140 例翻修手术，平均随访 41 个月后，有 2 例因发生髋臼无菌性松动而失败 [20]。Silveton 等回顾了 115 例非骨水泥假体翻修手术，随访 7～ 11 年后，无 1 例髋臼发生无菌性松动，其中 1 例影像学上有松动迹象 [21]。多孔金属髋臼假体的出现为髋臼重建提供了一个新的选择。更强的摩擦力和与剩余宿主骨的模量失配被认为可以改善生物固定，最大限度地减少应力遮挡，并延长假体寿命 [22]。Banerjee 等发表了一篇关于使用多孔金属进行髋臼翻修的系统综述 [23]。总共纳入了 25 项研究（2083 例翻修手术），并进行了 2～6 年（平均 3.6 年）的随访。患者的平均年龄为 65 岁（范围为 58～72 岁），测量的主要结果是假体无菌存活率、移位率和平片上髋臼周围透光的发生率。最后的假体生存率为 97.2%（80%～100%），平均移位率为 2.4%（0～8.8%），髋臼周围透光发生率为 4.6%（0～19%）。

温哥华的一个小组在最近的一项研究中报告了

在 THA 翻修中使用多孔钽非骨水泥髋臼假体，随访至少 10 年（范围为 10～12 年）。共有 46 名 Paprosky Ⅱ型或Ⅲ型缺损患者在翻修时接受了多孔钽髋臼外壳、螺钉固定和水泥内衬的治疗 [24]。在最后一次随访时，以髋臼翻修为终点的髋臼杯存活率为 96%，以任何原因进行髋关节翻修的髋臼杯存活率为 92%。患者对功能、疼痛缓解和恢复正常活动等方面的满意度很高。

当使用多孔钽治疗严重髋臼骨丢失、Paprosky ⅢA 型和ⅢB 型缺损时，短期效果良好。Batuyong 等回顾了 24 例采用多孔钽髋臼外壳治疗的患者。平均随访 37 个月（24～66 个月）[25]，22 例（92%）患者在平片上表现为骨性融合。其余 2 例（8%）因脓毒症导致假体松动而失败。得出结论：在复杂的髋臼骨丢失类型中使用多孔钽金属髋臼假体是一种可行的方案，具有良好的短期效果。

超大（Jumbo）髋臼杯

使用大号的非骨水泥半球形髋臼假体（Jumbo 非骨水泥髋臼杯）扩大了非骨水泥半球形假体的适用范围。该技术是指将原髋臼杯直径扩大，以获得髋臼缘正常骨床的支撑（更多的骨量接触）。它首先用于结构性植骨治疗海绵状（空洞状）髋臼缺损的替代治疗 [26]。尽管文献中报道超大（Jumbo）髋臼杯有 60～70 mm 不同大小的型号，但是对于严重骨量丢失的患者，其中长期随访亦可获得较高的成功率。

相比标准型号假体，大号多孔涂层髋臼假体（髋臼杯）有许多优势。假体和宿主骨接触面积增大，因此增加了骨长入的机会。通常不需要结构性植骨，因为髋臼假体可以填满缺损部位。因为 Jumbo 髋臼假体（大直径杯）旋转中心位于外下方，因此，髋臼旋转中心较容易恢复到解剖位置。可以提高髋关节软组织的张力、减小股骨 - 骨盆撞击的风险。从理论上讲，可减少脱位风险。

Whatley 等对 89 例使用增大的非骨水泥半球形 HG-1 和 HG-2 髋臼杯进行翻修手术的患者调查，平均随访 7.2 年 [27]。只有 4 例（4.5%）假体翻修：2 例（2%）松动、1 例（1%）感染和 1 例（1%）复发性脱位。另外有 2 例（2%）在髋部影像学上有松动征象。最常见的并发症是脱位，共发生 11 例（12%），其中只有 4 例（4.5%）需要手术，1 例（1%）需要更换髋臼假体。8 年髋臼假体在位率达 93%。Patel 报道 43 例使用 Jumbo 髋臼杯的翻修手术，平均随访 10 年 [28]。只有 2 例松动，还有 2 例并发脱位。Kaplan-Meier 曲线表明其生存率为 92%。

最近的研究表明，即使在骨盆不连续的情况下，在髋臼骨丢失的条件下使用 Jumbo 髋臼杯，在中、长期的随访中也有类似的结果。Ranawat 等对 29 例患者共 33 次翻修手术进行回顾调查 [29]。其中 2/3 的患者（22 例）为 Paprosky Ⅲ型缺损，1/3 的患者（7 例）合并慢性骨盆不连续。平均随访 6 年（2.7～7.7 年），无 1 例发生感染、不稳定或需要翻修。所有的髋臼杯都是骨性结合的。

在最近的一项更大规模的研究中，Jumbo 髋臼杯仍在临床上获得成功。Gustke 等报告 186 例患者共使用 196 个 Jumbo 髋臼杯，至少随访 2 年 [30]。随访至 4 年时髋臼假体存活率为 98%，随访至 16 年时假体存活率为 96%。作者得出结论，当补充螺钉固定时，Jumbo 髋臼杯显示出良好的中、长期疗效。

这种技术的缺点包括：①宿主骨不能恢复；②安装非骨水泥半球形髋臼假体需要移除部分骨组织。然而，只要髋臼上方和后柱结构稳定，至少有 50% 的假体 - 骨接触面，使用 Jumbo 髋臼杯翻修的结果是很好的 [31]。

高位髋关节中心

使用 Jumbo 假体的另外一种方法是将非骨水泥半球形假体于髋关节旋转中心高位固定，可能需要去除大部分前、后柱骨。当髋臼上下位骨缺损多于前后位骨缺损时，使用该技术最为合适。它可以将假体直接固定在宿主骨上而不需要结构性植骨。通常情况下，高位髋关节中心是指距离泪点内侧线近端至少 35 mm。使用非骨水泥髋臼杯进行固定，因为骨水泥型假体固定的失败率达 50%[32]。Dearborm 和 Harris 报道了 46 例使用高位固定非骨水泥型假体 THA 翻修，平均随访 10 年，机械松动率为 6%，而脱位率为 11%（5 例，其中 3 例是复发性脱位）[33]。

该技术的缺点包括髋关节旋转中心不在解剖位置、缺乏软组织张力、股骨 - 骨盆发生撞击，这可以解释 Dearborm 所报道的脱位率高的原因。另外一些研究报道高位髋关节中心的 56% 脱位率与其他技术发生的脱位率比较无显著性差异 [34]。该技术治疗髋臼骨缺损的另一个缺点是如果股骨假体不同时进行翻修，可出现明显的长短腿。许多研究者已注意到在 THA 翻修中采用高髋中心假体，股骨侧失败率较高。Pagnano 等指出 [35]，当骨水泥假体移位超过 15 mm

时，股骨松动率增加。Kelly[36] 等指出股骨松动率为 25%。

双叶形杯或椭圆形杯

在髋臼翻修手术中通常可以看到髋臼缺损呈椭圆形。在这种情况下，双叶形杯或椭圆形非骨水泥假体是最合适的选择。椭圆形杯内外侧径和前后径比上下径小，而半球形假体内外侧径、前后径和上下径相同。当髋臼不是半球形的时候，该方法可避免移除宿主骨。从理论上讲，这降低了在前后柱及破坏的内侧壁上打孔的风险。这种技术的优点包括可增加多孔金属与宿主骨之间的接触面积、可避免结构性骨移植以及可恢复髋关节的正常旋转中心。使用这些髋臼杯时要求假体上方紧靠上方宿主骨，假体下方依靠完整的前、后柱支撑[37]。

临床随访各家报道不一。Chen 和 Engh 报道使用双叶形杯进行翻修手术，共 38 例 41 髋[38]。随访 41 个月，共有 34 例 37 髋获得随访，9 例（24%）有双叶形杯假体松动或可疑松动。预测失败的原因包括 Köhler 线断裂（中断）、内侧壁破坏、大转子上移超过 2 cm、假体偏小（假体下缘未超过泪点内侧下缘）。梅奥诊所对 38 例使用双叶形杯假体的患者进行平均 5 年的随访[39]。只有 1 例松动，这个患者在前一次手术中的假体 - 结构性植骨接触面积超过 50%，髋臼旋转中心到泪点之间的平均距离从 37 mm 下降到 25 mm，Harris 髋关节评分从平均 54 分提高到 90 分。研究人员发现，在选择缺损时，尤其是大的上外侧缺损，使用双叶形杯假体取得了良好的早期结果。然而，根据术前 X 线片很难判断使用这一假体的具体指征，往往在术中很难植入假体，需要特殊的绞刀和双扩孔技术。最近，Moskal 等报道，11 例 AAOS Ⅲ型缺损使用双叶形杯的翻修手术[40]。随访 5 年后，无 1 例假体翻修或计划翻修，平均双下肢长度的差异由 34 mm 下降到 7 mm，Harris 髋关节评分从平均 36 分提高到 85 分。研究人员发现，双叶形杯假体可以提供一种特殊的方法用于重建 AAOS Ⅲ型缺损，不需要结构性植骨或骨水泥，还可以增大假体 - 骨接触面，恢复髋臼旋转中心。

这种技术的缺点包括不能为将来的手术储存骨量、假体植入困难。正如前面所述，术前很难判断所需要的假体特征。并且这种技术不能用于治疗骨盆不连续的患者[41]。

打压植骨与骨水泥

到目前为止，以上每个讨论的技术都无法对将来的关节重建储存充足的骨量。因此，打压植骨技术被发展以求恢复足够骨量。该技术包括对髋臼骨缺损部位进行致密的松质骨打压植骨，然后在该骨床上安装骨水泥假体（图 92.8）。如有周边节段性骨缺损，在打压植骨之前，先用金属网重建该缺损。这项技术由 Schreurs 等发明并推广应用[42]。在他们最近的一篇对 62 髋使用该技术进行翻修的报道中，经过 20～25 年随访，以松动作为研究终点，结果显示 85% 仍完好不需翻修[43]，Kaplan-Meicr 生存曲线显示髋臼杯 20 年的生存率为 75%。以髋臼杯移位或无菌性松动作为研究终点，Kaplan-Meier 生存曲线显示髋臼杯 12 年的生存率分别为 80% 和 85%。

尽管该技术恢复骨量的能力值得称赞，但是结果并不都是完美的，因为这是一项对手术技术要求极高的技术。Knight 报道了 74 例连续行初次 THA 和 THA 翻修手术的患者[44]。平均随访 40 个月，尽管所有移植骨均已融合，但仍有 20% 的髋臼杯可疑或被确定有松动。该研究者认为松动与 AAOS Ⅲ型缺损、使用同种异体或自体骨、初次置换髋臼外展角度

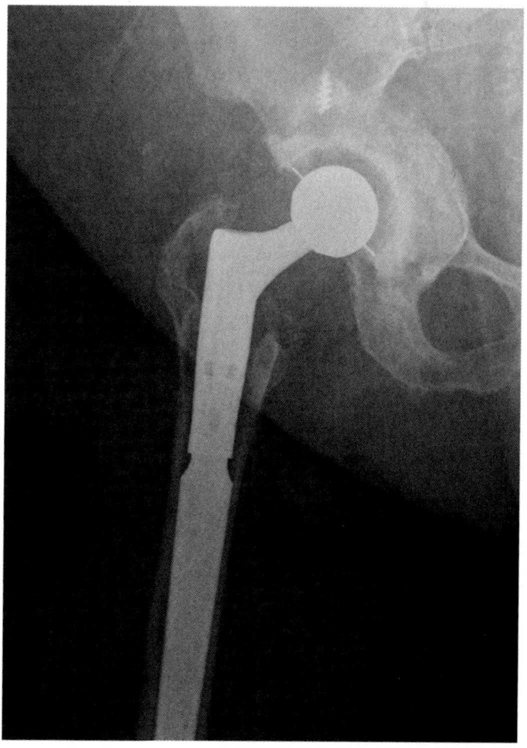

• **图 92.8**　Paprosky ⅡC 型骨缺损松质骨打压植骨、骨水泥聚乙烯髋臼假体翻修术。手术前 X 线片见图 92.4B

≥ 50° 三个因素密切相关。经过 5 年随访，Kaplan-Meier 生存曲线显示髋臼杯松动率和翻修率分别为 31% 和 15%。

最近的一项研究着眼于在不切除关节软骨的情况下使用同种异体股骨头移植。Fadulelmola 等回顾了 80 例髋臼翻修术，通过打压植骨和植入骨水泥髋臼杯：其中 68 例（85%）存在髋臼缺损，没有 1 例发生慢性骨盆不连 [45]。平均随访 6.5 年（1～13 年），所有病例都通过放射线评估假体生存率，重点关注髋臼假体是否松动和同种异体骨的融合度。在最后一次随访时，有 6 例患者失访。通过放射线评估发现 63 例（85%）翻修后假体稳定，8 例（11%）发生松动，有假体移位的征象。其中骨小梁重塑良好 51 例（69%），骨愈合 20 例（27%），骨愈合不良 3 例（4%）。无论出于何种原因，卡普兰 - 迈耶（Kaplan-Meier）翻修术的 6.5 年平均存活率为 96%。由于新鲜冷冻同种异体骨的来源有限，从同种异体骨中取出软骨的技术非常耗时，这一数据表明，使用同种异体股骨头移植治疗髋臼骨丢失是安全有效的，尤其是在存在缺损的情况下。

打压植骨的临床效果似乎会随着髋臼骨缺损范围的变大而恶化。VanHaaren 等报道 71 例使用该技术的翻修手术，获得平均 7 年的随访记录，20 例因髋臼无菌性假体松动而再翻修 [46]。其中 14 例（14/20）属于 AAOS Ⅲ型或Ⅳ型缺损。髋臼假体在位率为 72%。而另一项研究综述了使用打压植骨技术的 181 例骨水泥型全髋翻修，173 例髋臼翻修和 79 例股骨段翻修手术，随访 4 年髋臼假体在位率达 97%[47]。但调查者不推荐在 Paprosky Ⅲ型骨缺损中使用该技术。

结构性大块植骨

骨缺损可以使用金属块、骨移植或骨替代物填充。颗粒状植骨是最常用的方法，可能是恢复骨量储备最好的办法。结构性大块植骨成功率很高，通常用于治疗大的节段性骨缺损，特别是髋臼外上部或后壁后柱的缺损。它们具有恢复骨量储备的能力，且植骨长入骨盆的概率很高。

该技术短期结果显示成功率高，然而，远期随访结果并不乐观。Shinar 和 Harris 报道 70 例患者的全髋关节初次置换和使用结构性植骨的骨水泥假体的翻修手术，随访 16 年，髋臼假体的翻修率或松动率为 60% [48]。尽管所有移植骨均已融合，但只有 15 髋是同种异体骨移植。调查者还发现随着覆盖髋臼假体的移植骨量增大，手术失败率也随之增加。27 例接触面积少于 50% 的髋臼假体中有 21 髋（78%）在移植骨支撑下仍然固定牢固。在 25 例翻修的髋臼假体中只有 9 例（36%）覆盖率小于 50%。而 9 例骨 - 假体接触面积≤ 30% 的髋臼假体，无 1 例再翻修。

Pollack 等在对 20 例应用髋臼植骨的 THA 翻修系列研究中也报道了类似的结果 [49]。最短随访 2 年，只有 7 例（7/20）髋臼杯位置未发生改变。然而，如果预期恢复充足的骨量允许非骨水泥假体进行重建，只有 3 例翻修手术可能会成功，因为翻修手术时骨活检表明，骨床是可以利用的。

Gross 认为，如果骨 - 假体接触面积少于 50%，髋臼杯失败的比率会增高 [50]。因此，他建议使用一个加强环或骨笼以确保移植骨 - 假体接触面积超过 50%。结果表明，保护性骨笼存在一些问题，它不能提供生物学固定，最终可发生松动或断裂。如果骨笼在 5 年后失败，则骨量储备已经恢复，可以进行不需要结构性植骨的非骨水泥假体翻修术。

同一小组在最近的一项研究中回顾了 50 例连续接受髋臼翻修术的患者，这些患者接受了同种异体骨移植和骨笼加固的髋臼翻修 [51]。在最终随访中（最少随访 2 年），22 例（47%）通过放射线检查发现假体失效，其中 18 例是由于无菌性松动。5 年和 10 年 Kaplan-Meier 生存率分别为 75% 和 56%。作者得出结论，合并慢性骨盆不连续的患者发生无菌性松动的概率较高（P=0.049）。

结构性植骨的主要风险是远期骨吸收和塌陷。近来有文献报道，使用非骨水泥半球形假体 + 大块股骨远端异体骨移植翻修 23 髋 Paprosky ⅢA 型骨缺损，在最短 10 年随访中，17 髋仍然成功 [52]。23 髋中有 8 髋出现骨吸收现象。Jasty 和 Harris 报道当大多数骨水泥假体安放在移植骨表面，髋臼移植骨塌陷和假体松动的发生率较高 [53]。

防内陷笼

防内陷笼主用于严重髋臼骨缺损、生物学固定极其困难的患者。在这些患者中，如果使用非骨水泥半球形髋臼假体无法获得稳定的固定，可以使用髋臼加强环或防内陷笼。该技术能获得较大的接触面积以分散髋关节残余骨的应力。大接触面积也有助于抵抗假体移位。防内陷笼还可以桥接骨缺损，保护植骨并防止移位。它可以使用多枚螺钉固定于髋骨，形成非生物型稳定结构。因此，该结构发生断裂或机械松动的危险性较高。文献报道，在早中期随访研究中，机械松动发生率在 0～15%[54]。然而，在这些研究中，防内陷笼的使用标准有很大差别。Udomkiat 和 Dorr 报道该技术用于治疗髋臼大块骨缺损，如果髋臼重建笼由骨水泥或颗粒植骨提供的支撑面超过 60%，其失败的风险极高[55]。Perka 和 Ludwig 回顾了 63 例使用防内陷笼的研究，如果髋臼后柱存在缺失，使用防内陷笼的失败风险增高[56]。

如前所述，防内陷笼可以与大块结构植骨联合使用。Saleh 等报道 13 例使用结构植骨 + 防内陷笼进行翻修手术的病例[57]。其中 3 例失败（1 例出现骨吸收、2 例复发性脱位）后患者进行了关节成形手术治疗。平均随访 10 年，13 例患者中有 10 例（77%）满意，证明大块植骨对防内陷笼的稳定具有保护作用。

防内陷笼也用于慢性骨盆不连的病例。Berry 报道了梅奥诊所的 13 例使用 Burch-Schneider 笼的经验[4]。所有患者髋臼杯稳定，11 例患者骨盆不连可能已经愈合。2 例结果不满意：1 例为复发性不稳定，另 1 例为骨不连。然而，Paprosky 报道了 16 例骨盆不连续患者使用髋臼防内陷笼手术随访 5 年的松动率为 31%[58]。Vigdorchik 等最近的一项研究[59]平均随访了 42.5 个月（范围 3～108 个月），在假体取出时，24 个髋臼防内陷笼中有 14 个（58%）断裂。在 10 个完好的髋臼防内陷笼中，有 6 个（60%）因坐骨螺钉拔出而失败。作者得出结论，防内陷笼失败的主要危险因素是存在慢性骨盆不连续。

髋臼笼的新用途，即杯 - 笼技术，现该技术主要用于治疗髋臼骨缺损非常严重的病例，以试图恢复骨量储备。该技术包括缺损处骨移植、放置非骨水泥半球形生物固定假体、在假体上方使用髋臼笼提供初始力学稳定性（图 92.9）。该笼将保护非骨水泥金属杯使其实现骨长入从而获得稳定性。将笼放置在髋关节中心正确的解剖平面。目前，关于这项技术的报道只有早期随访，结果展示该技术是极具前途的方法。Kosashvili 等报道使用该技术治疗 26 例骨盆不连患者，随访 44 个月，以假体移位超过 5 mm 作为失败指标，其中 26 髋中 23 例假体无临床和影像学上的松动征象[60]。最近的研究展现了不错的中期疗效。Amenabar 等随访 67 例，平均 74 个月（24～135 个月）[61]。所有患者均被诊断为 Gross Ⅳ型或Ⅴ型缺损。5 年和 10 年 Kaplan-Meier 生存率分别为 93% 和 85%。杯笼被认为是治疗严重髋臼骨丢失的一种可行的治疗选择，即使存在慢性骨盆不连续的情况。

多孔的髋臼杯及垫块系统

组配式多孔髋臼系统的使用越来越多，该系统包括髋臼杯和金属垫块。用于这个系统的金属垫块多种多样，而捷迈公司的小梁金属（Zimmer，Warsaw，

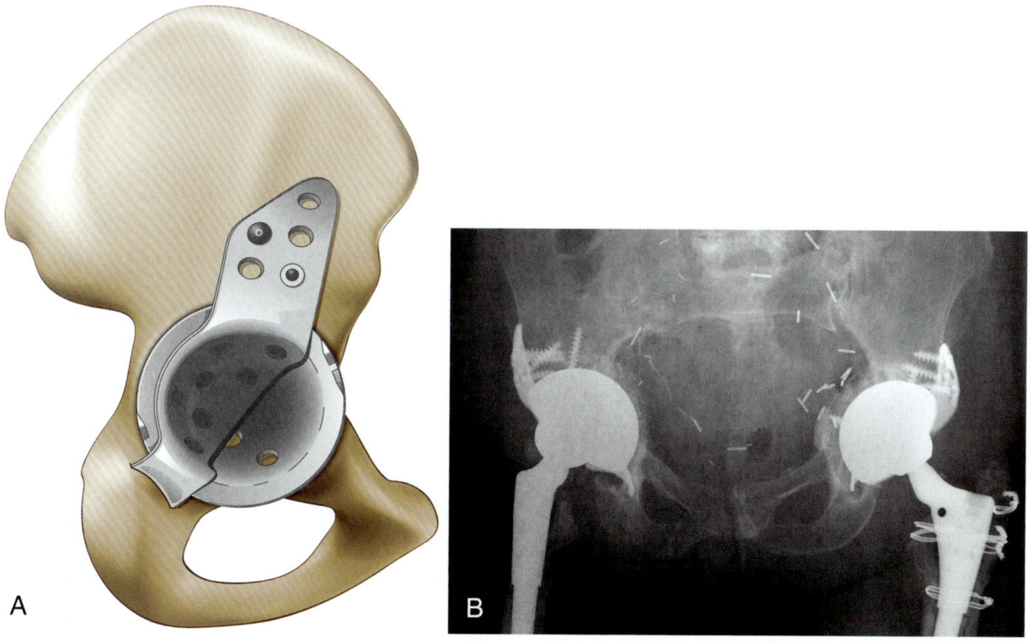

• **图 92.9**　A．杯 - 笼技术图。B．双侧骨盆不连续使用杯 - 笼技术的影像学表现（图 A 改编自 Kosashvili Y，Backstein D，Safir O，et al. Acetabular revision using an anti-protrusion［ilio-ischial］cage and trabecular metal acetabular component for severe acetabular bone loss associated with pelvic discontinuity. J Bone Joint Surg Br. 2009；91：870-876.）

Ind）应用最为广泛。它具有较高的摩擦系数。它的内孔直径可以限制骨和软组织长入，而且和松质骨刚度相似。它所具有的材料特性在理论上可以提供良好的初始稳定性、广泛的骨长入以及最小的应力遮挡。

外科技术包括用多枚螺钉将多孔金属垫块固定在骨盆上，用少量骨水泥将假体外壳固定在金属垫块上，然后用多枚指向臼顶的螺钉将髋臼假体固定于髋臼上（图 92.10）。关于这项技术只有早期随访结果报道[62]。Unger 报道 60 例使用该方法的 THA 翻修，平均随访 42 个月。大多数髋臼杯能够置入，不需要螺钉固定。只有 1 例出现无菌性松动，Harris 髋关节评分从 75 分提高到 94 分[63]。Fletcher 报道 23 髋 Paprosky ⅢA 型骨缺损的翻修手术，其中 8 例有慢性骨盆不连。平均随访 35 个月，无机械故障发生。

在最新的一项研究中，Molicnik 等回顾了 25 例使用多孔髋臼假体进行髋臼翻修手术的患者（至少有 Paprosky ⅡA 型缺损）[64]，在最后的随访中（平均随访 20.5 个月），所有髋臼假体均未出现影像学松动。

这些多孔金属髋臼假体技术冲击了传统观念，即不使用重建笼的非骨水泥固定假体至少需要有 50% 的骨 - 假体接触面。Lakstein 的一项近期研究报道，53 例使用小梁金属杯的翻修手术，髋臼杯与宿主骨仅有 50% 甚至更少的接触面，随访 2 年，只有 2 例因松动需要再翻修，另外 2 例影像学上可见松动征象[65]。

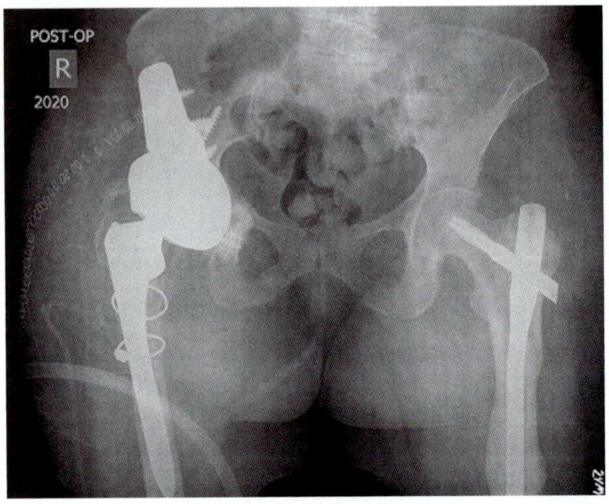

• **图 92.10** 通过应用髋臼杯结合金属骨小梁填充物重建髋臼的示例

目前的争议和未来的展望

在 THA 翻修中，许多方法可以治疗髋臼骨缺损。且这些方法在大多数情况下都显示了良好的效果，然而，当存在慢性骨盆不连续时，临床效果的差异性更大。一些改良的技术，包括髋臼撑开技术，现在已引入临床，并取得了较好的早期结果。

对于那些相对较少见的显著性缺损或高度缺损，确定最合适的治疗方法十分困难。为了获得关于这方面的更好的信息，需要大型多中心研究和全关节注册系统以跟踪长期随访结果。同时也需要比较性的研究，因为许多已发表的研究集中在一个具体治疗方法的选择上。

小结

在 THA 翻修中成功的髋臼重建需要医生对患者骨质有清晰的了解。尽管目前可能没有一个理想的分型系统能够描述这些缺损，但是 Paprosky 分型系统基于术前骨盆正位 X 线片可以较精确预测缺损。该系统也可以确定最合适的重建方法。目前，许多骨缺损可以用非骨水泥半球形假体结合 Jumbo 杯、高位髋关节中心技术或者结合双杯进行重建。如果骨缺损严重，可以使用打压植骨、大块结构性植骨或重建笼等替代性技术。然而，随着非骨水泥髋臼重建技术的不断进步，这些替代性技术的适用范围相应缩小。组配式的多孔髋臼系统越来越受欢迎，早、中期结果显示它具有巨大的应用前景，但长期疗效还不明确。

（参考文献参见书末二维码）

第 93 章

髋臼翻修：非骨水泥型半球形假体

ADOLPH V. LOMBARDI, JR., DAVID A. CRAWFORD
（赵　耀 译　刘建国 审校）

关 键 点

- 非骨水泥半球形髋臼假体已经成为大多数髋臼翻修首选的假体。
- 即使在没有临床症状或功能障碍的情况下，若有明显骨溶解的聚乙烯磨损影像学表现也是髋臼翻修手术的依据。
- 仔细评估正位和侧位的 X 线片是术前计划最重要的部分。CT 和 3D 重建对确定骨溶解的程度以及辅助制订有效的术前计划是非常有用的。
- 新型手术工具可以完整地取出非骨水泥髋臼假体。这些新型工具具有特定的尺寸和刀片状的结构，可以用来切割骨 - 假体交界处的骨质。
- 在全髋关节置换术（THA）翻修中，可利用压配式固定，螺钉应放置在髋臼周围骨量储备较多的位置。

引言

THA 翻修中髋臼假体的翻修对骨科医生来说是一项独特的挑战。对翻修的原因进行全面的评估有助于制定术前计划以及如何进行髋臼重建。众所周知，髋臼假体的翻修有几个原因，包括伴或不伴有骨溶解的聚乙烯磨损、无菌性松动、机械性失效、反复脱位、髋臼假体位置不正和感染性松动。髋臼翻修所面临的挑战与骨缺损、髋关节旋转中心改变及假体所需要达到的稳定性有关。翻修的主要目的是：重建髋臼缺损，首要目标是重建正常关节的解剖和生物力学机制，同时实现稳定的固定。

在过去的 30 年，非骨水泥半球形假体是大部分髋臼翻修术的首选。翻修成功最重要的因素是植入的假体具有初始稳定性，以促进骨长入以及髋臼重塑来确保关节置换获得长期的有效性 [1-3]。植入假体的稳定性与髋臼骨缺损直接相关，因为后者决定了重建过程中的具体细节。有多个螺钉保护的标准多孔非骨水泥半球形金属髋臼杯是首选，但需要与至少 50% 的宿主骨接触才可以使用。最近引入的具有良好骨长入能力的多孔金属表面能进一步扩大非骨水泥半球形髋臼假体翻修的应用范围 [2-14]。

适应证

在绝大多数关节置换术中，医生实施手术的原则应该根据患者的主诉，而不是患者的 X 线片表现。然而，在髋臼翻修术中，却并非如此。伴有或不伴有骨溶解的聚乙烯磨损患者，可能具有无疼痛到严重疼痛等不同程度的症状。体格检查可能提示从正常到明显跛行，到伴有反复性脱位的关节不稳定。即使在没有临床症状或功能障碍的情况下，伴有明显骨溶解的聚乙烯磨损影像学表现也是髋臼翻修手术的适应证。CT 比使用标准 X 线片能更深入地评估患者骨溶解程度 [15-21]。

影像学特点可以与特殊设备的随访记录相结合。例如，使用某种聚乙烯内衬的患者出现磨损和骨溶解 [22]，而这种聚乙烯内衬磨损的随访记录较差，那么在翻修术中必须考虑到这点，因为这种聚乙烯内衬与明显的磨损和骨溶解有关。然而对这个特殊群体的治疗有争议，包括全部翻修假体是否有必要，是否可以考虑保留髋臼假体而单独更换聚乙烯内衬。单独更换聚乙烯内衬的条件包括髋臼假体在符合要求的位置上固定良好，假体的固定有一个令人满意的随访记录，并且具有满意的固定机制和精确的尺寸使合适的聚乙烯固定到假体上。尽管如此，单独更换内衬最常见的并发症之一就是关节不稳，已有报道称经后方入路进行更换聚乙烯内衬翻修术的患者关节失稳的风险高达 15%[23-25]。直接外侧入路降低了这种风险 [26-28]。当锁定机制或假体本身损坏时，应进行整个髋臼的翻修，这也就排除了更换新的聚乙烯内衬或将适当的内衬黏合至假体中的可能性。在手术干预期间，假体稳定性实验提示假体移位或不稳定，也需要行髋臼翻修手术。

髋臼假体松动的患者通常表现出腹股沟、臀部、大腿前内侧的局部疼痛，疼痛通常与负重活动有关。患者经常出现典型的初期疼痛，刚开始几步行走疼痛严重，随后疼痛程度就会降低。在体格检查中，患者跛行提示腹股沟处疼痛。患者仰卧位做直腿抬高实验，通常会诱发腹股沟处疼痛。

影像学评估通常可见骨假体界面的放射学透亮线。从局限于 Delle 和 Charmley 区域中的一个或两个放射区到涉及所有三个区，放射学透亮线可能会有所不同[29]。放射Ⅰ区和Ⅱ区的放射线透光率比Ⅲ区独立的放射线透光率更能明显地提示松动。相对于头侧和内侧移位，连续的 X 线片检查通常对确定髋臼假体的稳定性更有作用。进一步的影像学研究证明了 CT 扫描的价值，它可以精确地评估骨 - 假体界面，可以提示骨溶解的程度和髋臼假体周围的骨丢失量。

虽然非同类的应力界面在初次 THA 中不再受欢迎，但在整体髋臼翻修术中有独特的适应证。有些文献报道，使用了陶瓷对陶瓷界面的患者，关节出现吱吱声的概率为 0.2%～21%[30-33]。对于这种现象的原因有许多不同的描述。一些报道认为吱吱声是该类假体的特性[30,34,35]。而另一些研究认为这是因为假体位置不正引起的撞击声。尽管吱吱声本身在关节置换术方面没有表现出任何有害的影响，但是继发的假体移位和撞击可能会引起股骨颈的应力集中，最后造成股骨颈骨折[35]。此外，在那些受吱吱声影响的患者中，吱吱声是髋臼翻修术的指征之一[34,36]。

金属对金属的 THA 在本世纪初出现了复苏，主要是为了增强稳定性和减少磨损。然而，很快就出现了由于金属碎屑引起的不良组织反应的增加[37-39]。目前有两种假体已经撤离市场[40,41]，因此使用这些假体的患者如果出现了症状，应进行髋臼翻修。对使用金属对金属假体后出现症状的患者可能需要进行金属离子的监测。联合国药品与保健管理局推荐所有使用了金属对金属假体的患者，如果出现了症状，都应该接受随访，为期 5 年，每年 1 次，甚至更频繁[42]。另外，对出现症状或高风险的患者做周密的检查，内容包括对血清钴和铬离子水平的检测，对于离子水平超过 7/10 亿的患者应在 3 个月内进行第二次测试。横断面的影像学检查应该包括超声检查或 MRI，如果影像学显示有软组织反应、液体聚集或包块，应考虑翻修。医生还可以通过淋巴细胞增殖试验来评估患者对各种金属的反应性[38,43]。

排除脓毒症对行 THA 翻修的患者非常必要。详细的病史采集很重要，这可能关系到提高或降低医生对脓毒症发病过程中可疑指标的观察。值得注意的是，经历初次 THA 后患者伤口愈合是否出现问题？患者伤口的红斑或严重的蜂窝组织炎是否用抗生素来治疗？有没有一些提示感染的全身症状，比如发热、寒战、盗汗等？最近是否有脓毒症的表现，比如牙龈脓肿、上呼吸道感染或尿路感染？所有患者都应该检测包括特异的全血细胞计数（CBC）、红细胞沉降率（ESR）、C 反应蛋白（CRP）在内的炎症标志物。如果这些炎症标志物异常，应该进行髋关节穿刺术，不仅要做细菌培养和药敏实验，还要进行细胞计数。最近有文献报道，关节滑液中的白细胞（WBC）计数超过每毫升 2000 个，中性粒细胞百分比超过 60%，可提示有感染[44-45]。也可以利用滑液分析试剂盒来评估 α 抵抗素、滑液 CRP 和细菌特异性 DNA 水平[46]。最后，在外科手术干预的时候，样本可以送去做病理检查，观察高倍视野下白细胞的数量。每个高倍视野下超过 5 个白细胞提示感染，当然每个视野下超过 10 个白细胞可以诊断感染[47]。

术前计划

术前计划中最重要的是评估髋臼骨缺损的严重程度和位置。在重建时修复缺损是 THA 翻修面临的最大挑战之一。手术重建的早期目标是假体稳定。最基本的要求是对当前髋臼骨储备量有充分的了解。术前计划最基本的要点为详细的询问病史和体格检查，包括患者是否有先天性髋关节发育不良？有没有做过非关节置换术的其他手术？如果有，是什么时候做的？确定初次 THA 的日期和随后进行的手术。患者是否发生过关节半脱位或全脱位？关节是否有过刺耳的撞击声或其他声响？以及关节疼痛的性质、部位和疼痛开始的时间等。

体格检查从评估步态开始，是正常步态、止痛步态还是摇摆步态？骨盆是水平的，还是继发于下肢的长度差异或脊柱畸形的骨盆倾斜？ 还应该对关节活动范围进行评估。如果患者发生过前脱位，则会恐惧做外展或外旋动作。如果患者发生过后方半脱位或全脱位，则会恐惧做髋部内旋、内收和屈曲动作。

影像学评估应该从标准正位 X 线片开始。通过股骨近端大转子或小转子与坐骨结节连线的距离可以判断下肢的长度（图 93.1）。对 Ranawat 三角的评估可以用来确定关节是否恢复了旋转中心[48,49]。此外，在髋臼假体的评估中，Köhler 线的价值在于用来评估股骨头中心恢复的情况。在正位 X 线片上能清晰地

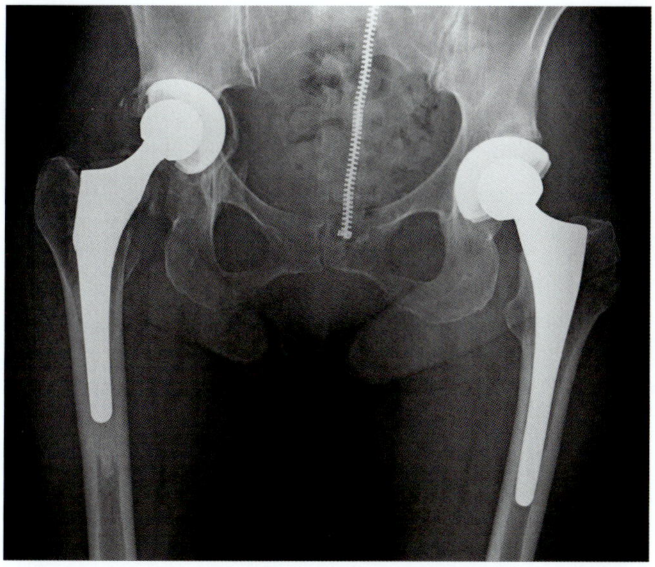

• **图 93.1** 一位 69 岁女性患者，双侧 THA 后的骨盆正位 X 线片，提示右侧髋在Ⅲ区出现明显的骨缺损、完整的透亮带、聚乙烯磨损和假体移位

显示外展角。同心圆能用于评估聚乙烯磨损的程度。还需在骨盆正位 X 线片仔细评估骨溶解的征象。并注意 DeLee 和 Charnley 区是否有透亮线，如果能做 CT 检查，有助于确定髋臼假体是向外侧还是向内侧移位。髋部侧位 X 线片可以评估髋臼假体的前倾角（图 93.2）。如果要求更详细，3D 重建的 CT 扫描可用于确定假体的位置，也可以确定经常被普通平片低估的骨溶解程度（图 93.3）[50,51]。

髋臼的情况应该使用影像学分类系统来分级。在 92 章我们已经论述了 Paprosky 分型。骨缺损的程度及其严重性可以确定是否能够获得三点固定，这对使用非骨水泥型半球形髋臼假体是必需的。提前了解前期手术记录关于髋臼假体的尺寸，有助于外科医生确定翻修术中使用髋臼假体的尺寸。这些资料对获得合适尺寸的假体、相应的聚乙烯衬垫和股骨头假体的选择都是有帮助的。此外，还需要一些特殊的设备用来取出特殊的假体。术前应对骨溶解有充分估计，并计划好处理预案，同时准备合适的植骨材料。

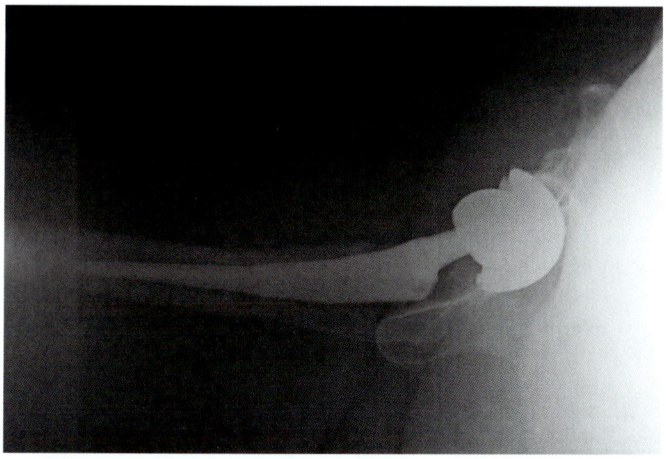

• **图 93.2** 患髋侧位 X 线片评估髋臼假体的前倾角。在此病例中，髋臼假体移位，过度前倾

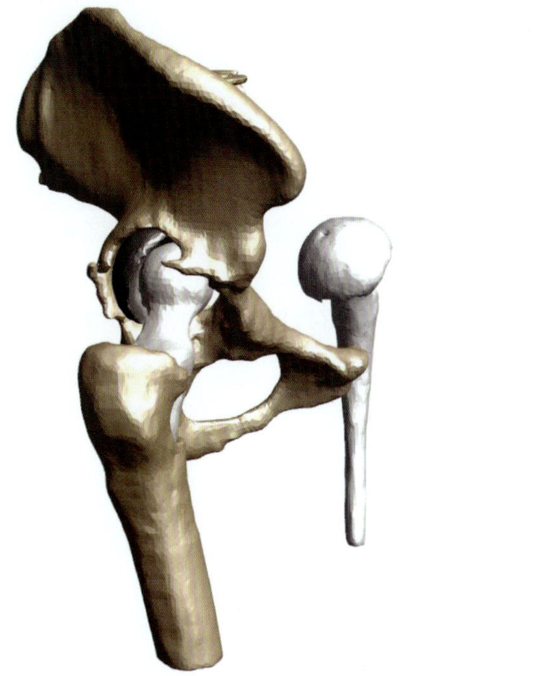

• **图 93.3** 根据 CT 扫描的影像学数据进行 3D 重建可进一步显示髋臼骨缺损的范围

技术介绍

在麻醉成功后，患者处于仰卧位、并对双下肢的长度进行评估。然后，将患者放置于侧卧位，使患肢朝向手术区域。准备好后按标准方式铺巾。标记既往手术切口的位置。髋部手术尽可能选择既往的皮肤切口。根据外科医生的偏好，实际的髋关节入路会有所不同。最常用的入路有后外侧入路、直接外侧入路或前入路。在暴露困难的情况下，也可能需要行大转子截骨术或延长大转子截骨术[52]。随着越来越多的外科医生选择通过直接前入路进行初次 THA，采取直接前入路的髋关节翻修手术的报道也越来越多[53]。经验丰富的外科医生倾向于直接外侧入路[54]。虽然入路不同，但基本原则却适用于任何外科入路。皮肤切开完成后，沿着切口切开筋膜，确定股骨外侧面。沿着股骨外侧将股外侧肌分开，自大转子向远端切开 3～4 cm（图 93.4）。切开臀中肌与股外侧肌连接，剥离外展肌的前 1/3 部分。确定股骨颈处的股骨假体部件，沿着股

骨颈的方向切开关节囊，延伸到上方的髋臼缘。髋关节中的液体可送去做细胞计数和培养。用髋部外旋、内收和屈曲手法使关节脱位（图 93.5）。在必要时，可通过从小转子剥离髂腰肌肌腱来显露。如果股骨假体是组配式的，可以先取出股骨头 - 颈连接部位假体（图 93.6）。在显露髋臼的时候应该首先取出股骨假体。在耻骨上约 1 cm 使用牵开器将髋臼显露，在后方用一把尖锐而长的 Homan 拉钩放置于坐骨上用以移动后方的股骨。最后，充分显露髋臼周围，切除所有的瘢痕组织。

在处理骨水泥型髋臼假体时，骨水泥 - 假体结合的界面可以用特制的弧形骨刀分离。通过骨水泥部位分离假体，早期很少发生髋臼骨折或破坏髋臼骨量。为了预防髋臼骨折，应避免用工具撬动髋臼骨。当经髋臼后路进行手术时，此点尤为重要，因为髋臼这个部位对于随后的骨重建是非常重要的。超过髋臼内壁的骨水泥可以不用去处理，以避免损害血管、神经和泌尿道等结构。如果使用弧形骨刀很难取出聚乙烯，可以使用高速磨钻以经典的椭圆形方式将聚乙烯内衬移除，或使用髋臼铰刀将聚乙烯铰开，然后将骨水泥切成馅饼状的碎片，则很容易能取出[52]。剩余的骨水泥一般可以用截骨器和咬骨钳移除。

如第 91 章所述，非骨水泥型髋臼假体的取出通常可以使用特定大小的取出工具（图 93.7 和图 93.8）。如果没有取出聚乙烯内衬的工具，则可以使用无创伤工具，包括使用 3.2 mm 钻头在聚乙烯内衬上钻孔直到与金属髋臼杯接触（图 93.9），然后拧入一枚 6.5 mm 的动力螺丝钉。将螺丝钉旋入聚乙烯内衬，当它接触到金属层时，髋臼假体将会迫使聚乙烯推出

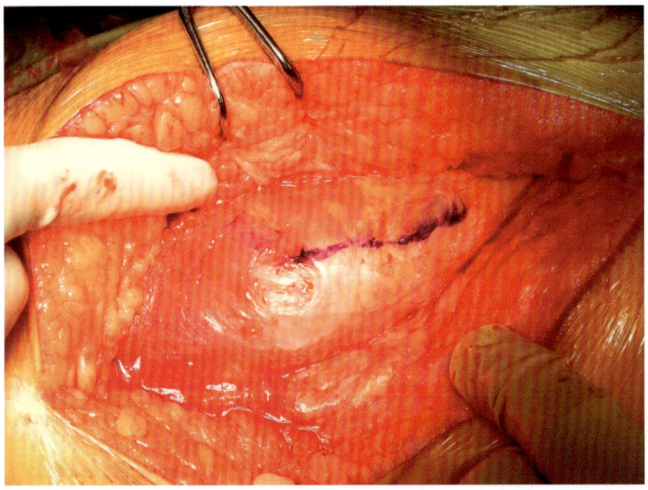

• **图 93.4**　如图所示，经直接外侧入路，沿着股骨外侧将股外侧肌劈开，自大转子向远端切开 3～4 cm

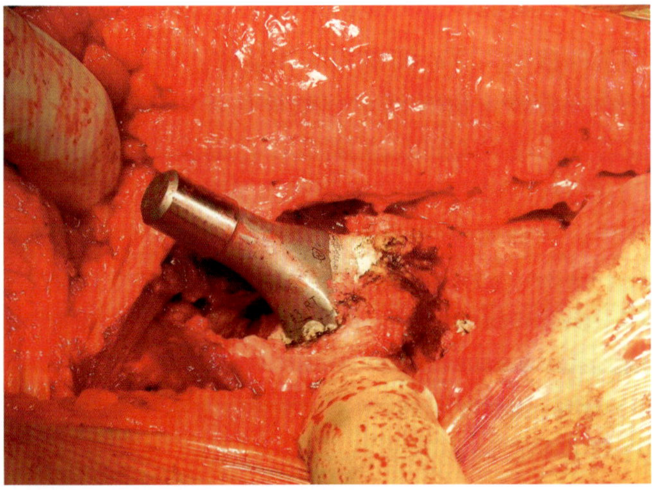

• **图 93.6**　取出股骨头 / 股骨颈连接的假体以利于显露髋臼

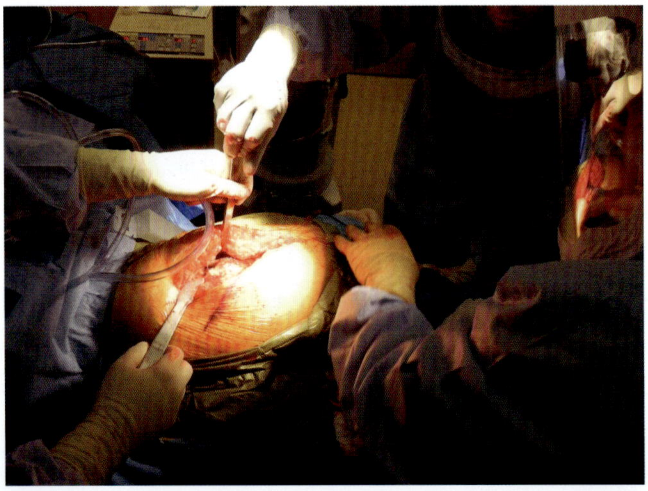

• **图 93.5**　助手进行髋部外旋、内收、屈曲动作使髋关节脱位

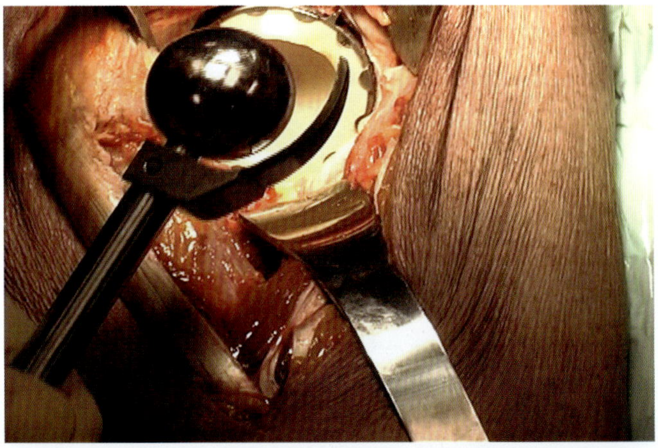

• **图 93.7**　新型取出工具的出现已经解决了非骨水泥型髋臼假体取出的难题。这些新型工具具有特殊的尺寸和片状结构，可以在骨 - 假体的界面准确进行骨切割

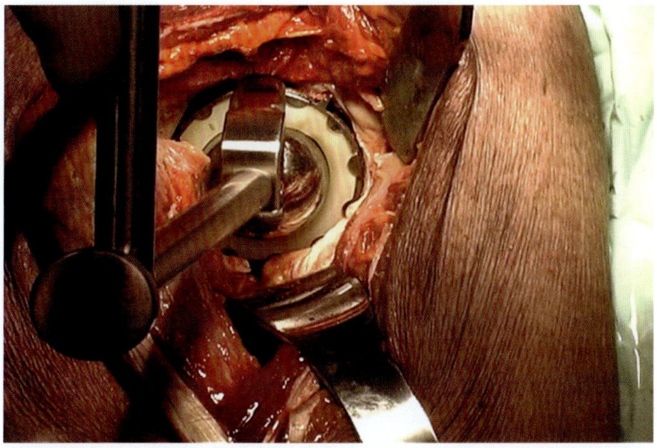

• **图 93.8** 确定髋臼缘位置，安装假体取出工具。外科医生可以清晰地观察髋臼假体的边缘

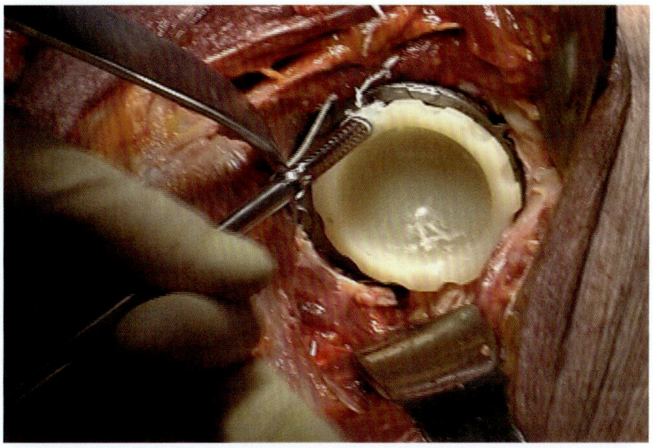

• **图 93.10** 无创伤工具技术的第二步是将 6.5 mm 的动力螺钉旋入聚乙烯内衬，当它顶住髋臼假体的金属层时，可将聚乙烯内衬推出。然后移除所有骨螺钉并重新插入聚乙烯以调整特定尺寸的假体取出装置

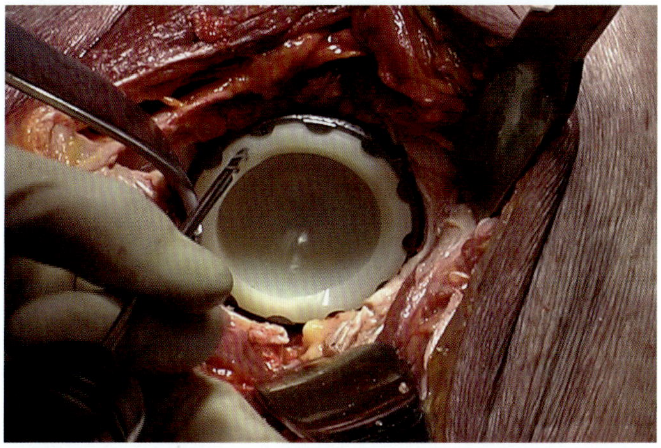

• **图 93.9** 无创伤工具技术可用于在没有特定取出工具的情况下去除聚乙烯内衬。第一步是用 3.2 mm 钻头钻一个导向孔，穿过聚乙烯的边缘，到达髋臼假体的金属层

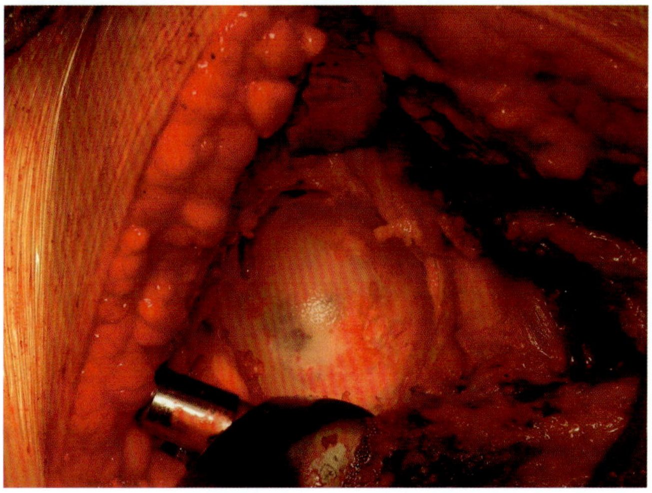

• **图 93.11** 取出髋臼假体后，用刮匙和咬骨钳清除软组织。此时，需要评估髋臼结构的完整性

（图 93.10）。此时，将固定髋臼杯的螺丝钉移除，并把聚乙烯内衬重新放回髋臼杯内。然后可以将髋臼假体整体取出。当固定螺丝钉损坏时，就需要使用环钻来移除。取出髋臼假体后，用刮匙和骨钳清除软组织。此时，需要评估髋臼结构的完整性（图 93.11）。

充足的骨量储备能确保非骨水泥型半球形髋臼假体手术成功吗？

基本要求是获得 3 点固定的能力：上点、后点和下点。这些点是髂骨、耻骨和坐骨的触接点。如果髋臼周围是完整的，但存在腔隙性缺损，缺损部位做颗粒骨植骨可能是恢复骨量储备最好的办法。如果累及到髋臼边缘，至少要恢复 50% 的边缘完整性，才能保证非骨水泥型半球形假体的稳定性 [2,3]。然而，随着多孔假体的应用，部分人认为即使髋臼缘的完整性小于 50%，这些假体仍然可以获得稳定性和骨长入的能力 [2,3]。此外，使用多孔垫块可以增加髋臼缘重建的能力。

一旦髋臼假体被取出，就要对髋臼进行评估，决定用非骨水泥型半球形假体来完成重建之前，需要对髋臼进行磨锉。初次用的髋臼锉大小通常是取出髋臼假体的大小。此时髋臼锉的方向是关键，以避免出现明显的高位髋臼中心。明确耻骨、坐骨以及闭孔的位置。这样可以将髋臼锉放置在正确的位置上，以避免假体位置上移（图 93.12）。通常会犯的错误是髋臼锉的方向随着髋臼假体移位的方向偏移。为了避免对髋臼的过度处理，应确定髂骨、耻骨和坐骨的位置，避免髋臼锉深入到这些结构中。髋臼锉在髋臼翻修术中

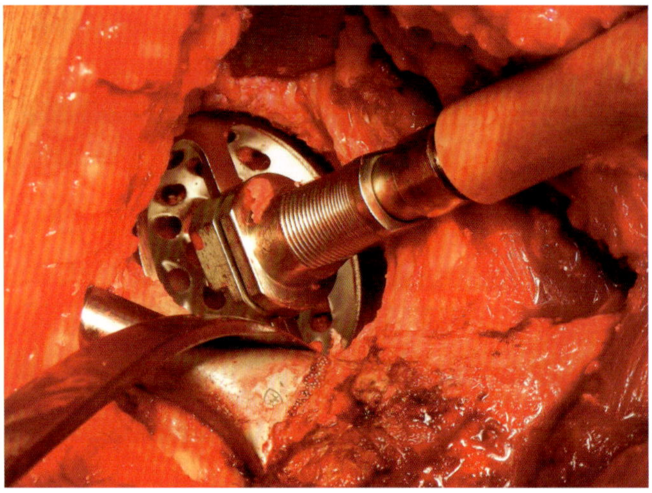

• **图 93.12** 髋臼锉的方向是关键，要避免出现明显的高位髋臼中心。确定耻骨、坐骨及闭孔的位置，将髋臼矬放置在正确的位置上，避免假体位置上移

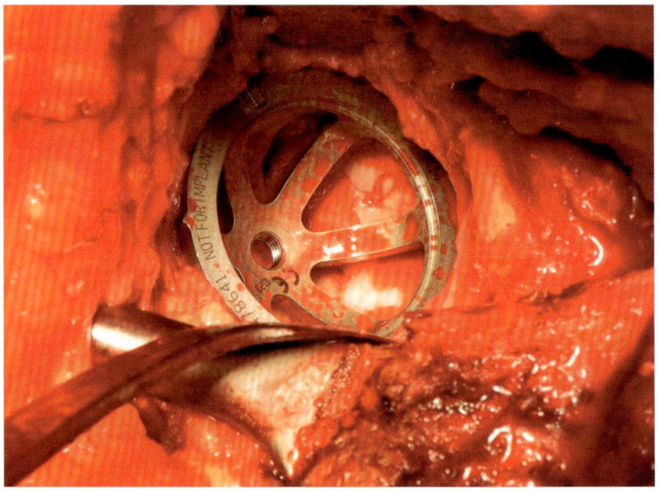

• **图 93.13** 用试模确定假体合适的尺寸，在这种情况下，评估骨量缺损程度

的应用方法与初次关节置换术是不同的，翻修时软骨下骨是不完整的，存在明显的骨质缺损。因此，操控髋臼锉的手法要轻柔，偶尔反向操作，这使外科医生不需要过度地去除骨量就能确定髋臼的大小。为了确定合适的大小，外科医生应该使用髋臼锉打磨髋臼直到获得具有合适压配的髋臼。然而，压配的程度比初次置换时的精确度要低。

了解半球形假体外壳的特征有助于确定假体的尺寸。重点考虑的是非骨水泥表面的性质是珠粒样表面、碎屑样表面、侵蚀式等离子喷涂表面还是超多孔表面？是否有辅助固定装置，比如螺钉、侧翼或向外张开的边框，最后，用试模确定合适的尺寸（图 93.13）。若试模没有超过髋臼外缘，作者更倾向于使用比试模大 2 cm 的假体。当磨锉和测量的步骤完成后，用颗粒骨移植处理腔隙性骨缺损。在不同数量的商业骨库中，作者更喜欢用皮质骨和松质骨的混合物（图 93.14）。用压骨棒打压植骨后，用髋臼锉反向加压（图 93.15）。

在同一系列的髋臼假体中，大多数制造商提供实体假体、簇孔假体和多孔假体。由于翻修病例中的压配质量通常不如初始置换，因此，多孔杯是首选（图 93.16）。必须注意的是，安放髋臼假体的位置要适合螺钉的置入。在初次非骨水泥型 THA 中，上象限和后象限是放置螺钉最理想的位置[55,56]。然而，在髋关节翻修术中，压配固定普遍力量不足，螺钉应该放置在髋臼周围骨储备量好的位置上（图 93.17）。在后上象限，螺钉的长度范围为 30～40 mm，有时

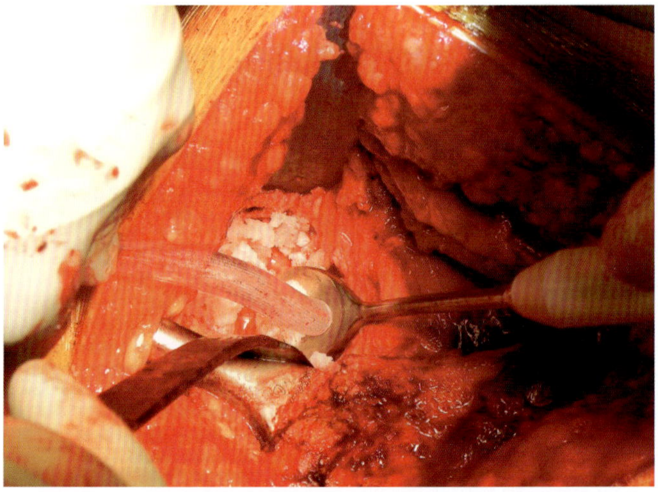

• **图 93.14** 当磨锉和测量步骤完成后，用颗粒骨移植处理腔隙性骨缺损。从商业骨库中取皮质骨和松质骨的混合物，用压骨棒打压植骨后，用反向髋臼锉加压

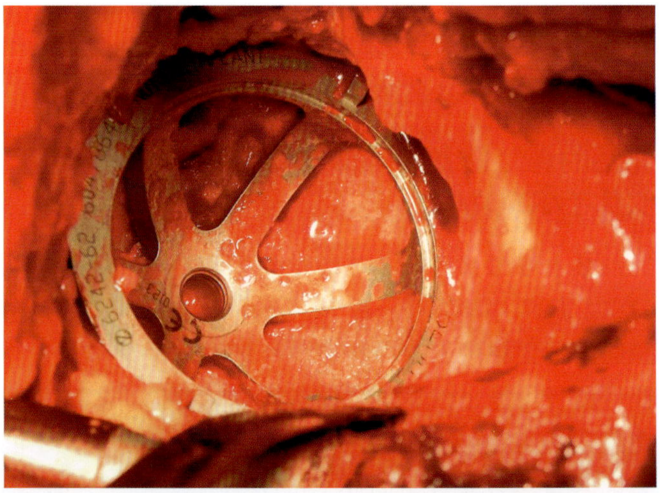

• **图 93.15** 再次放入试模，观察骨量重建情况

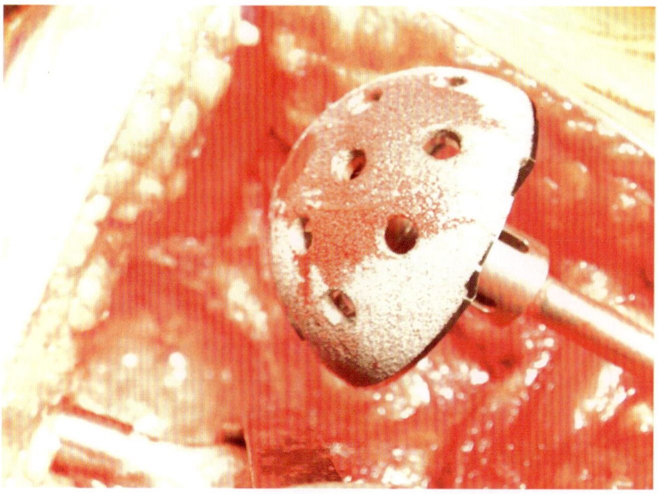

• **图 93.16**　大多数翻修术中首选多孔杯

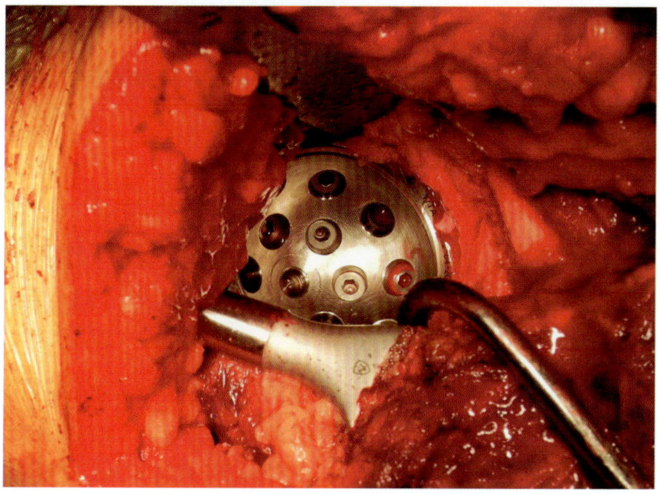

• **图 93.17**　螺钉用来加强固定，安放在髋臼周边骨量储备较多的位置

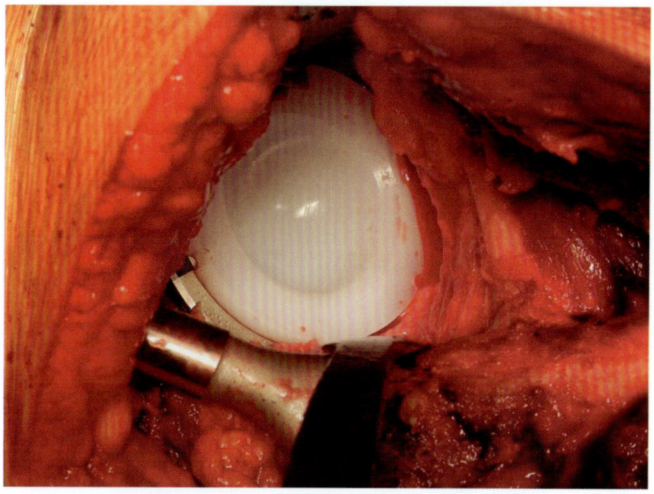

• **图 93.18**　髋臼假体被多个螺钉固定后，安放合适的聚乙烯内衬

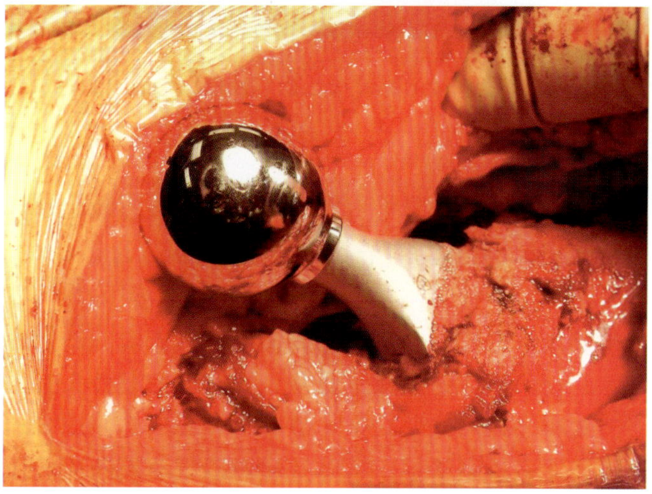

• **图 93.19**　尽可能使用大头以提高关节重建的稳定性

候甚至更长。为了避免血管损伤，一开始就可以使用 20 mm 的钻头并钻至 30～40 mm 深度直到触及对侧皮质。在后下方和前方，没有必要将孔钻至超过 20 mm。在这些骨量减少的区域，有时不钻孔就可直接拧入螺钉。除上象限和后象限外，笔者喜欢将螺钉固定于耻骨和坐骨位置。螺钉数量的使用取决于边缘缺损程度、压配程度和螺钉质量。当谈到补充螺钉固定时，笔者认为更多的螺钉比更少的螺钉要好。当髋臼假体被多个螺钉固定后，安放合适的聚乙烯内衬（图 93.18）。作者偏好使用大股骨内衬，以提高关节重建的稳定性（图 93.19 和图 93.20）。

变异或异常情况

当存在明显的非包容性骨缺损的情况时，使用非骨水泥型半球形髋臼假体会出现异常。多孔金属垫块技术增强了非骨水泥型髋臼假体的稳定能力。金属垫块可以纠正髋臼边缘的骨缺损。这些金属垫块通常用于重建髋臼顶部骨缺损，因此，它们被放置在髂骨翼上以重建髋臼假体后上方的支撑结构。另外，较小的金属垫块可以应用于坐骨和耻骨，以对Ⅱ区骨缺损髋臼假体提供支撑。联合或不联合金属垫块的多孔非骨水泥型髋臼假体可用于治疗骨盆不连续[3,10,11,14,57-61]。这种技术被描述为是一种扩张性技术，联合或不联合金属垫块的 Jumbo 超大杯用于扩张不连续骨盆，可促进多孔金属垫块与髂骨、坐骨和耻骨直接愈合[62]。该技术包括骨盆不连续植骨，超大号髋臼假体进行扩张，用螺钉将假体固定在髂骨、坐骨和耻骨上。根据髋臼重建的稳定性和螺钉质量，有时会需要钛网对非骨水泥型假体进行保护。这项技术将在第 97 章中进一步描述。

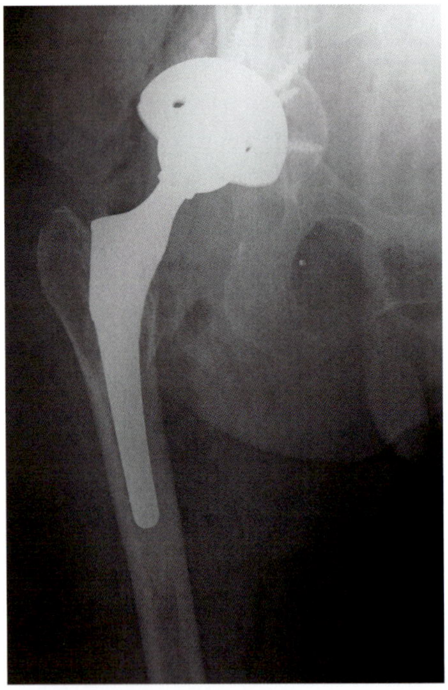

• **图 93.20** 术后骨盆正位 X 线片提示翻修后的髋臼假体对位对线满意

另一种异常情况是内壁完全缺损，但边缘完好无损。使用钛网可以将内壁缺损转化为包容性的缺损，然后用颗粒同种异体骨填充。大于内侧缺损的结构性同种异体骨植骨，修整成外表面凸、内表面凹的轮廓以匹配髋臼假体的尺寸。通常，用较大的股骨头有助于控制明显的内侧壁缺损。最后一种方法是使用多孔金属垫块来控制缺损。这些垫块可以重建髋臼底。用骨水泥将垫块与髋臼假体结合起来，然后在边缘上实现生物固定。

术后护理

THA 翻修患者的术后处理是根据手术重建的范围决定的。决定术后身体治疗和康复计划的三个主要因素包括：切口的状况、关节的稳定性和关节重建的完整性。关于切口的状况，翻修手术需要大范围显露手术区域，因此手术创伤较大。止血技术也要考虑在内。可以在髂胫束下方放置深部引流管，但这并不是通用的建议。从术后第 1 天开始，执行标准的预防深静脉血栓形成（DVT）的方案。对于有血栓形成危险因素的患者，我们推荐使用阿司匹林，每日 2 次，每次 80 mg，持续 6 周；用小腿压力泵治疗 2 周。对 DVT 风险升高的患者，我们使用更强的预防性药物。

关节假体的稳定性是术后物理治疗和康复计划的关键因素。理疗师应该熟知有关假体稳定性的知识，告知患者髋关节的注意事项。如果术中进行大转子截骨，髋关节外展活动应适当延后。

最后，关节重建的完整性是决定患者负重状态的关键因素。多数患者需要借助助行器或拐杖对双侧肢体进行支撑至术后 6 周或 12 周。实际上负重的程度从一开始脚尖踩地，过渡到保护性部分负重，经外科医生判断，大约术后 3 个月过渡到完全负重。

结果

已发表的多份文献报道了非骨水泥型髋臼假体在髋臼翻修手术中出色的中长期生存率 [63-73]。对于在没有并发症的手术中使用多孔涂层非骨水泥型髋臼假体的标准髋臼翻修手术，Ito 等报道了 66 例患者（75 髋）的平均随访时间为 15.6 年，存活率为 93%[65]。von Roth 等的平均随访时间为 20 年，使用非骨水泥型 Harris-Galante Jumbo 超大杯进行髋臼翻修的无菌存活率为 88%[72]。超多孔金属技术的引入进一步提高了使用半球形假体进行髋臼翻修的成功率 [73-78]。钛和钽髋臼假体进行比较研究，钽金属假体在放射学上可以实现更好的固定，并且在 6 个月时具有更好的效果 [77]。Flecher 等在至少 5 年的随访中，报道了 51 例使用多孔钽杯进行髋臼翻修的髋关节，没有出现无菌性松动的病例 [78]。这些结果，再加上超多孔假体在其他困难的翻修手术中取得成功，并保持了出色的机械稳定性，解释了为什么非骨水泥型髋臼假体被认为是目前翻修关节手术中的首选假体，也因此扩大了半球形髋臼假体翻修的适应证。

并发症

非骨水泥型髋臼翻修假体的短期并发症包括感染、脱位和假体松动。值得注意的是，翻修手术过程复杂，通常需要延长手术时间和大量的手术器械，因此，潜在地增加了手术区域污染的风险。减小感染发生概率的因素包括优化患者术前的身体状况、细致的围术期计划，手术开始前准备好所有必需的设备，准备好可能使用的所有假体，精细的手术技术和适当的围术期抗生素应用。

脱位是初次 THA 和 THA 翻修中值得关注的问题，THA 翻修中脱位的发生率要比初次置换高出 3 倍多 [79]。仔细地分离软组织、在手术操作接近尾声时修复所有的软组织，这些能降低潜在脱位的风险。随着高交联聚乙烯的应用，医生已经使用更大的股骨头，通过增加假体关节活动范围和增加跳距来提高假

体稳定性 [1,37,80,83]。

固定失败是指未能坚持本章关于手术操作技术部分所描述的原则。在翻修术中使用非骨水泥型髋臼假体并获得成功，使用多枚螺钉进行 3 点加强固定是必需的。一项研究报道 138 例非骨水泥型髋臼假体翻修术，至少随访 15 年，最常见的并发症是感染和复发性脱位 [63]。5 年后对同一研究的随访发现，其他并发症（如磨损和骨质溶解）的再次手术在术后约 12 年开始出现 [68]。一项对非骨水泥型髋臼假体 + 颗粒骨移植翻修术的临床和影像学进行评价的研究表明，移植骨融合的平均时间为 12.5 个月 [69]。然而，在一项平均随访超过 8 年的研究中，发现骨溶解是最易发生的并发症。正如前面提到的一样，骨溶解是一种可怕的和公认的并发症，早期没有症状，直到大量骨缺损时才出现症状。幸运的是 [15]，从短期到中期的随访研究中发现，聚乙烯磨损已经降低了 50% 以上，由此产生的骨溶解也随着高交联聚乙烯的应用大幅度减少 [80-82]。

（参考文献参见书末二维码）

第 94 章

髋臼翻修：打压植骨技术

MATTHEW J. WILSON, JONATHAN R. HOWELL
（赵耀 译 刘建国 审校）

关键点

- 打压植骨能够恢复骨量和正常的髋关节生物力学。
- 打压植骨作为一种修复空洞性缺损的技术是非常成功的。
- 打压植骨技术要求严格，必须注重手术细节才能获得成功的结果。
- 重建一个稳定、包容良好的髋臼缺损是手术成功的关键。
- 在节段性髋臼骨缺损中，适当使用螺钉固定重建网是至关重要的。
- 用专门设计的工具进行强有力的打压可以获得用于固定骨水泥髋臼杯的稳定基础。
- 颗粒松质同种异体骨打压植骨在组织学上的整合效果优于大块同种异体骨植骨。
- 较大的外周节段性骨缺损可以采用打压植骨的替代技术进行治疗。

引言

髋臼骨缺损是髋关节翻修术中的一大挑战，通过恢复骨量以重建正常的髋关节生物力学，是极具吸引力的解决方案，可以通过髋臼的打压植骨来实现。髋臼打压植骨是一项成熟的技术，也是现代髋关节翻修术术者需要掌握的一项重要的手术技能。

使用大量的骨水泥重建松动的髋臼假体已经得到了很好的阐述，Sotelo-Garza 和 Charnley 总结了在翻修初次使用水泥臼的内陷髋臼时，是否打压植骨对于其预后没有影响。然而，骨水泥填充技术在翻修重建时的效果通常较差。Amstutz 的报告显示，在短短 2 年内就有 83% 的病例在术后 X 线片中显示松动。Callaghan 随访 146 例翻修患者的数据表明，34% 的病例在 3.6 年内出现了影像学松动或力学上的失效。梅奥诊所对 166 例翻修患者的随访也反映出相似的结果，即在 4.5 年内出现髋臼杯松动的概率达到 37.7%，另有 70.9% 出现连续的透亮线。取出松动的髋臼假体，特别是骨水泥髋臼假体后，髋臼表面通常呈硬化表现。在这种情况下，翻修时使用骨水泥并不能获得充分的骨长入，且早期松动现象极为常见，因此使用骨水泥进行髋臼缺损重建已经被很多人摒弃。然而，打压植骨提供了一个理想的骨水泥结合界面，并有助于整合骨组织，恢复骨量以及重建正常的解剖结构。

植骨术诞生于现代手术技术发展的早期。1859 年，Ollier 介绍了第 1 例临床植骨实验，他尝试将兔子的桡骨移植到骨不连的胫骨上。随后 Macewen 和 Ponset 使用截肢的同种异体骨移植更引起了人们广泛的兴趣。然而，自体骨难以获取和保存妨碍了打压植骨在临床上的使用。20 世纪 40 年代，纽约特种外科医院成立骨库及同种异体骨冷冻方法，保障了接下来植骨术在骨科重建型手术中的应用。20 世纪 70 年代，第一篇使用植骨术治疗髋臼缺损的报道出现。1975 年，Hasting 和 Parker 提出使用钴铬钼合金网联合骨水泥型髋臼假体进行内壁植骨，用于治疗早期髋臼内陷。McCollum、Harris 和 Heywood 的进一步研究验证了植骨术在髋臼重建中的成功应用。

生物型假体固定技术的发展为髋臼重建提供了可选方法。大多数的髋臼翻修手术，尤其在一些非包容型缺损或使用加强重建网也无法包容的缺损病例中使用了这类假体，不论是否采取打压植骨，都有良好的术后效果。我们认为，成功应用植骨术治疗大量骨缺损，以及形成骨长入都依赖于充分的打压植骨，并且必须使用骨水泥髋臼杯。而生物型髋臼杯依靠的是与髋臼骨的接触，会先在这些接触点上发生骨长入。使用骨水泥髋臼杯也可以环绕髋臼杯进行打压植骨，这样植骨与骨水泥的接触面积会超过 100%，也有利于髋臼全面地恢复骨量而不受宿主骨与生物髋臼杯必须接触的限制。

在髋关节翻修方面，以重建解剖和恢复股骨及髋臼骨量的现代打压植入颗粒骨技术已经普遍使用，Nijmegen 和 Exeter 的医生们分别将它在髋臼侧与股骨侧的使用进行推广。对于这项技术而言，关键是创建一个包容性的髋臼缺损，髋臼侧的相关内容在本章介绍，股骨侧相关内容在第 100 章介绍。这是一项技术上的挑战，并且可能需要使用金属加强网或多孔金属垫块。一旦髋臼缺损形成了包容，自体或异体的颗粒骨就可以被打压入缺损空腔处，在髋臼窝中形成一个稳定的基础，然后进行骨水泥型聚乙烯髋臼假体固定。

本章介绍了在髋臼缺损重建中，打压植骨联合使用骨水泥型髋臼假体的适应证、手术技术和禁忌证。

适应证 / 禁忌证

适应证

髋关节翻修手术中髋臼骨缺损主要有以下三个原因：

1. 骨溶解引起的无菌性松动
2. 感染引起的骨缺损
3. 取出假体时造成的医源性缺损

髋臼假体翻修的主要适应证是伴有疼痛的髋臼杯松动。骨水泥或生物假体周围的骨缺损在模式上是有显著区别的，特别是在它们有移位或引起更广泛骨溶解时。

毫无疑问，骨水泥型髋臼假体的使用寿命依赖于初次手术的质量。初始稳定性好的骨水泥髋臼假体会因为微小碎屑导致骨溶解或感染引起松动。在骨与骨水泥的接触面出现 1 mm 和 2 mm 的透亮线或髋臼杯进行性内移时可以确认骨水泥髋臼杯发生松动。一旦骨水泥髋臼杯出现影像学松动，它就会开始移位并出现症状，尽管不是经常发生，但也提醒医生需要行翻修手术了。

生物型髋臼假体周围骨缺损常被认为是无症状的。Gross 提出生物型髋臼杯有至少 50% 的覆盖时就不需要额外的支撑。尽管假体周围有明显的骨量缺失，但髋臼杯仅需要 50% 甚至更少的骨性接触面就可以保持良好的固定而不出现症状。这些患者需要常规的长期的随访，以避免后期出现灾难性的骨缺损。Hartofilakidis 等通过对比骨水泥型和生物型髋臼杯，总结出骨水泥型髋臼杯周围的骨溶解是线性的，而生物型髋臼杯周围的骨溶解更具侵蚀性和扩张性。高交联聚乙烯的出现改善了生物型髋臼假体的术后效果，而大量的骨溶解似乎随着它的使用而变得不那么普遍。注册数据显示，植入高交联聚乙烯的假体在使用寿命上比普通聚乙烯植入的假体有明显的优势，特别是在大直径股骨头的使用日益增多的情况下。

髋臼打压植骨的适应证还包括初次手术中出现宿主骨缺损，如髋臼内陷、髋臼发育不良和创伤等。

禁忌证

打压植骨的绝对禁忌证如下：

1. 髋臼内侧或周围无法包容的节段性骨缺损，其由 D'Antonio 等定义。
2. 存在活动性感染，除非已通过彻底清创得到充分控制，如通过仔细处理的一期或二期更换假体治疗的假体周围关节感染。

虽然巨大骨缺损仍可以成功地包容，但对打压植骨成功与否来说最关键的是其包容的稳定性和耐久性。缺损明显的前后柱无法为打压植骨提供足够的稳定性，在这种情况下应该考虑其他重建技术。同样，前后柱外上侧向下延伸的大块骨缺损难以用重建网来包容，这些病例中可能需要用到生物型假体。

虽然髋臼打压植骨不应该用于存在活动性感染的情况，但并不妨碍将其用于假体周围感染患者的翻修术中。这项技术可以安全地应用于感染的二期治疗方案的第二期手术中。由于骨缺损经常是由感染导致的，因此本技术恢复骨储备的能力使其成为一种独特的实用技术。其在感染的一期翻修术中使用的安全性也有报道，Rudelli 对 32 例因感染和松动而行一期 THA 翻修的患者的 8.6 年随访发现，感染复发率有 6.2%。在这些患者中，25 例翻修需要行股骨和髋臼侧的打压植骨，一半需用到重建网来行包容性植骨，这个结果与那些行二期翻修手术的报道结果相似。而一期更换关节假体则可以看做是一次手术中的两个阶段，通过取出初次的假体、清创和冲洗来控制感染；再更换新的无菌单与器械后，植入新的假体。

器械

任何术前计划的主要部分都是预测术中需用的器械，对于髋臼侧打压植骨而言，在手术室里需准备下列物品：

1. 新鲜冰冻股骨头：一般程度缺损需要 2～3 个。
2. 凹型股骨头锉。
3. 用于制造骨屑的钻头。或能够磨出大颗粒骨屑的骨挫，但有潜在的缺点（见后面的讨论）。
4. 不同型号的用于髋臼缘和内侧壁的重建网（图 94.1）。
5. 3.5 mm 的小螺钉。

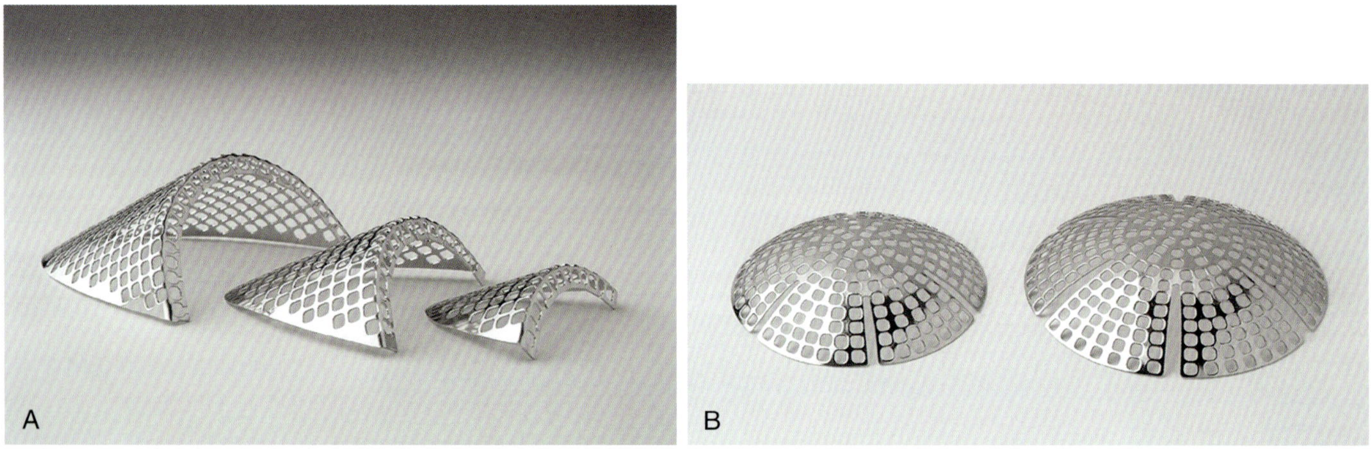

• **图 94.1** 边缘网格用于封闭髋臼缺损。(A)三种尺寸的边网。(B)两种尺寸的中间网眼。(引自 Exeter Hip Foundation.)

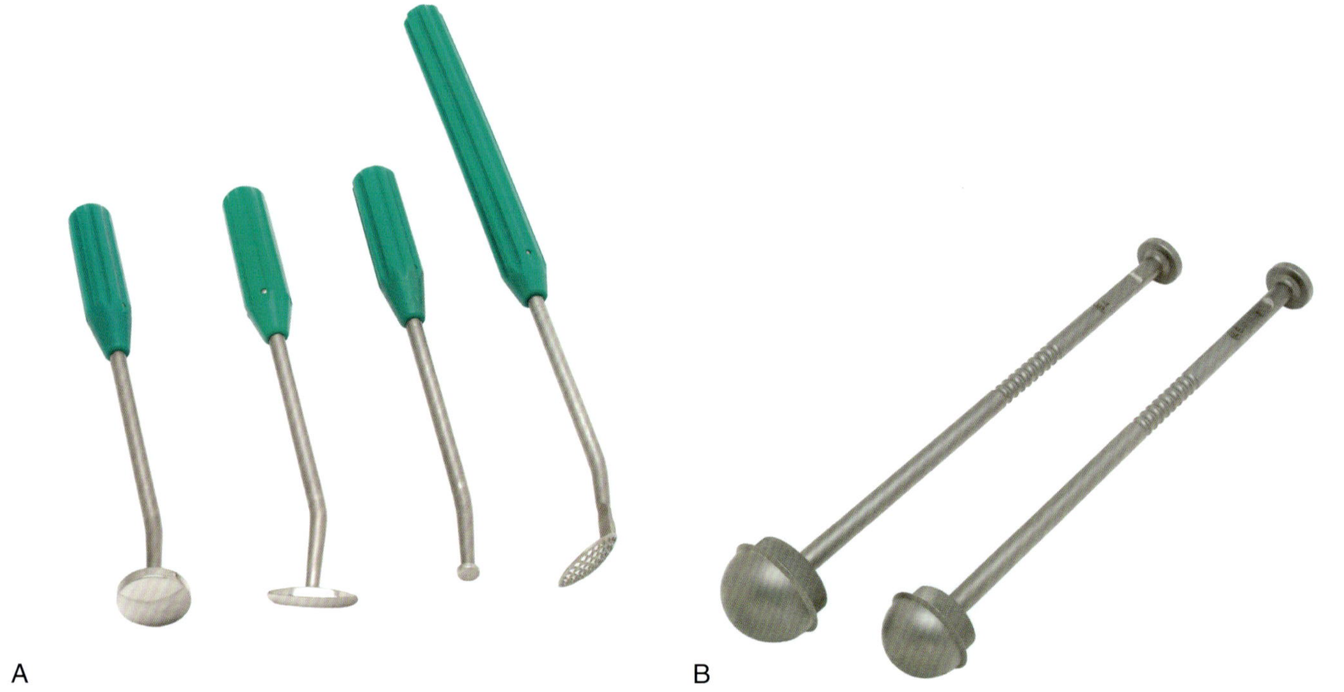

• **图 94.2** 髋臼打压植骨器械。(A)用于填充局部骨缺损的小打压器和打孔器，以及用于冲洗打压植骨的筛子。(B)半球冲击器，用于在髋臼中形成新的髋臼窝(引自 Exeter Hip Foundation.)

6．不同型号的半球形髋臼打压器(图 94.2)。

技术介绍

术前准备

采用侧卧位，确定患者骨盆被体位架固定牢固。将双侧髂前上棘连线与垂直平面重合非常重要，确保在整个手术过程中都能明确并控制骨盆的位置，因为术中无法通过解剖学标志确定髋臼杯的前倾角和外展角。通过结合髋臼横韧带的方位，有利于确定新髋臼假体的安放方向。

围术期应使用抗生素。根据医生的判断决定是否送检多个组织样本进行培养，哪些位置怀疑有感染，以及是否需要使用冰冻切片病理检查。在手术显露的过程中，提前从冰箱中取出冰冻股骨头并在无菌生理温盐水中解冻。

手术入路

可延长的后外侧入路通常能使髋臼、后柱和后壁显露得更清楚，如果有必要，进行钢板固定。保证股骨近端可以移动，充分地松解软组织，同时切除增厚的瘢痕组织以便使髋关节脱位。保留短外旋肌群和后侧关节囊以备稍后闭合，以提高术后关节的稳定性。如果需要对关节后壁或坐骨进行手术，如后柱钢板，需要辨别、保护坐骨神经，并尽可能将其移位。

保留股骨假体会限制髋臼的显露并阻碍髋臼的重建，但笔者对股骨假体的处理策略取决于其手术方式和固定状态。显然，术者应根据翻修时股骨的条件使用擅长的技术对松动的股骨假体进行翻修。然而，固定良好的骨水泥型或生物型股骨柄无需全部翻修。事实上，翻修固定良好的股骨柄或骨水泥鞘可能造成不必要的股骨损伤。对于固定良好的股骨柄或骨水泥鞘而言，相对比较容易的方法是：钻除假体肩部周围的骨水泥，并敲击假体而从骨水泥鞘中将其取出。待髋臼重建完成以后，新的股骨假体重新用骨水泥固定植入旧的骨水泥鞘中，即骨水泥套骨水泥技术[27]。如果计划保留生物型股骨假体，并且髋臼前壁是完整的，那么可以在前上侧组织中制造一个袋装结构容纳股骨头颈领，但是，通常很难为股骨近端提供一个足够大的空间。同时非常重要的是，在显露髋臼窝时应避免对髋臼前壁给予过多的压力。

对于固定良好的生物柄的另一种入路是利用转子滑移截骨，可以从股骨上安全地分离外展肌从而显露髋臼周围。另外，如果有必要取出固定良好的生物型假体，可采用转子延长截骨术，这样能够良好地暴露整个髋臼。

不管采用哪种手术入路，牵开器放置于前方还是后下方，都应该仔细地保护薄弱的髋臼壁和坐骨神经。分辨髋臼横韧带很重要，有助于髋臼假体的定位以及指导髋臼杯放置的水平。如果横韧带仍存在，应仔细地分辨它并予以保留，因为其除了可以指导髋臼杯的放置以外，也有助于打压植骨时限制移植骨的移动；如果横韧带不存在，则利用泪点来定位髋臼下缘。

髋臼评估

用刮匙清除髋臼假膜，若内侧壁有缺陷，可保留一些内壁上的假膜，因为将其去除可能会破坏骨盆内的结构。必须小心地操作以保留髋臼壁，使用髋臼锉时尽可能避免磨除宿主骨。完全清除缺损边缘的软组织后，冲洗髋臼并评估缺损（图 94.3）。

确认前后柱的完整性后，对髋臼中央和外周节段性缺损进行评估。在横韧带的解剖位置放置合适尺寸的假体试模或髋臼打压器是非常实用的。在使用器械保持假体的前倾和外展位时，术者可以评估任何外周骨缺损的程度以及恢复包容的难易程度（图 94.4）。

髋臼重建

腔隙性骨缺损

仅有腔隙性骨缺损，无须使用重建网进行额外的重建。制造渗血的骨面对植骨非常重要，应使用髋臼锉小心地打磨硬化的骨面，或用 2 mm 的钻头钻孔直到整个髋臼呈现点状渗血（图 94.3）。

内侧节段性骨缺损

内侧节段性缺损是常见的，需要在打压植骨之前进行加固。将特制的内侧重建网或小的边缘重建网修剪成合适尺寸的形状并铺在缺损面上。将切片后的股

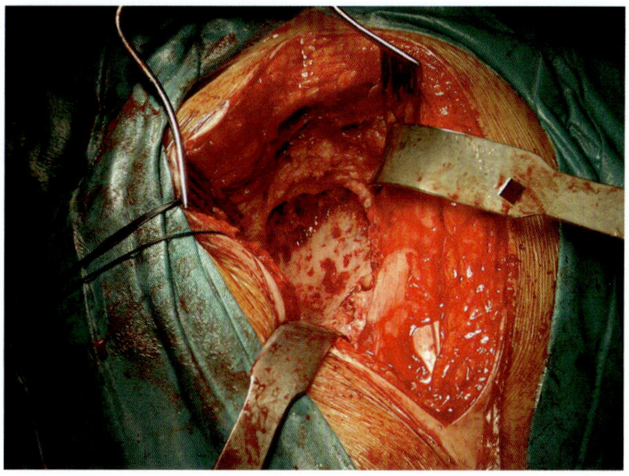

• **图 94.3**　清晰显露髋臼评估缺损

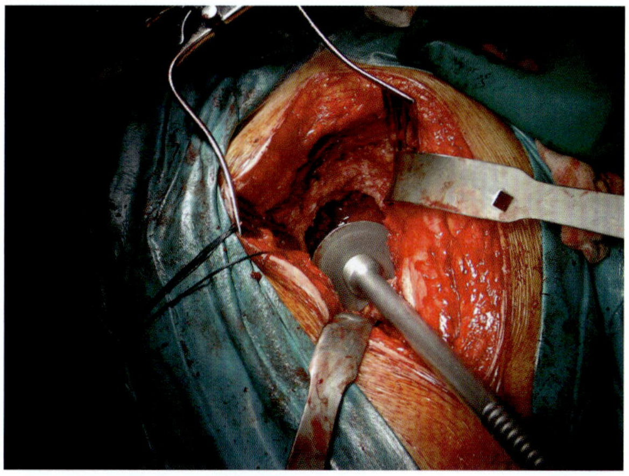

• **图 94.4**　打压器放置在解剖位置有助于评估缺损。图中存在上外侧缺损，必须用重建网或垫块封闭，然后才能进行打压植骨

骨头或松质骨先铺一层在缺损上，可以增强植入重建网的稳定性并有助于重建。如果需要的话，重建网可以用两个或三个螺钉固定。大面积的内侧节段性缺损可能需要重建环或重建笼来支撑。

边缘节段性骨缺损

在翻修松动的骨水泥髋臼杯中，节段性缺损通常局限在髋臼上外侧大约 10 点到 2 点钟方向的区域。在移除生物型髋臼杯后，也可以看见髋臼前后壁的大面积缺损。

外上侧缺损可被覆盖在髋臼和髂骨外侧面的边缘型重建网很好地封闭。拉高部分臀肌纤维以便准确地放置重建网。将重建网修剪成合适的大小，以确保其锐利边缘不会沿着后壁刺激坐骨神经。

当需要确定重建网的大小和置入方向时，可以将合适尺寸的打压器置于髋臼内最终假体将要放置的位置，这有助于确保该缺损被完全包容以及重建网的位置合适。

边缘重建网可以用多个小螺钉固定在髋臼上。重建网按尺寸修剪好后，助手用长柄血管钳将其位置固定，术者拧入第一枚螺钉，其位置应在重建网近端边缘的顶点，大约在髋臼前后缘的中点处。螺钉旋入后，术者再次评估重建网的位置，可以根据需要沿着螺钉旋转重建网微调其前倾角。接下来两个螺钉应放置在重建网的前、后端，这是手术成功的关键。螺钉应直接钻入前、后柱，以固定重建网的两端。一旦固定，剩余螺钉应以 1 cm 的间隔围绕边缘固定。所有的螺钉应双层皮质固定，如果螺钉穿过空腔缺损处也不要紧，只要它们不妨碍打压器的置入或髋臼杯的放置即可（图 94.5）。

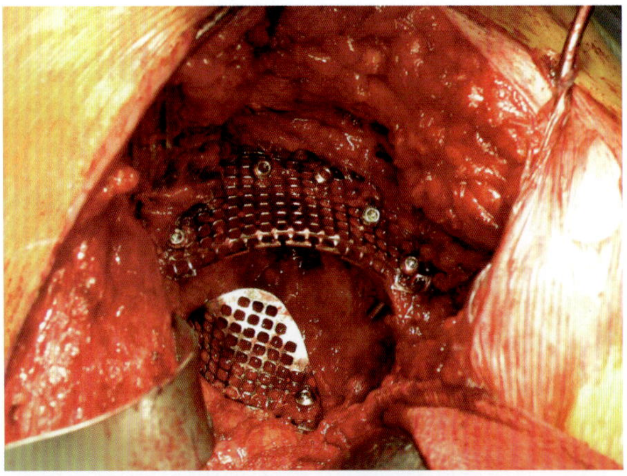

• **图 94.5** 髋臼上外侧缘重建网安放到位，其近端边缘 1 cm 处用螺钉固定。髋臼前侧边缘也安放并固定了较小的重建网

前壁缺损应该用边缘重建网来闭合，然而这些缺损通常使重建网更容易置于前壁内侧。当重建网按这种方式放置时，前侧的边缘重建网通常足够稳定地承受打压而不需要进一步固定，尽管上方和下方可以使用螺钉固定，仍需注意避免血管损伤。

笔者最近报道了多孔金属楔形垫块作为重建网的替代方法，应用于封闭周围型骨缺损的效果[29]。当使用大重建网来封闭巨大骨缺损时，打压植骨的效果比应用在包容性骨缺损时差（见后面的讨论）。人们认为，多孔金属楔形垫块更易塞进骨缺损边缘，结合其坚固的程度，在较大的骨缺损中使用，能够提高这项技术的效果。当使用这种多孔金属楔形垫块时，能实现无水泥重建，并且可能更容易操作。然而，合并空洞型骨缺损仍是打压植骨的适应证。关于重建方法的选择应根据患者的个人情况而定。

植骨准备

打压植骨首选新鲜冰冻股骨头。微小颗粒骨块可以手工制备，用锯片将股骨头切片后再用咬骨钳（图 94.6）咬碎，也可以使用市售的碎骨机。Nijmegen 的外科医生们主张切成大小 0.5～1 cm^3[27, 30]，且已有确凿的证据表明，使用较大的切片可获得更好的初始稳定[31]。在打压前使用脉冲冲洗移植骨也可以帮助提高稳定性，因为可以促使其打压得更紧密[31-33]。同时联合其他方法还可以降低传染疾病的风险，如经过严格的筛选程序，冲洗移植骨可以降低细菌感染的风险[34]。Van der Donk 认为脉冲冲洗不会妨碍植入骨的生长。大多数市售的碎骨机不能够制作出供髋臼打压植骨所需足够大的骨条。有研究表明，碎骨机刀片的最大平均尺寸小于 3.5 mm，因此制作出的骨块比推荐的 50～100 mm^3 要小。

笔者推荐用凹型股骨头锉清除股骨头上剩下的软骨和皮质骨（图 94.6A）。将股骨头用摆锯切成 4 等份（94.6B），再用大的咬骨钳将松质骨咬成 0.5～1 cm^3 的碎骨（图 94.6C）。这些碎骨应使用脉冲冲洗除去多余的脂肪及血。如果先前有感染或对感染进行一期翻修处理时，笔者常规脉冲冲洗每个股骨头制成的颗粒骨，并加入 1 g 万古霉素粉末，再行打压植骨。

髋臼打压

在髋臼内逐层植入骨颗粒并压实。首先应将颗粒骨置于上方缺损处（图 94.7），并在穿过缺损的螺钉

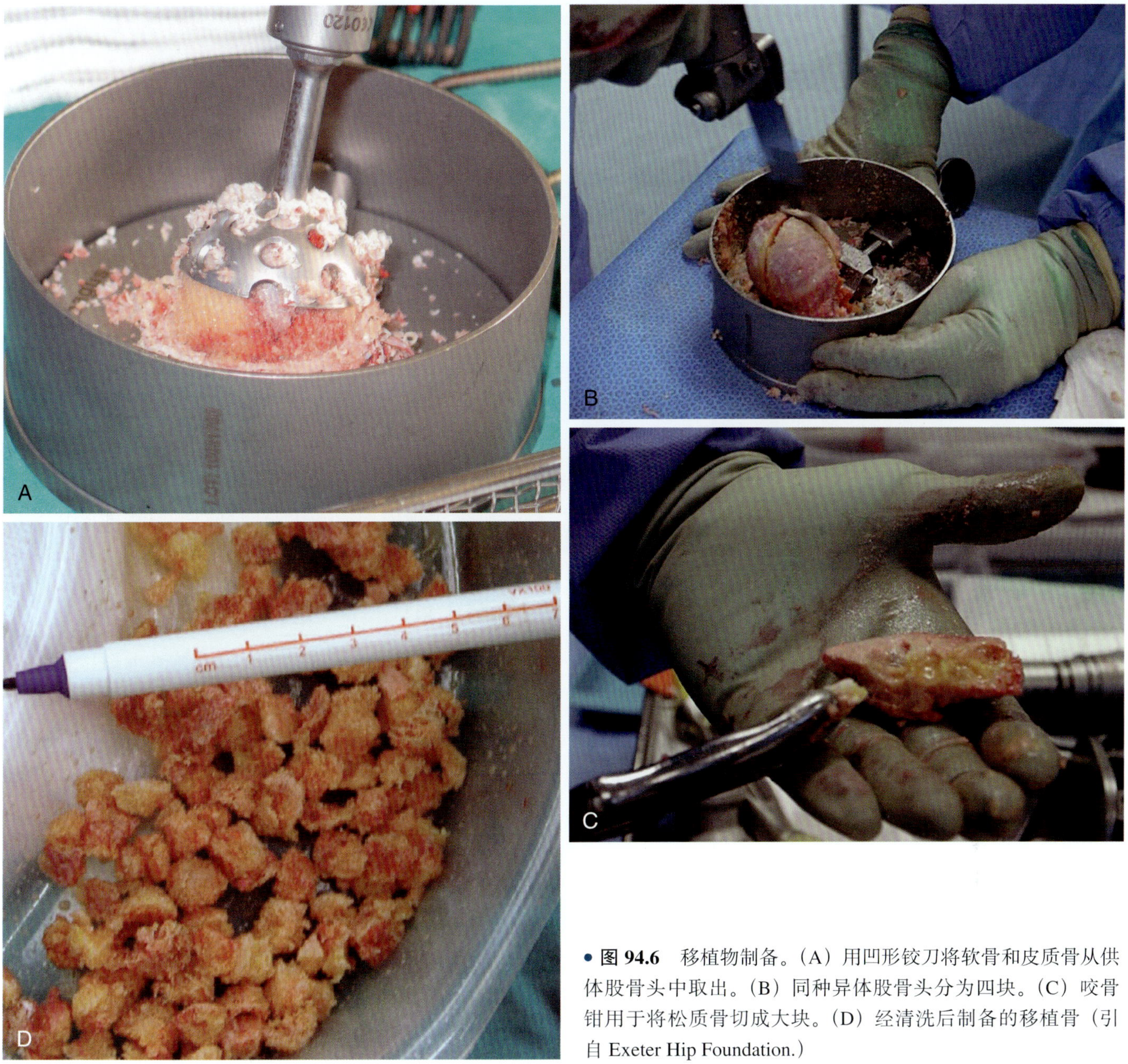

• **图 94.6**　移植物制备。(A) 用凹形铰刀将软骨和皮质骨从供体股骨头中取出。(B) 同种异体股骨头分为四块。(C) 咬骨钳用于将松质骨切成大块。(D) 经清洗后制备的移植骨（引自 Exeter Hip Foundation.）

外周打压植骨。术者应该集中精力填补髋臼上方的空洞性缺损。过多地在内侧植骨是技术性的错误，因为会导致髋臼假体有偏外的风险。

各种打压器在市场上都可以找到。小的打压器和铳子用于填充螺钉周围的小囊腔、缺损和缝隙（图 94.2A）。空腔填充后，即可采用尺寸逐渐增大的半球形打压器打压（94.2B）。用小块骨依次填补缺损，再用金属锤进行有力的打压使植骨面足够硬实，但不能用力太大以免造成髋臼骨折。多次轻敲优于少次猛烈的重击。随着打压慢慢加入骨颗粒，不停地重复这个过程，直到髋臼重建到预设的解剖位置。最后一号打压器应比真实的聚乙烯假体的外径大 4～6 mm，以便周围有 2～3 mm 厚度的骨水泥形成良好的覆盖。

中央打压完成后，应注意边缘打压，这对形成密实的骨床并进行骨水泥固定是至关重要的一步。当术者在打压器外上侧放置骨块时，助手应在最后一号打压器上维持压力以保持位置。术者随后用一个窄的打压器将周围的骨块压实（图 94.8）。重复这个过程，直到在髋臼杯或重建网边缘的下方无法植入更多的骨块。

在行边缘打压时，为了形成更好的外围包裹，半球形打压器可以后退 1 mm 或 2 mm，但应注意边缘打压不应将半球形打压器推出髋臼杯，否则有降低髋臼旋转中心的风险。最后的步骤就是敲打中央的打压

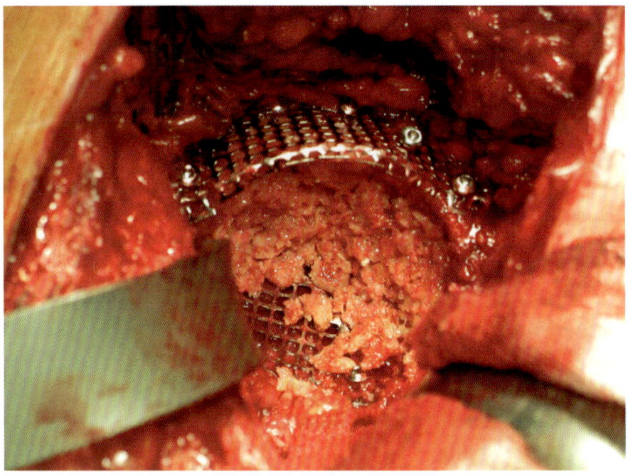

• 图 94.7 颗粒骨植入上方缺损处

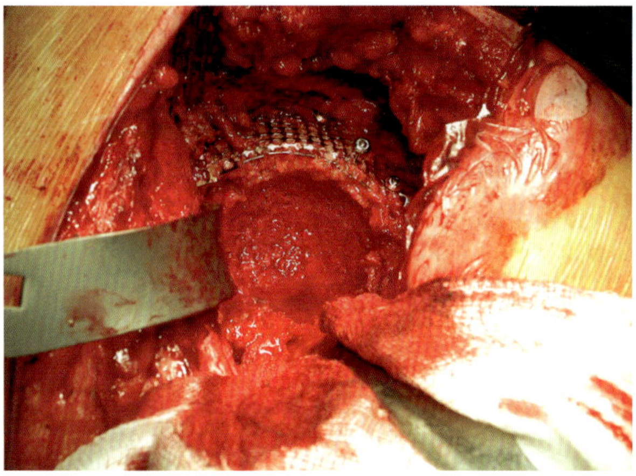

• 图 94.9 在冲洗和擦干前打压植骨的髋臼的最终外观

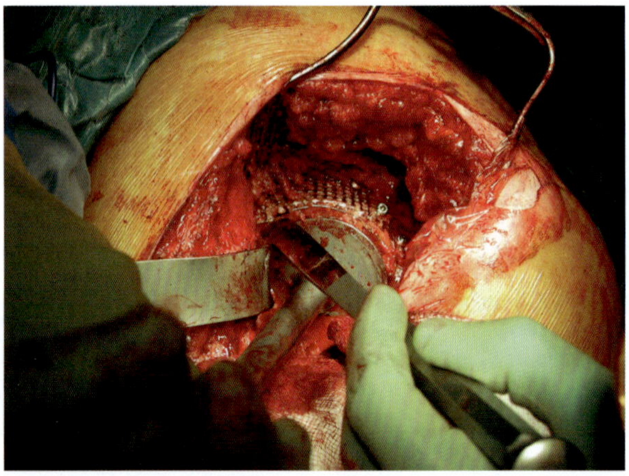

• 图 94.8 使用窄打压器进行周边打压，将半球形打压器固定到位并保持植骨骨床的轴向压力

器使其回到原位。打压植骨完成之后，填充的植骨已经足够坚实，并包裹打压器，需要施力才能移除它。

打压的最终效果应该是形成连续的压实的松质骨，并且外周至少有 5 mm 的厚度（图 94.9）。在这个阶段，取出试模并清理和擦干髋臼杯。用特殊设计的重建网可以在冲洗时保护移植骨。用生理盐水浸湿的纱布压在髋臼内以清洁并干燥植骨，准备骨水泥固定。笔者更倾向于使用带高边的聚乙烯假体和加压骨水泥。在一个带有吸引器的真空密闭系统中准备骨水泥，一般在加入单体物质至少 3 min 后，有一定的黏度时就可注入髋臼。骨水泥在髋臼中至少应加压 1 min 使它渗入到植骨床内。随着骨水泥的加压，术者可以观察到从外上侧植骨面被挤压出来的脂肪，这是完全正常的且表示加压良好。骨水泥可能在加压器下被挤出假体的边缘，但其不应被挤压出骨床上外侧，因为其表明上外侧打压植骨不够充分。笔者所使用的低黏骨水泥固定聚乙烯髋臼杯约需 5 min，并且置入带高边的髋臼杯需要一定的压力。在放入髋臼杯后，必须用顶棒加压固定髋臼杯直到骨水泥固化。骨水泥髋臼杯最后的样子如图 94.10 所示。

反转磨锉对比打压植骨

有些作者已经介绍过通过反向旋转髋臼锉进行打压植骨的技术 [37，38]。尽管这个技术表面上取得了可喜的结果，但是半球形的新臼并不能与骨水泥假体联合使用 [39]。相比半球打压器紧密的打压植骨，采用反转髋臼锉的效果略差。Bolder 与同事研究表明，对比普通的打压植骨，采用反转髋臼锉打压植骨会造成显著的髋臼杯移位 [36]。当反转磨锉联合骨泥植骨时，发生移位的概率增加 3 倍。

术后护理

患者术后第一天可常规活动。骨缺损完全修复的患者在有足够的初始稳定性下才能允许立即负重。采

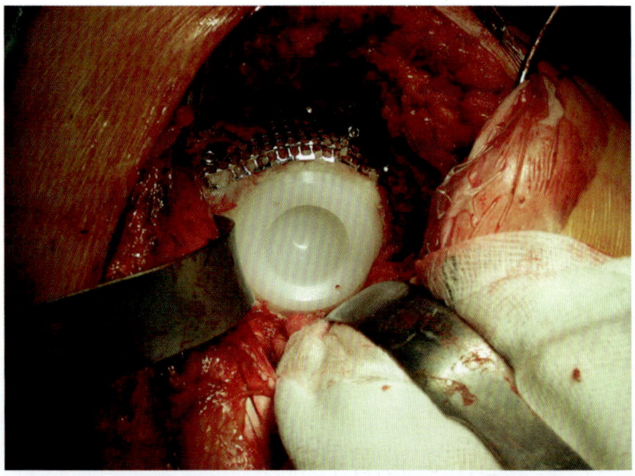

• 图 94.10 骨水泥髋臼杯的最终外观

用放射立体照相分析（RSA）对使用了股骨侧的打压植骨的负重效果进行评估，其结果显示，使用光面、锥形的骨水泥柄，术后完全负重与部分负重状态下其移位情况并无区别[40]。然而，在髋臼侧翻修中我们没有发现类似的研究。在大多数情况下，笔者鼓励打压植骨术后的患者保护性负重 6 周，恰好是行影像学复查的时间。若复查证实髋臼杯倾斜角无变化，则嘱患者在 3 个月内逐渐恢复到完全负重，其目标是充分恢复活动功能。

对于使用了重建环或重建笼的病例，虽然可用类似的术后方案，但如果需要的话，延长保护性负重的时间至 8～12 周，这取决于术者对初始重建稳定性的评估。

并发症

没有研究报告指出髋臼打压植骨术具体的并发症发生率。股骨打压植骨并发症发生率高主要是由于股骨骨折[41]。尽管在植骨时需要用力打压，但鲜有髋臼侧骨折发生。

虽然髋臼假体经常发生松动，但 RSA 研究表明，随着术后最初几年的植骨长合，发生松动的概率逐渐减少。需要进一步的研究才能确定髋臼杯松动和假体失效之间的相关性，但用大面积的重建网重建缺损后发生的显著松动可能导致重建网金属疲劳失效。

只要术中注重细节，打压植骨技术的并发症与其他髋臼重建术技术基本相仿。

手术结果

包容性髋臼骨缺损的翻修手术技术及应用打压植骨术进行重建已得到认可。从创始人到其他团队取得的效果来看，这项技术不仅成功，而且可以复制。

Gilbody 等发表了一组没有合并使用重建环加固的髋臼打压植骨术的病例，对其进行了至少 10 年的临床和影像学预后的随访[43]。文章回顾了作者位于 Exeter 的中心所进行的 292 例患者的 304 髋的翻修手术，其中 237 髋是初次翻修，60 髋为第二次翻修，7 髋进行了第三次或更多次的翻修。手术时患者平均年龄为 70 岁（34～95 岁），平均随访 12.4 年（10.0～16.0 年）。髋臼缺损按 Paprosky 和 Magnus[44] 法分型，总结见表 94.1；植骨包容法及其结果见表 94.2。

并发症包括 3 例围术期死亡，1 例死于肺栓塞，1 例死于脑血管意外，1 例死于心肌梗死。有 1 例术

表 94.1 Paprosky 分型：髋臼缺损

Paprosky 分型	患者数
Ⅰ型	7
ⅡA 型	82
ⅡB 型	93
ⅡC 型	49
ⅢA 型	49
ⅢB 型	24

表 94.2 各种植骨包容法及其结果

固定方法	例数	翻修例数（%）
仅打压	100	6（6）
仅使用内容重建网	50	1（2）
边缘重建网	81	15（17.3）
臼壁重建网	39	8（20.5）
联合使用重建网	34	4（11.8）

中髋臼内侧壁骨折，采取放置内侧金属网和髋臼打压植骨治疗。有 3 例神经损伤（1 例股神经和 2 例坐骨神经），其中 2 例完全恢复，1 例（坐骨神经）部分恢复。保守治疗深静脉血栓 2 例，血肿 2 例。10 例髋出现脱位，其中 6 例髋单纯闭合复位，4 例髋需要进一步翻修，3 例髋臼假体翻修，1 例髋臼后方边缘使用垫块翻修。有 1 例在初次翻修术后 10 年，新发感染需要翻修。总并发症发生率为 11.5%。

截止到因各种原因进行的再次手术，13.5 年总生存率为 82.8%，无菌松动翻修为 85.9%。最有趣的是，手术的成功率随术中使用的植骨包容方法而变化（表 94.2）。Cox 回归分析显示，患者年龄、性别、翻修次数、Paprosky 分型、植骨准备方法和术者经验对预后均无影响。对结果产生负面影响的单一变量是使用除内侧重建网之外的任何重建网，这表明髋臼打压植骨可以放心地用于包容性缺损和仅有内侧壁缺损的患者，但是有较大边缘缺损的情况，效果可靠性较差。这一结果在笔者发表的初级外科手术中进行的髋臼打压植骨系列病例中有所反映[45]。在该系列病例中，髋关节空洞性缺损的 9 年生存率为 100%，而节段性缺损的生存率更差，为 82.6%。

2009 年，Schreurs 在 Nijmegen 上发布了 62 例患者使用这些技术进行翻修的 20～25 年随访结果。在翻修手术时的平均年龄为 62 岁，缺损类型 38% 是

空洞性缺损和62%的混合性缺损；调查报告显示，截止到因出现无菌性松动而需行翻修手术为止，假体生存率为87%。

最近的打压植骨翻修的随访结果显示，类风湿关节炎患者术后12年的假体存活率为85%。这些结果必须评价为良好，因为这一组患者行翻修手术时通常是年轻的（平均57岁），且多数有明显的骨缺损[47]。

Azuma及同事报告了30例不同的空洞性和节段性骨缺损病例，术后存活时间为5.8年[48]。虽然都没有进行翻修，但3例失访，2例出现影像学失效。在该研究中，节段性缺损用骨块植骨修复而不是重建网。2例松动中的1例，其髋臼杯采用骨块植骨重建。

Comba及同事强调了节段性骨缺损重建时获得足够稳定性的重要性[49]。随访了31例患者至其术后2～13.1年（平均51.7个月），虽然有6人失访，但是98%的患者没有出现无菌性松动（最严重的病例生存率为91.3%）。尽管48%有节段性骨缺损，但是只有11%的病例用到重建网。在其余的病例中，高边的Ogee骨水泥型聚乙烯假体用于支撑外侧移植骨。全部3例出现力学松动的节段性骨缺损患者，使用的是高边髋臼杯重建而不是重建网。

有人建议使用骨水泥型金属外表面假体[50]。有一项研究介绍了一种使用多孔骨长入“外壳”髋臼杯的技术，初始可以安装在髋臼缘内，联合使用骨水泥固定髋臼杯，植骨填塞骨缺损，并且两枚螺钉分别于髋臼杯上方及后上方象限内，穿过植骨块并固定。尽管60例髋中有5例未纳入分析内，作者报道其术后5.8年的影像学生存率为96.4%。这是一项骨水泥型髋臼杯技术，与本章讨论的髋臼打压植骨技术不同，因此仍需单独分析。

联合使用了打压植骨术的骨水泥型髋臼杯，在植骨长合的过程中会发生移位，因此建议进行长期随访。通常，术后最初几年会出现有限的轻微移位，一旦移植骨完全长合，移位就会停止。

使用Nunn介绍的技术在平片上测量移位程度，其精度可达3 mm[51]。然而，RSA是测量打压植骨后髋臼杯移位的金标准。针对术后5年的17例髋进行随访，只有1例出现移位，并且其移位距离通常用平片测量法无法测出。平均移位距离为上方2.5 mm，内侧1.1 mm，后方0.9 mm。术后5年各个方向移位率减少，随访17例髋中有13例在术后4年已停止移位[42]。

大范围的外周节段性骨缺损极具挑战性，翻修时不管采用何种方式重建，其效果都不理想。van Haaren及同事报告的一组病例假体存活率只有72%，根据AAOS分型，这组病例70%是Ⅲ或Ⅳ型缺损。作者的结论是，缺损越严重则失败率越高，但他们承认这组数据与他们的学习曲线有关，并且扩大了适应证，纳入了骨盆不连续的病例，这可能会影响结果[42,52]。Buttaro在2008年的回顾性报道中也得出相似的结果，23例AAOS分型为Ⅲ型的缺损病例36个月的假体存活率只有90.8%。标本活检发现移植骨坏死和纤维组织，提示不稳定是失效的主要原因。报告显示如果固定的螺钉数量不够或固定的位置不对，重建网的固定效果就不理想。作者认为重建网并不能限制移位，尽管他们也注意到即使出现了移位，但多数患者没有出现症状。他们的建议是重建网和移植骨对中等非包容性缺损非常适用，但不适用于严重缺损[53]。

髋臼打压植骨术的效果优良，可与其他重建术式相媲美。然而，合适的病例选择以及细致的手术技术是取得成功的关键。

打压植骨中使用重建环和重建笼

人们先前已经注意到，髋臼打压植骨术唯一的禁忌证是缺损无法被包容。

在内侧大范围的节段性骨缺损情况下，单独使用重建网可能无法提供内侧壁的足够稳定，用力打压可能导致移植骨脱落进入骨盆。小的内侧移植骨脱落通常不用担心，因为它会很好地长合并重塑；但内侧支撑缺损较大将不可避免地导致一连串的植骨、骨水泥和髋臼假体失去稳定。同样，大范围的边缘节段性骨缺损可能会因为缺损太大而无法用加强环跨越，或前后方的骨量不足以给重建网提供坚强固定的条件。在这些情况下，可能需要使用重建环或重建笼保护移植骨。使用这些技术进行翻修的中期结果是丰富而多变的，随访10年以上则鲜有报道，这可能侧面反映了本组患者的年龄较高。

髋臼骨缺损严重的翻修结果通常更不理想。Okano及同事报道了31例髋臼大量骨缺损患者术后6.3年的随访结果，这些患者使用了同种异体骨和Kerboul型髋臼假体进行翻修[55]。总体来说，他们报告的失败率是23%。然而，当植骨在正位X线片上测量厚度大于20 mm时，失败率显著增高。他们建议对于缺损预期超过2 cm的病例，使用大块植骨。

Kawanabe及同事对42例采用Keou假体和植骨

进行髋关节重建的病例进行了术后 9 年的随访，报告显示大块植骨的存活率为 82%，优于颗粒植骨的 53%——尽管有陶瓷颗粒作为颗粒骨的补充（参考新鲜冰冻股骨头的使用章节）[61]。正如预期的那样，髋臼严重缺损和未被包容时失败率更高。

根据 Wolff 定律，颗粒骨长合的关键是有足够的应力。任何重建环或网的根本目的是减轻应力和保护移植骨，所以难免会影响骨长合的结果。Lunn 等对 35 例髋关节置换翻修手术患者进行了术后 5 年随访，这些患者使用打压植骨联合 Kerboull 假体，结果显示 7 例髋出现移植骨吸收，随之钢板出现上移以及钢板下方钩断裂 [63]。

带前侧坐骨翼的防髋臼内陷重建环更牢固，且更不容易发生力学失效，例如 Birch-Schneider 或 Contour 环。Bemy 和 Muller 对 42 例伴有节段和边缘性骨缺损的髋关节进行了翻修术后平均 5 年的随访，结果有 12% 发生无菌性松动 [56]。Carroll 对 63 例使用各种重建环联合打压植骨的病例进行了随访，所有病例都是伴有骨盆分离的 Paprosky Ⅲ型和Ⅳ型。结果发现在治疗难度高的组取得的结果相对好，84% 的髋关节在 8.75 年内没有发生无菌性松动。

有人建议可通过 Burch-Schneider 笼或 Muller 重建环用螺钉来加压颗粒植骨。Haddad 等使用该技术对 48 例髋进行翻修，虽然随访时间仅为 64 个月，但没有出现无菌性松动，移植骨骨长合效果良好 [38]。

打压植骨的组织学

虽然自体骨是公认的理想重建材料 [64,65]，但其供应有限，必须经常使用同种异体移植骨。尽管临床验证了髋臼打压植骨术的成功，但关于自体骨的骨长合仍然存在一定的争论。一项来自 Nijmegen 的研究报道了在山羊模型中使用打压植骨处理髋臼骨缺损的组织学和力学结果。研究表明，6 周内 2/3 的内表面已经长合；经过 24～48 周，有的移植骨已经完全长合并出现血管重建。然而，在 48 周后处死山羊时发现在骨水泥表面有一层厚的纤维层，假体的稳定性也因此受到影响。作者认为，在这个界面上应力高度集中，相对薄的骨水泥层以及山羊无法适应重建的关节可能是产生这一纤维层的原因。此外，他们强调，类似的界面形成还没有在人类患者中得到证实 [66]。

人类的组织学研究也证实了打压植骨的整合过程。Buma 及同事对 8 例（包括感染和无菌性松动）应用髋臼打压植骨进行翻修的患者进行穿刺。获取的所有术后 8 个月以上的移植骨样本显示有骨长合的证据，与之相比，少于术后 4 个月的移植骨未出现骨长合。在术后超过 15 个月的样本中，剩余的移植骨非常少，所有的样本均与正常骨小梁类似 [67]。

同种异体骨是一种骨传导性材料，可作为新骨形成的支架。然而，组织学研究表明，新生骨仅在纤维间充质组织中形成 [68]，这表明其也可能发挥了诱导成骨作用，但确切的产生机制目前还不明确。体外研究表明，新鲜冰冻股骨头标本存在骨形态发生蛋白 7（bone morphogenic protein-7，BMP-7），打压植骨增加 BMP-7 的释放 [69]。作者推测紧密打压造成微骨折，使得暴露的基质释放 BMP-7。在我们可以得出这类移植骨具有骨诱导性的结论之前，这一领域尚需进一步研究。

研究还表明，移植骨中任何残留的软骨碎片都不会长合 [68]，并且影响移植骨的稳定性和长期生存。因此，应注意打压植骨前清除软骨碎片。

尸检研究有利于剔除失败样本导致的偏差，但此类研究很少。Heekin 等对 3 例行打压植骨术后死亡病例的骨细胞进行了研究。术后 18 个月，血管再生至移植骨深部 4 mm；53 个月，移植骨长合；85 个月，移植骨已经完全重塑。结合影像学上的骨化界定，研究人员对移植骨的组织学研究结果进行了比较，得出的结论是：尽管移植骨发生长合，但是骨化率很难通过术后 X 线片评估 [70]。动物实验显示移植骨的骨化遵循类似的模式，尽管它以一个较慢的速度发生。颗粒小梁骨的多孔性允许快速的血管重建和新骨沉积，因此，骨长合可在没有结构弱化的情况下发生。

髋臼大块同种异体骨植骨长合的组织学研究还不够深入。回顾研究和尸检研究表明，大块同种异体骨移植很少发生血管重建和骨长合，而 X 线表现与组织学研究不相关 [71,72]。这些结果与 Enneking 的大规模研究结果类似，其研究证实，尽管移植骨与宿主骨之间发生了骨长合，但仅限于两者的表面 [73]。研究分析显示，在同一患者中，自体颗粒骨移植比大块骨移植能获得更好的骨长合 [71]。

使用重建网稳定股骨缺损处的植骨证明比支持性植骨更能提高移植骨的血管重建率。研究表明，重建网的网孔为骨形态发生蛋白和骨原细胞长入移植骨提供了便利的通道 [74]。类似的结论在利用 PET 对重建髋臼植骨进行的研究中得到证实，即节段性骨缺损植骨需用几个月才能达到空洞性缺损植骨的修复效果。虽然节段性缺损的移植骨不能与宿主骨直接接触，但可以推测，覆盖在多孔重建网上的血管重建组织为其提供了间充质干细胞，从而促进移植骨的骨长合。

同种异体新鲜冰冻骨的替代选择

新鲜冰冻异体骨是打压植骨术的金标准材料[75]，但仍需研究替代物的两个主要原因是不断增长的需求和传染疾病的风险。

最近统计的新鲜冰冻骨移植术后深部感染率为2.5%，得出的结论是：在局部使用未经照射的移植骨是安全的[76]。新鲜异体骨移植传染疾病的潜在风险只有通过对供体的检测来控制，然而对于病毒蛋白和朊病毒的监控能力不足。辐射照射骨作为二次灭菌证实效果良好。然而，也有证据表明移植骨的结构性能被削弱[77,78]。但这是否适用于松质骨的打压植骨我们无法得知。Bankes 等对股骨翻修术中新鲜冰冻骨和辐射照射骨进行了平均 47 个月的比较，得出结论为没有明显差异[79]。髋臼打压植骨术中使用辐照骨的病例在平均 5 年的随访中的存活率为 88%[80]，而来自非辐照骨的病例最好的结果是随访 16.5 年取得 84% 的存活率[81]。其他的研究也已质疑辐射射照骨的重塑能力，因此有必要进行长期的随访[82]。

异种植骨中使用牛骨的效果较差，即使与同种异体骨混合使用也一样[83]。羟基磷灰石和磷酸三钙（TCP）陶瓷具有骨长合功能[84,85]，其最优孔径为 300～400 μm[86,87]。实验研究显示 TCP 与同种异体骨以 50∶50 的比例混合移植具有充足的稳定性[88,89]。TCP 颗粒的骨长合得到了组织学证实，结果证明其对骨水泥渗透性无不良影响，Blom 等报道了使用 Bonesave（一种多孔陶瓷骨移植替代物）作为假体的早期结果[90]。结果显示当使用这种以 50∶50 的比例混合同种异体骨颗粒的 Bonesave 时，2 年后无一例翻修。但笔者发现影像学上透亮线发生率高，且得出结论尚需进行长期随访。

小结

- 有髋臼骨质缺损的患者 THA 后髋臼杯松动预防最有效的方法是使用植骨术恢复髋臼的解剖结构。可能的话，对于髋臼翻修也可使用相同的方法。
- 打压植骨在技术上要求严格但具有可重复性。
- 颗粒骨同种异体移植具有骨长合并恢复骨量的能力。
- 接受高位髋关节中心已被证明会降低外展肌肌力[93]。
- 由于骨溶解、感染、移除假体以及应力遮挡引起的骨缺损可以非常严重，打压植骨有助于恢复骨量和重建解剖关系。
- 随着患者年轻化以及翻修更复杂化，现代髋关节翻修手术要求术者要熟悉各种重建技术。没有单一的方法可以适用所有手术，充分的术前计划是必不可少的。
- 髋臼骨缺损的影像学评估存在挑战，但在翻修术中最容易评估。根据翻修术中所见而调整手术以获得预期的效果取决于术者的技术水平，以及合适的假体。
- 未来多样的移植材料及生物学活性材料[94]的应用需要进行谨慎的评估和长期的随访。
- 打压植骨术应用在大范围的边缘节段性缺损的最终效果尚不清楚，其他技术在这些情况下可能会更适用。
- 新技术如多孔钽金属或类似材料的垫块[95]的使用可能在包容植骨时发挥出一定的作用，但打压植骨联合这些植入物的长期效果还不明了。

（参考文献参见书末二维码）

第 95 章

髋臼翻修：定制假体

DOUGLAS A. DENNIS, RICHARD W. RUTHERFORD, JASON M. JENNINGS
（赵耀 译　刘建国 审校）

关键点

- 需要进行充分的术前 X 线检查，包括薄层 CT 扫描，评估骨缺损和明确骨盆不连续。
- 在定制三翼髋臼假体（CTAC）的设计中，需要全面的计划，通常是一个需要多次调整的动态过程。
- 在假体和剩余髂骨之间获得足够的支撑有助于减少髋臼杯侧翼螺钉上的剪切应力。
- 若已出现坐骨固定不稳，外科医生应该尝试在坐骨中放置 4~6 个螺钉。并且通过使用锁定螺钉来加强固定。
- 在安装髂骨髋臼侧翼过程中，灵活应用标准或转子延长截骨术可以改善视野并保护臀上神经。
- 显露坐骨时，使髋关节处于伸展位，膝关节处于屈曲位，可以在仔细辨认坐骨神经时将神经损伤的风险降至最低。
- 在选中的骨盆不连续的病例中，使用额外的后柱钢板能够提高结构稳定性，降低力学失效的可能。
- 为了最大限度地降低脱位的风险，可以应用大号股骨头加上高边、可更换界面或限制型组配式聚乙烯内衬，而非双动髋髋结构。

引言

髋臼翻修术的目的是获得一个稳定、无痛和功能正常的髋关节。使用带有辅助螺钉固定的半球形髋臼假体通常可以实现。然而，在大量髋臼周围骨缺损或骨盆不连续的情况下，通过使用标准半球形髋臼假体来实现稳定固定几乎是不可能的，必须考虑其他重建方法。

在全髋关节翻修置换术中，有许多治疗方法可用于重建大面积髋臼骨缺损。遗憾的是，这些复杂病例的临床效果差异很大，且通常伴随高发的并发症。目前使用的治疗方法包括植入超大髋臼假体[1]同时有或没有金属垫块或大块同种异体骨结构性植骨[2-5]、髋臼打压植骨[6]椭圆形髋臼假体[7-9]、非定制髋臼重建环或重建笼[10-13]、结构重建杯[14]以及 CTAC[14-24]。本章将重点介绍在进行 THA 翻修中使用 CTAC 治疗大块髋臼周围骨缺损。

骨缺损分型

Paprosky[5]（表 95.1）和 AAOS（表 95.2）[25]对髋关节翻修术中髋臼骨缺损的严重程度进行分型。依据骨缺损的大小、髋臼假体移位的程度以及前柱和后柱的破坏程度对骨缺损进行分型。

适应证

髋臼周围大量骨缺损（Paprosky ⅢB 型和 AAOS Ⅲ型和Ⅳ型）是使用 CTAC 的主要适应证，因为采用常规的半球形假体无法获得稳定的髋臼重建。在这些病例中采用传统髋臼杯结合大块同种异体骨植骨、打压植骨，其手术失败率高达 36%[2-4,6]。这些同种异体骨骨吸收和承受生理负荷的能力是有问题的，因此导致无法接受的高失效率。然而，通过使用 CTAC，不但可以填补骨缺损，而且可将其固定到可用的剩余宿主骨上，从而实现稳定固定并防止早期假体移位。CTAC 的另一个优点是能够将髋臼假体重置于正确的解剖位置上，从而恢复髋关节的生物力学和稳定性。

禁忌证

由于价格昂贵，使用复杂，这使 CTAC 仅限于应用在没有足够宿主骨而无法使用标准半球杯的情况下。在骨盆骨质较差无法使用螺钉固定或持续感染的情况，是使用 CTAC 的禁忌证。最后，在大量骨缺损合并骨盆不连续的情况下，可以考虑将 CTAC 和髋臼柱固定钢板结合起来。

术前计划

病史和体格检查

程序管理的第一步是完善、全面的病史和体格

表 95.1 髋臼缺损的 Paprosky 分型

类型	描述
Ⅰ	● 前、后柱完整 ● 半球完整 ● ＞ 70% 的假体与髋臼骨接触
ⅡA	● 前、后柱完整 ● 臼顶缺损 ● 股骨头中心移位＜ 2 cm ● 无坐骨支或泪点溶解 ● Köhler 线完整
ⅡB	● 前、后柱完整 ● 臼顶缺损 ● 股骨头中心移位＜ 2 cm ● 轻度坐骨支溶解 ● Köhler 线完整
ⅡC	● 前、后柱完整 ● 内侧壁缺损 ● 股骨头中心内移伴轻度上移
ⅢA	● 前、后柱完整 ● 重度的外上侧移位，超过 50% 的臼顶缺损 ● 股骨头中心移位＞ 2 cm ● Köhler 线完整
ⅢB	● 后柱缺损 ● 重度内上侧移位 ● 重度坐骨支溶解 ● Köhler 线不连续 ● 可能存在骨盆不连续

表 95.2 髋臼缺损的 AAOS 分型

类型	描述
Ⅰ	● 无明显的骨质缺损
Ⅱ	● 前、后柱和髋臼缘完整 ● 包含空洞性缺损
Ⅲ	● 前、后柱可能存在缺损 ● 涉及＜ 50% 髋臼的非包容性缺损
Ⅳ	● 前、后柱缺损 ● 涉及超过 50% 髋臼的非包容缺损 ● 可能存在骨盆不连续

检查。病史应包括初次 THA 的病因以及任何后续关节翻修术的病因。感染相关的详细化验是必不可少的，包括红细胞沉降率和 C 反应蛋白。如果这些检测指标数值升高，或者如果病史表明当前存在感染的风险（既往感染或切口并发症、既往手术的早期失效或全身症状），则有必要进行髋关节穿刺术和关节液的分析。在许多患者中，感染相关的化验指标结果可能是模棱两可的。对于这些患者，进一步的化验——如使用白细胞酯酶、α 防御素或专门微生物学技术和聚合酶链式反应或关节液的下一代基因测序评估——可能有助于排除感染[26,27]。应回顾以前的手术记录，以明确所采用的手术入路、任何并发症或使用的非常规技术，同时要确定当前植入假体的类型、尺寸和固定方法。应进行仔细的体格检查，包括检查皮肤是否有波动感、发热和发红，以及先前皮肤切口的位置和状况。必须评估肢体的神经血管状态以及双下肢是否等长。最后，必须评估下肢的运动功能，尤其是外展肌群的功能。髋臼假体失效的患者通常因为疼痛而不能进行髋关节外展，但识别外展肌群功能不足有助于预测术后的髋关节不稳定性。

影像学评估

必须拍摄 X 线片，包括显示整个假体的骨盆正位片以及髋关节正位片和侧位片。如果计划翻修股骨假体，则需要包含整个股骨假体在内的股骨正位片和侧位片。髂骨斜位片和闭孔斜位片有助于对骨缺损进行分型，以及确定是否存在骨盆不连续。外科医生可以借助去金属伪影技术的 CT 更精确地评估骨缺损，包括存在的骨盆不连续，如果选择这种治疗方法，这对于 CTAC 的设计至关重要（图 95.1）。制作 CTAC 需要专门的 CT 扫描，并且此扫描应按照假体制造商的建议制定，这样可以避免多次 CT 的成本和辐射显露。在双侧肢体长度差异较大的情况下，术前评估下肢长度需要全长正位 X 线片。如果股骨头中心明显上移，在手术中做肢体牵引，术前的骨盆正位 X 线片可能有助于评估软组织张力，并随后确定 CTAC 髋关节中心的位置。当使用的是非组配式或短股骨颈的组配式股骨假体的情况下，这种平片特别有用。在这种情况下，CTAC 植入后髋关节复位可能很困难。

在髋臼假体严重内陷的情况下，在取出过程中有脏器或血管损伤的风险，需要进行 CT 血管造影检查[28]。这有助于确定骨盆内血管或其他脏器结构是否邻近失效的髋臼假体。术前需要向血管外科咨询以预测潜在血管损伤的风险，以及是否需要在髋臼假体移除前，通过后腹膜入路分离重要的骨盆内结构。

假体设计

CTAC 设计是一个动态的过程，需要精心的规划。在 CTAC 的整个制作过程中，外科医生和设计工

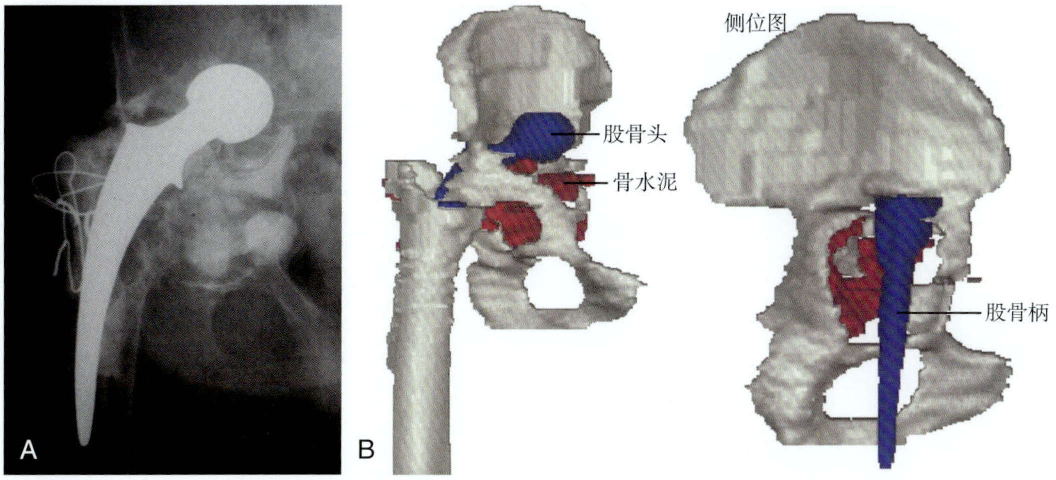

• **图 95.1**　（A）髋臼假体松动并伴大量髋臼周围骨缺损的 THA 失效的正位片。（B）3D 图像创建的薄扫 CT，显示严重的髋臼内陷和 Paprosky ⅢB 型髋臼缺损

程师之间需要不断沟通，可能需要对模型进行多次改造。由于术中只能依赖仅有的定制假体，所以准备一个完全匹配的假体非常重要。由于定制假体需要细致的设计和生产，应告知患者可能需要 2 个月的术前准备。此外，CTAC 的花费可能会超过标准的“现成的”翻修假体。鉴于这个原因，一些医院需要获得许可才能使用，否则禁止使用。

设计的第一步是完成去金属伪影的薄层 CT 扫描，制造商据此创建 3D 图像和 1∶1 的计算机辅助设计（CAD）半骨盆丙烯酸模型。该 3D 模型可以精确评估骨缺损和骨盆剩余骨量，这有助于改进 CTAC 的设计。外科医生利用 3D 模型和设计工程师一起来制作 CTAC 的原型。然后，外科医生可以在半骨盆模型内检查和操作假体原型，并向设计工程师提出关于杯体方向、髋关节中心高度以及髋臼翼固定螺钉的数量和位置的建议。除了在术前规划中使用外，还可以将这些模型灭菌并在术中用作评估位置和匹配性的试验假体（图 95.2）。

根据患者个体化情况来确定髋关节中心的位置，包括双下肢是否等长、计划保留或者翻修股骨假体、对侧下肢的长度和当前髋臼假体的尺寸。首先采用闭孔的上缘作为参考点来确定股骨头中心的近似解剖位置，进而建立垂直方向的股骨头中心位置。前柱和后柱的剩余骨量决定了冠状位中的股骨头中心位置，而髋臼翼的几何结构和假体表面直径确定了矢状面中股骨头中心位置。如果对侧髋关节没有因解剖异常或以前的关节置换导致变形，评估对侧髋关节中心有助于确定患侧真正的髋关节解剖中心。虽然按解剖结构重建髋关节中心恢复正常的生物力学关系是最理想的，但这并非适用于所有的情况，特别是髋关节中心已经逐渐上移并且需要保留股骨假体的时候。在这种情况下，需要适当上移旋转中心，当髋关节复位时，有利于降低神经血管损伤的风险。

髋臼杯的前倾角和外展角是设定髋臼方向的必要条件。以闭孔平面为参照，外展角与水平面成 35°～40°。以髂骨翼和闭孔的平面为基准，将前倾角设定为 25°～30°。

定制髋臼假体的髂骨翼和坐骨翼包含多排 6.5 mm 螺钉孔。目前设计的螺钉孔可以适配几乎所有的锁定螺钉。根据作者的经验，坐骨翼上容纳 4～6 个螺钉孔为最佳，因为此处是最常见的固定失效部位，而 2 排 3～4 个螺钉孔已经被证明足以固定髂骨。髋臼耻骨翼较小，通常无法容纳螺钉孔。如果髂骨骨储备充分，也可以设置髋臼杯顶部螺钉孔来增强固定。髋臼杯内部几何结构具有组配式锁定机制，可以容纳任何可与标准髋臼假体匹配的组配式聚乙烯内衬。

CTAC 与骨接触的界面（包括髋臼翼）设计为促进骨长入的多孔表面，并通过增加羟基磷灰石涂层进一步增强。虽然组织学资料尚未证实使用 CTAC 可以促进骨整合，但骨长入表面确实提供了一个理论上的固定界面，这是大多数非定制重建环所不能提供的。在作者一项长达 15 年的随访中，未曾在影像学上观察到假体移位，因此推测其有一定程度的骨长入，但这还没有完全明确。目前 CTAC 的设计使得其在术中更易植入，并在假体后面留出更多的空间以容纳植骨。一项关键的特别设计是创造了中心化的臼顶，其在上方可与剩余髂骨紧密的接触，能够降低 3 个固定翼上的剪切力。在髋臼骨大量缺损甚至骨盆不连续

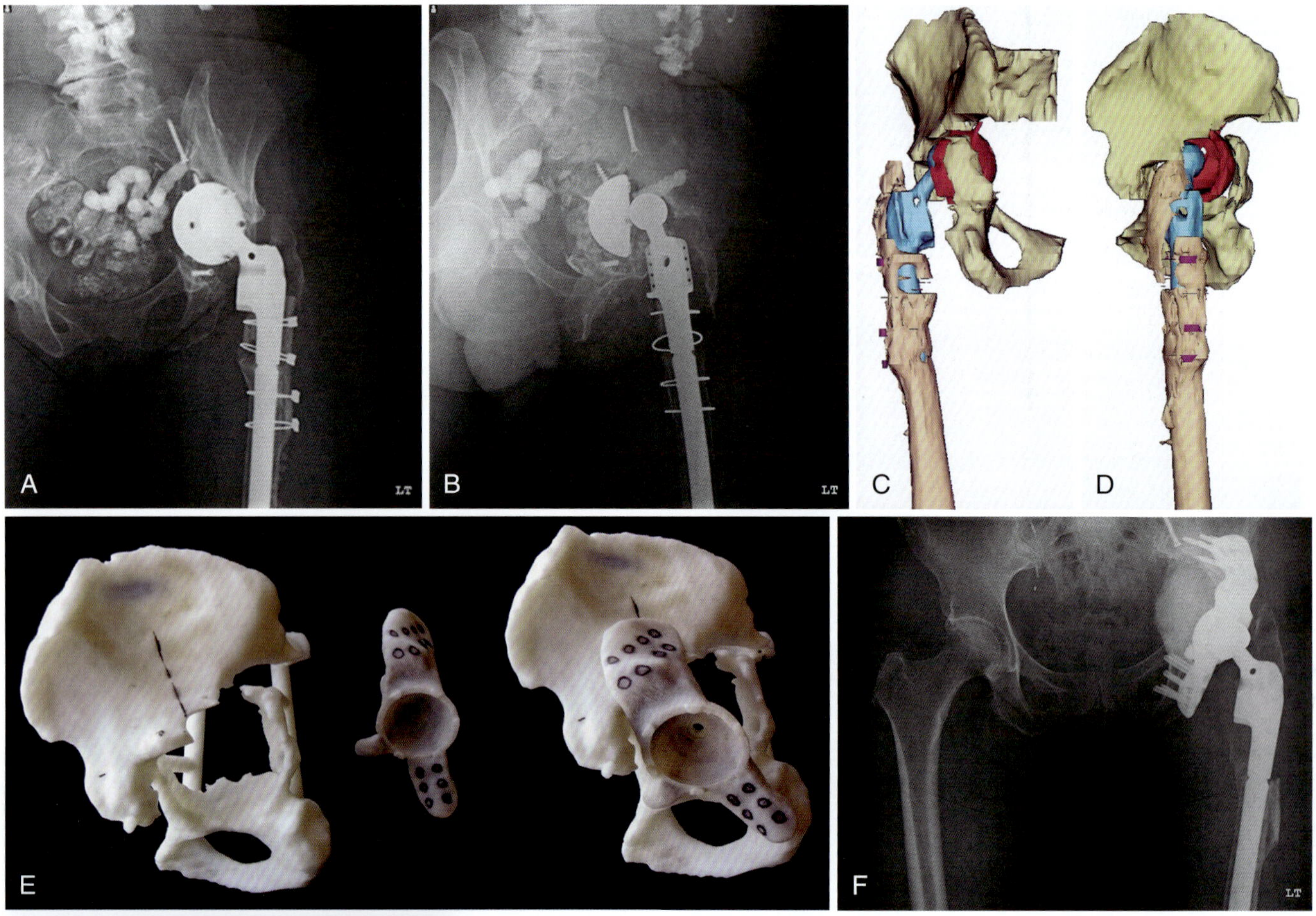

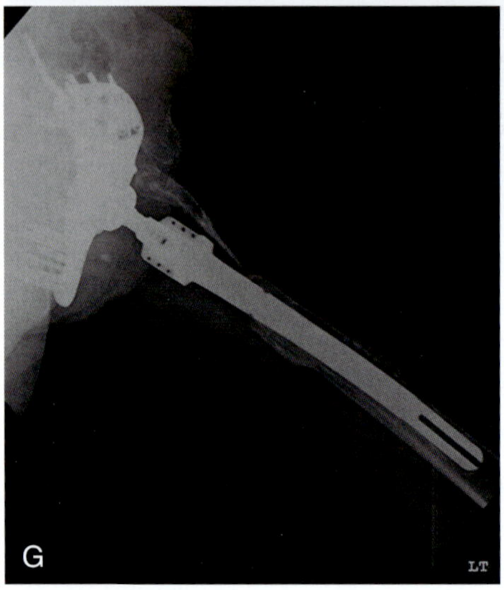

• **图 95.2** 术前正位（A）和侧位（B）片显示 THA 翻修失效，髋臼假体移位和髋臼周围大量骨缺损。正位（C）和侧位（D）3D 图像显示严重的髋臼内陷、骨盆不连续和 Paprosky ⅢB 型髋臼缺损。（E）计算机辅助设计的半骨盆模型照片，展示了髋臼周围巨大骨缺损，以及为髋臼重建设计的丙烯酸 CTAC。使用锁定螺钉进行 CTAC 重建的术后正位和侧位片

的情况下，髂骨翼可能是唯一一个结构良好且可支撑 CTAC 的骨骼。

技术介绍

手术入路

髋关节入路可以采用扩大的前外侧入路、后外侧入路或经大转子入路。作者更倾向的是可延长的后外侧入路，可以灵活应用大转子滑移截骨术[29]或传统的大转子截骨术。结合转子截骨术有助于显露和术中将髋关节脱位，尤其是在髋臼重度内陷的情况下（图 95.3）。此外，它有助于防止对臀上神经的损伤，在定制髋臼杯髂骨翼植入过程中，臀上神经通常在显露髂骨期间处于紧张的状态。

术前和术中应仔细检查股骨假体，以评估其固定的稳定程度。如果有必要，取出固定不良的股骨柄有

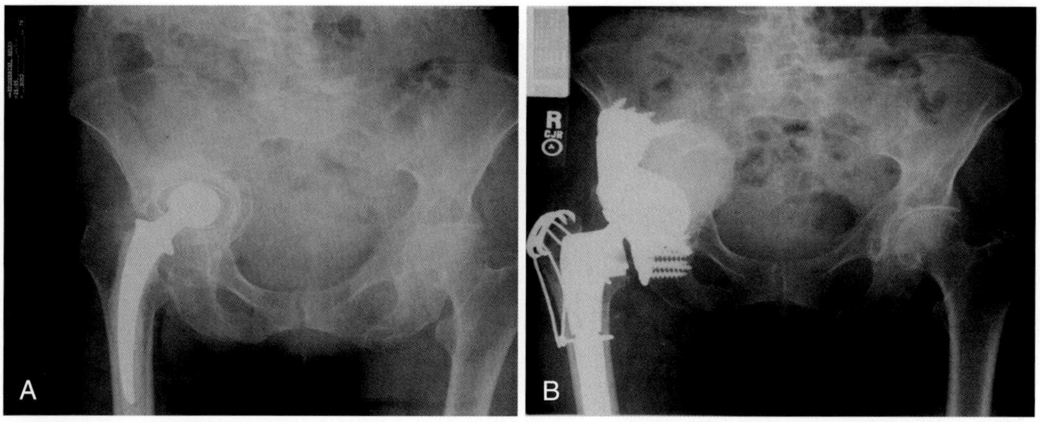

• **图 95.3** （A）失效的 THA 的术前骨盆正位（AP）X 线片，伴有严重的髋臼周围骨缺损和髋臼内陷。（B）使用标准转子截骨术结合 CTAC 翻修术后骨盆正位（AP）X 线片

助于显露髋臼。

如果保留股骨假体，那么松解前方关节囊十分必要，可以在前方做一个“口袋”，有利于移动股骨及显露耻骨。通常需要对股骨近端至小转子间的前侧和内侧进行充分的松解才能移动股骨。为了充分显露髋臼，有时必须广泛地松解髂腰肌肌腱、臀大肌肌腱以及前方关节囊。当保留股骨柄时，则需要更广泛的松解以确保可以充分移动股骨。

使用 CTAC 时，有必要显露髋臼上缘上方 3～5 cm 的髂骨。为避免损伤臀上神经血管束，需要小心地从髂骨翼上分离臀小肌和臀中肌。如果神经血管束张力过大，则进行转子滑移截骨术或标准转子截骨术。

在开始后路操作之前，必须找到坐骨神经。髋臼周围大量骨缺损的患者通常接受过多次髋关节手术，坐骨神经可能偏离正常解剖位置。从坐骨大切迹的水平至坐骨以下可触及坐骨神经。如果坐骨神经存在明显的瘢痕，则必须仔细地游离坐骨神经，以安全地从坐骨后方松解坐骨神经。当清除坐骨至腘绳肌起点的组织时，可以通过伸髋屈膝来进一步保护坐骨神经。采用这种方法可以降低神经张力，使其与坐骨分离。固定下肢的助手在患者脚抽动时应提醒主刀医生已经接近坐骨神经。体感诱发电位监测可用于辅助监测坐骨神经，然而作者认为前面提到的技术已经非常充分，无须使用该技术。

髋臼充分显露后，小心地取出髋臼假体、骨水泥和髋臼假膜。由于剩余的骨性标志对于精确的假体定位是必要的，所以避免对剩余髋臼骨造成不必要的损伤。取出假体后，评估髋臼骨储备以及显露是否足够放置 CTAC（图 95.4）。

CTAC 植入技术

半骨盆丙烯酸模型和 CTAC 丙烯酸模型经过蒸汽灭菌后，可以作为手术过程中的参照物，以确保假体放置正确。如果术前有计划取出影响安装的骨块，术中应该小心地取出这些骨块以使骨盆形状与 CTAC 相匹配，这通常涉及围绕剩余髋臼一部分边缘的薄层骨。骨的切除一定要严格按照术前的计划进行，以避免进一步造成骨盆不稳。必须清除任何残留的骨水泥和纤维假膜，然后将松质颗粒骨植骨打压到剩余的空腔骨缺损中。

CTAC 髋臼假体的植入可以从髂骨翼或坐骨翼开始。首先安装髂骨翼是最常见的技术，因为它对臀上神经血管束的张力较小。首先插入丙烯酸试模有助于评估最佳的插入方法和匹配度，以及是否需要额外修整骨骼以实现最佳匹配和定位（图 95.4B 和图 95.4C）。根据作者的经验，有时宿主骨和最终假体之间的匹配度不等同于丙烯酸树脂模型之间的匹配度。在这些情况下，明智的做法是取出假体并重新安装，因为术者最初的安装可能有误差。在某些情况下，可能需要额外的骨骼修整。髋关节屈曲、外展以放松外展肌，同时下肢上移，这样有利于假体髂骨的安装。然后，在髋关节外展肌群下将假体髂骨翼滑动到髂骨翼上。注意避免臀中肌和臀小肌的过度收缩导致臀上神经和动脉过度牵拉。假体髂骨翼安装后，通过伸髋屈膝放松后方软组织，可以使耻骨翼和坐骨翼旋转到位。在 CTAC 植入过程中，务必注意避免卡压坐骨翼下面的坐骨神经。安装后可再次将蒸汽灭菌过的骨盆模型作为参照，以确保植入位置与术前计划一致。如果 CTAC 的位置合适，假体几乎不可能拨动。

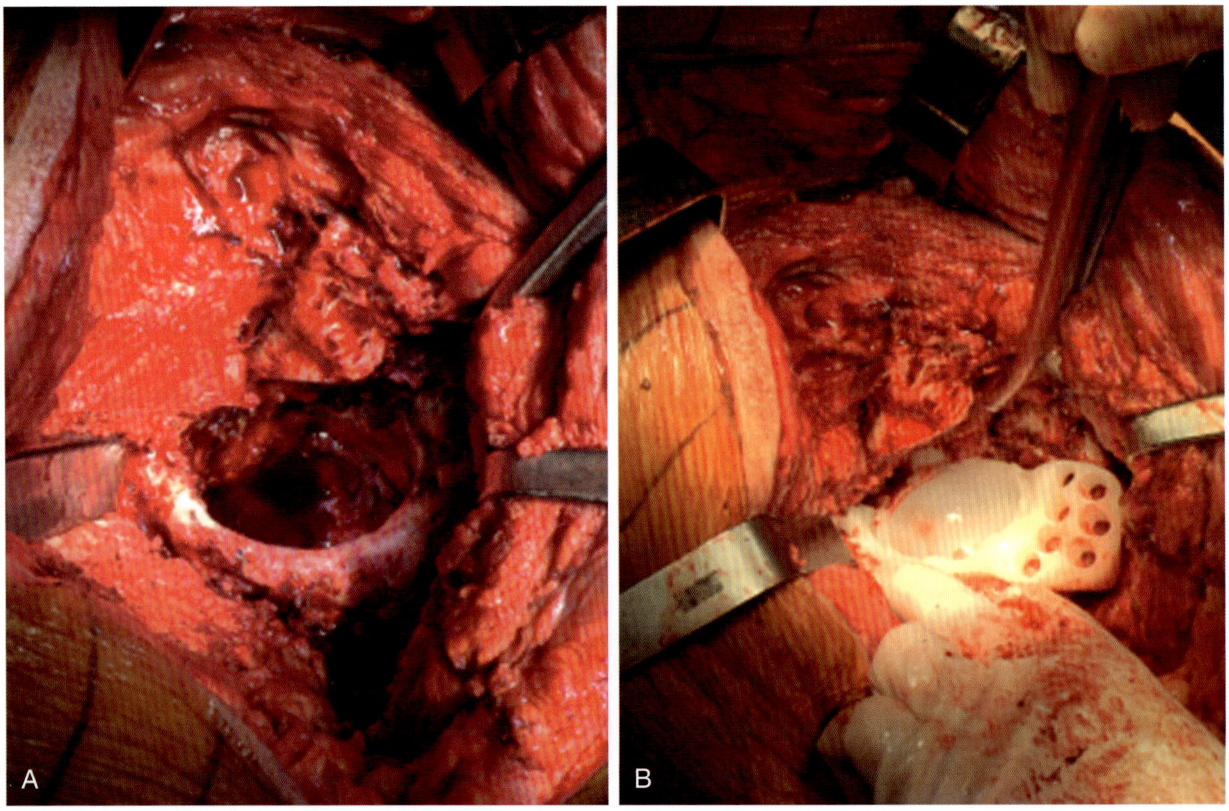

• **图 95.4** （A）在植入重建中断骨盆的 CTAC 之前，术中髋臼显露的照片。试验丙烯酸模型，以确保合适的 CTAC（B）

固定 CTAC 时先拧入坐骨螺钉，因为此处骨量最少且常发生重度骨溶解。如前所述，作者倾向于在薄弱的坐骨内拧入 4~6 枚螺钉。如果有必要，骨水泥可以进一步稳定对有骨溶解的坐骨的固定。CTAC 锁定螺钉技术的出现进一步加强了这种骨缺损的固定。在拧入 1 或 2 枚髂骨螺钉进行临时固定之前，通常先使用 2 枚坐骨螺钉。在骨盆不连续的情况下，应该告知术者骨盆模型可能无法精确地模拟髂骨在体内相对于坐骨的位置，并且可能需要通过准确放置 CTAC 来减少这种不连续。临时固定完成后，使用试验内衬来缩小髋关节，并使用术中 X 线片来确认假体位置。Judet 位投照可以确保假体位置准确，并评估螺钉长度。确定合适的安装位置后，拧入剩余的螺钉，在髂骨螺钉之前要先拧入坐骨螺钉，以避免假体的垂直移位（图 95.4D 和图 95.4E）。新一代的 CTAC 设计可以放置臼顶螺钉。在重度骨溶解的情况下，可能有助于通过互锁螺钉结构改善髂骨固定。

骨盆不连续 CTAC 植入术

骨盆不连续使本来就已经很困难的手术变得更为复杂。作者唯一的 1 例 CTAC 固定失效病例就是术前存在骨盆不连续的患者。在骨盆不连续的情况下，CTAC 有两种选择：原位放置或缩小骨盆不连续。

当使用原位放置方法时，CTAC 的设计和植入如前所述。如果计划进行缩小，CTAC 的设计必须可以将髋臼杯放置于“缩小”位置。使用这种技术时，必须完成术中评估，以确保将坐骨和髂骨的相对位置复位至解剖位置。在放置 CTAC 之后、进行复位之前，应首先放置髂骨螺钉，这会促使假体与宿主骨紧密接触。CTAC 一旦与宿主骨接触，就会导致下半骨盆旋转靠近到假体位置，从而实现缩小不连续。

在骨盆不连续的情况下，无论选择何种技术，通常在使用锁定螺钉之前，作者都有时会在植入 CTAC 的同时放置一块后柱钢板。后柱钢板固定需要额外显露坐骨和髂骨，在 CTAC 设计过程中需要进行更为精确的规划，以确保在放置 CTAC 以后还有放置钢板和螺钉空间。在放置后柱钢板之前，应使用螺钉固定 CTAC，并在钢板固定过程中保持髋关节伸展和膝关节弯曲，同时在骨盆不连续的上方和下方使用 3 个或更多螺钉。在骨缺损的情况下，用锁定骨盆重建钢板和锁定螺钉加强固定。

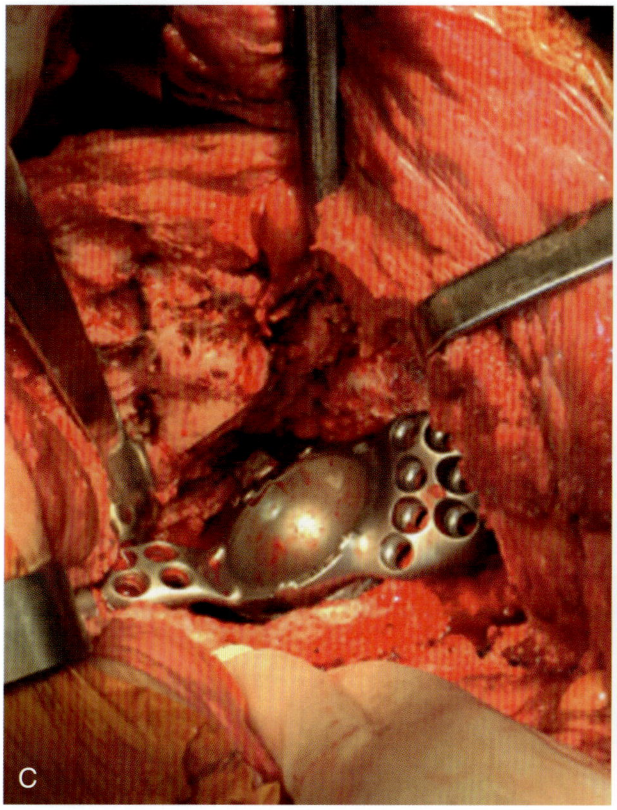

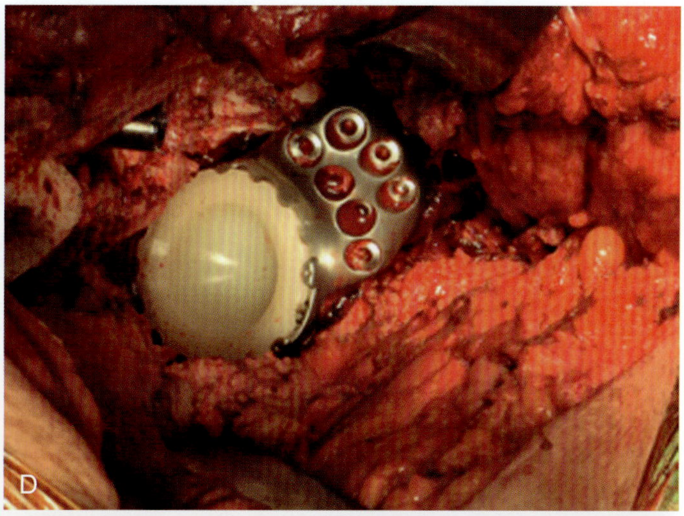

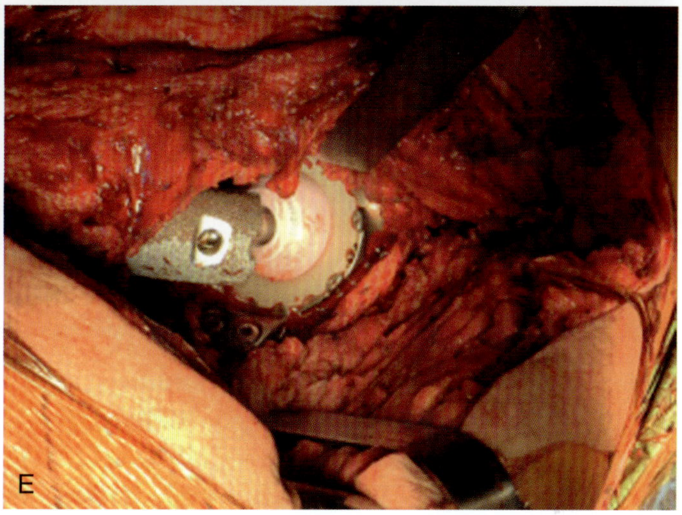

• **图 95.4**（续） 插入最后的 CTAC（C）。（D）用多个髋臼翼螺钉固定并压紧组配式聚乙烯内衬后的 CTAC 照片。（E）使用 CTAC 结构重建翻修的术中照片

切口闭合

可以采用常规方式闭合切口。闭合剩余的后方关节囊时要慎重。转子截骨术可以用钢缆或转子连接钢板或钩爪进行修复。作者建议将引流管浅层的筋膜闭合，以将发生深部血肿的风险降至最低。

术后护理

术后应保持 1～2 个月的足趾负重，随后用助行器再负重 1～2 个月。在骨盆不连续的情况下，可能需要更长时间的限制性负重的，直到医生确信后柱已经重建。在急性期应仔细监测抗凝以避免血肿形成。在术后急性期使用髋关节外展矫形器有助于防止脱位，并对转子截骨发挥保护作用。

结果

文献中有几个报导 CTAC 结果的小型研究（表 95.3）。考虑到这些病例的复杂性，这些研究报道的短期至中期结果极佳，4 年内假体存活率高达 80%。据报道，有少量的力学失效[23]。最常见的并发症是假体脱位，文献中显示发生率为 0～30%，其次是感染，在一些报道中发生率高达 8%[16,17,19-25]。

并发症

坐骨神经损伤虽然罕见，但在实施这些复杂手术过程中可能会发生。最常见的是发生在切开过程中的牵拉损伤而不是直接的神经损伤。在切开和放置髋臼杯坐骨翼过程中，应注意保持膝关节屈曲和髋关节伸展。必须避免后方撑开器张力过大损伤坐骨神经。以通过坐骨之上的方式放置髋臼坐骨翼或后柱钢板会增加坐骨神经受刺激的风险。此外，一定要注意避免下肢过长。通常在慢性失效的病例中，髋臼假体重度内陷伴软组织收缩可能会使髋关节中心明显内移。在这些情况下，一旦放置了 CTAC，肢体可能会相对延长，导致髋关节可能无法复位，除非过度牵引肢体，而这可能造成潜在的损伤。为了在不增加神经张力的

表 95.3 使用 CTAC 的结果选录

作者	年份	髋关节数量	平均年龄（岁）	平均随访时间，年（平均）	结果
Christie et al.[15]	2001	67	59	4.5（2～9）	● 0 机械失效 ● 15% 脱位率 ● 8% 因反复脱位再翻修
Joshi et al.[16]	2002	27	68	5（4～6）	● 0 机械失效 ● 3% 因脱位再翻修 ● 3% 因坐骨神经损伤翻修
Holt 和 Dennis[18]	2004	26	68	4.5（2～7）	● 3% 机械失效 ● 6% 影像学松动但无须翻修
DeBoer et al.[19]	2007	20	56	10（7～13）	● 0 机械失效 ● 30% 脱位率 ● 25% 因不稳定再翻修
Taunton et al.[21]	2012	57	61	5（2～17）	● 1.8% 机械失效 ● 21% 脱位率 ● 17.4 % 因不稳定再翻修 ● 30% 因任何原因再翻修
Wind et al.[22]	2013	19	58	2.6（1.3～4.9）	● 11% 因机械失效再翻修 ● 26% 脱位率 ● 32% 因任何原因再翻修
Berasi et al.[20]	2015	24	67	4.8	● 0 机械失效 ● 17% 因任何原因再翻修 ● 8% 感染率
Barlow et al.[24]	2016	63	63	4.3	● 13.5% 力学失效 ● 27% 因任何原因再翻修 ● 25% 使用限制内衬

情况下获得可接受的下肢长度，即使股骨假体固定良好，外科医生也应该做好翻修股骨假体的准备。可以通过正确的术前计划和准确测定理想的髋关节中心来避免这种问题的出现。髋关节试复位后，应进行术中直腿抬高试验，并在缓慢屈髋和伸膝时，触摸坐骨神经以确保不会产生过大的张力。

机械失效通常发生在初次手术时未能获得 CTAC 的机械稳定性，或未能稳定骨盆不连续。如果在植入 CTAC 时有明显移位，就会很快发生机械失效。存在骨溶解时，可以通过增加螺钉的数量或用骨水泥增强螺钉固定来实现稳定。在有骨盆不连续的情况下，如果在 CTAC 植入后不能实现良好的固定，则需要考虑联合后柱钢板。作者发现，自从 CTAC 锁定螺钉问世以来，这种额外手术的需求就不那么常见了 [17]。

脱位是最常见的并发症。继发于多次髋关节手术后的外展肌功能不全、关节囊功能不全、转子骨折、转子骨不连或缺损或臀上神经损伤都会增加脱位的风险。在显露过程中，灵活应用转子截骨术可以避免损伤神经。外科医生应努力实现截骨术的牢固固定，以及在术后急性期保护髋关节外展肌群的功能。在某些情况下，尽管外科医生的手术技术极佳，但仍难以实现稳定固定。鉴于这个原因，如果稳定性有问题，作者建议使用带高边或可更换的内衬、使用大尺寸股骨头假体以及在术后考虑使用髋关节外展矫形器。虽然在这些情况下有可能使用限制性内衬，但由于它可能对术后早期的假体生物固定产生潜在的不利影响，资深作者尽量避免在首次植入 CTAC 时使用。如果反复出现脱位，可以在以后使用限制性内衬，虽然作者还没有采用这种选择，但另一种可能性就是设计具有双动髋臼结构的 CTAC。最近，Barlow 等在一篇包括 63 例患者的综述中，报导了 25% 的患者使用了限制性内衬 [24]。在 6 例小样本病例中，术中将双动结构固定到 CTAC 上，术后 10 个月随访未发生脱位 [30]。还可以考虑使用转子滑动截骨术或转子截骨术，将转子骨段推向远端，以增加外展肌张力，避免使用额外的约束固定。

小结

CTAC 给 THA 翻修中髋臼周围大量骨缺损的处理提供了一种解决方案 [21]。对于不能应用标准半球杯或其他标准假体治疗的髋臼周围大量骨缺损，越来越多的文献支持使用 CTAC。虽然许多报告表明标准假体在固定方面有良好的可靠性，但是也观察到了比预期更高的并发症，例如脱位、感染和神经损伤。

（参考文献参见书末二维码）

第 96 章

髋臼翻修：金属髋臼杯加强块或加强环结构

DAVID G. LEWALLEN
（张德宝 译　谷贵山 审校）

关 键 点

- 为了最大限度地获得重建成功和持久长期固定，需要注意以下几个关键步骤：
  - 获得良好的髋臼显露和手术视野。
  - 原有假体取出过程中尽量减少骨损伤。
  - 包容性骨缺损行松质骨植骨。
  - 最大限度的假体与宿主骨接触。
  - 对假体进行坚强的初始固定，为随后的骨长入创造条件（根据需要使用辅助固定或支撑）。

引言

涉及髋臼的骨缺损主要有轻微的空洞性缺损，巨大的节段性缺损以及相关的髋臼骨折或骨不连。骨缺损可能由于假体松动、移位、磨损或腐蚀引起的颗粒相关骨溶解或假体周围感染的后遗症而逐步发生的。无论髋臼侧骨缺损的原因和时间进程如何，需要几个关键步骤最大限度地重建成功和持久长期固定：

- 获得良好的髋臼显露和手术视野。
- 在原有假体取出过程中尽量减少骨损伤。
- 包容性骨缺损行松质骨植骨。
- 最大限度的假体与宿主骨接触。
- 对假体进行坚强的初始固定，为随后的骨长入创造条件（根据需要使用辅助固定或支撑）。

良好的显露

翻修时手术入路的选择可能受到以下因素的影响：原有的手术入路及由此产生的软组织缺陷、取出原有假体所需的手术显露面积和程度（髋臼侧和股骨侧）以及外科医生的偏好。绝大多数外科医生主要使用后外侧入路，或一些改良的直接外侧入路，以及在大多数大型翻修手术中需要使用的转子延长截骨术。在初次和翻修手术中使用相同的手术入路是有帮助的，要学会如何在需要时延长这些手术入路。外侧转子延长截骨术（从后侧向前侧）是后外侧入路的必要补充。对于采用直接外侧入路的患者，可以采用 Wagner 截骨术（从外侧向内侧）。这种截骨术打开了股骨转子和股骨近端的前侧部分，以便直接进入股骨并取出股骨假体。无论采用何种手术入路，髋臼外缘的良好显露和视野对假体取出、骨缺损评估和髋臼重建都是非常有帮助的。

假体取出

由于位置不正确、不稳定、与现代假体不匹配或感染等原因，需要取出固定良好的髋臼杯。对于固定良好的非骨水泥型髋臼杯，需要在假体 - 骨界面上进行分离。可以使用专用取出工具取出聚乙烯内衬（如果有），螺钉拧进内衬用作千斤顶，或者使用小号髋臼锉在聚乙烯内衬上磨锉将其取出。通常使用合适尺寸的螺丝刀取出螺钉，如果有损坏或脱丝的残留螺钉需要用硬质合金磨钻取出，并且在取出髋臼杯后还需要使用断钉取出装置。使用与髋臼杯直径大小一致的可调性弯曲刀片样髋臼假体取出装置，可以很方便取出骨长入良好的髋臼杯。这种假体取出装置比单独使用手工工具、截骨或笔尖样磨钻时的骨丢失更少。

松质骨植骨

评估现有骨缺损后，用最小的磨锉去除髋臼突出区域或高点，并扩大髋臼窝，使髋臼锉能够最大限度地接触完整的宿主骨。首先刮除残余骨缺损或空腔样低点内的任何纤维组织，然后用来自髋臼锉里面的松质骨或细小的同种异体骨颗粒进行植骨。这一操作过程有助于将来整体骨量的恢复。

假体与宿主骨最大限度地接触

在不太严重的骨缺损中，以通过仔细磨锉大部分完好的髋臼窝，可以实现与宿主骨的良好接触。当较大的空腔或巨大的节段型骨缺损存在时，半球形髋臼杯与髋臼的接触可能有限，并且缺乏机械稳定性，特别是在身材较小的患者，充填髋臼上方的骨缺损需要一个超大髋臼杯，其髋臼的前后径尺寸以及相应的前柱和后柱可能会妨碍髋臼扩髓。各种大小的巨大节段性骨缺损患者可能需要同种异体骨结构性植骨或金属髋臼加强块。多孔的金属加强块通过多孔结构增加与宿主骨的接触面积，同时增加初始机械支撑。对于身材较小患者的不规则或椭圆形髋臼骨缺损，形状不规则的髋臼假体是在宿主骨上获得最大限度支撑的最佳方法。模块化组件的术中组装，可以根据患者的骨缺损进行不规则形状组件的定制。

实现植入物与宿主骨的早期坚强固定

虽然为实现骨长入设计的非骨水泥型高孔隙率半球形髋臼假体可用于绝大多数翻修病例的重建，但只是单独使用多个螺钉固定证明是不充分的，需要制定一个切实可行的计划和特殊植入物来增加非骨水泥型髋臼杯的机械固定。在手术后的最初几周内，为实现骨长入，无论使用哪种多孔表面，宿主骨和植入物多孔表面之间需要一个机械稳定和静止的界面。随着骨缺损的增加，特别是当剩余宿主骨的质量受到损害时（通常是因为行动不便而长期废用和原有相对坚强固定的植入物周围产生应力遮挡的共同影响），实现髋臼杯坚强固定的挑战也增加了。通过使用多种增加半球形髋臼杯固定的方法，在必要时可采用渐进性方法，实现多孔骨长入翻修髋臼假体的加强固定。

高孔隙率骨长入表面的使用

在所有翻修的情况下，特别是在巨大骨缺损的情况下，使用粗糙和高孔隙率材料可以提供更高的界面摩擦，阻止微动，并潜在地增加骨长入到材料孔隙中的能力[1]。

螺钉固定最大化

仅在髋臼顶部使用有限数量的螺钉（通常采用簇状孔设计）是不够的，除非是初次关节置换或骨丢失很少或没有骨丢失且宿主骨质量良好的非常常规的翻修病例。因此，强烈建议使用一系列螺钉不仅在髋臼顶部固定，还要通过后柱在坐骨底部固定（图 96.1）。这种操作可以防止髋臼杯早期移动到更加垂直的位置，这是由于单独在髋臼顶部使用螺钉时，在 3 区下方髋臼杯分离产生绕轴旋转。建议最少使用 3～4 枚螺钉，如果骨质较差或缺损较大，则使用 6 枚或 6 枚以上螺钉并不少见（图 96.2）。

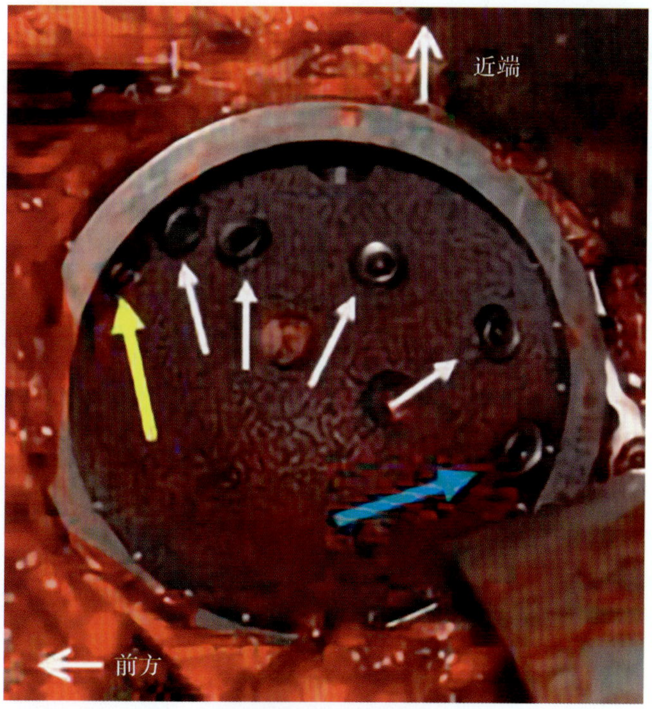

• **图 96.1** 由一组 6 枚螺钉将非骨水泥型髋臼杯从前上缘下方左侧（黄色箭头）开始固定，逐渐固定位于髋臼后柱骨质更后部的位置。其中一枚螺钉的角度应朝向髂后下棘，最远端螺钉固定于表面致密骨质四边体的坐骨基底部，该部位在骨盆前后位 X 线片上形成闭孔外侧缘

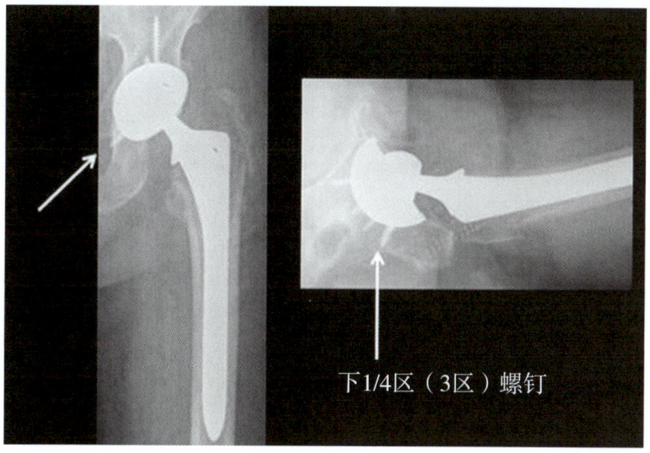

• **图 96.2** 髋关节前后位和穿桌侧位片显示图 96.1 所示的同一病例中 6 枚螺钉的排列。注意髋臼杯下半球或远端半球的多枚螺钉，在侧位片上可以很好地看到，在髋臼 3 区提供了安全的固定

髋臼内衬固定到髋臼杯

这个过程通过将螺钉头固定到位，防止任何螺钉旋转或退出，从而产生锁定螺钉的效果，通过将每个螺钉变成一个固定角度的装置，增强每个螺钉的固定效果，特别是在质量较差的骨骼中。

髋臼加强块（等同于同种异体骨结构性植骨）

当存在严重的节段性骨缺损时，由于其位置或大小原因，宿主骨不能单独支撑半球形髋臼杯，同种异体骨结构性植骨或高孔隙率金属加强块都可以提供至关重要的局部机械性支撑和加强固定。高孔隙率金属加强块最初是作为同种异体骨结构性植骨的替代物开发的，以避免长期同种异体骨结构性植骨吸收带来的髋臼杯失去至关重要的支撑和固定[2]（图 96.3）。

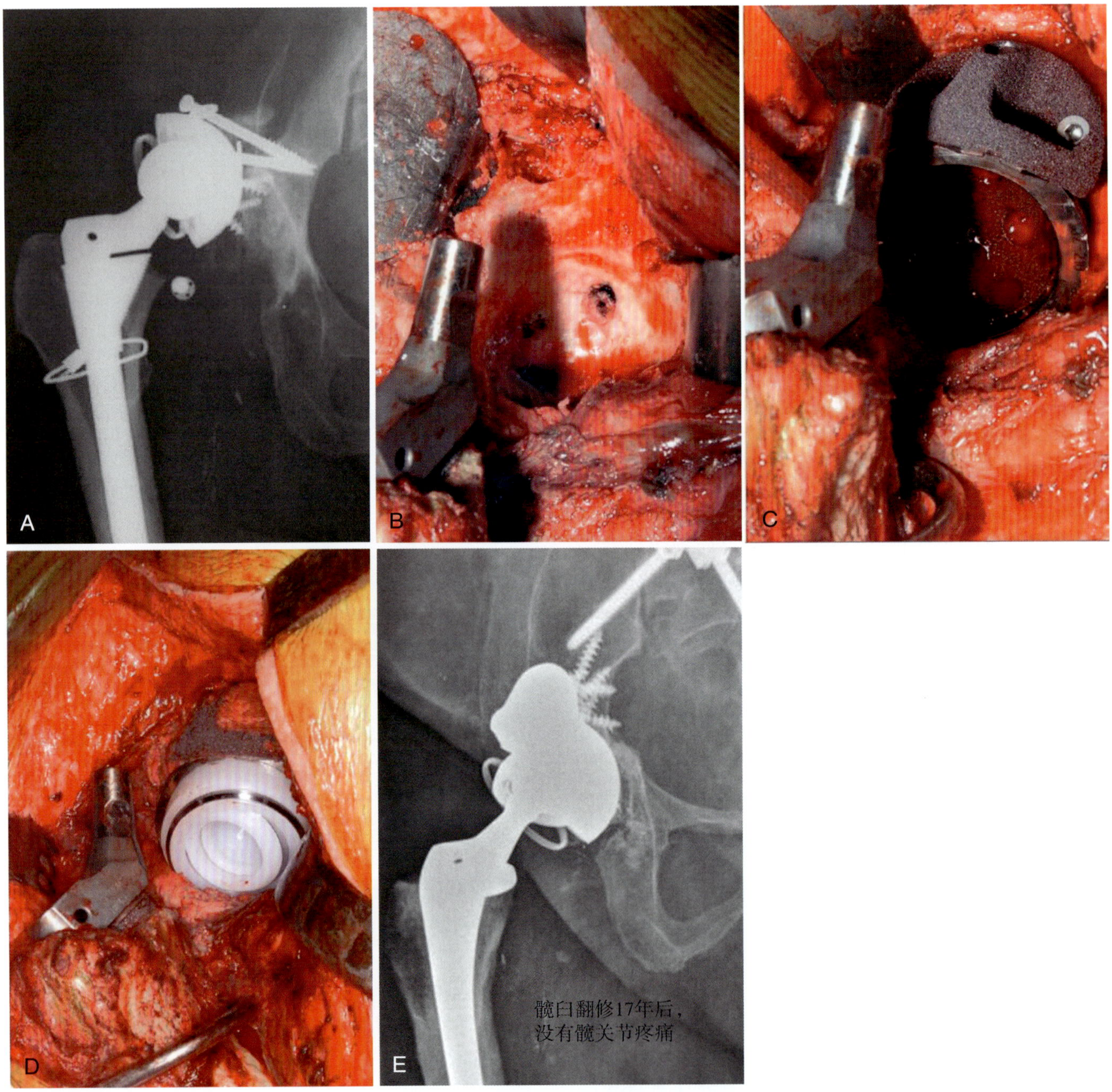

• **图 96.3** 结构性植骨的失败例子，由于髋臼杯的移动和松动发生骨吸收。(A) 翻修前髋关节 X 线片，外上方有明显的骨缺损。(B) 术中照片可见骨缺损和残留浅表髋臼腔，两个黑色螺钉孔清晰可见。(C) 用非骨水泥髋臼假体在原位重建骨缺损（通常优先放置），髋臼加强块用螺钉固定在髂骨外表面，为髋臼杯提供外上方结构性支持。(D) 加强块开窗处植骨以及骨水泥固定限制性内衬的外观，后者用于补偿外展肌附着缺陷。(E) 髋臼重建 17 年后的髋关节 X 线片。该患者进行一次股骨翻修和腰骶融合手术，但没有任何右髋关节疼痛。注意重建的髂骨部分有明显的骨整合，但髋臼杯底部与 3 区宿主骨之间出现了较宽的透亮区，髋臼内侧壁的畸形提示先前有骨折甚至不连续。该早期病例是在金属加强块可用后的前几个月内进行的，尽管骨损伤严重并且使用了限制性内衬，但在 3 区下方未使用任何螺钉固定

髋臼杯 - 加强环结构

如果使用了上述一种或多种策略仍固定不充分，在用骨水泥将聚乙烯内衬固定在适当位置之前，可以在髋臼假体顶部增加一个半杯型或全杯型髋臼加强环 [3]。无论是单独使用或与 Paprosky 描述的牵张方法联合使用 [4]，全杯型髋臼杯 - 加强环结构可用来最大限度地固定骨盆不连续病例。

当使用全杯型加强环时，将坐骨翼沿着髋臼的下缘插入坐骨基底的骨槽中（图 96.4）。半杯型加强环的使用技术简单，比全杯型需要的显露少。当联合使用髂骨的横向螺钉和髋臼杯上的标准螺钉 [特别是那些垂直进入髋臼杯和髋臼顶部的螺钉（图 96.5）] 时，大大提高了固定的坚强性。

手术技术：髋臼加强块

当面对不规则的髋臼骨缺损时（尤其是身材较小的患者），试图简单地加大磨锉并使用超大髋臼杯填充骨缺损的努力会导致不可接受的骨丢失，以及损伤用于支撑髋臼杯的前柱或后柱。在这种情况下，使用髋臼加强块可以增加与宿主骨的接触，并在术后前几个月骨长入时为髋臼假体提供至关重要的结构支撑。这些加强块的使用倾向于遵循三种主要的相对于髋臼杯的放置类型 [5]。

1 型加强块

在外上方位置使用飞檐式加强块代替髋臼外上方股骨头结构性植骨（图 96.6）。这种加强块的放置类型通常用于补偿 Paprosky ⅢA 型骨缺损，即原有的髋臼杯向上和向外移位，损伤髋臼上缘和髋臼后柱上部。首先，在解剖位置进行最小磨锉，并评估沿着髋臼杯试模上面的骨缺损。接下来，在髋臼杯边缘上方的髂骨外侧面，用磨钻打磨出粗糙面，以最大限度地与加强块的平坦表面接触。将加强块试模的凹面放置在髋臼杯外露的上部，并标记出真正加强块最终所需

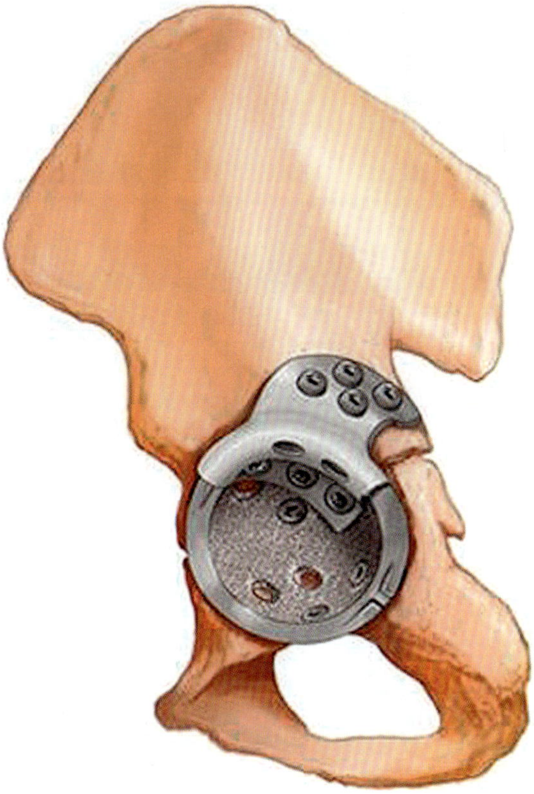

• **图 96.5**　半杯型的髋臼杯 - 加强环重建，将坐骨翼从加强环中移除，保留髂骨翼的完整性并用多枚螺钉固定，该螺钉与髋臼杯顶部的螺钉呈 90°。

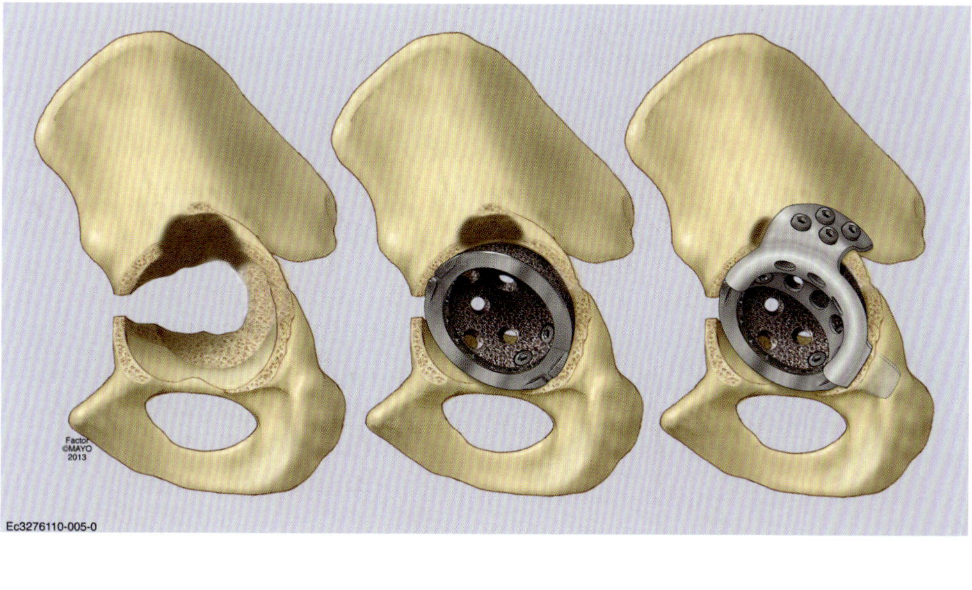

• **图 96.4**　采用半球形多孔杯和螺钉辅以加强环重建髋臼前方和内侧巨大骨缺损，即所谓的髋臼杯 - 加强环重建

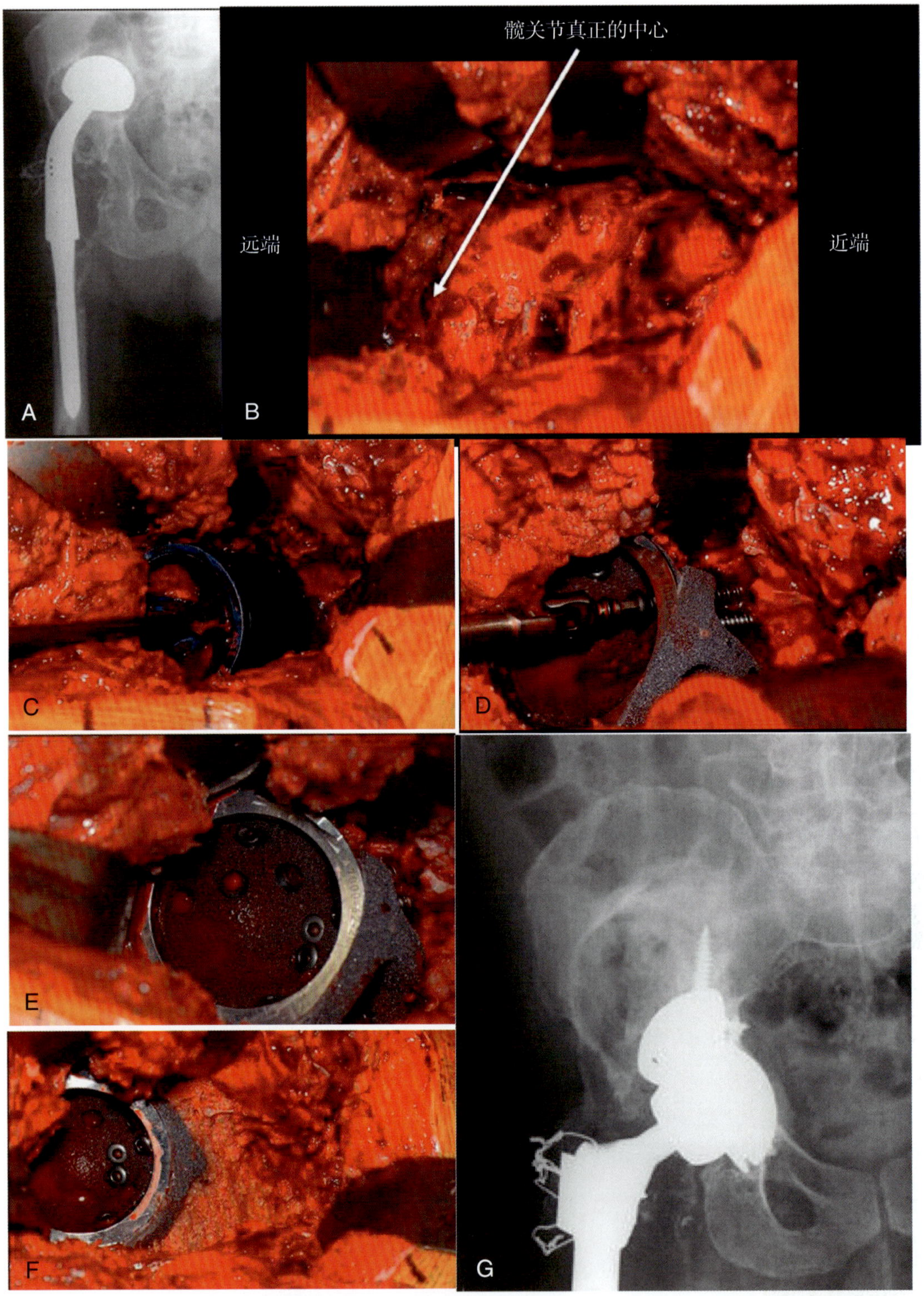

• **图 96.6** 本例为另 1 例放置 1 型或飞檐式髋臼加强块，以补偿髋臼外上方巨大骨缺损。(A) 多次手术的髋关节前后位片，股骨近端缺失，外展肌缺损，双极髋臼杯移位，在髋关节中心真臼上方侵蚀骨盆。(B) 术中观察到假臼水平的骨缺损，真臼虽然很小但髋臼近端还存在。(C) 髋臼杯试模和需要安装加强块的部位。在任何需要的最小限度骨准备之后，首先放置真正的髋臼杯，并用几枚远端螺钉固定，然后沿着加强块的凹面放置骨水泥。为了在骨水泥凝固时便于粘接时准确植入，首先将真正的加强块放置在需要固定的位置，然后进行钻孔，并用可在随后简便去除 2 枚横向螺钉固定加强块，混合水泥和沿着加强块凹面放置骨水泥。加强块放回原位并拧紧螺丝。如图所示，通过髋臼杯经过加强块开孔处置入其他髋臼杯顶部螺钉。(D 和 E) 多枚螺钉被植入。(F) 在加强块和与宿主骨连接的开孔处进行植骨。(G) 髋臼重建后的 X 线片，髋臼固定牢固，植入物与剩余宿主骨接触良好

位置。在真正的髋臼杯置入并用多枚螺钉固定后，将真正的加强块沿着髋臼杯的上缘放置到预期的位置。如果接触和位置是可以接受的，在加强块上向髂骨内钻 2 个横向螺钉孔，垂直于髋臼杯内的顶部螺钉，导入螺钉并拧紧，检查最后的位置，然后取出螺钉和加强块。在加强块凹面上涂上骨水泥，并返回到最终位置。随着骨水泥硬化，之前临时放置的 2 枚螺钉被植入各自的孔中，并在骨水泥硬化前拧紧。如果需要，可以将骨移植材料填充到加强块的开孔中。

2 型加强块

当髋臼顶部区域存在椭圆形骨缺损时，形成的骨缺损从下到上比从前到后大得多，在这种情况下使用椭圆形或双泡状加强块是有帮助的。当髋臼的前后径尺寸太小时，不允许使用更大的磨锉和髋臼杯，在残余的髋臼顶和半球形髋臼杯试模之间仍存在一个较大的骨缺损，在加强块的使用中可以恢复髋臼杯的上方支撑，增加宿主骨接触，避免髋关节中心的过度上移（图 96.7）。首先使用髋臼杯和加强块试模来确定髋臼杯和加强块组合结构预期的位置和尺寸。然后植入真正的髋臼假体，尽可能靠近髋关节解剖中心，并在坐骨区和髋臼后柱远端使用多枚螺钉固定。将加强块暂时植入到髋臼杯和髋臼顶之间，检查匹配度和位置，如果可以接受，将加强块移除，并在其凹面涂上

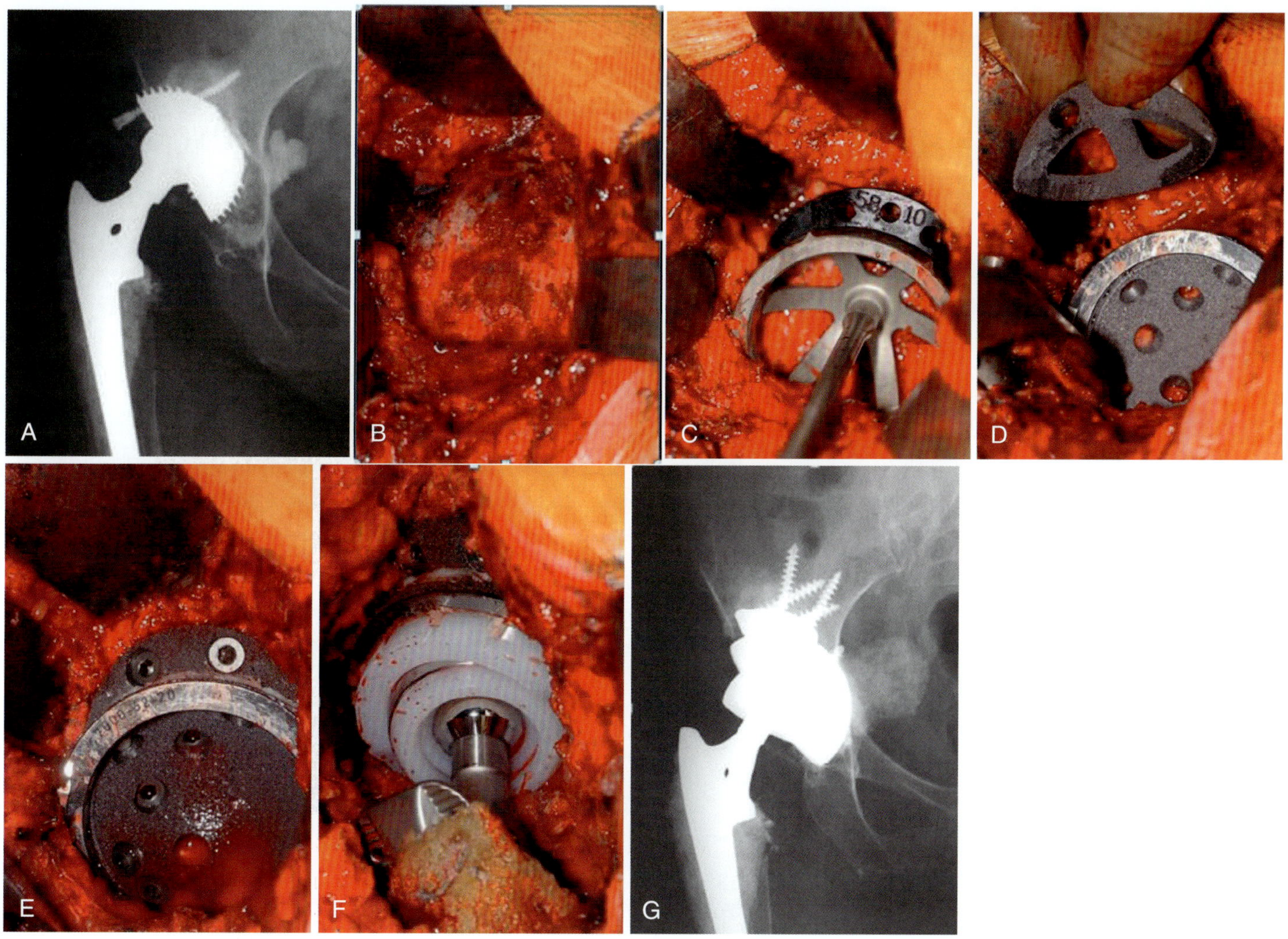

• **图 96.7** 一个用 2 型加强块重建的病例，X 线片（A）显示松动的髋臼形成椭圆形包容性骨缺损。（B）术中可见的骨缺损，在照片的上部可以看到髋臼上部骨质侵蚀。（C）临时放置髋臼杯试模和加强块试模。（D）一旦选好了合适的尺寸组合，首先放置真正的髋臼杯，可以用几枚较小的螺钉固定在合适的位置，而不会侵占加强块的位置。（E）在凹面用骨水泥将加强块挤压到相应位置，使其与髋臼杯相结合。然后通过加强块横向置入其他螺钉，再通过髋臼杯顶部经加强块的开孔向近端髂骨内置入几枚螺钉。（F）本例采用三极关节，将双极股骨头置入大直径聚乙烯内衬中，聚乙烯内衬用骨水泥固定到翻修的髋臼杯内。（G）最终的 X 线片表现

黏稠的水泥，然后将其置回原位。在加强块被置回预期位置并压紧后，可经加强块向髂骨内植入横向辅助螺钉。如有必要，将螺钉植入髋臼杯顶部，经过加强块上的开孔，进入上方的髂骨，使它们重建成为一个整体。

3 型加强块

在这些病例中，在内侧使用 1～2 个加强块作为基础，在解剖位置对新髋臼杯提供更多的周围支撑（图 96.8）。当原有松动的假体向内侧移位时，留下一个原有髋臼的完整周缘，主要是为新髋臼杯在解剖位置接触髋臼周缘提供稳定的固定，避免新假体移回至内侧大的骨缺损处。边缘制成的倒角形侧壁可能有助于在周边支撑超大髋臼杯，在这种情况下，通过 1 个或 2 个加强块联合提供的内侧支撑可以极大地提高机械支撑的质量，同时也增加了假体与残余宿主骨的接触。

首先清除髋臼深处的纤维组织，并仔细检查有无相关骨折或骨盆不连续。逐级加大髋臼锉来打磨髋臼的深度。然后在髋臼开口处使用第二个髋臼锉打磨髋臼开口周缘，以便在解剖位置放置髋臼杯。然后使用一种“透视性”试模来评估剩余的内侧间隙，并决定是否增加内侧底座或加强块增加髋臼杯支撑。

然后在内侧使用与最终髋臼杯相比尺寸偏小的加强块试模，确定所需要的加强块尺寸和宽度。然后将真正的加强块打压到位。加强块开孔处通常用植骨材料填充。在检查加强块和髋臼边缘上的髋臼假体的位置和支撑后，将真正的髋臼杯打入到位，沿着加强块的凹面放置骨水泥，使最终的结构成为一个整体。然后将多枚螺钉通过髋臼杯置入宿主骨以固定髋臼假体安全在位。

手术技术：髋臼杯 - 加强环

全加强环技术

在某些病例中，由于宿主骨质量较差、螺钉固定不充分、存在较大的骨缺损、大面积植骨、伴有髋臼骨折或不连续等原因，可能出现多孔骨长入髋臼杯的固定不充分。当感觉髋臼杯固定不足时，一种选择是在多孔髋臼杯的顶部增加一个加强环以加强初始固定，并在术后最初几周内骨长入时维持髋臼杯不动。在适当的手术显露和假体取出失败后，该技术首先可以对任何的骨缺损进行植骨，然后置入高孔隙率的多孔髋臼假体，并通过一系列螺钉穿过髋臼杯向下至坐骨基底进行固定。可以填加金属加强块以改善宿主骨接触或改善髋关节旋转中心。当需要加强环的额外支撑时，可以使用任何成品的髂坐骨突出型加强环或特制的髋臼杯 - 加强环复合体。加强环试模非常有帮助（如果有的话），试模或真正的加强环必须折弯以匹配髋臼杯、宿主骨以及髋臼的内侧面。当使用一个带有髂骨和坐骨侧翼的完整髋臼杯 - 加强环复合体时，坐骨侧翼可以插入髋臼下缘坐骨基底的骨槽中。另外，坐骨侧翼也可以选择固定在坐骨顶部，但这种选择可能会带来坐骨神经损伤的较大风险。坐骨侧翼插入后，可经过加强环和髋臼杯进入髋臼顶部骨质植入一枚顶部螺钉，使其成为一个整体结构。这一步之后是

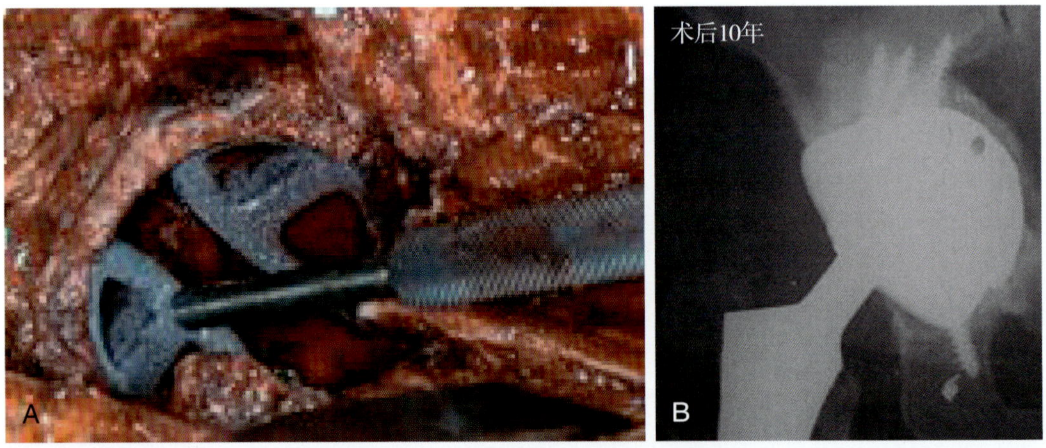

• **图 96.8** （A）3 型加强块置于内侧，提供了解剖上的支撑，使髋臼杯放置更偏外侧，有助于弥补内侧骨丢失，增加与扩大的宿主骨接触面积，并对髋臼杯提供至关重要的结构支撑，使骨长入到与髋臼完整宿主骨接触的支撑区域。（B）相同的髋关节，X 线片上显示骨整合成功，术后 10 年无假体移位或疼痛

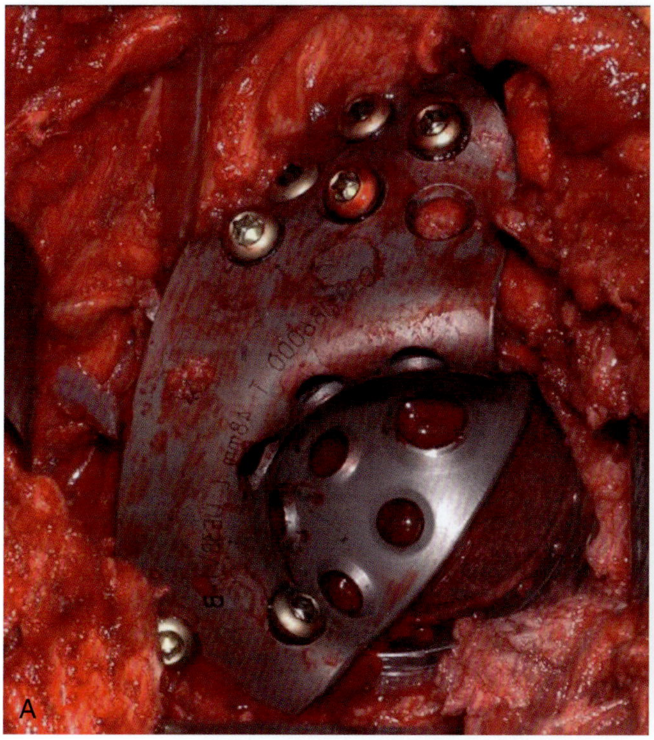

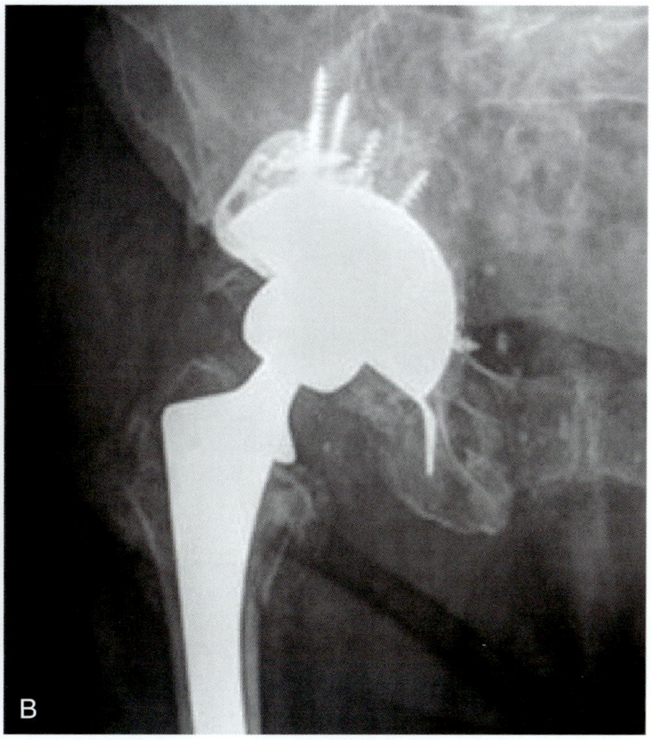

• **图 96.9** （A）将一个完全加强环放置在多孔髋臼杯上以加强固定。在加强环塑形和植入后，通常首先通过加强环和髋臼杯植入一枚髋臼顶部螺钉，进入顶部区域的宿主骨内，以重建成一个整体结构。这一步骤之后是植入髂骨侧翼螺钉，如果可能的话，追加 3 区螺钉（左下角显示，追加坐骨基底部结构的其他固定）。（B）X 线片显示全杯型髋臼杯 - 加强环结构中髂骨和坐骨侧翼以及多枚螺钉的最佳位置

髂骨侧翼螺钉固定，最后将聚乙烯内衬用骨水泥固定到加强环中，进一步成为一个整体结构（图 96.9）。

髋臼杯 - 半加强环技术

最近，作者选择用金属切割磨钻去除加强环的坐骨部分，使之成为髋臼杯 - 半加强环结构。将半加强环的髂骨部分旋转到位，并将加强环以类似的方式固定在髋臼杯和宿主骨上（图 96.10）。与髋臼杯 - 全加强环技术相比，这种方法在技术上更简单，需要的显露更少，创伤更小，并且在将假体植入到位时更不容易造成局部骨折。髋臼杯 - 半加强环技术还允许将多枚螺钉（而不是侧翼）置入坐骨中，因为在许多患者中，坐骨只留有容得下其中一个螺钉的空间。半加强环技术也可以很容易与任何相关的骨盆不连续的牵张相结合，这与髋臼杯 - 全加强环结构相比是一个优势，在髋臼杯 - 全加强环结构中增加牵张是很难完成的。

结果

我们的机构对髋臼加强块初步经验的早期结果是非常令人鼓舞的，没有植入物移位或松动的病例[2]。后续的一份数量更大、随访时间更长的报告显示，即使是在使用髋臼加强块的主要转诊中心，在研究期间也只有 5% 的翻修病例使用了髋臼加强块[5]。结果在术后至少 5 年间，58 例中有 50 例（86.2%）显示出完全骨整合和稳定髋臼结构的证据。2 例因无菌性松动而进行了翻修，6 例在 3 区下方显示出令人担忧的放射性透亮带或间隙。值得注意的是，在这 8 例翻修或具有令人担忧的放射学改变的患者中有 6 例与骨盆不连续相关[5]。

我们的机构于 2002 年 2 月进行了第一例髋臼杯 - 加强环手术，并于 2004 年报道了我们应用该技术的初步经验[6]。直到那时，在我们机构做的髋臼杯 - 加强环，因为其生物固定的潜力和预期更持久的长期结果，已经比传统的突出型加强环更普遍应用[6-8]。我们最近报道了髋臼杯 - 加强环技术的长期结果以及该方法向目前更常用的半加强环结构的演变。在平均 5 年的随访中（范围 2～11 年），尽管该技术被用于最严重的髋臼骨缺损，假体非无菌性松动的生存率为 98%[4]。

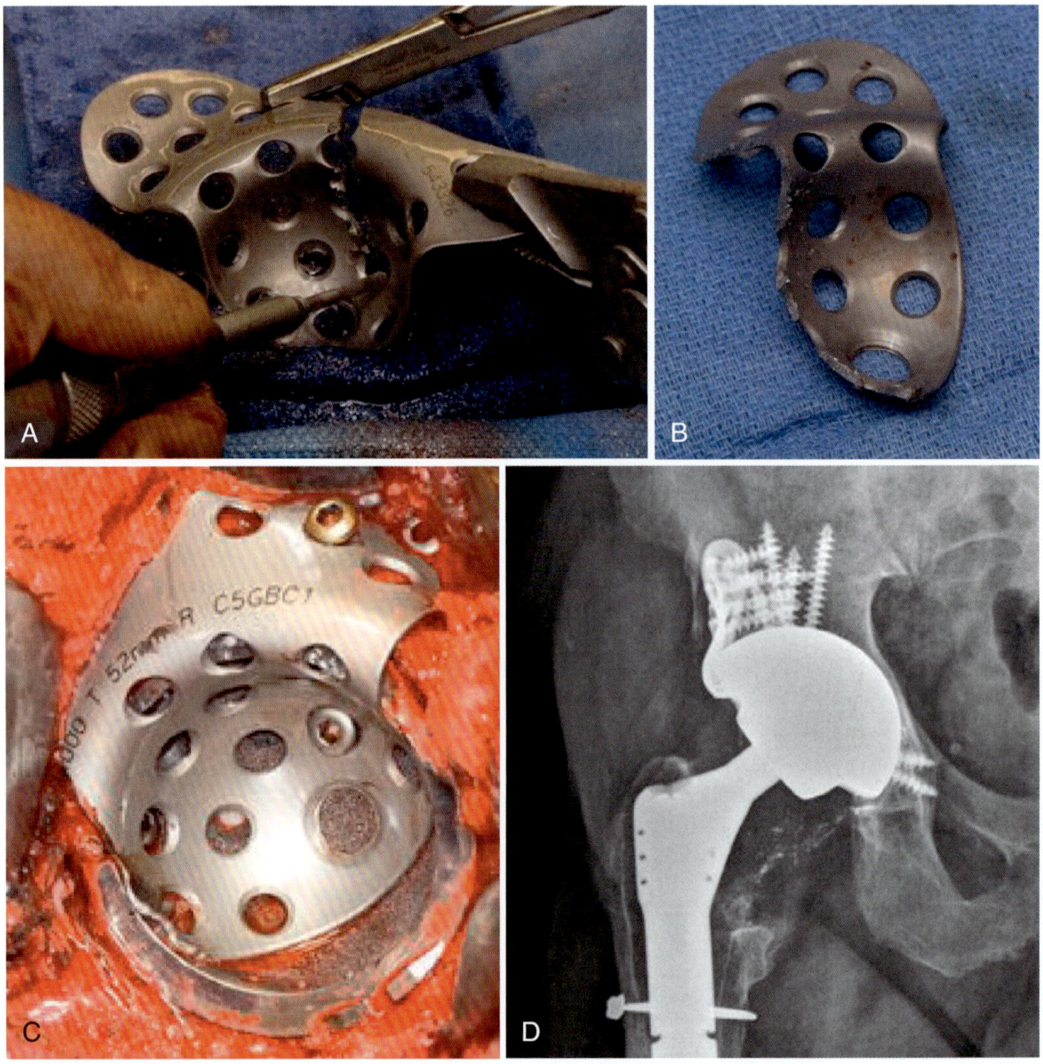

• 图 96.10 （A）半加强环由髂骨侧翼和全加强环的半球形部分组成，这是用硬质合金切割工具切断坐骨侧翼制成的。（B）带髂骨侧翼的半加强环部分。（C）将半加强环就位，用一枚顶部螺钉和几枚髂骨侧翼螺钉固定。（D）用髂骨侧翼螺钉将位置良好的半加强环固定在髋臼杯顶部，髋臼杯内更多垂直方向的顶部螺钉大大加强了固定。应当注意，由于坐骨侧翼缺如，可以通过髋臼杯置入多枚远端螺钉

对于最严重的骨缺损，常规使用多枚螺钉固定的高孔隙率髋臼假体，结合选择性使用补充支撑的髋臼加强块，并使用髋臼杯 - 加强环辅助固定，为过去近 20 年来髋臼翻修手术中遇到的各种问题提供了阶梯式的重建方法。我们报告了超过 900 例覆盖全系列髋臼骨缺损的髋关节翻修手术经验，记录到了可能使用这种策略和这些辅助方法导致的持久结果，全因翻修率为 5%，无菌性松动率不到 1%[9]。骨盆不连续仍然是诊断和治疗方面的主要挑战，少数其余的固定失败最常见于慢性特别是节段性的骨盆不连续[10-12]。

总之，选择性使用髋臼加强块和髋臼杯 - 加强环结构，结合多枚螺钉固定的高孔隙率髋臼假体，可以对绝大多数骨缺损和髋臼重建进行持久固定。最近，许多制造商都推出了新型的 3D 打印、高孔隙率材料。作为一种可能的替代材料，这种材料具有更高的成本效益，并可以方便模块化定制，从而在未来与现有的成品植入物相结合使用。然而，这些植入物、新型材料和重建策略需要在未来几年进行仔细的临床验证。

（参考文献参见书末二维码）

第 97 章

股骨翻修：骨缺损分型和治疗选择

MICHAEL TANZER, DYLAN TANZER
（张德宝 译　谷贵山 审校）

关键点

- 初次全髋关节置换术（THA）的失败通常伴随着不同程度的股骨骨丢失。
- 对股骨骨缺损进行分类是成功 THA 翻修前计划的关键部分。Paprosky、AAOS、Endo-Klink、Mallory、Saleh 等、Engh 和 Glassman、Gustillo 和 Pasternak、Chandler 和 Penenberg 都发表了分型系统，这些分型系统在复杂性和描述性术语上都有所不同。然而，对于使用何种分类系统来评估 THA 翻修患者的骨丢失，目前还没有达成共识。目前，Paprosky 分型是最常用的分型系统。
- 股骨骨丢失可能是广泛的，这使得在翻修手术时难以获得足够的股骨部分的支撑。因此，这些骨缺损会对股骨翻修假体的长期固定和存活率产生不利影响。
- 与 THA 失败相关的股骨骨丢失分型系统应该是可靠的和有效的。可靠性是指观察者之间的可靠性、不同观察者之间的一致性和观察者内部的可靠性，以及当一个观察者在不同情况下观察一个特定病例时的系统可重复性。有效性表示分类系统描述真实病理的准确性。

引言

初次全髋关节置换术（THA）的失败通常伴随着不同程度的股骨骨丢失。这种骨丢失可能是骨溶解、机械性松动、感染或应力遮挡的结果。不管潜在的原因是什么，股骨骨丢失可能是广泛的，使得在翻修手术时难以获得足够的股骨部分的支撑。因此，这些骨缺损会对股骨翻修假体的长期固定和存活率产生不利影响。

对股骨骨缺损进行分型是成功 THA 前计划的关键部分。评估骨丢失类型和程度的分型系统可以帮助外科医生确定手术方案。该分型系统可以预测手术的复杂性，避免意外的术中所见，并为 THA 中股骨缺损的重建提供一种指导方法。这对于确定翻修手术时需要哪些假体、器械和骨移植物是必要的。因为有多种重建方法可用于翻修失败的股骨假体，所以分类系统也可以对这些不同重建技术的公开结果进行统一的比较。

文献中已经描述了与 THA 失败相关的股骨骨丢失的几种分型系统。Paprosky[1]、Mallory[2]、Saleh 等[3]、Engh 等[4]、Gustillo 和 Pasternak[5]、Chandler 和 Penenberg[6] 都发表了具有不同复杂性和描述性术语的分型系统。不同分型系统的侧重点因其不同的设计目的而不同。AAOS 髋关节委员会开发了一套全面的髋关节翻修术中股骨骨缺损分型系统，并由 D'Antonio 等报道[7]。不幸的是，许多现有的分型系统很难被记住和（或）在提供股骨重建方法的指导方面是不充分的。因此，在评估 THA 时，骨丢失的分型系统上还没有达成共识。目前，Paprosky 分型是股骨翻修中最常用的骨缺损分型系统。本章的目的是回顾与股骨翻修相关的骨缺损最常见的分型系统，并在可能的情况下，将分型系统与 THA 中股骨重建的治疗方案联系起来。

分型和治疗方案

为了对股骨骨缺损进行分型，必须有足够的髋关节置换失败的 X 线平片。骨盆前后位片以及股骨正侧位片（包括失败的假体远端和股骨峡部）是必需的。

Paprosky 分型

在北美地区和欧洲，Paprosky 股骨骨丢失分型系统是一种常见的分型方法。根据以下几点将失败的股骨分为四种类型：①股骨骨丢失的位置（干骺端或骨干）；②股骨近端剩余骨支撑的程度（松质骨丢失的程度）；③用于骨干固定的剩余股骨峡部骨量（表 97.1）[8-11]。这种分型系统是基于绕过受损股骨近端，并在股骨骨干中获得广泛涂层股骨假体骨整合的重建

表 97.1 Paprosky 分型

类型	股骨骨缺损
Ⅰ	有轻度的干骺端松质骨丢失，股骨骨干完整
Ⅱ	广泛的干骺端骨丢失，股骨骨干完整
ⅢA	股骨干骺端严重受损缺乏支撑，但股骨骨干至少有 4 cm 完整的皮质骨
ⅢB	干骺端严重受损，失去支撑，完整的骨干皮质骨长度小于 4 cm
Ⅳ	广泛的干骺端和骨干受损，并伴有股骨髓腔增宽

能力。除了对股骨缺损进行分类之外，该系统还提供了一种重建髋关节翻修中股骨缺损的指导方法。

在Ⅰ型缺损中，有轻度的干骺端松质骨丢失，股骨骨干完整。这种类型的骨缺损并不常见。它通常在非骨水泥的光滑假体失败时出现，如 Austin-Moore 假体（Braun，Sheffield，UK；图 97.1），或近端涂层的非骨水泥柄骨长入失败。THA 翻修中相对简单、完整的干骺端骨质允许使用骨水泥型或非骨水泥型股骨假体。近端多孔涂层股骨柄是重建的选择方案 [11]。根据外科医生的偏好，也可以使用近端匹配的组配式股骨柄或广泛多孔涂层股骨柄。如果翻修手术使用骨水泥型股骨柄，必须进行仔细的髓腔准备，去除新生骨

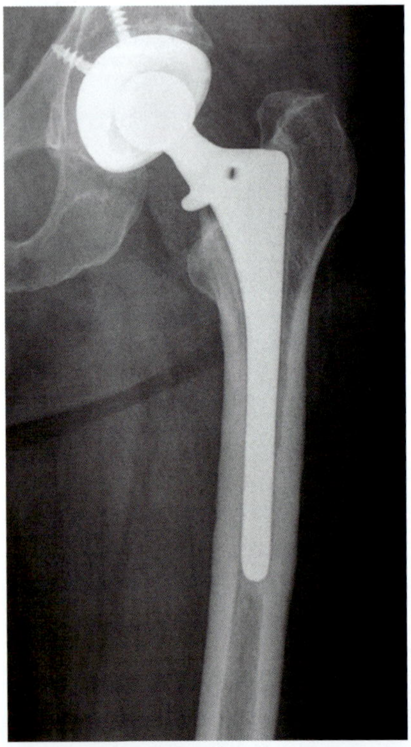

• **图 97.1** 松动的非水泥型股骨假体的前后位片显示Ⅰ型骨缺损。轻度干骺端松质骨丢失，股骨骨干完整

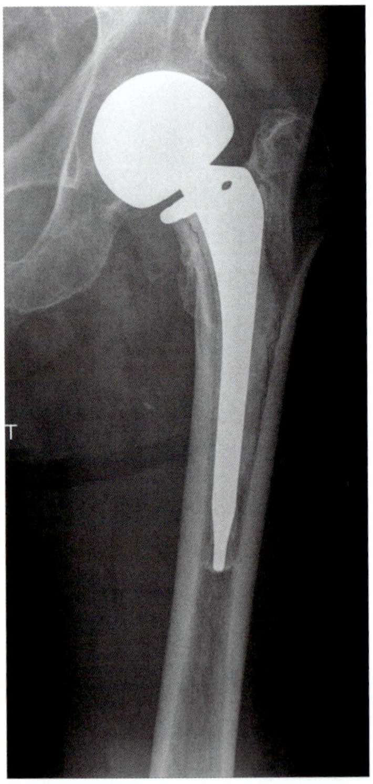

• **图 97.2** 松动的骨水泥型股骨假体的前后位片显示Ⅱ型骨缺损。广泛的干骺端骨丢失，股骨骨干完整

皮质和假膜，以实现骨水泥交锁并获得长期成功 [12]。

Ⅱ型缺损是比较常见的缺陷类型。Ⅱ型缺损表现为广泛的干骺端骨丢失，股骨骨干完整。这种类型的缺损通常出现在松动的骨水泥型假体取出后或非骨水泥型股骨假体松动的早期阶段（图 97.2）。干骺端松质骨缺损妨碍了骨水泥型假体的翻修。由于干骺端仍然具有一定的支撑作用，可以使用骨干固定的近端多孔涂层非骨水泥型股骨柄，或远端固定的广泛多孔涂层股骨柄，或使用钛质锥形沟槽股骨柄进行翻修。因为很难在术中确定是否有足够的干骺端支撑，所以更常使用远端固定。在这些病例中，可以使用最短接触 4 cm 完整峡部骨质的骨干固定股骨柄。对Ⅱ型缺损的另一种常见选择是使用带有组配式干骺端袖套和远端齿条的股骨柄。Ⅱ型缺损可能与股骨近端内翻重塑有关。在这些病例中，需要转子延长截骨和骨干充填型假体。

Ⅲ型缺损的亚组分类取决于可用于远端固定的完整骨干骨量。在ⅢA 型缺损中，股骨干骺端严重受损缺乏支撑，但股骨骨干至少有 4 cm 完整的皮质骨（图 97.3）。有足够的假体 - 皮质骨接触需要至少 4 cm 完整的骨干，才能实现初始稳定和长期骨整合 [13]。在这型缺损中，骨干固定型股骨柄，如柱形钴铬和钛质锥形沟槽股骨柄，已显示出良好的长期效果。然而，

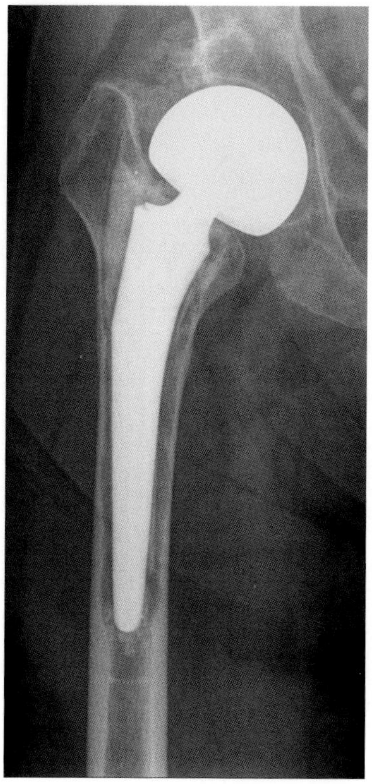

• 图 97.3　松动的骨水泥型股骨假体的前后位片显示ⅢA 型骨缺损。股骨干骺端严重受损且无支撑，但失败假体的远端股骨骨干有超过 4 cm 的完整皮质骨

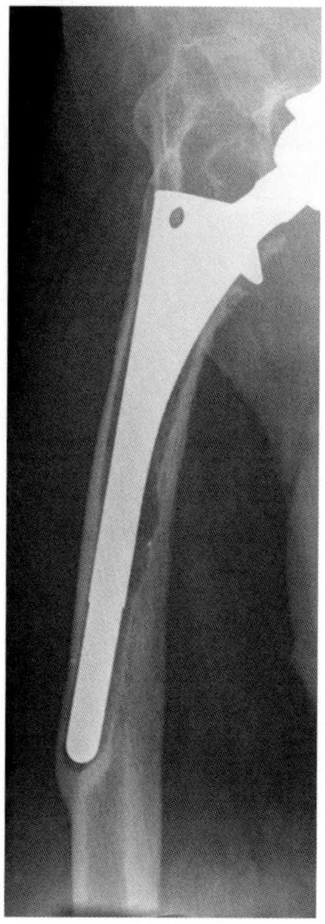

• 图 97.4　非骨水泥型松动股骨假体移位内翻的前后位片。这种严重的股骨内翻重塑需要在翻修手术时进行转子延长截骨术，以确保正确的假体力线，并允许进入股骨髓腔避免穿孔的风险

由于担心应力遮挡、术中骨折和大腿疼痛，大多数关节翻修外科医生在这些病例中使用钛质锥形沟槽股骨柄 [14]。在股骨髓腔直径大于 18 mm 的病例中，单体完全多孔涂层的圆柱形股骨柄失败率更高；因此，应考虑其他治疗选择，如钛质锥形沟槽股骨柄 [13,14]。另一种重建ⅢA 型缺损的技术是打压植骨 [8,15-21]。ⅢA 型缺损可能与股骨近端向后弯曲的扭转重塑有关。在这些病例中，可以使用组配式锥形沟槽股骨柄，因为它允许独立填充股骨近端和远端部分，同时允许两个节段独立旋转以纠正股骨前倾。ⅢA 型缺损常与股骨内翻重塑相关，翻修手术时需要转子延长截骨以确保正确的假体力线和正常股骨力线的恢复（图 97.4）。

与ⅢA 型缺损一样，ⅢB 型缺损的干骺端严重受损，失去支撑。然而，在ⅢB 型缺损中，完整的骨干皮质骨长度小于 4 cm（图 97.5）。这种类型的股骨骨缺损通常出现在带有远端塞子和较长骨水泥套的失败的长骨水泥股骨柄，或伴有远端大量骨溶解的非骨水泥股骨柄的翻修中。ⅢB 型缺损中完整皮质骨的较短区域往往不能提供足够的初始摩擦压配和假体 - 骨接触面来确保假体的稳定和骨长入。结果就是，在这些缺损中使用广泛（大面积）多孔涂层股骨柄，会产生

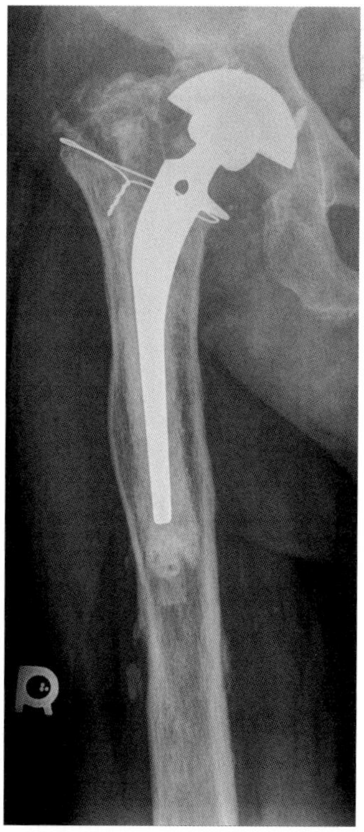

• 图 97.5　松动的骨水泥型股骨假体的前后位片显示ⅢB 型骨缺损。干骺端严重受损且无支撑。由于严重的骨量减少，失败的股骨柄远端完整的骨干皮质骨长度小于 4 cm

不能接受的较高的纤维稳定连接发生率，而非骨长入[1,13]。对于这样的缺损，建议使用组配式或非组配式钛质锥形沟槽非骨水泥股骨柄进行翻修[14,21,23]。当完整峡部区域非常短时，锥形沟槽股骨柄能够获得良好的初始轴向和旋转稳定性。这种设计允许锥形的股骨假体楔入余下的峡部之中，沟槽提供旋转稳定性。组配式假体允许远端组件压紧，直至稳定，然后提供重建股骨近端的能力，以恢复下肢长度和偏心距。一般来说，这些锥形沟槽股骨柄在仅仅与骨干接触 2 cm 时即可获得可预见性的固定[24]。如果干骺端相对完整，伴有包容性骨缺损的情况下，打压植骨也可用于重建ⅢB 型缺损；如果干骺端不完整，则可采用金属网、结构性植骨或钢板重建。

在Ⅳ型缺损中，有广泛的干骺端和骨干受损，并伴有股骨髓腔增宽。在这些罕见病例中，峡部失去支撑，不能实现远端固定（图 97.6）。对于这些缺损，使用钛质组配式锥形沟槽非骨水泥股骨柄进行翻修已经显示出早期和有希望的结果[8,22,25]。在股骨近端骨皮质完整的情况下，由于明显的骨溶解或应力遮挡导致股骨髓腔扩大，具有所谓的“烟囱样”外观（直径 > 18 mm），完整的骨干长度不足以实现非骨水泥假体的紧密压配；打压植骨也可用于重建股骨和恢复骨量[26]。当股骨近端骨皮质缺损时，年轻患者可使用同种异体股骨 - 假体复合材料重建骨量，而老年患者可行近端股骨置换术[27-30]。

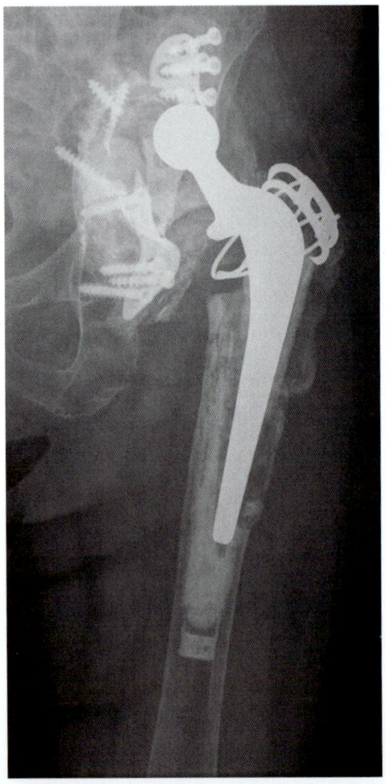

• **图 97.6** 松动的骨水泥型股骨假体的前后位片显示Ⅳ型骨缺损。广泛的干骺端和骨干受损，伴有股骨髓腔增宽

美国骨科医师学会髋关节委员会分型

美国骨科医师学会（AAOS）髋关节委员会分型引入了一个综合的分型系统来解决初次 THA 和 THA 翻修的股骨骨缺损（表 97.2）[7]。目的是用统一的方式对骨缺损进行分型，以利于这些骨缺损的术前规划和手术治疗。这种系统在北美地区广泛使用。虽然这种分型在组织结构上很简单，但在治疗方面的实际应用是有限的。

股骨畸形的分型系统有节段性和空洞性两种基本类型。Ⅰ型缺损为节段性股骨缺损。节段性缺损定义为股骨支撑性皮质壳内的任何骨丢失（图 97.7）。近端节段性缺损可进一步细分为部分性或全部性。部分性近端节段性骨缺损可位于前侧、内侧或后侧。这些缺损可以出现在从股骨近端到远端的任何水平。内嵌缺损是一种上下骨完整的节段性皮质骨缺损，如皮质穿孔、皮质骨窗或严重骨溶解。建议当有内嵌缺损时，翻修假体应越过骨缺损处 2.5 倍股骨髓腔直径的长度[7]。影响大转子的节段性骨缺损被归类为一个单独的节段性骨缺损类型，因为它在股骨重建中可能出现独特而困难的问题。

Ⅱ型缺损为股骨空洞性缺损。空洞性缺损是一种包容性病变，表现为松质骨或内层皮质骨的空洞，但

表 97.2 AAOS 髋关节委员会分型

类型	股骨骨缺损
Ⅰ	股骨节段性骨缺损 • 近端：部分或全部 • 内嵌 • 大转子
Ⅱ	股骨空洞性缺损 • 松质骨 • 皮质骨 • 膨胀型
Ⅲ	股骨节段性和空洞性的混合骨缺损
Ⅳ	股骨力线不正 • 旋转 • 成角
Ⅴ	股骨狭窄
Ⅵ	股骨不连续

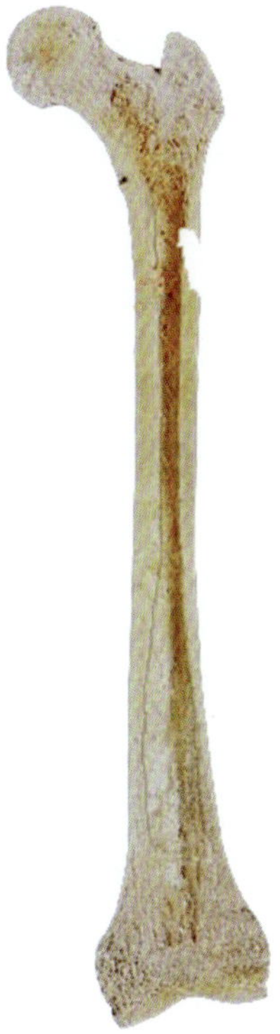

• **图 97.7**　节段性骨缺损的图示，其中股骨的支撑性皮质骨壳丧失

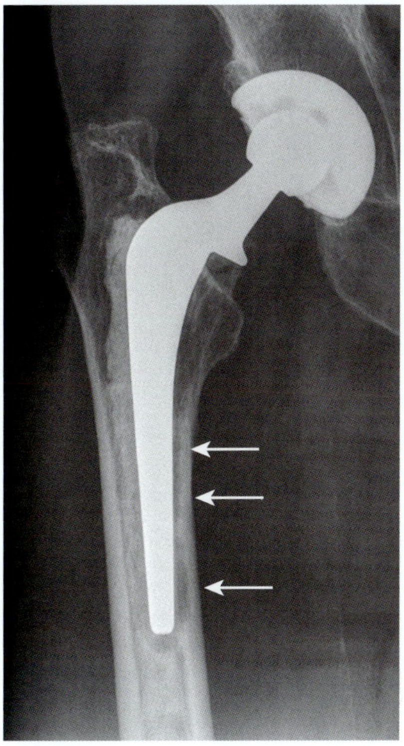

• **图 97.8**　松动的骨水泥型股骨假体的前后位片显示沿股骨柄远端部分的皮质骨空洞性骨缺损。箭头表示松质骨和邻近皮质骨从内部受到侵蚀的区域

没有破坏股骨的外层皮质骨壳。根据股骨内骨丢失的程度，有三种类型的空洞性骨缺损。松质骨空洞性缺损仅涉及松质髓质骨。皮质骨空洞性缺损提示一种更严重的侵蚀类型，除了松质骨丢失外，股骨皮质从内层被侵蚀（图 97.8）。在最极端的空洞性缺损病例中，股骨变得膨胀或扩张，松质骨完全丧失，同时皮质骨被严重侵蚀和变薄。

Ⅲ型缺损是股骨节段性缺损和空洞性缺损的混合缺损。混合性缺损是指股骨同时存在节段性和空洞性骨丢失。这可能是由于骨溶解、股骨柄移位或医源性因素造成的。混合性缺损是翻修手术中最常见的缺损，通常是骨溶解和股骨柄移位的结果（图 97.6）。

Ⅳ型缺损的特征是股骨力线不正。力线不正被定义为股骨几何结构在旋转或角度平面上的扭曲。这可以从假体松动时股骨内翻重塑中看到（图 97.4）。

Ⅴ型缺损是指股骨髓腔狭窄。股骨髓腔狭窄包括髓腔相对或绝对狭窄，造成股骨髓内管腔部分或完全闭塞。这可能是由骨质肥大、骨折或内固定装置引起的。

Ⅵ型缺损是指股骨不连续。股骨不连续描述为股骨假体周围骨折或假体周围骨折不愈合时骨完整性的缺失。

为了更好地定位股骨缺损并协助术前计划，AAOS 分型也涉及了骨缺损受累的不同水平（图 97.9）。水平Ⅰ为小转子下部以上的近端骨质，水平Ⅱ为小转子下部以远 10 cm，水平Ⅲ为远端骨质。髋关节翻修中所见的大多数骨缺损发生在水平Ⅰ和Ⅱ。水平Ⅲ缺损最常发生于长柄假体失败或假体周围骨折。

在这个分型中还使用了一个分级系统来对重建工作成就进行分级。Ⅰ级是指假体 - 宿主骨完全接触，不需要植骨。Ⅱ级重建意味着假体与宿主骨不完全接

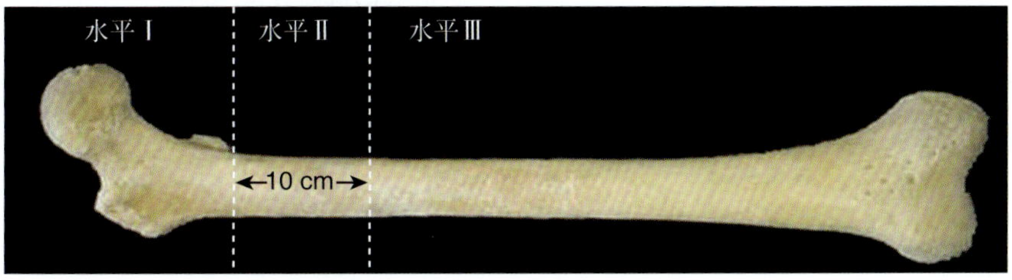

• **图 97.9**　根据 AAOS 髋关节分类委员会显示的股骨骨丢失水平图

触，但假体是稳定的。植骨不是必须的，但可以用来填补间隙。Ⅲ级是指假体与宿主骨接触不足，不能提供稳定性，需要有结构性植骨。

总的来说，这个分型系统试图提供所有类型股骨骨丢失和丢失骨位置的综合描述。然而，它并不能完全预测治疗所有这些缺损所需的分类类型。随着时间的推移，其他外科医生根据他们的经验、专业知识和结果，在骨科文献中使用 AAOS 分型来交流他们的结果，并使之发展完善。

Endo-Klink 分级

Endo-Klink 分级系统在欧洲更常用。它将股骨骨水泥型假体失败时常见的股骨骨缺损进行了分级（表 97.3）[31]。在 1 级时，股骨假体在临床上是松动的，并且骨水泥套的近端半部分可见透亮带。这可见于股骨假体骨水泥固定不良、脱离或骨溶解时。在 2 级时，股骨假体周围有圆周形透亮带，股骨近端髓腔因骨内膜侵蚀而扩张。在 3 级，骨丢失的特征是股骨近端扩张，髓腔扩大。在这些病例中可能存在骨皮质缺损。在 4 级，股骨近端 1/3 严重破坏，并累及股骨中间 1/3。这就排除了长柄假体的使用。

Mallory 分型

Mallory 分型是最早尝试对股骨骨丢失进行分型并提供治疗指南的分型方法之一 [2]。该系统将股骨骨丢失描述为股骨近端不同程度的膨胀性开放、相关的皮质变薄、髓腔解体、远端到失败植入物和（或）骨水泥套的股骨存留。根据股骨髓质成分和皮质骨的完整程度，股骨骨缺损分为三种类型（表 97.4）。在Ⅰ型缺损中，皮质骨和髓质成分基本保持完整。松动只发生在髓腔内，不会破坏髓腔或皮质骨。这种类型的骨缺损常见于骨水泥固定不牢固的失败的 THA，且骨水泥套较薄，不能填充整个干骺端松质骨。这种类型的骨缺损可以按照与初次 THA 类似的传统参数使用骨水泥或非骨水泥股骨假体进行治疗。

表 97.3 Endo-Klink 分级

分级	股骨骨丢失
1	股骨假体松动，骨水泥套的近端半部分可见透亮带
2	股骨假体周围有圆周形透亮带，股骨近端髓腔因骨内膜侵蚀而扩张
3	股骨近端扩张，髓腔扩大
4	股骨近端 1/3 严重破坏，并累及股骨中间 1/3

表 97.4 Mallory 分型

类型	股骨骨丢失
Ⅰ	皮质骨和髓质成分完整
Ⅱ	皮质骨完整，髓质成分缺失
Ⅲ	皮质骨和髓质成分缺失 ● ⅢA：皮质骨丢失发生在小转子近端 ● ⅢB：皮质骨丢失发生在小转子和股骨峡部之间 ● ⅢC：皮质骨丢失发生在股骨峡部和远端

在Ⅱ型缺损中，股骨髓质成分基本消失，但皮质骨管腔仍然完整。这种类型的缺损发生在骨水泥一直扩展到干骺端皮质的骨水泥型股骨假体失效后，或伴有股骨松动及破坏所有松质骨的骨内骨溶解的股骨假体失效后。由于近端松质骨缺损但皮质骨管腔完整，建议使用超过原有假体的远端固定进行重建，避免在这种类型的缺损中使用骨水泥假体 [2]。

Ⅲ型缺损的髓质成分和皮质骨管腔均被破坏。然后根据其对皮质骨管腔的破坏程度进行分级。在ⅢA 型中，皮质骨丢失发生在小转子近端，ⅢB 型发生在小转子和股骨峡部之间，ⅢC 型发生在股骨峡部和股骨远端。Mallory 推荐一种同种异体股骨 - 假体复合材料来重建和修复ⅢB 型和ⅢC 型骨缺损 [2]。

Saleh 及其同事的分型

该分型系统用一个专家共识小组来定义在衡量失败 THA 严重程度时的重要尺度，然后用来自专家小组的输入来制定严重程度的度量（表 97.5）[3,32]。作者设计该系统是为了从标准 X 线片中提取信息，具有综合性和实用性，并为每种类型骨丢失的具体治疗提供指导。

在Ⅰ型股骨缺损中，没有明显的骨丢失。可能有髓内骨的侵蚀，但没有累及皮质骨。这种类型的骨缺损可以用传统的骨水泥型或非骨水泥型股骨假体治疗。

在Ⅱ型骨缺损中，伴有皮质骨变薄的有限骨量丢失。髓内管腔变宽，但皮质骨袖套完整。重建的选择包括近端和远端固定。近端固定可通过组配式假体、近端多孔涂层假体或打压植骨实现。远端固定可通过加长多孔涂层假体、压配式假体或加长骨水泥假体实现。

Ⅲ型骨缺损是包括股骨距和小转子的皮质骨非包容性骨缺损。它可以是非环形的，也可以是环形的，

表 97.5	Saleh 分型
类型	股骨骨丢失
Ⅰ	没有明显的骨丢失
Ⅱ	伴有皮质骨变薄的有限骨丢失
Ⅲ	包括股骨距和小转子的皮质骨非包容性骨丢失，长度＜ 5 cm，并且位于骨干近端
Ⅳ	长度＞ 5 cm 并延伸到骨干的非包容性环形骨量丢失
Ⅴ	假体周围骨折伴骨折近端环形骨丢失

但必须长度＜ 5 cm，并且位于骨干近端。非环形缺损可采用同种异体皮质骨结构植骨或股骨假体绕过缺损治疗。如果缺损是环形的，可以使用股骨距替代型假体重建。

在Ⅳ型缺损中，存在长度＞ 5 cm 并延伸到骨干的非包容性环形骨量丢失。这些缺损的重建需要同种异体骨结构性植骨或肿瘤假体。

Ⅴ型缺损发生在假体周围骨折伴骨折近端环形骨丢失时。骨丢失的程度必须与Ⅳ型缺损所描述的一样严重。与假体周围骨折相关的较小程度的骨丢失不被该系统分型。重建需要肿瘤假体或同种异体股骨结构性植骨，后者用股骨假体固定骨折，并在同种异体骨 - 宿主骨连接处进行截骨。

Engh 和 Glassman 分型

Engh 和 Glassman 观察到一例失败 THA 引起的股骨骨丢失的三种基本类型（表 97.6）[4,33]。他们设计的分型系统也提供了以期获得长期固定结果的假体和手术技术的建议。

在这个分型系统中，股骨骨丢失分为轻度、中度和重度。骨丢失的进展通常是从近端到远端，随着损伤的程度增加。轻度或Ⅰ型骨缺损时，干骺端和股骨峡部均完整。去除植入物（包括任何骨水泥）后，重建过程与初次 THA 类似。

在中度或Ⅱ型骨缺损中，干骺端有明显的结构性受损或部分缺失，峡部仍然完整。当股骨近端干骺端损伤和（或）膨大时，使用近端多孔涂层假体骨长入的潜力有限。因此，作者建议使用标准的完全多孔涂层股骨假体，可以在完整的骨干中实现初始稳定和长期骨长入。

重度或Ⅲ型骨缺损时，干骺端和峡部均受损。皮质骨通常很薄，甚至穿孔，而且由于松动的股骨假体周围的骨重塑，可能会出现股骨成角畸形。如果畸形阻止直柄插入，则可能需要进行截骨矫正。干骺端和股骨干的骨缺损排除了使用标准长度假体获得初始稳定性的可能性。为了植入标准长度的假体，将髓腔磨锉成圆柱形是不可能的，否则皮质过度变薄会导致骨折。稳定性和骨长入最有潜力的部位是比原有假体更远的骨干远端。因此，作者推荐一种完全多孔涂层长股骨柄。不推荐在近端缺损处进行颗粒植骨。在现代实践中，许多这样的缺损可以用锥形沟槽非骨水泥型股骨柄来处理。

表 97.6	Engh 和 Glassman 分类
类型	股骨骨丢失
Ⅰ型或轻度	干骺端和股骨峡部均完整
Ⅱ型或中度	干骺端明显受损或部分缺失，峡部保持完整
Ⅲ型或重度	干骺端和峡部均受损

Gustilo 和 Pasternak 分型

设计该系统是为了对骨水泥假体松动时发生的骨丢失进行分型（表 97.7）[5]。在Ⅰ型中，轻度的骨内膜或内层皮质骨丢失。Ⅱ型有近端髓腔扩大，皮质骨变薄 50% 或更多。有时，股骨会有侧壁缺损，但环形壁是完整的。Ⅲ型有累及小转子的后内侧壁缺损，提示不稳定。Ⅳ型在小转子下不同距离处有完全性近端环形缺损。在他们的系列研究中，Gustilo 和 Pasternak 发现 82% 的病例是Ⅱ型或Ⅲ型缺损[5]。他们建议 65 岁以上的Ⅰ型患者采用骨水泥翻修术，所有患者可采用结合植骨的非骨水泥股骨翻修术。

Chandler 和 Penenberg 分类

这个分类系统特殊参考了同种异体骨移植治疗股骨骨丢失的方案[6]。在该系统中，有 6 个主要类别可能单独存在或与另一个类别一起存在（表 97.8）。在第 1 类中，股骨距缺损，股骨距缺损可以是髓内缺损（1A 类）或完全缺损（1B 类）。第 2 类骨缺损涉及大

表 97.7	Gustilo 和 Pasternak 分型
类型	股骨骨丢失
Ⅰ	轻度的骨内膜或内层皮质骨丢失
Ⅱ	近端髓腔扩大，皮质骨变薄＞ 50%
Ⅲ	累及小转子的后内侧壁缺损
Ⅳ	小转子下完全性近端环形缺损

表 97.8	Chandler 和 Penenberg 分类
类别	股骨骨缺损
1	股骨距缺损 ● 1A：髓内 ● 1B：完全
2	大转子缺损
3	皮质骨变薄
4	皮质骨穿孔
5	股骨柄水平或远端骨折 ● 5A：在宿主骨 ● 5B：在原有手术使用的股骨同种异体骨
6	位于干骺端和骨干近端部分的环形缺损 ● 6A：大转子和干骺端消失，骨干只剩下一薄层外壳 ● 6B：股骨近端部分完全丢失

转子，第 3 类骨缺损预示皮质骨变薄，第 4 类骨缺损是假体植入相关性或医源性股骨皮质穿孔。第 5 类缺损表示股骨假体水平或远端骨折，骨折可以发生在宿主骨（5A 类）或在原有 THA 翻修中使用的近端股骨同种异体骨（5B 类）。第 6 类位于干骺端和骨干近端部分的环形缺损。如果大转子和干骺端消失，骨干只剩下一薄层外壳，属于 6A 类。如果股骨近端部分完全丢失，则属于 6B 类。

分类的可靠性和有效性

与失败 THA 相关的股骨骨缺损分型系统应该是可靠的和有效的。可靠性是指观察者之间的信度，是不同观察者和观察者之间的一致性，是一个观察者在不同场合的一致性。可靠性是由 kappa 值（κ）来衡量的，该值从单独因素偶然而产生的一致性中区分出各种观察结果的真实一致性[34]。最常使用 Landis 和 Koch 标准来解释 κ 值[35]。κ 值≤ 0.20 表示较差一致性，0.21～0.40 为合理一致性，0.41～0.60 为中度一致性，0.61～0.80 为良好一致性，0.80～1.00 为非常好或近乎完美的一致性。因为大多数分型系统都是为广泛使用而开发的，所以要使系统具有临床效用，所有观察者的可靠性必须很高。如果可靠性较低，则分型系统的有效性有限。如果分型系统被证明是可靠的，那么就可以进行有效性测试。

有效性表示分型系统描述真实病理情况的准确性[36]。有效性可以通过与金标准的比较来衡量。在股骨骨缺损的情况下，金标准是术中对骨缺损的评估。分型系统的有效性需要术前 X 线片与术中所见高度相关。X 线片和外科医生术中观察结果的比较在验证过程中引入了观察者偏倚的因素。因此，有效性更难衡量；因此，一个分型系统必须至少具有很高的可靠性。

尽管各种股骨骨缺损分型系统被广泛使用，但对这些股骨骨量分型系统的可靠性和有效性的研究却很少。Gozzard 等具体分析了 AAOS、Paprosky 和 Endo-Klink 分类系统在观察者内和观察者间的可靠性，以及 Paprosky 分型在术中的有效性[37]。他们发现观察者内一致性在个体观察者之间是不同的，结果从差到好的都有（κ 值范围 0.08～0.64）。Endok-Klink 分类（κ=0.48）和 Paprosky（κ= 0.42）分型在观察者之间有中度一致性，而 AAOS 分型（κ=0.24）只有合理一致性。当评估 Paprosky 股骨分型系统的有效性时，作者发现术前 X 线片上预测的骨缺损和术中真实的骨缺损之间存在中度的一致性（κ=0.54）。

在另一项研究中，Haddad 等评估了观察者内部和观察者之间使用 AAOS、Paprosky 和 Mallory 分型系统对股骨骨缺损判定的一致性[38]。对于专业和非专业评估者，他们发现在所有三种分型系统中，观察者内部为中度一致性（κ 范围 0.43～0.62），观察者之间为较差一致性（0.12～0.29）。然而，考虑到一半的观察者是住院医生而不是有经验的成人重建外科医生（作者故意这样做是为了模拟非专业人员使用分型系统），人们的期望值可能会相对较低。

Brown 等对 4 名训练有素、经验丰富的成人关节翻修外科医生测试了 Paprosky 分型系统在观察者之间和观察者内部的可靠性[39]。他们发现观察者之间的可靠性为 0.61，表明外科医生之间具有基本的一致性。4 名参与的外科医生的观察者内部可靠性分别为 0.81、0.78、0.76 和 0.75，表明同一名外科医生之间的可靠性几乎完全一致，但外科医生之间的可靠性不太一致。这项研究表明，在经验丰富的成人重建外科医生手中，Paprosky 分型系统是评估术前股骨骨缺损的可靠方法。

Saleh 等评估了他们自己的股骨分类系统，发现它是一个可靠且有效的预测术中骨缺损的指标[3]。他们发现观察者之间的可靠性显著一致，κ 值大于 0.75。对系统有效性的评估表明，观察者和术中发现的结果显著一致，κ 值大于 0.75。没有独立的小组评估这个分型系统来证实他们的结果，也没有研究确定这个分型的有效性。

这些研究强调了一些常用的分型系统在观察者之间和观察者内部不是最满意的可靠性。此外，如果系统不可靠，任何分型系统的有效性都会受到影响。

小结

THA 翻修中股骨骨缺损的分类可以帮助外科医生描述问题，为制订理想的治疗方案提供指导，并对手术结果进行一致的比较。理想的分型系统应该可以描述骨丢失量，应该指导治疗选择，应该是可靠的和有效的。到目前为止，已经开发和使用了几种分型系统，但没有一种得到普遍接受。经过严格的评估，今天使用的一些常用分型系统已被证明是不可靠的。因此，使用它们来区别治疗和提示结果是没有保证的。AAOS 髋关节委员会提出的综合分型系统可能适用于所有情况，但其复杂程度降低了其可靠性。更简单的分级系统，如 Endo-Klink，更可靠，但提供的信息较少，而且不够广泛，不足以涵盖所有类型的骨缺损。总的来说，Paprosky 分型具有中度的可靠性和有效性。然而，这种分类在经验丰富的翻修外科医生中使用时显示了实质的可靠性。文献中常见的许多其他分型系统尚未经过测试；因此，没有证据表明它们是否可靠。没有理由相信没有经过测试的分型系统会比经过测试的更好 [33]。然而，那些可靠性欠佳或未经测试的分型系统并不一定没有优点。它们为病理变化的定义和治疗方案的建议提供了指导性帮助，并提供了描述病理变化的语言。然而，有必要认识到现有分型系统的局限性，并需要通过对实际结果的仔细术中观察来确认或改进提议的术前分类 [40]。

目前的争议和未来的展望

- 股骨骨缺损分类描述了问题的性质，指导治疗和决策，并允许报告结果的统一性。
- 各种分型系统被开发和使用，但没有一个被普遍接受。然而，Paprosky 分型系统是评估和治疗髋关节翻修中股骨缺损最常用的分型方法。
- 尽管 Paprosky 分型最初被描述为一种用于广泛涂层圆柱形翻修股骨柄的分型系统和治疗指导，但该分型方法已被证明在其他常用假体设计中也有用。
- 尽管股骨骨缺损的各种分型系统被广泛使用，但对其可靠性和有效性的研究却很少。
- 今天普遍使用的一些分型系统已被证明是不可靠的。
- 文献中引用的其他一些分型系统没有经过测试，因此，没有证据表明它们是否可靠。
- 有必要认识到现有分型系统的局限性并确认其可靠性和有效性。如有需要，这些分型系统应加以改进。

（参考文献参见书末二维码）

第 98 章

全髋关节置换术中骨水泥型股骨翻修：21 世纪的观点

DANIEL J.BERRY, BRYAN J.NESTOR
（张德宝 译　谷贵山 审校）

关键点

- 由于松质骨的丢失以及骨水泥与骨交联的下降，骨水泥 - 骨界面强度降低。
- 在过去，骨水泥型翻修应用于所有的病例，由于骨水泥 - 骨界面的机械失效，骨水泥型股骨柄的失败率很高。
- 现在，骨水泥型股骨翻修主要应用于高龄患者的第一次翻修，以及骨小梁保存完好的低活动量需求的患者。
- "骨水泥中骨水泥技术"主要应用于骨水泥 - 骨界面保持完整的特殊情况下。
- 骨水泥型翻修与打压植骨的结合是一项非常特别的技术，在骨水泥凝固之前保留了松质骨，这将会在第 99 章详细讨论。

在非骨水泥型翻修方法成熟之后，骨水泥型股骨翻修已经逐渐减少。骨水泥型股骨翻修结合打压植骨技术是一项特别的技术，将会在第 99 章详细讨论。现在，骨水泥型股骨翻修主要应用于低运动需求以及松质骨保存良好、能提供骨水泥与骨之间良好的力学交锁机制的高龄患者（图 98.1）。骨水泥型翻修也适用于原有的骨水泥套完整、与骨连接紧密、取出假体后能够应用骨水泥中骨水泥技术的特殊病例。

早期经验

在骨水泥型全髋关节置换术（THA）开展不久，人们发现无菌性松动是失败的主要原因。早期的骨水泥型翻修经验使大多数人发现，翻修手术的结果不如初次 THA 令人满意[1-3]。即使到了 20 世纪 70 年代后期（THA 开展的第一个 10 年期末），人们认识到获得良好的长期效果的最佳机会是"第一次手术机会"，而且大多数早期的失败原本可以根据公认的技术进步进行不同的处理[3]。

在 Hunter 和他的同事所做的最早关于骨水泥型 THA 翻修的报道中，只有 1/4 的患者在早期随访中有良好或极好的结果，并且这些结果被感染的存在所混淆。最终，1/3 的患者被诊断为感染，而 140 例髋关节翻修术中 31 例的最终治疗方法是 Girdlestone 切除术[2]。Amstutz 及其同事报道了 88 例患者，其中 73% 进行了骨水泥型股骨翻修，并概述了与初次 THA 相比，髋关节翻修的失血量、手术时间和并发症明显增加[1]。更令人沮丧的是，在短期随访中，有 9% 的病例需要再次翻修，另外有 20% 的病例表现出明显进展的放射线透亮带[1]。Kavanagh 及其同事对 206 例髋关节翻修进行了回顾，报告了其机械失败率为 18%，再翻修率为 8%[4]。Pellicci 及其同事报道了类似的结果：107 例患者（110 髋）机械失败率为 14%，26% 的病例出现了进展性放射透亮带[3]。然而，随着随访时间的延长，该系列患者的失败率达到 29%[5]。Marti 及其同事报告，1974—1983 年，采用早期技术的骨水泥型翻修术后 14 年的假体存活率达到了 85%[6]。

随后的大量研究证实了早期骨水泥型股骨翻修的长期随访结果表现为较高的再次翻修率、机械性松动率和放射线透亮带[7-11]。与较高的放射线透亮带相关的是，使用 X 线立体摄影分析证实骨水泥翻修后股骨假体移位的比例和程度非常高，特别是在严重骨丢失的病例中[12,13]。

经验教训

随着骨水泥型股骨柄翻修经验的增加，人们从最初的经验中学到的知识有助于改善临床结果。

经验 1. 较长股骨柄能提高骨水泥型股骨固定效果

一篇早期的观察结果指出，使用较长的股骨柄

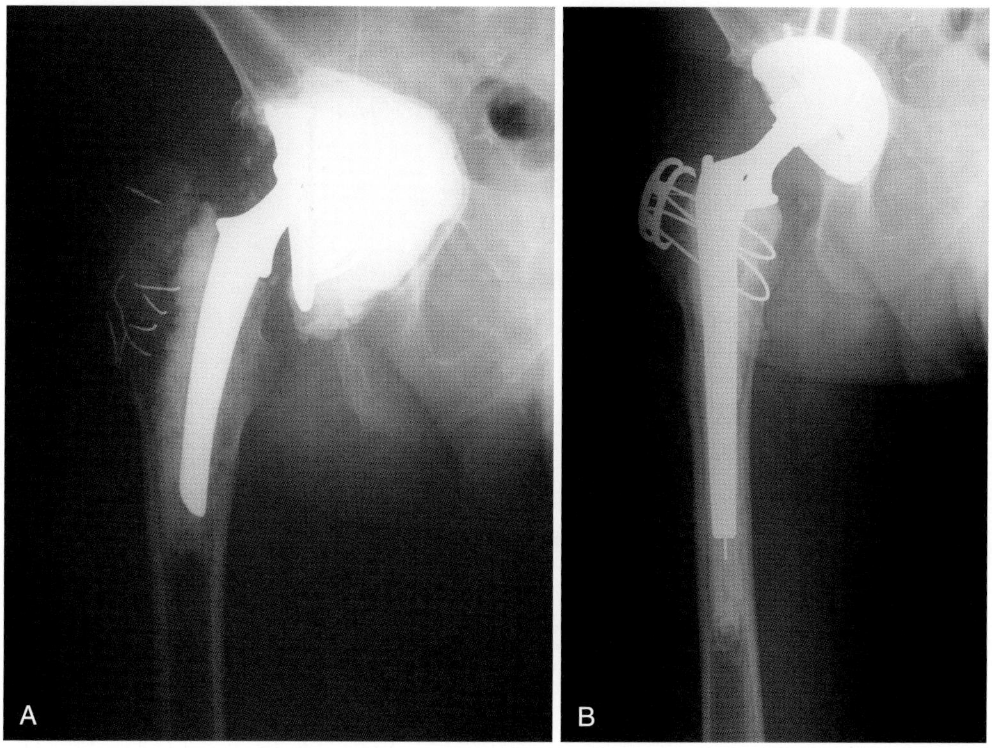

• **图 98.1**（A）患者髋关节 X 线片，股骨柄松动，松质骨残留良好。（B）用骨水泥股骨距替代股骨假体翻修后的 X 线片。注意，良好的松质骨可以形成良好的骨 - 骨水泥界面

可以绕开股骨近端骨缺损，并获得远端较好的固定效果。Callaghan 及其同事观察到，使用长股骨柄假体（长度为 150～230 cm）进行的股骨翻修中，观察到的放射线透亮带进展显著减少 [14]。同样，Turner 和他的同事报道了使用早期的骨水泥技术，股骨长柄假体的进展性放射线透亮带及机械失败率均有所下降 [15]。Crawford 及其同事在 1985 年后使用了长股骨柄（远端固定 10 cm 以上）进行的 74 例股骨翻修术中，其中大多数患者有严重的骨量丢失，他们对其中 45 个髋关节进行了平均 5.75 年的随访，没有发现机械性失败病例 [16]。其他几篇使用现代骨水泥技术的研究使用长柄骨水泥型股骨假体翻修，其再次翻修的风险降低 [17,18]。Repten 和 Jensen 的研究表明，当股骨柄长度超过骨缺损至少一个骨干直径的长度时，假体存活率会提高 [18]。Hultmark 等研究证明长柄固定 10 年无机械性松动的假体存活率为 93%，而标准柄为 79%[17]。在使用三维有限元模型的生物力学研究中，Mann 及其同事研究表明，股骨假体超过松质骨缺损区两个股骨直径长度能最有效地减少骨水泥套内的不利应力以及骨水泥 - 骨界面的微动和应力 [19]。而股骨柄长度的过度延长只会取得微弱的效果 [19]。

经验 2：骨水泥型再翻修效果更差

另一个早期的观察结果是，与初次骨水泥型股骨翻修相比，骨水泥型再翻修所产生的临床和影像学结果甚不令人满意，伴有很高的机械性失败发生率 [15,20,21]。作者认为，较差的结果是由于骨水泥和松质骨之间的微交锁进行性丧失。在一项生物力学研究中，Dohmae 及其同事证实了第一次翻修时骨 - 骨水泥界面的剪切力减少到初始强度的 20.6%，第二次翻修减少到 6.8%[22]。

经验 3：骨缺损和失败时间间隔是失败的危险因素

大量研究表明，骨水泥型股骨翻修的预后和骨缺损的程度相关 [17,22,23]。这反映在很难获得 Mulroy 和 Harris 所定义的良好的骨水泥套 [17,24]。Davis 及其同事在对 48 例生物固定失败的股骨假体进行骨水泥型翻修的研究中，在至少 5 年的随访中松动率为 29%[25]。在大多数情况下，较高的失败率可能是由于松质骨大量丢失和使用标准长度的股骨柄引起的（41/48）[25]。Malchau 和他的同事报告了瑞典注册系统中 16 577 例骨水泥型股骨翻修的结果，可能直接或间接地与骨量相关，无论有或没有进行打压植骨，当第一次翻修发生在 5 年之内时，再次翻修的风险增加了 3.3 倍 [26]。

经验 4：骨水泥的技术问题

初次 THA 骨水泥技术的提高和进步也同样适用

于骨水泥型翻修中。许多研究表明，使用改进的骨水泥技术可以延长骨水泥寿命，降低骨水泥机械失败率[17,24,27-31]。Mulroy 和 Harris 报道使用第二代骨水泥技术（远端水泥塞和骨水泥枪逆行填充），术后 15.1 年的假体松动率为 26%[24]。Hultmark 及其同事发现，增加使用第三代骨水泥技术（高压管腔冲洗和填塞）不会改善预后[17]。尽管相同的作者证实使用第二代骨水泥技术的股骨假体存活率有所提高，但线性回归分析表明，其他变量（包括年龄、股骨柄长度、放射线透亮带和骨骼质量）在预测股骨假体的失败方面比骨水泥技术更为重要[17]。然而，Haydon 及其同事报告说，第三代骨水泥技术可显著改善结果[32]。Trumm 等[33]报告了使用现代骨水泥技术进行翻修的 83 例患者，至少随访 20 年，发现无菌性松动引起的股骨再翻修率仅为 7.5%。

经验 5：年轻人失败的风险增加

年轻人，通常定义为年龄在 55 岁以下的人，骨水泥型股骨翻修失败的风险增加[17,18,31,34]。通常认为，活动水平的提高和生理需求的增加是导致高失败率的原因。

经验教训：长期随访

部分或所有经验教训的总结对骨水泥型股骨翻修的长期存活率有显著影响。尽管许多研究都包括一部分应用早期骨水泥技术翻修的患者，但大多数患者应用了现代骨水泥技术和经验。Izquierdo 和 Northmore-Ball 在一项基于 1982—1989 年手术的长期假体存活率的研究中，其中包括 1/3 的感染和 32% 的既往翻修，他们报告了明显的放射学股骨假体 10 年存活率为 90.5%，以翻修为终点的股骨假体 10 年存活率为 95%[35]。Iorio 报告了从 1971—1990 年更广泛但为单术者的经验，其中包括髋臼翻修，结果显示临床无翻修的假体存活率在 5 年时为 97%，在 10 年时为 76%，而放射学假体存活率在 5 年为 94%，10 年为 62%[36]。在一项类似的单术者的研究中，1974—1990 年，Raut 及其同事报告，以翻修为终点的 10 年股骨假体存活率为 93.9%，以影像学松动为终点的 10 年假体存活率为 91.5%，并宣布将 Charnley 股骨柄作为翻修的金标准[37]。在同一时期（1975—1996 年）另一项特别注意手术技术的研究中，Haydon 及其同事报道了置换术后 10 年股骨假体无翻修的存活率为 91%，而以松动为终点的股骨假体存活率为 71%[32]。作者能够证明假体存活率的提高与第三代骨水泥技术和骨水泥套的质量有关[32]。他们还报告了术前骨量储备不良和年龄大于 60 岁的患者的再翻修率加[32]。

Howie 和同事的研究反映了 1984—2003 年的更为现代的经验，他们报道了术后 9 年股骨假体无再次翻修的存活率在长股骨柄为 98%，标准柄为 93%，良好的结果使该作者推荐老年患者进行骨水泥型股骨翻修[38]。在一项 1993—1996 年仅限于现代技术的研究中，Bardou-Jacquet 及其同事报告了 10 年的股骨假体存活率达 90%，并认为假体存活率与以前的翻修次数、骨的质量和骨水泥固定的质量相关[23]。

在唯一的前瞻性随机试验中，Iorio 及其同事比较了骨水泥型股骨翻修及使用干骺端可调节型假体（SROM, DePuy, Warsaw, IN）的非骨水泥型股骨翻修，报告了骨水泥假体的 5 年无再翻修存活率为 92%，而 SROM 为 94%，这在统计上没有明显差异[36]。在本研究中使用的大多数骨水泥型假体为标准柄（74%），23% 的患者使用了“骨水泥中骨水泥”技术[36]。尽管有这些结果，但作者报告指出，目前仅在骨量丢失较少的老年患者中使用骨水泥型股骨翻修[36]。

非骨水泥型股骨翻修技术的成功降低了人们对骨水泥型翻修的热情[39-42]。在最近的挪威注册系统 1987—2003 年 4762 例无菌性翻修报告中，股骨假体的再次骨水泥固定结果最差[43]。

适应证

尽管骨量丢失严重，基于可预见的成功和易用性，目前骨水泥型股骨翻修的作用非常有限，应个体化使用[39-42]。当考虑行骨水泥型股骨翻修时，理想的患者具备的条件是年龄较大、预期寿命少于 10 年、骨水泥柄的首次无菌性松动且骨量丢失较少或远端有合理的骨量储备时。良好的松质骨保留可提高骨水泥与骨界面的交联，有利于长期固定。“骨水泥中骨水泥”技术（图 98.2）具有有限的适应证，将在后续的章节中介绍。

技术

可以使用多种方法进行骨水泥型股骨翻修。应清除所有松动的骨水泥碎片，以及骨 - 骨水泥界面的软组织。残留的松质骨要尽量保留，任何硬化骨的区域要用钻头粗糙化以增强骨水泥交联。如果出现了“新生骨皮质”，则要用反咬工具将其去除，以露出下方的松质骨。

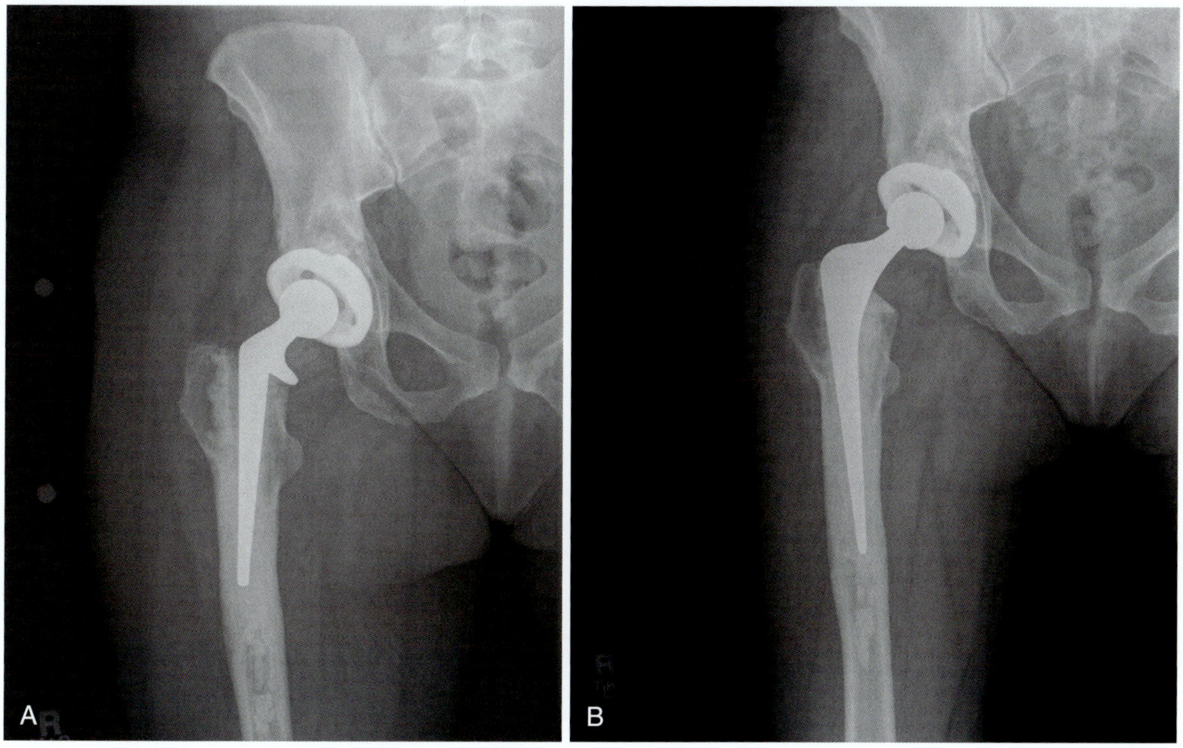

• 图 98.2　（A）松动的股骨柄与固定良好的骨水泥套脱层患者的髋关节 X 线片。（B）使用骨水泥中骨水泥技术进行股骨翻修后的 X 线片检查

根据骨量丢失的程度，可以使用超过骨水泥塞子远端 2 个或 3 个股骨直径的长股骨柄假体。如果股骨远端骨量不足，则必须考虑另外的固定方法。骨水泥技术包括股骨准备后的脉冲冲洗、骨水泥的真空搅拌、远端塞子、逆行填充和加压。当塑料骨水泥塞子已通过股骨峡部无法固定时，可以使用少量液态骨水泥制作水泥塞，将其注入适当的位置并待其硬化（在注入大剂量骨水泥之前）。可以使用股骨柄中置器，但在翻修手术中并不总是可行的。骨水泥型翻修的优点之一是外科医生可以自行决定是否添加抗生素。

如果骨水泥套完整，那么可以考虑“骨水泥中骨水泥”技术。当出于手术显露、机械原因、股骨柄非模块化而股骨头被划伤或其他的原因需要对固定良好的骨水泥型股骨柄进行翻修时，也可以使用骨水泥中骨水泥技术。只要可以在不干扰水泥套的情况下将股骨柄取出，就可以使用此技术植入适合骨水泥套外形（形状和尺寸）的新骨水泥型股骨柄假体。应注意确保现有的骨水泥套可容纳将要用骨水泥固定的植入物，并有足够的空间进行骨水泥固定。骨水泥套要用磨钻处理并准备好。骨水泥固定应在液相期完成。最近的一项基于登记系统的研究表明，在平均中期随访期间，采用骨水泥中骨水泥技术进行的 1000 多例髋关节翻修的研究队列中，假体存活率很高 [44]。

小结

总之，骨水泥型股骨翻修的适应证有限，应个体化。最有利的适应证包括骨量丢失少的患者，剩余松质骨良好的患者以及老年、低需求患者。对于正确的适应证，至少在短期到中期，可以预期到理想的临床和放射学结果。骨水泥中骨水泥技术为那些限定适应证的患者提供了技术上简单明了且非常成功的股骨翻修方法。与打压植骨结合使用的骨水泥翻修技术是一种非常不同的技术，可以在骨水泥固化之前恢复松质骨量，有关详细信息将在第 99 章进行讨论。

（参考文献参见书末二维码）

第 99 章

股骨翻修：打压植骨

JOHN CHARITY, GRAHAM A.GIE
（张德宝 译　谷贵山 审校）

关 键 点

- 打压植骨为骨缺损提供了骨量储备。
- 它适用于任何年龄的患者，特别是年轻患者。
- 外科医生必须充分绕过并保护骨溶解缺损区或股骨近端薄弱区，使用长股骨柄、结构性植骨或钢板，最大程度地减少假体周围骨折的风险。
- 这种手术应主要在专科中心进行，在这里可以提供需要的多种植入物和替代性手术。
- 打压植骨是一种技术依赖性的手术操作，需要掌握器械设备、潜在的操作技术陷阱以及如何解决它们。

引言

在髋关节翻修中，用打压植骨重建骨缺损最早应用在髋臼侧的重建中。来自荷兰 Nijmegen 的 Slooff 教授及其同事于 1979 年在髋臼中进行了打压植骨[1]，后来为该技术在股骨侧的应用做出了贡献。

Robin Ling 教授最初将磨碎的骨质打压入股骨髓腔内（1985 年），并植入了非骨水泥型股骨假体，该假体明显下沉。为了解决这个缺点，通过使用骨水泥固定股骨假体对这种技术进行了改进；资深作者（GG）于 1987 年在 Exeter 进行了第一例当代股骨打压植骨翻修术。为了恢复股骨近端骨缺损的同时获得稳定的重建效果，使用髓腔测量器（管径仪）作为远端打压器，并使用过大号的股骨柄试模作为近端打压器，进行了第一例采用打压植骨的骨水泥假体翻修术。

Ling 和他的同事[2]在进行股骨打压植骨 3.5 年后检查了取回标本的骨质，清楚地显示了骨皮质的愈合和组织学上再生的骨皮质区。结果，在 Exeter，该技术已成为股骨翻修手术中的可选操作（图 99.1）。

适应证和禁忌证

适应证

打压植骨适用于以下方面：

- 避免使用长柄远端固定的年轻患者。
- 在骨水泥型髋关节置换的翻修中，去除先前存在的假体和骨水泥套后留下了光滑而硬化的骨内膜表面。使用该技术可为骨水泥的机械交锁提供界面，并具有恢复骨量的额外好处。
- 在使用全涂层的非骨水泥型股骨柄无法达到最小的必要摩擦匹配长度的情况下。
- 由于股骨峡部下方的股骨髓腔呈倒圆锥形而无法使用锥形沟槽股骨柄的情况下。
- 在髓腔大于 18 mm 的情况下，使用非骨水泥柄增加大腿疼痛的风险。

禁忌证

- 尽管没有绝对的禁忌证，但该技术对于高龄或身体健康状态差的患者可能并不理想，因为他们不需要骨量储备的恢复而是需要时间相对较短的手术操作。
- 尽管在存在感染的情况下我们会分两期使用该技术，但仍有一些外科医生对感染进行了一期翻修[3]。
- 如果股骨近端完全性骨缺损超过 10 cm，则采用股骨打压植骨进行重建变得非常复杂，在这种情况下，建议采用其他替代股骨重建的方法。

术前计划

- 以常规的方式排除感染。如果通过检查或临床病史怀疑感染，则术前必须进行髋关节穿刺。
- 术前 X 线片必须具有良好的质量，并且必须超过原有的股骨柄尖端或骨水泥套，以最远端为准。
- 详细的模板计划将会显示股骨柄的长度、尺寸和

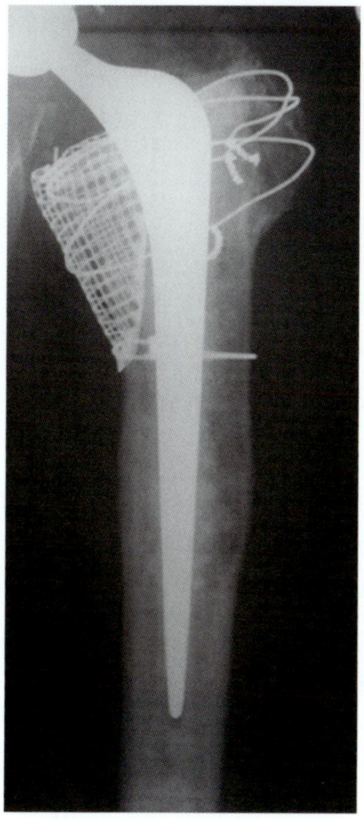

• **图 99.1**　用内侧金属网包容股骨距区同种异体骨移植物进行股骨打压植骨

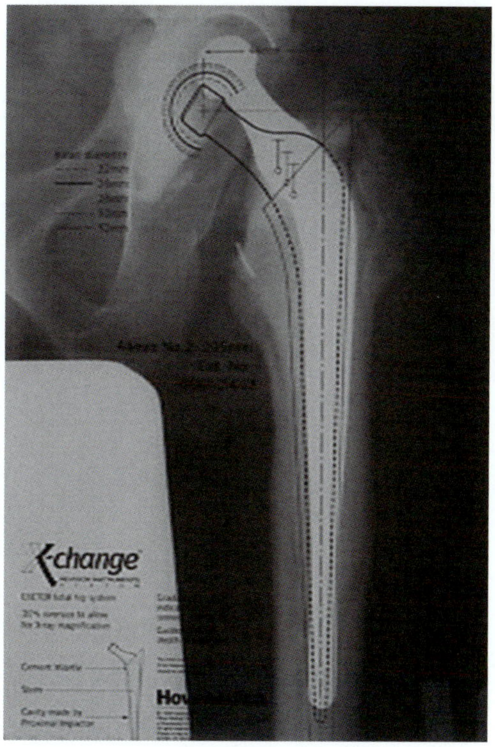

• **图 99.2**　术前模板测量

偏心距以及应将带螺纹的翻修塞子放置在距股骨柄尖端以远 2 cm 处。假体必须越过最远端的主要骨缺损区，例如在两个投射位置的 X 线片上，至少要越过骨溶解病变区或 50% 以上的骨皮质缺损区 2 个皮骨质骨直径的长度。股骨打压植骨系统翻修器械可允许植入不同偏心距和长度的假体（图 99.2）。

- 如有必要，应提前从骨库订购供体同种异体股骨头或股骨髁以及结构性骨移植物。应准备好股骨重建金属网、复丝钢缆、环扎线缆和金属钢板。

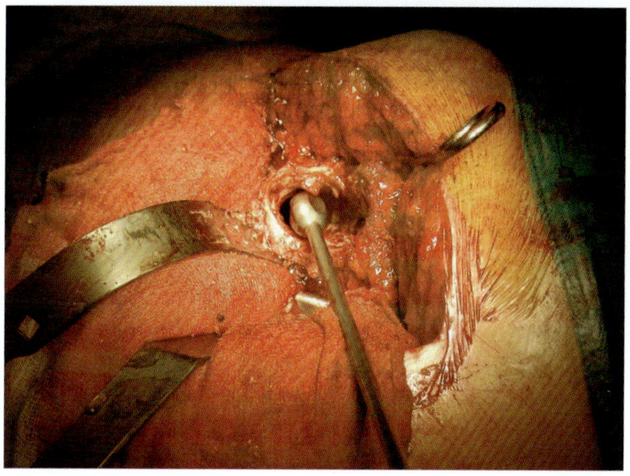

• **图 99.3**　用髓腔测量器（管径仪）测量股骨髓腔直径

技术介绍

插入髓内塞子

清除所有碎屑、股骨假体和骨水泥后，用清创时使用的最大扩髓钻确定股骨直径，并用髓腔测量器（管径仪）检查（图 99.3）。然后将适当大小的塞子固定到带螺纹的导杆上（图 99.4），将塞子定位到模板深度之后，使用翻修塞子导向器将其插入髓腔内。塞子应该在股骨柄尖的远端 2 cm 处，以便在假体远端保留一小圆柱形打压良好的植骨碎片。

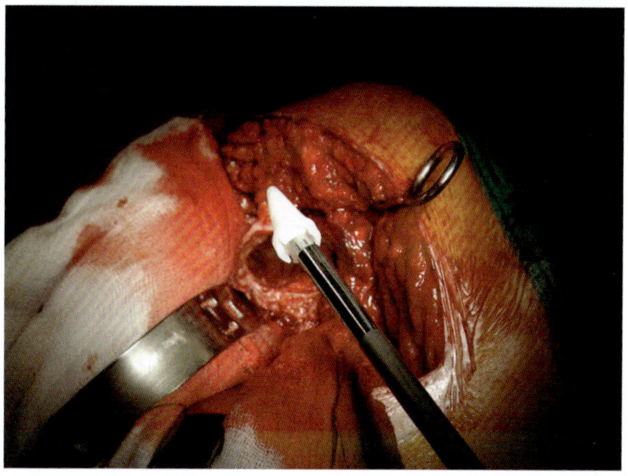

• **图 99.4**　将髓内塞固定在带有塞子导向器的螺纹导杆上

股骨髓腔的测量

将导杆穿过具有模板化尺寸、偏心距和长度的股骨近端打压器（phantom）。它的形状是最终假体的形状，但是它的尺寸稍大，可以容纳骨水泥套和中置器（图 99.5）。如果感觉到有任何阻力，则应选择较小的尺寸。在使用远端打压器之前，重要的是确定每个测量器都可以通过股骨髓腔而不会堵塞在髓腔内的距离。将打压器向这个水平的远端打入可能会导致股骨骨折。选择尺寸要小于所用塞子直径的远端打压器。这样可以没有阻力，很容易插入到塞子位置（图 99.6）。从该位置回撤打压器 2 cm，并用塑料夹子标记器在大转子的尖端水平进行标记。这样将会允许在股骨假体远端产生 2 cm 长的植骨柱，并减少在用力打压过程中可能向远端推动塞子的风险。较大直径的打压器依次沿着导杆插入髓腔内，直到他们能插入的最远位置（图 99.7），并用夹子标记。用这种方式，确定了每个远端打压器所允许的最大插入深度。在打压植骨时，不得将打压器打入标记的深度之外。

远端打压

使用末端开口的注射器将小的松质骨颗粒（4 mm）引导注入髓腔内（图 99.8）。在开始打压之前，必须使用适当的金属网来修复骨干部的缺损。然后使用远端打压器将植骨颗粒向远端打压并压紧（图 99.9）直至塑料标记的预试深度。随着髓腔的充填，逐渐使用更大的打压器。牢固地压紧更多的植骨颗粒，直到无法将打压器打压超过远端的打压线。对于标准长度的股骨柄，该线是打压器的抛光部分和隆起部分之间的过渡区（图 99.10）。对于加长的股骨柄，要相应地标记远端打压线。

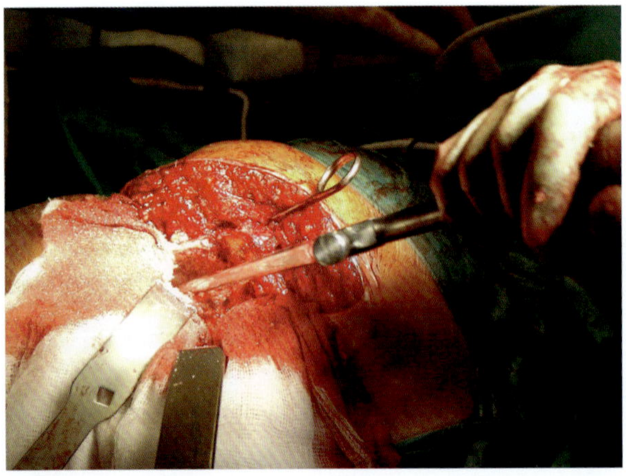

• **图 99.5** 近端打压器（phantom 试模）沿导杆通过，确保足够的尺寸

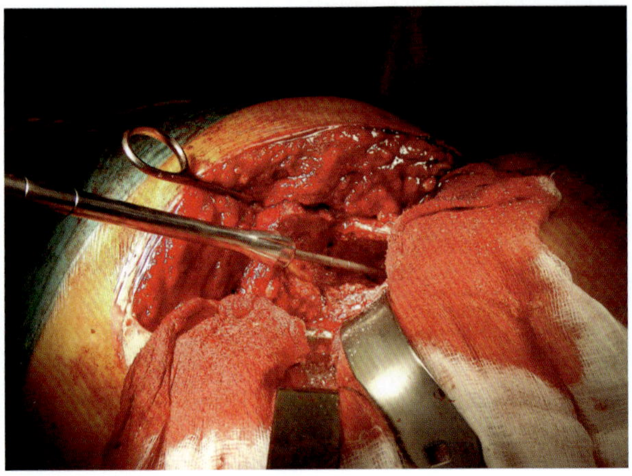

• **图 99.7** 沿导杆导入一个较大直径的远端打压器，尽可能远地进入髓腔，并进行标记

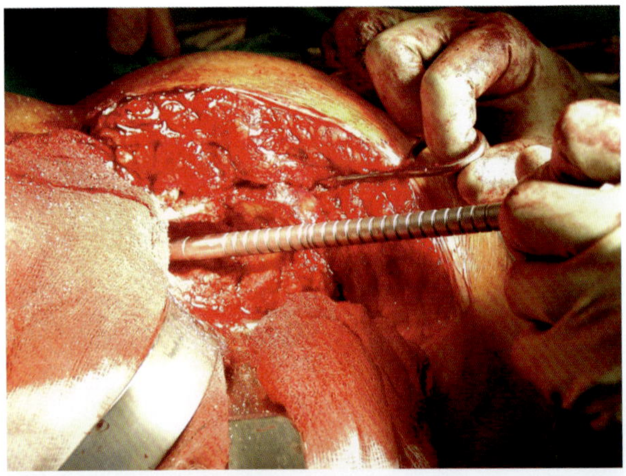

• **图 99.6** 比所使用塞子直径小一个尺寸的髓腔测量器沿导杆通过到塞子位置，然后回撤 2 cm 进行标记

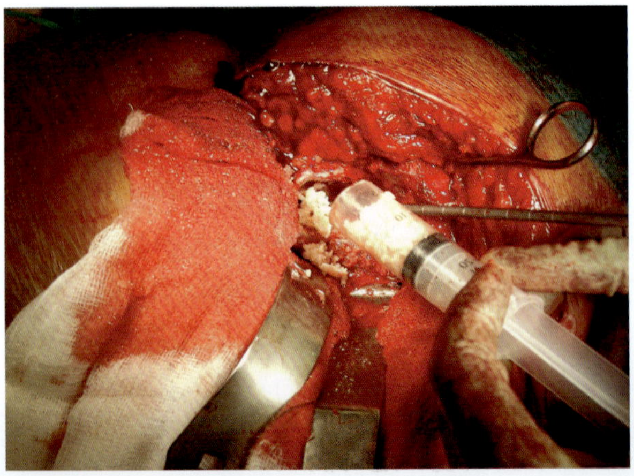

• **图 99.8** 使用末端开放的注射器将细小松质骨颗粒（4 mm）导入髓腔内

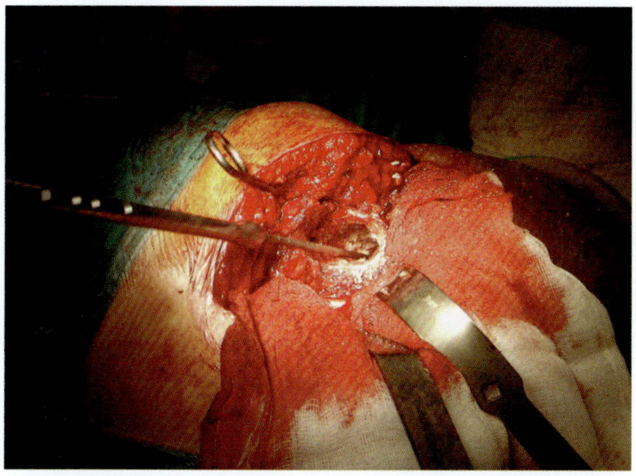

• 图 99.9　使用远端打压器将骨颗粒向远端打压

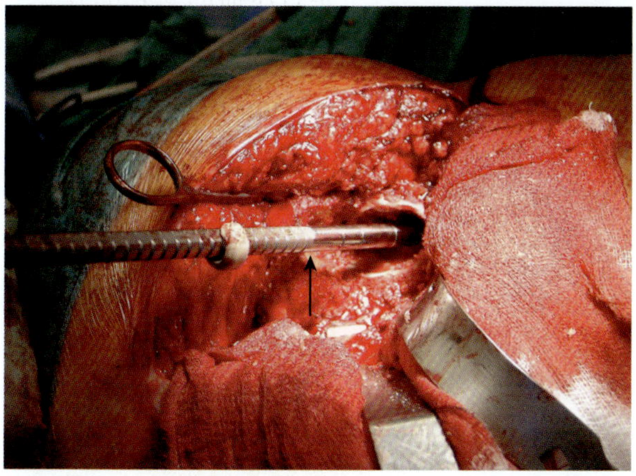

• 图 99.10　标准长度股骨柄的远端打压标记线（箭头）展示了打压器抛光部分和脊状线部分之间的过渡

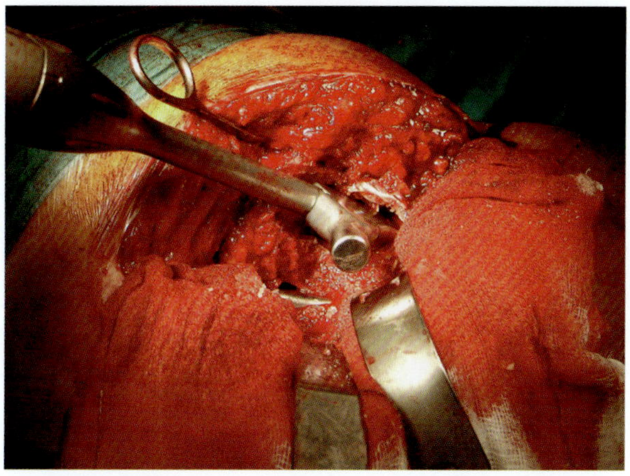

• 图 99.11　伴随着手持打压器将更多的骨移植物推向股骨髓腔内，phantom 试模依次打入到远端压紧的骨质中

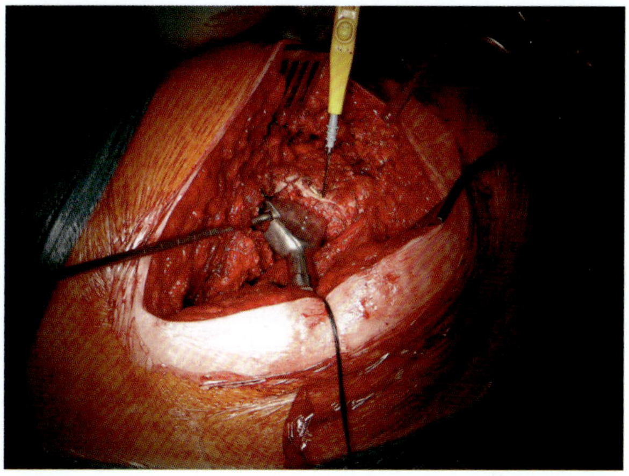

• 图 99.12　股骨近端相对于 phantom 试模记号的位置用电烧和亚甲蓝进行标记，以供骨水泥固定最终假体时参考

近端打压

将 phantom 试模打入植骨的远端（图 99.11），然后移开。使用手持式远端打压器将更多的植骨颗粒推入髓腔，并重新插入 phantom 试模。重复该过程，直到 phantom 试模足够稳定允许试行复位，这时可以评估髋关节稳定性和肢体长度。Phantom 试模相对于股骨近端的位置用电刀或亚甲蓝标记，以便在安装骨水泥型股骨柄时作为参考（图 99.12）。在此阶段，重新评估是否有必要重建股骨距骨缺损。如果是在小转子水平以上股骨颈内侧小于 1 cm 范围的骨缺损，或者在皮质骨以上能很好地看到 phantom 试模最远端的下肢长度标记时，则有骨缺损重建的指征。然后用线缆或环扎线将金属网固定在适当的位置，避免在最近端部分使用多丝线缆，这可能进入关节腔内，以最大限度地减少金属碎屑的磨损和释放风险。重复打压，直到将移植物牢固压紧至顶部的 1～2 cm 之内。在这个阶段，应该不可能手动撤出 phantom 试模；只能使用滑锤将其取下。在打压的植骨中，phantom 试模也不应产生任何旋转运动。以下步骤是该过程中最重要的部分，它决定了重建的稳定性，从而允许将负荷传递到股骨近端，并确保骨水泥套内股骨柄的下沉与初次髋关节置换中观察到的结果相似。使用专用的手持式块状打压器和大的松质骨颗粒（尺寸为 8～10 mm），在 phantom 试模周围紧密打压之后，将打压植骨的水平提高到顶部（图 99.13）。为了优化近端打压效果，在此最后阶段，phantom 试模应向后退回 1 cm 或 2 cm，以便可以添加更多的碎骨颗粒。这些碎骨颗粒被压紧，phantom 试模打压到正确的深度，从而提供了重建的坚强稳定性。如有必要，可以进一步用股骨距线缆扎紧固定。打压植骨的颗粒最终应与皮质骨连续一致。在完成近端打压植骨之前用尽骨移植材料会严重影响重建的稳定性。

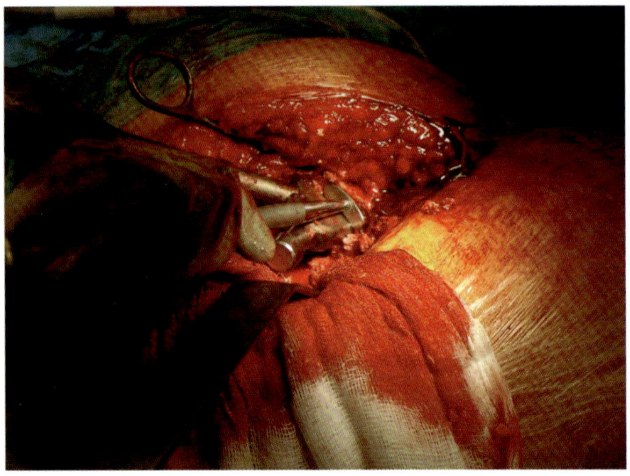

• **图 99.13** 用手持式块状打压器打压较大的骨颗粒，将打压植骨的水平升高到顶部

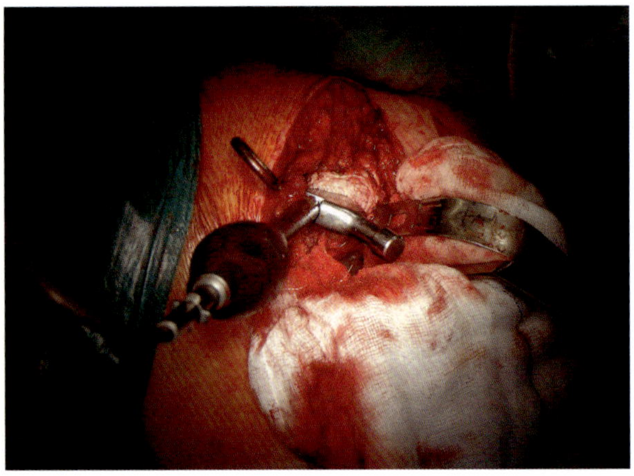

• **图 99.15** 将吸引器管沿 phantom 试模插入，向远端吸干髓腔

骨水泥固定与股骨柄植入

从塞子上拧下并移除螺纹导杆（图 99.14）以便可以将吸引器管沿 phantom 试模插入以吸干股骨远端髓腔（图 99.15）。将骨水泥在带有狭窄出口的翻修专用骨水泥枪中搅拌混合。移除试模后立即注入骨水泥并插入吸引器管。然后以逆行方式注入骨水泥，并在吸引管堵塞时立即将其移除（图 99.16）。将股骨近端密封装置套在被剪短的骨水泥枪枪口上。骨水泥被牢固加压（图 99.17）。当骨水泥的黏度增加时，将最终的股骨柄（无领、双锥形、抛光，并连接了无翼空心中置器）插入到标记的深度（图 99.18）。移除导向器，并使用“马项圈”样密封器密封，直到骨水泥聚合完成（图 99.19）。这时，就可以完成股骨距线缆的最终紧固。安装合适的股骨头（图 99.20），复位髋关节，并修复短外旋肌群。根据外科医生的选择方法来关闭切口。引流管不再常规使用，是否需要使用根据个体化判定。术后需要拍摄前后位和侧位的 X 线片。图 99.21 和图 99.22 显示了该病例的术前和术后前后位 X 线片。

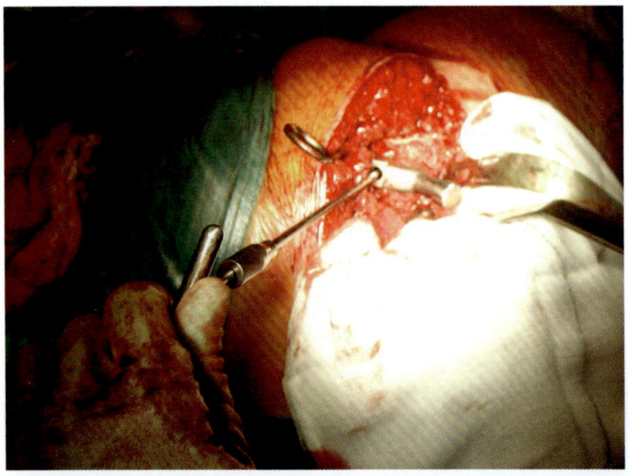

• **图 99.14** 将螺纹导杆从塞子上拧下并取出

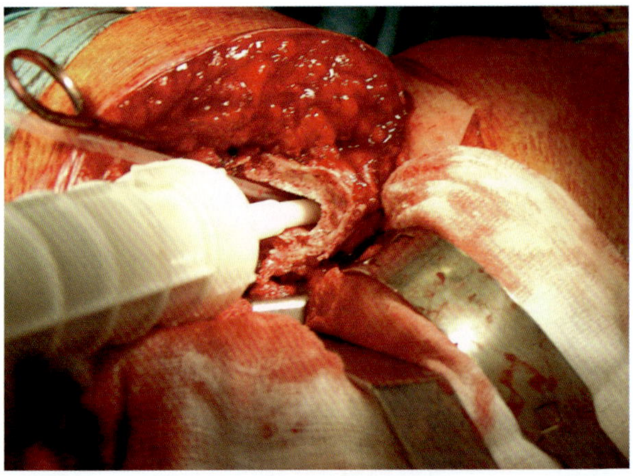

• **图 99.16** 以逆行方式注入骨水泥，在吸引器堵塞时立即将其移除

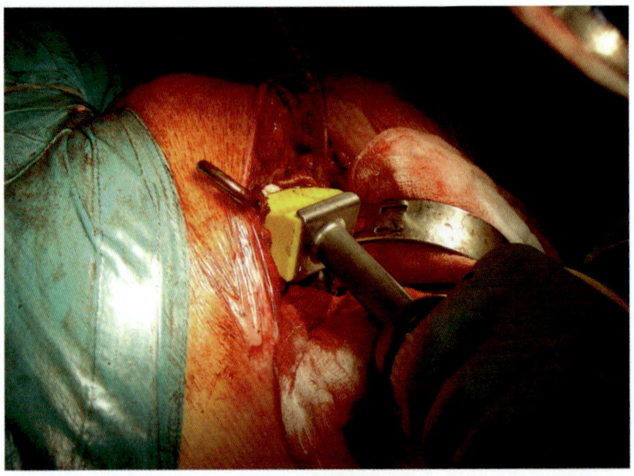

• **图 99.17** 牢固使用股骨近端密封装置，确保最佳的骨水泥加压

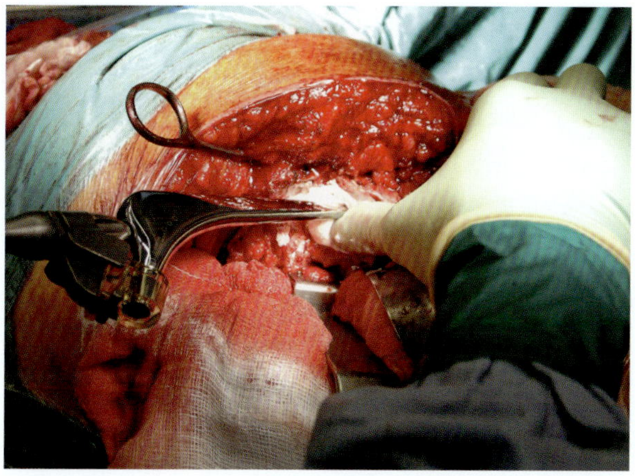

• **图 99.18**　随着骨水泥黏度的增加，将最终的股骨柄植入到标记的深度。注意外科医生的拇指向内按压骨水泥以确保骨水泥加压

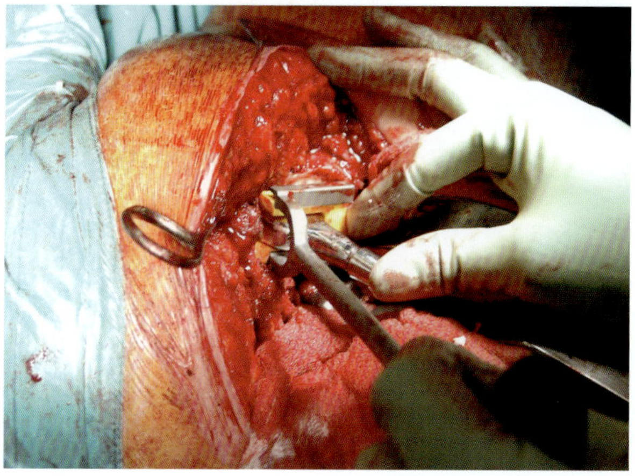

• **图 99.19**　使用“马项圈”样密封器，保持水泥压力直到聚合完成

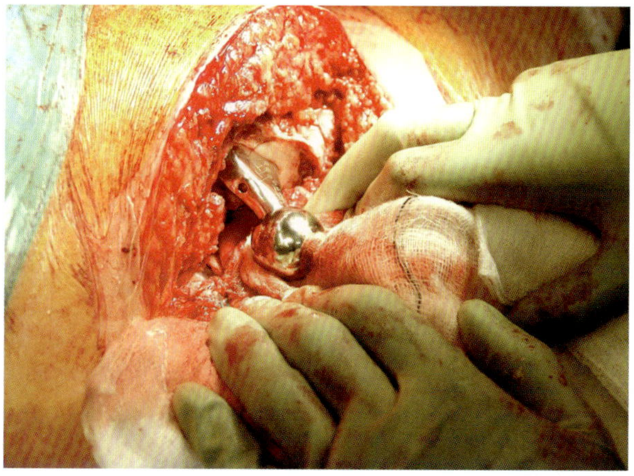

• **图 99.20**　安装最终的股骨头，髋关节为最后复位做好准备。

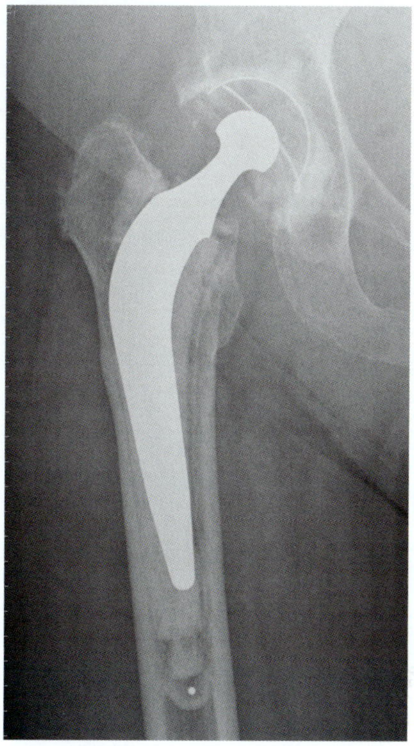

• **图 99.21**　示例病例的术前的前后位片

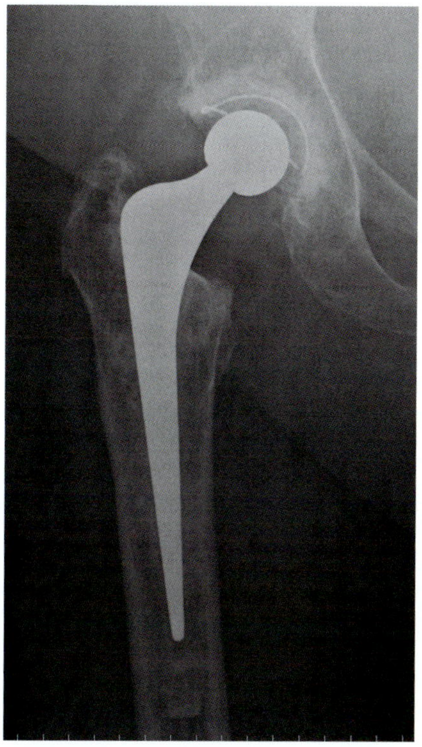

• **图 99.22**　示例病例的术后的前后位片

一例高年资术者的翻修病例在 25 年零 4 个月的随访时显示了植骨的愈合、重塑和骨小梁形成（图 99.23）。

技术要点

- 肢体明显缩短的情况：应将股骨髓内塞子放置稍远一点，如果试行复位太紧时需要将股骨假体插入比预期更深一些。
- 远端骨水泥固定良好的情况：在没有感染的情况下，当固定良好的远端骨水泥位于股骨最远侧骨溶解区域之外至少 2 个骨皮质直径处时，可以使用长钻头在中心钻透骨水泥，将其当作髓腔塞子使用。通过股骨远端打压器，然后将一根螺纹导杆拧入其中。
- phantom 试模试行复位后发现下肢延长：如果发现下肢延长或复位时太紧，并且打压的试模太紧以致无法将其打入更深，则应将其取出，并使用尺寸较小的试模。然后，外科医生可以选择使用较小尺寸试模或将其打入更深，然后重新插入较大的试模。
- 金属网联合打压植骨重建股骨距不足或过度：仅在确定了假体的最终位置后才进行股骨距重建。首先，确定 phantom 试模的位置；然后，使用金属网和试模作为模板进行重建。这将防止金属网过紧，从而防止金属网与假体之间的接触。
- 骨颗粒太小：对于直径＜ 3～4 mm 的骨颗粒，要实现坚强的稳定性非常困难。在股骨近端 2～3 cm 处使用 8～10 mm 的较大骨颗粒。
- 压配不足会导致失败：牢固而紧密的打压是此过程成功的关键。
- 亚甲蓝染料标记：检查亚甲蓝是否仍然可见，因为它有时被近端重建物所覆盖。如果不可见，请在骨水泥固定最终植入物之前重复试行复位并重新标记。

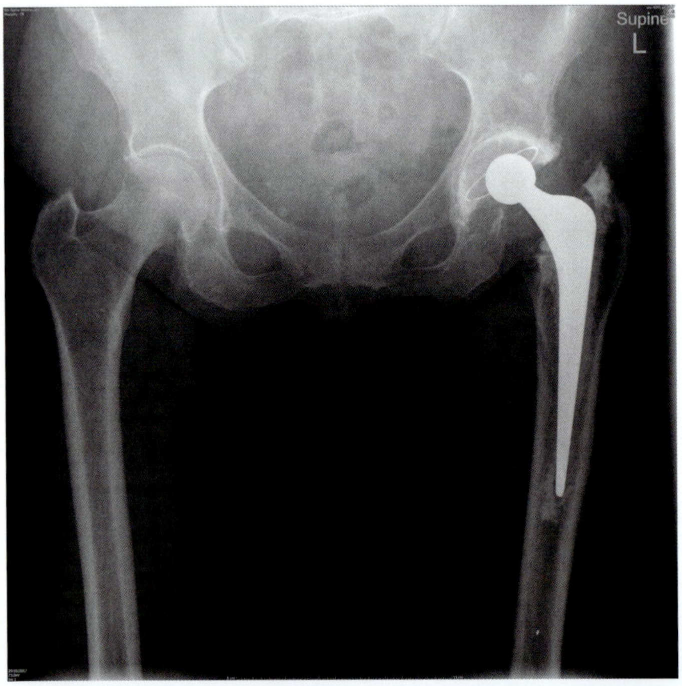

• 图 99.23 高年资术者的病例在 25 年 4 个月随访时的前后位片，显示植骨的愈合、重塑和骨小梁形成

异常情况 / 注意事项

模板塞子位于股骨峡部远端

如果将塞子插入到股骨峡部水平以下的深度，它将无法牢固地固定在髓腔中。将第二根导杆沿大腿外侧放置到同一位置，以指示塞子的位置，然后经皮钻入 2 mm 克氏针。这样可以防止打压植骨时塞子移位。克氏针留在皮外，以便在手术结束时轻松取出。

意识到术中骨折的风险

在近端打压时，如果感觉到插入 phantom 试模时比以前阻力变小，则说明股骨干已劈裂骨折，必须用环扎线处理。并且应该考虑使用更长的股骨柄。在打压时用钢丝或线缆的预防性固定能容易地预防这一潜在的问题。

骨移植物穿出股骨皮质缺损的风险

用金属网封闭骨皮质缺损时因无法包容移植物会导致移植物穿出。

长柄的使用

当使用长度超过 205 mm 的股骨柄时，在近端打压之前需要进行额外的操作。这包括取芯装置的使用，该取芯装置沿导杆通过，可以仅去除远端打压植骨的中心部分，从而允许将更长的 phantom 试模向下插入到合适的水平以完成重建。

联合使用转子延长截骨术

指征明确时，转子延长截骨术（ETO）可以减少损害股骨近端骨量的风险，同时可以在翻修过程中方便去除骨水泥型和非骨水泥型假体。在 Exeter，自 1994 年以来一直使用这两种技术的组合。如果操作适当，打压植骨可保护截骨部位免于骨水泥渗入，从而截骨部位可以安全愈合。对于长柄，可以在截骨闭合之前进行远端打压植骨。但是，在开始近端打压植骨之前，需要将截骨端闭合并用线缆固定。任何残余的骨缺损需要用金属网覆盖。

术后护理

在我们医院，全髋关节翻修术通常在硬膜外麻醉和轻度全身麻醉下进行。通常在 48 h 后移除硬膜外置管后进行锻炼。术后负重方案取决于髋臼侧所做的操作。有了合理的宿主骨储备，就可以根据患者的舒适度水平立即完全负重。如果宿主骨脆弱，则鼓励拄拐和有限的负重持续 6～12 周。根据我们的经验，该手术耐受性良好，术后早期不适感很小。

结果

在 Gie 及其同事 [4] 对 68 例患者进行了 44～78 个月随访的初次报告中，这些患者的股骨翻修打压植骨均使用了抛光、双锥度的无领股骨柄，其临床结果与具有骨移植物整合和重塑征象的初次置换手术相当。同一组病例 10 年的结果显示，以无菌性松动为终点的股骨柄存活率为 99.1%[5]。到 2001 年 12 月，在 Exeter 进行了超过 540 例股骨打压植骨手术，在 15 年的随访中，以由于任何原因而在股骨侧再次手术为终点的股骨柄存活率为 90.6%，以股骨柄无菌性松动为终点的股骨柄存活率为 98.5%。此外，还发布了以下结果：

- Mikhail 和 Timperley[6] 在 132 位患者中使用了相似几何形状的股骨柄，2～6 年随访显示出良好的临床和放射学结果。
- Elting 和同事 [7] 报道了采用打压植骨进行股骨置换后感染的再置换，67 例患者 2～5 年的随访观察到的结果令人满意。该系列病例的主要并发症是晚期发生的股骨骨折。
- Piccaluga 和他的同事 [8] 报告了使用 Charnley 假体的 59 例髋关节，进行了 57 个月的随访（2～12 年）。他们发现，术中和术后并发症的发生率较低，再次翻修率为 3.5%。
- Ornstein 及其同事 [9] 使用伦琴立体摄影测量分析研究了 18 例股骨柄的位置移动。10 年时的远端位移平均为 2.5 mm。位移率随时间降低，其中 12 个股骨柄在 18 个月内没有进一步位移的发生。在 2 年的随访中没有观察到临床失败。
- Ornstein 及其同事 [10] 最近报道了在 1989—2002 年在瑞典的 30 家医院进行的 1305 例翻修的假体存活率分析，其中 15 年时所有原因的假体存活率为 94%，股骨柄无菌性松动的存活率为 99.1%。
- 在 English 和同事 [11] 的研究中，在 53 例髋关节假体感染二期翻修的第二阶段中使用了打压植骨，再感染率为 7.5%。
- Buttaro 及其同事 [12] 报告了 30 例髋关节假体感染二期翻修的第二阶段中使用万古霉素负荷同种异体植骨，其再感染率仅为 3.3%，并且对骨储备的恢复没有不利影响。
- Sierra 和同事 [13] 研究了 42 例髋关节，这些髋关节使用 Exeter 长柄并进行了打压植骨，结果出现了 2 例术后股骨骨折，并强调这是一项技术要求很高的手术，应使用长柄绕过任何骨溶解、骨皮质穿孔或变薄区域。
- Kerboull 及其同事 [14] 报告使用 Charnley-Kerboull 股骨柄进行了 129 例髋关节翻修手术，结果显示术后 16 年影像学失败但无需进行进一步股骨翻修的生存率为 98%。
- Yim 及其同事 [15] 对 43 例韩国患者进行了 56 例股骨翻修研究，在至少 39 个月的随访中，股骨较小尺寸的患者取得了成功的结果。
- Wraighte 和 Howard[16] 报道了 75 例髋关节，以任何进一步的股骨手术作为终点的术后 10.5 年的生存率为 92%。
- Schreurs 和同事 [17] 报告了 33 例连续性股骨重建的技术和结果，在股骨翻修 10.4 年时假体存活率为 100%。
- Wilson 和同事 [18] 展示了迄今为止最大的系列报告，该报告是单个机构（原创中心）在 1987—2005 年进行的 705 例手术，报告了 20 年无菌性松动的生存率为 98.8%，任何原因的生存率为 87.7%。
- 一些早期的研究提到了较高的并发症发生率，包括 Meding 及其同事 [19]、Masterson 及其同事 [20]、Eldridge 及其同事 [21]，以及 Pekkarinen 及其同事 [22] 的研究。毫无疑问，技术问题在这些不同的结果中起着重要的作用。

并发症

一般而言，潜在的并发症与髋关节翻修手术的并发症相同，包括血栓栓塞发作、脱位、败血症、神经麻痹、下肢长度差异、股骨骨折和死亡。

当处理严重的干骺端骨缺损时，由于在股骨柄尖水平处假体周围骨折的风险增加，因此不能过分强调长柄的需求。在那些髓腔太窄而无法使用长柄的情况下，强烈建议使用钢板或结构性植骨。

治疗的结果依赖于手术技术。因此，明显的假体下沉和机械性失败直接取决于骨移植物的质量和压紧程度，以及重建和骨水泥压配的稳定性。

目前的争议和未来的展望

- 在决定使用此技术的年龄限制中，应考虑生理年龄而非实际年龄，以及预期寿命。
- 毫无疑问，尽管骨储备的恢复是非常理想的效果，但每个病例都必须考虑到更长时间手术操作的风险，这取决于患者对手术的耐受性。

（参考文献参见书末二维码）

第 100 章

股骨翻修：非骨水泥型广泛多孔涂层假体

GEORGE L.VESTERMARK, BRYAN D. SPRINGER
（张德宝 译 谷贵山 审校）

关 键 点

- 在全髋关节术（THA）翻修中处理股骨骨缺损具有挑战性，需要进行认真的临床评估和术前计划。
- 理想的翻修型股骨柄应易于植入，可以用来处理大多数翻修的情况，并且具有可复制性的临床结果。
- 广泛多孔涂层股骨柄可以用来处理大多数的股骨骨缺损。
- 术前计划和手术技术是广泛多孔涂层股骨柄手术成功的必要条件。
- 翻修手术的临床结果显示了优秀的中远期假体存活率。

引言

文献中很好地记载了初次 THA 的成功，在 15 年的随访中假体存活率大于 90%[1-6]。随着人口的老龄化，进行的 THA 的数量急剧增加。不幸的是，其中一些手术并不成功，需要翻修。尽管植入材料和手术技术有所改进，但因 THA 失败而进行的翻修数量并未减少。另外，适应证扩大到更年轻的患者，更多 THA 患者中的活跃者和预期寿命的改善增加了翻修的次数，并且这种趋势预计不会减少。实际上，最近的预测表明，在未来 25 年内，THA 翻修的负担预计将增加 137%[7-8]。此外，翻修的成本和资源使用大大高于初次手术 [8]。

目前关于 THA 失败的流行病学信息主要来自欧洲、加拿大和澳大利亚的大型队列研究和注册数据。这些报告表明，无菌性松动、骨溶解 / 磨损和不稳定是 THA 失败的主要原因。Sadoghi 及其同事回顾了过去 30 年中在斯堪的纳维亚、澳大利亚和新西兰注册收集的数据，发现无菌性松动（55.2%）、不稳定（11.8%）和感染（7.5%）在翻修手术中占大多数 [9]。

Springer 及其同事回顾了 20 年间在其机构中进行的髋关节翻修的 1100 例系列病例 [10]。初次置换失败的最常见原因是无菌性松动和不稳定。这两项诊断占了所有失败髋关节置换手术的 61%。此外，不稳定和无菌性松动占了髋关节翻修失败需要再次翻修的 65% 以上，表明了这是一个需要进一步改进的领域。

Dobzyniak 及其同事评估了初次 THA 需要在术后 5 年内进行翻修的早期失败病例 [11]。在 745 例翻修手术中，有 39% 发生在 THA 后的前 5 年内。不稳（33%）是需要早期修复的主要原因，其次是无菌性松动（30%）和感染（14%）。

Bozic 和同事使用全国住院病例样本系统回顾了过去 5 年（2005 年 10 月—2010 年 12 月）在美国进行的 235 857 例 THA 翻修手术 [12]。这项研究的目的是确定 THA 翻修手术的流行病学。在这 5 年内，THA 翻修手术增加了 23%。THA 失败翻修的最常见原因是不稳 / 脱位（22%）、无菌性松动（20%）和感染（15%）。此外，全部组件翻修（股骨和髋臼组件）是治疗髋关节置换失败的最常见手术（43%）。

其中，股骨的翻修处理在技术上仍然具有挑战性。无菌性松动、感染和骨溶解引起的广泛骨量丢失会导致各种骨缺损和多种临床情况。THA 翻修的目标是：①获得植入物的坚强初始稳定性；②使植入物近端或远端骨质健康保留；③绕过应力升高的部位。

股骨翻修的植入物选择很多，包括骨水泥固定和非骨水泥固定。骨水泥固定允许即刻固定，适用于多种股骨缺损，并允许使用抗生素浸渍的骨水泥材料。然而，在许多情况下，硬化的骨内膜表面导致骨水泥渗透不良并降低骨 - 骨水泥界面的强度。THA 翻修中骨水泥型股骨柄的临床效果较差，机械失败率高达 64%。

非骨水泥型股骨柄可以在干骺端近端固定（近端涂层股骨柄）或者在骨干远端固定。使用非可调性、带拉钉系统近端固定假体的股骨翻修术效果不佳。通常近端支撑不足、假体难以与变异的股骨几何形状匹配，以及远端固定不足、假体旋转控制差，导致了较高的失败率 [13,14]。Berry 报道，在 8 年的随访中，只有 20% 的近端涂层假体没有发生无菌松动 [15]。

另外，在某些临床情况下可以使用结构性同种异体植骨（同种异体假体组件）或打压植骨技术。这些植入物和技术对手术技术要求很高。第 103 章和第 99 章分别介绍了结构性同种异体植骨和打压植骨的应用和适应证。

没有一个单一的假体适合所有的翻修情况，每个病例都应根据临床情况和影像学评估单独考虑。理想的股骨翻修假体应该是易于植入、结果可复制，并且能够应对大多数翻修的情况。广泛多孔涂层股骨柄在 THA 翻修中取得成功的历史悠久。这些股骨柄可用于治疗大多数股骨缺损，并具有可靠的临床效果。精心的术前计划和手术技术对于手术成功至关重要。本章将重点讨论广泛多孔涂层股骨柄在 THA 翻修中的适应证、术前计划、手术技术以及结果。

广泛多孔涂层股骨柄的适应证

股骨缺损的分型可以对宿主骨和骨缺损量进行系统评估，并有助于各种股骨缺损治疗方法的标准化。尽管存在若干种分型，Della Valle 和 Paprosky 所描述的分型系统以治疗为导向，并描述了骨缺损的进展[16]。该分型系统是基于对骨骼的评估以及可用于固定假体的区域：

- Ⅰ型：干骺端轻度骨缺损，骨干完整（图 100.1）。
- Ⅱ型：干骺端广泛骨缺损，骨干完整（图 100.2）。
- ⅢA 型：干骺端损伤，失去支撑；骨干峡部存留至少 4 cm 的完整皮质骨（图 100.3）。
- ⅢB 型：干骺端损伤，失去支撑；远端到股骨峡部存留的完整皮质骨小于 4 cm（图 100.4）。
- Ⅳ型：干骺端及骨干部广泛损伤；股骨髓腔变宽，失去支撑（图 100.5）。

完全多孔涂层股骨柄可用于 Paprosky Ⅰ～ⅢA 型股骨缺损的股骨翻修手术。手术成功取决于获得假体的初始稳定性，该稳定性将允许足够的骨长入以提供长期固定。通常，应该至少保留 4～6 cm 的骨干骨质，以便稳定固定。术语"摩擦压配"用于描述圆柱形股骨柄与宿主骨干的机械压配。这种摩擦压配取决于精细的髓腔准备以及根据术前模板和术中所见选择合适尺寸的股骨柄。

禁忌证

与大多数外科手术一样，对于活动性和持续感染的患者，禁止使用完全多孔涂层股骨柄进行翻修。在翻修手术之前，需要详细的病史、体格检查和实验室检查，以排除感染的可能性。另外，在进行外科手术干预之前，应对身体虚弱，病情严重而无法接受翻修

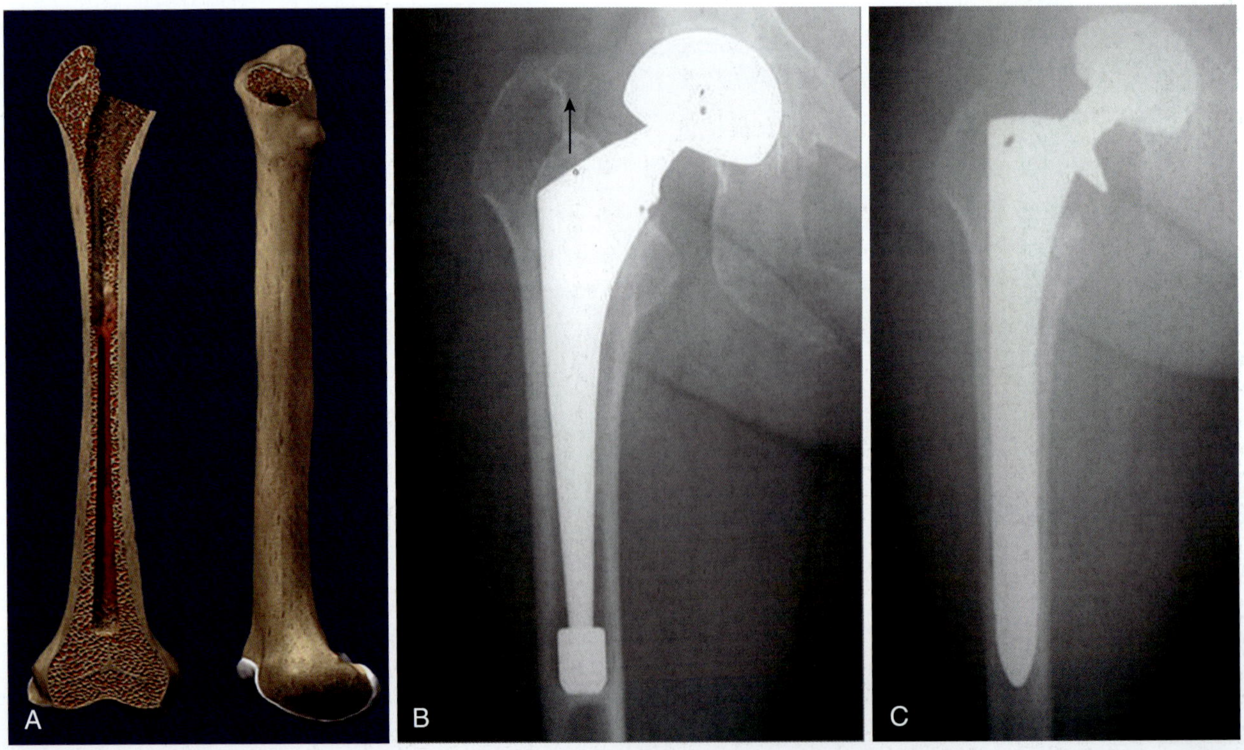

• **图 100.1** 使用完全多孔涂层股骨柄治疗 Paprosky Ⅰ型骨缺损的翻修手术图片：图示（A）、术前（B）和术后（C）

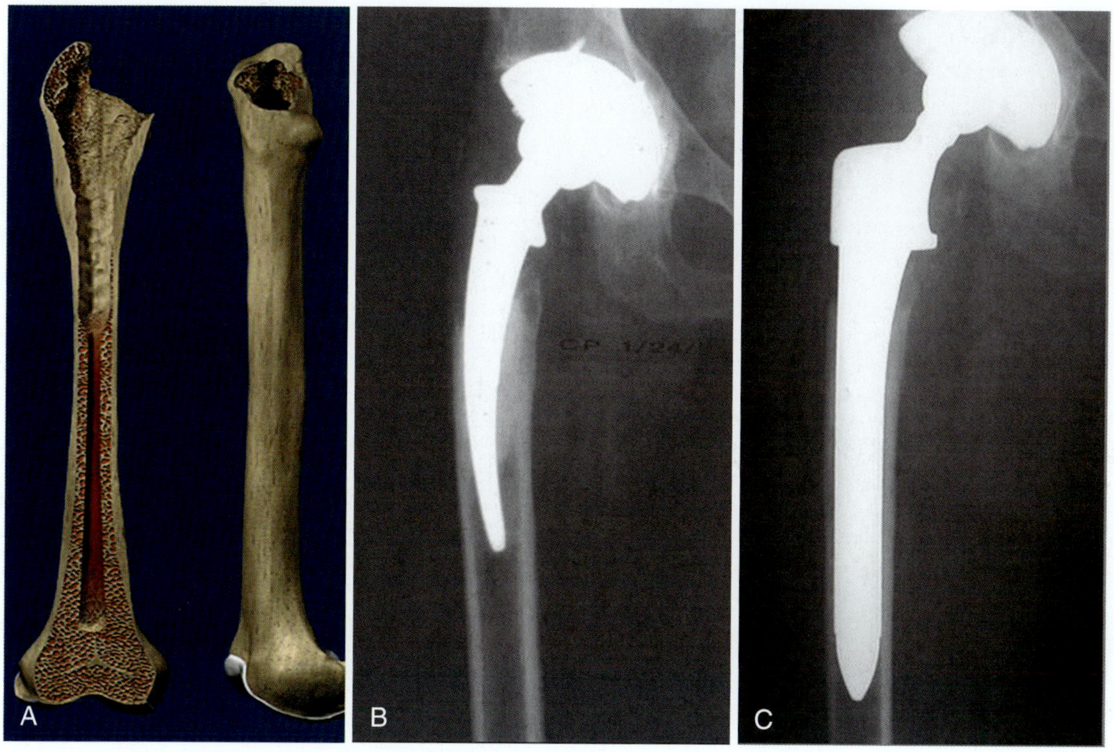

• **图 100.2**　使用完全多孔涂层股骨柄治疗 Paprosky Ⅱ型骨缺损的翻修手术图片：图示（A）、术前（B）和术后（C）

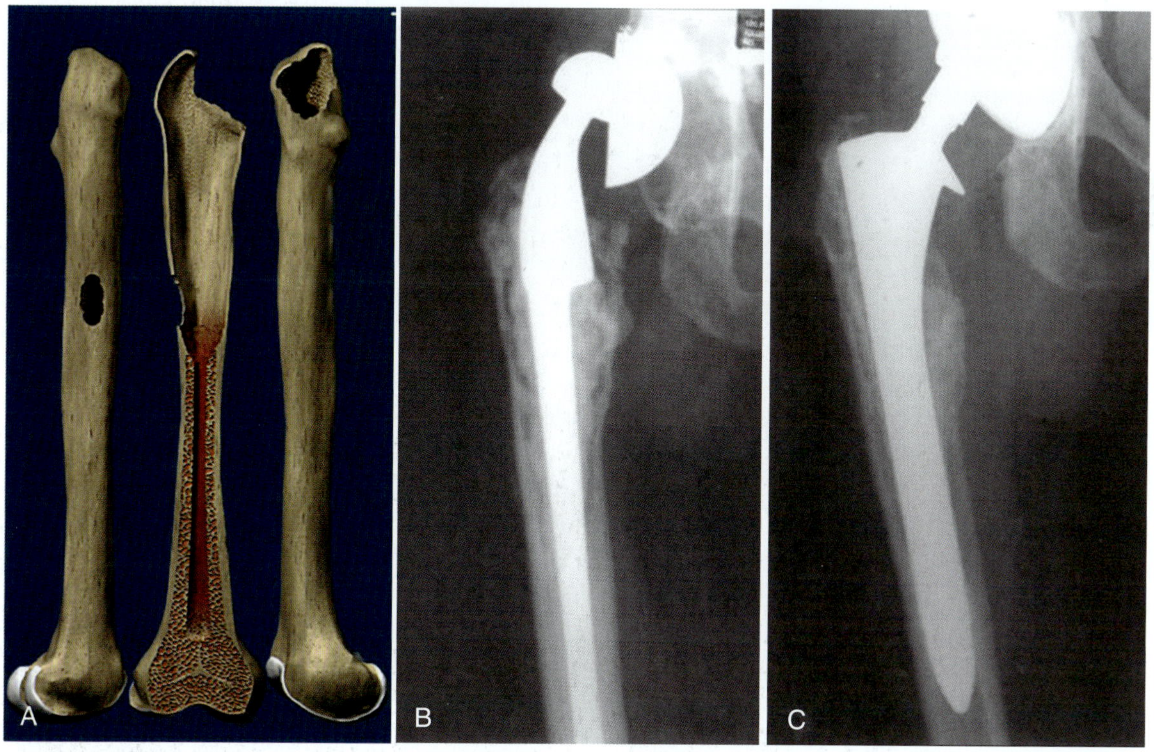

• **图 100.3**　使用完全多孔涂层股骨柄治疗 Paprosky ⅢA 型骨缺损的翻修手术图片：图示（A）、术前（B）和术后（C）

手术的患者进行医学优化。

因为完全多孔涂层股骨柄在 THA 翻修中的成功依赖于在至少 4 cm 以上的股骨骨干获得紧密压配，对于严重的骨干骨缺损的患者禁用这样类型的股骨柄。Ⅳ型股骨缺损的特征是具有宽大髓腔的严重股骨干损伤。在这些情况下，即便可能，也很难获得假体的初始稳定性以实现骨长入。Ⅳ型股骨缺损最好用其他方法重建，包括打压植骨、同种异体修复材料、锥

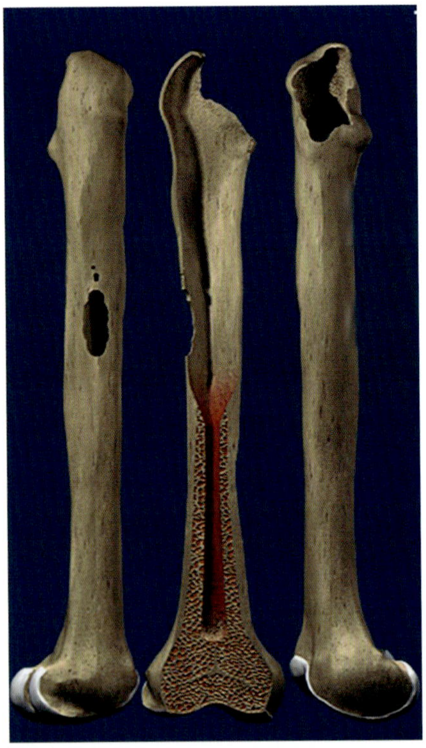

• 图 100.4 Paprosky ⅢB 型骨缺损图示

形沟槽组配式股骨柄以及股骨近端置换。

Della Valle 和 Paprosky 报告了完全多孔涂层股骨柄在 THA 翻修中的应用限制[16]。在这项研究中，评估了在ⅢB 和Ⅳ型股骨缺损中应用完全多孔涂层股骨柄的髋关节重建。直径大于 19 mm 的完全多孔涂层股骨柄在ⅢB 型股骨缺损患者中的机械失败率为 18%。在Ⅳ型股骨缺损且股骨柄大于 19 mm 的患者中，机械失败率达 37.5%。作者推测这些患者的骨量不足，宽大的髓腔没有适当的骨支撑以获得初始的轴向和旋转稳定性。在这些情况下，作者推荐使用其他可选择的技术进行股骨固定。

术前计划

可复制性的手术技术始于精心的术前计划。

大多数的术前计划是通过放射学评估进行的。但是，临床评估应包括对下肢长度差异和原有手术方法的评估。下肢长度可以通过放射线测量，但应该使用下肢垫块确认，以确保患者感觉舒适的预期下肢长度。原有的手术切口可能会影响翻修手术的入路；无论使用哪种入路，如果需要时，都应能轻松将其转换为向股骨延伸的入路。

与任何翻修一样，应该着重考虑假体取出。转子延长截骨术（ETO）的应用、固定良好的非骨水泥假体的取出以及骨溶解都可能影响用于固定的剩余骨量，并可以确定所需的合适植入物。

术前 X 线片应包括股骨假体和远端至峡部的前

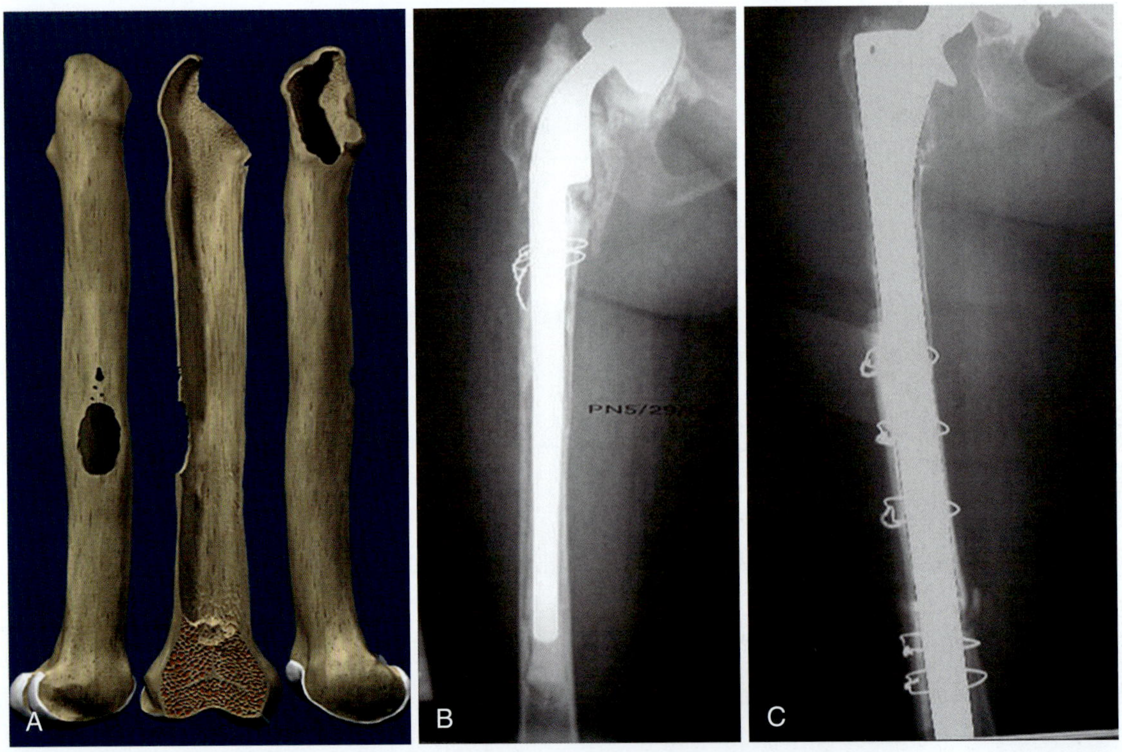

• 图 100.5 使用完全多孔涂层股骨柄治疗 Paprosky Ⅳ型骨缺损的翻修手术图片：图示（A）、术前（B）和术后（C）

后位片，以及真实的侧位 X 线片以评估股骨弓的程度（图 100.6）。需要在放射技术专家的指导下进行，以获取股骨的真实侧位影像。股骨的 Lowenstein 侧位片是将患者的踝关节和膝关节都平放在 X 线检查台上，确保了股骨弓的真实侧位片。当计划使用长的髓腔填充型股骨柄时，这可能至关重要。放大率标记可以准确测量股骨髓腔内径和假体长度。这些测量有助于预测术中所需要股骨假体的大小，并有助于术中就假体匹配和长度做出决策。在 X 线片上使用模板进行测量，以达到骨腔内 4～6 cm 紧密接触和摩擦压配。模板测量的第一步是选择合适直径的股骨柄以实现紧密的摩擦压配。然后轴向调整模板化的股骨柄以提供合适的下肢长度。第三步是选择最佳的股骨柄长度，以避开任何的应力升高区域，以及保证摩擦压配的区域，同时避开弓形股骨的前皮质。股骨柄直径为 10.5～21.0 mm，长度为 6 英寸（15.24 cm）、8 英寸（20.32 cm）和 10 英寸（25.4 cm）（直柄或弓形柄）最适合于股骨的几何形状。

技术介绍

手术时应清除股骨髓腔内所有残留的骨水泥和碎屑。当紧密的扩髓钻头遇到残留的骨水泥碎片时，可

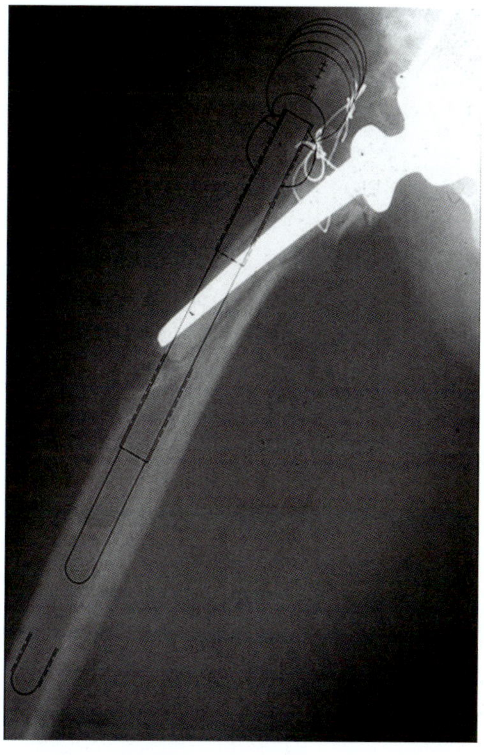

• **图 100.6**　应评估术前侧位 X 线片并用模板测量以判断股骨弓的大小

能导致灾难性的股骨骨折。如果对是否已经去除所有骨水泥产生任何疑问，则应在股骨扩髓之前获取术中 X 线片。股骨应扩髓至紧密压配。股骨扩髓应比预期的股骨假体小 0.5 mm（对于一些长弓形股骨柄，则应达到线对线）。目标是要在至少 4～6 cm 的股骨干实现紧密贴合，这取决于骨质质量。可以使用两种方法来帮助确定术中是否已达到合适量的摩擦压配。首先，将股骨扩髓至预期尺寸后，将与最终假体尺寸相同的钻头放入股骨髓腔中，直至用手可将其放至最远处。这应距离最终假体的位置至少 4～6 cm，以确保足够的摩擦压配。如果摩擦压配过多，则可以通过使用最终相同尺寸的钻头进一步扩髓来调整摩擦压配的适合长度。用于确定股骨髓腔内紧密压配是否足够的第二项检查是获取术中放置钻头（比最终植入物小 0.5 mm；图 100.7）的 X 线片。术中 X 线片可用于判断合适的力线，以确保植入物不在内翻位、该植入物的大小合适以填充股骨髓腔，并检查是否完全清除了骨水泥。应该插入试模以确定假体的位置深度。由于股骨近端骨缺损，试模通常不具有旋转稳定性。但是，此步骤（连同术前计划）有助于确定是否达到最终的最佳下肢长度。在最终的假体打入之前，使用孔规测量最终钻头和实际假体以确定实际的公差不匹配（图 100.8）。已经使用了几年并且经过反复打磨的钻头经常会丢失材料，磨锉后产生直径小于预期的封套。植入物有轻微的变化，可能会影响所达到的摩擦压配程度。

遇到的变化包括骨质质量、最终钻头的尺寸、植入物的尺寸以及潜在的骨折风险。重要的是要牢记，单体广泛涂层股骨柄假体具有平行的侧面，而不是楔形，并且，如果股骨髓腔准备充分，则干骺端骨折的风险很低。但是，如果压配紧密，则有发生远端骨干非移位骨折的风险。当进行 ETO 时，ETO 远端骨折的风险增加，应在截骨远端预防性使用环扎线。

打入股骨柄时有几个关键点。首先应以手动扭转的方式插入股骨柄，直到扭紧为止。然后，应以中等力量用锤子打入。每次击打大约前进 2 mm。在紧密的股骨髓腔内完全打实可能需要 5 min。在假体完全植入之前 1 cm 的位置，应尝试以最短颈长股骨头或不带股骨头试行复位。通常，在翻修情况下，软组织张力要比预期的小，并且可能需要比模板测量更长的颈长才能获得合适的软组织张力。这样做的目的是避免将假体植入太深，以至于即使最长的颈部长度也不

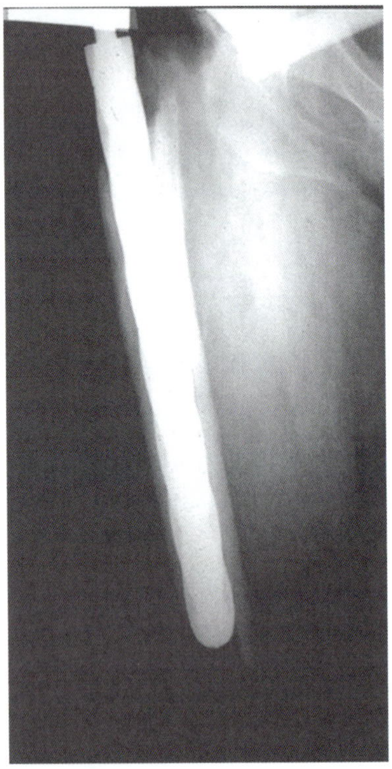

• **图 100.7** 术中拍摄 X 线片时，将钻头留在原位，在植入真正的假体之前确定骨干的匹配和填充

会重建软组织张力。

如果假体在困难的插入过程中突然前进，一定要获得术中 X 线片以检查骨折的可能性。如果在 X 线片上发现有未移位的纵行骨折，可以用保护负重进行处置。如果发现明显问题，则可以显露并用环扎线或捆绑带固定骨折。如果发生移位的骨折，应对其进行适当处置：完全显露、捆绑线、可能用到支撑性植入物以及更长的股骨柄以绕开损坏部位。假体完全打入后，应通过假体近端扭力测试杆手动测试假体的旋转稳定性。

变化 / 异常情况

股骨翻修遇到最常见的变化情况是股骨弓弯曲或内翻重塑的程度。对于 6～8 英寸的单体直柄，股骨前弓很少起作用。然而，较长的股骨柄以及较矮小身材的患者，必须有准确的 X 线片，并且需要仔细计划以避免股骨前侧皮质穿孔。当出现明显的弓形时，ETO 可允许股骨柄径直进入股骨远端，以及达到更紧密的摩擦压配。较长的股骨柄有弓形选择可以使用，这更适合股骨弓的形状，但应联合大转子截骨术，以实现更安全、更精确的髓腔准备。

术后护理

术后护理取决于手术时的假体摩擦压配程度、整体骨质、髋臼固定状态以及患者的骨长入能力。选择术后护理时应考虑所有与手术和患者相关的因素（例如遵守术后限制的能力）。

建议保护性负重 6 周（脚趾触地至 25%）。术后立即拍摄的 X 线片应与第一次就诊的 X 线片进行比较，以确保假体的稳定性。逐步渐进式负重，以达到手术后约 3 个月的全部负重。

结果

成功的股骨翻修需要使用对压力轴向和旋转稳定的假体，并允许生物性骨长入和固定。在股骨翻修

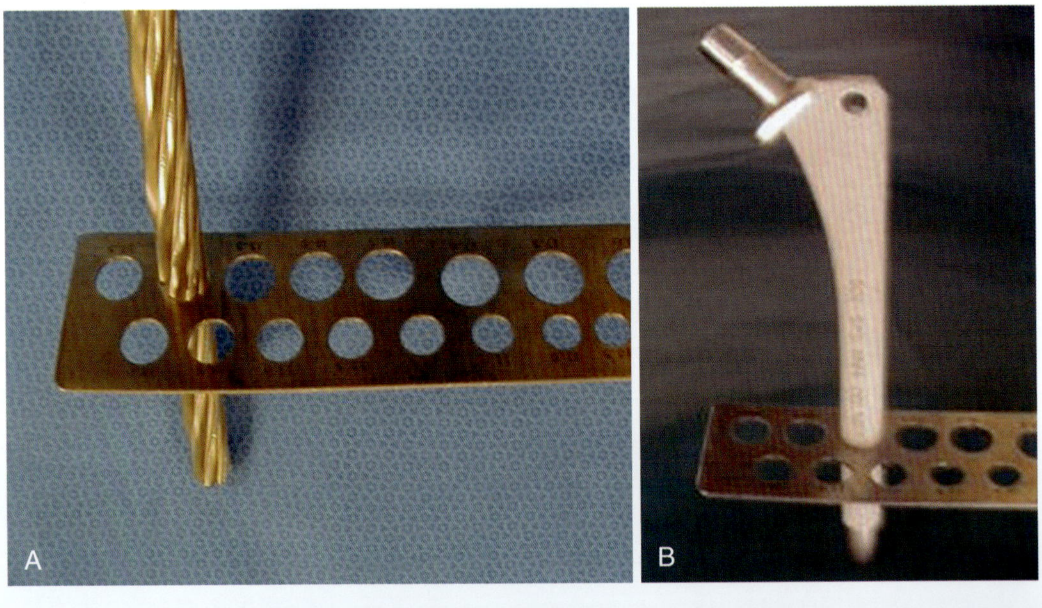

• **图 100.8** 用孔规充分确定钻头和最终要植入假体的大小

中使用完全多孔涂层股骨柄应该被认为是股骨重建的金标准。几项聚焦于在股骨翻修中使用完全多孔涂层股骨柄的中长期研究显示了极好的结果。表 100.1 列出了完全多孔涂层股骨柄用于股骨翻修的当前可用数据[17-27]。

Weeden 和 Paprosky 报告了 1984—1989 年 188 例使用完全多孔涂层股骨柄进行股骨翻修的连续性病例[27]。共计 170 例患者随访 11～16 年（平均 14.2 年）。82% 的髋关节存在股骨柄骨长入的影像学证据，14% 的髋关节存在稳定的纤维固定，4% 的髋关节不稳定。6 例被翻修成更大的完全涂层非骨水泥型股骨柄。在 23% 的股骨中可见近端骨溶解，但仅限于 Gruen 1 区和 7 区。未发现股骨骨干骨溶解。这组病例总体的机械失败率为 4.1%。固定失败与手术时出现的骨缺损程度高度相关。

Krishnamurthy 及其同事报告了对 297 例使用广泛涂层假体（解剖型髓内锁定股骨假体，DePuy，Warsaw，IN）的非骨水泥型股骨翻修术进行了 5～13 年的随访[17]。对患者进行了至少 60 个月的临床和影像学评估。在临床上，Postel-d’Aubigné 评分从手术前的平均 4.8 分提高到手术后的平均 10.2 分。297 例髋关节中明确的影像学不稳定只有 7 例。5 例出现症状并进行了翻修。机械失败率为 2.4%。总体并发症发生率为 5.7%，脱位率为 2.6%。

最近，Lachiewicz 和 Soileau 回顾分析了 96 例患者（104 例翻修）的术中骨折、无菌性松动和再次手术率，这些患者使用了以下两种完全涂层假体之一：Solution（Johnson & Johnson-DePuy，Warsaw，IN）和 VerSys（Zimmer，Inc.，Warsaw，IN）[24]。对 92 例髋关节进行了至少 2 年的随访（平均 8 年；范围为 2～16 年），以评估其松动的影像学证据。在总体 104 例髋关节队列中，计算术中骨折发生率和 10 年 Kaplan-Meier 假体存活率。17 例髋关节发生术中并发症（17%；11 例骨干骨折，4 例穿孔，2 例近端骨折），14 例髋关节使用同种异体支撑物和线缆进行固定治疗。将失败定义为因无菌性松动或影像学证据显示松动而对股骨假体进行翻修，则植入物在 10 年时的存活率为 88%。

Thomsen 和研究人员报告了在 93 例连续性髋关节（84 例患者）中进行的广泛涂层股骨柄髋关节翻修术的长期研究结果[26]。在这些病例中，平均 14 年（10～18 年）后，由独立观察者对 36 例髋关节进行临床和影像学随访检查。在 36 个股骨柄中的有 34 个发现了骨整合，其中 2 个股骨柄为纤维固定。术中并发症多见于骨干骨折（14/93）和穿孔（9/93）。累计 18 年内免于任何原因再次翻修的假体存活率为 94.4%，而免于无菌性松动再次翻修的假体存活率为 97.6%。

Kim 和 Kim 前瞻性地评估了完全多孔涂层非骨水泥型翻修股骨柄和皮质骨结构性同种异体移植物对大面积股骨缺损患者的 THA 翻修后至少 10 年的临床和影像学结果[22]。该系列病例总共包括 21 例男性和 33 例女性（54 髋），患者在翻修时的平均年龄为 54.6 岁（范围为 36～65 岁）。所有股骨都使用 2 个或 3 个新鲜冷冻的股骨结构性同种异体移植物。髋关节 Harris 评分（HHS）从翻修手术前的平均 21 分提高到最后随访时的 83 分。2 例股骨柄（占 4%）出现了无菌性松动并进行了翻修。所有同种异体骨移植物已整合到宿主股骨。

Kim 和同事后来报告了他们对 120 例具有初始的轴向或旋转稳定性的 Paprosky ⅢB 型和Ⅳ型股骨干部骨缺损的患者（130 例髋关节）使用广泛涂层股骨柄

表 100.1 完全多孔涂层股骨柄在股骨翻修中目前可用的数据

作者	股骨柄	髋关节数量	平均随访时间	结果
Lachiewicz et al.[24]	完全多孔涂层	92	8 年	12% 因无菌性松动翻修
Thomsen et al.[26]	完全多孔涂层	36	14 年	2% 因无菌性松动翻修
Reikerås et al.[25]	完全多孔涂层 / 羟基磷灰石涂层	66	最少 10 年	只有 2 例无菌性松动
O’Shea et al.[20]	完全多孔涂层	22	33.7 个月	2 例无菌性松动
Weeden 和 Paprosky[27]	完全多孔涂层	170	14.2 年	4.1% 机械性失败率
Moreland 和 Moreno[19]	完全多孔涂层	137	9.2 年	3% 因无菌性松动翻修
Paprosky[21]	完全多孔涂层	170	13.2 年	4.1% 机械性失败率
Krishnamurthy et al.[17]	完全多孔涂层	297	最少 60 个月	2.4% 机械性失败率
Lawrence et al.[18]	完全多孔涂层	81	5 年	11% 机械性失败率

和皮质骨结构性同种异体移植物的翻修手术结果[23]。平均 HHS 由翻修前的 39 分提高到随访 16 年时的 86 分。所有骨移植物均整合良好。在 130 个股骨柄中，113 例（87%）具有骨长入，5 例（4%）具有稳定的纤维长入，12 例（9%）不稳定。4 例髋关节（占 3%）发生位于股骨柄尖处移位的股骨干骨折；4 例髋关节（3%）发生术后脱位；6 例髋关节（5%）发生早期术后感染。以翻修或放射学失败为终点的 Kaplan-Meier 假体存活率分析表明：假体的 16 年存活率为 91%。

Engh 及其同事评估了使用完全多孔涂层股骨柄绕过股骨薄弱或骨缺损区域，得出的结论是，这对于股骨广泛骨缺损的患者是一种有效的重建技术[28]。1982—1986 年，在他们的医疗机构进行的 275 例股骨翻修中，研究人员确定了 34 例患者（35 髋）。这些患者由于股骨在小转子以下至少 10 cm 的广泛骨缺损，他们是资深作者最困难的翻修案例。这些患者使用 190 mm 或更长的完全多孔涂层股骨柄进行翻修。研究人员评估了随访至少 10 年（平均 13.3 年）的 25 例患者（26 髋）。以股骨翻修为终点（Kaplan-Meier）的 10 年假体存活率为 89%。股骨柄无菌性松动率为 15%（4/26）。3 例股骨柄松动但不必要行再次手术。其中 1 例为无菌性松动，1 例为细菌性松动，1 例为股骨假体断裂。

最近，Naudaud 及其同事评估了 46 例严重股骨近端骨缺损的困难髋关节重建挑战，这些患者使用非骨水泥型远端固定而无同种异体骨移植进行了 THA[29]。所有患者均接受了至少 2 年的 HHS 评估。使用 Engh 量表评估 X 线片。平均随访 6.4 年（2～12 年），46 例假体中的 43 例功能良好。2 例患者因症状性假体松动而需要翻修，1 例患者的假体在影像学上松动但临床评分合理。最后一次随访时平均 HHS 为 77 分。发生术中股骨骨折 6 例，脱位 9 例，严重应力遮挡 10 例，无感染发生。

并发症

尽管完全多孔涂层股骨柄在股骨翻修术中的成功令人鼓舞，但它们的使用却有其独特的并发症。骨整合失败、大腿疼痛和应力遮挡是最常见的并发症。尽管大腿疼痛和应力遮挡可能是自限性的，但每种情况都会引起患者和外科医生的关注。表 100.2 列出了文献报道的使用完全多孔涂层股骨柄的并发症。

完全多孔涂层股骨柄因缺乏骨长入导致的机械失败而引起的翻修手术失败相对不常见。文献表明，所有系列报告的失败率在 0～10%，并且在严重骨缺损的患者中增加，最明显的是具有较大股骨柄（> 19 mm）的ⅢB 型股骨和Ⅳ型股骨。良好骨长入的完全多孔涂层股骨柄显示出特征性的放射学表现。这些表现包括在多孔涂层周围没有反应带，没有远端基座，骨内膜骨质与多孔涂层的点焊以及由于股骨柄远端骨长入而导致的股骨距骨萎缩[30]。框 100.1 列出了固定良好和松动的完全多孔涂层股骨柄的影像学标准。

此设计类别中纤维长入似乎比明显松动更普遍。当植入时未达到初始稳定性，或者假体中明显纤维组织生长而非骨长入时，就会发生这种情况。在 X 线片上，这些次优固定的股骨柄在没有其他松动迹象（如基座形成、股骨柄移位、股骨距肥大和放散性射线透亮带）的情况下，将会在股骨柄多孔表面周围显示出非发散性的射线透亮带。

使用完全多孔涂层股骨柄引起的反应性大腿疼痛相对常见，发生在大约 10% 的患者中[21,31,32]。人们提

表 100.2 使用完全多孔涂层股骨柄文献中报告的并发症

作者	股骨柄	髋关节数量	应力遮挡	临床明显的大腿疼痛	术中骨折
Lachiewicz et al.[24]	完全多孔涂层	92	未报告	未报告	12.5%
Thomsen et al.[26]	完全多孔涂层	93	36%	未报告	15.1%
Reikerås et al.[25]	完全多孔涂层 /HA 涂层	66	无人报告	无	1 例
Weeden 和 Paprosky[27]	完全多孔涂层	170	21%	9%	8.8%
Moreland 和 Moreno[19]	完全多孔涂层	137	66% 轻度 22% 重度	10%	2 例
Paprosky[21]	完全多孔涂层	170	21%	10%	8.8%
Krishnamurthy et al.[17]	完全多孔涂层	297	29% 重度	9%	未报告
Lawrence et al.[18]	完全多孔涂层	81	未报告	未报告	2 例

HA，羟基磷灰石。

框 100.1　完全多孔涂层股骨柄影像射学评价原则

固定良好的完全多孔涂层股骨柄

多孔涂层周围没有反应带
接触多孔表面的新生骨点焊
股骨距萎缩

松动的完全多孔涂层股骨柄

假体位移
多孔涂层周围出现反应带
没有点焊
假体尖部基座形成
股骨距萎缩
颗粒脱落

出的原因是刚性股骨假体和相对柔性的股骨之间的模量不匹配。通常，患者主诉位于大腿前外侧的疼痛与活动相关。当缺乏骨整合（或纤维固定）时，患者发生大腿疼痛的风险增加。

与完全多孔涂层股骨柄相关及应力不匹配引起的大腿疼痛，为排除性诊断。在得出大腿疼痛是疼痛的根源之前，应检查所有其他可能的原因。检查股骨柄松动的可能性尤为重要。固定良好的完全多孔涂层股骨柄继发大腿疼痛的患者应保守治疗。对于许多患者，采用保守治疗可在 1～2 年内改善症状。偶尔，手术后患者会出现严重的大腿疼痛，可以考虑进行翻修，选择不同设计的假体。

应力遮挡是当股骨近端应力减低而导致骨吸收时出现的现象（图 100.9）。与大腿疼痛相反，固定良好的完全多孔股骨柄的患者会发生应力遮挡。它被认为是骨干骨长入的合理影像学表现。随着植入物骨整合入骨干中，股骨近端的应力从干骺端向具有骨长入的骨干区域转移 [33-35]。由于缺乏近端负荷的结果，发生了应力介导的骨吸收。

据报道，23% 接受完全多孔涂层股骨柄的患者在股骨近端发生应力遮挡 [36]。女性患者和大直径股骨柄的患者被证明发生应力遮挡进展的风险增加 [37-39]。尽管应力遮挡可能引起明显的骨丢失，但迄今为止，几乎没有与应力遮挡相关的不良临床事件的报道。尚未显示出它会增加股骨柄失败、骨溶解或假体周围骨折的风险或发生率 [39]。实际上，事实证明有应力遮挡的

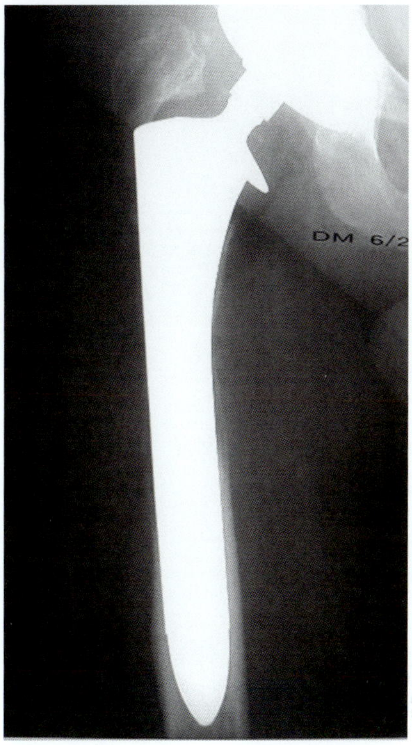

• **图 100.9**　完全多孔涂层股骨柄术后 10 年应力遮挡 X 线片

患者的翻修率要低于没有应力遮挡的患者 [40]。

目前的争议和未来的展望

即使在出现严重骨缺损的情况下，翻修手术中完全多孔涂层股骨柄的结果令人鼓舞，但在植入物固定和大腿疼痛方面肯定还有改善的空间。多孔金属骨长入表面的改进可以提高固定性。此外，具有与骨骼相似弹性模量的较新设计可以减少与刚性钴铬合金股骨柄相关的大腿疼痛的发生。

伴随着翻修情况下股骨几何形状的广泛变化，模块化的完全多孔涂层股骨柄可以提供更好的结果。模块化允许无限数量的股骨柄长度，并使股骨柄的前倾与股骨前弓分离。模块化提供的更多选择允许外科医生在术中定制植入物，以实现更好的匹配并改善初始固定，同时潜在地降低脱位的风险。

感染仍然是最令人担忧的并发症之一，并且是植入失败的最常见原因之一。允许从植入物的多孔表面洗脱抗生素的新方法可能有助于预防和治疗感染。

（参考文献参见书末二维码）

第 101 章

股骨翻修：生物活性涂层非骨水泥型假体

TARIK AÏT-SI-SELMI, MICHEL-HENRI FESSY, JEAN-CHRISTOPHE CHATELET, HUGO BOTHOREL, JEAN-PIERRE VIDALAIN

（张德宝 译 谷贵山 审校）

关键点

- 计划：仔细的术前模板测量
- 工具：特殊而完备的工具
- 植入物：完全羟基磷灰石涂层股骨柄系统
- 固定：尽可能近端固定
- 锚定：必要时远端锚定

引言

对于轻度和中度骨缺损，选择非骨水泥型还是骨水泥型假体仍然是一个有争议的话题。在过去的 10 年中，用于严重骨缺损的非骨水泥型股骨翻修手术越来越受到认可，因为它可以提供牢固的远端固定，从而克服近端骨缺损的缺陷 [1-10]。

股骨主要组件松动后的翻修可能会比较困难，原因在于寻找翻修植入物的稳定固定方式以及可行的骨储备。必须获得足够的初始稳定性，以恢复新植入物周围严重损伤的骨质，并确保新植入物牢固持久的骨整合 [11-16]。植入物的稳定性取决于股骨术前的情况（如肉芽肿、骨溶解、骨折、植入物断裂）和翻修手术时发生的情况（如意外穿孔、骨折、骨皮质窗、广泛的股骨截骨）。羟基磷灰石（Hydroxyapatite，HA）是含钙的天然矿物质，化学成分为 $Ca_5(PO_4)_3(OH)$。该材料的晶体形式由 2 个晶体组成，从而形成 $Ca_{10}(PO_8)_6(OH)_2$ 成分。它的骨传导特性使其成为一种很有吸引力的材料，用于初次全髋关节置换术（THA）和 THA 翻修中植入物涂层。这导致 HA 涂层植入物在血管化良好的天然骨质中成功固定 [17-20]。

所有这些考虑意味着需要特殊设计的工具来达到必要的初始稳定性，并找到满足每个患者需求的解决方案。需要一套完整的系统（图 101.1）来适应翻修手术中遇到的不同情况 [21]。然而在股骨侧，为了实现稳定的植入物固定的目标，我们通过适当的计划和充分的器械和植入物，采取“步步为营”的策略，可以总结为“用另一种植入物替换初始股骨柄，尽可能近端，必要时远端” [22]。尽管已经有很多技术成功地用于 THA 翻修中以实现股骨柄的充分固定（这些技术在本书的其他部分有介绍），但我们首选的技术是使用 HA 涂层植入物。本章的目的是讨论这种植入物在 THA 中股骨假体翻修的应用。

适应证与假体选择

手术时，假体稳定性是必须的：成功的非骨水泥型假体股骨重建需要即刻的轴向和旋转稳定性，并且假体必须与活性宿主骨密切接触，以促进最佳固定所需的骨整合。稳定不仅取决于不同程度的骨性病变 [23,24]，还取决于股骨远端髓腔的形状，那里的骨质是最好的。可考虑三个区域：1 区，呈漏斗形空腔的近端部分；2 区，或多或少呈圆柱形髓腔的中间部分；3 区，特征为逐渐变宽的远端部分（图 101.2）。

在 1 区，具有双锥形几何形状的四边形假体很容易达到初始稳定性，并可以有效地抵抗轴向和旋转应力。在 Paprosky Ⅰ型和ⅡA 型股骨中，设计用于初次置换的股骨柄提供了可靠的初始固定。在这种情况下，我们首选植入 Corail 股骨柄（DePuy，Warsaw，IN），它是一种四边形截面、150 μm 厚的纯 HA 等离子全涂层连续喷砂股骨柄（图 101.1）。该股骨柄已在初次髋关节置换术中证明了其价值 [25-31]。

在 2 区，即使强大的骨干压配也只能提供抵抗不同力量的较差保护。对于大量骨缺损的患者（Paprosky Ⅱ型和ⅢA 型），较长的翻修股骨柄 KAR（DePuy，Warsaw，In）增加了与新鲜骨接触的生物活性区域 [32]，促进骨整合（图 101.1B）。KAR 具有与 Corail 同样的近端喇叭形状，但比 Corail 要长 25%，用于桥接骨缺损或偶然出现的骨窗。位于矢状面和冠状面的两个远端凹槽可降低整体刚性，并防止股骨柄尖端骨皮质的应力升高。

在 3 区，假体与骨的紧密接触不可能获得有效的

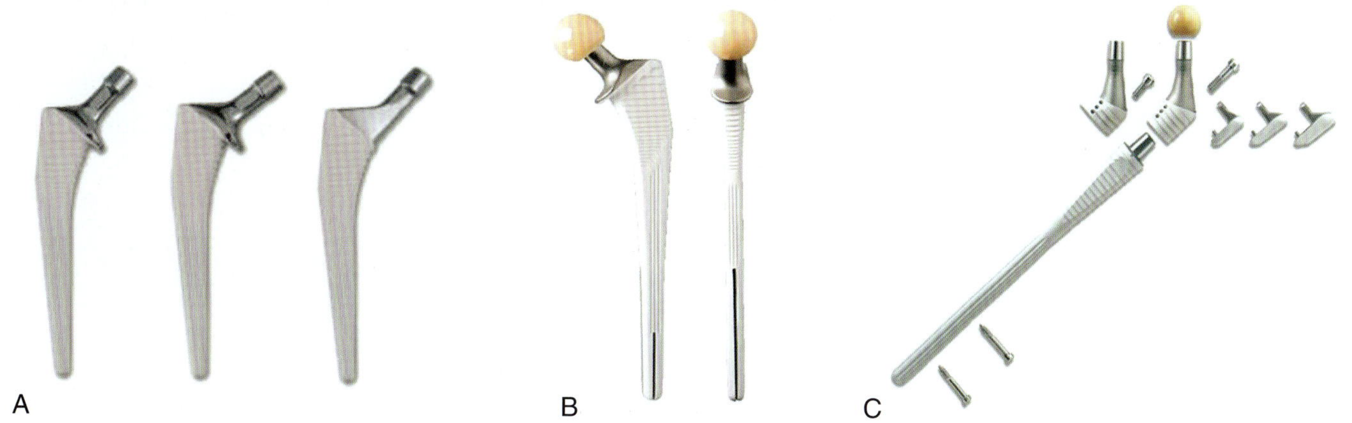

• **图 101.1**　用于翻修手术的 Corail 髋关节系统。（A）标准 Corail 系列，具有不同的偏心距。（B）KAR 假体，具有 1 个支撑颈领和 2 个远端凹槽。（C）REEF 假体，具有不同的模块化组件和远端内锁螺钉

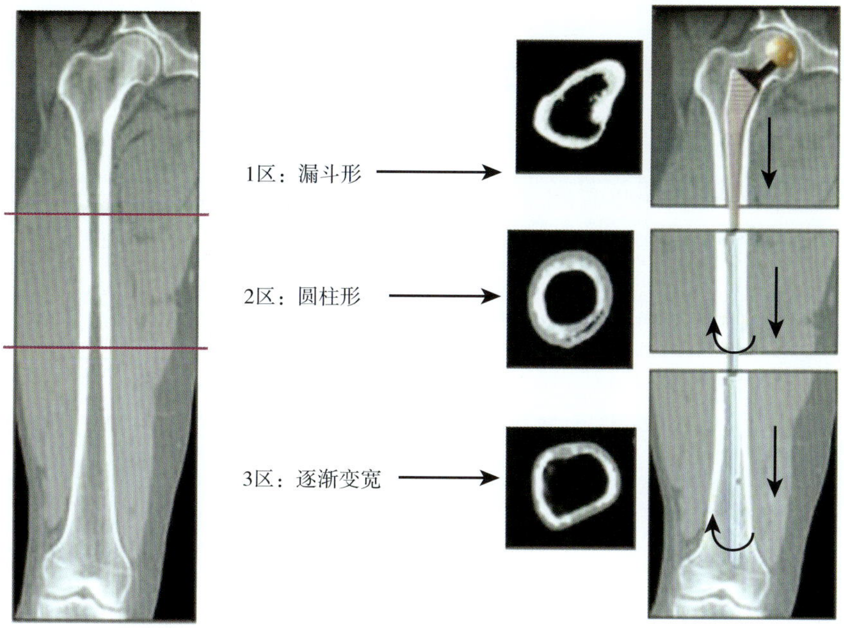

• 图 101.2　根据剩余完好骨质提供的稳定性选择翻修假体

机械稳定性。必须使用连锁螺钉来增加轴向和旋转稳定性 [33-36]。REEF（DePuy，Warsaw，IN）是我们针对非常严重的骨缺损（Paprosky ⅢB 和Ⅳ型）需要非常远端固定时的专用植入物（图 101.1C）。REEF 是一种模块化的假体，基本上由两个主要元件组成。第一个稍远端部分是干骺端 - 骨干组件，其近端部分为圆锥形，其骨干部分为圆柱形。近端区域高 100 mm，具有水平宏观结构，以增加接触表面，防止下沉。不同长度的远端区域呈轻度的弓形，防止与前侧骨皮质接触，纵形凹槽加强骨整合能力，数个水平孔用于锁定直径 5 mm 的螺钉。第二个稍近端部分是干骺端组件，其以莫氏（Morse）锥度固定在股骨柄上。该颈部单元可以使外科医生在现有干骺端骨质限制范围内微调前倾角并恢复下肢长度。此外，该组件还有一个可选择安装的大转子爪可以用来固定大转子，在需要的情况下可改善臀肌的杠杆力臂。

虽然无菌性松动是最常见的 THA 翻修原因，使用 HA 涂层股骨柄翻修的适应证也包括其他几个方面：需要大转子捆扎的转子周围骨折、假体周围骨折、肿瘤切除、广泛骨溶解以及 THA 后髋部慢性感染的 1 期或 2 期再置换手术 [37,38]。翻修股骨柄的选择主要取决于骨丢失的程度（图 101.3）。一些作者也讨论了因疼痛和严重应力遮挡导致的植入物翻修 [21]。

术前计划

术前计划是必要的，以确定新植入物合适尺寸

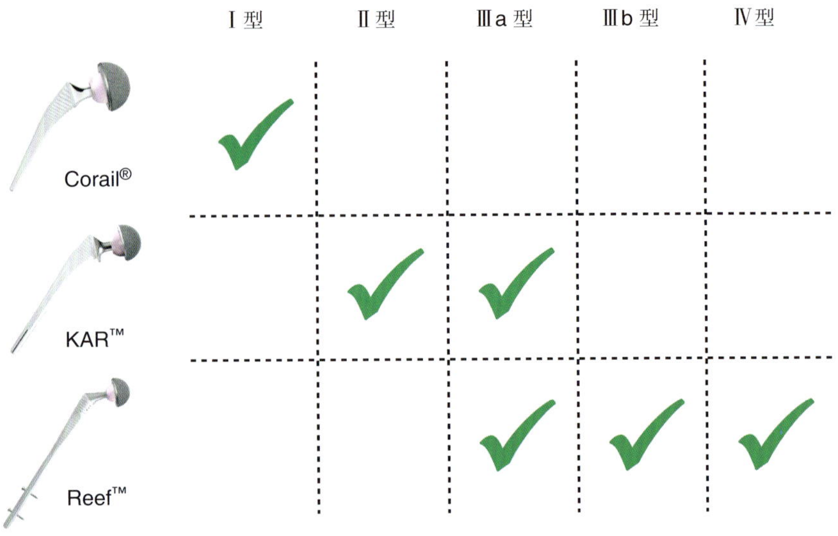

• 图 101.3 根据股骨骨缺损类型（Paprosky 分型）的适应证原则

和力线，以及股骨颈组件的长度。为了全面的术前计划，外科医生需要一整套翻修假体模板和以下 X 线片：整个骨盆的正位片和患侧股骨的正侧位片。考虑到失败的植入物对股骨的影响，将系列的模板分别放置于关节前后位 X 线片上，直到达到最佳的股骨髓腔填充，新的股骨柄远端延伸要超过骨缺损区域，以及远端至少超过取出现有植入物所需截骨处 2 个皮质骨直径的距离。这一步决定了所需植入物的类型和大小。尽管这不如初次置换手术时可靠，股骨翻修术前计划也可使外科医生能够识别任何需要桥接跨越的薄弱区域，并评估骨干填充的质量。必要时，应确定适当的股骨距骨移植程度。以股骨大转子或小转子为参考，可以确定新植入物的置入水平和股骨距高度，以确保下肢的长度相等。如果组配式股骨柄似乎是合适的选择，模板应评估所需的组件组合，以实现植入物的稳定性和恢复下肢长度。同时也要确定最终联锁螺钉的位置，记住受损骨远端和第一枚锁定螺钉之间的距离至少要 3 cm。

手术技术

手术入路的选择主要取决于外科医生的偏好和经验，记住，在绝大多数具有挑战性的情况下，使用后侧入路取出失败的假体和重建广泛骨缺损往往更容易，在需要股骨截骨的情况下比其他入路更容易延长 [39]。

通常先进行髋臼手术，单独更换髋臼内衬或更换整个髋臼系统（在适当的位置可能安装试模，也可能安装最终的髋臼假体）。

股骨侧手术包括下面所述的几个步骤。

失败股骨假体的取出

如果股骨柄是骨水泥型 [40] 或松动的非骨水泥型，通常容易取出，但如果是固定良好的非骨水泥型假体，这可能会更困难 [41]。最好的策略是在尽量减少额外骨量丢失的情况下取出股骨柄、骨水泥、伪膜和碎屑。具体的植入物取出技术在这本书的其他章节有详细的描述。

股骨准备

在峡部完整的中度骨缺损病例中，使用增加直径的硬质钻头来准备骨干区，以创建至少 11 mm（所有 KAR 股骨柄的远端直径）的股骨管腔。干骺端区必须重新塑形以恢复四边形形状，以保证 Corail 或 KAR 股骨柄的旋转稳定性。这是通过使用特制的、逐渐增大的髓腔锉磨锉硬化骨来实现的（图 101.4A）。此外，这种渐进式的磨锉能为骨整合暴露更多的正常骨质。最后的髓腔锉必须在股骨管腔中纵向和旋转稳定，并应与最终所植入的 Corail 或 KAR 柄大小一致。在此阶段必须小心地保持前倾角，以达到植入物的稳定。在股骨峡部远端骨缺损或股骨延长截骨的情况下，一旦骨瓣被打开，可以去除失败的植入物和周围的骨水泥、纤维组织、碎屑。髓腔被清除干净并刮除至健康的骨质。可能需要少量扩髓，以确保其直径与测量时选择的股骨柄远端部分相同。这时可以对骨缺损进行准确的评估。检查应侧重于骨皮质的情况、骨量的实际丢失、骨折的存在以及任何植骨的需要。术前计划中做出的决定可以被确认或改变。

插入股骨柄试模

选择 Corail 或 KAR 柄，将相同大小的股骨柄试模以相同的前倾角置入股骨髓腔中。与最终的髓腔锉类似，试模必须轴向和旋转稳定（图 101.4B）。它应该位于术前计划所确定的相对于大转子或小转子的位置上。如果股骨柄下沉，应检查股骨是否穿孔或骨折；如果以上都没有发现，应该使用更大的试模。如果股骨试模柄在计划的植入水平以上，就一定不能暴力强行插入。必须要移除试模柄，再次进行股骨磨锉，最终尺寸的磨锉保持同样的前倾角。如果已经进行了开窗或股骨短缩截骨术，可以在试模柄插入股骨之前使用 2 道或 3 道环扎线缆进行修复。选择 REEF 柄，以模板测量（图 101.5C）时预估的深度将试模股骨插入髓腔。即使有很强的骨皮质压配，也并非总是完美地达到现有髓腔内的稳定性。最终的旋转稳定性将在远端连锁固定最终的植入物后实现。然而，随着骨干组件就位，选择转子组件并固定在骨干组件的圆锥上，该转子组件上的 3 个标记中的其中 1 个用于前倾角的调整。

活动性和稳定性试验

然后，无论选择何种植入物，选择与髋臼杯内衬直径匹配的股骨头试模和术前计划的颈长，安装固定在股骨柄锥度上，并试行复位。然后通过检查关节活动范围、关节的稳定性和臀肌的紧张性来测试假体结构。

羟基磷灰石涂层假体与骨移植

当使用 HA 涂层假体进行股骨翻修时，植骨不是必要的，因为股骨有骨愈合和重塑的能力[42]。然而，如果外科医生选择植骨，在可能的情况下，只要不导致额外的并发症，自体骨移植比同种异体骨移植更可取[43]。必须指出，这种骨移植物不能用来固定假体[44]。相反，它们应该只用于填充稳定固定的股骨柄周围的空隙，更确切地说，用于密封颈领部分，以防止碎屑进入。在股骨距水平，马蹄形皮质骨移植物的主要作用是保护自体骨未覆盖的 HA 涂层，并降低 HA 颗粒迁移到关节腔附近的风险。此外，不能低估移植物的骨整合；通常情况下，有效的骨整合会恢复正常或接近正常的股骨骨量储备。KAR 假体只用于需要颈领来稳定此类骨移植物时（图 101.6）。出于类似的原因，颈领样的干骺端组件可以与 REEF 柄一起使用。为了实现生物活性假体的骨整合，股骨柄的涂层必须与反应性和活性骨组织接触，以确保 HA 涂层有效结合[45,46]。因此，Corail 或 KAR 柄不能使用需要压实异体骨的打压植骨技术进行植入。在干骺端髓腔扩大的情况下，最好采用纵向缩窄截骨术，使用环

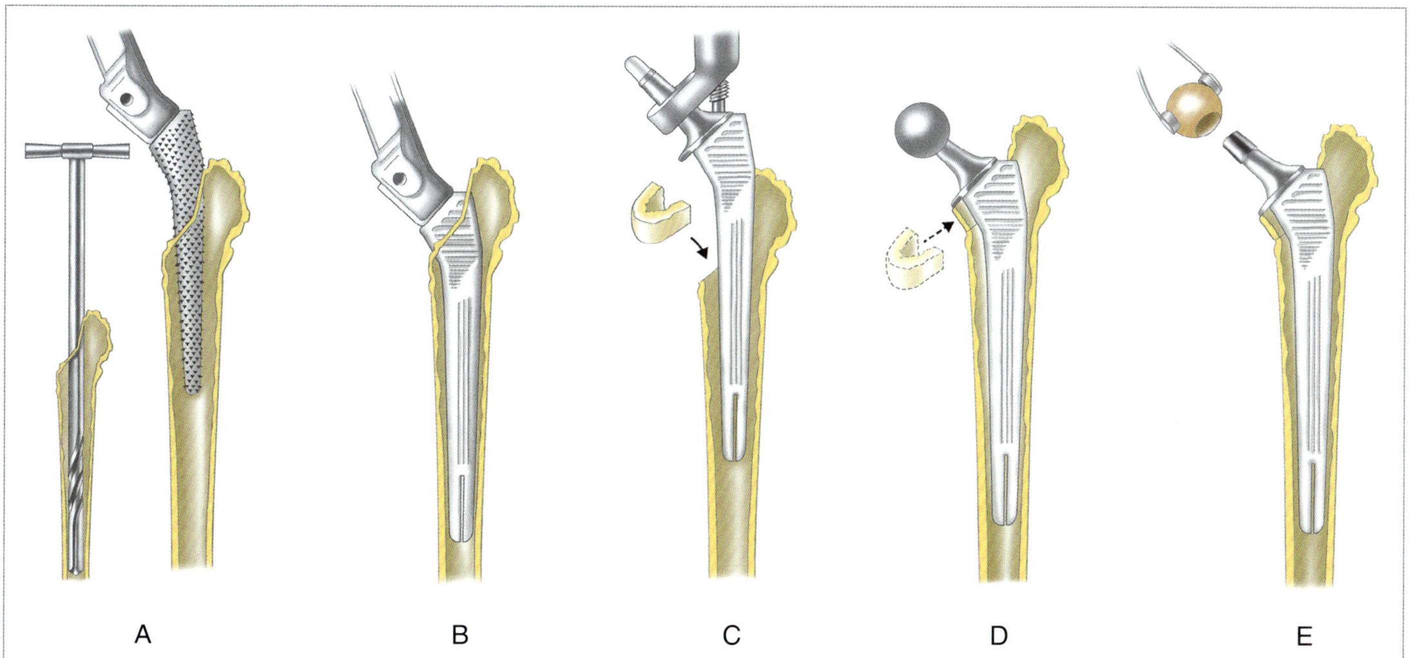

• **图 101.4**　KAR 假体手术技术。（A）用刚性钻头和锋利髓腔锉刀进行股骨准备。（B）植入股骨柄试模。（C）植入股骨假体。（D）通过股骨颈领和试行复位来稳定同种异体股骨距骨移植物。（E）最终的股骨头打压到位

扎线缆将剩余皮质紧密贴附在假体表面，而不是用同种异体移植物填充空隙。

最终股骨柄的植入

一旦完成了令人满意的活动性和稳定性测试，最终的假体将被选定并植入以取代试模组件。用最后的假体替换试模柄，将其植入干净的股骨髓腔内。重要的是，在植入确定的最终股骨柄之前不要冲洗髓腔，以保持骨碎片在合适的位置和保存所有的骨诱导细胞。首先用手插入 Corail 或 KAR 柄，然后使用持柄器渐进性轻轻打入，在股骨柄进入股骨时控制其前倾角。在最终的打压之前，可能需要使用月牙形骨移植物重建距骨（图 101.4C～图 101.4E）。假体的颈领设计是用来稳定这种移植物的；这保证了股骨柄的正确打入水平，并在骨整合发生前有助于初期的垂直稳定性。如果使用模块化联锁型股骨柄（REEF），放置远端螺钉是关键步骤（图 101.5D～图 101.5G）。在最终确定骨干假体组件插入至复位试验时测量的参考水平后，将导向装置牢固地安装在股骨柄的圆锥上；这种可靠的导向装置能精准、安全钻孔和定位至少 2 个连锁螺钉的位置。此时，可以再次使用股骨转子组件试模和股骨头试模来确认肢体长度、稳定性和倾斜（图 101.5H）。最后，将带有合适股骨头假体的最终近端部分连接到股骨柄上（图 101.5I）。最后进行复位；这时可以在假体柄周围进行股骨干重建。通过环扎线缆实现骨瓣的重新附着（图 101.5J）。如前所述，植骨并不是必须的，但对于重建股骨距或填补骨皮质缺损可能是可取的。可以用松质骨颗粒填充剩余的空腔。然而，建议假体的全部 HA 涂层应该被宿主骨或移植骨覆盖。

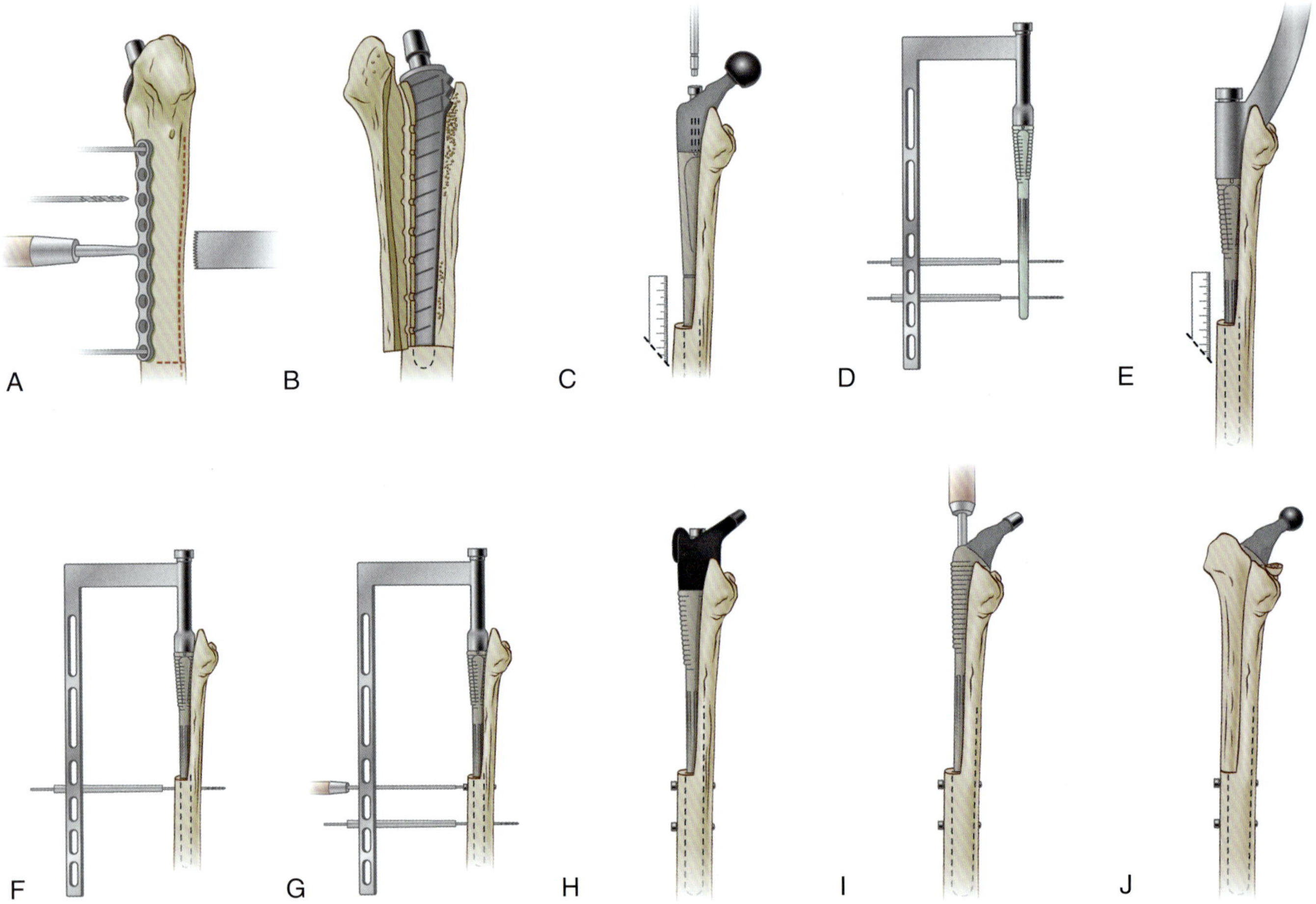

• **图 101.5** REEF 假体手术技术。(A) 联合了后方锯切、横向半切和利用钻孔模板前方折骨的经股骨截骨术。(B) 轻轻翻开骨瓣。(C) 在进行模板测量时，将股骨柄试模导入预定深度。(D) 检查联锁钉孔的对准情况。(E) 在正确水平植入最终股骨柄，(F、G) 置入远端螺钉。(H) 干骺端节段的选择确认。(I) 最终的近端组件打压并固定在股骨柄锥度上。(J) 假体周围股骨干的重建

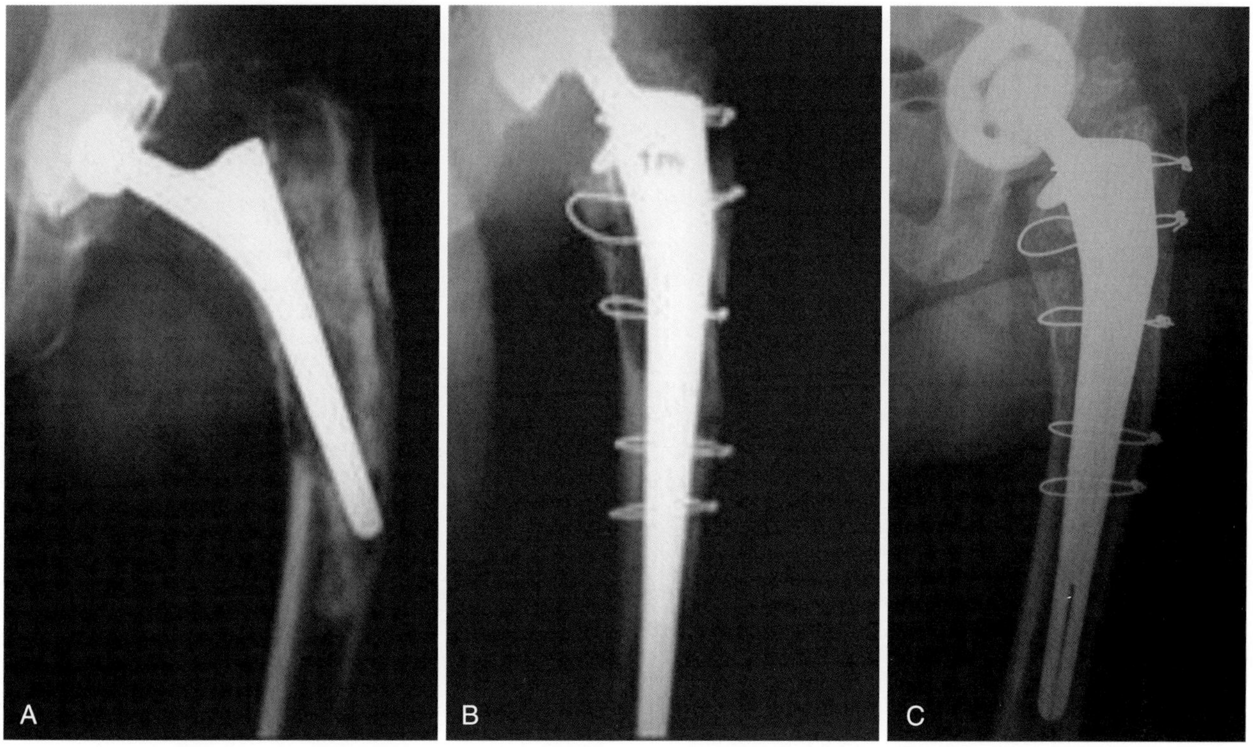

• 图 101.6 （A）骨水泥型股骨柄无菌性松动、ⅢA 型骨缺损伴假体周围骨折的 KAR 假体翻修。（B）术后对照；一个马蹄形骨移植物被放置在颈领下面，但是没有使用骨移植物来填充其他的骨缺损。（C）12 年后的最后一次对照证实了具有正常骨营养机能的重建质量

结果

研究内容

本研究包括三组不同的系列病例（表 101.1）。在第一组研究中，182 例患者在 2000—2010 年接受了 KAR 假体植入手术。在第二组研究中，在 1995—2007 年，77 例患者接受了 REEF 柄植入手术。第三组系列病例包括了 1989—2006 年进行手术的 51 例患者，他们以“比例缩小技术”植入了标准的 Corail 柄。这种非传统的技术将单独讨论。所有 325 例患者主要是由于骨水泥型或非骨水泥型股骨假体的机械失败接受了髋关节翻修手术。本研究仅涉及股骨假体的翻修。许多患者也进行了髋臼翻修，但他们不是本研究的主要目标。术前定期使用 Postel-d’Aubigné 评分 [47] 和 Harris 髋关节评分（HHS）[48] 进行临床评估。在每个临床对照中对骨缺损进行影像学评估分析 [23,24]，并使用 Engh 标准 [50] 对不同感兴趣区域 [49] 的骨重建进行了分析，即使它们不是专门用于评估生物活性假体的骨整合。根据传统方法评价假体的稳定性 [51]。KAR 系列包括 187 例翻修股骨柄（182 例患者）。手术时患者平均年龄为 71 岁。52 例患者死于非髋关节相关疾病，而翻修股骨柄在位；11 例失访。其余患者均进行了临床及影像学随访。平均随访 10 年。最初的骨缺损类型影像学差异很大；然而，大多数病例为 Paprosky Ⅰ型（10%）和Ⅱ型（62%）。

REEF 翻修柄系列病例包括 77 例模块化连锁型股骨柄（77 例患者）。6 例患者在术后数年内死于年老和合并症。没有病例失访。平均随访时间为 4 年，但有 33 例随访时间超过 5 年。患者的平均年龄为 71 岁，范围为 20～80 岁。就 Charnley 分型而言，46% 被评估为 A，38% 被评估为 B，16% 被评估为 C。就病因而言，34 例为股骨柄松动，21 例为与假体松动相关的假体周围或假体下骨折，6 例为与严重骨溶解相关的股骨柄断裂，6 例为因原发肿瘤进行了股骨切除，其余病例包括骨不连或畸形愈合以及疼痛性应力遮挡。相对较小的患者队列研究显示，REEF 假体仅用于处理巨大骨缺损（Paprosky ⅡC，39%；Ⅲ型和Ⅳ型，24%）。术前评分清楚地显示了残疾的程度：Postel-d’Aubigné 评分为 7.0 分，HHS 为 32 分。

Corail 系列病例可能是最不均质的，因为使用非传统植入物治疗相对严重缺陷的骨性病变种类繁多。

表 101.1　三个使用非骨水泥型生物活动涂层假体进行股骨翻修的系列的概述

	Corail 系列	KAR 系列	REEF 系列
包含年代	1989—2006	2000—2010	1995—2007
队列（患者数量）	51	182	77
手术的髋关节	54	187	77
男性 / 女性	21/30	84/103	31/46
骨缺损	Ⅰ～Ⅱ（2/3），Ⅲ（1/3）	Ⅰ（10%），Ⅱ（62%），Ⅲ～Ⅳ（6%）	Ⅱ（39%），Ⅲ～Ⅳ（24%）
平均随访时间	10 年（范围，1～15）	10 年（范围，5～16）	4 年（2～15）
死亡	0	52	6
失访	0	11	0
平均年龄（岁）	62（范围，28～82）	71（范围，36-98）	71（范围，20～80）
术后 Postel-d' Aubigné 评分	16.2（范围，5～18）	14.3（范围，9-18）	14.8（范围，11～18）
术后 Harris 髋关节评分	90（范围，50～100）	81（范围，35-100）	83（范围，62～100）
并发症发生率	5%	21	22%
假体存活率（%）	100	93.6（范围，84-98）	94（范围，85～99）

这种策略，今天可以被认为是一种骨保存技术，证实了即使在非常具有挑战性的情况下，HA 涂层植入物在骨重建方面的潜力。1989—2006 年，植入了 54 例标准 Corail 股骨柄（51 例患者）。手术时的平均年龄为 62 岁（28～82 岁）。在最后的随访中没有患者失访。平均随访时间为 10 年，范围 1～15 年。Postel-d' Aubigné 平均得分为 11.7 分，HHS 为 65 分。由于无菌性松动，共进行了 26 例翻修；2/3 属于 Paprosky Ⅰ型和Ⅱ型骨缺损，1/3 属于Ⅲ型骨缺损。19 例翻修与较差的生物力学有关（不可接受的下肢长度差异、偏心距不足和不稳定），翻修手术中股骨柄得到很好的固定。8 例假体失败（假体柄骨折或假体颈骨折）和 1 例假体周围骨折用标准 Corail 柄进行了翻修。

临床结果

尽管术后很长一段时间内行走活动仍受限，但疼痛的早期消失是值得注意的。在康复期使用拐杖是必要的，以弥补跛行或其他步态障碍。KAR 假体植入术后患者的主观评价显示了该手术的有益效果。总的来说，73% 的患者感到满意，23% 非常满意，4% 因脱位或深部感染而失望。所有患者均无大腿疼痛。这是由于股骨柄远端凹槽的优势，可以防止在股骨柄尖处形成应力集中。总体 Postel-d' Aubigné 评分从翻修前的 9.02 分增加到术后的 15.72 分（HHS 从 50 分增加到 87 分），提高了 6.7 分。Postel-d' Aubigné 评分的提高与 Charnley 分型有很强的相关性：Charnley A 型 Postel-d' Aubigné 评分为 16.5 分，B 型为 16.3 分，C 型为 14.6 分。只有 1 例患者因手术中低估的骨裂引起假体 1 cm 下沉而进行了重新翻修。其他患者持续无疼痛，关节活动范围增加。在这方面，结果与初次关节置换术相当。以股骨柄取出为终点，KAR 柄的 10 年存活率为 98.7%。在 REEF 柄系列病例中，主观评价结果如下：90% 的患者满意，6% 非常满意，4% 脱位的患者失望。从功能角度来看，Postel-d' Aubigné 的整体平均评分从 7 分提高到 14 分，但就疼痛评分而言，从 1 分提高到 5 分（HHS 从 32 分提高到 83 分）。考虑到术前的严重程度，这些结果可以认为是令人满意的。以任何原因股骨柄取出为终点，8 年假体存活率为 94%。最后，Corail 系列病例提供了最好的功能结果，即使在最后一次对比时 Postel-d'Aubigné 评分均值为 15.8 分（Postel-d'Aubigné 评分范围为 7～18 分，HHS 范围为 65～90 分）。功能评分的广泛范围反应了手术指征的变化较大，也与髋臼侧的并发症有关（2 例髋臼不稳，1 例髋臼杯松动）。没有患者因为股骨柄相关的问题而需要再次手术。以股骨柄取出为终点，10 年假体存活率为 100%。

影像学结果

在系列 X 线片上评估以下三方面的特征：①应用传统方法植入物的稳定性；②骨整合；③骨缺损愈合。如前所述，手术的稳定性是至关重要的。在获得初始稳定的情况下，一致性地观察到了骨整合，假体的长期存活率与初次关节置换相似。KAR 假体稳定性良好，未见内翻或外翻倾斜。在随访的 187 例中，只有 5 例股骨柄位于稍低的水平。在假体稳定的情况下，骨整合是常见的。34% 的病例发现假体周围骨化。在植入物与股骨皮质之间的间隙发现新形成的骨桥，与初次置换后观察到的骨小梁相似。在 32 例股骨柄周围观察到非进行性的透亮带，大部分在近端外侧区（Gruen 1 区）。所有骨缺损的愈合是一个常见且重要的发现。有些翻修前存在的骨缺损由于肉芽肿、骨溶解或骨折而产生，其他的则是由于手术中疏忽造成的穿孔或皮质骨开窗或施行了 Wagner 截骨术。皮质骨窗应该用植入物桥接。在骨瓣紧贴假体并用环扎线缆固定的前提下，经股骨截骨在 3 个月内愈合。

肉芽肿必须刮除干净，但骨移植在很大程度上已被放弃。总是可以看到，在来自骨瓣愈合的骨生长的刺激下股骨在假体周围重建的能力。在骨囊肿重建方面，我们没有发现打压植骨和无打压植骨患者之间有任何统计学差异（图 101.7）。骨质疏松是股骨翻修失败的一个危险因素。因此，我们对 REEF 柄系列病例进行了具体的分析，特别关注稳定性和骨量恢复。从放射学上看，术后第二个月后出现骨量恢复的迹象。93% 的病例有明显的骨长入。并注意到了两种类型的新骨形成：骨外膜附着成骨和骨内膜骨化。皮质骨形成表现为骨干骨皮质增厚（32%），不同骨性截骨的愈合均匀一致。在干骺端，这种骨皮质重建并不一致，6 例在翻修前有严重转子处骨萎缩的患者未能改善骨皮质形式。所有患者均为患有严重骨质疏松症的老年女性。然而，即使在这种情况下，骨皮质缺损也能正常愈合。37% 的影像学资料上可见骨内膜骨化；在完好的股骨远端清晰可见薄薄的骨小梁。这种骨整合主要与涂层的程度有关 [12,52,53]。

在骨质最好的区域早期固定的前提下，一个完全的生物活性涂层允许广泛和快速的骨形成。据报道，所有植入 REEF 柄的髋关节均未见透亮带（图 101.8）。因此，在术后的前几个月总能够获得持久的稳定性；未发现移位，与其他报告不同的是，未发现锁定螺钉失效 [36]。当分析 Corail 柄系列的亚组病例时，发现与初次 THA 相同骨长入模式的骨整合。颈领型 Corail 柄的使用增加了初始稳定性，并根据假体周围的骨质质量和是否行股骨截骨术，允许立即或制动几周后完全或部分负重。在最后的随访中，所有的股骨柄都显示了明确的骨整合迹象。股骨骨折、骨窗和截骨都愈合了。没有发现明显的股骨柄位置移动（图 101.9）。

并发症

没有与 HA 涂层相关的并发症或再次手术。脱位是最常见的并发症：KAR 柄系列为 5%，REEF 柄系列为 4%，Corail 柄系列为 3%。没有出现与植入物固定问题相关的再次手术。遇到的并发症是翻修手术的典型表现，通常与手术程度有关。有时需要特殊的假体取出技术以减少术中发生各种骨质并发症 [54]。有

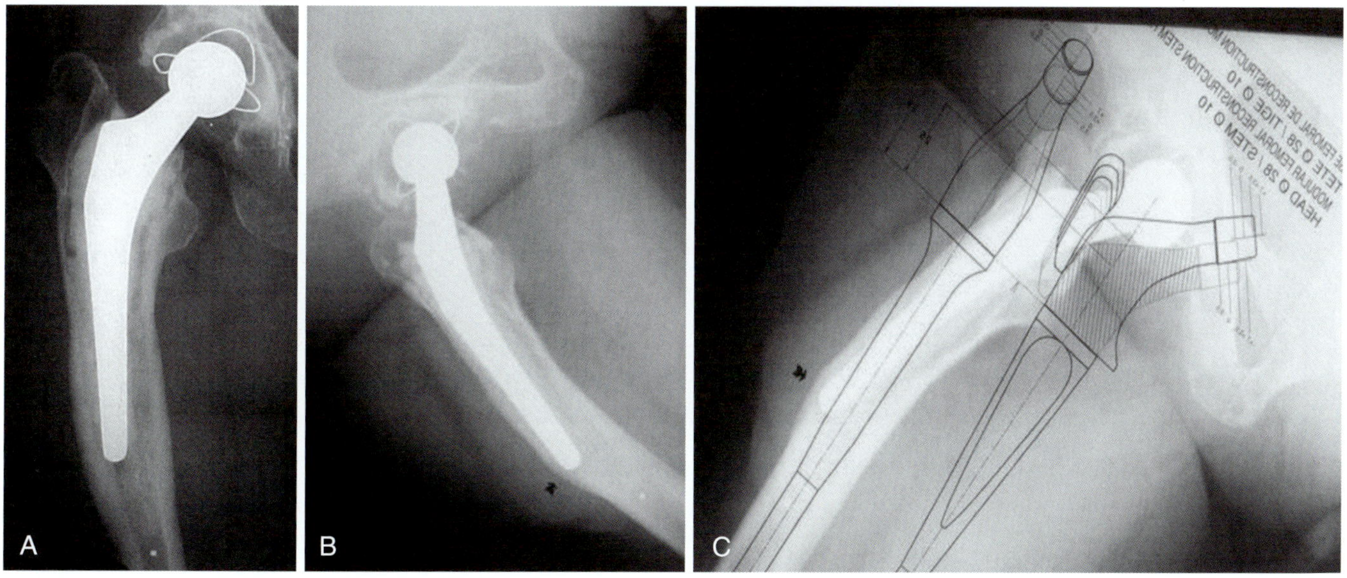

• **图 101.7**　（A、B）骨水泥型股骨柄的双极性松动，伴随骨干严重变形和远端穿孔。（C）用模块化 REEF 假体模板设计来恢复具有生理性髋关节生物力学的正常股骨几何形态

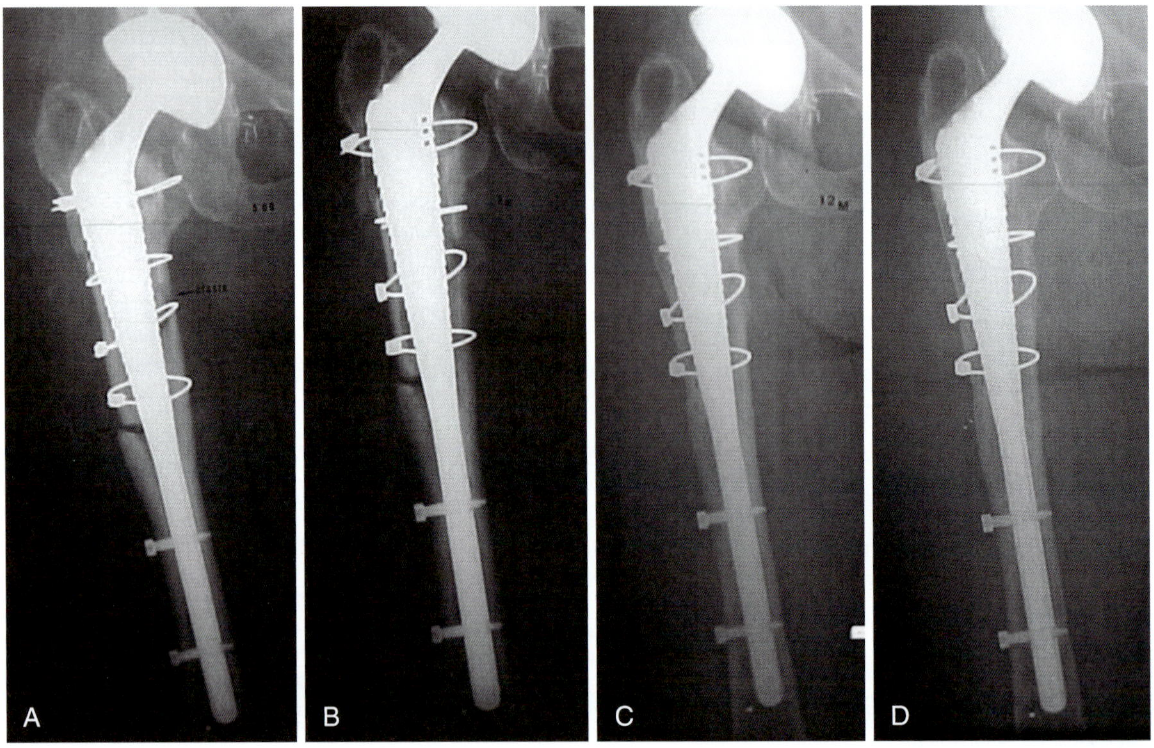

• **图 101.8** 围绕 REEF 假体进行重建。采用经股骨截骨术和内侧折骨术去除失败的假体并恢复髓腔轴线。术后立即进行的 X 线片（A）与 3 个月（B）、1 年（C）和 6 年（D）时的连续对照。注意截骨和骨折的快速愈合，以及股骨上部的骨质量

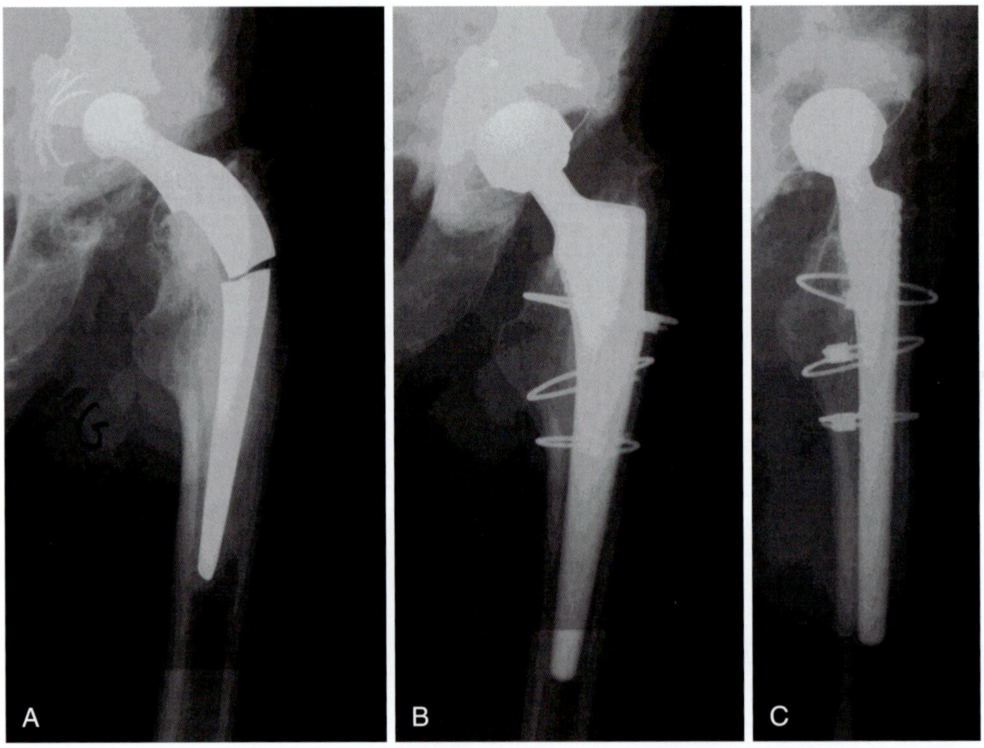

• **图 101.9** （A）用标准 Corail 柄处理松动折断的 Charnley 柄。8 年随访时的影像学评估。（B）前后位片。（C）侧位片

时很难取出所有的骨水泥和较长的骨水泥塞。使用 REEF 柄的远端锁定螺钉时，存在只有 1 个未对准螺钉的情况。因此，总是建议在假体植入前应检查瞄准器的不同孔是否与确定的股骨柄的相应孔正确对齐。长期来看，我们从未见过任何螺钉位置的问题。无任何原因（如失败、断裂、疼痛、骨反应）需要去除远

端锁定螺钉。

目前的争议和未来的展望

- 大量文献描述髋关节翻修手术[40,55-61]。然而，由于缺乏同质性，不同系列病例之间的比较是困难的。此外，从临床的角度来看，不同的功能评分（Postel-d'Aubigné 或 HHS）受到髋关节两个组成部分的影响。因此，断言评分的改善或恶化与股骨假体或髋臼假体有关是危险的。然而，无论股骨松动程度如何，我们个人在所有病例中的策略都是骨量的"生物活性"重建；在股骨翻修中应用 HA 涂层假体后，临床和影像学结果均令人满意[21,22,62-64]。然而，人们已经或正在提出其他的解决方法，如单独或结合骨移植的骨水泥型股骨柄再植入[65-70]。过去，股骨松动的骨水泥型翻修结果很差，但随着现代骨水泥技术的应用，这些结果得到了改善。文献中描述了各种失败率，在 12 年左右为 6%～43%[71,72]。一些作者[73-75]证实了这种很高的机械失败率，并认为这可能与难以获得良好的骨水泥与硬化骨交锁有关。Kerboull 等[67]报告了 82% 的优良结果。然而，在 5 年的随访中，32% 的病例出现了透亮线，10% 被评估为松动。此外，复发性松动相对于初始骨量丢失的程度增加。在一项多中心的研究中，这一点已被几位法国作者[76,77]证实。尽管骨水泥固定技术有了进步，但 5 年后松动率仍高于 20%[78]。因此，不推荐再次植入单独骨水泥型股骨柄，特别是在严重的骨量丢失病例中。股骨打压植骨结合骨水泥具有恢复骨量储备的潜力，Ling 的研究[79]和其他文献证实了这一点，然而，骨水泥套和股骨柄本身下沉率为 20%。Charrois 等[82]更倾向于将股骨柄用骨水泥固定在植入大量同种异体骨的活体宿主骨内。所有这些操作都是要求技术和消耗时间的，并且需要大量可用的同种异体骨。目前，关于同种异体骨打压植骨的持久性和较高的并发症发生率仍存在疑问。另外，据一些作者报道，广泛多孔涂层非骨水泥型股骨柄翻修表现出了优异的耐用性，并发症相对较少，长期效果良好[83-86]。然而，关于广泛涂层股骨柄的近端应力遮挡仍有报道[85,87,88]。
- 在初次非骨水泥型 THA 中使用 HA 涂层假体比前几代非骨水泥型假体获得了明显更好的效果[89,90]。HA 的生物学性能已经得到了很好的确定，并被整个骨科领域所接受。尸检分析[89-93]报道了 HA 涂层与多孔和喷砂涂层相比，显示了早期和广泛的骨沉积。这些特性导致了 HA 涂层在翻修手术中的应用。骨移植联合 HA 涂层的应用在 10 年前就被广泛讨论。骨移植和 HA 涂层之间的骨长入仍不确定。至关重要的是，在手术时应获得假体足够的机械稳定性，而不应依赖植骨加强体来提供假体的机械稳定性。早期骨长入固定只能在 HA 涂层和有血管化的活性骨之间进行；Geesink 是生物活性涂层领域的先驱[10]，根据他自己的经验，主张在广泛的股骨近端骨质缺损时，使用更长的股骨柄和更广泛的 HA 涂层。在狗的模型中，Geesink 还证明了与多孔表面相比，HA 总是能够极大地改善骨的重塑[94]。从我们 25 年的经验来看，我们相信 HA 涂层不仅具有增加骨长入的潜力，而且可以最大限度地减少应力遮挡。最近的一份临床报告[95]发现，在 2～5 年的随访中，翻修手术中广泛 HA 涂层股骨柄的总失败率为 2%。78% 的患者没有发现应力遮挡的证据。
- 总而言之，成功的非骨水泥型股骨重建需要立即的稳定，假体必须与宿主骨密切接触，以促进作为最终固定的骨整合。HA 涂层假体极大并迅速地增强了这种生物固定。股骨柄的锥形设计使其获得垂直和旋转稳定性。当由于股骨上段严重病变而不能达到近端稳定时，我们必须使用远端固定设计的较长股骨柄。也可以考虑保守的股骨翻修术；通常用初次手术的标准股骨柄，允许保存骨量。这一点必须强调，因为今天越来越多的翻修发生在年轻和活跃的患者。相对简单的手术操作和较低的术后并发症发生率是最能令他们获益的。不幸的是，这种治疗策略只推荐给股骨有限骨量丢失的患者。因此，我们建议一旦怀疑股骨假体松动，应立即进行翻修，避免骨溶解进展；定期进行临床和放射学评估是降低股骨翻修复杂性的唯一方法。

（参考文献参见书末二维码）

第 102 章

股骨翻修：非骨水泥型锥形沟槽组配式假体

RICHARD P. NADEAU, CLIVE DUNCAN, BASSAM A. MASRI, DONALD S. GARBUZ

（张德宝 译 谷贵山 审校）

关键点

- 髋关节翻修手术的成功在于 3 个方面：假体设计、手术技术和患者因素。手术技术可能是最重要的因素。
- 外科医生应该了解压配固定的概念。
- 为了成功植入和固定假体，必须认识到初始稳定和二次稳定的重要性，以及它们与非骨水泥型锥形、沟槽、组配式假体的相关性。
- 手术团队应进行充分的术前计划（定义为 3 个不同的步骤：股骨放射学分析、手术策略和模板测量），以确定潜在问题和替代方案。
- 不要犹豫进行截骨手术以获得更安全的翻修；这可以使一个困难的操作变得容易得多，可以形成良好的压配结构。

引言

松动股骨假体翻修的目的是将髋关节恢复到一个尽可能接近正常的状态。这意味着无痛和稳定的髋关节，使患者恢复良好的生活质量。全髋关节置换术（THA）的技术目标是：①在骨 - 假体界面创建一个具有轴向和旋转稳定性的结构；②通过保持肢体长度、假体型号和偏心距来稳定髋关节；③优化关节力学。关于髋关节置换失败后股骨假体翻修的一些概念已被描述。翻修时，股骨柄的稳定性可以通过骨水泥或非骨水泥固定来实现。尽管当有足够的骨量进行骨整合时，骨水泥翻修术提供了良好的股骨柄初始稳定性，但原有股骨柄的松动可能导致股骨髓腔扩大，并导致骨皮质变薄，以及更多的骨内膜硬化。在这种情况下，更难达到稳定的结构。在理想状况下，当选择骨水泥固定时，应该结合打压植骨来处理骨量丢失和优化长期固定。

广义地说，非骨水泥型髋关节翻修股骨柄在设计上可分为股骨近端（干骺端）固定或远端（骨干）固定。由于翻修时股骨近端骨量通常较差，一般首选在股骨远端进行固定。位于骨干的长期非骨水泥固定可以通过不同的方法实现，包括广泛多孔涂层股骨柄和沟槽锥形股骨柄。后者有两种不同的类型：组配式和单体式（或非组配式）。至少在北美地区，历史上最常用的是非骨水泥型广泛多孔涂层股骨柄。假体的垂直和旋转稳定性是通过骨干的摩擦压配来实现的[1-7]。尽管这种股骨柄的设计在翻修中取得了成功，但由于植入物的相对刚性，应力遮挡仍然是一个重要的问题，这最终导致了使用频率的降低[3,4,8,9]。

目前在北美地区，首选的非骨水泥型骨干固定股骨柄是沟槽锥形柄，这种方法在欧洲已经使用了 20～30 年。这些股骨柄是锥形的，以获得锥锥间的轴向稳定性，增加沟槽以接合骨内骨面，并获得旋转稳定性。股骨髓腔磨锉成圆锥形。然后将带有沟槽的锥形股骨柄打压入准备好的锥形骨干中。本质上，圆锥形的假体远端被楔入骨干以实现初始稳定。本章的目的是讨论非骨水泥型组配式沟槽假体在 THA 股骨翻修中的应用。

设计原理

对于锥形沟槽股骨翻修假体，Wagner 建议假体和骨之间的接触区域需要 70～100 mm 来获得初始稳定性[10]。然而，Le Beguec 及其同事认为，良好的压配取决于假体楔入的质量和假体与骨的接触区域，在良好骨的接触区域只需 30 mm，而如果骨质量较差，接触区应该为 40～50 mm[11]。此外，使用过长的股骨柄可以产生较不可靠的 3 点固定，而不是紧密的骨干配，而紧密的骨干压配需要将非骨水泥股骨柄正确放置在适当远的位置，以便促进股骨近端骨再生[12]。假体和骨之间的接触区域可以通过其他方式加以限制，以降低刚性。Blaimont 证明，在髋关节屈曲时，在股骨干水平存在一个张力和压力的梯度[13]。前皮质的张力最高，后皮质的压力最高。在这个平面上的某一点上，力既不是压力，也不是张力；这个区域被称为中立区。理想情况下，翻修假体在这个中立区与骨形成接触，使骨能像正常一样反应和重塑。这可以通过使用锥形沟槽股骨柄来实现。钛合金股骨柄的弹性模量接近正常骨，可以进一步促进正常骨的重塑。

压配型非骨水泥股骨柄的横截面形状对旋转稳定性也很重要。圆形横截面将产生一个大的接触表面，而对旋转载荷提供很少的阻力。横截面为四边形的假体（如锥形柄）在抗旋转扭矩和获得良好的初始固定方面已被证明是非常成功的 [14,15]。带有切割沟槽的股骨柄具有更大的优势，不仅可以中和任何旋转的力量，而且可以在假体和骨之间保留空隙，这可能有助于血管重建和随后的骨再生，在这个过程中通过骨长上进行固定。这也允许使用较低刚性的假体，并减少完全多孔涂层圆柱形假体所出现的应力遮挡。正如一些作者报道的那样，锥形沟槽钛质股骨柄理论上的优点已经在临床应用中得到了证实 [16-18]。

因为这些股骨柄依赖于锥形几何形状，当它们被楔入股骨时，通常很难预测它们何时达到稳定，特别是当残余骨量较差时。组配式股骨柄的近端部分长度不同，以适应远端假体确切楔入位置的不可预测性。这种可调节性允许外科医生将假体远端组件植入骨干以获得最佳的轴向和旋转稳定性，选择不同的近端组件，以优化下肢长度、股骨偏心距、股骨假体型号和稳定性。然而，这带来了一定的工程学挑战，因为这些股骨柄需要在假体的高应力区域采用组配式连接。这将在本章后面进一步讨论。

股骨翻修手术的术前计划

在对股骨假体进行翻修前，外科医生应评估现存的骨量，并预测植入物和骨水泥（如果存在）去除后剩余骨的质量。Paprosky 描述了一种评估 THA 中股骨骨量的实用分类系统 [19]。这一分类方法为股骨重建提供指导。

Paprosky Ⅰ型缺损

Paprosky Ⅰ型骨缺损表现为股骨干骺端松质骨相对保存完好，骨干完整。尽管这在股骨柄松动的全髋关节翻修中是相对罕见的情况，外科医生可能会选择使用近端干骺端固定的较短股骨柄或较短的骨干压配式股骨柄，要么是完全多孔涂层股骨柄，要么更可能是锥形沟槽股骨柄。只要新生骨皮质从松动的股骨柄上摘除后有足够的干骺端骨存留能与骨水泥交锁，就可以使用骨水泥固定。否则，需要考虑同种异体骨打压植骨技术。

Paprosky Ⅱ型缺损

Paprosky Ⅱ型骨缺损定义为干骺端松质骨大量丢失，骨干完整。在这种情况下，无法进行干骺端固定。因此，如前所述，外科医生应考虑使用短的骨干压配股骨柄。虽然较短的锥形沟槽股骨柄在这种翻修方案中更常见，但由于完整的骨干可以提供良好的摩擦压配，圆柱型广泛多孔涂层股骨柄也可以用于这种翻修方案。

Paprosky Ⅲ型缺损

Paprosky 在Ⅲ型骨缺损中，股骨干骺端严重损伤，骨干皮质变薄。根据定义，ⅢA 型缺损有超过 4 cm 的完整骨干可用于远端固定；因此，外科医生应考虑使用锥形沟槽股骨柄，以获得足够的初始固定和良好的股骨柄初始稳定性。如果计划使用完全多孔涂层股骨柄，因为可能没有足够的骨干骨质提供足够的摩擦匹配，因此关键的术前分析是必要的。在ⅢB 型缺损，可用于远端固定的骨干骨质小于 4 cm。当翻修这样的病例时，广泛多孔涂层股骨柄因为不能达到足够的摩擦匹配而往往会失败 [19]。然而，非水泥型锥形沟槽股骨柄即使在相对较短的峡部也能获得良好的初始压配，并能实现良好的旋转稳定性。在这种类型的翻修中，使用此股骨柄已取得了良好的效果 [20-24]。

Paprosky Ⅳ型缺损

Paprosky Ⅳ型缺损的特点是干骺端和骨干均有严重损伤，并伴有股骨髓腔增宽，因此不能进行骨干固定。如果能够达到楔形匹配，锥形沟槽股骨柄可以用于这型缺损。为此，外科医生应选择锥度较大的锥形柄。如果不能达到楔形匹配，可根据股骨骨丢失的程度，选择打压植骨长柄骨水泥固定、同种异体假体复合结构、巨大假体或带有铰链膝的全股骨置换。在极端情况下，可以考虑在宿主股骨非常大的扩张髓腔内植入同种异体骨 - 假体复合物。在这种复杂的临床情况下，必须对患者进行仔细评估、X 线片分析，并对所有可用的治疗方案进行详细讨论。

术前模板测量

在翻修方案中，术前测量的目的是确定以下事项：

1. 根据现有的下肢不等长确定髋关节新的旋转中心和股骨头的精确位置；另外，如果髋臼也要翻修，要确定髋臼假体的预期新位置。

2. 股骨柄的长度需要绕过骨缺损和实现初始稳定性。
3. 股骨转子延长截骨术（ETO）的长度要求能安全取出植入物，并拉直弓形股骨以容纳直柄。这本书的其他章节详细的介绍了植入物的取出。外科医生应确保术前的照片包括一个放大率标志物，以校准模板的放大率。另外，模板可以参考已知长度或直径的组件，例如髋臼杯或股骨头的直径。当应用原位组件的植入物标记时，必须要进行验证。用模板测量来确定直径，以及实现固定和绕过骨缺损所需的股骨柄。同时，截骨的长度确定为允许安全取出植入物，并保留至少 5～7 cm 固定的完整股骨管腔所需的可能最长截骨。然后测量近端组件的大概长度。然而，应该记住，这个过程是不准确的，因为近端组件的确切长度将取决于术中远端股骨柄的最终位置。

手术技术

植入组配式股骨柄的方法取决于是否进行 ETO。这里将详细描述这两种技术。

用股骨转子延长截骨术在原位安装

Wagner 是第一个在 THA 翻修中推广股骨近端截骨技术的人，尽管他的技术涉及在包括股骨上段周长前 1/3 的冠状面创建截骨瓣 [10]。该技术已稍作修改为在矢状面创建截骨瓣，其中包括股骨上段外侧 1/3 和外展肌附着在大转子 [25]。

可能需要 ETO 的情况包括：固定良好的骨水泥型或非骨水泥型股骨假体的翻修；在不能进行骨水泥 - 骨水泥翻修的情况下取出松动的股骨柄及连结良好的骨水泥套；矫正股骨近端畸形，并获得额外的髋臼显露；或在有广泛瘢痕、异位骨化及严重前突（关节内陷）的髋关节置换失败患者协助进行关节脱位。

该技术的潜在优势包括可直接进入股骨髓腔远端进行扩髓和及取出远端的骨水泥。这避免了大转子因钻头撞击而骨折的风险，并具有通过大转子前移来增加外展肌张力的额外优势，减少了显露困难的髋关节翻修手术时间 [25,26]。

锥形柄要想成功地发挥作用，假体和骨之间的表面接触必须足够，这样才能达到假体的稳定楔入，消除假体的移动，允许足够的骨长上。如果将直柄植入冠状面弯曲的股骨内，接触区域将只有 3 点，并且几乎不能防止假体下沉或对抗旋转，特别是在薄弱的骨质中 [12,27]。因为圆锥形钻头不能将弯曲的股骨变直，这是进行截骨手术的另一个适应证。

截骨完成后，准备股骨髓腔。第一步包括对骨干进行扩髓，直到实现坚强的骨内皮质接触（图 102.1～图 102.4）。钻头应实现轴向和旋转稳定性。最终钻头的宽度应该与所选股骨柄的直径相同。如果已经进行了截骨手术，则可以通过截骨部位将钻头插

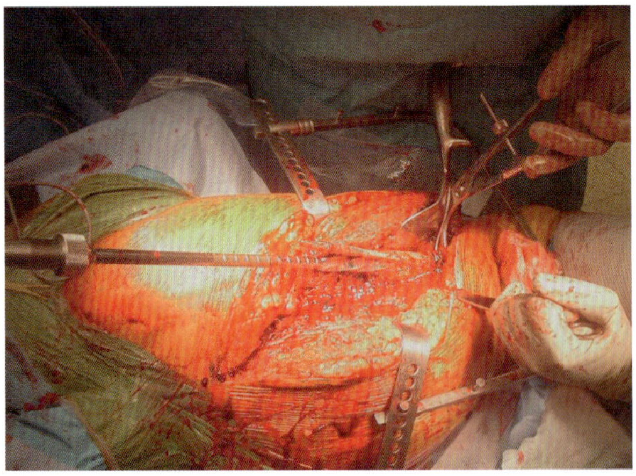

• **图 102.1** Vancouver B2 型假体周围骨折术中照片。图示股骨髓腔扩髓

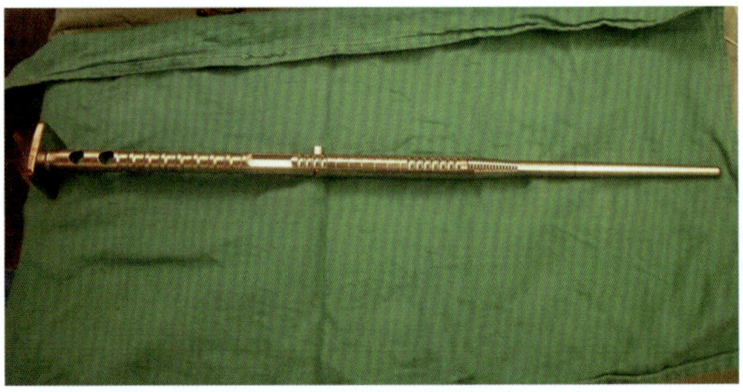

• **图 102.2** 照片显示带手柄的股骨磨锉

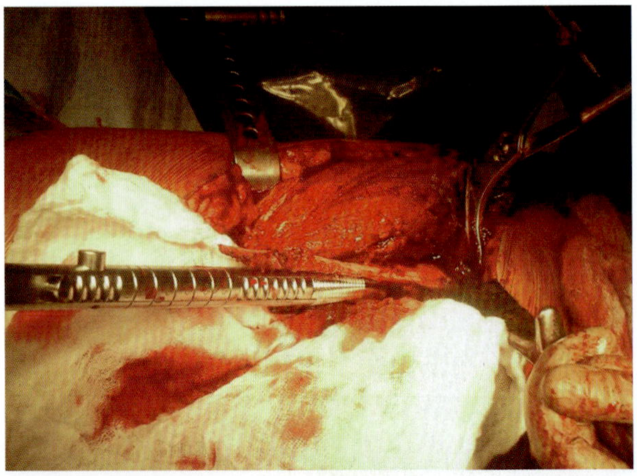

• **图 102.3** 术中照片显示磨锉股骨髓腔以获得良好的压配。一旦磨锉手柄解除耦合，可将磨锉兼做股骨远端试模

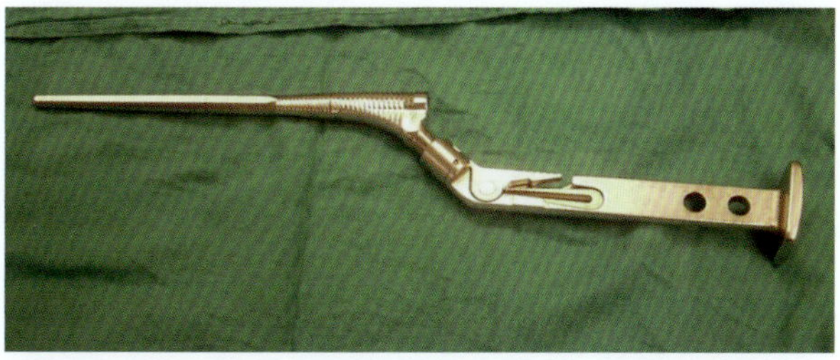

• **图 102.4**　照片显示远端磨锉连接在模块化近端组件和手柄上

入股骨远端节段，其深度与最终放置的股骨柄一致。当扩髓时，外科医生应该钻到允许的假体长度而不是该系统所提供的最短或最长的深度。这一点很重要，因为股骨柄的位置通常比钻头略微高一些，或者股骨柄未来下沉小于预期。这允许对近端组件进行微调。现代组配式翻修系统允许在插入最终股骨柄之前进行试模（图 102.5）。也可选择不经试模即植入最终股骨柄，确保其位于骨缺损或截骨通道以下至少 2 个骨干直径（图 102.6）。如前所述，在一些股骨柄的设计中，沟槽不是整个圆周的，而是设计成只在冠状面与骨内接触。因此，股骨柄的"裸区"（无沟槽区）位于矢状面（前、后；图 102.7）。在这一时期必须小心确认假体良好压配或楔入骨干（图 102.8）。如果没有观察到这一点，最终的假体可能会下沉，随后失败。一旦植入最终的假体远端组件，外科医生可以选择多个不同长度的近端组件来恢复下肢长度，这取决于外科医生所使用的特定系统（图 102.9～图 102.11）。大多数系统都提供了能够"拨号式"调整适当前倾角的额外选择（图 102.12）。然后将近端假体试模固定在最终的远端假体组件上，通常通过螺母或螺钉固定在 Morse 锥度的螺纹部分，但不直接接触 Morse 锥度，因为有可能损坏它的风险。近端试模被固定到最

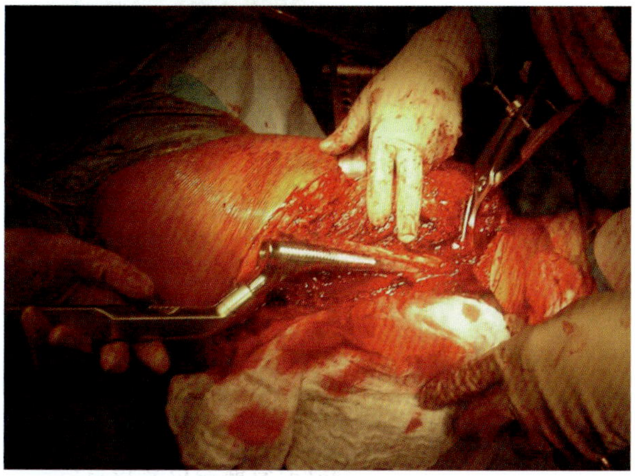

• **图 102.5**　术中照片显示试磨组件的位置

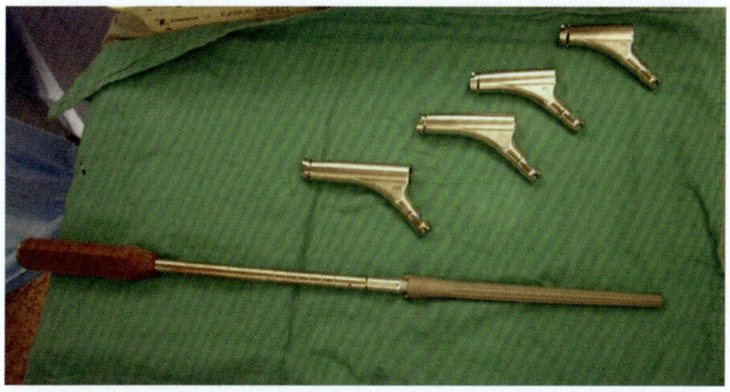

• **图 102.6**　照片显示具有锥形沟槽股骨柄结构的最终远端假体，以及近端试模组件可供选择

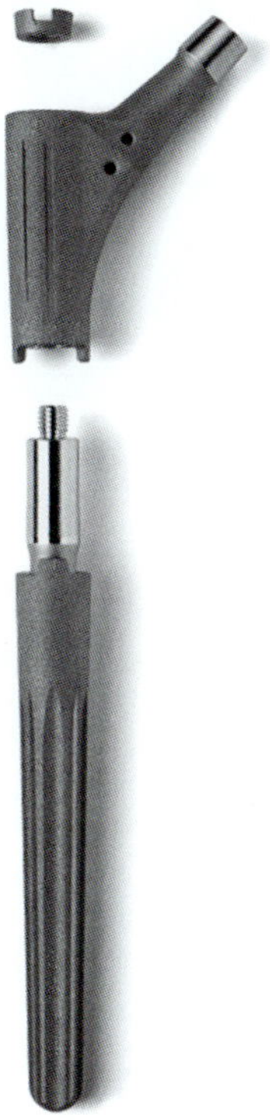

• **图 102.7**　照片显示最终的假体，包括远端锥形沟槽股骨柄，以及近端组件和锁定螺母（Courtesy Zimmer Inc.，Mount Laurel，NJ）

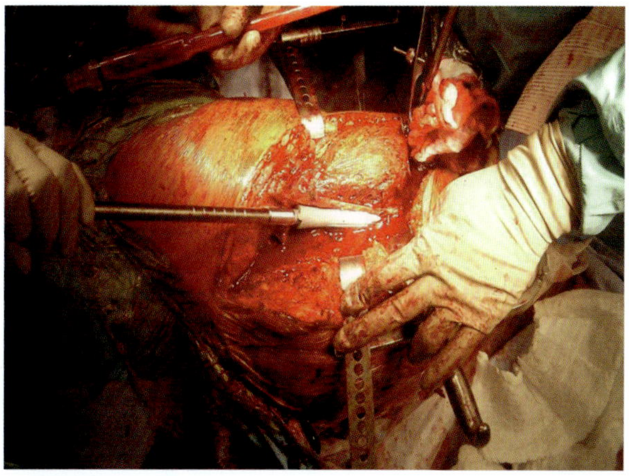

• **图 102.8**　术中照片显示远端股骨柄进入股骨髓腔的位置。注意沟槽的位置

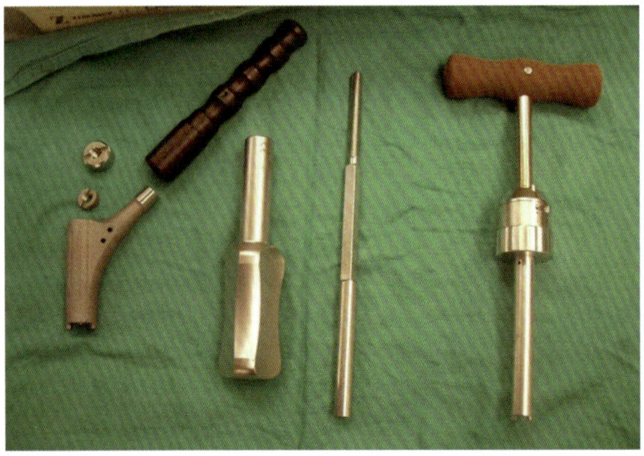

• **图 102.9** 照片显示了用于植入近端组件的器械（导杆、打压器、锁定螺母和扭矩螺丝刀）。也显示了最终的近端组件

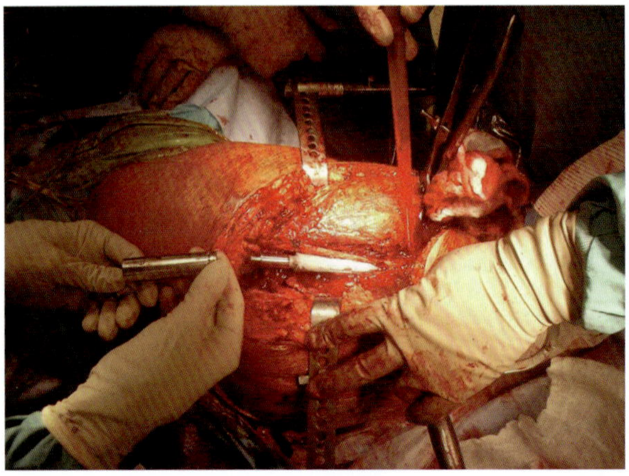

• **图 102.10** 术中照片显示股骨远端组件已“楔入”股骨髓腔。模块化组件试模将要安装在股骨柄上

终的远端假体之后，选择适当大小的股骨头，复位髋关节，检查关节稳定性和下肢长度。如果这时髋关节不稳定，可以选择不同大小的近端假体来解决下肢长度问题或改变前倾。选定最终的近端组件，将其固定到远端组件上（图 102.13）。将近端组件固定到股骨柄的方法根据所使用的系统而有所不同。

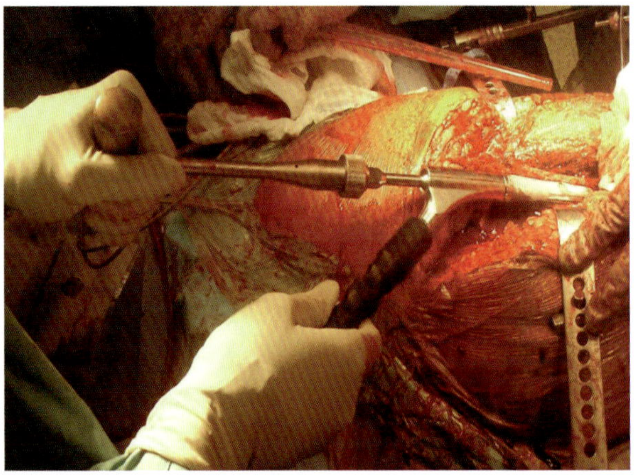

• **图 102.11** 术中照片显示试模组件如何固定到远端股骨假体

图 102.14 显示类似的组配式翻修股骨柄的术后 X 线片。

用股骨内途径安装

在没有进行 ETO 的情况下，进行股骨扩髓以实现良好的轴向和旋转稳定性。必须确保顺着髓腔直行磨锉。通常大转子突出在股骨管腔上，在这种情况下，必须小心准备大转子区域，以便外科医生使用远端钻头进行直行磨锉。在选择了股骨柄的长度和直径后，可以插入一个远端组件试模或确定的股骨柄。完成这一步骤之后，大多数现代的翻修系统都有所谓的“连接”钻头，可以进行精确的扩髓以安装近端组件。一旦准备完成，试模之后选择最终的近端组件。然后根据特定系统的技术，将近端组件与远端股骨柄连接。植入确定的组件后，可以选择合适的股骨头试模。如果下肢长度和稳定性满意，将最终的股骨头安装到假体上，然后复位髋关节。

术后护理

如果假体完美地楔入具有良好皮质骨和适当圆锥

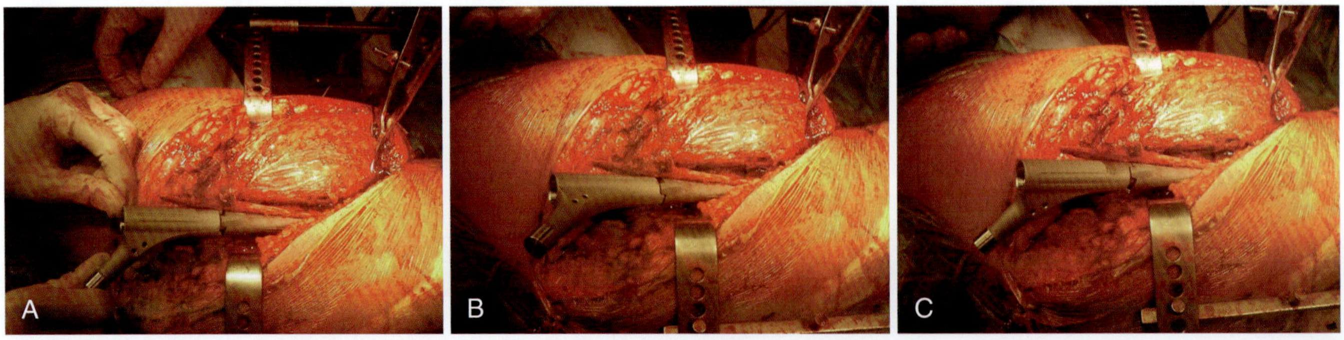

• **图 102.12** 术中照片展示了模块化近端组件以及和如何“拨号式”调节前倾角

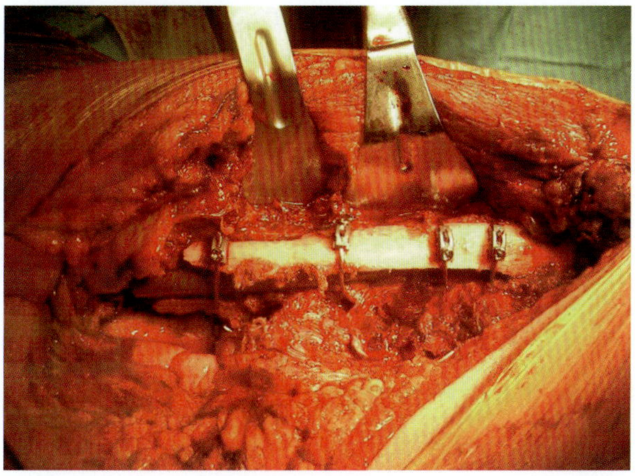

• 图 102.13　术中照片显示最终的假体在原位。股骨近端骨折已复位到假体上，并用钢缆固定。将一条额外的钢缆紧接在股骨骨折范围的远端，固定到股骨上，以防止在装置植入股骨髓腔之前骨折扩展

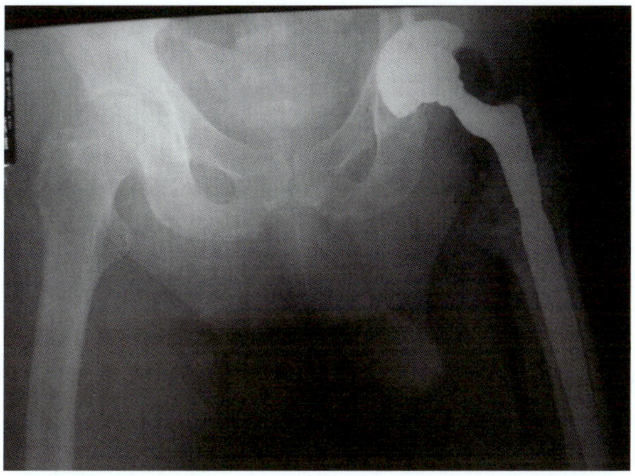

• 图 102.14　术后 X 线片显示锥形沟槽组配式翻修股骨柄，用于翻修在 Gruen 1 区和 7 区有相当大的近端骨丢失的松动股骨假体

形髓腔的股骨内，那么这种结构将会是稳定的。在这种情况下，可以允许患者借助助行器或拐杖负重。然而，在大多数情况下，骨量是缺乏的。由于这个原因，我们通常建议部分或脚趾着地负重 6～8 周。如果进行了 ETO，则术后 6～8 周限制主动髋关节外展。除了安全步行和步态进展的一般教育外，我们一般不规定在术后立即进行延长的物理治疗。手术后 6～8 周应对患者进行复查，进行临床和影像学评估。这时应仔细检查植入物，以确保它是稳定的，没有下沉。也应该评估大转子骨瓣的早期愈合。在这个方面，如果他们有足够的肌肉力量，大多数患者可以开始戒掉他们的步行辅助器，恢复负重。由外科医生决定这个阶段的物理治疗，但许多患者可以通过家庭锻炼恢复，不需要正式的物理治疗计划。我们建议在评估过程中没有任何临床或影像学特殊记录的情况下，在术后 1 年进行长期随访，然后每隔 5 年复查一次。

结果

第一个非骨水泥型锥形沟槽股骨柄是单体的 Wagner 柄。尽管总体上是成功的，但有 24 篇报告描述了临床上显著的假体下沉 [16-18,28-32]。在借鉴 Wagner 柄经验的基础上，开发了带有近端组配式组件的锥形沟槽钛质股骨柄。如前所述，组配式设计允许外科医生将股骨远端组件与近端组件分开。这具有明显的优势，可以精准地获得远端匹配，以及恢复下肢长度和髋关节稳定性。术后评分的改善、并发症发生率的降低和近端骨量的持续恢复使其成为髋关节翻修的首选股骨柄 [33,34]。模块化锥形沟槽钛柄的 5 年存活率为 86%～99%[20]。当随访时间延长到 10 年，假体中期存活率仍然接近 85%，33% 术前股骨广泛骨丢失的患者出现近端骨量的影像学改善 [35]。由于外科医生将要安装的股骨柄远端组件与近端组件的长度和直径无关，组配式锥形沟槽钛质股骨柄下沉的风险较低。

在过去的 20 年里，来自单中心的多项研究报道了在不同临床场景中使用锥形沟槽钛质股骨柄的结果：与广泛多孔涂层的圆柱形钴铬（Co-Cr）设计的股骨柄比较的结果、严重骨缺损患者至少 5 年随访的结果、假体周围骨折后的结果。220 例初始队列患者的中位随访时间为 2 年 [20]。在随后的一项研究中，对相似的队列进行了较长时间的随访，组配式钛质股骨柄组和 Co-Cr 股骨柄组的平均随访时间分别为 37 个月和 47 个月 [36]；采用 WOMAC 骨关节炎指数、牛津髋部评分和 SF-12 评分评估临床结果和患者满意度。沟槽钛质股骨柄患者的 WOMAC 疼痛、功能和整体评分，以及患者满意度评分均较高。同一组作者进行的最新研究的成果显示，在 48 例更广泛股骨近端骨缺损（Paprosky Ⅲ型和Ⅳ型）较小队列研究中，采用组配式锥形沟槽钛质股骨柄进行手术治疗，在 10 年（平均 84 个月）中期随访中显示出相似的结果 [35]。临床结果和患者满意度评分有显著改善，假体存活率可以接受。本研究中发现的 5 例假体断裂与已不再临床上使用的小直径组配式股骨柄有关。作者得出结论：采用这种设计的股骨柄获得更好结果的原因是沟槽钛质股骨柄的刚度降低以及组配化（其优点已在前面讨论过）。该种假体用于假体周围骨折治疗的研究显示了相似的满意结果 [33]。最近，同一组作者报道了非组配

式设计假体的髋关节翻修术，结果显示了优良的功能评分结果以及较低的假体下沉率和再次翻修率[37]。

最近，Abdel 和他的同事发表了一项大规模的研究，519 例患者因假体无菌性松动接受了组配式锥形沟槽股骨柄的 THA 翻修。在该队列中，除了相似的临床结果改善外，10 年假体存活率（96%）也有显著改善，仅 1 例发生股骨柄断裂。此外，在 12 例术后下沉的股骨柄中，除 1 例外，其余均随时间推移而稳定[38]。Huang 和他的同事进行的一项回顾性研究显示了类似的结果，在这项比较队列研究中，289 例患者在 THA 翻修中接受组配式或单体式锥形股骨柄，每组分别进行了平均 6.3 年和 5 年的随访。并且，在单体式股骨柄组，无需翻修的影像学假体柄下沉风险增加，在组配式股骨柄组，术中假体周围骨折发生率在临床上明显增加（16.9% vs. 7.0 %）[39]。这两项研究的作者得出结论，组配式钛质沟槽股骨柄为股骨重建提供了一种持久的选择，在股骨骨整合、假体存活率和长期临床结果方面都有很好的提高。

并发症

这些并发症很好地被分为围术期、术后立即或早期及晚期并发症。这种类型假体的围术期并发症包括股骨干骨折，这可能发生在磨锉或最终假体打入股骨髓腔时。当最终的近端组件和股骨柄结构的肩部沿股骨内路径打压进入股骨并撞击大转子时，也可能发生大转子骨折。如果未能充分认识到股骨在矢状面上的弓形曲线，且未进行股骨截骨，则在使用钻头扩髓或打入股骨柄时可能发生前皮质穿孔。这可以通过仔细的术前计划和模板测量来避免，特别是在股骨矢状弓存在的情况下要特别注意侧位片。

当翻修原有的骨水泥型股骨柄时，骨水泥的不完全去除会导致钻头和股骨柄的位置不正确，内在的风险是皮质穿孔或骨折。Park 和他的同事报道，髋关节翻修术后（包括或不包括 ETO），6% 的患者发生了术中骨干劈裂骨折，6% 的患者发生了皮质穿孔，5% 的患者发生了关节脱位[21]。最近的研究报道，植入组配式股骨柄术中股骨骨折发生率高达 12%[40,41]。相比之下，使用单体式锥形沟槽股骨柄的术中骨折率高达 27%。在股骨翻修手术中，由具有丰富经验的外科医生进行仔细的手术操作对于降低术中假体周围骨折的风险是至关重要的，这包括有控制的髓内扩髓、使用 ETO 进行手术显露和在远端（骨干）不完整部分预防性使用环扎线缆。

术后立即或早期的并发症包括脱位、大转子骨折和假体下沉。组配式股骨假体的特定脱位原因可能包括近端组件长度不足和未能充分处理股骨颈前倾。由于远端假体组件楔入不足或假体周围骨折，也可能导致假体下沉。也可能表现为软组织张力不足或撞击引起的髋关节不稳定。虽然假体下沉值得临床密切关注，但它通常更多的是一种影像学并发症，而不是临床显著的并发症。绝大多数影像学上显示下沉的股骨柄发生在第一次手术后 1 年内，具有良好的二次稳定性，很少发生脱位或因不稳定而需要再次手术[34,35]。传统上认为，股骨柄下沉风险增加与使用单体式而非组配式锥形沟槽型股骨假体有关，尽管这种并发症的发生率在两种假体中都有报道。因此，对于组配式和单体式股骨假体来说，合适的植入位置和股骨柄直径大小对于降低下沉风险至关重要。包括单体式和组配式假体的最近研究已经注意到，随着对正确髋关节翻修技术理解的提高，假体下沉及其相关并发症（疼痛、不稳定）发生率显著降低[27,37,42-48]。

组配式股骨柄的晚期并发症主要与假体高应力位置的组配连接点有关，通常的假体断裂位置在组配连接点近端 1～2 mm 处。微动疲劳促使了裂纹的产生，裂纹通过弯曲疲劳机制扩展。腐蚀疲劳机制也被认为是 Co-Cr 组配式股骨柄断裂的一个重要因素，其速率远高于钛质组配式假体，尽管两种类型的组配柄都有可能在柄 - 体连接处因腐蚀而产生裂纹扩展[49-51]。

Lakstein 和他的同事报道了一小部分组配式股骨柄断裂病例，发现组配式股骨假体失败的危险因素（框 102.1）[52]。这些危险因素中最重要的是肥胖、近端柄 - 体连接处的较小直径以及通常是由于经股骨截骨导致的股骨假体在柄 - 体连接处缺乏骨支撑[49]。在可能的情况下，我们建议确保连接区（特别是连接区

框 102.1 模块化带纹锥形股骨柄灾难性假体失效的风险因素

体重指数＞ 35 kg/m²
股骨柄直径＜ 19 mm
尺寸不足的股骨柄
近端内侧骨量不足（缺少内侧支撑）
骨溶解
假体松动的迹象

数据来源于：Lakstein D，Eliaz N，Levi O，et al. Fracture of cementless femoral stems at the mid-stem junction in modular revision hip arthroplasty systems. J Bone Joint Surg Am. 2011；93：57-65.

的内侧部分）有良好的骨支撑。小直径组配式股骨假体不再批准用于临床使用；生产企业已开发出较强的锥形连接结构。最近的研究已经显示，这种灾难性并发症的发生率降低了，这表明股骨柄设计和手术技术的改进提高了临床结果 [40,44,53]。

总结和小结

股骨近端骨质通常较差，需要稳定的远端固定的股骨假体。组配式锥形沟槽股骨柄通过远端沟槽提供轴向和旋转稳定，近端组件可以独立调节下肢长度、偏心距和前倾角。与以前的假体相比，这种假体设计在处理髋关节置换失败且股骨近端骨量较差的患者中具有许多优点。

仔细的术前计划和对预计植入系统的熟悉是术后取得积极临床结果的必要条件。对于经验丰富的关节翻修手术医生，可以使用单体式或组配式锥形沟槽股骨柄来保证股骨远端稳定的压配，促进股骨近端骨再生，并可实现两种假体的可复制性的结果。另外，对于不经常做关节翻修手术的外科医生，最适合使用组配式股骨柄，特别是在计划需要截骨时。当柄 - 体组配连接完全可视化时，可以保证组件在体内的安全，降低植入失败的风险。ETO 和股骨干预防性环扎线缆对于手术显露及合适的股骨柄位置非常有用，特别是在术前存在畸形的情况下。这不仅可以降低假体下沉的风险，还可以防止医源性假体周围骨折。外科医生必须认识到可能导致组配式锥形柄发生灾难性机械失败的风险因素（框 102.1），并在其中一种或多种因素出现的情况下避免使用。

致谢

作者要感谢 Christopher R. Gooding 在本章以前的版本中所做的工作。

（参考文献参见书末二维码）

第 103 章

股骨翻修：同种异体移植物假体复合结构和股骨近端置换术

JENNIFER L. LEIGHTON, OLEG A. SAFIR, ALLAN E. GROSS, PAUL R. KUZYK

（张德宝 译　谷贵山 审校）

关键点

- 全髋关节置换术（THA）失败且小转子远端 5 cm 以上股骨近端骨缺损的患者，可以通过使用同种异体移植物假体复合结构（APC）或股骨近端置换术（PFR）来完成股骨假体的翻修。
- 与 PFR 相比，股骨近端同种异体移植物的使用有助于转子和外展肌的修复，导致外展肌损伤、跛行、不稳定和脱位的发生率更低。即使宿主大转子被破坏，使用带有同种异体外展肌腱的股骨近端同种异体移植物也能修复宿主外展肌腱。
- 使用 APC 的先决条件包括获得骨库、大块同种异体骨结构性植骨的专业知识、患者对术后康复计划的依从性以及患者对延长手术时间的耐受能力。如果做不到，建议使用 PFR 替代。
- 在我们目前的实践中，我们在年轻、高需求的患者中使用 APC，这些患者可能需要多次翻修手术，而在高龄、低需求和身体虚弱的患者中保留 PFR 的使用。
- 为了获得 APC 移植物足够的初始稳定性，我们在移植物 - 宿主组织连接处使用长往复状走行或斜行切面，并由多根环扎线缆捆绑连接，以及用同种异体结构性皮质骨作为生物夹板进行加固。我们避免假体远端的骨水泥固定，我们认为远端假体的压配对假体的初始稳定性并不是必需的。

引言

股骨近端严重骨缺损的患者行 THA 治疗具有挑战性。小转子远端超过 5 cm 的骨缺损阻碍了大多数常规髋关节置换技术的使用。诸如关节切除成形术等补救性手术的效果很差[1,2]。关节融合术很难实现[3]。可行的选择包括使用同种异体移植物假体复合结构、股骨近端置换术和打压植骨技术。本章节将讨论同种异体移植物假体复合结构和股骨近端置换术的应用。

PFR 是一种将金属股骨移植物的近端连接到股骨头，与髋臼形成关节，远端固定在宿主股骨上的手术。它可以是骨水泥固定或非骨水泥固定，组配式的或非组配式的。历史上，PFR 是在肿瘤切除后使用的[4]。最初的设计是带有延长块的钴铬合金单体式假体，用骨水泥固定在远端股骨。后来的发展包括模块化设计以更好地适应下肢长度和多孔涂层以促进外层皮质骨桥形连接处的骨长入，尽管这一概念甚至在骨移植中也未被证明具有可预测性。最近适应证已扩大到非肿瘤的情况，如全髋关节置换失败伴股骨近端巨大骨缺损和假体周围骨折。

在髋关节翻修中，同种异体移植物假体复合结构（APC）被定义为近端与同种异体股骨近端骨移植物相结合的一种长柄假体。在过去的 10 年里这项技术已经得到普及，出现了一些令人鼓舞的长期报告结果[5-10]。

当比较 APC 和 PFR 时，使用 PFR 的优点包括：移植物更容易获取而不需要骨库、假体更容易植入而不需要大块同种异体骨移植的专业知识、更短的手术时间以及潜在更低的失血量和感染率。也避免了疾病通过同种异体骨传播的理论风险。PFR 患者一般允许在术后早期负重，对术后康复的要求较低。

然而，用 PFR 进行髋关节翻修与更高的脱位率相关[11,12]。PFR 提供较差的宿主骨和软组织附着，导致较弱的外展肌力和较高的“Trendelenburg 倾斜”的发生率[13]。还有一个缺点就是扩髓进行股骨柄的骨水泥固定或压配时，破坏宿主远端股骨髓腔，这对于保留骨量（特别是在年轻的高需求患者中）是不可取的。就假体存活率而言，报告显示 PFR 的假体松动率和失败率更高[13,14]。

APC 的使用能潜在地恢复股骨近端骨量，并减少宿主骨远端髓腔破坏以保存骨量帮助未来重建。通过避免在假体远端进行骨水泥固定或明显的扩髓，远端宿主骨髓腔得以相对保留。近端同种异体移植物的使用有助于宿主骨和软组织（特别是大转子）的附着。当宿主大转子损伤时，使用近端股骨 - 外展肌腱同种异体移植物有利于宿主外展肌腱的修复。带有大转子和外展肌修复功能的 APC 与 PFR 相比，外展肌障碍、跛行、不稳定和脱位的发生率更低 [11-13]。

适应证和禁忌证

适应证

使用 APC 或 PFR 的一般适应证是小转子远端超过 5 cm 的股骨近端骨缺损。骨缺损可能由肿瘤切除、原有 THA 感染、假体周围骨折（如温哥华 B3 型）或骨溶解引起。

一般来说，APC 用于年轻、高需求的患者，这些患者可能需要多次翻修，并且他们能够安全执行广泛的康复方案。

禁忌证

APC 和 PFR 一般绝对禁忌证包括医学上不适合大手术的患者、未得到解决的表浅或深部髋关节感染患者以及不配合术后康复计划的患者。另一个禁忌证是有能力使用替代技术进行股骨重建，如组配式锥形沟槽股骨柄。一般相对禁忌证包括病态肥胖和中枢或外周性灌注不良。APC 不应用于放射治疗后，因为宿主 - 同种异体移植物连接处的愈合潜力差。在这种情况下，PFR 是首选。最后，外科医生或手术团队对髋关节翻修技术不熟悉或经验有限是这些复杂技术的禁忌证；这样的病例应该转诊到对这些技术更有经验的中心。

另一个禁忌证是无法获得当地或商业骨库。在这种情况下，应使用替代技术或将患者转诊到具有该技术专长的其他中心。

术前计划

因为 PFR 的使用除了需要将髋关节外展肌固定到股骨柄之外，在技术上与大多数远端固定型股骨柄相似，我们将重点关注与 APC 相关的技术细节。

同种异体移植物假体复合结构

同种异体移植物的获得

我们建议从美国组织库协会（American Association of tissue bank）认可的组织库中获得新鲜冰冻同种异体移植物 [15]。一般来说，这些同种异体移植物经过了辐射灭菌，并在 –70°C 保存。

术前计划是必需的，以便可以订购正确尺寸的同种异体移植物和假体。获得带有校准放射学标志物的骨盆正位片和股骨全长片，以估计所需的移植物和假体的长度和直径。同种异体移植物的长度是根据股骨近端缺损的长度来估计的。这通常与髋关节旋转中心到有足够骨量来支撑同种异体移植物的股骨远端水平的距离有关。这种估测应该考虑到由于假体下沉或假体周围骨折造成的明显和功能性下肢长度差异。为了保证术中的调整，必须订购一个比预估的要长得多的移植物，并应考虑在同种异体移植物的宿主 - 骨连接处进行最少 3～5 cm 的阶梯形截骨。预计的股骨柄长度应大体上大于预计的移植物长度。理想情况下，股骨柄长度应超过宿主 - 移植物连接处至少 2 个皮质骨直径的长度，并且如果可能的话，预期的股骨柄尖端距膝关节的距离应大于 4～6 cm。

在关节翻修中，通常由于原有松动的股骨假体周围骨溶解和空腔化、感染或骨折导致宿主骨皮质变薄而管腔变宽，移植物管腔直径通常比宿主管腔窄。避免选择外径比宿主明显狭窄的移植物，以减少术后不稳定套叠和不可控下沉的风险。理想情况下，移植物和宿主的外径应在移植物远端 - 宿主连接处匹配，以实现最佳的连接稳定性。另一种选择是，使用稍窄的移植物将其远端插入宿主骨管腔 1～2 cm，确保初始连接固定的稳定性，可增加骨愈合和长期稳定性（图 103.1）。

排除感染

术前检查应使用血清炎性标志物（C 反应蛋白、红细胞沉降率）排除感染。如有必要，在本书其他章节讨论的其他检查项目可能是必要的。在外科医生合理地确定感染不是手术失败的原因之前，不应该预约手术。虽然一期翻修可以用于感染的治疗，但 PFR 在一期翻修中没有作用。

器械和移植物

需要进行髋关节翻修的伴有严重股骨近端骨缺损患者通常经历了多次原有的髋关节手术，软组织功能差，不稳定和脱位的风险增加。我们经常考虑使用大摩擦界面、双动或限制性内衬的潜在需求。对于外展肌功能不佳和（或）大转子受损的患者，我们也考虑

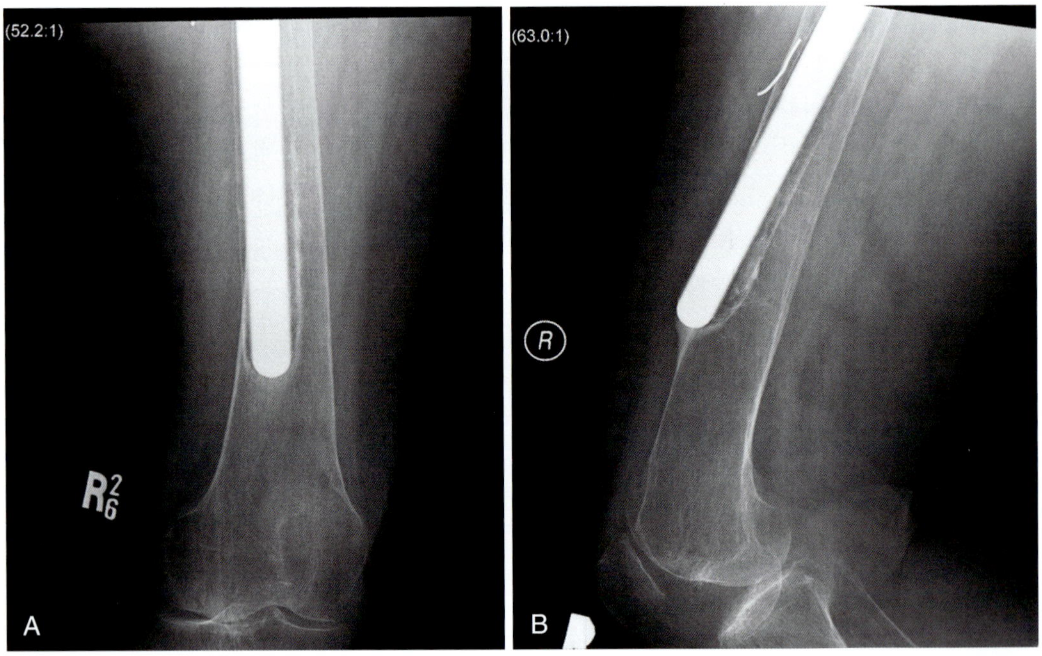

• **图 103.1** 术前股骨远端前后位片（A）和股骨侧位片（B）显示了严重的非包容型股骨骨丢失

使用附着外展肌腱的同种异体股骨近端移植物，将宿主外展肌腱残余部分附着到同种异体移植物肌腱上。或者，如果臀中肌或臀小肌没有保留，可以将臀大肌向前推进并修复到同种异体移植物上的外展肌附着点。

下肢长度差异

术前对下肢长度差异的评估将指导手术中下肢延长的数值。临床上测量的表观下肢长度差异与影像学评估相关，通常使用骨盆前后位 X 线片，如果可行也包括 3 英尺（0.9 144 m）站立位 X 线片。明显的固定屈曲或内收挛缩可能需要术中松解。我们对合并有坐骨神经拉伸风险的安全肢体延长指南：对原有肢体等长的急性情况下可拉伸 4～5 cm（例如在假体周围骨折前）、对长期存在的肢体不等长情况下可拉伸 2～3 cm（例如严重的先天性髋关节脱位髋关节置换术后的持续性肢体短缩）。

技术介绍

一般情况

导尿前预防性静脉注射抗生素。患者采用侧卧位，保护软组织和神经血管受压区。在所有无禁忌证的患者中全身性使用氨甲环酸，以减少围术期出血量和输血率。当患者有全身性使用氨甲环酸的禁忌证时，通常考虑在手术中局部使用氨甲环酸。因为这是一个较长时间的手术，所以在 4 h 后再次使用抗生素。

为了减少手术时间，当翻修手术进行时，部分团队成员在单独的手术桌上准备移植物。

移植物初始准备

同种异体移植物在 5% 聚维酮碘溶液或抗生素溶液中解冻前留取微生物培养标本，以及如果需要重建，需去除髋关节外展肌腱之外的软组织。如果宿主大转子完整，则切除同种异体移植物大转子，使宿主大转子重新附着到同种异体移植物上。

在小转子的近端甚至基底部截断股骨颈，以方便假体的插入和型号调整。

下肢延长不受股骨颈截骨水平的影响，而是受同种异体移植物假体复合结构长度的影响，该长度由同种异体移植物远端截骨水平决定。同种异体移植物最初应截取足够长以备调整。

因为手术的成功取决于远端移植物 - 宿主连接的骨愈合，一个稳定的移植物 - 宿主连接是至关重要的。稳定性主要是通过移植物 - 宿主骨阶梯形或斜行往复截骨来实现的。斜行截骨在技术上更容易实现，并不需要对截骨进行较大改变而允许调整旋转力线。

然后对髓腔进行扩髓。我们使用直的刚性钻头，因为我们更喜欢用直股骨柄。可弯曲性钻头可以用于弓形股骨柄。股骨扩髓到宽度足以容纳股骨柄和 2 mm 的骨水泥套。要注意避免过度扩髓，否则会导致移植物不成比例的骨吸收。理想的情况是，保留较薄的松质骨边缘以便骨水泥 - 骨的交锁连接。我们通常使用直径 13～14 mm 的长股骨柄（CRC，Zimmer，Warsaw，IN），或者用远端带有非喷砂沟槽、近端也很窄的 ZMR 组配式假体（Zimmer）。由于移植物管腔通常比宿主股骨远端狭窄，为使用远端压配的大直径股骨柄需要对移植物过度扩髓。我们认为远端股骨柄的压配对结构的稳定性并不是必要的，而且可能是不利的，因为坚强的远端固定可能会导致连接处骨不连或潜在的同种异体骨吸收。我们通过将股骨柄与移植物（而不是远端宿主股骨）用骨水泥固定来实现稳定性，这样允许宿主 - 移植物连接处的加压和微动来促进骨愈合。然后将同种异体移植物放回聚维酮碘或抗生素溶液中浸泡，直到主手术团队完成宿主 - 股骨连接处的准备工作，此时在同种异体移植物的适当位置进行对等匹配的截骨。在将最终的股骨柄假体用骨水泥固定到同种异体移植物之前，对同种异体移植物假体性结构进行试验以确保正确的前倾。

手术入路

我们使用外侧纵形皮肤切口并尽量包含原有的手术瘢痕。对于松动的股骨柄，通常采用转子滑移入路结合股骨外侧纵行劈开，充分显露髋臼和股骨。大转子 - 外展肌单元稍后可重新连接到股骨近端同种异体移植物上。

我们改良了转子滑移入路，保持了大转子后部 1 cm、后方关节囊和外旋肌群与柄的完整性，以减少后脱位的风险 [16]。另一种技术是以类似于股骨转子延长截骨的方式在股骨近端形成双骨瓣，并将带血管的残余宿主骨包裹在同种异体骨周围，特别是在同种异体骨 - 宿主骨连接处，以增强其愈合能力。

由于股骨近端骨缺损时大转子通常很薄，因此应注意保持外展肌与股外侧肌或远端膨胀骨的连续性，以减少随后发生大转子脱落的风险。

然后通过钝性分离将部分股外侧肌从外侧肌间隔横向剥离至股骨远端截骨的预期水平。该水平是在术前计划和手术中，通过判定股骨骨缺损的范围（健康的远端股骨起始处）来确定的。注意鉴别和结扎来自肌间隔的穿支血管，避免血管收缩、难以控制止血、大量失血和术后血肿形成。

然后将转子骨瓣向前翻折，在冠状面将股骨近端外侧纵行劈开至股骨远端截骨的预期水平。在这个水平上，从外侧向内侧横行锯断股骨直径的一半，注意保持股骨内侧部分完整。

通过外侧纵形劈开处放置多个骨刀，与股骨前方皮质的下表面接触，将股骨近端前外侧向前撬开；同样，从股骨外侧面将股骨近端后外侧向后撬开——类似于打开的书。在横行截骨水平，应注意保持股骨内侧面的完整，采用阶梯形或斜行截骨，达到最佳的宿主骨保留。当有足够的宿主骨可用时，阶梯形或斜行截骨的长度应至少为 3～5 cm（图 103.2 和图 103.3）。

同种异体移植物假体复合结构的成功取决于远端移植物 - 宿主连接处的重要愈合，而不是连接处近端的宿主 - 移植物界面的愈合，因为通常很少有近端宿主骨可以用来包裹近端同种异体移植物。

下肢长度参考和监测

在髂嵴上插入一个 Steinman 针（斯氏针），并参考宿主远端股骨的一个固定点，以便在手术过程中监测下肢长度。远端参考点应位于同种异体移植物远端的健康宿主骨中，并用钻孔标记。测量从斯氏针到远端参考点的距离。术前下肢长差异可用于指导术中下肢长度的调整。

此时，脱位髋关节，通常很容易取出旧的松动的股骨假体。

宿主远端股骨准备

评估残余的宿主远端股骨形状，以最小的骨量牺牲确定最适合的截骨（阶梯形或斜行），为股骨柄的固定优化宿主股骨远端骨储备量。阶梯形截骨至少需要 3～5 cm 的长度。斜行截骨可能更容易操作，并且在不明显改变截骨的情况下可以更容易地调整倾斜度和方向。斜行截骨中，通过旋转近端节段以获得最佳前倾是非常困难的。在这种情况下，例如 ZMR 这样的组配式股骨柄在使用较小的近端组件的前提下允许对前倾进行微调。一旦确定了最佳的前倾，就可以以正确的方向安装最终的股骨柄并将其用骨水泥固定到同种异体移植物中。

如果移植物直径比宿主骨狭窄，移植物可以在合理的匹配下伸入远端股骨 1～2 cm，宿主股骨可以避免截骨，进一步保存骨量。

宿主股骨远端进行扩髓，扩髓到足以清除残余骨水泥和肉芽组织的程度。保留扩髓磨锉下的骨质，以后作为自体骨碎屑用在移植物 - 宿主连接处以增强骨愈合。此外，任何从股骨近端切除的骨质和从髋臼磨锉的骨质都可以用作连接处的自体骨移植。无论怎么强调尽一切可能将同种异体移植物 - 宿主骨连接的愈

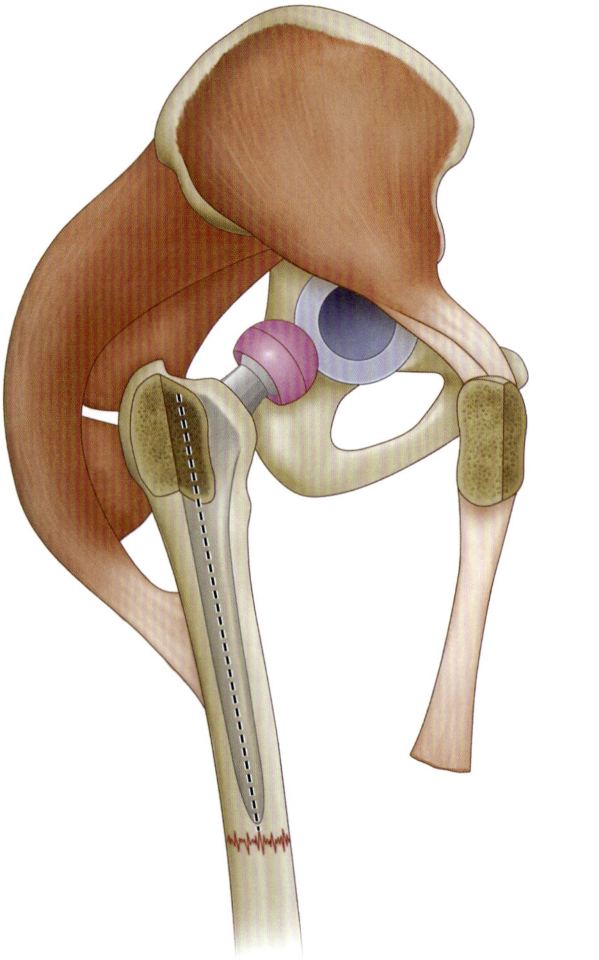

• **图 103.2**　当大转子后方 1 cm 与股骨相连时，外旋肌仍然附着于股骨（改编并引自 Kellett CF，Boscainos PJ，Maury A，et al. Proximal femoral allograft treatment of Vancouver type-B3 periprosthetic femoral fractures after total hip arthroplasty：surgical technique. J Bone Joint Surg Am. 2007；89［Suppl 2，Pt 1］：68-79.）

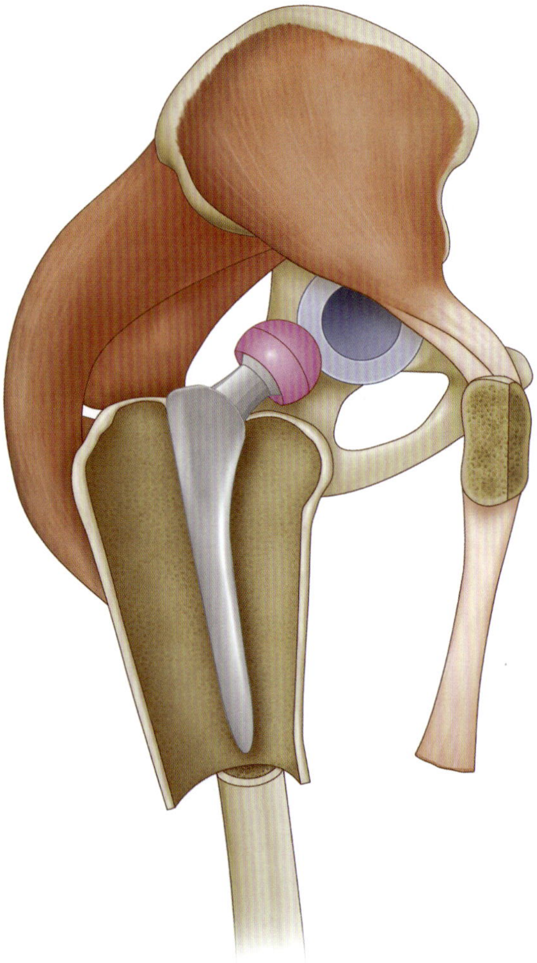

• **图 103.3**　股骨近端外侧皮质截骨术（改编并引自 Kellett CF，Boscainos PJ，Maury A，et al. Proximal femoral allograft treatment of Vancouver type-B3 periprosthetic femoral fractures after total hip arthroplasty：surgical technique. J Bone Joint Surg Am. 2007；89［Suppl 2，Pt 1］：68-79.）

合机会最大化的重要性都不过分。这个连接点的愈合是手术成功的关键。当对髓腔内扩髓位置或深度有疑问时，应使用术中影像学检查（图 103.4）。

最终移植物的准备

在髋臼床准备充分放置髋臼杯试模后，试行复位以估计移植物的长度。将预先计划长度的股骨柄试模插入宿主股骨远端，并将髋关节复位入髋臼杯试模中。牵引下肢，并以宿主大转子尖到宿主股骨远端的距离作为移植物长度的估计值。因为移植物长度决定了下肢延长的数量，在估计移植物长度时，应该考虑到由于假体下沉或假体周围骨折导致的下肢长度差异。进行移植物截骨，比预计的长度更长，以便进行调整。注意宿主股骨截骨端的形状和旋转方向，并用不可擦掉的记号笔标记移植物相对应的截骨端。

进行移植物远端截骨，在不使用骨水泥的情况下将股骨柄插入移植物内，再次试行复位。评估移植物的长度，特别注意软组织张力和连接处的匹配。然后重新标记移植物以进行截骨调整。评估并标记移植物 - 宿主旋转力线和股骨柄 - 股骨颈前倾角，以确保最佳的髋臼杯 - 股骨柄联合前倾角，获得最佳的稳定性和活动度。

对移植物进行调整截骨，复位整个结构体，获取前后位和侧位 X 线片，确保股骨柄在宿主股骨的中心位置，股骨柄尖端位置水平满意。

在髋臼重建完成后，将股骨柄用骨水泥固定到移植物中（图 103.5）。

在骨水泥凝固前，移植物用 5% 聚维酮碘或抗生

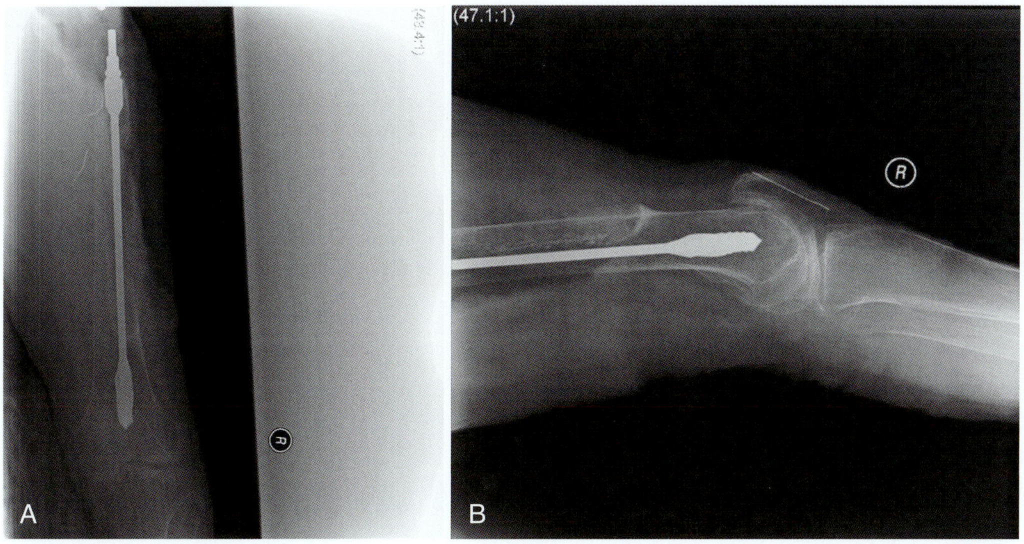

• **图 103.4**　术中股骨远端正位片（A）和股骨远端侧位片（B）显示髓腔内钻头尖的力线和深度令人满意

素溶液清洗，然后用 1% 过氧化氢溶液清洗，最后用杆菌肽溶液（50 000 U/L 的 0.9% 生理盐水溶液）清洗，然后用海绵吸干水分。在骨水泥凝固的过程中，用手指对远端管腔进行加压，优化骨水泥 - 骨的交锁结合。清除移植物远端表面的骨水泥，使移植物与宿主达到最佳的骨对骨表面接触，以加强连接处愈合。同样，清除移植物大转子截骨表面的骨水泥，以加强宿主大转子的再附着和愈合。

然后将同种异体移植物假体复合结构连接适当长度的股骨颈试模，以优化软组织张力。检查下肢长度，确认股骨颈和髋臼杯的联合前倾角是满意的。必要时调整颈部长度并对移植物重新截骨，以优化下肢长度和结构体的稳定性。

最后步骤

在 APC 试验就位的情况下拍摄术中 X 线片，以确保满意的肢体长度和力线。然后最终植入 APC 并确认其位置（图 103.6）。如果移植物 - 宿主连接处的稳定性不是最佳状态，例如宿主骨骨干残留很少的情况下，建议使用同种异体结构性皮质骨来加强连接。强烈建议自由使用任何可用的自体骨碎屑填充移植物 - 宿主连接处的缝隙。可用凝胶泡沫片固定自体骨移植物。将带有软组织附着的宿主皮质骨壳拉向远端，作为带血管的自体移植物包裹远端的移植物 - 宿主连接处。用多根环扎线缆固定该结构。如果感觉移植物与宿主连接的稳定性较差，可采用钢板 - 螺钉或结构性同种异体骨和环扎线缆加强固定。宿主大转子用不锈钢丝（16 G 或 1.27 mm）连接到近端同种异体移植物上，并用自体骨碎屑填充任何空隙。如果宿主

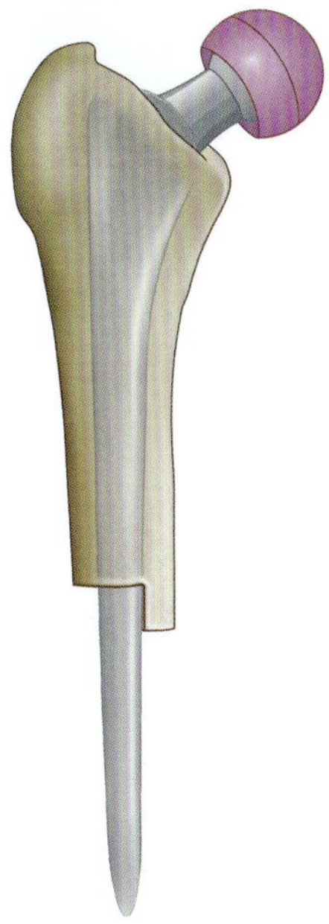

• **图 103.5**　将假体用骨水泥固定在同种异体移植物内，然后准备植入宿主股骨（改编并引自 Kellett CF，Boscainos PJ，Maury A，et al. Proximal femoral allograft treatment of Vancouver type-B3 periprosthetic femoral fractures after total hip arthroplasty：surgical technique. J Bone Joint Surg Am. 2007；89[Suppl 2,Pt 1]：68-79.）

大转子被破坏，宿主外展肌腱可通过骨隧道缝合连接到近端同种异体移植物上，在可行的情况下也可连接到同种异体移植物的外展肌腱上。宿主近端皮质骨壳的残留物通常很稀少但仍带有软组织附着，可以用多根环扎线缆将其包裹在近端同种异体移植物周围。

在股骨近端置换术中，由转子截骨或转子延长截骨所产生的股骨近端残余部分被多个环扎线缆缠绕附着在股骨近端假体上。如果宿主大转子破坏，重建选

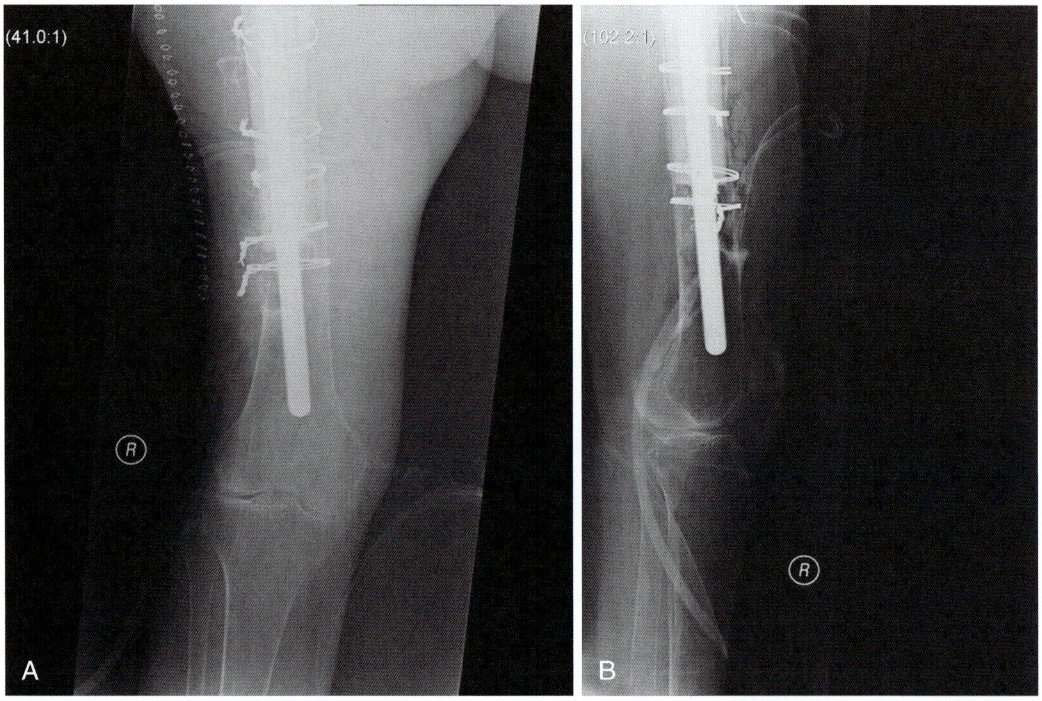

• **图 103.6** 术后股骨远端前后位（A）和侧位（B）X 线片显示最终移植物尖端的力线和位置

择包括使用 Prolene 补片或 Gore-Tex 移植物，将外展肌腱缝合到股骨近端假体上（图 103.7～图 103.9）。

变异 / 异常情况

需要使用 APC 进行 THA 翻修的严重股骨近端骨缺损患者通常有过多次既往的髋关节手术，其结果是外展肌功能较差。尽管最大可能尝试修复外展肌，但这也增加了不稳定和脱位的风险。在这种情况下，大直径摩擦界面和限制性内衬可能有助于防止不稳定和脱位。然而，当髋臼广泛重建时，特别是同时使用同种异体髋臼移植物时，为了避免术后早期髋臼杯拔出的风险，首选使用大直径摩擦界面而不是限制性内衬来增加稳定性。但是，必须记住，如果髋臼假体过度外展，就不能使用大直径股骨头，因为这可能导致内衬断裂。除非是在髋臼杯很大的情况下，此时虽然股骨头直径大但髋臼杯边缘厚度仍然可以较厚而不容易发生内衬断裂。

当肢体延长预期达到或超过建议的限度时，我们计划进行手术台上的“唤醒试验”。这需要寻求麻醉医生的配合，并避免脊髓或硬膜外麻醉。在进行全麻诱导前，患者准备好服从指示主动足趾背屈；当坐骨神经被拉伸时，足趾背屈肌是第一个受到影响的肌群。术中髋关节试行复位时要与麻醉医生合作，唤醒患者进行预演指示下的主动足趾背屈。始终保持最佳镇痛效果。如果手术侧下肢没有足趾背屈，而未手术侧下肢有足趾背屈，则立即将患者重新进行全身麻醉，再次脱位髋关节，相应减少下肢长度。

由于骨溶解和宿主骨管腔的空腔化膨胀导致皮质骨变薄，宿主骨管腔相对于同种异体移植骨管腔过度狭窄是罕见的。宿主管腔如果不总是也通常会比移植物管腔宽。偶尔，宿主骨管腔比移植骨外径宽。这可能发生在宿主远端骨干残余极少的情况下。宿主干骺端管腔内较松软的松质骨更容易接受同种异体移植物远端。在具有初始固定稳定性的前提下，将同种异体移植物远端伸缩到远端宿主管腔 1～2 cm 可增加移植物与宿主骨的初始骨对骨接触，从而促进愈合。在移植物 - 宿主骨套叠连接处缺乏初始固定稳定性的情况下，APC 术后有进一步不受控制地下沉到宿主股骨远端的风险。随后，由于股骨柄尖穿入膝关节，可能表现为髌股关节的假性交锁。通过骨水泥固定远端股骨柄与宿主骨远端来实现初始连接的稳定性可能会导致应力遮挡和近端同种异体骨吸收，并可能增加连接处骨不连和股骨柄疲劳断裂的风险 [7]。也可以选择在移植物 - 宿主连接处用钢板固定，但是在同种异体移植物近端使用螺钉可能增加同种异体移植物骨折的风险 [17]。

如果不对近端同种异体移植物进行过度扩髓（可能是有害的），股骨柄远端压配稳定性很难实现。此外，远端紧密压配可能会减少同种异体移植物 - 宿主骨连接处的负荷，可能导致骨不连。如果连接的稳定

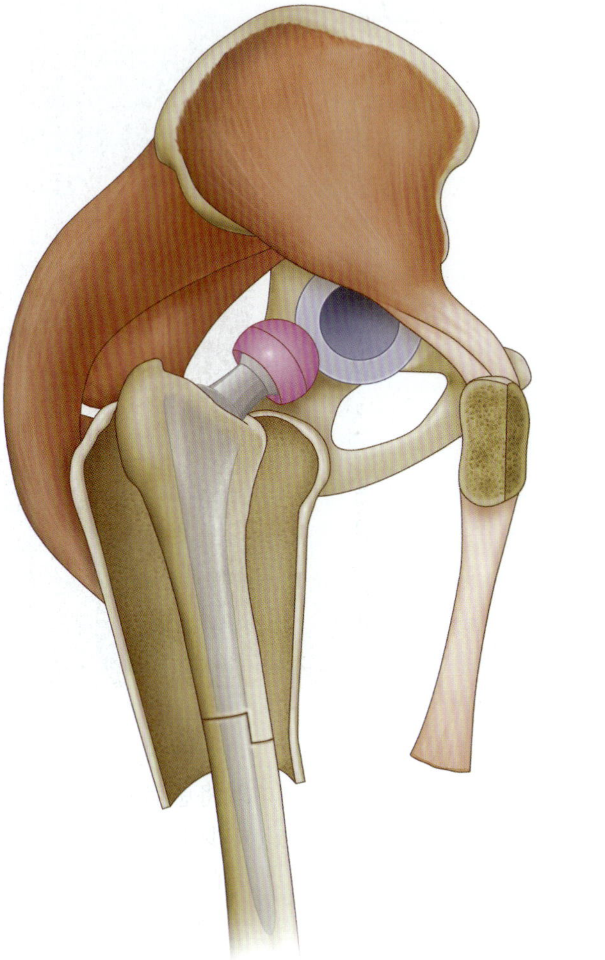

• **图 103.7**　同种异体移植物 - 假体组件植入宿主体内（改编并引自 Kellett CF，Boscainos PJ，Maury A，et al. Proximal femoral allograft treatment of Vancouver type-B3 periprosthetic femoral fractures after total hip arthroplasty：surgical technique. J Bone Joint Surg Am. 2007；89［Suppl 2，Pt1］：68-79.）

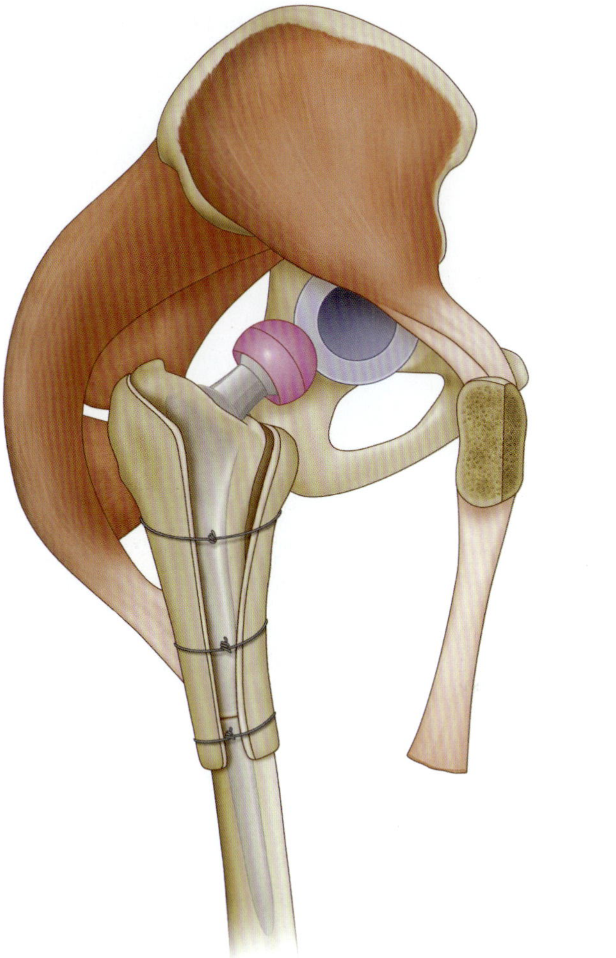

• **图 103.8**　用环扎线缆将宿主股骨近端残余部分固定在同种异体股骨近端移植物周围，特别是移植物 - 宿主连接处周围（改编并引自 Kellett CF，Boscainos PJ，Maury A，et al. Proximal femoral allograft treatment of Vancouver type-B3 periprosthetic femoral fractures after total hip arthroplasty：surgical technique. J Bone Joint Surg Am. 2007；89［Suppl 2，Pt 1］：68-79.）

性不完美，我们使用结构性皮质骨移植物与多根环扎线缆作为生物夹板来增强连接的稳定性。这伴随着延迟负重，直到影像学显示骨愈合。理想的情况是，术前测量订购直径一致的可用移植物可以将这种困难的风险降到最低。

术后护理

根据每个机构的规定，术后继续使用抗生素预防感染。应尽早停用导尿管。此外，根据每个机构的政策，术后开始血栓栓塞性疾病的预防。

建议延迟负重活动。我们允许患者术后早期使用拐杖或助行器，但不允许通过手术侧下肢负重，直到在移植物 - 宿主连接处看到骨愈合的影像学证据（通过骨小梁桥接评估）；这通常发生在 8～12 周。在 8 周内避免主动髋关节外展，以使宿主大转子与同种异体移植物愈合。术后 8 周开始外展肌强化和步态训练的物理治疗。

结果

当比较 APC 或 PFR 的结果时，需要记住许多变量因素会影响最终结果。使用不同技术，具有不同适应证的不同研究，进行了不同时间的随访和使用了不同的结果测量方法。

存活率

APC 的 5 年存活率为 78.2%（$n = 72$）[18]～93%（$n = 30$）[19]；10 年存活率为 69%（$n = 72$）[18]～93%（$n = 30$）[19]。表 103.1 显示了各种不同研究的存活

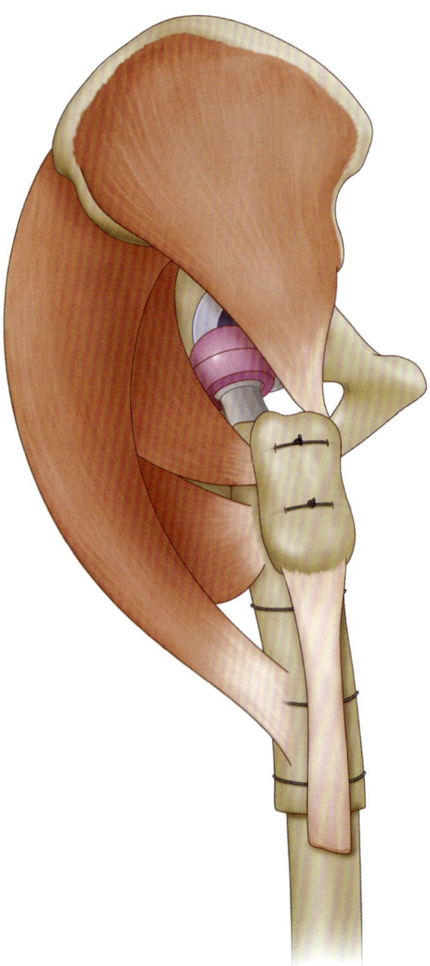

• **图 103.9** 大转子的再附着（改编并引自 Kellett CF，Boscainos PJ，Maury A，et al. Proximal femoral allograft treatment of Vancouver type-B3 periprosthetic femoral fractures after total hip arthroplasty：surgical technique. J Bone Joint Surg Am. 2007；89［Suppl 2，Pt 1］：68-79.）

率，另外还包括适应证、手术技术、病例数和随访时间。将需要再次翻修的任何原因导致的失败作为终点。PFR 的存活率同样见表 103.2。PFR 与 APC 的比较研究结果见表 103.3。

Sternheim 和他的同事[20]描述了他们用另外的 APC 翻修 21 例失败 APC 的经验。他们报告 5 年和 10 年的 Kaplan-Meier 生存曲线均为 83.5%。

与 PFR 相比，APC 有更长存活期的趋势。这些研究大多是没有对照的单一回顾性系列研究。3 个比较研究调查了 APC 和 PFR 的存活率，所有手术均为肿瘤切除后的重建。所有这些研究都是有相关局限性的非随机回顾性研究，研究包括了接受辅助化疗和（或）放疗的不同数量的患者。Farid 和同事[13]研究显示 PFR 和 APC 10 年的 Kaplan-Meier 存活率都为 86%。Anract 和他的同事[14]报告了在相同的病例数（18 和 18）下，APC 与 PFR 相比有更好的存活率（85% vs. 70%），但随访期相对较短，两组随访时间也有差异（分别为 4.1 年和 6 年）。Zehr 和他的同事[11]报告了 APC 与 PFR 相比有更好的 10 年存活率（76% vs. 58%）。

图 103.10 和图 103.11 为应用 APC 患者术后 20 年的 X 线片示例。

功能结果

尽管各种研究的功能结果有不同的衡量指标，但人们注意到 APC 患者与 PFR 患者相比有更好的外展肌功能、髋关节稳定性和行走能力的趋势。在肿瘤和非肿瘤原因的重建研究中观察到这一趋势。大多数作者认为使用 APC 可以更好地修复转子 - 外展肌机制，从而获得更好的功能结果。在所有 4 项 APC 和 PFR 的比较研究中，以下所有功能比较模式：外展肌力、髋关节稳定性、步行速度、步态生物力学和肌肉骨骼肿瘤协会功能评分（MTSFS），使用 APC 均有优异的功能结果。表 103.4 总结了各种不同研究的功能结果。

并发症

脱位

在非肿瘤原因进行重建的患者中，尽管也有一些离群值（表 103.5），PFR 的脱位率（9.5%～22%）与 APC（0～36%）相比普遍较高。在因肿瘤原因而重建的患者中，关于 APC 和 PFR 的 3 项比较研究显示了不同的结果。Farid 等[13]报道了使用 PFR 的脱位率（5.8%）优于使用 APC 的脱位率（10%），但各组报告的病例数不同（52 例 vs. 20 例），并且接受骨盆切除术患者未被排除在研究之外。Anract 及其同事[14]的研究显示，两组脱位率无差异（5%），两组病例数相同（18 和 18），但未提及排除骨盆切除术患者。Zehr 和他的同事[11]在病例数相同（18 和 18）且排除骨盆切除术的两组患者中，使用 APC 的脱位率（0）优于使用 PFR 的脱位率（28%）。

感染

在非肿瘤原因的重建患者中，与 PFR（2.3%～9.5%）相比，使用 APC（0～5%）似乎有较低感染率的趋势。在肿瘤原因重建的患者中，使用 APC（0～17%）和 PFR[7]（0～20%）的感染率差异尚不清

表 103.1　不同研究的假体存活率

研究	适应证	技术（髋关节数量）	总体髋关节数量	平均随访，年	假体存活率，%
Babis et al.[18]	非肿瘤性	远端压配（44）、远端骨水泥固定（22）、连接匹配 / 切开复位内固定（6）	72	12	69（10 年时）
Chandler et al.[23]	非肿瘤性	远端压配	30	2	90
Haddad et al.[7]	非肿瘤性	远端骨水泥固定	40	8.8	90
Graham 和 Stockley[8]	非肿瘤性	连接匹配 / 远端压配	25	4.4	88
Safir et al.[5]	非肿瘤性	连接匹配 / 线缆	50	16	84
Sternheim et al.[19]	DDH 患者关节翻修	连接匹配 / 线缆	30	15	93（10 年时） 75.5（20 年时）
Maury et al.[9]	假体周围骨折	连接匹配 / 线缆	25	5.1	84
Langlais et al.[10]	肿瘤性	远端骨水泥固定	21	6	81

DDH 发育性髋关节发育不良。

表 103.2　PFR 假体存活率

研究	适应证	技术	髋关节数量	平均随访，年	假体存活率，%
Parvizi et al.[24]	非肿瘤性	组配式 PFR	48	3	1 年时 KM 为 87； 5 年时 KM 为 73
Malkani et al.[25]	非肿瘤性	远端骨水泥固定	32	11.1	12 年时 KM 为 64
Klein et al.[26]	假体周围骨折	远端骨水泥固定	21	3.2	90
Colman et al.[27]	假体周围骨折	非特异	21	1	95
				5	61
Sewell et al.[28]	非肿瘤性	带有 HA 颈领的骨水泥固定	15	5	87
March et al.[29]	非肿瘤性	非骨水泥固定，广泛多孔涂层	11	8	91
Grammatopoulos et al.[21]	非肿瘤性	带有 HA 颈领的骨水泥固定	80	5	87

HA，羟基磷灰石；KM，Kaplan-Meier 假体存活率；PFR 股骨近端置换术。

表 103.3　PFR 与 APC 比较研究结果

研究	适应证	技术	髋关节数量	平均随访，年	假体存活率，%
Farid et al.[13]	PFR—肿瘤性	远端骨水泥固定	52	12.2	10 年时 KM 为 6
	APC—肿瘤性	变异 / 非特异性	20	6.3	10 年时 KM 为 86
Zehr et al.[11]	PFR—肿瘤性	远端骨水泥固定	18	10	58
	APC—肿瘤性	远端骨水泥固定	14	10	76
Anract et al.[14]	PFR—肿瘤性	远端骨水泥固定	20	6	70
	APC—肿瘤性	远端骨水泥固定	21	4.1	85

APC，同种异体移植物假体复合结构；KM，Kaplan-Meier 假体存活率；PFR，股骨近端置换术。

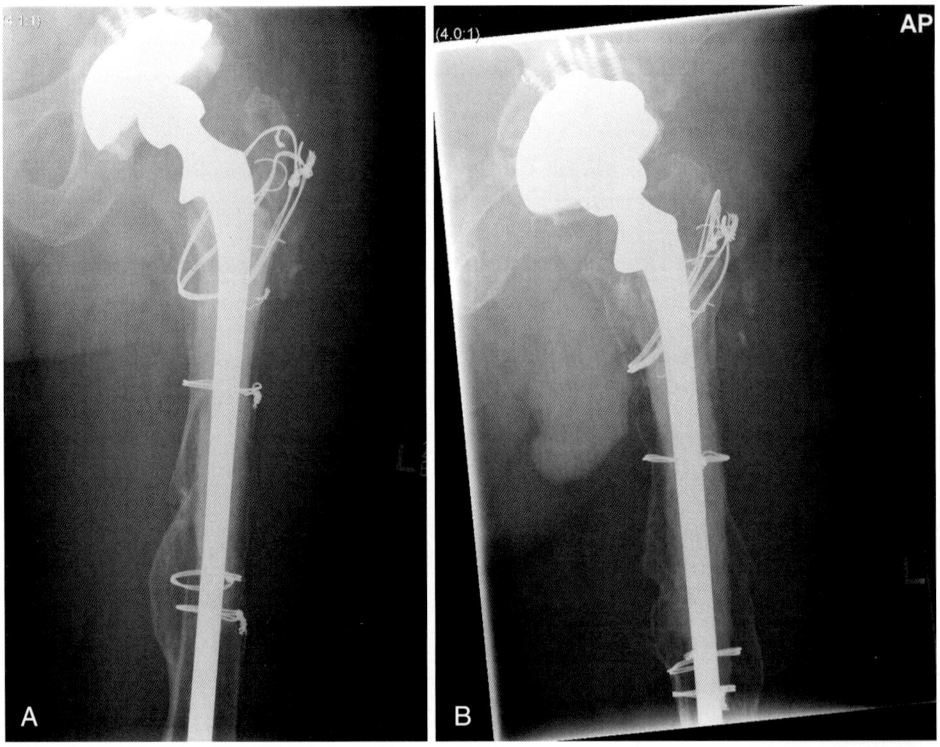

• **图 103.10** 髋关节和股骨近端前后位（A）和侧位（B）X 线片。注意完整的转子和外展肌机制

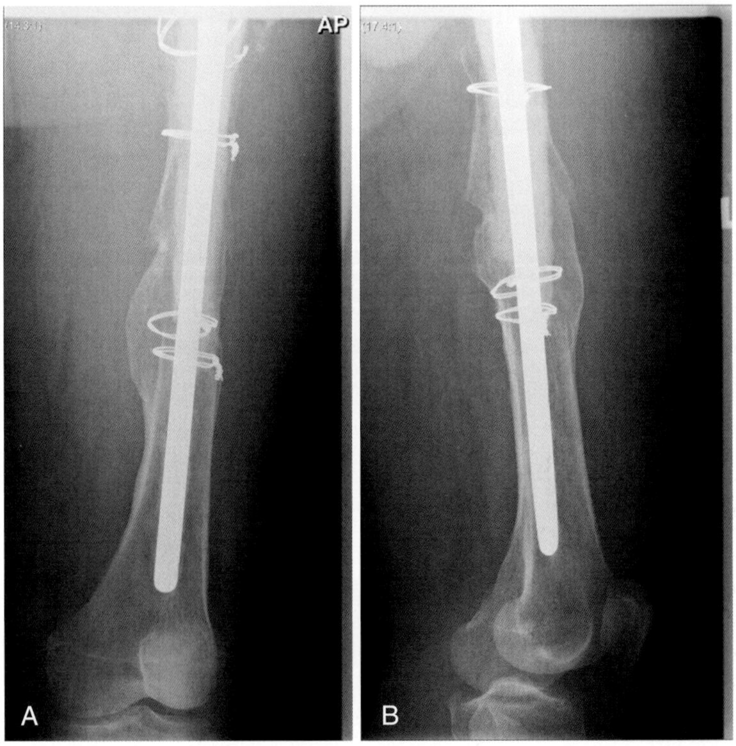

• **图 103.11** 股骨远端前后位（A）和侧位（B）X 线片。注意移植物 - 宿主连接处愈合，近端同种异体移植物与皮质骨夹板整合

楚。差异性辅助化疗或放疗（免疫抑制剂）的使用进一步使评估复杂化。

骨不连

远端移植物 - 宿主连接处骨不连是 APC 使用的一个关注问题，因为这可能导致复合结构不稳定和失败。研究表明，骨不连的发生率在 0～28.6%。连接处骨不连发生率与复合结构失败率无直接相关。许多关于骨不连的报道都基于影像学评估。影像学上的骨不连表明移植物 - 宿主连接处骨未愈合；其中一部分可能是无症状纤维性骨不连。在 Graham 和 Stockley 的研究 [8] 系列病例中记录了 5 例（20%）X 线连接处

表 103.4　不同研究的功能结果概述

研究	跛行 / 外展无力，%	移动性 / 活动性，%	不稳定，%	疼痛，%	髋关节评分 / 其他评分
APC					
Chandler et al.[23]	转子 位移，10	独立，40 手杖，47；拐杖，13	—	—	Harris 髋关节评分，+ 43
Haddad et al.[7]	转子脱落，27	不活跃，2.5；低，17.5； 中度，53；高 / 非常高，27	11	55	Harris 髋关节评分，+ 40
Graham 和 Stockley[8]	转子不愈合，36 纤维性或骨性愈合，64	—	—	—	Oxford 髋关节评分，34
Safir et al.[5]	转子位移，26	—	—	—	WOMAC，64.6 SF-12（生理），34.7 SF-12（心理），51.4
Maury et al.[9]	轻度，75；严重，25； 转子位移，24；轮椅，4	独立，33 助行器，63	—	12	Harris 髋关节评分，70.8 Trendelenburg，71
Langlais et al.[10]	(3～4)/5 级外展肌力，80	非常好，36	—	—	MTSFS，77
Sternheim et al[19]	外展肌功能障碍，20	好，46；尚可，18	13	—	Harris 髋关节评分，67.6
Babis et al.[18]	—	助行器，77.8	14	51.4	Harris 髋关节评分，73（+ 32）
PFR					
Parvizi et al.[24]	—	独立，19 助行器，55 轮椅，26	18.6	49	Harris 髋关节评分，+ 27.8
Malkani et al.[25]	严重跛行，48	手杖 / 拐杖，65；室内 / 轮椅，28	—	27	Harris 髋关节评分，+ 30 Mayo Clinic 髋关节评分，+ 27
Klein et al.[26]	—	独立，38 手杖，19；拐杖，14；助步器，24；轮椅，5	—	5	Harris 髋关节评分，71
Sewell et al.[28]	Trendelenburg，79	—	14	—	Harris 髋关节评分，69（+ 41）
March et al.[29]	—	独立的，100	18	—	Harris 髋关节评分，73
Grammatopoulos et al.[21]	—	—	4	—	Oxford 髋关节评分，28

表 103.4（续） 不同研究的功能结果概述

研究	跛行 / 外展无力，%	移动性 / 活动性，%	不稳定，%	疼痛，%	髋关节评分 / 其他评分
对比					
Zehr et al.[11]+					
PFR	跛行，90 手杖，60	独立，40	16.7	—	MTSFS，80
APC	跛行，64.3 手杖，43	独立，57	0	—	MTSFS，87
Farid et al.[13]+					
PFR	平均，2.8/5 Trendelenburg，98	MTS 步态，2.7	—	—	MTSFS，70
APC	平均，4.6/5 Trendelenburg，＜ 50	MTS 步态，3.8	—	—	MTSFS，82
Anract et al.[14]+					
PFR	Trendelenburg，83	拐杖，39	—	0	MTSFS，75
APC	Trendelenburg，55	拐杖，11	—	0	MTSFS，83
Benedetti et al.[30]+					
PFR	跛行，30	限制，80	—	40	MTSFS，90
APC	跛行，40	限制，90	—	50	MTSFS，87

APC，同种异体移植物假体复合结构；MTSFS，骨骼肌肉肿瘤协会功能评分；PFR，股骨近端置换术。

骨不连。其中 1 例有持续性大腿疼痛的症状。用自体髂骨植骨和在连接处植入钢板的翻修手术促进了骨愈合并消除了疼痛。其余患者伴有无症状的纤维性不连接。在一组 APC 系列病例中，发生大转子骨不连和大于 2 cm 移位占 13%。

松动

在非肿瘤原因的重建患者中，使用 PFR 的松动率（0～13.3%）与使用 APC 的松动率（0～12.5%）相当。在因肿瘤原因进行重建的患者中，使用 PFR（6%～22%）的松动率高于 APC（0～14%）。松动与失败相关，而失败则需要进行翻修手术。

骨吸收

在非肿瘤原因的重建患者中，使用 APC 的移植物显著骨吸收的发生率为 2%～24%。移植骨吸收的分类和明显骨吸收的构成标准在不同的研究中有所不同。尽管可能注意到近端应力遮挡，使用 PFR 时的骨吸收并不常见 [21]。Anract 和同事 [14] 注意到，使用 PFR 的病例中有 24% 出现骨吸收，而使用 APC 的病例中有 47% 出现骨吸收。移植物明显骨吸收的影像学表现可能令人担忧，但在许多使用 APC 的系列病例中，移植物骨吸收的程度在几年后稳定下来，并且与移植物失败无关。Safir 和他的同事 [5] 报道了 50 例使用 APC 的患者，至少随访了 15 年（平均 16.2 年；范围 15～22 年）。共有 29 例（58%）出现轻微的骨吸收而没有失败，1 例（2%）出现严重的骨吸收导致失败，需要进行翻修手术。虽然 PFR 本身的骨吸收不会导致再次手术，但 PFR 失败的另一个相关机制是股骨柄断裂。股骨柄远端在骨水泥套内保持良好固定，但由于并没有真正发生有效的皮质外骨性桥接而导致宿主骨近端骨吸收，从而增加了位于股骨远端中的股骨柄的应力。这些股骨柄通常在柄的近端设计为短实性节段，其余部分为圆形沟槽，以加强骨水泥固定。应力性折断常发生在近端实性节段和沟槽节段之间的连接处，特别是 11 mm 或更细的股骨柄。如果可能，最好在使用 PFR 时避免这些细小的股骨柄。表 103.5 总结了各个研究报告的并发症。

目前的争议和未来的展望

在不同的报告中，同种异体移植物显著影像学骨吸收发生率各不相同。这可能是因为在不同的研究中使用了不同的标准来定义显著骨吸收。移植物骨吸收受手术技术、机械负荷和应力遮挡的影响。虽然移植物严重骨吸收的影像学表现可能引起关注，但这组患者的长期预后仍不清楚。Safir 和他的同事 [5] 报道了 APC 的长期结果（至少 15 年），与移植物骨吸收相关的临床问题很少。相对较少的病例（50 例中的 2 例，或 4%）表现为严重的影像学移植物骨吸收。这可能与远端非骨水泥固定技术有关，该技术允许移植物 - 宿主连接处加压，避免应力遮挡。这与温哥华（Vancouver）小组（Haddad 等 [7]）形成对比，Vancouver 小组将远端股骨柄与宿主股骨骨水泥固定，发现大量病例（7/40，或 17.5%）出现严重的骨吸收。自那篇报道之后，Vancouver 小组放弃了远端骨水泥，采用类似我们使用的技术的压配固定，他们的骨吸收率显著下降（未发表的数据，个人通讯）。在术后平均 8.8 年，存活率为 90%，尽管 55% 的患者报告有明显的疼痛。需要长期随访来评估这一亚组在影像学上严重移植物骨吸收患者的临床结果。在这个亚组中，同种异体移植物长期机械强度恶化与股骨柄疲劳断裂发生率的增加尚不清楚。在这种情况下使用二膦酸盐来防止移植物骨吸收或恢复移植物骨密度的效果尚不清楚。一些动物研究表明，局部应用二膦酸盐可以防止移植物骨吸收 [22]。然而，由于需要血流在局部发挥作用，全身应用二膦酸盐的作用在移植物血管重建之前是有限的。最佳药物剂量仍有待确定，减少放射学骨吸收的临床效果也有待确定 [22]。考虑到长期使用二膦酸盐的潜在有害影响，目前我们暂时不建议常规使用。

脱位率不仅反映了联合外展肌修复的股骨重建质量，也反映了髋臼重建的质量。因此，与单纯评估脱位率相比，评估外展肌功能或 Trendelenburg 体征或跛行步态可能是评估由股骨重建导致的髋关节不稳定的更好参照标准。尽管与 PFR 相比，使用 APC 的脱位率通常更低，但 Farid 等 [13] 研究显示，PFR 的脱位率更低，考虑到一些研究的局限性，Anract 和同事 [14] 报道 PFR 和 APC 的脱位率相似。Sternheim 和同事 [19] 在 15 例 APC 患者中描述了非常高的脱位率（36.7%）。虽然这不是一个比较研究，但脱位率高于其他使用 PFR 的研究。当外展肌功能和跛行被视为结果指标时，使用 APC 结果更好的趋势更明显，尤其是在 PFR 和 APC 的比较研究中。生物相容性合金和多孔涂层技术应用到 PFR 中，可提高转子愈合能力和改善外展肌功能，但这仍然是初步结果。

因为考虑到长期松动和失败，再加上翻修手术的

表 103.5 不同研究的并发症概述

研究	脱位，%	感染，%	不愈合，%	松动，%	明显骨吸收，%	其他，%
APC						
Chandler et al.[23]	16.6	3.3	13.6	—	3.3	
Haddad et al.[7]	10	5	9	0	17.5	移植物 #，2.5
Graham 和 Stockley[8]	0	4	20	4	8	足下垂，4；转子线缆取出，8
Safir et al.[5]	8	4	6	12	2	血管，2；神经，2
Maury et al.[9]	8	0	16	12.5	24	DVT，8；MI，8；CVA，4；肾衰竭（致死性），4
Langlais et al.[10]	0	0	28.6	14.3	4.8	
Babis et al.[18]	14	8.7	3.5	7	5.2	同种异体移植物骨折，7；股骨假体断裂，1.7
Sternheim et al.[19]	36.7	0	0；转子，13	0	13	神经损伤，3（6 个月时得到解决）
PFR						
Parvizi et al.[24]	14	2.3	—	—	—	
Malkani et al.[25]	22	6.3	—	13.3	—	股骨柄 #，3.3
Klein et al.[26]	9.5	9.5	—	0	9.5	假体周围骨折，4.8
March et al.[29]	18	0	0	0	近端遮挡 9	血肿，9
Grammatopoulos et al.[21]	4	9	0	3	—	假体周围骨折，4
Sewell et al.[28]	13	20	0	0	0	肺炎（死亡），8（$n = 1$）
对比						
Zehr et al.[11]						
PFR	28	6	—	6	—	股骨柄断裂，11
APC	—	17	7	—	—	
Farid et al.[13]						
PFR	5.8	4	—	10	—	
APC	10	5	10	0	—	
Anract et al.[14]						
PFR	5	11	—	22	24	
APC	5	11	14	11	47（全部 / 部分）	

APC，同种异体移植物假体复合结构；CVA，脑血管意外；DVT，深静脉血栓；MI，心肌梗死；PFR，股骨近端置换术。

困难，在年轻且要求较高的患者中使用 PFR 是有争议的。随着提高宿主骨长入和植入物长期固定的表面金属技术的进步，PFR 应用于年轻和高需求患者的适应证可能发生变化。

APC 在理论上具有恢复股骨近端骨量的潜力。争议的原因是，这可能意味着通过同种异体移植物恢复的骨量将有助于未来的股骨重建。虽然股骨近端同种异体移植物可能在移植物 - 宿主连接处骨愈合，但与同种异体骨碎屑不同，结构性同种异体移植物不会转化为宿主骨，仍然是死骨。APC 的翻修手术通常包括移除股骨近端同种异体移植物，并且很难移除嵌入同种异体移植物内的长股骨柄。Sternheim 和他的同事[20]注意到，在他们的 21 例失败的 APC 翻修为新的 APC 系列病例中，Harris 髋关节评分在 1 年时平均提高了

50 分，在最后的随访时提高了 40 分。这表明，在适当的情况下，这是一个有用的翻修选项。然而，偶尔有报道 [5] 指出，因为移植物与宿主骨愈合得很好，股骨近端同种异体移植物的移除是困难的，所以将移植物留在原位，只替换股骨柄。

使用 APC 可以通过最大限度地减少宿主远端管腔破坏来保存宿主骨储备，以帮助未来的重建。通过避免明显的扩髓和为远端骨水泥固定或假体压配而做的髓腔准备，远端宿主管腔得以相对保存。远端植入骨水泥是不受欢迎的，因为它会导致同种异体移植物的应力遮挡和骨吸收，增加远端移植物 - 宿主连接处骨不连和不稳定的风险。假体远端压配需要更大直径的股骨柄和移植物较大的扩髓以适应股骨柄近端和骨水泥套，这也导致了皮质变薄及增加了移植物骨吸收的风险。近端移植物管腔通常比远端宿主骨管腔狭窄，这进一步加剧了近端扩髓以适应远端匹配大直径股骨柄的问题。我们认为远端假体压配对于远端移植物 - 宿主愈合是不必要的。我们在由多根环扎线缆捆绑固定的移植物 - 宿主连接处采用长往复阶梯形或斜行截骨，并经常用结构性同种异体皮质骨作为生物夹板来加强初始稳定性。与远端骨干剩余 6 cm 以上相比，在远端骨干剩余 6 cm 以下使用 APC 在技术上更加困难。这是因为宿主的远端骨干延伸扩大到皮质更薄的干骺端。在宿主远端股骨较短的情况下，移植物 - 宿主的初始连接稳定性可能难以实现。还没有研究区分在使用 APC 方面的这两种情况，也没有比较两种情况的结果。理论上，在宿主远端骨干剩余大于 6 cm 时使用短 APC 的结果优于宿主远端骨干剩余小于 6 cm 时使用长 APC 的结果。如果真是这样，那么以前比较 APC 总体使用与 PFR 使用的报告可能低估了两者结果的差异。在宿主远端骨干剩余大于 6 cm 的患者中，APC 和 PFR 的使用可能需要更多的研究来进行比较。对于宿主远端股骨剩余小于 6 cm 的患者，特别是在肿瘤情况下，替代治疗包括使用全股骨置换术。比较 APC 和全股骨置换术在股骨远端剩余小于 6 cm 的患者中的疗效是很有趣的，因为这两组患者可能同样年轻和活跃。

比较使用 APC 和 PFR 的结果很难进行随机对照试验，因为患者分组有很大的不同，而且以前的研究表明，使用 APC 的总体结果更好。在年轻、活跃、麻醉风险低的患者中，在有现成的骨库和使用 APC 的专业知识的情况下，目前大多数外科医生针对非肿瘤的适应证会选择使用 APC 而不是 PFR。这种趋势可能会随着植入物技术的进步而改变。

致谢

作者要感谢 Paul Tee Hui Lee、Catherine F. Kellett 和 David J. Backstein 在本章前一版本中所做的工作。

（参考文献参见书末二维码）

第 104 章

金属对金属或锥度腐蚀失效的翻修

NICHOLAS B. FRISCH, JOSHUA J. JACOBS

（张德宝 译 谷贵山 审校）

关 键 点

- 人们对金属对金属（MOM）失效和锥度腐蚀的认识已经增加，并需要特殊考虑。建议常规监测 MOM 关节。
- 需要全面评估所有髋关节置换术后疼痛的常见原因。
- 在检查过程中应采取系统的诊断方法，包括假体周围关节感染的血清和滑液标志物、金属离子水平，以及必要时先进的影像学检查。
- 在金属磨屑局部组织不良反应（ALTR）中，传统的实验室检查可能是不可靠的。
- 在 ALTR 的情况下，合理的术前计划是至关重要的。
- MOM 或锥度腐蚀失效的翻修手术并发症发生率较高。

引言

2015 年，根据美国关节置换注册中心的数据，美国的关节翻修总占比（定义为髋关节翻修数量与髋关节置换总数量的比率）为 10.2%[1]。这个数据与其他登记中心一致，它们报告的翻修占比为 9.7%～11.9%[2]。在 2005—2030 年，美国预计实施的髋关节翻修数量将增加 137%[3]。初次手术量的增长和所做的翻修手术之间有一种直观的关系。与此同时，随着工艺、手术技术和围术期管理的不断改进，关节置换的总人数发生了显著的上升。2006 年，40% 的髋关节翻修是在年龄小于 65 岁的患者中进行的；到 2030 年，预测这一数字将增长到 50%[4]。

新的假体设计和材料似乎提高了假体存活率。然而，尽管全髋关节置换术（THA）持续成功，假体相关并发症仍然是一个挑战。俗话说“你不知道你不懂什么”，这当然是对的。随着摩擦界面和材料的进步，我们将面临着有待解决的新挑战。MOM 摩擦界面就是典型例子。在 2000 年之前，传统的金属对聚乙烯（MOP）THA 最大的问题是磨损、骨溶解和脱位。可替代性摩擦界面，如 MOM 成为这个问题的有吸引力的解决方案。在美国 2005 年的所有髋关节置换中，35% 使用的是 MOM 摩擦界面；然而今天，这种假体只占摩擦界面市场很小的比例[5]。为了减少脱位和磨损相关的并发症，提高关节的寿命，最初的成功很快就被某些设计的较高早期失败率、ALTR 的发生和潜在的全身金属毒性所抵消。局部关节水平的金属毒性影响已被广泛报道[6-11]。

在双模块股骨颈组件设计的患者中也发现了类似的问题。它的最初开发是为了增加手术选择，这种股骨颈组件设计具有组配式股骨颈特征：如内置前倾、内翻和外翻以及各种长度的股骨颈，这些植入物的多种设计形式的失败导致了使用大幅减少。由于颈部断裂和腐蚀的报道，双模块股骨颈组件的使用发生了显著的变化。2015 年，它们仅占 THA 的 1.5%[2]。此外，越来越多的文献表明锥度腐蚀是 MOP THA 失败的一个原因。对锥度腐蚀的担忧导致了越来越多的人使用陶瓷股骨头，据报道，2015 年美国初次 THA 中使用陶瓷股骨头的比例为 49%，高于 2012 年的 36%[1]。澳大利亚国家关节置换注册中心也报告了相同的变化，从 2012 年的 36% 上升到 2015 年的 49%[2]。

与 MOM 摩擦界面和锥度腐蚀相关的 ALTR 翻修手术对外科医生来说是一个独特的挑战。了解适当的检查和常见的并发症可以提高手术成功率和术后结果。

诊断

病史和体格检查

对患者的评估应该从全面的病史和体格检查开始，逐步地进行。ALTR 的高发生风险包括进行 MOM THA、双模块股骨颈设计和 MOM 表面置换假体，可能需要特殊考虑但不能否认全面评估的重要性。人们更关注 ALTR 的同时，应该排除更多常见的诊断。应获得患者的症状以及症状发作与手术之间时间关系的详细病史。确定疼痛的部位、何时开始疼痛，以及疼痛自发作以来是否进行性加重或性质改变。

检查皮肤和手术部位是否有任何感染或肿胀的迹象。触诊髋部及周围软组织，以确定是否有肿块或波动。应评估关节活动范围。任何关节活动范围的减弱，特别是髋关节外展和屈曲，都应与对侧髋关节进行比较并明确记录，因为这可能是明显的软组织损伤的迹象。全面的神经血管检查将会评估潜在的神经源性或血管源性的关节外病因。重要的是要记住，在许多患者中，ALTR 可能无症状，并有正常的体格检查结果。

影像学检查

必须有标准的 X 线片。我们会常规拍摄骨盆和髋关节站立前后位，蛙式侧位和穿桌侧位放射线照片。重要的是要知道使用了哪些假体组件；如果所指示手术是在本机构以外进行的，我们通常要求手术报告和植入物标签来证明植入物的身份。评估假体组件位置和任何松动或骨溶解的证据。如果可能，我们建议与以前的图像进行比较。如果组件的位置存在不确定性，可以用 CT 来更好地确定组件的位置。

ALTR 在这里被定义为对植入物磨屑的组织病理学反应，这些磨屑可能包括以下一种或全部：所谓的假瘤、无菌性淋巴细胞介导的血管炎相关病变（ALVAL）、软组织或骨坏死、骨溶解，所有这些都是不同程度的。假瘤可描述为实性、囊性或混合性肉芽肿性肿块或位于 THA 附近的肿块 [12-14]。应该指出的是，ALTR 不限定于有症状的患者 [12,15-17]，也不限定于具有 MOM 假体的患者 [18-22]。确定 ALTR 的存在变得越来越重要，因为如果不经意地推迟了翻修手术，ALTR 最终可能导致难免进行手术并出现较差的结果 [23,24]。一项共识声明建议，对 MOM THA 患者进行横断面成像监测 [25]。多种不同的先进成像方式已经用于 ALTR 的诊断和监测，包括超声（图 104.1）、CT 和 MRI（图 104.2）[25-27]。

研究显示，在植入了 MOM 假体的患者中，ALTR 的发展程度存在很大的差异，发生率为 19.4%～61%[12,15,28]。在许多研究中，金属伪影减少序列（MARS）MRI 已经成为 ALTR 检测的主要方法 [14,29-33]。超声也被证明具有诊断价值，是最具成本效益的检查，然而，超声明显依赖于技术人员的技能 [26,28,34,35]。无论选择何种影像检查方式，先进的影像技术都是诊断和监测 ALTR 的必要手段。它也可用于翻修手术的术前计划。

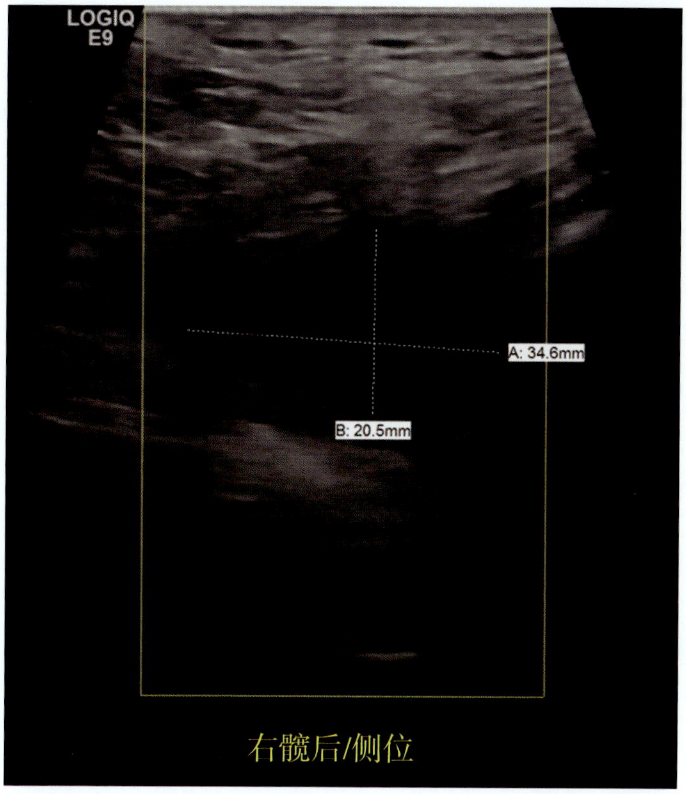

• 图 104.1 MOM THA 患者右髋关节后方和外侧超声图像以及 ALTR 的证据。这张图像显示了 20.5 mm × 34.6 mm 低回声病变

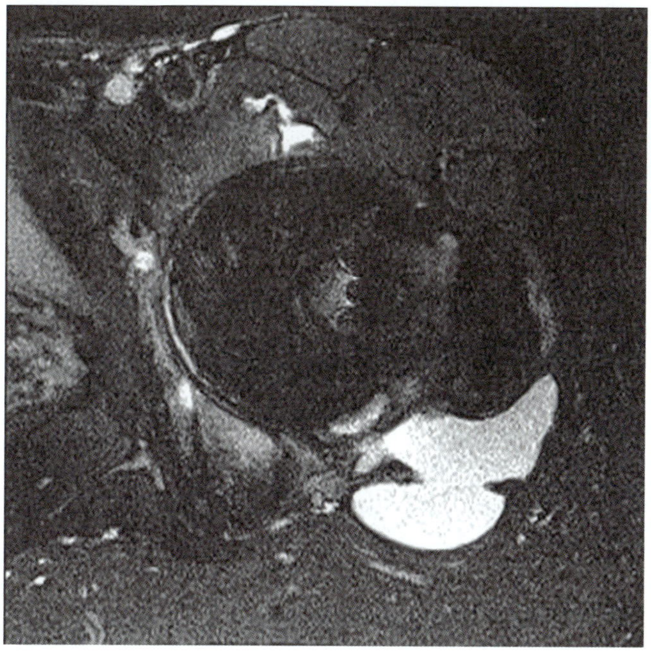

• 图 104.2 轴位 MRI 短 T1 反转恢复序列显示液体在关节周围聚集

实验室检查

应进行基本的实验室检查以排除假体周围关节感染（PJI）。应获得红细胞沉降率（ESR）、C反应蛋白（CRP）和髋关节穿刺结果。植入MOM假体情况下的挑战在于，这些基于标准参考值的实验室检查值可能是不可靠的。Yi等报道了血清ESR（高于正常参考值32 mm/h）和CRP（高于正常参考值10 mg/L）的敏感性为83%，特异性为82%[36]。在这些患者中，滑液白细胞计数和分类必须谨慎，因为可能出现由自动机器计数金属碎屑、退化细胞和异物引起的假阳性风险[36-38]。如果对结果有任何疑问，请获取一个手动的细胞计数以保证准确性。在ESR和CRP升高的情况下，对于感染的检测，每毫升滑液白细胞计数＞3000个阈值的敏感性为90%，特异性为91%，而多核细胞（PMN）分类计数＞80%的敏感性为84%，特异性为82%[39]。

金属离子水平

如果排除了PJI和无菌性松动，使用MOM摩擦界面或双模块组件的有症状的患者应进行金属离子水平检测。对于使用MOP假体的患者，如果术后疼痛，植入物固定和位置良好，且没有感染的证据，则可以考虑诊断为由于头颈交界处的摩擦腐蚀而导致的ALTR[40]。金属离子水平在诊断性检测中的确切作用得到了持续发展。正常血清钴（Co）和铬（Cr）离子平均水平分别为0.24 ng/ml和0.28 ng/ml。在解读金属离子水平时，区分使用MOM摩擦界面患者和使用MOP摩擦界面的患者是很重要的。在固定良好的MOP摩擦界面患者中，ALTR相关的Co和Cr离子水平明显低于MOM摩擦界面患者。据报道，MOP摩擦界面的推荐阈值是Co离子水平为1 μg（ppb），并且Co离子水平高于Cr离子[40,42-45]。一些研究表明，在植入MOM假体或双模块假体时，这些离子水平会显著增加[46,47]。当比较MOM THA和髋关节表面置换术（HRA）中金属水平时，Johnson等证明，HRA中Co离子值为1.11 μg/L，而MOM THA中Co离子值为2.86 μg/L。类似地，HRA的中位Cr值为1.49 μg/L，MOM THA为2.94 μg/L。当金属离子水平显著升高时，特别是当Co离子相比Cr离子不呈比例地升高时，他们认为来源可能不是MOM摩擦界面本身[33,48]。

治疗方案

监测

AAOS、AAHKS和髋关节委员会的一份共识声明建议，对MOM THA或HRA的患者每年都要进行随访[25]。他们根据风险对患者进一步进行分层，建议中风险患者和选择放弃手术的高风险患者，每4～6个月安排随访。仔细为每个患者量身定制评估方案，应包括病史、体格检查和X线片且重复率最小。应该根据具体情况考虑先进的影像检查和重复的金属离子水平检测。

一些机构已经实现将常规MRI作为MOM THA患者的检查标准。使用这种方法，Fehring等报道，31%采用组配式MOM摩擦界面的无症状患者在平均植入57个月后的MRI检查结果提示ALTR病变[16]。在这些患者中，92%的患者Co离子和Cr离子水平低于7 ppb。我们常规对计划进行翻修手术的患者进行MRI检查，以评估软组织的受累程度，并在进行广泛清创时协助制订手术计划。

继发于头颈连接处机械相关缝隙腐蚀（mechanically assisted crevice corrosion，MACC）的ALTR应在监测过程中以类似的方式进行处理，尽管这需要根据报告的金属离子水平差异进行调整。一些无症状的患者可进行临床和影像学上的随访。如果患者出现了症状，并且排除了无菌性松动、PJI和其他常见的髋关节疼痛原因，则需要检测金属离子水平和横断面成像。当出现残疾症状、外展肌无力或在横断面成像上显示的ALTR进展的情况下，通常有指征进行翻修手术[40,43,49]。如果连续金属离子水平渐进性增加，也应考虑翻修手术，但要考虑到任何髋关节症状的严重程度、横断面影像学表现和医学合并症。

手术注意事项

在金属离子水平升高和横断面成像显示ALTR证据的有症状的患者中，应考虑进行关节翻修手术。无论术前检查结果如何，如果患者接受翻修手术，翻修时建议进行冰冻切片、术中滑液细胞计数和术中细菌培养。软组织标本也应送病理分析。我们对与摩擦腐蚀相关的假体失效的认识在不断进展，我们也建议，如果植入物被取出，它们将被送到一个回收机构进行分析[50]。只有不断地研究这些失效组件，我们才能更好地理解失败模式，并不断改进。

应进行术前清查和评估，以及进行围术期医学优化。有医学合并症的高危患者应由麻醉小组提前评估。手术入路应根据外科医生的偏好而定。传统上，采用后入路或外侧入路。我们通常采用后入路进行翻修，我们认为后入路可以提供最佳的术野效果，并可根据需要进行延长。

在任何 MOM 摩擦界面或 MACC 的行 THA 的患者因 ALTR 行翻修手术中，基于术前检查的合理计划是重要的。当有广泛的软组织受累时，仔细审阅先进的影像图像可以合理计划软组织清创。应特别注意任何软组织病变的大小和位置，因为这不仅可能影响手术入路，并且指明需要哪种植入物来提供髋关节足够的稳定性。同样重要的是，在翻修时要有多种选择，以确保髋关节的稳定性，这包括更大直径股骨头、偏心内衬、限制性内衬以及可能的双动组件。在股骨柄固定良好的情况下，转子延长截骨术（ETO）可大大有利于手术显露。建议提前标出 ETO。根据植入物的不同，应该有合适的器械来有效地取出假体，这包括“铅笔尖样”磨钻和金属切割磨钻，环锯和柔韧的截骨刀。此外，应根据术前测量提供多种单体式和组配式股骨柄选择。

ALTR 的典型表现是组织坏死、头颈交界处的黑色沉积物、不同程度的股骨或髋臼骨溶解，以及组织学上显示的强烈血管周围淋巴细胞浸润的证据[40,51-55]。

最理想的情况是彻底清除坏死组织直至健康组织，这应该一丝不苟地进行。在严重的病例中，坏死组织可能已经潜行进入盆腔，标准的髋关节手术入路可能无法到达该位置。在这种情况下，保留该组织是一个合理的选择，前提是相邻的重要结构没有受到巨大影响。清创时要注意现行的解剖部位，因为广泛的软组织受累可能会扩散到需要保留的神经血管结构。

金属对金属全髋关节置换术的翻修

在行 MOM THA 病例中，翻修手术的目标是将 MOM 关节翻修为陶瓷对聚乙烯（COP）或 MOP 关节，并进行充分的软组织清创。应该进行彻底的滑膜切除，然后评估植入物。在任何情况下，当发现假体组件在错误的位置时，必须要取出组件。根据临床表现和手术结果，有几种不同的翻修治疗方案。某些组配化设计的髋臼杯允许单独将金属内衬更换成聚乙烯内衬，以及更换为金属头或陶瓷头。也有报道将髋臼假体翻修成聚乙烯（MOP 或 COP），同时翻修或不翻修股骨假体[24,56-60]。如果股骨假体不稳定、位置不正或有明显轴颈磨损的证据，股骨假体也应进行翻修。

对于位置良好的单体式髋臼假体，另一种可选择的方法是使用双动组件（图 104.3）。如果假体的位置很好，并且假体的设计在 MOM THA 和 HRA 中都提供了双动组件的选择，这将是一个合理的方案[61-63]。在这种情况下，现有固定良好的髋臼组件的内径与双动摩擦界面的外径相匹配。Plummer 等报道了 11 例 HRA 和 14 例 MOM THA 中使用双动组件，在平均 29 个月的随访中，其中只有 1 例发生假体内脱位而失败[62]。双动组件的脱位以前被报道过，是该假体的一种独特并发症[66,65]。该技术的优点包括可以保留原髋臼杯，从而降低手术的复杂性，以及通过双动组件的使用潜在地增加了结构的稳定性。Jauregui 等比较了双动关节和传统关节在 THA 中的脱位率，发现双动组的脱位率为 1.7%，而传统组为 5.8%[66]。类似地，Plummer 等证明了双动组件在 THA 翻修中的失败率较低，而没有对关节不稳进行专门的翻修[67]。De

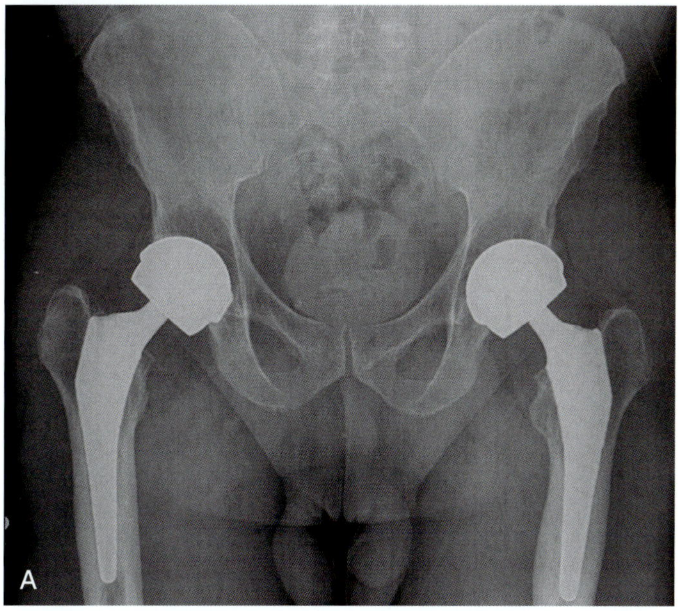

• **图 104.3**　1 例 49 岁男性患者使用 Birmingham 表面置换髋臼杯和 Anthology 股骨柄（Smith & Nephew，Memphis，TN）。分期进行了双侧 THA 治疗股骨头缺血性坏死术后随访 8 年。患者出现右髋关节疼痛，显示 CRP 为 5.5 mg/L（0～8 mg/L），ESR 为 30 mm/h（0～17 mm/h），髋关节穿刺液显示白细胞手工计数 2850 个，其中 2% 为多形核细胞，培养无生长。金属离子水平：Co 为 15.42 ppb，Cr 为 7.64 ppb。（A）骨盆正位片显示双侧已行 MOM THA。采用 MARS MRI 对右髋关节进行摄片

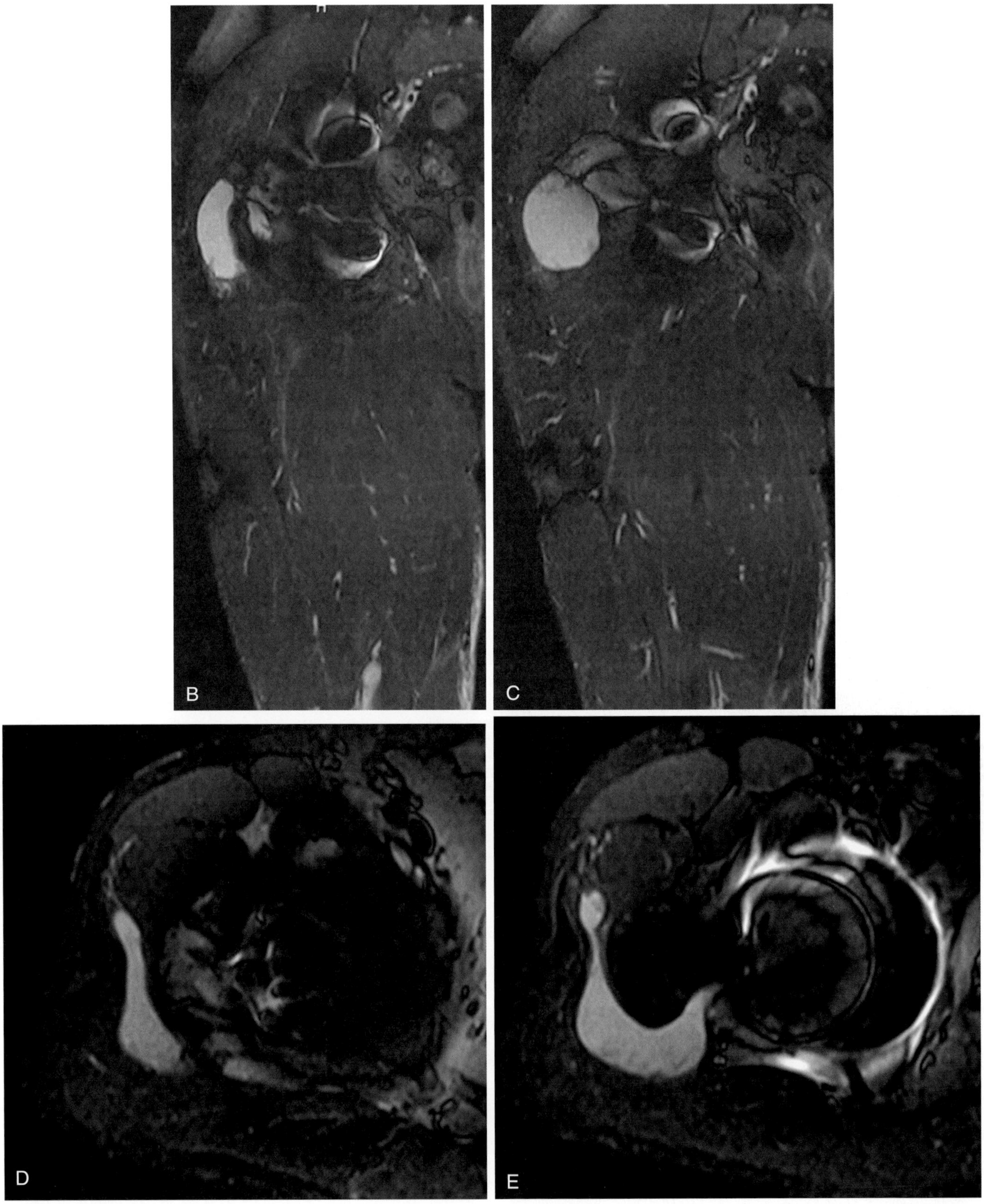

• **图 104.3**（续）（B、C）短 TI 反转恢复序列（STIR）冠状位和（D，E）轴位成像表现为低信号聚集（前后 6.4 cm× 上下 5.9 cm× 横向 4.2 cm）的局部组织不良反应，主要位于右侧大转子上方，伴有向关节内扩展。也随着进入右侧髂肌而延伸进入髂腰肌滑囊

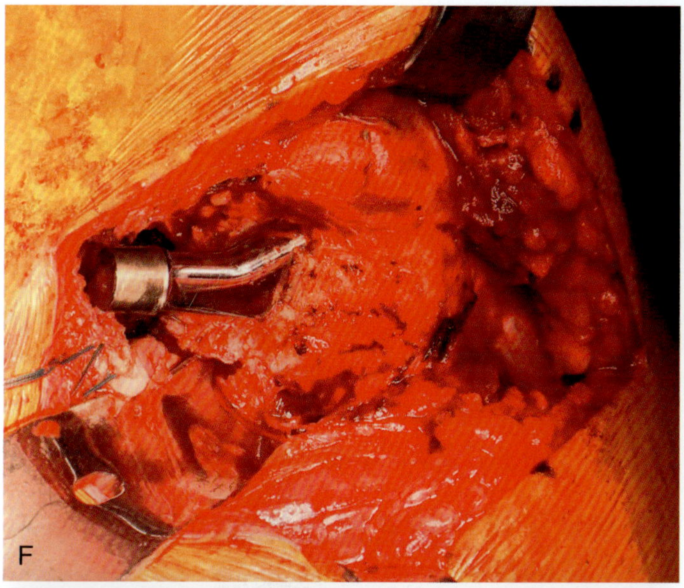

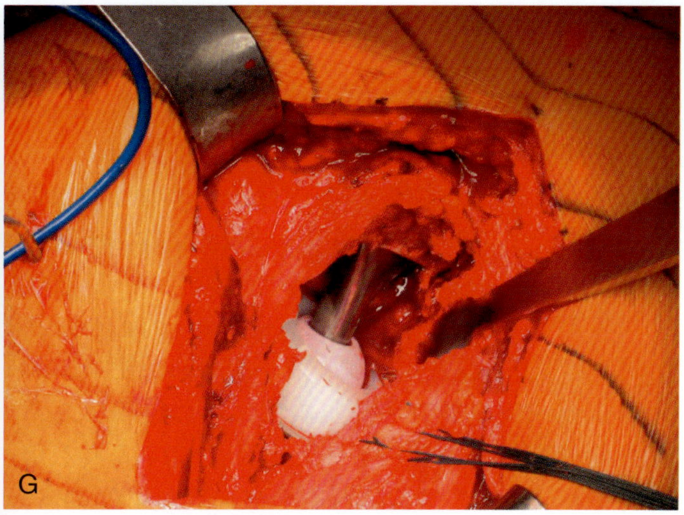

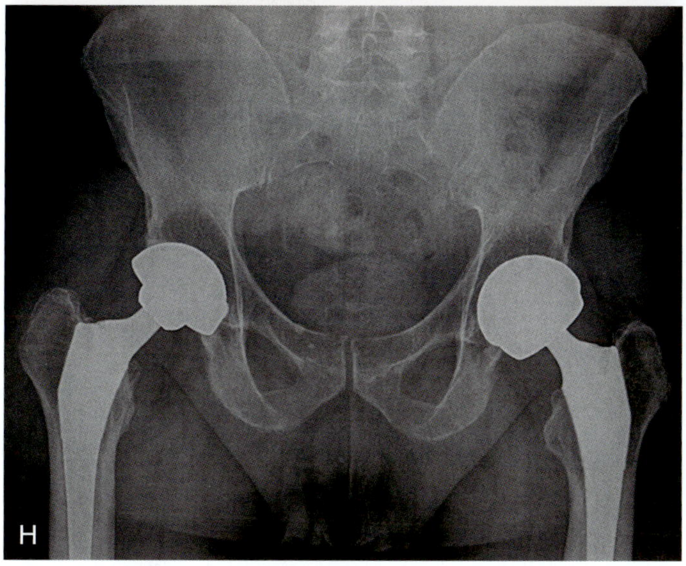

• **图 104.3（续）**（F）后入路手术的术中图像。假体固定良好，位置适当。可见液体聚集，伴有组织上金属染色。在股骨颈上部，轴颈远端可以观察到黑色的腐蚀沉积物。（G）术中图像显示双活动组件的放置。（H）术后骨盆前后位片显示左侧保留的 MOM 摩擦界面，右侧翻修为双动界面

Martino 等的一项系统性综述报道了 59 篇使用双动组件进行初次 THA 和 THA 翻修的文章，结果显示，初次 THA 的平均脱位率为 0.9%，THA 翻修的平均脱位率为 3%[65]。

在 MOM 关节发生 ALTR 的情况下，进行翻修手术的并发症发生率很高[24,56,68]。Wyles 等报道，MOM THA 后髋臼假体翻修成 COP 并保留现有股骨假体，翻修术后平均 2 年的假体生存率为 95%[56]。作者报道了在 MOM 翻修后感染的再手术率为 8.1%。Monro 等报道的总体并发症发生率为 38%，脱位率为 28%，再翻修率为 19%[24]。Stryker 等报道了单体式 MOM THA 后翻修的总并发症发生率为 20%，其中再手术率为 16%[59]。这篇研究报道的并发症包括：无菌性松动 6%、感染 6%、脱位 4%、髋臼骨折 3%。翻修是这些患者的唯一解决方案，尽管并发症发生率较高，但最近的研究表明，与传统的 MOP 翻修相比，有相当一部分患者报告了良好的功能结果[58]。MOM THA 和 MOM HRA 的翻修已被证明能有效降低金属离子水平[24,57,61,62,69-71]。

髋关节表面置换术的翻修

患者、手术和植入物相关因素都与 MOM HRA 的成功或失败有关。Birmingham 髋关节表面置换系统（BHR；Smith & Nephew，Memphis，TN）在女性患者中，10 年假体生存率为 74%，其中假瘤的翻修率为 7%。男性的 10 年假体存活率为 95%，假瘤的翻修率为 1.7%[72]。这一结果表明，性别是假瘤形成的重要因素，而较小的假体对存活率和功能结果有较大的影响。Azam 等在 1999—2004 年对 222 例采用 BHR 的患者进行了研究，平均随访 12 年，结果显示总体

存活率为 93.7%，其中男性为 95.4%，女性为 89.9%。他们注意到≤ 46 mm 的假体失败率更高 [73]。加拿大关节置换协会回顾了 2773 例 HRA，平均年龄为 50.5 岁，平均随访 3.4 年。他们报告的翻修率为 3.6%，累积 5 年假体存活率为 96.4%。女性、较小型号的股骨假体（头尺寸< 48 mm）和特殊的假体设计是失败的预测因素 [74]。

与 MOM THA 一样，HRA 翻修的目标是去除 MOM 关节。在这些病例中，取下股骨头，更换新的带有金属或陶瓷股骨头的股骨假体。髋臼假体通常被去除并用传统的髋臼假体和有标准组件的聚乙烯内衬替换 [57,75]。某些假体可能允许进行单组件翻修。Pritchett 等用这种手术方式在平均 61 个月的随访中报告了 97% 的成功率 [76]。正如前面提到的 MOM THA 组件，双动组件的使用为此提供了一个潜在的选择（图 104.4）。适当大小的髋臼假体在位置良好、固定良好的情况下，双动关节的使用可允许保留髋臼假体 [77]。关于表面置换假体的一个特别注意是，某些制造商可能有不同的髋臼杯设计，这需要予以特别考虑。Renner 等比较了 BHR 中 MDM 活动摩擦界面聚乙烯内衬的间隙，认为其径向间隙较小 [78]。因此，这些植入物的标示外使用需要谨慎。

将 HRA 翻修成 THA 的手术并发症发生率很高 [79]。Wong 等报道了髋关节表面置换术翻修成 THA 的术后 10 年的再翻修率为 26%[80]。Desloges 等研究证实了髋关节表面置换术的翻修手术与 THA 的翻修手术的结果相当，但不如初次髋关节置换手术 [81]。HRA 的翻修手术术后金属离子水平降低 [57,77]。

因继发于机械相关缝隙腐蚀的局部组织不良反应的翻修

对于假体固定良好、MOP 摩擦界面的 ALTR 可以用更换可调节性的股骨头和内衬的方法进行治疗，将其更换为带有钛质内套的陶瓷股骨头 [40,43,49]。术前

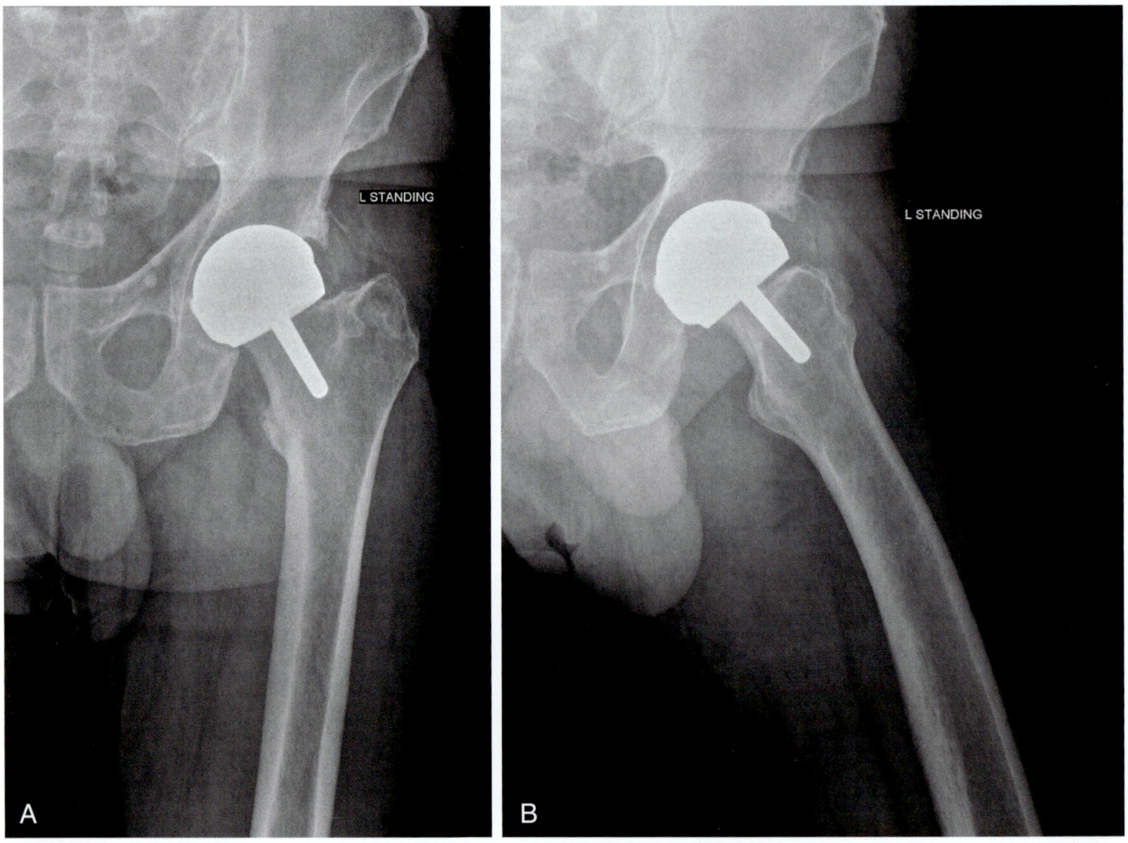

• **图 104.4** 一名 50 岁男性，左侧 Birmingham HRA 后随访出现新发生的左髋关节疼痛。（A）左髋关节前后位片和（B）左髋关节侧位片显示伯 Birmingham HRA 假体固定良好，位置良好，位于髋臼上方的髋臼侧骨丢失，但与系列 X 线片相比没有变化的证据。ESR 57 mm/h，CRP 20.3 mg/L，髋关节穿刺抽液显示白细胞 1500 个，多形核细胞 23%，培养无生长。送检金属离子水平，Co 5.74 ng/ml（< 0.7），Cr 4.13 mg/ml（< 0.3）。MARS MRI 显示，沿左侧髂腰肌有大量混杂信号强度聚集，沿股骨颈内侧和外侧有少量液体聚集，符合 ALTR。患者被带进手术室进行翻修手术，发现假体固定良好，位置合适。保留髋臼假体，股骨假体被替换成具有双动界面的压配股骨组件

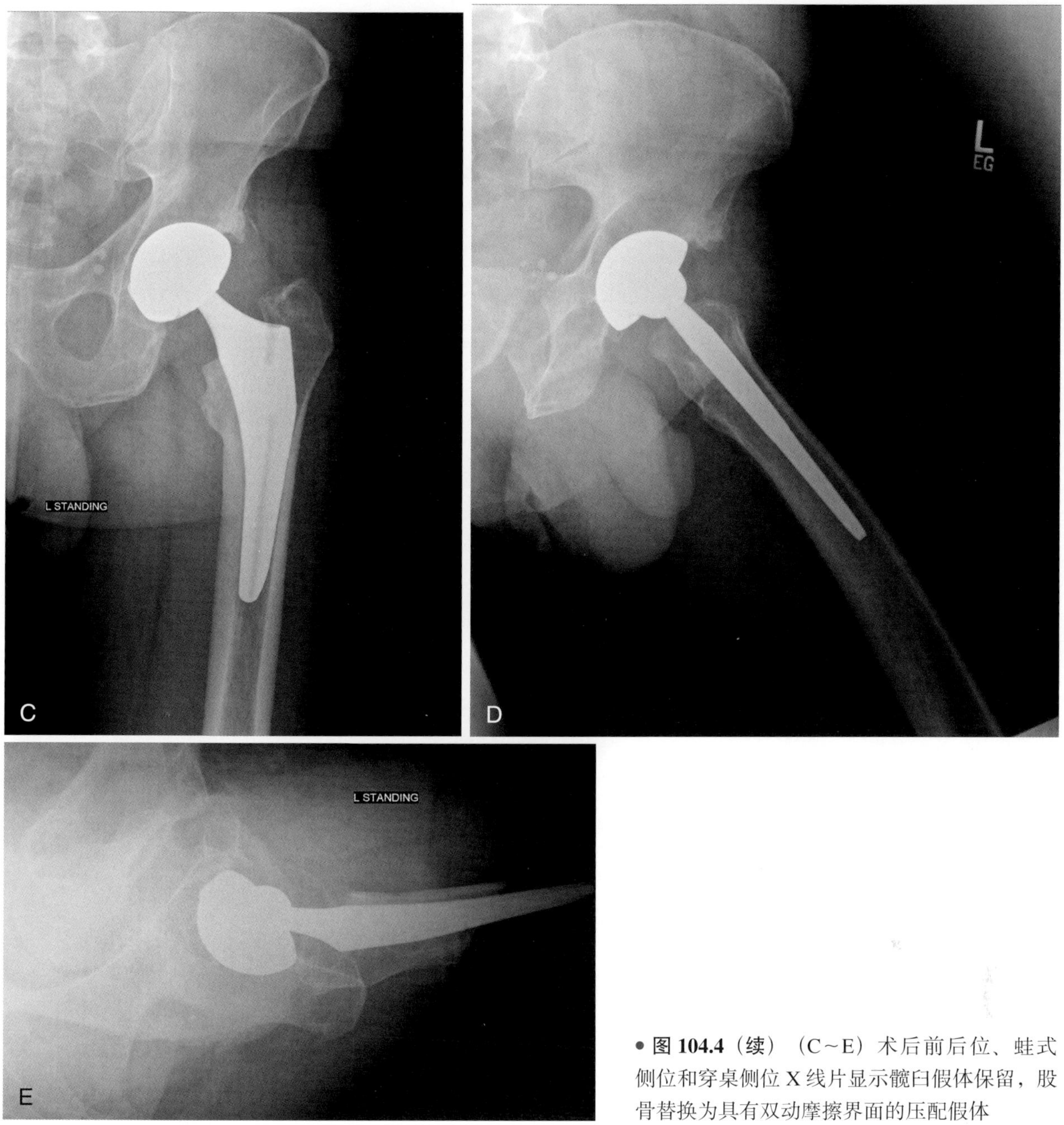

• **图 104.4**（续）（C～E）术后前后位、蛙式侧位和穿桌侧位 X 线片显示髋臼假体保留，股骨替换为具有双动摩擦界面的压配假体

使用先进的成像技术评估 ALTR 的范围和位置有助于确定需要的清创量。一些关于 MOP 摩擦界面的报告显示，术中发现的下列一种或多种情况与 MOM 摩擦界面术中发现的类似：组织坏死、头颈交界处的黑色沉积物、不同程度的股骨或髋臼骨溶解，以及组织学上显示的强烈血管周围淋巴细胞浸润的证据 [40,45,51-55]。有必要对软组织受累进行综合评估，然后对坏死组织进行彻底的清创，使其达到健康组织的水平。建议进行完整的滑膜切除并去除所有炎症组织。然而，可能难以通过传统的髋关节手术入路达到侵入盆腔内的广泛病变。在这种情况下，保留盆腔内肉芽肿是一个合理的选择，前提是相邻的重要结构没有受到巨大影响。

切开关节，显露假体，将髋关节脱位，取下可调节型的股骨头。然后，取出聚乙烯内衬。在取下股骨头的过程中，应注意不要损伤假体股骨颈锥度。应该花些时间来评估锥度的腐蚀情况，并手动清理锥度上的磨屑。作者描述了几种清理技术，包括手术海绵或刮擦软垫 [40,44,45]。目前不推荐使用刮擦软垫，因为刮擦软垫有留下研磨材料的风险。应该评估这些假体组件的稳定性。如果术中发现这些组件是稳定的，就应该对切口进行充分的冲洗，并谨慎地进行任何额外的清创。这时可以放置新的聚乙烯内衬。在某些情况下，有必要在植入新假体组件之前考虑髋关节的稳定性。术前的不稳定迹象、明显的外展肌功能不全或髋关节周围软组织包膜的广泛清除可能需要使用限制性内衬。如果需要广泛的清创，可以谨慎地放置聚乙烯内衬，并试验不同颈长和直径的股骨头，根据需要进行调整。最后，可将一个带有钛质内套的陶瓷股骨头放置在清洁后的耳轴上（图 104.5）。

这一手术的结果是有希望的，尤其是当使用陶瓷股骨头时，ALTR 的复发率很低 [40,44,45,82,83]。Plummer 等回顾了 27 例患者，他们为治疗继发于 MOP 摩擦界面 MACC 的 ALTR，而接受了单独更换股骨头和内衬 [40]。在 18 例患者 2 年的随访中，他们发现血清 Co 离子从平均 11.6 ppb 下降到 0.33 ppb，血清 Cr 离子从平均 2.7 ppb 下降到 0.51 ppb。保留 Co 合金股骨假体的患者与保留钛合金股骨假体的患者没有显著差异。值得注意的是，4 例患者翻修成金属股骨头，在第 2

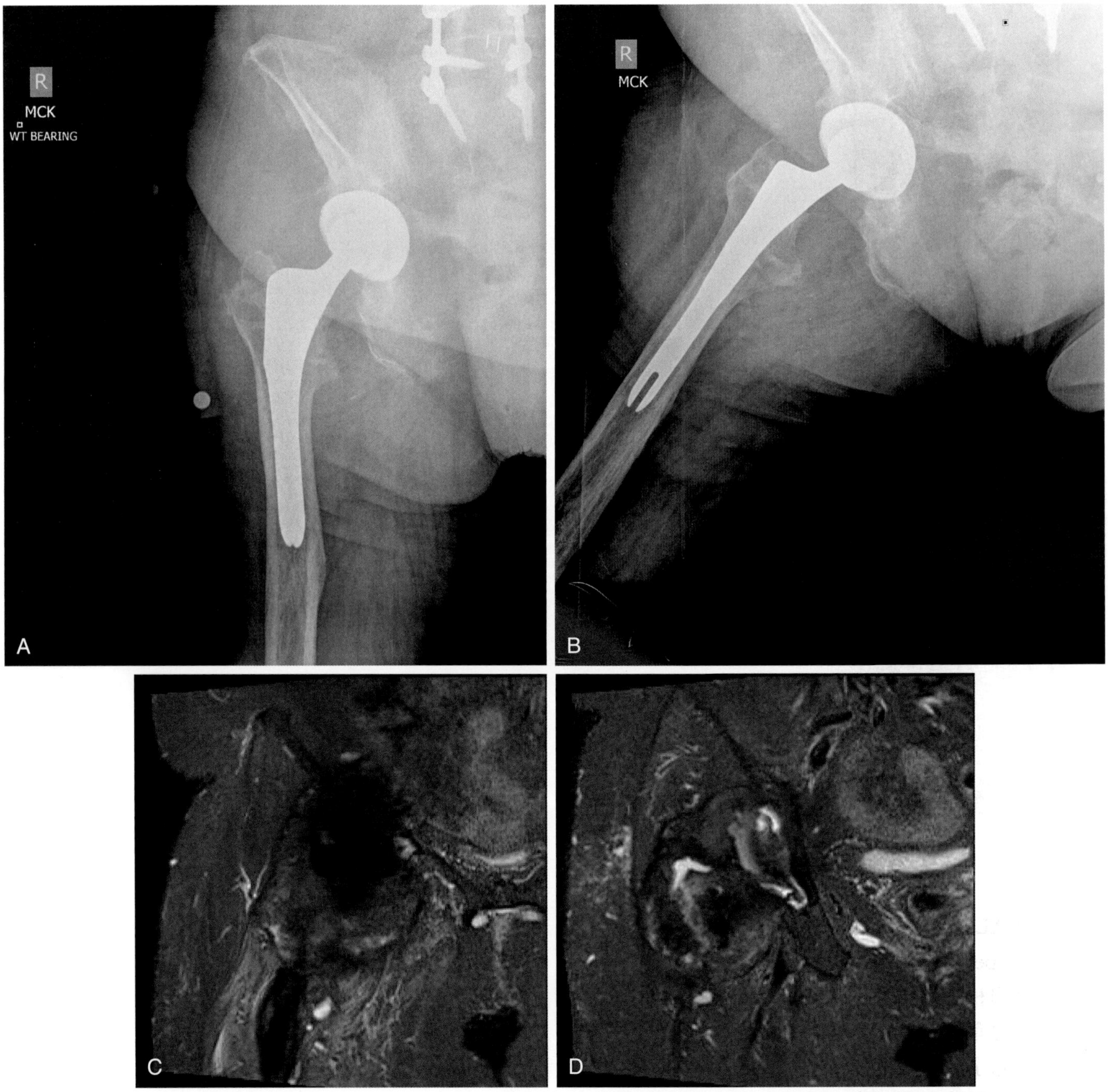

• **图 104.5** 一例 78 岁女性患者 5 年前接受了右侧 THA，出现持续性右髋关节疼痛以及进行性屈曲和外展无力。（A）左髋关节前后位片和（B）蛙式侧位片显示髋臼和股骨假体固定良好，大转子和小转子有骨溶解。在股骨柄的远端有骨皮质增厚，这在初始手术后的系列影像中没有改变。ESR、CRP 和关节穿刺结果证实与感染无关，培养无生长。Co 6.3 ng/ml，Cr 1.5 mg/ml。MARS MRI 显示髋关节周围 11 cm × 10 cm 的大量混杂液体和软组织病变，如图（C、D）冠状面图像所示

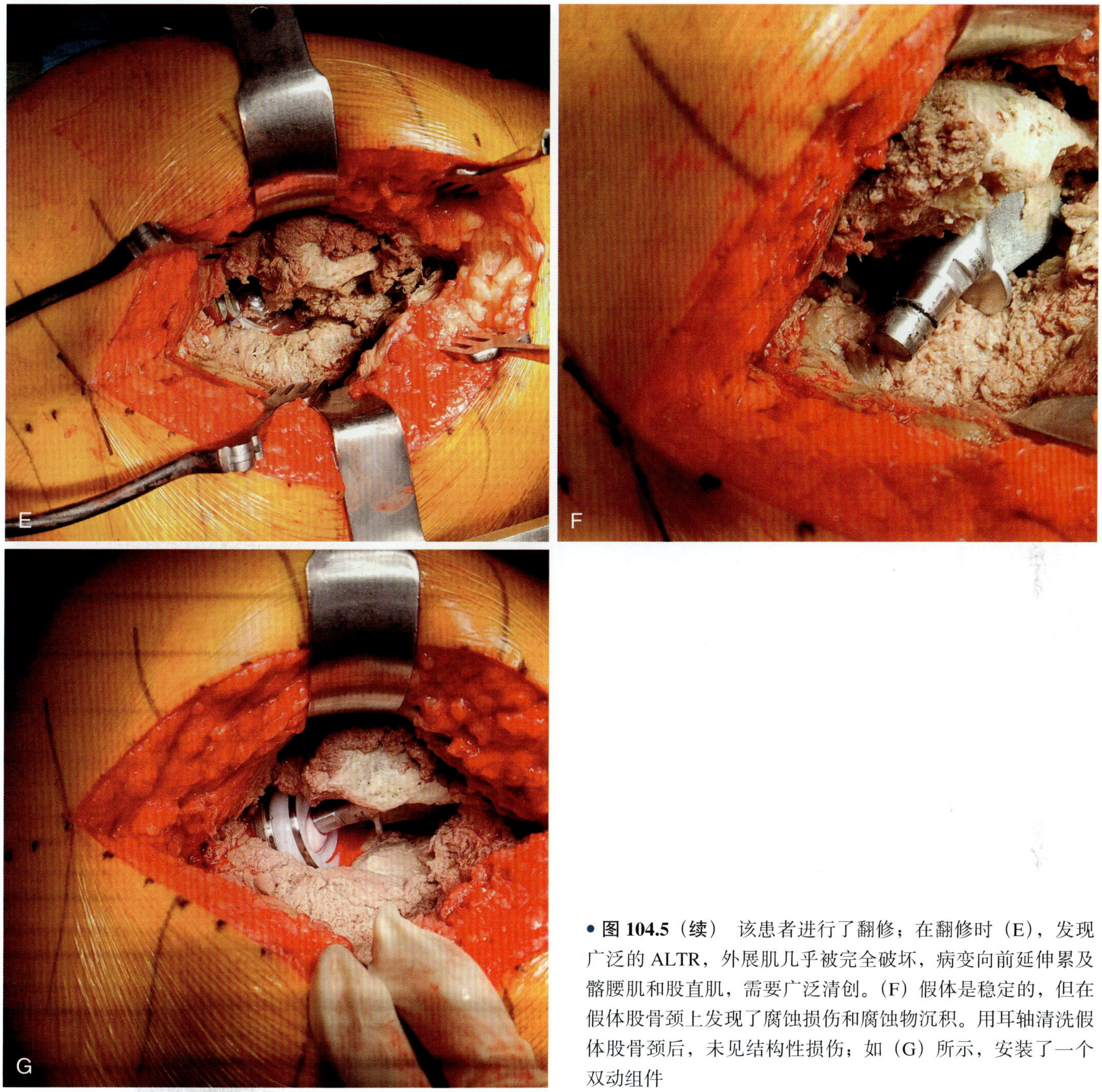

• **图 104.5（续）** 该患者进行了翻修；在翻修时（E），发现广泛的 ALTR，外展肌几乎被完全破坏，病变向前延伸累及髂腰肌和股直肌，需要广泛清创。（F）假体是稳定的，但在假体股骨颈上发现了腐蚀损伤和腐蚀物沉积。用耳轴清洗假体股骨颈后，未见结构性损伤；如（G）所示，安装了一个双动组件

年时 1 例 ALTR 复发，需要翻修成钛质内套的陶瓷股骨头。Cooper 等报道了 10 例继发于 MACC 的 ALTR 患者，采用相同的技术，更换内衬，并将股骨头更换成带钛质内套的陶瓷股骨头，且保留股骨假体[45]。他们报告，除了 1 例因不稳定需要翻修外，所有患者的金属离子水平均有所下降，临床症状得到改善。值得注意的是，有 3 例患者由于复发性不稳定而需要限制性内衬，其中包括 1 例广泛的外展肌坏死。这就强调了在广泛的软组织清创术后有额外的选择来提高髋关节稳定性是非常重要的。

在某些情况下，耳轴的结构完整性可能会受到质疑；已经有几个严重耳轴失效的报告[54,55,84]。如果耳轴有广泛的材料丢失、变形或明显可见的裂缝，则需要取出并更换股骨柄。根据股骨柄的不同，这可能需要 ETO 来有利于显露和股骨柄的取出。一旦股骨柄被取出，就可以更换成翻修组件和陶瓷股骨头。Banerjee 等报道了 5 例严重的耳轴失效的患者接受了股骨假体完全翻修和更换内衬[55]。所有患者术

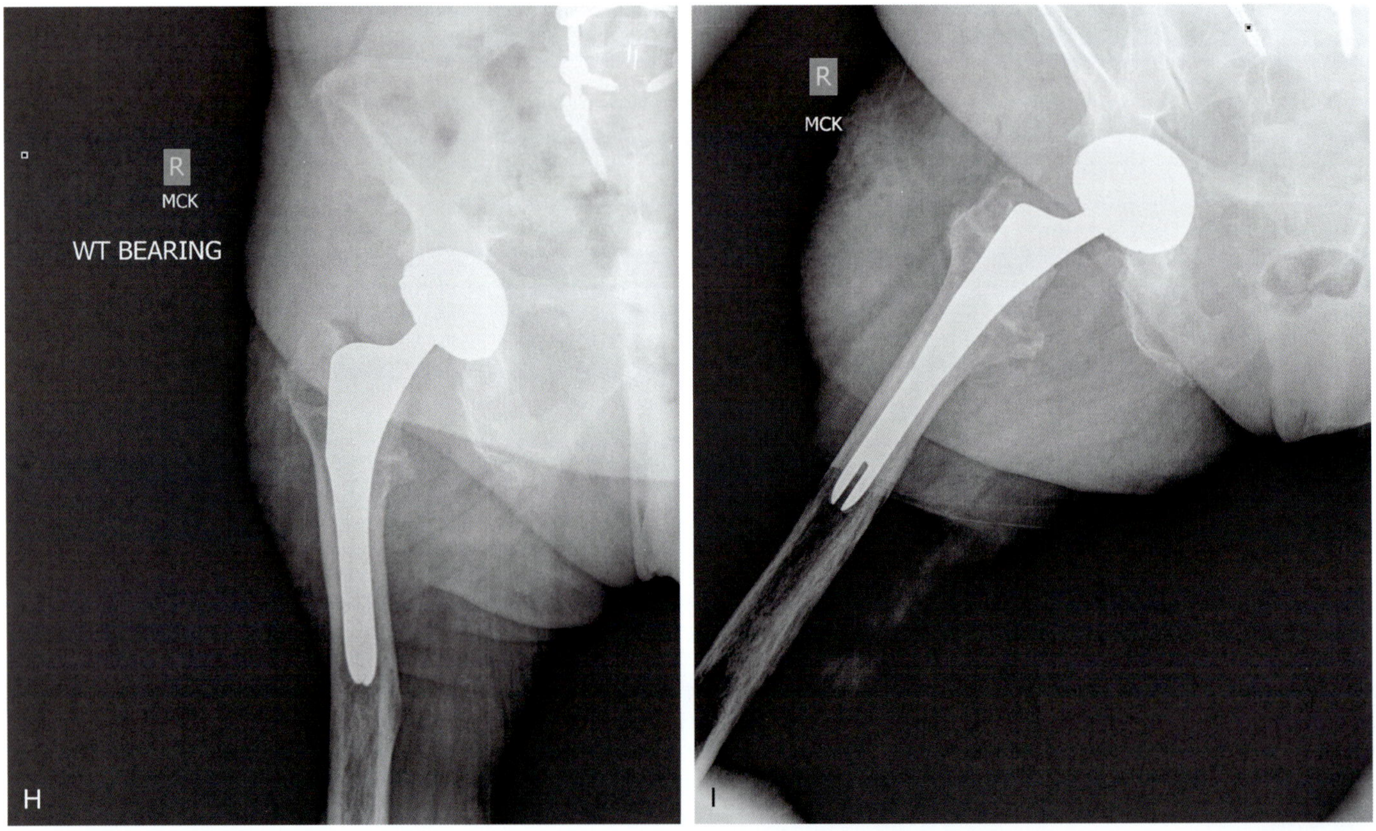

• **图 104.5（续）**（H、I）术后拍摄的前后位和蛙式侧位 X 线片

后均有改善，没有植入物失败的后续报道。类似地，Matsen Ko 等描述了 5 例严重耳轴失效和分离需要进行股骨假体翻修的病例。2 例进行了 ETO[52]。这些患者在随访时显示了临床症状的改善，尽管缺乏其中一个患者的具体信息，因为这是在另一个机构完成的。

双模块股骨颈组件的翻修

双模块股骨颈假体是为外科医生在手术时提供额外选择和潜在的“定制”假体而开发的。通过在颈柄连接处增加可调节性，就有可能单独调整假体规格、偏心距和长度。然而，随着模块化程度的提高，更多的并发症已经见于报道。据报道，在这些双模块假体中，MACC 发生在颈干连接处，这与传统模块假体的头颈连接处类似。此外，也有颈部断裂甚至颈部脱位的报道[85-90]。由于失败率的增加，一些不同的制造商已经将这种植入物撤出了市场。

AAOS、AAHKS 和髋关节协会已经就双模块股骨颈 THA 患者的管理规则达成了共识[50]。该声明创建了一个风险分层协议，以优化对患者的管理。低风险组包括活动水平低、无阳性体格检查发现、钛质模块化的股骨颈和股骨柄（Ti/Ti）、无植入物骨溶解 / 松动、感染检查正常、Co 离子低水平（< 1 ppb）或 Co : Cr 低比值（< 1）、横断面成像（MRI、CT、US）正常的无症状患者。对于这些患者，建议每年例行随访。高风险组包括活动水平高、具有体格检查阳性发现（步态的改变或减弱）、具有 Co-Cr 股骨头或 Co-Cr/Ti 或 Co-Cr/Co-Cr 界面的双模块颈柄、正常的感染检查、Co 离子含量高（> 5 ppb）或 Co/Cr 比率高（> 5）、以及横断面成像（CT，MRI 或 US）呈 ALTR 改变的有症状患者。对于这些高危患者，需要进行翻修手术。

对于召回假体的患者提出了翻修的治疗原则[41]。根据该原则，首先根据存在的症状将患者区别对待。无症状患者，在获得病史、体格检查和标准 X 线片后，绘制金属离子水平变化图。对于金属离子水平正常的患者，建议每年随访一次。对于金属离子水平异常的患者，建议行 MARS MRI 检查。如果无 ALTR 的证据存在，每年对患者进行随访。如果有 ALTR 的证据存在，MRI 表现的严重程度决定了是继续监测还是行翻修手术。对于有症状的患者，需要获得 ESR 和 CRP 以排除感染，然后检查 MARS MRI（如果有禁忌，则使用超声）、金属离子水平，可能还有 CT 来评估骨溶解。在这些患者中，如果金属离子水平升高且横断面成像显示 ALTR 阳性，则需要翻修。对于有不典型症状的患者，进行 ESR 和 CRP 感染检查，以及金属离子水平检测。正常的金属水平需要行 MRI 检查（如有禁忌，则行超声）。如 MRI 正常，考虑每年随访；如果不正常，考虑关节翻修术。如果感染检查不正常，考虑穿刺检查，如果呈阳性，对感染进行治疗；如果呈阴性且金属离子水平升高，则进行 MARS MRI 检查；如果有 ALTR 改变，考虑翻修手术。

在双模块假体失败的情况下，有几种不同的治疗方案。准确地识别假体组件是很重要的。FDA 已经召回了一些双模块假体，其中一些假体的特定组件已经被召回。对于有召回组件的患者，翻修现有假体的选择是有限的。在大多数病例中，股骨假体需要完全取出和更换 [41]（图 104.6）。在假体没有被 FDA 召回的孤立情况下，以及患者仅仅是头颈连接处的失效或在颈 - 柄连接处没有 MACC 的模块化股骨颈的断裂时，可能会保留固定良好的股骨柄和髋臼假体，单独更换股骨颈、头和内衬 [86]。保留固定良好的股骨假体的其他考虑包括由于取出固定良好的股骨假体而导致的相关的额外并发症。

固定良好的股骨假体在明显颈 - 柄 MACC 的情况下可能最终需要完整翻修，假体和器械的选择应该可以进行完整的翻修。对于取除双模块组件来说，一个独特的挑战是：是否从股骨柄上取出股骨颈组件。如果颈部组件可以轻易取出，则可能有助于手术显露。然而，通常情况下可能并非如此——当颈部组件不能从股骨柄脱离时，将其作为标准的股骨假体进行翻修，并在颈部组件仍处于连接状态下将股骨柄取出。准备行 ETO 取出固定良好的股骨柄并进行股骨假体翻修 [85,88,90]。术前存在腐蚀和金属离子水平升高的双模块假体翻修已被证明可改善术后金属离子水平 [46]。

未来的展望

预测表明，到 2030 年，50% 的髋关节翻修将在 65 岁以下的患者进行，这比 2006 年的比例增加了 10%。新的假体设计和材料似乎提高了假体的存活率，但假体相关并发症仍然是一个挑战。随着摩擦界面和材料的进展，我们将面临的新挑战有待解决。MOM 摩擦界面就是一个例子：在 2000 年之前，传统 MOP 摩擦界面最大的问题是磨损、骨溶解和脱位。像 MOM 这样的可选择性摩擦界面被认为是这个问题的解决方案，2005 年美国所有 THA 的 35% 都是 MOM 摩擦界面。然而，今天这种假体只占摩擦界面市场很小的百分比。为了减少关节脱位和磨损相关的并发症，并提高关节的使用寿命，最初的成功很快就被一些设计的早期失败率、ALTR 的发生率和潜在的全身金属毒性所抵消。局部关节水平金属毒性的影响已被广泛发表。与 MOM 摩擦界面和锥度腐蚀相关的 ALTR 翻修手术对外科医生来说是一个独特的挑战。了解适当的检查和常见的并发症有助于提高手术的成功率并改善术后结果。

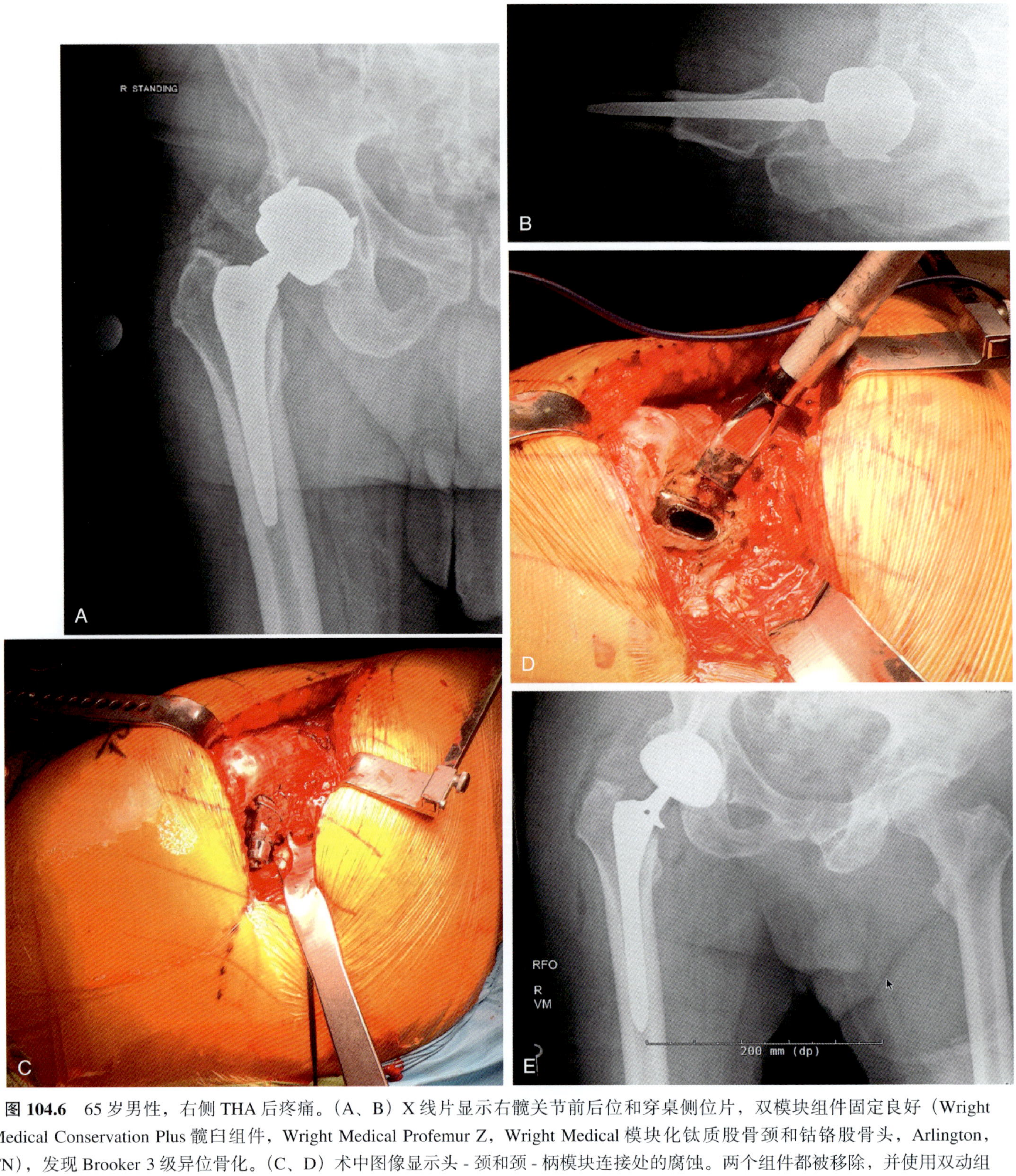

• **图 104.6** 65 岁男性，右侧 THA 后疼痛。(A、B) X 线片显示右髋关节前后位和穿桌侧位片，双模块组件固定良好（Wright Medical Conservation Plus 髋臼组件，Wright Medical Profemur Z，Wright Medical 模块化钛质股骨颈和钴铬股骨头，Arlington，TN)，发现 Brooker 3 级异位骨化。(C、D) 术中图像显示头 - 颈和颈 - 柄模块连接处的腐蚀。两个组件都被移除，并使用双动组件进行翻修。(E) 术后 X 线片显示翻修的假体

（参考文献参见书末二维码）

第十二部分

髋关节置换术的并发症

第 105 章

感　染

HANY BEDAIR, CRAIG J. DELLA VALLE
（高航 译　李冬松 审校）

关键点

- 全髋关节置换术（THA）假体周围感染发生率接近 0.5%～1%；随着该类手术量的增加，预计感染的发生率将显著上升。
- 预防措施在于优化患者选择、改善外科手术室环境、调整主相关因素，并给予预防性抗生素治疗。
- 最常见的致病菌是革兰氏阳性球菌（特别是葡萄球菌），但部分感染可能为多菌种混合感染。
- 诊断基于高度警觉的临床判断、详细的病史采集和体格检查，结合红细胞沉降率（ESR）及 C 反应蛋白（CRP）的筛查。若上述实验室指标异常或临床高度怀疑感染，可选择进行髋关节穿刺术。获取的关节液应送检关节液白细胞计数、分类及培养。
- 成功治疗的关键取决于感染持续的时间。对于术后急性和急性血源性感染尝试清创并保留假体是合理的（尽管葡萄球菌感染应用此策略效果差）。
- 对于慢性感染，通常采用二期翻修方案，但近年来对一期翻修的兴趣有所上升。

引言

尽管 THA 取得了巨大成功，但深部感染仍然是其最具灾难性的并发症之一。这种诊断几乎不可避免地导致长期和复杂的治疗，包括再次手术，最终导致预后较差。对患者而言，感染对身心健康的影响是巨大的。昂贵的治疗费用会对整个医疗系统造成重大负担。根据 Markov 模型的计算，社会为平均每个髋关节假体周围感染患者支付的直接和间接费用约为 40 万美元[1]。

根据全国住院病人样本的医疗成本和利用项目（Healthcare Cost and Utilization Project Nation wide Inpatient Sample）的回顾分析，感染是继关节不稳和松动之后，THA 后行翻修手术第三大常见原因，并且是去除假体最常见的原因[2]。尽管随着手术技术和患者管理的发展，预防、诊断和治疗都得到了改善，但导致这种令人恐惧的并发症风险并没有被根除。不幸的是，随着未来几年 THA 手术量的大幅增加，深部感染的发生率也将随之上升[3]。

导致 THA 后发生深部感染的因素有很多，可以通过多种组合方式起作用。为了简化并最好地解决这一复杂的临床情况，这些因素可以分为 3 组：宿主、局部切口环境和微生物群[4]。通过调查和追寻这些因素如何单独导致（感染）和相互作用，可以更好地理解疾病过程并提出治疗方案。

感染的因素和预防

Charnley 早期 THA 后深部感染发生率为 9%；幸运的是，在他的下一组患者中这一比例降至 1.3%。发生率减少归因于常规使用预防性抗生素、空气净化和身体排气术衣[5,6]。尽管从 20 世纪 60 年代末的最初 10 年里依靠他的经验实现了这一显著下降，但目前在大数据中心公认的感染率约为 1%[7-11]。这种相对较小但重要的改善可归因于许多方面的进步，包括更好的患者选择、预防性使用抗生素和手术室管理。

优化患者选择的依据是识别 THA 后易引起感染的宿主危险因素（包括全身和局部）。虽然手术本身[12]的生理应激可能会导致感染，但应该识别并尽可能解决这些因素以降低风险。营养不良和高龄是已知的影响先天性免疫和正常免疫反应的独立因素，会通过改变体液免疫和细胞免疫，从而增加感染风险[13-16]。由于基础疾病或药物治疗导致全身免疫功能低下的患者感染的风险增加，类风湿关节炎患者和正在接受类固醇治疗的患者感染的风险增加[6,14,17,18]。

肥胖[19]使感染风险增加 4.2 倍，其中超肥胖患者［体重指数（BMI）＞ 50 kg/m^2］风险最高[20]。

与非糖尿病患者相比，糖尿病患者[18,21-23]的感染率似乎更高，一些研究表明，糖尿病患者的感染率高达 11%[24]。对于糖尿病患者而言，术前良好的血糖控制可降低感染风险。虽然没有建立严格的糖化血红蛋白（HbA1c）的界限，但 HbA1c < 7.5 mg/dl 的患者深部感染率似乎较低[25]。改善围术期血糖管理似乎可以降低胸外科手术感染的风险[26]。虽然权威性的前瞻性研究尚未完成，但有人提出在围术期严格控制血糖可能会降低 THA 患者的感染率[27]。同样，代谢综合征（肥胖、糖尿病和高胆固醇血症的结合）似乎也是 THA 后并发症的一个重要危险因素[28]。接受透析治疗的慢性肾衰竭患者[29]以及接受肝或肾移植的患者感染的风险增加。恶性肿瘤患者[21]和人类免疫缺陷病毒感染患者，特别是 CD4 细胞计数每立方毫米低于 240 个的患者[31]也有更高的风险。

可能增加感染风险的宿主局部因素包括 10 年未完全消失的髋关节感染[32]和因任何原因所进行的髋关节翻修术。伤口延迟愈合和持续引流也往往导致感染[16,33]。间接的感染源，包括皮肤病变[34,35]、龋齿或手术[36,37]、尿潴留和继发的膀胱内置物均可[38]导致 THA 后感染。应尽量减少全身的易感性，并在手术前处理潜在的直接和间接感染源。

适当的预防性应用抗生素被认为是减少术后切口感染的最重要的因素[4,8,9,39]。选择第一代头孢菌素通常是因为其具有杀菌作用，能够有效对抗常见致病菌，价格低廉，半衰期合适。在一项双盲对照研究中，与安慰剂相比，术前和术后使用预防性抗生素头孢唑林可将 THA 后感染的风险从 3.3% 降低到 0.9%[40]。对于青霉素过敏的患者，应考虑使用克林霉素或万古霉素。术前预防性抗生素在切开前 2 h 内使用，对于减少感染最有效[41]，并且在静脉注射后 35～40 min 内达到峰值骨浓度[42]。一项多中心前瞻性试验观察到，当术前抗生素在切开前 30 min 内给予时，手术部位切口感染发生率为 1.6%，而在 31～60 min 给予时，手术部位切口问题发生率为 2.4%[43]。此外，该试验发现，在持续时间超过 4 h 的病例中，术中再次给药似乎可以降低感染风险。术后预防性抗生素的使用时间是有争议的；一项前瞻性双盲多中心试验发现，治疗 24 h 与治疗 3 d 没有差异[44]。其他多项研究已经证实，延长预防性治疗似乎没有益处[45,46]。

改善手术室环境，包括限制手术室人员（数目）或“流动”、手术时间和使用碘贴膜，已被证明可以降低感染风险[47-51]。使用超洁净空气手术室、垂直层流和体外排气服已被证明有利于降低感染率；然而，这些观点一直存在争议[6,52-55]。Gore-Tex 术衣可能比棉布术衣更有利于防止外科团队脱落的细菌扩散[56]。双层手套的使用和最佳消毒剂的选择仍然存在争议[4]。经常更换吸引头也可以减少细菌进入伤口[57]。脉冲和抗生素灌洗是减少伤口细菌负荷的有效方法[58-60]。此外，Brown 等的一项研究表明，在伤口闭合前进行稀释碘液灌洗可显著降低深部感染率[61]。

口腔手术和泌尿生殖系统及胃肠道手术后的菌血症发生率已被记录[62]，菌血症可能导致细菌进入髋关节[63]，在这些手术前给予抗生素预防仍有争议[64]。美国骨科学会、儿科外科医生和美国牙科协会的最新声明改变了他们以前对标准抗生素预防的立场，现建议不再常规使用预防性抗生素。

微生物学

彻底了解导致 THA 后感染的微生物环境是成功预防和治疗的关键。细菌侵入人体，宿主组织和细菌病原体在材料表面争夺栖息空间[64]。如果细菌赢得了这场竞争，结果往往是假体的深层感染。细菌可能在手术时直接种植于假体表面，也可能在术后血行播种。不同的细菌可能倾向定植于不同的生物材料种。例如，金黄色葡萄球菌似乎优先种植于金属植入物表面，表皮葡萄球菌则偏好于聚乙烯和聚甲基丙烯酸甲酯聚合物。许多细菌形成黏多糖生物膜，隔离及保护自身免受宿主的免疫反应、抗生素渗透，甚至是机械清创的影响。虽然在一项单独的研究中，大约 75% 的培养显示出单一的微生物[65]，但取样后的微生物学分析表明，细菌多糖蛋白质复合物可能包含多种不同的细菌种类[66]。这使得在不取出假体的情况下对这类患者的治疗变得困难，因为无法确定适当的抗生素方案。随着分子诊断技术的进步以及更有效的抗生素生物膜渗透的研究，当利福平与其他抗生素协同使用时，似乎可以提高治疗方案的治疗效果[67,68]。

在多项大型研究中，最常见的致病微生物是革兰氏阳性需氧菌，占 THA 后所有感染微生物的 64%～74%，葡萄球菌（主要是表皮葡萄球菌和金黄色葡萄球菌）约占这些革兰氏阳性球菌的一半[8,65,69,70]。其他鉴定出的革兰氏阳性菌包括肠球菌、绿色链球菌和 A、B、G 类链球菌。表皮链球菌阳性培养物的流行率可能呈上升趋势，革兰氏阴性细菌的数量可能下降[71]。已知革兰氏阴性菌引起髋关节周围感染占 11%～14%，所有分离的细菌包括铜绿假单胞菌、阴沟肠杆菌、黏质沙雷菌、奇异变形杆菌、大肠杆菌、肺炎克雷伯菌、不动杆菌、非液化莫拉菌和霍乱沙门菌。其他已经报道的更罕见的生物包括厌氧菌、分枝杆菌和真菌。

令人极担忧的趋势是耐抗生素菌株的出现。在5年期间，重症监护病房患者耐甲氧西林金黄色葡萄球菌的医院感染率增加了31%，耐万古霉素肠球菌增加了55%[72]。幸运的是，这些令人担忧的趋势并没有在髋关节假体周围感染中观察到，虽然它们确实存在。在行髋关节置换术的患者中，耐甲氧西林表皮链球菌的发生率在30个阳性培养株中高达40%[73]，在56个表皮链球菌培养株中高达48%[65]。在一项针对THA后35例感染病例的单一研究中，54%感染了耐药微生物，对这些耐药菌的治疗效果远低于对敏感微生物的治疗结果，只有16%的患者成功保留假体[74]。在第二项比较甲氧西林耐药和甲氧西林敏感金黄色葡萄球菌联合感染治疗的研究中，感染甲氧西林耐药菌的患者住院时间明显更长，治疗失败和摘除假体的风险更高[75]。这进一步强调了准确诊断和识别感染病原体及其敏感性的迫切需要，以便为这些患者提供最佳治疗。

诊断

THA后感染的诊断需要高度的临床怀疑和判断。诊断应该灵活地综合血清学检查、放射学评估（常规和偶尔使用的高级成像技术）、关节液分析、微生物培养和（或）组织病理学。髋关节假体周围感染的诊断应以骨骼肌肉感染学会的标准为基础[76]。诊断标准包括满足以下2项中的任意1项（与关节相通的窦道或2个不同标本中相同的阳性培养结果）或满足以下6项中的4项［ESR/CRP升高，滑液白细胞计数升高（阈值3000 WBC）、滑液中性粒细胞百分比升高（阈值的80%）、单一阳性培养、组织学阳性或严重化脓］[76]。必须迅速完成诊断，因为治疗方案可能会根据感染的（急）慢性而改变。

任何感染的危险因素都应通过全面追问病史来确定，包括免疫功能低下状态、既往髋关节手术史或感染史，术后持续的伤口引流或浅表的伤口感染，这些都应该引起对深部感染的持续担忧。恢复期的任何异常，包括持续的术后疼痛，甚至是新出现的深度疼痛，都要怀疑是否感染。发烧史可表明感染；然而，这一发现并不可靠。任何可能引起菌血症或间接感染的近期操作都应仔细评估。

应确定髋关节的活动范围，并与以前的检查结果进行比较。保护、被动运动疼痛、静息疼痛和运动减少是感染需要关注的问题。应进行彻底的神经血管检查和皮肤检查，以发现任何远端病变。应仔细检查伤口是否有引流、红斑、波动或窦道活动或愈合。不建议进行伤口引流液的培养，因为这些结果高度不一致，可能只会混淆临床判断。伤口引流也应避免经验性应用抗生素，因为它们会干扰和延迟最终诊断。

可以通过X线片进行评估，并与之前的影像进行比较，评估是否存在快速或进行性松动、骨溶解、骨膜或骨内膜反应以及骨质减少。然而，这些发现可能有其他原因。在（术后）前2年内植入物松动或骨溶解应高度怀疑感染（图105.1）。如果观察到这些影像学变化，X线片可以帮助诊断，但X线片没有改变并不能排除感染。

当怀疑感染时，血清CRP水平和ESR应作为初步筛查的实验室检测指标。在最近的一项针对超过200次THA后翻修的术前检测研究中，当CRP和ESR均正常时，髋关节未感染的特异性为100%[70]。ESR升高（> 30 mm/h）的敏感性为97%，特异性为39%，阳性预测值为42%，阴性预测值为96%。CRP > 10 mg/L的敏感性为94%，特异性为71%，阳性预测值为59%，阴性预测值为96%。这些数值与以往研究结果一致，也表明当ESR和CRP同时升高时，感染的概率为83%[77]。

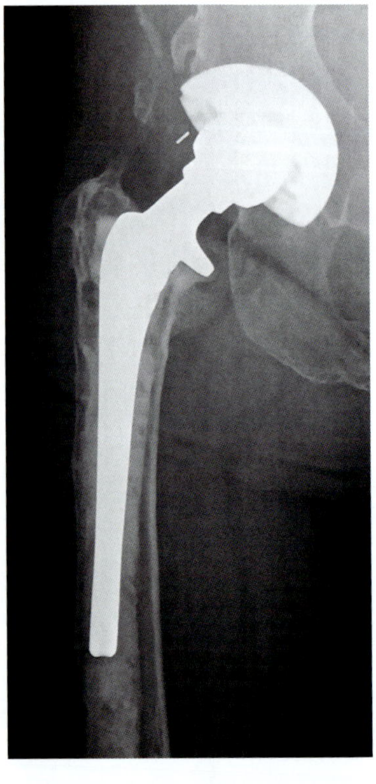

• **图105.1** 使用无骨水泥髋臼组件和骨水泥股骨组件的THA的X线片，显示股骨组件在术后21个月出现明显骨溶解和植入物松动。这高度提示存在深度感染

如果 ESR 和 CRP 升高，或根据病史和体检临床高度怀疑感染，建议进行髋关节穿刺，并将获得的液体行滑膜液白细胞计数、分型和培养检查 [70,78-80]。患者应在穿刺前至少 2 周不使用抗生素，以最大限度地提高培养的样本量和准确性 [77,79]。表 105.1 提供了一些以前报道的研究，关于通过 ESR、CRP、滑膜白细胞计数和分类诊断髋关节和膝关节假体周围感染的推荐诊断标准。虽然这些滑液检查单独使用时也可能提供有价值的信息，但这些检查结果结合 ESR 和 CRP 的结果可以大大提高诊断的准确性 [70]。固体培养基上细菌生长和关节内直视下可见的化脓通常被认为可以直接诊断感染 [81]，但是临床医生应该意识到培养（甚至在固体培养基上）可能是假阳性的，并且对于髋关节假体周围出现化脓提出其他可能的原因，包括聚乙烯或金属对金属摩擦界面的磨损和植入物的腐蚀；因此，应该对多次测试的结果进行综合分析，以便得出最准确的结论。

因为炎症的血清学标志物（ESR、CRP）、滑液白细胞计数和分类通常会在术后早期升高，所以传统观点认为这些检测在术后最初几周内是否有作用可能存在争议。Yi 及其团队 [82] 在一项对 6000 多例初次 THA 的研究中发现，这些炎症标志物可以可靠的用于诊断术后早期（术后＜ 6 周）髋关节假体周围感染，但阈值水平高于先前报道。具体来说，ESR 在术后早期发现没有作用，但 CRP 水平是有用的，其最佳界限值为 93 mg/L。滑液白细胞计数是诊断术后急性感染的最佳检验方法，阈值小于 12 800 WBC /μl 是最佳的界限值。对于灵敏度的最佳平衡和在大于 89% 的多形核中性白细胞的灵敏度（表 105.2），差异也有帮助。这些数值与 Bedair 等在全膝关节置换术后早

表 105.1 先前报道的假体周围关节感染诊断值

作者	WBC/μl	PMN, %	CRP, mg/L	ESR, mm/h	总体数量	术后时间，年（平均数，范围）
Spangehl et al.[77]	50,000[a]	80[a]	10[a]	30[a]	202 髋（35 感染）	传闻中提到，高达 11 年
Mason et al.[137]	2500/ml[b]	60	—	—	86 膝（36 感染）	未提及
Trampuz et al.[67]	1700	65	—	—	133 膝（34 感染）	＞ 6 个月
Parvizi et al.[138]	1760	73	—	—	145 膝（78 感染）；23 髋（16 感染）	未提及
Trampuz et al.[67]	1700[a]	65[a]	10[a]	30[a]	331 关节（207 膝，124 髋；79 感染）	未提及
Della Valle et al.[96]	3000/ml[b]	65[a]	10[a]	30[a]	94 膝（41 感染）	未提及
Nilsdotter-Augustinsson et al.[139]	1700[a]	—	10[a]	30[a]	85 膝（25 感染）	未感染：9（1～22）感染：3（0.2～16）
Ghanem et al.[140]	1100	64	10[a]	30[a]	429 膝（161 感染）	1.2（0.1～7.8）
Schinsky et al.[70]	4200/ml[b]	80	10[a]	30[a]	201 髋（55 感染）	未感染：8；感染：4.5
Parvizi et al.[141]	1100	64	10[a]	30[a]	296 膝（116 感染）	未提及
Ghanem et al.[142]	—	—	20.5	31	479 髋（127 感染）	未提及

CRP，C 反应蛋白；ESR，红细胞沉降率；PMN，多形核中性粒细胞；WBC，白细胞 .

[a] 数值并非基于为相关研究目的而进行的独立 ROC 分析，而是基于先前研究设定的阈值。

[b] 这些案例中给出的单位与原始文献中报告的相同。

期感染诊断的报告相似[83]。基于这两项工作，我们目前评估术后早期感染的步骤包括：若术后早期有感染疑虑，应该进行血清CRP检测；如果血清CRP接近或高于100 mg/L（正常为10 mg/L），做髋关节穿刺。如果滑液白细胞计数小于10 000，而异型性小于90%，则不太可能发生感染。如果我们仍然不确定，可以予以抗生素并密切监测培养结果。

生物标志物的使用，尤其是α-防御素，在诊断假体关节感染方面显示了有前途的结果。通过联合检测滑膜α-防御素水平升高和滑液CRP（注册商标为Synovasure）升高，该联合检测提高了诊断准确性，在一份报告中显示它对假体周围感染具有高达97%的敏感性和100%的特异性[84]。虽然有临床医生常规使用这种检测，但我们发现它在滑液白细胞计数、分类和培养结果仍然不能诊断或不一致的情况下最为有用。最常见的情况是滑液白细胞计数升高和培养阴性存在差异。在这种情况下，在重复穿刺时进行滑液检测，以确认诊断和是否存在培养阴性感染。当我们面对一个潜在的培养阴性感染时，我们会将所有获得的关节液直接接种于血培养瓶，这会增加培养的阳性率，此外，我们还会进行抗酸杆菌和真菌的培养（这通常不是常规操作）并将培养物保存整整14 d（正常情况下，我们仅保有72 h）。

核医学检查可能有助于假体周围感染的诊断。锝-99放射性同位素扫描可能具有一些价值，阴性检查结果很可能排除感染；然而，阳性检查结果不能区分脓毒性和无菌性松动[85,86]。使用铟-111白细胞扫描，即用放射性同位素标记宿主白细胞并重新注入人体，已经显示出一定效用，其阴性预测值为95%[87]。锝和铟扫描可以区分代谢活性增强和炎症的区域。当锝-99硫胶体骨髓扫描结合铟扫描时，准确率提高到88%。然而，由于其高成本，而且滑液白细胞计数、分类和培养的相对高准确性[88]，常规使用这些检查是有争议的。一些较新的核医学技术，如锝-99免疫球蛋白闪烁成像和18F-PET，可能提供更好的诊断准确性。然而，这些技术目前还没有得到广泛应用[89-91]。

不幸的是，在临床中的许多情况下，术前检查不能明确诊断或排除假体周围感染。如果临床表现继续怀疑感染，必要时在再次手术时将获得的假体周围液体和组织送检分析。假体周围液体革兰氏染色不仅敏感性差，还可能产生假阳性结果。它不应该作为常规操作，当然也不应该作为筛查关节假体感染的唯一方法[92-94]。

许多作者已经调查了在诊断感染时假体周围组织的组织学分析作用[95-99]。在这些研究中，人们试图关联明确感染诊断后翻修手术时获取的标本冰冻切片。尽管特定的界限值存在争议——可能是继发于取样、技术和病理学家的不一致——但研究结果的实质是，在假体周围组织中观察到的中性粒细胞数量的增加似乎与感染有关。在尝试整合这些变量的过程中，一些作者建议：在3个400× 高倍显微镜下的每个视野中至少有5个中性粒细胞即可诊断感染[81]。

任何感染检测具有一定的敏感性和特异性，不能完美预测或排除THA周围感染的存在，即使是那些被认为是金标准的检测。根据贝叶斯理论，测试的预测值与疾病在特定患者群体中的流行程度有关。因此，责任落在治疗医生身上，获取相关数据并将其应用于特定的患者；应用何种检测需要根据特定的临床病例而变化。我们建议对所有接受翻修手术或出现THA疼痛或失败的患者进行初步彻底的病史和体格检查，并结合ESR和CRP。如果临床根据病史和体格检查高度怀疑感染，或者ESR和CRP升高，则应行髋关节穿刺，取液后进行关节液白细胞计数并进行分类和培养。这些结果综合起来，应该有助于建立对绝大多数患者的诊断[70,77]。如果需要再次手术，或者诊断仍然不确定，可以通过额外的术中快速病理来排除感染，包括术中关节穿刺对关节液白细胞计数和分类、术中冰冻切片和培养。考虑到手术培养结果可能是假阳性的和假阴性的，我们建议在翻修时从几个不同部位（包括最可疑的部位）获取多组培养（通常为3～5组）。术中进行穿刺时，按照外科医生的正常

表 105.2 术后早期关节周围感染的诊断值

作者	WBC/μl	PMN，%	CRP, mg/L	ESR, mm/h	总体数量	术后时间
Bedair et al.[83]	27 800	89	95	—	146 膝（19 感染）	＜6 周
Yi et al.[82]	12 800	89	93	—	73 髋（36 感染）	＜6 周

CRP，C反应蛋白；ESR，红细胞沉降率；PMN，多形核中性粒细胞；WBC，白细胞。

手术入路将关节囊暴露并在直视下观察，使用 18 号脊髓针通过关节囊获得关节液（图 105.2）。关节液白细胞计数通常在 30 min 内得到结果，需要 45 min 才能获得单核多核比。该检测方法的优点包括其客观性强、低成本和适用于世界各地的外科医生。

治疗

一旦明确感染，就可以确定症状的持续时间，并评估感染的慢性程度。一般来说，感染应分为以下 3 类中的一类：①急性术后感染；②急性血源性感染；③慢性感染 [77,100,101]。第 4 种类型是诊断无菌性松动行关节翻修术，术中培养是阳性的 [65]。对急性术后感染期限的定义是有争议的，大多数人认为这个时间是在指手术后 4～6 周。急性血行感染的定义是：假体在一段时间内功能良好，伴有快速疼痛，通常伴有发热和其他部位的感染灶，如牙齿或皮肤脓肿。慢性感染是指感染已持续 6 周以上。

治疗方案通常基于感染的时间，可以分为保留假体和去除假体。一般来说，保留假体的成功率与感染时间的长短直接相关。虽然感染病原体是预后的一个重要决定因素，但产生生物膜的微生物（如葡萄球菌）的预后较差，急性感染和快速诊断的感染在保留假体的情况下有较好的治疗结果。而长期存在的感染则不然，不应该进行保留假体的尝试，因为很少成功。在这种情况下，去除假体通常是一个更合适的策略。

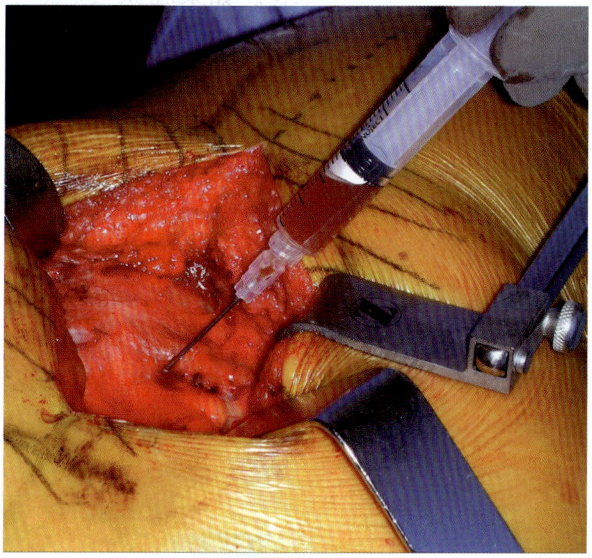

• **图 105.2** 抽吸髋关节滑液的技术。髂胫束已被切开并牵开。在进行关节囊切开术之前，使用连接 10 ml 注射器的 18 号脊髓针，通过关节囊抽吸滑液。这种技术既能方便地获取滑液，又能最大限度地减少通过皮肤或多层组织抽吸滑液时可能造成的污染

保留假体

抗生素抑制

患者不能耐受再次手术，所涉及的微生物对口服抗生素敏感且患者没有全身疾病的情况下才考虑仅使用抗生素治疗髋关节假体周围感染。这种治疗方案的目的不是根除，而是仅仅抑制感染。长期的抗生素治疗除了造成潜在的全身不良反应外，还可能导致耐药菌的产生。在多项研究中对抗生素抑制治疗的疗效进行评估，只有 31% 的患者最终保留了假体 [102]。此外，大多数患者除了接受抗生素治疗外，还接受了外科手术清创。

灌洗和清创术

一旦确诊为术后急性或急性血源性感染，首选的初始治疗包括正规的开放式冲洗和髋关节清创。目前，关节镜清创术的作用还存在很大争议 [102,103]。根据文献报告的结果，不推荐使用这种方法。作为开放性清创的一部分，应更换假体，如股骨头和髋臼关节面，以方便进入所有界面并消除任何附着的生物膜。所有失活组织和坏死组织都应切除。如果可能，应进行完整的滑膜切除术。建议广泛灌洗，通常与稀释的碘伏（聚维酮碘）和（或）洗必泰（氯己定）一起浸泡。所有的假体都应进行松动评估，如果发现松动，应放弃对假体的保留。如果植入的非骨水泥假体发生急性术后感染，还没有骨长入，移除假体并直接更换新的假体是有一定好处的 [104]。

术后给予抗生素静脉注射治疗，然而，使用时间和类型是有争议的。大多数人会认为 4 周的静脉注射抗生素是最低限度的处方 [65]；根据许多研究和我们自己的经验，我们建议使用抗生素至少 6 周 [105]。在这个临床方案中，延长口服抗生素抑制似乎有一些好处。据报道，这种方法在术后急性感染中的成功率为 14%～71%[65,107]。然而，在一项成功率为 71% 的系列病例中，12 例患者中只有 2 例（17%）非骨水泥型假体获得成功 [65]。急性血源性感染的成功率约为 50%[65,107]。清创术前症状持续时间严重影响手术结果；症状出现 48 h 参与治疗的患者的成功率为 56%，而症状出现超过 48 h 参与治疗的患者的成功率为 13%[108]。如前所述，在慢性感染情况下尝试保留假体失败率很高，在绝大多数临床情况下不应尝试。

取出假体

直接一期置换

对于适当患者，直接更换骨水泥假体似乎是一种相当成功的治疗方法，但它在欧洲比在北美地区更受欢迎[109]。感染的微生物应该是敏感的革兰氏阳性球菌，患者必须相对健康，不能有窦道[110,111]。尽管一些研究可能会反驳这些特定的相对禁忌证，但大多数医生倾向将这种治疗保留给成功率较高的患者[112,113]。该手术需要细致的软组织清创，确保暴露所有的骨界面，抗生素骨水泥的使用和静脉注射抗生素6周似乎是成功结果的关键组成部分[105]。一些研究专门比较了一期置换和二期置换，发现二期置换的失败率明显低于一期置换的失败率（3.5%～5.6% vs. 10.1%～12.4%）[69,114]。但鉴于二期置换的费用、并发症和相对较高的死亡率[115,116]，北美地区对使用一期置换的兴趣越来越大。目前还不清楚在北美地区广泛使用的手术技术（包括非骨水泥型假体）能否取得满意的结果。美国正在进行一项多中心随机试验，以更好地了解一期和二期置换治疗慢性关节假体周围感染的治疗效果。

然而，如前所述，有一些证据支持在术后急性感染患者中使用一期置换方案——即应用非骨水泥假体，作为单纯冲洗和清创的替代方案[117]。特别是对于使用非骨水泥型假体的接受THA的患者，这些假体通常在术后早期骨长入前很容易被取出。这需要更好的显露、更彻底的骨表面清创和去除可能被生物膜覆盖的假体。在Hansen最近的一个小型多中心的系列研究中，这种方法在至少2年的随访中成功率约为70%，这似乎比大多数单独的冲洗和清创系列要好[104]。重要的是，在这项研究中，没有发生假体取出或重新植入相关的并发症，大多数新植入的假体尺寸与初次置换时相同或仅大1个尺寸。

延迟或二期置换

二期置换方案已被证明在治疗THA后感染中是成功的，并已成为北美地区治疗慢性髋关节感染的标准[102,103,118-121]。在第一阶段，去除所有假体材料，包括残留骨水泥（如果存在），并进行彻底清创术[65,122-124]。在第一阶段，可以使用转子延长截骨术，同时固定转子骨块，以便于假体移除和髓腔内清创术。使用这种方法，我们发现感染的清除率和截骨术的愈合率很高，在第二阶段通常不需要重新打开[125]（图105.3）。

在清创第一阶段植入关节式或静态抗生素占位器似乎既安全又有效[126]。关于使用关节型或静态占位器是有争议的，最近一个来自我们中心和其他研究机构的尚未发表的随机试验表明，关节型占位器与更好的术后早期功能、更短的住院时间和康复机构的出院率减少有关。大多数作者建议每40 g水泥至少使用4 g抗生素，尽管其他人认为实际上使用大量抗生素没有全身的影响。抗生素的释放取决于使用的水泥类型。具体来说，高黏度骨水泥对抗生素的释放率较高，而低黏度骨水泥对抗生素的释放率较低。因此，前者可以使用较少的抗生素，而后者应该使用较多的抗生素。最常用的抗生素是万古霉素和氨基糖苷的组合，因为这些抗生素具有热稳定，使用广泛，并提供广谱覆盖。抗生素的联合使用可以进一步发挥协同作用并改善释放效果。

患者通常接受为期6周的抗生素治疗；在此期间，要监测ESR和CRP，最好每周监测一次。静脉抗生素治疗的时间和第二阶段重建的时机是有争议的。我们的做法是监测ESR和CRP的下降趋势。在观察到对抗生素的治疗效果后，停止使用所有抗生素，再观察患者2～6周。同时，复查ESR、CRP，在这个时候的上升趋势需要密切关注，并进行髋关节穿刺。特别是CRP处于相同范围或进一步下降时，如前所述，在手术室术为患者进行髋关节穿刺，获取关节液白细胞计数和分型，并取术中冰冻切片。任何感染的迹象都需要二次清创并在假体再植入术前放置新的占位器。

我们机构最近的一份报告描述了一项对87例接受二期置换方案治疗的髋关节置换患者的研究。与术前水平相比，ESR、CRP、关节液白细胞计数和分型明显下降。然而，尽管临床治愈了感染，但仍有近2/3的患者ESR ＞ 30 mm/h，约1/4的患者CRP ＞ 10 mg/L。不幸的是，用于判定持续感染的离散值不能被确定。因此，尽管ESR和CRP水平应该有正常化的趋势（特别是在停止抗生素治疗后），但它们不一定会恢复正常，即使感染已经被成功根除。关节液白细胞计数是最好的围术期检查，其最佳界限值为3528/μl，与我们通常推荐的3000/μl相近[70]。

在对二期置换治疗感染的多项回顾研究中，成功率似乎略有不同，取决于重建是否使用骨水泥（带或不带抗生素）和（或）在两期之间的间隙使用局部抗

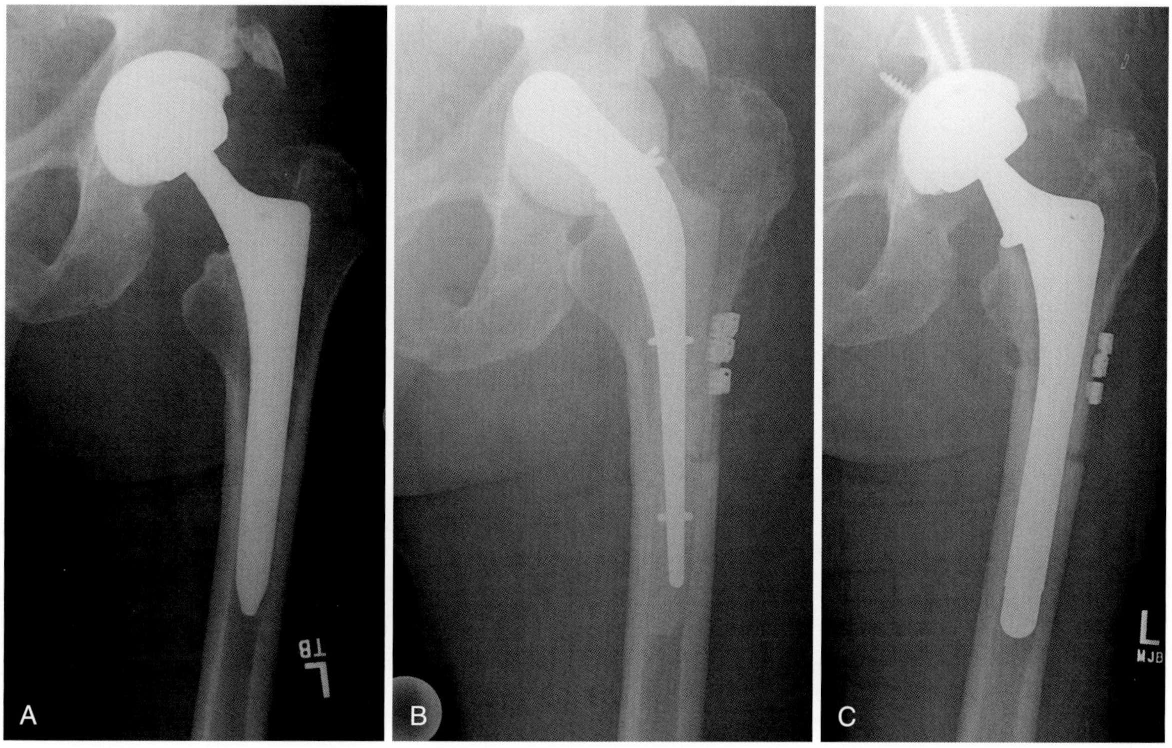

• **图 105.3** 为移除 THA 后感染而进行的转子延长截骨术。(A) 深部感染的非骨水泥型 THA。(B) 使用转子延长截骨术移除嵌顿的股骨组件，并插入抗生素骨水泥垫片。插入垫片后用钢缆对合截骨。(C) 在第二阶段重建中，截骨处已愈合。取出垫片，插入股骨组件，无需重复截骨

生素。在 2 个独立的研究中，两期之间使用抗生素水泥占位器并单独使用非骨水泥型假体二期置换的成功率为 92%[118,119]。在没有使用抗生素水泥间占位器的情况下，成功率仅为 82.3%[128]。关于骨水泥假体的（感染翻修）结果，使用含抗生素和不使用含抗生素的占位器成功率分别为 90% 和 82%[105]。在二期翻修之间使用抗生素占位器和再植入时使用抗生素骨水泥似乎都与成功率有关。我们的首选是用非骨水泥型植入物重建髋关节，并在二期翻修之间使用关节抗生素骨水泥占位器，除非患者有严重的髋臼缺损，不能容纳关节占位器（因为可能会进一步损伤宿主骨）（图 105.4）。

尽管两阶段置换术在过去的报告中表现出较高的成功率，但最新数据使用了更严格的成功定义，呈现出略为不同的结果。首先，在更近期的系列研究中，成功率约为 70%～80%。此外，2 年内的死亡率也很高。在一项研究中，Berend 等发现 [119]7% 的患者在两次手术间隔期间死亡，而 Zmistowski 等 [132] 报告的的两年死亡率为 13.9%，而无菌翻修患者的死亡率仅为 3.9%。

关节型占位器

两阶段重建手术的主要缺点之一是患者在两次手术间隔期内没有功能性髋关节，这会导致病痛。许多人认为，通过直接置换避免这种病痛的好处超过了与两阶段置换相比稍微增加的失败风险。与非可动或“静态”间隔器相比，可动骨水泥间隔器设计用于送高剂量局部抗生素，并保持腿长和软组织张力，这可能有助于第二阶段的重建。保持腿长还增加了患者的舒适度，使他们在两次手术间能够更轻松地行走。使用此类装置的两阶段置换成功率接近 95%，与先前报道的成功率相似 [120,130,131]。但对于更广泛的股骨和（或）髋臼骨缺损，这种设备的使用受限 [102]（图 105.4）。在一项将可动间隔器与传统骨水泥珠比较的研究中，二者疗效相当，但可动间隔器组住院时间缩短、髋关节评分更高、在第二阶段手术前的功能改善更为显著，且手术时间较短、再植时失血较少。

关节切除术

尽管二期置换在大多数情况下是成功的，但也不可避免地会出现一些失败。不幸的是，在最初的两阶

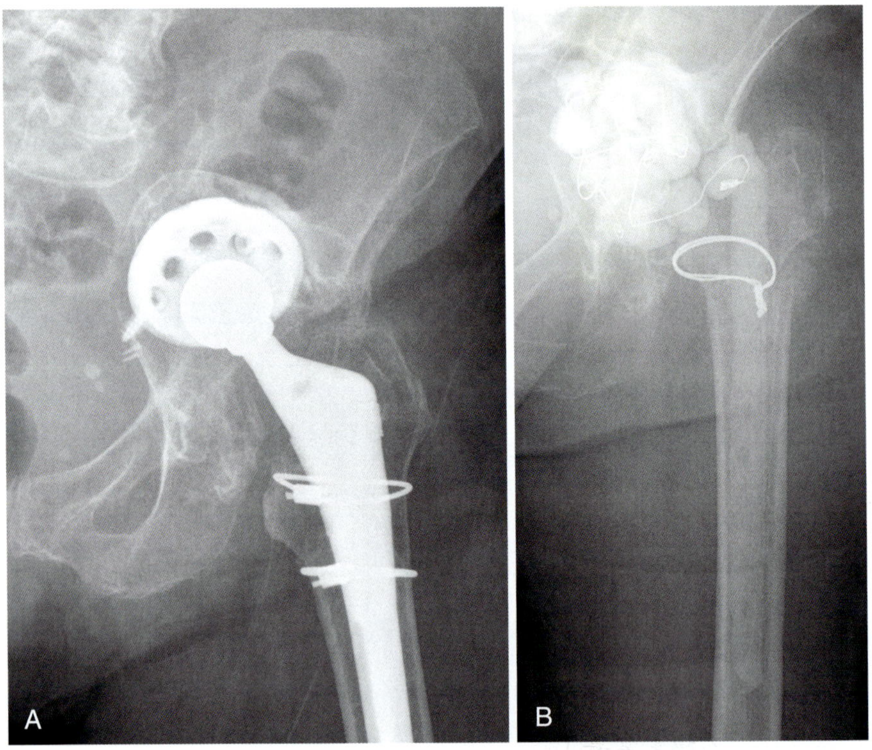

• 图 105.4 （A）全髋关节置换术后感染：髋臼组件明显向骨盆内移位，骨盆骨质严重流失。（B）此病例不适合使用铰接式骨水泥垫片；股骨使用了非铰接式骨水泥杆，髋臼使用了一串骨水泥串珠

段置换失败后，再次二期置换结果往往较差[132]，基于这一研究结果，应该谨慎地尝试再次二期置换。虽然二期关节置换术似乎能可靠地减轻疼痛并解决感染的问题；但功能恢复结果通常很差[134-136]。常见的长期并发症包括需要使用助行器以及明显的腿长差异，许多患者无法正常行走[135]。如果患者的身体状况适合进行再次植入，则可以考虑进行重建手术。我们通常将这种手术方法保留给那些在尝试所有保持假体髋关节功能的方法后仍失败的患者。

小结

全髋关节置换术（THA）在缓解疼痛和恢复晚期髋关节疾病患者的功能方面无疑是成功的。假体周围感染是一种代价高昂的灾难性并发症，其治疗方案尚不完美。深入理解这些风险因素及其缓解措施，准确诊断该病症，并及时、适当的治疗，有望减少这一并发症的发生率、患者的负担以及相关医疗成本。

未来的展望

虽然在过去的几年里已经了解了很多，但我们对髋关节假体周围关节感染的了解才刚刚开始。未来的研究和开发有望对该并发症相关的 3 个主要领域有更深入的了解：①预防；②诊断；③治疗。预防的改进依赖于更好的风险分层工具。随着我们对糖尿病、肥胖等慢性疾病如何影响免疫系统的理解逐渐加深，这方面的研究将进一步完善。同时，有证据表明，某些患者由于遗传因素天生伴有假体周围关节感染（PJI）的风险较高。术前基因检测将有助于识别这些高风险患者，并为他们提供更有针对性的治疗策略和路径。PJI 的诊断已经从依赖培养技术进化为基于分子的检测方法，诊断标准也从反映宿主免疫状态的主、次标准演变为更为精准的分子检测。分子检测将变得更加灵敏和特异化，同时其便捷性和成本效益也将大幅提升。不久后，床旁即时检测设备将能够快速确认 PJI 并识别致病菌。最终，智能植入物的设计将能够帮助预防感染，并对感染的发生提供早期预警。目前正在开发的治疗方案可以帮助医生判断哪些患者适合单阶段置换手术，而非两阶段手术，从而减少手术负担并降低并发症。正如肿瘤治疗逐步实现个体化一样，PJI 的治疗也将很快变得高度针对宿主和感染病原体，采用多学科的综合策略，包括手术、抗生素治疗、疫苗接种及靶向免疫疗法。

（参考文献参见书末二维码）

第 106 章

髋关节不稳定

DAVID A. CRAWFORD，KEITH R.BEREND, MICHAEL J.MORRIS
（高航 译　赵耀 审校）

关键点

- 不稳定性是美国全髋关节置换术（THA）翻修最常见的原因之一。
- 治疗 THA 后脱位的费用负担较重。
- 已知多种不稳定危险因素，包括患者特异性因素[女性性别、年龄增长、腰椎疾病、缺血性坏死（AVN）基础诊断或股骨颈骨折]和外科医生特异性因素（手术入路、假体方向、头部大小、适当恢复腿长和偏移量、手术量）。
- 妥善处理不稳定需要了解脱位发生的时间和原因，并进行详细的体格检查和影像学评估。
- 治疗方案包括闭合复位、假体翻修、更换组配式假体、增加股骨头假体的大小、紧缩关节周围软组织、转子前移、更换双极或三极假体，或者使用限制性内衬。

引言

THA 是一种非常经济和成熟的手术[1]。除假体松动外，脱位、感染和轴承面磨损后骨溶解是影响 THA 长期成功的 3 个最常见的并发症[2]。初次 THA 的脱位率在 0.3%～10%，而 THA 翻修的脱位率高达 28%[3-17]。脱位的发生率在术后 1 年内最高，随着时间的推移而累积上升，比如 Charnley THA 采用 22 mm 直径的股骨头和常规聚乙烯轴承，研究发现术后脱位率每 5 年累计上升 1%，至术后 25 年的发生率可达 7%[8]。在近期基于人口因素的评估预测中，美国未来几十年内初次 THA 及 THA 翻修的数量将具有大幅度的增长[18]。尽管在手术技术和植入技术方面取得了进展，但 THA 的翻修率并没有随着时间的推移而发生重大变化。此外，最近一项评估国家数据库的研究表明，不稳定 / 脱位是美国 THA 翻修最常见的原因，占 THA 翻修病例的 17.3%。

治疗关节脱位的费用负担很大。据估计，每年用于治疗 THA 后脱位的医疗费用高达 7400 万美元[21]。近期研究表明，脱位闭合复位的住院费用占简单初次 THA 总费用的 19%，而翻修手术的住院费用却是简单初次 THA 住院费用的 148%。手术治疗脱位已被报道增加到初次 THA 后的医院费用的 342%，是 THA 翻修后的医院费用的 352%[22]。而以上直接花费并未将患者发病及丧失劳动力所产生的损失计入。在未来几十年里，预计随着初次 THA 和继发关节不稳定的翻修病例数的增加，用于治疗关节脱位的经济负担将会不断加大。

髋关节不稳定的危险因素

THA 后的关节不稳定与许多因素有关。患者的个体因素包括：性别、年龄的增加，基础诊断（包括 AVN）或股骨颈骨折以及相关并发症，包括术前髋关节活动度超过 115°，外科手术和假体因素包括手术入路、假体的安装角度、假体股骨头大小、假体股骨颈的形状、偏心距、软组织的完整性、下肢的长度、撞击，以及外科医生的手术量，这些均被视为 THA 后脱位的影响因素。

许多学者针对性别对髋关节稳定性的影响进行了研究。Beny 等研究了 6000 例以上 THA 后患者，女性 THA 后 25 年内发生脱位的累积风险度为 8.9%，而男性为 4.5%，导致女性患者发生脱位的相对风险度为 2.1%。有人推测这可能和女性的组织松弛相关。然而，其他学者报告说，性别在不稳定风险中不起作用。在最近的一项多中心研究中，Fessy 等发现，性别不是原发性 THA 后脱位的主要风险。此外，Meek 和同事研究了苏格兰国家关节置换术注册处的 14 000 多例 THA 患者，Conroy 等评估了澳大利亚骨科协会国家关节注册处的 65 000 多例 THA 患者，Khatod 等报告了美国社区注册处（Kaiser 永久全关节注册处）大约 2000 例 THA 患者。他们均不认为性别是导致关节脱位的独立危险因素。

有研究探讨了患者年龄和髋关节稳定性之间的相关性。Berry 等研究发现，70 岁以上患者脱位的相对危险度是 1.3。另有研究证明高龄患者（特别是 80 岁以上的人群）的脱位风险为年轻患者的 2～3 倍。Levy 等认为，导致高龄患者髋关节脱位风险增加的潜在诱因包括认知功能下降、肌肉力量减弱、本体感觉障碍以及关节囊松弛等。初次 THA 后脱位的认知下降 OR 为 3.9（95%CI，2.15～7.1）。相反，其他学者在两个大型的关节登记系统中并未发现年龄增长和脱位之间的相关性。Lachiewicz 等报道，由同一个外科医生主刀的 75 岁以上的患者的脱位发生率为 3.5%，这一概率和其他文献所报道的结果相一致，和年龄无关。

股骨头 AVN、股骨近端急性骨折或骨不连、炎性关节炎和既往髋关节手术通常被认为是脱位的危险因素。Berry 和同事在一项超过 6000 例创伤后应激障碍的研究中报告说，与骨关节炎的潜在诊断相比，AVN、股骨近端急性骨折或骨不连和炎性关节炎的相对脱位率分别为 1.9、1.8 和 1.5。在同一份报告中，Berry 和他的同事并没有发现与骨关节炎相比，髋关节发育不良或创伤后关节炎的脱位率明显更高。Khatod 和他的同事报告说，在类风湿关节炎的基础诊断中，脱位的风险增加了 6 倍，Meek 和他的同事报告说，这是不稳定的一个强有力的独立危险因素。Zwartele 和他的同事将类风湿关节炎描述为一个独立的危险因素，并假设它是由整体软组织质量较差引起的。Lewinnek 和他的同事注意到以前做过髋关节手术的患者脱位风险显著增加，并认为下软组织包膜是潜在的致病因素。软组织损伤也可以解释不同作者报道的 THA 后急性股骨颈骨折较高的脱位率。此外，在非关节炎髋部骨折患者群中，较高的术前综合活动度可导致较高的脱位率。

已经研究了体重指数和药物并发症，以评估它们与 THA 后不稳定性的关系。Jolles 和他的同事报告说，美国麻醉医师协会（ASA）的评分为 3 分或 4 分，脱位的风险增加了 10 倍。Khatod 和他的同事发现，ASA 评分为 3 分或 4 分的患者发生脱位的风险是 ASA 评分为 1 分或 2 分的患者的 2.3 倍。Khatod 和同事没有发现体重指数是脱臼的危险因素；这一发现与文献中的大多数报道一致。然而，最近一项对瑞典注册的 2100 例男性原发性髋关节脱位患者的研究确定，体重指数是脱位的危险因素。此外，Kim 和他的同事在一项关于 THA 翻修的研究中报道，肥胖患者的脱位风险高 6 倍。

最近，腰椎疾病对 THA 后结果的影响已成为一个热点的话题。退变性腰椎疾病和腰椎融合已知会降低腰椎前凸并限制腰椎弯曲。这会导致骨盆力学的改变，使骨盆倾斜度增加、髋臼前倾和骨盆后倾。这些变化导致正矢状平衡，使髋部需要过度伸展才能直立。此外，患有脊柱疾病或脊柱融合的患者在坐位时增加骨盆后倾的能力有限，导致坐位时后股骨头覆盖率降低，增加后脱位的风险。腰椎疾病在 THA 后脱位的相对风险为 1.76～2.0（95%CI，1.63～2.20）。在以前进行过腰椎融合的患者中，Perfetti 等发现，THA 后脱位的风险增加了 7.19 倍。在对 800 000 多例未进行脊柱融合的患者和 14 000 多例进行脊柱融合的患者进行的医疗保险数据库分析中，Buckland 等发现对照组的脱位率为 1.55%，而进行 1～2 级融合的患者的脱位率为 2.96%，进行 3～7 级融合的患者的脱位率为 4.12%。

手术入路被认为是影响 THA 后稳定性和脱位风险的一个额外因素。传统上，后入路与经转子、前外侧和前入路相比，脱位风险最高。在一项对 21 000 多例原发性 THA 的研究中，Berry 和他的同事报告了前外侧、经转子和后外侧入路的 10 年随访脱位率分别为 3.1%、3.4% 和 6.9%。Masonis 和 Bourne 对文献进行了 meta 分析，发现后入路手术的脱位率比直接外侧入路手术高 6 倍。然而，多位作者报道后入路的脱位率可以通过修复关节囊和短缩外旋肌来降低。此外，Kim 和同事主张在后入路手术中保留外旋肌——这项技术在一项研究中导致了零脱位。直接前入路手术越来越受欢迎，据称它具有恢复更快、髋臼定位更精确、肢体长度评估更准确和脱位率更低的优点。在一项国家注册分析中，Sheth 等发现，与后入路手术相比，直接前入路手术的脱位调整后风险比为 0.44（95%CI，0.22～0.87）。然而，其他研究表明，直接前入路和后入路手术的脱位率相似。

假体的定位对于优化 THA 的结果和最大限度地降低脱位的风险至关重要。Lewinnek 和他的同事将髋臼杯放置的“安全区”定义为前倾 15°±10° 和外展 40°±10°，这导致使用后入路的脱位率为 1.5%。相比之下，当髋臼杯放在这个安全区域之外时，脱位率为 6.1%[4]。McCollum 和 Gray 证明，当杯状体位置保持在外展 30°～50° 和前倾 20°～40° 的安全区域内时，采用后入路方法的脱位率相似。然而，术中杯定位评估的准确性比预期的差，在一项研究中，50 个髋臼杯中有 21 个在术后进行 X 线检查时意外地落在安全区域之外。相比之下，多位作者描述了术中技术，这些技术侧重于精确再现髋臼杯位置和最小化脱位风险的特定标志。Archbold 和他的同事描述了使用髋臼横韧带来确定髋臼杯前倾，这使他们能够在 1000 个用后入路治疗的髋关节中达到 0.6% 的脱位率。Sotereanos 和他的同事主张使用坐骨、耻骨上支和髋臼上缘的可触骨标志来放置髋臼杯，并证明了可重复的髋臼杯放置和小于 1% 的脱位率。最后，一些人主张计算机辅助导航，以更准确地再现所需的髋臼杯位置。

许多作者已经研究了头部尺寸对 THA 稳定性的影响。"跳跃距离"随着股骨头直径的增加而增加。Berry 和同事证明了前外侧、后外侧和经转子髋关节入路的脱位率降低作为股骨头直径从 22 mm 增加到 28～32 mm。Smith 和他的同事报告了大头部（38 mm）金属对金属（MOM）THA 后的零脱位。在 Cuckler 及其同事进行的一项研究中，在 3 个月的随访中，38 mm 与 28 mm MOM THA 的脱位率分别为 0 和 2.5%。Peters 和他的同事还在 52 个月的随访中证明了 38 mm MOM THA 的零脱位率，而 28 mm MOM THA 的脱位率为 2.5%（主要是金属对聚乙烯），尽管大头轴承采用后入路手术，28 mm 轴承采用直接外侧手术。Peters 和同事报告了直径为 38～56 mm 的股骨头在 THA 中 0.4% 的脱位率，并进行了 36 个月的随访。Smit 研究了初次 THA 中解剖尺寸或"巨型"的股骨头，在 235 例患者的 1 年随访中没有发生脱位。然而，Lachiewicz 和他的同事发现，与历史对照相比，在聚乙烯衬垫上使用 36 mm 和 40 mm 金属股骨头的脱位风险没有变化。此外，Amstutz 和他的同事报告了 57 例使用直径至少为 36 mm 的股骨头的原发性全髋关节置换术患者的脱位率为 3.5%，这与历史报告并无不同。Scifert 和他的同事证明，随着头部尺寸的增大，骨撞击与传统的颈杯撞击相比成为更突出的问题，因为在髋关节脱位中存在杠杆力。与聚乙烯轴承相关的大头部直径的缺点是，可能会产生更大体积的聚乙烯磨损（交联聚乙烯可以减轻这种磨损），并且需要更薄的聚乙烯，这可能会有更大的断裂风险。此外，由于植入物的突出改变了方向和肌腱上的张力，较大直径的股骨头和髋臼假体可能发生软组织撞击和髂腰肌腱炎。

Kelley 和他的同事报告说，22 mm 的头与 56 mm 或更大的髋臼假体结合，28 mm 的头与 62 mm 或更大的髋臼假体结合，与显著增加的脱位风险相关。Kelley 和他的同事提出，头杯直径不匹配导致 3 个事件，这 3 个事件可能增加脱位率：①假体撞击，由于较小的头与较宽直径的髋臼壳相结合的相对较小的运动弧；②由于使用较大的外壳，使假包膜远离头部而导致松弛增加；③解剖股骨头不匹配，这可能导致更大的松弛。

另一个获得更大有效头部尺寸的选择是使用双机动性结构。双活动部件通常具有带有大型聚乙烯双极股骨头的金属髋臼衬垫（图 106.1），这与使用聚乙烯髋臼衬垫和在头部部件之间带有内部聚乙烯衬垫的金属双极股骨头的无约束三极部件形成对比。双重机动性已被提倡用于初次 THA，以减少不稳定的风险。Harwin 等报告了 249 例脱位高危患者，平均随访 3.3 年，没有脱位病例 [72]。在一项对 59 篇文章的系统综述中，De Martino 报告说，在初次 THA 中使用双活动度的平均脱位率为 0.9%。

通过恢复偏心距和腿长来实现软组织的适当平衡，对于优化结果和最大限度地减少脱位和跛行等并发症具有关键的技术重要性（图 106.2）。偏位修复不充分会增加软组织包膜松弛，从而增加脱位的风险。肢体长度不等通常与组件错位有关，通过增加颈部长度可以错误地解决该问题并且增加偏移以试图恢复软组织上的张力来防止不稳定。认识这些因素对理解全髋关节置换术的稳定性至关重要。

一些作者提倡使用高壁、高边缘或唇状衬垫来防止初次 THA 后脱位。Cobb 和他的同事报告说，在一系列 5167 个 THA 中，使用 10° 唇状衬垫的 2 年随访中，与标准衬垫相比，脱位率显著降低 [76]。如果假体颈部撞击在升高的边缘上，并且撞击导致相反方向的不稳定性（例如，升高的边缘放置在后面可能降低前

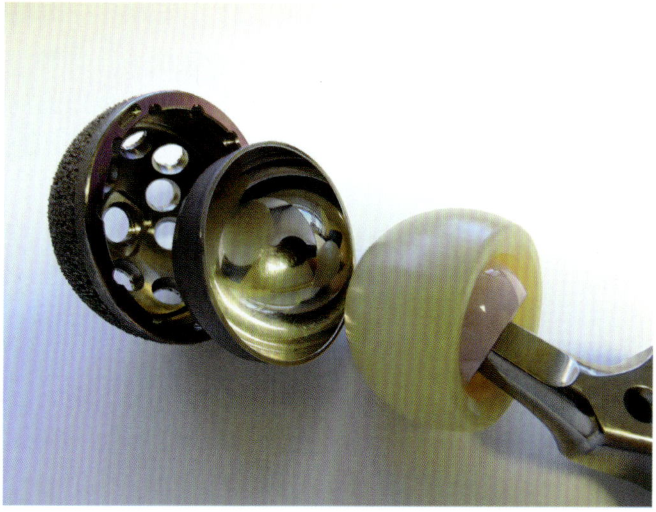

• **图 106.1**　在一个较大的聚乙烯头部和金属衬垫中，带有陶瓷股骨头的模块化双活动构造的照片

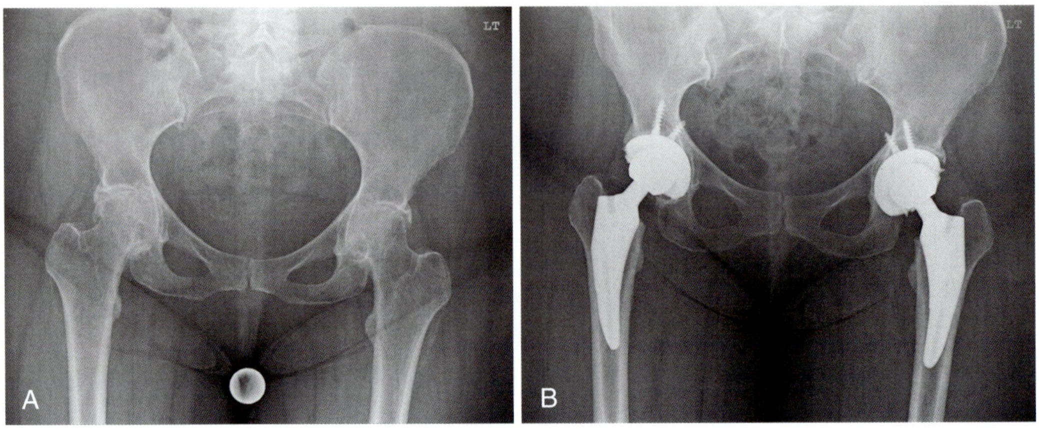

• **图 106.2** （A）显示双侧髋关节晚期关节病的术前前后位片。（B）术后前后位片显示双侧 THA，腿长相等，股骨偏位恢复（由 Joint Implant Surgeons，Inc. 供图）

面的稳定性)，对非关节磨损的担心降低了常规使用升高的衬垫的热情。

外科手术量与 THA 的结局相关，包括脱位。Battaglia 和他的同事证明了手术量的增加与较低的脱位率相关，并表明这种相关性与外科医生个体的手术量相比与医院的手术量更明显相关。Katz 和他的同事发现，与每年进行 5 次或 5 次以下手术的外科医生相比，每年进行 50 次以上手术的外科医生治疗的患者脱位率较低。

不稳定全髋置换术的治疗

当 THA 后出现脱位时，必须阐明不稳定的方向和原因，如果可能的话，以指导治疗和优化结果。治疗方案的范围包括有或无支撑的闭合复位、组件翻修、模块化股骨头和衬垫的更换、使用较大的股骨头、转换为无约束的三极结构、转换为双活动度结构、使用压缩衬垫、移除髋臼组件并转换为符合髋臼缺损的双极股骨头、大转子前移和缺损囊或外展器的软组织增大。对危险因素、原因和管理方案的透彻理解应使外科医生能够有效地将脱位的发生率降至最低，同时为成功管理不稳定的 THA 提供坚实的医疗设备。

适应证 / 禁忌证

治疗指征取决于脱位的时间和原因。早期脱位通常发生在手术后的前 3 个月内，单次发作通常可以通过闭合复位来控制。在至少 1 年的随访中，成功接受闭合复位治疗的单个脱位患者的功能结果显示为相似的非脱位者。晚期脱位定义为 5 年后发生的脱位；它们有多种原因，包括聚乙烯磨损、感染、创伤、神经功能衰退、软组织松弛增加和杯状错位。首次晚期脱位是复发性不稳定的高危因素。当评估与显著聚乙烯磨损相关的晚期脱位时，建议谨慎，因为可能会发生相关的衬垫分离；在这种情况下，闭合复位是不可能的，应该避免不必要的和无效的闭合复位尝试（图 106.3）。THA 后中期脱位发生在 6 个月～5 年。该组的首次脱位通常可以闭合处理，但当不稳定复发时，

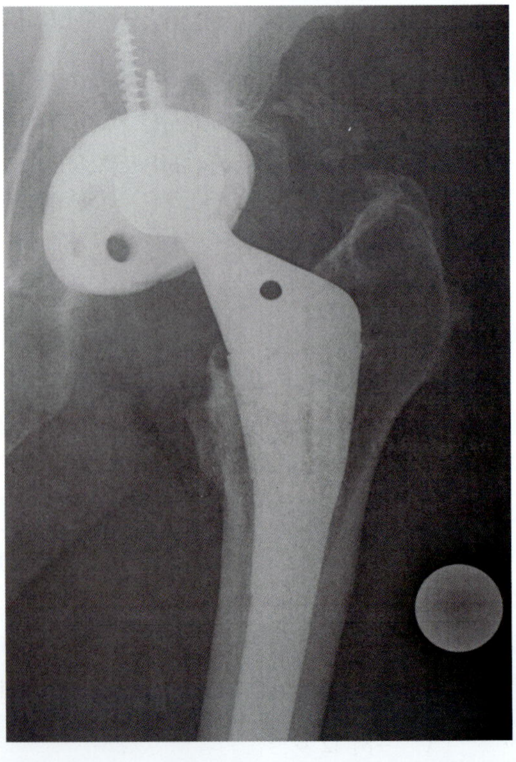

• **图 106.3** 严重聚乙烯磨损和衬垫分离导致假性脱位的患者的前后位 X 线片（由 Craig J. Della Valle，MD. 供图）

通常根据潜在原因显示需要手术处理。复发性脱位，无论何时发生，通常通过手术治疗最有效，这将是本章其余部分的重点。

不稳定性全髋关节置换术翻修术前计划

病史对于理解不稳定的原因至关重要。获取以前的手术记录，以确定以前的手术方法和以前植入的部件的品牌、型号和尺寸，这在计划进一步的手术时至关重要，以确保有合适的假体替代物可用。错位的方向和导致不稳定的位置是有助于理解根本原因的重要因素。应评估和记录腿长和神经功能，重点是外展肌。通过让患者侧卧并主动外展腿以抵抗阻力来检查外展器功能以及在同侧单腿站立时测试 Trendelenburg 征是至关重要的检查原则。缺乏外展肌功能缩小了翻修治疗的选择，因为它与大头重建的失败有关。在这些情况下，一个受约束的衬垫通常是必要的，尽管一些人最近主张将双机动性结构作为一种选择。还必须评估脓毒血症是否为并发症（使用病史、伤口状况、红细胞沉降率和 C 反应蛋白评估结果，如果临床怀疑较高，则进行选择性术前抽吸）。

在评估不稳定性时，对 X 线片的仔细检查至关重要。应该获得髋部和骨盆的前后和真实侧位片的 X 线片。横向穿透有助于提供杯前倾的概念（图 106.4）。测量腿的长度和偏移，以及评估大转子的状态和组件的方向是很重要的（图 106.5A）。术前 CT 可以提供关于髋臼版本的精确信息（图 106.5B）。CT 扫描也可用于确定股骨组件前倾，前提是它包括膝关节的上髁轴，以定义股骨组件在空间中的位置。

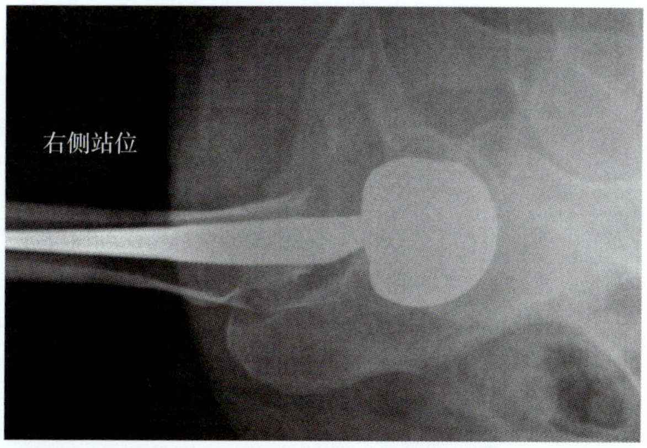

• **图 106.4**　髋部透视侧位片显示了正确的杯前倾（由 Craig J. Della Valle，MD. 供图）

不稳定性全髋关节置换术翻修的技术和临床效果

假体翻修适用于假体脱位（图 106.6）。可以纠正和优化与脱位、腿长不等和不适当的偏移恢复相关的问题，以获得合理的可预测和成功的不稳定性纠正。然而，外展肌的状况对手术的成功至关重要。因不稳定而接受翻修术的患者应在术前接受咨询，他们再脱位的风险高，一些报告显示，在不稳定翻修术后 15 年，再脱位的累积风险为 35%。

假体翻修

假体的翻修可纠正脱位的杯，恢复髋关节中心，纠正股骨假体方向，并改变偏移和长度，如果需要。Rogers 等分别纠正了 75% 和 50% 的原发性和修正性髋关节脱位需要修正的不稳定性。在专门针对假体翻修进行修正的所有病例中，有 73% 的病例达到了稳

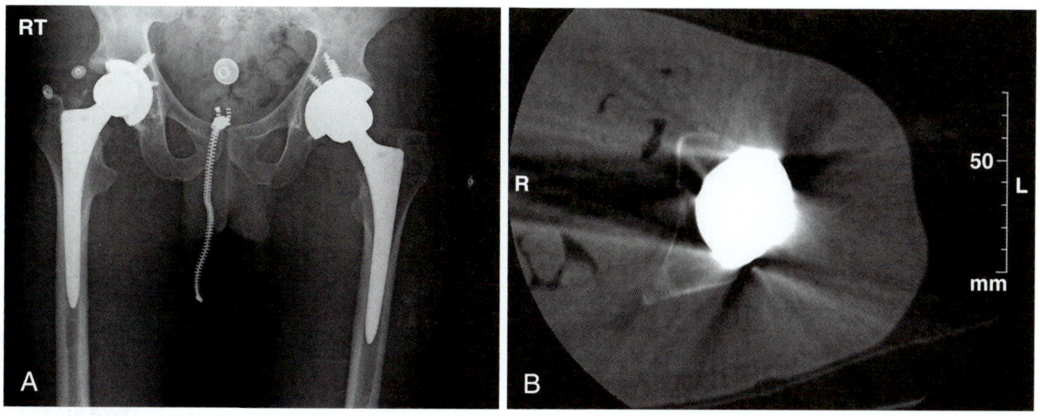

• **图 106.5**　（A）一例 32 岁男性患者的骨盆前后位 X 线片，该患者因左髋关节慢性不稳定而转诊。髋臼倾斜 40°，呈中性或后倾角。注意肢体不等长，左侧比右侧长 1.3 cm，偏距比右侧大 1.2 cm。这个案例说明了术中不稳定是如何导致腿长不等和试图获得稳定的偏移增加；髋臼错位通常是根本原因。（B）患者的轴向 CT，显示髋臼假体后翻（由 Joint Implant Surgeons，Inc. 供图）

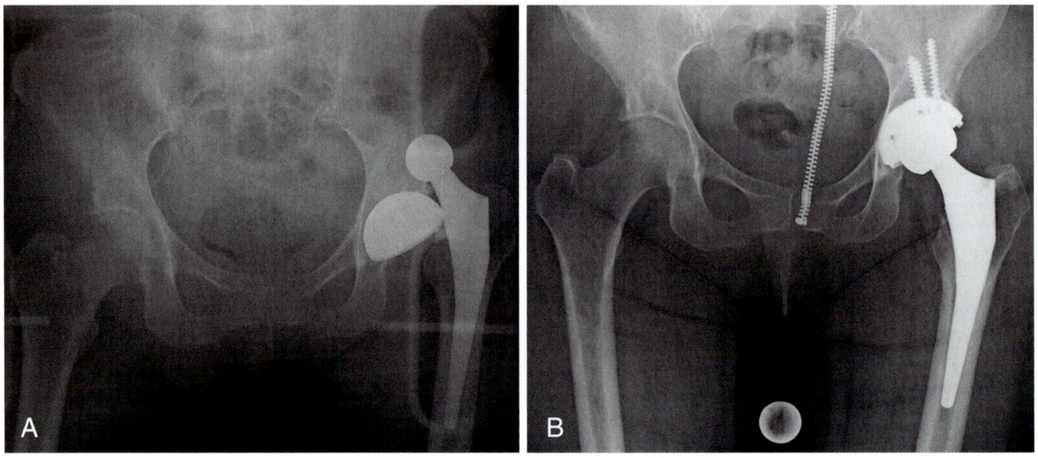

• **图 106.6** （A）一名 65 岁女性骨盆前后位片，该患者左侧髋关节反复不稳定。髋臼倾角为 24°，呈中性或后倾。（B）翻修手术后的骨盆前后位片，显示 32° 的倾斜度和适当的前倾。手术后 5 年没有再发生脱位（由 Joint Implant Surgeons，Inc. 供图）

定性。针对不稳定的未知原因对假体进行的翻修仅获得 33% 的成功率。然而，通过应用限制型假体，假体位置不良翻修组和不明原因翻修组的成功率分别为 76% 和 100%。当外展肌功能障碍时，无论采用何种技术，矫正的成功率只有 50%。Alberton 和他的同事通过显示翻修手术后脱位者和非脱位者之间的外展和前倾角度没有差异，质疑假体方向是否是翻修环境中不稳定的影响因素。软组织解剖的范围，特别是外展肌的功能状况，被这些作者认为是影响 THA 后复发性不稳定风险的最有影响的因素。

组配式假体更换

当固定良好的假体遇到复发性不稳定时，股骨头和衬垫的组配式更换是一种合适的、直接的选择。只有当假体定位合理并且在初次关节置换术中使用了组配式组件时，才需要选择该选项。获得以前的手术记录以确保有正确的部件可用，并了解衬垫锁定机制、颈部长度和头部尺寸选择是至关重要的。如果患者已经有了最长颈部长度的选择，且内衬和头部翻修不能达到稳定性，外科医生应该准备好部件翻修。Toomey 和同事排除了 13 例髋中有 12 例髋复发脱位，尽管随访期间有 3 髋一度脱位 [84]。在每次翻修时，尝试增加股骨头直径和（或）颈部长度。除 2 例采用直径 28 mm 的股骨头外，所有翻修病例均采用直径 32 mm 的股骨头。这些 10 例髋翻修是通过切除软组织和骨撞击来完成的。9 例髋部被转换成周缘突出较多的内衬或高角度的内衬。

其他作者报道了用高防脱位内衬来纠正不稳定性。McConway 和他的同事报告了 307 例因复发性不稳定而接受后缘凸起防脱位治疗的翻修 THA 患者中 1.6% 的脱位率。然而，这种特殊构造更类似于半限制型假体，而不是纯粹的高凸起内衬，建议仅用于 Charnley/Charnley Elite 系统。

在 Parvizi 及其同事研究的 22 例聚乙烯磨损继发后期不稳定病例中，单独更换内衬成功地预防了 11 例患者中 11 例（100%）的复发性脱位。正确定向、固定良好、有足够锁定机制的髋臼组件才能单独更换内衬。另外 11 例为全聚乙烯髋臼假体，需要翻修。11 例中有 4 例复发脱位，需要髋臼翻修。手术入路为后外侧 14 例，前外侧 8 例。3 例股骨头直径增大至 28 mm，3 例颈长增加。

大直径股骨头

用大的或巨大的股骨头治疗不稳定是基于优化头颈比的原则，以在撞击前增加关节活动度，并在股骨头脱位前增加“跨越距离”。Beaulé 和他的同事报道了使用巨型股骨头（40～50 mm）治疗 12 例复发性脱臼，取得了理所当然的成功：超过 90% 的髋关节在平均 6.5 年的随访中不再有不稳定。5 次再次手术是继发于各种原因，但只有一次是由于反复不稳定所致。Amstutz 等证明了在翻修手术中适合使用大直径股骨头来预防再脱位和其他翻修因素导致的脱位。然而，因复发性不稳定接受治疗的翻修组的脱位发生率高于因其他原因接受翻修的翻修组。因不稳定而接受翻修手术的 29 例髋关节的脱位率为 13%，而因其他原因接受翻修手术的 54 例髋关节的不稳定率为

1.8%。Skeels 和他的同事报告了更温和的结果，他们报告了 17% 的复发性脱位率，平均随访 17.2 个月，在一系列 26 例髋关节中，使用直径为 36 mm 或更大的股骨头对不稳定髋进行了翻修。较大直径头部策略的潜在缺点包括所需的内衬较薄和单位面积磨损增加，其长期效果尚待阐明。

软组织加强紧缩术

软组织加强紧缩术是一种不常使用的治疗复发性关节不稳的方法。备选项包括加强外展肌或后方关节囊 [14,88]。跟腱移植、阔筋膜成形术或合成韧带假体已被使用，效果不错 [89-91]。适应证可能包括外展肌或后方关节囊薄弱但定位良好、固定良好的假体。通过使用限制型假体而不是软组织约束，可能会获得更可期且成功的预后。

转子滑移截骨术

一些作者提倡转子滑移截骨术。适应证包括假体位置良好、骨长入确切但复发性关节不稳的年轻患者 [92-94]。Ekelund 和 Kaplan 及其同事在 21 例患者中使用这种方法防止进一步脱位取得了 80% 的成功，每个患者都有复发性脱位但假体位置良好。大转子骨不连是一个主要问题，转子区域髋关节疼痛也很常见。这种方法的使用应仅限于在假体位置良好的复发性脱位的年轻关节置换患者。另外，应用限制型假体对这类患者来说可能脱位率更低。

转为双极关节置换术

双极关节置换术已被一些作者用作 THA 中复发性不稳定的补救技术 [95-97]。这种补救技术包括在股骨柄上放置一个双极头，在移除髋臼杯并进行必要的骨移植后，让双极头与剩余的髋臼骨形成关节连接。这项技术主要的原理是通过在两个不同的承重界面上进行运动来增加总的关节活动度。这在脱位发生之前提供了更大的安全弧度。同时因为双极头比常规股骨头大，所以跨越距离更大。Parvizi 和 Morrey 对 27 例翻修髋关节进行了 5 年随访，成功率为 81%[95]。Attarian[96]、Ries 和 Wiedel[97] 在随访时间较短的较小患者样本（分别为 6 例和 3 例）中使用该技术获得了 100% 的成功。这项技术的主要问题是由于髋臼磨损造成假体移位。此外，采用这种技术后腹股沟疼痛并不少见。

非限制型三极关节置换

一种非限制型的三极关节置换术，使用双极头与带内衬的髋臼杯进行关节连接，已经成功地对不稳定的 THA 进行了翻修（图 106.7）。非限制型三极关节的特定适应证包括固定良好的非组配式股骨假体的不稳定性——即不能增加股骨柄上股骨头的直径——当复杂髋臼重建过程中试图减轻髋臼杯上的剪切应力时，其中可能会使用限制型内衬（图 106.8A 和 106.8B）。该技术也可用于调节以前的金属对金属假体，允许保留固定良好的髋臼假体。

通常采用非限制型的三极结构，将髋臼翻修杯固定在髋臼内，并嵌入合适的 36 mm、40 mm 或 44 mm 内径内衬。如果髋臼杯被保留，但锁定机构与内衬不相容，可以将聚乙烯黏合到髋臼杯内。然后选择与髋臼内衬内径匹配的双极头，双极头可以放置在组配式或非组配式股骨柄上。植入假体之前，应用试模实验，一旦确定假体尺寸，通过首先将双极头和股骨头锁定，然后将结构缩小到髋臼杯和内衬中来安装正式假体。最初由 Grigoris 及其同事 [98] 报道，后来由 Beaule 及其同事 [99] 改良，在 21 例复发性不稳定患者中，95% 的病例在平均随访 5 年的情况下成功地治疗了不稳定 [98,99]。在最近的一个系列中，Levine 和他的同事报告了 31 例不稳定的 THA，这些 THA 使用非限制型三极假体进行了翻修，并在 93% 的病例中获得了成功，随访时间为 38 个月 [100]。在一项前瞻性研究中，比较了双动头和单极假体对 THA 翻修的影响，Gonzalez 等发现，双动头组的脱位显著减少，发生率为 2.7%，单极组为 7.8%。Sutter 等报告了 64 例采用双动头组件进行翻修的患者，在平均 38 个月的随访

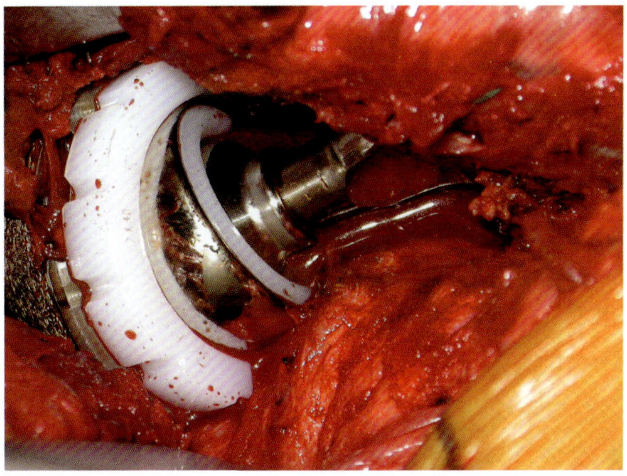

• **图 106.7**　非限制型三极结构的术中照片（由 Craig J. Della Valle，MD. 供图）

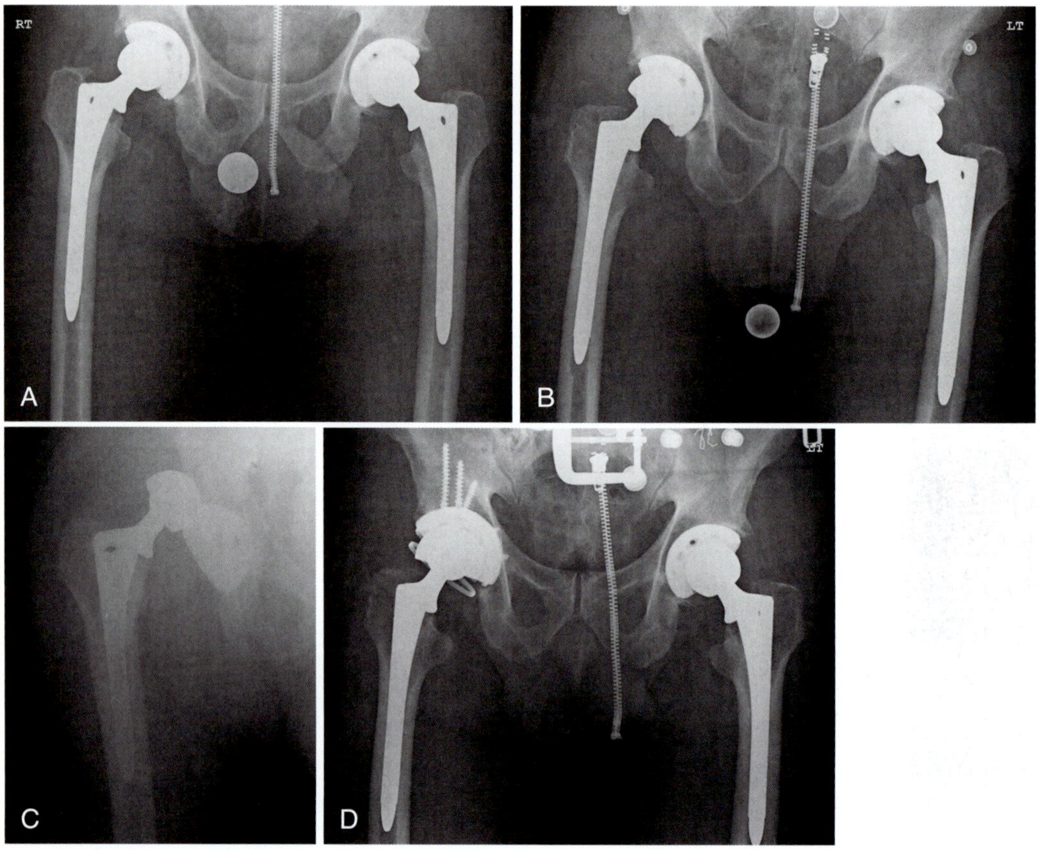

• **图 106.8**（A）一名 54 岁男性初次 THA 后 1 年的正位片和右侧髋关节多处脱位。髋臼杯后倾。(B）尽管髋臼位置不正，仍进行了非限制型三极关节的翻修。(C）非限制型三极关节脱位。(D）翻修髋臼假体以改善外展和前倾，同时使用可解决不稳定性的限制型三极假体（由 Joint Implant Surgeons，Inc. 供图）

中有 2 例脱位（3%）。

双动头

双动全髋构造类似于非限制型的三极关节。然而，正如本章前面提到的，内衬和股骨头的材料设计略有区别。具体来说，双动头使用一个大型聚乙烯外杯，带有一个单件金属外杯或带有金属内衬的组配式金属外杯。使用双动头的适应证与前面提到的非限制型三极关节置换术相同。如果翻修的假体是 MOM 的，双动头非常有效，因为金属内衬或整体式金属杯可以留在原位，只需翻修股骨头（图 106.9 和图 106.10）。Kasparek 等报告了 11 例经翻修的髋关节置换术后的成功结果，这些患者先前的金属对金属髋关节失败但保留了外杯，现已转变为双动头 [103]。同样，Plummer 等报道了 25 个髋关节从先前的髋关节表面置换术或 MOM THA 转换到双动头。在保留原髋臼整体的情况下，他们在平均 29 个月内只有 1 例失败，原因是假体内双动轴承在角度欠佳的髋臼杯内脱位 [104]。

在北美地区，基于组配式双动头的实用性，它在翻修手术中的使用大幅增加，可应用具有多个固定孔的标准非骨水泥髋臼杯，最近的报告表明这种髋臼杯脱位率较低 [105,106]。Spaans 等报道了 102 个髋关节接受了双动头的翻修并且显示出 2.9% 的脱位率，这明显低于他们的对照组 100 例应用标准股骨头和内衬的患者 8% 的脱位率 [105]。在接之前接受半髋关节置换术的患者中，Chalmers 等发现使用双动头的成功率为 100%，没有脱位，而使用大股骨头的成功率为 92%[106]。Plumber 等报告了 36 个有高度不稳定风险的髋关节（外展肌不足、复发性不稳定、之前应用过限制性内衬），这些髋关节接受了双动头的翻修，没有发现复发性不稳定，只有 1 例脱位后闭合复位成功 [107]。

限制性衬垫

限制性髋臼内衬为挽救 THA 后不稳提供了一种选择；其效用已经被多个作者报道过 [14,76,108-115]。使用限制装置的适应证包括外展肌受限、神经损伤、假体固定良好的功能需求低的患者、原因不明的复发性

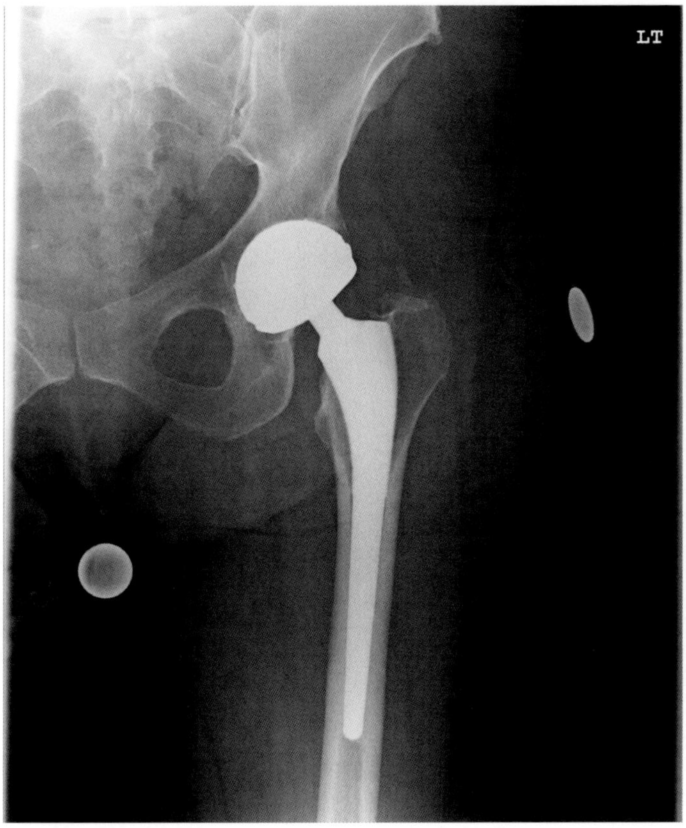

• **图 106.9**　MOM THA 失败的髋关节术前正位 X 线片

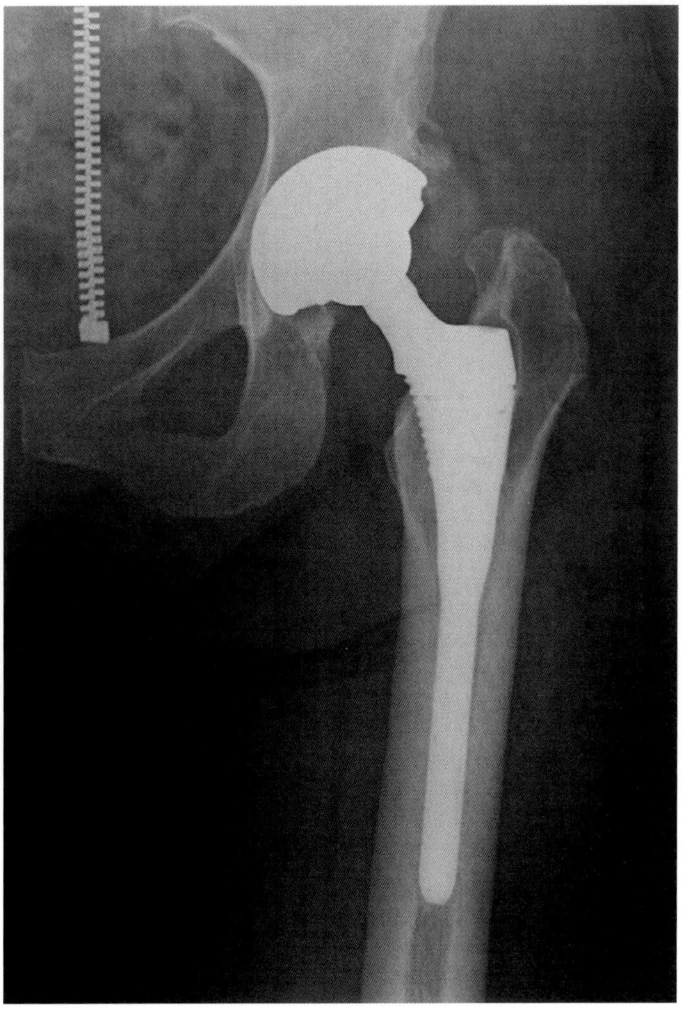

• **图 106.10**　图 106.9 中髋关节的术后正位 X 线片，在翻修成保留髋臼杯和柄的双动结构后

髋关节不稳以及术中发现不稳定但其他方式难以解决的病例 [14,76,108-112]。限制性内衬的问题包括撞击、关节活动度降低和髋臼剪应力增加（这可能导致加速磨损和早期松动）[116]。然而，澳大利亚国家注册处最近的一项分析显示，限制型假体和非约束假体在第二次翻修时没有区别。应该注意的是，所有限制性衬垫都不相同。锁定在股骨头周围聚乙烯边缘的限制型内衬的效果不如采用三极关节置换成功 [109]。

在翻修髋关节不稳的情况下，限制性三极关节置换术是一种无价的挽救工具；最常研究的植入物是三极限制型假体（图 101.8C 和图 101.8D）。Callaghan 和他的同事报道了 31 例髋关节患者，通过骨水泥将三极限制型内衬固定在无松动的非骨水泥髋臼杯里，平均 3.9 年的短期随访中证明没有脱位，只有 2 例失败（94% 成功）[115]。其中一例限制型三极内衬在骨水泥界面处失效，另一例锁定机制失效 [115]。这种特殊的技术有一个明显的优点，即当髋臼假体固定良好和位置良好的情况下，再脱位的发病率降低 [115]。

Goetz 和他的同事报告说，其 56 例限制型三极假体在平均 10.2 年的随访中，因复发性脱位、骨溶解或无菌性松动而导致的失败率为 7%[108]。Bremner 和同事描述了类似的结果，101 例限制型三极假体在 10.2 年的随访中，继发复发性脱位或内衬失效的失败率为 6%[109]。Shrader 和他的同事在 110 例限制型三极假体治疗的翻修手术中，平均短期随访 3.2 年为零脱位，但值得注意的是，14% 的病例在平均随访 2.9 年时发现了髋臼侧透亮带，虽然仅有 2 例因无菌性髋臼松动而翻修 [110]。Su 和 Pellici 在 4.8 年的随访中，在 85 个接受限制型三极假体治疗的髋关节中，预防不稳定的成功率为 97.6%。他们在中期随访中没有出现松动或骨溶解的问题 [111]。

尽管这些假体取得了成功，但作者们开始报道限制型三极假体特有的失效模式 [117,118]。Guyen 和他的同事在 28.4 个月的短期随访中报告了 43 例失败的三极假体。除了 12 例感染病例外，作者报告了三极假体特有的 4 种类型的失败特点，包括骨 - 假体界面的病变、限制型内衬和髋臼杯之间固定的失效、双极头假体之间锁定机制的失效以及双极头假体内头的脱位[117]。

对比之前限制型三极假体的成功，Berend 和同事报告了 755 例具有主要锁定机制和锁定环的限制型内衬[112]。使用限制型假体的适应证包括复发性不稳定性、髋关节术中多方向不稳定性、神经肌肉功能障碍、外展机制功能障碍和多次既往翻修手术。75% 的病例为 THA 翻修、8% 的转为行 THA（包括以前的切开复位内固定、半髋关节置换术和髋关节融合术）、8% 为初次 THA、8% 为感染旷置二期置换、1% 为全股骨置换术[112]。共 667 例髋进行了 10 年随访，其中脱位率为 17.5%。因髋关节不稳或有不稳病史而行翻修手术的患者，再脱位率为 28%，而无不稳病史的患者脱位率为 14%。髋臼杯和股骨柄的无菌性松动是需要再次手术的主要长期并发症。随访期间共报告髋臼和股骨松动 16 例（2.4%），髋臼松动 51 例（7.6%）。这些失败可能与假体的限制型增加有关，导致骨植入界面的应力增加。以翻修手术为终点的 Kaplan-Meier 生存率分析显示，5 年和 10 年生存率分别为 68.5% 和 51.7%[112]。

在最近的一份报告中，Berend 和他的同事报道了在 81 例 THA 翻修中使用一种新型限制型假体的平均 9 个月随访中，预防复发性脱位的成功率为 98.8%（图 106.11）。该设计包括一个沿 36 mm 头部垂直轴面中间边缘有 15° 的一圈平坦的面（图 106.12）[113]。使用相同的假体，Karvonen 和他的同事在平均 2.5 年的随访中报告了 94.3% 的无脱位率。该假体的一个潜在优势是与限制型三极假体和传统的锁定假体相比，撞击前增加了髋关节活动度。

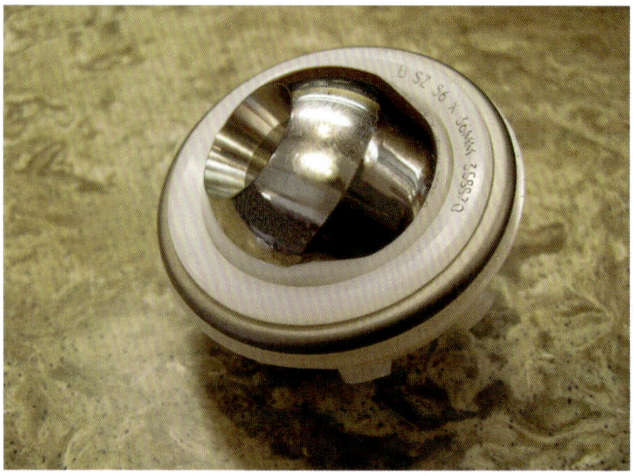

• 图 106.12　平面受限衬垫和股骨头（由 Joint Implant Surgeons，Inc. 供图）

所有限制型假体的另一个缺点是这些翻修假体的脱位通常需要切开复位（尽管一些病例报告已经描述了闭合复位的详细技术和成功）。

小结

总之，脱位仍然是 THA 长期随访中的主要失败因素。了解不稳定的危险因素和原因应该有助于降低这种并发症的发生率。当遇到髋关节不稳时，充分了解手术方法是外科医生应对这一挑战性并发症的工具。

未来的展望

- 使用机器人或导航辅助来改善假体摆放位置定位

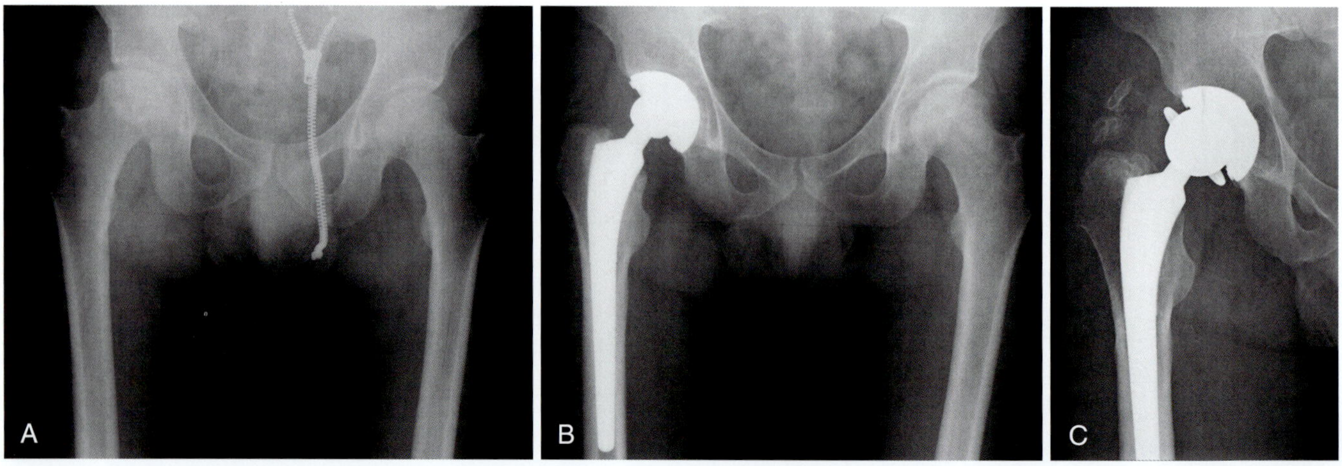

• 图 106.11　(A) 一名 28 岁男性酒精所致缺血性坏死患者的术前前后位 X 线片。(B) 术后前后位片，注意垂直杯位。患者出现了慢性不稳定。(C) THA 翻修后 6 年的前后位 X 线片，改为大头和限制型内衬（由 Joint Implant Surgeons，Inc. 供图）

并降低不稳定的风险。

- 髋关节不稳定的高风险患者行初次 THA 应多使用非限制型三极关节和双动头。
- 聚乙烯的持续改进，允许更大的股骨头和聚乙烯内衬更薄。
- 改善限制型机制，增加髋关节活动度，降低髋臼剪应力。

感谢

作者要感谢 John J. Callaghan 在前一版本章中所做的工作。

（参考文献参见书末二维码）

第 107 章

假体周围骨折：预防、诊断和治疗

YUVRAJ AGRAWAL, DONALD S. GARBUZ, BASSAM A. MASRI, CLIVE DUNCAN
（高航 译　赵耀 审校）

关键点

- 假体周围骨折的诊断是基于病史、体格检查和影像学检查进行评估的。
- 尽量辨别导致骨折的潜在原因。
- 利用分型系统可以帮助外科医生更好地理解问题并拟定治疗策略，最大限度地提高治疗的成功率。
- 对骨折类型及假体稳定性的正确分类十分重要，对不稳定植入物的错误判断会导致治疗失败。
- 目前对于多数假体周围骨折的标准治疗方式主要是手术治疗，包括固定术和翻修术。
- 在此类骨折围术期治疗过程中，术前计划至关重要，但术者需根据手术情况灵活应对。
- 假体周围骨折患者骨质条件通常较差。

引言

全髋关节置换术（THA）合并假体周围骨折是一种少见但具有潜在灾难性的并发症，它可以发生在术中或术后。据报道，初次 THA 中骨折的发生风险为 0.3%～1.7%[1,2]，术后 10 年发生骨折的风险高达 1.6%[3,4]。术后 20 年发生假体周围骨折的累计概率为 7.7%，这使得假体周围骨折成为 THA 最常见的长期并发症之一。髋关节翻修术中发生假体周围骨折的风险更高：术中发生骨折的概率为 12%，术后 20 年发生假体周围骨折的累计概率为 11%[5]。假体周围骨折由于假体组件固定失效、骨质流失以及随之而来的功能障碍，可导致相当高的致残率。大多数此类骨折患者需要手术治疗，包括切开复位内固定术或关节翻修术。总的来说，9.5% 的 THA 后翻修归因于假体周围骨折[6]。翻修手术发生并发症的可能性以及再入院率较高，并且增加了功能受限的概率[7,8]。据记录，因假体周围骨折进行假体柄翻修术，再手术率高达 24%[9]。假体周围骨折还伴有 10% 的 30 天死亡率[10]和相当大的花费[11]。本章重点介绍假体周围骨折的评估、分类和治疗原则。

流行病学和危险因素

近年来，THA 良好的术后效果使得 THA 的手术量稳步上升[12]，年轻人和老年人的手术适应症扩大，同时增加了患者的预期寿命。因此，有更多的老年 THA 患者由于骨质条件差、假体周围骨缺损和摔倒等原因，持续面临着术后骨折的风险[13]。

一项对参与美国医疗保健成本与使用项目的各州的所有国家住院患者样本的付款人数据回顾显示，2006—2010 年共发生了 4571 例髋关节假体周围骨折。在此研究期间，医疗花费稳步增长，从 2006 年的 66 531 美元增长至 2010 年的 94 214 美元[14]。

髋关节假体周围骨折中髋臼侧假体周围骨折较股骨侧骨折少见，但往往更严重，需要仔细评估髋臼后柱的完整性[15]。术中髋臼骨折可发生在髋臼准备过程中，但更常见的是发生于非骨水泥型髋臼假体的压配过程中。呈椭圆形的髋臼外杯发生骨折的风险最高[16,17]。

一项对初次 THA 术后超过 40 年的 32 644 例患者进行平均随访 7.9 年的单中心研究报道表明，术中股骨假体周围骨折发生率为 1.7%（564/32，644），女性患者（2.0% vs. 1.4%，$P < 0.001$）和年龄超过 65 岁的老年患者（2.5% vs. 1.0%，$P < 0.001$）在统计学上具有更大的风险。值得注意的是，93.8% 的骨折采用了非骨水泥型髋关节置换术，并发症的发生率为 3%，而骨水泥型髋关节假体并发症的发生率为 0.2%[2]。在同一研究中，术后 1 年股骨假体周围骨折的累积概率为 0.4%，5 年为 0.8%，10 年为 1.6%，20 年为 3.5%。20 年后，术中骨折后发生术后骨折的累计概率为 7.2%。在 557 例术后股骨假体周围骨折中，17 466 例中有 335 例（1.9%）发生在非骨水泥型假体术后，15 178 例中有 222 例（1.5%）发生在骨水泥型假体术后（$P < 0.001$；图 107.1）。非骨水泥型假体和骨水泥型假体术后股骨骨折的 20 年累计概率分别为 7.7%［95%CI 6.2～9.1］和 2.1%（95% CI 1.8～2.0），这使

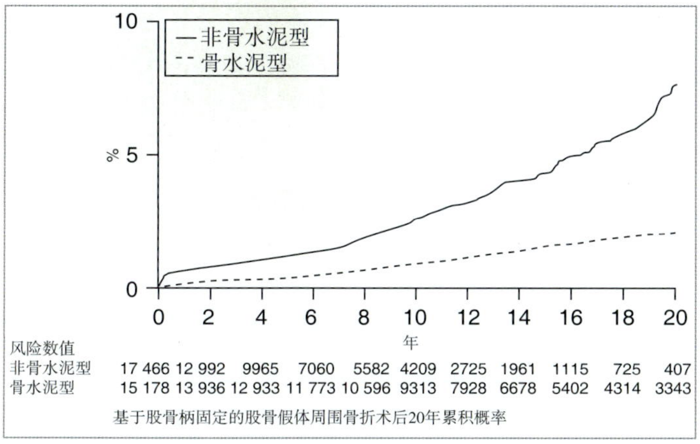

• **图 107.1**　过去 20 年假体周围股骨骨折的趋势（引自 Abdel MP，Watts CD，Houdek MT，Lewallen DG，Berry DJ. Epidemiology of periprosthetic fracture of the femur in 32644 primary total hip arthroplasties：a 40-year experience. Bone Joint J. 2016；98-B：461-467.）

其成为 THA 最常见的长期并发症之一。当按性别进行分组观察时，女性术后股骨骨折的风险没有增加［风险比（HR）= 1.0；95%CI 0.8～1.2；*P* = 0.98）。同样，> 65 岁的手术患者与 ≤ 65 岁的手术患者相比，风险也没有增加（HR = 1.0；95% CI 0.8～1.1；*P* = 0.59）[2]。

在同一研究机构 40 多年的另一研究中，发生了 668 例翻修手术中的假体周围股骨骨折，发生率为 12%。非骨水泥型股骨柄骨折发生率（19%）是骨水泥型股骨柄骨折发生率（6%；*P* < 0.001）的 3 倍。他们还报道了 281 例术后发生股骨假体周围骨折的病例，术后 20 年的发生概率为 11%[5]。

假体周围骨折后 12 个月内总死亡率为 11%～25%[7,19]。对 151 例股骨假体周围骨折病例的回顾性研究表明，25.2% 的患者在研究期间死亡。高龄、心血管疾病、体温过低和肾衰竭是明显的危险因素 [20]。

危险因素

假体周围骨折的危险因素可分为患者相关危险因素和手术相关危险因素（框 107.1）。

患者相关危险因素

多名研究人员发现，最常见的患者相关危险因素是年龄的增长 [2,21,22]。年轻的继发性骨关节炎患者 THA 中可能因解剖异常而发生骨折，或术后因活动量过大而导致骨折，女性有更高的假体周围骨折发生率 [2,14,19,21-30]。尽管年龄大于 65 岁和女性与术中假体周围骨折的增多有统计学意义上的相关性，但与术后假体周围骨折风险的增加并无关联 [2,6]。这表明，其他因素——如患者活动情况、股骨近端解剖形状、骨皮质厚度和手术技术也可能对骨折的发生造成影响。

患有骨质疏松症、脆性骨折史和髋关节骨折的 THA 患者骨折的相对风险增加了 4.4。类风湿关节炎因常伴有骨密度降低也增加了骨折的风险 [22]。术前对相关区域进行放疗也会影响骨骼质量，从而使患者容易发生骨折。Blizzard 等发现具有颈椎脊髓病变的患者，由于步态障碍、痉挛和跌倒更容易出现假体周围骨折［相对危险度（RR）为 1.99；95% CI，1.61～2.45］。即使在颈椎减压后，风险仍然存在［RR 为 1.72；95% CI，1.48～2.50］[32]。

发育不良、股管狭窄和香槟杯型股骨近端结构等解剖异常可导致术中骨折的发生 [30]。围术期间内需要取出硬性植入物的患者，术中和术后骨折的风险均增加。通过术前对手术的细致规划和精密的术中操作可以预防骨折发生（见“预防”部分）。

框 107.1　髋关节假体周围骨折危险因素总结

患者因素
- 年龄的增长
- 年轻和（或）活跃的患者
- 女性
- 骨质疏松症
- 骨皮质薄
- 股骨干尺寸较小
- 香槟杯型股骨近端
- 类风湿关节炎
- 发育不良
- 股骨颈骨折
- 围术期需要去除的硬件结构
- 放射治疗
- 高体重指数
- 颈椎病和颈椎减压术

手术和植入物因素
- 手术入路：Hardinge 入路和前入路
- 骨皮质缺陷
- 非骨水泥型股骨假体
- 治疗股骨颈骨折的非骨水泥型植入物
- 髋关节翻修术中的非骨水泥型植入物
- 植入物设计
- 植入物位置
- 翻修手术

手术和植入物相关危险因素

假体周围骨折的风险可归结于手术入路和术中的发现，如皮质缺损 [33]。近年来，有越来越多的外科医生使用直接前入路，这与术中股骨骨折有关，尤其对于老年女性患者 [34]。在一项病例对照研究中，发现 Hardinge 入路与股骨矩骨折相关 [30]。

在多个研究中，非骨水泥型假体与术中假体周围骨折的风险显著升高相关 [2,4,23,26,29,35]。非骨水泥型假体对髋关节骨折患者是一个独立的危险因素；7.4% Corail（DePuy，Warsaw，IN）vs. 0.9% Spectron（Smith & Nephew，Memphis，TN）骨水泥型 [36]；12.2% Bi-Metric（Biomet，Bridgend，UK）vs. 0 Exeter（Stryker，Mahwah，NJ）[37]。

骨水泥型股骨柄造成的假体周围骨折概率明显较低。然而，在骨水泥型股骨假体中，与复合材料小梁设计相比，锥形柄的骨折风险更高（0.36% vs. 0.27%）。Exeter 股骨柄造成骨折的风险是复合材料梁柄的 5 倍 [38]。大多数骨水泥柄的文章指出骨折发生在关节置换后 5 年或更长时间 [12,31,37,39]。骨折的风险也随着假体的生存年限逐年增加（$P < 0.001$）[21]。

在翻修过程中，与骨水泥假体相比，非骨水泥假体的骨折发生率是前者的 3 倍。这类患者的其他危险因素包括骨储备量减少、老年患者骨质疏松、难以取出固定良好的假体（尤其是髋臼侧假体）[5]。

诊断

假体周围骨折的诊断通常并不困难，主要基于 X 线检查（图 107.2A）。术中假体周围骨折可以通过直接观察进行诊断，但如果怀疑骨折，则需要暴露股骨矩或通过术中 X 线片进行诊断，如果手术中未发现骨折，则需要通过术后 X 线片进行诊断。这些可能发生在三个重建阶段中的任一阶段，包括取出固定物或以前的植入物、骨准备以及植入假体阶段。术中以下迹象可能提示外科医生骨折的出现，包括使用器械时音调的变化、使用凿子或锉刀时所需的力的突然减少或假体超出了在髋臼中或是在股骨中计划摆放的位置。在髋臼骨折中，髋臼杯稳定性的突然丧失应提醒外科医生注意骨折的可能性。另外，暴露髋臼后柱上部是必要的，以确保安全扩大髋臼和避免术中骨折。

术后假体周围骨折通常伴有急性疼痛和畸形，这可能与跌倒有关。应仔细观察骨折前的 X 线片检查是否出现骨溶解和骨松动。两篇大数据报告的作者将这些骨折归因于假体松动或骨溶解，并强调了对所有初次 THA 和 THA 翻修患者进行定期影像学随访的重要性 [13,40]。

所有疑似骨折的影像学检查应该全面评估，包括 2 个平面的股骨全长相、骨盆正位片，以及需要评估髋臼底、顶和柱的 Judet 视图。与骨折前的 X 线片进行比较可以有效评估假体的移位程度。更专业的成像，如 CT，有助于应对异常复杂的情况，特别是髋臼周围骨折，可以结合 3D 重建，以协助术前计划。金属伪影减少序列（MARS）在 CT 和 MRI 中有助于提高图像质量。如果髋臼假体在盆腔内，建议术前进行 CT 血管造影，以评估潜在的血管损伤风险。个别报道指出急性髋臼假体突出会造成血管损伤而导致患

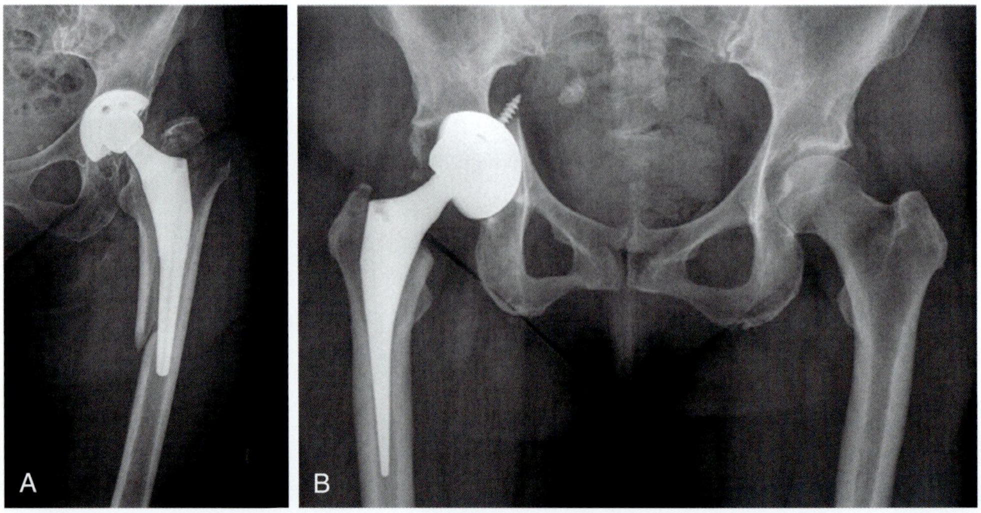

• **图 107.2** （A）老年女性复杂股骨假体周围骨折。（B）术后正位 X 线片上显示的骨盆不连续，有 3 个主要特征：明显的骨折线，骨盆上半部和下半部的移位以及下半部相较于对侧的旋转

者死亡[41]。

确认假体的稳定性在处理假体周围骨折中至关重要，必要时可以进行假体暴露和假体界面评估。未能准确判断假体松动以及仅处理骨折而未进行假体翻修一直是此类手术具有高失败率的原因[4,42]。

分型

髋关节假体周围骨折有许多分型系统[41,43-47]。温哥华（Vancouver）分型系统（VCS）包括了 Duncan 和 Masri 在 1995 年对股骨骨折的描述，被广泛采用。它是基于骨折的位置、柄的稳定性和周围骨质条件进行分型的。其信度和效度已被肯定[49,50]（表 107.1）。随后其分型进一步扩大，使其可以应用于术中股骨骨折[51]。A、B、C 三种解剖类型又被细分为 3 型，亚型 1 为单纯性皮质穿孔，亚型 2 为无移位的线性骨折，亚型 3 为移位性或不稳定性骨折。

VCS 的原则最近得到了扩展（因此它们可以应用于其他关节置换），如 Unified 分类系统（UCS）。UCS 应用于肩关节、肘关节、腕关节、髋关节、膝关节和踝关节置换后骨折的分型。使用简单的表格来帮助回忆骨折类型（表 107.2）[52,53]。UCS 的主观和客观的高可靠性已经被证实[54]。

髋臼骨折

Della Valle 等在 2003 年提出了髋臼周围假体骨折的分型（表 107.3）[46]，术中骨折分型得到进一步简化[55]。作者认为骨盆的 UCS 分型是可靠且方便的。就像 VCS 中的 B 型骨折，即涉及到髋臼假体表面的骨折，进一步分为：①亚型 1，髋臼杯固定良好；②亚型 2，髋臼杯松动，剩余骨量良好；③亚型 3：髋臼杯松动且骨量较差（表 107.4）。

表 107.1 股骨假体周围骨折的 Vancouver 分型系统

类型	位置	亚型
A 型	转子区	A～G：大转子
		A～L：小转子
B 型	股骨的周围或远端	B_1：假体稳定（固定良好）
		B_2：假体不稳定（松动）
		B_3：假体松动且骨量不足
C 型	股骨远端	

引自 Duncan CP，Masri BA. Fractures of the femur after hip replacement. Instr Course Lect. 1995；44：293-304.

B 型髋臼骨折的亚型与涉及股骨骨折的分类相同，在规划治疗方案时强调了假体松动和骨量丢失程度（体积或强度）的重要性（表 107.5）。虽然每种骨折类型在不同的时间段具有倾向性，它们可能发生在假体植入时或损伤后的早期或晚期，以及在初次或翻修手术中。B_2 型和 B_3 型骨折是继发于假体移位和骨溶解后的晚期或延迟表现，特别是在存在慢性骨盆不连续或分离的情况下，由于骨折愈合的能力受损，其成功治疗将更具挑战性。然而，在选择最合适的治疗方案时，剩余骨质的数量和质量是主要考虑因素，因此需要区分 B_2 和 B_3 型骨折[54]。

发现骨盆不连续是很重要的，因为标准的髋臼翻修技术可能不能够充分重建骨盆。Berry[3] 在对 27 例患者的回顾中描述了骨盆不连续的诊断特征。在骨盆

表 107.2 假体周围骨折的统一分型系统

分型	总体描述	骨盆和髋臼	股骨
A	骨性凸起	髂前上棘或髂前下棘，或坐骨结节	大转子或小转子
B	累及假体界面	髋臼骨折：	股骨骨折：
		B_1：髋臼缘骨折，骨质良好	B_1：股骨柄稳定，骨质良好
		B_2：髋臼杯松动，骨质良好	B_2：股骨柄松动，骨质良好
		B_3：髋臼杯松动，骨质欠佳；骨盆不连续	B_3：股骨柄松动，骨量不足
C	未累及假体界面	假体远端骨盆 / 髋臼骨折	假体和骨水泥环的远端
D	累及支撑 2 个关节置换（假体间）的一处骨质	双侧髋关节假体间的骨盆骨折	髋关节和膝关节假体之间
E	累及支撑一处关节置换（假体）2 块骨头	骨盆和股骨	骨盆和股骨
F	正对或与假体共形成关节	髋臼骨折伴股骨头半髋关节置换术	不适用

引自 Duncan CP，Haddad FS. Classification. In: Schütz M，Perka C，Ruedi TP，eds. Periprosthetic Fracture Management. Vol 1. New York: Thieme: 2014

表 107.3	假体周围髋臼骨折的 paprosky 分型	
Ⅰ型	术中安放假体时	A 确认的稳定的假体，非移位性骨折 B 确认的不稳定的杯，移位性骨折
Ⅱ型	术中取出时	A 低于 50% 的骨量丢失 B 高于 50% 的骨量丢失
Ⅲ型	创伤性	A 假体稳定 B 假体不稳定
Ⅳ型	自发性	A 低于 50% 的骨量丢失 B 高于 50% 的骨量丢失
Ⅴ型	骨盆不连续	A 低于 50% 的骨量丢失 B 高于 50% 的骨量丢失 C 与骨盆照射有关

引自 Della Valle CJ，Momberger NG，Paprosky WG. Periprosthetic fractures of the acetabulum associated with a total hip arthroplasty. Instr Course Lect. 2003；52：281-290.

表 107.4	骨盆及假体周围髋臼骨折的统一分型系统
A 型	骨性凸起：髂前上棘或髂前下棘，或坐骨结节
B 型	植入床：髋臼、亚型，见下文
C 型	清除植入物：髂骨、耻骨上支和（或）下支
D 型	2 个植入物之间（假体间）的骨盆分割——双侧髋关节置换术并发的骨盆骨折
E 型	支持 1 处关节置换（假体）的两块骨头中的其一：髋臼和股骨
F 型	与半髋关节置换术相衔接：半髋关节置换术后髋臼骨折

引自 Duncan CP，Haddad FS. Classification. In: Schütz M，Perka C，Ruedi TP，eds. Periprosthetic Fracture Management. Vol 1. New York：Thieme：2014.

表 107.5	假体周围髋臼骨折 B 型亚型的统一分型系统
B_1 型	髋臼唇、髋臼壁或髋臼底骨折，不影响假体稳定性，仍固定良好
B_2 型	髋臼骨折（如后柱）或骨盆不连续，髋臼假体松动，但有足够的骨量支持不复杂的髋臼假体翻修；植骨或不植骨；骨折有或无钢板固定
B_3 型	髋臼骨折，伴假体松动和严重的骨量丢失，需要进行复杂的重建或挽救手术

引自 Duncan CP, Haddad FS. Classification. In: Schütz M, Perka C，Ruedi TP，eds. Periprosthetic Fracture Management. Vol 1. New York：Thieme：2014.

前后位片上，3 个主要特征是明显的骨折线、半骨盆上下部分对齐不良（通常是由于下半部分内侧移位）、半骨盆下半部分相较于对侧的旋转［通过比较闭孔的大小和形状来观察（图 107.2B）］。当假体阻挡了髋臼的正常解剖，特别是观察各柱时，Judet 视图是很有帮助的。有些病例，当在平片上仍难以诊断骨盆不连续时，MARS CT 扫描可能会有帮助。此外，在任何情况下，无论术前影像学检查结果如何，在翻修过程中确认骨盆侧的连续性都是非常重要的。

股骨骨折

VCS 分型的目的是能够成功地评估和处理 THA 的复杂并发症（表 107.1）[48]。它主要考虑到 3 个核心原则：骨折的位置（骨折是否累及到固定假体的骨质）、假体的稳定性（骨折前后骨 - 假体界面是否稳定）以及支撑假体的骨量是否充足（是否足以在不进行额外大范围重建的情况下翻修）。

该分类系统定义的 3 种主要骨折类型取决于骨折的位置：A 型是指骨折线位于转子间（1 个或 2 个转子区和近侧干骺端，不延伸到骨干）对假体的固定影响不大。这类骨折可细分为大转子骨折（A_G 型；图 107.3 和图 107.4）和小转子骨折（A_L 型；图 107.5），取决于骨折的位置。B 型骨折指的是股骨柄周围或距离假体柄远端不远的骨折［干骺端和（或）骨干］，根据假体的稳定性和骨量，可分为 B_1、B_2 和 B_3 型。C 型骨折指的是距离假体远端足够远的骨折，其治疗可以认为与假体无关［骨干和（或）干骺端；图 107.6，表 107.1）］。如果发生在骨水泥环的骨折在原本固定良好的骨水泥柄的远端，则归类为 B1 型骨折。当骨折线穿过股骨柄周围的骨水泥环时，不管柄在骨折前是否固定良好，都会导致 B_2 型骨折。在这两种情况下，骨储备通常都是好的。在某些情况下，B_1 型和 B_2 型之间的区别需要进一步的影像学检查，如 MARS CT 扫描或 X 线片，或者回顾以前的 X 线片或在术中检查骨 - 假体界面。然而，鉴于翻修手术和不需要髋脱位的股骨骨折固定手术在手术入路上的差异，需在术前对骨折分型进行确认。

在股骨假体周围骨折的 UCS 分型中，扩展了 VCS 的原则（表 107.2），股骨 A 型骨折也可细分为大转子骨折（A_G 型）和小转子骨折（A_L 型）。B 型又分为假体稳定型（B_1）、假体松动型（B_2）和骨量较差且假体松动型（B_3）。C 型骨折距离关节假体较远（图 107.6）。在 D 型骨折中，骨折将股骨一分为

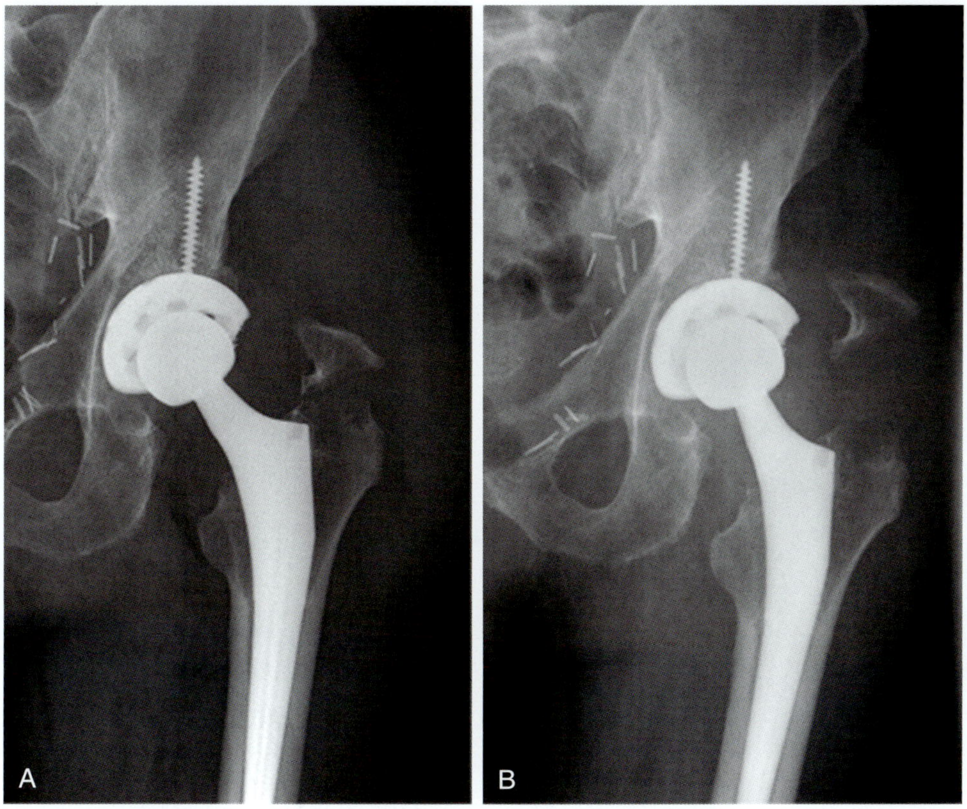

• 图 107.3　股骨假体周围骨折（A 型）和非手术治疗后（B 型）

二，且股骨支撑着 2 个假体（髋关节和膝关节置换；图 107.7），这些也被称为假体内骨折。E 型骨折涉及了 2 块支撑同一关节置换的骨，如髋关节置换后的髋臼和股骨（图 107.8）。

一个涉及 32 644 例 40 岁以上患者的单中心研究（平均随访 7.9 年）认为 Vancouver A_G 型骨折是最常见的，其次是 Vancouver B_2 型骨折。更深入的分析显示，Vancouver A_G、A_L、B_1 和 B_2 型骨折多见于骨水泥柄，而 Vancouver B_3 和 C 型骨折多见于非骨水泥柄。此外，Vancouver A_G 型骨折多发生在无创伤的情况下，为撕脱型骨折，采用非手术治疗。另外，Vancouver B 型骨折主要是由于高处坠落伤造成的，常为斜型或螺旋型骨折，多采用切开复位内固定术或翻修术治疗[2]。

治疗和结果

髋臼骨折

髋臼假体周围骨折可在术中或术后发生。保守治疗在假体固定稳定的无移位骨折或对于外科治疗可能具有挑战性的骨折中是合理的选择。不稳定骨折和假体部件的松动必须采用切开复位内固定和髋臼杯翻修术进行治疗。A 型、B 型和 C 型假体周围髋臼骨折的治疗基于假体的位置、稳定性和自体骨量储备。

术中骨折

最常见的术中髋臼骨折是后壁或后柱的垂直不完全裂开，这是由于硬化骨扩大不足或髋臼杯压配冲击力过大造成的。对于术中发现的未移位、稳定的骨折，建议使用辅助髋臼假体固定螺钉，理想情况下放置在骨折线的前后；后螺钉也可以是双皮质的，置于坐骨切迹区域[56]。如果骨折移位并伴有不稳定的杯状结构，且在骨折部位出现运动，则应该在植入最终的髋臼杯之前，用骨盆重建板在后柱上进行切开复位内固定术治疗[57]（图 107.9）。如果骨量不足，应考虑植骨或使用多孔假体，并与带螺钉的多孔杯一起重建骨缺损。超大型非骨水泥髋臼假体（“超大杯”）也可通过螺钉将骨折的上部和下部连接起来[58]。在骨粉碎或骨质不良的极端情况下，需要考虑用重建笼保护骨 - 植入物界面。重建术后需要固定一段时间且不负重。手术治疗的目标是恢复前柱和后柱以及骨盆的结构完整性，并获得稳定和位置良好的新杯[59]。

术中骨折，术中未发现

对于手术后不久发现的轻度移位的髋臼骨折，在判断植入物稳定的情况下，可以不做进一步的手术治

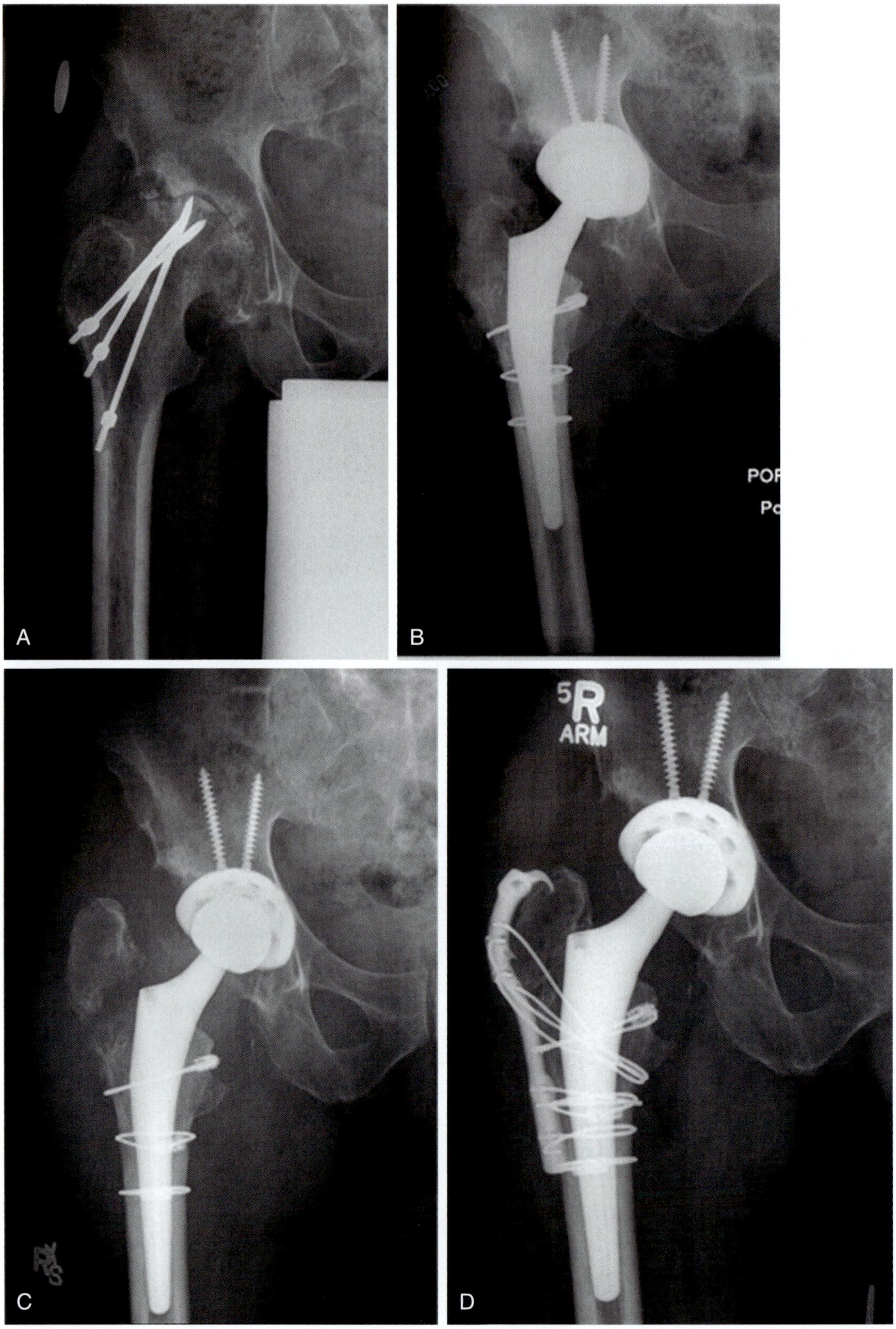

• **图 107.4** A_G 型假体周围股骨骨折，是由于关节置换术时拔出的钢钉造成的骨质缺损，对大转子骨折进行了手术稳定治疗。（A）术前；（B）术后即刻；（C）术后 6 周；（D）大转子固定术 3 个月后

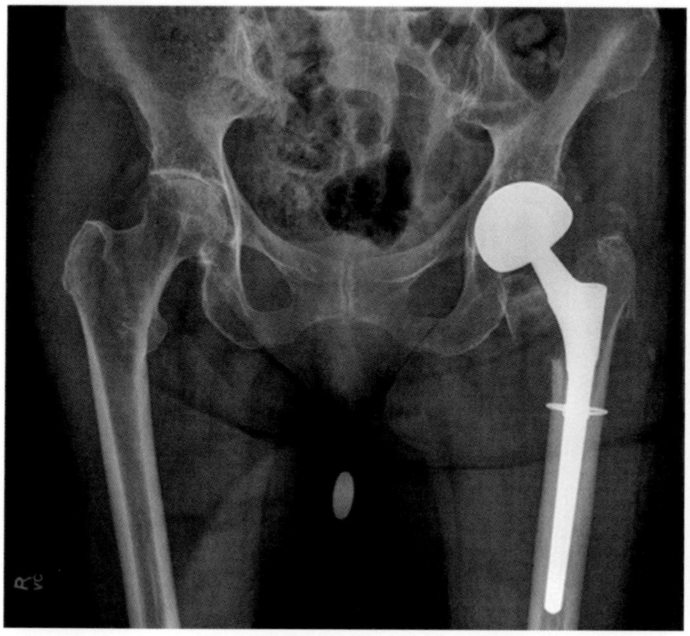

• **图 107.5**　假体周围股骨骨折 A_L 型，延伸至股骨转子下区

疗。需要注意的是，应推迟负重时间，在早期重复 X 线检查并仔细观察结构的变化 [47]。在植入髋臼杯假体时不植入螺钉会增加手术失败风险，需要后续干预 [51]。然而，如果假体变得松动和不稳定，可能需要进行骨折固定和早期翻修手术（图 107.10）。

术后髋臼假体周围（创伤性）骨折

严重创伤后的髋臼周围骨折并不常见，如果髋臼假体看起来稳定，可以不进行手术治疗（图 107.11）。然而，骨折和假体不稳定的可能性很大，很可能需要手术治疗。治疗的原则是实现骨盆稳定，并使用各种植入物重建髋臼。根据骨盆和髋臼骨折固定的原则，使用后柱钢板、前柱螺钉顺行、逆行或双柱固定等技术可以获得骨盆稳定性。大多数晚期髋臼骨折可采用标准髋臼翻修杯进行重建，但也可能需要螺钉杯加强、用螺钉固定的高度多孔金属杯、防突出笼和杯笼结构以及骨水泥杯 [46]。如果后柱内固定不能提供足够的稳定性，则使用防突笼结构或超大杯桥接骨折，可能有助于获得暂时的硬度，使骨折愈合 [58]。骨折处持续存在的间隙应通过植骨治疗来实现二次稳定性。

术后髋臼假体周围（自发性）骨折

较晚出现的骨折通常与大量的骨溶解和骨丢失有关。Callaghan 主张尽可能使微小移位的骨折愈合后

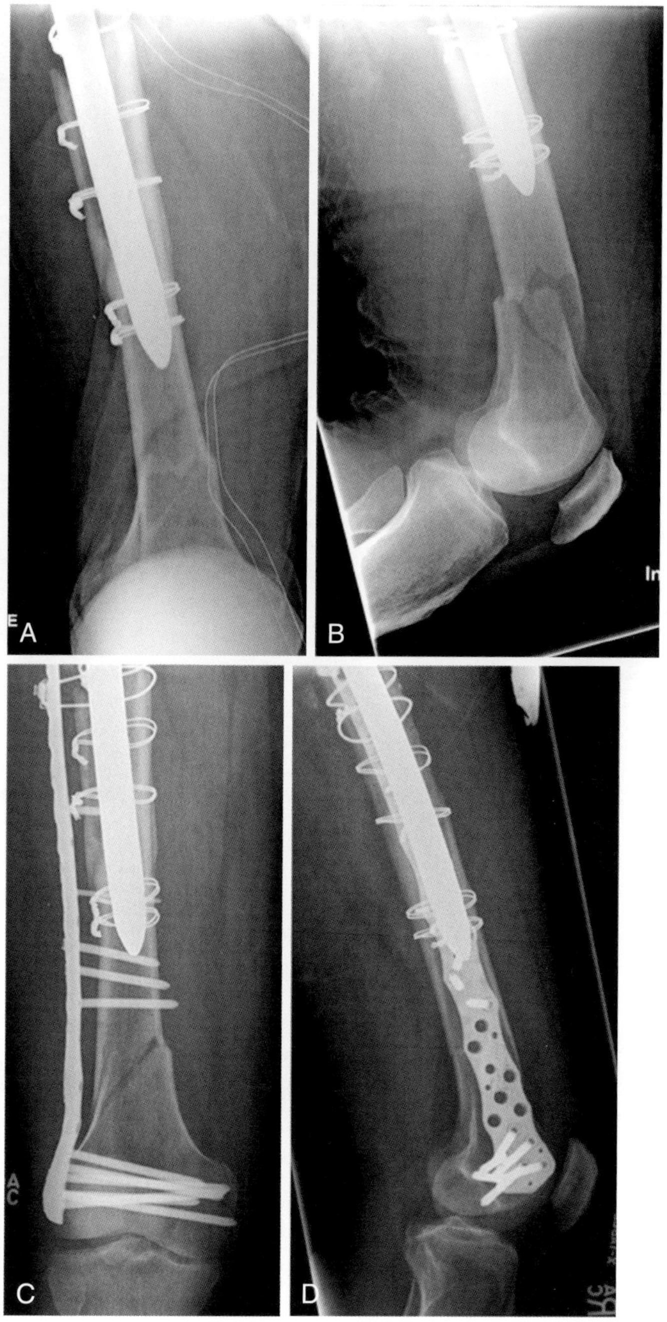

• **图 107.6**　C 型假体周围股骨骨折，长股骨柄远端采用钢板 - 钢缆系统骨融合术治疗。（A）股骨远端的正位片。（B）股骨远端的侧位片。（C）术后 6 周的正位片。（D）术后 6 周的侧位片

再进行翻修手术 [47]。同样，Peterson 和 Lewallen 建议，对稳定的骨折，首先进行非手术治疗，直到骨折愈合为止 [41]。

骨盆不连续

骨盆不连续的患者对外科医生来说是个难题。急性表现应按照具有不稳定部分的创伤性骨折进行治疗

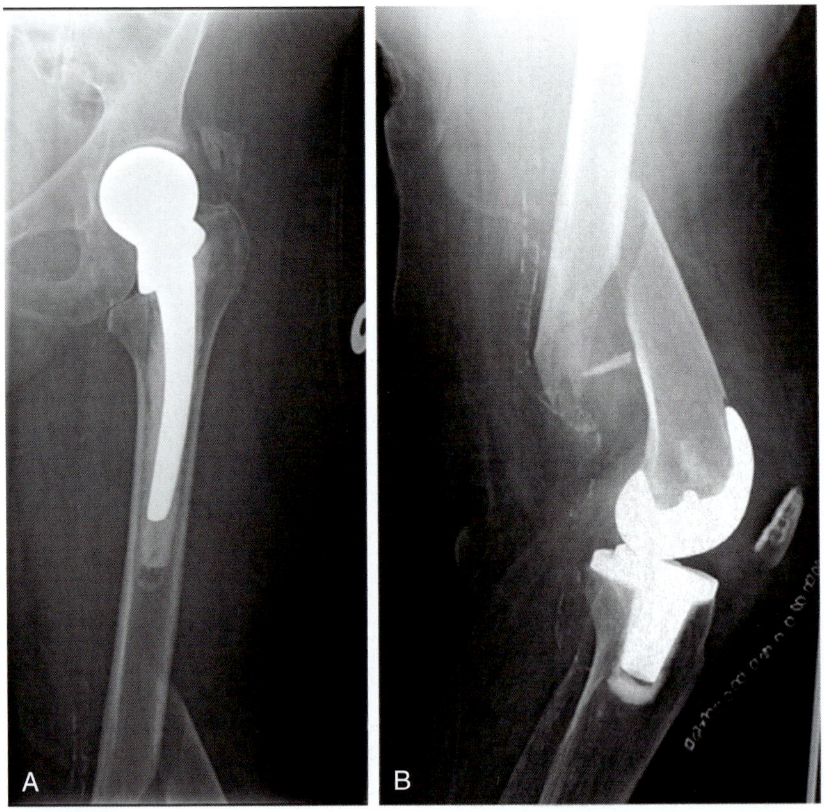

• **图 107.7** 在D型骨折中，支撑2个植入物（半髋关节置换术和膝关节置换术）的股骨发生骨折。(A) 半髋关节置换术中C型骨折。(B) 全膝关节置换术中C型骨折

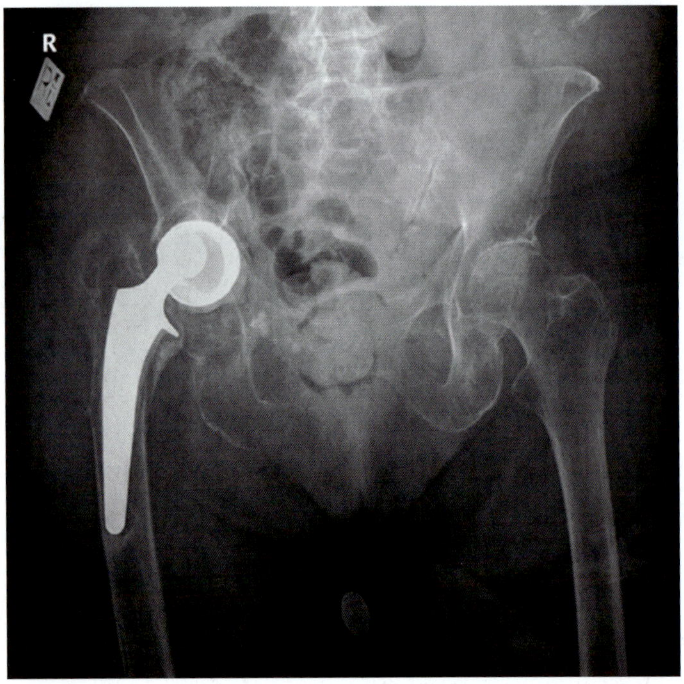

• **图 107.8** 在E型骨折中，骨折涉及支撑一个关节置换的2块骨，例如涉及髋关节置换后的髋臼和股骨

(图 107.12)。这些复杂问题的治疗取决于自体骨质、不连续愈合的潜力和髋臼假体生物骨长入的能力。推荐的几种用于治疗假体周围骨盆不连续的外科技术，类似于慢性骨盆不连续的治疗，包括髂坐骨笼、同种异体骨结构性植骨合并钢板固定、三翼杯、带有额外骨盆螺钉的髋臼翻修、髋臼加强环和杯笼重建 [60-64]。对这些技术的详细描述超出了本章的范围，将在本书的其他部分进行描述。通过对急性（创伤性）骨盆不连续性髋臼重建手术技术和预后的回顾分析，报告显示了9例患者在34个月时的存活率为100%，其中88%的患者接受了后柱钢板和多孔金属髋臼杯治疗 [65]。

D 型假体周围髋臼骨折

D型骨折累及支撑两处置换的一处骨（图 107.7）。D型髋臼骨折确切地说是骨盆环骨折伴双侧髋关节原位置换。两个关节都必须根据骨折的情况单独分别考虑，进行“阻断分析”。每个关节都应当根据关节的骨折类型分别进行评估 [53]。这些骨折的治疗通常遵循骨盆环骨折的处理原则，除非阻断分析显示一侧或双侧髋臼受累。在这种情况下，骨折成为B型，并遵循该骨折类型的治疗原则。

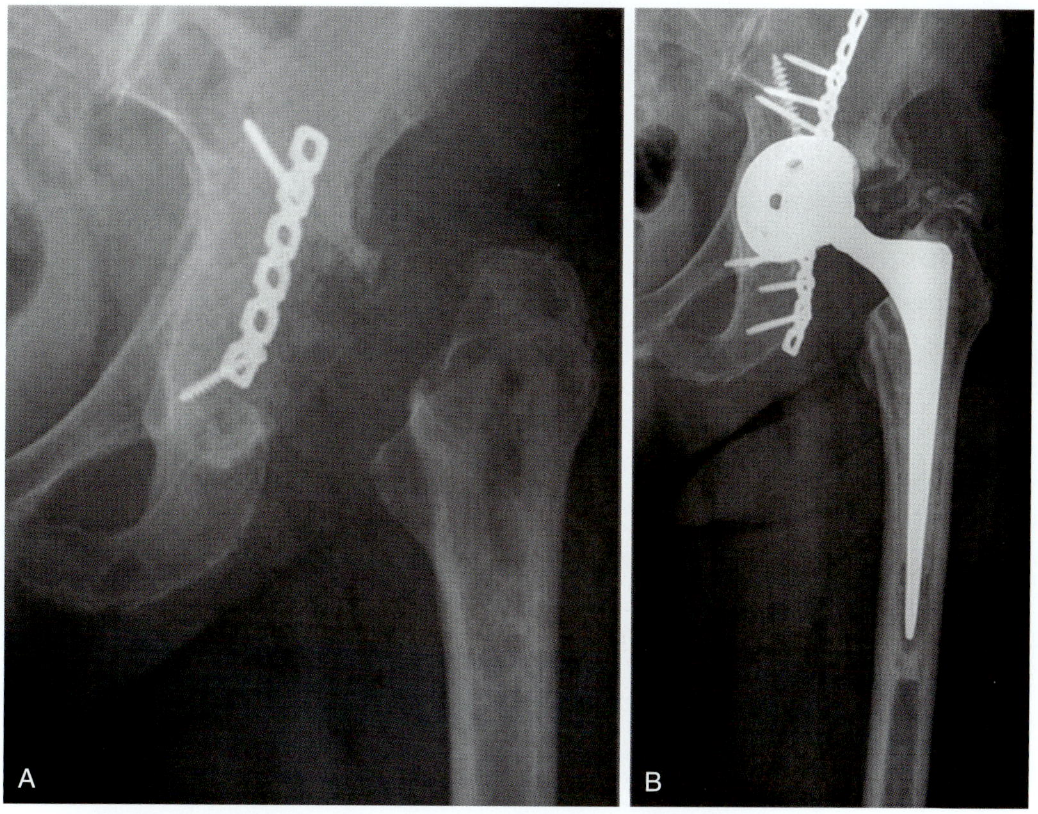

• **图 107.9** 术中髋臼骨折（B_2 型，后柱 +THA）。（A）术中后柱骨折（由转诊医生尝试固定）。（B）翻修后固定和初次 THA

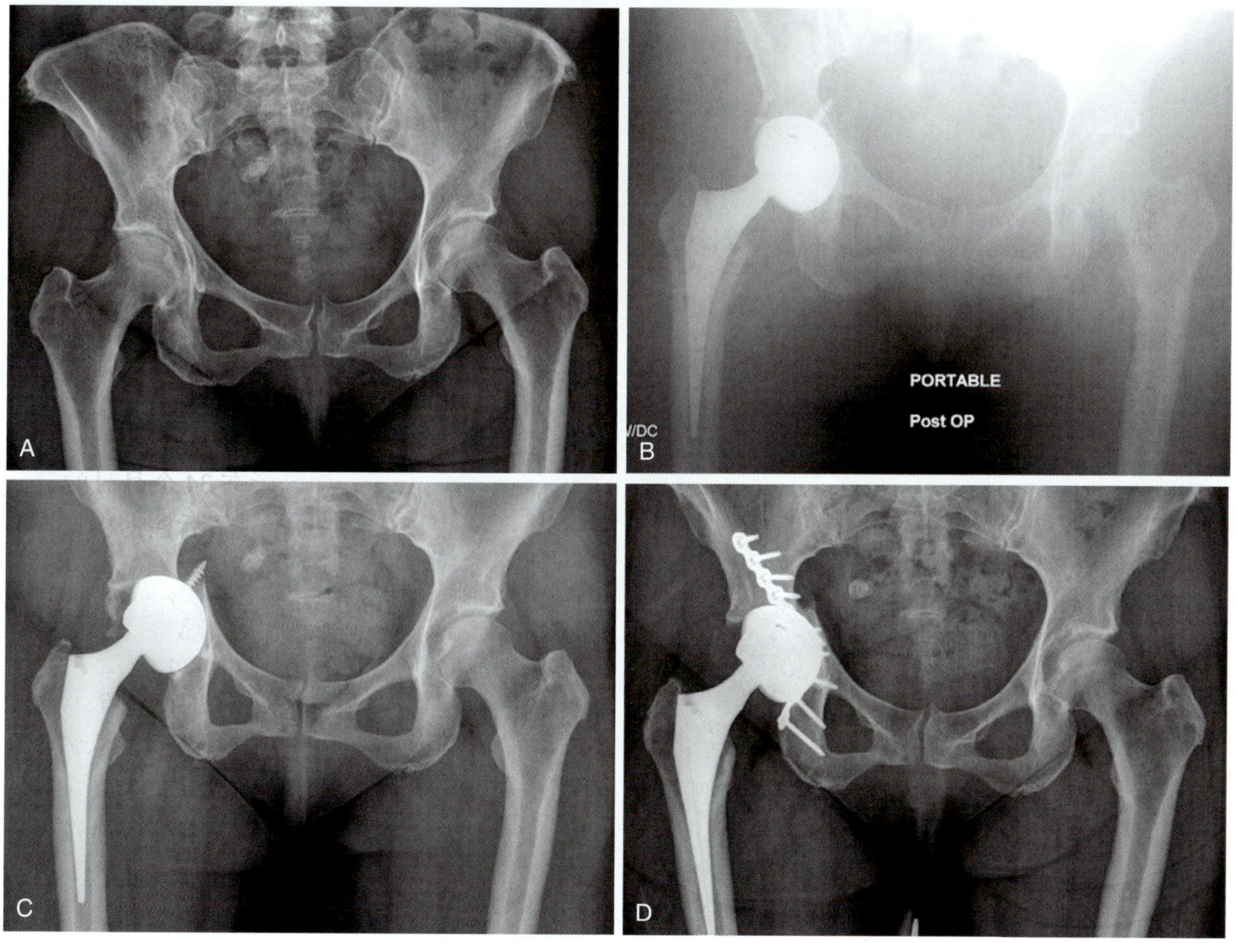

• **图 107.10** 术中髋臼骨折，术中未发现，需要骨折固定和早期翻修。（A）术前正位 X 线片。（B）术后 X 线片上确认的移位很小的髋臼骨折，认为是稳定骨折。（C）在第 2 周复查时，骨折进一步移位。（D）经髋臼骨折固定和早期翻修治疗，随访第 6 个月

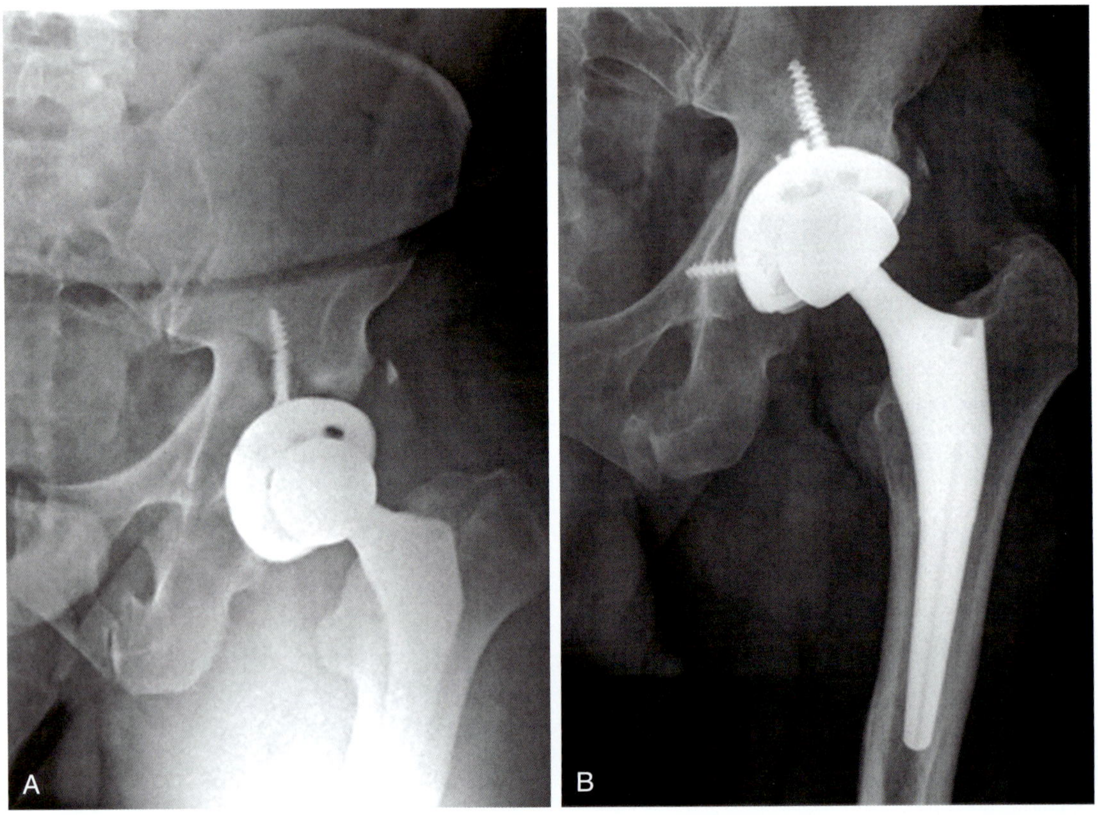

• **图 107.11** 假体周围髋臼骨折 B1 型，一名 49 岁的男子从雪地摩托上摔下。他在社区医院接受了非手术治疗，7 个月后因腹股沟疼痛进行了翻修。术中发现植入物是稳定的。(A) 髋臼 B1 型骨折的初始 X 线片，(B) 翻修后随访 3 个月

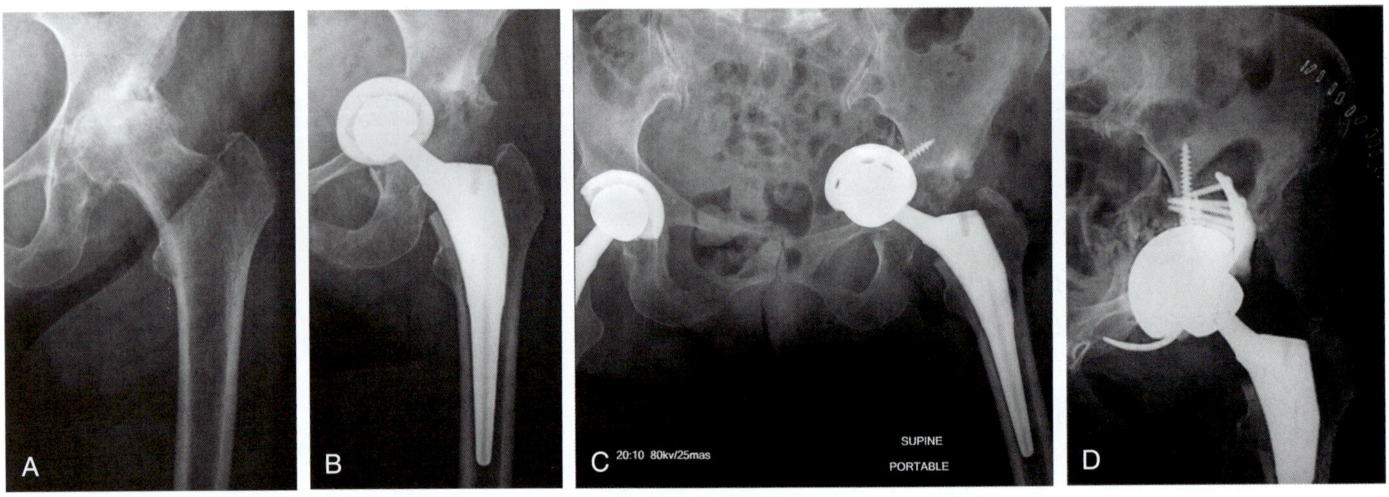

• **图 107.12** 假体周围髋臼骨折伴医源性骨盆不连续，随后用杯笼技术和骨水泥杯治疗。(A) 一名 81 岁女性的 X 线片。(B) 术中骨盆不连续。(C) 尽管转诊医生做了进一步的手术，植入物仍进一步移位。(D) 1 周后杯笼重建不连续骨盆

E 型假体周围髋臼骨折

E 型骨折涉及支撑一处置换的 2 块骨（图 107.8）。最常见的例子是髋关节置换术后同时累及髋臼和股骨的骨折。在这些情况下，应针对关节置换的每个组成部分对每处骨折进行类似的阻断分析。由此，可以制定出合理的治疗计划[53]。

F 型假体周围髋臼骨折

在这种骨折类型中，髋臼先前没有被置换，而是通过之前的单极或双极半髋关节置换术来进行关节连接。这些骨折的治疗取决于骨折移位的程度。如果移

位较小，则建议使用接触式承重以使骨折愈合。随后的疼痛可以通过择期进行全髋关节翻修术来控制。如果初始移位很大，那么如果患者的全身健康状况良好，无论是否进行髋关节置换翻修手术，都需要考虑进行骨折复位和固定等早期干预措施。

股骨骨折

股骨假体周围骨折的治疗原则与 VCS 原则一致。多年来，已经使用了各种用于骨折固定术的植入物，包括钢缆、Mennen 板（CMW 实验室，Exeter，UK）、Partridge 板、Parham 带、尼龙环扎装置、Ogden 板、非锁定板以及固定或可变角度的锁定板。皮质支撑同种异体移植也已成功用于稳定股骨假体周围，以增强固定和愈合。如何解决这些具有挑战性的问题仍在争论中。

术中骨折

在单中心报告的 564 例术中骨折患者中的 534 例患者中，股骨颈内侧（股骨距）骨折和延伸至股骨转子下区的内侧股骨颈骨折占多数（69.7%）。其次是大转子骨折（24.7%）和骨干区骨折（5.6%）。绝大多数骨折发生在股骨髓腔准备和植入柄时。在股骨颈内侧和股骨转子下骨折中，93.7% 的骨折为不移位的线状骨折，85.3% 的骨折采用环扎钢丝或钢缆固定。大部分大转子骨折为轻微移位的线性骨折（69.9%），而 30.1% 为移位型骨折。大多数是用环扎钢丝或钢缆（52.2%）固定治疗。大多数骨干骨折为不移位的线性纵向劈裂（63.6%），但 18.2% 为皮质穿孔，18.2% 为螺旋形或斜行骨折。大约一半的患者采用环扎钢丝或钢缆治疗（48.5%），24.2% 采用非手术治疗，21.2% 采用同种异体支架移植和环扎治疗。有 1/4 的骨干骨折是在术后观察 X 线片时才发现的 [2]。

A 型术中大、小转子术中骨折

此型可进一步细分为 A_1 型（皮质穿孔）、A_2 型（无移位骨折）、A_3 型（移位或不稳定）。皮质穿孔（A_1 型）可以忽略，因为它们不太可能影响股骨柄的初次固定。然而，如果进行髋臼侧置换操作，则可采用髋臼骨进行自体骨移植 [51]。

无移位的线性骨折（A_2 型）可在股骨近端持续锉或最后柄的植入时引起。对于没有移位的小裂缝，钢丝环扎即可。理想情况下，如果发现这样的骨折，应该取出柄并应用钢丝环扎。然后再重新插入柄，以防止骨折线蔓延和优化固定和复位。如果骨折延伸并变得不稳定，可以考虑使用远端固定的假体跨过骨折线 [66-68]。对于微小且稳定的线性骨折，患者可以正常活动，功能并无受限。

如果 A_3 型骨折累及股骨距并向内侧延伸至股骨近端干骺端区域，则选择与干骺端接合的非骨水泥柄作为避开骨折的植入物。大转子移位性骨折（A_3 型）可以用环扎线或钢缆或转子爪型钢板和钢缆复位和固定。这种固定方法取得了良好的效果，尽管内固定物可能会引起不适 [69]。生物力学研究表明，与标准钢板（$P > 0.05$）和钢丝固定（$P < 0.05$）相比，锁定钢板在人造股骨骨折模型中实现了最安全的固定 [70]。作者建议，如果在术中或术后早期发现移位性大转子骨折，应进行手术固定。在大转子延长截骨术后的固定过程中，可使用一种同种异体支撑移植物来防止固定钢丝在固定过程中剪切和破坏截骨块 [51]。

B 型术中骨折

骨皮质穿孔（B_1 型）通常发生在骨水泥取出或髓腔扩孔期间。生物力学研究表明，股骨穿孔会导致股骨原始强度下降 44%[33]。若骨干处存在疏松的骨质，应该使用足够长度的假体来绕过受累区域，至少相距 2 倍皮质骨直径 [33]。在插入柄之前，预防性钢缆或钢丝环扎可放置在远端以防止骨折。在少数情况下，穿孔延伸至最长柄的远端时，应使用异体皮质骨板包绕该区域，同时通过植骨填充穿孔。

无移位的线状骨折（B_2 型）可能发生在锉或植入假体期间。这些骨折可以用环扎钢丝或钢丝捆扎治疗，并使用较长的柄绕过骨折。如果骨折太远而不能绕过，可用同种异体皮质支持板或钢板和螺钉来避开骨折线。皮质支持物适用于骨质较差的患者，因为这些类型的移植物已被证明可以增加皮质强度，并具有良好的临床预后 [71,72]。通常情况下，这些骨折在术中没有发现，只在术后 X 线片上看到。当没有移位时，他们应常规予以 6～8 周的限制负重治疗。

移位的骨干骨折（B_3 型）最常发生在扭转力作用于骨质条件较差的患者中。它们可能发生于最初的髋关节脱位时。对于螺旋状或斜向骨折，复位并用环扎钢丝固定。横向骨折，可以使用 1 或 2 个同种异体皮质骨支持板或钢板。骨折复位和固定后，再植入股骨柄时，股骨柄远端应距离骨折线至少 2 个骨干直径大小。

C 型术中骨折

柄远端的皮质穿孔（C_1 型）并不常见，但在骨水泥移除过程中可能发生。植骨和皮质支撑骨是治疗的基石，以避免可能的应力增加和未来进一步骨折的风险。柄尖远端无移位的线形骨折（C_2 型）可以使用带或不带皮质支架移植的钢丝环扎治疗。如长柄不能通过远端的移位骨折线（C_3 型），应采用切开复位内固定治疗。锁定钢板效果很好，有了这些设备，股骨柄近端可使用单皮质螺钉，远端可使用双皮质螺钉。对于额外的近端固定，可以使用环扎钢丝或钢缆来增加单皮质螺钉的固定 [73-77]。

术后骨折

当考虑 THA 后假体周围骨折的治疗时，应谨慎地排除感染的可能性，炎症标志物（红细胞沉降率和 C 反应蛋白）可能继发于近期的创伤 [78,79]。因此，术前髋关节穿刺结合滑膜液白细胞计数、鉴别、培养可用于诊断 [78,79]。术中检验也可以通过假体周围组织的冰冻切片或术中滑膜液细胞计数分析鉴别 [80]。

在单中心报道的 557 例术后骨折中的 421 例使用 VCS 分型，A_G 型骨折 135 例（32.1%），A_L 型骨折 11 例（2.6%），B_1 型骨折 61 例（14.5%），B_2 型骨折 103 例（占 24.5%），B_3 型骨折 39 例（占 9.2%），C 型骨折 72 例（占 17.1%）。Vancouver A_G、A_L、B_1 和 B_2 骨折在骨水泥柄中比非骨水泥柄更常见（$P < 0.001$），而 Vancouver B_3 和 C 型骨折在非骨水泥柄中比骨水泥柄更常见（$P < 0.001$）。在 Vancouver A_G 型骨折中，大多数骨折患者没有外伤或从站立高度跌落病史（86.3%）、存在撕脱型骨折（82.7%）、接受非手术治疗（89.7%）。在 Vancouver B_1 型骨折中，大多数骨折是由于从站立高度跌倒造成的（75.7%）。共有 56% 为斜行骨折或螺旋形骨折，但值得注意的是，23.9% 为应力性骨折。77% 的患者接受切开复位内固定（如支柱、钢板、环扎索或钢丝）。在 Vancouver B_2 和 B_3 型骨折中，大多数原因是摔伤（56.8%），值得注意的是，22.6% 是由于高能量创伤事件造成的。多数为斜行或螺旋形骨折（83.1%），94.2% 的患者接受髋关节置换术 [2]。

A 型大转子或小转子术后骨折

此类型骨折可以安全地被观察到，但应注意确保骨折未向远端伸展致柄固定不稳定，即所谓的假性 A 型骨折 [81]。对于一些移位的大转子骨折（A_G 型），可能需要考虑手术方案。大于 2 cm 的移位和溶骨性破坏很可能需要手术干预（图 107.3 和图 107.4）[82,83]。外展肌功能丧失在某些情况下可能导致髋关节不稳定。有时，当 A_G 型骨折不伴跌倒史时，必须怀疑有骨溶解的慢性过程，这时则需要通过更换聚乙烯衬垫或消除其他来源的溶骨微粒并用植骨方法治疗溶骨病变。在非手术治疗 A_G 型骨折时，应鼓励患者负重活动，但要避免主动外展，以最大限度地减少骨折端的移位。这是为了在部分负重过程中通过外展肌群减少合力，并最大限度地减少老年患者卧床出现的并发症。同时通过 X 线片进行密切监测是必要的一种手段。

B 型术后骨折

B 型假体周围骨折的治疗依赖于外科医生对骨折的判断。有时，B_1 型和 B_2 型之间的区别需要进一步的影像学检查或手术时对骨 - 假体界面的检查。此外，B_1 型和 B_2 型之间的区别还取决于外科医生选取的重建方案。如果松动的假体可以通过相当简单的技术进行修正，则最好将其归类为 B_2 型；如果股骨近端骨量严重丢失，需要更多的专门技术或抢救性翻修手术，则将其归类为 B_3 型。

B_1 型术后骨折

这些骨折的最佳骨折固定方法仍在各种生物力学和临床研究中进行评估，未有定论 [84-87]。一般来说，这些骨折应根据骨质采用切开复位内固定加或不加同种异体皮质支架植骨。锁定钢板为这些骨折提供了一种极好的固定方式。这些钢板使用锁定在钢板上的螺钉，允许单皮质或双皮质多点固定。该钢板具有增加轴向和成角的稳定性、间接骨折复位、软组织剥离少、保留骨膜血供、应用于质量较差的骨中坚强牢固、近端单皮质多个固定点对骨水泥环或假体的损伤小等优点。通常使用的锁定钢板系统是破坏性较小的稳定系统（Liss，Synths，Zuchwil、Switzerland）或多轴锁定钢板系统，如非接触式桥接（NCB，Zimmer Inc.，Warsaw，IN）。微创经皮钢板接骨术（MIPPO）已用于这些骨折，在一个小样本量的系列研究中取得了令人信服的结果，可考虑用于合适的骨折 [88]。在最近的一项研究中，在 51 例患者中，90% 的 Vancouver B_1 型和 C 型患者股骨骨折用多轴 NCB 钢板愈合。在这些病例中，有 5.9% 出现骨不连，需要再次手术 [86]。所以外科医生在进行这项技术之前必须确定植入假体的稳定性。

"Ogden 方法"，或称钢板 - 钢缆系统，是对最初设计的改进，但在当代的实践中使用的较少[89,90]。8990 个早期的钢板钢缆结构似乎更多地依赖于钢缆进行近端固定。近端固定现在可以通过钢缆和单皮质或双皮质螺钉的组合来实现。生物力学研究表明，与单独使用近端单电缆相比，单皮质螺钉构建的钢板 - 钢缆或带电缆的单皮质螺钉在压缩、侧弯和扭转方面提供了更多的稳定性[89]。其他系列也报道了使用近端双皮质螺钉的良好效果；这些重建材料具有更好的旋转稳定性[91]。由 Hoffmann 和他的同事进行的生物力学研究表明，与单皮质螺钉 +1 根环扎钢缆或 3 根环扎钢缆相比，双皮质螺钉植入产生的载荷破坏最大，弯曲刚度最大[86]。这些结果在一项人类尸体研究中得到证实，其中发现双皮质螺钉锚定器为 Vancouver B_1 型假体周围骨折提供了最佳的近端钢板固定。作者还发现环扎 - 螺钉组合是治疗骨质疏松的一种有价值的选择[87]。这些生物力学方面的发现与临床经验一致，在关节置换术区域的骨质疏松骨中寻找足够的骨质锚定螺钉是具有挑战性的。

生物力学研究表明，双钢板是治疗复杂假体周围骨折的可靠选择，以提高结构的稳定性。然而，这种方法需要更广泛的软组织松解和增加结构刚度，这可能会延缓机体愈合。该技术应留给患有严重骨质疏松症、肥胖和假体周围粉碎性骨折的患者，以及需要术后立即承受全部重量的患者，如患有神经系统并发症的患者[85]。对 Vancouver B_1 型和 C 型假体周围骨折，外科医生通过骨折内固定的生物力学研究表明，与不使用非锁定和锁定钢板（使用或不使用额外钢缆）的无支撑增强物相比，非锁定钢板与同种异体移植支撑的组合出现了最高的结构刚度[84]。同样，在人体尸体研究中，在 Vancouver B_1 型骨折模型中，可变角度 NCB 与固定角度锁定钢板（LAP，DePuy-Synthes，Solothurn，Switzerland）相比，产生了更高的失效载荷[85]。在对 333 例 Vancouver B_1 型假体周围股骨骨折患者的系统回顾中，报告了总体并发症的发生率为 15%，再次手术率为 9%。有趣的是，锁定钢板的骨不连发生率（9% vs. 3%）和钢板故障（7% vs. 2%）高于钢缆或压缩钢板系统。然而，作者认为，由于缺乏高度说服性的研究并且纳入的研究中存在方法学缺陷，这些发现需要谨慎解读[92]。

作为一种促进愈合的生物强化设备，同种异体骨支架已被建议作为假体周围骨折骨愈合的辅助材料[93,94]。同种异体骨板支撑内植物增加骨折部位的稳定性，它们可以吸收并最终增加骨量（图 107.13）[95-101]。在自体 - 内植物交界处形成高度血管化的间充质组织区，破骨细胞随后在植骨处产生分化，然后成骨细胞产生新骨。植入物在重建过程中的强度最弱，大约需要 4～6 个月的稳定过程。因此，应使用辅助固定（例如钢板）来固定。尽管取得了令人鼓舞的结果，但它与钢板固定联合使用的报道很少。Zdero 证明了非锁定钢板和同种异体移植物支柱的组合在稳定股骨假体周围骨折的治疗中表现出最牢固的固定效果[84]。另一项研究报告了 21 例 Vancouver B_1 型或 C 型骨折患者，分别接受钢板固定和同种异体钢板移植或单独钢板固定治疗，结果发现骨折愈合时间相似（两组均为 12 周左右），但单纯钢板组的失败率和翻修率（45%）显著高。使用同种异体皮质支架治疗的病例无一例需要翻修手术[102]。同样，Kim 和他的同事报道了他们的 25 例 Vancouver B_1 型或 C 型假体周围骨折采用钢板和同种异体皮质骨板移植治疗的病例[103]。平均愈合时间为 3.9 个月，有 3 例骨不连（2 例通过重新固定愈合，1 例需要关节翻修术）。他们观察到，移植的同种异体骨被整合到自体股骨中，平均 1 年后能够恢复稳定。然而，这些报告与对 682 例 Vancouver B_1 型骨折的 37 篇系统回顾形成对比，与未接受同种异体骨移植的患者相比，接受同种异体骨移植手术的患者感染率（8.3% vs. 3.8%）和愈合时间（6.6 个月 vs. 4.4 个月）更高。使用或不使用同种异体移植物支架治疗的患者的愈合率相似（90.7% vs. 91.5%）。骨折愈合率和愈合时间与应用的内固定技

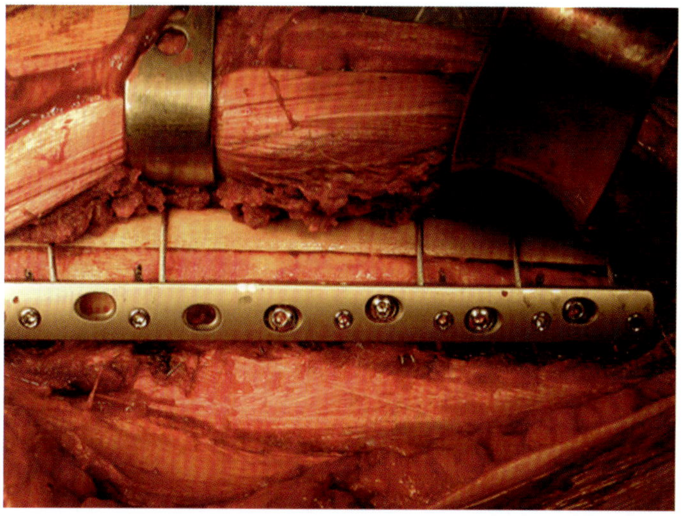

• **图 107.13** 股骨假体周围 B_1 型骨折采用同种异体皮质骨移植并固定

术无关。根据这项系统性综述的结论，同种异体骨移植在治疗假体周围骨折时应慎重选择[104]。

骨水泥型关节置换术中的假体周围骨折

当涉及到骨水泥股骨假体时，有两个基本原理：复合骨梁模型和抛光锥度模型。在复合骨梁模型中，骨柄依靠骨水泥 - 假体和骨水泥 - 骨界面之间的牢固黏结形成稳定的结构。骨水泥的任何断裂都会影响该结构的稳定性，需要进行翻修关节置换术。另外，抛光的锥形柄设计由于循环载荷在骨水泥环内下沉，从而在骨水泥内产生径向压缩力，在骨骼内产生环状应力，以形成稳定的结构[105]。在假体周围骨折中，这些结构看起来很松散，因此，B_2 型骨折必须保证其具有固定良好的骨水泥套[106]。然而，虽然这些内固定物中的骨水泥覆盖层经常断裂，但研究表明，如果在需求相对较低的患者中有一个高质量的骨水泥覆盖层似乎能更好地固定在股骨和骨折碎片上，因此可以考虑固定股骨骨折的同时在原有骨水泥套基础上进行翻修[107]。这可能需要去除妨碍准确复位重建股骨的细小骨水泥碎片。骨折复位后使用钢丝环扎以维持位置的稳定，可以忽略小的水泥缺损，因为在使用水泥翻修技术进行股骨干翻修时，缺损处能被重新填充。骨折可使用多根环扎缆线、缆板或同种异体皮质骨板固定。该技术具有手术技术简单、手术时间短、术后恢复快等优点[107,108]。

B_2 型术后假体周围骨折

在 Vancouver B_2 型（假体松动）和 B_3 型（假体在股骨松动，骨量不足）骨折中，推荐使用关节翻修术。这种手术的目标有两个：恢复假体的长期稳定性和使骨折愈合。关节翻修术的选择取决于患者的骨量和期望值，以及外科医生的技能和选择偏好。在这种情况下，缺乏干骺端支撑需要一个可以通过缺损的柄。这可以使用具有或不具有远端锁定机制的广泛多孔涂层的非骨水泥柄、圆锥形柄或凹槽钛柄以及骨水泥柄来完成。带骨干锚定的非骨水泥组配式假体是实现长度、软组织杠杆臂和恢复股骨偏心距的好选择（图 107.14）。骨水泥假体也是一种选择，特别是对患有骨质疏松的老年患者[109,110]。凹槽锥形钛杆因其在翻修手术中的成功使用，效果更好，术中骨折发生率更低，即时稳定性高，应力遮挡小，大腿疼痛风险低，因此广受欢迎[111-115]。锥形钛杆提供可靠和多功能的远端骨干固定，克服了对近端应力遮挡和晚期近端

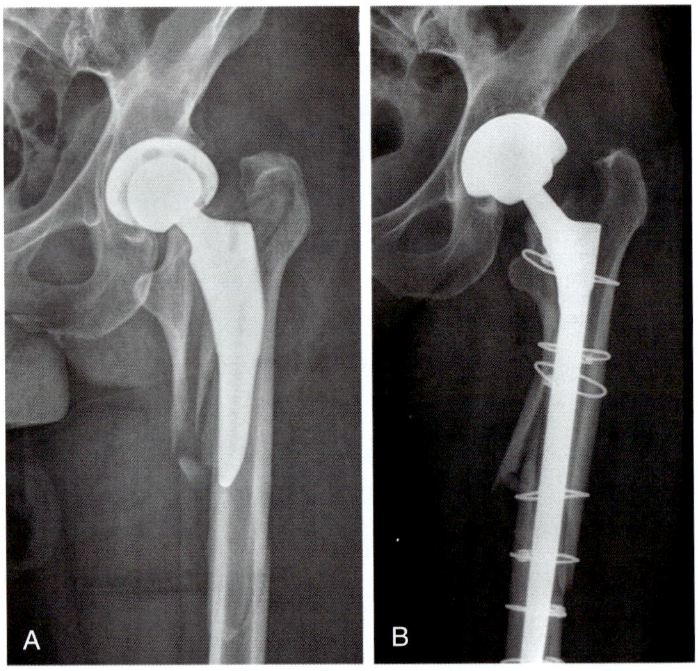

• **图 107.14** 一名老年女性在接受 THA 后 1 周从楼梯上摔下，导致股骨假体周围 B_2 型骨折。（A）左侧 THA 后 1 周（摔下楼梯）。（B）关节置换翻修后 6 周

骨丢失相关困难的担忧[116]。这些假体有助于准确恢复髋关节的生物力学，并且可以根据情况独立选择近端重建组件的长度和类型。在最大的 B_2 型骨折系列中，Abdel 和他的同事报告，在平均 4.5 年的随访中，44 例接受治疗的患者有 98% 的愈合率和 96% 的骨重塑合，但因不稳定而再次手术的发生率为 11%[111]。在类似的 54 例 B_2 型和 B_3 型骨折中，总的再手术率为 16%，其中 2 例分别为柄翻修、髋关节不稳[114]。El-Bakoury 等报告，75 岁以上使用 Cannulok Plus 髋关节系统（Orthodynamics Ltd，Gloucestershire，UK）的患者的治愈率为 95.8%（23/24）[117]。他们报告的并发症发生率高达 28.5%，包括 3 例髋关节脱位，4 例继发的假体周围骨折（Vancouver C 型），加起来再手术率为 17.8%。

一项评估 B_2 型和 B_3 型骨折预后的系统回顾报告了 14 个病例系列中 343 个 B_2 型骨折（87.6%）的结果[118]。在 343 例患者中，118 例患者（87.6%）接受内固定或非内固定翻修治疗。翻修组 82 例（27.6%）使用骨水泥假体，153 例（51.3%）使用非骨水泥性假体。43 例（12.8%）再次手术，其中 37 例（12.4%）行翻修加或不加内固定，6 例（13.3%）单纯行内固定。在比较两种治疗方式的 4 项研究中，再次手术的风险比为 1.74（95%CI 0.61～4.97，P=0.30），支持翻

修加内固定或不加内固定[19,119-121]。再次骨折是最常见的再手术原因。114 例（33.2%）骨折采用非锥形凹槽柄翻修，再手术率为 12.3%（14/114）。这一趋势得到了全国数据的支持，瑞典国家髋关节置换术注册处的报告显示，接受切开复位内固定治疗的 B_2 型骨折在不翻修假体的情况下再次手术的比例（32%）高于仅进行翻修治疗（10%）或翻修结合内固定治疗的再手术比例（23%）。接受再次手术的患者的总体比例比这篇综述中报道的要高，这可能反映了与已发表的观察系列相比，注册数据患者的随访时间更长[6]。

B_3 型术后假体周围骨折

前面概述的 B_2 型骨折治疗原则也适用于 B_3 型骨折。在这些复杂的病例中，还可以考虑其他的治疗方式，例如打压植骨、切除关节置换术、同种异体移植假体复合材料和股骨近端置换（图 107.15）[122-127]。打压植骨已应用于保留干骺端的大型骨缺损（Paprosky Ⅱ和Ⅲ型）[128]，柄直径 17 mm 及以上假体效果更好[122,128]。然而，柄下沉并随之而来的松动和假体不稳定仍然是一个令人担忧的问题。一些报告支持使用合成骨替代物和同种异体骨移植物，以便更好地支持股骨干的结构[124,129]。

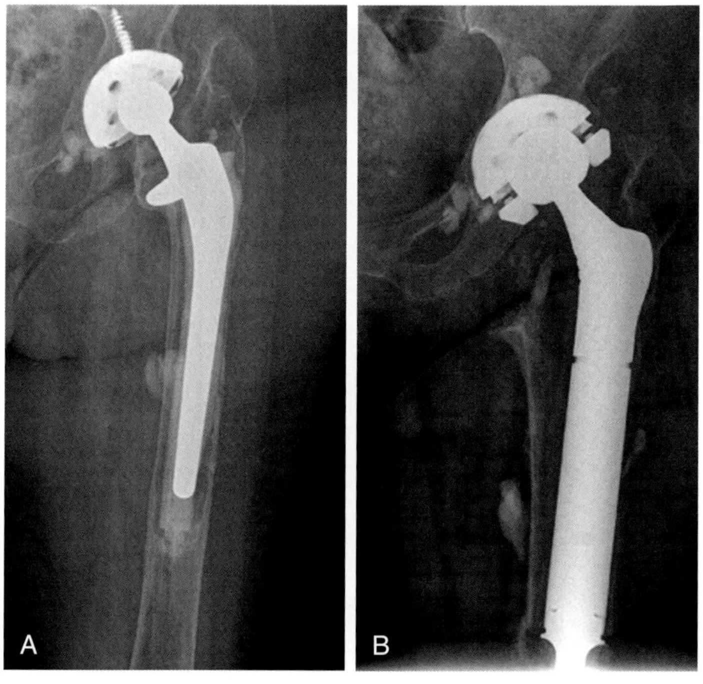

• **图 107.15**　股骨近端置换治疗 B_3 型股骨假体周围骨折。（A）周围骨质不良的骨水泥柄；（B）关节置换翻修后 6 周

Gross 在 B_3 型骨折的 THA 翻修中推广使用节段性同种异体骨复合假体修复骨缺损[130]。同种异体骨复合假体可以使用骨水泥、非骨水泥或部分骨水泥技术进行[127]。这种手术技术要求高，并发症发生率高，包括同种异体骨不愈合、植骨块吸收和潜在的疾病传播[131]。此外，股骨近端同种异体骨罕见且昂贵，据报道，其 10 年存活率为 65%～86%[132]。在老年人群中，它的缺点是在同种异体骨与远端股骨未牢固结合时不能早期负重。

股骨近端有严重骨缺损的患者可以考虑股骨近端置换术，虽然在低需求的患者中通常会损害转子，但这种假体可以减少手术时间[126]。关于这一方式的大多数文献都受到患者数量少和随访有限的限制。然而，使用这种类型的股骨干可能会造成因缺乏捆绑所致髋关节不稳的问题。如果外展肌可以通过重建大转子结构而保存，则可以将其连接到股骨近端置换假体的肩部。许多假体的设计都是为了方便这种固定。然而，如果没有外展肌或外展肌不能充分固定到假体的肩部，应强烈考虑使用限制性衬垫，以避免术后脱位的风险。Al-Taki 等报告了 8% 的患者出现术后关节不稳定，但总体而言，在 63 例患者的至少 2 年随访中，WOMAC 疼痛评分、牛津髋关节评分和 SF-12 的精神部分都有显著改善[133]。

一项评估 B_2 型和 B_3 型骨折预后的系统回顾报告了 14 个病例系列的 167 例 B_3 型骨折的结果[134]。在 167 例患者中，有 160 例（95.2%）接受了翻修加或不加内固定的治疗。非骨水泥组 90 例（53.9%），水泥组 28 例（16.8%），水泥股骨近端置换术组 21 例（13.1%）。25 例（15%）患者需要再次手术，其中 23 例（14.4%）接受内固定或不行内固定翻修，7 例单纯内固定患者中有 2 例（28.6%）也需要再次手术。在 2 个研究中，翻修加内固定或不加内固定再次手术的风险比为 1.38（95%CI 为 0.38～5.01，P=0.63）。感染是最常见的再手术原因[135,136]。这比同一篇综述中 B_2 型骨折的报告要高，而且可能代表了其他可能导致失败风险更高的因素，例如髋关节的多次手术、以前的感染或骨折、过度的松解或骨质减少，以及其他合并症，这些在他们的分析中并没有被考虑为混杂因素。167 例骨折中有 58 例（34.7%）采用非骨水泥型锥形柄翻修，再手术率为 15.5%（9/58）。

C 型术后假体周围骨折

由于这类骨折和假体无关，所以对骨折的治疗涉及利用现代骨折固定术原理（图 107.6）。钢板的成功使用对技术是有要求的，需要理解 Perren 的应力理论。这些骨折通常为长螺旋或其他复杂的模式，应力低，可以用桥式钢板固定。然而，当骨折分为两个部分时（短斜行或横行），通常在股骨柄的远端表现出较高的应力，因此需要用加压钢板或配合使用拉力螺钉来实现绝对稳定，以保证骨折成功愈合。如果固定必须包括包含了植入物的一部分骨，则可能需要考虑使用某种改良钢板固定，例如环扎钢丝、缆线或单皮质螺钉。Corten 等报道称，只有当骨折允许在假体柄远端安装 4 枚双皮质螺钉，且骨折距离假体柄远端至少 2 cm 时，才能用钢板和螺钉治疗骨折[137]。同时建议横跨整个股骨，骨折远端至少有 4 枚双皮质螺钉，骨折近端可以联合使用双皮质螺钉、单皮质螺钉和钢缆。当股骨内有假体柄时，必须避免使用髓内固定，以防股骨内压力上升。常用的锁板系统有 LISS 或多轴锁板系统，如 NCB，可能需要环扎钢丝来帮助和加强复位。

D 型术后假体周围骨折

D 型骨折涉及 1 根长骨支撑 2 个假体，但这种情况并不常见。就股骨而言，骨折发生在髋关节和膝关节置换之间。单独分析骨折与每个关节置换术的关系并指出骨折所属的亚型（B 或 C 型），随后制定合理的治疗计划（图 107.7）。

E 型假体周围骨折

E 型骨折涉及单部位置换的两处骨头（图 107.8）。髋关节置换后，它将与骨盆和股骨骨折有关。亚型分析将指出与每个假体（杯和柄）相对应的是哪种类型，从而根据已概述的原则制定合理的治疗计划。

并发症

假体周围骨折具有较高的并发症和再手术率[6,7,121,138,139]。治疗后出现的并发症有骨折固定失败、骨不连、脱位（图 107.16）、深部感染、假体无菌性松动和高死亡率。Zuurmond 等报告，假体周围骨折术后第一年内死亡率为 9.8%，主要的全身并发症的发生率为 15.5%，总体再手术率为 32%[121]。值得注意的是，Vancouver C 型骨折患者的再手术率为 55%，而采用传统的 AO 钢板治疗更为有利。假体周围骨折患者手术延迟 2 天以上与 1 年死亡率显著增加有关[7]。固定良好的假体（B_1 型骨折）周围的内固定失败和钢板断裂的报道高达 25%[138]。这些失败被归因于原始骨折的性质、骨的质量、复位不良或固定不充分，更常见的是，Vancouver B_2 型骨折的假体柄松动被误认为是 B_1 型骨折[6,138]。如果治疗失败是由于手术或技术上的错误，如使用太短的钢板或将螺钉插入骨折本身

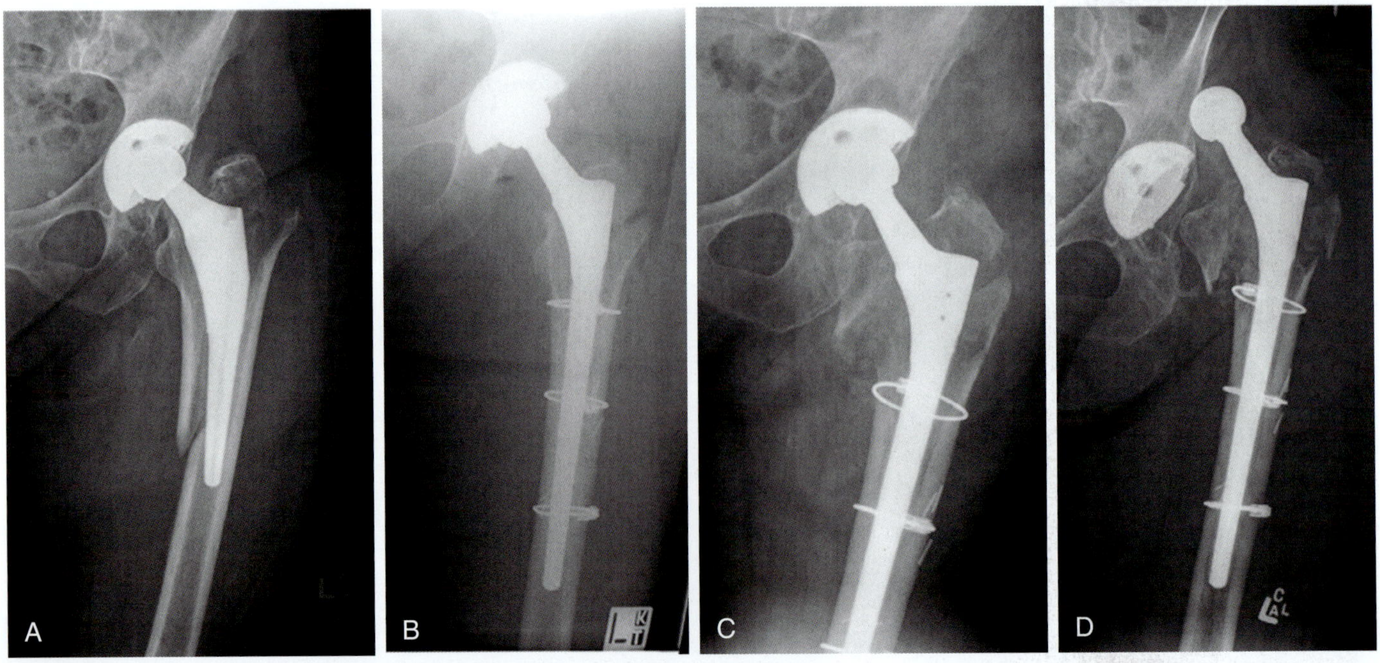

• **图 107.16** 复杂的假体周围骨折（A_G 型和 B_2 型）。未能固定大转子骨折导致骨折移位，随后开始承重时不稳定。（A）假体周围骨折。（B）术后即刻 X 线片。（C）术后 4 周。（D）术后 6 周

区域，则行内固定术翻修仍可能是一种选择[140]。然而，如果失败的原因与骨质差或骨折的性质有关，行关节翻修术将是更合适的选择。

预防

术中骨折可能发生在髋关节脱位、骨准备和假体植入期间。充分暴露是避免假体周围骨折的关键，尤其是在翻修手术中。已经开发了许多可延长的手术入路来帮助降低翻修手术中发生假体周围骨折的风险[141]。在患有严重退行性疾病并伴有环状骨赘、强直性脊柱炎和髋臼突出的病例中，提前预测脱位困难可以预防股骨颈或股骨近端骨折。同时必须进行充分的软组织松解，并移除增生的骨赘，以保证脱位顺利。有时，如果遇到脱位困难，可能需要原位股骨颈截骨术，因为力度过大很可能导致骨折。对于一个已经非常成功的手术，为了追求已证实的益处，应该谨慎地对其进行优化。据报道，直接仰卧位前肌间入路的微创手术方式可增加术中和早期假体周围骨折的发生率。Berend 和他的同事报告了 0.9%（26/2869）的初次 THA 早期假体周围骨折概率，其中 23 例患者需要进行翻修手术（23/26，88.5%），这还不包括 2 例接受切开复位内固定治疗的骨折患者[34]。

当在关节置换时需要取出内固定物时，可能不得不遵循与以往不同的顺序。作者建议在取出钢板和螺钉或髓内装置之前先行髋关节脱位，通过限制空螺纹钉孔的扭矩来降低骨折的风险。Larson 等生物力学研究显示，股骨穿孔导致股骨原始强度下降 44%[33]。在这种情况下，我们的做法也是在处理股骨髓腔之前，在最远端螺纹孔预先捆扎钢丝防止骨折延伸。同种异体骨移植也可以用环扎钢丝固定，以防止在钢板和螺钉取出后和处理股骨之前通过螺丝孔发生骨折（图 107.17）。

患者的骨骼结构也可能是患者容易发生骨折的因素。从术前 X 线片检查可以看出，如果转子的初始位置就悬垂在股骨髓腔的上方，或在翻修时处在假体柄的上方，建议在不造成骨折的情况下创造足够的骨间隙，以便在不骨折的情况下进行股骨内安装或移除股骨柄。这可以通过在大转子中开槽来实现。

当使用铰刀、锉刀或决定将假体插入股骨时，应避免过度用力。在股骨扩髓前，应使用探钩仔细清除股骨髓腔内的碎屑。探钩可以作为外科医生的手的延伸，以防皮质穿孔或残留基座。刚开始用手工或柔性铰刀扩孔有助于确定孔道的大小，并进一步确保孔道处于中心位置。此外，如果使用转子延长截骨术，在扩髓之前，将预防性捆扎钢丝放置在截骨的远端，可以帮助保护股骨免受与扩髓、钻孔和最终假体插入时

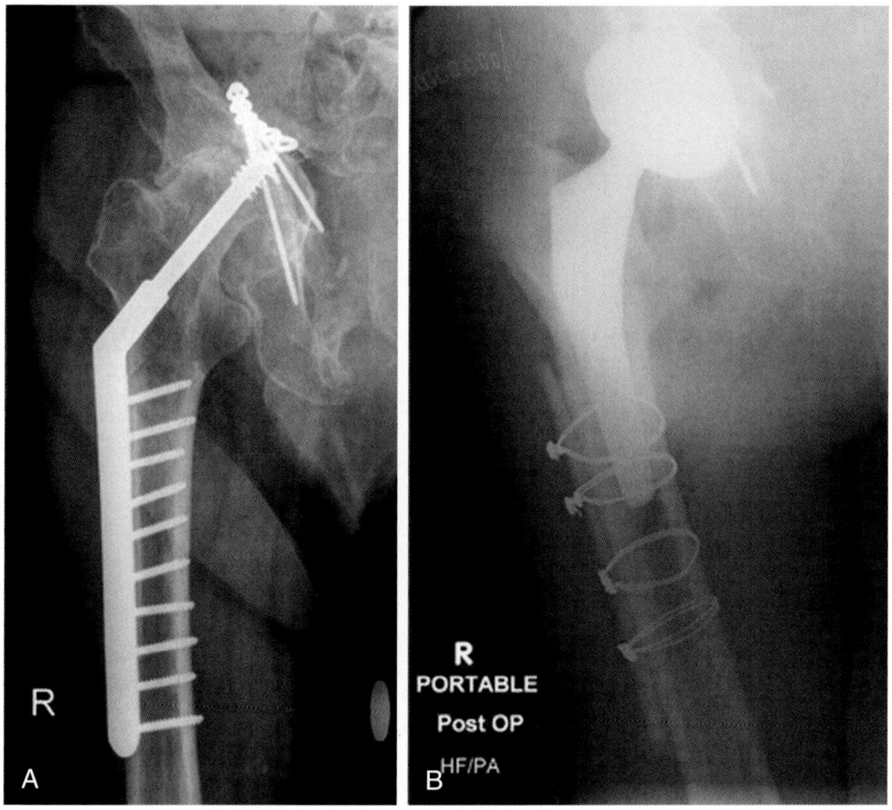

• **图 107.17** 在准备股骨之前，先取下动力髋螺钉，然后用拉紧的环扎钢丝固定支撑皮质同种异体移植物。（A）术前 X 线片，带有 10 孔动力髋关节螺钉。（B）术后立即拍摄的 X 线片

产生的相关的环状应力的影响。如果扩髓器、假体试模或最终假体植入时出现相当大的阻力，建议停止操作，进行术中X线片检查，以确认合适的位置。

髋臼侧磨挫不足的危险是众所周知的。它是假体所特有的，且需要外科医生意识到假体设计的细微差别。同样，股骨侧扩髓不足也是危险的，特别是在骨质疏松的情况下。如果使用直柄，扩髓≤0.5 mm才被认为是安全的[142]。重要的是要认识到，最终假体的标签尺寸可能与制造商报告的尺寸不同，并且内口量具的使用对于确保预期的扩孔数量的准确性非常有价值。理想情况下的内口量具应该是金属的，而不是通常所供应的塑料制品，因为塑料在高压灭菌过程中会卷曲，有导致误测的风险。

假体周围骨折的风险在翻修关节置换术中较高。通过充分观察股骨近端的情况，可以降低移除骨水泥过程中的风险；这可以通过实施标准的或扩大的转子间截骨术来实现[143]。在翻修手术中防止术中骨折的另一个简单措施是先翻修髋臼。这种做法不仅可以减少失血，还可以最大限度地减少股骨强度减弱的风险和在复位过程中骨折的可能性。外科医生在翻修时应警惕未能发现的皮质穿孔，因为穿孔可能会在扩髓过程中变大。这使股骨容易骨折，或者可能造成“假通道”和股骨柄位于髓腔外。使用导丝和术中透视可以帮助避免这样的错误。

为了防止假体周围骨折内固定后再发生股骨假体周围骨折，应避免使用髓内固定装置，钢板应与现有的假体重叠。一项生物力学研究的结果建议，骨质疏松的患者柄和钢板之间的间隙或重叠应至少为6 cm，以防止应力上升，从而防止假体周围或假体间骨折[144]。

预后

假体周围骨折的预后取决于骨折类型、后固定物的稳定性、术后并发症的发生、患者的年龄以及内科合并症。如果肢体的生物力学功能得到恢复，可以有良好的结果和预后。

Bhattacharyya等发现，接受关节置换术翻修而不是切开复位内固定的B型骨折患者的死亡率显著降低。考虑到关节置换术翻修的复杂性、增加的手术时间和更大的失血量，这一发现令人惊讶。据推测，在成功的关节置换术翻修后，患者通常可以进行更早的负重，而接受骨折固定的患者往往限制负重。在最近对假体周围骨折的系统综述中，已经强调再次手术的较低风险[19,120,121,134-136,145]。

假体周围骨折患者的功能恢复较差[121,146]。Zuurmond等报道了与初次髋关节置换术相比，接受假体周围骨折治疗的患者牛津髋关节评分明显降低[121]。Moreta等报告称，接受假体周围骨折治疗后，52%的患者没有恢复到以前的活动水平[146]。

目前的争议和未来的展望

- 预防措施需要成为研究的重点，以减少不断增加的假体周围骨折。
- UCS的未来作用仍有待评估。
- 新设计的假体包括股骨柄的调整，以与骨骼分担负荷，并避免股骨近端的应力遮挡，否则会导致骨骼变弱，增加骨折的风险。
- 不同的钢板设计和构型（如双钢板）在假体周围螺钉治疗中的作用仍有待于进一步临床研究。
- 使用单皮质螺钉固定的钢板在股骨假体周围骨折治疗中的作用仍然存在争议。
- 对于外科医生来说，在锁定钢板与假体重叠的地方实现足够的固定仍然是一个挑战，特别是对于骨质疏松的患者，其皮质薄如蛋壳。有学者建议在假体附近钻孔以最大限度地提高稳定性，但如果使用了已经预设角度的锁定钢板，这可能无法实现。
- 现有一种相对较新的理念，即使用特殊钻头在假体上钻孔。但即使在实验环境中也可迅速达到高温（> 200℃），这就限制了它的使用。在钻孔过程中使用内部冷却装置时，水泥髋关节系统的温度降至24.7℃，而非水泥髋关节系统的温度仍高达47℃。在实际临床应用之前，需要进一步的实验和临床试验来验证这种方法[147]。
- 关于使用同种异体皮质骨骨板移植的感染率和愈合时间的报道相互矛盾，值得进一步研究[102-104]。
- 对于B_1型骨折，锁定钢板优于标准钢板。同种异体皮质骨骨板移植的作用仍在争论中。
- 对于B_2型骨折，全涂层柄和组配式锥形柄的对比仍待评估。
- 对于B_3型骨折，与巨型假体相比，建议使用同种异体骨复合假体重建股骨近端，并建议在有限的近端支撑下，使用组配式锥形柄。这些是必要的吗？在大多数情况下都可以使用组配式锥形柄吗？

（参考文献参见书末二维码）

第 108 章

外展肌和大转子并发症

JAMES I. HUDDLESTONIII，JEFFREY A. GELLER，DENNIS W. BURKE, HENRIK MALCHAU
（高航 译 赵耀 审校）

关键点

- 术中及术后早期发现转子的问题对增加治疗成功率很重要。
- 采用带锁定螺钉和钢缆的转子爪型钢板在固定转子骨折和骨不连中具有良好的效果。
- 全髋关节置换术（THA）后的转子滑囊炎对物理治疗和必要的皮质类固醇注射通常有良好效果。
- 翻修术中去除稳定的植入物和（或）骨水泥最常采用转子延长截骨术（ETO），且骨不连发生率很低。
- 限制性内衬和（或）带根骨块的异体跟腱移植有助于治疗大转子骨不连或肌腱撕脱相关的不稳定。
- 虽关于其疗效的数据有限，但在这些病例中，双动头关节也是可以考虑的。

John Charnley 爵士强烈建议在初次 THA 中进行大转子截骨，以改善软组织紧张和稳定性 [1,2]。现代组配式 THA 系统的出现更有助于外科医生恢复偏心距和下肢长度，并在未进行大转子截骨的情况下获得稳定的髋关节。因此，现代的关节外科医生很少在简单的初次 THA 中采用经转子截骨的手术方式。然而，大转子截骨在翻修中仍是一项有用的技术，适用于伴有严重的髋臼内陷、髋关节强直、异位骨化、伴有发育不良的股骨畸形以及严重关节周围瘢痕的初次 THA[3-8]。

THA 中对外展肌机制相关并发症的处理具有挑战性。这些并发症并不罕见，并可能对患者的功能状态影响显著。本章回顾了与截骨、股骨大转子骨折、神经麻痹、撕脱伤以及外展肌滑囊炎相关的并发症，并对解决这些并发症的治疗方案选择以及结果进行了探讨。最后，作者提出了一种在肌腱撕脱治疗中已获得初步成功的全新技术。

骨的并发症

骨不连

大转子截骨后骨不连的发生率因采用固定方式的不同而各异 [9]。很多研究表明，第一代技术所使用的不锈钢和钴铬合金单丝骨不连发生率为 0～7.9%，其样本量为 75～1162 例 [10-16]。单独使用钢丝时发生骨不连的危险因素包括男性、翻修手术和诊断为类风湿关节炎行初次关节置换的患者。易导致骨不连的技术因素包括截骨块过小、固定钢丝缺少足够张力、缺少手术经验、钢丝固定于小转子周围及截骨后转子放置于已填放了骨水泥的位置 [12,17,18]。需要行翻修手术、对抗疼痛的步态、疼痛、股骨侧松动以及较低的 Charnley 髋关节评分均与大转子骨不连有关 [16]。股骨大转子截骨术后骨不连与捆绑钢丝种类以及采用的截骨方式无关 [19,20]。根据 1978—1993 年发表的文献，关于 2910 例 THA 病例的 meta 分析表明，在使用不同的钢丝捆绑技术中约有 22% 的断裂发生率 [10-12,18,20-22]。

1977 年，Dall 和 Miles 提出了在大转子截骨术中使用多丝钢缆的第二代固定技术 [23]。钢缆优于钢丝主要表现在它的强度更高，并能在截骨处更好的加压，同时提供更好的抗变形能力 [18,24-31]。尽管改善了机械性能，但据报道，钢缆的断裂发生率仍高达 12%（160 例中发生 20 例）[22]。实际上，在现代 THA 中单独运用钢缆仅在 ETO 中予以保留（图 108.1）。每股钢缆之间发生微动，可能会产生磨损碎屑，且这些碎屑与承重表面的三体磨损相关，这些可能会影响假体松动的发生率 [32,33]。

钢缆钳系统的运用是为了更好地使用钢丝及钢缆来固定股骨转子（图 108.2）。1983 年，Dall 和 Miles 报道了他们采用钢缆钳系统装置能够更好地固定股骨转子，且能防止转子间移位 [23]。与单独使用钢丝及钢缆相比，钢缆钳系统能够承受 1.5 倍负荷；与此同时，要使大转子位移 2 cm 需要 2～2.5 倍负荷 [27]。在 40～

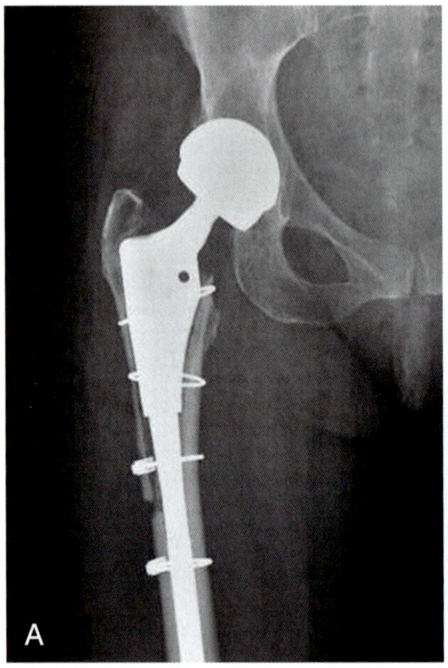

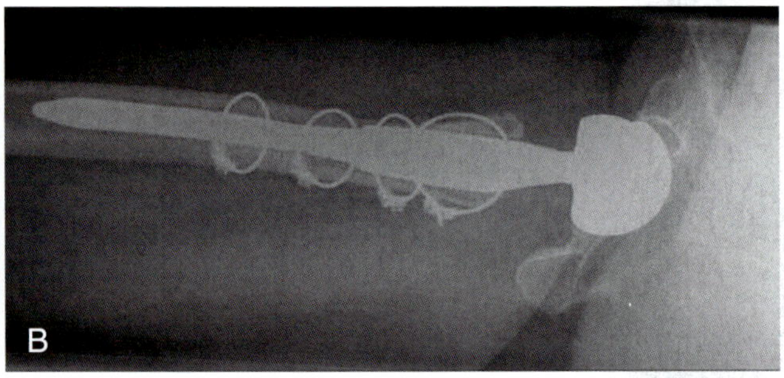

• **图 108.1** （A）正位和（B）侧位 X 线片显示单独使用多股钢缆固定的 ETO

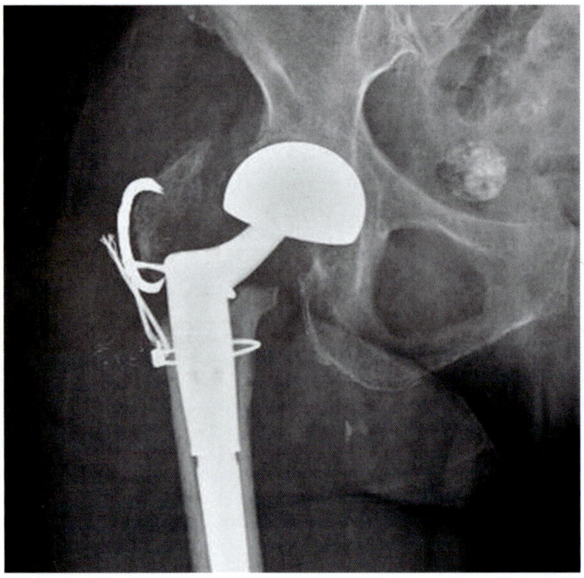

• **图 108.2** 髋关节前后位 X 线片显示采用 Dall-Miles 钢缆系统固定转子截骨术后骨不连

321 例髋的研究中，5 个系列的钢缆钳系统中骨不连发生率为 0.9%～38% [23,24,28,30,34]。

第四代转子固定系统是包含有辅助功能的钢缆和（或）钢丝固定的锁定板（图 108.3）。这个系统最大的优势就是能够延长钢板长度并能够使钢缆重新收紧。这个固定系统的早期临床结果非常理想。一项含有 42 例患者的研究报告表明，与单独使用钢丝和钢缆相比，第四代转子固定系统具有较低的钢缆断裂发生率（$P < 0.025$）及转子骨不连的发生率（$P < 0.05$）[35]。最近一项含有 4 例患者的研究发现，骨折及截骨术后的愈合保留了完整的外展肌功能，而且所有 4 例患者在 20 个月以上的随访结果中，髋关节评分显著改善 [36]。最近的一系列报告显示，骨折愈合率为 90.6%（29/32），固定装置断裂发生率为 15.6%（5 髋）。5 例内固定断裂的患者中有 3 例选择了摘除，另外 2 例患者内固定未失效但因为疼痛将内固定物取出 [37]。

Wagner 在 1989 年最早提出了 ETO[37]，Paprosky 及其团队对其进行了改良和推广 [39]。Wagner 的截骨是在冠状面上进行的，而 Paprosky 则是在矢状面上截骨。它最常用于在翻修手术中取出固定良好的植入物和（或）骨水泥，尽管此术式具有矫正股骨畸形，提高切口暴露，且可以提高股骨髓腔准备的精确性等其他潜在的优点，但与此技术相关的并发症包括骨折、畸形愈合及骨不连。据报道，ETO 与传统转子截骨相比，骨不连的发生率明显更低 [3,40]。在 192 例 THA 翻修中采用 ETO 提高了术野暴露，在术后 2 年以上的随访中，166 例患者中出现 2 例骨不连（1.2%）和 1 例畸形愈合（0.06%）[8]。而在另外一项研究中，ETO 后骨不连发生率为 1.4%（1/174），73 例中有 5 例发生＜ 5 mm 的移位，而其他 68 例未见移位 [41]。

转子移位的临床表现包括疼痛、跛行及外展肌力减弱。5～20 mm 的转子移位就会导致骨不连，并常伴有 Trendelenburg 步态 [11,27]。而移位大于 2 cm 将导致患者外展肌肌力显著降低 [42]。

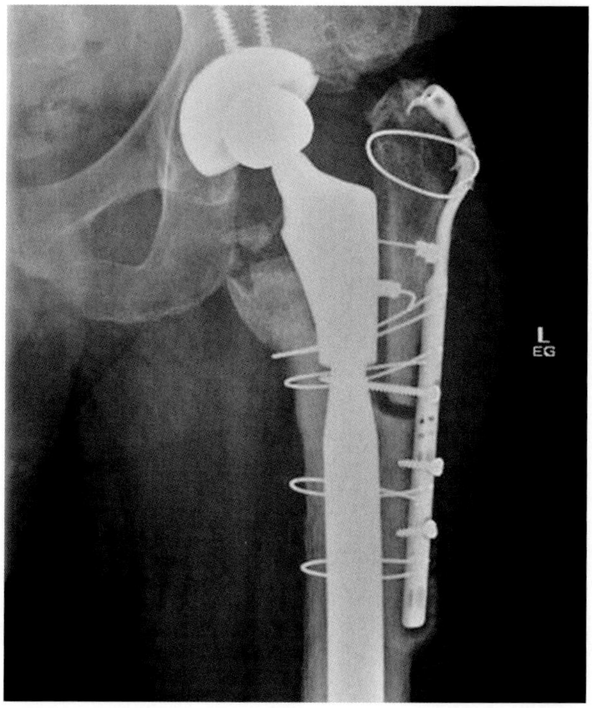

• 图 108.3　髋关节正位 X 线片显示尽管使用了长的钢缆 - 钢板系统，ETO 后仍不愈合

术后早期发现股骨转子的问题对于治疗的成功非常重要。尽管内固定物断裂不是骨不连的特异性表现，但术后 X 线片上可见的内固定物断裂或骨块移位应该被关注。固定物翻修的相对适应证包括术后 6 周内出现骨块移位、骨不连及出现钢丝、钢缆或固定板断裂引起的症状。在翻修术中，应清除所有的纤维组织，并尽量确保骨边缘有渗血。术后，患者应采取保护转子的体位，包括禁止髋关节主动外展并用脚尖负重至少 8 周，最长 3 个月。也可以考虑使用髋关节外展支具。

大转子截骨术后骨不连引起的不稳定是非常严重的并发症。该并发症的形成常常是由于整个髋关节的外展肌力下降 [43]，但也可能是由于转子对骨盆前方的撞击。尽管一些研究者指出骨不连相关的脱位发生率较高，但是另一些研究者却未得出相同结果 [44]。Woo 和 Morrey 报道了采用经转子术式进行的 8944 例 THA 中，骨不连发生率为 2.2%（194 例）。他们还发现，大部分关节脱位的患者转子移位均超过 2 cm。在转子截骨处骨不连的患者中脱位发生率为 17.6%，而愈合的患者发生率仅为 2.8%[45,46]。尽管骨不连引起的外展肌力减弱是导致不稳定的一个明确因素，但假体位置不佳所产生的影响也要考虑在内。

由于组配式假体的使用可以更好地恢复下肢长度和股骨偏心距，因此目前已经很少采用大转子滑移技术治疗不稳定。Chin 和 Brick 认为在大转子前移时，如果通过一个单独切口在髂骨翼外侧松解外展肌起点，可能有助于外展肌获得额外的长度，从而在术后降低局部张力 [81]。然而需要注意的是，在大多数情况下，当在没有股骨转子骨不连情况下因髋关节不稳定而进行股骨转子滑移术时，获得软组织张力是手术的理想结果。

异位骨化

目前还不清楚异位骨化是否更常见于转子间截骨术的患者 [48]。一项研究的结果显示采用三种不同手术入路（后入路、经转子入路和前外侧入路）进行的初次 THA 后异位骨化的发生率没有明显差别 [47]。Eftekar 在一项包含 1500 例低摩擦关节置换术的研究中采用经转子入路的常规 THA，结果显示异位骨化发生率为 7%[49]。采用经转子入路的复杂初次 THA 及翻修术中异位骨化的发生率为 90%[50]。目前普遍认为增生性关节炎、强直性脊柱炎、闭合性颅脑损伤或有异位骨化病史的患者异位骨化的发生风险更高。因此，外科医生对存在异位骨化高风险的患者可采取预防措施。但也应认识到一些预防性治疗，如使用非甾体抗炎药，但这也可能会妨碍截骨术的骨愈合。

转子骨折

估计初次 THA 中假体周围骨折的发生率为 1%～20%[51-56]。单独大转子骨折的发生率还未明确，估计可高达 5%[57]。经前入路的初次 THA 的研究结果显示，术中大转子骨折的发生率为 0.7%（3/437）[58]，而术后大转子骨折发生率还未能明确。据估计，初次 THA 后股骨假体周围骨折发生率不到 1%[59]。术中的骨折应予以复位及内固定治疗。鉴于单独使用钢丝和钢缆时骨不连发生率较高，我们建议采用钢板 - 钢缆固定系统。术后大转子骨折小于 2 cm 的移位可以通过非手术方式治愈，包括 6～12 周的限制负重及被动外展训练直至骨折愈合 [57]。对大部分术后大转子骨折移位大于 2 cm 的患者，建议采用切开复位内固定治疗，只要固定充分，骨折愈合的可能性很大。

软组织并发症

滑囊炎

通过一系列患者数量为 75～1162 例的研究发现，

THA 后转子滑囊炎发生率为 4%～17%[60-65]。虽然导致转子滑囊炎的病因很多，但最终其共同的病理生理机制均可能包括 THA 后反复的微创伤、瘢痕组织的形成、下肢生物力学的改变或髋关节机械力学的改变[66]。其发生的危险因素包括直接外侧入路[61]、下肢不等长和年龄较小。虽有学者怀疑增加的偏心距可能是 THA 后发生转子疼痛的危险因素，但还缺乏证据支持这一假设[61]。大多数患者可以通过采用物理治疗和局部糖皮质激素注射缓解症状。根据我们的经验，最有效的理疗方案包括髂胫束拉伸和超声等多种形式。在一项 689 例患者的研究中，有 32 例（4.6%）THA 后发生滑囊炎。随访的 25 例患者中 80% 通过注射糖皮质激素有效缓解了相关症状，而 25 例患者中 11 例（45%）需要多次注射。作者认为，注射治疗无效者可通过手术切除转子部滑囊和局部瘢痕组织来改善症状[60]。

THA 后转子滑囊炎多见于股骨转子处内固定物植入后，因为这些内固定物位于股骨凸起的部位很容易造成局部软组织的刺激。然而，内固定物取出后症状缓解也不一定达到预期效果。Bernard 和 Brooks 在一项包含 36 例转子滑囊炎患者的研究中发现，取出股骨转子处钢丝后只有不到 50% 的患者疼痛缓解[31]。除了取出固定物，其他的治疗方法包括拉伸锻炼、超声和局部注射麻醉剂及使用皮质类固醇。

臀上神经损伤

初次 THA 周围神经损伤发生率为 0～3%[67-70]，而翻修手术周围神经损伤的发生率为 2.9%～7.6%[67,68,71]。然而臀上神经损伤的发生率未能明确。臀上神经损伤可导致外展肌无力，进而引起跛行或关节不稳定。大转子顶点与臀中肌距离大于 5 cm 是臀上神经损伤的危险因素，这是采用外侧入路时常见的一个问题[43,61,72]。

外展肌肌腱撕裂

继发于股骨大转子撕脱或外展肌嵌顿的外展肌功能不足是 THA 后的罕见并发症。这些患者常伴有严重的疼痛、跛行及广泛的髋关节功能障碍。这种情况很难诊断或可能被忽视，而且常被误诊为转子滑囊炎或术后外展肌无力。对于这个复杂问题的诊断或治疗，可供参考的研究资料很少。通过对 9 例 THA 后外展肌撕脱一期修复的研究发现，术后患者疗效与疼痛缓解程度均存在差异[73]。Kagan 通过一个只有 5 例患者的小样本研究发现，通过一期修复后，这些患者的长期随访效果理想[74,75]。目前带跟骨骨块的跟腱移植已运用于臀中肌及臀小肌肌腱撕脱造成的 THA 后关节不稳的治疗中，并已经显示出了良好的早期疗效[76]。

限制性内衬对于外展肌撕脱合并复发性髋关节不稳的患者是一个不错的选择。然而，这些方法都不宜在植入物位置不佳的情况下使用。虽然较大的人工股骨头已成功运用于治疗复发性髋关节不稳，但我们不建议在外展肌肌腱撕脱的情况下使用[77]。

双动头系统在初次 THA 和 THA 翻修中都显示出了良好的结果（图 108.4）。最近一项针对 10 783 例初次 THA 和 3008 例 THA 翻修的系统回顾表明，无菌性松动率分别为 1.3% 和 1.4%，假体内脱位率分别为 1.1% 和 0.3%，关节外脱位率分别为 0.46% 和 2.2%[78,79]。基于这些良好的早期结果，双动头系统应该被考虑用于外展肌功能不足的患者，但需要其他的数据来确定双动头结构是否会比限制性内衬更有利于因外展肌功能不足导致髋关节不稳的患者。

Whitside 已经描述了通过转移臀大肌前部和阔筋膜张肌治疗外展肌无力的方案[80]。他报道了 5 例患者，平均随访 28 个月（18～60 个月），分别出现了中重度疼痛、严重跛行、Trendelenburg 阳性体征。在术后 3 个月，所有患者均可主动外展患侧髋。3 例患者无疼痛，2 例患者有轻度疼痛；1 例患者出现轻度跛行，3 例患者能够无跛行地行走；1 例患者术后跌倒并导致大转子骨折，出现持续性疼痛和跛行。

手术技巧

THA 后外展肌并发症应该考虑的外科因素可分

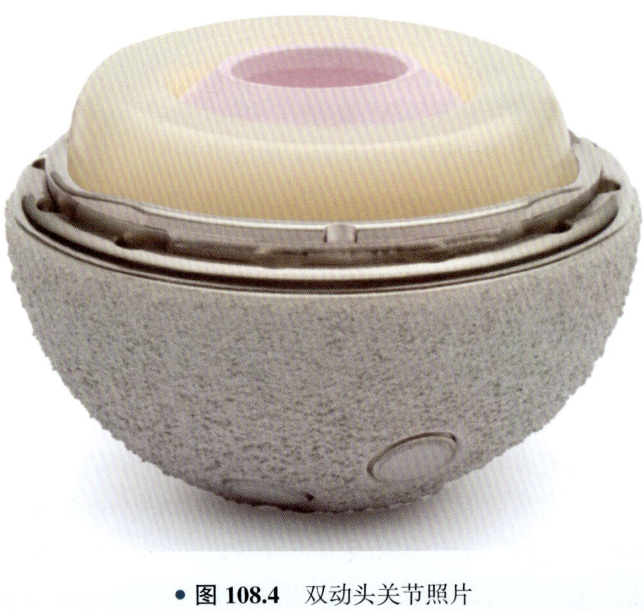

• **图 108.4** 双动头关节照片

为两类：术中并发症和术后问题。初次 THA 及 THA 翻修最常见的术中并发症是大转子骨折。这可能是意外事件，特别是在骨质疏松症患者及存在髋关节发育不良或严重挛缩的患者中。还有一些情况，如在采用小切口时术野显露不佳及在采用前入路或前外侧入路的暴露过程中剥离外展肌。其他的外展肌和大转子并发症包括髋关节重建后的晚期并发症，包括由于各种原因引起的外展肌功能障碍，如髋关节前入路或前外侧入路引起的臀中肌和（或）臀小肌固定不佳，术后大转子骨折、转子前移术后固定失败及转子延长截骨术后固定失败。

所有这些问题可能都表现为髋关节外展功能的减弱或消失，导致髋关节不稳、跛行步态、疼痛或合并上诉所有症状。外科重建技术应基于外展肌功能障碍的状况进行选择。

术中大转子骨折

髋关节重建过程中如果出现大转子骨折，为了避免长期髋关节外展功能障碍，如转子移位伴髋关节外展无力，术中必须复位固定。根据骨折的位置可使用多种固定方法。如果骨折小且无移位，简单的环扎就可以固定近端的转子骨折块。根据转子骨折块的大小及类型，可以选择金属或聚乙烯线缆、简单的钢丝或大号不可吸收缝线进行固定。在大多数情况下，使用 16 或 18 号钢丝对周围组织损伤最小且疗效较好。使用任何种类的钢丝捆扎股骨时都应该非常小心，确保在捆绑及穿钢丝时与骨保持贴附（图 108.5）。此外，钢丝应通过远端的小转子达到更好的固定和加压。捆扎时应尽量避免线缆环绕假体颈部，因为它们之间的摩擦会在关节腔内产生磨损颗粒，从而引起“三体磨损”。另一种可用的固定技术就是 Cable-Grip 系统。如果转子骨折不稳定或为粉碎性的，Cable-Grip 系统可提供更广泛的固定和加压（图 108.6）。

为了促进骨折愈合，根据骨折类型在术后前 6 周限制患者仅可用脚尖负重。此外，患者在这期间应严格禁止做任何髋关节主动外展训练。根据骨折固定的稳定性也可以考虑使用髋关节外展支具。当有影像学证据证明骨折愈合后，患者才可以逐渐开始能耐受的负重训练，并开始主动髋关节外展训练。

在复杂的转子骨折中，如果外展肌群中存在相当大的张力或股骨大转子的骨量减少（像许多翻修手术），需要使用转子钢板进行固定。同样，如果转子延长截骨术后存在骨缺损或张力增加，可能也需要使

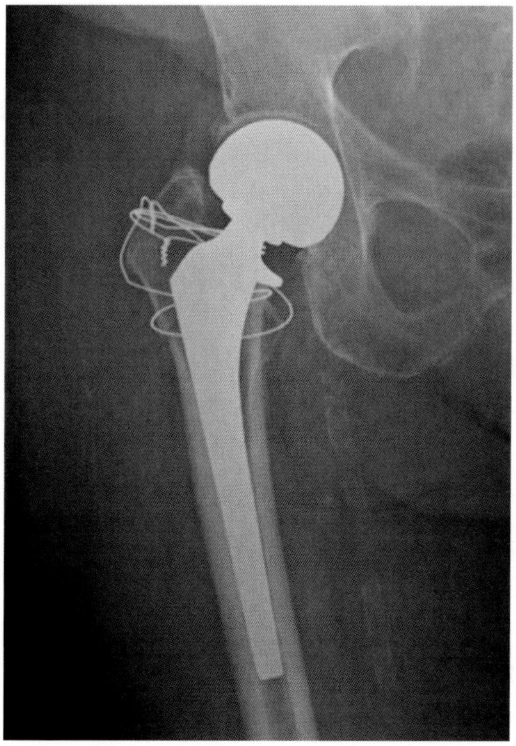

• **图 108.5**　髋关节正位片显示术中大转子骨折采用转子钢丝固定

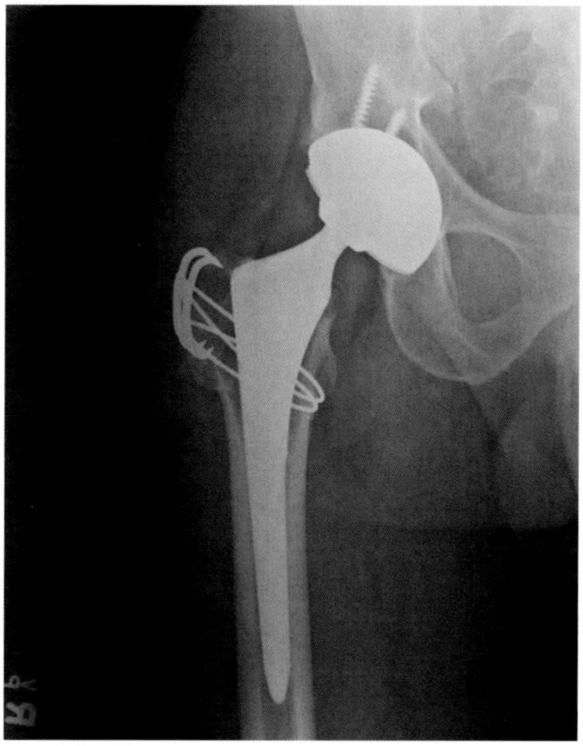

• **图 108.6**　髋关节正位片显示转子固定爪

用类似的钢板。很多厂家都可以提供各种型号的这种钢板。使用该固定方式需牢记一个重要概念，即所选择的钢板应足够长，就像我们在普通长骨骨折时的选

择一样，以提供骨折处足够的稳定性。这些钢板最好使用钢缆环扎使其与股骨更好地固定在一起。然而，在某些情况下，也可以使用单皮质螺钉。外科医生应尽量避免钢板与股骨假体远端处在同一水平，以避免在此区域出现应力集中（图 108.7 和图 108.8）。

根据临床上的具体情况，这种钢板放置的位置是可变的。一个重要的原则是避免破坏过多潜在骨血供。如果发现 ETO 后不稳定，放置钢板时可以小心地从截骨块上拉开股外侧肌，使钢板与股骨顶端平齐。这有助于使移位的肌肉回到原来位置并为钢板提供尽可能多的软组织覆盖。当遇到大转子意外骨折时，可以采用经股肌入路直接到达股骨侧方，清楚的术野暴露有利于钢板的放置。要注意的是，需要从骨膜下轻轻提起全层肌肉。同样，钢板植入后，只需缝合股外侧肌的筋膜层就可以让钢板上方软组织复原以完成钢板上方的软组织覆盖。股骨的这个区域软组织覆盖是非常重要的：因为它通过改善这个区域的血液循环以促进骨折愈合。而且，固定装置在这一区域比较凸出，容易导致髂胫束紧张或痛性滑囊炎。这是将内固定物安放在到这一部位的常见并发症；骨折愈合后往往需要再次手术取出钢板。

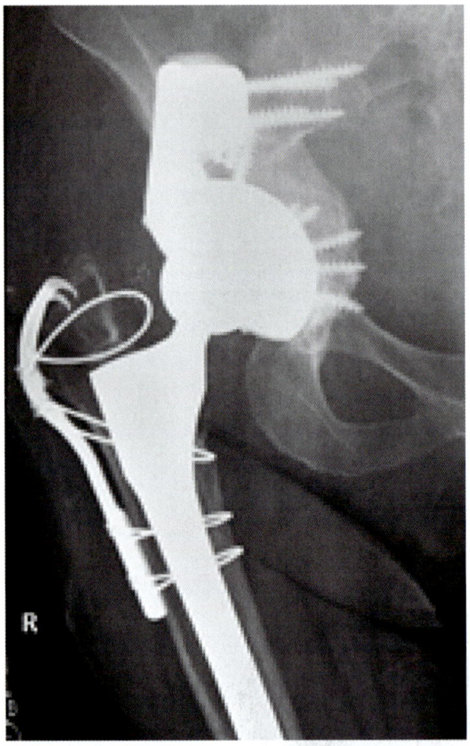

• **图 108.7** 股骨转子钢板用于治疗复杂的髋关节翻修时大转子骨溶解性骨折的髋正位片

异体跟腱移植外展肌重建技术

外展肌功能障碍或转子相关并发症导致难以忍受的疼痛或严重的步态异常时，需要重新设计翻修手术的方案。出现股骨大转子骨折骨不连或移位时，术中需清楚地暴露骨折并将其完全复位到原来的位置，或进一步重建外展肌适当的张力。可以使用类似于处理术中骨折的方式固定大转子骨折（见下文）。

当外展肌附着点受损时，行一期修复很少成功

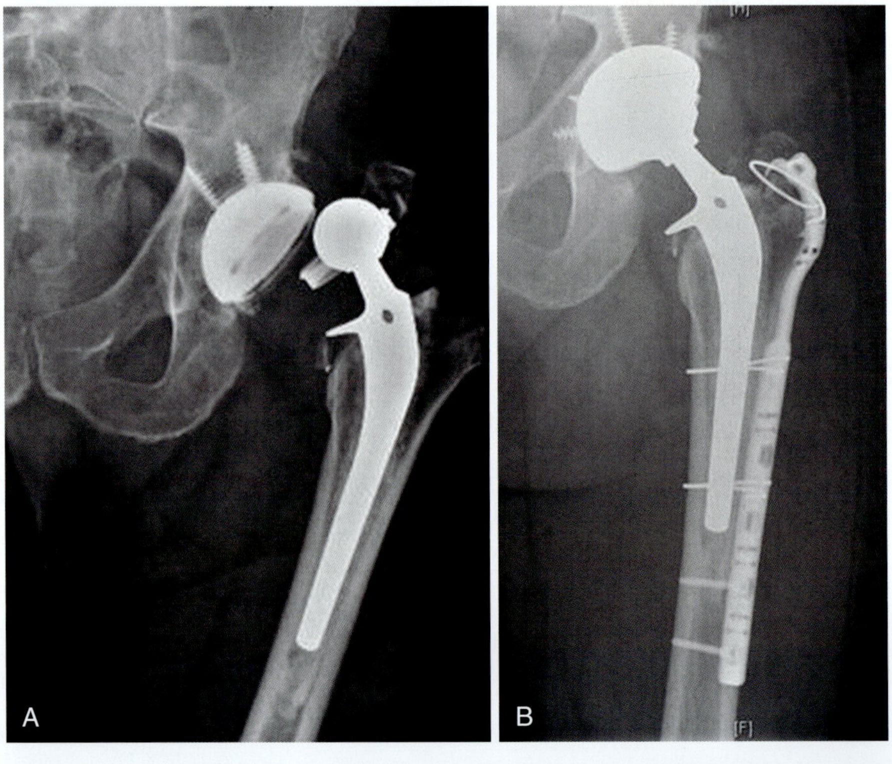

• **图 108.8** （A）术前髋关节正位片；(B) 术后 X 线片显示同时翻修髋臼的 THA 翻修成功治疗转子骨折并发脱位，并且联合使用转子钢缆 - 钢板对骨折行切开复位内固定

（图 108.9）[20]。检查股骨近端及外展肌的情况。如果组织没有感染的迹象［基于外观、术中冰冻切片和（或）关节液白细胞计数］，且外展肌群具备足够的组织支撑异体移植骨，那就可以决定重建方案。在这种情况下，带跟骨骨块的跟腱移植对外展功能重建是一个可行的方法。

为了进行重建，需准备好新鲜冰冻带跟骨骨块的跟腱。骨块应该用矢状锯切成约长 2 cm，宽 1.5 cm，厚 0.5～1 cm 的小块，且再将近端切成斜面以嵌在大转子上（图 108.10）。为了能给予异体移植骨骨床，在股脊的远端选择合适区域，距大转子远端 5～10 mm 的位置。在这个区域，需要测量出与同种异体移植骨大小相匹配的骨槽。使用矢状锯及骨凿开槽，应特别注意需要在近端凿出斜面以阻止移植骨块向近端移位（图 108.11）。接下来，使用高速磨钻除去转子侧方（即前方肌腱插入的区域）所有的瘢痕组织和慢性纤维化组织，直到骨床渗血为止，以利于异体移植物附着。

下一步，活动外展肌，找出能够固定同种异体移植物的健康组织。要做到这一点，需要分离出臀小肌和臀中肌之间的间隔用于下方外展肌无张力地平移。同种异体移植的肌腱部分需在撕开的间隙上方约 3 cm 位置穿过臀中肌，然后在移植物末端绕回到起始部位。通常臀小肌肌腱不参与修复，因为它缺乏防止移植物切割移出所需的结构完整性。

在整个修复过程中，要在手术台上小心地维持髋关节需要的最大限度外展。把骨块压配到相适应的骨槽中。接下来，使用 16 号钢丝在移植物骨块上和股骨近端周围捆扎，拧紧到适当的张力并使用卷折器锁

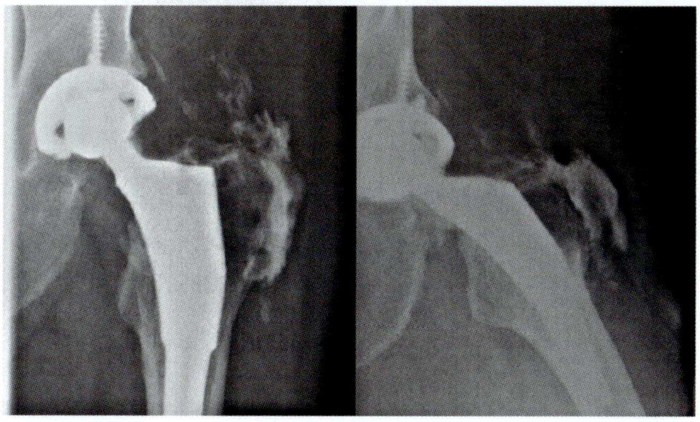

• **图 108.9** 髋关节造影显示显影液外渗部位与臀中肌肌腱撕脱部位一致

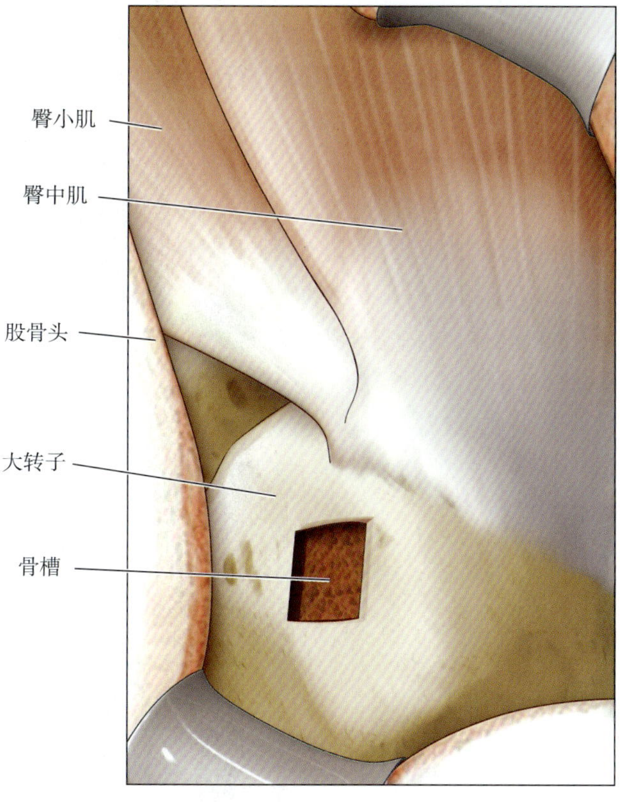

• **图 108.10** 移植异体跟腱移植物上骨块的骨槽位置示意图。注意近端斜面，防止骨块近端移位

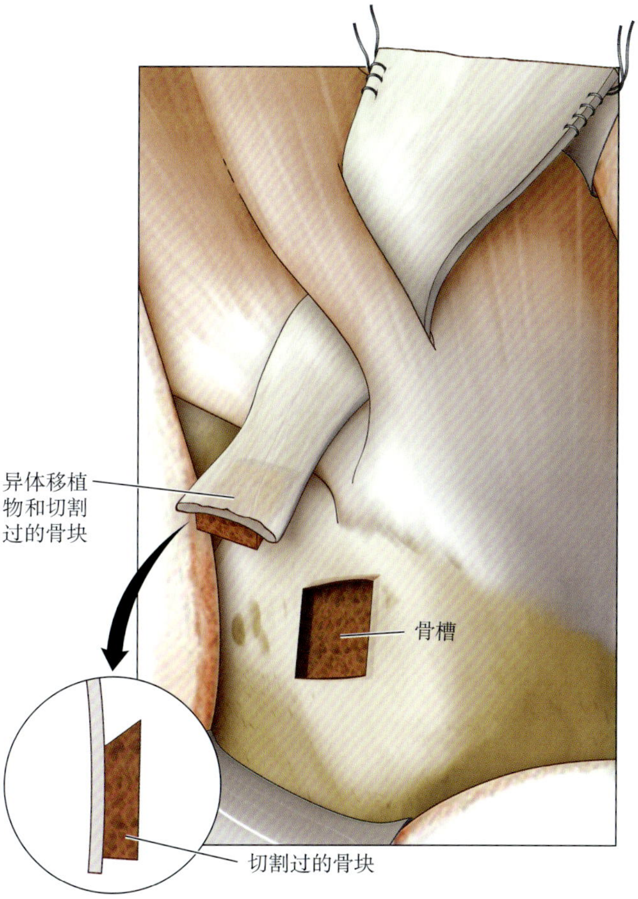

• **图 108.11** 图示异体跟腱环型穿过撕开的臀中肌肌腱和肌肉之间

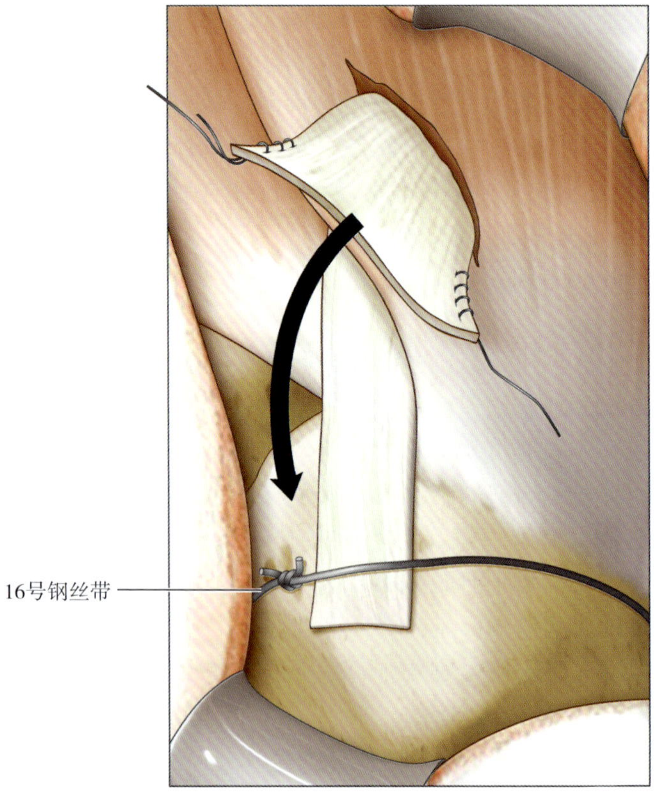

• **图 108.12** 图示用钢丝环扎固定同种异体移植跟骨骨块

定（图 108.12）。使用粗的不可吸收的缝合线将异体移植物的肌腱部分向前固定于臀小肌及其被膜上，并且以相同方法将其向后固定在臀中肌肌腱的无损伤区域。异体移植肌腱的末端绕回到其起始部，然后再次将其前方固定于臀小肌及其被膜上，后方固定于臀中肌止点及其后方的被膜。固定完成后，需轻微活动髋关节以检测骨和肌腱缝合的稳定性。

术后 6 周内使用外展支具将髋关节固定于外展 10° 和屈曲 30°，并且在此期间部分限制负重。6 周后患者随访时，复查 X 线片，并拄拐杖行走。

我们小组最近报道了采用这种技术的 2 年结果。2003—2006 年，我们对 7 例 THA 后外展功能障碍的患者进行了跟腱移植外展肌重建的手术。在术前平均 29 个月的随访记录中，7 例患者均有髋关节外侧疼痛及外展肌无力的症状。术后，24 个月以上的随访（24～48 个月）结果显示，除了 1 例患者，其他患者 Harris 评分和疼痛评分均显著改善，而这名患者 Harris 评分仅提高 6 分。术后平均 Harris 评分为 85.9 分，比术前评分 34.7 分提高了 51 分（6～65 分）。术前 6 例患者有明显或重度疼痛，而术后这 6 例患者疼痛消失或轻微疼痛。1 例患者在术前及最近的随访中均有中度疼痛，疼痛评分从平均 11.4 分提高到 38.9 分。术前 6 例患者需全程使用助行器或拐杖。术后行走时 3 例患者不需要任何辅助设备，但 2 例患者需全程用拐杖，2 例患者仅在长距离行走时才需要使用拐杖。术前 5 例患者重度跛行，2 例患者中度跛行。术后 2 例患者跛行消失，4 例患者只有轻度跛行，1 例患者重度跛行。尽管术前 6 例患者有显著的 Trendelenburg 征（+），术后 2 例患者消失，剩余 5 例患者仅有轻微的 Trendelenburg 征（+）。采用标准 0～5 分侧卧外展肌力评分，结果显示术前平均值为 2.6 分，而术后提高到了 4.1 分。总体上，如果患者出现外展肌功能不全，并且在其他非手术治疗无效的情况下，根据以上结果，我们可以常规采用这种技术。

小结

外展肌功能障碍很难治疗。需要在术中和术后早期发现，才能获得治疗成果的最佳机会。转子固定爪型钢板仍是大转子骨折和骨不连的主要治疗手段。转子滑囊炎通常对物理治疗和（或）注射治疗有效。外展肌功能不足导致的髋关节不稳定是一个很难成功治疗的问题。采用局部肌腱转移或同种异体跟腱移植、限制性内衬和双动头关节来增强外展肌功能是治疗这些患者的选择。需要更多的数据来确定这些选择中哪一种会产生最好的结果。

（参考文献参见书末二维码）

第 109 章

下肢不等长的预防和治疗

SAURABH KHAKHARIA, WILLIAM A. JIRANEK
（高航 译 赵耀 审校）

关键点

- 下肢不等长的术前评估应包括病史、体格检查和影像学评估，以及模板的测量。
- 术前对患者的教育应包括讨论患者对腿长不均等的看法，以及讨论术后出现腿长不均等的可能性。
- 通过模板计划肢体长度平衡，包括计划臼和柄的放置位置，以及颈部切除水平和偏心距。
- 术中系统有助于评估原髋关节脱位前和假体植入后腿的长度。
- 术后处理确切和明显的下肢不等长可以包括物理治疗、使用增高鞋，在极少数情况下可行翻修手术。

引言

真性肢体长度通常定义为从髂前上棘到内踝的距离。真性的下肢不等长定义为与对侧肢体相比，患侧测量值的延长或缩短。下肢外观长度定义为从肚脐到内踝的距离；因此，骨盆或脊柱的冠状面是否相等必须包括在评估中。表 109.1 列举了真性腿长和外观腿长的各种组合及其原因。

1979 年，John Charnley[1] 爵士指出，超过 1 cm 的延长是合理的，因为“它允许积极的康复……患者很快就会适应长度超过 1 cm 的情况。”尽管如此，在大多数情况下，通过仔细的术前模板和术中试验，以及对现有假体的颈领长度和偏移量的选择，能够将下肢长度差异最小化。

发病率和患病率

对于全髋关节置换术（THA）后下肢不等长的问题，目前尚无确切的定义，因此其患病率尚未得知。发病率为 1%～27%。文献 [2] 中报道的髋关节置换术后平均腿长差异为 2.8～11.6 mm[3-6]，有一些系列报道的差异性更大（1～15.9 mm）[7-12]。大约 32%～43% 的患者在 THA 后存在较大的下肢不等长（定义为 > 1 cm）[3,7]。

明显的下肢不等长可能与步态障碍 [13,14]、背部疼痛 [15,16]、神经损伤 [17] 和严重情况下需要进行翻修手术有关。神经损伤是下肢延长术的管理中最令人恐惧和难以处理的后果之一。虽然一些作者认为坐骨神经麻痹与下肢延长有关，但确切的延长程度尚不清楚。然而，大多数研究表明，2～2.5 cm 的延长对大多数患者来说是安全的（更多信息见第 110 章 [17]）。下肢不等长会引起患者的不满，这可能会对良好的结果产生不利影响，是 THA 后诉讼的一个常见原因。

为了减少下肢不等长相关的问题，外科医生应该在术前和术中采取预防措施。

术前评估

病史和体格检查

术前评估应该从全面的病史和体格检查开始。应询问患者是否发现下肢不等长或有裤子卷边不等的病史和站立时单膝弯曲的倾向。既往股骨或胫骨外伤或手术史、脊柱畸形或手术史、髋关节发育不良、肌肉萎缩和脊髓灰质炎可能与下肢不等长有关。体格检查包括评估真性和外观下肢不等长、髋关节周围挛缩、脊柱弯曲和骨盆倾角。可以在临床上使用卷尺和垫块作为测量腿长的筛查工具。

表 109.1 真性腿长（TLL）和外观腿长（ALL）可能的组合和原因

组合	原因
TLL 和 ALL 相等	肢体等长，骨盆平衡
TLL 和 ALL 不相等	肢体不等长，骨盆平衡
TLL 相等和 ALL 不相等	骨盆存在倾斜
TLL 不相等和 ALL 相等	存在肢体不等长及代偿、骨盆倾斜

测量下肢不等长

直接测量法：卷尺测量

卷尺可以用来测量腿的真实长度和外观长度。在测量腿的真实长度时，用卷尺测量从髂前上棘到内踝的距离；这反映了肢体的真性长度。据报道，这种测量的误差范围为 0.5～1.0 cm[19,20]。这也被称为直接测量腿长法（图 109.1）。然而，在使用这种临床测量工具时，难以识别骨性突起（尤其是肥胖患者）和下肢成角畸形会造成误差。

外观腿长是测量从肚脐到内踝的长度。当患者有明显的下肢不等长时，尽管真正的腿长是相等的，但患者会觉得其中一条腿更长，从肚脐到内踝的长度也更长。测量腿长时要考虑到髋关节周围的挛缩和腰椎的病理变化，这两种情况都可能导致骨盆倾斜。髋关节置换术后早期常见的髋关节外展挛缩导致患侧腿长明显不一致，而髋关节内收挛缩则产生相反的效果（图 109.2）。

Eichler[19] 描述了使用卷尺测量时的几个可能的错误来源，包括髂前上棘测定位置不固定和髋关节的外展或内收挛缩。Beattie 和他的同事 [20] 报告了卷尺测量法（TMM）的可靠性。他们发现不同测量者（观察者间变量）的测量结果可信度低（组内相关系数为 0.668；ICC 是一种描述性统计数据，用于描述同一组中的单位之间的相似性）。然而，当使用同一观察者进行的成对测量的平均值时，观察者内变异性要低得多（ICC，0.910）。研究人员得出结论，想提高卷尺测量法的可靠性，应比较同一观察员与其他观察员的测量进行重复测量的平均值。

间接测量法：垫块测量

在患者的脚下放置垫块被称为评估下肢不等长的间接临床方法。它有助于区分固定骨盆倾斜和弹性骨盆倾斜。固定骨盆倾斜的原因包括腰骶融合、严重的腰椎退行性脊柱侧弯以及以前的骨盆骨折。外科医生可以检查和触诊脊柱弯曲和骨盆倾斜，然后，在短腿下放置一系列垫块，直到脊柱弯曲和骨盆倾斜消失（图 109.3）。如果骨盆倾斜被纠正了，那么骨盆倾斜是弹性的；如果没有，患者的骨盆倾斜是固定的，将

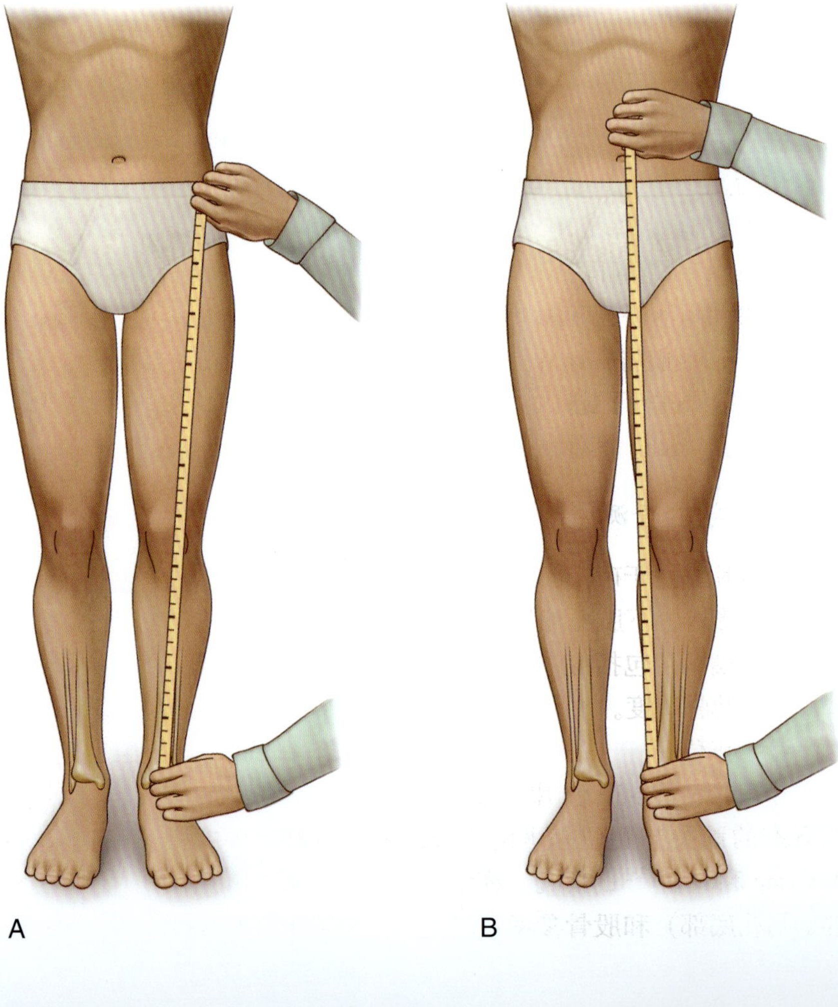

• **图 109.1** 直接用卷尺测量方法评估腿长。（A）真性腿长。（B）外观腿长

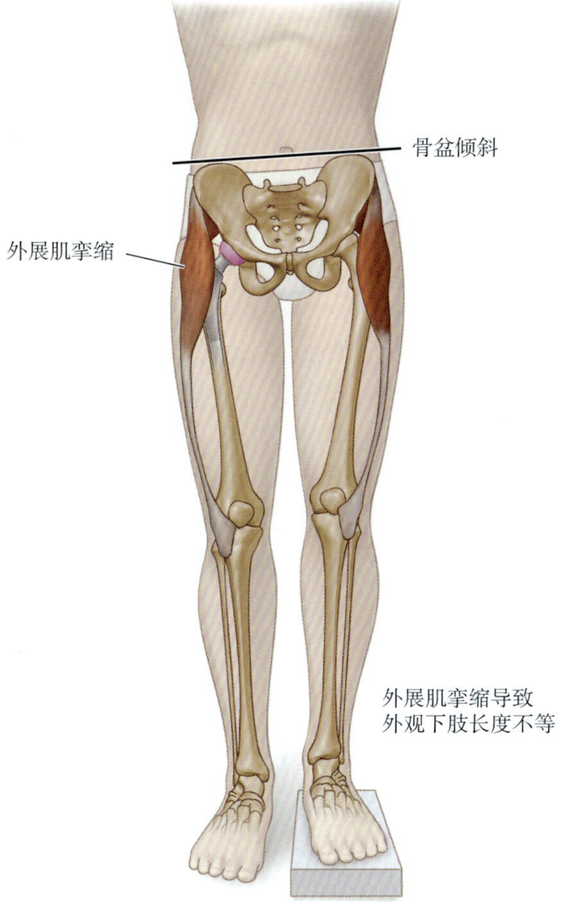

• **图 109.2**　1 例外展挛缩引起的明显的腿长度不等

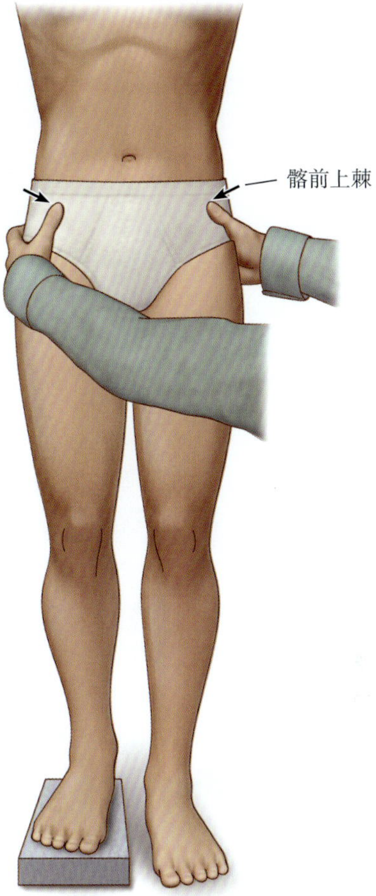

• **图 109.3**　采用间接临床方法（垫块测量）测量下肢不等长

无法代偿肢体长度的任何变化。无论患者的骨盆倾斜度是固定的还是弹性的，患者认为能使自身感觉相同的垫块高度，即表示外科医生可能考虑纠正的长度差异量。

Hanada 和他的同事研究了在健康志愿者中使用髂嵴触诊和阻滞矫正方法测量下肢不等长的可靠性和有效性[21]；他们将临床观察结果与使用站立骨盆正位片获得的结果进行了比较。髂嵴触诊测量的下肢长度差异平均少了 4 mm。其他作者也报道过类似的发现[22]。

影像学检查测量下肢不等长

X 线片可用于确定临床测量结果和以下几点：

- 评估影像学下肢不等长。
- 术前模板，包括假体大小、假体位置、偏心距和颈部截骨高度。

骨盆正位片

骨盆低中心正位片，双股骨内旋 10°，并伴有标准的髋关节侧位是术前模板的最佳选择。根据 Woolson 和同事[23]的研究，横线画在骨盆参考点（通常是闭孔底部）和股骨参考点（通常是小转子顶部）。然后从每个股骨参考点到与骨盆参考线的垂直交点画一条线。这两个参考点之间的距离作为比较术前、术后肢体长度的参考（图 109.4）。

Konyves 等[7]以髋臼泪点下缘、小转子最突出点和股骨头旋转中心为参考点，测量两者之间的距离。他们报告说，这种测定因髋关节异常引起的下肢不等长的方法与正位 X 线片一样可靠，且重复好，测量

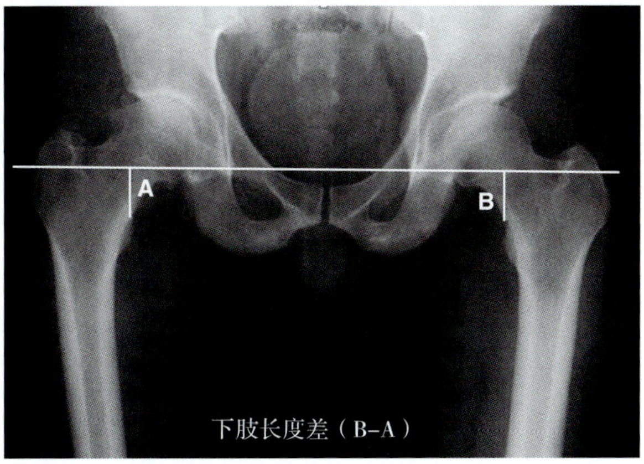

• **图 109.4**　用伍尔森技术影像学评估下肢不等长

误差为 ±1 mm。然而，这种方法不应该用来估计腿的总长度，因为股骨远端、胫骨或踝关节的畸形和缩短可以造成明显的腿长差异，在骨盆正位片上无法发现。

下肢站立位全长片

下肢站立位全长片是另一种测量腿部长度的方法。这种方法有助于外科医生确定导致下肢不等长的其他潜在原因，如先前的外伤影响骨骺生长或骨折不愈合。Sabharwal 和 kumar[24] 评估了 111 例患者使用下肢站立前后位全长片获得的肢体长度，并将其与使用 X 线片获得的长度进行了比较。站立前后位片上的下肢不等长的测量与普通正位上的非常相似，尤其是在没有明显机械轴偏差的情况下 [24]。

Beattie 和他的同事 [20] 在一项前瞻性研究中，以 19 例患者的平片扫描图为金标准，比较了用卷尺测量的真性长度的可变性。与前两次临床测量相比，从 2 次临床测量中获得的下肢不等长平均值与影像学测量结果的相关性更好。作者的结论是，外科医生不应该仅仅依靠临床对下肢不等长的评估，也应在获得卷尺测量时使用两次不同测量的平均值。在另一项研究中，Cleveland 和他的同事 [25] 比较了 10 例站立患者的小腿长度差异（根据髂前上棘测量），他们分别接受站立和仰卧位 X 线片检查。在比较临床和 X 线测量方法时，他们报告了统计学上的显著差异为低到中等的相关性，但发现坐位和站立 X 线片的测量结果没有差异。

科技进步推动了低放射剂量机器的发展，可通过结合二维和三维成像技术对整个骨骼进行成像。这些图像的分辨率有所降低，但提供了足够的细节来明确腿的长度，与传统扫描相比，辐射剂量更低（图 109.5）。

术前模板测量

根据临床和影像学评估，确定术前计划。股骨模板的主要目的之一是恢复股骨偏心距和肢体的长度，并确定股骨颈截骨的水平（图 109.6）。髋内翻的患者通常需要颈低位切口。当颈干角外翻和想要延长下肢长度时，通常需要更高的颈部截骨。主要是重建髋关节生物力学，使下肢不等长达到最小化。增加股骨颈偏心距可以在不增加下肢长度的情况下更精确地拉伸软组织。

术中评估

基于术前模板，外科医生可以从小转子顶部测量股骨颈截骨水平，并测试股骨假体选择适当股骨偏心距，联合测试股骨头直径和长度来确定股骨颈截骨的高度（图 109.7A）。

在对下肢进行铺单前，在侧卧位时可以确定下肢骨骼标志、脚和膝的相对位置。外科医生在测试复位后应该重新评估这些骨骼标志的关系（足和膝盖）。

另一种方法是术中用尺测量小转子到股骨头中心的距离以评估下肢不等长，然后选择测量距离最接近术前模板距离的头（图 109.7B）。Matsuda 和他的同事 [26] 研究了 45 个非骨水泥髋关节，并与既往对照组（47 个髋关节）的结果进行了比较。他们计算骨盆前后位 X 线片模板股骨头中心到小转子的距离。在术中测量小转子到股骨头中心的距离，选择接近术前计划的头颈长度。在对照组中，他们根据术前计划

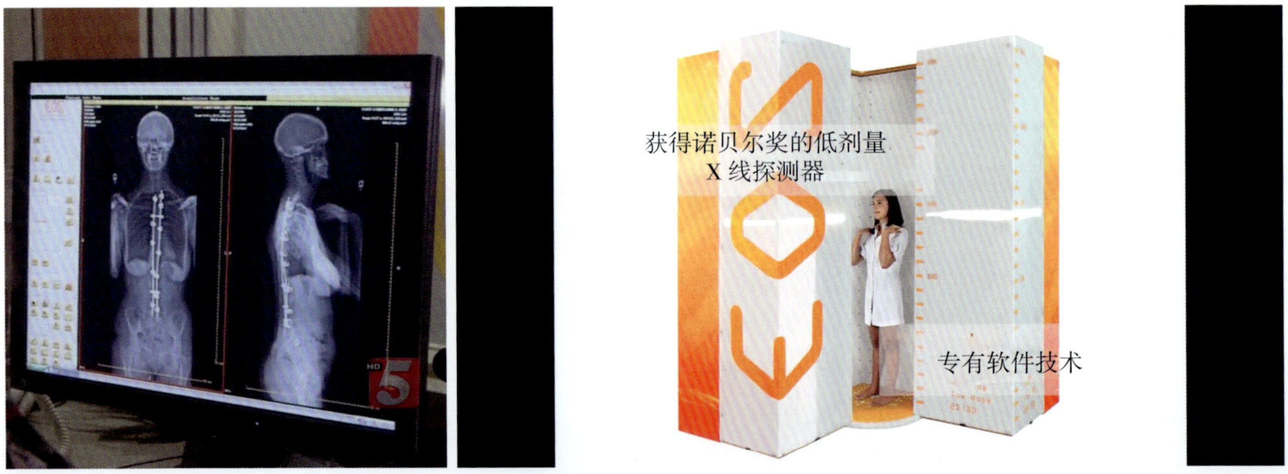

• **图 109.5** 在坐姿和站立位均可显示骨盆和脊柱的前后平面和侧平面的低剂量扫描示例。(A) 图像采集和投影。(B) 低剂量 X 光机（由 EOS Imaging，Paris，France. 供图）

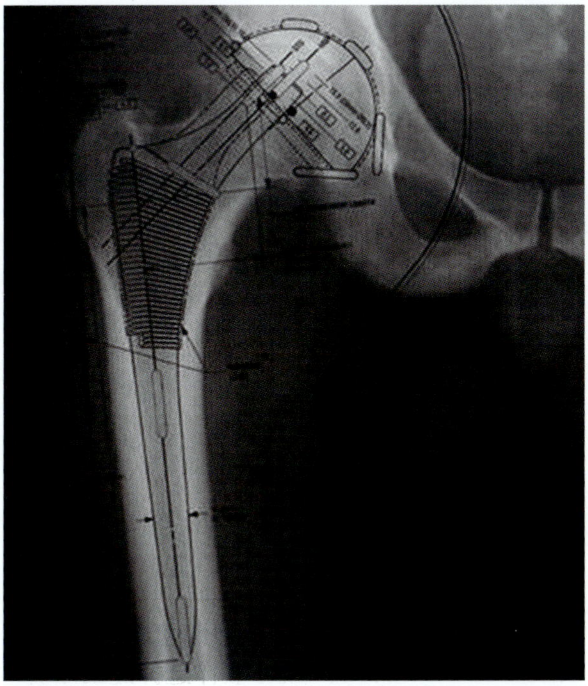

• **图 109.6**　骨盆前后位 X 线叠加模板。髋臼假体的计划旋转中心与股骨头中心之间的垂直距离构成调整肢体长度的距离

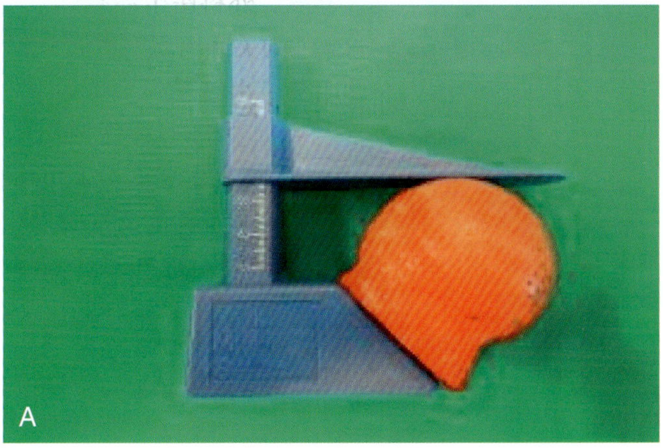

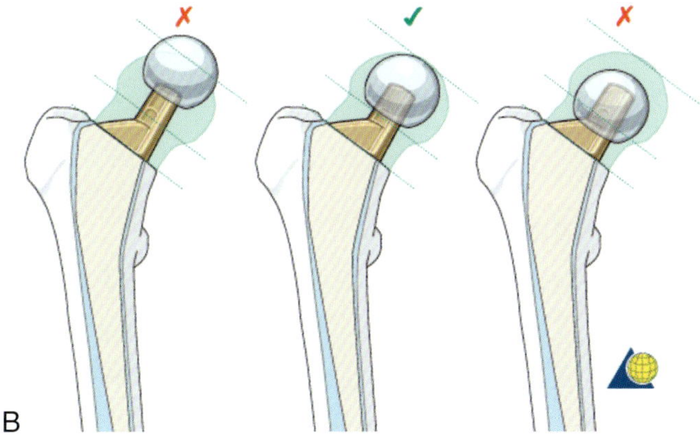

• **图 109.7**　(A) 切除头的高度。(B) 不同组合的模块化头颈段复制相同的高度，如果目标是保持肢体长度相同

选择股骨头试模。研究组术后下肢长度差异平均值 [2 m，标准差 (SD)，2] 相比于对照组 [7 mm，标准差 (SD)，4] 更小。Gonzalez 和助手 [27] 报道了用测量小转子到股骨头中心距离的方法所做的骨水泥型 THA 的结果。在 90 例 103 个髋中，术后下肢长度差异在 5 mm 之内。

在术中使用腿长卡尺测量下肢长度，这种方法是依靠测量骨盆到股骨固定点的距离。有多种测量卡尺可供选择；这些关节使用一根针固定在髂嵴上，触针滑至大转子骨点固定（图 109.8）。从关节脱位前到复位后的距离变化是获得延长的长度。

McGee 和 Scott[28] 使用导丝一端固定在髂骨上，另一端在股骨处弯曲作为指针。Mihalko[29] 描述使用单皮质骨螺钉固定在最接近髓臼上缘处并在大转子股肌结节处烧灼标记。Bose[30] 报道了 117 例手术患者术中使用的腿长卡尺。他发现使用腿长卡尺的患者中有 5% 下肢延长超过 12 mm，相比之下，没有使用卡尺者有 31% 出现延长。所有的作者都强调下肢的相对位置测试复位后应该和脱位前一样。

Woolson 和 Harris[31] 描述了一种使用卡尺测量股骨颈截骨后移除的头颈长度与安装的股骨头颈试模长度进行比较的技术。Woolson[32] 使用这种平衡下肢长度的技术，术前选好股骨头颈试模的长度，而不是通过调整髋关节假体周围软组织张力大小来决定下肢是否等长。351 例患者（408 髋）术后下肢长度通过 X 线测量，有 97% 的患者术后有小于 1 cm 的下肢长度差。这 351 例患者平均下肢长度差异为 1 mm。还可以使用股骨颈截骨前后大转子顶点相对于股骨头中心的关系来评估恢复下肢长度（图 109.9）。

Charnley[1] 描述了“冲击试验”受各种因素的影响，其用来测量下肢长度不可靠。如果髋关节看起来太松弛，这可能是术中软组织松解或者是麻醉下肌肉

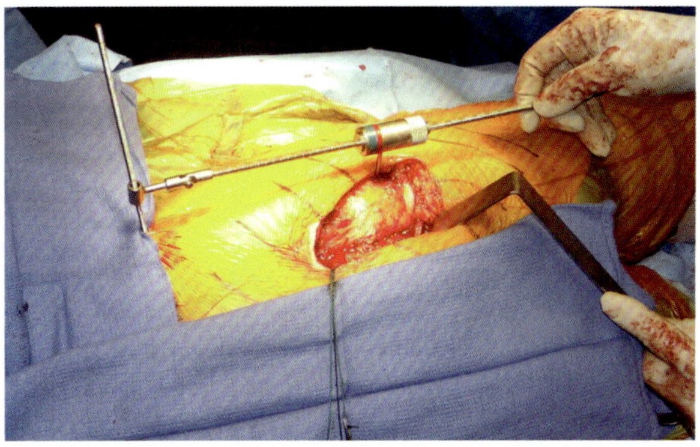

• **图 109.8**　术中使用腿长卡尺测量下肢长度的照片

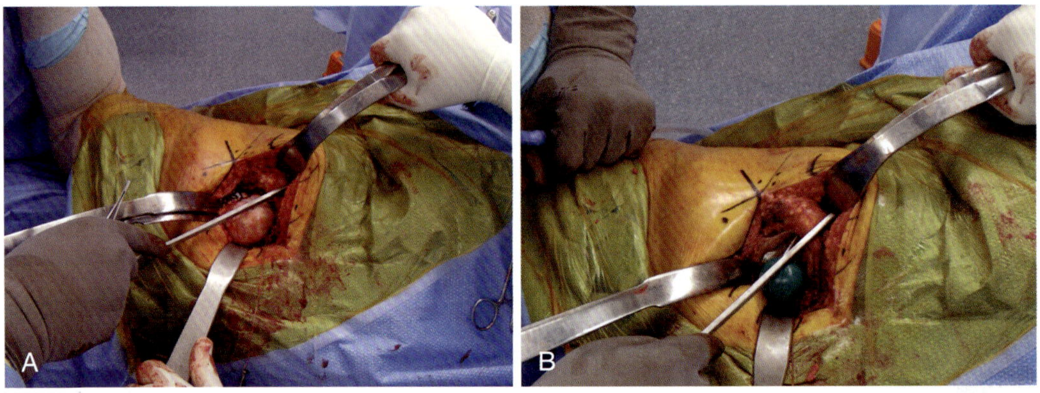

• 图 109.9 测量股骨头中心到大转子顶点的距离。A. 测量自体股骨头；B. 测量股骨头假体

松弛造成的，它可能不能反映出下肢不等长。

越来越多的外科医生正在使用术中 X 线透视来观察植入物的位置并估计下肢长度。该技术最适用于仰卧位患者，但也可用于侧卧位患者。关于这是否能改善下肢长度测定的证据不一。它的优点是可以给外科医生提供髋臼杯位置的即时反馈，也可以评估下肢长度。缺点是 X 线方向的改变，或骨盆的弯曲 / 伸展会对外科医生评估下肢长度产生重大影响。

现在大多数髋关节外科医生综合采用上述讨论的方法，包括术前模板、术中触诊和测量，最大程度地减少下肢不等长。精确的术前模板、恰当的假体组件选择和放置、术中努力恢复髋关节解剖，可以使下肢不等长的概率最小化。患者需要理解的是，髋关节置换术无法像正常髋关节那样，提供稳定性的所有软组织限制。因此，在某些情况下，为提供最佳的髋关节稳定性，适当的肢体延长是必要的。

全髋置换术后下肢不等长

当 THA 后患者抱怨下肢不等长时，确定它的原因很重要。体格检查可以用来确定下肢不等长是外观性的 / 功能性的还是真性的 / 暂时的。

外观下肢不等长

外观性的或功能性的下肢不等长可能是由于脊柱侧弯、骨盆倾斜，特别是关节周围肌肉痉挛或臀肌挛缩，这些可能会随着时间的推移而改善。

外观下肢不等长的治疗

外观下肢不等长可以通过伸展运动和外展肌强化锻炼的物理治疗方法来改善。许多外观下肢不等长患者通过合适的理疗和康复在 3~6 个月后症状消失。轻度外展肌挛缩引起的骨盆倾斜一般需要 3 个月矫正，严重挛缩则需要 1 年。罕见的难控性病例可以使用皮质类固醇或肉毒杆菌毒素（Botox）注射 [34]（皮质类固醇进入髂腰肌，肉毒杆菌毒素进入挛缩的内收肌）。随着外展肌挛缩，患者会感觉患肢更长。理疗师不应该增加对侧肢体的鞋垫，因为那将使骨盆持续倾斜。Ranawat 等在对连续 100 例 THA 患者的研究中提到，术后 6 个月，除 0.5% 的患者外，所有患者的下肢功能性不等长在术后 6 个月都得到了缓解 [33]。14 例患者在 THA 后 1 个月出现骨盆倾斜和外观下肢不等长。在 6 个月的物理治疗结束时，没有患者抱怨下肢不等长。

术前，外科医生应告知继发于腰骶部疾病的固定冠状面骨盆倾斜的患者，手术可能无法平衡外观下肢不等长。试图做到这一点可能会导致真正的腿长度显著延长或缩短。在罕见的严重髋关节挛缩病例中，可以考虑松解紧张的软组织或延长收缩的肌肉。

真性下肢不等长

THA 后真性下肢不等长可能是由于假体位置或假体尺寸造成的。髋臼假体的旋转中心可能向远端移动（图 109.10），股骨假体可能向近端放置，或者股骨颈和股骨头的长度可能超过自体长度 [35]。

真性下肢不等长的危险因素

发育因素

当术前较短的术肢与非术肢明显存在较大的差异时，通过技术实现下肢等长不太可能，还可能引起神经血管损伤。当术前术肢比对侧更长时，术中要实现下肢等长会存在髋关节不稳定风险。

翻修术中软组织松解

在翻修手术中，软组织可能因以前的手术而受损

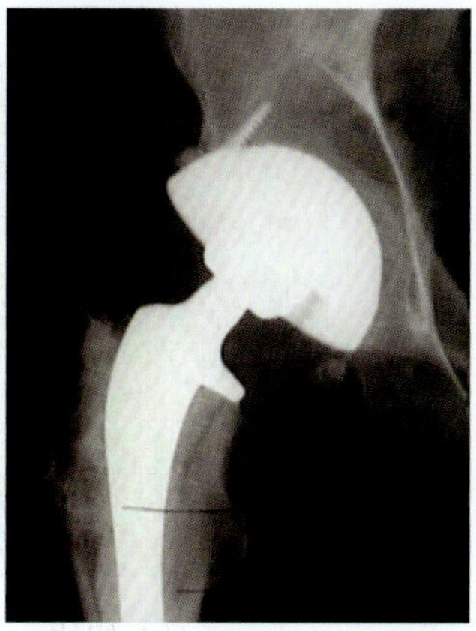

• 图 109.10　髋臼假体的内侧边缘位于泪点的远端，这通常表明锉臼超过了原臼。这种情况在较大直径的髋臼杯中更常见

和松弛。外科医生可能会被迫使用长颈股骨假体，以更充分地拉伸松弛的软组织，从而使下肢延长。在某些情况下的替代方案是使用更大偏心距的股骨组件，更大偏心距的股骨组件可以增加软组织张力而不延长下肢长度。在软组织条件很差的情况下，可能需要一个限制性内衬或双动轴来防止关节不稳定。

创伤后因素

肢体短缩多见于骨折不愈合或畸形愈合。在这种情况下，THA 通常可以恢复下肢长度，但当肢体长度相差大于 2.5 cm（许多外科医生认为这是通过臀部来延长肢体长度的极限，因为存在引起坐骨神经牵拉伤的风险）时，实现完全下肢等长不一定可行。

全髋关节置换术后真性下肢不等长的治疗

THA 后下肢不等长小于 10 mm 通常是可以接受的，因为这只引起软组织的轻微拉伸和极轻度的脊柱畸形。理疗在治疗真性下肢不等长中的作用有限。最简单的治疗方法是在感觉短的一侧使用鞋跟或增高鞋垫。Freiberg[36] 报道了 1000 多个案例，发现增加鞋垫可以完全缓解症状。有时出现顽固性疼痛、功能受损或步态异常可以考虑翻修术 [35]。Turula 和同事 [37] 等发现下肢不等长的差异从 –20 mm（短缩腿）到 +15 mm（延长腿），平均 2.8 mm。在一组连续的 100 例患者中，Ranawat 和 Rodriguez[38] 证实平均下肢长度差异为 3.4 mm（范围为 –10～+18 mm）。

Beard 和同事 [39] 报道了 997 例行初次 THA 患者，将其分成两组：无下肢不等长组（长度差＜ 10 mm）和下肢不等长组（长度差≥ 10 mm）。术后 3 年，下肢不等长组比无下肢不等长组牛津大学髋关节评分明显更低（P =0.034）。两组间翻修率（P = 0.389）和脱位率（P = 0.220）无显著差异。研究人员得出结论，术后下肢长度相差 10 mm 或以上会导致较差的功能预后。

根据最初重建时的术中评估，确定并纠正可能影响稳定性的假体位置不良，并适当恢复偏移量，可以在高度选择性的情况下解决翻修问题。根据下肢延长的根本原因，手术治疗方案可能包括髋臼组件的翻修（矫正前倾或高度）、更换头和衬垫（包括使用防脱缘、更换摩擦界面、改变内衬、偏心距或限制性内衬）或股骨假体翻修股骨组件翻修去纠正前倾或增加偏心距。为了保持外展肌张力、避免不稳定，可能需要转子间截骨。在不稳定的情况下，可以考虑使用转子截骨、双动装置或限制性内衬。

Parvizi 和同事 [35] 回顾性研究了 21 例有下肢不等长症状的接受过翻修患者的临床和影像数据。有 15 例只翻修了髋臼，有 3 例只翻修了股骨，有 3 例两者都翻修了。13 例髋臼组件翻修被认为有过度外展或前倾欠佳，6 例髋臼位置较差。6 例股骨因靠近端放置或非解剖偏心距进行二次翻修。平均髋关节 Harris 评分从 56.5 分提高到 83.2 分（P ＜ 0.005）。除 2 例患者外，其余患者均对翻修手术结果满意。如果外科医生确信髋关节重建在生物力学上是最佳的，另一种可能性是通过股骨远端截短肢体，而无需事先进行手术或植入硬件。与闭合性股骨短缩不同，闭合性股骨短缩可以放置锁定的髓内棒，而由于股骨假体位于髓腔，这种治疗需要开放外侧入路和钢板固定。这是一个有相当大风险的复杂解决方案，但如果患者受到下肢不等长的显著影响，可能需要考虑此方案。

稳定性和下肢不等长

有时，外科医生可能需要延长下肢以获得关节的稳定；这种可能性应在术前与患者讨论。术前与患者讨论下肢不等长的风险对缓解术后问题有很大帮助 [40]。与患者讨论下肢不等长的可能性，特别是在固定性脊柱畸形、固定性骨盆倾斜或术中不稳定的情况下是很重要的。同样，外科医生应该仔细记录术前下肢不等长的病史，并进行包括腿长测量在内的体格检查。

如果遇到术中不稳定，外科医生应寻找任何撞击的迹象，并应仔细检查股骨和髋臼前倾。在这种情况下，术中 X 线检查可能有助于确认假体组件的位置或测试是否可以接受。如果可以接受，可以考虑使用增高的髋臼边缘或偏心髋臼内衬，也可以使用更大的股骨头尺寸、增大的股骨偏心距假体或双动装置来改善结构的稳定性。当这些问题都解决后，髋关节仍有不稳的情况，为达到关节稳定可能需要延长下肢。因此，外科医生应该预见到这些问题，并在术前与患者讨论这些问题。

小结

详细的病史和临床检查是评估患者肢体长度的重要组成部分。如果存在明显的下肢不等长，应在术前予以确认，并适当地告知患者通过手术可能不能达到完全等长。仔细的术前评估和计划，以及术中注意细节，通过复位试验测量肢体长度优化结构的稳定性，可以降低其发生率和严重程度。

（参考文献参见书末二维码）

第 110 章

神经血管损伤：预防、诊断、治疗

GREGG R. KLEIN, SCOTT M. SPORER
（高航 译　赵耀 审校）

关 键 点

神经损伤

- 了解每位患者各自的内在风险以及特殊情况，从而预测和避免并发症。
- 在了解内在风险之后，术中采取措施来避免对存在风险的神经以及血管系统的损伤。
- 尽早诊断对术后神经麻痹非常重要。掌握正确的体格检查方法来诊断神经麻痹，以便开始治疗。
- 在发现神经麻痹后，掌握正确的术后处理，来进一步明确损伤机制，以便采取措施终止损伤。
- 了解应对哪些麻痹尽早手术干预、应对哪些麻痹紧密观察。了解每个具体损伤的预后，从而为相应的患者提供咨询。

血管损伤

- 血管损伤的发生率为 0.1%～0.3%。
- 最好的治疗是避免其发生。
- 如果血管损伤发生，必须马上诊断，采取措施，甚至进行血管外科会诊。

神经损伤

引言

神经损伤是一个不常见但却具有灾难性的全髋关节置换术（THA）后并发症，可延误患者的康复以及术后理疗，同时减低生活质量，它也是 THA 后医疗官司的主因之一。在任何的髋关节手术中，其周围的神经血管结构都有损伤的风险；然而，通过细致的术前计划、对每位患者所具有的潜在风险的了解和精湛的手术技巧，会使这些风险被最小化。在神经损伤发生后尽早的诊断和治疗很重要，了解其可能的预后从而为患者提供最好的咨询同样重要。神经损伤可以发生在中枢或者周围神经系统，可以是急性的或者迟发的。THA 后的中枢神经系统损伤通常是血管损伤的结果，通常由对股骨髓腔的操作后发生的脂肪栓塞综合征引起。周围神经损伤在 THA 后更加常见，可继发于多种术中损伤，包括牵开器造成的损伤、不正确放置的手术器材、肢体延长或直接损伤。迟发性周围神经损伤的原因可以是血肿、加压包扎或患者体位[1,2]。THA 后最常见的周围神经损伤是坐骨神经、股神经、臀上神经、闭孔神经损伤。

流行病学和风险因素

周围神经损伤

据报道，初次 THA 后的周围神经损伤的发病率为 0.1%（1287 例中有 1 例麻痹）～1.9%（360 例中有 7 例麻痹）[2-4]。如果手术原因是先天性髋关节脱位、严重髋关节发育不良或者需要大幅度增长下肢，则初次 THA 后的神经麻痹风险会增加。Schmalzried 等检查了 3126 例连续发生的 THA，发现了无髋关节发育不良的患者的神经损伤的发生率为 1.3%，髋关节发育不良患者初次 THA 后的神经损伤发生率为 5.2%（172 例中有 9 例神经麻痹）。在同一研究中，THA 翻修后的神经损伤发生率为 3.2%；然而，此比例在其他报道中却高达 7.5%（66 例翻修中有 5 例麻痹）[2,5]。Weber 等通过对 30 例患者进行术前和早期术后肌电图（electromyogram，EMG）检查，来确定 THA 后亚临床神经损伤的发生率。他们发现周围神经的无症状损伤可能高达 70%（30 例无症状的髋关节中有 21 例不正常的肌电图）[6]。

THA 后最常损伤的神经是坐骨神经、股神经、臀上神经、闭孔神经（表 110.1）。周围神经损伤一般单发；然而，多个神经损伤也可能同时出现。坐骨神经损伤仍然是最常见的，可达所有 THA 后神经麻痹的 90%。在 94%～99% 的坐骨神经损伤中，坐骨神经的腓骨支会受累，胫神经也会受到损伤，占比高达 41%[1,2]。单独的胫神经损伤却极少发生，占坐骨神经损伤的 0.5%～2%；然而，单独的腓总神经损伤在坐骨神经损伤中却占 47%～65%。腓神经束有着更高的受损风险，这是多种因素叠加的结果，包括髋部的神经纤维密度、腓骨神经的分布（在外侧）与靠近牵开器，以及对捆扎和加压的敏感性[7,8]。患者是女性、髋关节发育不良、下肢延长＞ 2.7 cm、翻修手术、腰椎神经根病变或周围神经病变史、异位骨切除、髋臼后壁缺损、后侧手术入路，以及使用无水泥型股骨假体，都增加了坐骨神经损伤的风险[1,9-11]（表 110.2）。腰椎管狭窄和神经根病变是对神经而言重要的术前风险因素，双挤压现象可加重术中神经损伤，受累神经近端受到撞击，使其容易在手术部位受损[12]。在术前访视中一定要注意腰椎病史，它可能改变术后神经麻痹治疗的方案或治疗时间点。

股神经是在 THA 手术后第二常见的神经损伤，达到所有周围神经损伤的 13%（占 243 例麻痹中的 32 例）[2]。急性损伤的最常见原因是髋臼前方牵开器的不良放置导致的直接压迫。手术前入路、髋臼前方骨缺损、腰大肌肌腱既往行松解术或缺如，会增加股神经麻痹的风险。达 11% 的被诊断为神经麻痹的患者同时患有进行性血肿，这也是迟发性股神经麻痹的最常见原因。Schmalzried 发现，股神经与坐骨神经同时损伤的发生率为 5.8%[2]。

臀上神经麻痹的发病率增高的可能原因是初次 THA 越来越多地使用经臀肌入路。采用 Hardinge 入路，臀上损伤的发生率可能高达 23%[13]。臀上神经功能障碍的确切发生率难以估计，因为患者可能表现有类似于外展肌撕裂造成的外展肌无力或跛行。

闭孔神经损伤现在极为罕见，在所有神经麻痹中占 1.6%（占 243 例麻痹中的 4 例），在所有病例中，其流行率为 0.016%（占 24 469 例髋关节病例中的 4 例）[2]。闭孔神经损伤现在骨水泥髋臼假体被常规使用时也许更加常见，骨水泥渗透到闭孔是主要原因。此损伤的诊断困难也可能导致了它的发生率被低估。

直接前入路近年来被越来越广泛地采用。Grob 等在一个尸体研究中检查了这种入路对髋前侧的神经血管结构的影响[14]。他们发现，前入路的远端延长危害了对前外侧股四头肌的神经供给，同时，该入路所放置的捆绑带导向器也会危及连接到股外侧肌和股中间肌的神经分支以及旋股动脉的分支。

表 110.1 THA 后神经损伤的流行病学

发生损伤的神经（在所有神经麻痹中的比例）	损伤机制（在所有神经麻痹中的比例）
• 腓神经（51.9%）	• 直接创伤（20%）
• 胫神经（0.4%）	• 牵拉（20%）
• 坐骨神经（27.2%）	• 血肿（11%）
• 股神经（13.2%）	• 错位（2%）
• 闭孔神经（1.6%）	• 不明原因（47%）
• 股神经与坐骨神经复合伤（5.8%）	共：260 例患者
共：243 例患者	

数据引自 Schmalzried TP, Noordin S, and Amstutz HC. Update on nerve palsy associated with total hip replacement. Clin Orthop Relat Res. 1997；(344)：188-206.

表 110.2 THA 后神经损伤的危险因素

坐骨神经	股神经
• 非骨水泥型股骨假体	• 手术前入路
• 后壁缺损	• 髋臼前臂缺损
• 过度牵拉	• 过度牵拉
• 异位骨切除	• 腰大肌肌腱被松解或缺如
• 女性	
• 髋关节发育不良	**臀上神经**
• 下肢过度延长	• 过度牵拉
• 神经根挤压 / 腰椎疾病	• 切口延伸过臀中肌＞ 5 cm
• 周围神经病变	• 外侧手术入路
• 手术后入路	
• 翻修手术	**闭孔神经**
	• 过度牵拉
	• 使用骨水泥型股骨假体

中枢神经系统损伤

中枢神经系统损伤比周围神经系统损伤要少见得多，通常与脂肪栓塞综合征相关联。脂肪栓塞综合征在 THA 后的发生率尚未知，但在创伤患者中的发生率多达 1%～11%。脂肪栓塞综合征与股骨髓腔内操作相关，例如扩髓、骨水泥填入以及假体植入[15]。在脂肪栓塞综合征之外，一个大型研究指出，缺血性卒中在实施髋关节置换术 1 年后的患者中发生率为 3.9%（1606 例患者中有 67 例脑血管意外）。缺血性卒中与一系列因素相关联，包括心房颤动、髋部骨折和卒中病史[16]。

病理生理学

周围神经损伤

THA 后神经损伤的发病机制根据受伤的神经结构和受伤程度而各不相同（表 110.2）。周围神经损伤有三个基本分度：神经失用症、轴索断裂以及神经断裂。神经失用症的定义是拥有完整神经外膜和神经髓鞘的完整神经失去了传导功能。它通常是由神经供血中断或神经遭到挤压造成的。轴索断裂的定义是完整的神经鞘膜中的轴突断裂。神经断裂的定义是神经鞘膜和轴突均断裂。神经失用症与轴索断裂经常会完全恢复，然而神经断裂经常会引起神经功能的无法恢复或部分丧失。神经失用症恢复得早，然而其他两种情况必须首先经过 wallerian 变性，恢复得迟。

坐骨神经麻痹是 THA 后最常见的神经损伤，其腓侧神经束最常被累及 [1,2]。此神经损伤的可能机制根据 THA 手术的具体适应证以及是初次 THA 还是 THA 翻修而不同。因髋关节发育不良而实施的初次 THA 常常产生下肢延长，以及随之而来的对神经血管结构的牵拉紧张。通常认为下肢延长 > 2.7 cm 就使腓侧神经束处于牵拉危险中，延长 > 4.4 cm 就导致全部坐骨神经处于损伤危险中 [11]。将神经拉伸仅仅 8% 已被证明会使神经的血液供应减少，拉伸 15% 则造成供血丧失 [17,18]。20%～35% 的拉伸被证明会造成神经功能损伤 [18]。

最近的研究表明，在延长同样的长度时，延长先天性缩短的下肢要比延长受到后天外伤或患有退行性髋关节疾病患者的下肢有着更高的风险；前者可存在于发育性髋关节发育不良中，而后者的下肢和神经长度曾一度正常。原因极可能是发育性髋关节发育不良会导致发育出缩短的坐骨神经，过度的延长会牵拉神经，限制了下肢延长所能达到的长度 [2]。腓神经的解剖位置以及它的显微解剖特征使其比胫神经束更易受到损伤。

坐骨神经的腓侧部分位于胫侧部分的外侧，使其在后入路时更易受到深部拉钩直接压迫或者拉伸神经导致的损伤。腓侧部分比胫侧部分有着更高的神经密度；缺乏结缔组织吸收外力，使腓侧部分更易受到机械损伤 [2]。最后，由于腓侧神经相对束缚于坐骨切迹与腓骨近端处，使其在解剖学上易被牵拉张力累及。

通过将髋臼后方牵开器放置在骨和髋关节囊之间，减少对神经的压力，可以减少对坐骨神经的牵开器损伤。直接创伤可能由髋臼后下方螺丝固定造成，或在极少情况下，由手术刀、缝合或电灼损伤造成。血肿产生的过度内部压力可导致迟发性坐骨神经麻痹。敷料与弹力袜（特别是在腓骨小头）产生的过度外部压迫也可导致迟发性神经损伤。

股神经损伤最常见于髋部前入路和外侧入路 [4]。由于与坐骨神经靠近，且坐骨神经仅有稀疏的髂腰肌肌腱的延伸来保护，所以髋臼牵开器的放置必须小心谨慎。特别要注意避免将髋臼前方牵开器置于囊外或下方，因这种不当放置会增加股神经受损的风险（图 110.1）。由于这种机制，缺如或松弛的髂腰肌会使患者易于受到坐骨神经损伤。髋臼前下方螺钉置入也可导致坐骨神经的直接创伤。如 Wasielewski 等所述，在可能的情况下，髋臼螺丝应该当置于髋臼的后上象限内，从而避免由假体植入继发带来的神经压迫。（图 110.2）[19]。迟发性股神经麻痹经常由扩张性血肿的压迫引起。

闭孔神经损伤非常少见并且难以诊断。这种神经损伤的发生被最常报告的原因是骨水泥从闭孔外渗。其他报告的闭孔神经麻痹案例提及了过度牵拉和髋臼假体植入损伤，例如前下方螺钉和髋臼加强环造成的创伤 [20]。

据 Hardinge 报道，臀上神经在髋外侧入路时易受到损伤。当切口延长到大转子上臀中肌超过 5 cm 时，臀上神经就有直接受到创伤的风险（图 110.3）。尸体研究表明，臀上神经下支在大转子上方 3 cm 处已经容易受到损伤 [13]。在外侧入路时，臀上神经的损伤概率会因为过度牵拉而增加。手动撑开被证明比使用固定牵开器更加安全 [13,21]。臀上神经损伤的原因经常被正常的术后外展肌无力所掩盖，经常性地导致诊断延误。

股外侧皮神经虽然都是由感觉纤维组成，但通过直接前入路暴露髋关节时可能会受伤。尸体研究表明，大约 1/3 的患者存在股外侧皮神经的分支不能避免 [22]。此外，高达 81% 的患者出现了临床神经失用症，其中少数患者能完全康复 [23]。

中枢神经系统损伤

THA 后的中枢神经系统损伤最常见的原因是脂肪栓塞综合征。脂肪栓塞综合征是由骨髓的脂肪粒栓子进入肺部造成的，导致肺功能衰竭和急性呼吸窘迫综合征。静脉血栓的反流栓子能通过心脏室间隔缺损造成脑血管意外 [24]。在极特殊情况下，这种栓子可以四处游走，阻断几乎任何器官的血液供应。这种情况的发生通常与创伤相关，但也可能发生在 THA 中股骨髓腔内操作后，如扩髓、骨水泥填入以及假体植入 [25]。股骨髓腔内压力的增加是产生这种栓子的常见原因；骨髓腔内操作应当小心谨慎；然而，到目前为止，还没有相应的技术被证明可以减少脂肪栓塞的发

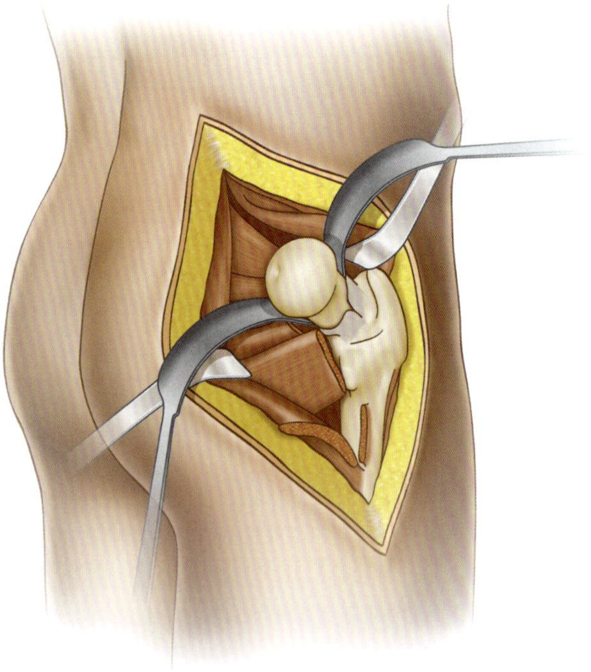

• **图 110.1** 髋臼拉钩的正确放置。前方与后方的牵开器都在关节囊内。前方牵开器在 1 点钟位置，后方牵开器在 7 点钟位置

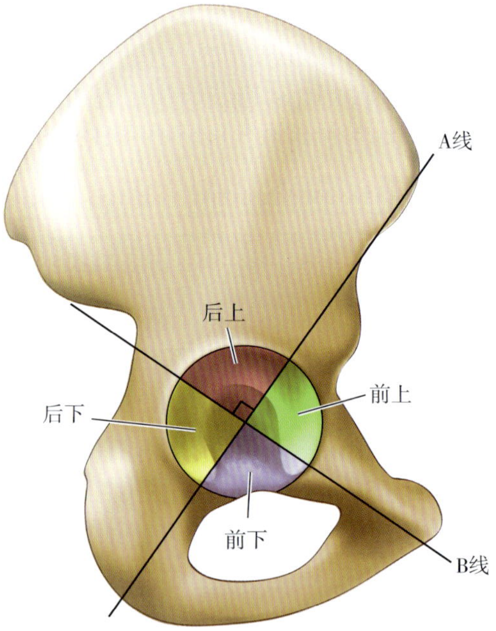

• **图 110.2** 安全植入髋臼螺钉的象限系统。此髋臼象限系统可被用来确定螺钉固定的“安全区”。将假体在后上象限植入会使神经血管并发症最小化，建议在常规 THA 中使用（引自 Wasielewski RC, Cooperstein LA, Kruger MP, Rubash HE. Acetabular anatomy and the transacetabular fixation of screws in total hip arthroplasty. J Bone Joint Surg Am. 1990；72：501-508.）

生率 [15,25]。

诊断

周围神经损伤

早期临床诊断有助于 THA 后神经损伤的成功治疗。必须对患者进行全面仔细的体格检查，包括四肢的感觉与运动功能测试，以及在术前访视时对其心理状态进行评估。术前的 X 线片有助于预计进行 THA 时是否需要下肢延长，会提示术者应对患者术后的神经损伤有更大的警觉。如果预计到存在过度的下肢延长（> 2.7 cm），术者必须做好相应的术中措施以防止神经麻痹 [11,18]。如果术者认为坐骨神经会受到过分拉伸，或者为了恢复正常的髋关节中心，下肢延长必须超过 2.7 cm，那么也许应该使用转子下缩短术。必须让神经麻痹的高风险患者了解手术的风险，从而指导他们对术后的预期与术后恢复。当患者从麻醉中恢复后，应立即再进行一次彻底的体格检查，其结果应细致记录在病例中。这样，术者可以立即发现患者与其术前状态的变化，并为潜在的神经系统损伤提供一个观察基线。局部麻醉的使用可能会延迟对手术肢体的术后评估，即使如此，在术后仍应立即对四肢进行

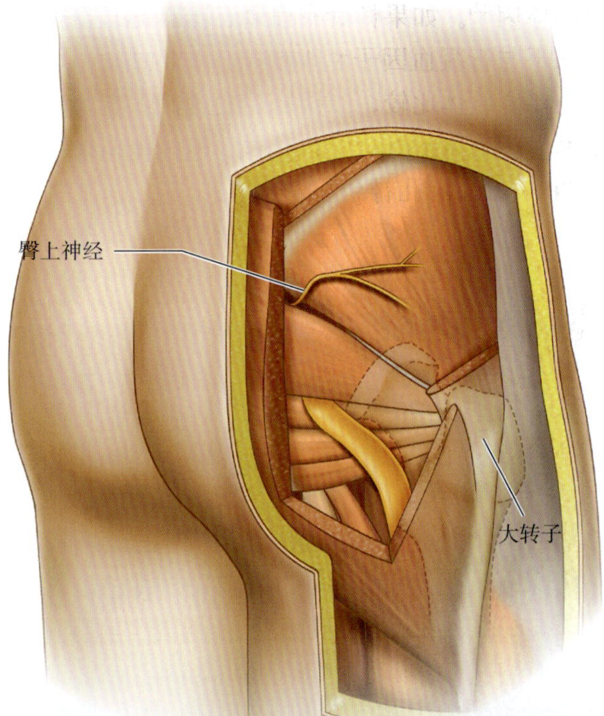

• **图 110.3** 如果切口在大转子之上延伸超过 5 cm，臀上神经在外侧入路时易受到损伤

完全的体格检查，并局部麻醉失效后再进行一次。患者在剩下的住院期间内应当每天至少被检查一次，并同样在以后的随访中接受检查以评定迟发性神经损伤。一旦神经损伤被确诊，医生必须评估可伴随出现的其他神经血管系统损伤，并评估患者是否可能出现骨筋膜室综合征。

检查患者时，应当注意对每个存在风险的神经都做单独的检查（表 110.3）。当评估坐骨神经损伤时，胫神经与腓神经的神经分布应当分别单独评估。腓神经的评估可以通过将患者的踝关节置于中立位，然后背曲踝关节及伸展大䠀趾。这个检查必须在中立位对抗阻力进行，以最小化将跖屈反弹误认为背屈的可能。患者可能需要做外翻足部检查以单独测试腓神经浅支。对腓神经的感觉的评估也可以对患者的足背部通过轻触以及测试其对锐 / 钝的分辨程度来进行，特别是在第一足蹼间的背侧。胫神经同样可以通过将患者的脚置于中立位，然后跖屈踝关节及屈曲大䠀趾。对胫神经的感觉分布评估可以通过对患者的足跖面轻触以及测试其对锐 / 钝的分辨程度来进行。

股神经功能检测最准确的办法是测试伸膝肌力的弱化以及大腿前内侧与小腿内侧的感觉减退。如果术后立即发现股神经麻痹，最有可能的原因是牵开器损伤；而对于延迟性股骨神经麻痹，扩张性血肿是其最常见的原因[2]。如果怀疑有血肿，可以通过获得血红蛋白水平与行凝血因子水平检测同时测量大腿上部维度，与对侧肢体比较，以检测过度血肿。CT 或超声可以帮助量化血肿大小以及确定是否有手术减压指征。

THA 后的闭孔神经麻痹难以诊断，因为其发生率低、症状不明确，并且经常被医生忽略。如果患者术后腹股沟持续疼痛，并且其 X 线片显示有骨水泥渗漏或髋臼螺钉位置不良，则应对其进行进一步评估；闭孔神经麻痹的患者也可能表现为有内收肌力弱化。

臀上神经麻痹经常被混淆，因为其表现与外展肌无力类似。体格检查时，患者的表现就是外展肌无力与 Trendelenburg 步态。如果这些症状在外侧入路后发生，特别是切口延伸到臀中肌超过 5 cm，则应引起医生对发生臀上神经麻痹的高度警觉。电生理检查有助于确认对于任何神经麻痹的诊断，且特别有助于确认闭孔神经损伤或臀上神经损伤这样通常不易明确诊断的情况。当外展肌无力的原因不明时，也可以采用带有去伪影的 MRI 来分辨臀上神经麻痹与外展肌撕脱。

中枢神经系统损伤

如果患者在 THA 后出现肺部窘迫、精神状态改变或偏瘫，则应当引起医生对其患有脂肪栓塞综合征、肺栓塞或脑卒中的警惕。脂肪栓塞综合征是一种临床诊断，对于有低氧血症、精神状态改变或皮肤瘀斑的患者，术者应对其出现脂肪栓塞综合征保持高度警觉[26]。如果患者出现呼吸窘迫，初步检查应包括动脉血气分析、全血细胞计数、胸部 X 线片与心电图。使用高分辨率 CT 可以寻找与脂肪栓塞综合征症状一致的双侧毛玻璃样改变，也可以识别肺栓塞、肺炎或者导致低氧血症其他原因。对于精神状态改变的患者，弥散加权 MRI 是检查脑脂肪栓塞综合征最敏感的影像学办法，而头部 CT 扫描通常为阴性[26]。

表 110.3 THA 后神经损伤的体格检查结果

外围神经系统损伤		中枢神经系统损伤
坐骨神经	**股神经**	**肺 FES**
• 足下垂	• 股四头肌无力	• 呼吸窘迫
• 无法背屈踝关节（腓侧）	• 大腿前内侧麻木	• 低氧饱和度
• 无法外翻踝关节（腓侧）		• 类 ARDS 影像学改变
• 第一足蹼间麻木（腓侧）	**闭孔神经**	
• 无法跖屈踝关节（胫侧）	• 内收肌无力	**脑 FES**
• 足跖面麻木（胫侧）	• 腹股沟疼痛或麻木	• 精神状态改变
		• 麻痹
	臀上神经	• 类 CVA 影像学改变
	• 外展肌无力	• 瘀斑
	• 跛行	

ARDS，急性呼吸窘迫综合征；CVA，心血管意外；FES，脂肪栓塞综合征。

也可能出现不典型脑栓塞，表现为缺血性发作。骨科患者的下肢或骨盆血栓通过开放的卵圆孔进入脑血管系统时曾发生过这种情况。如果疑似发生卒中，患者的气道呼吸和循环必须得到保障，之后应进行神经系统检查。应进行紧急无需对照的头部CT扫描，并启用医院的卒中治疗团队[24]。如果THA后的缺血性卒中被确认，则应考虑同时评估患者的下肢血栓和肺动脉栓塞。做经胸超声心动图会有助于诊断心脏室间隔缺损或识别心脏附壁血栓[27,28]。确定缺血性卒中的原因对于防止继发的梗死至关重要。

治疗

周围神经损伤

预防、尽早诊断以及了解其病因是THA后神经麻痹得以成功恢复的主要原则。预防神经损伤要求术者必须了解每个操作的各种风险，并预计可能造成并发症的各种原因（从而避免）。脊髓体感诱发电位（spinal somatosensory evoked potential，SSEP）的保护作用尚不明确。目前，没有明确的临床证据表明SSEP对一般的THA有益，但在翻修手术中或下肢需很大程度上延长的手术中，它也许对减少神经麻痹的发生率有益[29]。当前，在日常的THA手术中，SSEP不实用而且费用过高。

神经损伤确诊后，医生必须寻找刺激因素并对患者密切观察以发现潜在的神经血管并发症，包括骨筋膜室综合征，异常的神经检查体征在一些情况下可能是骨筋膜室综合征的首发体征。患者应该立即被摆放成可以使受累神经受到最小程度牵拉的体位。如果遇到坐骨神经损伤，应将患者的髋关节后伸、并将其膝盖屈曲（图110.4）。术后X线片应与术前X线片比较，以确定手术是否导致了下肢延长。一些研究认为，通过早期的股骨头置换来缩短下肢可能解决由过度肢体延长继发的神经麻痹症状[30,31]。或者，可以用转子下截骨术来减小对坐骨神经的牵拉。然而，早期使用此手术技术治疗神经麻痹的有效性在目前还没有系列结论。

机械因素（例如髋臼固定螺钉）造成的神经麻痹可以通过CT扫描或者骨盆斜位X线片进行评估。如果神经麻痹继发于一个明确的机械因素，那么术者应将患者带回到手术室进行手术矫正。对于持续增大的血肿可能造成迟发性神经麻痹的患者，要确保其抗凝维持在术后的目标水平。

如果患者的血肿持续增大导致不断恶化的神经系统症状，那么一旦其血红蛋白和凝血水平被调整到理想程度时，就应该考虑手术清除血肿。对于患有已知腰椎疾病却无明确原因持续性神经麻痹的患者，通过椎板部分切除，内侧小关节及椎间孔切开的腰椎减压术可能解决其术后病状。这种方法被证明对确诊有严重椎管狭窄并在THA后有持续神经损伤的情况特别有效。

应通过一系列神经系统检查密切监测患者，还应告知患者损伤情况，以便医疗团队了解不断发展的神经系统损伤。腓总神经发生损伤后，应尽早使用足踝矫形器将踝关节保持在中立位。将足部保持在中立位有助于下床行走，并能将踝关节跖屈挛缩畸形的发生率降到最低。在坐骨神经分布区域有明显感觉障碍的患者应当被告知预防压疮。患者的踝关节由理疗师进行全范围的被动活动有助于预防踝关节僵硬与跖屈挛缩畸形。

如果患者的神经功能障碍在术后1个月仍没能完全恢复，可使用肌电图（EMG）或神经传导检查

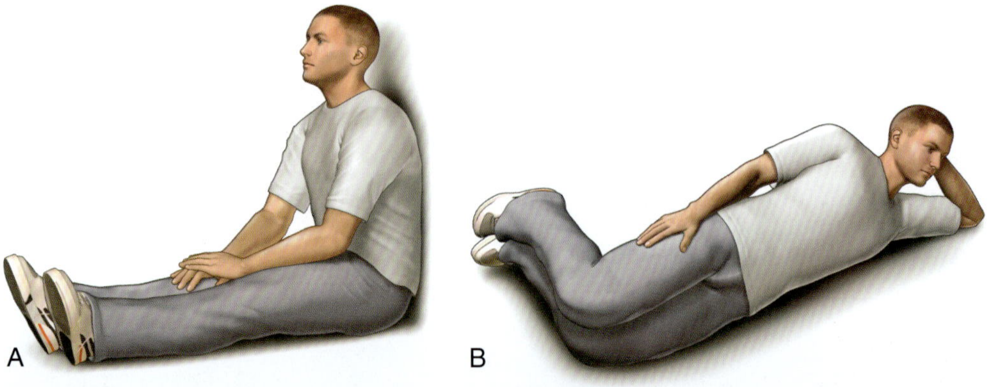

• **图 110.4** （A）将患者上身置于正直坐姿并使腿在膝关节伸直会给坐骨神经造成牵拉；（B）如果怀疑患者有坐骨神经损伤，应将患者髋关节伸直、膝盖屈曲，从而减少牵拉，缓解症状

（NCS）来进一步量化病情。一些患者在周围神经损伤后会经历痛苦的感觉障碍，如此类症状出现，医生应立即为其找到疼痛专家治疗。三环类抗抑郁药、加巴喷丁或普瑞巴林就可以防止这类感觉障碍发展成复杂性区域疼痛综合征，当然也可以使用交感神经阻断剂。除非已知明确的病因，观察与支具治疗是治疗股神经麻痹的首选治疗方式。如果麻痹继发于已知的原因，如骨水泥、植入物或扩张性血肿压迫，应当考虑手术干预。因为绝大多数股神经麻痹源于术中的牵拉或压迫，医生可以选择对患者的恢复进行观察。如股四头肌乏力影响患者下床行走，在其活动功能恢复之前使用长腿带锁支具或膝关节固定支具会有帮助。闭孔神经与臀上神经麻痹，除非存在机械损伤，否则可以密切观察其恢复。对于机械损伤的情况，再次手术能帮助解决神经麻痹。

中枢神经系统损伤

术者对脂肪栓塞综合征的治疗主要是支持疗法。脂肪栓塞综合征应该由重症监护专家和神经科医生处理。术者的处置措施包括适当维持足够氧合和通气、水合以及血氧饱和度监测。全身类固醇的使用可降低脂肪栓塞综合征的进一步炎症反应的损伤，并改善治疗预后，但其使用仍有争议 [32]。抗凝、抗血小板药物和溶栓药物常被用于治疗血栓栓塞和脑栓塞，但是这些药物对预防和治疗脂肪栓塞综合征无作用。如果血栓栓塞和脑栓塞是患者神经功能障碍的原因，应考虑使用治疗剂量的抗凝剂，当存在抗凝剂禁忌时，则考虑使用下腔静脉滤网。对脂肪栓塞综合征、血栓栓塞和卒中的治疗基于骨科医师对它们处置的把握，可能需要内科、重症监护、呼吸病学、神经病学专家的协助。

预后

每位 THA 后神经损伤患者的预后都因各自的损伤机制和严重程度而有所不同。Schmalzried 等发现，41% 遭到神经损伤的患者完全或接近完全康复。44% 的患者有持续性轻度功能障碍，15% 有明显的神经功能障碍伴下床行走受限，或表现为持续性的感觉迟钝。当局部运动功能在 2 周内恢复后，大多数患者预后良好；大多数局限性感觉功能障碍的患者同样有良好的预后 [2]。不良的预后因素包括从损伤部位到末端器官距离变长，损伤区域大，以前的严重手术瘢痕改变了神经的血液供应 [7]。

患者相关因素也对神经损伤的预后有影响。高龄和并存问题（如糖尿病、椎管狭窄、酗酒、吸烟和使用类固醇）都是对预后产生不良影响的因素 [7]。下肢延长是产生神经麻痹的风险因素，但是尚无证据表明下肢延长的程度与恢复相关。一些研究指出，股神经麻痹可能比同一程度的坐骨神经麻痹恢复率更高，但数据仍不明确 [2]。一个研究包括 9570 个病例，其中 31 例在初次 THA 或 THA 翻修后发生腓神经麻痹，其中接近一半的患者完全恢复。部分腓神经麻痹恢复的平均时间大约为 1 年，完全腓神经麻痹恢复大约需要 1 年半 [33]。

目前的争议与未来的展望

- 虽然 THA 的某些手术入路与操作已经被证明会增加神经损伤的发生率，但可以显著减少神经损伤发生率的手术技术与术中注意事项仍需要更多的研究数据。
- 需要更多关于神经损伤后的恢复率的数据来指导患者，并确定某些神经是否或多或少容易受到各种原因造成的长期功能障碍的影响。
- SSEP 在复杂病例中的作用目前尚不清楚，应当进一步研究，特别是在发育性髋关节发育不良和过度肢体延长的病例中。
- 再次手术处理神经麻痹的效果也不够明确，并且其适应证也存在争议。骨水泥渗出、植入物移位，以及血肿的形成都是再次手术的适应证；然而，再次手术对于解决这些情况下的神经麻痹的疗效至今仍鲜有结果数据报告。

血管损伤

引言

THA 是有着良好长期效果的常用治疗措施。不幸的是，血管损伤在初次 THA 和 THA 翻修的每一个步骤中都有可能发生。尽管并不常发生，但对于这一棘手的并发症的最好治疗就是预防。详尽地了解神经血管解剖学是将损伤神经血管系统的风险最小化的基础与关键。血管结构可能被直接损伤（手术刀、骨凿、牵开器、或者髋臼锉），或间接由牵拉造成损伤，特别是在动脉粥样硬化的患者中。

流行病学与危险因素

血管损伤的发生率在文献中被报道为0.1%～0.3%[35-38]。Calligaro 等回顾了 9581 例 THA，发现了急性血管损伤的并发症发生率为 0.17%[35]。Parvizi 等报告了 13 517 例进行 THA 的患者的血管并发症发生率为 0.1%[37]。Alshameeri 等回顾了 61 篇报道了 138 例在 THA 后血管损伤的文献。最常见的导致损伤的原因是被割破，占 44%。他们发现切开探查和修复曾经是最常采取的干预措施，但经皮血管内干预在过去 13 年中则是最常用的。其致死率为 7.3%，截肢率为 1.6%。尽管血管内修复降低了患者的截肢率以及永久残疾率，但并没有降低这些患者的死亡率。

避免血管损伤的第一步是找出并确定患者相关的以及操作过程相关的危险因素。手术造成的血管损伤是直接的或间接的。直接损伤可能由外科器械（手术刀、骨凿、牵开器，髋臼锉）在去除假体或骨水泥时发生，或者也可以在植入物（例如，骨水泥、螺钉、钢缆）安放的过程中发生[40,41]。间接损伤包括在切口暴露、牵拉、关节脱位 / 复位的过程中发生的血管牵拉或者压迫。血管结构也可能出现热损伤。既使大体积移植也被证明存在潜在的对神经血管束的压迫[42]。THA 是一个要求对关节施加机械外力的手术，可能会导致血管的牵拉。完全消除外力是不现实也不可行的，但应当尽量减小[37]。

患者自身的因素已经被证明会增加血管损伤的风险，包括患者为女性、翻修手术、左侧手术操作（基于主动脉分叉至左髂总动脉的关系），假体内侧（盆腔内）位移和感染[38,43,44]。患者有周围血管病史、周围脉搏没有或薄弱、有旁路或血管重建史，对血管并发症存在高风险。此外，有着糖尿病和冠状动脉疾病等并发病史的患者易感于周围血管疾病，故血管损伤的风险高。患有糖尿病和周围血管疾病的患者经常有动脉血管钙化，这会导致血管顺应性下降并可能最终导致不准确或者虚假正常的多普勒检查结果[45,46]。这些患者应该由血管外科医生做术前处理，会包括非侵入性检查（普通超声或彩色双工超声扫描）或者可能包括一个动脉造影。

外侧旁路移植患者（如主动脉 - 双股动脉移植患者）的动脉损伤的风险特别高。肢体的位置，如旋转与内收，会给移植物带来风险[47,48]。Cameron 建议对接受股骨大动脉移植的患者进行股骨转子截骨术，以避免极端体位危及移植血管的可能[47]。在这些情况下，对肢体的小心的移动与操作是重要的，如果可能，避免长时间或者极度的旋转，以降低移植血管堵塞的风险。

内移凸入骨盆的假体会附着的在髂血管上。通过传统的外侧入路的手术方式，暴力取出这些假体会造成附着的血管撕裂。在这些情况下，可以考虑由普通外科医生实施腹膜后入路，直接取出植入物。骨盆间骨水泥造成了一个特殊的难题，特别是当需要移除全部的骨水泥时（例如在出现感染时）。如不存在感染，也许并不需要移除全部的骨水泥，而应只移除妨碍髋臼假体稳定性或骨长入的骨水泥。骨水泥进入骨盆的时间段至关重要。在之前的操作中，聚合前进入骨盆的骨水泥比在聚合后慢慢渗透的骨水泥更可能黏附于血管上[25]。一系列相关的 X 线片与手术记录对术者行翻修术会有帮助。

髋臼假体的盆腔内移位经常与感染有关[44,49]。感染的组织可能附着于内移的假体上，使去除假体更加困难与危险。感染的组织通常更加易碎，更容易发生撕裂，特别是当其存在于血管结构的附近。Wera 等报道过 2 例与血管损伤有关的严重感染与髋臼假体内移的病例，并建议在术前与血管外科医生进行咨询，因为这种组合预示了血管损伤存在高风险。

如果需要翻修骨盆内髋臼假体，增强 CT 扫描或血管造影会帮助识别血管结构与需被取出的假体的关系[50]（图 110.5）。如果假体确实附着于神经血管结构上，也许需要由普外科或者血管外科医生采用骨盆内或腹膜后手术入路[51,53]。

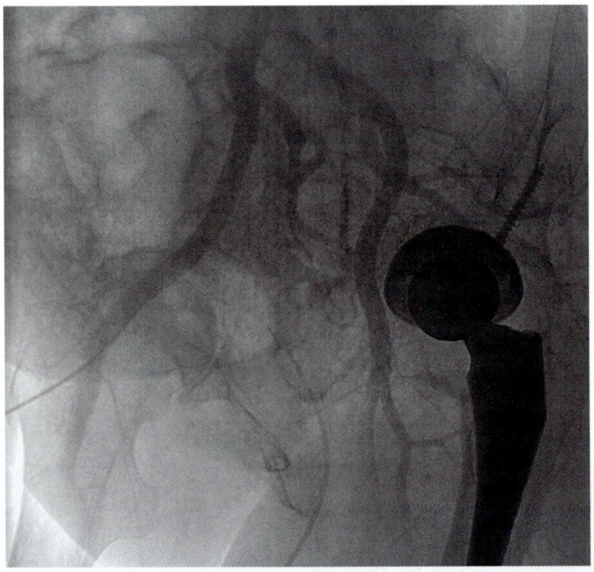

• **图 110.5** 髋关节造影显示血管与髋臼假体之间的关系

Wasielewski[19] 描述了一个髋臼螺钉植入位置的分区系统（图 110.1）。髋臼被从自髂前下棘平分髋臼的线把髋臼分为前后两半，另一条线则垂直于此线。这两条线把髋臼分为四个象限，最安全的象限是后上象限，此象限可用 35 mm 长的螺钉。因为它有最大的骨深度。比它更长的螺钉也许会损伤坐骨神经或臀上动脉。后下象限是第二安全的区域。然而，这一象限的骨厚度较薄，应避免比 25 mm 更长的螺钉。臀下及阴部内血管在这一象限种处于受损的风险。髂外血管在前上象限有受损风险，闭孔血管在前下象限有受损风险。如准备在前上、前下象限使用螺钉，应考虑使用单皮质固定。

如果在 THA 中使用了高位髋关节旋转中心，后象限只有外围部分对螺钉的放置是安全的 [41]。在髋臼杯重建的尸体研究中，Lavernia[54] 等报道了一个螺钉的位置和深度的安全区，作者建议对髋臼上缘采用 15 mm 的螺钉，对后缘采用 25 mm 的螺钉。

病理生理学与解剖学

在 THA 中，髋关节附近所有的血管结构都有受损风险。这些血管结构包括股、闭孔、髂外、髂总、股深，以及臀上与臀下血管 [30]。最常见的受损血管是髂外动脉和股动脉 [43]。

髂外血管从 L5～S1 水平起源，沿着腰大肌内侧边缘向下延伸（图 110.6）。腰大肌经过髋臼前柱与髂外血管之间。损伤髂外血管在 THA 的大多数步骤中都有风险，所以，血管损伤可能发生在任何时候——从患者体位摆放直到假体植入。髂外血管损伤经常是由牵开器放置于髋臼前柱直接造成的损伤，因为牵开器置于髋臼前柱过于内侧的位置会直接穿透、牵拉或撕裂血管。有人建议在更近端的位置放置前方牵开器也许更安全，因为近端比远端有更多肌肉 [34]。髂血管损伤也在对髋臼内侧壁扩大时不够谨慎的情况下被报道过 [43,55]。过去，骨水泥进入骨盆也对髂血管造成过热损伤。然而，这种损伤也随着骨水泥型髋臼假体使用的减少而变得不那么常见。现在更常见的情况是，在前上象限错误放置螺钉使髂动脉与静脉有受损风险 [19]。

髂外血管在穿过腹股沟韧带后分支为股血管。股血管通常位于在髋关节囊的前内侧。在同一髋臼水平，动脉比静脉处于更外侧，而更易于受损（图 110.7）。普通股血管的损伤在 THA 中很多的步骤中均被报道过。很多种类的髋关节定位器都会对股血管

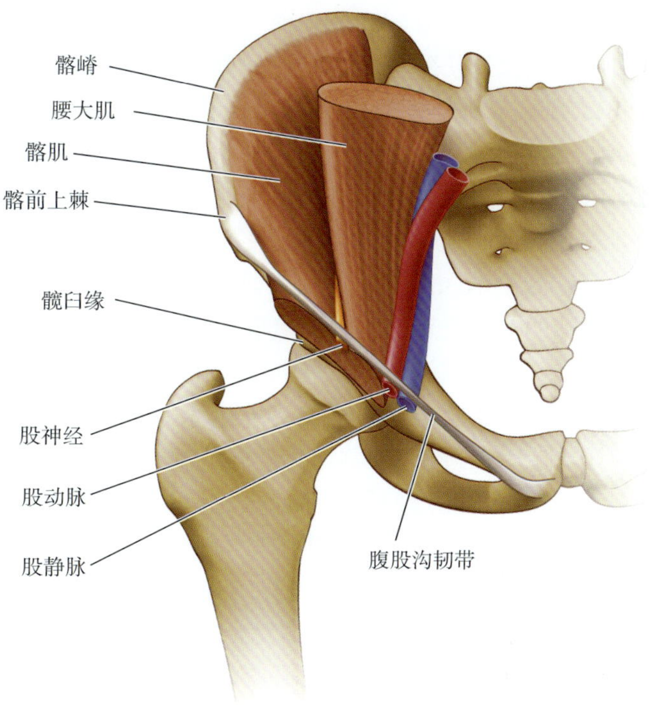

• **图 110.6**　髂外血管沿腰大肌内侧缘延伸（行走）进入下肢

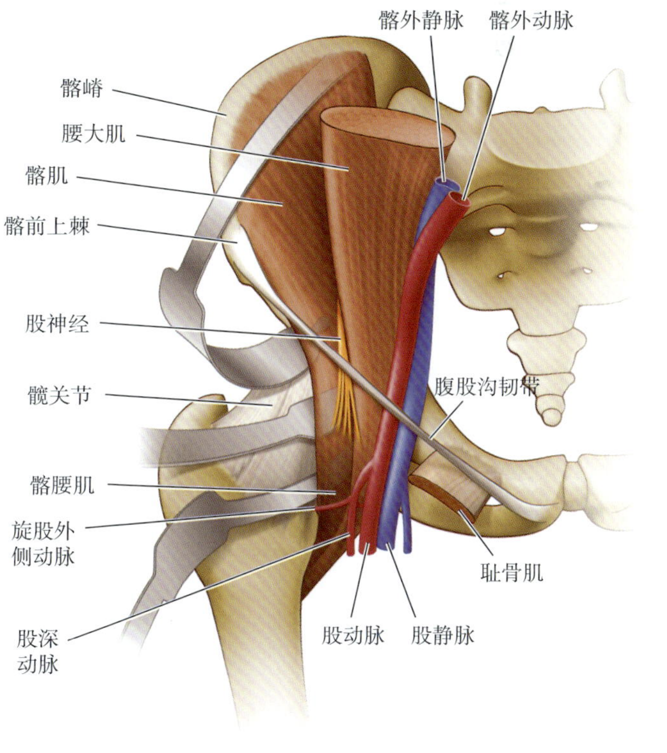

• **图 110.7**　普通的股血管位于腰大肌关节囊前侧以及内侧。牵开器必须仔细放置从而避免对股血管造成伤害。特别是在髋臼头部静脉外侧的动脉

造成直接压迫。牵开器在髋臼前下方放置过于靠内侧会直接或间接损伤股总血管[56]。将牵开器尖端过于前置和（或）过于内置会造成直接损伤，撬动牵开器会牵拉或撕裂血管从而导致间接损伤。过多切除前方骨赘或前方关节囊将导致股血管存在损伤的风险[36]。暴力脱位、复位动作造成的股血管损伤也有报道[43]。虽然所有的手术入路都牵涉到股血管损伤，但前外侧入路被证明对股血管损伤的风险最高[34]。

股深动脉从距腹股沟韧带 3.5 cm 的股动脉外侧发出（图 110.8）。旋股外动脉从股深动脉外侧发出，进一步分为升、降两支。旋股内动脉通常源自股深动脉，环绕股骨内侧延伸到转子间区域，并最终到达股方肌上缘。股深动脉损伤相对少见，但有报道过牵开器在前下象限放置过于内侧造成旋股内动脉损伤。在翻修过程中，有报道由于切除瘢痕或关节囊时造成旋股外动脉损伤[34,43,47]。旋股内动脉与外动脉也会因为股骨颈处牵开器的异常放置而发生损伤。

闭孔神经血管束（图 110.9）沿髋臼四边体表面走行，闭孔内肌在血管与髋臼骨性前下方之间。尽管少见，这些血管也会由于牵开器置于髋臼横韧带下方的位置或由于螺钉植入髋臼的前下象限而造成损伤[19]。

臀上动脉是髂内动脉的分支，从坐骨切迹上方通过（图 110.10）。臀上动脉的损伤可由在髋臼后方放置牵开器或螺钉植入坐骨切迹造成。臀下动脉分支于髂内动脉，髋臼后下象限植入过长的螺钉也会使其有受损风险。

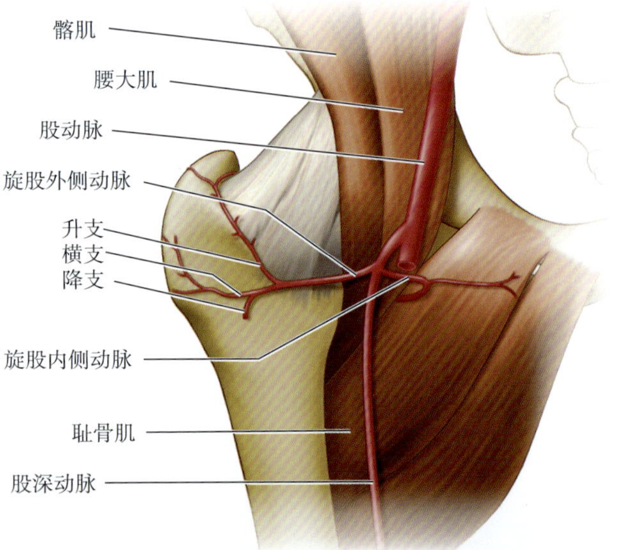

• **图 110.8** 旋股内 / 外动脉起源于股深动脉。股深动脉损伤虽然罕见，但可能由于牵开器不当放置而产生

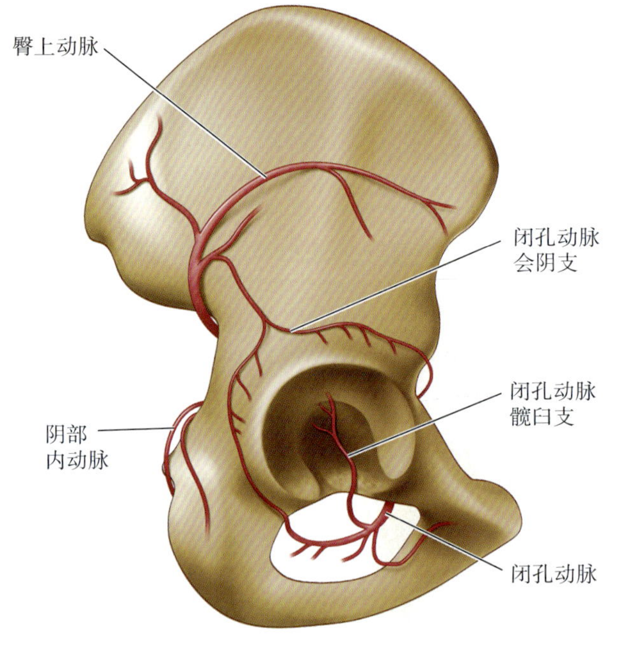

• **图 110.9** 闭孔神经血管束沿着髋臼四边体外面行走，且闭孔内肌位于血管与髋臼前下方之间

临床特征和诊断

Calligaro 等回顾了 23 199 例全膝关节置换术和 9581 例 THA，发现 56% 动脉损伤的患者在手术当天即可被诊断。在剩下的 44% 中，诊断被拖延了 1～4 d[35]。同样，Parvizi 等回顾了 13 517 例 THA，发现了 5 例术后血管损伤[37]——有 3 例在术中即被确诊，有 1 例在术后 1 d 被确诊，最后 1 例在术后 4 d 被确诊。区域阻滞麻醉会导致一些患者的延迟确诊，因为硬膜外麻醉可以掩盖缺血性静息痛的症状。此外，疼痛经常源自手术操作。过厚的手术辅料与抗血栓袜会使诊断更困难；如果担心患者有神经血管损伤，这些应被去掉。血管损伤可表现为无法控制的出血、血栓形成、动静脉瘘、骨筋膜室综合征或假性动脉瘤形成[38]。

治疗

对血管损伤最好的治疗方式是预防，特别是预计会有翻修术时。术前进行彻底的评估以发现前面提到的危险因素是必要的。应获得患者之前的手术记录以确认其是否有过血管问题。如果患者有任何前述的危险因素，建议术前与血管外科医生会诊。通常，可按需要进行无创检查或血管造影，这会确定是否需要术前纠正措施，如血管成形术、支架置入术或血管旁路移植术。

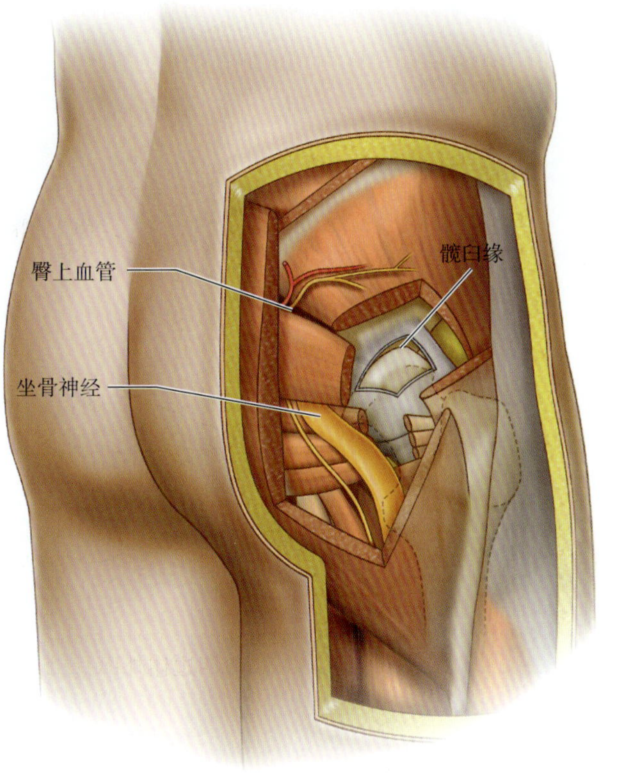

• **图 110.10**　图示臀上血管从位于梨状肌与上孖肌之间的坐骨切迹上方通过。这些血管可能因为拉钩放置不当或植入过长螺钉而损伤

轻柔的手术操作是必需的，然而，手术操作的性质决定必须对肢体进行处理。应避免暴力脱位或复位。牵开器应当直接被置于骨质上，并警惕避免软组织嵌入（其中可能包括神经血管结构）。髋臼前方拉钩应当在髋关节屈曲位时放置，因为这样会放松股神经血管束。术者要密切观察拉钩的助手，以避免过分牵拉。

在翻修手术中，一旦髋臼暴露，即使明显松动也应避免暴力取出假体，因为这会导致脆弱组织的剪切或撕裂。髋臼的扩大应小心进行，以避免穿透内侧壁[55]。在对象限系统透彻理解和对螺钉长度准确测量的前提下谨慎植入螺钉是必不可少的。

当出现术中大出血的情况，要先确定来源。首先试图局部处理或止血，如不可行，则对出血区域进行直接压迫。当出血来源无法控制或无法确定时，应包扎伤口，并进行紧急术中血管外科会诊。患者的血流动力学情况应由术者与麻醉师进行严密监控，应立即开始液体复苏，包括使用浓缩红细胞和相关血液因子，因为在翻修术中的一个常见的错误就是血液与凝血因子使用不及时。

如血管外科医生无法控制手术切口的出血，伤口应被包扎并暂时缝合，以便使患者可以改变体位并进行经腹手术的准备，显露出髂血管或直接在前方暴露出股血管。在这种情况下，可能需要血管修补、旁路移植和（或）血管栓塞术。止血后，患者可以改变体位以继续手术，或者在患者情况更平稳后再行手术。必须认识到腹膜后出血或盆腔内出血并不总是能被看到的。在危险操作后出现血压下降或心动过速应提醒术者注意可能的血管损伤。如术者对此有怀疑，必须立即进行术中血管手术会诊。

预后

由于血管损伤是罕见的，并且经常发生在有多种合并症的患者中，因此该类患者的预后差异很大。术者应降低请血管外科会诊的指征，因为紧急与有效的治疗可使此类并发症的预后最佳。血管重建的目的是缩短缺血时间。与创伤型血管损伤相似，热缺血时间最好 < 6 h[58]。对于热缺血时间 > 6 h 或有骨室筋膜综合征的临床证据的患者而言，下肢筋膜切开术也许是必须的。

血管损伤的后果是严重的。Sheonfeld 等对 THA 后 68 例血管损伤患者进行了报道，发现有 7% 的死亡率和 15% 的截肢率[43]。在 Parvizi 等的系列研究中，5 例 THA 后血管损伤患者中的 3 例需要进行 4 个筋膜室切开术。在这组患者中，1 例患者死于由血管损伤导致的多器官系统衰竭，另 1 例患者产生了由筋膜切开术导致的伤口并发症。其余 3 例患者没有受到血管损伤的不利影响[37]。

THA 后的血管损伤经常引发诉讼。在一组 16 例 THA 后的血管损伤中，有一半对术者提起了诉讼[37]。1 例案件以患者得到赔偿而和解，1 例术者胜诉，1 例被法官驳回，其余在此书出版时仍在审理中。

（参考文献参见书末二维码）

第 111 章

全髋关节置换术后切口并发症的预防和治疗

LAWRENCE H. GOODNOUGH, PAUL E. DI CESARE, DEREK F. AMANATULLAH

（高航 译 赵耀 审校）

关键点

- 抗凝的选择、体重指数、大量渗出都是导致持续切口渗出并继发感染的高危因素。
- 全髋关节置换术（THA）后，对持续 14 d 渗出的髋部切口进行灌洗和清创，并持续引流，治疗成功率更高。
- 负压切口治疗（NPWT）是处理高风险手术切口（如翻修手术）、营养不良或肥胖患者伤口引流的一种选择。旨在控制术后早期的引流量。不过目前缺乏对这项技术有效性的直接证据。
- 明确诊断为低白蛋白、血清转铁蛋白、总淋巴细胞计数的营养不良患者，发生切口愈合不良或继发深部感染的风险更高。
- 围术期预防切口感染应使用抗生素。
- 鉴别浅表切口问题和深部假体周围感染对于拟定合适的治疗方案是至关重要的。
- C 反应蛋白可以鉴别感染来源于深部假体周围还是浅表。其值在术后早期超过 100 mg/L（正常小于 10 mg/L）提示感染；在术后早期关节液白细胞计数超过 10 000 /μl 且异型性大于 90%，即可能出现了深部感染。

引言

可能导致 THA 后引流（较多）的原因或者因素包括肥胖、为预防血栓使用抗凝药物和使用强力闭式引流装置。关节手术术后 14 d 内实施外科灌洗和清创并延长引流时间非常有效。常规使用闭式引流是否会增加术后输血需求，目前仍存在争议。NPWT 可用于高风险切口，也可干预术后急性期切口引流过多。对于复杂的感染切口，可能需要早期的整形外科会诊。对于择期行 THA 的患者，可使用血清白蛋白等血清学标志物予以评估和监测。THA 后急性切口感染的治疗效果可以用红细胞沉降率（ESR）、C 反应蛋白（CRP）和白介素 -6（IL-6）明确。正确判断并在围术期应用抗生素可显著降低术后早期切口感染。切口紧密缝合技术在减少脂肪坏死和切口感染方面至关重要。在 THA 中小切口技术并不能减少瘢痕或降低切口问题的发生率。

全髋关节置换术后的切口引流

关于切口引流是长期的还是持续的，尚无严格的定义。有些作者将其定义为术后即开始或持续 48 h 以上的术后引流 [1]。THA 后持续引流会增加切口感染的风险 [2]。将累及阔筋膜以上的感染定义为浅表感染，其总发生率在总数为 183 例的 THA 的研究中接近 17%，同时术后 6 周内深部感染的总发生率约为 1%[3]。然而在延长切口引流的情况下，深部感染的发生率从 1.3% 上升至 50%[4-7]。一项对 10 000 例 THA 或全膝关节置换术（THA）患者术后 5 年的回顾性研究发现，300 例术后切口引流时间超过 48 h，其中 217 例（72.3%）患者在接受标准化的局部切口治疗（无菌生理盐水溶液冲洗切口，应用聚维酮碘溶液并口服抗生素）后可在 2～4 d 内停止切口引流。

其他关节置换术后持续切口引流可能的初始治疗包括 NPWT 或者髋关节人字绷带加压包扎切口和（或）通过静脉输液给予广谱抗生素。对于其余 83 例持续切口引流的患者（27.7%），标准化方案无效，需在术后 2～37 d 行灌洗和清创手术。当深筋膜没有封闭，就需行深部灌洗和清创术。这些患者里有 63 例（75.9%）在术后的 4～32 d 里手术灌洗和清创成功（无需进一步干预）。余下的 20 例患者（24.1%）经抗生素治疗、手术灌洗和清创均失败，发展成为深部感染，通过二期假体翻修或根据其身体情况长期使用抗生素。对这 83 例患者进行关键性评估后发现，在关节置换术后 14 d 内行手术灌洗清创的成功率明显更高。如果手术干预晚于 14 d，那么手术时特别要注意根除深部的感染（图 111.1）[1]。此外，营养不良（定义为血清转铁蛋白＜ 200 mg/dl，白蛋白＜ 3.5 g/dl 或者总淋巴计数＜ 1500/ml）与初次灌洗、清创手术的失败关系重大 [1]。所有其他的变量包括年龄、性别、手术失血量、手术时长和糖尿病，它们对于导致初始手术冲洗和清创治疗持续的切口引流和预防深度假体周围感染失效的危险因素，差异没有统计学上的意义。

了解切口引流的潜在原因和预防办法非常重要，因为长时间的术后切口引流与 THA 后并发症及长住院时间有关 [2,6,7]。一项包含了 1211 例 THA 的回顾性研究确认了术后 15 d 仍切口引流的危险因素。肥胖（例如体重指数超过 35 kg/m^2）、使用低分子量肝素预防静脉血栓、高吸力的闭式引流装置均与术后引流时间的延长和术后高感染率有关（图 111.1）[2]。应该注意的是，在此项研究中，与同时应用阿司匹林搭配间断加压装置或华法林进行对比，低分子量肝素的应用和术后早期切口引流量有关，低分子量肝素和华法林达到干燥的手术切口的时间都是术后 8 d。

关于华法林、低剂量普通肝素、低分子量肝素、阿司匹林和充气加压装置预防深静脉血栓的 meta 分析发现，使用低分子量肝素和和低剂量普通肝素的小切口出血最多 [8]。由于低分子量肝素不需要检测，对于一个需要长时间用药的干燥手术切口来说，它的实用性超过它的使用风险。低剂量普通肝素有高出血风险，必要时需要手术清理，而且抗血栓效果欠佳，所

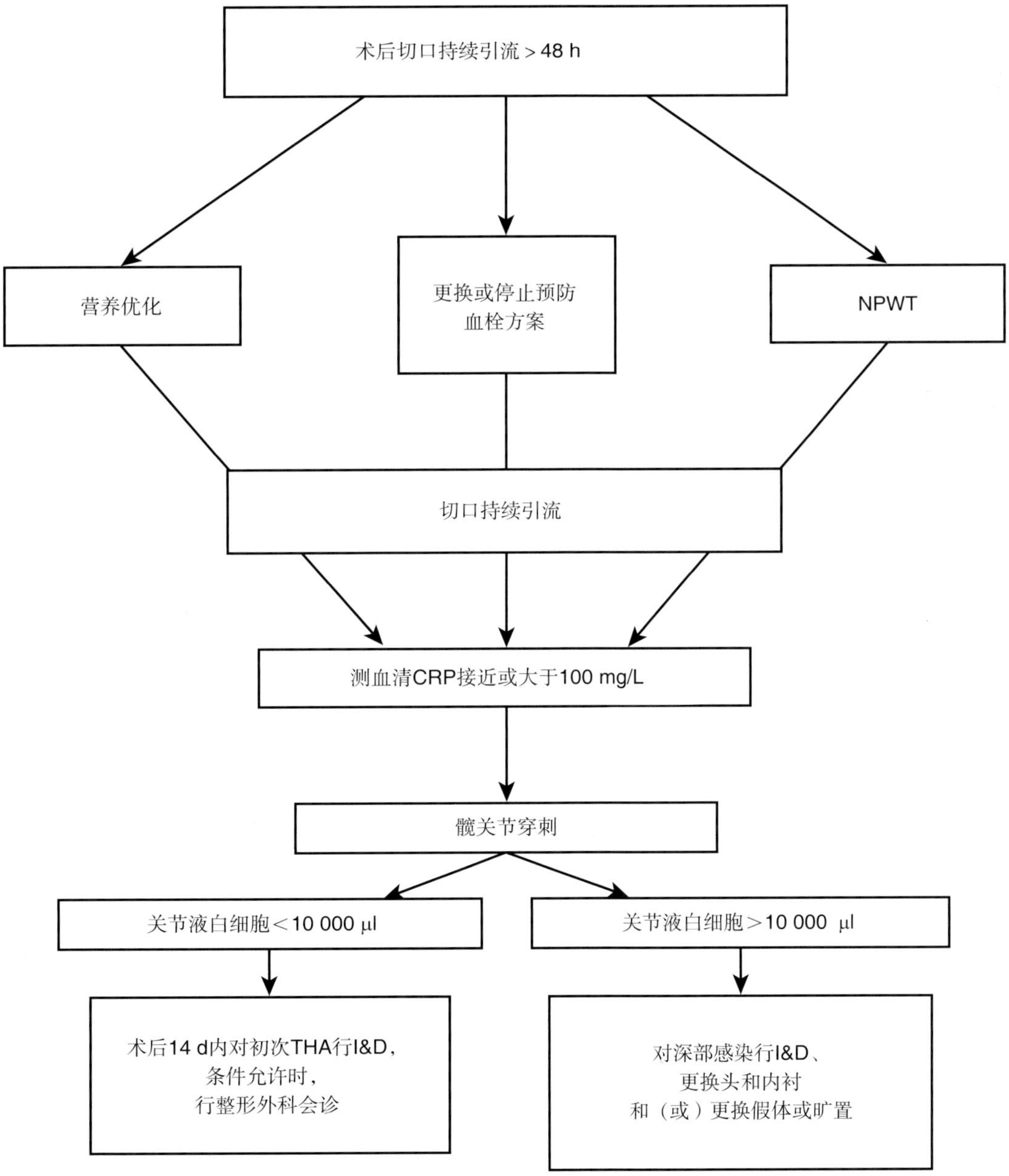

• **图 111.1**　持续切口引流的治疗原则。DVT，深静脉血栓；I&D，灌洗清创术；THA，全髋关节置换术

以不建议在 THA 后使用 [8]。一项关于 TKA 后早期并发症的管理数据库研究发现，使用 81 mg 阿司匹林、华法林、依诺肝素或口服Ⅹa 因子抑制剂的患者在前 3 个月，出血相关的并发症（包括切口并发症）发生率无显著差异 [9]。目前暂无关于Ⅹa 因子抑制剂（例如磺达肝癸钠）及其对手术切口引流量影响的随机临床实验。因此，早期数据表明，没有化学药物又能预防血栓还能降低切口并发症的发生风险。

闭式引流装置的应用

THA 后常规使用闭式引流装置仍然具有争议，然而，早期回顾性文献表明，THA 后应用闭式引流装置可能好处有限且副作用明确。最新数据证实，无论切口是否引流，切口感染率、术后血肿、再次手术的发生率在统计学上均无差异 [10]。有假说认为闭式引流装置可以防止血肿形成、减小切口张力，进而防止感染 [10,11]。另一种假说认为闭式引流装置其本身就是一个传染源，因为其可以作为细菌进入切口的通道 [12]。一项评估 THA 和 TKA 术后使用闭式引流装置的 meta 分析得出结论，尽管有许多研究展示了闭式引流装置的优缺点，但大部分研究缺乏正确的研究方法或者样本规模缺乏说服力。感染经常作为研究的主要终止点。然而，初次 THA 感染率低，因此大部分研究都无力支持或反对 THA 后应用闭式引流装置 [13]。

更新的数据表明，应用闭式引流装置不会减少切口引流量，同时没有闭式引流装置的切口需要的换药次数更少而干燥得更快 [14,15]。强力闭式引流装置被认为与 THA 后切口引流时间延长和高感染率有关 [2]。进一步讲，应用闭合引流装置围术期失血量更大，术后输血风险更高。

一项前瞻性研究通过核医学红细胞显像测定 THA 后血肿体积来评估闭式引流的效果。结果各组 THA 后 22 h 时血肿体积无明显统计学差异。然而，使用闭式引流装置的患者术后输血的需求增加 [15]。根据不同个体需求，定制闭式引流装置十分重要，但要牢记其与术后高输血风险有关，且尚无证据表明其能预防 THA 后感染。

负压切口治疗

NPWT 是一项新开展的防止或减轻切口引流及 THA 后感染的方法。其具有双重作用：预防高风险患者切口感染，治疗早期渗出切口避免感染。

关于 NPWT 改善切口周围环境，有多种假设机制。负压造成的宏观变形力会紧缩切口，微观变形力在细胞水平增加细胞分化，调节炎性内环境。切口周围液体少了，细菌也就少了，同时局部剪切力也减小了 [16]。在临床实际当中，NPWT 外科敷料的应用更像是由于其联合作用；未来的研究和 NPWT 的设计将改进现行模式。

一项随机临床实验比较了 NPWT 和普通敷料在 THA 切口上的预防作用 [17]，通过超声发现，NPWT 组早期术后皮下积液的发生率明显减少。另一项研究随机将 21 例股骨颈骨折行半髋置换的患者分为 NPWT 组和普通敷料组，发现（术后）皮下积液量、术后切口引流持续时间、总更换敷料所耗时间均明显减少 [18]。还需要进一步的随机实验来证实 NPWT 敷料是否能防止切口渗出并降低 THA 后切口感染率。但是，随着 THA 后住院日的缩短，可能实施起来比较困难。

一项临床实验检测了 NPWT 作为初次 THA 和 THA 翻修早期术后切口引流治疗手段的效果 [19]。总共 109 例切口引流的患者在术后 2～3 d 应用 NPWT。在最短术后 1 年的随访中，76% 的患者避免了另一次手术治疗。对于早期术后切口引流，NPWT 是优于手术清创的首选治疗。尽管还需要进一步的对照研究来比较 NPWT 和其他方案，比如早期清创。

早期整形外科会诊

关注处理复杂感染切口的研究不多（例如那些假体或骨外漏的病例，图 111.2 和图 111.3）。一项包括 10 例 THA 后感染患者的回顾性研究评估了早期整形外科会诊对这些复杂切口的处理意见。当深部切口感染出现时，整形外科在 THA 后 5～7 d 内的干预挽救了 10 例中的 6 例（60%）[20]（图 111.1）。

早期研究也支持早期明确诊断、彻底的外科灌洗和清创、稳定的切口覆盖（原来的组织或肌瓣）均可挽救假体 [21-23]。股外侧肌、股直肌、腹直肌皮瓣都被提倡用做覆盖和挽救 THA [22,24,25]。然而，关于如何挽救髋关节深部感染的最佳处理目前仍无定论。尽管许多切口可以通过局部切口护理，但使用真空辅助敷料、切口延迟闭合和肌皮瓣都是可选的方案，因为它们增强了局部组织的血供、提高了抗生素的渗透并减少了无效腔。

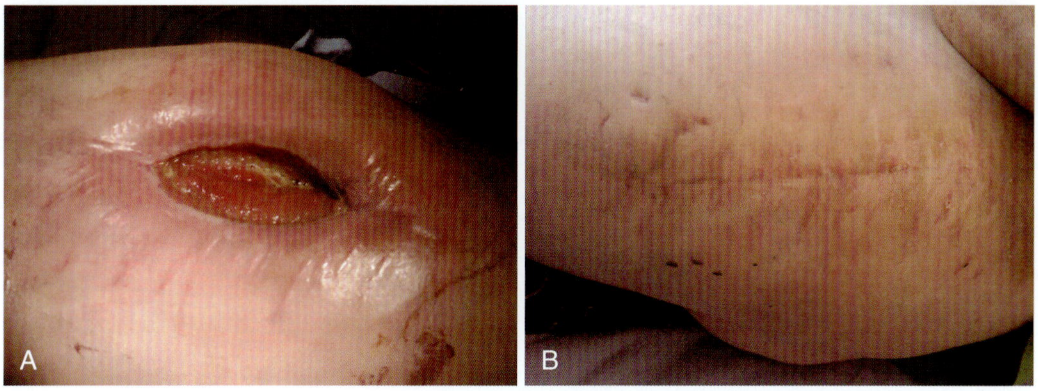

• **图 111.2** （A）THA 后伤口感染。（B）假体移除及初次闭合延迟的相同切口

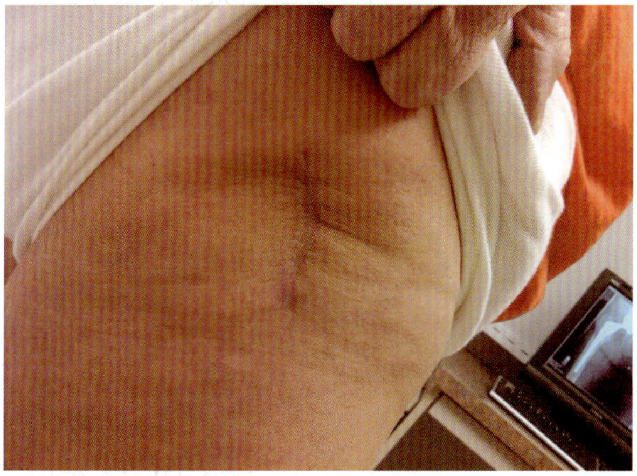

• **图 111.3** 迷你切口愈合后

营养不良的血清标志物

术前识别和确认营养不良可提高术后切口愈合的可能性。许多研究表明，术后切口愈合的过程与其营养状态直接相关（图 111.1）[1,26,27]。蛋白质营养不良的实验动物切口抗拉强度差，表明蛋白质营养不良会增加术后早期切口裂开的发生率[28]。

在一项国家数据库中对择期行髋关节置换患者的回顾性研究中发现，术前白蛋白低于 3.5 g/dl 是营养不良的标志，是与术后早期切口并发症和败血症有关的一个独立因素。同时，低蛋白水平与肥胖程度的增加有关[29]。这些数据不仅表明营养不良是髋关节置换术后切口愈合问题的负面因素，也提示这些患者群体是营养不良的高危人群。

一项前瞻性研究通过血清白蛋白、血清转铁蛋白、红细胞压积、血小板计数、凝血酶原时间（PT）、部分促凝血酶原激酶时间（PTT）、ESR 和总淋巴细胞计数（TLC）来预测 103 例 THA 患者的营养不良和切口并发症。34 例患者（33.0%）术前血清转铁蛋白和白蛋白低，被发现切口延迟愈合。所有营养指标在术后初期均显著降低。

在同一项研究中发现，比起单侧患者，一次行双侧 THA 的患者术后 2、4、6 天的血清转铁蛋白和白蛋白下降更明显，切口愈合并发症的发生率更高[30]。另一项前瞻性研究评估了微型营养评估法（MNA）以及术前白蛋白、血清转铁蛋白和总淋巴细胞计数，在 207 例因股骨颈和转子间骨折行 THA 的患者中，发现了 46 例（22.2%）出现切口延迟愈合。继发切口并发症的患者，术前血清转铁蛋白、总淋巴计数和微型营养评价得分均明显降低。

因此，营养状态不达标的患者更容易导致切口愈合不良，最终导致感染。然而，在关节置换术中对术前营养不良进行筛查并随后进行干预以逆转营养不良的实际操作尚未得到证实。未来的研究重点应放在确定高危人群（例如肥胖、酗酒等）是否会从术前营养不良的检查中获益。

急性术后感染的诊断

多种标志物，包括外周血白细胞计数（WBC）、ESR、CRP 水平和 IL-6 被用于帮助诊断急性切口感染。在临床高度怀疑感染、血清标志物升高的情况下，需要行关节穿刺以获取关节液进行细胞计数、分化和培养。

单靠血清白细胞计数诊断急性切口感染的敏感性低，特异性低[32,33]。通常，ESR 在术后 5～7 d 达到峰值，然后在超过 3 个月时缓慢恢复正常，这使得它在诊断慢性感染和监测感染的治疗效果时都比诊断急性感染更为有效[34,35]。CRP 是一个急性期的反应物，术后

3天就达到峰值，大约3周恢复基础水平[36-38]。CRP近年来获得了骨科界的广泛认可，因为它可以帮助诊断全关节置换术的急性感染[39]。

为了确定术后急性期感染诊断的适当界限，比较了一系列初次THA的血清ESR、CRP、关节液白细胞和分化，其中包括一组因急性（< 6周）感染而再次手术的患者[40]。这组测试已经证实在TKA早期术后是有用的，其水平高于先前报道的慢性假体关节感染[41]。在急性THA感染的分析中，关节液白细胞计数> 12 800/μl是最有特异性的测试，在工作特征曲线（AUC）下的面积有98%。同时，血清CRP > 93 mg/L（正常< 10 mg/L）的准确率很高，AUC下面积为93%。因此，评估THA急性感染可以测血清CRP。CRP接近或超过100 mg/L时，需要做髋关节穿刺。当髋关节穿刺显示滑膜白细胞计数> 10 000 μl时，特别是分化> 90%时，就可能诊断为急性假体周围关节感染。此外，如果还未明确诊断，可以查看培养结果。

IL-6被推荐作为一个急性感染的敏感指标[42]。IL-6是一个26 kDa的细胞因子，由激活的巨噬细胞和单核细胞产生。其正常血清浓度为1 pg/ml，然后会在应激和炎症时期剧烈波动。术后IL-6的浓度在6～12 h内达到峰值，然后在48～72 h内迅速恢复正常，这样，IL-6浓度持续升高就是急性术后切口感染的优秀的潜在标志物（图111.1）[43]。尽管如此，只有几个研究验证了应用血清IL-6浓度来监测切口感染。此外，不是所有医院都能测定IL-6水平。

关节液α防御素成为可靠的关节假体周围感染标志物，也代表了一种越来越重视诊断性分子生物标志物的趋势[44]。α防御素是中性粒细胞和单核细胞中一类抗菌肽的一部分，其蛋白质通过增加膜的通透性发挥作用[45]。最初是在感染的关节假体关节液的差异基因表达筛选中发现的[46]。在一项对29个假体周围关节感染和66个无菌关节的小型前瞻性分析中，α防御素是对感染具有高敏感性和特异性的几个标志物之一[44]。一项回顾性分析显示，关节液α防御素对关节假体周围感染具有高敏感性和特异性[47]。进一步的前瞻性分析发现，关节液α防御素具有高敏感性和特异性，能将关节假体感染和其他失效（如无菌性松动）区分开[48,49]。在一项分析中，关节液α防御素对诊断关节假体感染有96%的特异性，而滑膜CRP的加入对该系列中所有的假阴性负责[50]。关节液α防御素对术后急性期（< 6周）深部感染的敏感性和特异性尚未有明确报道。尽管如此，关节液α防御素水平迅速地在THA深部感染的诊断检测中扮演了重要角色。

降低感染的可能

大多数在健康个体上进行的THA被认为是清洁的外科手术，因此引起切口感染的细菌生物体的主要来源可以追溯到患者的内源性皮肤菌群或手术室空气中的微生物[51]。最近的研究表明，革兰氏阳性菌（如金黄色葡萄球菌和表皮葡萄球菌）是THA切口感染的主要病原菌[52,53]。这些微生物通常出现在患者的皮肤上，可以直接接种在手术切口部位，引起表面或深层感染。围术期预防性抗生素的合理使用可减少手术创面的细菌载量。

根据美国骨科医师学会的建议，头孢唑林和头孢呋辛是骨科常规手术首选的一线预防性抗生素。有青霉素过敏史的患者对头孢菌素过敏反应的发生率很低，有证据表明头孢菌素可以安全使用[54,55]。另外，在青霉素过敏的情况下，可以考虑克林霉素或万古霉素。在青霉素过敏患者中，万古霉素作为围术期预防用药使手术部位感染发生率非常低[56]。当地记录明确爆发的耐甲氧西林金黄色葡萄球菌，包括已经习惯使用万古霉素或已知有甲氧西林耐药金黄色葡萄球菌定植的患者，均应考虑使用万古霉素[57]。然而，在没有青霉素过敏的患者中，万古霉素预防比头孢唑林预防的手术部位感染的风险更高[58]。接受万古霉素治疗的患者通常使用剂量不足，应通过按体重给药来代替固定剂量1 g[59]。预防性围术期抗生素应在开皮前1 h内使用[60]。围术期预防性抗生素的常规使用是预防THA中切口感染的一种便宜而有效的方法。外科医生应与手术室操作人员合作，在暂停手术期间实现抗生素管理，并建立标准化的抗生素使用剂量、药物选择、给药时机和抗生素使用时长。通常情况下，术前初始剂量术后可以额外再给3次头孢唑林或头孢呋辛，（如果应用万古霉素）术后可以再给2次万古霉素。然而，最近，美国疾病控制和预防中心发布了一项建议，反对在手术室关闭干净的手术切口后使用抗生素[61]。美国外科医师学会的指南承认，全关节置换术仍然是一个有争议的领域。也就是说，有证据表明，在术前剂量之外的额外抗生素预防没有任何好处，在关节置换术中，手术后24 h内应该停用抗生素[62]。THA后不正确使用抗生素会增加术后5倍的术后感染风险[6]。

切口的关闭与美容

直接关闭皮下组织对切口并发症和感染的影响已被评估。一项前瞻性队列研究对 44 例不留置引流管直接关闭皮下组织的半关节置换术患者和 35 例不缝合皮下切口的半关节置换术患者进行了评估[63]。在皮下组织未缝合的患者中，33% 出现切口并发症，比缝合组高 5 倍。特别是皮下组织不缝合的患者切口感染率为 20%，裂开率为 11%，与之对应的，皮下组织缝合的患者切口感染率为 2%，裂开率为 0[63]。这些数据证实皮下组织的紧密缝合可以避免表皮缝合处的张力，并尽可能减少积液和感染的无效腔。

有三种常见的方法来最终闭合切口。皮钉、缝合线和皮肤黏合剂（例如，2- 辛基氰基肿酸盐）使皮肤愈合时皮肤边缘对合在一起。皮针和不可吸收缝合线在 10～21 d 后拆线，而可吸收缝合线（如单晶硅）和皮肤黏合剂不需要专门拆线。此外，皮肤黏合剂可以避免订书针或针造成的创伤[64]。一项小型的临床试验对 102 例 THA 患者进行随机分组，最终用皮钉、单晶表皮下缝合或皮肤黏合剂缝合，结果显示在切口并发症（即渗出或感染）、住院时间、切口长度、患者满意度等方面无显著差异[65]。然而，在 THA 中，使用带皮肤黏合剂的血液渗出敷料减少了 6 倍，使用订书针的缝合所需时间减少了 3～5 倍[65]。

在另一项小型的临床试验中，90 例 THA 患者随机选择用皮钉或皮肤黏合剂关闭切口，结果显示骨科医生和整形外科医生评估后的瘢痕外观、伤口并发症发生率（例如渗出或裂开）、患者术后 3 个月的满意度均无明显差异[66]。尽管两种方法都是有效的切口闭合方法，但皮肤黏合剂的成本是皮钉成本的 5 倍以上[66]。最后一个初次 THA 的有限随机临床试验比较了垂直褥式缝合和连续皮内皮钉闭合切口。用激光辅助吲哚菁绿血管造影术灌注组织，证实连续皮内缝合的切口愈合潜力最高[67]。这些结果是否适用于 THA 切口尚不清楚。目前，已公开的试验仍然不足，对于最终的切口闭合仍然难以给出建议。

瘢痕美观和患者的满意被认为是小切口 THA 的优点[68-70]。小切口的定义是切口小于 10 cm[71]。通过对整形外科医生盲法评估 THA 小切口瘢痕时，不良瘢痕形成的发生率为 30%，不良瘢痕的发生率比标准缝合高 6 倍[72]。小切口的皮肤变色、皮下坏死和皮肤卷曲多见，可能是由于皮下组织的回缩力[68,71]。有趣的是，小切口 THA 患者给他们的切口美容外观评分较高，这表明瘢痕较短的患者在主观上感觉更幸福。然而，尽管存在这些美观上的差异，使用小切口或标准切口的所有患者都认为他们的瘢痕可以接受[72]。

一项调查问卷显示，74% 的 THA 标准切口和 62% 的 THA 小切口患者达到了最佳外观效果[68]。因此，选择 THA 小切口的决定应基于外科医生在执行 THA 时的技术水平，即在不造成周围皮肤和软组织损伤的情况下，也应基于患者对 THA 伤口长度的预期。总的来说，这是一个复杂、个性化的决定，需要平衡外科医生的需求和患者的期望。

降低初次 THA 后感染风险的最后一个机会是无菌敷料的放置。手术室无菌手术敷料有多种选择，从纱布到封闭敷料，甚至是浸银的氢纤维敷料不等。最近，回顾性分析证实，使用浸银敷料可降低急性关节假体感染的风险[73,74]。但银敷料在减轻切口引流和防止感染方面的作用有待进一步的前瞻性研究论证。

（参考文献参见书末二维码）

第 112 章

异位骨化

RUSSELL A. REEVES, VINCENT D. PELLEGRINI, JR.
（高航 译　赵耀 审校）

关键点

- 虽然异位骨化的诱因是多样的，但是最常发生于髋部手术后的软骨内成骨过程中。
- 虽然异位骨化在一般情况下是没有严重临床表现的，仅通过影像学检查发现，但是全髋关节置换术（THA）后，多达 10% 的患者因大面积的异位骨化，出现有临床意义的僵硬。
- 异位骨化最高风险的患者是那些在之前髋部手术中有异位骨化的有肥厚性骨关节炎、强直性脊柱炎、弥漫性特发骨质增生症和帕金森病的患者，或男性患者。
- 对高危患者必须在术后 5 d 内使用 NSAIDs 或放射线照射，以避免 THA 后因异位骨化所导致的功能缺失。
- 对于无法接受放射线治疗预防的患者，吲哚美辛（消炎痛）是预防异位骨化进展的首选药物。当患者对吲哚美辛有禁忌证时，环氧合酶 -2（COX-2）可被认为是第二选择。
- 当需要手术切除异位骨化恢复功能时，除非在术后早期就进行预防，否则极易复发。

引言

异位骨化是在软结缔组织、关节囊或是骨骼正常范围之外的骨骼肌中形成异常骨的过程，异位骨化的成因有几种，一般被归类为神经型、遗传型（基因型）和创伤型，创伤型也包括由于手术造成的创伤。这种病理过程最常发生于髋部，一般由各种手术操作引发，例如 THA 髋臼骨折内固定术、骨盆截骨术、股骨干骨折时髓内钉植入，甚至股骨与髋臼成形术时的髋关节镜术。同时，异位骨化也发生于其他关节，如肩、肘、和膝关节。异位骨化也可能与其他非手术情况一同发生，如头部损伤、脑血管意外、烧伤和遗传性疾病（如进行性骨化性纤维发育不良）。由于武装冲突及简易爆炸装置的使用，在因战斗中炸伤而截肢患者的残留肢体中多达 2/3 出现异位骨化 [1]。虽然如此，在临床中异位骨化仍然最常见于 THA 后外展肌的异位骨化形成。除了来自患者自身的因素，外展肌肉系统的损伤、手术入路、内出血以及在软组织中，骨碎片的残留都会使患者个体的异位骨化总风险增高。

作为一种在 X 线片上能看到却无伴随症状的病变，异位骨化在 THA 后多达 90% 的患者中出现。在这种情况下，异位骨化显现为髋部软组织中的小骨岛，或源自髋臼缘或股骨近端的外生骨疣，长度小于 1 cm。然而，在 10% 的患者中，由于 THA 后异位骨化形成的程度与位置，异位骨化在术后不久就会导致临床疼痛，以及对患者活动受限有很大影响 [2]。在最极端的案例中，异位骨化导致的疼痛和僵硬症状，比之前需要手术治疗的症状更重，抵消掉了手术治疗的增益效果。

流行病学与危险因素

被判断为处于发生异位骨化高风险的患者，应当接受对异位骨化预防的一定措施，占行 THA 患者的 20%，一般认为，这些高危患者包括那些被确诊有增生性骨关节炎和显著的边缘骨赘（图 112.1）、弥漫性特发性骨质增生、强直性脊柱炎以及那些在之前的手术或损伤中产生了异位骨化的患者。几乎所有在髋部手术后产生了异位骨化的患者都会再次形成异位骨化，而且经常会变得更严重，无论是同侧髋部再次手术，还是对侧髋初次手术。男性患者形成异位骨化的可能性是女性的 2 倍，但属于高危类别中的女性患者形成异位骨化的比例与男性患者相当。

中枢神经系统疾病——特别是帕金森病（图 112.2）、脊髓损伤及围术期脑血管意外——越来越被认识到会在相当程度上使患者易患髋部异位骨化。

THA 后发生异位骨化的危险因素如下：

- 在之前的髋部手术或创伤后有过异位骨化的形成。
- 带有显著骨赘的肥厚性骨关节炎。

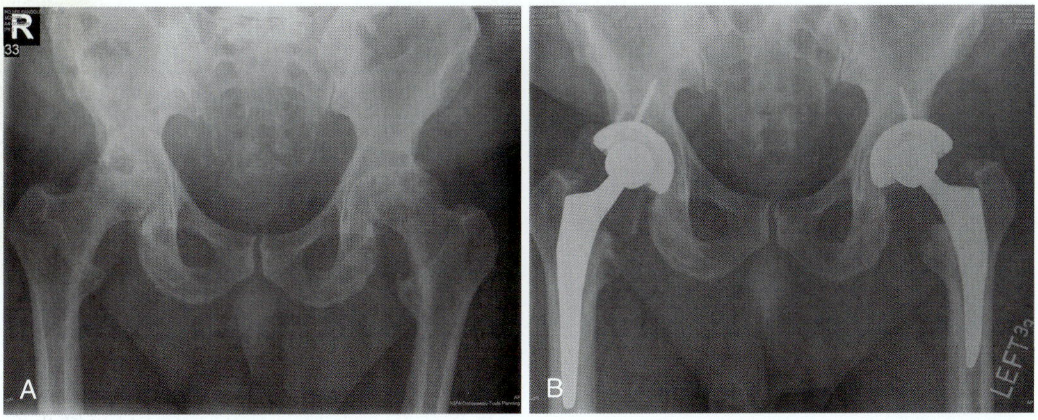

• **图 112.1**　(A)66 岁男性患者，有原发性骨关节炎和弥漫性、肥厚性骨质增生的 X 线片。在坐骨结节和髂嵴中，骨膜新骨明显，髂腰肌腱在小转子止点处出现钙化，是肌腱病的典型表现。(B) 间隔 1 年，双侧 THA 后 X 线片，初次 THA 后，Ⅲ期异位骨化在右侧明显，术后对左侧进行照射预防后，未见异位骨化发生

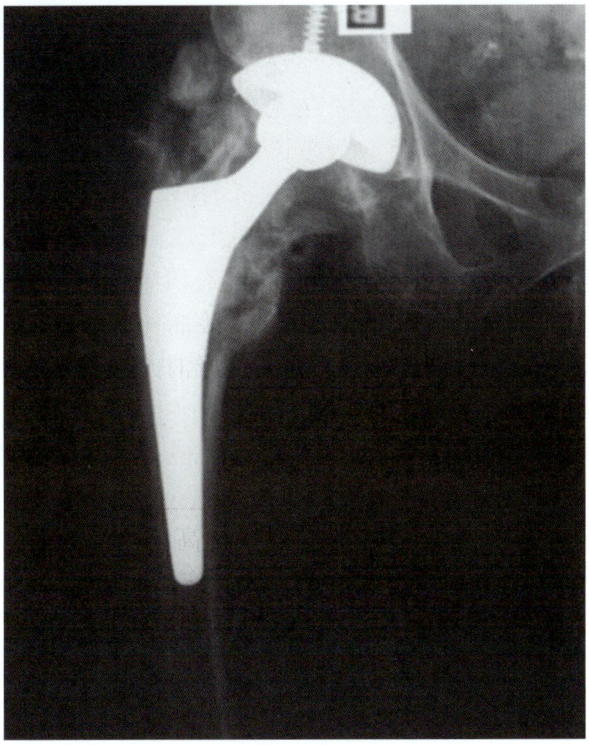

• **图 112.2**　72 岁有帕金森病史男性患者的 X 线片，在 THA 后没有进行照射预防，Ⅳ期异位骨化明显，患者髋关节临床强直，他最终进行了手术切除，并接受了术后扩大区域的放射性治疗，结果无骨化复发并有良好功能

- 弥漫性特发骨肥厚。
- 强直性脊柱炎。
- 患者为男性。
- 中央神经系统疾病：帕金森病、围术期中卒、外伤性颅脑损伤。

病理生理学

1975 年，Chalmers 等假设异位骨化形成必须满足 3 个必要条件：①存在诱因；②成骨前体细胞；③对成骨有利的环境。异位骨化的成因一般被归类于神经型、遗传型、创伤型（外伤型）。在过去的十年间，已经做了大量的研究来识别成骨前体细胞以及刺激多能间充质干细胞向成骨原细胞系分化的分子信号（图 112.3）。虽然，具体的成骨细胞前体还未被识别，但是在理解骨形态发生蛋白（BMP）信号的诱导作用上，已经取得了很多进展。

许多 BMP 已确定存在，并且，从产生了异位骨化的患者中获取的“骨尘埃”“骨粉”（由电动仪器扩髓或加工骨产生的骨碎片微粒）在细胞培养中刺激孤立的骨祖细胞的增殖要比在没有产生异位骨化的患者中提取的类似骨质多 6 倍。有意见认为，前成骨通路的诱导是通过炎症触发因素导致 BMP 信号失调而产生的，在局部环境中，BMP 被过度表达 [4-10]，合并拮机剂的低度表达 [11-14]，就产生了一个强有力的成骨梯度炎症因子，例如白细胞介素 -1β 和前列腺素 E1、E2 被证明会加强 BMP 的表达 [15-17]，并最终增加异位骨化的出现。这些炎症信号的作用能进一步被 NSAIDs 对异位骨化起到的抑制作用证实 [18,19]。作为异位骨化组织代谢亢进的佐证，组织形态学与生化数据已经证明，异位骨化与同龄正常骨化相比，有 2 倍以上的活跃破骨细胞，并有近 3 倍的同位新骨形成速度 [20]。

异位骨化问题的核心是在软组织中参与骨形成的多功能间充干质细胞和解剖学起源问题。很多调查者

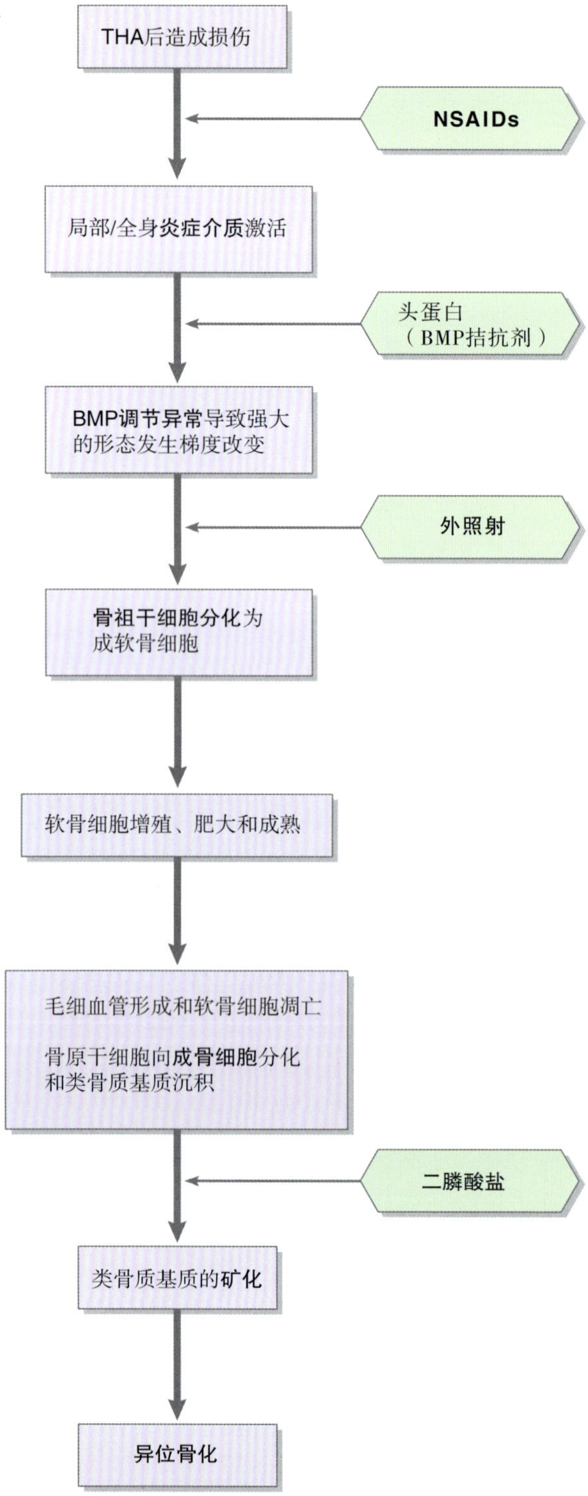

• **图 112.3** 异位骨化的病理生理基本图解以及其通路上的预防干预点（改编自 Balboni TA, Gobezie R, Mamon HJ. Heterotopic ossification: pathophysiology, clinical features, and the role of radiotherapy for prophylaxis. Int J Radiat Oncol Biol Phys. 2006；65［5］：1289-1299.）

已经提出将局部细胞转变为成骨方向。而且，术前放射治疗对预防异位骨化的明显效果为局部起源的骨祖细胞导致异位骨化的理论提供了有力的间接证据。对肌肉的创伤引起出血，肌肉退化，血管周围结缔组织增生，最终产生异位骨化。使用 H-3 标记胸嘧啶和尿嘧啶的动物模型研究证明了在局部软组织中植入的脱钙骨碎片旁边的成纤维细胞被诱导转变为多能间充质细胞，并分化为成骨细胞[21]。多能间充质干细胞遍布于髋部软组织中，有人假设，这些细胞系可以被诱导，经过非典型分化，从而转化为能够参与异位骨化过程的成骨干细胞。这些细胞继续成熟成为成骨干细胞或软骨干细胞，就会导到异位骨形成。越来越多的证据提出，异位骨化的病理过程经过二次骨形成的路径，首先通过一个软骨模型骨的初级阶段，之后经过骨化成为成熟的板层骨[29]（图 112.4）。

几个研究团队已经发现了有成骨能力的干细胞。其中一种是从骨骼肌中分离出来的肌肉来源的干细胞，它被证明可以通过应答 BMP2 与 BMP4 而变得具有成骨性[22-25]。另一个潜在的来源是血管内皮前体细胞，已知其可通过应答过度活跃的 BMP 信号，而形成异位骨化的炎症触发机制[26]。与此报告一致的是，当暴露给 BMP 信号时，抑制内皮来源的间充质干细胞的转移可减少异位骨化的形成[27]。另外还有一个研究团队从有大面积软组织肢端伤口的战斗人员中识别了创伤肌肉中得到的间质祖细胞系，这些细胞在合适的生化环境中具有骨祖细胞作用[28]。可以得出结论：多种细胞群在适当信号的作用下，都有形成骨骼的潜能。

另外，远距离迁移造血干细胞在诱导局部结缔组织成分形成异位骨化时，可能会起到不可或缺的作

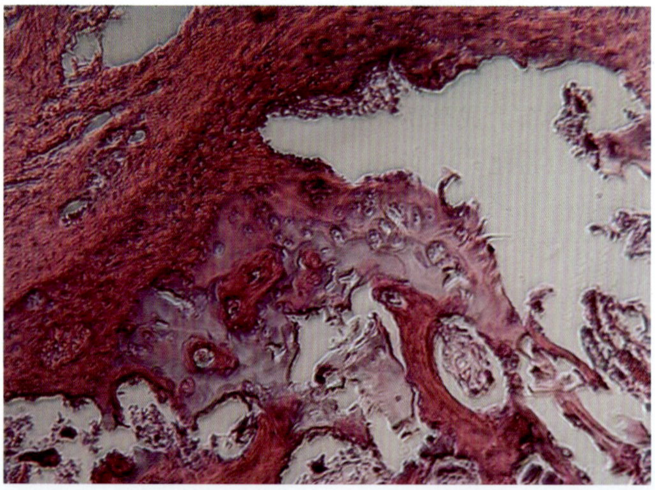

• **图 112.4** 髋部手术 12 周后，从兔子动物模型中获得的异位骨化切片。软组织通过肥大软骨的钙化过程，形成了板层骨岛，就如生长板的钙化

用。局部的多能间充质细胞和骨细胞，在髋关节置换术时，被从髂骨和股骨髓腔中释放出来，并可能存在于局部的血肿中。它们可能直接通过推动骨形成或间接通过刺激局部细胞以促进表达成骨表型来促进异位骨化的过程。远处的造血干细胞，也被称为循环骨祖细胞，因对手术损伤的正常反应，而被输送到切口，也具有在切口环境中有丝分裂的刺激影响下向成骨细胞系方向成熟分化的能力。这些循环成骨前体细胞也会在直接创伤（如在闭合头部损伤或烧伤）远处形成的异位骨化中扮演重要的角色[29-31]。

无论这些多能间充质细胞的起源位置如何，异位骨化似乎明显偏向于骨祖细胞系向成骨细胞分化。已知电离辐射通过干扰脱氧核糖核酸的正常合成对快速分裂的细胞产生巨大的影响，一项研究显示，0～20 Gy剂量的电离辐射呈剂量依赖性地减少BMP2/BMP受体复合物的形成[32]。这项研究的作者认为，电离辐射起到了下调BMP受体的作用。Tonna和Cronkite在小鼠试验中证明，多能间充质细胞于股骨骨折后16 h开始向成骨细胞分化，并在32 h以后达到高峰[21]。在他们的模型中，手术后即刻发生了关键的细胞分化。可依照异位骨化的顺序推断出来一个类似的时间表，即在术后几周发生了真正的异位骨化（无法通过X射线检测出来）。因此，为了得到最有效的效果，在术后早期施行照射或其他预防手段，看起来是必不可少的。在细胞重组的初始阶段，防止多能间充质干细胞分化为成骨细胞可有效阻止类骨质与随后的异位骨化形成。术后通过放射治疗预防异位骨化的经验说明，在髋部手术后4～5 d的一个窗口期内，可有效实施外部放射预防。

软组织环境已经被证明会影响异位骨化在活体内的发展。一项研究已经证明，BMP-9——一种在体外环境中的有力成骨诱导剂，在无肌肉损伤时，不足以诱导异位骨化[33]。此外，肌肉、骨骼以及联合损伤效果的研究已经证明，在同时受到肌肉与骨骼损伤的动物中，成骨潜力增加程度最大[34]。这与临床观察到的异位骨化在大面积骨骼与软组织创伤中更高的出现率相符。

进行性骨化性纤维结构不良的遗传学

进行性骨化性纤维结构不良（FOP）是一种遗传性结缔组织疾病，其特点是大脚趾先天畸形与出生后异位骨化的形成[35]。在过去的10年中，对FOP病理生理方面的理解取得了很多进展。FOP中的异位骨化与THA后的异位骨化经历了类似的软骨内成骨过程，而且，尽管FOP的异位骨化病因与THA后异位骨化的病因不同，但是对于FOP这种罕见遗传疾病的研究，可为髋部手术后发生的异位骨化提供一些新的认知[36]。BMP4的mRNA与蛋白质被首次发现在FOP中高度表达[7,37-39]。进一步研究显示，FOP细胞对BMP拮抗剂存在应答缺陷[12]。BMP4受体激活的正常反应会导致BMP拮抗剂增加（如Noggin的上调），而FOP患者对BMP拮抗剂回应显著减弱[40]，因此积累了更高水平的BMP[41-44]。这些细胞也具有显著高水平的BMPRIA细胞表面受体、受体内化与降解显著减弱、BMP信号下游失调和对BMP的超高反应。最近，激活素AⅠ型受体（ACVR1）活化结构域的一种突变被证明会增强受体信号[45]。

影像学分期

Booker等[46]推广的X线片分期系统被最常用来描述骨盆正位片上骨化的模式和程度：Ⅰ期，在软组织中出现骨岛；Ⅱ期，从骨盆或股骨近端形成骨刺，其到相临骨面距离＞1 cm；Ⅲ期，从骨盆或股骨近端形成骨刺，其到相临骨面距离＜1cm；Ⅳ期，骨盆与股骨近端骨融合，且髋部出现明显的骨性强直。临床上发现，一些有明显Ⅳ期异位骨化的患者，可能有近乎正常的临床关节活动范围（ROM），此外，虽然Booker分期系统被证明与髋部ROM相关，但是它并不与Harris髋关节评分等结果测量相关[47]。这就需要考虑同时使用正位片和侧位片，以实现更准确的分级，并与临床表现有更好的相关性[48]。

对影像学中异位骨化的范围描述与其形成导致功能障碍的程度相关。一个分级系统描述了由大转子底、髂前上棘以及坐骨下方所围成的三角形面积中，骨化面积的占比：A级，异位骨化累及面积≤33%；B级，累及面积为34%～66%；C级，累及面积为67%～100%。更大的累及范围与临床有更显著的髋部活动受限有关[46]。

临床表现

髋部隐约不适或明显疼痛一般都被认为是异位骨化形成过程中炎症反应的直接结果。它是典型的静息痛，不受活动影响，并且经常影响睡眠。这种情况一般出现在术后的前6个月中，并且随着此过程的生物活性减弱和影像学上的骨成熟而自然消失。影像学上的骨化程度在此时间段是多样且难以评估的，因为症状经常出现在完全骨矿化之前。最终，Ⅲ期或Ⅳ期的骨形成在临床上活动受限的患者中是明显的。NSAIDs 或非麻醉镇痛药是治疗的首选，直到自限性炎症反应过程结束。

股骨大转子滑囊炎可能会与起源于大转子底部或外侧面的小骨刺（Ⅱ期）相关联发生。虽然面积不大，但这些骨刺所在的髂胫束之下，大转子突出部的关键位置可能会给此区域滑囊炎带来令人困扰的刺激症状。这些症状可因术前长期关节炎而废用髋关节导致的臀部外展肌无力加剧。有效的治疗一般包括 NSAIDs 和臀外展肌的强化训练。偶尔可在囊内及骨刺周围注射类固醇，以打破患者不适症状的恶性循环。症状通常在几个月的时间内会结束，但对于与异位骨化骨刺相关联的滑囊炎，会特别麻烦和难治，寻常的治疗手段可能难以发挥作用。在一些极少数的情况下，可能需要一系列多次的类固醇注射，手术切除骨刺加之术后防止复发的手段可一并被考虑。

髋部 ROM 的丧失（髋关节僵直）是 THA 后发生异位骨化的长期后果中问题最严重的长期并发症，且一般只有当在 X 线片上显示Ⅲ期或Ⅳ期异位骨化时才会出现。很常见的是，术者发现影像学上显著的骨化，在大多患者中却不同地常仅伴有适度的 ROM 减少，且功能受限程度相对较少甚至没有。除了相邻关节与腰部的关节炎程度，功能受损的 ROM 丧失也因人而异，取决于每位患者在日常活动中对活动的需要。考虑到腰椎最常被用来代偿僵硬的髋关节，严重的异位骨化在同时患有腰椎僵直与椎管狭窄的患者中是最严重的问题。在这样的患者中，由异位骨化导致的髋部屈曲挛缩会造成腰椎前突的代偿性加剧，其又会反过来进一步加重腰椎僵硬的病状以及椎管狭窄所致的跛行。

典型的活动受限继发于髋关节旋转与屈曲的活动受限，导致维持坐姿的能力下降，穿戴鞋袜以及足部卫生功能受损。一旦有了影像学异位骨化的证据或临床上存在活动受限，无论是药物还是注射治疗，都无法有效恢复关节 ROM。虽然相对较少的患者寻求以手术治疗恢复继发于 THA 后异位骨化的 ROM 丧失，但对于在临床上明显 ROM 受限的患者，手术切除骨赘是唯一有效的干预手段。对于影像学分期低于Ⅲ期或Ⅳ期的异位骨化来说，手术极少被采用。此外，辅助预防手段，例如影像学或 NSAIDs 物与手术切除联合使用是必不可少的，这样才可以预防术后骨化的再次形成（复发到与术前同样或更严重的程度）。正因如此，有效的预防方法的发展甚至比手术处理更受到关注。

鉴别诊断

在早期阶段，与异位骨化炎症阶段相关的临床疼痛最常被误认为是感染。患者一般持续主诉术后疼痛，并且体格检查可以发现髋部肿胀、局部皮温升高和压痛。一些患者甚至会经历与炎症反应相关联的发热。因为异位骨化的诊断是通过影像学评估而确认的，所以当骨基质矿化而使异位骨化在常规 X 线片上变得明显时，才能作出确定诊断，这需要几周时间。

异位骨化的预防

手术损伤会启动早期成骨细胞分化的认知，加上意识到该过程一旦开始就难以被阻止，使得对异位骨化的预防成为治疗这种情况的基石。放射线外部照射与 NSAIDs，特别是吲哚美辛，是研究最彻底和使用最广泛的预防手段。二膦酸盐之前也曾被用作预防；然而，在认识到这类药物通过阻断骨基质的矿化过程只能延缓异位骨化的出现，停药后矿化过程继续进行时，这类药物就被弃用了。

适应证

有已知异位骨化风险因素的患者，应接受围术期预防。除了上述的风险因素以外，髋部手术入路也会增加异位骨化的风险，与手术中外展肌被侵犯或损伤的程度相关。尽管不同的作者报道的具体发生率不同，改良 Hardinge 入路或相关的经臀入路被证实导致严重骨化的发生率最高，之后依次是经转子、前外侧与经后外侧入路[49]。后外侧入路髋关节置换术的术后异位骨化发生率最低。

与之类似，与 THA 相比，髋关节置换也被证明增加了异位骨化的发生率。这最有可能是因为此手术操作所需的手术切口更大，对外展肌造成的创伤更大。其患者群体主要为男性，手术时对股骨头大范围扩髓造成了大范围的骨碎屑[50]。同样，髋臼骨折修复后，髂腹股沟入路异位骨化形成的发生率最低，其次是骨外侧入路和经转子入路。扩展髂股入路，从髂骨翼上剥离外展肌，发生异位骨化的风险最大。

禁忌证

预防禁忌证的方法取决于预防的特定方式。虽然 3 周内 < 3000 rad 的辐射还没有被证实会导致局部肉

瘤的形成，但最近有对接受治疗的患者足够长的随访记录（但数量还不够多）以供分析[51]。更具体地说，在一个系列研究中，在用< 1000 rad 辐射治疗儿童癌症患者后长达 25 年的时间内，都没有观察到辐射诱导的骨肉瘤[52]。典型辐射诱导的骨肉瘤有 20～25 年的潜伏期，鉴于更长的预期寿命，使发生这种并发症的机会更高。较年轻的患者（特别是年龄< 40 岁的患者）是放射预防的一个相对禁忌证。育龄妇女不应接受放射性治疗预防异位骨化。之前对癌症接受过放射线治疗的患者，如霍奇金病患者，须进行特别考虑以避免将有效辐射剂量积累超过毒性范围。有消化性溃疡的患者，应避免使用 NSAIDs；具体来说，之前的胃肠道出血是这种预防形式的禁忌证。在一项研究中，在接受吲哚美辛预防 THA 后异位骨化的患者中，超过 1/3 的患者出现胃肠道症状，使制订的 6 周疗程无法完成[53]。

放射线外部照射与 NSAIDs 都在实验室研究中被证明可延迟作为生物固定的非骨水泥材料的骨长入。辐射区域已经被成功限制在局部以排除假体髋关节植入物的生长表面，这样使得预定治疗的门户外 1 cm 的区域接收到的剂量少于指定区域的 5%[54,55]。相反，吲哚美辛具有系统性效果，使髋部假体难以被有效保护。然而，到目前为止，还没有 THA 失败被归因于使用放射线或吲哚美辛预防异位骨化形成而引起的内固定不稳。NSAIDs 对骨折愈合的影响是一个研究较少但仍然重要的考虑因素。动物实验模型已经证明了 NSAIDs 会导致骨折生物学改变和愈合受损。此外，临床研究发现，用于阻止异位骨化的预防性剂量的 NSAIDs 在治疗长骨和髋臼骨折时可增加骨不连率[56,57]。

治疗方法与结果

预防

放射线外部照射与 NSAIDs（特别是吲哚美辛或布洛芬）在临床上最广泛地被用来防止异化骨形成。放射线外部照射是作者首选的预防方法，并已被证明只要在术后第 5 天前实施治疗，700～800 rad 的单次剂量就有效[58-66]。尽管有其他复杂的疾病，患者通常在手术后的第 1 天或第 2 天接受治疗。过去，2000 rad 和 1000 rad 分多次（被各自分为 10 次和 5 次）给予，但单剂量疗法已经展示了相当的疗效，并且更容易在治疗中使用，因此，多次计量方案已被淘汰[63,67]。550 rad 的单剂量疗法被证明是无效的[62]。在手术前 6 h 实施 800 rad 的单剂量治疗已经被证明与手术治疗相比有相当的疗效，且给患者以更多的方便与舒适，同时避免了在 THA 后不久即转运患者时可能发生的并发症，如脱位[61]。

其他研究已经证实了术前 24 h 内的单剂量照射与术后 72 h 内的照射同样有效[68-71]。与之类似，在髋臼骨折的患者中，术前照射预防被证明与术后照射预防有相似的疗效[72]。术前照射治疗在接受 THA 的患者中也可以减少异位骨化的发生率[73]。有限照射治疗区域通常是一个正对关节间隙并平行于髋臼的斜向长方形照射矩阵，有效预防了异位骨化，并将髋臼假体的骨长入面从辐射的不良效果中排除，从而消除了因可能骨长入受损影响假体固定的忧虑[63]（图 112.5）。在大转子之上加上一小块外侧照射区域，将长方形变成 L 形照射头，可以降低与股外侧肌外侧区骨化有关的大转子滑囊炎的发生率[63]。适当使用照射治疗进行预防，已经几乎消除了临床显著的异位骨化，同时 I 期与 Ⅱ 期异位骨化的发生率在所研究的高危患者中降

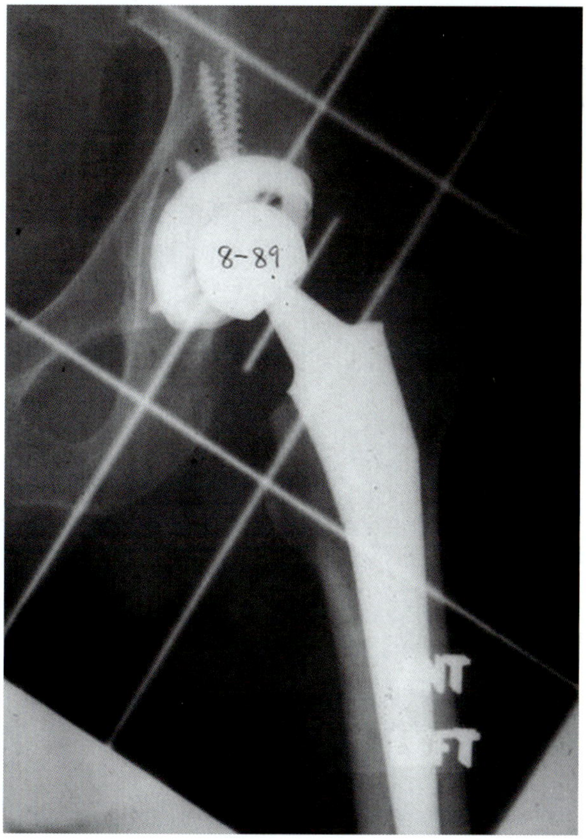

• **图 112.5** 标准的照射预防治疗窗口。初次 THA 的斜向限定照射区域大致与髋臼假体的水平张开角相平行，覆盖排除了股骨干与髋臼杯骨内向生长面的大约 2～4 cm 宽的条带

低到 10%～20%。

数个 NSAIDs 已经被证实可减少异位骨化的形成，包括吲哚美辛、布洛芬、双氯芬酸和萘普生[74-81]。然而，吲哚美辛是被最广泛研究的药物，它被证明与对照组相比，可有效降低异位骨化的发病率[19,82,83]。以往认为，每日 3 次，每次 25 mg 剂量的吲哚美辛共使用 6 周，可有效预防有临床意义的异位骨化形成[53,84,85]。近来，每日 75 mg 分次给药（25 mg，每日 3 次，速效制剂），使用 7 d、10 d、14 d 也已经被证明可有效消除Ⅲ期和Ⅳ期的异位骨化，同时将Ⅰ期与Ⅱ期异位骨化发生率在被研究者中降低到＜ 10%[86-88]。与之相反，更高的日剂量 150 mg（50 mg，每日 3 次）给药 3 d，被证明对于防止异位骨化的形成是无效的[88]。尽管前瞻性临床对照研究已经在证明单剂量术后照射与吲哚美辛每日 75 mg 多次给药对于预防髋部手术后异位骨化在统计学上没有显著差异，但据观察，照射预防有 2 倍以上的疗效[59,89-91]。而且，700 rad 单剂量照射与应用 15 d、75 mg/d 的吲哚美辛联合使用被证明比单独使用吲哚美辛更有效果[92]。然而，目前还不清楚在放射治疗方案中加入吲哚美辛是否比单独的放射治疗有优势。

考虑到 NSAIDs 相关的胃肠道和肾脏并发症发生率相对较高，以及术中和术后出血增加的可能性，人们对使用选择性环氧合酶 -2（COX-2）抑制剂预防异位骨化有兴趣。此外，COX-2 抑制剂具有不影响血小板功能的优点；之前，COX-2 抑制剂与吲哚美辛相比，被证明在 THA 患者中会导致更少的围术期失血[93]。几种 COX-2 抑制剂，已经被评估用作预防，包括美洛昔康、罗非昔布、塞来昔布以及依托考昔，但总体大规模的临床对照研究至今乏善可陈，之前所列的 COX-2 抑制剂，除了美洛昔康已被证明疗效低于吲哚美辛外，其他在异位骨化预防方面，都不比吲哚美辛疗效低[94-96]。使用罗非昔布预防异位骨化的有效剂量是每日 2 次，每次 200 mg，持续 10 天[97]。值得注意的是，罗非昔布（以 Vioxx、Ceoxx 及 Ceeoxx 品牌销售）于 2004 年撤出市场，因为长期使用会增加患者心血管事件的风险。在这类药物被更大规模研究以前，还不清楚 COX-2 抑制剂与吲哚美辛哪个更有效。另外，吲哚美辛与 COX-2 抑制剂相比，有更多的数据支持在异位骨化预防中的使用它。因此，对于无法接受照射预防的患者，吲哚美辛是我们的首选药物。而对于有消化道溃疡史的患者，或对非指定 NSAIDs 有禁忌的患者，可优先考虑 COX-2 抑制剂，但对于已知心血管疾病的患者，则应小心使用 COX-2 抑制剂。

并发症

与异位骨化的预防相关的不良事件目前已经很少出现。尽管如前所述，辐射诱发恶性肿瘤的风险一直存在，但用于异位骨化预防的低剂量辐射相关的案例尚无报道。髋部也未观察到任何伤口并发症，包括皮肤红斑、色素沉着和伤口愈合延迟。顺便提一句，在创伤后骨强直松解术后，使用照射预防异位骨化时，作者们观察到了肘部色素沉着的增加。之前提到，一般来讲，NSAIDs（特别是吲哚美辛），与胃肠道出血并发症相关。在接受 THA 和存在并发症的患者围术期，出血倾向会被进一步加大。为预防静脉血栓疾病，同时使用 NSAIDs 与抗凝药物会进一步复杂化对这些患者出血并发症的处理。一项研究指出，对在 THA 后使用吲哚美辛预防异位骨化的同时使用华法林预防深静脉血栓，患者出血并发症的发生率会加倍[98]。

异位骨切除

异位骨化一旦显现在髋部的 X 线片上，非手术治疗对于延缓异位骨化形成的进展或从髋部移除异位骨是没有效果的。

适应证

髋部异位骨化极少采取手术切除。对功能性 ROM 的严重限制是手术的主要指征。此限制的最轻度症状包括患者难以触及脚及维持个人卫生和着装。在更严重的案例中，由于可能存在髋部骨性强直，患者无法就坐。坐姿与平衡的问题会对患者独立行走的能力产生不良影响，对脊髓损伤或脑损伤的患者的自理能力产生严重威胁。通常情况下，由于病变腰椎无法适应僵硬的髋关节，髋关节的僵硬会加剧腰部病理改变，可表现为椎管狭窄或腰椎病症状。在少数情况下，中度异位骨的撞击可能导致髋关节置换术后复发性不稳定，需要手术切除。然而，更常见的情况是，髋关节有异位骨化的患者髋关节假体稳定而 ROM 受限，应该寻找其他不稳定的原因。

手术切除异位骨的时机是一个仍在讨论的话题。早期切除异位骨化有着高复发率，传统观点认为，应在 THA 或其他引发异位骨化的手术经过 12～24 个月之后，再进行异位骨切除的尝试。骨扫描及血清碱性磷酸酶水平，在传统上被用于监测骨形成的病理生理活性；建议推迟切除手术，等这些研究指标都回到正常，这通常需要 2 年时间。随着越来越多的人认识到辅助手段在减少异位骨化复发中的必要性和有效性，例如围术期照射和吲哚美辛给药，为试图切除异位骨而且长期等待其成熟的重要性就不那么明确了。在切除前保留 6 个月的间隔会更合理，这个间隔时间会导致骨骼在 X 线片中显影足够成熟，以判断它的范围和功能影响，并且会促进异位骨化四周纤维膜的形成，以利于手术中的钝性分离。

最后，应当强调髋部疼痛不是切除影像学上明显的异位骨化的手术指征。与异位骨化相关联的疼痛是短暂的，发生在发炎过程活跃期和骨未成熟时。当异位骨在影像学上成熟，并且，由血清碱性磷酸酶水平与骨扫描判定代谢静止，那么应当寻找髋关节持续疼痛的其他原因。当疼痛作为切除髋部异位骨化的主要指征时，临床效果一般都较差。

禁忌证

大多数患者出奇地耐受大量的异位骨化，所以异位骨化单纯在影像学上存在，其本身不是手术指征。术后应有足够的时间允许患者进行功能调节，并可靠地确定放射学骨的真正临床重要性及其相关的运动限制。同样，在影像学成熟到足以确定其范围之前切除异位骨，是手术的相对禁忌证。手术切除异位骨应在术后 6 个月进行。实际上，作者很少在初次手术或创伤 1 年内进行异位骨手术。类似地，因为此项手术伴随大量失血，所以在进行此项手术前，应纠正凝血障碍，并使用抗凝药。

患者与术者都应当清楚地认识到，病理异位骨化最常发源自臀部外展肌肉群。因此，异位骨的数量越大，保持稳定髋关节的功能性外展肌的质量就越小。这导致的问题是大量异位骨化的切除伴随着髋关节不稳风险，并且，给患者带来继发于剩余外展肌群的乏力与组织不足的臀肌无力性跛行。患者在术前必须被告知这一风险，而且为了重获关节 ROM，必须愿意无限期地使用拐杖，或直到外展肌力量恢复。患者术后不愿意使用拐杖，尤其是术前不需要拐杖时，是手术切除髋关节僵硬且稳定异位骨的相对禁忌证。

治疗方法和结果

术前骨盆斜位片与 CT 对于明确异位骨化移位导致切除术中存在风险的软组织结构是有帮助的，特别是当异位骨化位于髋关节中心的内侧时（图 112.6）。最常见地，异位骨化使其旁边的结构移位，但并不侵入相邻的软组织层面；纤维组织层面通常存在于异位骨的外围，有利于异位骨的钝性分离。然而，异位骨化组织有时会包围外周神经或重要的血管，在这些情况下，需要特别的小心。因此，虽然异位骨最终必须被骨刀分离开，但应当避免异位骨化组织的锐性剥离。

最常见的切除异位骨的手术入路与导致异位骨化的手术入路相同。有时，在大面积周围异位骨化的情况下，大转子截骨极大地方便了手术操作，保存了剩余的外展肌组织，以及保护了关键的软组织结构（图 112.7）。手术策略应当是钝性分离在异位骨外周的正常软组织，以显露病变骨组织。建议从异位骨近端和远端的正常组织开始剥离。锐性剥离应被避免；升降器是剥离异位骨化外围的首选工具。最终分离和移除异位骨化组织可能会需要锤子与骨刀。为了最大限度地改善 ROM，通常需要根治性环切髋关节囊或假囊，

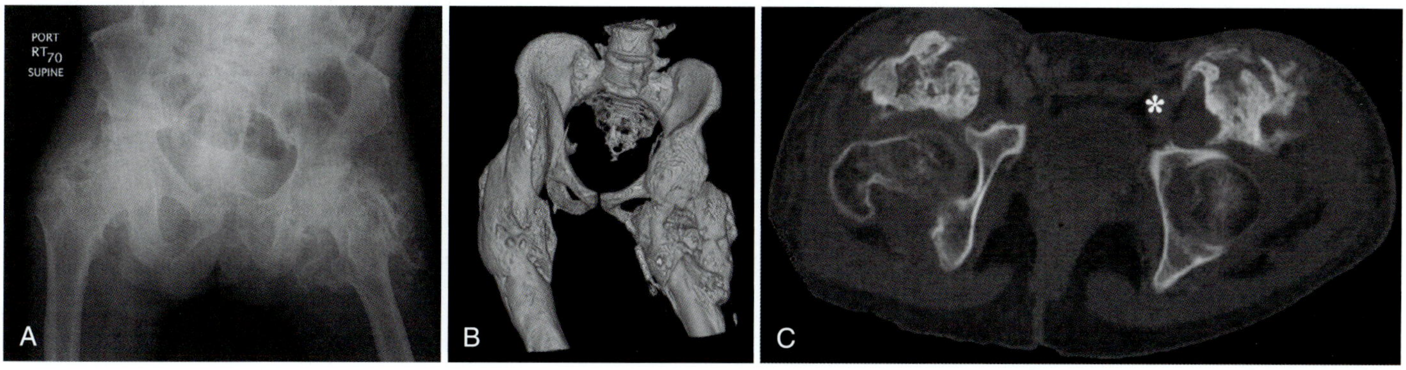

• **图 112.6**　（A）56 岁男性患者，5 年前跌倒导致的创伤型 T8 截瘫，正位片见（风吹样）双侧髋部异位骨化形成，畸形限制患者的有效坐姿，并使其无法独立用滑板移动；（B）CT 影像的三维重建显示了双侧髋部融合及环绕的异位骨化；（C）轴位 CT 显示大量的异位骨化，会使股神经在其神经鞘内向内侧移位，而不是被异位骨化包围

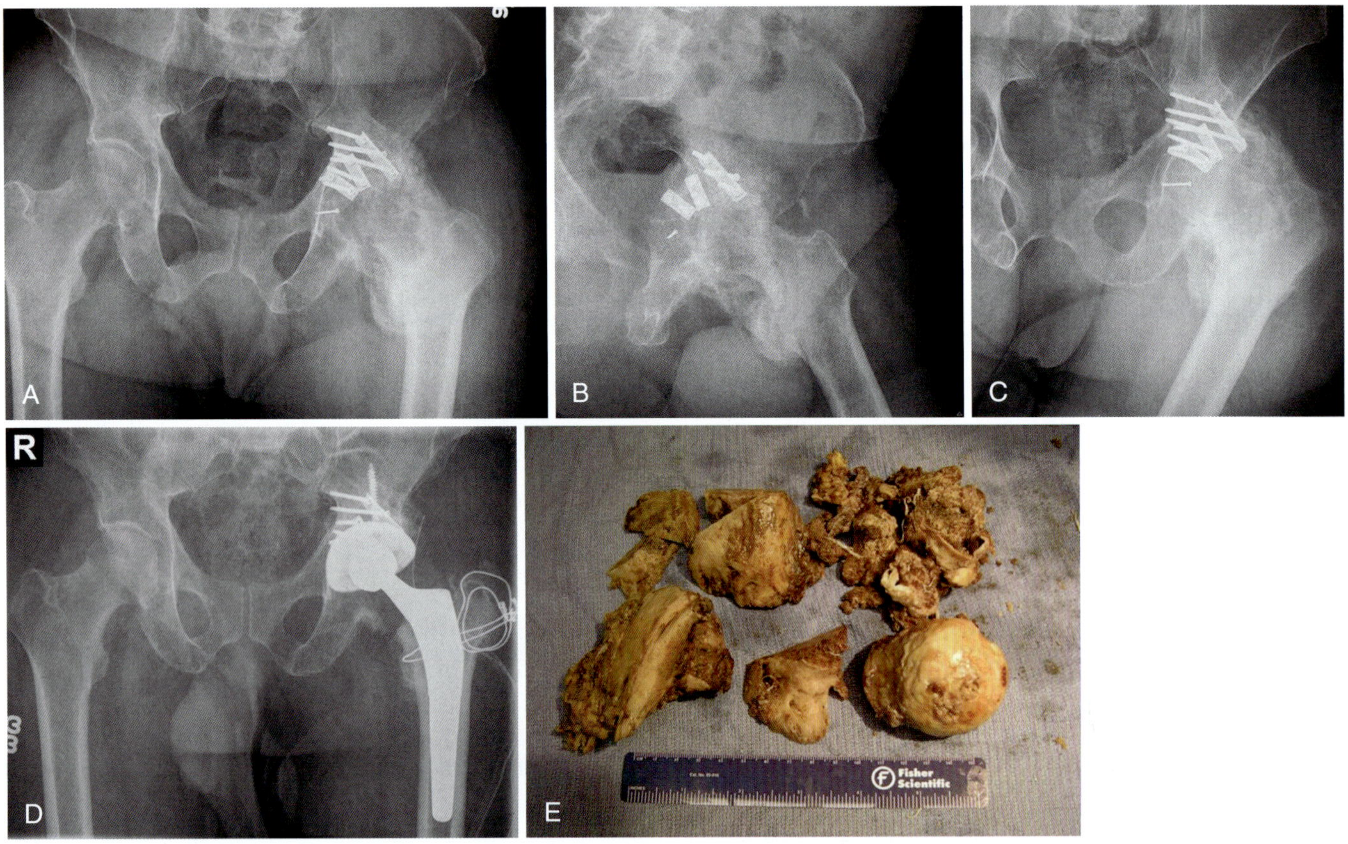

• **图 112.7** （A）54 岁男性患者在一起机动车事故中遭受了复杂的高后壁骨折，合并高级别的坐骨神经麻痹。他接受了骨折切开复位，并用 3 块弹性钢板进行了内固定，出现了Ⅳ期异位骨化，使髋部无法有效活动；（B）骨盆斜位片：髂骨倾斜，显示了后柱轻度生长的异位骨化；（C）骨盆斜位片：闭孔倾斜，显示了沿着后壁与髋部后方空间内的严重异位骨化；（D）用 THA 重塑后的术后 X 线片，采用了经转子入路，以最好地保存剩余的外展肌组织，并可以对坐骨神经探查和松解；（E）手术中切除异位骨化的标本。注意坐骨神经被围在异位骨中所在的通道（箭头）。神经在切除异位骨之前使用 Cobb 升降器钝性剥离释放。术后，坐骨神经功能恢复到 4 级

最终导致髋关节置换术脱位。期望对异位骨化的关节部分“有限”切除给髋部活动带来有效改善是不现实的；术者的目标应当是在实际条件允许下，尽可能地恢复股骨和骨盆的正常边缘。应在临床上判断骨切除是否充分，切除是否继续进行，直到在合理的 ROM 极值下的骨盆上没有可见或明显的股骨撞击。消除临床明显的撞击和最大限度提高 ROM 是骨切除的目标。

辅助照射与吲哚美辛治疗对于避免异位骨化过程的再度激活是必不可少的。如果没有某种形式的有效预防，复发几乎是肯定的，复发的程度往往比切除的程度大。作者倾向于在强直性异位骨切除后采用放射预防。如果切除异位骨而不同时进行关节置换术翻修，若保留了良好固定的假体，则需要扩大放射区域。这个矩形的治疗区域从髋臼头侧近端延伸到股骨假体的中轴的远端，包括从髋关节中心向内和向外的一个对称区域，覆盖了整个外展肌肉系统。这样的一个扩大照射区域将异位骨在治疗区域边缘的复发风险降到最低，这是在 THA 后初次放射预防后偶尔出现的情况。

异位骨的切除同时伴以扩大的照射区域或吲哚美辛治疗，可靠地增加了髋关节 ROM，但不能恢复正常的活动能力。已发表的研究结果显示，屈曲范围一般平均增加 34°～45°，外展范围增加约 25°。术前活动受限最严重的患者在术后能获得最大限度的功能改善。异位骨化的切除不能有效缓解疼痛。

并发症

异位骨化复发是最常见的并发症，特别是在没有采取辅助预防措施（如吲哚美辛或照射）的情况下。即使在没有异位骨化复发的情况下，ROM 也常不能完全恢复正常，这提示了致密结缔组织取代了被切除

的骨组织。

如果大量异位骨化以及被替换的外展肌肉组织被切除，术后臀部外展肌无力是一个常见的现象。术后常需使用拐杖 6～12 个月。在严重的情况中会产生髋关节假体不稳。同样，如果涉及到大量的外展肌，术后不稳定对这类患者来说也是一个潜在的风险。术中，我们例行使用大直径（36 mm 或更大）股骨头，并且，有时也使用限制性衬垫。考虑到这些患者的生物易感性是形成骨骼和厚纤维组织，他们的生物重塑和纤维囊的重新形成可以大大减轻外展肌无力导致的不稳定倾向。

切除的异位骨的原始骨面大量失血是常见的；为防止出现很麻烦的低血容量，同时大量输血与晶体液是惯例。用新鲜冰冻血浆替代凝血因子，在输血库血后补充钙离子，纠正血小板减少，维持体温，以及警惕监测可能出现的凝血功能障碍，都是对这些患者的术后护理的常规组成部分。软组织剥离困难或切除周围结构可能会导致神经麻痹与血管损伤。一般来说，在既往有神经麻痹病史或影像学显示主要周围神经被异位骨包围时，应在异位骨近端和远端的正常组织中确定受累神经的位置，然后再进行神经松解和责任骨切除。简而言之，这些较大外科手术只能由经验丰富的髋关节外科医生进行，并需要由能够为危重患者提供护理的全方位服务机构提供支持。

预后

一般来说，通过根治性切除异位骨并及时给予有效预防之后，髋关节运动和功能改善得到了实质性的恢复，这对患者和外科医生来说都是令人满意的。在X 线片治疗区域的边缘，少量异位骨的复发很常见，但扩大的照射区域并不影响功能结果。

目前的争议和未来的展望

头蛋白

头蛋白是一种结合到BMP（包括BMP-2 与 BMP-4）并拮抗其功能的蛋白，BMP 是被认为在异位骨化形成中发挥着重要作用。头蛋白通过其对 BMP 的拮抗效果，在胚胎发育与肢体的形态发育过程中起到了关键作用 [99,100]。通过与 BMP 结合，头蛋白阻止 BMP 与其受体结合之后的相互作用 [101]。在过去 10 年中，研究人员对使用头蛋白作为异位骨化的抑制剂做了多项研究。Asperberg 等发现了人类头蛋白（hNog）及为了更高生物利用度而构建的头蛋白突变蛋白（hNogΔB2），可抑制埋入大鼠胫骨的钛骨腔的骨长入 [102]。Hanallah 等将后肢植入 BMP-4 的小鼠作为异位骨化模型，通过将携有 hNog 基因编码的反转录病毒载体转入肌源干细胞，抑制了异位骨化 [13]。他们发现，头蛋白将异位骨化减少了 53%～99%，并呈剂量依赖。Cleser 等用腹肌注射 BMP-4 的小鼠作为异位骨化模型，也发现了 hNog 的局部给药和 hNogΔB2 的全身系统性给药都抑制了异位骨化产生 [103]。这些研究表明，头蛋白可作为异位骨化的潜在治疗药物，但在明确其预防 THA 后异位骨化的治疗作用之前，还需要进一步的研究来了解 BMP 拮抗剂对骨和其他正常组织的影响。

（参考文献参见书末二维码）

全书参考文献